Matthias Girke · Innere Medizin

MATTHIAS GIRKE

Innere Medizin

Grundlagen und therapeutische Konzepte
der Anthroposophischen Medizin

Band 1

3., komplett überarbeitete und erweiterte Auflage

salumed
VERLAG

Bibliografische Information der Deutschen Nationalbibliothek
Die Deutsche Nationalbibliothek verzeichnet diese Publikation in der Deutschen Nationalbibliografie; detaillierte bibliografische Daten sind im Internet über http://dnb.d-nb.de abrufbar.

© **Salumed-Verlag GmbH**
Kladower Damm 221, 14089 Berlin
www.salumed-verlag.de
info@salumed-verlag.de

3. Auflage 2020 **ISBN:** 978-3-928914-32-1

Bildnachweis Cover Band 1: Rudolf Steiner Archiv, Franz Pfluegl (Adobe Stock), Wala Heilmittel GmbH / Band 2: Rudolf Steiner Archiv, Larry Williams (Getty Images International/1039 25037), Wala Heilmittel GmbH

Autor: Dr. med. Matthias Girke
Lektorat: Hanna Wäckerle, Prof. Dr. Ulrich Meyer
Gestaltung: Nina Polumsky

Printed in Germany (druckhaus köthen GmbH & Co. KG)

WICHTIGER HINWEIS: Die Medizin ist in ständiger Entwicklung begriffen. Forschung und klinische Erfahrung erweitern unsere Kenntnisse hinsichtlich eines umfassenden Verständnisses des Menschen, seiner Erkrankungen und ihrer geeigneten Therapien. Insofern ist jeder Benutzer angehalten, eigenverantwortlich Diagnose, Therapieindikation und Arzneimittelwahl zu prüfen, da hierfür der Verlag keine Gewähr übernehmen kann.
Aus Gründen der besseren Lesbarkeit wird bei Personenbezeichnungen und personenbezogenen Hauptwörtern die männliche Form (generisches Maskulin) verwendet. Entsprechende Begriffe gelten im Sinne der Gleichbehandlung grundsätzlich für alle Geschlechter. Die verkürzte Sprachform hat redaktionelle Gründe und beinhaltet keine Wertung.

„Nicht um eine Opposition gegen die mit den anerkannten wissenschaftlichen Methoden der Gegenwart arbeitende Medizin handelt es sich. Diese wird von uns in ihren Prinzipien voll anerkannt ... Allein wir fügen zu dem, was man mit den heute anerkannten wissenschaftlichen Methoden über den Menschen wissen kann, noch weitere Erkenntnisse hinzu, die durch andere Methoden gefunden werden, und sehen uns daher gezwungen, aus dieser erweiterten Welt- und Menschenerkenntnis auch für eine Erweiterung der ärztlichen Kunst zu arbeiten."

Rudolf Steiner, Ita Wegman 1925[1]

Vorwort zur dritten Auflage

Die dritte Auflage der „Inneren Medizin“ erscheint zum 100. Geburtstag der Anthroposophischen Medizin. 1920 hielt Rudolf Steiner den Ersten Ärztekurs am Goetheanum[2,3] und begründete damit die durch Anthroposophie inspirierte Medizin. Nachfolgende Kurse und das gemeinsam mit Ita Wegman geschriebene Buch „Grundlegendes für eine Erweiterung der Heilkunst nach geisteswissenschaftlichen Erkenntnissen“[4] impulsierten die weitere Entwicklung zu einer zwischenzeitlich weltweit verbreiteten, am Menschen orientierten Heilkunst. Sie wird in allen medizinischen Fachgebieten angewandt und ist in der ambulanten wie auch stationären Patientenbetreuung praktisch wirksam.

Gegenwärtig bestimmen Digitalisierung und zunehmend roboterisierte Interventionen die Diagnostik und Therapie. Damit steht der jeweilige interventionsbedürftige Befund im Zentrum und der Patient in seiner mehrschichtigen Persönlichkeit im Hintergrund. Auch die praktische ärztliche Tätigkeit wird zunehmend „mechanisiert“: Selbst die körperliche Untersuchung und individuelle Anamnese verlieren an Bedeutung und werden oftmals der apparativen, bildgebenden Diagnostik und Anamnese-Inventaren überlassen. Patienten erleben schmerzlich den Mangel an Menschlichkeit in der „*Human*-Medizin“, Ärzte und Therapeuten bemerken einen Verlust an Empathievermögen[5], leiden auffallend häufig an Burnout-Syndromen[6] und weisen eine erschreckend hohe Suizidalität auf.[7] Trotz der Fortschritte, die sich in den letzten Jahren ereignet haben, ist offensichtlich die Medizin selbst „krank“ geworden. Patienten, Ärzte und Therapeuten werden nachdenklich, fragen nach Werten, Sinnsetzungen und zukünftigen Perspektiven der Heilkunst und sehen einen Änderungsbedarf: Wir brauchen eine Medizin, die den Patienten, den Menschen in den Mittelpunkt stellt[8] und ihr Handeln an ihm orientiert und ausrichtet. Es geht darum, den Menschen in seinem körperlichen, lebendigen, seelischen und geistigen Wesen zu begreifen, die ethischen und moralischen Dimensionen der Heilkunst auszubilden[9] und dies in Forschung, Lehre und Praxis zu vertreten. Eine an dem Patienten orientierte Medizin will den Menschen in dieser Mehrdimensionalität sehen, jede seiner Erkrankungen vor diesem Hintergrund verstehen und daraus den Heilbedarf bestimmen. Sie möchte – zweitens – die Beziehung zum Patienten vertiefen und die Frage nach dem „Guten“ und nicht nur „Wirksamen“ stellen. Hierzu bedarf es einer Anverwandlung (Peter F. Matthiessen (1944–2019)) des allgemein Gültigen einer Leitlinien-orientierten Medizin an den individuellen Heilbedarf des Patienten. Schließlich geht es – drittens – um die Entwicklung therapeutischer Kräfte, die über die instrumentelle Intervention hinausgehen, also um die menschliche Dimension therapeutischer Maßnahmen. Damit bedarf es neben der professionellen Kompetenz des Arztes und Therapeuten einer ethisch-spirituellen.

Die vorliegende „Innere Medizin“ folgt – wie auch in den vorangehenden Auflagen – diesen Gesichtspunkten, indem sie mit den Grundlagen eines geisteswissenschaftlichen Menschenverständnisses beginnt, zu den einzelnen Krankheitsbildern und therapeutischen Konzepten führt und mit einem Kapitel zur inneren Entwicklung und Schulung schließt. Aus der Diagnose ergibt sich der Heilbedarf und damit die konkreten therapeutischen Empfehlungen zur Arzneitherapie, aber auch der Krankenpflege, Körpertherapie, Heileurythmie, Kunsttherapie und den seelisch-geistigen Aufgabenstellungen in der psychotherapeutischen Begleitung.

Die dritte Auflage folgt dabei einer Ausführung Rudolf Steiners, die er in dem begründenden Ärztekurs 1920 formulierte: „Es wird schon alles dasjenige auch zur Hilfe genommen und auf alles das Rücksicht genommen, was gerade die moderne Wissenschaft bieten kann."[10] Dies gilt auch heute: die gegenwärtige medizinische Entwicklung braucht ihre geisteswissenschaftliche Durchdringung, um zu einer am Menschen orientierten Heilkunst und damit „Humanmedizin" zu werden. Demzufolge ist die Anthroposophische Medizin als Erweiterung der Heilkunst nach geisteswissenschaftlichen Erkenntnissen – so im Titel des grundlegenden Buches von Rudolf Steiner und Ita Wegman formuliert – ständig in Entwicklung und im Diskurs mit den Ergebnissen der aktuellen medizinischen Forschung. Es erfüllt immer wieder mit Erstaunen, wie aktuelle Forschungsthemen, wie die wechselseitige Beziehung von Darm/Mikrobiom zum Nervensystem („Brain-gut-axis"), von Licht und Infektanfälligkeit, Wärme und Diabetes, schon 1920 von Steiner klar bezeichnet wurden und bereits damals auf die wechselseitige Befruchtung der medizinischen Forschung und der anthroposophischen Methodik hinwiesen.

Alle Kapitel wurden gegenüber der letzten Auflage gründlich überarbeitet und neue Kapitel sind hinzugekommen. So wurde ein Kapitel zur Heileurythmie als zentralem Verfahren der Anthroposophischen Medizin neu aufgenommen. Ich danke zahlreichen Heileurythmisten, die durch ihre Hinweise und Bemerkungen behilflich waren. Ein besonderer Dank geht an Pirko Ollilainen und die ärztlichen, mit der Heileurythmie intensiv verbundenen Kollegen Dr. Sabine Sebastian, Dr. Hildburg Keller-Roth und Dr. Hans-Broder von Laue. Ebenso wurde ein Kapitel zu den Kunsttherapien aufgenommen. Die wertvollen Hinweise und Hilfestellungen von Dagmar Brauer (Maltherapie), Dietrich von Bonin (Sprachtherapie) sowie Sebastian Weis (Musiktherapie) flossen in das Kapitel ein. Neu ist das Kapitel zur Hämatologie. Hier verdanke ich der Hämatoonkologin Dr. Marion Debus wertvolle Hinweise. Da die therapeutische Beeinflussung der Blutgerinnung eine wachsende Bedeutung hat und nicht nur für die kardiovaskulären Erkrankungen entscheidend ist, wurde ein neues Kapitel zur Gerinnungsmedizin eingefügt. Das Kapitel zur Intensivmedizin wurde aktualisiert und um die hilfreichen Hinweise von Dr. Jan Vagedes ergänzt. Dr. Christian Grah gab als Pneumologe wertvolle Anmerkungen zum Kapitel über die Lungenerkrankungen und ihre Therapie. Die Bearbeitung der Gastroenterologie und Hepatologie war ebenfalls erforderlich. Hier geht mein Dank an die Gastroenterologen Prof. Dr. Harald Matthes und an Dr. Harald Merckens. Frau Prof. Dr. Sylvia Stracke gab manchen wichtigen Hinweis für das Nephrologie-Kapitel, ebenso Herr PD Dr. Matthias Kröz für die Somnologie. Dr. Roland Zerm danke ich hilfreiche Kommentare zum Diabetes-Kapitel. Der Palliativmediziner Dr. Philipp von Trott zu Solz trug wichtige Anmerkungen zum Kapitel über die Palliativmedizin bei. Schließlich möchte ich meiner Ehefrau Anja Girke sehr herzlich für zahlreiche Gespräche zur Begleitung palliativer und hospizlicher Patienten danken, gleichermaßen aber auch für ihre Unterstützung und so manchen Verzicht.

Ein tief empfundener Dank geht vor allem an die vielen Patienten. Sie sind besondere Lehrmeister und zeigen durch die klinischen Verläufe, ihre Einschätzungen zu den

Therapien die Fruchtbarkeit und Wirksamkeit der geisteswissenschaftlich erweiterten Medizin. In über dreißig Jahren anthroposophisch-ärztlicher Tätigkeit in der Klinik (Innere Medizin, Diabetologie und Palliativmedizin) und auch ambulanten Medizin konnte ich die therapeutische Wirksamkeit dieser integrativ orientierten Heilkunst wahrnehmen, welche die Beziehung zum kranken Menschen um viele Dimensionen vertieft und zu einer nicht nur für den Patienten erlebbaren Kraftquelle wird. Anthroposophische Medizin ist auch im zeitlich engen Alltag eines Krankenhauses oder einer Ambulanz möglich, da für die therapeutische Qualität nicht nur die zur Verfügung stehende Zeit, sondern auch die entwickelbare Tiefe der vielleicht nur kurzen Begegnung von Bedeutung ist. Diese wird davon bestimmt, wie sich der Patient gesehen und wahrgenommen fühlt. Die Wesensgliederung des Menschen ist dafür eine nicht hoch genug zu schätzende Methodologie, welche die Beziehung zum Patienten entwickelt und das Tor für eine integrativ ausgerichtete Therapie öffnet.

Ein besonders herzlicher Dank geht an die beiden Pharmazeuten Frau Hanna Wäckerle und Prof. Dr. Ulrich Meyer vom Salumed-Verlag. Ich verdanke der gemeinsamen Arbeit und ihrem fachlichen Lektorat viele Hilfestellungen, Anregungen und einen lebendigen Austausch. Es war eine Freude, zahlreiche Themen fachlich diskutieren und durchsprechen zu können, so dass ihre kompetente und ausgesprochen sorgfältige Arbeit in das Buch einfließen konnte. Ein herzlicher Dank geht auch an Frau Dr. Jette Anders für das Lektorat der Literaturverzeichnisse und Frau Nina Polumsky für die grafische Gestaltung.

So möge diese „Innere Medizin" interessierte Leser finden, in Studium und Weiterbildung der therapeutischen Berufe nützen und vor allem in der Patientenbehandlung hilfreich sein. Die Geburtstagswünsche zum 100. Geburtstag der Anthroposophischen Medizin schließen sich an und mögen ihr auch zukünftig eine kräftige Entwicklung, weiterhin wachsende wissenschaftliche Forschung und Lehre und vor allem eine segensreiche Anwendung für die Patienten bringen.

SEPTEMBER 2020
MATTHIAS GIRKE

---

1 Steiner, R., Wegman, I.: Grundlegendes für eine Erweiterung der Heilkunst nach geisteswissenschaftlichen Erkenntnissen (GA 27). Rudolf Steiner Verlag Dornach 2014.

2 Steiner, R.: Geisteswissenschaft und Medizin (GA 312). Rudolf Steiner Verlag Dornach 2020.

3 Selg, P., Barna, P. (Hrsg.): Studienkommentare zum medizinischen Werk Rudolf Steiners – „Die Zukunft des menschlichen Lebens"(1). Salumed Verlag Berlin/Verlag am Goetheanum Dornach 2020.

4 Steiner, R., Wegman, I.: Grundlegendes für eine Erweiterung der Heilkunst nach geisteswissenschaftlichen Erkenntnissen (GA 27). Rudolf Steiner Verlag Dornach 2014.

5 Ahrweiler, F., Scheffer, C., Roling, G. et al.: Klinische Praxis und Selbstwahrnehmung als Einflussfaktoren von Empathie im Medizinstudium: Eine Qualitative Kurzumfrage an drei deutschen Universitäten. GMS Zeitschrift für Medizinische Ausbildung 2014; 31 (4). Doc46.

6 Locke, T.: Medscape Global Physicians' Burnout and Lifestyle Comparisons. MedScape 14.02.2019. Verfügbar unter https://www.medscape.com/slideshow/2019-global-burnout-comparison-6011180?faf=1 (Abfrage Juli 2020).

7 Stehman, C. R., Testo, Z., Gershaw, R. S. et al.: Burnout, Drop Out, Suicide: Physician Loss in Emergency Medicine, Part I. Western Journal of Emergency Medicine 2019; 20 (3). S. 485-494.

8 Maio, G.: Mittelpunkt Mensch. Schattauer Verlag Stuttgart 2017.

9 Tauschel, D., Selg, P., Edelhäuser, F. et al.: Cultivating awareness of the Holocaust in medicine. Lancet 2020; 395 (10221). S. 334.

10 Steiner, R.: Geisteswissenschaft und Medizin (GA 312). Rudolf Steiner Verlag Dornach 2020. Vortrag vom 9. April 1920.

Vorwort zur zweiten Auflage

Anthroposophische Medizin ist eine integrative Medizin. Bereits die grundlegende Veröffentlichung Rudolf Steiners und Ita Wegmans[1] nennt in ihrem Titel „Grundlegendes für eine Erweiterung der Heilkunst nach geisteswissenschaftlichen Erkenntnissen" den integrativen Ansatz.
Mit der Bezeichnung *integrative Medizin* verbinden sich allerdings verschiedene Aspekte, die erst gemeinsam die volle Bedeutung dieses medizinischen Konzepts ergeben. Oftmals wird die integrative Medizin als eine Zusammenführung der besten schulmedizinischen und komplementärmedizinischen Evidenz und Vorgehensweisen verstanden. Diese Definition ist auf der einen Seite sinnhaft und pragmatisch, auf der anderen Seite bezeichnet sie nur ein additives Prinzip, also keine wirkliche Integration medizinischer Richtungen. Man könnte unter diesem Aspekt eine evidenzbasierte Therapie aus den komplementärmedizinischen Richtungen und eine entsprechende der „konventionellen" Medizin zusammenfassen. Möglicherweise ergänzen sich die Wirksamkeiten dieser Systeme sinnvoll. Allerdings gehen sie inhaltlich von ganz verschiedenen Betrachtungsarten aus, die sich in unterschiedlichen Begriffen von Krankheit und Heilung (z. B. pathogenetisch bzw. salutogenetisch orientiert) bei divergenten Anthropologien widerspiegeln. Die Addition der Therapien führt deshalb nur zu einer äußerlichen Integration. Eine integrative Medizin bedarf also eines übergreifenden Menschenverständnisses, das die einzelnen Elemente zusammenfasst und in ihrer jeweiligen Perspektivität verständlich macht. Die zusammenfassende Anthropologie der *Anthroposophischen Medizin* ist die Anthroposophie. Ihr leiblich-seelisch-geistiges Menschenverständnis schließt durch die somatisch orientierte Perspektive die naturwissenschaftlich orientierte „Schulmedizin" ein. Der schulmedizinischen Methodik verschließt sich demgegenüber das Lebendige, Seelische und Geistige des Menschen und der Welt. Der Patient wird aus der „objektivierenden" naturwissenschaftlichen Perspektive betrachtet und spürt sofort, dass in der Behandlung zwar Empathie und menschliches Interesse mitschwingen, aber Krankheit und Heilungsprozesse ohne ihren Bezug zum Seelischen und Geistigen, also der Individualität, betrachtet werden. Insofern bedarf es weiterer Methodologien und Betrachtungsweisen, die diesen Seinsbereichen entsprechen und in der Methodologie der Anthroposophischen Medizin enthalten sind.

Die Entwicklung der naturwissenschaftlich ausgerichteten Medizin hat ihren Ausgangspunkt von einer somatischen Betrachtungsweise des Menschen genommen. Erst später haben die psychosomatischen Aspekte in die Medizin Einzug gehalten. Allerdings wird der Seele des Menschen meist keine eigenständige Seinsqualität zuerkannt, sondern dem weiterhin ausschließlich materiell gedachten Menschen werden nur „seelische Eigenschaften" zugesprochen. Die *Anthroposophische Medizin* weist der leiblichen, seelischen und geistigen Wesenheit des Menschen eine jeweils eigenständige Seinsqualität zu, führt damit auch das „Geistparadigma" in die Medizin ein. Eine *integrative Medizin* erfordert somit nicht nur die Addition der Verfahren einzelner medizinischer Richtungen, sondern ein zusammenfassendes Menschenverständnis, das den Patienten in allen seinen Wesensebenen wahrnimmt und diese in Diagnostik und Therapie berücksichtigt.

Die Bezeichnung „Integrative Medizin" bezieht sich aber auch auf das Gesundheits- und Krankheitsverständnis selbst. Krankheit kann als eine Desintegration im leiblich-seelisch-geistigen Zusammenhang verstanden werden. So bestehen viele Krankheitsprozesse in einer Desintegration aus dem Gesamtzusammenhang des Organismus im Sinne einer pathologischen Autonomisierung. Autonomes Wachstum, das dem Ordnungszusammenhang des Organismus entfallen ist, finden wir z.B. bei der Krebserkrankung. Heilung bedeutet unter diesem Aspekt die Reintegration zum physiologischen Zusammenwirken der Wesensglieder, sodass der Mensch als geistiges Wesen in harmonischer Weise mit seinem leiblichen Instrument verbunden ist. Eine Medizin mit dieser Zielsetzung, die also nicht die pathologischen Prozesse supprimiert oder antagonisiert und zu einer akzeptablen medikamentösen „Einstellung" führt, sondern ihre Reintegration in den organismischen Zusammenhang anstrebt, ist im eigentlichen Sinne eine *integrative Medizin*. Den Patientenpräferenzen, die sich nach den komplementären Medizinsystemen ausrichten, liegt oftmals dieser Wunsch nach einem integrativen Behandlungsansatz zugrunde. Die vorliegende „Innere Medizin" möchte diesem Ziel dienen und Kolleginnen und Kollegen mit einem Interesse an einer integrativen, Anthroposophischen Medizin ansprechen.

Die *Anthroposophische Medizin* befindet sich ständig in Entwicklung. Viele neue Erfahrungen und Ergebnisse sind trotz der kurzen Zeit seit der Erstveröffentlichung dieses Buches in die zweite Auflage eingearbeitet worden. Insofern sind nahezu alle Kapitel aktualisiert und z.T. auch erweitert worden. Neu ist das Kapitel zur Intensivmedizin. Auf den ersten Blick erscheint gerade dieser Bereich der Akutmedizin als die Domäne der „Schulmedizin". Allerdings zeigt die Praxis auf Intensivstationen anthroposophischer Kliniken, dass gerade hier ausgesprochen viel durch den integrativen Ansatz der *Anthroposophischen Medizin* geleistet werden kann. Das Kapitel beschreibt vor allem die ärztlichen und pflegerischen Maßnahmen und kann nicht auf die weiteren Therapien der *Anthroposophischen Medizin*, wie v.a. die Eurythmietherapie, Musiktherapie und die anthroposophische Physiotherapie eingehen. Intensivmedizin stellt sich existenziell in das Spannungsfeld von Leben und Tod, ist also eine Medizin, die sich unmittelbar an dieser Schwelle betätigt. Gerade bei der Reanimation entstehen nicht nur „technische" und therapeutische Herausforderungen, sondern auch viele ethische und spirituelle Fragen, die ein geisteswissenschaftliches Menschenverständnis verlangen. Insofern braucht gerade die Intensivmedizin ein umfassendes Menschenbild, aus dem sie Diagnosen stellt und therapeutisch handelt. Anderenfalls wird aus der intensivmedizinischen Heilkunst eine Domäne der mechanisierten „Apparatemedizin", die Patienten oftmals fürchten und in ihren Patientenverfügungen ausschließen. Aus diesem Grunde können Intensivstationen zu einem Herzstück anthroposophischer Kliniken werden und durch das so enge kooperative Zusammenwirken der dort tätigen Berufsgruppen zu einem Vorbild für die anderen „peripheren" Stationen. Ich verdanke etlichen Kolleginnen und Kollegen aus der Arbeitsgemeinschaft Intensivmedizin, besonders Fabrizio Esposito, der unsere Intensivmedizin, Intermediate Care und Rettungsstelle am

Gemeinschaftskrankenhaus Havelhöhe Berlin leitet, Hilfestellungen und konstruktive Anregungen.

Ein weiterer sehr herzlicher Dank geht an den Salumed Verlag, der mit Engagement diese zweite Auflage herausgibt. Ich danke auch den Lesern für ihre so freundlichen Rückmeldungen und Anregungen. Unter anderem einem Leserhinweis folgend ist der Text in etwas größerer Schrift gedruckt.

Ein herzlicher Dank geht schließlich an meine Familie und meine Frau Anja Girke für die große Unterstützung und auch die Hilfestellungen bei Themen, die die anthroposophische Krankenpflege berühren.

Möge auch diese zweite Auflage vielen Kolleginnen und Kollegen in Klinik und Praxis, aber auch den Studierenden der Medizin und sicher auch den in anderen therapeutischen Berufen Tätigen eine Hilfestellung sein und einen Beitrag leisten für eine Vermenschlichung der Medizin.

MÄRZ 2012
MATTHIAS GIRKE

1 Steiner, R., Wegman, I.: Grundlegendes für eine Erweiterung der Heilkunst nach geisteswissenschaftlichen Erkenntnissen (GA 27). Rudolf Steiner Verlag 2000.

Vorwort zur ersten Auflage

Dieses Lehrbuch der Inneren Medizin wendet sich an Kolleginnen und Kollegen, an Studierende der Medizin und Interessierte der anderen therapeutischen Berufsgruppen, die – wie der Autor selbst – nach einer Heilkunst mit einem *leiblich-seelisch-geistigen Menschenverständnis* suchen. Gegenwärtig dominiert im ärztlichen Alltag ein pathophysiologisch orientiertes Krankheitsverständnis, in dem das Wesen des erkrankten Menschen nicht vorkommt. Selbstverständlich bemühen wir uns um eine empathische Patienten-Arzt-Beziehung und achten die Autonomie des Patienten mit seinen Wertvorstellungen. Ungeachtet dessen erreichen aber die gegenwärtigen Krankheitsauffassungen nicht diese seelischen und geistigen Ebenen: Welche Beziehung hat denn die maligne Transformation einer Zelle oder der Insulinmangel beim Typ-1-Diabetes zum seelisch-geistigen Wesen des Patienten? Unsere pathophysiologisch orientierten Betrachtungsweisen schließen diese Ebenen aus. Der Patient erlebt dadurch eine ärztliche Diagnostik, die ihn als Menschen nicht erreicht. Ähnliches gilt für die therapeutischen Maßnahmen: Interventionelle und medikamentöse Verfahren verändern die Pathophysiologie, ohne das innere Wesen des Patienten mit einzubeziehen. Demgegenüber erlebt der Mensch in gesunden und kranken Tagen die intensiven Wechselwirkungen und Zusammenhänge seines seelisch-geistigen Wesens mit dem Leib: Empfindungen wie Freude, aber auch Anspannung und Schreck können den Blutdruck erhöhen, Ruhe und seelische Entspannung ihn senken. Antihypertensiva beeinflussen demgegenüber lediglich die pathophysiologische „Endstrecke". Der Patient möchte als ganzer Mensch wahrgenommen und durch die Heilkunst in seinen Heilungskräften und salutogenetischen Ressourcen unterstützt werden.

Medizin ist demzufolge abhängig von dem zugrunde liegenden Menschenbild, also ihrer Anthropologie. Betrachtet sie den Menschen als naturales Objekt mit einer kausalanalytisch orientierten Erkenntnismethodik, so entsteht ein detailliertes und differenziertes Bild des menschlichen Körpers und seiner Funktionen. Der Komplexitätsgrad der kleinen Welt (Mikrokosmos) scheint dabei demjenigen der großen Welt (Makrokosmos) keinesfalls nachzustehen. Diese Betrachtungsart des Menschen führt zu einer Fülle von Details, ihr verschließt sich aber das *innere Wesen* des Menschen.

Die Medizin ist ganz offensichtlich mehr als eine Naturwissenschaft und braucht ihre *geisteswissenschaftliche Ergänzung*, im Falle der Anthroposophischen Medizin als Anthropologie die *Anthroposophie*. Durch eine adäquate Methodologie können die weiteren immateriellen Dimensionen des lebendigen, seelischen und geistigen Wesens des Menschen einbezogen werden. Dadurch entsteht eine Medizin, der ein *holistisches Menschenverständnis* zugrunde liegt und deren therapeutische Instrumente den Menschen in seinem gesamten Wesen berücksichtigen. Der praktisch tätige Arzt braucht die *Fähigkeit zum Perspektivwechsel*, der über die somatisch orientierte Betrachtungsweise zu den anderen Dimensionen des Menschen führt.

Die Anthroposophische Medizin versteht sich als eine medizinische Methodologie, der ein holistisches, nach Leib, Seele und Geist differenziertes Menschenverständnis zugrunde liegt.

Dieser methodologische Ansatz ist gleichermaßen herausfordernd wie ungewohnt und deswegen *Missverständnissen* ausgesetzt. Zunächst wird die Anthroposophische Medizin oftmals als Alternativmedizin missverstanden. Die methodologisch angelegte Perspektivität meint die geisteswissenschaftliche Ergänzung des naturwissenschaftlichen Blickwinkels auf den Patienten und nicht ein mit diesem konkurrierendes alternatives Medizinsystem. Die gesetzestextliche Bezeichnung als „besondere Therapierichtung" berührt nicht die inhaltliche Bestimmung der Anthroposophischen Medizin, sondern die rechtliche Verankerung eines Methodenpluralismus in der Medizin.

Ein weiteres Missverständnis bezieht sich auf die *Nachvollziehbarkeit*: Die naturwissenschaftliche Medizin sei inhaltlich nachvollziehbar, die Anthroposophische Medizin demgegenüber rational nicht zugänglich. In der Tat verlangt der holistische Erkenntniszugang zum Menschen, genauso wie der naturwissenschaftlich-kausalanalytische, erhebliche Anstrengungen. Eine Medizin mit einem leiblich-seelisch-geistigen Menschenverständnis ist eine herausfordernde Aufgabenstellung, die eine intensive Arbeit an den Grundfragen zum Wesen des Menschen voraussetzt. Anthroposophische Medizin entsteht erst dann, wenn auf gedanklich nachvollziehbarer Grundlage in Krankheitsverständnis und Therapie die Dimensionen des physischen, lebendigen, seelischen und geistigen Wesens berücksichtigt werden. Der keimhafte Beginn dieses Erkenntnisweges in der ärztlichen Tätigkeit steht dem weit gefassten Anspruch gegenüber. Die *Patienten-Arzt-Beziehung* wandelt sich allerdings sofort, wenn erste Schritte im Sinne dieser Erweiterung des Menschenverständnisses gegangen werden.

Rudolf Steiner hat in seinem umfassenden Gesamtwerk zahlreiche Hilfestellungen gegeben, von denen er bereits vor 100 Jahren erwartete, dass sie eigenständig erarbeitet und damit wirksam werden. Die damalige und noch heute vielfach verwendete Terminologie ist gegenüber dem durch sie bezeichneten Inhalt nachrangig. Sie wird in dem vorliegenden Lehrbuch deshalb beibehalten, weil so der Zugang zum Gesamtwerk Steiners unkompliziert möglich ist.

Eine dritte oftmals gestellte Frage betrifft die *Wissenschaftlichkeit* der Anthroposophischen Medizin, die sich gegenwärtig v. a. auf den *Wirksamkeitsnachweis* bezieht. Die Anthroposophische Medizin versteht sich als ein forschendes System. Sie umschließt die geisteswissenschaftlich-konzeptionelle Forschung zu Krankheitsverständnis und Therapiekonzepten, die Methodologie des Wirksamkeitsnachweises in der Individualtherapie am einzelnen Patienten sowie unterschiedliche, an der Fragestellung orientierte Studiendesigns. Wissenschaftlichkeit eines medizinischen Systems setzt die

- konzeptionelle Darstellbarkeit,
- Dialogbereitschaft (Befähigung zum Perspektivwechsel),
- Bereitschaft zur wissenschaftlichen Evaluation[1]

voraus. Die Anthroposophische Medizin hat in allen diesen drei Bereichen ihre Arbeitsschwerpunkte.

Das vorliegende Buch zur Inneren Medizin beinhaltet die Darstellung von Krankheitsbildern vor dem Hintergrund des physischen, lebendigen, seelischen und geistig-individuellen Wesens des Menschen. Aus dieser Darstellung leiten sich die medikamentösen und nicht medikamentösen Therapien ab. Die Arzneimittelindikationen begründen sich einerseits konzeptionell, andererseits stützen sie sich auf die in der Literatur berichteten sowie eigene therapeutische Erfahrungen aus einer mehr als 20-jährigen ärztlichen Tätigkeit. In diesem Zusammenhang ist auf das „Vademecum Anthroposophische Arzneimittel"[2] hinzuweisen, in das die therapeutischen Erfahrungen von 141 anthroposophischen Ärzten aus 15 Ländern eingeflossen sind. Die für die Innere Medizin relevanten Empfehlungen wurden in die vorliegende Darstellung aufgenommen. Darüber hinaus wurden die vorliegenden Studien zur Anthroposophischen Medizin einbezogen.[3] Die Anthroposophische Medizin ist kein traditionelles, fertiges System, sondern befindet sich in ständiger Entwicklung. Insofern reflektieren die Darstellungen in diesem Lehrbuch zur Inneren Medizin den derzeitigen Kenntnisstand des Autors.

Die Anwendung der Arzneimittel und der therapeutischen Verfahren der Anthroposophischen Medizin setzt eine fundierte klinische Diagnose mit Kenntnis der unterschiedlichen therapeutischen Optionen sowie der salutogenetischen Ressourcen des Patienten und die sorgfältige Beurteilung des klinischen Verlaufes voraus. Ein anthroposophischer Arzt braucht demzufolge eine solide Kenntnis und Befähigung in den pathogenetisch orientierten „schulmedizinischen" Vorgehensweisen, die ebenfalls ihre Bewertung und praktische Bedeutung durch das leiblich-seelisch-geistige Menschenverständnis bekommen. Dadurch können sie sich dem therapeutischen Ziel, das Heilung nicht als Reparatur, sondern als Entwicklungsprozess auffasst, sinnvoll zur Seite stellen.

Ein herzlicher Dank geht an alle Patienten, denen ich viele Erkenntnisse über Erkrankungs- und Gesundungsprozesse verdanke und deren klinische Verläufe Auskunft über die Arzneimittelwirksamkeiten gaben. Alle Beobachtungen bedürfen allerdings ihrer begrifflichen Durchdringung und Bewertung, anderenfalls ginge man an vielem achtlos vorbei. Die wesentlichen Grundlagen verdanke ich der Anthroposophie Rudolf Steiners und auch meinen Lehrern wie Jörgen Smit (1916–1991), die die Anthroposophie als diskursfähige Geisteswissenschaft und als Erkenntnisweg vorlebten. Die Inhalte dieses Buches wurden in zahlreichen Vorträgen und Kursen dargestellt. Den anschließenden Gesprächen und Diskussionen habe ich viele hilfreiche Anregungen entnommen.

Hinsichtlich der Texterstellung verdanke ich allen folgenden Kolleginnen und Kollegen wertvolle Hinweise, einige übernahmen sogar Review und Textdurchsicht einzelner Kapitel: Dr. Eva Streit (Pneumologie), Christian Grah (Pneumologie), Dr. Uwe Schulze (Kardiologie), Dr. Christoph Rubens (Kardiologie), Dr. Dr. Andreas Fried (Kardiologie), Dr. Roland Zerm (Diabetologie), Dr. Michael Jecht (Diabetologie), Dr. Marion Debus (Onkologie/Hämatologie), Dr. Harald Matthes (Gastroenterologie), Dr. Friedemann Schad (Gastroenterologie), Dr. Matthias Kröz (Somnologie), Dr. Michael Schenk (Anästhesie/Schmerztherapie), Dr. Lars Gerlach (Rheumatologie), Anja Girke und Rolf Heine (anthroposophische Krankenpflege in Palliativmedizin und Hospiz), Georg Soldner (Pädiatrie, anthroposophische Arzneimittellehre), Dr. Inge Bartke-Anders (Lektoratsarbeit).

Meiner Frau Anja Girke und meinen beiden Töchtern Johanna und Natalie danke ich für ihre Unterstützung, liebevolles Interesse und so manchen Verzicht.

Dem Leser wünsche ich, dass dieses Buch auf unterschiedlichen Ebenen zur Hilfe in der praktischen Arbeit mit den Patienten werden kann. Aufgrund seiner Untergliederungen kann es zur Therapiefindung genutzt werden, darüber hinaus aber auch in die Grundgedanken und Konzepte eines Menschenverständnisses einführen, das der Anthroposophischen Medizin zugrunde liegt. Arzt zu sein setzt die Bereitschaft zum ständigen Lernen und Entwickeln voraus. Insofern möge das in diesem Buch Dargestellte hierzu anregen und den Weg in die praktische Anwendung finden.

SEPTEMBER 2010
MATTHIAS GIRKE

---

1 Dialogforum Pluralismus in der Medizin: www.dialogforum-pluralismusindermedizin.de
2 GAÄD (Hrsg.): Vademecum Anthroposophische Arzneimittel. Der Merkurstab 2008; 61 (Suppl. 1).
3 Kienle G. S., Kiene, H., Albonico H.-U.: Anthroposophische Medizin in der klinischen Forschung. Schattauer Verlag Stuttgart 2006.

Inhalt Band I

KAPITEL III

Die Krankheitslehre

KAPITEL IV

Arzneimittel 115

KAPITEL VII

Wirksamkeitsnachweis und Nutzenbewertung ... 211

KAPITEL VIII

Akute und Chronische Entzündung: Von der Diagnose zur Therapie ... 229

Pneumologie 251

Kardiologie 331

KAPITEL XI

Arterielle Hypertonie ... 427

KAPITEL XII

Arterielle Hypotonie ... 475

KAPITEL XIII

Angiologie

KAPITEL XIV

Hämostaseologie

KAPITEL XV

Inhalt Band II

KAPITEL XVIII

KAPITEL XIX

KAPITEL XX

Hämatologie

KAPITEL XXI

Schmerztherapie

KAPITEL XXII

Schlafmedizin 1207

KAPITEL XXIII

Erkrankungen des Verdauungstrakts 1239

KAPITEL XXIV

Hepatologie 1331

KAPITEL XXV

Gallenwegserkrankungen 1367

KAPITEL XXVI

KAPITEL XXVII

KAPITEL XXX

KAPITEL XXXI

KAPITEL XXXII

KAPITEL XXXIII

KAPITEL I
Einführung

1. Medizin und Menschenbild

Die Anthroposophische Medizin wurde von *Rudolf Steiner* (1861–1925) und *Ita Wegman* (1876–1943) am Beginn des 20. Jahrhunderts begründet und erfuhr in der zurückliegenden Zeit ihre weitere Entwicklung. Sie findet eine weltweite Verbreitung in Praxen, Therapeutika und den anthroposophischen Kliniken. Ihr Anliegen ist es, den Menschen als leibliches, seelisches und geistiges Wesen zu begreifen und dementsprechend Diagnostik und Therapie an einem *umfassenden Menschenverständnis* zu orientieren.

Jedem medizinischen System liegt mehr oder weniger reflektiert ein Menschenbild zugrunde. Auch die sogenannte *Schulmedizin* ist keineswegs voraussetzungslos, sondern impliziert ein Menschenbild, das für ihre Methodologie und das Verständnis von Krankheit und Heilung bestimmend ist. Im historischen Kontext eines Emil Du Bois-Reymond (1818–1896)[1] handelt es sich um ein *reduktionistisches Menschenbild*, das eine seelische und geistige Ebene des Menschen ausschließt:

„… wir haben uns verschworen, die Wahrheit geltend zu machen, dass im Organismus keine anderen Kräfte wirksam sind, als die gemeinen physikalisch-chemischen …"

Mit der auf die sinnenfällige Beobachtung gestützten *kausalanalytischen Erkenntnismethodik* ist der Mensch nur in den hierdurch zugänglichen Ebenen beschreibbar. Sein Wesen lässt sich durch keines dieser analysierenden Verfahren erkennen. Die noch so detaillierte Zergliederung seines Leibes führt nicht zu seiner seelischen und geistigen Dimension. Es entsteht dadurch eine Medizin, die in ihren Vorgehensweisen das Wesen des Patienten nicht umfasst, ja sogar verliert.

Die junge, schlanke und schwarzhaarige Patientin mit einer Gallenkolik fragt sich zu Recht, was diese Erkrankung mit ihr und ihrem Leben zu tun hat. Die pathophysiologische Betrachtung und die auf sie gestützte interventionelle Therapie schließen diese Ebenen aus. Schließlich sind für den anstehenden minimalinvasiven Eingriff *Alter*, *Geschlecht* und die *Biografie* des Patienten nahezu bedeutungslos. Und dennoch ergeben sich selbst bei physisch manifest gewordenen Erkrankungen vielfache Bezüge zum inneren, mehrdimensionalen Wesen des Menschen und verlangen ihre Berücksichtigung. Carl Friedrich von Weizsäcker (1912–2007)[2] benutzte in einem verwandten Zusammenhang die Bezeichnung einer „kulturellen Blickbeschränkung", die diesen Sichtweisen zugrunde liegt und auf die Notwendigkeit einer Erweiterung weist. Als Erweiterung der Heilkunst wurde die Anthroposophische Medizin von Rudolf Steiner im Zusammenwirken mit Ita Wegman begründet und vor das umfassende Menschenverständnis der Anthroposophie gestellt.

Neben dem beschriebenen reduktionistischen Aspekt gilt als Grundlage der gegenwärtigen Medizin ein *bio-psycho-soziales Menschenbild*. Die Medizin bedürfe demnach auch der Berücksichtigung psychischer und sozialer Faktoren. „Schulmedizin" umfasse in ihrer eigentlichen Ausformung insofern die Bereiche der psychischen und sozialen Dimension.[3] Auch hier besteht eine Besonderheit. Die über die somatischen Bereiche hinausweisenden Gesichtspunkte werden lediglich als Blickrichtungen und Aspekte verstanden, denen kein eigenständiges Sein und damit Wirklichkeit zukommt. Der Mensch bleibt ein ausschließlich somatisch zu denkendes Wesen, das in seinen Funktionen einer psychosozialen Betrachtungsweise bedarf. Eine eigenständige seelische und geistige Dimension kommt ihm in diesem Zusammenhang nicht zu.

Hier beginnt nun die eklatante Weggabelung zu einer *Erweiterung* der *Heilkunst.* Es gibt keinen zwingenden Grund, dem Soma die alleinige Priorität einzuräumen sowie Seele und Geist des Menschen ihre Existenz abzusprechen. Erkenntnismethodologisch kommt diesen Bereichen kein epiphänomenaler, sondern ein existenzieller Seinscharakter zu.[4, 5] Ihre wechselseitigen Abhängigkeiten müssen nicht zu einer Auffassung führen, die André Bjerke (1918–1985) als das „Bloß-Prinzip" bezeichnete[6]: Gefühle und andere innere Erlebnisse seien „bloß" biologische Vorgänge, Bewusstsein „bloß" neuronale Aktivität. Auf den widersprüchlichen Zirkelschluss, dass der erkennende Menschengeist die materielle Organisation des Gehirns erst beschreibt, um sich dann – dem „Bloß-Prinzip" folgend – zu subjektivieren, wies schon Rudolf Steiner hin.[7] Insofern muss sich die Medizin fragen, was sie vom umfassenden Wesen des Menschen anschauen und als Grundlage betrachten will. Die Abhängigkeit der Medizin vom Menschenbild ist demzufolge nicht im Sinne einer Willkürlichkeit gemeint und einer „Konstruktionsfreudigkeit" anheimgestellt, vielmehr handelt es sich darum, welche Bereiche des Menschenwesens zu betrachten und der Therapie zugrunde liegen sollen.

Erkennt man nicht nur dem *Physischen*, sondern auch dem *Lebendigen, Seelischen* und *Geistigen* des Menschen eine eigene *Wirklichkeit* zu und stellt damit die Heilkunst vor ein *umfassendes Menschenbild*, das diese Dimensionen berücksichtigt, so beginnt der Weg zur *Anthroposophischen Medizin* [→ Abb.].

Ein derartiger Ansatz wirft zunächst mehr Fragen auf, als er sie vordergründig beantworten kann. Zunächst sind die über das Physische hinausweisenden Ebenen nicht unmittelbar der *Sinneserfahrung* zugänglich, sondern dem Wortsinne nach „übersinnlich". Sie verlangen jeweils eine eigenständige Methodologie im Erkenntniszugang. Das kausalanalytische Vorgehen erscheint lediglich als eine Erkenntnisweise, die vorrangig der somatischen Seinsdimension angemessen ist. Sie wird bereits dem Bereich des Lebendigen nicht mehr gerecht. Der Organismus ist nicht durch einfache Ursache-Wirkung-Relationen beschreibbar. Ähnliches gilt für das seelische und das geistige Wesen, die sich einer dem Körperlichen angemessenen Betrachtungsart nach Maß, Zahl und Gewicht entziehen. Insofern verlangt dieses Menschenbild eine den jeweiligen Seinsbereichen entsprechende *Erkenntnistätigkeit.*

Die Betrachtung des *Organismus als Ganzem,* aber auch diejenige jedes einzelnen seiner Organe vermag erst dann als eine vollständige genannt werden, wenn sich in ihr diese vier Ebenen wiederfinden. Das Gleiche gilt für das Verständnis von Krankheit und Therapie. Die Wirksamkeit der vier Seinsbereiche bildet die Grundlage für das therapeutische Handeln und beleuchtet die Beziehung des Menschen zu den verschiedenen Naturreichen.

Mit der *eigenständigen Wirklichkeit dieser Ebenen* des menschlichen Wesens entsteht die Frage nach ihrem Woher und Wohin. Für den physischen Körper fällt der Blick in diesem Zusammenhang auf Geburt (Konzeption) und Tod. Entsprechende Perspektiven müssen sich auch für das Lebendige, Seelische und das Geistige, die Individualität des Menschen entwickeln. Sie unterscheiden sich aufgrund der Unterschiedlichkeit dieser Seinsebenen vom Körperlichen und von dessen sinnenfälliger Vergänglichkeit. Das Erfassen der *Wesensglieder des Menschen* hat eine entscheidende Bedeutung für das Verständnis von Krankheit und Heilung, von Geburt und Tod und auch für die ethische Qualität in der Patienten-Arzt-Beziehung.[8]

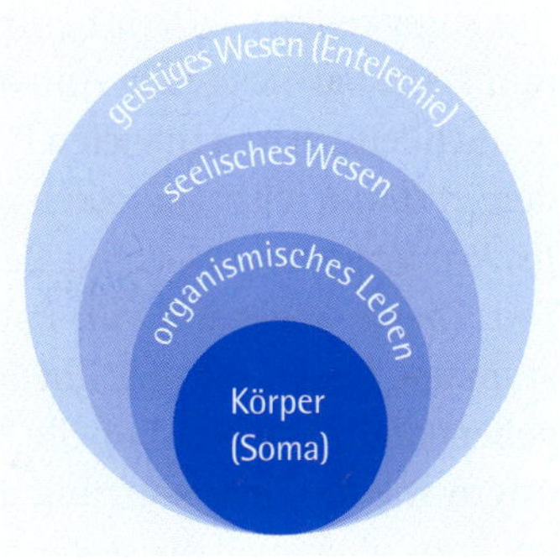

Das mehrdimensionale Menschenverständnis der Anthroposophie

Jedem Heilen liegt nicht der Reparatur-, sondern der *Entwicklungsgedanke* zugrunde. Widerstände im Leben dienen in vielfacher Weise der sich entwickelnden Individualität, die ihrem geistigen Wesen nach nicht an die durch Geburt und Tod gegebenen Grenzen ihrer körperlichen Erscheinungsform gebunden ist. Das Menschenbild der Anthroposophie begreift die Individualität als zukunftsfähig und untrennbar mit dem Entwicklungsgedanken verbunden. Formulierungen wie diejenige Jaques Lusseyrans (1924–1971) weisen auf diesen Zusammenhang: „Das Ich hat gewisse Wachstumsbedingungen. Es ernährt sich ausschließlich von den Bewegungen, die es selbst macht."[9]

2. Frageebenen des Patienten

Patienten stellen direkt oder implizit Fragen, die eine Erweiterung der Heilkunst suchen. Zunächst wird nach therapeutischen Möglichkeiten gesucht, die sich auf Befunde oder Symptome des Krankheitsbildes beziehen [→ Abb. (1)]. So erwartet der Patient mit einem Basaliom z. B. die Exzision, der Hochdruckkranke die Einstellung seines Blutdruckes. In dieser befundorientierten Ebene deuten sich oftmals schon die tiefer reichenden Fragen an. Pure Ablehnung der gegenwärtigen „Schulmedizin" oder ein „Zurück zur Natur" greifen hier zu kurz.

In der Begegnung lebt die Erwartung des Patienten, nicht als „Defekt", sondern als Mensch wahrgenommen zu werden. Die Art des *Sich-Wahrgenommen-Fühlens* bestimmt das sich entwickelnde *Verhältnis* von *Patient* und *Arzt.*

Ein weiterer Erwartungshorizont im Patienten-Arzt-Verhältnis bezieht sich auf die Frage „Was lässt mich gesunden?". Unterstützung in den *Gesundungskräften* (im Unterschied zur Krankheitskontrolle, -einstellung oder -suppression) ist ein vielfach ausgesprochener Behandlungswunsch [→ Abb. (2)], auf den die gegenwärtige Medizin nur selten Antworten kennt. Im Weiteren wird die Frage nach den *seelischen Bedingungen* und

Abhängigkeiten [→ Abb. (3)] berührt und eine Therapie dann zurückgewiesen, wenn sie hierauf keine befriedigende Antwort zu geben vermag.

Schließlich lebt in vielen Patientengesprächen die Frage nach dem Sinn des Leidens, dem „Warum ich?" und auch „Was will die Erkrankung sagen?" sowie nach der *biografischen Bedeutung* [→ Abb. (4)]. Bei ernsten Prognosen sind es die Fragen nach Sterben und Tod. Dieses Spektrum von Patientenfragen, welche die Patienten-Arzt-Beziehung bestimmen, lassen die vier Ebenen des Menschenbildes erkennen. Der korrigierende, gegebenenfalls interventionelle Therapieansatz am physischen Körper ist genauso zu erörtern wie die Unterstützung der heilenden Kräfte, die zur Lebendigkeit des Menschen gehören, aber auch die seelische und geistige Dimension von Krankheit und Heilung.

Vier Erwartungshorizonte des Patienten in der Patienten-Arzt-Beziehung[10]

(1) Befund
(2) Prozess
(3) Befinden
(4) Kontext

3. Sichtweisen von Krankheit und Heilung

Die Krankheitsmanifestation ist auf der *ersten physischen Ebene* durch unterschiedliche Befunde gekennzeichnet. Sie beziehen sich als pathomorphologische Beschreibungen auf die Dimension der körperlichen Räumlichkeit. Diese Ebene der Erkrankung lässt sich durch interventionelle und operative Verfahren beeinflussen.

Von ihr unterscheidet sich die *zweite Ebene,* ihre *zeitliche Dimension.* Hier handelt es sich um den Krankheitsprozess, der aus einem gesunden Organismus schließlich den kranken mit seinen nun dokumentierbaren Befunden werden ließ. Zu dieser Ebene gehören aber auch die salutogenetischen, heilenden Kräfte, die neue Gesundheit entstehen lassen können. Unterschiedliche Therapieverfahren wurden für die Kontrolle und Suppression der verschiedenen Krankheitsprozesse entwickelt. Sie können die Krankheitserscheinungen zurückdrängen, aber nicht grundlegend verwandeln. Ihnen stehen die salutogenetischen Therapieansätze gegenüber, die sich den vom erkrankten Menschen aufgerufenen heilenden Prozessen zur Seite stellen. Die *dritte Ebene* betrifft die *seelische Wesenheit des Menschen.* Sie wirkt in die Prozesse von Krankheit und Heilung hinein. Zahlreiche Phänomene sind hier zu betrachten, die mit dem Erkranken und dem Gesunden in Beziehung stehen.

Schließlich ist jede wirkliche Heilung ein *individueller Entwicklungsschritt,* der zur Bildung neuer Fähigkeiten führt. Es ist diese *vierte Ebene,* die bezüglich Krankheit und Heilung der Berücksichtigung bedarf. Heilen bedeutet in seiner tieferen Bedeutung nicht die Unterdrückung der Krankheitserscheinungen, sondern ihre Verwandlung.

Vier Ebenen der Krankheit

(1) physische Manifestation

(2) Krankheitsprozess

(3) seelische Dimension

(4) individuelle Ebene

Damit werden nicht nur *natur-*, sondern ebenso *geisteswissenschaftliche Grundlagen* für eine holistische Medizin erforderlich. Unter diesem Aspekt kann man Medizin als „praktische Philosophie" (Karl Jaspers (1883–1969))[11] charakterisieren. „Medizinisches und philosophisches Denken lassen sich weder wissenschaftstheoretisch noch in der Praxis trennen und werden erst so der einzigartigen Bedeutung der Medizin voll gerecht: Kein Patient möchte heute ausschließlich anhand neuester wissenschaftlicher Erkenntnisse behandelt werden. Er will auch von seinem Arzt als Individuum wahrgenommen werden", fassten es Bohrer et al.[12] zusammen. Nicht nur der Patient erfährt in und durch seine Erkrankung eine innere Entwicklung, sondern auch für den Arzt und Therapeuten bedeutet der Anspruch einer das ganze Wesen des Menschen umfassenden Medizin die Bereitschaft zu innerer Arbeit und Entwicklung.

Literatur

1 Du Bois-Reymond, E. (Hrsg.): Jugendbriefe von Emil Du Bois-Reymond an Eduard Hallmann. Reimer Verlag Berlin 1918.

2 Weizsäcker, C. F. v.: Der Tod. In: Der Garten des Menschlichen. Beiträge zur geschichtlichen Anthropologie. Carl Hanser Verlag München 2008.

3 Girke, M., Hoppe, J.-D., Matthiessen, P. F., Willich, S. N. (Hrsg.): Medizin und Menschenbild. Deutscher Ärzte Verlag Köln 2006.

4 Steiner, R.: Die Philosophie der Freiheit. Grundzüge einer modernen Weltanschauung (GA 4). Rudolf Steiner Verlag Dornach 1995.

5 Heusser, P.: Anthroposophie und Wissenschaft. Verlag am Goetheanum Dornach 2016.

6 Zitiert nach: Lindholm, D: Woher kommen wir – wohin gehen wir? Fragen nach wiederholten Erdenleben.Verlag Freies Geistesleben Stuttgart 1996. S.12.

7 Steiner, R.: Die Philosophie der Freiheit. Grundzüge einer modernen Weltanschauung (GA 4). Rudolf Steiner Verlag Dornach 1995.

8 Girke, M.: Patient-Arzt-Beziehung. In: Bundesgesundheitsblatt – Gesundheitsforschung – Gesundheitsschutz 2007; 9. S. 1128–1132.

9 Lusseyran, J.: Ein neues Sehen der Welt. Gegen die Verschmutzung des Ich. Verlag Freies Geistesleben Stuttgart 2010. S. 71.

10 Girke, M.: Patient-Arzt-Beziehung. In: Bundesgesundheitsblatt – Gesundheitsforschung – Gesundheitsschutz 2007; 9. S. 1128-1132.

11 Jaspers, K. zitiert nach: Dörner, K.: Der gute Arzt. Lehrbuch der ärztlichen Grundhaltung. Schattauer Verlag Stuttgart 2003. S. 24.

12 Bohrer, T., Schmidt, M., Königshausen, J. H.: Zur Notwendigkeit der Philosophie im Medizinstudium. Deutsche Medizinische Wochenschrift 2018; 143. S. 1272–1275.

KAPITEL II

Das Menschenbild

Das Menschenbild der Anthroposophischen Medizin umfasst die *unterschiedlichen Seinsdimensionen* („Wesensglieder") des Menschen und ihr *funktionales Zusammenwirken* im menschlichen Organismus („funktionelle Dreigliederung"). Es führt zu einem Krankheitsverständnis, das den Menschen mit seinem gesamten Wesen einschließt und die Vorgehensweisen in Arzneitherapie, anthroposophischer Physiotherapie, Heileurythmie, künstlerischer Therapie und in der anthroposophischen Krankenpflege begründet.

1. Die vier Wesensglieder

1.1 Das Erfahren der Wesensglieder

Beim *Anblick* eines *menschlichen Antlitzes* sind verschiedene Ebenen des Menschen zu erfahren. Zunächst ist es die physische Erscheinung des Gesichtes, die sich dem Sehsinn offenbart. Man erlebt die Farbe des Inkarnats, der Augen und Haare und erkennt das Spiel des Lichtes in Helligkeiten und Schattenwurf auf dem Antlitz. Darüber hinaus erscheint seine charakteristische Formensprache. Andere Sinne erfahren Entsprechendes in der jeweiligen Sinnesmodalität. Es ist die physische Erscheinung, die wir sinnlich wahrnehmen.

In der *zeitlichen Veränderung* äußern sich die *Lebensprozesse*. Die physische Gestalt ist nicht nur ein gewordenes Sein, sondern zeigt Veränderung in Aufbau- und Abbauprozessen. Vergegenwärtigt man sich eine Reihe von Kinderbildern des Betreffenden und schaut sie zusammen mit seiner augenblicklichen Erscheinung, so wird die Kraft, die den physischen Körper bildet und verwandelt, deutlich. Diese ist nun nicht mehr mit den Sinnen erfahrbar, sondern weist gegenüber der Raumgestalt, in welcher der physische Körper erscheint und die den Sinnen zugänglich ist, auf die zeitliche Dimension.

In der *Mimik* zeigt sich dem Betrachter ein differenziertes *Bild* der *Seele* und des *Innenlebens*. Freude, Leid und auch die anderen vielfarbigen Schattierungen des Seelenlebens schaffen sich in der Mimik des Gesichtes ihr Bild. Es ist eine Art Imagination des Seelischen des Menschen, die sich den Augen offenbart.

Im *Blick* der Augen kann schließlich das *Ich* des anderen Menschen geahnt werden. Wir erleben manchmal den leeren Blick des müden Menschen, der zwar wacht, aber ganz offenbar nicht mit seinem Wesen anwesend ist. Spricht man ihn an, so füllt sich manchmal augenblicklich die Leere des Blicks mit der vollen Kraft der Individualität. Auch wenn der Mensch sich gedanklich konzentriert und Gedankenwegen nachsinnt, kann die Ich-Kraft aus dem Blick verschwinden und wie nach innen gewandt erscheinen. Wendet sich die wahrnehmende Kraft des Ich mit dem Blick dem anderen zu, so empfindet dieser andere die „Du-Evidenz", die Anwesenheit des anderen Ich.

Damit ist auf vier verschiedene Bereiche des Menschen gewiesen, die Rudolf Steiner als „*Wesensglieder*" differenziert beschrieb.[1, 2]

Ihre Charakteristik ist nicht im Sinne einer festgelegten Definition misszuverstehen. So klar der Begriff eines Kreises bestimmt werden kann, so schwierig ist es, beispielsweise das Wesen eines Menschen zu definieren. Jeder Versuch wird nur Einzelnes von seinem Wesen enthalten und erfassen können. Man charakterisiert es und weist damit auf ein Wesenhaftes, das nach und nach eine umfassendere „Beschreibung" entstehen lässt. Für die Wesensglieder des Menschen sind lebendige und nicht statische Begriffsbildungen erforderlich, die keimhaft „im Kleinen" beginnen und im weiteren Verlauf des Bemühens um ein umfassendes Verständnis eine substanzielle Inhaltlichkeit bekommen.

Dabei wird schon jetzt deutlich, dass diese verschiedenen Wesensglieder jeweils ihren eigenen Erkenntniszugang fordern. Schließlich kann die noch so exakte Beschreibung der Anatomie des Gesichtes nichts über sein Leben aussagen oder das seelisch-geistige Wesen erfahrbar machen.

Für unser alltägliches Bewusstsein differenzieren sich einzelne Gegenstände aus dem komplexen Wahrnehmungszusammenhang, die wir dadurch voneinander abzugrenzen lernen und einer kausalanalytischen Betrachtungsweise im Sinne von Ursache-Wirkungsbeziehungen unterziehen. Aus diesem Grunde ist das alltägliche Erkennen der Welt als „gegenständliche Erkenntnis" zu bezeichnen. Dieser Gegenständlichkeit der Erfahrungswelt entzieht sich allerdings das Leben. Es kennt nicht die unveränderliche „statische" Seinsweise der Gegenstände, vielmehr führt es zu differenzierten Lebensprozessen und Veränderungen in der Gestalt. Das räumliche Sein der Gegenstände unterscheidet sich von den in der Zeit sich vollziehenden Lebensprozessen.

Zur Erkenntnis des Lebendigen ist demzufolge nicht die augenblickliche statische Beschreibung des Gegenstandes ausreichend, sondern die zeitlich ablaufenden Zustandsveränderungen im Organismus. Das Vorher, Jetzt und perspektivisch auch das Nachher müssen sich zum Erfassen der Wirksamkeit des Lebens durch die denkende Tätigkeit bildartig zusammenfassen. Ähnlich wie die Worte eines Satzes aus der zeitlichen Reihenfolge und ihren Einzelbedeutungen zum übergreifenden „Sinn" zusammenzuführen sind, so müssen auch die einzelnen Erscheinungsformen des Lebendigen verbunden werden. Im Unterschied zur gegenständlichen Erkenntnis ist hier von einer „gestaltartigen Erkenntnis" zu sprechen.

Gestalterkennen unterscheidet sich von der ausschließlich deskriptiven Gegenstandserkenntnis. Das Gesicht eines anderen Menschen wird nicht nach Maßgabe von Augenabstand und Nasenlänge bestimmt, sondern als „Gestalt" erkannt. Diese Gestalt liegt allen Bildeprozessen des Gesichtes zugrunde, indem diese erst die jetzige Gesichtsform entstehen ließen. Die Proliferations- und Wachstumsprozesse der unterschiedlichsten Gewebe, die an der Bildung des Gesichtes beteiligt sind, wie Knochen, Bindegewebe, Muskulatur, Fettgewebe und Haut, folgen diesem gemeinsamen Gestaltprinzip und fassen sich dadurch zu einer über die einzelnen Gewebe hinausweisenden Ordnung zusammen. In der Medizin verlernen wir das Staunen über diese koordinierten Wachstumsprozesse im Organismus, die alle aufeinander abgestimmt sind und einer gemeinsamen gestaltbildenden Gesetzmäßigkeit folgen. Die gegenständliche Form erscheint wie „geronnen" aus den Lebensprozessen, die gestaltbildend im Organismus wirksam sind, wie eine „Augenblicksaufnahme" in einem sich über die Zeit verändernden Prozess. Für das Erfassen der Lebensprozesse ist somit ein gestaltartiges Erkennen erforderlich. Es beginnt mit der lebendigen Denktätigkeit, welche die Veränderungsprozesse „nachschaffend" erfasst. Ihre Steigerung zur sogenannten imaginativen Erkenntnis, die zu dem Begrifflichen des Denkens die Wahrnehmungsqualität fügt, stellte Steiner v. a. in seiner Schrift „Die Stufen der höheren Erkenntnis" dar.[3]

Das seelische Wesen entzieht sich diesen beiden Erkenntnisprozessen. Die Mimik des anderen Menschen drückt sein seelisches Erleben aus, das weder durch die anatomische Untersuchung des Gesichts, noch durch die Erkenntnis seiner Bildeprozesse zu erfahren ist. Die Mimik ist wie eine unhörbare Sprache, die etwas von der seelischen „Innenwelt" des anderen Menschen mitteilt. Da alle Prozesse im menschlichen Organismus von seinem seelischen Wesen „moduliert" und so zu seiner „Sprache" werden, ist eine weitere Erkenntnismethodik für denjenigen Bereich erforderlich, der das Leibliche zum Ausdruck des Seelischen gestaltet. Die Erfahrungswelt wandelt sich nun zur „Schrift" oder „Sprache", die durch die Erscheinungen hindurch die Wirksamkeit des Seelischen offenbart und „hörbar" werden lässt. Man kann hier von dem „sinnhaften Erkennen" sprechen, einer Vorform der von Steiner beschriebenen inspirativen Erkenntnis. Es ist für die medizinische Betrachtungsweise außerordentlich lehrreich, die unterschiedlichen Beobachtungen in der Anatomie (z. B. die Formensprache des Gesichtes), der Biochemie (z. B. Stoffwechsel der Schilddrüsenhormone) und Physiologie (z. B. der Bewegung) unter diesem Blickwinkel des Seelischen zu untersuchen und damit die äußere Phänomenologie zur Sprache und Offenbarung des inneren Wesens des Menschen werden zu lassen. Viele Feststellungen zur Wirksamkeit des seelischen Wesens in den unterschiedlichen Erkrankungen und auch den Gesundungsprozessen entwickeln sich durch diese Betrachtungsart.

Der Blick des anderen Menschen offenbart sein Wesen. Keine der vorgenannten Erkenntnisstufen erreicht dieses Wesenhafte in der Erscheinungswelt. Im Erkennen des Anderen verschwinden die Unterscheidungen von Subjekt und Objekt. Wenn im Erkenntnisaugenblick die Evidenz eintritt, „der Groschen fällt" und ein „Licht aufgeht", und damit ein inneres übersinnliches Erlebnis das Bewusstsein erfüllt, das über alles entscheidet, indem es „wahr" und „falsch" zu seinem Inhalt hat, dann werden in diesem Augenblick keine Unterscheidungen zwischen dem Erkennenden und dem „Inhalt" der Erkenntnis gemacht. Vielmehr erfüllt nun das Wesenhafte den gesamten Erkenntnisprozess. Diese Form kann man die wesenhafte Erkenntnis nennen, da sie das Wesen in der Erscheinung erfasst. Sie ist wiederum eine Vorstufe zu der von Steiner beschriebenen Intuition.

Die gegenständliche Erkenntnis bringt die Wirklichkeit in ein Subjekt-Objekt-Verhältnis und demzufolge die Gegenstände in die Position des Gegenüberstehenden. Die Beobachtungsobjekte werden nach ihrer Zusammensetzung analysiert (Glucose besteht aus Kohlenstoff, Wasserstoff, Sauerstoff ($C_6H_{12}O_6$)) und einer zergliedernden Methodik zugeführt. Das Leben lässt sich durch diese Methodik nicht erfassen, da die gegenständliche Erkenntnis mit der stofflichen Analyse den organismischen Zusammenhang auflöst und damit das Leben tötet.

Bei der intuitiven Erkenntnis finden wir die entgegengesetzte Qualität. Sie bleibt nicht in der Position eines „externen Beobachters" den Dingen gegenüber, sondern „verschmilzt" mit ihnen im Erkenntnisaugenblick. Das Wesenhafte wird unmittelbar und als Ganzes unzergliedert erfahren.

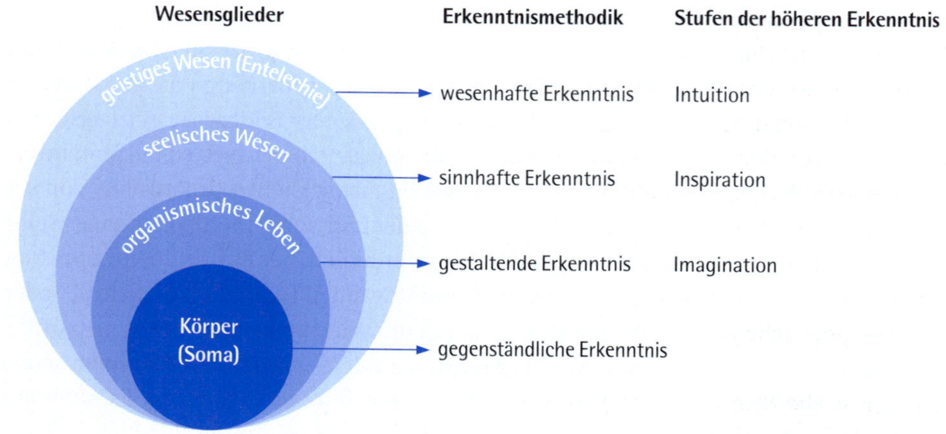

Wesensglieder des Menschen und die ihnen zugehörigen Methoden des Erkennens

Methodisch entwickelt sich die gegenständliche Erkenntnis z. B. an dem exakten anatomischen Studium. Für das Erfassen des Lebendigen ist demgegenüber nicht die „zerschneidende" Methodik, sondern das lebendige Erfassen der Organbildung, z. B. durch das Plastizieren der Organgestaltungen hilfreich. Durch diese Tätigkeit entsteht im plastischen Nachschaffen eine direkte Verbindung zu den organismischen Bildekräften und der ihnen zugrunde liegenden gestaltbildenden Wirksamkeit. Auf die seelische Ebene führt das Studium der psychisch modulierten Funktionen (z. B. Mimik, Stimme, Haltung aber auch physiologische Parameter wie Blutdruck und Herzfrequenz), Phänomene also, durch die sich die seelische Wirklichkeit im Organischen ausspricht. Im musikalischen Erfassen der Proportionen und vielfältigen Zahlenverhältnisse in der Gestalt des Organismus und seiner geordneten und rhythmisch ablaufenden Funktionen kann man durch die organische Phänomenologie auf das seelisch-astralische Wesen hindurchhören. werden. Schließlich führt das Studium der Sprachbildung zur Wirksamkeit der Individualität. Nur ein Ich-begabtes Wesen ist zur Sprachbildung befähigt. Diese plastisch-musikalisch-sprachliche Menschenkunde stellte Armin Husemann – aufbauend auf den Anregungen Steiners – ausführlich dar.[4]

Die Medizin bedarf einer Erkenntnis, die sich in adäquater Methodologie den unterschiedlichen Seinsbereichen des Menschen zuwendet.

Sie beginnt damit, die notwendigen Blickrichtungen zu finden, die sich unterscheiden, wenn z. B. die anatomische Betrachtungsart oder diejenige gewählt wird, die sich den Lebensprozessen des Organismus zuwendet. Dabei zeigt sich unmittelbar, dass das komplexe Wesen des Menschen nicht ausschließlich der Sinneserfahrung zugänglich ist. Schon Begriffe wie „Energie" oder „Membranpotenzial der Zelle" weisen auf Wirklichkeiten, die zwar messbar, aber nicht direkt sichtbar sind. Noch um einiges mehr verbergen sich die Wirksamkeiten des Lebendigen, Seelischen und Geistigen. Insofern stellt sich die Frage nach der Entwicklung menschlichen Erkennens zur Erfassung dieser „übersinnlichen" Qualitäten.[5] Dabei handelt es sich nicht um ein additives „Wissen", das sich zu dem bestehenden „hinzufügt", sondern um eine Entwicklung menschlichen Erkennens, die von der inneren Entwicklung des Menschen nicht zu trennen ist. Die Blickrichtungen, von denen ein holistisches Anschauen des Menschen ausgeht, ergeben sich aus der begrifflichen Bestimmung seiner Wesensglieder, die im Folgenden charakterisiert seien.

1.2 Der physische Leib

Der physische Leib erscheint als der *Körper des Menschen.* Es handelt sich um die *stofferfüllte, räumliche Gestalt* des Menschen, die der anatomischen Betrachtung zugänglich ist.

Sinnesbeobachtung und durch sie gestützte Denktätigkeit erfassen den physischen Leib. Anatomie und Histologie beschreiben seine durch Maß, Zahl und Gewicht charakterisierte Wirklichkeit. Im Todesaugenblick wird dieser Leib für einen Moment in seiner eigenen Gestalt „sichtbar", indem die Lebendigkeit und die Äußerungen des seelischen und geistigen Menschenwesens gerade gewichen sind. Die stoffliche, noch die Form und Gestalt tragende Körperlichkeit bleibt zurück. „Innerhalb der offenbaren Welt ist der physische Menschenleib dasjenige, worinnen der Mensch der mineralischen Welt gleich ist. ... Für eine unbefangene Betrachtung ist vor allem die Tatsache wichtig, dass der Tod dasjenige von der menschlichen Wesenheit bloßlegt, was, wenn der Tod eingetreten ist, mit der mineralischen Welt gleicher Art ist."[6]

Damit erscheint die Beziehung des *physischen Leibes* zum *Festen* und *Mineralischen*, das ihn als *Formwesenheit* ausfüllt und sichtbar werden lässt.

1.3 Der ätherische Leib

Das Phänomen des *Todes* weist nun auf diejenigen Prozesse, die während des Lebens den Leib vor dem Zerfall bewahren, die ihm ständig *Form* und *Gestaltung* geben. Form ist ein „überzelluläres" Phänomen.[7] Man denke an die unterschiedlichen Gewebe und Zellen, die eine Hand konstituieren und einem gemeinsamen, übergeordneten Formprinzip folgen. Ähnliches gilt eindrucksvoll für die Wundheilung: Eine Vielzahl unterschiedlicher Zellen folgt einem gestaltenden Prinzip, das über die Einzelzellen hinausweist.

Gegenwärtig neigt man dazu, Form und Gestalt als Qualitäten, die sich auf das Genom zurückführen lassen, zu interpretieren. Daraus entwickelten sich die molekulare Erklärungsweise lebendiger Organismen und der Versuch, mit biotechnischen Prinzipien in die molekulare Ebene des Lebens einzugreifen.[8] Abgesehen von dem noch ungelösten Rätsel, wie sich „Form" genetisch „kodiert"[9], wird damit eine philosophiegeschichtlich alte Problemstellung übersehen. Form, Gestalt oder abstrakt gesprochen „Information" sind keine materiellen Entitäten, so wenig wie der Sinn eines geschriebenen Textes mit der Druckerschwärze und dem Papier identisch ist. Es sind *Qualitäten*, die auf ein *Imponderables, Übersinnliches* weisen, das als Geistiges sich zunächst dem Denken offenbart. Übersinnliche Form, Gestalt und Gesetzmäßigkeit liegen dem Organismus sowohl im Großen als auch im Kleinsten zugrunde und sind von der sie ausfüllenden Stofflichkeit zu unterscheiden. Goethe (1749–1832) beschrieb entsprechend ein konstituierend wirkendes Prinzip, das „Gesetz der inneren Natur".[10] Hans Jonas (1903–1993) wies auf die geistigen Entwicklungsgesetzmäßigkeiten der Lebewesen, deren stoffliche Ebene zu deren „Substrat" gerinnt: „In der organischen Konfiguration hört das stoffliche Element auf, die Substanz zu sein (die es in seiner eigenen Ebene weiterhin ist) und ist nur mehr Substrat."[11]

Auch auf der Ebene der DNA ist diese ordnende geistige Entität zu erkennen, wird allerdings hier oftmals unreflektiert „verdinglicht", indem man die materielle Spur mit dem ihr zugrunde liegenden geistigen Ordnungsprinzip identifiziert. Diese immaterielle, im Wortsinn übersinnliche Gestaltung erscheint im lebenden Organismus nun nicht fertig und abgeschlossen.

Im Unterschied zu dem Leblosen, das unveränderliche, vergleichsweise beständige Formen zeigt, sind im lebenden Organismus „überzelluläre" *Bilde- und Lebensprozesse* zu finden, die *Form* und *Gestalt entwickeln* und *verwandeln.* Sie konstituieren die *Lebens-* oder *ätherische Organisation.*

Die embryonale Morphogenese zeigt keine „toten", unveränderlichen Gestaltungen, sondern *„schaffende" Bildeprinzipien*, die sich in der *Zeit* ereignen und die eine im Raum beschreibbare Gestaltung entstehen lassen, „unmittelbar Formen aus der Substanz heraus ausbilden".[12] In der denkenden Betrachtung der Lebensprozesse, die der Mensch mit der belebten Pflanzenwelt gemeinsam hat, erscheint dieses nicht stoffliche, sondern übersinnliche Prinzip, das in den Gestaltungs- und Bildekräften besteht und „Leben" ist. Das denkende Erfassen dieses ersten übersinnlichen Wesensgliedes des Menschen verdichtet sich im Verlauf des anthroposophischen Erkenntnisweges zur imaginativen Erkenntnis.[13]

Angesichts der mit dem Todesaugenblick einsetzenden Abbauprozesse fällt die Aufmerksamkeit auf diejenige Organisation, die während des Lebens ständig *Verfall* und *Abbau* verhindert und dem physischen Körper die übersinnliche Form durch umfassende Bildeprozesse verleiht.

„Wenn nun auch jenes Verborgene, das in dem physischen Leibe den Kampf gegen den Zerfall führt, nur für das höhere Schauen zu beobachten ist: in seinen Wirkungen liegt es für die auf das Offenbare sich beschränkende Urteilskraft klar zutage. Und diese Wirkungen drücken sich in der Form oder Gestalt aus, in welcher während des Lebens die mineralischen Stoffe und Kräfte des physischen Leibes zusammengefügt sind. Diese Form entschwindet nach und nach, und der physische Leib wird ein Teil der übrigen mineralischen Welt, wenn der Tod eingetreten ist. Die übersinnliche Anschauung aber kann dasjenige als selbständiges Glied der menschlichen Wesenheit beobachten, was die physischen Stoffe und Kräfte während des Lebens hindert, ihre eigenen Wege zu gehen, welche zur Auflösung des physischen Leibes führen. Es sei dieses selbständige Glied der ‚*Ätherleib*' oder ‚Lebensleib' genannt ... Es soll angewendet werden für dasjenige, was dem höheren Schauen zugänglich ist und was sich für die Sinnesbeobachtung nur in seinen Wirkungen zu erkennen gibt, nämlich dadurch, dass es den im physischen Leibe vorhandenen mineralischen Stoffen und Kräften eine bestimmte Form oder Gestalt zu geben vermag."[14]

Etwa hundert Jahre nach diesen Darstellungen Steiners sprach der US-amerikanische Neurologe Alan Shewmon[15] von der Integration (integrativ unity) als immanenter Fähigkeit des Lebendigen. Im Rahmen seiner Publikationen zum sogenannten „chronischen Hirntod"[16] machte er darauf aufmerksam, dass eben nicht das Gehirn diese Integration der Lebensprozesse leistet, sondern es sich um eine immanente Eigenschaft des Lebendigen handelt, weil diese auch beim hirntoten Patienten besteht, also nicht vom Nervensystem abhängig sein kann. Die Integration wirkt dem entropischen Zerfall entgegen. Shewmon titulierte es als eine „Blase von Anti-Entropie in einem Ozean der Entropie".[17]

Die Lebensprozesse können sich nicht im Mineralischen des physischen Körpers entfalten, sondern nur in dem Flüssigkeitsorganismus, der sich in die, den Lebensprozessen besonders nahe, intrazelluläre und extrazelluläre Flüssigkeit differenziert.

Die *Bildeprozesse* entfalten sich nicht in dem Bereich des Festen, das die gewordene Struktur offenbart. Für ihre *Wirksamkeit* ist der *differenzierte Flüssigkeitsorganismus* die elementare Voraussetzung.

Das Ätherische steht als das „Werdende" dem „Gewordenen" des physischen Leibes gegenüber. Kommt es beispielsweise nach einer Verletzung zur Wundheilung, so offenbart sich in den Heilungsprozessen der ätherische Leib.

Die *ätherischen Kräfte* sind die *Grundlage* für alles *Heilen, Gesunden*, für das *salutogenetische Vermögen* des Menschen.

Wie in [→ III. 2. Krankheitstendenzen im menschlichen Organismus] näher ausgeführt, erscheinen die ätherischen Kräfte nicht nur im Bereich der organischen Bildeprozesse. Sie können sich aus ihrem organischen Wirken lösen und in die Kräfte des Denkens metamorphosieren.

1.4 Der astralische Leib

Der physische Organismus zeigt die gewordene Form und Gestalt im Raum, die ätherische Organisation ihr Werden und ihre Entwicklung in der Zeit. Eine vollständig neue Dimension wird mit der *Bewusstseinsentwicklung*, der *Empfindungsfähigkeit* und der inneren *Impulskraft* erreicht. Der menschliche Organismus ist nicht nur ein lebender, sondern er wird zur Grundlage des empfindenden Wesens des Menschen, offenbart seine Seele. „Dasjenige, was das Leben immer wieder aus dem Zustand der Bewusstlosigkeit erweckt, ist im Sinne übersinnlicher Erkenntnis das dritte Glied der menschlichen Wesenheit. Man kann es den Astralleib nennen."[18]

Der *astralische Leib* trägt die *seelische Innenwelt* des Menschen.

Als Träger der Bewusstseinswelt und des Seelenlebens des Menschen entfaltet er eine differenzierte Wirksamkeit im Organismus, die neue Qualitäten in den lebenden Organismus prägt.

Exkurs

Zur Hinführung auf diese übersinnliche Leiblichkeit vergegenwärtige man sich die Augenorganisation, vom Auge über den Tractus opticus bis zur Sehrinde. Es ist in diesen Strukturen die physische, in der Raumeswelt erscheinende Leiblichkeit der Organisation des Lichtsinnes anschaubar. Die vorausgegangenen Bildeprozesse und ihre weiterbestehenden regenerativen Prozesse weisen auf den ätherischen Leib und seine Wirksamkeit in der Zeit. Keine auf diese Ebenen beschränkte Untersuchung ermöglicht es, auf die empfindende Ebene zu kommen. Mit der genauen Analyse der physischen Organisation und ihrer Funktionsabläufe werden differenziertere Einzelheiten beschreibbar, die allerdings nicht zu den Farbempfindungen vordringen, sondern sich vielmehr von dieser Seinsschicht des Menschenwesens immer mehr entfernen. Mit den Farbempfindungen, die sich im Zusammenhang mit dem Sehsinn offenbaren, wird ein ganz neuer Bereich betreten, der sich qualitativ grundlegend von den vorausgehenden Wesensgliedern unterscheidet. Dimensionen wie Räumlichkeit (Maß), Zahl und Gewicht haben für diesen Bereich keine reale Bedeutung und weisen ihn damit als zu einer anderen Ordnung gehörig aus.

Gegenwärtig gelten die „subjektiven" Dimensionen menschlicher Innenwelt lediglich als Epiphänomene neuronaler Funktionen und man weist ihnen keine eigentliche Seinsdimension zu. Dem bereits angeführten „Bloß-Prinzip" (André Bjerke (1918–1985))[19] zufolge handele es sich „bloß" um unwirkliche Surrogate der Neurophysiologie. Interessanterweise erhalten die Vertreter einer solchen Sichtweise ihre Informationen über die als objektiv und existent vorausgesetzte somatische Dimension durch ihre als unwirkliches Epiphänomen verstandene „subjektive" Erlebnis- und Wahrnehmungswelt – eine Widersprüchlichkeit, auf die bereits Rudolf Steiner in seiner „Philosophie der Freiheit"[20] aufmerksam machte.

Es gibt keinen aus der Wahrnehmungswelt herzuleitenden Gesichtspunkt, der die *seelische Welt* des Menschen als „unwirklicher" als seine leibliche einordnen ließe. Vielmehr kommt dieser – ebenso wie den vorgenannten Wesensgliedern – eine *eigenständige Seinsdimension* zu.

Der *astralische Leib* führt den lebenden Organismus zur *Bewusstseinsentwicklung.* Dies geschieht auf der *Grundlage* von *Abbauprozessen,* die zur Krankheit führen, falls sie überwiegen [→ III. 2. Krankheitstendenzen im menschlichen Organismus].

Der astralische Leib bildet eine „Innenwelt", die sich der „Außenwelt" gegenüber abgrenzen kann. Die Beseelung eines Lebewesens zeigt sich in der Beziehung dieser Innen- zur Außenwelt und damit in allen Prozessen, die mit der *Atmung* in Verbindung stehen. Auf die phylogenetische Entwicklung der Atmung – ausgehend von der Kiemenatmung mit ihrer evolutiven Metamorphose zur Lungenatmung – wird im Zusammenhang mit der „Astralisierung" eines Lebewesens in [→ IX. 2.1 Atmung und Seele] eingegangen.

Die *astralische Organisation* ist mit der *Luft* verbunden.

Wie sich für die Lebensprozesse die Verbindung mit dem Flüssigkeitsorganismus zeigt, beim physischen Leib diejenige zum Mineralischen ergibt, so verbindet sich das Astralische mit dem differenzierten Luftorganismus. Zu diesem gehört nicht nur die rhythmisch geprägte *Lungen-*, sondern genauso die *Gewebeatmung* und die luftartigen Prozesse im Menschen wie die Stickstoffmonoxidbildung [→ XI. Arterielle Hypertonie].

Das *astralleibbegabte Wesen* – und damit außer dem *Menschen* auch das *Tier* – entwickelt *Bewegungsfähigkeit.*

Beseelte Wesen sind nicht nur zur inneren, sondern auch zur äußeren Bewegung fähig und verfügen im Allgemeinen über eine Bewegungsorganisation (Muskulatur). Der astralische Leib prägt in diesem Sinne sein *physisches Instrument.* Es regt immer wieder von Neuem zum Erstaunen an, wie die *Eiweißsubstanz* diese unterschiedlichen Wirksamkeiten der Wesensglieder in sich aufnimmt. Als Kollagen dient sie dem Aufbau der physischen Leiblichkeit. Als prozessual aktive Substanz findet sie z. B. in den Enzymen Anschluss an die Wirksamkeiten des Ätherischen. Als zur Bewegung befähigte Substanz wird sie als Muskeleiweiß mit seinen Aktin- und Myosinfilamenten durch das astralische Wesen geprägt. Als individuell geprägte Substanz weist sie auf die Ich-Organisation.

Das *Ich* erscheint in der *Bewusstseinswelt* als ihr aktives *Zentrum*, als der *„Kern“* der *Seele.*

Alles in der Welt *Wahrnehmbare* wird letztlich durch das Ich erfahren. So real die Welt und damit der Umkreis des Menschen ist, genauso wirklich muss auch dieses Zentrum sein, das alle Wahrnehmungen macht und erfährt. Das Ich gehört zu dem Verborgensten des Menschenwesens. Obgleich die innere Gesundheit von dem Wissen um die individuelle Existenz abhängt, so sind dieses Ich-Wesen des Menschen und seine Beziehung zur Welt hinter vielen „Schleiern“ verborgen. Es bedarf eines langen Weges der Selbsterkenntnis, um diese zu durchdringen.

In Anlehnung an Johann Gottlieb Fichte (1762–1814) kann die folgende Übung auf dieses innere Wesen des Menschen aufmerksam machen: Man betrachte einen Gegenstand und präge sich sein äußeres Bild ein. Dann – mit geschlossenen Augen – versuche man, diesen Gegenstand lebendig zu erinnern und damit zu denken. Abschließend besinne man sich auf diese Tätigkeit und denke denjenigen, der den Gegenstand denkt! So schwer es ist, dieser Aufforderung nachzukommen und in dieses „Allerheiligste“ der Individualität zu dringen, so sicher ist doch auf der anderen Seite ihre Existenz.

Der inneren Erfahrung nach unterliegt das Ich-Wesen des Menschen weder der Vergänglichkeit noch der Zeitlichkeit. Wir kennen in unserem Bewusstsein Inhalte, die klar einer *Zeitlichkeit* folgen, vergänglich sind, und andere, die sich aus dieser herausheben. Mathematische Gesetzmäßigkeiten haben z. B. kein „Verfallsdatum“; sie zeigen in der inneren Erfahrung keine Merkmale, die sie der Zeitlichkeit unterstellen. Die „unvergänglichen“ Begriffe weisen auf das Wesen der Dinge, das selbst nicht der Zeitlichkeit unterliegt und sich nur in „vergänglichen“ Erscheinungsformen offenbart. So überdauert das Wesen der Rose ihre aktuelle Erscheinungsform und wird in anderer Gestalt wieder sichtbar. Entsprechend „überdauert“ das Wesen des Menschen seine jeweiligen „Erscheinungsformen“. Aus diesem Grunde erlebt der ältere Mensch sein inneres Wesen oftmals als viel „jünger“, sodass das biologische Alter der leiblichen Erscheinungsform lebhaft mit dem Erleben seines inneren Wesens kontrastiert. Viele unterschiedliche Lebensphasen und lebensgeschichtliche „Erscheinungsformen“ entstehen und vergehen, das innere Wesen aber folgt nicht ihrem „Sterben“, sondern bleibt bestehen und entwickelt sich weiter.

Wir erfahren in unserer Seele Eindrücke, die schnell vorüberziehen, und solche, die einen eher bleibenden Charakter zeigen. Erschiene nur dieses immer wieder Vergehende in unserer Seele, so wäre jeder Eindruck neu, es entstünde kein „Ich-Gefühl“. Wir hätten zwar Bewusstsein, aber noch kein *Selbstbewusstsein.* Erst durch das in der *Erinnerung* Bleibende, das Zurückliegendes mit dem Gegenwärtigen verbindet, dämmert das Gefühl von unserem *Ich-Wesen* auf.

„Nicht das Bleibende als solches wird hier als ‚Ich‘ bezeichnet, sondern dasjenige, welches dieses Bleibende erlebt.“[21] Damit ist auf das ewige, geistige Wesen des Menschen gewiesen, das in der Biografie seine Spur zeichnet und durch alle Erfahrungen von Freud und Leid Früchte für seine weitere Entwicklung gewinnt. Auch der Weg durch die *Erkrankungen* dient dieser *Entwicklung* der *Individualität.* „Krankheiten, besonders langwierige, sind Lehrjahre der Lebenskunst und der Gemüthsbildung. Man muß sie durch tägliche Bemerkungen zu benützen suchen. Ist denn das Leben des gebildeten Menschen eine beständige Aufforderung zum Lernen? ... Das Ideal einer vollkommenen Gesundheit ist bloß wissenschaftlich interessant. Krankheit gehört zur Individualisierung."[22]

Das *Ich-Wesen* des Menschen ist auf *Entwicklung* angelegt.

Bereits das alltägliche Leben verdeutlicht eindrucksvoll diesen Entwicklungsbedarf. Wie wenig geschieht aus der Aktivität der Persönlichkeit und wie viele der Tätigkeiten sind durch andere Einflüsse „fremdbestimmt"? Konzentrationsschwäche im Denken, die Abhängigkeit der Lebensverfassung von z. B. depressiven Gefühlsstörungen und Stimmungen und schließlich die Willensschwäche, die nicht von dem Wünschen zum Wollen kommt, weisen auf die eingeschränkte und gefährdete Selbstwirksamkeit des Ich-Wesens. Das Ich steht in Auseinandersetzung mit den unterschiedlichsten Dynamiken der Seele und des Leibes, die es „verdunkeln" können, sodass das „eigentliche" Wesen des Menschen kaum noch erkennbar ist. Es bedarf einer inneren Entwicklung und Bildung von Fähigkeiten, um diese Wirksamkeit des Ich zur Entfaltung zu bringen. Selbsterkenntnis bedeutet unter diesem Gesichtspunkt nicht die grübelnde Vertiefung in das eigene Wesen, sondern vielmehr seine andauernde Entwicklung, um immer mehr Mensch zu werden.

Für eine Anthroposophische Medizin ist diese Entwicklung untrennbar mit den *wiederholten Erdenleben* verbunden. Durch diese reift die Individualität und findet im Zusammenwirken mit den anderen Menschen ihr Schicksal. Demzufolge liegt der mitteleuropäischen Auffassung der wiederholten Erdenleben nicht der Erlösungs-, sondern der Entwicklungsgedanke zugrunde. Die Herausforderung an den Arzt besteht nun darin, sich diesem Gedanken erkenntnismäßig zu nähern, um ihn von einem hypothetischen zu einem „möglichen" werden zu lassen. Im weiteren Umgang kann dann aus einem zunächst theoretisch gefassten Inhalt eine tief begründete Lebensüberzeugung reifen. Man wird erstaunt sein, wie viele Patienten Erlebnisse berichten, die nicht nur das Nachtodliche berühren, sondern auch Erfahrungen schildern, die durch den Gedanken der wiederholten Erdenleben ihre entscheidende Beleuchtung erfahren (der im Kirchenchristentum keinen Platz fand; die auf grausame Weise durch die Inquisition verfolgten Katharer kannten noch den Reinkarnationsgedanken). Viele Erkrankungen des jungen Menschen, der noch keine lange Biografie mit ihren möglichen Erkrankungskonsequenzen erlebt haben kann, stellen sich vor diesem Hintergrund in einen großen Zusammenhang. Es ist der entscheidende Gedanke, der zur genetischen Sichtweise und ihrer angenommenen Zufälligkeit genomischer Mutationen gehört und die notwendigen ethischen Dimensionen erschließt, wie ein vorgeburtliches „Ja" zu der gesuchten Leiblichkeit. Kinder haben in jungen Jahren oftmals noch eine Erinnerung an die Vorgeburtlichkeit und berichten manchmal von dem Wunsch, in die jeweilige Familie geboren zu werden. Auch in Gegenden ohne eine kulturelle oder religiöse Überzeugung dieser Präexistenz berichten Kinder von einem Leben vor der Geburt.[23] In späteren Jahren verliert sich häufig dieses innere Wissen.

Benjamin Franklin (1706–1790) formulierte 23-jährig den Gedanken der wiederholten Erdenleben in seiner von ihm entworfenen Grabinschrift in der folgenden Weise: „Hier ruht der Leib Benjamin Franklins, eines Buchdruckers, als Speise für die Würmer, gleich dem Deckel eines alten Buches, aus dem der Inhalt herausgenommen und der seiner Inschrift und Vergoldung beraubt ist ... Doch wird das Werk selbst nicht verloren sein, sondern dermaleinst wieder erscheinen in einer neueren schöneren Ausgabe, durchgesehen und verbessert von dem Verfasser."[24]

In dichterischen Worten beschrieb es der 19-jährige Christian Morgenstern (1871–1914):

Wie oft wohl bin ich schon gewandelt
auf diesem Erdenball des Leids,
wie oft wohl hab ich umgewandelt
den Stoff, die Form des Lebenskleids?

Wie oft mag ich schon sein gegangen
durch diese Welt, aus dieser Welt,
um ewig wieder anzufangen,
von frischem Hoffnungstrieb geschwellt?

Es steigt empor, es sinkt die Welle –
So leben wir auch ohne Ruh;
Unmöglich, dass sie aufwärts schnelle
Und nicht zurück – dem Grunde zu.

Emil Bock (1895–1959) beendete sein wesentliches Buch über die wiederholten Erdenleben mit der Tagebuchnotiz Christian Morgensterns:

> „Die Menschheit hat längst alles empfangen, was zu empfangen ist. Aber sie muss es immer wieder von Neuem und in immer wieder neuer Form empfangen und verarbeiten. Die Lehre von der Reinkarnation z. B., sie ist längst da. Aber sie musste eine Weile beiseite gelassen werden – die ganze europäische Zivilisation geht auf dieses Beiseitelassen zurück. Jetzt hat dieser Zyklus das Seine erfüllt, jetzt darf sie, als eine unermessliche Wohltat, in den Gang der westlichen Entwicklung wieder eintreten. In diesem Sinne, der erst jetzt möglich ist, zweitausend Jahre nach der Erscheinung des Christus, in einem ganz anderen Lichte als je vorher, wird sie jetzt von Neuem die Menschheit befruchten, erleuchten, erlösen."[25]

Einerseits ist das Ich als geistiges Wesen des Menschen unabhängig von seinem leiblichen Instrument. Andererseits kann es dieses „benutzen" und sich mit ihm verbinden. Die Verbindung des Ich mit dem Leib geschieht über die Wärme. Eine erfrorene Hand erlebt man als fremd und nicht mehr zu dem Organismus gehörend erlebt. Mit der einziehenden *Wärme* verbindet sich die Individualität des Menschen mit ihrem Leib. Insofern entsteht in den Differenzierungen des Wärmeorganismus ein Bild vom Wirken des Ich. Der tägliche In- und Exkarnationsrhythmus, der sich mit dem Erwachen und Einschlafen vollzieht, bildet sich ab in der circadianen Rhythmik der Kerntemperatur.

Das *Ich* des Menschen ist mit der *Wärme* verbunden.

Es gibt nun nicht nur die *leibliche*, sondern auch eine *seelische Wärme*. Im Seelischen weist diese innere Wärmequalität ebenso auf die Ich-Präsenz des Menschen. Aber auch die Begeisterungswärme, die bereits durch diese Bezeichnung auf einen geistnahen Wärmeursprung weist *(geistige Wärme)*, kann die Wirksamkeit des Ich begleiten. Die vom Ich innerlich impulsierten Willensprozesse, ohne die ein Ich nicht denkbar ist, sind ihrem Wesen nach Wärmeprozesse.

Die Wärme verbindet das leibliche Sein des Menschen mit dem Geistigen. Sie bildet die Brücke zwischen der Stofflichkeit und dem übersinnlichen Wesen des Menschen.

Wesensglieder	Beziehung zu	Grundlage für	Verbindung zu
Ich-Organisation	Individualität, Geist	Selbstbewusstsein, selbstbestimmtes Erleben und Handeln	Wärme
astralische Organisation	Seele	Bewusstseinsentwicklung, Empfindungsfähigkeit, Bewegung, abbauende Stoffwechselprozesse	Luft
ätherische Organisation	Bilde- und Lebensprozesse	Wachstum, Regeneration, Gesunden, salutogenetisches Vermögen, aufbauende Stoffwechselprozesse	Flüssigkeit, Wasser
physische Organisation	Körper, Gestalt	räumliche Gestalt	Festem, Mineralischem

Die vier Wesensglieder

Die Bezeichnung „*Organisation*" bezieht sich auf die leiborientierte Wirksamkeit der Wesensglieder. Wie sich das Licht in dem Auge eine Organisation schafft, die durch sein Wesen und seine Gesetzmäßigkeiten gestaltet ist [→ 1.7.3 Zusammenhang der Tages- und Nachtwirksamkeit der Wesensglieder], so prägt das Ich-Wesen des Menschen „seinen" Leib. Insofern lässt sich zwischen dem Ich-Wesen des Menschen als seiner wesenhaften Entelechie und deren leiborientierter Wirksamkeit (Ich-Organisation) unterscheiden. Entsprechendes gilt für die anderen Wesensglieder.

1.6 Das Wirken der Wesensglieder in der Krankheit

In den verschiedenen Erkrankungen wird das Wirken der Wesensglieder anschaubar. Wenn beispielsweise im Rahmen eines Gallensteinleidens Konkremente entstehen oder Verkalkungen im Zusammenhang mit einer schmerzhaften Schultersteife röntgenologisch nachzuweisen sind, so dominiert physische Substanz im regulären Wirken der Lebensprozesse. Substanzen ordnen sich nicht mehr dem Funktionszusammenhang des menschlichen Organismus ein, sondern folgen ihren eigenen Gesetzmäßigkeiten.

Krankheit erscheint als ein Vorgang, der *Prozesse* der *außermenschlichen Natur im Menschen stattfinden* lässt. *Heilung* wäre demzufolge ein wieder *„In das Menschliche-Verwandeln"* derjenigen Bereiche des Organismus, die in der Gefahr stehen, „Natur" zu werden.

Viele *Skleroseprozesse* führen zu einem Überwiegen des physischen Leibes, der in seiner zunehmenden Erstarrung nicht mehr von den verwandelnden Lebenskräften ergriffen wird und damit der therapeutischen Unterstützung bedarf.

Aber auch die Ebene der *Lebenskräfte* kann sich in krankhafter Weise entwickeln und nicht mehr ausreichend durch die urbildhaften Gesetzmäßigkeiten gelenkt erscheinen, die mit dem astralischen Leib in Beziehung stehen [→ 1.7.1 Die Nachtwirksamkeit der Wesensglieder]. Wenn sich in einer ehedem gesunden Colonschleimhaut ein Polyp bildet, wirken Kräfte, die nicht mehr ausreichend durch die hier physiologische Gesetzmäßigkeit und Struktur geprägt werden, sondern sich von ihr entfernen. Die histologische Gestalt eines tubulären oder villösen Adenoms offenbart eindrucksvoll andere Formprinzipien, bis schließlich im Rahmen zunehmender Dysplasie und *Entdifferenzierung* die formende Qualität immer mehr verschwindet und das sich aus dem Gesamtzusammenhang isolierende Zellprinzip überwiegt. Das Karzinom, das man gelegentlich als „Katastrophe der Form" charakterisierte, scheint sich in seiner zunehmenden Entdifferenzierung von seinem formenden Urbild zu entfernen, um andere Gesetzmäßigkeiten zu verwirklichen.

Exkurs

Gegenwärtig neigt man angesichts der „Entschlüsselung des menschlichen Genoms" dazu, die gestaltenden Gesetzmäßigkeiten mit der genomischen Ebene zu identifizieren. Dieser Versuch der „Erklärung" gibt letztlich keine befriedigende Antwort und verschiebt das bestehende Problem von der Makro- auf die Mikroebene. Auch hier stellt sich in gleicher Weise die Frage nach der ordnenden Gesetzmäßigkeit, die als geistiger Inhalt im Genom zum Schriftzug wird. Stofflich Gedachtes ist nicht identisch mit jenen Wirklichkeiten, die sich – der Sinneserfahrung nicht zugänglich – als geistige Gesetzmäßigkeiten und „Urbilder" in den Lebensvorgängen verwirklichen und in der Leibesgestalt anzuschauen sind.

Auch der *astralische Leib* kann sich von seinem physiologischen Wirken entfernen. In der *Hyperthyreose* erscheint eine unruhige, zum Wachen drängende astralische Dynamik, welche die Ich-Wesenheit nicht mehr ausreichend lenkt. Das Wachbewusstsein ist im

Gegensatz zum aufbauenden und regenerativen Schlaf durch Abbauprozesse charakterisiert und führt in der Vereinseitigung zur Krankheit. Das weist auf einen grundsätzlichen Zusammenhang, der einer großen Gruppe von Erkrankungen zugrunde liegt:

„In der *Geist- und Seelenfähigkeit* liegen die *Ursachen* für das *Erkranken* des Menschen."[26]

Das Ich des Menschen an sich kennt keine Krankheit. Als ein auf Entwicklung angelegtes Wesen erwirbt es im *Krankheitsschicksal neue Fähigkeiten*, die es als Frucht der Erkrankung gewinnt.

Insbesondere ist es bei *psychiatrischen Krankheitsbildern* von großer Bedeutung, sich diesen Gesichtspunkt immer wieder vor Augen zu führen.

Das *geistige Wesen* des Menschen kann *behindert, verdunkelt, „umnachtet"*, aber *niemals* von *Krankheitsprozessen ergriffen* oder gar *zerstört* werden.

Wie die Sonne am nebeligen Tage nicht sichtbar ist, so kann das Ich des Menschen bei psychiatrischen und *demenziellen Erkrankungen* oder *Durchgangssyndromen* nebelartig verschleiert und dadurch wie „unsichtbar" erscheinen. Man spricht in diesem Zusammenhang in nicht sachgemäßer Weise gelegentlich von „Wesensveränderung" oder „Persönlichkeitsstörung". Diese Bezeichnungen beziehen sich nur auf die veränderte Offenbarung des Menschen, nicht auf sein eigentliches geistiges Wesen. Der Begriff „Behinderung" trifft diesen Sachverhalt besser, indem der Wortsinn etwas voraussetzt, das behindert werden kann und das seinem eigentlichen Wesen nach gesund ist.

1.7 Tages- und Nachtwirksamkeit der Wesensglieder

Im menschlichen Organismus stehen den katabolen Stoffwechselprozessen die anabolen gegenüber.

Während die *abbauenden Prozesse* zum *Funktionsstoffwechsel* gehören und der *„Tagesaktivität"* des seelisch-geistigen Wesens dienen, stehen die *aufbauenden Stoffwechselprozesse* mit dem *Erhaltungs- und Regenerationsstoffwechsel* in Beziehung, der sich mit den *Aufbauprozessen* während des *Schlafes* und der *Nacht* vollzieht.

Dem Wachen und dem Schlafen liegt eine unterschiedliche Wirkungsweise der Wesensglieder zugrunde. Während des Wachens ist das geistig-seelische Wesen im Organismus präsent, während des Schlafens – vereinfacht ausgedrückt – von ihm getrennt. Mit jedem Erwachen verbinden sich Seele und Geist erneut mit ihrem leiblichen Instrument und tragen zu der „Erquickung" bei, die ein gesunder Schlaf entstehen lässt [→ XXII. Schlafmedizin].

1.7.1 Die Nachtwirksamkeit der Wesensglieder

Der wache Mensch erlebt seine seelische Innenwelt und erfasst sich durch das Bewusstsein seiner selbst als Ich. Beim traumlos-schlafenden Menschen schwinden diese inneren Erfahrungen weitgehend. Wie wirken die Wesensglieder des Menschen während des Schlafes und damit in der Nacht? Der folgende Vergleich verdeutlicht ihre *aufbauende Nachtwirksamkeit.*

Exkurs

Beim *künstlerischen Plastizieren* entsteht – der Sinneserfahrung zugänglich – die äußere Erscheinung der Plastik im Raum. Diese erfährt in der Zeit ihrer Bearbeitung eine stete Verwandlung; die augenblickliche Raumesgestalt ist Ergebnis der fortlaufend wirkenden Bildekräfte des Künstlers. Die *plastizierenden Kräfte* seiner Hände wirken nun nicht „gesetzlos", sondern folgen seiner Inspiration. Plastizierende Hände können die verschiedensten Formen entstehen lassen. Sie brauchen demnach für ihr Wirken die gesetzmäßige Lenkung, die über sie hinausweist und zeitlich auch schon vor ihrer Wirksamkeitsentfaltung besteht. Offenbart sich die physische Gestalt im Raum und das Wirken der Bildekräfte in der Zeit, so werden mit den urbildartigen Gesetzmäßigkeiten diese Dimensionen verlassen. Die Gesetzmäßigkeit z. B. eines Würfels oder Pentagondodekaeders ist nicht von der gegenwärtigen plastizierenden Tätigkeit abhängig, die sie nur leitet und strukturiert oder gar identisch mit der später fertigen Form, in der sie nur ihre Erscheinung findet. Es ist ein geistiger Bereich der Gesetzmäßigkeiten, der sich von der Ebene der Kräfte und der Gegenständlichkeit unterscheidet. Über ihn weist nun ein weiterer hinaus: das *Wesen* des Künstlers selbst als Ursprung und Ausgangspunkt der ganzen Tätigkeit. Er lässt in seiner Seele die Inspiration entstehen, die er dann durch die plastischen Kräfte seiner Hände verwirklicht.

Der physische Leib ist in seiner Form und Gestalt durch plastizierende Kräfte (ätherische Organisation) belebt und gebildet. Diese werden durch Gesetzmäßigkeiten urbildhaft gelenkt (astralische Organisation) und sind auf die Ich-Organisation orientiert. Die *Embryogenese* und alle *regenerierenden Prozesse* des Organismus zeichnen sich durch diese aufbauende, dem Bewusstsein fernstehende Wirksamkeit der Wesensglieder aus.[27] Wenn der Mensch aus dem tiefen Schlaf erwacht, prägen sich die *Urbilder der Lebensorganisation* ein. Das Gefühl der Erfrischung und Erquickung, das einem erholsamen Schlaf folgt, weist auf den Reichtum des astralischen Leibes, den er als gestaltende Urbilder während der Schlafenszeit aufgenommen hat.[28]

1.7.2 Die Tageswirksamkeit der Wesensglieder

Für das *Erwachen* der Seele liegen andere Verhältnisse vor. *Abbauprozesse* begleiten das Erwachen des Bewusstseins und verlangen schließlich den Ausgleich im nachfolgenden

Schlaf. In jeder Ermüdung drückt sich die Sehnsucht des astralischen Leibes aus, sich wieder mit der Urbilderwelt zu verbinden.

Exkurs

Für das *Erwachen* der *Seele* ergibt sich ein anderes Bild, das sich dem plastizierenden Künstler zur Seite stellt. Wenn in einem Raum eine Geige erklingt, befreit sich aus dem Instrument der Ton. Der Geigenbauer hat gemäß den Gesetzmäßigkeiten der Tonwelt das Instrument geschaffen. Es „enthält" zu diesem Zeitpunkt eine noch nicht für die physischen Ohren klingende Musik, deren Gesetzmäßigkeiten sich in dem werdenden Instrument verkörpern und bis in die Auswahl der Materialien bestimmend sind. Das „am und für" die Tonwelt gebildete Instrument lässt diese nun zum Hörerlebnis werden. Der physische Leib (die Geige) wird von einem „Funktionsstoffwechsel" durch die Tätigkeit des Künstlers ergriffen, der den Ton befreit und das Wesen der Musik offenbart. Die Individualität des Künstlers lenkt den ganzen Prozess.

1.7.3 Zusammenhang der Tages- und Nachtwirksamkeit der Wesensglieder

Der aufbauenden Nachtwirksamkeit der Wesensglieder steht ihre abbauende Tageswirksamkeit gegenüber. Der funktionelle Zusammenhang lässt sich durch die Betrachtung des menschlichen Auges beleuchten. Die embryonale Entwicklung und spätere Funktion des Auges sind von den Gesetzmäßigkeiten des Lichtes geprägt. Es ist – mit der Formulierung Goethes charakterisiert[29] – am und für das Licht gebildet. Optische Gesetzmäßigkeiten bestimmen den Aufbau des Auges. Seine physische Organisation gewinnt in den zentralen Strukturen Lichtdurchlässigkeit und -empfindlichkeit: Form und Substanz sind „am und für das Licht" gebildet. Die Gesetzmäßigkeiten des Lichtes prägen hier die Lebensprozesse.

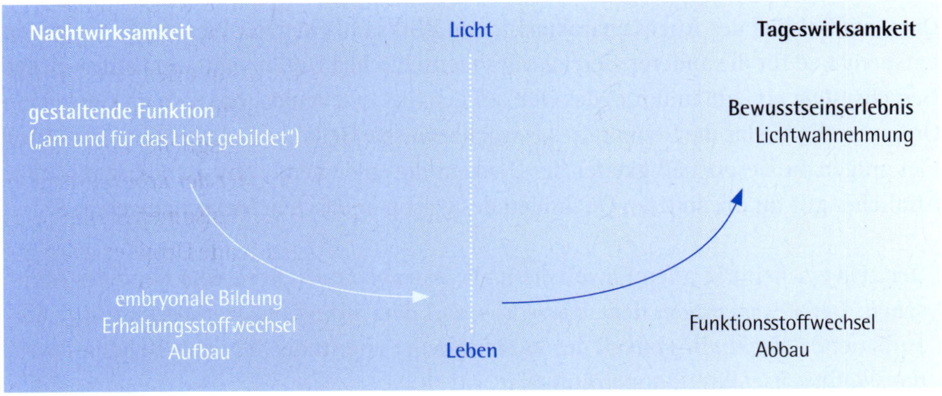

Lichtgesetzmäßigkeit in der embryonalen Augenentwicklung; Lichtwahrnehmung des funktionstüchtigen Auges

Die bewusste Wahrnehmung der lichterhellten Welt entwickelt sich demgegenüber nicht auf Grundlage aufbauender, sondern *abbauender Stoffwechselprozesse* (Funktionsstoffwechsel). Aus *Lebenskräften* entstehen *Bewusstseinskräfte* [→ Abb.].

Damit weist das *Licht* in der Seele auf ein Doppeltes: Auf der einen Seite stehen seine geistigen Gesetzmäßigkeiten, welche die Lebensprozesse formen und gestalten und im Dunkel der Embryonalzeit das Auge entstehen lassen. Das ist seine aufbauende bewusstseinsferne (Nacht-)Wirksamkeit. Auf der anderen Seite erhellt das Licht das Bewusstsein und führt zu den verschiedenen Sinneswahrnehmungen. Es trägt damit zur Entfaltung des Bewusstseins bei, mit dem die Welt wahrgenommen wird (Tageswirksamkeit).

Exkurs

Beiden Seiten des *Lichtes* kann der Mensch zumindest anfänglich begegnen. Wenn der Blick auf den strahlend blauen Himmel fällt, offenbart sich die erhellende *Tagesseite* des Lichtes. Wenn es dann im Anblick der Himmelsbläue gelingt, die fest geformten Gedanken schweigen zu lassen und in das Prozessuale der Seelenkräfte einzudringen, dann weitet sich die Seele in das Blau des Himmels hinein bis zu jenem Augenblick, in dem das träumende Empfinden fast in den *Schlaf* übergeht. An dieser Schwelle, die man normalerweise nur schlafend übertritt, nähert sich die Seele der verborgenen, geistigen Seite des Lichtes, welches das Weltall als Licht der Sonne und der Sterne erfüllt. Hier ist die kosmische Heimat für die Gesetzmäßigkeiten und Urbilder zu suchen, welche die Lebensprozesse gestalten. Sternenleib oder Astralleib nannte Rudolf Steiner deswegen das Wesensglied, das sich im Schlaf dieser kosmischen Welt nähert und im Wachen zum Träger des irdischen Bewusstseins wird.

Der *astralische Leib* führt den Organismus einerseits zum *Bewusstsein* (abbauende Tageswirksamkeit), andererseits trägt er die *Urbilder* in die *ätherische Organisation* (aufbauende Nachtwirksamkeit).

Diese am Beispiel des Auges charakterisierten Wirksamkeiten der Wesensglieder gelten entsprechend für die anderen Bereiche des menschlichen Organismus. So kann z. B. das *Nervensystem* als „am und für" das Denken gebildet erscheinen, das sich im Gehirn ein Organ erschafft, das die Denkkräfte als wachbewusste Gedanken erscheinen lässt. Auch hier prägen die Gesetzmäßigkeiten des Denkens die entstehende physische Organisation. Ähnliches gilt für die anderen Qualitäten des geistig-seelischen Menschenwesens:

Der *Leib* erscheint in allen Einzelheiten als *Instrument von Seele und Geist* des Menschen. Der *Regeneration*, dem *Wachstum* und dem *Erhaltungsstoffwechsel* liegt die aufbauende *Nachtwirksamkeit* der Wesensglieder zugrunde, dem abbauenden *Funktionsstoffwechsel* ihre *Tageswirksamkeit.*

Exkurs

Bereits im 19. Jahrhundert wies man auf diese Polaritäten hin: Karl Fortlage (1806–1881) führt in seinen Psychologischen Vorträgen aus dem Jahr 1869 das Folgende aus:

„Wenn wir uns lebendige Wesen nennen, und so uns eine Eigenschaft beilegen, die wir mit Tieren und Pflanzen teilen, so verstehen wir unter dem lebendigen Zustand notwendig etwas, das uns nie verlässt und sowohl im Schlaf als im Wachen stets in uns fortdauert. Dies ist das vegetative Leben der Ernährung unseres Organismus, ein unbewusstes Leben, ein Leben des Schlafes. Das Gehirn macht hier dadurch eine Ausnahme, dass dieses Leben der Ernährung, dieses Schlafleben bei ihm in den Pausen des Wachens überwogen wird von dem Leben der Verzehrung. In diesen Pausen steht das Gehirn einer überwiegenden Verzehrung preisgegeben und gerät folglich in einen Zustand, welcher, wenn er sich auf die übrigen Organe miterstreckte, die absolute Entkräftigung des Leibes oder den Tod zu Wege bringen würde. ... Das Bewusstsein ist ein kleiner und partieller Tod, der Tod ist ein großes und totales Bewusstsein, ein Erwachen des ganzen Wesens in seinen innersten Tiefen."[30]

2. Die funktionelle Dreigliederung des Menschen

2.1 Leitgedanken

Rudolf Steiner veröffentlichte 1917 Resultate einer dreißigjährigen geisteswissenschaftlichen Forschung, die sich auf die Beziehung des Seelischen zu dem Physisch-Leiblichen beziehen.[31] Die hier entwickelte und im Nachfolgenden charakterisierte *funktionelle Dreigliederung* des Menschen gehört zu den zentralen Grundlagen der Anthroposophischen Medizin. Aufgrund der in ihr sich aussprechenden Polarität wird ein umfassendes, die seelisch-geistige Wesensschicht des Menschen umgreifendes Konzept der Krankheitsentstehung erkennbar. Andererseits entwickeln sich aus dem dreigliedrigen Verständnis des Menschen Einblicke in die *heilenden, gesundenden Kräfte* der menschlichen Organisation, die sich einer Vereinseitigung im Krankheitsgeschehen entgegenstellen und im therapeutischen Vorgehen zu unterstützen sind.

„Solch einem revolutionären Prinzip im menschlichen Organismus muss der Heiler dann entgegenkommen, und das

Heilen besteht eben darin, dass man dasjenige, was im menschlichen Organismus als *ursprüngliche Heilkraft schon vorhanden* ist, durch *äußere Mittel* unterstützt."[32]

Pathogenetische Modelle gehören zu den wesentlichen Grundlagen des gegenwärtigen Krankheitsverständnisses. Sie versuchen, die *Krankheitssymptomatologie* mit ihrem Leidensdruck für den Patienten vor dem Hintergrund der verschiedenen pathogenetisch wirkenden Faktoren erklärbar zu machen. Große medizinische Errungenschaften verdanken wir diesem Konzept.

Den *krankheitsbedingenden Faktoren* (Pathogenese) stellen sich die *krankheitsüberwindenden, gesundenden Kräfte* (Salutogenese) gegenüber, die – vom Bewusstsein des Menschen weitgehend unbemerkt – die *Heilung* fördern.

Die nach einer Verletzung heilende *Wunde* weist auf diese unterbewusste Ebene des Heilens hin. Die vorangehende entzündliche Reaktion, die gegebenenfalls zum Herauseitern des sie verursachenden Fremdkörpers führt, erscheint auf den ersten Blick als Krankheitserscheinung und ist dennoch die Voraussetzung für das spätere Verschließen des Defekts. Entzündung äußert sich mit dieser Zielrichtung als salutogenetisches Prinzip.

Die inverse Korrelation *febriler Erkrankungen* zu den im späteren Lebensalter auftretenden Krebserkrankungen weist in eine ähnliche Richtung [→ XVIII. 2.4.6 Der lebensgeschichtliche Zusammenhang von Entzündung und Karzinom] und stellt damit die Frage, inwieweit überstandenen Erkrankungen eine salutogenetische Bedeutung zukommt. Neben diesen im lebendigen Organismus zu beobachtenden Phänomenen gehört zur *Salutogenese* die seelische und geistige Wesenheit des Menschen.[33] Zunächst erscheint die Bewusstseinsentfaltung als lebensverzehrende und abbauende, krank machende Qualität, die sich dem Erholung bringenden Schlaf gegenüberstellt. „In der Geist- und Seelenfähigkeit hat man also die Ursache des Krankseins zu suchen", formulierte es zusammenfassend Rudolf Steiner für eine Art des Krankseins.[34]

Auf der anderen Seite wies er auf das Gesundende einer geistigen und seelischen Tätigkeit hin und damit auf Bereiche, die in der Salutogeneseforschung am Ende des zwanzigsten Jahrhunderts Bedeutung erlangten und eine besondere Berücksichtigung im Lebenswerk von Aaron Antonovsky (1923–1994) erfuhren. Das Vertrauen in die Kraft der Individualität, Erkrankungen und schwere Lebensereignisse zu meistern, ja in ihnen eine Sinnhaftigkeit zu erkennen, die sie in einen größeren Ordnungs- und Schicksalszusammenhang stellt, sind die wesentlichen Qualitäten, die sich in dem von Antonovsky beschriebenen „Kohärenzgefühl" (sense of coherence) finden. Im Geburtsjahr von Antonovsky wies Rudolf Steiner auf die Notwendigkeit einer Medizin hin, welche die heilenden Kräfte im menschlichen Organismus unterstützt und damit salutogenetisch wirksam ist.[35]

2.2 Die funktionelle Dreigliederung

Die seelisch-geistige Wesensschicht des Menschen kennt *zwei große polare Orientierungen* der leiblichen Organisation. Wenn wir uns in unseren Bewusstseinskräften sammeln und im klaren Wachbewusstsein einem geistigen Inhalt folgen, so erleben wir die *Konzentration* dieser Tätigkeit im *oberen Menschen* und der Hauptesorganisation, während unsere motorische Aktivitäten mitunter augenblicklich zur Ruhe kommen. Der während eines Spazierganges plötzlich festgehaltene Gedanke führt so zum Unterbrechen des Gehens und lenkt alle Kräfte dem neu gewonnenen geistigen Inhalt zu.

Umgekehrt erleben wir bei *intensiver körperlicher Tätigkeit*, in der sich die Seele willensbetont entfaltet, nicht die notwendige Ruhe zur konzentrierten geistigen Arbeit.

Hier wendet sich das seelisch-geistige Wesen der *Bewegungsorganisation*, dem *unteren Menschen*, zu.

Damit erscheint zunächst eine *Doppelorientierung* des Seelischen: seine Hinwendung zum vorstellenden Bewusstsein einerseits und seine Willensentfaltung in den Bewegungen andererseits, also sein Erwachen an der *Nerven- und Sinnesorganisation* bzw. seine Wirksamkeit in der *Stoffwechsel-Bewegungsorganisation* des menschlichen Organismus. Vermittelt werden diese polaren Ausrichtungen durch das *Rhythmische System*. In der Darstellung Rudolf Steiners erscheint dieses in ähnlicher Weise mit dem Fühlen des Menschen verbunden, wie das Vorstellen und Denken sich auf das Nerven-Sinnes- und das Wollen auf das Stoffwechsel-Gliedmaßen-System gründen.[36]

2.2.1 Das Nerven-Sinnes-System

Die Nerven-Sinnes-Organisation als Grundlage der Bewusstseinsentwicklung und des Erwachens ist in ihrer physischen Erscheinungsform durch die Ausbildung einer differenzierten neuronalen Struktur gekennzeichnet, die sich mit der Schädelkalotte und dem Wirbelkanal knöchern umhüllt. Damit steht dieser Träger des Bewusstseins mit der Knochenbildung, also einer „physiologischen Sklerose" in Zusammenhang. Wir begegnen bei vielen Skleroseerkrankungen dieser engen Korrelation von Bewusstseinsentwicklung und Sklerose.

Welcher Zusammenhang besteht nun zwischen der Lebensorganisation des Nervensystems und dem Bewusstsein? Die embryonale Entwicklung der Nervenorganisation zeigt umfangreiche Proliferationsprozesse, also eine ausgeprägte, aufbauende Lebendigkeit. Diese Phase, wie auch die ersten postpartalen Lebenswochen, sind dabei in ein schlafähnliches Bewusstsein gehüllt. Mit dem schrittweisen Erwachen des Bewusstseins nehmen sich die proliferativen Aufbauleistungen zurück. Organische Lebendigkeit schwindet, während die Bewusstseinsentfaltung zunimmt. Diesen inversen Zusammenhang von Leben und Bewusstsein arbeitete, wie oben erwähnt, der Jenenser Psychologe Karl Fortlage heraus. Rudolf Steiner wies darüber hinaus auf seine zentrale Bedeutung für die Medizin und Pädagogik hin und machte erstmals auf die Wesensverwandtschaft von Lebenskräften und Kräften des Denkens aufmerksam: „Es ist von der allergrößten Bedeutung zu wissen, dass die gewöhnlichen Denkkräfte des Menschen die verfeinerten Gestaltungs- und Wachstumskräfte sind. Im Gestalten und Wachsen des menschlichen Organismus offenbart sich ein Geistiges. Denn dieses Geistige erscheint dann im Lebenslauf als die geistige Denkkraft."[37]

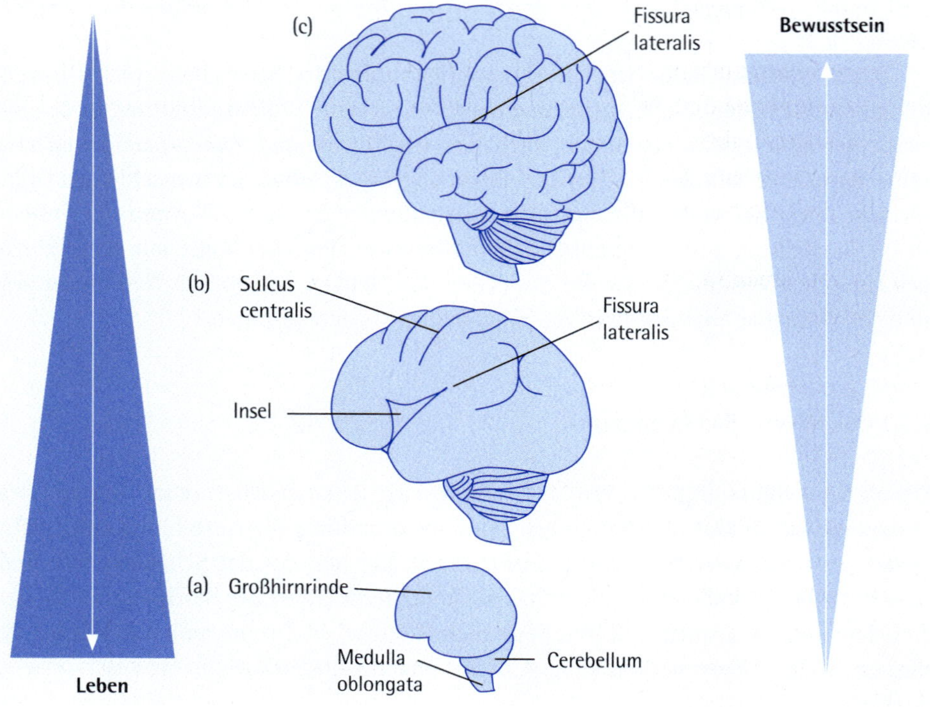

Die inverse Beziehung von Leben und Bewusstsein am Beispiel der Gehirnentwicklung des Menschen[38]
a) 13 Wochen alter Embryo, b) 26 Wochen alter Embryo, c) Neugeborenes

Aus dem Dargestellten ergibt sich ein erstes Bild der Organisation, die als Nerven-Sinnes-System dem Erwachen des Menschen dient [→ Abb.]:

Nerven-Sinnes-System: Auf der *physischen Ebene* der knöchern umhüllten Nervenorganisation entwickeln sich *Struktur* und *Form.* Die *Lebendigkeit* hat sich erschöpft: Die dem Wachbewusstsein dienende Nervenorganisation verfügt über eine allenfalls geringe regenerative Potenz. Die Lebenskräfte erscheinen metamorphosiert als *Denkkräfte* und dienen als Grundlage der von Vorstellungen und Gedanken getragenen *Bewusstseinswelt.* In dieser erfährt der Mensch nicht nur über die Sinne die Welt, sondern es entsteht auch das Wissen um die *eigene Persönlichkeit,* das *Ich-Bewusstsein.*

Auf der Grundlage der Nerven- und Sinnesorganisation erwacht der Mensch. Seine Wesensglieder befreien sich aus der organischen Wirksamkeit und gewinnen zum physischen Leib ein freies Verhältnis.[39] Dieser trägt als physische Organisation „abdruckartig" die Spuren der frei wirkenden Wesensglieder[40, 41]: im nahezu zellfreien Liquor das Abbild der ätherischen Organisation, im Luftorganismus (das Bewusstsein ist u. a. abhängig von Sauerstoff und CO_2 [→ IX. 2.5 Atmung (Gasaustausch) und Dreigliederung]) dasjenige der astralischen Organisation und in den differenzierten Wärmeverhältnissen das der Ich-Organisation.[42] Die freie, zum Wachbewusstsein orientierte seelisch-geistige Wesensgliederung des Menschen geht also mit Devitalisierung, Abbau- bzw. Todesprozessen und schließlich Sklerose einher und prägt in ihrer Gestalt und Form die physische Organisation.[43]

Funktionen des Nerven-Sinnes-Systems

In der Nervenorganisation sind zwei *polare Funktionsweisen* zu differenzieren, ihre *Bewusstseinsfunktion* und ihre *gestaltende Wirkung* im Organismus. Die erstere steht mit der Tageswirksamkeit der Wesensglieder in Zusammenhang und entwickelt das Bewusstsein, die zweite mit deren Nachtwirksamkeit und wirkt „schlafbewusst" in der Gestaltung des Organismus.

Die *Nervenorganisation* fördert die *Metamorphose* von *Lebenskräften* in *Bewusstseinskräfte.*

Diese *Verwandlung* geschieht durch *wärmegetragene Prozesse.* Die Wärme des Nervensystems entsteht überwiegend durch *abbauende Stoffwechselprozesse* und stellt sich darin der aufbauenden Wärme, die im Stoffwechsel-Gliedmaßen-System regenerierenden Prozessen dient, polar gegenüber. Durch sie befreien sich die ätherischen Kräfte aus ihrer organischen Wirksamkeit und werden zu Bewusstseinskräften. [→ III. 2. Krankheitstendenzen im menschlichen Organismus]. Der wachbewusste Gedanke als Grundlage der Bewusstseinswelt des Menschen entsteht allerdings erst durch „Spiegelung" an der Nervenorganisation. Mit dem Gedanken wird das lebendige Denken „fest", konturiert und vergleichsweise kristallin. Aus der Denkaktivität entsteht das fertige „Ergebnis" und mit ihm das gedankengetragene Wachbewusstsein. Es ist demzufolge mit den Verhärtungs- und Sklerosekräften verbunden. Durch die abbauenden Prozesse befreit sich der Geist vom Leib, seine Lebenskräfte werden zu Lichtkräften des Bewusstseins. Es handelt sich also um einen dem Sterben verwandten Prozess. Die großen Augenblicke des Übergangs, der Todesaugenblick und die Geburt, umgrenzen nicht nur unser Erdenleben, sondern sind ständig in der Dreigliederung des Organismus anwesend.

„Studieren wir einmal, was eigentlich diese Dreiheit von ätherischem Organismus, astralischem Organismus und Ich-Wesenheit in ihrem Zusammenwirken im physischen Kopforganismus des Menschen zunächst bewirken. Da stellt sich nämlich heraus, daß die Tätigkeit, welche durch diese Dreiheit am menschlichen Kopforganismus ausgeübt wird, eine abbauende ist. Würde allein der menschliche ätherische Organismus den physischen Organismus durchdringen, dann würde in dem physischen Kopforganismus auch eine fortwährende aufbauende Lebenstätigkeit sein; es würde sozusagen die Kopftätigkeit von Leben ganz erfüllt sein. Aber in diesem Falle käme kein physisches Bewußtsein zustande. Ein physisches Bewußtsein kommt nur dadurch zustande, daß der astralische Organismus eingreift in die Kopforganisation."[44]

Die zweite *Funktion* der Nervenorganisation wendet sich nicht der Bewusstseinswelt, sondern dem Organismus zu und dient seiner *Formung* und *Gestaltung.* Die formende Qualität trägt das Nervensystem bereits in seiner differenzierten mikroskopischen Struktur. Über diese morphologische Ebene hinaus wirkt es auch funktionell gestaltend und differenzierend in den Organismus hinein. Es vermittelt den aufbauenden Lebensprozessen die urbilderartigen Gestaltungsimpulse oder wirkt als modulierende, gestaltende Qualität in den verschiedenen Funktionsabläufen des menschlichen Organismus. Auf dieser Ebene hat das Nervensystem längst den Bereich des Bewusstseins, seine

„Tagesseite", verlassen und die gestaltende Wirksamkeit, seine „Nachtseite", erreicht. „...und so haben wir für den physischen Leib unsere Schlafenszeit vor allen Dingen dazu, daß die Kräfte des Hauptes gestaltend wirken auf den Stoffwechsel-Gliedmaßenmenschen"[45], formulierte es Steiner. Die Wirkungen des Nerven-Sinnes-Systems erstrecken sich somit von seinen Bewusstseins- bis zu seinen Gestaltungsfunktionen, die sich metamorphotisch bis zur neuronalen Modulation, Neuroimmunologie und endokrinen Regulation von Stoffwechsel- und Bewegungsprozessen fortsetzen.

Durch das *Nerven-Sinnes-System* prägen sich *Form* und *Gestalt* in den *Organismus.*

Exkurs

Seit langer Zeit ist die gestaltende Funktion des Nervensystems bekannt. So kommt es bei Denervierung zur gestörten Gliedmaßenregeneration bei Amphibien. Denervierung bestimmter Körperregionen kann zur Desorganisation bestehender Strukturen führen und die Tumorentstehung fördern, „suggesting a role for the nervous system in morphostasis and de novo morphogenesis."[46]

2.2.2 Das Stoffwechsel-Gliedmaßen-System

Welche Situation zeigt sich nun für die andere Seite der seelisch-geistigen Wirksamkeit, die den Organismus in der *Bewegung* ergreift?

Im Gegensatz zum Nerven-Sinnes-System wird nun die Ebene des Wachbewusstseins verlassen. Dies mag zunächst überraschend klingen, weiß doch der Mensch in der Regel genau, was er tun oder lassen will. Eine kurze Reflexion bringt hier die notwendige Unterscheidung: In der *Handlung* erscheint wachbewusst lediglich die Handlungsvorstellung, also das geplante Ziel des Handelns. Wie dieses sich in die ausführende Bewegung menschlichen Wollens verwandelt, ist bewusst nicht erfahrbar.

Für das *Wachbewusstsein* „schläft" das geistig-seelische Wesen ein, um, in Schlafbewusstsein gehüllt, nun in der Bewegung zu wirken. Man denke beispielsweise an die verschiedenen Bewegungsqualitäten der Hände, von der gewalttätigen über die liebevoll berührende bis hin zur segnenden Hand, um ein Bild von der Wirksamkeit des geistig-seelischen Wesens in der menschlichen Bewegung zu gewinnen.

Das *Ich* und der *astralische Leib* verbinden sich in der *Bewegung* mit dem *Stoffwechsel-Gliedmaßen-System.* Diese *Entfaltung* des *Willens* in der *Bewegungsorganisation* ist begleitet von intensiven *Stoffwechselprozessen.*

Hier wird man zunächst an die Stoffwechselvorgänge der Muskulatur denken, aber diese weisen bald darüber hinaus auf umfangreiche Substratbewegungen hin, die weite Bereiche der menschlichen Organisation betreffen. Beispielsweise ist der Leberstoffwechsel durch die Glucose-Freisetzung direkt mit der muskulären Tätigkeit verbunden und minutiös auf diese abgestimmt [→ XVI. 3.2.2 Zentrale Organe des Typ-2-Diabetes: Leber und Muskulatur]. Die Stoffwechselorganisation zeigt sich in diesen und ähnlichen Phänomenen in enger Beziehung zur Gliedmaßentätigkeit und weist bereits dadurch auf deren inneren Zusammenhang hin, wie ihn Rudolf Steiner als „Stoffwechsel-Gliedmaßen-System" oder auch als „Stoffwechsel-Bewegungssystem" benannte.

Die *zentralen Organe* des Stoffwechselsystems entfalten ihre Tätigkeit weit entfernt vom Wachbewusstsein des Menschen. Hier haben die Lebenskräfte keine Metamorphose zu den Bewusstseinskräften erfahren, zeigen sich aber in z. T. eindrücklichen Regenerationsprozessen. So ist beispielsweise die Regenerationsfähigkeit der Leber nach einer Lappenresektion ein immer wieder bestauntes Phänomen. Mit dem Einschlafen der Seele im Stoffwechselsystem können sich aufbauende, der Gewebeerhaltung, seinem Wachstum und der Regeneration dienende Lebensprozesse entfalten, die lebhaft mit der schwindenden Vitalität des Nervensystems kontrastieren. Die im Stoffwechsel-Gliedmaßen-System dynamisch wirksamen Wesensglieder bilden ihr physisches Instrument. Die Muskelhypertrophie, die sich durch Bewegung einstellt, oder auch die Zunahme der Knochendichte im Achsen- und Gliedmaßenskelett, die ebenfalls durch Bewegung eintritt, verdeutlichen diesen Zusammenhang. Umgekehrt führen Inaktivität und Immobilisation zur muskulären Atrophie und Abnahme der Knochendichte. Funktion prägt also den physischen Leib.

Stoffwechsel-Gliedmaßen-System: Die physische Organisation ist durch Stoffwechsel- und Bewegungsprozesse bestimmt. Auf der ätherischen Ebene finden sich aufbauende regenerierende Prozesse. Der astralische Leib wirkt dynamisch in der Bewegung, moduliert die Stoffwechselprozesse im Organismus und erfährt durch das Ich die intentionale Lenkung.

Funktionen des Stoffwechsel-Gliedmaßen-Systems

In der Bewegung wirkt die seelisch-astralische Organisation. Mit jedem Einschlafen kehrt der Organismus zur Ruhe zurück, mit dem Erwachen entwickelt er wieder seine Bewegungsaktivität. Auch die Pathologie der Bewegung (z. B. der Tremor des Parkinson-Patienten) kann mit dem Einschlafen schwinden. Darüber hinaus wirkt das Ich in der Bewegung willensaktiv und intentional. So sind Bewegungen gut unterscheidbar, in denen man „nicht dabei ist", die sich z. B. reflexartig vollziehen, und solche, die von der intentionalen Wirksamkeit des Ich getragen sind.

Aber nicht nur in der Bewegung, sondern auch in den Stoffwechselprozessen wirkt die astralische Organisation. So stehen z. B. die Verdauungsfunktionen mit dem Seelischen in einer engen funktionalen Beziehung: Mit dem Appetit „läuft das Wasser im Munde zusammen". Durch die Verbindung des seelisch-geistigen Wesens mit dem Leib im Wachzustand kommt es zu Veränderungen zahlreicher abbauend wirksamer Stoffwechselprozesse, die sich mit dem Lösen der Wesensglieder im Schlaf wiederum zurücknehmen. Die biochemisch beschreibbaren Stoffwechselprozesse des Organismus sind nicht nur in seine Lebendigkeit gestellt, sondern von dem seelisch-geistigen Wesen des Menschen durchdrungen. Die Ich-Wirksamkeit im Organismus besteht in der Integration der einzelnen Stoffwechsel- und Bewegungsprozesse zu einem Gesamtzusammenhang, der den Leib zum Instrument der Individualität werden lässt.

Während des Schlafes sind die Wesensglieder nun nicht abbauend, sondern aufbauend wirksam: Geistige Urbilder werden durch die astralische Organisation in die Lebensprozesse getragen, die Regeneration und Wachstum bewirken [→ 1.7 Tages- und Nachtwirksamkeit der Wesensglieder]. Das eindrucksvollste Beispiel für diese aufbauende Nachtwirksamkeit der Wesensglieder im Stoffwechsel-Gliedmaßen-System ist die Embryonalentwicklung. In dieser Zeit wirken die Wesensglieder vorgeburtlich in den aufbauenden Prozessen der Leibbildung. Diese ist natürlich nicht nur auf die Gliedmaßen- und Stoffwechselorgane beschränkt, sondern liegt dem gesamten Werden des Organismus, also auch seiner Nervenorganisation zugrunde (Nachtphase der Wesensgliederwirksamkeit[47]). Erst später befreien sich die Wesensglieder aus dieser und orientieren sich zum Bewusstsein. Damit ist auch beim Stoffwechsel-Gliedmaßen-System die abbauende, vom Nerven-Sinnes-System bestimmte Tageswirksamkeit der Wesensglieder von ihrer aufbauenden Funktion während des Schlafs zu unterscheiden. Beim Einschlafen nehmen sich die Bewegungen und Stoffwechselfunktionen zurück, die abbauende Tageswirksamkeit der Wesensglieder kommt zur Ruhe. Während des Schlafes entwickelt sich ihre aufbauende Nachtwirksamkeit.

Im Unterschied zur Wirksamkeit des Nerven-Sinnes-Systems, das Form und Struktur in den Organismus trägt und eine lenkende, regulative Funktion im Stoffwechsel entfaltet, ist die Wirksamkeit des Stoffwechsel-Gliedmaßen-Systems dynamisch, prozessual und bewegungsaktiv. Sie wird dadurch nicht zu Form und Struktur „gerinnen", sondern diese eher verändern und sogar auflösen.

So stehen sich mit dem Nerven-Sinnes-System und dem Stoffwechsel-Gliedmaßen-System Form und Prozess polar gegenüber und verlangen ihre Vermittlung.

2.2.3 Das Rhythmische System

Das *Erwachen der Seele* als funktionale Bestimmung des Nerven-Sinnes-Systems, ihr Einschlafen im Bewegungs- und Stoffwechselsystem stehen nun nicht beziehungslos nebeneinander, sondern erfahren in den verschiedenen *Rhythmen* ihre Vermittlung.

Hier beschrieb Rudolf Steiner die Eigenständigkeit eines Rhythmischen Systems, das in der Vielfalt chronobiologischer Prozesse erkennbar ist. Man wird hier auf eine hierarchische Ordnung mit harmonikalen Abhängigkeiten aufmerksam, die insbesondere Gunther Hildebrandt (1924–1999) und seine Arbeitsgruppe herausarbeitete. Die rhythmischen Prozesse des Organismus sind nicht nur nach ihrer unterschiedlichen Frequenz und Modulation charakterisierbar, sondern stehen vielfach untereinander in phasenkoordinierten Beziehungen. Dadurch ordnen sie sich zu einem rhythmologischen System.

Gerade der *Rhythmus* der *Atmung* kann die vermittelnde Aufgabe des Rhythmischen Systems verdeutlichen. Die Inspiration führt mit der begleitenden Aktivierung des sympthischen Nervensystems zum Erwachen, während die Exspiration die entgegengesetzte Charakteristik zeigt. Lebensgeschichtlich steht die erste Einatmung mit der Inkarnation des seelisch-geistigen Wesens, die letzte Ausatmung mit dem Todesaugenblick und damit ihrem Lösen von dem Leib in Zusammenhang.

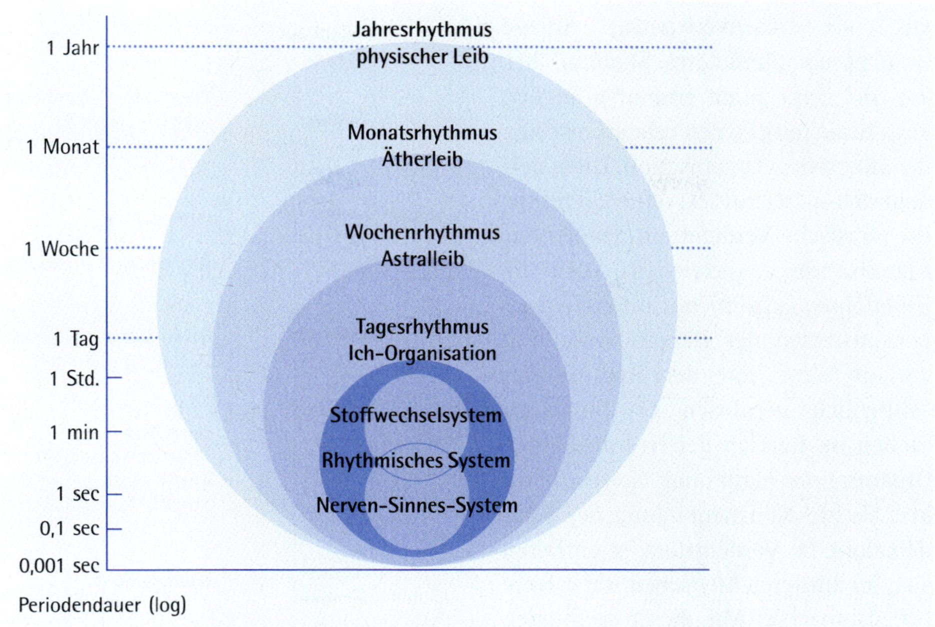

Schematische Darstellung des Ineinanderwirkens der Rhythmen im Menschen (nach Hildebrandt)

Ferner verdeutlicht die Atmung den Zusammenhang mit dem *Fühlen des Menschen.* In seiner Modulation leben unmittelbar die Gefühlserlebnisse des Menschen und damit dasjenige, was an den Sinneswahrnehmungen und Vorstellungen, die sich auf das Nervensystem gründen, innerlich erfahren und erlebt wird. Kann man im logisch geführten Denken den inneren Bezug der Gedankenschritte angegeben, so tauchen die z. T. elementar in der Seele sich entfaltenden Gefühle häufig aus unbekannten Tiefen auf, die dem nachforschenden Denken nicht ohne Weiteres zugänglich sind. In dieser Qualität ähneln sie manchem, seiner Herkunft nach ebenso rätselhaftem Traumbild.

Rudolf Steiner charakterisierte diesen anderen Bewusstseinsgrad der Gefühle, der sich von demjenigen der wachbewussten Gedanken unterscheidet, als *traumbewusst.* Sucht man den Zusammenhang zwischen der Welt der Gefühle und dem dreigliedrigen Organismus, so wird man auf das Rhythmische System gewiesen. Man vergleiche beispielsweise den regelmäßigen Atem während eines gesunden Schlafes mit demjenigen des erwachten Menschen. Die verschiedenen Seelenerlebnisse des Tages, das Lachen wie auch das Weinen, führen zu einer differenzierten Modulation des Atemrhythmus. Ähnliches gilt auch für die Herzfrequenz. In den rhythmischen Prozessen des Menschen öffnet sich somit der Blick auf seine fühlende Seele.

Die *Polarität* zwischen dem *Nerven-Sinnes-* und dem *Stoffwechsel-Gliedmaßen-System* vermittelt das *Rhythmische System.* Die rhythmische Ordnung des Organismus ist dabei keine Resultante, die sich aus der Polarität seiner Dreigliederung ergibt, sondern eine *eigenständige Qualität,* die das *Zusammenwirken* der polaren Systeme *ordnet.*

Die besonders charakteristischen Organe des Rhythmischen Systems (Lunge und Herz) lokalisieren sich im mittleren Menschen. Die *Atmungsorganisation* geht embryologisch aus einer drüsenverwandten Anlage (sog. pseudoglanduläres Stadium) hervor und zeigt damit eine ursprünglich enge Beziehung zu den Lebensprozessen der ätherischen Organisation. Diese nehmen sich später zurück, ohne allerdings die physische Verdichtung der Nervenorganisation zu erreichen. Auch die *Blutbildung* beginnt mit intensiven Lebensprozessen der Hämatopoese und verliert diese mit der Reifung der schließlich kernlosen Ery-throzyten. Stehen im Bereich der Nerven-Sinnes-Organisation Form und Gewebefestigkeit bis zur Knochenbildung der Schädelkalotte im Vordergrund, so entfalten sich im mittleren Menschen intensivere Lebensprozesse. Mit diesen verbinden bzw. lösen sich mit Inspiration und Exspiration die Ich- und astralische Organisation.

Im *Rhythmischen System* kommt es zu einem rhythmischen *Verbinden* und *Lösen* des geistig-seelischen Wesens des Menschen als Wesensgliedergrundlage des *Fühlens*.

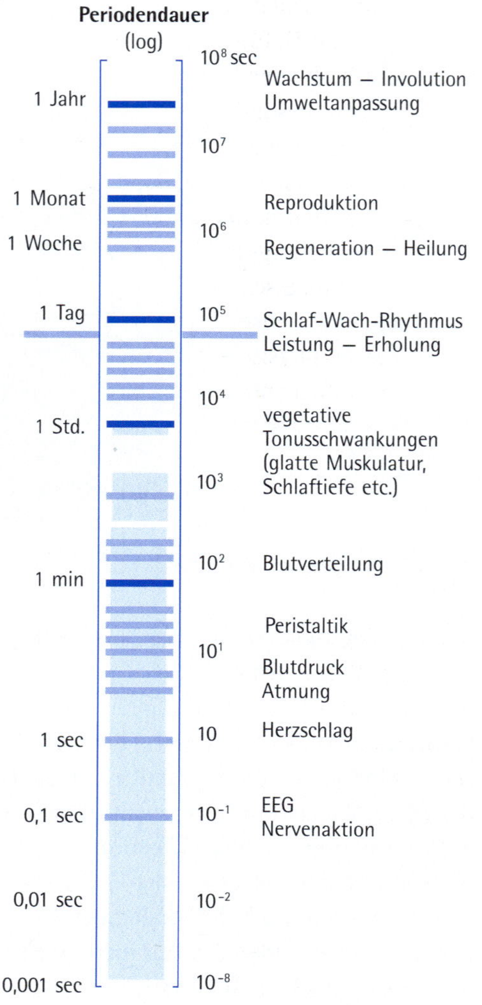

Hierarchische Ordnung und harmonikale Abhängigkeiten im Rhythmischen System (nach Hildebrandt)

Das *traumbewusste Fühlen* steht zwischen Wach- und Schlafbewusstsein und umfasst dadurch eine doppelte Wirksamkeit: Mit der Inspiration und der Sympathikotonie kommt es zu einem feinen Erwachen des Fühlens und es werden z.B. Freude, Angst, Furcht usw. erlebt. Dabei geht das Erwachen des Fühlens nicht mit aufbauenden, sondern mit abbauenden Stoffwechselprozessen einher. Mit der Ausatmung und der nun verstärkten parasympathischen Funktion schläft das Fühlen etwas ein. Der aufmerksamen Beobachtung wird das Erwachen und Einschlafen des Fühlens im Zusammenhang mit der Ein- und Ausatmung nicht entgehen. Auch im menschlichen Leben finden wir diesen Zusammenhang: Wie der erste Atemzug des Neugeborenen zum Erwachen für dieses Leben führt, so der letzte zum großen Einschlafen im Todesaugenblick.

Im Schlaf dient die Atmung den aufbauenden Lebensprozessen: Geistige Urbilder werden durch die astralische Organisation an die Lebensprozesse getragen, die dem Erhaltungsstoffwechsel zugrunde liegen. Wenn sich die Ich- und astralische Organisation mit dem ätherischen und physischen Organismus verbinden, entwickeln sich die Empfindungen und Gefühle. Sie sind als Bewusstseinsorientierung der astralischen Organisation mit abbauenden Stoffwechselprozessen verbunden. Diese Wesensgliederströmung umfasst besonders die *Atmung* und Gewebeatmung des Menschen und erstreckt sich damit auf den gesamten fein verteilten Luftorganismus im Körper. Umgekehrt erreicht die bewusstseinsferne aufbauende Wesensgliederwirksamkeit die rhythmischen Prozesse des *Blutes*, und gestaltet orchestral die Lebensprozesse.[49] Diese dienen besonders dem Erhaltungsstoffwechsel und sind im Vergleich mit den Wachstums- und Regenerationsprozessen des Stoffwechsel-Gliedmaßen-Systems schwächer wirksam. Die leibbildende Wesensgliederströmung[48] im Stoffwechsel-Gliedmaßen-System reicht bis zur Ebene des physischen Leibes und bezieht sich auf die Ausbildung der physischen Organe. Die aufbauende Strömung im rhythmischen System wendet sich demgegenüber den Lebensprozessen zu und wirkt im Synthesestoffwechsel. Auch ist sie in den Prozessen aktiv, die der Blutbewegung in den peripheren Geweben zugrunde liegen.

2.2.4 Funktionelles Verständnis der Dreigliederung

Zusammenfassend ergibt sich ein differenziertes Bild des Zusammenhangs der *seelisch-geistigen Wesensschichten* des Menschen mit dem Organismus. Der *Leib-Seele-Dualismus*, der das Bild vom Menschen in der Medizin seit Langem prägt, hat sich zunehmend eingeengt auf einen Dualismus von Seele und Gehirn. Damit postuliert man, dass die gesamte Vielschichtigkeit der Seele einzig und allein auf das Gehirn zu beziehen und der übrige Organismus als seelenlos zu denken sei. Erst eine derartige Weltanschauung hat den Begriff des „Hirntodes“ einführen und ihn mit demjenigen vom Tod des Menschen gleichsetzen können.[50] Demgegenüber zeigt das hier entwickelte Bild des Menschen sein seelisch-geistiges Wesen in differenziertem Zusammenhang mit dem lebenden Organismus. Dabei darf man die beschriebene Dreigliederung des menschlichen Organismus nicht als Versuch einer anatomischen Gliederung missverstehen. Es handelt sich um Funktionsgesten, die das seelisch-geistige Wesen des Menschen einschließen. Sie lassen sich sowohl in den einzelnen Organisationen des Organismus, den Erkrankungen als auch den Heilungsprozessen erkennen.

So ist bei allen Vorgängen im Organismus die Ebene der Prozesse von deren Lenkung, Form, Struktur und Gestaltung (Regulation) als Qualitäten des Stoffwechsel-Gliedmaßen- bzw. Nerven-Sinnes-Systems zu unterscheiden. Beide Ebenen vermittelt das Rhythmische System. Jede Entzündung braucht als Stoffwechselprozess Lenkung und Modulation durch die nahezu imponderablen Zytokine und folgt dem „Erkennen“ des Antigens durch das Immunsystem. Es steht durch das immunologische Erkennen und die Gedächtnisbildung mit den entsprechenden Funktionen des Nerven-Sinnes-Systems in Beziehung. Letzteres gestaltet den Entzündungsprozess. Genauso bedarf jedes proliferative Wachstum der Gestaltung und Form. Anderenfalls käme es zur Entdifferenzierung und damit zur Pathologie des Wachstums.

Form und *Prozess* stehen sich als Qualitäten des *Nerven-Sinnes-* und des *Stoffwechsel-Gliedmaßen-Systems* polar gegenüber und werden durch das *Rhythmische System* vermittelt.

Form bildet sich, wenn Prozesse zu einem Ende gekommen sind, wenn aus der Bewegung Ruhe entsteht und Struktur sich entwickelt. Form ist eine zur Ruhe gekommene Bewegung (Steiner).[51] Auf der anderen Seite lösen sich in den Stoffwechselprozessen die zur Erstarrung und Verfestigung neigende Form und Struktur auf und treten in die Dynamik ein. *Rhythmen* vermitteln die polaren Qualitäten des *Form-* und *Prozesspols*. In den zeitlichen Mustern organismischer Prozesse wechseln sich Beschleunigung und Verlangsamung ab. Rhythmus ist in diesem Sinne nicht die taktartige Wiederholung des Gleichen, sondern die variable Wiederkehr des Ähnlichen. Bereits der Atemrhythmus zeigt nicht zeitgleiche Inspirations- und Exspirationsphasen, sondern besteht in einer kürzeren Inspiration und einer längeren Exspiration, also rhythmologisch gesehen in einem jambischen (kurz-lang) Rhythmus. Dabei steht die Verlangsamung mit dem Formpol (Nerven-Sinnes-System) in Beziehung. In Form und Struktur kommen schließlich alle Bewegungen zur Ruhe. Umgekehrt entspricht die beschleunigende Qualität dem Prozesspol (Stoffwechsel-Gliedmaßen-System). In der Formbildung befreien sich die Wesensglieder aus ihrer leibzugewandten Wirksamkeit, der Plastiker hat sein Werk vollendet. In den Prozessen entfalten sie demgegenüber ihre leiborientierte dynamische Wirksamkeit. Die polaren Bereiche brauchen sich gegenseitig und sind auf die Vermittlung durch das Rhythmische System angewiesen [→ Abb.]. Einseitigkeit führt zum Ungleichgewicht und damit zur funktionellen Dominanz eines der Systeme: Aus der Physiologie der Dreigliederung entsteht die Pathologie [→ III. 2. Krankheitstendenzen im menschlichen Organismus].

Nerven-Sinnes-System	**Form**	**Denken**
	Struktur, Regulation, Modulation	leibbefreite Wirksamkeit der Wesensglieder
Rhythmisches System	**rhythmische Zeitgestalt**	**Fühlen**
Stoffwechsel-Gliedmaßen-System	**Prozess**	**Wollen**
	Stoffwechsel, Bewegung	leiborientierte Wirksamkeit der Wesensglieder

Die funktionelle Dreigliederung

2.3 Polare Wirksamkeit der Wesensglieder im dreigliedrigen Organismus

Die Wirksamkeit der einzelnen Wesensglieder differenziert sich in polarer Weise vor dem Hintergrund der funktionellen Dreigliederung des Menschen. Dadurch entsteht eine Polarität von *oberem und unterem Menschen*, die unterschiedliche Erkrankungen hervorruft, wobei auch hier die Bezeichnung lediglich auf die hauptsächlichen Ausrichtungen weist.

Die *physische Organisation* lässt eine polare Differenzierung erkennen. Am deutlichsten ist ihre mineralische Gestaltung am *Knochensystem* ablesbar. Es entwickelt sich im *oberen Menschen* als Schädelkalotte durch die bindegewebige, desmale Ossifikation. Hier entsteht der sphärische Gestalttypus des Knochens. Auf der anderen Seite bildet sich im unteren Menschen, in der Gliedmaßenorganisation, ein axiales Skelett durch enchondrale Ossifikation. Hier wird ein vorgeformtes Knorpelskelett durch eine eindringende Blutqualität abgebaut und in die Verknöcherung geführt. Der sphärische Knochen entwickelt seine Nähe zum Nervensystem und umschließt in gleicher Geste ringförmig als Wirbelbogen das spinale Nervensystem. Der axiale Knochen wird demgegenüber intensiv von der quergestreiften Muskulatur ergriffen und ist in seiner Bildung von ihrer Funktion und Bewegung abhängig [→ XXIX. 2.2 Die Polarität im Knochensystem].

Funktion bestimmt die sich ausbildende physische Organisation: Im oberen Menschen wird sie durch die sich zum Wachbewusstsein orientierte seelisch-geistige Wesenheit geprägt, im unteren Menschen durch deren willenshafte Wirksamkeit.

> Innerhalb des *Knochensystems* steht dem *sphärischen (platten) Knochen* der *axiale (Röhren-)Knochen polar* gegenüber. Embryologisch entsteht ersterer durch die desmale, letzterer durch enchondrale Ossifikation. Die *Schädelkalotte* steht in Beziehung zum *Nervensystem*, der *Röhrenknochen* zur *quergestreiften Muskulatur* des *Gliedmaßensystems.* Das *Knochensystem* differenziert sich innerhalb des *dreigliedrigen Organismus.*

Für den *ätherischen Leib* ergibt sich eine entsprechende polare Wirksamkeit. Im unteren Menschen entwickelt er eine intensive proliferative *Lebendigkeit*, für welche die Leberregeneration ein Beispiel ist. Im Nervensystem nimmt sich dagegen die Vitalität zurück. Hier wandeln sich Lebenskräfte in Bewusstseinskräfte, die vornehmlich dem Denken zugrunde liegen. Diejenige Tätigkeit, die eine Vorstellung in die andere überführt oder einen Gedanken mit dem anderen verbindet, ist als prozessuale *Denktätigkeit* das aktive Element in der Bewusstseinswelt des Menschen. Man kann sich ihr durch einfache *Konzentrationsübungen* nähern.

Exkurs

Mit etwas Übung gelingt es, wechselweise einen vorgestellten Punkt zum Kreis zu weiten und ihn dann umgekehrt wieder zum Punkt zu „verkleinern". Wird nach einiger Übung die Aufmerksamkeit nicht auf den einzelnen Kreis oder Punkt gerichtet, sondern auf die verwandelnde Tätigkeit, die den Punkt zum Kreis werden lässt oder umgekehrt, ermöglicht das die eigene eigentliche, lebendige Denktätigkeit anfänglich zu erfahren. Sie ist das Werdende, das sich dem Gewordenen der Gedanken gegenüberstellt. Die Denktätigkeit gehört zu den unbeobachteten

Seelenbereichen, welche die Bewusstseinswelt gestalten. Im Bild gesprochen ist sie das fließende Wasser, aus dem sich eiskristallartig die konturierten Gedanken des Wachbewusstseins ergeben.

Diese *Denktätigkeit* gehört nicht mehr zu dem von der physischen Organisation abhängigen Bewusstsein des Menschen, sondern zum *ätherischen Leib*. Sie ist eine ätherische Kraft, die sich nicht – wie in der Leberregeneration – in den gestaltenden Lebensprozessen des Organismus verwirklicht, sondern als Lebenskraft des Denkens geistige Produktivität und Schöpfungskraft entwickelt. Insofern wird aus dem Leben des ätherischen Organismus im unteren Menschen das Licht, das unsere Bewusstseinswelt „erhellt". Der Sprachgeist weist in den Formulierungen wie „einleuchten" oder „es geht ein Licht auf" auf diese lichtverwandte Qualität unseres Bewusstseins hin.

Die *ätherische Organisation* zeigt eine *polare Differenzierung*: Im *Stoffwechsel-Gliedmaßen-System* erscheint sie in den *Regenerations- und Wachstumsprozessen*, im *Nerven-Sinnes-System* metamorphosiert sie sich in die *Kräfte* des *Denkens*.

Die *astralische Organisation* zeigt ebenfalls eine polare Wirksamkeit. Der Übergang von der lebenden Pflanze zum seelenbegabten Tier ist charakterisiert durch die *Bewegungsfähigkeit*. Auch in den Bewegungsphänomenen des menschlichen Organismus drückt sich sein astralisches Wesen aus. Die sich bewegende, willensaktive Seele findet ihr Instrument in der Muskulatur und damit im Stoffwechsel-Gliedmaßen-System.

Auf der anderen Seite wird der Astralleib zum Träger des *Bewusstseins* auf Grundlage der Nervenorganisation. Er entwickelt und formt die lebendige Denktätigkeit zum bewussten Gedanken. Der plötzlich bewusst werdende Gedanke ist seiner Qualität nach verfestigend, indem er aus dem lebendigen Denken zu konturierter Form gerinnt. Für das feinere Wahrnehmen ist mit jeder Gedankenbildung eine Art „Schreck" verbunden, der zur augenblicklichen Verfestigung im Seelischen führt. Der Gesichtsausdruck des Menschen, dem „plötzlich" ein Gedanke kommt, kann dieses „Schreckhafte" zum Ausdruck bringen. Jede mimische Bewegung „erstarrt" dann für jenen kurzen Augenblick, während dessen sich der Gedanke formt.

Bewegung und *Bewusstsein* stehen sich als *Polarität astralischen Wirkens* im *Stoffwechsel-Gliedmaßen-* und *Nerven-Sinnes-System* gegenüber.

Auch für die *Individualität* ergibt sich eine polare Wirksamkeit. Das Bewusstsein kann sich von einem wachen Erfahren der Welt zu dem *Eigen- oder Selbstbewusstsein* (Ich-Bewusstsein) verdichten. Der Kern des menschlichen Wesens leuchtet anfänglich als Bewusstseinsinhalt auf. So selbstverständlich dem Menschen ein Ich-Bewusstsein zur Verfügung steht, so deutlich ist aber auch, dass dieses Bewusstsein nur der „Schleier der Isis" ist, hinter dem sich das eigentliche Ich-Wesen verbirgt. Bereits die Frage nach dem Woher und Wohin der eigenen Individualität, nach den zurückliegenden oder künftigen Erdenleben zeigt, welche Dimensionen mit dem eigenen Wesen verbunden sind, die fernab des „provisorischen“ Ich-Bewusstseins liegen. Es ist Aufgabe eines Erkenntnisweges, hier zu einer wahren Selbsterfahrung, die zur Welterkenntnis führt, zu kommen.

Auf der anderen Seite wirkt das Ich in den *Willensintentionen.* Wir vollführen vielerlei Bewegungen, ohne „wirklich dabei zu sein“. Es sind Bewegungen, die sich überwiegend auf unseren astralischen Leib beziehen und selbstverständlich schwinden, wenn dieser sich mit dem Schlaf vom Organismus löst. Ihnen gegenüber stellen sich die *Ich-geführten Bewegungen.* Wenn man versucht, einen Gegenstand zielsicher zu werfen, verlangt es die gesamte Anwesenheit des Ich, das nun lenkend in den Bewegungsablauf hineinwirkt. Es ist die intentionale Wirksamkeit des Ich, die sich in Wille und Bewegung offenbart. Wir begegnen ihr im Alltag in den Ich-geführten Handlungen, die Vorstellungen, Absichten und Entschlüsse verwirklichen (Selbstwirksamkeit).

Die *Individualität* erwacht im *Nerven-Sinnes-System* zum *Ich- oder Selbstbewusstsein* und verwirklicht sich im *Stoffwechsel-Gliedmaßen-System* in den *intentional geführten Bewegungen (Selbstwirksamkeit).*

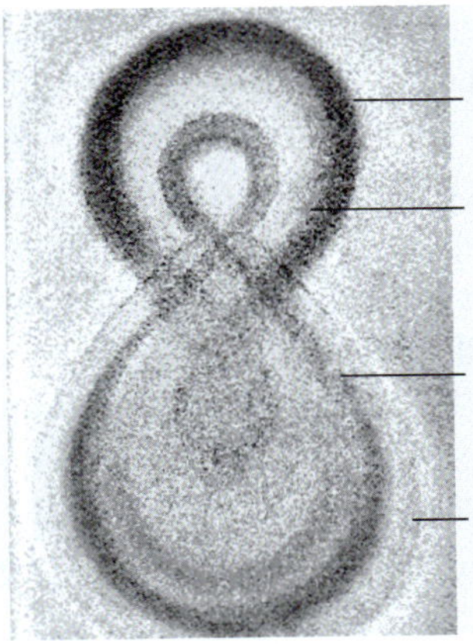

Wesensgliederwirksamkeit im Nerven-Sinnes-, Rhythmischen und Stoffwechsel-Gliedmaßen-System. Gedankengetragene Bewusstseinsorientierung der Wesensglieder im Nerven-Sinnes-System – hauptsächlich repräsentiert im oberen Menschen, Fühlen im Rhythmischen System – vorwiegend repräsentiert im mittleren Menschen und Willensentfaltung im Stoffwechsel-Gliedmaßen-System – vorwiegend repräsentiert im unteren Menschen [→ farbige Abb. siehe Anhang].

Damit ergibt sich ein polares Wirken der Wesensglieder in der menschlichen Organisation [→ Abb.].

Im *Nerven-Sinnes-System* befreien sich die Wesensglieder von der physischen Organisation und erwachen in der Bewusstseinswelt.

Diese frei wirkenden Wesensglieder haben allerdings die physische Organisation geprägt. Wie das Licht einerseits frei durch das Auge strömt und seine lichtdurchlässigen Strukturen durchdringt, so hat es andererseits deren Form und Gestalt nach seinen Gesetzmäßigkeiten geprägt und geformt. Die freien Wesensglieder stehen somit mit einer durch sie gestalteten physischen Organisation in Zusammenhang, „so dass diese im Physischen ihre Abbildung haben“.[52]

Im *Stoffwechsel-Gliedmaßen-System* wirken die Wesensglieder in den metabolischen und Bewegungsprozessen.

Die Stoffwechselprozesse im menschlichen Organismus sind innerlich durchdrungen von der ätherischen und der astralischen Organisation und werden gelenkt durch die Ich-Organisation: „... bei den ... Gliedmaßen und bei dem Stoffwechsel ist es so, dass der ätherische Leib und der astralische Leib innig verbunden sind mit dem physischen Leib“.[53] Das Ich des Menschen hat in dieser polaren Wesensgliederkonstellation eine freie Stellung, es ist nicht an das organische Wirken gebunden, sondern zur freien Wirksamkeit veranlagt.

Exkurs

Rudolf Steiner machte einen Unterschied zwischen *Körper* und *Leib*. Als „Leib“ wird alles bezeichnet, „...was einem Wesen von irgendeiner Art ‚Gestalt‘, ‚Form‘ gibt.“[54] Insofern ist der Leib nicht „stofflich“, sondern eine geistige Formgestalt. Der substanzerfüllte Leib wird demgegenüber als „Körper“ bezeichnet. Der Körper ist dem Menschen etwas „äußerliches“, den Leib empfindet man in seinem Zusammenhang mit den Wesensgliedern. Schließlich sind seine Formen eine zur Ruhe gekommene Bewegung. Damit wird der Leib mehr von den Wesensgliedern ergriffen, während der Körper ihnen gegenüber eine Art Außenwelt ist, zu der sie in einem freien Verhältnis stehen. Interessanterweise sprechen wir beim oberen Menschen mit seinen freien Wesensgliedern vom „Oberkörper“, beim zum Stoffwechsel-Gliedmaßen-System gehörenden unteren Menschen demgegenüber vom „Unterleib“. Diese begriffliche Differenzierung, auf die Thomas Fuchs aufmerksam machte[55], weist auf die beschriebene andersartige Wesensgliederwirksamkeit im „oberen“ und „unteren“ Menschen hin.

Die polare Wesensgliederwirksamkeit vermittelt das *Rhythmische System*, das die *Bewusstseinsorientierung* und die *Willenswirksamkeit* in ein *rhythmisch geprägtes Verhältnis* bringt. Dabei zeigt die *Atmung* eine enge Verbindung mit dem *Fühlen*: Mit jeder Einatmung verbinden sich das Ich und der astralische Leib mit dem Organismus, mit jeder Ausatmung lösen sie sich wieder.[56] In der In- und Exspiration des Atmungsprozesses bildet sich der größere Rhythmus des morgendlichen Erwachens und abendlichen Einschlafens als „Atmung im Tageslauf“ ebenso ab wie das große Atmen, das mit der Geburt in das Leben führt und im Todesaugenblick das seelische und geistige Wesen des Menschen wiederum „ausatmet“.

Im *Blut* finden wir in der Systole und Diastole ebenfalls ein Verbinden und Lösen, also eine Art „Atmen des Blutes“ wieder. In der Systole kommt es zum Anspannen und Verhärten der Kammermuskulatur, in der Diastole zu einem Lösungsprozess.[57]

Das *Rhythmische System* ist mit dem *Fühlen* verbunden, das *Denken* mit dem *Nerven-Sinnes-* und der *Wille* mit dem *Stoffwechsel-Gliedmaßen-System.*

Die Beschreibung der Wesensgliederwirksamkeit deutet auf ein *„Innen“ und „Außen“*, gewissermaßen auf ein „Punkt- und Umkreis-Wirken“ der Wesensglieder. Das *Haupt* trägt in besonderer Deutlichkeit eine äußere, umschließende Knochenschale als Ausdruck des physischen Leibes. Der sich anschließende, ebenfalls annähernd sphärisch gebildete Liquorraum weist als flüssige Organisation auf das ätherische Wirken [→ X. 2.1 Der Flüssigkeitsorganismus zwischen Leben und Licht]. Die zentrale Nervenorganisation schließt sich nach innen als Instrument des zum Erwachen führenden astralischen Leibes an. Schließlich findet das Ich insbesondere durch die Funktion des Stirnhirns seine Offenbarungsmöglichkeit und kann sie in gleicher Weise auch durch dort lokalisierte Krankheitsprozesse verlieren (Stirnhirnsyndrome, Morbus Pick). In der Bewusstseinswelt erlebt sich der Mensch als „Zentrum“, dem die Welt gegenübersteht. Das Haupt erscheint in seinem anatomischen Bau als Imagination des sich konstituierenden Wirkens der Wesensglieder [→ Abb.].

In der *Gliedmaßenorganisation* finden sich nun die umgekehrten Verhältnisse. Hier ist der *Knochen* „im Zentrum“ und wird von der durch den astralischen Leib ergriffenen Muskulatur umgeben [→ Abb.]. Diese ernährt der Flüssigkeitsorganismus. Die sinnesempfindliche Haut weist schließlich auf das Wirken des Ich. Im Tasten erfahren wir auf der einen Seite Eigenschaften des betasteten Gegenstandes. Auf der anderen Seite geht von dem Tasten auch ein Erfahren des eigenen Ich aus, das sich „an der Welt stößt“. In jeder Sinneserfahrung lebt ein intentionales Wahrnehmen, das als Aufmerksamkeit zu erfahren ist, und damit als eine Tätigkeit des Ich. Somit finden wir beim Stoffwechsel-Gliedmaßen-System das Knochensystem im Zentrum und die Ich-Organisation in der Peripherie [→ Abb.].

Im *mittleren Menschen* vermittelt das *Rhythmische System* diese polaren Konstellationen. Das periphere Wirken der Ich-Organisation im Gliedmaßensystem wandelt sich zum „Zentrumswirken“, wie es in der Bewusstseinswelt erfahrbar ist und umgekehrt. Die *vermittelnde Geste* führt von außen nach innen und umgekehrt wiederum von innen nach außen. Es ist ein geistiger Atmungsprozess, der sich innerlich ereignet und dem die äußere Atmung in ihrer rhythmischen Weise folgt. Auch für andere Rhythmen ist charakteristisch, dass ihnen diese atmende Qualität zugrunde liegt [→ X. 4.5 Herzrhythmusstörungen].

2.3.1 Richtungsqualitäten im dreigliedrigen Organismus

Neben der Polarität zwischen der Wesensgliederwirksamkeit im Nerven-Sinnes- und im Stoffwechsel-Gliedmaßen-System, also zwischen „oben“ und „unten“, gibt es eine weitere, die sich auf das „innen“ und „außen“ bezieht. Sie kommt bereits in der Namensgebung der drei Systeme zum Ausdruck. So sprechen wir vom Nerven- und Sinnes-System bzw. Stoffwechsel- und Gliedmaßen-System. Auf der einen Seite weisen diese Bezeichnungen auf die Zusammengehörigkeit der jeweiligen Funktionen hin, auf der anderen auf ihre Polarität. So ist das Nervensystem von der Schädelkalotte, dem Neurocranium umschlossen, während sich die Sinnesorgane nach außen öffnen [→ Abb.]. Im Rhythmischen System finden wir auf der einen Seite die nach außen sich öffnende Atmung, während sich das Blut nach innen orientiert. Lunge und Herz stehen sich hinsichtlich dieser funktionalen Ausrichtung nach außen bzw. nach innen polar gegenüber. Im Stoffwechsel-

Gliedmaßen-System stehen sich entsprechend die nach außen orientierten Gliedmaßen und die vom Peritoneum umschlossene Stoffwechselorganisation polar gegenüber. Im Stoffwechselsystem selbst können wir die nach außen absondernden Drüsen und innere Stoffwechselprozesse (z. B. der großen Oberbauchorgane) unterscheiden.

Innenorientierung	Umkreisorientierung
Nervensystem	Sinnessystem
Blut	Atmung
Stoffwechselorganisation (Stoffwechsel-Innenwelt)	Gliedmaßensystem Drüsenorganisation

Somit haben wir in der *Dreigliederung* die *Polarität* zwischen *„oben"* und *„unten"* wie auch diejenige zwischen *innen und außen,* bzw. Punkt und Umkreis, zu unterscheiden.

Damit ergibt sich eine Kreuzform, die der Dreigliederung des Organismus zugrunde liegt:

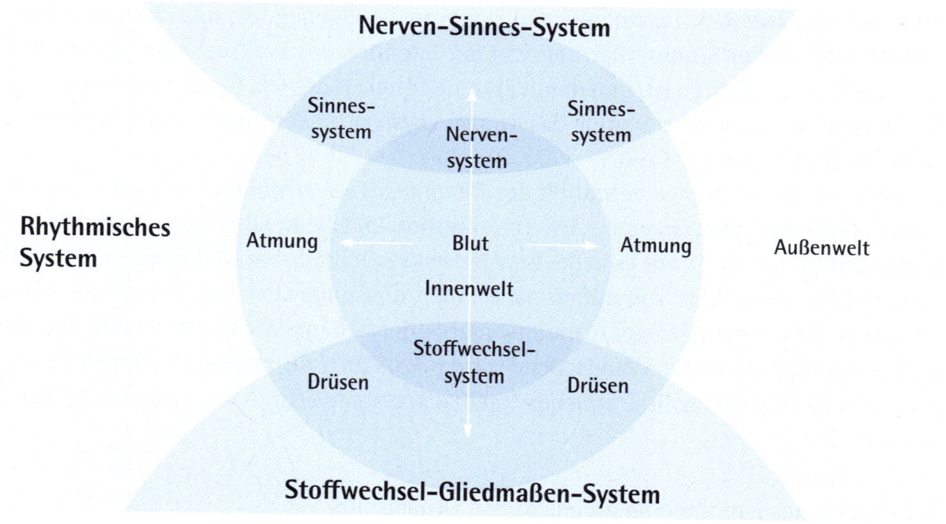

Polaritäten in der Dreigliederung

Exkurs

Die Bewusstseinsorientierung der Wesensglieder im Nerven-Sinnes-System und ihre Wirksamkeit im Stoffwechsel-Gliedmaßen-System stellt sich in die Polarität zwischen (Bewusstseins-)Licht und Schwere, mit der sich die Gliedmaßen auseinandersetzen. Wir werden später in dem Kapitel über die Metalle [→ IV. 3.1 Die sieben Metalle] das *Gold* kennenlernen, dessen Wesen zwischen dem Licht im Goldglanz und seiner immensen Schwere vermittelt. Ihm gegenüber haben wir im *Quecksilber* ein Metall, dass die Polarität von Innenwelt in der Tröpfchenbildung und Umkreis durch sein Zerstäuben zeigt. Es vermittelt also nicht wie das Gold zwischen dem „oben" und dem „unten", sondern zwischen der Innen- und der Umkreisorientierung.

Mit der *Polarität* zwischen *Innen- und Außenweltorientierung* sind weitere wesentliche Qualitäten verbunden. In der Embryologie entwickelt sich das Neurocranium als große, das werdende Nerven-System umschließende Sphäre. Der eigentliche Gesichtsschädel ist demgegenüber nur angedeutet ausgebildet: Die Augen, Nase und auch der Mund mit der Kinnregion werden fast noch ganz von der sphärischen Kopfbildung aufgenommen. Erst mit der späteren Entwicklung nach der Geburt kommt es zur Formänderung des Gesichtsschädels mit schließlich kräftigem Kinn, Nase und ausgeformter Augenregion. Der Gesichtsschädel öffnet die Kopforganisation nach außen: Die Augen werden dem geborenen Menschen „aufgetan“, wenden sich dann der äußeren Sinneswelt zu. Mit der Nase verbindet sich die Atmung dem Luftumkreis und der Mund öffnet die Stoffwechselorganisation nach außen und kann Nahrung aufnehmen. Somit haben wir im Neurocranium die nach innen gewendete Geste, im Gesichtsschädel entwickelt sich dagegen mit der Sinnesorganisation, der Nase und schließlich dem oberen Verdauungstrakt die nach außen gewendete Geste der Dreigliederung.

Die nach *innen gerichtete Wirksamkeit* in der Dreigliederung gehört zum *vorgeburtlichen Dasein* des Menschen, zu seiner kosmischen Herkunft. Demgegenüber entwickelt sich die *zum Umkreis orientierte Funktion der Dreigliederung* besonders in der Zeit *nach der Geburt*, ist also dem Irdischen zugewandt.

Mit der nach innen gewandten Dreigliederung verbindet sich die embryonale, vorgeburtliche Vergangenheit des Menschen, der, aus dem Umkreis kommend, seinen dreigliedrigen Leib aufbaut. Seine umfassende, in dieser Vollkommenheit und Komplexität göttliche Weisheit prägt sich in die Leibesentwicklung ein und lässt den Organismus zum „Tempel“ für den sich inkarnierenden Menschen werden. Auf den geistigen Ursprung des Leibes wies Novalis (1772–1801) hin: „Es gibt nur einen Tempel in der Welt, und das ist der menschliche Körper. Nichts ist heiliger als diese hohe Gestalt ...“[58] Im sphärischen und axialen Bauprinzip bilden sich – diesem Gedanken von Novalis folgend – „Dach“ und „Säulen“ des Tempels, in dem das menschliche Ich lebt.

Demgegenüber entwickelt der Mensch durch die Sinneswahrnehmungen, Atmung und Ernährung die nachgeburtliche Verbindung mit der Welt seiner irdischen Inkarnation.

Zum Verständnis der Erkrankungen sind diese polaren Funktionen im dreigliedrigen Organismus von entscheidender Bedeutung und begegnen uns im Kapitel über die Krankheitslehre wieder [→ III. Die Krankheitslehre].

2.4 Der Tag-Nacht-Rhythmus im dreigliedrigen Organismus

Am Morgen entwickelt sich das Wachbewusstsein. *Konzentriertes Denken* fällt in den Vormittagsstunden besonders leicht. Mit der Entwicklung des Wachbewusstseins wird der Organismus von einer Verhärtungsqualität und „Sklerose“ durchzogen. So ist eine vermehrte Aggregabilität der Thrombozyten zu beobachten, zusätzlich erreicht der Plasminogenaktivator-Inhibitor (PAI) sein Maximum und trägt zu der am Morgen bestehenden prokoagulatorischen Konstellation bei. Weitere Phänomene, wie die erhöhte Fibrinogenkonzentration und Plasmaviskosität weisen in die gleiche Richtung:

Die Entwicklung des *Wachbewusstseins* geht mit einer *Verfestigungstendenz* im *Organismus* einher.

Im circadianen Rhythmus der Körperkerntemperatur tritt in den Morgenstunden die maximale Auskühlung ein. Im weiteren Tagesverlauf ändert sich die Bewusstseinsqualität. Nach den Vormittagsstunden entwickelt sich nun eine Betonung der *Willensaktivität* des Menschen. Hier beobachtet man eine Rücknahme der „thrombophilen" Eigenschaft des Blutes, indem es beispielsweise zu einer Abnahme des PAI kommt. Am Nachmittag steigt die Kerntemperatur. Darüber hinaus tritt am späten Nachmittag bis frühen Abend die maximale *Phosphorkonzentration* (anorganisches Phosphat im Plasma) im Zusammenhang mit der dynamischen Wesensgliederwirksamkeit im Stoffwechsel-Gliedmaßen-System auf.[59]

In den *Morgenstunden* überwiegt die Funktion des *Nerven-Sinnes-*, in den frühen *Abendstunden* diejenige des *Stoffwechsel-Gliedmaßen-Systems.*

Gleichzeitig zeigt dieser *Tagesrhythmus* einen Bezug zu entsprechenden *Erkrankungen.* Der Morgen ist durch die Häufung kardialer Erkrankungen auf dem Boden einer Koronarsklerose gekennzeichnet. Der Rheumatiker klagt über die Morgensteifigkeit. Der depressiv Erkrankte erfährt eine Willenshemmung während des Morgentiefs. Überwiegen am Morgen sklerosierende, verfestigende Krankheitserscheinungen, so zeigt bei zahlreichen entzündlichen Erkrankungen die Körpertemperatur ihr Maximum am Abend.

Während des *Tageslaufs* durchlebt der Mensch tendenziell das Erkrankungsspektrum seines Lebens, das sich zwischen *sklerosierenden,* durch das Nerven-Sinnes-System geprägten und *entzündlichen,* durch das Stoffwechsel-Gliedmaßen-System bedingten Erkrankungen ausspannt.

2.5 Die Dreigliederung des menschlichen Organismus – ihre Bedeutung für das Organverständnis, Krankheit und Heilung

Die Dreigliederung des menschlichen Organismus ist *funktional* bestimmt und ist von einer rein anatomischen Zuordnung zu unterscheiden. Ihre Qualitäten lassen sich in den unterschiedlichsten Bereichen des menschlichen Organismus vom *Mikromilieu* der Zelle über einzelne *Organe* bis hin zur *Gesamtgestalt* finden.

2.5.1 Die Dreigliederung des Nervensystems – ihre Bedeutung für das Organverständnis

Die Nervenorganisation zeigt einen dreigliedrigen Aufbau, auf den Rudolf Steiner aufmerksam machte.[60] Das *Großhirn (ZNS)* (1) dient den Bewusstseinsfunktionen des

Menschen. Das in seiner Masse nach dem zentralen Nervensystem vergleichbare, *vegetative (autonome) Nervensystem* (3) entzieht sich dagegen den Bewusstseinskräften. Es wendet sich vielmehr der Gestaltung und Differenzierung der Lebensprozesse zu. Anders als beim zentralen Nervensystem haben sich seine Lebenskräfte kaum in Bewusstseinskräfte metamorphosiert.

Stellt die Großhirn-Anlage eine zusammenfassende Organbildung dar, so entwickelt sich das autonome Nervensystem vergleichsweise flächig und verteilt sich überwiegend in der Stoffwechselorganisation. So stehen den bewussten Aktivitäten die unterbewussten Gestaltungen der Lebensprozesse und Organfunktionen gegenüber. In diesem bewusstseinsfernen Bereich – wie z. B. in den vegetativen Ganglien – kann man sogar noch eine regenerative Potenz als Lebensphänomen beobachten[61], während sie im Bereich des zentralen Nervensystems in der Regel kaum anzutreffen ist.

Der *Hirnstamm* und das *spinale Nervensystem* (2) stellen gegenüber dieser Polarität ein Vermittelndes dar: *Rhythmische Prozesse* lassen sich funktionell und morphologisch in der metamerischen Gliederung des spinalen Nervensystems erkennen.

Zusammenfassend erscheinen im Nervensystem die Qualitäten der Dreigliederung.[62]

ZNS, Hirnnerven (1)	Bewusstseinsentwicklung	Ich-Organisation	Zentrum
spinales Nervensystem (2)	rhythmisch-metamerische Gliederung	astralische Organisation	axiale Gestalt
stoffwechselnahes vegetatives (autonomes) Nervensystem (3)	Gestaltung der Lebensprozesse	ätherische Organisation	flächige Verteilung, Umkreis

Die Dreigliederung des Nervensystems

2.5.2 Die Dreigliederung der Atmungsorganisation – ihre Bedeutung für das Krankheitsverständnis

Die *Atmung* des Menschen lässt die *drei Funktionsgesten* der Dreigliederung erkennen. Zunächst ist sie – wie beim schlafenden Menschen zu beobachten – ein Lebensprozess, der dem menschlichen Organismus und seinem differenzierten Stoffwechselgeschehen dient. In Rhythmus und Lautbildung offenbart die Atmung darüber hinaus die fühlende Seele. Schließlich erreicht sie in der Sinnesfunktion des Riechens das Nerven-Sinnes-System.

Die Dreigliederung des Atmungsprozesses findet sich in der Ontogenese der *Lunge* wieder [→ IX. 2.3 Embryologie]. Aus einem drüsenverwandten und damit der Stoffwechselorganisation nahen Organ (pseudoglanduläre Stufe) entwickelt sich sukzessive über die kanalikuläre, terminale und schließlich alveoläre Periode die atmungsfähige Lunge.

Gegenüber der drüsigen Anlage hat sie nun die Gesetzmäßigkeiten des Luftförmigen in sich aufgenommen.

Im *oberen Menschen* entwickelt sich schließlich der Atmungstrakt der Sinnesorganisation entgegen [→ Abb.]. Über die Tuba Eustachii steht der obere Respirationstrakt in Verbindung zur Sinnesfunktion des Hörens.

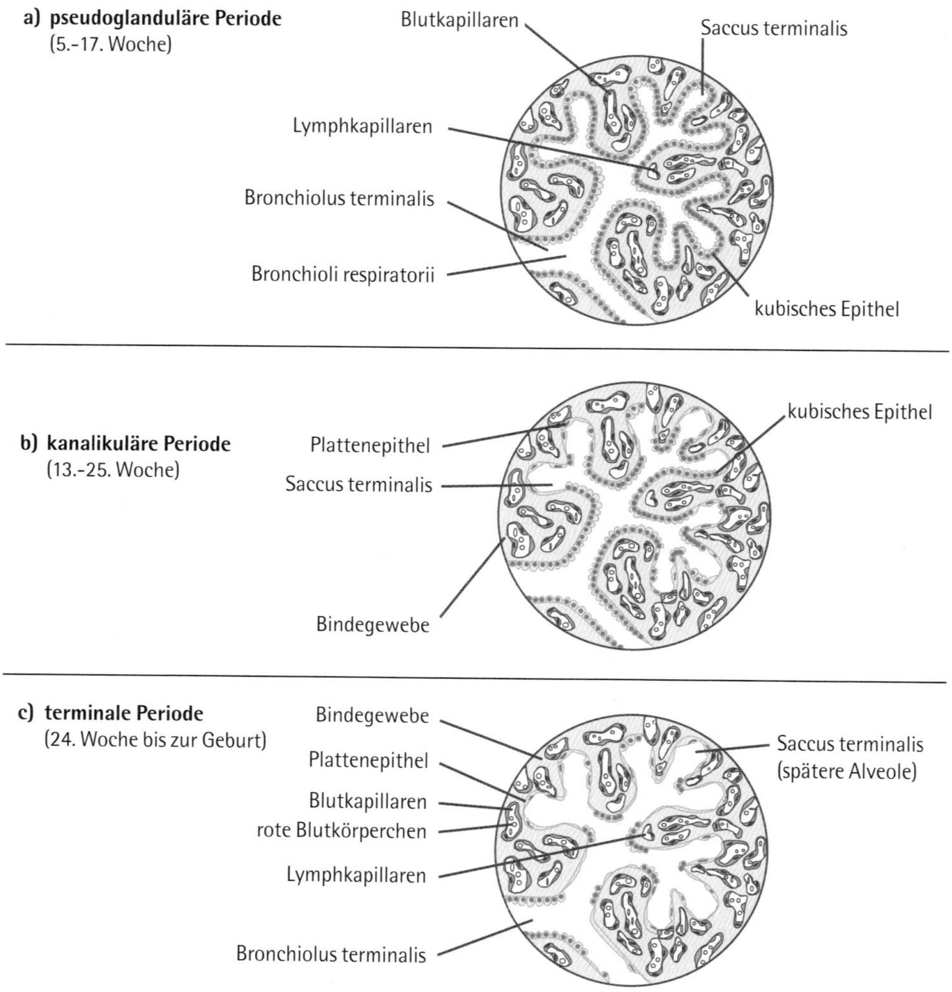

Pseudoglanduläres, kanalikuläres und terminales Entwicklungsstadium der Lunge: Die frühe Entwicklungsphase ist nahe der Stoffwechselorganisation angelegt (nach[63])

Die *Dreigliederung* der *Atmungsorganisation* zeigt sich auch in ihrem *Erkrankungsspektrum.* So ist die Pneumonie durch die Dominanz von Stoffwechselprozessen in der akuten Entzündung gekennzeichnet. Makroskopisch erscheint die Lunge in der roten, grauen und gelben Hepatisation leberähnlich. Es ist die *Dominanz des Stoffwechsel-Gliedmaßen-Systems,* die mit *entzündlichen Prozessen* einhergeht und zu den pneumonischen Erkrankungen führt. Ihnen gegenüber steht am anderen Ende des Spektrums das Emphysem. Hier erscheint die Lunge überbläht; es entsteht ein kopfartig gewölbter und erstarrter, kaum noch Atmungsexkursionen zulassender Thorax. Infolge der begleitenden Dyspnoe entwickelt sich häufig ein qualvolles Erwachen der Seele, das eindrücklich mit der Schlafneigung des akut pneumonieerkrankten Menschen kontrastiert. Im Unterschied zur Pneumonie ist das Emphysem nicht durch entzündliche, sondern durch *sklerosierende Prozesse* charakterisiert. Hier zeigt sich die Dominanz des *Nerven-Sinnes-Systems* im Bereich der Atmungsorganisation [→ Abb.].

Dominanzen in der Dreigliederung führen zu den unterschiedlichen Formen der Organerkrankungen. Wie hier für die Atmungsorganisation beispielhaft gezeigt, gelten entsprechende Beziehungen ebenfalls für die anderen Organsysteme [→ III. 2. Krankheitstendenzen im menschlichen Organismus]. Auch die Leber erkrankt, wenn sie als Ausdruck der Dominanz des Nerven-Sinnes-Systems in die Verhärtung und Sklerose (Leberzirrhose) fällt. Entzündliche Krankheitsbilder – wie die akuten Hepatitiden – zeigen hingegen die Dominanz des Stoffwechsel-Gliedmaßen-Systems.

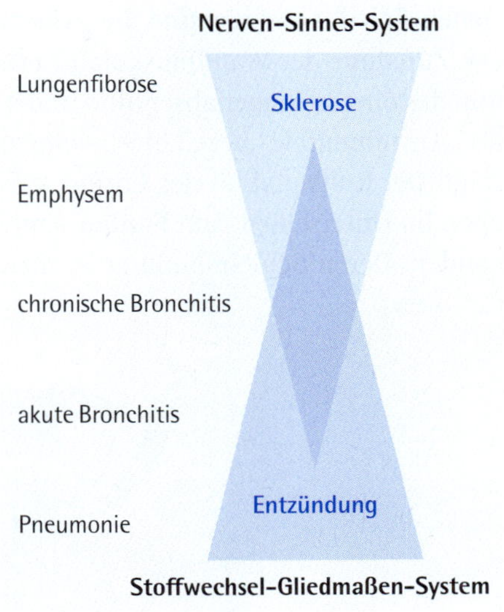

Entzündliche und sklerosierende Lungenerkrankungen vor dem Hintergrund der Dreigliederung

2.5.3 Die Dreigliederung in der Stoffwechselorganisation – ihre Bedeutung für das Verständnis von Pathogenese und Salutogenese

Die Dreigliederung ist nicht nur für das Krankheitsverständnis eine unverzichtbare Grundlage. Wesentlich wird sie auch für das Verständnis der heilenden, salutogenetischen Prozesse im menschlichen Organismus. So wenden sich den in die Krankheit führenden, pathogenetischen Prozessen die unter dem Gesichtspunkt der Dreigliederung polaren salutogenetischen Prozesse entgegen. Ihr Wechselverhältnis lässt sich am Beispiel der Erkrankungen und Heilungsprozesse der Magenorganisation verdeutlichen. Im *Magen* sind die Funktionsgesten der Dreigliederung wiederzufinden:

Die *Funduskuppel* ist ein teilweise durch Luft entfalteter, kopfartig kugelig umschlossener Hohlraum. Er zeigt auf der Ebene seiner Muskulatur eine tonische, zur anspannenden Verfestigung neigende Qualität. Hier findet man eine in Säurebildung und Pepsinabsonderung bestehende aggressiv abbauende Stoffwechselwirksamkeit. Sie steht in lebhaftem Kontrast zu den aufbauenden Lebensprozessen des Gastrointestinaltrakts und den protektiven Faktoren der Magenschleimhaut, wie sie im antralen Bereich überwiegen. Während diese sich vom Bewusstsein des Menschen unbemerkt entfalten, entwickeln die abbauenden Stoffwechselprozesse einen unmittelbaren Bezug zu der erwachenden Seele: Die gastrale Sekretion wird von Empfindungen wie Appetit und

Hungergefühl begleitet; gelegentlich wird von dem Appetitsaft – diese beiden Ebenen sprachlich zusammenfassend – gesprochen. Die Bezeichnung einer kephalen Phase der Verdauung weist ein weiteres Mal auf den funktionellen Zusammenhang mit dem Nerven-Sinnes-System hin.

Dem *oberen Magenabschnitt*, der in den frühen Entwicklungsphasen des Menschen noch Geschmacksknospen als direkten Bezug zur Sinnesorganisation aufweisen soll, stehen sich das *Antrum* und die *pylorische Region* polar gegenüber. Hier ist eine deutliche Zunahme der Wandmuskulatur erkennbar. Im Unterschied zur tonischen Kontraktion des oberen Magenabschnitts findet sich im Antrum eine intensive Bewegung, die – als „Antrummühle" bezeichnet – eine nach distal zunehmende Bewegungsausbreitung zeigt. Der Ruhequalität des Corpus steht die Bewegungsintensität des Antrums gegenüber. Im Unterschied zum Fundus sind im Antrum weniger dicht gelagerte Drüsen vorhanden. Deren Schleimbildung ist nicht mehr kataboler, sondern eher protektiver Natur [→ Abb.].

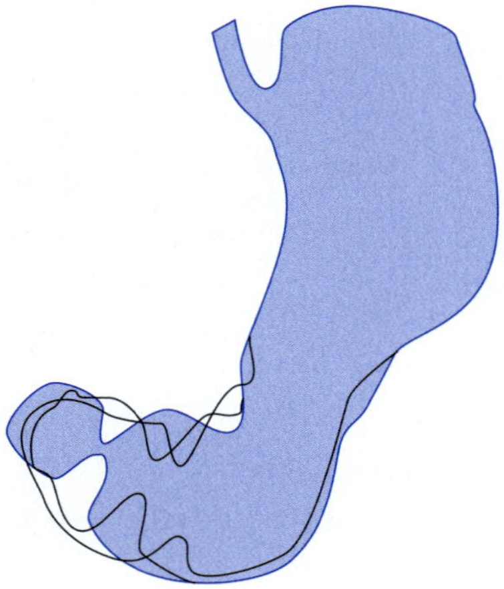

Die Dreigliederung des Magens[64]

Der abbauenden Funktion steht innerhalb der dreigliedrigen Magenorganisation die protektive und aufbauende Schleimbildung des Stoffwechsel-Gliedmaßen-Systems gegenüber.

Exkurs

Diese beiden polaren Ausrichtungen in der Magenfunktion erfahren durch eine Beobachtung aus dem *Tierreich* ihre besondere Beleuchtung. Bei der *Froschart Rheobartrachus silus* schluckt das Weibchen die Eier, wobei sich der Magen in eine schützende, die nun beginnenden Aufbau- und Lebensprozesse umhüllende Gebärhöhle verwandelt. Die Eier sind in Bicarbonat-gesättigten Schleim gebettet. Wenn alle Frösche geschlüpft und der Mutter aus dem Maul gekrochen sind, wird aus der Gebärhöhle binnen Kurzem wieder die säureaktive Verdauungshöhle.

So entwickeln sich in einem Organ, das überwiegend einem aggressiven Katabolismus dient, intermittierend anabole, aufbauende Prozesse.

Die *polaren Funktionen des Magens* vermittelt das *Rhythmische System*, wie es besonders anschaulich in den rhythmischen Bewegungsabläufen erscheint. Das *rhythmisch wechselnde Überwiegen* des *oberen*, zum *Nerven-Sinnes-System* gehörenden bzw. des *unteren*, zum *Stoffwechsel-Gliedmaßen-System* zählenden Magenbereichs ist für die *gesunde Magenfunktion* erforderlich. Umgekehrt führen Einschränkungen in der rhythmischen Organisation zu diversen *Erkrankungen* des Magens.

So ist in den differenzierten Empfindungen, die in krampfartigen oder brennenden Schmerzen, Übelkeit, Appetitlosigkeit oder Völlegefühl viele Magenerkrankungen begleiten, die erwachende Empfindungsorganisation und damit eine Funktionsgeste erkennbar, die zum *Nerven-Sinnes-System* gehört. Umgekehrt zeigen die vom Bewusstsein unbemerkten heilenden Prozesse das aufbauende Wirken der Lebensorganisation als eine zum *Stoffwechsel-Gliedmaßen-System* zählende Funktionsgeste.

Bei der peptischen *Ulkuskrankheit* dringt eine zum oberen Magen gehörende abbauende Funktion in den Bereich der Stoffwechsel- und Bewegungsorganisation des Magens. So entsteht im Rahmen der floriden Ulzeration im Ulkusschmerz und den weiteren Beschwerden Bewusstsein am falschen Ort, das mit einem Spasmus und damit einer Verhärtungsqualität, an der jegliche peristaltische Kontraktion endet, einhergehen kann.[65] In der derben, kallösen Ulzeration ist die verhärtende Qualität anschaubar.

Dieser initialen *Dominanz des Nerven-Sinnes-Systems* in der dreigliedrigen Magenfunktion wendet sich ein *Entzündungsprozess* entgegen. Erreicht dieser seine salutogenetische Wirksamkeit nicht, so entsteht die chronische, nicht zur Ausheilung führende Gastritis, die zur erosiven und ulzerösen Schleimhautläsion führt. Schließlich kann sich auf dem Boden der chronischen Entzündung ein Maltom oder auch Magenkarzinom entwickeln. Die wiederentdeckte Bedeutung der Helicobacter-Besiedelung stellt unter diesem Aspekt nicht die alleinige Ursache dar. Vielmehr ist auch hier eine Disposition entscheidend, die durch ein Ungleichgewicht in der Dreigliederung charakterisiert ist.

Exkurs

Bearbeitet das Ich eine *Konfliktsituation*, so hält es diese in einem Bereich, der den Organismus nicht kränkt. Sinkt eine *belastende Problemsituation* tiefer in die vom Ich nicht erreichten Seelenbereiche, so wirkt diese abbauend und kräftezehrend auf die Lebensorganisation und die funktionelle Organebene. Schließlich folgt ein *Prozess*, der zur physischen Krankheitsmanifestation führt, aber auch die entzündlichen, sich der Pathologie entgegenwendenden Prozesse aufruft.
Ein äußerst instruktives Beispiel für das Hereinwirken seelischer Erlebnisse in die organische Funktionalität ist ein von Wolf und Wolf über mehrere Jahre subtil beobachteter Patient, der eine *Magenfistel* trug. Schiffter[66] fasste die Beobachtungen zusammen: „Die Schleimhaut des Gastrostomas zeigte charakteristische

Veränderungen je nach der psychischen Befindlichkeit des Kranken. In gespannten, bedenklich-ambivalenten Situationen, bei anhaltendem Unmut, Ärger oder bei Abneigung oder Widerwillen verdunkelte sich die Magenschleimhaut ... und Sekretion und Peristaltik nahmen zu ... Sie war zum Teil ödematös geschwollen und leicht verletzlich. Es kam dabei zu spontanen Erosionen und kleinen, aber typischen Ulcera ... Bei Angst, Furcht und Depressivität wurde die Schleimhaut blaß und Sekretion und Motilität verminderten sich deutlich."

Sieht man in der *Entzündung* einen *Prozess*, der sich einer Fremdqualität entgegenstellt, um die gestörte Integrität eines Organisationsbereichs wiederherzustellen, so zeigt sich die Helicobacter pylori-(Hp)-assoziierte *Gastritis* in einem anderen Licht. In ihrer akuten Verlaufsform ist sie der Versuch des Stoffwechsel-Gliedmaßen-Systems, das zu starke Hereinwirken des Nerven-Sinnes-Systems zu überwinden. In eher seltenen Fällen kommt es zu einer Ausheilung einer Hp-assoziierten Gastritis, oft entwickelt sich schließlich eine chronische Gastritis unterschiedlichen Aktivitätsgrades, auf deren Boden erosive oder ulzeröse Mukosaläsionen entstehen.

Auf die *salutogenetische Potenz* im Zusammenhang mit der Hp-Infektion weisen andererseits das Kommen und Gehen einer Ulkuserkrankung bei persistierender Hp-Infektion. Hier scheinen die heilenden Qualitäten, wie sie dem Stoffwechsel-Gliedmaßen-System der Magenorganisation entstammen, ausschlaggebend zu sein, indem sie sich dem dominanten Hereinwirken des Nerven-Sinnes-Systems entgegenstellen.

In diesen Prozessen ist eine „salutogenetische Zielrichtung" zu erkennen, die therapeutische Unterstützung verlangt [→ XXIII. 4. Der Magen – Erkrankungen und Therapien].

Dem *pathogenetischen Konzept*, das sich auf die *Eradikation* fokussiert, steht das *salutogenetische* gegenüber, das durch die *Heilungsbereitschaft* des *Organismus* seine *Orientierung* erhält.

Angesichts der vorgeschlagenen, aber noch in Prüfung befindlichen Therapieansätze, ergeben sich derzeit mehr Fragen als Antworten – Fragen allerdings, in deren Beantwortung eine wesentliche Zukunftsperspektive der Heilkunst liegt.

2.6 Salutogenese und Dreigliederung – therapeutische Verfahren der Anthroposophischen Medizin

Unter diesen Aspekten erscheint *Gesundheit nicht* als *garantierter Normzustand*, aus dem der Patient durch seine Erkrankung herausfällt, sondern als eine *Qualität*, die im Zusammenspiel polarer Funktionsweisen ständig zu *erringen* ist.

„Die Gesundheit eines Menschen ist ... eben nicht ein Kapital, das man aufzehren kann, sondern sie ist überhaupt nur dort vorhanden, wo sie in jedem Augenblick erzeugt wird."[67]

Damit steht Gesundheit nicht polar der Krankheit gegenüber. Vielmehr wenden sich die *heilenden, salutogenetischen Kräfte* des Menschen den *pathogenetischen Prozessen* entgegen, um sie zu verwandeln und Gesundheit entstehen zu lassen [→ Abb.]. *Gesundheit* ist somit die *Fähigkeit* des Menschen, *aktiv* ein *Gleichgewicht polarer Prozesse* herzustellen.[68]

Anders als bei einem normativen Gesundheitsbegriff trägt jeder Mensch seine eigene, *individuelle Möglichkeit* zum *Gesundsein* in sich. Diese umschließt vier Ebenen, die Wolfgang Schad herausarbeitete.

Auf der physischen, somatischen Ebene lässt sich Gesundheit als ein Zustand *körperlicher Unversehrtheit* beschreiben. Eine weitere betrifft die Fähigkeit des Organismus, sich dank der *ätherischen Organisation* zu *regenerieren*. Eine dritte Ebene bezieht sich auf die *seelische Gesundheit*. Ihr Ausdruck ist der „psychische Reichtum" des Menschen. Eine vierte Ebene von Gesundheit schließlich zeichnet sich durch *geistige Produktivität* aus, die im Krankheitsfall eingeschränkt sein kann.

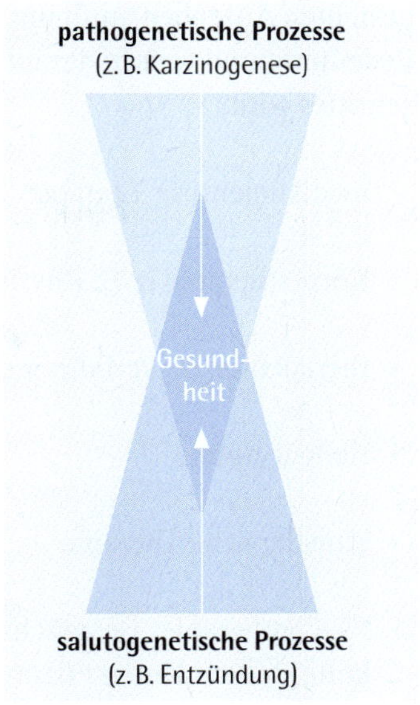

Dynamischer Gesundheitsbegriff als Gleichgewicht polarer Prozesse

Vier Dimensionen von Gesundheit[69]

(1) körperliche Unversehrtheit
(2) physiologische Belastbarkeit/Vitalität
(3) psychischer Reichtum
(4) geistige Produktivität

2.6.1 Therapeutische Verfahren der Anthroposophischen Medizin

Das dem pathogenetisch wirksamen Ungleichgewicht in der Dreigliederung des menschlichen Organismus entgegenstehende gesundende Prinzip lässt sich auf unterschiedlichen Ebenen *therapeutisch unterstützen* [→ Abb.]. Die *Arzneitherapie* wird vorrangig nicht die pathogenen Faktoren eliminieren oder supprimieren, sondern die Unterstützung der *heilenden Prozesse* als Zielrichtung haben. Vielfache Ansätze ergeben sich aus der *Heileurythmie* und den *künstlerischen Therapien* [→ V. Heileurythmie, VI. Kunsttherapie) der Anthroposophischen Medizin. Wesentlich ist dabei der Zusammenhang zwischen dem Lebendigen und dem Seelischen des Menschen, der die unmittelbare Bedeutung seelisch-geistiger Tätigkeit für seine Lebensprozesse und damit den Vorgängen zeigt, die der Heilung zugrunde liegen. Schließlich gehört hierzu die Aktivität der Individualität des Menschen, die sich selbst durch ihren „Willen zum Gesundwerden" der durch die Krankheit gestellten Aufgaben annimmt. Fragen nach dem Sinn der Erkrankung gewinnen nun an Bedeutung und weisen darauf hin, wie Krankheit zur Geburtswehe eines Entwicklungsschrittes wird.

- medikamentöse Therapie
- Körpertherapie (z. B. Rhythmische Massage, Pressel-Massage, Öldispersionsbäder)
- therapeutische Verfahren der anthroposophischen Krankenpflege
- Heileurythmie
- künstlerische Therapie
- Psychotherapie, Gesprächsarbeit (Biografie, Auseinandersetzung mit der Erkrankung, innere Unterstützung der Heilungsprozesse (innere Entwicklung und Meditation))

Therapeutische Verfahren der Anthroposophischen Medizin

Die verschiedenen Verfahren fügen sich nicht „additiv" zusammen, sondern sind in Indikation und Durchführung sowohl vom Verständnis der Erkrankung als auch dem der Gesundungsprozesse geleitet.

Literatur

1 Steiner, R.: Theosophie. Einführung in übersinnliche Welterkenntnis und Menschenbestimmung (GA 9). Rudolf Steiner Verlag Dornach 2013.

2 Steiner, R.: Die Geheimwissenschaft im Umriss (GA 13). Rudolf Steiner Verlag Dornach 1989. Kapitel: Wesen der Menschheit.

3 Steiner, R.: Die Stufen der höheren Erkenntnis (GA 12). Rudolf Steiner Verlag Dornach 1993. Kapitel: Die Stufen der höheren Erkenntnis.

4 Husemann, A. J.: Der musikalische Bau des Menschen. Verlag Freies Geistesleben Stuttgart 2003.

5 Steiner, R.: Wie erlangt man Erkenntnisse der höheren Welten? (GA 10). Rudolf Steiner Verlag Dornach 1993.

6 Steiner, R.: Die Geheimwissenschaft im Umriss (GA 13). Rudolf Steiner Verlag Dornach 2013. Kapitel: Wesen der Menschheit.

7 Kiene, H., Kienle, G. S.: Die Misteltherapie in der Onkologie. Schattauer Verlag Stuttgart 2003.

8 Richter, R.: Lebewesen oder modulare Systeme – „Das Prinzip Leben“ als Blickrichtung auf Konzepte der Synthetischen Biologie. Elemente der Naturwissenschaft 2015; 102. S. 14–39.

9 Tsikolia, N.: Was ist das Ganze und was ist ein Teil? Überlegungen zum Problem der biologischen Form. Der Merkurstab 2001; 54 (4). S. 225–236.

10 Zitiert nach: Richter, R.: Lebewesen oder modulare Systeme- „Das Prinzip Leben“ als Blickrichtung auf Konzepte der Synthetischen Biologie. Elemente der Naturwissenschaft 2015; 102. S. 14–39.

11 Jonas, H.: Organismus und Freiheit: Ansätze zu einer philosophischen Biologie. Vandenhoek und Ruprecht Göttingen 2011. S. 126.

12 Steiner, R: Geisteswissenschaft und Medizin (GA 312). Rudolf Steiner Verlag Dornach 1999. Vortrag vom 23. März 1920.

13 Steiner, R.: Die Stufen der höheren Erkenntnis (GA 12). Rudolf Steiner Verlag Dornach 1993.

14 Steiner, R.: Die Geheimwissenschaft im Umriss (GA 13). Rudolf Steiner Verlag Dornach 1989. Kapitel: Wesen der Menschheit.

15 Shewmon, A.: The brain and somatic integration: Insights into the standard biological rationale for equating „brain death“ with death. Journal of Medicine and Philosophy 2001; 26 (5). S. 457–478

16 Shewmon, A.: Chronic „brain death”: meta-analysis and conceptional consequences. Neurology 1998; 51. S. 1538–1545.

17 Zitiert nach: Forum Bioethik: Hirntod und Organentnahme am 21. März 2012 in Berlin. Schattenblick-infopool-medizin-report Bericht/004: Hirntod im Handel – Innovative Legitimation etablierter Entnahmepraxis (Abfrage Februar 2019).

18 Steiner, R.: Die Geheimwissenschaft im Umriss (GA 13). Rudolf Steiner Verlag Dornach 1989. Kapitel: Wesen der Menschheit.

19 Zitiert nach: Lindholm, D.: Woher kommen wir – wohin gehen wir? Fragen nach wiederholten Erdenleben. Verlag Freies Geistesleben Stuttgart 1996.

20 Steiner, R.: Philosophie der Freiheit. Grundzüge einer modernen Weltanschauung (GA 4). Rudolf Steiner Verlag Dornach 1995.

21 Steiner, R.: Die Geheimwissenschaft im Umriss (GA 13). Rudolf Steiner Verlag Dornach 2013. Kapitel: Wesen der Menschheit.

22 Novalis: Schriften. Die Werke Friedrich von Hardenbergs. Das philosophische Werk II). 3. Band. Kohlhammer Verlag Stuttgart 1983. S. 681, 686.

23 Emmons N. .A, Kelemen D. A.: I've got a feeling: Urban and rural indigenous children's beliefs about early life mentality. Journal of Experimental Child Psychology 2015; 138. S. 106–125.

24 Franklin, B., zitiert nach: Bock, E.: Wiederholte Erdenleben. Die Wiederverkörperungsidee in der deutschen Geistesgeschichte. Fischer Taschenbuch Verlag Frankfurt am Main 1981. S. 46.

25 Morgenstern, C., zitiert nach: Bock, E.: Wiederholte Erdenleben. Die Wiederverkörperungsidee in der deutschen Geistesgeschichte. Fischer Taschenbuch Verlag Frankfurt am Main 1981.

26 Steiner, R., Wegman, I.: Grundlegendes für eine Erweiterung der Heilkunst nach geisteswissenschaftlichen Erkenntnissen (GA 27). Rudolf Steiner Verlag Dornach 2014. Kapitel: Warum erkrankt der Mensch?
27 Steiner, R.: Erdenwissen und Himmelserkenntnis (GA 221). Rudolf Steiner Verlag Dornach 1998. Vortrag vom 11. Februar 1923.
28 Steiner, R.: Die Geheimwissenschaft im Umriss (GA 13). Rudolf Steiner Verlag Dornach 2013. Kapitel: Schlaf und Tod.
29 Goethe, J. W.: Naturwissenschaftliche Schriften. Entwurf einer Farbenlehre. Didaktischer Teil. Einleitung. Hrsg. und komm. von.: Steiner, R. 1884–1897. In: Kürschner, J. (Hrsg.): Deutsche National-Literatur. 3. Band. Hansebooks Norderstedt 1983. S. 88.
30 Fortlage, A. R. K., zitiert nach: Steiner, R.: Die Ergänzung heutiger Wissenschaften durch Anthroposophie (GA 73). Rudolf Steiner Verlag Dornach 1987. Vortrag vom 7. November 1917.
31 Steiner, R.: Von Seelenrätseln (GA 21). Rudolf Steiner Verlag Dornach 1983. Kapitel: Skizzenhafte Erweiterungen des Inhaltes dieser Schrift.
32 Steiner, R.: Erdenwissen und Himmelserkenntnis (GA 221). Rudolf Steiner Verlag Dornach 1998. Vortrag vom 11. Februar 1923.
33 Gutenbrunner, C.: Hygiogenese und Salutogenese – Versuch einer (notwendigen) Begriffsdifferenzierung. In: Jahrbuch für Goetheanismus 2003. Tycho Brahe Verlag Niefern-Öschelsbronn. S. 38–54.
34 Steiner, R., Wegman, I.: Grundlegendes für eine Erweiterung der Heilkunst nach geisteswissenschaftlichen Erkenntnissen (GA 27). Rudolf Steiner Verlag Dornach 2014. Kapitel: Warum erkrankt der Mensch?
35 Steiner, R.: Erdenwissen und Himmelserkenntnis (GA 221). Rudolf Steiner Verlag Dornach 1998. Vortrag vom 11. Februar 1923.
36 Steiner, R.: Von Seelenrätseln (GA 21). Rudolf Steiner Verlag Dornach 1983. Kapitel: Skizzenhafte Erweiterungen des Inhaltes dieser Schrift.
37 Steiner, R., Wegman, I.: Grundlegendes für eine Erweiterung der Heilkunst nach geisteswissenschaftlichen Erkenntnissen (GA 27). Rudolf Steiner Verlag Dornach 2014. Kapitel: Wahre Menschenwesen-Erkenntnis als Grundlage medizinischer Kunst.
38 Moore, K.: Embryologie. Lehrbuch und Atlas der Entwicklungsgeschichte des Menschen. Schattauer Verlag Stuttgart 1996.
39 Steiner, R.: Menschenwerden, Weltenseele und Weltengeist – Erster Teil (GA 205). Rudolf Steiner Verlag Dornach 2017. Vortrag vom 16. Juli 1921.
40 Steiner, R: Geisteswissenschaftliche Gesichtspunkte zur Therapie (GA 313). Rudolf Steiner Verlag Dornach 2001. Vortrag vom 11. April 1921.
41 Steiner, R.: Menschenwerden, Weltenseele und Weltengeist – Zweiter Teil (GA 206). Rudolf Steiner Verlag Dornach 1991. Vortrag vom 24. Juli 1921.
42 Steiner, R: Geisteswissenschaftliche Gesichtspunkte zur Therapie (GA 313). Rudolf Steiner Verlag Dornach 2001. Vortrag vom 11. April 1921.
43 Steiner, R: Erdenwissen und Himmelserkenntnis (GA 221). Rudolf Steiner Verlag Dornach 2015. Vortrag vom 11. Februar 1923.
44 Steiner, R.: Die Philosophie, Kosmologie und Religion in der Anthroposophie (GA 215). Rudolf Steiner Verlag Dornach 1980. Vortrag vom 14. September 1922.
45 Steiner, R.: Anthroposophie als Kosmosophie (GA 208). Rudolf Steiner Verlag Dornach 2014. Vortrag vom 13. November 1921.
46 Levin, M.: The wisdom oft he body: future techniques and approaches to morphogenetic fields in regenerative medicine, developmental biology and cancer. Regenerative Medicine 2011; 6 (6). S. 667–673.
47 Steiner, R: Erdenwissen und Himmelserkenntnis (GA 221). Rudolf Steiner Verlag Dornach 2015. Vortrag vom 11. Februar 1923.
48 Ebd.
49 Ebd.
50 Husemann, A. J.: Euthanasie. Ein Symptom dieses Jahrhunderts. Verlag Freies Geistesleben Stuttgart 1996.

51 Steiner, R.: Eurythmie als sichtbare Sprache (GA 279). Rudolf Steiner Verlag Dornach 1990. Vortrag vom 7. Juli 1924.

52 Steiner, R.: Menschenwerden, Weltenseele und Weltengeist – Zweiter Teil (GA 206). Rudolf Steiner Verlag Dornach 1991. Vortrag vom 24. Juli 1921.

53 Steiner, R.: Menschenwerden, Weltenseele und Weltengeist – Erster Teil. (GA 205). Rudolf Steiner Verlag Dornach 2017. Vortrag vom 16. Juli 1921.

54 Steiner, R.: Theosophie. Einführung in übersinnliche Welterkenntnis und Menschenbestimmung (GA 9). Rudolf Steiner Verlag Dornach 2003. Kapitel: Das Wesen des Menschen.

55 Fuchs, T.: „Körper haben oder Leib sein". Gesprächspsychotherapie und Personzentrierte Beratung 2015; 3. S. 147–153.

56 Steiner, R.: Erdenwissen und Himmelserkenntnis (GA 221). Rudolf Steiner Verlag Dornach 2015. Vortrag vom 11. Februar 1923.

57 Ebd.

58 Novalis: Schriften. Kohlhammer Verlag Stuttgart 1983. Bd. III, S. 565.

59 Löffler, G.; Petrides, P. E., Heinrich, P. C.: Biochemie und Pathobiochemie. Springer Verlag Berlin/Heidelberg 2007. S. 932 f.

60 Steiner, R., Wegman, I.: Grundlegendes für eine Erweiterung der Heilkunst nach geisteswissenschaftlichen Erkenntnissen (GA 27). Rudolf Steiner Verlag Dornach 2014. Kapitel: Blut und Nerv.

61 Stochdorf, O.: Nervensystem. In: Eder, M., Gedigk, P. (Hrsg.): Lehrbuch der Allgemeinen Pathologie und der Pathologischen Anatomie. Springer Verlag Berlin/Heidelberg 1975. S. 474.

62 Steiner, R., Wegman, I.: Grundlegendes für eine Erweiterung der Heilkunst nach geisteswissenschaftlichen Erkenntnissen (GA 27). Rudolf Steiner Verlag Dornach 2014. Kapitel: Blut und Nerv.

63 Bucher, O., Wartenberg, H.: Cytologie, Histologie und mikroskopische Anatomie des Menschen. Hans Huber Verlag Bern 1997. S. 247.

64 Bühler, W.: Der Leib als Instrument der Seele. Verlag Freies Geistesleben Stuttgart 1993.

65 Ernst, H., Hahn, E.: Peptisches Ulkus und Erosionen im Magen. In: Hahn, E., Riemann J. F. (Hrsg.): Klinische Gastroenterologie. Thieme Verlag Stuttgart 1996. S. 733.

66 Schiffter, R.: Neurologie des vegetativen Systems. Springer Verlag Berlin/Heidelberg 1985.

67 Weizsäcker, V.: Soziale Krankheit und soziale Gesundung. Gesammelte Schriften, Bd. 8. Springer Verlag Berlin 1930. Zitiert nach: Lamprecht, F., Johnen, R.: Salutogenese: Ein neues Konzept in der Psychosomatik? VAS-Verlag für akademische Schriften 1997 Frankfurt/Main. S. 46.

68 Matthes, H.: Anthroposophische Medizin in Diagnostik und Therapie der funktionellen Darmerkrankungen. Der Merkurstab 2002; 55 (1). S. 2–11.

69 Schad, W.: Gesundheit und Krankheit in Medizin und Ökologie. Der Merkurstab 1998; 51 (4). S. 193–197.

KAPITEL III
Die Krankheitslehre

1. Grundlagen zum Krankheitsverständnis in der Anthroposophischen Medizin

„Und man durchschaut das Wesen einer Krankheit erst dann, wenn man sagen kann, wie im menschlichen Organismus irgendeines der vier Glieder ... prädominiert oder zu stark zurücktritt. Dadurch, dass man auf diese Dinge den geistigen Blick hinzulenken vermag, kommt man in der Tat zu einer ... spirituell neben dem Materiellen gehaltenen Diagnose. Und es wird auf dem Gebiet der Anthroposophischen Medizin, das da bearbeitet wird, kein Mittel, das die gewöhnliche Medizin hat, vernachlässigt."

Rudolf Steiner[1]

Im Unterschied zum kausalanalytischen Krankheitsverständnis („weil L-Thyroxin fehlt, entsteht die Hypothyreose") schließt das Krankheitsverständnis der Anthroposophischen Medizin kontextuelle Bezüge ein: die physische *Krankheitsmanifestation* ist Ergebnis eines *Krankheitsprozesses*, der in seinen vielfältigen Aspekten orchestral geordnet ist und darin einem *Typus* folgt und eine wie wesenhafte *Intentionalität*, die letztlich Krankheit entstehen lässt, besitzt. Gegenüber der kausalanalytischen Betrachtungsweise wird also die typologische entwickelt, welche die Wirksamkeit der Wesensglieder einschließt und damit das seelisch-geistige Wesen des Menschen im Krankheitsverständnis berücksichtigt.

Die naturwissenschaftlich orientierte Medizin wandte sich im 19. Jahrhundert besonders durch Pathologen wie Rudolf Virchow (1821–1902) der beobachtbaren Krankheitsmanifestation zu. Aus diesem auf den körperlichen Befund orientierten Verständnis der Krankheit sind z. B. in der Onkologie Therapieansätze wie die radikale Tumorentfernung entstanden. Im Weiteren wurde die Medizin auf die zugrunde liegenden Prozesse aufmerksam: dem pathologischen und enthemmten Wachstum des Tumors stellt sich nun eine zytostatische Therapie gegenüber zur Inhibition der Proliferation. In dem modernen Krankheitsverständnis wird in antikörperbasierten Behandlungen, den Tyrosinkinaseinhibitoren oder Checkpoint-Therapien bereits die *Regulation* pathologischer Wachstumsprozesse verändert, also ihr „Ordnungsprinzip" zum therapeutischen Fokus. In diesem Zusammenhang spricht man von der „Intelligenz der Krankheit", also einer immateriellen, geistigen Dimension. Die Krankheitsmanifestation und -dynamik weisen auf eine *Intentionalität* als geistig-wesenhafte Qualität der Krankheit. Aus einem derartigen Krankheitsverständnis müssen sich Therapieansätze ableiten, die nicht nur die somatische Dimension oder die vorliegenden Krankheitsprozesse betreffen, sondern – diese einschließend – der Verwandlung des geistigen Krankheitsprinzips dienen. Der Heilungsauftrag bezieht sich damit nicht nur auf ein gegen die Erkrankung gerichtetes

Therapieprinzip, sondern auf die Umwandlung der veränderten Wesensgliederwirksamkeit, in der sich das immaterielle Krankheitswesen ausspricht. Erst dann lässt sich nicht nur von Elimination oder Antagonismus der Krankheit gegenüber sprechen, sondern von ihrer Heilung. Insofern führt das Krankheitsverständnis von der somatischen Ebene zu einer geistigen Dimension von Krankheit. Steiner wies darauf hin, wie die somatischen Erkrankungen in diesem Sinne auf geistige Ursachen deuten[2], während bei den psychiatrischen Erkrankungen somatische Faktoren ausschlaggebend seien.[3] Diese behindern die Wirksamkeit des geistigen und seelischen Wesens, das als solches niemals „erkranken" kann, sondern auf Entwicklung angelegt ist.

Das Verständnis der Wesensglieder des Menschen und ihrer Wirksamkeit im dreigliedrigen Organismus bildet die Grundlage des *typologischen Krankheitsverständnisses.* Entwickelt sich im dreigliedrigen Organismus ein Ungleichgewicht, das die heilenden (salutogenetischen) Prozesse nicht mehr ausgleichen können, so entstehen die unterschiedlichen Erkrankungstendenzen. Dabei ist zu berücksichtigen, dass es sich bei der Dreigliederung des Organismus um eine funktionelle Ordnung handelt, d. h., dass sich Ungleichgewichte in den verschiedenen Bereichen des Organismus ausbilden können und sich keinesfalls im Gesamtorganismus zeigen müssen. So kann es zu einer funktionellen Dominanz des Nervensystems und der mit ihm verbundenen *Skleroseprozesse* im Bereich des Nervensystems (z. B. als neurodegenerative Erkrankungen, Morbus Alzheimer), im Bereich der Lunge (Emphysem) oder auch des Herzens (koronare Herzerkrankung) usw. kommen. Auf der anderen Seite bestehen Korrelationen, wie z. B. die Beziehung der „Sklerosekrankheit" Diabetes mellitus zur Demenz vom Alzheimer-Typ, zur koronaren Herzerkrankung und auch zu den fibrosierenden Lungenerkrankungen, die durch den verwandten Krankheitstypus in ihrer Assoziation verständlich werden.

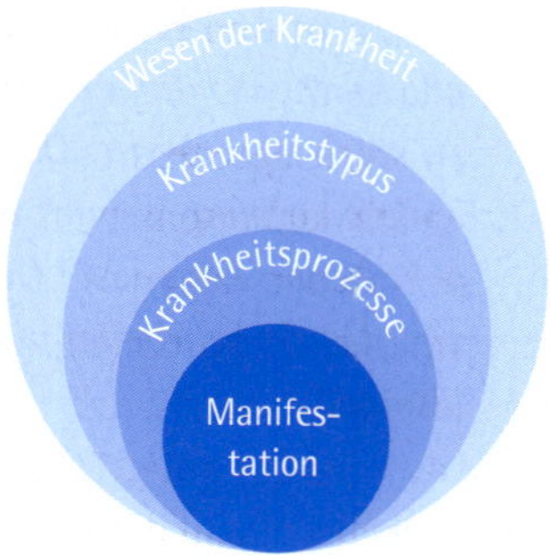

Dimensionen des typologischen Krankheitsverständnisses

Die *Wesensgliederdiagnose* ergibt sich aus dem klinischen Bild und den Untersuchungsbefunden. Diese wird bei den dargestellten Krankheitsbildern jeweils ausführlich entwickelt. Des Weiteren führen die sogenannten „Anamnesefragen Rudolf Steiners" [→ unten] zu einer Einschätzung der Wesensgliederwirksamkeit.

2. Krankheitstendenzen im menschlichen Organismus

In der Dreigliederung des menschlichen Organismus stehen sich *Form und Struktur* (Nerven-Sinnes-System) auf der einen Seite sowie *Prozesse und Bewegung* (Stoffwechsel-Gliedmaßen-System) auf der anderen polar gegenüber und werden durch das *Rhythmische System* vermittelt. Dadurch gelingt das jeweilige gesunde Zusammenwirken dieser drei Systeme in den einzelnen Bereichen des Organismus, das seine Gesundheit ausmacht. Kommt es zu Dominanzen und Vereinseitigungen in dieser Dreigliederung, so entsteht aus der Physiologie die Pathophysiologie und damit Krankheit.

Dominiert der Formpol in einseitiger Weise und wird er nicht mehr von dynamisch wirksamen Veränderungsprozessen ergriffen, so entsteht aus der lebendigen Form die erstarrte, sklerosierte Struktur. Das dominante Wirken der Wesensglieder im Sinne des *Nerven-Sinnes-Systems* führt damit zur *Sklerose* und *Verfestigungsprozessen.* Sklerose begleitet die Bewusstseinsentwicklung des Menschen [→ II. 2.2 Die funktionelle Dreigliederung].

Bei jedem Skleroseprozess ist unter diesem Gesichtspunkt auf die Bewusstseinswelt des Menschen zu achten. Hat sich eine einseitige Bewusstseinsorientierung entwickelt, die nicht mehr durch einen gesunden Lebensstil mit durchwärmender Bewegung ausgeglichen werden kann? Oder sind die Seele und damit das Fühlen des Patienten ständig angespannt und entwickeln kein gesundes Atmen zwischen Anspannung und seelischem Lösen?

Der Skleroseprozess kann sich allerdings auch durch eine zu geringe dynamische Wirksamkeit der Wesensglieder im Stoffwechsel-Gliedmaßen-System entwickeln, die nun indirekt ein Überwiegen des Nerven-Sinnes-Systems entstehen lässt (im Unterschied zu dem primären Überwiegen des Nerven-Sinnes-Systems spricht man hier von einem sekundären). Beispiele hierfür sind die zahlreichen Sklerose-Erkrankungen unserer Zivilisation, die durch Bewegungsmangel entstehen.

Umgekehrt macht das die therapeutische Bedeutung der *Bewegung,* insbesondere der „beseelten Bewegung“, wie sie in der Heileurythmie erfolgt, für viele Skleroseerkrankungen (z. B. Diabetes mellitus, koronare Herzkrankheit, arterielle Hypertonie) deutlich.

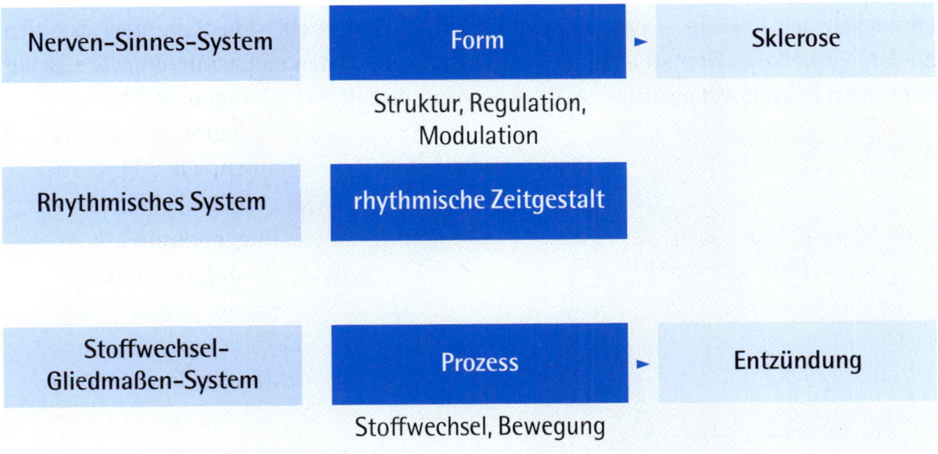

Von der Physiologie zur Pathophysiologie: Dominanzen in der Dreigliederung und ihre typischen Krankheitsprozesse

Dominiert die polare Wesensgliederwirksamkeit, also die Funktionen des *Stoffwechsel-Gliedmaßen-Systems*, so können sich erwärmende, *entzündliche Prozesse* entwickeln. Jede körperliche Bewegung ist von Erwärmung und weiteren Phänomenen, die der Entzündung nahestehen, begleitet. Schließlich ist die Entzündung selbst ein intensiver Stoffwechselprozess. Entzündungsprozesse führen nun nicht in Verfestigung und Struktur, sondern haben eine formauflösende Qualität.

Damit steht die *Sklerose* mit dem *Nerven-Sinnes-*, die *Entzündung* mit dem *Stoffwechsel-Gliedmaßen-System* in Beziehung.

Im menschlichen Organismus gibt es Bereiche, in denen funktionell das Nerven-Sinnes-System überwiegt (v. a. in denjenigen Organisationen und Geweben, in denen Form und Struktur dominieren wie z. B. in der Nervenorganisation, aber auch im Knochensystem, verstärkt im oberen Menschen) und andere, in denen das Stoffwechsel-Gliedmaßen-System prädominiert (v. a. in den stoffwechselaktiven, prozessual betonten Organen und Geweben wie z. B. der regenerationsbereiten Leber und der bewegungsaktiven Muskulatur, besonders also im unteren Menschen). Entwickeln sich „unausgeglichene Dominanzen" in der Dreigliederung, so entsprechen diese oftmals der physiologischen Wirksamkeit in einem anderen Bereich des Organismus. Die für die Nerven- oder auch die Sinnesorganisation typische Wesensgliederwirksamkeit kann am „falschen Ort" auftreten und dadurch zur Krankheit führen.

Krankheit entwickelt sich dann durch *Dislokation physiologischer Prozesse* an einen *unphysiologischen Ort.*

Skleroseerkrankungen entstehen durch die Dislokation einer für das Nervensystem typischen Wesensgliederwirksamkeit an einem „falschen Ort". Diese kann z. B. zur Atherosklerose des Gefäßsystems führen. Eindrucksvoll ist in diesem Zusammenhang die Mediasklerose Mönckeberg, die zu einer dislozierten Knochenbildung im Gefäßbereich, also am falschen Ort, neigt [→ XVI. 7.2.1 Morbus Mönckeberg]. Kommt es in gleicher Weise zu einer Dislokation der für die Sinnesorganisation typischen Wesensgliederwirksamkeit, so entwickelt sich – wie in [→ XVIII. Onkologie] ausführlich dargestellt – das *Karzinom*, das sich an den epithelialen Grenzflächen des Organismus (auch den eingestülpten, wie z. B. der exokrinen Drüsenorganisation des Pankreas) entwickelt.

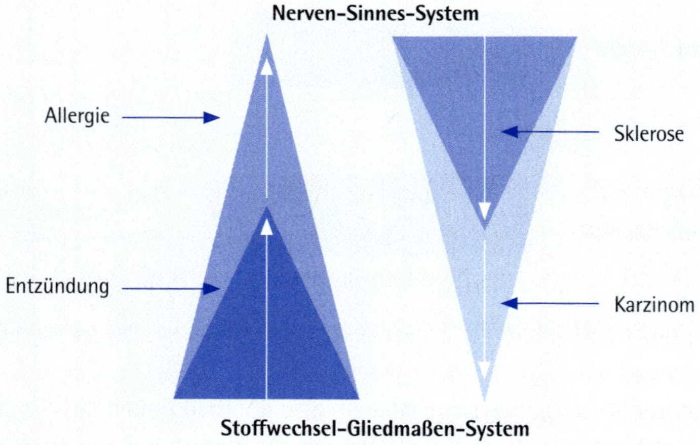

Vier Krankheitsprozesse unter dem Gesichtspunkt der Dreigliederung des menschlichen Organismus[4]

Umgekehrt führt die Dislokation der Qualitäten des Stoffwechsel-Gliedmaßen-Systems zu den *entzündlichen Krankheitsbildern.* Erreichen entzündliche Stoffwechselprozesse die Grenzflächen des Organismus, so entstehen *allergische Erkrankungen.* Bei diesen ist das normale Wahrnehmen der Sinne durch die begleitende, entzündungsverwandte allergische Reaktion verändert und eingeschränkt. Stoffwechselprozesse dringen in das Sinnessystem vor.

Kommt es zu einer *Dominanz des Nervensystems* „am falschen Ort", so entstehen *Skleroseprozesse*. Entwickelt sich ein Wesensgliederwirken, wie es für die Sinnesorganisation charakteristisch ist, so entsteht das *Karzinom* [→ XVIII. Onkologie].
Umgekehrt können Prozesse des *Stoffwechsel-Gliedmaßen-Systems* ihren physiologischen Ort verlassen und zu *entzündlichen Krankheitsbildern* führen. Dringen sie weiter in die Peripherie bis in die Sinnesorganisation, so entstehen *allergische Erkrankungen* [→ VIII. Akute und chronische Entzündung – Von der Diagnose zur Therapie].

Im *mittleren Menschen* begegnen sich die beiden Erkrankungstendenzen der Verhärtung und entzündlichen „Auflösungsprozesse". Ein Beispiel hierfür sind die Gerinnungs- und Fibrinolyseprozesse im rhythmisch bewegten Blut: Es wechselwirken die Gerinnungs- und damit die Sklerosetendenz mit der auflösenden Qualität der Fibrinolyse.

Polare Wirksamkeiten konstituieren den menschlichen Organismus. Von ihrem regulären Zusammenspiel hängen die *Gesundheit* des Menschen und damit die *Entfaltungsmöglichkeit der Individualität* ab. Ungleichgewichte fordern die ausgleichende Wirksamkeit des entgegengesetzten Pols.
Zu jeder *Erkrankungstendenz* ist ein *heilender, salutogenetischer Prozess* im menschlichen Organismus aufrufbar. Einer umfassenden Therapie obliegt es, diesen *nicht* als weitere *Krankheitserscheinung* zu *missdeuten*, sondern *aktiv* in den *Heilungsprozess einzubeziehen* und durch die verschiedenen Behandlungsverfahren zu unterstützen.

2.1 Die vier Krankheitsprozesse vor dem Hintergrund der Dreigliederung

Die beschriebenen vier Krankheitsprozesse stehen miteinander in Beziehung und stellen sich vor den Hintergrund der Dreigliederung. Die akute Entzündung kann grundsätzlich ausheilen. Hierbei überwindet der Organismus eine Fremdqualität. Anderenfalls entwickelt sie sich zur *chronischen Entzündung*. Diese steht in einer diagnostisch wie therapeutisch wesentlichen Beziehung zur *Sklerose* und zum *Karzinom* [→ VIII. Akute und chronische Entzündung – Von der Diagnose zur Therapie; → XVIII. Onkologie]. So stellt sich z. B. die Atherosklerose als chronischer Entzündungsprozess dar, die chronische Hepatitis führt zur Zirrhose und damit ebenfalls zu einer Skleroseerkrankung. Auf der anderen Seite ist die chronische Entzündung mit der Karzinogenese verbunden. So begünstigen die chronische Hepatitis, die chronische Pankreatitis etc. das Karzinom [→ XVIII. Onkologie]. Dominieren die Qualitäten des Nervensystems in der chronischen Entzündungsphase [→ Abb.], so entwickelt sich die Sklerose bis zur granulomatösen Fremdkörperreaktion, die histomorphologisch ein Abbild der sphärischen Kopfform entstehen lässt. Kommt es demgegenüber zur dominanten Wirksamkeit des Sinnes-Systems, so entsteht auf dem Boden der chronischen

Entzündung das Karzinom [→ XVIII. Onkologie]. Die *Entzündung* trägt also einen *dualen Charakter*: Einerseits kann sie als akute Entzündung eine Fremdqualität überwinden und damit heilend wirken, andererseits wird sie als chronische Entzündung zum Krankheitsprozess, indem entweder die Qualitäten des Nerven- oder des Sinnessystems ihren Verlauf dominieren. Dabei ist die akute Entzündung durch umfangreiche Abbauprozesse gekennzeichnet. Die chronische Entzündung führt zwar auch zur Strukturzerstörung, zeigt aber durch Proliferation (chronisch proliferative Entzündung), Bindegewebs-, Granulom- und Kapselbildung pathologische „Aufbauprozesse". Entsprechend gehört die akute Form zur abbauenden Tagesphase, die chronische mehr zur aufbauenden Nachtphase der Entzündung [→ VIII. Akute und chronische Entzündung – Von der Diagnose zur Therapie].

Die *akute Entzündung* wird ebenfalls durch das Nerven-Sinnes-System moduliert: Als akut entzündlicher Stoffwechselprozess braucht sie die mit dem Nerven-Sinnes-System zusammenhängende neuroimmunologische Modulation und Gestaltung. Die funktionelle Dreigliederung des gesamten Organismus findet sich also auch im kleinen Abbild wieder, indem jeder Prozess im Stoffwechsel-Gliedmaßen-System seine rhythmische Zeitgestalt (Rhythmisches System) und seine Formung und Modulation (Nerven-Sinnes-System) erfährt. In vielfältiger Weise sind neuroimmunologische Regulationen als Metamorphosen des Nerven-Systems in der akuten Entzündungsphase nachweisbar.

Kommt es demgegenüber zu einer Dominanz von Sinnesfunktionen in entzündlichen Stoffwechselprozessen, so entwickeln sich die *allergischen Reaktionen*. Diese sind ganz auf die Außenwelt ausgerichtet, nehmen über das immunologische „Erkennen" eine antigene Außenqualität sinnesorganartig wahr und führen zur allergisch-entzündlichen Reaktion. Der allergisch-entzündliche Stoffwechselprozess ist nicht mehr „abgeschlossen" und auf den Organismus zentriert, sondern öffnet sich sinnesorganähnlich nach außen. Diese Qualität ist besonders bei den IgE-vermittelten allergischen Sofort-Reaktionen nachweisbar (zu den anderen Typen allergischer Reaktionen [→ IX. Pneumologie]). Rudolf Steiner charakterisierte bei der Einführung des anthroposophischen Arzneimittels zur Therapie des Heuschnupfens (Citrus/Cydonia) die Pollinosis unter dem Gesichtspunkt des dominanten Sinnesprozesses:

„Dadurch, dass der Sinnesprozeß nicht in genügender Weise durch den Stoffwechselprozeß paralysiert ist, dass der Sinnesprozeß in der Peripherie präponderierend bleibt, haben wir den Menschen ausgesetzt ... den Einflüssen seiner Umgebung, die gerade günstig sind beim Blühen der Gramineen."[5]

Exkurs

Entsprechend unterscheiden sich auch die zellulären Elemente der entzündlichen und allergischen Reaktionen. Gegenüber der akuten eitrigen Entzündung mit ihrer Beziehung zu den Granulozyten sind die allergischen Reaktionen mit den Mastzellen verbunden. Mastzellen entstehen im Knochenmark aus pluripotenten Stammzellen (CD34+, CD117+)[6] und erreichen als Vorläuferzellen über das Blut vor allem die außenweltnahen Gewebe wie Haut und Schleimhäute, wo sie ihre endgültige Reifung erfahren. Aber auch in den parenchymatösen Organen sind sie – wenn auch in geringerer Anzahl – anzutreffen. Sie enthalten in ihren Granula eine Vielzahl von Inhaltsstoffen, u. a. biogene Amine wie Histamin und Serotonin, Heparin und Proteasen etc. Damit gehören die in den peripheren Geweben erst ausreifenden Mastzellen zu den sich nach außen öffnenden Stoffwechselprozessen, während die klassischen Entzündungszellen sich den in das Innere des Organismus eingedrungenen oder dort entstandenen Fremdqualitäten zuwenden.

Allergische Reaktionen beziehen sich auf eine antigene Fremdqualität der Außenwelt. Wird der eigene Organismus des Menschen sich selber „fremd", so entstehen „allergische" Reaktionen im Sinne der *Autoimmunerkrankungen*. Diese finden sich besonders beim Menschen und nicht oder selten im Tierreich. Sie haben einen Bezug zur Ich-Organisation: Ist deren integrierende Funktion im menschlichen Organismus eingeschränkt, so können sich Prozesse des Nerven-Sinnes-Systems oder auch Stoffwechsel-Gliedmaßen-Systems autonomisieren und zu Autoimmunerkrankungen führen. Diese differenzieren sich in die „Bindegewebserkrankungen" der *Kollagenosen* (autonomisierte Prozesse des Nerven-Sinnes-Systems) und die mit dem Blut verbundenen *Vaskulitiden* (Autonomisierung im Stoffwechsel-Gliedmaßen-System). Beide großen Krankheitsgruppen weisen ihrerseits ein Spektrum von Erkrankungen auf, das sich vor den Hintergrund der Dreigliederung stellt [→ XXIX. 6.10 Vaskulitiden; → 6.11 Kollagenosen].

2.2 Wirksamkeit der Wesensglieder in den vier Krankheitsprozessen

Die vier Krankheitsprozesse entstehen durch unterschiedliche Wesensgliederwirksamkeiten. In der *Sklerose* kommt es zu einer zum Nerven-Sinnes-System orientierten Wirksamkeit: Die Ich- und astralische Organisation richten sich zum Bewusstsein aus, die Lebensprozesse der ätherischen Organisation erstarren in der Verdichtung und Sklerose. Allen *Skleroseprozessen* des Patienten (z.B. Arteriosklerose, Lungenemphysem, Leberzirrhose etc.) liegt diese Wesensgliederwirksamkeit zugrunde. Aus ihr ergibt sich eine erste therapeutische Orientierung: Skleroseerkrankungen brauchen die Verstärkung der Bewegung und der durchwärmenden Prozesse des Stoffwechsel-Gliedmaßen-Systems.

Demgegenüber lösen sich die astralische und die Ich-Organisation bei der *Karzinomerkrankung* von der ätherischen sowie physischen. Die Wesensglieder orientieren sich nicht zum wachen Bewusstsein, sondern der Sinneswahrnehmung entsprechend zum Umkreis [→ XVIII. 2.2 Karzinogenese und die Dreigliederung des Organismus]. Die Sinneswahrnehmung ist nur vordergründig wachbewusst und gedankendurchdrungen. Im „gedankenlosen" Beobachten wird man auf das träumend-schlafende Wahrnehmen in der Sinneswelt aufmerksam, dass durch die Gedanken erhellt werden kann. So nehmen wir viel mehr wahr, als uns bewusst ist. Das Wahrnehmen hat demzufolge nicht mehr den Wachheitsgrad der Gedankenwelt, sondern wird zu einem träumenden Schlafen oder schlafenden Träumen (Steiner[7]). Diese Wesensgliederkonstellation liegt der Karzinogenese zugrunde, die das Kapitel [→ XVIII. Onkologie] ausführlich beschreibt.

In der *Entzündung* findet sich eine dynamische Aktivität der Wesensglieder, die in den intensiven Stoffwechselprozessen wirken. Jedoch besteht ein wichtiger Unterschied zu den Sklerose- und Karzinomerkrankungen. Diese führen jeweils zu organischen Veränderungen, also zur Sklerose der Gefäßwand oder zur pathologischen „Organbildung" des Tumors, der schließlich als konsumierender „Organismus im Gesamtorganismus" die Tumorkachexie bewirkt. Demgegenüber lösen die entzündlichen Prozesse bestehende Strukturen auf, führen nicht in die Organbildung, sondern in die -auflösung.

Erreichen diese Stoffwechselprozesse die Peripherie, so öffnen sie sich sinnesorganartig dem Umkreis und es entstehen *allergische Prozesse*. Während das Karzinom zu einer umkreisoffenen Organbildung führt, so die Allergie zu entzündungsartigen, zum Umkreis orientierten Stoffwechselprozessen.

Hinsichtlich der Lebensprozesse ergibt sich eine weitere Polarität: Skleroseprozesse leiten in ihren proliferativen Aspekten (z. B. Kollagensynthese) zu pathologischen Aufbauprozessen. Das Karzinom kennzeichnet eine u. U. massive Proliferation und damit Aufbauprozesse (im Unterschied zur Tumorkachexie des Gesamtorganismus). Die Entzündung geht dagegen mit erheblichen abbauenden Stoffwechselprozessen einher. Damit gehören die sklerosierenden und karzinomatösen Krankheitsprozesse zur krankheitsbedingt veränderten aufbauenden Nachtphase, die akut entzündlichen und allergischen Prozesse zur abbauenden Tagesphase [→ Abb.].

Die abbauende Wesensgliederwirksamkeit in den entzündlichen sowie allergischen Prozessen bedarf der ständigen „Substratbereitstellung" und damit aufbauender Stoffwechselprozesse. So benötigen die Stoffwechselprozesse energiereiche Substrate. Insofern liegt der Tagesphase abbauender Stoffwechselprozesse eine ätherisch aufbauende Qualität zugrunde. Die abbauend wirkende Flamme bedarf des Holzes, dass in den aufbauenden pflanzlichen Lebensprozessen der Photosynthese aus dem Sonnenlicht und der Luft entstand. So auch im menschlichen Organismus: Die abbauenden Stoffwechselwege verlangen ihre aufbauenden und substratbereitstellenden Lebenswege.

2.3 „Tages- und Nachtwirksamkeit" der Wesensglieder in den Erkrankungen

Auch bei den Krankheitsprozessen finden wir eine „Tages- und eine Nachtphase": Die Tageswirksamkeit der Skleroseprozesse besteht z. B. in einer Dominanz des Bewusstseins mit seelischer Anspannung und funktioneller Verhärtung im Organismus (der Muskeltonus steigt an, auch die Gefäßmuskulatur kann zur Vasokonstriktion führen). Umgekehrt vermag eine „Unterfunktion" des Stoffwechsel-Gliedmaßen-Systems z. B. durch anhaltende sitzende Tätigkeit zum metabolischen Syndrom und damit funktionellen Skleroseprozessen zu führen.

Die Entwicklung einer organischen Sklerose mit z. B. atherosklerotischen Wandveränderungen und ggf. einer Gefäßwandverkalkung geht über die funktionellen Veränderungen hinaus. Diese Wandveränderungen entstehen, wenn sich die salutogenetische Aktivierung des Stoffwechsel-Gliedmaßen-Systems, z. B. im Sinne einer Entzündung, erschöpft und in die chronische Inflammation verwandelt. Dann kommt es in einer „unbemerkten" Nachtphase der Erkrankung zur sklerosierenden Organmanifestation. Ähnliches gilt für das Karzinom: Der zunächst funktionellen, sinnesorganartigen Wesensgliederwirksamkeit folgt schließlich die organische Karzinomentwicklung. Für die Entzündung und auch die allergischen Erkrankungen gelten ähnliche Gesichtspunkte: Der entzündlich-durchwärmenden Tageswirksamkeit folgt die aufbauende Nachtwirksamkeit der Heilungsphase. Die Entzündung vermittelt als „salutogenetischer" Prozess in ihrer „Nachtphase" die heilende und aufbauende Wesensgliederwirksamkeit im Organismus.

2.4 Das Wesen der Infektionskrankheiten

Infektionserkrankungen gelten als „erworben" und scheinen sich deswegen nicht den beschriebenen Zusammenhängen einzuordnen. Die typologische Betrachtung [→ 1. Grundlagen zum Krankheitsverständnis in der Anthroposophischen Medizin] führt allerdings auch hier zu einem mehrdimensionalen Verständnis.

Ursprünglich galt die Kausalbeziehung zwischen Erreger und Organismus: Der Erreger „verursacht" die Erkrankung. Bereits der Hinweis auf wirtsspezifische Faktoren macht deutlich, dass diese Monokausalität die Infektionserkrankung nicht ausreichend beschreibt, da sie auf die individuelle Disposition des Menschen keine Rücksicht nimmt. Es bedarf einer *Disposition*, damit die Erkrankung entsteht. Wir kennen unterschiedliche Faktoren, welche diese Disposition bestimmen. Sie reichen von der organischen Ebene (z.B. organische Ursachen rezidivierender Harnwegsinfekte) über die immunologische Kompetenz bis zu deren Abhängigkeit vom seelisch-geistigen Wesen des Menschen (Psychoneuroimmunologie). Damit stellt sich der Erreger-Erkrankungs-Kausalität die Disposition zur Seite. In gewissem Sinne scheint diese erst die Erkrankung möglich zu machen und gilt von daher als „die eigentliche Erkrankung". Die beschriebene Dislokation in der Wesensgliederwirksamkeit bestimmt also die Erkrankung und führt aufgrund der bestehenden Disposition zu Bedingungen, die mikrobielle Prozesse zulassen. Überwindet die Entzündung diese Erkrankungsdisposition nicht, so entwickelt sich in der ggf. folgenden chronischen Inflammation ein Bild von der ursprünglich bestehenden, krankheitsspezifischen Wesensgliederkonstellation. So weist die Leberzirrhose mit ihren Skleroseprozessen auf die bereits initial bestehende Dominanz des Nerven-Sinnes-Systems [→ XXIV. 3.4 Leberzirrhose].

Der von den Wesensgliedern nicht mehr physiologisch ergriffene Organismus ist als spezifische *Disposition* die Voraussetzung für den Übergang von der mikrobiellen *Kontamination* zur *Infektion.*

Bakterien, Viren und Pilze verlangen vor diesem Hintergrund eine weitere Charakterisierung. Wir beschreiben zunächst den einzelnen Mikroorganismus und richten auf diesen die antimikrobielle Therapie aus. Darüber hinaus gehören die einzelnen Erreger zu einer größeren Gesamtheit gleichartiger Erreger, bilden also einen komplexeren Zusammenhang mit Vermehrungs- und weiteren Lebensprozessen. Dazu zählen auch die Virulenzeigenschaften und Pathogenitätsfaktoren. Für die Erreger von Harnwegsinfekten sind Fimbrien/Pili und nicht fimbrielle Adhäsine für die Adhärenz am Uroepithel erforderlich.[8] Weitere Pathogenitätsfaktoren ermöglichen die Internalisation in das Uroepithel. Schließlich gehört die Toxinbildung, die bis zum Untergang von Uroepithelzellen führen kann, zu den pathogenetisch relevanten Stoffwechselprozessen. Diese werden nun durch ein gesetzmäßiges Prinzip strukturiert, das sie „in Richtung Infektion" koordiniert. Also müssen wir von einem immateriellen Virulenzprinzip ausgehen, das sich in den mikrobiellen Prozessen realisiert.

Indem der Organismus durch die veränderte Wesensgliederwirksamkeit die erregerspezifischen „Lebensbedingungen“ schafft, besteht ein innerer Zusammenhang zwischen dem Wesen der Erkrankung und ihrem „Erreger“, der mit der wirtsspezifischen Disposition sein notwendiges „Biotop“ findet. Möglicherweise entstehen durch dieses „Biotop“ Bedingungen, die zur Desintegration pathogenetisch relevanter Erreger aus dem Gesamtorganismus des mikrobiellen Milieus und ihre unphysiologische Vermehrung bis hin zur Resistenzbildung durch die antimikrobielle Therapie führen.

Unter diesem Aspekt müssen wir bei *Infektionserregern* zwischen deren *pathogenetischer Bedeutung* und deren *Indikatorfunktion* für die bestehende *Disposition* des Menschen unterscheiden.

Eine pathogenetisch orientierte antimikrobielle Therapie begegnet der Virulenz der Erreger und wirkt hier segensreich. Sie verändert allerdings nicht die Disposition und damit das eigentliche Wesen der Erkrankung. Deshalb bedarf es der weiteren Therapie, die sich einerseits auf die salutogenetisch intendierte Entzündung, andererseits auf deren Heilungsphase und damit die physiologische Reintegration der Wesensglieder bzw. der „Überwindung der Disposition“ bezieht.

Ansteckung hat unter diesen Gesichtspunkten ebenfalls mehrere Aspekte. Die mikrobielle Ebene führt über den Erregerkontakt zur Kontamination und potenziell auch zur Infektion. Dafür ist die Disposition, also die krankheitspezifische Wesensgliederkonstellation erforderlich. Diese kann u. U. durch Angleichung der Wesensgliederwirksamkeit an diejenige der Erkrankten entstehen. Rudolf Steiner stellte für diese Form der „Ansteckung“ das Beispiel eines Menschen dar, der traurig von einem Schicksalsschlag berichtet und zur mitfühlenden Anteilnahme seines Gesprächspartners führt.[9] Angst vor Ansteckung desintegriert die sich zurückziehenden Wesensglieder und bereitet unter diesem Gesichtspunkt die Infektion eher vor, als dass sie diese verhütet. Der Mut des Heilens (und nicht die Furcht) gehört auch aus diesem Grunde zu den wesentlichen Qualitäten der Patienten-Arzt-Beziehung [→ XXXIII. 2. Ethische Grundlagen ärztlicher Tätigkeit].

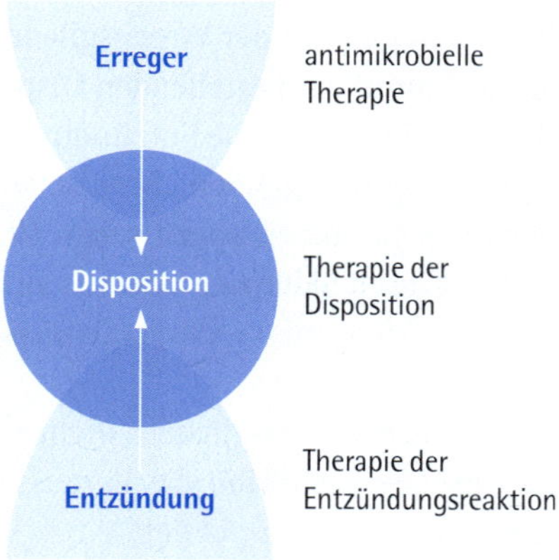

Drei Therapieziele infektiöser Erkrankungen

Der *dynamischen Betrachtungsweise* von *Krankheits- und Gesundungsprozessen* liegt eine gegenwärtig ungewohnte Methodologie zugrunde, die Rudolf Steiner in seinem frühen Werk „Grundlinien einer Erkenntnistheorie der Goetheschen Weltanschauung“[10] ausführlich charakterisierte. Das übliche *kausalanalytische Erkennen* bezieht beobachtbare Ereignisse im Sinne eines Ursache-Wirkungszusammenhanges (Kausal-Nexus) aufeinander. Es handelt sich um eine Betrachtungsart, die der unorganischen Natur angemessen ist, gegenüber der organischen allerdings versagen muss.

Ein *Organismus* lässt sich demgegenüber *nicht kausalanalytisch* betrachten. Seine *komplexen Prozesse* weisen auf ein „*Wechselursachenverhältnis*“[11], indem das „*Bewirkte*“ zugleich zum „*Bewirkenden*“ wird.

So kodiert die DNA Enzyme, die sie als DNAsen wiederum abbauen können. Eine typologische, das Ganze ideell umfassende Betrachtungsweise ist also erforderlich. Die Medizin trägt vielfach kausalanalytisches Denken, das für die Charakterisierung der unorganischen Welt seine Berechtigung hat, in den Bereich des Organischen. Den dadurch beschreibbaren Zusammenhängen verdanken wir wesentliche Fortschritte, genauso aber auch die deutlichen Einschränkungen, die aus dem Wesen des Menschen einen reparaturfähigen Mechanismus werden ließen. Die typologische Betrachtung erkennt demgegenüber die „gestaltartig“ zu erfassende Wirksamkeit z. B. des Nerven-Sinnes-Systems und findet sie verwandelt wieder im Krankheitsprozess am „unphysiologischen Ort“.

Krankheit ist *kontexthaft* zu verstehen und *nicht allein auf kausalanalytische Zusammenhänge* zu reduzieren. Dadurch ergeben sich erweiterte therapeutische Optionen.

3. Die Anamnesefragen

3.1 Leitgedanken

Die Wesensglieder sind in differenzierter Weise miteinander verbunden. Ihr Verhältnis zueinander unterscheidet sich im Wachen vom Schlafen, verändert sich während der diversen Tätigkeiten des Tages, die einmal mehr das Bewusstsein, das andere Mal die Handlungsaktivität betonen, und nimmt eine charakteristische Konstellation im Zusammenhang mit den unterschiedlichen Erkrankungen des Menschen an.

Exkurs

Betrachtet man ein *staunendes Kind*, dessen ganze Aufmerksamkeit dem bewunderten Gegenstand oder Vorgang zugewandt ist, so findet man häufig einen Gesichtsausdruck mit leicht geöffnetem Mund, der einem selbstvergessenen, wie schlafenden Menschen entspricht. Das im aufmerksamen Beobachten ganz gefesselte Ich ist vollständig bei dem Gegenstand, vergleichsweise außerhalb des eigenen Leibes und restlos dem Wahrnehmen hingegeben. Wird dann das Kind aus seiner Selbstvergessenheit geweckt und gerufen, so erwacht es wieder in seinem normalen „Alltagsbewusstsein" und ist erneut „anwesend". Das Ich des Menschen geht mit jedem intensiven Wahrnehmen weit in die Peripherie und lebt mehr bei dem Gegenstand als „bei sich selbst". Es ist die Geste des Einschlafens, die sich hier in kleinem Abbild wiederfindet und das Wahrnehmen begleitet. Umgekehrt gleicht das „Wieder-zu-sich-Kommen" dem Aufwachen, indem der Mensch die nur wahrnehmende Tätigkeit verlässt und Selbstbewusstsein entsteht. Rudolf Steiner charakterisierte die Begegnung mit einem anderen Menschen in ähnlicher Weise.[12] Beim intensiven Zuhören muss sich die Aufmerksamkeit ausschließlich dem Inhalt des von dem anderen Dargestellten zuwenden. In diesem Augenblick, in dem auch die eigenen kommentierenden Gedanken schweigen, ist das Ich ganz dem anderen Menschenwesen hingegeben, hat von sich selbst losgelassen und lebt vollständig in der Tätigkeit des Anderen. Es ist ein im Alltagsleben kaum bemerkbares Sich-Verbinden mit dem anderen Menschen, das einem kurzen „Einschlafen" gleicht. In jeder Menschenbegegnung übertritt man in kurzen Augenblicken diejenige Schwelle, die im Tageslauf den Übergang von Wachen und Schlafen charakterisiert. Erwachen dann die eigenen Gedanken und bewerten das vom Anderen Dargestellte, ist diese Welt wieder verlassen und – ähnlich dem erwachenden Kind – das Selbstbewusstsein entstanden.

Den schnell sich verändernden Wirksamkeiten der Wesensglieder stehen andere gegenüber, die länger andauern und damit die Konstitution des Menschen bedingen. Auch hier lenken verschiedene Beobachtungen die Aufmerksamkeit auf das unterschiedliche Wirken der Wesensglieder.

Beobachtet man Patienten während des Schlafens, so entsteht manchmal der Eindruck, als läge vor einem ein vom Leben bereits verlassener Leib. Erst die Atemzüge und Bewegungen während des Schlafens bezeugen, dass es sich nicht um einen Gestorbenen handelt. Wie anders ist demgegenüber das rosige, warme und Zufriedenheit ausstrahlende Gesicht eines schlafenden Kindes! Hier gewinnt man unmittelbar den Eindruck, wie Lebenskräfte wiederherstellend und aufbauend am physischen Körper tätig sind. Offenbar sind in diesen Eindrücken eine unterschiedliche Verbindung des ätherischen mit dem physischen Leib zu erfahren. Diese lässt sich in vielen anderen *Beobachtungen* und *anamnestischen Angaben* weiter differenzieren. Auch die Verbindung des Seelischen mit dem lebenden Organismus ist an vielen Phänomenen, die nun die Bewusstseinswelt des Menschen betreffen, beurteilbar. Auf das Wirken des Ich im Seelischen weisen schließlich Beobachtungen, die z. B. seine geistige Präsenz in den Seelenfähigkeiten des Denkens, Fühlens und Wollens beschreiben.

3.2 Das starke und schwache Eingreifen der oberen Wesensglieder

Rudolf Steiner gab 1920[13] wesentliche Hilfestellungen zum Erfassen des differenzierten Wirkens der Wesensglieder durch die sogenannten Anamnesefragen [→ Tab.]. Diese beziehen sich auf ein starkes oder schwaches Eingreifen der Wesensglieder. Was ist mit diesen Polaritäten gemeint?

Im menschlichen Organismus findet sich ein *polares Wirken der Wesensglieder* in der Nerven-Sinnes- und der Stoffwechsel-Gliedmaßen-Organisation und damit schwerpunktmäßig im oberen und unteren Menschen [→ II. 2.3 Polare Wirksamkeit der Wesensglieder im dreigliedrigen Organismus]. Im oberen Menschen wendet sich das Wesen dem Bewusstsein zu, während es sich im unteren willenshaft verwirklicht. Selbstbewusstes Erleben und die schlafähnliche Selbstvergessenheit in der Willenstätigkeit stehen sich gegenüber.

Die *Wesensglieder* befreien sich im *oberen Menschen* von der *Körperlichkeit*, um das *Bewusstsein* entstehen zu lassen. Sie verbinden sich mit ihr im *unteren Menschen* („Unterleib") in der *Entfaltung des Willens*. Diese Tätigkeit ist *schlafähnlich der unmittelbaren Wahrnehmung* entzogen.

Wirken die Wesensglieder entsprechend dem *Stoffwechsel-Gliedmaßen-System* und ergreifen unmittelbar den Organismus, so liegt ein *starkes Eingreifen* vor. Ziehen sie sich aus dieser Wirksamkeit zurück und nehmen zunehmend eine Konstellation an, wie sie im *Nerven-Sinnes-System* physiologisch ist, so besteht ein *schwaches Eingreifen*.

Das *starke Eingreifen* der *Ich-Organisation* führt zu einer ordnenden Wirksamkeit und einer hochgradigen Regulation der vegetativen Funktionen am Tage und einem entsprechend starken Loslassen im Nachtschlaf.

3.3 Der Fragenkatalog

Rudolf Steiner stellte anamnestisch zu erhebende Fragenkomplexe vor, die auf die unterschiedliche Wirksamkeit der Wesensglieder hinweisen. Die nachfolgend angeführten konkreten Formulierungen entwickelte und evaluierte auf dieser Grundlage die Arbeitsgruppe um Matthias Kröz[14] (Havelhöher Konstitutionsfragebogen (HKF)).

3.3.1 Erster Fragenkomplex: Das Wachstumsverhalten

- „Waren Sie in Ihrer Schulklasse eher bei den kleinen oder eher bei den großen Kindern?"
- „Waren Sie als Kind eher schlank oder eher beleibt?"

Ein erster Fragekomplex bezieht sich auf das *Wachstumsverhalten* des Patienten. Er gibt Auskunft über das Wirken des ätherischen Leibes im Verhältnis zu dem physischen Leib. Hat sich eine kleinwüchsige Gestalt entwickelt oder ist eine hochaufgeschossene, eher feingliedrige Gestalt entstanden? Es erschließt sich, wie die Konstitution des physischen Leibes mit inneren Qualitäten des Menschen zusammenhängt.

Besonders deutlich lassen sich diese Unterschiede in der *Kindheit* beobachten. So steht beispielsweise das schnell wachsende, eher feingliedrige und zierliche Kind dem durch rundlichere Formen bestimmten gegenüber.

Die *feingliedrige Konstitution* geht häufig mit einer *Wachheit* und *Sensibilität* für die *Umwelt* einher.

Alles, was um ein solches Kind geschieht, nimmt es fein empfindend wahr. Es erscheint vergleichsweise als ein großes Sinnesorgan und betont damit denjenigen Aspekt der kindlichen Konstitution, der ohnehin im Kindesalter dominiert.

Das Kind mit *rundlicheren Formen* zeigt demgegenüber ein ganz *anderes Seelenleben.* Es ist häufig *fantasiebegabt,* braucht *wenig Anregungen von außen* zu seinem *Spielen* und lebt mitunter lange Zeit in seiner *eigenen Welt.*

Rudolf Steiner charakterisierte den Zusammenhang zwischen Bewusstseinsentwicklung und der Leibesform, indem er darauf hinwies, wie eine zu starke gedankliche Abstraktion mit einem Wirken der Wachstumskräfte einhergeht, das zu grazilen und feingliedrigen Proportionen führt. Umgekehrt begünstigt ein fantasievolles Seelenleben einen rundlicheren Gestalttypus.

„Muten wir ... dem Gedächtnis zuviel zu, dann machen wir den Menschen innerhalb gewisser Grenzen zum schmalaufschießenden Wesen. Und muten wir der Phantasie zuviel zu, dann halten wir den Menschen in seinem Wachstum zurück.“[15]

Das Wirken des ätherischen Leibes in den Wachstumsprozessen des physischen Leibes steht in Zusammenhang mit der Metamorphose von Lebenskräften zu denen des Denkens [→ II. 2.2.1 Das Nerven-Sinnes-System].

Im Weiteren erkundigte man sich – so Steiner – nach der Wachstumsdynamik „... ob im Jugendalter der Betreffende langsam oder schnell gewachsen ist, das heißt, ob er lange klein geblieben ist oder ob er in verhältnismäßig jungen Jahren schon hoch aufgeschossen war und später dann mit dem Wachsen zurückgeblieben ist. Alle diese Dinge weisen auf dasjenige hin, was man nennen könnte Verhalten des ätherischen Leibes, also sagen wir der funktionellen Äußerungen des Menschen zu seinem physischen Leibe.“[16]

Ein wesentlicher Gesichtspunkt bezieht sich auf das *Alter* des Patienten. Rudolf Steiner erwähnte hier dessen Bedeutung für die Behandlung, „denn die Therapie ist im hohen Grade von dem Alter des Patienten abhängig“.[17] Im Weiteren kann man das Alter auch auf die äußere Erscheinung des Patienten beziehen. Erscheint diese z. B. „jünger“ oder „älter“, als es das numerische Lebensalter vermuten ließe?

Hilfreich ist es hier, sich beispielsweise die typischen Eigenschaften der äußeren Erscheinung eines *Kindes* Unterschied zu mit denjenigen eines *alten Menschen* zu verdeutlichen. Den rundlichen, konvexen Formen des Kindes stehen die zum Konkaven, Hohlwangigen neigenden des alten Menschen gegenüber. Auch die Beschaffenheit der jungen Haut gegenüber der manchmal pergamentartig dünnen, runzelig gewordenen und ohne deutliches subkutanes Fettgewebe imponierenden Haut des alten Menschen sowie des Greises geben ein deutliches Erlebnis vom unterschiedlichen Wirken des ätherischen Leibes in der physischen Organisation. Beim Kind sind in den beschriebenen Erscheinungen die noch im Organischen wirkenden Lebenskräfte der denkenden Betrachtung zu erfahren, während diese beim alten Menschen den Ort organischen Wirkens verlassen haben und zu Kräften des Bewusstseins wurden. Das ganz andere Seelenleben des alten Menschen erscheint in Zusammenhang mit dieser Metamorphose von Lebens- in Bewusstseinskräfte.

3.3.2 Zweiter Fragenkomplex: Traum und Schlaf

- „Haben Sie Einschlafprobleme?"
- „Neigen Sie zu einem unruhigen Schlaf?"
- „Fühlen Sie sich morgens ausgeschlafen?"
- „Erinnern Sie sich zu träumen?"

Ein nächster anamnestisch zu erfragender Bereich betrifft das *Traumverhalten* und den *Schlaf* des Patienten. Die normale Sinneswahrnehmung setzt ein starkes Eingreifen der oberen Wesensglieder in den Wahrnehmungsprozess voraus. Wenn der Blick demgegenüber „leer" wird und der betreffende Mensch in ein „Träumen" und leeres „Vor-sich-hin-Starren" verfällt, ist sehr eindrücklich die fehlende Geistesgegenwart und Präsenz des Ich zu erleben. Diese Bewusstseinsgeste steht dem Träumen nahe. Dieses schafft nicht eine konkrete und konturierte Sinneswahrnehmung, vielmehr kann das Träumen einen sinnbildartigen und oftmals auch chaotischen Charakter annehmen. Die oberen Wesensglieder sind nicht mehr intensiv mit dem Organismus verbunden. Man erkennt hierin ein schwaches Eingreifen der höheren Wesensglieder, das sich erst dann wieder normalisiert, wenn die wahrnehmende Tätigkeit der Seele sich mit dem Sinnesorganismus verbindet. „So sollte man nicht vermeiden die Frage an ihn zu stellen, ob er viel oder wenig Traumleben hat.

Wenn ein Patient *viel Traumleben* hat, so ist das für seine ganze Konstitution außerordentlich bedeutend, denn es bezeugt, dass der *astralische Leib* und das *Ich* eine Tendenz haben, eine *eigene Tätigkeit zu entfalten*, also sich nicht allzu stark und nicht allzu eingehend mit dem physischen Leibe beschäftigen wollen, dass also die eigentlich *menschlich-seelischen Bildungskräfte nicht* in das *Organsystem* des *Menschen einfließen*."[18]

Selbstverständlich ist in diesem Sinne darauf zu verweisen, dass man anamnestisch nicht die Intensität und Häufigkeit des Träumens erfragt, sondern ob der Patient sich erinnert oder nicht. In Gruppenuntersuchungen zeigte sich gerade beim Abfragen dieser Nuance eine konsistente (wenn auch schwache) statistische Beziehung zu den anderen Anamnesefragen Rudolf Steiners, die das Konzept der autonomen Regulation begründeten.[19]

Ein *unruhiges Schlafleben* weist auf ein *schwaches Eingreifen* der *oberen Wesensglieder* hin.

Hierzu haben sich Fragen nach „unruhigem Schlaf" und „ausgeschlafen fühlen" in besonderem Maße bewährt.[20] Unruhiger Schlaf weist auf eine niedrige, sich ausgeschlafen fühlen auf eine hohe autonome Regulation hin.

Häufige Einschlafprobleme gehen mit einer niedrigen autonomen Regulation einher.[21,22]

3.3.3 Dritter Fragenkomplex: Trägheit

- „Müssen Sie sich zur Arbeit aufraffen?"
- „Wann am Tag fühlen Sie sich am wohlsten?"
- „Wann würden Sie am liebsten am Morgen aufstehen?"
- „Wie schwer fällt Ihnen das morgendliche Aufstehen?"
- „Sie haben sicher schon etwas gehört von sogenannten ‚Morgenmenschen', die sich morgens am besten fühlen, und ‚Abendmenschen', die sich abends am besten fühlen. Zu welchen dieser Typen würden Sie sich selbst rechnen?"
- „Empfinden Sie sich als geschickt und fingerfertig?"

„Ferner sollte man sich … erkundigen darüber, ob der betreffende Mensch *beweglich*, *fleißig* ist oder ob er zur *Trägheit* neigt. Denn Persönlichkeiten, welche zur Trägheit neigen, haben eine starke innere Beweglichkeit des astralischen Leibes und des Ich. Es kann das paradox erscheinen, aber diese Beweglichkeit wird ja nicht bewusst, sie ist unbewusst. Und daher, weil sie unbewusst ist, ist der betreffende Mensch dann nicht etwa … im Bewusstsein fleißig, sondern er ist im Ganzen träge. Denn das, was ich hier als das Gegenteil von Trägheit bezeichne, ist die organische Fähigkeit, mit seinem höheren Menschen in den niederen Menschen einzugreifen, also von seinem astralischen Leibe und von seinem Ich aus wirklich die Tätigkeit überzuleiten auf den physischen und Ätherleib. Und diese Fähigkeit ist beim Trägen eine sehr geringe.

Der *Träge* ist eigentlich, geisteswissenschaftlich genommen, ein *schlafender Mensch*."[23]

Damit bezieht sich ein weiterer Anamnesefragekomplex auf die Tatkraft des Menschen, in der innerliche, unterschiedlich bewusste Beweggründe und Zielsetzungen zum Ausdruck kommen: Macht es Mühe, sich beispielsweise morgens zu den notwendigen Tätigkeiten aufzuraffen oder geht es „wie von selbst", indem der Mensch sich zu Aktivität gedrängt erlebt? Diese Frage klärt auch, wie leicht ein gedankliches Handlungsmotiv zur Willenshandlung führen kann.

Auch scheint die *Geschicklichkeit* des Menschen auf die Verbindung, die das Seelenleben mit dem Leib und seiner Gliedmaßenorganisation eingeht, hinzuweisen, indem sich gerade in diesen Tätigkeiten ein starkes Eingreifen des höheren Menschen zeigt. Versucht man beispielsweise, mit einem Ball auf einen bestimmten Gegenstand zu zielen, so lässt sich unmittelbar erleben, wie die vorstellungsmäßige Einschätzung der zu überwindenden Entfernung übergeht in ein Erspüren des notwendigen Kraftaufwands und wie dieser sich dann fortsetzt als „Eingreifen des höheren Menschen in den Organismus", kurz: in die dann ausgeführte Tat. Gerade in der Untersuchung von Kindern hat diese Frage nach der Geschicklichkeit eine besondere Bedeutung.

In der erweiterten Version zur autonomen Regulation ist eine zusätzliche Frage zur Fingerfertigkeit: „Empfinden Sie sich als geschickt und fingerfertig?" integrierbar gewesen.[24] In ähnlicher Weise stellt sich, von Rudolf Steiner an anderer Stelle geäußert, die Frage nach der *präferierten Tagesphasenlage* (Morgen- oder Abendmensch) in den Gesamtzusammenhang hinein. Er beschrieb hierzu, dass bei Menschen, die sofort nach dem Aufwachen sich wohl und gut leistungsfähig fühlen (Morgenmenschen), ein starkes Wirksamwerden des Astralischen im Körperlich-Funktionellen besteht. Hingegen läge bei Menschen, die lange Zeit brauchen, um in ihren Leib zu kommen (Abendmenschen), ein schwaches Eingreifen vor.[25] Auch für diese Frage zeigten mehrere Studien eine überzeugende statistische Beziehung zu den anderen Anamnesefragen.[26]

3.3.4 Vierter Fragenkomplex: Die Sichtigkeit

- „Sind Sie eher weit- oder kurzsichtig?"

Als weitere Anamnesefrage wies Rudolf Steiner auf die *Kurz- und Weitsichtigkeit* hin. Auf welche Aspekte bezieht sich diese Frage? So scheint es möglich zu sein, dass Kurz- und Weitsichtigkeit umfassender gemeint sind und mehr meinen als die optischen Fähigkeiten des Auges. Beispielsweise ist der Aufmerksamkeitshorizont der verschiedenen Menschen unterschiedlich weit gespannt. Es gibt Patienten, die jede Einzelheit im Sehraum wahrnehmen und sofort ein neues Bild, das sich z.B. im Raum befindet, bemerken. Andere „sehen" nicht einen riesigen Kristall, der sich auf dem Tisch und damit in ihrer Nähe befindet, und glauben ihn bei einem nächsten Besuch erstmalig zu entdecken. In diesem Sinne kann man von einer „Kurz- und Weitsichtigkeit" der Aufmerksamkeit im Sehraum sprechen.

Der *Wahrnehmungshorizont* spannt sich nicht nur im Sinne der Nähe oder Ferne des Aufmerksamkeitsfeldes aus, sondern ist auch durch die „Blickrichtung" charakterisiert. Diese kann sich nach „außen" oder aber nach „innen" wenden. So gibt es Menschen, die deshalb nicht genügend in der optischen Sinneswahrnehmung leben, weil sie viel stärker in ihrem Blick nach „innen", zur eigenen Innenwelt orientiert sind. Musiker leben oftmals viel stärker im Hörraum und damit in einer bereits mehr nach innen weisenden Sinnesmodalität. Gleiches gilt für diejenigen Menschen, die ein reiches Innenleben entfalten und dadurch nur ungenügend den Sehraum ergreifen.

„*Kurzsichtige Menschen* sind solche, welche ebenfalls eine gewisse *Zurückhaltung* ihres *Ich* und ihres *astralischen Leibes* haben gegenüber dem physischen Leib, und die Kurzsichtigkeit ist gerade eines der wichtigsten Zeichen dafür, dass man es mit einem Menschen, dessen Geistig-Seelisches nicht in das Leiblich-Physische eingreifen will, zu tun hat."[27]

3.3.5 Fünfter Fragenkomplex: Der Zahnbefund

- „Traten bei Ihnen frühzeitig in Jugend oder junger Erwachsenenzeit Zahnschäden auf?"

Mit besonderer Deutlichkeit zeigt die *Zahnentwicklung* den Zusammenhang zwischen Lebens- und Bewusstseinskräften und wird somit zu einem wesentlichen Befund in der schulärztlichen Untersuchung. Unregelmäßigkeiten der Bewusstseinsentwicklung und damit dem Wirksamwerden der höheren Wesensglieder im Organismus spiegeln sich in Gestalt und Gesundheitszustand der Zähne wider.

So ist es denkbar, dass eine *starke Entwicklung der Bewusstseinswelt* zu einer *Schwächung* der *Lebensorganisation* führt, die Ausgangspunkt für *Erkrankungen* der *Zahnorganisation* wird.

Noch ein weiterer Aspekt zeigt sich in dieser Frage. Es ist die Fähigkeit der *Ich-Organisation*, die lebendige Substanz bis in die Mineralisation zu führen. Je stärker dieses Einwirken der Ich-Organisation ist, desto gefestigter und somit auch gesünder sind die Zähne. Diesen Aspekt arbeitete Hans Broder von Laue aus.[28] Es ist bemerkenswert, dass diese Frage, die sich auf viele Jahre zurückliegende Zahnschäden bezieht, dennoch in Zusammenhang mit der aktuellen vegetativen oder autonomen Regulation steht. Der Zahnstatus hat demzufolge nicht nur für die Gesundheit der späteren Jahre, sondern auch für die Konstitution eine Bedeutung.

3.3.6 Sechster Fragenkomplex: Geschmackspräferenzen

- „Haben Sie eher das Bedürfnis nach gesüßten oder nach gesalzenen Speisen?"

Rudolf Steiner wies darauf hin, wie das unterschiedlich starke Wirken der oberen

Wesensglieder mit *Geschmackspräferenzen* zusammenhängt. So gibt es ausgesprochen Salz liebende Patienten, die durch die Auseinandersetzung mit der *Salzqualität* unbewusst ein Lösen des zu starken Wesensgliederwirkens erreichen wollen.

> „Ist [der Patient] gierig auf alles Salzartige, dann hat man es mit einem Menschen zu tun, bei dem eine zu starke Verbindung des Ich und des astralischen Leibes mit dem physischen und dem Ätherleib vorhanden ist."[29]

3.3.7 Siebter Fragenkomplex: Schwindel durch äußere Bewegung des Körpers

- „Neigen Sie zu Drehschwindel?"
- „Neigen Sie zu Schwindel beim Aufrichten oder beim Bücken?"
- „Neigen Sie zu Schwindel beim morgendlichen Aufstehen?"
- „Neigen Sie zu Schwindel beim Blick in die Tiefe?"

„Ebenso sprechen für eine solche starke Affinität die durch äußere mechanische Vorgänge, z. B. durch schnelles Drehen des Körpers, hervorgerufenen Schwindelanfälle", charakterisierte Steiner den Zusammenhang.[30]

Auch bei diesen Anamnesefragen sind *die gemeinte Art des Schwindels* und seine *Auslösemomente* herauszuarbeiten. Der orthostatisch bedingte Schwindel weist in seiner Phänomenologie auf ein schwaches Eingreifen der oberen Wesensglieder [→ XII. Arterielle Hypotonie]. Auch der bei Schiffsreisen eintretende, oftmals mit Übelkeit einhergehende Schwindel entsteht dadurch, dass die Wesensglieder sich nicht mehr im Organismus verankern können. Insofern existieren Bezüge dieser Schwindelarten zum *schwachen Eingreifen der oberen Wesensglieder.* Auf der anderen Seite kann der durch mechanische Drehung hervorgerufene Schwindel auf ein starkes Eingreifen der Wesensglieder hinweisen, die diese äußerlich induzierten Bewegungen des Körpers intensiver erfahren.

Mit der Frage, ob man „bei Drehungen (z. B. Karussellfahrten) zu Schwindel neigt", zeigte sich hierzu passend ein konsistenter Bezug zu hoher autonomer Regulation und damit zu starkem Eingreifen. Offenbar ist in der Tat der *äußere mechanische Auslöser* zu betonen, um den Bezug zum starken Eingreifen sicher zu erfassen. Demgegenüber weist auch die Frage „Neigen Sie zur Reisekrankheit (z. B. Seekrankheit usw.)?" konkordant mit Aufrichteschwindel, morgendlichem Schwindel und Schwindel beim Blick in die Tiefe in Richtung niedriger autonomer Regulation und bezieht sich damit auf die orthostatische Labilität.[31]

3.3.8 Achter Fragenkomplex: Absonderungsprozesse

- „Neigen Sie zum Schwitzen?"
- „Neigen Sie zu Nachtschweiß?"

- „Neigen Sie zu kalten oder kaltschweißigen Händen und Füßen auch in eher warmen Jahreszeiten?"
- „Wie oft haben Sie Stuhlgang?"
- „Nehmen Sie Abführmittel?"

Die *Absonderungsprozesse*, die bei diesen Anamnesefragen im Vordergrund stehen, engte Rudolf Steiner in der betreffenden Darstellung nicht auf einen besonderen Ausscheidungsvorgang ein. Überschaut man die wesentlichen Ausscheidungen des Menschen, so beginnen sie materiell kaum wahrnehmbar mit der *Feuchtigkeitsabsonderung*, der Perspiratio insensibilis, in das Luftelement. Der stärkere Schweißausbruch geht dann über in eine zum Wässrigen gehörende Absonderung.

Die Anamnesefrage „Neigen Sie zum Schwitzen?" ließ sich integrieren. Dabei weist Schwitzen auf eine niedrige autonome Regulation (Regulationsverlust).

Deutlicher erscheint dieser Aspekt noch durch die Integration der Frage zu *Nachtschweiß*. Dieser kann bekanntlich Ausdruck einer B-Symptomatik sein und tritt ansonsten bei über 100 internistischen Erkrankungen auf, ist also ein hoch sensitiver Krankheitsmarker.

Das *profuse Schwitzen* der warmen Haut, das sich meist rumpfnah und damit in den Bereichen der Stoffwechselorganisation entfaltet, zeigt als sogenanntes kongestives Schwitzen Bezüge zu endogenem Regulationsverlust.

Ihm steht das Schwitzen mit *kühlem Schweiß der kalten Akren* gegenüber. Letzteres hat praktisch keine thermoregulatorische Funktion, sondern ist Ausdruck innerer Anspannung, also seelischer Qualitäten. Rudolf Steiner verwies darauf, dass kalte Akren Ausdruck eines schwachen Einwirkens der Ich-Organisation seien.[32] Die kühle und feuchte Hand beim Lampenfieber z. B. während eines Vorspieles macht deutlich, wie die höheren Wesensglieder nicht ausreichend in den Gliedmaßen wirken, die wie kühl und seelenleer, von innen wie schwer beweglich erlebt werden. Als konstitutionelles Merkmal findet sich dieses Wesensgliederwirken vor allem bei jungen, schlanken ergotropen Frauen[33] und kann mit dem Morbus Raynaud assoziiert sein, der bei bis zu 10 % der Frauen, sekundär auch bei Erkrankungen des rheumatischen Formenkreises vorkommt, häufig ebenso bei prämenopausalen Mammakarzinompatientinnen.[34]

Bei diesem schlanken Konstitutionstypus sind der Bewusstseinspol und damit der obere Mensch betont. Das kongestive, diffuse Schwitzen ist dagegen durch die Betonung der Stoffwechselorganisation bei Adipositas, eher bei Männern, im höheren Alter und bei schlechtem Trainingszustand zu beobachten. In beiden Formen des Schwitzens liegt ein *Regulationsverlust* vor, indem die Ich-Organisation den vom oberen bzw. unteren Menschen aus prädominierend wirkenden astralischen Leib nicht ausreichend lenken kann.

Die Ausscheidungen des *Darmes* tendieren eher zur festen Konsistenz.

Alle *Ausscheidungsprozesse* zeigen nun deutliche Abhängigkeiten von dem seelischen Wesen des Menschen und damit von den höheren Wesensgliedern. Die intestinale Motorik ist vom Wachen und Schlafen des Menschen abhängig. Dies zeigt sich eindrucksvoll in Untersuchungen über die harmonikale Rhythmizität des Magens mittels Elektrogastrographie (EGG) und zu den migrierenden motorischen Komplexen (MMC) des Dünndarms – mit Abhängigkeiten sowohl vom Schlafen und Wachen als auch vom prä- und postprandialen Zustand.

3.3.9 Neunter Fragenkomplex: Periphere Entzündungen

Weiterhin ist zu erfragen, inwieweit der Patient zu *peripheren Entzündlichkeiten* neigt.

Entzündung bedeutet, dass eine *Fremdqualität* im *menschlichen Organismus* entstanden ist und an dieser Stelle die höheren Wesensglieder nicht mehr ausreichend eingreifen.

Treten periphere Entzündlichkeiten an außenweltnahen Schleimhäuten, der Haut und Hautanhangsgebilden (z. B. Paronychie oder auch Pilzerkrankungen der Nägel) auf, so sind die höheren Wesensglieder in diesen Bereichen ungenügend wirksam, haben sich sozusagen zurückgezogen.

Kasuistik

Eine 47-jährige Patientin befindet sich seit mehreren Jahren in der ambulanten Betreuung. Sie klagt über abdominelle Beschwerden, die an ein *Reizdarmsyndrom* erinnern sowie über eine Vielzahl *seelischer Symptome* wie Kraftlosigkeit und unbeantwortete Sinnfragen ihres Lebens, die sie in ihrer biografischen Entfaltung einschränken. An „objektiven" Befunden findet sich eine durch die mehrfach erniedrigte Elastase-1 nahegelegte *exokrine Pankreasinsuffizienz*, zusätzlich eine latente *Hypothyreose* auf dem Boden einer *autoimmunen Thyreoiditis*. Das gesamte Krankheitsbild zeigt ein ungenügendes Eingreifen der höheren Wesensglieder in den Organismus und ordnet die exokrine Pankreasinsuffizienz und die ebenfalls auf ein ungenügendes Eingreifen hinweisende latente Hypothyreose in einen umfassenden, beide Einzeldiagnosen zusammenfassenden Zusammenhang. Bezogen auf die Anamnesefragen klagt sie über Müdigkeit und ein vermehrtes Schlafbedürfnis. Mehrmals am Tage legt sie sich hin, um nach kurzem Schlaf erholter zu erwachen. Sie berichtet auch über ein intensives Traumleben. Am Morgen braucht sie viel Kraft, um sich zu den Tagesgeschäften aufzuraffen. Ihre Sinneswahrnehmungen beschreibt sie so, dass sie sich zum Wahrnehmen der Details besonders anstrengen muss, sie nehme ihre Umgebung eher als Stimmung wahr, weniger die Einzelheiten. Des Weiteren schildert sie eine Neigung zur Obstipation.
Anamnestisch berichtet sie von bis in ihre Kindheit zurückreichenden Erlebnissen, die für sie einen „Ekel, den Leib zu ergreifen" entstehen ließen. Damit hat sich das durch die *Krankheitsbilder* und *Anamnesefragen* nahegelegte schwache Eingreifen der oberen Wesensglieder bis in einen früh in ihrem Leben auftretenden Gefühlseindruck zum Ausdruck gebracht. Eine die höheren Wesensglieder in ihr Stoffwechselwirken hereinführende Behandlung mit *Pancreas/Meteoreisen* in Verbindung mit einer Gesprächstherapie halfen ihr über mehrere Jahre, obgleich sie das gesamte Beschwerdebild nicht vollständig bessern konnten.

Die Anamnesefragen Rudolf Steiners und der auf ihnen aufgebaute Fragebogen zur autonomen Regulation [→ Abb.] bekommen in der *Patientenbetreuung* wesentliche Bedeutung, indem sich durch einfache Fragen das unterschiedliche Wirken der Wesensglieder erfassen lässt.

Exkurs

Die latente Hypothyreose weist in ihrer Symptomatologie auf ein schwaches Eingreifen der oberen Wesensglieder und – im Sinne des Vorausgehenden – auf einen Regulationsverlust infolge der Schwäche der lenkenden Ich-Organisation. Mit dem Anstieg des basalen TSH ließ sich eine abnehmende autonome Regulation dokumentieren. Das mit zunehmender hypothyreoter Stoffwechselsituation schwache Eingreifen der oberen Wesensglieder spiegelt sich in der gegenüber der Euthyreose abnehmenden autonomen Regulation wider [→ Abb.].

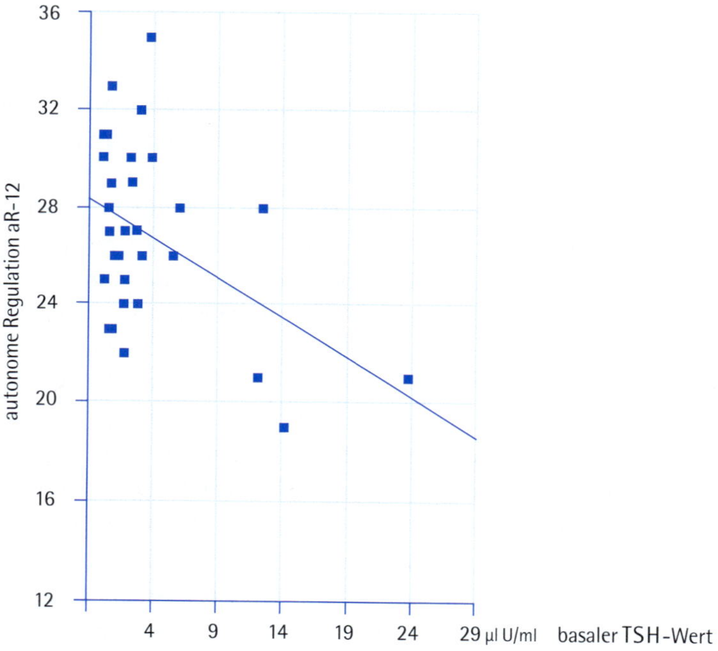

Inverse Korrelation des basalen TSH mit der endogenen Regulation

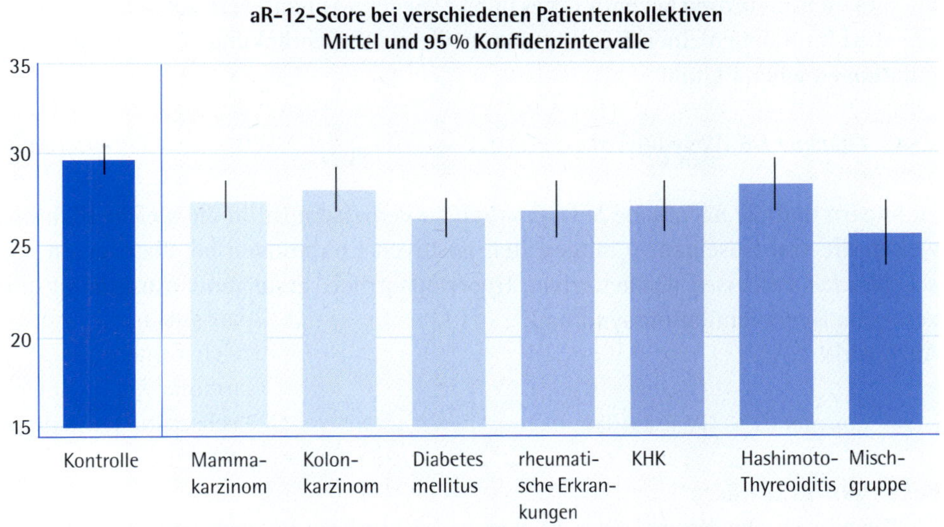

Autonome Regulation bei unterschiedlichen Erkrankungen (nach M. Kröz)

3.4.1 Anamnesefragen und Therapie

Das starke oder schwache Eingreifen der oberen Wesensglieder bestimmt die Therapie. Dabei haben die unterschiedlichen Wirksamkeiten der Wesensglieder eine Beziehung zu *Substanzprozessen.*[35] Im Mineralreich stehen sich die salzartigen und phosphorigen Substanzen gegenüber. Während Salze die *Imponderabilien* Licht und Wärme nicht aufnehmen, sondern diese – wie beim vom Licht durchleuchteten Bergkristall – ein freies Verhältnis zur Substanz haben, nimmt der Phosphor intensiv das Licht in seine Substanzprozesse auf und wird seinem Namen entsprechend zum „Lichtträger".

Diese Verhältnisse der Imponderabilien zur Substanzwelt, die das merkuriale Element in ihrer Polarität vermittelt, korrespondieren mit den Wesensgliederkonstellationen des starken und schwachen Eingreifens. So führt die *Auster* einen Lebensprozess in ihrer Schalenbildung wie unwiderruflich zu Ende. Gleichzeitig werden Lebenskräfte frei, die nun nicht zum Bewusstsein erwachen können. Wie sich in der knöchern umhüllten Kopforganisation des Menschen Lebenskräfte in diejenigen des Denkens verwandeln und die Wesensglieder aus ihrem organischen Wirken befreien, so geschieht Ähnliches in der Austernschalenbildung, allerdings ohne zum Bewusstsein auf der Grundlage eines dafür notwendigen Nervensystems führen zu können.

Conchae führt den zu stark im *Stoffwechselsystem* wirkenden *astralischen Leib* heraus, der nicht unter der ausreichenden Lenkung und „Regulation" durch die *Ich-Organisation* steht.

Vor diesem Hintergrund beeindruckt es immer wieder, wie häufig ein *kongestives Schwitzen* auch im Rahmen einer B-Symptomatik, die als Einschränkung der autonomen Regulation zu sehen ist, mit

- *Conchae D6* (Weleda) Trit. 1–1–1 MSP

zu lindern und die nächtliche *Schlafqualität* zu verbessern ist. In die gleiche Richtung weisen die von Husemann[36] mitgeteilten positiven Erfahrungen bei überstarken *ausscheidenden Prozessen* (Galactorrhoe, Hypermenorrhoe, gesteigerter Ausatmungsprozess beim Hyperventilationssyndrom).
Auch wirkt

- *Conchae D30* (Weleda) Trit. 1 x täglich

beim *Pruritus senilis.*[37]

Die zur Abschwächung einer zu starken, nicht unter der ausreichenden Lenkung der Ich-Organisation stehenden *astralischen Tätigkeit* führende Conchae-Wirksamkeit macht das homöopathische Arzneimittelbild verständlich, das auffallend viele, zum schwachen Eingreifen gehörende Symptome umfasst.

Umgekehrte Verhältnisse gelten für den *Phosphor*:

Phosphor führt – wie auch die in diesem Zusammenhang zu nennende *Mistel* – zu einem *verstärkten Wirksamwerden* der *oberen Wesensglieder* im Organismus.[38]

Treten hier die Symptome des schwachen Eingreifens auf, so ist oft ein „phosphoriges" Therapieprinzip indiziert. Der unter *Müdigkeit* leidende Patient vermag durch die Phosphormedikation

- *Phosphorus D5, D6* (Weleda) Dil. 15-0-0 gtt

eine Verstärkung des Eingreifens der oberen Wesensglieder zu erfahren.
Polar dazu löst höher potenzierter Phosphor

- *Phosphorus D25* (Weleda) Dil. 0-0-0-20 gtt

die Ich-Organisation wiederum aus dem Leiblichen, z. B. bei *Schlafstörungen* [→ XXII. 5.4 Arzneimittel für den schlafgestörten Patienten].[39] Auch die Regulation und Lenkung einer *febrilen entzündlichen Erkrankung* durch die Ich-Organisation lässt sich durch eine Phosphormedikation unterstützen [→ VIII. 4.1 Phosphor und Argentum].

- *Conchae D6* (Weleda) Trit. 1–1–1 MSP
- *Conchae D1* (Weleda) Trit. 1–1–1 MSP

■ *Conchae 50%* (Weleda) Trit. 1-1-1 MSP

Mittels dieser Studien entwickelte die Arbeitsgruppe um Matthias Kröz aus den Anamnesefragen Rudolf Steiners das Konzept der *autonomen Regulation* und stellte sie in einen modernen wissenschaftlichen Kontext[40], wobei sich die Korrelationen zu Gesundheit und Erkrankung bestätigten.[41]

Unter autonomer Regulation (aR) versteht man den *Regulationszustand einzelner vegetativer Funktionen* im *rhythmischen Wechsel* von *Ruhe* und *Aktivität* im *Tagesverlauf.* Bei starkem Einwirken der *Ich-Organisation* ist dieser hoch, bei schwachem gering. Die aR ist somit ein *Maß* für die *lenkende Kraft* der Ich-Organisation in den vegetativen Funktionen des Organismus.

Unter physiologischen Normalbedingungen ist die autonome Regulation im Sinne eines Trait-Markers stabil. Im Rahmen von Krankheit oder Befindensstörungen kann es zu einem Regulationsverlust kommen, der zu einer Erniedrigung der aR führt. Die aR ergibt sich aus einem Summenscore der einzelnen Funktionen.

validierte Items	**Antwortmöglichkeiten zur autonomen Regulation**		
	niedrige aR = 1	**mittlere aR = 2**	**hohe aR = 3**
1) Neigen Sie zu Drehschwindel?	häufig	gelegentlich	nie
2) Neigen Sie zu Schwindel beim Blick in die Tiefe?	häufig	gelegentlich	nie
3) Neigen Sie zu Schwindel beim morgendlichen Aufstehen?	häufig	gelegentlich	nie
4) Neigen Sie zu Schwindel beim Aufrichten oder beim Bücken?	häufig	gelegentlich	nie
5) Neigen Sie zu kalten oder kaltschweißigen Händen auch in eher warmen Jahreszeiten?	häufig	gelegentlich	selten
6) Neigen Sie zur Reisekrankheit (z. B. Seekrankheit)?	häufig	gelegentlich	selten/ nie
7) Neigen Sie bei Drehungen (z. B. Karussellfahrten) zu Schwindel?	selten	gelegentlich	häufig
orthostatisch-zirkulatorische Regulation			
8) Müssen Sie sich zur Arbeit aufraffen?	häufig	gelegentlich	selten
9) Fühlen Sie sich morgens ausgeschlafen?	häufig	gelegentlich	selten

validierte Items	Antwortmöglichkeiten zur autonomen Regulation		
	niedrige aR = 1	mittlere aR = 2	hohe aR = 3
10) Haben Sie Einschlafprobleme?	häufig	gelegentlich	selten
11) Neigen Sie zum Schwitzen?	häufig	gelegentlich	selten
12) Neigen Sie zu unruhigem Schlaf?	häufig	gelegentlich	selten
13) Wann am Tag fühlen Sie sich am wohlsten?	abends	mittags	morgens
14) Neigen Sie zu Nachtschweiß?	häufig	gelegentlich	selten
15) Neigen Sie zu Bauchgrummeln?	häufig	gelegentlich	selten
Ruhe-/Aktivitätsregulation			
16) Wie oft haben Sie Stuhlgang?	weniger als 1 mal/Tag	etwa 1 mal/Tag	öfter als 1 mal/Tag
17) Haben Sie regelmäßig zu bestimmten Zeiten Stuhlgang?	selten	gelegentlich	häufig
18) Haben Sie Verstopfung?	häufig	gelegentlich	selten
Verdauungsregulation			
18 Item-Summenskala			

Darstellung der 18 validierten Items zur autonomen Regulation, einschließlich der einzelnen möglichen Antworten. Die ersten sieben Fragen beziehen sich auf die orthostatisch-zirkulatorische Regulation, die nächsten acht Fragen (8-15) auf die Ruhe-/Aktivitätsregulation und die letzten drei (16-18) auf die Verdauungsregulation. Die linke Antwortspalte repräsentiert die niedrige (1 Punkt), die mittlere die mittlere (2 Punkte) und die rechte Spalte die hohe autonome Regulation (3 Punkte). Somit sind für die Gesamtskala 18-54 Punkte, für die orthostatisch-zirkulatorische Regulatiosskala 7-21, für die Ruhe-/Aktivitätsregulationsskala 8-24 und die Verdauungsregulationsskala 3-9 Punkte möglich. Folgende Gütekriterien bestehen für die Gesamtskala: Cronbach-alpha rα = 0,75/ Test-Retest-Reliabilität rrt = 0,85, für die orthostatisch-zirkulatorische Regulation: Cronbach-alpha rα = 0,73/ Test-Retest-Reliabilität rrt = 0,82, Ruhe-/Aktivitätsregulation: Cronbach-alpha rα = 0,66/Test-Retest-Reliabilität rrt = 0,77 und Verdauungsregulation Cronbach-alpha rα = 0,65/Test-Retest-Reliabilität rrt = 0,70.[42]

4. Klinische Untersuchung des Patienten

Die Untersuchung des Patienten erfolgt in gewohnter Weise vom Kopf, Halsregion, Thorax, Abdomen bis zu den Extremitäten und der Wirbelsäule mit Gefäß- und Lymphknotenstatus sowie der neurologischen Prüfung. Sie orientiert sich damit an dem dreigliedrigen Organismus. Darüber hinaus sind *vier Ebenen* in der klinischen Untersuchung zu unterscheiden, die sich auf die Wesensglieder beziehen. Sie können die einzelne zu untersuchende Region oder auch den Organismus als Ganzen betreffen.

4.1 Klinische Untersuchung der physischen Organisation

Über die Anschauung des *physischen Körpers (Inspektion)* erfährt man seine Gestalt und Farbigkeit, durch die *Palpation* seine Konsistenz. Die Untersuchung kann dabei eine derbe Raumforderung oder auch einen palpatorisch „formlosen" ödematösen Schwellungsbefund ergeben. Der verhärtete und derbe Palpationsbefund weist auf die Dominanz von Skleroseprozessen, also eine Wesensgliederwirksamkeit des Nerven-Sinnes-Systems, der weiche aufgelockerte auf diejenige des Stoffwechsel-Gliedmaßen-Systems. In gleicher Weise betont die Dominanz des Nerven-Sinnes-Systems Form und Gestalt, während diejenige des Stoffwechsel-Gliedmaßen-Systems mit Form- und Gestaltverlust bzw. Auflösung einhergeht. In der Gesamtgestalt des physischen Körpers stehen sich entsprechend die differenzierte und gegliederte Gestalt des Neurasthenikers und die füllige, durch „Verlust" von Form und Struktur charakterisierte Gestalt der metabolischen Konstitution gegenüber.

Die Untersuchung des physischen Organismus konzentriert sich auf die vier Elemente: Neben der erwähnten Palpation und damit der Beurteilung der Konsistenz und damit des *Festen*, erfährt man über die Berührung die *Feuchtigkeit* der Haut und ihre *Wärme*. Durch die Auskultation und den Geruchssinn (z.B. Foetor hepaticus) eröffnet sich der Zugang zum *Luftorganismus*. Die Elemente sind zunächst beim physischen Organismus des Patienten aufzusuchen. Sie sind allerdings gleichermaßen durchdrungen von der Wirksamkeit der höheren Wesensglieder und führen damit zu deren Beurteilung.

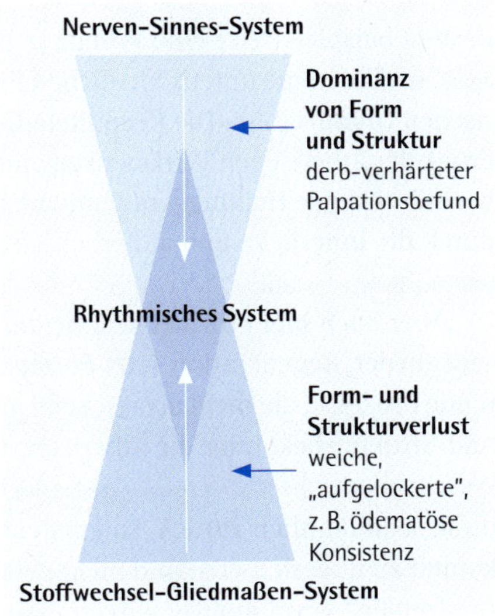

Klinische Untersuchung: Palpation und Inspektion

4.2 Klinische Untersuchung der ätherischen Organisation

Die *ätherische Organisation* ist der sinnesgestützten Beobachtung nicht direkt zugänglich und damit nur mittelbar zu beurteilen. Dadurch entsteht sehr leicht das Vorurteil, dass sie durch die klinische Untersuchung nicht erkennbar sei. Auf der anderen Seite sind wir an die Beurteilung eines durch die Sinneswahrnehmung nicht Erfahrbaren, wie Schwerkraft, Elektrizität und Magnetismus gewohnt. Diese sind ebenfalls nicht direkt beobachtbar, sondern „nur" ihren Auswirkungen nach beschreibbar. In der klinischen Untersuchung ist demzufolge auf die zugänglichen *Erscheinungsformen der Lebensprozesse* zu achten, auf die „Offenbarung" des Lebendigen in der sinnesgestützten Beobachtung und ihrer denkenden Verarbeitung.

Die *Untersuchung des physischen Körpers* bezieht sich auf den räumlich lokalisierbaren Befund. Für diejenige der ätherischen Organisation ist der jeweilige Befund als Ergebnis eines Prozesses anzuschauen. Wie wir aus der Fußspur im Sand nicht nur Größe und Fläche des Fußes bestimmen können, sondern darüber hinaus auf die Schrittfolge und damit das schreitende Wesen gewiesen werden, so sind die klinischen Befunde unter dem Aspekt der ätherischen Wirksamkeit als Momentaufnahme eines Prozesses zu betrachten. Damit fügen sich zu der augenblicklichen Beobachtung durch die denkende Betrachtung das Vorher und gegebenenfalls auch das Nachher hinzu und heben die Beurteilungsebene aus dem räumlichen Kontext in den zeitlichen.

Die Beurteilung der *ätherischen Organisation* lässt sich durch ihre Funktionen (Lebensprozesse) [→ Anhang] differenzieren.

Besteht beispielsweise eine Wunde (z. B. Ulcus cruris [→ XVI. 6.1.2 Polarität im diabetischen Fußsyndrom], so führen die unterschiedlichen Phasen der Wundheilung zur Beurteilung der ätherischen Organisation. Die Reepithelialisierung und damit die *Regeneration* sind als Ausdruck der ätherischen Wirksamkeit „anschaubar". Manche Wunden verfügen über eine beeindruckende Heilungskraft, andere brauchen ihre therapeutische Unterstützung (z. B. durch die innerliche und äußerliche Anwendung von Calendula [→ XVI. 6.1.3 Therapie des diabetischen Fußsyndroms]).

Aber auch hier eröffnet sich bereits der Blick auf die Wirksamkeit der anderen Wesensglieder. Regeneration setzt *Formung* und *Gestaltung* voraus. Wir kennen regenerierende Prozesse, die nicht ausreichend geformt und gestaltet sind. Die Anregung zu Form und Struktur bekommt die ätherische Organisation durch die Wirksamkeit der oberen Wesensglieder [→ II. 1.7.3 Zusammenhang der Tages- und Nachtwirksamkeit der Wesensglieder]. Ziehen sich diese schlafähnlich zurück, so entstehen Formverlust sowie Strukturauflösung und es kommt zu ungerichteten und nicht geformten Regenerationsprozessen. Es können auch „ortsfremde" Formimpulse wirken, dann entwickeln sich mit den Regenerationsprozessen die Metaplasie (und ggf. auch die Dysplasie), d. h. es beginnt eine atypische, ortsfremde Gewebebildung.

Ein nächster Befund bezieht sich auf das *Wachstum*, das den Regenerationsprozessen nahesteht, aber nicht mit ihnen identisch ist. Während bei der Wundheilung „neues" Gewebe entsteht und hierzu umfangreiche Transformationen ablaufen, erfassen die Wachstumsprozesse das bereits angelegte Gewebe. Bei der Wundheilung lösen sich Epithelzellen von der Basalmembran, werden mobil, verändern ihre Gestalt und bekommen im Rahmen der Epithel-mesenchymalen Transformation (EMT) ein fibroblastisches Erscheinungsbild. Diese Mobilität bewirkt bei der Wundheilung eine Wiederherstellung der verletzten Epithelschicht. Abschließend erfolgt die Rückdifferenzierung in der mesenchymal-epithelialen Transformation (MET) [→ XVIII. 2.4.2 Der Tumor als chronische, nicht heilende Wunde].

In der Untersuchung ist somit auf die *Trophik, Hypertrophie* und auch *Atrophie* von Organen, Haut und Schleimhäuten zu achten. Die Schilddrüse kann atrophieren und ein Volumen erreichen, das demjenigen eines Kleinkindes entspricht [→ XVII. 4.5 Chronisch-lymphozytäre Hashimoto-Thyreoiditis], die Magenschleimhaut vermag im Zusammenhang mit der chronischen Gastritis zu atrophieren und es kann zur Zottenatrophie im Dünndarm kommen. Aber auch im Makroskopischen beobachten wir die Muskelatrophie oder die „atrophische“ Haut des alten Menschen. Es ist sehr hilfreich, den Organismus hinsichtlich dieser umfassenden Wachstumsprozesse im Sinne einer „bildgebenden Diagnostik“ des Lebendigen „synoptisch“ anschauen zu lernen, um aus den makro- und mikroskopischen Befunden ein Bild von den ätherischen Lebensprozessen zu gewinnen.

Ein weiterer Befund bezieht sich auf die Erhaltungsprozesse und damit auf den Erhaltungsstoffwechsel. Hier geht es nicht um Wachstum und Regeneration von Gewebe, sondern um seine Erhaltung. Wir unterscheiden einen *Funktionsstoffwechsel* (Tagesseite) mit abbauendem Charakter von einem aufbauenden *Erhaltungsstoffwechsel* (Nachtseite) [→ II 1.7 Tages- und Nachtwirksamkeit der Wesensglieder]. Beide Phasen der organismischen Tätigkeit müssen in einem gesunden Wechselverhältnis stehen. Eine unzureichende Nachtphase mit ungenügenden Erhaltungsprozessen führt ebenso wie das eingeschränkte Wachstumspotenzial zu Störungen der Trophik [→ oben]. Sehr hilfreich ist die Einschätzung, ob z. B. die Haut im Vergleich zum Lebensalter „jugendlicher“ oder „älter“ aussieht. Der jugendliche Eindruck ist durch die intensive Wirksamkeit von Regenerations-, Wachstums- und Erhaltungsprozessen geprägt. Demgegenüber nimmt sich die ätherische Wirksamkeit beim alten Menschen zurück und lässt eine manchmal nur noch pergamentartig dünne Haut entstehen.

Die nächste Ebene berührt die *Sekretions- und Resorptionsprozesse* und bezieht sich auf das dem Ätherischen besonders nahestehende flüssige Element. Hier ist der Gewebeturgor mit seinen Extremen der Exsikkose und der Ödembildung zu prüfen. Dabei führt die Beurteilung der Feuchtigkeit auf diese absondernden Lebensprozesse. Es kann sich um eine vermehrte Absonderung mit feuchter Haut- und Schleimhautoberfläche handeln oder auch um ein Sicca-Syndrom mit trockenen Schleimhäuten. Ebenso ist deutlich, dass der Befund nicht nur auf die Wirksamkeit der ätherischen Organisation, sondern auch auf die anderen Wesensglieder weist. So ist das rumpfnahe, thermoregulatorische Schwitzen mit ätherisch dominierten Stoffwechselprozessen verbunden, während das periphere Schwitzen (feuchte Hände) auf die Aktivität und Anspannung der astralischen Organisation (feuchte Hände bei „Lampenfieber“) weist.

Den nächsten Lebensprozess bildet die *Ernährung*. Lebendes Gewebe bedarf der ernährenden Prozesse mit Substratzufuhr. Dies leistet häufig die aufbauende Qualität der Gewebedurchblutung. Bei peripher arterieller Verschlusskrankheit und drohender Ischämie (z. B. angiopathisches Fußsyndrom bei Diabetes) kommt es ggf. zur trockenen Gangrän als Ausdruck eines ungenügenden Ernährungsprozesses.

Die Lebensprozesse sind durch die endo- und exothermen Stoffwechselprozesse von der Wärme getragen. Die „Brutwärme“ z. B. steht mit der aufbauenden ätherischen Wirksamkeit in Beziehung. Es handelt sich um die „vegetative“ Wärme, die sich mit den Lebensprozessen verbindet und von der seelischen und geistigen Qualität der Wärme zu unterscheiden ist. *Atmungsprozesse* im Lebendigen vermitteln zwischen innen und außen. Es handelt sich um das Wechselspiel zwischen der Substanzaufnahme und -abgabe: Das Leben öffnet sich der Außenwelt. Alle Flüssigkeitsbewegungen zwischen dem intra- und dem extrazellulären Raum sind durch Lebensprozesse bestimmt und gehören zur „Atmung“, d.h. einem Austausch zwischen der Innen- und der Außenwelt.

Störungen dieses Atmungsprozesses im Flüssigkeitsorganismus führen z. B. zur Ödem- und Ergussbildung als auch zu Anasarka.

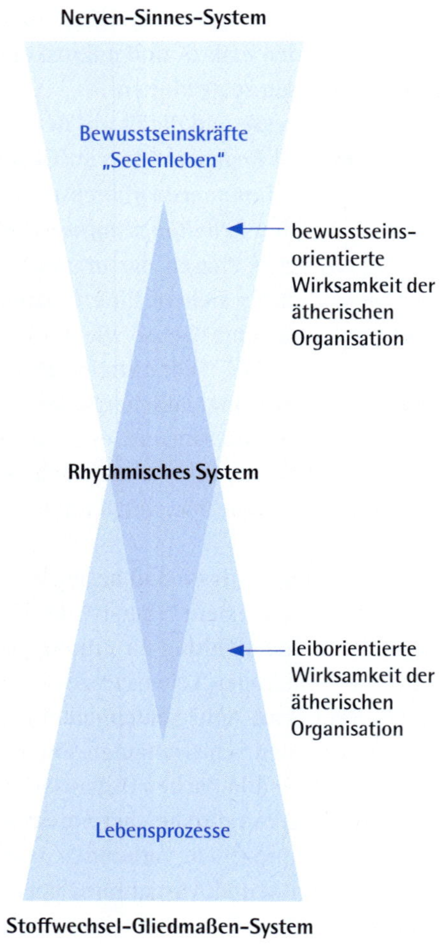

„psychologische" Befunde
Bewusstseinsprozesse:
(1) Produktivität
schöpferisches, oftmals bildhaftes Denken, das Neues entstehen lässt, gegenüber einem abstrakt-„sklerotischen" Denken
(2) Denkkraft, die verfestigte Information umschmelzen und weiterentwickeln kann
(3) Vitalität gegenüber Erschöpfung
(4) Unterscheidungsfähigkeit/Trennschärfe des Denkens
(5) Integrationsfähigkeit
(6) inhaltliche Verarbeitung gegenüber Informationsspeicherung
(7) Aufnahme-(Rezeptions-)Fähigkeit für neue Inhalte

klinische Befunde
Lebensprozesse:
(1) Regenerationsstoffwechsel Beobachtung von Heilungsprozessen, z. B. Wundheilung
(2) Wachstumsprozesse Trophie, Hypertrophie, Atrophie
(3) Erhaltungsstoffwechsel „jugendliche" oder „senile" Gewebebeschaffenheit
(4) Sekretion (Absonderung) Turgor, Exsikkose, feuchte/trockene Haut-/Schleimhautoberfläche
(5) Resorption (Ernährung) ernährende Durchblutung, Perfusion
(6) vegetative Wärmebildung z. B. bei der Wundheilung, „aufbauende Wärme", „Brutwärme", endo-/exotherme Lebensprozesse
(7) Atmung „Atmungsprozesse", z. B. im Flüssigkeitsorganismus, Stauung, Ablagerungen, Ödem

Beurteilungsebenen der ätherischen Organisation

Die *ätherische Organisation* hat nicht nur eine *leiblich orientierte Wirksamkeit*, sondern dient auch den *Bewusstseinskräften.*

Lebenskräfte können sich in Bewusstseinskräfte metamorphosieren [→ II. 1.7.3 Zusammenhang der Tages- und Nachtwirksamkeit der Wesensglieder]. In diesem Zusammenhang ist nicht auf die mehr oder weniger bewussten Inhalte des Seelischen zu achten, sondern auf die Kräfte, die den Seelenfähigkeiten und vor allem dem Denken zugrunde liegen. Die Bezeichnung Seelenleben weist auf die Lebenskräfte des Seelischen und macht auf diese ätherische Grundlage der Bewusstseinswelt aufmerksam [→ Abb.]. Beim Denken ist auf seine kreative und schöpferische Kompetenz zu achten, die den Ausdruck der metamorphosierten ätherischen Bildekräfte darstellt. Darüber hinaus wird die Fähigkeit beurteilt, fest gewordene Gedankenelemente und Informationen umschmelzen und weiterentwickeln zu können. Es handelt sich um die metamorphosierten *Lebensprozesse* von Regeneration und Wachstum, die als *Bewusstseinsprozesse* erscheinen. Trennschärfe (Diskriminationsfähigkeit), Aufnahme, Bearbeitungskompetenz und Integrationsfähigkeit von neuen Inhalten sind metamorphosierte Lebensprozesse und erlauben eine Einschätzung der ätherischen Organisation in ihrer dem Bewusstsein zugewandten Funktion.

Darüber hinaus ist bei der Untersuchung des Patienten auf *Ermüdung* und *Erschöpfung* zu achten. Müdigkeit kennt sehr verschiedene Dimensionen [→ XVIII. 4.7 Das Cancer-Fatigue-Syndrom]. So erlebt der Patient sie fast leiblich in der „Zerschlagenheit". Auf die ätherische Organisation weist die Bezeichnung der „Erschöpfung". Im Astralischen lebt das Gefühl des „Müde-Seins". Die Ich-Organisation schließlich erfährt eine Einschränkung ihrer *Selbstwirksamkeit* z.B. in der gedanklichen Konzentrationsfähigkeit. Der Unterschied in der seelischen Verfassung am Morgen und am Abend weist (auch) auf die verschiedene Wirksamkeit des Ätherischen in der Bewusstseinswelt. Konzentrationsfähigkeit ist oftmals in den Morgenstunden verstärkt, während die Erschöpfung der ätherischen Kräfte zu den Einschränkungen der Denkkraft in den Phasen der Müdigkeit und damit häufig in den Abendstunden führt. Diese grundsätzlichen Aussagen sind jeweils vor dem Hintergrund der *dominanten Tagesphase* (Morgen-, Abendmensch) zu differenzieren. Die Erschöpfung ätherischer Kräfte in der Bewusstseinswelt kann auch zu depressiven Beschwerden führen („Erschöpfungsdepression"). Oftmals ist der an einer schweren Infektion erkrankte Patient trotz hohen Fiebers noch erstaunlich „vital" und kräftig. In der Phase der Besserung entsteht häufig eine seelische Schwäche, Erschöpfung und manchmal auch depressive Verstimmung. Der bei der Visite formulierte und auf die Befunde gestützte Satz, dass „es jetzt schon viel besser aussieht", kann in dieser Situation der Patient keineswegs bestätigen. Nach und nach erlangt er in der Rekonvaleszenz die ausreichende ätherische Grundlage für sein gekräftigtes Seelenleben. Auf die therapeutische Unterstützung durch Arzneimittel wie Levico sei hingewiesen [→ XVII. 4.1.1 Medikamentöse Therapie, → XVIII. 4.7 Das Cancer-Fatigue-Syndrom]. Auch auf dieser Ebene der ätherischen Wirksamkeit hilft der Vergleich der kindlichen Seele mit derjenigen des alten Menschen weiter: Die Zuversicht, Freude und Lernbegierigkeit des Kindes mit seiner kräftigen ätherischen Organisation steht der Erschöpfung und Schwäche, wie sie oftmals beim alten Menschen anzutreffen sind, diametral gegenüber. Mit dem Alter haben sich die organisch wirksamen Lebenskräfte weitgehend in Bewusstseinskräfte metamorphosiert.

Die Befunde zur ätherischen Organisation sind nicht von der Wirksamkeit der anderen Wesensglieder zu trennen. So kann sich nur dann eine kräftige Innenwelt entwickeln, wenn das seelisch-geistige Wesen des Menschen die Lebenskräfte ergreift und nutzt. Dringen diese Kräfte unverwandelt in die Seele, so führen sie zu Lethargie und Phlegma, lassen den Menschen bildhaft gesprochen „zur Pflanze" werden. Das unverwandelte Eindringen der physischen Kräfte führt demgegenüber zu seelischer Schwere und Erstarrung und damit zu Symptomen, welche die Depression begleiten.

Durch die Beurteilung der unterschiedlichen Erscheinungsformen der ätherischen Organisation entsteht ein differenziertes Bild ihrer Wirksamkeit als Grundlage für das therapeutische Prozedere.

4.3 Klinische Untersuchung der astralischen Organisation

Die dritte Perspektive bezieht sich auf die astralische Organisation. Während sich die Untersuchungsbefunde zur ätherischen Organisation synoptisch zu einem Bild zusammenfügen und integrativ zeitliche Veränderungen zusammenfassen, verlangt die Beurteilung der astralischen Organisation eine andere Methodologie. Die astralische Organisation als Träger der seelischen Innenwelt moduliert *physiologische Prozesse* und fasst diese funktionell und „orchestral" zusammen. Das Lächeln im Gesicht eines Menschen besteht physiologisch angeschaut aus zahlreichen komplexen Veränderungen der Kontraktionsverhältnisse, Tonusregulation der mimischen Muskulatur, der Durchblutung in unterschiedlichen Muskelgruppen und weiterer Gewebe. Diese einzelnen Veränderungen werden wie orchestral zusammengefasst und zum „Bild" der seelischen Empfindungswelt. Die beobachtbaren physiologischen Prozesse bilden die *Geste* oder *Sprache*, welche die Wirksamkeit der astralischen Organisation „hörbar" macht.

Die *klinische Beurteilung* der *astralischen Organisation* bezieht sich einerseits auf die *Bewusstseinswelt* des Patienten, andererseits auf ihre *organische Wirksamkeit.*

Diese ist in den physiologischen Veränderungen anschaubar, die das Aufwachen begleiten. Es handelt sich um den Übergang von der ätherisch dominierten Nachtphase physiologischer Prozesse zu deren Tagesphase [→ II. 1.7 Tages- und Nachtwirksamkeit der Wesensglieder].

Die gesamte *Physiologie des menschlichen Organismus* erfährt mit dem *Erwachen* entscheidende Veränderungen und ist demzufolge von der *astralischen Organisation* moduliert.

Folgen wir der beschriebenen Polarität von Bewusstsein und Bewegung [→ II. 2.2 Die funktionelle Dreigliederung], so bezieht sich ein erster Untersuchungsbefund zur astralischen Organisation auf die *Muskulatur.* Nun handelt es sich nicht mehr – wie bei der Beurteilung der ätherischen Wirksamkeit – um ihre Trophik, sondern um ihren *Tonus und* ihre *Bewegungsfunktion.* Mit dem Einschlafen kommt es (in Abhängigkeit vom Schlafstadium) zu einem Tonusverlust der Muskulatur. Mit dem Erwachen steigt der Muskeltonus als Ausdruck der verstärkten astralischen Wirksamkeit an. Sie kann sich in der Bewegung äußern, aber auch durch krampfartige Anspannung zur muskulären, oftmals schmerzhaften Verhärtung führen. Einmal zeigt sich die zum Stoffwechsel-Gliedmaßen-System gehörende Bewegungsfunktion der astralischen Organisation, das andere Mal äußert sich ihre zum Nerven-Sinnes-System gehörende verhärtende und zum Schmerz führende Wirksamkeit.

Aber nicht nur der bewegte Organismus, sondern auch seine *Gestalt* weist auf die astralische Wirksamkeit. So entsteht infolge der Dominanz des Bewusstseinspoles häufig eine *hohlwangige und blasse Konstitution*. Umgekehrt ist die aufbauende ätherische Tätigkeit an den konvexen Formen erkennbar, die besonders die kindliche Gestalt prägen. Auch hier differenziert sich der Gestalttypus mit dem Lebensalter: der rundlichen Gestalt des Kindes mit der Dominanz der aufbauenden ätherischen Wirksamkeit steht die durch konkave Formen bestimmte Gestalt des alten Menschen gegenüber. Die astralische Organisation moduliert im Stoffwechsel-Gliedmaßen-System nicht nur die Bewegung, sondern auch die *Drüsenfunktion*. Fühlen und Drüsenfunktion stehen in einem engen Zusammenhang. So ist beim Patienten z.B. auf das astralisch modulierte, nicht thermoregulatorische *Schwitzen* zu achten. Die feuchten und oftmals kalten Hände sind (von definierten Krankheitsbildern abgesehen) fast ausnahmslos Hinweis auf seelische Anspannung, der keine ausgleichende und lösende Wirksamkeit gegenübersteht. Auch wird die Mundschleimhaut bei seelischer Anspannung und Aufregung trocken, wie überhaupt die gastrointestinale Sekretion bei sympathikotoner, d. h. astralisch-dominanter Funktion ab- und bei ihrer stoffwechselorientierten (parasympathikotonen) Wirksamkeit zunimmt.

Die klinische Untersuchung des *kardiovaskulären Systems* ergibt einen differenzierten Einblick in die astralische Wirksamkeit. Der *Blutdruck* ist direkt Ausdruck der (polaren) astralischen Aktivität [→ XI. 1.2. Das Atmen der Seele: Einschlafen und Erwachen]: Seelische Anspannung gerinnt zur physiologischen Tonuserhöhung im arteriellen System. In gleicher Weise weist die *Herzfrequenz* auf die astralische Wirksamkeit [→ X. 4.5 Herzrhythmusstörungen]: Aktivierung geht mit einer Beschleunigung der Herzfrequenz einher, Bradykardie ist meistens mit einer schlafähnlichen astralischen Wirksamkeit verbunden. Von herausragender Bedeutung ist die Beurteilung der *respiratorischen Sinusarrhythmie*, die einen Ausdruck der atemabhängig rhythmisch wechselnden astralischen Funktion darstellt. Mit der Einatmung verbinden sich die oberen Wesensglieder mit dem Organismus, mit der Ausatmung lösen sie sich „schlafähnlich" von ihm.

Auch die *Durchblutungsverteilung im Gesamtorganismus* wird zum Bild der astralischen Wirksamkeit: Ihre funktionelle, vom Nerven-Sinnes-System geprägte Dominanz führt zu kühlen Akren und einem zentralen „Wärmestau" (Zentralisierung). Mit dem Schlaf oder auch der seelischen Lösung erwärmen sich die Hände. Von klinischer Relevanz ist der Befund „kalter Nierenlager". Er geht häufig mit einer eingeschränkten aufbauenden Wesensgliederwirksamkeit [→ XXVII. 2.3 Die Wesensgliederwirksamkeit in der Nierenorganisation] einher und lässt sich wirkungsvoll durch die äußeren Anwendungen (z.B. Ingwer-Equisetumwickel [→ XXVII. 4.1.1 Therapeutische Gesichtspunkte]) beeinflussen.

Die *astralische Organisation* ist in besonderer Weise mit der *Atmung* verbunden.

Die schnelle tachypnöische Atmung mit gesteigertem Atemminutenvolumen weist auf die vermehrte astralische Wirksamkeit im Stoffwechsel-Gliedmaßen-System. So führt muskuläre Bewegung zur Erhöhung der Atemfrequenz, aber auch maximal aktivierte abbauende Stoffwechselprozesse wie bei der Ketoazidose und der aus ihr resultierenden Kussmaulschen Atmung steigern Atemfrequenz, und -tiefe. Umgekehrt kommt es zur

„Beruhigung" der Atmung im Schlaf, sie dient dann als Lebensprozess v. a. den vegetativen Funktionen. Sehr wesentlich ist das Verhältnis von Inspiration zu Exspiration: Das verlängerte Exspirium hat oftmals einen pressenden Charakter, der sich bis in die korrespondierende Anspannung der Bauchmuskulatur fortsetzt, und weist auf die verkrampfende Wirksamkeit der astralischen Organisation im Atmungssystem.

Trockene, giemende Rasselgeräusche stehen mit der verkrampfenden und tonuserhöhenden Wirksamkeit der astralischen Organisation, *feuchte Rasselgeräusche* demgegenüber mit ihrer vermehrten Stoffwechselaktivität in entzündlichen und Stauungsprozessen in Verbindung [→ Abb.].

Den menschlichen Organismus durchzieht ein differenzierter Luftorganismus. Es handelt sich dabei nicht nur um Sauerstoff und das CO_2, sondern ebenso um das gasförmige NO.

Der *Luftorganismus* ist mit der *astralischen Organisation* verbunden.

Sie kann ihn „abschließen" und dadurch wenig ventilierte „Lufträume" wie beim Emphysem entstehen lassen, oder sehr stark nach außen öffnen (z. B. Hyperventilationssyndrom mit dominanter Exspiration und konsekutiver Hypokapnie). Abgeschlossene Lufträume entstehen aber auch beim meteoristischen Abdomen, das in den begleitenden Beschwerden die dominante, vom Nerven-Sinnes-System ausgehende Wirksamkeit der astralischen Organisation zeigt.

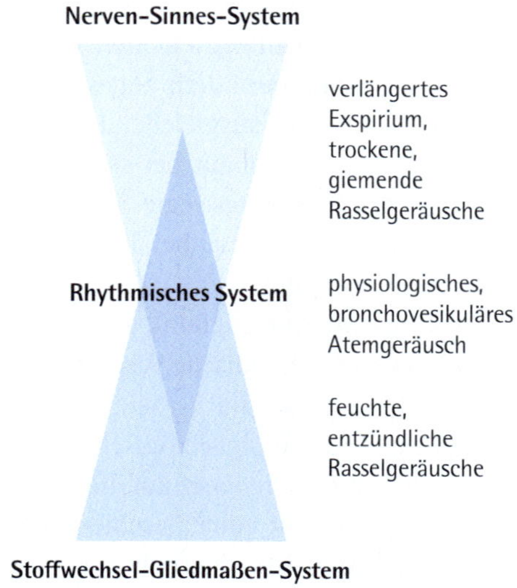

Auskultationsbefund vor dem Hintergrund der Dreigliederung und der polaren Wirksamkeit der astralischen Organisation

Seelisch betrachtet handelt es sich um das *Wechselverhältnis* von *Außen- und Innenwelt*. Mit der astralischen Organisation bildet sich im Organischen und im Seelischen eine Innenwelt. Ihre Hülle vermittelt atmungsartig zwischen Innen und Außen, kann aber auch zu durchlässig sein oder den Innenraum panzerartig abgrenzen. Hüllenbildung vollzieht sich leiblich an den Grenzflächen des Organismus (Haut, Schleimhäute), aber auch funktionell durch die immunologischen Prozesse [→ XIX. 3. Lymphome].

Bei der Beurteilung der *astralischen Organisation* ist auf die Fähigkeit zur *Hüllenbildung* zu achten.

Verletzungen der Hülle lassen Fremdqualitäten eindringen und können zu chronischen Entzündungen und ihren Folgeerkrankungen führen.

Auch das Hautkolorit weist im Erröten und Erbleichen auf die Wirksamkeit der astralischen Organisation. Das plethorisch gestaute Gesicht des „roten" Hypertonikers steht dem fahl-blassen des „weißen" Hypertonikers [→ XI. 2.1 Polare Erscheinungsformen der arteriellen

Hypertonie] polar gegenüber. Von ganz anderer Qualität sind die zart roten Wangen des schlafenden Kindes, die als Ausdruck der aufbauenden Wirksamkeit der Wesensglieder erscheinen. Die Farbveränderungen der Haut treten besonders in den bewusstseinsnahen Bereichen des Organismus auf und sind z. B. im Bereich der Bauchhaut kaum zu beobachten. In ihrer Dynamik und Ausbreitung (z. B. als „hektische Flecken“ am Hals und Gesicht) sind sie Ausdruck der aus dem Stoffwechselsystem kommenden und sich zum oberen Menschen orientierenden astralischen Wirksamkeit.

Nicht nur das Erröten und Erbleichen, sondern auch Mimik und Gestik erscheinen als lebendiger Ausdruck der fühlenden Seele. Bei manchen Patienten besteht ein differenziertes und intensives *seelisches Innenleben*, ohne dass sich „eine Miene verzieht“. Hier wird die Dynamik der astralischen Organisation wie zurückgehalten und offenbart sich nicht im mimischen Ausdruck. Bei anderen Patienten ist die gesamte Gestalt wie durchlässig für das Seelische, das in Mimik und Gestik erscheint.

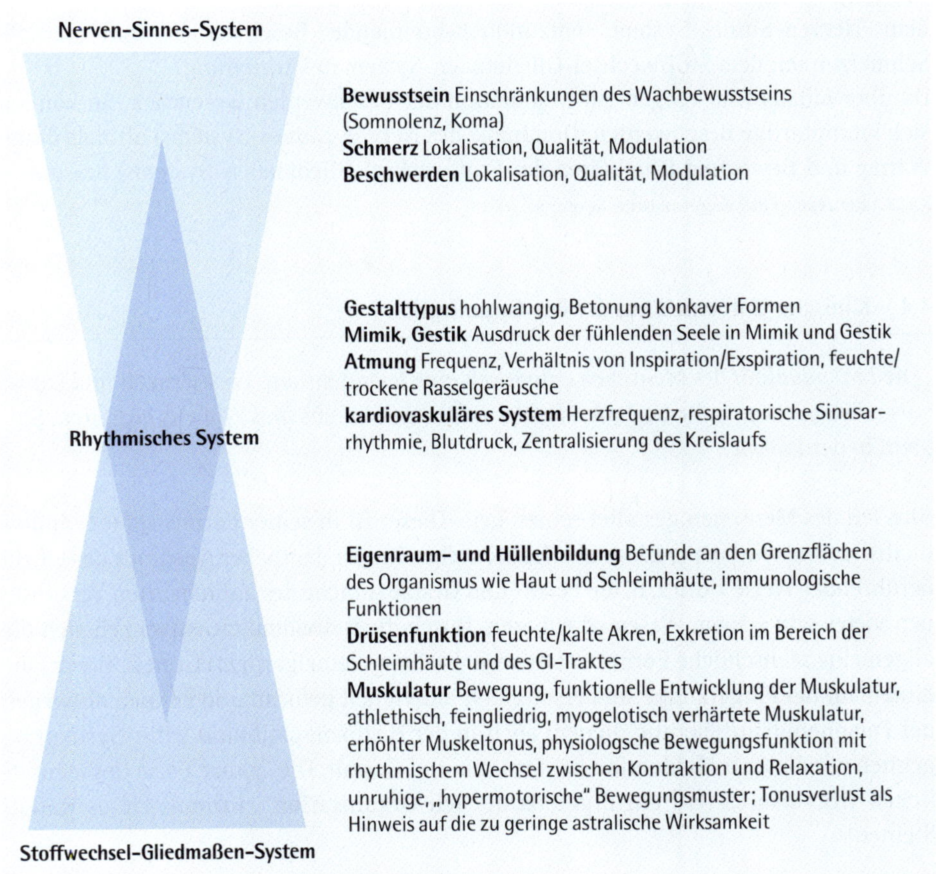

Klinische Befunde zur Beurteilung der astralischen Organisation

Ein weiterer entscheidender Untersuchungsbefund bezieht sich auf das Nerven-Sinnes-System und damit auf die Bewusstseinswelt des Patienten. Hierzu gehören alle *Beschwerden*, welche die Krankheitsprozesse begleiten. *Unwohlsein*, *Übelkeit* sind

genauso „Bewusstseinsphänomene“ wie die verschiedenen *Schmerzqualitäten* und weisen auf ein pathologisches „Erwachen“ der astralischen Organisation. Durch die anatomische Betrachtungsebene bekommen wir ein Bild von dem physischen Körper. Sieht man von dieser gewohnten Betrachtungsweise ab und konzentriert sich auf die unterschiedlich verteilten Lebensprozesse im menschlichen Organismus, als könnten diese in einer „bildgebenden Diagnostik“ sichtbar gemacht werden, so steht die ätherische Organisation im Mittelpunkt der Betrachtung. Vergegenwärtigt man sich dann die vom Patienten innerlich „erlebte“ Leiblichkeit, von den fast unbewussten Leiberfahrungen bis zum wachen, vielleicht sogar schmerzhaften Bewusstsein, so entwickelt sich eine „Bewusstseinsgestalt“ des Körpers, die sich auf die astralische Organisation bezieht. Die in der Schmerztherapie gebräuchlichen „Verbildlichungen“ von Lokalisation und Qualität des Schmerzes sind hierfür geeignete Instrumente.
Über diese Bewusstseinsgestalt hinaus sind dessen unterschiedlichen Qualitäten von Bedeutung: Krampfartige, stechende Beschwerden und der „helle“ Schmerz stehen mit dem Nerven-Sinnes-System, entzündlich-brennende Beschwerden und dumpfe Schmerzen mit dem Stoffwechsel-Gliedmaßen-System in Verbindung.
Darüber hinaus sind Fragen zur Modulation der Beschwerden wesentlich. So können sich krampfartige Beschwerden (Dominanz des Nerven-Sinnes-Systems) oftmals durch Wärme und Bewegung (Qualitäten des Stoffwechsel-Gliedmaßen-Systems) bessern [→ XXI 2.3 Nozizeptiver und neuropathischer Schmerz].

4.4 Klinische Untersuchung der Ich-Organisation

> Die *Individualität des Menschen* entwickelt eine *leiborientierte* Wirksamkeit und kann als geistiges Wesen die Seelenkräfte des Denkens, Fühlens und Wollens ergreifen. Sie lebt in der *Wärme*.

Das Ich des Menschen gestaltet seinen Leib. Dieser ist in seiner Formensprache individualisiert und wird in der Biografie des Menschen immer deutlicher Ausdruck des Ich. In berührender Weise kann z. B. die Form- und Gestaltsprache des aufgebahrten Verstorbenen vieles von seinem Wesen offenbaren. Durch die Individualität entwickelt sich die allgemeine menschliche Form zur unverwechselbaren einzigartigen Gestalt. Bereits die Linien auf der Fingerkuppe sind erstaunlich individuell geformt und können deswegen der Personenidentifizierung dienen, auch in der Histokompatibilität (HLA-System) begegnen wir dieser Individuation der Struktur und Gestalt. Die „ganze Form des menschlichen Organismus [ist] ein Ergebnis der Ich-Organisation“, formulierte es Rudolf Steiner.[43]

> Die individuelle *Gestalt des Menschen* (z. B. seine Gesichtszüge, Körpergestalt, Form der Hände) ist Ausdruck der *Ich-Organisation.*

Umgekehrt wirkt das Ich in den Prozessen des Stoffwechsel- und Gliedmaßen-Systems und kann diese lenken sowie in den „bewussten“ Bewegungen intentional führen.

Insofern bezieht sich die Beurteilung der leiblichen Wirksamkeit des Ich, das sich in der individuellen Gestalt und der individuell gelenkten Prozessen seine leibliche Individuation (Ich-Organisation) schafft, auf den gesamten dreigliedrigen Organismus.

In den *intentional geführten Bewegungen* und *individualisierenden Stoffwechselprozessen* (Abbau von Fremdqualitäten, Aufbau der eigenen Leiblichkeit) wirkt die *Ich-Organisation.*

Rudolf Steiner bezeichnete die polare Wirksamkeit der Individualität im Menschen als die *bewusste* und die *unbewusste Ich-Organisation.*[44] Die Bildung der individuellen Gestalt geschieht unterhalb der Schwelle des Bewusstseins (unbewusste Ich-Organisation), die intentionalen Bewegungen und die begleitende Dynamik des Blutflusses sind demgegenüber in unterschiedlichem Grad bewusst (bewusste Ich-Organisation).

Das Ich ergreift über die Wärme den Leib. Insofern kommt der Beurteilung des Wärmeorganismus eine wesentliche Bedeutung zu. Der tägliche Inkarnations- und Exkarnationsrhythmus drückt sich in der circadianen Temperaturdifferenz aus. Diese beträgt in der Regel 0,5 °C und sollte morgens gegen 7.00 und nachmittags gegen 18.00 Uhr (sublingual) gemessen werden. Chronobiologische Unterschide (Morgen-/Abendtypus) können zur Verschiebung des tageszeitlichen Maximums führen. Insofern ist bei fehlender Temperaturvarianz eine engmaschige Temperaturkontrolle (sublingual oder rektal, nicht axillär) erforderlich.

Beim *febrilen Patienten* ist im Allgemeinen nicht die Temperatur das „Gefährliche", sondern die zugrunde liegende Erkrankung. Eine iatrogene Temperatursenkung sollte mit Ausnahme von Extremsituationen unterbleiben und wird auch von den Patienten häufig schlecht toleriert. Die Entzündung soll eine Fremdqualität überwinden. Beim Menschen lebt in der Wärmeentwicklung die Ich-Organisation, die sich dem ihr Fremden gegenüberstellt. Der Organismus erfährt durch entzündliche Erkrankungen (v. a. im Kindesalter) eine zunehmende „Individuation", verwandelt „ererbte" Dispositionen und bildet sich zum Instrument der Individualität aus. Insofern haben die fieberhaften Erkrankungen eine wesentliche Bedeutung auch für das spätere Leben [→ XVIII. Onkologie], indem sie möglicherweise darüber entscheiden, ob eine ererbte Anlage zum Durchbruch kommt oder die leibliche Individuation diese modifiziert.

4.4.1 Wirksamkeit der Ich-Organisation im Stoffwechsel-Gliedmaßen-System

Die Ich-Organisation wirkt im dreigliedrigen Organismus. So entwickeln sich bereits in der *frühen Kindheit* Gehen, Sprechen und Denken als spezifisch menschliche Fähigkeiten und unmittelbarer Ausdruck der Ich-Wirksamkeit im dreigliedrigen Organismus.

In der *Stoffwechselorganisation* muss die aufgenommene Fremdqualität umfangreichen Abbauprozessen zugeführt werden, um sie dem individuellen Organismus anzugleichen.

Gegenüber allem Fremden zeigt die *Ich-Organisation* physiologischerweise eine *abbauende Qualität*, in der Bildung der eigenen Leiblichkeit hingegen eine *aufbauende Wirksamkeit.*

Verdauungsstörungen können auf eine unzureichende, abbauende Wirksamkeit im Stoffwechselsystem weisen [→ XXIII. 4. Der Magen – Erkrankungen und Therapien]. Unter dem Aspekt der Ich-Organisation ist auf diejenigen Funktionen zu achten, die Fremdes erkennen (z. B. immunologische Funktion), abbauen (enterale und parenterale (entzündliche) Verdauung) und dem Organismus zur individuellen Leibbildung verwandelt zuführen.

Im Bereich der *Gliedmaßenorganisation* sind *Bewegung* und *Gang* von Bedeutung.

Dabei kann es sich um Bewegungen handeln, die sich unwillkürlich, ohne die lenkende Kraft des Ich entwickeln, oder um solche, in denen die Intentionalität der Individualität wirkt. Der *Bewegungscharakter* macht deutlich, ob eine Bewegung zweckgesteuert erfolgt, schnell abgeschlossen, „erledigt" und „fertig" ist, oder eine Hypermotorik mit ungesteuertem Bewegungsdrang zeigt. Die durch die Individualität geführte Bewegung bildet in diesem Spektrum, das sich zwischen der formenden Kraft des Nerven-Sinnes-Systems und der dynamischen Wirksamkeit des Stoffwechsel-Gliedmaßen-Systems ausspannt, eine mittlere Qualität [→ Abb.].

Die *Ich-Organisation* wirkt in der *Aufrichtekraft.*

Schon das erste Anheben des Kopfes durch den Säugling ist eine beeindruckende Leistung der Ich-Organisation, die zunehmend ihren Leib ergreift. So entwickelt sich nach dem ersten Anheben des Kopfes als nächste Aufrichtung das freie Sitzen und wiederum später dann das aufrechte Stehen und Gehen. Das Ich inkarniert sich also mit dem oberen Menschen beginnend und dann nach „unten" fortschreitend in den Leib. Die Entwicklung des aufrechten Ganges, der eine große Körpergestalt auf kleine Fußflächen stellt, ist der bestaunenswerte Ausdruck der Ich-Organisation. Die menschliche Gestalt ist bis in die Anatomie hinein durch die Aufrichtekraft der Individualität des Menschen geprägt, die offensichtlich auch schon bei den frühen Menschenvorfahren existierte. Auch die innere Bewusstseinswelt ändert sich in Abhängigkeit von der Körperlage und erfährt Ich-Präsenz in der aufrechten Position. Im Seelischen bemerkt man die aufrichtende Qualität des Ich in denjenigen Situationen

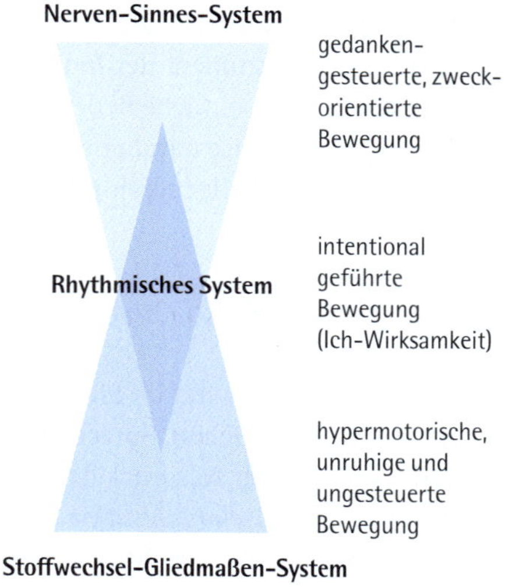

Intentionale (Ich-geführte) Bewegung im Spannungsfeld der polaren Bewegungsmuster vor dem Hintergrund der Dreigliederung

des Lebens, die das „Rückgrat brechen“: In der inneren Aufrichtung aus Niederlagen und „aussichtslosen“ Situationen wirkt die Kraft der Individualität und besteht entscheidende „Feuerproben“ des Lebens.

In *Haltung und Aufrichtekraft* drückt sich die Wirksamkeit der *Ich-Organisation* aus.

Der gebeugte und schwerfällige Gang spricht von einem anderen inneren Erleben als der leichte und selbstbewusst aufrechte mit überstreckter Haltung. Auch hier entwickelt sich die gesunde Aufrechte als Ausdruck der Ich-Organisation als mittlere Qualität zwischen diesem „Dur“ der überstreckten Haltung und dem „Moll“ der gebeugten Gestalt [→ XXXI. Diskusprolaps].

4.4.2 Wirksamkeit der Ich-Organisation im Rhythmischen System

Die Ich-Organisation vermittelt zwischen den polaren Systemen des dreigliedrigen Organismus. Sie hat eine integrative Wirksamkeit: die leiblichen Funktionen verbinden sich zu einem organismischen Ganzen, das auf die Ich-Organisation als dem geistigen Wesenskern des Menschen orientiert ist. Desintegration führt entsprechend zur Autonomisierung von isolierten Prozessen und damit zur Krankheit. Heilen bedeutet umgekehrt die Reintegration autonomisierter Prozesse in den Gesamtzusammenhang des Organismus. Ist die vermittelnde und integrative Funktion der Ich-Organisation eingeschränkt, so dominieren die polaren Dynamiken des Nerven-Sinnes- bzw. des Stoffwechsel-Gliedmaßen-Systems und verdecken die Wirksamkeit der Ich-Organisation. Diese kann durch die Dynamik des Stoffwechsel-Gliedmaßen-Systems überwältigt (klinisch bestehen z. B. Unruhe, Tachykardie, abbauende Stoffwechselprozesse bis zur Hyperthyreose) oder durch die Skleroseprozesse des dominanten Nerven-Sinnes-Systems in die innere und äußere Erstarrung geführt werden (erstarrtes Seelenleben des z. B. hypothyreot erkrankten Menschen, Verhärtungs- und Skleroseprozesse z. B. beim Morbus Parkinson, Sklerodermie).

Steht das Gehen mit der Bewegungsorganisation, das Denken mit dem Nerven-Sinnes-System in Beziehung, so die Sprache mit dem Rhythmischen System.

Die *Sprache des Patienten* offenbart die Wirksamkeit der *Ich-Organisation.*

Die menschliche Individualität kann sich durch die Sprache offenbaren und „aussprechen“. Wir kennen Patienten, die mit schneller, wie ungebremst wirkender Sprache in kurzer Zeit ihre Beschwerden schildern, und kaum Zeit zum Atmen finden. Auf der anderen Seite steht die stockende, langsame, im Klang oft zurückgenommene Sprache. Zwischen diesen Polen von geringer und unbezwungener Dynamik lebt die Ich-geführte Sprache. Darüber hinaus ist nicht nur auf den Sprachfluss, sondern auch auf das melodische Element, also ihren Klang, zu achten. Manche Patienten haben eine hohe Stimme mit leicht wirkender Melodik, andere demgegenüber eine laute, feste und manchmal wenig modulierte Sprache. Bei etlichen Patienten mit Skleroseerkrankungen im

Rhythmischen System (z. B. koronare Herzkrankheit) fällt eine kaum modulierte, gestaut wirkende, „harte“ Sprache auf. Schließlich ist die Artikulation zu beachten, die eine stark überformte von einer wenig artikulierten und undeutlichen Sprache unterscheiden lässt. Zwischen diese Polaritäten stellt sich die Ich-geführte Sprache.

Die Atmungsorganisation wird im Vergleich zum seelebegabten Tier durch die Ich-Organisation verändert, indem sie Sprachwerkzeuge entwickelt und Sprache als menschliche Qualität ermöglicht. Atmung dient nicht nur dem physiologischen Austausch der Atemgase oder der seeleoffenbarenden Lautbildung, sondern bringt durch die Sprachorganisation das geistige Wesen des Menschen zur Wirksamkeit.

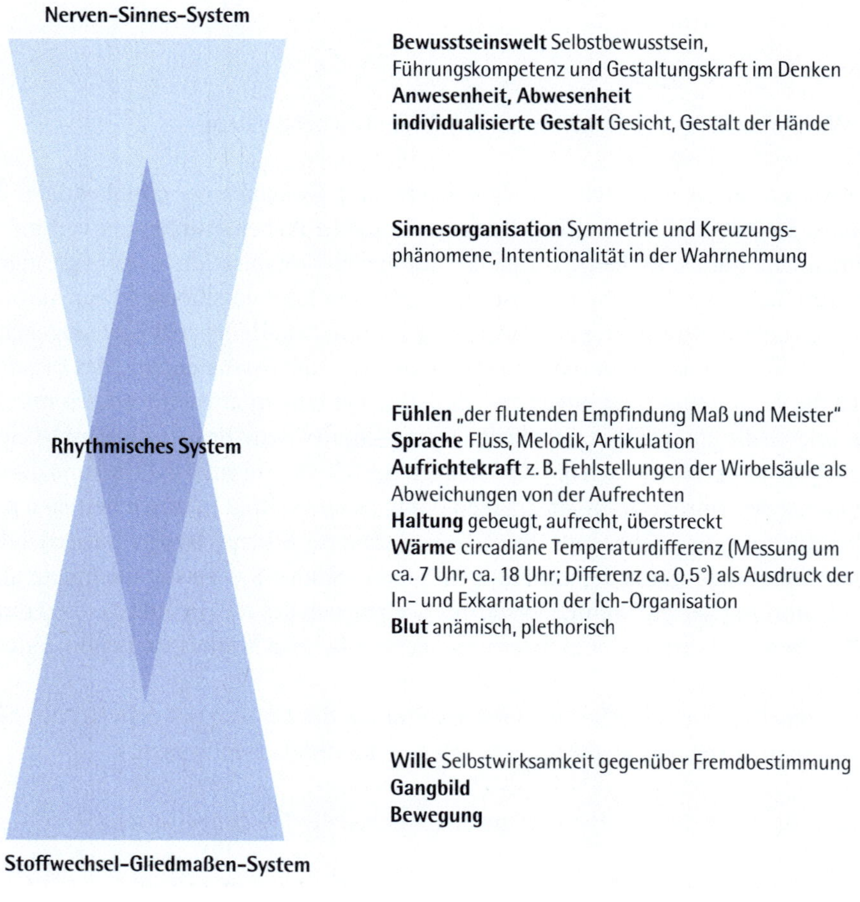

Klinische Befunde zur Beurteilung der Ich-Organisation

> Die *Ich-Organisation* steht mit dem *Blut* und seinem Zentralorgan, dem *Herzen*, in Beziehung.

Wie das Ich als geistiger Wesenskern des Menschen alle inneren und äußeren Erfahrungen zusammenfasst, so strömt das Blut als „flüssiges“ Organ durch den gesamten Organismus und integriert ihn zu einem Ganzen, in dem (beim Menschen) die Ich-Organisation als leibliches Abbild der Ich-Wesenheit des Menschen wirkt. Insofern bekommt die Beurteilung des Blutes (anämisch, plethorisch, polyglobul) eine wesentliche Bedeutung für die Einschätzung der Wirksamkeit der Ich-Organisation. Die kardiovaskuläre Physiologie des Menschen unterscheidet sich von derjenigen der Tiere.[45] Die aufrechte Körperhaltung erfordert gegenüber der horizontalen des Tieres entsprechende physiologische Umstellungen. Diese sind Ausdruck der Wirksamkeit der Ich-Organisation im kardiovaskulären System.

Schließlich gehört die rhythmisch modulierte *Wärme* zur *Ich-Wirksamkeit* im Rhythmischen System. Die Wärmebildung erfolgt im Stoffwechsel-Gliedmaßen-System und erscheint eindrücklich im Muskelzittern beim Fieberanstieg. Auf der anderen Seite steht sie mit den Atmungsprozessen (im Stoffwechselsystem) und damit dem Rhythmischen System in Verbindung: Die mitochondriale Atmungskette führt Wasserstoff und Sauerstoff zusammen und lässt Wärme entstehen. Die Wärme ist verbunden mit der den gesamten Organismus durchziehenden Atmung, die bis in die Gewebe reicht. Sie verbindet das geistige Wesen des Menschen mit dem Organismus. Das Herz ist in besonderer Weise ein Wärmeorgan, indem es zu 85 % Wärme abstrahlt und nur zu 15 % die Energie für die organischen Funktionen nutzt.[46] Diese scheinbar nutzlose Wärme dient der Ich-Organisation.

4.4.3 Wirksamkeit der Ich-Organisation im Nerven-Sinnes-System

Im *Nerven-Sinnes-System* lebt die *Ich-Organisation* der *Sinneswahrnehmung.*

Durch die Sinneswahrnehmung der Welt erfahren wir deren Wirklichkeit und zu gleicher Zeit unsere eigene als aktiv beobachtendes Wesen. Die Symmetrie der großen Sinnesorgane erlaubt die räumliche Orientierung, stellt uns den Dingen gegenüber und gibt uns dadurch auch das Erlebnis des eigenen Seins. Insofern ist bei der klinischen Untersuchung auf *Symmetrie* und *Asymmetrie* in der Gestalt zu achten. Die Sprache des Augenabstandes bis hin zum Hypertelorismus gibt einen Eindruck von der leib- und gestaltbildenden Wirksamkeit der Ich-Organisation.

Aber nicht nur die physische Sinnesorganisation , sondern auch die *Wahrnehmungsfunktionen* stehen mit der Ich-Wirksamkeit in Beziehung. So kann die Wahrnehmung von der intentionalen Kraft der Individualität erfüllt sein, oder aber der Blick wie leer und verlassen erscheinen. Das Ich ist dementsprechend unterschiedlich mit dem Wahrnehmungsprozess verbunden.

Zu den Charakteristika, die den menschlichen Leib vom Tier unterscheiden und die demzufolge in besonderer Weise auf die Wirksamkeit der Ich-Organisation weisen, gehört die Ausbildung des *Stirnhirnes.* Die sogenannten Stirnhirn-Syndrome weisen eindrucksvoll auf die dann eingeschränkte Wirksamkeit der Ich-Organisation.

Das Nerven-Sinnes-System vermittelt die Gestaltung und Form des menschlichen Organismus: Seine Stoffwechselprozesse gehören zum Stoffwechsel-Gliedmaßen-System, deren Gestaltung und Modulation dagegen zum Nerven-Sinnes-System. Die Gestaltunterschiede zwischen Tier und Mensch offenbaren die formende Wirksamkeit der

Ich-Organisation: Der symmetrische Bauplan wird zur „Kreuzung“ im Bereich der Sehachsen geführt. Die Gliedmaßen zeigen gegenüber dem Tier eine zurückgenommene Entwicklung. Beim Tier wachsen sie in eine spezifische, einer spezialisierten Funktion entsprechenden Gestalt (z. B. Huftiere, Vögel). Beim Menschen wird diese Entwicklung zurückgehalten. Dadurch lassen sich vielfältige Bewegungen und Funktionen mit einer Hand oder Gliedmaße ausführen. Beim Tier entwickelt sich demgegenüber die Spezialisierung bis auf die leibliche Ebene, beim Menschen eröffnet sich hingegen ein Freiheitsraum in den Funktionsmöglichkeiten. Die embryonalen Anlagen im Tierreich sind menschenähnlicher, sie entwickeln sich dann weiter zu physischen Gestaltungen, die nur noch spezielle Funktionen erlauben. Das Ich-Wesen führt als allgemeines humanes Prinzip zu einer „Vermenschlichung“ der Leibesform gegenüber dem Tierreich, durch sein einzigartiges Wesen zur unverwechselbaren, individuell geformten Gestalt des Leibes.

4.4.4 Wirksamkeit des Ich in der Seele

Das geistige Wesen des Menschen wirkt in Leib und Seele: Die Individualität prägt den dreigliedrigen Leib, lässt ihn dadurch zu ihrem Werkzeug werden und wirkt in der Seele als lenkende Kraft.

Die Wirksamkeit der *Individualität in der Seele* lässt sich im *Denken, Fühlen* und dem Willen erkennen.

Lenkungskraft und Konzentrationsfähigkeit im Denken, die zwischen Erstarrung und assoziativer Gedankenflucht eine vermittelnde Qualität einnehmen, sind Ausdruck der „Führungskompetenz“ der Individualität. Auch die Gefühlsregungen können einerseits in Freude und Schmerz das Ich überwältigen, sodass der „Steuermann auf bewegter See“ das Schiff nicht lenken kann. Auch hier geht es um die Fähigkeit zum intensiven Fühlen, Mitfühlen und Erleben der Welt, allerdings in voller Anwesenheit und Aktivität des Ich. Dadurch gewinnt das Fühlen einen „menschlichen“ Charakter, indem das eigentliche menschliche Wesen, das Ich, zum „Maß und Meister“[47] wird.

Schließlich offenbart die Willensaktivität die Wirksamkeit des Ich. Der Weg führt vom Erkennen des Handlungszieles über die Motivation bis zur Tat und ist Ausdruck der Selbstwirksamkeit der Individualität. Bei verschiedenen Krankheitsbildern ist die Entwicklung dieser Ich-Kompetenz in den Seelenfähigkeiten von entscheidender Bedeutung. Darüber hinaus stellen sich jedem Menschen entsprechende *Entwicklungsaufgaben* und fordern auch für den ärztlichen Beruf eine entsprechende Schulung, um dem Erkrankten, der in vielen seiner schweren Erfahrungen mehr gereift und entwickelt ist als seine therapeutischen Begleiter, immer besser entsprechen zu können [→ XXXIII. Vom Mediziner Zum Arzt].

4.4.5 Geistige Entwicklung des Ich

Das Ich-Wesen des Menschen ist auf Entwicklung angelegt. In der Auseinandersetzung mit der Krankheit wird oftmals eine beeindruckende Selbstwerdung (Autogenese) erkennbar, die auf die Zukunftsoffenheit des sich entwickelnden Menschengeistes weist. Die Seelenkräfte des Denkens, Fühlens und Wollens verändern sich dabei entscheidend und werden immer mehr zum Ausdruck des Ich und seiner geistigen Wirksamkeit. Das Denken löst sich aus seiner Orientierung auf die Sinneswelt und nähert sich dem Geist. Im reinen, das heißt sinnlichkeitsfreien und nicht mehr absichtsgelenkten oder zweckgesteuerten Denken entwickelt sich das Ich in ersten Schritten zum geistigen Selbst (Geistselbst). Wenn das Fühlen seine alltägliche Selbstbezogenheit verliert und „mit den Augen des Herzens" die Welt wahrnimmt, so entstehen Hingabe und Liebefähigkeit zum Umkreis. Immer wieder beobachten wir bei unseren Patienten eine tiefe Dankbarkeit und Liebe zum Umfeld besonders in der Zeit „terminaler" Erkrankung. Im Fühlen, das sich in dieser Weise der geistigen Welt öffnet, entwickelt das Ich Lebenskräfte. Der erste Keim zu seiner Entwicklungsstufe als „Lebensgeist" entsteht. Der Ich-geführte Wille schließlich ist Ausdruck der Selbstwirksamkeit der Individualität. Wenn diese aus Erkenntnis handelt, den Willen also mit der geistigen Welt verbindet, aus dieser handelt und den Organismus ergreift, wird der Keim für eine hohe, ebenfalls zukünftige Stufe der Ich-Wirksamkeit gelegt, die im Organismus bewusst geistig wirkt („Geistesmensch" in der Menschenkunde Rudolf Steiners[48]).

Zusammenfassend wird in der klinischen Untersuchung des Patienten die *leibliche Wirksamkeit* der Ich-Organisation erkennbar. Im *Seelischen* lässt sich ihre Lenkungskraft in den Seelenfähigkeiten des Denkens, Fühlens und Wollens empfinden. Die inneren Schritte des Patienten durch und mit der Erkrankung weisen schließlich auf die *geistige Entwicklung* des Ich-Wesens des Menschen.

4.5 Praktische Gesichtspunkte

Diese vier Ebenen der klinischen Untersuchung lassen die Wesensgliederwirksamkeit erkennen und ermöglichen damit ein Krankheitsverständnis, welches das gesamte Wesen des Menschen umfasst. In dem Zusammenhang sei noch einmal darauf hingewiesen, dass es sich bei der Dreigliederung des Organismus nicht um anatomische, sondern *funktionelle Beziehungen* handelt. So kann sich in jedem Bereich des Organismus die dominante Wirksamkeit des Nerven-Sinnes- oder auch des Stoffwechsel-Gliedmaßen-Systems entwickeln. Mit ausreichender Übung und Erfahrung entsteht aus diesen vier Aspekten ein hilfreiches Instrument für die Untersuchung des Patienten.
Bei *definierten Krankheitsbildern* hat man es in der Regel mit einer typologisch veränderten Wesensgliederwirksamkeit zu tun, welche die einzelnen Kapitel ausführlich darstellen. Durch diese ist eine schnelle Orientierung zur Wesensgliederwirksamkeit und zum Therapiebedarf möglich. Es handelt sich dabei um eine typologische Betrachtungsweise und Therapie, die den Gestus der Erkrankung und denjenigen der salutogenetischen Potenziale aufgreift. Steiner sprach in diesem Zusammenhang von „typischen

Heilmitteln".[49] Darüber hinaus macht die klinische Untersuchung den „individuellen Aspekt" der Erkrankung, der auch die Therapie „individualisiert", erkennbar. Krankheiten und ihre Therapie tragen einerseits einen typologischen Charakter (z.B. „die" koronare Herzkrankheit), andererseits zeigen sie deutliche Unterschiede im klinischen Erscheinungsbild von Mensch zu Mensch und haben damit ein individuelles Profil.

5. Von der Diagnose zur Therapie

Die richtig gestellte Diagnose ist der erste Schritt zur Therapie. Wir sind daran gewöhnt, aufgrund von *Leitsymptomen* der Erkrankung über die in Frage kommenden Differenzialerwägungen zur *Diagnose* vorzudringen und eine ihr entsprechende *Therapie* zu beginnen. Für die Krankheitsdiagnostik der Anthroposophischen Medizin sind darüber hinaus noch weitere Ebenen wesentlich. Insgesamt lassen sich vier Aspekte unterscheiden.

Vier Diagnoseaspekte

Konstitution
Krankheitsbild
Anamnesefragen
Biografie, lebensgeschichtlicher Zusammenhang der Erkrankung

5.1 Konstitution

Die Konstitution des Menschen differenziert sich in polarer Weise. Wir unterscheiden eine grazil gebaute, *neurasthenische Konstitution* mit einem oftmals sehr sensiblen und feinfühligen geistig-seelischen Wesen von einer stoffwechselbetonten, *metabolischen Konstitution* fülliger Gestalt, Adipositas und einem häufig innenweltorientierten Seelenleben. Bei zahlreichen Erkrankungen lässt sich vor diesem Hintergrund ein neurasthenischer von einem metabolischen Konstitutionstyp differenzieren. So steht der oftmals schlanken, grazil gebauten prämenopausalen Mammakarzinompatientin die fülligere, stoffwechselbetonte Konstitution der postmenopausalen an einem Mammakarzinom erkrankten Frau gegenüber. Bei der arteriellen Hypertonie und auch der koronaren Herzerkrankung finden wir einen schlanken Patienten auf der einen Seite, dem ebenfalls ein stoffwechselbetonter, adipöser Patient mit den klassischen kardiovaskulären Risikofaktoren gegenübersteht. Schließlich zeigt der Emphysempatient eine durch das Nerven-Sinnes-System dominierte, mitunter kachektische und überformte Gestalt, während beim entzündlich dominierten, adipösen COPD-Patienten eine füllige Konstitution besteht.

Ein *erster Zugang* zum erkrankten Menschen besteht in der *Charakterisierung* seiner *Konstitution*, die sich vor den *Hintergrund der Dreigliederung* stellt.

Konstitutionelle Dominanzen des Nerven-Sinnes- bzw. Stoffwechsel-Gliedmaßen-Systems führen zu den entsprechenden therapeutischen Empfehlungen, die z.B. in einer Verstärkung des jeweils weniger aktiven Systems der Dreigliederung bestehen.

5.2 Krankheitsbild

Neben die Beurteilung der Konstitution stellt sich die Diagnose der zugrunde liegenden Wesensgliederwirksamkeit *(Wesensgliederdiagnose)*. Viele Erkrankungen bemerkt der Patient zu Beginn nicht. So entwickelt sich eine Tumorerkrankung über eine lange Zeit ohne Einschränkung des gesundheitlichen Befindens. Es handelt sich um die noch weit unter der Schwelle des Bewusstseins liegenden Krankheitsprozesse, die bereits auf die veränderte Wesensgliederwirksamkeit weisen. Der (noch) „nicht erfahrenen Krankheit" steht das „erlebte Leiden" in seiner vielfältigen Symptomatik gegenüber. Beides zusammengenommen, also Befunde und das Befinden des Patienten, fügen sich zu den verschiedenen, mit zunehmender, klinischer Erfahrung differenzierbaren Krankheitsbildern und damit zur Diagnose. Aus ihnen leitet sich – wie in den folgenden Kapiteln beschrieben – die veränderte Wesensgliederwirksamkeit (Wesensgliederdiagnose) ab und bildet die Grundlage der Therapie. Die *Differentialdiagnose* erschließt sich durch die Erwägung der in Betracht kommenden unterschiedlichen Krankheitsprozesse: Dem ermittelten klinischen Befund kann z.B. ein *entzündlicher Prozess* oder polar hierzu eine *tumoröse Erkrankung* oder auch ein vaskuläres Krankheitsereignis mit dominanter *Sklerose* und Ischämie bzw. ein *„allergischer"* oder auch *autoimmuner Krankheitsprozess* zugrunde liegen. Bei unklaren Befunden, die sich nicht leicht im Sinne eines klinisch bekannten Krankheitsbildes zusammenfassen, ist dieser Weg ausgesprochen hilfreich und erlaubt wesentliche Differentialdiagnosen und letztlich eine zutreffende klinische Einschätzung des Krankheitsbildes. Zu den erwähnten vier Krankheitsprozessen [→ Abb.] gehören im Weiteren *endokrine* bzw. *neurogene* und *metabolische Krankheitsprozesse*.

Ist der zugrunde liegende Krankheitsprozess gefunden, so ergeben sich aus ihm die veränderte Wesensgliederwirksamkeit und damit der Ansatz für die Therapie. So bedarf z.B. die Pollinosis als allergische Erkrankung der Rückführung des in den Bereich der Sinnesorganisation dislozierten Stoffwechselprozesses. Hier erlangen die Bitterstoffe eine große therapeutische Bedeutung. Darüber hinaus ist die Formung und Strukturierung des „ausfließenden" entzündlich-allergischen Prozesses erforderlich, was Arzneimittel wie die zusammenziehende Zitrone und die ihre Frucht in die Verfestigung führende Quitte leisten. Schließlich stellt sich bei jeder allergischen Erkrankung die Frage nach der Kompetenz der „Grenzbildung" im Leiblichen und oftmals auch im Seelischen [→ Abb.], die sich z.B. durch eine Therapie mit potenziertem Blei unterstützen lässt. Kapitel [→ VIII. 4. Arzneitherapie der akuten Entzündung] beschreibt unter diesem Aspekt die Entzündung und ihre medikamentöse Therapie.

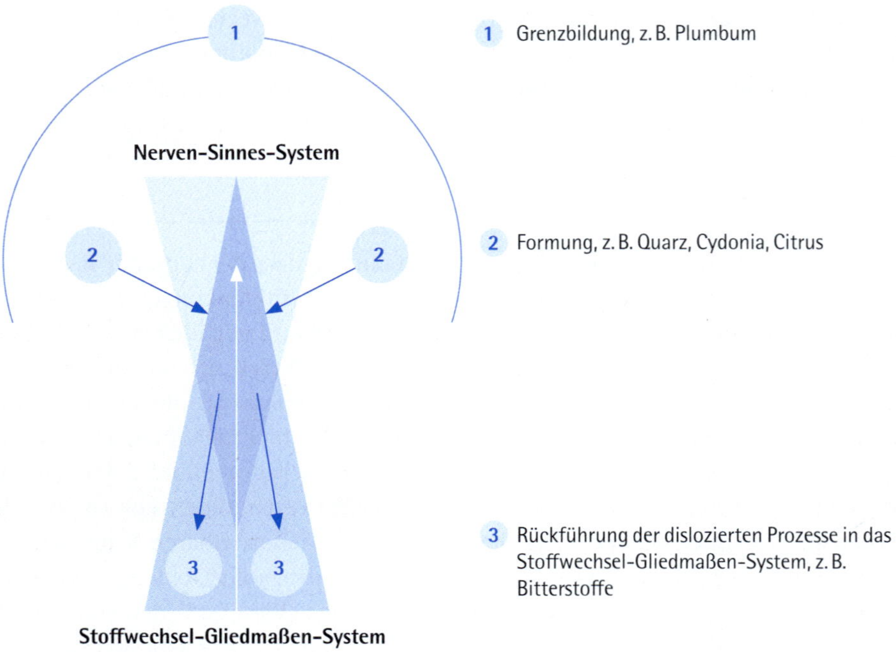

Allergie: Dislokation eines Stoffwechselprozesses in das Sinnessystem und die sich daraus ableitenden Therapieziele (1–3) [→ IX. 4.2 Allergische Atemwegserkrankungen]

5.3 Anamnesefragen

Einen weiteren, wesentlichen Aspekt zur Wesensgliederwirksamkeit ergeben die o. g. *Anamnesefragen Rudolf Steiners.* Sie ergänzen die *Allgemeinanamnese* (Appetit, Gewichtsverlauf, Stuhlverhalten, Miktion, Nykturie, Schlaf, Schwitzen, Wärmetoleranz, Allergie etc.). Wir finden Hinweise auf das Verhältnis der oberen Wesensglieder zur ätherischen und physischen Organisation. Auf die hieraus folgenden therapeutischen Aspekte ging [→ 3.4.1 Anamnesefragen und Therapie] beispielhaft ein.

5.4 Biografisch-lebensgeschichtlicher Aspekt

Der biografisch-lebensgeschichtliche Aspekt der Erkrankung ist von wesentlicher Bedeutung.

Krankheit stellt sich nicht isoliert in das Leben, sondern hat Bezüge zu unterschiedlichen Ereignissen der Biografie.

Diese können in durchgemachten Erkrankungen und damit *leiblichen Aspekten* bestehen. Ein wesentliches Beispiel ist das polare Verhältnis von Entzündung und Tumorerkrankung innerhalb des menschlichen Lebens [→ XVIII. 2.4 Entzündung und Karzinom]. Darüber hinaus spielen viele *seelische Faktoren* in die Krankheitsentwicklung hinein. So finden wir beispielsweise beim Morbus Basedow in der Vorphase der Erkrankung oftmals seelische Belastungen, die zu einer inneren Erschütterung im Wesensgliedergefüge des Menschen beitrugen und bei einer meist gegebenen konstitutionellen Veranlagung zur Manifestation führen.

Steiner wies verschiedentlich auf die Bezüge der *seelisch-geistigen Entwicklung* zu den Erkrankungen hin. So ist auf eine gesunde Bewusstseinsentwicklung in der Kindheit und Jugendzeit zu achten. Zu starke intellektuelle Belastung, gedächtnismäßige Überforderung und unphysiologische Informationsvermittlung (wie z.B. verfrühte Digitalisierung anstelle schöpferisch-künstlerischer Lernprozesse) können später zu sklerosierenden Erkrankungen führen. In diesem Zusammenhang ist die Bedeutung des *kindlichen Kummers* und traumatischer Erlebnisse in der Kindheit für die Entwicklung einer späteren rheumatischen Erkrankung zu bedenken [→ XXIX. 6.1.2 Gesichtspunkte zur Prävention].

Schließlich stehen Erkrankungen mit *geistigen Entwicklungsschritten* in Zusammenhang. Insofern ist die alleinige Frage nach dem „Woher" meist zu eng gefasst und verlangt die andere des „Wofür" und des „Wohin". Das Durchstehen einer Erkrankung und ihre Heilung führen den Menschen zu inneren geistigen Entwicklungsprozessen und zu neuen Fähigkeiten. Sie bilden eine *innere Frucht*, die sich aus der Erkrankung entwickeln lässt. In diesem Zusammenhang ist therapeutisch darauf zu achten, dass sich die ärztlichen Maßnahmen diesem Ziel fördernd und nicht behindernd zur Seite stellen.

5.5 Pathogenese und Salutogenese

Aus den *vier Aspekten der Krankheitserkenntnis* ergibt sich die *Wesensgliederdiagnose* als Grundlage für die *Therapie*.

Zunächst ist auf die *pathogenetisch wirksamen Prozesse* und ihre Dynamik zu achten. Diese stellt sich anders dar, je nachdem es sich z.B. um einen Skleroseprozess oder um eine Tumorerkrankung handelt. Im Weiteren sind die salutogenetischen, heilenden Potenziale des Patienten aufzusuchen. In jeder Erkrankung ruft der Organismus *salutogenetische Prozesse* auf, die es therapeutisch zu unterstützen gilt. So kann sich beispielsweise der Tumorerkrankung ein entzündlicher Prozess gegenüberstellen. Aus der Kenntnis der patho- und salutogenetischen Prozesse im menschlichen Organismus ergeben sich die Gesichtspunkte zur Therapie. Hier kommen nun die unterschiedlichen Wirkprinzipien, die Kapitel [→ IV. 2.5 Prinzipien der medikamentösen Therapie] darstellt, zur Anwendung. So vermag es erforderlich zu sein, einen Skleroseprozess durch ein Arzneimittel „*abzunehmen*", damit die Wesensglieder wiederum heilend wirken. Auf der anderen Seite sind vielfach dann therapeutische Erfolge zu erreichen, wenn darüber hinaus auch die salutogenetischen, heilenden Kräfte Unterstützung finden, die im Falle der Sklerose eine durchwärmende, entzündliche Qualität besitzen *(verstärkendes Therapieprinzip)*. Hier kann eine Misteltherapie sinnvoll sein. Diese Gesichtspunkte gelten auch für die therapeutischen Anwendungen der anthroposophischen Krankenpflege, die nicht medikamentösen Behandlungsverfahren (Heileurythmie, Kunst- und Gesprächstherapie). Auch hier ist darauf zu achten, wie sich pathogenetische, dysfunktionelle Faktoren verwandeln lassen, um die gesundenden Prozesse zu unterstützen.

5.6 Untersuchungsmethodik und die sieben Stufen des meditativen Erkenntnisweges

Rudolf Steiner beschrieb sieben Stufen des meditativen Erkenntnisweges, die von der sinnlichen Beobachtung bis zur Erkenntnis der übersinnlichen Wesensglieder und ihres Zusammenhanges mit dem Makrokosmos führen.[50] Diese haben ihr Abbild in der systematischen Untersuchung des Patienten und der Therapiefindung. Die erste Stufe bezieht sich auf die körperliche Untersuchung und physischen *Befunde*. Die Erfassung der Lebensprozesse und damit der ätherischen Ebene verlangt eine neue Methodik, die zeitliche Zusammenhänge bild- und gestaltartig zusammenfasst. Zu dieser Stufe fügen sich auch die weiteren Befunde und Krankheitszeichen, die aus dem Einzelbefund das *Krankheitsbild* entstehen lassen. So gehören bei einer COPD die koronare Herzerkrankung, Osteoporose und ggf. auch die vorliegende Depression zum systemischen Aspekt dieser oftmals auf eine „Lungenerkrankung" reduzierten COPD und damit zu ihrem vollständigen Krankheitsbild. Für die Beurteilung der astralischen Organisation müssen die erhobenen Befunde sich zur „Schrift" gestalten, in der sich das seelische Wesen des Patienten ausspricht: so ist der erhöhte Blutdruck „Ausdruck" der autonomisierten, nicht mehr von der Ich-Organisation gelenkten astralischen Organisation. Innere Anspannung wird zur äußeren Anspannung im Gefäßsystem, zu erhöhtem arteriellen Druck, vermehrter Steifigkeit der Gefäße und endothelialer Dysfunktion und schließlich Arteriosklerose. Es ist ein „Hereinhören" in die gestische Ebene der Erkrankung bzw. eine Art „Nachklang" aus der Patientenbegegnung. Die Erfahrung der Ich-Organisation ist an die Wärme gebunden und führt zur Wesensbegegnung mit dem anderen Menschen.

Durch diese stufenweise Annäherung an das Wesen des Patienten reift die „Wesensgliederdiagnose" für die bestehenden Krankheits- und auch bereits vorhandenen Heilungsprozesse. Aus dieser entwickelt sich der Heilbedarf des Patienten und der Blick auf den makrokosmischen Zusammenhang: Welches Arzneimittel aus den Naturreichen nimmt einen Krankheitsprozess ab oder verstärkt gesundende Prozesse? Diese Frage berührt die Stufe des Verhältnisses von Mikro- und Makrokosmos. Die konkrete Therapie leitet sich aus dem Heilbedarf ab. Verbindet sich nun der Arzt mit dem entsprechenden Arzneimittel durch das geisteswissenschaftliche Verständnis, so verbindet er sich mit den heilenden Prozessen der umgebenden Naturreiche, des Makrokosmos und lässt sie in seinem therapeutischen Tun, seinem Heilerwillen als schaffende Prinzipien wirken. Die Beurteilung der Wirksamkeit schließt diesen siebenstufigen Bogen ab [→ Abb.].

1. begriffliche Bearbeitung des Untersuchungsbefundes	
klinischer Befund	Studium der Geisteswissenschaft, wobei man sich zunächst der Urteilskraft bedient, die man in der physischen Welt gewonnen hat
2. Untersuchung der ätherischen Organisation	
Krankheitsbild, bildartiges Erkennen der Lebensprozesse	Erwerb der imaginativen Erkenntnis
3. Untersuchung der astralischen Organisation	
„Nachklang" aus der Patienten-begegnung, „schriftartiges Erkennen", gestischer Ausdruck des Seelischen	Lesen der verborgenen Schrift, (entsprechend der Inspiration)
4. Begegnung mit der Ich-Wesenheit des Patienten	
Wesensgliederdiagnose	Sich-Einleben in die geistige Umgebung (entsprechend der Intuition)
5. Heilbedarf	
Verhältnis des Krankheitsprozesses zu den Arzneimitteln aus den Naturreichen	Erkenntnis der Verhältnisse von Mikro- und Makrokosmos
6. Therapie	
inneres Verständnis der Arzneimittel aus den Naturreichen	Eins-Werden mit dem Makrokosmos
7. zur Wirksamkeit bringen in der Patienten-Arzt-Beziehung	
Wirksamkeitsbeurteilung	Gesamterleben der vorherigen Erfahrungen als eine Grundseelenstimmung

Sieben Stufen der Patientenuntersuchung und ihre Verbindung mit dem meditativen Erkenntnisweg[51]

6. Innere Bedeutung von Krankheit und Heilung: Krankheitsschicksal und Erkenntnisweg

> *„Jede Krankheit hat ihren besonderen Sinn; denn jede Krankheit ist eine Reinigung: man muß nur herausbekommen, wovon und wozu."*
>
> Christian Morgenstern[52]

In der *Begleitung* schwer kranker Menschen lässt sich eine Beobachtung machen, die ein Licht auf die Bedeutung des Krankseins wirft. Bei zunehmend zerbrechender äußerer Hülle, bei einem durch Krankheit deutlich gekennzeichneten Leib kann sich eine seelische Tragekraft, eine geistige Größe entwickeln, die manches Seelenleben der sogenannten

Gesunden in den Schatten stellt. Krankheit als Entwicklungsweg, menschliche Größe aus dem Leid eines schweren Schicksals wird unmittelbar erfahrbar und damit ein Zusammenhang, der sich zwischen dem inneren *Entwicklungsweg* des Menschen und seinem äußeren *Krankheitsschicksal* zeigt.

6.1 Heilung und Schlaf

Eine akute *Entzündung* führt am Ort des Krankheitsgeschehens zum Dolor, einem Bewusstseinserwachen, das sich aus dem Entzündungsprozess entwickelt. Im Bereich des Nerven-Sinnes-Systems fördert die akute Entzündung das Schlafbewusstsein. Manche proinflammatorischen Zytokine wirken schlafauslösend. Die Heilungsphase der Entzündung wird nicht bewusst erfahren, sie stellt dem abbauenden Stoffwechselgeschehen eine aufbauende, regenerative Qualität zur Seite. Die Lebensprozesse der Erhaltung, des Wachstums und der Regeneration entfalten sich fernab des Bewusstseins. Heilung ist somit nicht mit Bewusstseinsprozessen, sondern mit dem Schlaf verbunden.

In frühen Kulturepochen erfolgte die *Heilung* des Menschen im *Tempelschlaf*. Es ist der große Schlaf, in dem sich die Gesundungskräfte entfalteten, gegenüber dem kleinen Schlaf, der auch heute die bewusstseinsfernen Heilungsvorgänge begleitet.

Welche *Beziehung* besteht zwischen dem *bewussten inneren Entwicklungsweg* des Menschen und den *bewusstseinsfernen Heilungsvorgängen*? Kann sich der Weg durch die Erkrankung zu einem bewussten verwandeln?

6.2 Krankheit und Erkenntnisweg

Jede ernste Erkrankung stellt durch die unmittelbare *Nähe zum Tod* existenziell die Frage nach dem inneren Wesen des Menschen. Was bleibt, wenn die Leiblichkeit krankheitsbedingt zerfällt und nicht mehr als Instrument für das Wirksamwerden der Individualität tauglich ist? Aus einer blassen theoretischen Überlegung zum weiteren Schicksalsweg jenseits der Todesschwelle wird nun eine *existenzielle Frage*, die kein theoretisches Gedankenspiel mehr zulässt.

Es entsteht die Frage nach dem *eigentlichen Wesen des Menschen* und damit die *Erkenntnisaufforderung*, die seit jeher als das *„Erkenne Dich selbst“* den *inneren Entwicklungsweg* des Menschen begleitet.

Sie kann sich innerlich stellen, wenn der Mensch aus der scheinbaren Selbstverständlichkeit des Lebens erwacht und nach dem Kern seines Wesens zu suchen beginnt; sie kann sich durch äußere Umstände ergeben, wenn eine schwere Krankheit konventionelle Stützen, wie biografischen Glanz und Erfolg zerbrechen lässt und unabänderlich auf das eigentliche Wesen des Menschen weist. „Mensch, werde wesentlich, denn wenn die Welt vergeht, so fällt der Zufall weg, das Wesen, das besteht“, formulierte es Angelus Silesius (1624–1677).

Die Seelenkräfte des Menschen erfahren durch jedes *Krankheitsschicksal* eine umfassende Schulung. Wird eine schwere Krankheit diagnostiziert, so bestimmen quälende, immer wiederkehrende Gedanken das Bewusstsein. Kein freier Blick scheint möglich, ständig ist das Denken auf die Krankheitserscheinungen und Überlegungen zur Prognose fixiert. Vielleicht unbedeutende Symptome erfahren bedrohliche Interpretationen.

Damit entsteht die Aufforderung, das *Denken innerlich zu ergreifen*, es aus den *Fesseln zu befreien*, welche die Krankheit legt.

Jedem Menschen ist als Aufgabe gegeben, die Führungskraft im Denken zu erobern; im Krankheitsverlauf stellt sie sich nun als unmittelbares Erfordernis.

Rudolf Steiner sprach hier von einem *positiven Vergessen*, das deutlich von Verdrängen oder illusionärer Verkennung zu unterscheiden ist. Jeder nur augenblicklich durch die Seele ziehende Gedanke hat etwas Flüchtiges, noch nicht sehr Wirksames. Wenn Gedanken sich sorgenvoll ständig wiederholen, ja zur Gewohnheit erstarren, dann zehren sie an der Lebensorganisation, die jeder Heilung zugrunde liegt und wirken dadurch kränkend. Das *Befreien des Denkens* aus seiner Verkettung hat unter diesem Gesichtspunkt ein Doppeltes: Es dient der *Gesundung*, dem Heilen auf der einen Seite, auf der anderen entwickelt es die innere Frucht der Führung des Denkens durch die Individualität. Heilungskräfte und Entwicklungsschritte auf dem inneren Weg des Menschen zeigen ihren Zusammenhang:

„Könnte nun der betreffende Patient es wirklich durch starken Willen, durch Seelenkultur dazu bringen, wenigstens für eine gewisse Zeit seinen Zustand zu vergessen ... und würde er sodann die Seelenkräfte, welche er dadurch frei bekommt, auf etwas von geistigem Inhalt verwenden ... dann wird man bemerken, dass man auf einem komplizierten Wege das erreicht, was sonst unsere Organisation selber ohne unser Zutun in der Überwindung des Krankheitsprozesses erreicht."[53]

Ähnliche Zusammenhänge bestehen für den *Willen* des Menschen. Die Praxis konventioneller Medizin drängt den Kranken überwiegend in die Rolle der Passivität mit allenfalls bescheidener Eigenaktivität. Die arterielle Hypertonie, koronare Herzkrankheit, rheumatoide Arthritis etc. werden medikamentös „eingestellt" und aktivieren kaum die Willenskräfte des Menschen. Etwas Ähnliches entwickelt sich wie im Spiegelbild auf der ärztlichen Seite: Die gut eingestellte Hypertonie lässt kein weiteres therapeutisches Engagement entstehen, ist doch scheinbar das Ziel erreicht!

Der *innere Wille des Arztes zum Heilen* weckt beim Patienten den *Willen* zum *Gesundwerden.*[54, 55]

Wie entscheidend ist dieser für den weiteren Krankheitsverlauf, wie „aussichtslos" kann sich ein Krankheitsverlauf gestalten, wenn der „*Gesundwerdewille*" fehlt! Krankheit und innere Willensschulung sind wiederum in ihrer doppelten Bedeutung zu erfahren: Im *äußeren Heilungsverlauf* und als *innere Entwicklungsfrucht.*

In einem Gespräch mit Johann Peter Eckermann (1792-1854) beschrieb Goethe die Bedeutung des moralischen Willens für die Überwindung eines Leidens und die krankheitsfördernde Wirkung der Furcht: „Die Pestkranken hat er [Napoleon] wirklich besucht, und zwar um ein Beispiel zu geben, dass man die Pest überwinden könne, wenn man die Furcht zu überwinden fähig sei. Und er hat recht! Ich kann aus meinem eigenen Leben ein Faktum erzählen, wo ich bei einem Faulfieber der Ansteckung unvermeidlich ausgesetzt war und wo ich bloß durch einen entschiedenen Willen die Krankheit von mir abwehrte: Es ist unglaublich, was in solchen Fällen der moralische Wille vermag! Er durchdringt gleichsam den Körper und setzt ihn in einen aktiven Zustand, der alle schädlichen Einflüsse zurückschlägt. Die Furcht dagegen ist ein Zustand träger Schwäche und Empfänglichkeit, wo es jedem Feinde leicht wird, von uns Besitz zu nehmen."[56]

Unübersehbar ist die Bedeutung des Fühlens. Verzweiflung bei Mitteilung der Diagnose, Sorge und Angst bei den Kontrollen der onkologischen Nachsorge, überwältigende Freude bei positivem Ergebnis kennzeichnen die große Vielfalt des Fühlens im Erleben der Krankheit.

Es besteht die Herausforderung, sich nicht in der Dynamik des Fühlens zu verlieren und Augenblicke innerer Ruhe zu schaffen.

„Der flutenden Empfindung Maß und Meister" nannte es Christian Morgenstern (1871-1914), eine Persönlichkeit, die intensiv durch das Krankheitsschicksal einer Tuberkulose ging.[57] Es ist eine sich jedem Menschen stellende Aufgabe, die mit intensiver Aufforderung in das Schicksal des erkrankten Menschen tritt.

In der Depression wird der Zweifel an der Sinnhaftigkeit dieser Lebensphase und oft ein schmerzhafter Sinnverlust erlebt. Im Fühlen stellt sich eine Leerheit ein, die den Patienten seelisch kraftlos macht. Schließlich beherrschen Angst und Furcht die bestehende Lebenssituation. Aussichtslosigkeit, die nichts Positives mehr erkennen lässt, verdunkelt die Seele. Der Patient ist aufgefordert, sich mit diesen hindernden Kräften von *Zweifel*, *Seelenleere* und *Furcht* aktiv auseinanderzusetzen.

Licht und Schatten charakterisieren das Kranksein. Unübersehbar ist diese Schattenseite, die sich in Schmerz und Leid der Erkrankung ausdrückt. Verborgen und häufig zugedeckt von dieser entwickelt sich die Frucht der Erkrankung, die innere Lichtseite.

Damit stellt sich eine weitere Aufgabe: Die *Besinnung* auf das sich *entwickelnde Positive, Gute in der Erkrankung.*

Hier ist nicht die Schönfärberei eines Krankheitsleides gemeint, nicht die illusionäre Verkennung, vielmehr soll sich der Blick auf das *real existierende Gute* konzentrieren. Dabei lässt sich eine gegensätzliche Dynamik beobachten. Stellt sich im Betreuen eines z. B. krebserkrankten Menschen eine Verschlechterung des Befundes ein, so können sich Sinnlosigkeit und *Aussichtslosigkeit* entwickeln. Welchen Sinn soll das weitere therapeutische Bemühen haben? In dieser Situation ist nichts Positives erkennbar, der Blick auf positive Entwicklungen im Kranksein ist verstellt und der Gedanke an den Selbstmord liegt nahe.

Der Blick auf das reale Gute kann sich aber auch in polarer Weise trüben: Es ist die illusionäre Verkennung. Man erlebt Patienten in einem vielleicht schon fortgeschrittenen Erkrankungsstadium, in dem eine gewisse Stabilisierung therapeutisch zu erreichen war. Jetzt bildet sich manchmal eine *illusionsbeladene Verkennung* der Krankheitssituation aus: Alles sei geschafft und überwunden, man könne neuen beruflichen Perspektiven entgegengehen, ein Studium beginnen etc.

Zwischen *Illusion* und dem lähmenden *Gefühl der Aussichtslosigkeit* soll der *Blick* sich auf das *entwickelnde Gute* richten.

Es sind die „reifen Blicke" auf das Krankheitsschicksal, auf die Weisheit des „höheren Ich", die sich in Gesundheit und Krankheit, in biografischem Glück und Leid ausdrückten, von denen Christian Morgenstern sprach.

Du Weisheit meines höhern Ich,
die über mir den Fittich spreitet
und mich vom Anfang her geleitet,
wie es am besten war für mich, –

Wenn Unmut oft mich anfocht: nun –
es war der Unmut eines Knaben!
des Mannes reife Blicke haben
die Kraft, voll Dank auf Dir zu ruhn.[58]

Eine weitere *Übungsaufgabe* bezieht sich nun auf diese *Weisheit des höheren Ich* selbst, die sich verborgen in dem Erleiden des Krankheitsschicksals ausspricht. Sie tritt einem zunächst wie fremd gegenüber: Was hat die Erkrankung mit mir zu tun? So deutlich Krankheit eine Entwicklungsaufgabe stellt und damit etwas „von außen" Kommendes dem persönlichen Erleben wie Fremdes erscheint, so hat sie auf der anderen Seite einen engen Bezug zum Schicksal dieses Lebenslaufes, gehört zur Weisheit des „höheren Ich", die den Alltagsblicken verhüllt erscheint. Manchmal ist es in Patientenbegegnungen erfahrbar, wie Menschen ihre Krankheit als unmittelbar zu sich gehörig erleben und aus einer solchen inneren Erfahrung Schlüsse für die Ausrichtung des therapeutischen Weges ziehen. *Krankheit als Feind*, dem sich Patienten z.B. in unterschiedlichen Visualisierungstechniken gegenüberstellen, geht an der tieferen Wirklichkeit menschlichen Krankseins vorbei.

Ein für die gegenwärtige Zeit wesentliches Element stellt die *Kenntnis* der Prognose dar. Früher war die Bedeutung eines „schwarzen Fleckes" auf der Haut, der heute als malignes Melanom diagnostiziert wird, nicht bekannt. Heute verdüstert sich der Blick in die Zukunft durch die Kenntnis der statistischen Überlebenszeit, die den Blick auf den individuellen Krankheitsverlauf verstellt. Dem Positiven einer dadurch möglichen, grundsätzlichen Einordnung stellt sich das negative Belastende einer gegebenenfalls „aussichtslosen Zukunft" gegenüber, die keine Sinnhaftigkeit mehr erkennen lässt. Vorschnelle gedankliche Einordnungen trüben so den unbefangenen Blick.

Krankheit stellt die *Aufgabe*, unbefangen auf das *Neue* und *Einmalige* im *Krankheitsverlauf* zu achten.

Das weist auf einen inneren Entwicklungsweg, der sich durch die Erkrankung dem Menschen als Aufgabe stellt.

Er umfasst zunächst *fünf Qualitäten*, die sich in ihrem inneren Zusammenhang offenbaren. Dieser ist ein seelisch-geistiges Organ, das sich aus den drei Seelenkräften des Denkens, Fühlens und Wollens wie aus drei „Keimblättern“ entwickelt. Zunächst sind es die *Aufgabenstellungen des Denkens, Wollens, Fühlens* (1/2/3), im Weiteren das durch das *Denken gelenkte Erfühlen des Positiven* (4) und schließlich die sich durch das Zusammenwirken von Denken und Wahrnehmung ergebende *Unbefangenheit* (5).[59] In diesem Aufgabenspektrum fällt der Übungsschwerpunkt zunächst mehr auf die Innenseite des Menschen, die Führung im Denken. In Positivität und Unbefangenheit lenkt sich der Blick mehr auf die äußere Betrachtung, z. B. die Krankheitssituation.

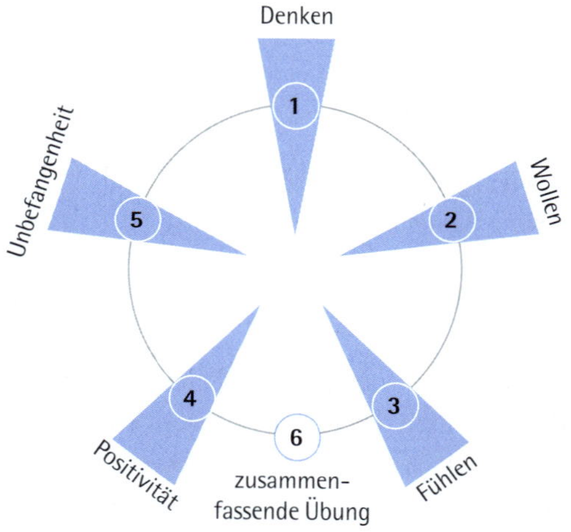

Die „sechs Eigenschaften“ des inneren Entwicklungsweges

Dem sich entwickelnden Organ ist nun zusammenfassend das sechste Übungsfeld (6) gewidmet: Die Krankheitssituation verlangt die verschiedenen Aufgabenstellungen, die auf dem inneren Entwicklungsweg des Menschen liegen, gemeinsam zu üben.

Damit erscheint der Organismus der „sechs Eigenschaften“ oder „Nebenübungen“[60] als innere Hilfe für die besondere Lebenssituation in der Erkrankung.

Literatur

1 Steiner, R.: Anthroposophische Menschenerkenntnis und Medizin (GA 319). Rudolf Steiner Verlag Dornach 1994. Vortrag vom 28. August 1924.

2 Steiner, R., Wegman, I.: Grundlegendes für eine Erweiterung der Heilkunst nach geisteswissenschaftlichen Erkenntnissen (GA 27). Rudolf Steiner Verlag Dornach 2014. Kapitel: Warum erkrankt der Mensch?

3 Steiner, R.: Geisteswissenschaft und Medizin (GA 312). Rudolf Steiner Verlag Dornach 1999. Vortrag vom 2. April 1920.

4 Fintelmann, V.: Ätiologie, Pathogenese und Therapie viraler Hepatitiden unter den Gesichtspunkten einer anthroposophisch ergänzten Medizin. Weleda Korrespondenzblätter für Ärzte 1991; 130. S. 70–78.

5 Steiner, R.: Anthroposophische Menschenerkenntnis und Medizin (GA 319). Rudolf Steiner Verlag Dornach 1994. Vortrag vom 2 September.1923.

6 Frank, S. P. C.: Rolle von SNARE-Proteinen bei der Mediatorfreisetzung humaner Mastzellen. Dissertation Universität Hohenheim 2010.

7 Steiner, R.: Allgemeine Menschenkunde als Grundlage der Pädagogik (GA 293). Rudolf Steiner Verlag Dornach 2019. Vortrag vom 28. August 1919.

8 Fünfstück, R., Wagenlehner, F. M. E., Ölschläger, T. et al.: Harnwegsinfektionen: Zystitis, Pyelonephritis, Urosepsis. Deutsche Medizinische Wochenschrift 2012; 137. S. 198–201.

9 Steiner, R.: Geisteswissenschaft und Medizin (GA 312). Rudolf Steiner Verlag Dornach 1999. Zweiter Vortrag.

10 Steiner, R.: Grundlinien einer Erkenntnistheorie der Goetheschen Weltanschauung (GA 2). Rudolf Steiner Verlag Dornach 2003.

11 Steiner, R.: Konferenzen mit den Lehrern der Freien Waldorfschule in Stuttgart 1919 bis 1924 (GA 300b). Rudolf Steiner Verlag Dornach 1975. S. 105.

12 Steiner, R.: Soziale und antisoziale Triebe im Menschen (GA 186). Rudolf Steiner Verlag Dornach 1992. Vortrag vom 12. Dezember 1918.

13 Steiner, R.: Geisteswissenschaft und Medizin (GA 312). Rudolf Steiner Verlag Dornach 2020. Vortrag vom 25. März 1920.

14 Kröz, M.: Die Anamnesefragen Rudolf Steiners, ihre Bedeutung für die endogene Regulation und erste Ergebnisse zum Diabetes mellitus. Der Merkurstab 2002; 55 (Sonderheft 2). S. 30–38.

15 Steiner, R.: Allgemeine Menschenkunde als Grundlage der Pädagogik (GA 293). Rudolf Steiner Verlag Dornach 2019. Vortrag vom 2. September 1919

16 Steiner, R.: Geisteswissenschaft und Medizin (GA 312). Rudolf Steiner Verlag Dornach 2020. Vortrag vom 25. März 1920.

17 Ebd.

18 Ebd.

19 Kröz, M., Feder, G., Laue, H. B. von et al.: Validation of a questionnaire measuring the regulation of autonomic function. BMC Complementary and Alternative Medicine 2008; 8. S. 26.

20 Kröz, M., Laue, H. B. von, Zerm, R. et al.: Entwicklung eines Fragebogens zur endogenen Regulation. Ein Beitrag zur Salutogeneseforschung. Forschende Komplementärmedizin 2003; 10. S. 70–77.

21 Kröz, M.: Körperfülle-Index, Vegetativum und konstitutionelle Aspekte sowie Persönlichkeitsmerkmale in der prämorbiden Lebensphase bei Mammakarzinom-Patientinnen. Dissertation Universität Witten/Herdecke 1996.

22 Kröz, M., Laue, H. B. von, Zerm, R. et al.: Entwicklung eines Fragebogens zur endogenen Regulation. Ein Beitrag zur Salutogeneseforschung. Forschende Komplementärmedizin 2003; 10. S. 70–77.

23 Steiner, R.: Geisteswissenschaft und Medizin (GA 312). Rudolf Steiner Verlag Dornach 2020. Vortrag vom 25. März 1920.

24 Kröz, M., Laue, H. B. von, Zerm, R. et al.: A new long version of trait marker questionaire for endogenous regulation. Program & Abstracts. 1st World Congress of Chronobiology Sapporo 2003. S. 73.

25 Steiner, R., Wegman, I.: Grundlegendes für eine Erweiterung der Heilkunst nach geisteswissenschaftlichen Erkenntnissen (GA 27). Rudolf Steiner Verlag Dornach 2014.

26 Kröz, M., Laue, H. B. von, Zerm, R. et al.: Entwicklung eines Fragebogens zur endogenen Regulation. Ein Beitrag zur Salutogeneseforschung. Forschende Komplementärmedizin 2003; 10. S. 70–77.
27 Steiner, R.: Geisteswissenschaft und Medizin (GA 312). Rudolf Steiner Verlag Dornach 2020. Vortrag vom 25. März 1920.
28 Kröz, M., Laue, H. B. von, Zerm, R. et al.: Reduction of endogenous regulation in internal medicine patients. Forschende Komplementärmedizin 2005; 12. S. 333–341.
29 Steiner, R.: Geisteswissenschaft und Medizin (GA 312). Rudolf Steiner Verlag Dornach 2020. Vortrag vom 25. März 1920.
30 Ebd.
31 Weckenmann, M.: Der Puls-Atem-Quotient der orthostatisch Stabilen und Labilen im Stehen. Basic Research in Cardiology 1975; 70. S. 339–349.
32 Steiner, R.: Geisteswissenschaftliche Gesichtspunkte zur Therapie (GA 313). Rudolf Steiner Verlag Dornach 2001. Vortrag vom 14. April 1921.
33 Weckenmann, M., Kitschmann, M., Rauch, E. et al.: Pilotstudie über die Anamnesefragen Rudolf Steiners und ihre Beziehung zu klinischen Bildern (2. Teil). Der Merkurstab 1995; 48 (2). S. 161–176.
34 Kröz, M., Heckmann, C., Weckenmann, M.: Körpergewichtsentwicklung, Vegetativum und Mammakarzinom. Forschende Komplementärmedizin 2000; 7. S. 132–138.
35 Steiner, R.: Geisteswissenschaft und Medizin (GA 312). Rudolf Steiner Verlag Dornach 2020. Vortrag vom 25. März 1920.
36 Husemann, F.: Die Austernschale oder Calcium carbonicum. Der Merkurstab 2000; 53 (6). S. 413–420.
37 Weckenmann, M., Kitschmann, M., Rauch, E. et al.: Pilotstudie über die Anamnesefragen Rudolf Steiners und ihre Beziehung zu klinischen Bildern (2. Teil). Der Merkurstab 1995; 48 (2). S. 161–176.
38 Steiner, R.: Geisteswissenschaft und Medizin (GA 312). Rudolf Steiner Verlag Dornach 2020. Vortrag vom 25. März 1920.
39 Soldner, G., Stellmann, H. M.: Individuelle Pädiatrie. Wissenschaftliche Verlagsgesellschaft Stuttgart 2018. S. 760.
40 Kröz, M., Laue, H. B. von, Zerm, R. et al.: Entwicklung eines Fragebogens zur endogenen Regulation. Ein Beitrag zur Salutogeneseforschung. Forschende Komplementärmedizin 2003; 10. S. 70–77.
41 Kröz, M., Reif, M., Pranga, D. et al.: The questionaire on autonomic regulation: a usefull concept for integrative medicine? Journal of Integrative Medicine 2016; 14. S. 315–321.
42 Kröz, M., Feder, G., Laue, H. B. von et al.: Validation of a questionnaire measuring the regulation of autonomic function. BMC Complementary and Alternative Medicine 2008; 8. S. 26.
43 Steiner, R., Wegman, I.: Grundlegendes für eine Erweiterung der Heilkunst nach geisteswissenschaftlichen Erkenntnissen (GA 27). Rudolf Steiner Verlag Dornach 2014. Kapitel 11.
44 Steiner, R.: Eine okkulte Physiologie (GA 128). Rudolf Steiner Verlag Dornach 1991. Vortrag vom 27. März 1911.
45 Husemann, A.: Form, Leben und Bewusstsein. Einführung in die Menschenkunde der Anthroposophischen Medizin. Verlag Freies Geistesleben Stuttgart 2015.
46 Diese persönliche Mitteilung verdankt der Autor Branco Furst, 2018.
47 Morgenstern, C.: Werke und Briefe. Bd. II.: Lyrik 1906–1914. Verlag Urachhaus Stuttgart 1992. S. 240.
48 Steiner, R.: Die Geheimwissenschaft im Umriss (GA 13). Rudolf Steiner Verlag Dornach 2013. Kapitel: Wesen der Menschheit.
49 Steiner, R., Wegman, I.: Grundlegendes für eine Erweiterung der Heilkunst nach geisteswissenschaftlichen Erkenntnissen (GA 27). Rudolf Steiner Verlag Dornach 2014. Kapitel: Typische Heilmittel.
50 Steiner, R.: Die Geheimwissenschaft im Umriss (GA 13). Rudolf Steiner Verlag Dornach 2013. Kapitel: Die Erkenntnis der höheren Welten.
51 Ebd.
52 Morgenstern, C.: Gesammelte Werke in einem Band. Piper Verlag München 1981. S. 416.
53 Steiner, R.: Offenbarungen des Karma (GA 120). Rudolf Steiner Verlag Dornach 1992. Vortrag vom 20. Mai 1910.
54 Steiner, R.: Meditative Betrachtungen und Anleitungen zur Vertiefung der Heilkunst. (GA 316). Rudolf Steiner Verlag Dornach 2008. Vortrag vom 25. April 1924.

55 Girke, M.: Patient-Arzt-Beziehung. Bundesgesundheitsblatt – Gesundheitsforschung – Gesundheitsschutz 2007; 9. S. 1128–1132.

56 Eckermann, J. P.: Gespräche mit Goethe in den letzten Jahren seines Lebens, Band 2. F. A. Brockhaus Leipzig 1868. S. 78.

57 Morgenstern, C.: Werke und Briefe. Bd. II.: Lyrik 1906–1914. Verlag Urachhaus Stuttgart 1992. S. 240.

58 Ebd. S. 210.

59 Steiner, R.: Die Geheimwissenschaft im Umriss (GA 13). Rudolf Steiner Verlag Dornach 1989. Kapitel: Die Erkenntnis der höheren Welten (von der Einweihung oder Initiation).

60 Ebd.

KAPITEL IV
Arzneimittel

1. Therapieziele der Anthroposophischen Medizin

Die therapeutischen Konzepte der gegenwärtigen Medizin sind pathogenetisch orientiert, beeinflussen die zur Erkrankung führenden Faktoren und unterstützen nicht in gleicher Weise die salutogenetischen Prozesse. Pathogenetisch orientierte Therapieprinzipien verändern die Krankheitsmanifestationen durch z.B. *Prophylaxe* (einer Erkrankung), *Einstellung* (z.B. einer Fettstoffwechselstörung), *Suppression* eines Krankheitsprozesses (z.B. Basistherapie der rheumatoiden Arthritis) oder auch *Substitution* (z.B. Insulin). Letztere sind oftmals unverzichtbar, können jedoch die Krankheit nicht im eigentlichen Sinne heilen und damit dem Menschen nicht zu einer dauerhaften Hilfe in der Auseinandersetzung mit der durch die Erkrankung gestellten Aufgabe werden. So begegnet eine antibiotische Therapie der bakteriellen Genese der Infektion, ohne die darüber hinausweisenden Prozesse, die eine Entzündung charakterisieren und schließlich Heilung bewirken, aufzugreifen. Das infizierte Gewebe wird dadurch „keimfrei", die notwendigen und bis zur Heilung führenden Entzündungsphasen unterstützt die Antibiose therapeutisch allerdings nicht. Der pathogenetisch orientierten Therapie sollte somit ein salutogenetisch orientiertes Prinzip zur Seite gestellt bzw. ein bereits durch die Erkrankung bestehendes gefördert werden.

Eine *pathogenetisch* ausgerichtete Medizin ist auf die *„Vergangenheit"* orientiert, indem sie Faktoren, die zur Erkrankung geführt haben, *beeinflusst* und *„zurückdrängt"*. Demgegenüber fördert eine *salutogenetisch orientierte Medizin* eine *„zukünftige" Gesundheit,* die nicht zu verwechseln ist mit zurückliegenden beschwerdefreien Zeiten, sondern einer *neuen Stufe* in der *Entwicklung* des *Menschen* entspricht.

Insofern ist die Frage nach dem therapeutischen Ansatz entscheidend: Handelt es sich um eine *Therapie*, die *suppressiv, einstellend* oder *reparativ* orientiert ist und damit den Krankheitsprozess seinem Wesen nach nur „zähmt" und nicht verwandelt? Oder bezieht sie die höhere Organisation des Menschen ein und begreift *Heilung* im Sinne von *Entwicklung* und damit in ihren drei Dimensionen:

Drei Dimensionen der Heilung

(1) Entwicklung des Geistes

(2) Reifung der Seele

(3) Gesundung des Leibes

Fernab der Bewusstseinswelt des Menschen entfaltet sich die *therapeutische Wirksamkeit der Arzneimittel*, um die noch nicht ausreichend wirkenden, in der Anlage aber schon vorhandenen gesundenden Kräfte des menschlichen Organismus zu unterstützen. Mit ihrer Hilfe vollziehen sich unterhalb der Schwelle des Bewusstseins die inneren Entwicklungsschritte im Durchleben von Krankheit und Heilung.

Anders als der medikamentöse Ansatz beruht die *Heileurythmie* auf der aktiven Tätigkeit des Patienten. Man würde sie allerdings verkennen, übersähe man ihre weit in den unterbewussten Bereich hineinführende Wirksamkeit. Der Patient steht dem Erfahren des Heilenden durch das seelische Miterleben aber schon eine Stufe näher. Ähnliches gilt auch für die *künstlerischen Therapien*, die deutlich den Bogen zum bewussten Tätigwerden im Heilungsverlauf spannen.

Am anderen Ende des Spektrums stehen die psychotherapeutische Unterstützung des Patienten und seine *innere Arbeit*, in voller Besonnenheit aus den Kräften der Individualität geboren. Diese kann auf der Grundlage der „sechs Eigenschaften"[1] bis zu der meditativen Arbeit führen. So begegnen sich im therapeutischen Spektrum der Anthroposophischen Medizin der individuelle Entwicklungsweg und die Heilungsprozesse. Es ist allerdings ein weiter Weg, bis der Patient auf innerem Felde die verwandelnde Kraft erreicht, die sonst in der Auseinandersetzung mit der Krankheit entstehen kann. Noch für lange Zeit bleibt der Heilbedarf der Krankheit durch Arzneimittel aus den Reichen der Natur bestehen.

2. Arzneimittelverständnis

> *„So ist es durchaus möglich, den Übergang zu machen zu der Erkenntnis nicht bloß der physischen Substanz im Heilmittel, sondern desjenigen, was im Heilmittel als Geistiges wirkt."*
>
> Rudolf Steiner[2]

2.1 Zum Substanzbegriff

Das Arzneimittelverständnis[3] der Anthroposophischen Medizin setzt einen differenzierten Substanzbegriff voraus. Durch die molekulare Betrachtungsweise gewinnt man zwar wichtige Erkenntnisse, es gehen aber auch wesentliche Qualitäten verloren. So reduziert sich die sinnlich erfahrbare Substanzvielfalt der Naturreiche auf die eigenschaftslose Modellvorstellung der Moleküle. Ein tieferes Verständnis der Substanz sucht demgegenüber in den jeweiligen Phänomenen das zugrunde liegende geistige Prinzip. Schließlich weist die Bezeichnung „Substanz" (von sub stare, „darunter stehen") auf ein „darüber stehendes" nicht stoffliches Prinzip. Dieser goetheanistischen Methodik folgend ergeben sich vier Aspekte, die über das gewohnte „molekulare" Stoffverständnis hinausweisen.

Ponderabler Aspekt (1): Die *Substanz* ist der naturwissenschaftlichen Charakterisierung zugänglich und nach *Maß, Zahl* und *Gewicht* beschreibbar.

Diese Dimension bezieht sich auf das stoffliche Sein der Substanzwelt. Sie ist der Sinnesbeobachtung und der physikalischen bzw. chemischen Analytik zugänglich und Gegenstand derzeitiger Stoffbeschreibung.

Von dem *ponderablen Aspekt* (1) der Substanz ist ihr *imponderabler* (2) zu unterscheiden.

Der nicht „wägbare", imponderable Aspekt kommt durch den Übergang der Betrachtung von der *Raumesgestalt* der Substanz zu ihrer *Zeitgestalt* in den Blick. Jede momentane Substanzerscheinung im Raum ist Ergebnis eines Bilde- (bzw. Synthese-)Prozesses, der u. U. lange Zeit vorher seinen Anfang nahm und auch im gegenwärtigen Augenblick weitere Veränderungen und langfristige Verwandlungen beinhaltet. Die augenblickliche Erscheinung der Substanz ist Ergebnis eines Prozesses. In der Entwicklung des menschlichen Organismus verdichten sich die unterschiedlichen Substanzen bis hin zu Knochen und Zahnschmelz aus einer flüssigen Phase. Die feste ponderable Substanz entstammt differenzierten Lebensprozessen, die im Flüssigen verlaufen.

Substanz ist ein *zur Ruhe gekommener Prozess.*[4]

Einen nächsten Aspekt stellen die *Gesetzmäßigkeiten* (3) dar, die als Formprinzip die Bilde- und Syntheseprozesse ordnen und in der Substanz als zur Ruhe gekommener Prozess erscheinen. Die Formensprache des Pyrites, des durch die Sechszahl bestimmten Quarzkristalls oder des würfelförmigen Salzes weisen auf nicht stoffliche, imponderable Gesetzmäßigkeiten in der Substanzwelt, die den Bildeprozessen zugrunde liegen, sie strukturieren und leiten. Es handelt sich um Urbilder des Mineralischen[5], die in der gedanklichen Bestimmung ihren schattenhaften Abglanz finden.

Das eigentliche „*Wesen*" (4), das der Substanzwelt zugrunde liegt, weist über diese Bereiche hinaus. Es manifestiert sich im Stofflichen, wirkt in den Substanzprozessen und offenbart sich in den Gesetzmäßigkeiten der Stoffwelt. Gesetzmäßigkeiten sind für sich genommen noch kein schaffendes Prinzip. Sie bedingen weder ein Schaffen noch Gestalten, sondern bilden hierfür nur die Grundlage. Das deutet auf eine vierte Ebene eines schöpferisch Wesenhaften (4), das der Mineralwelt zugrunde liegt.

Also lassen sich hinsichtlich der Substanz *vier Ebenen* unterscheiden: Sie reichen von der zuletzt charakterisierten Wesensebene (4) über die Gesetzmäßigkeiten (3), in denen sich das Wesenhafte offenbart, über die prozessuale Ebene (2), in der sie zur Wirksamkeit kommt, schließlich zu der äußeren Erscheinung (1), die aus dem Werdenden als das Gewordene, als „Werk"[6] entsteht [→ Abb.].

Substanzaspekt		pharmazeutischer Prozess
(4) Substanz„prinzip"	→ „Wesen"	Potenzieren ↑
(3) substanzbezogene Gesetzmäßigkeiten	→ Form, Gestalt, Stöchiometrie	
(2) Substanzprozesse	→ chemische Prozesse (Zeitdimension)	
(1) Stofflichkeit	→ Schwere, Gewicht, physikalische Eigenschaften (Raumdimension)	↓ Konzentrieren

Vier Aspekte in der Substanzbetrachtung und ihre Beziehung zu pharmazeutischen Prozessen

2.2.1 Substanzqualitäten im Organismus

Auch im *Organismus* finden sich diese *vier Substanzaspekte* wieder.[7] So erscheint der ponderable Aspekt z. B. in der *Knochensubstanz.* Prozessuale Eigenschaften zeigen sich in den stoffwechselaktiven *Enzymen.* Während der ponderable Aspekt der Substanz sich in ihrem Gewicht abbildet, charakterisiert man Enzyme oftmals nicht nach ihrer Konzentration (mg/dl), sondern nach ihrer Aktivität (U/ml). Es handelt sich um Substanzen, die typischerweise mit der Stoffumwandlung, also der prozessualen Dimension verbunden sind. Ordnungsprinzipien und modulierende Qualitäten erscheinen in der Welt der *Zytokine* sowie der zahlreichen *Hormone* und weiterer „Botenstoffe". Ihre ponderable Qualität tritt ganz zurück, indem die jeweiligen wirksamen Konzentrationen schon im Bereich „homöopathischer Verdünnungen" liegen. Dafür kommt den imponderablen, „übersinnlichen" Gesetzmäßigkeiten und Ordnungsprinzipien, die Stoffwechselprozesse und -funktionen orchestral leiten, die entscheidende Bedeutung zu. Diese weisen auch im menschlichen Organismus auf ein wesenhaftes Prinzip hin, das die Substanzwelt „individualisiert" (*individuelle Struktur*, immunologische Antigenität) [→ Abb.].

(4) Individualisierung	→ individuelle Substanzstruktur
(3) Strukturierung	→ Hormone, Zytokine
(2) Prozess	→ Enzyme
(1) Stoff	→ Knochensubstanz

Substanzqualitäten im menschlichen Organismus

2.2.2 Die Bedeutung der vier Substanzaspekte für das Arzneimittelverständnis

Für das *Arzneimittelverständnis* ergibt sich eine entsprechende Charakteristik. Bei vielen der phytotherapeutischen Arzneipflanzen ist die Indikation aus der Tradition überliefert. Die Quellen dieser Heilkunst, die beispielsweise das Johanniskraut als antidepressiv wirkende Heilpflanze erkannten, sind längst im Dunkel der Geschichte verschwunden. Ihre tradierten Indikationen als Arzneimittel sind der gegenwärtigen Anwendung und Forschung zugänglich.

Heute interessieren die stoffliche Zusammensetzung und die dokumentierbare Wirkung, nicht mehr die ursprüngliche Heilpflanzenerkenntnis. Diese wandte sich weniger dem Stoff („Wirkstoff") als dem „*Wesen*" der Heilpflanze zu. Danach dürfte sich die Aufmerksamkeit auf die „*Offenbarung*" dieses Wesens in der jeweiligen Phänomenologie der Arzneipflanze konzentriert haben. Wiederum später schien es die beobachtbare „*Wirksamkeit*" zu sein, die z. B. Digitalis bei der „Wassersucht" zur Verbreitung verhalf. Schließlich traten die Inhaltsstoffe in den Vordergrund. Wirksamkeit sah man in Abhängigkeit von Wirkstoffen, die es zu isolieren, später zu synthetisieren galt *(„Werk"-Ebene)*. Durch diesen reduktionistischen Ansatz gewann man relevante Erkenntnisse über die Stoffe. Auf der anderen Seite gingen aber auch wesentliche Wirksamkeiten der Arzneimittel verloren. Die Zukunftsaufgabe lautet, den vom „Wesen" zum „Werk" absteigenden Weg in einen aufsteigenden zu verwandeln, um wieder zu einer *Wesenserkenntnis* der Arzneimittel zu kommen.[8]

Für die *Methodologie der Arzneimittelerkenntnis* lassen sich vier Stufen differenzieren:

Die *substanzbezogene Betrachtung* bezieht sich auf die *physikalisch-chemischen Eigenschaften der Stoffe.*

Eine nächste Ebene betrifft die prozessuale Wirksamkeit der Substanzen in der Welt des Lebendigen, also den Übergang einer „anorganischen" Stoffbetrachtung zu einer geisteswissenschaftlich verstandenen „Biochemie".[9]

Die *prozessuale Betrachtung* bezieht sich auf die Substanzwirksamkeiten in der Welt des Lebendigen.

So stellt sich neben die Charakterisierung der physikalisch-chemischen Eigenschaften des *Kohlenstoffs* z. B. der Kohlenstoffkreislauf, der in der Pflanze zur Kohlenstoffkonzentration in der Photosynthese, im beseelten Organismus zu Verbrennungsprozessen mit CO_2-Ausatmung führt. Durch die prozessuale Betrachtung fällt ein Licht auf das Wesen und die Bedeutung des Kohlenstoffs in den Naturzusammenhängen, auch mit Konsequenzen für seine therapeutische Anwendung [→ XXIII. 6.1.1 Therapeutische Gesichtspunkte].

In der Heilpflanzenbetrachtung führt die prozessuale Perspektive von der stofflichen Analyse zu den *Lebens- und Gestaltungsprozessen* der Pflanze, die sich in der unterschiedlich differenzierten Dreigliederung des pflanzlichen Organismus ausdrücken [→ 3.2.1 Die Dreigliederung der Pflanze].

Es handelt sich bei dieser Betrachtungsart um eine „bildartige" Erkenntnismethodik, die nicht kausalanalytisch vorgeht, sondern gestaltartige Zusammenhänge synoptisch erfasst und der von Steiner charakterisierten imaginativen Erkenntnis nahesteht.[10]

Bei der *kontextuellen Betrachtung* steht die Wirksamkeit eines mineralischen oder pflanzlichen Arzneimittels im *beseelten Organismus* im Vordergrund.

Dabei kann es sich z.B. um die physiologische Wirksamkeit eines Metalls im Organismus handeln. So zeigt das Eisen im beseelten Organismus eine die Einzelphänomene zusammenfassende „gestische“ Wirksamkeit, die das Seelisch-Geistige mit dem Leiblichen verbindet. Umgekehrt entwickelt Kupfer im beseelten Organismus eine hierzu polare Wirksamkeit, die das Seelisch-Geistige in die aufbauenden Prozesse führt. In diesem Zusammenhang sind der Abbau der Katecholamine durch die kupferhaltige Monoaminooxidase oder auch das antioxidative Potenzial der ebenfalls kupferhaltigen Superoxiddismutasen wegweisende Phänomene.

Zu dieser Betrachtungsebene gehören auch die *Arzneimittelbilder*, die sich aus den *Arzneimittelprüfungen* der Homöopathie bzw. Vergiftungsfällen ergeben. Die unterschiedlichen Phänomene sind „schriftartig“ zu erfahren, und der gemeinsame Gestus „kontextuell zu lesen“. Es handelt sich um eine Methodik, die der von Rudolf Steiner charakterisierten inspirativen Erkenntnis nahesteht.

Die vorgenannten Betrachtungsperspektiven beziehen sich auf Erscheinungsformen und Wirksamkeiten eines Arzneimittels im physischen, lebendigen und beseelten Organismus. Das Prinzip eines Minerals oder auch einer Heilpflanze weist jedoch über diese drei Ebenen hinaus: Wenn man mehrere Quarzkristalle nebeneinander betrachtet, so erschöpft sich das Gemeinsame dieser unterschiedlichen Erscheinungsformen nicht in dem einzelnen Quarzkristall, sondern fasst alle wesensartig zusammen. Das Verbindende der einzelnen Erscheinungsformen ist kein materielles Prinzip, wie die einzelnen mineralischen Erscheinungsformen des Quarzes, sondern eine immaterielle, geistige Qualität. Die vorgenannten Betrachtungsstufen lassen in den unterschiedlichen Beobachtungsfeldern den Blick auf dieses *Wesenhafte* immer konkreter werden, indem die Betrachtung nicht bei der sinnesgestützten Beobachtung der Einzelphänomene stehenbleibt, sondern durch diese hindurch das Geistig-Prinzipielle erkennen lernt. Es handelt sich um eine Methodik, die der von Rudolf Steiner charakterisierten intuitiven Erkenntnis nahesteht.[11]

Die *intuitive Betrachtung* bezieht sich auf das *geistige Prinzip* (Wesen) der Substanzwelt.

(4) Intuition	→	geistiges Prinzip, Wesen der Substanzwelt
(3) Kontext, Inspiration	→	Substanzwirksamkeiten im beseelten Organismus (z.B. homöopathische Arzneimittelprüfung, Vergiftungsbilder)
(2) Prozess, Imagination	→	Substanzwirksamkeiten im Lebendigen
(1) Stofferfassung	→	physikalisch-chemische Phänomenologie

Methodologie der Arzneimittelerkenntnis

2.3 Die Dreigliederung in der Substanzwelt

Die imponderablen Qualitäten einer Substanz (wie z.B. Licht und Wärme) vereinigen sich in unterschiedlicher Weise mit ihren ponderablen.

Dadurch entsteht eine *Dreigliederung* in der *Substanzwelt*, die mit der *Dreigliederung des menschlichen Organismus* [→ II. 2. Die funktionelle Dreigliederung] korrespondiert.

Wie sich Geist und Seele des Menschen in unterschiedlicher Weise mit dem Organismus verbinden, so die imponderablen, übersinnlichen Qualitäten der Substanzen mit den ponderablen.

Phosphor kennt in seinen äußeren Erscheinungen keine Ruhe, sondern erscheint in dynamischen Prozessen. Die Imponderabilien, zu denen das für diese Substanz namengebende Licht gehört, verbinden sich im dynamischen Geschehen mit dem ponderablen Sein. Diese Verbindung entspricht derjenigen der höheren Wesensglieder des Menschen im *Stoffwechsel-Gliedmaßen-System.* Seele und Geist des Menschen wirken in den leibbewegenden Willenshandlungen unmittelbar und dynamisch. Therapeutisch angewandt führt Phosphor deswegen zur verstärkten leiborientierten Wirksamkeit des seelisch-geistigen Wesens [→ III. 3. Die Anamnesefragen] und impulsiert die dynamische Aktivität der höheren Wesensglieder (insbesondere der Ich-Organisation) in der Stoffwechsel-Gliedmaßen-Organisation.

Für den *Sulfur (Schwefel)* gilt eine ähnliche Charakterisierung. Sein Name soll sich von sol ferre ableiten und damit „Sonnenträger" heißen.[12] Er gehört zu den wenigen in der Mineralwelt vorkommenden brennbaren Substanzen. Seine Flamme ist – anders als die weiße Phosphorflamme – bläulich gefärbt (komplementär zur gelben Schwefelfarbe) und heiß. Die Schwefelqualität ist auf der Erde im Vulkanismus zu beobachten. Im Pflanzenreich findet sich Schwefel z. B. in den Cruciferen (Senf!). Sulfur verstärkt (in tiefer Potenzierung) das dynamische Wirken der oberen Wesensglieder (insbesondere der astralischen Organisation) im *Stoffwechsel-Gliedmaßen-System.* Damit fördert er nicht das Wachbewusstsein; vielmehr löst Schwefel die oberen Wesensglieder aus dem Nerven-Sinnes-System und verbindet sie mit den Lebensprozessen im Stoffwechselsystem. Insofern verstärkt Sulfur die aufbauende Nachtwirksamkeit der Wesensglieder [→ II. 1.7.1 Die Nachtwirksamkeit der Wesensglieder].

Ganz andere Qualitäten zeigen Substanzen wie der *Quarz.* Auch hier spielt das Licht eine wesentliche Rolle. Es verbindet sich aber nicht mehr mit dynamischen Substanzprozessen, sondern prägt in Linienhaftigkeit und Lichtdurchlässigkeit seine Gesetzmäßigkeiten in die Substanzwelt. Beim Phosphor lebt das Licht in den dynamischen *Substanzprozessen,* beim Quarz durchleuchtet es die Substanz, gewinnt dadurch zu ihr ein „freies" Verhältnis und lässt eine ihm eigene *Form* entstehen. Gegenüber den „sulfurischen" Substanzen handelt es sich hier um eine *salzartige Qualität* („Sal"). Es ist ein Verhältnis des Imponderablen zu seiner ponderablen Grundlage, das dem Wesensgliederwirken im *Nerven-Sinnes-System* entspricht. Seele und Geist des Menschen wenden sich hier zum lichtverwandten Bewusstsein und lassen im Leiblichen Gestaltung und Differenzierung entstehen. Damit dient der Quarz den Gestaltungskräften im menschlichen Organismus, die in die Struktur führen, aber zunächst gestaltende Lebenskräfte sind. So wundert es nicht, dass im Unterschied zum Organismus des alten Menschen beim Kind nicht der Kalk, sondern die Kieselsäure überwiegt. „Der menschliche Organismus ist in seiner Jugend an den Stellen, wo die mit Gestaltungskräften versehenen Gewebe liegen, am meisten mit Kieselsäure ausgestattet."[13]

Quarz unterstützt die Wirksamkeit des Nerven-Sinnes-Systems. Er entwickelt strukturierende Qualitäten, fördert aber auch die Sinnesfähigkeit im Organismus. Ein wichtiges quarzhaltiges Arzneimittel ist das *Kephalodoron (Ferrum/Quarz)*, das insbesondere in der Migränetherapie zur Anwendung kommt. Bei der Migräne wendet sich ein „entzündlicher" Prozess (z.B. die sogenannte neurogene Inflammation) der initialen Dominanz des Nerven-Sinnes-Systems entgegen [→ XXI. 4.4 Migräne: Krankheitsprozess und Schmerzsymptomatik]. Das dreigliedrig komponierte Kephalodoron, das neben dem Quarz die Eisen- und Schwefelqualität einschließt, veranlagt eine Harmonisierung. Das Präparat führt die dislozierten metabolischen Prozesse in die Stoffwechsel-Gliedmaßen-Organisation zurück. Quarz unterstützt die Strukturqualität des Nerven-Sinnes-Systems. Obgleich dieses Arzneimittel keinesfalls immer erfolgreich ist (möglicherweise sprechen Migränepatienten mit optischen Symptomen wie z.B. Flimmerskotomen besonders gut darauf an), zeigt es doch bei zahlreichen Patienten eine überzeugende Wirksamkeit. Z. T. placebokontrollierte Studien, die durch ein besonderes Design die ethische Problematik der doppelten Verblindung minimieren konnten, dokumentierten diese ebenfalls.[14]

Die Verlebendigung des Quarzes erfolgt durch ein besonderes, von Steiner für die anthroposophische Pharmazie angeregtes Verfahren der sogenannten *Vegetabilisierung*[15] (in diesem Fall Equisetum Silicea cultum). Arzneipflanzen gedeihen in einem substanzgedüngten Boden, mit anschließender Kompostierung der entwickelten Pflanze für die Düngung des Bodens, in dem die zweite Arzneipflanzengeneration aufwächst. Die dritte Generation dient dann der Arzneimittelherstellung. Arzneipflanzen wie der Schachtelhalm haben Quarz in ihre Organisation aufgenommen und kommen zur Gestaltung aufbauender Lebensprozesse bei unterschiedlichen Indikationen zum Einsatz [→ XXVII. 3.2.3 Eine Heilpflanze für die Nierenorganisation: Equisetum arvense].

Quarz hat schließlich in der Dermatologie eine große Bedeutung. Die Haut als kieselreiches Organ kann im Falle von trockenen, oft mit Juckreiz verbundenen Entzündungen (Neurodermitis) von der lokalen Anwendung der Equisetumsalbe [→ XXIX. 6.1.4 Medikamentöse Therapie] und der innerlichen Gabe von potenziertem Quarz profitieren. Auch bei Entzündungsprozessen im Bereich der Sinnesorganisation [→ IX. 4.2 Allergische Atemwegserkrankungen] bewähren sich kieselhaltige Arzneimittel.

Die mittlere Stellung zwischen Schwefel und Sal nimmt *Merkur*, das *Quecksilber* ein. Durch sein Gewicht auf der einen Seite und seine lichtzugewandte, bewegliche „Silbrigkeit" auf der anderen verbindet es das Ponderable mit dem Imponderablen. Seine Signatur entspricht dem Wesensgliederwirken im *Rhythmischen System* [→ Abb.].

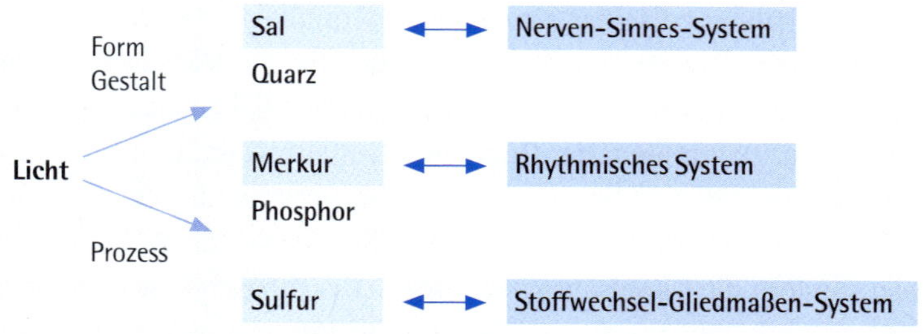

Die Dreigliederung in der Substanzwelt und ihre Beziehung zur Dreigliederung im menschlichen Organismus

Das *Potenzieren*[16, 17, 18] scheint seit mehr als tausend Jahren zu den verborgenen Verfahren der Heilkunst zu gehören.

Exkurs

Im Goldenen Traktat des Hermes Trismegistos finden sich in der Veröffentlichung von 1566 erste Hinweise auf das Potenzieren: „Die toten Elemente leben wieder auf: ... und durch einen wundervollen Prozess werden sie dauernd..."[19] Die Zehnerstufung erscheint in der Ausgabe von 1610 (in deutscher Übersetzung): „Und dies ist die wichtige Eigenschaft unserer Arznei, in der die Körper gebracht worden sind, dass ein Teil davon zehn Teilen der unvollkommenen Körper tingiert, dann hundert, drittens tausend, viertens zehntausend und so ins Unendliche fortschreitend." Willem F. Daems (1911–1994) kommentierte, dass der Tractatus aureus auf eine arabische Vorlage aus der Zeit des Alchemisten Gabir ibn Hayyan (9. Jahrhundert) zurückgehe. Samuel Hahnemann (1755–1843) griff das Verfahren der Potenzierung in der Goethezeit neu auf und führte es in die Praxis homöopathischer Pharmazie und Medizin ein.

Durch Lili Kolisko (1889–1976) begann auf Anregung Rudolf Steiners die *Grundlagenforschung* zum Potenzierungsverfahren. Steiner beschrieb bereits 1920 eine grundlegende Gesetzmäßigkeit der Wirksamkeitsveränderung beim Potenzieren einer Ausgangssubstanz: „Potenzieren Sie, so kommen Sie zunächst an einen Nullpunkt. Jenseits dessen liegen Gegenwirkungen. Aber das ist noch nicht alles, sondern Sie können jetzt innerhalb desjenigen Weges, der jenseits dieses Nullpunktes liegt, wiederum zu einem Nullpunkt kommen, der nun für diese entgegengesetzten Wirkungen wieder ein Nullpunkt ist. Dann können Sie, indem Sie über diesen Punkt hinausgehen, zu noch höheren Wirkungen kommen, die zwar in der Richtung wiederum in der ersten Linie liegen, die aber ganz anders geartet sind. Daher wäre es tatsächlich eine schöne Aufgabe, die Wirkungen, die sich bei der Potenzierung herausstellen, in gewissen Kurven darzustellen."[20] Dieser Anregung Rudolf Steiners folgte Lili Kolisko und konnte mit einfachen Versuchsaufbauten undulierende Wirksamkeitsveränderungen im Zusammenhang mit dem Potenzierungsvorgang darstellen.

Im 20. Jahrhundert fanden zahlreiche, dieses Phänomen bestätigende Versuche statt. Einer der herausragenden stammt von Jaques Benveniste (1935–2004), der Wirksamkeiten hoher „Verdünnungen" dokumentierte und sich daraufhin einer geradezu beispiellosen Kampagne der „offiziellen Lehrmeinung" ausgesetzt sah. Unabhängige Nachprüfungen seiner Resultate führten zu vergleichbaren Ergebnissen.[21] Auch er fand eine undulierende Veränderung der Wirksamkeit bei der Degranulation von Basophilen [→ Abb.].

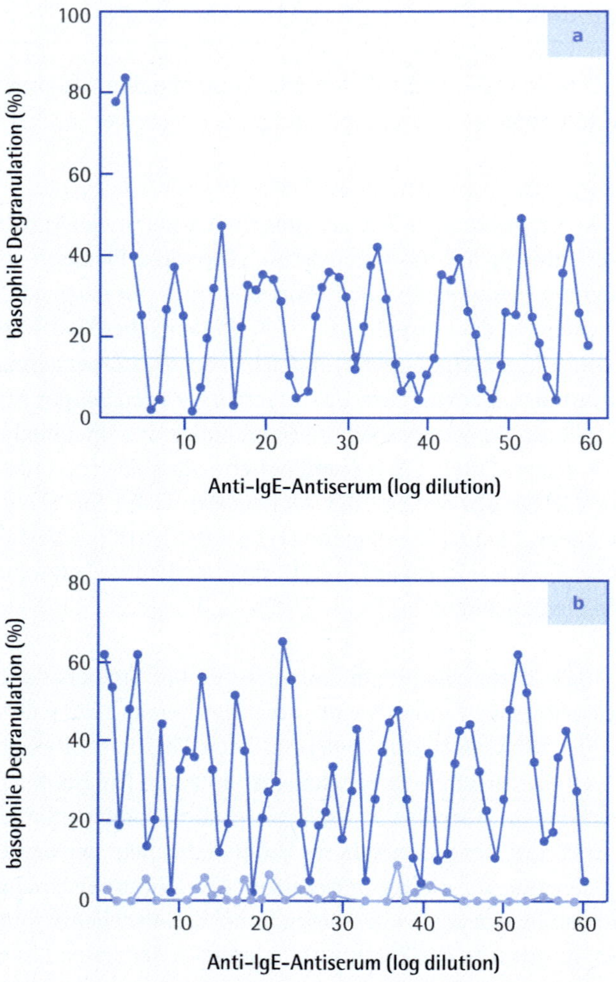

Basophile Degranulation und Potenzierung. Auch bei hohen Potenzierungen des Anti-IgE-Antiserums kommt es zur Degranulation der basophilen Granulozyten. Die zunächst 80%-ige Degranulation fällt bei weiterer Potenzierung des Anti-IgE-Antiserums anfangs steil ab mit anschließend undulierendem Verlauf und Degranulationsmaxima von ca. 40%. Die Potenzierungsstufen in (a) entsprechen einer D10 bis D60, in (b) einer C10 bis C60 (im Vergleich zu Wasser).[22, 23]

Die oftmals wiederholte Aussage, es gäbe zu potenzierten Arzneimitteln keine Studien, ist schlicht falsch.[24] Hamre und Kiene fassen in ihrer Analyse die vorliegende Evidenz wie folgt zusammen: „Meta-Analysen von Placebo-kontrollierten Homöopathiestudien zu jeglicher Indikation zeigen positive Therapieeffekte der Homöopathie über Placebo hinaus (6 von 6 Meta-Analysen), die statistisch signifikant sind (explizit 5 von 6, wahrscheinlich 6 von 6 Meta-Analysen). Bei Beschränkung der Meta-Analysen auf Studien mit höherer methodischer Qualität sind die positiven Therapieeffekte weiterhin überwiegend signifikant (16 von 19 Sensitivitätsanalysen), auch bei Analysen mit einer hohen

Anzahl von Qualitätsindikatoren (7 von 9 Analysen), mit besonders strikten Kriterien (3 von 4 Analysen) und nach den neueren, verbesserten Standards (3 von 4 Analysen)."[25] Baumgartner et al. veröffentlichten 2019 eine Studie zur Wirksamkeit von hochpotenziertem Stannum auf Pflanzen und kommen zu folgender Aussage (aus dem Englischen übersetzt): „Zehn unabhängige Experimente wurden in einer verblindeten und randomisierten Zuordnung in zwei unabhängigen Labors durchgeführt. Zusätzlich wurden in beiden Labors 10 systematische negative Wasserkontrollversuche durchgeführt, um die Stabilität des Versuchsaufbaus kritisch zu beurteilen. Die Effekte der Stannum metallicum D30-Behandlung wurden reproduziert. Die systematischen Negativkontrollversuche lieferten keine falsch-positiven Ergebnisse."[26]

Auch wenn das *Geheimnis* der *Potenzierung* noch nicht „aufgeklärt" ist, zeigen also zahlreiche Experimente eine Wirksamkeit, die jenseits der ponderablen Stofflichkeit besteht bzw. anhält.[27,28] Das Paradigma, das Wirksamkeit ausschließlich an ponderable Stofflichkeit bindet, erfährt dadurch eine Korrektur und es öffnet sich der Weg zu einer umfassenderen Heilkunst. Vor dem Hintergrund der dargestellten vier Substanzaspekte ergibt sich der folgende Zusammenhang:

Potenzierung und Konzentrierung: Mit der *Befreiung* aus *der ponderablen Stofflichkeit* vollzieht sich durch das *Potenzieren* die *Orientierung* zu den *imponderablen Qualitäten* der *Substanz.* Umgekehrt bedeutet die *Konzentrierung* die Entfaltung der *stoffbestimmten Wirksamkeit.*

Der Potenzierungsvorgang geht also vom wägbaren Stoff aus und schreitet mit jeder Potenzierungsstufe zu der imponderablen, geistigen Qualität der Substanz vor. Die rhythmische Bewegung des Potenzierens arbeitet diese dabei in das Medium ein. Unter dem Aspekt, dass sich die Substanz in ihrer Entstehung aus der imponderablen, wärmeverbundenen Qualität zunehmend verdichtet hat, um letztlich als ponderabler Stoff zu erscheinen, führt der Weg des Potenzierens aus dem Ponderablen über die rhythmischen Prozesse wiederum in die imponderable Qualität.

Durch die vier Substanzaspekte ergibt sich ein Verständnisansatz für die Wirksamkeit potenzierter Arzneimittel. Die *ponderable Ebene* eines Stoffes dient u. a. zur Substitution: Der Eisenmangel führt zum substitutiven Einsatz von Eisen. Die *prozessuale Wirksamkeit* kann pathogenetische wie auch salutogenetische Prozesse im Organismus beeinflussen. Ein besonderes Beispiel einer prozessualen Arzneimittelanwendung ist die Honigapplikation in der lokalen Wundtherapie. Hier handelt es sich um ein u. a. enzymatisch aktives, d. h. prozessual wirksames Arzneimittel [→ XVI. 6.1.3 Therapie des diabetischen Fußsyndroms]. Schließlich beeinflusst die *Ebene der formenden Gesetzmäßigkeiten* Prozesse im menschlichen Organismus: Wir bestaunen in der Welt des Lebendigen die umfassende Weisheit, die ihr zugrunde liegt und z. B. Form, aber auch mathematische Gesetzmäßigkeiten wie den Goldenen Schnitt in die Lebensprozesse trägt. So spricht man von einer „Geometrie des Lebendigen" und weist damit auf die ordnende Wirksamkeit hin. Diese geistige Qualität ist natürlich nicht stofflicher Natur, sie erscheint als immaterielles Prinzip in den Lebensvorgängen und schließlich „anschaubar" am Leib. Jeder Prozess im Organismus braucht Modulation, Gestaltung und Form, die sich ihm durch die weisheitsvolle Ordnung zahlloser „Botenstoffe" (wie Zytokine, Interleukine und Hormone) mitteilt. Den Lebensprozessen stehen somit ihre strukturierende Gestaltung und Form gegenüber. Auf diese Ebene bezieht sich die imponderable, gesetzmäßige Ebene der Substanz, wie sie die Potenzierung aus dem Ponderablen befreit. Wie eine Bauanleitung oder ein Bauplan, also eine immaterielle Information dem Praktiker unmittelbare Hilfestellung bei seiner Tätigkeit gibt, so diese Substanzwirksamkeit in den patho- und salutogenetischen Prozessen des Organismus. Wir „resorbieren" demnach nicht nur die ponderable Substanz, sondern sind gleichermaßen empfänglich für ihre imponderable, gesetzmäßig-wesenhafte Wirksamkeit. Hier beginnt die Erweiterung einer stofflich orientierten Medizin zu einem prozessualen bzw. spirituell-geistigen Verständnis der Heilkunst.

Der Prozess der Potenzierung zeigt sich auch im Menschen: „Ponderable" Stoffe werden mit der Nahrung aufgenommen, im Blut „rhythmisiert" und finden sich hier und schließlich in den Geweben in einem oftmals „imponderablen" Zustand. So liegt die Konzentration des freien Thyroxins bei 0,7–1,9 ng/dl, also in der Größenordnung einer neunten Dezimalpotenz. Ausgehend von der Resorption im Stoffwechselsystem führt also der Prozess über das Rhythmische System des Blutes in den Bereich des Nerven-Sinnes-Systems, denn die geistartige Substanzqualität wirkt nicht mehr „substanziell", sondern gestaltet durch ihre Eigenschaften die Lebensprozesse im Organismus. Nach diesen Gesichtspunkten richtet sich auch die Potenzwahl: Niedrige Potenzierungen beziehen sich auf das Stoffwechsel-, mittlere auf das Rhythmische und hohe schließlich auf das Nerven-Sinnes-System. Bei dem „Potenzierungsvorgang" im Organismus, der sich mit jeder Substanzaufnahme ereignet, ist ebenso wie bei der pharmazeutischen Potenzierung zu fragen: Welche Qualitäten werden bei abnehmender Ponderabilität der Substanz als geistige Substanzqualität in das „Medium" (Blut, extra- und intrazelluläre Flüssigkeiten) eingearbeitet und damit zur Wirksamkeit gebracht? Der Organismus braucht für seine Physiologie und Gesundheit (hoch)-verdünnte Substanzen. Ihre jahrhundertelange Anwendung in der Heilkunst ist diesen Gedanken folgend dem menschlichen Organismus abgelauscht.

Potenzierte Arzneimittel werden oftmals belächelt und als Medikamente ohne Inhaltsstoffe disqualifiziert. Diese Einschätzung hat allerdings nur bei einem sehr einfachen Bild der Materie Überzeugungskraft, das diese aus „Teilchen" zusammengesetzt denkt, die ab einer bestimmten Verdünnung (ca. D23) natürlich nicht mehr nachzuweisen sind. Demgegenüber entwarf Hans-Peter Dürr (1929–2014) eine ganz andere Perspektive: „Die moderne Physik kommt nun zu der überraschenden Erkenntnis: Materie ist nicht aus Materie aufgebaut! Wenn wir die Materie immer weiter auseinander nehmen, in der Hoffnung die kleinste, gestaltlose, reine Materie zu finden, bleibt am Ende nichts mehr übrig, was uns an Materie erinnert. Am Schluss ist kein Stoff mehr, nur noch Form, Gestalt, Symmetrie, Beziehung ... Wenn Materie nicht aus Materie aufgebaut ist, dann bedeutet das: Das Primat von Materie und Form dreht sich um: Das Primäre ist Beziehung, der Stoff das Sekundäre. Materie ist der neueren Physik zufolge ein Phänomen, das erst bei einer gewissen vergröberten Betrachtung erscheint. Materie/Stoff ist geronnene Form. Vielleicht könnten wir auch sagen: Am Ende allen Zerteilens von Materie bleibt etwas, das mehr dem Geistigen ähnelt – ganzheitlich, offen, lebendig: Potenzialität, die

Kann-Möglichkeit einer Realisierung. Materie ist die Schlacke dieses Geistigen – zerlegbar, abgrenzbar, determiniert: Realität."[29]

Diese Betrachtungen werfen vom Blickwinkel der Physik ein Licht auf die beschriebenen unterschiedlichen Substanzqualitäten. Es macht eben keinen Sinn, Geist und Materie zusammenhangslos zu trennen. „Geist ist niemals ohne Materie, Materie niemals ohne Geist", formulierte es Rudolf Steiner.[30] Es geht also darum, auch in der Substanzwelt das Geistige zu erkennen und durch geeignete Verfahren wie die Potenzierung für die Therapie zu erschließen. Die Ablehnung eines geistigen Prinzips im Menschen und in der Welt setzt sich gegenwärtig fort in einem reduktionistischen Substanzverständnis. Auch hier bedarf es also einer Erweiterung der Heilkunst und der medizinisch-pharmazeutischen Forschung.

2.4.1 Wahl der Potenzstufe

Für die Wahl der Potenzstufe gelten Grundsätze, die sich an der Dreigliederung des menschlichen Organismus orientieren:

Je stärker sich die *Therapie* an das *Stoffwechsel-Gliedmaßen-System* wendet, desto mehr setzt man *tiefe Potenzen (D1-D6)* oder *stoffliche Konzentrationen* ein.

Je intensiver das *Nerven-Sinnes-Systems* therapeutisch anzusprechen ist, desto mehr kommen die *höheren Potenzierungen (D20-D30)* in Betracht.

Das *Rhythmische System* verlangt einen *mittleren Potenzbereich (D10-D12).*[31]

Unter konstitutionellen Gesichtspunkten kommen bei stoffwechselbetonten Patienten tiefe, bei der neurasthenisch-feingliedrigen und sensiblen Erkrankten höhere Potenzen zum Einsatz.

2.5 Prinzipien der medikamentösen Therapie

Für die Auswahl der Arzneimittel ist das jeweilige therapeutische Ziel entscheidend. Lassen sich *salutogenetische Potenziale* durch die Behandlung unterstützen oder ist es erforderlich, *Krankheitsprozesse* durch die *Arzneitherapie* zu lenken? Vor diesem Hintergrund kommen die verschiedenen Wirkprinzipien der Arzneimittel zum Einsatz. Diese können unter unterschiedlichen Gesichtspunkten eine Ordnung erfahren.[32] Im Folgenden sei ein Gesichtspunkt zugrunde gelegt, der sich aus der Dreigliederung des menschlichen Organismus ergibt.

Die anthroposophische Arzneibehandlung stellt sich dabei nicht in eine Polarität zum pathogenetisch orientierten Therapieansatz, sondern schließt diesen mit ein. Jeder Krankheitsprozess umfasst mehrere Ebenen, die sich therapeutisch beeinflussen lassen: Zunächst handelt es sich um die Auswirkung, also das Ergebnis eines Prozesses, seine Manifestation. Führt diese beim bereits angeführten Beispiel der Migräne zu einer neurogenen Entzündung mit Vasodilatation, so wirken Triptane oder eine antikörperbasierte Therapie der Vasodilatation entgegen und beeinflussen auf diese Weise den Migränekopfschmerz positiv. Der eigentliche Krankheitsprozess verändert sich allerdings nicht. Wenn beispielsweise ein Senfmehlfußbad erfolgt, so führt dieses den entzündlichen, bei der Migräne in das Nerven-Sinnes-System dislozierten Stoffwechselprozess [→ XXI. Schmerztherapie] wiederum in den unteren Menschen und damit in die physiologische Wirksamkeit im Stoffwechsel-Gliedmaßen-System. Die Effektivität dieses einfachen Mittels in der Migränetherapie ist immer wieder erstaunlich. Während diese und vergleichbare Maßnahmen den *Krankheitsprozess* beeinflussen, so lässt sich auch seine „*Gesetzmäßigkeit*“ bzw. fehlgesteuerte Regulation verändern. Schließlich liegt jedem Prozess im Organismus eine lenkende „modulierende“ Gesetzmäßigkeit zugrunde. Sie stellt ein geistiges Prinzip dar, dass den Verlauf bestimmt und auch die möglicherweise beteiligten unterschiedlichen Prozesse „orchestriert“. Hier kommen nun Therapien zum Einsatz, die ein derartiges „Erkrankungsprinzip“ abnehmen oder in anderer Weise harmonisieren. Auf diese immaterielle Ebene wirken vor allem die potenzierten, also nicht Stoff, sondern „Information-“ – oder besser – Geist-tragenden Arzneimittel. Das zeigt, dass sich die anthroposophische Arzneitherapie nicht als alternatives Angebot neben die pathogenetisch orientierte Medizin stellt, sondern diese einem Wesensgliederverständnis zuführt und dadurch in das umfassende Therapiespektrum einfügt.

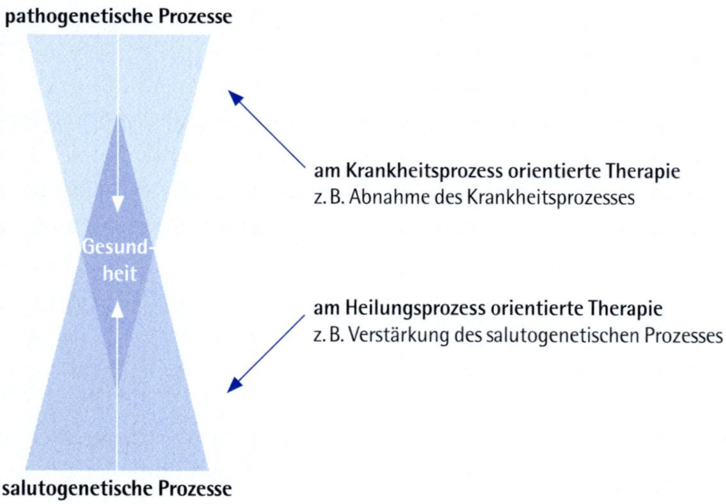

Polarität in den therapeutischen Zielsetzungen einer salutogenetisch orientierten Medizin

2.5.1 Applikations- und Anwendungsarten

Die Arzneimittel kommen innerlich, subkutan (und intravenös) sowie als äußere Anwendung zum Einsatz. Diese unterschiedlichen Verabreichungsformen orientieren sich an der Dreigliederung des menschlichen Organismus.

orale Verabreichung	→	Stoffwechsel-Gliedmaßen-System
Injektion	→	Rhythmisches System
äußere Anwendung	→	Nerven-Sinnes-System

Die *orale Anwendung* bezieht sich auf das Stoffwechsel-Gliedmaßen-System, sie erfolgt zur therapeutischen Lenkung von Stoffwechselprozessen: Wenn man beispielsweise Belladonna bei einer fiebrigen Infektion oral verordnet, so nimmt dieses Arzneimittel die entzündliche und stoffwechselaktive Wesensgliederwirksamkeit ab. Die unterschiedlichen *Formen der Injektion* beziehen sich demgegenüber auf das Rhythmische System und erreichen mittel- oder unmittelbar das rhythmisch bewegte Blutsystem. Die intrakutane Injektion steht dabei der sensiblen Haut, also dem Nerven-Sinnes-System näher und kommt oftmals in der Schmerztherapie als Quadellung zum Einsatz (z. B. Rhus toxicodendron comp. Amp. (Wala) bei lumboischialgiformer Schmerzsymptomatik). Die subkutane Injektion erfolgt in das Stoffwechsel-Gliedmaßen-System der Haut [→ XVIII. 5.14 Hauttumore], die intravenöse Injektion erreicht über das Blut schließlich die Stoffwechselprozesse des Organismus. Auch die Inhalation (z. B. Ampullen-Lösungen mittels elektrischen Verneblers) spricht Atmung und Lunge als Organe des Rhythmischen Systems an und orientieren sich z. B. durch den Geruch bereits zum Sinnessystem. Die *äußeren Anwendungen* beziehen sich auf die berührungsempfindliche, aus dem Ektoderm entwickelte Haut und damit auf das Nerven-Sinnes-System. Üblicherweise versteht man unter transdermaler Anwendung die Resorption des Arzneimittels durch ein entsprechend entwickeltes, therapeutisches System. In der Anthroposophischen Medizin ergeben sich darüber hinaus Arzneimittel- und Substanzwirksamkeiten, die über das Nerven-Sinnes-System den Organismus mittelbar beeinflussen. Die Haut ist nicht nur die abschließende Hülle des menschlichen Organismus, sondern auch ein großes Sinnesorgan. Sie verfügt nicht nur über den Tast- und Wärmesinn, sondern auch über einen Geschmackssinn (nachgewiesene Bitterstoffrezeptoren), über einen Geruchs-, Licht- und Tonsinn. Unterschiedliche Aromen beeinflussen z. B. die Wundheilung.[33] Aber auch Töne interagieren mit den Lebensprozessen der Haut („This gives rise to the idea that there might be an acoustic sensory system in epidermal keratinocytes").[34] Schließlich sind ein Lichtsinnesorgan mit dermaler Expression von Rhodopsin und Opsin als auch unterschiedliche Reaktionen auf rotes oder blaues Licht bekannt: Rotes Licht soll die Wundheilung eher beschleunigen, blaues Licht demgegenüber hemmen.[35] „...exposure to red light (wavelength: 550–670 nm) accelerated epidermal permeability barrier recovery after disruption, whereas exposure to blue light (430–510 nm) delayed it."[36] Die kieselhaltige Haut ist demzufolge von einem umfassenden Sinnessystem durchzogen, dass zwar seinen Schwerpunkt im Kopfbereich entwickelt, aber sich durch den gesamten Organismus und hier besonders die Haut ausbreitet. Äußerlich aufgebrachte Substanzen (Wickel, Auflagen, Einreibungen) erreichen also das Nerven-Sinnes-System der Haut, werden von diesem wahrgenommen und sprechen dann mittelbar den ganzen Organismus an. Insofern ist nicht nur der Auftrag der Substanzen, sondern auch die Qualität der Handhabung (wie z. B. eine rhythmische Einreibung) von entscheidender und die Wirksamkeit verändernder Bedeutung. Die Substanzen werden durch das differenzierte Sinnessystem der Haut wahrgenommen und als gestaltende Wirksamkeit in den Organismus geführt. Das Nerven-Sinnes-System ist nicht mit den stofflichen Substanzprozessen oder den „musikalisch“ ordnenden, also die Prozesse „orchestrierenden“ Qualitäten des Rhythmischen Systems verbunden, sondern entfaltet eine formende und gestaltende Wirksamkeit. Diese regen die äußeren Anwendungen an. In diesem Sinne wirkt eine fachgerechte Aurum/Lavandula comp.-Einreibung der Herzregion nicht nur durch den Lavendelduft ausgleichend und im Sinne der „Aromatherapie“ harmonisierend auf den Patienten, sondern beeinflusst über das differenzierte Nerven-Sinnes-System der Haut die Wesensgliederwirksamkeit. Therapeutische Anwendungen wirken über das Nerven-Sinnes-System formend und gestaltend auf die dynamische Wesensgliederwirksamkeit, über das Rhythmische System orchestrierend auf ihr differenziertes Zusammenwirken im Organismus, im Stoffwechsel-Gliedmaßen-System auf die prozessuale Wirksamkeit.

2.5.2 Die Therapieprinzipien

Arzneimittel wirken in verschiedener Weise im Organismus. Sie folgen dabei unterschiedlichen Prinzipien, die den physiologischen Prozessen im dreigliedrigen Organismus entsprechen. Auch scheinen die Wirkmechanismen der sogenannten „schulmedizinischen“ Arzneimittel unter den nachfolgend ausgeführten Aspekten verständlich, die z. B. Krankheitsprozesse begrenzen bzw. antagonisieren oder supprimieren (1. Therapieprinzip s. u.), aber auch gegenläufige Reaktionen auf die Erkrankung verstärken (7. Therapieprinzip s. u.) können (z. B. immunmodulatorische Therapien, Interferon, Checkpoint-Inhibitoren). Allerdings stellt sich im Sinne des oben charakterisierten Krankheitsverständnisses [→ Abb.] die Frage, ob die Therapie die Manifestationsebene der Erkrankung (z. B. medikamentöse Intervention zur Cholesterinsenkung), den zugrunde liegenden Krankheitsprozess („disease modifying drugs“) oder auch mit ihnen das Wesen der Erkrankung sowie ihre Typologie adressiert. Durch Intervention auf der Befundebene und Beeinflussung des Krankheitsprozesses lässt sich Erkrankung symptomatisch und zum Teil sehr effektiv beeinflussen, aber eben nicht grundsätzlich verändern. Erst durch die Berücksichtigung ihrer Gesetzmäßigkeit, ihres Wesens handelt es sich um einen „ganzheitlichen“ Ansatz, wenn man nicht nur den Krankheitsprozess „unterdrückt“, sondern – über diese Beeinflussung der „Endstrecke“ der Erkrankung hinaus – sein Wesen aufgreift und verwandelt.

1. **Therapieprinzip: Formen, Begrenzen**

   Ein erstes Wirkprinzip steht mit der gestaltenden Qualität des *Nerven-Sinnes-Systems* in Beziehung: die formende Therapie. Es handelt sich um Arzneimittelwirksamkeiten, die einen am falschen Ort erscheinenden Krankheitsprozess formen, gestalten oder auch begrenzen. Ein Beispiel ist die Pollinosis, die mit Arzneimitteln aus *Citrus und Cydonia* [→ IV. 4.2 Allergische Atemwegserkrankungen] eine formende und begrenzende Therapie erhält, die das ausfließende und wässrige Krankheitsgeschehen gestaltet, „sodass man da, wo man es mit mehr nach außen gehenden zentrifugalen

Wirkungen im Pathologischen zu tun hat, jetzt etwas anderes entgegenstellt".[37] Weitere Beispiele sind die den Organismus gegenüber der Außenwelt abgrenzende Kieseltherapie oder auch die Anwendung von Gerbstoffen und adstringierenden Arzneimitteln. Das Nerven-Sinnes-System führt im Organismus zu Form und Gestaltung. Seine Fähigkeiten, die dynamische Stoffwechselprozesse zu modulieren und zu lenken, erfährt therapeutische Unterstützung.

2. **Therapieprinzip: Den Krankheitsprozess abnehmen**

Dieses Prinzip bezieht sich auf Krankheitsprozesse, die man dem Organismus aufgrund der Ähnlichkeit mit der Arzneimittelwirksamkeit „abnehmen" kann. So vermag *Equisetum* in entsprechender pharmazeutischer Zubereitung einen Krankheitsprozess der Nierenorganisation abzunehmen und dadurch ein harmonisches, die Heilung des erkrankten Organbereichs unterstützendes Wesensgliederwirken zu induzieren [→ XXVII. 4.1.1 Therapeutische Gesichtspunkte]. „Denn dazu muß man es immer bringen, daß der Kranke plötzlich merkt: Das, was in den Nerven ist, das nimmt mir irgendein Heilmittel ab, und ich kann jetzt meine Ich-Organisation, meinen astralischen Organismus verwenden. Um das Abnehmen handelt es sich in diesem Falle ... Der richtige Vorgang wird da sein, wenn Sie bemerken können, wie der Kranke sich nun stärker fühlt, wie er glaubt, er wird jetzt die Sache von sich aus bezwingen können."[38] Ähnliche Gesichtspunkte gelten auch für das Scleron (Weleda) [→ XI. 3.4.1 Plumbum mellitum]: „Dieses Präparat ist also so hergestellt, dass es, wenn es in den menschlichen Organismus eingeführt wird, dort übernimmt die sklerosierenden Kräfte."[39] Dieses Beispiel zeigt deutlich, wie in der Anthroposophischen Medizin nicht nur der *salutogenetische*, sondern auch der *pathogenetische* Aspekt in der Therapie eine Rolle spielt. Die Charakterisierung der Pathologie führt zum Arzneimittel, das dem Patienten die kränkenden Prozesse abnimmt und die gesundenden unterstützt.

3. **Therapieprinzip: Salutogenetische Prozesse übernehmen**

In ähnlicher Weise lässt sich ein entzündlicher Krankheitsprozess durch eine therapeutische Maßnahme „übernehmen": Das fiebernde Kind mit roten Wangen und trockenen Schleimhäuten erhält Belladonna, die ihrer Heilpflanzenqualität nach der dem entzündungsbedingten Fieber zugrunde liegenden Wesensgliederwirksamkeit entspricht. Das Arzneimittel entlastet die Wesensglieder und diese können sich dann der anschließenden Heilungsphase der Entzündung verstärkt zuwenden. Das beschriebene abnehmende Prinzip nimmt dem Organismus eine krankmachende Wesensgliederwirksamkeit ab, wie z.B. das Überwiegen des Nervensystems bei den Skleroseprozessen. Demgegenüber ersetzt das übernehmende Therapieprinzip die salutogenetische Wirksamkeit der Wesensglieder (z.B. in der akuten Entzündung) und hilft dem Patienten dadurch.

4. **Therapieprinzip: Am gesunden Modell lernen**

Ein weiteres therapeutisches Prinzip, das Lernen am Modell, sucht einen Prozess in der Natur auf, der nun nicht mit einem Krankheitsprozess, sondern mit einer physiologischen Funktion im menschlichen Organismus in Beziehung steht.

Rudolf Steiner erwähnte in diesem Zusammenhang die Gallenfunktion.[40] Der Prozess der Gallenabsonderung findet in der Natur seine Entsprechung in den Prozessen der Wurzel von Cichorium intybus und deren Auswirkungen in Richtung Stängel und Blüte. Für diese ist das Zusammenwirken von Kieselsäure und alkalischen Salzen charakteristisch, die der Apotheker nun in einem originären pharmazeutischen Prozess unter Verwendung von „Bindemitteln" vereint. „Es handelt sich also darum, in dem, was man im Laboratorium macht, dasjenige wirksam zu machen, ich möchte sagen, dauernd nachzuahmen, was die Pflanze selber ausführt, bei der man zum Beispiel in ihrem Pflanzenbildungsprozess erkennen kann: dieser Prozess ist ... polarisch oder gleichlaufend verwandt mit irgendeinem Prozess im menschlichen Organismus, sodass sich auf diese Weise ergibt ein wirkliches Ineinanderarbeiten von Pathologie und Therapie ... Und indem man gerade der Natur ablauscht, wie man dem Organismus gewissermaßen das, was er nicht ausführen kann, für einige Zeit abnimmt, indem man das zu erforschen versucht, führt man geradezu ... die Gallenfunktion in den Menschen für eine Zeit ein, weil der Mensch sie selbst nicht ausführen kann, bis der Organismus an der fremden Galle, an dem was man nach dem Muster von Cichorium intybus fabriziert hat, sich wieder gewöhnt hat, das Gallenfunktionieren auszuüben."[41]
Das nach dem Heilpflanzenmodell von *Cichorium* hergestellte Arzneimittel ist

- *Compositio Mineralis cum Myrrha D3* 1-1-1 MSP
  (Rezepturpräparat, z.B. Apotheke an der Weleda) Trit.

Es kommt bei Patienten mit *Antriebsschwäche* und *Einschränkungen*, den *Willen* in die Tat umzusetzen, in Betracht.[42]

Dieses Therapieprinzip nimmt kein Krankheitsgeschehen ab, sondern führt eine gesunde Funktion in den menschlichen Organismus ein. Es handelt sich um ein „Lernen am Modell".

Arzneimittel, wie Cardiodoron (Weleda) [→ X. 4.2.4. Therapeutische Gesichtspunkte], entfalten eine regulative Wirksamkeit, indem sie mit ihrer Komposition das physiologische Wirken der Wesensglieder im dreigliedrigen Organismus modellartig initiieren.

5. Therapieprinzip: Den Krankheitsprozess transformieren

Das transformierende Therapieprinzip führt z.B. eine dominierende Wirksamkeit des Nerven-Sinnes-Systems in diejenige des Stoffwechsel-Gliedmaßen-Systems zurück.[43] So gleicht *Kupfer* einen verkrampfenden Krankheitsprozess im Sinne der Dominanz des oberen Menschen aus, verbindet die Wesensglieder über die Wärme mit dem unteren Menschen und löst dadurch den Krampf.
Das transformierende Therapieprinzip basiert auf dem Verständnis der Krankheit als „disloziertem, physiologischen Prozess" [→ III. 2. Krankheitstendenzen im menschlichen Organismus].
Der an einem bestimmten Orte des Organismus durchaus physiologische Prozess „disloziert" mit seiner zugrunde liegenden Wesensgliederwirksamkeit und erscheint

am „unphysiologischen Platz“ als Krankheit. So liegt z. B. den allergischen Erkrankungen ein in die Sinnesorganisation und damit die peripheren Bereiche des Organismus dislozierter Entzündungsprozess zugrunde, der physiologisch seine Heimat im Stoffwechselsystem hat. Umgekehrt lässt sich das Karzinom als dislozierter Sinnesprozess beschreiben. Das transformierende Therapieprinzip führt nun die am unphysiologischen Ort auftretende Wesensgliederwirksamkeit an ihren physiologischen zurück und leitet beispielsweise einen bei allergischen Erkrankungen dislozierten Stoffwechselprozess durch Bitterstoffe wiederum in das Stoffwechselsystem. Dislokation bedeutet einerseits, dass eine Wesensgliederwirksamkeit am unphysiologischen Ort vorliegt, andererseits aber auch, dass der hierfür physiologische Platz verwaist ist. Insofern können Symptome nicht nur am Ort der dislozierten Wesensgliederwirksamkeit auftreten, sondern auch am „verlassenen“ physiologischen Bereich.[44]

Zu dem transformierenden Therapieprinzip gehören auch die ab- und umleitenden Verfahren wie z. B. die *Senfmehlanwendung* (Bad) der Unterschenkel und Füße beim Asthma bronchiale oder bei der Migräne. Diese Anwendung „zieht“ eine „dislozierte“ pathologische Wesensgliederwirksamkeit in den unteren Organismus und „befreit“ dadurch den Manifestationsort von der Erkrankung. In ähnlicher Weise wirkt ein Quarkwickel ableitend und transformierend. Man leitet die entzündlichen Prozesse „nach außen“ ab: der *Quarkwickel* nimmt die Entzündungswärme auf und ermöglicht dadurch das physiologische und heilende Einwirken der Wesensglieder – ihre Nachtwirksamkeit – im erkrankten Organ.

6. Therapieprinzip: „Stoß und Gegenstoß“, Reiz und Reaktion

Rudolf Steiner erwähnte als ein wichtiges Beispiel für dieses Therapieprinzip die Aschepräparate. „Wenn ich das Produkt des Verbrennungsprozesses einführe in den Organismus [wird] die Gegenwirkung erzeugt.“[45] Aschepräparate kommen bei einem gestörten Atmungsprozess und damit bei Erkrankungen der Lunge [→ IX. 5.6 Chronisch-obstruktive Lungenerkrankung [COPD]], beim Glaukom, aber auch zur Förderung der Wundheilung (Cinis capsellae comp. Gel (Rezepturpräparat, z. B. Apotheke an der Weleda)) zum Einsatz.

Zum diesem Therapieprinzip zählen auch Anwendungen nach dem Reiz-Reaktionsprinzip: So kann die Anwendung von Kälte den Organismus zur eigenständigen Bildung von Wärme anregen.

In diesen Zusammenhang gehört zudem die Überwindung der Natursubstanz durch den Menschen. Bereits mit jeder Nahrungsaufnahme ist eine Fremdqualität der äußeren Welt zu überwinden, also eine Eigenaktivität auf den Nahrungsreiz erforderlich. Erhält der Patient Substanzen, aus denen er durch seine überwindenden Kräfte erst die heilenden Qualitäten befreien und dadurch aus der Substanz das Prozessuale entwickeln muss, so handelt es sich auch um dieses Therapieprinzip: „wenn wir den Menschen mit Kiesel behandeln, so appellieren wir an seine kieselzerspaltende Kraft, an seine Überwindungskraft gegenüber diesem harten Mineralischen.“[46]

7. **Therapieprinzip: Verstärken**

Das dynamisierende oder verstärkende Therapieprinzip steht dem gestaltenden und begrenzenden Vorgehen polar gegenüber. So verstärkt die Mistel eine entzündliche Reaktion auf das Karzinom bis zur therapeutischen Fieberinduktion. Weitere Beispiele für das verstärkende Therapieprinzip sind die niedrig potenzierte Phosphorgabe oder die Sulfuranwendung. Ebenso stimulieren die Bitterstoffe die dynamische Wesensgliederwirksamkeit im Stoffwechsel-Gliedmaßen-System.

2.5.3 Therapieprinzipien und die Dreigliederung

Bei der *Arzneimittelwirksamkeit* ist zu beachten, dass Prozesse, die sich in den Präparaten konservieren, im menschlichen Organismus zur Entfaltung kommen. Damit ist die *stoffliche* Bedeutung eines Arzneimittels von seiner *prozessualen* zu differenzieren.

„... das besonders Bedeutsame bei diesen Heilmitteln ist dieses, daß wir heilen möchten nicht durch Substanzen, sondern durch Prozesse. Und wir geben Heilmittel ab in der Hoffnung – das heißt, die Dinge sind ja verifiziert –, daß die Prozesse, die wir aus dem Zusammenschauen von Natur und Mensch ausführen können, sich gewissermaßen in dem Präparat konservieren und wiederum ausgelöst werden im menschlichen Organismus als Heilprozesse."[47] Dabei sollen wir „die Substanzen, die Heilfaktoren in der Umgebung des Menschen suchen für das Nerven-Sinnessystem. Wir sollen die Prozesse, die wir entweder selbst herbeiführen oder die die Natur herbeiführt, ansehen als das Heilende für die Stoffwechsel- und Bewegungsprozesse im menschlichen Organismus."[48]

Im Unterschied zu dem verstärkenden oder dem formenden Therapieprinzip unterstützt das Abnehmen von Krankheitsprozessen nicht die polaren Qualitäten des Stoffwechsel-Gliedmaßen- oder des Nerven-Sinnes-Systems. Vielmehr eröffnet sich nun den *Wesensgliedern* die Möglichkeit, die in Sklerose und Entzündung dominierenden Funktionen des *Nerven-Sinnes-* bzw. des *Stoffwechsel-Gliedmaßen-Systems* auszugleichen. Ein in der Erkrankung auftretendes Ungleichgewicht im dreigliedrigen Organismus des Menschen findet hierdurch seinen Ausgleich. Indem das Rhythmische System in dieser Funktion des Harmonisierens zwischen den Polen im dreigliedrigen Organismus steht, ist das abnehmende Therapieprinzip mit dem Rhythmischen System verbunden

Die *Therapieprinzipien* stehen in Zusammenhang mit der *funktionellen Dreigliederung* des Menschen: Das *formende* Therapieprinzip unterstützt die Wirksamkeit des *Nerven-Sinnes-Systems*. Das verstärkende (*dynamisierende*) Prinzip bezieht sich auf die Wirksamkeit des *Stoffwechsel-Gliedmaßen-Systems*. Die *mittleren Therapieprinzipien* [→ Abb.] sind mit dem *Rhythmischen System* verbunden.

Die beschriebenen Therapieprinzipien sprechen Prozesse an, die dem Organismus bereits zugehörig sind, nun aber ihre Unterstützung durch die therapeutischen Maßnahmen erfahren. Unter diesem Aspekt handelt es sich um einen salutogenetischen Therapieansatz.

Therapieprinzip	Krankheitsbeispiel	Bezug zur Dreigliederung
1) Formung und Begrenzung	Allergie	Nerven-Sinnes-System
2) Abnahme	Sklerose	
3) Übernahme	Entzündung	
4) Lernen am Modell	regulative Therapie kardiovaskulärer Erkrankungen	Rhythmisches System
5) Transformation	krampfartige Schmerzen	
6) „Stoß und Gegenstoß"	Atemwegserkrankungen	
7) Verstärkung und Dynamisierung	Karzinom	Stoffwechsel-Gliedmaßen-System

Therapieprinzipien der Anthroposophischen Medizin, ihre beispielhafte Anwendung und ihr Verhältnis zur Dreigliederung

2.5.4 Komposition der Therapieprinzipien

In der Arzneibehandlung gewinnt die Bestimmung des *therapeutischen Ziels* eine wesentliche Bedeutung. Ist es erforderlich, einen Krankheitsprozess zu begrenzen und damit die formenden Kräfte, die dem Nerven-Sinnes-System entspringen, zu unterstützen? Kann man dem kranken Menschen einen Krankheitsprozess „abnehmen"? Oder zeigt sich die Notwendigkeit, einen entzündungsverwandten und damit mit dem Stoffwechsel-Gliedmaßen-System in Beziehung stehenden Prozess zu verstärken? Es ist mitunter erforderlich, mehrere therapeutische Ansätze zu verbinden. So gelangt man zu manchen der *Kompositionspräparate* der Anthroposophischen Medizin, die vielfach urbildhaft den dreigliedrigen Organismus ansprechen. Es lassen sich auch mehrere Therapieprinzipien gleichzeitig verfolgen. So kann man z.B. einen sklerosierenden Krankheitsprozess durch die Arzneibehandlung abnehmen und einen entzündlichen Heilungsprozess therapeutisch verstärken. Dabei geben die Tagesphasen eine Orientierung, indem der Morgen Sklerose- und der frühe Abend Entzündungsprozesse begünstigt [→ II. 1.7.2 Die Tageswirksamkeit der Wesensglieder].

2.5.5 Tages- und Nachtwirksamkeit in der Therapie

Jede therapeutische Maßnahme hat eine aktive „Tages-" und eine heilende „Nachtaktivität". So geht die Misteltherapie zunächst mit einer entzündlichen Wesensgliederwirksamkeit bis zur Fieberentwicklung einher, während ihre anschließende aufbauende Nachtwirksamkeit den Appetit verbessert und auch die Schmerzsymptomatik positiv beeinflussen kann. Diese Zusammenhänge gelten für alle genannten therapeutischen

Prinzipien und stellen eine Grundqualität des Heilens dar. So ist z. B. das Abnehmen des Krankheitsprozesses die Voraussetzung für die physiologische, heilende Wirksamkeit der Wesensglieder in der Nachtphase, die Anwendung der Bitterstoffe soll nicht nur „arzneimittelbedingt" die Wesensgliederwirksamkeit verstärken, sondern den Patienten selbst zu einer verstärkten Aktivität befähigen. „ ... [es gibt] in der Natur draußen Substanzen und substanzielle Tätigkeiten, die einfach Organ für Organ übernehmen können die Tätigkeit des Ätherleibes, die Tätigkeit des Astralleibes, die Tätigkeit der Ich-Organisation ... Sie können die sogenannten höheren Leiber aufrufen zur gesundenden Tätigkeit, wenn Sie sie aus dem kranken Organ heraustreiben und sie wiederum in ihre Aufgabe einsetzen. Dann wirkt dieser Leib durch eine reaktive Kraft, die auftritt, tatsächlich auf das kranke Organ gesundend."[49] So besteht das Heilen in einer neu entwickelten Befähigung und Wesensgliederwirksamkeit im Organismus, welche die der jeweiligen Erkrankung überwindet. Damit gewähren Arzneimittel und Therapien eine wesentliche Hilfestellung zur Selbstentwicklung, bedingen oder gar erzwingen diese aber nicht. Heilen und Gesunden sind nicht von außen zu „induzieren", sondern erfolgen durch die gesundende Wesensgliederwirksamkeit des Patienten. Damit gibt es im Heilen immer ein „Freiheitsmoment", indem der Patient die therapeutische Hilfe für sein Gesunden aufgreifen kann oder auch nicht. Hier sind nun spirituelle Gesichtspunkte wesentlich: Wie stellt sich das Gesunden in das Schicksal des Menschen? Welche innere Haltung entwickelt der Patient zu der gesundenden Wirksamkeit? Innere Arbeit wie die Krankenmeditationen, aber auch die pastoralmedizinische Begleitung des Patienten und das Gebet schließen ihn an die geistigen Quellen des Gesundens an.

2.5.6 Interprofessionelle Bedeutung der Therapieprinzipien

Diese sieben Therapieprinzipien beziehen sich nicht nur auf die Arzneibehandlung, sondern verbinden zudem die therapeutischen Berufsgruppen. So kommen in der Maltherapie u. a. das formende (Schichten, Zeichnen) und verstärkende Therapieprinzipien (dynamischer Malprozess in aktiver Farb- und Formgestaltung) wie auch das Lernen am Modell (urbildhafte Darstellungen wie Bildmotive aus den Grimmschen Märchen) zum Einsatz. Ähnliches gilt für die anderen Kunsttherapien. In der Krankenpflege ergeben sich die folgenden Zusammenhänge [→ Tab.].

Ähnliche Gesichtspunkte ergeben sich für die Psychotherapie. Auch hier trifft man die sieben Therapieprinzipien an. Damit sind die verschiedenen Berufsgruppen durch diese Prinzipien verbunden, die sich als Heilbedarf aus der Diagnose und dem Erleben des Patienten ergeben und damit das therapeutische „System der Anthroposophischen Medizin" bilden.

Therapieprinzip	Behandlungsbeispiel
1) Formung und Begrenzung	externe Anwendung von Gerbstoffen (Eichenrinde, z. B. als lokale Anwendung bei feuchtem Ekzem)
2) Abnahme	lokale Aconit-Anwendung in der Schmerztherapie
3) Übernahme	Meerrettich-Nasennebenhöhlenauflage (je nach Krankheitsbild ist auch eine verstärkende oder um- bzw. ableitende Wirksamkeit möglich)
4) Lernen am Modell	Aurum / Lavandula comp. Herzsalbenlappen in der Kardiologie
5) Transformation	um- und ableitende Therapieverfahren (Senfmehlfußbad bei Migräne und Asthma bronchiale, Ingwer-Nierenwickel bei Dominanz des Nerven-Sinnes-Systems, Quarkwickel bei Entzündungsprozessen)
6) „Stoß und Gegenstoß"	Kälteanwendungen zur Anregung der Wärmebildung
7) Verstärkung und Dynamisierung	Wärmeanwendung (z. B. warmer Arnika-Heilerdewickel bei Arthrose, Öldispersionsbäder bei Skleroseerkrankungen wie Diabetes mellitus)

Therapieprinzipien in der Pflegebehandlung[50]

3. Arzneimittel

Für die anthroposophische Arzneitherapie kommt der Frage des *Zusammenhangs* des *Menschen* mit der *Natur* eine entscheidende Bedeutung zu. Sie stellt sich heute in anderer Weise als in früheren Kulturepochen. War man sich damals eines tiefen, gemeinsamen Ursprungs gewiss, so hat sich für die Gegenwart ein Abgrund zwischen dem Menschen und den Naturreichen aufgetan. Welchen Zusammenhang hat das, was ich als leiblicher, seelischer und geistiger Mensch an mir trage, mit der Welt? Das Erlebnis des *Getrenntseins* von der Natur ließ Weltanschauungen entstehen, nach denen es für die Natur gleichgültig und für ihre Entwicklung unwesentlich ist, ob ein Wesen wie der Mensch existiert oder nicht. Der umweltzerstörende Einfluss, den der Mensch auf die Naturreiche ausübt, indem er sie nach marktwirtschaftlichen Interessen ausbeutet, ist nur dadurch möglich, dass er sich nicht mehr mit ihnen verbunden erlebt.

Dennoch besteht ein wesenhafter *Zusammenhang* des Menschen mit den Reichen der Natur, auf den Christian Morgenstern (1871–1914) in seinem Gedicht „Fußwaschung" hinwies, das die Haltung des Dankes den Naturreichen gegenüber zum Ausdruck bringt.[51]

Ich danke dir, du stummer Stein,
und neige mich zu dir hernieder:
Ich schulde dir mein Pflanzensein.

Ich danke euch, ihr Grund und Flor,
und bücke mich zu euch hernieder:
Ihr halft zum Tiere mir empor.

Ich danke euch, Stein, Kraut und Tier,
und beuge mich zu euch hernieder:
Ihr halft mir alle drei zu Mir.

Wir danken dir, du Menschenkind,
und lassen fromm uns vor dir nieder:
weil dadurch, daß du bist, wir sind.

Es dankt aus aller Gottheit Ein -
und aller Gottheit Vielfalt wieder.
In Dank verschlingt sich alles Sein.

In der Medizin weist manches „Dank gebietend" auf diesen Zusammenhang. Wie viele Arzneimittel verdanken wir den Naturreichen, die uns für unser Bewusstsein so fremd geworden sind? Wer kann noch darüber staunen, dass es Pflanzen wie den Schlafmohn gibt, für dessen „Inhaltsstoffe" nun differenzierte „Rezeptoren" im menschlichen Organismus beschreibbar sind? Wenn gegenwärtig technologische Bilder für Rezeptor-Liganden-Interaktionen wie „Schlüssel und Schloss" vorherrschen, dann sollte der andere Gedanke danebenstehen, demzufolge beide, Schlüssel und Schloss, einem gemeinsamen und später getrennt erscheinenden geistigen Zusammenhang unterliegen.

3.1 Die sieben Metalle

Der „Organismus" der *sieben Metalle* spielt in der Anthroposophischen Medizin eine wesentliche Rolle.[52] Die zu charakterisierenden Metalle sind in diesem Sinne keine beliebige Auswahl aus der mineralischen Welt, sondern fügen sich in einen *organismischen Zusammenhang*, der sich durch das Studium der Metallqualitäten ergibt.[53,54,55] Darüber hinaus bestehen schon lange in der Mysterienmedizin und nachfolgenden medizinischen Tradition Erkenntnisse zu Zusammenhängen zwischen Organen des Menschen und Planeten, die in manchen Namensgebungen (z. B. Mercurialismus, Encephalopathia saturnina) nachklingen.

3.1.1 Plumbum und Argentum

Am einen Pol dieses Zusammenhangs steht das *Plumbum (Blei)*. Jenseits seiner ponderablen Natur offenbart es imponderable, zu seinem Wesen zählende Qualitäten. Zu diesen gehören seine Fähigkeiten des Grenzbildens und Abgrenzens. Der am Blei verstummende Ton, das Abweisende dem wässrigen Element gegenüber oder auch die schlechte Wärmeleitfähigkeit, die es erlaubt, das eine Ende einer Bleistange zu berühren, während das andere im Feuer schmilzt, zeugen von dieser *grenzebildenden Qualität.*

In der substanziellen Schwere des Plumbums zeigt sich ein erster Bezug zu den ebenfalls in die Verdichtung führenden *Skleroseprozessen.* Dieser Wesenszug des Plumbums paart sich mit einem weiteren, der sich auf die prozessuale Herkunft dieses Metalls bezieht: dem Zusammenhang mit den *abbauenden Kräften.* Urbildhaft weisen die Zerfallsreihen, an deren Ende das Plumbum steht, auf diese Nähe zum „Weltenabbau".[56] Noch eine dritte Ebene ist in der Bleicharakteristik wesentlich: Das Plumbum zeigt eine Beziehung zum Licht. Manche Bleierze, Bleisalze und die sogenannten Bleigläser verdeutlichen diese Besonderheit des Bleis, die über seine Verbundenheit mit der Schwere und seine abbauenden Qualitäten hinaus in die Welt des Lichtes weist. Schließlich hat das Plumbum eine charakteristische Beziehung zur Wärme. Es nimmt Wärme auf und bewahrt sie – anders als das schnell leitende Silber – auch in ihrer räumlichen Wärmedifferenzierung.

Blei	**Nervenorganisation**
Beziehung zur Wärme	Wärme der Kopforganisation
Beziehung zum Licht	Bewusstseinsentwicklung
Zerfallsprozesse	abbauende Stoffwechselprozesse
stoffliche Verdichtung und Abgrenzung	knöcherne Schädelkapsel

Qualitäten des Bleis und der Nervenorganisation

Diese Wesenszüge des Bleis finden sich im *menschlichen Organismus* wieder: Das *Nervensystem*, das sich durch die *Schädelkalotte abgrenzt*, kennt umfangreiche *Abbauprozesse*. Diesen entringt sich das *Licht des Bewusstseins*. Die bewusstseinsbefreiende Tätigkeit des Nervensystems ist dabei in die *Wärme* der Kopforganisation gehüllt. Die zur Nervenorganisation gehörende Sklerosequalität zeigt sich im Knochensystem: Die Ossifikation ist ein Bleiprozess. In ihr „erstarrt" die lebendige Formbildung. Der schließlich „eingemauerte" Osteozyt [→ XI. 3.4.1 Plumbum mellitum] offenbart eine nervenzellartige, in das Mineralische geprägte Form.

Auch in der *Bleivergiftung* kommt die Dominanz des Nerven-Sinnes-Systems zum Ausdruck: Bleikoliken sind schmerzhafte Bewusstseinsprozesse, die sich entwickelnde Anämie illustriert die schwindende Blutqualität, der sich weitere Einschränkungen im Stoffwechsel-Bewegungssystem wie die Muskelschwäche (der Extensoren) und der abbauende, zur Anorexie führende Stoffwechsel zur Seite stellen.

Unter dem Aspekt der Organbezüge steht Plumbum mit der Milz, die in ihrer immunologischen Funktion abgrenzende und abbauende Prozesse zeigt, in Beziehung [→ XIX. 2.3 Die Milz].

Plumbum findet bei *allergischen Erkrankungen* Einsatz, wo die Grenzbildung die therapeutische Aufgabe darstellt (z.B. Plumbum/Stannum bei Pollinosis) [→ IX. 5.8 Allergische Atemwegserkrankungen]. Das *Scleron* (Plumbum mellitum) [→ XI. 3.4.1 Plumbum mellitum] begegnet der *Arteriosklerose* als einem *Krankheitsprozess*, in dem das *Nerven-Sinnes-System* zu tief in die *Gefäßorganisation* einwirkt [→ XIII. Angiologie]. Schließlich hat Plumbum eine therapeutische Bedeutung bei *Knochenerkrankungen* [→ XXX. Osteoporose].

Am anderen Pol der Metallreihe steht das *Argentum (Silber)*. Seine Leitfähigkeit für die Wärme ist eine alltägliche Erfahrung beim Gebrauch eines Silberlöffels, die Beziehung zur Tonwelt hörbar in Instrumenten wie der Querflöte. Sein spiegelfähiger Glanz bildet einen großen Kontrast zum schweren, stumpfen Plumbum. Charakteristisch ist im Weiteren das *Verhältnis zum Licht*. Die Lichtempfindlichkeit mancher Silbersalze machte die Fotografie erst möglich.

Polar zum Plumbum vermittelt Argentum *aufbauende Prozesse*. Dabei handelt es sich nicht um formlose anabole Prozesse, sondern um den gestalteten Aufbau. In diesem Sinne ist Argentum der verborgenen „Nachtseite" des Nervensystems verwandt, die Gestaltungsprozesse in den Organismus trägt [→ II. 2.2.1 Nerven-Sinnes-System]. Vom Nerven-Sinnes-System, also besonders vom oberen Menschen gehen die gestaltenden und formenden Kräfte aus – in manchem Phänomen der Embryonalentwicklung mit cranio-caudaler Differenzierung ablesbar. Ein in diesem Zusammenhang wesentliches Phänomen sind die argyrophilen, d. h. dem Silber affinen Fasern, zu denen die Nervenfasern und viele versilberbare Bindegewebsfasern gehören, die Gestaltung und Form in die Gewebe tragen.

Argentum unterstützt die *gestaltenden Lebensprozesse*, die in ihrer *aufbauenden Qualität* dem *unteren Menschen* entspringen.

Bei *Frühgeborenen* ist es aus diesem Grunde (und nach der persönlichen Erfahrung) ein wichtiges Konstitutionsmittel und gibt dem werdenden Organismus aus der dem Argentum nahestehenden Sphäre etwas mit, nachdem das Kind diese vorschnell verlassen musste:

- *Argentum metallicum praeparatum D6* (Weleda) Trit. bis 1-1-1

Auch nach länger zurückliegenden schockartigen Erlebnissen, die zu einem Herauslösen der oberen Wesensglieder führten, hilft Argentum bei deren Reintegration. Oftmals handelt es sich dabei um „funktionelle" Beschwerden, die sich z.B. in der Verdauungsorganisation manifestieren [→ XXIII. 7. Das Reizdarmsyndrom].

Bei entzündlichen Erkrankungen lassen sich die gestaltenden Prozesse durch die höhere Potenzierung unterstützen [→ VIII. 3.1 Die Polarität von Phosphor und Argentum]:

■ *Argentum metallicum praeparatum D20* (Weleda) Amp. s.c. bis 1 x täglich

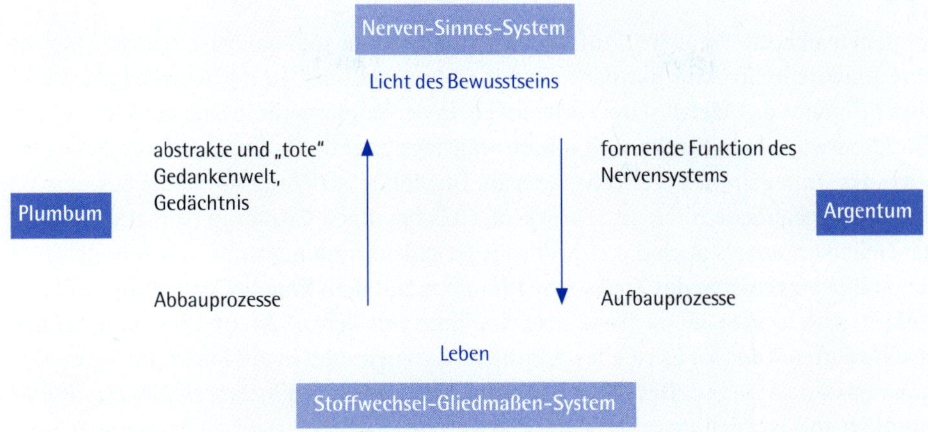

Polarität von Plumbum und Argentum vor dem Hintergrund der Dreigliederung des menschlichen Organismus

Argentum führt *Form* und *Gestaltung* in die *aufbauenden Stoffwechselprozesse* und dient den *Regenerationsprozessen* v. a. im *Stoffwechsel-Gliedmaßen-System.*

Plumbum führt durch *abbauende Stoffwechselprozesse* zum *gedankengetragenen Bewusstsein* und steht mit dem *oberen Menschen*, dem *Nervensystem* und den *Skleroseprozessen* in Beziehung.

3.1.2 Aurum

Aurum (*Gold)* nimmt eine *Mittelstellung* zwischen dem oberen Menschen mit seinem Bezug zu Plumbum und dem unteren mit seiner Verbindung zu Argentum ein. Als Metall, das Licht und Schwere in seinem Wesen vereint, gehört es zu dem Bereich des menschlichen Organismus, in dem sich das Leben des unteren zum lichtverwandten Bewusstsein des oberen Menschen verwandelt: dem *Rhythmischen System* im mittleren Menschen. So ist verständlich, dass Aurum unter dem Gesichtspunkt der Organbezüge der Metalle mit dem Herzen in Beziehung steht.

Aurum findet Anwendung, wenn eine Disbalance zwischen Schwere und den inneren Lichtqualitäten auszugleichen ist. Es kommt bei Erkrankungen des Herz-Kreislauf-Systems zum Einsatz [→ X. 4.1.5 Medikamentöse Therapie]. Darüber hinaus spielt es eine wichtige Rolle in der Therapie der Depression, bei sogenannten Durchgangssyndromen und der therapeutischen Begleitung des sterbenden Menschen [→ XXXII. 4. Der Heilbedarf des sterbenden Menschen].

3.1.3 Stannum und Merkur

Das *Zinn* umfasst in seinem Wesen *Formkraft* und *Formbarkeit.*

Es stehen sich die Weichheit auf der einen und die im sogenannten Zinngeschrei hörbare innerliche Struktur auf der anderen Seite gegenüber. In der Anwendung als Lötzinn offenbart das Metall seine *Formbarkeit*, in der Kupferverbindung, der Bronze, seine Klang entwickelnde Struktur. Stannum trägt gestaltende Qualitäten in die Lebensprozesse des Organismus. Es führt das wässrig Quellende zur Form, das in die Schwere und Verhärtung Fallende hingegen zurück in die lebendigen Gestaltungsprozesse. Sowohl der Gelenkerguss als auch die arthrotische Gelenkerkrankung zählen zu den therapeutischen Einsatzgebieten des Zinns. Wie Plumbum mit dem Knochensystem in Beziehung steht [→ XXX. 3.2 Medikamentöse Therapie], so Stannum mit dem wasserreichen und dennoch strukturierten *Knorpel.* Es ist ein wesentliches Arzneimittel in der *Rheumatologie* [→ XXIX. 6.1.4 Medikamentöse Therapie]. Des Weiteren wirkt Stannum auf die *serösen Häuten.* Bei entzündlich auflösenden Prozessen, wie den unterschiedlichen Formen der Serositis, auch bei Pleuritis, Pericarditis und Peritonitis kommt es neben anderen Arzneimitteln zum Einsatz. Stannum hat seinem Wesen nach eine Beziehung zur *Leber* [→ XXIV. 3. Lebererkrankungen und ihre Therapien]. Ihre von Flüssigkeit durchströmte Organisation und ihre Stoffwechselprozesse tragen Ordnungs- und Gestaltungskräfte, die das innere Milieu des Organismus konstituieren. Stannum begleitet die Therapie sowohl entzündlicher, strukturauflösender als auch sklerosierender, in die Zirrhose führender *Lebererkrankungen.*

Die gestaltende Wirksamkeit des Zinns unterscheidet sich von derjenigen des Silbers: Während Argentum in die Leibesform, die Gestaltung des Menschen führt und die formbildenden Kräfte unterstützt, beginnt die Zinnwirksamkeit bei den geordneten Substanzverhältnissen im Flüssigen. Wir blicken hier auf eine differenzierte und orchestral geordnete Substanzwelt (z.B. der ausgefeilte Chemismus der Leber, die „Weisheit" der unzähligen Botenstoffe im flüssigen Verteilungsraum), welche die Lebensprozesse im Flüssigen des Organismus ordnen und lenken. Diese ordnende Qualität ist in besonderer Weise in der Leber anzutreffen, die es zwar nicht zu einer äußerlich sichtbaren und in die Verhärtung führenden Organgestalt bringt, dafür aber eine komplexe und ausgesprochen „weisheitsvolle" Ordnung ihrer im Flüssigen sich vollziehenden Stoffwechselprozesse zeigt.

Aber auch das Zinn wirkt plastisch im Flüssigen. Die zentrale Qualität, die sich dort entwickelt, ist nicht die kantige oder strahlende Form, sondern die rundliche, abgrenzende Gestalt. So ist die im Wechselspiel der intra- und extrazellulären Flüssigkeit lebende Zelle rundlich geformt. Auffallend sind in diesem Zusammenhang die rundlichen Knorpelzellen des bereits als Einsatzort der Zinntherapie erwähnten Knorpelgewebes. Die Abrundung gehört zu der plastischen Wirksamkeit des Zinns und findet sich, von der Kopfbildung angefangen, bei den umhüllenden serösen Häuten, in den im unterschiedlichen Maß flüssigkeitsgefüllten Schilddrüsenfollikeln und bis zur Gelenkorganisation.

Je mehr die rundenden und plastischen Kräfte in die Verhärtung und im Falle der Schädelkalotte bis zur Knochenbildung führen, umso mehr metamorphosieren sich die Lebenskräfte und erscheinen als Bewusstseinsqualität. Insofern ist der Stannumprozess im oberen Menschen mit der Kopforganisation und dem Stirnhirn verbunden. Nun wirkt die gestaltende „Weisheit“ nicht mehr im Flüssigen, sondern erscheint als Weisheit in der Bewusstseinswelt. Das Zinn wendet sich von den Lebenskräften im Flüssigen zur Bewusstseinswelt und dem weisheitsvollen Denken. Deswegen lassen sich durch das Zinn die gestaltenden Kräfte in der Gedankenwelt unterstützen oder auch deren „Austrocknung“ positiv beeinflussen. Seit alters her kannte man die Beziehung des Zinns zum weisheitsvollen Denken des Zeus und damit zum Jupiter.

Somit lässt sich ein umfassender Bogen in der Zinnwirksamkeit erkennen. Er führt von der weisheitsvollen Lenkung der Lebensprozesse im Flüssigkeitsorganismus (Beziehung zur Leber) und der abrundenden Gestaltung bis zur Bewusstseinsentwicklung (Nervensystem, Stirnhirn). Die charakteristische Beziehung des Zinns zur Wärme (es ist nur als α-Zinn zwischen 13–162 °C weich und dehnbar, als β-Zinn unter 13 °C pulverisierbar (Zinnpest), als γ-Zinn (162–232 °C) grau, spröde, ebenfalls pulverisierbar) bildet eine mittlere Qualität zwischen dem Bewusstseinslicht des Nerven-Sinnes- und dem Leben im Stoffwechsel-Gliedmaßen-System.

Ihm polar gegenüber steht das flüssige Metall *Merkur (Quecksilber)*. Quecksilber vermittelt zwischen polaren Qualitäten, die sein Wesen bestimmen. Auf der einen Seite stehen die abgegrenzte Kugelform des Quecksilbertropfens und die Schwere dieses Metalls, auf der anderen seine Beziehung zum Licht, das Merkur spiegelartig reflektiert. Neben dieser abgrenzenden autonomisierenden Qualität öffnet sich das Quecksilber dem Umkreis. Schon bei gewöhnlicher Temperatur besteht ein erheblicher Dampfdruck. Das Quecksilber „verströmt“ seine Materialität an den Umkreis. Auch das Verstäuben in kleinste Quecksilbertröpfchen weist auf diese zentrifugale, die „Leichtekräfte“ aufnehmende Tendenz, die der Schwere und dem hohen spezifischen Gewicht polar gegenübersteht. Schließlich tritt das Quecksilber mit dem Licht in Beziehung: Quecksilberdampflampen erzeugen ein kaltes Licht mit ultraviolettem Strahlungsanteil. Der silberartigen Spiegelung des flüssigen Metalls stellt sich das Licht des Quecksilberdampfes polar gegenüber. Auch auf der substanziellen Ebene kommt es zu Verbindungsprozessen in den Amalgamen: Quecksilber löst viele Metalle (nicht Fe, Co, Ni) zu Legierungen, die häufig flüssig oder sehr weich sind, in manchen Fällen jedoch auch hart.

Das *Wesen des Quecksilbers* besteht demzufolge in der Vermittlung zwischen der zur Schwere strebenden Metallität mit sich abgrenzender, spiegelnder Kugelform und dem Verströmen in den Umkreis. Beide Pole stehen sich wie Punkt und Umkreis gegenüber und stehen durch den Quecksilberprozess in Zusammenhang. Bereits der Name *Hydrargyrum* weist auf das *Wasser*, das entsprechend zwischen dem nach unten fallenden, der Schwere folgenden Tropfen und dem nach oben in die Leichte strebenden Wasserdampf vermittelt. Der zwischen Himmel und Erde „reisende“ Götterbote Merkur steht mit diesen merkurialen Prozessen in Verbindung. Eine analoge Polarität findet sich im menschlichen Organismus zwischen der kugelartig abgeschlossenen Kopforganisation und dem bewegungsaktiven, strahligen Stoffwechsel-Gliedmaßen-System. Die *Quecksilbervergiftung* geht entsprechend mit Symptomen im Nerven-Sinnes- (chronische Vergiftung) und Stoffwechsel-Gliedmaßen-System (akute Vergiftung) einher.

Merkur vermittelt zwischen *Autonomisierung* und Verbindung mit dem *Umkreis*. Seine therapeutische Wirksamkeit umfasst Prozesse, die zwischen *organismischer Eigenständigkeit* und *Umkreis* vermitteln.

Das verweist auf diejenigen Bereiche der menschlichen Organisation, in denen eine „atmende" Vermittlung zwischen „innen" und „außen" erfolgt. Die *Atmung* stellt unter diesem Aspekt einen zentralen „Merkurprozess" dar. Mit der Inspiration verinnerlicht sich der Atemstrom, passt sich dem organismischen Milieu an und gelangt in die kugeligen, dem Quecksilbertropfen ähnlichen Alveolen. Mit der Exspiration tritt der Strom in den Umkreis und verbindet sich mit der äußeren Luft, die allen atmenden Wesen gemeinsam ist. Insofern entspricht dem Merkur in der Organologie die Lunge. Kommt es zu Störungen in dem Verhältnis von Außenwelt und organismischer Innenwelt, so entstehen Erkrankungen, welche die Merkurtherapie ausgleicht (Tracheitis, Laryngitis).

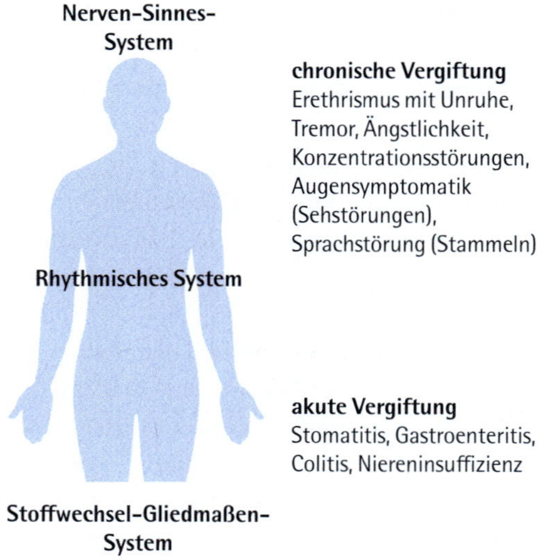

Toxikologie des Quecksilbers: Bei der chronischen Quecksilbervergiftung kommt es v.a. zu Symptomen im Nerven-Sinnes-System, bei der akuten v.a. im Verdauungstrakt.

Die *Schleimhäute* entwickeln in Sekretion und Resorption einen Atmungsprozess im Flüssigen. Insofern kommt die Behandlung mit Merkur bei v.a. entzündlichen Schleimhauterkrankungen (*Stomatitis, auch nach Chemotherapie, Divertikulitis, Colitis ulcerosa*) in Betracht. Der metamorphotische Zusammenhang zwischen der Atmungsorganisation und den exokrinen Drüsen, die durch ihren z.T. tubuloalveolären Aufbau Gestaltqualitäten der Lunge in den Flüssigkeitsorganismus tragen, weist auf die Merkurtherapie bei *entzündlichen Erkrankungen der exokrinen Drüsenorganisation*.
Die schon weiter nach innen reichenden Begegnungsorte von Außen- und Innenwelt finden sich in der *lymphatischen Organisation* und damit dem *Immunsystem*. Auch hier erfolgt eine Vermittlung zwischen der potenziell antigenen Außen- und der organismischen Innenwelt. Insofern sind weitere wichtige Indikationsbereiche für die Anwendung von Merkur immunologische Reaktionen und Entzündungsprozesse wie die *Tonsillitis und Lymphadenitis*.

Schließlich kann es auch innerhalb des Organismus zu pathologischer Autonomisierung kommen, die sich nicht mehr in den organismischen Zusammenhang fügt. Im *Tumorwachstum* desintegriert sich der neoplastische Prozess aus dem Gewebs- bzw. Organzusammenhang und führt zur Dominanz des autonomisierten Zellwachstums. Auch in diesem Fall lässt sich die Merkurtherapie zur Unterstützung der Reintegration einsetzen.

Merkur zeigt Beziehungen zu den *Atemwegen, Schleimhäuten und der lymphatischen Organisation (Immunsystem)*. In diesen Bereichen grenzen *Außen-* und *Innenwelt* aneinander und begegnen sich in einem „*Atmungsprozess*".

Störungen dieses Prozesses führen zu polaren Erkrankungen, indem Außenweltqualitäten zu tief in den Organismus dringen oder umgekehrt Stoffwechselprozesse der Innenwelt zu stark im Bereich dieser Grenzflächen dominieren.

↑ Nerven-System (Stirnhirn)	Sinnesorganisation ↑
Schilddrüse	Kehlkopf und Atmungsorganisation
Leber	exokrine Drüsen
Stannumprozess	**Merkurprozess**

Metamorphosen im dreigliedrigen Organismus und ihre Beziehung zur Polarität der Metalle Stannum und Merkur

Merkur und Stannum stehen sich wie Ferrum und Cuprum polar gegenüber. Wir werden die für das Verständnis zahlreicher Krankheitsbilder wesentliche Metamor-phose zwischen der Sinnes-, Atmungs- und Drüsenorganisation kennenlernen [→ XVIII. 2.1 Metamorphose zwischen Sinnes- und Drüsenorganisation]. Diese Bereiche des Organismus stehen an der Grenze zur Außenwelt und vermitteln zwischen dem Inneren und Äußeren, sind also mit dem Merkurprozess verwandt. Eine andere Metamorphose begegnet uns bei der Betrachtung der Schilddrüse und ihrer Erkrankungen [→ XVII. 3.1 Die Leber-Schilddrüse-Stirnhirn-Metamorphose]. Sie zeigt den Zusammenhang zwischen Leber, Schilddrüse und dem Nerven-System (Stirnhirn) auf und wendet sich nach innen. Diese Metamorphose steht nun nicht mit dem Merkur, sondern mit dem polaren Metall, dem Stannum in Beziehung.

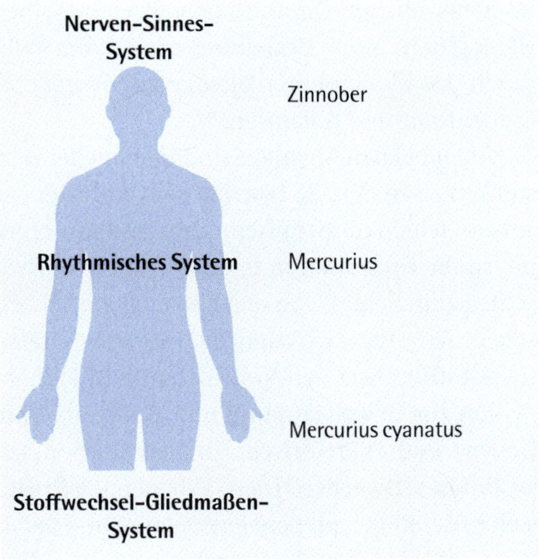

Wesentliche Quecksilberverbindungen vor dem Hintergrund der Dreigliederung

Die therapeutisch eingesetzten Merkurverbindungen folgen der Dreigliederung. So haben wir es bei dem *Zinnober* (Cinnabaris, HgS) mit einem roten, kantigen und durchscheinenden Kristall[57] zu tun, der Struktur- und Formkräfte in v. a. chronische Entzündungsprozesse trägt. Demgegenüber begegnet die Cyanverbindung des Quecksilbers, das *Mercurius cyanatus* akut entzündlichen Prozessen (z. B. Angina, Divertikulitis).

Mercurius selbst steht zwischen diesen polaren Indikationen, die einerseits mehr zum Nerven-Sinnes-System, das andere Mal stärker zu den akuten Entzündungsprozessen des Stoffwechselsystems gehören, in der Mitte und harmonisiert zwischen dem Inneren und Äußeren.

3.1.4 Ferrum und Cuprum

Ferrum (Eisen) und Cuprum (Kupfer) bilden eine weitere Metallpolarität.

Ferrum unterstützt den inkarnierenden Impuls des *geistig-seelischen Menschenwesens. Cuprum* verstärkt die sich diesem zuwendende, *empfangende Geste.*

Die Heilung einer ausgeprägten *Eisenmangelanämie* mit ihrer Müdigkeit, Erschöpfungsneigung und Adynamie zeigt eindrücklich die inkarnierende Qualität des Ferrums. Der normale Eisengehalt des Erwachsenen beträgt ca. drei bis vier Gramm. Damit ist das Ferrum im Unterschied zu den anderen Metallen in erheblichem Umfang auch quantitativ im menschlichen Organismus vertreten. Seine Verbindung zum *Blut* wird sichtbar im Hämoglobin, seine Beziehung zu der vom Willen ergriffenen *Gliedmaßenorganisation* durch das Myoglobin, diejenige zur *Stoffwechselorganisation* durch die eisenhaltigen Cytochrome und Katalasen.

Auch bei den Metallen sind in mancher Beziehung eine Tages- und eine Nachtwirksamkeit zu finden. So beteiligt sich das Eisen an ab- und aufbauenden Stoffwechselprozessen. Ich- und astralische Organisation ergreifen dynamisch die ätherische und die physische Organisation in abbauenden Stoffwechselprozessen. Sie wirken – im Unterschied zum Schlaf – in den abbauenden Prozessen der wachen Tagesaktivität des Menschen. Zur „Tageswirksamkeit" des Eisens gehören die Laut- und Sprachbildung (Funktionsstoffwechsel von Kehlkopf und Mundhöhle), die Atmung des wachen Menschen bis hin zur Gewebeatmung mit „Substratverbrennung", die Entzündungsprozesse, die Gallen- und exkretorische Drüsenfunktion, schließlich der energieverbrauchende Bewegungsstoffwechsel. Diese abbauenden Prozesse basieren auf dem Eisen und nehmen sich in der Regel mit dem Einschlafen und der dann beginnenden Nachtwirksamkeit der Wesensglieder zurück. Umgekehrt gibt es die aufbauende „Nacht"-Wirksamkeit: Ich- und astralische Organisation wenden sich in aufbauenden Prozessen dem ätherischen und physischen Organismus zu. Die Urbilder und Gestaltungsprinzipien des menschlichen Organismus trägt der astralische Leib an den Ätherleib heran. Diese Aktivität des astralischen Leibes verbindet sich mit der Atmung: Sie ermöglicht über die Oxidationsprozesse die Tageswirksamkeit der oberen Wesensglieder, umgekehrt dient sie beim schlafenden Menschen der aufbauenden Nachtseite und vermittelt die gestaltende Tätigkeit des astralischen Leibes an den ätherischen Leib. Als zentrale Qualität des Rhythmischen Systems entfaltet die Atmung eine vermittelnde Wirksamkeit in dieser Polarität. Ein zentraler Aspekt der aufbauenden Eisenwirksamkeit ist die Blutbildung.

Dem aktiven Hereinwirken der oberen Wesensglieder „auf den Bahnen des Eisens" steht seine *Speicherform* als Ferritin oder Hämosiderin gegenüber. Hier geht das Ferrum in die Lebendigkeit der Eiweißverbindungen ein. Das Speichereisen findet sich besonders in der Leber, auch in Milz und Knochenmark. Das Eisen dient dynamischen Organfunktionen. So entfaltet sich seine Wirksamkeit im Stoffwechsel in der Gallenorganisation, es sucht über das rhythmisch bewegte Blut als seiner mengenmäßig wichtigsten Repräsentanz im menschlichen Organismus die Atmung und steht mit der Ton- und Lautbildung durch den Kehlkopf in Beziehung. Diese Bereiche des Organismus haben ein gemeinsames Charakteristikum: Sie entstammen einer ätherisch dominierten Organbildung, verlassen dann diese Lebensprozesse, verlieren an Vitalität und werden funktionell Instrumente der seelischen und geistigen Wesenheit. So ist die Erythropoese von einem Vitalitätsverlust gekennzeichnet, der schließlich zu den kernlosen Erythrozyten führt. Diese werden nun Instrument der Ich- und astralischen Organisation. Die Gallenbildung beginnt in den Lebensprozessen der Leber, führt dann zu einer Devitalisierung bis zur Blasengalle mit ihrer Tendenz zur Steinbildung. Diese Flüssigkeit ergreifen dann Ich- und astralische Organisation über die dynamisch-kontraktile Bewegungsorganisation. Hinsichtlich der Atmung ergeben sich ähnliche Gesichtspunkte: Die Lunge ist über die Atmung mit den aufbauenden, vom Ätherleib dominierten Lebensprozessen verbunden und embryonal aus einer lebendigen, drüsenartigen Anlage entstanden. Mit ihrer weiteren Entwicklung verliert sie an „Leben" und entwickelt sich in der Laut- und Tonbildung dem seelisch-geistigen Wesen des Menschen entgegen. Das Eisen drängt also die aufbauenden Lebensprozesse zurück, um die Wirksamkeit der Ich- und astralischen Organisation zu ermöglichen. Diese Polarität von Eisen und aufbauendem Eiweißstoffwechsel beschrieb Rudolf Steiner für die imaginative Erkenntnis des Metalls: Der vom oberen Menschen ausgehenden strahlenden Wirkung stellen sich Qualitäten des Eiweißstoffwechsels entgegen.[58] Bei einer zu starken Eisenwirksamkeit überwiegen die bereits angeführten abbauenden Stoffwechselprozesse. Ein sehr wesentlicher kataboler Prozess ist die Bildung von Sauerstoffradikalen nach der Fenton-Reaktion (verkürzt: $Fe^{2+} + H_2O_2 \leftrightarrow Fe^{3+} + {}^{\cdot}OH + OH^-$). Ergreifen die Wesensgliedern das Eisen nicht mehr, sondern „lagern" sie dieses ab, so entwickelt sich die Eisentoxizität. Die Eisenüberladung charakterisiert die Hämochromatose [→ XXIV. 3.4.7 Ausgewählte Formen der Leberzirrhose]; aber auch andere Erkrankungen wie z. B. der Morbus Alzheimer, die KHK und Tumore stehen mit ihr in Beziehung.[59] Umgekehrt führt eine zu starke Vitalisierung zu pathologischen Veränderungen. Der Organismus muss seine Seelen- und Geistbefähigung erobern und darf diese nicht durch ein Übermaß an Lebenskräften einschränken lassen.

Exkurs

Rudolf Steiner sprach von einem zu entwickelnden Natursinn für die heilenden Kräfte der Natur. Für die devitalisierende Eisenqualität gibt es ein charakteristisches Naturbild: Der Herbst ist die Zeit natürlicher Devitalisierung. Die grünen Blätter entwickeln leuchtende Herbstfarben – ein Phänomen, das abstrakt „Blattseneszenz" heißt. Der späte Sommer und frühe Herbst zeichnet sich durch Meteoriteneinfälle und ihre atmosphärische Eisenqualität in der Michaelizeit aus. In dem klaren Herbstlicht der Sonne und dem „Aufleuchten" der Welt des Lebendigen kommt es in dieser Jahreszeit zum „Geist-Erwachen". Das Eisen dient diesem

„Geisterwachen", steht aber auch mit den aufbauenden Prozessen der inkarnatorischen Geistwirksamkeit in Beziehung.

Cuprum entwickelt eine wärmeverwandte empfangende Geste für das Hereinwirken der oberen Wesensglieder, die es in ihre aufbauende „Nachtwirksamkeit" orientiert. Die Eisenresorption ist auf das Cuprum angewiesen. Auch bei Kupfermangel kann sich eine hypochrome und mikrozytäre Anämie entwickeln. Abbauende Qualitäten, die mit der Tageswirksamkeit des astralischen Leibes in Zusammenhang stehen, lenkt das Kupfer in aufbauende Prozesse. So findet es sich cofaktoriell in der Superoxiddismutase, ist Cofaktor der MAO, die beim Abbau der Katecholamine (die der Tageswirksamkeit des astralischen Leibes dienen) eine bedeutende Rolle spielt, und ist auch in der Diaminoxidase (Histaminabbau) anzutreffen [→ XXVII. 3.2.2 Cuprum – ein Überblick über seine therapeutischen Anwendungen].

Ferrum steht mit der *Gallenorganisation* [XXV. 3. Erkrankungen der Gallenorganisation und ihre Therapien], *Cuprum* mit der *Nierenorganisation* in Beziehung [→ XXVII. 3.2.1 Niere und Kupfer].

3.1.5 Die Metalle in ihrer Beziehung zum Menschen

Die beschriebenen Metallqualitäten zeigen eine wesentliche Beziehung zum dreigliedrigen Organismus. Die abbauende und grenzbildende Aktivität des *Bleis* gehört zum oberen Menschen und steht den aufbauenden Gestaltungsprozessen des *Silbers* mit ihrem Bezug zum unteren Menschen polar gegenüber. Das *Gold* nimmt eine Mittelstellung ein, indem es zwischen der Lichtqualität des oberen Menschen und der Stoffesfülle des unteren vermittelt. In entsprechender Weise fügen sich die anderen Metalle in diesen Gesamtzusammenhang [→ Abb.].

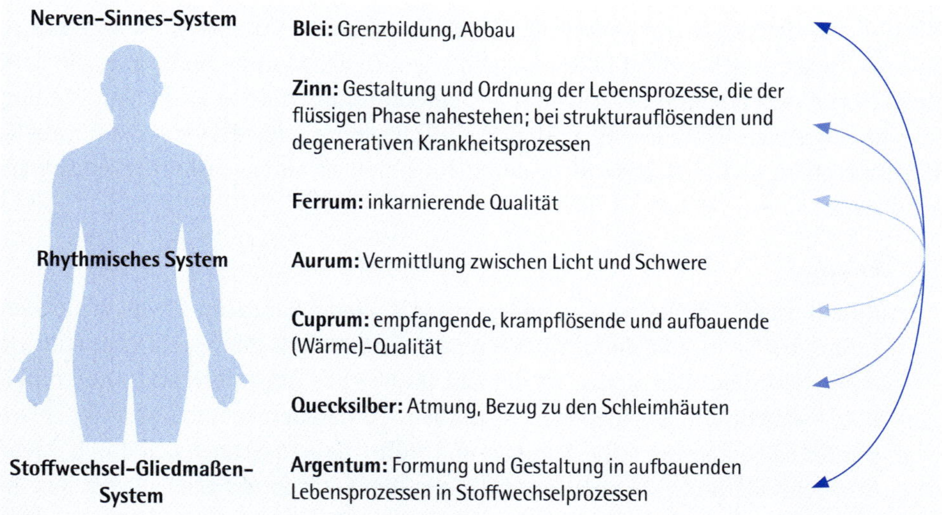

Polare Ordnung der Metalle und ihre therapeutischen Qualitäten in Bezug zur Dreigliederung

3.2 Arzneimittel aus dem Pflanzenreich

Der Arzneischatz der Anthroposophischen Medizin umfasst zahlreiche pflanzliche Präparate. Zum Verständnis ihrer Anwendung und pharmazeutischen Herstellung finden wir Gesichtspunkte, die sich aus der *Dreigliederung der Pflanze* ergeben.

3.2.1 Die Dreigliederung der Pflanze

Für das Erkennen der therapeutischen Qualitäten einer Pflanze ist die Dreigliederung des pflanzlichen Organismus eine wesentliche Voraussetzung [→ Abb.].

Die *Wurzelorganisation* entspricht im pflanzlichen Organismus dem *Nerven-Sinnes-System* des Menschen.

Im *Wurzelbereich* neigt der pflanzliche Organismus zur Verfestigung und wendet sich einer Umgebung zu, die das *Mineralische* in sich trägt. Die Assimilation der Salze stellt einen zentripetalen Prozess dar. Die Ausgestaltung der Wurzel, die mit ihren feinen Haaren an die Gestalt der dendritisch-axonalen Nervenzelle erinnert, weist in dieselbe Richtung. Die Wurzel erwacht allerdings nicht zum Bewusstsein. In der Pflanze hat sich noch kein eigenständiger astralischer Leib entwickelt, der Lebenskräfte in Bewusstseinskräfte verwandeln könnte. Die Pflanzenwurzel umschließt einen Bereich konzentrierter Lebendigkeit. In ihr sind Qualitäten erkennbar, die beim Menschen den gestaltenden und formgebenden Kräften des Nerven-Sinnes-Systems entsprechen.

Die *Blattorganisation* steht in Verbindung zum *Rhythmischen System.*

In der Blattfolge erscheint die *rhythmische Gliederung* der Pflanze. Physiologisch zeigt die Blattorganisation eine der Atmung vergleichbare Aktivität. Es ist der *Atmungsrhythmus* mit Kohlendioxidaufnahme und Sauerstoffabgabe. In ihr kommt das wie „gestaut" wirkende Leben der Wurzel zur Raum ergreifenden Entfaltung. Das Blatt ist das Organ, in dem hauptsächlich die *Photosynthese* stattfindet und damit der Prozess, der das Licht des Umkreises in die Lebensvorgänge der Pflanze führt. Die Aufnahme des Kohlendioxids, aus dem sich überwiegend die Pflanzensubstanz aufbaut, begleitet diesen Prozess.

Exkurs

Die *Blattorganisation* als mittlerer Bereich der Pflanze zeigt *merkuriale Qualität.* Diese kann sich als sphärisches Gestaltprinzip offenbaren und z. B. in den Morgenstunden als Tautropfen auf den Blättern erscheinen. Die kugelig-sphärische Qualität verbindet sich dabei mit dem Umkreis, dem Kosmischen: „Denn diese Tautropfen in ihrer Wesenhaftigkeit spiegeln einfach das Bestreben der Peripherie, des Kosmos, im Pflanzlichen das Kugelige, das Tropfenförmige zu erzeugen. Der Tropfen ist es, der ganz und gar zugrunde liegt allem Blättrigen der Pflanze. Und würde nur das Peripherische, Kosmische an der Pflanze geistig tätig sein, so würde die

Pflanze immer diese kugelige Gestalt bilden. Sie sehen, daß an Pflanzen das Kugelige besonders auftritt, wenn das Kosmische die Oberhand gewinnt."[60] In diesem Zusammenhang ist nun interessant, dass unter Schwerelosigkeit bzw. Mikrogravidität aus Tumorzellen multizellulär aufgebaute Sphäroide, also kugelig-sphärische Gebilde entstehen.[61] Bei Verlassen des Schwerebereichs der Erde wirken die kosmischen Qualitäten und so entwickelt sich in diesen Experimenten tatsächlich die Tropfenform als Hinweis auf den von Steiner beschriebenen Zusammenhang.

Die *Blütenorganisation* entfaltet Beziehungen zum *Stoffwechsel-Gliedmaßen-System.*

Im menschlichen Organismus verbindet sich im Stoffwechsel-Gliedmaßen-System das *Geistig-Seelische* prozessual mit der Leiblichkeit und wendet sich nicht, wie für das Nerven-Sinnes-System charakteristisch, der Bewusstseinsentfaltung zu. Die Pflanze entwickelt keinen eigenständigen astralischen Organismus, sondern ist den seelenverwandten Qualitäten des Umkreises zugewandt. Ihre höheren Wesensglieder, ihr seelisches und geistiges, artumgreifendes Wesen leben noch im Umkreis, sind noch nicht leibbildend in eine Körperlichkeit eingezogen.

Urbildhaft lässt sich dieser Zusammenhang an der Beziehung der Pflanze zum seelebegabten Tier erkennen: Insekten nähern sich in den Bestäubungsvorgängen unmittelbar dem Lebensprozess der pflanzlichen Fortpflanzung. Wärme, Farben, Nektar und Blütenduft zeigen deutlich die Beziehung zum Seelischen. Ist die Wurzel dem Festen, Mineralischen und Salzverwandten der Erde zugewandt, so entwickelt sich die oberirdische Pflanzenorganisation der Sonne entgegen, besonders deutlich die Blüte.

Die *Blüte* als *Licht- und Wärmepol* der Pflanze steht dem in die *Struktur* und *Verfestigung* strebenden *Wurzelpol,* der sich geotrop im Dunklen und Kühlen des Bodens befindet, *polar* gegenüber. Zwischen beiden vermittelt die *rhythmisch* geprägte, den *pflanzlichen Atmungsprozess* tragende *Blattorganisation.*

Den zentripetalen Kräften im Bereich der Wurzel stellen sich die zentrifugal verströmenden Prozesse der Blüte gegenüber.

In der Abfolge der *Blattgestaltungen* lassen sich die polaren Kräfte der pflanzlichen Dreigliederung erkennen, indem sich beispielsweise – wie bei Digitalis eindrucksvoll ablesbar – die Blattbildung blütenwärts immer mehr zurücknimmt: Sie metamorphosiert ihre ätherischen Kräfte in die Blütenorganisation. Die *Blattmetamorphose,* die Goethe (1749–1832) beschrieb, erscheint im Spannungsfeld des polar aufgebauten pflanzlichen Organismus.

Exkurs

Jochen Bockemühl[62] differenzierte die einzelnen Stufen der Blattmetamorphose: Zunächst bilden sich – meist dem Erdboden nah – Blätter mit langen Stielen aus. Die dem festen Element zugehörige Stängelbildung setzt sich in diesen Blattstielen fort. Ihnen folgen Gestaltungen, die v.a. die Blattfläche betonen. Dem „Stielen" folgt also das „Spreiten". Es ist ein Entwicklungsstadium des Blattes, in dem sich kräftige Lebensprozesse im flüssigen Element entfalten. An das Spreiten schließt sich das „Gliedern“ an. Nun wirken Formkräfte in die Lebensprozesse des Blattes. Seine Substanzialität nimmt sich eher zurück, eine differenzierte Blattgestalt entsteht. Besonders fein gegliederte Blätter zeigen ihre Beziehung zur Luft. Schließlich schwindet die Blattfläche weiter: Blütennah entstehen zugespitzte Blätter durch den Prozess des „Spitzens“. Diese sind oftmals nicht mehr so feucht, wie die unteren Blätter der Pflanze, sondern zeigen schon etwas von der „Trockenheit“, die wir vielfach im Bereich der Blüte finden. Wärmeprozesse, die besonders anschaulich in der Blüte wirken, bestimmen diese spitzende Blattbildung. Im blütennahen Bereich nehmen die Wachstumsprozesse der Pflanze ab. Die Blüte selbst erscheint in ihren unterschiedlichen Blattkomponenten wie „zusammengeschoben“. In die pflanzlichen Lebensprozesse wirkt phänomenologisch fassbar ein neues Prinzip: die Pflanze wird von dem Astralischen „berührt“.

3.2.2 Pflanze und Heilpflanze

Im kranken Menschen zeigen sich differenzierte Verschiebungen und Ungleichgewichte in seinem dreigliedrigen Organismus. Auch in der Pflanze lassen sich Betonungen und Schwerpunktbildungen ihres dreigliedrigen Organismus erkennen. Durch diese Ungleichgewichte entwickelt eine Pflanze einen Bezug zu den Erkrankungs- und Heilungsprozessen und wird dadurch zur „Heilpflanze“.

Exkurs

So finden wir z. B. bei den therapeutisch bedeutsamen Nachtschattengewächsen eine differenzierte Ausgestaltung der Dreigliederung: Belladonna betont die Frucht („Tollkirsche“), die Tabakpflanze entwickelt eine kräftige Blattorganisation und die Alraune (Mandragora) imponiert durch ihre beeindruckende Wurzel. Belladonna kommt entsprechend bei der entzündlichen Dominanz von Stoffwechselprozessen zum Einsatz, Nicotiana harmonisiert die astralische Wirksamkeit in der Lunge und Mandragora ist für die Therapie der Gelenkserkrankungen („Belladonna der Gelenke“) ausgesprochen wichtig.

Für den Arzt ergibt sich hieraus ein Übungsweg, sich diesen heilenden Kräften nicht nur intellektuell-abstrakt zu nähern, sondern seine Kenntnisse, das „Seelenwissen“ mit ihrem Wirken zu verbinden und sein inneres seelisches Leben durch sie zu erregen und das „Seelensein“ für ein heilkräftiges ärztliches Handeln zu stärken.[63] Auf die hier angedeuteten Elemente eines ärztlichen Erkenntnisweges geht das Kapitel [→ XXXIII. Vom Mediziner zum Arzt] ausführlicher ein.

Die Methodologie der Heilpflanzenerkenntnis folgt den bereits dargestellten Gesichtspunkten [→ Abb. Arzneimittelerkenntnis] und lässt sich in den folgenden vier Schritten zusammenfassen:

- substanzieller Aspekt [→ 3.2.3 Substanzielle Zusammensetzung der Pflanze]
- Gestalt der Pflanze [→ 3.2.4 Die Gestalt der Pflanze und ihrer zeitlichen Entwicklung]
- Beziehung zum Seelischen (das in der Pflanze keine astralische Organisation entstehen lässt, sondern sie in unterschiedlicher Intensität „von außen“ berührt) [→ 3.2.5 Die seelische Geste der Pflanze]
- Wesen der Heilpflanze [→ 3.2.6 Das Wesen der Pflanze]

3.2.3 Substanzielle Zusammensetzung der Pflanze

Ein wichtiger Schritt zu einem *systematischen Erfassen* einer Heilpflanze ist auf der physischen Ebene ihre *Substanzanalyse.* Damit ist nicht nur eine Wirkstoffanalyse gemeint, die Einzeleffekte von Stoffen außerhalb des lebendigen Zusammenhanges untersucht, vielmehr handelt es sich um eine Betrachtungsart, welche die unterschiedlichen Substanzaspekte berücksichtigt. Ähnlich wie die einzelnen Töne sich zur Musik zusammenfügen und eine musikalische Aussage hörbar werden lassen, so bilden die einzelnen Substanzen „buchstabenartig“ eine Schrift, in der sich das Wesen der Heilpflanze ausspricht.

In den *ätherischen Ölen* besteht eine unmittelbare Verbindung zur Wirksamkeit der Imponderabilien, v. a. der Wärme. Diese schafft sich in den phosphorigen ätherischen Ölen eine flüchtige Leiblichkeit.

Den *phosphorigen Substanzen*, die bereits im *Blütenduft* zu erleben sind, stehen die in die *Verfestigung* führenden *Salze* gegenüber. Die Heimat der *phosphorigen Substanzen* ist besonders in der *wärme- und lichtzugewandten Blütenorganisation* zu suchen, die *salzartigen Verbindungen* entwickeln sich oft in der *Wurzelorganisation.*

Beispiele sind die Calciumverbindungen der Eichenrinde oder der Kieselreichtum des Equisetums.

Die großen Gruppen der stoffwechselaktivierenden *Bitterstoffe* und der verhärtend-adstringierenden *Gerbstoffe* dienen dem Stoffwechsel-Gliedmaßen- bzw. dem Nerven-Sinnes-System.

Erstere machen den lebendigen Organismus geneigt, die *Imponderabilien* aufzunehmen und in ein *stoffwechselaktives Wirken* zu führen. Letztere führen zu einer *Verhärtung*, lassen aus der Haut das Leder entstehen, und entfalten eine Wirksamkeit, die zum *Salzartigen* und damit zum *Nerven-Sinnes-System* des menschlichen Organismus gehört.

Die anderen Substanzgruppen ordnen sich in diese Dreigliederung ein und erfahren durch sie eine Beleuchtung ihres Wesens. So seien die Saponine genannt, die sich in der Schaumbildung der Luft erschließen oder an Schleimstoffe, die dem Lebensprozess der Pflanze nahestehen. Die Beziehung zum Licht trägt ebenfalls Wesentliches zur Substanzerkenntnis bei. Das Betulin der weißen Birkenrinde weist es zurück, das magnesiumhaltige Chlorophyll nimmt das Licht in die Lebensorganisation der Pflanze auf.

Kommt es zu einer zu starken *astralischen Wirksamkeit* in der Lebensorganisation der Pflanze, so entstehen die *Gifte*.

Viele toxische Substanzen der Pflanzen sprechen die astralische Organisation des Menschen an. Ein besonders eindrucksvolles Beispiel ist die Brennnessel: Im Sekret ihrer kieselverstärkten Brennhaare finden sich Histamin, Acetylcholin und Serotonin [→ XIV. Hämastasiologie]. Damit bilden sich Substanzen, die im seelebegabten Lebewesen mit der astralischen Organisation und deren Nervensystem in Verbindung stehen, aber in der Pflanzenwelt noch nicht zur seelischen Aktivität „erwacht" sind. Das zu tiefe eindringen der astralischen Organisation bei der Pflanze ist mit der abbauenden Wirksamkeit verbunden und führt bei den eigentlichen Giftpflanzen zur Bildung der toxischen Substanzen.

Umgekehrt vermitteln z. B. die Flavonoide eine andere Wirksamkeit. Sie nehmen die giftartig-abbauende Aktivität der astralischen Organisation zurück, verstärken die aufbauende Nachtwirksamkeit und dienen folglich dem Ätherleib. Unter den pflanzlichen Polyphenolen stehen die Anthocyane durch ihre die Seele ansprechende Farbigkeit (rot, blau, violett) mit der astralischen Organisation in Beziehung. Die Flavonoide (schwach gelb bis weiß) stärken demgegenüber die ätherische Organisation. Die Gerbstoffe (Catechine u. a.) führen in die Verfestigung und betonen die Verbindung mit der physischen Organisation.[64]

Damit haben wir in der Pflanzenwelt die polare Wesensgliederwirksamkeit, wie wir sie beim Menschen finden, substanziell veranlagt: Giftartige Substanzen verstärken die abbauende Tageswirksamkeit der astralischen Organisation im menschlichen Organismus, Flavonoide und gleichsinnig z. B. antioxidativ wirkende Substanzen stehen mit der aufbauenden Nachtwirksamkeit in Beziehung. Es versteht sich von selbst, dass die isolierte Substanz zwar einzelne Effekte zeigt, aber erst die Gesamtkomposition der Substanzen die Wirksamkeit der Heilpflanze voll entfaltet.

3.2.4 Die Gestalt der Pflanze und ihre zeitliche Entwicklung

Ein wesentlicher Beitrag im Heilpflanzenerkennen ergibt sich aus der Betrachtung ihrer *Gestalt* unter dem Aspekt des dreigliedrigen Organismus. Hierzu existieren zahlreiche Veröffentlichungen als Beispiele goetheanistischen Naturerkennens. Beispielsweise sei auf die Metamorphose der Blattgestalt hingewiesen, die sich zwischen den polaren Bereichen von Blüte und Wurzel entfaltet. Hier ergeben sich Formverwandlungen, die eine innere Gesetzmäßigkeit erkennen lassen.

Für die Beurteilung der *Formensprache* eines Pflanzenblattes ist es entscheidend, auf die Gestaltentwicklungen zu achten. Erscheint überhaupt eine Metamorphose, die sich normalerweise bis zur Blüte erstreckt und von dieser und dem dortigen Wirken der Imponderabilien gestaltet wird, oder hat man es in der Laubblattfolge mit Wiederholungen desselben Formprinzips zu tun? Im Weiteren achtet man darauf, in welcher der charakterisierten Phasen sich die Blattorganisation schwerpunktmäßig entwickelt. Hier kommt man zu einer unterschiedlichen Einschätzung, wenn z. B. das fleischig-sukkulente

Bryophyllumblatt dem fein gegliederten Blatt der *Schafgarbe* gegenübersteht. In Ersterem spricht sich die Dominanz des Ätherischen, in Letzterem das Hereinwirken astralischer Qualitäten aus. Blickt man schließlich auf das zugespitzte *Rosmarinblatt*, das sich schon dem Nadelartigen zuneigt, so haben sich die Lebensprozesse, die sich sonst in der Blattspreite verwirklichen, metamorphosiert in die Bildung ätherischen Öls. Die damit verbundene Wärme und die eigentümliche Aufrichtegeste des Rosmarins weisen auf ein geistiges Prinzip, das beim Menschen das „Ich" anspricht.

Ein weiterer *Gestaltaspekt* der Pflanze entwickelt sich in der *Blütenform*. Manche Blüten betonen den *Eigenraum*, z. B. die „Röhren" des Fingerhuts, andere öffnen sich strahlig dem *Umkreis*, z. B. die Adonisröschen.

Die Polarität von *Eigenraumbildung* und *Umkreisorientierung* weist auf die unterschiedliche Beziehung zum Astralischen und Ätherischen, indem die Eigenraumbildung sich dem seelenbegabten Tierreich nähert (manche schlundförmige Blüte formt die Gestalt des besuchenden Insekts nach), die Umkreisorientierung dem Ätherischen des Pflanzenwesens entspricht (wie z. B. bei der Calendula). Auf die Dreigliederung des menschlichen Organismus bezogen steht die Innenraum-bildende Blüte mit dem abschließenden und Eigenraum-bildenden Gestus des Nervensystems und oftmals mit der Giftbildung , die zum Umkreis orientierte Blüte entsprechend mit den aufbauenden Prozessen im Stoffwechsel-Gliedmaßen-System in Zusammenhang.

In der Gestalt der Pflanze sind schließlich vielfältige geometrische Formen als „*Geometrie des Lebendigen*"[65] erkennbar (z. B. Geometrie der Blüten, logarithmische Spiralen in der Anordnung von samenartigen Früchten z. B. der Sonnenblume mit Beziehungen zum Goldenen Schnitt, gesetzmäßige Spiralbewegung der Blattansätze um den Stängel etc.). Als geistige Formprinzipien weisen sie über das Pflanzliche hinaus, prägen es in seinem Wachstum wie „von außen".

3.2.5 Die seelische Geste der Pflanze

Die Pflanze zeigt keine eigenständige Seele oder astralische Organisation. Dennoch scheint sie von einem Seelisch-Astralischen wie vom *Umkreis* her berührt zu sein. Empfindungen, welche die Pflanzen in der Seele des Menschen auslösen, machen auf diese Qualitäten aufmerksam. Sie finden sich in manchen Bezeichnungen wieder. Namengebungen wie z. B. „Trauerweide" beziehen sich auf den seelischen Eindruck, den die Gestalt dieses Baums erweckt. Gerade die Weiden vermitteln einen bewusstseinsmäßig herabgedämpften, eher träumenden Seeleneindruck. Sie lösen die astralische Organisation heraus und betonen mit ihrem Flüssigkeitsreichtum und ihrem wassernahen Standort die ätherische Qualität. Die Salicylverbindungen der Weidenrinde wirken dementsprechend analgetisch und entzündungshemmend. Wird man auf diese unterschiedlichen *seelischen Qualitäten* aufmerksam, so lassen sich die verschiedenen Erfahrungen genauer differenzieren. Ein Eisenhut erweckt in der Seele ein anderes Erlebnis als beispielsweise das Johanniskraut. Auch lebt über einer Salbeianpflanzung eine andere Stimmung als über einem dicht bewachsenen Brennnesselgebiet.

Man kann diese *seelischen Erlebnisse* im Sinne des *Aktivierens* oder *Beruhigens* differenzieren oder auch darauf achten, ob sie *bewusstseinsweckend* oder *-dämpfend* wirken.

Ein weiterer Bereich, in dem sich eine Verbindung zum Seelischen unmittelbar erleben lässt, ist der *Blütenduft*. Es entstehen Empfindungen, die vom süßlich-einschläfernden bis zum herb-scharfen Duft mit seiner Bewusstsein erweckenden Qualität reichen.

Ähnliches gilt für die *Farbigkeit* der Blüten. Das beleuchtende Sonnenlicht erfährt eine Veränderung, indem die zurückgestrahlte Farbe erscheint, die Pflanze hingegen andere Anteile des Spektrums aufnimmt. Farbigkeit deutet auf die Auseinandersetzung von Licht und Finsternis. Eine helle Blütenfarbe drückt ein anderes Wesen aus als die dunkle. Diese erscheint – wie in der Goetheschen Farbenlehre beschrieben –, wenn vor einem Finsteren, Trüben das Helle wirkt, jene, wenn das Helle durch ein Trübes leuchtet. Vor dem urbildhaften Hintergrund des Regenbogens leiten sich die dunklen Farben des Violett-bläulichen über das Grün-gelbliche in den Bereich der rötlichen Farben. Dabei kommt dem Grün eine Mittelstellung zu. Das Grün der Blattorganisation begleitet das in die Lebensprozesse wirkende Licht. In der Farbigkeit der Blüten zeigt sich die Berührung mit der astralischen Qualität.

Eine charakteristische Beziehung zum Astralischen, das in die Pflanze eindringen will, gehen diejenigen Pflanzen ein, die rötliche Blüten entwickeln: „Überall, wo im Naturprozess eine Rötung auftritt ... ist ein starkes Gegenwirken gegen das Astralisieren vorhanden ... Indem die Rose sich rötet, versucht sie, sich gegen die Astralisierung zu wehren."[66]

Schließlich wirken zahlreiche Pflanzen auf das Seelische im Menschen. Lavendel und Rosmarin haben therapeutisch wichtige (polare) Wirksamkeiten im Seelischen; bei dem schon lange bekannten und im therapeutischen Gebrauch befindlichen Schlafmohn findet sich diese bereits im Namen wieder.

Abschließend sei auf die Pflanzenalkaloide hingewiesen: Im menschlichen Organismus führt die intensive Wirksamkeit der astralischen Organisation im Nerven-Sinnes-System zur Bildung der Transmitter. Biogene Amine finden sich auch im pflanzlichen Stoffwechsel und sind dort ebenfalls Ausdruck eines starken Hereinwirkens der astralischen Kräfte.

Der *Alkaloid-* und generell der *Giftbildung* liegt ein zu *tiefes Eindringen* der *astralischen Qualitäten* in den *pflanzlichen Organismus* zugrunde.

3.2.6 Das Wesen der Pflanze

Das Wesen offenbart sich in den *sinnenfälligen Erscheinungen*. Dem Wortsinn nach weist der Begriff „Erscheinen" auf ein Sichtbarwerden des sonst Verborgenen hin. Die sich ändernde äußerliche Erscheinung der Rose unterliegt im Jahreslauf der Zeitlichkeit. Das Wesen der Rose selbst spricht sich in jeder der sich verändernden Stadien aus und hebt sich damit aus der Zeitlichkeit heraus. Das Wesen der Pflanze offenbart sich erst auf der Ebene der Art, es verbindet sich nicht wie beim Menschen mit dem Organismus. Kommt es bei diesem zur Inkarnation eines übersinnlichen Wesens, so bei jenen nur zu einer Berührung mit dem gruppenartig zusammenfassenden geistigen Wesen der Pflanze. Dieses Wesen der Pflanzenart „verbindet" sich am intensivsten in der wärmenahen Blütenorganisation und ihrem verströmenden Duft mit dem pflanzlichen Organismus, wird „belebt" in der Blattorganisation und gewinnt Form und Gestalt in dem Festen, Salzverwandten der Wurzel. Bezieht sich die *Heilpflanzenerkenntnis* zunächst auf die stofflichen Aspekte [→ 3.2.3], dann auf die Gestalt [→ 3.2.4] und schließlich auf die seelische Erfahrung [→ 3.2.5], so weist ihr Wesen auf den meditativen Erkenntnisweg [→ XXXIII. Vom Mediziner zum Arzt].

3.2.7 Anwendung pflanzlicher Arzneimittel: Bryophyllum

Aus der Kenntnis einer Heilpflanze leitet sich ihre therapeutische Anwendung ab. Die grundlegenden Gesichtspunkte hierzu seien am Beispiel des Brutblatts *Bryophyllum*, der „Goethepflanze", dargestellt [→ Abb.].[67]
Diese wesentliche Heilpflanze ist durch die *Dominanz* des *Lebendigen* gekennzeichnet, das selbst die Fortpflanzung in vegetativ-generatives Leben verwandelt. Demgegenüber spielt die sonst übliche Vermehrung über Samen keine Rolle.

Entsprechend charakterisiert sich die *Arzneimittelwirksamkeit* des Bryophyllums: Bei einer unruhig zum Bewusstsein drängenden astralischen Organisation, die das Ich nicht mehr ausreichend lenkt, ist diese Heilpflanze therapeutisch wirksam. Dabei „beruhigt" sie aber nicht nur die astralische Organisation, sondern führt sie auch in die aufbauenden Prozesse des Stoffwechsel-Gliedmaßen-Systems, also in ihre Nachtwirksamkeit [→ II. 1.7 Tages- und Nachtwirksamkeit der Wesensglieder]. Deswegen fördert Bryophyllum den Schlaf, kann experimentell schmerzlindernd wirken sowie den Blutdruck und den Blutzucker senken.[68]

Angst und Unruhe lassen sich durch

- *Bryophyllum 50 %* (Weleda) Trit. — 1-1-1 MSP
- *Bryophyllum 5 %* (Weleda) Amp. 1 ml s.c. — 1 bis mehrmals täglich

oder

- *Bryophyllum D5/Conchae D7 aa* (Weleda) Amp. 1 ml s.c., 10 ml i.v. — 1 bis mehrmals täglich

positiv beeinflussen, indem diese Arzneimittel die exzitierte astralische Organisation beruhigen und in die ätherische Wirksamkeit führen. Entsprechend ist Bryophyllum ein wesentliches Arzneimittel zur Behandlung der Hyperthyreose [→ XVII. 4. Erkrankungen der Schilddrüse und ihre Therapie]. Ebenso kommt es in der Therapie der arteriellen Hypertonie zum Einsatz. Es profitieren besonders diejenigen Patienten, deren Blutdruck deutlich von seelischer Anspannung und Aufregung abhängt und die über innerliche Unruhe berichten. Oftmals handelt es sich um den sogenannten „roten" Hypertonus [→ XI. 3.4.2 Differenzialtherapie der polaren Erkrankungsformen]. In der *Geburtshilfe* bewährt sich Bryophyllum bei der *vorzeitigen Wehentätigkeit*, indem es die astralische Dynamik beruhigt und in die aufbauende, ätherische Wirksamkeit lenkt. Das Beispiel Bryophyllum zeigt, dass es sich bei der Arzneimittelanwendung in der Anthroposophischen Medizin oftmals nicht um definierte „Diagnosen" handelt, für die ein Arzneimittel ausschließlich in Betracht kommt, sondern dass sich das Indikationsgebiet an dem Krankheitstypus, d. h. der zugrunde liegenden Wirksamkeit der Wesensglieder orientiert, die mehrere, scheinbar voneinander entfernte Krankheitsbilder verbindet.

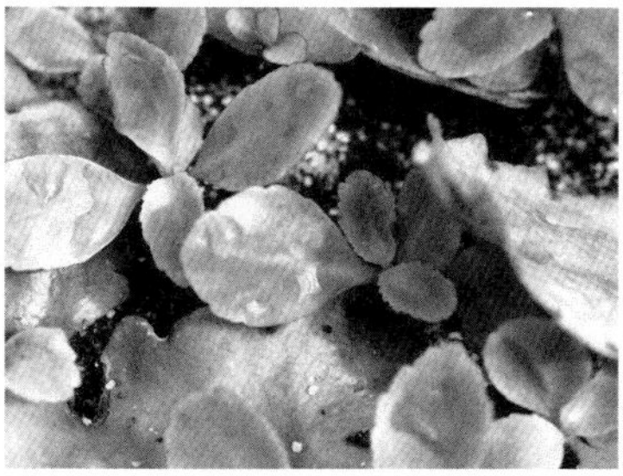

Bryophyllum calicynum: abgefallene Blätter mit Brutknospenbildung. Aus dem welkenden Blatt entwickelt sich das neue Leben der Brutknospen. [→ farbige Abb. siehe Anhang]

3.3 Arzneimittel aus dem Tierreich

Arzneimittel aus dem Tierreich haben in der Medizin eine lange Tradition[69] und spielen auch in der Anthroposophischen Medizin eine bedeutende Rolle. In ähnlicher Weise, wie es für das Mineral- und Pflanzenreich gilt, ergeben sich auch bei diesem Naturreich enge Beziehungen zum Menschen und seinen Erkrankungen. Für das Verständnis der Arzneimittel aus dem Tierreich sei an die bereits dargestellten methodologischen Aspekte erinnert [→ 2.2.2 Die Bedeutung der vier Substanzaspekte für das Arzneimittelverständnis].

3.3.1 Substanzaspekt

Ein erster Aspekt beleuchtet die *Substanzebene*. Die frühere „Substitutionstherapie" beim hypothyreot Erkrankten mit Schilddrüsenextrakten oder auch die ersten Formen der Insulinbehandlung (gewonnen aus Rinder- oder Schweinepankreas) basieren auf der substanziellen Wirkung der Arzneistoffe aus dem Tierreich.

3.3.2 Prozessualer Aspekt

Ein zweiter Aspekt bezieht sich auf die *Charakterisierung der Tierart*, also ihre leibliche Konstitution vor dem Hintergrund der Dreigliederung und ihre *Bedeutung für den jeweiligen Naturzusammenhang*. Auch der tierische Organismus ist durch die Dreigliederung charakterisiert und zeigt unterschiedliche Betonungen der Systeme. So stehen Tiere mit dominantem Nerven-Sinnes-System (z. B. Vögel) solchen mit dominantem Stoffwechsel-Gliedmaßen-System (z. B. Huftiere, Rind) gegenüber.[70] Die Stellung des Tieres im Naturzusammenhang ist für das Arzneimittelverständnis von Bedeutung. Olaf Titze wies darauf hin, wie das Ameisenvolk viel stärker an die Erde gebunden ist als das Bienenvolk.[71] In ihren kunstvoll gestalteten Ameisenhaufen finden sich „unzählige Luftkanäle", die auf eine Beziehung zum astralischen Wesen deuten. Die schnellen Bewegungen der stark geformten und gegliederten Ameisen mit ihrer Giftbildung weisen auf die Dominanz der astralischen Organisation. *Formica* kommt bei Ablagerungsprozessen, die in die Verhärtung und Sklerose führen, zur Anwendung. Das Arzneimittel führt das aus dem organismischen Zusammenhang „Herausgefallene"– der Verwandlung vermodernder Substanz durch die Ameisentätigkeit vergleichbar – wieder in den Funktionszusammenhang des Organismus. So kommt Formica bei schmerzhaften rheumatischen Erkrankungen mit kühler, derber Gelenkschwellung und Morgensteifigkeit, deren chronische Entzündlichkeit sich gegen eine aus dem Lebenszusammenhang herausgefallene Qualität richtet, zur Anwendung. Dabei ist charakteristisch, dass Bewegung zu einer Zunahme der Beschwerden und damit zur Intensivierung der entzündlichen Reaktion führt. Konstitutionell handelt es sich oft um seelisch erschöpfte und überspannte Patienten, bei denen die astralische Organisation den ätherischen Leib nicht ausreichend durchatmet und nur ungenügend zu Ausscheidungsprozessen anregt.[72]

3.3.3 Wirksamkeit im menschlichen Organismus

Ein dritter Gesichtspunkt bezieht sich auf die *Wirksamkeit im menschlichen Organismus*, also die Toxikologie und die Arzneimittelbilder. Die durch ihr beeindruckendes Nerven-Sinnes-System charakterisierte Biene exzitiert mit ihrem Gift einen entzündlich überwärmten Prozess, in dem die oberen Wesensglieder und insbesondere die Ich-Organisation dynamisch wirken. Damit kann *Apis* in höherer Potenzierung einen derartigen Prozess „übernehmen", in tieferer Potenzierung hingegen eine notwendige salutogenetische Entzündungsreaktion initiieren. Zwischen Apis und Formica besteht eine Polarität: Diese zeigt sich zunächst beim zeitlichen Charakter der Beschwerden. Apis findet bei akuten „entzündlichen" Krankheitsbildern Anwendung, während Formica eher zu chronischen Verläufen passt.[73] Apis begegnet im Weiteren Krankheitserscheinungen, die durch das entzündliche, wärmeverwandte Wirken des Stoffwechsel-Gliedmaßen-Systems charakterisiert sind oder diese Prozesse als salutogenetische Reaktion erforderlich machen, während Formica Krankheitsbilder anspricht, die eine verhärtende, eher „kalte" und damit zum Nerven-Sinnes-System gehörende Symptomatik aufweisen. Vor dem Hintergrund der Phasen im Entzündungsprozess [→ VIII. 4.3 Aconit, Belladonna und Bryonia] ist Apis in der akuten Entzündung angezeigt, Formica hingegen bei der chronischen Entzündung und der sich entwickelnden Sklerose. Während Apis auf die wärmeverwandte Wirksamkeit der Ich-Organisation weist, bestehen bei Formica Bezüge zur astralischen Organisation.

Diese dem Tierreich entlehnten Arzneimittel sprechen wie andere auch die ätherische Organisation an, indem sie das aus ihrem Wirken Entfallene wieder „beleben" und in den Organismus integrieren (Formica) oder entzündliche Stoffwechselprozesse leiten (Apis).

Zu den Arzneimitteln aus dem Tierreich zählen auch die *Organpräparate*. Welche Gesichtspunkte begleiten eine Therapie mit Organpräparaten? Neben der substanziellen Zusammensetzung ist gerade bei dieser Präparategruppe auf das geistige Prinzip hinzuweisen, das als strukturierende, die spezifischen Eigenschaften der Gewebe bestimmende Qualität sich von der Stoffzusammensetzung unterscheidet.[74] Lebensprozesse verlangen eine sie *gestaltende* und gesetzmäßig *leitende Ebene*. So müssen Wachstums- und Proliferationsprozesse dem ortstypischen Urbild folgen, sonst gehen sie in eine Entdifferenzierung oder auch Metaplasie über. Insofern wirken die potenzierten Organpräparate auf die Ebene des Ätherischen, indem sie die Urbilder oder Typologien an diese herantragen [→ II.1. Die vier Wesensglieder]. Mit jedem Einschlafen tritt der Astralleib an diese Urbilderwelt heran, aus der er mit dem Erwachen die notwendigen Bildeimpulse für die ätherischen Aufbauprozesse mitbringt.

In diesen Zusammenhang stellen sich die Organpräparate. Die höhere Potenzierung strukturiert ein zur Auflösung führendes Krankheitsgeschehen, wie es bei entzündlichen Prozessen vorliegt. Umgekehrt regen die tieferen Potenzen das ätherische Aufbaugeschehen an, indem sie – anders als die höheren Potenzen mit ihrem Bezug zum Nerven-Sinnes-System – die Verbindung zum Stoffwechsel-Gliedmaßen-System suchen. Also entscheidet die Potenzwahl, inwieweit das therapeutische Vorgehen die entzündliche Tages- oder heilende Nachtseite beeinflusst.

Literatur

1 Steiner, R.: Die Geheimwissenschaft im Umriss. Die Erkenntnis der höheren Welten (GA 13). Rudolf Steiner Verlag Dornach 1989. Kapitel: Die Erkenntnis der höheren Welten (von der Einweihung oder Initiation).

2 Steiner, R.: Anthroposophische Menschenerkenntnis und Medizin (GA 319). Rudolf Steiner Verlag Dornach 1994. Vortrag vom 28. August 1924.

3 Vgl. Meyer, U.; Pedersen, P.A. (Hrsg.): Anthroposophische Pharmazie. Grundlagen, Herstellprozesse, Arzneimittel. Salumed Verlag Berlin 2017.

4 Steiner, R.: Geisteswissenschaftliche Gesichtspunkte zur Therapie (GA 313). Rudolf Steiner Verlag Dornach 2001. Vortrag vom 11. April 1921.

5 Steiner, R.: Theosophie. Einführung in übersinnliche Welterkenntnis und Menschenbestimmung (GA 9). Rudolf Steiner Verlag Dornach 2013. Kapitel: Die drei Welten. III. Geisterland.

6 Steiner, R.: Anthroposophische Leitsätze (GA 26). Rudolf Steiner Verlag Dornach 1998. Leitsatz 112.

7 Steiner, R., Wegman, I.: Grundlegendes für eine Erweiterung der Heilkunst nach geisteswissenschaftlichen Erkenntnissen (GA 27). Rudolf Steiner Verlag Dornach 2014. Kapitel: Pflanze, Tier, Mensch.

8 Steiner, R.: Anthroposophische Leitsätze (GA 26). Rudolf Steiner Verlag Dornach 1998. Leitsatz 112.

9 Wolff, O.: Grundlagen einer geisteswissenschaftlich erweiterten Biochemie. Verlag Freies Geistesleben Stuttgart 2013.

10 Steiner, R.: Die Stufen der höheren Erkenntnis (GA 12). Rudolf Steiner Verlag Dornach 1993. Kapitel: Die Imagination.

11 Ebd.

12 Diesen Hinweis verdankt der Autor Ulrich Meyer 2019.

13 Steiner, R., Wegman, I.: Grundlegendes für eine Erweiterung der Heilkunst nach geisteswissenschaftlichen Erkenntnissen (GA 27). Rudolf Steiner Verlag Dornach 2014. Kapitel: Von der therapeutischen Denkweise.

14 Kienle, S., Kiene, H., Albonico, H.: Anthroposophische Medizin in der klinischen Forschung. Schattauer Verlag Stuttgart 2006.

15 Suhr, C.: Vegetabilisierung von Metallen. In: Meyer, U.; Pedersen, P.A. (Hrsg.): Anthroposophische Pharmazie. Grundlagen, Herstellprozesse, Arzneimittel. Salumed Verlag Berlin 2017. S. 409–417.

16 Itschner, V. (Hrsg.): Potenzierte Heilmittel. Ursprung, Wesen und Wirkungsnachweis von dynamisierten Substanzen. Verlag Freies Geistesleben Stuttgart 1971.

17 Engel, W.: Zum Verständnis des Potenzierens aus anthroposophischer Sicht – unter besonderer Berücksichtigung der Triturationen. Der Merkurstab 2012; 65 (3). S. 196–211.

18 Engel, W.: Zum Herstellungsverfahren des Potenzierens. In: Meyer, U.; Pedersen, P.A. (Hrsg.): Anthroposophische Pharmazie. Grundlagen, Herstellprozesse, Arzneimittel. Salumed Verlag Berlin 2017. S. 477–501.

19 Hermes Trismegistos, zitiert nach: Daems, W. F.: Was sind potenzierte Heilmittel? Zum Verständnis der homöopathischen und anthroposophischen Medizin. Verlag Freies Geistesleben Stuttgart 1993. S. 14.

20 Steiner, R.: Geisteswissenschaft und Medizin (GA 312). Rudolf Steiner Verlag Dornach 2020. Vortrag vom 31. März 1920.

21 Belon, P. et al.: Inhibition of human basophil degranulation by successive histamine dilutions. Results of a European Multicentre Trial. Inflammation Research 1999; 48. S. 17–18.

22 Benveniste, zitiert nach Husemann, F.: Rhythmusphänomene beim Wirksamkeitsnachweispotenzierter Heilmittel. In: Kolisko, L. (Hrsg.): Physiologischer und physikalischer Nachweis der Wirksamkeit kleinster Entitäten. Verlag am Goetheanum Dornach 1997.

23 Kolisko, L.: Physiologischer und physikalischer Nachweis der Wirksamkeit kleinster Entitäten. Verlag am Goetheanum Dornach 1997.

24 Baumgartner, S.: Stand der Forschung an potenzierten Präparaten. In: Meyer, U., Pedersen, P. A. (Hrsg.): Anthroposophische Pharmazie. Grundlagen, Herstellungsprozesse, Arzneimittel. Salumed Verlag Berlin 2016. S. 695–708.

25 Hamre, H.; Kiene, H.: Wissenschaftliches Gutachten zum Antrag V-01. Freiburg im Breisgau 2019. http://www.ifaemm.de/Abstract/PDFs/Hamre_Kiene_Gutachten_zum_Antrag_V01_2019.pdf (Abfrage Januar 2020).

26 Doesburg, P., Andersen, J.O., Scherr, C. , Baumgartner, S.: Empirical investigation of preparations produced according to the European Pharmacopoeia monograph 1038. European Journal of Pharmaceutical Sciences 2019; 137. Art. 104987.

27 Baumgartner, S.: Stand der Forschung an potenzierten Präparaten. In: Meyer, U., Pedersen, P. A. (Hrsg.): Anthroposophische Pharmazie. Grundlagen, Herstellungsprozesse, Arzneimittel. Salumed Verlag Berlin 2016. S. 695–708.

28 Doesburg, P., Andersen, J.O., Scherr, C. , Baumgartner, S.: Empirical investigation of preparations produced according to the European Pharmacopoeia monograph 1038. European Journal of Pharmaceutical Sciences 2019; 137. Art. 104987.

29 Dürr, H.-P.: Warum es um das Ganze geht. Oekom Verlag München 2010. S. 86.

30 Steiner, R.: Wahrspruchworte (GA 40). Rudolf Steiner Verlag Dornach 1998. S. 136.

31 GAÄD (Hrsg.): Vademecum Anthroposophische Arzneimittel 2017. Der Merkurstab 2017; 70 (Suppl.). S. 1220.

32 Ebd. S. 1222.

33 Busse, D., Kudella, P., Grüning, N.M. et al.: A synthetic sandalwood odorant induces wound-healing processes in human keratinocytes via the olfactory receptor OR2AT4. The Journal of Investigative Dermatology 2014; 134 (11). S. 2823–2832.

34 Denda, M.: Newly discovered olfactory receptors in epidermal keratinocytes are associated with proliferation, migration, and re-epithelialization of keratinocytes. The Journal of Investigative Dermatology 2014; 134 (11). S. 2677–2679.

35 Ebd.

36 Ebd.

37 Steiner, R.: Anthroposophische Menschenerkenntnis und Medizin (GA 319). Rudolf Steiner Verlag Dornach 1994. Vortrag vom 15. November 1923.

38 Steiner, R.: Physiologisch-Therapeutisches auf der Grundlage der Geisteswissenschaft (GA 314). Rudolf Steiner Verlag Dornach 2011. Vortrag vom 2. Januar 1924.

39 Steiner, R.: Anthroposophische Menschenerkenntnis und Medizin (GA 319). Rudolf Steiner Verlag Dornach 1994. Vortrag vom 16. November 1923.

40 Ebd.

41 Ebd.

42 GAÄD (Hrsg.): Vademecum Anthroposophische Arzneimittel 2017. Der Merkurstab 2017; 70 (Suppl.). S. 93.

43 Husemann, G.: Über die Wirkungsweise von Heilmitteln. Der Merkurstab 1994; 47 (6). S. 618–628.

44 Steiner R., Wegman. I.: Grundlegendes für eine Erweiterung der Heilkunst nach geisteswissenschaftlichen Erkenntnissen (GA 27). Rudolf Steiner Verlag Dornach 2014. Kapitel: Das Heilverfahren.

45 Steiner, R.: Geisteswissenschaftliche Gesichtspunkte zur Therapie (GA 313). Rudolf Steiner Verlag Dornach 2001. Vortrag vom 11. April 1921.

46 Steiner, R.: Geisteswissenschaft und Medizin (GA 312). Rudolf Steiner Verlag Dornach 2020. Vortrag vom 4. April 1920.

47 Steiner, R.: Anthroposophische Menschenerkenntnis und Medizin (GA 319). Rudolf Steiner Verlag Dornach 1994 Vortrag vom 2. September 1923.

48 Ebd.

49 Steiner, R.: Meditative Betrachtungen und Anleitungen zur Vertiefung der Heilkunst (GA 316). Rudolf Steiner Verlag Dornach 2008. Vortrag vom 2. Januar 1924.

50 siehe www.pflege-vademecum.de (Abfrage November 2019).

51 Morgenstern, C.: Werke und Briefe, Band II, Lyrik. Verlag Urachhaus Stuttgart 1992. S. 221.

52 Pelikan, W.: Sieben Metalle. Verlag am Goetheanum Dornach 2011.

53 Sommer, M.: Metalle und Mineralien als Heilmittel. Verlag Urachhaus Stuttgart 2018.

54 Selawry, A.: Metall-Funktionstypen. Zur Therapie mit Silber, Merkur, Kupfer, Eisen, Zinn, Blei und Gold. Salumed Verlag Berlin 2017.
55 Pelikan, W.: Sieben Metalle. Verlag am Goetheanum Dornach 2011.
56 Steiner, R.: Heilpädagogischer Kurs (GA 317). Rudolf Steiner Verlag Dornach 1995. Vortrag vom 4. Juli 1924.
57 Sommer, M., Soldner, G.: Merkur in Natur und Mensch (1). Der Merkurstab 1988; 41 (4). 279–289.
58 Steiner, R.: Geisteswissenschaft und Medizin (GA 312). Rudolf Steiner Verlag Dornach 2020. Vortrag vom 1. April 1920.
59 Gozzelino, R., Arosio, P.: Iron homoestasis in health and disease. International Journal of Molecular Sciences 2016; 17. S. 130.
60 Steiner, R.: Meditative Betrachtungen und Anleitungen zur Vertiefung der Heilkunst (GA 316). Rudolf Steiner Verlag Dornach 2008. Vortrag vom 5. Januar 1924.
61 Warnke, E., Pietsch, J., Wehland, M. et al. : Spheroid formation of human thyroid cancer cells under simulated microgravity: a possible role of CTGF and CAV1. Cell Communication and Signaling 2014; 12. S. 32.
62 Bockemühl, J.: Die Bildebewegungen der Pflanzen. In: Bockemühl, J. (Hrsg.): Erscheinungsformen des Ätherischen. Verlag Freies Geistesleben Stuttgart 1977. S. 107–134.
63 Steiner, R.: Meditative Betrachtungen und Anleitungen zur Vertiefung der Heilkunst (GA 316). Rudolf Steiner Verlag Dornach 2008. Vortrag vom 5. Januar 1924.
64 Diesen Hinweis verdankt der Autor Ulrich Meyer 2019.
65 Lawrence, E.: Geometrie des Lebendigen. Verlag Freies Geistesleben Stuttgart 1986.
66 Steiner, R.: Geisteswissenschaftliche Gesichtspunkte zur Therapie (GA 313). Rudolf Steiner Verlag Dornach 2001. Vortrag vom 15. April 1921.
67 Rist, L., Seitz-Gwehenberger, B., Kuck, A. et al.: Zum Verständnis von Bryophyllum als Pflanze und Medikament. Der Merkurstab 2006; 59 (4). S. 298–307.
68 Ojewole, J. A.: Antinociceptive, anti-inflammatory and antidiabetic effects of Bryophyllum pinnatum (Crassulaceae) leaf aqueous extract. Journal of Ethnopharmacology 2005; 99 (1). S. 13–19.
69 Jütte, R.: Organpräparate in der Geschichte der „Schulmedizin", der Homöopathie und der Anthroposophischen Medizin. Der Merkurstab 2009; 62 (1). S. 49–60.
70 Schad, W.: Säugetier und Mensch. Ihre Gestaltbiologie in Raum und Zeit. Verlag Freies Geistesleben Stuttgart 2012.
71 Titze, O.: Arzneimittel aus dem Tierreich. Weleda Korrespondenzblätter für Ärzte 2001; 152. S. 60–69.
72 GAÄD (Hrsg.): Vademecum Anthroposophische Arzneimittel 2017. Der Merkurstab 2017; 70 (Suppl.). S. 417–422.
73 Vogel, H.: Der rheumatische Formenkreis. Rheumatische Erkrankungen und ihre Therapie mit Heilmitteln der anthroposophischen Therapierichtung. Der Merkurstab 1989; 42 (6). S. 358–370.
74 Sommer, M.: Organpräparate und gegenseitige Wahrnehmung der Organe. Der Merkurstab 1995; 48 (4). S. 370–372.

KAPITEL V
Heileurythmie

1. Leitgedanken

Die Heileurythmie gehört zu den zentralen therapeutischen Verfahren der Anthroposophischen Medizin. Sie wurde 1921 aus der Eurythmie entwickelt und in die therapeutische Praxis eingeführt. Heileurythmie kommt in allen Subdisziplinen der Inneren Medizin – wie Onkologie, Kardiologie, Intensivmedizin Pneumologie, Rheumatologie –, in der Kinderheilkunde, Neurologie, Orthopädie, Schmerztherapie, Dermatologie etc. zum Einsatz und hat in der Psychosomatik wie auch der Psychiatrie einen festen Platz. In den letzten Jahren erfolgte zunehmend die wissenschaftliche Evaluation.[1,2,3,4,5,6,7,8,9,10,11,12] Das Wesen der Heileurythmie liegt in der „beseelten" Bewegung von Vokalen und Konsonanten und damit in einer Aktivität des Patienten, der nicht nur die äußerliche Bewegung ausführt, sondern in ihr das seelische und geistige Wesen wirken lässt. In mancher Beziehung tragen deswegen die therapeutischen Bewegungen den Charakter von „Bewegungsmeditationen". Diese wirken durch die Wiederholung und Übung in der ätherischen Organisation und über diese gesundend in den physischen Leib.

Formen und Gestaltungen des Körpers sind zur Ruhe gekommene Bewegungen.[13] Im Lebendigen finden wir Metamorphose sowie Formverwandlung und nicht eine einmal angelegte und dann lediglich wachsende Gestalt. Denn „Formkonstanz" ist nur für die mineralische Welt typisch: Der würfelige Salzkristall zeigt schon unter dem Mikroskop die Quaderform, die sich dann im weiteren „Wachstum" nur noch vergrößert. Im Lebendigen finden wir demgegenüber Entwicklungsbewegungen. Diese Bildeprozesse werden durch heileurythmische Übungen gestärkt. Als therapeutische Bewegungsmeditationen wirken sie in der Lebensorganisation und unterstützen die Gesundungsprozesse. Die heilende Wirksamkeit der meditativen Tätigkeit, die auch einige Aspekte der Heileurythmie beleuchtet, ist zwischenzeitlich vielfach dokumentiert. So kennen wir zahlreiche physiologische und auch epigenetische Veränderungen, die mit der Meditation in Zusammenhang stehen[14,15] und auf die so wesentliche Prozesse zwischen den Denk- und Lebenskräften[16] weisen.

Krankheit verändert die Form und Struktur des Organismus: Die degenerativen Erscheinungen bei der Gelenksarthrose, die Gestaltveränderungen des Gefäßsystem in der Arteriosklerose, die entzündlichen und allergischen Leiden in ihrer formauflösenden Tendenz und schließlich die entdifferenzierende Tumorerkrankung als „Katastrophe der Form" bringen in der veränderten Gestalt die unphysiologische Wesensgliederwirksamkeit zum Ausdruck. Demgegenüber besteht Heilung in der Entwicklung und „Wiederherstellung" der leiblichen Form und Gestalt. Sie setzt die organischen Entwicklungs- und „Zellbewegungen" voraus, die sich in den Heilungsprozessen vollziehen, und in den „regenerierten Formen" zur Ruhe kommen. Diese Entwicklungsbewegungen zeigen sich in der Embryogenese besonders eindrücklich: Die embryonale Organogenese ist durch Bewegungen gekennzeichnet, die z. B. durch Spiralisierung, Wendung und Drehung die Herzanlage entstehen lassen, oder durch spiralartige Bewegungen die großen abdominellen Organe zu ihrer Gestaltung und Lokalisation führen. Diesen komplexen Vorgängen, die sich sogar auf verschiedene Gewebe mit Herkunft aus unterschiedlichen Keimblättern beziehen, liegt eine innere Ordnung, ein weisheitsvolles Gestaltungsprinzip zugrunde, dass eben ein Herz und nicht eine Lunge entsteht. Gesetzmäßigkeiten „lenken" also Entwicklungsbewegungen, die dann die leiblichen Formen bilden. Das Leben ist voller Weisheit, die wir im Organismus bestaunen können, es zeigt Bewegungen, die in den Zeitrafferdarstellungen embryonaler Entwicklung immer wieder beeindrucken und führt zu den Formen des Körpers. Weisheit, Bewegung und Form charakterisieren das Lebendige.[17]

Die Bewegungen des Lebendigen stehen nun in einem wichtigen Zusammenhang mit den Lauten der Sprache. Wenn wir die Empfindungen, die sich im Hören der Laute entwickeln und ihr Wesen offenbaren, als Bewegungen ausdrücken, so entstehen Gesten, die sich auch in der organischen Leibbildung finden. Wenn wir ein „O" aussprechen und die ihm entsprechende seelische Empfindung mit den Armen ausführen, so strecken wir die Arme nicht durch, sondern führen sie in eine Rundung. Ein Innenraum entsteht. In der Leibbildung entdecken wir diese O-Geste in allen innenraumschaffenden Entwicklungen, wie z. B. der Kopfbildung: „Derjenige, der O ausspricht, der hat das Bestreben, richtig sich einen zweiten Kopf zu formen", formulierte es Rudolf Steiner.[18] Folgen wir diesem Gedanken, so steht der Leib in seinen Formen und morphologischen Gestaltungen mit dem geistigen Wesen der Sprachlaute in Beziehung. Er ist unter diesem Aspekt durch das Wort gebildet und geformt. Der Beginn des Johannes-Evangeliums: „Am Anfang war das Wort" gilt nicht nur für den Makro-, sondern auch für den Mikrokosmos des menschlichen Leibes. Der physische Leib ist nicht das „niedrigste" Glied im Wesensgefüge des Menschen, sondern sein vollkommenstes. Novalis (1772–1801) sprach deshalb von dem Leib des Menschen als einem Tempel: „Es gibt nur einen Tempel in der Welt, und das ist der menschliche Körper. Nichts ist heiliger als diese hohe Gestalt."[19]

Neben den leibbildenden Prozessen kennen wir aufbauende Stoffwechselvorgänge, die sich im Synthesemetabolismus entwickeln und nicht die physische Organgestaltung erreichen. Unser aktives Leben und alle energieverbrauchenden Körperfunktionen sind nur möglich, wenn Substrate diese ernähren. Während die leibbildenden Prozesse – wie in der Embryonalentwicklung erkennbar – bis zur physischen Organbildung führen, vollziehen sich die aufbauenden Lebens- und Stoffwechselprozesse in der ätherischen Organisation und im Flüssigen des Intrazellularraumes. Sie führen zu Substanzen, die schließlich die Festigkeit eines Knochens oder gar Zahnes erreichen. Aus den lebendigen Stoffwechselprozessen verdichtet sich die Substanz. Rudolf Steiner charakterisierte die Substanz als einen zur Ruhe gekommenen Prozess.[20] In der Heileurythmie übt der Patient Lautbewegungen, welche die gestaltenden Bildebewegungen unterstützen und zudem mit den aufbauenden Lebensprozessen verbunden sind, die bis zur festen Substanzbildung reichen. Beide Prozesse spricht – wie im folgenden dargestellt – die konsonantierende und vokalisierende Heileurythmie an. Die Konsonanten wirken dabei bis in die physische Organisation gestaltbildend, die Vokale stehen demgegenüber mit der ätherischen Organisation in Beziehung: „Wir tragen also in unserem physischen Leibe unbewußt einen Abglanz der Weltenkonsonanz, und in unserem ätherischen Leibe einen Abglanz des Weltenvokalismus", beschrieb es Rudolf Steiner.[21]

Die Heileurythmie verstärkt Entwicklungsbewegungen, die sich im ätherischen Organismus vollziehen und den physischen Körper gestalten. Sprache mit ihren Konsonanten und Vokalen durchklingt den gesamten Menschen, und wird auch beim Hören durch eine Vielzahl von Muskelbewegungen innerlich nachvollzogen.[22] Gestaltungskräfte der Laute, die sich eindrücklich in ihren Luftformen zeigen[23], durchdringen den Organismus und wirken therapeutisch.

In der Behandlung unterscheiden wir die Tages- von der Nachtwirksamkeit. So folgt der therapeutischen Intervention die heilende Antwort des Menschen. Wir kennen auf der einen Seite die medikamentöse Intervention: Ein Narkotikum führt direkt zur entsprechenden Bewusstseinsveränderung des Patienten. Salutogenetisch orientierte Arzneimittel nehmen demgegenüber dem Organismus einen pathologischen Prozess ab und ermöglichen so die heilende Wesensgliederwirksamkeit. Gesunden ist eine aktive Leistung des Patienten und nicht „von außen" oder interventionell erzwingbar. In der Heileurythmie unterscheidet man auch die aktive Tagesseite der Therapie und ihre Nachtwirksamkeit. So folgt der aktiven Behandlungsphase die Nachruhe, in der die Bewegungen in den aufbauenden Lebensprozessen der ätherischen Organisation wirken.

1.1 Das Wesen der Laute

Wir sind an die Laute unserer Sprachen gewohnt und diese haben dadurch einiges von ihrem Zauber verloren. Oftmals gilt Sprache nur noch als „Tonträger" von Informationen und erscheint in zahllosen Akronymen und Abkürzungen entstellt. Für das Verständnis einer Bewegungstherapie, der das Wesen der Laute zugrunde liegt, muss die Bedeutung der Sprache vertieft werden. Schließlich ist jede sprachliche Artikulation ein „Gewordenes" und „Ausgesprochenes", dem ein Werdendes vorangeht. Dem Erklingen der Laute in dem Element der Luft liegt ihre geistige Wirksamkeit zugrunde. Denn diese haben nicht nur ihr „Tonkleid", durch das sie hörbar werden, sondern ein geistiges Wesen, dass sich in ihnen ausspricht. Dieses ist für das Verständnis der Heileurythmie und ihrer heilenden Wirksamkeiten von besonderer Bedeutung.

Sprache ist zunächst Willensaktivität und wie jede Entfaltung des Willens mit Wärmeprozessen verbunden. Ein Wesen spricht sich aus und tut etwas durch seine Sprache kund. Sprache trägt des Weiteren Sinn und Bedeutung. Zur Wärme kommt nun das Licht, indem Sinn und Bedeutung Zusammenhänge erhellen und sie „sichtbar" machen. Der Sprachgeist bringt diese Beziehung von Sinn und Licht in vielfältiger Weise zum Ausdruck. So „leuchtet ein Gedanke auf" und zeigt Dinge in einem „anderen Licht". Das sinnvoll, ja weisheitsvoll Tönende durchdringt den Leib und wirkt in den Flüssigkeitsorganismus des Menschen. Bis zur intrazellulären Flüssigkeit ist der Leib beim Sprechen durchtönt. Der tönende Laut wirkt in den Lebensprozessen und erreicht den physischen Leib. „Es tönen nach im ätherischen Leibe und im physischen Leibe die Klänge der Sphärenmusik, und zwar im ätherischen Leibe, insofern sie vokalisch sind, und im physischen Leibe, insofern sie konsonantisch sind", formulierte es Rudolf Steiner.[24] Die Laute erklingen im Element der Luft als hörbare Sprache. Ihnen liegen ätherische Kräfte zugrunde, welche die Heileurythmie als heilende Bildekräfte nutzt und therapeutisch einsetzt.

1.2 Vier Stufen der Laut- und Sprachbildung

Damit lassen sich vier Qualitäten in der Sprachbildung unterscheiden: Sprachwille, Sprachsinn, rhythmisch gestalteter und in der Zeit verlaufender Sprachfluss bzw. -bewegung und schließlich die Sprachform. Als Wille, Weisheit, Bewegung und Form gehören sie zur geistigen Wesensgrundlage der Sprache. In jedem Sprechen vollzieht sich der Weg vom Sprachwillen bis zur ausgeformten Artikulation. Dabei handelt es sich um ein Abbild der kosmischen Evolution, die Rudolf Steiner als die vier Stufen der Saturn-, Sonnen-, Monden- und Erdentwicklung beschrieb.[25] Diese großen Entwicklungsphasen, die von der Wärme ausgehend über die Elemente der Luft und des Wassers zur elementaren Verdichtung der festen Erde führen, haben auch eine physiologische Bedeutung. Wir finden sie in vielen Prozessen im menschlichen Organismus wieder. So wirken in der akuten Entzündung Wärme (Calor), Luft („respiratory burst"), Flüssigkeit (Entzündungsödem) und das feste Element. Auch in der Heilungsphase vollziehen sich diese vier Stufen, bis die physische Leibesorganisation wieder hergestellt ist. So braucht die Wundheilung die regenerative, aufbauende Wärme, dann die Gewebeatmung und das flüssige Milieu, bis schließlich die physische Struktur entsteht. Im Großen der kosmischen Evolution und im Kleinen der mikrokosmischen Leibbildung realisieren sich diese evolutiven Stufen. In der Sprachbildung finden wir sie ebenfalls wieder und sie begegnen uns bei den Entwicklungsfragen des Erkennens und der meditativen Arbeit erneut [→ XXXIII. 3.2.1 Vier Qualitäten der Bewusstseinswelt]. Dies macht deutlich, wie die Welt das ausgesprochene Weltenwort ist, das am Anfang steht, und auch der menschliche Leib als Mikrokosmos durch dieses Wort gebildet ist.

2. Gestaltende Nachtwirksamkeit der Wesensglieder im Stoffwechsel-Gliedmaßen-System: Konsonantierende Eurythmie

Die aufbauenden Prozesse im menschlichen Organismus sind Ausdruck der Nachtwirksamkeit der Wesensglieder [→ II. 1.7 Tages- und Nachtwirksamkeit der Wesensglieder]. Diese entwickelt sich besonders in der Embryonalzeit und bleibt nach der Geburt vor allem während der Schlafenszeit in den unterbewussten Regenerations- und Bildeprozessen präsent. Wir begegnen ihr auch in der Wundheilung: Nach einer Verletzung entfalten sich aufbauende Heilungskräfte, die zur Regeneration und Wiederherstellung der Leibesform führen. In der aufbauenden Wirksamkeit der Wesensglieder zeigt sich der ätherische Leib. Seine anabolen Lebensprozesse bedürfen der Lenkung und Gestaltung durch die astralischen Urbilder, die das Formprinzip als Archetypus der menschlichen Gestalt an den ätherischen Organismus herantragen [→ II. 1.7 Tages- und Nachtwirksamkeit der Wesensglieder]. Wir haben ständig in unserem Organismus ein verborgenes „Werden“, das den Regenerationsprozessen zugrunde liegt und eine Art persistierende embryonale Qualität darstellt. Unzureichende Formung der proliferativen Lebensprozesse lässt ein dominantes und ggf. entdifferenziertes Wachstum entstehen, ausreichende Formung führt in die Differenzierung und morphologische Ausgestaltung. Die Urbilder tragen der astralische Leib und sein Element, die Luft, an das im Flüssigen sich entfaltende ätherische Wirken heran. Die Urbilder der menschlichen Gestalt gelten seit alters her als mit der Sternenwelt des Tierkreises in Verbindung stehend.

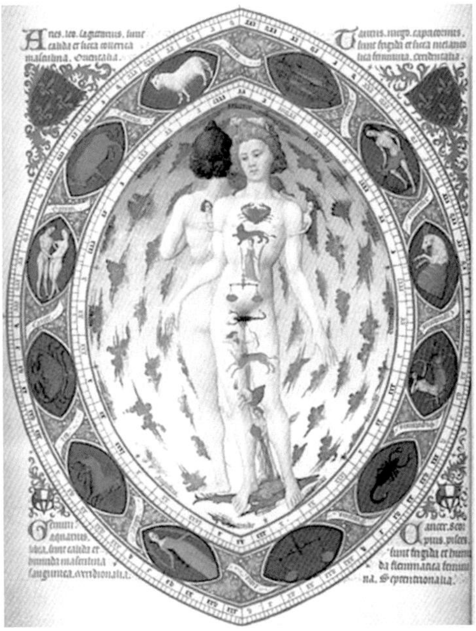

Menschengestalt und Tierkreis. Jean Limburg: Der anatomische Mensch, aus dem Stundenbuch des Duc de Berry, 15. Jahrhundert[74] [→ farbige Abb. siehe Anhang]

Tierkreisqualitäten gestalten – mit dem Widder und der Kopfgestaltung beginnend – den gesamten menschlichen Leib: Die noch gekrümmte menschliche Embryonalanlage fügt sich vom Kopf ausgehend bis zu den Füßen im Bereich der Fische reichend in diesen Gestaltkreis des menschlichen Leibes. Mit den Tierkreisbildern sind die Konsonanten verbunden.[26,27] Sie tragen die Gestaltungskräfte über das Nerven-Sinnes-System vermittelt durch die Atmung bis in die ätherische Organisation und lassen die leibliche Form entstehen. Konsonanten wirken demzufolge in den aufbauenden Bildeprozessen des Leibes und damit v. a. im Stoffwechsel-Gliedmaßen-System, indem „das konsonantierende Eurythmisieren mangelnde Bildekräfte im Menschen, mangelnde plastische Kräfte ergreift und sie in die richtige Plastik führt“.[28] Bei degenerativen Erkrankungen, die zu Strukturstörungen und Beeinträchtigung der Form führen, setzt man die konsonantierende Heileurythmie ein. Dabei ist die funktionelle Wirksamkeit des Stoffwechsel-Gliedmaßen-Systems gemeint, die beispielsweise in der Embryonalzeit ihre Wachstumskräfte auch im Nerven-Sinnes-System entfaltet.

Die Ich-Organisation ist urbildhaft mit der Sternenwelt des Tierkreises verbunden und individualisiert den sich gestaltenden Menschenleib während seiner embryonalen und postpartalen Bildungszeit. Wir tragen nicht nur die „typische“, allen Menschen gemeinsame Form, sondern individualisieren sie unserem Wesen entsprechend. So gibt es trotz der großen Anzahl von Menschen auf der Erde nicht einen zweiten mit exakt der gleichen Nasen- oder Gesichtsform. Schon die „biometrische“ Erkennbarkeit des Menschen weist auf seine individualisierte Gestalt. Der Mensch ist bis in alle Einzelheiten in seiner Gestaltung ein Ausdruck der Ich-Organisation.[29] Aus den Höhen der Sternenwelt wirkt die übersinnliche Gestalt des Menschen in den Tiefen leibbildend und damit „Sein-erzeugend“.[30]

Die *Konsonanten* sind mit den *Gestaltungskräften* im menschlichen Organismus verbunden: „Diese zwölf Urkonsonanten ... stellen ... eigentlich die ganze Plastik des menschlichen Organismus vor ... Der menschliche Organismus ist plastisch ausgedrückt durch die zwölf Urkonsonanten."[31]

Konsonanten wirken therapeutisch bei Störungen der Gestaltbildung, bei allen morphologischen „Deformationen"[32]: Der Wortgebrauch „Morphe" im Sinne der Gestalt, aber auch der Beziehung zum Schlaf (Morpheus ist Sohn der „Gottheit des Schlafs" – Hypnos) weist auf diese therapeutische Wirksamkeit der Konsonanten: Sie tragen die sternennahe Urbilderwelt der Leibesgestalt während der Nacht in die aufbauenden ätherischen Kräfte und rufen hier heilende Imaginationen hervor, die zur Leibesgestaltung führen.

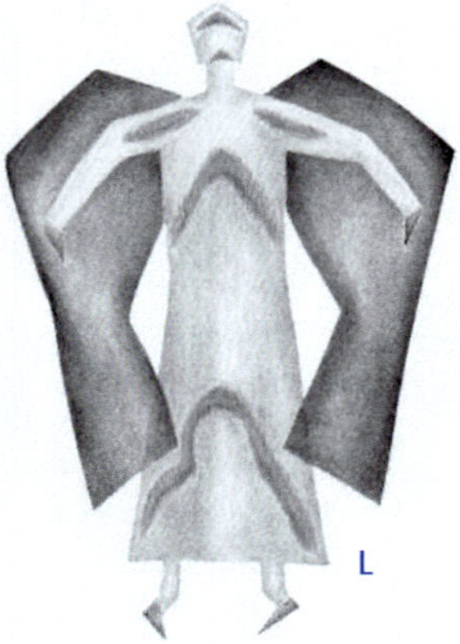

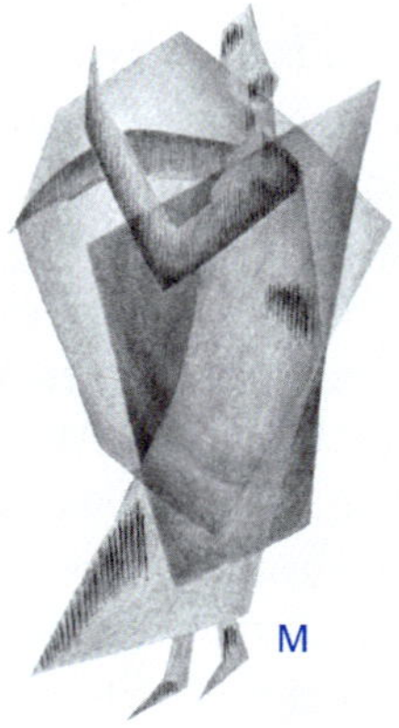

Das eurythmische L und M[33] [→ farbige Abb. siehe Anhang]

Der Leib bildet sich embryonal und in allen Regenerationsprozessen aus den gestaltenden Lauten, wird gewissermaßen unhörbar „ausgesprochen". Wir entdecken darin die eurythmischen Gesten der Laute: Die Einstülpungsprozesse stehen mit dem eurythmischen *T* in Beziehung, jede abschließende, eine Hülle bildende Gestaltung ist ein eurythmisches *B*. Wenn sich embryonal die Amnionhöhle und der Dottersack „verinnerlichen" und sich mit der Ausbildung des Verdauungstraktes bzw. dem Schluss der Neuralrinne der embryonale Leib schließt, so vollzieht sich im Organischen das eurythmische B. In den embryonalen Schleifenbildungen (z. B. der Herzschleife) zeigt sich die *S*-Geste. Das S trägt in der eurythmischen Gestaltung Dynamik, ja Feuer und gleichzeitig Form in sich. Andere Qualitäten sind mit dem *L* verbunden: Das Strömen der Flüssigkeiten im Organismus hebt sich aus der Schwere heraus. Im Falle von Ödemen verfällt die lebenstragende Flüssigkeit des Leibes der Schwere. Das sich aus der Schwere befreiende Strömen unterstützt das *L*, das in seiner eurythmischen Bewegung in die Schwere dringt und diese aufstrebend überwindet. Das L trägt dabei aus dem Umkreis die einströmenden plastischen Formkräfte in die Lebensorganisation.[34] In seinem gesamten Verlauf führt es die Lebensprozesse aus dem Flüssigen aufsteigend in die Leichte bis in den Bereich der

Atmung, wo sie die astralischen Urbildern aufnehmen. Vermittelnde Atmungsprozesse sind mit dem *M* verbunden: Es schafft ein harmonisches Gleichgewicht im mittleren Menschen, dem Rhythmischen System zwischen dem Nerven-Sinnes- und Stoffwechsel-Gliedmaßen-System. *G* und *K* können die im Flüssigen wirkenden Bildeprozesse in die feste Organgestaltung führen.[35]

So finden sich in den Bildebewegungen der Leibesentwicklung die Konsonanten in ihrer eurythmischen Gestaltung wieder. Im Sprechen-Lernen des Kindes erklingt diese im Organismus schaffende Sprache und befreit sich aus ihrer leibbildenden Wirksamkeit: „Aber indem das Kind sich entwickelt, kraften herauf aus dem Leibe in die Sprachorgane hinein diejenigen Kräfte, welche die Nachbildekräfte des Kosmos sind und formen die Sprachorgane. Die mehr innerlich gelegenen Sprachorgane werden aus der Wesenheit des Menschen so geformt, daß sie vokalisieren können, und die mehr nach der Peripherie hin gelegenen Organe, Gaumen, Zunge, Lippen und alles, was mehr die Formung des physischen Leibes ausmacht, das wird so gebildet, daß damit konsonantiert wird", beschrieb es Rudolf Steiner.[36] Genauso wie diese im Organismus schaffende Sprache sich ihm als sinnlich hörbare Sprache entringt, so die Eurythmie als ihr zugrunde liegende, mit der ätherischen Organisation verbundene übersinnlich „sichtbare" Sprache. Diese entwickelt sich anders im gesunden Menschen als im kranken. Heileurythmie greift gezielt die sich aussprechende „veränderte Sprache", also auch die veränderte Wesensgliederwirksamkeit bei den unterschiedlichen Erkrankungen auf und verstärkt durch die ordnenden und plastischen Lautbewegungen die Gesundungskräfte des Patienten:

„Die andere Seite ist die therapeutische. Werden die Bewegungs-Gebärden der Kunst- und pädagogischen Eurythmie modifiziert, so daß sie aus der kranken Wesenheit des Menschen so fließen, wie die anderen aus der gesunden, so entsteht die Heil-Eurythmie. Bewegungen, die so ausgeführt werden, wirken auf die erkrankten Organe zurück. Man sieht, wie hier äußerlich Ausgeführtes sich gesundend in die Organe hinein fortsetzt, wenn einer Organerkrankung die bewegte Gebärde genau angepaßt ist. Weil diese Art, durch Bewegung in dem Menschen zu wirken, auf Körper, Seele und Geist geht, wirkt sie in intensiverer Art in das Innere des kranken Menschen hinein, als alle andere Bewegungs-Therapie."[37]

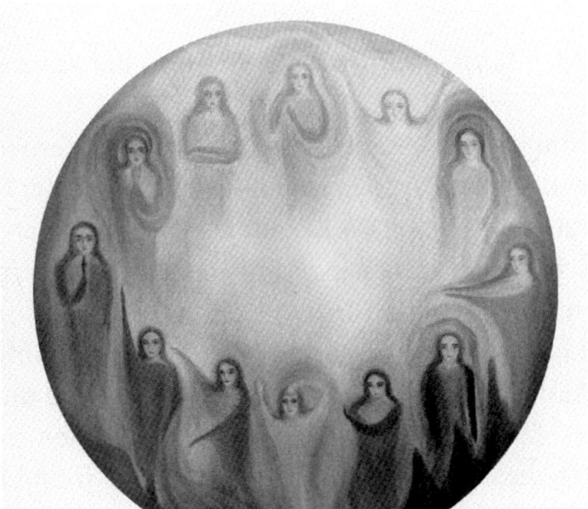

Die eurythmischen Tierkreisgesten (Original Johanna Girke[75]). Beginnend bei „9 Uhr": Widder, Stier, Zwilling, Krebs, Löwe, Jungfrau, Waage, Skorpion, Schütze, Steinbock, Wassermann und Fische [→ farbige Abb. siehe Anhang]

Zeichen	Sternbild	Körper[38]	Konsonant
♈	Widder	Kopf	W
♉	Stier	Kehlkopf	R
♊	Zwilling	Schultern, Arme (Symmetrie)	H
♋	Krebs	Brustkorb	F
♌	Löwe	Herz	D, T
♍	Jungfrau	Unterleib, leibliche Innenwelt	B, P
♎	Waage	Hüfte, Lenden	C, CH
♏	Skorpion	Geschlechtsorgane	S, Z
♐	Schütze	Oberschenkel	G, K
♑	Steinbock	Knie	L
♒	Wassermann	Unterschenkel	M
♓	Fische	Füße	N

Tierkreis und Konsonanten

2.1 Tages- und Nachtwirksamkeit der Konsonanten

Nun kennen wir nicht nur diese aus der Sternenwelt hereinwirkende, aufbauende Nachtwirksamkeit der Konsonanten, die sich in der Embryonalentwicklung und allen Regenerationsprozessen vollzieht, sondern auch ihre Tagesaktivität. Wie der Wille des Menschen eine aufbauende Wirksamkeit sowie eine von bewussten Motiven gelenkte und mit abbauenden Stoffwechselprozessen verbundene Qualität, also eine Nacht- und eine Tageswirksamkeit hat, so auch die Konsonanten. Auf die Tagesphase beziehen sich die Aktivität der Konsonanten im Stoffwechsel und Verdauungssystem.[39]

Die Artikulationsorte der Konsonanten in der dreigliedrigen Mundhöhle beleuchten diese Zusammenhänge. So werden G und K im hinteren, gaumennahen Bereich der Mundhöhle artikuliert, der im Unterschied zu den wachbewussten Lippen zum Stoffwechsel-Gliedmaßen-System der Mundhöhle gehört. Demgegenüber formen sich D und T im Zusammenhang mit den Zähnen, B und P unter Einbeziehung der Lippen (Bilabiallaute).

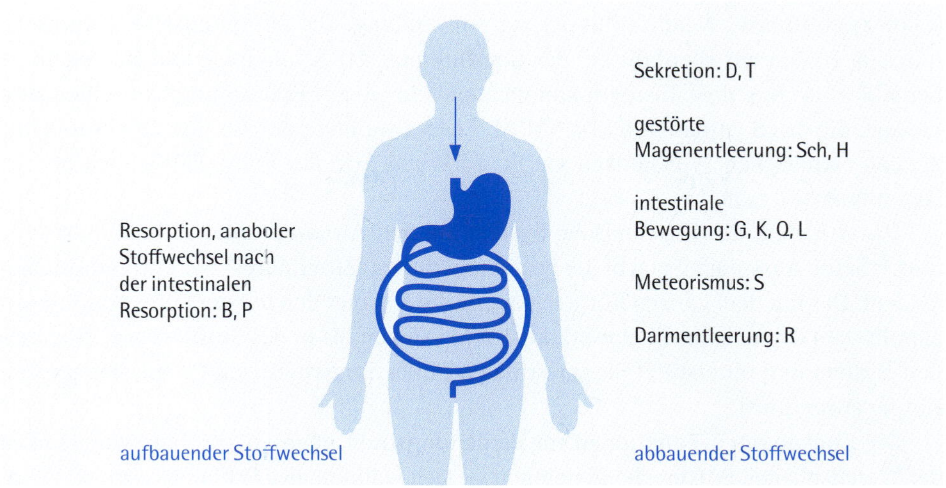

Differenzialindikation der heileurythmischen Konsonantenbewegungen im Verdauungstrakt[40]

G und *K* beziehen sich entsprechend auf die Bewegungsaktivität der Verdauungsorganisation, *D* und *T* auf die Sekretbildung und Digestion der Nahrung. Diese Laute verstärken die Wirksamkeit der Ich- und der astralischen Organisation im oberen Verdauungstrakt (Magensaftbildung, Galle und exokrine Pankreassekretion). Die *T*-Geste bringt diese „stoffwechselorientierte" Qualität unmittelbar zum Ausdruck und sorgt dafür, dass „die Ich-Strömung von oben nach unten kräftig verstärkt und dem ätherischen Leib eingeprägt wird."[41] *B* und *P* beziehen sich auf die Verdauungsprozesse jenseits der Darmwand: Nach ihrem intestinalen Abbau muss die Substanz belebt, beseelt und geisttragend werden. B und P unterstützen diese aufbauenden Prozesse. Die umhüllende und innenraumbildende Qualität des B weist besonders auf die Wirksamkeit der astralischen Organisation, wie sie über die Nieren in den Organismus einwirkt (Nachtwirksamkeit der Nierenfunktion, [→ XXVII. 2.4 Geisteswissenschaftliches Verständnis der Nierenfunktion]). Dieser Zusammenhang macht auch die Anwendung von B und P zur Ödemtherapie und Förderung der physiologischen Flüssigkeitsausscheidung verständlich. Eine Übersicht zum heileurythmischen Verständnis der Konsonanten arbeitete Broder von Laue aus.[42]

Bei ungenügender Wirksamkeit der astralischen Organisation im Bereich des Magens kommen *H* und *SCH* zum Einsatz. Wenn es sich um eine verkrampfende astralische Wirksamkeit handelt, also ein Überwiegen des Nerven-Sinnes-Systems im Verdauungstrakt, so hilft die lösende Qualität des *H*. Besteht demgegenüber eine zu schwache dynamische Wirksamkeit der astralischen Organisation, z. B. bei der Gastroparese des Diabetes-kranken Patienten, so unterstützt der aktivierende Laut SCH die Bewegungsfunktion.

Das *S* wirkt regulierend auf die Gasentwicklung im Verdauungstrakt. Mit dem intestinalen Luftorganismus ist die astralische Organisation verbunden. Kommt es hier zu einer autonomisierten astralischen Funktion, welche die Ich-Organisation nicht mehr ausreichend lenkt, so entwickelt sich u. U. eine unphysiologische Gasbildung, der das heileurythmische S begegnet. Dieser Konsonant zeigt – in der eurythmischen Geste unmittelbar erlebbar –, Wärme und Feuer sowie gleichzeitig starke Formkräfte. Er ist „feurig und formend"[43] zugleich und kommt deswegen auch bei Steinbildungen

(Cholezystolithiasis, Nephrolithiasis) zur Anwendung. Die autonomisierte astralische Aktivität finden wir ebenfalls bei der Überfunktion der Schilddrüse und insbesondere beim Morbus Basedow. Insofern kommen auch bei dieser Erkrankung Lautreihen zum Einsatz, die das S enthalten (LMS, SMIA). Zudem wendet man das S bei einer ungenügenden astralischen Wirksamkeit an. So wirkt das S in der Reihe SMIA auch bei der Hypothyreose [→ XVII. 5. Heileurythmie].

Das *R* spricht das Rhythmische System an, den Atmungs- und Zirkulationsrhythmus.[44] Seine Aussprache macht die Beziehung dieses „Zitterlautes" zur Luft unmittelbar evident. Das mit dem ganzen Körper ausgeführte R bringt den mit der Luft verbundenen astralischen Organismus in eine stärkere Wirksamkeit bis in das Stoffwechsel-Gliedmaßen-System und unterstützt die intestinalen Entleerungsrhythmen (R mit dem ganzen Körper ausgeführt).

Die Konsonanten-Funktionen im Verdauungstrakt gehören zur Tageswirksamkeit der Wesensglieder. Entsprechend nehmen sie sich während des Schlafens zurück: Sekretion und Motorik beruhigen sich in der Nacht und leben wieder auf mit dem Erwachen des Menschen.

Konsonanten entfalten eine *gestaltende Wirksamkeit*, welche die kosmischen Urbilder über das Nerven-Sinnes-System und die Atmung bis in die Lebensprozesse des Stoffwechsel-Gliedmaßen-Systems tragen (*Nachtwirksamkeit*), und eine *Tageswirksamkeit*, in der sie sich mit den katabolen, die Nahrung *verdauenden Stoffwechselfunktionen* des Digestionstraktes verbinden.

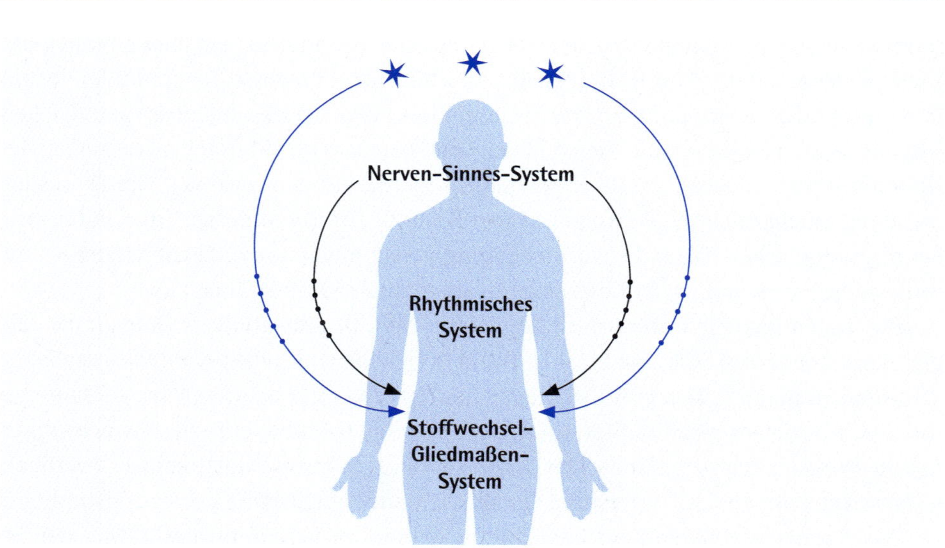

Tages- und Nachtwirksamkeit der Konsonanten. Nachtwirksamkeit (blau): Gestaltungskräfte fließen aus der Sternenwelt über das Nerven-Sinnes-System und die Atmung (punktiert) in die aufbauenden Lebensprozesse des Stoffwechsel-Gliedmaßen-Systems ein. Tageswirksamkeit (schwarz): das Nerven-Sinnes-System moduliert die abbauenden Stoffwechselfunktionen im Verdauungstrakt („kephale" Phase der Verdauung), die mit der Tageswirksamkeit der Konsonanten in Beziehung stehen.

3. Wesensgliederwirksamkeit im Rhythmischen System: Vokalisierende Eurythmie

Mit den Vokalen betreten wir eine andere Welt. Sie sprechen in ihrer Lautbildung das Fühlen an: Im „*Ah*“ oder „*Oh*“ erklingen unmittelbar Seelenstimmungen. Insofern sind die Vokale intensiv mit dem Rhythmischen System und der fühlenden Seele verbunden. „Und das Vokalische – das ist die Seele, die auf diesem Musikinstrument spielt. Die gibt das Vokalische. So daß Sie eigentlich, wenn Sie in der Sprache das Konsonantische und das Vokalische verfolgen, in jeder sprachlichen und tonlichen Äußerung eine Selbstäußerung des Menschen haben. Die Seele des Menschen spielt vokalisch auf dem Konsonantismus des menschlichen Körperinstrumentes.“[45]

Die *Vokale* stehen mit dem *Rhythmischen System* des Menschen in Beziehung. Sie wirken hier „ordnend“ und auf Deformationen ausgleichend: „die *Vokale* ... wirken ... mehr oder weniger unmittelbar auf den *rhythmischen Organismus*“.[46]

Dem Rhythmischen System liegt nun eine besondere Wesensgliederwirksamkeit zugrunde. Während sich der astralische Leib intensiv mit dem Stoffwechsel-Gliedmaßen-System verbindet, kommt es im Rhythmischen System mit der Atmung zu einem Wechsel von Verbinden und wiederum Lösen. Einatmung, also „Inspiration“ bedeutet schon dem Wortsinn nach das Sich-Verbinden der astralischen Organisation mit dem Organismus, Exspiration ihr Lösen.

Wenn sich das Fühlen im Rhythmischen System entwickelt, orientiert sich der astralische Leib zum (traumhaften) Bewusstsein und vermindert entsprechend die Lebenskraft der ätherischen Organisation. Denn auch hier gilt: Bewusstseinsentwicklung führt zu einer Abnahme der Lebenskräfte [→ II. 2.2.1 Das Nerven-Sinnes-System]. Einige Organe im mittleren Menschen zeigen deutlich diesen Vitalitätsverlust: Die Lungenentwicklung beginnt mit einer drüsigen und lebensvollen Anlage, die dann ihre Vitalität verliert. Auch die rhythmisch bewegten Erythrozyten besitzen zunächst eine ausgeprägte proliferative Lebendigkeit, ehe sie ausreifen und schließlich ihre Teilungsfähigkeit schwindet.
Neben dieser zum Bewusstsein orientierten Aktivität der astralischen Organisation gibt es ihre Nachtwirksamkeit. Hier trägt sie aus der Welt des Schlafes die gestaltenden Urbilder an die ätherische Organisation und dient den aufbauenden Lebenskräften. Damit besteht eine doppelte Ausrichtung der astralischen Wirksamkeit: Einerseits neigt sie sich im Fühlen zum (traumhaften) Bewusstsein mit Devitalisierung im Organismus, andererseits wirkt sie aufbauend, leibbildend und -gestaltend. Wir kennen diese polaren Wirksamkeiten auch schon von der Atmung, mit der die astralische Organisation eng verbunden ist [→ II. 1.4 Der astralische Leib]: Die Atmung dient zweifelsohne dem Erwachen des Menschen. Unser Nervensystem braucht die Sauerstoffversorgung, damit sich das alltägliche Bewusstsein entwickelt. Andererseits fördert die Atmung die aufbauenden Lebensprozesse, wenn sie über das Blut die Gewebe erreicht. Denn durch Sauerstoffmangel geht der Organismus zugrunde. Die rhythmische Atmung steht also mit den Bewusstseins- und den Lebensprozessen in Beziehung.

Diese polaren zum Nerven-Sinnes- bzw. zum Stoffwechsel-Gliedmaßen-System orientierten Wirksamkeiten des astralischen Leibes vermittelt das Rhythmische System; sie sind mit den Vokalen verbunden. Diese unterstützen die aufbauende Funktion der astralischen Organisation in den Lebensprozessen und verstärken auch ihre zum Erwachen gerichtete, den Leib devitalisierende Wirksamkeit. Obgleich diese doppelte Ausrichtung in jedem Vokal lebt, so ergibt sich doch eine unterschiedliche Gewichtung: *U* und *O* gehen unter diesem Aspekt mit Devitalisierung und Verhärtung einher. Das U erreicht in der heileurythmischen Anwendung sogar das Knochensystem, im O ergeben sich Beziehungen zum Knorpelgewebe. Dabei befreit sich das Seelisch-Geistige aus dem Leib: Das U führt die Lebensprozesse bis in die knöcherne Verdichtung, gleichzeitig befreit sich mit der Wärme das seelische und geistige Wesen des Menschen. Mit dem O erhebt sich die fühlende Seele aus dem wässrigen Element und bewirkt weisheitsvolle Gestaltung im Organischen.[47] Die Beziehung des O zum Knorpel mit seiner rundlichen Zellgestalt und hohem Wasseranteil ist für die Rheumatologie und Orthopädie wesentlich.[48]

Die vokalisierende Eurythmie unterstützt das innere Erwachen („und das kann für gewisse Menschen außerordentlich notwendig sein, z. B. für diejenigen Menschen, die verschlafen sind."[49]), wirkt verdichtend auf den Organismus[50] und bringt den Menschen „organisch zu sich selbst".[51] Dieser Aspekt macht verständlich, dass Steiner das vokalische Eurythmisieren mit den Saturnkräften, das Konsonantieren mit den Mondenkräften in Beziehung brachte.[52]

Umgekehrt leben in den Vokalen *A* und *I* sowie im Umlaut *EI* überwiegend die aufbauenden, organbildenden Kräfte. Die in den eurythmischen Vokalbewegungen spürbare Ruhequalität ist mit ihrer „Gestaltungskraft" verbunden. Die plastische Wirksamkeit der Wesensglieder, die den Leib gestalten und die mit den dynamisch bewegten Konsonanten verbunden ist, können durch die Vokale zunehmend in die Verdichtung und Devitalisierung geführt werden. Diese erreicht in der zusammenziehenden, mineralisierenden Qualität des *U* ihre Kulmination. Ätherische Lebensprozesse verdichten sich: Seelisch erklingt der Vokal, leiblich verdichtet er die Form. Im Sprechen des Vokales entwickelt sich in innerer Bewegung und Empfindung sein Klang, die eurythmische Gebärde führt demgegenüber stärker zur Ruhe in der „Geometrie" der eurythmischen Vokal-Bewegung.[53]

Rudolf Steiner charakterisierte die Vokale in Bezug auf ihre mit dem inneren Erwachen zusammenhängende Qualität in einer fast meditativ verdichteten Weise: „Das I offenbart den Menschen als Person, das U offenbart den Menschen als Mensch, das O offenbart den Menschen als Seele, das E fixiert das Ich im Ätherleib, es prägt sehr stark das Ich in den Ätherleib hinein. Und das A wirkt der tierischen Natur im Menschen entgegen."[54] Die Beschreibung beginnt mit dem in der Vokalreihenfolge A-E-I-O-U in der Mitte stehenden I und weist auf die Ich-geführte Aktivität im aufrechten Gehen. Die Vokale *O* und *U* offenbaren dieses Ich-Wesen im O als Seele, im U als „Mensch". Auf die Qualität des O weist sein häufiger sprachlicher Gebrauch: Wir sprechen das O aus, wenn wir das Angesprochene in seinem Wesen verstehen und uns mit ihm seelisch verbinden: „O Erd, o Sonne, O Glück, o Lust...", heißt es im „Mailied" Goethes (1749–1832).[55] Das U führt uns auf uns selbst zurück, grenzt uns ab, wenn wir z. B. Furcht erleben oder mit diesem Laut das innerlich erlebte Frieren begleiten. Das U findet deswegen seine Anwendung bei Patienten, „die nicht stehen können" und sich dadurch im aufrechten Stehen nicht ausreichend als Wesen offenbaren. Das Stehen ist nicht mehr dynamische Bewegung, sondern eine aktive Haltung, in der die Bewegung zur Ruhe kommt.

Die Vokale *E* und *A* sind keine „offenbarenden" Laute, sondern entfalten Aktivität: Das E prägt das Ich in den Ätherleib ein, das A überwindet die tierische Natur im Menschen. Diese Qualitäten macht die nachfolgende Charakterisierung der Vokale verständlich.

3.1 Die fünf Vokale

Der Einsatz der Vokale in der eurythmischen Praxis führt zu den physiologischen und therapeutischen Wirksamkeiten:

Im *A* öffnet sich die Seele der Welt. In ihrer Gebärde leben Verehrungskräfte für das Höhere und eine Geste des Empfangens. Der Vokal erinnert an die reine, staunende Sinneswahrnehmung, die sich der Welt zuwendet und ihr Wesen empfängt. Dieselbe Geste haben wir beim Kupfer kennengelernt und in der Nierenorganisation gefunden. Diese verwandelt die zum Nerven-Sinnes-System gehörenden Qualitäten über die Wärme in die aufbauenden Lebensprozesse. Es handelt sich um den Übergang von Licht über die Wärme in das Leben [→ XXVII. 2.5 Niere und Atmung]. Damit trägt das A das geistig Wesenhafte in die Seele und den Leib des Menschen und findet seine Anwendung u. a. bei denjenigen Krankheitsprozessen, die eine Kupferbehandlung indizieren [→ XXVII. 3.2.2 Cuprum – ein Überblick über seine therapeutischen Anwendungen].

Im *E* kommt es zur Berührung in kreuzenden Bewegungen. Die Seele gibt sich nicht mehr selbstlos dem Umkreis hin, sondern findet in den Kreuzungsbewegungen zu sich selbst. Wir haben zahlreiche Kreuzungsphänomene im menschlichen Organismus, besonders eindrücklich bei den Sehachsen im Wahrnehmen. Mit dem Sehen öffnet sich der Mensch dem Licht. Die selbstlose Hingabe an diese Welt des Ätherischen gewinnt durch die kreuzenden Sehachsen eine neue Qualität: Die Dinge stellen sich im räumlichen Sehen dem Betrachter gegenüber und bilden dadurch eine Grundlage für sein Ich-Bewusstsein. Das Ich „fixiert" sich im Ätherischen. Diese Geste setzt sich in den Kreuzungsphänomenen im Organismus fort. So finden wir nicht nur die Kreuzung der Sehachsen, sondern auch diejenige der großen Leitungsbahnen im zentralen Nervensystem. Schließlich verstärkt das E die Ich-Wirksamkeit im Flüssigkeitsorganismus. Beim Übergang von der Leber- zur Blasengalle greift die Ich-Organisation dynamisierend in die biliären Stoffwechselprozesse ein [→ XXV. 2.1. Wirksamkeit der Wesensglieder]. Die E-Qualität ist also nicht nur im Bereich der Sinne, sondern auch als Gestaltungsprinzip im menschlichen Organismus und schließlich in den Flüssigkeitsprozessen des Stoffwechsel-Gliedmaßen-Systems zu finden.

Das *I* ist mit jeder Streckung und Aufrichtung verbunden und unmittelbarer Ausdruck der Ich-Aktivität. Bereits in den ersten embryonalen Entwicklungsbewegungen der Wirbelsäule lebt eine I-Qualität im axialen Wachstum der Chorda dorsalis. Die Wirbelsäule schwingt beim erwachsenen Menschen zwischen der Kyphose und Lordose. Die Krümmung nach Vorne gleicht dabei einer „Moll-Stimmung", die den Menschen in seine Innenwelt führt, die Überstreckung demgegenüber der nach außen strahlenden

„Dur-Stimmung".[56] Die Ich-Aktivität bewirkt das harmonische Zusammenwirken dieser polaren, nach innen und nach außen führenden Gesten. Diese sind einem Atmungsprozess vergleichbar, der einmal nach innen, das andere Mal nach außen führt. Die gesunde „Atemmittellage" ist Ausdruck der Ich-Wirksamkeit, welche die heileurythmische I-Geste verstärkt. Sie kommt bei vielen Indikationen zum Einsatz und wir begegnen ihr z. B. bei den Wirbelsäulenerkrankungen [→ XXXI. 4.4 Heileurythmie und Krankengymnastik] und der Osteoporose [→ XXX. 3.3 Heileurythmie und Krankengymnastik].

Das *O* umschließt in seiner Gebärde einen Innenraum. Bei der praktischen Gestaltung dieses Lautes sind wir nicht das Zentrum des Innenraumes, sondern bilden ihn fast „wie von außen" und stehen wie tangential zu ihm. Während sich das A nach außen öffnet und darin den Sinnesprozessen ähnelt, so entsteht durch das O eine umschließende Form, die an die Kopfbildung erinnert. Sinnesorgane und die abschließende Kopfbildung realisieren polare Gesten, in dem sie sich einerseits nach außen, andererseits nach innen orientieren [→ II. 2.3.1 Richtungsqualitäten im dreigliedrigen Organismus]. Entsprechend stehen sich das A und O, also das Alpha und Omega gegenüber. Dieser Innenraum ist nicht „leer": Im Haupt umschließt er den weisheitsvollen Bau des Nervensystems. Im Stoffwechselsystem bildet die Leber einen organismischen Innenraum. Die im Pfortaderblut noch nahrungsabhängigen Substanzkonzentrationen harmonisieren sich weitgehend durch die Leberpassage und passen sich der Innenwelt des Leibes an. In der Leber herrscht eine „Stoffwechselweisheit", die nicht – wie beim Nervensystem – zum Bewusstsein erwacht, sondern unterbewusst in den Lebensprozessen wirkt. Auf den Zusammenhang des Nervensystems mit der Leber wurde bereits eingegangen [→ XVII. 3.1. Die Leber-Schilddrüse-Stirnhirn-Metamorphose]. Das O regt die Gestaltungskräfte im menschlichen Organismus an. Bei chronisch-entzündlichen Prozessen, die zur Gestaltzerstörung führen und z. B. die rheumatoide Arthritis charakterisieren oder auch bei der Adipositas bzw. dem metabolischen Syndrom anzutreffen sind, findet das O seine Anwendung.

Im *U* kommt Bewegung in der parallelen Gebärde zur Ruhe, und wir spüren einen Verdichtungsprozess. Im sicheren Stehen wirkt das U und offenbart in seiner Aufrechte den Menschen. Dabei gilt: Für die Praxis der vokalisierenden Eurythmie ist es „außerordentlich wichtig, daß man gewissermaßen die Bewegung oder die Haltung, die gemacht wird, fühlt."[57]

3.2 Tages- und Nachtwirksamkeit der Vokale

Wie bei den Konsonanten so finden wir auch bei den Vokalen eine Tages- und eine Nachtwirksamkeit: Wenn sich die Vokale von der aufbauenden und den Geist in die leibliche Wirksamkeit führenden Kräften (A, Ei, E) zur geistbefreienden Qualität des O und schließlich U wenden, und in dieser Reihenfolge zur zunehmenden Devitalisierung führen, so handelt es sich um die mit den Vokalen verbundene Tagesaktivität der Wesensglieder. Sie ist zum Nerven-Sinnes-System orientiert, löst das seelisch geistige Wesen des Menschen aus der organischen Tätigkeit und atmet es gewissermaßen im erwachenden Bewusstsein aus. Insofern richten sich die Vokale in ihrer Tageswirksamkeit zum Nerven-Sinnes-, wie die Konsonanten zum Stoffwechsel-Gliedmaßen-System.

In der Nachtaktivität wirken die Vokale aufbauend und organbildend. Es entstehen aus diesen mit dem Rhythmischen System zusammenhängenden und mit den Planetensphären verbundenen Lauten die inneren Organe und ihre Lebensprozesse. „Dadurch aber werden insbesondere zur Atmungs- und inneren Verdauungstätigkeit diejenigen Organe angeregt, die Organe für das rhythmische System sind. Die werden gestärkt, in denen wird der Appell an die Wachstumskräfte gerichtet beim noch heranwachsenden Kinde, oder an die plastischen Kräfte, die an der Organisation eben ihren Widerstand haben, bei dem erwachsenen Menschen."[58]

Exkurs

In den Kapiteln zu den großen Organen und ihren Erkrankungen begegnen uns ihre Beziehungen zu den sieben Metallen. So ist das Herz mit dem Gold, die Leber mit dem Zinn, die Milz mit dem Blei etc. verbunden.[59] Das Wesen der Metalle wird seit alters her mit den Planeten in Verbindung gebracht, so z. B. der Zusammenhang des zur Milz gehörenden Bleis mit dem Saturn. Menschenkundlich steht die immunologische und abgrenzende Milzfunktion mit dem ebenfalls grenzbildenden Blei in Beziehung und ist in dieser Eigenschaft qualitativ verwandt mit dem Wesen des Saturns. Die eurythmischen Vokalbewegungen unterstützen diese Organfunktionen therapeutisch.

Hier haben wir es nicht mit Devitalisierung und Befreiung des seelischen und geistigen Wesens zu tun, sondern mit der aufbauenden Bildung der inneren Organe. Tierkreis- und Sternenkräfte prägen in der konsonantischen Wirksamkeit die Menschengestalt bis in die kleinsten morphologischen Strukturen. Planetensphären bilden mit ihrer vokalischen Wirksamkeit die inneren Organfunktionen und ihre Lebensprozesse. Sie wirken nicht auf leibliche Deformationen, sondern auf diejenigen im Rhythmischen System des Menschen:

„Dieses vokalisierende Eurythmisieren wirkt ebenso auf Unregelmäßigkeiten im Innern, die eben nicht von morphologischen Veränderungen begleitet sind, wie das konsonantierende Eurythmisieren eben auf Deformierungen oder Neigungen zu Deformierungen wirkt." [60]

Das Rhythmische System vermittelt das physiologische Verhältnis von Bewusstsein mit Abbau- und Verhärtungstendenzen und aufbauenden Lebensprozessen, also die Balance zwischen dem Nerven-Sinnes- und dem Stoffwechsel-Gliedmaßen-System. Seelisch betrachtet ist es mit dem Fühlen verbunden. Störungen in dem Rhythmischen System führen zu entsprechenden Vereinseitigungen und damit zur Krankheit. Im Fühlen des Menschen sind demzufolge die Erkrankungen oftmals schon im „status nascendi" vorhanden[61], bevor sie sich leiblich ausformen. Die vokalisierende Heileurythmie heilt das Rhythmische System, wirkt belebend (Nachtwirksamkeit der Vokale), aber auch devitalisierend (Tageswirksamkeit der Vokale) und verbindet „objektive Inspirationen" als Gesundungskräfte mit dem Rhythmischen System.

Vokale stehen mit dem Rhythmischen System in Beziehung. Dieses vermittelt die abbauende Wirksamkeit des Nerven-Sinnes- und die aufbauenden Prozesse des Stoffwechsel-Gliedmaßen-Systems. Entsprechend wirken die Vokale einerseits devitalisierend (Tageswirksamkeit, zum Nerven-Sinnes-System orientiert), andererseits aufbauend (Nachtwirksamkeit, zum Stoffwechsel-Gliedmaßen-System orientiert).

4. Zusammenwirken von Konsonanten und Vokalen

Die konsonantischen und vokalischen Qualitäten wirken in der Polarität der Organformung und ihrer substanziellen Bildung, was Rudolf Steiner an unterschiedlichen Beispielen darstellte. So gehören die anabolen, eiweißbildenden (albuminisierenden) Kräfte zu der vokalischen, die gestaltenden, antimonisierenden zur konsonantischen Wirksamkeit. Letztere verdeutlicht das Beispiel der Zentrosomen und des Spindelapparates der Zelle: Die differenzierte Form des Spindelapparates ist Ausdruck der gestaltenden, antimonisierenden Kräften, die Eiweißbildung der Zelle entspringt hingegen den albuminisierenden Prozessen. Wir können sagen: die Konsonanten wirken wie ein plastizierendes Denken im Organismus. Anstelle von Gestaltungen in der Bewusstseinswelt entstehen solche in den plastischen Formbildungen im Organismus.

Die gestaltende konsonantische Wirksamkeit wirkt von oben nach unten[62] und entspricht der formenden Qualität des Nerven-Sinnes-Systems. Auf diese Nachtwirksamkeit des sonst bewusstseinstragenden Nervensystems wurde bereits hingewiesen [→ II. 2. Die funktionelle Dreigliederung des Menschen]. „Nun haben Sie es durch die Erregung gewisser Konsonanten, der verschiedenen Konsonanten, tatsächlich in der Hand, in einer ganz eklatanten Weise zu beeinflussen, auf dem Umweg durch die Atmung, die plastische Tätigkeit des Menschen."[63] Jede lebendig plastizierende Gestaltung muss der Organismus in die Verdichtung und in die jeweils physiologische Verhärtung führen. Während die embryonalen Gestaltungskräfte noch ganz im Flüssigen wirken, so entwickeln sich an diese Phase anschließend immer festere Formen. Aus den Bildungsprozessen im Flüssigen entstehen die festen Strukturen der Knochen, des Knorpels und der Bindegewebe. Der sich verfestigende Knochen bekommt im Haupt eine runde, abschließende Gestalt. Die devitalisierenden Verdichtungskräfte führen die lebendigen Gestaltungskräfte zur festen Leibesform. Die lebendigen Entwicklungsbewegungen der Embryonalzeit kommen in diesen fest gewordenen Formen zur Ruhe. Aufbauende Gestaltungskräfte erfahren also „Devitalisierung" und münden in die Verdichtung. Mit den ätherisch gestaltenden Kräften sind die Konsonanten, aus dem Umkreis wirkend, verbunden, mit den verdichtenden, in diesem Sinne „abrundenden" Kräfte die Vokale. In dem sich konsolidierenden Organismus befreien sich die leibaufbauenden Wesensglieder, die in dieser „Menschengestaltung" wirken, entwickeln Bewusstsein und führen den Menschen zu sich selbst.[64]

5. Heileurythmie bei den vier Krankheitsprozessen

Die heileurythmische Therapie richtet sich nach der Bewegungsdiagnose, also den individuellen Auffälligkeiten in den heileurythmischen Bewegungen (Beispiel in[65]), und dem zugrunde liegenden Krankheitsprozess. Dieser kommt nicht unbedingt in der Bewegung zum Ausdruck, sondern wirkt oftmals tiefer und verborgener. Insofern ist die Kenntnis der vier großen Krankheitsprozesse, wie sie sich aus der Dreigliederung des menschlichen Organismus ergeben, von besonderer Wichtigkeit [→ III, 2. Krankheitstendenzen im menschlichen Organismus]. Kommt es zu einem Überwiegen des Nervensystems, so entstehen *Skleroseprozesse* im Organismus. Diese entwickeln sich sehr unterschiedlich und betreffen verschiedene Organsysteme. Wesentliche Skleroseerkrankungen sind das metabolische Syndrom und der Diabetes mellitus Typ 2. Die unterschiedlichen Manifestationen stellten Steiner und Wegman in ihrem grundlegenden Buch zur Anthroposophischen Medizin bereits 1925 zusammenfassend dar.[66] In dieser Zeit war das metabolische Syndrom als Krankheitsentität noch unbekannt. Die heileurythmische Therapie beschreibt das Kapitel zum Diabetes mellitus [→ XVI, 5.4 Heileurythmie]. Sie führt zu einer Verstärkung der Ich-Organisation im Stoffwechsel-Gliedmaßen-System. Wichtige Vokale sind das I, E und A, geeignete Konsonanten D, T und die „Feuerkraft" des S. Je nach der vorherrschenden Krankheitsmanifestation kommen weitere Übungen für das Rhythmische System (LAOUM) hinzu oder es lässt sich auch die Wesensgliederwirksamkeit im Verdauungstrakt (z. B. bei Motilitätsstörungen, Gastroparese, autonomer Polyneuropathie) durch die Stoffwechselkonsonanten verstärken. Überhaupt stehen viele Erkrankungen des Verdauungstrakts mit einer eingeschränkten dynamischen Wirksamkeit der Wesensglieder im Stoffwechsel-Gliedmaßen- und damit einem Überwiegen des Nerven-Sinnes-Systems in Zusammenhang. Die erwähnten Konsonanten-Übungen für den Verdauungstrakt verstärken die intestinalen Sekretionsprozesse (D,T), die Entleerung des Magens (H, SCH), die verminderten Bewegungsfunktionen (G,K,Q und L) und regulieren den Entleerungsrhythmus (R).

Entwickelt sich eine für das Sinnessystem typische Wesensgliederwirksamkeit „am falschen Ort", so entsteht das Malignom. Hier ist die Dominanz des Sinnessystems in der *Karzinomentwicklung* auszugleichen [→ XVIII. 2.2 Karzinogenese und die Dreigliederung des Organismus] und die Wesensgliederwirksamkeit im Stoffwechsel-Gliedmaßen-System zu verstärken. Die zentrale Lautfolge ist hierfür O-E-M-L-(EI)I-B-D.

Im O formt sich ein Innenraum wie eine sphärische Kopfform, die sich der nach außen gerichteten Sinnesfunktion heilend gegenüberstellt. Das E führt die Ich-Organisation in die enthemmten Wachstums- und Lebensprozesse des Tumors. Die Konsonanten dieser Lautfolge verstärken die formende Wesensgliederwirksamkeit: Der Entdifferenzierung und dem Formverlust in der Karzinogenese wirkt die gestaltende Konsonantenaktivität entgegen. Dabei sind M und L mit der Atmung verbunden und harmonisieren den gestörten Atmungsprozess in der Krebsentwicklung [→ XVIII. 2.4.5 Tumor und Atmung]. Das I bringt die Ich-Wirksamkeit in den Organismus. Das B ist der Laut der Hüllenbildung und „Ummantelung". Viele Patienten greifen das B gerne auf und erleben seine Wirksamkeit als unmittelbar evident. Hüllebildung ist die wesentliche therapeutische

Qualität, welche die sich nach außen öffnende „Wunde“ schließt. Mit dem D verstärkt sich die wärmeverwandte Wesensgliederwirksamkeit in den Stoffwechselprozessen.

Die zu den Skleroseprozessen und den Tumoren polaren Erkrankungen entstehen durch die Dominanz des Stoffwechselsystems. Diese manifestiert sich als *Entzündung* oder *Allergien*. Einige autoimmune Erkrankungen stehen ebenfalls mit diesem Prozess in Verbindung. Die Dislokation von entzündlichen Stoffwechselprozessen kann sich bis in die Peripherie und damit das Sinnessystem erstrecken und als allergische Erkrankungen wie die Pollinosis manifestieren, oder auch das Nerven-System erreichen. Dann entwickelt sich die Migräne. Für die allergischen Erkrankungen ist die *„Allergie-Reihe“* (T-S-R-M-A [→ IX, 6. Heileurythmie bei den Atemwegserkrankungen]) ein wesentlicher therapeutischer Ansatz. Für die Migräne-Behandlung gehört das *„Migräne-B“* zu den zentralen Übungen [→ XXI. 4.4 Migräne: Krankheitsprozess und Schmerzsymptomatik].

Die akute Entzündung ist in der Regel keine Indikation für die Heileurythmie. Sie geht häufig mit Müdigkeit und Schlafbereitschaft einher (zahlreiche inflammatorische Zytokine wirken schlafanstoßend), welche eine übende Aktivität des Patienten nicht stören sollte. Bei der chronischen Entzündung bestehen allerdings andere Verhältnisse, sie ist mit den Skleroseprozessen verbunden und führt zur Zerstörung der Struktur und Gestalt des Körpers. Gestaltende Kräfte lassen sich durch die konsonantierende Heileurythmie unterstützen, die Vokale führen die auflösende und proliferative Qualität der chronischen Entzündung in die notwendige „Devitalisierung“.

6. Praktische Gesichtspunkte und Therapieprinzipien in der Heileurythmie

Damit die Laute in der eurythmischen Übung organisch wirken, bedarf es einer charakteristischen Übungsabfolge. Nur einmalig ausgeführte Laute haben lediglich eine vorübergehende Wirksamkeit, vor allem im seelischen Erleben. Damit sie bis in die leibbildenden Prozesse eingreifen, braucht es die rhythmische Wiederholung und spezifische Gestaltung des Übungsablaufs. Hierzu sind mehrere Therapieeinheiten mit jeweils anschließender Ruhephase erforderlich. So können die Patienten die Übungen auch selbständig (in der Regel täglich) praktizieren. Eine rhythmische Wiederholung der Therapiezyklen ist in Abhängigkeit vom Verlauf und insbesondere bei chronischen Erkrankungen sehr sinnvoll. Voraussetzung für die professionelle Arbeit mit den Patienten ist dabei eine abgeschlossene mehrjährige Heileurythmieausbildung[67] und – von der allgemeinen gesundheitsfördernden Anwendung abgesehen – die Zusammenarbeit mit dem verordnenden Arzt: „Der Heil-Eurythmist, der gut geschult in der Erkenntnis der menschlichen Organisation sein muß, kann nur im Zusammenhange mit dem Arzte handeln“, formulierte es Steiner.[68]

Wie wirken nun die heileurythmischen Bewegungen mit der Arzneitherapie, den ggf. erforderlichen äußeren Anwendungen oder auch künstlerischen Therapien zusammen?

Hier kommen wir auf die bereits erwähnten Therapieprinzipien zurück, welche die einzelnen Behandlungsverfahren der Anthroposophischen Medizin verbinden [→ IV. 2.5.2 Die Therapieprinzipien]. Auch die einzelnen Laute wirken entsprechend diesen Therapieprinzipien.

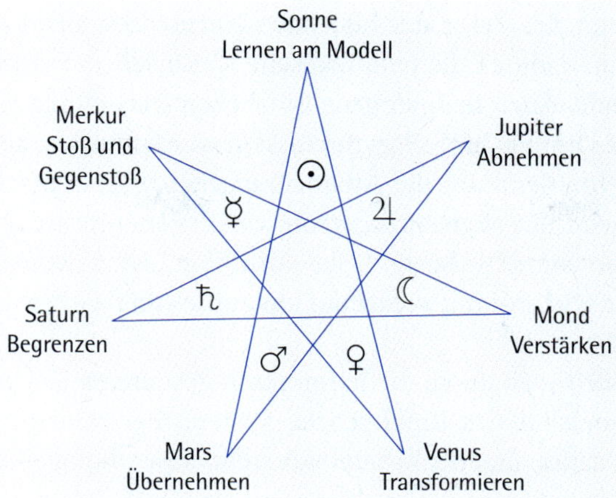

Die sieben Therapieprinzipien in ihrem kosmologischen Zusammenhang mit den Planetenqualitäten [→ Anhang]

So gibt es *formende und begrenzende Laute.* Bei „ausfließenden" Krankheitsprozessen wie sie bei der allergischen Diathese vorkommen, werden formende Bewegungen eingesetzt. Bei der Migräne dislozieren sich Stoffwechselprozesse in das Nerven-Sinnes-System. Wir sehen in diesem Zusammenhang die neurogene Entzündung in der Pathogenese der Migräne [→ XXI. Schmerztherapie]. Die Arzneitherapie gestaltet und begrenzt diese entzündlichen Prozesse. Entsprechend devitalisiert und formt die vokalisierende Heileurythmie ebenfalls die pathologischen „Lebensprozesse": „Man wird aber auch merken, daß, wenn Personen neigen zu chronischen Kopfschmerzen, migräneartigen Zuständen, daß man dadurch wesentliche Erleichterungen haben wird gerade durch dieses Vokalisieren. Also auch bei chronischem Kopfschmerz und bei chronischen Migräneerscheinungen, auch bei Eingenommenheit des Kopfes, werden sich diese Dinge ganz besonders gut anwenden lassen."[69] Das „Migräne-B" bezieht sich demgegenüber auf einen anderen Aspekt dieser Erkrankung und schafft einen „umhüllten Innenraum" angesichts der dem Migräneanfall vorausgehenden bewusstseinsmäßigen Überforderung, Stress und Anspannung. Schließlich wirkt das U verfestigend sowie mineralisierend und kommt bei Knochenerkrankungen (Rachitis, Osteoporose, Knochenmetastasen) zum Einsatz. Das *N* verstärkt diese Wirksamkeit, festigt z. B. die Knochen und hat in demselben Sinne eine Bedeutung für die Heileurythmie in der Zahnmedizin. Während das M mit den seelischen Sympathiekräften verbunden ist, so das N mit den verfestigenden Antipathiekräften.[70]

Das *abnehmende Therapieprinzip* findet sich z. B. beim E wieder: E führt als Sprachlaut zur schlanken Konstitution. Wenn diese Geste im Ätherleib zu stark wirkt, nimmt die E-Bewegung des physischen Leibes diesen Prozess ab mit der Folge einer Zunahme des Gewichts und Förderung der aufbauenden Prozesse. Die heileurythmische Therapie der Adipositas durch das „O" weist in eine ähnliche Richtung. Es kommt auf das bewusste Erleben der Muskelspannungen in der „O"-Gebärde an. Dann führt der Patient die Übung bis zum Bewusstmachen der fülligen Leibesgestalt.[71] Durch das bewusste Erfahren entsteht – wie bei jedem Erkennen – ein inneres Freiheitsmoment, das die Wesensglieder in neuer und heilender Form mit dem Leib verbindet. Der Krankheitsprozess kommt

zum Bewusstsein mit der Folge der heilenden Nachtwirksamkeit der Wesensglieder. Letztlich nimmt man dadurch die pathologische Wesensgliederwirksamkeit ab und ermöglicht die heilende. Auch in einer grundsätzlichen Darstellung wies Steiner augenscheinlich auf dieses Prinzip hin: „Eurythmie ist ja nichts anderes, als die ganzen Bewegungen abzulesen von dem, was der Ätherleib machen will; er macht eigentlich diese Bewegungen und wird nur abgehalten, wenn wir sie vom physischen Leibe ausführen lassen. Wenn wir sie vom physischen Leibe ausführen lassen, werden sie im Ätherleib zurückgehalten und wirken dann wieder auf uns zurück und wirken dadurch gesundend auf den Menschen."[72]
Das *Lernen am Modell* wird durch die harmonisch gestalteten Lautreihen wie LAOUM erreicht und harmonisiert das Rhythmische System. Bei zahlreichen Erkrankungen der Atmungsorganisation und der Kardiologie stellt diese Übung eine Basistherapie dar [→ X. 4.2.5 Heileurythmie, IX. 6. Heileurythmie bei den Atemwegserkrankungen].

Das *transformierende Therapieprinzip* führt vom Anspannen in die Lösung, was z. B. die Bewegungen des „Ballens und Lösens" verstärkt. Ihr entspricht die Kupferwirksamkeit. Bei Anspannung der Seele verkrampft sich die Bewegungsorganisation und führt im Gefäßsystem zur endothelialen Dysfunktion. Diese ist Ausdruck einer fehlenden seelischen Lösung, der die Heileurythmie begegnet.

Das therapeutische *Prinzip von Stoß und Gegenstoß* („Reiz und Reaktion") findet sich in den inneren Gesten der Laute: So geht das nach unten geführte D mit einer Aufrichtebewegung einher. Auch das eurythmische *F* scheint diesem Prinzip zu folgen. Bereits 1912 charakterisierte es Rudolf Steiner als Reaktion auf einen auffordernden, äußeren Einfluss – einem heftigen Windstoß vergleichbar.[73] Zahlreiche Laute und Lautfolgen repräsentieren das *verstärkende Therapieprinzip*: So haben die oben erwähnten Konsonanten eine verstärkende Wirksamkeit im Verdauungstrakt und fördern z. B. Motilität und Sekretion. Sie führen die oberen Wesensglieder in die Aktivität im Gastrointestinaltrakt. Ihr Effekt reicht vermutlich bis auf die Ebene des Mikrobioms, weil die Heileurythmie die Wesensgliederwirksamkeit im Verdauungstrakt beeinflusst.

Die heileurythmischen Übungen lassen sich also nach den erwähnten Prinzipien auswählen und fügen sich so zu den weiteren Therapien. Damit runden sich die unterschiedlichen Verfahren zu einem Ganzen und verstärken sich in ihrer Wirksamkeit.

Literatur

1 Selg, P.: Der Kampf um die Heileurythmie. Verlag des Ita Wegman Instituts Arlesheim 2018.

2 Hachtel, B.: Heileurythmie als Geisteswissenschaft. Wege zu einer neuen Ausbildung. Pro Business digital Berlin 2017.

3 Büssing, A., Jung, S., Lötzke, D. et al.: Randomized clinical trial to treat patients with chronic back pain: a comparison of the efficacy of Yoga, Eurythmy therapy and standard physiotherapy. World Congress Integrative Medicine and Health 2017. Posters (P27). In: Brinkhaus, B., Falkenberg, T., Haramati, A. et al. World Congress Integrative Medicine and Health 2017: Part one. BMC Complementary and Alternative Medicine 2017; 17. S. 322.

4 Kanitz, J. L., Pretzer, K., Reif, M. et al.: The impact of eurythmy therapy on stress coping strategies and health-related quality of life in healthy, moderately stressed adults. Complementary Therapies in Medicine 2011; 19. S. 247-255.

5 Seifert, G., Driever, P. H., Pretzer, K. et al.: Effects of complementary eurythmy therapy on heart rate variability. Complementary Therapies in Medicine 2009; 17. S. 161-167.

6 Lötzke, D., Heusser, P., Büssing, A.: A systematic literature review on the effectiveness of eurythmy therapy. Journal of Integrative Medicine 2015; 13 (4). S. 217-230.

7 Poier, D., Büssing, A., Rodrigues Recchia, D. et al.: Influence of a Multimodal and Multimodal-Aerobic Therapy Concept on Health-Related Quality of Life in Breast Cancer Survivors. Integrative Cancer Therapies 2019; 18 (1). doi: 10.1177/1534735418820447.

8 Edelhäuser, F., Minnerop, A., Trapp, B. et al.: Eurythmy therapy increases specific oscillations of heart rate variability. BMC Complementary and Alternative Medicine 2015; 15. S. 167.

9 Berger, B., Bertram, M., Kanitz, J. et al.: "Like walking into an empty room": effects of eurythmy therapy on stress perception in comparison with a sports intervention from the subjects' perspective-a qualitative study. Evidence-Based Complementary and Alternative Medicine 2015. e856107.

10 Hamre, H. J., Kiene, H., Ziegler, R. et al.: Overview of the Publications From the Anthroposophic Medicine Outcomes Study (AMOS): A Whole System Evaluation Study. Global Advances in Health and Medicine 2014; 3 (1). S. 54-70.

11 Kienle, G. S., Hampton Schwab, J., Murphy, J. B. et al.: Eurythmy Therapy in anxiety. Alternative Therapies in Health and Medicine 2011; 17 (4). S. 56-63.

12 Hamre, H. J., Witt, C. M., Kienle, G. S. et al.: Anthroposophic therapy for migraine: a two-year prospective cohort study in routine outpatient settings. Open Neurology Journal 2010; 4. S. 100-110.

13 Steiner, R.: Eurythmie als sichtbare Sprache (GA 279). Rudolf Steiner Verlag Dornach 1990. Vortrag vom 7. Juli 1924.

14 Kaliman, P. et al.: Rapid changes in histone deacetylases and inflammatory gene expression in expert meditators. Psychoneuroendocrinology 2014; 40. S. 96-107.

15 Jacobs, T. L., Epel, E. S., Lin, J. et al.: Intensive meditation training, immune cell telomerase activity, and psychological mediators. Psychoneuroendocrinology 2011; 36. S. 664-681.

16 Steiner, R., Wegman, I.: Grundlegendes für eine Erweiterung der Heilkunst nach geisteswissenschaftlichen Erkenntnissen (GA 27). Rudolf Steiner Verlag Dornach 2014. Kapitel: Wahre Menschenwesen-Erkenntnis als Grundlage medizinischer Kunst.

17 Girke, M.: Medizin und Leben: Konzeptuelle und therapeutische Bedeutung der Lebensorganisation (Ätherleib) in der Anthroposophischen Medizin. In: Ebersbach, R., Weinzirl, J., Heusser, P. (Hrsg.): Was ist Leben? Wittener Kolloquium VI. Verlag Königshausen & Neumann Würzburg 2018. S. 121-138.

18 Steiner, R.: Heileurythmie (GA 315). Rudolf Steiner Verlag Dornach 2008. Vortrag vom 14. April 1921.

19 Novalis: Werke. Herausgegeben und kommentiert von Gerhard Schulz. Verlag C. H. Beck München 2001. S. 530.

20 Steiner, R.: Geisteswissenschaftliche Gesichtspunkte zur Therapie (GA 313). Rudolf Steiner Verlag Dornach 2001. Vortrag vom 11. April 1921.

21 Steiner, R.: Nordische und mitteleuropäische Geistimpulse (GA 209). Rudolf Steiner Verlag Dornach 1982. Das Fest der Erscheinung Christi, Vortrag vom 18. Dezember 1921.

22 Zett, K.: Das Verhältnis von Sprache, Eurythmie und Heileurythmie. Der Merkurstab 2018; 71 (6). S. 449-453.
23 Maintier, S.: Sprache – die unsichtbare Schöpfung in der Luft. Verlag Dr. Kovac Hamburg 2014.
24 Steiner, R.: Nordische und mitteleuropäische Geistimpulse (GA 209). Rudolf Steiner Verlag Dornach 1982. Das Fest der Erscheinung Christi, Vortrag vom 18. Dezember 1921.
25 Steiner, R.: Die Geheimwissenschaft im Umriss (GA 13). Rudolf Steiner Verlag Dornach 1989. Kapitel: Die Weltentwicklung und der Mensch.
26 Steiner, R.: Nordische und mitteleuropäische Geistimpulse (GA 209). Rudolf Steiner Verlag Dornach 1982. Das Fest der Erscheinung Christi, Vortrag vom 18. Dezember 1921.
27 Kirchner-Bockholt, M.: Grundelemente der Heileurythmie. Verlag am Goetheanum Dornach 1981. S. 159 ff.
28 Steiner, R.: Heileurythmie (GA 315). Rudolf Steiner Verlag Dornach 2008. Vortrag vom 18. April 1921.
29 Steiner R., Wegman I.: Grundlegendes für eine Erweiterung der Heilkunst nach geisteswissenschaftlichen Erkenntnissen (GA 27). Rudolf Steiner Verlag Dornach 2014. Kapitel: Pflanze, Tier, Mensch.
30 Steiner, R.: Die Weihnachtstagung zur Begründung der Allgemeinen Anthroposophischen Gesellschaft 1923/1924. Rudolf Steiner Verlag Dornach 1994. Vortrag vom 25. Dezember 1923.
31 Steiner, R.: Das Wesen des Musikalischen und das Tonerlebnis im Menschen (GA 283). Rudolf Steiner Verlag Dornach 1989. Kapitel: Des Menschen Äußerung durch Ton und Wort.
32 Steiner, R.: Heileurythmie (GA 315). Rudolf Steiner Verlag Dornach 2008. Vortrag vom 18. April 1921.
33 Entnommen aus: Die Eurythmiefiguren von Rudolf Steiner. Malerisch ausgeführt von Annemarie Bäschlin. Rudolf Steiner Verlag Dornach 2001.
34 Kirchner-Bockholt, M.: Grundelemente der Heileurythmie. Verlag am Goetheanum Dornach 1981. S. 110.
35 Ebd. S. 139.
36 Steiner, R.: Nordische und mitteleuropäische Geistimpulse (GA 209). Rudolf Steiner Verlag Dornach 1982. Das Fest der Erscheinung Christi, Vortrag vom 18. Dezember 1921.
37 Steiner, R., Wegman I.: Grundlegendes für eine Erweiterung der Heilkunst nach geisteswissenschaftlichen Erkenntnissen (GA 27). Rudolf Steiner Verlag Dornach 2014. Kapitel: Heil-Eurhythmie.
38 Steiner, R.: Das Rätsel des Menschen (GA 170). Rudolf Steiner Verlag Dornach 1992. Vortrag vom 28. August 1916.
39 Steiner, R.: Heileurythmie (GA 315). Rudolf Steiner Verlag Dornach 2008. Vortrag vom 15. April 1921.
40 Ebd.
41 Kirchner-Bockholt, M.: Grundelemente der Heileurythmie. Verlag am Goetheanum Dornach 1981. S. 135.
42 von Laue, H. B., von Laue, E. E.: Physiologie der Heileurythmie. Verlag am Goetheanum Dornach 2016.
43 Kirchner-Bockholt, M.: Grundelemente der Heileurythmie. Verlag am Goetheanum Dornach 1981. S. 124.
44 Steiner, R.: Heileurythmie (GA 315). Rudolf Steiner Verlag Dornach 2008. Vortrag vom 16. April 1921.
45 Steiner, R.: Das Wesen des Musikalischen und das Tonerlebnis im Menschen (GA 283). Rudolf Steiner Verlag Dornach 1989. Kapitel: Des Menschen Äußerung durch Ton und Wort.
46 Steiner, R.: Heileurythmie (GA 315). Rudolf Steiner Verlag Dornach 2008. Vortrag vom 15. April 1921.
47 Bort, J.: Heileurythmie mit seelenpflege-bedürftigen Kindern. Natura-Verlag Dornach 1958. S. 97.
48 Ebd.
49 Steiner, R.: Heileurythmie (GA 315). Rudolf Steiner Verlag Dornach 2008. Vortrag vom 17. April 1921.
50 Kirchner-Bockholt, M.: Grundelemente der Heileurythmie. Verlag am Goetheanum Dornach 1981. S. 104.
51 Steiner, R.: Heileurythmie (GA 315). Rudolf Steiner Verlag Dornach 2008. Vortrag vom 17. April 1921.
52 Steiner, R.: Meditative Betrachtungen und Anleitungen zur Vertiefung der Heilkunst (GA 316). Rudolf Steiner Verlag Dornach 2008. Vortrag vom 8. Januar 1924.
53 Adams, M.: Heileurythmie in der Onkologie I. Der Merkurstab 2009; 62 (4). S. 352–359.
54 Steiner, R.: Heileurythmie (GA 315). Rudolf Steiner Verlag Dornach 2008. Vortrag vom 14. April 1921.
55 Goethe, J. W. von: Werke. Band 1. Insel-Verlag Frankfurt a. M. 1984. S. 24.
56 Wolff, O.: Erkrankungen der Wirbelsäule und Gelenke. In: Husemann, F., Wolff, O. (Hrsg.): Das Bild des Menschen als Grundlage der Heilkunst. Band III. Verlag Freies Geistesleben Stuttgart 1993.
57 Steiner, R.: Heileurythmie (GA 315). Rudolf Steiner Verlag Dornach 2008. Vortrag vom 13. April 1921.
58 Steiner, R.: Heileurythmie (GA 315). Rudolf Steiner Verlag Dornach 2008. Vortrag vom 17. April 1921.
59 Kirchner-Bockholt, M.: Grundelemente der Heileurythmie. Verlag am Goetheanum Dornach 1981. S. 91 ff.
60 Steiner, R.: Heileurythmie (GA 315). Rudolf Steiner Verlag Dornach 2008. Vortrag vom 18. April 1921.

61 Steiner, R.: Meditative Betrachtungen und Anleitungen zur Vertiefung der Heilkunst (GA 316). Rudolf Steiner Verlag Dornach 2008. Vortrag vom 3. Januar 1924.

62 Steiner, R.: Heileurythmie (GA 315). Rudolf Steiner Verlag Dornach 2008. Vortrag vom 28. Oktober 1922.

63 Ebd.

64 Steiner, R.: Meditative Betrachtungen und Anleitungen zur Vertiefung der Heilkunst (GA 316). Rudolf Steiner Verlag Dornach 2008. Vortrag vom 23. April 1924.

65 von Laue E.: Heileurythmie. Kasuistik aus der Klinik Öschelbronn. Der Merkurstab 2009; 62 (4). S. 360–363.

66 Steiner R., Wegman I.: Grundlegendes für eine Erweiterung der Heilkunst nach geisteswissenschaftlichen Erkenntnissen (GA 27). Rudolf Steiner Verlag Dornach 2014.

67 https://medsektion-goetheanum.org/ausbildung/heileurythmie/ (Abfrage Februar 2020).

68 Steiner R., Wegman I.: Grundlegendes für eine Erweiterung der Heilkunst nach geisteswissenschaftlichen Erkenntnissen (GA 27). Rudolf Steiner Verlag Dornach 2014. Kapitel. Heil-Eurhythmie.

69 Steiner, R.: Heileurythmie (GA 315). Rudolf Steiner Verlag Dornach 2008. Vortrag vom 13. April 1921.

70 Kirchner-Bockholt, M.: Grundelemente der Heileurythmie. Verlag am Goetheanum, Dornach 1981. S. 152.

71 Steiner, R.: Heileurythmie (GA 315). Rudolf Steiner Verlag Dornach 2008. Vortrag vom 28. Oktober 1922.

72 Steiner, R.: Meditativ erarbeitete Menschenkunde (GA 302a). Rudolf Steiner Verlag Dornach 1993. Vortrag vom 16. September 1920.

73 Aus: Kirchner-Bockholt, M.: Grundelemente der Heileurythmie. Verlag am Goetheanum Dornach 1981. S. 155.

74 Limburg, J.: Der anatomische Mensch. Aus dem Stundenbuch des Duc de Berry, 15. Jahrhundert. Originalmanuskript Musée Condé Chantilly, Ms. 65.

75 Girke, Johanna (27.8.1925–5.11.2018): Konsonanten und Tierkreis. Das Aquarell ist ca. im Jahr 2000 entstanden.

KAPITEL VI
Kunsttherapie

1. Leitgedanken

Kunsttherapien gehören zum Behandlungsspektrum der Anthroposophischen Medizin. Zu ihnen zählen das Plastizieren, die Mal- und Musiktherapie sowie die Sprachgestaltung. Während die Arzneibehandlung unterhalb der Schwelle des Bewusstseins wirkt und der Patient sie erst in ihren Ergebnissen bemerkt, verlangt die Kunsttherapie als übendes Verfahren in der Regel die aktive Mitwirkung. Nach der therapeutischen Aktivität des Patienten schließt sich eine Ruhephase an, in der sich die Übungen dem Organismus mitteilen: Jede Tätigkeit des Menschen hat ihre bewusste „Tages-“ und unterbewusste „Nachtseite“. So nimmt durch aktive Bewegung einer Gliedmaße deren Muskulatur und Knochendichte zu, es folgt also eine leiborientierte Wirksamkeit als unbemerkte „Nachtseite“ der aktiven Bewegung („Tagesseite“). Geistige Aktivitäten führen entsprechend zu Veränderungen im Nerven-Sinnes-System, die als neuronale Plastizität bekannt sind.[1] In der Kunsttherapie unterscheidet man deswegen eine aktive Phase von der nachfolgenden „Nachtwirksamkeit“ der Wesensglieder. Die Tagesaktivität dient meistens dem abbauenden Funktionsstoffwechsel, die Nachtwirksamkeit entfaltet demgegenüber eine aufbauende und heilende Qualität. Die aktive Mitwirkung des Patienten erfolgt in unterschiedlichem Ausmaß und reicht von der bewussten bis zur kaum merklichen Mitarbeit. So profitiert der sedierte Patient auf der Intensivstation z. B. von der Musiktherapie, obgleich er zu keiner „aktiven“ Mitwirkung im Sinne des musikalischen Tuns in der Lage ist. Die Unterscheidung einer aktiven und rezeptiven Therapie wird in diesem Zusammenhang oftmals gebraucht, ist allerdings vor diesem Hintergrund nur eingeschränkt gültig. Schließlich ist auch die Rezeption bereits eine aktive Leistung des Patienten, der sich dann die heilende Nachtwirksamkeit anschließt.

2. Drei Ebenen in der Kunsttherapie

Die kunsttherapeutische Behandlung bezieht sich auf das leibliche, seelische und geistige Wesen des Patienten. Auf einer ersten Ebene ist sie krankheitsspezifisch und führt zu einem kunsttherapeutischen Prozess, der die charakteristischen Ausdrucksformen der Erkrankung aufgreift, denn in der plastischen Gestaltung wie auch in dem spontanen Erstbild oder der musikalischen bzw. sprachlichen Äußerung des Patienten bekommen die unterschiedlichen Erkrankungen einen phänomenologischen Ausdruck. Oftmals zeigen die ersten Bilder von Patienten mit Mamma- bzw. Lungenkarzinom erhebliche Unterschiede. Pigmentstarke Farbauftragungen mit wenig aktiv gestalteten Farbübergängen und vielfach gegenständlicher Motivbildung finden sich den bisherigen

Beobachtungen zufolge häufiger beim Lungenkarzinomerkrankten als bei der Mammakarzinompatientin.

Die zweite Therapieebene bezieht sich auf das seelische Wesen des Patienten. Schmerz, Verzweiflung, Hoffnungslosigkeit oder Perspektivverlust lassen sich in der kunsttherapeutischen Arbeit ausdrücken und bearbeiten. Diese zweite Ebene steht oftmals gegenüber der ersten im Vordergrund, da sie dem Erleben des Patienten zunächst zugänglicher erscheint, ihn allerdings nicht mit den tieferen Gesten seiner Erkrankung in Berührung bringt. Aus diesem Grunde stellt die Reduktion der Kunsttherapie auf eine „non-verbale Psychotherapie" eine Vereinseitigung dar, die sie therapeutisch einschränkt.
Die dritte Ebene betrifft die geistigen Entwicklungsprozesse des Patienten. Hier beobachten wir immer wieder erstaunliche Gestaltungen und Transformationen, die mit der inneren, aus dem Krankheitsschicksal errungenen Frucht der Erkrankung in Zusammenhang stehen und innere Sinngebungen sowie Entwicklungsperspektiven zur Erscheinung bringen. Unter diesem Aspekt sind gerade die letzten Bilder von Patienten vor ihrem Tode sehr eindrücklich.[2] Oftmals weitet sich hier die malerische Perspektive in die Ferne bis zu einem hereinscheinenden Lichtraum.

Damit ergeben sich drei übergreifende Indikationen für die künstlerischen Therapien:

- **krankheitsspezifische Indikation:** Unterstützung der spezifischen Wirksamkeit der Wesensglieder im Heilungsprozess
- **seelische Therapieindikation:** Hilfe in der Bearbeitung und Verwandlung von z.B. Unruhe, Angst, Depression, Schmerz und Müdigkeit
- **Unterstützung in der Auseinandersetzung mit der Erkrankung und der geistigen Entwicklung:** neue Lebensmaximen, Werte, Perspektiven

Die Kunsttherapien wirken auf unterschiedliche Weise. Jeder Mensch kennt die entspannende und stimmungsbeeinflussende Wirkung der Musik. Ebenso sind Rückwirkungen auf die motorischen, kognitiven und verbalen Funktionen bekannt.[3] Darüber hinaus haben aber auch die „Kunstmittel" selbst, also plastische Gestaltung, Farbe, Ton und Sprache unterschiedlichen Wirksamkeiten: So wirkt ein „Rot" anders als ein „Blau"[4], ebenso unterscheidet sich in den musikalischen Intervallen das Erleben einer Quart von dem einer großen Sext. Es gibt demnach spezifische Qualitäten der jeweiligen Kunsttherapie[5,6] und diese haben für die Behandlung eine besondere Bedeutung.

Zum Erfahren der unterschiedlichen Qualitäten in Plastik, Bild, Musik und Sprache werden die beteiligten Sinnesorgane gebraucht. Hierzu tauchen wir mit unserem gesamten „Menschsein" in die inneren Qualitäten der Töne und Farben ein. Die umfangreiche Forschung zu den Spiegelneuronen und neuere Embodiment-Konzepte[7] brachten hier wesentliche Ergebnisse: Die geistig orientierten Sinne wie der Hör-, Wort- und Gedankensinn[8], der die gedankenhafte Bedeutung vor dem Einsetzen der gewöhnlichen Reflexion wahrnimmt, sowie der Ich-Sinn haben auch ihr leibliches Korrelat.[9] Die Welt wirkt in uns, indem wir uns mit ihr wahrnehmend verbinden und gestaltet das seelische und körperliche Sein. Während die Arzneimittel eine substanzvermittelte Wirksamkeit entwickeln, wirken in den Kunsttherapien Prinzipien im Patienten, die z. B. als Farbe und Ton aus der Welt aufgenommen werden, aber nicht stofflicher Natur sind.

Auf der anderen Seite ist die Kunsttherapie immer auch ein Weg der Selbstbegegnung und -erkenntnis sowie der bewussten Arbeit an dem eigenen Wesen. Hier gibt es innere Entwicklungswege und Verwandlungsarbeit, die nur mit großer Ehrfurcht und Anerkennung wahrzunehmen sind. Es wird deutlich: Heilen bezieht sich nicht nur auf die organischen Prozesse, die sich im Körper entfalten, sondern umfasst seelisches Reifen und geistige Entwicklung. Dabei sind diese drei Qualitäten nicht voneinander unabhängig, sondern miteinander verbunden. Seelische und geistige Entwicklung unterstützen die leiblichen Heilungsprozesse, wie umgekehrt die Auseinandersetzung mit der Erkrankung und ihrer Heilung den Patienten verwandelt und ihn in seiner geistigen Entwicklung fördert. Geistige Entwicklung und leibliches Heilen erscheinen in ihrem für die Heilkunst so wesentlichen Zusammenhang.

2.1 Therapieprinzipien in der Kunsttherapie

Die kunsttherapeutischen Verfahren regen Prozesse an, die mit dem dreigliedrigen Organismus in Beziehung stehen. So vermittelt das Nerven-Sinnes-System formende und gestaltende Prozessen im menschlichen Organismus. Das Stoffwechsel-Gliedmaßen-System betont demgegenüber nicht die Form, sondern den Prozess: Mannigfaltige dynamische Stoffwechselprozesse und Bewegungsvorgänge charakterisieren diesen funktionellen Bereich des menschlichen Organismus. Durch das Rhythmische System bringt der Mensch sich in ein „atmendes" Verhältnis zum Umkreis. Diesen drei Qualitäten entsprechen Therapieprinzipien , die sich sowohl in der Arzneibehandlung als auch in der Heileurythmie, der künstlerischen Therapie und der Gesprächstherapie wiederfinden [→ IV. 2.5.2 Die Therapieprinzipien]. Sie stellen ein dem dreigliedrigen Organismus entsprechendes, den verschiedenen therapeutischen Verfahren der Anthroposophischen Medizin zugrunde liegendes Instrument dar.

Das *erste Therapieprinzip* besteht in dem Begrenzen und Formen eines Krankheitsprozesses: Bei der Allergie entwickeln sich zentrifugale Prozesse, die bis in die Peripherie des Organismus reichen können und eine exsudativ-auflösende Qualität entwickeln. Die notwendige therapeutische Geste besteht in dem Formen, Gestalten und Begrenzen dieser entzündungsartigen Krankheitsprozesse. Quarz oder Citrus/Cydonia kommen unter diesem Aspekt zum Einsatz und formen die allergische „Entzündung". Entsprechende Qualitäten finden sich in der Kunsttherapie. So führen sowohl das Schichten, geometrische und Formen-Zeichnen als auch das Plastizieren der platonischen Körper zu einer formenden und begrenzenden therapeutischen Wirksamkeit. In der therapeutischen Sprachgestaltung kommen Silben und Worte mit formgebender Konsonantenfolge zur Anwendung, wie das Wort: L-E-I-B (vom „Flüssigkeitslaut" L über den Diphthong zum formenden B).

Das *zweite Therapieprinzip* nannte Rudolf Steiner das Abnehmen. Bei einer Sklerosekrankheit der Nieren oder auch der Arteriosklerose kommen Arzneimittel zur Anwendung, die diesen Krankheitsprozess dem Patienten abnehmen, damit die Wesensglieder wieder gesundend in den Leib eingreifen. Man wählt also eine Substanz in geeigneter pharmazeutischer Zubereitung, die eine pathologische Wesensgliederwirksamkeit abnimmt. Auch dieses Therapieprinzip findet sich in der Kunsttherapie, in der Heileurythmie und auch der Psychotherapie wieder. Hier tritt dieser Prozess nun in das Bewusstsein ein: Im Erstbild oder dem kunsttherapeutischen Einstieg begegnet der Patient auf den genannten drei Ebenen sich selbst. „So bist du!", ist die Aussage, die im Beginn der kunsttherapeutischen Behandlung sicht- oder hörbar wird. Sie führt zu einem Impuls der Verwandlung. Durch das Erkennen befreit sich der Mensch von der bindenden Wirksamkeit der in der Krankheit vorherrschenden Kräfte, schaut sie an und entwickelt nun den Impuls zur Verwandlung. Beim Arzneimittel geschieht dies unterhalb der Schwelle des Bewusstseins. Hier nimmt das Arzneimittel den Krankheitsprozess prozessual ab und die von ihm befreiten Wesensglieder können sich physiologisch reorganisieren. In der Kunsttherapie realisiert sich dieses Prinzip im bewussten Anschauen und Erkennen, dass dann zur heilenden Aktivität leitet. Erkennen und Heilen erscheinen in ihrem inneren Zusammenhang.

Das *dritte Therapieprinzip* „übernimmt" einen notwendigen Gesundungsprozess. Dieses Prinzip kommt bei zahlreichen entzündlichen Erkrankungen zum Einsatz. Gibt man beispielsweise bei einem fieberhaften Infekt Belladonna, so übernimmt das Arzneimittel teilweise den entzündlichen Gesundungsprozess. Das Fieber sinkt deswegen nicht gleich, doch fühlt sich der Patient besser, weil er von einer enormen Anstrengung durch die Entzündung entlastet ist. So dient das übernehmende Therapieprinzip dem verantwortungsvollen Umgang mit der Entzündungsaktivität. Entzündung und fieberhafte Erkrankungen sind in der Regel keine Indikationen für die Kunsttherapie. Allerdings kann der Kunsttherapeut den Patienten in der Rekonvaleszenz unterstützen. Beispielsweise verordnete Rudolf Steiner bei einer Tuberkuloseinfektion mit kardialen Beschwerden eine Übung der therapeutischen Sprachgestaltung im Wechsel mit strenger Ruhe zur Stärkung des Astralleibes, der durch längere Bettlägerigkeit zu wenig vom Ich ergriffen sei und durch die Anwendung polarer Wirkungen (Sprache und Ruhe) „in Ordnung gebracht" werden müsse.[10]

Das *vierte Therapieprinzip* charakterisierte Rudolf Steiner im Sinne eines „Lernens am Modell". Er entwickelte das Prinzip an Arzneimitteln, die dem dreigliedrigen Organismus das Vorbild für eine gesunde Wesensgliederwirksamkeit geben. Auch in der Kunsttherapie entfaltet sich der Behandlungsprozess am gesunden Vorbild, das der Patient dann nachschafft. Wenn ein zu dem Patienten und seiner Erkrankung passendes Motiv aus den Grimm'schen Märchen gestaltet wird, so orientiert sich der kunsttherapeutische Prozess an einem „gesunden" Vorbild, dass eine tiefe Wirksamkeit im Organismus entwickelt. Grundsätzlich gilt, dass künstlerische Aktivitäten, welche die drei Elemente der Dreigliederung Form, Rhythmus und Prozess zu einem harmonischen Gesamtzusammenhang führen, im Sinne des „Lernens am Modell" arbeiten.

Das *fünfte Therapieprinzip* transformiert einen Krankheitsprozess: Eine z.B. dem Nerven-Sinnes-System entsprechende Wesensgliederwirksamkeit, die aber am falschen Ort erscheint, wandelt sich in diejenige des Stoffwechsel-Gliedmaßen-Systems. Bei einem muskulären Krampf löst sich so der astralische Leib durch Bewegung und Wärme aus seiner zum Nerven-Sinnes-System orientierten schmerzhaften Wirksamkeit und zieht in das Stoffwechsel-Gliedmaßen-System ein. Das transformierende Prinzip führt also einen dislozierten Prozess an seinen physiologischen Ort. In der Kunsttherapie erscheint zunächst die in der Erkrankung veränderte Dreigliederung. Die anschließende Behandlung gleicht diese aus und transformiert sie in die gesundende Wesensgliederwirksamkeit.

Ein *sechstes Therapieprinzip* erwähnte Rudolf Steiner 1921 und bezeichnete es mit „Stoß und Gegenstoß". Einem therapeutischen Reiz folgt die Antwort des Organismus. In der Naturheilkunde finden wir dieses Prinzip in der Reiztherapie, welche die heilende Antwort des Organismus induziert. Die Originalstelle bei Steiner bezieht sich auf die Anwendung von Aschepräparaten. Wir setzen diese vor allem bei Erkrankungen der Atmungsorganisation ein: Ein mineralisierendes Arzneimittel lässt als therapeutische Antwort regenerative, heilende Lebenskräfte entstehen. Die Kunsttherapie setzt entsprechende Elemente ein, die als „Reiz" wirken und nachfolgend die therapeutische Antwort entstehen lassen. So wirkt beispielsweise in der Maltherapie nicht nur die eingesetzte Farbe, sondern auch ihre Komplementärfarbe, die sich als innere Antwort im Patienten entwickelt. Rudolf Steiner erwähnte in einem ganz anderen, nämlich pädagogischen Zusammenhang die Bedeutung der Komplementärfarbe: „Ein aufgeregtes Kind muß man mit roten oder rot-gelben Farben umgeben und ihm Kleider in solchen Farben machen lassen, dagegen ist bei einem unregsamen Kinde zu den blauen oder blaugrünen Farben zu greifen. Es kommt nämlich auf die Farbe an, die als Gegenfarbe im Inneren erzeugt wird ... Hat das aufgeregte Kind eine rote Farbe in seiner Umgebung, so erzeugt es in seinem Inneren das grüne Gegenbild. Und die Tätigkeit des Grünerzeugens wirkt beruhigend, die Organe nehmen die Tendenz des Beruhigung in sich auf."[11] Obgleich diese Empfehlungen sich auf einen anderen Zusammenhang beziehen, so geben sie doch einen Hinweis auf die therapeutische Wirkung der Reaktion im menschlichen Organismus.

Mit dem *siebten Therapieprinzip* verstärken wir eine Wesensgliederwirksamkeit im Organismus. Wenn in der Onkologie eine Fieberinduktion erfolgt oder Bitterstoffe die exokrine Drüsenaktivität unterstützen, so fördern die angewandten Arzneimittel die jeweilige Wesensgliederwirksamkeit. Auch in der Kunsttherapie setzen wir das verstärkende Therapieprinzip ein. Dynamisches Zeichnen, die aktivierende Farbwahl oder dynamisches Plastizieren, aktivierende, jambische Rhythmen in der Musiktherapie und schließlich eine aus der Bewegung heraus entwickelte Sprache unterstützen die dynamische Wesensgliederwirksamkeit.

Diese sieben Prinzipien sind zur Orientierung in der Therapie eine große Hilfe. Wir nehmen den Patienten mit der Frage wahr: Was brauchst Du? Wie finde ich das für Dich Gute? Muss ich etwas abnehmen, muss ich mehr in die Wärme führen oder die Bewegung intensivieren? Muss ich etwas geben, das zu einem Lernen am Modell führt? Ist ein Reiz zu setzen, so dass sich die therapeutische Antwort als Eigenaktivität des Patienten ergibt? Kann er überhaupt aktiv werden und verfügt er über die hierzu notwendigen Ressourcen, wenn ich einen Reiz ausübe? Insofern ist bei jeder Behandlung zu entscheiden, ob ein formendes Therapieprinzip dem Krankheitsprozess gegenüberzustellen ist, ob er sich abnehmen lässt oder ob eine durchwärmende dynamisierende Therapie erforderlich ist.

Die sieben Therapieprinzipien verstärken die heilenden Kräfte, die der Patient selbst zum Gesunden aufruft. „*Heilen* besteht eben darin, dass man dasjenige, was im menschlichen Organismus als *ursprüngliche Heilkraft schon vorhanden* ist, durch *äußere Mittel* unterstützt."[12] Dabei lassen sie sich miteinander kombinieren und während des Tages differenziert einsetzen. Durch sie entsteht ein gemeinsames, verbindendes Instrument für alle an der Patientenbehandlung beteiligten Berufsgruppen, sodass ein abgestimmtes Zusammenwirken, also eine therapeutische Gemeinschaftsbildung entsteht.

3. Kunsttherapeutische Methoden und ihre Indikationen

Die Indikation und Auswahl einer künstlerischen Therapie erfolgen nach Gesichtspunkten, die sich an dem krankheitsspezifischen Behandlungsbedarf, der seelischen Situation des Patienten und der geistigen Perspektivbildung orientieren.

3.1 Die Beziehung der Kunsttherapie zu den Wesensgliedern

In den heilenden Prozessen wirken sämtliche Wesensglieder des Menschen. Dabei handelt es sich nicht um ihre bewusste Tagesaktivität, die den abbauenden Prozessen dient, sondern um die aufbauende „Nachtwirksamkeit". So reorganisiert sich im Rahmen der Wundheilung der verletzte Körper und gewinnt seine leibliche Integrität. Sie ist Ergebnis des Zusammenwirkens unterschiedlicher Prozesse, die sich im feuchten Milieu als Ausdruck der ätherischen Organisation entfalten. Diese Heilungsprozesse erfolgen „orchestriert" und werden durch die astralische Organisation gelenkt. Einflüsse des Seelischen auf die Wundheilungsvorgänge sind schon länger bekannt.[13] Schließlich wirkt in dem mehrstufigen Prozess der Wundheilung intentional die Ich-Organisation, die dem Organismus ihre individuelle Gestalt einprägt [→ Abb.].

- **Ich-Organisation:** Individuation, Gestaltung
- **astralische Organisation:** „orchestrale" Ordnung der einzelnen Heilungsprozesse durch die Orientierung an den „Urbildern" des menschlichen Organismus
- **ätherische Organisation:** regenerierende Lebens- und Bildekräfte im Heilungsprozess
- **physische Organisation:** Wiedergewinnung der leiblichen Integrität

Die vier Wesensglieder in den Heilungsprozessen

Auf diese vier Stufen, die dem Grundsatz nach alle Heilungsprozesse charakterisieren, beziehen sich die vier Formen der Kunsttherapie. Rudolf Steiner arbeitete diese Zuordnung in seinen grundlegenden Darstellungen zu den Künsten aus [→ Abb.].[14]

Die heilende Wesensgliederwirksamkeit entfaltet sich vor allem im Schlaf. In der Gesundung ist es „der Geist, der sich den Körper baut" (Friedrich Schiller (1759–1805))[15] und über die Wesensglieder bis zur physischen Heilung führt: Die physische Organisation wird durch den ätherischen Leib regeneriert, dieser erhält lenkende Urbilder durch den astralischen Leib, während das Ich intentional wirkt und die individuelle Gestaltung entstehen lässt. Als geistiges, im reinen Denken wirkendes und sich hier erst keimhaft entwickelndes Wesen bezeichnet man es als Geistselbst.[16] Die Kunsttherapien unterstützen – wie nachfolgend dargestellt – die Wesensglieder in ihrer aufbauenden Nachtwirksamkeit.

- **Geistselbst**[56]

  Sprachkunst
- **Ich**

  Musik
- **astralischer Leib**

  Malerei
- **ätherischer Leib**

  Plastik
- **physischer Leib**

Die Wesensglieder des Menschen und die Künste (Ausschnitt aus der Darstellung Steiners zu den sieben Künsten[55])

3.2 Therapeutisches Plastizieren

Beim *therapeutischen Plastizieren* arbeitet der Patient mit der Substanzwelt und begegnet Gesetzmäßigkeiten des dreidimensionalen Raumes, lebt in differenzierten Tasterfahrungen und entwickelt das künstlerische Erleben von Schwere und Leichte. Die Wirksamkeit des therapeutischen Plastizierens zeigt sich schon in einfachen Aufgabenstellungen: Beim Plastizieren mit geschlossenen Augen verlagert sich die innere Aufmerksamkeit aus dem reflektierenden Bewusstsein in die tastende und nachspürende Tätigkeit der Hände und damit weg vom Nerven-Sinnes- hin zum Stoffwechsel-Gliedmaßen-System. Dabei kommt es zu einer erlebbaren Konzentration des Bewusstseins und zu einer Beruhigung des Fühlens. Die Patienten erfahren eine Zentrierung ihres Wesens und seelisch-geistige Kräftigung in der Auseinandersetzung mit der Erkrankung.

Beim Plastizieren setzt sich der Patient am meisten von allen anderen Therapieformen mit Substanz und Stoff auseinander. Diese werden in ihrer Dichte und Schwere von den plastischen Kräften, in denen das astralische und Ich-Wesen des Patienten hereinwirken, ergriffen und dadurch in eine über das physische hinausweisende Wirklichkeit gehoben. Das Spannungsfeld zwischen physischen Schwere- und ätherischen Leichtekräften ist für den therapeutischen Prozess oftmals sehr wesentlich. Patienten, bei denen die Wesensgliederwirksamkeit im Stoffwechsel-Gliedmaßen-System zu unterstützen ist, profitieren von dem therapeutischen Plastizieren. Die ungenügende Wirksamkeit der oberen Wesensglieder in diesem System führt oftmals zu Skleroseprozessen. So sind das metabolische Syndrom und der Diabetes mellitus durch eine eingeschränkte Wesensgliederwirksamkeit im Stoffwechsel-Gliedmaßen-System charakterisiert und mit vorzeitigen und akzelerierten Skleroseprozessen verbunden. Das therapeutische Plastizieren unterstützt nun die gesundende Leibbildung und verbindet die oberen Wesensglieder mit diesem Bereich des dreigliedrigen Organismus. Ähnliches gilt für die chronisch entzündlichen Darmerkrankungen, für Leberleiden wie die chronische Hepatitis und weitere Erkrankungen, bei denen die Willensaktivität des Patienten in ihrer in das Leben eingreifenden Wirksamkeit zu stärken ist. Auch bei zahlreichen onkologischen Erkrankungen entwickelt sich ein entsprechender Therapiebedarf.

Dem therapeutischen Plastizieren liegt die Dreigliederung des menschlichen Organismus zugrunde. Bereits die Qualitäten Schwere und Leichte weisen auf seinen polaren Aufbau: Im *Nerven-Sinnes-System* haben wir es mit den Leichtekräften zu tun, im *Stoffwechsel-Gliedmaßen-System* stellt sich der Mensch in die Schwere. Aber auch die Formqualitäten sind entsprechend differenziert. So zeigen die konvexen Formen eine rundend-quellende Kraft und damit ihren Bezug zu den aufbauenden Lebensprozessen des Stoffwechselsystems. Umgekehrt entwickelt sich in den konkaven Formen eine aushöhlende und abbauende Qualität, die mit dem Nerven-Sinnes-System in Beziehung steht. So entstehen die Sinnesorgane embryologisch als „konkave" Einstülpungen, wie überhaupt die Bildungskräfte der konkaven Formen von außen nach innen wirken, diejenigen der konvexen Gestaltungen umgekehrt von innen nach außen. Im *Rhythmischen System* verbinden sich diese Formelemente: Es können schwingende Formen mit konvexen und konkaven Formelementen entstehen oder auch die doppelt gekrümmte Fläche. Den plastischen Gestaltungen der Patienten ist anzusehen, ob sie mehr von innen gebildet oder ganz von außen bestimmt sind. Das Rhythmische System vermittelt also nicht nur zwischen dem „oben" und „unten", sondern durch die Atmung auch zwischen dem „innen" und „außen".

Während wir im Stoffwechsel-Gliedmaßen-System die Bewegung und Dynamik erleben, so gehören zum Nerven-Sinnes-System die gestalteten Formen. Form entsteht dabei aus einer Bewegung, die zur Ruhe kommt, formulierte es sinngemäß Rudolf Steiner.[17] Im therapeutischen Plastizieren formt der Patient z. B. die platonischen Körper, die Struktur, Klarheit und damit auch eine Art Lichtqualität offenbaren.

Nerven-Sinnes-System	Leichte, Ruhe Form als zur Ruhe gekommene Bewegung aushöhlende, konkave Formelemente mit abbauender Qualität
Rhythmisches System	zwischen konvexer und konkaver Gestaltung atmende Formen, doppelt gekrümmte Flächen
Stoffwechsel-Gliedmaßen-System	quellend-konvexe Formelemente mit aufbauender Qualität dynamische Bewegung Auseinandersetzung mit der Schwere

Therapeutisches Plastizieren: künstlerische Qualitäten und Formelemente vor dem Hintergrund der Dreigliederung

Die plastische Erstarbeit des Patienten wird unter dem Aspekt der Wesensgliederwirksamkeit im dreigliedrigen Organismus betrachtet. Sie führt zum Behandlungsbedarf des Patienten und damit zum therapeutischen Prozess. So brauchen auflösende Krankheitsprozesse Formung und Gestaltung, sklerosierende die Elemente der Bewegung, Wärme und belebender Gestaltung. Dabei führt das *Plastizieren* die oberen Wesensglieder in die leibergreifende Willensaktivität im Stoffwechsel-Gliedmaßen-System. Therapeutisch finden unterschiedliche Materialien wie Ton, Bienenwachs, Speckstein und Holz Anwendung.

Kasuistik

Ein ca. 46-jähriger Patient kam mit einer pathologischen Oberschenkelhalsfraktur bei metastasiertem Nierenkarzinom (RCC) zur stationären Behandlung. Nach initialer Versorgung mit einer TEP und anschließender Nephrektomie schloss sich ein über ca. sieben Jahre klinisch stabiler Krankheitsverlauf an. In dieser Zeit erfolgte konsequent eine Viscumtherapie. In der bildgebenden Diagnostik zeigte sich eine langsame Progredienz v. a. der lymphogenen Metastasierung. Neben der Heileurythmie hatte für diesen Patienten das therapeutische Plastizieren eine hohe Bedeutung, während er z. B. die Maltherapie kategorisch ablehnte. Der Patient war sehr wach, als Informatiker an klares und stringentes Denken gewohnt und weniger mit der Gliedmaßen- und Stoffwechselorganisation verbunden. Während des weiteren Krankheitsverlaufes entwickelte sich dazu passend eine rheumatoide Arthritis, die sich unter der ausschließlich anthroposophischen Therapie vollständig zurückbildete. Wir gewannen den Eindruck, dass das therapeutische Plastizieren diesen Patienten in entscheidendem Ausmaß zu der erforderlichen Verbindung mit seiner Bewegungsorganisation verhalf. Erst in der palliativen Erkrankungsphase entwickelte sich eine ungewöhnliche, als paraneoplastisch eingestufte Tetraparese.

3.3 Maltherapie

In der *Maltherapie* wendet sich der Mensch dem Licht und der Farbenwelt zu. In den Farben wirkt dabei das seelische Wesen: Farben sind Taten und Leiden des Lichtes, formulierte es Goethe (1749–1832).[18]

Während beim therapeutischen Plastizieren der dreidimensionale Raum im Vordergrund steht, arbeitet die Maltherapie in der zweidimensionalen Bildgestaltung. Auch hat sie es nicht in gleicher Weise mit der unmittelbaren Stoffeswelt zu tun, sondern betont beispielsweise in der Nass-in-Nass-Technik den Bereich des Flüssigen. Während das Plastizieren zur Auseinandersetzung mit dem Stoff und der Schwere führt, so die Maltherapie mit Licht, Farbe und Finsternis. Erscheinen Farben nicht mehr an Gegenständen fixiert, sondern entfalten sich frei wie die Farben des Regenbogens oder des Himmels bei Sonnenauf- und Untergang, so erkennt man ihre Beziehung zur Welt des Lebendigen, also zur ätherischen Welt. Sie werden vom Menschen aufgenommen und verbinden sich mit seiner ätherischen Organisation. Farben erfahren ihre Gestaltung in Form und Motiv durch das seelisch-geistige Wesen des Menschen. Ordnet sich das therapeutische Plastizieren in die funktionelle Verbindung des Stoffes mit den plastischen Bildekräften, also physischer und ätherischer Organisation ein, so das therapeutische Malen in die diejenige zwischen Leben und Seele, also ätherischer und astralischer Organisation.

Die Farben entstehen durch das Zusammenwirken von Licht und Finsternis. Auf die Dreigliederung des menschlichen Organismus bezogen steht das Licht mit dem *Nerven-Sinnes-System* in Verbindung, die Finsternis mit den unterbewussten Prozessen des *Stoffwechsel-Gliedmaßen-Systems*. Die Farben entwickeln sich aus dem Zusammenwirken dieser polaren Qualitäten. Sie stehen mit dem *Rhythmischen System* in Beziehung. Farben haben zudem Wärmequalitäten: Wir sprechen von kalten und warmen Farben. Insofern entwickeln sich mit den Qualitäten von Licht, Wärme und Leben Beziehungen zum dreigliedrigen Organismus [→ XVII. 3.1 Die Leber-Schilddrüse-Stirnhirn-Metamorphose].

Die „vertikale" Dreigliederung („oberer und unterer Mensch") hat auch eine „horizontale", zum Umkreis orientierte Qualität (z. B. Sinneswahrnehmung, Atmung, [→ II, 2.3.1 Richtungsqualitäten im dreigliedrigen Organismus]): Die Farben entwickeln sich aus der Dunkelheit der Nacht mit dem Sonnenaufgang und seinem Farbenspiel und verschwinden wieder über die Abendröte in das nächtliche Dunkel. Insofern arbeitet die Maltherapie oftmals mit Morgen- und Abendstimmungen. Sie stehen in einem wichtigen Zusammenhang mit den Morgen- und Abendkräften in den Herstellungsprozessen (rhythmische Verfahren der Anthroposophischen Pharmazie[19]) und damit letztlich der Arzneitherapie.

In den spontanen Erstbildern der Maltherapie spricht sich die Konstitution des Patienten aus: Überwiegt in dem Bild die Lichtqualität, also das Nerven-Sinnes-System, oder die Finsternis mit ihrer Beziehung zum Stoffwechsel-Gliedmaßen-System? Der wache, fein empfindende neurasthenisch konstituierte Patient zeigt reichliche Lichtqualitäten, die u. U. vermehrt mit der irdischen Welt und – malerisch ausgedrückt – der Finsternis in Verbindung gebracht werden müssen. Umgekehrt finden wir Erstbilder mit überwiegender Finsternis, die eine Beziehung zum Licht einfordern. Wenn die Erkrankung des Patienten eine Dominanz des Nerven-Sinnes-Systems zeigt, folgt aus dieser Betrachtung die maltherapeutische Verstärkung des dynamischen, willensbetonten Malens und damit die Abdunkelung des Lichtes durch die Finsternis in entsprechender farbiger Gestaltung oder in den Kohlezeichnungen. Umgekehrt braucht das Überwiegen des Stoffwechsel-Gliedmaßen-Systems z. B. bei allergischen Erkrankungen maltherapeutisch die formende Kraft des Lichtes. Hier kommt z. B. das Schichten mit Farbflächen oder auch das geometrische Zeichnen zum Einsatz. Damit ergibt sich aus dem Erstbild und der krankheitsbedingt veränderten Wesensgliederwirksamkeit im dreigliedrigen Organismus der maltherapeutische Auftrag.

In der *Maltherapie* belebt die astralische die ätherische Organisation. Die rhythmisch wechselnde Verbindung dieser Wesensglieder steht mit dem Rhythmischen System in Beziehung.

Nerven-Sinnes-System	Licht	geometrisches Zeichnen 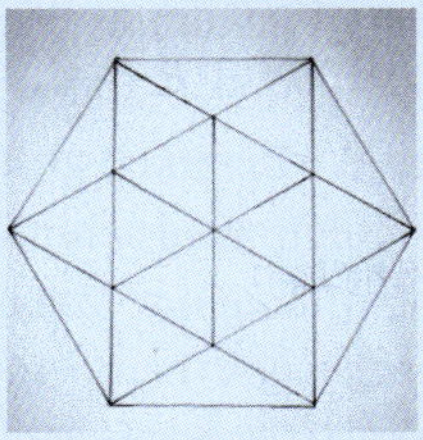
Rhythmisches System	Farbe	rhythmisches Zeichnen (ornamental, wiederholend) 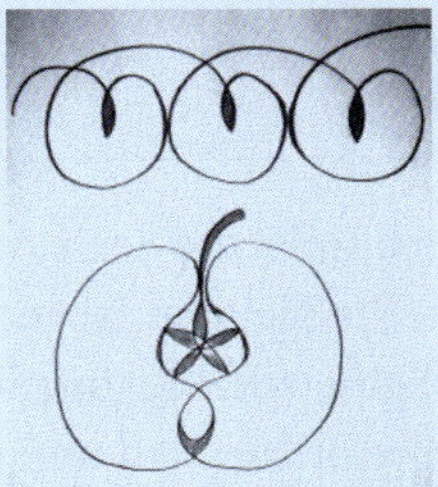
Stoffwechsel-Gliedmaßen-System	Finsternis	dynamisches Zeichnen (Linie als dynamische Spur) 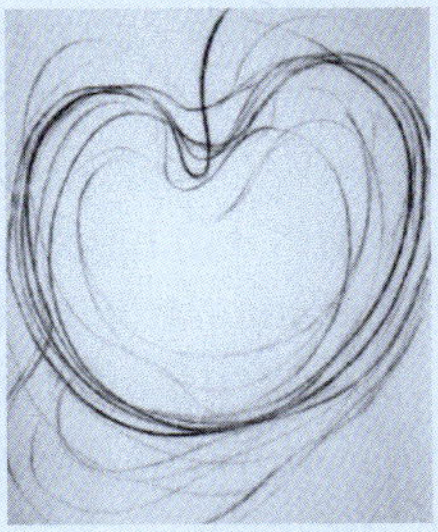

Die Dreigliederung in Beispielen aus der Maltherapie und des therapeutischen Zeichnens[20]

Farben haben der Goetheschen Farbenlehre folgend nicht nur eine sinnliche, sondern auch eine sittliche Wirkung. Ihre physiologische Wirkung beeinflusst Lebensprozesse. Rotes Licht vermag z.B. die Wundheilung eher zu beschleunigen, blaues Licht demgegenüber zu hemmen[21]: „... exposure to red light (wavelength: 550–670 nm) accelerated epidermal permeability barrier recovery after disruption, whereas exposure to blue light (430–510 nm) delayed it."[22] Darüber hinaus stehen die Farben mit dem Seelischen in Beziehung, das die „Urbilder" für die Gestaltungs- und Bildeprozesse in die ätherische Organisation trägt. Das Wechselverhältnis der Lebens- und der astralischen Organisation steht mit der Atmung und damit dem Rhythmischen System in Beziehung: Mit jeder Einatmung kommt es zu einer verstärkten Verbindung des seelischen und geistigen Wesens, mit jeder Ausatmung zu seiner schlafähnlichen Lösung. Mit den rhythmischen Prozessen geht das Fühlen einher. Bei ungenügend wirksamen Lebensprozessen und damit einer geschwächten ätherischen Organisation entwickelt die Maltherapie eine vitalisierende Wirksamkeit: Der erschöpfte Patient erlebt die Ohnmacht seiner ätherischen Organisation und bekommt durch die Maltherapie eine Hilfe. Die multimodale Therapie des Cancer-Related-Fatigue-Syndroms schließt die Maltherapie ein und hat zwischenzeitlich ihre Wirksamkeit gezeigt.[23,24,25] Auch profitieren Patienten, die ihre Erkrankung stark im Fühlen wahrnehmen, mit seelischem Leid ringen und durch die Sorgen des Tages die leibaufbauende und belebende Wirksamkeit der Seele schwächen, von der Maltherapie. Berührt das therapeutische Plastizieren die Polarität von Schwere und Leichte, die es in den plastischen Gestaltungen zu vermitteln gilt, so die Maltherapie diejenigen von Licht und Finsternis, die sich in den Farben begegnen.

3.4 Musiktherapie

Die Musik öffnet dem Geist die Seele, wirkt also auf das Verhältnis von Ich- und astralischer Organisation. Ihr Element ist nicht mehr räumlich oder bildhaft, sondern in der Zeit verlaufend und gesetzmäßig tönend. Bei der leiblichen Wirksamkeit der Musiktherapie kommt es auf ihre ordnenden und gestaltenden Qualitäten an, die in Ton, Intervall, Melodie und den Rhythmen wirken. Die Chladnischen Klangfiguren sind hierfür ein charakteristisches Beispiel, die auf die ordnende Qualität der Tonwelt hinweisen: Der Ton gestaltet hier die bestäubten Metallplatten, wenn man sie mit einem Bogen anstreicht. Die Musiktherapie unterstützt entsprechend eine „klingende", ordnende Wirksamkeit des Ich in der Seele. Sie verbindet den Menschen mit dem Makrokosmos und seinen musikalischen Harmonien.[26,27] Geistige Urbilder treten an die Empfindungsorganisation heran, damit diese in der Gestaltung der Lebensprozesse, die sich beispielsweise in der Krebserkrankung entdifferenzieren und der ortsständigen Gestaltung und Form entfremden, wirken. Sorgen, Zweifel, Depression und Angst stören diese aufbauende Wirksamkeit der astralischen Organisation, schwächen damit die Lebensorganisation und führen zu abbauenden Stoffwechselprozessen. Oftmals bestehen Schlafstörungen als Ausdruck dieser eingeschränkten Nachtwirksamkeit der Wesensglieder: Durch ihre überwiegende Tageswirksamkeit ermüdet der astralische Leib und entbehrt der belebenden Begegnung mit den geistigen Urbildern in der Nacht. Die Musiktherapie hilft hier, den astralischen Leib zu beleben und zur Begegnung mit der geistigen Welt zu führen.[28,29]
Die Musiktherapie steht in anderer Weise als die Maltherapie mit dem Rhythmischen System in Beziehung. Hier sind es nicht mehr die Farben, in denen die Seele atmet, sondern Töne, Melodien, Harmonien und musikalische Rhythmen. So entfalten z. B. die musikalischen Intervalle durch ihre Zahlenverhältnisse eine therapeutische Wirksamkeit im Rhythmischen System. Im Schlaf nähern sich die Rhythmen von Atmung und Herzfrequenz einem Verhältnis von 1 zu 4 [→ II. 2.2.3 Das Rhythmische System], das – musikalisch ausgedrückt – einer doppelten Oktave entspricht, wobei diese rhythmische Ordnung offensichtlich mit den Gesundungskräften des Menschen in Beziehung steht.[30] Durch das Hören und Erleben der Intervalle wirken heilende Kräfte in die von Rhythmen getragene Lebensorganisation.

Mit dem Rhythmischen System ist das Fühlen verbunden: In der Dur-Stimmung (große Terz mit einem Schwingungsverhältnis von 4 zu 5) öffnet es sich nach außen, mit dem Moll (kleine Terz, Schwingungsverhältnis von 5 zu 6) wendet es sich nach innen. Dieses „Atmen der Seele“ wechselt also zwischen dem Innen und Außen. Somit vermittelt das Rhythmischen System einerseits zwischen dem „oben“ und „unten“, also dem Nerven-Sinnes- und dem Stoffwechsel-Gliedmaßen-System, andererseits zwischen dem Zentrum und dem Umkreis [→ II. 2.3.1 Richtungsqualitäten im dreigliedrigen Organismus]. Der Herzrhythmus und der sich nach außen öffnende Atmungsrhythmus begegnen sich im Rhythmischen System. Goethe wies auf diese Orientierung der Seele nach außen und nach innen und brachte sie mit dem Tonerlebnis des Dur und Moll in Zusammenhang:

„Meine Überzeugung ist diese: wie der Durton aus der Ausdehnung der Monade entsteht, so übt er eine gleiche Wirkung auf die menschliche Natur, er treibt sie ins Objekt, zur Tätigkeit, in die Weite, nach der Peripherie. Ebenso verhält es sich mit dem Mollton; da dieser aus der Zusammenziehung der Monade entspringt, so zieht er auch zusammen, konzentriert, treibt ins Subjekt und weiß dort die letzten Schlupfwinkel aufzufinden, in welchen sich die allerliebste Wehmut zu verstecken beliebt.“[31]

Bei Patienten mit Unruhe und Angst, bei denen es therapeutisch um eine Stärkung der Ich-Wirksamkeit in der Seele geht, ist die Musiktherapie besonders indiziert. Bei einem von Sorgen gefangenen Denken, Leid und schmerzbelasteten Fühlen als auch kraftlos-verzagtem Wollen stellt diese Verstärkung der Ich-Wirksamkeit in der Seele eine wesentliche Hilfe dar.

Indem die Musiktherapie die Ich-Wirksamkeit in der Seele unterstützt und auch die Gesetzmäßigkeiten der Tonwelt an die Lebensprozesse trägt, die den physischen Körper beleben und heilen, spricht sie alle vier Wesensglieder therapeutisch an. Dabei führt die Wirksamkeit der Wesensglieder im dreigliedrigen Organismus zur Auswahl der therapeutisch geeigneten Musikinstrumente:

Nerven-Sinnes-System	Blasinstrumente
Rhythmisches System	Saiteninstrumente
Stoffwechsel-Gliedmaßen-System	Schlaginstrumente

Die Musiktherapie ist zwischenzeitlich in der palliativmedizinischen Patientenbehandlung auch außerhalb der anthroposophischen Kliniken weit verbreitet. Ihre Wirksamkeit dokumentierten einige Studien: Man beobachtete eine Reduktion von Angst, Verbesserung der Stimmung und des „Stresslevels“ sowie eine „Förderung der Spiritualität“.[32] Weitere Studien beschrieben nicht nur ihre angstlösende, sondern auch schmerzlindernde Wirksamkeit (Übersicht zur Auswirkung der Musiktherapie in der postoperativen Phase in[33]).

3.5 Therapeutische Sprachgestaltung

Auch die *therapeutische Sprachgestaltung* steht mit den Wesensgliedern in Beziehung. Sprache offenbart sich durch die Ich-Aktivität des Menschen. Sie ist bei weitem mehr als ein „Informationsträger“. In jedem Wort lebt nicht nur sein begrifflicher Inhalt, dieser bekommt vielmehr eine „Tönung“, wird in den verschiedenen Sprachen unterschiedlich „empfunden“ und entsprechend zum “Klingen“ gebracht. „Sprache wird hervorgebracht, wenn wir unsere Gedanken mit innerlichem Gefühl, mit innerlicher Empfindung gründlich durchdringen,“ formulierte es Rudolf Steiner.[34] Im Sprechen entwickelt das Ich also eine Beziehung zum Empfindungsleib, der astralischen Organisation.[35] Konsonanten und Vokale sind nicht nur „Buchstaben“, sondern eigenständige, therapeutisch wirksame Qualitäten und entsprechen in dieser Hinsicht den Tönen und Intervallen in der Musik oder den Farben beim Malen. Auf einer höheren Ebene steht das Wort mit der geistigen Welt in Beziehung. Ideen, gedankliche Inhalte, aber auch die geistigen Qualitäten der Laute verbinden sich mit der tönenden Sprache und wirken im Patienten. Sie erfassen den gesamten Menschen: „Denn wenn der Mensch einen Ton oder einen Laut hervorbringt, so ist eigentlich sein ganzer Organismus daran beteiligt, und was da in den Gesangs- oder Sprachorganen vor sich geht, das ist nur die letzte Gipfelung dessen, was im ganzen Menschen vor sich geht“.[36] Sprache bildet im Organismus. Der Mensch drückt durch die Sprache sein Wesen aus und schafft durch ihre Wirksamkeit an seinem Leib.

In den Lauten und im Wort fließen geistige Prinzipien in die Ich-Tätigkeit der menschlichen Sprache ein, die das gesamte Wirken der Wesensglieder durchtönt. Während in der Heileurythmie die Laute als sichtbare Sprache den Bewegungen der ätherischen Organisation entsprechen und auf diese wirken, tönen die gesprochenen Laute über den Luftorganismus in die im Flüssigen wirkende ätherische Organisation. Die Lautbildung gestaltet dabei den Luftorganismus spezifisch.[37] Der Ton lässt eine Formgestalt im Luftraum entstehen, die seinem Wesen entspricht und urbildartig die ätherische Organisation prägt.

In der therapeutischen Sprachgestaltung lassen sich unterschiedliche Ebenen differenzieren. Zunächst ist mit jeder sprachlichen Äußerung die gedankliche Ebene, der Sinn einer Aussage verbunden. Für die Therapie ist allerdings weniger „der Sinn“ einer Lautfolge entscheidend: die meisten Lautfolgen und Übungen in der therapeutischen Sprachgestaltung haben keinen vordergründigen „textlichen“ Sinn, sondern beziehen sich auf das erfühlbare Wesen des Lautes, die Klang- und Rhythmusebene, die das Rhythmische System ergreift. Schließlich ist die enge Beziehung von Sprache und Bewegung nicht nur in der kindlichen Sprachentwicklung ablesbar, sondern hat auch in der Sprachtherapie eine wesentliche Bedeutung. So zeigt die Sprache über die Artikulation und damit die formende Qualität eine Beziehung zum Nerven-Sinnes-System, über die Phonation und Atmung eine entsprechende zum Rhythmischen System und schließlich über die Stimmbildung und Bewegungsorganisation der Sprache (Muskulatur, Lippen, Zunge, Gaumen, Kehlkopf, Diaphragma, Atemmuskulatur) eine solche zum Stoffwechsel-Gliedmaßen-System.

Konsonanten verstärken die formenden Qualitäten im Organismus. In ihrer Klangqualität bemerken wir starke *Formkraft* bei wenig Klang. Der physische Leib erscheint in seinen Formen unter diesem Gesichtspunkt als ein Konsonanten-Leib. Die Vokale demgegenüber fördern die Lebensprozesse. Bei ihrem Aussprechen erleben wir eine Klangqualität, die so lange wie die Ausatmung anhält und wenig abgeschlossene Form entstehen lässt. Die Sprache als Ausdruck der Ich-Organisation ergreift und durchtönt den gesamten menschlichen Organismus.

Für das Verständnis der therapeutischen Wirkung von Vokalen und Konsonanten ist die Dreigliederung des Mundraums wesentlich.[38] In den *Zähnen* erscheint die verdichtende und sklerosierende Qualität des Nerven-Sinnes-Systems. In den *Lippen* realisieren sich rhythmische Bewegungen. Auch vermitteln sie zwischen der Schleimhaut des Mundes und den zum Nerven-Sinnes-System gehörenden Qualitäten der umgebenden Gesichtshaut. Die Lippen sind ein Schwellenort im Übergangsbereich zwischen der Außen- und Innenwelt. Dabei orientiert sich die Oberlippe mehr zur Atmung und zum Nerven-Sinnes-System (Nähe zur Nase), die Unterlippe hingegen stärker zum Stoffwechsel-Gliedmaßen-System (Nähe zum Kinn). Die *Zunge* steht als allseitig beweglicher Muskel in seinen rhythmischen Funktionen mit dem Rhythmischen System, in seiner Bewegungsfunktion mit dem Stoffwechsel-Gliedmaßen-System in Beziehung. Die hintere Mundhöhle, Pharynx und *Gaumen*, schließen direkt an das Stoffwechsel-Gliedmaßen-System an.

Der Dreigliederung der Mundhöhle entsprechend ist eine Zuordnung der Konsonanten zum dreigliedrigen Organismus möglich[39]:

Zahnlaute Zungen-Zahnlaute	S, C, Z L, N, D, T	Nerven-Sinnes-System
Lippen-Zahnlaute Lippenlaute	W, V, F B, P, M	Rhythmisches System
Gaumenlaute	G, K, Q, R, J, CH	Stoffwechsel-Gliedmaßen-System

Die Artikulation der einzelnen Konsonanten macht ihre Zuordnung zu den Bereichen des dreigliedrigen Mundraumes unmittelbar evident.

Auch bei den Vokalen ist eine entsprechende Differenzierung zu finden. So liegt das A im Gaumenbereich, das E führt demgegenüber in den mittleren Mundbereich, den dann das I erreicht. Für die Aussprache des O ist bereits die rundlich abschließende Lippenbewegung erforderlich, beim U bewegt man die Lippen „u-förmig“ nach vorne. Mit dem A öffnet sich der astralische Leib nach außen, es ist eine dem Staunen und Einschlafen nahe Konstellation. Beim E empfindet man eine konsolidierende Wirksamkeit und ein „Zu-sich-kommen“, dass den Patienten konzentriert.[40] Mit dem I verstärken sich das Selbstgefühl und die Inkarnationskraft. O und U führen zum Erwachen in der eigenen Leiblichkeit, zur inneren Geschlossenheit und verbinden den Patienten mit der Außenwelt.

Die sprachtherapeutischen Übungen regen die Gestaltungs- und Lebensprozesse im Organismus an. Das Wesen der Laute offenbart sich im Ton, der sich durch die dreigliedrige Mundhöhle artikuliert und den Leib durchklingt. Auch die Laute haben eine Tages- und eine Nachtwirksamkeit: in der Tageswirksamkeit erklingen die leibbildenden Laute und tönen durch die Sprachwerkzeuge nach außen, in der Nachtwirksamkeit gestalten und beleben sie den Organismus. So zeigt die therapeutische Sprachgestaltung physiologische Wirksamkeiten: Eine hohe kardiorespiratorische Synchronisation war während und bis zehn Minuten nach Ende der Intervention nachweisbar.[41,42] Ferner verbesserte die Therapie die *Asthmakontrolle* und das Befinden.[43]

Eine häufige und bewährte Indikation für die therapeutische Sprachgestaltung ist die *chronische Sinusitis*. Hier ergreift die Ich-Organisation den als Heilungsversuch des

Organismus intendierten Entzündungsprozess nicht vollständig. Die andauernde Überlastung des Nerven-Sinnes-Pols führt zu seiner ungesunden Dominanz. Erlebt der Patient den Kopf als schmerzend, drückend und dumpf mit beeinträchtigter Nasenatmung und Geruchssinn, so kommt die Lautkombination K-N-M in verschiedenen Übungsreihen zur Anwendung. Der Gaumen-Laut K spricht die Wärme im Stoffwechselpol an. Deren Regsamkeit lenkt man nicht nach außen, sondern in den lange getönten Laut N, dessen Vibrationen günstig auf den gesamten Nasennebenhöhlen-Komplex wirken und der als Zungen-Zahnlaut sich auf den Nerven-Sinnes-Pol bezieht. Abschließend führt in den betreffenden Übungen der Laut M die klingenden Vibrationen vom knöchernen Schädel nach außen an die Peripherie (Lippen, Weichteile des Gesichts). Als Grundgeste zeigt sich eine zentrifugale Bewegung der Lautwirksamkeiten von innen (Gaumen) nach außen (Lippen).

Neben dieser leiborientierten Wirksamkeit der therapeutischen Sprachgestaltung lässt sich in Sprüchen und Gedichten die Seele ansprechen. Ihr Sinn gibt schließlich geistige Orientierung und Zielsetzungen aus der Welt der Poesie, die eine gesundende Wirkung auf Seele und Leib entfalten.

Kasuistik

Eine 63-jährige Patientin erlitt unerwartete, osteoporosebedingte Frakturen mehrerer Wirbelkörper mit einem resultierenden Größenverlust von ca. 10 cm in kurzer Zeit (Frakturen von BWK 8, 9, 10, 12 und LWK 2 sowie – geringer ausgeprägt – in BWK 7, LWK 3 und 4). Als Resultat endete die Rippenunterkante nur noch knapp oberhalb des Beckenkamms. Dies führte zu Schmerzen, Dyspnoe und Appetitlosigkeit. Nach der Vertebroplastie BWK 6 und 11 sowie Kyphoplastik BWK 7 und 8 kam es zu keiner Besserung und die Pflegefachfrau und Dozentin äußerte den Wunsch, „so nicht mehr leben zu wollen". Als Medikation erhielt sie ab der Diagnosestellung zwei Jahre Teriparatid, danach Alendronat.
In der therapeutischen Sprachgestaltung lernte sie zunächst, die latente Hyperventilation mit konsonantengestützten Ausatmungsübungen wie K-L-S-F-M unter Kontrolle zu bekommen. Anschließend erfolgte eine sorgfältige Zwerchfellaktivierung mit Stoßlauten, die zur Druckreduktion im Bauchraum und kurzfristigen Beschwerdebesserung führte. Deshalb griff die Patientin in den ersten Monaten nach dem Ereignis mehrmals täglich zu den Übungen, die gemäß ihrer Mitteilung als einzige Therapie direkte Entlastung brachten. Nach mehreren Monaten konsolidierte sich das Befinden so weit, dass die Patientin nur noch alle drei Monate die sprachtherapeutische Behandlung aufsucht. Sie ist wieder voll berufstätig und greift je nach Befinden zu einem geeigneten Werkzeug aus ihrem Set lautbasierter Sprach- und Atemübungen, die symptombezogen entwickelt bzw. angepasst wurden.[44]

Die Sprachtherapie hat zudem eine besondere Bedeutung für die Schilddrüsenerkrankungen. Auf die entsprechende Übung geht Kapitel [→ XVII. 6. Sprachtherapie] ein.

4. Anwendung der Kunsttherapien bei den vier Krankheitsprozessen

Die Kunsttherapie orientiert sich an der ersten Arbeit des Patienten als „bildgebender Diagnostik“ für die Wirksamkeit der leiblichen, seelischen und geistigen Wesenheit. Für ihre Interpretation sind die vier großen Krankheitsprozesse, wie sie sich aus der Dreigliederung des menschlichen Organismus ergeben, zu berücksichtigen.

4.1 Skleroseprozesse

Kommt es zu einem Überwiegen des Nervensystems, so entstehen Skleroseprozesse im Organismus. Diese können sich sehr unterschiedlich entwickeln und verschiedene Organsysteme betreffen. Wesentliche Skleroseerkrankungen sind das metabolische Syndrom und der Diabetes mellitus Typ 2. Die Kunsttherapie muss hier die Wesensgliederwirksamkeit im Stoffwechsel-Gliedmaßen-System verstärken. Stehen degenerative Veränderungen im Vordergrund, so spricht das Plastizieren die Gestaltungskräfte im physischen Organismus an. Oftmals ist die ätherische Organisation geschwächt, ggf. im Rahmen chronisch entzündlicher, in die Sklerose führender Prozesse. Zur Belebung der ätherischen Organisation eignet sich die Maltherapie. Wenn der Patient eine ausgeprägte seelische Anspannung, Bewusstseinsorientierung und ggf. auch Verkrampfung zeigt, so ist die Musiktherapie hilfreich. Zur Stärkung der Selbstwirksamkeit und als Atemtherapie kommt die therapeutische Sprachgestaltung zum Einsatz.

4.2 Karzinom

Entwickelt sich eine für das Sinnessystem typische Wesensgliederwirksamkeit „am falschen Ort“, so bildet sich das Malignom. Nun ist die Dominanz des Sinnessystems in der *Karzinomentwicklung* auszugleichen und die Wesensgliederwirksamkeit im Stoffwechsel-Gliedmaßen-System zu verstärken. Dies kann – in Abhängigkeit vom Tumortypus – durch das therapeutische Plastizieren geschehen. Die ungeformten proliferativen Lebensprozesse brauchen Gestaltungskräfte, der durch den Tumor geschwächte ätherische Organismus des Patienten benötigt eine Anregung seiner Lebensprozesse. Hier ist die Maltherapie von einer wesentlichen Bedeutung. Die Musiktherapie spricht die astralische Organisation an, um die gestaltenden Kräfte an das entfesselte Leben zu tragen. Die seelische Ebene spielt in der onkologischen Behandlung eine große Rolle. Anspannung und Unruhe haben nicht nur auf das Immunsystem negative Auswirkungen. *Stress und seelische Anspannung* orientieren die astralische und Ich-Organisation zum Nerven-Sinnes-System, was Lebensprozesse – wie die immunologischen Reaktionen auf den Tumor – einschränkt. Die immunsuppressiven Effekte von Stress und seelischer Belastung sind hinsichtlich der Infektanfälligkeit bekannt.[45,46,47] Umgekehrt führt die Abnahme von Unruhe und Stressgefühl zu verbesserten immunologischen Funktionen (gesteigerte zytolytische Aktivität der natürlichen Killerzellen).[48] Die unter „Stressbedingungen“ aktivierte chronische Entzündung beruhigt sich mit abfallenden CRP-Werten.[49] Die

Musiktherapie hat vor diesem Hintergrund eine wesentliche krankheitsspezifische Bedeutung, indem sie die astralische Organisation über die Wirksamkeit der Ich-Organisation verstärkt. Dadurch bringt sich das Ich in den Seelenkräften des Denkens, Fühlens und Wollens zur Wirksamkeit und kontrolliert dysfunktionale Gedanken, führt aus der Unruhe zu einer friedevollen Stimmung und einer Zielorientierung im Handeln.

Die Ich-Organisation hat sich bei der Karzinomerkrankung aus dem Zusammenhang mit dem Leib gelöst und sinnesorganähnlich eine periphere Wirksamkeit erreicht. Sie ist über die Wärme wiederum mit dem Organismus zu verbinden. Die therapeutische Sprachgestaltung verstärkt die leiborientierte Wirksamkeit der Ich-Organisation, indem die geistigen Gestaltungskräfte der Laute den Organismus durchtönen und formen. Geeignete Texte fördern durch den atemrhythmisierenden und mit dem Herzrhythmus koordinierenden Einfluss die Wirksamkeit. Mit der Sprachäußerung ergreift der Patient seine ungenügend verwandelten organischen Neubildungskräfte und metamorphosiert sie im künstlerischen Sprechen.[50, 51]

4.3 Allergische Erkrankungen

Die hierzu polare Dominanz des Stoffwechselsystems kann sich als *Entzündung* manifestieren oder bis in die Peripherie des Organismus als *allergische Erkrankungen* reichen. Einige autoimmune Erkrankungen stehen mit diesem Prozess in Verbindung. In den allergischen Erkrankungen öffnen sich entzündungsähnliche Stoffwechselprozesse dem Umkreis und verlangen ihre Begrenzung und Formung sowie Rückführung in das Stoffwechsel-Gliedmaßen-System. Das Plastizieren wirkt der Tendenz zur Gestaltauflösung des Leibes entgegen. Hier sind geometrische Aufgabenstellungen wie das Plastizieren der platonischen Körper hilfreich. Die Maltherapie bezieht sich auf die auflösenden ätherischen Prozesse, die bis in die Peripherie und damit die periphere Sinnesorganisation reichen. Geometrisches Zeichnen oder Schichten im Aquarellmalen regen gestaltende Prozesse im Bereich des ätherischen Organismus an. Die Musiktherapie spricht die seelische Ebene allergischer Erkrankungen an. Es geht um die Verbindung mit dem Umkreis und die Ausbildung eines seelischen Innenraums. Oftmals begleiten Unruhe und innerliche Erregung die allergischen Prozesse. Manche Patienten kennen dabei die heilende Wirksamkeit von gedanklicher Konzentration und seelischen Gestaltungskräften. Diese stärkt die Musiktherapie. Hierzu verläuft z. B. ein therapeutischer Weg von der dynamischen zur gestaltenden Wirksamkeit, also von der sogenannten dionysischen zur appolinischen Qualität. Allergische Erkrankungen benötigen die Begrenzung und Formung durch die Ich-Organisation. Diese ist traumähnlich zu stark mit dem Umkreis verbunden und muss zu den Gestaltungskräften im Organismus zurück finden. Hierzu leistet die therapeutische Sprachgestaltung einen wertvollen Beitrag.[52] Bei Hyperventilation mit übermäßigem Abatmen des Kohlendioxids kann die von Rudolf Steiner angeregte therapeutische Sprachübung: „Ich atme Kraft des Lebens“ zur Anwendung kommen.[53]

Die Indikation zur Kunsttherapie bei den allergischen Erkrankungen ergibt sich aus der Patientenwahrnehmung: Manche allergische Erkrankungen führen zu entzündlich-allergischen Prozessen, welche die Maltherapie gestalten kann. Bei anderen steht das

Thema der inneren und äußeren Grenzbildung als Aufgabe der Ich-Organisation im Vordergrund oder soll zum Einstieg in die Therapie dienen. Dann kommt die therapeutische Sprachgestaltung zum Einsatz. Die Musiktherapie spricht das seelische Wesen des Patienten an und beeinflusst über die astralische Organisation die allergische Erkrankung. Sie unterstützt neben der inneren seelischen Gestaltung auch die Rückführung der astralischen Wirksamkeit in die Stoffwechselorganisation.

Das therapeutische Plastizieren kommt z. B. bei Patienten in Betracht, die einer Verstärkung der Stoffwechselfunktionen im Verdauungstrakt bedürfen und dort ggf. allergische Erkrankungen entwickeln. Schließlich geht es bei diesen Erkrankung darum, die allergische Stoffwechselreaktion auf die Fremdantigene zu einer physiologischen Verdauungsfunktion zu wandeln. Diese Rückführung einer „parenteralen" allergischen Reaktion in der inneren und äußeren Körperperipherie von Schleimhäuten und Haut an ihren eigentlichen physiologischen Ort im Verdauungssystem unterstützt das Plastizieren.

4.4 Entzündliche Erkrankungen

Die künstlerischen Therapien kommen bei akut-entzündlichen Erkrankungen in der Regel nicht zur Anwendung. Die akute, fieberhafte Entzündung geht vielfach mit Müdigkeit und einer verstärkten Stoffwechselaktivität der Wesensglieder einher. Diese ist durch die bewusst zu gestaltende kunsttherapeutische Behandlung nicht anzusprechen. Allerdings gibt es eine kunsttherapeutische Behandlungsindikation zur Prävention entzündlicher Erkrankungen. Entzündung entwickelt sich dann, wenn eine Fremdqualität in den Organismus eingedrungen oder entstanden und nun entzündlich zu überwinden ist. Hierzu liegen unterschiedlich entwickelte Dispositionen vor. So neigen zahlreiche Patienten zu rezidivierenden Infekten der oberen Atemwege oder häufig auftretenden Harnwegsinfekten. Diese stellen vor dem Hintergrund der weltweit zunehmenden Antibiotikaresistenz ein gravierendes Problem dar. Insofern hat eine prophylaktische Therapie, welche die Infektdisposition im therapeutischen Fokus hat, eine große Bedeutung. Entzündungen entwickeln sich an Orten, welche die Wesensglieder des Menschen nicht genügend ergreifen. Bei Harnwegsinfekten ist die Neigung zu kalten Akren bekannt. Bei den häufigen Atemwegsinfekten ist entsprechend auf eine zu starke Betonung des Bewusstseins und damit des Nerven-Sinnes-Systems zu achten. Grundsätzlich geht eine zu diesem System ausgerichtete Wesensgliederwirksamkeit mit „Erkältung" und damit einer Disposition zu Infektionserkrankungen einher. Dieses Ungleichgewicht in der Dreigliederung überwindet die fieberhafte Entzündung und führt in eine Gesundung auch der zugrunde liegenden Disposition. Die Kunsttherapie gleicht die einseitige Betonung des Nerven-Sinnes-Systems aus. Die therapeutische Sprachgestaltung führt die Ich-Organisation in den Organismus und wirkt mit entsprechenden Lautkombinationen direkt im betroffenen Organgebiet, wie es beispielsweise bei Sinusitis oder rezidivierenden Blasenentzündungen notwendig ist [→ 3.5 Therapeutische Sprachgestaltung]. Die Musiktherapie gleicht die seelische Anspannung und das „gestresste" Fühlen aus und stärkt die Lenkungskraft der Ich-Organisation. Der erschöpfte Patient mit rezidivierenden Infekten profitiert von der Maltherapie durch die Anregung der ätherischen Organisation. Die leibergreifende Wirksamkeit, die sich der Dominanz des Nerven-Sinnes-Systems gegenüber stellt, wird durch das therapeutische Plastizieren verstärkt.

Eine besondere Bedeutung scheint der Kunsttherapie in der Intensivmedizin zuzukommen. Bei der Sepsis geht es um eine Umlenkung der astralischen Wirksamkeit von einer sympathikotonen, mit der akuten Krankheitsphase verbundenen Aktivität zu einer parasympathikotonen, der Nachtwirksamkeit zugehörenden Ausrichtung. Diese heilende, die SIRS-Phase (systemic inflammatory response syndrome) [→ XV. 6. Sepsis] begrenzende Wirksamkeit der astralischen und der Ich-Organisation kann die Musiktherapie unterstützen. Sie kommt auch (und gerade) beim sedierten Patienten zum Einsatz.

5. Innere Entwicklung durch die Kunsttherapie

Die Kunsttherapie ermöglicht entscheidende innere Entwicklungsschritte. Diese rufen immer wieder das Erstaunen des Therapeuten hervor und die Patienten bemerken sie mit großer Freude. Die Entwicklungen hängen mit dem Wesen der vier therapeutisch wirksamen Künste zusammen. Im Plastizieren erscheint in der Raumeswelt eine Erstarbeit, die von dem inneren Wesen des Patienten geprägt ist. Selbst ein vorgegebenes Motiv, eine Kugel zu plastizieren, führt zu ausgesprochen unterschiedlichen Ergebnissen: Manche Kugeln sind sehr groß, andere murmelartig klein, manche haben eine glatte Oberfläche, andere sind von grober Struktur. Einige Patienten setzen neuen Ton an, um eine Kugel sphärisch zu gestalten, andere arbeiten ganz aus dem ursprünglichen Material. Manche Kugeln sind recht vollkommen, andere eher auf dem Weg, sich zu runden. Hilfreich ist der Einstieg über das „blinde“ Plastizieren, bei dem mit verbundenen Augen die leibnahen Sinne (insbesondere der Tastsinn) intensiv tätig sind. Beim Anschauen der entstandenen Plastik spricht sich jedes Mal etwas von dem Menschen selbst in der Formensprache und Beschaffenheit des Werkes aus. Das gemeinsame Anschauen lässt sofort Veränderungsmöglichkeiten erkennen, die eine innere Verwandlung bedingen und den Menschen in seiner eigenen Entwicklung fördern. Aus diesem Grunde ist es nicht hilfreich, die therapeutischen Arbeiten als „Kunstwerke“ auszustellen, da sie „Stufen auf einem Weg“ sind, die man nicht fixieren sollte.

Ähnliches gilt auch für Erstarbeiten in der Maltherapie. Allerdings haben wir es nun mit dem Bild, der imaginativen Qualität zu tun. In der Maltherapie entwickelt sich der Weg von der krankheitsspezifischen Arbeit über die seelischen Bildgestaltungen bis zu den motivischen Bildern. Ein geradezu unermesslicher Schatz an spirituell tiefsinnigen Motiven stammt aus der Märchenwelt der Gebrüder Grimm. Es ist immer wieder erstaunlich, wie diese Märchen nicht „Kindergeschichten“ bleiben, sondern eine Bedeutung auch für das Leben des erwachsenen Menschen entfalten. Viele Patienten empfinden eine seelisch-geistige Belebung und Kraft, wenn sie ein Motiv malen, das beispielsweise eine „Eselshaut“ abwirft und ein inneres unverletztes, kostbares Wesen zu Darstellung bringt. Wir leben in unserem Alltagsleben in manchen entstellenden „Verzauberungen“, aus denen wir uns – dem Froschkönig entsprechend – erst befreien müssen. Heilung bedeutet in diesem Sinne eine „Befreiungsarbeit“, um immer mehr zum eigenen Wesen, zum wahren Menschsein zu kommen. Bilder berühren den Patienten oftmals tiefer als gesprochene Erläuterungen und weisen durch eine bildhaft-imaginative Erkenntnis auf die zugrunde liegende Wirklichkeit. Abstrakte Gedanken bleiben ihnen gegenüber farb- und kraftlos. Diese lassen den Patienten „unberührt", während lebendige, durch die eigene Tätigkeit entstandene Bilder nicht nur das Bewusstsein ansprechen, sondern auch zu tiefgreifenden organischen Wirkungen führen. So sind Freude, Erfüllung und das Schwinden der Unruhe von körperlichen Veränderungen begleitet, die unmittelbar die leiborientierte Wirksamkeit der Kunsttherapie verdeutlichen.

Andere Verhältnisse ergeben sich für die Musiktherapie. Sie spricht das Tönen, also die „inspirative Erkenntnis" an. Musik öffnet dem Geist die Seele. Bereits einfache Melodien und Tonfolgen führen von den seelischen Alltagsbelastungen in der Auseinandersetzung mit der Krankheit zu tieferen Werten und geistigen Orientierungen. Welche innere Kraft erfuhr vermutlich Dietrich Bonhoeffer (1906–1945) vor seiner Hinrichtung durch die Musik Beethovens, die ihn bis zuletzt innerlich begleitete. Tiefer Trost, Hoffnung und Zukunftskräfte entstehen durch die Musik, auch in verzweifelten Situationen des Lebens. In den Tönen kann sich die geistige Welt offenbaren und dem Menschen hörbar werden. Nicht ohne Grund finden sich oftmals die Engel und Wesen der geistigen Welt mit Musikinstrumenten dargestellt.

In der therapeutischen Sprachgestaltung zeigen Sprüche und Gedichte eine entsprechende, verwandelnde Wirksamkeit. Durch sie verbindet sich der Patient mit einem tragenden geistigen Inhalt und orientiert sich zu dem Schöpferischen des Weltenwortes. Gedichte repräsentieren oft ein verdichtetes Resultat langen inneren Ringens („und wenn der Mensch in seiner Qual verstummt, gab mir ein Gott, zu sagen was ich leide").[54] Solche Früchte des Leidens vermögen Menschen in ähnlichen Lebenslagen anzuleiten, das Unausdrückbare doch zu äußern. Texte aus alten, oft religiösen, Quellen, begleiten Menschen ebenfalls in Zeiten der Not und Desorientierung; sie vermitteln Halt und innere Richtung. Wenn es zudem gelingt, einen mantrischen Text durch inneres Ruhen zum Sprechen zu bringen, so wirkt solch bewusstes Wiederholen bis in die Willenstiefen. Atem, Pulsrhythmus und Körperwärme passen sich der aus dem geistigen Zentrum des Menschen strömenden Kraft an.

So erschließen die Kunsttherapien Kraftquellen, die der inneren Orientierung des Patienten dienen. Diese Wirksamkeit erstreckt sich nicht „nur" auf das seelische und geistige Wesen, sondern erreicht auch die leiblichen Wesensglieder. Durch innere Aktivität entwickeln sich Sicherheit, Perspektiven und Lebensmaximen, die als neu gewonnenes Licht in das verfinsterte seelische Erleben leuchten und der astralischen Organisation frische Kräfte schenken. Im Fühlen entsteht oftmals eine „gesunde Ahnung" für den weiteren Weg. Dank und Liebe zum Umkreis wirken gesundend auf die ätherische Organisation. Schließlich führt die Kunsttherapie von der oft empfundenen Aussichtslosigkeit zu neuer Hoffnung und hilft den Mut zu entwickeln, den weiteren Weg zu gehen.

Literatur

1 Stegemöller, E. L.: Exploring a neuroplasticity model of music therapy. Journal of Music Therapy 2014; 51 (3). S. 211–227.

2 Gutknecht, K.: Das „letzte" Bild – eine kunsttherapeutische Betrachtung. Der Merkurstab 1997; 50 (6). S. 351–354.

3 Ganß, M.: Die therapeutischen Möglichkeiten von Kunsttherapie bei Menschen mit Demenz. Musik-, Tanz- und Kunsttherapie. Hogrefe Verlag Göttingen 2007.

4 Steer-Reeh, A.: Wirkung von farbigem Licht auf die Herzfrequenzvariabilität und den Puls-Atem-Quotienten gesunder Probanden. Inaugural-Dissertation Eberhard Karls Universität Tübingen 2012.

5 Heckel, V., Krüerke, D., Weiss, S. et al.: Changes in respiration, heart rate and state of mind while hearing live music: An empirical experimental pilot study in Anthroposophic Music Therapy. BMC Complementary and Alternative Medicine 2017; 17. S. 154.

6 Hamre, H. J., Kiene, H., Ziegler, R. et al.: Overview of the publications from the anthroposophic medicine outcomes study (AMOS): a whole system evaluation study. Global Advances in Health and Medicine 2014; 3 (1). S. 54–70.

7 Storch, M., Tschacher, W.: Embodied Communication. Hogrefe Verlag Göttingen 2016.

8 Soesman, A.: Die zwölf Sinne. Tore der Seele. Verlag Freies Geistesleben Stuttgart 1998. 6. Kapitel.

9 Lehrs, E.: Vom Geist der Sinne zur Diätetik des Wahrnehmens. Klostermann Verlag Frankfurt a. M. 1994.

10 Degenaar, A. G.: Krankheitsfälle und andere medizinische Fragen, besprochen mit Dr. Rudolf Steiner. Gesammelt im Klinisch-Therapeutischen Institut in Stuttgart. Stuttgart o. J.

11 Steiner, R.: Lucifer-Gnosis 1903–1908. Grundlegende Aufsätze zur Anthroposophie und Berichte (GA 34). Rudolf Steiner Verlag Dornach 1987. Kapitel: Die Erziehung des Kindes vom Gesichtspunkte der Geisteswissenschaft.

12 Steiner, R.: Erdenwissen und Himmelserkenntnis (GA 221). Rudolf Steiner Verlag Dornach 1998. Vortrag vom 11. Februar 1923.

13 House, S. H.: Psychological distress and its impact on wound healing. An integrative Review. Journal of Wound, Ostomy and Continence Nursing 2015; 42 (1). S. 38–41.

14 Steiner, R.: Kunst im Lichte der Mysterienweisheit (GA 275). Rudolf Steiner Verlag Dornach 1990. Vortrag vom 29.12.1914.

15 Schiller, F.: Wallensteins Tod. Reclam Verlag Stuttgart 2003. 3. Akt, 13. Auftritt.

16 Steiner, R.: Die Geheimwissenschaft im Umriss (GA 13). Rudolf Steiner Verlag Dornach 2013. Kapitel: Wesen der Menschheit.

17 Steiner, R.: Eurythmie als sichtbare Sprache (GA 279). Rudolf Steiner Verlag Dornach 1990. Vortrag vom 7. Juli 1924.

18 Goethe, J. W.: Hamburger Ausgabe Bd.13. Naturwissenschaftliche Schriften I, Zur Farbenlehre. Verlag C. H. Beck München 1994. S. 315.

19 Rozumek, M.; Waldburger, B.; Pedersen, P.A.: Rhythmische Verfahren. In: Meyer, U., Pedersen, P. (Hrsg.): Anthroposophische Pharmazie. Grundlagen, Herstellprozesse, Arzneimittel. Salumed Verlag Berlin 2017. S. 461–476.

20 Mees-Christeller, E., Denzinger, I., Altmaier, M. et al.: Therapeutisches Zeichnen und Malen. Anthroposophische Kunsttherapie. Verlag Urachhaus Stuttgart 2003. S. 23, 27, 31.

21 Denda, M.: Newly discovered olfactory receptors in epidermal keratinocytes are associated with proliferation, migration, and re-epithelialization of keratinocytes. Journal of Investigative Dermatology 2014; 134 (11). S. 2677–2679.

22 Ebd.

23 Kröz, M., Reif, M., Glinz, A. et al.: Impact of a combined multimodal-aerobic and multimodal intervention compared to standard aerobic treatment in breast cancer survivors with chronic cancer-related fatigue – results of a three-armed pragmatic trial in a comprehensive cohort design. BMC Cancer 2017; 17. S. 166.

24 Kröz, M., Mehl, A., Didwiszus, A. et al.: Reliability and first validity of the inner correspondence questionnaire for painting therapy (ICPTh) in a sample of breast cancer patients. Complementary Therapies in Medicine 2019; 42 (2). S. 355–360.

25 Die S3-Leitlinie empfielt die Kunst-/Maltherapie als psychoonkologische Intervention "Psychoonkologische Diagnostik, Beratung und Behandlung von erwachsenen Krebspatienten". Abrufbar unter: https://www.awmf.org/leitlinien/detail/ll/032-051OL.html (Abfrage Februar 2020).

26 Kepler, J.: Gesammelte Werke. Band VI: Harmonice mundi. Hrsg. von Max Caspar. Verlag C. H. Beck München 1940.

27 Warm, H.: Die Signatur der Sphären. Keplerstern Verlag Hamburg 2011.

28 Ben-Arye, E., Ben-Arye, Y., Barak, Y.: Eva Between Anxiety and Hope: Integrating Anthroposophic Music Therapy in Supportive Oncology Care. Health Psychology Research 2015; 3 (3). S. 2199.

29 Bieligmeyer, S., Helmert, E., Hautzinger, M. et al.: Feeling the sound – short-term effect of a vibroacoustic music intervention on well-being and subjectively assessed warmth distribution in cancer patients. A randomized controlled trial. Complementary Therapies in Medicine 2018; 40. S. 171–178.

30 Bonin, D., Grote, V., Cysarz, D. et al.: Ist das Tag-Nacht-Verhältnis von Puls und Atem ein neuer Indikator für gesundheitsbezogenes Befinden und Depressivität? Der Merkurstab 2015; 68 (4). S. 256–263.

31 Johann Wolfgang Goethe an Christian Heinrich Schlosser, 5. Mai 1815. In: Goethe, J. W.: Hamburger Ausgabe, Bd. 3. Verlag C. H. Beck. München 1965. S. 303.

32 Warth, M., Keßler, J., Hillecke, T. K. et al.: Music therapy in palliativ care – a randomized controlled trial to evaluate effects on relaxation. Deutsches Ärzteblatt International 2015; 112. S. 788–794.

33 Hole, J., Hirsch, M., Ball, E. et al.: Music as an aid for postoperative recovery in adults: a systematic review and meta-analysis. The Lancet 2015; 386 (10004). S. 1659–1671.

34 Steiner, R.: Vorstufen zum Mysteriums von Golgatha (GA 152). Rudolf Steiner Verlag Dornach 1990. Vortrag vom 1. Mai 1913.

35 Steiner, R.: Sprachgestaltung und Dramatische Kunst (GA 282). Rudolf Steiner Verlag Dornach 1981. S. 58.

36 Steiner, R.: Das Wesen des Musikalischen und das Tonerlebnis im Menschen. (GA 283). Rudolf Steiner Verlag Dornach 1989. Vortrag vom 2. Dezember 1922.

37 Maintier, S.: Sprache – die unsichtbare Schöpfung in der Luft. Forschung zur Aerodynamik der Sprachlaute. Verlag Dr. Kovac Hamburg 2014.

38 Lorenz-Poschmann, A.: Die Sprachwerkzeuge und ihre Laute. Studienmaterial der Freien Hochschule für Geisteswissenschaft, Goetheanum. Verlag am Goetheanum Dornach 1983.

39 Steiner, R.: Heileurythmie (GA 315). Rudolf Steiner Verlag Dornach 2008. Vortrag vom 14. April 1921.

40 Steiner, R.: Sprachgestaltung und Dramatische Kunst (GA 282). Rudolf Steiner Verlag Dornach 1981. Vortrag vom 3. September 1924.

41 Cysarz, D., von Bonin, D., Lackner, H. et al.: Oscillations of heart rate and respiration synchronize during poetry recitation. American Journal of Physiology, Heart and Circulatory Physiology 2004; 287. S. 579–587.

42 Bettermann, H., von Bonin, D., Frühwirth, M. et al.: Effects of speech therapy with poetry on heart rate and cardiorespiratory coordination. International Journal of Cardiology 2002; 84 (1). S. 77–88.

43 von Bonin, D., Klein, S. D., Würker, J. et al.: Speech-guided breathing retraining in asthma – a randomised, controlled cross-over trial in real-life outpatient settings. Trials 2018; 19. S. 333.

44 von Bonin, D.: Persönliche Mitteilung 2019.

45 Cohen, S., Tyrrell, D. A., Smith, A. P.: Psychological stress and susceptibility to the common cold. The New England Journal of Medicine 1991; 325 (9). S. 606–612.

46 Pedersen, A., Zachariae, R., Bovbjerg, D. H.: Influence of psychological stress on upper respiratory infection – a meta-analysis of prospective studies. Psychosomatic Medicine 2010; 72 (8). S. 823–832.

47 Kalula, S.; Ross, K.: Immunosenescence-inevitable or preventable? Current Allergy & Clinical Immunology 2008; 21. S. 126–130.

48 Fang, C. Y., Reibel, D. K., Longacre, M. L. et al.: Enhanced psychosocial well-being following participation in a mindfulness-based stress reduction program is associated with increased natural killer cell activity. Journal of Alternative and Complementary Medicine 2010; 16 (5). S. 531–538.

49 Ebd.
50 von Bonin, D., Denjean-von Stryk, B.: Therapeutische Sprachgestaltung in der Onkologie. In: Fintelmann, V. (Hrsg.): Onkologie. Johannes M. Mayer Verlag Stuttgart 2002.
51 von Bonin, D.: Kunsttherapie in der Onkologie: Brustkrebs. In: Dobos, G. J. (Hrsg.): Integrative Onkologie am Beispiel Brustkrebs. Urban & Fischer Verlag München 2013.
52 Lorenz-Poschmann, A.: Die Sprachwerkzeuge und ihre Laute. Studienmaterial der Freien Hochschule für Geisteswissenschaft, Goetheanum. Verlag am Goetheanum Dornach 1983.
53 von Bonin, D. (Hrsg.): Materialien zur Therapeutischen Sprachgestaltung. Persephone. Förderstiftung Anthroposophische Medizin im Verlag am Goetheanum Dornach 2008.
54 Goethe, J. W.: Torquato Tasso. Insel Verlag Frankfurt/Main 1982. 5. Akt. S. 299.
55 Steiner, R.: Kunst im Lichte der Mysterienweisheit (GA 275). Rudolf Steiner Verlag Dornach 1990. Vortrag vom 29. Dezember 1914.
56 Steiner, R.: Die Geheimwissenschaft im Umriss (GA 13). Rudolf Steiner Verlag Dornach 2013. Kapitel: Wesen der Menschheit.

KAPITEL VII
Wirksamkeitsnachweis und Nutzenbewertung

1. Wirkung und Wirksamkeit anthroposophischer Arzneimittel

Die „mainstream medicine" begreift sich als *evidenzbasierte Medizin*, die komplementäre Medizin gilt ihr gegenüber oftmals als „unbewiesen". Abgesehen von der Tatsache, dass nur ein kleiner Anteil unseres schulmedizinischen Handelns bislang evidenzbasiert ist (z. B. Kardiologie ca. 14 % Level 1 (European Society of Cardiology (ESC) guidelines)[1] und Onkologie ca. 8 % Level 1[2]) und die evidence based medicine oftmals zu Unrecht auf die sogenannte externe Evidenz klinischer Studien reduziert wird, entstehen bereits an dieser Stelle grundsätzliche Fragen zur Beurteilung von Wirkung, Wirksamkeit[3] und Nutzen medizinischer Maßnahmen.[4]

Wirkung	meist kurzfristiger symptomatischer Effekt einer therapeutischen Maßnahme, ggf. ohne Auswirkung auf den Verlauf der Grunderkrankung (outcome)
Wirksamkeit	längerfristige Auswirkung einer therapeutischen Maßnahme auf die Grunderkrankung Nachhaltigkeit der Behandlung
Efficacy	Wirkung/Wirksamkeit unter Studienbedingungen
Effectiveness	Wirkung/Wirksamkeit unter „real world"-Bedingungen

Definitionen von Wirkung, Wirksamkeit, Efficacy und Effectiveness[5,6,7]

Ein charakteristisches, wenn auch keinesfalls durchgängig gültiges Merkmal der mainstream medicine ist die zum Teil exzellente Beeinflussung von *Krankheitsparametern (Wirkung)* und die demgegenüber nur geringe Verbesserung des *Outcomes (Wirksamkeit)*, sofern diese dokumentiert oder über die zumeist nur kurzen Beobachtungszeiträume evaluiert wurde. So ist beispielsweise durch Acetylsalicylsäure in der überwiegenden Anzahl der Anwendungen eine Thrombozytenaggregationshemmung zu beobachten, auf der anderen Seite besteht bei dieser Therapie im Rahmen der Sekundärprävention der koronaren Herzkrankheit eine absolute Risikoreduktion von lediglich 1,2 % bei einer Studiendauer von zwei Jahren [→ X. 4.1 Koronare Herzkrankheit]. Es werden bei dieser Therapieindikation also 98,8 % der Patienten ohne therapeutischen Nutzen, d. h. „umsonst" behandelt. Die *Wirkung* dieser therapeutischen Maßnahme ist hinsichtlich der thrombozytären Aggregationshemmung vermutlich nahezu ausnahmslos gegeben, die *Wirksamkeit* bleibt bei dieser Indikation allerdings ausgesprochen gering.

In der gegenwärtigen Arzneitherapie besteht häufig eine *erhebliche Diskrepanz* zwischen *Wirkung* und *Wirksamkeit (outcome)*.

Beispielsweise ist die Senkung des LDL-Cholesterins durch die CSE-Hemmer als Surrogatparameter in der überwiegenden Zahl der Fälle erreichbar, die Wirksamkeit in der Sekundärprävention der koronaren Herzkrankheit hinsichtlich definierter Endpunkte jedoch überraschend gering [→ X. 4.1.5 Medikamentöse Therapie]. Die oftmals anzutreffende Angabe relativer Risikoreduktionen im zweistelligen Bereich täuscht erheblich bezüglich der erreichbaren Reduktion des absoluten Risikos. Erstaunlich viele der gegenwärtigen Therapiekonzepte häufiger „Volkskrankheiten" und auch der meisten onkologischen Erkrankungen zeigen eine auffallend geringe langfristige Wirksamkeit. Überspitzt kann man hinsichtlich des Outcomes von „evidenzbasierten Minimaleffekten" sprechen.

Vor diesem Hintergrund stellen sich *ethische Entscheidungen* in der Medizin. „Kollektivethisch" muss bei nachgewiesener, wenn auch bescheidener Wirksamkeit eine Therapie durchgeführt und als Leitlinie verankert werden, wenn das Outcome der behandelten Kohorte besser als das der unbehandelten Kontrolle ist.

„Individualethisch" ist dem Patienten ein Freiheitsraum der Entscheidungsfindung zu belassen, da zahlreiche Therapien lediglich bei einer *Minorität* behandelter Patienten eine *Wirksamkeit* zeigen, d. h. zu einem verbesserten *Outcome* führen.

Dieser *Entscheidungsfreiraum* im Patienten-Arzt-Verhältnis ist gegenwärtig einer ständigen Bedrohung ausgesetzt. Leitlinienmedizin, die aufgrund externer Evidenz Richtlinien erlässt, und wirtschaftliche Faktoren, wie die Erstattungsfähigkeit oder die pharmazeutisch-industriellen Marktstrategien, führen zu einer Einengung freien ärztlichen Handelns, das auch die interne Evidenz und damit die individuelle Expertise als zweite Säule der Evidenz zu seiner Grundlage hat. Die dritte Säule, nämlich die Patientenpräferenz, wird ebenfalls häufig negiert.

2. Wirksamkeit und therapeutischer Nutzen

In der *Bewertung* medizinischer Maßnahmen stehen sich die Begriffe *Wirksamkeit* und *Nutzen* gegenüber. Einerseits ergeben sich zwischen beiden Dimensionen enge Verbindungen, andererseits auch Unterschiede.

Ein *Nutzen therapeutischer Maßnahmen* ist nicht anzunehmen, wenn diese keine *Wirksamkeit* zeigen. Umgekehrt müssen als wirksam belegte therapeutische Maßnahmen keineswegs von Nutzen für den Patienten sein. Die Wirksamkeit einer Maßnahme lässt sich nach *objektivierbaren Kriterien* dokumentieren und nachweisen. In die *Nutzenbewertung* sind sowohl *individuelle, nicht generalisierbare Bewertungsmaßstäbe* als auch die *Patientenpräferenz* zu integrieren.

Individuelle Bewertungsmaßstäbe, z. B. die Sinnhaftigkeit von Lebenszeitverlängerungen, werden zu den wesentlichen Entscheidungskriterien bezüglich der Nutzenbewertung.

Dem *generalisierbaren Wirksamkeitsnachweis* steht die *individualisierende Nutzenbewertung* gegenüber.

Das für den einzelnen Patienten nutzenbringende „Gute“ ist nur durch Berücksichtigung dieser individuellen Bewertungsaspekte zu finden.

2.1 Leitliniengestützte Diagnostik und Therapie

Leitlinien versuchen, das vorhandene Wissen zu einer Erkrankung und deren Therapie zu kondensieren, um zu einer evidenzbasierten Empfehlung für Diagnostik und Therapie zu kommen. Als Handlungsempfehlung können sie dadurch eine wertvolle Hilfe für die Patientenversorgung darstellen, wenn man sie nicht schematisch im Sinne einer Medizin „ohne Ansehen der Person“ anwendet, sondern sie auf die einzelne Behandlungssituation und den jeweiligen Patienten individualisiert. Daneben bestehen bei Multimorbidität erhebliche Probleme. Patienten leiden eher selten an „nur“ einer Erkrankung. Häufig besteht eine Polymorbidität. Diese würde zur gleichzeitigen Anwendung diverser Leitlinien führen. Laut einer Studie zur leitliniengerechten Therapie von Patienten mit mehreren chronischen Erkrankungen[8] (Hypertonie, Diabetes, koronare Herzerkrankung, COPD, Arthrose, Depression) müssten Menschen mit drei gleichzeitig bestehenden chronischen Erkrankungen bei Anwendung der entsprechenden Leitlinien zwischen 6 bis 13 Medikamente pro Tag einnehmen, bei sechs Erkrankungen sind es dann täglich 18 Arzneimittel. Die Autoren halten vor diesem Hintergrund (der weitere Parameter einschließt (z. B. Häufigkeit von Arztbesuchen bzw. Kontakte zu verwandten Berufsgruppen)) einen Paradigmenwechsel für erforderlich, damit die Behandlung multimorbide Patienten weniger belastet.

2.2 Vier Dimensionen therapeutischer Wirksamkeit

Die therapeutische Wirksamkeit umfasst *vier Dimensionen.* In der akutmedizinischen Versorgung steht die *befundorientierte Wirksamkeit* (1) im Vordergrund. Die endoskopisch erreichbare Blutstillung, die PTCA (perkutane transluminale Coronar-Angioplastie) eines stenosierten Koronargefäßes sind hierfür die klinischen Beispiele.

Von den akut erzielbaren Wirkungen sind die *längerfristigen Wirksamkeiten* (2) zu unterscheiden, wobei die unterschiedliche Ausrichtung therapeutischer Maßnahmen, die einerseits pathogenetisch, andererseits salutogenetisch orientiert sein können, zu differenzieren sind.

Für diese zweite Dimension therapeutischer Wirksamkeit gibt es beeindruckende Beispiele. So sind in der Sekundärprophylaxe nach Myokardinfarkt umfassende Veränderungen des Lebensstils nach bereits lange vorliegenden Studien mindestens gleich wirksam wie das arzneimittelgestützte Vorgehen. „Für die Wirksamkeit von Lebensstilveränderungen finden sich auf der Basis der ARRs [absolute Risikoreduktion] und NNTs [number needed to treat] Werte, die derjenigen der medikamentösen Therapie entsprechen oder sie sogar, wie es für die Beendigung des Rauchens und die koronarprotektive Ernährung wahrscheinlich ist, deutlich übertreffen. Auch bei vorsichtiger Einschätzung findet sich für die Gesamtheit der angeführten Lebensstilveränderungen ein potenzieller Nutzen, der mit den positiven Effekten der medikamentösen und chirurgischen Therapie durchaus vergleichbar ist."[9]

Eine dritte Dimension therapeutischer Wirksamkeit orientiert sich am *Befinden* (3) und an der *Lebensqualität*. Sie differenziert zwischen der zu *erwartenden Wirksamkeit* (z. B. Prognoseverbesserung) und der zu *erlebenden Wirksamkeit* (Befindensverbesserung): Die mit der Einnahme eines Statins verbundene Prognoseverbesserung ist für ausgewählte Indikationen dokumentiert, aber für den Patienten nicht erlebbar. Aus diesem Grund ergeben sich oftmals Probleme in der Compliance, weil das Weglassen des Arzneimittels sich für das Erleben des Patienten nicht negativ auswirkt. Die am Befinden orientierte Wirksamkeit bemerkt er demgegenüber an erlebbaren Verbesserungen.

Die vierte Dimension der Wirksamkeit schließlich ist *kontextabhängig* (4). Was bedeutet die durchgemachte Erkrankung im lebensgeschichtlichen Zusammenhang? Ein Beispiel für diese kontextuelle Dimension ist der Zusammenhang zwischen durchgemachten fieberhaften Erkrankungen und einer späteren Krebserkrankung. Daten zeigen, dass offenbar eine einzige fieberhafte Infektionserkrankung (über 38,5 °C) das Melanomrisiko von einer Odds-ratio von 1 auf einen Wert von 0,37 senken kann.[10] Positive Auswirkungen nicht-antibiotischer Therapien bei Infektionserkrankungen im Kindesalter wurden ebenfalls dokumentiert. So ließ sich bei weitgehendem Verzicht auf eine antibiotische Therapie eine Reduktion allergischer Leiden (Asthmaerkrankungen, Atopie und Neurodermitis) nachweisen.[11] Bei der vierten Dimension der Wirksamkeit handelt es sich also um langfristige, sogar lebensgeschichtliche Auswirkungen medizinischer Maßnahmen. Sie bestehen in erwünschten, aber auch unerwünschten Wirksamkeiten. So verbessert beispielsweise eine Chemotherapie bei manchen Tumorentitäten und bei gegebener Indikation das Gesamtüberleben, allerdings können auch langfristig Beschwerden wie z. B. kognitive Einschränkungen bestehen bleiben.[12] Die langfristigen Auswirkungen medizinischer Maßnahmen sind bei den oftmals sehr kurzen Beobachtungszeiten der Studien häufig nicht bekannt.

Dimensionen der therapeutischen Wirksamkeit

(1) Befund
(2) Prozess, Krankheitsverlauf
(3) Befinden
(4) Sinn, Kontext

2.3 Bewertungshorizonte des Nutzens

In der Reflexion zahlreicher Patientenbegegnungen ergeben sich *vier Bewertungshorizonte* für den Nutzen.

Eine Behandlungsmaßnahme mit dokumentierter Wirksamkeit wird zunächst dann als nutzenbringend bewertet, wenn der Patient eine *Sinnhaftigkeit* (1) in dem vorgeschlagenen therapeutischen Prozedere erkennt. So werden beispielsweise in der Onkologie erreichbare Lebenszeitverlängerungen erst bei einer positiven Sinnsetzung durch den Patienten zum Nutzen. Biografische Faktoren, spirituelle und weltanschauliche Überzeugungen sind hier von ausschlaggebender Bedeutung. Zu dieser Nutzendimension gehören auch die unterschiedlichen Auffassungen von Sinn und Bedeutung einer Erkrankung und ihrer Heilung. So hat eine durchgemachte Erkrankung offenbar nicht nur Auswirkungen auf die weitere gesundheitliche Situation des Menschen, sondern auch Konsequenzen für seine innere Entwicklung. Zahlreiche Patientinnen und Patienten berichten in einer für den behandelnden Arzt immer wieder erstaunlichen Weise von inneren Entwicklungsschritten, die sie der Krankheit verdanken.

In diesem Zusammenhang liegt der Gedanke an herausragende künstlerische Leistungen nahe, die sich vor dem Hintergrund schwerer Erkrankung entwickelten. Als Beispiele seien hier Paul Klee (1879–1940), der an Sklerodermie litt, Auguste Renoir (1841–1919), der an rheumatoider Arthritis erkrankte oder auch Christian Morgenstern (1871–1914), der schon früh infolge einer Tuberkulose starb, genannt. Auch diese „innere" Dimension fließt in die Nutzenbewertung ein, indem der Patient entscheidet, ob bestimmte therapeutische Maßnahmen hindernd oder fördernd für seine inneren Entwicklungsprozesse wirken. Individuelle, nicht zu verallgemeinernde Gesichtspunkte sind somit für die Nutzenbewertung entscheidend und im therapeutischen Vorgehen zu berücksichtigen.

Ein zweiter Bewertungshorizont in der Bestimmung des Nutzens bezieht sich auf das *Verhältnis* der möglichen *positiven Wirksamkeit* einer therapeutischen Intervention zu ihrem *Schaden* (2) (Unerwünschte Arzneimittelwirkung UAW). Ob eine absolute Risikoreduktion einer Maßnahme von 10 % zum Nutzen für den Patienten wird oder er sich angesichts der 90 % umsonst behandelter Patienten gegen eine solche entscheidet, berührt nicht die Fragen eines objektivierbaren Wirksamkeitsnachweises, sondern diejenigen der individuell begründeten Einschätzung. Auch werden sich Patienten bei nebenwirkungsträchtigen Therapien trotz der „therapieassoziierten Morbidität/Mortalität" gegebenenfalls für eine Maßnahme aussprechen oder sie deswegen ablehnen.

Eine dritte Bewertungsebene therapeutischer Wirksamkeit bezieht sich auf das *Wirkprinzip* (3). Die in der Bevölkerung weit verbreitete Inanspruchnahme von CAM (Complementary and Alternative Medicine) scheint sich weniger auf die Unterscheidung der „giftigen Chemie" gegenüber „gesunden pflanzlichen Arzneimitteln" zu beziehen, sondern berührt den konzeptuellen Unterschied eines pathogenetisch versus salutogenetisch orientierten therapeutischen Settings. Für den Patienten ist entscheidend, ob seine Krankheit „kontrolliert" wird oder sein eigenes Heilungspotenzial Unterstützung erfährt. Entsprechend werden Wirksamkeiten unterschiedlich bewertet und sind davon abhängig nutzenbringend für den Patienten.

Schließlich bezieht sich eine vierte Ebene auf die *Bewertung des Verfahrens* (4) selbst. So entscheiden sich bei langfristig therapiepflichtigem Morbus Basedow einige Patienten für eine Radiojodtherapie, andere für die operative Vorgehensweise. Beide Verfahren haben dasselbe Wirkprinzip, nämlich Ausschaltung des erkrankten Organs, unterscheiden sich aber dem Verfahren nach. Die Bewertung ist vom Patienten abhängig und kann seinen Wertevorstellungen entsprechen oder zuwiderlaufen. Damit ergeben sich vier Bewertungshorizonte des Nutzens:

Bewertungshorizonte des therapeutischen Nutzens

(1) Technik des therapeutischen Verfahrens

(2) Wirkprinzip (salutogenetisch vs. pathogenetisch)

(3) Wirksamkeit im Verhältnis zu möglichen Nebenwirkungen

(4) Sinn

2.4 Konsequenzen für den Gesundheitsbegriff

Die potenzielle Wirksamkeit einer therapeutischen Maßnahme verlangt den *objektivierenden Nachweis*. Die nachgewiesene potenzielle Wirksamkeit bedeutet aber keinesfalls den automatischen Nutzen für den Patienten. Während für den Wirksamkeitsnachweis objektivierende Kriterien heranzuziehen sind, richtet sich der Nutzen einer Maßnahme nach individuellen Bewertungshorizonten.

Eine *potenziell wirksame therapeutische Intervention* bekommt erst ihren *Nutzen* und damit einen Wert für den *Patienten* durch seine *positive Bewertung.*

Diese hat durch die dann vorhandene Compliance und die weiteren Kontexteffekte Rückwirkungen auf die aktuelle Wirksamkeit der therapeutischen Intervention. Insofern sind mit dem Nutzen einer therapeutischen Intervention nicht nur eine inhaltliche positive Bewertung durch den Patienten gegeben, sondern darüber hinaus *Einflüsse* und Implikationen auf ihre *Wirksamkeit.* Das Gesundheitssystem hat unter diesem Gesichtspunkt nicht nur die objektivierenden Wirksamkeitsnachweise therapeutischer Verfahren zu berücksichtigen, sondern darüber hinaus Freiräume für eine individuelle Entscheidungskompetenz und Nutzenbewertung des Patienten zu schaffen.

Die individualisierende Nutzenbewertung ist dabei keineswegs als subjektiv im Sinne von „willkürlich" anzusehen, sondern folgt vermittelbaren Bewertungsmaßstäben in individueller Gewichtung.

Gesundheit ist mehr als die *Normalisierung* oder *Verbesserung krankheitsbezogener Parameter.* Sie ist auch nicht ein einstellbarer Funktionszustand oder ein verliehenes *„Gut"*, das mit zunehmendem *Lebensalter* verbraucht wird, sondern *Ziel* und *Ergebnis salutogenetischer Prozesse* und *Entwicklungen.* Diese gelten nicht normativ gleichlautend für alle Menschen, sondern fordern *Individualisierung.*

Der *Nutzen* einer therapeutischen Maßnahme ist *individuell* bestimmt. Das für den einen Patienten Gute muss nicht auch das Gute für den anderen sein. Eine wesentliche Aufgabe des Arztes ist es, zusammen mit dem Patienten das ihm nutzenbringende „Gute" zu finden.

In die Beantwortung dieser Frage spielen die individuelle Situation des Patienten, seine Lebensüberzeugungen, biografische Aspekte und Schicksalszusammenhänge herein. Meist ist es keine knappe und schnelle Antwort, sondern man muss einen inneren Weg beschreiten, um sich als Arzt meditativ der Frage „Wie finde ich das Gute?“ zu nähern.[13]

3. Wirksamkeitsnachweis

Grundsätzlich braucht jede therapeutische Maßnahme ihre *Indikation* und *medizinische Begründung* sowie den *Wirksamkeitsnachweis im einzelnen* Behandlungsfall [→ Abb.].[14]

Evidenz für die potenzielle Wirksamkeit im individuellen Behandlungsfall	Evidenz für die aktuelle Wirksamkeit im individuellen Behandlungsfall
konzeptuelle Evidenz	Wirksamkeitsnachweis im singulären Behandlungsfall (z. B. nach den Kriterien der „cognition based medicine")
externe Evidenz der EBM:	
Level 1a: Metaanalysen über randomisiert-kontrollierte Studien/systematische Reviews	
Level 1b: zumindest eine randomisierte, kontrollierte Studie	
Level 2a: Kohortenstudien/Gruppenvergleichsstudien (nicht randomisiert)	
Level 2b: Fallkontrollstudien/ quasi experimentelle Studie	
Level 3: nicht experimentelle Studie/ Fallserien oder -berichte	
Level 4: Expertenmeinung	
Wirksamkeitsnachweis durch die Instrumente der Versorgungsforschung	

Wirksamkeitsnachweis auf der Grundlage externer Evidenz und individueller Therapiebeurteilung

Oft werden diese Aspekte nicht differenziert, indem z. B. der durch zurückliegende Studien dokumentierte Wirksamkeitsnachweis (externe Evidenz) bereits als Wirksamkeitsnachweis im aktuellen Behandlungsfall gilt. Vor dem Hintergrund, dass die „number needed to treat“ (NNT) meistens zwischen zwei und 250 Patienten liegt, und damit 50 bis 99,6 % der Patienten umsonst behandelt werden („number treated needlessly“), ist der qualifizierte Wirksamkeitsnachweis im einzelnen Behandlungsfall (aktuelle Evidenz) eine wesentliche ärztliche Kernkompetenz und Herausforderung an die individuelle Beurteilungsfähigkeit. Im Unterschied zur Methodendiskussion auf dem Gebiet der sogenannten „externen Evidenz" der evidenzbasierten Medizin ist die Methodologie der Einzelfallanalytik und damit des individuellen ärztlichen Erkennens kaum bearbeitet. Einen wesentlichen Beitrag leisteten hierzu Kiene und Kienle in ihrer Methodenlehre.[15, 16]

Bei der Wirksamkeitsbeurteilung bestimmt die Fragestellung die Methodik und nicht umgekehrt. So beantworten klinische Studien die Frage der Wirksamkeit unter Studienbedingungen, die *„observation studies"* der Versorgungsforschung demgegenüber die Wirksamkeit im Alltag, eine *Surveillance-Studie* schließlich die Sicherheit des Verfahrens (zirkuläre Evidenz). Die höchste Stufe der externen Evidenz entsteht durch die Zusammenfassung dieser unterschiedlichen, an verschiedenen Fragestellungen orientierten Studienergebnisse (Wirkung, Sicherheit, Wirksamkeit, cost effectiveness etc.) im Sinne der synthetischen Evidenz und wird z. B. als HTA (Health Technology Assessment)-Bericht verfasst.

3.1 Evidenz für die potenzielle Wirksamkeit im individuellen Behandlungsfall

Zur Einschätzung der potenziellen Wirksamkeit einer therapeutischen Maßnahme im individuellen Behandlungsfall werden unterschiedliche Instrumente genutzt [→ Abb.]. Zunächst ist es die *sinnhafte, konzeptimmanente Therapiebegründung.* Es handelt sich dabei um ein kontextbezogenes Vorgehen, das auch außerhalb der komplementären Medizin seine Anwendung findet. Erkrankt ein Patient an einer nicht näher differenzierbaren Systemerkrankung z.B. aus dem rheumatischen Formenkreis, so wird bei unzureichender Studienlage eine immunsuppressive Therapie gemäß dem vermuteten „Pathomechanismus" begonnen.

In die *Anthroposophische Medizin* übersetzt bedeutet dieser Ansatz, dass aus einer *Beschreibung des Krankheitsbildes* unter Zugrundelegung seiner *physischen, prozessualen, seelischen* und *geistigen Dimension* sich der „Heilbedarf" mit *Rückwirkungen* auf die Arzneimittelwahl und die Indikationen zu Kunsttherapie und Heileurythmie ableitet.

Es handelt sich um eine individuelle Therapiefindung, die dem Patienten transparent gemacht wird und dadurch seine Zustimmung finden kann.

Eine in der Anthroposophischen Medizin verbreitete zweite Ebene stellen die dokumentierten *Einzelfallanalysen* dar, die geeignet sind, die Wirksamkeit von Behandlungsmaßnahmen zu belegen. Kasuistischen und narrativen Falldarstellungen wurden im Zeitalter prospektiv angelegter, randomisierter und placebokontrollierter Studien zu Unrecht ihre Bedeutung abgesprochen, obgleich wir dem wachen Blick für das Besondere einer singulären Beobachtung wesentliche Entdeckungen der Medizin verdanken. Für viele (v. a. seltene) Erkrankungen verfügen wir „nur" über diese Art von Studienmaterial. Eine dritte Ebene bezieht sich auf unterschiedliche Designs von *Studien an Kollektiven und deren Metaanalysen* (Level 1 bis 3). Kontrollierte Studien wurden bislang den randomisierten, placebokontrollierten Designs (RCT) in ihrer Aussagekraft nachgeordnet.

Allmählich relativiert sich diese Einschätzung. Der RCT löst durch die Randomisierung ein komplexes Wirkungsgeflecht auf und lässt dadurch einen virtuellen, wirklichkeitsfernen Studienrahmen entstehen. Oftmals handelt es sich darüber hinaus um hochselektive Patientengruppen und häufig kurze Studiendauern. Neben seinen spezifischen Möglichkeiten ist der RCT keinesfalls als bias-frei einzuschätzen, hat also seine methodologisch bedingten Einschränkungen.

Die *Wirksamkeit* einer *Therapie* entwickelt sich in dem *Beziehungsdreieck* von Arzt-Therapeutikum-Patient.[17]

Hier bestehen vielfältige und wechselseitige Abhängigkeiten, die zur Wirksamkeit einer Maßnahme beitragen. Zu ihnen gehören die Einstellung von Arzt und Patient zum Therapeutikum, die arztbezogenen Faktoren im kompetenten Umgang mit dem Arzneimittel und ebenso die Compliance des Patienten. Natürlich kommt dem Therapeutikum selbst eine spezifische Wirksamkeit zu, die durch die anderen Einflussgrößen in diesem Beziehungsdreieck allerdings erheblich moduliert werden kann [→ Abb.]. Durch die Randomisierung werden diese wirksamkeitsentscheidenden Beziehungen aufgelöst und lediglich die Arzneimittel-spezifischen Effekte wirklichkeitsfern und ohne Bezug zur Praxis des therapeutischen Alltags evaluiert. Damit haben viele Studiendesigns einen „virtuellen" Charakter, der sie darüber hinaus aufgrund der Einschluss- und Ausschlusskriterien deutlich von der realen Welt der Patientenbehandlung abhebt. Dadurch entsteht bei den Behandlern ein „Vertrauensverlust" in die auf dieser Basis gewonnenen therapeutischen Konsequenzen und Behandlungsleitlinien. Auf diese Problematik weisen Porzsolt et al. hin, wenn sie in ihrer Studie[18] die Frage stellen: „Folgt auf die ‚Evidence-based Medicine' eine ‚Confidence-based Medicine'?" und die „normative" Interpretation der EbM kritisch hinterfragen sowie Konsequenzen für die Bewertung von Gesundheitsleistungen einfordern. „Da diese Diskussion zeigt, dass wissenschaftliche Evidenz sicher ein bedeutender, aber sehr wahrscheinlich nicht der einzige Aspekt bei der Bewertung von Gesundheitsleistungen ist, erscheint es im Sinne der EbM vernünftig, die evidenzbasierten Aussagen als Meinungen aufzufassen."[19]

Die *Randomisation* ist dann erforderlich, wenn der eigentliche Erkenntnisprozess in der Wirksamkeitsbeurteilung aus unterschiedlichen Gründen (z. B. Komplexität der Fragestellung) nicht geleistet werden kann. Insofern hat sie zwar ihren Indikationsbereich, stellt aber immer ein dem eigentlichen Erkenntnisprozess der Arzneimittelwirksamkeit nachrangiges und mit ethisch bedenklichen Implikationen versehenes Instrument dar. Darüber hinaus scheint sie für viele und insbesondere salutogenetische Therapiekonzepte nicht durchführbar zu sein, da Patienten häufig die Randomisation ablehnen.[20]

Exkurs

Damit besteht ein *Machbarkeitsproblem* bei der Durchführung von RCTs. Ein interdisziplinäres Team der Universität Bern scheiterte mit dem Versuch, Patienten in einem RCT zum Systemvergleich zu randomisieren; die meisten Krebspatienten hatten klare Präferenzen bezüglich der weiteren Therapiestrategie.[21] Eine Machbarkeitsstudie zum Mammakarzinom der Universitäts-Frauenklinik Heidelberg zeigte entsprechend, dass nur ein kleiner Anteil der Patientinnen der Randomisierung zugestimmt hätte.[22] Die Probleme der häufig nicht realisierbaren randomisierten Studien zu komplexen Therapien liegen keinesfalls an einer grundsätzlichen Ablehnung der Randomisation, sondern zu einem wesentlichen Teil an der fraglichen praktischen Machbarkeit.

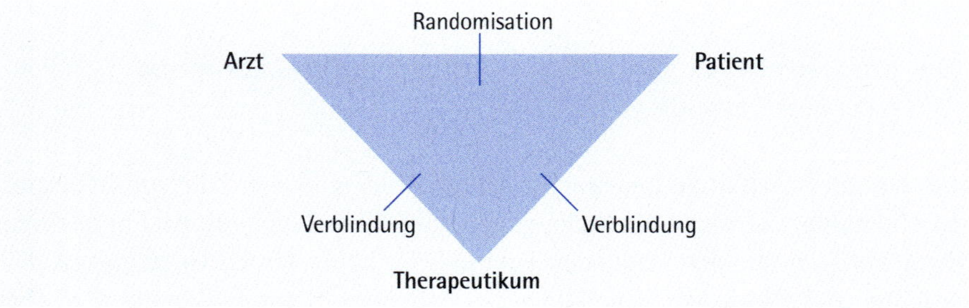

Auflösung des Beziehungsdreiecks zwischen Arzt, Therapeutikum (Arzneimittel) und Patient durch ein verblindetes und die Randomisation einschließendes Studienkonzept (nach H. Matthes)[23]

Wirklichkeitsnahe Studiendesigns zerstören dieses *Beziehungsdreieck* [→ Abb.] nicht. Im Sinne der Versorgungsforschung bilden sie auch die Wirksamkeit komplementärer medizinischer Systeme ab. Die Studienlage zur Anthroposophischen Medizin ist in einem HTA- Bericht dargestellt.[24,25]

In diesem Zusammenhang sei auf den sogenannten *Vademecum-Prozess für anthroposophische Arzneimittel* hingewiesen: Zahlreiche anthroposophische Ärzte senden dokumentierte Arzneimittelwirksamkeiten an die Vademecum-Redaktion. Diese beurteilt, bearbeitet und konsentiert die eingesandten Dokumentationen. Anschließend erfolgt die Publikation mit der Aufforderung zur Wirksamkeitsbestätigung bzw. Falsifikation durch die ärztlichen Kollegen[26] [→ Abb.]. Die in diesem Buch erwähnten Arzneimittel sind vielfach im Vademecum Anthroposophischer Arzneimittel zu finden und haben den Evaluationsprozess durchlaufen.

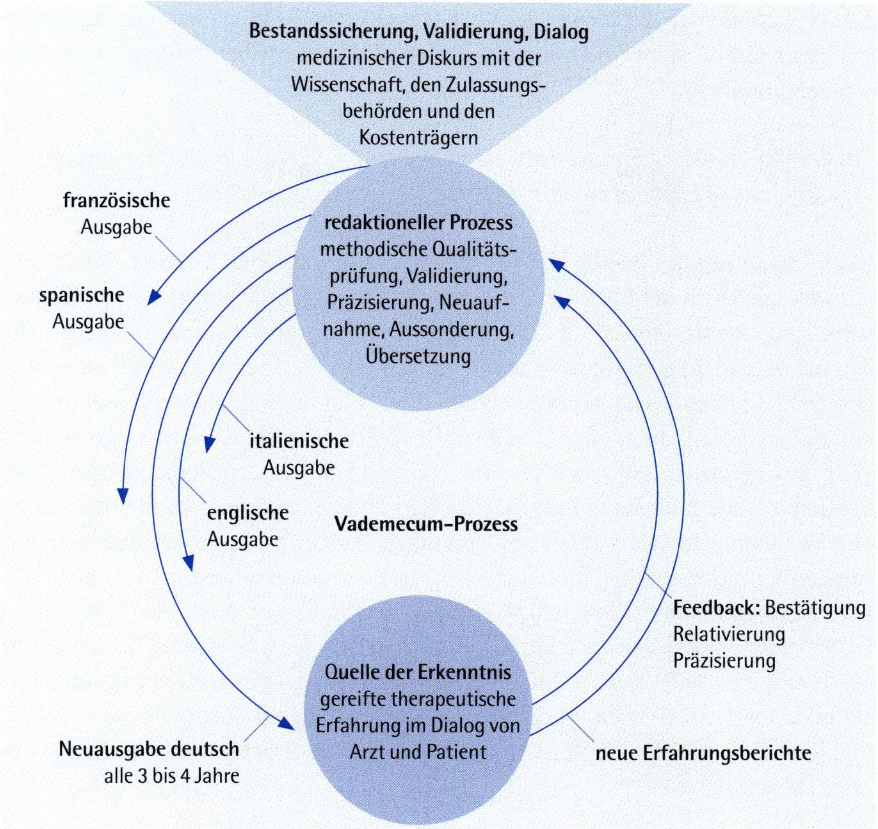

„Vademecum-Prozess" zur Wirksamkeit anthroposophischer Arzneimittel[27]

3.2 Evidenz für die aktuelle Wirksamkeit im individuellen Behandlungsfall

Die Instrumente zur Gewinnung *externer Evidenz* dokumentieren Ergebnisse von Behandlungen an definierten Kollektiven, die in der Vergangenheit liegen. Als solche sind sie eine wertvolle Basis, um prospektiv die potenzielle Wirksamkeit einer therapeutischen Maßnahme in einer gegenwärtigen Anwendung einzuschätzen. Ob diese allerdings wie vermutet eintritt, muss die ärztliche Beurteilung des Einzelfalles entscheiden. Den *Nachweis der therapeutischen Wirksamkeit im aktuellen Behandlungsfall* forderte Rudolf Steiner bereits früh.[28] Kennt man die im Zusammenhang mit einer therapeutischen Maßnahme zu erwartende Wirksamkeit, so lässt sich im Falle ihres Nachweises in der Behandlung des Patienten *interne Evidenz* feststellen:

„Und das ist so wichtig bei unserer Methode, dass wir nicht äußerlich probieren und durch Statistiken feststellen, sondern rationell voraussagen, was eintreten muss, und dass dann geprüft werden kann, schon im allerersten Stadium dessen, was eintritt, ob man tatsächlich die entsprechenden Wirkungen hervorbringt."[29]

„Das Gewahrwerden der Idee in der Wirklichkeit"[30] ist Grundelement des Erkennens und erscheint hier in seiner Anwendung in der Wirksamkeitsbeurteilung einer therapeutischen Maßnahme.

In der klinischen Erfahrungswelt erreicht erst die *Zusammenführung* von *Begriff* und *Wahrnehmung Evidenz* im erkenntnistheoretischen Sinne.[31]

Die Wirksamkeit des *Insulins* ist aus seinem physiologischen Kontext ableitbar und findet sich wieder in der blutzuckersenkenden Wirkung. Eine placebokontrollierte Studie beim Typ-1-Diabetiker ist mit dieser Fragestellung aufgrund der augenfälligen Wirkung des Insulins nicht sinnvoll und verbietet sich ethisch. Von dem Verständnis der therapeutischen Wirkungsweise eines Arzneimittels und der umfassenden und exakten Patientenbeobachtung hängt es ab, in wieweit die Evidenz am Einzelfall darstellbar ist, Begriff und Wahrnehmung sich also im Erkenntnisprozess zusammenfinden. Treten im Behandlungsverlauf die konzeptionell erwarteten Ergebnisse ein, besteht demzufolge eine der therapeutischen Intention isomorphe Wirkung oder ergeben sich zeitliche Zusammenhänge zwischen Therapiebeginn und -unterbrechungen mit entsprechenden Veränderungen in der Wirksamkeit, so lässt sich aufgrund dieser Korrespondenzen die Evidenz der Wirksamkeit am Einzelfall nachweisen. Voraussetzung für die Beurteilung des Therapieverlaufs ist eine ausreichende *Dokumentation*, um die Wirksamkeit am Einzelfall ablesen zu können. In diesem Zusammenhang sei nochmals auf die von Kiene und Kienle ausführlich dargestellte Methodologie des *Wirksamkeitsnachweises am Einzelfall* hingewiesen.[32,33]

Kasuistik

Ein ca. 70-jähriger Patient wird in unserer Klinik mit der Erstdiagnose eines nicht kleinzelligen Lungenkarzinoms operiert. Danach erfolgte neben einer *Chemo-* die *Viscumtherapie.* Der Patient führt eine mehrjährige nahezu lückenlose Temperaturprotokollierung, die deutlich den Zusammenhang der Viscumphasen mit einer dann hergestellten physiologischen circadianen Temperaturrhythmik mit nachmittäglichem Temperaturanstieg belegt. Die aus dem anthroposophischen Therapiekonzept abgeleitete Anregung der Wärmeorganisation ist dokumentierbar und durch die zeitliche Korrelation zu den Mistel-Therapiephasen belegbar. Klinisch stellt sich eine über den zehnjährigen, rezidivfreien Verlauf anhaltende beeindruckende Besserung des Befindens ein.

Zum Nachweis von Wirkung und Wirksamkeit am singulären Behandlungsfall gehört eine *differenzierte klinische Beobachtung* des Patienten. Sie erstreckt sich auf seine vier Wesensglieder: Was geschieht durch die Therapie auf der Ebene der *physischen Befunde*, also der metrischen, oftmals räumlichen Dimension der Erkrankung? Welche Veränderungen treten in der *zeitlichen Dimension* hinsichtlich des Krankheitsprozesses auf? Wie verändert sich das *Befinden* des Patienten? Und schließlich: Welche *innere Persönlichkeitspräsenz* entwickelt sich und äußert sich z. B. als „Wille zum Gesunden"?

Je mehr es gelingt, den *prozessualen Charakter* des *Heilens* in die *klinische Beobachtung* zu nehmen, umso besser ist *die aktuelle Wirksamkeit der therapeutischen Maßnahmen* beurteilbar. Je mehr es sich nicht um prozess-, sondern *ereignisbezogene Analysen* mit *definierten „Endpunkten“* (z.B. die absolute Risikoreduktion hinsichtlich der Mortalität, kombinierte Endpunkte etc.) handelt, umso mehr sind Studien zur „Endpunkt“-Analyse erforderlich.

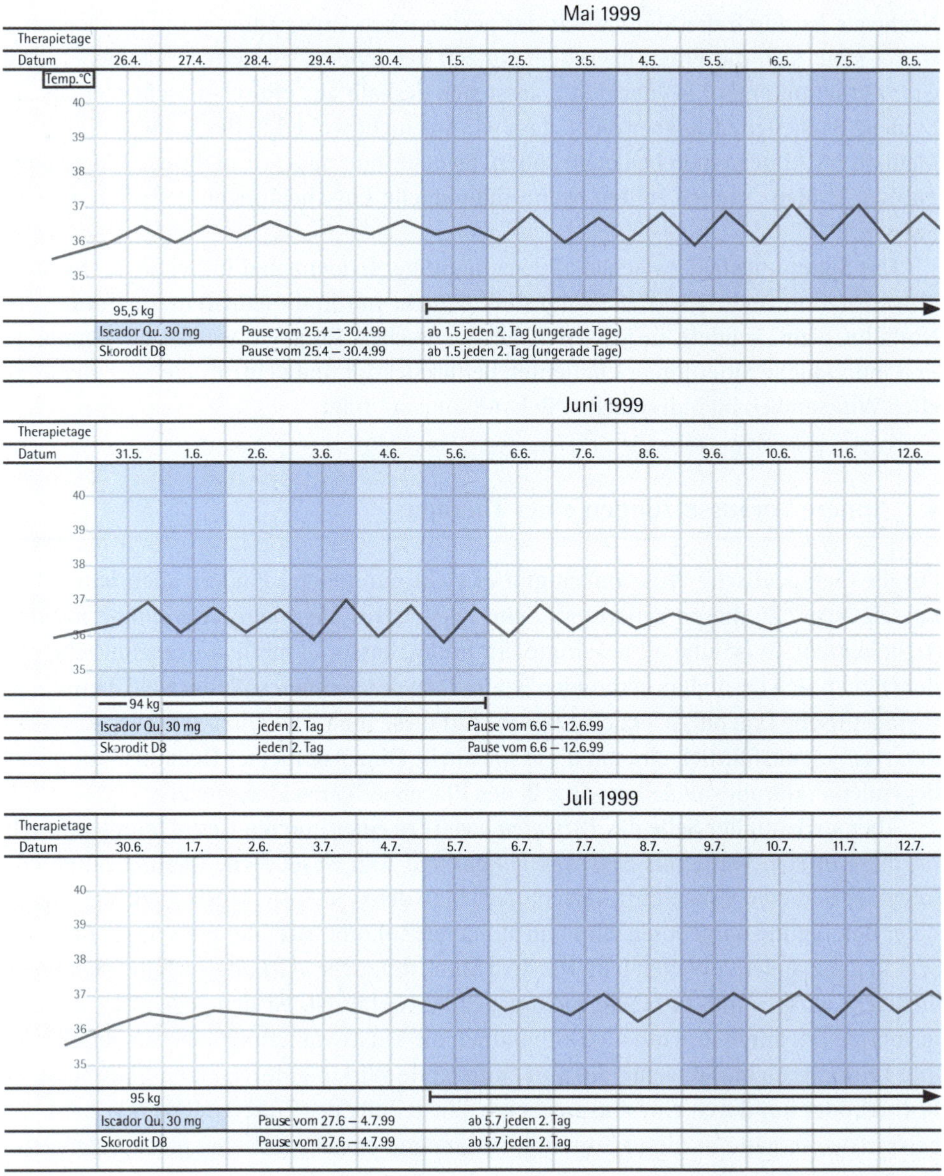

Circadiane Temperaturrhythmik im Zusammenhang mit einer Viscumbehandlung. Während der Therapiephasen baut sich reproduzierbar eine circadiane Modulation der sublingual gemessenen Temperatur auf.

Porz et al. beschreiben in ihrer Diskussion zur ethischen Problematik von Therapieabbrüchen auf Notfallstationen das Spannungsfeld zwischen einer evidenzbasierten Medizin und der Singularität der individuellen Behandlungssituation: „An Grenzsituationen lassen sich aus ethischer Sicht zwei Charakteristika hervorheben: Erstens, sie sind per se durch Unsicherheiten behaftet und zweitens lassen sie sich kaum im Rahmen der Evidenz-basierten Medizin erfassen. Diese verlangt von Medizinern, dass ... patientenorientierte Entscheidungen ausdrücklich auf der Grundlage von empirisch nachgewiesener Wirksamkeit getroffen werden. Aber gerade dieser naturwissenschaftliche Nachweis ist durch die Singularität der persönlichen Grenzsituation nicht gegeben ... Damit stellt sich die Frage nach dem Nutzen des Evidenz-basierten Wissens? ... Die Grenzsituation einer Einzelperson ... lässt sich deshalb aus ethischer Sicht niemals als Evidenz darstellen, d.h. aber nicht, dass wir uns nicht weiterhin der Evidenz-basierten Medizin im Allgemeinen bedienen sollen. Es heißt nur, dass wir nicht nach allgemeingültiger Evidenz suchen sollten, wenn individuelle Entscheidungen getroffen werden müssen."[34]

Das Spannungsfeld zwischen allgemeingültiger Evidenz und individueller Behandlungssituation zeigt sich – wie dargestellt – nicht nur in diesen Grenzsituationen der Notfallmedizin, sondern in jedweder therapeutischen Tätigkeit, welche die einmalige und individuelle Situation des Patienten berücksichtigt und demzufolge nach der aktuellen Wirksamkeit im individuellen Behandlungsfall fragt.

4. Innere Voraussetzungen einer Therapie

Für die therapeutische Wirksamkeit gibt es nicht nur äußere, sondern auch *innere Voraussetzungen.* Zu diesen gehört von Seiten des Arztes die *innere Vertrautheit* mit den *Arzneimitteln.* Es ist eine oft bestätigte Erfahrung, dass sich mit den Arzneimitteln, mit denen man sich besonders verbunden hat und um deren inneres Wesen weiß, besondere therapeutische Ergebnisse erzielen lassen. Auf diese innere Qualität geht [→ XXXI. Vom Mediziner zum Arzt] ausführlich ein, um diese spirituelle Dimension einer Heilkunst von naheliegenden Erklärungsmodellen wie z.B. den Placeboeffekten abzugrenzen.

Aber auch auf der Seite des *Patienten* bedarf es einer inneren Geste. Man kann sich für diese in dem *Verhältnis zwischen Patient und Arzt* wesentliche Qualität durch das folgende Bild eine Vorstellung verschaffen: Man denke sich ein Musikstück, das mit innerer Beteiligung dargeboten wird und auf einen Zuhörer trifft, der mit seinem Bewusstsein in ganz anderen Welten lebt. Die dem Stück mögliche Wirkung entfaltet sich nicht, vielleicht wird es nur zu einem nichtssagenden Geräusch. Ist demgegenüber die Seele vorbereitet, durch ihre innere Gestimmtheit die Musik wahrzunehmen, so verfehlt sie ihre Wirkung nicht. So wenig die nun eintretende Wirkung durch einen Placeboeffekt bedingt oder nur durch eine entsprechende Einstellung des Zuhörenden erklärbar ist, – beispielsweise hätte in dieser Situation ein anderes Musikstück eine ganz andere Wirkung erzielen können – so wenig ist durch die innere, empfangende Haltung des Patienten dem Arzneimittel gegenüber, die von dem „Willen zum Gesunden" getragen ist, die medikamentöse Wirksamkeit erklärbar.

Nur bei Substanzen, die einen *„zwingenden" Einfluss* auf den Menschen ausüben (z. B. Narkotika), ist es weniger relevant, jedoch nicht bedeutungslos, welche Einstellung sich aufbaut. Für eine „ermöglichende" Heilkunst ist allerdings dieses innere Wechselspiel zwischen Patient und Arzt für den therapeutischen Fortschritt entscheidend und bedarf der Pflege und Fürsorge. Damit wird das *Heilen* zu einem *Sich-Verbinden* mit dem erkrankten Menschen, indem entsprechende Seelen- und Geisteshaltungen, die das Arzneimittel begleiten, zusammenklingen. Es ist eine christliche Qualität in der Heilkunst, die im Heilungsprozess zwei Menschen in Seinem Namen zusammenfinden lässt. Doppelte Verblindung und Randomisation verhindern das Entstehen dieser Qualität.

Literatur

1 Fanaroff, A. C., Califf, R. M., Windecker, S et al.: Levels of Evidence Supporting American College of Cardiology/American Heart Association and European Society of Cardiology Guidelines, 2008–2018. Journal of the American Medical Association 2019; 321(11). S. 1069–1080.

2 Poonacha, T.K., Go, R.S.: Level of scientific evidence underlying recommendations arising from the National Comprehensive Cancer Network clinical practice guidelines. Journal of Clinical Oncology 2011; 29 (2). S. 186–191.

3 Kienle, G.: Arzneimittelsicherheit und Gesellschaft. Schattauer Verlag Stuttgart 1974.

4 Schnürer, C.: Was leistet alternative Medizin? – Wege in die Zukunft? Der Merkurstab 2000; 53 (2). S. 73–82.

5 Verändert nach: Windeler, J.: Nutzen und Nutzenbewertung. Deutsche Medizinische Wochenschrift 2006; 131. S. 12–15.

6 Kienle, G.: Arzneimittelsicherheit und Gesellschaft. Schattauer Verlag Stuttgart 1974.

7 Marley, J.: Efficacy, effectiveness, efficiency. Australian Prescriber 2000; 23 (6). S. 114–115.

8 Buffel du Vaure, C., Ravaud, P., Baron, G. et al.: Potential workload in applying clinical practice guidelines for patients with chronic conditions and multimorbidity: a systematic analysis. BMJ Open 2016; 6 (3). doi: 10.1136/bmjopen-2015-010119.

9 Kolenda, K.-D.: Sekundärprävention der koronaren Herzkrankheit. Deutsche Medizinische Wochenschrift 2003; 128. S. 1849–1853.

10 Krone, B. et al.: Impact of vaccinations and infectious diseases on the risk of melanoma – Evaluation of an EORTC case-control study. European Journal of Cancer 2003; 39. S. 2372–2378.

11 Flöistrup, H., Swartz, J., Bergström, A. et al.: Allergic disease and sensitization in Steiner school children. Journal of Allergy and Clinical Immunology 2006; 118 (1). S. 59–66.

12 Deprez, S., Amant, F., Smeets, A. et al.: Longitudinal assessment of chemotherapy-induced structural changes in cerebral white matter and its correlation with impaired cognitive functioning. Journal of Clincal Oncology 2012; 30 (3). S. 274–281.

13 Selg, P.: Die „Wärme-Meditation". Geschichtlicher Hintergrund und ideelle Beziehungen. Verlag am Goetheanum Dornach 2006.

14 Kienle, G. S.: Vom Durchschnitt zum Individuum. Deutsches Ärzteblatt 2008; 25. S. 1381–1384.

15 Kiene, H.: Komplementäre Methodenlehre der klinischen Forschung. Cognition-based Medicin. Springer Verlag Berlin/Heidelberg 2001.

16 Kienle, G. S.: Vom Durchschnitt zum Individuum. Deutsches Ärzteblatt 2008; 25. S. 1381–1384.

17 Diesen Hinweis verdankt der Autor Harald Matthes.

18 Porzsolt, F., Fangerau, H.: Folgt auf die „Evidence-based Medicine" eine „Confidence-based Medicine"? Medizinische Klinik 2010; 105. S. 560–566.

19 Ebd.

20 Porzsolt, F., Kliemt, H.: Ethische und empirische Grenzen randomisierter kontrollierter Studien. Medizinische Klinik 2008; 103. S. 836–842.

21 von Rohr, E., Pampallona, S., van Wegberg, B. et al.: Experiences in the realisation of a research project on anthroposophical medicine in patients with advanced cancer. Schweizerische Medizinische Wochenschrift 2000; 130. S. 1173–1184.

22 Gerhard, I., Abel, U., Loewe-Mesch, A. et al.: Problematik randomisierter Studien in der Komplementärmedizin dargestellt am Beispiel der Misteltherapie bei Patientinnen mit Mammakarzinom. Forschende Komplementärmedizin und Klassische Naturheilkunde 2004; 11. S. 150–157.

23 Glöckler, M., Girke, M., Matthes, H.: Anthroposophische Medizin und ihr integratives Paradigma. In: Uhlenhoff, R. (Hrsg.): Anthroposophie in Geschichte und Gegenwart. BWV Berliner Wissenschafts-Verlag Berlin 2011. S. 515–612

24 Kienle, G. S., Kiene, H., Albonico, H.: Anthroposophische Medizin in der klinischen Forschung. Wirksamkeit, Nutzen, Wirtschaftlichkeit, Sicherheit. Schattauer Verlag Stuttgart 2006.

25 Kienle, G. S., Glockmann, A., Grugel, R., et al.: Klinische Forschung zur Anthroposophischen Medizin – Update eines «Health Technology Assessment»-Berichts und Status Quo. Forschende Komplementärmedizin und Klassische Naturheilkunde 2011;18. S. 269–282.

26 GAÄD (Hrsg.): Vademecum Anthroposophische Arzneimittel 2017. Der Merkurstab 2017; 70 (Suppl.).

27 GAÄD (Hrsg.): Vademecum Anthroposophische Arzneimittel 2017. Der Merkurstab 2017; 70 (Suppl.). S. 9.

28 Steiner, R.: Anthroposophische Menschenerkenntnis und Medizin (GA 319). Rudolf Steiner Verlag Dornach 1994. Vortrag vom 16. November 1923.

29 Ebd.

30 Steiner, R.: Einleitung zu Goethes Naturwissenschaftlichen Schriften. Rudolf Steiner Verlag Dornach 1987. Kapitel: Goethes Erkenntnisart.

31 Steiner, R.: Grundlinien einer Erkenntnistheorie der Goetheschen Weltanschauung (GA 2). Rudolf Steiner Verlag Dornach 2003. Kapitel: Denken und Wahrnehmung.

32 Kiene, H.: Komplementäre Methodenlehre der klinischen Forschung. Cognition-based Medicin. Springer Verlag Berlin und Heidelberg 2001.

33 Hamre, H., Glockmann, A., Kienle, S. G. et al.: Combined bias suppression in single-arm therapy studies. Journal of Evaluation in Clinical Practice 2008; 5. S. 923–929.

34 Porz, R., Zimmermann, H., Exadaktylos, A.K.: Ethik, Empirik und Unsicherheit. DMW – Deutsche Medizinische Wochenschrift 2011; 136. S. 45–46.

KAPITEL VIII

Akute und Chronische Entzündung: Von der Diagnose zur Therapie

„Es muss mit der Diagnose zusammen schon etwas gegeben sein, was auf die Heilung hinweist."

Rudolf Steiner[1]

1. Leitgedanken

Die *Diagnose* ist der Einstieg in die Therapie. Sie verlangt die Kenntnis der *Wesensgliederwirksamkeit* im Krankheitsprozess und in den vom Menschen aufgerufenen Heilungsvorgängen. Therapeutisch kann es erforderlich werden, dem Krankheitsgeschehen einen „Naturprozess" entgegenzustellen oder auch durch ihn einen Krankheitsprozess zu übernehmen. Darüber hinaus sollen die gesundenden Vorgänge ihre therapeutische Unterstützung erfahren. Alles zielt direkt oder indirekt auf die Verstärkung der salutogenetischen Kräfte, die der Mensch als krankheitsüberwindende Prozesse aufruft. Im Folgenden seien beispielhaft die therapeutischen Vorgehensweisen bei akuten und chronischen Entzündungen auf der Grundlage der jeweiligen Wesensgliederwirksamkeit entwickelt.

1.1 Entzündliche Erkrankungen

Fieberhafte entzündliche Erkrankungen erleben die Patienten als therapiebedürftige Krankheitsprozesse. Demgegenüber ist ihre salutogenetische Bedeutung gut bekannt. In diesem Zusammenhang ist v. a. auf die inverse Korrelation von Entzündung und Krebserkrankungen hinzuweisen, die zu wesentlichen präventiven und therapeutischen Aspekten in der Onkologie führt [→ XVIII. 2.4 Entzündung und Karzinom]. Die Entzündung soll ein dem Menschen „Fremdes" überwinden, wodurch der Organismus seine Integrität wiedergewinnt und zum geeigneten Instrument der Individualität wird.

Entzündungen entstehen, wenn Bereiche des menschlichen Organismus nicht ausreichend von den Wesensgliedern durchdrungen und dadurch anfällig für Erreger werden. Die entzündliche Aktivität der Wesensglieder führt dann nicht nur zur Überwindung der infektiösen „Fremdqualität", sondern – in der Heilungsphase der Entzündung – auch zur physiologischen Verbindung der Wesensglieder mit dem Leib. Infektionserkrankungen und damit auch das Fieber dienen unter diesem Aspekt der „Individuation" des Leibes und lassen ihn zum Instrument der Ich-Organisation werden. Kommt es durch unphysiologisch „hygienische" Bedingungen und ausbleibende Infektionserkrankungen zu Einschränkungen dieser Individualisierung des Leibes, so kann „Fremdes" unverwandelt persistieren und zur Ursache späterer Erkrankungen werden.

Unter diesem Aspekt kommt der therapeutischen Zielsetzung, die einmal in der Suppression der Entzündung, das andere Mal in der Unterstützung ihrer salutogenetischen Prozesse besteht, eine besondere Bedeutung zu. Wird auf eine antibiotische Therapie weitgehend verzichtet, so lässt sich eine Reduktion allergischer Erkrankungen (Asthma, Atopie und Neurodermitis) nachweisen.[2] Umgekehrt dokumentieren manche Studien die Assoziation des Mammakarzinomrisikos mit der Häufigkeit einer antibiotischen Therapie,[3] wenngleich die gegenwärtig Studienlage diesbezüglich noch nicht zu einer konsistenten Aussage führt. In jedem Fall wird deutlich, dass dem therapeutischen Ansatz, der einmal Entzündung supprimiert, das andere Mal die Entzündungsprozesse therapeutisch übernimmt und gestaltet, eine entscheidende Bedeutung zukommt. Die International Integrative Primary Care Outcomes Study (IIPCOS)[4] zeigte, dass bei entzündlichen Erkrankungen (akute Atemwegs- und Ohrbeschwerden) die Ergebnisse einer salutogenetisch orientierten Medizin diejenigen einer „konventionellen" Behandlung übertreffen können [→Abb.].

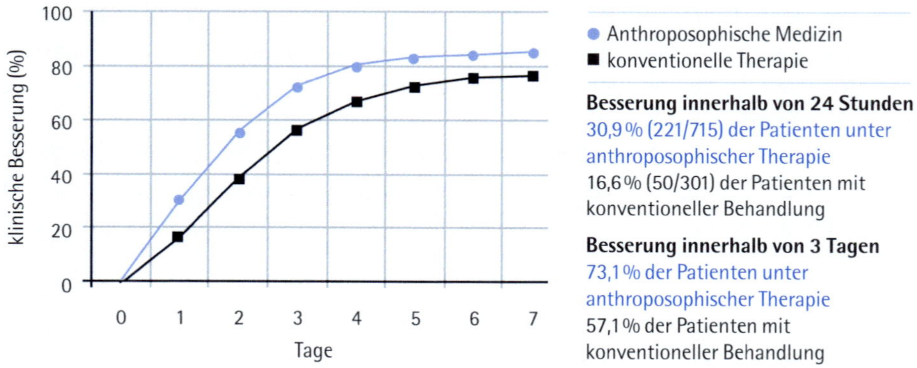

Vergleich von Patienten mit akuten Atemwegs- oder Ohrenbeschwerden unter anthroposophischer bzw. konventioneller Therapie[5]

Die zur *Entzündung* führende Fremdqualität weist darauf hin, dass in einem Bereich des Organismus die Wesensglieder nicht mehr in physiologischer Weise wirken und dadurch fremde Außenweltqualitäten hereindringen können. So besetzt das bakterielle Wachstum einen Ort, der von den Wesensgliedern „verlassen" wurde und nun fremdes Leben zur Entfaltung bringt.

Selbstverständlich hat die antibiotische Therapie auch im anthroposophisch-medizinischen Therapiekonzept ihren Platz, zumal Steiner auf dieses Therapieprinzip im Landwirtschaftlichen Kurs[6] hinzuweisen scheint und es in einen größeren Kontext stellt.

Exkurs

„... so hat alles Pilzige eine intime Beziehung zu der niederen Tierwelt, zu Bakterien u. ä. Getier, zu den schädlichen Parasiten ... Und da wird man das Merkwürdige erleben, dass wo eine Aue, eine pilzreiche Aue ... in der Nähe einer Landwirtschaft ist, dass dann diese *Pilze* nun durch ihre Verwandtschaft mit den Bakterien und dem anderen parasitären Getier, dieses Getier abhalten von dem anderen ..."[7]

1928 beobachtete Alexander Fleming (1881–1955) die Hemmung des Wachstums einer Staphylokokkenkolonie durch einen *Schimmelpilz*. Das wirksame Prinzip nannte er bereits *Penicillin*.[8] 1945 wurde erstmals aus dem Pilz Cephalosporium acremonium ein Cephalosporin gewonnen.

Wesentliche *Antibiotika* stammen ursprünglich aus der *Pilzwelt*. In der Pilzorganisation schieben sich Wurzel- und Blütenprozesse unter weitgehender Ausschaltung des Rhythmischen Systems der dreigliedrigen Pflanzenorganisation ineinander: Es entwickelt sich keine Blattorganisation.[9] Das astralische Wesen verbindet sich intensiv mit der Pilzorganisation. An manchen tierverwandten Substanzen, wie den chitinartigen Stoffen, ist diese Qualität ebenfalls abzulesen. Die giftigen Pilze zeigen ein zur Toxinbildung führendes tiefes Eindringen der Astralität. Die *Antibiotika* tragen eine pharmazeutisch abgeänderte „Pilzqualität" in den Organismus, deren antibakterielle Wirksamkeit dasjenige „äußerlich" beseitigt, was die Wesensgliedertätigkeit in der Entzündung (und hier neben dem Ätherischen v. a. die astralische und die Ich-Organisation) „innerlich" zu überwinden hätten.

Bei der *Therapie entzündlicher Erkrankungen* müssen die Heilungskräfte des Patienten eingeschätz werden. Eine geschwächte Konstitution und Multimorbidität begründen oftmals eine *antibiotische Therapie*, ausreichende *Ressourcen* eröffnen demgegenüber den Einsatz der salutogenetisch orientierten Arzneimittel.

Eine Verbindung beider Therapieansätze ist ebenfalls sinnvoll, da die Antibiose ihrem Wirkprinzip nach vorrangig pathogenetisch orientiert ist und die salutogenetischen Therapieziele nicht unterstützt.

Die *antibiotische Therapie* wirkt gegen Bakterien, heilt aber nicht die Infektion.

Hierzu sind die komplexen salutogenetischen Prozesse der Entzündung und ihrer Heilungsphase entscheidend, welche die antibiotische Therapie nicht unterstützt. Darüber hinaus weisen die Antibiotika-assoziierten unerwünschten Wirkungen auf Beeinträchtigungen der Wesensgliederwirksamkeiten, die es therapeutisch auszugleichen gilt.

1.2 Drei Therapieziele bei Erreger-assoziierten entzündlichen Erkrankungen

Damit ergeben sich zwei unterschiedliche Therapieansätze, die durch einen dritten, nämlich die Berücksichtigung der Disposition für eine Erkrankung, zu ergänzen sind [→ III. 2.4 Das Wesen der Infektionskrankheiten]. Die Disposition für eine infektiöse Erkrankung kennt unterschiedliche Ebenen. Zu ihnen zählen Einschränkungen der *Abgrenzungsfähigkeit*, wodurch Erreger in den Organismus gelangen sowie unzureichende *entzündliche „Überwindungskräfte"* der eingedrungenen Fremdqualität. Abgrenzungsfähigkeit und Hüllebildung entstehen durch die physiologische Wirksamkeit des Nerven-Sinnes-Systems, die überwindenden entzündlichen Stoffwechselprozesse gehören demgegenüber zum Stoffwechsel-Gliedmaßen-System [→ XIX. 2. Die Lymphatische Organisation]. Veränderungen in der Dreigliederung, wie z. B. eine stressbedingt zu intensive Orientierung zum Nerven-Sinnes-System, können die immunologischen Funktionen einschränken und zur Infektanfälligkeit beitragen. Die sonst im Organismus wirksamen Wesensglieder verlassen durch ihre Orientierung zum Bewusstsein ihren physiologischen Ort, der dann von fremden bakteriellen Leben infiziert werden kann.

Insofern ergeben sich drei therapeutische Zielsetzungen in der Behandlung entzündlicher Erkrankungen [→Abb.]:

1. Auf den *Erreger* gerichtete Therapie (Antibiotika, Antimykotika, Virostatika)
2. Behandlung der zugrunde liegenden *Disposition* (Förderung der physiologischen Verbindung der Wesensglieder mit dem Organismus)
3. Therapie der *Entzündung*

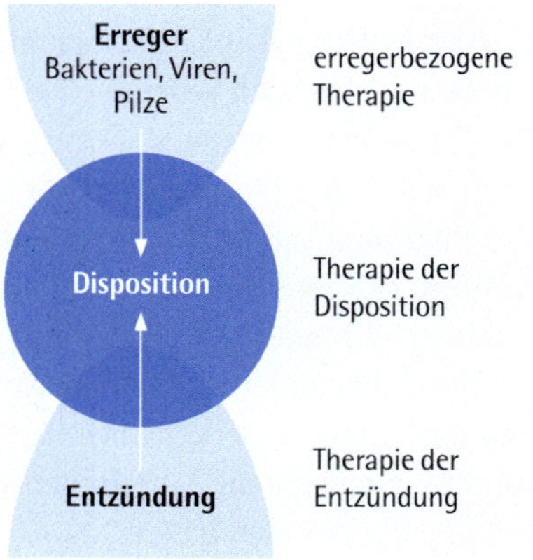

Drei Behandlungsziele bei entzündlich-infektiösen Erkrankungen

1.3 Gesichtspunkte zur Prävention

Aus diesen drei Perspektiven ergeben sich Gesichtspunkte zur *Prävention*: Der auf den Erreger bezogene Aspekt der Erkrankung führt z. B. zur Impfung. Präventive, auf die Disposition bezogene Maßnahmen beziehen sich auf den Lebensstil, die Ernährung, die Pflege eines gesunden Rhythmus von Ruhe und Bewegung, Umgang mit Stress und bewusstseinsmäßiger Überforderung (Bildschirmarbeit!), ausreichend Schlaf. Eine medikamentöse Behandlung kann ebenfalls angezeigt sein (z. B. Prophylaxe von Atemwegsinfektionen mit Meteoreisen etc. [→ IX. Pneumologie]). Schließlich ist die adäquate Therapie der Entzündung bereits eine Prophylaxe der erneuten Erkrankung oder des Rezidivs durch die erworbene immunologische Kompetenz. Der Wertschätzung des Fiebers als Wärmeaktivität der Ich-Organisation kommt hier eine besondere Bedeutung zu. Antipyretische Medikationen sind in aller Regel zu vermeiden. Sie richten sich gegen diese Aktivität der Ich-Organisation des Patienten und können die Überwindung der Krankheit und ihre Ausheilung beeinträchtigen.

2. Die Physiologie der Entzündung

Die Entzündung ist ihrer Phänomenologie nach ein *Stoffwechselprozess*. Er wird durch gestaltende und strukturierende Qualitäten, die zum Nerven-Sinnes-System gehören, moduliert. Bei der sogenannten neurogenen Entzündung zeigen sich direkte Verbindungen zur *Nervenorganisation*. Aber auch die immunologische Modulation des Entzündungsablaufs hat gestaltende und formende Qualitäten, die mit den Funktionen des Nerven-Sinnes-Systems in Beziehung stehen [→ XVIII. 2.4 Entzündung und Karzinom]. So verlangt jeder Prozess im menschlichen Organismus den regulierenden und gestaltenden Formpol. Stoffwechsel-Gliedmaßen- und Nerven-Sinnes-System stehen sich auch hier polar gegenüber. In der Zeitgestalt der Entzündung treten schließlich *rhythmische Ordnungen* auf. Diese können den Verlauf entzündlicher Erkrankungen prägen und sich im Temperaturverlauf (undulierendes, remittierendes, septisches Fieber) zeigen.

Auch in der Entzündung findet sich also die *Dreigliederung* des menschlichen Organismus wieder:

Form, Gestaltung (immunologische Modulation)	**Nerven-Sinnes-System**
zeitlicher Verlauf	**Rhythmisches System**
Stoffwechselprozess	**Stoffwechsel-Gliedmaßen-System**

Die Entzündung differenziert sich in die *Phase der akuten Entzündung* mit den klinischen Zeichen der ödematösen Schwellung, Überwärmung, Exsudation sowie des Schmerzes und die *Heilungsphase* [→ Abb.]. Während die erste Entzündungsphase mit abbauenden Stoffwechselprozessen einhergeht, charakterisieren anabole Prozesse die Heilungsphase. Die Stoffwechselprozesse der akuten Entzündung führen zur Auflösung von Strukturen, während die Heilungsphase in der Geweberegeneration Form und Struktur erneut entstehen lässt.

In der *Entzündung* stehen sich die *abbauende schmerzhafte* und mit den klassischen Entzündungszeichen versehene *Tagesseite* (akute Entzündung) und die *regenerative aufbauende Nachtseite* (Heilungsphase der Entzündung) gegenüber.

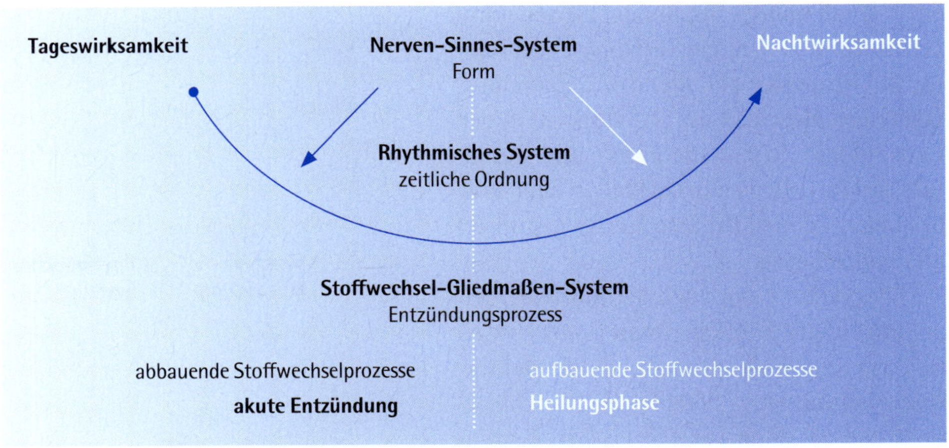

Akute Entzündungs- und Heilungsphase

Die Unterscheidung einer *Tag- und einer Nachtseite* der Entzündung ist von grundsätzlicher Bedeutung.

Exkurs

In diesen Zusammenhang stellt sich auch die Beziehung des autonomen Nervensystems zum Entzündungsprozess. So kann die Stimulation des Nervus vagus und damit eine parasympathikotone Funktionslage im Sinne des cholinerg-anti-inflammatorischen Pathways die Freisetzung proinflammatorischer Zytokine und damit die Tagesseite der Entzündung reduzieren.[10] Damit steht die Nachtseite der Entzündung mit der parasympathikotonen Funktionslage in Beziehung, während die Tagesseite Verbindungen mit der sympathikotonen Funktion zu haben scheint. Mit der Sympathikotonie ist geisteswissenschaftlich gesehen die Tageswirksamkeit der Wesensglieder, mit der parasympathikotonen Funktion ihre Nachtwirksamkeit verbunden [→ XI. 3.3.2 Betablocker].

2.1 Die Pathologie der Entzündung

In der (akuten) *Entzündung* versucht der Organismus, ein ihm *„Fremdes" zu überwinden*, also durch die Entzündung zu *gesunden*.

Die Entzündung kann sich dann „physiologisch" entwickeln, wenn ihr Stoffwechselprozess die ausreichende (immunologische) Modulation und Gestaltung erfährt. Beide Qualitäten – Prozess und Modulation – werden durch die rhythmischen Phänomene der Entzündung, also durch das *Rhythmische System*, vermittelt.

Aber es kann auch hier pathologische Abläufe geben. Bei Einschränkungen der zellulären oder humoralen immunologischen Kompetenz, wie sie z.B. bei den singulären oder kombinierten Immundefizienzsyndromen auftreten, wird ein *„Erblinden"* der häufig gestaltungslos ablaufenden Entzündung erkennbar. Hier fehlt die Strukturkraft in der Entzündung. Zu geringe Form- und Gestaltungskräfte liegen auch bei Phlegmonen und besonders der den Organismus als ganzes ergreifenden Sepsis vor [→ XV. 6. Sepsis].

Umgekehrt kann auch der Stoffwechselpol ungenügend wirken. Dann findet sich eine zu geringe Entzündungsaktivität, der die Überwindung einer Fremdqualität nicht gelingt und die dann zur *chronischen Entzündung* wird. Kommt es im ersten Fall oft zu heftigen und hochfebrilen Krankheitsbildern, so überwiegt im zweiten der protrahierte, symptomarme Verlauf, der im Rahmen einer chronischen Entzündung oft die Phänomene der Sklerose entwickelt.

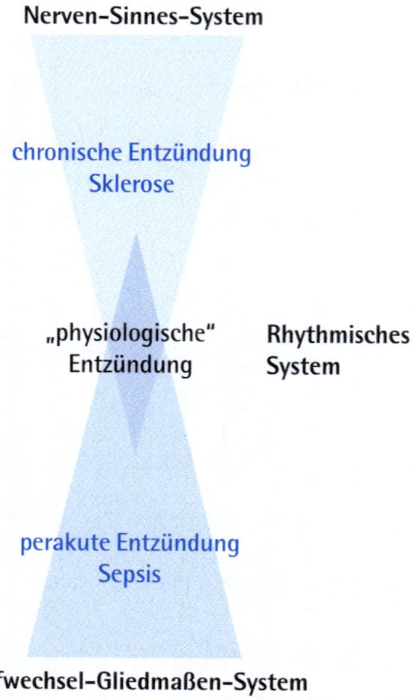

Polare Pathologie der Entzündung vor dem Hintergrund der Dreigliederung

Somit kann der „physiologische" *Entzündungsprozess pathologisch* werden und einerseits einen dominanten Stoffwechsel (z.B. Sepsis), andererseits die Sklerose im Rahmen der chronischen Entzündung entwickeln [→ Abb.].

2.2 Das Wirken der Wesensglieder in der Entzündung

Auf der *physischen Ebene* entwickeln sich *Rubor, Calor* und die ödematöse Schwellung *(Tumor)* als klassische Entzündungsphänomene. Von ihnen ist der Entzündungsprozess mit seiner abbauenden und in der Heilungsphase aufbauenden Qualität zu unterscheiden. Er steht mit der *ätherischen Organisation* in Zusammenhang und trägt eine innere Gliederung in sich. Es finden sich Prozesse der *Wärmebildung* (1), der *Atmung* (2) (hoher Sauerstoffbedarf der Entzündung im Sinne des respiratory burst)[11], der Unterhaltung des „energieverbrauchenden" Entzündungsprozesses durch Substrate („*Ernährung*" (3)), der *Absonderung* (4) und schließlich auch die aufbauenden Qualitäten in der heilenden Phase der Entzündung im Sinne der *Erhaltungsprozesse* (5), des *Wachstums* (6) und der *Regeneration* (7). Es handelt sich um die sogenannten sieben Lebensprozesse[12] [→ Anhang], welche die Entzündung auf ihrer ätherischen Ebene charakterisieren [→ Abb.].

Die *astralische Ebene* äußert sich klinisch im *Dolor* und damit in der „Empfindung", welche die Entzündung begleitet. Durch diese Empfindungsqualität ist die Entzündung mehr als ein Stoffwechselprozess. Im Weiteren ist die astralische Organisation mit den gestaltenden immunologischen Funktionen, welche die Entzündung leiten, verbunden. Auch in der Heilungsphase der Entzündung hat der astralische Leib seine Bedeutung. Er trägt in dieser Nachtphase Form und Gestalt, also die „Urbilder" an die aufbauenden Lebenskräfte heran. Das sonst ungelenkte regenerative Wachstum erfährt seine ortstypische Strukturierung und Gestaltung.

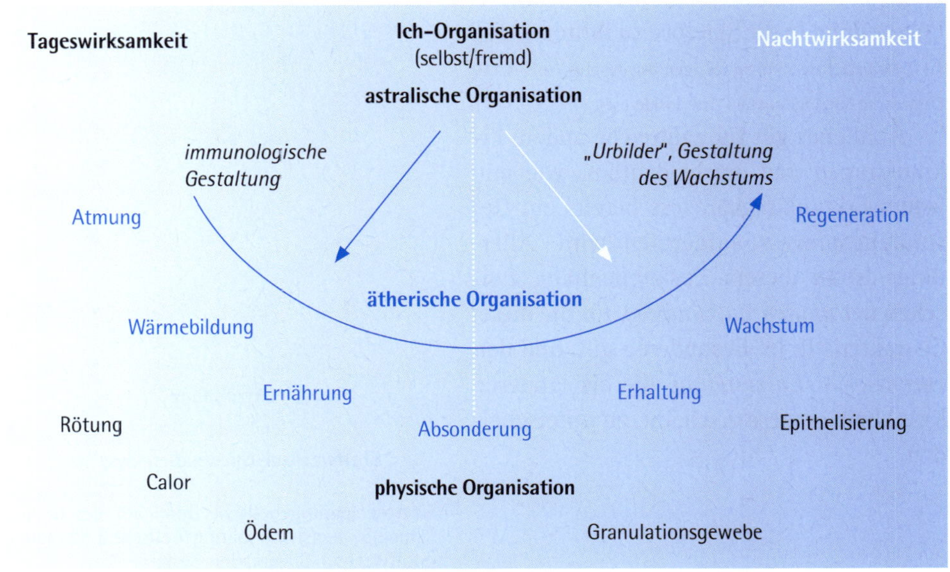

Das Wirken der Wesensglieder in den polaren Entzündungsphasen

Durch die *Entzündung* kann der *beseelte Organismus* einen *Innenraum* behaupten. Die entzündliche Reaktion *weist* eine in diesen eindringende *Fremdqualität ab* und *überwindet* sie nach Möglichkeit. Auch das im Organismus *selbst „fremd Gewordene“* wird als solches „erkannt“ und *entzündlichen Abbauprozessen* zugeführt.

In der *Wärme* der Entzündung lebt die *Ich-Organisation*. Sie unterscheidet zwischen selbst und fremd und überwindet in den entzündlichen „Verbrennungsprozessen“ das Fremde, um die zu ihr gehörende Integrität des Leibes aufzubauen. In der akuten Entzündungsphase baut die Ich-Organisation das „Fremde“ ab, in der aufbauenden Heilungsphase der Entzündung individualisiert sie den Leib.

2.3 Chronische Entzündung und Sklerose/Karzinom

Die zu überwindende Fremdqualität kann „von außen“ in den Organismus eindringen oder auch innerhalb des Organismus entstehen. Es desintegriert sich dann ein Bereich des Organismus aus dem Gesamtzusammenhang und wird dadurch „fremd“. Der Desintegration liegt eine veränderte Wesensgliederwirksamkeit und mit ihr eine Dislokation in der Dreigliederung zugrunde.
Sehr häufig besteht eine funktionelle *Dominanz des Nerven-Sinnes-Systems*, der sich die Entzündungsreaktion als salutogenetischer Prozess des Stoffwechsel-Gliedmaßen-Systems gegenüberstellt [s. Abb.]. Dadurch entstehen oftmals „Mischbilder“, in denen sklerosierende und entzündliche Prozesse gemeinsam auftreten. Bei der Arteriosklerose z. B. wendet sich ein entzündlicher Prozess der funktionellen Dominanz des Nerven-Sinnes-Systems und seinen Skleroseprozessen entgegen, um schließlich als chronische Entzündung in die Sklerose zu führen [→ XIII. 3.1 Arteriosklerose im dreigliedrigen Organismus, → X. 4.1.3 Chronische Entzündung und Arteriosklerose].

Ähnliches gilt für zahlreiche andere Erkrankungen und macht deutlich, wie mit jedem Erkrankungsprozess bereits ein Gesundungsprozess aufgerufen wird. Allerdings ist in diesem Zusammenhang zwischen der *akuten Entzündung*, für die diese Charakteristik im Besonderen gilt, und der *chronischen Entzündung*, die als längerer Krankheitsprozess erscheint, zu unterscheiden.

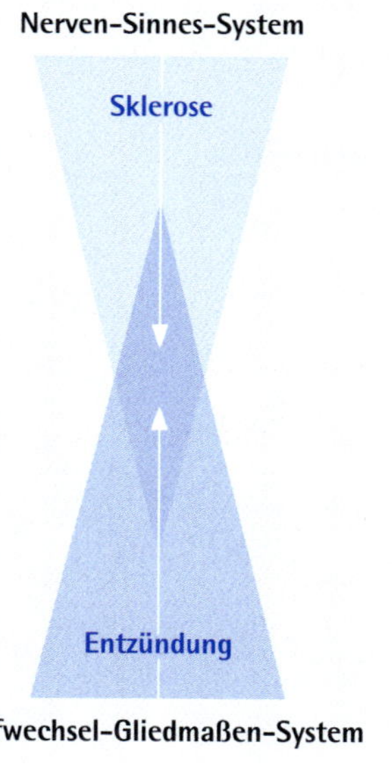

Sklerose (pathogenetische Dominanz des Nerven-Sinnes-Systems) und salutogenetische Entzündung (Stoffwechsel-Gliedmaßen-System)

Kann eine akute Entzündung ihre Funktion nicht erfüllen, nämlich eine die Integrität des Organismus störende Fremdqualität zu überwinden, so setzt sie sich als chronische Entzündung fort [→ Abb.].

Hier handelt es sich nicht mehr um eine entzündlich durchwärmende, sondern oftmals um eine in die *Sklerose* führende Qualität. Die akute Tagesphase der Entzündung wurde verlassen und geht in eine verzerrte, oft chronische, proliferativ-aufbauende Nachtphase über. Allerdings wirken die nicht überwundenen Qualitäten des Nerven-Sinnes-Systems fort und führen zu denjenigen Erkrankungen, die durch die Dominanz des Nerven-Sinnes-Systems charakterisiert sind. Schon an dieser Stelle sei auf die diagnostisch und therapeutisch wesentliche Beziehung der chronischen Entzündung zu zahlreichen *Skleroseerkrankungen* und auch zum *Karzinom* hingewiesen [→ XVIII. 2.4.1 Die duale Funktion der Entzündung].

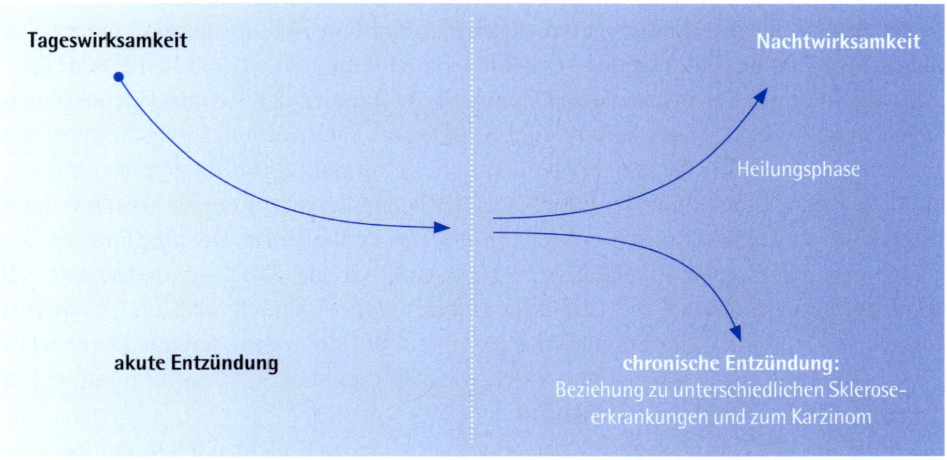

Akute und chronische Entzündung: Beziehung der chronischen Entzündung zu unterschiedlichen Skleroseerkrankungen und Malignomen

2.4 Entzündung und Seele

Entzündung kommt nicht im pflanzlichen, sondern nur im beseelten Organismus vor. Insofern stellt sich die Frage nach der Beziehung der Entzündung zum seelischen Wesen und zum inneren Befinden des Patienten. Die immunologischen Reaktionen sind bekanntermaßen von dem seelischen Befinden abhängig. Welche Unterschiede bestehen zwischen den immunologisch modulierten Prozessen der akuten wie auch der chronischen Entzündung und dem inneren Befinden der Patienten?

In der akuten Entzündung kommt es mit dem Dolor, dem Entzündungsschmerz, zu einem „Erwachen“ der astralischen Organisation am Ort des entzündlichen Geschehens. Demgegenüber fühlt der Patient oftmals eine Schläfrigkeit und Müdigkeit: Fieberhafte Erkrankungen führen zu Müdigkeit und Schlaf. Der auffiebernde Patient ermüdet, fängt an zu gähnen und wird schläfrig. Schon lange ist die schlafanstoßende Wirkung zahlreicher inflammatorischer Mediatoren bekannt (IL-1-β, TNF-α, NO u. a.).[13] Die fiebrig-entzündlichen Stoffwechselprozesse entwickeln sich nicht nur „lokal“ im Bereich des Infektionsortes, sondern haben einen systemischen Charakter, der z.B. in den erhöhten Entzündungsparametern (wie Leukozytose, CRP etc.) messbar wird. Diese Dominanz des Stoffwechsel-Gliedmaßen-Systems über das Nerven-Sinnes-System mit seiner Beziehung zum Wachbewusstsein führt zur Müdigkeit und Schläfrigkeit. Umgekehrt kommt es im gefühlsartig empfundenen Entzündungsschmerz am Ort der Entzündung zu einem partiellen Erwachen der astralischen Organisation.

Welche Veränderungen des seelischen Erlebens ergeben sich demgegenüber für die chronische Entzündung?

2.5 Chronische Entzündung und Depression

In der chronischen Inflammation entwickelt sich nicht die Heilungsphase, sondern eine abgeschwächte, im „abklingenden Feuer der akuten Entzündung“ weiterwirkende Aktivität. Sie führt zur Organschädigung, kann z. B. im Rahmen der rheumatoiden Arthritis Gelenksstrukturen abbauen und sowohl Struktur als auch Form der Gewebe zerstören. In diesem Sinne führt die chronische Entzündung oftmals zu Störungen der Organgestalt, zu einer „Katastrophe der Form“. Aus der heilenden Intention der akuten Entzündung wird der Krankheitsprozess ihrer chronischen Verlaufsform. Der proliferative Charakter der chronischen Entzündung bezieht sich auf die Skleroseprozesse mit z.B. Bindegewebsvermehrung. Die astralische Organisation wirkt nicht im Sinne der physiologischen Nachtphase der Entzündung gestaltend auf die regenerierenden Lebensprozesse, sondern führt zu Skleroseprozessen wie z. B. granulomatösen Strukturen im Sinne einer „Kopfbildung“ am falschen Ort.

Auch bei der chronischen Entzündung handelt es sich nicht nur um ein lokal begrenztes Geschehen, sondern ebenfalls um einen systemischen Prozess, der in geringen Erhöhungen der Inflammationsmarker (CRP, Zytokine) messbar ist. Die astralische Organisation wirkt nicht im Sinne der aufbauenden „Nachtwirksamkeit“ der Wesensglieder, wie sie für die Heilungsphase sonst charakteristisch ist, sondern orientiert sich von den gewebezerstörenden Stoffwechselprozessen der chronischen Entzündung begleitet zum Nerven-Sinnes-System. Insofern kann auch die chronische Entzündung zu Veränderungen des seelischen Befindens des Patienten führen.

Hierzu sind zwischenzeitlich zahlreiche Phänomene bekannt. So ist die Depression oftmals mit einer chronischen Entzündung korreliert und erhöhte Entzündungsmarker führen zu einem erhöhten Risiko für das Auftreten einer Depression.[14] Des Weiteren geht die klinische Remission einer Depression mit einer Normalisierung der Inflammationsmarker einher. Zahlreiche chronisch entzündliche Leiden, wie z. B. COPD oder kardiovaskuläre Erkrankungen, sind mit der Depression assoziiert. Das „Erwachen“ der astralischen Organisation in den Stoffwechselprozessen der chronischen Entzündung führt zu einer Schwäche der ätherischen Organisation mit Abgeschlagenheit und Erschöpfung. Lebenskräfte werden durch die chronische Entzündung „verbraucht“ und nicht durch die physiologische Nachtwirksamkeit der Wesensglieder regeneriert. Die aus dem

Stoffwechselsystem erwachende und sich zum Nerven-Sinnes-System orientierende astralische Organisation wird manchmal als innere Unruhe empfunden und kann schließlich zu depressiven Stimmungen führen, die bis zu der seelischen „Erstarrung" und psychomotorischen Hemmung der Depression reichen. Insofern entwickelt sich eine seelische Seite der chronischen Entzündung, die bis zu depressiven Erscheinungen führt.

2.6 Biografische Zusammenhänge

Aber auch der umgekehrte Zusammenhang ist bekannt: Schockartige Erfahrungen, Stress und eine sich daraus entwickelnde Depression können zu einer chronischen Entzündungsreaktion führen. Bei schockartigen Erfahrungen und auch bei der Entwicklung einer Depression kommt es zur einseitigen Bewusstseinsorientierung der Wesensglieder. Eine traumatisierende Erfahrung geht mit einer angespannten Bewusstseinsentwicklung einher und ist demzufolge mit einer zum Nerven-Sinnes-System orientierten astralischen Organisation verbunden. Die Besserung depressiver Symptome durch Bewegung und damit die Aktivität des Stoffwechsel-Gliedmaßen-Systems wird dadurch verständlich: Der Dominanz des Nerven-Sinnes-Systems stellt sich als therapeutische Qualität die hierzu polare Aktivierung des Stoffwechsel-Gliedmaßen-Systems entgegen. Das Vorherrschen des Nerven-Sinnes- kann zu einer Entzündungsreaktion des Stoffwechsel-Gliedmaßen-Systems führen, die oftmals in die chronische Verlaufsform übergeht. Hier sind biografische Zusammenhänge wichtig und für die Begleitung des Patienten entscheidend: Frühe Traumatisierungen, Stress, Missbrauch, soziale Isolation, Verlust eines Elternteiles oder Trennung können mit erhöhten Entzündungsmarkern sowie depressiven Symptomen einhergehen und zu Morbidität oder verkürzter Lebenserwartung führen. „Such findings highlight the fundamental idea that stress occuring early in life can exert persistant effects over lang periods of time, not only increasing susceptibility to somatic and psychiatric illness, but potentially interfering with treatment response."[15] Damit bestätigt sich die von Steiner bereits früh beschriebene lebensgeschichtliche Dimension von Erkrankungen, die beispielsweise psychische Belastungen mit rheumatischen Erkrankungen (und auch Diabetes mellitus) verbindet.

3. Arzneimittel der Entzündung

Die *Arzneitherapie* der Entzündung bezieht sich auf ihre Tag- (akute Entzündungsphase) und ihre Nachtseite (Heilungsphase) sowie deren Gestaltung, also auf den Prozess und den Formpol der Entzündung. Den Entzündungsprozess können grundsätzlich unterschiedliche Arzneimittel „übernehmen", was die Wesensglieder des Menschen vom Krankheitsprozess entlastet. Diese wenden sich dann der Heilungsphase zu. Andererseits lässt sich die formende und gestaltende Funktion im Entzündungsprozess therapeutisch unterstützen. Die *äußeren Anwendungen* orientieren sich ebenfalls an diesen Grundsätzen und sind wirksame Maßnahmen in der Therapie entzündlicher Erkrankungen. Die äußere Intervention (z. B. Abszessspaltung) fügt sich in das Therapiekonzept der akuten Entzündungsphase, indem sie der nach außen gerichteten Dynamik Raum schafft.

3.1 Die Polarität von Phosphor und Argentum

Das *Silber* [→ IV. 3.1.1 Plumbum und Argentum] dient der *gestaltenden* und zur *Ausscheidung bzw. Absonderung* führenden Funktion der Entzündung. Seine therapeutische Wirksamkeit ist der gestaltenden Nervenqualität verwandt, die den Entzündungsprozess moduliert. Ihr steht der *Phosphor* polar gegenüber, der den formauflösenden, dynamischen und *wärmebildenden Entzündungsprozess* fördert.

Die Substanzpolarität von *Argentum* und *Phosphor* spricht die *Gestaltung* (Modulation) der *Entzündung* und deren *dynamischen Stoffwechselprozess* therapeutisch an: „So daß man im Silber etwas hat, was im eminentesten Sinne die Formen des physischen Leibes des Menschen hervorruft, wogegen man im Phosphor etwas hat, was diese Formen auslöscht."[16]

Die *Polarität* von *Argentum* und *Phosphor* ist auch an ihrem *gegensätzlichen Verhältnis* zum *Licht* ablesbar: Das Silber entwickelt in seinen Salzen (v. a. Silberchlorid, -bromid, -jodid) eine *intensive Beziehung* zum Licht. Ihre Belichtung führt zu dem metallischen Zustand.[17] Die Lichtempfindlichkeit begründet seine Anwendung in der Fotografie. Auch die Farbigkeit des Lichtes reflektiert das Silber: Silberchlorid nimmt – in feiner Schicht erzeugt – die verschiedenen Farben des Lichtes flüchtig an, mit denen es beleuchtet wird. Am Vollkommensten zeigt es seine Lichtverwandtschaft im Silberspiegel. Gleichzeitig spricht sich hier eine entscheidende Eigenschaft seines Wesens aus. Das Licht wird nicht prozessual vom Argentum aufgenommen, sondern an seiner Metallität reflektiert. Damit ist das Argentum mit dem Nervensystem verwandt, das dementsprechend das Licht des Bewusstseins „reflektiert". Dieser Zusammenhang des Silbers mit den Qualitäten des Nervensystems, auf den Paracelsus (1493–1541) im Sinne der „virtus cephalica"[18] hinwies, findet sich in der Argyrophilie der Nervenfasern wieder. Die anderen versilberbaren Fasern im menschlichen Organismus wie z. B. die retikulären Fasern, weisen auf eine zentrale Qualität: die Struktur- und Gestaltungskraft, die als wesentliche Eigenschaft der Nervenorganisation erscheint und im Falle der retikulären Fasern als Strukturqualität in die Gewebe der Stoffwechselorganisation getragen wird.

Das *Argentum* steht mit der *Nervenorganisation* in Beziehung, deren Gestaltungskraft es in die *Stoffwechselorganisation* trägt.

Umgekehrt entwickelt der *Phosphor* kein reflektierendes Verhältnis zum Licht, sondern nimmt es unmittelbar in seine Substanzprozesse auf. Eindrücklich ist der Übergang des grünlichen Leuchtens des weißen Phosphors (Phosphoreszenz) bei normaler Raumluft in das spontane gleißend-weiße Entflammen, das eine unmittelbar „entzündliche" Qualität offenbart. Diese Geste des Phosphors findet sich im menschlichen Organismus wieder, der gegenüber allen anderen Lebewesen besonders phosphorreich ist. Der menschliche Organismus ist auf das Ich-Wesen orientiert, das sich in besonderer Weise auf die Phosphorwirksamkeit und den durch die Phosphorverbindungen (z. B. ATP) getragenen Energiestoffwechsel stützt. Therapeutisch angewandt übernimmt der Phosphor die Funktion der Ich-Organisation in den Stoffwechselprozessen.

Phosphor dient der *willensartigen Dynamik*, die im *Stoffwechsel-Gliedmaßen-System* lebt.[19]

Dem dynamischen Wirken des Phosphors steht seine vergleichsweise „kristalline Anreicherung" im Knochensystem gegenüber. Eine in die Mineralisation strebende „Lichtform" durchzieht das Skelett. Durch ihre individuelle Gestaltung ist diese Ausdruck der Ich-Organisation.

Formung des menschlichen Organismus und *Formauflösung* stehen sich in *Silber* und *Phosphor* polar gegenüber.

4. Arzneitherapie der akuten Entzündung

Im Folgenden seien Indikation und Anwendung einiger typischer Arzneimittel der akuten Entzündung beschrieben.

4.1 Phosphor und Argentum

In der *Entzündung* wirken die oberen Wesensglieder. Eine Phosphortherapie kann ihre Tätigkeit „übernehmen". Aufgrund der Orientierung zum Stoffwechsel-Gliedmaßen-System kommt bei den entzündlichen Erkrankungen eine *mittlere bis tiefe Potenzierung* zum Einsatz.

- *Phosphorus D6* (Weleda) Dil. 20–0–0 gtt

Bei *intensiven entzündlichen Prozessen* hat sich die

- *Phosphorus D8* (Weleda) Amp. s.c., ggf. i.v. 1–0–0

morgens bewährt, abends lassen sich die gestaltenden und schließlich in die Ausscheidung führenden Funktionen durch das Silber

- *Argentum metallicum praeparatum D20* (Weleda) Amp. s.c., ggf. i.v. 0–0–1 unterstützen. Durch diese Kombination waren mehrfach schwere entzündliche Erkrankungen positiv zu beeinflussen. Phosphor hat in der mittleren Potenzierung die Aufgabe, den entfesselten Entzündungsprozess unter die Lenkungskraft der Ich-Organisation zu stellen.

4.2 Ferrum

Der Phosphor erweitert in seiner Verbindung mit dem Eisen die *Metalltherapie* der Entzündung:

- *Ferrum phosphoricum D6* (Weleda) Tabl. 2-2-0

kommt bei vielen entzündlichen (auch „grippalen" Erkrankungen) zum Einsatz. Das Eisen vermittelt die *inkarnierende Geste* für die mit der Phosphorwirksamkeit verbundene Tätigkeit der *Ich-Organisation.* Als „Atmungsmetall" steht das Ferrum in Zusammenhang mit dem *Atmungsprozess* der Entzündung („respiratory burst"). So findet

- *Ferrum sidereum D10* (Weleda) Amp. s.c. 1-0-0

bzw. das natürliche Ferrum phosphoricum

- *Pulmo/Vivianit comp.* (Wala) Amp. s.c., ggf. iv. 1 x täglich

in der Pneumonietherapie Anwendung.
Bei Anämie verliert die Inflammation ihre Kraft, durch die therapeutisch eingesetzte Eisenqualität kann sich das Wirken der *oberen Wesensglieder* im Entzündungsprozess entwickeln.

Bei zu geringer sulfurischer Dynamik des entzündlichen Geschehens bietet sich eine Therapie mit Sulfur, z.B. in Verbindung mit Carbo (z.B. Erysidoron 2 (Weleda)) an.

4.3 Aconit, Belladonna und Bryonia

Neben den Arzneimitteln aus dem Mineralreich und den Metallen spielt *Belladonna* in der Therapie entzündlicher Erkrankungen eine wesentliche Rolle.[20] Sie wirkt als pflanzliches Arzneimittel auf die *astralische Organisation*, wie es das Vergiftungsbild mit seiner sympathikotonen Funktionslage verdeutlicht. Die sich durch den astralischen Leib entwickelnde Dynamik im entzündlichen Geschehen kann Belladonna übernehmen. Belladonna kommt bei fieberhaften, eitrigen Erkrankungen von Patienten mit gerötetem Kopf, trockenen Schleimhäuten, innerer Unruhe und weiten Pupillen zum Einsatz. Das klinische Bild entspricht einer ausgeprägten Aktivierung der astralischen Organisation, die sich ihrer Dynamik nach vom Stoffwechselsystem bis in die Kopforganisation ausbreitet und mit einer sympathikotonen Funktionslage einhergeht [→ XI. 2.1 Polare

Erscheinungsformen der arteriellen Hypertonie]. Das Beispiel macht deutlich, wie sich das differenzierte homöopathische Arzneimittelbild der Belladonna durch die Wesensgliederbetrachtung begrifflich zusammenfasst.

Die *Fieberentwicklung* kennt in der Regel zwei Phasen: Einem fröstelnden Fieberbeginn mit Gliederschmerzen, blasser Hautfarbe und kühlen Akren infolge Zentralisierung des Kreislaufes („weiße Infektphase" mit funktioneller Dominanz des Nerven-Sinnes-Systems) steht die nachfolgende febrile Wärmeentwicklung mit geröteten Wangen, warmer Peripherie („rote Infektphase" mit funktioneller Dominanz des Stoffwechsel-Gliedmaßen-Systems) polar gegenüber. Das Vergiftungsbild von Aconitum gehört zu der ersten „Fieberphase" und entspricht der vom Nerven-Sinnes-System ausgehenden Dominanz astralischer Wirksamkeit. So finden sich Kopf- und reißende neuralgiforme Schmerzen, Reizbarkeit der Sinnesorgane, Frieren, Angst bis zur Todesfurcht mit nachfolgender Erschöpfung, Kollaps und Schweißausbruch. Charakteristisch für den Ablauf der Aconitwirkung sind Heftigkeit und Plötzlichkeit.[21] Belladonna setzt man in der zweiten Phase der Fieberentwicklung ein. In den folgenden, häufig verwendeten Arzneimitteln für fieberhafte Erkrankungen ist Aconitum enthalten:

- *Infludoron* (Weleda) Glb. — mehrmals täglich 10 Glb.
- *Infludo* (Weleda) Dil. — zweistündlich 8–10 gtt

kommen bei akuten fieberhaften grippalen Infekten zum Einsatz.[22] Bei fieberhafter Bronchitis und Pneumonie (in Verbindung mit Pneumodoron 2 [→ IX. 5.5 Pneumonie]) helfen

- *Pneumodoron 1* (Weleda) Dil. — 10-10-10-10 gtt
- *Bryonia/Aconitum* (Wala) Amp. s.c. — 1–2 x täglich.

Belladonna findet sich in den folgenden besonders häufig eingesetzten Arzneimitteln:

- *Erysidoron 1* (Weleda) Dil. — zweistündlich 6–10 gtt

oftmals in Verbindung mit

- *Erysidoron 2* (Weleda) Tabl. — zweistündlich 1–2,

das bei fieberhaften Infekten, Angina tonsilaris, Otitis media, Erysipel und Divertikuliti[23] hilfreich ist. In diesen Indikationen haben sich ebenso

- *Apis Belladonna Inject* (Wala) Amp. s.c. — bis 1 x täglich
- *Apis/Belladonna cum Mercurio* (Wala) Amp. s.c. — bis 1 x täglich

ausgesprochen bewährt. Die ödematös betonte und schon *kühlere Entzündung* behandelt man demgegenüber mit *Bryonia*. Im Zusammenhang mit einer *Pneumonie* hat sich dieses Arzneimittel oftmals bewährt (Pneumodoron 1), ebenfalls bei den entzündlichen und mit Ergussbildung einhergehenden *rheumatischen Gelenkerkrankungen*. Ein vergleichbarer Gesichtspunkt liegt seiner Anwendung bei entzündlichen Prozessen der serösen Häute zugrunde (z. B. Pleuritis) [→ IX. 5.5 Pneumonie] und schließlich auch dem Einsatz bei der (akuten) Hepatitis [→ XXIV. 3. Lebererkrankungen und ihre Therapien].

4.4 Die therapeutische Anwendung von Apis und Lachesis

Die aus dem Tierreich stammenden Arzneimittel für die *akute Entzündung* sind vornehmlich *Apis* und *Lachesis*.

Apis entwickelt eine entzündlich-ödematöse, erysipelartige Schwellung und exsudative Prozesse mit stechend-brennenden Schmerzen.[24] Im Unterschied zu Belladonna mit ihrer Beziehung zum astralischen Organismus erreicht Apis die ödematösen und exsudativen Entzündungsprozesse, die mit der Ebene der ätherischen Organisation in Zusammenhang stehen. Durch die Schmerzhaftigkeit mit brennend-stechendem Charakter im Bereich des Entzündungsprozesses, aber auch im ganzen Körper spricht sich die astralische Organisation aus. Schließlich lebt in Fieber und Wärmeentwicklung die ordnende Kraft der *Ich-Organisation*. Also ist Apis bei entzündlicher Phänomenologie wie brennendem Schmerz, Rötung und Ödem anwendbar. *Apis* hat eine Beziehung zur *Ich-Organisation* und übernimmt deren Aktivität im Entzündungsprozess. *Belladonna* steht demgegenüber mit dem *astralischen Leib* in Beziehung.

Häufig eingesetzte Arzneimittel, die Apis enthalten, wurden bereits bei den Kompositionspräparaten [→ s. o.] angeführt.

In *höherer Potenzierung* führt Apis gestaltende Kräfte in die Entzündung. In *mittlerer Potenzierung* übernimmt sie die dynamische Wesensgliederwirksamkeit in der Entzündung, in *niedriger Potenzierung* vermag Apis eine entzündliche Wesensgliederwirksamkeit im *Stoffwechsel-Gliedmaßen-System* zu verstärken und in seiner *salutogenetischen Aktivität* zu unterstützen.

In diesem Zusammenhang sind die *äußeren Anwendungen* zu erwähnen.

- *Quarkwickel* — Durchführung siehe Anhang

bei akut *entzündlichen oberflächenbezogenen Prozessen* (z. B. Erysipel, Mastitis puerperalis, gegebenenfalls mit Zusatz von Calendula-Essenz) oder auch Umschläge mit

- *Calendula-Essenz* (Wala, Weleda) — 1:10 verdünnt

leisten Erstaunliches und ergänzen die Therapie z. B. mit

- *Apis/Belladonna cum Mercurio* (Wala) Amp. s.c. — 1–2 x täglich
- *Lachesis comp.* (Wala) Amp. s.c. — 1 x täglich

- *Lachesis e veneno (in mittlerer und hoher Potenzierung)* (Wala, Weleda) Amp. s.c — 1 x täglich
- *Argentum metallicum praeparatum D20* (Weleda) Amp. s.c — 1 x täglich.

Lachesis übernimmt die sich verselbstständigende astralische Wirksamkeit in der Entzündung und ist somit ein wesentliches Arzneimittel bei *Infektionserkrankungen.*

Exkurs

Friedwart Husemann veröffentlichte[25] eine wesentliche goetheanistische Darstellung zu Lachesis und den Schlangengiften. Der Schlangenleib ist durch zahlreiche Einseitigkeiten gekennzeichnet. Ihm fehlen die Gliedmaßen, das Mittelohr (Schlangen sind dadurch taub), den höheren Schlangen „fehlt“ die linke Lunge. Dem „Verlust“ dieser von der astralischen Organisation geprägten Organe steht die Entwicklung des Giftapparates gegenüber, in dem die astralische Organisation abbauend und anderes Leben tötend wirkt. Die, sonst die *Gliedmaßen* bewegende, astralische Organisation verengt und konzentriert sich mit deren Rückbildung in der Giftbildung zu einer mit dem *Stoffwechselsystem* verbundenen Wirksamkeit.

Steht bei *Apis* aufgrund der *Wärmebeziehung* die Verbindung zur *Ich-Organisation* im Vordergrund, so entwickelt sich bei *Lachesis* eine solche zum *astralischen Leib.*

Kasuistik

E.-coli-Sepsis bei rechtsseitiger Pyelonephritis

Es handelt sich um eine 37-jährige, dunkelhaarige Patientin mit neurasthenischer Konstitution in stark reduziertem Allgemein- und Kräftezustand. Seit drei Tagen bestehen febrile Temperaturen (bis 40 °C (rektal)), Schweißausbrüche, Schüttelfrost, Übelkeit und Inappetenz bei schwerem Krankheitsgefühl, das zuletzt mit einem ausgeprägten rechtsseitigen Flankenschmerz einherging. Ferner Dysurie. Aus der früheren Anamnese ist eine Pyelonephritis bekannt; der jetzige Zustand erinnert die Patientin an die damals durchgemachte und antibiotisch therapierte Erkrankung.
Klinische Befunde: Bei der Aufnahme befand sich die Patientin in einem schlechten Allgemeinzustand: tachykarde Herzfrequenz 116/min, RR 110/65, reine Herztöne, keine pathologischen Herzgeräusche. Über beiden Pulmones bronchovesikuläres Atemgeräusch. Es besteht eine ausgeprägte Spontan- und Klopfschmerzhaftigkeit des rechten Nierenlagers. Mikrobiologische Diagnostik: Aerobe Blutkultur: Kultureller Nachweis von E. coli.
In der Blutkultur wurde das Wachstum von E. coli nachgewiesen. Als Ausgangspunkt der E.-coli-Bakteriämie muss aufgrund des klinischen Befundes und des korrespondierenden Urinbefundes eine rechtsseitige Pyelonephritis angenommen werden, wenngleich sich keine signifikante Keimzahl in der Urinkultur fand. Klinisch besteht somit eine E.-coli-Sepsis bei Pyelonephritis. Die initiale Splenomegalie von 400 ml, die sich innerhalb von elf Tagen korrespondierend zur klinischen Besserung nahezu normalisierte, unterstreicht das septische Krankheitsbild.

Abdomensonografie bei Aufnahme: Cholezystolithiasis mit zahlreichen Konkrementen, Splenomegalie (ca. 400 ml), beidseits kein Harnstau.
Diagnose: *E.-coli-Sepsis bei rechtsseitiger Pyelonephritis.*
Therapie und Verlauf: Aufgrund der anlässlich der ersten Pyelonephritis durchgeführten und schlecht vertragenen Antibiose lehnte die Patientin eine antibiotische Therapie kategorisch ab. Neben einer Infusionstherapie mit Sterofundin erfolgte die Therapie mit *Phosphor D8* i.v. (Weleda) und ebenfalls intravenöser Injektion von *Argentum D30 / Echinacea D6 aa* (Weleda). Diese Therapie wurde mit *Lachesis comp.*-Injektionen (Wala) sowie *Apis* und *Belladonna* in tiefer Potenzierung (Erysidoron 1 (Weleda)) ergänzt. Aufgrund der initial bestehenden Sinusitis erfolgte die Therapie des Weiteren mit Silicea comp.-Injektionen (Wala).
Phosphor gab man zur Unterstützung der Ich-Wirksamkeit im Entzündungsprozess. Er soll ein entfesseltes septisches Entzündungsgeschehen in die Gestaltung und Lenkung durch die Ich-Organisation führen. An die Phosphormedikation schloss sich die Injektion des hochpotenzierten Silbers an. Das *Silber* unterstützt die absondernde, zentrifugal orientierte Richtungskraft der Entzündung. Der Wechsel von Phosphor und Argentum (z. B. als morgendliche Phosphor- und abendliche Argentum-Injektion) ist nach den bisherigen Erfahrungen als eine Art „Basistherapie" schwerer Infektionserkrankungen anzusehen. Belladonna und Apis ergänzen diese zunächst aus dem Mineralreich und den Metallen stammende Medikation durch Arzneimittel aus dem Pflanzen- und Tierreich. Belladonna übernimmt die durch den Astralleib exzitierte Entzündungsdynamik, Apis ihre bis in die ätherische Ebene des Flüssigkeitsorganismus reichende Wirksamkeit. Aufgrund der Orientierung an den Stoffwechselprozessen der Entzündung gibt man Apis und Belladonna in dieser Situation oral.
Am siebten Tag hatte sich unter der geringfügig dem klinischen Verlauf angepassten Medikation die Temperatur normalisiert. Die sich nun anschließende *Rekonvaleszenz* verlief schnell, war allerdings zunächst deutlich von Schwäche und Erschöpfung gekennzeichnet. Die Medikation mit *Levico comp.-Injektionen* (Wala) erreichte eine rasch zunehmende Besserung des Allgemeinbefindens, sodass die Patientin gekräftigt und in gutem Allgemeinzustand am 13. stationären Tag entlassen werden konnte. Bei der vorliegenden Krankengeschichte wurde die Frage nach der Sinnhaftigkeit und Berechtigung des therapeutischen Vorgehens oft thematisiert und aufgrund der Befundkonstellation, des Befindens der Patientin und der klinischen Einschätzung des Verlaufes jeweils neu entschieden. Der sich nach wenigen Tagen einstellende positive Verlauf förderte die wachsende Sicherheit in die Richtigkeit der in diesem besonderen Behandlungsfall vorgenommenen Therapie.

Bei der *chronischen Entzündung* muss man die abbauend und gewebezerstörend wirksame astralische Organisation in ihre aufbauende Nachtwirksamkeit führen.

Eine wesentliche Bedeutung hat hier die *Ernährung*. Vegetarische Kost, Früchte, Vollkorn, Leguminosen, Nüsse und auch Fisch können Inflammationsmarker wie das CRP oder IL-6 und damit die chronische Entzündung in ihrer Aktivität reduzieren[26] sowie die astralische Organisation in die aufbauende Heilungsphase führen. Diese Effekte treten offensichtlich unabhängig von einer ggf. angestrebten Gewichtsabnahme ein. Umgekehrt wurde die inverse Beziehung zwischen Ernährungsqualität und „common mental disorders" bekannt und sowohl für Erwachsene als auch Kinder und in verschiedenen Kulturen nachgewiesen. Hoher Zuckerkonsum, gesättigte Fette, ballaststoff- und faserarme Ernährung führen zu „proinflammatorischen" Reaktionen.[27] Die Beziehung der Depression zur chronischen Entzündung beleuchtet die große Bedeutung eines integrativen und nicht nur psychotherapeutischen Behandlungsansatzes. Des Weiteren macht sie die grundlegenden Darstellungen Steiners verständlich, wonach die „seelischen" Erkrankungen oftmals somatische Ursachen haben.[28]

Adipositas (vor allem stammbetont) ist mit einer chronischen Entzündung verbunden und wechselseitig mit der Depression assoziiert. Umgekehrt kann eine Gewichtsabnahme die Produktion von Entzündungsmediatoren durch das Fettgewebe reduzieren. Steiner erwähnte in diesem Zusammenhang die „parasitären Wärmeherde" im Zusammenhang mit dem Fettgewebe, die mit der chronischen Entzündung bei Adipositas in Beziehung stehen.

Eine physiologische Verbindung der Ich- und astralischen Organisation erreicht die Bewegung. Sie befreit die zum Nerven-Sinnes-System orientierte astralische Wirksamkeit und führt sie in die durchwärmende Aktivität. Entsprechend ist die therapeutische Wirksamkeit der Bewegung bei Depression gut bekannt. Sie geht mit einer „akuten" Entzündung einher (Bewegung erhöht inflammatorische Zytokine und Myokine, wie das vom bewegten Muskel gebildete IL-6[29]), gefolgt von einer physiologischen Nachtwirksamkeit der Wesensglieder (Induktion antiinflammatorischer Zytokine, löslicher TNF-α-Rezeptor). Regelmäßige Bewegung vermag die chronische Entzündung zu vermindern.

Eine große Bedeutung kommt der Beurteilung des Wärmeorganismus des Patienten zu. Neigt er zum Frieren? Machte er wenig fieberhafte Infekte durch? Hilfreich ist die Protokollierung der Temperaturkurve morgens nach dem Erwachen und gegen 18 Uhr (hier gibt es allerdings „Lerchen" und „Eulen" mit entsprechender Verschiebung der Temperaturmaxima). Ein „gestörter" Wärmeorganismus mit z. B. abgeflachter circadianer Temperaturrhythmik lässt sich durch eine phasenweise durchgeführte Misteltherapie positiv beeinflussen.

Ein wichtiger Aspekt bezieht sich auf die Unterstützung der aufbauenden Nachtwirksamkeit der Wesensglieder und damit die Bedeutung des Schlafs. Schlafstörungen können mit erhöhter Entzündungsaktivität einhergehen. Das „Wachen" ist Ausdruck der sich nicht schlafartig lösenden, sondern zum Nerven-Sinnes-System orientierten astralischen Organisation. Entsprechend entwickelt sich eine chronisch entzündliche

Reaktion, die zu sklerosierenden Erkrankungen (wie z. B. kardiovaskuläre Leiden), aber auch zu Störungen des Befindens und der späteren Entwicklung einer Depression disponiert. Insofern ist bei Patienten mit chronischen Entzündungen immer auf die Schlafqualität und die Tagesrhythmik mit ausreichender Schlafenszeit zu achten [→ XXII Schlafmedizin]. Neben der Arzneitherapie kommt den übenden Verfahren (Heileurythmie, Kunst- und Psychotherapie) sowie der meditativen Arbeit eine wesentliche Bedeutung zu. Schon zu Beginn der Anthroposophischen Medizin bezogen Steiner und Wegman Patientenmeditationen in die Behandlung ein. Sie können – wie nun bekannt – die chronische Entzündung positiv beeinflussen und verwandeln.[30]

Literatur

1 Steiner, R.: Geisteswissenschaft und Medizin (GA 312). Rudolf Steiner Verlag Dornach 2020. Vortrag vom 23. März 1920.

2 Flöistrup, H., Swartz, J., Bergström, A. et al.: Allergic disease and sensitization in Steiner school children. Journal of Allergy and Clinical Immunology 2006; 118 (1). S. 59–66.

3 Velicer, C., Heckbert, S., Lampe, J. et al.: Antibiotic use in relation to the risk of breast cancer. Journal of the American Medical Association 2004; 291 (7). S. 827–835.

4 Hamre, H. J., Fischer, M., Heger, M. et al.: Anthroposophic vs. conventional therapy of acute respiratory and ear infections. A prospective outcomes study. Wiener Klinische Wochenschrift 2005; 117 (7–8). S. 256–268.

5 Ebd.

6 Steiner, R.: Geisteswissenschaftliche Grundlagen zum Gedeihen der Landwirtschaft (GA 327). Rudolf Steiner Verlag Dornach 1999. Vortrag vom 15. Juni 1924.

7 Ebd.

8 Forth, W., Henschler, D., Rummel, W.: Allgemeine und spezielle Pharmakologie und Toxikologie. Urban und Fischer Verlag München / Elsevier Amserdam 2017.

9 Pelikan, W.: Heilpflanzenkunde. Band 2. Verlag am Goetheanum Dornach 2012. Kapitel: Pilze – Mycetophyra.

10 Tracey, K. J.: Physiology and immunology of the cholinergic antiinflammatory pathway. Journal of Clinical Investigation 2007; 117 (2). S. 289–296.

11 Whicher, J.T., Evans, S.W. (Hrsg.): Biochemistry of inflammation. Springer Verlag Berlin/Heidelberg 1992.

12 Steiner, R.: Anthroposophie. Ein Fragment aus dem Jahr 1910 (GA 45). Rudolf Steiner Verlag Dornach 2009. Kapitel: Die Lebensvorgänge.

13 Zielinski, M. R., Krueger J. M.: Sleep and innate immunity. Frontiers in Bioscience (Scholar Edition) 2011; 3 (2). S. 632–642.

14 Berk, M., Williams, L.J, Jacka, F.N. et al.: So depression is an inflammatory disease, but where does the inflammation come from? BMC Medicine 2013; 11. Art.ID 200.

15 Ebd.

16 Steiner, R.: Anthroposophische Menschenerkenntnis und Medizin (GA 319). Rudolf Steiner Verlag Dornach 1994. Vortrag vom 16. November 1924.

17 Pelikan, W.: Sieben Metalle. Verlag am Goetheanum Dornach 2011.

18 Gebhardt, K.-H. (Hrsg.): Stauffers homöopathisches Taschenbuch. Haug Verlag Heidelberg 1996. S. 142.

19 Steiner, R.: Die Erkenntnis des Menschenwesens nach Leib, Seele und Geist. Über frühe Erdzustände (GA 347). Rudolf Steiner Verlag Dornach 1995. Vortrag vom 16. September 1922.

20 Husemann, F.: Anthroposophische Medizin. Ein Weg zu den heilenden Kräften. Verlag am Goetheanum Dornach 2011. Kapitel: Die Belladonna als Leitbild einer neuen Medizin.

21 Mezger, J.; Fröhlich, U.: Gesichtete homöopathische Arzneimittellehre. Haug Verlag Stuttgart 2017.

22 GAÄD (Hrsg.): Vademecum Anthroposophische Arzneimittel 2017. Der Merkurstab 2017; 70 (Suppl.). S. 473 ff.

23 Ebd.

24 Mezger, J.; Fröhlich, U.: Gesichtete homöopathische Arzneimittellehre. Haug Verlag Stuttgart 2017.

25 Husemann, F.: Anthroposophische Medizin. Ein Weg zu den heilenden Kräften. Verlag am Goetheanum Dornach 2011. Kapitel: Das Schlangengift.

26 Berk, M., Williams, L.J, Jacka, F.N. et al.: So depression is an inflammatory disease, but where does the inflammation come from? BMC Medicine 2013; 11. Art. ID 200.

27 Steiner, R.: Geisteswissenschaft und Medizin (GA 312). Rudolf Steiner Verlag Dornach 2020. Vortrag vom 9. April 1920.

28 Steiner, R., Wegman, I.: Grundlegendes für eine Erweiterung der Heilkunst nach geisteswissenschaftlichen Erkenntnissen (GA 27). Rudolf Steiner Verlag Dornach 2014. Kapitel: Die Rolle des Fettes im menschlichen Organismus und die trügerischen lokalen Symptomenkomplexe.

29 Ebd.

30 O'Toole, M.S., Bovbjerg, D.H., Renna, M.E. et al.: Effects of psychological interventions on systemic levels of inflammatory biomarkers in humans: A systematic review and meta-analysis. Brain, behavior, and immunity 2018; 64. https://www.sciencedirect.com/science/article/pii/S0889159118300916?via%3Dihub (Abfrage Februar 2019).

KAPITEL IX

Pneumologie

1. Leitgedanken

Akute und chronische *Atemwegserkrankungen* treffen einen großen Teil der Bevölkerung. Sie stellen sich dabei in charakteristischer Weise in den Lebenslauf des Menschen. Die akuten infektiösen Erkrankungen des jungen Patienten zeigen eine erstaunliche Heilungskraft. Die beim älteren Menschen anzutreffenden chronischen Atemwegserkrankungen kennzeichnet dagegen oft eine progrediente Verschlechterung.

Im Spektrum *chronischer Lungenerkrankungen* wurden bedeutende Fortschritte im Verständnis pathogenetischer Zusammenhänge und der Entwicklung darauf aufbauender Therapiekonzepte erreicht. Allerdings fragen Patienten nicht nur nach der pathogenetisch orientierten Symptomkontrolle, sondern auch nach der Unterstützung salutogenetischer Prozesse. Hierzu ist ein umfassendes Verständnis der Atmung erforderlich, das sie in ihren Beziehungen zum seelischen und geistigen Wesen des Menschen erfasst.

2. Grundlagen der Atmungsorganisation

2.1 Atmung und Seele

Viele Lungenerkrankungen zeigen eine intensive Beziehung zum Seelischen des Menschen. So steht z. B. die bronchiale Reagibilität mit der Empfindungswelt in Zusammenhang. Auch die circadiane Krankheitsrhythmik, die sich bis zur unterschiedlich ausgeprägten bronchialen Entzündungsaktivität verfolgen lässt und bei obstruktiven Lungenerkrankungen zu finden ist[1], weist auf Beziehungen zum Wachen und Schlafen, kurz, auf die zentralen Bewusstseinsqualitäten des Menschen hin.

Die *Atmung* steht mit den *Lebensprozessen des Organismus* (Vitalfunktion), mit dem *seelischen* (z. B. der psychisch bedingten Atmungsmodulation) und dem *geistigen Wesen* des Menschen (Sprache) in Beziehung [→ Abb.].

Geist → Sprachbildung

Seele → Ton- und Lautbildung, Modulation der Atemfrequenz

Leib → Gasaustausch in Lungen- und Gewebeatmung

Die drei Dimensionen der Atmung

2.2 Phylogenese

In der *Evolution* der *Wirbeltiere* entwickelt sich die Atmungsorganisation zuerst als Kiemenatmung im Bereich des Darms. Erst auf der Stufe der Amphibien bildet sich die Lungenanlage aus; als „funktionelle Erinnerung" an den intestinalen Ursprung wird diese noch durch einen Schluckakt mit Luft gefüllt.[2] Fällt der Blick auf die seelischen Äußerungen dieser Entwicklungsstufen und sucht hier den Vergleich zu den höheren Wirbeltieren wie den Vögeln, so entsteht ein lebendiger Kontrast zwischen dem stummen Fisch und dem die Empfindungswelt des Vogels nach außen tragenden Gesang.

Die Kiemenatmung ist noch weitgehend ein *Vitalprozess*, eingebunden in die Stoffwechselorganisation. Erst schrittweise entwickelt sich die Atmung weiter zu jener Stufe, in der sie in der *Lautbildung* die seelische Innenwelt offenbart. Ein zunächst dumpfes, wie schlafend wirkendes Seelenleben erwacht zu differenzierter, seelischer Äußerung.

Mit der *menschlichen Sprache* wird schließlich eine weitere Qualität erreicht. In Sprachmelodie und -tönung ebenso wie im Rhythmus des Sprechens drückt sich die Empfindungswelt aus. Im gesprochenen Wort leben darüber hinaus Bedeutung und Sinnhaftigkeit und damit der Bezug zum geistigen Wesen des Menschen.

Die *Entwicklung* der *Atmungsorganisation* beginnt mit der *stoffwechselnahen Anlage* (Kiemenatmung) und betont hier den *Vitalprozess (Lebensprozess)* der Atmung. Ihm schließt sich in der *Lautbildung* der *Lungenatmer* das *fühlende Seelenleben* an. Die Atmung wird zu einem rhythmischen Prozess, der Innen- und Außenwelt verbindet. In der *Sprachbildung* des Menschen offenbart sich sein geistiges Wesen.

2.3 Embryologie

Die phylogenetische Metamorphose der Atmungsorganisation findet sich in ihrem ontogenetischen Werden wieder. Die in *vier Phasen* gliederbare *embryonale Entwicklung der Lunge*[3] beginnt mit der *pseudoglandulären Periode* (5.-17. Woche). In dieser gleicht die Lunge histologisch einer Drüse und verdeutlicht damit ihre Nähe zur intestinalen Drüsen- und Stoffwechselorganisation. In der *kanalikulären Periode* (13.-25. Woche) erweitern sich die Bronchien und Bronchiolen; Bronchioli respiratorii entstehen. Die *terminale Periode* (24. Woche bis zur Geburt) bewirkt u. a. Aussackungsprozesse (Sacci alveolares) als Entwicklungsvorläufer der späteren Alveolen. Die letzte Phase der Lungenentwicklung, die *Alveolarperiode*, die etwa bis zum achten Lebensjahr reicht, führt zur vermehrten Ausbildung und endgültigen Differenzierung der Alveolen.

Für ein tieferes Verständnis der Lungenentwicklung ist der Vergleich mit der Leber hilfreich: Die embryonale Entwicklung der *Leber* beginnt mit einer entodermalen Ausstülpung. Es entsteht aus der drüsigen Anlage eine große doppellappige Drüsenorganisation, die von einem differenzierten Flüssigkeitsorganismus durchzogen ist. Die Lungenentwicklung geht ebenfalls als entodermale Ausstülpung von einer *drüsigen Anlage* aus. Anders als bei der Leber entwickelt sich nun kein drüsiges Organ. Vielmehr nimmt sich das drüsige Parenchym zurück, um den lufterfüllten Alveolen Platz zu machen. Die Lunge ist – dem Goetheschen Ausspruch für das Auge folgend – „an und für die Luft gebildet". Dabei entwickelt sie in ihrer Organisation Strukturelemente wie die Alveolen-umspannenden kollagenen und elastischen Fasern, die Bezüge zum Festen und, der Substanz nach angeschaut, zum Kohlenstoff aufweisen.

Die Lungenentwicklung beginnt somit drüsenähnliche und entwickelt sich schrittweise zum atmungsfähigen, rhythmisch bewegten Organ. Die oberen Atemwege suchen die morphologische und funktionelle Nähe zur Sinnesorganisation: Das respiratorische Epithel geht über in das der Riechschleimhaut.

Die *Entwicklung der Atmungsorganisation* stellt sich in die *Polarität* von *Stoffwechsel- und Nerven-Sinnes-System.* Durch den Atmungsrhythmus wird sie zum Organ des *Rhythmischen Systems.*

2.4 Die Dreigliederung der Atmungsorganisation

Aus der Phylogenese und der Embryonalentwicklung leitet sich die *Dreigliederung der Atmungsorganisation* ab. In den oberen Atemwegen ist diese mit dem *Nerven-Sinnes-System* verbunden. In der Regio olfactoria, an der die rhythmisch bewegte Luft vorbeistreicht und die das Riechen, aber auch das über die vier Grundqualitäten der geschmackssensiblen Zunge hinausweisende differenzierte Schmecken ermöglicht, erreicht sie die Riechrezeptoren als primäre Sinneszellen im Riechepithel. Die Riechzelle entspricht einer bipolaren Nervenzelle, deren langer Fortsatz (Neurit) ohne Zwischenschaltung zum Gehirn zieht, während der kurze Fortsatz an die Epitheloberfläche reicht und einen Riechkolben formt, aus dem die Riechhaare, die den Bau von Kinozilien haben, hervorgehen. An diesen zum Nerven-Sinnes-System gehörenden Bereich der Atmungsorganisation schließen sich die mittleren Atemwege und – besonders hervorstechend – die Kehlkopforganisation an. Hier wird der Atmungsstrom „moduliert" und durch die rhythmisch schwingenden, saitenartigen Stimmbänder zum Tönen gebracht. Für die Tonentwicklung der menschlichen Stimme reicht der Kehlkopf allein nicht aus, bildet aber hierfür die wesentliche Grundlage. Dieser Bereich gehört zum Rhythmischen System der Atmungsorganisation.

Es folgen der Bronchialbaum und die peripheren Atemwege. Die Atmungsorganisation ist mit dem respiratorischen Epithel ausgekleidet. Die zylindrischen Epithelzellen tragen auf ihrer Oberfläche dicht nebeneinanderliegende Kinozilien. Diese sind bewegungsaktiv und schlagen in Richtung Larynx. Die zwischen den Epithelzellen eingestreuten Becherzellen erzeugen einen Schleimfilm auf der epithelialen Oberfläche. Seromuköse Drüsen produzieren die eher flüssige Komponente des Films. Dieser auch dem Schutz der epithelialen Oberfläche dienende Schleimfilm bewegt sich durch die koordinierten Zilienschläge kranialwärts. Die bewegungsaktiven Zilien stehen in einem eindrucksvollen metamorphotischen Zusammenhang mit den Riechhärchen des olfaktorischen Epithels [→ Abb.].

Während die Riechhärchen noch zum Nerven-Sinnes-System gehören, stehen die Kinozilien des respiratorischen Epithels durch ihre Bewegungsfunktionen dem *Stoffwechsel-Gliedmaßen-System* der Atmungsorganisation nahe. Sekretionsprozesse der Bronchialschleimhaut und die mukoziliäre Clearance weisen auf die Bewegungs- und Stoffwechselprozesse hin (Verstärkung durch Bitterstoffe[4]). Schließlich wird die Lunge im Unterschied zu den oberen Atemwegen durch das Diaphragma und die thorakale Muskulatur bewegt und in die sichtbaren Atemexkursionen des Brustkorbes geführt. Während sich die oberen, zum Nerven-Sinnes-System der Atmungsorganisation gehörenden Atemwege der Außenwelt zuwenden, erreichen die im Bereich der peripheren, zum Stoffwechsel-Gliedmaßen-System zählenden Atemwege die organismische Innenwelt und über die alveolokapilläre Membran die Verbindung zum Blutsystem. Der Bronchialbaum „verblüht" in das dem Blutsystem nahe Lungenparenchym. Entsprechend ist die über die oberen Atemwege eingeatmete Luft noch stark von der Außenwelt (z.B. Lufttemperatur und -feuchtigkeit, aber auch Staubgehalt) geprägt, um sich auf ihrem weiteren Weg dem inneren Milieu des Menschen anzugleichen. Anwärmung und Anfeuchtung der Atemluft beginnen bereits in der Nasenhöhle und setzen sich bis in die unteren Luftwege (Trachea und Bronchien) fort. Die Luft des Alveolarraums ist dann weitgehend dem inneren Milieu des menschlichen Organismus angepasst und von ihm geprägt [→ Abb.].

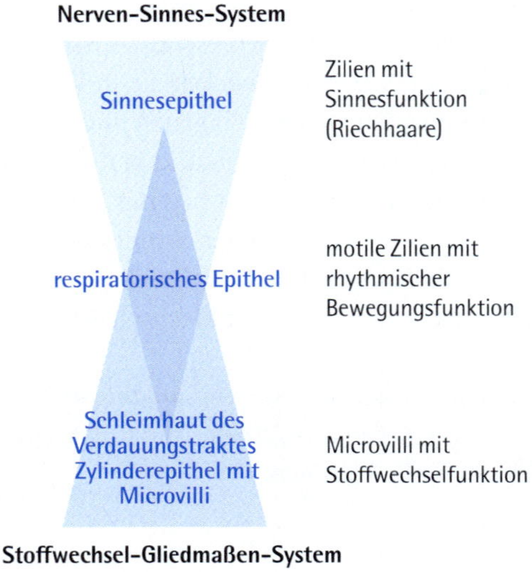

Dreigliederung der Schleimhäute: Sinnesepithel der Regio olfactoria, respiratorisches Epithel, Schleimhaut (Zylinderepithel) im Verdauungstrakt. Die Zilien des Epithels der Atemwege stehen in metamorphotischem Zusammenhang mit den „Sinneshärchen" des Riechepithels.[5]

Makroanatomisch angeschaut begegnet die Atmungsorganisation im *oberen Menschen* der Nervenorganisation. In der Trachea findet sich eine aus straffem Bindegewebe aufgebaute Adventitia mit Knorpelspangen, die oberen Atemwege erreichen schließlich den knöchernen Schädel. Vom Aspekt der Bewusstseinsentfaltung ausgehend entwickelt sich aus dem mehr oder weniger unbemerkten oder wie „traumbewusst" erfahrenen Atmungsprozess das Sinnesbewusstsein. Die thorakale Muskulatur und v.a. das muskelkräftige Diaphragma bewegen „von außen" die *untere Atmungsorganisation*, die in ihren Alveolen das Grundgerüst der Lunge aufbaut. Den zu den knöchernen Strukturen der Kopforganisation orientierten oberen Atemwegen steht die mit der bewegungsaktiven Muskulatur verbundene untere Atmungsorganisation gegenüber. Im Sinne der bildhaften Beschreibung des „Bronchialbaumes" entspricht die Atmungsorganisation in ihrer Dreigliederung einer „umgekehrten Pflanze". Der dem Nerven-Sinnes-System entsprechende Bereich „wurzelt" in der Kopforganisation, ihre dem Stoffwechsel-Gliedmaßen-System zugehörende Organisation „erblüht" in den Alveolen des Lungenparenchyms.

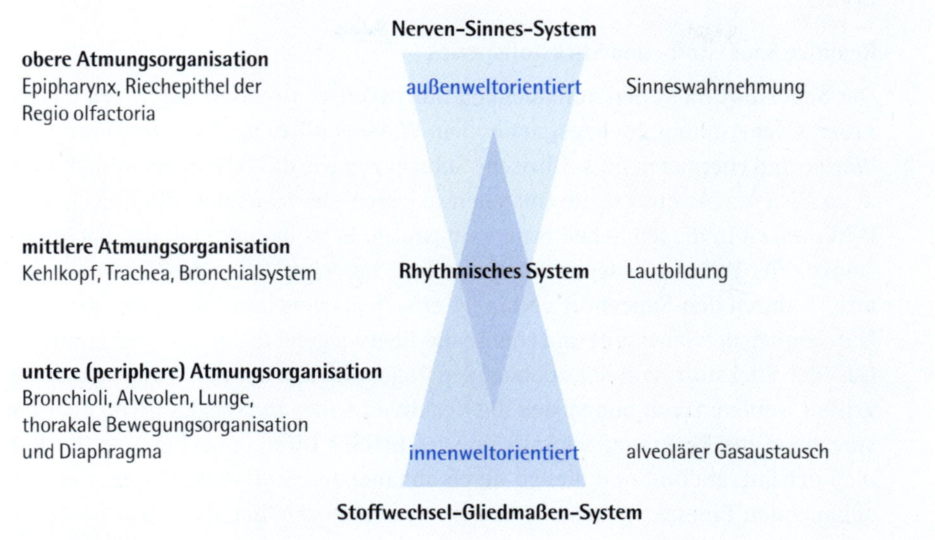

Die Dreigliederung der Atmungsorganisation

2.5 Atmung (Gasaustausch) und Dreigliederung

Die am Gasaustausch beteiligten Atemgase Sauerstoff und Kohlendioxid lassen sich durch die Dreigliederung charakterisieren. In der Inspiration verbindet sich das seelisch-geistige Wesen des Menschen mit dem Organismus. Der aufmerksamen Beobachtung zeigt sich, wie mit der Inspiration die „Wachheit" zu- und mit der Exspiration leicht abnimmt. Die inspiratorische Betonung der sympathikotonen Funktion weist auf die astralische Aktivierung im Organismus und damit auf die Verbindung der Seele mit dem Leib. Jedes Einatmen ist demzufolge ein kleines „Erwachen", jede Exspiration umgekehrt ein leichtes „Einschlafen". Damit bezeichnen „In- und Exspiration" nicht nur die Atemphasen, sondern besonders die Verbindung bzw. Lösung des seelischen und geistigen Wesens vom Leib.

Der *Sauerstoff* wirkt inkarnierend und dient zahlreichen oxidativen Stoffwechselprozessen.

Dabei finden wir sowohl abbauende Qualitäten (sog. reaktive Sauerstoffmetabolite) als auch aufbauende Funktionen. Die Ischämie und nachfolgende Nekrose beleuchten eindrucksvoll die Beteiligung des Sauerstoffes an der Erhaltung und Regeneration des Gewebes. Die abbauenden Tag- und aufbauenden Nachtqualitäten zahlreicher Stoffwechselprozesse sind also mit dem Sauerstoff verbunden. Auch die Bewegungsfunktionen und damit die Willensaktivität stehen mit dem Sauerstoff in einem physiologischen Zusammenhang.

Exkurs

Reaktive Sauerstoff- und Stickstoffspezies

Der Sauerstoff dient den aufbauenden Stoffwechselprozessen durch den Lebensprozess der Atmung. So begegnet er dem Wasserstoff in der Gewebeatmung, um Wärme und energiereiche, sulfurische Substanzen wie das ATP in der mitochondrial lokalisierten Atmungskette entstehen zu lassen. Der Sauerstoff führt die geistige Wirksamkeit in die leibliche Erscheinungsform. Er ist dadurch mit der Nachtwirksamkeit der Wesensglieder verbunden. Ohne Sauerstoff wäre der Mensch „engelartig"[6], durch den Sauerstoff verbindet er sich als geistiges Wesen mit dem Leib. Nun können der Sauerstoff und ebenso das überwiegend in der Luft vorkommende Gas, der Stickstoff, von der abbauenden Tageswirksamkeit der Wesensglieder ergriffen werden. Dann bilden sich die Reaktiven Sauerstoffspezies (ROS) oder entsprechend die Reaktiven Stickstoffspezies (RNS).[7] Diese entstehen z. B. im Rahmen der Entzündung und dienen deren abbauenden Stoffwechselprozessen. Der abbauenden Tagesaktivität steht nun ein System gegenüber, dass diese in die aufbauende Nachtwirksamkeit transformiert. Zu ihm zählen Katalasen, die kupferhaltige Superoxiddismutase (SOD) und z. B. die Glutathion-Peroxidase. Diese Enzyme sind (auch) im Blutplasma und den Erythrozyten zu finden und gehören zur aufbauenden Nachtwirksamkeit der Wesensglieder. Zwischen der katabolen Stoffwechselaktivität der Wesensglieder (Tageswirksamkeit) und ihrer anabolen Nachtwirksamkeit muss im Organismus ständig ein Gleichgewicht bestehen. Die aufbauende Nachtwirksamkeit lässt sich medikamentös unterstützen: Beispielsweise hat Honig[8] antioxidative Eigenschaften, die für seine therapeutische Wirksamkeit beim Diabetes mellitus von Bedeutung sein dürften, ebenso Rosmarinextrakt.[9] Phenole, Flavonoide und Proanthocyanidine (Procyanidine, zur Gruppe der Polyphenole gehörend) wirken ebenfalls antioxidativ. Entwickeln sich also dominante abbauende Stoffwechselprozesse mit reaktiven Sauerstoff- oder Stickstoffverbindungen, so fördern antioxidativ wirkende Arzneimittel die Transformation in die Nachtwirksamkeit der Wesensglieder.

Das *Kohlendioxid* steht dem Sauerstoff polar gegenüber.

Es entsteht aus den oxidativen Verbrennungsprozessen im Stoffwechsel-Gliedmaßen-System, wird als Kohlensäure dort wirksam und mit der Exspiration als CO_2 rhythmisch abgeatmet (Rhythmisches System). Das CO_2 ist aber auch mit den Bewusstseinsprozessen (Nerven-Sinnes-System) verbunden: Hyperventilation (und damit die Hypokapnie) geht mit Unruhe, Angst und gesteigertem Bewusstsein einher und führt schließlich zur Veränderung und Einschränkung des Bewusstseins bei hohem Sauerstoffpartialdruck. Bei der Hyperkapnie und der CO_2-Narkose „erstickt" das Bewusstsein, das CO_2 löst sich im Blut zur Kohlensäure, der pH-Wert sinkt in der respiratorischen Azidose. Der astralische Leib verlässt seine Bewusstseinsfunktion und wirkt im Stoffwechsel-Gliedmaßen-System. Die zinkhaltige Carboanhydrase katalysiert den Übergang vom luftförmigen CO_2 zu der im Flüssigen wirksamen Kohlensäure (H^+ und Bicarbonat). Sie findet sich in den Erythrozyten: ca. 80 % des Kohlendioxids werden zu Protonen und Bicarbonat umgewandelt, wobei letzteres die Erythrozyten im Austausch mit Chlorid wieder verlässt.

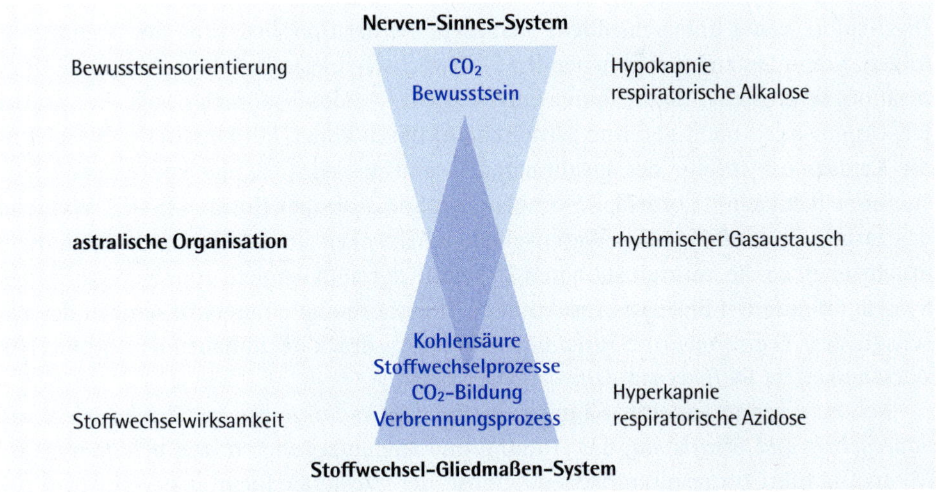

CO_2 im dreigliedrigen Organismus: Bewusstseins- und stoffwechselorientierte Wirksamkeit der astralischen Organisation, ihre Vermittlung durch die Atmung

Die Verbindung des CO_2 mit dem Calciumcarbonat in der Knochensubstanz weist auf sklerosierende Prozesse hin, denen die „Verbrennungsprozesse" des aeroben Stoffwechsels gegenüber stehen. Allerdings ist der Sauerstoff nicht eine sulfurische, wärmetragende Substanz. Er ist vielmehr ein „Lebensstoff", den wir den ätherischen Prozessen der Pflanzenwelt verdanken. Die Bezeichnung „Feuerstoff"[10] kommt demgegenüber dem Wasserstoff und – im Organismus – den Wasserstoffdonatoren wie $NADH_2$ und $NADPH_2$ zu.

Das CO_2 steht mit dem *Nerven-Sinnes-System* und der *Bewusstseinswelt*, der *Sauerstoff* mit dem *Stoffwechsel-Gliedmaßen-System* und der *Willensaktivität* in Beziehung.

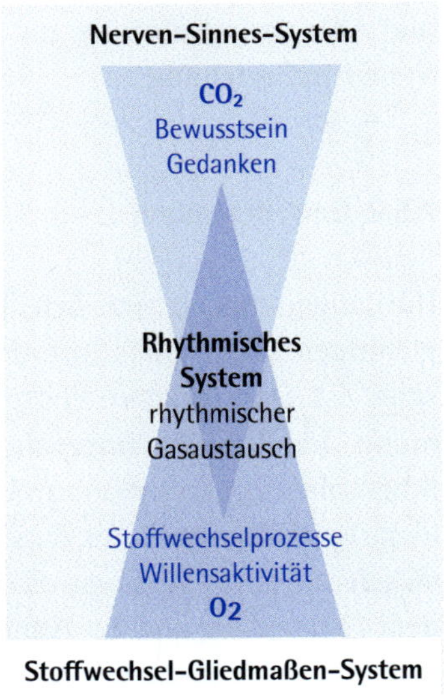

Atemgase und Gasaustausch vor dem Hintergrund der Dreigliederung

„Wenn innerlich Kohlensäure zirkuliert, die noch nicht ausgeatmet ist, so ist das das materielle Gegenstück, das materielle Korrelat des Gedankens. Wenn im Menschen Sauerstoff ist, der noch nicht zur Kohlensäure verarbeitet wurde ..., so ist das, nach einer gewissen Richtung hin, das materielle Korrelat für den Willen", formulierte es Rudolf Steiner[11] [→ Abb.].

2.5.1 Metabolische und respiratorische Azidose

Die Azidose kennt unterschiedliche Ursachen, die der Dreigliederung des Organismus folgen. Kommt es zu einer abbauenden Stoffwechselwirksamkeit der astralischen Organisation, so entstehen Säureäquivalente und eine Azidose, die sich durch die von der Ich-Organisation nicht geführte astralische Aktivität bildet. Ein klassisches Beispiel ist die Ketoazidose infolge des Insulinmangels und des Anstiegs der kontrainsulinären Hormone (Glucagon, Cortisol, Katecholamine, Somatotropes Hormon (STH)). Während das Insulin der aufbauenden Wesensgliederwirksamkeit im Stoffwechselsystem dient (Nachtseite), so die kontrainsulinären Hormone der abbauenden, zum Nerven-Sinnes-System orientierten Bewusstseinsaktivtät („Stresshormone", Tageswirksamkeit der Wesensglieder). Die *vermehrte Säureproduktion* ist Ausdruck der abbauenden astralischen Wirksamkeit im *Stoffwechsel-Gliedmaßen-System.*

Neben dieser gesteigerten Säureproduktion gibt es *Störungen im Gleichgewicht von Säuregehalt und Bicarbonat,* das Atmung und Nieren regulieren: Die behinderte CO_2-Abatmung führt zur respiratorischen Azidose, der intestinale Bicarbonatverlust zur metabolischen Azidose.

Schließlich entwickelt sich im Rahmen einer *gestörten Säureelimination bei Niereninsuffizienz* eine metabolische Azidose. Hier handelt es sich meistens um sklerosierende Nierenerkrankungen mit „Ablagerung" von Säureäquivalenten, also nicht um eine gesteigerte Produktion oder ein gestörtes Gleichgewicht in der Säure-Base-Regulation. Wie alle Ablagerungsprozesse im Menschen steht diese Qualität mit dem *Nerven-Sinnes-System* in Beziehung.

2.5.2 Gewebeatmung

Die Lungenatmung setzt sich über das Blut bis in die Gewebeatmung jeder Zelle des dreigliedrigen Organismus fort, der dadurch von einem subtilen Luftorganismus „durchsetzt" ist. Die oxidative Phosphorylierung ist das wesentliche Element der Gewebeatmung. Im *Zitronensäurezyklus*, der sich zwischen einer Kleesäure- (Beziehung zur ätherischen Organisation) und einer Zitronensäureverbindung (Beziehung zum Astralleib) rhythmisch entfaltet, entsteht das CO_2, das die Lungen abatmen. Gleichzeitig bildet sich der Substrat-Wasserstoff, der als „Feuersubstanz" in die Atmungskette eingeht. Mit dem Citratzyklus und der Atmungskette verbindet sich das Stoffwechselsystem mit der Atmung: Kohlendioxid entsteht und wird über die Atmungsorganisation abgeatmet, der eingeatmete Sauerstoff verbindet sich mit dem Wasserstoff aus der Atmungskette und führt als „stille Knallgasreaktion" zur Wärmebildung und ATP-Synthese. Während sich die Wärme im Rahmen dieser „Verbrennung" der Wirksamkeit der Wesensglieder zur

Verfügung stellt, führen die energiereichen Phosphorverbindungen diese in die Aktivität im Stoffwechsel-Gliedmaßen-System. Wärmebildung ist mit den Atmungsprozessen verbunden. Ihre Wirksamkeit im Stoffwechsel-Gliedmaßen-System erreicht sie über die energiereichen Phosphorverbindungen.

3. Von der Physiologie zur Pathophysiologie

Die Erkrankungen der Atmungsorganisation ordnen sich in das Spektrum von *Sklerose* und *Entzündung* ein. Das Emphysem gehört zu den Erkrankungen, welche in die Verhärtung und Sklerose führen. Der starre, unbewegliche Thorax, der nur noch durch maximale Anstrengung der Atemhilfsmuskulatur bewegt wird, zeigt die in die Verhärtung führende *Dominanz des Nerven-Sinnes-Systems.* Entsprechend entwickelt sich bei diesem Krankheitstypus auch eine quälende Steigerung des Bewusstseins infolge der Dyspnoe. Ähnliche Gesichtspunkte gelten für die *Lungenfibrose* und damit die unterschiedlichen Formen der *interstitiellen Lungenerkrankungen.*

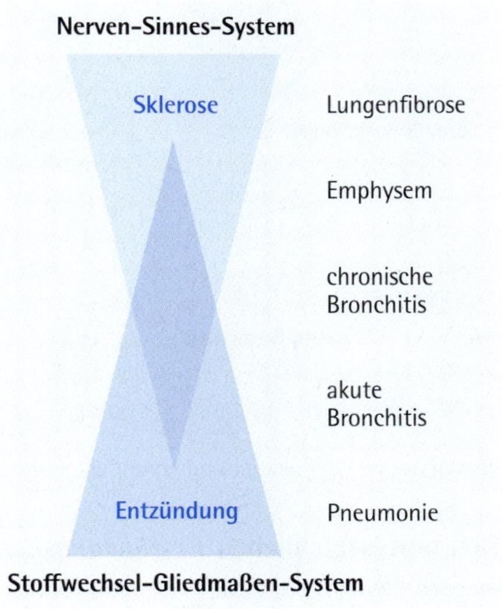

Entzündliche und sklerosierende Lungenerkrankungen vor dem Hintergrund der Dreigliederung

Andere Verhältnisse finden sich für die entzündlichen Lungenerkrankungen und damit für die funktionelle *Dominanz des Stoffwechsel-Gliedmaßen-Systems.* Es handelt sich um die unterschiedlichen Formen der Pneumonie und akuten Bronchitis [→ Abb.].

Mit dem Übergang von der akuten zur chronischen Bronchitis entwickelt sich dem Bild der chronischen Entzündung entsprechend bereits eine *Sklerose- und Verfestigungstendenz*[12]: Es kommt zur Dyskrinie mit zähflüssigen, verfestigten Schleimmassen. Morphologisch entsteht häufig aus dem ortstypischen Flimmerepithel im Rahmen der Metaplasie das widerstandsfähigere Plattenepithel. Des Weiteren bildet sich eine Stromafibrose aus, zusammengefasst also ein vielschichtiges Spektrum von Verhärtungs- und Skleroseprozessen als zum Nerven-Sinnes-System gehörende Qualitäten. Der damit beschriebene Krankheitsprozess mündet schließlich in die verschiedenen Formen des Lungenemphysems ein.

Das *Spektrum* der *Atemwegserkrankungen* differenziert sich in die *akut entzündlichen* und in die *sklerosierenden Krankheitsbilder*, die hinüberleiten in das *Emphysem* und die verschiedenen Arten der *Lungenfibrosen bzw. interstitiellen Lungenerkrankungen.*

4. Entzündliche und sklerosierende Atemwegserkrankungen

In dem Erkrankungsspektrum der Atmungsorganisation, das sich in die *Polarität* von *entzündlichen* und *sklerosierenden Krankheitsbildern* differenziert, bestehen prozessuale Übergänge.

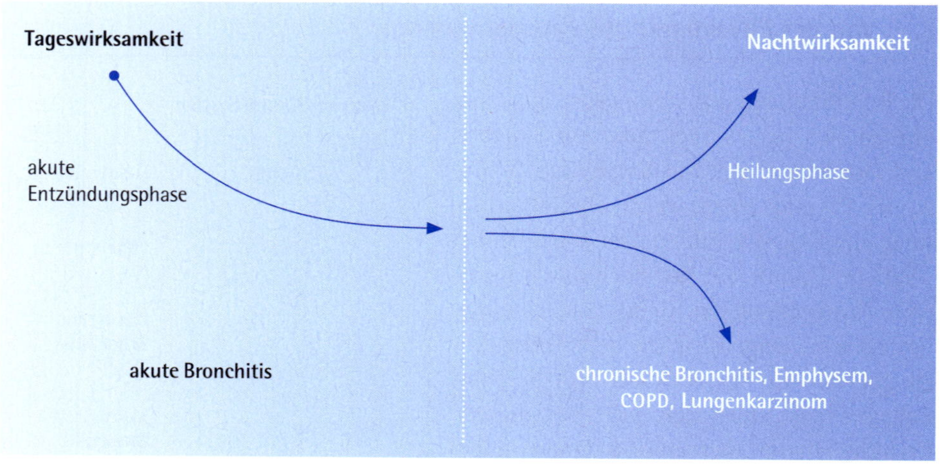

Verlaufsformen der akuten und chronischen Bronchitis im Krankheitsspektrum von Entzündung und Sklerose

Den unterschiedlichen *Entzündungsqualitäten* entsprechend [→ VIII. 2. Die Physiologie der Entzündung] lassen sich die verschiedenen Formen der akuten Bronchitis unterscheiden. Der rein *katarrhalischen akuten Bronchitis* schließt sich im Rahmen einer ausgeprägten fibrinösen Exsudation die *akute, exsudative fibrinöse Bronchitis* an. Diese kann sich in der leukozytären Migration als *mukopurulente Bronchitis* fortsetzen. Gelingt es dem Entzündungsgeschehen, die Fremdqualität zu überwinden, kommt die Bronchitis zur Ausheilung [→ Abb.]. Erfolgt dies nicht, so entwickelt sich das Krankheitsbild der chronischen Bronchitis. Hier lassen sich ebenfalls mehrere Erkrankungsformen differenzieren. Die noch oberflächliche Form der *chronisch-katarrhalischen Bronchitis* findet qualitativ ihre Fortsetzung in der *intramuralen chronischen Bronchitis*. Die schwerste Erkrankungsform stellt die *chronisch-destruierende Bronchitis* dar mit dem Übergang zum *Emphysem*.

Steht bei der *chronisch-katarrhalischen Bronchitis* eine deutliche Sekretion mit Vermehrung der Becherzellen und peribronchialen Drüsen im Vordergrund, so kommt es beim Übergang zur intramuralen und schließlich chronisch-destruierenden Bronchitis zu einem weitgehenden Untergang der Drüsenelemente und auch der bronchialen muskulären Bewegungsorganisation. Es entwickelt sich zunehmend eine Sklerose mit Vermehrung kollagener Strukturen. Im Bereich des Epithels kommt es zur Metaplasie; aus dem zylindrischen Deckepithel entsteht das widerstandsfähigere, der Verhärtung und Sklerose zuneigende Plattenepithel. Ferner finden sich vermehrt Dysplasien, die einen ersten Hinweis auf die zweite Art sklerosierender Erkrankungen geben: die maligne Transformation. Patienten mit chronisch-obstruktiver Lungenerkrankung haben ein erhöhtes Risiko für das Auftreten eines Lungenkarzinoms. Somit ergibt sich ein dynamisches Bild der Atemwegserkrankungen, das von den akuten Formen ausgeht und mit dem Übergang in die chronisch-entzündlichen Verläufe den Bezug zur Sklerose erreicht (u. U. als CPFE (Combined, pulmonary fibrosis and emphysema)). Dieses Krankheitsspektrum findet sich auch in vielen anderen Beispielen chronischer Entzündungen wieder [→ Abb.].

4.1 Bedeutung entzündlicher Atemwegserkrankungen

Der Entzündungsprozess dient der Überwindung einer *Fremdqualität* [→ VIII. 2. Die Physiologie der Entzündung], die durch ein Ungleichgewicht in der funktionellen Dreigliederung charakterisiert ist. Dies moduliert und bestimmt die pathogenetische Relevanz der unterschiedlichen Erreger.

Das *Rhythmische System*, dem in besonderer Weise die *Atmungsorganisation* bis in die oberen Atemwege angehört, steht mit dem *Fühlen* in Beziehung.

Bei überfordernden Aufgaben, Anspannung und „Stress" kommt es zur einseitigen Betonung des *Bewusstseins*; eine unphysiologische Wesensgliederkonstellation entsteht. Die entzündliche, hierauf antwortende Erkrankung führt dementsprechend zu Einschränkungen in der Bewusstseinswelt und der Sinneswahrnehmung, z. B. im Rahmen eines viralen Infekts mit infektbedingter Müdigkeit, eingeschränktem Geruchs- und ggf. auch Hörvermögen. Der obere Mensch ist als Träger des Wachbewusstseins von Dumpfheit und Benommenheit eingehüllt. Schon lange sind die immunsuppressiven Effekte von Stress und seelischer Belastung bekannt[13, 14, 15] und tragen zu der oftmals von Patienten beklagten Infektanfälligkeit bei. Während die einseitige Dominanz des Bewusstseinspols (Nerven-Sinnes-System) mit Infektanfälligkeit einhergeht, scheinen moderate (nicht erschöpfende) Bewegung und damit die Aktivität im Stoffwechsel-Gliedmaßen-System einen positiven Einfluss auf das Immunsystem zu haben.[16, 17]

Mit seelischer Anspannung kommt es zur Abkühlung der Peripherie des Menschen (z. B. feuchtkalte Hände bei Aufregung). Gerade hier zeigt sich deutlich, wie ein aus dem Wärmeorganismus herausfallender Bereich des menschlichen Organismus zu einem fremden wird. Die in der kalten Jahreszeit kaum bewegliche, nahezu erfrorene Hand ist dafür ein Beispiel. Mit der Bewusstseinsentwicklung entsteht Kälte und damit ein Fremdwerden des menschlichen Organismus.

Die volkstümliche Bezeichnung der *Infekte* als *Erkältung* weist auf diesen Zusammenhang. Durch jede „Erkältung" entsteht die Notwendigkeit einer durchwärmenden, entzündlichen „Antwort". So wird auch verständlich, wie kalte Luft, die nicht die notwendige Erwärmung und Durchfeuchtung im Bereich der oberen Atemwege erfahren hat oder aufgrund ihrer extremen Kälte nicht ausreichend durch diese Organisation durchwärmt wird, gerade im Rhythmischen System zu typischen Beschwerden führt. Der Zusammenhang von *Kälte und Bewusstsein* ist auch bei der durch die Exposition an kalter Luft auslösbaren Angina pectoris-Symptomatik des koronarkranken Menschen zu beobachten.

Entsteht z.B. durch *äußere Kälteexposition* oder *innere Kältemomente*, wie sie das *angespannte Bewusstsein* begleiten, eine *Fremdqualität*, so entwickelt sich die *Entzündung* als salutogenetische Reaktion. Der *Prozess des Stoffwechsel-Gliedmaßen-Systems* gleicht die funktionelle *Dominanz des Nerven-Sinnes-Systems* aus.

4.2 Allergische Atemwegserkrankungen

Während für die Entzündung der Atemwege das Überwinden einer Fremdqualität charakteristisch ist, findet sich für die *allergisch* bedingten Atemwegserkrankungen und das mit ihnen oftmals ursächlich zusammenhängende *Asthma bronchiale* eine andere Signatur.

Kennzeichen vieler *allergischer Entzündungen* ist der *unmittelbare anatomische* und *funktionelle Bezug zur Sinnesorganisation.*

So wird ein *Sinnesprozess*, wie z.B. die Geruchswahrnehmung im Falle der Pollinosis, von einem intensiven entzündlichen Stoffwechselgeschehen begleitet. Bei der Druckurtikaria fügt sich zur Wahrnehmung des Tastsinnes eine entzündlich-allergische Reaktion der tastempfindlichen Haut. Die Sensibilisierung entspricht einem Erwachen entzündungsverwandter Stoffwechselprozesse in einem Bereich, der mit der Sinnesorganisation in Beziehung steht. Im Unterschied zur Bronchitis liegt ein *dislozierter Stoffwechselprozess* vor, der sich bis in die Sinnessphäre erstreckt [→ III. 5.2 Krankheitsbild]. Dieser muss demzufolge therapeutisch begrenzt, geformt und in seinen physiologischen Bereich zurückgeführt werden. Im Falle der Bronchitis geht es demgegenüber nicht um eine Begrenzung der Entzündung, sondern um ihre therapeutische Lenkung, da sie der Überwindung einer Fremdqualität und damit der Ausheilung dient.

4.3 Erkrankungen der Atmungsorganisation im Lebenslauf

Asthma bronchiale und *chronische Bronchitis (COPD)* zeigen eine charakteristische lebensgeschichtliche Verteilung. Die Dreigliederung des menschlichen Organismus betont beim Kind das *Nerven-Sinnes-System.* Im Unterschied zum späteren Alter entwickelt sich eine besondere Sinnesempfindlichkeit des kindlichen Stoffwechselsystems und tritt als allergische Diathese im Sinne einer Pollinosis oder eines Asthma bronchiale in Erscheinung. Wird im weiteren Verlauf die Orientierung zur Nerven-Sinnes-Organisation verlassen und in das Stoffwechsel-Gliedmaßen-System gelenkt, kann ein kindliches Asthma bronchiale zur Ausheilung kommen.

Diesem Krankheitsbild steht in der zweiten Lebenshälfte die *chronisch-obstruktive Lungenerkrankung* (COPD) gegenüber. Sie entwickelt in der Sklerosephänomenologie und ihrer funktionellen „Verhärtung" und „Erstarrung" im emphysematösen Thorax die *Dominanz des Nerven-Sinnes-Systems* und damit die Qualität eines unphysiologischen

„Kopfwerdens der Lunge".[18] Auf das Lungenkarzinom, das typologisch als dislozierter Prozess der Sinnesorganbildung erscheint, geht Kapitel [→ XVIII. 5.6. Lungenkarzinom] ein.

5. Therapie der Atemwegserkrankungen

Auch bei der Behandlung der Atemwegserkrankungen ist das jeweilige therapeutische Ziel entscheidend. Ist beispielsweise ein Entzündungsprozess medikamentös zu übernehmen oder eine erlahmende, aber tatsächlich heilende Inflammation zu unterstützen? Oder handelt es sich darum, ein unphysiologisches Wirken der Wesensglieder in einen Bereich des dreigliedrigen Organismus zurückzuführen, in dem es eigentlich beheimatet ist? Die diesen Prinzipien folgenden therapeutischen Maßnahmen bestehen bei den chronischen Atemwegserkrankungen in den Arzneibehandlungen, in den äußeren Anwendungen und schließen die Kunsttherapie, Heileurythmie und innere Aufgabenstellungen ein. Akute Erkrankungen verlangen demgegenüber vor allem die medikamentöse Therapie und die äußeren Anwendungen.

5.1 Sinusitis

Auch die *Riechorganisation* ist durch die *funktionelle Dreigliederung* charakterisiert. Die Riechschleimhaut des Menschen bedeckt nur einen kleinen Teil der Nasenhöhle im Bereich der oberen Muschel und des gegenüberliegenden obersten Anteiles des Nasenseptums als Regio olfactoria.[19] Es ist das eigentliche *Nerven-Sinnes-System* des Riechorgans. Ihm gegenüber stehen die Nasenflügel als seine *Stoffwechsel-Gliedmaßen-Organisation.* Sie sind Hautfalten mit eingelagertem hyalinem Knorpel und subkutanen quergestreiften Muskelfasern. Die Haut des Vorhofs besitzt apokrine Schweißdrüsen[20], die in Haarbälge münden. Auch finden sich hier zahlreiche Talgdrüsen. Eine *rhythmische Gestaltung* weisen schließlich die Nasenmuscheln auf und erscheinen in ihrer Form wie geprägt durch den wechselnden Strom der ein- und ausgeatmeten Luft. Sie offenbaren das sich zwischen die Nerven-Sinnes- und Stoffwechselorganisation stellende Rhythmische System. Die *Nasennebenhöhlen* gehören zum mittleren Bereich des Kopfes, den die rhythmischen Prozesse der Atmung charakterisieren. Er vermittelt zwischen dem zum Bewusstsein orientierten, von der knöchernen Schädelkapsel umschlossenen Nervensystem und dem Stoffwechsel-Gliedmaßen-System, das sich im unteren Gesichtsdrittel befindet und sich der Nahrungsaufnahme sowie Stoffumwandlung zuwendet. Im seelischen Wesen des Menschen ist die Gedankenwelt mit dem Nervensystem verbunden, die Willensaktivität mit dem Stoffwechsel-Gliedmaßen-System und das menschliche Fühlen mit der rhythmischen Organisation.

Dringen *Bewusstseinskräfte* zu stark in den mittleren Menschen, so bewirken sie eine „Erkältung", der sich die entzündliche Qualität entgegenstellt. Insofern ist bei Krankheitsbildern in diesem Bereich der Atmungsorganisation immer auch der Blick auf die Qualitäten des Fühlens zu richten. Kann im Zusammenhang mit einer Sinusitis der Organismus nicht das unphysiologisch Hereindringende überwinden und zur Ausheilung führen, so entsteht die *chronische Sinusitis*. Sie geht oft mit „aufbauenden" Prozessen der Schleimhaut einher und kann zu pseudopolypösen Mukosaveränderungen führen. Damit verlagern sich bei der chronischen Sinusitis Qualitäten der *Verdauungsorganisation* in den mittleren Menschen [→ Abb.].

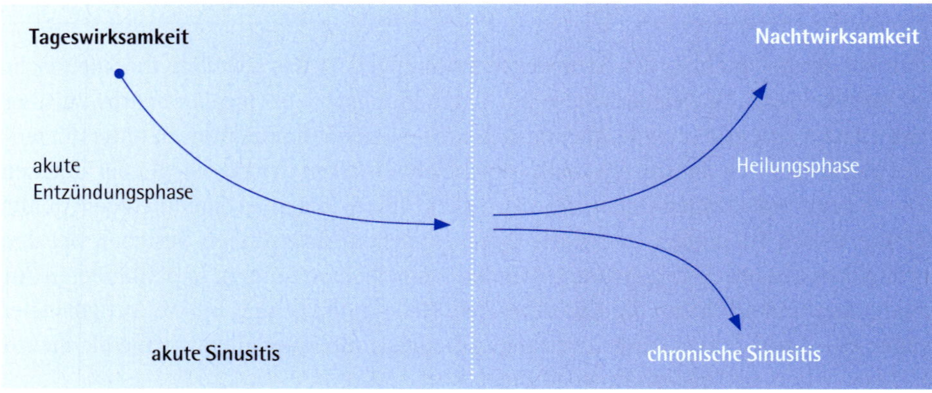

Akute und chronische Sinusitis

Zur Behandlung der *akuten Sinusitis* hat sich

■ *Myristica sebifera comp.* (Wala) Amp. s.c.	1 x täglich
■ *Myristica sebifera comp.* (Wala) Glb. velati	10-10-10

ausgesprochen bewährt.[21] Das Arzneimittel unterstützt die zentrifugale, *nach außen gerichtete Entzündung* (z.B. bei zähem, eitrigem Sekret) und bringt damit den Krankheitsprozess zur Ausheilung.

Exkurs

Myristica sebifera ist ein immergrüner, zweihäusiger Baum aus der Familie der Myristicaceen, der in tropischen und subtropischen Wäldern Südamerikas wächst. Er entwickelt weißliche oder gelbe Blüten und einen leuchtend roten Rindensaft. Eine sulfurische Qualität der Blütenorganisation ist als rotes Rindensekret („Kino") in die Schlauchzellen der kambiumnahen Bast- und Holzschichten disloziert.[22] Damit erreicht eine dem Astralischen nahestehende Qualität das dunklere „Innere" des kambiumnahen Bereichs mit seiner Beziehung zu den Lebensprozessen der ätherischen Organisation. Myristica sebifera unterstützt bei entzündlichen Nasennebenhöhlen-Erkrankungen die in das Ödematös-Wässrige eingreifende astralische Organisation.

Das in diesem Präparat enthaltende *Argentum nitricum* trägt als Metallsalz zu dieser Wirksamkeit bei und führt zu ausscheidenden, gestaltenden Prozessen im Bereich des ätherischen Organismus. Kalium bichromicum wirkt auf die entzündlich veränderten Schleimhäute und ihre Sekretion.

Bei *akutem scharfen Schmerz* infolge *Sekretstaus* bestehen positive Erfahrungen[23] mit

- *Argentum / Berberis comp.* (Weleda) Amp. s.c. 1 x täglich.

Kommt es zu einem zu starken Hereindringen von Prozessen des Stoffwechselsystems in den Bereich des mittleren Menschen, was häufig mit einer Dumpfheit des Bewusstseins einhergeht, so regt Silicea die „Lichtkräfte" an. Hier bewährt sich das Präparat

- *Silicea comp.* (Wala) Amp. s.c. 1 x täglich

auch in der akuten Phase.[24]

Für die Differenzialtherapie der Sinusitis ist auf die Pathologie der Entzündung zu achten [→ VIII. 2.1 Die Pathologie der Entzündung]: Sind die Gestaltungskräfte der Entzündung zu unterstützen, also ihr „*Formpol*", so kommt z. B. Quarz zum Einsatz. Verlangen die *Stoffwechselprozesse* der Entzündung ihre Verstärkung, so finden sulfurische Arzneimittel (s. u.) Anwendung. Silicea comp. verstärkt die *gestaltenden, „lichtverwandten" Kräfte* gegenüber den am unphysiologischen Ort sich entfaltenden Stoffwechselprozessen. Das akute Krankheitsbild erfordert die s.c.-Injektion.

Bei einem vom *Stoffwechselsystem dominierten Krankheitsbild* mit *dumpfem, drückendem Schmerz, starker Schleimhautschwellung* und reichlich *Sekret* liegen positive Verläufe unter

- *Agropyron Inject* (Wala) Amp. s.c. 1 x täglich

gefolgt von

- *Agropyron Globuli velati* (Wala) 10-10-10-10

vor. Die kieselreiche Quecke (Agropyron repens (Wurzel)) trägt Gestaltungskräfte in den Entzündungsprozess. Man setzt sie besonders bei dumpfem und drückendem Schmerz mit reichlicher Sekretbildung ein. Bei Sinusitis maxillaris und frontalis kommen in der akuten Phase erfolgreich

- *Berberis/Quarz* (Wala) Amp. s.c. 1–2 x täglich
  lokal über dem N.-maxillaris-Austrittspunkt

zum Einsatz. Bei unzureichender sulfurischer Qualität der Entzündung bewährt sich in der akuten Phase

- *Hepar sulfuris comp.* (Wala) Amp. s.c. 1 x täglich.

Als äußerliche Anwendungen eignen sich bei der akuten Sinusitis *Meerrettichauflagen* [→ Durchführung siehe Anhang] und die *Inhalation mit ätherischen Ölen*, z. B. mit

- *GeloMyrtol forte* (Pohl-Boskamp) Kaps. zur Inhalation in heißem Wasser (off-label-use) — 1 x täglich.

Durch die Wärmeanwendung, substanziell durch die ätherischen Öle unterstützt, kann die Ich-Organisation wirksam werden. Darüber hinaus kommt dem *Senfmehl-Fußbad* [→ Durchführung siehe Anhang] eine wesentliche therapeutische Bedeutung zu. Lokal findet

- *Nasenbalsam* (Wala)

Anwendung. Bei einer akuten Sinusitis sollte man in der Regel auf eine antibiotische Therapie verzichten. Antibiotika erhöhen das Risiko für eine chronische Sinusitis signifikant.[25] Darüber hinaus scheinen bakterielle Infektionen und deren antibiotische Therapie (für Kinder und Jugendliche beschrieben) mit psychischen und psychiatrischen Erkrankungen einherzugehen, wenngleich die Kausalität nicht gesichert ist. Möglicherweise besteht ein Zusammenhang mit der durch die Antibiose veränderten Darmflora.[26]

Entwickeln sich im Zusammenhang mit einer *chronischen Sinusitis* verselbstständigte Prozesse des Stoffwechselsystems an einem Ort, an dem sich sonst der Luftorganismus der Nasennebenhöhlen entfaltet, als *chronische Schleimhautschwellungen und Polypenbildungen*, so ist

- *Argentum / Berberis comp.* (Weleda) Amp. s.c. — bis 1 x täglich

zur Verstärkung der gestaltenden Kräfte hilfreich. In eine ähnliche Richtung wirken

- *Berberis/Quarz* (Wala) Amp. s.c. — bis 1 x täglich
- *Berberis/Quarz* (Wala) Glb. velati (auch bei rezidivierenden Sinusitiden) — 10-10-10
- *Berberis, Planta tota / Urtica urens* (Weleda) Tabl. — 3 x 2

ggf. in Verbindung mit

- *Plumbum D14 1 Teil / Stannum D14 2 Teile* (Weleda) Mischung aus Verreibungen — 1-1-1 MSP.

Diese Arzneimittel haben sich auch im Zusammenhang mit einer *allergischen Grunderkrankung* bewährt. Der *Sauerdorn, Berberis vulgaris*, wirkt auf die astralische Aktivität in der ätherischen Organisation. Die Atmungsorganisation im Bereich des oberen Menschen mit den Nasennebenhöhlen zeigt eine physiologischerweise kräftig wirkende astralische Organisation bei einer sich zurücknehmenden Lebendigkeit der Epithelien und der Schleimhäute. Greift der astralische Leib hier zu wenig ein, treten polypoide

Schleimhautwucherungen als Ergebnis eines sich zu stark entfaltenden ätherischen Wirkens auf. *Berberis* in tiefer Potenzierung ist bei dieser Wesensgliederkonstellation wirksam.

Exkurs

Ähnliches gilt für die korrespondierende Organisation im unteren Menschen. Auf die intensive Beziehung des *Urogenitaltraktes* zum astralischen Organismus geht Kapitel [→ XXVIII. 2. Der Urogenitaltrakt] ein. Kommt es hier zu einem ungenügenden Eingreifen der astralischen Organisation, ggf. infolge zurückliegender, schockartiger Erlebnisse bis in die Zeit der Pubertät und damit in demjenigen Entwicklungsabschnitt, in dem sich die oberen Wesensglieder mit dem Stoffwechsel-Gliedmaßen-System intensiv verbinden, so kann ein pathologisches Wachstum im Sinne von Myomen auftreten. Auch hierfür eignet sich die Anwendung der Berberitze in tiefer Potenzierung. Die Indikation von Berberis bei Harnwegsinfekten erläutert [→ XXVIII. 4.1.1 Therapeutische Gesichtspunkte].

Patienten mit *chronischer Sinusitis* stehen oft unter einer anhaltenden Überforderung ihrer Bewusstseinskräfte. Deren „auskühlender" Qualität stellt sich die entzündliche Wärme entgegen. Therapeutisch ist damit eine lebenshygienische Veränderung wesentlich. Medikamentös bewährt sich das Präparat

- *Hepar sulfuris comp.* (Wala) Amp. s.c. — bis 1 x täglich

als Basismedikation auch bei chronischer Sinusitis. Pharmazeutisch wird *Hepar sulfuris* durch Glühen von Conchae und Sulfur (bei ca. 1200 °C) hergestellt (CaS, $CaSO_4$, CaS_2O_3).[27]

Entwickelt sich eine Polyposis nasi, so lohnt sich eine Therapie mit

- *Citrus, Pericarpium D1* (Rezepturpräparat, z.B. Apotheke an der Weleda) Lsg. zur Inhalation — 3 x 1 ml wöchentlich

ggf. in Verbindung mit

- *Tunica mucosa nasi Gl D15* (Wala).[28]

Bei einer chronischen Sinusitis ist auf eine gegebenenfalls unzureichende Wirksamkeit der oberen Wesensglieder in der Verdauungsorganisation zu achten. Sind hier entsprechende Prozesse anzuregen, so helfen *Bitterstoffe*

- *Gentiana lutea, ethanol. Decoctum D1* (Weleda) Dil. — 20-20-20 gtt

oder auch

- *Gentiana lutea Rh 5 %* (Weleda) Dil. — 20-20-20 gtt

- *Gentiana Magen Globuli velati* (Wala) 10-10-10
- *Cichorium/Pancreas comp.* (Wala) Glb. velati 10-10-10

Bitterstoffe führen die in der chronischen Entzündung am falschen Ort wirksamen Stoffwechselprozesse zurück in den unteren Menschen.

Im Falle eines sich *verselbstständigenden Luftorganismus* in der Verdauungsorganisation (kenntlich an meteoristischen Beschwerden) kann man durch *Cinis Tabaci* in mittlerer bis höherer Potenzierung (z. B. D8) und insbesondere bei schmerzbegleitetem Meteorismus mit

- *Nicotiana comp.* (Wala) Amp. s.c. bei Bedarf

helfen. Es ist auf kühle oder kalte Akren zu achten, die nahezu ausnahmslos darauf hinweisen, dass sich die oberen Wesensglieder zu stark im Sinne des oberen Menschen dem Bewusstsein zuwenden. Häufig findet man ein in innerer Anspannung verharrendes Seelenleben, das nicht die ausgleichende, bewusstseinslösende Geste entwickeln kann.

Bei jedem *Asthma bronchiale* und jeder *chronischen Bronchitis* ist das gleichzeitige Vorliegen einer *chronischen Sinusitis* abzuklären, da diese *die bronchiale Symptomatik verstärken* kann und auf jeden Fall *behandelt* werden muss.

Gelegentlich entwickelt sich im Zusammenhang mit den akuten Infekten ein *Herpes labialis*. Hier haben sich

- *Akut Lippenpflege* (Dr. Hauschka Med) 2–3 x täglich auftragen
- *Honig* 2–3 x täglich auftragen

ausgesprochen bewährt und sind offensichtlich der topischen Aciclovir-Behandlung überlegen.[29] Akut Lippenpflege enthält u.a. Auszüge aus Ringelblume, Sonnenhut (Echinacea pallida) und Salbei sowie Pfefferminzöl.[30,31,32,33] Anschließend ist die *Wecesin Salbe* (Weleda) hilfreich.

5.2 Laryngitis

Der *Kehlkopf* trägt in die Atmungsorganisation eine neue Qualität. Er steigert den weitgehend unhörbaren Ausatmungsstrom zum Ton. Der sonst eher gleichmäßig fließende Luftstrom erfährt durch den Kehlkopf seine Modulation und „Gestaltung" und wird von den oberen Wesensgliedern differenziert ergriffen. Der topologische Bezug des Kehlkopfes zur Schilddrüse mit ihrer Verbindung zum astralischen Leib ist dadurch verständlich. In der Halsregion verbinden sich die oberen Wesensglieder in sensibler Weise mit dem physischen und ätherischen Organismus. Die besondere Empfindsamkeit dieser Region, die sich in vielen funktionellen Beschwerden (Globusgefühl) und manchen sprachlichen Formulierungen, wie beispielsweise „Es geht an den Hals" ausdrückt, begründet sich durch dieses Wirken der Wesensglieder. Entsteht hier ein Ungleichgewicht durch die Dominanz des Nerven-Sinnes-Systems, so ergreift der entzündliche Prozess die Kehlkopforganisation. Wesentliche Arzneimittel sind

- *Pyrit (z.B. D6)* (Weleda) Trit. 1-1-1 MSP

bei *begleitender Tracheitis* auch

- *Pyrit / Zinnober* (Weleda) Tabl. 3 x 2
- *Larynx/Apis comp.* (Wala) Glb. velati 10-10-10.

Bei *fieberhafter Erkrankung* verbunden mit *starkem Hustenreiz* finden Apis und Belladonna zusammen mit Bryonia und Spongia als

- *Bryonia / Spongia comp.* (Weleda) 15-15-15 gtt

ihre Anwendung.

5.3 Tonsillitis

Obgleich die Tonsillitis nicht zu den Atemwegserkrankungen im eigentlichen Sinn gehört, sei sie an dieser Stelle erwähnt, zumal die Tonsillen den oberen Atemwegen eng benachbart und wie diese für entzündliche Erkrankungen empfänglich sind.

Die Mundhöhle kennt in ihrem vertikalen Aufbau die Dreigliederung: Der *harte Gaumen* schließt die Mundhöhle kuppelförmig und der Schädelkapsel ähnlich ab. Der *Mundboden* ist muskulär gebildet und trägt zusammen mit seinen knöchernen Strukturen die Eigenschaften des Gliedmaßen-Systems. Die *Zunge* nimmt einen mittleren Bereich ein. Einerseits unterstützt sie die Gliedmaßentätigkeit des Kauvorganges, andererseits trägt sie die Sinnesorganisation (Geschmackspapillen). Aber auch der horizontale Aufbau zeigt funktionell die Dreigliederung: Im vorderen Bereich der Mundhöhle entwickelt sich das Sinnesbewusstsein, im Bereich des Gaumens überwiegen die Stoffwechselfunktionen. In der Sprachbildung unterscheidet man entsprechend konsonantische Zahn-, Lippen- und Gaumenlaute. Die Eigenbeobachtung verdeutlicht, wie auch die Vokalfolge A, E, I, O, U von den gaumennahen Partien der Mundhöhle – ihrem Stoffwechselsystem - bis in den vorderen, zum Nerven-Sinnes-System gehörenden Bereich führt.

Die Tonsillen und der Waldeyersche Rachenring bilden eine Grenze zwischen der sich nach Außenwelt öffnenden Mundhöhle und der nach innen orientierten Verdauungsorganisation. Diese Grenze markiert auch annähernd den Bereich, in dem die willkürlichen Bewegungen in der Mundhöhle in den unwillkürlichen Schluckakt übergehen. Insofern stellen die Tonsillen eine Schwelle zwischen „Außen-" und „Innenwelt" dar. Dringen Außenweltqualitäten zu sehr nach innen, kommt es also zu einer Dominanz des Nerven-Sinnes-Systems in diesem Grenzbereich zum eigentlichen Verdauungstrakt und damit dem Stoffwechselsystem, so begegnet die Entzündung als Angina tonsillaris dieser Fremdqualität, um sie zu überwinden. Entsprechend braucht die unkomplizierte Angina tonsillaris in aller Regel keine antibiotische Therapie, sondern Arzneimittel, welche die Entzündung regulieren und zu ihrem „Ziel“ führen. Bei rezidivierenden Tonsillitiden wird oft die Operation diskutiert. Diese sollte man möglichst vermeiden, da sie an der eigentlichen Erkrankungstendenz, die in der unphysiologischen Dominanz des Nerven-Sinnes-Systems besteht, nichts ändert. Im Gegenteil: Werden die Tonsillen vor dem neunten Lebensjahr entfernt, entwickeln sich zwei- bis dreimal so häufig infektiöse Atemwegserkrankungen, vermehrt Allergien, Asthma, Pneumonien und möglicherweise auch COPD.[34]

Die Therapie der Tonsillitis erfolgt mit

- *Erysidoron 1* (Weleda) Dil. 15-15-15 gtt

abwechselnd mit

- *Erysidoron 2* (Weleda) Tabl. 2-2-2.[35]

Bei ausgeprägter Entzündung setzt man

- *Apis/Belladonna cum Mercurio* (Wala) Amp. s.c. 1-0-0

kombiniert mit

- *Argentum metallicum praeparatum D8* (Weleda) Amp. s.c. 1-0-0

ein.

- *Mercurius cyanatus D6* (Weleda) Dil. 15-15-15 gtt

ergänzt die orale Therapie durch das Merkur-Prinzip.

Lokal ist das Gurgeln mit

- *Bolus Eucalypti comp.* (Weleda) Pulver bis 5 x täglich 1 TL in 100 ml Wasser suspendieren und bis zu stündlich gurgeln und schluckweise trinken

hilfreich.[36] Darüber hinaus bestehen positive Erfahrungen mit

- *Echinacea Mund- und Rachenspray* (Wala) bis mehrmals täglich 1 Sprühstoß.

Dieses Arzneimittel kommt auch bei rezidivierenden Tonsillitiden zum Einsatz.

Die akuten Infektionen beginnen häufig in der Peripherie und damit in dem Bereich der Atmungsorganisation, der dem *Nerven-Sinnes-System* nahesteht. Die sich daran anschließenden Atemwege, die Aufzweigungen des Bronchialsystems und die parenchymatösen Strukturen der Lunge stellen eine zunehmende Innenweltorientierung dar. So ist die über die oberen Atemwege eintretende *Luft* noch stark geprägt von ihren durch die Außenwelt bedingten Qualitäten, wie beispielsweise Temperatur und Feuchtigkeit. Diese gleichen sich nun schrittweise dem inneren Milieu des Menschen während der Passage der eingeatmeten Luft von der Peripherie der Atmungsorganisation zu ihrem inneren Bereich an. Die Luft, die sich im Alveolarraum befindet, ist dem inneren Milieu des menschlichen Organismus schon weitgehend angepasst und hat sich von den durch die Außenwelt bestimmten Qualitäten entfernt.

Die häufig zu beobachtende *absteigende Tendenz der Infekte der oberen Luftwege*, die im Bereich der Nase beginnen und nachfolgend über *Tracheitis, akute Bronchitis* schließlich zur *Pneumonie* werden können, steht in Zusammenhang mit dem erwähnten „Erkältungsprozess". Die Folge ist auch hier die durchwärmende Entzündung. In ihr leben die Tätigkeiten der höheren Wesensglieder des Menschen und lassen sich therapeutisch unterstützen.

Zunächst sind es *Ferrum* und *Phosphor*, die sich dem Wirken der oberen Wesensglieder zur Seite stellen. Dabei führt das Eisen über die Atmung das seelisch-geistige Menschenwesen in eine durchwärmende, willensverwandte Verbindung mit dem lebenden Organismus; der Phosphor ist in seiner dynamischen Aktivität substanzieller Träger der Willenswirksamkeit der höheren Wesensglieder im Stoffwechsel-Gliedmaßen-System.

Liegen die Entzündungsprozesse in den oberen Atemwegen, beispielsweise als Tracheitis, so ist *Pyrit*, ggf. in Verbindung mit *Zinnober* oder auch mit *Anis*, der phosphorige und sulfurische Qualitäten in seinen ätherischen Ölen und einen Eisenprozess in sich trägt, sinnvoll. Dringt der entzündliche Prozess in tiefere Abschnitte der Atmungsorganisation, so hat sich die Medikation mit Ferrum phosphoricum in tiefer Potenzierung bewährt. Man gibt es als

- *Ferrum phosphoricum D6* (Weleda) Tabl. 2-2-2

oder auch, insbesondere zu *Beginn der Erkrankung*, als das natürliche Ferrum phosphoricum

- *Vivianit D6* (Weleda) Trit. 1-1-1 MSP.

In der akuten Erkrankungsphase kommt Phosphor in Verbindung mit Tartarus stibiatus als

- *Pneumodoron 2* (Weleda) Dil. 10-10-10 gtt

(oft zusammen mit *Pneumodoron 1* s. u.) zum Einsatz. Tartarus stibiatus entsteht in einem pharmazeutischen Prozess aus den Ausgangssubstanzen Weinstein (Tartarus) und

Grauspießglanz (Antimonsulfid) als organische Antimonverbindung (Kaliumantimonyltartrat). Es ist ein wesentliches Arzneimittel bei Atemwegserkrankungen, die v. a. mit *zähem Schleim* einhergehen. Das Arzneimittel

- *Pulmo/Vivianit comp.* (Wala) Amp. s.c. 1 x täglich

vereinigt mit dem Organpräparat die genannten Substanzen und wird als morgendliche s.c.-Injektion verabreicht.

Ferner bewährt sich der Efeu, *Hedera helix*, als eine Pflanze, die mit beeindruckender Vitalität den mittleren Bereich der Pflanzenorganisation, das Blattwerk, entwickelt.[37,38] Efeu wirkt verhärtungs- sowie verkrampfungslösend und lenkt die oberen Wesensglieder in eine dynamische, die Stoffwechselprozesse ergreifende Aktivität. Entsprechend fügt sich zur „spasmolytischen" Qualität die *Förderung der Schleimabsonderung* (Sekretolyse).

- *Prospan* (Engelhard Arzneimittel) Trpf. 30-30-30 gtt

Einige *äußere Anwendungen* sind in diesem Zusammenhang wichtig: Ein *Senfmehlwickel* [→ Durchführung siehe Anhang] bringt immer wieder einen beeindruckenden und für den Patienten unmittelbar erlebbaren therapeutischen Nutzen. Im Falle der akuten Bronchitis kommt v. a. der *Eukalyptuswickel* [→ Durchführung siehe Anhang] zur Anwendung. Den unkomplizierten Krankheitsverlauf begleitet die Thoraxeinreibung mit *Plantago*

- *Plantago Bronchialbalsam* (Wala) 1 x täglich.

Darüber hinaus bestehen positive Erfahrungen mit der externen Anwendung von

- *Thymus, Oleum aethereum 5 %* (Wala) 1 x täglich.

Ätherische Öle unterstützen den Sekretionsprozess und seine Ableitung nach außen. Sie kommen oral, topisch oder auch inhalativ zur Anwendung. *Thymian* (Thymus vulgaris) gehört zu den Lippenblütlern. Er führt seine kleinen Blüten bis in den Bereich der Blattorganisation. Diese „Dislokation" in der pflanzlichen Dreigliederung findet sich auch in der Bildung ätherischer Öle im Blattbereich wieder: Dynamische und wärmeverwandte Prozesse dringen in den Blattbereich, die mit der Atmung in Beziehung steht. Sein starker Duft und würziger Geschmack künden von dem hereinwirkenden Kosmisch-Astralen. Thymian kommt diesem Heilpflanzenbild entsprechend dann zur Anwendung, wenn die sekretolytischen Prozesse zu unterstützen und bronchospastische „Verhärtungsprozesse" aufzulösen sind. So wirkt das ätherische Öl des Thymians sekretolytisch, bronchospasmolytisch, verstärkt die Zilienbewegung mit Verbesserung der mukoziliären Cleareance und verfügt über antibakterielle Eigenschaften.[39,40]

Während der mit *purulentem Sputum* einhergehende Husten auf die zugrunde liegende Entzündung weist, besteht der sich anschließende, manchmal hartnäckig und den Patienten quälende *trockene Hustenreiz* oftmals noch lange fort. Er ist Ausdruck für eine mit dem infektiösen Geschehen verbundene Hyperreagibilität der Atemwege und damit eines noch zu starken Erwachens der astralischen Organisation im mittleren Menschen. Das mukopurulente Sputum entsteht durch entzündliche Stoffwechselprozesse, also durch die Dominanz des Stoffwechsel-Gliedmaßen-Systems, der „nervöse" Reizhusten oder auch der krampfartige Husten demgegenüber durch die Dominanz des Nerven-Sinnes-Systems [→ Abb.]. Eine nächtliche Verschlimmerung weist auf das ungenügende Lösen der astralischen Organisation. Erst wenn diese wieder „eingeschlafen ist", lässt der durch verschiedene Außenreize induzierbare, unproduktive und trockene Husten nach. Dieses *„Einschlafen" der astralischen Organisation* unterstützt eine Medikation mit *Kupfer*. Hier eignen sich

- *Cuprum aceticum D4 (oder D3)* (Weleda) Dil. 20-20-20 gtt

in Verbindung mit

- *Olivenit D6* (Weleda) Trit. 1-1-1 initial

ggf. in Kombination mit

- *Olivenit D6* (Weleda) Amp. 3 x wöchentlich bis täglich.[41]

Bei trockenem Reizhusten mit substernalem Schmerz infolge einer Tracheitis hat sich der Eibisch„tee" (Kaltwasserauszug aus der Eibischwurzel, Althaea officinalis) bewährt. Tee aus Isländisch Moos (Cetraria islandica), einer Flechte, lindert ebenfalls.

Bei *Bronchokonstriktion* bestehen positive Erfahrungen mit

- *Cuprum aceticum comp.* (Wala) Amp. s.c. 1 bis mehrmals täglich.

Begleitend setzt man

- *Flechtenhonig* (Weleda) 2-2-2 TL

ein.[42] Dieses Arzneimittel enthält neben *Anisöl* u. a. *Flechten*, nämlich die schleimstoffführende Cetraria islandica (Isländisch Moos), die bitterstoffhaltige Lungenflechte Lobaria pulmonaria, Usnea barbata und Rentierflechte sowie *Bienenhonig*. Flechten sind Symbiosen von Pilzen (Mykobiont, meist Schlauchpilzen) und photosynthesebefähigten Organismen (Photobiont, Algen, Cyanobakterien). Damit verbinden sich die dem Tierreich nahestehenden Pilze (keine Photosynthese) mit den photosynthesebefähigten und damit dem Licht und dem Ätherischen des Umkreises zugehörigen Pflanzen. Die in die Pilzwelt hereindringende Astralität steht in engem Zusammenhang mit der ätherischen Organisation. Aus dieser Wesensgliederbeziehung ergibt sich die therapeutische Wirksamkeit: die im Hustenreiz zu wache, hyperreagible astralische Organisation wird wiederum in die aufbauenden Lebensprozesse der ätherischen Organisation geführt. Entsprechend ist eine antimikrobielle und auch antioxidative Wirksamkeit bekannt.[43] Astralische Gestaltungskräfte treten in die Lebensprozesse der ätherischen Organisation ein – eine Qualität, die auch den Einsatz der Flechten in der Onkologie charakterisiert.

Flechten wirken hier nicht über den initialen Entzündungsprozess, wie die Mistel, sondern gestaltend in der regenerativen Nachtphase (Nachtwirksamkeit der Wesensglieder).

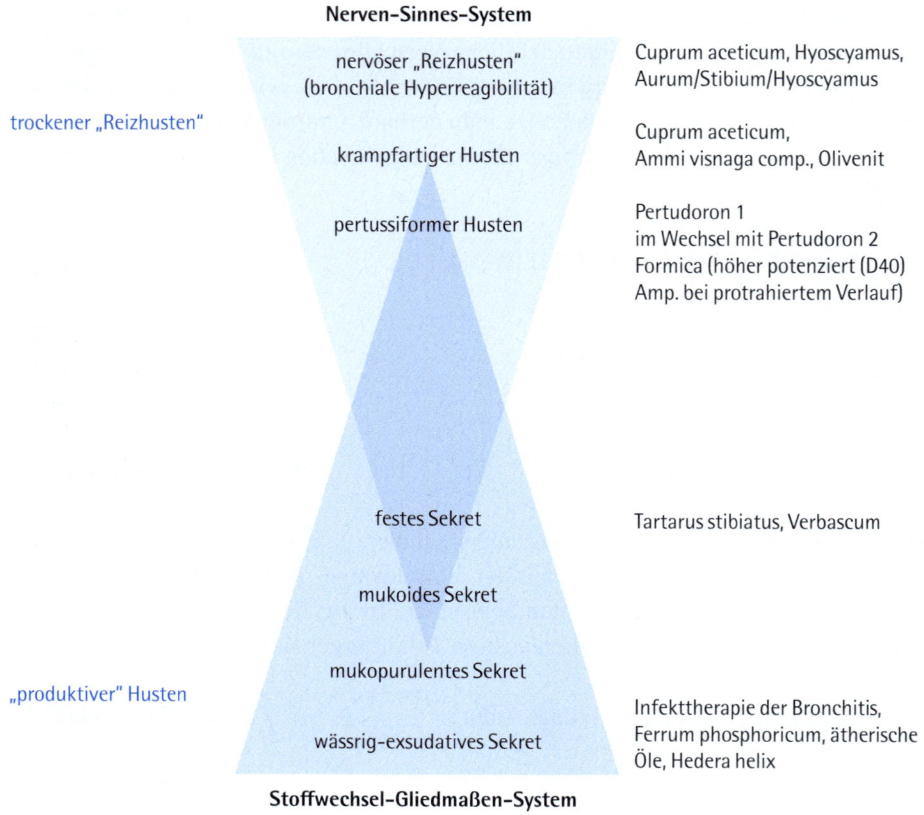

Die unterschiedlichen Formen des Hustens vor dem Hintergrund der Dreigliederung und ihre Differenzialtherapie

Honig besitzt eine therapeutische Wirksamkeit beim Hustenreiz von Kleinkindern (derzeitige Empfehlung ab 12 Monaten) und auch Erwachsenen.[44,45] Er verstärkt die ausheilenden Prozesse im menschlichen Organismus. Heilung bedeutet, dass sich an der Stelle von Desintegration und eingedrungener Fremdqualität wiederum das „Eigene" des Organismus aufbaut. So werden zum Beispiel die Lebensprozesse der durch den Honig geförderten Wundheilung durch die astralische Organisation strukturell geordnet und durch die Ich-Organisation in die individuelle Form geführt. Der Honig unterstützt somit die aufbauende Nachtwirksamkeit der Wesensglieder: Die antimikrobielle Aktivität überwindet das eingedrungene und damit fremde bakterielle Leben, die antioxidative Wirksamkeit führt die abbauenden Stoffwechselprozesse (Entzündung, abbauende Prozesse der Sauerstoff- und Stickstoffradikale) in die aufbauende Heilungsphase. Während Apis in der akuten Entzündungsphase indiziert ist, so der Honig mit der Ausheilung. Zahlreiche Patienten erleben die Tracheitis mit einem atemabhängigen retrosternalen Brennen als „Wundgefühl", dass nun der Linderung bedarf. Entsprechend bestehen positive Therapieerfahrungen mit dem Einsatz des Honigs bei Husten[46] und auch bei dem anhaltenden unproduktiven Hustenreiz infolge der persistierenden bronchialen Hyperreagibilität.

Bei der Spastik auslösenden Wirksamkeit der astralischen Organisation ist an

- *Spongia D3, D6* (DHU) Dil. 15-15-15 gtt

zu denken [→ XVII. 4.1.1 Medikamentöse Therapie]. Erfasst diese darüber hinaus die Verdauungsorganisation z. B. im Sinne eines begleitenden *Würgereizes* oder *Erbrechens*, so gibt man *Ipecacuanha* in mittlerer Potenzierung. Besteht ein *schmerzhaftes „Erwachen" des astralischen Leibes* im Zusammenhang mit dem Husten, so kommt

- *Bryonia D6* (Weleda) Dil. 15-15-15 gtt
- *Bryonia e radice D6* (Wala) Glb. velati 10-10-10

zur Anwendung. Bei *lang anhaltendem Husten* bestehen positive Erfahrungen mit

- *Bryonia / Spongia comp.* (Weleda) Dil. 20-20-20 gtt.[47]

Diese Komposition hat sich in der Kinderheilkunde beim beginnenden Pseudokrupp bewährt.[48]

Der Lavendel-Thoraxwickel mit

- *Lavandula, Oleum aethereum 10 %* (Wala) 1 x täglich (bei nächtlichem Reizhusten zur Nacht)
- *Lavendelöl 10 %* (Weleda)

hat eine beeindruckende hustenreizstillende Wirksamkeit. Die zum Nerven-Sinnes-System orientierte astralische Organisation, die sich im Hustenreiz und der Hyperreagibilität ausdrückt, wird durch Lavendel gelöst und in die aufbauenden Lebensprozesse gelenkt.

5.5 Pneumonie

Die Atmung verbindet das Äußere mit dem Inneren. Die eingeatmete Luft wird dem inneren Milieu „anverwandelt" und durch dieses geprägt, die Exspiration trägt die durch die organismische Innenwelt geprägte Luft nach außen. Erkrankungen der Lunge stellen die Frage nach dem *Gleichgewicht* zwischen dem *Inneren* und dem *Äußeren*. Dringt eine Fremdqualität in den Innenraum der Atmungsorganisation ein, so erfolgt die entzündliche Reaktion. Diese Fremdqualität kann „stofflicher" (Aspirationspneumonie) oder auch lebendig-mikrobieller Natur sein und die innenraumbildende Abgrenzungsfähigkeit der Lunge (z. B. durch die mukoziliäre Clearance mit koordinierter wellenartiger

Zilienbewegung in einem epithelialen Flüssigkeitsfilm, immunologische Abgrenzung etc.) überwinden. Normalerweise ist der untere Respirationstrakt weitgehend „steril" (Lungenmikrobiom), obwohl sich im nahe liegenden Oropharynx große Mengen an Mikroorganismen finden. Die zwischen *Umweltoffenheit* und *Eigenraumbildung* vermittelnde Atmung steht mit der seelischen Ebene und dem Fühlen in Verbindung. Bei bewusstseinsmäßiger Überforderung, Anspannung und „Außenorientierung" der Seele kommt es zur Dominanz des oberen Menschen, der sich die Entzündung entgegenstellt. Bezeichnenderweise scheint die Intensität der Entzündung salutogenetisch und prognostisch bedeutsam zu sein: Einer Schweizer Studie zufolge hatten Patienten mit CAP (community-acquired pneumonia) bei Fieber über 38,7 °C, Schüttelfrost und hohem CRP unabhängig von anderen Risikofaktoren eine bessere Prognose.[49]

Die eigentliche *Kränkung* geht also der salutogenetisch intendierten pneumonischen Entzündung voraus. So bedarf es einer spezifischen Disposition, um die Pneumonie zu entwickeln. Schon die Tatsache, dass wir trotz des engen Kontaktes bei der Auskultation und klinischen Untersuchung der Patienten keine Pneumonie entwickeln, es sich also bei dieser nicht um eine hochkontagiöse Erkrankung mit Isolationspflicht handelt, weist auf diese spezifische Disposition als Voraussetzung für die pneumonische Entzündung hin. Nach überstandener Pneumonie ergreift der Patient die Biografie oftmals anders und setzt neue Akzente. Hier bestehen naturgemäß Unterschiede bei der Pneumonie des Kindes, des oftmals jungen Erwachsenen und des alten Menschen. Beim Kind verstärken sich der Inkarnationsprozess und die Leibergreifung durch das seelisch-geistige Wesen. Beim Erwachsenen kommt ein energisches Ergreifen von Lebensaufgaben als „Inkarnationsimpuls" in Betracht. Der sterbende Mensch löst sich oftmals durch die pneumonische Entzündung von dem fremd gewordenen Leib. Insofern haben wir mit der Pneumonie eine Erkrankung, die in besondere Weise Inkarnation und Exkarnation des Menschen begleitet.

Bei der Behandlung der Pneumonie ist zunächst die Notwendigkeit einer *antibiotischen Therapie* zu prüfen. Bei einem Missverhältnis zwischen Schweregrad der Erkrankung (CRB 65: Verwirrtheit (*c*onfusion), Atemfrequenz > 30 / min (*r*espiratory rate), Hypotension < 90 mmHg systolisch (*b*lood pressure), Alter > 65 Jahr[50]) und den salutogenetischen Ressourcen des Patienten (z. B. Polymorbidität, vorbestehende (oftmals chronisch entzündliche und sklerosierende) Lungenerkrankung, ätherisch geschwächte Konstitution, Alter, nosokomiale Pneumonie, ambulant erworbene Pneumonie etc.) ist eine Antibiose indiziert. Auf der anderen Seite kann man durch eine sachgemäße, salutogenetisch ausgerichtete Therapie immer wieder Erstaunliches erreichen und damit dem häufigen Wunsch nach einem anderen Behandlungskonzept entsprechen.[51] Der Patient bemerkt, dass die Antibiose nur die mit der Pneumonie assoziierten Erreger eliminiert und keine therapeutische Unterstützung der entzündlichen Eigenleistung des Organismus erfolgt oder gar die Disposition als „eigentliche Krankheit" verwandelt wird.

Beim *alten Menschen* bestehen besondere Verhältnisse. Hier ist auf die *Immunseneszenz* zu achten, die zu einer eingeschränkten immunologischen Hülle- und Grenzbildung führt und den Organismus für Fremdqualitäten öffnet. Mit der Inkarnation der oberen Wesensglieder in der Kindheit bilden sich die immunologische Kompetenz und die Fähigkeit zur Eigenraumbildung mit Unterscheidung von Eigen und Fremd aus. Mit der Exkarnation nimmt diese immunologische Fähigkeit ab. Neben zahlreichen Phänomenen der Immunseneszenz kommt in diesem Zusammenhang der Thymusinvolution und auch der ggf. bestehenden Einschränkung der Milzfunktion (Hyposplenie) eine Bedeutung zu. Oftmals findet man nicht die hochfebrilen akut entzündlichen Krankheitsbilder, sondern einen abgeschwächten entzündlichen Prozess. Etliche granulozytäre Funktionen wie Phagozytose, respiratory burst und Migration sind reduziert. Es ist also nicht nur die immunologische Abgrenzungskompetenz, sondern auch die salutogenetische Kraft eingeschränkt, eine eingedrungene Fremdqualität zu überwinden. Schließlich ist bei der Pneumonie des alten Menschen auf den Übergang in eine pneumonieassoziierte Sepsis und damit die Generalisation des Krankheitsbildes zu achten. Hier kommen dann die in [→ XV. Intensivmedizin] dargestellten therapeutischen Gesichtspunkte in Betracht.

Bei der Pneumonie gelten die für die Entzündung dargestellten Aspekte [→ VIII. 4. Arzneitherapie der akuten Entzündung]. *Ferrum* begleitet die akute Erkrankungsphase:

- *Ferrum sidereum D6, D10* (Weleda) Amp. s.c. — bis 1-0-0
- *Ferrum metallicum praeparatum D8* (Weleda) Amp. s.c. — bis 1-1-0
- *Pulmo/Vivianit comp.* (Wala)[52] Amp. s.c. (ggf. i.v., off-label-use) — bis 1-0-0.

Eisen fördert die dynamische, inkarnierende Wirksamkeit der oberen Wesensglieder. Entwickeln sich diese unzureichend in der Entzündung und überwinden dadurch nicht die eingedrungene Fremdqualität, so kommt – insbesondere bei einer Schwäche in der Wärmeorganisation und der Kreislauffunktion – die Ferrummedikation in Betracht. Aconitum napellus/Bryonia (Pneumodoron 1) und Phosphorus/Tartarus stibiatus (Pneumodoron 2) ergänzen die Therapie:

- *Pneumodoron 1* (Weleda) Dil. — 20-20-20 gtt
- *Pneumodoron 2* (Weleda) Dil. — 10-10-10 gtt

Bryonia entwickelt in der Wurzelregion mit ihrer Entsprechung zum Nerven-Sinnes-System des Menschen eine „entzündliche Schwellung". Die mächtig verdickte Wurzel ist hierfür das unmittelbar anschauliche Phänomen. Die stechende Schärfe ihres Geschmacks weist ebenso wie die entzündungsfördernden Inhaltsstoffe auf den sulfurischen Charakter, der sich in der Kühle des Wurzelbereichs entwickelt. Entsprechend nimmt die Zaunrübe einen vergleichbaren Krankheitsprozess, der entzündliche, ödematöse Qualitäten in Bereiche des vorherrschenden Nerven-Sinnes-Systems trägt, ab. Dringt der mit stechenden Schmerzen verbundene entzündliche Prozess in den Bereich der serösen Häute *(Pleura, Synovia, Peritoneum, Meningen)* oder – wie im Falle der Pneumonie – in den sonst lufterfüllten Bereich der Alveolen, so kommt Bryonia zur Anwendung (s. u.).

Aconitum napellus bezieht sich auf die Zentralisation und Anschoppung im Rahmen der Pneumonie. Bei plötzlichem und akutem Erkrankungsbeginn, Schüttelfrost und Zentralisation des „Kreislaufes" kommt Aconit zum Einsatz. Es handelt sich um eine Heilpflanze, in der das Astralische sehr tief in die ätherische Organisation bis zur Giftbildung eingreift. Die starke, vom Nerven-Sinnes-System ausgehende Wirksamkeit der astralischen Organisation führt beim Menschen zu kühler Peripherie, Zentralisation und Steigerung der Bewusstseinswelt bis zu Schmerz sowie Angst und wird durch Aconit dem Erkrankten „abgenommen".

Der *Phosphor* sollte ebenfalls in der Pneumoniebehandlung nicht fehlen, z.B. als Phosphorus in mittlerer bis tiefer Potenzierung. Er steht in direktem Zusammenhang mit der Wirksamkeit der *Ich-Organisation* im Entzündungsstoffwechsel.

Bei entzündlicher Dominanz übernehmen entsprechende Arzneimittel den Krankheitsprozess [→ VIII. 4. Arzneitherapie der akuten Entzündung]. Hier kommen Apis, Belladonna und

- *Argentum metallicum praeparatum D20* (Weleda) Amp. s.c. 0-0-1

zum Einsatz.

Jede Pneumonie „belastet" das *Herz-Kreislauf-System*. Der Patient bedarf dann einer unterstützenden Therapie mit

- *Cardiodoron* (Weleda) Dil. 20-20-20 gtt
- *Oleum camphoratum comp.* (Wala) Amp. i.m. 1-0-0
- *Camphora D3* (Wala) Amp. s.c. 1-0-0

Auf die Herzbeteiligung bei fieberhaften Erkrankungen ist besonders zu achten. Sie bezieht sich nicht nur auf die ventrikuläre Dysfunktion, sondern auch auf die Rhythmologie. So kommt der eingeschränkten Herzfrequenzvariabilität bei der *septischen Kardiomyopathie* eine prognostische Bedeutung zu.[53]

Camphora bewährt sich besonders zur Unterstützung der Wärmeprozesse bei innerlichem Frieren.

- *Camphora D3* (Wala) Amp. s.c. 1-0-0
- *Oleum camphoratum comp.* (Wala) Amp. i.m. 1-0-0

Zur Pneumonieprophylaxe (mehrere Monate täglich) eignet sich

- *Meteoreisen Globuli velati* (Wala) 5-0-0.[54]

Dieses Arzneimittel bewährt sich auch im Falle einer verzögerten Rekonvaleszenz. In der Pneumoniebehandlung sind die *äußeren Anwendungen* unverzichtbar. Hier hat sich der

- *Senfmehlwickel* Durchführung siehe Anhang

ausgesprochen bewährt und ist integraler Bestandteil der Therapie.[55] Allerdings erfordert der Wickel eine exakte und sachgerechte Applikation. Es ist auf die unterschiedlichen Wärmequalitäten zu achten, die der Patient erst brennend, dann feurig warm und zum Ende der Senfmehlanwendung schmerzhaft erlebt. Beim Beginn der schmerzhaften Phase muss man spätestens den Senfmehlwickel entfernen. Die Haut wird dann mit körperwarmem Wasser abgewaschen und eine *nachfolgende Öleinreibung* z.B. mit Lavendelöl (Lavandula, Oleum aethereum 10 % (Wala, Weleda), beruhigende Wirksamkeit) oder auch Eukalyptusöl (Eucalyptus, Oleum aethereum 10 % (Wala, Weleda), mildere „Fortsetzung" der Senfwirksamkeit) durchgeführt. Danach hüllt man den Thorax mit einem „Ruhetuch" ein. Es folgt eine Ruhephase von ½ bis 1 Stunde. Das sulfurische Prinzip des Senfes löst verkrampfende Behinderungen der Atmung in eindrucksvoller Weise und unterstützt über die Wärmebildung die oberen Wesensglieder in ihren krankheitsüberwindenden entzündlichen Prozessen. Dabei ist der Senfmehlwickel in zweifacher Weise wichtig. Bei der akuten, febrilen Erkrankungsphase hat er eine nach außen „ableitende" Funktion. Bei ungenügender entzündlicher Dynamik, zähem Sekret, verzögertem Verlauf mit verlangsamter Rückbildung des Infiltrates regt der Senfmehlwickel die entzündlich durchwärmenden Prozesse an und hilft, die sich "chronifizierende" Pneumonie zu überwinden. Sollte es zu einer Bronchospastik kommen, so ist der Senfmehlwickel ebenfalls zu empfehlen. Der

- *Ingwerwickel* Durchführung siehe Anhang

führt zu einer tiefreichenden Wärme und kann im weiteren Verlauf dem Senfmehlwickel folgen. Die Patienten erleben eine Befreiung der Atmung (insbesondere bei vorbestehender COPD als Skleroseerkrankung der Atmungsorganisation) mit Abnahme der Bronchospastik.

Eine weitere wesentliche äußere Anwendung (als Thoraxeinreibung, besonders wirkungsvoll als *Rhythmische Einreibung)* besteht mit

- *Plantago Bronchialbalsam* (Wala) 1-(1)-0

Selbstverständlich muss man zu Beginn der Behandlung und während ihres Verlaufs das dem Patienten zur Verfügung stehende „*salutogenetische Potenzial*" einschätzen und den entsprechenden Therapiewunsch erkunden. Die sorgfältige und engmaschige Kontrolle der klinischen Befunde und die Begleitung des Patienten sind unverzichtbare Bedingung.

Im Falle einer *Begleitpleuritis* kommt neben den äußeren Anwendungen im Bereich des Schmerzmaximums

- *Bryonia/Stannum* (Wala) Amp. s.c. bis 2 x täglich

- *Bryonia/Aconitum* (Wala) Amp. s.c. bis 2 x täglich
- *Bryonia e radice D4* (Wala) Amp. s.c. 1 x täglich und bei Bedarf

und anschließend

- *Bryonia D3, D6* (Weleda) Dil. 60 gtt in 1 Glas Wasser verdünnt schluckweise über den Tag verteilt trinken[56]

zur Anwendung.

- *Bryonia/Aconitum* (Wala) Amp. s.c. bis 2 x täglich

wirkt nach den bisherigen kasuistischen Erfahrungen nicht nur bei den entzündlichen Prozessen der Pleuritis, sondern auch bei Pleurodynie anderer Genese (z. B. bei Bornholmscher Erkrankung).

Anschließend an eine schwere Infektionskrankheit gibt man zur Unterstützung der Rekonvaleszenz mit beeindruckender Wirksamkeit das

- *Levico comp.* (Wala) Amp. s.c. bis 1-0-0
- *Levico comp.* (Wala) Glb. velati 10-10-10.

Bleibt über längere Zeit eine *bronchiale Hyperreagibilität* zurück, (kenntlich an einem persistierenden, zumeist trockenen *Reizhusten*) die z. B. durch Kältereize oder auch Belastungen unterschiedlicher Art den astralischen Leib aus seinem organischen Wirken erwachen lässt, so folgt der Eisenbehandlung der Pneumonie die *Kupfertherapie*:

- *Cuprum aceticum D4* (Weleda) Dil. 20-20-20 gtt.

5.6 Chronisch-obstruktive Lungenerkrankung (COPD)

Die chronisch-obstruktive Lungenerkrankung ist als eine fortschreitende, typischerweise nur teilweise reversible Atemwegsobstruktion definiert. Zentrale Risikofaktoren sind das Rauchen und die Belastung mit Umweltschadstoffen. Akute infektiös bedingte Exazerbationen können in die chronische Inflammation übergehen und die Progression der COPD vorantreiben. Aufgrund ihres progredienten klinischen Verlaufs stellt sie erhebliche therapeutische Herausforderungen. Vielfach kommen Patienten erst dann zur Behandlung, wenn sie bereits lange Erkrankungsphasen mit wenig bemerkter Symptomatik durchgemacht haben. In den fortgeschrittenen Stadien sind in der Regel symptomatisch wirksame, antiobstruktive Therapien erforderlich (kurz (wie Salbutamol) und lang bzw. ultralang wirkende Betamimetika (wie Formoterol und Salmeterol),

Anticholinergika (wie Tiotropiumbromid)). Die Rolle der systemischen Kortikosteroide in der akuten Exazerbation der COPD ist gut gesichert. Als Dauertherapie in der stabilen COPD sind sie allenfalls in sehr fortgeschrittenen Stadien zu erwägen. Vielfach verschlechtern sie allerdings die Prognose, und es zeigte sich (auch für die „niedrige" Dosierung) eine erhöhte Infektexazerbations- und Hospitalisationsrate sowie Mortalität.[57] Des Weiteren spielt die Hemmung der chronischen Inflammation eine gewisse therapeutische Rolle. Die Langzeitsauerstofftherapie (LTOT) senkt bei hypoxämischen COPD-Patienten die Mortalität und kommt auch zur symptomatischen Beeinflussung der Belastungsdyspnoe in Betracht.[58] Dann stellt sich die Frage nach einem salutogenetisch orientierten Therapieansatz, um den Krankheitsprozess zu verwandeln. Die Tabakentwöhnung ist eine der wichtigsten und wirksamsten Maßnahmen in der COPD-Therapie.

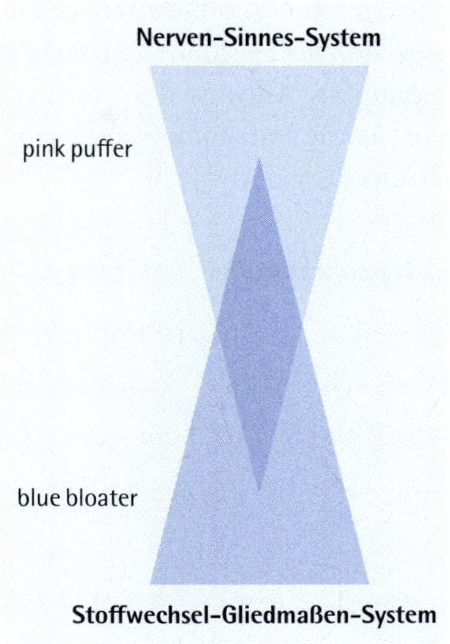

Polarität von chronischer Bronchitis (blue bloater) und Emphysem (pink puffer)

Im Vorangehenden wurde die chronische Bronchitis und ihre Beziehung zur Sklerose dargestellt. Überwindet die akute Entzündung nicht die Dominanz des Nerven-Sinnes-Systems, so entwickelt sich die chronische Bronchitis [→ 4. Entzündliche und sklerosierende Atemwegserkrankungen], wobei v. a. Neutrophile, Makrophagen und CD8-positive Zellen überwiegen.[59] In diesem Erkrankungsstadium zeigt sich eine *Polarität* von *„pink puffer"* und *„blue bloater"*, die unter dem Gesichtspunkt des dreigliedrigen Menschenbildes verständlich wird.

Beim *pink-puffer-Typ* überwiegen die Verhärtungs- und Sklerosequalitäten; die Lunge entwickelt eine Tendenz des „Kopfwerdens", indem sie Eigenschaften des Nerven-Sinnes-Systems am falschen Ort prädominieren lässt. Das übersteigerte Bewusstsein in der oftmals quälenden Dyspnoe ist begleitet von einem zunehmend in seinen Atemexkursionen und damit in seiner Beweglichkeit eingeengten Thorax, der damit fortschreitende Skleroseprozesse entwickelt. Es kommt zur Überblähung und damit zum abgeschlossenen, nicht mehr ventilierten Lungenvolumen, also auch einer „kopfartigen" Abkapselung im Luftraum. Entsprechend steigt der CO_2-Partialdruck an und es entwickelt sich eine Hypoxämie.

Diesem Erkrankungspol steht der *blue-bloater-Typ* gegenüber mit einer chronisch-entzündlichen Symptomatik. Hier sind es Stoffwechselprozesse der Entzündung, die das Krankheitsbild beherrschen. Hierzu passend sind die Patienten meistens nicht so wach und berichten – im Gegensatz zu Emphysemkranken – auch bei gleicher respiratorischer Insuffizienz von weniger Dyspnoe. Bei dieser Erscheinungsform handelt es sich, von der akuten Exazerbation abgesehen, nicht um eine akute, fieberhafte Erkrankung, vielmehr sind es chronisch-entzündliche Prozesse, die schließlich in die Sklerose führen.

Es kann sich aus ihnen das Karzinom entwickeln, wenn die Qualitäten des Sinnessystems am falschen Ort erscheinen und den Krankheitsprozess gestalten.

Der *pink-puffer-Typ* zeigt eine leptosome Gestalt, erscheint überwach und nervös, der *blue-bloater-Typ* hingegen eine pyknische Konstitution mit Gesichtsplethora und einem oftmals dumpf-schläfrigen Bewusstsein.[60]

Der *chronisch-obstruktiven Lungenerkrankung* liegt eine *Dominanz des Nerven-Sinnes-Systems* zugrunde. Ihr steht eine unterschiedlich ausgeprägte *systemische Inflammation* als Antwort des Stoffwechsel-Gliedmaßen-Systems gegenüber. Diese hat als chronische Entzündung ihre salutogenetische Wirksamkeit verloren und führt in die Sklerose.

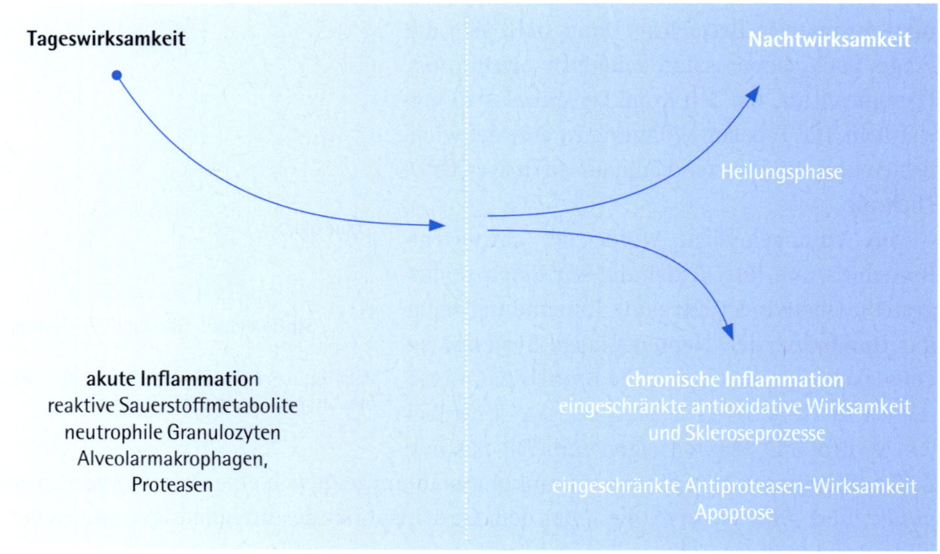

Akute und chronische Entzündung sowie eingeschränkte Regenerationsprozesse bei der COPD

Dabei sind die *aufbauenden regenerierenden Funktionen der Heilungsphase* eingeschränkt. So sind – nach der Proteasen-Antiproteasen-Hypothese – die sog. Antiproteasen (zu ihnen gehört das α-1-Antitrypsin), die sich der abbauenden Wirksamkeit der Proteasen (z. B. Matrixmetalloproteinasen wie MMP-1) gegenüberstellen, reduziert. Ein Mangel an Gewebehemmer von Metalloproteinasen (tissue inhibitor of metalloproteinases-3, TIMP-3) bewirkt ein progredientes Lungenemphysem.[61] Darüber hinaus zeigt sich eine Steigerung der Apoptose mit Betonung der ortsständigen Lungenzellen [→ Abb.].

Bei einem nicht unerheblichen Anteil der COPD-Patienten und denjenigen mit einer interstitiellen Lungenerkrankung entwickelt sich eine *pulmonale Hypertonie*.[62] Sie ist als multifaktoriell bedingte chronische Gefäßerkrankung der Lunge durch die *Dominanz des Nerven-Sinnes-Systems* in den unterschiedlichen Skleroseprozessen und dem Überwiegen konstriktiver Prinzipien (z. B. Endothelin-1) charakterisiert, denen keine ausgleichende, relaxierende und dynamische Wesensgliederwirksamkeit des Stoffwechsel-Gliedmaßen-Systems (wie sie z. B. mit dem Prostacyclin und NO verbunden ist[63]) gegenübersteht.

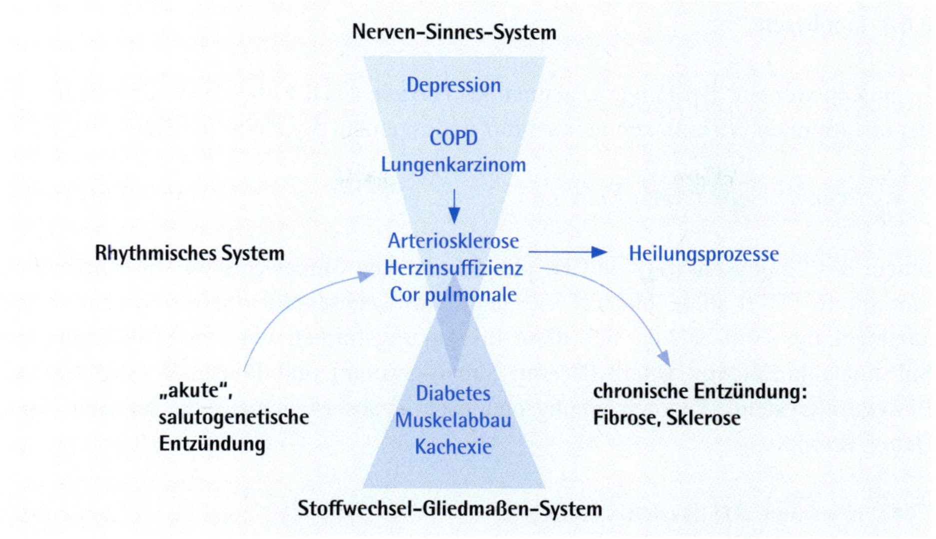

Krankheit des Organs – Krankheit des Menschen: Komorbiditäten der COPD. Die Dominanz des Nerven-Sinnes-Systems charakterisiert die mit der COPD assoziierten Erkrankungen. Die salutogenetische Entzündung „erlahmt" in der chronischen Inflammation.

Die Dominanz des Nerven-Sinnes-Systems kann sich auf den gesamten Organismus ausdehnen. Die mit der COPD verbundene chronische Entzündung ist wesentlicher „Schrittmacher" der systemischen Krankheitsmanifestation. So kommt es zu einer abbauenden Stoffwechsellage mit ungewollter Gewichtsabnahme bis zur pulmonalen Kachexie. Diese betrifft in besonderer Weise die Muskulatur (Verlust an Skelettmuskulatur mit signifikanter Verminderung der Typ-I- und relativer Vermehrung der Typ-II-Fasern, reduzierte Belastbarkeit[64]) und führt damit zur Einschränkung des Stoffwechsel-Gliedmaßen-Systems. Darüber hinaus können sich neben der pulmonalen Manifestation weitere *Skleroseerkrankungen* in der rhythmischen Organisation entwickeln: Sowohl für die arterielle Hypertonie als auch für kardiovaskuläre Erkrankungen zeigte sich eine erhöhte Prävalenz bei Patienten mit COPD gegenüber einem Kontrollkollektiv. Ebenso besteht eine Beziehung zur *chronischen Herzinsuffizienz* [→ X. 4.2 Herzinsuffizienz]. Weitere mit der COPD assoziierte Erkrankungen mit entsprechender Wesensgliederkonfiguration sind die Osteoporose (zumindest teilweise unabhängig von einer Steroidtherapie mit der COPD assoziiert), Diabetes mellitus und das metabolische Syndrom. Auf die Beziehungen der COPD zu Depression und Angststörungen ist ebenfalls zu achten.[65]

Damit ist die *COPD* nicht nur ein „Lungenleiden", sondern durch die zugrunde liegende Wesensgliederwirksamkeit eine Erkrankung des ganzen Organismus.

Einige der angeführten Skleroseerkrankungen sind wie auch die COPD von einer chronisch-systemischen Entzündung begleitet.

5.6.1 Emphysem

Dem „Kopfwerden“ der Lunge begegnet das *Ferrum*, das die oberen Wesensglieder aus der erstarrenden Wirksamkeit herausführt und zu einem dynamischen Eingreifen leitet.

- *Pulmo/Ferrum* (Wala) Amp. s.c. bis 1-0-0

Indem das Emphysem (pink puffer) mit dem Nerven-Sinnes-System, die entzündlich dominierte COPD (blue bloater) mit dem Stoffwechsel-Gliedmaßen-System in Zusammenhang steht, stellen sich diese Erkrankungsformen vor den Hintergrund der Substanzpolarität von Quarz (Nerven-Sinnes-System) und Phosphor (Stoffwechsel-Bewegungssystem). Für den emphysematösen Typus ist demzufolge an eine *Eisen-Quarz-Verbindung*

- *Nontronit D15* (Weleda) Amp. s.c. bis 1-0-0,

für den chronisch-entzündlich dominierten Typus an eine Eisen-Phosphor-Verbindung als *Ferrum phosphoricum* oder auch als *Vivianit* zu denken:

Ferrum fördert die „inkarnierende“, Cuprum die verhärtungsauflösende, „empfangende“ Qualität. Bei obstruktiver Ventilationsstörung kommt aus diesem Grunde

- *Cuprum aceticum (z. B. D4)* (Weleda) Dil. 20-20-20 gtt

oder

- *Cuprum aceticum comp.* (Wala) Amp. s.c. bis mehrmals täglich

zum Einsatz. Es soll die zum oberen Menschen gehörende verkrampfende Geste auflösen. Tritt ein chronisch-entzündlicher Prozess hinzu, so setzt man es als

- *Chamomilla Cupro culta, Radix Rh D2, D3* (Weleda) Amp. s.c. bis 1 x täglich

ein. *Nicotiana tabacum* wirkt ausgleichend auf die überformende astralische Dominanz:

- *Nicotiana e foliis D2-D10* (Wala) Amp. s.c. 1-0-0
- *Nicotiana comp.* (Wala) Amp. s.c. 1 x täglich bis 3 x wöchentlich
- *Tabacum Cupro cultum Rh D3* (Weleda) Dil. 10-10-10 gtt[66]
- *Tabacum Cupro cultum Rh D3* (Weleda) Amp. s.c. 1 x täglich bis 1 x wöchentlich bei Bronchospastik.[67]

Im Rahmen der längerfristigen Behandlung kommt bei sklerosierend-fibrosierendem Verlauf (positive Einzelfallbeobachtungen), auch bei *Pneumokoniosen, Fibrose* nach *Radiatio*

- *Cinis Equiseti arvensis D3, D6* (Weleda) Trit. 1-1-1 MSP
- *Equisetum/Formica* (Wala) Amp. s.c. 3 x wöchentlich
- *Formica ex animale Gl D5, D8* (Wala) Amp. s.c. 3 x wöchentlich
- *Formica D3, D6* (Weleda) Amp. s.c. 3 x wöchentlich

nachfolgend

- *Equisetum/Formica* (Wala) Glb. velati 5-5-5

in Betracht. Bei *begleitender bronchialer Obstruktion* sind

- *Cinis Tabaci D4, D6* (Weleda) Trit. 1-1-1 MSP
- *Cinis Tabaci D20* (Weleda) Amp. s.c. bis 3 x wöchentlich

hilfreich. Damit kommen die sogenannten *Aschepräparate* zum Einsatz, die auf Anregungen Rudolf Steiners zurückgehen.[68] *Asche* entsteht durch (vollständige) Verbrennung, *Carbo* durch „Erstickung", d.h. luftabgeschlossene Erhitzung im Tiegel unter Wasserentzug. Frische Kohle kann sich mit Luft beladen, „atmet" Luft ein und nimmt alles Licht – kenntlich an ihrer schwarzen Farbe – in sich auf.

Exkurs

In der *Atmung* durchwirkt die ätherische die physische Organisation, während die astralische und die Ich-Organisation eine lockere Verbindung suchen. Diese Verbindung verdichtet sich mit jeder Einatmung und löst sich wieder mit der Ausatmung. Dabei tragen die oberen Wesensglieder mit der Inspiration eine geistige Qualität in den Organismus, die dessen Lebendigkeit zurückdrängt („verbrennt") und in die Kräfte des Seelenlebens metamorphosiert. Die *Aschebildung* entspricht diesem Prozess: Die oberen Wesensglieder „verbrennen" die organisch wirksamen Lebenskräfte und lassen Bewusstsein entstehen. Aus der Lunge bildet sich durch die „feuerartige" Wirksamkeit des astralischen Leibes und der Ich-Organisation ein zum Festen tendierendes „Erdenorgan". „Und wir werden ... verwiesen auf den polarischen Gegensatz des Aschewerdens und desjenigen, was im Feuer sich offenbart, auf den Gegensatz des Ponderablen und Imponderablen."[69] In der *Leber* kommt es dagegen zu einer eindrucksvollen Entfaltung der Lebenskräfte; in der Lungenorganisation haben sich diese zurückgenommen und in die Bewusstseinskräfte metamorphosiert. Setzt man Aschepräparate ein, so muss sich der Organismus gegen diesen verstärkten Mineralisierungsprozess „wehren". Im Sinne von „Stoß und Gegenstoß" regen sie die aufbauenden, organbildenden Prozesse in der Atmungsorganisation an. Das wirksame therapeutische Prinzip ist hier Reiz und Reaktion

[→ IV. 2.5.2 Die Therapieprinzipien]. Diese Wirksamkeit setzt natürlich voraus, dass der Patient aufbauende Bildekräfte, organische „Erneuerungskräfte" entwickeln kann.

Unter dem Gesichtspunkt der Dreigliederung gehören die *Pflanzenaschen* zur *Atmungsorganisation, Salze und Kiesel* zum *Nerven-Sinnes-* und die sulfurische *Carbo* zum *Stoffwechsel-Gliedmaßen-System.*

Allerdings entsprechen die Prozesse in der Natur nicht völlig denjenigen im Menschen, sondern unterscheiden sich in ihrer Qualität und auch in ihrem zeitlichen Ablauf. So werden zahlreiche Prozesse verlangsamt, den Wirksamkeiten der Wesensglieder unterstellt und in diesem Sinne „vermenschlicht". In der Natur jedoch streben die unterschiedlichen Substanzprozesse vielfach zu stabilen Zuständen: Das Holz verbrennt bis zur Asche. Während in der Natur das prozessuale Geschehen zur Substanz strebt, muss sich im menschlichen Organismus das *Prozessuale* entwickeln. Es sind Prozesse im Status nascendi, die nicht – wie in der außermenschlichen Natur – zu einem Ende gelangen.
Im Unterschied zum *Salz* hat die *Asche* ihre Form und Gestalt verloren. Auch das aufgelöste Salz strebt bei entsprechender Konzentration wiederum in die Kristallgestalt. Die Asche ist demgegenüber form- und gestaltlos, trägt allerdings in der Mengenverhältnissen der Mineralien (Phosphor, Kiesel, Ca, K, Na, Mg u.a.) unterschiedliche Zahlenverhältnisse in sich, wie eine Art „Musik" der Substanzwelt. Die gestaltenden Kräfte der stofflichen Welt, die als urbildartige Gesetzmäßigkeit die Bildeprozesse der Substanzen strukturieren, haben sich befreit. Überhaupt ist die Verbrennung zur Asche mit einer Befreiung der Imponderabilien der Substanzwelt verbunden, die sich aus dem Physischen lösen und sich zum Geistig-Wesenhaften orientieren.
Während Kiesel- und salzartige Substanzen aus der „geformten" Stoffwelt Gestaltungskräfte im menschlichen Organismus unterstützen, so sind die Aschen durch ihre Zahlenverhältnisse keine Gestalter, sondern „Ordner" in den Stoffwechselprozessen.
Die vollständige Verbrennung führt die lebendige Substanz in den Tod und sie erscheint als in ihren Zahlenverhältnissen geordnete, mineralische Asche. Diese kann nun neu das Lebendige aufrufen und die aufbauenden organischen Bildekräfte ordnen.
Therapeutisch vermag die Asche entsprechend zu „mineralisieren", d.h. überschießende Stoffwechselprozesse wie z.B. eine chronische Entzündung zu *begrenzen,* aber auch einen zu stark in die Verfestigung und Sklerose der Atmungsorganisation gehenden Krankheitsprozess *abzunehmen.* Des Weiteren induzieren Aschepräparate durch ihre mineralisierende Qualität eine *Gegenreaktion* (überwindendes Therapieprinzip), die aufbauende Organbildekräfte der Atmungsorganisation unterstützt. Somit tragen die Salze und geformten Mineralien (z.B. Quarz) Struktur- und Formkräfte in den Organismus. Sie stehen mit der Wirksamkeit des Nerven-Sinnes-Systems in Beziehung. Die Aschen ordnen die aufbauenden Lebensprozesse durch ihre dem Musikalischen nahestehende Zahlengesetzmäßigkeiten, die der jeweiligen

Heilpflanze entsprechen und sind mit den Atmungsprozessen im Rhythmischen System verbunden. Die Kohle trägt in sich Gestaltungskraft: Wir können in der verkohlten Heilpflanze noch ihre Blattformen finden. Es sind demzufolge sulfurische, mit dem Stoffwechsel-Gliedmaßen-System verbundene Kräfte, die plastische Gestaltungsqualitäten in sich tragen. Diese nutzt man z.B. in der Therapie entzündlicher Prozesse (z.B. Erysidoron 2). Als weitere Qualität entsteht mit der großen Oberfläche ein „Lufthunger" der Kohle (geruchsbindende Wirkung): als potenziertes Arzneimittel nimmt sie dadurch den entsprechenden Krankheitsprozess des Menschen ab.

Wir kommen also zu den drei Substanzqualitäten, die – qualitativ zum salinischen Pol gehörend – sich der Dreigliederung entsprechend charakterisieren lassen:

Nerven-Sinnes-System	*Salze/Kiesel*	formende Wirksamkeit
Rhythmisches System	*Aschen*	ordnende Wirksamkeit
Stoffwechsel-Gliedmaßen-System	*Kohle*	plastische Gestaltungskraft

Das *Emphysem*, aber auch die *fibrosierenden Lungenerkrankungen* entwickeln unter diesem Gesichtspunkt eine zu starke „Aschebildung", indem das lebendige Gewebe eine verhärtende Struktur annimmt. Hier bekommen nun die *Cinispräparate* eine besondere Bedeutung.

- *Cinis Equiseti arvensis D12-D20* (Rezepturpräparat, z.B. Sonnen-Apotheke Waiblingen) Trit. (emphysematös-restriktive Erkrankungsform)[70] — 1-1-1 MSP
- *Cinis Tabaci D6* (Weleda) Trit. (bei obstruktiver Symptomatik) — 1-1-1 MSP

Umgekehrt tragen die Aschen bei chronisch-entzündlichen Prozessen zur notwendigen Strukturierung bei. Die Differentialtherapie orientiert sich an der angegebenen Symptomatik. Für die stabile Phase der COPD bestehen positive Erfahrungen mit der gemeinsamen Gabe beider Cinis-Präparate[71]:

- *Cinis Equiseti arvensis D3* (Weleda) Trit. — 0,5-0-0 TL
- *Cinis Tabaci D4* (Weleda) Trit. — 0-0-0,5 TL

Oftmals bewährt sich

- *Glandula suprarenalis Gl D4-D6* (Wala) Amp. s.c. — bis mehrmals täglich

bei bronchialer Obstruktion. Dieses Arzneimittel führt den in der Verkrampfung erstarrten astralischen Leib in ein dynamisches Wirken. Grundsätzlich verstärken die meisten bronchodilatativen Therapieprinzipien eine *astralische Tätigkeit*, die nicht zu der verkrampfenden, spastischen Qualität des oberen Menschen (alpha-sympathomimetische Wirkung), sondern zu seiner dynamischen, aus dem Stoffwechsel-Gliedmaßen-System „erwachenden“ Wirksamkeit gehört. Innere Unruhe und auch der mitunter entstehende Tremor illustrieren die entsprechende astralische Wirksamkeit. Das astralische Erwachen beginnt (von abbauenden Stoffwechselprozessen begleitet) im Stoffwechsel-Gliedmaßen-System und gewinnt eine zur Verhärtung und Verkrampfung neigende Wirksamkeit erst dann, wenn der obere Mensch und damit die Nerven-Sinnes-Organisation erreicht wird.

Im Weiteren kommt bei dieser Erkrankungsform

- *Petasites comp.* (Wala) Glb. velati — 30 Glb. in 1 Glas Wasser lösen und über den Tag verteilt schluckweise trinken

zur Anwendung.[72]

Die *Pestwurz* (Petasites hybridus) verfügt über einen hohen Gehalt an ätherischen Ölen in der Wurzel. Damit verlagert sich eine zur Blüte gehörende Qualität in den Bereich der Wurzel[73]; unter dem Aspekt der Dreigliederung der Pflanze dringt also ein sulfurischer Prozess in die dem Nerven-Sinnes-System entsprechende Wurzelorganisation. Bei Erkrankungen, die durch die Dominanz des Nerven-Sinnes-Systems gekennzeichnet sind und mit Bronchospastik einhergehen, trägt die Pestwurz sulfurische und wärmenahe Qualitäten in die von Sklerose- und Verhärtungsprozessen dominierte Atmungsorganisation.

Die Ergänzung mit *Veronica officinalis* in tiefer Potenzierung oder auch als Tee zubereitet unterstützt die *Stoffwechselorientierung der Wesensglieder.*

- *Veronica officinalis, ethanol. Decoctum Ø = D1* (Weleda) — 20 gtt zur Nacht
- *Veronica officinalis, Herba* — abends 1 TL pro 1 kleine Tasse

5.6.2 Entzündlich dominierte COPD

Bezüglich der chronisch-entzündlich dominierten Erkrankungsform kommt eine Therapie mit

- *Ferrum phosphoricum D8* (Weleda) Amp. s.c. — 1-0-0

oder auch

- *Pulmo/Vivianit comp.* (Wala) Amp. s.c. — 1-0-0

in Betracht.

Die Atmungsorganisation ist verbunden mit der *Arterialisierung des Blutes* und damit mit dem *Eisen.* Gerät die Lunge durch eine entzündliche Erkrankung in eine zurückliegende Entwicklungsphase und wird zu einem Stoffwechselorgan, so hilft das Eisen, die Atmung aus der Stoffwechselsphäre wiederum zu befreien und dem erwachenden Seelenleben zuzuführen.

Bei der infektbedingten Exazerbation setzt man auch hier

- *Argentum metallicum praeparatum D8–D20* (Weleda) Amp. s.c., ggf. i.v. 0-0-1

ein. Bei pneumonischer Infiltration gelten die in [→ 5.5 Pneumonie] dargestellten Gesichtspunkte.

Kommt es im Zusammenhang mit der chronisch-entzündlichen Erkrankung zu *obstruktiven Symptomen*, so kann man

- *Nicotiana comp.* (Wala) Amp. s.c. 1 bis mehrmals täglich
- *Tabacum Cupro cultum Rh D3* (Weleda) Amp. s.c. 1-0-0

einsetzen. Bei der Obstruktion mit *entzündlich-produktiver Symptomatik* kommt

- *Chamomilla Cupro culta, Radix Rh D2* (Weleda) Amp. s.c. bis 1-0-1

in Betracht. Ein wesentliches weiteres Therapieprinzip ist

- *Tartarus stibiatus D4* (Weleda) Amp. s.c. 1-0-0

auch als

- *Pulmo/Tartarus stibiatus II* (Wala) Amp. s.c. 1-0-0

bei *Spastik* gemeinsam mit

- *Cuprum aceticum comp.* (Wala) Amp. s.c. (Oberschenkel) bis 1-0-1

oder – in Verbindung mit *Quarz* – als

- *Tartarus stibiatus comp.* (Weleda) Mischung aus Verreibungen 1-1-1 MSP,

das insbesondere bei einer in die Verfestigung führenden *Schleim- und Sekretbildung* angezeigt ist. Es wirkt auflösend und verflüssigend. Bei Dyskrinie bestehen des Weiteren positive Erfahrungen mit

- *Sambucus comp.* (Wala)[74] Amp. s.c. 1-0-0.

Kommt es zu *entzündlich-ödematösen Krankheitsprozessen*, so ist *Bryonia* hilfreich:

- *Bryonia D3, D6* (Weleda) Amp. s.c. 1-0-0
- *Bryonia e radice D3, D4, D8* (Wala) Amp. s.c. 1-0-0
- *Bryonia / Spongia comp.* (Weleda) Dil. 15-15-15 gtt

Bryonia/Spongia comp. enthält Apis und Belladonna in tiefer Potenzierung, daher findet es insbesondere bei entzündlicher Symptomatik mit purulentem Sputum Verwendung.

Grundsätzlich versucht man, das in der chronischen Inflammation in verzerrter Form vorliegende *heilende Therapieprinzip* zu unterstützen. Aus diesem Grunde wurde zur Leitung der Entzündung bereits der *Phosphor* (als Ferrum phosphoricum, Vivianit) erwähnt. Ihm schließen sich weitere „phosphorige" Therapieprinzipien an. Hier ist vor allem an die *ätherischen Öle* zu denken, die schleimlösend und sekretomotorisch wirken. Sie fördern damit die bereits erwähnte zentrifugale Ausrichtung des Entzündungsprozesses.

Der *Efeuextrakt*[75] ist reich an Saponinen und wirkt sekretolytisch und spasmolytisch.

- *Prospan* (Engelhard Arzneimittel) Trpf. 30-30-30 gtt.

Ein weiteres wirksames, die sulfurischen sekretorischen und mukolytischen Prozesse unterstützendes Arzneimittel ist

- *Camphora D1* (Weleda), D2, D3, D6 (DHU) Dil. 20-20-20 gtt
- *Camphora D3* (Wala) Amp. s.c. 1-0-0

oder – bei entsprechend schwererem Krankheitsbild –

- *Oleum camphoratum comp.* (Wala) Amp. i.m. bis 1-0-0.

Letzteres enthält neben dem Hauptbestandteil D-Campher Eukalyptus-, Kiefernnadel- und Terpentinöl. An dieses Arzneimittel ist bei bronchopulmonalen Infektionen auch dann zu denken, wenn der Patient ein *inneres Frieren* berichtet, das durch die Wärmequalität dieses Arzneimittels seinen Ausgleich erfährt. Auch findet es in denjenigen Situationen Anwendung, in denen eine Hypotonie die verzögerte Rekonvaleszenz begleitet. In der oralen Anwendung bewährt es sich zur Prophylaxe rezidivierend aufgetretener Pneumonien.[76]

Bei *festsitzendem Schleim*, aber auch bei *übermäßiger Schleimproduktion* liegen positive Erfahrungen mit

- *Petasites comp.* (Wala) Glb. velati 20–30 Glb. in 1 Glas Wasser lösen, schluckweise über den Tag verteilt

trinken[77] vor. Die *Ausatmung* regt

- *Carbo Betulae D8-D30* (Weleda) Amp. s.c. — 1–2 x täglich

an und ist bei unterschiedlichen Atemwegserkrankungen, die mit Dyspnoe einhergehen, zu empfehlen.[78]

Auch an dieser Stelle sei wiederum an die äußeren Anwendungen erinnert. Der

- *Eukalyptuswickel* — 1 x täglich, Durchführung siehe Anhang

wirkt oft segensreich. Die Senfmehlanwendung ist auch als

- *Senfmehl-Fußbad oder -Wadenwickel* — 1 x täglich, Durchführung siehe Anhang

sehr wirksam, indem sie die astralische Tätigkeit in den unteren Menschen leitet und die Bronchospasmolyse unterstützt.

Auch bei der entzündlich dominierten COPD kommt den Aschepräparaten eine große Rolle zu. In diesem Fall wirken sie strukturierend auf den chronisch-entzündlichen Prozess:

- *Cinis Equiseti arvensis D3* (Weleda) Trit. (chronisch-entzündliche Symptomatik) — 1-1-1 MSP
- *Cinis Tabaci D6* (Weleda) Trit. (bei obstruktiver Symptomatik) — 1-1-1 MSP

Die COPD-Therapie lässt sich durch *Inhalationen* ergänzen [→ 5.7 Asthma bronchiale]. In diesem Zusammenhang liegen positive Erfahrungen mit den von Rudolf Steiner für die Asthmatherapie empfohlenen Bitterstoffen vor. Diese haben einen zwischenzeitlich nachgewiesenen bronchodilatativen Effekt und verstärken die Zilienmotilität [→ 5.7 Asthma bronchiale]. Zur Bitterstoffinhalation kommt

- *Gentiana lutea, ethanol. Decoctum D1* (Weleda) Dil. — 10 gtt in 2 ml NaCl 0,9 % zur Inhalation im Druckluft-Vernebler

in Betracht.[79]

Bei rezidivierenden, infektbedingten Exazerbationen der COPD ist u. U. an

- *Licht- und ggf. Höhenkuren*

zu denken: „Setzen wir ... einen Kranken in sonnendurchhellte Luft, so wirken wir auf seinen rhythmischen Organismus ... Und wenn ... jemand sich besonders unwiderstands-mäßig gegen Parasitäres verhält, dann wird eine solche Kur ganz besonders zu empfehlen sein“[80], charakterisierte es Rudolf Steiner 1921. In diesem Zusammenhang ist die Beziehung zwischen 25-OH-Vitamin-D_3 und der Morbidität an Atemwegsinfektionen wesentlich. Bei Patienten mit Asthma und COPD besteht eine Korrelation zwischen Infekten der oberen Atemwege und dem (erniedrigten) 25-OH-Vitamin-D_3.[81]

Da für die Vitamin-D-Synthese die Sonnenlichtexposition entscheidend ist, weisen diese Beobachtungen auf den von Steiner erwähnten Zusammenhang.

Exkurs

Die *Cinispräparate* stehen mit der Wirksamkeit des Lichtes und des Höhenklimas in Zusammenhang: „... indem wir Gekochtes oder Verbranntes dem Menschen zuführen, lassen wir innerlich in einer ähnlichen Weise eine Wirkung auf ihn ausüben, wie ... durch das erhöhte Sonnenlicht oder durch Höhenklima."[82] Insofern ist bei rezidivierenden infektbedingten Exazerbationen der COPD auch an die Cinispräparate zu denken.

Als Infektprophylaxe (mehrere Monate täglich) – besonders in den Wintermonaten – sind

- *Meteoreisen Globuli velati* (Wala) 5-0-0

geeignet.

5.6.3 Skleroseprozesse in der Atmungsorganisation: Emphysem, Lungenfibrose, pulmonalarterielle Hypertonie

Der Skleroseprozess kann unterschiedliche Bereiche der Atmungsorganisation betreffen. Die Atemwege öffnen sich nach außen und suchen die funktionelle Beziehung zur Sinnesorganisation. Kommt es hier nicht zu einer physiologischen Atmungsfunktion mit dem rhythmischen Verbinden und Lösen des astralischen Leibes, sondern zu einer abkapselnden, verhärtenden und einen Innenraum formenden astralischen Wirksamkeit, so entsteht das *Emphysem* als „Kopfbildung" am falschen Ort. Ein großer, zunehmend insuffizient ventilierter Luftraum entwickelt sich im Thorax bei schwindendem Parenchym.

Betrifft demgegenüber der Skleroseprozess nicht diesen außenweltnahen Bereich der Atmungsorganisation, sondern das Lungenparenchym selbst, so entstehen die fibrosierenden Lungenleiden aus unterschiedlichen Ursachen und z. T. auch im Zusammenhang mit autoimmunen Erkrankungen wie der Sklerodermie. Das luftdurchlässige Parenchym erstarrt zunehmend und führt zu einer Behinderung des Gasaustauschs. Im Unterschied zum Emphysem ist nun die Lunge selbst von dem Skleroseprozess und damit von dem unphysiologisch in die Atmungsorganisation eingreifenden astralischen Leib betroffen.

Aus der veränderten Wesensgliederwirksamkeit leiten sich die therapeutischen Gesichtspunkte ab. Aufgrund der bisherigen Erfahrungen kommen wiederum die Aschepräparate in Betracht. Die sklerosierenden Prozesse verlangen die Anwendung von Formica. Die salutogenetische Verstärkung des Stoffwechsel-Gliedmaßen-Systems bei einem zu stark wirksamen Nerven-Sinnes-System führt zu der Anwendung der Mistel. Damit ergibt sich die folgende Therapiekomposition (nach Grah)[83]:

1. Dauertherapie:

- *Cinis Glechomatis D3* (Rezepturpräparat, z.B. Apotheke an der Weleda) Trit. — 1-0-1 MSP

2. Intervalltherapie:

- 1. Monat: *Formica D6* (Weleda) Dil. — 10-0-10 gtt
- 2. Monat: *Equisetum cum sulfure tostum D3 (D4)* (Weleda) Trit. — 1-0-1 MSP
- 3. Monat: *Vespa crabo D6* (DHU) Dil. — 10-0-10 gtt
- Zudem im Monat 3: *Iscucin Salicis Stärke C* (Wala) Amp. s.c. — Montag und Freitag (zur Nacht/vor dem Einschlafen)

Wiederholung der Intervalltherapie nach dem dritten Monat über eine Dauer von 6-12 Monaten, dann Überprüfung der Behandlung.

3. Lokaltherapie:

1. und 2. Monat:

- *Equisetum/Formica* (Wala) Amp. (Feuchtinhalation im Druckluft-Vernebler) — 1 Amp. auf 2 ml NaCl 0,9 % 2 x wöchentlich

Die medikamentöse Behandlung ergänzen die Pflegetherapie mit

- *Ingwer-Unterschenkelbad* — Durchführung siehe Anhang

und die Heileurythmie sowie die Kunsttherapie.[84]

Das Lungenparenchym und die alveolokapilläre Membran bilden den vermittelnden Merkurprozess der Atmungsorganisation. Er öffnet sich nach außen in den Atemwegen und verbindet sich nach innen mit dem Blut und dem Gefäßsystem der Lunge. Kommt es nun in diesem zum Stoffwechsel-Gliedmaßen-System der Lunge gehörenden Bereich zu einem Skleroseprozess, so entwickelt sich die *pulmonalarterielle Hypertonie*. Die Prävalenz der pulmonalen Hypertonie liegt bei ca. 1 % und nimmt im Alter deutlich zu. Ihre häufigsten Ursachen sind die Herzinsuffizienz (meistens handelt es sich um eine postkapilläre pulmonale Hypertonie, zusätzlich kann sich ein Missverhältnis vasokonstriktiver und -dilatativer Faktoren (Endothelin erhöht, NO erniedrigt) mit nachfolgendem Remodeling der Pulmonalgefäße entwickeln[85]), Lungenerkrankungen (wie die COPD) und Thromboembolien (chronisch thromboembolische pulmonale Hypertonie). In diesen Bereich des pulmonalen Gefäßsystems dringt nun ebenfalls eine zu starke, vom Nervensystem funktionell geprägte astralische Wirksamkeit und führt zu Skleroseprozessen. Diese sind physiologisch mit dem Endothelin- und Angiotensinsystem verbunden. Ihren konstriktorisch und verhärtenden Qualitäten stellt sich das dem Stoffwechsel-Gliedmaßen-System nahestehende und eine lösende Geste vermittelnde NO gegenüber. In einer ähnlichen Richtung wirken auch die Prostaglandine, die mit der lösenden, dilatativen Wirksamkeit des astralischen Leibes in Beziehung stehen. Die genannten Instrumente des astralischen Leibes dienen derzeit neben den Calciumantagonisten als Zielorte für die Differenzialtherapie der pulmonalarteriellen Hypertonie (Endothelinantagonisten, Prostaglandine).

Exkurs

Die medikamentöse Therapie mit Endothelinrezeptorantagonisten, Phosphodiesterase-5-Inhibitoren (Hemmung des cGMP-Abbaus), Stimulation der Guanylatzyklase und schließlich der Prostazyklin-Analoga und -Rezeptor-Agonisten wirkt interventionell in der „Endstrecke" einer umfassenderen Wesensgliederwirksamkeit. Die Guanylatzyklase wird in ihren unterschiedlichen Formen (membranständig bzw. zytosolisch) von ANP bzw. NO stimuliert und führt zu einer vermehrten cGMP-Bildung (aus GTP), das seinerseits mit der Relaxation (Vasodilatation und Bronchodilatation) zusammenhängt. Es handelt sich um die „Nachtwirksamkeit" der Wesensglieder, die ihre zum Nerven-Sinnes-System orientierte Funktion verlassen, sich aus dem Organismus lösen und dann aufbauend im Stoffwechselsystem wirken.

Ein weiterer wesentlicher Aspekt sind die immunologischen Veränderungen bei der pulmonalarteriellen Hypertonie. Kommt es zu einer unphysiologischen Wirksamkeit der astralischen Organisation und dadurch zu Skleroseprozessen, so entwickelt sich eine initial vermutlich salutogenetisch ausgerichtete autoimmun-entzündliche Reaktion[86], die allerdings als chronische Inflammation zum Skleroseprozess führt.

Die Therapie der pulmonalen Hypertonie richtet sich nach der Grunderkrankung (vor allem COPD, Herzinsuffizienz) sowie der klinischen Symptomatik und umfasst in der multimodalen Behandlung die medikamentöse Senkung des erhöhten Drucks im kleinen Kreislauf. Der abgestimmten Bewegung kommt eine wesentliche Bedeutung zu. Sie lenkt die zum Nerven-Sinnes-System orientierten Wesensglieder in das Stoffwechsel-Gliedmaßen-System. Eine wesentliche Bedeutung hat die Heileurythmie. In der medikamentösen Therapie ist an Kupfer, wie z.B. Cuprum aceticum comp. (Wala) zu denken.

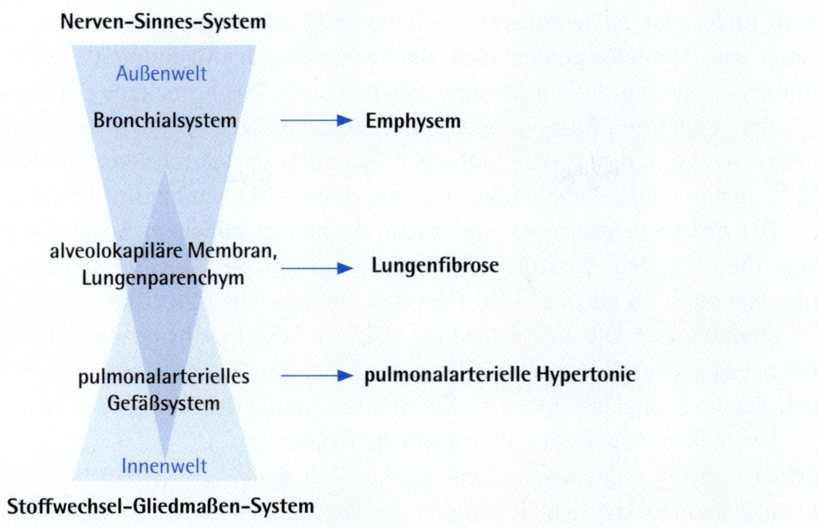

Skleroseprozess in der Atmungsorganisation vor dem Hintergrund ihrer histologischen Dreigliederung: Emphysem – Lungenfibrose – pulmonalarterielle Hypertonie

5.7 Asthma bronchiale

Das Verständnis dieses Krankheitsbildes umfasste zunächst als pathogenetisches Prinzip die *Bronchokonstriktion* und führte entsprechend zu dem lange Zeit hindurch überwiegend angewandten Ansatz der *Bronchodilatation* durch Betasympathikomimetika und dem in diesem Sinne verstandenen Theophyllin. Ein solches Vorgehen beherrscht nicht die gesamte Symptomatik, sondern es verbleiben eine bronchiale Obstruktion (und möglicherweise in Abhängigkeit von der individuellen Disposition auch eine erhöhte Asthma-assoziierte Mortalität[87] bzw. bronchiale Hyperreagibilität unter alleiniger Anwendung von Betasympathikomimetika[88, 89]). Dies führte zu der therapeutisch wichtigen Unterscheidung der Sofort- von einer verzögerten Spätreaktion. In dieser Zeitgestalt der Asthmaerkrankung findet sich nun ihre *Dreigliederung* wieder.

In der *Sofortreaktion*, die ihr Maximum innerhalb von ca. 15 Minuten nach Provokation erreicht[90], zeigt sich in der Konstriktion der Bronchialmuskulatur eine Verfestigungs- und Verhärtungsqualität. Diese steht mit der Wirksamkeit des Nervensystems in Zusammenhang, das in die Atmungsorganisation zu tief eindringt. Gleichzeitig besteht eine Bewusstseinsqualität von Atemnot und Angst, welche die Sofortreaktion begleitet. Auch die experimentell ermittelte Abhängigkeit des Atemwegswiderstandes vom Seelenleben des Menschen weist auf den Zusammenhang mit Bewusstseinsphänomenen hin. Häufiger finden sich im Rahmen eines Asthmaanfalls eher kühle Akren als Zeichen eines zentralisierten Wärmeorganismus. Lässt die *Sofortreaktion* die Wirksamkeit des *Nerven-Sinnes-Systems* in der *bronchialen Konstriktion* erkennen, so dominiert in der *Spätreaktion* (ca. vier bis zwölf Stunden nach der Provokation) die *Entzündung* als *Reaktion* des *Stoffwechsel-Gliedmaßen-Systems*.

Man findet eine *katarrhalische, eosinophile Entzündung.* Die Schleimhaut ist hyperämisch und ödematös geschwollen. Die Freisetzung der Mediatoren bewirkt eine Hyper- und Dyskrinie mit großen Mengen zähen Sekrets. Das bronchiale Deckepithel reagiert mit der vermehrten Ausbildung von Becherzellen (Becherzellhyperplasie). In der verzögerten Reaktion dringt eine Stoffwechselqualität in den mittleren Menschen ein und führt zu einer mitunter erheblichen entzündlichen Schleimhautinfiltration.

Der *Entzündungsprozess* wird dabei in unterschiedlichem Ausmaß durch das Nerven-Sinnes-System überformt [→ VIII. 2. Die Physiologie der Entzündung] und zur *chronischen Inflammation.* So entsteht kein flüssiges, sondern ein zäh-visköses, zur Verfestigung neigendes Sekret. Die unterschiedlich viskösen Schleimsubstanzen lagern sich z. T. spiralenartig als Curschmann-Spiralen aneinander. Die Charcot-Leydenschen Kristalle finden sich im Bronchialschleim als Kulminationspunkt des Sklerosegeschehens.

Unter dem Aspekt des *Wesensgliederwirkens* ergeben sich die folgenden Gesichtspunkte: Mit dem *Erwachen* entwickelt sich die sympathikotone Funktionslage. Dabei nimmt sich der astralische Leib in der Stoffwechselorganisation und dem Verdauungstrakt zurück, um seine Tätigkeit im mittleren Menschen (Anstieg der Herzfrequenz, Hämodynamik, Bronchodilatation etc.) zu entfalten. Wirkt er im Sinne des oberen Menschen, so entstehen die mit dem wachen Bewusstsein verbundenen Verhärtungs- und Skleroseprozesse. Unter dem Gesichtspunkt einer geisteswissenschaftlichen Physiologie handelt es sich dabei um den Übergang von einer beta- zu einer alphasympathikotonen Funktionslage.

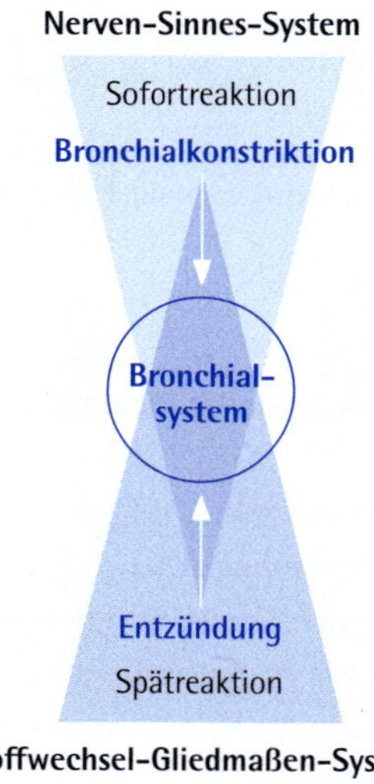

Die duale Reaktion vor dem Hintergrund der Dreigliederung

Mit dem *Schlaf* und seiner parasympathikotonen Funktionslage steht die umgekehrte Wirkungsrichtung des astralischen Leibes in Verbindung, der nun vom oberen Menschen aus den mittleren und unteren erreicht. Es kommt zu einer konstriktorischen Qualität, zu einer Verstärkung der tracheobronchialen Sekretion und schließlich zu „entzündlichen" Prozessen, die zum Stoffwechsel-Gliedmaßen-System gehören. So zeigten Barnes und Martin, dass die Entzündungsaktivität im Bronchialsystem in der Nacht stärker ausgeprägt ist als während des Tages.[91]

Die *Atmungsorganisation* steht in der *Polarität* von *Nerven-Sinnes-* und *Stoffwechsel-Gliedmaßen-System*: Die *sympathikotone Funktion* ist verbunden mit dem zum *Nerven-Sinnes-System* orientierten *„Erwachen"* der *astralischen Organisation*, die *parasympathikotone* mit ihrer Wirksamkeit in den *Stoffwechselprozessen.*

Die genaue klinische Beobachtung differenziert Asthmaformen, in denen entweder das Nerven-Sinnes- oder das Stoffwechsel-Gliedmaßen-System konstitutionell überwiegt. In diesem Sinne stellt sich ein hagerer, asthenischer, schnell reagierender und intellektbetonter Typus einem eher rundlich pastösen, „ungeformt" wirkenden gegenüber.[92] Die *symptomkontrollierende Therapie* greift die polaren Krankheitstendenzen durch die Bronchodilatation und den antiinflammatorischen Ansatz im Rahmen eines Stufenschemas auf. Die nachfolgend beschriebenen therapeutischen Ansätze haben das Ziel, die am unphysiologischen Ort wirkenden Prozesse von Nerven-Sinnes- und Stoffwechsel-Gliedmaßen-System in ihre physiologische Aktivität zurückzuführen. Sie sind konzeptionell begründet und haben sich bei vielen Patienten als wirksam erwiesen.

Wichtig ist auch beim Asthma, das jeweils bestehende *salutogenetische Potenzial* des Kranken einzuschätzen und die Notwendigkeit pathogenetisch orientierter Therapien zu prüfen.

Der überformenden und verhärtenden Qualität des im mittleren Menschen unphysiologisch wirkenden Nerven-Sinnes-Systems lässt sich durch das „transformierende" Therapieprinzip begegnen. Zum Wesensbild des Kupfers[93] gehört sein therapeutischer Bezug zu den verhärtenden und krampfartigen Prozessen [→ XVII. 4.4.2 Therapeutische Gesichtspunkte], die sich in allen Bereichen des dreigliedrigen Organismus finden. Therapeutisch bewähren sich

- *Cuprum aceticum D4* (Weleda) Dil. — 0-20-20 gtt

oder auch

- *Cuprum aceticum comp.* (Wala) Amp. s.c. — bis 1-0-1

Cuprum sulfuricum (Rezepturpräparat, z. B. Apotheke an der Weleda) eignet sich bei neurasthenischem Habitus und sulfurischer Konstitution (z. B. blondes, rötliches Haar).[94] Der überformende Einfluss im mittleren Menschen lässt sich durch Nicotiana tabacum ausgleichen. Durch die ausgeprägte Blattorganisation zeigt die *Tabakpflanze* bereits ihren Bezug zum Rhythmischen System. Ihr hauptsächlich bekanntes Alkaloid ist nicht das eigentliche therapeutische Prinzip. Dieses besteht neben der Alkaloidbildung in der ausgeprägten Vitalität dieser Arzneipflanze.[95] Das starke Hereinwirken des Astralischen in die Pflanzenorganisation kann zur Alkaloidbildung führen. Dem astralischen Impuls setzt die Tabakpflanze mit ihrer mächtigen Blattorganisation eine besondere ätherische Qualität entgegen. Diese heilende Kraft wirkt einem zu starken Eingreifen des astralischen Leibes in die Atmungsorganisation entgegen.

- *Tabacum Cupro cultum Rh D3* (Weleda) Dil. — 10-10-10 gtt
- *Tabacum Cupro cultum Rh D3* (Weleda) Amp. s.c. (auch beim Asthmaanfall als s.c.-Injektionen bzw. als Inhalation anwendbar[96]) — 1 x täglich bis 1 x wöchentlich[97]

oder auch

- *Nicotiana comp.* (Wala) Amp. s.c. — 1-0-0

sind wichtige Arzneimittel. *Nicotiana comp.* enthält Carbo Betulae D19, Chamomilla recutita e radice D2, Nicotiana tabacum e foliis D9 und ist indiziert bei trocken-krampfbetontem Asthma v. a. bei schlanken Patienten.[98] Das erwähnte *Cuprum aceticum comp.* enthält ebenfalls Nicotiana tabacum.

Dem im mittleren Menschen eingedrungenen Stoffwechselprozess der Entzündung begegnet das begrenzende und formende Therapieprinzip. Hier wirken Arzneimittel aus dem Pflanzenreich: *Citrus* und *Cydonia*.[99, 100, 101] Die ätherische Organisation unterstützt man schließlich durch die Gabe von *Prunus spinosa, Summitates* (Triebspitzen) in tiefer Potenzierung.

Die angeführten Arzneimittel bilden eine wesentliche, auf Anregungen Rudolf Steiners zurückgehende Reihe: Prunus spinosa, Summitates – Nicotiana tabacum – Gencydo (meist als subkutane Injektion angewandt):

- *Prunus spinosa, Summitates Rh D3, D5, D6* (Weleda) Amp. s.c.

bzw.

- *Prunus spinosa e floribus et summitatibus D2, D3, D6* (Wala) Amp. s.c. (Halsbereich)

- *Nicotiana e foliis, D6, D10* (Wala) Amp. s.c. (3./4. Lendenwirbel)

- *Gencydo 1 %–(3 %)* (Weleda) Amp. s.c.

bzw.

- *Citrus e fructibus/Cydonia e fructibus* (Wala) Amp. s.c. 1 x wöchentlich (zw. die Schulterblätter oder in die Nackengegend)

Bei unzureichender Wirksamkeit kommt

- *Citrus, Pericarpium D1* (Rezepturpräparat, z. B. Apotheke an der Weleda) Lsg. zur Inhalation im elektrischen Vernebler 1–3 x wöchentlich 1 ml[102]

in Betracht.

Bei Pollinosis als auch allergischem Asthma liegen positive Erfahrungen mit der regelmäßigen Anwendung von

- *Heuschnupfenspray* (Weleda) bis 3 x 3 Sprühstöße in jedes Nasenloch

vor.[103] *Gerbstoffe* wie z. B. die der *Eichenrinde* gehören zum formenden Therapieprinzip, ebenso die formende Qualität des Quarzes (z. B. im Tartarus stibiatus comp. enthalten). Zwischenzeitlich zeigte sich eine dosisabhängige Hemmung der Degranulation und Freisetzung entzündlich-allergischer Mediatoren (IL-8, IL-6 und TNF-α) von stimulierten Mastzellen durch Eichenrindenextrakte und Tannine.[104] *Stibium* (auch als Tartarus stibiatus oder als Stibium arsenicosum in mittlerer Potenzierung) trägt gestaltende Qualitäten des astralischen Leibes an die Prozesse des Ätherleibes.

- *Quercus, ethanol. Decoctum Ø = D1* (Weleda) 1–3 x täglich 10 gtt (oft 20-0-0)

- *Tartarus stibiatus comp.* (Weleda) Mischung aus Verreibungen 1-1-1 MSP
- *Stibium arsenicosum D8* (Weleda) Amp. s.c. 1-0-0

gefolgt von

- *Stibium arsenicosum D6* (Weleda) Trit. 1-1-1 MSP

Stibium arsenicosum beinhaltet die Arsenqualität, die dem erwachenden astralischen Leib entspricht. *Tartarus stibiatus* sucht nicht die Ausrichtung zum Nerven-Sinnes-System, sondern wendet sich den Sekretions- und Stoffwechselprozessen zu. Dyspnoe des „entzündlich" dominierten Krankheitsbildes führt zur Anwendung von Stibium arsenicosum, zähe Verschleimung zu Tartarus stibiatus. Stibium arsenicosum kann man auch bei der seelisch „dumpfen" Konstitution anwenden, um sie zum „Erwachen" zu führen.

Neben die *Formung* des *Stoffwechselprozesses* stellt sich als ein weiteres therapeutisches Prinzip die *Zurückführung* des am *unphysiologischen Orte wirksamen Krankheitsprozesses.*

Hier finden die *Bitterstoffe* ihren spezifischen Einsatz. Von diesen sei v. a. *Veronica officinalis* genannt.

- *Veronica officinalis, ethanol. Decoctum Ø = D1* (Weleda) 0-0-20 gtt

Die Gerbstoffe und Bitterstoffe lassen sich als *Tee-* bzw. *Decoctzubereitung* (Quercus) über den Tag verteilen.

- *Quercus, Cortex* morgens 1 TL pro 1 kleine Tasse
- *Veronica officinalis, Herba* abends 1 TL pro 1 kleine Tasse

Die Bitterstoffqualität lässt sich verstärken (z. B. bei Appetitlosigkeit) durch den Einsatz von

- *Gentiana lutea Rh 5 %* (Weleda) Dil. 20-20-20 gtt.

Bei der häufig die Dyspnoe begleitenden *Unruhe* empfiehlt sich

- *Bryophyllum 5 %* (Weleda) Amp. s.c. bei Bedarf,

das man auch zusammen mit

- *Calcium Quercus Inject* (Wala) Amp. s.c.

injizieren kann. Generell scheint Bryophyllum allergische Reaktionen bei stoffwechselbetonter Konstitution günstig zu beeinflussen. Eine antiallergische Wirksamkeit von Bryophyllum ließ sich nachweisen.[105]

In dem Arzneimittel

- *Lobelia comp.* (Weleda) Dil. 15-15-15 gtt,

das bei *begleitendem Hustenreiz* zur Anwendung kommt, sind neben *Plumbum metallicum praeparatum* D8 als begrenzendem Prinzip *Quercus* und *Veronica* enthalten. Die Anwendung von Gerbstoffen und Bitterstoffen ist eine wesentliche Anregung Rudolf Steiners zur Asthmatherapie:

„Und da ist immer gut, wenn man in der richtigen Dosierung dem Organismus beibringt, was man in der Form von Gerbsäure gewinnen kann, zum Beispiel aus Salbeiblättern, aus Nußblättern, aus Eichenrinden oder Weidenrinden ... Das ist dasjenige, was ganz besonders wichtig ist für den Astralleib ... Der wird angeregt, seine Tätigkeit auf den Ätherleib auszudehnen, wenn man ihm diese Gerbsäure beibringt. Darauf reagiert wiederum nicht der Ätherleib. So daß man nur Unordnung erregt, wenn man einseitig Gerbsäure beibringt. Man muß auf der anderen Seite auch dem Ätherleib beikommen. Und dem kommt man bei, wenn man zum Beispiel aus Veronica officinalis, aus diesem Ehrenpreis einen Blätterauszug macht und daraus namentlich die bitteren Stoffe gewinnt, diese bitteren Stoffe, die in solchen Pflanzen sind – man kann sie auch aus anderen Pflanzen gewinnen, überall, wo diese bitteren Extraktivstoffe drinnen sind –, und man wird dann abwechselnd, meinetwillen am Morgen das eine geben, am Abend das andere, und man kann dann den Rhythmus regeln zwischen astralischem und ätherischem Leib und auf diese Weise die Heilung einleiten.“[106]

Exkurs

Mehr als 80 Jahre nach diesen Hinweisen Steiners zur Bedeutung der Gerb- und Bitterstoffe in der Asthmatherapie zeigte sich die bronchodilatative Wirksamkeit von Bitterstoffen.[107] Bitterstoffrezeptoren sind auf Zellen der glatten Atemwegsmuskulatur zu finden. Ihre Anregung bewirkt eine stärkere Relaxation als die beta-adrenerge Stimulation.

Muskuläre Kontraktion steht mit der verhärtenden Wirksamkeit der astralischen Organisation in Beziehung, die vom Nerven-Sinnes-System aus die Muskulatur ergreift. Sie lässt sich differenzialtherapeutisch auf unterschiedliche Weise ausgleichen. So kann sich eine Krampflösung durch das *schlafähnliche Herauslösen* der astralischen Organisation ergeben. Die positiven Effekte einer angstlösenden, „bewusstseinsdämpfenden“ Therapie sind genauso gut bekannt wie die Verschlechterung durch Panik und Angst. Krampf bedeutet ein zu starkes schmerzhaftes Erwachen, dem mit Beruhigung und dem Schlaf die Lösung folgt. Ebenso lässt sich die pathologische Wirksamkeit der astralischen Organisation aus dem Atmungssystem in ihre dynamische Stoffwechselfunktion in der Verdauungsorganisation führen. Damit stellen die *Bitterstoffe* ein weiteres bronchodilatatives Therapieprinzip dar, indem sie die astralische Organisation in die dynamische Wirksamkeit im Stoffwechsel-Gliedmaßen-System lenken. In diesen Zusammenhang gehört auch die Verstärkung der Bewegungsaktivität der Zilien des Atemwegsepithels durch Bitterstoffe: Entsprechende Rezeptoren sind auf den motilen Zilien zu finden. Ihre Stimulation bewirkt eine Zunahme ihrer Schlagfrequenz.[108]

Inhalationstherapie und *äußere Anwendungen* begleiten die Asthmatherapie. Inhalativ setzt man Gencydo als formendes Prinzip ein. In einem mit Rudolf Steiner besprochenen speziellen Krankheitsfall empfahl er die Levico-Inhalation („Arsen-Inhalation"). Hierdurch lasse sich die Behinderung der Ausatmung bessern. Arsen soll dabei eine größere Intensität der „astralischen Tätigkeit in den Bronchien bewirken und damit die Hemmungen für die Ausatmung wegschaffen".[109] Auch

- *Realgar (Arsensulfid) D10* (Weleda) Amp. — 1 x täglich

ist unter diesen Gesichtspunkten zur Inhalation geeignet.[110]

Steht eine *allergische Genese* im Vordergrund, so ist

- *Calcium Quercus Inject 10* (Wala) Amp. i.v. — 1 bis mehrmals täglich
- *Calcium Quercus Inject* (Wala) Amp. s.c.

zusammen mit

- *Gencydo 1 %–3 %* (Weleda) Amp. s.c. — 1-(1)-(1),

bzw.

- *Citrus e fructibus/Cydonia e fructibus* (Wala) Amp. s.c. — 1-(1)-(1).

hilfreich.

Kalk fördert die *Ausatmung.*[111] Mit

- *Conchae D8* (Wala) Amp. — 1 bis mehrmals täglich

bestehen positive Therapieerfahrungen beim Asthma bronchiale.

Die *äußeren Anwendungen* leiten als

- *Senfmehl-Wadenwickel* — bis 1 x täglich, Durchführung siehe Anhang

den *entzündlichen Stoffwechselprozess* in den unteren Menschen. Thorakal angewandt, tragen sie zu einer Entlastung bei. Dem verkrampfenden Krankheitsprozess, der vom oberen Menschen in den mittleren dringt, begegnet die Durchwärmung dieses Bereiches. Beim

- *Ingwer-Thoraxwickel* — bis 1 x täglich, Durchführung siehe Anhang

handelt es sich um eine nicht so feurige, sondern *langsamer* sich entwickelnde, *intensive Wärme*, die sich der Verkrampfung ausgleichend gegenüberstellt.

Insbesondere die Anwendung von

- *Senfmehl-Fußbädern* bis 1 x täglich, Durchführung siehe Anhang

führt zu beeindruckenden Wirkungen auch beim akuten Asthma. Vielfach verordnete der Verfasser beim *Asthma* im Schulkindalter das *Senfmehl-Fußbad*, insbesondere bei Kindern, die eine bronchodilative Therapie ausgesprochen schlecht vertrugen. Dabei ist auf die sachgerechte Durchführung zu achten. Die häufig noch während des Fußbades einsetzende Wirkung ist – besonders bei Kindern mit stoffwechselbetonter Konstitution – überzeugend. Der im mittleren Menschen „erwachende" und konstriktorisch wirksame Astralleib kehrt durch diese Maßnahme in den Stoffwechsel-Gliedmaßen-Organismus zurück.

Bei *trockenem, krampfhaftem Husten* wirkt ein trocken-warmer Ölwickel (gesamter Thorax) mit

- *Lavandelöl 10 %* (Weleda)

bzw. 1 x täglich und bedarfsweise zur Nacht

- *Lavandula, Oleum aethereum 10 %* (Wala)

beruhigend.

Die Asthmatherapie ist im Sinne einer Basistherapie in Abhängigkeit von der Krankheitsaktivität als auch Infektexazerbation zu differenzieren. Die nachfolgende Übersicht gibt die Erfahrungen der Pneumologischen Abteilung des Gemeinschaftskrankenhauses Havelhöhe wieder[112]:

Basis-/Erhaltungstherapie

Erster Monat:

- *Quercus, ethanol. Decoctum Ø = D1* (Weleda) 10-0-0 gtt
- *Veronica officinalis, ethanol. Decoctum Ø = D1* (Weleda) 0-0-10 gtt

Alternativ:
eine Tasse Eichenrindenabkochung (Quercus, Cortex) morgens und eine Tasse Veronica-Tee (Veronica officinalis, Herba) abends
(Herstellung: Eichenrindensud: 1 EL in 0,5 l Wasser für 45 Min. in Wasser kochen, Veronica off. 1 EL auf 0,5 l kochendes Wasser (Aufguss) und 5 Minuten ziehen lassen. Beide Tees in saubere Flaschen füllen und für 1 Woche zum täglichen Gebrauch im Kühlschrank aufbewahren und zimmerwarm zu sich nehmen.)

Zweiter Monat:

- *Cuprum aceticum D3* (Weleda) Dil. 10-0-10 gtt

Dritter Monat:

Kunsttherapie:
Atemübung oder Übungen der Sprachtherapie oder der Heileurythmie

Zusätzlich Dauertherapie mit:

- *Cinis Tabaci D4* (Weleda) Trit. 1-0-1 MSP.

Partiell kontrolliertes Asthma:

- *Tabacum Cupro cultum Rh D3* (Weleda) Amp. s.c. oder Dil. 1 Amp. tgl. für 3–8 Tage, danach per os 10-10-10 gtt

oder

Nicht kontrolliertes Asthma:

- *Cuprum aceticum comp.* (Wala) Amp. s.c. 1 x täglich für 3–8 Tage
- *Stibium arsenicosum D8 (D15)* (Weleda) Amp. s.c. oder Dil. 1 Amp. tgl. für 3–8 Tage, danach per os 10-10-10 gtt

oder

- *Cuprum aceticum comp.* (Wala) Amp. s.c. 1 x täglich für 3–8 Tage

oder

- *Nicotiana e foliis, D6* (Wala) Amp. s.c. 1 x täglich für 3–8 Tage
- *Realgar D6* (Weleda) Trit. 1-1-1 MSP

Kasuistik

Eine junge Frau leidet seit ihrem achten Lebensjahr an *Asthma bronchiale* mit anfallsweise auftretender ausgeprägter *Dyspnoe*. Es besteht eine polyvalente Allergie, die schon in der Kindheit den Kontakt zu Haustieren einschränkte. Die antiobstruktive Therapie lehnte sie nach gelegentlichem Einsatz aufgrund der quälenden Unruhe und Tachykardie bereits als Kind ab. Ebenso standen sie und ihre Eltern einer inhalativen antiinflammatorischen Behandlung ablehnend gegenüber. Es erfolgte eine längerfristige Therapie mit Quercus, Cortex (morgens) und Veronica officinalis-Tee (abends). Während der Anfälle wurde *Cuprum aceticum comp.* mit schnell eintretender Wirksamkeit und bei dominanter allergischer Symptomatik *Calcium Quercus Inject* injiziert. Bereits während der Kindheit besserten sich die Anfälle durch ein *Senfmehl-Fußbad* eindrucksvoll. Zu Beginn der Behandlung erhielt sie als Kind zusätzlich eine *heileurythmische Therapie*. Damit wurden die Anfälle seltener, waren gut therapeutisch zu beeinflussen und sistierten innerhalb des mehrjährigen Verlaufs schließlich ganz.

Die Asthmabehandlung schließt neben den genannten Arzneimitteln die Heileurythmie, die Kunsttherapien und auch die Rhythmische Massage ein. Die Wirksamkeit dieses integrativen Therapieansatzes dokumentierte die prospektive Studie von Hamre et al.[113] eindrucksvoll. Die Sprachtherapie zeigte darüber hinaus eine Wirksamkeit hinsichtlich der Lebensqualität und der Symptomkontrolle.[114]

5.8 Allergische Atemwegserkrankungen

Allergische Erkrankungen manifestieren sich überwiegend im Bereich der Grenzflächen des menschlichen Organismus zur Außenwelt. Sie werfen die Frage nach Einschränkungen in der Fähigkeit der „Grenzbildung" sowohl im Leiblichen als auch im Seelischen auf.

Die *Sinnesorganisation* des Menschen ist mit den Grenzflächen, an denen sich Außen- und Innenwelt begegnen, verbunden. So betrifft die Pollinosis die Schleimhaut der Nase, auch die abschließende Hüllenbildung des Organismus, die sinnesempfindliche Haut selbst ist vielfacher Ort allergischer Erkrankungen. Der sich in diesen Grenzflächen ereignende Wahrnehmungsprozess entwickelt sich nun infolge der allergischen Erkrankung nicht ungestört. Die pollinotischen Beschwerden schränken das *Riechen* ein. Die tastempfindliche Haut kann eine „Druckurtikaria" entwickeln: Abhängig vom lokal applizierten Druck auf die Haut kommt es dabei zu lokalen allergisch-entzündlichen Reaktionen, welche die Tastsinnesempfindung beeinträchtigen. Somit ergibt sich vor dem Hintergrund der *Dreigliederung* die erste Charakteristik der allergischen Erkrankung:

Ein *entzündungsartiger Stoffwechselprozess* verlässt seinen physiologischen Ort im *unteren Menschen* und dringt in unphysiologischer Weise in die *Sinnesorganisation* des *oberen Menschen.*

Wie bereits beim Asthma bronchiale dargestellt, ergibt sich auch bei den Allergien eine *polare, „duale" Reaktion.* Die erste zeigt Qualitäten des Nerven-Sinnes-Systems. So spürt der pollinotisch erkrankte Mensch zu Beginn der Beschwerden z. B. ein Kitzeln in der Nase und weitere „Bewusstseinsphänomene", die dem sich anschließenden entzündlichen Geschehen vorausgehen. Damit folgt der kurzfristig verstärkten Wirksamkeit des Nerven-Sinnes- diejenige des Stoffwechsel-Gliedmaßen-Systems. So sind für die Therapie allergischer Erkrankungen Gesichtspunkte wesentlich, die diesen dualen Charakter des Krankheitsprozesses aufgreifen.

Exkurs

Das Wirken des *Nerven-Sinnes-* und des *Stoffwechsel-Gliedmaßen-Systems* ist nun nicht nur in der Zeitgestalt der einzelnen allergischen Reaktion anzutreffen, sondern darüber hinaus an den verschiedenen Formen der Allergie abzulesen. Dabei betont die *Reaktion vom verzögerten Typ* das Wirken des Nerven-Sinnes-Systems. Nach einer Latenz von 24 bis 48 Stunden kommt es zur Ausbildung der charakteristischen Symptomatik.

Ein typisches Beispiel für eine zelluläre Überempfindlichkeitsreaktion vom verzögerten Typ ist die Tuberkulinreaktion des Menschen. Sie ist charakterisiert durch ein perivaskuläres Infiltrat mononukleärer Zellen. Zu den schon deutlicher sich zum Stoffwechsel-Gliedmaßen-System hinwendenden Erkrankungsformen gehören die *Immunkomplexreaktionen* mit einem rascheren Ablauf. Bekannte klinische Beispiele sind v. a. die Serumkrankheit und das Arthus-Syndrom.

Die dritte Gruppe stellen die *humoral vermittelten zytotoxischen Immunreaktionen* dar. Der für sie typische Verlauf beträgt nur wenige Minuten. Den zuletzt genannten Formen der Überempfindlichkeitsreaktionen ist nun nicht mehr die weitgehende Dominanz der zellulären Elemente eigen, wie sie noch für die zum Nerven-Sinnes-System in Beziehung stehende Reaktion vom verzögerten Typ gilt, sondern sie werden ganz wesentlich von Immunglobulinen getragen, die schon mehr dem Stoffwechselbereich angehören.[115] Die Aktivierung des Komplementsystems führt zur Überleitung der Reaktion in diesen Bereich. Überwog bei der verzögerten Reaktion das zelluläre Element, so findet sich nun bei den anaphylaktischen Reaktionen oder auch *Sofortreaktionen* ein durch vaskuläre Exsudation entstandenes Ödem. Ein wesentlicher Mediatorstoff ist hier das auch im Bienengift enthaltene Histamin. Die allergische Reaktion vom Soforttyp zeigt am deutlichsten die verstärkte Wirksamkeit des Stoffwechsel-Gliedmaßen-Systems.

Unschwer lässt sich im *Spektrum der Patienten* mit allergischen Erkrankungen eine *Polarität* wiederfinden: Die zum Nerven-Sinnes-System gehörende *neurasthenische Konstitution* zeigt eine zumeist grazile und feingliedrige Gestalt. Man gewinnt den Eindruck, dass sie intensiv mit der Umgebung verbunden ist, sich nicht genügend abschließen kann und wie ein großes Sinnesorgan die Welt in sich aufnimmt. Hereindringende Sinnesprozesse werden nun von dem allergisch-entzündlichen Prozess begleitet.

Der neurasthenischen Konstitution steht die *hysterische, stoffwechselbetonte (metabolische) Konstitution* polar gegenüber. Überwiegt bei Ersterer eine zentripetale Tendenz, die wenig Eigenraum entstehen lässt, so entwickelt sich bei Letzterer eine zentrifugale Dynamik. Die Qualitäten des Nerven-Sinnes-Systems exzitieren hier eine kräftige allergisch-entzündliche Antwort. Ein kleiner Anlass führt zu maximalen Reaktionen. Bei der neurasthenischen Konstitution überwiegt somit die zum Sinnessystem gehörende Phase der allergischen Reaktion, bei der hysterischen Konstitution ihre zum Stoffwechsel-Gliedmaßen-System gehörende Dynamik.

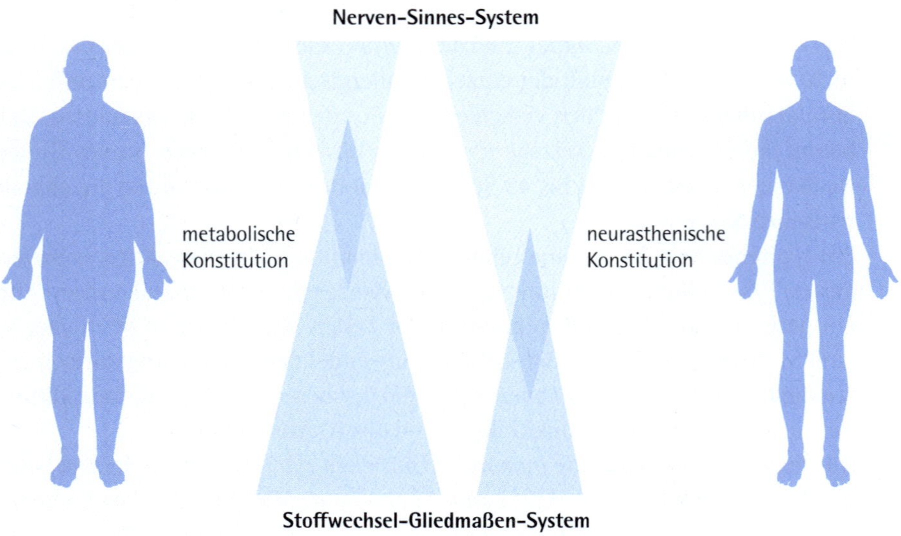

Konstitutionelle Gesichtspunkte allergischer Erkrankungen

Ein Basis-Arzneimittel zur Behandlung allergischer Erkrankungen ist die von Rudolf Steiner angegebene Komposition aus Zitrone und Quitte.

- *Gencydo 0,1 %–5 %* (Weleda) Amp. s.c.

bzw.

- *Citrus e fructibus/Cydonia e fructibus* (Wala) Amp. s.c. 1-0-0, 3 x wöchentlich bis täglich (saisonal)

Die Präparate tragen den zentrifugalen Prozessen der allergischen Erkrankung eine begrenzende zentripetale Qualität entgegen. Die sich entwickelnde saure Frucht zeigt in ihrem Anschwellen eine zentrifugale Entwicklungskraft. Kommt es darüber hinaus in der Reifung und durch Aufnahme der Imponderabilien wie Licht und Wärme zur Duft- und Aromabildung, so steigert sich diese in den Umkreis strömende Qualität. Ein derartiger Prozess zeigt eine Wesensentsprechung zum Stoffwechsel-Gliedmaßen-System.

Die entgegengesetzte und bei den allergischen Erkrankungen therapeutisch wesentliche Geste findet sich nun, „wenn man Früchte nimmt, die von lederartigen Schalen umgeben sind."[116] In der *Zitrone* bildet sich außen eine Verhärtungsgeste (Flavedo), die bei längerem Lagern zur steinharten Schale führt. Dem zentrifugalen Prozess stellt sich schließlich ein zentripetaler entgegen. Dabei wachsen die den Saft enthaltenden „Schläuche" (Emergentien) vom unter dem Flavedo sich schwammartig ausbildenden Albedo nach zentripetal.[117] Der Geschmack des Zitronensaftes macht ein weiteres Mal diese zusammenziehende Geste erfahrbar.

Die zweite Frucht ist die *Quitte.*[118] Auch sie belässt es bei einem sauer-herben Fruchtfleisch mit der Besonderheit der extremen Verfestigungsqualität, die hier auch das Innere der Frucht betrifft.

Die *Zitrone* wirkt besonders auf den *astralischen*, die *Quitte* demgegenüber auf den *ätherischen Leib*. Sie „durchfestigt" das bei der Zitrone noch wässrige Innere und vermittelt dem ätherischen Organismus die notwendige Struktur.

Das auf Anregungen Rudolf Steiners zurückgehende Arzneimittel zeigt einen hemmenden Effekt auf die Degranulierung und die Histaminausschüttung aktivierter Basophiler- und Mastzellen.[119,120] Es wird in der Regel injiziert und bei saisonaler Erkrankungsmanifestation möglichst frühzeitig eingesetzt, langsam ansteigende Konzentrationen bewähren sich. Hierunter tritt oft eine signifikante Verbesserung der Symptomatik ein.[121] Liegt keine ausreichende Wirksamkeit vor, so ist vielfach

- *Citrus, Pericarpium D1* (Rezepturpräparat, z.B. Apotheke an der Weleda) Lsg. zur Inhalation — 1 ml 3 x wöchentlich[122]

hilfreich. Es handelt sich um einen Auszug aus der Zitronenschale, der bei inhalativer und subcutaner Anwendung gut verträglich ist und trotz der hohen Konzentration in der Regel wenig schmerzt. Soldner und Kummer[123] wiesen darauf hin, dass dieses Arzneimittel besonders bei akutem Heuschnupfen wirkt.

Darüber hinaus findet Citrus/Cydonia als *Augentropfen* und als *Inhalation* (Ampullen) seine Verwendung.[124]

Bei Pollinosis und allergischem Asthma liegen positive Erfahrungen mit der regelmäßigen Anwendung von

- *Heuschnupfenspray* (Weleda) — bis 3 x 3 Sprühstöße in jedes Nasenloch

vor.[125] Bei der Inhalation gilt:

- *Gencydo 0,1 %–3 %* (Weleda) Amp. — 1:1 in NaCl 0,9 %, 2–3 x wöchentlich (vor der Saison), 2 x täglich (während der Saison)
- *Citrus, Pericarpium D1, 1:1 NaCl 0,9 %* (Rezepturpräparat, z.B. Apotheke an der Weleda) — bis 1 x täglich

Exkurs

Gencydo bzw. Citrus/Cydonia kommen nicht nur bei allergischen Erkrankungen, sondern auch bei akut auftretenden Unruhezuständen und dissoziativer Symptomatik zum Einsatz.[126] Beiden Erkrankungsformen liegt eine Aktivierung des sich aus dem Stoffwechsel-Gliedmaßen-System lösenden und zum Nerven-Sinnes-System orientierenden astralischen Leibes zugrunde. Gencydo-Injektionen (z.B. 1 %) begrenzen die astralische Aktivität und führen diese – u. U. verstärkt durch die Wahl des Injektionsortes im Bereich der Unterschenkel – in die Stoffwechsel-Bewegungsorganisation. Auf den Zusammenhang der beiden Erkrankungsformen weist auch die pharmakologische Entwicklung der Neuroleptika, die mit den

Antihistaminika in enger Beziehung steht. So stellte man bereits frühzeitig die sedierende und antihistaminerge Wirksamkeit des Promethazins fest.

Die beschriebene Polarität in dem klinischen Erscheinungsbild leitet über zu den entsprechenden therapeutischen Vorgehensweisen. Beim *neurasthenischen Typus* ist eine ausreichende *Eigenraumbildung* zu entwickeln. *Plumbum* in höherer Potenzierung führt zur Abgrenzung und Bildung eines Eigenraumes. Ihm steht das *Stannum* zur Seite, das Gestaltungsprozesse in der auflösenden allergischen Dynamik anregt. Als Präparat hat sich verschiedentlich das

- *Plumbum D14 1 Teil / Stannum D14 2 Teile* (Weleda) Mischung aus Verreibungen — 1-1-1 MSP

bewährt.

Die *„ausfließende" Geste* erfährt ihre Formung und Begrenzung durch *Berberis*. Hier ist die Komposition mit *Urtica urens*

- *Berberis, Planta tota / Urtica urens* (Weleda) Tabl. — 3 x 2

hilfreich. Bei *verminderter Vitalität* gibt man die Schwefelverbindung des *Bleis* als

- *Galenit D10* (Rezepturpräparat, z.B. Apotheke an der Weleda) Trit. — 1-1-1 MSP.

Quarz trägt formende Kräfte in den allergisch-entzündlichen Prozess. Er liegt in einem Kompositionspräparat zusammen mit *Citrus* und *Cydonia* vor[127]:

- *Chamomilla, Radix / Citrus-Cydonia / Quarz* (Weleda) Amp. s.c. — bis 1-0-0.

Die Rückführung des Krankheitsprozesses in die Stoffwechselorganisation unterstützen *Bitterstoffe*.

- *Absinthium D1 / Resina laricis D3 aa* (Weleda) Dil. — 10-10-10 gtt

lindert – insbesondere beim asthenischen Habitus – den Juckreiz der Augen und Nasenreizung. Die Anwendung erfolgt saisonal. Absinth weist auf die zentrale Bedeutung der Bitterstoffe in der Therapie allergischer Erkrankungen hin. Sie führen die astralische Organisation aus ihrer stoffwechselaktiven Wirksamkeit im Bereich der Sinnesorganisation und der Peripherie des Organismus in die Verdauung zurück. Allergische Leiden beruhen auf der Dislokation der Stoffwechselaktivität in die peripheren Bereiche des Organismus. Gleichzeitig entstehen dadurch Veränderungen in dem von den Wesensgliedern „verlassenen" Stoffwechsel- und Verdauungssystem. Umso wesentlicher ist daher die Rückführung dieser Aktivität in das Stoffwechselsystem. Bitterstoffrezeptoren sind deshalb therapeutisch relevant. Auf die Inhalation mit Gentiana wurde bereits hingewiesen und die bronchodilatative Wirkung beschrieben. Darüber hinaus aktivieren die Bitterstoffe die Wirksamkeit der Ich- und der astralischen Organisation im Gastrointestinaltrakt. Dadurch bessern sich nicht nur begleitende Verdauungsbeschwerden, sondern vermutlich harmonisiert sich auch das Mikrobiom. Der Zusammenhang allergischer Erkrankungen mit dem Mikrobiom wird immer besser verstanden. So ist seit langem die Bedeutung der bakteriellen Exposition in der Kindheit für die Verringerung allergischer Erkrankungen bekannt, ebenso frühe Einflüsse auf das Mikrobiom (in utero) und auch seine Veränderungen durch die vaginale Geburt bzw. Schnittentbindungen (höhere Allergierate).[128] Zudem wird das durch bakterielle Faktoren kontrollierte Gleichgewicht zwischen allergenspezifischen Treg (regulatorischen T-Lymphozyten) und Th2-Lymphozyten diskutiert.[129] Zwischenzeitlich sind die Beziehungen des Mikrobioms zu allergischen Erkrankungen und dem Asthma gut dokumentiert und werden gelegentlich als „gut-airway-axis" bezeichnet.[130] Das Mikrobiom ist ausgesprochen individuell komponiert, lässt sich aber durch verschiedene Einflüsse wie Ernährung, Arzneimittel (Antibiotika, Protoneninhibitoren u. a.), Lebensstil etc. entscheidend verändern (s. u.). In seiner individuellen Komposition ist es geprägt durch die Ich-Organisation und Ausdruck der Wesensgliederwirksamkeit im Verdauungstrakt [→ XXIII. 2.5 Das Mikrobiom]. Insofern verändern probiotische Therapien die Zusammensetzung der Mikrobiota, in der Regel aber nicht die zugrunde liegende Wesensgliederwirksamkeit. Auch in der Therapie allergischer Erkrankungen braucht es deswegen eine besondere Aufmerksamkeit auf den Verdauungstrakt und die möglicherweise bestehenden und die allergische Erkrankung begleitenden Symptome.

Hinsichtlich der Ernährung in der Asthmatherapie sind einige Beobachtungen relevant[131]: Die „westliche Ernährung" fördert eher eine chronische Entzündung, die mediterrane Kost mit reichlich Früchten und Gemüse vermindert diese. So korrelieren Rohkost und reichlich Obst (insbesondere Zitrusfrüchte) mit einem gut kontrollierten Asthma. Mehr Obst und Gemüse führen zu weniger Exazerbationen und einer verbesserten Asthmakontrolle.[132] Wichtig ist natürlich die Gewichtskontrolle: Viele Patienten mit Asthma bronchiale sind adipös und brauchen eine Verstärkung der Wesensgliederwirksamkeit im Stoffwechsel-Gliedmaßen-System durch aktivierende Ernährung und Bewegung. Hier hat die Heileurythmie eine wesentliche Bedeutung, zumal sie in der Lautreihe für das Asthma stoffwechselaktivierende Konsonanten umfasst.

Eine ganz andere Qualität zeigen die Harze, die in dem Präparat Absinthium / Resina laricis als Lärchenharz enthalten sind.

Exkurs

Ätherische Öle (Mono- und Diterpene) und *Harze* (komplexe Polyterpene) sind wärmenahe Substanzen.[133] Sie stellen einerseits ein Kontinuum einer in sich verwandten Substanzgruppe dar und bilden andererseits eine Polarität. So unterstützen und verstärken ätherische Öle die durchwärmenden Prozesse im Organismus, während Harze zu ihrer Formung und Gestaltung beitragen (Weihrauch setzt man zur „Gestaltung" entzündlicher Prozesse ein). Insofern kommt das Harz der dem Licht nahestehenden Lärche für die Gestaltung allergisch-entzündlicher Prozesse im Bereich der Sinnesorganisation zum Einsatz. Absinth führt durch die Bitterstoffqualität die Stoffwechselprozesse an ihren physiologischen Ort, die Stoffwechselorganisation.

Bei anhaltender „wässriger" *Schleimhautschwellung* ist an

- *Berberis/Quarz* (Wala) Amp. s.c. 1 x täglich

zu denken. Besteht der Eindruck einer geschwächten ätherischen Organisation, so bewährt sich *Prunus* in tiefer Potenzierung.

Auf der Ebene der *Organpräparate* sind *Thymus* und *Milz* [→ XIX. 2.3 Die Milz] eine therapeutische Hilfe. Das von H.-H. Vogel (1914–1995) eingeführte *Lien comp.* (Wala) unterstützt die Eigenraumbildung. Wie von Soldner und Stellmann angeführt, findet es seine Anwendung – nicht nur im Kindesalter – bei begleitender Infektanfälligkeit.[134]

Entwickeln sich im Bereich der Haut *trockene Ekzeme*, so hat sich die folgendermaßen zubereitete Salbe vielfach bewährt:[135]

- *Equisetum arvense 10 %, Decoctum aquosum 80g,*
  Eucerin anhydricum ad 200 g

Die Rezeptur lässt sich durch das Hinzufügen von

- *Stibium metallicum praeparatum D6, 10 ml* (Weleda) Amp.

ergänzen. Bei *trockenen Lidekzemen* hilft

- *Antimonit 0,4 %* (Weleda) Creme 2 x täglich (auf die Lider).[136]

Das *„Umkreiswerden"* des Menschenwesens im Zusammenhang mit der allergischen Krankheitsdynamik geht vielfach nicht mit einem überwachen, gedankengetragenen Bewusstsein einher. Es hat oft eine träumende Qualität. Besteht eine zum träumenden Bewusstsein neigende Konstitution, so unterstützt man den „Prozess des Aufwachens" durch das *Arsenicum album* in tieferer Potenzierung. Gerade an dieser Stelle ergibt sich der Übergang zur inneren Aufgabenstellung der allergischen Erkrankungen. Es geht dabei um die Bewusstseinsentwicklung und um die Fähigkeit der Abgrenzung und Eigenraumbildung. Diese Themen greifen *künstlerische Therapien*, *Heileurythmie* und der *innere Entwicklungsweg* des Menschen auf.

Für den beschriebenen Zusammenhang allergischer Erkrankungen mit der *Bewusstseinswelt* und damit dem astralischen Leib ist eine von H.-H. Vogel mitgeteilte Beobachtung wesentlich.[137] Danach sollen in *Narkose* die sonst zu erwartenden allergischen Reaktionen ausbleiben. Möglicherweise steht die sedative Wirkung vieler Antiallergika in diesem Zusammenhang, sie führt zu einem Herauslösen des astralischen Leibes.

Das zu starke Verbundensein mit dem Umkreis in der sinnesorganverwandten Wirksamkeit des astralischen Leibes und der Ich-Organisation erinnert an das Wesensgliederwirken bei der *Karzinomkrankheit*. Durch die allergisch-entzündliche Reaktion ruft der Mensch einen Entzündungsprozess auf, ohne den es möglicherweise im späteren Leben zur Tumorentstehung kommen würde. Aus diesem Grunde ist gerade hier die therapeutische Leitung der Erkrankung und nicht ihre Suppression entscheidend.

Bei der *hysterischen Konstitution* findet ebenfalls das *Bleiprinzip* seine Anwendung. Hier wählt man bei dem erwähnten Präparat das umgekehrte Mischungsverhältnis, also

- *Plumbum D14 2 Teile / Stannum D14 1 Teil* (Weleda) Mischung aus Verreibungen — 1-1-1 MSP

und ggf. tiefere Potenzierungen. Auch *Citrus/Cydonia* findet in höherer Konzentration Verwendung. Bei mangelhafter Wirksamkeit kommt

- *Citrus, Pericarpium D1* (Rezepturpräparat, z.B. Apotheke an der Weleda) Lsg. zur Inhalation — bis 1-0-0

in Betracht. Bei *entzündlich-ödematöser Krankheitserscheinung* eignet sich *Apis* in höherer *Potenzierung* (z.B. D30). Ein wesentliches Mittel für die *hysterische Konstitution* ist

- *Calcium Quercus Inject* (Wala) Amp. s.c. — bis 1-0-0 und bei Bedarf
- *Calcium Quercus Inject 10* (Wala) Amp. i.v. — bis 1-0-0 und bei Bedarf
- *Calcium Quercus Globuli velati* (Wala) — 10-10-10.

Konstitutionell bewährt sich bei einer schnell *exzitierbaren astralischen Organisation*

- *Bryophyllum 50%* (Weleda) Trit. — 1-1-1 MSP.

Gemeinsam mit *Conchae* liegt es als

- *Bryophyllum D5 / Conchae D7 aa* (Weleda) Amp. 1 ml s.c., 10 ml i.v. — bis 1-0-0 und bei Bedarf

vor. Für die Therapie der allergischen Erkrankungen ist die Berücksichtigung der *Stoffwechselorganisation* bedeutsam. So kann diese infolge der „Dislokation" des entzündlichen Prozesses von dem physiologischen Wirken der oberen Wesensglieder in unterschiedlichem Grade „verlassen" sein. Es findet sich dann eine begleitende *abdominelle Symptomatik*, die therapeutisch zu berücksichtigen ist. Bitterstoffhaltige Arzneimittel regen die oberen Wesensglieder zu einem verstärkten Wirken in der Stoffwechsel- und Verdauungsorganisation an:

- *Gentiana lutea Rh 5%* (Weleda) Dil. 20-20-20 gtt
- *Gentiana Magen Globuli velati* (Wala) 10-10-10
- *Cichorium/Pancreas comp.* (Wala) Amp. s.c. 1-0-0
- *Cichorium/Pancreas comp.* (Wala) Glb. velati 10-10-10

Allergische Erkrankungen werfen anamnestische und damit auf die *Biografie* weisende Fragen auf. Den Zusammenhang von *schockartigen Erfahrungen der Mutter während der Schwangerschaft* und einem späteren Asthma des Kindes erwähnte Rudolf Steiner. Darüber hinaus scheint der Umgang mit entzündlichen Erkrankungen (wie Antibiotika- und Antipyretika-Einsatz) für das spätere Risiko von Allergien wesentlich zu sein.

In diesem Zusammenhang sei auf zwei Studien verwiesen, welche die diesbezüglich risikomindernde Wirksamkeit eines „anthroposophischen Lebensstiles" dokumentieren.[138, 139] So sind bestimmte Merkmale anthroposophischer Lebensweise, wie z. B. restriktiver Einsatz von Antibiotika und Antipyretika, mit einem reduzierten Risiko für allergische Erkrankungen bei Kindern korreliert: „Bezüglich der vom Arzt diagnostizierten Erkrankung war die Gabe von Antibiotika während des ersten Lebensjahres assoziiert mit einem erhöhten Risiko an Rhinokonjunktivitis (relative Eintrittswahrscheinlichkeit (odds ratio (OR) 1,97; 95% Konfidenzintervall (CI), 1,26–3,08), Asthma (OR 2,79; 95% (CI), 1,2,03–3,83) und atopischem Ekzem (OR 1,63; 95% CI, 1,22–2,17). Die frühe Anwendung von Antipyretika war mit einem erhöhten Risiko von Asthma (OR 1,54; 95% CI, 1,11–2,13) und atopischem Ekzem (OR 1,32; 95% CI, 1,02–1,71) verbunden. Kinder, welche gegen Masern, Mumps und Röteln geimpft wurden, hatten ein höheres Risiko, an Rhinokonjunktivitis zu erkranken, wogegen eine durchgemachte Maserninfektion mit einem geringeren Risiko, an IgE-vermitteltem Ekzem zu erkranken, assoziiert war."[140] Zudem zeigte sich die Überlegenheit einer Behandlung akuter Atemwegserkrankungen im Sinne der Anthroposophischen Medizin gegenüber dem konventionellen Vorgehen.[141] Der weitgehende *Verzicht auf eine antibiotische Therapie* dürfte – den vorliegenden Studien folgend – im Sinne der nachhaltigen Wirksamkeit des anthroposophischen Behandlungskonzeptes mit einer Reduktion allergischer Erkrankungen einhergehen.

5.9 Systemische Mastzellaktivierungserkrankungen

Die systemischen Mastzellaktivierungserkrankungen führen zu verschiedenen allergischen Symptomen. Im Bereich der Sinnesorganisation können sich konjunktivale Reizerscheinungen, im Bereich der Haut Urtikaria, Pruritus und das oftmals periorbitale und im Bereich der Lippen auftretende Angioödem manifestieren. Im Respirationstrakt treten Rhinorhoe, Reizhusten oder bronchiale Obstruktion auf, im Gastrointestinaltrakt bestehen oftmals Beschwerden, die an ein Reizdarmsyndrom erinnern und mit diversen Nahrungsmittelunverträglichkeiten einhergehen können. Allgemeinbeschwerden sind Müdigkeit, Asthenie und entzündliche Symptome wie rezidivierend auftretendes Fieber.[142]

Das Krankheitsbild besteht damit aus einer entzündlich-allergischen Symptomatik, die sich zur Peripherie, also den außenweltnahen Bereiche des Organismus orientiert. Ihnen liegt eine Erkrankung der Mastzellen (Mastzellenaktivierungssyndrom, Mastozytose oder die sehr seltene Mastzellenleukämie) zugrunde.

Exkurs

Während die eitrige Entzündung auf den stoffwechsel- und bewegungsaktiven Granulozyten basiert, stützen sich die allergischen und pseudallergischen Reaktionen auf die Mastzellen. Diese von Paul Ehrlich (1854–1915) als „gemästet" beschriebenen Zellen[143] stammen von hämatopoetischen Stammzellen ab und finden sich v.a. im Bereich der inneren und äußeren Grenzflächen des Organismus. Die mucosalen Mastzellen kommen in der Submucosa von Atemwegen und Darm vor, die anderen im oberflächennahen Bindegewebe (Dermis). Ihnen stehen die baso- und eosinophilen Granulozyten nahe. Allerdings haben sie ihnen gegenüber das Blut noch mehr verlassen und befinden sich in den oberflächennahen Geweben. Sie sind an intensiven Stoffwechselprozessen beteiligt, enthalten in ihren Granula Enzyme (z. B. Tryptase, Chymase, Carboxypeptidase), Heparin, Histamin, Zytokine (IL-3, IL-4, IL-5, IL-13, TNF-α) und Lipidmediatoren (Prostaglandine D, E, Leukotriene, plättchenaktivierender Faktoren) als Ausdruck ihrer Stoffwechselaktivität.[144] Wie die eosinophilen und basophilen Granulozyten stehen sie mit dem Stoffwechsel-Gliedmaßen-System in Beziehung.

Bei den Mastzellaktivierungserkrankungen kommt es zu allergieähnlichen Stoffwechselprozessen, die sich nicht auf das „Innere" des Organismus konzentrieren, sondern sinnesorganartig die Peripherie erreichen. Zu ihrer Diagnose gehört neben der klinischen Untersuchung und gezielten Anamnese für mastzellspezifische Symptome (Mastzellmediatorsyndrom) die Mediatorbestimmung (Tryptase, ggf. Heparin im Blut, Methylhistamin im Urin), immunhistochemische Untersuchungen von Biopsien (Gastroskopie, Koloskopie) und bei Anhaltspunkten für eine systemische Mastozytose die Knochenmarkbiopsie.

Die Therapie muss die Grenzbildung unterstützen und die exzitierte Stoffwechseldynamik zurückführen. Hierzu kommen die für die allergischen Erkrankungen bereits angeführten Arzneimittel in Betracht.

Exkurs

Die Mastzellaktivierungserkrankungen sind von der systemischen Mastozytose als seltener *hämatologischer Neoplasie* zu unterscheiden. Sie kann mit anaphylaktoiden Symptomen, darüber hinaus mit Zytopenien, portaler Hypertension und Malabsorption, Osteopenie sowie Organomegalie einhergehen.[145] Ihre Diagnose erfordert die Knochenmarkbiopsie.

5.10 Sarkoidose

Die Sarkoidose gehört zu den Erkrankungen, die noch viele ungelöste Rätsel stellen. Weder ihre „Auslösung“ noch die Faktoren, die in etwa 50% zu einer Ausheilung führen und damit salutogenetisch wirken, sind hinreichend bekannt. Bei dieser eher seltenen (in Gesamteuropa besteht eine Prävalenz von 40–60 pro 100.000 Einwohner) „Multisystemerkrankung“ gibt es zwei Erkrankungsgipfel in der europäischen Bevölkerung, die zwischen dem 25. und 29. Lebensjahr und in der siebten Lebensdekade liegen.[146] Der jugendliche Erkrankungsgipfel ist durch eine akute Manifestation oftmals im Sinne eines Löfgren-Syndroms charakterisiert, während der späte eher zu subakuten, chronisch fibrosierenden Verläufen führt. Offensichtlich spielen Umgebungsfaktoren eine bedeutsame Rolle: So weisen Immigranten (vor allem aus Afrika und Asien) in westlichen Industrienationen ein ein bis zu zehnfach erhöhtes Erkrankungsrisiko auf.[147]

5.10.1 Die Zeitgestalt der Sarkoidose

Das *Krankheitsbild* kann in einer akuten, entzündlichen Verlaufsform erscheinen. Der Patient klagt dann über Fieber, Schwäche und mitunter Gewichtsabnahme, Müdigkeit und Abgeschlagenheit. Es finden sich als Ausdruck der systemischen Inflammation besonders hohe sIL-2R-Konzentrationen. Als häufigste Unterform der akuten Sarkoidose gilt das Löfgren-Syndrom mit der Trias bihiläre Lympadenopathie, Erythema nodosum und Sprunggelenkarthritis.[148] Das sogenannte Heerfordt-Waldenstrom-Syndrom beschreibt demgegenüber Patienten mit Fieber, Vergrößerung der Glandula parotis, Uveitis und Fazialisparese.

Neben dieser Verlaufsform gibt es die *chronisch-entzündliche Erkrankung*. Sie kann als *Sarkoidosemanifestation* zu Skleroseprozessen in unterschiedlichen Organen (z.B. Fibrose des Lungenparenchyms) führen. Allerdings besteht, wie oben erwähnt, eine etwa 50-%ige Heilungschance, deren salutogenes Potenzial es therapeutisch zu unterstützen gilt [→ Abb.]. Interessanterweise führen Rezidive der akuten Sarkoidose zumeist wiederum zu akuten Symptomen, während die nicht akute Form durch einen stetig schleichenden Verlauf gekennzeichnet ist.

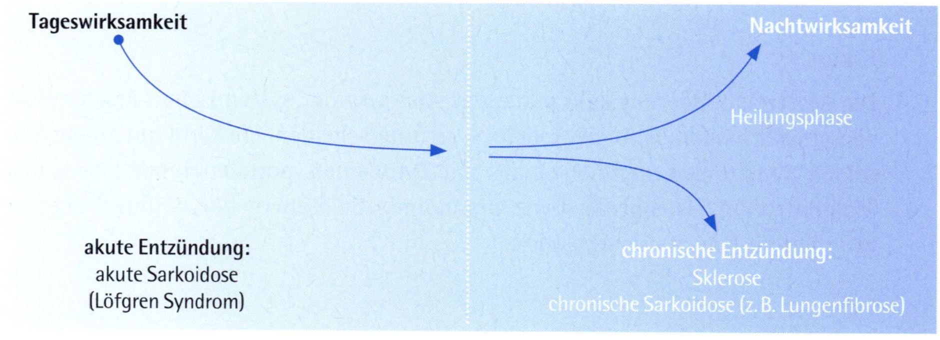

Zeitgestalt der Sarkoidose: Akute Sarkoidose, Remission und chronische Verlaufsform

5.10.2 Krankheitserscheinungen der Sarkoidose im dreigliedrigen Organismus

Das am häufigsten befallene Organ ist die *Lunge*. Hier unterscheidet man röntgenmorphologisch vier Stadien bzw. Typen[149, 150], die vom normalen Röntgenbild über die bihiläre Lymphknotenvergrößerung zu dem mit oder ohne Lymphombildung einhergehenden Parenchymbefall bis zur Fibrosebildung reichen. Viel seltener ist das Herz beteiligt.

Neben der Lunge ist – klinisch meist unbemerkt – u. U. ein weiteres Organ betroffen, das dem „Atmungsprozess im Flüssigen" dient: die *Leber*. Damit erreicht der Krankheitsprozess nicht nur den mittleren Menschen, sondern dehnt sich in die Stoffwechselorganisation aus. Auch das Gliedmaßensystem kann eine Knochen- und Gelenk-, seltener Muskelbeteiligung zeigen. Eine gestörte Calciumhomöostase ist häufig: in 5 bis 10% eine Hypercalcämie, in 40% eine Hypercalcurie, in 10% Nierensteine, selten andere Formen der Nierenbeteiligung.[151, 152]

Im Bereich der *Nerven-Sinnes-Organisation* gibt es ebenfalls Krankheitsmanifestationen. So ist die Beteiligung des *Auges* (Iritis, Uveitis) gut bekannt und betrifft damit ein Sinnesorgan, das den Atmungsprozess in den Bereich des Lichtes trägt. Die *Nervenorganisation* kann ebenfalls betroffen sein. Gelegentlich ist eine Fazialisparese durch eine Sarkoidose bedingt. Auch Liquorauffälligkeiten treten auf.[153]

Die *Haut* als großflächiges Sinnesorgan kann ebenfalls beteiligt sein. Damit schreibt sich in einen Bereich, der die atmende Grenzfläche des menschlichen Organismus zwischen dem Inneren und Äußeren bildet, ein verhärtender Krankheitsprozess ein.

Die *Sarkoidose* schränkt den zwischen innen und außen vermittelnden Atmungsprozess ein. Die kopfartig abgrenzende Qualität des Nerven-Sinnes-Systems dringt in Bereiche der menschlichen Organisation, die sonst dem lebendigen Austausch mit der umgebenden Welt dienen.

Indem am „unphysiologischen Ort" die abgrenzende Geste der Kopfbildung überwiegt, kommt es zu einer unzureichenden dynamischen Wirksamkeit der höheren Wesensglieder auch im Gliedmaßensystem. Klinisch tritt in diesem Zusammenhang die *Knochen- und Gelenkbeteiligung* der Sarkoidose auf.

5.10.3 Der Krankheitsprozess der Sarkoidose

Das unphysiologische Hereindringen einer „Kopfqualität" in den menschlichen Organismus ist nun an weiteren Phänomenen abzulesen. Die typische histopathologische Erscheinungsform der Sarkoidose ist die granulomatöse Entzündung und damit das *Granulom*. Im Unterschied zu einer eitrigen, durchwärmenden Inflammation mit ihrer auflösenden und zentrifugalen Tendenz kommt es bei dieser Entzündung zunehmend zu einer in die Verhärtung strebenden kopfähnlich abgeschlossenen Granulombildung. Damit stellt sich der akuten, von dynamischen und zentrifugal ausgerichteten Stoffwechselprozessen getragenen Entzündung die *chronische Verlaufsform* gegenüber, die nun die Qualitäten des Nervensystems überwiegen lässt.

Auf der zellulären Ebene entwickelt sich eine Dominanz der lymphozytären Zellen. Diese können das Granulom umgeben oder in der bronchoalveolären Lavage nachgewiesen werden. Damit dominieren Zellen, die sich in den Funktionszusammenhang des Nerven-Sinnes-Systems stellen. Die Makro- und Mikrophagen entwickeln durch ihre Bewegungsfähigkeit und ihre Stoffwechselleistungen der Phagozytose Beziehungen zum Stoffwechsel-Gliedmaßen-System. Ihnen gegenüber stehen die Lymphozyten in Beziehung zum Nerven-Sinnes-System. Zahlreiche Phänomene der Neuroimmunologie deuten auf diesen Zusammenhang. In der Gruppe der Lymphozyten gehören die T-Lymphozyten zu den gestaltenden Prozessen des Nerven-Sinnes-Systems, während die B-Lymphozyten und erst recht die Plasmazellen mit ihrer Antikörpersynthese die Nähe zum Stoffwechselsystem suchen. Bei der Sarkoidose dominieren mit den T-Helfer-Lymphozyten Qualitäten des Nerven-Sinnes-Systems.

Ein weiterer wichtiger Aspekt ist der erhöhte Spiegel des (in den Epitheloidzellen der Granulome gebildeten)[154] *Angiotensin-Converting-Enzyms (ACE).* Wie beschrieben [→ XI. 2.1 Polare Erscheinungsformen der arteriellen Hypertonie] dient es der astralischen Organisation. Kommt es hier zur Bewusstseinsorientierung und damit zu einer Wirksamkeit, die zum Nerven-Sinnes-System strebt, so geht diese mit einer Aktivierung des Renin-Angiotensin-Aldosteron-Systems einher. Das im Zusammenhang mit einer Sarkoidose (nicht durchgängig) erhöhte ACE weist unter diesem Blickwinkel auf eine vermehrte Bewusstseinsorientierung der oberen Wesensglieder und verdeutlicht damit ebenfalls die Dominanz des Nervensystems. Weiterhin konvertieren aktivierte Makrophagen 25-OH-Vitamin D_3 zu 1,25-(OH)2-Vitamin D_3[155] und entwickeln damit eine mit dem astralischen Leib verbundene Funktion, die sich auch in der Niere findet. Klinisch kann deswegen die Sarkoidose mit einer Hypercalcämie einhergehen.

5.10.4 Die seelische Ebene

Schon lange ist eine typische *psychische Symptomatologie* der Sarkoidoseerkrankung bekannt. *Müdigkeit* und auch eine *depressive Grundstimmung* begleiten dieses Krankheitsbild sehr häufig.[156, 157] Dabei wirkt das Seelenleben oftmals nicht „offen“ und dem Umkreis zugewandt, sondern eher „abgeschlossen“. Darüber hinaus berichten Patienten auch körperliche Symptome wie diffuse Gelenkschmerzen und thorakale Beschwerden im Sinne eines Chest-Dyskomfort-Syndroms. Die seelische Symptomatik weist auf die eingeschränkte Verbindung der oberen Wesensglieder mit dem Stoffwechsel-Gliedmaßen-System [→ III. 3. Die Anamnesefragen]. Durch die Dominanz des Nerven-Sinnes-Systems kommt es des Weiteren zur Erschöpfung der ätherischen Organisation, welche die Patienten innerlich als Erschöpfung und Schwäche empfinden.

5.10.5 Innere Aufgabenstellung

Die Sarkoidose scheint in ihren Krankheitserscheinungen in besonderer Weise die Organe zu betreffen, die dem umfassend gedachten Atmungsprozess des Menschen angehören.

So erfasst sie die Atmungsgeste in der Sinnesorganisation des Auges genauso wie diejenige der umhüllenden Haut. Diesem dem Licht nahen Atmungsprozess schließt sich die Krankheitsmanifestation in den Lungen und damit im Bereich der Luft an. Zudem betrifft die Leberbeteiligung die Lebenssphäre und die in ihr beheimatete Atmungsgeste im Flüssigen.

Innerlich stellt sich somit die Aufgabe nach der bewussten Gestaltung des Verhältnisses der Innen- zur Außenwelt.

Das richtige Verhältnis zwischen der Hinwendung zur Innenwelt und der Aufmerksamkeit für die Außenwelt wird zur Aufgabe. In den sogenannten Bedingungen, die Rudolf Steiner als Grundlage für den inneren Erkenntnisweg des Menschen beschrieb[158], charakterisiert die vierte Bedingung diese Aufgabenstellung besonders deutlich. Hier geht es um die Entwicklung der „geistigen Waage", die Inneres mit Äußerem in ein für die Individualität gesundes Verhältnis bringt.

5.10.6 Therapeutische Gesichtspunkte

Die den Krankheitsprozess dominierende „Kopfbildung am unphysiologischen Ort" führt zu der medikamentösen Therapie. Wesentliche Vorarbeiten leistete hierzu H. C. Kümmell.[159,160] Christian Grah entwickelte ein eigenständiges Therapiekonzept der Sarkoidose.[161] Vor dem Hintergrund, dass die Sarkoidose bei ca. 50 % der Patienten innerhalb von drei Jahren ausheilt und sich chronisch progrediente Verläufe „nur" bei ca. einem Drittel entwickeln, entsteht die Aufgabe der therapeutischen Unterstützung dieser heilenden Prozesse. Dies umso mehr, als dass einzelne Studien von einer vermehrten Chronifizierung unter Steroidtherapie berichten.[162]

Zunächst beginnt man – der therapeutischen Anregung Rudolf Steiners für die der Sarkoidose in vielem nahestehende Tuberkulose folgend – mit einer *Phosphormedikation.*

- *Phosphorus D5, D6* (Weleda) Dil. 15-0-0 gtt.

Im Havelhöher Sarkoidose-Protokoll kommen deutlich höhere Dosierungen zum Einsatz

- *Phosphorus 0,1 %* (Weleda) Öl (off-label-use) 1 gtt auf ein ½ Glas Wasser für 30 Tage.

Phosphor leitet die oberen Wesensglieder in die *Stoffwechsel-Gliedmaßen-Organisation.* Die *Müdigkeit* weist auf das schwache Eingreifen der oberen Wesensglieder und führt zu einer Phosphortherapie. Ferner unterstützt *Ferrum* diesen therapeutischen Prozess, und zwar in der Verbindung mit dem zur Lunge „gehörenden" *Kohlenstoff* als

- *Ferrum rosatum / Graphites* (Weleda) Dil. 10-10-(10) gtt

- *Roseneisen/Graphit* (Wala) Glb. velati 10-0-10.[163]

Chronische Entzündungen sind häufig eine Indikation für die Stibium-Therapie. Das Havelhöher Sarkoidose-Protokoll empfiehlt neben dem Eisen auch Tartarus stibiatus:

- *Ferrum chloratum comp. 1T. / Tartarus stibiatus D4 1T.* 10-0-10.
  (Rezepturpräparat, z.B. Apotheke an der Weleda) Dil.

Die Indikation zu einer Therapie mit dem *Silikat Beryll*

- *Beryll D15* (Weleda) Amp. s.c. 2 x wöchentlich

geht auf Markus Sommer und Georg Soldner zurück.

Neben Phosphor und Eisen kommt die *Mistel* zum Einsatz. Sie unterstützt das Eingreifen der *oberen Wesensglieder.* In der Vergangenheit fand besonders die Kiefernmistel mit ihrer gestaltenden Wirksamkeit Verwendung. Demgegenüber vermittelt die Weidenmistel einen ganz anderen Baumcharakter. Die Weide wächst schnell an Ufern und führt große Wassermengen in die Atmosphäre.[164] Der Baum ist intensiv mit dem Ätherischen verbunden und drängt das Astralische zurück. So ist die entzündungshemmende Wirksamkeit der Salizylglykoside gut bekannt. Die kräftige merkurielle Qualität führt zum Einsatz der Weidenmistel in der Sarkoidosetherapie. Im Unterschied zur Kiefernmistel und ihrer gestaltenden Wirksamkeit lenkt sie den chronisch entzündlichen Prozess in die aufbauende Heilungsphase.

- *Iscucin Salicis* (Wala) Amp. s.c. 2 x wöchentlich (Steigerung pro Woche von Stufe C über D zur Stufe E)

- *Iscador P 1 mg, 10 mg* (Iscador) Amp. s.c. 3 x wöchentlich

Wirksamkeit und Unbedenklichkeit von Viscum album bei der pulmonalen Sarkoidose dokumentierte eine Fallkontrollstudie.[165]

Kasuistik

Bei einer ca. 30-jährigen Patientin mit stoffwechselbetonter Konstitution ist seit mehreren Jahren eine *Sarkoidose* bekannt, die mehrfach zu anhaltend hochfebrilen Temperaturen (z. T. von einem Erythema nodosum begleitet) führte. Aufgrund der kardialen Sarkoidosemanifestation wurde mit 16 Jahren (!) ein Herzschrittmacher erforderlich. Die erneute stationäre Aufnahme erfolgte mit febrilen Temperaturen bis 39 °C rektal, ausgeprägter Abgeschlagenheit und Müdigkeit. Das der Patientin bereits vertraute klinische Bild sprach für ein *Rezidiv* der akuten Sarkoidose. Zunächst erfolgte eine Therapie mit *Phosphor D8, Argentum metallicum praeparatum D20, Apis* in wechselnder Potenzierung und *Belladonna.* Nachdem hierunter innerhalb der ersten Woche kein signifikanter Rückgang der Temperatur zu erreichen war, kam *Iscador P 0,1 mg* dreimal pro Woche zum Einsatz. Nach wenigen Tagen entfieberte die Patientin.

Beim *Erythema nodosum* bewährt sich die *lokale Anwendung* von

- *Quarkwickeln* 1–2 x täglich, Durchführung siehe Anhang

auch als

- *Calendula-/Quarkwickel* 1–2 x täglich, Durchführung siehe Anhang.

Bei der im Rahmen des Löfgren-Syndroms als akuter Verlaufsform der Sarkoidose auftretenden akuten Arthropathie kommen die in Kapitel [→ XXIX. Rheumatologie] gegebenen Therapieempfehlungen in Betracht. Als äußere Anwendung eignen sich die

- *Arnika-Heilerdewickel* 1–2 x täglich, Durchführung siehe Anhang.

Nachstehend findet sich das in der Pneumologischen Abteilung des Gemeinschaftskrankenhauses Havelhöhe entwickelte Therapieprogramm der Sarkoidose. Es bestehen hierzu sowohl Erfahrungen an mehr als 500 Sarkoidose-Patienten[166, 167] als auch ein retrospektiver Vergleich zur Standardtherapie, der einen Vorteil belegte.[168]

- *Ferrum chloratum comp. 1T. /Tartarus stibiatus D4 1T.* 2 x 15 gtt, (Rezepturpräparat, z. B. Apotheke an der Weleda) Dil. 1.–12. Woche

- *Phosphorus 0,1 %* (Weleda) Öl 1-0-0 gtt auf ein ½ Glas Wasser, (off-label-use) 1.–4. Woche

Dann beendet man die Phosphormedikation und beginnt die Misteltherapie:

- *Iscucin Salicis* (Wala) Amp. s.c. 2 x wöchentlich: 0-0-0-1;

4 Injektionen (2 Wochen) Stärke C, dann 4 Injektionen Stärke D (2 Wochen), dann 4 Injektionen Stärke E (2 Wochen), jeweils zur Nacht. Beurteilung der Response erst nach zwei Zyklen, dann ggf. Dosisanpassung.[169]

Diese Therapie erreicht eine partielle Response bei ca. 60 %, eine vollständige Remission bei ca. 30 % der Fälle. Oftmals muss man die Therapie über vier Zyklen durchführen. Im zweiten und dritten Jahr der Behandlung sind es dann noch ca. zwei Zyklen.[170]

Bei der Hautsarkoidose lohnt sich eine Therapie mit

- *Viscum Mali e planta tota 3 % Unguentum* (Wala) 2 x täglich.[171]

6. Heileurythmie bei den Atemwegserkrankungen

Einen wesentlichen therapeutischen Beitrag leistet die *Heileurythmie* bei den Erkrankungen der Atmungsorganisation. Sie regt über die eurythmische Bewegung die innere Atmungsfähigkeit an. Grundsätzlich fördern die *Vokale A, E, I* das mit der Inspiration verbundene „Ergreifen des Physisch-Leiblichen durch Seele und Geist"[172], während in der *Vokalfolge I, O und U* die exkarnierende Geste lebt. Unter den Vokalen zeigt das O einen Bezug zum Luftorganismus. Die Hoffnung-U-Übung hat – der Charakteristik Rudolf Steiners folgend – „eine erwärmende Wirkung auf das Atmungssystem".[173] Gerade für Erkrankungen, welche in die Verhärtung führen, ist diese Übung angezeigt. Dies gilt auch für Patienten mit Lungenkarzinom[174] [→ XVIII. 5.6. Lungenkarzinom].

Unter den Konsonanten stehen *L und M* in Beziehung zur *Ein- und Ausatmung.* Bei der heileurythmischen Asthmatherapie verbinden sich die vokalischen Elemente mit diesen Konsonanten zu einem Urbild der gesunden Atmung. Man entwickelt hier schrittweise die *Lautfolge L-A-O-U-M.* Kirchner-Bockholt erwähnte im Zusammenhang dieser Lautreihe nicht nur das Asthma, sondern auch das Glaukom. Es handelt sich hier um eine Erkrankung, bei welcher der in den Sinnesbereich metamorphosierte Atmungsprozess der Augenorganisation gestört ist. Diese oftmals als Asthmareihe bezeichnete Lautfolge kann sich aus dem L-M entwickeln und ggf. weiterführen zum R, dem Konsonanten, der in seinem Wesen vielfältige Beziehungen zum Rhythmischen System aufweist. Vom klinischen Bild geleitet, ist die Einbeziehung der sogenannten *„Allergiereihe" (T-S-R-M-A)* angezeigt.

7. Innere Aufgabenstellung bei den Atemwegserkrankungen

Die Atemwegserkrankungen stellen eine innere Aufgabe. Manche Patienten fragen dezidiert nach diesem Ansatz. Dabei sei darauf hingewiesen, dass sich „Gesundheit" nicht durch eine „zweckgeleitete" innere Arbeit oder gar Meditation ergeben kann. Letztere muss sich vielmehr aus individuellen Gründen für den Menschen entwickeln und dann gesundend wirken. Die grundlegenden Gesichtspunkte seien beispielhaft am Asthma bronchiale entwickelt.

Diese Krankheit zeigt mannigfaltige Bezüge zum seelischen Wesen des Menschen. So offenkundig diese sind, so schwer ist es, sie genauer zu beschreiben. Wie viele Versuche sind letztlich doch gescheitert, eine „Asthma-Persönlichkeit" zu charakterisieren. Eine wesentliche Hilfe gibt hier die bereits angeführte Krankheitspolarität im Sinne eines Überwiegens des Nerven-Sinnes- oder des Stoffwechsel-Gliedmaßen-Systems.

Kasuistik

Eine Patientin mit *ausgeprägter polyvalenter allergischer Diathese* berichtet von einem Gespräch, das sie als Taxifahrerin mit einem Fahrgast führte. Letzterer erwähnte den Tod seines Hundes, den er nun „verscharren" musste. Unter unbezwingbar herausstürzenden Tränen erzählte sie nun ihr Entsetzen, wie man einen

solchen treuen Freund und Beschützer so einfach „verscharren" könne, er hätte doch eine ganz andere Bestattung verdient.
Die sachlich berichtende Darstellung, die nüchtern und eher unbeteiligt erfolgte, ist überflutet von einer *heftigen Gefühlsreaktion*. Ähnlich wie die dynamische Qualität der Entzündung in den mittleren oder oberen Menschen bei den allergischen Erkrankungen eintritt, so scheint hier entsprechend eine nicht bezwingbare dynamische Kraft in den ruhenden Bewusstseinsbereich eingedrungen zu sein.

Das Ich des Menschen ist hier aufgefordert, „der flutenden Empfindungen Maß und Meister" (Christian Morgenstern (1871-1914))[175] zu werden. In verschiedener Hinsicht stellt sich gerade bei den Atemwegserkrankungen das Problem der Grenzbildung zwischen dem Innen sowie Außen und der vermittelnden Tätigkeit der Seele.

Umgekehrt kann man eine seelische Geste antreffen, die zu stark den Umkreis sucht. Sie lebt mehr mit der Welt als mit sich selbst. Es ist nicht der kleine „Anlass", der eine kräftige seelische Reaktion entfesselt, sondern das zu starke Mitleben im Umkreis, das von einem intensiven Fühlen getragen ist. Manche künstlerisch veranlagten Patienten gehören zu diesem Typus, der sinnesorganähnlich der Welt zugewandt ist. Auch hier wird eine innere Grenze überschritten, die als Hülle im therapeutischen Prozess zu erobern ist.
Jede Erkrankung stellt in ganz spezifischer Weise eine innere Entwicklungsaufgabe. Einmal erkannt, kann der Patient sie ergreifen und zum Mitgestalter seines Gesundungsprozesses werden. Eine wesentliche Hilfe für das ärztliche Gespräch stellen auch hier die von Rudolf Steiner genannten Übungen, die sechs Eigenschaften[176] dar [→ X. 4.1.9 Anthroposophische Psychokardiologie]. In der meditativen Arbeit begegnet das innere Wesen des Menschen dem Geistigen im Sinne eines spirituellen Atmungsprozesses. Dieser bekommt *heilende Wirkungen* auf die Atmung. In diesem Sinne ist auch die von Rudolf Steiner beispielhaft charakterisierte Aufgabenstellung zu verstehen „die Atmung im Geist zu meditieren".[177]

Eine geeignete Meditation, die das Atmen und Fühlen und damit die Grundkräfte des Rhythmischen Systems anspricht und für Patienten mit kardiovaskulären als auch pulmonalen Erkrankungen hilfreich ist, stellt dessen Beziehung zur Sonne und dem Umkreis in den Mittelpunkt:

In meinem Herzen
Strahlt die Kraft der Sonne
In meiner Seele
Wirkt die Wärme der Welt.
Ich will atmen
Die Kraft der Sonne
Ich will fühlen
Die Wärme der Welt.
Sonnenkraft erfüllt mich
Wärme der Welt durchdringt mich.[178]

Innere Übungen lassen zusammen mit den anderen therapeutischen Schritten aus dem Erkrankungsschicksal eine Frucht reifen. Zwei große Persönlichkeiten, die an Lungenerkrankungen litten, Novalis (1772–1801) und Morgenstern, beschrieben in diesem Sinne die der Individualisierung, der Ich-Entwicklung dienende Aufgabe des chronischen Leidens und den in dieser Hinsicht empfundenen Dank der Menschenseele [→ II. 1.5. Das Ich].

Literatur

1 Wiehert, P. v.: Nächtliches Asthma. Zirkadianer Rhythmus oder schlafbezogene Atmungsstörungen? Deutsche Medizinische Wochenschrift 1993; 118. S. 719–723.

2 Liesche, C.: Die Phylogenese des Herz-Kreislaufsystems. In: Ideen zum Herz-Kreislaufsystem. Verlag Freies Geistesleben Stuttgart 1982.

3 Moore, K. L.: Embryologie. Lehrbuch und Atlas der Entwicklungsgeschichte des Menschen. Schattauer Verlag Stuttgart 1980.

4 Shah, A. S., Ben-Shahar, Y, Moninger, T. O. et al.: Motile cilia of human airway epithelia are chemosensory. Science 2009; 325. S. 1131–1134.

5 Bucher, O., Wartenberg, H.: Cytologie, Histologie und mikroskopische Annatomie des Menschen. Verlag Hans Huber Bern 1997. S. 247.

6 Steiner, R.: Geistige Zusammenhänge in der Gestaltung des menschlichen Organismus (GA 218). Rudolf Steiner Verlag Dornach 1992. Vortrag vom 22. Oktober 1922.

7 Briviba, K., Heinzow, B., Schwenk, M.: Oxidativer Stress und Möglichkeiten seiner Messung aus umweltmedizinischer Sicht. Mitteilung der Kommission „Methoden und Qualitätssicherung in der Umweltmedizin". Bundesgesundheitsblatt – Gesundheitsforschung – Gesundheitsschutz 2008; 51. S. 1464–1482.

8 Erejuwa, O.: Effect of honey in diabetes mellitus: matters arising. Journal of Diabetes and Metabolic Disorders 2014; 13. S. 23.

9 Naimi, M., Vlavcheski, F., Shamshoum, H. et al.: Rosemary Extract as a Potential Anti-Hyperglycemic Agent: Current Evidence and Future Perspectives. Nutrients 2017; 9 (9). S. 968.

10 Hauschka, R.: Substanzlehre. Verlag Vittorio Klostermann Frankfurt/Main 2007.

11 Steiner, R.: Die soziale Grundforderung unserer Zeit. In geänderter Zeitlage (GA 186). Rudolf Steiner Verlag Dornach 1990. Vortrag vom 15. Dezember 1918.

12 Scholmann, H. J., Blümcke, S.: Morphologie der Bronchitis und des Lungenemphysems. In: Dorow, P. (Hrsg.): Pneumologisches Kolloquium 7. Ätiopathogenese, Diagnostik und Therapie des Asthma bronchiale. De Gruyter Verlag Berlin1992. Seitenzahl fehlt.

13 Cohen, S., Tyrrell, D. A., Smith, A. P.: Psychological stress and susceptibility to the common cold. New England Journal of Medicine 1991; 325 (9). S. 606–612.

14 Pedersen, A., Zachariae, R., Bovbjergm D. H.: Influence of psychological stress on upper respiratory infection – a meta-analysis of prospective studies. Psychosomatic Medicine 2010; 72 (8). S. 823–832.

15 Kalula, S.; Ross, K.: Immunosenescence-inevitable or preventable? Current Allergy & Clinical Immunology 2008; 21. S. 126–130.

16 Brolinson, P. G., Elliott, D.: Exercise and the immune system. Clinics in Sports Medicine 2007; 26 (3). S. 311–319.

17 Cohen, S., Tyrrell, D. A., Smith, A. P.: Psychological stress and susceptibility to the common cold. New England Journal of Medicine 1991; 325 (9). S. 606–612.

18 Steiner, R.: Geisteswissenschaftliche Gesichtspunkte zur Therapie (GA 313). Rudolf Steiner Verlag Dornach 2001. Vortrag vom 16. April 1921.

19 Bucher, O., Wartenberg, H.: Cytologie, Histologie und mikroskopische Anatomie des Menschen. Verlag Hans Huber Bern 1997. S. 248.

20 Ebd. S. 246.

21 Evans, M., Zimmermann, P.: Prospektive Internationale Outcome-Studie zur Verschreibung anthroposophischer Arzneimittel. Ein vorläufiger Bericht. Der Merkurstab 2000; 53 (2). S. 92–98.

22 Bartke-Anders, I.: Myristica sebifera – Eine südamerikanische Heilpflanze. Arznei zur europäischen Winterzeit. Der Merkurstab 2003; 56 (1). S. 16–21.

23 GAÄD (Hrsg.): Vademecum Anthroposophische Arzneimittel 2017. Der Merkurstab 2017; 70 (Suppl.). S. 672.

24 Evans, M., Zimmermann, P.: Prospektive Internationale Outcome-Studie zur Verschreibung anthroposophischer Arzneimittel. Ein vorläufiger Bericht. Der Merkurstab 2000; 53 (2). S. 92–98.

25 Maxfield, A. Z., Korkmaz, H., Gregorio, L. L.: General antibiotic exposure is associated with increased risk of developing chronic rhinosinusitis. Laryngoscope 2017; 127 (2). S. 296–302 .

26 Köhler-Forsberg, O., Petersen, L., Gasse, C.: A Nationwide Study in Denmark of the Association Between Treated Infections and the Subsequent Risk of Treated Mental Disorders in Children and Adolescents. JAMA Psychiatry 2019; 76 (3). S. 271–279.

27 Diesen persönlichen Hinweis verdankt der Autor U. Meyer.

28 Soldner, G.; Kummer, R.: Citrus pericarpium D1. Der Merkurstab 2011; 64 (1). S. 87.

29 Al-Waili, N.: Topical honey application vs. acyclovir for the treatment of recurrent herpes simplex lesions. Medical Science Monitor 2004; 8. S. 94–98.

30 Hipper, M., Mentel, R., Lindequist, U. et al.: Wirkung auf Herpes-simplex-Viren. Pharmazeutische Zeitung 2009; 154 (20). S. 44–46.

31 Schuhmacher, A., Reichling, J., Schnitzler, P.: Virucidal effect of peppermint oil on the enveloped viruses herpes simplex virus type 1 and type 2 in vitro. Phytomedicine 2003; 10 (6–7). S. 503–510.

32 Schneider, S., Reichling, J., Stintzing, F. et al: Anti-herpetic Properties of Hydroalcoholic Extracts and Pressed Juice from Echinacea pallida. Planta Med 2009; 75. S. 1–8.

33 Schnitzler, P., Nolkemper, S., Stintzing, F. et al: Comparative in vitro study on the anti-herpetic effect of phytochemically characterized aqueous and ethanolic extracts of Salvia officinalis grown at two different locations. Phytomedicine 2008; 15 (1–2). S. 62–70.

34 Byars, S. G., Stearns, S. C., Boomsma, J. J.: Association of Long-Term Risk of Respiratory, Allergic, and Infectious Diseases With Removal of Adenoids and Tonsils in Childhood. Journal of the American Medical Association - Otolaryngological Head Neck Surgery 2018; 144 (7). S. 594–603.

35 GAÄD (Hrsg.): Vademecum Anthroposophische Arzneimittel 2017. Der Merkurstab 2017; 70 (Suppl.). S. 396.

36 Ebd. S. 224.

37 Hofmann, D., Hecker, M., Völp, A.: Efficacy of dry extract of ivy leaves in children with bronchial asthma. A review of randomized controlled trials. Phytomedicine 2003; 10. S. 213–220.

38 Kemmerich B., Eberhardt, R., Stammer, H..: Efficacy and tolerability of a fluid extract combination of thyme herb and ivy leaves and matched placebo in adults suffering from acute bronchitis with productive cough. A prospective, double-blind, placebo-controlled clinical trial. Arzneimittelforschung 2006; 56 (9). S. 652–660.

39 Saller, R., Feiereis, H. (Hrsg.): Erweiterte Schulmedizin. Beiträge zur Phytotherapie. Band 1. Hans Marseille Verlag Bamberg 1993.

40 Oppermann, A., Rüdinger, B., Beckmann, C. et. al.: Anthroposophische Behandlung bei akuter Bronchitis und Tracheitis mit WALA Plantago Bronchialbalsam, Wala Hustensaft und Wala Thymus Oleum aethereum 5 %. Der Merkurstab 2009; 62 (5). S. 499–505.

41 GAÄD (Hrsg.): Vademecum Anthroposophische Arzneimittel 2017. Der Merkurstab 2017; 70 (Suppl.). S. 572.

42 Ebd. S. 414.

43 Grujičić, D., Stošić, I., Kosanić, M. et al.: Evaluation of in vitro antioxidant, antimicrobial, genotoxic and anticancer activities of lichen Cetraria islandica. Cytotechnology 2014; 66 (5). S. 803–813.

44 Cohen, H. A., Rozen, J., Kristal, H. et al.: Effect of honey on nocturnal cough and sleep quality: a double-blind, randomized, placebo-controlled study. Pediatrics 2012; 130 (3). S. 465–471.

45 Shadkam, M. N., Mozaffari-Khosravi, H., Mozayan, M. R.: A comparison of the effect of honey, dextromethorphan, and diphenhydramine on nightly cough and sleep quality in children and their parents. Journal of Alternative and Complementary Medicine 2010; 16 (7). S. 787–793.

46 Ebd.

47 Evans, M., Zimmermann, P.: Prospektive Internationale Outcome-Studie zur Verschreibung anthroposophischer Arzneimittel. Ein vorläufiger Bericht. Der Merkurstab 2000; 53 (2). S. 92–98.

48 GAÄD (Hrsg.): Vademecum Anthroposophische Arzneimittel 2017. Der Merkurstab 2017; 70 (Suppl.). S. 233.

49 Guertler, C., Wirz, B., Christ-Crain, M. et al.: Inflammatory responses predict long-term mortality risk in community-acquired pneumonia. The European Respiratory Journal 2011; 37 (6). S. 1439–1446.

50 Pletz, M.W., Rohde, G., Schütte, H.: Epidemiologie und Erreger bei ambulant erworbener Pneumonie (CAP). Deutsche Medizinische Wochenschrift 2011; 136. S. 775–780.
51 Geyer, U., Diederich, K., Kusserow, M. et al.: Inpatient treatment of community-acquired pneumonias with integrative medicine. Evidence-based Complementary and Alternative Medicine 2013. doi: 10.1155/2013/578274.
52 Beeindruckende Kasuistiken zur Anwendung von Pulmo/Vivianit comp. in der Neonatologie finden sich in: Huber, B. M., Bassler, D.: Successfull treatment of neonatal respiratory transitional disorders with Pulmo/Vivianit comp. in 2 cases. Complementary Medicine Research 2017; 24. S. 172–174.
53 Schmidt, H., Müller-Werdan, U., Hoffman, T. et al: Autonomic dysfunction predicts mortality in patients with multiple organ dysfunction syndrome of different age groups. Critical Care Medicine 2005; 33. S. 1994–2002.
54 Diesen Hinweis verdankt der Autor Georg Soldner.
55 Simon, L.: Senfwickel und entzündliche Krankheitsprozesse bei hysterischer Konstitution. Der Merkurstab 1998; 51 (1). S. 5–12.
56 GAÄD (Hrsg.): Vademecum Anthroposophische Arzneimittel 2017. Der Merkurstab 2017; 70 (Suppl.). S. 230.
57 Hamm, H.: Stadiengerechte Therapie der COPD. Der Internist 2006, 47. S. 901–907.
58 Ebd.
59 Rabe, K. F.: Der Phosphodiesterase-4-Hemmer Roflumilast. Thieme Drug Report 2010; 4 (9). S. 1–16.
60 Woernle, M.: Polare Krankheitsursachen des Lungenemphysems. In: Tycho de Brahe Jahrbuch für Goetheanismus 1991. Tycho Brahe-Verlag Niefern-Öschelbronn. S. 434–450.
61 Vogelmeyer, C., Koczulla, R., Fehrenbach, H. et al.: Pathogenese der COPD. Der Internist 2006; 47. S. 885–894.
62 Markart, P., Ghofrani, H. A., Grimminger, F. et al.: Pulmonale Hypertonie bei COPD und interstitiellen Lungenerkrankungen. Deutsche Medizinische Wochenschrift 2009; 134. S. 164–166.
63 Janssen, W., Ghofrani, H. A., Weissmann, N. et. al.: Update: Präklinische Entwicklungen zur Therapie der pulmonalen arteriellen Hypertonie. Deutsche Medizinische Wochenschrift 2009; 134. S. 157–159.
64 Vogelmeyer, C., Koczulla, R., Fehrenbach, H. et al.: Pathogenese der COPD. Der Internist 2006; 47. S. 885–894.
65 Greulich, T., Koczulla, R., Vogelmeier, C. et al.: Die chronisch obstruktive Lungenerkrankung (COPD) als Systemerkrankung. Deutsche Medizinische Wochenschrift 2009; 134. S. 1231–1235.
66 GAÄD (Hrsg.): Vademecum Anthroposophische Arzneimittel 2017. Der Merkurstab 2017; 70 (Suppl.). S. 709.
67 Ebd.
68 Steiner, R.: Geisteswissenschaftliche Gesichtspunkte zur Therapie (GA 313). Rudolf Steiner Verlag Dornach 2001. Vortrag vom 11. April 1921.
69 Steiner, R.: Geisteswissenschaft und Medizin (GA 312). Rudolf Steiner Verlag Dornach 2020. Vortrag vom 26. März 1920.
70 GAÄD (Hrsg.): Vademecum Anthroposophische Arzneimittel 2017. Der Merkurstab 2017; 70 (Suppl.). S. 317.
71 Diesen Hinweis verdankt der Autor Christian Grah 2019.
72 GAÄD (Hrsg.): Vademecum Anthroposophische Arzneimittel 2017. Der Merkurstab 2017; 70 (Suppl.). S. 590.
73 Oppermann, A., Rüdinger, B., Beckmann, C. et al.: Anthroposophische Behandlung bei akuter Bronchitis und Tracheitis mit WALA Plantago Bronchialbalsam, Wala Hustensaft und Wala Thymus Oleum aethereum 5 %. Der Merkurstab 2009; 62 (5). S. 499–505.
74 Matthes, B.: Asthma bronchiale und COPD. Beitrag auf der Herbsttagung der GAÄD Kassel 2010.
75 Hofmann, D., Hecker, M., Völp, A.: Efficacy of dry extract of ivy leaves in children with bronchial asthma. A review of randomized controlled trials. Phytomedicine 2003; 10. S. 213–220.
76 Diesen Hinweis verdankt der Autor Georg Soldner.
77 GAÄD (Hrsg.): Vademecum Anthroposophische Arzneimittel 2017. Der Merkurstab 2017; 70 (Suppl.). S. 590.

78 Kienle, G.: Wirkung von Carbo Betulae D6 bei respiratorischer Partialinsuffizienz. Arzneimittelforschung 1973; 23 (6). S. 840–842.
79 Grah, C.: COPD-Therapie. Vortrag beim Anthroposophischen Ärzteseminar Havelhöhe 5 (2011).
80 Steiner, R.: Geisteswissenschaftliche Gesichtspunkte zur Therapie (GA 313). Rudolf Steiner Verlag Dornach 2001. Vortrag vom 13. April 1921.
81 Ginde, A. A., Mansbach, J. M., Camargo, C. A. Jr.: Association between serum 25-hydroxyvitamin D level and upper respiratory tract infection in the Third National Health and Nutrition Examination Survey. International Archives of Medicine 2009; 2 (4). S. 384–390.
82 Steiner, R.: Geisteswissenschaftliche Gesichtspunkte zur Therapie (GA 313). Rudolf Steiner Verlag Dornach 2001. Vortrag vom 13. April 1921.
83 Grah, C.: Empfehlungen der AAP (Arbeitsgemeinschaft anthroposophische Pneumologie) 2017.
84 Ebd.
85 Opitz, C., Rieht, A., Rosenkranz, S.: Pulmonale Hypertonie bei Linksherzerkrankungen. Klinikarzt 2017; 46. S. 382–388.
86 Riemekasten, G., Kuebler, W. M., Schermuly, R. et al: Die pulmonal-arterielle Hypertonie – auch eine Erkrankung des Immunsystems? Deutsche Medizinische Wochenschrift 2014; 139. S. 116–120.
87 De Zeeuw, J., Baberg, T. H.: Lang wirksame Beta-Agonisten. Vom Segen zum Fluch? Medizinische Klinik 2007; 102. S. 263–264.
88 Lommatzsch, M., Lindner, Y., Edner, A., Bratke et al.: Adverse effects of salmeterol in asthma. A neuronal perspective. Thorax 2009; 64. S. 763–769.
89 Virchow, C.: Gibt es Vorteile der Fixkombination bei der Therapie des Asthma bronchiale hinsichtlich Verträglichkeit und Sicherheit? Deutsche Medizinische Wochenschrift 2009; 134. S. 376–380.
90 Schultze-Werninghaus, G. M., Debelic, N., Konietzko, H. et al.: Unspezifische und spezifische Provokationstests der Atemwege. In: Schultze-Werninghaus, G.M., Debelic, N. (Hrsg.): Asthma. Grundlagen, Diagnostik, Therapie. Springer Verlag Berlin 1988.
91 Barnes, P. J., Martin, T. R., zitiert nach: Wiehert, P. v.: Nächtliches Asthma. Zirkadianer Rhythmus oder schlafbezogene Atmungsstörungen? Deutsche Medizinische Wochenschrift 1993; 118. S. 719–723.
92 Vögler, H.: Asthma bronchiale. Klinisch-therapeutisches Kolloquium am Gemeinschaftskrankenhaus Herdecke zur Erweiterung eines Krankheitsbildes. Der Merkurstab 1987; 40 (6). S. 307–315.
93 Weckenmann, M.: Kupfer und Nierenorganisation II. Der Merkurstab 1993; 46 (1). S. 274–288.
94 GAÄD (Hrsg.): Vademecum Anthroposophische Arzneimittel 2017. Der Merkurstab 2017; 70 (Suppl.). S. 359.
95 Suchantke, G.: Der Tabak als Heilpflanze. Natura 1933/34; 6. S. 232–244.
96 Streit, E.: Asthma bronchiale und COPD. Beitrag auf der Herbsttagung der GAÄD Kassel 2010.
97 GAÄD (Hrsg.): Vademecum Anthroposophische Arzneimittel 2017. Der Merkurstab 2017; 70 (Suppl.). S. 709.
98 Ebd.
99 Pedersen, P. A.: Pharmazeutische Betrachtungen zu Gencydo. Weleda Korrespondenzblätter 1991; 129. S. 5–19.
100 Zwiauer, J.: Beitrag zu Cydonia vulgaris, der Quitte. Weleda Korrespondenzblätter 1991; 129. S. 20–22.
101 Evans, M., Zimmermann, P.: Prospektive Internationale Outcome-Studie zur Verschreibung anthroposophischer Arzneimittel. Ein vorläufiger Bericht. Der Merkurstab 2000; 53 (2). S. 92–98.
102 GAÄD (Hrsg.): Vademecum Anthroposophische Arzneimittel 2017. Der Merkurstab 2017; 70 (Suppl.). S. 322.
103 Soldner,G.; Kummer, R.: Citrus pericarpium D1. Der Merkurstab 2011; 64 (1). 87–88.
104 Lorenz, P., Heinrich, M., Garcia-Käufer, M. et al.: Constituents from oak bark (Quercus robur L.) inhibit degranulation and allergic mediator release from basophils and mast cells in vitro. Journal of Ethnopharmacology 2016; 194. S. 642–650.
105 Cruz, E. A., Reuter, S., Martin, H. et al.: Kalanchoe pinnata inhibits mast cell activation and prevents allergic airway disease. Phytomedicine 2012; 19 (2). S. 115–121.
106 Steiner, R.: Physiologisch-Therapeutisches auf der Grundlage der Geisteswissenschaft (GA 314). Rudolf Steiner Verlag Dornach 1975. Vortrag vom 2. Januar 1924.

107 Deshpande, D. A., Wang, W. C., McIlmoyle, E. L. et al.: Bitter taste receptors on airway smooth muscle bronchodilate by localized calcium signaling and reverse obstruction. Nature Medicine 2010;16 (11). S. 1299–1304.

108 Shah, A. S., Ben-Shahar, Y., Moninger, T. O. et al.: Motile cilia of human airway epithelia are chemosensory. Science. 2009; 325 (5944). S. 1131–1134.

109 Werner, H.: Inhalationstherapie mit Arsen bei Asthma bronchiale. Der Merkurstab 1983; 36 (3). S. 106.

110 Diesen Hinweis verdankt der Autor Eva-Gabriele Streit.

111 Husemann, F.: Die Austernschale oder Calcium carbonicum. Der Merkurstab 2000; 53 (6). S. 413–420.

112 Gloger, G., Grah, C., Krüger, M. et al.: Asthma bronchiale in der Anthroposophischen Medizin. Teil 1: Krankheitsverständnis und medikamentöse Therapie. Der Merkurstab 2018; 71 (6). S. 428–436.

113 Hamre, H. J., Witt, C. M., Kienle, G. S. et al..: Anthroposophic therapy for asthma: A two-year prospective cohort study in routine outpatient settings. Journal of Asthma and Allergy 2009; 2. S. 111–128.

114 Bonin, D., Klein, S.D., Würker, J. et al.: Speech-guided breathing retraining in asthma: a randomised controlled crossover trial in real-life outpatient settings. BMC Trials 2018; 19 (1). S. 333.

115 Girke, M.: Die Idee der Dreigliederung in immunologischen und entzündlichen Reaktionen. Der Merkurstab 1986; 39 (1). S. 1–8.

116 Steiner, R.: Anthroposophische Menschenerkenntnis und Medizin (GA 319). Rudolf Steiner Verlag Dornach 1994. Vortrag vom 2. September 1923.

117 Pedersen, P. A.: Pharmazeutische Betrachtungen zu Gencydo. Weleda Korrespondenzblätter 1991; 129. S. 5–19.

118 Zwiauer, J.: Beitrag zu Cydonia vulgaris, der Quitte, dem zweiten Bestandteil des Heuschnupfenpräparates Gencydo. Weleda Korrspondenzblätter 1991; 129. S. 20–22.

119 Gründemann, C., Huber, R.: Gencydo stabilisiert an Asthma und Heuschnupfen beteiligte Zellen. Der Merkurstab 2011; 64 (5). S. 443–448.

120 Gründemann, C., Papagiannopoulos, M., Lamy, E. et al.: Immunomodulatory properties of a lemon-quince preparation (Gencydo®) as an indicator of anti-allergic potency. Phytomedicine 2011;18 (8–9). S. 760–768.

121 Baars, E.W., de Bruin, A.: The effect of Gencydo injections on hayfever symptoms: a therapeutic causality report. The Journal of Alternative and Complementary Medicine 2005; 5 (11). S. 863–869.

122 GAÄD (Hrsg.): Vademecum Anthroposophische Arzneimittel 2017. Der Merkurstab 2017; 70 (Suppl.). S. 638.

123 Soldner, G.; Kummer, R.: Citrus pericarpium D1. Der Merkurstab 2011; 64 (1). S. 87–88.

124 Sommer, A.: Gencydo Nasenspray bei Rhinitis. Bericht über therapeutische Erfahrungen aus der ärztlichen Praxis (Basler und Berner Ärzte). Schweizerische Zeitschrift für Ganzheitsmedizin 2001; 13. S. 230–232.

125 Soldner, G.; Kummer, R.: Citrus pericarpium D1. Der Merkurstab 2011; 64 (1). S. 87–88.

126 Schrauth, M., Rissmann, W.: Gencydo in der Therapie dissoziativer Symptome. Eine longitudinale, prospektive Anwendugsbeobachtung bei psychiatrischen Patienten. Der Merkurstab 2009; 62 (1). S. 20–25.

127 GAÄD (Hrsg.): Vademecum Anthroposophische Arzneimittel 2017. Der Merkurstab 2017; 70 (Suppl.). S. 298.

128 Fujimura, K. E., Lynch, S. V.: Microbiota in allergy and asthma and the emerging relationship with the gut microbiome. Cell Host and Microbe 2015; 17 (5). S. 592-602.

129 Purchiaroni, F., Tortora, A., Gabrielli, M. et al.: The role of intestinal microbiota and the immune system. European Review for Medical and Pharmacological Sciences 2013; 17 (3). S. 323–333.

130 Fujimura, K. E., Lynch, S. V.: Microbiota in allergy and asthma and the emerging relationship with the gut microbiome. Cell Host and Microbe 2015; 17 (5). S. 592-602.

131 Guilleminault, L., Williams, E. J., Scott, H. A.: Diet and Asthma: Is It Time to Adapt Our Message? Nutrients 2017; 9 (11). E1227.

132 Ebd.

133 Kunz, C.: Von edlen Baumharzen. Der Merkurstab 2009; 62 (2). S. 152–158.

134 Soldner, G., Stellmann, H. M.: Individuelle Pädiatrie. Wissenschaftliche Verlagsgesellschaft Stuttgart 2018. S. 209.

135 Goebel, W., Glöckler, M., Michael, K.: Kindersprechstunde. Ein medizinisch-pädagogischer Ratgeber. Verlag Urachhaus Stuttgart 2018.
136 GAÄD (Hrsg.): Vademecum Anthroposophische Arzneimittel 2017. Der Merkurstab 2017; 70 (Suppl.). S. 83.
137 Vogel, H. H.: Die Allergie. Menschenkundliche Gesichtspunkte zur Physiologie und Therapie der allergischen Erkrankungen. Wala Heilmittel Bad Boll 1968.
138 Alm, J. S., Swartz, J., Lilja, G. et al.: Atopy in children of families with an anthroposophic lifestyle. Lancet 1999; 353. S. 1485–1488.
139 Flöistrup, H., Swartz, J., Bergström, A. et al.: Allergic disease and sensitization in Steiner school children. Journal of Allergy and Clinical Immunology 2006; 117 (1). S. 59–66.
140 Flöistrup, H., Swartz, J., Bergström, A. et al.: Allergien und Sensibilisierung bei Waldorfschülern. Der Merkurstab 2006; 59 (4). S. 308–315.
141 Hamre, H. J., Fischer, M., Heger, M. et al.: Anthroposophic vs. conventional therapy of acute respiratory and ear infections. A prospective outcomes study. Wiener Klinische Wochenschrift 2005; 117. S. 256–268.
142 Molderings, G. J., Homann, J., Brettner, S. et al.: Systemische Mastzellaktivierungserkrankung: Ein praxisorientierter Leitfaden zu Diagnostik und Therapie. Deutsche Medizinische Wochenschrift 2014; 139. S. 1523–1538.
143 Murphy, K., Travers, P., Walport, M.: Janeway Immunologie. Springer Verlag Berlin/Heidelberg 2009. S. 715.
144 Ebd. S. 715 f.
145 Metzgeroth, G., Schwaab, J., Reiter, A.: Aktuelles zur systemischen Mastozytose. Deutsche Medizinische Wochenschrift 2014; 139. S. 1572–1575.
146 Pizarro, C., Skowasch, D., Grohé, C.: Aktuelle Therapieansätze der Sarkoidose. Deutsche Medizinische Wochenschrift 2017; 142. S. 17–23.
147 Prasse, A.: Sarkoidose – was ist neu? Deutsche Medizinische Wochenschrift 2017; 142. S. 825–828.
148 Prasse, A., Müller-Quernheim, J.: Sarkoidose. Der Internist 2009; 50 (5). S. 581–590.
149 DeRemèe, R. A.: The roentgenographic staging of sarcoidosis. Historic and contemporary perspectives. Chest 1983; 83 (1). S. 128–133.
150 American Thoracic Society, European Respiratory Society, World Association of Sarcoidosis and other Granulomatous Disorders: Statement on Sarcoidosis. Sarcoidosis, vasculitis, and diffuse lung diseases. American Journal of Respiratory and Critical Care Medicine 1999; 160 (2). S. 149–173.
151 Rizzato, G.: Extrapulmonary presentation of sarcoidosis. Current Opinion in Pulmonary Medicine 2001; 7 (5). S. 295–297.
152 Costabel, U.: Sarcoidosis. Clinical update. European Respiratory Journal 2001; 18. S. 56–68.
153 Zitiert nach: Curtis, J. R., Borson, S.: Examining the link between sarcoidosis and depression. American Journal of Respiratory and Critical Care Medicine 2001; 163 (2). S. 306–308.
154 Prasse, A., Müller-Quernheim, J.: Sarkoidose. Der Internist 2009; 50 (5). S. 581–590.
155 Schlereth, F., Badenhoop, K.: Vitamin D. Der Internist 2016; 57 (7). S. 646–655.
156 Chang, B., Steimel, J., Moller, D. R. et al.: Depression in sarcoidosis. American Journal of Respiratory and Critical Care Medicine 2001; 163 (2). S. 329–334.
157 Wirnsberger, R., de Vries, J., Breteler, M. et al.: Evaluation of quality of life in sarcoidosis patients. Respiratory Medicine 1998; 92 (5). S. 750–756.
158 Steiner, R.: Wie erlangt man Erkenntnisse der höheren Welten? (GA 10). Rudolf Steiner Verlag Dornach 1993. Kapitel: Die Bedingungen der Geheimschulung.
159 Kümmell, H. C., Fricke, I., Engelke, P. et al.: Langzeitbeobachtung bei nicht-steroidaler Sarkoidosetherapie. Bericht aus der Abteilung für Innere Medizin. Gemeinschaftskrankenhaus Herdecke 2003. www.rhythmen.de/downloads/sark_nonsteroid.pdf (Abfrage Mai 2019).
160 Kümmell, H. C., Buchner, C., Marx, C.: Zur Frage der Therapiebeurteilung bei Sarkoidose. Rheumamedizin 1983; 5. S. 120–124.
161 Grah, C., Happel, H., Vogt, J.: Die Behandlung der pulmonalen Sarkoidose nach dem Havelhöher Sarkoidose-Therapieprotokoll. Der Merkurstab 2008; 61 (4). S. 343–353.

162 Zitiert nach: Pizarro, C., Skowasch, D., Grohé, C.: Aktuelle Therapieansätze der Sarkoidose. Deutsche Medizinische Wochenschrift 2017; 142. S. 17–23.

163 GAÄD (Hrsg.): Vademecum Anthroposophische Arzneimittel 2017. Der Merkurstab 2017; 70 (Suppl.). S. 647.

164 Ebd. S. 745.

165 Grah, C.: Wirksamkeit und Unbedenklichkeit von Viscum album L. bei der pulmonalen Sarkoidose. Eine Fallkontrollserie. In: Scheer, R., Alban, S., Becker, H. et al. (Hrsg.): Die Mistel in der Tumortherapie 2. Aktueller Stand der Forschung und klinische Anwendung. KVC-Verlag Essen 2009. S. 335–351.

166 Diesen Hinweis verdankt der Autor Christian Grah.

167 Grah, C., Happel, H., Vogt, J.: Die Behandlung der pulmonalen Sarkoidose nach dem Havelhöher Sarkoidose-Therapieprotokoll. Der Merkurstab 2008; 61 (4). S. 343–353.

168 Grah, C., Thieme, C., Seiberth, R. et al.: Benefit of steroid free treatment compared to standard therapy in pulmonary sarcoidosis – a retrospective analysis. European Respiratory Journal 2014; 44. P 3765.

169 GAÄD (Hrsg.): Vademecum Anthroposophische Arzneimittel 2017. Der Merkurstab 2017; 70 (Suppl.). S. 745.

170 Ebd.

171 Ebd. S. 740.

172 Kirchner-Bockholt, M.: Grundelemente der Heileurythmie. Philosophisch-anthroposophischer Verlag am Goetheanum Dornach 1969.

173 Steiner, R.: Heileurythmie (GA 315). Rudolf Steiner Verlag Dornach 2008. Vortrag vom 16. April 1921.

174 Diesen Hinweis verdankt der Autor M. Adams.

175 Morgenstern, C.: Werke und Briefe. Bd. II. Verlag Urachhaus Stuttgart 1992. S. 240.

176 Steiner, R.: Die Geheimwissenschaft im Umriss (GA 13). Rudolf Steiner Verlag Dornach 1989. Kapitel: Die Erkenntnis der höheren Welten (Von der Einweihung oder Initiation).

177 Steiner, R.: Physiologisch-Therapeutisches auf der Grundlage der Geisteswissenschaft (GA 314). Rudolf Steiner Verlag Dornach 1975. Vortrag vom 2. Januar 1924.

178 Steiner, R.: Mantrische Sprüche Seelenübungen II (GA 268). Rudolf Steiner Verlag Dornach 1999. S. 85.

KAPITEL X
Kardiologie

1. Leitgedanken

Die kardiovaskulären Leiden gehören zu den weitverbreiteten Erkrankungen der westlichen Zivilisation und stellen nach wie vor die häufigste Todesursache dar. Neben den klassischen Risikofaktoren sind konstitutionelle Aspekte (z.B. Adipositas)[1], der Lebensstil (z.B. Ernährung und Bewegungsverhalten), seelische Einflüsse (z.B. die Bedeutung der Depression für die koronare Herzkrankheit und die Herzinsuffizienz[2]) und biografische Faktoren zu berücksichtigen.

Das *Herz* als Organ des *Rhythmischen Systems* vermittelt zwischen dem *Nerven-Sinnes-System* als Träger des Bewusstseins und den unbewussten Bereichen des *Stoffwechsel-Gliedmaßen-Systems* mit ihrer Verbindung zu *Bewegung* und *Wille.*

Im *Rhythmischen System* entwickelt sich gegenüber dem Unbewussten des Stoffwechsel-Gliedmaßen-Systems die träumende Welt des Fühlens, die sich im Nerven-Sinnes-System zum Wachbewusstsein steigert. Die Organe des mittleren Menschen und insbesondere das Herz stehen in diesem Spannungsfeld. Einseitigkeiten in der Dreigliederung, die v. a. mit der Dominanz des Nerven-Sinnes-Systems einhergehen, führen zu wesentlichen kardialen Erkrankungen. So sind *seelische Anspannung, Depression* und *Angst* für die KHK bedeutsam. Aber auch der Bewegungsmangel als Ausdruck der ungenügenden Aktivität im Stoffwechsel-Gliedmaßen-System ist ein wichtiger, mit dem westlichen Lebensstil korrelierender Risikofaktor.

Das mit dem Rhythmischen System verbundene Fühlen kann seine vermittelnde Qualität verlieren, das seelische Atmen zwischen dem Innen und Außen einschränken und auch in seiner „Sinnesfunktion", mit der es die Welt erfühlt, erblinden. Damit zeigt das Herz in seiner Funktion, aber ebenso in seinen Erkrankungen zahlreiche auch therapeutisch wesentliche Zusammenhänge mit dem *seelisch-geistigen Wesen.* Diese haben sich bis in unsere Zeit im Sprachlichen erhalten, indem wir von Menschen mit einem „guten Herzen" sprechen. Alte Kulturen erkannten das Herz in seiner spirituellen Bedeutung. So finden sich in der ägyptischen Kultur Hinweise auf die geistige Qualität dieses Organs.[3] Heute ist diese Sichtweise einer überwiegenden Mechanisierung gewichen. Ein umfassendes Verständnis des Herzens wird auf das Modell einer „Pumpe" für ein Röhrensystem reduziert, das jedwede Spiritualität im Erfassen des Menschen ausschließt. Im Nachfolgenden sei versucht, ein Verständnis der Herzorganisation und einiger ihrer Erkrankungen zu entwickeln, das den Blick auf die umfassende Wesenheit des Menschen freigibt. Die Charakteristik beginnt nicht bei dem anatomischen Organ, sondern von einem übergreifenden Gesichtspunkt, nämlich seiner Stellung im Flüssigkeitsorganismus.

2. Das Organverständnis des Herzens

2.1 Der Flüssigkeitsorganismus zwischen Leben und Licht

Das Herz als Organ des mittleren Menschen nimmt eine Mittelstellung im polaren Aufbau des *Flüssigkeitsorganismus* des Menschen ein. In der in Schlafbewusstsein gehüllten Stoffwechselorganisation entspringen die Lymphgefäße und finden ihren Weg aus der Peripherie der Stoffwechselgewebe über ein verzweigtes Gefäßsystem, das für den überwiegenden Teil des menschlichen Organismus in den Ductus thoracicus mündet, zum venösen Blut.

Die *Lymphe* ist von der Stoffwechselaktivität des menschlichen Organismus geprägt. Die Bewegung der Gliedmaßenorganisation moduliert beispielsweise ihre Strömungsdynamik. Makroskopisch erscheint sie als milchig-trübe Flüssigkeit, in der als zelluläres Element Lymphozyten reichlich vertreten sind.

Liquor und *Lymphe* stehen sich im *Flüssigkeitsorganismus polar* gegenüber. Die Lymphflüssigkeit ist durch das *Stoffwechsel-Gliedmaßen-System* bestimmt, der Liquor gehört zum *Nerven-Sinnes-System.*

Der kristallklare *Liquor* bildet eine eindrucksvolle Polarität zur Lymphflüssigkeit. Im Liquor finden sich nur noch ganz vereinzelt zelluläre Elemente. Er ist im Wesentlichen eine zellfreie Flüssigkeit. Auch das Eiweiß, das sich in der Lymphe findet, nimmt sich im Liquor ganz zurück. Stattdessen ist die Salzqualität betont: Sowohl die Natrium- als auch die Chloridkonzentration sollen oberhalb der entsprechenden Serumwerte liegen[4]; der Kaliumwert mit seinem Bezug zum Lebendigen erreicht im Liquor nur ca. zwei Drittel des Blutwertes, ferner ist der Liquor etwas saurer als das Blut.

Zum Liquor gehören wesensmäßig verwandt auch die weiteren Flüssigkeiten des Nerven-Sinnes-Systems, die als Kammerwasser des Auges und Endolymphe des Ohres in den großen Sinnesorganen zu finden sind. Es handelt sich um kristallklare, „durchlichtete" Flüssigkeiten, wie urbildhaft am Auge ablesbar. Licht strömt durch diese flüssige „Kristallqualität" hindurch, verbindet sich also nicht mit ihr. Ähnlich ist es für das innere Licht des Denkens, das dem äußeren Licht in den Sinneswahrnehmungen begegnet und zum Bewusstsein an der durch die Liquorräume charakterisierten Nervenorganisation erwacht.

Arterielles und venöses *Blut* stellen sich als vermittelnde Qualität in diesen Gegensatz von Liquor (Nerven-Sinnes-System) und Lymphe (Stoffwechsel-Gliedmaßen-System).

Das *venöse Blutsystem* umfasst eine Polarität. Seine Beziehung zu den *aufbauenden ätherischen Prozessen* illustriert die überwiegend vom venösen Blut durchströmte Leber. Entsprechend trägt ein Blut niedrigen Sauerstoffpartialdruckes die Aufbau- und Lebensprozesse des embryonalen Werdens. Auch die den Lymphstrom aufnehmende und zentripetal führende Gestaltung des venösen Gefäßsystems weist auf die durch Umkreiskräfte bestimmte ätherische Organisation hin.

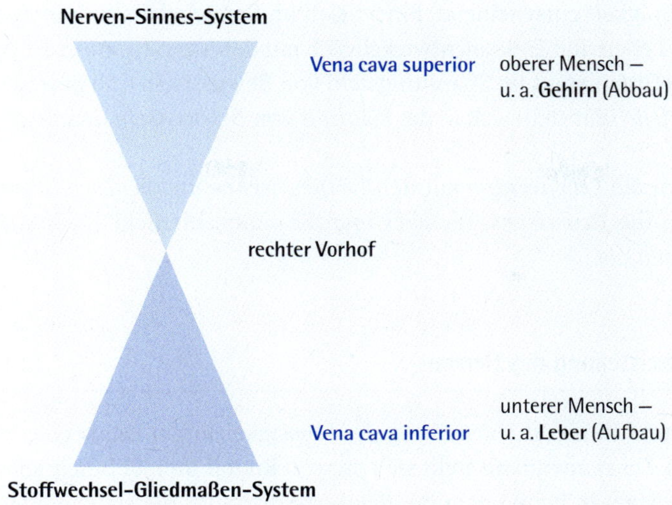

Polarität im venösen System

Das venöse Blut zeigt noch ein ganz anderes Bild: Die Vena cava superior führt Blut, das zu einem großen Teil der Nerven-Sinnes-Organisation entstammt. In ihr finden sich nun nicht Aufbauprozesse, sondern der überwiegende *Abbaustoffwechsel der Nervenorganisation.* Es sind also abbauende Qualitäten, die sich diesem Bereich des venösen Blutes beifügen. Ihm ist im Übrigen auch der Liquor als kristallklare Flüssigkeit des Nerven-Sinnes-Systems zugeströmt. Dadurch entsteht eine spannungsvolle Polarität zum nährstoffreichen Blut, das aus der Leber stammend zum Herzen fließt und hier auf das Blut aus der Nerven-Sinnes-Organisation trifft. Die rhythmischen Prozesse vermitteln beide Polaritäten.[5]

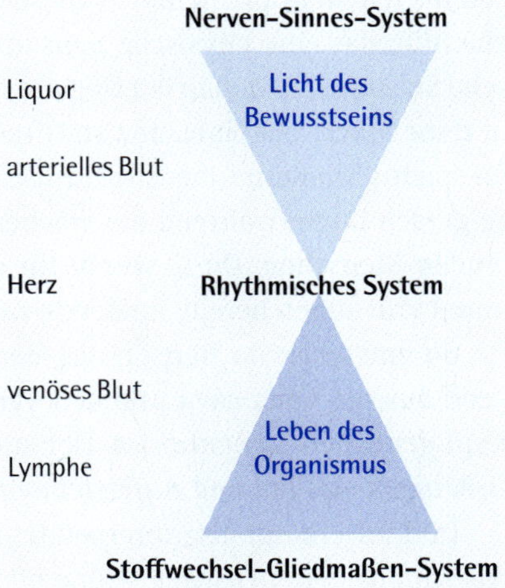

Das Herz im Flüssigkeitsorganismus des dreigliedrigen Organismus

Das *venöse Blut* stellt sich in die *Polarität* von *Leben* und *Tod* [→ Abb.].

Das *arterielle Blut* zeigt demgegenüber sowohl phylo- als auch ontogenetisch seinen Zusammenhang mit der *Beseelung* des Organismus.[6,7] So ist das arterielle Blut für das zentrale Nervensystem und die Bewusstseinsentwicklung von entscheidender Bedeutung. Jede kurzfristige Unterbrechung mit dem rasch eintretenden Bewusstseinsverlust belegt diesen Zusammenhang. Im mittleren Menschen steht das Blut durch die Atmung mit dem Fühlen in Verbindung. Die Einatmung ist das Geburtsmoment der *Arterialisation* im mittleren Menschen. Schließlich ist die arterielle Durchblutung der Gliedmaßenorganisation nicht nur für ihre Lebensprozesse (Trophik), sondern auch für die

Bewegungsfähigkeit entscheidend. Findet sich im Bereich der venösen Seite des Blutes der Bezug zu Leben und Tod, so entwickelt sich mit der Arterialisation die Astralisierung des lebenden Organismus im Spannungsfeld von Bewusstsein und Bewegung.

Das *arterielle Blut* stellt sich in die *Polarität* von *Bewusstsein* und *Bewegung.*

Somit stehen die *Lebenskräfte* mit den *lymphatischen und venösen Stromgebieten* in Verbindung, die *Bewusstseinsentwicklung* (Bewusstseins„licht") mit *Arterialisation und Liquorbildung.*

2.2 Die Mittelstellung des Herzens

Das Herz nimmt in dieser Darstellung des Flüssigkeitsorganismus eine Mittelstellung ein. In diesen Zusammenhang stellt sich die von Rudolf Steiner beschriebene Metamorphose von *Lebens-* in lichtverwandte *Bewusstseinskräfte*, die sogenannte *Ätherisation des Blutes.* Den der Sinneswahrnehmung zugänglichen Phänomenen stellen sich die geisteswissenschaftlich beschreibbaren zur Seite: „Wie Lichtstrahlen geht es vom Herzen nach dem Kopfe herauf ... Diese Strömungen entstehen dadurch, daß das menschliche Blut, das eine physische Substanz, ein Stoff ist, sich fortwährend auflöst in ätherische Substanz, so daß in der Gegend des Herzens ein fortwährender Übergang des Blutes in feine ätherische Substanz stattfindet, und diese strömt nach dem Kopfe herauf und umspielt glimmernd die Zirbeldrüse. Dieser Vorgang, das Ätherischwerden des Blutes zeigt sich immerwährend am wachenden Menschen. Jetzt ist es aber anders am schlafenden Menschen. Da ... würde für den okkulten Beobachter eine fortwährende Strömung von außen herein, auch von rückwärts herein zum Herzen wahrnehmbar sein."[8]

So entstehen im Bereich des Herzens, das anatomisch an dem Venenkreuz (bestehend aus der Vena cava und den Venae pulmonales) befestigt ist, fortlaufend die zum Kopf gehenden *Lichtstrahlen.* Der kontemplativen Betrachtung erschließt sich, wie das *Geheimnis von Tod und Auferstehung* zum Verständnis der Herzorganisation gehört.

In der Herzorganisation metamorphosiert sich das *Leben* des *unteren Menschen* in das zum *oberen Menschen* strömende *Licht.* Dieser Prozess ist in das dem Fühlen nahestehende Wesen des Herzens eingebettet. Die von Johann Gottfried Herder (1744–1803) angesprochenen Qualitäten von *Licht, Liebe und Leben* erscheinen hier vor dem Hintergrund der Dreigliederung des menschlichen Organismus.

Dabei realisiert sich ein Doppeltes. Einerseits verliert das zum Herzen strömende Blut an Lebendigkeit und erfährt diese *Metamorphose der Lebenskräfte.* Auf der anderen Seite strömt das aus der Lunge zum Herzen kommende, durch die Inspiration sauerstoffreiche Blut im arteriellen Gefäßsystem belebend, Seele und Geist in den Organismus tragend. Hier wandelt sich *Licht in Leben*: „Die Lunge nimmt mit der eingeatmeten Luft Kräfte des Kosmos auf. In diesen strömen die Weltgedanken ein ... So wird in der Atmung vom Kosmos in den Menschen hinein gebildet und gestaltet", charakterisierte es Rudolf Steiner.[9]

Die Ruhe- und Stauungsphasen der Blutströmung im rechten und linken Ventrikel, in denen das Blut zu einem wie in sich kreisenden Bewegungsstillstand kommt, bestimmen den jeweiligen Schwellenübergang. Hier kommt es einerseits zur Geistbefreiung und Exspiration, andererseits zur Inkarnation des Geistig-Seelischen, die sich der Inspiration anschließt und den Organismus auf den Wegen des arteriellen Gefäßbereichs erreicht.

2.3 Herz und Gefäßsystem

Die unterschiedlichen Qualitäten der Gefäßorganisation im dreigliedrigen Organismus beleuchten die Mittelstellung des Herzens.

Exkurs

Die herznahen *Arterien* zeigen den elastischen Bautyp. Die gesamte Muskularis ist durchsetzt von konzentrisch angeordneten, starken elastischen Netzen. Die schmale Tunica externa besteht vorwiegend aus kollagenen Fasern. Es entstehen kapselartige Qualitäten. In den herzfernen Arterien nehmen die glatten Muskelzellen der Media zu, die elastischen Membranen ab. Aus dem elastischen entsteht der bewegliche, muskuläre Bautyp der Arterien. Das Stoffwechsel-Gliedmaßen-System beginnt zu überwiegen. In der Stoffwechselorganisation gehen die feineren Arterien (Arteriolen) in die Kapillaren über. Sie zeigen eine hohe regenerative Potenz[10] und Differenzierungsmöglichkeit. Im Kapillarbereich findet ein intensiver Substanz-, Flüssigkeits- und Gasaustausch statt. Kapilläre Flüssigkeitsbewegung steht mit den dortigen Stoffwechselprozessen in Beziehung. Diese intensiven Stoffwechselprozesse und auch die Lebendigkeit des kapillaren Gefäßsystems schwinden schrittweise, sobald sich an die Kapillaren die zunächst kleineren und schließlich großen venösen Gefäße anschließen. Diese zeigen dann als obere und untere Hohlvenen eine erhebliche Zunahme des Bindegewebes, der elastischen und kollagenen Fasern, sodass sie gelegentlich als „Bindegewebsschläuche" charakterisiert werden und in deutlichem Gegensatz stehen zu den von den Lebensprozessen dominierten Kapillaren. Eine entsprechende Veränderung zeigt auch das *Blut.* So soll es herzwärts zu einer zunehmenden Hämokonzentration kommen und die Fließeigenschaften einer Newtonschen Flüssigkeit bekommen.[11] In der Frühphase der systolischen Kontraktion gerät es sogar kurzzeitig unter Druck- und Spannungskräfte. Die Offenheit des Blutes zur Gewebeperipherie im kapillaren Bereich wandelt sich während der systolischen Anspannungszeit in die polare Geste einer kapselartigen Umgrenzung.

Das *Gefäßsystem* verliert mit zunehmender Nähe zum Herzen *Lebendigkeit* und *kontraktile Bewegungsfähigkeit.* Aus einer Gefäßorganisation, die in den Kapillaren noch Lebensprozesse trägt, entwickelt sich eine solche, in der die *physische Organisation dominiert.*

„Blut nach dem Herzen strebend ist der verfeinerte Prozess des Sterbens", formulierte es Rudolf Steiner.[12] Damit stellen sich den verfestigenden, in die Schwere und

Abkapselung führenden Qualitäten der Gefäße und der Herzorganisation diejenigen zur Seite, die Lebens- in Lichtkräfte verwandeln.

Die *Herzorganisation* stellt sich zwischen *Licht* und *Schwere*. Sie steht dadurch mit dem *Gold* in *Beziehung*, das *Licht* und *Schwere* in seinem *Wesen* trägt [→ 4.1.5 Medikamentöse Therapie].

2.4 Herz und Wärme

Die Metamorphose von Lebens- in Lichtkräfte geht durch das Tor der *Wärme*. Wir sind gewohnt, die Wärme nach ihren physikalischen Kennzahlen zu betrachten und nicht nach ihrem qualitativen Wesen. Dieses zeigt nun eine deutliche Polarität: In der Verbrennungswärme verzehrt sich die Lebendigkeit und es entbindet sich das Licht. Dieser *abbauenden Wärmequalität*, die sich z.B. im auffallend warmen Gehirn und damit im oberen Menschen findet, steht eine andere polar gegenüber. Es ist die „*Brutwärme*" mit ihrer aufbauenden, viel stilleren Qualität, die das Geistige in die Lebensprozesse „einbindet". Diese Wärme findet sich in den *aufbauenden Bildeprozessen* (z.B. der Leber) und gehört besonders zum unteren Menschen.

Physiologisch gesehen setzt das Herz einen hohen Energieanteil als Wärme frei (ca. 85%) und nur ein geringer Teil wirkt in der Bewegung und dem Stoffwechsel, sodass das Herz als ein „Wärmeproduktionsorgan" erscheint.[13] Somit hat die Herzorganisation eine enge Beziehung zur Wärme, wie die Lunge zum Festen [→ IX. 2.4 Die Dreigliederung der Atmungsorganisation], die Leber zum Flüssigen [→ XXIV. 2. Die Leber und die vier Wesensglieder des Menschen] und schließlich die Nieren zum Luftelement [→ XXVII. 2. Die Dreigliederung in der Nierenorganisation]. Die Sklerose-dominierten Herzerkrankungen sind unter dem Wärmeaspekt als kälteverwandte Erkrankungen zu sehen.

2.5 Die Dreigliederung des Herzens

Das Herz bildet sich embryonal durch Stau- und Spiralprozesse. Die Qualitäten des *venösen* und des *arteriellen Blutes* bestimmen die dadurch entstehende *rechte* und *linke Herzhälfte*. Darüber hinaus ergibt sich eine weitere „vertikale" Gliederung in *Vorhöfe* und *Kammern*, die auf die Dreigliederung des menschlichen Organismus weist.

Die *Vorhöfe* entwickeln Eigenschaften des *Nerven-Sinnes-Systems*.

Sie zeigen eine kugelförmige, überwiegend glattwandige Form. Der dünnen und an elastischen Fasern reichen *Vorhofwand* ist das kräftige Perikard, mit seiner großen Stabilität auch gegenüber hohen Drücken, direkt aufgelagert. Die Vorhofmuskulatur ist gegenüber der Kammer weitgehend zurückgenommen. Die Kontraktionsbewegungen der Vorhöfe sind im Vergleich mit dem ventrikulären Myokard geringer ausgeprägt. Darüber hinaus finden sich in den Vorhöfen mehr Nervenzellen (Ganglien) als im Bereich der Kammern.[14] Die Ganglien liegen hauptsächlich im Septum interatriale, in der dorsalen Vorhofwand bis zum Sulcus terminalis und dem Sulcus coronarius. Ganglien des rechten Vorhofes findet man vorwiegend im Gebiet der Mündung der oberen und der unteren Hohlvene, die des linken zum größten Teil in der dorsalen, zum kleineren Teil in der oberen Vorhofwand.[15] Außerdem existieren Nervenzellen in unmittelbarer Nachbarschaft zum Sinusknoten. Eine große Zahl markloser Nervenfasern versorgt das Erregungsleitungsgewebe.

Im Vorhof liegt der *Sinusknoten*. Von ihm gehen Gestaltung und Strukturierung der Vorhof- und Kammertätigkeit aus, die jedoch nicht nach dem Modell einer efferenten Myokardinnervation vorzustellen sind. Wie unsere Willenstätigkeiten, die sich durch die Gliedmaßen verwirklichen, ihre Gestaltung und zielbestimmte Ausrichtung von der Gedanken- und Vorstellungswelt erhalten, so erfährt das in der Blutströmung bewegte Herz seine Gestaltungskraft und Strukturierung durch die Vorhoftätigkeit. Das Herz ist besonders durch die Vorhöfe in den funktionellen Gesamtzusammenhang des Organismus eingegliedert und sinnesartig wahrnehmend tätig.

Den Ganglienzellen des Vorhofs direkt benachbart und mit ihnen offenbar in anatomischem Kontakt stehend, findet man chromaffine Zellen. Auch liegt eine peptiderge Innervation des Herzens (Neurotensin, Substanz P, VIP (vasoaktives intestinales Peptid) u. a.) vor. In beiden Vorhöfen finden sich myoendokrine Zellen, die das atriale natriuretische Peptid synthetisieren. Auf Reiz wird es aus Granula der myoendokrinen Zellen freigesetzt. Vorhofdehnung und erhöhter Vorhofdruck führen zu steigenden Plasma-ANF-Spiegeln. Es ist eine Tastsinneserfahrung des Herzens, die es dem Vorhofblut gegenüber gewinnt (demgegenüber liegt der Hauptsyntheseort des BNP im Ventrikelmyokard und zu einem kleinen Anteil im Gehirn, Nieren Lungen, des CNP (C-Typ-natriuretisches Peptid) besonders in Gefäßendothelien, Makrophagen, Gehirn, lokal auch in der Niere).[16]

Exkurs

Zu den pharmakologischen Wirkungen des ANFs gehören ein bronchodilatatorischer Effekt, die Erschlaffung der glatten Gefäßmuskulatur und die Natriurese. Hierin spricht sich eine Zurücknahme der vom oberen Menschen wirkenden und zu Stauungs- und Verhärtungsprozessen führenden astralischen Organisation aus. Angiotensin II steht demgegenüber mit der durch die astralische Organisation bedingten Tonisierung des arteriellen Gefäßsystems in Zusammenhang.

Das *Reizleitungssystem* des Herzens leitet sich zwar von der Muskulatur ab, hat aber deren Bewegungsfähigkeit verloren und Eigenschaften des Nervensystems angenommen. So zeigt es einen Aufbau, welcher der Struktur der Nervenorganisation im menschlichen Organismus entspricht. Im Bereich der Vorhöfe findet sich ein netzartiger, vergleichsweise sphärischer Aufbau des Erregungsleitungssystems mit einzelnen prädominanten Bündeln und der Sinusknoten. Im AV-Knotenbereich entwickelt sich eine „Zwischenstation“, die sich über das His'sche Bündel in die Leitungsbündel zum rechten und linken Ventrikel fortsetzt. Im Kleinen erscheint somit ein Bauplan, welcher der Differenzierung der Nervenorganisation in das zentrale und periphere Nervensystem entspricht.

Die *Kammern* gehören zum *Stoffwechsel-Gliedmaßen-System* des Herzens.

Entgegengesetzte Verhältnisse bestehen im Bereich der *Kammern*: Hier findet sich keine glatte Wandbegrenzung, sondern ein reichhaltiges muskuläres Trabekelwerk. Die spiralige Architektonik offenbart ein Formprinzip, das in physiologischer Weise im Stoffwechselbereich als embryonale Spiralbewegungen des Intestinaltraktes vorkommt. Verglichen mit den Vorhöfen ist die Muskulatur kräftig entwickelt, was ausgeprägte Wandbewegungen als ein wesentliches Kennzeichen des Stoffwechsel-Gliedmaßen-Systems ermöglicht. Die ventrikuläre Muskulatur zeigt die Verwandtschaft zum Gliedmaßensystem bis zu den Papillarmuskeln: Wie kleine Gliedmaßenmuskeln reichen sie in die Kammerhöhle und inserieren mit Sehnenfäden, den Chordae tendineae, an den Klappen. Somit findet sich das Spektrum der Bewegungsorganisation im Herzen wieder, das sich von der flächigen Hohlorganmuskulatur bis zum axialen Prinzip des Muskelbaus erstreckt. Dabei weisen sowohl die intensive Blutversorgung der Ventrikel als auch die Dichte der Lymphgefäße auf ein kräftiges Stoffwechselgeschehen hin.

Die *rhythmisierende Funktion des Herzens* (zugehörig zum Rhythmischen System) vermittelt die *polaren Bereiche*, die *Vorhöfe* (mit der Dominanz des Nerven-Sinnes-Systems) und die *Ventrikel* (mit der Dominanz des Stoffwechsel-Gliedmaßen-Systems). Der *Blutfluss* erfährt durch *Stauungsprozesse* seine *Rhythmisierung.*

Die vermittelnde Qualität des Rhythmischen Systems erscheint in der zyklischen Herztätigkeit und damit dem Wechsel von *Systole* und *Diastole*. In der Systole kommt es zur Anspannung mit Druckerhöhung und kurzzeitiger Flow-Verlangsamung (bis fast zum Stopp). Ventrikelkontraktion, Druckerhöhung und Anspannung stehen mit der verhärtenden Qualität des Nerven-Sinnes-Systems in Beziehung. Seine pathologische Wirksamkeit führt – wie wir später sehen – zur gestörten endothelialen Funktion des Gefäßes bzw. gestörten Relaxation der Kammer. Der systolischen Anspannungsphase mit ihren ischämischen Abbauprozessen (Reduktion der Myokarddurchblutung) schließt sich die systolische Weiterleitung des bewegten Blutes an. Die Bezeichnung „Austreibungsphase“ erinnert dabei zu Recht an die Geburt: Das aus der Atmungsorganisation einströmende arterialisierte Blut erscheint aus dieser „vorgeburtlichen Phase“ mit der Systole für den Organismus „geboren“. Umgekehrt führt die rechtsventrikuläre Systole und Austreibungsphase das Blut zur Atmungsorganisation und der Exspiration entgegen. Es gleicht einer “Geburt“ in umgekehrter Richtung, also aus dem Organismus kommend in den Luftraum und damit die Peripherie.

Die diastolische Relaxation ist umgekehrt mit dem Stoffwechsel-Gliedmaßen-System verbunden: Das strömende Blut fließt in der Füllungsphase in den Ventrikel und kommt enddiastolisch in eine geringe, durch die Vorhofkontraktion akzentuierte Anspannung. Während sich in der Systole die Myokardperfusion einschränkt und damit abbauende Qualitäten dominieren, kommt es in der Diastole zur vermehrten Durchblutung und aufbauenden Regeneration. Das Kapitel [→ XII. Arterielle Hypotonie] beschreibt die konstriktorische Wirksamkeit des Nerven-Sinnes- und die dilatatorische des Stoffwechsel-Gliedmaßen-Systems für das Gefäßsystem. Entsprechendes gilt nun für das Herz in seinem funktionellen Wechsel zwischen Systole und Diastole. In der zyklischen Herztätigkeit verbinden sich also die polaren Qualitäten der Dreigliederung in rhythmischer Abfolge. In systolischer Anspannung und lösender Weiterbewegung bzw. diastolischem Einstrom und zunehmender endiastolischer Druckerhöhung begegnen sich diese polaren Qualitäten von Anspannung (Nerven-Sinnes-) und lösender Bewegung (Stoffwechsel-Gliedmaßen-System).

Das *rechte Herz* empfängt und zentralisiert den aus dem Gesamtorganismus kommenden Flüssigkeitsstrom. Das venöse Blut zeigt eine Entwicklungsgeste des Ätherleibs, welche dieser von der Embryonalzeit an über den Zahnwechsel bis hin zur Geschlechtsreife vollführt, um das *ätherische Herz* zu bilden.[17] Diese ätherische Organbildung wird der Bildegeste nach innerhalb des Flüssigkeitsorganismus in dem zum rechten Herzen strömenden venösen Blut anschaubar.

Im Bereich des arteriellen Systems und des *linken Herzens* erscheint jedoch eine andere Geste. Wie oben dargestellt, hat es Verbindung mit dem astralischen Leib und ermöglicht im Gliedmaßensystem die Willensäußerungen des Menschen.

„Im Herzen haben Sie, insofern die ätherische Welt in Betracht kommt, einen zusammengezogenen Kosmos; aber zugleich auch, insofern die astralische Welt in Betracht kommt, eine Zusammenziehung desjenigen, was der Mensch tut. Hier schließen sich der Kosmos mit seinem Geschehen und das Karma des Menschen zusammen", beschrieb es Rudolf Steiner.[18]

2.6 Drei Ebenen der Herzfunktion

Das Pumpenmodell hat eine enorme Suggestivkraft, sodass es schwer fällt, die darüber hinausweisenden Phänomene ausreichend zu würdigen. Der Abschnitt über die Herzinsuffizienz [→ 4.2 Herzinsuffizienz], die man reduktionistisch als „Pumpversagen" interpretiert, geht auf einige Aspekte ein. Rudolf Steiner charakterisierte das Pumpenmodell des Herzens als folgenschweren Irrtum[19], der das Tor zum spirituellen Menschen verschließt. Diesem Modell gegenüber lässt sich die *Funktion des Herzens* vor dem Hintergrund des Dargestellten unter *drei Aspekten* charakterisieren.

Auf der *physiologischen Ebene der Herzfunktion* finden sich *Stauungsprozesse* [→ Abb.], die das nahezu kontinuierliche Strömen des Cava-Blutes in die pulsatile arterielle, mit Druckaufbau einhergehende Qualität verwandeln. Branco Furst arbeitete in außerordentlich verdienstvoller Weise die physiologischen Phänomene heraus, die gegen das Pumpenmodell und für die Stauung (kardiale Impedanzfunktion) des strömenden Blutes sprechen.[20] Der polnische Herzchirurg und Anthroposoph Leon Manteuffel-Szoege (1904–1973) wies bereits in der Mitte des 20. Jahrhunderts auf die Kreislaufphysiologie mit dem eigenbeweglichen Blut in zahlreichen, auch tierexperimentellen Untersuchungen hin. Auch zeigte er die Beziehung der Blutbewegung zur Wärme („Circulation is connected with the thermal condition of the subject"). Ebenso gehören in diesen Zusammenhang die Ausführungen Arthur Guytons (1919–2003) zur Herz-Kreislaufphysiologie (venous return model).

Exkurs

Wenn das Herzzeitvolumen ausschließlich durch die Herzfunktion bestimmt wird, müsste die Änderung der Herzfrequenz oder der Pumpleistung des Herzens das Herzzeitvolumen verändern. Guyton veränderte experimentell die Herzfrequenz von Hunden mit einer chirurgisch angelegten arteriovenösen Fistel zwischen der Aorta und der Vena cava. Vor dem Öffnen dieser Fistel hatten Veränderungen der Herzfrequenz keinen Einfluss auf das Herzzeitvolumen. Beim Öffnen der Fistel stieg das Herzzeitvolumen jedoch proportional zu den Herzfrequenzveränderungen an. Diese und weitere Beobachtungen ließen sich – so Guyton – durch das Pumpenmodell nicht ausreichend erklären.[21] Tierexperimentell finden sich nicht nur durch die Arbeiten von Manteuffel-Szoege, sondern auch aus der aktuellen Forschung Hinweise auf einen venösen „return" im Sinne von Guyton. Berger et al. sprechen bei dem von ihnen tierexperimentell beobachteten „venous return" von einem „Wasserfall" aus dem abdominellen Stromgebiet in Richtung des rechten Vorhofs:: „The vena cava flow recovery thus defends venous return, possibly via hepatosplanchnic vascular waterfall."[22] Ein „Wasserfall" und nicht die „Pumpe" scheint also für die Hämodynamik entscheidend zu sein!

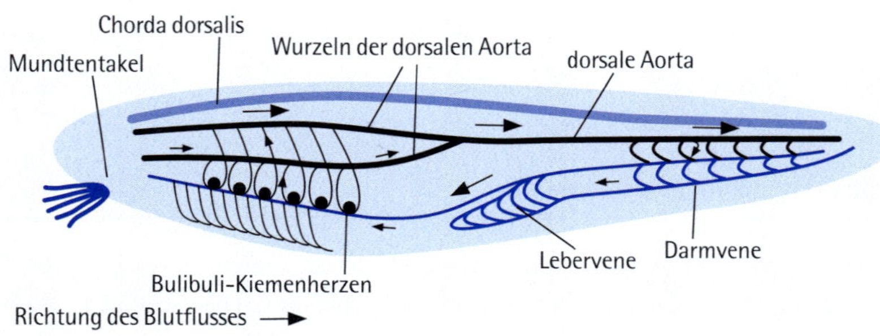

Lancelet (Amphioxus): Gefäßsystem mit Flüssigkeitsbewegung ohne Herz

Auch sprechen klinische Befunde eine andere Sprache: Wenn das Herz als „Pumpe" insuffizient wird, wäre zu erwarten, dass der Blutfluss sinkt, da die treibende Kraft fehlt. Welche Kraft füllt nun die strotzend gestauten Halsvenen des herzinsuffizienten Patienten? Welche Kraft dehnt die Vorhöfe auf, wenn das Herz durch Induktion eines Stillstandes (z.B. Kammerflimmern) nicht mehr schlägt? Welche Kraft führt zur signifikanten Steigerung des Minutenvolumens selbst dann, wenn man den Hauptausfluss der „Pumpe" – die Aorta – abklemmt? Schließlich weist die Embryologie auf einen Blutfluss, der nicht durch das Herz bestimmt ist. Bei dem Fisch Amphioxus findet sich ein Gefäßsystem ohne Herz [→ Abb.].

Der Blutkreislauf ist kein geschlossenes, sondern ein offenes System, das nicht durch eine Pumpe angetrieben wird, sondern andere Quellen der Hämodynamik umfasst. Wir kennen die enorme Rückresorptionsleistung der Nieren (ca. 1,78 l pro Tag), die über einen energieabhängigen Stoffwechselprozess zustande kommt und offensichtlich zur Hämodynamik beiträgt. Vieles spricht für eine Entwicklung von Blutbewegung in der Peripherie des Stoffwechsel-Gliedmaßen-Systems

und für die Stauungsprozesse im Bereich des Herzens. Diese Beobachtung führt zu dem Modell Steiners. Er verglich die Herzfunktion mit einem hydraulischen Widder, der z. B. durch herabströmendes Flusswasser angetrieben wird und durch einen ventilbedingten „systolischen" Stopp zu einem Wassertransport über das Ausgangsniveau führt. Auch bei diesem Vorgang besteht die Quelle der Bewegungsenergie in einem „Wasserfall" (oder andere Primärströmungen). Sie führt über eine Konstruktion mit zwei Ventilen zum Strömungsstopp mit Druckaufbau und plötzlichem Öffnen des zweiten Ventils, was dann das Wasser letztlich in eine Steigleitung presst. Der nachlassende Druck verschließt das zur Steigleitung führende Ventil und öffnet wiederum das Erstgenannte, womit der Vorgang von neuem und damit in rhythmischer Folge beginnt.
Diesem Modell folgend dient das Herz der Stauung und arteriellen Druckgeneration und nicht primär der Erzeugung des Blutflusses. Dieser entsteht in der Peripherie, im Stoffwechselsystem der Gewebe und ist offensichtlich wärmeabhängig. Im Stoffwechsel der Gewebe verbinden sich die Wesensglieder aktiv mit dem Organismus und der Hämodynamik. Mit der Blutbewegung zum Herz lösen sie sich von dem Blut. Rudolf Steiner sprach in diesem Zusammenhang von einem Prozess des Sterbens: „Blut nach dem Herzen strebend ist der verfeinerte Prozess des Sterbens.[23] Umgekehrt verbinden sich die Wesensglieder durch die Inspiration mit dem Blut, um schließlich im Stoffwechsel-Gliedmaßen-System dynamisch zu wirken. Die Polarität von Herz und peripherem Gefäßsystem ist nicht nur durch „Zentrum und Peripherie" charakterisiert, sondern besteht funktionell in dem Gegensatz von Stauung und Bewegung.

Diese *rhythmisierende Funktion* [→ Abb.] des Herzens, die sich vermittelnd in die polar aufgebaute menschliche Organisation stellt, ist eine eigenständige Qualität. Der Herzrhythmus steht mit dem gesamten Rhythmischen System des menschlichen Organismus in Beziehung. So sind z. B. die Phasenkoordinationen zwischen Atmungs- und Herzrhythmus gut dokumentiert und erreichen als „Herzens-Lungen-Schlag" insbesondere während des tiefen Schlafes ein Maximum.

Schließlich kommt dem Herzen eine *Sinnesfunktion* [→ Abb.] zu. Zunächst fallen unter diesem Aspekt die Druck-, Volumen- und Chemorezeptoren auf, die eine differenzierte, weit unter der Bewusstseinsschwelle sich entfaltende und in manchem dem Tastsinn nahestehende Sinnesorganisation bilden. Darüber hinaus ließen sich im Herzen Riech-[24] und Bitterstoffrezeptoren nachweisen. Diese reagieren auf minimale Konzentrationen. Auch eine transdermale Duftrezeption ist u. U. denkbar (und möglicherweise auch für die äußeren Anwendungen – Aurum/Lavandula comp. Herzsalbenlappen – relevant). Aber der Aspekt des Sinnesorgans geht weiter. Er führt bis zu dem Sinnesorgan, das sich im übersinnlichen Menschen in der Nähe der Herzorganisation befindet und im Zusammenhang mit den inneren Aufgabenstellungen, welche die Herzerkrankungen dem Menschen stellen, besprochen wird [→ 4.1.9 Anthroposophische Psychokardiologie].

Nerven-Sinnes-System →	Sinnesfunktion
Rhythmisches System →	rhythmisierende Funktion
Stoffwechsel-Gliedmaßen-System →	bewegende/stauende Funktion

Dreigliederung der Herzfunktion

2.6.1 Spirituelle Bedeutung des Herzens

Damit findet sich die Dreigliederung des gesamten Organismus im Herzen wieder. Sie steht dabei in einer charakteristischen Polarität zur Dreigliederung der Atmungsorganisation, also dem anderen großen Bereich des Rhythmischen Systems. Auch bei der Lungen- bzw. Atmungsorganisation unterscheiden wir die Sinnesfunktion (z.B. das Riechen), ihre rhythmische Tätigkeit im Wechsel von In- und Exspiration, und schließlich das Bewegungssystem, bestehend aus der differenziert aufgebauten Atemmuskulatur. Während sich die Dreigliederung der Atmungsorganisation im Wahrnehmen und Einatmen der äußeren Luft und dem rhythmischen Wechsel der Atemphasen nach außen wendet, so ist die Dreigliederung des Herzens nach „innen“ zum Blut orientiert. Seine Wahrnehmungs- und Sinnesfunktionen richten sich auf das Blut und „ertasten“ seine Hämodynamik; seine „Gliedmaßen“, die Papillarmuskeln mit den Chordae tendineae strahlen nicht nach außen, wie die Gliedmaßen des Gesamtorganismus, sondern sind nach innen gewendet. Die Lunge öffnet sich der Außen-, das Herz orientiert sich zur Innenwelt.

Aus diesem Grunde sind hinsichtlich der spirituellen Herzfunktion innere und nicht äußerliche Qualitäten zu erfahren. Zunächst steht das Herz durch seine Mittelstellung in der Metamorphose von Lebens- zu Bewusstseinskräften. Rudolf Steiner erwähnte diese Beziehung im Hinblick auf die therapeutische Wirksamkeit des Goldes, die später näher ausgeführt wird: „Dann nimmt man wahr, daß alles das, was einem ... im wachenden Erdenbewusstsein hält, was dieses Bewusstsein zu einem sogenannten normalen macht ... das in ungeheurer Feinheit in der Welt ausgebreitete, aber auf kein anderes Organ in solcher Unmittelbarkeit als auf das Herz wirkende Gold ... [ist].“[25] Auf der anderen Seite ist das Herz nicht nur mit diesem inkarnatorischen Impuls verbunden, sondern dient auch der Exkarnation, also dem Sterbeprozess: „Die Erscheinung des Todes geht so vor sich, dass sich im Moment des Todes der Zusammenhang, der zwischen dem Äther- und Astralleib einerseits und dem physischen Leib andererseits besteht, namentlich im Herzen löst. Eine Art Aufleuchten findet statt im Herzen, und dann heben sich über den Kopf heraus Ätherleib, Astralleib und Ich.“[26] Manche Patienten oder auch Angehörige beschreiben diese Lösungsprozesse im Bereich der Herzorganisation.[27]

Darüber hinaus ist das Herz ein Sinnesorgan des Fühlens: „Wenn der Mensch irgend etwas als schön, als wahr, als groß, als herrlich, als gut nicht durch seine Überlegung, nicht durch die kalte, nüchterne Verstandesüberlegung einsieht, sondern wenn er unmittelbar, ohne Verstandesüberlegung herantritt an ein Schönes, an ein Wahres, an ein Gutes, dann wird er schon an dem höhern Schlag des Herzens seine Zustimmung zu dem betreffenden Schönen, Wahren, Guten bemerken. Unser Herz schlägt wirklich anders im unternormalen Bewußtsein gegenüber dem Schönen, Herrlichen, Großen, Guten und anders gegenüber dem Verderblichen, Bösen, Hässlichen Niedern. Da ist wiederum etwas in dieser ursprünglichen Logik des Herzens, was genannt werden kann ein unmittelbares Miterleben ... Wir können sehen, was ein wiederholter Schmerz über irgendeinen Verlust, der uns immer wieder vor Augen steht, unmittelbar in uns auslösen kann. Er kann unmittelbar in uns auslösen das, was sich dann in der ganzen Leiblichkeit ausdrückt, sich ausdrückt vielleicht sogar bis zum Dahinsiechen der Leiblichkeit. Das arbeitet allerdings auf dem Umweg des Herzens. Das ließe sich physiologisch nachweisen..."[28] [→ 4.1.9 Anthroposophische Psychokardiologie].

Aber auch eine weitere geistige Sinnesfunktion hat Bedeutung. Das dem Herzen zuströmende venöse Blut des Organismus ist durch die unterschiedlichen Organfunktionen geprägt. Stoffwechselprozesse der Leber, der Nieren sowie des Gastrointestinaltrakts teilen sich dem Blut mit und verändern es qualitativ bis in seine substanzielle und hämodynamische Qualität hinein. Aber auch die durch das Gliedmaßensystem ausgeführten Handlungen prägen sich auf diese Weise dem Blut ein. Normalerweise liegen diese Veränderungen, die sich in die „Tafel des Blutes"[29] schreiben, weit unter der Schwelle des Bewusstseins. Im Rhythmischen System, im Bereich des Herzens, dämmern sie im Fühlen auf und sind als Regungen des Gewissens wahrzunehmen. Damit wird das Herz zu einem Sinnesorgan für das sich entwickelnde Schicksal, Karma des Menschen, indem diese „Stimme des Gewissens" die Schicksalsbedeutung von Taten und Handlungen erahnen lässt.

3. Von der Physiologie zur Pathophysiologie

Nicht nur Organisation und Funktion des Herzens, sondern auch seine Erkrankungen stellen sich vor den Hintergrund der Dreigliederung. Dabei bestehen charakteristische Unterschiede zur Pathologie der Lunge. Diese öffnet sich in den Atemwegen nach außen und der Mensch verbindet sich über die Atmung mit dem Umkreis. Demgegenüber gehört das Herz zur organismischen Innenwelt. Der Pulmonalkreislauf vereinigt diese beiden in ihrer funktionellen Ausrichtung polaren Organe und führt das Blut vom rechten Herzen in die Lungenstrombahn bis zu den Kapillaren der außenweltnahen Alveolen und von diesen als arterielles Blut zurück über die Venae pulmonales in das linke Herz. Der Atmungsprozess und das rhythmisch bewegte Blut stehen in enger Verbindung. Auch rhythmologisch sind Herz und Lunge aufeinander abgestimmt. Im Tiefschlaf entwickelt sich zwischen der Herz- und Atemfrequenz ein Verhältnis von 4 zu 1, wobei sich in Abhängigkeit von der Schlaftiefe die rhythmischen Organfunktionen sogar koordinieren[30] und dadurch einen rhythmologischen Zusammenhang, den „Herzens-Lungen-Schlag" (Steiner[31]) bilden.

Mit den *entzündlichen Atemwegserkrankungen* soll eine zu stark in die organismische Innenwelt eingedrungene Fremdqualität überwunden werden [→ IX. 4.1 Bedeutung entzündlicher Atemwegserkrankungen]. Bei den Erkrankungen des zur Innenwelt gewandten Herzens spielen zu tief eindringende Fremdqualitäten und ihre notwendige entzündliche Überwindung eine untergeordnete Rolle, es überwiegen die *sklerosierenden Leiden.*

Die *Skleroseerkrankungen* des *Herzens* (z.B. KHK) sind bei Weitem häufiger als die *akut entzündlichen Herzerkrankungen* (z.B. Endokarditis, Myokarditis).

3.1 Herzerkrankungen vor dem Hintergrund der Dreigliederung

Der Skleroseprozess als Dominanz des Nerven-Sinnes-Systems kann sich in allen Bereichen der dreigliedrigen Herzorganisation manifestieren und zu den in der Tabelle zusammengefassten Erkrankungen führen.

funktionelle Dreigliederung	Herzorganisation	Erkrankungen
Nerven-Sinnes-System	Innervation, autonomes Nervensystem, endokrines System	„Erblinden des Herzens", z.B. kardiale autonome Neuropathie [→ 4.5 Herzrhythmusstörungen]
Rhythmisches System	Sinusknoten, Reizleitungssystem	Herzrhythmusstörungen [→ 4.5 Herzrhythmusstörungen]
Stoffwechsel-Gliedmaßen-System	Gefäßsystem, Herzklappen, Myokard	KHK [→ 4.1 Koronare Herzkrankheit], Klappen- und Myokarderkrankungen [→ 4.2 Herzinsuffizienz, 4.4 Dilatative und obstruktive Kardiomyopathie]

Erkrankungen des Herzens vor dem Hintergrund der Dreigliederung

Bei der *koronaren Herzerkrankung* dominieren Sklerose- und Verfestigungsprozesse, die funktionell mit dem Nerven-Sinnes-System in Beziehung stehen. Ihre ausführliche Darstellung erfolgt in [→ 4.1 Koronare Herzkrankheit]. Den sklerosierenden Gefäßerkrankungen stehen die seltenen entzündlichen, vaskulitischen Erkrankungen gegenüber.

Auch die *Erkrankungen der Bewegungsorganisation* des Herzens zeigen dominante Skleroseprozesse z.B. in den narbigen und fibrosierenden Myokardveränderungen [→ 4.2 Herzinsuffizienz, 4.4 Dilatative und obstruktive Kardiomyopathie]. Demgegenüber stehen die insgesamt seltenen akut-entzündlichen Leiden des Myokards (Myokarditis).

Die *erworbenen Herzklappenerkrankungen* stellen sich ebenfalls in die Polarität von Sklerose und Entzündung. Echokardiografisch findet man *sklerosierende Klappenveränderungen*, die bis zu Verkalkungen führen können, andererseits die *entzündlichen Herzklappenerkrankungen* mit echokardiografisch nachweisbaren „Vegetationen". Die infektiöse Endokarditis ist eine mikrobielle Infektion der Herzklappen, die besonders bei vorgeschädigten Klappenstrukturen und bei angeborenen oder erworbenen Herzfehlern auftritt.

Sklerosierende bzw. entzündliche Prozesse können zur Klappendysfunktion im Sinne der *Insuffizienz* bzw. *Stenose* führen.

Exkurs

In der Bewegungsorganisation des Herzens stehen sich das *Myokard* und der *Klappenapparat* in ähnlicher Weise polar gegenüber wie Muskulatur und Knochen. Auf diesen Gegensatz weist bereits die embryonale Entwicklung dieser Strukturen hin. Die *Kammer* des embryonalen Herzens besteht zunächst aus einer großen Zahl von Trabekeln und einer relativ dünnen, kompakten Außenschicht. Die Entwicklung der *Herzklappen* zeigt eine andere Qualität. Im Bereich der Ostien kommt es zu lokalisierten Mesenchymprolifationen, die anschließend auf der Ventrikelseite ausgehöhlt werden, sodass die entstehenden Klappen nur noch durch Muskelstränge mit der Ventrikelwand verbunden sind. Im Weiteren degeneriert das Muskelgewebe in diesen Strängen und wird zunehmend durch dichtes Bindegewebe ersetzt. Die Klappen bestehen dann aus von Endokard überzogenem Bindegewebe und sind über die Chordae tendineae und die Papillarmuskeln mit der Ventrikelwand verbunden.[32] Während sich also aus der mesodermalen Anlage das bewegungsaktive Myokard entwickelt, nimmt sich bei der Entstehung der Herzklappen die Bewegungsorganisation zurück und macht einem zunehmend dichten Bindegewebe als sklerosierender Qualität Platz. *Bewegungs-* (Muskulatur) und *Gestaltgewebe* (Bindegewebe, im Weiteren auch das Knorpel- und Knochengewebe) stehen einander polar gegenüber und in Beziehung zum Stoffwechsel-Gliedmaßen- bzw. Nerven-Sinnes-System [→ XXIX. 2.1 Gestalt- und Bewegungsgewebe].

3.2 Grundsätzliche therapeutische Gesichtspunkte

Dem sklerosierenden Krankheitsprozess (Dominanz des Nerven-Sinnes-Systems) stellen sich die Qualitäten des Stoffwechsel-Gliedmaßen-Systems entgegen. Die positive Bedeutung der *Bewegung* erscheint unter diesem Gesichtspunkt verständlich, ebenso die therapeutische Wirksamkeit der *Wärme*. Zu den Prozessen des Stoffwechsel-Gliedmaßen-Systems gehört ferner die *Entzündung*, die sich als salutogenetisches Prinzip den Skleroseprozessen gegenüberstellt. Erfüllt sie diese Funktion nicht, so entsteht aus der akuten Entzündung die chronische, in die Sklerose führende Verlaufsform.

Das Verhältnis von *patho-* zu *salutogenetischen Prozessen* bestimmt die grundsätzlichen therapeutischen Zielsetzungen. So richten sich die medikamentöse und die heileurythmisch bzw. kunsttherapeutische Behandlung auf den Ausgleich der zugrunde liegenden Dominanz des Nerven-Sinnes-Systems. Maßnahmen, welche die Wärmeorganisation des Patienten ansprechen, unterstützen den salutogenetisch orientierten Entzündungsprozess. Schließlich handelt es sich um die therapeutische Begleitung der regenerierenden Heilungsphase. Der Organismus verfügt über umfangreiche Prozesse, welche dieser Phase dienen. So sind die aus dem Knochenmark stammenden endothelialen Progenitorzellen bekannt, die zur aufbauenden und regenerativen Wirksamkeit der ätherischen Organisation zählen [→ 4.1.4 Arteriosklerose und Salutogenese].

4. Therapien bei Erkrankungen des Herzens

4.1 Koronare Herzkrankheit

Bei der koronaren Herzerkrankung entwickeln sich *Skleroseprozesse* im mittleren Menschen. Auf der *physischen Ebene* entstehen Sklerosierungen sowohl als Arteriosklerose der Koronarien als auch in der narbigen Fibrosierung der myokardialen Bewegungsorganisation. Dabei geht auf der *ätherischen Ebene* die aufbauende Lebendigkeit zurück und weicht einem abbauenden Ischämie-Stoffwechsel. Dieser ist mit einer *astralischen Bewusstseinsqualität,* der Angina pectoris bzw. Luftnot verbunden. An diese leibnahe Empfindung schließt sich im Seelischen oftmals die Angst an. Sie steigert sich beim akuten Myokardinfarkt zur Todesangst. Hier erlebt man die unmittelbare Bedrohung der *Ich-Wirksamkeit,* die das akute Koronarsyndrom und den Infarkt begleitet.

Die *klassischen Risikofaktoren der koronaren Herzkrankheit* erfahren durch die Wesensgliederwirksamkeit, die dem Skleroseprozess im mittleren Menschen zugrunde liegt, ihre Beleuchtung. Erhöhtes Cholesterin [→ XIII. 3.2.1 Cholesterin und Triglyceride], arterielle Hypertonie [→ XI. Arterielle Hypertonie], Diabetes mellitus [→ XVI. Diabetologie], Übergewicht und körperliche Inaktivität zeigen mittelbar oder unmittelbar die pathogenetisch bedeutsame Dominanz des Nerven-Sinnes-Systems. Dabei ist auf geschlechtsspezifische Unterschiede zu achten, welche die unterschiedliche Konstitution des weiblichen und männlichen Organismus reflektieren. So entwickelt sich die koronare Herzkrankheit bei Frauen ca. zehn bis 15 Jahre später als beim Mann, ihr Risiko steigt besonders im Zusammenhang mit der Menopause an. Auch die Wertigkeit einzelner Risikofaktoren unterscheidet sich: bei Frauen ist der Diabetes mellitus mit einem zwei- bis dreifach höheren koronaren Risiko als bei Männern assoziiert.[33]

4.1.1 Polare Konstitutionen

Patienten mit koronarer Herzkrankheit zeigen eine *konstitutionelle Polarität:* Auf der einen Seite findet sich der *schlanke,* eher *grazil gebaute Patient.* Er hat oftmals nur wenige der klassischen Risikofaktoren. Sein Seelenleben ist durch ein waches Bewusstsein charakterisiert mit vielen differenzierten Gedanken und Überlegungen auch zur Entstehung seiner Erkrankung. Alle zukünftigen Therapieentscheidungen werden sorgfältig abgewogen und analysiert.

Auf der anderen Seite steht der *füllige, adipöse Patient,* der häufig, mit zahlreichen Risikofaktoren versehen, die koronare Herzkrankheit z. B. im Zusammenhang eines metabolischen Syndroms entwickelt. Er hat eine ganz andere, stärker gefühlsbetonte und dynamische seelische Konstitution. Emotionale Belastungen führen schnell als „hektische Flecken" zur Rötung des Halses und Gesichtes als Ausdruck innerer Erregung und Unruhe.

Der *erste Krankheitstypus* hat die vom *Nerven-Sinnes-System* dominierte *neurasthenische Konstitution*; der zweite die durch das *Stoffwechsel-Gliedmaßen-System* bestimmte *stoffwechselbetonte („histrionische") Konstitution.*

Diese an der Dreigliederung orientierte Polarität der Konstitutionen findet sich bei vielen Erkrankungen. Bei der chronischen Bronchitis ist sie uns im konstitutionellen Gegensatz des pink-puffers und blue-bloaters begegnet.

4.1.2 Seelische Symptomatik

Im Falle der *stoffwechselbetonten Konstitution* lässt sich die Blutdynamik schnell und überschießend exzitieren: Kleine, mitunter unwesentliche Anlässe haben überwältigende Gefühlsreaktionen zur Folge, die das Blut vermehrt zum oberen Menschen („hektische Flecken") drängen. Das sonst träumende und schlafende Fühlen wird erregt und zum „Erwachen" geführt. Diese erwachende innere Dynamik des *Fühlens* äußert sich oft in einer schnellen, manchmal von unruhigem Rededrang gekennzeichneten Sprache und zeigt sich als *seelische Anspannung.*

Im Zusammenhang mit der inneren Unruhe und Erregung steigt situativ der *Blutdruck.* Die oberen Wesensglieder verlassen ihr weitgehend unbewusstes Wirken im Stoffwechsel-Gliedmaßen-System und drängen unruhig zum „Erwachen". Diese Orientierung zum Nerven-Sinnes-System geht funktionell mit Verhärtung und Sklerose einher.

Anspannung im Seelischen führt zu funktionellen *Verhärtungs-* und *Skleroseprozessen* im *Organischen.*

Das ergreift auch die *Blutgefäßorganisation* des Herzens: Die gestörte endotheliale Relaxation als noch flüchtige Sklerosegeste (endotheliale Dysfunktion[34] [→ XI. 2.2.1 Endotheliale Dysfunktion]) entsteht oftmals durch seelische Anspannung[35,36] und erklärt die emotional bedingten akuten Koronarsyndrome. Diese Dynamik des astralischen Leibes findet sich bei der koronaren Herzkrankheit häufig in Zusammenhang mit dem metabolischen Syndrom [→ XVI. 4.2 Diabetes mellitus Typ 2 und das metabolische Syndrom].

Beim *ersten Krankheitstyp* dringt der Bewusstseinspol zu stark in das Rhythmische System. Beim *überwältigenden Schreck,* der wie erstarrend in den Menschen einschießt und bis zum Zusammenzucken der Glieder führen kann, zeigt sich typologisch dieselbe Qualität. „Der Schreck fährt in die Glieder" ist die sprichwörtliche Formulierung. Dabei handelt es sich nicht um ein unruhiges, dynamisches Gefühlserlebnis, sondern um eine in *äußere und innere Erstarrung* führende Qualität, die den Menschen durch den Schreck lähmt.

Im *Seelischen* stehen sich die vom *Stoffwechsel-Gliedmaßen-System dominierte Unruhe* und das vom *Nerven-Sinnes-System* eindringende *schreckartige Bewusstsein* als polare Funktionsweisen der astralischen Organisation gegenüber.

Während die erste Reaktionsweise zu dem *geröteten Hautkolorit* führt, geht die zweite mit einem *Erbleichen* einher. Hierin sehen wir wieder die konträren Eigenschaften des Stoffwechsel-Gliedmaßen- und des Nerven-Sinnes-Systems. Es handelt sich um polare astralische Wirkweisen, welche die Individualität nicht ausreichend hält und lenkt. Schreck und Aufregung überwältigen in ihrer Dynamik die Individualität.

Im Alltag sind es nun nicht diese erwähnten Extreme, die durchgängig beim koronarkranken Patienten zu finden wären. Vielmehr handelt es sich um die kleinen *„Vorstadien"*, wie zahlreiche unruhevolle Stressmomente oder schreckhafte Augenblicke des Alltags, in denen plötzlich mehr oder weniger gravierende Sachverhalte zum Bewusstsein kommen. Beide Seelenerlebnisse treten oft zusammen auf: Das „schreckartige" Bemerken, was noch alles zu tun ist und nicht vergessen werden darf, führt „anschließend" zu Hektik und innerer Unruhe. Umgekehrt folgt aus der Unruhe eine innere Anspannung, die sich nur schwer wieder lösen lässt.

Auch beim *Gesunden* ist die Auswirkung von *experimentellem Stress* auf die endotheliale Funktion nachzuweisen. So führte bereits eine kurze Stressexposition zu einer mehrere Stunden anhaltenden Dysfunktion des Endothels.[37,38] In diesem Zusammenhang ist auch die Studie von Stewart et al. erwähnenswert, die eine Korrelation der Veränderung der Intima-Media-Dicke (IMT) (Arteria carotis) als Zeichen einer „subklinischen" Arteriosklerose mit dem BDI-II (Beck Depression inventory II) dokumentiert.[39]

4.1.3 Chronische Entzündung und Arteriosklerose

Beide Typologien entwickeln eine Dominanz der astralischen Organisation, die einmal vom oberen Menschen bestimmt ist, das andere Mal aus dem unteren Menschen zur unruhigen und angespannten Seelendynamik „erwacht". Sie führt zu Anspannung und funktioneller Verhärtung, zu einer *Sklerosequalität* im mittleren Menschen, zur koronaren Herzkrankheit. Diese Wesensgliederwirksamkeit steht mit den „Risikofaktoren" in Zusammenhang, zu denen auch konstitutionelle und genetische Faktoren, der Lebensstil, seelische Bedingungen und biografische Momente gehören.[40]

Der Sklerosetendenz stellt sich die *Entzündung* als Heilungsprozess gegenüber. Grundsätzlich ist die Arteriosklerose also kein unveränderlicher Prozess, sondern kennt Phasen von Progression und Remissionen.[41] Erreicht die Entzündung dieses „Ziel" nicht, so wird sie zur chronischen Entzündung, die in die Arteriosklerose führt [→ Abb.].

Die *chronische Entzündung* begleitet die *Arteriosklerose.* Sie ist ein *„erlahmender" Prozess,* der nicht mehr *salutogenetisch* und *heilend* wirkt, sondern in seinem Verlauf die *Sklerose* entstehen lässt.

Die *chronische Entzündung* und Arteriosklerose machen organisch sichtbar, was ihnen funktionell vorausging. Wiederum zeigt sich, wie Krankheit im gestörten Zusammenwirken der Wesensglieder beginnt und erst viel später die organische Manifestation erreicht. Im Hinblick auf die Diagnose ist unter diesem Aspekt der „Goldstandard" einer angiografisch nachgewiesenen Stenose lediglich die Dokumentation eines späten, schließlich organisch gewordenen Krankheitsstadiums. Therapeutische Zielsetzungen müssen sich darüber hinaus auch auf die *Vorstadien* beziehen, um das salutogenetische Potenzial, das über innere Aufgabenstellungen, künstlerische Therapien bis zu medikamentösen Ansätzen reicht, gerade im Vorfeld der organischen Erkrankung zu nutzen.

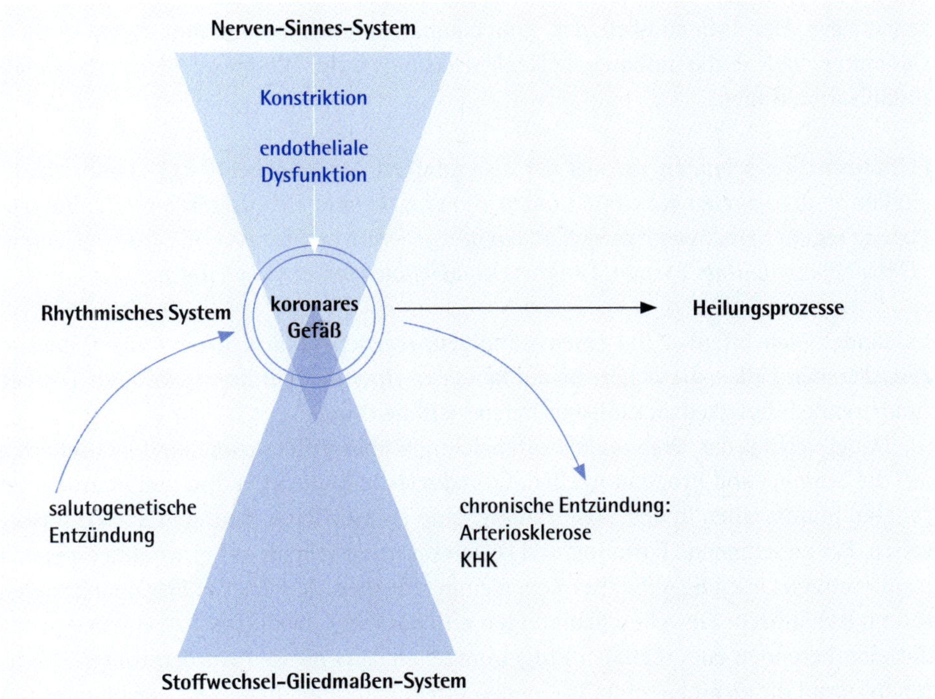

Arteriosklerose: Der Dominanz des Nerven-Sinnes-Systems wendet sich der entzündliche Prozess entgegen. Als chronische, „erlahmende" Entzündung führt er in die Sklerose. Wird die Dominanz des Nerven-Sinnes-Systems überwunden, so können sich an die entzündliche Phase Heilungsprozesse anschließen.

Die KHK ist mehr als eine Gefäßerkrankung. So kann sich der Skleroseprozess auch auf die kardiale Bewegungsorganisation ausdehnen. Im Zusammenhang mit der Minderperfusion des Myokards entstehen strukturelle Veränderungen (Remodeling), die zur Fibrose führen. Anstelle des bewegungsaktiven Myokards entwickelt sich ein Skleroseprozess in der Muskulatur, was die ischämisch bedingte Herzinsuffizienz begünstigt. Auch bei diesem Skleroseprozess gehen chronische Entzündungsreaktionen voraus (die mitogen-aktivierte Proteinkinase (p38 MAPK) ist hier von pathophysiologischer Bedeutung), die dann zu vermehrter Apoptose und Fibrose führen.[42]

4.1.4 Arteriosklerose und Salutogenese

Der *salutogenetische Prozess* bei der Koronarsklerose besteht in der *Entzündung*. Sie erreicht aber nur dann ihr Ziel, wenn sie sich nicht zur chronischen Entzündung entwickelt, sondern der akuten Phase eine aufbauende, regenerative Heilungsphase folgt. Welche Phänomene sind hierfür bekannt?

Aus dem *Knochenmark* stammen sogenannte endotheliale Progenitorzellen[43], die mit den Regenerations- und Heilungsprozessen des Gefäßsystems in Beziehung stehen.[44,45,46,47] Im knöchern umhüllten, blutbildenden Mark entwickelt sich die aufbauende, in vielem den embryonalen Verhältnissen ähnelnde Nachtwirksamkeit der Wesensglieder. Der Lebendigkeit des Knochenmarkes entstammen nun *regenerierende Qualitäten*, welche die aufbauende Nachtwirksamkeit der Wesensglieder an die Gefäßorganisation tragen.

Grundsätzlich scheinen die aus der Lebendigkeit des Knochenmarks stammenden Zellen in der Lage zu sein, nicht nur peripher zirkulierende vaskuläre Progenitorzellen zu regenerieren, sondern sich auch am *regenerativen Prozess* von *Muskel, Gehirn, Herz, hepatobiliärem System, Pankreas* und *Gefäßendothel* zu *beteiligen.*

Es handelt sich offenbar um einen ständigen, *regenerierenden Strom* von *differenzierungsbereiten Zellen*, die sich in die aufbauenden Organbildeprozesse einfügen. Der perfundierende Flüssigkeitsorganismus regeneriert die Organe.

Dabei verfügt das *Organmilieu* offensichtlich über differenzierende Eigenschaften auf die Stamm- und Progenitorzellen. So induziert z.B. die Injektion von neuronal geprägten Stammzellen in den Skelettmuskel eine Transdifferenzierung in Skelettmuskelzellen. Die zunehmende Formung und Differenzierung scheint mit einer abnehmenden proliferativen Lebendigkeit dieser Zellen einherzugehen. Auf das Gefäßsystem bezogen führen ischämische Gewebeschädigungen z.B. nach Myokardinfarkt zu einem Anstieg der zirkulierenden endothelialen Progenitorzellen. Unterdessen wurden weitere Faktoren bekannt, die zu einem mobilisierenden Effekt beitragen. In diesem Zusammenhang ist die Mobilisierung durch körperliche Bewegung und damit durch die *Willensentfaltung* des Menschen von besonderer Bedeutung.

Dem *Skleroseprozess* stellt sich ein *aufbauender, regenerierender Prozess* durch die aus dem Knochenmark stammenden *endothelialen Progenitorzellen* entgegen.

Einschränkungen der endothelialen Regeneration spielen für die Entstehung der Arteriosklerose eine Rolle. So kündigt sich vermutlich die arteriosklerotische Gefäßerkrankung bereits durch eine reduzierte Bereitstellung von Vorläuferzellen an und macht dadurch deutlich, dass sie als eine Erkrankung nicht nur eines Organs, sondern des ganzen Menschen zu begreifen ist. Beim Diabetes mellitus Typ 2 soll die Proliferation, Adhäsion und Inkorporation von endothelialen Progenitorzellen eingeschränkt sein.[48]

Zu den heilenden Wirksamkeiten der Wesensglieder gehören ebenso die „Selbstschutzreaktionen“ im Zusammenhang einer Ischämie, die nicht nur die Infarktgröße verringern, sondern auch zur Bildung von Kollateralen führen. Ähnliches gilt für die periphere Ischämie („herzferne ischämische Konditionierung") durch passagere Ischämie und anschließende Reperfusion eines Organs (auch durch Aufblasen oder Ablassen einer Blutdruckmanschette).

4.1.5 Medikamentöse Therapie

Damit ergeben sich unterschiedliche *therapeutische Zielsetzungen.* Auf der physischen Ebene bestehen sie in einer Intervention (z. B. perkutane transluminale koronare Angioplastie (PTCA), Stent, Bypass-OP). Ferner bedarf die geschwächte ätherische Organisation des Herzens einer *therapeutischen Unterstützung.* Schließlich ist das unphysiologische Wirken des astralischen Leibes therapeutisch aufzugreifen und der Ich-Organisation wiederum ihre zwischen den Polaritäten des dreigliedrigen Organismus vermittelnde Wirksamkeit zurückzugeben.

Das *gegenwärtige Behandlungskonzept* der koronaren Herzerkrankung hat einen pathogenetisch orientierten, „einstellenden" Ansatz und bezieht sich v. a. auf die Beeinflussung von Krankheitsmanifestationen, klinischen Symptomen und Risikofaktoren.

Exkurs

Die *Betablockade* drängt die mit dem Erwachen des Astralleibes assoziierte sympathische Aktivierung zurück. Ein *ACE-Hemmer* greift in ein gleichsinnig verändertes neuroendokrines Profil ein. Durch diese Korrekturen erfahren die Wesensglieder eine äußerliche Veränderung ihrer Tätigkeit, die innerlich noch keine therapeutische Verwandlung bedingt. Nach Absetzen der Medikationen treten die alten Verhältnisse wiederum ein. Die *Statine* behandelt das Kapitel [→ XIII. 4.1 Therapie der arteriosklerotischen Gefäßerkrankung].

Die verschiedenen *Antikoagulantien* stellen sich dem verhärtenden und überformenden Wirken des astralischen Leibes entgegen. Das seelische Wesen des Menschen steht dabei mit den *Gerinnungs- und Fibrinolyseprozessen* [→ XIV. Hämastasiologie] des Blutes in dem Zusammenhang, den die *Dreigliederung* charakterisiert [→ Abb.]. Aus diesem Grunde fragen Patienten nicht selten nach den Auswirkungen der Antikoagulation auf ihr inneres Wesen und machen davon ihre Therapieeinwilligung abhängig.

Welche hämostaseologischen Veränderungen sind mit dem seelischen Wesen verbunden? Zunächst ist bemerkenswert, dass das kardiale Risiko bei Menschen erhöht ist, die *depressive Symptome* aufweisen.[49] Für die gegenwärtige Medizin ist es charakteristisch, nun nach möglichen positiven Effekten von Antidepressiva zu forschen und Gesichtspunkte, die das Dunkel und die Nacht der Seele auf anderen Wegen „aufhellen", nicht oder kaum zu suchen.

Akuter und *chronischer Stress*, d. h. eine zum *angespannten Erwachen gedrängte Seele* geht mit einer *Aktivierung* der *Gerinnungskaskade* sowie einer *verminderten fibrinolytischen Aktivität* einher.[50]

Auch finden sich bei depressiven Patienten subtile Hinweise auf einen *thrombophilen Zustand.*[51] Bereits eine geringe stressartige Aktivierung der durch den Astralleib getragenen Bewusstseinswelt beim Bearbeiten von Rechenaufgaben führt zu einer messbaren Zunahme der Thrombozytenaktivierung. Für Katecholamine ergeben sich in vitro ähnliche Phänomene. Auch sollen Patienten mit koronarer Herzkrankheit, die zugleich an Depressionen leiden, eine deutlich stärkere thrombozytäre Aktivierung aufweisen als nicht depressive Vergleichspatienten.[52]

Auf der anderen Seite stehen Beobachtungen, welche die längerfristige körperliche Aktivität mit der Fibrinolyse korrelieren.[53] Dabei ist zwischen der angespannten, „verkrampften", und der gelösten, ohne Druckmomente dahin fließenden Bewegung zu unterscheiden, die das seelisch-geistige Wesen aus der Bewusstseinsdominanz befreit. Eine ausdauernde körperliche Aktivität wirkt bis auf die ätherische Ebene und unterstützt die regenerativen Lebensprozesse (wie z. B. die Telomeraseaktivität).[54]

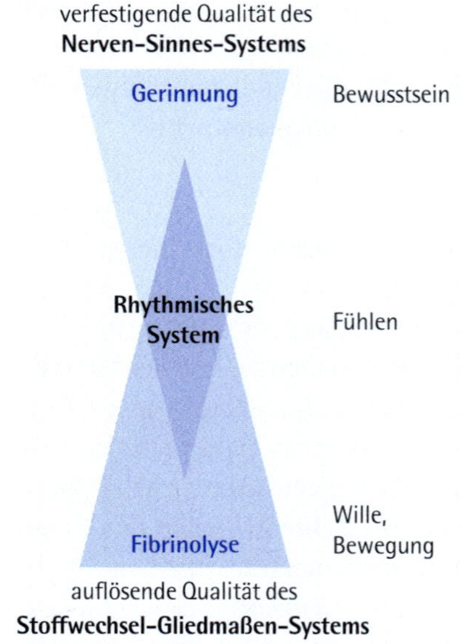

Gerinnung und Fibrinolyse

Damit ist die *Dominanz* des *Nerven-Sinnes-Systems* mit *Gerinnungsprozessen*, die Aktivierung des *Stoffwechsel-Gliedmaßen-Systems* mit der *Fibrinolyse* assoziiert.

Exkurs

Rudolf Steiner beschrieb bereits 1911 Veränderungen der Blutqualität, die sich auf das *Fühlen* beziehen: „Beim Fühlen haben wir es ... zu tun [mit feinen Prozessen], die etwa so sind, wie wenn ein Flüssiges halbfest wird ... Ein Flüssiges wird so halbfest, dass es eine Form annimmt, wie sie etwa ein dickes Eiweiß haben würde, also gerade eine Koagulierung, ein Festwerden eines Flüssigen. ... Alles dieses sind Prozesse, die der Organismus durch seine gesamten Kräfte, wenn das Ich in Tätigkeit ist, mit Hilfe des Instrumentes des Blutes ausführt ... so daß wir rein aus der okkulten Beobachtung heraus sprechen müssen von einer realen Wirkung der Seele auf den menschlichen Organismus. Und es werden sich diese realen Wirkungen in den feineren Prozessen des menschlichen Organismus nach und nach durch die folgenden Jahrzehnte der Wissenschaft schon enthüllen."[55]

Ein Jahrhundert später finden sich Beobachtungen, die ein gesteigertes und angespanntes, kurz *stressbeladenes Fühlen* mit Prozessen in Verbindung bringen, die durch eine Thrombophilie gekennzeichnet sind. Diese Zusammenhänge werfen ein Licht auf die medikamentöse Antikoagulation. Hier muss der ärztliche Blick auf das feine Zusammenspiel menschlichen Fühlens mit den Gerinnungs- und Fibrinolyseprozessen fallen und auf etwaige Besonderheiten achten, die mit diesen erzwungenen Veränderungen auf seelischem Felde zusammenhängen.

Die therapeutisch eingesetzten *Antikoagulantien* bilden eine *Polarität*. Die *Acetysalicylsäure* [→ XXI. 3. Klassische Analgetika in der Schmerztherapie] ist zunächst ein Analgetikum. Als solches hat sie einen Einfluss auf den astralischen Leib als Träger des Bewusstseins. Kommt es im Schmerz zu einem Erwachen der astralischen Organisation, so drängt die Acetylsalicylsäure dieses zurück. Diese Wirksamkeit geht mit einer Auflösung von Verhärtungs- und Skleroseprozessen einher: Die Thrombozytenaggregation wird gehemmt. Steht die *Acetylsalicylsäure* mit den Bewusstseinsphänomenen und dadurch dem Nerven-Sinnes-System in Verbindung, so wirken die *Cumarin-Derivate* auf die Stoffwechselorganisation.

Die Leber ist der Ort der Synthese der Gerinnungsfaktoren. Die ihren Stoffwechselprozessen entstammenden Eiweiße sind im Rahmen ihrer Aktivierung in der Gerinnungskaskade für die Gerinnungsprozesse essenziell. Die Cumarin-Derivate (entdeckt im verdorbenen Süßklee im Zusammenhang mit einem 1922 aufgetretenen Viehsterben durch starke Blutungen) greifen durch ihren Vitamin-K-Antagonismus in die Syntheseprozesse der Gerinnungsfaktoren II, VII, IX, X (Prothrombinkomplex) ein. Bedeutsame Vertreter dieser Antikoagulatien sind das Phenprocoumon (Marcumar) und das Warfarin. Auch für das Heparin ergibt sich eine Beziehung zur Leber, die seinen Namen geprägt hat.

Die *Beeinflussung* der *Gerinnung* des *Blutes* geschieht also mit *Substanzen*, die einerseits dem *Nerven-*, andererseits dem *Stoffwechselsystem* nahe stehen.

Auf die medikamentöse Beeinflussung des *Fettstoffwechsels* geht das Kapitel [→ XIII. 3.2 Arteriosklerose und Lipidstoffwechsel] ein.

Die aufgeführten Medikationen stellen *bedeutende Fortschritte* im Sinne der Handhabbarkeit dieses Erkrankungsspektrums dar. Von einer salutogenetischen Therapie sind sie allerdings trotz ihrer Berechtigung und der zweifellos positiven Effekte noch entfernt. Auch bleibt zu bedenken, was eine derartige Veränderung der Wesensgliederwirksamkeit auf längere Zeit für den auf Entwicklung angelegten Menschen bedeutet. Für die Betablockertherapie ist zwischenzeitlich dokumentiert, dass ihr *langfristiger Einsatz* nach Myokardinfarkt bei Patienten ohne Herzinsuffizienz und Kontraktilitätsstörungen keinen Vorteil bringt.[56]

Darüber hinaus sind für eine sachgemäße Beurteilung dieser *Therapieansätze* sowohl die Kenntnis ihrer Möglichkeiten als auch ihre *Grenzen* wesentlich. Die Literatur gibt oftmals die relativen Risikoreduktionen von definierten Endpunkten an. Diese überwiegend zweistelligen Zahlen suggerieren eine Wirksamkeit, die sich angesichts der erreichbaren absoluten Risikoreduktionen – in ihrem Kehrwert als NNT (number needed to treat) praxisrelevant veranschaulicht – auf einen eher bescheidenen Effekt reduziert. Die nachstehende Tabelle führt die entsprechenden NNTs für die gängigen medikamentösen Therapien der koronaren Herzkrankheit (Sekundärprävention) auf:

Arzneimittel/Maßnahme (bezogen auf 1 Jahr)	ARR (absolute Risikoreduktion in %)	Studiendauer (Jahre)	NNT
ASS	1,2	2	167
CSE (Simvastatin)	3,3	5.4	164
Betablocker	1,8	1.5	83
Captopril	5	3.5	70
Beendigung des Rauchens	7,7	4.8	62
fettarme Kost	38	12	32
Abbau von chronischen Stressbelastungen°	20,9	5	24

°Cave: hier anderer Endpunkt: Nicht mehr alle Todesfälle, sondern nur noch der kombinierte Endpunkt „kardialer Zwischenfall". Die entsprechende NNT aus der 4S-Studie (Simvastatin) für diesen Endpunkt beträgt 34.[57]

Kolenda fasste seinen Überblick mit den Worten zusammen: „Für die Wirksamkeit von Lebensstilveränderungen finden sich auf der Basis der ARRs und NNTs Werte, die derjenigen der medikamentösen Therapie entsprechen oder sie sogar, wie es für die Beendigung des Rauchens und die koronarprotektive Ernährung wahrscheinlich ist, deutlich übertreffen. Auch bei vorsichtiger Einschätzung findet sich für die Gesamtheit der angeführten Lebensstilveränderungen ein potenzieller Nutzen, der mit den positiven Effekten der medikamentösen und chirurgischen Therapie durchaus vergleichbar ist."[58] Selbst ein erhöhtes genetisches Risiko für die KHK lässt sich durch einen gesunden Lebensstil um fast 50 % senken.[59] Der Mensch ist also nicht „Spielball" der genetischen Anlagen, sondern gestaltet seine Gesundheit aktiv mit.

Exkurs

Hinsichtlich der *inneren Entwicklungsaufgaben*, die sich im Zusammenhang mit der immer wieder angeführten Stressbewältigung als zusammenfassender Bezeichnung für differenzierte seelische Aufgabenstellungen ergeben, ist neben den Arbeiten von Dean Ornish auch die Untersuchung von Blumenthal et al. hervorzuheben.[60] Es handelt sich dabei um einen RCT mit 107 Patienten mit mental induzierbarer Myokardischämie, die in drei Gruppen aufgeteilt wurden (viermonatiges Stressmanagement (Gruppe 1), körperliches Training (Gruppe 2), Standardbehandlung (Gruppe 3)). Die Nachbeobachtungszeit betrug fünf Jahre. Für den Endpunkt „kardialer Zwischenfall" (kardialer und nicht kardialer Tod, nicht tödlicher Herzinfarkt, Bypass-Operation, Ballondilatation) ergab sich für die Stressmanagement- im Vergleich zu der Kontrollgruppe eine absolute Risikoreduktion von 20,9 % entsprechend einer NNT von 24 (für den entsprechenden kombinierten Endpunkt findet sich in der 4S-Studie eine NNT von 34).[61] Eine verhaltenstherapeutische Intervention verminderte der Studie von Gulliksson et al.[62] folgend während der Gesamtbeobachtungszeit von sieben Jahren fatale und nicht-fatale kardiovaskuläre

Ereignisse sowie Myokardinfarkte (Risikoreduktion 41 bzw. 45 %) und zeigte einen Trend zu einer um 28 % geringeren Mortalität.

In einem Bereich der Medizin, der große Outcome-Studien aufweist, finden sich somit Daten, die inneren Entwicklungsprozessen des Patienten im Sinne einer *umfassenden Lebensstilveränderung* eine gleiche, wenn nicht sogar stärker ausgeprägte Wirksamkeit zuweisen, als sie für medikamentöse und interventionelle Verfahren dokumentiert sind. Dass diese Ansätze so wenig Aufmerksamkeit erhalten, hat sicher viele Gründe und ist nicht zuletzt Ausdruck einer Auffassung vom Menschen, die ihn in der Krankheit eher als reparaturbedürftig denn als entwicklungsfähig ansieht.

Zum salutogenetisch orientierten Therapiekonzept der *koronaren Herzkrankheit* gehört die Rückführung der am *falschen Ort dominanten astralischen Organisation* in ihre *physiologische Wirksamkeit.*

Ein wesentliches Arzneimittel, das auch für die koronare Herzerkrankung Bedeutung erlangt, ist *Cardiodoron,* das in seiner Komposition [→ 4.2.4 Therapeutische Gesichtspunkte] das polare Wirken der Wesensglieder im dreigliedrigen Organismus aufgreift und vermittelt. Es unterstützt die *harmonisierende Funktion* des *Rhythmischen Systems.* Phänomene wie die endotheliale Dysfunktion, die eine lösende Geste in der Gefäßorganisation vermindert, oder Einschränkungen der Herzfrequenzvariabilität, die auf Erstarrungstendenzen in der rhythmischen Herztätigkeit weisen, zeigen das einseitige überformende Wirken der oberen Wesensglieder.

- *Cardiodoron 0,1 %, 1 %, 5 %* (Weleda) Amp. s.c. — bis mehrmals täglich
- *Cardiodoron* (Weleda) Dil. — 20-20-20 gtt
- *Cardiodoron / Aurum comp.* (Weleda) Dil. — 20-20-20 gtt

Im Rahmen der Akutversorgung (akutes Koronarsyndrom) eignen sich die subkutanen Injektionen. Die orale Medikation ist für die langfristige Therapie wesentlich. Cardiodoron/Aurum comp. enthählt zusätzlich Arnika, Aurum und Formica. Dieses Arzneimittel bezieht sich dadurch auf die Reintegration der Wesensglieder bei chronischen Skleroseprozessen des Herzens. Aber auch bei funktionellen Herzbeschwerden und Rhythmusstörungen ließen sich hierunter positive Ergebnisse erzielen.

Bei einer krampfartigen thorakalen Beschwerdesymptomatik kommen

- *Cardiodoron 1 % / Magnesium phosphoricum acidum D6* (Weleda) Amp. s.c. — bis mehrmals täglich
- *Cardiodoron / Magnesium phosphoricum acidum D3 (D6) aa* (Weleda) Dil. — 20-20-20 gtt

zur Anwendung.

Im Falle der einengenden und verkrampfenden Wirksamkeit des Astralleibes hat das Kupfer, z. B. als

- *Cuprum aceticum comp.* (Wala) Amp. s.c. bis mehrmals täglich

eine therapeutische Bedeutung. Es löst eine zu starke, abbauende und manchmal mit peripherer Auskühlung einhergehende Tageswirksamkeit des astralischen Leibes und führt sie in die aufbauenden Funktionen (Nachtwirksamkeit).

Das Kapitel [→ XXVII. 3.2.1 Niere und Kupfer] beschreibt die Beziehung des *Kupfers* zur *Nierenorganisation.* Für unseren Zusammenhang ist therapeutisch relevant, dass eine *Niereninsuffizienz* , also ein eingeschränkter Kupferprozess im menschlichen Organismus, mit einer vermehrten Sklerosetendenz verbunden ist und ein eigenständiger kardialer Risikofaktor ist.[63]

In dem letztgenannten Präparat ist zusätzlich *Nicotiana* enthalten, welches das unphysiologische Wirken des astralischen Leibes ausgleicht und seine ätherischen Kräfte dem „giftartigen" Wirken des astralischen Leibes entgegenstellt. Bei der Form der koronaren Herzerkrankung, die zu *vasospastischen Reaktionen* neigt (Prinzmetal-Angina pectoris), ist durch dieses Präparat gelegentlich eine eindrucksvolle Besserung zu erreichen.

Kasuistik

Eine ca. 60-jährige Patientin kommt mit *epigastrisch und retrosternal lokalisierten Beschwerden*, die nachts und bei *emotionaler Anspannung* auftreten, zur stationären Behandlung. Seit 15 Jahren bestehen diese auf Nitratapplikation reagierenden Beschwerden. Allerdings stellen sich im Gefolge dieser Therapie ausgeprägte *Kopfschmerzen* ein, sodass die Patientin nach anderen Hilfestellungen suchte. Seit mehreren Jahren nimmt sie nun bei nächtlichem Beschwerdebeginn einen starken Espresso mit der Folge einer Schmerzrückbildung, aber auch anhaltender Schlaflosigkeit. Eine ausführliche kardiologische Diagnostik einschließlich Herzkatheter erfolgte bereits extern und führte zur Diagnose einer vasospastischen Angina pectoris. Mit der ersten Injektion von Cuprum aceticum comp. besserten sich die Beschwerden schlagartig, sodass die Patientin bereits am dritten Tag des stationären Aufenthaltes entlassen wurde. Eine darüber hinausgehende Medikation war weder gewünscht noch nötig.

Das *Magnesium phosphoricum* (s. o.) gleicht die zum Nerven-Sinnes-System neigende Dynamik des astralischen Leibes aus. Auch kommt dem Magnesium im Rahmen der Therapie *maligner Herzrhythmusstörungen* (torsade de points) eine besondere Bedeutung zu. Darüber hinaus ist die Serumkonzentration des Magnesiums mit dem Risiko für den plötzlichen Herztod assoziiert.[64] Magnesium führt Lichtqualitäten, die im Menschen zum Bewusstsein gehören, in die aufbauenden Lebensprozesse, leitet also die Tagesaktivität der Wesensglieder in ihre aufbauende Nachtwirksamkeit. Damit steht es dem Bryophyllum nahe. Nicht nur die Wärme, sondern auch das Licht wirkt therapeutisch und führt zu einer Abnahme kardiovaskulärer Erkrankungen. Fehlende Sonnenlichtexposition gilt umgekehrt als Risikofaktor (nicht nur) für kardiale Erkrankungen und scheint lebensverkürzend zu wirken.[65] Das Licht hat eine Wirksamkeit, durch die es den Tag „erhellt" und dem Erwachen des Bewusstseins dient. Andererseits wirkt es unbewusst aufbauend in den Lebensprozessen des Organismus und trägt gestaltende Kräfte in die ätherische Organisation.

Begleitet Unruhe die kardiale Symptomatik (insbesondere bei der „hysterischen" Konstitution), ist Bryophyllum wirksam. Im Zusammenhang mit einer längerfristigen Medikation gibt man es oral in niedriger Potenzierung oder stofflich als

- *Bryophyllum 50%* (Weleda) Trit. 1-1-1 MSP.

Auf die Empfindungsgestalt der koronaren Herzerkrankung zielt Cactus grandiflorus:

- *Cactus comp. II* (Wala) Amp. s.c. bis 1 x täglich
- *Cactus comp. II* (Wala) Glb. velati 10-10-10.

Beim thorakalen Engegefühl der Angina pectoris ist dieses Arzneimittel eindrucksvoll wirksam.[66, 67]

Exkurs

Cactus grandiflorus aus der Familie der Cactaceae entwickelt eine gestaute Lebendigkeit, welche die Blattorganisation in den Stacheln erstarren lässt. Die Lebensprozesse ziehen sich in den Stängel zurück, der durch das in seinen Vakuolen befindliche Wasser aufquillt. Die Oberfläche ist eine zähe Epidermis, die den Stängel nach außen begrenzt und als Ort der Photosynthese wirkt. Ein ausgedehntes Stängelgeflecht mit Luftwurzeln befestigt die Pflanze im Untergrund (der Felsküsten Südamerikas).[68] Es kommt also zu Stauungsprozessen im Stängelbereich, in die neben den Blättern auch die Wurzeln einbezogen sind. Aus dieser ätherisch gestauten, sich in die Verhärtung entwickelnden Pflanze bricht wie eruptiv die große, ca. 20 bis 30 cm messende Blüte mit vanilleartigem Duft hervor, die sich in einer Art Tag/Nacht-Umkehr in der Nacht öffnet und am Morgen verblüht ist. Sie führt das gestaute und zur Verhärtung neigende Pflanzenwesen in eine beeindruckende sulfurische Qualität.[69] In gleicher Weise befreit Cactus grandiflorus die Stauungsprozesse der Angina pectoris und lenkt in eine sulfurische, d. h. zum Stoffwechselsystem orientierte Wirksamkeit.

Für das Heilpflanzenverständnis ist das nächtliche Blühen wesentlich. Während des Tags gliedert sich die Pflanze in das Licht und die vom Umkreis einwirkenden ätherischen Kräfte ein. Nachts dominiert demgegenüber die physische Organisation: „Die Pflanze läßt in sich das Physische walten, wenn das Ätherische aus dem Weltenraum seine Wirksamkeit nicht mehr entfaltet, wie das in der Nacht der Fall ist."[70] Während nachts also die physische Organisation dominiert, leitet nun der Blühimpuls wärmeverwandte Qualitäten in die Physis und entfaltet damit therapeutisches Potenzial bei sklerosierenden Erkrankungen. Dieser Gesichtspunkt gilt auch für andere „zur Unzeit" blühende Pflanzen, wie z. B. die in der Dermatologie eingesetzte Nachtkerze, Oenothera, die regenerative Kräfte in der durch die verhärtende Wirksamkeit des Nerven-Sinnes-Systems veränderten Haut des Neurodermitikers verstärkt.

Während die vorangehend genannten Arzneimittel den zum Erwachen, d. h. zum Nerven-Sinnes-System orientierten Astralleib ansprechen, so die folgenden die *ätherische Ebene*. Gerade nach einem akuten Ereignis mit Aufenthalt auf der Intensivstation ist die Unterstützung dieser Wesensschicht des geschwächten Patienten nötig. In diesem Fall ist an

- *Prunus spinosa, Summitates Rh D3* (Weleda) 20-20-20 gtt

zu denken, ergänzt durch ein Präparat aus der *Schlüsselblume* [→ 4.2.4 Therapeutische Gesichtspunkte]:

- *Primula Auro culta Rh D3* (Weleda) 20-20-20 gtt.

Die *Organpräparate*, z. B.

- *Aurum D10 / Cor D4 aa* (Weleda) Amp. s.c. bis täglich

tragen die urbildartigen Gesetzmäßigkeiten an die ätherischen Bildeprozesse heran.

In diesem Zusammenhang ist die Anwendung von *Arnika* zu erwähnen. Die Heilpflanze führt die durch „insultartige" Prozesse aus dem leiborientierten Wirken herausgelösten oberen Wesensglieder wiederum an die unteren heran. Drängen „Insulte" z. B. im Rahmen eines ischämisch-abbauenden Stoffwechsels bis hin zum Myokardinfarkt oder auch durch äußere Einflüsse (Traumen) die oberen Wesensglieder aus ihrem physiologischen leiborientierten Wirken, so ist Arnika angezeigt.

- *Arnica, Planta tota D10 / Cor D10 aa* (Weleda) Amp. s.c. 1 x täglich
- *Arnica, Planta tota Rh D3* (Weleda) Dil. 20-20-20 gtt
- *Arnica e planta tota D4* (Wala) Glb. velati 10-10-10

An dieser Stelle sei auch die äußere Anwendung als *Herzkompresse*[71] erwähnt:

- *Arnika-Herzwickel* Durchführung siehe Anhang

Die Wirksamkeit der *Ich-Organisation*, die im mittleren Menschen die Vermittlung der polaren Qualitäten des dreigliedrigen Organismus schafft, fördert die *Aurummedikation*.

Exkurs

Aurum ist in der Therapie der Herzerkrankungen von wesentlicher Bedeutung: Im Glanz des Goldes zeigt sich seine *Lichtnatur* unmittelbar, die sich – im Gegensatz zu den unedlen Metallen – auch unter irdischen Verhältnissen behauptet. Diese Nähe zum Licht macht sich in den weiteren Beziehungen zur Welt des *Farbigen* bemerkbar. So erwähnte Rudolf Steiner[72] die grünliche Farbe, die erscheint, wenn das Licht durch eine sehr dünne, transparent gewordene Goldschicht tritt. Es ist das lebentragende Licht, das der grünen Pflanzenwelt gleicht. Dieser Bezug zur Farbe setzt sich fort in kolloidalen Lösungen, in denen das Gold grünblau, violett, rötlich, oder rosenfarbig leuchtet. Noch in hoher Verdünnung ist die Lösung purpurn gefärbt: Das Metall offenbart seinen Bezug zu den kosmischen Qualitäten des Lichtes in seiner Farbigkeit. Diesem steht seine Schwere mit dem hohen spezifischen Gewicht gegenüber. Leuchtekraft und Schwere charakterisieren das Wesen des Goldes und werden vermittelt durch seine plastische Qualität als dem dehnbarsten und geschmeidigsten aller Erdenstoffe.[73]

Das *Herz* stellt sich in die *Polarität* von *Licht* und *Schwere.* Beide *polaren Qualitäten* vermittelt seine *rhythmische Tätigkeit.* Damit ergibt sich eine therapeutisch wichtige Entsprechung von *Herz* und *Gold.*

Dieser Zusammenhang des Herzens mit dem Gold beleuchtet seine *Arzneimittelwirksamkeit.* So gliedert sich das Herz in die Metamorphose von Lebens- in Bewusstseinskräfte ein. Das mit ihm verbundene Gold erweist sich als Arzneimittel bei Ungleichmäßigkeiten dieser Metamorphose.

Bei *geschwächter Konstitution* kommt es als

- *Aurum metallicum praeparatum D6* (Weleda) Trit. 1-1-1 MSP,

bei herabgeminderter Vitalität als

- *Aurum/Prunus* (Wala) Glb. velati 10-10-10
- *Aurum/Prunus* (Wala) Amp. s.c. bis 1 x täglich

zum Einsatz. Handelt es sich um die geschwächte Lebenskraft nach längerer Krankheit, Schockzuständen oder bewusstseinsmäßiger Überforderung, so ist Gold indiziert. „Und das Gold, in der richtigen Dosierung in den menschlichen Organismus eingefügt ... bringt wiederum dem Denken Macht zurück ... Vom Denken aus wird der Mensch durch das Gold belebt ... Durch das Gold wird die Ich-Organisation fähig, bis hinunter in den Ätherleib zu wirken. Der Ätherleib kann auf den physischen Leib weiter wirken. Aber das Gold bewirkt, daß man tatsächlich die Gedanken bis in den Ätherleib hinein mächtig erhalten kann."[74]

Aber nicht nur bei ätherisch geschwächter Konstitution, sondern auch bei der *plethorisch gestauten*, die den Organismus in die Schwere zwingt, wirkt das Gold ausgleichend.

Gold hat nicht nur eine Beziehung zur Vitalität, sondern auch zum *Bewusstsein*: „Dann nimmt man wahr, daß alles das, was einem ... im wachenden Erdenbewusstsein hält, was dieses Bewusstsein zu einem sogenannten normalen macht ... das in ungeheurer Feinheit in der Welt ausgebreitete, aber auf kein anderes Organ in solcher Unmittelbarkeit als auf das Herz wirkende Gold ... [ist]."[75] Werden hier Einschränkungen bemerkbar, die darauf hinweisen, dass die Individualität nicht ausreichend geistesanwesend ist und unterschiedliche Formen der „Verwirrung" auftreten, so ist das Gold eine therapeutische Hilfe. In diesem Zusammenhang bewährt sich die Komposition aus Aurum, Olibanum und Myrrha.[76]

- *Olibanum comp.* (Weleda) Amp. s.c. — bis mehrmals täglich
- *Aurum comp.* (Wala) Amp. s.c. — bis mehrmals täglich

Das höher potenzierte Olibanum comp. kommt besonders bei der neurasthenischen Konstitution, das konzentriertere Aurum comp. (bzw. das ähnliche Myrrha comp. (Weleda)) bei der stoffwechselbetonten Konstitution in Betracht. Diese Arzneimittel wirken bei *Verwirrtheitszuständen* in Zusammenhang unterschiedlicher *internistischer Erkrankungen*, aber auch in der Nähe des *Todesaugenblickes* überzeugend. Auch scheinen die *Durchgangssyndrome* im Rahmen der intensivmedizinischen Behandlung neben anderen Arzneimitteln wie

- *Stibium metallicum praeparatum D6* (Weleda) 10 ml Amp. i.v. — 1 bis mehrmals täglich
- *Bryophyllum D5 / Conchae D7 aa* (Weleda) 10 ml Amp. i.v. — 1 bis mehrmals täglich

hierfür eine Indikation zu sein. Bewährt hat sich Aurum vor und nach *Narkosen*[77]:

- *Aurum Valeriana Inject* (Wala) Amp. (ggf. auch i.v.) — bei Bedarf
- *Aurum metallicum praeparatum D10* (Weleda) Amp. (ggf. auch i.v.) — bei Bedarf.

Unter einer *Morphinmedikation* tritt mancher Patient in ein Bewusstsein, das unklare, verzerrte Wahrnehmungsinhalte der nicht mehr sinnlichen Welt enthält. Patienten schildern traumähnliche, z. T. bedrückende Erlebnisse, in denen auch Tiergestalten erscheinen. Die ergänzende *Goldtherapie*

- *Aurum metallicum praeparatum D10* (Weleda) Amp.

zusammen mit

- *Morphin, z.B. 10 mg Amp.*

kommt hier zur Anwendung, um die *Kraft der Individualität*, die sich dieser chaotisierenden Erlebniswelt gegenüber behaupten muss, zu stärken.

Darüber setzt man Gold beim *depressiv Erkrankten* ein. Das über Johanniskraut vegetabilisierte Aurum

- *Hypericum Auro cultum Rh D2, D3* (Weleda) Amp. s.c. — bis 1 x täglich
- *Hypericum Auro cultum Rh D3* (Weleda) Dil. — 20-20-20 gtt

mindert bei *leichten* bis *mittelschweren depressiven Syndromen* die im Seelischen erlebte Schwere, durchlichtet und durchwärmt die Seelenfinsternis. Im Falle einer depressiven Grundstimmung des koronarkranken Patienten besitzt dieses Präparat einen hohen Stellenwert.

Angst ist mit der *koronaren Herzkrankheit*[78] assoziiert und bekommt dadurch eine besondere Bedeutung.[79,80] Sie stellt in vielfacher Hinsicht eine therapeutische Aufgabe. Je nach Ausprägungsgrad und Leidensdruck ist die Angst durch folgende Medikation zu beeinflussen:

- *Bryophyllum D5 / Conchae D7 aa* (Weleda) 1 ml Amp. s.c., 10 ml Amp. i.v. — bis mehrmals täglich

oder bei *„hysterischer" Symptomatik*

- *Bryophyllum 5 %* (Weleda) Amp. s.c. — bis mehrmals täglich.

Bei schreckhafter Angst und auch im Zusammenhang mit Todesfällen[81] kommt

- *Cuprum metallicum praeparatum D6, D10, D30* (Weleda) Amp. s.c. — 1 x täglich

(konstitutionsabhängige Wahl der Potenzierung, [→ IV. 2.4.1 Wahl der Potenzstufe]) in Betracht. Bei Todesangst, tiefer „zentraler" Angst und zu starkem Eingreifen des astralischen Leibes im Schock hat sich

- *Aconitum e tubere D30* (Wala) Amp. s.c. — 1 x täglich
- *Aconitum napellus Rh D30* (Weleda) Amp. s.c. — 1 x täglich

bewährt. Bei neurasthenischem Angstsyndrom, das sich nachts verschlimmert, greift man auf

- *Arsenicum album D12* (Wala) Amp. s.c. — 1 x täglich
- *Aurum D10 3 Teile / Stibium D8 2 Teile* (Weleda) Amp. s.c. — 1 x täglich

zurück.[82] Durch

- *Aurum metallicum praeparatum D6, D10* (Weleda) Amp. s.c. 1 x täglich

erfährt der Patient eine *Stärkung der Mitte*, wenn die zum oberen Menschen gehörende schreckartige und die zum unteren Menschen zählende „hysterische" Angst in den mittleren Menschen dringen.

Bei nächtlichen Angstzuständen ist

- *Hyoscyamus Rh D3, D6* (Weleda) Dil. 0-0-0-20 gtt,

bei begleitender Schlaflosigkeit

- *Hyoscyamus / Valeriana* (Weleda) Dil. 0-0-0-20 gtt

hilfreich.

4.1.6 Medikamentöse Therapie unter dem Gesichtspunkt der Zeitgestalt der koronaren Herzkrankheit

Der Einsatz der geschilderten Arzneimittel orientiert sich im Sinne eines differenzierten Vorgehens an der *Zeitgestalt* der koronaren Herzerkrankung. Auf der Stufe der *endothelialen Dysfunktion*, die klinisch z. B. zur vasospastischen Angina bei unauffälligen Koronarien führt, begegnet man der verhärtend wirkenden astralischen Organisation durch *Nicotiana* und *Cuprum aceticum.*

- *Cuprum aceticum comp.* (Wala) Amp. 1 bis mehrmals täglich
- *Tabacum Cupro cultum Rh D3* (Weleda) Dil. 20-20-20 gtt

Das Organpräparat (im Cuprum aceticum comp. ist Renes enthalten) soll den zu stark im Sinne des Nerven-Sinnes-Systems wirkende Astralleib in seine zum Stoffwechsel-Gliedmaßen-System gehörende Tätigkeit lenken [→ XXVII. 3.2.2 Cuprum – ein Überblick über seine therapeutischen Anwendungen].

Eine ähnliche Wirksamkeit zeigt *Magnesium phosphoricum*

- *Cardiodoron / Magnesium phosphoricum acidum D3 aa* (Weleda) Dil. 20-20-20 gtt
- *Cardiodoron 1 % / Magnesium phosphoricum acidum D6* (Weleda) Amp. s.c. 1 bis mehrmals täglich.

Bei *krampfartigen Beschwerden* – auch solchen, die bei *Kälte* auftreten – befreit

Magnesium den astralischen Leib aus seinem unphysiologischen, zum oberen Menschen gehörenden Wirken. Ein wichtiges Arzneimittel ist

- *Cactus comp. II* (Wala) Amp. s.c. 1 bis mehrmals täglich.

Bei einem akuten Beschwerdebild ist nach der entsprechenden diagnostischen Abklärung die Injektion zu bevorzugen, zur längerfristigen Behandlung die orale Medikation. Die „weichen" Plaques können durch Plaqueruptur zum *akuten Koronarsyndrom* und *Myokardinfarkt* (mit bzw. ohne ST-Elevation: STEMI, NonSTEMI) führen. Neben der erforderlichen Akutversorgung muss man hier dem *insultartigen Geschehen* durch die *Arnikamedikation* begegnen.

- *Arnica, Planta tota Rh D3* (Weleda) Amp. s.c. 1 bis mehrmals täglich
- *Arnica e planta tota D3* (Wala) Amp. s.c 1 bis mehrmals täglich
- *Arnika-Herzkompresse* 1 x täglich, Durchführung siehe Anhang

Dem unphysiologischen Wirken des astralischen Leibes, das zur *Angina pectoris führt*, stellt sich

- *Cactus comp. II* (Wala) Amp. s.c. 1 bis mehrmals täglich

entgegen und wirkt überzeugend. Bei *krampfartiger Symptomatik* ist

- *Magnesium phosphoricum acidum D6* (Weleda) Amp. s.c. bis mehrmals täglich
- *Cardiodoron / Magnesium phosphoricum acidum D3, D6 aa* (Weleda) Dil. 20-20-20 gtt
- *Cardiodoron 1 % / Magnesium phosphoricum acidum D6* (Weleda) Amp. s.c. 1 bis mehrmals täglich

angezeigt. Zur Therapieeinleitung eignen sich die Ampullen, die längerfristige Therapie erfolgt oral. Für die Potenzwahl gelten die in Kapitel [→ IV. 2.4.1 Wahl der Potenzstufe] dargestellten Gesichtspunkte.

Bei *begleitender Unruhe* ist eine *Bryophyllummedikation*

- *Bryophyllum D5 / Conchae D7 aa* (Weleda) 10 ml Amp. i.v. bis mehrmals täglich

wirksam und

- *Aurum / Lavandula comp.* (Weleda) Creme 1 x täglich

als äußere Anwendung (Herzsalbenlappen) hilfreich. Ein „Basismittel" stellt das ebenfalls schon erwähnte *Cardiodoron* dar. Bei Hypotonie gibt man

- *Veratrum album, ethanol. Decoctum D3, D4* (Weleda) Dil. — mehrmals täglich 10 gtt [→ XI. 3.4 Salutogenetisch orientierte Arzneitherapie].

Im Falle der periinfarziellen Herzinsuffizienz sind rekompensierende Maßnahmen und die in [→ 4.2.4 Therapeutische Gesichtspunkte] beschriebenen Arzneimittel erforderlich. Bezüglich der *Herzrhythmusstörungen* sei auf [→ 4.5.3 Therapeutische Gesichtspunkte] verwiesen.

In der den ischämischen Abbauprozessen folgenden Phase regt man die ätherische Organisation mit

- *Primula Auro cultum Rh D3* (Weleda) Dil. — 20-20-20 gtt
- *Arnica, Planta tota D10 / Cor D10 aa* (Weleda) Amp. s.c. — 1 x täglich

an. Bei der *verkalkten Stenose*, aus der sich die entzündliche Qualität weitgehend zurückgezogen hat und die klinisch mit einer Belastungsangina einhergeht, sind therapeutische Prinzipien wesentlich, die den Skleroseprozess im mittleren Menschen abnehmen und die salutogenetischen Prozesse der Entzündung unterstützen. Letzteres erfolgt durch eine *Viscummedikation*:

- *Viscum/Crataegus* (Wala) Amp. s.c. — 3 x wöchentlich
- *Viscum/Crataegus* (Wala) Glb. velati — 10-10-10.

Bei starrer *circadianer Temperaturrhythmik* (sublinguale Temperaturmessung über drei Tage um ca. 7 und 18 Uhr) ist an die intensivierte Viscumtherapie mit z. B.

- *abnobaVISCUM Crataegi* (Abnoba) Amp. s.c. bis 2 mg
- *Iscucin Crataegi* (Wala) Amp. s.c. (Dosissteigerung in Abhängigkeit von der Lokalreaktion bis Stufe H) — 3 x wöchentlich

zu denken. Viscum verbessert die *endotheliale Dysfunktion*, indem es sich mit seinen *Wärmequalitäten* den Skleroseprozessen salutogenetisch gegenüberstellt.[83] Auch scheint die Mistel die NO-Synthese zu stimulieren.[84] Auf die therapeutische Wirkung der Wärme, die aus diesem Konzept folgt, weisen Studien zur externen Wärmeapplikation mit Verbesserung der endothelialen Dysfunktion hin.[85] Eine prospektive Studie (Sauna; Finnish Kuopio Ischemic Heart Disease Risk Factor Study, männliche Probanden) dokumentiert eine „dosisabhängige" Mortalitätsreduktion: "Increased frequency of sauna bathing is associated with a reduced risk of sudden cardiac death, fatal coronary heart disease, fatal cardiovascular disease, and all-cause mortality".[86]

Crataegus harmonisiert die in die Verhärtung und Sklerose führende astralische Wirksamkeit [→ 4.2.4 Therapeutische Gesichtspunkte]:

- *Crataegus comp.* (Weleda) Dil. 20-20-20 gtt
- *Crataegus Tropfen* (Weleda) Dil. 20-20-20 gtt.

Zur „Abnahme" des sklerosierenden Krankheitsprozesses setzt man *Plumbum mellitum*, z. B. als Scleron ein [→ XI. 3.4.1 Plumbum mellitum]. Spielberger berichtet in diesem Zusammenhang über positive Therapieerfahrungen mit der Mischinjektion (s.c.)[87]

- *Plumbum mellitum D20* (Weleda) Amp. mehrmals wöchentlich
- *Nicotiana e foliis D10* (Wala) Amp.
- *Arteria coronaria Gl D6* (Wala) Amp.

4.1.7 Bewegung

Die *Bewegung* hat eine wesentliche Bedeutung in der Behandlung der koronaren Herzerkrankung. Rudolf Steiner wies bereits 1920 darauf hin: „Man müßte daher bei Herzkranken immer darauf sehen, dass man eine Eigenbewegung, die recht sehr durchlebt wird, hervorruft." [88]

Bewegung ist nun nicht reduktionistisch als kalorienverbrauchende Muskelaktivität misszuverstehen. In der Bewegung lebt die *Willensaktivität* der *Individualität*. Jede Bewegung wird damit zu einem spirituellen Vorgang, der das geistige Wesen des Menschen in eine durchwärmende Verbindung mit dem Leib bringt. Zu beachten ist, dass die Bewegung den ganzen Menschen ergreift und nicht dissoziiert abläuft, in dem sich z. B. die Beine auf einem Laufbandergometer bewegen und die Sinne – womöglich noch durch andere Reize abgelenkt – keine korrespondierende Veränderung der Umgebung wahrnehmen können.

Bewegung befreit die *oberen Wesensglieder* aus ihrer zum oberen Menschen gehörenden Wirksamkeit. Sie ist darüber hinaus ihrem Wesen nach verwandt mit der *Entzündung*. Insofern unterstützt die Bewegung die „heilende Entzündung" bei den in die Sklerose führenden Erkrankungen. Eine Vielzahl von Studien dokumentiert die günstige Wirkung der körperlichen Aktivität, durch die auch andere kardiovaskuläre Risikofaktoren positiv zu beeinflussen sind.[89,90]

4.1.8 Heileurythmie und die künstlerischen Therapien

Der *Heileurythmie* und den *künstlerischen Therapien* [→ V. Heileurythmie, VI. Kunsttherapie] kommt eine entscheidende Bedeutung in der Behandlung des koronarkranken Patienten zu. Bereits die Gestensprache bei der Beschwerdeschilderung mit den sich vor der Brust zusammendrückenden, oftmals zur Faust geballten Händen illustriert den Krankheitsprozess und seinen Heilbedarf. In der Heileurythmie kommen die in [→ 4.2.5 Heileurythmie] angegebenen Übungen sowie die sogenannte *Liebe-E-Übung* in Betracht.[91] Seifert et al. wiesen in ihrer Studie an 20 gesunden Probanden zur Wirksamkeit der Heileurythmie eine Verbesserung der Herzfrequenzvariabilität im Vergleich zum ausschließlichen Ergometer-Training nach.[92] Darüber hinaus zeigte sich durch die Heileurythmie ein signifikanter Effekt auf „health-related quality of life" HRQoL (SF-36) und Stressreduktion.[93]

Auch für die *Musiktherapie* sind positive therapeutische Wirksamkeiten belegt.[94,95] Möglicherweise lässt sich sogar durch eine zweimal tägliche kurze Musiktherapie nach der Revaskularisierung bei Infarktpatienten nicht nur die Angina pectoris, Blutdruck, Herzfrequenz sowie die Angst reduzieren, sondern auch die Prognose verbessern. Im Tierversuch zeigten sich positive Effekte für die Bachsche Musik, negative (Induktion von Stressverhalten) für Heavy Metal, es folgte der inzwischen häufig gebrauchte Slogan: „Bach statt Betablocker".[96] Die Anthroposophische Musiktherapie leistet über Ton- und Intervallqualitäten, rhythmische und melodische Gestaltungen bis zur Anwendung von Kompositionen einen spezifischen Beitrag. Es handelt sich nicht nur um Rezeption, sondern eine aktive, den Patienten mit unterschiedlichen Instrumenten und durch das Singen einbeziehende Therapie.

4.1.9 Anthroposophische Psychokardiologie

Die Bedeutung *psychosozialer Einflussfaktoren* für die koronare Herzerkrankung ist immer deutlicher erkennbar.[97,98] Die Übersicht von Rozanski[99] weist in diesem Zusammenhang auf *Angst, Depressivität* und *Perspektivlosigkeit* in der Biografie hin. Auch die Interheart-Studie spricht psychosozialen Belastungen wie Depression, belastenden Lebensereignissen, beruflichem, privatem und finanziellem „Stress" eine erhebliche und bislang unterschätzte Bedeutung zu.[100,101] Darüber hinaus hat „Stress" auch eine infarktauslösende Wirkung: Nach einer Metaanalyse stellt emotionaler Stress bei Frauen den häufigsten, bei Männern den zweithäufigsten identifizierbaren Infarktauslöser dar.[102] Umgekehrt scheint „Lebenszufriedenheit" in unterschiedlichen Dimensionen mit einem (gering) erniedrigten kardiovaskulären Risiko einherzugehen.[103] Dem Patienten stellen sich mit dieser Erkrankung *innere Aufgaben*, die er aus eigener Aktivität ergreifen soll, um sich zum Mitgestalter seines Heilungsprozesses zu entwickeln.

Welche Veränderungen zeigen sich im Zusammenhang mit der koronaren Herzerkrankung im Denken, Fühlen und Wollen? Rudolf Steiner wies auf das hastige Denken hin, bei dem ein Gedanke dem anderen „auf die Füße tritt", was sich krankend auf das Rhythmische System auswirkt.[104]

Es gibt Patienten mit koronarer Herzkrankheit, die über ein sehr klares, zum Teil *abstraktes Denken* verfügen, das zum pedantisch Genauen neigt. Hier stellt sich die Aufgabe, das Denken aus seiner Abstraktheit zu lösen, ihm zur Klarheit die Wärme zu schenken. Es reift dadurch von einer intellektuellen Tätigkeit des Kopfes zu einer solchen, an der das Herz beteiligt ist.

Auf der anderen Seite finden sich Patienten mit einem ausgesprochen *assoziativen Denken*, das sich in einer überschnellen und hastigen Sprache dem Gegenüber mitteilt. Das „kalte Licht“ des abstrakten und das sich im Assoziativen auflösende Denken stehen sich gegenüber und verlangen von der Individualität, Herrschaft im Denken zu entwickeln. Die Individualität kann mit einfachen Konzentrationsübungen die Führungskraft im *Denken* verstärken.

Innerhalb der bekannten seelischen Risikofaktoren der koronaren Herzerkrankung spielt der *innerlich erlebte Druck* beim Tun eine besondere Rolle. Bezeichnungen wie „job strain“ weisen in diese Richtung und bezeichnen eine Situation, in der sich das Handeln nicht mehr frei entfaltet, sondern in scheinbar unauflösbare Zwänge gerät. Der leitende Angestellte, der auf der einen Seite Sollvorgaben umzusetzen hat, sich auf der anderen Seite aber Mitarbeitern gegenübersieht, die nicht noch mehr leisten können, befindet sich in einer solchen Situation. Inhaltliche Vorgaben und erlebte Wirklichkeit geraten in einen Widerstreit, in dem es dem Menschen nicht gelingt, die eigene Position in genügender Stärke zu entwickeln.

Im Handeln lassen sich *drei Qualitäten* unterscheiden: Die *Handlungsvorstellung* [→ Abb.] bestimmt Ziel und Ausrichtung. Sie entsteht im Inneren und hat für sich noch keine Kraft, Tun und Tat zu werden. Erst durch ein Erleben und Erfühlen ihrer Bedeutung und Wichtigkeit wird sie zum *Motiv* [→ Abb.], das nun den Willen befeuert. In der reinsten Form entwickelt sich aus der Einsicht in Berechtigung und Notwendigkeit einer zunächst ideell gefassten Handlungsidee die Liebe zur Handlung[105], aus der dann die Willensaktivität fließt. Schließlich entsteht die *Willenstätigkeit* [→ Abb.] selbst, die zum äußerlich sichtbaren Handeln führt.

Handlungsvorstellung	→	Nerven-Sinnes-System
Motiv	→	Rhythmisches System
Willenstätigkeit	→	Stoffwechsel-Gliedmaßen-System

Drei Qualitäten menschlichen Handelns

In dieser Trias erkennt man unschwer die *Dreigliedrigkeit des menschlichen Organismus* wieder:

Die *Handlungsvorstellung* bezieht sich auf das *Nerven-Sinnes-*, die *Motivation* auf das *Rhythmische* und die *Willensaktivität* auf das *Stoffwechsel-Gliedmaßen-System.*

Die *mittlere Qualität*, durch die sich die Individualität im eigentlichen Sinne mit dem Handeln verbindet, ist heute besonders in Gefahr. Sie ist der Ort, in den Kräfte wie das Gewissen oder auch ein „gesundes Ahnen“ von der Richtigkeit des Tuns[106] als abwägende Qualitäten einfließen. Vielfach handeln wir nach *Pflichtvorstellungen*, die als zwingend erlebt direkt unseren Willen unter Umgehung dieses mittleren Bereiches formen. Aber auch umgekehrt kann das Untere zu stark wirken und vorschnell Handlungen aus einem unbesonnenen Effekt entstehen lassen. Die Individualität ist damit aufgefordert, *zum „Autor“ ihres Tuns* zu werden, nicht mehr „in Willens Frone“[107] zu stehen [→ Abb. [2]]. In dieser Übung kommt es darauf an, das Ziel der Handlung, also die Handlungsvorstellung (1) tatsächlich in eine Willenstätigkeit (3) zu führen. Man wählt hierzu möglichst einfache und unbedeutende Ziele aus, die keinen zur Handlung drängenden imperativen Charakter haben, und setzt sie in das konkrete Tun um.

Auf die *polaren Dynamiken des Fühlens* wurde bereits mit dem zur Erstarrung führenden Schreck und der inneren Unruhe und Erregung bei Aufregung, Ärger oder Wut hingewiesen. Durch die Krankheit entsteht die Aufgabe, ein *besonnenes Fühlen*, das sich nicht von den Qualitäten des oberen und unteren Menschen überrollen lässt, zu erobern [→ Abb. [3]]. Damit sind Übungen angesprochen, die der *Ausbildung innerer Ruhe* dienen.

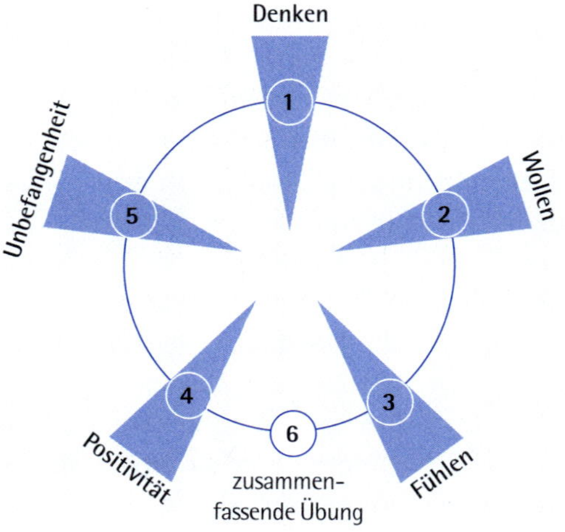

Die „sechs Eigenschaften"

Auch gilt es, die Angst zu bewältigen und Hilfestellung bei Depression und seelischer „Lichtlosigkeit" zu geben, bis der Patient dies schließlich selbst als innere Aufgabe übernehmen kann. Zwei Metaanalysen beschreiben übereinstimmend, dass Depressivität mit einem Anstieg des KHK-Risikos einhergeht.[108] Auch mit anderen Erkrankungen, welche die koronare Herzerkrankung begünstigen, sind depressive Symptome assoziiert (z. B. Diabetes mellitus Typ 2).

Hoffnungslosigkeit, fehlende Zukunftsperspektive und *„negative Weltsicht"*[109] gelten als ausschlaggebende Risikofaktoren für die KHK. Damit stellt sich durch die Krankheit als innere Aufgabe die *Übung der Positivität* [→ Abb. [4]]. Diese bedeutet nicht, das Negative „schönzufärben", sondern auch im Falle einer als aussichts- und perspektivlos erlebten Situation mit innerer Aufmerksamkeit das real bestehende Positive zu entdecken. Dadurch entsteht eine andere Lebensstimmung und -haltung zu den Ereignissen, die heilende Kräfte aufruft.

Schließlich bedarf es der *Unbefangenheit* [→ Abb. [5]] und damit eines aufgeschlossenen und lebendigen, nicht von vorgefassten Meinungen und vorschnellen Urteilen getrübten Interesses für die Welt. So ist die soziale Isolation[110, 111], aber auch die in sich eingeschlossene Seelenhaltung, die kein warmes Interesse für den anderen Menschen aufbringt, Trennung statt menschlich-warmer Begegnung im Sozialen erzeugt, mit diesem Krankheitsbild verbunden.

So sind der *unbefangene Blick* für die biografische Zukunft sowie das Besinnen auf das *Positive* in der gegenwärtigen Lebenssituation prognostisch bedeutsam. Dass *Arbeitslosigkeit* das allgemeine Sterberisiko erhöht, ist bekannt und in großen Studien (Daten von 20 Millionen Personen[112]) belegt. Da das erhöhte Risiko auch nach Berücksichtigung anderer Einflussfaktoren wie Vorerkrankungen etc. bestehen bleibt, scheint es die Arbeitslosigkeit selbst zu sein, die durch Veränderung der sozioökonomischen Lebenssituation, Perspektiv- und ggf. auch Sinnverlust das Sterblichkeitsrisiko erhöht und Positivität wie

Unbefangenheit der biografischen Perspektive gegenüber auslöscht. Die Mortalität nimmt bei arbeitslosen Männern gegenüber Frauen signifikant stärker zu.[113]

Diese Übungen, die sich in verschiedenen Kombinationen auch zusammen praktizieren lassen [→ Abb. [6]], beziehen sich auf die von Rudolf Steiner beschriebenen *„sechs Eigenschaften"*.[114] Durch sie entstehen innere Kräfte, die in mancherlei Belastungen ausgleichend und heilend wirken. Geringes Selbstvertrauen, Neigung zu Depressivität und Resignation verbessern sich dadurch. Verschiedene Studien belegen, dass Menschen, die ihren Fähigkeiten vertrauen und auch in schwierigen Situationen Optimismus bewahren, weniger stressanfällig sind.[115] „Wer diese Übungen in genügendem Maße macht, wird während derselben auf manche Mängel und Fehler seines Seelenlebens stoßen; und er wird die gerade ihm notwendigen Mittel finden zur Kräftigung und Sicherung seines intellektuellen, gefühlsmäßigen und Charakterlebens ... Wenn zum Beispiel jemand zu wenig Selbstvertrauen hat, so wird er nach entsprechender Zeit bemerken können, daß sich durch die Übungen das notwendige Selbstvertrauen einstellt. Und so ist es in Bezug auf andere Seeleneigenschaften."[116]

Exkurs

Während der *embryonalen Entwicklungsperiode* entstehen aus den drei Keimblättern die verschiedenen Organe des menschlichen Leibes. Vergleichsweise lässt sich nun aus den „Keimblättern" des Denkens, Fühlens und Wollens durch diese Übungen ein inneres Organ bilden. Es handelt sich nicht um ein leibliches Organ, sondern um ein solches des übersinnlichen Menschen, das sich in der Gegend des Herzens lokalisiert und als die *zwölfblättrige Lotusblume* bezeichnet wird.[117] Seine Entstehung steht in Zusammenhang mit den heilenden Kräften, die sich der koronaren Herzerkrankung gegenüberstellen. Es ist ein Fähigkeitsorganismus, dessen Bildung einen großen Schritt in der geistig-seelischen Entwicklung des Menschen bedeutet und damit abermals auf die Tatsache hinweist, dass Heilung in ihrem eigentlichen Wesen nicht nur „Symptomfreiheit" bedeutet, sondern einer Metamorphose des auf Wandlung angelegten Menschen dient.

Erscheint die koronare Herzkrankheit in manchen ihrer Aspekte als ein in das Leibliche geprägter Ausdruck der unvollständig entwickelten übersinnlichen Organbildung der zwölfblättrigen Lotusblume, so geht ihre Heilung mit ihrer zunehmend vollkommeneren Ausbildung einher. An koronarkranken Patienten, denen die Erkrankung zur Aufgabe wurde, nimmt man eindrücklich diese innere Entwicklung wahr. Es offenbart sich ein *liebevolles, gütiges Wesen*, das die „innere Sonne" der Menschlichkeit nach außen strahlen lässt. Das mit dem Sonnenhaften verbundene Herz entwickelt durch seine Leiden das Sonnenhafte der menschlichen Wesenheit.

In diesen Übungen ringt man jedes Mal um die *„gesunde Mitte"*. In der Gedankenbildung stehen sich auf der einen Seite das abstrakte „erstarrte", u. U. sogar blockierte, andererseits das unkontrollierte assoziative Denken gegenüber. Das gesunde, durch die Individualität geführte Denken entwickelt sich zwischen diesen Polen der Verhärtung und Auflösung. Entfällt es dieser inneren Leitung und Führung durch die Individualität, so entstehen Vereinseitigungen, verhärtende bzw. auflösende Kräfte gewinnen an Macht.

In der *Willensübung* finden wir dasselbe Spannungsfeld, Hier stehen sich die einer „Vorgabe" rollenhaft folgende Handlung und die unkontrollierte Betätigung im Sinne „das habe ich nicht gewollt" gegenüber. Beide Handlungsweisen sind der Führung durch die Individualität entfallen, indem einerseits die bloße Vorgabe, andererseits eine unreflektierte Dynamik wirkt.

Die *Gefühlsübung* macht ebenfalls auf „verhärtende" Empfindungen in der Anspannung, Neid und auch Hass gegenüber dem emotionalen „Schwärmen" aufmerksam.

In der *Positivitäsübung* stehen sich gleichermaßen die schroffe Ablehnung und Verneinung und – auf der anderen Seite – die bedingungslose Akzeptanz, die „alles gut findet" und schönfärbt, gegenüber.

Schließlich verhalten sich in der Übung der *Unbefangenheit* das Vorurteil und die ungeprüfte Annahme, die scheinbar „unbefangen" auch das Widersinnige trotz anderer persönlicher Erfahrungen annimmt, polar zu einander.

Im *Seelischen* wirken demzufolge *zwei polare Kräfte*, die das Denken, Fühlen und Wollen der *Ich-Wirksamkeit* entfremden und in die Extreme von Verhärtung und Auflösung führen. Man bezeichnet sie in der Anthroposophie als die ahrimanische und die luziferische Macht.

Im *Organischen* finden wir die ausgleichende Funktion des Herzens zwischen dem Nerven-Sinnes- und dem Stoffwechsel-Gliedmaßen-System. Es vermittelt die Sinnesfunktion des Herzens und seine Bewegungsfunktion rhythmisch [→ 2.5 Die Dreigliederung des Herzens]. Das Herz stellt sich also zwischen die zu diesen Polen gehörenden Sklerose- und Entzündungsprozessen.

Auch im *Seelischen* finden wir diese Dynamiken der *Sklerose* und auflösenden „*Entzündung*" wieder. Das *geistige Wesen* des Menschen, sein Ich, hat die Aufgabe, in diesem Spannungsfeld seine Wirksamkeit in Denken, Fühlen und Wollen zu verwirklichen.

Damit besteht eine Beziehung zwischen dem *Herzen* und dem *Ich-Wesen* des Menschen.

Manche Patienten fragen nach einer *meditativen Anregung*. In diesem Zusammenhang ist vor dem Hintergrund der inflationär gebrauchten Bezeichnung „Meditation" eine inhaltliche Klarstellung erforderlich.[118]

Meditation bedeutet *keineswegs* ein *passives Relaxen*, womöglich durch *externe Medien* unterstützt, sondern ist eine *innere, geistige Tätigkeit* und *Aktivität* der *Individualität*. Die *zentrale Aufgabe* besteht in der *Verwandlung* und *Erkraftung* des *Denkens*.

Es geht darum, seine abstrakte, d. h. von der geistigen Wirklichkeit abgezogene, Qualität zu verwandeln. *Wärme* und ein *intensives Fühlen* erwachen in der Denktätigkeit, ohne dass ihr die lichtvolle Klarheit verloren geht. Das Denken wird dadurch zu einer inneren Willenstätigkeit, zu einer Aktivität des Ich. Unterschiedliche Inhalte sind für diese meditative Arbeit geeignet. Einige grundsätzliche Gesichtspunkte, welche die Verwandlungsschritte des Denkens beleuchten, sind am Beispiel der von Rudolf Steiner mehrfach erwähnten Meditation „Weisheit lebt im Licht" in [→ XXXIII. 3.2.3 Drei Stufen der Meditation] dargestellt. Vor dem Hintergrund der *inneren Qualität der Herzorganisation*, die aus den Lebenskräften eine Lichtqualität entwickelt, sei auf die von Rudolf Steiner ausführlich beschriebene sogenannte *Rosenkreuzmeditation*[119, 120] hingewiesen. In dieser Bildmeditation leuchtet das sich verwandelnde und zum Menschlichen sich entwickelnde Wesen des Menschen vor dem Hintergrund des Kreuzeszeichens auf. Es erscheint damit in Zusammenhang mit der Christustat, dem Mysterium von Golgatha. Das Heilende im menschlichen Wesen steht in Verbindung mit der geistigen Entwicklung des Menschen.

Eine zentrale Meditation Rudolf Steiners hat die Beziehung des Herzens zur Sonne durch seine Licht-, Wärme- und Lebenskräfte [→ 2. Das Organverständnis des Herzens] zum Inhalt:

Schau ich in die Sonne,
Spricht ihr Licht mir strahlend
Von dem Geist, der gnadevoll
Durch Weltenwesen waltet.

Sonne, du Strahlentragende,
Deines Lichtes Stoffgewalt
Zaubert Leben aus der Erde
Unermesslich reichen Tiefen.

Fühl' ich in mein Herz,
Spricht der Geist sein eignes Wort
Von dem Menschen, den er
Liebt durch alle Zeit und Ewigkeit.

Herz, du Seelentragendes
Deines Lichtes Geistgewalt
Zaubert Leben aus des Menschen
Unermesslich tiefem Innern.

Sehen kann ich, aufwärtsblickend
In der Sonne hellem Rund
Das gewalt´ge Weltenherz.

Fühlen kann ich einwärtsschauend
In des Herzens warmem Leben:
Die beseelte Menschen-Sonne.

Rudolf Steiner [121, 122]

Zusammenfassend ergibt sich ein *umfassendes therapeutisches Konzept*. Es bezieht sich auf das heilende Potenzial und begreift Erkrankung als *Entwicklungsaufforderung* an den Menschen. Selbstverständlich ist ein pathogenetisch orientiertes Vorgehen nicht aus-, sondern je nach Indikation eingeschlossen. Nur bedarf es immer wieder der erneuten Besinnung des Arztes auf die Tatsache, dass eine einstellende medikamentöse Therapie Krankheitsprozesse moduliert und „zähmt“, sich allerdings dadurch nur eine „gedämpfte Krankheit“, nicht jedoch Gesundheit im eigentlichen Sinne erreichen lässt. Ihre Entwicklung setzt den sich verwandelnden Menschen voraus.

Krankheit stellt diese Entwicklungsaufforderung nicht nur an den einzelnen, sondern auch an den *sozialen Zusammenhang*, in dem der Betreffende lebt, also an die *menschliche Gemeinschaft*. Es gibt hier ein „Klima“, das heilend oder kränkend wirkt und dadurch für die Prophylaxe und genauso für die Wiederaufnahme des Patienten in seinen sozialen Zusammenhang nach überstandener Akutphase von Bedeutung ist. Es ist ein besonderes Signum, dass ausgerechnet für die kardiovaskulären Leiden ein „sozialer Gradient“ vorliegt, der auf die Schichtabhängigkeit des koronaren Risikos hinweist [→ Abb.]. Auch nach Berücksichtigung von Alter und den bekannten kardiovaskulären Risikofaktoren bleibt ein solcher Zusammenhang signifikant.

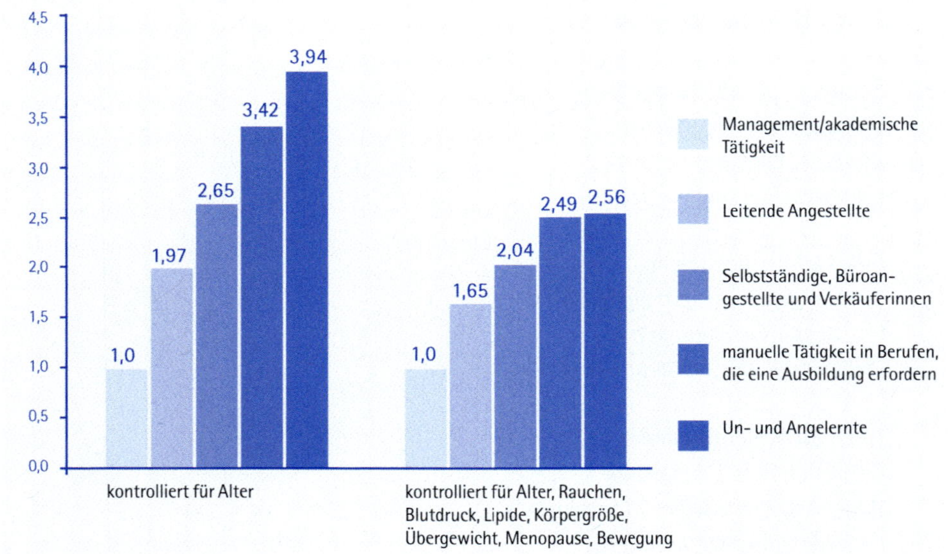

Relatives KHK-Risiko für Frauen unter 65 Jahren in Abhängigkeit vom beruflichen Status (nach einer schwedischen Fall-Kontroll-Studie)[123]

Gesundende Qualitäten entstehen im Sozialen, wenn nicht nur die individuelle Entwicklung des einzelnen, sondern des Ganzen sich als Aufgabe stellt, und nicht, verkürzt formuliert, das Glück weniger den Krankheitsschatten auf viele wirft. Jede innere Entwicklung kennt diese doppelte Aufgabenstellung der *persönlichen* und der *Förderung der Entwicklung des Ganzen*. Ohne ihre Erfüllung ist Wandlung im eigentlichen Sinne, die nicht nur egoistischer Befriedigung dient, unmöglich. Egoismus bedeutet immer, dass das eigene Fortkommen die Rückstellung des anderen fordert. „Ich werde bedenken, dass mir etwas zuteil geworden ist, was ihm entzogen war, dass ich mein Gutes gerade dem Umstand verdanke, dass es ihm entzogen worden ist“, formulierte Rudolf Steiner eine entsprechende Übung.[124] Interesse am Anderen, das ihn aus sozialer Isolation herausführt, Vertrauen, Dankbarkeit und Anerkennung gegenüber der Tätigkeit des Anderen, ohne die ein gemeinschaftliches Ziel gar nicht zu erreichen ist und die darüber hinaus die eigene Tätigkeit oftmals erst ermöglicht, sind sozial gesundende Qualitäten. Die Aufgabe der Gemeinschaft im Zusammenhang mit der Prävention und Therapie der koronaren Herzkrankheit lässt sich kaum besser zusammenfassen als mit den Worten: „Als einzelner hast du bis heute gestrebt; nun gliedere dich ein in das Ganze."[125]

4.2 Herzinsuffizienz

Die chronische Herzinsuffizienz zählt zu den häufigsten internistischen Erkrankungen. Dennoch bereitet ihre Therapie weiterhin erhebliche Probleme. So liegt die Fünf-Jahres-Mortalität nach akuter Dekompensation bei 45 bis 60 % und ist damit höher als die vieler Krebserkrankungen.[126] Der KHK vergleichbar verlangt auch die Herzinsuffizienz in ihrer unterschiedlichen Ätiologie ein *umfassendes Krankheitsverständnis* und eine daraus abgeleitete Therapie.

Gegenüber dem pathophysiologisch nahegelegten *„Ein-Organ-Versagen"* ist die *Herzinsuffizienz* durch *systemische Aspekte* (z. B. neuroendokrine Regulation) charakterisiert, die ein *holistisches Krankheitsverständnis* fordern.

Die *systolische Funktionseinschränkung* korreliert charakteristischerweise nur schlecht mit der NYHA-Graduierung.[127] Auch verbessern positiv-inotrope Substanzen oder Vasodilatatoren, die kurzfristig das Herz-Zeit-Volumen steigern, die maximale Leistungsfähigkeit von Patienten mit „Herzinsuffizienz" nicht wesentlich, und auch die Belastbarkeit nach Herztransplantation oder perkutaner Valvuloplastie bei hochgradiger Mitralstenose verbessert sich nur langsam.[128]

Das *Pumpenmodell* als Verständnisgrundlage für die Herzorganisation greift offenbar zu kurz. Auch die schlichte Überlegung, dass in einem geschlossenen System das Versagen einer für die Zirkulation verantwortlichen Pumpe nicht zu einem Druckanstieg vor dieser führen kann, da die treibende Kraft insuffizient wurde, weist in eine ähnliche Richtung und kontrastiert deutlich mit dem Anstieg des zentralen Venendrucks vor dem rechten Herzen im Rahmen einer Herzinsuffizienz.[129] Die Tatsache, dass der Blutkreislauf nicht ein geschlossenes, pumpenangetriebenes System ist, sondern ein großer Anteil der intravaskulären Flüssigkeit das Gefäßsystem verlässt, um dann wieder aufgenommen zu werden (woran z. T. intensive Stoffwechselprozesse beteiligt sind wie bei der Resorption tubulärer Flüssigkeit (ca. 178 l/Tag) in der Nierenorganisation), weist auf weitere dynamische Prozesse, die sich an der Hämodynamik beteiligen. Auf die herausragende Arbeit von Branco Furst, die das Herz als Impedanz- und Stauungsorgan charakterisiert, sei hingewiesen.[130]

Rudolf Steiner lehnte die Interpretation des Herzens als „Kreislaufpumpe" entschieden ab und betonte, wie diese „Mechanisierung" eines Organverständnisses den Blick auf die spirituelle Menschenwesenheit verstellt. Durch „zutreffende" Gedanken, die wir als Ärzte dem Wesen des Menschen entgegentragen, kann ein Licht hinsichtlich eines umfassenden Organverständnisses entstehen. „Unzutreffendes" verdunkelt demgegenüber wesentliche Seiten des erkrankten Menschen und stellt sich schließlich trennend in das Verhältnis von Patient und Arzt hinein.

4.2.1 Das klinische Bild der Herzinsuffizienz vor dem Hintergrund der Dreigliederung

Bei der Herzinsuffizienz unterschiedlicher Ätiologie finden sich in der *Gliedmaßenorganisation* eine verminderte Muskelkraft[131, 132] und schnellere Ermüdbarkeit. Des Weiteren bestehen Veränderungen im Stoffwechsel der Skelettmuskulatur (Reduktion der für den oxidativen Metabolismus verantwortlichen Enzyme in den Mitochondrien, eine Abnahme der Mitochondrien und deren innerer Oberfläche, ein schnellerer Abfall des Kreatinphosphats unter Belastung).[133] Eine Atrophie der *Skelettmuskulatur* (Apoptose von Myozyten[134], Verkleinerung der Muskelfasern, ggf. Erhöhung des Anteils von schnellen Typ-II-Fasern[135] und Reduktion der Kapillardichte) erfolgt im Verlauf der Herzinsuffizienz ebenfalls und tritt offenbar schon früh in der Entwicklung dieser Krankheit auf.

Die genannten Phänomene weisen auf die sich zurücknehmende, bewegungs- und willensaktive Wirksamkeit der oberen Wesensglieder hin. Dabei ist die reduzierte körperliche Aktivität dieser Patienten sicher von Bedeutung, erklärt aber nicht ausreichend das Phänomen. So finden sich diese spezifischen *Veränderungen* auch an den Flexoren der Hand, der Atemmuskulatur und anderen Muskelgruppen, die nur wenig vom körperlichen Aktivitätszustand abhängen. Ebenso wiesen Muskelbiopsien von körperlich inaktiven Patienten nach Schlaganfall diese Veränderungen der Muskulatur nicht auf.[136]

Muskelschwäche, Muskelatrophie und damit Sarkopenie weisen auf die sich aus dem Stoffwechsel-Gliedmaßen-System *zurückziehende seelisch-geistige Wesenheit.*

Auch im Funktionellen der *Durchblutungsverteilung* findet sich eine entsprechende Geste. Bei maximaler körperlicher Arbeit dienen bis zu 90 % des Herzzeitvolumens der Durchblutung der arbeitenden Skelettmuskulatur. Im Rahmen der Herzinsuffizienz geht dieser Anteil auf 50 bis 60 % zurück. Während beim gesunden Menschen die Willenstätigkeit der oberen Wesensglieder von einer kräftigen Durchblutung des Gliedmaßensystems begleitet ist, schwindet im Zusammenhang mit der Erkrankung diese Qualität, Ich-Organisation und der astralische Leib nehmen sich hinsichtlich ihres willensverwandten, bewegenden Wirkens im unteren Menschen zurück. In die gleiche Richtung weist die Durchblutungseinschränkung im Splanchnikusgebiet. Auch in der Stoffwechselorganisation (und damit nicht nur in der Muskulatur, also der Gliedmaßenorganisation) ist diese Signatur zu beobachten.

Die im Bereich der unteren Extremitäten auftretenden *Ödeme* sprechen eine ähnliche Sprache. Zunächst findet man auf der *physischen Ebene* eine „abgelagerte" Flüssigkeit, die dem Lebenszusammenhang entfallen ist. Damit einher gehen Verhärtungs- und Skleroseprozesse, die sich in der Fibrosierung zeigen. Auf der Ebene der *ätherischen Prozesse* überformen zunehmende Stauungen das Strömen und Fließen. Physiologischerweise ermöglichen das unbehinderte Strömen der extrazellulären und ihr Austausch mit der intrazellulären Flüssigkeit die Lebensprozesse der Gewebe. Hier entwickelt sich in den Strömungsprozessen zwischen dem extra- und intrazellulären Raum eine Atmungsgeste der Ausscheidung und Resorption von Flüssigkeit. Diese ist geprägt von den Lebensprozessen der Gewebe und trägt in diesem Sinne die ätherische Wirksamkeit. Im Weiteren modulieren die *astralische Wesensschicht* und *die Ich-Organisation* die Strömungsprozesse. So ist jede Handlungsintention und Bewegung von einer Durchblutungssteigerung der Muskulatur begleitet.

Wenn sich die *astralische* und die *Ich-Organisation* aus ihrem dynamischen Wirken in der Gliedmaßenorganisation *lösen* und sich zum *Nerven-Sinnes-System* wenden, entstehen *Stauungsprozesse und Stase.*

Bei der chronischen Herzinsuffizienz ergreifen Stauungsprozesse, die zu Fibrose und Sklerose führen, die *Stoffwechselorganisation.* Insbesondere sind hiervon die Leber (bis zur Cirrhose cardiaque), die Milz, aber auch die Nieren betroffen. Oft zeigt sich bei der akut dekompensierten Insuffizienz ein meteoristisch aufgetriebenes Abdomen: die astralische Organisation hat sich aus den Verdauungsprozessen zurückgezogen und eine zum Nerven-Sinnes-System orientierte Aktivität aufgenommen.

Auch das *Herz* selbst unterliegt Veränderungen, die es aus seiner muskulären Bewegungsfunktion herausführen und zunehmend in *Skleroseprozesse* leiten. So beträgt der Kollagenanteil des gesunden Herzens ca. 3 bis 4 % und steigt bei terminaler Herzinsuffizienz auf 25 bis 30 %.

Ein ähnliches Bild ergibt sich für das *Gefäßsystem.* Hier findet sich eine endotheliale Dysfunktion als Ausdruck der vom Nerven-Sinnes-System aus verhärtend und konstriktiv wirkenden astralischen Organisation. Eine wichtige Rolle spielt dabei wiederum die verminderte Verfügbarkeit des *Stickstoffmonoxids (NO)*[137] als einer zum Luftorganismus gehörenden, aus dem L-Arginin gebildeten und damit dem Eiweißstoffwechsel entstammenden Qualität. Demgegenüber kommt es im Zusammenhang mit der Herzinsuffizienz zu einer erhöhten basalen Produktionsrate des NO.[138] Diese scheint allerdings Ausdruck salutogenetischer Prozesse zu sein, indem das NO einer Wesensgliederwirksamkeit dient, welche die funktionelle Orientierung zum Nerven-Sinnes-System auflöst. Die reduzierte endotheliale NO-Freisetzung nach Stimulation im Zusammenhang mit der Herzinsuffizienz scheint demgegenüber Ausdruck der Erkrankung zu sein und mit der verhärtenden und überformenden Wirksamkeit des astralischen Leibes in Verbindung zu stehen. Entsprechend verbessert sich die NO-Freisetzung durch regelmäßige körperliche Bewegung und damit durch eine vermehrte Willenswirksamkeit des Geistig-Seelischen im Menschen. Ein weiteres Mal stehen sich hier Bewusstsein und die vom Willen impulsierte Bewegung gegenüber. Im Zusammenhang mit der Herzinsuffizienz führt die Gliedmaßenbewegung zu einer Verbesserung der belastungsabhängigen Vasodilatation und der Muskulopathie.[139]

Die unphysiologische vom Nerven-Sinnes-System dominierte Wesensgliederwirksamkeit im Gefäßsystem führt zu *thrombophilen Prozessen.* So ist ein erhöhtes Risiko für thromboembolische Prozesse bei Herzinsuffizienz bekannt. Eine *Thrombozytenaktivierung* zeigte sich bei Patienten mit Herzinsuffizienz nicht nur bei Vorhofflimmern, sondern auch im Sinusrhythmus.[140] Diese verhärtende Aktivität der astralischen Organisation äußert sich also in einer Vielzahl von Phänomenen, von der endothelialen Dysfunktion angefangen und bis zur Thrombozytenaktivierung und der nachfolgend erwähnten arteriellen Steifigkeit reichend. Ein gemeinsames Prinzip, das sich aus der Dominanz des Nerven-Sinnes-Systems herleitet, liegt diesen unterschiedlichen Symptomen der Herzinsuffizienz zugrunde. Die zum Nerven-Sinnes-System orientierte astralische Organisation steht mit der Aktivierung des Renin-Angiotensin-Aldosteron-Systems in Zusammenhang [→ XI. 2.1 Polare Erscheinungsformen der arteriellen Hypertonie]. Entsprechend wundert es nicht, dass die medikamentöse Blockade nicht nur die linksventrikuläre Funktion und endotheliale Dysfunktion verbessert, sondern auch die Thrombozytenaktivierung unterblieb.[141]

Die Herzinsuffizienz ist oftmals mit einer *vermehrten arteriellen Steifigkeit* assoziiert, die wiederum Ausdruck des überformenden Wirkens des astralischen Leibes ist. Auf dieses Phänomen geht [→ XI. 2.2.2 Arterielle Steifigkeit] ausführlicher ein.

Wichtige Symptome der Herzinsuffizienz betreffen das Rhythmische System. So ist sie mit dem *Vorhofflimmern* vergesellschaftet. Viele Patienten mit Vorhofflimmern (nach der Framingham-Studie sind es ca. 37 %) haben eine Herzinsuffizienz, wie umgekehrt mehr als die Hälfte der Patienten mit neu diagnostizierter Herzinsuffizienz auch ein Vorhofflimmern zeigen.[142] Wir sehen im Folgenden, wie sich mit dem Vorhofflimmern eine Dominanz des Nerven-Sinnes-Systems entwickelt und umgekehrt Bewegung und Gewichtsabnahme positive Auswirkungen haben.[143] Damit findet sich eine Entsprechung zur Wesensgliederwirksamkeit bei der Herzinsuffizienz.

Die *Lunge* (und damit die Atmungsorganisation) erfahren unter dem Aspekt des Wesensgliederwirkens ähnliche Veränderungen. Bei länger bestehender Stauung treten Indurationen und damit Verhärtungsprozesse auf. Eine weitere Verfestigung ist durch die Zunahme des Fasergewebes in den Alveolarwänden und Lungensepten bedingt.[144] Darüber hinaus kann es auch zu einer Ablagerung im Sinne einer Lungenhämosiderose kommen. Stauungsprozesse und Ödembildung schränken die Atmung ein. Diese sind in der Auskultation als feuchte Rasselgeräusche erkennbar. Es entsteht aus dem regelmäßigen Gang der Atmung ein gepresstes Ausatmen mit verlängertem Exspirium als Ausdruck überformender Prozesse. Der Astralleib erwacht in den Empfindungen des „schweren Atmens" bzw. der Atemnot.

Die Herzinsuffizienz ist häufig von *schlafbezogenen Atemstörungen* begleitet. Dabei handelt es sich sowohl um obstruktive als auch um zentrale Ventilationsstörungen. Der obstruktiven Variante liegt eine zu starke Lösung des seelischen und geistigen Wesens aus dem Stoffwechsel-Gliedmaßen-System zugrunde. Entsprechend ist sie oftmals beim Patienten mit Diabetes mellitus anzutreffen, der eine ähnliche Wesensgliederwirksamkeit zeigt. Die Weckreaktionen durchbrechen den pathologischen Schlaf und führen zu einer zum Nerven-Sinnes-System ausgerichteten Aktivierung der Wesensglieder. Sie führt zu den konstriktiven Qualitäten der endothelialen Dysfunktion und Thrombozytenaktivierung mit reaktiver chronischer Entzündung. Zahlreiche „Skleroseerkrankungen" sind mögliche Folgen (Hypertonie, Vorhofflimmern, koronare Herzkrankheit, Schlaganfall, Demenz, Depression und weitere).[145]

Damit ergibt sich vor dem Hintergrund der Wesensglieder das folgende Bild: Auf der *physischen Ebene* entwickelt sich infolge der Stauungsprozesse eine Sklerose. Die Lebenskräfte des *Ätherischen* werden durch umfassende Abbauprozesse geschwächt, die

u. U. zur kardialen Kachexie führen. Darüber hinaus schränken Stauungsprozesse die ätherische Organisation im Flüssigkeitsorganismus ein. Die *astralische Organisation* löst sich aus ihrer Bewegungsfunktion und erwacht in den unterschiedlichen Facetten von Empfindungen und Beschwerden, welche die Herzinsuffizienz begleiten. Die zum oberen Menschen drängende astralische Organisation erlebt der Patienten als Dyspnoe, ggf. als pektanginöse Symptomatik oder auch seelisch als Angst. Oft wird von Störungen des Schlafes und Schlaflosigkeit berichtet. Die *Ich-Organisation* erfährt im Rahmen dieser Erkrankung eine Beeinträchtigung ihrer Willensentfaltung, ablesbar an den Einschränkungen der körperlichen Belastbarkeit, an Ermüdung und muskulärer Erschöpfung. Der mit ihr verbundene Wärmeorganismus entwickelt eine Zentralisierung mit kühlen Akren.

Bei der *Herzinsuffizienz* lösen sich die oberen Wesensglieder aus dem Stoffwechsel-Gliedmaßen-System und orientieren sich, von Stauungs- und Skleroseprozessen begleitet, funktionell zum Nerven-Sinnes-System.

Prävalenz und Inzidenz der Herzinsuffizienz sind altersabhängig. In der zweiten Lebenshälfte beginnt sich das seelische und geistige Wesen des Menschen aus dem Stoffwechsel-Gliedmaßen-System zu lösen. Entsprechend entwickelt sich die Herzinsuffizienz mit zunehmendem Lebensalter.

Der Dominanz des Nerven-Sinnes- stellt sich eine zum Stoffwechsel-Gliedmaßen-System gehörende *(chronisch-)entzündliche Qualität* entgegen. So sind erhöhte Serumkonzentrationen proinflammatorischer Mediatoren bei der chronischen Herzinsuffizienz seit Langem bekannt.[146,147] Für die Herzinsuffizienz ist also nicht nur ein neuroendokriner, sondern auch ein metabolischer Aspekt wichtig.

Schließlich besteht eine klinisch bedeutsame bidirektionale Beziehung zur Depression. So findet sich bei körperlich gesunden Menschen ein bis zu 2,5-fach erhöhtes Risiko für kardiovaskuläre Ereignisse, umgekehrt besteht bei herzinsuffizienten Patienten ein signifikant erhöhtes Mortalitätsrisiko, wenn eine klinisch relevante Depression vorliegt.[148] Die Depression geht ebenfalls mit einer zum Nerven-Sinnes-System orientierten Wesensgliederwirksamkeit einher [→ XVI. 4.2.3 Seelische Phänomenologie beim metabolischen Syndrom], ist dementsprechend mit Skleroseprozessen verbunden und erfährt eine Besserung durch Bewegung, also Aktivierung des Stoffwechsel-Gliedmaßen-Systems. Die Linderung der Depression korreliert stärker mit der Zunahme der Lebensqualität als der Besserung kardialer Funktionsparameter.[149] Insofern kommt im Hinblick auf die Lebensqualität der Depressionstherapie eine zentrale Bedeutung zu.

4.2.2 Systolische und diastolische Herzinsuffizienz

Man unterscheidet die Herzinsuffizienz mit erhaltener und reduzierter Ejektionsfraktion (HFpEF, HFrEF). Diese Bezeichnungen ergaben sich aus den früheren Diagnosen einer *systolischen* und *diastolischen* Herzinsuffizienz.[150] In den ersten Jahren unseres Jahrhunderts wurde deutlich, dass ein großer Teil der herzinsuffizienten Patienten eine normale Ejektionsfraktion („Pumpfunktion") aufweist und die gestörte Diastole für das Krankheitsbild verantwortlich ist.[151] Da aber systolische wie auch diastolische Funktionen gemeinsam betroffen sein können, wählte man eine Diagnose, die sich ausschließlich auf die erhaltene oder reduzierte Ejektionsfraktion bezieht. Dadurch findet allerdings nur noch die systolische und nicht mehr die diastolische Funktion Berücksichtigung, was das geisteswissenschaftliche Verständnis erschwert. Obgleich beide Bezeichnungen nicht begriffsidentisch sind, werden wir auch die Einteilungen nach den Herzphasen nutzen. Bei der *systolischen Herzinsuffizienz* (HFrEF, Heart failure with reduced ejection fraction) ist die Kontraktilität eingeschränkt, bei der *diastolischen* (HFpEF, Heart failure with preserved ejection fraction) die Relaxation. Die Kontraktilität ist mit der anspannenden und in die muskuläre Verhärtung führenden Wirksamkeit des Nerven-Sinnes-Systems verbunden. Die Relaxation stellt einen aktiven Prozess dar und steht mit der Wirksamkeit der Wesensglieder im Stoffwechsel-Gliedmaßen-System in Beziehung. Damit führt die systolische Funktion zur Stauung (systolische Anspannungsphase), während in der Diastole das Herz den bewegten Blutstrom aktiv aufnimmt [→ 2.5 Die Dreigliederung des Herzens].

Die diastolische Herzinsuffizienz ist Ausdruck der zum Nerven-Sinnes-System orientierten, anspannend und verhärtend wirksamen astralischen Organisation. Der diastolische Lösungsprozess wirkt nicht ausreichend. Die funktionelle Orientierung der Wesensglieder zum Nerven-Sinnes-System und damit zum Bewusstseinspol zeigt sich auch in der erhöhten sympatho-adrenergen Aktivität bei der Herzinsuffizienz[152] und in der Aktivierung des Renin-Angiotensin-Systems [→ XI. 2.1 Polare Erscheinungsformen der arteriellen Hypertonie]. Die diastolische Herzinsuffizienz soll bei 30 bis 50 % der Patienten mit den typischen klinischen Zeichen einer Insuffizienz und (noch) normaler Ejektionsfraktion vorliegen.[153] Ihre Diagnose mit Einteilung der diastolischen Funktionsstörung in vier Schweregrade ergibt sich üblicherweise durch die Echokardiografie. Damit ist bei jedem dritten bis jedem zweiten Patienten nicht die systolische „Pumpfunktion", sondern die zu starke Stauungsfunktion des Herzens im Zusammenhang mit der charakterisierten Wesensgliederwirksamkeit entscheidend. Die Häufigkeit einer asymptomatischen diastolischen Dysfunktion beträgt für Europäer bis zu 27 %.[154] Risikofaktoren für die diastolische Herzinsuffizienz wie Hypertonie, linksventrikuläre Hypertrophie, Diabetes, KHK, Übergewicht, körperliche Inaktivität und Niereninsuffizienz sind durch die Dominanz des Nerven-Sinnes-Systems charakterisiert und stehen dadurch mit dieser durch Anspannung und damit gestörter Relaxation charakterisierten diastolischen Herzinsuffizienz in Verbindung. Bei ihrem Fehlen kommt interessanterweise die diastolische Herzinsuffizienz auch bei älteren Patienten seltener vor. Das weist u. a. auf ein salutogenes Potenzial, das bei dieser Form besonders nötig ist. Denn „es hat sich im Verlauf der vergangenen 20 Jahre die Prognose der diastolischen Herzinsuffizienz (Jahresmortalitätsrate annähernd 15 %, der systolischen Herzinsuffizienzform vergleichbar) im Gegensatz zur systolischen Form weiter verschlechtert."[155]

Das *schwache Eingreifen der Wesensglieder* in das *Stoffwechsel-Gliedmaßen-System* charakterisiert vorwiegend die sogenannte *systolische Herzinsuffizienz*, ihre zum Nerven-Sinnes-System orientierte, mit Konstriktion und funktioneller Verhärtung einhergehende Wirksamkeit die *diastolische Herzinsuffizienz*.

Die *Skleroseprozesse* bei der diastolischen Herzinsuffizienz führen zur *Kollagenvermehrung* (bedeutsam ist hier der Typ 1), v. a.wohl durch verminderten Abbau.[156] Bei Diabetes tragen des Weiteren die *AGEs* (Advanced Glycation Endproducts) als Sklerosequalität zur Versteifung bei [→ XVII. 4.3.1 Sklerose und Entzündung]. Dabei ergreifen die Skleroseprozesse nicht nur den linken Ventrikel: „Störungen der Vorhoffunktion, ... vaskulären Dysfunktion, die prognostische Bedeutung der pulmonalen Hypertonie für die diastolische Herzinsuffizienz sowie Änderungen der rechtsventrikulären Funktion machen die diastolische Herzinsuffizienz zu einer kardiovaskulären Systemerkrankung."[157] Darüber hinaus kommt oftmals eine eingeschränkte Steigerungsmöglichkeit der Herzfrequenz hinzu, sodass auch in den rhythmischen Funktionen eine „Erstarrung" (möglicherweise infolge einer autonomen Dysfunktion[158]) auftritt.

4.2.3 „Rechtsherz"- und Linksherz-Insuffizienz

Das Krankheitsbild der Herzinsuffizienz führt vor dem rechten und linken Herzen zu *Stauungsprozessen*. Die mit der Inspiration verbundene Arterialisierung nimmt das astralische und das Ich-Wesen des Menschen auf. Es ist vergleichsweise ein noch ganz junges Blut. Das *venöse Blut* zeigt demgegenüber eine vollständig andere Geste. Strömt es zum Herzen zurück, so haben sich sämtliche Stoffwechselprozesse und anderen Organtätigkeiten eingeprägt. Rudolf Steiner sprach in diesem Zusammenhang von der „Bluttafel"[159], in die sich die Organprozesse einschreiben. Das arterielle Blut steht somit über die Atmung mit der Außenwelt in Verbindung, während die Innenwelt des Organismus das venöse Blut prägt. Makro- und Mikrokosmos bestimmen die Blutqualitäten.

Das Blut zeichnet unter diesem Gesichtspunkt im kleinen Abbild den geistigen Weg der Individualität des Menschen nach, die vom Kosmos kommend den Mikrokosmos des Leibes betritt und ihn mit dem Tode wieder verlässt, „ewig wechselnd" (Goethe). Das Herz steht in diesem Sinne an dem *Schwellenort*, an dem sich das geistige und seelische Wesen des Menschen mit dem Organismus verbindet und wiederum von ihm löst. Vor dieses Bild stellt sich nun die klinische Phänomenologie der Rechts- und Linksinsuffizienz.

Bei der *Linksherz-Insuffizienz* wirken die oberen Wesensglieder nicht genügend in der Stoffwechsel-Bewegungsorganisation. Die funktionell zum Nerven-Sinnes-System orientierte *astralische Organisation* führt zu *Stauungsprozessen* in der *Atmung*.

In der *Dyspnoe* „erwacht" der astralische Leib und ergreift den Organismus nicht in seinen dynamischen und bewegenden Funktionen. Es kommt zu einem pulmonal-vaskulären Remodeling mit Entwicklung einer sekundären pulmonal-arteriellen Hypertonie[160] als Ausdruck der verhärtenden und schließlich sklerosierenden Wesensgliederaktivität.

Weisen die Stauungsphänomene bei der *Linksinsuffizienz* zuerst auf die *Lunge* und damit die mit dem astralischen Leib verbundene Atmungsorganisation, so betreffen die Stauungsprozesse vor dem *rechten Herzen* zuerst die *Leber* und damit ein Organ, das in besonderer Weise den ätherischen Aufbaukräften dient. Die „Rechtsinsuffizienz" entwickelt sich zumeist ohne einen innerlich erlebten Leidensdruck. Dyspnoe, Angst und die weiteren Symptome einer Linksinsuffizienz treten selten auf.

Bei der *„Rechtsherz"-Insuffizienz* kommt es zu *Einschränkungen* der *ätherischen Organisation* und zur *Stauungsleber.*

Die *gestauten Organe* werden in ihren Lebensprozessen eingeschränkt und zunehmend in die Verhärtung und Sklerose geführt.

Im Zusammenhang mit der „Rechtsherz"-Insuffizienz ist das *Cor pulmonale* zu erwähnen. Hier sind es Veränderungen in der *Lungenstrombahn* oder der *Lunge* selbst, die zu einem pathologischen Erwachen der oberen Wesensglieder führen mit Rückwirkungen auf den ätherischen und physischen Organismus. Vielfach bestimmt die zugrunde liegende Lungenerkrankung das klinische Bild. Im Falle einer schweren obstruktiven Lungenerkrankung vom *pink-puffer-Typ* [→ IX. 5.6 Chronisch-obstruktive Lungenerkrankung (COPD)] ist das pathologische Erwachen des astralischen Leibes unübersehbar, das sich bis in den „mimischen" Ausdruck der gesamten Gestalt zeigt. Die ätherischen Kräfte sind deutlich reduziert und in Bewusstseinskräfte verwandelt. Der physische Organismus gerät zunehmend in eine Kachexie und Verhärtung.

Schließlich sind die *Stauungsprozesse im Intestinaltrakt* wesentlich. Oftmals entwickeln sich Völlegefühl und Appetitlosigkeit mit der Folge einer kardial bedingten Kachexie. Die erhöhte Darmpermeabilität kann darüber hinaus zum Anstieg von Entzündungsmediatoren führen.[161]

4.2.4 Therapeutische Gesichtspunkte

Die therapeutischen Maßnahmen sollen die *oberen Wesensglieder* aus ihrer zum *Nerven-Sinnes-System* gehörenden Aktivität *befreien* und in die *dynamische Wirksamkeit* im *Stoffwechsel-Gliedmaßen-System lenken.*

Dieser Ansatz begleitet die notwendige *Rekompensation* der Herzinsuffizienz. Das anthroposophische Verständnis der Diuretika, ACE-Hemmer, Betablocker und Nitrate beschreibt das Kapitel [→ XI. 3.3 Pathogenetisch orientierte Arzneitherapie].

Exkurs

Etwa 90% der Patienten mit akut dekompensierter Herzinsuffizienz erhalten ein Diuretikum. Diuretika sind in der Lage, rasch die Diurese und Natriurese zu aktivieren und zu einer Reduktion des intravasalen Volumens und der Vorlast beizutragen. Wir verdanken ihnen dadurch eine symptomatische Besserung. Allerdings zeigen sie auch unerwünschte Effekte: So führt die Diuretika-Gabe zur Aktivierung des Renin-Angiotensin-Systems und damit zu einer Verstärkung der zum Nerven-Sinnes-System orientierten Wesensgliederwirksamkeit. Dadurch kann nach initialer Besserung langfristig eine Verschlechterung der Herzinsuffizienz entstehen. Weiterhin zeigte sich, dass die Nierenfunktion unter Diuretika abnimmt.

Darüber hinaus waren Furosemid-Dosierungen über 160 mg/Tag mit einer Zunahme der Mortalität assoziiert. Somit sollte man in der längerfristigen Therapie die Dosis möglichst auf das klinisch erforderliche Maß reduzieren.[162]

Bei der Therapie der Herzinsuffizienz ist – nach Gerhard Kienle – die unmittelbare *Wirkung* (z. B. Rekompensation) und die längerfristige *Wirksamkeit* (Prognoseverbesserung) zu unterscheiden [→ VII. Wirkung und Wirksamkeit anthroposophischer Arzneimittel]. So eindrücklich die Wirkung der akuten rekompensierenden Therapie ist, so belastet bleibt dennoch die Prognose. Die pathogenetisch orientierte Behandlung führt bei eingeschränkter Bewegungsfunktion des Herzens (systolische Herzinsuffizienz) zu einer Prognoseverbesserung. Allerdings sieht es bei diastolischer Herzinsuffizienz und damit besonders bei alten Patienten anders aus, die oftmals eine Herzinsuffizienz z. B. im Rahmen einer Hypertonie mit Steifigkeitszunahme und gestörter diastolischer Funktion entwickeln. Pointiert formulierte es Erdmann folgendermaßen: „Nach der heutigen Datenlage wirken sowohl ACE-Hemmer/Sartane als auch Betablocker kaum oder gar nicht bei Herzinsuffizienz-Patienten mit erhaltener Pumpfunktion (diastolischer HI). Da sehr viele alte Patienten gerade an der diastolischen Herzinsuffizienz leiden, kann man ihnen die dann unwirksamen Medikamente ersparen."[163] Selbstverständlich wirken Schleifendiuretika und Thiazide symptomatisch. Für Aldosteronrezeptor-Antagonisten ist unabhängig vom Alter eine Prognose-verbesserende Wirksamkeit wahrscheinlich. Insgesamt braucht es einen therapeutischen Ansatz, der nicht nur die akute Phase wirkungsvoll beeinflusst, sondern über die Förderung der salutogenetischen Prozesse zu einer verbesserten Prognose führt.

Die nicht medikamentösen Maßnahmen bestehen in der Unterstützung der durchseelten Eigenbewegung. Rudolf Steiner wies bereits 1920 auf die Notwendigkeit einer *Bewegungstherapie* und die Bedeutung der *Heileurythmie* bei Herzerkrankungen hin.[164] Lange nach der als Folge des Pumpenparadigmas nahezu durchgehend empfohlenen Bettruhe und Bewegungseinschränkung ist nun die Relevanz einer Bewegungstherapie bei Herzinsuffizienz dokumentiert. Die Heileurythmie bekommt gerade hier einen hohen Stellenwert.

Der westliche Lebensstil ist durch eine *Zurücknahme der Willenstätigkeit* des Menschen charakterisiert. Nicht nur die Gliedmaßenbewegung weicht einer passiven Fortbewegung, auch andere körperliche Verrichtungen übernehmen Maschinen. Das Mechanische drängt sich mit der „Mausklick-Gesellschaft" weitestgehend ausgleichslos in Bereiche hinein, in denen früher menschliche Tätigkeiten stattfanden. Damit nimmt sich die Willenswirksamkeit im Stoffwechsel-Gliedmaßen-System zurück bei zunehmender *Dominanz der Nerven-Sinnes-Organisation*, mit entsprechender Konsequenz für das dann auftretende pathologische Spektrum.

Ein *Basismittel* für die Erkrankungen des Herz-Kreislauf-Systems ist das von Rudolf Steiner angegebene *Cardiodoron*.[165]

- *Cardiodoron* (Weleda) Dil. 20-20-20 gtt

- *Cardiodoron 0,1 %, 1 %, 5 %* (Weleda) Amp. s.c. bis mehrmals täglich
- *Cardiodoron / Aurum comp.* (Weleda) Dil. 20-20-20 gtt

Im Rahmen der Akutversorgung kommen die subkutanen Injektionen zum Einsatz. Die orale Medikation ist für die langfristige Therapie indiziert. Cardiodoron/Aurum comp. enthält zusätzlich Arnika, Aurum und Formica. Das Arzneimittel fördert dadurch die Reintegration der Wesensglieder bei chronischen Skleroseprozessen des Herzens, hat aber auch bei funktionellen Herzbeschwerden und Rhythmusstörungen einen positiven Effekt.

Im Cardiodoron fügen sich drei Heilpflanzen zusammen: *Hyoscyamus niger*, das Bilsenkraut (Kraut), *Onopordon acanthium*, die Eselsdistel (Blüte) und *Primula veris*, die „echte" Schlüsselblume (Blüte). Für die Anwendung dieses Arzneimittels ist das Verständnis der in dieser Komposition verwirklichten therapeutischen Geste förderlich [→ Abb.]

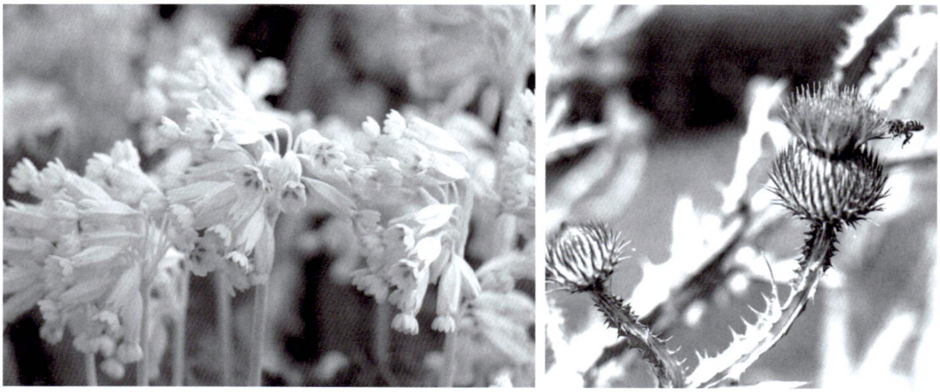

Die Polarität von Primel- und Onopordonblüte [→ farbige Abb. siehe Anhang]

Die *Raumgestalt beider Blüten* verrät bereits eine Gegensätzlichkeit. So entwickelt die Onopordonblüte einen kugeligen, igelstacheligen Blütenkopf, der aus engem Korb eine Fülle tiefschlundiger Blüten entlässt. Diesem strahlig nach außen gewandten Gestaltprinzip stellt sich die Blüte der Primel gegenüber. Sie entwickelt langröhrige, von einem schlanken Kelch umhüllte Blüten, die einen Innenraum entstehen lassen. Während der Onopordonblütenstand in die Verhärtung strebt, ist die Primelblüte weich und zart. Auch die Blütenfarben offenbaren eine Polarität. Die Eselsdistel entwickelt ein Rosaviolett, dem sich andeutungsweise komplementär die goldfarbene Primel gegenüberstellt. Schließlich wächst die Primelblüte erdbodennah, während die Onopordonblüte weit emporgehoben wird. Auch unter dem Gesichtspunkt des *Jahreslaufes* ergeben sich Gegensätze: Die Eselsdistel blüht im Sommer nach der Johannizeit, die Primelblüten leiten die Osterzeit ein.

Die *Eselsdistelblüte* entwickelt *formende, strahlende Gestaltungen* und damit eine Geste, die im menschlichen Organismus zum *Nerven-Sinnes-System* gehört. Ihr gegenüber durchzieht die *Primelblüte* eine *aufbauend-ätherischen Qualität*, die Beziehungen zum *Stoffwechselsystem* zeigt.

Exkurs

Onopordon acanthium ist schon lange in der Heilkunst bekannt und auch in der persischen Medizin erwähnt. Es sind antihypertensive und diuretische Eigenschaften wie auch eine ACE-Hemmer ähnliche Wirksamkeit dokumentiert.[166,167] Damit ist eine regulative Wirksamkeit anzunehmen, die sich auf die vom Nerven-Sinnes-System abhängige Tonisierung des Gefäßsystems bezieht.

Hyoscyamus niger liegt in der Arzneikomposition als *Herba (Kraut)-Auszug* vor. Seine Blattorganisation zeigt einen stark rhythmisch geprägten Aufbau, der extreme *Polaritäten* vermittelt. Zunächst fällt in der Entwicklung des schwarzen Bilsenkrautes eine besondere Lebendigkeit auf, welche die Pflanze emporwuchern lässt. Dabei kontrastiert die Weichheit der Blätter mit dem Reichtum an drüsigen Haaren, die das ganze Kraut überziehen. Wilhelm Pelikan (1893–1981) beschrieb, wie der mächtige Wuchs, der auch den starken Stängel erfasst, ein jähes Ende findet, als ob Schädlinge die Pflanze befielen.[168] Dabei ist es das Erscheinen der ersten Blüte, die mit ihrer Nähe zum Astralischen die Lebenskräfte zurückdrängt. Der Lebendigkeit dieser Pflanze stellt sich ein intensives Hereinwirken astralischer Qualitäten gegenüber, ablesbar an der bekannten und häufig ausschließlich beachteten Alkaloidbildung.

Insgesamt verbinden sich im rhythmischen Wechsel von Blatt und Blüte die ätherische und astralische Wirksamkeit: Astralisches greift tief in die Lebensprozesse ein, das Ätherische entfaltet sich in der Blattorganisation kräftig und stellt sich der astralischen Aktivität gegenüber. Dadurch wird das Bilsenkraut zu einer Heilpflanze, die das *Zusammenwirken* von *astralischer* und *ätherischer Organisation* reguliert und sich zwischen die Wirksamkeit des Nerven-Sinnes- und diejenige des Stoffwechsel-Gliedmaßen-Systems stellt.

Cardiodoron harmonisiert die Dreigliederung des Herzens als ein regulativ wirkendes Arzneimittel, das die Herzfunktion an dem „gesunden Modell" seiner Heilpflanzenkomposition orientiert. Diese therapeutische Prinzip bezeichnet man als „Lernen am Modell" [→ IV. 2.5.2 Die Therapieprinzipien].

Im Gefäßsystem besteht ein *Wechselspiel* zwischen *konstriktorisch-verhärtenden Qualitäten*, die z.B. in der *gestörten endothelialen Funktion Krankheitswert* bekommen, und *verhärtungsauflösenden Prozessen*. Die Konstriktion beruht funktionell auf der Wirksamkeit des Nerven-Sinnes-, die Dilatation auf derjenigen des Stoffwechsel-Gliedmaßen-Systems. Die *dreigliedrige Komposition* dieses Arzneimittels trägt *ausgleichende, heilende Qualitäten* in das *Blut- und Gefäßsystem*.

Die bisherigen Studien zu diesem Arzneimittel beziehen sich auf *kardiovaskuläre Funktionsparameter*. Weckenmann wies auf die therapeutische Wirksamkeit hinsichtlich der

Blutdruckregulation hin. Cysarz et al. beschrieben die rhythmisierende Wirksamkeit von Cardiodoron beim Gesunden: Nach vier Behandlungswochen zeigte die Hälfte der Verumgruppe eine Tendenz zu einer erhöhten Herzfrequenzvariabilität in der low- und high-frequency während der Nacht, im Gegensatz zu der Placebokontrolle. Ferner hatte die Durchschnittsherzfrequenz in der Nacht eine Normalisierungstendenz, indem Probanden mit niedriger Frequenz eine Erhöhung, solche mit hoher nächtlicher Herzfrequenz eine Verlangsamung erfuhren. Damit erscheint bei der Cardiodoron-Medikation und im Gegensatz zur Placebokontrolle ein regulatives Therapieprinzip.[169] Auch bessern sich klinische Beschwerden wie Palpitationen, subjektiv bemerkte Herzrhythmusstörungen, Angst, Panik und depressive Symptome[170] sowie der Schlaf.[171] Es entwickelt sich eine physiologische Nachwirksamkeit der Wesensglieder.

Auch einzelne *Heilpflanzen* aus dieser urbildhaften Komposition gewinnen in der Therapie der Herzinsuffizienz Bedeutung. In diesem Zusammenhang sei das vegetabilisierte Gold als

- *Primula Auro culta Rh D3* (Weleda) Dil. 20-20-20 gtt

genannt, das belebende und aufbauende Qualitäten gegenüber den verhärtenden Krankheitsprozessen unterstützt.

Ein wesentliches Arzneimittel in der Therapie der Herzinsuffizienz ist *Crataegus oxyacantha*. Dieser gewöhnlich kleine, gegebenenfalls bis zu acht Meter hohe, dornige Strauch[172, 173] zeigt auf der einen Seite eine „in sich gehaltene Vitalität“[174], auf der anderen eine gewaltige Dominanz der Blütenorganisation. Es kommt mit seinem Erblühen zu einem mächtigen „Entflammen“ des Strauches. Entsprechend dieser dem Stoffwechsel-Gliedmaßen-System zugehörenden Qualität gleicht Crataegus eine zu starke überformende Wirksamkeit der oberen Wesensglieder bei der Herzinsuffizienz aus und gibt ihnen eine andere, Verhärtung und Überformung auflösende Richtung. Umgekehrt trägt der Weißdorn im Falle eines zu schwachen dynamischen Eingreifens der oberen Wesensglieder zu ihrer stärkeren Wirksamkeit bei. Für diese Heilpflanze sind zahlreiche Effekte im Bereich des kardiovaskulären Systems dokumentiert.[175] Auch für die Symptomatik einer nach der NYHA-Klassifikation zweitgradigen Herzinsuffizienz bestehen positive Therapieergebnisse.[176] Das Cochrane Review 2008 fasste die Studienlage wie folgt zusammen: „These results suggest that there is a significant benefit in symptom control and in physiologic outcomes from hawthorn extract as a adjunctive treatment for chronic heart failure“.[177] Die vom Nerven-Sinnes-System dominierte, sklerosierende Wesensgliederwirksamkeit (wie z. B. die endotheliale Dysfunktion, Plättchenaktivierung etc.) lenkt Crataegus in das Stoffwechsel-Gliedmaßen-System. Entsprechend wurde eine NO-vermittelte Vasodilatation, Senkung des Blutdrucks, antiarrhythmische Aktivität, lipidsenkender Effekt, Verminderung der Plättchenaggregation und des kardialen, in die Sklerose führenden Remodeling beschrieben (vielfach tierexperimentell). Darüber zeigt sich eine antiinflammatorische und endothelprotektive Wirkung.[178] Crataegus monogyna kann die ADP-induzierte Plättchenaggregation im Sinne einer Verhärtungsauflösung hemmen. Hier zeigt sich seine den sklerosierenden Einfluss des Nerven-Sinnes-Systems ausgleichende Wirksamkeit.[179]

Exkurs

Für die Herz- und Kreislaufeffekte des Crataegus sind Flavonoide und oligomere Procyanidine bedeutsam. Für letztere ist tierexperimentell nicht nur die antiarrythmische Wirkung, sondern sogar die substanzielle Anreicherung im Herzen nachgewiesen. Diese wirkt nun nicht abbauend und giftbildend, sondern steht in einer aufbauenden Beziehung zur ätherischen Organisation. Im seelebegabten Organismus verstärkt diese Heilpflanze also nicht die abbauende Tagesaktivität der Wesensglieder, sondern deren aufbauende Nachtwirksamkeit. Insofern stärkt Crataegus über seine substanzielle Komposition die aufbauende Wirksamkeit der oberen Wesensglieder (Ich- und astralische Organisation) im Stoffwechsel-Gliedmaßen-System und gleicht damit die dominante Wirksamkeit des Nerven-Sinnes-Systems aus. Die Crataegus-Inhaltsstoffe zeigen im pharmakologischen Versuch im Unterschied z. B. zu Digitalis oder Strophanthus kaum Akut-Effekte. Die Domäne des gut verträglichen und praktisch atoxischen Weißdorns ist die langfristige Therapie von Herz-Kreislauf-Erkrankungen insbesondere des älteren Menschen.

Im Falle der Blätter und Blüten des Weißdorns ist neben dem Gehalt an Flavonoiden der Reichtum an oligomeren Procyanidinen charakteristisch, also Substanzen, die zu den sekundären Pflanzeninhaltsstoffen gehören. Zu den primären Pflanzeninhaltsstoffen zählen Kohlenhydrate, Eiweiße und Fette. Diese drei Substanzgruppen entstammen letztlich dem von der Photosynthese ermöglichten Aufbaustoffwechsel. Primäre Pflanzeninhaltsstoffe sind mehr oder weniger ubiquitär verbreitet und im Regelfall nicht charakteristisch für eine Spezies.

Sekundäre Pflanzeninhaltsstoffe basieren auf den „Bausteinen" der o. g. primären Inhaltsstoffe, die aber nicht in den Aufbaustoffwechsel eingehen, sondern einem Abbau unterliegen. Ein typisches Beispiel sind die Alkaloide, welche die Pflanze aus einer (oft proteinogenen) Aminosäure bildet; dieser Vorgang ist irreversibel, ein Zurück zum lebentragenden Eiweiß gibt es nicht. Morphin z. B. leitet sich vom L-Tyrosin ab und ist ein für Papaver somniferum höchst spezifisches Molekül. Diese sekundären Inhaltsstoffe stehen mit dem bereits erwähnten Eindringen der astralischen Organisation in den pflanzlichen Organismus in Zusammenhang [→ IV. 3.2.3 Substanzielle Zusammensetzung der Pflanze].

Zu den sekundären Pflanzeninhaltsstoffen zählen auch die stickstofffreien Polyphenole, die rein strukturchemisch betrachtet untereinander sehr ähnlich sind. Die Polyphenole lassen dennoch eine Dreigliederung erkennen:

Anthocyane ermöglichen die kräftigen Rot-, Blau- und Violettfärbungen von Blüten und Früchten. Sie sind chemisch relativ labil, reagieren stark auf Säuren/Laugen, Metall-Kationen, Sauerstoff und Licht. Bei Aufbewahrung werden Anthocyane-haltige Lösungen bzw. Extrakte oft bräunlich-missfarben, so dass sich entsprechende Früchte/Blüten meist nicht als Lebensmittelfarbstoffe eignen (sondern z. B. die Betalain-haltige Rote Bete). Anthocyane zeigen im Regelfall auch bei längerer Verabreichung keine pharmakologischen Effekte. In den roten Blütenfarben „wehrt" sich die Pflanze gegenüber dem zu starken Einwirken der astralischen Organisation (Rudolf Steiner).

Den Anthocyanen stehen die Catechin-Gerbstoffe polar gegenüber. Sie kommen häufig in Rinden und Wurzeln vor, sehr gebräuchlich ist z.B. die Eichenrinde (Cortex Quercus). Catechin-Drogen ergeben beim Auskochen meist von Beginn an bräunliche Extrakte. Bringt man diese auf tierische Häute (Ledergewinnung) oder menschliche Schleimhäute auf, so verfestigen die Gerbstoffe das tierische oder menschliche Eiweiß im Sinne der namensgebenden Gerbung. Im Mund z.B. entsteht durch die Gerbstoff-Eiweiß-Interaktion sehr rasch das charakteristische pelzige Gefühl, Blutungen der Schleimhaut sistieren. Bei zu langer Lagerung neigen die Gerbstoff-Drogen zur inneren „Verfestigung“: es entstehen wasserunlösliche Phlobaphene, weshalb die therapeutische Wirksamkeit überlagerter Droge sinkt. Bei der Eiche ist die jugendlich-glatte Spiegelrinde der alten, borkigen Rinde überlegen – erstere vermittelt substantiell Formkraft, letztere ist bereits in die Gestalt geronnen. Zwischen Anthocyanen und Catechin-Gerbstoffe stehen die Flavonoide und oligomeren Procyanidine.
Flavonoide sind meist weiß bis schwach gelb gefärbt (kräftige gelbe und orange Töne stammen hingegen von Carotinoiden), praktisch geschmacklos und ohne Geruch. Flavonoide kommen vor allem in Blättern und Blüten, aber auch Früchten vor. Viele Arten von physiologischem „Stress“ (z. B. UV-Licht, Mikrobenbefall etc.) fördern ihre Bildung, so dass Flavonoide als substanzieller Abdruck des „urgesunden“ pflanzlichen Organismus gelten können. Flavonoide haben keine ausgeprägt spezifische und vor allem keine akute pharmakologische Wirkung. Am prägnantesten erscheint noch die Erhöhung der Kapillar-Permeabilität, weshalb sie zeitweise als „Vitamin P“ galten. Auffällig ist, dass Flavonoide oftmals die Wirkung anderer Pflanzeninhaltsstoffe verstärken. So wirkt der Flavonoid-haltige Orangensaft besser gegen die Skorbut-Blutung als die Gabe von reinem Vitamin C. Ähnliche Synergismen sind bei vielen wichtigen Arzneipflanzen bekannt (Hypericum: Flavonoide/Hyperforin, Ginkgo: Flavonoide/Bilobalide und Ginkgolide, Bryophyllum: Flavonoide/Bufadienolide). Sie verstärken die aufbauende Nachtwirksamkeit der Wesensglieder.

Im Unterschied zu phytotherapeutischen Arzneimitteln enthält

- *Crataegus Tropfen* (Weleda) Dil.

Folii und Fructus (1:2) und damit eine ätherisch dominierte (Blätter) und eine vom Astralischen berührte Qualität (Früchte). Wesentliche *crataegushaltige Arzneimittel* sind:

- *Crataegutt 450 mg* (Schwabe) Tabl. 1-0-1
- *Crataegus Tropfen* (Weleda) Dil. 20-20-20 gtt
- *Crataegus comp.* (Weleda) Dil. 20-20-20 gtt

Bei linksführender Dekompensation mit Dyspnoe und pulmonalvenöser Stauung bestehen positive Erfahrungen mit

- *Carbo Betulae D8 / Crataegus D2 aa* (Weleda) Amp. s.c. bis mehrmals täglich.

Digitalis gehört zu den schon seit über 200 Jahren (1775 setzte William Withering (1741–1799) den roten Fingerhut zur Ausschwemmung von Ödemen ein) angewandten Heilpflanzen.[180] Ihre mächtigen rachenförmigen Blüten mit der Tendenz zur Eigenraumbildung als Hinweis auf das astralische Wirken ragen tief in die ebenfalls kräftig entwickelte Blattorganisation. Bei dieser Heilpflanze dringt das *Astralische* intensiv in die Lebensorganisation und führt zur Bildung von Glykosiden. Diese Heilpflanze vermag die astralische Organisation in den ätherischen Leib zu lenken.

Die Problematik einer reduktionistischen Medizin besteht nun darin, dass das „Wirkstoffdenken" aus dem Gesamtzusammenhang der Heilpflanze *Einzelsubstanzen* analysierte. Diese bessern die Herzinsuffizienz mit Sinusrhythmus nicht. So entstand im lebhaften Kontrast zu der Einführung dieser Heilpflanze und zu ihrem Wesensbild ein therapeutischer Nihilismus. Hier ist nach Präparationen zu suchen, welche *die Pflanze als Ganzes* berücksichtigen, sowohl ihre mit dem astralischen Wesen zusammenhängende Glykosidbildung als auch ihre beeindruckende ätherische Entfaltungskraft. In diesem Zusammenhang bekommen die tief potenzierten Digitalispräparate

- *Digitalis purpurea, ethanol. Digestio D2* (Weleda) Dil. bis 20-20-20 gtt

ihre Bedeutung. Sie können Müdigkeit vermindern und die geistige Präsenz verbessern.[181]

Exkurs

Die auf den *Wirkstoff konzentrierte Betrachtungsart* orientiert sich am *Pumpenparadigma.* So sieht man die „positiv-inotrope" Digitaliswirkung als nicht alleiniges, aber wesentliches Therapieprinzip. Zwischenzeitlich entwickelte man eine beträchtliche Anzahl von Verbindungen, die dem Paradigma folgend die Pumpfunktion verbessern (z. B. Phosphodiesterase-Hemmer). Allen diesen Arzneimitteln ist gemeinsam, dass sie sich hinsichtlich der Mortalität negativ auswirkten und heute weitgehend obsolet sind. Nur diejenigen Therapieprinzipien, die nicht den Herzmuskel, sondern die „Peripherie" zum Ziele haben, führten zu einer Besserung der Prognose.

In der post-hoc-Analyse der Digitalis-Investigation-Group-Studie[182] schnitten interessanterweise niedrigere Digoxindosen besser ab als hohe. Da die inotrope Wirkung dosisabhängig und v. a. in höheren Dosierungen relevant ist, scheint sie nicht die therapeutische Qualität von Digitalis zu sein: „Klinische Studien zeigen, dass Digoxin das Risiko einer Krankenhauseinweisung bei Patienten mit symptomatischer chronischer Herzinsuffizienz verringert und die Symptome verbessert. Diese Effekte sind für Patienten hilfreich, die trotz lebensverlängernder Therapien unter Symptomen wie Bewegungsunverträglichkeit, Müdigkeit und Stauung leiden. Digoxin sollte so dosiert werden, dass niedrige Serumkonzentrationen erreicht werden, um den klinischen Nutzen zu optimieren und Risiken zu zu verringern. Die retrospektive Analyse von Kurzzeitstudien legt nahe, dass niedrige Konzentrationen wirksam sind, um die körperliche Belastbarkeit zu verbessern. Post-hoc-Analysen der DIG-Studie zeigen die Sicherheit niedriger Serumkonzentrationen (0,5–0,9 ng/mL) und sprechen dafür, dass die Gesamtmortalität und die Krankenhauseinweisungen reduziert werden."[183] Während die ursprünglichen Empfehlungen auf dem Pumpenmodell basierten und negative Auswirkungen zeigten, führen die niedrigeren Dosierungen zur signifikant reduzierten Gesamtmortalität, vermutlich durch günstige neuroendokrine Veränderungen, die Ausdruck der veränderten Wesensgliederwirksamkeit sind: Digitalis lenkt die astralische und die Ich-Organisation aus der dominanten Aktivität im Nerven-Sinnes- in die verstärkte Wirksamkeit im Stoffwechsel-Gliedmaßen-System.

Die erwähnten Heilpflanzen führen die oberen Wesensglieder in die Stoffwechsel-Gliedmaßenorganisation und gleichen somit die bei der Herzinsuffizienz bestehende Dominanz des Nerven-Sinnes-Systems aus.

Stehen im klinischen Bild *Stauungsprozesse* im Vordergrund, so kommt eine weitere Heilpflanze, der gegenwärtig fast vergessene *Strophanthus*, in Betracht.

- *Oleum Strophanthi* (Weleda) Kps. 2–4 x täglich 1–2
- *Strophanthus kombe e semine D3* (Wala) Amp. i.m. 1 x täglich

Exkurs

Diese mächtige Liane wächst im tropischen Afrika und diente den Eingeborenen jener Länder als *hochwirksames Pfeilgift.*[184] *Strophanthus kombé,* die zuerst entdeckte Art, beschrieb der Botaniker John Kirk (1832–1922), der den Afrikaforscher David Livingstone (1813–1873) 1858 begleitete. Angeblich erbeutete er etwas von dem Pfeilgift „Kombi", das in seiner Tasche mit seiner Zahnbürste in Kontakt kam und, nach deren Gebrauch, zu einem bitteren Geschmack auf der Zunge und nachfolgenden Herzsensationen führte. Das Glykosid des Strophanthussamen spielt in der gegenwärtigen Medizin keine Rolle mehr. Werner Christian Simonis (1898-1984) erwähnte demgegenüber einen Hinweis Rudolf Steiners, der sich auf das tiefgrüne Öl der Samen bezieht. Danach soll es das Heilmittel gegen die zerstörenden Wirkungen der heutigen Zivilisation auf das Rhythmische System sein.[185] Digitalis purpurea und Strophanthus stehen sich in manchem polar gegenüber. So betont Digitalis die Aufrechte. Damit wird die Wirksamkeit der Ich-Organisation angesprochen und durch die glykosidischen Bitterstoffqualitäten zusammen mit der astralischen Organisation in das Stoffwechsel-Gliedmaßen-System geführt. Demgegenüber windet sich die tropische Pflanze Strophanthus kombé spiralig um Baumstämme bis „in die höchsten Baumwipfel, um dort im vollen Lichte zu erblühen."[186] Sie betont nicht die Aufrechte, sondern die Spiralisierung. Diese weist auf die astralische Wirksamkeit: Wir finden im Stoffwechselsystem spiralige Entwicklungsbewegungen, welche die asymmetrische Lage der Verdauungsorganisation bedingen und begegnen auch im spiralig geformten ventrikulären Myokard diesem Gestaltungsprinzip. Die Wirksamkeit der astralischen Organisation im Stoffwechselsystem folgt diesem Formprinzip und wird entsprechend durch die spiralig wachsende Heilpflanze verstärkt.

Rudolf Steiners erwähnte in einer frühen Darstellung die Anwendung von *Pflanzensamen* und stellte den Zusammenhang zu Herzerkrankungen her: „Blüten der Pflanzen enthalten viele Heilkräfte in Bezug auf das Nierensystem zum Beispiel, und Samen der Pflanzen enthalten in einer gewissen Weise Heilkräfte in Bezug auf das Herz, aber nur so in Bezug auf das Herz, daß heilkräftig die Samenkräfte sind, wenn sozusagen das Herz sich der Blutzirkulation zu stark widersetzt. Wenn es der Blutzirkulation zu stark nachgibt, dann sind mehr die Kräfte, die in den Früchten sind ... in Betracht zu ziehen."[187]

Exkurs

Mit der Entdeckung der sogenannten *endogenen kardiotonen Steroide*[188] fällt ein neues Licht auf diese beiden Heilpflanzen und damit auf den engen Zusammenhang von Natur und Mensch. So wurde Ouabain (g-Strophanthin) aus menschlichem Blut isoliert und Digoxin im Urin gesunder japanischer Rekruten ohne Medikation nachgewiesen. Es ist inzwischen bekannt, dass Nebennierenrindenzellen der Zona fasciculata Cardenolide (Ouabain und Digoxin) und Bufadienolide aus Cholesterin synthetisieren. Weitere Gewebe sind vermutlich ebenfalls zur Biosynthese dieser kardiotonen Steroide befähigt. Dabei scheint das Ouabain (endogenes g-Strophanthin) mit „Stauungsprozessen" und einer dominanten Wirksamkeit des Nerven-Sinnes-Systems in Beziehung zu stehen und zu Blutdruckanstieg (ca. 50 % der Patienten mit essenzieller Hypertonie sollen eine erhöhte Sekretion an endogenem Ouabain haben), Vasokonstriktion, Hypertrophie der Herzwand und einer Aktivierung der Kollagensynthese führen. Möglicherweise ist das endogene Digoxin ein hormoneller Gegenspieler des endogenen Ouabains.[189]

Bei *Ödemen* im Rahmen der *hydropischen Dekompensation* setzt man

- *Prunus spinosa, Summitates Urtinktur* (Weleda) 20-20-20 gtt

als Ergänzung der diuretischen Therapie ein, um dynamisierende Qualitäten in den gestauten und in die Schwere gefallenen Flüssigkeitsorganismus zu tragen. Prunus ist auch bei kardialer Kachexie in tiefer Potenzierung angezeigt.

Exkurs

Prunus spinosa (Schlehdorn) gehört zur Familie der Rosengewächse. Das frühe Erblühen vor dem Erscheinen der Blätter weist auf eine kräftig eingreifende astralische Dynamik in die pflanzliche ätherische Organisation. Ihre Wirksamkeit wird darüber hinaus in der Bildung von cyanogenen Glykosiden erkennbar. Ulrich Meyer[190] weist in seiner Übersicht zur Schlehe darauf hin, „dass die Schlehe – abweichend vom Typus der Gattung Prunus – den Schwerpunkt der Cyan-Bildung von den Samen in die Blätter und vor allem die Blüten verlagert". Das starke Eingreifen astralischer Impulse ist auch an der Beziehung der Schlehe zum Tierreich erkennbar: Ihre Blätter dienen den Raupen von Segelfaltern, Nierenfleck etc. (insgesamt über 50 Schmetterlingsarten) als Nahrung. Die astralische Dynamik führt in der ätherische Organisation zu charakteristischen Veränderungen. Die Blätter gehören zu den kleinsten aller Steinobstarten, sind drüsenlos; Dornenbildung und Verfestigung weisen auf zurückgenommene ätherische Wachstumskräfte. Die Schlehe ist somit eine Heilpflanze, welche die astralische Organisation in eine starke Verbindung mit der ätherischen bringt. Sie kommt demzufolge dann zum Einsatz, wenn ein schwaches Eingreifen der oberen Wesensglieder vorliegt, wie wir es bei Hypotonie und Erschöpfungszuständen finden.

Äußere Anwendungen ergänzen die medikamentösen Maßnahmen[191], wie z. B. der

- *Citruswickel* Durchführung siehe Anhang.

Will man über die Unterstützung der ätherischen Organisation hinaus das ungenügende Eingreifen der astralischen Organisation bei der Ödembildung verstärken und in eine „Durchatmung" des Flüssigkeitsorganismus leiten, so setzt man

- *Scilla alba, ethanol. Digestio D1, D2* (Rezepturpräparat, z. B. Apotheke an der Weleda) Dil. 20-20-20 gtt
- *Scilla e bulbo D2* (Wala) Amp. s.c. 1-0-0
- *Scilla comp.* (Wala) Amp. s.c. 1-0-0

ein.

Exkurs

Die *Meerzwiebel* ist an den Ufern des Mittelmeeres heimisch. Durch den namengebenden Standort hat sie eine intensive Beziehung zum wässrigen Element. Ihre mächtige Zwiebel hebt sich großenteils aus dem Boden. Aus ihr schießt im Frühjahr ein etwa ein Meter hoher Stiel, der die üppige Traube mit den purpurstreifigen Blüten trägt. Diese wenden sich der Wärme und dem Licht zu und nehmen mit diesen Imponderabilien intensiv astralische Qualitäten des Kosmos auf. Der Duft der schleimigen Zwiebelschalen ist scharf-stechend und zu Tränen reizend, der Geschmack ebenfalls scharf und bitter.[192] Das weist auf Qualitäten, welche die *astralische Organisation* ansprechen. Substanziell findet man Glykoside. „1921 begann A. Stoll die analytische Bearbeitung dieser Heilpflanze und leitete damit die eigent-lichen Untersuchungen der Herzglykoside ein."[193] Astralische Impulse greifen stark in diese dem wässrigen Element nahe Pflanze ein und dynamisieren das Eingreifen des astralischen Leibes den Flüssigkeitsorganismus. Die Herstellung der Urtinkturen erfolgt dabei aus den mittleren, fleischigen Schalen der Zwiebel. In der

Phytotherapie ist seit Langem die milde diuretische Wirksamkeit der Meerzwiebel bekannt.[194]

Diuretika sind bei der *dekompensierten Herzinsuffizienz* unverzichtbar. Auf ihre qualitative Charakterisierung geht Kapitel [→ XI. 3.3.4 Saluretika] ein. Sie schwächen die resorbierenden und aufbauenden Funktion der Nieren und verlangen dadurch oftmals eine medikamentöse Begleitung. Kommt es im Zusammenhang mit einer diuretischen Therapie zu einer *Schwächung* der *ätherischen Organisation*, zu *Müdigkeit* und weiteren Hinweisen auf ein zu geringes Eingreifen der Wesensglieder, so ist eine Therapie mit

- *Levico comp.* (Wala) Amp. s.c. — bis 1 x täglich
- *Levico comp.* (Wala) Glb. — 10-10-10,

das neben Prunus auch Hypericum und Levico enthält, oft sehr hilfreich. Bei ungenügendem Ansprechen der diuretischen Therapie („Diuretikaresistenz") liegen positive Therapieerfahrungen mit

- *Asparagus officinalis D1, D2* (DHU) Dil. — 20-20-20 gtt

vor.[195]

Ergänzend kommen *Equisetum-* und *Birkenblätter-Tee* in Betracht, der über die Ausscheidung hinaus belebende Qualitäten in den Organismus trägt.
Steht im klinischen Bild ein schwaches Eingreifen der oberen Wesensglieder im Vordergrund, das sich als *Hypotonie* zeigt oder der Patient als *Müdigkeit* und *Schwäche* erlebt, so ist ebenfalls eine Therapie mit *Levico* zu empfehlen.

- *Levico D1* (Weleda) Dil. — 20-20-20 gtt

Bei *hypotoner Herzinsuffizienz* bietet sich eine Therapie mit

- *Veratrum album, ethanol. Decoctum D3, D4* (Weleda) Dil. — 20-20-20 gtt
- *Skorodit Kreislauf Inject* (Wala) Amp. s.c. — bis 1 x täglich

zur Aktivierung des astralischen Leibes an. Schließlich sei noch das *Hypericum* erwähnt. Es trägt Licht und Wärme des Kosmos in die Lebensprozesse der Blattorganisation und führt damit die Imponderabilien in den ätherischen Organismus. Bei der Herzinsuffizienz lösen sich die oberen Wesensglieder aus dem Stoffwechsel-Bewegungssystem und wenden sich dem oberen Menschen zu. Hypericum befreit die oberen Wesensglieder aus dieser Erstarrung und verbindet sie wiederum mit dem Stoffwechsel-Gliedmaßen-System. Bei *depressiver Symptomatik* und innerer „Lichtlosigkeit" ist diese Heilpflanze zu empfehlen.

- *Hypericum Auro cultum Rh D3* (Weleda) Dil. 20-20-20 gtt

Ein bewährtes Arzneimittel ist auch in diesem Zusammenhang Levico comp. (s. o.).

Exkurs

Die *Depression* ist ähnlich wie die Herzinsuffizienz durch eine Rücknahme des Stoffwechsel-Gliedmaßen- und die Dominanz des Nerven-Sinnes-Systems charakterisiert [→ XVI. 4.2.3 Seelische Phänomenologie beim metabolischen Syndrom]. Beide Erkrankungen erfahren entsprechend durch *Bewegung* und damit einer Verstärkung des Stoffwechsel-Gliedmaßen-Systems eine Besserung. Insofern verwundert es nicht, dass die Prävalenz von Depression bei Patienten mit Herzinsuffizienz etwa drei- bis fünfmal höher als in der Allgemeinbevölkerung liegt und – auch nach Adjustierung für bekannte prognostische Faktoren – mit einer erhöhten *Mortalität* einhergeht.[196]

Unruhe und *Erstickungsangst*, die auch nach „Rekompensation" bei manchen Patienten wie latent bestehen bleiben, weisen auf

- *Carbo Betulae D8, D20* (Weleda) Amp. s.c. 1 bis mehrmals täglich
- *Carbo Betulae D8 / Crataegus D2 aa* (Weleda) Amp. s.c. bis 1 x täglich.

Positive Erfahrungen bestehen auch bei dieser Indikation mit

- *Bryophyllum 50 %* (Weleda) Trit. 1-1-1 MSP
- *Bryophyllum D5 / Conchae D7 aa* (Weleda) 10 ml Amp. i.v. bzw. Trinkampulle bei Bedarf.

Kasuistik

Ein 70-jähriger Patient mit stoffwechselbetonter Konstitution befindet sich infolge einer monoklonalen Gammopathie unbestimmter Signifikanz (MGUS), Osteoporose und primärem Hyperparathyreoidismus in unserer Behandlung. Es läuft eine langfristig durchgeführte Bisphosphonattherapie; aufgrund des nur mäßig erhöhten Parathormones wurde die Indikation zur operativen Therapie bislang nicht gesehen. Darüber hinaus besteht eine schon lange bekannte absolute Arrhythmie bei Vorhofflimmern und eine Herzinsuffizienz (auf dem Boden einer hypertensiven Herzerkrankung) mit (vermutlich) sekundärer pulmonalarterieller Hypertonie. Eine Synkope bei Bradyarrhythmie machte die Schrittmacherimplantation erforderlich. Der Patient berichtet über anfallsweise Unruhe und Dyspnoe, die trotz der bestehenden Medikation mit ACE-Hemmer, Betablocker, Digitoxin, Diuretika auftreten. Die bedarfsweise eingesetzten *Bryophyllum D5 / Conchae D7 aa 10 ml* bewirkten als *Trinkampullen* regelmäßig eine überzeugende klinische Besserung. Das osteoporosebedingte Schmerzsyndrom ließ sich durch *Agaricus comp. / Phosphorus* [→ XXX. 3.2 Medikamentöse Therapie] positiv beeinflussen.

Bei Patienten mit Herzinsuffizienz ist auf die *Qualität* des *Schlafes* zu achten. Eine ausreichende Wirksamkeit der oberen Wesensglieder tagsüber wird durch ihr ausreichendes Lösen in der Nacht vorbereitet. Die in Betracht kommenden Arzneimittel sind in [→ XXII. 5.4. Arzneimittel für den schlafgestörten Patienten] aufgeführt.

Auch in der Therapie der Herzinsuffizienz kommt den Metallen eine wesentliche Bedeutung zu. Zu allererst ist hier nochmals auf das *Gold* zu weisen, das die zum oberen Menschen orientierten Wesensglieder in die Lebendigkeit des unteren Menschen führt. In diesem Zusammenhang bietet sich zur Unterstützung der rhythmischen Organisation

- *Cardiodoron / Aurum comp.* (Weleda) Dil. 0-20-20 gtt

an. Bei unruhiger astralischer Dynamik empfiehlt sich

- *Aurum/Stibium/Hyoscyamus* (Wala) Amp. s.c. bis 1 x täglich
- *Aurum/Stibium/Hyoscyamus* (Wala) Glb. velati 10-10-10.

Die ätherische Organisation lässt sich durch

- *Primula Auro culta Rh D3* (Weleda) Dil. 20-20-20 gtt
- *Aurum/Prunus* (Wala) Amp. bis 1 x täglich
- *Aurum/Prunus* (Wala) Glb. velati 0-10-10

unterstützen. Die Primel fördert die aufbauenden Lebensprozesse, Prunus energisiert die Verbindung der astralischen mit der ätherischen Organisation.

Die zu Anspannung, Stauung und Verhärtung führende astralische Organisation ist durch *Cuprum*, insbesondere in Verbindung mit Nicotiana, auszugleichen:

- *Cuprum aceticum comp.* (Wala) Amp. s.c. bis 1 x täglich.

Zu der Metalltherapie der Herzinsuffizienz gehört auch das *Ferrum*. Es unterstützt die dynamische, willensverwandte Wirksamkeit der oberen Wesensglieder im Stoffwechsel-Gliedmaßen-System.

In diesem Zusammenhang ist eine Beobachtung wesentlich, die auf die Bedeutung des *Hämoglobinwertes* für die schwergradige Herzinsuffizienz weist.[197] Die oftmals bei herzinsuffizienten Patienten anzutreffende Anämie führte zur Frage nach der Rolle des Eisens bei der Herzinsuffizienz.[198] Dabei kommen sowohl ein Eisenmangel als auch eine Eisenverwertungsstörung (gefüllte Eisenspeicher, die sich nicht mobilisieren lassen, beispielsweise im Zusammenhang mit einer chronischen Entzündung) in Betracht.[199] Die Bedeutung des Eisens für die Prognose (event-free survival) der systolischen Herzinsuffizienz ist ebenfalls gut dokumentiert [→ Abb.]. In der Studie von Silverberg et al. korreliert eine Anhebung des Hämoglobinwertes (regelmäßige subkutane Erythropoietin- und

Eisenmedikation) bei Patienten mit Herzinsuffizienz in den NYHA-Stadien III-IV mit einer Verbesserung der klinischen Symptomatik und einer erniedrigten Mortalität. Die FAIR-HF-Studie dokumentierte wesentliche Verbesserungen von Lebensqualität und Leistungsfähigkeit unter Eisensubstitution bei herzinsuffizienten Patienten mit Anämie bzw. Eisenmangel.[200,201] Die Metaanalyse von Jankowska et al. zeigt eine hochsignifikante Risikoreduktion durch die intravenöse Eisentherapie für den kombinierten Endpunkt aus Sterblichkeit jeglicher Ursache und stationärer Aufnahme aus kardiovaskulären Gründen, eine Verbesserung der Belastbarkeit und Lebensqualität.[202] Eisen befreit offenbar die im oberen Menschen gebundenen höheren Wesensglieder und führt in ein willensverwandtes Wirken in der Stoffwechsel-Gliedmaßen-Organisation.

Therapeutisch kommen in diesem Zusammenhang

- *Levico D1* (Weleda) Dil. — 20-20-20 gtt
- *Ferrum hydroxydatum 5%* (Weleda), 50% (Rezepturpräparat, z.B. Apotheke an der Weleda) Trit. — 1-1-1 MSP

bei blasser, erschöpfter und seelisch energieloser Konstitution in Betracht. Somit haben die Metalle *Ferrum*, *Aurum* und *Cuprum* eine wesentliche Bedeutung in der Therapie der Herzinsuffizienz.

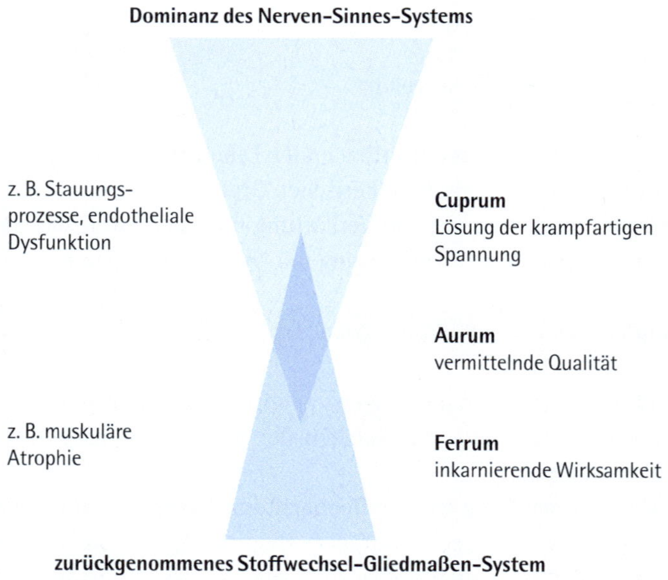

Die Herzinsuffizienz vor dem Hintergrund der Dreigliederung – Indikationen für die Metalltherapie

Liegt der Herzinsuffizienz eine KHK zugrunde, so kommen die in [→ 4.1.5 Medikamentöse Therapie] erwähnten therapeutischen Prinzipien in Betracht. Ähnliches gilt für die arterielle Hypertonie bei der hypertensiven Herzerkrankung.

4.2.5 Heileurythmie

Die Heileurythmie gehört zu den wesentlichen nicht medikamentösen Verfahren in der Therapie der Herzinsuffizienz. Rudolf Steiner wies in diesem Zusammenhang auf die Bedeutung der *durchseelten Bewegung*: „Man müsste daher bei Herzkranken immer darauf sehen, dass man eine Eigenbewegung, die recht sehr durchlebt wird, hervorruft. Ich bin überzeugt, daß, wenn einmal vielleicht eineinhalb Jahrzehnte ins Land gegangen sein werden, man über diese Dinge kühler denken wird als heute, daß die Leute sagen werden: Es ist doch merkwürdig, wie durch die Eurythmie die Leute wiederum eine gesunde Herztätigkeit bekommen haben, weil das Eurythmisieren eben die durchseelte Eigenbewegung im Wesentlichen reguliert und sie sogar gesetzmäßig reguliert. Daher wird es vielleicht nicht uneben sein, wenn man auch sagt, daß gerade von diesem Gesichtspunkte aus hingewiesen werden sollte auf jene gesundenden Übungen, die gerade aus dem Eurythmischen geholt werden können, wenn es sich um Unregelmäßigkeiten der Herzfunktionen handelt."[203]
Jahrzehnte später ist die *Bedeutung der Bewegung* für die Herzinsuffizienz unstrittig, wobei man allerdings die über die „mechanischen" Funktionen hinausgehenden Qualitäten nicht differenziert.

In der heileurythmischen Therapie ist zunächst das in der Bewegung ausgeführte Lösen und Verdichten als allgemeine Grundübung wesentlich. Es steht in unmittelbarer Beziehung zu der veränderten Wesensgliederwirksamkeit bei der Herzinsuffizienz. Diese Übungen kann man mit der sogenannten *Liebe-E-Übung* fortsetzen. Auch bekommen Lautreihen wie *AU-M*, in denen der Diphthong *AU* eine besondere Beziehung zum Herzen hat, eine Bedeutung. Den gestörten Atmungsprozess, der oftmals die Herzinsuffizienz begleitet, greifen *L* und *M* auf. Heileurythmie lässt sich auch mit den Patienten üben, die aufgrund von Belastungsdyspnoe nicht in der Lage sind, Bewegungen im Raum auszuführen. Hier kommen kleine Bewegungen und Lautgesten in Betracht, die z. B. am Bett des Erkrankten und bei entsprechend innerer Begleitung die volle therapeutische Kraft entwickeln. Schließlich ist auf die rhythmische Gestaltung zu achten und gegebenenfalls das 1:4-Verhältnis in der Bewegung zugrunde zu legen.[204] Für die Heileurythmie fand man einen positiven Einfluss auf die Herzfrequenzvariabilität[205] und die seelische Ebene (Stressreduktion[206]).

4.2.6 Äußere Anwendungen bei Herzerkrankungen

Im Rahmen der Therapie der Herzerkrankungen hat sich die Anwendung des

- *Aurum / Lavandula comp.* (Weleda) — 1 x täglich,
  Salbenlappen — Durchführung siehe Anhang

ausgesprochen bewährt. Er wirkt auf manche Beschwerden der Herzinsuffizienz positiv ein, indem ein *exzitiertes astralisches Wirken* zur Ruhe kommt. Im stationären Zusammenhang führt man diese Maßnahme anthroposophischer Krankenpflege meist mittags, zu Beginn der Mittagsruhe, durch. Aber auch die Anwendung zur Nacht hat sich etabliert. Auf die

- *Arnika-Herzkompresse* 1 x täglich, Durchführung siehe Anhang

wurde bereits im Zusammenhang mit der koronaren Herzerkrankung [→ 4.1.5 Medikamentöse Therapie] hingewiesen. Bei peripheren Ödemen kommt bei einer begleitenden chronisch-venösen Insuffizienz der

- *Boragowickel* Durchführung siehe Anhang

in Betracht.[207]

4.2.7 Innere Aufgabenstellung

Auf die inneren seelischen Aspekte und die Anregungen zu einer meditativen Arbeit geht Kapitel [→ XXXIII. 3.2.3 Drei Stufen der Meditation] ein.

4.3 Akute und chronische Myokarditis

Die *Myokarditis* ist häufig durch eine infektiöse Erkrankung bedingt. Wird diese an ihrem Ursprungsort nicht überwunden, so erreicht sie schließlich das Herz. In diesem Zusammenhang ist die Polarität zwischen der außenweltzugewandten Lunge und dem zur Innenwelt orientierten Herz wesentlich, die im Rhythmischen System ihre Vermittlung erfahren. Viele Infekte, wie die für die Myokarditis wesentliche Coxsackie-B-Infektion, gegenwärtig aber auch EBV, betreffen die nach außen gewandten oberen Atemwege und den Oropharynx. Kommt es zu einer eingeschränkten „Innenraumbildung" im mittleren Menschen, so dringen Außenweltqualitäten zu stark nach innen. Dieser „Fremdqualität" stellt sich der entzündliche, salutogenetische Prozess der akuten Myokarditis entgegen. Wird diese durch den Entzündungsprozess nicht überwunden, so entsteht aus der akuten die chronische Myokarditis (mit autoimmunen Charakteristika) und ggf. die dilatative Kardiomyopathie [→ Abb.]. Als Verursacher fand man in früheren Jahren v. a. Coxsackie-B-, Adeno-, Zytomegalie- (CMV), Echo-, Influenza A- und B- sowie Hepatitis C-Viren; gegenwärtig entsteht die Myokarditis oftmals im Zusammenhang mit einer Parvovirus B19-, Herpesvirus-6 (HHV-6)- und auch EBV-Infektion.

Bakterielle Myokarditiden sind demgegenüber selten. In diesem Zusammenhang seien die Borreliose und damit die Infektion mit Borrelia Burgdorferi genannt.

Schließlich kommen auch nicht-infektiöse Ursachen wie autoimmune Erkrankungen (z. B. systemischer Lupus erythematodes, rheumatoide Arthritis) und die Sarkoidose in Betracht. Des Weiteren können Myokarditiden bei chronisch entzündlichen Darmerkrankungen auftreten und Arzneimittel-induziert sein (z. B. Zytostatika wie Adriamycin und andere Anthrazykline sowie zahlreiche weitere Zytostatika).

Die Patienten berichten – oftmals nach vorausgegangenem, grippalen oder auch gastrointestinalen Infekt – über einen Leistungsknick, Müdigkeit und über eine zunehmende kardiale Symptomatik.

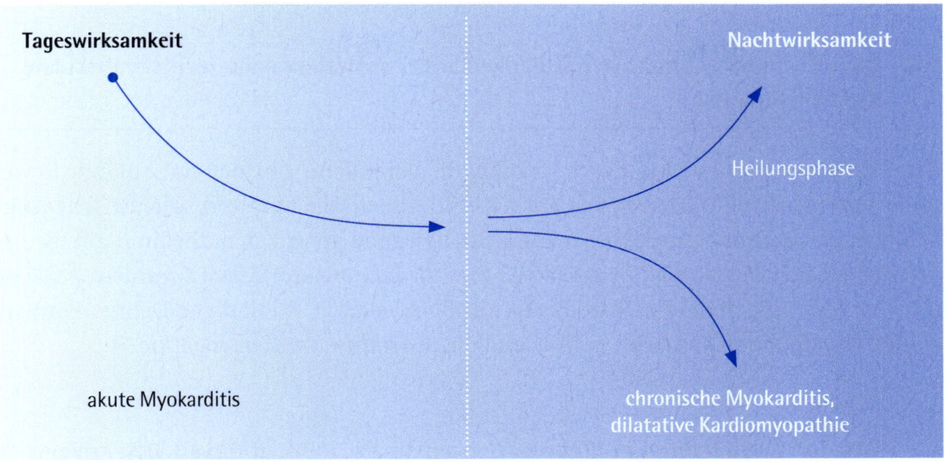

Akute und chronische Myokarditis

4.3.1 Therapeutische Gesichtspunkte

Eine wesentliche Basismedikation ist bereits zu Beginn

- *Cardiodoron 0,1 %, 1 %, 5 %* (Weleda) Amp. s.c. — bis mehrmals täglich
- *Cardiodoron* (Weleda) Dil. — 20-20-20 gtt
- *Cardiodoron Rh* (Weleda) Tabl. — 2-2-2.

Wird die Erkrankung in der klinischen Symptomatik zu einer solchen des Herzens, so kommen die Arzneimittel für die Herzinsuffizienz zur Anwendung. Bei Rhythmusstörungen finden die in Abschnitt 4.4 dargestellten Therapien Einsatz. Bei einer Angina-pectoris ähnlichen Symptomatik (infolge von Mikrozirkulationsstörungen können infarktähnliche Bilder auftreten) gelten die therapeutischen Gesichtspunkte für die koronare Herzkrankheit. Ein begleitender Perikarderguss (Pericarditis) spricht für die Therapie mit

- *Bryonia/Stannum* (Wala) Amp. s.c. — bis 1 x täglich.

Der pathogenetisch orientierte Therapiealgorhythmus orientiert sich schließlich an der Endomyokardbiopsie: bei nachgewiesener Entzündung (> 14 infiltrierende Lymphozyten und Makrophagen pro mm^2) und positiver PCR auf kardiotrope Erreger wird die antivirale Therapie, bei Erreger-negativer chronischer Entzündung die Immunsuppression bzw. -modulation, und bei fehlendem Nachweis der zellulären Infiltration und eines Erregers die symptomatische Therapie der Herzinsuffizienz wie auch eine „Rhythmustherapie“ empfohlen.

4.4 Dilatative und obstruktive Kardiomyopathie, arrhythmogene rechtsventrikuläre Kardiomyopathie

Die *Kardiomyopathien* sind durch krankhafte Veränderungen der muskulären Bewegungsorganisation des Herzens charakterisiert. Genetische Faktoren sind zwischenzeitlich genauso bekannt wie erworbene. Als überwiegend genetisch mitbedingt gilt die *hypertrophe Kardiomyopathie*; als meist erworben die *inflammatorischen Kardiomyopathien (Myokarditis)* und auch die *Tako-Tsubo-Kardiomyopathie.* Zu den gemischten Formen zählen die *dilatative Kardiomyopathie* und die *restriktive Kardiomyopathie.*[208]

Exkurs

Bei der *Tako-Tsubo-Kardiomyopathie* (erstmals 1990 in Japan beschrieben[209]) scheinen sich die höheren Wesensglieder im Zusammenhang mit seelischen (aber auch physischen) Stress- und Schockmomenten („Broken-heart-Syndrom“[210]) aus der Bewegungsorganisation des Herzens zu lösen (hypokinetischer linker Ventrikel, „apical ballooning“) und zum oberen Menschen zu orientieren (z. B. Angina pectoris-Phänomene). Die klinische Symptomatik erinnert an ein akutes Koronarsyndrom mit rasch einsetzender Angina pectoris und oftmals auch Dyspnoe, allerdings ohne korrespondierenden koronarangiografischen Befund. Es entwickelt sich eine transiente linksventrikuläre Dysfunktion, gegebenenfalls mit konsekutivem Lungenödem, Herzrhythmusstörungen und sogar kardiogenem Schock. Dieses zwischenzeitlich häufiger beobachtete Krankheitsbild führt nahezu ausnahmslos zu einer vollständigen Ausheilung.[211]

Der *dilatativen Kardiomyopathie (DCM)* kann ein chronisch-entzündlicher Prozess im Sinne einer chronischen Myokarditis zugrunde liegen.[212] Die Entzündung stellt sich zunächst als salutogenetischer Prozess dem unphysiologischen Wirken der funktionell zum Nerven-Sinnes-System orientierten Wesensglieder entgegen. Kann diese ihr Ziel nicht erreichen und damit zur Ausheilung kommen (interessanterweise zeigen Patienten, die eine fulminante lymphozytäre Myokarditis überlebt haben, eine sehr gute Langzeitprognose[213]), so entsteht als Krankheitsprozess die *chronische Entzündung* und die zunehmende *bindegewebige Umformung* der Herzmuskulatur.

Das *Herz* erfährt eine zunehmende Dilatation und globale Einschränkung seiner Bewegungsfähigkeit. Auf der morphologischen Ebene erscheint das Endokard häufig diffus oder fleckförmig verdickt und mit parietalen Thromben besetzt. Es tritt darüber hinaus oftmals eine endokardnahe Fibrose auf. Die Muskelfasern wirken mikroskopisch unregelmäßig angeordnet. Die Myozyten weisen einen Fibrillenverlust, sarkoplasmatische Vakuolisierung und eine basophile Degeneration auf. Häufiger beobachtet man eine feinfleckige oder feinnetzige Fibrose.

Die *hypertrophe obstruktive Kardiomyopathie* stellt sich der dilatativen Verlaufsform in vielem polar gegenüber. Hier kommt es nicht zu einer Verschmälerung der hypokinetischen Herzwand, sondern zu einer oftmals asymmetrisch entwickelten Zunahme der linksventrikulären Muskulatur. Aber auch hier handelt es sich nicht um eine Stärkung der Bewegungsfähigkeit des Herzens (wie es der oftmals angeführte Begriff der Hypertrophie nahelegt), sondern vielmehr um eine *vermehrte Bindegewebsbildung* in der *muskulären Organisation* des Herzens. Zu dieser Myopathieform können nun obstruktive Qualitäten gehören, welche die *Stauungsprozesse* im Herzen betonen. Es erscheint funktionell und zunehmend auch morphologisch eine verstärkte „Kapselbildung". Im Vordergrund steht entsprechend eine *diastolische Funktionsstörung,* die im Gegensatz zu der dilatativen Kardiomyopathie eher selten zu den klinischen Zeichen einer Herzinsuffizienz führt, sondern gelegentlich neben Belastungseinschränkungen erst durch den plötzlichen Herztod überhaupt in Erscheinung tritt.[214]

Damit übersteigert die *obstruktive Form* der *Kardiomyopathie* die *anspannende, systolische Funktion* mit ihrem *abschließenden Gestus,* während die *dilatative Form* einem *Verharren* in einer *pathologischen Diastole* gleicht.

Die stauende und empfangende Geste in der rhythmisch geprägten Herztätigkeit, also ihre atmende Qualität, die dem strömenden Blut im mittleren Menschen begegnet, wird im Zusammenhang mit diesen polaren Formen der Kardiomyopathien in ihre Extreme gedrängt. Bei der hypertrophen obstruktiven Kardiomyopathie staut sich die astralische Organisation in der Herzorganisation. Es überwiegt die überformende und in die Verhärtung führende Qualität des Nervensystems, die in den mittleren Menschen hereindrängt. Manche Patienten erscheinen entsprechend auch in ihrer gesamten Konstitution wie „gestaut".

Bei der *dilatativen Kardiomyopathie* zieht sich die astralische Organisation demgegenüber aus der Herzorganisation zurück. Die oberen Wesensglieder haben die Stoffwechsel-Gliedmaßen-Organisation verlassen. Das Herz folgt nicht mehr der Blutbewegung, die sich demzufolge staut. Einige dieser Patienten scheinen weniger mit ihrem Leib verbunden zu sein, haben einen oftmals *niedrigen Blutdruck* und kontrastieren mit der öfter anzutreffenden polaren Konstitution des an einer hypertrophen obstruktiven Kardiomyopathie leidenden Patienten.

Eine weitere „Unterform" der nicht familiären dilatativen Kardiomyopathie stellt die *arrhythmieinduzierte Kardiomyopathie* dar.[215] Seit langem ist bekannt, dass Rhythmusstörungen des Herzens nicht nur Veränderungen in der zeitlichen Schlagfolge darstellen, sondern auch zu einer rhythmogen bedingten Herzinsuffizienz führen können. Es kommt innerhalb von Tagen bis Wochen zu einer Abnahme der systolischen Kontraktilität und erhöhter Wandspannung bei dilatierten Herzhöhlen. Umgekehrt verschwinden diese Veränderungen, wenn sich wieder ein physiologischer Rhythmus manifestiert. Die häufigste anhaltende Störung ist das Vorhofflimmern. Auch bei normfrequenten Kammerkontraktionen kann hier eine arrhythmieinduzierte Kardiomyopathie entstehen. Dem Rhythmischen System kommt somit eine immense gesundende Funktion zu. Sie lässt sich durch die unten genannten Arzneimittel unterstützen. Eine Rhythmisierung des Alltags stellt auch aus diesem Grund eine wesentliche Empfehlung für den Patienten dar.

Die *arrhythmogene rechtsventrikuläre Kardiomyopathie* ist vorwiegend durch linksschenkelblockartig konfigurietre ventrikuläre Tachykardien und – als gefürchtete Komplikation – den plötzlichen Herztod gekennzeichnet. Weitere klinische Beschwerden wie Schwindel, Dyspnoe und thorakale Beschwerden kommen vor, treten allerdings gegenüber den Rhythmusstörungen in den Hintergrund. Das mittlere Erkrankungsalter beträgt etwa 30 Jahre. Damit betrifft diese Erkrankung den jungen Menschen, während andere potenziell zum plötzlichen Herztod führende Leiden wie die KHK oder die Kardiomyopathien mehr die zweite Lebenshälfte und den älteren Menschen betreffen. Darüber hinaus sind letztere oftmals „linksventrikuläre" Erkrankungen, während es sich bei dieser Kardiomyopathie (überwiegend) um eine rechtsventrikuläre Pathologie handelt. Es bestehen eine familiäre Häufung mit „autosomal-dominantem Vererbungsmodus unvollständiger Penetranz und variabler Expessivität" und Mutationen verschiedener Gene.[216] Im EKG kann eine Epsilon-Welle auftreten, ebenso ein Rechtsschenkelblock; in der Echokardiografie eine „Vergrößerung des rechtsventrikulären Ausflußtrakts mit reduzierter rechtsventrikulärer Funktion, regionale oder globale Wandbewegungsstörungen".[217]

Die zugrunde liegende Wesensgliederwirksamkeit illustrieren die makroskopischen Befunde: Es kommt im rechten Ventrikel zur *fibrolipomatösen Degeneration des Myokards* mit Ersatz der Muskelorganisation durch Fett- und Bindegewebe.[218]

Damit lösen sich bei der *arrhythmogenen rechtsventrikulären Kardiomyopathie* die oberen Wesensglieder aus den aufbauenden und organbildenden Lebensprozessen [→ II. Das Menschenbild] des ätherisch dominierten rechten Ventrikels heraus und bekommen eine vom Nerven-Sinnes-System bestimmte Funktion.

Das Herauslösen der astralischen und der Ich-Organisation führt zunächst zur Verfettung, ihre vom Nerven-Sinnes-System ausgehende Wirksamkeit schließlich zur Sklerose und Fibrose. Damit entsteht an Stelle vor allem der rechtsventrikulären Muskulatur als bewegungs- und stoffwechselaktivem Gewebe (Stoffwechsel-Gliedmaßen-System) ein lipomatöser Ersatz mit bindegewebiger Fibrose und Sklerose (Dominanz des Nerven-Sinnes-Systems). Trotz der tiefgreifenden konstitutionellen Veränderung der Wesensgliederwirksamkeit weisen die variable Expressivität und die klinischen Manifestationsformen auf salutogenetische Prozesse, die sich der vom Nerven-Sinnes-System dominierten Wesensgliederwirksamkeit entgegenstellen.

Eine weitere Form der Kardiomyopathie ist die *Non-Compaction-Kardiomyopathie*. Sie ist durch eine Trabekularisierung des linksventrikulären Myokards charakterisiert und gilt als embryonale Hemmung in der Myokardentwicklung. Das Myokard entwickelt sich aus zwei unterschiedlichen Schichten: Subepikardial findet sich eine kompakte Myokardschicht, das Endokard bildet die zelluläre Basis für die trabekuläre Schicht.[219] Die Dreigliederung der Herzwand entspricht der des arteriellen Gefäßes [→ XI. 2.1.1 Blutdruckregulation: Funktionelle Dreigliederung des Gefäßsystems]: In der Adventitia entwickeln sich die Beziehungen zum Nerven-Sinnes-, in der Intima diejenigen zum Stoffwechsel-Gliedmaßen-System und damit zum bewegten Blut. Entsprechend bildet sich die kompakte Schicht der Herzwand in dem epikardnahen, zum Nerven-Sinnes-System zählenden Bereich und erfährt in diesem eine kopfähnlich-kapselartige Verdichtung (compaction). Umgekehrt gehört die trabekuläre Schicht zum Endokard und damit zum Stoffwechsel-Gliedmaßen-System der Ventrikelwand. Die größeren Trabekel wandeln sich in den embryonalen Verdichtungsprozessen zu Kapillaren, also einer zum Stoffwechsel-Gliedmaßen-System zählenden Qualität, die kleineren bilden sich zurück. Der myokardiale Verdichtungsprozess schreitet von den subepikardialen, dem Nerven-Sinnes-System nahen Bereichen zum Endokard (Stoffwechsel-Gliedmaßen-System) vor.[220] Auf den gesamten Ventrikel bezogen entwickelt er sich von der Herzbasis zur -spitze, die ebenfalls qualitativ zum Stoffwechsel-Gliedmaßen-System gehört. Bei dieser Kardiomyopathieform ist die vom Nerven-Sinnes-System ausgehende verdichtende und „kapselbildende" Wirksamkeit eingeschränkt. Damit entwickelt sich eine Qualität, die dem rechten, reich trabekulierten Ventrikel nahekommt. Dieser hat eine ganz andere Beschaffenheit als der linke Ventrikel: Die morphologischen Unterschiede mit der geringeren Eigenraumbildung, das venöse Blut und auch der niedrigere Druck sind Ausdruck der geringeren Verbindung der astralischen Organisation mit dem rechten Herzen. Wirkt nun die astralische Organisation im linken Ventrikel, der in besonderer Weise der Stauungs-(Impedanz)-funktion dient, ungenügend, so kann sich die Non-compaction-Kardiomyopathie entwickeln. Allerdings gibt es auch erworbene Formen, die also nach Abschluss der Embryonalentwicklung des Herzens entstehen und diese Wesensgliederwirksamkeit strukturell sichtbar machen.

Kardiomyopathien können durch eine unzureichende dynamische Wirksamkeit der astralischen und der Ich-Organisation im Stoffwechsel-Gliedmaßen-System entstehen oder sich durch ihre vom Nerven-Sinnes-System ausgehende überformende Aktivität entwickeln. Die zu geringe vom Nerven-Sinnes-System aus verdichtende Wirksamkeit der Wesensglieder führt zur seltenen Non-Compaction-Kardiomyopathie. Klinisch imponiert sie – abhängig vom Schweregrad – als Herzinsuffizienz, es können sich intraventrikuläre Thromben (Stase in den tiefen Rezessus) und thrombembolische Komplikationen (insbesondere bei Patienten mit Vorhofflimmern) entstehen. Auf die Diagnose weist der echokardiografische Befund.

4.4.1 Therapeutische Gesichtspunkte

Die grundlegenden Aspekte der Herzinsuffizienztherapie [→ 4.2 Herzinsuffizienz] gelten auch für diese polaren Erkrankungen der Herzorganisation. An dieser Stelle sei die Metalltherapie besonders erwähnt, in der sich die Polarität der Krankheitsbilder wiederfindet. Die dilatative Kardiomyopathie bedarf aufgrund der beschriebenen Wesensgliederkonstellation einer inkarnierenden und die oberen Wesensglieder hereinführenden *Eisentherapie*. Hier ist an das Ferrum hydroxydatum zu denken[221], z. B.

- *Ferrum hydroxydatum D3, 5 %* (Weleda), *50 %* (Rezepturpräparat, z. B. Apotheke an der Weleda) Trit. 1-1-1 MSP, insbesondere bei anämischer Konstitution. Bei aufgehobener circadianer Temperaturrhythmik, Störungen im Wärmeorganismus (selten Fieber, häufiges Frieren) und bei einer hintergründigen chronischen Entzündung kommt eine *Viscumtherapie* in Betracht. Sie lässt sich je nach lokaler Verträglichkeit und in Abhängigkeit vom klinischen Verlauf sowie des Befindens in ihrer Dosierung steigern:

- *Viscum/Crataegus* (Wala) Amp. s.c. — bis 3 x wöchentlich
- *abnobaVISCUM Crataegi* (Abnoba) Amp. s.c., 0,02-2 mg — bis 3 x wöchentlich
- *Iscucin Crataegi* (Wala) Amp. s.c., bis Stufe H — bis 3 x wöchentlich

Die *hypertrophe obstruktive Kardiomyopathie* verlangt aufgrund des überformenden und in die Versteifung führenden Wesensgliederwirkens das *Cuprum*, z.B.

- *Cuprum aceticum comp.* (Wala) Amp. s.c. — 3 x wöchentlich.

Die Basistherapie der Kardiomyopathien stellt auch aufgrund der gravierenden Herzrhythmusstörungen bis zum plötzlichen Herztod (Diskussion eines ICD-Systems)

- *Cardiodoron* (Weleda) Dil. — 20-20-20 gtt
- *Cardiodoron Rh* (Weleda) Tabl. — 2-2-2
- *Cardiodoron 0,1 %, 1 %, 5 %* (Weleda) Amp. s.c. — bis mehrmals täglich

dar. Bei der *arrhythmogene rechtsventrikuläre Kardiomyopathie* ist darüber hinaus die aufbauende Wesensgliederwirksamkeit durch

- *Aurum D10 / Cor D4 aa* (Weleda) Amp. s.c. — 1-0-0 (z.B. 3 x wöchentlich)

zu unterstützen. Ein antiarrhythmisches Management (medikamentös und auch interventionell (ICD)) muss man mit dem Patienten besprechen.

4.5 Herzrhythmusstörungen

Zu den zentralen Qualitäten des Herzens gehört seine rhythmisierende Funktion, die sich in den Gesamtzusammenhang des Rhythmischen Systems stellt. Dabei bestehen nicht nur harmonische Frequenzverhältnisse zu anderen rhythmisch differenzierten Organfunktionen, sondern es lassen sich *Rhythmusverknüpfungen* beobachten, die letztlich erst die Begriffsbildung eines Rhythmischen Systems begründen. Dabei werden die gesundheitliche und prognostische Bedeutung dieses Rhythmischen Systems und seiner

„Erkrankungen“ immer deutlicher. So ist der plötzliche Herztod mit der Einschränkung der Herzfrequenzvariabilität assoziiert.

Dem *Rhythmischen System* kommt eine *umfassende physiologische* und *salutogenetische Bedeutung* zu.

Wie wirken nun die Wesensglieder des Menschen in der rhythmischen Herztätigkeit? Zunächst steht die *Tachykardie* in einem physiologischen Zusammenhang mit der *körperlichen Bewegung*. Bewegungsabhängig steigt die Herzfrequenz. Insofern steht die tachykarde Herztätigkeit mit der dynamischen, bewegungsaktiven Wirksamkeit der Ich-Organisation und des astralischen Leibes im Stoffwechsel-Gliedmaßen-System in Beziehung.

Ähnliche Verhältnisse finden sich beim *fieberbedingten Frequenzanstieg*. In der Entzündung ergreifen die oberen Wesensglieder intensiv das Stoffwechselsystem, bei der Bewegung besonders das Gliedmaßensystem. Körperliche Aktivität und Entzündung stehen in enger Verbindung, indem die Bewegung mit den Zeichen der Entzündung, wie z. B. Temperaturanstieg und weiteren Phänomenen der Akute-Phase-Reaktion einhergeht.

Schließlich kann es auch im Seelischen zu „Entzündung“ und „Lampenfieber“ kommen. Erregung, Unruhe und Aufregung führen zur Tachykardie. Hier findet sich ein dynamisches Wirken des *astralischen Leibes*, welches das unruhige Seelenleben bedingt. Der Ich-geführten Bewegung steht nun eine astralische Dynamik gegenüber, die keine ausreichende Lenkung durch die Ich-Organisation erfährt. Sie entfesselt sich aus dem unteren und dringt in den mittleren sowie oberen Menschen, charakterisieren Patienten mit Formulierungen wie „das Herz schlägt bis zum Hals“. Äußerlich ist die astralische Dynamik an den hektischen Flecken erkennbar, die Hals und Gesicht röten. Diese *astralische Exzitation* kann durch das Nerven-Sinnes-System bedingt sein, wenn Erlebnisse oder auch Vorstellungen zu innerer seelischer Erregung führen, welche die Ich-Organisation nicht lenkt. Bei der Hyperthyreose [→ XVII. 3.5 Subklinische Hypo- und Hyperthyreose] findet sich eine tachykarde Herzfrequenz, verursacht durch die unruhig zum Erwachen drängende Dynamik des astralischen Leibes.

Dieser *gesteigerten Tagesaktivität* der Wesensglieder steht ihr *„Einschlafen“*, ihre *Nachtwirksamkeit* gegenüber. Astralischer Leib und Ich-Organisation verlassen über die Sinne den menschlichen Organismus und entwickeln sich dem geistigen Umkreis entgegen. Die Herztätigkeit des schlafenden Menschen ist bradykard.

Damit ergibt sich eine *erste Charakterisierung* der *Herzfrequenzvariabilität*: Die tagesaktive Wesensgliederwirksamkeit im *Stoffwechsel-Gliedmaßen-System* ist mit der *tachykarden Herztätigkeit* verbunden. Lösen sich die Wesensglieder im Schlaf aus dem Organismus, so entsteht die *bradykarde Herztätigkeit.*

Ähnliches gilt für die *Atemphasen* und die *atmungsbezogene Herzfrequenzvariabilität (respiratorische Sinusarrhythmie)*. Die Inspiration führt das geistig-seelische Wesen des Menschen in die Verbindung mit dem lebenden Organismus. Inspiratorisch finden wir entsprechend eine Beschleunigung der Herzfrequenz. Umgekehrt führt die Exspiration zum Lösen des Geistig-Seelischen mit Verlangsamung der Herztätigkeit.

4.5.1 Die zyklische Zeitgestalt der Herztätigkeit

Die beschriebenen Veränderungen der Herzfrequenz im Sinne der tachy- und bradykarden Herztätigkeit betonen *polare Phasen im Herzzyklus*. Die Bradykardie gibt der diastolischen Funktion einen breiten Raum, der nur durch einzelne Systolen „unterbrochen" ist. Umgekehrt betont die Tachykardie die Systole und verkürzt die diastolische Phase [s. Tab.]. So ist das Zeitverhältnis von Systole zu Diastole bei normfrequentem Herzschlag etwa 1:2, bei tachykarder Herzaktion kann es sich sogar umdrehen und Werte um 2:1 erreichen.

Rhythmus	dominante Phase im Herzzyklus	Wesensglieder
Bradykardie	Diastole betont	periphere Wesensgliederwirksamkeit
Tachykardie	Systole betont	leibergreifende Wesensgliederwirksamkeit

Zeitgestalt der Herztätigkeit im Zusammenhang mit dem Wirken der Wesensglieder im Organismus

Mit der *Diastole* ist die dem Blutstrom gegenüber empfangende, einatmende Geste verbunden. Das venöse Blut wird „wahrgenommen", indem es zunächst die zum Nerven-Sinnes-System der Herzorganisation gehörenden *Vorhöfe* erreicht. In der *Systole* grenzt sich die Herzorganisation vom Vorhof ab, die Kammerfunktion des Stoffwechsel-Gliedmaßen-Systems des Herzens überwiegt. Vergleicht man die zugrunde liegende Wesensgliederwirksamkeit mit derjenigen im arteriellen Gefäßsystem [→ XI. 2.1.1 Blutdruckregulation: Funktionelle Dreigliederung des Gefäßsystems], so ist die systolische Kontraktion mit der anspannenden und druckerhöhenden Wirksamkeit des Nerven-Sinnes-Systems in der Kammer verbunden (Tagesaktivität der Wesensglieder), der diastolische Flow mit einer lösenden Qualität (Nachtwirksamkeit der Wesensglieder).

4.5.2 Herzrhythmusstörungen: Erkrankungen im Zeitorganismus des Herzens

Herzrhythmusstörungen können auf Erkrankungen der *Sinnesorganisation des Herzens* weisen. Während der normale Sinusrhythmus in seiner Frequenzmodulation das unterschiedliche Wirken der Wesensglieder im Organismus widerspiegelt und dadurch die gesunde Sinnesfunktion des Herzens offenbart, kommt es im Zusammenhang mit den supraventrikulären Rhythmusstörungen zu einem unterschiedlich ausgeprägten *„Erblinden" des Herzens*. Dies kann sich im Zusammenhang mit einem Vorhofflimmern oder -flattern einstellen oder ein Sinusknotensyndrom charakterisieren. Das Vorhofflimmern betrifft überwiegend den linken Vorhof, das Vorhofflattern dagegen den rechten Vorhof. Beim *Sinusknotensyndrom* können brady- und tachykarde Phasen abwechseln und verdeutlichen, wie die Zeitgestalt der Herztätigkeit in ihre Extreme zerfällt. Die dem

Organismus zugewandte Sinnesfunktion des Herzens wird von einer isolierten Eigentätigkeit, die aus dem Gesamtzusammenhang des Rhythmischen Systems herausgefallen ist, abgelöst. Die überwiegend tachykarde Frequenz weist auf eine unphysiologische Exzitation der astralischen Organisation. Die Herztätigkeit ist nicht mehr Folge gesamtorganismischer Prozesse, sondern isolierte Eigenaktivität.

Das *Vorhofflimmern* ist die häufigste kardiale Arrhythmie mit einer Prävalenz um 1 % in der Gesamtbevölkerung.[222] Es wird von verhärtenden Prozessen begleitet und erscheint somit als „Skleroseerkrankung" des Herzens. So findet man neben einem sogenannten „elektrischen Remodeling" beim Vorhofflimmern auch eine vermehrte Fibrose des Vorhofmyokards.[223,224]

Dabei kommt dem *Renin-Angiotensin-System*, das sich mit dem *Erwachen* des *astralischen Leibes* aktiviert, offensichtlich eine *wesentliche Bedeutung* zu. Auch dieser *Skleroseerkrankung* wendet sich ein *entzündlicher Prozess*[225] entgegen *(entzündliche Zellinfiltration)*, der sich allerdings in einer *chronischen, zu Skleroseprozessen führenden Inflammation* erschöpft.

Beim Vorhofflimmern bricht die Dynamik des im Stoffwechsel-Gliedmaßen-System wirksamen astralischen Organismus in das Rhythmische System ein und bekommt schließlich eine zum Nerven-Sinnes-System orientierte verhärtende Wirksamkeit. Diese führt auch zu Gerinnungsprozessen und ist Grundlage der thromboembolischen Komplikationen. In diesem Zusammenhang ist die Verbindung des Vorhofflimmerns mit einer (auch subklinischen) *Hyperthyreose* charakteristisch, die durch ein unphysiologisches Erwachen der astralischen Organisation gekennzeichnet ist. Ebenfalls besteht eine Korrelation des Vorhofflimmerns mit der *arteriellen Hypertonie*. Dabei kommt es bereits vor der Entwicklung einer linksventrikulären Hypertrophie zu einer erhöhten Prävalenz supraventrikulärer Extrasystolen. Das Vorhofflimmern ist bei arterieller Hypertonie eng mit dem Vorliegen einer linksventrikulären Hypertrophie als Ausdruck des Skleroseprozesses [→ XI. Arterielle Hypertonie] verknüpft.[226] Darüber hinaus ist die linksventrikuläre Hypertrophie ein Prädiktor des plötzlichen Herztodes.[227] Schließlich entwickelt sich das Vorhofflimmern häufiger bei Patienten mit chronisch entzündlichen Erkrankungen, die in die Sklerose führen: So haben Menschen mit *rheumatoider Arthritis* nicht nur ein erhöhtes Herzinsuffizienzrisiko und größere Arteriensteifigkeit, sondern auch ein erhöhtes Risiko für Vorhofflimmern.[228] Auch steigt die Prävalenz bei *Niereninsuffizienz*.[229] Diese ist mit sklerosierenden Krankheitsprozessen verbunden [→ XXVII. 3.1 Die gestörte Nierenfunktion: Niereninsuffizienz und Sklerose]: Die astralische Organisation wirkt nicht mehr in den ätherischen Aufbauprozessen, sondern bekommt eine vom *Nerven-Sinnes-System* ausgehende sklerosierende Wirksamkeit. Die Beziehung der Niereninsuffizienz zur KHK wurde bereits erwähnt.

Der Dominanz des Nerven-Sinnes-Systems lässt sich durch Aktivierung des *Stoffwechsel-Gliedmaßen-Systems* begegnen. Die oberen Wesensglieder werden dadurch aus ihrer zum Nerven-Sinnes-System orientierten Aktivität wiederum in das Stoffwechsel-Gliedmaßen-System geführt. So tragen Bewegung und Gewichtsabnahme zu einer signifikanten Reduktion von Vorhofflimmern-Episoden bei.[230]

Kasuistik

Ein ca. 60-jähriger Patient benötigt wiederholt stationäre Aufenthalte wegen eines rezidivierenden tachykarden Vorhofflimmerns. Er ist adipös, leidet an einer ausgeprägten Divertikulose mit häufigen Divertikulotiden und an Beschwerden infolge einer Hp-assoziierten B-Gastritis mit Ulcera bereits in der jüngeren Erwachsenenzeit. Der Patient ist seelisch durch die Erkrankung seiner einzigen Tochter belastet, die an einer progredienten Motilitätsstörung des Gastrointestinaltrakts leidet mit zwischenzeitlich zahlreichen OPs infolge Ileus. Er erhält langfristig Cardiodoron, unterschiedliche Bitterstoffkompositionen und initial auch Metoprolol. Begleitend gelingt ihm durch intensive sportliche Aktivität und Ernährungsumstellung eine erstaunliche Gewichtsreduktion von ca. 20 kg. Die Episoden des Vorhofflimmerns werden zunehmend seltener, weniger belastend und treten schließlich sogar weniger als einmal jährlich auf. Das Metoprolol ließ sich absetzen, die Therapie mit Cardiodoron dauert an.

Im Weiteren kann der Ort der *Rhythmusbildung* dislozieren, der sonst als Sinusknoten im Nerven-Sinnes-System der Herzorganisation zu finden ist (Ektopie). So ist der AV-Knoten-Bereich zur Rhythmusbildung fähig. Hier kommt es zu den sogenannten AV-Knoten (reentry-)Tachykardien als dislozierter Erregungsbildungsprozess, der ebenfalls die Eigentätigkeit und nicht die Wahrnehmungsgeste des Herzens dominieren lässt.

Bei den *Präexzitationssyndromen* finden sich definierte anatomische Substrate, die als speziell ausgebildete – oder, hinsichtlich der Embryogenese des Reizleitungssystems, vermutlich nicht zurückgebildete – Leitungsbahnen erscheinen (z. B. Kent-Bündel) und Grundlage für das *Wolff-Parkinson-White-Syndrom*, *Mahaim-* und *Long-Ganong-Levine-Syndrom* werden. Während der Herzentwicklung besteht zunächst keine Trennung zwischen dem Vorhof- und späterem Kammerbereich. Ähnlich der Entwicklung der Dreigliederung im gesamten Organismus entsteht auch beim Herzen erst nach und nach eine Polarisierung in das kardiale Nerven-Sinnes- und das Stoffwechsel-Gliedmaßen-System v. a. durch die Ausbildung des fibrösen Herzskelettes.[231] Nach und nach trennen sich Vorhof- und Kammermuskulatur; nur im Bereich des Septums bleibt eine schmale Muskelbrücke. Die sogenannten Präexzitationssyndrome stellen offenbar unter diesem Aspekt eine Art Erinnerung an embryonale Verhältnisse dar, in denen sich die polaren Bereiche der Herzorganisation noch nicht geschieden haben.

Schließlich kann die atriale Rhythmusbildung in die Kammern „dislozieren" und zu den ventrikulären Herzrhythmusstörungen führen.

Im Falle des *Kammerflimmerns* kommt es funktionell zu einer *Erstarrung der Kammerbewegung*; die Wesensglieder lösen sich, von Abbauprozessen begleitet, aus ihrem an diesem Orte physiologischen Wirken.

Besteht bei den tachykarden Herzrhythmusstörungen eine *zu starke Tagesaktivität* der Wesensglieder, so bei den Bradykardien eine starke *Nachtwirksamkeit*. Korrespondierend führt die sympathikotone Funktion zu einer eher tachykarden, die Parasympathikotonie zu einer bradykarden Herzfrequenz. Mit jedem *Einschlafen der Wesensglieder* kommt es zu einer funktionellen Verlängerung der PQ-Zeit im Zusammenhang mit der sich entwickelnden Bradykardie. Vorhof und Kammer trennen sich voneinander, indem sich die Vorhoferregung (P-Welle) von der Kammererregung (QRS-Komplex) zeitlich entfernt. Umgekehrt nähern sich diese polaren Bereiche der Herzorganisation mit zunehmender Herzfrequenz (z.B. infolge von Bewegung) und damit im Zusammenhang mit der Tageswirksamkeit der Wesensglieder.

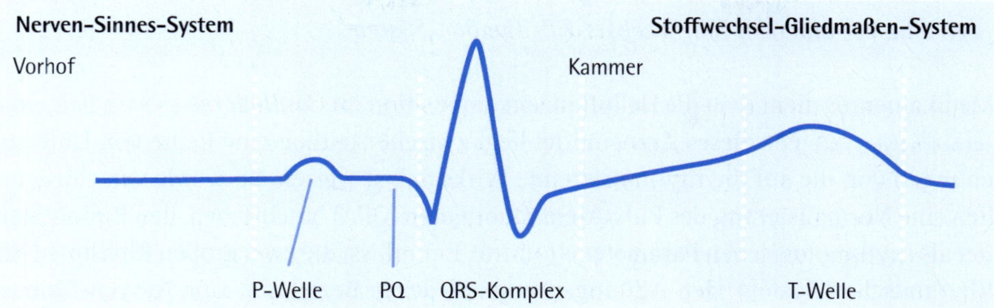

Die Dreigliederung der Herzorganisation im Abbild des EKG

Kommt es zu einem zu starken schlafähnlichen Herauslösen der Wesensglieder im Bereich der Herzorganisation, so entwickeln sich die *unterschiedlichen Grade des AV-Blockes.* Diese funktionellen Veränderungen können schließlich durch ischämische, seltener auch entzündliche Herzerkrankungen organisch manifest werden.

Der *AV-Block ersten Grades* erscheint zunächst nur wie eine Leitungsverzögerung. Erreicht er den *zweiten Grad*, so entstehen oftmals rhythmische Phänomene. So kann es zu einem ganzzahligen Rhythmenverhältnis von Sinusknoten- und Kammertätigkeit beim Mobitzblock kommen. Auch eine Wenckebachsche Periodik zeigt eindeutig eine rhythmische Qualität. Erst mit dem *totalen AV-Block* tritt ein langsamerer Ersatzrhythmus auf, der nun nicht mehr wie der Sinusrhythmus in differenzierter Weise die Tätigkeiten im Organismus reflektiert, sondern einen erstarrten, unflexiblen Eigenrhythmus an dessen Stelle setzt. Zwischenstufen, die funktionell auftreten und sich noch zum Teil dem Gesunden zurechnen lassen, sind die Frequenz- und Interferenzdissoziationen von Vorhof- und Kammertätigkeit. So kann im Falle einer sehr langsamen Sinustätigkeit bei peripherem Wesensgliederwirken die dann schnellere AV-Knotentätigkeit erwachen und kurzfristig die Herztätigkeit gestalten.

Das *Herz* ist in seiner *rhythmischen Funktion* dem *Gesamtorganismus* wie ein *Sinnesorgan* zugewandt. In den *Herzrhythmusstörungen* fällt es aus dieser *„Selbstlosigkeit“* des *Wahrnehmens* heraus, *„erblindet“* und *entwickelt* in den *Rhythmusstörungen* eine *pathologische Eigenfunktion.*

4.5.3 Therapeutische Gesichtspunkte

Die Geschichte der *Antiarrhythmika* zeigte deutlich, dass es zwar gelingt, Rhythmusstörungen des Herzens zu supprimieren und damit symptomatisch zu helfen, allerdings meist ohne prognoseverbessernde Wirksamkeit. Aufgrund proarrhythmogener Effekte verloren viele Arzneimittel ihre Bedeutung.

Erkrankungen des *Rhythmischen Systems* lassen sich offenbar *nicht „Symptom-orientiert“* behandeln, vielmehr verlangen sie die aktive *Vermittlung* zwischen dem *Nerven-Sinnes-* und dem *Stoffwechsel-Gliedmaßen-System.*

Medikamentös dient dem die Heilpflanzenkomposition im *Cardiodoron* [→ XII. 3. Therapie der arteriellen Hypotonie]. Für dieses Arzneimittel liegt zwischenzeitlich eine Reihe von Untersuchungen vor, die auf die rhythmisierende Wirksamkeit weisen. So wurde verschiedentlich eine Normalisierung des Puls/Atem-Quotienten (QPA) beschrieben, den Rudolf Steiner als rhythmologischen Parameter einführte. Er umfasst die zwei großen Rhythmen im Rhythmischen System: den Atmungsrhythmus, der in Beziehung zum Nerven-Sinnes-System steht und einer willkürlichen Modulation unterliegt, und den Pulsrhythmus, der mit dem Stoffwechsel-Gliedmaßen-System in Verbindung steht und willkürlichen Veränderungen weitgehend entzogen ist. Die *rhythmologischen Untersuchungen* zum *Cardiodoron* beziehen sich überwiegend auf diesen Parameter der kardiorespiratorischen Koordination.[232] Der nachfolgende Überblick ist der Übersichtsarbeit von Cysarz et al. entlehnt. Hanno Matthiolius (1923-1991) untersuchte als Erster die langfristige Einnahme von Cardiodoron bei jungen Patienten, die unter orthostatischer Dysregulation litten. Nach der Einnahme fanden sich gegenüber der Ausgangsmessung ein signifikanter Abfall der Pulsfrequenz und damit ein ebenfalls signifikanter Abfall des QPA. Dabei war die Änderung umso deutlicher, je mehr der QPA von 4 bei der Ausgangsmessung abwich.

Weckenmann führte *mehrere Studien* zum Cardiodoron durch. Dabei fand sich für die längerfristige Einnahme u. a. eine statistisch gesicherte Normalisierung für die Puls- und Atemfrequenz und den QPA. In einer Untersuchung zur kurzfristigen Wirkung von Cardiodoron 5 % Amp. s.c. wurde im intraindividuellen Vergleich zu Veratrum album D3 eine signifikante Verringerung der Pulsfrequenz und des QPA dokumentiert, beide Parameter normalisierten sich im Gegensatz zum Vergleichspräparat.

Eine Studie der Arbeitsgruppe um Bettermann, Cysarz und Kümmell verglich die *langfristige Wirkung von Cardiodoron* auf die *Herzfrequenzvariabilität* und den *QPA* in einem randomisierten, kontrollierten Design an gesunden Probanden gegen Placebo (50 Probanden erhielten das Verum, 50 Placebo).[233] Dabei normalisierte sich die mittlere nächtliche Herzfrequenz und der QPA in der Verumgruppe und die mittleren nächtlichen niedrigen und hohen Frequenzen stiegen insbesondere in einer Teilgruppe an. Auch das sogenannte Phasenkoordinationsverhältnis zeigt unter Cardiodoron eine Normalisierung.

Man hat es also mit einem Arzneimittel zu tun, das weniger „antiarrhythmische Effekte“ im klassischen Sinne aufweist, als dass es in die feinere Regulation des Rhythmischen Systems regulierend und normalisierend eingreift. Es ist ein *regulatives Therapieprinzip*, das auch bei gegensätzlicher Auslenkung die vermittelnde Funktion des Rhythmischen Systems unterstützt. Ähnlich wie es für die Herzfrequenzvariabilität und ihre gut dokumentierte prognostische Bedeutung gilt, ist auch für das Cardiodoron eine in diese Richtung weisende Wirksamkeit zu vermuten. Herzrhythmusstörungen sind oftmals von klinischen Beschwerden wie Unruhe, Angst und thorakaler Enge begleitet. Diese bessern sich, wie in der Beobachtungsstudie von Rother[234] dokumentiert, durch Cardiodoron. So beeinflusst dieses Arzneimittel Angst und Panik, depressive Symptome, Palpitationen und subjektiv erlebte Herzrhythmusstörungen sowie vasovagale Synkopen positiv.

- *Cardiodoron* (Weleda) Dil. — 20-20-20 gtt
- *Cardiodoron 0,1 %, 1 %, 5 %* (Weleda) Amp. s.c. — bis mehrmals täglich
- *Cardiodoron / Aurum comp.* (Weleda) Dil. — 20-20-20 gtt

Im Rahmen der Akutbehandlung kommen die subkutanen Injektionen zum Einsatz. Die orale Medikation ist für die langfristige Therapie wesentlich. Cardiodoron/Aurum comp. setzt man üblicherweise bei sklerosierenden Herzerkrankungen ein, es ist aber auch bei funktionellen Herzbeschwerden und Rhythmusstörungen hilfreich.

Kasuistik

Eine 18-jährige Abiturientin bemerkt *Herzrhythmusstörungen*, die sie beunruhigen und verunsichern. Sie beschreibt ein Leeregefühl im mittleren Menschen. Im EKG bestand eine ventrikuläre Extrasystolie, zum Teil bigeminiform einfallend. Die kardiologische Diagnostik erbrachte keinen weiterführenden Befund. Auch bestand kein aktueller oder kürzlich durchgemachter Infekt. Biografisch lag eine starke Verunsicherung vor. Trotz guter schulischer Leistungen geht die Lebensorientierung verloren. Die ursprüngliche Sicherheit, eine biografische Aufgabe zu finden, sei einer Zukunftssorge gewichen. Auch in dem Freundeskreis ergaben sich deutliche, schmerzhaft erlebte Veränderungen. Eine *tiefe Lebensunsicherheit* ging der Geburt der Individualität um das 21. Lebensjahr voraus und kennzeichnete, wie so oft in diesem Lebensalter, diese besondere Zeit, die sich um den sogenannten ersten Mondknoten ereignet.[235] Mit der Gabe von *Cardiodoron* und *Aurum* ließ sich in unmittelbarem zeitlichem Zusammenhang eine deutliche Besserung erreichen. Zunächst führte das Absetzen der Medikation zur erneuten Verschlechterung, ihre Aufnahme wiederum zur Verbesserung.

Im Weiteren kommt dem *Besenginster* eine therapeutische Bedeutung zu. Das Arzneimittel

- *Sarothamnus comp.* (Wala) Amp. s.c. — bis 1-0-0
- *Sarothamnus comp.* (Wala) Glb. velati — 10-10-10

enthält zusätzlich *Aurum, Camphora* und *Selenicereus grandiflorus*. Es zeigte in einigen Fällen bei supraventrikulärer (und ventrikulärer) Extrasystolie in Verbindung mit einem exzitierten, zum oberen Menschen drängenden astralischen Leib Wirksamkeit. Die Substanzkomposition des Besenginsters enthält das rhythmologisch aktive Spartein.[236] Des Weiteren liegen positive Erfahrungen mit

- *Sarothamnus comp.* (Wala) Amp. i.v. mehrmals

zur Cardioversion bei Vorhofflimmern vor.[237] Auf ggf. auftretende allergische Reaktionen ist bei dieser Applikationsweise zu achten.

In der Therapie der arteriellen Hypertonie kommt *Rauwolfia* zum Einsatz. Sie löst die astralische Organisation aus ihrer zum Nerven-Sinnes-System orientierten Wirksamkeit und führt sie in das Stoffwechselsystem. Ihre Substanzzusammensetzung umfasst neben dem Reserpin u.a. das „antiarrhythmisch" wirksame Ajmalin.[238] Während Antiarrhythmika wie das Ajmalin als isolierter Inhaltsstoff symptomatisch wirken, aber keine Prognoseverbesserung erbringen und deswegen speziellen Ausnahmeindikationen vorbehalten sind, scheint der Gesamtextrakt eine umfassendere Wirksamkeit zu haben. Möglicherweise ist bei Patienten mit arterieller Hypertonie und Herzrhythmusstörungen an dieses Arzneimittel zu denken.

- *Rauwolfia serpentina, ethanol. Decoctum Ø (=D1), D3* (Weleda) Dil. 20-20-20 gtt

Für *Crataegus (laevigata)* ist in phytotherapeutische Dosierung eine rhythmusstabilisierende Wirksamkeit belegt.[239] Supraventrikuläre und auch ventrikuläre Rhythmusstörungen im Zusammenhang mit einer KHK und Herzinsuffizienz sind vermutlich durch diese in der Kardiologie so zentrale Heilpflanze positiv zu beeinflussen.

In der Therapie des Vorhofflimmerns hat bekanntermaßen *Digitalis* einen wesentlichen Stellenwert. Diese wichtige Herzheilpflanze, deren traditionelle Anwendung Rudolf Steiner 1910 – offenbar im Hinblick auf eine alte Mysterienmedizin – bestätigte[240], führt die exzitierte und sich zum Nerven-Sinnes-System orientierende astralische Organisation wiederum in das Stoffwechsel-System. Ebenso weist die Übelkeit bei der Digitalisintoxikation auf die astralische Wirksamkeit im Verdauungstrakt. Im Abschnitt zur Herzinsuffizienztherapie [→ 4.2 Herzinsuffizienz] wurde bereits auf die zwischenzeitlich wiederum dokumentierten positiven therapeutischen Effekten hingewiesen. Offensichtlich führt eine am Pumpenparadigma orientierte Dosisfindung zu einer letztlich toxischen Belastung und verdeckt das eigentliche Potenzial.

Oftmals steht bei sogenannten funktionellen Beschwerden, z.B. im Zusammenhang mit einem *hyperkinetischen Herzsyndrom*, die astralische Dynamik ganz im Vordergrund und ist mit Herzrhythmusstörungen verbunden. So berichten Patienten gelegentlich paroxysmale supraventrikuläre Tachyarrhythmien in eindeutigem Zusammenhang mit *seelischer Anspannung* und *Erregung*, die beispielsweise in Ferienzeiten sistieren. In diesem Fall kommt eine Medikation mit

- *Bryophyllum 50%* (Weleda) Trit. 1-1-1 MSP
- *Aurum/Stibium/Hyoscyamus* (Wala) Amp. s.c. 1 x täglich

bei begleitender ängstlicher Unruhe auch mit

- *Melissa Cupro culta D3* (Weleda) Dil. 20-20-20 gtt
- *Melissa Cupro culta Rh D3* (Weleda) Dil. 20-20-20 gtt

in Betracht. Bei *Rhythmusstörungen* im Zusammenhang mit einem *exzitierten astralischen Leib* kommt insbesondere bei *paroxysmaler supraventrikulärer Tachykardie*

- *Stibium metallicum praeparatum D6* (Weleda) 10 ml Amp. i.v.[241] bei Bedarf

zum Einsatz. Weiterhin ist

- *Aurum D10 3 Teile / Stibium D8 2 Teile* (Weleda) Amp. s.c. bis mehrmals täglich
- *Aurum/Stibium/Hyoscyamus* (Wala) Amp. s.c. bis mehrmals täglich

hilfreich.[242]

Kasuistik

Ein 81-jähriger, konstituionell stoffwechselbetonter Patient mit lokal fortgeschrittenem *Adenokarzinom* des Ösophagus litt seit seiner Jugend an einem *paroxysmalen Vorhofflimmern.* Eine Betablockermedikation konnte die Herzrhythmusstörungen nicht verhindern, allerdings der Frequenz nach bremsen. Dieses Arzneimittel war aufgrund von Schluckstörungen nun nicht mehr einzunehmen. Während eines Hausbesuches kam es zu einer tachyarrhythmischen Herzaktion. Nach Aurum/Stibium/Hyoscyamus Amp. s.c. etablierte sich nach ca. 5 min ein stabiler, regelmäßiger und normfrequenter Sinusrhythmus.

Auch *Phosphorus* (in hoher und mittlerer Potenzierung, z. B. D8-D20) kommt im Sinne des abnehmenden Therapieprinzips in Betracht, während man Phosphor in niedriger Potenzierung bei einem zu schwachen Eingreifen der Wesensglieder (verbunden mit Müdigkeit, Einschränkung der Initiativkraft) und damit einhergehenden bradykarden Herzrhythmusstörungen einsetzt.

Aus dem Bereich der Metalltherapie ist schließlich das *Aurum* zu nennen, das die Vermittlung der im Herzen zusammentreffenden polaren Qualitäten unterstützt

- *Cardiodoron / Aurum comp.* (Weleda) Dil. 20-20-20 gtt.

Besteht eine *Hyperthyreose*, so kommen die in [→ XI. 3.4.2 Differenzialtherapie bei den polaren Erkrankungsformen] dargestellten Gesichtspunkte zur Anwendung. Bei der *latenten Hyperthyreose* bewährt sich

- *Colchicum, Tuber Rh D3* (Weleda) Dil. 20-20-20 gtt.

Unter den mineralischen Substanzen sind *Kalium* und *Magnesium* therapeutisch bedeutsam. Die Hypokaliämie ist ein wesentlicher Faktor bei der Entstehung von unterschiedlichen Herzrhythmusstörungen. Das Kalium dient der Welt des Lebendigen, indem es, anders als das hierzu polare Natrium, den intrazellulären, von den Stoffwechselprozessen geprägten Raum sucht. Entsprechend bringt es ein Wesensgliederwirken, das sich zum oberen Menschen orientiert und mit Rhythmusstörungen einhergeht, wieder zum Einschlafen in die Lebendigkeit des Organismus.

Eine ähnliche Wirksamkeit hat das *Magnesium.* Im Naturzusammenhang der Pflanze begleitet es das Licht auf seinem Weg in das Lebendige. Entsprechend führt Magnesium ein zum Erwachen drängendes Bewusstsein zurück in die ätherische Wesensschicht. Magnesium phosphoricum ist Bestandteil des Arzneimittels

- *Cardiodoron / Magnesium phosphoricum acidum D6 aa* (Weleda) Dil. 20-20-20 gtt.

Kalium und *Magnesium* finden darüber hinaus in stofflicher Dosierung (verschiedener Hersteller) ihre therapeutische Anwendung. Die Bedeutung des Magnesiums zeigt die Assoziation der Serumkonzentration des Magnesiums mit dem Risiko für den plötzlichen Herztod.[243] Eine Hypomagnesiämie ist deshalb zu vermeiden. Diese kann ggf. auch medikamentös induziert sein (Diuretika, Protonenpumpeninhibitoren).

Die Wärme hat eine wesentliche therapeutische Bedeutung und führt die zum Nerven-Sinnes-System orientierte astralische Organisation in das Stoffwechsel-Gliedmaßen-System. Externe und serielle Wärmeanwendung bewirkte eine Reduktion ventrikulärer Herzrhythmusstörungen.[244]

Oftmals ist die *Frequenzkontrolle* durch eine *antiarrhythmische Therapie* erforderlich. Die hier gebrauchten Substanzen ordnen sich in das vorangehend entwickelte Bild ein. Die *Betablockade* drängt ein zu starkes Erwachen der astralischen Organisation, ihre Tagesaktivität zurück. *Calciumantagonisten* wirken ebenfalls gegen die zu intensive Wirksamkeit des Nerven-Sinnes-Systems, die mit Verhärtungsprozessen verbunden ist. Manche Substanzen zeigen darüber hinaus eine direkte Beziehung zum Nerven-Sinnes-System, indem sie empfindungsverändernd wirken. Ein Beispiel ist das lokalanästhetische *Lidocain.*

In der Therapie der Herzrhythmusstörungen kommt der *Heileurythmie* eine wesentliche Bedeutung zu. In einer Studie von Seifert et al. zeigte sie im Gegensatz zu einer als Vergleich durchgeführten Ergometertherapie eine *Verbesserung der Herzfrequenzvariabilität* (HRV, heart rate variability).[245]

Bei den Herzrhythmusstörungen ist die seelische und auch biografische Situation des Patienten in der Gesprächstherapie zu berücksichtigen. Nach kritischen Lebensereignissen ist das Mortalitätsrisiko durch das Auftreten von Arrhythmien erhöht.[246] So haben z.B. Witwer innerhalb der ersten sechs Monate nach dem Tod der Ehefrau ein erhöhtes Risiko, infolge einer Herz-Kreislauf-Erkrankung zu sterben. Ein plötzlicher Herztod tritt gehäuft nach Wochenenden und in den frühen Morgenstunden auf. Auch gehen schwere Stresssituationen (Naturkatastrophen, Terroranschläge) mit einer Zunahme von Todesfällen durch Herzrhythmusstörungen einher.[247]

5. Herzklappenerkrankungen

Bei der embryonalen Entwicklung der Herzklappen nimmt sich die Bewegungsorganisation zurück und lässt ein zunehmend dichtes Bindegewebe als sklerosierende Qualität entstehen. Damit verläuft die Metamorphose von dem bewegungsaktiven Myokard über die Papillarmuskeln mit ihren Sehnenäquivalenten, den Chordae tendineae zu den bindegewebigen, nur noch passiv bewegten Herzklappen. Diese haben als Strukturen des „Herzskeletts" eine komplexe Funktion. Zu dieser gehört vermutlich auch eine sensorische Aktivität: Möglicherweise zählen auch die Herzklappen mittelbar zu dem *Tastsinnes-Systems des Herzens*, das Druck und Wandspannung weit unter der Schwelle des Bewusstseins wahrnimmt. Auf diese Sinnesfunktion weist bereits die embryonale Bildung der Herzklappen, die durch den Blutfluss moduliert wird und damit diesen tastsinnartig wahrnimmt.[248] Funktion bestimmt auch hier die Struktur.

Die sogenannte „Ventilebene" vermittelt durch ihre rhythmischen Funktionen zwischen den Vorhöfen (Nerven-Sinnes-System des Herzens) und den Kammern (Stoffwechsel-Gliedmaßen-System). Entsprechend gestalten die polaren Wirksamkeiten des Nerven-Sinnes- und des Stoffwechsel-Gliedmaßen-Systems die Klappenfunktion: In der Anspannungsphase der *Systole* entsteht bei geschlossenen Klappen die Eigenraumbildung und „Beruhigung" der Blutströmung. Das koordinierte Öffnen und Schließen der Klappen führt demgegenüber zur gerichteten Blutströmung. Die Eigenraumbildung und Beruhigung der Hämodynamik steht mit der funktionellen Dominanz des Nerven-Sinnes-Systems in Beziehung, die gerichtete Bewegung mit derjenigen des Stoffwechsel-Gliedmaßen-Systems. Demgegenüber überwiegt in dem einströmenden Blut der frühen *Diastole* die Dynamik des Stoffwechsel-Bewegungs-, in der nachfolgenden Anspannung die des Nerven-Sinnes-Systems. Durch die ungestörte Klappenfunktion kommt es zu einer rhythmisch vermittelten Begegnung dieser beiden Pole der Dreigliederung.

Die *Herzfunktion* stellt sich in das Verhältnis von *Umkreis* zum *Zentrum*: Über die Pulmonalklappe strömt das Blut in den Lungenkreislauf mit seiner Beziehung zur Außenwelt, durch die Aortenklappe vom Herzen in die „Peripherie" des dreigliedrigen Organismus. Umgekehrt fließt das Blut durch die Trikuspidalklappe aus der Welt der Organe und von ihnen geprägt zum Herzen, also vom Umkreis zum Zentrum, durch die Mitralklappe aus dem außenweltnahen Pulmonalkreislauf zum Herzen.

Durch Klappenstenosen kommt es zu einer zu starken Eigenraumbildung: Bei der Mitralstenose zum vergrößerten linken Vorhof mit behindertem Abstrom, bei der Aortenstenose – auf Ventrikel und nicht auf Vorhofebene – zu einer konzentrischen linksventrikulären Hypertrophie, die aufgrund der Zunahme des Bindegewebes einer „schädelkapselartigen" Umformung des linken Ventrikels entspricht.

Klappenstenosen sind Ausdruck der funktionellen Dominanz des *Nerven-Sinnes-Systems.*

Durch *Mitral- und Aortenstenose* staut sich das aus dem Pulmonalkreislauf einströmende Blut besonders in der zum Nerven-Sinnes-System orientierten Lunge. Auch die Mitralbäckchen bei Mitralstenose (Facies mitralis) weisen auf Stauungsprozesse im oberen

Menschen. Bei einer *Pulmonalstenose* staut sich das aus der Innenwelt des Organismus kommende Blut. Die chronische Stauungsleber weist auf die im Stoffwechsel-Gliedmaßen-System bestehenden Stagnationsprozesse.

Bei jüngeren Patienten ist die bicuspidale Aortenklappe die häufigste Ursache einer Aortenstenose.[249] Rheumatische Klappenerkrankungen gehen dagegen mit Degeneration und Verkalkung einher. Beim alten Patienten finden sich häufig degenerative Klappenveränderungen. Bei der Aortenklappenstenose bestehen Erfahrungen mit einem Therapieansatz, der sich durch die wärmeaktivierende Mistel dem Skleroseprozess entgegenstellt und dem Klappensystem durch das Organpräparat strukturierende und gestaltende Impulse zuführt:

- *Viscum/Crataegus* (Wala) Amp. s.c. — 2 x wöchentlich
- *Valvula aortae D5* (Wala) Amp. s.c. — 2–3 x wöchentlich (auch gemeinsam injiziert)

Selbstverständlich kommen bei begleitenden Rhythmusstörungen die bereits genannten Arzneimittel wie Cardiodoron in Betracht. Bei einer Insuffizienzsymptomatik ist auf die schon angeführten Arzneimittel [→ 4.2.4 Therapeutische Gesichtspunkte] zurückzugreifen. Bei gegebener Indikation sind die unterschiedlichen Formen des Klappenersatzes angezeigt.

Klappeninsuffizienzen führen zu pathologischen und gesteigerten Bewegungsphänomenen als Ausdruck einer unphysiologischen Dominanz des *Stoffwechsel-Gliedmaßen-Systems.* Sie kann ebenfalls zu den klinischen Symptomen der Herzinsuffizienz führen.

So drängt sich bei der Mitralinsuffizienz die Dynamik des Stoffwechsel-Gliedmaßen-Systems in das Rhythmische System und kann bis zum tachykarden Vorhofflimmern führen [→ 4.5.2 Herzrhythmusstörungen: Erkrankungen im Zeitorganismus des Herzens].

Den *Mitralklappenprolaps* definiert man echokardiografisch als Protrusion bzw. Prolaps von Anteilen der Mitralklappe in den Vorhof. Patienten berichten häufiger über Extrasystolen, das Vorhofflimmern tritt (schweregradabhängig) ebenfalls auf. Bei Palpitationen und Rhythmusstörungen bestehen positive Erfahrungen mit

- *Aurum / Hyoscyamus comp.* (Weleda) Amp. s.c. — 1-0-0
- *Aurum/Hyoscamus/Stibium* (Wala) Amp. s.c. — 1-0-0
- *Sarothamnus comp.* (Wala) Glb. velati. — 10-10-10

und als Basismedikation

- *Cardiodoron* (Weleda) Dil. — 20-20-20 gtt

Stibium unterstützt die gestaltenden Kräfte der in den mittleren Menschen dringenden Dynamik des Stoffwechsel-Gliedmaßen-Systems. Hyoscyamus übernimmt diese exzitierende astralische Dynamik, Aurum stärkt die regulierende Funktion der Ich-Organisation gegenüber der autonomisierten Aktivität der astralischen Organisation im Stoffwechsel-Gliedmaßen-System.

Herzklappenerkrankungen umfassen nicht nur die bisher erwähnten degenerativen, *sklerosierenden Pathologien*, sondern auch die akute *Entzündung*, also die unterschiedlichen Formen der *Endokarditis*. Dabei kann diese zu nachfolgender Klappendegeneration, ggf. Sklerose und auch zu Klappenverkalkungen führen.

Literatur

1 Frantz, S., Fassnacht, M., Allolio, B. et al.: Adipositas und Herzinsuffizienz. Der Internist 2008; 49. S. 389–393.

2 Faller, H., Angermann, C. E.: Depression bei Herzinsuffizienz. Der Internist 2008; 49. S. 394–404.

3 Toerpel, C.: „Man denkt nur mit dem Herzen gut“ – Zum Leib- und Organverständnis der alten Ägypter. Teil 1 und 2. Der Merkurstab 2002; 55 (2). S. 82–95 und 2002; 55 (3). S. 162–173.

4 Scheid, W.: Lehrbuch der Neurologie. Thieme Verlag Stuttgart 1980.

5 Rohen, J. W.: Morphologie des menschlichen Organismus. Verlag Freies Geistesleben Stuttgart 2000.

6 Schad, W.: Dynamische Morphologie von Herz und Kreislauf. Weleda Korrespondenzblätter für Ärzte 1981; 100.

7 Liesche, C.: Die Phylogenese des Herz-Kreislauf-Systems. In: Ideen zum Herz-Kreislauf-System. Jahrestagung der Anthroposophisch-Pharmazeutischen Arbeitsgemeinschaft 1982. Verlag Freies Geistesleben Stuttgart 1983.

8 Steiner, R.: Das esoterische Christentum und die geistige Führung der Menschheit (GA 130). Rudolf Steiner Verlag Dornach 1995.Vortrag vom 1. Oktober 1911.

9 Selg, P.: Mysterium codis: Von der Mysterienstätte des Menschenherzens. Verlag am Goetheanum Dornach 2003. S.130 ff.

10 Bucher, O.: Cytologie, Histologie und mikroskopische Anatomie des Menschen. Verlag Hans Huber Bern 1997.

11 Diesen Hinweis verdankt der Autor M. Gräfe.

12 Selg, P.: Mysterium codis: Von der Mysterienstätte des Menschenherzens. Verlag am Goetheanum Dornach 2003. S.130.

13 Diesen Hinweis verdankt der Autor Branco Furst, 2018.

14 Griebenow, R., Gülker, H.: Autonomes Nervensystem und Herzrhythmusstörungen. Thieme Verlag Stuttgart 1990.

15 Addicks, K.: Zur Innervation des Herzens. In: Brisse, B., Bender, F. (Hrsg.): Autonome Innervation des Herzens. Springer Verlag Berlin und Heidelberg 1982. S. 1–13.

16 Gassanov, N., Caglayan, E., Erdmann, E. et al.: Akut dekompensierte Herzinsuffizienz: klinischer Stellenwert einer Therapie mit natriuretischen Peptiden. Deutsche Medizinische Wochenschrift 2011; 136. S. 1738–1743.

17 Steiner, R.: Menschliches Seelenleben und Geistesstreben im Zusammenhang mit Welt- und Erdenentwicklung (GA 212). Rudolf Steiner Verlag Dornach 1998. Vortrag vom 26. Mai 1922.

18 Ebd.

19 Steiner, R.: Geisteswissenschaft und Medizin (GA 312). Rudolf Steiner Verlag Dornach 2020. Vortrag vom 22. März 1920.

20 Furst, B.: Anatomie der Blutbewegung: Ein neuer Blick auf Herz und Kreislauf. Salumed Verlag Berlin 2020.

21 Henderson, W. R., Griesdale, D. E., Walley, K.R. et al.: Clinical review: Guyton – the role of mean circulatory filling pressure and right atrial pressure in controlling cardiac output. Critical Care 2010; 14 (6). S. 243.

22 Berger, D., Moller, P. W., Weber, A. et al.: Effect of PEEP, blood volume, and inspiratory hold maneuvers on venous return. American Journal of Physiology. Heart and Circulatory Physiology 2016; 311 (3). S. 794–806.

23 Selg, P.: Mysterium codis: Von der Mysterienstätte des Menschenherzens. Verlag am Goetheanum Dornach 2003. S. 130.

24 Jovancevic, N., Dendorfer, A., Matzkies, M. et al.: Medium-chain fatty acids modulate myocardial function via a cardiac odorant receptor. Basic Research in Cardiology 2017; 112 (2). S. 13.

25 Steiner, R.: Das Initiatenbewußtsein. Die wahren und die falschen Wege der geistigen Forschung (GA 243). Rudolf Steiner Verlag 2004. Vortrag vom 13. August 1924.

26 Steiner, R.: Vor dem Tore der Theosophie (GA 95). Rudolf Steiner Verlag Dornach 1990. S. 30–31.

27 Bauer, M.: Gesammelte Werke. Christian Morgensterns Leben und Werk. Band 3. Verlag Urachhaus Stuttgart 1985. S. 377.

28 Steiner, R.: Makrokosmos und Mikrokosmos (GA 119). Rudolf Steiner Verlag Dornach 1988. Vortrag vom 30. März 1910.

29 Steiner, R: Eine okkulte Physiologie (GA 128). Rudolf Steiner Verlag Dornach 1999. Vortrag vom 21. März 1911.

30 Bartsch, R. P., Schumann, A. Y., Kantelhardt, J. W. et al.: Phase transitions in physiological coupling. Proceedings of the National Academy of Sciences of the United States of America 2012; 109 (26). S. 10181–10186.

31 Steiner, R.: Die Weihnachtstagung zur Begründung der Allgemeinen Anthroposophischen Gesellschaft 1923/24 (GA 260). Rudolf Steiner Verlag Dornach 1994.

32 Langman, J., Sadler, T. W.: Medizinische Embryologie. Die normale menschliche Entwicklung und ihre Fehlbildungen. Thieme Verlag Stuttgart 2008.

33 Stangl, V., Baumann, G., Stangl, K.: Kardiovaskuläre Risikofaktoren bei Frauen. Deutsche Medizinische Wochenschrift 2003; 128. S. 1659–1664.

34 Rubens, C.: Zur Pathologie der Koronaren Herzerkrankung: Das endotheliale Organ und die endotheliale Dysfunktion. Der Merkurstab 2006; 59 (3). S. 213–216.

35 Ghiadoni, L., Donald, A. E., Cropley, M.: Mental stress induces transient endothelial Dysfunction in humans. Circulation 2000; 102. S. 2473–2478.

36 Peix, A., Trapaga, A., Asen, L. et al.: Mental stress induced myocardial ischemia in women with angina and normal coronary angiograms. Journal of Nuclear Cardiology 2006; 13 (4). S. 507–513.

37 Ghiadoni, L., Donald, A. E., Cropley, M. et al.: Mental stress induces transient endothelial Dysfunction in humans. Circulation 2000; 102. S. 2473–2478.

38 Peix, A., Trapaga, A., Asen, L. et al.: Mental stress induced myocardial ischemia in women with angina and normal coronary angiograms. Journal of Nuclear Cardiology 2006; 13 (4). S. 507–513.

39 Stewart, J. C., Janicki, D. L., Muldoon, M. F.: Negative emotions and three-year progression of subclinical antherosclerosis. Archives of General Psychiatry 2007; 64. S. 225–233.

40 Erbel, R., Siffert, W., Möhlenkamp, S. et al.: Prävention der Koronare Herzkrankheit durch Risikostratifizierung. Deutsche Medizinische Wochenschrift 2003; 128. S. 330–336.

41 Curtis, L. K.: Reversing atherosclerosis? New England Journal of Medicine 2009; 360 (11). S. 1144–1146.

42 Dewenter, M., Vettel, C., El-Armouche, A.: Losmapimod. Ein neuartiger Wirkstoff gegen kardiovaskuläre Erkrankungen? Deutsche Medizinische Wochenschrift 2013; 138. S. 39–42.

43 Steinmetz, M., Nickenig, G., Werner, N.: Perspektiven regenerativer Mechanismen bei Herz-Kreislauferkrankungen am Beispiel endothelialer Progenitorzellen. Medizinische Klinik 2009; 104. S. 287–295.

44 Li, D. W., Liu, Z. Q., Wei, J. et al.: Contribution of endothelial progenitor cells to neovascularization. International Journal of Molecular Medicine 2012; 30 (5). S. 1000–1006.

45 Hill, J. M., Zalos, G., Halcox, J. P. et al.: Circulating endothelial progenitor cells, vascular function, and cardiovascular risk. New England Journal of Medicine 2003; 348. S. 593–600.

46 Werner, N., Nickel, G.: Vaskuläre Progenitorzellen und Atherogenese. Deutsche Medizinische Wochenschrift 2004; 129. S. 1269–1275.

47 Schulze, U.: Pathogenese und Salutogenese der Koronaren Herzerkrankung. Der Merkurstab 2006; 59 (3). S. 222–227.

48 Tepper, O. M., Galliano, R. D., Kappler, J. M. et al.: Human endothelial progenitor cells from typ 2 diabetics exhibit impaired proliferation edition incorporation to vascular structures. Circulation 2002; 106. S. 2781–2786.

49 Deuschle, M., Lederbogen, F., Borggrefe, M. et al.: Erhöhtes kardiovasculäres Risiko bei depressiven Patienten. Deutsches Ärzteblatt 2002; 99. S. 3332–3338.

50 Ebd.

51 Kiesewetter, K.: Patienten mit kardiovaskulärer Erkrankung: Temperament und Charakterdimensionen und deren Zusammenhänge mit Gerinnungsfaktoren. Dissertation Universität Bonn 2017.

52 Deuschle, M., Lederbogen, F., Borggrefe, M. et al.: Erhöhtes kardiovasculäres Risiko bei depressiven Patienten. Deutsches Ärzteblatt 2002; 99. S. 3332–3338.

53 Eriksson, M., Johnson, O., Boman, K. et al.: Improved fibrinolytic activity during exercise may be an effect of the adipocyte-derived hormones leptin and adiponectin. Thrombosis Research 2008; 122 (5). S. 701–708.
54 Werner, C. M., Hecksteden, A., Morsch, A. et al.: Differential effects of endurance, interval, and resistance training on telomerase activity and telomere length in a randomized, controlled study. European Heart Journal 2019; 40 (1). S. 34–46.
55 Steiner, R.: Eine okkulte Physiologie (GA 128). Rudolf Steiner Verlag Dornach 1991. Vortrag vom 27. März 1911.
56 Puymirat, E., Riant, E., Aissoui, N. et al.: β blockers and mortality after myocardial infarction in patients without heart failure: multicentre prospective cohort study. British Medical Journal 2016; 354. doi: 10.1136/bmj.i4801.
57 Kolenda, K.-D.: Sekundärprävention der koronaren Herzkrankheit. Deutsche Medizinische Wochenschrift 2003; 128. S. 1849–1853.
58 Ebd.
59 Khera, A. V., Emdin, C. A., Drake, I. et al.: Genetic Risk, Adherence to a Healthy Lifestyle, and Coronary Disease. New England Journal of Medicine 2016; 375. S. 2349–2358.
60 Blumenthal, J. A., Jiang, W., Babyok, M. A. et al.: Stress management and exercise training in cardial patients with myocardial ischemia. Archives of Internal Medicine 1997; 157. S. 2213–2223.
61 Zitiert nach: Kolenda, K.-D.: Sekundärprävention der koronaren Herzkrankheit. Deutsche Medizinische Wochenschrift 2003; 128. S. 1849–1853.
62 Gulliksson, M., Burell, G., Vessby, B. et al.: Randomized controlled trial of cognitive behavioral therapy vs. standard treatment to prevent recurrent cardiovascular events in patients with coronary heart disease: Secondary Prevention in Uppsala Primary Health Care project (SUPRIM). Archives of Internal Medicine 2011; 171 (2). S. 134–140.
63 Zebrack, J. S., Anderson, J. L., Beddhu, S. et al.: Do associations with c-reactive protein and extent of coronary artery disease account for the increased cardiovascular risk of renal insufficiency? Journal of the American Collage of Cardiology 2003; 42. S. 57–63.
64 Kieboom, B. C. T., Niemeijer, M. N., Leening, M. J. G. et al: Serum magnesium and the risk of death from coronary heart disease and sudden cardiac death. Journal of the American Heart Association 2016; 5 (1). S. 2707.
65 Lindqvist, P. G., Epstein, E., Nielsen, K. et al.: Avoidance of sun exposure as a risk factor for major causes of death: a competing risk analysis of the Melanoma in Southern Sweden cohort. Journal of Internal Medicine 2016; 280 (4). S. 375–387.
66 Schulze, U.: Die Wirkung von Cactus comp. II anhand einer Falldarstellung. Der Merkurstab 2006; 59 (3). S. 255–257.
67 Fischer, A., Beckmann, C., Meyer, U.: Anwendungsbeobachtung: Untersuchung der Akutwirkung und Verträglichkeit von WALA Cactus comp. II Injektion bei stationären Patienten mit Angina-pectoris-Anfall. Der Merkurstab 2011; 64 (1). S. 82–85.
68 Schulze, U.: Die Wirkung von Cactus comp. II anhand einer Falldarstellung. Der Merkurstab 2006; 59 (3). S. 255–257.
69 Ebd.
70 Steiner, R., Wegman, I.: Grundlegendes für eine Erweiterung der Heilkunst nach geisteswissenschaftlichen Erkenntnissen. (GA 27). Rudolf Steiner Verlag Dornach 2014. Kapitel: Die Erscheinung des Lebens.
71 Kusserow, M.: Äußere Anwendungen in der anthroposophisch erweiterten Medizin. Weleda Korrespondenzblätter für Ärzte 1992; 133. S. 122–153.
72 Steiner, R.: Meditative Betrachtungen und Anleitungen zur Vertiefung der Heilkunst (GA 316). Rudolf Steiner Verlag Dornach 2009. Vortrag vom 9. Januar 1924.
73 Pelikan, W.: Sieben Metalle. Verlag am Goetheanum Dornach 1996.
74 Steiner, R.: Mysteriengestaltungen (GA 232). Rudolf Steiner Verlag Dornach 1998. Vortrag vom 23. Dezember 1923.
75 Steiner, R.: Das Initiatenbewußtsein. Die wahren und die falschen Wege der geistigen Forschung (GA 243). Rudolf Steiner Verlag Dornach 2004. Vortrag vom 13. August 1924.

76 Engel, W.: Gold in Zusammenhang mit Weihrauch und Myrrhe in der Arzneimittelherstellung. Der Merkurstab 2007; 60 (6). S. 516–521.
77 Glöckler, M. (Hrsg): Anthroposophische Arzneitherapie für Ärzte und Apotheker. Wissenschaftliche Verlagsgesellschaft Stuttgart 2011.
78 Kubzansky, L. D., Davidson, K. W., Rozanski, A.: The clinical impact of negative psychological states: expanding the spectrum of risk for coronary artery disease. Psychosomatic Medicine 2005; 67 (Suppl. 1). S. 10–14.
79 Rozanski, A., Blumenthal, J. A., Kaplan, J.: Impact of psychological factors on the pathogenesis of cardiovascular disease and implications for therapy. Circulation 1999; 99. S. 2192–2217.
80 Clarke, D. M., Currie, K. C.: Depression, anxiety and their relationship with chronic diseases. A review of the epidemiology, risk and treatment evidence. The Medical Journal of Australia 2009; 190 (Suppl. 7). S. 54–60.
81 GAÄD (Hrsg.): Vademecum Anthroposophische Arzneimittel 2017. Der Merkurstab 2017; 70 (Suppl.). S. 355.
82 Ebd. S. 168.
83 Tenorio, L., del Valle, M., Zarco, O. et. al.: Viscum album aqueous extract induces inducible and endothelial nitric oxide synthase expression in isolated and perfused guinea pig heart. Evidence of the coronary vasodilation mechanism. Archivos de cardiología de México 2006; 76 (2). S. 130–139.
84 Ramm, H., Urech, K.: Aus der Arbeit mit der Mistel. Erfahrungen, Ergebnisse, Perspektiven. Verlag des Ita Wegman Instituts Arlesheim 2017. S. 171.
85 Imamura, M., Biro, S., Kihara, T. et al.: Repeated thermal therapy improves impaired vascular endothelial function in patients with coronary risk factors. Journal of the American College of Cardiology 2001; 38 (4). S. 1083–1088.
86 Laukkanen, T., Khan, H., Zaccardi, F. et al.: Association between sauna bathing and fatal cardiovascular and all-cause mortality events. Journal of the American Medical Association 2015; 175. S. 542–548.
87 Spielberger, F.: Beginnende Koronarerkrankung und ihre Behandlung mit Naturheilmitteln. Der Merkurstab 2000; 53 (2). S. 139–140.
88 Steiner, R.: Geisteswissenschaft und Medizin (GA 312). Rudolf Steiner Verlag Dornach 2020. Vortrag vom 29. März 1920.
89 Weinstein, A. R., Sesso, H. D., Lee, I. M. et al.: The joint effects of physical activity and body mass index on coronary heart disease risk in women. Archives of Internal Medicine 2008; 168 (8). S. 884–890.
90 Löllgen, H.: Primärprävention kardialer Erkrankungen. Stellenwert der körperlichen Aktivität. Deutsches Ärzteblatt 2003; 100. S. 987–996.
91 Kirchner-Bockholt, M.: Grundelemente der Heileurythmie. Verlag am Goetheanum Dornach 1981.
92 Seifert, G., Driever, P. H., Pretzer, K. et al.: Effects of complementary eurythmy therapy on heart rate variability. Complementary Therapies in Medicine 2009; 17. S. 161–167.
93 Kanitz, J. L., Pretzer, K., Reif, M. et al.: The impact of eurythmy therapy on stress coping strategies and health-related quality of life in healthy, moderately stressed adults. Complementary Therapies in Medicine 2011; 19. S. 247–255.
94 Bradt, J., Dileo, C.: Music for stress and anxiety reduction in coronary heart disease patients. Cochrane Database of Systematic Reviews 2013; 12. CD006577.
95 Okada, K., Kurita, A., Takase, B. et al.: Effects of music therapy on autonomic nervous system activity, incidence of heart failure events, and plasma cytokine and catecholamine levels in elderly patients with cerebrovascular disease and dementia. International Heart Journal 2009; 50 (1). S. 95–110.
96 Trappe, H.-J.: Johann Sebastian Bach: Leben, Werk und seine Bedeutung für die Kardiologie. Deutsche Medizinische Wochenschrift 2014; 139. S. 2619–2625.
97 Fried, A.: Psychosoziale Faktoren der Koronaren Herzkrankheit. Der Merkurstab 2006; 59 (3). S. 228–230.
98 Albus, C., Ladwig, K. H., Herrmann-Lingen, C.: Psychokardiologie: praxisrelevante Erkenntnisse und Handlungsempfehlungen. Deutsche Medizinische Wochenschrift 2014; 139. S. 596–601.
99 Rozanski, A., Blumenthal, J. A., Kaplan, J.: Impact of psychological factors on the pathogenesis of cardiovascular disease and implications for therapy. Circulation 1999; 99. S. 2192–2217.

100 Yusuf, S., Hawken, S., Ounpuu, S. et al.: Effect of potetially modifiable risk factors associated with myocardial infarction in 52 countries (the INTERHEART-study). Case-control study. Lancet 2004; 364. S. 937–952.

101 Rosengren, A., Hawken, S., Ounpuu, S. et al.: Association of psychosocial risk factors with risk of acute myocardial infarction - 11119 cases and 13648 controls from 52 countries (the INTERHEART-study). Case-control study. Lancet 2004; 364. S. 953–962.

102 Culic, V., Eterovic, D., Miric, D.: Meta-analysis of possible external triggers of acute myocardial infarction. Zitiert nach: Herrmann-Lingen, C., Meinertz, T.: Psychosomatik der koronaren Herzkrankheit. Der Internist 2010; 51. S. 826–835.

103 Boehm, J. K., Peterson, C., Kivimaki, M. et al.: Heart health when life is satisfying: evidence from the Whitehall II cohort study. European Heart Journal 2011; 32 (21). S. 2672–2677.

104 Steiner, R.: Geisteswissenschaftliche Gesichtspunkte zur Therapie (GA 313). Rudolf Steiner Verlag Dornach 2001.

105 Steiner, R.: Philosophie der Freiheit. Grundzüge einer modernen Weltanschauung (GA 4). Rudolf Steiner Verlag Dornach 1995.

106 Steiner, R.: Die Geheimwissenschaft im Umriss (GA 13). Rudolf Steiner Verlag Dornach 2013.

107 Morgenstern, C.: Werke und Briefe, Bd. II. Verlag Urachhaus Stuttgart 1992. S. 240.

108 Herrmann-Lingen, C., Meinertz, T.: Psychosomatik der koronaren Herzkrankheit. Der Internist 2001; 51. S. 826–835.

109 Siegrist, J.: Was träg Stressforschung zur Erklärung des sozialen Gradienten koronarer Herzkrankheiten bei? Deutsche Medizinische Wochenschrift 2006; 131. S. 762–766.

110 Kop, W. J., Berman, D. S., Gransar, H. et. al.: Social network and coronary artery calcification in asymptomatic individuals. Psychosomatic Medicine 2005; 67 (3). S. 343–352.

111 Albus, C., Ladwig, K.H., Herrmann-Lingen, C.: Psychokardiologie: praxisrelevante Erkenntnisse und Handlungsempfehlungen. Deutsche Medizinische Wochenschrift 2014; 139. S. 596–601.

112 Roelfs, D. J., Shor, E., Davidson, K. W. et al.: Losing life and livelihood: A systematic review and meta-analysis of unemployment and all-cause mortality. Social Science and Medicine 2011; 72 (6). S. 840–854.

113 Ebd.

114 Steiner, R.: Die Geheimwissenschaft im Umriss (GA 13). Rudolf Steiner Verlag Dornach 2013. Kapitel: Die Erkenntnis der höheren Welten.

115 Siegrist, J.: Was träg Stressforschung zur Erklärung des sozialen Gradienten koronarer Herzkrankheiten bei? Deutsche Medizinische Wochenschrift 2006; 131. S. 762–766.

116 Steiner, R.: Die Geheimwissenschaft im Umriss (GA 13). Rudolf Steiner Verlag Dornach 2013. Kapitel: Die Erkenntnis der höheren Welten.

117 Steiner, R.: Wie erlangt man Erkenntnisse der höheren Welten? (GA 10). Rudolf Steiner Verlag Dornach 2018. Kapitel: Über einige Wirkungen der Geheimschulung.

118 Smit, J.: Meditation und Christuserfahrung. Verlag Freies Geistesleben Stuttgart 2008.

119 Steiner, R.: Die Geheimwissenschaft im Umriss (GA 13). Rudolf Steiner Verlag Dornach 2013.

120 Smit, J.: Meditation und Christuserfahrung. Verlag Freies Geistesleben Stuttgart 2008.

121 Selg, P.: Die Beseelte Menschen-Sonne. Eine Herzmeditation Rudolf Steiners. Verlag des Ita Wegman Instituts Stuttgart 2011.

122 Steiner, R.: Mantrische Sprüche. Seelenübungen II (GA 268). Rudolf Steiner Verlag Dornach 2015. Die Version in der GA 268 war eine Vorstufe der hier zitierten endgültigen Fassung, die Rudolf Steiner im November 1924 der Mutter Ita Wegmans schenkte (persönliche Mitteilung von Peter Selg Juli 2014).

123 Wamala, S. P., Mittelmann, M. A., Horsten, M. et al.: Job stress and the occupational gradient in coronary heart disease risk in women. The Stockholm Female Coronary Risk study. Social Science and Medicine 2000; 51. S. 481–489. Die Abbildung wurde verändert entnommen aus: Siegrist, J.: Was träg Stressforschung zur Erklärung des sozialen Gradienten koronarer Herzkrankheiten bei? Deutsche Medizinische Wochenschrift 2006; 131. S. 762–766.

124 Steiner, R.: Wie erlangt man Erkenntnisse der höheren Welten? (GA 10). Rudolf Steiner Verlag Dornach 2005. Kapitel: Über einige Wirkungen der Geheimschulung.

125 Ebd. Kapitel: Leben und Tod – Der große Hüter der Schwelle.

126 Güder, G., Ertl, G.: Herzinsuffizienz – ein Modell für Multimorbidität. Deutsche Medizinische Wochenschrift 2017; 142. S. 1054–1060.
127 Frühwald, F. M., Watzinger, N., Schumacher, M. et al.: Das Ausmaß der diastolischen Dysfunktion und dessen Korrelation zur subjektiven Leistungseinschränkung bei dilatativer Kardiomyopathie. Deutsche Medizinische Wochenschrift 1997; 122. S. 845–848.
128 Laufs, U.: Periphere Muskulatur und Gefäße bei Herzinsuffizienz. In: Böhm, M. (Hrsg.): Herzinsuffizienz. Thieme Verlag Stuttgart 2000.
129 Lauboeck, H.: Die Neubewertung der Physiologie der Herz- und Blutbewegung. In: Kümmell, H. C. (Hrsg.): Das Herz des Menschen. Verlag Freies Geistesleben Stuttgart 1999.
130 Furst, B.: Anatomie der Blutbewegung: Ein neuer Blick auf Herz und Kreislauf. Salumed Verlag Berlin 2020.
131 Mates, P., Mosler, G.: Rehabilitation und Bewegungstraining bei älteren Patienten mit Herzinsuffizienz. Deutsche Medizinische Wochenschrift 1998; 123. S. 328–332.
132 Laufs, U.: Periphere Muskulatur und Gefäße bei Herzinsuffizienz. In: Böhm, M. (Hrsg.): Herzinsuffizienz. Thieme Verlag Stuttgart 2000.
133 Heitkamp, H. C.: Herzgruppentherapie. Eine Standortbestimmung. Herz 1999; 24 (3). S. 242–249.
134 Colucci, W. S., Gottlieb, S. S., Yeon, S. B.: Skeletal muscle dysfunction and exercise intolerance in heart failure. Abrufbar unter: https://www.uptodate.com/contents/skeletal-muscle-dysfunction-and-exercise-intolerance-in-heart-failure (Abfrage März 2020).
135 Ebd.
136 Laufs, U.: Periphere Muskulatur und Gefäße bei Herzinsuffizienz. In: Böhm, M. (Hrsg.): Herzinsuffizienz. Thieme Verlag Stuttgart 2000.
137 Schöpp, C.: Die Wirkung von Fractalkine auf Thrombozytenaktivierung und Endotheldysfunktion bei Herzinsuffizienz und Diabetes. Dissertation Universität Würzburg 2009.
138 Böhm, M. (Hrsg): Herzinsuffizienz. Thieme Verlag Stuttgart 2000. S. 139.
139 Ebd.
140 Schöpp, C.: Die Wirkung von Fractalkine auf Thrombozytenaktivierung und Endotheldysfunktion bei Herzinsuffizienz und Diabetes. Dissertation Universität Würzburg 2009.
141 Ebd.
142 Wachter, R.: Vorhofflimmern als Komorbidität bei Herzinsuffizienz. Der Internist 2018; 59. S. 415–419.
143 Pathak, R. K., Elliott, A., Middeldorp, M. E. et al.: Impact of CARDIOrespiratory FITness on Arrhythmia Recurrence in Obese Individuals With Atrial Fibrillation: The CARDIO-FIT Study. Journal of the American College of Cardiology 2015; 66 (9). S. 985–996.
144 Eder, M., Gedigk, P.: Lehrbuch der Allgemeinen Pathologie und der Pathologischen Anatomie. Springer Verlag Berlin/Heidelberg 2013.
145 Woehrle, H., Oldenburg, O., Stadler, S., Arzt, M.: Schlafapnoe als Komorbidität bei Herzinsuffizienz. Der Internist 2018; 59. S. 428–438.
146 Levine, B., Kalman, J., Mayer, L. et al.: Elevated circulating levels of tumor necrosis factor in severe chronic heart failure. New England Journal of Medicine 1990; 323. S. 236–241.
147 Jankowska, E. A., von Haehling, S., Anker, S. D. et al.: Iron deficiency and heart failure: diagnostic dilemmas and therapeutic perspectives. European Heart Journal 2013; 34 (11). S. 816–829.
148 Wallenborn, J., Angermann, C. E.: Herzinsuffizienz und Depression. Klinikarzt 2014; 43 (11). S. 524–528.
149 Herrmann-Lingen, C.: Chronische Herzinsuffizienz und Depression. Der Internist 2018; 59. S. 445–452.
150 Böhm, M. (Hrsg.): Herzinsuffizienz. Thieme Verlag Stuttgart 2000. S. 35.
151 Petutschnigg, J., Edelmann, F.: Herzinsuffizienz mit erhaltener linksventrikulärer Funktion. Der Internist 2019; 60. S. 925–942.
152 Ungerer, M., Hartmann, F., Richardt, G.: Das sympatho-adrenerge System bei Herzinsuffizienz. Deutsche Medizinische Wochenschrift 1996; 121. S. 141–145.
153 Schmidt, A. G., Pieske, B.: Diastolische Herzinsuffizienz – Diagnostik. Deutsche Medizinische Wochenschrift 2005; 130. S. 1208–1212.
154 Schmidt, A. G., Pieske, B.: Diastolische Herzinsuffizienz-Pathophysiologische Grundlagen, diagnostische Strategien, therapeutische Optionen. Journal für Kardiologie 2012; 19 (5–6). S. 107–117.

155 Ebd.
156 Ebd.
157 Ebd.
158 Ebd.
159 Steiner, R.: Eine okkulte Physiologie (GA128). Rudolf Steiner Verlag Dornach 1992.
160 Güder, G., Ertl, G.: Herzinsuffizienz – ein Modell für Multimorbidität. Deutsche Medizinische Wochenschrift 2017; 142. S. 1054–1060.
161 Ebd.
162 Buerke, M., Lemm, H., Russ et. al.: Diagnostik und Therapie bei akut dekompensierter Herzinsuffizienz und kardiogenem Schock. Der Internist 2010; 51. S. 963–974.
163 Erdmann, E.: Medikamentöse Therapie der Herzinsuffizienz bei Älteren. Deutsche Medizinische Wochenschrift 2013; 138. S. 700–702.
164 Steiner, R.: Geisteswissenschaft und Medizin (GA 312). Rudolf Steiner Verlag Dornach 2020.
165 Zwiauer, J.: Cardiodoron. Weleda Korrespondenzblätter für Ärzte 1990; 127. S. 77–85.
166 Ghods, R., Gharouni, M., Amanlou, M. et al.: Effect of Onopordon acanthium L. as add on antihypertensive therapy in patients with primary hypertension taking Losartan: a pilot study. Advanced Pharmaceutival Bulletin 2018; 8 (1). S. 69–75.
167 Sharifi, N., Souri, E., Ziai, S. A. et al.: Isolation, idendification and molecular docking studies of a new isolated compound from onopordon acathium: a novel angiotensin converting enzyme (ACE) inhibitor. Journal of Ethnopharmacology 2013; 148. S. 934–939.
168 Pelikan, W.: Heilpflanzenkunde. Verlag am Geotheanum Dornach 1999.
169 Cysarz, D., Schürholz, T., Bettermann, H. et al.: Evaluation of modulations in heart rate variability caused by a composition of herbal extracts. Arzneimittelforschung 2000; 50 (5). S. 420–424.
170 Rother, C.: Anwendung von Cardiodoron bei Patienten mit funktionellen Herz-Kreislauf-Beschwerden und/oder Schlafstörungen-Ergebnisse einer prospektiven, nichtinterventionellen Beobachtungsstudie. Forschende Komplementärmedizin 2013; 20. S. 334–344.
171 Rother, C., Schnelle, M.: Cardiodoron bei Patienten mit Schlafstörungen-Ergebnisse einer prospektiven Beobachtungsstudie. Complementary Medicine Research 2017; 24. S. 15–25.
172 Chevallier, A.: Die BLV Enzyklopädie der Heilpflanzen. BLV Verlagsgesellschaft München 2000. S. 86.
173 Pelikan, W.: Heilpflanzenkunde. Verlag am Geotheanum Dornach 1999.
174 Ebd.
175 Rigelsky, J. M., Sweet, B. V.: Hawthorn. Pharmacology and therapeutic uses. American Journal of Health-System Pharmacy 2002; 59. S. 417–422.
176 Rietbrock, N., Hamel, M., Hempel, B. et al.: Actions of standardized extracts of Crataegus berries on exercise tolerance and quality of life in patients with congestive heart failure. Arzneimittelforschung 2001; 51 (10). S. 793–798.
177 Pittler, M. H., Guo, R., Ernst, E.: Hawthorn extract for treating chronic heart failure. The Cochrane Database of Systematic Reviews 2008; 23. CD005312.
178 Wang, J., Xiong, X., Feng, B.: Effect of crataegus usage in cardiovascular disease prevention: an evidence-based approach. Evidence-based Complementary and Alternative Medicine 2013. doi: 10.1155/2013/149363.
179 Rogers, K. L., Grice, I. D., Griffiths, L. R.: Inhibition of platelet aggregation and 5-HT release by extracts of Australian plants used traditionally as headache treatments. European Journal of Pharmaceutical Sciences 2000; 9 (4). S. 355–363.
180 Husemann, F.: Anthroposophische Medizin. Verlag am Goetheanum Dornach 2011.
181 Kaufmann, C.: Kardiologie. In: Girke, M. (Hrsg): Geriatrie. Grundlagen und therapeutische Konzepte der Anthroposophischen Medizin. Salumed Verlag Berlin 2014. S. 207–226.
182 Ahmed, A., Rich, M.W., Love, T. E. et al.: Digoxin and reduction in mortality and hospitalization in heart failure. A comprehensive post hoc analysis of the DIG trial. European Heart Journal 2006; 27 (2). S. 178–186.
183 Adams, K. F., Ghali, J. K., Patterson, J. et al.: A perspective on re-evaluating digoxin's role in the current management of patients with chronic systolic heart failure: targeting serum concentration to reduce hospitalization and improve safety profile. European Journal of Heart Failure 2014; 16 (5). S. 483–493.

184 Simonis, W.-C.: Herz- und Kreislaufstörungen im Spiegel ihrer Heilpflanzen. Mellinger Verlag Esslingen 1976.
185 Ebd.
186 Schramm, H.: Heilmittel der anthroposophischen Medizin. Elsevier München 2009. S. 420.
187 Steiner, R.: Die Welt der Sinne und die Welt des Geistes (GA 134). Rudolf Steiner Verlag Dornach 2008. Vortrag vom 1. Januar 1912.
188 Schoner, W., Scheiner-Bobis, G.: Endogenous and exogenous cardiac glycosides. Their role in hypertension, salt metabolism, and cell groth. American Journal of Physiology 2007; 293. S. 509–536.
189 Schoner, W., Scheiner-Bobis, G.: Endogene herzaktive Steroide – Eine neue Klasse von Steroidhormonen. Deutsche Medizinische Wochenschrift 2009; 134. S. 632–636.
190 Meyer, U.: Die Schlehe-Heilpflanze für Zeitgenossen. Der Merkurstab 2011; 64 (2). S. 100–114.
191 Medizinische Sektion der Freien Hochschule für Geisteswissenschaft am Goetheanum (Hrsg.): Heilmittelangaben Rudolf Steiners: Citrus medica. Dornach 2013.
192 Simonis, W.-C.: Herz- und Kreislaufstörungen im Spiegel ihrer Heilpflanzen. Mellinger Verlag Esslingen 1976.
193 Ebd.
194 Weiß, R. F.: Lehrbuch der Phytotherapie. Hippokrates Verlag Stuttgart 2016.
195 Diesen Hinweis verdankt der Autor J. Gruber, Ostertagung der GAÄD 2012.
196 Faller, H., Angermann, C. E.: Depression bei Herzinsuffizienz. Der Internist 2008; 49. S. 394–404.
197 Silverberg, D., Wexler, D., Sheps, D. et al.: The effect of correction of mild anemia in severe, resistant congestive heart failure using subcutaneous erythropoietin and intravenous iron: a randomized controlled study. Journal of the American College of Cardiology 2001; 37 (7). S. 1775–1780.
198 Haehling, S. v.; Anker, S. D.: Eisenmangel bei chronischer Herzinsuffizienz: Von der Diagnose zur Therapie. Deutsche Medizinische Wochenschrift 2014; 139. S. 841–844.
199 Ebd.
200 Ebd.
201 Comín-Colet, J., Ruiz, S., Cladellas, M. et al.: A pilot evaluation of the long-term effect of combined therapy with intravenous iron sucrose and erythropoietin in elderly patients with advanced chronic heart failure and cardio-renal anemia syndrome. Influence on neurohormonal activation and clinical outcomes. Journal of Cardiac Failure 2009; 15 (9). S. 727–735.
202 Jankowska, E. A., Tkaczyszyn, M., Suchocki, T. et al.: Effects of intravenous iron therapy in iron-deficient patients with systolic heart failure: a meta-analysis of randomized controlled trials. European Journal of Heart Failure 2016;18 (7). S.786–795.
203 Steiner, R.: Geisteswissenschaft und Medizin (GA 312). Rudolf Steiner Verlag Dornach 2020. Vortrag vom 29. März 1920.
204 Diesen Hinweis verdankt der Autor R. Hansch.
205 Seifert, G., Driever, P.H., Pretzer, K. et al.: Effects of complementary eurythmy therapy on heart rate variability. Complementary Therapies in Medicine 2009; 17. S. 161–167.
206 Kanitz, J. L., Pretzer, K., Reif, M. et al.: The impact of eurythmy therapy on stress coping strategies and health-related quality of life in healthy, moderately stressed adults. Complementary Therapies in Medicine 2011; 19. S. 247–255.
207 Kusserow, M.: Äußere Anwendungen in der anthroposophisch erweiterten Medizin. Weleda Korrespondenzblätter für Ärzte 1992; 133. S. 122–153.
208 Maron, B. J., Towbin, J. A., Thiene, G. et al.: Contemporary definitions and classifications of the cardiomyopathies. Circulation 2006; 113. S. 1807–1816.
209 Schneider, B., Athanasiadis, A., Schwab, J.: Klinische Versorgung von Patienten mit Tako-Tsubo-Kardiomyopathie. Deutsche Medizinische Wochenschrift 2010; 135. S. 1908–1913.
210 Kleinfeldt, T., Drawert, S., Schneider, H. et al.: Das „Broken Heart"-Syndrom. Ein seltenes klinisches Phänomen. Deutsche Medizinische Wochenschrift 2007; 132. S. 87–90.
211 Nef, H. M., Möllmann, H., Hilpert, P. et al.: Tako-Tsubo-Kardiomyopathie. Deutsche Medizinische Wochenschrift 2008; 133. S. 1629–1636.

212 Felix, S. B., Dörr, M., Herda, L. R. et al.: Immunadsorption als Therapieverfahren der dilatativen Kardiomyopathie. Der Internist 2008; 49. S. 51–56.
213 Schultheiss, H. P., Kühl, U.: Stand der Diagnostik und Therapie der inflammatorischen Kardiomyopathie. Der Internist 2008; 49. S. 7–16.
214 Böhm, M. (Hrsg.): Herzinsuffizienz. Thieme Verlag Stuttgart 2000. S. 11.
215 Sossalla, S., Vollmann, D.: Arrhythmieinduzierte Kardiomyopathie - Ursachen, klinische Bedeutung und Behandlung. Deutsches Ärzteblatt 2018; 115. S. 335–341.
216 Reincke, M.: Kardiologische Krankheitsbilder. Der Internist 2013; 54. S. 1171–1184.
217 Ebd.
218 Ebd.
219 Engberding, R., Stöllberger, C., Ong, P. et al.: Isolierte Noncompaction-Kardiomyopathie. Deutsches Ärzteblatt 2010; 107. S. 206–213.
220 Ebd.
221 Peters, M.: Therapiebericht über eine schwere dilatative Kardiomyopathie. Der Merkurstab 2012; 65 (1). S. 57–59.
222 Hammwöhner, M., Goette, A.: Herzrhythmusstörungen und deren Therapie entsprechend aktuellen Empfehlungen. Deutsche Medizinische Wochenschrift 2010; 135. S. 2461–2476.
223 Neumann, T., Hölschermann, H.: Atriales Remodeling und Anti-Remodeling-Therapie bei Vorhofflimmern. Deutsche Medizinische Wochenschrift 2006; 131. S. 884–887.
224 Boldt, L. H., Rolf, S., Dietz, R. et al.: Vorhofflimmern bei Patienten mit Herzinsuffizienz. Deutsche Medizinische Wochenschrift 2008; 133. S. 2349–2354.
225 Ehrlich, J. R., Götte, A.: Remodeling durch Vorhofflimmern und klinische Implikationen für die Kardioversion. Deutsche Medizinische Wochenschrift 2011; 136. S. 2212–2216.
226 Hennersdorf, M., Schannwell, C. M., Motz, W.: Hochdruck und Herz. Der Internist 2010; 51. S. 815–825.
227 Ebd.
228 Lindhardsen, J., Ahlehoff, O., Gislason, G. H. et al.: Risk of atrial fibrillation and stroke in rheumatoid arthritis: Danish nationwide cohort study. British Medical Journal 2012; 344. e1257.
229 Schlieper, G., Schwenger, A., Remppis, T. et al: Antikoagulation bei Patienten mit chronischer Niereninsuffizienz. Der Internist 2017; 58. S. 512–521.
230 Pathak, R. K., Elliott, A., Middeldorp, M. E. et al.: Impact of CARDIOrespiratory FITness on Arrhythmia Recurrence in Obese Individuals With Atrial Fibrillation: The CARDIO-FIT Study. Journal of the American College of Cardiology 2015; 66 (9). S. 985–996.
231 Starck, D.: Embryologie. Thieme Verlag Stuttgart 1987.
232 Cysarz, D., Heckmann, C., Kümmell, H. C.: Wirkung von Cardiodoron auf die respiratorische Koordination. Forschende Komplementärmedizin 2002; 9. S. 292–297.
233 Cysarz, D., Schürholz, T., Bettermann, H. et. al.: Evaluation of modulations in heart rate variability caused by a composition of herbal extracts. Arzneimittelforschung 2000; 50 (5). S. 420–424.
234 Rother, C.: Anwendung von Cardiodoron bei Patienten mit funktionellen Herz-Kreislauf-Beschwerden und/oder Schlafstörungen-Ergebnisse einer prospektiven, nichtinterventionellen Beobachtungsstudie. Forschende Komplementärmedizin 2013; 20. S. 334–344.
235 Roder, F.: Die Mondknoten im Lebenslauf. Verlag Freies Geistesleben Stuttgart 2007.
236 Yarnell, E., Abascal, K.: Botanicals for regulating heart rhythms. Alternative and Complementary Therapies 2003; 9 (3). S. 125–129.
237 Diesen Hinweis verdankt der Autor Chr. Kaufmann, 2012.
238 Yarnell, E., Abascal, K.: Botanicals for regulating heart rhythms. Alternative and Complementary Therapies 2003; 9 (3). S. 125–129.
239 Ebd.
240 Steiner, R.: Die Offenbarungen des Karma (GA 120). Rudolf Steiner Verlag Dornach 1992. 10. Vortrag.
241 GAÄD (Hrsg.): Vademecum Anthroposophische Arzneimittel 2017. Der Merkurstab 2017; 70 (Suppl.). S. 696.
242 Ebd. S. 173.

243 Kieboom, B. C. T., Niemeijer, M. N., Leening, M. J. G. et al.: Serum magnesium and the risk of death from coronary heart disease and sudden cardiac death. Journal of the American Heart Association 2016. doi: 10.1161/JAHA.115.002707.

244 Imamura, M., Biro, S., Kihara, T. et al.: Repeated thermal therapy improves impaired vascular endothelial function in patients with coronary risk factors. Journal of the American Collage of Cardiology 2001; 38 (4). S. 1083–1088.

245 Seifert, G., Driever, P. H., Pretzer, K. et al.: Effects of complementary eurythmy therapy on heart rate variability. Complementary Therapies in Medicine 2009; 17 (3). S. 161–167.

246 Siepmann, M., Kirch, W.: Psychosomatische Aspekte kardialer Arrhythmien. Medizinische Klinik 2010; 105. S. 479–484.

247 Ebd.

248 Heckel, E., Boselli, F., Roth, S. et al.: Oscillatory flow modulates mechanosensitive klf2a Expression through trpv4 and trpp2 during heart valve development. Current Biology 2015; 25 (10). S. 1354–1361.

249 Kaufmann, C.: Kardiologie. In: Girke, M. (Hrsg): Geriatrie. Grundlagen und therapeutische Konzepte der Anthroposophischen Medizin. Salumed Verlag Berlin 2014. S. 207–226.

KAPITEL XI
Arterielle Hypertonie

1. Arterieller Blutdruck

Die arterielle Hypertonie gehört zu den ausgesprochen häufigen Erkrankungen (Prävalenz in Europa zwischen 30 und 45%)[1] und stellt große Anforderungen an die Behandlung, zumal integrative Therapieangebote mit adäquater Ernährung, ausreichender Bewegung, weiteren Lebensstilveränderungen, psychotherapeutischen Verfahren und biografischer Arbeit sehr wirksam sind. Der arterielle Blutdruck steht in enger Beziehung zum *Seelischen* des Menschen. Unterschiedliche Alltagssituationen gehen in Abhängigkeit von Anspannung bzw. Erregung oder auch innerer Ruhe und Entspannung mit einem sich verändernden Blutdruck einher. Dieser wird dadurch zu einem unmittelbaren Ausdruck des Seelenlebens. So ergibt sich die Notwendigkeit, neben den leiblichen Aspekten der Erkrankung ihre seelischen und geistigen Dimensionen im Krankheitsverständnis und in der Therapie zu berücksichtigen. Der Blutdruck gehört besonders zum *arteriellen Blut.* Seine Beziehung zu den *höheren Wesensgliedern* kann einen Einstieg in die diagnostischen und therapeutischen Fragestellungen bieten: „Ein zu niedriger Blutdruck bedeutet: der Astralleib und das Ich gehen zu wenig in den physischen Leib hinein ... ein zu hoher Blutdruck: der Astralleib und das Ich gehen zu tief in den physischen Leib hinein ... Das muß wieder gut gemacht werden dadurch, daß der Mensch geistige Anregungen bekommt, daß er sich wirklich mit einigem Interesse an das Geistige hingibt."[2]

1.1 Phylogenetische Gesichtspunkte

Die Phylogenese des arteriellen Kreislaufs ist mit der Seelebegabung der Organismen verbunden. Der Vogelgesang mit der auf dieser Evolutionsstufe erstmals vollständig eroberten Arterialisierung ist hierfür ein sprechendes Beispiel. Die im Lied des Vogels nach außen tönende Seele entringt sich einem Organismus, der im Unterschied zu den Fischen, Amphibien und Reptilien als den phylogenetischen Vorstufen in der Vertebratenentwicklung die Arterialisierung vollständig entwickelt hat.[3] Dieselbe Entwicklungsgeste führt mit der Ausbildung des seelischen Innenlebens zur Entstehung der Blutwärme. Gleichzeitig entwickelt sich nun die *Blutdruckqualität*:

Die Wirksamkeit der *astralischen Organisation*, die den nur lebenden Organismus zum Erwachen führt, drückt sich im *Blutdruck* aus.[4]

Bereits *vor dem Erwachen* kommt es zu einem deutlichen Blutdruckanstieg, der den Aufwachprozess begleitet.[5,6] Das Erwachen ist zeitlich kein punktueller Prozess, sondern beginnt im Organischen schon Stunden vor dem eigentlichen Aufwachen. Dabei nimmt sich das Tiefschlafbewusstsein (NREM) zurück und der flachere Schlaf mit *REM-Phasen* beginnt zu überwiegen [→ XXII. 2.1 Die Schlafstadien]. Der Aufwachprozess fängt im Stoffwechsel-Gliedmaßen-System an und erreicht dann den oberen Menschen, wie andererseits während des Einschlafens das geistig-seelische Wesen des Menschen über die Sinne den Leib verlässt und sich zur geistigen Welt orientiert. In der frühen Zeit des Erwachens kommt es zu einem Anstieg der Cortisolkonzentration, welche die Phase der höchsten STH-Aktivität (somatotropes Hormon) während des Tiefschlafes ablöst. Auch das Ansprechen der Gefäße auf exogen zugeführte Katecholamine wächst in den frühen Morgenstunden vor dem Erwachen.

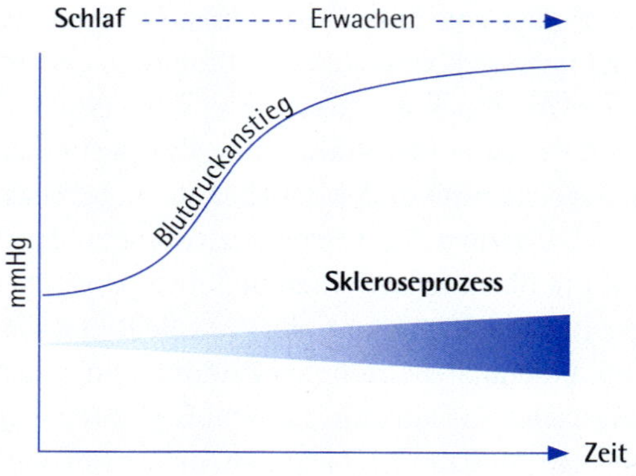

Aufwachprozess, Blutdruckanstieg und Sklerose

Erst später setzen sich die endokrinen Veränderungen mit dem Anstieg der Katecholamine fort. Die hormonellen Umstellungen dürften für die *morgendliche Blutdrucksteigerung* mitbestimmend sein und sind Ausdruck des sich aus der Schlafeswelt zum Erwachen orientierenden Astralleibes. Weitere wesentliche Phänomene betreffen das Blut: So nehmen in den Morgenstunden die Plasmaviskosität, Koagulation[7], der Hämatokrit, die Fibrinogenkonzentration, Thromboxan sowie mit dem Erreichen der Aufrechte auch die Thrombozytenaggregation zu. Auch werden eine gesteigerte Erythrozytenaggregation bei geringerer Verformbarkeit[8] sowie eine physiologische Endotheldysfunktion beschrieben.[9] So kommt es in den Morgenstunden zu funktionellen „Verfestigungs- bzw. Skleroseprozessen" durch die Dominanz des Nerven-Sinnes-Systems [→ II. 2.2.1 Das Nerven-Sinnes-System].

Der *morgendliche Blutdruckanstieg* wird von einer *„Verfestigungstendenz" des Blutes* mit *ansteigender Viskosität* sowie einem insgesamt *thrombophilen Status* begleitet (funktionelle Dominanz des Nerven-Sinnes-Systems).

Die unterschiedliche Wesensgliederwirksamkeit im Wachen und im Schlaf verändert den Blutdruck und zeigt eine circadiane Rhythmik. Interessanterweise gibt es nicht nur diesen Tages-, sondern auch einen Jahresrhythmus des Blutdrucks mit höheren Werten in den Wintermonaten (offenbar unabhängig von der Außentemperatur). Auch kardiovaskuläre Ereignisse wie Herzinfarkt und Schlaganfall treten im Winter häufiger als im Sommer auf.[10]

2. Arterielle Hypertonie

Das Krankheitsbild der arteriellen Hypertonie ist Ausdruck der veränderten Wirksamkeit der astralischen Organisation.

Die *Seele* des Menschen wirkt in polarer Weise im Leib. Durch einen *intensiven Schreck* entwickelt sich augenblicksartig ein helles, angespanntes Bewusstsein, das Gesicht wird blass und der übrige Leib „erstarrt". Im wörtlichen Sinne scheint das seelische Schreckerlebnis „in die Glieder zu fahren". Der Blutdruck zeigt eine begleitende, *krisenhafte Erhöhung*. Sie ist Ausdruck einer vom Nerven-Sinnes-System aus wirkenden astralischen Organisation.

Umgekehrt lebt die astralische Organisation in der *Bewegung*: Eine intensive körperliche Aktivität führt zur Steigerung der Blutdynamik, der Organismus erwärmt sich und die nicht mehr blasse, sondern rötliche Hautfarbe erreicht selbst das Gesicht. Dem erstarrenden Schreck, der mit der Bewusstseinsanspannung den Menschen in seiner Peripherie auskühlen lässt und oft zu kalten Händen führt, steht die durchwärmende Bewegung, die sich im Stoffwechsel-Gliedmaßen-System entfaltet, gegenüber. In dieser Polarität steht das *astralische Wesen* des Menschen.

Auf der Grundlage der *Nerven-Sinnes-Organisation* entwickelt sich das *Bewusstsein*, in der Stoffwechsel-Gliedmaßen-Organisation entfaltet sich die Bewegung. Beide Wirkrichtungen der *astralischen Organisation* sind mit einer *Erhöhung* des *Blutdrucks* verbunden.

Der durch den Schreck bedingten augenblicksartigen Blutdrucksteigerung steht die Erhöhung des Blutdrucks, die jede Bewegung begleitet, gegenüber.

Bluthochdruck entsteht demzufolge entweder durch die *anspannende* und in die *Verhärtung* führende *Wirksamkeit* des *Nerven-Sinnes-* oder durch Aktivierung des *Stoffwechsel-Gliedmaßen-Systems* mit Zunahme der *Hämodynamik*.

Die einfache aus der Physiologie bekannte Abhängigkeit des Blutdrucks von dem sogenannten totalen peripheren Gefäßwiderstand (TPR) und dem Herzminutenvolumen (HMV) verdeutlicht diese polare Wirksamkeit des astralischen Leibes im menschlichen Organismus. Die beiden polaren Formen können sich in einem „Mischtyp" der arteriellen Hypertonie verbinden[11], in dem Unruhe (Stoffwechsel-Gliedmaßen-) und Anspannung (Nerven-Sinnes-System) zusammenwirken und zur Hypertonie führen.

2.1 Polare Erscheinungsformen der arteriellen Hypertonie

Die funktionellen Auslenkungen der astralischen Organisation, wie sie im Schreckerleben und der Bewegung erkennbar sind, können der Regulation durch die Ich-Organisation entfallen und sich habituell verfestigen: es entstehen die zwei polaren Konstitutionen des Hochdruckpatienten.

Auf der einen Seite steht der Patient mit *schlanker Gestalt*, blassem, fahlem Hautkolorit und wacher, angespannter Seele. Der Blutdruck ist deutlich erhöht und steigt bei zusätzlich astralischer Aktivierung krisenhaft an. Auf der anderen Seite findet sich der *adipöse Patient* mit einem metabolischen Syndrom oder schon manifestem Typ-2-Diabetes. Seine Gestalt betont keinesfalls in gleicher Weise wie bei dem ersten Patienten Gestalt und Konturen, sondern rundliche Leibesformen dominieren. Seelisch fällt eine große, manchmal unbezwingbar hervorbrechende Dynamik auf: Kleine Anlässe führen zu *seelischer Aufregung* und *Unruhe*. Das Gesicht ist nicht blass und fahl, sondern „läuft rot an". Deshalb werden diese beiden Hochdruckformen gerne als *„weißer"* und *„roter" Hypertonus* bezeichnet.

Der *„rote" Hypertoniker* macht auf eine weitere wesentliche Qualität im Wesensgliederwirken aufmerksam. Die leicht entstehende *Unruhe* und *emotionale Instabilität*, die manchmal unbezwingbar mit Tränen bei kleinsten Anlässen hervorbricht, ist nicht mehr durch die Individualität führbar. Der „Wagenlenker" vermag nicht mehr ausreichend die Dynamik der „entfesselten Pferde" zu meistern. In der *Bewegung* kann das Ich sich mit seinen Intentionen verwirklichen und damit die sich entwickelnde Dynamik lenken. Verselbstständigt sich die astralische Wirksamkeit gegenüber der Führung durch das Ich, so entsteht aus dem physiologischen Bewegen die innere Unruhe und Erregung. Die astralische Dynamik dringt vom unteren zum mittleren und zum oberen Menschen. Die auftretende Rötung des Gesichts und auch die „hektischen Flecken" erscheinen wie flammenartig auftretende äußere Zeichen für die sich entfesselnde, den Blutdruck erhöhende astralische Wirksamkeit.

Bei dem hierzu polaren *„weißen" Hypertoniker* ist es nun nicht die unruhige seelische Dynamik des unteren Menschen, sondern die zum oberen Menschen, dem Nerven-Sinnes-System, gehörende und in die Anspannung führende Wirksamkeit der astralischen Organisation. Auch hier erlebt sich die Individualität als machtlos. Sie kann weder das unruhig-dynamische noch das zur Anspannung und Verfestigung führende Wirken des Seelischen leiten. Hier sehen wir ein wesentliches Moment im Wesensgliederwirken der arteriellen Hypertonie: Die in sich polare Wirksamkeit des astralischen Leibes lenkt das Ich nicht mehr ausreichend. Beim Gesunden vermittelt die Individualität diese Pole und gleicht sie aus.

Beim *Hypertoniker* schränkt sich die *vermittelnde und integrative Ich-Funktion* im Rhythmischen System ein und bedingt einen Regulationsverlust der astralischen Wirksamkeit: die *„weiße"* (Dominanz

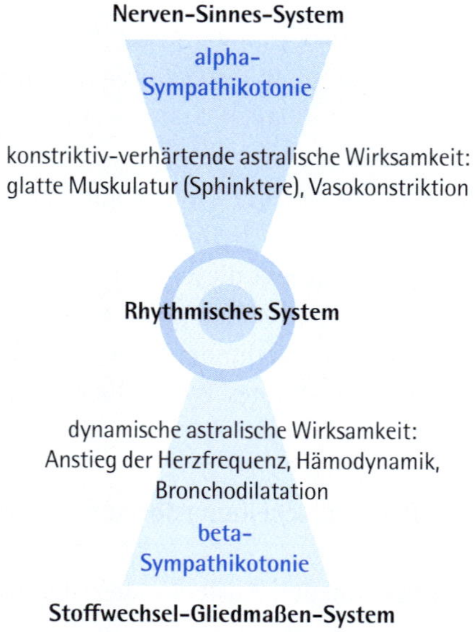

Polare astralische Wirksamkeit: alpha- und beta-sympathikotone Funktion

des Nerven-Sinnes-) bzw. *„rote“ Hypertonie* (Stoffwechsel-Gliedmaßen-System) entstehen [→ Abb.].

Das angespannte und zu starke *Erwachen* der *astralischen Organisation* drückt sich in der zunehmenden *Sympathikotonie* und in der Aktivierung des Renin-Angiotensin-Aldosteron-Systems aus. Bei Patienten mit essenzieller Hypertonie lässt sich (insbesondere in der Frühphase der Erkrankung) eine erhöhte Aktivität des sympathischen Nervensystems nachweisen. Diese Wesensgliederwirksamkeit durchdringt weite Bereiche des Organismus und ist als erhöhter Sympathikotonus an Herz, Nieren und der Skelettmuskulatur nachzuweisen.[12]

Die mit der *Sympathikotonie* verbundene *astralische Organisation* differenziert sich – dem weißen und roten Hypertonus entsprechend – in eine vom Nerven-Sinnes-System ausgehende Wirksamkeit und eine aus dem Stoffwechsel-Gliedmaßen-System kommende Aktivität.

Erstere steht mit dem wachen Bewusstsein und seinen konstriktiven Verhärtungs- bzw. Skleroseprozessen in Verbindung und entspricht der *alpha-sympathikotonen* Funktion. Bei der letzteren löst sich der dynamisch wirksame astralische Leib aus der Stoffwechselorganisation und dem Verdauungstrakt, um seine Tätigkeit im Rhythmischen System (Anstieg der Herzfrequenz, Hämodynamik, Bronchodilatation etc.) zu entfalten. Sie entspricht der *beta-sympathikotonen* Funktion. Im Verdauungstrakt kommt es zu Hypomotilität und Sekretionshemmung. Entsprechend führen Betasympathikomimetika auch zur Wehenhemmung, indem sie die astralische Organisation aus dem unteren in den mittleren und oberen Menschen lenken.

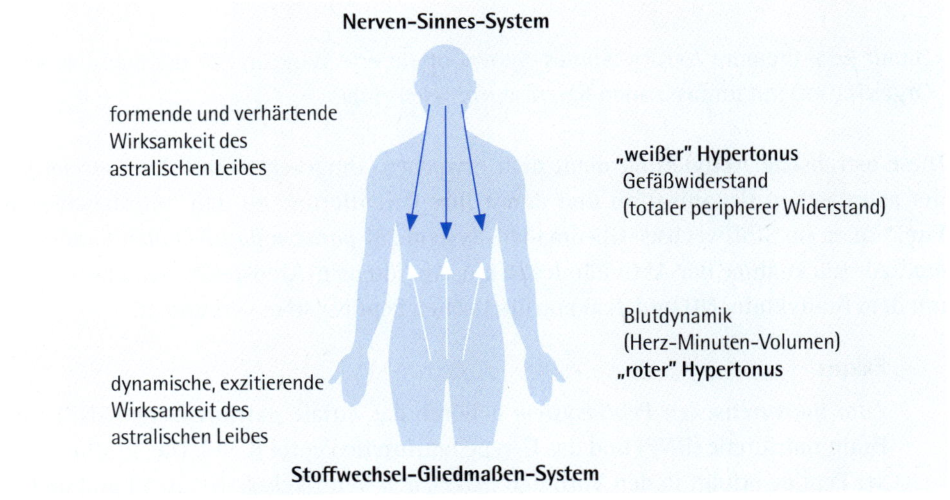

„Weiße“ und „rote“ Hypertonie: Die polare Wirksamkeit des astralischen Leibes im Krankheitsspektrum der Hypertonie

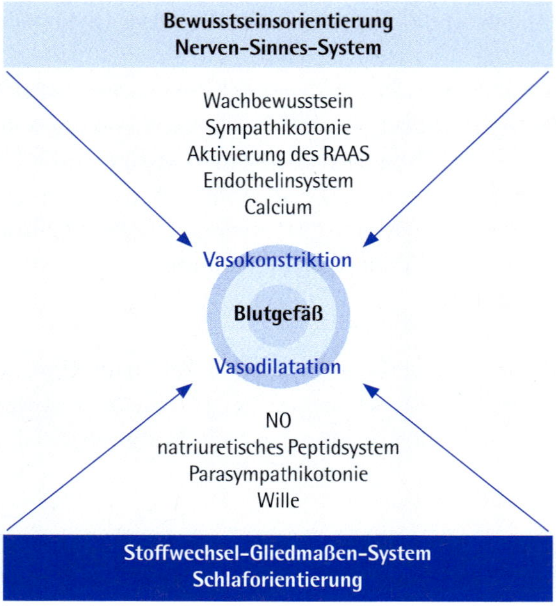

Polare Wirksamkeit der astralischen Organisation beim Wachen und Schlafen vor dem Hintergrund der Dreigliederung

Die zum Nerven-Sinnes-System orientierte astralische Wirksamkeit geht mit der Aktivierung des Renin-Angiotensin-Aldosteron-Systems einher. Angiotensin II bewirkt dabei über den AT-II-Rezeptor Typ 1 Vasokonstriktion. Des Weiteren induziert AT-II Wachstumsfaktoren (z. B. TGF-β), die zur vermehrten Synthese extrazellulärer Matrix mit Elastizitätsverlust der Gefäße führen.[13]

Damit geht die zum *Nerven-Sinnes-System* orientierte Wirksamkeit der astralischen Organisation mit umfassenden *Skleroseprozessen* einher.

Diese astralische Aktivierung dient dem Erwachen. Umgekehrt führt das *Einschlafen* der astralischen Organisation und damit ihre Orientierung zu den unterbewussten Funktionen im Stoffwechsel-Gliedmaßen-System zur *parasympathikotonen Funktionslage*, zur Rücknahme der Aktivität des Renin-Angiotensin-Aldosteron-Systems und ist mit dem Bradykinin, NO und dem natriuretischen Peptidsystem verbunden.

Exkurs

Zum *natriuretischen Peptidsystem* gehören das atriale natriuretische (ANP), das Brain natriuretic (BNP) und das C-type natriuretic Peptid (CNP). Die Synthese dieser Peptide erfolgt in den Vorhöfen (ANP), den Ventrikeln (ANP, BNP) und im Gehirn. Sie begleiten die Rückführung einer zum Nerven-Sinnes-System orientierten Wirksamkeit des astralischen Leibes in das Stoffwechsel-Gliedmaßen-System. Entsprechend finden sich eine Vasodilatation und Natriurese (ANP), eine Hemmung des Renin-Angiotensin-Systems, des Sympathikus und eine Reduzierung der Aldosteronkonzentration (BNP, z. T. CNP).[14,15,16]

Im Weiteren ist eine Erhöhung des *Vagotonus* zu beobachten. Auch tritt eine Reduzierung der Fibrosierung des Herzmuskels auf und damit eine der Sklerose entgegenstehende Qualität. Einen weiteren Vertreter dieser Gruppe entdeckte man ursprünglich im Schlangengift der grünen Mamba.[17] Die Vasopeptidasen bauen die mit dem „Einschlafen" der astralischen Organisation verbundenen vasoaktiven Peptide ab.

Neprilysin spaltet natriuretische Peptide enzymatisch.[18] Die Neprilysin-Inhibition zielt auf das System der natriuretischen Peptide und der damit verbundenen Wesensgliederwirksamkeit.

Das *ACE-System* dient einer zum Nerven-Sinnes-System orientierten Wesensgliederwirksamkeit; das *natriuretische Peptidsystem* schwächt diese ab und führt zur verstärkten Wirksamkeit im Stoffwechsel-Gliedmaßen-System.

Von diesem Gesichtspunkt aus gewinnt die *ACE-Hemmung* eine besondere Beleuchtung, indem sie sich in den Zusammenhang von *Sklerose* und *Entzündung* stellt. Durch die ACE-Hemmer wurde die Gegenläufigkeit des in die Sklerose führenden Angiotensin II einerseits und der Entzündungsprozesse mit ihrer Beziehung zum Bradykininstoffwechsel andererseits deutlich.[19] Hier bedeutet die Zurücknahme des Skleroseprinzips durch die ACE-Hemmung den verzögerten Abbau des Bradykinins, das seinerseits die Produktion von NO und Prostazyklin stimulieren soll. Der Rücknahme der sklerosierenden Wirksamkeit stellt sich die Förderung der entzündlichen zur Seite.

Die Elektrolyte folgen der polaren Wesensgliederwirksamkeit: Das *Calcium* dient der vom Nerven-Sinnes-System ausgehenden astralischen Wirksamkeit und führt zu Konstriktion und Sklerose. Durch die Skleroseprozesse befreit sich das seelische und geistige Wesen des Menschen vom Organismus. Aus seiner unterbewussten Verbindung mit dem Organismus entwickelt sich auf der Grundlage des Nerven-Sinnes-Systems das Bewusstsein. Die Knochenbildung ist auch in diesem Zusammenhang eine „zu Ende gekommene" Nervenbildung [→ XXIX. Rheumatologie, XXX. Osteoporose]. Durch die sklerosierende Qualität, die mit dem Calcium in Beziehung steht, entwickelt sich das Bewusstseinslicht. Entsprechend können Störungen im Calciumhaushalt mit Bewusstseinsveränderungen einhergehen und im Falle der Hypercalcämie, also der Ablagerung des Calciums im Blut, zu Vigilanzstörungen bis hin zum Koma führen.

Das den Lebensprozessen der Pflanze dienende *Magnesium* steht dem Calcium polar gegenüber, löst den astralischen Organismus aus seiner Tageswirksamkeit als auch Bewusstseinsorientierung und führt ihn in die aufbauende Nachtwirksamkeit. Demzufolge wirkt es den Skleroseprozessen entgegen. So verbessert sich durch Magnesium die Insulinsensitivität, während ein erniedrigter Magnesiumspiegel Skleroseprozesse begünstigt: Je niedriger das intrazelluläre freie Magnesium, umso höher sind Blutdruck, Gefäßsteifigkeit und auch die Insulinresistenz [→ 3.1 Diätetik].[20] Darüber hinaus ist die Serumkonzentration des Magnesiums mit dem Risiko für den plötzlichen Herztod assoziiert.[21]

2.1.1 Blutdruckregulation: Funktionelle Dreigliederung des Gefäßsystems

Das Gefäßsystem zeigt wie jedes andere Organsystem eine Dreigliederung, die für die Blutdruckregulation entscheidend ist. Änderungen des Blutdrucks nimmt ein *Sinnessystem*, dass dem Tastsinn nahesteht, wahr: Im Bereich des Carotissinus (Bulbus) und der thorakalen Aorta (sinuaortales System) finden sich dehnungssensitive Barorezeptoren.[22] Sie sind über afferente Nervenbahnen mit dem Nervensystem, dem Hirnstamm verbunden. Diese dem Tastsinn ähnelnde Sinnesorganisation des Gefäßsystems trägt zur Blutdruckregulation durch Veränderungen der sympathischen und parasympathischen Aktivität und Wesensgliederwirksamkeit bei. Bei körperlichen und seelischen Belastungen kann das Regulationsniveau zu höheren Werten verschoben sein.[23] Diesem Nerven-Sinnes-System des Gefäßsystems steht die in Konstriktion und Dilatation *bewegungsaktive Gefäßfunktion*, also sein Stoffwechsel-Gliedmaßen-System, gegenüber. Die polaren Funktionen verbindet das Rhythmische System, zu dem auch der Blutdruckrhythmus gehört.

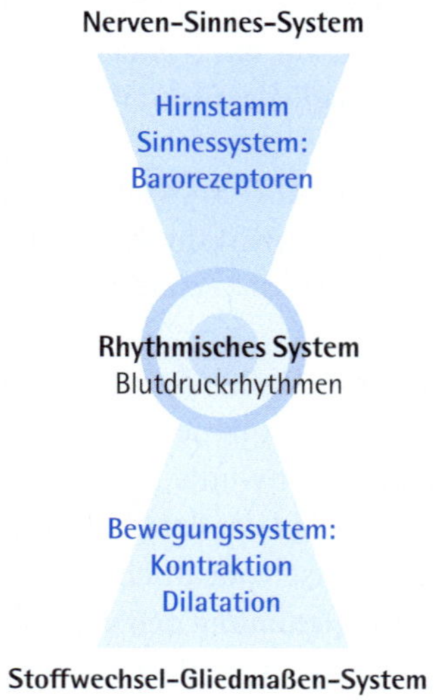

Blutdruckregulation und funktionelle Dreigliederung des Gefäßsystems

Das Herz als Zentralorgan des Gefäßsystems zeigt eine funktionelle Dreigliederung durch die Vorhöfe und die Ventrikel, deren Polarität die rhythmische Herzfunktion vermittelt. Eine entsprechende Dreigliederung ergibt sich für das Gefäßsystem.

Bei einer „Erblindung“ des Sinnessystems der Gefäßorganisation und Störungen seiner Verbindung zum autonomen Nervensystem über den Hirnstamm kann es zu schwerwiegenden Störungen der Blutdruckregulation mit hypertensiven Entgleisungen und massiven orthostatischen Hypotonien kommen.

2.1.2 Adipositas-assoziierte Hypertonie

Bei der Adipositas lösen sich das seelische und geistige Wesen des Menschen aus dem Stoffwechsel-Gliedmaßen-System. Die astralische Organisation schränkt dort ihre Wirksamkeit ein und orientiert sich zum Nerven-Sinnes-System. Damit entwickelt sich eine Konstitution und Wesensgliederwirksamkeit, die zum metabolischen Syndrom führt [→ XVI. 4.2.1 Metabolisches Syndrom]. Entsprechend findet sich bei Adipositas eine Aktivierung des Sympathikus (insbesondere bei der abdominellen Adipositas), des Renin-Angiotensin-Aldosteron-Systems (systemisch und lokal im Fettgewebe), eine gesteigerte Natriumrückresorption und Zunahme des Blutvolumens sowie eine Insulinresistenz mit Hyperinsulinämie.[24] Dabei bestehen Zusammenhänge zu Adipokinen wie dem Leptin.

Dessen wesentliche hämodynamische Wirksamkeit basiert auf einer Steigerung der sympathoadrenergen Aktivität[25], also der zum Nerven-Sinnes-System orientierten astralischen Wirksamkeit. Die schon lange bekannte Appetithemmung begründet sich durch diese Wesensgliederkonstellation.

2.1.3 Endokrine Hypertonie

Endokrin bedingte Formen der Hypertonie sind nicht so selten. So liegt die Häufigkeit eines Hyperaldosteronismus in einer Hypertonie-Ambulanz bei 4 bis 12 %.[26] Das Hormonsystem des Menschen dient der polaren Wirksamkeit der astralischen Organisation. So kennen wir Hormone, die eng mit dem Bewusstsein und dem seelischen Erleben des Menschen korrelieren (wie die „Stress-" und Schilddrüsenhormone) und andere, die mit den Lebensprozessen (Keimdrüsenhormone) in Beziehung stehen. Dabei haben Hormone keine direkte Stoffwechselwirksamkeit wie beispielsweise die Enzyme, sondern regulieren in geradezu homöopathischen Konzentrationen die metabolischen Prozesse im menschlichen Organismus. Es handelt sich um die gestaltende, vom Nerven-Sinnes-System ausgehende Wirksamkeit der astralischen Organisation. Diese fein abgestimmte Regulation integriert beim Menschen die Ich-Organisation. Desintegrationen im hormonellen System führen zur Über- oder auch Unterfunktion endokriner Drüsen und beeinträchtigen den astralischen Funktionszusammenhang des Endokriniums.

Der arterielle Blutdruck steht unter der bereits erwähnten differenzierten endokrinen Regulation, wobei die Nebennierenhormone eine besondere und auch klinisch relevante Bedeutung haben.

Die mit der Blutdruckregulation verbundene *Nierenorganisation* ist in die Polarität der zum Nerven-Sinnes-System orientierten *Nebennieren* und den mit dem Stoffwechsel-Gliedmaßen-System verbundenen *Keimdrüsen* gestellt.

Während die Nebennieren funktionell mit der zum Bewusstsein orientierten astralischen Organisation in Zusammenhang stehen, verbinden sich die Keimdrüsen mit der leiborientierten astralischen Wirksamkeit und den regenerierenden Prozessen im Stoffwechsel-Gliedmaßen-System. Erkrankungen der Nebenniere können einerseits zur eingeschränkten Wirksamkeit der astralischen Organisation führen (Morbus Addison mit Hypotonie und Asthenie), andererseits mit einer autonomisierten astralischen Funktion einhergehen (Phäochromozytom, primärer Hyperaldosteronismus und Hypercortisolismus (Cushing-Syndrom)).

Normalerweise wird Aldosteron in Abhängigkeit vom Angiotensin II in der Zona glomerulosa der Nebennierenrinde gebildet.[27] Der primäre Hyperaldosteronismus (Conn-Syndrom, 1955 von Jerome W. Conn (1907-1994) beschrieben[28]) ist demgegenüber durch eine (vom Renin-Aldosteron-System unabhängige) vermehrte Aldosteronproduktion charakterisiert. Sie geht mit einer zum Nerven-Sinnes-System orientierten astralischen Wirksamkeit und folglich mit Skleroseprozessen einher. Entsprechend stimuliert Aldosteron die Produktion des TGF-β sowie des Plasminogen-Aktivator-Inhibitors-1, fördert die Endothelin- bzw. hemmt die NO-Freisetzung.[29] Klinisch ist im Vergleich zu Hypertonie-Patienten ohne Conn-Syndrom ein höheres Risiko für Schlaganfall, Herzinfarkt und Vorhofflimmern bekannt.[30] Die aktivierte und zum Nerven-Sinnes-System orientierte astralische Organisation ist auch in der oft bestehenden Angstsymptomatik erkennbar. Darüber hinaus leiden Patienten mit Conn-Syndrom an einer depressiven Stimmungslage.[31] Klinisch bedeutsam ist die gesteigerte Glucocorticoid-Kosekretion, die oft mit einem metabolischen Risikoprofil bis zum Diabetes einhergeht[32] und ebenfalls der beschriebenen sklerosierenden Wesensgliederwirksamkeit entspricht.

Aldosteron entfaltet seine Aktivität hauptsächlich am distalen Tubulus und führt zur Natrium- und Wasserresorption sowie Kalium, H^+ und Ammonium-Ionen-Ausscheidung. Darüber hinaus wirkt es auch an Schweißdrüsen, intestinaler Mucosa und Speicheldrüsen.[33] So können eine Hypokaliämie, hochnormale Natriumkonzentrationen und eine metabolische Alkalose entstehen.

Häufig bestehen beim Hyperaldosteronismus eine schwer therapierbare Hypertonie, Kopfschmerzen, Hypokaliämie (ggf. normokaliämische Form), Muskelschwäche und eine pathologische Glucosetoleranz. Das Krankheitsbild zeigt durch die Muskelschwäche (bis zu 55 %) die überformende und verfestigende Dominanz des Nerven-Sinnes-Systems. Der *Hyperaldosteronismus* scheint etwas häufiger vorzukommen als oftmals vermutet. Seine Prävalenz in Hypertonieambulanzen liegt bei 4 bis 12 %. Diagnostisch wegweisend ist der pathologisch veränderte Aldosteron-Renin-Quotient.[34]

Seltener (0,2 bis 0,4 % aller Hypertoniker) trifft man das *Phäochromozytom* mit meist benignen Tumoren des Nebennierenmarks an. Die oftmals jungen, manchmal blassen Patienten leiden neben der krisenhaften (aber auch dauerhaften) Hypertonie an Kopfschmerzen, Tremor, Schwitzen, Unruhe, Angst und auch Fieber.

Ein anderes, polares klinisches Bild stellt schließlich das *Cushingsyndrom* dar (ca. 0,2 % aller Hypertoniker). Neben dem erhöhten Blutdruck weisen das ggf. vorhandene „Vollmondgesicht", Büffelnacken und die Stammfettsucht auf die Diagnose. Diagnostisch kommen (etwa gleichwertig) die Bestimmung des freien Cortisols im 24h-Urin, das Cortisol-Tagesprofil im Speichel wie auch der niedrig dosierte Dexamethason-Hemmtest ggf. mit Folgediagnostik in Betracht.[35]

Während der *Schwangerschaft* kann sich eine arterielle Hypertonie (bis zur Präeklampsie) entwickeln. Dabei kommt es mit der zweiten Schwangerschaftshälfte zu einer stark erhöhten Gefäßreagibilität u. a. gegenüber dem vasokonstriktorischen Angiotensin II.[36] Die astralische Organisation „erwacht" in unphysiologischer Weise im Blut- und Gefäßsystem. Orientiert sich diese durch ihr „Erwachen" zum Nerven-Sinnes-System, so steigert sich die Gefäßreagibilität. Wirkt sie in anderen Hypertonieformen konstriktorisch vom Nerven-Sinnes-System aus, so finden wir neuroendokrinologische Veränderungen mit Zunahme der vasopressorisch wirkenden Hormone (wie Noradrenalin, Angiotensin II, Aldosteron, Endothelin). Seelisch angesehen geht das Erwachen der astralischen Organisation im Rhythmischen System oftmals mit einem unruhigen Fühlen, ihre Wirksamkeit vom Nerven-Sinnes-System mit einer angespannten Bewusstseinswelt einher. Hierzu passend entwickelt sich insbesondere im ersten Trimenon physiologischerweise eine meistens subklinische Hyperthyreose (die mit der Hyperemesis gravidarum verbunden sein kann). Die „Rückführung" der zu stark erwachenden astralischen Organisation leitet man mit Bryophyllum ein [→ 3.4 Salutogenetisch orientierte Arzneitherapie].

2.2 Arterielle Hypertonie und Sklerose

Ein wesentliches Merkmal der arteriellen Hypertonie ist der *Skleroseprozess*. Er beginnt funktionell mit der endothelialen Dysfunktion (s. u.) und führt bis zur makroskopisch erkennbaren Arteriosklerose.

Als Zeichen der noch funktionellen Verfestigung finden sich eine *erhöhte Plasmaviskosität mit entsprechender Fibrinogenkonzentration* sowie eine *gesteigerte Erythrozytenaggregabilität*. Die Plasmaviskosität korreliert dabei enger mit dem Grad der linksventrikulären Hypertrophie.

Die umhüllenden Gefäßstrukturen zeigen eine entsprechende Veränderung: Für die Blutdruckerhöhung sind die Verengung des Gefäßes, also eine Verhärtungsqualität – gemessen als erhöhter totaler peripherer Widerstand (TPR) – und eine gestörte endotheliale Relaxation ausschlaggebend. Der Anspannung der Gefäße steht kein ausreichender Lösungsprozess gegenüber. Das Herz zeigt – dem Blutgefäß vergleichbar –, eine eingeschränkte diastolische Relaxation bei zunehmender Kammersteifigkeit.

Unterschiedliche Bereiche des *kardiovaskulären Systems* zeigen *denselben Krankheitstypus*: Das Nerven-Sinnes-System wirkt bei der arteriellen Hypertonie überformend und verfestigend im Gefäßsystem.

2.2.1 Endotheliale Dysfunktion

Bei bewusstseinsmäßiger und seelischer Anspannung wirkt die astralische Organisation im Gefäßsystem konstriktorisch. Tritt Entspannung ein und orientiert sich diese z. B. durch körperliche Bewegung zum Stoffwechsel-Gliedmaßen-System, so folgt funktionell die Dilatation [→ Abb.]. Dieser gesunden Reagibilität des Gefäßsystems steht die eingeschränkte Relaxationsmöglichkeit im Sinne der endothelialen Dysfunktion gegenüber. Sie ist Ausdruck der persistierenden, konstriktorisch wirksamen Dominanz des Nerven-Sinnes-Systems.

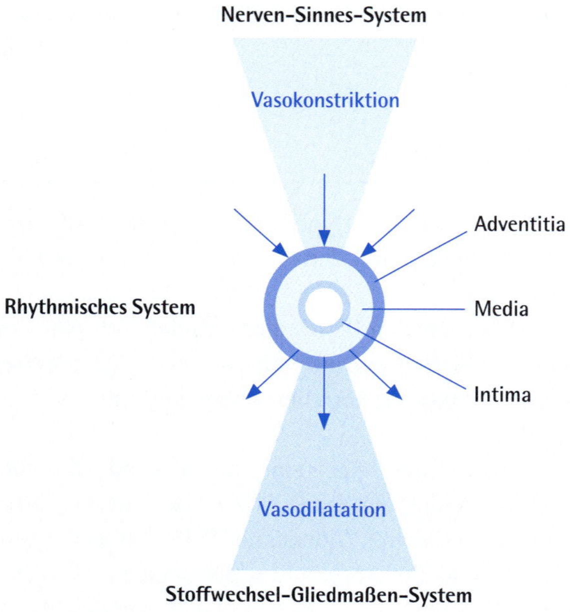

Die Dreigliederung im Aufbau des arteriellen Blutgefäßes: funktionelle Dominanz des Nerven-Sinnes- in der Vasokonstriktion und des Stoffwechsel-Gliedmaßen-Systems in der Vasodilatation

Exkurs

Das arterielle Blut umgibt eine Gefäßwand, die sich durch die Dreigliederung charakterisiert. Das *Endothel* ist dem dynamischen Blutstrom unmittelbar benachbart und wird durch ihn ernährt. Es ist keinesfalls nur eine „tapetenartige" Auskleidung des Gefäßsystems, sondern zeigt über die Bezüge zum Stoffwechsel-Bewegungssystem hinaus Qualitäten eines tief im Unterbewussten sich entfaltenden *Sinnesprozesses*. Ähnlich wie sich der *Tastsinn* mit dem Gliedmaßensystem verbindet und wie überhaupt Willensaktivität dem intentionalen Wahrnehmen der Sinne zugrunde liegt, so scheint sich im Bereich des endothelialen Organs auch eine *Tastwahrnehmung* zu vollziehen, die Wandspannung und Scherkräfte spürt. An die Intima schließt sich die *Media* an, die – je nach Gefäßbereich – rhythmische Tonusänderungen im Sinne der Vasomotion zeigt. Schließlich umgibt die *Adventitia* – der Schädelkapsel vergleichbar – das arterielle Gefäß und schließt es gegen die Umgebung ab.

Die *endotheliale Dysfunktion* verbessert sich, wenn die Wesensglieder den Organismus in *Bewegung* und *Willensentfaltung* ergreifen und damit im *Stoffwechsel-Gliedmaßen-System* wirken.

Die konstriktorisch-verhärtende Qualität, die durch die Dominanz des Nerven-Sinnes-Systems entsteht und das Wachbewusstsein begleitet, gleicht die polare, durchwärmende Wirksamkeit der Bewegung aus. Entsprechende Beobachtungen hierzu wurden bereits in [→ X. 4.2 Herzinsuffizienz] angeführt.[37]

Darüber hinaus sind circadiane Veränderungen der endothelialen Funktion bekannt: Die endothelabhängige Vasodilatation ist am Morgen (8.00 Uhr) signifikant geringer und passt zu der Sklerosetendenz am Morgen.[38]

Die arterielle Hypertonie kann zu einer eingeschränkten Koronarreserve führen. Dieser Skleroseprozess induziert noch nicht angiographisch dokumentierbare Stenosen. Allenfalls findet sich eine vermehrte Schlängelung der epikardialen Koronargefäße, wie sie für das Hochdruckherz typisch ist.[39] Bei Hypertonikern mit Angina pectoris ist die Koronarreserve um ca. 30 % eingeschränkt aufgrund von verminderter Dilatation und damit Entspannungs- und Lösungsprozessen. Es findet sich ein vermindertes Ansprechen der hypertensiven Kranzgefäße auf NO. Weiterhin soll die Media bei mikrovaskulärer Angina pectoris verdickt und hypertrophiert sein. Schließlich zeigt sich eine perivaskuläre Fibrose als Ausdruck des zugrundeliegenden Skleroseprozesses.[40]

2.2.2 Arterielle Steifigkeit

Die *Steifigkeit* der *arteriellen Gefäße* steht mit der *tonisierenden und verhärtenden Wirksamkeit* der vom Nerven-Sinnes-System aus wirkenden *astralischen Organisation* in Zusammenhang. Sie entspricht typologisch der *endothelialen Dysfunktion.*

Der Physiologe Otto Frank (1865–1944) maß zu Beginn des letzten Jahrhunderts erstmals die *Pulswellenreflexion* im Verlauf der Aorta und die Pulswellengeschwindigkeit beim Hund.[41] Es handelt sich um die Fortleitung der systolischen Ventrikelkontraktion über die Gefäßwand, die bei weitem die Fließgeschwindigkeit des Blutes übersteigt. Die Pulswellengeschwindigkeit nimmt mit dem Alter zu. Sie misst beim Kind ca. 5 m/s und erreicht im höheren Alter Werte > 12 m/s. Heute ist ihre klinische und auch prognostische Bedeutung (Prädiktor von Morbidität und Mortalität)[42] bekannt. Die Pulswellengeschwindigkeit steht mit der arteriellen Hypertonie in einem engen Zusammenhang. Dabei geht die Abnahme der arteriellen Elastizität der Entwicklung einer Hypertonie voraus.[43]

Die arterielle Steifigkeit bedingt eine Zunahme der *Pulswellengeschwindigkeit.* In der Systole breitet sich die Pulswelle von der Aorta bis in die Peripherie aus und wird an Stellen mit unterschiedlichen Wellenwiderständen reflektiert. In elastischen Gefäßen erreicht die reflektierte Welle die Aortenklappe während der Diastole, bei steifen Arterien fällt die reflektierte Pulswelle zu früh in die Systole und es kommt zu einer dadurch bedingten Erhöhung des systolischen Drucks der aortalen Pulswelle, indem sich die reflektierte Welle dem systolischen Druck auflagert. Der Pulsdruck als Differenz von systolischem und diastolischem Blutdruck gilt somit als ein indirekter Parameter der arteriellen Steifigkeit.

Der *Schweregrad* einer *linksventrikulären Hypertrophie, hypertensiven Herzerkrankung* und auch der *Herzinsuffizienz* ist mit der *arteriellen Steifigkeit* assoziiert.

Die verfestigende, vom Nerven-Sinnes-System ausgehende Wirksamkeit der astralischen Organisation, die zur arteriellen Steifigkeit führt, geht dabei der Hypertonie zeitlich voraus.[44] Bewegung stellt sich der Dominanz des in die Verhärtung führenden

Nerven-Sinnes-System polar gegenüber: So senkt ein Ausdauertraining die arterielle Steifigkeit, während ein Krafttraining, dass in der Bewegungsorganisation zu Stauungs- und Anspannungsprozessen führt, einen negativen Einfluss auf die arterielle Steifigkeit hat.[45]

2.2.3 Cor hypertensivum

Zum Krankheitsbild der arteriellen Hypertonie gehört die *Überformung der Blutgefäßorganisation* durch die Qualitäten des Nerven-Sinnes-Systems. Die funktionellen Sklerosephänomene wie linksventrikuläre Steifigkeit und erhöhte Wandspannung erreichen eine weitere morphologische Ebene in der prognostisch entscheidenden *linksventrikulären Hypertrophie*. Es handelt sich hier keinesfalls um eine gesunde Vermehrung der Herzmuskulatur; vielmehr findet sich eine zunehmende Myokardfibrosierung, welche diese Organveränderung an die Seite anderer Skleroseprozesse stellt. Dieser Verhärtungsprozess, der zu vermehrter Synthese von Kollagen, Proliferation von Fibroblasten und zu einem völligen strukturellen und biochemischen Umbau der Kollagenmatrix des Herzens führt, begleitet eine Verminderung seiner diastolischen Funktion. Sie bedingt Stauungsphänomene und trägt dadurch zu den entsprechenden Sklerose- und Umbauprozessen im linken Vorhof bei. Skleroseprozesse des Herzens führen auf der Vorhofebene zu Rhythmusstörungen im Sinne von *supraventrikulären Extrasystolen* oder schließlich *Vorhofflimmern*. Auf Ventrikelebene sind es ebenfalls Extrasystolen und komplexere *Hezrhythmusstörungen*. Eine fehlende nächtliche Blutdruckabsenkung als Ausdruck der unzureichenden nächtlichen Lösung von astralischer und Ich-Organisation kann mit ventrikulären Herzrhythmusstörungen einhergehen. Das klinische Bild des Hochdruckherzens als Sklerosekrankheit umfasst somit neben der linksventrikulären Hypertrophie, endothelialer Dysfunktion, Mikroangiopathie, systolische und diastolische Bewegungsstörungen sowie Arrhythmien. Die arterielle Hypertonie ist eine besonders häufige Ursache des Vorhofflimmerns. Kommt es durch die Therapie der arteriellen Hypertonie zu einer Regression dieser Veränderungen, so nehmen auch die Rhythmusstörungen wiederum ab.[46]

3. Integrative Therapie der arteriellen Hypertonie

In den frühen Krankheitsstadien ist in der Regel keine einstellende Medikation erforderlich, sondern ein *integratives Behandlungskonzept*, das außer Arzneimitteln in einer heileurythmischen/künstlerischen Therapie und inneren Aufgabenstellung für den Patienten besteht. In den späten Stadien muss man selbstverständlich auch auf die einstellende Medikation zurückgreifen. Deren Wirksamkeit lässt sich entsprechend dem dargestellten Wesensbild der arteriellen Hypertonie charakterisieren.

Die arterielle Hypertonie zeigt *vier Ebenen*, die für das therapeutische Vorgehen wesentlich sind. Die *physische Manifestation* (1) bezieht sich auf die Befunde wie fixierte Blutdruckerhöhungen und die Folgeerkrankungen der arteriellen Hypertonie. Darüber hinaus lässt sich die zeitliche Entwicklung des Krankheitsbildes, also die *Zeitgestalt* (2) abgrenzen: Die Hypertonie beginnt mit einer anfangs kaum fassbaren Krankheitsphänomenologie, entwickelt vielfach zu Beginn einen Volumenhochdruck, dem dann der Widerstandshochdruck folgt. Die Beobachtung der diskreten Anzeichen zu Beginn der Erkrankung eröffnet ganz andere therapeutische Möglichkeiten als sie in späteren Manifestationen möglich sind.

Bei der *Empfindungsgestalt* (3) ist auf das unterschiedliche Seelenleben des Patienten zu achten, das sich in der skizzierten Polarität von schreckartigem Erwachen, Erstarrung und Exzitation ausspricht. Zu der Empfindungsgestalt gehören auch Symptome wie Kopfschmerz und Schwindel, deren Häufigkeit mit der Höhe des systolischen Blutdruckes korreliert.[47]

Schließlich lässt sich eine *geistige Gestalt* (4) der Erkrankung erkennen, die dem Menschen eine innere, mit der Erkrankung verbundene Aufgabe stellt: Es geht um die *Verstärkung der Ich-Wirksamkeit* gegenüber der astralischen Dynamik. Die Auseinandersetzung mit der Krankheit gehört zur *Entwicklung der Individualität*, in der sich neue Möglichkeiten und Fähigkeiten ergeben.

Die physische Krankheitsmanifestation entspricht einem späten Stadium, dem eine lange Geschichte voranging, die wegen der noch ganz anderen therapeutischen Möglichkeiten bedeutsam ist.

Zunächst scheint die arterielle Hypertonie eine Erkrankung zu sein, die sich nur durch eine *antihypertensive Therapie* einstellen lässt. So sehr diese Feststellung oft richtig ist, wirft sie doch vor dem Hintergrund dieser vier Ebenen Fragen nach einer integrativen Behandlung auf. Sind diese auf die normotensive RR-Einstellung orientiert, so bedarf mindestens der mäßiggradige bis schwere Hochdruck der antihypertensiven Therapie. Kommen andere Gesichtspunkte hinzu, die Krankheit nicht nur als einzustellende Fehlfunktion betrachten, sondern sie in Zusammenhang mit der *Entwicklung des Menschen* sehen, so ergeben sich weitere therapeutische Ziele.

Dass eine milde arterielle Hypertonie auch auf andere Weise als durch eine einstellende Therapie behandelbar ist, zeigen Studien, in denen eine erfolgreiche Blutdrucksenkung allein durch *Umstellung der Lebensweise* gelang. Ähnlich wie in der Studie von Dean Ornish zur Koronaren Herzkrankheit dargestellt, lassen sich auch für das Hochdruckleiden die salutogenetischen Therapieansätze herausarbeiten. So zeigte die PREMIER Collaborative Research Group in einer randomisierten Multicenter-Studie, dass Gewichtsreduktion, moderate Bewegung und Ernährungsfaktoren zu einer signifikanten Blutdrucksenkung führen.[48] Für eine mäßige Hypertonie ist eine erfolgreiche, der medikamentösen Therapie vergleichbare Blutdrucksenkung durch Änderung der Lebensweise (v. a. Trainingspläne und Kontrolle der Kalorienzufuhr) dokumentiert.[49]

Ein integratives Behandlungskonzept schließt die gebräuchliche Antihypertensiva als „einstellende Arzneimittel" ein. Auf diese wird je nach Ausprägungsgrad der Erkrankung nicht zu verzichten sein. Jedoch ist es notwendig, die Antihypertensiva vor dem Hintergrund eines umfassenden Menschenbildes zu verstehen. Sonst gelingt es nicht, die Konsequenzen beispielsweise einer Betablockade für den „inneren Menschen" zu bemerken und gegebenenfalls auch bei äußerlich gesehen „guter" Einstellung die Therapie zu ändern.

Im Weiteren kommen neben *lebenshygienischen* (hierzu gehören nicht nur ein bewegungsaktiver Lebensstil, rhythmische Tagesgestaltung, mit Momenten der „Entspannung" und inneren Ruhe, sondern auch ausreichend Schlaf[50]) und *diätetischen Maßnahmen* die *salutogenetisch orientierten Arzneimittel* zum Einsatz. Eine innere Aktivierung des Menschen ist anzustreben. Wesentlich sind die *künstlerischen Therapien* und die *Heileurythmie*. Durch diese entwickelt sich der Patient aktiv zum Mitgestalter seines Heilungsprozesses. Eine Vertiefung bekommt dieser Ansatz durch die psychotherapeutische und biografische Arbeit als auch durch einen inneren meditativen Übungsweg.

3.1 Diätetik

Einen zentralen Baustein der Therapie stellen die *adäquate Ernährung* und die *Qualität der Nahrungsmittel dar.* Die Ernährungstherapie geht bei weitem über eine Kalorienreduktion, die häufig notwendig ist, hinaus. Auch hier muss es Ziel sein, die höheren Wesensglieder im Stoffwechsel zu energetisieren. Leicht erschließbare Nahrung, auch die tierische Substanz, verlangt wenig Stoffwechselarbeit. Das dem Menschen um zwei Stufen ferner stehende Pflanzenreich führt, als Nahrung genossen, zu einer *stärkeren Aktivierung des Stoffwechselprozesses.*

Einen weiteren wichtigen Gesichtspunkt im Hinblick auf die geistig-seelische Wesenheit beschrieb Rudolf Steiner.[51] *Pflanzliche Nahrung* schließt den Menschen an die kosmischen Umkreiskräfte an. Durch den Skleroseprozess im Zusammenhang mit der arteriellen Hypertonie ist der Mensch zu sehr im Diesseits „gestaut". Hier wirkt eine pflanzliche Ernährung therapeutisch. Tierische Nahrung zeigt hingegen die entgegengesetzte Wirkung: Sie führt den Menschen in den irdischen Bereich. Je nach Wesenskonstitution empfiehlt sich demnach eine mehr vegetarisch orientierte oder eine leicht fleischhaltige Ernährung.[52] Grundsätzlich ist eine *fleischarme, gemüse- und obstreiche Ernährung* und die Verwendung *pflanzlicher Öle* zu empfehlen.[53] Stickstoffhaltige Lebensmittel (besonders nitratreich sind z. B. Spinat, rote Bete, Kohlrabi und auch die mediterane Ernährungsweise gilt entsprechend als nitratreich) reduzieren den systolischen und diastolischen Blutdruck. Rote-Bete-Saft beispielsweise führte zur Blutdrucksenkung mit positivem Einfluss auf die (experimentell ischämieinduzierte) endotheliale Dysfunktion und Plättchenfunktion [→ 3.3.5 Stickstoffmonoxid].[54] Reduziert der Patient Kochsalz, so ist die blutdrucksenkende Wirkung oft sehr beachtlich und kann einer Gewichtsabnahme von vier bis fünf Kilogramm entsprechen. Darüber hinaus senkt eine *ballaststoffreiche Ernährung* nicht nur das Risiko für kardiovaskuläre Erkrankungen, sondern auch die Mortalität: Neben verminderten kardiovaskulären Todesfällen findet sich eine niedrigere Sterblichkeit durch respiratorische und Infektionskrankheiten. Diese Wirksamkeit ist weniger auf Obst und Gemüse als auf die Vollkornprodukte zurückzuführen.[55] Der Blutdruck lässt sich diätetisch erheblich senken. Der ernährungsmedizinische Ansatz erreicht dabei eine Effektivität, die im Bereich der Antihypertensiva liegt, wie es für die Kombination von DASH-(Dietary Approaches to Stop Hypertension) Diät und Salzrestriktion nachgewiesen wurde.[56] Diese umfasst Getreide (Vollkorn), Gemüse, Früchte, Öle (wichtig ist das Olivenöl), Nüsse, Hülsenfrüchte, Milchprodukte (die Empfehlung fettarmer Milchprodukte ist allerdings zu relativieren, naturbelassene Produkte sind zu bevorzugen) und wenig Fleisch.[57] Ein weiterer wesentlicher Gesichtspunkt ist der *Mineraliengehalt* der Ernährung. Hier hat sich mit der Industrialisierung eine grundsätzliche Veränderung ergeben.[58] So treten beim Verarbeiten der Lebensmittel Kaliumverluste auf, während Natrium über das Kochsalz hinzukommt. Früher betrug das Natrium-Kalium-Verhältnis 1:16, heute hat es sich umgekehrt und beträgt nun 3:1. Mit der Salzzufuhr geht eine *Sklerosetendenz* einher.[59] Klinische und experimentelle Untersuchungen zeigten, dass zwischen erhöhter Natriumaufnahme und der linksventrikulären Muskelmasse, dem erhöhten Pulsdruck und damit einer erhöhten Steifigkeit bzw. verminderten Compliance („Dehnbarkeit") arterieller Gefäße eine Beziehung besteht. Eine erhöhte Kochsalzaufnahme stellt auch unabhängig vom Blutdruck einen kardiovaskulären Risikofaktor dar.[60] Diätetisch ist eine *Salzrestriktion* sinnvoll. Eine besondere Salzsensibilität soll bei adipösen und älteren Hypertonikern, beim metabolischem Syndrom[61], bei hypertensiven Diabetikern und bei der familiären Form der essenziellen Hypertonie bestehen.[62]

Als Sklerosephänomene und damit Dominanz des Nerven-Sinnes-Systems zeigten sich eine Zunahme der links-ventrikulären Muskelmasse, eine Verminderung der arteriellen Compliance und ein erhöhter Pulsdruck, eine initiale Erhöhung der glomerulären Filtrationsrate, später Glomerulosklerose und der Mikroalbuminämie.[63]

Auch bei Normotonikern ist der *Salzkonsum* mit kardiovaskulären *Skleroseerkrankungen* korreliert. So beschrieb eine Metaanalyse einen statistisch signifikanten Zusammenhang von Salzverbrauch und Schlaganfall oder kardiovaskulären Ereignissen sowohl für Hyper- als auch für Normotoniker. Eine Erhöhung des täglichen Salzkonsums von 5 g erhöht das Schlaganfallrisiko um 25 % und das Risiko kardiovaskulärer Ereignisse um 17 %.[64, 65]

Eine *Erhöhung des Kaliumanteiles* wirkt in erstaunlichem Maße blutdrucksenkend. Kalium ist das der Lebendigkeit zugewandte, im Gegensatz zum Natrium den stoffwechselgeprägten zytosolischen Raum suchende Element. Sein Name leitet sich von al kalja (arab.) her und bedeutet Pflanzenasche.[66] Er deutet damit auf die Beziehung zum Lebendigen. Der Stoffwechsel bekommt die Ausrichtung in die aufbauende Nachtkonstellation und entfernt sich dadurch dem exzitierend wirkenden Tagesleben: Beruhigung, auch am Blutdruckniveau ablesbar, tritt ein.

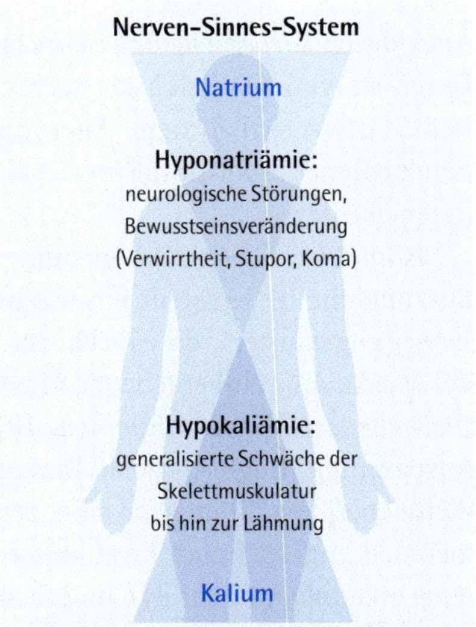

Die Polarität von Natrium und Kalium: Symptomatik von Hyponatriämie und -kaliämie vor dem Hintergrund der Dreigliederung

Exkurs

Die *polaren Qualitäten* von *Natrium* und *Kalium* sind auch in den unterschiedlichen Symptomen der *Hyponatriämie* und der *Hypokaliämie* erkennbar. Die ausgeprägte Hyponatriämie (also mit erniedrigter Serumosmolalität) kann neurologische Störungen induzieren, die Patienten erscheinen dann verwirrt, stuporös oder sogar komatös. Demgegenüber führt die Hypokaliämie oftmals zu Muskelschwäche (besonders der unteren Extremitäten). Bei ausgeprägter oder akuter Hypokaliämie kann eine generalisierte Schwäche der Skelettmuskulatur bis hin zur Lähmung auftreten. Damit stehen beim Natrium die Symptome im Bereich des oberen Menschen (Nervensystem), beim Kalium diejenigen des unteren Menschen (Bewegungsorganisation) im Vordergrund [→ Abb.].

Wenn hier verkürzt auf das Kalium als Nahrungsbestandteil gewiesen wurde, so nur unter der Voraussetzung, dass sich seine Qualität einfügt in die Gesamtheit der der Ernährung dienenden Substanzen. Darüber hinaus kommt dem Verhältnis von Natrium und Kalium und damit demjenigen zwischen Nerven-Sinnes- und Stoffwechsel-Gliedmaßen-System für das kardiovaskuläre Risiko eine größere Bedeutung zu als der isoliert betrachteten Salz- oder Kaliumaufnahme.[67]

Ein dem Kalium nahestehendes Element ist das *Magnesium*. Es hat seine Heimat im grünen Blattfarbstoff der Pflanzen. Hier trägt es Licht in das Leben dieses Naturreiches. Seine Entzündbarkeit kehrt diesen Vorgang wieder um: Die leuchtend helle Magnesiumflamme löst das Licht aus einer Stoffverbundenheit. Magnesium führt wie bereits beschrieben die zum Bewusstsein (Nerven-Sinnes-System) orientierte astralische Wirksamkeit wiederum in die Stoffwechselprozesse. Für das Magnesium liegt entsprechend ein blutdrucksenkender Effekt vor.[68]

3.2 Bewegung

Auch durch *körperliche Bewegung* lässt sich eine *deutliche Blutdrucksenkung* erreichen. Durch sie verbindet sich die seelisch-geistige Menschenwesenheit mit dem Gliedmaßen-Stoffwechsel-System. Allerdings ist hier die Qualität der Aktivität von entscheidender Bedeutung. In der Bewegungsfähigkeit des Menschen lassen sich *zwei Pole* unterscheiden:

Isometrische Kontraktion führt zur muskulären „Verhärtung“ und erheblicher Tonuszunahme. Es entsteht ein ausgesprochen gestaut und fast verkrampft wirkendes „Bewegungsmuster“, da es sich um eine isometrische, also ohne Längenveränderung der Muskulatur einhergehende Muskelkontraktion handelt. Demgegenüber besteht die *fließende, anhaltende körperliche Bewegung* in einem Wechsel der Tonuslagen und der Anspannung. Obgleich beide Bewegungsarten bei abgestimmter Aktivität in gleicher Weise energieverbrauchend sind, zeigt sich doch eine Polarität. Unschwer ist in der isometrisch angespannten Kontraktion die verhärtende Qualität des Nerven-Sinnes-Systems erkennbar, in der dynamischen Bewegung sehen wir die Signatur des Stoffwechsel-Bewegungssystems. In der isometrisch angespannten Muskelaktivität findet sich ein stauendes Wirken der astralischen Organisation, das im Falle einer Krampfbildung zum Schmerzbewusstsein führt.

In der fließenden Bewegung hingegen kommt es zu einem *dynamischen Eingreifen der astralischen und der Ich-Organisation.* Beide Bewegungsarten gehen mit weiteren charakteristischen Phänomenen einher: So findet sich bei der isometrischen Kontraktion eine vermehrte Adhäsivität der Thrombozyten und eine relative Zunahme des LDL-Cholesterins. Damit zeigt sich eine die gestaute Bewegung begleitende Verfestigungstendenz und ein zur Arteriosklerose disponierendes Profil. Auch wurde die Einschränkung der Relaxationsfähigkeit (Reduktion der arteriellen Compliance) beschrieben.[69] Umgekehrt wird die fließende Bewegung von einer relativen Erhöhung des HDL-Cholesterins begleitet und wirkt in ihrer Gesamtheit eher antiatherogen. Die willenshaft-durchwärmende Bewegung verbessert auch die endotheliale Dysfunktion.[70]

Auf die Bedeutung der *Wärme* in der Therapie sklerosierender kardiovaskulärer Erkrankungen wurde bereits im Kapitel [→ X. Kardiologie] hingewiesen. Die Ergebnisse der finnischen Saunastudie zeigen in beeindruckender Weise die therapeutische Bedeutung der externen Wärmeanwendung. In der Anthroposophischen Medizin wird durch die Öldispersionsbäder [→ XVI. Diabetologie] die Wärmeorganisation aktiviert und – im Falle des Diabetes mellitus – (im Unterschied zu anderen Indikationen und Anwendungen der Öldispersionsbäder) auch eine Erwärmung des Organismus durch das hochtemperierte Bad angestrebt. Selbstverständlich ist das therapeutische Öldispersionsbad mehr als eine externe Wärmeanwendung und wirkt spezifisch durch die verwendeten Öle und seine komplexe Prozedur. Die aktuellen Studien dokumentieren die therapeutische Bedeutung der Wärme bei Skleroseerkrankungen. Aber nicht nur die Wärme, sondern auch das *Licht* ist therapeutisch bedeutsam. Deswegen sollte die Bewegung nicht auf dem Ergometer, sondern in der sonnenlichterfüllten Natur erfolgen. Das mit dem Licht gebildete Vitamin D dämpft das Renin-Angiotensin-Systems (RAS).[71] Während die Aktivierung des RAS Ausdruck der verstärkten (zum Nerven-Sinnes-System orientierten) astralischen Wirksamkeit ist, intensiviert die mit dem Vitamin-D-Stoffwechsel verbundene Wirksamkeit die aufbauenden Stoffwechselfunktionen. Vitamin-D-Mangel korreliert mit vermehrter „Steifigkeit" der Blutgefäße und steht vermutlich in Beziehung mit einer verminderten NO-Synthese. Sonnenlicht fördert die NO-Bildung in der Haut und löst damit die Wesensglieder aus ihrer vom Nerven-Sinnes-System bestimmten dominanten Wirksamkeit. Auch bestehen Beziehungen zwischen dem Vitamin D und dem Blutdruck, wie überhaupt das Risiko für kardiovaskuläre Erkrankungen durch Sonnenlichtexposition abzunehmen scheint.[72] Dies verdeutlicht, dass man die Wirksamkeit des Sonnenlichts nicht auf die Vitamin-D-Konzentrationen reduzieren darf, zumal die einfache Substitution oftmals keine oder nur geringe Effekte zeigt.

Eine weitere wichtige Perspektive ist die therapeutische Wirksamkeit der *Farbe.* Rudolf Steiner wies 1920 darauf hin und legte damit den Grundstein für die *Farblicht-Therapie* [→ Anhang].[73]

Die arterielle Hypertonie verlangt in der Regel ein *mehrdimensionales Vorgehen*, das auch die Antihypertensiva einschließt. Bei einem klinisch so symptomarmen Krankheitsbild wie dem Bluthochdruck, erfolgt die Diagnose häufig erst zu einem späten Zeitpunkt. Ähnlich wie beim adipösen Diabetiker, dessen Krankheitsgeschichte jahrzehntelang zurückweist auf die Vorstufen des metabolischen Syndroms und bereits zu diesem Zeitpunkt therapiebedürftig gewesen wäre, lassen sich auch für die arterielle Hypertonie klinisch wenig eindrückliche, dennoch umso mehr behandlungswürdige Vorstadien finden (z. B. die Grenzwerthypertonie).

3.3.1 Calciumantagonisten

Das *unphysiologische Überwiegen* des *Nerven-Sinnes-Systems* in der *Gefäßorganisation* führt zu *Verhärtung* und *Sklerose*. Hier greift die große Gruppe der *Calciumantagonisten* an.

Calcium dient den in die Verhärtung führenden Prozessen des Nerven-Sinnes-Systems (Muskelkontraktion, Blutgerinnung, Knochenbildung). Die Calciumantagonisten *hemmen* diese im Gefäßsystem. Die für den Nifedipin-Typ typische Flush-Symptomatik mit Wärmegefühl im Kopf und reflektorischer Tachykardie zeigt das konsekutive Heraufdringen des Stoffwechsel-Bewegungssystems in den oberen Menschen.

Die therapeutische Wirksamkeit dieser Wirkstoffklasse bezieht sich auf die Endstrecke des in die Verhärtung führenden Prozesses. Er beginnt in der beschriebenen Weise als seelisch-geistige Qualität im Sinne der Bewusstseinsorientierung des Menschenwesens. Ihm stellen sich die zunächst funktionellen und reversiblen Skleroseprozesse zur Seite, die letztlich in die calciumabhängige Konstriktion der glatten Gefäßmuskulatur führen. Auf dieser untersten Ebene erfolgt durch die Calciumantagonisten die Korrektur.

3.3.2 Betablocker

Die Betablocker haben ein anderes Wirkungsfeld. Im Zusammenhang mit der dynamischen (roten) Form der arteriellen Hypertonie liegt eine sich aus dem Stoffwechsel-Gliedmaßen-System herauslösende, zum mittleren und oberen Menschen drängende *astralische Organisation* vor, die einerseits zur Steigerung der Hämodynamik und andererseits zu innerer Unruhe führt. Diese *astralische Dynamik* dämpft die Betablockade: Eine hektische Rötung des Gesichts verschwindet, ein „bis in den Hals schlagendes Herz", dessen Unruhe für den Patienten schwer bezwingbar ist, erfährt Dämpfung.

Exkurs

Das *sympathische Nervensystem* ist mit der Bewusstseinsorientierung der Wesensglieder verbunden. Innerhalb der Dreigliederung des menschlichen Organismus entwickelt sich dabei die mit der Sympathikus-Aktivierung einhergehende dreistufige Phänomenologie: Im Gastrointestinaltrakt kommt es zur Sphinkterenkontraktion und Sekretionsabnahme, im mittleren Menschen zur Bronchodilatation mit Tachykardie und im oberen Menschen zu Mydriasis und Bewusstseinserwachen. Die Wachheit in der Sinneswahrnehmung findet ihren Ausdruck in den geweiteten Pupillen, auf die bereits im Zusammenhang mit der Belladonnawirkung hingewiesen wurde.

Umgekehrt überwiegt das *parasympathische Nervensystem* beim schlafenden Menschen. Funktionell ist es im oberen Menschen mit einer Miosis, im mittleren Menschen mit Bronchokonstriktion und einer bradykarden Herzfrequenz und im Gastrointestinaltrakt mit Motilität und Sekretion verbunden.

Im Zusammenhang mit der sympathischen Aktivierung wenden sich die oberen Wesensglieder aus dem Stoffwechselsystem zum Bewusstsein. Bei der parasympathischen Dominanz schläft der obere Mensch ein. Es erscheint nun die Orientierung zum Stoffwechselsystem mit Steigerung der gastrointestinalen Drüsensekretion und Motilität.

Rhythmische Phänomene vermitteln das physiologische Wechselverhältnis zwischen diesen beiden Orientierungen des inneren Menschen: Mit jeder Inspiration erfolgt die Bewusstseinsausrichtung der Wesensglieder, von dem relativen Überwiegen des Sympathikotonus begleitet. Bei jeder Exspiration überwiegt der Parasympathikotonus mit nachtverwandter Stoffwechselorientierung des inneren Menschen. Der Atmungsrhythmus findet sich wieder im großen Bogen des Tageslaufes mit seinem Wechsel von Bewusstseinserwachen und Schlaf.

Das *unphysiologische „Erwachen"* der *astralischen Organisation* drängt die *Betablockermedikation zurück.* Eine derartige Wirksamkeit ist indikationsabhängig zur *Blutdruckeinstellung erforderlich.* Eine *„Betablockade"* kann sich allerdings auch als *Frucht innerer Arbeit* ergeben, wenn der Patient *Ruhe* und *Friede* aktiv in der *Seele* erringt.

Bei der einstellenden Medikation besteht die Gefahr, das dem Heilen immanente entwickelnde Prinzip zu vergessen. Obgleich man gegenwärtig auf diese Wirkstoffe sicher nicht verzichten kann, sind eine strenge Indikationsstellung und die Unterstützung des Patienten durch *ergänzende therapeutische Maßnahmen* erforderlich. Auch ist darauf zu achten, ob sich im Zusammenhang einer derartigen Medikation eine innere seelische Verfestigung mit Einschränkung der emotionalen Schwingungsfähigkeit entwickelt und eine Therapieumstellung erfordert. Hinsichtlich der langfristigen Wirkung einer Betablockertherapie ergeben sich – angestoßen durch das kritisch ausgefallene Cochrane-Review[74] – mehr Fragen als Antworten.

3.3.3 Direkte Renininhibitoren (DRI), ACE-Hemmer, Sartane, Aldosteronantagonisten

Das Renin-Angiotensin-Aldosteron-System lässt sich durch *ACE-Hemmer, AT-II-Rezeptorantagonisten* und *Aldosteronantagonisten* (bei der Herzinsuffizienztherapie) und *Renininhibitoren* beeinflussen. Das System stellt sich in das *Spannungsfeld* von *Sklerose* und *Entzündung.* Das Angiotensinogen ist ein Protein aus der α-2-Globulinfraktion und gehört somit zum lebentragenden Eiweißstoffwechsel. Es erfährt seine Umwandlung durch das aus dem astralischen Funktionszusammenhang der Niere stammende Renin. Über die Umwandlung des Angiotensin I in das Angiotensin II entstehen Effekte im Blutgefäßsystem, die zu einer Verhärtungs- und Sklerosequalität im Sinne einer Vasokonstriktion führen. Hierin offenbart sich die zunehmende, vom oberen Menschen ausgehende, überformende Wirksamkeit der astralischen Organisation.

Auch das *Aldosteron* steht in diesem Zusammenhang: Es führt zu einer Natriumretention und trägt dazu bei, dass die „Skelettqualität" im flüssigen Organismus, die als Natriumbestand wesentlich über seine Verteilungsstruktur entscheidet, zunimmt und Salzwirksamkeit in den flüssigen Organismus eintritt. Darüber hinaus führt es zu einer vermehrten Ausscheidung des die Lebensprozesse begleitenden Kaliums.

Die beschriebene Funktionsrichtung des Renin-Angiotensin-Aldosteron-Systems weist zum Nerven-Sinnes-System mit seinen überformenden und in die Verhärtung führenden Wirksamkeiten. Hierzu passend ist das Angiotensin-Converting-Enzym (Kininase II) am Abbau des Bradykinins beteiligt und vermindert dadurch eine entzündungsverwandte Reaktionsmöglichkeit des Organismus.[75] Umgekehrt kann durch die Hemmung dieses Enzyms die andere Seite des beschriebenen Spannungsfeldes, nämlich die entzündliche Reaktionsmöglichkeit, auftreten.

Die *Aktivierung* des *Renin-Angiotensin-Aldosteron-Systems* ist mit der zum *Nerven-Sinnes-System* orientierten *astralischen Organisation* verbunden.

Dem *physiologischen Wirken* dieses Systems verdanken wir (neben anderen Faktoren) die notwendige Formung und Tonisierung im Blutgefäßsystem. Es unterstützt auch die aufrechte Körperhaltung, indem das Blut nicht orthostatisch der Schwere verfällt, sondern die für den aufrecht stehenden Menschen notwendige Verteilung erfährt. Seine pathologische Wirksamkeit ist Ausdruck der zu stark überformenden astralischen Organisation, wie sie beispielsweise bei der Herzinsuffizienz oder in unterschiedlicher Ausprägung bei der arteriellen Hypertonie anzutreffen ist.

Renininhibitoren, ACE-Hemmer und Sartane sowie Aldosteronantagonisten *hemmen* auf der *physischen Ebene* die dominante *Wirksamkeit der astralischen Organisation.*

Bildlich ausgedrückt entspricht dieses Vorgehen dem Versuch, einem Pianisten, der fehlerhafte Töne spielt, durch Finger- bzw. Tasten-„Blocker" zu einem besseren Ergebnis zu verhelfen, während der andere Ansatz im Erkennen des Fehlers und damit einer von innen bewirkten Veränderung besteht. Medizinisch übersetzt ist somit das therapeutische Ziel klar formulierbar: Es gilt, die astralische Organisation aus ihrem unphysiologischen, überformenden Wirken zu befreien. So ist für den im Blütenbereich kräftig entwickelten *Weißdorn, Crataegus*, eine den ACE-Hemmern verwandte Wirkung beschrieben worden.

Während die häufig erforderliche Medikation zur Blutdruckeinstellung mit den genannten Substanzgruppen Krankheitsprozesse arretiert und gegebenenfalls in die Regression bringt und dadurch eine Prognoseverbesserung erreicht (zu der moderaten Wirksamkeit der ACE-Hemmer, die zu einer durchschnittlichen Senkung des systolischen Blutdruckes von 6 bis 9 mmHg und des diastolischen Blutdruckes von 4 bis 5 mmHg führen vgl. das Review in[76]), stellt ein *salutogenetisch orientierter Ansatz* den Menschen als ein sich entwickelndes Wesen in den Mittelpunkt und begreift Krankheit als Geburtsmoment eines neuen Entwicklungsschrittes der Individualität. Gegenwärtig ist der Verzicht auf jedwede einstellende Medikation nicht denkbar. Umso mehr bedarf es der Berücksichtigung eines umfassenden, alle Wesensschichten ergreifenden therapeutischen Vorgehens, um sich dem zu nähern, was im eigentlichen Sinne unter Heilung zu verstehen ist.

3.3.4 Saluretika

Für diese Gruppe *antihypertensiv wirkender Substanzen* ist die Salurese, die Ausscheidung einer Salzqualität, namengebend. Das Natrium gehört zu den Substanzen im flüssigen Organismus des Menschen, die Struktur- und Gestaltungskraft in diesen hereintragen. Seine zur Gestaltung wesentliche Funktion vermittelt die osmotische Aktivität, die über Flüssigkeitsverteilungen entscheidet.

Das *Natrium* trägt Struktur und Gestaltung in den *Flüssigkeitsorganismus.*

Diese in die salzartige Verhärtung führende Qualität wird gemeinsam mit der osmotisch gebundenen Flüssigkeit durch die Saluretika als antihypertensivem Therapieprinzip vermindert. Auch andere Elektrolyte, wie das den Lebensprozessen nahestehende Kalium und Magnesium kommen zur Ausscheidung. Substanzgruppenabhängig ist des Weiteren die vermehrte (z.B. Furosemid) oder verminderte (z.B. Hydrochlorothiazid) Ausscheidung von Calcium. Damit stellt sich die Frage nach dem durch die Diuretika induzierten Wesensgliederwirken.

Zunächst ist es eine alltägliche Beobachtung, dass das Seelenleben und damit die Wirksamkeit des astralischen Leibes mit der *Diurese* zusammenhängen. Aufregung und Anspannung führen zu vermehrter Ausscheidung, umgekehrt scheint die glomeruläre Filtrationsrate mit dem Schlaf zu sinken. Die Diurese ist somit vom *astralischen Leib* moduliert. Auch die diuretische Wirkung von Xanthin-Derivaten wie Coffein und Theophyllin beleuchtet eindrucksvoll diesen Zusammenhang.

Diesen Verbindungen gegenüber gibt es nun ein anderes Wirkprinzip: Es handelt sich um die *Resorptionshemmung* und damit einen Eingriff in das aufbauend-resorptive Geschehen der Wesensglieder in den Tubuli, das vom Ätherleib getragen ist und zu dem führt, was als die sogenannte aufbauende Nierenstrahlung den Organismus durchzieht [→ XXVII. 2.2 Das Stoffwechsel-Gliedmaßen-System der Tiere: Tubuli und das Nierenbecken-Kelch-System]. Diese Qualität scheinen die gängigen Diuretika zu beeinflussen. Die klinische Symptomatik von Dehydratation und Exsikkose weist auf die eingeschränkte ätherische Wirksamkeit. Die mitunter auftretende muskuläre Schwäche, die mit dem Kaliumverlust (cave: kardiale Arrhythmien) oftmals in Verbindung steht, zeigt die verminderte Wesensgliederwirksamkeit im Gliedmaßensystem. Demgegenüber scheinen Qualitäten des *Nerven-Sinnes-Systems* zu überwiegen in der verfestigenden Hämokonzentration und

Thrombophilie wie auch in den Störungen des Fettstoffwechsels. In diesen Zusammenhang gehören die dosisabhängige Erhöhung der Insulinresistenz und möglicherweise auch die Nephrotoxizität der Diuretika. Obgleich diese im klinischen Alltag z.B. bei der kardialen Dekompensation unumstritten sind, scheint nach wie vor der Nachweis zu fehlen, dass sie auch harte Endpunkte positiv beeinflussen. Dagegen gibt es sichere Hinweise auf ernsthafte Nebenwirkungen, die besonders durch die Dominanz des Nerven-Sinnes-Systems charakterisiert sind.

3.3.5 Stickstoffmonoxid

Ein weiteres Therapieprinzip, das nicht nur symptomatisch bei der Angina pectoris, sondern auch zur Senkung signifikant erhöhter Blutdruckwerte zum Einsatz kommt, sind die Nitrate.

Das Stickstoffmonoxid (NO) steht mit der astralischen Organisation in Beziehung. So ist es gasförmig, gehört also zum Luftorganismus. 1991 wurde es in der Atemluft entdeckt.[77] Der überwiegende Anteil des exhalierten NO stammt dabei von den Epithelzellen der Nasennebenhöhlen und des Bronchialsystems. Dabei wird die Konzentration des NO in der Ausatmungsluft von der in der Einatmungsluft beeinflusst.[78] Rudolf Steiner wies erstaunlicherweise bereits 1924 auf den Stickstoff in der Atemluft hin und beschrieb seine Abhängigkeit von der externen Stickstoffkonzentration: „...man könnte glauben, dass gegenüber der Atmung es nicht so wesentlich wäre, wenn irgendeine Luft zu wenig Stickstoff hat, wenn sie nur genügend Sauerstoff hat. Es zeigt sich aber, wenn innerhalb einer Luft zu wenig Stickstoff ist, dass der Mensch Stickstoff abgibt...“[79]

Stickstoffmonoxid entwickelt einen differenzierten Zusammenhang zum *dreigliedrigen Organismus*: Im Nervensystem kann es als Neurotransmitter, im Gefäßsystem (besonders im venösen System, Koronararterien) als relaxierender, verhärtungsauflösender Faktor und im Stoffwechselsystem als Beteiligter an entzündlichen Reaktionen erscheinen.

Exkurs

Seit Paracelsus (1493–1541) hat die Menschheit ihren Blick in verschiedener Weise auf den *Salpeter* und andere Nitrate fallen lassen. Die seit 1867 bekannte Wirkung der Nitrate bei der Angina pectoris besteht in ihrer verhärtungsauflösenden und damit die pathologische Bewusstseinsqualität der Angina pectoris lindernden Qualität. In eine gleiche Richtung deuten die beschriebene Hemmung der Thrombozytenaggregation und antiarteriosklerotische Eigenschaften.[80]

Auch die *antihypertensive Wirkung* stimmt damit überein. Dilatatorische Phänomene im venösen Bereich sind schließlich seit Langem bekannt. In den Blutgefäßen führt NO zur Relaxation der glatten Gefäßmuskulatur, indem es mit der Häm-Gruppe der löslichen zytosolischen Guanylatzyklase reagiert.[81] Im Bereich der Atemwege tritt Bronchodilatation auf, wie sich auch für die gastrointestinale Muskulatur eine NO-vermittelte Relaxation finden lässt.[82]

Stickstoffmonoxid löst die konstriktorische, zum Nerven-Sinnes-System orientierte *astralische Wirksamkeit.*

In der Folge kommt es zu einem intensiven Hereinwirken in das Stoffwechselsystem. So ergeben sich neben den entsprechenden hämodynamischen Veränderungen Bezüge des endogenen NO zu *entzündlichen Prozessen.* Immunologische Aktivierung mit Induktion der Makrophagen-NO-Synthetase führt zu einem beträchtlichen, bis zehnfachen Anstieg der NO_3-Ausscheidung im Urin.[83] In diesen Zusammenhang gehört auch die bekannte zytotoxische Wirksamkeit. NO liegt in erhöhter Konzentration in der Ausatmungsluft bei Asthmakranken vor und gilt als Hinweis auf die entzündliche Genese dieser Erkrankung.[84] Somit werden dem NO verschiedenste entzündungsbegleitende Wirkungen zugeschrieben. Diese stellen sich der durch die Nitrate gebesserten Sklerosequalität gegenüber.

Das betrachtete Wirkungsspektrum führt zu einem *Verständnis* der Stickstoffverbindungen im *menschlichen Organismus.* Offenbar kann fast jede Zelle über die NO-Synthase und ihre verschiedenen Isoenzyme NO bilden. Dabei entsteht in differenzierter Weise aus dem Stoffwechsel des L-Arginins ein unstabiles, farbloses Gas als endogene, nitratähnliche Verbindung. Eine differenzierte, wie im Status nascendi verbleibende Gestaltung im Luftorganismus durchzieht den gesamten Leib.

Aber nicht nur die endogene NO-Bildung, sondern auch die exogene Stickstoffaufnahme ist von wesentlicher Bedeutung. Dabei wird Nitrat mit der Nahrung aufgenommen. Besonders nitratreich sind Spinat, rote Bete, Kohlrabi und Sellerie.[85] Das aufgenommene Nitrat wird durch orale Bakterien zu Nitrit reduziert. Es gelangt mit dem Speichel in den Magen und wird dort durch die mit der astralischen Organisation in Zusammenhang stehende Magensäure zu NO reduziert. Danach erfolgt die Aufnahme in die Zirkulation. Verbleibendes Nitrat und Nitrit absorbiert der Darm, wobei Nitrat über den Blutweg wieder in die Speicheldrüsen gelangt und der Kreislauf (enterosalivärer Kreislauf) erneut beginnt.[86] Das „überschüssige" Nitrat scheidet die Niere aus. Störungen des enterosalivären Kreislaufs sind möglicherweise klinisch bedeutsam: Eine antibiotische Therapie unterbricht diesen kardioprotektiven Zyklus, die Verminderung der Säuresekretion des Magens (z. B. durch die so häufig eingesetzten Protonenpumpeninhibitoren) beeinträchtigt ihn vermutlich. Ebenso könnte eine pathologisch veränderte Speichelbildung klinisch relevant sein.

Bei (z. B. ischämiebedingtem) Abfall des Sauerstoffgradientens und pH-Wertes wird das Nitrit des Blutes durch desoxygeniertes Hämoglobin oder Myoglobin im Herzmuskel oder in den Gefäßwänden zu NO reduziert.[87] Es erfolgt also eine NO-Synthese unabhängig von den NO-Synthetasen. Vermutlich ist das saure Magenmilieu qualitativ vergleichbar dem abbauend wirksamen und sauren Stoffwechselprozessen der Ischämie. Diätetisch kann die Stickstoffzufuhr durch nitratreiche Lebensmittel zur Reduktion des systolischen und diastolischen Blutdrucks führen. Während die Salpetersäure bzw. das Nitrat eher zu einer intensiven astralischen Wirksamkeit führt, löst das NO die astralische Organisation aus ihrer Verbindung mit dem Leib.

Während NO die verhärtungsauflösende, das Tagesbewusstsein verlassende Wirksamkeit der astralischen Organisation begleitet, bildet das *Calcium* mit seiner Einbindung in die Vorgänge der Muskelkontraktion und anderer Verhärtungsprozesse, wie z. B. der Blutgerinnung, hierzu eine wesentliche Polarität.

Die lösende Stickstoffwirkung (NO) ist im Übrigen auch in einem anderen Oxid des Stickstoffes anzutreffen. Es ist das Lachgas N_2O mit seiner das Wachbewusstsein einschränkenden, stark analgetischen und schwach narkotisierenden Qualität.

Damit besteht eine *Polarität* in der *Phänomenologie* der *Calcium- und Stickstoffverbindungen,*

auf die Rudolf Steiner in einer Substanzcharakterisierung von Kalk und Stickstoff hinzuweisen scheint: „In der oberflächlichsten Weise können Sie diese Dinge daran studieren, daß der Kalk sozusagen überall das wache Ich und den wachen astralischen Leib an den physischen Leib fesselt."[88] Das geht einher mit der Gestaltungs- und Sklerosequalität: „Wenn wir auf alles das sehen, was in uns wirkt als Kräfte des Kalkartigen ... dann kommen wir auf das, was nach Gestaltung ringt, was uns dazu bringt, daß wir innerlich gefestigte Menschen werden."[89] Entsprechend wies Rudolf Steiner auf die Qualität des Stickstoffes hin, die sich in dem feinen, den Organismus durchziehenden Luftelement des Stickstoffmonoxids bereits auszusprechen scheint.

Durch den *Stickstoff* entfaltet sich die *Nachtwirksamkeit* des *inneren Menschenwesens.*

„Der Stickstoff ist überhaupt dasjenige, was uns in innige Beziehung zur geistigen Welt bringt ... Er ist die Brücke zur geistigen Welt in dem Zustand, in dem unsere Seele während des Schlafens ist ... Der Stickstoff zieht aus der Umgebung das Kosmische herein. Er macht uns für das Kosmische bereit, wenn er in uns ist. Wenn er außer uns ist, lässt er das, was nicht für diese Erde ist, eigentlich in sich geistig-seelisch leben. Wir müssen also sagen: Der Luft ist wahrlich nicht umsonst der Stickstoff zum großen Teil beigemischt, er ist beigemischt, weil er das physisch Abtötende und das geistig Belebende innerhalb des Erdendaseins ist. Und wenn wir aus demjenigen, was das physisch Abtötende ist, vom Einschlafen bis zum Aufwachen herausflüchten zu einem anderen Dasein in bezug auf unser Seelisches, dann tauchen wir in das Stickstoffelement unter, das die Brücke bildet zwischen unserem Geistig-Seelischen und dem Geistig-Seelischen des Kosmos."[90]

So findet sich in der *Substanzpolarität* von Kalk und Stickstoff die Tages- bzw. die Nachtorientierung des menschlichen Wesens wieder.

Exkurs

Die Nachtorientierung der Wesensgliederwirksamkeit entwickelt sich nicht nur während des Schlafes, sondern auch in der meditativen Tätigkeit. In ihr löst sich das geistig-seelische Wesen aus seiner Verbindung mit dem Alltagsbewusstsein und seinen abbauenden Stoffwechselprozessen und verbindet sich mit dem Geistigen. Meditation ist ein Weg, der vom Leben in Gedanken zum Leben in geistiger Wesenheit führen möchte.[91] Dieser entwickelt sich durch eine Steigerung der Hingabefähigkeit.[92] Nun scheint ein derartiger Lösungsprozess mit der NO-Konzentration in der Atmungsluft in Zusammenhang zu stehen. Studien bezüglich mind-body-Techniken dokumentieren einen Anstieg des exhalierten NO unmittelbar nach der mentalen Intervention.[93]

3.4 Salutogenetisch orientierte Arzneitherapie

Eine integrativ orientierte Behandlung der Hypertonie umfasst die salutogenetisch orientierten Therapieprinzipien. Gerade am Beispiel der Hypertonie zeigt sich, wie die unterschiedlichen Befunde und Symptome dieser Erkrankung letztlich eine gemeinsame Signatur tragen, die dem *übersinnlichen Krankheitsprozess* und der veränderten Wesensgliederwirksamkeit entspricht. Besteht das Ziel nicht nur in einer Beeinflussung des durch den Krankheitsprozess Bedingten, sondern in der therapeutischen Handhabung der Krankheitsprozesse selbst, so ist nach salutogenetischen Qualitäten zu suchen, die einen unphysiologisch wirksamen Skleroseprozess dem Organismus abnehmen, damit dieser die gesundende Konstellation seiner Wesensglieder herbeiführen kann.

3.4.1 Plumbum mellitum

Ein wichtiges Basismittel für die Sklerosekrankheit ist das von Rudolf Steiner geschilderte und zu den typischen Heilmitteln gehörende *Plumbum mellitum, Scleron*, hergestellt aus Blei, Honig und Rohrzucker.

Der Skleroseprozess steht mit dem *Bleiprozess* in Beziehung. Die Phänomenologie der Bleivergiftung, auf die Rudolf Steiner erläuternd hinwies[94], zeigt deutlich die Abbauqualitäten, die verhärtend in das Stoffwechselsystem einbrechen. Der Bleiprozess ist qualitativ mit dem Nervensystem verbunden [→ IV. 3.1.1 Plumbum und Argentum] und ermöglicht Abgrenzung. Den dislozierten Nervenprozess, der als Sklerose erscheint, kann Plumbum abnehmen. Aus diesem Grunde findet sich das potenzierte Blei in der Heilmittelkomposition des Sclerons.

Eine weitere Komponente ist der *Honig*, unterstützt in seiner Wirkung durch einen Zusatz von Rohrzucker. Dadurch entsteht ein Arzneimittel, das sich aus dem Mineral- (Plumbum), Pflanzen- (Rohrzucker) und dem Tierreich (Honig) zusammenfügt.

Der Honig vermittelt eine *aufbauend-gestaltende Funktion*, die der Sechseck-bestimmten Bildetätigkeit der Biene entstammt. „Wir brauchen auch noch, wenn wir uralt geworden sind, plastisch wirkende Kräfte, Bildekräfte, die die Nahrung, die wir aufnehmen, überführen in die Form des Organismus. Nun stellt sich heraus: daß nichts mehr fördert diese plastisch wirkenden, diese Bildekräfte, daß nichts mehr fördert die Anähnlichung der aufgenommenen Stoffe an den menschlichen Organismus als ein oftmals recht schwacher Honiggenuß. Honig wirkt in der Tat auf den alt gewordenen Menschen im Stoffwechsel-Gliedmaßenorganismus ganz ähnlich wie für den Gehirnorganismus des Kindes die Milch wirkt ... Und diese Bildefähigkeit des Honigs – denn für eine genauere Interpretation stellt sich heraus, daß der Honig den menschlichen Organismus so ergreift, daß vorzugsweise der astralische Leib seine Bildekräfte ausüben kann –, diese Wirkung des Honigs kann man dann unterstützen durch einen Zusatz von Zucker."[95] In diesem Zusammenhang ist die therapeutische Bedeutung des Honiggenusses bei Diabetes mellitus hervorzuheben: Honig besitzt antioxidative Eigenschaften, kann blutzuckersenkend wirken (im Vergleich zur Glucose im oralen Glucose-Toleranztest) und scheint das Lipidprofil zu verbessern.[96] Die Gesamtkomposition des Arzneimittels ist dabei in der Lage, die sklerotisierenden Kräfte abzunehmen und in die aufbauenden Gestaltungsprozesse zu überführen.

Man erkennt in der Komposition von Plumbum mellitum das *innere Prinzip* des *Skleroseprozesses.* Die überformende Qualität des Nerven-Sinnes-Systems steht in Beziehung zum *Bleiprozess.* Dem in jeder Skleroseentwicklung sich zeigenden synthetisierenden Prozess (z. B. Fibrosebildung), mit zum Teil embryonalen Qualitäten, stellen sich die Bildekräfte des Honigs gegenüber. In beeindruckender Weise verdeutlicht dieses Arzneimittel, wie es entsprechend dem Skleroseprozess, der in einer Überformung mit nachfolgender Verhärtung besteht, komponiert ist und diesen dem Organismus abnehmen kann [→ Abb.].

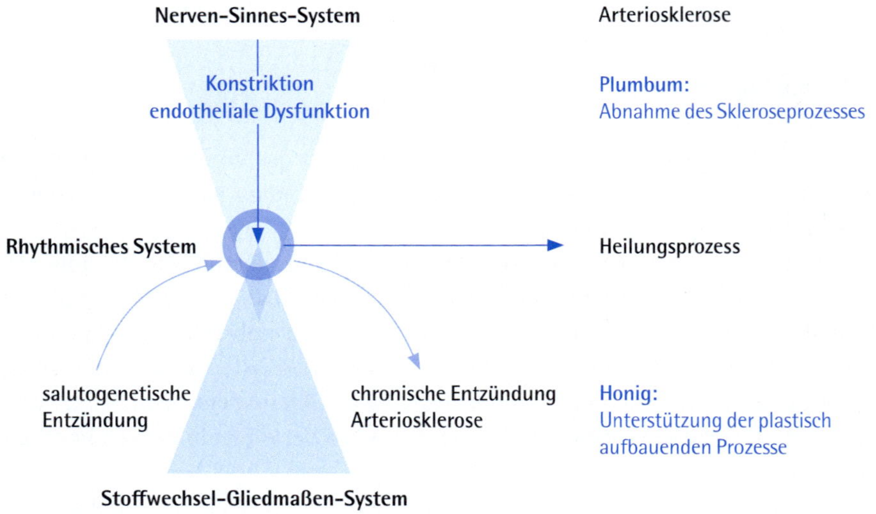

Arteriosklerose: Der Dominanz des Nerven-Sinnes-Systems wendet sich der entzündliche Prozess entgegen. Als chronische, „erlahmende" Inflammation führt er in die Arteriosklerose. Plumbum und Honig (Mel) im Arzneimittel Scleron stehen mit dem Nerven-Sinnes- bzw. Stoffwechsel-Gliedmaßen-System in Beziehung und stellen damit die Therapie des Skleroseprozesses vor den Hintergrund der Dreigliederung.

Bei Arzneimitteln auf der Basis des Bleis steht die Therapie des Skleroseprozesses im Zentrum. Die tieferen Potenzen finden bei der metabolisch-adipösen, die höheren bei der neurasthenischen Konstitution Anwendung.

- *Scleron* (Weleda) Tabl. — 2-(2)-0
- *Plumbum aceticum / Mel comp. D12, D20* (Rezepturpräparat, z. B. Apotheke an der Weleda) Dil. — 20-0-0 gtt
- *Arnica / Betula comp.* (Weleda) Dil. — 20-20-20 gtt
- *Arnica / Betula comp.* (Weleda) Amp. s.c. — bis 1-0-0

Das letztgenannte Arzneimittel setzt man bei Folgeerkrankungen der Hypertonie wie dem Schlaganfall ein [→ XIII. Angiologie]. Bei vaskulärer Demenz lohnt sich ein Therapieversuch mit[97]

- *Arnica/Plumbum mellitum* (Wala) Amp. s.c. bis 1-0-0
- *Arnica/Plumbum mellitum* (Wala) Glb. velati 20-20-20

Plumbum aceticum / Mel comp. und auch Scleron nehmen die verhärtende und sklerosierende Aktivität der Wesensglieder ab, die dadurch in die aufbauende Wirksamkeit eintreten. Arnica unterstützt demgegenüber die Heilungsprozesse bei organischen Manifestationen, wie z. B. im Rahmen einer hypertensiven Enzephalopathie oder auch eines Schlaganfalls und hat deshalb in den angeführten Kompositionspräparaten eine wichtige Funktion. Im Rahmen der Akutbehandlung (z. B. Schlaganfall) kommen Ampullen zum Einsatz. Die längerfristige Therapie erfolgt oral.

Von diesen Präparaten ist *kein blutdrucksenkender Effekt* zu erwarten. Sie führen hingegen die *sklerosierende Qualität* aus dem Gefäßsystem wieder zurück in den Bereich des Nervensystems, das in einem inneren Zusammenhang mit dem Knochensystem steht.[98] Häufig erkennt man in seitlichen Thoraxaufnahmen neben der sklerosierten und damit verdichteten Aorta eine osteoporotische und entkalkte Brustwirbelsäule. Ein gestaltender, sklerosierender Prozess hat sich aus dem Knochensystem herausgelöst und als Sklerose das Gefäßsystem ergriffen. Die verschiedentlich beschriebene Assoziation von Osteoporose und Arteriosklerose verdeutlicht diesen Zusammenhang. Prozesse, die in dem Knochensystem unter dem Einfluss der Ich-Organisation stehen, realisieren sich im Gefäßsystem im Zusammenhang mit dem zum Erwachen drängenden astralischen Leib. Die therapeutische Aufgabe besteht darin, diesen Krankheitsprozess wieder in die Wirksamkeit der Ich-Organisation zu führen.

Dem *Honig*, der über das angeführte Indikationsgebiet hinaus eine wesentliche Bedeutung in der Wundtherapie bekommt und auch hier die astralischen Gestaltungskräfte an die ätherischen Bildekräfte heranträgt [→ XVI. 6.1.3 Therapie des diabetischen Fußsyndroms], steht das *Bienengift* polar gegenüber. Es führt zu heftigen Inflammationen und dient als Arzneimittel bei akuten entzündlichen Erkrankungen.

Somit steht *Apis* mit der *akuten Entzündung*, *Honig* zusammen mit dem *Plumbum* mit der *Arteriosklerose des Gefäßsystems (chronische Entzündung)* in Beziehung.

Das *Argentum* steht dem Plumbum polar gegenüber. Die Beziehung zwischen entzündlicher und sklerosierender Erkrankung spricht sich auch in dieser Metallpolarität aus. Den Krankheitsprozess der Sklerose übernimmt das Blei. Das Silber gestaltet demgegenüber den stoffwechselverwandten Entzündungsprozess. Man gibt es z. B. bei entzündlichen Erkrankungen in einer höheren Potenz. In der niederen Potenzierung dient es der heilenden, aufbauenden Nachtseite. Beispielsweise kann einer Plumbumtherapie in rhythmischer Folge (z. B. vier wöchentliche Intervalle) eine Medikation mit

- *Argentum metallicum praeparatum D6* (Weleda) Trit. 0-0-1 MSP

folgen.

Bei der Anwendung von *Plumbum mellitum* ist auf die *Bewusstseinskonstitution des Patienten* zu achten, in der sich die Wirksamkeit der Wesensglieder im Nerven-Sinnes-System ausdrückt. Mit der Dominanz des Nervensystems ist die übermäßige Wirksamkeit der astralischen und der Ich-Organisation, ein *„zu starkes Wachsein"* verbunden, die „vom Kopfe ausstrahlend ein zu starkes Prinzip der *Verhärtung*, des Sich-Versteifens"[99] in den Organismus trägt. Es handelt sich um ein zur Verfestigung und Erstarrung neigendes Wachbewusstsein, aus dem sich das willensaktive Denken zurückgezogen hat. Diese Wesensgliederwirksamkeit gleicht Plumbum mellitum aus. Besteht demgegenüber eine physiologische Aktivität der oberen Wesensglieder in der Nerven-Sinnes-Organisation, so kann die Bleimedikation diese schlafähnlich herausdrängen. Für die Praxis empfehlen sich deswegen die oben genannten Therapiepausen.

3.4.2 Differenzialtherapie der polaren Erkrankungsformen

Arzneimittel der dynamischen, entzündungsverwandten Form der arteriellen Hypertonie („rote Hypertonie") sind *Hyoscyamus* und *Belladonna.*

- *Belladonna Rh D6* (Weleda) Dil. 20-20-20 gtt

eignet sich für den *entzündungshaft-„fiebrigen" Krankheitstypus.* Es handelt sich um seelisch erregbare, „vollblütige" Patienten mit Blutandrang bis zum Kopf[100], während *Hyoscyamus* demgegenüber die seelische Erregung und Exzitation, gewissermaßen das „seelische Entzünden", übernimmt. Für Hyoscyamus wurde eine antihypertensive Wirkung dokumentiert (vermutlich durch einen Calciumantagonismus).[101]

Die gegenüber der seelischen Dynamik zu stärkenden gestaltenden Kräfte der Individualität unterstützt *Stibium. Aurum* harmonisiert die Verbindung des oberen mit dem unteren Menschen. Die genannten Substanzen sind in den nachstehenden Kompositionen enthalten:

- *Aurum/Stibium/Hyoscyamus* (Wala) Glb. velati 10-10-10
- *Aurum/Stibium/Hyoscyamus* (Wala) Amp. s.c. bis 1-0-0

und bei Bedarf

- *Aurum/Hyoscyamus comp.* (Weleda) Dil. 20-20-20 gtt
- *Aurum/Hyoscyamus comp.* (Weleda) Amp. s.c. bis 1-0-0

sowie

■ *Aurum/Belladonna comp.* (Wala) Glb. velati	10-10-10
■ *Aurum/Belladonna comp.* (Wala) Amp. s.c.	bis 1-0-0
■ *Aurum/Belladonna comp.* (Weleda) Dil.	20-20-20 gtt

Aurum/Stibium/Hyoscyamus wirkt besonders bei Patienten mit Unruhe, die vom Nerven-Sinnes-System ausgeht.

Die Applikationsform (oral, Injektion) richtet sich nach der Therapiedauer: Die längerfristige Medikation erfolgt in der Regel oral, die akute Intervention als subkutane Injektion. Das Zurückführen der *astralischen Organisation* in die Welt des Lebendigen, des *Stoffwechsel-Gliedmaßen-Systems* lässt sich durch *Bryophyllum*

■ *Bryophyllum 50 %* (Weleda) Trit.	1-1-1 MSP
■ *Bryophyllum D1* (Weleda) Dil. (bei Lactose-Intoleranz)	20-20-20 gtt

und das in ähnlicher Richtung wirksame *Magnesium* [→ 3.1 Diätetik] erreichen. *Bryophyllum* leitet die astralische Organisation aus ihrer Bewusstseinsorientierung in die aufbauenden Prozesse des Stoffwechsel-Gliedmaßen-Systems. Entsprechend kommt es zur seelischen Entspannung und Beruhigung. Die Patienten erleben sich mehr „in der Mitte". Experimentelle Untersuchungen dokumentieren hierzu passend eine blutdrucksenkende Wirkung von Bryophyllum (Kalanchoe pinnata)[102] und sprechen zudem für eine antiinflammatorische Aktivität[103], die möglicherweise auch die chronische Entzündung bei zahlreichen Skleroseerkrankungen positiv beeinflussen kann. Der abbauende, vom Nerven-Sinnes-System bestimmte Stoffwechsel geht in die aufbauende Wirksamkeit über. In diesem Zusammenhang sind die antioxidativen Eigenschaften von Bryophyllum zu erwähnen.[104]

Ein weiteres therapeutisches Prinzip ist in dem Prozess der *Austernschalenbildung* gegeben. „Und Sie können ... sehen an diesem Entstehen der Austernschale die Arbeit des kohlensauren Kalkes, der Calcarea carbonica, die aus dem Organismus heraus die zu starke geistig-seelische Tätigkeit leitet."[105] Es ist eine Art schalenartiger Kopfbildung, die das Seelisch-Geistige aus dem organischen Wirken herausführt. Die Kalkschale umschließt jedoch kein „Nervensystem", insofern kommt es nicht zum Erwachen der Bewusstseinswelt. Insbesondere bei der „hysterischen" Konstitution hat sich *Conchae* in Verbindung mit dem *Bryophyllum* bewährt.

■ *Bryophyllum D5/Conchae D7 aa* (Weleda) Amp. s.c.	1-0-0

bzw.

- *Bryophyllum D5/Conchae D7 aa* (Weleda) bei Bedarf, Amp. i.v. 10 ml

oftmals beeinflusst

- *Bryophyllum 50 %* (Weleda) Trit. 1-1-1 MSP
- *Conchae D6 bis 50 %* (Weleda) Trit. 1-1-1 MSP

die zu diesem Typus gehörende *Neigung zum Schwitzen* positiv.

Durch *Blutspenden* lässt sich eine Blutdrucksenkung erreichen. Die Aktivität der astralischen Organisation ist mit dem Blut verbunden. Offenbar gleicht eine Aderlasstherapie ihre vermehrte tonisierende oder dynamisierende Wirksamkeit bei arterieller Hypertonie aus.[106]

Liegt eine arterielle Hypertonie im Zusammenhang mit einer hyperthyreoten Symptomatik vor (z. B. latente Hyperthyreose), so hilft eine Therapie mit *Colchicum*

- *Colchicum, Tuber Rh D3* (Weleda) Dil. 20-20-20 gtt
- *Colchicum, Tuber, ethanol. Digestio D3* (Weleda) Dil. 20-20-20 gtt.

Das *therapeutische Ziel* besteht bei dieser Erkrankungsform darin, den sich zum oberen Menschen wendenden und exzitierten astralischen Leib wieder in sein „physiologisches" Wirken in der Stoffwechsel-Gliedmaßen-Organisation zu führen. Die heilende Wirkung der *Bewegung* macht urbildhaft diesen therapeutischen Prozess deutlich. Diätetisch empfiehlt sich eine *stoffwechselaktivierende vegetarische Diät.* Etwaige begleitende Beschwerden in der Verdauungsorganisation sind zu beachten.

Ein weiteres Arzneimittel, das als Unterschenkeleinreibung bei *angstbegleitetem seelischen Erleben* zur Anwendung kommt, ist *Pallasit* (Stein-Eisen-Meteorit mit Chrysolith), also die inkarnierende Qualität des Meteoreisens. Als *äußere Anwendung* hat sich der *Herzsalbenlappen/Einreibung* mit *Aurum/Lavandula comp.* durch seine beruhigende Wirksamkeit bewährt.

- *Pallasit D2* (Weleda) Salbe 1 x täglich

und bei Bedarf

- *Aurum/Lavandula comp.* (Weleda) Creme 1 x täglich

Bei begleitenden *Angina-pectoris*-Beschwerden liegen positive Erfahrungen mit einem *Rosmarin-Arm- oder Beinwickel* vor. Zur „Umleitung" der zum mittleren und oberen Menschen drängenden Blutdynamik sollte man den

- *Rosmarinwickel* Durchführung siehe Anhang

beim plethorischen Patienten im Bereich der *Beine* applizieren.[107]

Bei *„roter" Hypertonie* im Zusammenhang mit einem metabolischen Syndrom gelten die Empfehlungen aus Kapitel [→ XVI. 4.2.3 Seelische Phänomenologie beim metabolischen Syndrom].

Für das vom Nerven-Sinnes-System bestimmte *„weiße" Hochdruckleiden* ergibt sich ein anderes therapeutisches Ziel: Die astralische Organisation überformt und verhärtet vom oberen Menschen aus das Gefäßsystem, das die Ich-Organisation nicht mehr ausreichend hält. Hier ist also der überformenden astralischen Wirksamkeit therapeutisch zu begegnen, beispielsweise durch die Verwendung von

- *Cuprum metallicum praeparatum D6* (Weleda) Trit. 1-1-1 MSP
- *Cuprum aceticum comp.* (Wala) Amp. s.c. bis 1 x täglich,

das die astralische Organisation von einem zu starken krampfartigen Wirken in die Prozesse des Stoffwechselsystems lenken soll. Insbesondere bei einer *Nierenbeteiligung* („Renalisierung" der arteriellen Hypertonie) gibt man

- *Renes/Cuprum* (Wala) Amp. s.c. bis 1 x täglich.

Bei seelischer Unruhe, Anspannung und vermutlich auch bei unzureichender „Nachtsenke" des Blutdruckes als Ausdruck eines eingeschränkten Lösungsprozesses des geistig-seelischen Wesens im Schlaf ist

- *Melissa Cupro cultum D2, Rh D3* (Weleda) Dil. 20-20-20 gtt

hilfreich.

In diesem Zusammenhang sei auch *Crataegus oxyacantha* erwähnt. Seine sulfurische Qualität, die sich der zur Verfestigung neigenden Organisation als Blütenfülle entringt, beeinflusst die sklerosierend-verfestigende Wirksamkeit der Wesensglieder positiv.

- *Crataegus Tropfen* (Weleda) 20-20-20 gtt
- *Crataegus comp.* (Weleda) Dil. 20-20-20 gtt
- *Crataegutt 450 mg* (Schwabe) Tabl. 1-0-1.

Crataegus comp. enthält neben Crataegus v. a. Aurum metallicum praeparatum, Cactus grandiflorus und Cardiodoron. Crataegushaltige Arzneimittel finden besonders bei Folgeerkrankungen der Hypertonie (Herzinsuffizienz, hypertensive Herzkrankheit, Rhythmusstörungen) Einsatz.

Für manche Patienten mit diesem Krankheitstypus der arteriellen Hypertonie ist

- *Arnica/Aurum I, II (D6/D10; D20/D30)* (Wala) Glb. velati 10-10-10
- *Arnica/Aurum I, II (D6/D10; D20/D30)* (Wala) Amp. s.c. bis 1-0-0

eine therapeutische Hilfe. Die niedrige Potenzierung gibt man im Allgemeinen bei der adipösen, die höhere bei der neurasthenischen Konstitution.

Bei *blasser Konstitution*, *gestauter Ausatmung*, *Dyspnoe* und *sklerotischer Konstitution* liegen positive Erfahrungen mit

- *Carbo Equiseti arvensis D15* (Weleda) Amp. s.c. 1-0-0

vor.[108] Bei älteren Patienten mit *grau-blassem Kolorit* empfiehlt sich

- *Plumbum metallicum praeparatum D12* (Weleda) Trit. 1-0-0 MSP

im (z.B. 4-wöchentlichem) Wechsel mit

- *Cuprum metallicum praeparatum D6* (Weleda) Trit. 1-0-0 MSP.[109]

Bei *nachlassender Gedächtnisleistung* (hypertensive Enzephalopathie) bestehen positive Erfahrungen mit

- *Scleron* (Weleda) Tabl. 1-0-1 (Therapiezyklen von 4 Wochen)
- *Birkenblättertee mit Honig*[110] 1 Tasse täglich.

Eine weitere wesentliche und bereits mit langer Tradition eingesetzte Heilpflanze ist die *Rauwolfia*.

- *Rauwolfia serpentina, ethanol. Decoctum Ø (=D1), D3* (Weleda) Dil. 20-20-20 gtt

Äußerlich gesehen besteht das Wirkprinzip der *Schlangenwurz*, das auf dem Reserpin beruht, in der Abnahme des Noradrenalingehaltes in den Varikositäten und damit in einer verminderten Freisetzung dieses Transmitters in den synaptischen Spalt. Das weist auf das *sympathische Nervensystem*, das nun unmittelbar in jeder Stressreaktion erlebbar, mit der seelischen Welt und damit der sie tragenden astralischen Organisation zusammenhängt. So verwundert es auch nicht, dass diese Heilpflanze besonders wegen ihrer das *Seelenleben beruhigenden Wirkung* bekannt wurde. Außerdem ist ein antiarrhythmischer Effekt dokumentiert.[111]

Es kommt im Weiteren zu einer Verengung der Pupillen und Zunahme der peristaltischen Aktivität in der Stoffwechselorganisation bis hin zu Entleerungen dünnen Stuhls. In diesen Zusammenhang stellt sich auch die „verstopfte" Nase, die Patienten häufiger beklagen. Das Wirkungsspektrum beschreibt den Übergang der astralischen Organisation vom Wachen und damit einer zum Nerven-Sinnes-System orientierten Aktivität zur derjenigen im Stoffwechselsystem, von einer überwiegenden Sympathikotonie zur *Dominanz parasympathischer Funktionen.*[112]

Die zum Nerven-Sinnes-System orientierte astralische Wirksamkeit mit Überformung und Verhärtungstendenz im Gefäßsystem wird nicht mehr ausreichend durch die Ich-Organisation reguliert und gelenkt. Insofern ist nicht nur die therapeutischen Beeinflussung der astralischen Aktivität erforderlich, sondern auch die Unterstützung der Regulationsfähigkeit der Ich-Organisation. Diese erfolgt nun nicht durch pflanzliche Substanzen, die eine besondere Beziehung zur astralischen Organisation haben, sondern durch mineralische Arzneimittel. Hier kommen mineralische Kompositionen nach dem Modell von Heilpflanzen, in diesem Falle der Kamille, in Betracht:

- *Compositio Mineralis cum Saccharo D3* (Rezepturpräparat, z. B. Apotheke an der Weleda) Dil. — 20-20-20 gtt

Arendt et al. beschreiben eine positive Wirksamkeit bei einer mit innerer Anspannung, Nervosität und „Verkrampfungen" im Gefäßsystem einhergehenden Hypertonie[113] [→ XXIII. 7.1 Therapeutische Gesichtspunkte].

Bei den angeführten Arzneimitteln, die sich im Falle der manifesten arteriellen Hypertonie erforderlichenfalls auch neben die konventionelle Blutdruckeinstellung stellen, ist jeweils zu prüfen, inwieweit sie den Krankheitsprozess erreichen. Wenn Patienten von einer *Besserung* ihrer *Vitalität* und ihres *Befindens* berichten, eine neue Schwingungsfähigkeit der vorher „erstarrten" Seele entwickeln oder über eine stärkere geistige Präsenz verfügen, dann ergibt sich die „interne Evidenz" für die Sinnhaftigkeit dieser Arzneitherapie. Die Behandlung des Patienten mit Bluthochdruck verlangt eine *umfassende klinische Beobachtung* und erschöpft sich keinesfalls in der Messung von Blutdruckprofilen.

Exkurs

Eine 61-jährige neurasthenisch konstituierte Patientin mit arterieller Hypertonie und atrophisierender Hashimoto-Thyreoiditis ist mit Candesartan und HCT eingestellt. Eine früher vom Hausarzt empfohlene Betablockertherapie vertrug sie nicht. Die antihypertensive Medikation „senkt zwar den Blutdruck, doch bleiben meine seelisch bedingten Beschwerden unbeeinflusst". Unter Cardiodoron und Rauwolfia berichtet sie eine Besserung dieser Symptomatik: „Cardiodoron und Rauwolfia schaffen Ordnung und Rhythmik im Körper. Auch bei seelischer Belastung schlägt mein Herz viel regelmäßiger, wenn ich diese Mittel einnehme. Ich fühle mich dadurch kräftiger und kann mich leichter erholen."

Im Vorangehenden wurde die *Polarität* im Krankheitsbild der arteriellen Hypertonie mit den therapeutischen Vorgehensweisen erörtert. Selbstverständlich kommt es hier oft zu Übergangsformen, in denen sowohl eine überformende als auch eine dynamische astralische Wirksamkeit anzutreffen sind. In das geschwächte Rhythmische System brechen dann beide polaren Qualitäten, die zu ihnen passenden Arzneimittel können sich ergänzen.

Kommt es im Rahmen einer Hochdruckerkrankung zu *Einschränkungen im Rhythmischen System*, wie z.B. einer eingeschränkten respiratorischen Modulation der Herzfrequenz oder ihrer verminderten Tag/Nachtvarianz, so ist *Cardiodoron* eine „Basismedikation". Mit der Entwicklung eines Hochdruckherzens kann es sowohl zu supraventrikulären Herzrhythmusstörungen bis zum Vorhofflimmern als auch ventrikulären Herzrhythmusstörungen kommen.

- *Cardiodoron* (Weleda) Dil. — 20-20-20 gtt
- *Cardiodoron / Aurum comp.* (Weleda) Dil. — 20-20-20 gtt

Für das Cardiodoron beschrieb die prospektive Beobachtungsstudie von Rother[114] eine blutdrucknormalisierende Wirksamkeit. Darüber hinaus verbesserten sich die seelische Symptomatik (Depression, Angst, Panik, thorakales Engegefühl) und u. U. auch der Schlaf.[115] Die Besserung der Schlafqualität erreicht ein physiologisches Lösen der Wesensglieder und unterstützt ihre aufbauende Nachtwirksamkeit. Aus diesem Grunde scheint Cardiodoron auch bei den „non-dipper-Patienten" mit gestörtem Lösen der astralischen und der Ich-Organisation während des Schlafs eine wichtige Therapie zu sein.

Cardiodoron/Aurum comp. enthält neben Aurum Formica und Arnika. Man setzt es u. a. bei Skleroseprozessen des Herzens ein, wie sie z. B. durch die arterielle Hypertonie entstehen.

Im Falle der hypertensiven Herzkrankheit führen die vom Patienten berichteten Beschwerden zum jeweiligen Arzneimittel. Bei einem *Engegefühl im Thorax* gelten diejenigen therapeutischen Gesichtspunkte, die Kapitel [→ X. 4.1 Koronare Herzkrankheit] ausführt. Entsprechendes gilt bei *Dyspnoe* und eingeschränkter Belastbarkeit. Hier ist an *Crataegus* zu denken. Bei einer mit thorakaler Enge verbundenen Dyspnoe kommen

- *Cactus D2 / Crataegus Ø aa* (Rezepturpräparat, z.B. Apotheke an der Weleda) Dil. — 20-20-20 gtt
- *Cactus / Crataegus comp.* (Weleda) Dil. — 20-20-20 gtt
- *Crataegus comp.* (Weleda) Dil. — 20-20-20 gtt

in Betracht. Crataegus comp. umfasst die Heilpflanzen des Cardiodorons, daneben Aurum, Cactus und das Organpräparat Cor bovis. Es ist bei angst- und stressinduzierten kardialen Beschwerden und Labilität des Rhythmischen Systems angezeigt.[116] Cactus/Crataegus comp. kommt demgegenüber bei begleitenden stenokardischen Beschwerden – und oftmals beim älteren Patienten – zum Einsatz.[117]

Abschließend sei auf die *Mistel* hingewiesen. Seit Langem ist von ihr eine *schwache antihypertensive* Wirkung bekannt. Auch wurde eine Stimulierung der NO-Synthese berichtet[118], die – wie beschrieben – mit den schlafähnlichen Lösungsprozessen der astralischen Organisation aus ihrer zum Nerven-Sinnes-System gehörenden konstriktiven und verhärtenden Wirksamkeit verbunden ist. Eine in diesem Zusammenhang wesentliche Qualität dieser Heilpflanze, die es zu keiner Wurzelbildung bringt und damit die pflanzliche Dreigliederung zum merkurialen und sulfurischen Bereich verschiebt, ist ihre phosphorische Wirksamkeit. Sie führt durch ihre *durchwärmende, entzündungsverwandte Wirksamkeit* die höheren Wesensglieder in den Stoffwechselorganismus. Ein zu starkes Erwachen, sei es durch das Präponderieren des Nerven-Sinnes-Systems in der vom oberen Menschen bestimmten arteriellen Hypertonie oder auch durch die sich aus der Stoffwechsel-Bewegungsorganisation herauslösende astralische Dynamik, die unruhig zum Erwachen drängt, führt die Misteltherapie zurück. Darüber hinaus stellt sich die Mistel durch die entzündliche Durchwärmung des Organismus der Sklerosetendenz heilend gegenüber. Folgende Arzneimittel kommen in Betracht:

- *Viscum/Crataegus* (Wala) Amp. s.c. — bis 3 x wöchentlich
- *abnobaVISCUM Crataegi* (Abnoba) Amp. s.c. — bis 3 x wöchentlich
  in Abhängigkeit von Befinden, circadianen Wärmerhythmus und Krankheitsverlauf stufenweise gesteigert bis 2 mg
- *Iscucin Crataegi* (Wala) Amp. s.c. — bis 3 x wöchentlich
  in Abhängigkeit von Befinden, circadianen Wärmerhythmus und Krankheitsverlauf stufenweise gesteigert bis Stufe H
- *Homviotensin* (Homviora) Mischung — bis 5-5-5 gtt

Man beginnt die Misteltherapie mit einer geringen Dosierung und steigert sie in Abhängigkeit von lokaler Verträglichkeit, circadianer Temperaturrhythmik, Blutdruck und der klinischen Besserung des Befindens. Dabei ist auf den Wärmeorganismus des Patienten zu achten. Es empfiehlt sich, die circadiane Temperaturmodulation gegen 7.00 Uhr und gegen 18 Uhr sublingual zu messen. *Homviotensin* enthält Crataegus, Rauwolfia und Viscum.

Als *äußere Anwendung* erleben bei *gestörtem Wärmeorganismus* viele Patienten

- *Ingwer-Equisetum-Nierenwickel* — 1 x täglich, Durchführung siehe Anhang
- *Cuprum metallicum praeparatum 0,4 %* (Weleda) Salbe

bzw.

- *Kupfer Salbe rot* (Wala) — 1 x täglich auf Nierenlager, Unterschenkel oder Füße auftragen

als sehr hilfreich. Zusammenfassend ergeben sich *zwei therapeutische Zielsetzungen* in der *Behandlung* der *Skleroseerkrankungen*: Die eine kommt im Sinne eines *den Krankheitsprozess abnehmenden Prinzips*, beispielsweise als *Plumbumtherapie* zum Einsatz, während die andere die *entzündliche Aktivität*, die als *chronische Inflammation zur Arteriosklerose* beigetragen hat, *aufgreift* und die *heilende Wirksamkeit* der *Entzündung aktiviert.*

Der circadianen Rhythmik mit morgendlichen Skleroseprozessen und abendlicher Entzündungsbereitschaft entsprechend kann man eine nach diesem Tagesgang ausgerichtete Medikation einleiten. So nimmt morgens z. B. eine Plumbum-Medikation den Skleroseprozess ab, abends achtet man dann auf die Entwicklung der Wärmerhythmik (Maximum gegen 18 Uhr) (z. B. subcutane Misteltherapie nachmittags zur Verbesserung der circadianen Temperaturrhythmik).

3.5 Heileurythmie und Kunsttherapie

Heileurythmie und Kunsttherapie ergänzen die medikamentöse Therapie [→ X. 4.1.8 Heileurythmie und die künstlerischen Therapien]. Die Übung „Liebe-E" wirkt erwärmend und gleicht die angespannte Seele und die verfestigende astralische Wirksamkeit aus.[119] Des Weiteren ist auch bei der Hypertonie die sogenannte „Asthma-Übung" L-A-O-U-M – besonders bei Störungen des Atems – wichtig. Sie spricht in ihrer Abfolge der Konsonanten L und M das Ein- und Ausatmen an, mit den Vokalen das Lösen und Verbinden des seelisch-geistigen Wesens mit dem Leib. Beim roten Hypertoniker dringt die gesteigerte astralische Dynamik aus dem Stoffwechsel-Gliedmaßen- in das Rhythmische System und führt seelisch zu innerer Unruhe. Nun gilt es, die astralische Organisation wieder in die Stoffwechselwirksamkeit zu führen und unter die Lenkungskraft der Ich-Organisation zu stellen. Dies geschieht durch den Laut „S". Er führt die Aktivität der astralischen Organisation in ihre Funktionen im Verdauungstrakt.[120] Grundsätzlich ist an eine möglicherweise bestehende Nierenbeteiligung zu denken (dann kommen u. a. die Laute „A" und „B" in Betracht).

Für die Heileurythmie sind ein positiver Einfluss auf die Herzfrequenzvariabilität[121] und die seelische Ebene (Stressreduktion)[122] dokumentiert.

Hinsichtlich der Kunsttherapie bestehen ebenfalls positive Erfahrungen. Für die Sprachtherapie wurde eine positive Wirksamkeit auf kardiovaskuläre Parameter wie die Herzfrequenzvariabilität und Baroreflexsensitivität nachgewiesen.[123]

3.6 Innere Aufgabenstellung

Neben der äußeren Lebensumstellung, der medikamentösen Behandlung, Heileurythmie und auch künstlerischen Therapie tut sich für den Patienten selbst ein *inneres Aufgabenfeld* auf. Termini wie Stressbewältigung etc. weisen hierauf nur oberflächlich hin. Erst der *aktiv vom Ich zu leistende Therapiebeitrag* hilft mit, eine Frucht aus der Erkrankung entstehen zu lassen und damit die eigentliche Heilung zu erringen. Wie lässt sich dieses innere Aufgabenfeld charakterisieren?

Die *zwei Pole* des *menschlichen Seelenlebens*, *Erstarrung (Sklerose)* und die *überwältigende Dynamik* bedürfen der *Lenkung* durch die *Individualität.*

Beide Extreme haben eines gemeinsam: Das seelische Leben ist der inneren Führung der Individualität entfallen, zum einen durch die seelische „Erstarrungstendenz", zum anderen durch die überwältigende Eigendynamik des Seelischen. Das Ich ist nicht genügend „Herrscher" in der Seele. In der Biografie findet man oft eine „Einengung" infolge einer „hamsterradartigen" Betriebsamkeit in der stressbeladenen Lebensführung. In einem *gehetzten Alltagsleben* gilt es, Momente innerer Ruhe zu erobern. Dabei ist nicht ein durch äußere Hilfsmittel erreichtes „Relaxen" oder eine scheinbare Ruhe, hinter der sich Passivität und damit Abwesenheit der tätigen Individualität versteckt, gemeint, sondern eine Ruhe, die durch die innere Aktivität des Ich entsteht. Das Aufsuchen eines *inneren Ortes der Stille* und des *Seelenfriedens* kann zur Fähigkeit werden, inmitten äußerer Betriebsamkeit Ruhe zu entwickeln.

Die „sechs Eigenschaften" [→ XXXIII. 2.1 Die sechs Eigenschaften][124] bilden dabei ein wichtiges Übungsinstrument.

1. Im *Denken* und *Wahrnehmen* ist der Mensch der Gegenwart einer Informations- und Reizüberflutung ausgesetzt. Die *Medienvielfalt* generiert eine Unzahl von Eindrücken, ohne dass der Mensch die vielen Informationen verarbeiten und durch selbstständiges Denken „verdauen" kann. Der Bewusstseinspol bricht in der beschriebenen Weise in das Innenleben des Menschen krankheitserzeugend ein. Demgegenüber stellt sich die Aufforderung, ein aktives Denken zu entwickeln, das Konzentration kennt, nicht nur Zerstreuung sucht und zur Kontemplation und Meditation fähig wird. Es ist die Aufforderung, die *Ich-Tätigkeit* wieder mit dem Denken zu verbinden. Mit der arteriellen Hypertonie können *kognitive Störungen* und sogar *Demenz* einhergehen.[125] Es handelt sich um den beschriebenen Skleroseprozess, der beide Formen der arteriellen Hypertonie charakterisiert und neben den medikamentösen Maßnahmen einmal mehr die Ausbildung innerer, kreativer Aktivität in den Bewusstseinsprozessen fordert.
2. Die *Willensentfaltung* hat ähnliche Einschränkungen erfahren. Aus einem bewegungsintensivem Leben der Vergangenheit wurde mit der „Verwestlichung" eine der äußeren Willensentfaltung nach zunehmend *träge, bewegungsarme Zivilisation.* Menschliche Tätigkeit reduziert sich zunehmend auf den „Mausklick" und Maschinen verwirklichen das so Veranlasste. Es gibt somit immer weniger das eigentliche menschliche Tun in unserer Gesellschaft, es weicht zunehmend einer automatisierten Funktion. Eine große zukünftige Herausforderung ist hier die *neu zu erobernde Vermenschlichung im Tun* und in den Handlungen, ohne lediglich auf alte „Technologien" zurückzufallen. Es gilt denjenigen Bereich menschlicher Handlungen zu entwickeln und zu fördern, der niemals automatisierbar ist. Alle im eigentlichen Sinne menschlichen Handlungen wie beispielsweise das liebevolle Trösten eines Erkrankten oder auch das Mutzusprechen sind nicht durch Automaten zu ersetzen, sondern setzen *Menschlichkeit* voraus. Neben dieser zeitgeschichtlichen Herausforderung stellt sich im Individuellen die Aufgabe, gegenüber der immer mehr nachlassenden Bewegung des Menschen, aus der dann die seelische Unruhe und Erregung entstehen, die *Willensentfaltung zu üben.* Zunächst ist also die körperliche *Bewegung* in ihren

verschiedenen Qualitäten wesentlich. Im Weiteren ergeben sich viele Übungen zur Willensschulung, unter denen gerade diejenige, die vom Vorsatz ausgehend zur ausgeführten Tat schreitet und sich im Zusammenhang der sechs Eigenschaften findet, eine zentrale Rolle spielt.

3. Das *Fühlen* stellt ein weiteres großes Aufgabenfeld dar. Hier kommt es darauf an, die *innere Führungskraft* der Individualität im Fühlen zu erobern, die immer wieder durch das erwähnte schreckartige Erleben oder die nicht bezwingbare innere Erregung und Angst dem Ich entgleitet. Die Bezeichnung „job strain hypertension" weist auf diese seelische Dimension. Insbesondere muss man versuchen, dem „Stress", der ein Seelenleben bezeichnet, dessen Dynamik überwiegend von außen gesteuert und nicht mehr Ich-gelenkt erscheint, zu begegnen. Bei jedem Tun mit der Individualität geistig dabei und im eigentlichen Sinne *„geistesgegenwärtig"* zu sein und sich nicht schon bewusstseinsmäßig beim übernächsten Tagesordnungspunkt zu befinden, darin liegt die Herausforderung. Es ist dadurch auch eine große *Übung der Geduld*, etwas abwarten zu können und nicht gehetzt dem Zukünftigen entgegenzugehen. In seinem Buch: „Wie erlangt man Erkenntnisse der höheren Welten?"[126] beschrieb Rudolf Steiner die ganz herausragende Bedeutung der Geduld, ohne die sich keine wesentlichen Schritte auf dem Entwicklungsweg gehen lassen.
4. Der nächste Übungsschritt ist die *Positivität* [→ X. 4.1.9 Anthroposophische Psychokardiologie]. Es ist entscheidend, Perspektiven zu erkennen, um eine berechtigte, *innerlich hoffnungsvolle Grundstimmung* zu erobern. So kann ein tiefes Vertrauen in das Schicksal, dessen Mitgestalter die Individualität ist, entstehen. Zu der Positivitätsübung für den an arterieller Hypertonie Erkrankten gehört noch ein weiterer Gesichtspunkt: Das Seelenleben des Menschen ist vielfach geprägt von *sorgenvollen Bewusstseinsinhalten.* Der Mensch lebt damit weniger in der unmittelbaren Gegenwart als in einer oft sorgenbeladenen Zukunftsvorstellung. Diese Sorgen malen ein Bild von all dem Negativen, das möglicherweise eintreten könnte, was den Menschen für das wirklich Bestehende und auch das sich bereits andeutende Kommende blind macht. Für den Hochdruckkranken ist es deswegen oftmals eine große Herausforderung, des real Positiven gewahr zu werden, den Blick zu befreien von der blindmachenden, angsterfüllten Sorgenwelt des Alltags.
5. Wichtig ist die Übung der *Unbefangenheit.* Gerade die innere Unruhe und Angespanntheit, kurz das, was als „Stressbelastung" empfunden wird, schränken den unbefangenen Blick nach „außen" ein, indem man viel stärker in der *eigenen Gedanken- und Gefühlswelt* lebt. Vieles geht dadurch der Wahrnehmung verloren, indem Selbstbefangenheit (ein sich selbst viel wichtiger Nehmen als das um einen Bestehende) die Aufmerksamkeit von dem Umgebenden ablenkt. Seelisch gesehen entsteht eine in sich abgeschlossene Bewusstseinswelt, die vielleicht nicht einmal mehr den Gruß des anderen in der Begegnung bemerkt. Jede abgrenzende Bewusstseinsgeste geht im Leiblichen mit Sklerose und Verhärtung einher. *Öffnung nach außen* und ein *Interesse am anderen Menschen* werden hier zu heilenden Kräften.

6. Diese Offenheit, Interesse und Lernwilligkeit dem Neuen und Unbekannten gegenüber entsteht durch die *innere Aktivität des Ich.* Jedes schnelle Vorurteil vermindert die der Welt zugewandte Ich-Tätigkeit und schafft Grenzen. Die Seele kommt dadurch nicht in ein gesundes Atmen im Sinne eines Loslösens von sich selbst und einem sich der Welt Zuwenden, sondern bleibt in ihrem Eigensein verhaftet. Es ist damit selbstverständlich nicht dem Zerstreuungsangebot das Wort geredet, sondern es handelt sich um eine aktive Tätigkeit des Ich, die im aufmerksamen Wahrnehmen und Erfahren der Welt lebt.

Diese fünf Übungen sollen nicht vereinzelt nebeneinander stehen, sondern einen zusammenfassenden Organismus von Fähigkeiten bilden. Dazu lassen sich die einzelnen Übungen im z.B. monatlichen Rhythmus in der beschriebenen Reihenfolge üben. Im sechsten Monat verbindet man sie dann aktiv miteinander und übt diese neu erworbenen Fähigkeiten während des Tages zu unterschiedlichen Zeiten – als sechste Übung. Dadurch entsteht eine Geschlossenheit und innere Kräftigung der Seele. Die Reihenfolge der Übungen ist entscheidend. So wenden sich die ersten Übungen mehr nach innen: Konzentration und Willensübung beziehen sich besonders auf den Menschen und seine Seelenwelt. Das Fühlen nimmt eine Mittelstellung ein: Einerseits ist die Meisterschaft der flutenden Empfindungen (Christian Morgenstern[127] (1871–1914)) eine innerliche Herausforderung. Wir müssen lernen, mit Unruhe, Angst, Aufregung etc. umzugehen. Andererseits kann sich das Fühlen zum Sinnesorgan entwickeln und vieles in der Welt offenbaren. Damit öffnet sich der übende Mensch der Umgebung. Positivität und Unbefangenheit sind Übungsfelder, die sich auf das Verhältnis zur Welt beziehen. Der Rhythmus zwischen Selbst und Kosmos findet sich in diesen Übungen wieder und konstituiert ihren inneren Zusammenhang.

Durch die *Übungen* lässt sich eine *gesundende Kraft* erringen. Die gefährdete Mitte des Menschen, in welcher der Bewusstseinspol der Nervenorganisation durch die Reizüberflutung oder die seelische Dynamik des Stoffwechselsystems (verstärkt durch die Emotionen wachrufende Erlebniswelt) hereinbricht, erfährt eine Belebung. Das eigentlich Menschliche entwickelt sich im Spannungsfeld dieser polaren, einerseits in die Verhärtung führenden, andererseits dynamisch-wirkenden Qualitäten.

Diese sechs Eigenschaften können schließlich die Meditation vorbereiten. Auf die wesentliche Meditation für die kardiovaskulären Erkrankungen wurde bereits hingewiesen[128,129]:

Schau ich in die Sonne,
Spricht ihr Licht mir strahlend
Von dem Geist, der gnadevoll
Durch Weltenwesen waltet.

Sonne, du Strahlentragende,
Deines Lichtes Stoffgewalt
Zaubert Leben aus der Erde
Unermesslich reichen Tiefen.

Fühl' ich in mein Herz,
Spricht der Geist sein eignes Wort
Von dem Menschen, den er
Liebt durch alle Zeit und Ewigkeit.

Herz, du Seelentragendes
Deines Lichtes Geistgewalt
Zaubert Leben aus des Menschen
Unermesslich tiefem Innern.

Sehen kann ich, aufwärtsblickend
In der Sonne hellem Rund
Das gewalt'ge Weltenherz.

Fühlen kann ich einwärtsschauend
In des Herzens warmem Leben:
Die beseelte Menschen-Sonne.

Rudolf Steiner

Meditation ist mehr als eine „Entspannungstechnik". Die innere Ruhe als Entspannung der Seele kann zur Lösung aus dem stressbeladenen Alltagsbewusstsein und in die aufbauenden Lebensprozesse führen. In diesem Sinne ist sie dem Schlaf verwandt. Mit der seelischen Relaxation nimmt sich die Tagesaktivität der Wesensglieder zurück und ihre Nachtwirksamkeit beginnt sich zu entwickeln. Entsprechend kommt es zur Senkung des Blutdruckes, zur Abnahme der Herz- und Atmungsfrequenz und vermindertem Sauerstoffbedarf. Das der Nachtwirksamkeit der Wesensglieder dienende Stickstoffmonoxid nimmt in der Ausatmungsluft zu, die chronische Entzündung mit ihrer pathogenetischen Bedeutung für die Sklerose- und Tumorerkrankungen nimmt ab (downregulation von NF-κ-B-dependent pathways) und systemische wie auch zelluläre „adaptive plasticity responses" verstärken sich.[130] Im Schlaf kommt es aber nicht nur zur Trennung von Seele und Geist vom Leib [→ XXII. 2.2 Geisteswissenschaftliche Aspekte: Die drei Phasen des Schlafes]. Diese vollzieht sich vor allem im Bereich des Nerven-Sinnes-Systems. In den aufbauenden Prozessen des Stoffwechsel-Gliedmaßen-Systems kommt es demgegenüber zu einer intensiven Wirksamkeit des geistig-seelischen Wesens: Die anabolen Lebensprozesse brauchen ihre Strukturierung, gesetzmäßige Lenkung und damit die „Urbilder" für die menschliche Organisation. Geist wirkt während des Schlafes im menschlichen Organismus. Ähnliches gilt für die Meditation: Bezieht sich ihr Inhalt auf eine tiefsinnige Wahrheit, also auf das Wesenhafte, das der Erscheinungswelt zugrunde liegt, so entstehen daraus belebende Kräfte für die ätherische Wirksamkeit im Organismus. Das Leben in der Wahrheit oder im Irrtum unterscheidet sich offensichtlich nicht nur seinem „Informationsgehalt" nach, sondern auch hinsichtlich seiner gesundenden oder krankmachenden organischen Wirksamkeit. Das sich Verbinden mit dem Geistigen kann zur Befreiung aus der Egozentrizität führen und Selbstlosigkeit entstehen lassen. Es leitet zu einer tiefen Verpflichtung der Wahrheit gegenüber und hat eine gesundende Wirksamkeit für den Leib. „Relaxation“ kann die Wesensglieder aus ihrer Verbindung mit dem Nerven-Sinnes-System lösen, die Meditation darüber hinaus die Verbindung mit der geistigen Welt im Erkennen entwickeln und die Gesundungskräfte unterstützen.

Literatur

1 Deutsche Gesellschaft für Kardiologie (Hrsg): Pocket-Leitlinie – Leitlinie für das Management der arteriellen Hypertonie. Börm Bruckmeier Verlag Grünwald 2013.

2 Steiner, R.: Rhythmen im Kosmos und im Menschenwesen. Wie kommt man zum Schauen der geistigen Welt? (GA 350). Rudolf Steiner Verlag Dornach 1991. Vortrag vom 28. Juli 1923.

3 Liesche, C.: Die Phylogenese des Herz-Kreislauf-Systems. In: Anthroposophisch-Pharmazeutische Arbeitsgemeinschaft (Hrsg): Ideen zum Herz-Kreislauf-System. Aus der Entwicklungsgeschichte, Physiologie und Morphologie. Verlag Freies Geistesleben Stuttgart 1983.

4 Steiner, R.: Rhythmen im Kosmos und im Menschenwesen. Wie kommt man zum Schauen der geistigen Welt? (GA 350). Rudolf Steiner Verlag Dornach 1991. Vortrag vom 28. Juli 1923.

5 Höffling, B., Pöllnitz, A. von: Chronobiologie bei Herz-Kreislauferkrankungen. Arcis Verlag München 1990.

6 Raftery, E. B.: Die direkte intraarterielle Methode zur Aufzeichnung des ambulanten Blutdrucks – gegenwärtiger Stand und zukünftige Anwendungen. In: Meyer-Sabellek, W., Gotzen, R. (Hrsg.): Indirekte 24-Stunden-Blutdruckmessung. Steinkopff Verlag Darmstadt 1990. S. 19–27.

7 Decousus, H. et al.: Cicadian dynamics of coagulation and chronopathology of cardiovascular and cerebrovascular events. Future therapeutic implications for the treatment of these disorders? Annals of the New York Academy of Sciences 1991; 618. S. 159–165.

8 Mengden, H.-J. von.: Zirkadiane Rhythmik und koronare Herzerkrankung: Chronopharmakologische Aspekte. Herz/Kreislauf 1991; 23. S. 291–295.

9 Elherik, K., Khan, F., McLaren, M. et. al.: Circadian variation in vascular tone and endothelial cell function in normal males. Clinical Science 2002; 5. S. 547–552.

10 Lemmer, B.: Licht und Medizin. Deutsche Medizinische Wochenschrift 2016; 141. S. 1840–1844.

11 Bopp, A., Breitkreuz, T.: Bluthochdruck senken: Das 3-Typen-Konzept. Gräfe und Unzer Verlag München 2013.

12 Schlaich, M. P., Esler, M. D.: Sympathisches Nervensystem und essentielle Hypertonie. Deutsche Medizinische Wochenschrift 2003; 128. S. 677–681.

13 Dost, A., Dickgießer, V., Holl, R. W. et al.: Blutdruckregulation und Nephropathie. Bedeutung bei Kindern und Jugendlichen mit Typ-1-Diabetes. Der Diabetologe 2013; 9. S. 117–127.

14 Kolloch, R., Offers, E.: Vasopeptidase-Inhibitoren: Ein neues pharmakologisches Prinzip zur Behandlung von Hypertonie und Herzinsuffizienz. Deutsche Medizinische Wochenschrift 2001; 126. S. 1342–1347.

15 Quaschning, T., Ruschitzka, F. T., Maier, W. et al.: Die Rolle des Endothels bei der Entstehung und Behandlung von Gefäßerkrankungen. Der Internist 2000; 41. S. 335–362.

16 Gassanov, N., E., Caglayan, E., Erdmann, F.: Akut dekompensierte Herzinsuffizienz: Klinischer Stellenwert einer Therapie mit natriuretischen Peptiden. Deutsche Medizinische Wochenschrift 2011; 136. S. 1738–1743.

17 Ebd.

18 Jordan, J.: Pathophysiologie der Hypertonie. Der Internist 2015; 56. S. 219–223.

19 Dost, A., Dickgießer, V., Holl, R. W. et al.: Blutdruckregulation und Nephropathie. Bedeutung bei Kindern und Jugendlichen mit Typ-1-Diabetes. Der Diabetologe 2013; 9. S. 117–127.

20 Barbagallo, M., Dominguez, L.J., Galioto, A. et al.: Role of magnesium in insulin action, diabetes and cardio-metabolic syndrome x. Molecular Aspects of Medicine 2003; 24. S. 39–52.

21 Kieboom, B. C. T., Niemeijer, M. N., Leening, M. J. G. et al.: Serum magnesium and the risk of death from coronary heart disease and sudden cardiac death. Journal of the American Heart Association 2016; 315. e002707.

22 Jordan, J.: Pathophysiologie der Hypertonie. Der Internist 2015; 56. S. 219–223.

23 Ebd.

24 Engeli, S., Kay, M., Jordan, J.: Adipositas-assoziierte Hypertonie. Adipositas 2014; 8. S. 70–75.

25 Baessler, A., Fischer, M.: Herzinsuffizienz bei Adipositas und Metabolischem Syndrom. Adipositas 2014; 8. S. 76–80.

26 Fischer, E., Beuschlein, F., Reincke, M.: Diagnostik einer endokrinen Hypertonie: Wann screenen, und mit welchem Test? Deutsche Medizinische Wochenschrift 2011; 136. S. 537–540.

27 Potthoff, S. A., Beuschlein, F., Vonend, O.: Primärer Hyperaldosteronismus – Diagnostik und Therapie. Deutsche Medizinische Wochenschrift 2012; 137. S. 2480–2484.

28 Ebd.

29 Dost, A., Dickgießer, V., Holl, R.W. et al.: Blutdruckregulation und Nephropathie. Bedeutung bei Kindern und Jugendlichen mit Typ-1-Diabetes. Der Diabetologe 2013; 9. S. 117–127.

30 Lang, K., Reincke, M.: Conn-Syndrom – mehr als nur Aldosteronexzess? Deutsche Medizinische Wochenschrift 2018; 143. S. 143–146.

31 Ebd.

32 Lang, K., Reincke, M.: Conn-Syndrom – mehr als nur Aldosteronexzess? Deutsche Medizinische Wochenschrift 2018; 143. S. 143–146.

33 Lenz, T., Scherberich, J. E.: Endokrine Ursachen der arteriellen Hypertonie. Der bayerische Internist 2013; 4/5. S. 6–12.

34 Fischer, E., Beuschlein, F., Reincke, M.: Diagnostik einer endokrinen Hypertonie: Wann screenen, und mit welchem Test? Deutsche Medizinische Wochenschrift 2011; 136. S. 537–540.

35 Ebd.

36 Lenz,T., Scherberich, J. E.: Endokrine Ursachen der arteriellen Hypertonie. Herzmedizin 2013; 30 (4). S. 20–27.

37 Hambrecht, R., Wolf, A., Gielen, S. et al.: Effect of exercise on coronary endothelial function in patients with coronary artery disease. New England Journal of Medicine 2000; 342. S. 454–460.

38 Elherik, K., Khan, F., McLaren, M. et. al.: Circadian variation in vascular tone and endothelial cell function in normal males. Clinical Science 2002; 102. S. 547–552.

39 Hennersdorf, M., Schannwell, C.M., Motz, W.: Hochdruck und Herz. Der Internist 2010; 51. S. 815–825.

40 Ebd.

41 Middeke, M.: Pulswellenanalyse. Deutsche Medizinische Wochenschrift 2017; 142. S. 1461–1465.

42 Ebd.

43 Zitiert nach: Baulmann, J., Homsi, S., Vetter, H. et al.: Arterielle Steifigkeit bei arterieller Hypertonie: Ein neuer Risikofaktor für linksventrikuläre Hypertrophie und Herzinsuffizienz? Deutsche Medizinische Wochenschrift 2004; 129. S. 447–452.

44 Kaess, B. M., Rong, J., Larson, M. G. et al.: Aortic stiffness, blood pressure progression, and incident hypertension. Journal of the American Medical Association 2012; 308. S. 875–881.

45 Schmidt-Truchsäss, A., Weisser, B.: Vaskuläres Altern, Hypertonie und körperliche Aktivität. Deutsche Medizinische Wochenschrift 2011; 136. S. 2367–2371.

46 Mengden, T.: Arrhythmiegefährdung des Hypertonie-Patienten. Klinikarzt 2015; 44. S. 244–248.

47 Middeke, M., Lemmer, B., Schaaf, B. et al: Prevalence of hypertension-attributed symptoms in routine clinical practice. A general practitioners-based study. Journal of Human Hypertension 2008; 22. S. 252–258.

48 Writing Group of the PREMIER Collaborative Research Group (Hrsg.): Effects of comprehensive lifestyle modification on blood pressure control. Journal of the American Medical Association 2003; 289. S. 2083–2093.

49 Ebd.

50 Knutson, K. L., Van Cauter, E., Rathouz, P. J. et al.: Association between sleep and blood pressure in midlife: The CARDIA sleep study. Archives of Internal Medicine 2009; 169. S. 1055–1061.

51 Steiner, R.: Welche Bedeutung hat die okkulte Entwicklung des Menschen für seine Hüllen und sein Selbst? (GA 145). Rudolf Steiner Verlag Dornach 2015.

52 Ulbricht, T. L., Southgate, D. A.: Coronary heart disease: seven dietary factors. Lancet. 1991; 338. S. 985–992.

53 Appel, L. J., Moore, T. J., Obarzanek, E. et al.: A clinical trial of the effects of dietary patterns on blood pressure. New England Journal of Medicine 1997; 336. S. 1117–1124.

54 Webb, A. J., Patel, N., Loukogeorgakis, S. et al.: Acute blood pressure lowering, vasoprotective, and antiplatelet properties of dietary nitrate via bioconversion to nitrite. Hypertension 2008; 51. S. 784–790.

55 Park, Y., Subar, A.F., Hollenbeck, A. et al..: Dietary Fiber Intake and Mortality in the NIH-AARP Diet and Health Study. Archives of Internal Medicine 2011; 171. S. 1061–1068.

56 Juraschek, S. P., Miller, E. R., Weaver, C. M. et al.: Effects of Sodium Reduction and the DASH Diet in Relation to Baseline Blood Pressure. Journal of the American College of Cardiology 2017; 70. S. 2841–2848.
57 National Heart, Lung and Blood Institute (NIH) (Hrsg.): DASH Eating Plan. Abrufbar unter: https://www.nhlbi.nih.gov/health-topics/dash-eating-plan (Abfrage Februar 2020)
58 Eaton, S. B., Korner, N.: Palleo Nutrition. A consideration of its nature and implications. New England Journal of Medicine 1987; 312. Zitiert nach: Münchner Medizinische Wochenschrift 1991; 48. S. 738.
59 Steiner, R., Wegman, I.: Grundlegendes für eine Erweiterung der Heilkunst nach geisteswissenschaftlichen Erkenntnissen. (GA 27). Rudolf Steiner Verlag Dornach 2014. 2. Fall.
60 Klaus, D., Böhm, M., Halle, M. et al.: Die Beschränkung der Kochsalzaufnahme in der Gesamtbevölkerung verspricht langfristig großen Nutzen. Deutsche Medizinische Wochenschrift 2009; 134. S. 108–118.
61 Chen, J., Gu, D., Huang, J. et al.: Metabolic syndrome and salt sensitivity of blood pressure in non-diabetic people in China: a dietary intervention study. Lancet 2009; 373. S. 829–835.
62 Middeke, M.: Bedeutung kochsalzarmer Kost für die Hochdruckbehandlung. Münchner Medizinische Wochenschrift 1991; 48. S. 735–738.
63 Klaus, D., Hoyer, J., Middeke, M.: Kochsalzrestriktion zur Prävention kardiovaskulärer Erkrankungen. Deutsches Ärzteblatt 2010; 107. S. 457–462.
64 Kim, H. J., Paik, H.Y., Lee, S. Y. et al.: Salt usage behaviors are related to urinary sodium excretion in normotensive Korean adults. Asia Pacific Journal of Clinical Nutrition 2007; 16 (1). S. 122–128.
65 Strazzullo, P., D'Elia, L., Kandala, N. B. et al.: Salt intake, stroke, and cardiovascular disease: meta-analysis of prospective studies. British Medical Journal 2009; 339. S. b4567.
66 Schroeter, W., Lautenschläger, K.-H., Bibrack, H. et al.: Taschenbuch der Chemie. Europa Lehrmittel Verlag Haan 2018.
67 Cook, N. R., Obarzanek, E., Cutler, J. A. et. al.: Joint effects of sodium and potassium intake on subsequent cardiovascular disease. The trials of hypertension prevention follow-up study. Archives of Internal Medicine 2009; 169. S. 32–40.
68 Kisters, K., Funke, C., Cziborra, M. et al.: Positiver Effekt einer oralen Magnesiumtherapie bei Grenzwerthypertonie. Nieren- und Hochdruckkrankheiten 2011; 40. S. 513–517.
69 Miyachi, M., Kawano, H., Sugawara, J. et al.: Unfavorable effects of resistance training on central arterial compliance. Circulation 2004; 110. S. 2858–2863.
70 Hambrecht, R., Wolf, A., Gielen, S. et al.: Effect of exercise on coronary endothelial function in patients with coronary artery disease. New England Journal of Medicine 2000; 342. S. 454–460.
71 Thomas, M. C., Cooper, M. E.: Into the light? Diabetic nephropathy and vitamin D. Lancet 2010; 376. S. 1521–1522.
72 Lindqvist , P. G., Epstein, E., Nielsen, K. et al.: Avoidance of sun exposure as a risk factor for major causes of death: a competing risk analysis of the Melanoma in Southern Sweden cohort. Journal of Internal Medicine 2016; 280. S. 375–387.
73 Steiner, R.: Geisteswissenschaft und Medizin (GA 312). Rudolf Steiner Verlag Dornach 2020. Vortrag vom 5. April 1920.
74 Wiysonge, C. S., Bradley, H., Mayosi, B. M. et al.: Beta-blockers for hypertension. Cochrane Database of Systematic Reviews 2017; 1. CD002003.
75 Quaschning, T., Ruschitzka, F. T., Maier, W. et. al.: Die Rolle des Endothels bei der Entstehung und Behandlung von Gefäßerkrankungen. Der Internist 2000; 41. S. 335–362.
76 Heran, B. S., Wrong, M. M., Heran, I. K. et al.: Blood pressure lowering efficacy of angiotensin converting enzyme (ACE) inhibitors for primary hypertension. Cochrane Database of Systematic Reviews 2008; 4. CD003822.
77 Bauer, X., Barbinova, L.: Messung von exhaliertem Stickstoffmonoxid. Deutsches Ärzteblatt 2007; 104. S. 790–796.
78 Ebd.
79 Steiner, R.: Meditative Betrachtungen und Anleitungen zur Vertiefung der Heilkunst (GA 316). Rudolf Steiner Verlag Dornach 2008. Vortrag vom 3. Januar 1924.
80 Münzel, T.: Neue Erkenntnisse bei der Nitratwirkung, Nitratbioaktivierung und Toleranzentwicklung. Deutsche Medizinische Wochenschrift 2008; 133. S. 2277–2282.

81 Bauer, X., Barbinova, L.: Messung von exhaliertem Stickstoffmonoxid. Deutsches Ärzteblatt 2007; 104. S. 790–796.
82 Boeckxstaens, G. E., Mebis, J., Janssens, J. et al.: Clinical relevance of nitric oxide in the gut. Lancet 1994; 344. S. 129.
83 Änggard, E.: Nitric oxide. Mediator, murderer and medicine. Lancet 1994; 343. S. 1199.
84 Kharitonov, S. A., Yates, D., Robbins, R. A. et al.: Increased nitric oxide in exhaled air of asthmatic patients. Lancet 1994; 343. S. 133.
85 Sobierajski, J., Kelm, M., Rassaf, T.: Neue Strategien in der Kardioprotektion beim akuten Myokardinfarkt: Bedeutung des hypoxischen Nitrat-Nitrit-NO-Stoffwechsels. Deutsche Medizinische Wochenschrift 2013; 138. S. 799–804.
86 Ebd.
87 Ebd.
88 Steiner, R.: Anthroposophische Menschenerkenntnis und Medizin (GA 319). Rudolf Steiner Verlag Dornach 1994. Vortrag vom 16. November 1923.
89 Steiner, R.: Menschenfragen und Weltenantworten (GA 213). Rudolf Steiner Verlag Dornach 1987. Vortrag vom 2. Juli 1922.
90 Ebd.
91 Steiner, R.: Wie erlangt man Erkenntnisse der höheren Welten? (GA 10). Rudolf Steiner Verlag Dornach 2018.
92 Steiner, R.: Wie erwirbt man sich Verständnis für die geistige Welt? (GA 154). Rudolf Steiner Verlag Dornach 1985. Vortrag vom 26. Mai 1914.
93 Bhasin, M. K., Dusek, J. A., Chang, B-H. et al.: Relaxation response induces temporal transcriptome changes in energy metabolism, insulin secretion and inflammatory pathways. PLOS one 2013; 8 (5). e62817.
94 Steiner, R.: Anthroposophische Menschenerkenntnis und Medizin (GA 319). Rudolf Steiner Verlag Dornach 1994. Vortrag vom 16. November 1923.
95 Ebd.
96 Erejuwa, O. O.: Effect of honey in diabetes mellitus: matters arising. Journal of Diabetes and Metabolic Disorders 2014; 13 (1). S. 23.
97 GAÄD (Hrsg.): Vademecum Anthroposophische Arzneimittel 2017. Der Merkurstab 2017; 70 (Suppl.). S. 140.
98 Steiner, R., Wegman, I.: Grundlegendes für eine Erweiterung der Heilkunst nach geisteswissenschaftlichen Erkenntnissen (GA 27). Rudolf Steiner Verlag Dornach 2014. Kapitel: Charakteristische Krankheitsfälle.
99 Ebd.
100 GAÄD (Hrsg.): Vademecum Anthroposophische Arzneimittel 2017. Der Merkurstab 2017; 70 (Suppl.). S. 192–196.
101 Khan, A. U., Gilani, A. H.: Cardiovascular inhibitory effects of Hyoscyamus niger. Methods and Findings in Experimental and Clinical Pharmacology 2008; 30. S. 295–300.
102 Bopda, O. S., Longo, F., Bella, T. et al.: Antihypertensive activities of the aqueous extract of Kalanchoe pinnata (Crassulaceae) in high salt-loaded rats. Journal of Ethnopharmacology 2014; 153 (2). S. 400–407.
103 Ojewole, J. A.: Antinociceptive, anti-inflammatory and antidiabetic effects of Bryophyllum pinnatum (Crassulaceae) leaf aqueous extract. Journal of Ethnopharmacology 2005; 99 (1). S. 13–19.
104 Bopda, O. S., Longo, F., Bella, T. et al.: Antihypertensive activities of the aqueous extract of Kalanchoe pinnata (Crassulaceae) in high salt-loaded rats. Journal of Ethnopharmacology 2014; 153 (2). S. 400–407.
105 Steiner, R.: Geisteswissenschaft und Medizin (GA 312). Rudolf Steiner Verlag Dornach 2020. Vortrag vom 25. März 1920.
106 Kamhie-Milz, S., Kamhie-Milz, J., Tauchmann, Y. et al.: Regular blood donation may help in the management of hypertension: an observational study on 292 blood donors. Transfusion 2016; 56. S. 637–644.
107 Kusserow, M.: Äußere Anwendungen in der anthroposophisch erweiterten Medizin. Weleda Korrespondenzblätter für Ärzte 1992; 133. S. 122–153.
108 GAÄD (Hrsg.): Vademecum Anthroposophische Arzneimittel 2017. Der Merkurstab 2017; 70 (Suppl.). S. 262.

109 Ebd. S. 355.
110 Ebd. S. 661.
111 Yarnell, E., Abascal, K.: Botanicals for regulating heart rhythms. Alternative and Complementary Therapies 2003; 6. S. 125–129.
112 Fintelmann, V., Kuchta, K., Weiss, R.F.: Lehrbuch der Phytotherapie. Haug Verlag Stuttgart 2016.
113 Arendt, A., Lobeck, J., Roth, D. et al.: Compositio Mineralis cum Sacharo. Neue Herstellungsart der Mineralischen Komposition nach dem Modell der Kamillenwurzel. Der Merkurstab 2012; 65 (1). S. 46–53.
114 Rother, C.: Anwendnung von Cardiodoron bei Patienten mit funktionellen Herz-Kreislauf-Beschwerden und/oder Schlafstörungen – Ergebnisse einer prospektiven, nichtinterventionellen Beobachtungsstudie. Forschende Komplementärmedizin 2013; 20. S. 334–344.
115 Rother, C., Schnelle, M.: Cardiodoron bei Patienten mit Schlafstörungen – Ergebnissse einer prospektiven Beobachtungsstudie. Complementary Medicine Research 2017; 24. S. 15–25.
116 GAÄD (Hrsg.): Vademecum Anthroposophische Arzneimittel 2017. Der Merkurstab 2017; 70 (Suppl.). S. 340.
117 Ebd. S. 245.
118 Ramm, H., Urech, K.: Aus der Arbeit mit der Mistel. Erfahrungen, Ergebnisse, Perspektiven. Verlag des Ita Wegman Instituts Arlesheim 2017.
119 Steiner, R.: Heileurythmie (GA 315). Rudolf Steiner Verlag Dornach 2008. Vortrag vom 16. April 1921.
120 Kirchner-Bockholt, M.: Grundelemente der Heileurythmie. Verlag am Goetheanum Dornach 2010. S. 121 f.
121 Seifert, G., Driever, P. H., Pretzer, K. et al.: Effects of complementary eurythmy therapy on heart rate variability. Complementary Therapies in Medicine 2009; 17. S. 161–167.
122 Kanitz, J. L., Pretzer, K., Reif, M. et al.: The impact of eurythmy therapy on stress coping strategies and health-related quality of life in healthy, moderately stressed adults. Complementary Therapies in Medicine 2011, 19. S. 247–255.
123 Krüerke, D., Simões-Wüst, A. P., Kaufmann, C. et al.: Can Speech-Guided Breathing Influence Cardiovascular Regulation and Mood Perception in Hypertensive Patients? Journal of Alternative and Complementary Medicine 2017; 34. S. 254–261.
124 Steiner, R.: Die Geheimwissenschaft im Umriss (GA 13). Rudolf Steiner Verlag Dornach 2013. Kapitel: Die Erkenntnis der höheren Welten (Von der Einweihung oder Initiation).
125 Trenkwalder, P.: Kognitive Störungen und Demenz. Neue Endorganschäden bei Hypertonie. Deutsche Medizinische Wochenschrift 2000; 115. S. 1349.
126 Steiner, R.: Wie erlangt man Erkenntnisse der höheren Welten? (GA 10). Rudolf Steiner Verlag Dornach 2018.
127 Morgenstern, C.: Werke und Briefe. Lyrik. Band 2. Urachhaus Verlag Stuttgart 1992. S. 240.
128 Selg, P.: Die Beseelte Menschen-Sonne. Eine Herzmeditation Rudolf Steiners. Verlag des Ita Wegmann Instituts Arlesheim 2011.
129 Steiner, R.: Mantrische Sprüche. Seelenübungen II (GA 268). Rudolf Steiner Verlag Dornach 2015. Die Version in GA 268 war eine Vorstufe der hier zitierten endgültigen Fassung, die Rudolf Steiner im November 1924 der Mutter Ita Wegmans schenkte (persönliche Mitteilung Peter Selg Juli 2014).
130 Bhasin, M. K., Dusek, J. A., Chang, B-H. et al.: Relaxation response induces temporal transcriptome changes in energy metabolism, insulin secretion and inflammatory pathways. PLOS one 2017; 12 (2). e62817.

KAPITEL XII

Arterielle Hypotonie

1. Leitgedanken

Im Gegensatz zur arteriellen Hypertonie gelten hypotone Kreislauferkrankungen in der Mehrzahl als „harmlos" ohne vergleichbare Krankheitsrelevanz und prognostische Bedeutung. Sie werden vielfach als Befindlichkeitsstörungen angesehen und erfahren damit nicht immer die notwendige ärztliche Wahrnehmung, die ihnen insbesondere angesichts der oftmals eindrucksvoll beschriebenen subjektiven Symptomatik gebührt. Darüber hinaus ist die orthostatische Hypotension offensichtlich mit einer signifikanten kardiovaskulären Morbidität und Mortalität verbunden. Auch spricht die Entwicklung einer orthostatischen Hypotension bei Patienten mit Diabetes mellitus bzw. Herzinsuffizienz für eine schlechtere Prognose.[1] Die arterielle Hypotonie kann mit definierten organischen Erkrankungen in Zusammenhang stehen, nach vegetativer Erschöpfung auftreten und v. a. auf die nur geringe Verbindung des seelisch-geistigen Wesens mit seiner leiblichen Organisation hinweisen. Sie gehen mit charakteristischen Veränderungen in der Wesensgliederwirksamkeit einher, die zu den therapeutischen Ansätzen führen. Orthostatische Dysregulationen beim älteren Menschen sind oftmals medikamentös verursacht und können Stürze mit den nachfolgenden Komplikationen induzieren.

2. Arterielle Hypotonie

Bei der arteriellen Hypotonie findet sich ein *schwaches Eingreifen der astralischen Organisation.* Die oftmals beklagten Beschwerden einer Abgespanntheit und Müdigkeit weisen in dieselbe Richtung. Die während des Schlafes eintretende Blutdrucksenkung ist urphänomenal für den beschriebenen Zusammenhang. Allerdings bedarf es auch hier einer differenzierteren Betrachtung.

Der *arteriellen Hypotonie* liegt eine eingeschränkte Wirksamkeit der *astralischen Organisation* zugrunde. Diese wirkt einerseits zu wenig *tonisierend* in der *Blut- und Gefäßorganisation.* Es handelt sich dann um eine eingeschränkte Wirksamkeit im Sinne des *Nerven-Sinnes-Systems.* Andererseits besteht eine zu geringe *dynamische Wirksamkeit* des *astralischen Leibes,* klinisch bemerkbar an einer *reduzierten Hämodynamik.* Diese ist Ausdruck der zu *schwachen Wesensgliedertätigkeit* im Stoffwechsel-Gliedmaßen-System.

Bei längerem Stehen und geminderter Bewusstseinsaktivität (Ohnmacht von Schülern bei langem Stehen!) treten der Blutdruckabfall und mit ihm die Synkope aufgrund einer zu geringen tonisierenden Wirksamkeit der astralischen Organisation auf. Umgekehrt gehen Phasen einer längeren Immobilisation und Bewegungslosigkeit oftmals mit einem erniedrigten Blutdruck und synkopalen Beschwerden einher.

Die im *Schellong-Test* bzw. während der *Kipptischuntersuchung* dokumentierbaren Kreislaufreaktionen verdeutlichen die differenzierte Wirksamkeit der astralischen Organisation vom Nerven-Sinnes- und Stoffwechsel-Gliedmaßen-System. Kommt es zu einem *Blutdruckabfall* im Stehen (z.B. durch eine zu geringe tonisierende, zum oberen Menschen gehörende Wirksamkeit der astralischen Organisation), so erfolgt kompensatorisch ein verstärktes dynamisches Eingreifen des astralischen Leibes im Stoffwechsel-Gliedmaßen-System. Eine Frequenzbeschleunigung tritt im Zusammenhang mit der *sympathikotonen orthostatischen Dysregulation* ein oder bleibt gegebenenfalls bei der *asympathikotonen Regulationsstörung* aus. Auf der anderen Seite wirkt der astralische Leib bei einer zu geringen dynamischen Wirksamkeit der Wesensglieder über das Nerven-Sinnes-System kompensatorisch konstriktiv in der Gefäßorganisation: Wir sehen eine Zentralisation der Wärme und kalte Akren.

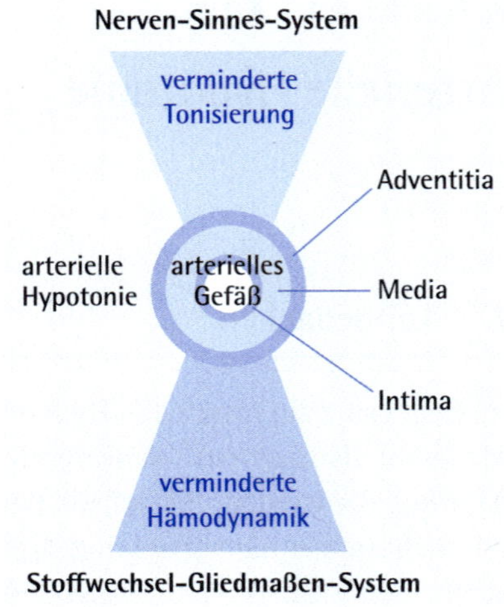

Arterielle Hypotonie vor dem Hintergrund der Dreigliederung

Das polare Wirken des astralischen Leibes steht unter der Lenkungskraft des Ich. Insofern beziehen sich viele hypotone Krankheitsbilder auf die regulative Wirksamkeit der *Ich-Organisation.* Ein geordnetes Eingreifen der *Ich-Organisation* und des *astralischen Leibes* ermöglicht die Aufrechte des Menschen. Durch Lagewechsel kommt es zu einer erheblichen Blutvolumenverschiebung in die abdominelle Richtung, in das Becken und in die Beine. Dieses venöse Pooling wird auf ca. 700 ml geschätzt.[2] Die Schwere wirkt in den Flüssigkeitsorganismus herein, was eine Umverteilung des Blutes bewirkt. Die ausgleichende astralische Wirksamkeit führt zu einer Gefäßkonstriktion als einer zum Nerven-Sinnes-System gehörenden Qualität bzw. zur Steigerung der Hämodynamik (Herzfrequenzzunahme) durch das Stoffwechsel-Gliedmaßen-System. Diese sympathikotone Aktivierung setzt sich im Verlauf längeren Stehens durch die entsprechende Aktivierung des Renin-Angiotensin-Systems fort, das in dem beschriebenen Zusammenhang mit dem astralischen Leib steht [→ XI. 2.1 Polare Erscheinungsformen der arteriellen Hypertonie]. Durch Anstieg des *peripheren Widerstands* als Wirksamkeit des astralischen Leibes (über das Nerven-Sinnes-System) und Anstieg der *Herzfrequenz* als

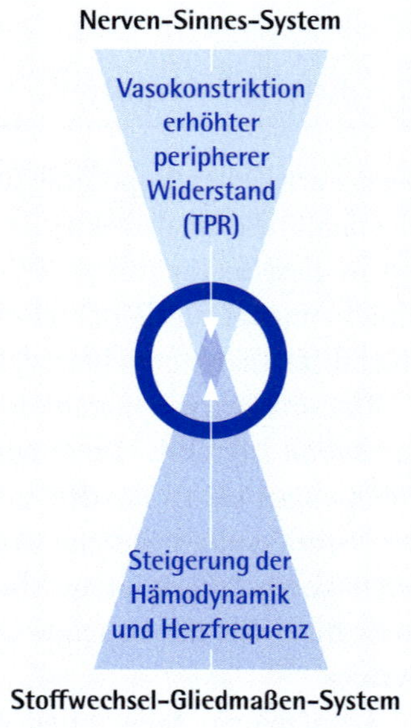

Kompensatorische Wirksamkeiten im arteriellen Gefäßsystem bei arterieller Hypotonie (Vasokonstriktion und Steigerung der Hämodynamik)

Ausdruck seines dynamischen Wirkens (im Stoffwechsel-Gliedmaßen-System) bleibt der Blutdruck auch in der aufrechten Position annähernd stabil. Vor dem Hintergrund der mit dem Pumpenmodell unzureichend beschriebenen Herzfunktion [→ X. Kardiologie] ist die Zunahme der Herzfrequenz nicht Ursache der gesteigerten Hämodynamik, sondern umgekehrt deren Folge: Die gesteigerte Hämodynamik entwickelt sich durch die aktivierte Wirksamkeit der Wesensglieder im Stoffwechsel-Gliedmaßen-System.

Bei der *hypersympathikotonen orthostatischen Hypotension* kommt es im Stehen zu einem Blutdruckabfall bei kompensatorisch gesteigerter Herzfrequenz. Die tonisierende Wirksamkeit der astralischen Organisation im Sinne des Nerven-Sinnes-Systems ist zu schwach, eine kompensatorische Aktivität im Stoffwechsel-Bewegungssystem somit erforderlich und an der Zunahme der Herzfrequenz ablesbar [→ Abb.].

Bei der *hyposympathikotonen orthostatischen Hypotension* tritt eine *orthostatische Symptomatik* auf, die gelegentlich als ein „Schwinden der Sinne" oder ein präsynkopales Gefühl beschrieben wird und auf das Herauslösen der oberen Wesensglieder aus der Nerven-Sinnes-Organisation weist. Begleitend findet sich ein Blutdruckabfall im Stehen, der *astralische Leib* greift nicht ausgleichend in das Stoffwechsel-Gliedmaßen-System ein und ein notwendiger Pulsanstieg bleibt aus.

Bei der *„neurokardiogenen" Synkope* kommt es nach längerem Stehen zu einem plötzlichen Blutdruckabfall mit (relativer) Bradykardie [→ Abb.]. Auch hier zeigt sich ein Herauslösen des astralischen Leibes und der Ich-Organisation.

Von diesen Regulationsstörungen ist schließlich das *posturale Tachykardiesyndrom* abzugrenzen. Es ist neben der klinischen Orthostasesymptomatik (definitorisch) durch einen Anstieg der Herzfrequenz innerhalb von zehn Minuten nach dem Hinstellen auf mindestens 30 Schläge über dem Niveau im Liegen oder auf mindestens 120/min ohne pathologischen Blutdruckabfall (systolisch < 20 mmHg, diastolisch < 10 mmHg) charakterisiert.[3]

Die formende, zum Nerven-Sinnes-System gehörende Wirksamkeit des astralischen Leibes und der Ich-Organisation ist bei diesem Krankheitsbild zu gering und es kommt zu einem verstärkten dynamischen Eingreifen des astralischen Leibes im Sinne des unteren Menschen mit Entwicklung der das klinische Bild bezeichnenden Tachykardie. Die bisherigen Befunde weisen auf eine sympathische Dysfunktion mit Störung der Vasokonstriktion im Bereich der Beine und damit ebenfalls auf die eingeschränkte tonisierende Wesensgliederwirksamkeit.

Bei einigen Patienten mit vasovagalen oder neurokardiogenen Synkopen treten während dieser *tonisch-klonische Muskelbewegungen* auf, die differentialdiagnostisch von einem epileptischen Anfall zu unterscheiden sind.

Orthostatische Hypotension und arterielle Hypotonie treten „funktionell", aber auch im Zusammenhang mit definierten Krankheiten auf.[4] Neben Erkrankungen des Nervensystems kommen kardiale und endokrinologische Leiden in Betracht. Hier ist auch an die sehr seltenen Erkrankungen zu denken, die mit einer verminderten Katecholaminproduktion einhergehen und das zu schwache Eingreifen des astralischen Leibes verdeutlichen. In diesen Formenkreis gehören Krankheitsbilder wie die familiäre autonome Dysfunktion, der Dopamin-beta-Hydroxylase-Mangel, die autonome Dysfunktion bei Morbus Parkinson oder multipler Systematrophie, der sogenannte pure autonomic failure und schließlich auch die orthostatische Hypotonie bei Endorganresistenz.[5]

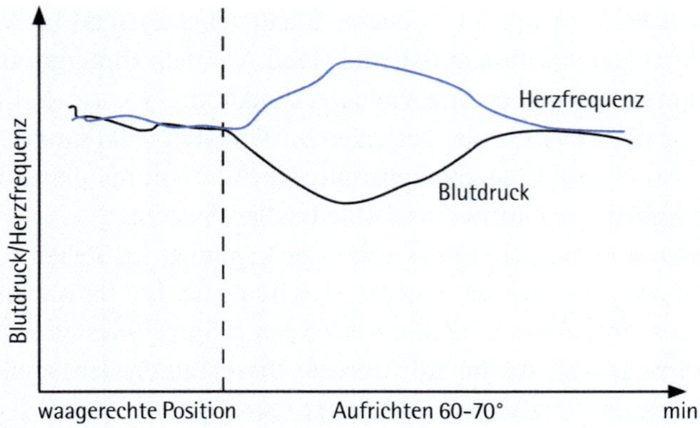

Orthostatische Dysregulation (hypersympathikotone orthostatische Hypotension): Direkt nach dem Aufrichten kommt es zu Hypotension und Anstieg der Herzfrequenz.

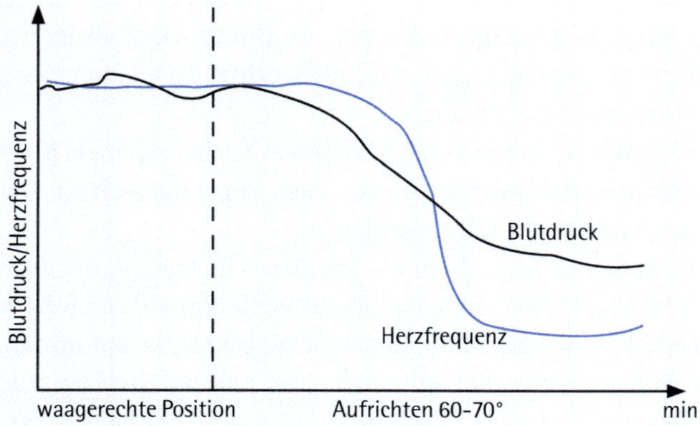

Kipptischuntersuchung bei neurokardiogener Dysregulation: Nach initialer Kompensation des Lagewechsels kommt es bei bewegungsloser aufrechter Körperhaltung zu einer nachfolgenden Fehlregulation mit Blutdruck- und Herzfrequenzabfall (kardioinhibitorische Reaktion). Bei Blutdruckabfall und annähernd unveränderter Herzfrequenz besteht eine vasodepressorische Reaktion (Reflexsynkope). Anders als bei der orthostatischen Reaktion tritt diese vasodepressorische (Gefäßdilatation) oder kardiodepressive (Bradykardie) Reaktion erst deutlich verzögert nach dem Beginn eines Orthostasereizes auf.[13]

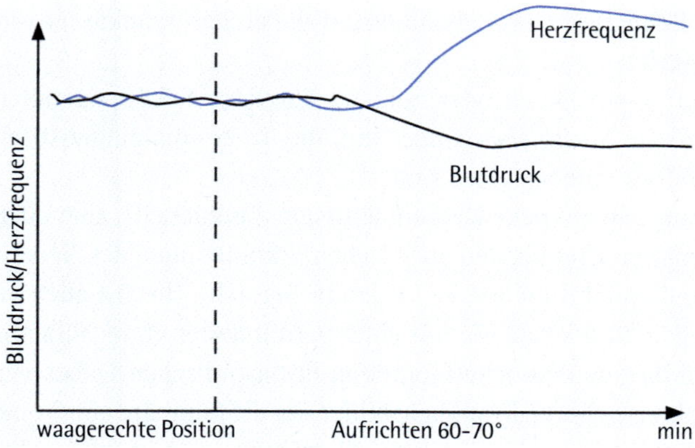

Posturales Tachykardie-Syndrom: Innerhalb der ersten 10 Minuten nach dem Aufrichten kommt es zu einer Herzfrequenzzunahme um mehr als 30/min oder einer absoluten Herzfrequenz über 120/min, meistens von präsynkopalen Beschwerden bzw. in Abhängigkeit vom RR-Abfall auch einer Synkope begleitet.

Die Hypotonie steht bei bestimmten *Parkinsonerkrankungen* eindrücklich mit dem eingeschränkten dynamischen Wirken des astralischen Leibes in der Stoffwechsel-Bewegungsorganisation in Zusammenhang, an deren Stelle seine überformende und erstarrende Wirksamkeit im Sinne des oberen Menschen getreten ist.

Schließlich ist an die häufige medikamentös aggravierte oder induzierte orthostatische Hypotonie zu denken.

Exkurs

L-Dopa und das für die intensivmedizinische Therapie wesentliche *Dopamin* zeigen eine enge Beziehung zur Wirksamkeit des *astralischen Leibes*. Die Synthese beginnt mit dem Tyrosin als einer auch im Hormonstoffwechsel der vom astralischen Leib geprägten Schilddrüse wesentlichen Verbindung. Über das Dopa führt der weitere Syntheseweg zum Dopamin der dopaminergen Neurone.
Das dann in den weiteren Syntheseschritten folgende und in der Intensivmedizin bei arterieller Hypotonie eingesetzte *Noradrenalin* steht in Beziehung zu dem sympathischen Nervensystem. Das Adrenalin schließlich findet sich, seinem Namen entsprechend, besonders im Nebennierenmark. So führt der Syntheseweg der Katecholamine von der Nervenorganisation ausgehend schrittweise zu den schon mehr zum Stoffwechselsystem gehörenden Nebennieren. Die Biosynthese mit ihren Organbezügen ist die substanzielle Spur der entsprechenden Wirksamkeit des astralischen Leibes. Die Anwendung von L-Dopa, Dopamin, Noradrenalin und Adrenalin führt ihn zum Eingeifen in den Organismus. Im Rahmen der Parkinsontherapie befreit L-Dopa die *Bewegungsorganisation* aus ihrer „Erstarrung", in der Intensivmedizin ist das wieder verstärkte Eingreifen durch die Anwendung der Katecholamine an der Kreislaufreaktion mit Anstieg des arteriellen Blutdruckes und der Herzfrequenz ablesbar.

Auch manche *internistischen Erkrankungen* gehen mit einer arteriellen Hypotonie einher. Als ein Beispiel sei die Leberzirrhose erwähnt, die ebenfalls mit einem schwachen Wirken des astralischen Leibes in der Stoffwechsel-Bewegungsorganisation verbunden ist. Weitere Beispiele sind die hypothyreote Stoffwechsellage und der Morbus Addison (z. B. im Rahmen eines polyglandulären autoimmunen Syndroms), die ebenfalls auf das geringe Wirken der astralischen Organisation weisen [→ XVII. 4.7.2 Polyglanduläre autoimmune Syndrome]. Auch eine Anämie geht oftmals mit hypotonen RR-Werten aus ähnlichem Grunde einher.

3. Therapie der arteriellen Hypotonie

Das *therapeutische Ziel* besteht in der *Verstärkung* des *Eingreifens* der *astralischen Organisation* und in der *Harmonisierung* ihres *Wirkens* durch die *Ich-Organisation.*

Letzteres unterstützt eine Basismedikation mit *Cardiodoron*:

■ *Cardiodoron* (Weleda) Dil.	20-20-20 gtt.

Wie bereits beschrieben [→ X. 4.1.5 Medikamentöse Therapie], vereint es in seinen drei Arzneipflanzen die Wirksamkeiten des oberen und unteren Menschen und führt sie in ein harmonisches Zusammenwirken, das bei den verschiedenen Formen der orthostatischen Syndrome auseinandergefallen ist. Weckenmann untersuchte die Wirksamkeit des Cardiodorons bei dieser Indikation.[6]

Stehen *Müdigkeit, seelische Antriebsarmut* und *Trägheit* im Vordergrund, so lässt sich oftmals durch eine tief potenzierte *Phosphormedikation*

- *Phosphorus D5, D6* (Weleda) Dil. 20-0-0 gtt

eine Verbesserung erreichen. Phosphor trägt das dynamische Wirken der Ich-Organisation in den Organismus. Zusätzlich unterstützt

- *Arsenicum album D6* (Weleda) Dil. 10-10-10 gtt

den „*Aufwachprozess*". Man hat es dabei mit der Verstärkung der vom oberen Menschen ausgehenden überformenden Wirksamkeit des astralischen Leibes zu tun. Eine „pflanzliche Entsprechung" ist

- *Veratrum album, ethanol. Decoctum D3, D4* (Weleda) Dil. 20-20-20 gtt.

Diese Heilpflanze führt den astralischen Leib intensiver in den Organismus hinein.[7] Die Kombination von

- *Cardiodoron* (Weleda) Dil. 20-20-20 gtt

und

- *Veratrum album, ethanol. Decoctum D3, D4* (Weleda) Dil. 20-20-20 gtt

hat sich bei einer orthostatischen Beschwerdesymptomatik vielfach bewährt und ist besonders empfehlenswert. Haben sich unter dieser Kombinationstherapie die orthostatischen Beschwerden gebessert, so wird über längere Zeit (Monate) noch die Cardiodoronmedikation weitergeführt und das Veratrum album bedarfsweise eingesetzt.

Ein weiteres wesentliches Arzneimittel ist *Skorodit* (Eisenarsenat)

- *Skorodit Kreislauf Inject* (Wala) Amp. s.c. bis 1 x

täglich und bei Bedarf

- *Skorodit Kreislauf Globuli velati* (Wala) 10-10-10
- *Skorodit D6* (Weleda) Trit. 1-1-1 MSP

das – über das Arsen hinaus – die inkarnierende Wirkung des *Ferrums* umfasst. Skorodit Kreislauf Inject Globuli enthalten zudem eine rhythmisierte Zubereitung aus Schlehen-Triebspitzen/Blüten, Camphora und Veratrum album.[8]

Exkurs

Ein 77-jähriger Patient, ehemals als Gärtner tätig, leidet unter paroxysmalem Vorhofflimmern und orthostatisch bedingten Stürzen und Synkopen. Die kardiologische Diagnostik (Echokardiografie, Ergometrie, Langzeit-EKG (einzelne ventrikuläre Bigemini und Trigemini, keine Episode von Vorhofflimmern in der Aufzeichnung)) und Schellongtest (geringes Absinken des systolischen Drucks im Stehen bei grenzwertig bradykarder, im Stehen nur geringfügig zunehmender Herzfrequenz) blieben ansonsten unauffällig. Unter Cardiodoron verringern sich die Herzrhythmusstörungen signifikant. Die orthostatischen Beschwerden mit gelegentlichen Stürzen blieben aber unverändert. Unter Skorodit Kreislauf Globuli velati (10-10-10) traten langfristig keine Synkopen mehr auf. Auch ein zuvor immer wieder einsetzender Kopfdruck ist verschwunden. Zusammenfassend berichtet der Patient über eine deutliche Verbesserung der Lebensqualität.

Beherrscht eine *hypotone Dysregulation nach Infekten* das klinische Bild, so hilft oftmals überraschend gut:

▪ *Levico comp.* (Wala) Glb. velati	10-10-10.

Es enthält neben dem „astralisierenden“ Levico-Wasser [→ XVII. 4.5.5 Therapeutische Gesichtspunkte] Johanniskraut und Schlehe. Hypericum begegnet innerem Licht- und Wärmemangel, auch der Dunkelheit der gegebenenfalls begleitenden depressiven Seelenstimmung. Prunus spinosa unterstützt die ätherische Organisation.

Bei Hypotonie und Schwäche kommt

▪ *Aurum/Prunus* (Wala) Amp. s.c.	bis 1-0-0

in Betracht.

Bei einem schwachen Eingreifen der oberen Wesensglieder findet bei blassen Patienten

▪ *Ferrum hydroxydatum 5 %, 50 %* (Weleda, bzw. Rezepturpräparat, z. B. Apotheke an der Weleda)	1-1-1 MSP

Anwendung.[9]

Exkurs

Der pharmazeutische Prozess geht vom *pyrophoren Eisen* (hergestellt aus Siderit) aus, das, im dunklen Raum „ausgegossen“, meteorartige *Lichterscheinungen* entstehen lässt. Die weitere Verarbeitung unter Einsatz von Essig führt zu einer erheblichen Wärmeentwicklung, die über 80 °C erreichen kann. Die pharmazeutische

Herstellung zeigt eindrücklich die Verbindung dieses Eisen-Arzneimittels mit der Wärme und weist dadurch auf die unterstützende Wirksamkeit für die in das Blut und die Stoffwechselorganisation hereinwirkenden oberen Wesensglieder. Bei Hypotonie der blassen Konstitution, auch bei Ängstlichkeit oder Selbstunsicherheit kommt dieses Arzneimittel zur Anwendung. Rudolf Steiner erwähnte in einer kurzen Notiz: „zur Stärkung der seelischen Fähigkeiten". Diese „sulfurische" Eisenverbindung steht in eindrücklicher Polarität zum *Kephalodoron* (oder Ferrum-Quarz), welches das zum Kristallinen neigende Eisensulfat (Ferrum sulfuricum) in Verbindung mit dem Quarz enthält. Dieses Arzneimittel zeigt einen Bezug zum Nervensystem: Es ist bei der Migräne als einem ins Nervensystem dislozierten Stoffwechselprozess gestaltend wirksam. Auch bei denjenigen Migräneformen, die mit optischen Symptomen wie Flimmerskotomen einhergehen, hat dieses Arzneimittel verschiedentlich seine Wirksamkeit erwiesen.

Ein weiteres Arzneimittel, das die *Eisenwirksamkeit* aufgreift ist

- *Solutio Ferri comp. D3, D6* (Weleda) Dil. — 15-15-15 gtt.[10]

Besteht dem klinischen Befund nach eine *eingeschränkte ätherische Wirksamkeit*, so gibt man *Prunus* in tiefer Potenzierung.

Die dynamische Wirksamkeit der astralischen Organisation lässt sich durch sulfurische Arzneimittel anregen, z. B. *Camphora*. Bei hypotonem Beschwerdebild im Zusammenhang mit *Infektionserkrankungen* der Atemwege sind

- *Camphora D3* (Wala) Amp. s.c. — 1-0-0
- *Camphora D1* (Weleda), D3, D6 (DHU) Dil. — 20-20-20 gtt

eine wertvolle Hilfe. Desgleichen befreit *Rosmarin* die Wesensglieder aus ihrem peripherischen Wirken und führt sie in das Stoffwechsel-Gliedmaßen-System [→ XVI. 5.3.2 Rosmarin].

An dieser Stelle sei darauf hingewiesen, dass es sich nicht darum handelt, den Blutdruck im Sinne eines normierenden Therapieprinzips anzuheben, sondern darum, dem Patienten in seiner hypotonen Beschwerdesymptomatik zu helfen.

Neben den medikamentösen Maßnahmen sind selbstverständlich die allgemeinen *lebenshygienischen Empfehlungen* zu beachten. Zu ihnen gehört neben adäquater Flüssigkeitszufuhr ausreichende *Bewegung*, durch die sich die oberen Wesensglieder mit dem Stoffwechsel-Gliedmaßen-System intensiver verbinden. Darüber hinaus sind *Badanwendungen* wirksam (sehr hilfreich ist hierfür die Junge-Apparatur).[11]

- *Rosmarinus, Oleum aetherum 10%* (Wala) — als Öldispersionsbad, 1–2 TL Öl für ein Bad
- *Rosmarin Aktivierungsbad* (Weleda) — zur morgendlichen Waschung

Wesentliches zum Erreichen des Behandlungszieles leisten Hinweise zur *Entwicklung der Bewusstseinswelt.* Die formende Seite der astralischen Wirksamkeit findet sich in der Fähigkeit zu klaren und konturierten Gedanken wieder. Oftmals ist hier eine individuelle Entwicklungsaufgabe zu erkennen, welche die Erkrankung stellt. Der dynamischen astralischen Wirksamkeit entspricht die Willenskraft in der Bewusstseinswelt, also z.B. Aufmerksamkeit, geistige Präsenz und ein intensives Interesse an der Welt.

Der *Heileurythmie* kommt auch im Zusammenhang mit der arteriellen Hypotonie, der orthostatischen Dysregulation und den Reflexsynkopen eine wesentliche Bedeutung zu. Zwischenzeitlich ist die therapeutische Wirksamkeit „physikalischer Gegendruckmanöver“ (isometrischer Zug der ineinandergreifenden Hände, Überkreuzen der Beine) bei Reflexsynkopen gut belegt.[12] Im Überkreuzen der Beine realisiert sich die inkarnatorische „E-Geste“ der Heileurythmie, die zu einer verstärkten Wirksamkeit des seelisch-geistigen Menschenwesens im Organismus und damit auch zu einer Tonisierung im Gefäßsystem führt.

Literatur

1 Mar, P. L., Raj, S. R.: Orthostatic hypotension for the cardiologist. Current Opinion in Cardiology 2018; 33 (1). S. 66–72.

2 Er, F., Erdmann, E.: Die Kipptischuntersuchung. Deutsche Medizinische Wochenschrift 2009; 134. S. 1535–1538.

3 Diehl, R. R.: Posturales Tachycardiesyndrom. Deutsches Ärzteblatt 2003; 100. S. 2794–2801.

4 Maule, S., Papotti, G., Naso, D. et al.: Orthostatic hypotension. Evaluation and treatment. Cardiovascular and Hematological Disorders – Drug Targets 2007; 7 (1). S. 63–70.

5 Grubb, B. P., Klingenheben, T.: Syndrome der autonomen Dysfunktion mit orthostatischer Intoleranz: Klassifikation, Diagnostik und Therapie. Zeitschrift für Kardiologie 1999; 88 (8). S. 541–549.

6 Weckenmann, M.: Wie können experimentelle und geisteswissenschaftliche Ergebnisse der Rhythmusforschung für die Therapie fruchtbar werden? Teil 1. Beiträge zur Erweiterung der Heilkunst nach geisteswissenschaftlichen Erkenntnissen 1981; 34 (2). S. 41–52.

7 Evans, M., Zimmermann, P.: Prospektive Internationale Outcome-Studie zur Verschreibung anthroposophischer Arzneimittel: Ein vorläufiger Bericht. Der Merkurstab 2000; 53 (2). S. 92–98.

8 Meyer, U.: Die Schlehe – Heilpflanze für Zeitgenossen. Der Merkurstab 2011; 64 (2). S. 100–114.

9 Engel, W.: Eisen, Wein und Essig – Zur Herstellung von Kephalodoron® und Ferrum hydroxydatum. Der Merkurstab 2006; 59 (2). S. 154–162.

10 GAÄD (Hrsg.): Vademecum Anthroposophische Arzneimittel 2017. Der Merkurstab 2017; 70 (Suppl.). S. 683.

11 https://www.jungebad.de (Abfrage Juli 2020).

12 Simonis, G., Gerk, U., Pabst , F. et al.: Reflexsynkopen und Synkopen bei orthostatischer Hypotonie. Internist 2015; 56. S. 12–19.

13 Ebd.

KAPITEL XIII
Angiologie

1. Leitgedanken

Das Gefäßsystem ist sowohl in seinen Funktionen als auch in seinen Erkrankungen durch die *Dreigliederung* des Organismus bestimmt: Vom Aortenbogen gehen die großen hirnversorgenden Gefäße ab, welche die Nerven-Sinnes-Organisation und damit den Bewusstseinspol versorgen. Im Pulmonalkreislauf kommt das Blut mit der Atmung in Verbindung, die in ihren rhythmischen Funktionen mit dem Fühlen in Beziehung steht. Der Körperkreislauf schließlich führt in die Stoffwechsel-Gliedmaßen-Organisation und damit in diejenigen Bereiche, die – seelisch betrachtet – mit dem Willen verbunden sind.

Die Wirksamkeit der Wesensglieder kommt vor diesem Hintergrund der Dreigliederung in den Funktionen des Gefäßsystems zum Ausdruck. So dient es der Geweberegeneration und dem Erhaltungsstoffwechsel und damit den aufbauenden Prozessen der *ätherischen Organisation.* Trophische Störungen infolge einer arteriellen Verschlusskrankheit (z.B. bei der Wundheilung oder beim angiopathischen diabetischen Fußsyndrom) machen diese Beziehung besonders deutlich.

Darüber hinaus wirkt die *astralische Organisation* im Gefäßsystem. Erröten und Erbleichen weisen auf diese funktionelle Verbindung mit dem seelischen Wesen des Menschen hin: Schreckartige Bewusstseinsanspannung, also die funktionelle Dominanz des Nerven-Sinnes-Systems ist mit *Vasokonstriktion* und dem Erbleichen verbunden, Bewegung und damit die funktionelle Dominanz des Stoffwechsel-Gliedmaßen-Systems demgegenüber mit Vasodilatation und der „roten Gesichtsfarbe". Nimmt sich im Schlaf der Bewusstseinspol zurück, so überwiegt die aufbauende Wirksamkeit des Stoffwechsel-Gliedmaßen-Systems. Wir sehen dann die rosigen Wangen des schlafenden Kindes. Kommt es zu innerer Unruhe, Aufregung und Hektik, so dringt die Dynamik des unteren Menschen in den oberen und die „hektischen Flecken" entstehen. Der Gefäßtonus erscheint somit als differenzierter Ausdruck der astralischen Wirksamkeit [→ Abb.]. Schließlich korreliert das Gefäßsystem mit der Wärme. So führt die periphere arterielle Verschlusskrankheit zur kühleren Hauttemperatur.

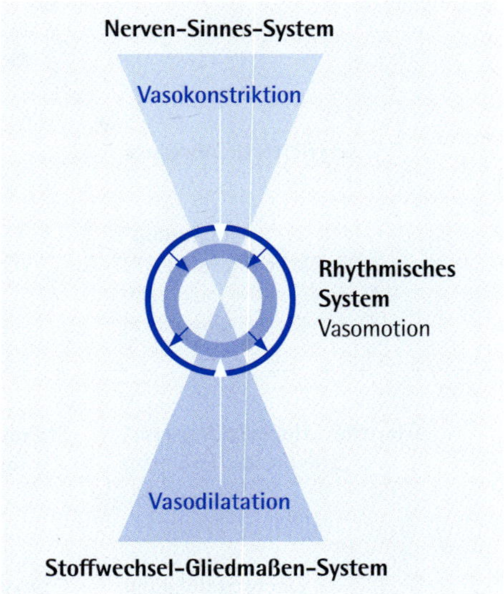

Modulation des Gefäßtonus (Vasokonstriktion und Vasodilatation, rhythmisch geordnete Vasomotion) und die funktionelle Dreigliederung des Organismus

Durch die Wärme verbindet sich die *Ich-Organisation* mit dem Leib. Die ausgekühlte Hand wird als „fremd" erlebt und mit ihrer Erwärmung wieder durch die Ich-Organisation ergriffen. In der Physiologie, Pathophysiologie und den Erkrankungen des Gefäßsystems sind die Wesensglieder wirksam. Erkrankungen dieses Systems brauchen also eine Therapie, welche diese Wesensschichten des Menschen einbezieht.

Exkurs

Die dynamische Wirksamkeit der Wesensglieder in Blutfluss und Hämodynamik ist für die Gefäßbildung und -differenzierung von essenzieller Bedeutung. Der Blutfluss bestimmt die ätherischen Lebensprozesse in der Gefäßorganisation. Experimentell ließ sich zeigen, dass der Blutstrom und die Flow-bedingte Wandspannung für die Entwicklung eines hierarchisch gebauten, aufgezweigten Gefäßsystems entscheidend sind. Umgekehrt kann niedriger Flow bis zu einer kompletten Gefäßregression mit Apoptose endothelialer Zellen führen.[1] Augenscheinlich bestimmt die Funktion die Gefäßbildung.

2. Physiologie des Gefäßsystems

Arterielles und *venöses Gefäßsystem* bilden sowohl unter anatomischem und funktionellem Aspekt als auch hinsichtlich ihrer Verbindung zum geistig-seelischen Wesen des Menschen eine *Polarität.* Schon die physische Gefäßorganisation ist ganz verschieden: So betonen die Arterien in ihrem dreigliedrigen Wandaufbau [→ XVI. 7. Die Diabetes-Folgeerkrankungen im Rhythmischen System und ihre Therapien] die Bildung eines Innenraumes, der sich von der Umgebung des Gefäßes abgrenzt, während sich die Venen in ihrer Gestalt mehr der Umgebung anpassen [→ Abb.].

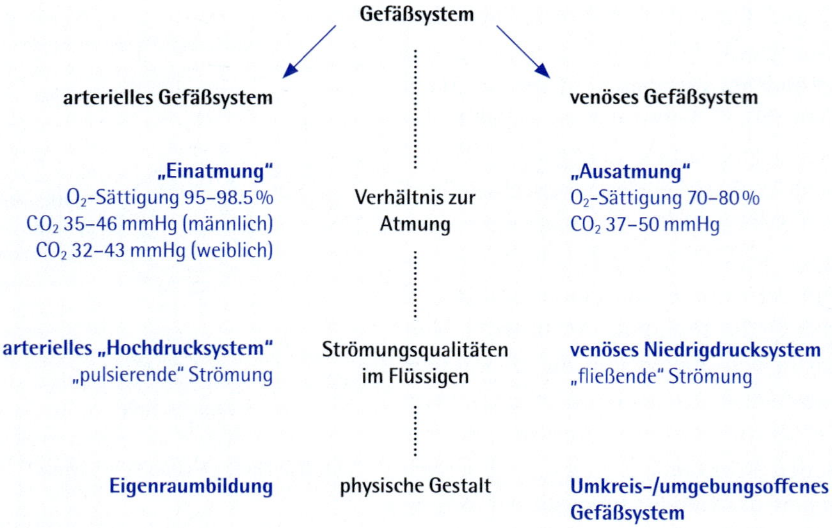

Arterielles und venöses Gefäßsystem: Polarität von Eigenraumbildung und Umgebungsoffenheit

Auch die *Hämodynamik* im arteriellen und venösen Gefäßsystem entwickelt *polare Qualitäten.* So gehört das venöse Gefäßsystem zum Niedrigdrucksystem und zeigt eine eher gleichmäßige Blutströmung, das arterielle Gefäßsystem demgegenüber zum Hochdrucksystem mit pulsierendem Strömungsmuster. Das Verhältnis zur Atmung ist ebenfalls polar: das venöse Blut verbindet sich mit der Ausatmung (CO_2 wird abgeatmet), während das arterielle Blut im Zusammenhang mit der Einatmung „entsteht" (O_2-Aufnahme in den alveolären Kapillarsystemen). Entsprechend unterschiedlich bestimmen sich die O_2- und CO_2-Partialdrucke in der Blutgasanalyse des venösen und arteriellen Blutes.

Das Verhältnis des arteriellen und des venösen Blutes zur Atmung weist auf die zugrunde liegende Wesensgliederwirksamkeit. Mit der Exspiration lösen sich die oberen Wesensglieder aus ihrer Verbindung mit dem ätherischen und physischen Organismus, mit der Inspiration kommt es zu ihrer leibergreifenden Wirksamkeit. Entsprechend verbindet sich mit der Exspiration die (relative) Dominanz der parasympathikotonen Funktionslage, das „Einschlafen", während die Inspiration mit der sympathikotonen Funktionslage, dem „Erwachen" korreliert. Dieses zyklische Wechselspiel im Zusammenhang mit der Atmung, das der feineren seelischen Beobachtung zugänglich ist, drückt sich rhythmologisch in der respiratorischen Sinusarrhythmie aus, indem die Inspiration mit einer Zunahme, die Exspiration mit der Abnahme der Herzfrequenz einhergeht [→ X. 4.5 Herzrhythmusstörungen]. Das venöse Blut ist vor diesem Hintergrund durch ein Herauslösen der oberen Wesensglieder gekennzeichnet und kann als die Nachtseite des Gefäßsystems gelten [→ X. 4.1.4 Arteriosklerose und Salutogenese]. Demgegenüber kommt es im arteriellen Blut zu einer inkarnierenden, leibergreifenden Wirksamkeit der oberen Wesensglieder [→ Abb.].

Rudolf Steiner machte auf diese Polarität im Gefäßsystem folgendermaßen aufmerksam: „... die rhythmische Organisation steht in der Mitte. Hier verbinden sich Ich-Organisation und Astralleib abwechselnd mit dem physischen und ätherischen Teil und lösen sich wieder von diesem. Atmung und Blutzirkulation sind der physische Abdruck dieser Vereinigung und Loslösung ... Der Einatmungsvorgang bildet die Verbindung ab; der Ausatmungsvorgang die Loslösung. Die Vorgänge im *Arterienblut* stellen die Verbindungen dar, die Vorgänge im *Venenblute* die Loslösung."[2]

3. Erkrankungen des arteriellen Gefäßsystems

Das arterielle Gefäßsystem kann in polarer Weise erkranken. Am häufigsten handelt es sich um *Skleroseerkrankungen*, die Verhärtung und Verfestigung am falschen Ort entstehen lassen. Sie entwickeln sich durch das unphysiologisch hereinwirkende *Nerven-Sinnes-System*, das Verlauf und Manifestation dieser Erkrankungsformen bestimmt. Auf der anderen Seite stehen die viel selteneren *entzündlichen Gefäßerkrankungen* [→ XXIX. 6.10 Vaskulitiden]. Sehr selten sind *tumoröse Erkrankungsformen* (z. B. das Hämangiosarkom).

3.1 Arteriosklerose im dreigliedrigen Organismus

Die Arteriosklerose entwickelt sich in unterschiedlicher Weise im dreigliedrigen Organismus. Auch vor dem Hintergrund der Risikofaktoren bestehen Unterschiede z. B. zwischen der zerebrovaskulären Insuffizienz als arteriosklerotischer Erkrankung der Nerven-Sinnes-Organisation und der peripher-arteriellen Verschlusskrankheit der Gliedmaßenorganisation [→ XVI. 7.2 Arteriosklerose]. Dabei betrifft die Arteriosklerose besonders die *untere Extremität* als peripher arterielle Verschlusskrankheit, viel seltener die mit dem Rhythmischen System verbundene obere Extremität. Sie verläuft meistens als chronische Erkrankung, selten kommt es zum akuten thrombotischen Verschluss bei vorbestehender Stenose oder gar zur Embolie eines noch nicht betroffenen Gefäßes. Patienten mit peripher arterieller Verschlusskrankheit leiden oftmals auch an einer koronaren Herzerkrankung und haben deswegen ein erhöhtes Risiko, an einem kardiologischen Ereignis zu versterben.

Die *Arteriosklerose* ist eine Systemerkrankung mit unterschiedlicher Manifestation im dreigliedrigen Organismus.

Dabei kann der arteriosklerotische Prozess von der Intima ausgehen oder als Mediasklerose (Mönckeberg) die Media vorrangig betreffen. Die Mönckeberg-Sklerose tritt v. a. beim Diabetes mellitus auf [→ XVI. 7.2.1 Morbus Mönckeberg].

Die *Skleroseerkrankung* des *arteriellen Gefäßsystems* manifestiert sich im *dreigliedrigen Organismus:* Im *Nervensystem* entwickelt sich die *zerebrovaskuläre Insffizienz*, im *Rhythmischen System* die *koronare Herzerkrankung* und im *Gliedmaßensystem* die *periphere arterielle Verschlusskrankheit.*

Der *sklerosierende Krankheitsprozess* beginnt bei den noch „flüchtigen" Veränderungen einer endothelialen Dysfunktion mit verhärtender, in die Konstriktion führender Dominanz des Nerven-Sinnes-Systems. Ihr steht keine ausreichend lösende, dilatative Gebärde gegenüber. Dieser „verhärtende", konstriktorische Prozess kann mit einer prokoagulatorischen Qualität verbunden sein. In die gleiche Richtung weist die erhöhte Plasmaviskosität, die schon Leopold Dintenfass (1921–1990) bei Patienten mit KHK und arterieller Verschlusskrankheit beschrieb.[3]

Schließlich zeigt sich derselbe Gestus in der entstehenden *Arteriosklerose* und *Kalzifizierung des arteriellen Blutgefäßes.*

Der *Arteriosklerose* liegt die Dominanz des *Nerven-Sinnes-Systems* zugrunde.

Die umgekehrte, nicht zur Tagesseite, sondern zur Nachtwirksamkeit der Wesensglieder gehörende lösende Gebärde entwickelt sich nicht ausreichend. Dem sklerosierenden Krankheitsprozess wendet sich nun die Entzündung entgegen, die allerdings in ihrer Kraft erlahmt und als chronische Inflammation zur Sklerose führt. Das zunächst noch funktionelle und reversible Hereinwirken des Nerven-Sinnes-Systems führt über den

Prozess der chronischen Entzündung in die Arteriosklerose [→ Abb.]. Durch die veränderte Wesensgliederwirksamkeit entsteht eine „Fremdheit" im Gefäßsystem. Unterschiedliche Erreger (z. B. aus dem Bereich der Zähne bei Parodontose) werden in diesen Bereichen des Organismus nachweisbar[4], welche die Wesensglieder nicht mehr physiologisch ergreifen. Damit spielen Aspekte einer „infektiösen Genese" im Krankheitsverständnis der Arteriosklerose eine Rolle. In arteriosklerotischen Plaques wurde entsprechend die DNA einer Vielzahl unterschiedlicher Mikroorganismen nachgewiesen.[5] Möglicherweise führt die im Rahmen der Arterioskleroseentwicklung entstehende „Fremdqualität" auch zu autoimmunen Reaktionen und offenbart damit einen weiteren Aspekt ihrer Pathogenese.

Exkurs

Nach der sogenannten *initialen Phase* der Endotheldysfunktion (Dominanz des Nerven-Sinnes-Systems) kommt es zur *inflammatorischen Phase* als Reaktion des Stoffwechsel-Bewegungssystems. Es kommt zur Einwanderung von Monozyten und transendotheliale Monozyten- sowie Lymphozytenmigration. Die Monozyten wandeln sich in Makrophagen und schließlich zu Schaumzellen um (sie haben das oxidierte LDL aufgenommen). Systemisch findet sich eine entzündliche Begleitreaktion mit erhöhtem CRP. Grundsätzlich kann die entzündliche Reaktion mit heilenden Qualitäten einhergehen. Auf die aus dem Knochenmark stammenden *endothelialen (vaskulären) Progenitorzellen* wurde in diesem Zusammenhang bereits hingewiesen [→ X. 4.1.4 Arteriosklerose und Salutogenese].[6] Im Falle der fortbestehenden chronischen Entzündung wandern schließlich glatte Muskelzellen ein, die nicht zur Bewegung befähigt, sondern an der Entstehung *fibröser Plaques* beteiligt sind.[7]
Die chronische Entzündung ist also ein entscheidender Krankheitsprozess in der Entstehung der Arteriosklerose und auch beim Diabetes mellitus zu beobachten. Inflammatorische Zytokine, Chemokine und die Akute-Phase-Proteine wie das CRP sind überwiegend leicht erhöht und unterscheiden sich dadurch von der akuten Entzündung. Bei Insulinresistenz, d. h. einer eingeschränkten Aktivität der Ich- und astralischen Organisation im Stoffwechsel-Gliedmaßen-System [→ XVI. Diabetologie], kommt es zur Vermehrung des viszeralen Fettgewebes als einer Hauptquelle der proinflammatorischen Zytokine. Rudolf Steiner erwähnte wie später beschrieben die *parasitären Wärmeherde* im Fettgewebe.

Die Arteriosklerose ist demzufolge nicht nur als gefäßspezifische Erkrankung aufzufassen, sondern stellt sich über diese Manifestation hinaus in den Gesamtzusammenhang des dreigliedrigen Organismus. Die Prognose der arteriellen Verschlusskrankheit weist entsprechend weit über ihre lokalen Komplikationen hinaus und ist mit einer erhöhten kardiovaskulären Mortalität verbunden. Innerhalb von fünf Jahren versterben ca. 25 % der Patienten mit stabiler Symptomatik an einem kardiovaskulären Ereignis, während das Risiko einer Amputation 2 % beträgt.[8] Insofern verlangt diese Erkrankung therapeutisch einen über die organische Manifestation hinausweisenden umfassenden Ansatz. Die unterschiedliche Wesensgliederwirksamkeit im dreigliedrigen Organismus verdeutlicht einige Besonderheiten der insgesamt noch wenig verstandenen und dennoch so häufigen Arteriosklerose: Warum ist sie im Verlauf eines Gefäßes unterschiedlich ausgeprägt? Warum sind die distalen mesenterialen Gefäßabschnitte so selten befallen? Warum ist die Arteria mammaria interna (Arteria thoracica interna) nahezu niemals arteriosklerotisch verändert und dadurch als Bypass-Gefäß in der Herzchirurgie so bedeutsam? Warum kann sich „die Gefäßarchitektur der sklerotischen Arteria carotis communis mit ihrem Eintritt in die Schädelgrube" normalisieren?[9] Diese Phänomene machen die jeweils unterschiedliche Wesensgliederwirksamkeit verständlich. Die Disposition zur Arteriosklerose ist durch eine zum Nerven-Sinnes-System orientierte astralische Organisation gekennzeichnet [→ Abb.]. Diese führt auf zweierlei Weise zur Einschränkung der endothelialen Funktion und damit konstriktorischer Wirksamkeit: Durch die Exzitation der dynamischen Wirksamkeit des astralischen Leibes im Stoffwechsel-Gliedmaßen-System kommt es zur arteriellen Druckerhöhung. Oftmals handelt es sich dabei um einen unruhigen, „roten" Hypertonie-Patienten mit plethorischem Gesicht und hektischen Flecken. Umgekehrt führt der astralische Leib durch Anspannung infolge einseitiger Bewusstseinsorientierung zur Vasokonstriktion und dem klinischen Bild des weißen Hypertonus [→ XI. 2.1 Polare Erscheinungsformen der arteriellen Hypertonie]. Beiden Pathologien ist die zu starke astralische Wirksamkeit in der Gefäßorganisation und Hämodynamik gemeinsam. Löst sich die astralische Organisation aus der Gefäßorganisation, so schwindet die Arteriosklerose-Manifestation. Im mesenterialen Stromgebiet des Intestinaltraktes zieht sich z. B. die astralische Organisation aus ihrer zum Nerven-Sinnes-System orientierten Wirksamkeit zurück mit der Folge einer insgesamt seltenen Arteriosklerose-Manifestation.

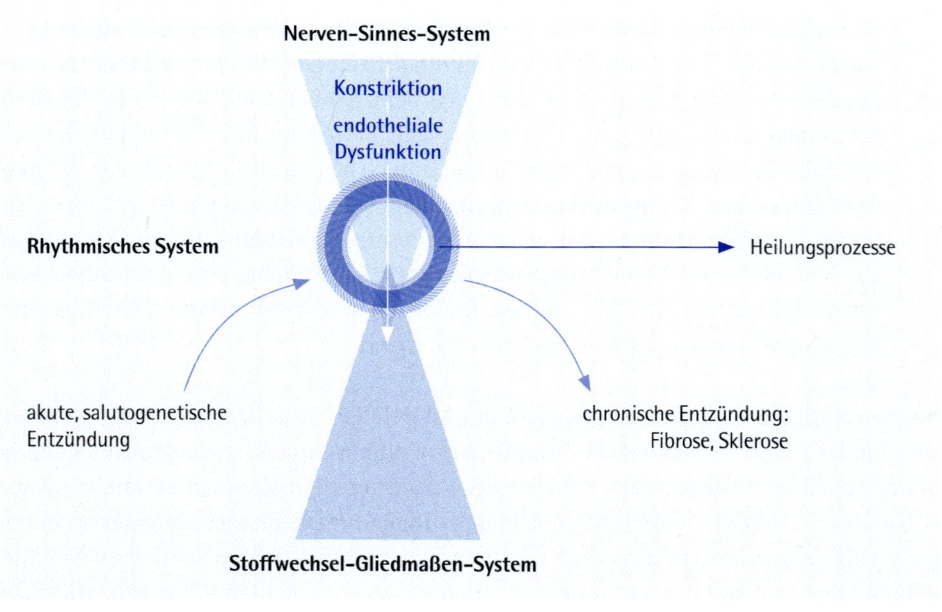

Arteriosklerose: Der Dominanz des Nerven-Sinnes-Systems wendet sich der entzündliche Prozess entgegen. Als chronische, „erlahmende" Entzündung führt er in die Sklerose.

Für die Pathogenese der Arteriosklerose ist aber nicht nur die unterschiedliche Wirksamkeit der Wesensglieder im dreigliedrigen Organismus bedeutsam, sondern auch die Dreigliederung der Gefäßorganisation selbst. Die Vasa vasorum gehören zum Stoffwechselsystem dieser Organisation und haben aufbauend-ernährende Funktionen („Vasa nutritia"). Seit langem ist die möglicherweise frühe Beteiligung dieser Gefäße an der Entwicklung der Arteriosklerose bekannt: „Die Entzündung beginnt also um die Vasa nutritia herum an der Außenseite der Gefäße, geht mit diesen senkrecht in die Muscularis hinein und verbreitet sich innerhalb dieser am stärksten gerade da, wo die Vasa nutritia sich capillär auflösen", beschrieb es der Pathologe Karl Koester (1843–1904) im Jahr 1875.[10] Die Dislokation der Qualitäten des Nerven-Sinnes-Systems in den Bereich des Rhythmischen und des Stoffwechselsystems als Wesensmerkmal der Arteriosklerose führt entsprechend zur Beteiligung der Vasa vasorum mit einer konsekutiven entzündlichen Reaktion.

Zusammenfassend betrachtet sind die unterschiedlichen pathogenetischen Prozesse von chronischer Entzündung und Sklerose, von infektiöser und autoimmuner Genese, aber auch die unterschiedlichen Manifestationen im dreigliedrigen Organismus und individuellem Gefäßverlauf Ausdruck der hintergründigen Wesensgliederwirksamkeit bei der Arteriosklerose.

3.2 Arteriosklerose und Lipidstoffwechsel

Arteriosklerotische Gefäßerkrankungen stehen mit dem *Fettstoffwechsel* in Beziehung. In diesem bilden das Cholesterin und die Triglyceride eine Polarität, die sich vor den Hintergrund des dreigliedrigen Organismus stellt und für das pathophysiologische Verständnis der Arteriosklerose wesentlich ist.

3.2.1 Cholesterin und Triglyceride

Innerhalb der Lipide des zentralen Nervensystems findet sich das *Cholesterin* in auffallend hoher Konzentration[11,12], die lediglich von derjenigen in der Nebennierenrinde übertroffen wird.[13] Während sich das Cholesterin vor diesem Hintergrund dem Bewusstseinspol zuwendet, ist der Skelettmuskel als Ort des willensaktiven Wesensgliederwirkens besonders arm an Cholesterin.

Exkurs

Cholesterin kommt im Tierreich vor, im Pflanzenreich allenfalls in geringer Menge.[14] Es ist in Wasser unlöslich und – im Unterschied zu den „Fetten", die bekanntlich auf dem Wasser schwimmen und damit spezifisch leichter als dieses sind, – schwerer als das Wasser. Cholesterin bildet im Unterschied zu den Triglyceriden Kristalle, die im festen Zustand als silberglänzende, rhombische Plättchen imponieren. Es ist wesentlich an Strukturbildungen beteiligt, so z. B. in Membranen tierischer Zellen.[15]

Diese Fähigkeit einer Art „*Skelettbildung*" verdeutlicht besonders eindrucksvoll die Beziehung zum Knochenstoffwechsel durch das Cholecalciferol. Die Mineralisierung und damit die Knochenbildung ist abhängig vom *Licht* – ablesbar an der „Lichtmangelkrankheit" Rachitis. Äußeres Licht, aber auch die innere Lichtbildung mit ihrer Kulmination im Bewusstseinslicht, formen und bilden das Knochensystem. In diese umfassenden Bildeprozesse ordnet sich das Vitamin D_3 als hormonelle Qualität und mit ihm das Cholesterin ein [→ XXX. 3.2.1 Vitamin D_3].
Das Cholesterin steht in enger Verbindung zum *Endokrinium*, indem es Ausgangssubstanz vieler Nebennierenrindenhormone ist. Auch dies zeigt die zum Nervensystem gehörende Qualität des Cholesterins, da Hormone mit dem Nerven-Sinnes-System in Beziehung stehen [→ XVI. 3.2.1 Zentrales Organ des Typ-1-Diabetes: Das Pankreas]. Hormone haben wie das Nervensystem eine gestaltende, steuernde Funktion und sind nicht – wie z.B. die Enzyme – direkt an Stoffwechselprozessen beteiligt. Schließlich findet sich das Cholesterin in der Galle. In den Gallensteinen wurde es schon im 19. Jahrhundert beschrieben.

Die *Triglyceride* gehen im Unterschied zum Cholesterin in den *Energiestoffwechsel* ein. Den Gesamtenergieverbrauch bestimmen neben dem Grundumsatz (ca. 50 bis 70 %), d. h. dem Energieverbrauch ohne körperliche Aktivität bei Thermoneutralität, die körperliche Aktivität (20 bis 40 %) und die Thermogenese (10 bis 30 %), die Wärmebildung.[16] Fette und Öle sind *wärme- und lichtreiche Verbindungen*. Fette „verinnerlichen" fast doppelt so viel Wärme wie Eiweiße und Kohlenhydrate. Als Öle, Talg und fettähnliche Wachse dienten sie lange Zeit als bedeutende Lichtquelle.[17] Die stoffwechselaktive Wirksamkeit der höheren Wesensglieder setzt aus dem Fettgewebe diese verinnerlichten Qualitäten wieder frei.

Im Organismus fließen nicht alle Lipide in diesen Prozess ein, das sogenannte *Organ- oder Strukturfett* bleibt weitgehend unangetastet. Ein besonderes Beispiel hierfür ist der Lipidreichtum des zentralen Nervensystems und der Nervengewebe, der ca. 40 % des Trockengewichtes erreicht.[18] Er wird selbst unter Extremsituationen nicht von der stoffwechselaktivierenden Wirksamkeit der oberen Wesensglieder ergriffen, vielmehr haben sich in diesem Bereich die höheren Wesensglieder weitgehend der Bewusstseinsentwicklung zugewandt.

Dem *viszeralen Fettgewebe* hingegen kommt im Zusammenhang mit der *stoffwechselaktivierenden Wirksamkeit* der oberen Wesensglieder eine wesentliche Bedeutung zu. Es steht dem Stoffwechselsystem besonders nahe: Kommt es hier zu einer physiologischen Wirksamkeit der höheren Wesensglieder, so wird die in den Fetten verinnerlichte Wärme frei. Ist diese willensaktive Wirksamkeit im Stoffwechsel-Bewegungssystem jedoch eingeschränkt, so überwiegt sekundär das Nerven-Sinnes-System und führt zu Skleroseprozessen.

Exkurs

Das *viszerale Fettgewebe* bildet unterschiedliche Adipokine, die eine Vielzahl von Stoffwechselprozessen regulieren. Unter diesem Aspekt erscheint das viszerale Fettgewebe nicht nur als Stoffwechselorgan, sondern auch als endokrines Organ.

Mit der *Sklerose* stehen dabei das Angiotensinogen und der Plasminogenaktivator-Inhibitor (PAI-1) in Zusammenhang. TNF-α sowie IL-6 sind mit der chronischen Entzündung verbunden, die ebenfalls in die Sklerose führt [→ VIII. 2.3 Chronische Entzündung und Sklerose/Karzinom]. Diesem sklerosenahen Adipokinprofil stellt sich das Adiponektin polar gegenüber (Verbesserung der Insulinempfindlichkeit in Leber, Muskulatur, Fettgewebe, Effekte im Gefäßsystem wie Vasodilatation). Mit zunehmender Adipositas kommt es nun zu charakteristischen Veränderungen im Fettgewebe mit Ausbildung einer gesteigerten inflammatorischen Qualität. Steiner beschrieb schon früh „parasitäre Wärmeherde"[19] und wies auf die sich entwickelnde Pathologie in der Wärmeorganisation. In einem sonst durch die Ich-Organisation ergriffenen Wärmeorganismus entwickeln sich autonomisierte „Wärmeherde", die der systemischen Integrationskraft der Ich-Organisation entfallen. „Ein ungesunder Weg ist derjenige, wenn Fett nicht von der Ich-Organisation in Wärmeprozessen verbraucht, sondern unverbraucht in den Organismus geführt wird. Solches Fett bildet einen Überschuß an der Möglichkeit, Wärme da oder dort im Organismus zu erzeugen. Es ist die Wärme, die beirrend für die anderen Lebensvorgänge da oder dort im Organismus eingreift, und die von der Ich-Organisation nicht umfaßt wird. Es entstehen da gewissermaßen parasitäre Wärmeherde. Diese tragen die Neigung zu entzündlichen Zuständen in sich. Die Entstehung solcher Herde muß darin gesucht werden, daß der Körper die Neigung entwickelt, mehr Fett zustande zu bringen, als die Ich-Organisation zu ihrem Leben in der Innenwärme braucht."[20] In tierexperimentellen Studien kommt es dabei zur Eisenüberladung der Adipozyten. Die zum Stoffwechsel-Bewegungssystem gehörenden Makrophagen verändern ihr anti-entzündliches Profil und entwickeln ein inflammatorisches Zytokinmuster. Adipositas ist mit einem Anstieg des Il-6 verbunden. Dabei sollen 30 % des Serum-IL-6 aus dem viszeralen Fettgewebe stammen und hier besonders von den Makrophagen gebildet werden.[21]

Das *Fettgewebe* steht als *„endokrines Organ"* bei *ungenügender Stoffwechselwirksamkeit* der *höheren Wesensglieder* mit *chronisch-entzündlichen* und mit *Skleroseprozessen* in Zusammenhang [→ XVI. 2. Geisteswissenschaftliche Gesichtspunkte zum Zuckerstoffwechsel].

Mit *kräftiger körperlicher Bewegung* schmelzen Fettdepots ein und verdeutlichen damit die von Rudolf Steiner beschriebene „zehrende" Kraft der Gliedmaßentätigkeit.[22] Ziehen sich umgekehrt die Wesensglieder aus dieser zurück, so entwickelt sich die zentrale, stammbetonte Adipositas. Gleichzeitig bedeutet die Zurücknahme der Willensaktivität in der Gliedmaßenorganisation ein Überwiegen des Nerven-Sinnes-Systems.

Fett „sammelt" sich an, wenn die *höheren Wesensglieder* den *Organismus* nicht intensiv genug *stoffwechselaktivierend ergreifen*, sondern ihre *Aktivität* im *Stoffwechsel-Gliedmaßen-System schlafähnlich einschränken* [→ XVI. 6.2.1 Steatosis hepatis, Steatohepatitis (NASH), Fibrose und hepatozelluläres Karzinom (HCC)].

In diesem Zusammenhang ist seit langem geläufig, dass bei Kindern und Jugendlichen das Körpergewicht umso höher ist, je mehr Zeit diese vor dem Fernsehgerät oder bei Videospielen verbringen.[23] Negative Auswirkungen auf die kindliche Entwicklung wurden ebenfalls dokumentiert.[24]

Triglyceride stehen mit dem *Stoffwechselsystem, Cholesterin* mit dem *Nerven-Sinnes-System* in *Beziehung* [→ X. 4.1 Koronare Herzkrankheit].

Dreigliederung	Lipide	Beziehung zur astralischen Organisation
Nerven-Sinnes-System	Cholesterin	Bewusstsein
Rhythmisches System	zirkulierende Lipoproteine im Blut	
Stoffwechsel-Gliedmaßen-System	Triglyceride	Bewegung

Die Polarität von Cholesterin und Triglyceriden

Exkurs

In diesem Zusammenhang ist auf das sogenannte *braune Fettgewebe* (BAT, brown adipos tissue) hinzuweisen, das sich intensiv mit der Wärme verbindet. So ist seine Bedeutung für die Aufrechterhaltung der Körpertemperatur durch zitterfreie Wärmebildung bei Neugeborenen lange bekannt. Bislang ging man allerdings davon aus, dass dieses wärmeaktive Fettgewebe im ersten Lebensjahr verschwindet, bis 2002 basierend auf der Positronen-Emissions-Tomographie bis dahin unklare, symmetrisch angeordnete Signale im Schulter- und Nackenbereich als braunes Fettgewebe auch beim Erwachsenen identifiziert wurden. Aufgrund seiner Inaktivierung durch Wärme und Aktivierung durch Kälte optimierte sich der Nachweis durch standardisierte Kälteexposition. Bei einer derartigen Untersuchung war das BAT-Volumen bei schlanken Personen signifikant größer als bei Adipösen (130 ml vs. 77 ml). Der BMI scheint negativ mit der braunen Fettzellaktivität zu korrelieren. Darüber besteht eine Alters- und Geschlechtsabhängigkeit. So haben junge Menschen mehr braunes Fettgewebe als alte, Frauen mehr als Männer.[25,26]
Das braune Fettgewebe steht mit der (Skelett-)Muskulatur in Beziehung: Aus Stammzellen differenzieren sich myo-/adipogene Vorläuferzellen und adipogene Vorläuferzellen. Aus ersteren entstehen die klassischen embryonalen braunen Fettzellen und Skelettmuskelzellen, aus letzteren die weißen Fettzellen (mit rekrutierbaren braunen Fettzellen).[27] Das der Wärmebildung dienende braune Fettgewebe stammt also entwicklungsbiologisch von der Muskulatur ab. Beide Gewebe sind durch die dynamische Wesensgliederwirksamkeit des Stoffwechsel-Gliedmaßen-Systems charakterisiert, die sich beim braunen Fettgewebe in den Stoffwechselprozessen der Wärmebildung, bei der Muskulatur in den Bewegungsprozessen

zeigt. Demgegenüber entsteht das weiße Fettgewebe, wenn sich die oberen Wesensglieder aus ihrer Verbindung mit dem Stoffwechsel-Gliedmaßen-System stärker herauslösen.

Das im oberen Menschen lokalisierte braune Fettgewebe mit seiner altersabhängigen Funktion und Wärmebeziehung beleuchtet eine Darstellung Rudolf Steiners zur Altersabhängigkeit des Wärmeorganismus: „Diese Durchwärmung ist am stärksten eben bei der Geburt, insofern die Erwärmung vom Kopfe ausgeht, und ist dann in absteigender Kurve. Und wir sind als Menschen genötigt, im späteren Lebensalter dasjenige, was da an der Wärmekurve sich entwickelt, auf seiner Höhe zu erhalten von unten durch dieses Eingreifen des Ich in diese Wärmeverhältnisse."[28]

Insofern stehen sich die kindliche, vom Nerven-Sinnes-System entwickelte zitterfreie Wärmebildung und die spätere, durch Aktivität im Stoffwechsel-Gliedmaßen-System (Muskelzittern, Schüttelfrost) bedingte Wärmebildung des Erwachsenen polar gegenüber.

3.2.2 Das vermittelnde System in der Dreigliederung im Fettstoffwechsel

Die Polaritäten von Cholesterin und den Triglyceriden[29] vermitteln die verschiedenen *Lipoproteinklassen.* Sie führen als eiweißhaltige Verbindungen die wasserunlöslichen Fette in die flüssige Phase und werden in geringem Umfang im Darm, zum größeren Teil in der Leber gebildet.[30] Bereits ihrer Zusammensetzung nach gleichen sie zwischen den beiden Polen im Fettstoffwechsel aus: So enthalten die Very low density lipoproteins (VLDL) besonders reichlich Triglyceride, während die Low density lipoproteins (LDL) besonders cholesterinreich sind.

Die *triglyceridreichen Very low density lipoproteins (VLDL)* stehen mit dem *Stoffwechsel-Gliedmaßen-System* in Beziehung.

Durch die Freisetzung der Triglyceride aus den VLDL im Zusammenhang mit dem Wirken der höheren Wesensglieder verwandeln sich die VLDL schrittweise über zunehmend cholesterinreiche Partikel mittlerer Dichte (Intermediate density lipoproteins IDL) in die LDL. Sie bleiben durch ihren hohen Cholesterinanteil als zum Nerven-Sinnes-System gehörende Lipoproteine zurück. Dabei entstehen gerade die kleinen, dichten LDL- aus den triglyceridreichen VLDL-Partikeln die sich bei hepatischer Insulinresistenz und damit dem metabolischen Syndrom mit seiner Beziehung zur Bewegungsarmut vermehrt bilden.

Die *Low density lipoproteins (LDL)* sind mit dem *Nerven-Sinnes-System* verbunden.

Bei der Passage durch das *Kapillarbett* spaltet das Enzym Lipoproteinlipase sowohl die Triglyceride aus den VLDL als auch aus den in der Darmwand gebildeten Chylomikronen ab, um sie für die willensaktive Wesensgliederwirken z. B. im Muskelgewebe verfügbar zu machen.[32] Die Lipoproteinlipase ist im kapillären Endothel im Bereich des Fettgewebes und der Muskulatur lokalisiert und verdeutlicht dadurch ihre Zugehörigkeit zum willensverwandten Wirken der Wesensglieder im Stoffwechsel-Bewegungssystem.

Für den Stoffwechsel der besonders energiereichen Lipide ist ihre Beziehung zu *Wärme und Licht* wesentlich. Die licht- und wärmebedingte Ölbildung im Pflanzenreich verdeutlicht diesen Zusammenhang. Das Freisetzen von Wärme im menschlichen Organismus geschieht auf differenzierte und fein abgestimmte Weise. Der Prozess ist – vereinfacht – dem Brennen einer Kerze ähnlich und lässt Energie, Wärme und Licht freiwerden. Ein Anstieg der VLDL weist gerade im Zusammenhang mit der zentralen, androiden Adipositas auf die eingeschränkte Willenswirksamkeit der Wesensglieder, die für das metabolische Syndrom typisch ist [→ XVI. 4.2. Diabetes mellitus Typ 2 und das metabolische Syndrom].

Die *Rücknahme* der *Bewegungsaktivität* der oberen Wesensglieder geht mit *erhöhten VLDL-* und *erniedrigten HDL-Konzentrationen* einher. Dementsprechend korreliert die *VLDL-Triglycerid-Konzentration* mit der für dieses Wesensgliederwirken typischen *Insulinresistenz* [→ XVI. 4.2.2 Primäre und sekundäre Insulinresistenz].[33]

Im Falle einer Hypothyreose, bei der sich die Wesensglieder aus dem Organismus zurückziehen, findet man eine verminderte Lipoproteinlipase-Aktivität.

Schließlich sind in diesem Zusammenhang die *Nierenerkrankungen* anzuführen, die oft mit charakteristischen Veränderungen im Fettstoffwechsel einhergehen. Die Nieren vermitteln zwischen der zum oberen Menschen gehörenden Wesensgliederkonstellation und derjenigen, die in das bewusstseinsferne Wirken in der Stoffwechselorganisation leitet. Liegen Erkrankungen vor, die in einer Dominanz des Nerven-Sinnes-Systems bestehen, so kann sich z. B. im Zusammenhang mit dem *nephrotischen Syndrom* [→ XXVII. 4.1 Glomerulonephritis] eine Hypercholesterinämie mit LDL-Erhöhung entwickeln.[34]

3.2.3 Cholesterinmetabolismus

Der Cholesterinmetabolismus folgt der Wesensgliederwirksamkeit im dreigliedrigen Organismus. Die Beziehung des Cholesterins zum Nervensystem, dem endokrinen System und vermutlich auch manchen immunologischen Funktionen – also den Metamorphosen des Nerven-Sinnes-Systems – ist bekannt. Die Leber steht dem Nervensystem polar gegenüber. Während sich die Wesensglieder im Nerven-Sinnes-System befreien und ihre Gesetzmäßigkeiten in dessen Struktur und Gestalt einprägen, wirken sie im Stoffwechsel-Gliedmaßen-System mit seinem Zentralorgan der Leber dynamisch in den metabolischen Prozessen. Anstelle der Bewusstseinsentfaltung auf Grundlage des Nerven-Sinnes-Systems entwickelt sich entsprechend die unterbewusste Stoffwechselaktivität. Nun ist die Leber mit dem Cholesterinmetabolismus eng verbunden. Einerseits transportieren die zum Rhythmischen System gehörenden LDL das synthetisierte Cholesterin von der Leber zu den peripheren Geweben, wo es nach einer wenige Tage dauernden Zirkulation im Blut als Bestandteil der Strukturelemente (Zellmembranen), aber u.a. auch zur Steroidhormonsynthese benötigt wird. Andererseits nehmen LDL-Rezeptoren der Hepatozyten (aber auch anderer Zellen) LDL-Cholesterin auf und metabolisieren es. Das Stoffwechselsystem nimmt seine mit dem Nerven-Sinnes-System verbundenen Qualitäten auf und baut sie ab. Dabei wird der LDL-Rezeptor zusammen mit dem gebundenen Lipoprotein intrazellulär aufgenommen, dissoziiert dann von seinem Liganden und kann wiederum zur Zellmembran zurückkehren.[35]

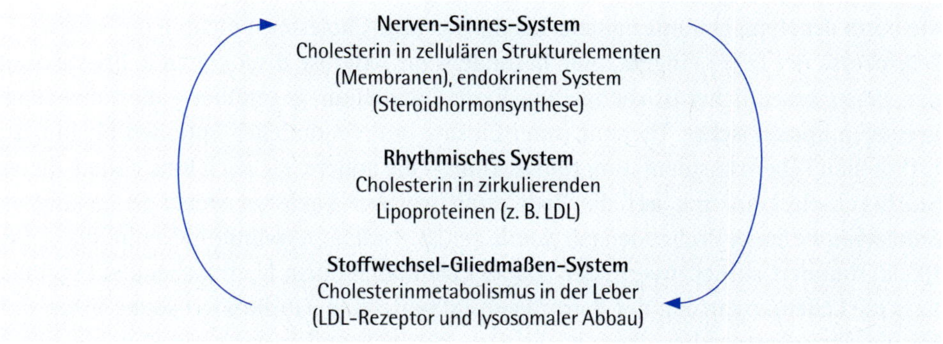

Cholesterinmetabolismus im dreigliedrigen Organismus

Der Cholesterinmetabolismus steht also mit der Wirksamkeit der astralischen und der Ich-Organisation im dreigliedrigen Organismus in Beziehung: Orientieren sich diese Wesensglieder zum Nerven-Sinnes-System, so entwickeln sich arteriosklerotische Prozesse, verstärken sie ihre dynamische Aktivität im Stoffwechsel-Gliedmaßen-System, so wirkt das der Sklerose entgegen. Die Veränderungen des Lipidstoffwechsels durch Funktionsstörungen der Schilddrüse unterstreichen diese Zusammenhänge[36]: Bei einer Hypothyreose ziehen sich die astralische und die Ich-Organisation aus dem Stoffwechsel-Gliedmaßen-System zurück. Entsprechend steigen das Gesamt- und auch das LDL-Cholesterin an und es kommt zu einer Aktivitätsreduktion des LDL-Rezeptors. Darüber hinaus nimmt die Aktivität der Lipoproteinlipase ab mit Anstieg der Triglyceride als Ausdruck der geringen Wesensgliederwirksamkeit im Stoffwechsel-Gliedmaßen-System. Aber auch andere Sklerosemanifestationen zeigen sich beim hypothyreoten Patienten: So findet sich eine vermehrte Gefäßsteifigkeit und eine eingeschränkte endotheliale Funktion. Die hypothyreote Stoffwechsellage ist zudem mit dem metabolischen Syndrom und der Insulinresistenz assoziiert.

Umgekehrt führen Schilddrüsenhormone im Zusammenhang mit einer verstärkten Stoffwechselwirksamkeit der Wesensglieder zu einer vermehrten LDL-Rezeptor-Aktivität (T3-bedingte LDL-Rezeptor-Gen-Aktivierung).[37] Der Cholesterinstoffwechsel ist also durch die Wesensgliederwirksamkeit im dreigliedrigen Organismus bestimmt, wobei allerdings auch konstitutionelle Faktoren eine Rolle spielen.

3.2.4 Arteriosklerose und Cholesterin

Das Cholesterin steht mit dem *Bewusstseinspol* und damit mit den Skleroseprozessen in Beziehung. Die herausragende Rolle des *LDL-Cholesterins* wird gegenwärtig in diesem Kontext besonders unterstrichen und als Zielgröße einer *cholesterinsenkenden Therapie* bestimmt. Erhöhte LDL-Cholesterinkonzentrationen sind allerdings in sehr unterschiedlichem Grad ein determinierendes Fatum für den Menschen. Sicherlich stellt die familiäre Form der Hypercholesterinämie, bei der das LDL-Cholesterin nicht in die Stoffwechselprozesse der Leber eingeht, eine besonders zur Sklerose disponierende Erkrankung dar. Umso wesentlicher ist aber gerade dieser Feststellung gegenüber – die zu einer aggressiven lipostatischen Therapie unter Einsatz interventioneller Optionen bis hin zur orthotopen Lebertransplantation führen kann – die andere, die auch hinsichtlich dieser Stoffwechselerkrankung auf die Bedeutung weiterer Faktoren weist: So gelang es, *Stammbäume* dreier Probanden mit *familiärer Hypercholesterinämie* lückenlos bis in das 18. Jahrhundert zurückzuverfolgen. Dabei kam man zu dem überraschenden Ergebnis, dass die Lebenserwartung der Betroffenen im vorletzten Jahrhundert sogar höher war als die der Allgemeinbevölkerung. Erst im 20. Jahrhundert sank mit zunehmendem Wohlstand die Lebenserwartung bei familiärer Hypercholesterinämie drastisch ab. Das entspricht den wenig beachteten Berichten über eine uneingeschränkte Lebenserwartung bei dieser Erkrankung in einzelnen Regionen mit offenbar anderen Lebensgewohnheiten.[38]

Es ist davon auszugehen, dass ein *die Bewusstseinswelt einseitig betonender* und die *Bewegungsentfaltung hemmender Lebensstil* die *Krankheitsbedeutung* einer *Hypercholesterinämie* aggraviert.

Damit eröffnen sich hinsichtlich der *Therapie* weitere Ebenen. In eine ähnliche Richtung gehen Beobachtungen, denen zufolge sich die Cholesterinklassenverteilung hinsichtlich des atherogen bedeutsamen LDL- und des als protektiv angesehenen HDL-Cholesterin bewegungsabhängig ändert. Für die Skleroseprozesse sind demnach über den Cholesterinstoffwechsel hinaus das Verhältnis von Bewusstsein und Bewegung entscheidend.

Damit bekommen Lebensstilveränderungen eine große therapeutische Bedeutung. Die isolierte Senkung des Cholesterins ist dabei in einem gewissen Umfang durch Ernährungsumstellung und phytotherapeutische Arzneimittel möglich, erreicht allerdings meistens nicht die derzeit angesetzten Zielwerte.

Exkurs

In diesem Zusammenhang ist der Hinweis wichtig, dass die an Inhaltsstoffen orientierte Ausrichtung der Ernährung wenig hilfreich ist: So nimmt das mit der Nahrung zugeführte Cholesterin „weder auf das Serumcholesterin noch auf die kardiovaskuläre oder Gesamtsterblichkeit einen nennenswerten Einfluss“ und ist deswegen nicht als „bedenklicher Nährstoff einzustufen“.[39] Auch der LDL-Cholesterin erhöhende Effekt gesättigter Fettsäuren wird offensichtlich überbewertet. Ihre Wirksamkeit ist vielmehr abhängig vom Kontext und damit der Zusammensetzung der

natürlichen Nahrungsmittel: „Die Wirkung einzelner Nährstoffe, so auch der gesättigten Fettsäuren, ist ohne die natürliche Einbindung in die Lebensmittelmatrix nicht beurteilbar. Das Ganze ist auch in diesem Zusammenhang mehr als seine Teile!“ formulierten es Lechner et al.[40] Darüber hinaus zeigen Langzeitstudien keine erhöhte kardiovaskuläre oder Gesamtsterblichkeit bei vermehrtem Konsum von gesättigten Fettsäuren.[41] Naturbelassene, insbesondere fermentierte Milchprodukte haben einen positiven Effekt auf das metabolische Risiko, vermutlich durch das Milchfett wie auch den fermentationsbedingt günstigen Einfluss auf das Mikrobiom.[42]
Hinsichtlich der ungesättigten Fettsäuren wird oft auf das Verhältnis von Omega-3-zu Omega-6-Fettsäuren hingewiesen. Linolsäure (Omega-6-FS) und Linolensäure (Omega-3-FS) sind für den Menschen essenziell. Bekannt ist, dass Nahrungsmittel aus artgerechter Tierhaltung ein günstigeres Verhältnis von Omega-6- zu Omega-3-FS haben und nicht nur deswegen der ethisch nicht zu verantwortenden Massentierhaltung vorzuziehen sind.
Die Auswirkungen des Zuckerkonsums sind unterschiedlich, je nachdem naturbelassene Lebensmittel verwendet werden oder solche mit verarbeitungsbedingt hohem Anteil an Zucker und raffinierter Stärke: Jede „Mehraufnahme von 150 Kilokalorien/Tag/Person aus Zucker“ führt im Vergleich mit einer isokalorischen Zufuhr anderer Nährstoffe zu einer „11-fachen Prävalenzzunahme des Diabetes mellitus Typ 2“.[43] Dabei scheint insbesondere die Fruktose eine kausale Rolle zu spielen, „denn sie bewirkt eine deutlich ausgeprägtere Stimulation der hepatischen Lipogenese als isokalorische Mengen von Glucose“.[44]

Lebensstilveränderungen führen zu prognostisch relevanten Ergebnissen [→ X. 4.1.5 Medikamentöse Therapie]. So lässt sich ein erhöhtes genetisches Risiko für die koronare Herzkrankheit durch einen gesunden Lebensstil um fast 50 % senken.[45] Vegetarische Ernährung, Früchte, Vollkorn, Leguminosen, Nüsse und auch Fisch können die chronische Entzündung und damit einen in die Sklerose führenden Krankheitsprozess reduzieren, während hoher Zuckerkonsum, ungesättigte Fette, ballaststoff- und faserarme Ernährung zu „proinflammatorischen“ Reaktionen führen.[46] Auch reduziert eine Gewichtsabnahme die Produktion von Entzündungsmediatoren durch das Fettgewebe. *Bewegung* führt zu einer physiologischen Verbindung der Ich- und astralischen Organisation mit dem Körper. Sie befreit die zum Nerven-Sinnes-System orientierte astralische Wirksamkeit und führt sie in die durchwärmende Bewegung des Stoffwechsel-Gliedmaßen-Systems. Dabei entwickelt sich mit der Bewegung zunächst eine „akute“ Entzündung (erhöhte inflammatorische Zytokine und Myokine, wie das vom bewegten Muskel gebildete IL-6[47]), gefolgt von einer aufbauenden Nachtwirksamkeit der Wesensglieder (Induktion antiinflammatorischer Zytokine, löslicher TNF-α-Rezeptor). Regelmäßig ausgeführte Bewegung vermindert damit die chronische Entzündung.

Von einer großen Bedeutung ist nicht nur der „gesunde“ Lebensstil während des Tags, sondern auch der gesunde Schlaf. Schlafstörungen führen durch den dominierenden Bewusstseinspol zu einer reaktiv chronisch entzündlichen Reaktion und tragen dadurch zu sklerosierenden Erkrankungen (wie z. B. kardiovaskuläre Erkrankungen), aber auch zu Störungen des Befindens und der späteren Entwicklung einer Depression bei. Insofern ist bei Patienten mit chronischen Entzündungen immer auf die Schlafqualität und die Tagesrhythmik mit ausreichender Schlafenszeit zu achten [→ XXII. 4. Schlafstörungen]. Neben der Arzneitherapie haben die übenden Verfahren [→ V. Heileurythmie, VI. Kunsttherapie], Psychotherapie und auch die meditative Arbeit eine wesentliche Bedeutung.[48]

4. Therapie der Gefäßerkrankungen

4.1 Therapie der arteriosklerotischen Gefäßerkrankung

Die medikamentöse Beeinflussung der klassischen Risikofaktoren und interventionelle Maßnahmen fußen auf dem pathogenetischen Konzept. So verändert eine Angioplastie zwar die physische Manifestation der Erkrankung, der Krankheitsprozess bleibt demgegenüber aber unbeeinflusst. Auch verstärken die pathogenetisch orientierten Therapien die *salutogenetischen Reaktionen* nicht. Das therapeutische Ziel besteht im Abnehmen des Skleroseprozesses und der Unterstützung der *salutogenetischen, heilenden Qualität* der Entzündung.

Zum pathogenetisch orientierten Therapiekonzept gehört die Anwendung der CSE-Hemmer mit ihren *pleiotropen Effekten*. Ihr Einsatz verlangt ein geisteswissenschaftliches Verständnis dieser Therapieoption. Die genannte Substanzgruppe antagonisiert ein in die Sklerose und Verfestigung führendes Wirken der Wesensglieder. So erhöhen die *Statine* die lokale Verfügbarkeit von NO und verbessern möglicherweise auch durch Reduktion des oxidativen „Stresses" die endotheliale Dysfunktion.[49] Statine verstärken den vasodilatierenden Effekt von Acetylcholin und schwächen die vasokonstriktorische Wirkung von Noradrenalin. Sie reduzieren die Proliferationstendenz vaskulärer glatter Muskelzellen und damit die in die Sklerose führende Gefäßveränderung. Die Hypercholesterinämie ist mit einer erhöhten Thrombozytenaggregation korreliert, ein Phänomen, das ebenfalls auf den Skleroseprozess weist. Statine tragen hier zu einer Verringerung des thrombogenen Potenzials bei. Auf der Ebene der Blutgerinnung ergeben sich gleichsinnige Beobachtungen: Statine reduzieren das Gewebsthromboplastin und erhöhen die Expression des Gewebsplasminogenaktivators. Wahrscheinlich ist das Risiko für tiefe Beinvenenthrombosen und thromboembolische Komplikationen reduziert.[50] Interessanterweise scheint sich der am falschen Ort auftretende Skleroseprozess wieder in seiner physiologischen Wirksamkeit zu beheimaten: So weisen sowohl epidemiologische Untersuchungen als auch in-vitro-Studien auf einen osteoblastenstimulierenden Effekt hin.

Bei jedem korrigierenden Therapieansatz ist auf nachteilige Wirkungen zu achten. So werden offensichtlich die höheren Wesensglieder auch aus der Gliedmaßenorganisation gedrängt. Entsprechend kann die Kreatinkinase ansteigen, es entwickeln sich Muskelschmerzen und selten Muskelparesen. Die geringere Gliedmaßenwirksamkeit der Wesensglieder führt gelegentlich zu einer diabetischen Stoffwechsellage sowie milden Erhöhung des HbA1c.[51] Die positiven Effekte der Statine sollen diese negativen Auswirkung überwiegen, allerdings ist diese Verschlechterung des Glucosestoffwechsels bis zum Statin-induzierten Diabetes insbesondere bei Patienten mit sehr geringem kardiovaskulären Risiko zu beachten.[52] Schließlich können CSE-Hemmer zu Ermüdung unter Belastung und Energieverlust führen.[53]

Anthroposophische Arzneimittel haben der bisherigen Erfahrung zufolge keinen klinisch ausreichenden lipidsenkenden Effekt. Sie beziehen sich vielmehr auf den gesamten Skleroseprozess. Dass eine Beeinflussung durch z. B. lebensstilverändernde Maßnahmen grundsätzlich möglich ist, zeigen Studien zur positiven Wirksamkeit der Lebensstiländerung in der *Sekundärprophylaxe* der koronaren Herzkrankheit [→ X. 4.1.5 Medikamentöse Therapie]. Selbstverständlich bedeutet das für die Therapieempfehlung keinesfalls, einseitig auf eine lipostatische Therapie zu verzichten. Vielmehr sind mit dem Patienten die auf sein Krankheitsbild bezogenen *therapeutischen Möglichkeiten* und die am Parameter des LDL-Cholesterins orientierten lipostatischen Notwendigkeiten sorgfältig zu besprechen und individuell zu bewerten.

4.1.1 Therapie bei peripherer arterieller Verschlusskrankheit

Bei der Therapie arteriosklerotischer Erkrankungen handelt es sich um die Beeinflussung des am falschen Ort wirksamen Skleroseprozesses („abnehmendes Therapieprinzip" [→ IV. 2.5.2 Die Therapieprinzipien]) und um die Verstärkung der salutogenetischen Qualitäten, die der Organismus dem Krankheitsprozess gegenüber als Entzündung aufruft.

- *Secale/Bleiglanz comp.* (Wala) Amp. s.c. — 3 x wöchentlich bis 1-0-0

ist bei der peripheren arteriellen Verschlusskrankheit hilfreich.[54] Die in eine vergleichbare Richtung weisenden Arzneimittelqualitäten von Mutterkorn und Blei nehmen einen in die *Konstriktion, Verhärtung* und den *Abbau führenden Krankheitsprozess* ab [→ X. 4.1.5 Medikamentöse Therapie].

- *Arsenicum album D12* (Wala) Amp. s.c. — 3 x wöchentlich bis 1-0-0

Arsen entspricht in seinem Wesen dem *Aufwachprozess* des Menschen und *nimmt* ein *pathologisches Aufwachen* des *astralischen Leibes ab*, das nicht in die Bewegung „hineinschläft", sondern schmerzhaft erwacht. Darüber hinaus ist die zu trophischen Störungen führende und zunehmend verhärtende, oftmals trockene Symptomatik der fortgeschrittenen peripheren arteriellen Verschlusskrankheit ein klinischer Hinweis für den Einsatz dieses Arzneimittels.

Die *überformende Wirksamkeit* des *astralischen Leibes* bei der Arteriosklerose gleicht Nicotiana aus:

- *Nicotiana e foliis D6, D2* (Wala) Amp. s.c.

- *Tabacum D6* (DHU) Dil. 20-20-20 gtt

Bei krampfartigen Beschwerden empfiehlt sich:

- *Tabacum Cupro cultum Rh D3* (Weleda) Amp. s.c. bis 1-0-0
- *Cuprum aceticum comp.* (Wala) Amp. s.c. bis 1-0-0

Arnika in *tiefer Potenzierung* (z. B. D4) lässt sich zusammen mit *Nicotiana* und *Arsenicum album* (z. B. D6 bzw. D12) injizieren und führt zur Reintegration der Wesensglieder in einen durch Verhärtungs- und Abbauprozesse gekennzeichneten Bereich.

- *Arnica, Planta tota Rh D3, D6* (Weleda) Amp. s.c. bis 1-0-0
- *Arnica e planta tota D3-D6* (Wala) Amp. s.c. bis 1-0-0
- *Arnica, Planta tota D4* (Weleda) Dil. 20-20-20 gtt
- *Arnica e planta tota D4* (Wala) Glb. velati 10-10-10
- *Arnica / Formica comp.* (Weleda) Amp. bis 1-0-0

Ein weiteres Therapieprinzip besteht in der Unterstützung des *heilenden entzündlichen Prozesses.* Hier findet die *Mistel* zur Anregung des Wärmeorganismus Einsatz (insbesondere bei eingeschränkter oder aufgehobener circadianer Temperaturvarianz). Es kommen Laubbaummisteln wie die Apfelmistel in Betracht, die – im Unterschied zu den Nadelholzmisteln – besonders mit den wärmebetonten Stoffwechselprozessen verbunden sind. Die Weißdornmistel steht mit dem kardiovaskulären System in Zusammenhang [→ X. 4.1 Koronare Herzkrankheit]. Möglicherweise sind Nadelholzmisteln v. a. bei der zerebrovaskulären Insuffizienz indiziert. Die der Dreigliederung folgende arterielle Verschlusskrankheit scheint mit der Polarität der Mistelwirtsbäume (Nadelholzmisteln: Nerven-Sinnes-System; Laubbaummisteln: Stoffwechsel-Gliedmaßen-System [→ XVIII. 3.5.6 Wirtsbaumwahl]) in Beziehung zu stehen.

Laubbaummisteln:

- *abnobaVISCUM Mali* (Abnoba) Amp. s.c., Dosissteigerung bis 2 mg 1–3 x wöchentlich
- *abnobaVISCUM Crataegi* (Abnoba) Amp. s.c., Dosissteigerung bis 2 mg 1–3 x wöchentlich

- *Iscador M* (Iscador) Amp. s.c., Dosissteigerung bis 10 mg — 1–3 x wöchentlich
- *Iscucin Crataegi* (Wala) Amp. s.c., Dosissteigerung bis Stufe E — 1–3 x wöchentlich
- *Iscucin Mali* (Wala) Amp. s.c., Dosissteigerung bis Stufe E — 1–3 x wöchentlich
- *Helixor M* (Helixor) Amp. s.c., Dosissteigerung bis 50 mg — 1–3 x wöchentlich

Kiefernmisteln:

- *abnobaVISCUM Pini* (Abnoba) Amp. s.c., Dosissteigerung bis 2 mg — 1–3 x wöchentlich
- *Iscador P* (Iscador) Amp. s.c., Dosissteigerung bis 10 mg — 1–3 x wöchentlich

Ist die arterielle Verschlusskrankheit mit einer KHK assoziiert, so empfiehlt sich

- *Viscum/Crataegus* (Wala) Amp. s.c. — 3 x wöchentlich bis 1-0-0

Des Weiteren bestehen positive Therapieerfahrungen mit

- *Betula, Cortex, Decoctum D3* (Weleda) Amp. s.c. — 1-0-0[55]

wie auch mit

- *Arnica / Betula comp.* (Weleda) Amp. s.c. — bis 1-0-0

Diese Arzneimittel regen ebenfalls den Wärmeorganismus an.

Auf die weitverbreitete Anwendung der *Acetylsalicylsäure* zur *Thrombozytenaggregationshemmung* wurde bereits eingegangen [→ X. 4.1.5 Medikamentöse Therapie]. Sie führt, als Analgetikum betrachtet, zu einem Zurückdrängen des Nerven-Sinnes-Systems und damit zur erwünschten Verminderung des Schmerzbewusstseins. Dazu passt ihre verhärtungsauflösende Eigenschaft, wie sie in der Thrombozytenaggregationshemmung zu finden ist. Im Stoffwechsel-Gliedmaßen-System führt das Zurückdrängen des Nerven-Sinnes-Systems aus den Entzündungsprozessen zum antiphlogistischen Effekt [→ VIII. 3. Arzneimittel der Entzündung].

Bei der peripheren arteriellen Verschlusskrankheit kommt den *äußeren Anwendungen* eine wesentliche Bedeutung zu. Die verhärtende und auskühlende Wirkung des dominanten Nerven-Sinnes-Systems lässt sich durch eine Einreibung mit

- *Kupfer Salbe rot* (Wala) — 1(–2) x täglich, Unterschenkel und Füße
- *Cuprum metallicum praeparatum 0,4 %* (Weleda) Salbe — 1(–2) x täglich, Unterschenkel und Füße

oder auch

- *Cuprum/Nicotiana, Unguentum* (Wala) — 1(–2) x täglich, Unterschenkel und Füße
- *Cuprum / Tabacum* (Weleda) Salbe[56] — 1(–2) x täglich, Unterschenkel und Füße

ausgleichen.

Die periphere arterielle Verschlusskrankheit braucht eine Verstärkung von *Bewegung* und *Willensaktivität* im Gliedmaßensystem. Das führt die Wesensglieder aus der unphysiologischen Wirksamkeit im Sinne des Nervensystems heraus und lenkt sie in ihre durchwärmende Gliedmaßentätigkeit. Insofern gehören zur Behandlung der arteriellen Verschlusskrankheit die *Bewegungstherapie* und die *Heileurythmie*. Da die peripher arterielle Verschlusskrankheit – anders als in ihrem Namen ausgedrückt –, eine systemische Skleroseerkrankung ist mit einem 2–3-fach höheren Risiko für einen Schlaganfall und einem 4-fach erhöhten Risiko, an einem tödlichen Myokardinfarkt zu versterben[57], bedarf sie eines umfassenden Krankheitsverständnisses und integrativen Therapieansatzes.

4.1.2 Therapie bei zerebrovaskulärer Insuffizienz und Schlaganfall

Eine zerebrale Ischämie kann sich durch *kardiale* (z. B. Vorhofflimmern, linksventrikuläre Thromben, seltener Endokarditis,), *kardiovaskuläre* (systemische Hypotension, arterioarterielle Embolien, paradoxe Embolie über das Foramen ovale), *zerebrovaskuläre* (Stenose oder auch Dissektion im Bereich der hirnversorgeneden Arterien), *systemische* (z. B. Vaskulitis, Arteriitis) sowie *hämatologische* (Gerinnungsstörungen) Ursachen entwickeln. Dabei definiert die zeitliche Einteilung eine kurzfristige neurologische Störung als transitorische ischämische Attacke (TIA), die man von dem „vollendeten Schlaganfall" bzw. von dem „progredienten Schlaganfall" (mit im Verlauf zunehmender neurologischer Symptomatik) unterscheidet. Dabei ist die TIA keinesfalls als harmlos anzusehen, sondern hinsichtlich Diagnostik und Therapie einem vollendeten Schlaganfall gleichzustellen. Im Infarktareal ist von einer gestörten Autoregulation des Blutdruckes auszugehen. In der Akutphase sind hypertone Blutdruckwerte eher zu akzeptieren (als kritische Grenzen gelten systolische Werte von 220 mmHg und diastolische Werte von

120 mmHg[58]). Der Effekt einer im Rahmen der *Akuttherapie*[59] gegebenenfalls in Betracht kommenden Thrombolyse ist vom Zeitfenster ab Symptombeginn abhängig.

Ein zentrales Arzneimittel beim *ischämischen Insult* ist *Arnica, Planta tota*:

■ *Arnica, Planta tota Rh D3, D6* (Weleda) Amp. s.c.	bis 1-0-0
■ *Arnica e planta tota D3, D6* (Wala) Amp. s.c.	bis 1-0-0
■ *Arnica, Planta tota D3, D6* (Weleda) Dil.	20-20-20 gtt
■ *Arnica e planta tota D4, D6* (Wala) Glb. velati	10-10-10
■ *Arnica/Aurum I, II* (Wala) Amp. s.c.	1-0-0.

Bei *Arnica/Aurum* ist besonders bei arterieller Hypertonie auf die Potenzwahl je nach Konstitution zu achten [XI. 3.4.2 Differentialtherapie bei den polaren Erkrankungsformen].

■ *Arnica/Plumbum mellitum* (Wala) Amp. s.c.	bis 1-0-0
■ *Arnica/Betula comp.* (Weleda) Amp. s.c.	bis 1-0-0

Als äußere Anwendung empfiehlt sich ein im Bereich des Kopfes *aufgelegter Arnikawickel.*

■ *Arnikawickel*	Durchführung siehe Anhang

Darüber hinaus bestehen positive Therapieerfahrungen mit den Schlangengiften, die in ihrer Toxizität den dreigliedrigen Organismus unterschiedlich betreffen (*Nattern* (z. B. Naja naja) neurotoxisch, *Ottern* (Crotalus und Lachesis) überwiegend hämatotoxisch, *Vipern* (Vipera) Stoffwechselsystem, zytotoxisch).[60]

■ *Naja comp.* (Weleda) Dil.	20-20-20 gtt
■ *Naja comp.* (Weleda) Amp. s.c.	2–3 x wöchentlich

In der längerfristigen Therapie kommt *Plumbum mellitum*

■ *Scleron* (Weleda) Tabl.	2-0-0 phasenweise, ca. 4 Wochen, dann 4 Wochen Pause

zum Einsatz. In der Therapiepause empfiehlt sich

■ *Argentum metallicum praeparatum D6* (Weleda) Trit.	0-0-1 MSP.

Zu der Wirkungsweise des Plumbums siehe auch [→ XI. 3.4.1 Plumbum mellitum]. Oftmals findet in diesem Zusammenhang

- *Arnica/Betula comp.* (Weleda) Amp. s.c. bis 1-0-0

Anwendung. Dieses Arzneimittel wirkt der Sklerosequalität entgegen und hat sich auch in der sklerosierenden Phase nach einer Bestrahlung des Cerebrums bewährt [→ XVIII. 4.10.1 Zerebrale Metastasierung, Hirnödem].

Eine von Rudolf Steiner im Zusammenhang mit der *Apoplexie* gelegentlich empfohlene Heilpflanze ist *Belladonna.* Sie hat in ihrer Alkaloidbildung das astralische Wesen tief in sich aufgenommen. In toxischer Dosis führt sie zu einem entzündlichen Bild mit Exzitation der Blutdynamik und Wärmeorganisation. In arzneilicher Zubereitung wendet sich diese entzündliche Qualität den verhärtenden, sklerosierenden Krankheitsprozessen entgegen. Rudolf Steiner erwähnte Belladonna zur Behandlung von *Ablagerungserkrankungen* der *Sinnesorganisation* (Katarakt), bei der verkrampfenden Geste der *Epilepsie*, bei *Arteriosklerose* mit apoplektischen Insulten und schließlich bei Beschwerden im Rahmen einer *Cholezystolithiasis* (neben anderen Arzneimitteln).

Im Zusammenhang mit *arteriosklerotischen Erkrankungen* nannte Steiner oftmals *tiefe und mittlere Potenzen.* Es handelt sich um das „verstärkende" Therapieprinzip, das sich auf die salutogenetische Qualität der Entzündung bezieht. Bei einem entzündlichen, belladonnatypischen Krankheitsbild gibt man Belladonna im Sinne der „Abnahme" eines Krankheitsprozesses. In

- *Aurum/Belladonna comp.* (Wala) Amp. s.c. bis 1-0-0

ist neben Belladonna und Aurum das *Plumbum mellitum* enthalten. Es kommt bei *zerebrovaskulärer Insuffizienz* im Rahmen eines „roten" Hypertonus zum Einsatz.

Bei Hemiparese, grundsätzlich aber auch bei Krankheitsbildern mit erhöhtem, rigiden Muskeltonus bis hin zur Kontraktur liegen verschiedentlich positive Therapieerfahrungen mit

- *Plantago-Primula cum Hyoscyamo* (Weleda) Amp. s.c. 3 x wöchentlich bis 1 x täglich

vor, das die astralische Organisation durch das Bilsenkraut anspricht und sie in die ätherische Organisation führt. Markus Sommer[61] arbeitete die Polarität von Plantago lanceolata (formend-tonisierendes Prinzip) und Primula veris (entspannend-belebendes Prinzip) in seiner Übersicht zu diesem Arzneimittel heraus. Auch sei auf die kompositorische Entsprechung zum Cardiodoron (hier tritt an die Stelle von Plantago lanceolata als formendes Therapieprinzip Onopordon, die Eselsdistel) hingewiesen.[62]

Für asthenische Patienten mit *Unruhe, Angst* und *depressiver Symptomatik* nach *Schlaganfall* kommt

- *Skorodit D30* (Weleda) Amp. s.c. 1 x wöchentlich bis 1 x täglich[63]

in Betracht.[64] In diesem Zusammenhang ist auch auf die Depression als Risikofaktor für den Schlaganfall zu achten. Einer Metaanalyse von 28 prospektiven Studien mit 317.540 Teilnehmern zufolge steigt das Schlaganfallrisiko bei Depression zu Studienbeginn im Vergleich zu Personen ohne Depression um 45 %, das Risiko für einen tödlichen Schlaganfall sogar um 55 %.[65] Damit wirkt sich die Depression als „Skleroseerkrankung" nicht nur beim Diabetes mellitus [→ XVI. 4.2.3 Seelische Phänomenologie beim metabolischen Syndrom] oder der koronaren Herzerkrankung im Rhythmischen System, sondern auch bei der zerebrovaskulären Insuffizienz im Bereich des Nerven-Sinnes-Systems aus. Als medikamentöse Behandlung innerhalb eines umfassenden Konzepts unter Einschluss von künstlerischen Therapien, Eurythmie- und Gesprächstherapie bewährt sich

- *Hypericum Auro cultum Rh D3* (Weleda) Dil. 20-20-20 gtt.

Bei *Müdigkeit* ist

- *Skorodit Kreislauf Inject* (Wala) Amp. s.c. 1-0-0

hilfreich.

Es gilt auf den gesamten Skleroseprozess im Gefäßsystem zu achten, da bei Patienten mit zerebrovaskulärer Insuffizienz und Insult sehr häufig eine koronare Herzkrankheit besteht, seltener gleichzeitig eine pAVK. Insofern kommt der Therapie der Skleroseprozesse im kardiovaskulären System große therapeutische Bedeutung zu. In diesem Zusammenhang finden

- *Cardiodoron* (Weleda) Dil. 20-20-20 gtt
- *Crataegutt 450 mg* (Schwabe) Tabl. 1-0-1
- *Crataegus comp.* (Weleda) Dil. 20-20-20 gtt

ihre Anwendung.

Die Wirksamkeit der therapeutischen Maßnahmen ist durch den klinischen Verlauf (objektivierbare Befunde, Veränderungen des Befindens und des Beschwerdebildes) zu beurteilen. Auf die inneren Aspekte der arteriellen Verschlusskrankheit geht [→ XVI. 5.6 Individuelle Aufgabenstellung, Biografie, Gesprächstherapie] näher ein. Eine Übersicht zu Indikation sowie Effektgröße von Thrombozytenfunktionshemmern in der Sekundärprophylaxe des Schlaganfalls findet sich in der Übersicht von Sander und Etgen.[66]

Arteriosklerotische Veränderungen der zerebralen Strombahn können auch zu den sogenannten *vaskulären demenziellen Syndromen* führen, die insgesamt etwa 15 % aller Demenzerkrankungen ausmachen. Obgleich die Alzheimer-Demenz die häufigste Demenzform ist (ca. 60 %), scheinen vielfach Mischformen mit neurodegenerativen Skleroseprozessen und vaskulärer Pathophysiologie zu bestehen und wechselseitig die

Krankheitsprogression zu beschleunigen.[67] Einen wichtigen präventiven Beitrag leistet die Behandlung der arteriellen Hypertonie. Man schätzt, dass sich dadurch eine Risikominderung von ca. 50 % erreichen lässt. Allerdings sind die absoluten Risikoreduktionen bedeutend kleiner: Die fünf Jahre dauernde Behandlung von 1.000 Patienten mit Hypertonie verhindert 20 Fälle von Demenz[68] (NNT 1:50). Auch dieses Beispiel verdeutlicht, welche enormen therapeutischen Herausforderungen gerade die chronischen Erkrankungen an die Medizin stellen. Die Konzepte bei demenziellen Syndromen sind in [→ XVI. 8.1 Demenzielle Syndrome] dargestellt. In diesem Zusammenhang ist auf das *Rauchen* hinzuweisen, dass nicht nur als kardiovakulärer Risikofaktor durch die induzierte Dominanz des Nerven-Sinnes-Systems dokumentiert ist, sondern auch das Risiko für Demenz und kognitive Leistungseinschränkungen erhöht.[69] *Alkohol-Konsum* führt zu negativen Auswirkungen auf das Nervensystem, die vermutlich nicht kardiovaskulär bedingt sind. In einer Beobachtungsstudie zeigte sich eine dosiskorrelierte hippocampale Atrophie, wobei der höhere Alkoholkonsum auch mit einem schnelleren Abbau der Sprachkompetenz korrelierte.[70]

Schließlich sei auf einen ernährungsmedizinischen Aspekt hingewiesen. Unabhängig von anderen Essgewohnheiten senkt das reichlich angewandte *Olivenöl* das Schlaganfallrisiko älterer Menschen eindrucksvoll.[71] Diese licht- und wärmebedingte Ölbildung wendet sich gegen die sklerotischen Prozesse in der arteriellen Gefäßorganisation.

Körperliche Aktivität wirkt salutogenetisch bei sklerosierenden Erkrankungen. Ihr positiver Einfluss auf die „kognitive Gesundheit" legen Interventionsstudien nahe.[72]

4.2 Therapie bei Erkrankungen des Venensystems

4.2.1 Chronisch-venöse Insuffizienz

Die chronisch-venöse Insuffizienz beginnt mit klinisch unscheinbaren Veränderungen und führt bis zu den schwerwiegenden Erkrankungen der *Phlebothrombose*, des *postthrombotischen Syndroms* und des *Ulcus cruris venosum.*

Exkurs

In einem *ersten Stadium* finden sich milde und reversible perimalleoläre Ödeme oder auch eine Corona phlebectatica paraplantaris.[73] Im *zweiten Stadium* stellen sich sichtbare Ödeme bis Unterschenkelmitte ein, es können Stauungsdermatitis oder Hyperpigmentation folgen. Das *dritte Stadium* bezieht sich auf abgeheilte (IIIa) oder aktive (IIIb) Ulzera. Die differenziertere CEAP-Klassifizierung (C: klinische Zeichen; E: Ätiologie (angeboren, primär, sekundär), A: anatomische Lokalisation (oberflächlich, tief, Perforans), P: Pathophysiologie (Reflux, Obstruktion)) hat sich heutzutage durchgesetzt.[74] Ihre klinische Klassifizierung (C) reicht von Teleangiektasien und Varizen (Stadium C 1, 2) über das Ödem (Stadium C 3) zu Hautveränderungen (Pigmentierung, Atrophie blanche, Stauungsekzem, Lipodermatosklerose, C 4) bis zu diesen mit Ulkusnarbe (Stadium C 5) bzw. Ulcus cruris (Stadium C 6).[75]

Die Entwicklung über die Besenreiservenen bis zur Ausbildung der eigentlichen Varikosis macht bereits auf der *physischen Ebene* deutlich, wie das von der Peripherie zum zentralen Menschen fließende venöse Blut zunehmend der *Schwere* unterliegt, unphysiologische Druckverhältnisse aufbaut („venoläre Hypertonie") und zu Umgestaltungen des Gefäßsystems im Bereich der unteren Gliedmaßen führt mit knotenartiger und darin der abrundenden Kopfform vergleichbarer Gestaltung. Auch die umgebende Haut macht charakteristische Veränderungen durch. Neben den auffälligen Pigmentierungen infolge Hämosiderinablagerung entwickeln sich eine Atrophie der Haut und eine subkutane Fibrose, also im Hautorgan eine Sklerose.

Die Lebensprozesse der *ätherischen Organisation* brauchen zu ihrer Entfaltung den Flüssigkeitsorganismus. Im Falle der venösen Insuffizienz unterliegt er nicht mehr den Strömungsgesetzmäßigkeiten des gesunden Rückflusses, sondern verfällt der Schwere und führt zur abgelagerten Flüssigkeit des Ödems. Sind einmal im Rahmen eines fortgeschrittenen Leidens Ulzera entstanden, so ist die *ausgesprochen schlechte Heilungstendenz* als Ausdruck der eingeschränkten Lebensprozesse unübersehbar.

Die *astralische Organisation* zeigt ebenfalls charakteristische Veränderungen. Die Patienten klagen über ein vermehrtes *Müdigkeitsgefühl* und eine *Schwere* der *Beine*. Schließlich kann zur chronisch-venösen Insuffizienz der *Schmerz* gehören, der sich oft bis zu Wadenkrämpfen steigert. Das verdeutlicht, wie sich die astralische Organisation nicht mehr in der Bewegung entfaltet, sondern krampfartig zum Bewusstsein erwacht und eine verfestigende, bis in die muskuläre Verhärtung führende Qualität bekommt.

Bei der *chronisch-venösen Insuffizienz* entwickelt sich eine zum Nerven-Sinnes-System gehörende Wesensgliederwirksamkeit: *Sklerose* (Lipodermatosklerose) auf der *physischen Ebene*, zurückgenommene *Lebensprozesse*, Spannungsgefühl, Schwere der Beine und Schmerz als Bewusstseinsqualitäten der *astralischen Organisation* sowie eine eingeschränkte dynamische Wirksamkeit der *Ich-Organisation.*

Prädisponierende Faktoren wie eine sitzende Tätigkeit, das lange Stehen oder wenig Bewegung weisen auf die unzureichende dynamische Wirksamkeit der oberen Wesensglieder in der Gliedmaßenorganisation. Unsere Zivilisation führt zu einer immer stärkeren Dominanz der Bewusstseinskräfte, denen gegenüber die intensive beseelte Bewegung stark zurücktritt. Erkrankungen, die sich auf die beeinträchtigte Willensorganisation des Menschen beziehen, treten durch diese Lebensweise vermehrt auf.

In den Zusammenhang der prädisponierenden Faktoren stellt sich auch die *Schwangerschaft:* Thromboembolien treten hier mit einer Häufigkeit von 1,2 pro 1.000 Schwangeren auf. Dabei ist das Risiko etwa 5-fach erhöht, steigt mit der Schwangerschaftsdauer an und ist an deren Ende sowie einige Wochen nach der Geburt maximal.[76] In der Schwangerschaft ziehen sich die astralische und die Ich-Organisation aus dem Stoffwechsel-Gliedmaßen-System zurück, um der neuen embryonalen Leibbildung Raum zu schaffen. Entsprechend entwickelt sich die für die Thrombophilie charakteristische Wesensgliederwirksamkeit. Wir treffen diese auch beim metabolischen Syndrom und dem Typ-2-Diabetes an, begleitet von Veränderungen im Gerinnungssystem. Dies macht verständlich, warum es in der Schwangerschaft zum metabolischen Syndrom kommen kann oder sich sogar ein Schwangerschaftsdiabetes manifestiert.

Der dominanten Wirksamkeit des oberen Menschen wendet sich in unterschiedlicher Ausprägung ein zum Stoffwechsel-Gliedmaßen-System gehörender *entzündlicher Prozess*[77] entgegen. So kommt es zu einer Triggerung von Leukozyteninfiltrationen[78] und Inflammation, die dann als chronische Entzündung zur Fibrosierung führt und die Ausbildung von Krampfadern fördert.[79]

- *Venadoron* (Weleda) täglich

hat eine beschwerdelindernde und von vielen Patienten als hilfreich erlebte Wirksamkeit. Dabei führt das Kupfer die krampfartige angespannte astralische Organisation in eine aufbauende, den Leib ergreifende Tätigkeit. Die Astralisierung unterstützt im Weiteren der Zitronensaft. Arnika führt die oberen Wesensglieder in die organische Wirksamkeit. Die ausscheidende Funktion regen Auszüge aus dem Iris-Wurzelstock an. Prunus fördert die Lebensorganisation.

Positive Erfahrungen bestehen mit

- *Rosmarin-Salbe* (Weleda) morgendliche Wadeneinreibung.

Rosmarin regt die *dynamische Wirksamkeit* der oberen Wesensglieder im Stoffwechsel-Gliedmaßen-System an.[80, 81]

Bei *peripheren Ödemen* im Rahmen einer chronisch-venösen Insuffizienz kommen

- *Boragowickel* Durchführung siehe Anhang

in Betracht.

Die äußeren Anwendungen lassen sich durch

- *Borago comp.* (Wala) Amp. s.c. bis 1-0-0
- *Borago comp.* (Wala) Glb. velati 10-10-10

unterstützen.

Positive Erfahrungen liegen mit

- *Kalium aceticum comp D3, D6* (Weleda) Trit. 1-1-1 MSP

bei chronisch-venöser Insuffizienz vor. Es handelt sich den bisherigen Erfahrungen nach besonders um Patienten mit einer begleitenden *psychosomatischen Symptomatik* (Depression mit Somatisierung, Tendenz zur Verselbstständigung seelischer Inhalte (Zwangsgedanken, Verzerrungen von Wahrnehmungen)).[82]

Als längerfristige Therapie der chronisch-venösen Insuffizienz ist eine *intensivierte Bewegung* erforderlich. Dabei soll keine mechanische und zweckorientierte Qualität entstehen, sondern eine beseelte Bewegung, in der Geist und Seele des Menschen wirken. Daraus ergibt sich die Indikation der *Heileurythmie* zur Behandlung der chronisch-venösen Insuffizienz. Die Lautreihe „LMR-I" oder „LMR-AU-I" gibt eine erste Orientierung. Das L stärkt die ätherische Organisation. L und M wirken auf den Atmungsprozess im Flüssigkeitsorganismus: Mit der Ödementwicklung kommt es zu Stauungsprozessen, die zu einem physiologischen „Atmungsrhythmus" von Filtration und Resorption zu bringen sind. Das L unterstützt bei Schweregefühl und Müdigkeit der Beine die belebenden, in die Leichte führenden Kräfte. Das R verstärkt die Empfindungsorganisation (astralischer Leib) bei ihrem zu schwachen Eingreifen und führt sie aus der oftmals vom Patienten erlebten Spannung in eine dynamische Wirksamkeit. Das I schließlich verbindet die Ich-Organisation mit dem Leib und lenkt ihre Willensaktivität in den Gliedmaßenbereich.

4.2.2 Ulcus cruris

Das Ulcus cruris hat eine unterschiedliche Ätiologie. Am häufigsten ist das Ulcus cruris venös oder (und) arteriell bedingt. In Deutschland sind etwa zwei Drittel venös bedingt, fast 10 % arteriell (Ulcus cruris arteriosum), weitere ca. 10 % leiden an einem Ulcus cruris mixtum (mit gleichzeitig bestehender arterieller Verschlusskrankheit). Immerhin 20 % haben eine andere Genese: Dazu zählen seltenere Erkrankungen wie Vaskulitiden, Malignome, chemische und physikalische Noxen etc.; auch im Rahmen einer rheumatoiden Arthritis kann es (multifaktoriell bedingt) zu chronischen Ulcera kommen.[83] Auf lange bestehenden Narben, insbesondere Verbrennungsnarben, aber auch nach chronischen Entzündungen kann ein Marjolin-Ulcus entstehen, dem histologisch häufig ein Plattenepithelkarzinom entspricht.[84] Das Ulcus cruris venosum ist typischerweise proximal des Malleolus medialis lokalisiert, während die Prädilektionsstelle des Ulcus cruris arteriosum der Malleolus lateralis und die Tibiakante sind.[85]

Kommt es zu einer erheblichen Bewegungseinschränkung, z. B. durch Ankylose des Sprunggelenkes, aber auch infolge einer schweren Gonarthrose, so bewegen die Wesensglieder nur noch eingeschränkt die Gliedmaße mit der Folge eines „Gamaschenulkus". Das Venensystem ist oftmals morphologisch nicht betroffen, dennoch führt die eingeschränkte Beweglichkeit zur Rücknahme des Stoffwechsel-Gliedmaßen-Systems und Dominanz des in die Stauung und Verhärtung führenden Nerven-Sinnes-Systems.

Das Ulcus cruris venosum zeigt die für die chronisch-venöse Insuffizienz beschriebene Wesensgliederwirksamkeit. Insbesondere die schlechte Heilungstendenz als unzureichende ätherische Wirksamkeit und die zum Teil erheblichen Beschwerden im Sinne der am unphysiologischen Orte erwachenden astralischen Organisation weisen auf Ansatzpunkte der Therapie. Zur lokalen Behandlung des entzündlichen Prozesses bewährt sich die

■ *topische Anwendung von Honig* (Manuka-Honig)	1–3 x täglich.

Honig wirkt antibakteriell, heilungsfördernd und immunstimulierend [→ XVI. 6.1.2 Polarität im diabetischen Fußsyndrom]. Der Honig kann bei der Anwendung über die Wundränder „verlaufen" ohne Mazeration. Für manche Patienten ist die Honigapplikation schmerzhaft, was sehr selten zu einem Therapiewechsel zwingt. Der Anwendung geht eine Spülung mit verdünnter Calendula-Essenz voraus (s. u.). Honig ist lichtgeschützt und bei nicht zu hoher Raumtemperatur aufzubewahren.

Erfahrungen bestehen darüber hinaus mit der lokalen Anwendung von

- *Weißkohlblättern* — Durchführung siehe Anhang.

Sie reinigen eine zunächst übelriechende Wunde innerhalb einiger Tage.[86]

In der entzündlichen Phase kommt

- *Erysidoron 1* (Weleda) Dil. — 15-15-15 gtt

zum Einsatz.

Die *„flüssige Phase"* ist eine wesentliche Bedingung für die ätherische Wirksamkeit in der Wundheilung. Insofern bedarf die weitere Therapie des Feuchthaltens. Hier erlangen *kaliumhaltige Lösungen* eine Bedeutung (z. B. Ringer-Lösung), da Kalium zur aufbauenden ätherischen Wirksamkeit in Beziehung steht. Neben diesem Ansatz, der die Entfaltungsbedingungen der ätherischen Organisation herstellt, verstärkt *Calendula* als

- *Calendula-Essenz* (Wala, Weleda) — lokale Wundspülung 1:9 in 0,9 % NaCl-Lösung
- *Calendula D3* (DHU) Dil. — 20-20-20 gtt
- *Calendula Babycreme* (Weleda) — zinkhaltig, gut für die Wundränder

die aufbauende ätherische Wirksamkeit. Durch Spülung, lokale oder auch orale Applikation unterstützt diese durch reiche *ätherische Bildekräfte* geprägte Pflanze den Heilungsprozess. Zwischenzeitlich weisen einige Studien auf die wundheilungsfördernde Wirksamkeit von Calendula officinalis hin.[87, 88] Tierexperimentell zeigte sich eine angiogenetische Aktivität[89] in der ätherisch dominierten Heilungsphase. Die Calendula-Salbe bewährt sich auch zur Pflege der Wundränder, ebenso die Wecesin-Salbe.

- *Calendula Wundsalbe* (Weleda)
- *Wecesin* (Weleda) Salbe

Sie enthält über Calendula hinaus Arnika, Echinacea, Stibium und den zur Haut in besonderer Beziehung stehenden *Quarz*. Das *Zink* unterstützt die *ätherische Organisation*. Es findet sich in unterschiedlichen Externa (z. B. Calendula Babycreme). *Stibium* trägt demgegenüber Form und gestaltende Kräfte in die chronisch-entzündlichen, formauflösenden Prozesse.

Ein weiteres Problem, das sich in diesen Zusammenhang stellt, ist die *Reepithelialisierung des Defektes.* Mitunter entsteht ein wucherndes Granulationsgewebe, das Form und Gestalt vermissen lässt. Die formenden Prozesse in der Wundheilung lassen sich durch einen leichten, von außen applizierten Druck unterstützen und arzneilich durch Kiesel ansprechen. *Equisetum* fördert die gestaltenden Kräfte der Haut und kommt äußerlich als konzentrierter

▪ *Equisetumtee*	feuchter Umschlag

zur Anwendung.

Zur Unterstützung der Gestaltungskräfte in der Wundheilung und zur *Förderung* der *Reepithelialisierung* setzt man das *Aschepräparat*

▪ *Cinis Capsellae comp.* (Weleda Schweiz) Salbe	2 x täglich[90]

ein.[91]

Zur Behandlung der umgebenden Haut und der reepithelialisierten Areale kommt *Calendula/Stibium-Salbe* (Weleda) oder *Equisetum arvense-Salbe* (Weleda) (z. B. bei trockener Haut, cave Wollwachsallergie) in Betracht.

Die Wundheilung entspricht in ihren Phasen der Entzündung: Einer akuten inflammatorisch-exsudativen Phase folgt die Granulations- und schließlich die Heilungsphase mit der Reepithelialisierung und dem Remodeling. Die chronische Wunde kann – der chronischen Entzündung entsprechend – mit Skleroseprozessen und auch dem Karzinom einhergehen. Insofern ist bei schlechtheilenden Ulcera diese Differenzialdiagnose zu berücksichtigen.

4.2.3 Phlebothrombose

Die Wirksamkeit der Wesensglieder bei der Phlebothrombose lässt sich bereits in den *prädisponierenden Faktoren* erkennen. Kommt es zu einer Einschränkung von *Bewegung* und *Willensentfaltung*, so steigt das Risiko für eine venöse Thrombose. Damit haben alle die Konstellationen ein erhöhtes Risiko, die mit einer eingeschränkten dynamischen Wirksamkeit der oberen Wesensglieder in der Gliedmaßenorganisation einhergehen. Solange diese die Gliedmaßenorganisation in der Bewegung funktionell ergreifen, beugt dies einer Phlebothrombose vor. Umgekehrt führt das Herauslösen der oberen Wesensglieder aus der Gliedmaßenorganisation zu einem erhöhten Thromboserisiko. Dabei kommen unterschiedliche Dispositionen in Betracht.

Zunächst spielt das höhere *Lebensalter* eine erhebliche Rolle und damit die beginnende Exkarnation des übersinnlichen Menschenwesens. So beträgt die jährliche Inzidenz im fortgeschrittenen Lebensalter von über 70 Jahren etwa 1 %, während sie in der mit der Inkarnation verbundenen Lebenszeit der Kindheit um 1/100.000 liegt.

Eine weitere wichtige Ursache ist die Einschränkung der bewegungsaktiven Wesensgliederwirksamkeit, wie sie bei Ruhigstellungen zwangsläufig auftritt.

Darüber hinaus können *astralische* und *Ich-Organisation* im Zusammenhang mit *operativen Eingriffen* „herausgeschockt" werden und zu postoperativen Thrombosen führen.

Erkrankungen, wie z.B. die *Karzinome*, welche die oberen Wesensglieder aus ihrem willenshaft durchwärmenden, der Entzündung nahestehendem Wirken im Organismus herausführen und ein Überwiegen des Nerven-Sinnes-Systems entstehen lassen, gehen mit erhöhter Inzidenz venöser Thrombosen einher. Etwa 10 bis 20% der Patienten mit einer idiopathischen tiefen Venenthrombose haben oder entwickeln ein okkultes Karzinom. Grundsätzlich besteht bei der Karzinomerkrankung eine erhöhte *Thrombophilie* [→ XVIII. 2.4.3 Tumor und Blutgerinnung].

Auch Einschränkungen der *ätherischen Wirksamkeit* prädisponieren zu Thrombosen. So besteht bei Stauungsprozessen im Flüssigkeitsorganismus eine erhöhte Neigung zur Thrombose, desgleichen bei Flüssigkeitsdefizit. Ebenso führen Diuretika zu einer Einschränkung der mit Aufbauqualitäten verbundenen Flüssigkeitsrückresorption in den Nieren und damit zu einem erhöhten Thromboserisiko. Schließlich kommen Veränderungen des *physischen Organismus* in Betracht wie beispielsweise eine Schädigung der Gefäßwand, auf die bereits Rudolf Virchow (1821–1902) 1856 hinwies.

Von den disponierenden Faktoren übergehend zu dem *klinischen Bild* der Phlebothrombose ergibt sich eine entsprechende Signatur.

- *Physische Organisation:* Es treten *Verhärtungsprozesse* und – bei längerem Bestehen – Indurationen auf.

- *Ätherische Organisation*: Im Bereich des *Flüssigkeitsorganismus* entstehen *Stauungsprozesse* und Stase: anstelle der im venösen Rückstrom wirksamen *Leichtekräfte* überwiegen Schwere, Stauung und Druck.

- Die *astralische Organisation* zieht sich aus ihrer *bewegenden Tätigkeit* zurück und erwacht im *Spannungsgefühl, Schwereempfinden* und den *Schmerzwahrnehmungen* zum *Bewusstsein.*

- Die *Ich-Organisation* ergreift das Gliedmaßensystem nicht dynamisch und willensaktiv.

Dieser zum Nerven-Sinnes-System gehörenden *Wesensgliederwirksamkeit* wendet sich ein unterschiedlich ausgeprägter Entzündungsprozess, die *Thrombophlebitis*, entgegen. Es handelt sich um eine *begleitende Entzündungsreaktion* der Gefäßwand mit manchmal nur minimaler, gelegentlich auch kräftiger Infiltration mit Granulozyten und begleitendem Ödem. Offenbar versucht der Organismus über die Entzündung, einen Heilungsprozess für das verhärtende Krankheitsgeschehen zu initiieren.

Für die Therapie der tiefen Venenthrombose ist die *Antikoagulation* eine wesentliche Voraussetzung [→ X. 4.1.5 Medikamentöse Therapie]. Sie verändert auf physischer Ebene das polare Wirken der Wesensglieder, die vom oberen Menschen aus thrombophil verhärtend, vom unteren fibrinolytisch und verhärtungsauflösend wirksam sind. Heparinisierung oder orale Antikoagulation greifen in diese Wesensgliederwirksamkeit auf der physischen Ebene ein und beeinflussen die Endstrecke eines komplizierten Funktionszusammenhangs.

Exkurs

Heparin ist ein Glykosaminoglykan, das 1922 William Henry Howell (1860–1945) entdeckte und aufgrund des reichlichen Vorkommens in der Leber Heparin nannte.[92] Es findet sich in den Granula der Mastzellen. Seine Beziehung zum Stoffwechselsystem zeigt sich in seinem Schwefelreichtum und der sulfurischen Qualität. Heparin wirkt damit den verhärtenden, koagulatorischen Prozessen entgegen.

Als *äußere Anwendung* hat sich der

▪ *Boragowickel* (Fußrücken bis Waden bzw. Leiste)	Durchführung siehe Anhang

ausgesprochen bewährt. Das *Borretschgewächs* zeigt eine starke Beziehung zu den Kieselqualitäten, die sich schon durch die rauhaarige Oberfläche dieser Heilpflanze zu erkennen geben. Sie ist reich an Schleimstoffen und enthält in ihrem Samenöl besonders viel mehrfach ungesättigte Fettsäuren. Diese Heilpflanze regt den in die Schwere und Stauung gefallenen Flüssigkeitsorganismus an. Mit der ein- bis zweimal täglichen Anwendung lässt sich immer wieder ein rasches Abschwellen der ödematös geschwollenen Extremitäten erreichen. Das Arzneimittel

▪ *Borago comp.* (Wala) Amp. s.c.	bis 1-0-0
▪ *Borago comp.* (Wala) Gbl. velati	10-10-10

enthält u. a. Nicotiana zum Ausgleich der verhärtenden Wirksamkeit der astralischen Organisation und das Eisenarsenat (Skorodit) zur Unterstützung des dynamischen, willensverwandten Eingreifens der oberen Wesensglieder. Außerdem beinhaltet diese Komposition Aesculus hippocastanum e semine.

Rosskastanienextrakte kommen seit Langem zur Therapie der chronisch-venösen Insuffizienz zum Einsatz. Die sulfurischen Prozesse der Kastanienblüte werden im Rosskastaniensamen („Kastanie") konzentriert und verdichtet.[93] Sie können demzufolge die Gefäßpermeabilität „abdichten" und Stauungsprozessen entgegen wirken. Die klinische Wirksamkeit in phytotherapeutischer Dosierung wurde verschiedentlich belegt.[94] Auf die Beziehung der Samen (im Unterschied zu der Blütenorganisation) zu den Stauungsprozessen, wies Rudolf Steiner hin („...dass heilkräftig die Samenkräfte sind, wenn sozusagen das Herz sich der Blutzirkulation zu stark widersetzt.").[95]

Zur Unterstützung der auflösenden Prozesse setzt man

- *Hirudo comp.* (Wala) Amp. s.c. bis 1-0-0

ein. Spannungsgefühl oder auch krampfartige Beschwerden weisen auf das *Kupfer*:

- *Olivenit (Kupferarsenat) D6* (Weleda) Amp. s.c. bis 1-0-0
- *Olivenit D6* (Weleda) Trit. 1-1-1 MSP
- *Cuprum/Tabacum* (Weleda) Salbe 1 x bis mehrmals täglich
- *Cuprum/Nicotiana, Unguentum* (Wala) 1 x mehrmals täglich
- *Cuprum metallicum praeparatum 0,4 %* (Weleda) Salbe 1 x bis mehrmals täglich
- *Kupfer Salbe rot* (Wala) 1 x bis mehrmals täglich

Diese *Salbenapplikationen* erfolgen insbesondere bei der *chronisch-venösen Insuffizienz*, nicht bei der akuten Thrombophlebitis.

Bei der *akuten, oberflächlichen Thrombophlebitis* wirkt

- *Boragowickel* mehrmals täglich und über Nacht bis zur Rückbildung der Entzündungszeichen, Durchführung siehe Anhang.

Darüber hinaus kommen kühlende

- *Quarkauflagen* 1 x bis mehrmals täglich, Durchführung siehe Anhang

in Betracht.

4.2.4 Lungenembolie

Die Lungenembolie ist die dramatische Folge einer Phlebothrombose mit hoher Morbidität und Letalität. Es kommt zu einem partiellen oder vollständigen Verschluss eines Lungenarterienastes. In ca. 70 % stellen Becken-Beinvenen-Thrombosen die Emboliequelle dar.[96] Bei höhergradiger Embolie und hämodynamisch instabilen Patienten ist die Thrombolyse (ggf. operative Intervention) neben allgemeinen kreislaufunterstützenden Maßnahmen erforderlich. Bei normotensiven Patienten (Nicht-Hochrisiko-LE) erfolgt die Antikoagulation mit NMH (Niedermolekulares Heparin) bzw. (z. B. bei ausgeprägter Niereninsuffizienz) mit unfraktioniertem Heparin.

Für die Wesensgliederwirksamkeit gelten die dargestellten Zusammenhänge zur Phlebothrombose. Die therapeutischen Ziele beziehen sich auf drei Aspekte des Krankheitsbildes. Zunächst ist die salutogenetische Thrombolyse therapeutisch zu unterstützen.

Die Applikation eines Thrombolytikums wie *Alteplase, Urokinase, Streptokinase* verstärkt substanziell die körpereigenen Instrumente der Thrombolyse, aber erreicht noch nicht die Wirksamkeit der Wesensglieder, die den *Fibrinolyseprozessen* zugrunde liegt. Diese gehört zum *Stoffwechsel-Bewegungssystem* und stellt sich den verhärtenden, sklerosierenden Prozessen der *Phlebothrombose* gegenüber.

Eine weitere Ebene betrifft die emboliebedingte *Infarktpneumonie*. Diese ist in ihrer Heilungsphase zu unterstützen. Hier gelten die Aspekte aus [→ IX. 5.5 Pneumonie].

Ein dritter Therapiefokus bezieht sich auf die „*kreislaufunterstützenden Maßnahmen*". Insbesondere im Falle des kardiogenen Schocks gelten die therapeutischen Gesichtspunkte aus [→ XV. 5.1 Therapie]. Zur Therapie der Herzinsuffizienz kommen die in [→ X. 4.2.4 Medikamentöse Therapie] dargestellten Vorgehensweisen zur Anwendung. Die oftmals bestehenden tachykarden Herzrhythmusstörungen führen zur Basismedikation mit

■ *Cardiodoron 0,1 %, 1 %, 5 %* (Weleda) Amp. s.c.	bis mehrmals täglich während der Akutbehandlung, nachfolgend
■ *Cardiodoron* (Weleda) Dil.	20-20-20 gtt

und den in [→ X. 4.5.3 Therapeutische Gesichtspunkte] dargestellten Vorgehensweisen.

Bei thorakalem Druck und Angina pectoris-Symptomatik empfiehlt sich

■ *Cactus comp. II* (Wala) Amp. s.c.	bis 1 x täglich

sowie

■ *Cuprum aceticum comp.* (Wala) Amp. s.c.	bis mehrmals täglich.

Die längerfristige *Antikoagulation* und ihre geisteswissenschaftliche Aspekte beschreibt Kapitel [→ X. 4.1.5 Medikamentöse Therapie].

Literatur

1 Hahn, C., Schwartz; M. A.: Mechanotransduction in vascular physiology and atherogenesis. Nature Reviews. Molecular Cell Biology 2009; 10 (1). S. 53–62.

2 Steiner, R.: Anthroposophische Leitsätze (GA 26). Rudolf Steiner Verlag Dornach 1998. Leitsatz 34.

3 Dintenfass, L.: Influence of plasma proteins on the in vivo and in vitro rheological properties of blood. Clinical Hemorheology and Microcirculation 1985; 5. S. 191–206. Zitiert nach: Leschke, M., Klimek, W., Jung, F.: Rheologische Determinanten von Endorganschäden. Der Internist 2003; 44. S. 853–863.

4 Lanter, B. B., Sauer, K., Davies, D. G.: Bacteria present in carotid arterial plaques are found as biofilm deposits which may contribute to enhanced risk of plaque rupture. mbio 2014; 5 (3). S. 1206–1214.

5 Haverich, A., Kreipe, H. H.: Ursachenforschung Arteriosklerose. Warum wir die KHK nicht verstehen. Deutsches Ärzteblatt 2016; 113. S. 358–361.

6 Hill, J. M., Zalos, G., Halcox, J. P. et al: Circulating endothelial progenitor cells, vascular function, and cardiovascular risk. New England Journal of Medicine 2003; 348. S. 593–600. Sowie: Werner, N., Nickel, G.: Vaskuläre Progenitorzellen und Atherogenese. Deutsche Medizinische Wochenschrift 2004; 129. S. 1269–1275.

7 Böcker, W., Denk, H., Heitz, P. U.: Pathologie. Verlag Urban und Fischer München/Jena 2004.

8 Espinola-Klein, C., Savvidis, S.: Periphere arterielle Verschlusskrankheit. Der Internist 2009; 50. S. 919–926.

9 Haverich, A., Kreipe, H. H.: Ursachenforschung Arteriosklerose. Warum wir die KHK nicht verstehen. Deutsches Ärzteblatt 2016; 113. S. 358–361.

10 Zitiert nach: Ebd.

11 Buddecke, E.: Grundriss der Biochemie. De Gruyter Verlag Berlin 2010.

12 Zitiert nach: Errenst, M., Taylor, C. B., Kang-Jey Ho: A review of human cholesterol metabolism. Archives of Pathology 1967; 84. S. 3–14.

13 Buddecke, E.: Grundriss der Biochemie. De Gruyter Verlag Berlin 2010. S. 240.

14 Ebd.

15 Ebd.

16 Slawik, M., Beuschlein, F.: Genetik und Pathophysiologie der Adipositas. Der Internist 2006; 47. S. 120–129.

17 Wolff, O.: Grundlagen einer geisteswissenschaftlich erweiterten Biochemie. Verlag Freies Geistesleben Stuttgart 2013.

18 Buddecke, E.: Grundriss der Biochemie. De Gruyter Verlag Berlin 2010. S. 210.

19 Steiner, R., Wegman, I.: Grundlegendes für eine Erweiterung der Heilkunst nach geisteswissenschaftlichen Erkenntnissen (GA 27). Rudolf Steiner Verlag Dornach 2014. Kapitel: Die Rolle des Fettes im menschlichen Organismus und die trügerischen lokalen Symptomenkomplexe.

20 Ebd.

21 Hubler, M. J., Peterson, K. R., Hasty, A. H.: Iron homeostasis: a new job for macrophages in adipose tissue? Trends in Endocrinology and Metabolism 2015; 26 (2). S. 101–109.

22 Steiner, R.: Allgemeine Menschenkunde als Grundlage der Pädagogik (GA 293). Rudolf Steiner Verlag Dornach 1992.

23 Gortmaker, S. L., Must, A., Sobol, A. M. et al.: Television viewing as a cause of increasing obesity among children in the United States, 1986–1990. Archives of Pediatric and Adolescent Medicine 1996; 150 (4). S. 356–362.

24 Madigan, S., Browne, D., Racine, N. et al.: Association Between Screen Time and Children's Performance on a Developmental Screening Test. JAMA Pediatrics 2019; 173 (3). S. 244–250.

25 Merkel, M., Heeren, J.: Energie, braunes Fettgewebe und Adipositas. Deutsche Medizinische Wochenschrift 2011; 136. S. 548–550.

26 Iwen, K. A., Perwitz, N., Klein, J.: Adipositas. Valider Prädiktor für das kardiometabolische Risiko? Der Internist 2011; 52. S. 352–361.

27 Schulz, T. J., Bocian, C., Gohlke, S.: Braunes Fettgewebe: Kontrolle des Energiestoffwechsels und der Entstehung metabolischer Erkrankungen. Deutsche Zeitschrift für Klinische Forschung 2013; 5. S. 24–27.

28 Steiner, R.: Geisteswissenschaftliche Gesichtspunkte zur Therapie (GA 313). Rudolf Steiner Verlag Dornach 2001. Vortrag vom 14. April 1921.
29 Errenst, M.: Cholesterin in seiner Polarität zu den Triglyceridfetten. Der Merkurstab 1998; 51 (3). S. 149.
30 Keller, C., Zöllner, N.: Primäre Hyperlipoproteinämien – Pathophysiologie, Klinik und Genetik. Der Internist 1992; 33. S. 9–15.
31 Lechner, K., Erickson, N., Lechner, B. et al.: Ernährungsempfehlungen beim metabolisch-kardiovaskulären Syndrom. Deutsche Medizinische Wochenschrift 2017; 142. S. 1613–1626.
32 Ebd.
33 Ritter, M. M., Richter, W. O., Schwandt, P.: Sekundäre Dyslipoproteinämien. Der Internist 1992; 33. S. 16–23.
34 Ebd.
35 Richter, K., Barthel, A., Bornstein, S. R. et al.: PCSK9-Inibitoren-Durchbruch bei der LDL-Cholesterinsenkung? Deutsche Medizinische Wochenschrift 2016; 141. S. 863–869.
36 Rizos, C. V., Elisaf, M. S., Liberopoulos, E. N.: Effects of thyroid dysfunction on lipid profile. The Open Cardiovascular Medicine Journal 2011; 5. S. 76–84.
37 Ebd.
38 Sijbrands, E. J. G., Westendorp, R. G. J., Defesche, J. C. et al.: Mortality over two centuries in large pedigree with familial hypercholesterolaemia. Family tree mortality study. British Medical Journal 2001; 322. S. 1019–1023.
39 Lechner, K., Erickson, N., Lechner, B. et al.: Ernährungsempfehlungen beim metabolisch-kardiovaskulären Syndrom. Deutsche Medizinische Wochenschrift 2017; 142. S. 1613–1626.
40 Ebd.
41 Ebd.
42 Ebd.
43 Ebd.
44 Ebd.
45 Khera, A. V., Emdin, C. A., Drake, I. et al.: Genetic Risk, Adherence to a Healthy Lifestyle, and Coronary Disease. The New England Journal of Medicine 2016; 375 (24). S. 2349–2358.
46 Berk, M., Williams, L. J., Jacka, F. N. et al.: So depression is an inflammatory disease, but where does the inflammation come from? BMC Medicine 2013; 11. Art.ID 200.
47 Ebd.
48 O'Toole, M. S., Bovbjerg, D. H., Renna, M. E. et al.: Effects of psychological interventions on systemic levels of inflammatory biomarkers in humans: A systematic review and meta-analysis. Brain Behavior and Immunity 2018; 74. S. 68–78.
49 Igel, M., Sudhop, T., Bergmann, K. von: Nichtlipidsenkende Effekte von Statinen. Deutsches Ärzteblatt 2004; 101. S. 352–356.
50 Kunutsor , S. K., Seidu, S., Khunti, K.: Statins and primary prevention of venous thromboembolism: a systematic review and meta-analysis. Lancet Haematology 2017; 4 (2). S. 83–93.
51 Heni, M., Lehrke, M.: Von der Schwierigkeit neuer lipidmodifizierender Therapien, sich neben den Statinen zu bewähren. Diabetes Congress Report 2012; 6. S.17–22.
52 Ebd.
53 Golomb, B. A.. Evans, M. A., Dimsdale, J. E. et al.: Effects of statins on energy and fatigue with exertion: results from a randomized controlled trial. Archives of Internal Medicine 2012; 172 (15). S. 1180–1182.
54 GAÄD (Hrsg.): Vademecum Anthroposophische Arzneimittel 2017. Der Merkurstab 2017; 70 (Suppl.). S. 662.
55 Sauer, M.: Persönliche Mitteilung, Ostertagung der GAÄD 2012.
56 GAÄD (Hrsg.): Vademecum Anthroposophische Arzneimittel 2017. Der Merkurstab 2017; 70 (Suppl.). S. 357.
57 Zitiert nach: Weber, T., Meyer, F., Weber, M. et al.: Die Rolle von Cilostazol im sequenziellen Therapiespektrum der peripheren arteriellen Verschlußkrankheit (pAVK). Deutsche Medizinische Wochenschrift 2012; 137. S. 1051–1055.
58 Sobesky, J.: Akutversorgung des ischämischen Schlaganfalles. Der Internist 2009; 50. S. 1218–1226.
59 Ebd.

60 GAÄD (Hrsg.): Vademecum Anthroposophische Arzneimittel 2017. Der Merkurstab 2017; 70 (Suppl.). S. 552.
61 Ebd. S. 600.
62 Van Dam, J.: Ein Heilmittelpaar: Cardiodoron und Plantago/Primula cum Hyoscyamo. Der Merkurstab 2000; 53 (3). S. 169–173.
63 GAÄD (Hrsg.): Vademecum Anthroposophische Arzneimittel 2017. Der Merkurstab 2017; 70 (Suppl.). S. 674–677.
64 Clarke, D. M., Currie, K. C.: Depression, anxiety and their relationship with chronic diseases. A review of the epidemiology, risk and treatment evidence. Medical Journal of Australia 2009; 6 (Suppl. 7). S. 54–60.
65 Pan, A., Sun, Q., Okereke, O. I. et al.: Depression and risk of stroke morbidity and mortality: a meta-analysis and systematic review. Journal of the American Medical Association 2011; 306 (11). S. 1241–1249.
66 Sander, D., Etgen, T.: Sekundärprophylaxe des Schlaganfalls nach PRoFESS und SPARCL. Der Internist 2009; 50. S. 1227–1238.
67 Mahlberg, R., Gutzmann, H. (Hrsg.): Demenzerkrankungen. Deutscher Ärzte-Verlag Köln 2009.
68 Knecht, S., Berger, K.: Einfluss vaskulärer Faktoren auf die Entwicklung einer Demenz. Deutsches Ärzteblatt 2004; 101. S. 2185–2189.
69 Busch, M.: Demenzerkrankungen: Epidemiologie und Bedeutung vaskulärer Risikofaktoren. CardioVasc 2011; 5. S. 32–36.
70 Topiwala, A., Allan, C. L., Valkanova, V. et al.: Moderate alcohol consumption as risk factor for adverse brain outcomes and cognitive decline: longitudinal cohort study. British Medical Journal 2017; 357. S. 2353.
71 Samieri, C., Féart, C., Proust-Lima, C. et al.: Olive oil consumption, plasma oleic acid, and stroke incidence: The Three-City Study. Neurology 2011; 77 (5). S. 418–425.
72 Busch, M.: Demenzerkrankungen: Epidemiologie und Bedeutung vaskulärer Risikofaktoren. CardioVasc 2011; 5. S. 32–36.
73 Rieger, H., Schoop, W.: Klinische Angiologie. Springer Verlag Berlin/Heidelberg 1998. Kapitel 41.
74 Bayer, A., Kahle, B., Horn, M. et al.: Moderne Behandlungsverfahren der Varikosis der unteren Extremität. Deutsche Medizinische Wochenschrift 2019; 144. S. 606–623.
75 Wuppermann, T.: Die chronisch venöse Insuffizienz. Der Internist 2002; 43. S. 16–26.
76 Linnemann, B.: Diagnostik und Behandlung der schwangerschaftsassoziierten Thromboembolie - aktuelle Empfehlungen. Deutsche Medizinische Wochenschrift 2017; 142. S. 784–788.
77 Raffetto, J. D.: Dermal pathology, cellular biology, and inflammation in chronic venous disease. Thrombosis Research 2009; 123 (Suppl. 4). S. 66–71.
78 Renner, R., Simon, J.: Die chronisch venöse Insuffizienz. Deutsche Medizinische Wochenschrift 2009; 134. S. 2181–2190.
79 Raffetto, J. D., Khalil, R. A.: Mechanisms of varicose vein formation. Valve dysfunction and wall dilation. Phlebology 2008; 23 (2). S. 85–98.
80 Weckenmann, M.: Die offiziellen Lamiaceen (Labiaten). Beiträge zu einer Erweiterung der Heilkunst 1978; 31 (4). S. 122–130.
81 Weckenmann, M.: Die äußere Anwendung von Rosmarinöl am Beispiel der Thrombophlebitis. Beiträge zu einer Erweiterung der Heilkunst 1978; 31 (4). S. 130–134.
82 GAÄD (Hrsg.): Vademecum Anthroposophische Arzneimittel 2017. Der Merkurstab 2017; 70 (Suppl.). S. 478.
83 Sick, I., Ruzicka, T.: Die vielen Gesichter des Ulcus cruris. Deutsche Medizinische Wochenschrift 2010; 135. S. 1440–1445.
84 Ebd.
85 Ebd.
86 Glaser, H.: Wundbehandlung in der anthroposophisch erweiterten Pflege. Eine Kasuistik. Der Merkurstab 1995; 48 (4). S. 351–357.
87 Duran, V., Matic, M., Jovanovć, M. et al.: Results of the clinical examination of an ointment with marigold (Calendula officinalis) extract in the treatment of venous leg ulcers. International Journal of Tissue Reactions 2005; 27 (3). S. 101–106.

88 Preethi, K. C., Kuttan, R.: Wound healing activity of flower extract of Calendula officinalis. Journal of Basic and Clinical Physiology and Pharmacology 2009; 20 (1). S. 73–79.

89 Parente, L. M., Andrade, M. A., Brito, L. A. et al.: Angiogenic activity of Calendula officinalis flowers L. in rats. Acta Cirurgia Brasiliera 2011; 26 (1). S. 19–24.

90 GAÄD (Hrsg.): Vademecum Anthroposophische Arzneimittel 2017. Der Merkurstab 2017; 70 (Suppl.). S. 315–316.

91 Loew, A., Völler, H., Riess, H.: Thrombophilie - Diagnostische Schritte und therapeutische Konsequenzen nach tiefer Beinvenenthrombose. Deutsche Medizinische Wochenschrift 2002; 127. S. 273–278.

92 Brunton, L., Knollmann, B., Hilal-Dandan, R.: Goodman and Gilman's: The Pharmacological Basis of Therapeutics. McGraw-Hill Education New York 1996.

93 Menzel, R.: Rudolf Steiners Heilmittelangabe Aesculus, Cortex in sehr hoher Verdünnung. Der Merkurstab 2015; 68 (2). S. 150–153.

94 Pittler, M. H., Ernst, E.: Horse chestnut seed extract for chronic venous insufficiency. Cochrane Database of Systematic Reviews 2012; 11. CD003230.

95 Steiner, R.: Die Welt der Sinne und die Welt des Geistes (GA 134). Rudolf Steiner Verlag Dornach 2008. Vortrag vom 1. Januar 1912.

96 Schellhaaß, A., Walther, A., Konstantinides, S. et al.: Diagnostik und Therapie bei akuter Lungenembolie. Deutsches Ärzteblatt International 2010; 107 (34–35). S. 589–595.

KAPITEL XIV

Hämostaseologie

1. Leitgedanken

Veränderungen des Blutgerinnungssystems sind von erheblich klinischer Bedeutung und begleiten zahlreiche internistische Erkrankungen, wie z. B. Tumore, Diabetes mellitus, kardiovaskuläre Leiden, Sepsis und auch die Depression. Somit bestehen – über die somatischen Erkrankungen hinaus – wichtige Beziehungen zur Seele des Menschen.

In Gerinnung und Fibrinolyse wirken die Wesensglieder in polarer Weise: Wir begegnen physischen Veränderungen wie der Thrombusbildung. Sie entstehen durch differenzierte Veränderungen im Eiweißstoffwechsel des Gerinnungssystems und der mit ihm verbundenen ätherischen Organisation. Schließlich werden die Gerinnungs- und Fibrinolyseprozesse durch die astralische Organisation moduliert und in ihrer polaren Ausrichtung durch die Ich-Organisation im Gleichgewicht gehalten.

1.1 Gerinnung und Fibrinolyse vor dem Hintergrund der Dreigliederung

Gerinnung und *Fibrinolyse* stellen sich in die Polarität von Nerven-Sinnes- und Stoffwechsel-Gliedmaßen-System und führen zu einem abgestimmten Gleichgewicht im rhythmisch bewegten Blut.

Das Blut verfügt über ein thrombozytäres sowie ein plasmatisches Gerinnungssystem und unterscheidet sich dadurch vom Liquor des Nerven-Sinnes-Systems wie auch von der zu ihm polaren Lymphe im Stoffwechselsystem (die allerdings nach längerem Stehen und offenbar langsamer als das Blut ebenfalls gerinnt). Im Blut verbinden und lösen sich Ich- und astralische von der ätherischen und physischen Organisation im rhythmischen Wechsel. Die vom Nerven-Sinnes-System aus verhärtend und überformend wirkende astralische Organisation begünstigt Gerinnungsprozesse [→ Abb.]. Umgekehrt führt ihre dominante Wirksamkeit vom Stoffwechsel-Gliedmaßen-System aus zur Fibrinolyse. Die koordinierende, ausgleichende und vermittelnde Funktion steht mit der Ich-Organisation in Beziehung und findet ihren „Ort" im Rhythmischen System.

Mit dem Rhythmischen System ist das Fühlen verbunden und so wundert es nicht, dass zwischenzeitlich vielfältige Beziehungen zwischen den Gerinnungs- und Fibrinolyseprozessen und der Seele bekannt wurden:

Akuter und *chronischer Stress*, d. h. eine *angespannte Seele*, gehen mit einer gesteigerten Blutgerinnung *(Hyperkoagulabilität)* einher.[1, 2]

Dabei handelt es sich um eine zum Nerven-Sinnes-System orientierte astralische Dynamik. Allerdings können Stress und Angst auch die Fibrinolyse steigern[3] – ein Phänomen, auf das wir weiter unten zurückkommen. Dennoch überwiegt im Nettoeffekt die prokoagulatorische Wirksamkeit.[4] Auch finden sich bei depressiven Patienten subtile Hinweise auf einen *thrombophilen Zustand.* Bereits eine geringe stressartige Aktivierung der durch den Astralleib getragenen Bewusstseinswelt, z. B. beim Bearbeiten von Rechenaufgaben, geht mit einer Zunahme der Thrombozytenaktivierung einher. Die mit der astralischen Aktivierung verbundenen Katecholamine bewirken in vitro ähnliche Phänomene und führen sowohl zu Veränderungen der Thrombozytenfunktion als auch der plasmatischen Gerinnung. Auch sollen Patienten mit koronarer Herzkrankheit, die zugleich an Depressionen leiden, eine deutlich stärkere thrombozytäre Aktivierung aufweisen als nicht depressive.[5] Schließlich liegen bei Angst erhöhte Faktor VIII-Werte vor.[6] Ein niedriger sozialer Status, vorbestehende Skleroseerkrankungen wie Hypertonie und KHK führen ebenso zu akzentuierten und prolongierten Gerinnungsaktivierungen nach akuter Stressexposition, z. T. mit reduzierter Fibrinolyse.[7]

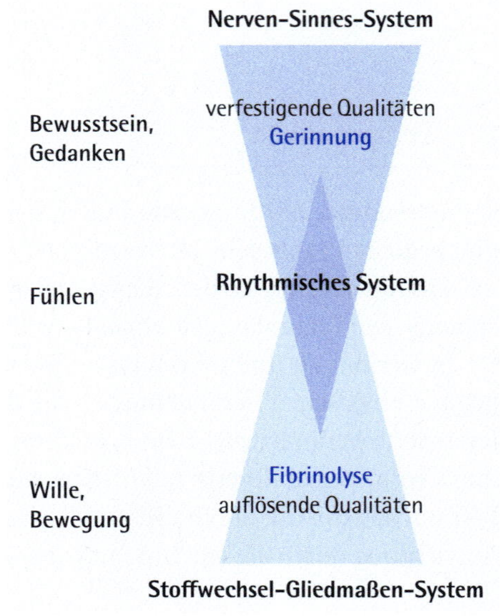

Gerinnung und Fibrinolyse vor dem Hintergrund der Dreigliederung

Auf der anderen Seite aktiviert Bewegung die Fibrinolyse: „Unabhängig von der Belastungsform im Ausdauerbereich kommt es bei Gesunden nur zu einer diskreten Steigerung der plasmatischen Gerinnung im Sinne einer Voraktivierung. Daraus resultierend wird auch nur wenig Thrombin gebildet, erkennbar an den geringen Änderungen des Thrombinpotenzials. Lediglich bei sehr langen Belastungen entsteht dabei auch etwas Fibrin. Die Veränderung im Bereich der plasmatischen Gerinnung wird deutlich von der der *Fibrinolyse* übertroffen, welche um ein Mehrfaches stärker auf den Belastungsreiz reagiert. Das hämostatische Gleichgewicht ist also nicht in Richtung Gerinnung verschoben, wie vielfach beschrieben. Ein hyperkoagulatorischer Zustand besteht nach körperlicher Belastung bei jungen gesunden Probanden nicht."[8] Die längerfristige körperliche Bewegung geht der Studie von Eriksson et al. folgend mit gesteigerter fibrinolytischer Aktivität einher.[9] Umgekehrt führt die Immobilität zur Thrombophilie: „The majority of studies to date have demonstrated that sedentary, or individuals of a lower level of physical activity have an attenuated fibrinolytic response, in combination with exaggerated changes in coagulatory and platelet variables compared to trained, or individuals that take part in a high level of physical activity."[10]

Dabei ist zwischen der angespannten, „verkrampften" und der gelösten, ohne Druckmomente dahinfließenden Bewegung zu unterscheiden, die das seelisch-geistige Wesen aus der einseitigen Bewusstseinsdominanz befreit.

Die *Dominanz* des *Nerven-Sinnes-Systems* geht mit *Gerinnungsprozessen* einher, diejenige des *Stoffwechsel-Gliedmaßen-Systems* mit der *Fibrinolyse.*

Interessanterweise führt das zum Schlaf disponierende und mit der Lösung der astralischen Organisation verbundene „Nachthormon" Melatonin bei oraler Einnahme durch wache, männliche Probanden zur Verminderung der Gerinnungsaktivität (gezeigt für die Faktoren VII und VIII sowie Fibrinogen).[11] Mit der Lösung des astralischen Organismus nimmt sich offensichtlich die Gerinnungsaktivität zurück. Auf den hierzu polaren Anstieg des Plasminogenaktivator-Inhibitors (PAI-1) in den frühen Morgenstunden wurde bereits hingewiesen (circadianes Phänomen, offenbar nicht mit dem Schlaf/Wach-Zyklus des Nerven-Sinnes-Systems verbunden[12], sondern vermutlich mit der Wirksamkeit der astralischen Organisation im unterbewussten Stoffwechselsystem). Diese Veränderungen der Gerinnung in den Morgenstunden korrelieren mit der Häufung kardiovaskulärer Ereignisse. Mit der Lösung der astralischen Aktivierung und damit Verminderung der Anspannung verbessert sich die Gerinnungsfunktion. So scheint eine positive seelische Stimmung die stressinduzierte Prokoagulation zu senken.[13]

Rudolf Steiner beschrieb die Beziehung gerinnungsauflösender Prozesse zur Willensaktivität der Ich-Organisation: „Sie werden leicht finden, daß eine solche starke Tendenz zur Verflüssigung des Blutes zusammenhängt ... mit dem, *was im menschlichen Ich als Wille wirksam ist* [hervorgehoben vom Verfasser], nicht mit dem, was im menschlichen Ich als Vorstellung wirksam ist."[14] Die Gedankenwelt ist – so ließe sich folgern – mit der Gerinnung verbunden, die aktive Wesensgliederwirksamkeit im Stoffwechsel-Gliedmaßen-System demgegenüber mit der „Verflüssigung" des Blutes bis zur *Fibrinolyse.* Entsprechend finden wir im Tierreich fibrinolyseinduzierende Substanzen in den Sekreten von Schlangen, aber auch im Bienengift. Die schlafähnliche Nachwirksamkeit der Wesensglieder, in der diese sich aus dem Organismus lösen und in den aufbauenden Regenerationsprozessen wirken, führt demgegenüber zu thrombophoben Funktionen und auch zur Aggregationshemmung der Thrombozyten. So dient beispielsweise das Stickstoffmonoxid (NO) funktionell der Nachtwirksamkeit der Wesensglieder: der Blutdruck fällt wie im Schlaf, es kommt zur Vasodilatation und gleichsinnig zur Thrombozytenaggregationshemmung.

Die Vermittlung dieser polaren Prozesse vollbringt das Rhythmische System. Damit ist das Fühlen in besonderer Weise mit den Gerinnungs- und Fibrinolyseprozessen verbunden. Kommt es zur astralischen Anspannung und seelischen „Verhärtung", so finden sich vermehrt Gerinnungsprozesse. Umgekehrt ist die „bewegte Seele" mit gerinnungsauflösenden Fibrinolyseprozessen verbunden. Bei seelischer Aktivierung und Stressempfinden entsteht häufig ein Doppeltes: Innere Unruhe und Anspannung, also eine auflösend dynamische und eine in die Verhärtung führende Qualität. Einmal dominiert die eine Seite (z. B. beim überwältigenden Schreck die Anspannung und funktionelle Verhärtung), das andere Mal die andere mit Unruhe und Bewegungsdrang. Für die Thrombophilie ist die anspannende und in die Verhärtung führende Komponente entscheidend, für die Fibrinolyse die dynamische seelische Aktivität. Dies verdeutlicht, warum das mit Anspannung und innerer Unruhe einhergehende Stressempfinden nicht nur mit einer Aktivierung der Gerinnung, sondern auch mit einer gesteigerten Fibrinolyse einhergehen kann.

Rudolf Steiner beschrieb bereits 1911 Veränderungen im Blut, die sich auf das *Fühlen* beziehen: „Beim Fühlen haben wir es ... zu tun [mit feinen Prozessen], die sich etwa so abspielen, wie wenn ein Flüssiges halbfest wird ... Ein Flüssiges wird so halbfest wie etwa flüssiges Eiweiß, es koaguliert zur Konsistenz von verdicktem Eiweiß ... Alles dieses sind Prozesse, die der Organismus durch seine gesamten Kräfte ausführt, wenn das Ich in Tätigkeit ist, mit Hilfe des Instrumentes des Blutes ... Wir müssen rein aus der okkulten Beobachtung heraus sprechen von einer realen Wirkung der Seele auf den menschlichen Organismus. Es werden sich diese realen Wirkungen auf den menschlichen Organismus nach und nach in den folgenden Jahrzehnten der Wissenschaft schon enthüllen. Diese feinen Prozesse im Organismus werden den sorgfältigeren und subtileren Untersuchungsmethoden der Wissenschaft schon zugänglich werden."[15]

Etwa ein Jahrhundert später sind diese Veränderungen den „subtileren Untersuchungsmethoden der Wissenschaft" zugänglich und zeigen, dass ein angespanntes, *stressbeladenes Fühlen* mit einer Thrombophilie verbunden ist. Neben den klinischen Beobachtungen beschrieb Ripke diskrete Veränderungen der thrombozytären Funktion.[16] Auch Ärger kann mit einer Vasokonstriktion und vermehrten Plättchenaggregation einhergehen. Für die Depression ist eine vermehrte thrombozytäre Aggregabilität bekannt.[17, 18] Die seelische Modulation der Gerinnung schließt auch das *plasmatische Gerinnungssystem* ein. So zeigen Patienten nach thromboembolischer Erkrankung ohne Antikoagulation eine höhere prokoagulatorische Aktivität im Zusammenhang mit Ärger, Depression und Angst (Korrelation mit Faktor VII).[19] Auch sind soziale und zwischenmenschliche Faktoren von Bedeutung. Bei Erkrankungen des Gerinnungssystems ist also auf das Fühlen des Patienten zu achten, das mit den Gerinnungsprozessen in einer besonderen Beziehung steht [→ X. 4.1.5 Medikamentöse Therapie].

Exkurs

In einer Untersuchung an Patienten mit bekannter stabiler koronarer Herzerkrankung[20] führte mentaler Stress (u. a. schnelle Zahlensubtraktion, freie Rede) zu einer vermehrten Plättchenaggregation als Ausdruck thrombozytärer Hyperaktivität. Diese trat allerdings nur in der Gruppe mit begleitender linksventrikulärer Bewegungsstörung (LVEF) und nicht bei normaler linksventrikulärer Funktion auf. Wenn also die astralische Organisation auch unter Stressbedingungen noch in einer physiologischen Ventrikelbewegung im Stoffwechsel-Gliedmaßen-System des Herzens wirkt, entsteht keine thrombozytäre Hyperaktivität. Kommt es hier zu Einschränkungen, so verursacht die Stressbelastung ein Verlassen der astralischen Organisation aus dem Stoffwechsel-Gliedmaßen-System des Herz- und Gefäßsystems. Die astralische Organisation orientiert sich nun zum Nerven-Sinnes-System mit der Konsequenz einer thrombozytären Hyperaktivität. Offensichtlich können auch freudige Ereignisse „überwältigend" wirken mit kardialen Konsequenzen.

Dies verdeutlicht den Unterschied zwischen der Seele des Menschen und seiner astralischen Organisation: Diese kann aus unterschiedlichen, nämlich freudevollen oder stressbelasteten Gefühlen zu einer Sympathikotonie, also Astralisierung des Organismus führen. Wie sich die astralische Organisation als Träger der Seele mit dem Leib verbindet, ist also nicht direkt abhängig von der Qualität und dem Inhalt des seelischen Erlebens. Auch für den Schlaganfall sind entsprechende Beobachtungen dokumentiert, und der emotionale Stress gilt als ein zu wenig beachteter Risikofaktor.[21]

Fibrinogen	↑
Faktor XII:C	↑
Faktor VII:C	↑
Faktor VIII:C	↑
von-Willebrand-Faktor Antigen	↑
Plättchenaktivität (platelet activity)	↑
Thrombin-Antithrombin Komplex	↑
Fibrin D-Dimer	↑
Prozent Prothrombinzeit	↑
aktivierte partielle Thromboplastinzeit (activated partial thromboplastin time)	↓
Gewebetyp-Plasminogenaktivator-Aktivität (tissue-type plasminogen activator activity)	↑
Gewebetyp-Aktivator Antigen (tissue-type activator antigen)	?
Plasminogen-Aktivator-Inhibitor-1 (plasminogen activator inhibitor-1)	–

Veränderungen im Gerinnungssystem durch akuten Stress:
↑ = erhöht; ↓ = verringert; ? = unklar; — = keine Veränderung (aus[22])

1.2 Gefäßfunktion, Gerinnung und Sklerose

Das Fühlen ist mit dem Rhythmischen System verbunden [→ II. 2.2.3 Das Rhythmische System], das im Gefäßsystem zwischen der verhärtenden Wirksamkeit des Nerven-Sinnes-Systems und der lösenden Funktion des Stoffwechsel-Gliedmaßen-Systems vermittelt. Das *Gefäßsystem* steht funktionell in der Polarität von Konstriktion und Dilatation. Die Konstriktion folgt der erwachenden Seele: Schreck und Anspannung lassen das Gesicht erbleichen, es kommt zur Vasokonstriktion. Willensaktivität geht demgegenüber mit

Vasodilatation einher. Bei intensiver, körperlicher Arbeit entwickelt sich ein warmes, gerötetes Gesicht. Ebenso korreliert der Schlaf, in dem sich das geistig-seelische Wesen aus dem Organismus löst, mit der Vasodilatation und auch Blutdruckabfall. Im rhythmischen Wechsel strebt das Gefäßsystem ein funktionelles Gleichgewicht zwischen der konstriktiven Tages- und der dilatativen Nachtwirksamkeit an. Zu den Aktivitäten des Nerven-Sinnes- bzw. derjenigen des Stoffwechselsystems kommt die ausgleichende Dynamik des Rhythmischen Systems hinzu.

Das *Endothel* verfügt entsprechend über thrombophile und -phobe Qualitäten. Zur thrombophilen Funktion gehört u. a. die Synthese des Gewebefaktors (tissue factor (subendothelial)), die thrombophoben Prozesse vermittelt das Prostaglandin I2 (PGI2), das die thrombozytäre Antwort auf Thromboxan A2 limitiert. NO bewirkt Vasodilatation, Thrombozyteninhibition, Hemmung der Proliferation glatter Muskelzellen und Verminderung der Adhäsion weißer Blutzellen. Darüber hinaus wirkt es antiinflammatorisch und geht mit angiogenetischen Effekten einher.[23] Thrombomodulin wirkt ebenfalls den Gerinnungsprozessen entgegen.[24] Zudem ist eine „Heparin"-Synthese des Endothels bekannt. Schließlich verfügt das Endothel über eine fibrinolytische, andererseits aber auch über eine fibrinolysehemmende Aktivität (PAI-1). Damit verbindet sich die Tageswirksamkeit der Wesensglieder nicht nur mit der Gefäßkonstriktion, sondern auch mit den thrombophilen Prozessen, dementsprechend ihre lösende Nachtaktivität mit den thrombophoben Funktionen.

Im Gefäßsystem zeigt das normalerweise antithrombotische *Endothel*[25] eine abgestimmte Regulation zwischen *Gerinnung* und *Thrombophobie* bzw. *Fibrinolyse* als Ausdruck der polaren Wesensgliederwirksamkeit im dreigliedrigen Organismus.

Das Endothel umfasst ca. 1–6 x 10^{13} Zellen, die etwa sechs Tennisplätze bedecken würden.[26] Eine große Oberfläche stellt sich in die Polarität von Gerinnung und thrombophoben sowie fibrinolytischen Prozessen. Prokoagulatorische Faktoren sind z. B. der Gewebefaktor (tissue factor, TF), antikoagulatorisch wirksame z. B. Thrombomodulin und Protein S.[27] Löst sich die astralische Organisation schlafähnlich aus dem Organismus, so entwickelt sich die aufbauende „Nachtwirksamkeit" der Wesensglieder. Dieser dient u. a. der Stickstoff (NO). Es kommt zur Abnahme des Tonus der glatten Gefäßmuskulatur, der Thrombozytenaggregation, der Adhäsion von Thrombozyten und Monozyten sowie zur Verminderung der Endothelinproduktion.[28] Die zum Bewusstsein orientierte astralische Organisation führt umgekehrt zur Vasokonstriktion und den gegenteiligen Effekten.

Die astralische Organisation bewirkt über das Nerven-Sinnes-System *Vasokonstriktion* und oftmals *Thrombophilie*, über das Stoffwechsel-Gliedmaßen-System *Vasodilatation* mit *thrombophoben Endotheleigenschaften.*[29]

Diese zum Nerven-Sinnes-System orientierte sklerosierende astralische Wirksamkeit ruft eine proinflammatorische, aus dem Stoffwechselsystem stammende Antwort auf, die allerdings die chronische Entzündung der Atherosklerose vorbereitet. Auch verändern

Endothelzellen im Rahmen der (chronischen) Entzündung unter IL-1 und TNF-α ihren Status, werden prokoagulatorisch aktiv und führen zur Plättchenaktivierung.

2. Polarität im Gerinnungssystem

Kommt es zu Gerinnungsprozessen, so entwickeln sich drei verschiedene Thrombusqualitäten: *Weiße Thromben* entstehen als Plättchenthromben an aktiviertem oder geschädigtem Endothel, *rote Thromben* aus der Stagnation der Blutsäule, also einer zu geringen dynamischen Wesensgliederwirksamkeit. An Plättchenthromben lagern sich durch Wirbelbildungen weiße Plättchenaggregate und rote Fibrinnetze (Erythrozyten) an[30] und bilden so einen rhythmisch gegliederten *Abscheidungsthrombus (gemischter Thrombus)* mit einer quer zur Strömungsrichtung gestellten Riffelung, den Bodenwellen eines Bachgrundes oder Meeresstrandes vergleichbar.[31]

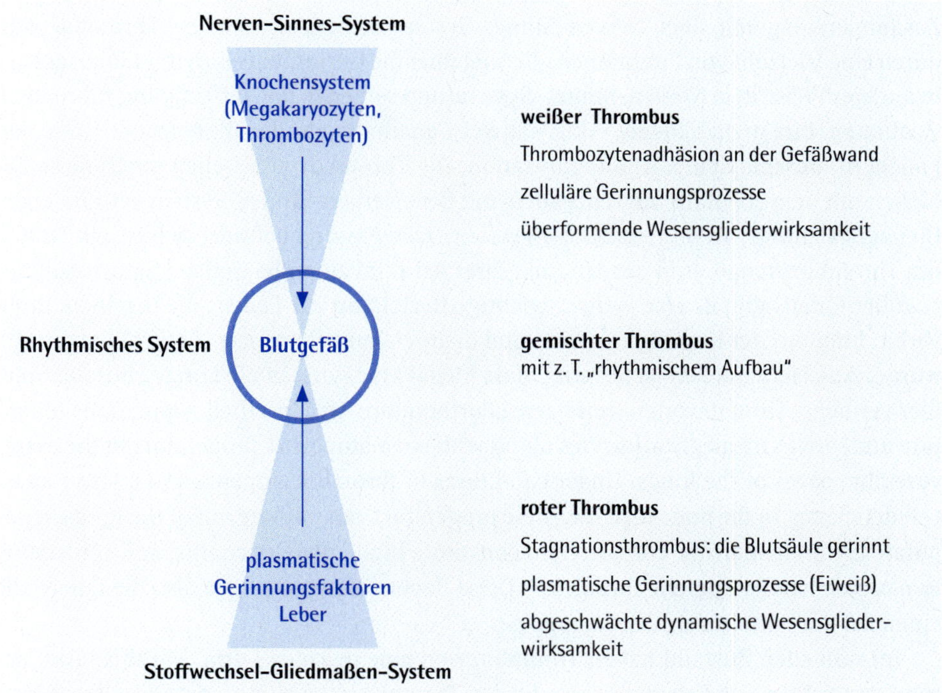

Dreigliederung des Gerinnungssystems

Bei der Hämostase interagieren diese polaren Qualitäten: Bei einer Gefäßverletzung kommt es zur Freilegung subendothelialer Strukturen (insbesondere gehören hierzu Kollagen, Fibronektin und Laminin) mit einer über den von-Willebrand-Faktor (in Endothelzellen, aber auch Megakaryozyten synthetisiert) vermittelten Thrombozytenadhäsion. Die Enzymkaskade der plasmatischen Gerinnung (z.T. durch die thrombozytären Funktionen unterstützt) stabilisiert als sekundäre Homöostase den „weißen" Thrombus.[32] Dabei verbinden sich die zelluläre und plasmatische Gerinnung: Das multimere

Glycoprotein (von-Willebrand-Faktor (vW-Faktor)) zirkuliert im Plasma im Komplex mit dem Faktor VIII. Ein Mangel an dem vW-Faktor (angeborenes/erworbenes *von-Willebrand-Syndrom, „Pseudohämophilie“*) geht mit vermehrten Blutergüssen, Epistaxis und – wie in der Erstbeschreibung – starker Monatsblutung einher (eine Patientin des finnischen Arztes Erik Adolf von Willebrand (1870–1949) verstarb an ihrer ersten Menstruationsblutung[33]). Der Faktor VIII-Mangel ist die häufigste angeborene Gerinnungsstörung, die *Hämophilie A*.

2.1 Thrombozyten

Thrombozyten stellen als kernlose Abschnürungen von Megakaryozyten die kleinsten korpuskulären Elemente des Blutes (1-5 μm) mit einer Lebensdauer von ca. 7-10 Tagen dar. Während die Lymphozyten durch ihre immunologischen Funktionen zum „organischen Erkennen“ antigener Fremdqualitäten befähigt sind und somit in einem direkten Zusammenhang mit dem Nerven-Sinnes-System stehen, dienen die Thrombozyten durch eine Vielzahl von Funktionen, die weit über die Gerinnungsaktivität hinausgehen, in anderer Weise dem Nerven-Sinnes-System und seinen in die Verfestigung führenden Qualitäten. Ihre grenzbildende Aktivität weist qualitativ auf die abgrenzende Geste der knöchern umschlossenen Kopforganisation. Die Thrombozyten stehen durch diese Fähigkeit mit dem ebenfalls abgrenzenden, mit dem Nerven-Sinnes-System verbundenen Blei in Beziehung [→ IV. 3.1.1 Plumbum und Argentum]. Dazu passend befindet sich ca. ein Drittel des Thrombozytenpools in der *Milz* mit ihrer Affinität zum Blei und der Saturnqualität. Darüber hinaus gibt es eine weitere wichtige Beziehung zur *Lunge* , die bereits in ihrer Verbindung mit der Kopforganisation und dadurch zum elementar „Festen“ dargestellt wurde: Aus Tiermodellen ist bekannt, dass Megakaryozyten in die Lunge eintreten und hier vermehrt Thrombozyten freisetzen. „Furthermore, we identified populations of mature and immature megakaryocytes along with haematopoietic progenitors in the extravascular spaces of the lungs. Under conditions of thrombocytopenia and relative stem cell deficiency in the bone marrow, these progenitors can migrate out of the lungs, repopulate the bone marrow, completely reconstitute blood platelet counts, and contribute to multiple haematopoietic lineages.“[34] Diese Beobachtungen zeigen also die Lunge als einen Ort der (terminalen) Thrombopoese.

Im ruhenden Zustand haben Thrombozyten eine diskoide Form. Mit ihrer Aktivierung entwickeln sich Pseudopodien, die den Thrombozyten eine an die Gestalt von Nervenzellen erinnernde Form geben. Diese tragen eine Gliedmaßenqualität an sich und entwickeln sicher auch eine Sinnesfunktion. Kommt es also zu Gerinnungs- und Verfestigungsprozessen als Ausdruck der Dominanz des Nerven-Sinnes-Systems, so entsteht der entsprechende Gestalttypus.

Exkurs

Im Zytoplasma der *Thrombozyten* findet sich ein submembranöses Netzwerk aus Mikrotubuli sowie Strukturproteinen wie Aktin und Myosin. Das Granulomär umfasst *Speichergranula*, von denen die α-Granula die größten sind. Diese enthalten

u. a. Platelet-derived-growth-factor (PDGF), TGF-β, Plättchenfaktor 4 (PF 4), Koagulationsfaktoren (PAI-1, Plasminogen-Gerinnungsfaktoren (z. B. Faktor V)) und weitere Proteine wie den von-Willebrand-Faktor, Fibrinogen und Glycoprotein IIb-IIIa.[35]
Ein wichtiger Faktor in den thrombozytären Granula ist das *Serotonin.* Es kommt im Nervensystem (besonders im Bereich der Raphe-Kerne des Hirnstamms), im Blut (Thrombozyten) und v. a. in den enterochromaffinen Zellen des Gastrointestinaltraktes vor und vereinigt polare Wirksamkeiten. Serotonin entsteht aus der Aminosäure Tryptophan und kann weiter zum Melatonin metabolisiert werden. In der Leber u. a. erfolgt der Serotoninabbau (Monoaminooxidase[36]).

Serotonin folgt der polaren Wirksamkeit der *astralischen Organisation.*

Wendet diese sich zum Nerven-Sinnes-System, so stehen vasokonstriktorische und thrombophile Effekte im Vordergrund. Es kommt in besonderen Situationen sogar zu Skleroseprozessen (Fibrose der Trikuspedal- und der Pulmonalklappe). Im Stoffwechsel-Gliedmaßen-System dient Serotonin entsprechend der Aktivierung der astralischen Organisation. Diese kann zu abdominellen Krämpfen und Diarrhoe führen. Darüber hinaus regt das Amin Immunzellen zur Produktion proinflammatorischer Mediatoren an. Umgekehrt dämpfen Serotoninantagonisten (Setrone) das pathologische Erwachen der astralischen Organisation in der Übelkeit, lösen diese also aus dem Stoffwechselsystem und führen dadurch auch zur Obstipation.[37] Das flush-Syndrom beim Karzinoidtumor zeigt das Vollbild der astralischen Aktivität im Stoffwechselsystem (Tachykardie, Hypertonie, Hyperhidrosis etc.).
Serotonin steht mit dem Wachbewusstsein des Nerven-Sinnes-Systems in Zusammenhang. Die Serotonin-Wiederaufnahmehemmer zeigen entsprechend eine gewisse Wirksamkeit bei depressiven Erkrankungen. Auf den Einsatz der Triptane in der Migränetherapie (konstriktorische Wirksamkeit auf die Blutgefäße) und auch ihre Kontraindikationen sei hingewiesen. Die unterschiedlichen und in sich polaren Wirkungen differenzieren sich entsprechend der funktionellen Dreigliederung, vermittelt durch die verschiedenen Rezeptorsubtypen.

Das *Melatonin* steht mit der *Nachtwirksamkeit der Wesensglieder* und damit dem Schlaf in Beziehung, das *Serotonin* demgegenüber mit der *Tageswirksamkeit der astralischen Organisation.*

Serotonin ist in der Natur sehr verbreitet und kommt in unterschiedlichen Pflanzen (z. B. Brennnessel) und besonders reichlich in der Walnuss vor.

Thrombozyten entfalten wesentliche regulatorische und gestaltende Funktionen, die dem *Nerven-Sinnes-System* als dem Form- und Strukturpol des Organismus dienen.

Diese beziehen sich nicht nur auf die skleroseverwandten Prozesse der Gerinnung und Atherosklerose, sondern auf manche Aspekte der Entzündung und der Wundheilung.

Neben den Leukozyten haben Thrombozyten wichtige Funktionen bei der Detektion von Pathogenen.[38] Sie erkennen über ihre „Toll-like-Rezeptoren" molekulare Muster auf gramnegativen Bakterien. Aktivierte Thrombozyten triggern indirekt die unspezifische Immunabwehr, indem sie Phagozyten und neutrophile Granulozyten zur Produktion und Sekretion von Zytokinen, Sauerstoffradikalen und anderen antimikrobiellen Substanzen anregen und auch selbst sezernieren. Andererseits stimulieren Thrombozyten die Neutrophilen, „klebrige Netze" aus DNA und Protein in den Blutstrom zu entlassen, um vorbeiströmende Mikroben „einzufangen". Während also die Lymphozyten der spezifischen erworbenen Immunität dienen, stehen die Thrombozyten mit der unspezifischen Immunabwehr in Beziehung.

Neben der *akuten Phase der Entzündung* unterstützen die Thrombozyten *Gestaltungsprozesse in der Heilungsphase.*

So spielen sie eine Schlüsselrolle bei der Erhaltung der Integrität der Gefäßwand und der Angiogenese: Sie rekrutieren zirkulierende endotheliale Progenitorzellen und sind an deren Differenzierung im Rahmen der Reendothelialisierung und Gefäßneubildung beteiligt.[39] Die Thrombozyten modulieren auch die Angiogenese. So ist der natürliche Angiogenese-Inhibitor (TSP-1) in hohen Konzentrationen in den α-Granula der Thrombozyten gespeichert und „kontrolliert" das Ausmaß der Revaskularisierung. Proangiogenetische Faktoren (z. B. vascular endothelial growth factor, basic fibroblast growth factor) werden in anderen α-Granula als antiangiogenetische Substanzen gespeichert (wie PF4, Endostatin und Angiostatin).[40] Die Angiogenese unterliegt demzufolge auch den differenzierten Gestaltungsfunktionen der Thrombozyten.

Die Bedeutung der Thrombozyten bei der Wundheilung und Blutstillung ist lange bekannt. Adhärente und aktivierte Thrombozyten sollen u. a. Wachstumsfaktoren und Zytokine ausschütten, welche die Wundheilung fördern.

Eine wichtige Bedeutung haben die Thrombozyten bei der Arteriosklerose und der nachfolgend beschriebenen Blutgerinnung. Hier zeigen sich ihre in die Verfestigung und die Skleroseprozesse führenden Eigenschaften.

Die *Thrombozyten* sind an den *chronischen Entzündungsprozessen der Arteriosklerose* beteiligt.

Sie sollen zirkulierende Monozyten „einfangen" und am entzündlichen Endothel rekrutieren können. Thrombozyten und Thrombozytenmikropartikel werden von migrierenden Monozyten in das Gewebe transportiert und sind auch an ihrer Differenzierung zu Schaumzellen und an der Proliferation von glatten Muskelzellen beteiligt. Zudem bilden sie mit den Monozyten Thrombozyten-Monozyten-Assoziate. Damit fördern die mit dem Nerven-Sinnes-System verbundenen Thrombozyten in mehrfacher Weise den Skleroseprozess in der Gefäßwand.

Exkurs

Arteriosklerotische Lasionen bilden sich durch die Thrombozyten-induzierte chronische Entzündung in der Gefäßwand: Nach der Thrombozytenadhäsion an Endothelzellen werden die Plättchen aktiviert und sezernieren proinflammatorische und mitogene Substanzen. Aktivierte Thrombozyten sollen des Weiteren die vermehrte Transkription des Nuklear-Faktors-κB (NF-κB) mit seiner Beziehung zu chronisch-entzündlichen Prozessen stimulieren. Der Platelet-derived-growth-factor (PDGF) regt auch die Intimaproliferation und Migration an.[41] Im Tiermodell führt die venöse Injektion aktivierter Thrombozyten zu einem schnelleren Progress arteriosklerotischer Läsionen.[42] Generell scheint die Thrombozytose ein Risikofaktor für die Arteriosklerose zu sein.[43]

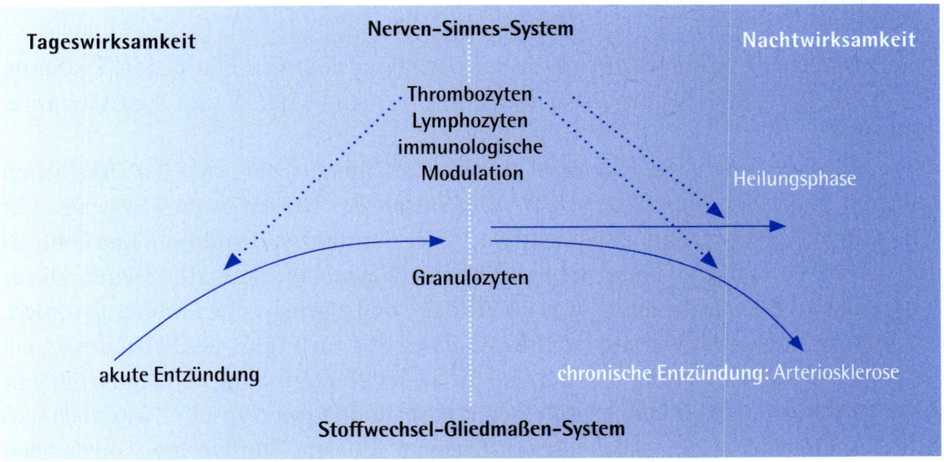

Gestaltende Funktionen der Thrombozyten in den polaren Entzündungsphasen und der Heilungsphase

Am besten bekannt ist die Beteiligung der Thrombozyten an den Gerinnungsprozessen. So bindet aktiviertes GP-IIb/IIIa auf adhärenten Thrombozyten lösliches Fibrinogen. Durch die GP-IIb/IIIa- vermittelten Fibrinogenbrücken aggregieren die Thrombozyten. Der *von-Willenbrand-Faktor* bindet an den thrombozytären Rezeptor sowie an Proteine der subendothelialen Strukturen und bildet damit die Brücke zwischen den Thrombozyten und den subendothelialen Proteinen des verletzten Endothels mit der Konsequenz der Hämostaseaktivierung. Er kommt im Blut im Komplex mit dem Faktor VIII vor, gehört zu den Akute-Phase-Proteinen und wird von Megakaryozyten und Endothelzellen gebildet.

Systemische Faktoren, die mit dem *Nerven-Sinnes-System* in Zusammenhang stehen (Adrenalin, Serotonin), regulieren die *Thrombozyten.*

Damit bestehen differenzierte thrombozytäre Gestaltungsfunktionen, die durch die Dominanz des Nerven-Sinnes-Systems charakterisiert sind und sich auf das gesamte Spektrum der entzündlichen und sklerosierenden Phase der Atherogenese, aber auch der Heilungsprozesse beziehen [→ Abb.].

2.2 Plasmatische Gerinnung

Während *zelluläre Elemente* (Thrombozyten) den weißen Thrombus dominieren, finden sich beim roten Thrombus intensive plasmatische Gerinnungsabläufe, also *Eiweißprozesse*. Der weiße Thrombus entsteht am Endothel durch die in die Verhärtung führende Wesensgliederwirksamkeit des dominierenden Nerven-Sinnes-Systems, der rote durch die eingeschränkte stoffwechselaktive und dynamische Wirksamkeit der astralischen und Ich-Organisation (Stoffwechsel-Gliedmaßen-System) im strömenden Blut.

Während die *zelluläre Gerinnung (Thrombozyten)* mit dem *Nerven-Sinnes-System* in Beziehung steht, so die *plasmatische Gerinnung* mit der *Leber* und damit dem *Stoffwechsel-Gliedmaßen-System.*

Dementsprechend erfolgt die Synthese der Gerinnungsfaktoren Fibrinogen, Prothrombin, V, VII, IX, X in der Leber. Die Bildung der Faktoren II, VII, IX und X ist Vitamin K-abhängig.

Nach einer Verletzung kommt es zu einer anhaltenden (bis ca. 60 s) Gefäßverengung im Sinne der konstriktorischen Wirksamkeit des Nerven-Sinnes-Systems. „Sie wird durch die Freisetzung vasokonstriktorischer Substanzen (Serotonin, Katecholamine) aus den Thrombozyten und der verletzten Gefäßwand unterstützt."[44] Hierdurch verlangsamt sich die Blutströmung, was die zelluläre und plasmatische Gerinnung fördert.

Die Gerinnungsaktivierung („extravaskuläres System") führt in „Sekundenschnelle" zur Thrombinaktivierung.[45] Dabei sind die an der Blutgerinnung beteiligten Enzyme „enge Verwandte der Verdauungsproteasen Trypsin und Chymotrypsin"[46], was nochmals den Zusammenhang des plasmatischen Systems mit dem Stoffwechsel-Gliedmaßen-System unterstreicht.

3. Erkrankungen des Gerinnungssystems

3.1 Störungen der Thrombozytenfunktion

Die klinisch am häufigsten anzutreffende Einschränkung der thrombozytären Gerinnungsprozesse ist die *Thrombozytopenie.* Bei ihr erscheint die formende Wirksamkeit des Nerven-Sinnes-Systems eingeschränkt. Dabei muss man zwischen den Störungen der Thrombopoese und dem vermehrten Verbrauch sowie den autoimmunen Thrombozytopathien unterscheiden. Eine klinisch bedeutsame Erkrankung ist die Heparin-induzierte Thrombozytopenie (HIT I, HIT II). Zu den *angeborene Thrombozytopathien* zählt das *Bernard-Soulier-Syndrom* (Verminderung oder Fehlen des Glykoprotein (GP)-Ib-IX-V-Komplexes an der Thrombozytenoberfläche). Bei der *Thrombasthenie Glanzmann* bestehen qualitative Defekte des GPIIb-IIIa-Komplexes an der thrombozytären Oberfläche. Bei den *„storage pool diseases"* fehlen thrombozytäre α- oder δ-Granula. Sie sollen die häufigsten angeborenen Thrombozytenerkrankungen sein.[47]

3.1.1 Thrombotisch-thrombozytopenische Purpura (TTP)

Dieses Krankheitsbild beschrieb 1942 Eli Moschcowitz (1879–1964).[48] Es kann genetisch bedingt sein oder auch Arzneimittel-induziert (posttherapeutische thrombotische Mikroangiopathie[49], u. a. durch Zytostatika). Klinisch besteht ein thrombotischer Prozess aufgrund einer pathologischen Plättchenaggregation. An dieser sind große von-Willebrand-Multimere beteiligt, die physiologischerweise eine Metalloprotease (ADAMTS 13) abbaut. Mangel bzw. auch Antikörperbildung gegen dieses Enzym trägt zur Aggregation bei. Während das von-Willebrand-Jürgens-Syndrom mit einer Verminderung bzw. dem Fehlen des vWF einhergeht, kommt es bei der TTP zum eingeschränkten Abbau der von-Willebrand-Multimere. Allerdings ist diese Störung noch nicht hinreichend, da Patienten mit einem Enzymmangel das Krankheitsbild nur gelegentlich entwickeln. Es kommt zu thrombotischen Gefäßverschlüssen von kleinen und kleinsten Gefäßen in beinahe allen Organen. Sie führen – nach u. U. grippeähnlichen Prodromi oder auch Diarrhoe – zu Manifestationen in der Nervenorganisation mit Insulten, Kopfschmerzen, Verwirrtheit, Krampfanfällen. Fieber als Aktivität des Stoffwechsel-Gliedmaßen-Systems tritt eher selten auf.[50] Eine Niereninsuffizienz kommt bei der thrombotisch-thrombozytopenischen Purpura im Gegensatz zum hämolytisch-urämischen Syndrom nicht so häufig vor.[51] Charakteristisch ist eine mikroangiopathische Hämolyse mit Anämie, hoher LDH und Nachweis von Fragmentozyten bei negativem Coombs-Test.

Bei der posttherapeutischen thrombotischen Mikroangiopathie und auch den Formen, die im Zusammenhang anderer Erkrankungen entstehen (z. B. schwere Hypertonie, Infektionen, onkologische und rheumatische Leiden, Antiphospholipid-Syndrom, Präeklampsie und HELLP-Syndrom[52]), steht eine Endothelzellschädigung im Vordergrund.

Thrombotisch-thrombozytopenische Purpura: Die Dominanz des Nerven-Sinnes-Systems im (arteriellen) Gefäßsystem, in dem physiologischerweise die Dynamik des Stoffwechsel-Gliedmaßen-Systems wirkt, führt zu Verhärtungs- und Thromboseprozessen. Ihnen wendet sich ein fibrinolytischer Prozess des Stoffwechsel-Gliedmaßen-Systems entgegen, den u. U. Fieber begleitet.

Zu den sehr seltenen *thrombotischen Mikroangiopathien* zählen neben dem klassischen Vertreter (TTP) das durch Shigatoxin produzierende E.coli induzierte *hämolytisch-urämische* und das *atypische hämolytisch-urämische Syndrom* (aHUS). Die sekundären thrombotischen Mikroangiopathien treten als Schwangerschaftskomplikation (HELLP-Syndrom), beim systemischen Lupus erythematodes, Antiphospholipid-Syndrom und Glomerulo- oder auch Tumorerkrankungen auf.[53] Für die erworbene TTP ist die Plasmapherese etabliert, ebenso die immunsuppressive Therapie mit Steroiden bzw. Rituximab. Beim aHUS wurde ein gegen den pathogenetisch relevanten Komplementfaktor C5 gerichteter Antikörper (Eculizumab) zugelassen. Allerdings erhöht sich das Risiko einer lebensbedrohenden Meningokokkeninfektion, was eine vorausgehende Meningokokkenimpfung (zwei Wochen vor Therapiebeginn) und ggf. eine Antibiotikaprophylaxe erforderlich macht.[54]

3.1.2 Immunthrombozytopenische Purpura

Eine häufige Form der Thrombozytopenie ist der Morbus Werlhof. Die autoimmune Reaktion führt zur Produktion antithrombozytärer Antikörper. Die Immunthrombozytopenie tritt oft im Kindesalter auf und nimmt dann in der zweiten Lebenshälfte altersabhängig zu. Dies weist auf die In- bzw. Exkarnation des seelisch-geistigen Menschenwesens.

Bei Behinderungen der Inkarnation, wie sie möglicherweise auch im Rahmen von schockartigen Erlebnissen auftreten, kommt es zu einer eingeschränkten Struktur- und Formbildung im Organismus.

Die gestaltende Funktion der Ich-Organisation ist bei der *Immunthrombozytopenie* verändert.

Damit werden die Form- und Strukturqualität des Blutes, wie sie in den Thrombozyten erscheint, dem Organismus „fremd" und Ziel autoimmunologischer Auflösungsprozesse. Ein ähnliches Phänomen entsteht, wenn sich in der zweiten Lebenshälfte die vorzeitige Exkarnation vollzieht. So wie sich in der Rachitis oder Osteoporose zwei Erkrankungen gegenüber stehen, die mit der eingeschränkten Wirksamkeit der oberen Wesensglieder im Knochensystem zusammenhängen, so führt die entsprechende Wesenswiederwirksamkeit im Blut zu Einschränkungen der verfestigenden Qualität der zellulären Blutbestandteile, welche die Thrombozyten vermitteln.

Neben dieser Form der immunologisch bedingten Thrombozytopenie trifft man eine Verminderung der Thrombozyten nach zahlreichen Infekten (u. a. Hepatitis C, HIV), Autoimmun-Erkrankungen (z. B. systemischer Lupus erythematodes, Antiphospholipid-Syndrom), Sarkoidose und auch hämatologischen Leiden wie der CLL an.

3.1.3 Antiphospholipid-Syndrom

Beim Antiphospholipid-Syndrom kommt es zur Ausbildung von Antikörpern gegen Phospholipide (z. B. Anti-Cardiolipin-Antikörper).[55] Sie führen zu einer Thrombozytenaktivierung und letztlich thromboembolischen Komplikationen. Laborchemisch ist die verlängerte aPTT charakteristisch.

Bei dem *Antiphospholipid-Syndrom* überwiegt die in die Gerinnung führende, verhärtende Wirksamkeit des Nerven-Sinnes-Systems.

3.2 Störungen der plasmatischen Gerinnung

3.2.1 Hämophilie A und B

Seit langem sind die Hämophilie A und B bekannt, die erste Beschreibung soll dem Talmud entstammen. Die Hämophilie A ist mit einer Inzidenz von 1:10.000 häufiger als die Hämophilie B (1:30.000 Neugeborene).[56] Ihre Symptomatik betont das Gliedmaßensystem und führt zu Blutungen vorzugsweise in den großen Gelenken. Häufige Einblutungen induzieren dann Arthropathie mit Muskelatrophie. Demgegenüber kommt es beim autosomal rezessiv vererbten (Typ III) des Willebrand-Jürgens-Syndroms mit Verminderung oder Fehlen des vWF vermehrt zu Schleimhautblutungen (Epistaxis, gastrointestinale Blutungen, verstärkte Menstruationsblutungen).

Somit entwickelt sich beim *von-Willebrand-Jürgens-Syndrom* die Blutungsaktivität mehr *„nach außen“*, während der *Hämophilie-Blutungstyp* sich *„nach innen“* orientiert (Gelenksblutungen, bis hin zu Hirnblutungen).

Die Hämophilie A und B gehört zu den Ursachen für die sekundären Osteoporoseformen und weist damit erneut auf den Zusammenhang von Knochenbildung und Gerinnung.[57]

3.2.2 Hemmkörperhämophilie

Bei diesem seltenen, erworbenen und u. U. lebensbedrohlichen Krankheitsbild kommt es zur Antikörperbildung gegen plasmatische Gerinnungsfaktoren (am häufigsten gegen den Faktor VIII, „erworbene Hämophilie A“). Es treten plötzlich Hämatome, Schleimhautblutungen und Echymosen auf. Laborchemisch ist die aPTT verlängert.[58] Dieses Krankheitsbild trifft man neben dem sporadischen Auftreten oftmals bei rheumatologischen Systemerkrankungen (rheumatoide Arthritis, systemischer Lupus erythematodes) und Tumoren an.[59] Die formenden Kräfte des Nerven-Sinnes-Systems sind eingeschränkt.

3.3 Thrombophilie als Begleitsymptom

Zahlreiche Erkrankungen gehen mit einer erhöhten Thrombophilie als Ausdruck der zum Nerven-Sinnes-System orientierten Wesensglieder einher.

3.3.1 Adipositas

Bei der Adipositas ist eine Thrombophilie bekannt.[60] Durch die geringe dynamische Aktivität der astralischen und der Ich-Organisation im Stoffwechsel-Gliedmaßen-System überwiegt deren zum Nerven-Sinnes-System orientierte Wirksamkeit, dies führt zur

Adipositas-assoziierten Thrombophilie. Entsprechend liegen eine geringere NO-Synthetase-Aktivität und vermehrte thrombozytäre Hyperreagibilität sowie erhöhte Werte für das CRP und Fibrinogen vor.[61]

Hierzu passend korreliert das metabolische Syndrom mit einem erhöhten Risiko für atherothrombotische Komplikationen und venöse Thrombembolien. Im Gefäßsystem überwiegt die konstriktorische Wirksamkeit des Nerven-Sinnes-System (Endothelin, Angiotensin II u. a.) und es besteht eine erhöhte Blutviskosität. Des Weiteren ist die Plättchenaktivität verstärkt.[62] Die prothrombotische Wirksamkeit geht mit einer eingeschränkten Fibrinolyse einher. Eine mediterrane Ernährung erreicht hier vermutlich eine Besserung.

3.3.2 Maligne Erkrankungen

„Spätestens seit dem Wirken und dem Tode Arnold Trousseaus [1801-1867] ist der Zusammenhang zwischen Tumorerkrankungen und Veränderungen der Hämostase deutlich; Trousseau beschrieb 1865 das Phänomen der Phlegmasia alba dolens, eine Thrombophlebitis als mögliche Manifestationsform gastrointestinaler Tumoren und musste später bei sich selbst eine Phlebitis am linken Arm als erstes Anzeichen eines Magenkarzinomleidens diagnostizieren."[63] Tumorerkrankungen gehen vielfach mit Störungen des Gerinnungssystems einher. Die Aktivierung der Gerinnung ist offensichtlich mit der Tumorausbreitung assoziiert und die Expression des Gewebefaktors (tissue factor) soll mit dem histologischen Grading korrelieren. Des Weiteren interagieren zirkulierende Tumorzellen mit Endothelzellen, aber auch Leuko- und Thrombozyten, sie aktivieren die Gerinnung sowie die Fibrinolyse.[64] Die Tumorerkrankung zeichnet sich durch die Dominanz des Nerven-Sinnes-Systems aus. Entsprechend entwickelt sich eine Thrombophilie. Die oftmals die Tumorerkrankung begleitende chronische Entzündung weist in dieselbe Richtung.

3.3.3 Chronische Entzündung, Sepsis

Gerinnung und Entzündung sind miteinander verbunden, bilden aber auch eine Polarität: In der Gerinnung kommt es zu einer Dominanz des Nerven-Sinnes-, mit der akuten Entzündung zur verstärkten Wirksamkeit des Stoffwechsel-Gliedmaßen-Systems. Insofern stehen sich die akute Entzündung und die Gerinnung zunächst polar gegenüber. Andere Verhältnisse finden sich bei der chronischen Inflammation: Hier entwickelt sich die Dominanz des Nerven-Sinnes-Systems, indem Skleroseprozesse auftreten. Diese begleiten dann eine Thrombophilie. Ebenso finden wir bei der späten und chronischen Entzündung oftmals eine Thrombozytose. Die Botenstoffe der Entzündung IL1, IL6, TNF-α führen zur thrombozytären Aktivierung. Die Zusammenhänge zwischen Gerinnung und Entzündung sind komplex und bidirektional.[65]

3.3.4 Kardiovaskuläre Erkrankungen

Eine besonders häufige Indikation für eine gerinnungshemmende Therapie ist das Vorhofflimmern. Weniger bekannt ist demgegenüber die Beziehung der Herzinsuffizienz zum Gerinnungssystem.

Bei dieser lösen sich die Ich- und die astralische Organisation aus ihrer Wirksamkeit im Stoffwechsel-Gliedmaßen-System und orientieren sich in Stauungs- und Skleroseprozessen zum Nerven-Sinnes-System. Entsprechend korreliert die Herzinsuffizienz mit Gerinnungsprozessen. So liegt ein erhöhtes Risiko für thromboembolische Prozesse vor. Eine *Thrombozytenaktivierung* zeigte sich bei Patienten mit Herzinsuffizienz nicht nur bei Vorhofflimmern, sondern auch im Sinusrhythmus.[66] Die Dominanz des Nerven-Sinnes-Systems äußert sich in einer Vielzahl von Phänomenen, zu denen neben der endothelialen Dysfunktion auch die Thrombozytenaktivierung gehört. Die zum Nerven-Sinnes-System orientierte astralische Organisation steht mit der Aktivierung des Renin-Angiotensin-Aldosteron-Systems in Zusammenhang [→ XI. 2.1 Polare Erscheinungsformen der arteriellen Hypertonie]. Seine medikamentöse Blockade bessert nicht nur die endotheliale Dysfunktion, sondern vermindert auch die Thrombozytenaktivierung.[67]

Die vom Nerven-Sinnes-System dominierte, sklerosierende Wesensgliederwirksamkeit (wie die endotheliale Dysfunktion, Plättchenaktivierung etc.) lenkt Crataegus in das Stoffwechsel-Gliedmaßen-System. Entsprechend fand man eine NO-abhängige Vasodilatation, Senkung des Blutdrucks, antiarrhythmische Aktivität, Verminderung der Plättchenaggregation und des kardialen, in die Sklerose führenden Remodeling (vielfach tierexperimentell). Darüber hinaus zeigt sich eine antiinflammatorische und endothelprotektive Wirksamkeit.[68] Crataegus monogyna hemmt die ADP-induzierte Plättchenaggregation im Sinne einer verhärtungsauflösenden Qualität. Hier zeigt sich die den sklerosierenden Einfluss des Nerven-Sinnes-Systems ausgleichende Wirksamkeit des Weißdorns.[69] Bislang liegen hierzu jedoch keine ausreichenden klinischen Erfahrungen vor.

4. Therapeutische Gesichtspunkte

Bei der Therapie der Gerinnungsstörungen lassen sich vier Ebenen unterscheiden. Die erste bezieht sich als Antikoagulation auf die physische Ebene der Gerinnungsfaktoren bzw. beeinflusst die thrombozytäre Aggregation. Darüber hinaus wünschen sich viele Patienten nicht nur die Beeinflussung dieser „Endstrecke", sondern die Therapie der zur Gerinnung führenden Krankheitsprozesse. Sie fragen nach Heilpflanzen, die über eine Gerinnungsaktivität verfügen. Hier kommen einige aus den Naturreichen stammende Substanzen in Betracht, wenngleich noch unzureichende Erfahrungen vorliegen. Die gewohnten gerinnungshemmenden Substanzen (Vitamin K-Antagonisten, Acetylsalicylsäure) sind aus der Pflanzenwelt abgeleitet. Die dritte Ebene bezieht sich auf das seelische Befinden des Patienten. Eine „Gerinnungsmedizin" ohne Berücksichtigung des seelischen Wesens lässt eine entscheidende Dimension aus. Innere Übungen unterstützen schließlich als vierte Therapieebene die Gleichgewicht-schaffende Wirksamkeit der Ich-Organisation. Sie verstärken in der Seele die innere Führung der Seelenkräfte des

Denkens, Fühlens und Wollens, und fördern im Leiblichen die Entwicklung eines Gleichgewichtes zwischen der thrombophilen und thrombophoben Wirksamkeit.

4.1 Prokoagulatorische Gerinnungsstörungen

Die Behandlung prokoagulatorischer Gerinnungsstörungen unterscheidet entsprechend die ggf. erforderliche *Antikoagulation* von der Therapie der zugrunde liegenden Krankheitsprozesse und braucht aufgrund der Beziehung der Gerinnung zum seelischen und geistigen Wesen ein integratives Konzept, das auch innere Aufgaben einschließt. *Ernährungsmedizinischen Empfehlungen* kommt ebenfalls eine gewisse Bedeutung zu: So wirken Flavonoide sich positiv auf die stressinduzierte prokoagulatorische Aktivierung aus.[70] Flavonoide befreien die astralische Organisation aus ihrer pathologischen Aktivierung und führen sie in die aufbauende Nachtwirksamkeit [→ X. 4.2.4 Therapeutische Gesichtspunkte]. Des Weiteren ist eine mediterrane Ernährung hilfreich. Ebenso ist auf eine ausreichende *Bewegung* zu achten, die auch die zugrunde liegenden Skleroseprozesse positiv beeinflusst. In den *heileurythmischen Übungen* bezieht sich das zusammenziehende „Ballen" auf die verdichtenden Gerinnungsprozesse, das „Lösen" umgekehrt auf die verhärtungsauflösende Qualität. Die mit der Gerinnung verbundenen „antimonisierenden" Kräfte stehen mit den Konsonanten, die zu ihnen polar wirkenden „albuminisierenden" Prozesse mit den Vokalen in Beziehung.[71] Insofern ist hier zwischen den prokoagulatorischen Gerinnungsstörungen und den hämorrhagischen Diathesen zu unterscheiden. In der Bewegung öffnet sich ein Tor für das seelische Erleben und Fühlen des Patienten. Indem Gerinnungsprozesse in einer engen Beziehung zum Fühlen stehen, lassen sich aus der „Bewegungsdiagnose" weitere Lautfolgen herleiten. Schließlich beziehen sich die heileurythmischen Übungen auf die ggf. zugrunde liegende prokoagulatorische Erkrankung (z. B. KHK, Diabetes mellitus, Tumor). Besteht eine thromboembolische Erkrankung bei chronisch-venöser Insuffizienz, so lassen sich die angeführten Lautfolgen in Ergänzung zur medikamentösen Therapie einsetzen [→ XIII, 4.2.1 Chronisch-venöse Insuffizienz].

4.1.1 Vitamin K und Vitamin K-Antagonisten

Vitamin K ist ein fettlösliches Vitamin, dessen Existenz Henrik Dam (1895-1976) bereits um 1930 aufgrund von Tierexperimenten (Blutungsneigung von Küken unter einer Ernährung mit extrahierten Fetten – ursprünglich zum Studium des Cholesterinstoffwechsels) vermutete. Spätere Versuche zeigten, dass die Verfütterung von Kohl diese Blutungen stoppte. Vitamin K ist im Pflanzenreich weit verbreitet (Chloroplasten) und in die Photosynthese eingebunden. Es dient also dem Lichtstoffwechsel der Pflanze und der Aufnahme des Sonnenlichtes in die Lebensprozesse. Im seelenbegabten Organismus wirkt es als ein Kofaktor der γ-Glutamylcarboxylase, die für die Synthese der Gerinnungsfaktoren II, VII, IX und X wesentlich ist. Über diese Wirksamkeit hinaus hat es vermutlich eine Bedeutung für das Nervensystem und den Knochenstoffwechsel. So dient es den gestaltenden und in die Verfestigung führenden Qualitäten des Nerven-Sinnes-Systems.

Es existiert offensichtlich eine Korrelation zwischen der Serum-Phyllochinon-Konzentration (Vitamin K1) und Gedächtnisfunktionen des älteren Menschen.[72] Umgekehrt können Vitamin K-Antagonisten kognitive Einschränkungen und strukturelle Hirnveränderungen (weniger graue Substanz im Bereich des Hippocampus) induzieren[73]: „Taken together, these results suggest the importance of adequate (i.e., high enough) vitamin K levels for optimal cognition in older adults", fassten es Chouet et al. zusammen.[74]

Im Knochensystem ist das Vitamin K (K2) an der Mineralisation beteiligt. Proteine wie das Osteocalcin werden durch die Vitamin-K-abhängige γ-Glutamyl-Carboxylase carboxyliert und steuern die Einlagerung von Calcium (Hydroxylapatit). Somit bewirkt es eine Zunahme der Knochendichte und stellt sich in dieser Eigenschaft dem Vitamin D zur Seite. Oftmals finden wir bei Menschen mit Osteoporose neben der Abnahme der Knochendichte eine zunehmende Verkalkung der Aorta, die beispielsweise in der seitlichen Thoraxaufnahme des Osteoporosepatienten mit seinem kyphotischen Rundrücken erkennbar ist. Der Skleroseprozess hat also seinen physiologischen Ort in der Knochenbildung verlassen und erscheint am falschen Platz, nämlich im Gefäßsystem. Diese Dislokation beeinflusst Vitamin K vermutlich positiv, da das erniedrigte kardiovaskuläre Risiko für eine positive Wirkung auf das Gefäßsystem und ebenso auf den Knochenstoffwechsel spricht. Möglicherweise spielt hier die durch das Vitamin K gedämpfte chronische Entzündung eine wichtige Rolle.[75] Umgekehrt scheint die Antikoagulation mit einer akzelerierten Arteriosklerose und Calcifikation einherzugehen: „VKA treatment is associated with accelerated calcification of atherosclerotic plaques in humans."[76] Die klinische Relevanz dürfte vermutlich gering sein. Allerdings treten bei Patienten mit Vorhofflimmern und nicht terminaler Niereninsuffizienz vermehrt ischämische Schlaganfälle auf.[77]

Somit dient das Vitamin K den gestaltenden und in die Verdichtung führenden Funktionen im dreigliedrigen Organismus.

Bei der antikoagulatorischen Therapie sind diese Gesichtspunkte einzubeziehen. Auch sollte man auf die seelische Ebene achten: Beklagt der Patient z. B. einen Verlust seiner inneren Strukturkräfte? Gelegentlich berichten Patienten über Beschwerden, die mit der strukturauflösenden Kraft der Antikoagulation zusammenhängen. Allerdings kann man gegenwärtig bei den einschlägigen Indikationen auf diese Arzneimittel und die neuen direkten oralen Antikoagulanzien (DOAKs) nicht verzichten. Dabei wirken DOAKs auf der physischen Ebene der Gerinnung, in dem sie nicht in Syntheseprozesse eingreifen, sondern überwiegend bestehende Gerinnungsaktivitäten des zellulären und plasmatischen Systems antagonisieren. Demgegenüber beziehen sich zahlreiche Heilpflanzen (s.u.) nicht auf einen Antagonismus, sondern auf die Synthese- und Stoffwechselprozesse selbst, die mit der ätherischen Organisation in Zusammenhang stehen. Phenprocoumon hemmt den Synthesestoffwechsel der Vitamin K-abhängigen Gerinnungsfaktoren in der Leber und wirkt damit auf die plasmatische Gerinnung; ASS unterbindet die Thrombozytenfunktion irreversibel. Schließlich stammen einige Substanzen aus der beseelten Tierwelt. Hier ist an die Schlangengifte, den Blutegel (Hirudin) und auch das Bienengift zu denken.

4.1.2 Heparin

Heparin wirkt durch die Aktivierung von Antithrombin III. Es wird kommerziell aus der Dünndarmschleimhaut von Schweinen gewonnen.[78] Heparin steht als sulfurische Verbindung (zahlreiche Sulfatgruppen) und durch seine Synthese und Speicherung in den Mastzellen mit dem Stoffwechsel-Gliedmaßen-System in Beziehung. Heute sind die niedermolekularen Heparine weit verbreitet. Eine längerfristige Heparintherapie scheint die Knochendichte und -bildung zu beeinträchtigen (Beeinflussung der Aktivität von Osteoblasten und -klasten) und ggf. zu Frakturen (symptomatische Wirbelkörperfrakturen) zu führen.[79] Auch hierin zeigt sich die „verhärtungsauflösende" Qualität des Heparins.

4.1.3 Beeinflussung der thrombozytären Funktion: ASS, Clopidogrel, Prasugrel und Ticagrelor

Die Aktivierung der Thrombozyten erfolgt u. a. durch Thromboxan und ADP.

Thromboxan vermittelt die verhärtende und verfestigende Wirksamkeit der astralischen Organisation, die sie vom Nerven-Sinnes-System aus entfaltet.

Diesem Prozess wirken Substanzen wie Salicylsäure-Derivate entgegen, die letztlich aus der Weidenrinde hergeleitet sind und damit einem Baum entstammen, der in seinem Gestus Verhärtung und Verfestigung zurücknimmt. Acetylsalicylsäure (ASS) hemmt die thrombozytäre Cyclooxygenase (COX-1).

Der zweite Weg der Thrombozytenaktivierung verläuft über den Phosphor (ADP).[80] Phosphor dient einerseits den stoffwechselaktiven Energie- und Bewegungsprozessen, andererseits dem in die Verhärtung strebenden Knochensystem. Zwischen dem Formpol des Knochensystems, das der Phosphor wie ein Lichtträger durchzieht, und dem Stoffwechsel- und Bewegungspol, zu dessen Energiestoffwechsel der Phosphor gehört, spannt sich sein polar aufgebautes Wirkungsfeld auf [→ XXVII 3.1.1 Hyperphosphatämie und Sklerose]. Phosphat induziert Gefäßverkalkungen, wenn es nicht in den dynamischen Prozessen des Energiestoffwechsels wirkt. Dabei handelt es sich nicht um eine „Ablagerung" von Calcium/Phosphat, sondern um einen Prozess, der Gefäßmuskelzellen in Osteoblasten-ähnliche Zellen transformiert (osteogene Transdifferenzierung).[81] Es kommt also zu einer „Knochenbildung am falschen Ort", zu einer Dislokation eines im Knochensystem gesunden Prozesses an einen unphysiologischen Platz. Dabei führt eine erhöhte Phosphatzufuhr sowohl experimentell als auch klinisch zu einer endothelialen Dysfunktion im Gefäßsystem. *Phosphor* kann somit nicht nur zu Skleroseprozessen im Gefäßsystem führen [→ XXVII 3.1.1 Hyperphosphatämie und Sklerose], sondern auch zur thrombozytären Aktivierung.

Substanzen wie *Clopidogrel*, *Prasugrel* und *Ticagrelor* inhibieren diesen Phosphorprozess (ADP) durch die irreversible Blockade von P2Y12. Thromboxan und der Phosphorprozess regulieren die thrombozytären Funktionen.

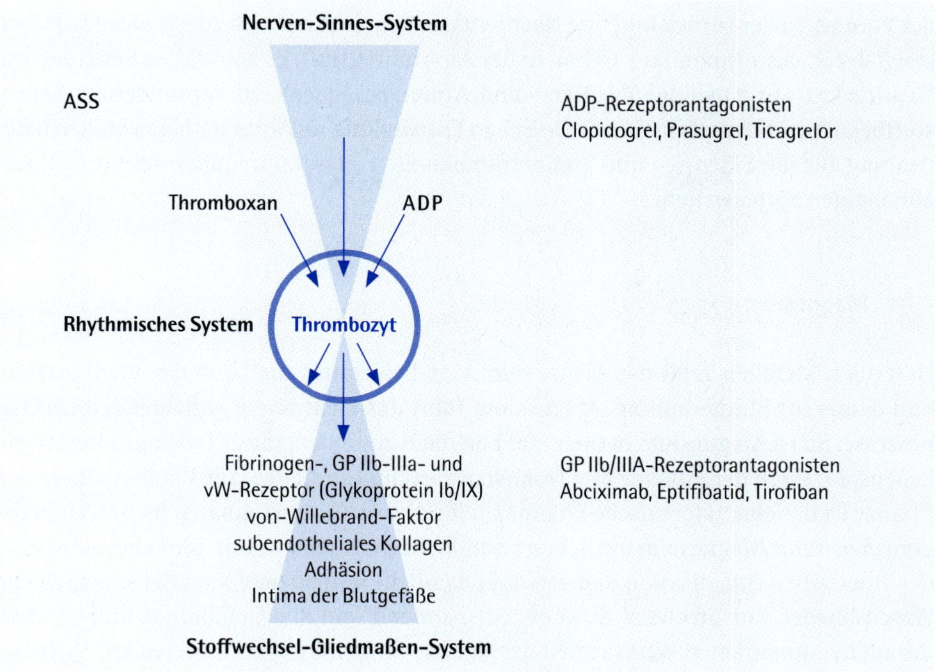

Dreigliederung der thrombozytären Funktion und ihre medikamentöse Inhibition

Bei thrombozytärer Aktivierung vernetzen sich die Blutplättchen über den GP IIa-IIIb-Rezeptor und spezifische Liganden (Fibrinogen). Durch die thrombozytäre Aktivierung kommt es zu einer Konformationsänderung des wichtigen thrombozytären GP IIa-IIIb-Rezeptors, der nun Fibrinogen und (bei starken Scherkräften) auch den von-Willebrand-Faktor bindet.[82] Dieser koppelt normalerweise an den vW-Rezeptor. GP IIa-IIIb-Antagonisten inhibieren demgegenüber die thrombozytäre Vernetzung und die Adhäsion an das Endothel. Natürliche Substanzen mit dieser Fähigkeit stammen u.a. aus der Schlangenwelt (Trigamin ist ein Viperngift).[83]

Ein wesentlicher Modulator der thrombozytären Funktion ist der Stickstoff als NO. Es führt zur Vasodilatation, inhibiert die Proliferation glatter Muskelzellen sowie die Adhäsion weißer Blutzellen und entfaltet als endothelial gebildetes NO eine antiinflammatorische Wirksamkeit und proangiogenetische Effekte. Dieser „antisklerotischen" Wirksamkeit entsprechend ist NO ein wesentlicher Inhibitor der Thrombozytenaggregation.[84]

Stickstoffmonoxid (NO) löst die konstriktorische, vom Nerven-Sinnes-System dominierte Tagesaktivität der Wesensglieder und führt sie in ihre *Nachtwirksamkeit.*

NO ist als luftförmige Substanz mit der astralischen Organisation verbunden. Deren zum wachen Bewusstsein orientierte Wirksamkeit führt zu Konstriktion und Sklerose, ihre Lösung aus der angespannten Bewusstseinswelt umgekehrt zur Vasodilatation und zum Blutdruckabfall. Durch Übungen der inneren Ruhe und Meditation löst sich die Seele aus dem stressbeladenen Alltagsbewusstsein. Entsprechend nimmt sich die Tagesaktivität der Wesensglieder zurück und ihre Nachtwirksamkeit beginnt sich zu entwickeln. Dabei steigt der Stickstoffmonoxid-Gehalt in der Ausatmungsluft. Es kommt zur Senkung des Blutdruckes, zur Abnahme der Herz- und Atmungsfrequenz, zu vermindertem Sauerstoffbedarf und Dämpfung der chronischen Entzündung mit ihrer pathogenetischen Bedeutung für die Sklerose- und Tumorerkrankungen (Herunterregulierung von NF-κB-abhängigen Signalwegen).[85]

4.1.4 Magnesium

Unter den Metallen zeigt das Magnesium eine Beziehung zur Thrombozytenfunktion und damit zur Blutgerinnung. Magnesium führt das Licht in die aufbauenden Lebensprozesse. So ist Magnesium in über 600 Enzymen zu finden, die z. T. den proliferativen Lebensprozessen der Protein- und Nukleinsäuresynthese dienen. Die Photosynthese der Pflanze ist das charakteristische Phänomen für diesen Zusammenhang. Im beseelten Organismus führt Magnesium die lichtverwandte Bewusstseinswelt in die Lebensprozesse der ätherischen Organisation und verstärkt damit die aufbauende Nachtwirksamkeit der Wesensglieder. Entsprechend wirkt es „entspannend“ auf den Gefäßtonus und mindert die auf der dominanten Wirksamkeit des Nerven-Sinnes-Systems basierenden Skleroseprozesse [→ XVI. 5.3.8 Bryophyllum]. Dieser Wesensgliederwirksamkeit folgend findet sich auch eine Verminderung der Plättchenaggregation : „Mg^{2+} prevents blood clotting by reducing platelet aggregation and ameliorated endothelial function. Moreover, Mg^{2+} reduced platelet-induced thrombosis.“[86] Interessanterweise scheint das mit dem Magnesium verbundene, blattbetonte Bryophyllum (Kalanchoe daigremontiana), das die aufbauende Nachtwirksamkeit der Wesensglieder verstärkt, Thrombin-hemmende und damit antikoagulatorische Eigenschaften zu haben.[87] Sie beruhen den bisherigen Erkenntnissen nach auf dem Gehalt an Bufadienoliden. Für die therapeutische Anwendung sind allerdings weitere Studien erforderlich.

4.1.5 Rosmarin

Rosmarin führt die Ich- und die astralische Organisation in das Stoffwechsel-Gliedmaßen-System und hat eine therapeutische Bedeutung in der Therapie des metabolischen Syndroms und des Diabetes mellitus Typ 2. Die Wirkung einiger Rosmarinextrakte auf den Glucose- und Lipidstoffwechsel sind zwischenzeitlich bekannt. Auch scheint Rosmarin die Glucoseaufnahme in die Muskulatur zu verbessern und – ebenfalls dem Insulin vergleichbar – auf Hepatozyten und das Fettgewebe zu wirken. Die Rosmarinwirksamkeiten stehen mit der verstärkten Aktivität der Wesensglieder im Stoffwechsel-Gliedmaßen-System in Zusammenhang. Aus diesem Grunde könnten Rosmarinextrakte vermutlich auch bei aktivierten Gerinnungsprozessen wirksam sein. Interessanterweise gibt es Hinweise, dass Rosmarin antikoagulatorische Aktivität hat[88] und vermutlich auch die Plättchenaggregation hemmt.[89] Für den therapeutischen Einsatz in der Hämostaseologie bestehen aber noch zu wenige Erfahrungen.

4.1.6 Apis mellifica: Bienengift und Honig

Bienengift und Honig beeinflussen das Gerinnungssystem. Im Bienengift wirkt die astralische Organisation im Stoffwechselsystem. Diese der akuten Entzündung so nahestehende Substanz begegnet somit den Verhärtungsprozessen der Blutgerinnung.[90] Das Gift enthält u. a. Phospholipase A2 (ca. 10–12 %) mit einem hemmenden Einfluss auf die Gerinnung. Das Peptid Mellitin macht den größten Teil des Bienengiftes aus und erreicht einen Anteil von 50–60 %. Es führt zu entzündlichen Reaktionen, Schmerz, u. U. zum Blutdruckabfall und ebenfalls zu einer Hemmung der Gerinnung. Insofern ist mit dem „entzündlichen" Bienengift ein blutgerinnungshemmender Effekt verbunden. Die Wirksamkeit des Honigs bezieht sich nun weniger auf diese „Tagesseite" der Entzündung, sondern er unterstützt die aufbauenden und heilenden Prozesse ihrer „Nachtwirksamkeit". Er führt die astralische und die Ich-Organisation aus ihrer abbauenden entzündlichen Aktivität in die aufbauende Wirksamkeit und unterstützt dadurch Regenerations- und Heilungsprozesse. Insofern hat der Honig in der Wundheilung, aber auch systemisch gegeben beim Diabetes mellitus eine therapeutische Bedeutung. Im Gerinnungssystem bewirkt er eine Hemmung der Thrombozytenaggregation und der Gerinnung mit Erhöhung der PTT und der Thrombinzeit.[91]

4.2 Hämorrhagische Gerinnungsstörungen

Blutungen entstehen aus unterschiedlichen Ursachen und verlangen eine diagnoseabhängige Therapie. Im folgenden seien einige grundsätzliche Empfehlungen genannt, die sich in der Blutungskontrolle bewährt haben. Oftmals handelt es sich z. B. um diffuse Blutungen aus Haut und Schleimhäuten (diffuse gastrale Blutung, Blutung aus der Harnblase, dem Bronchialsystem oder auch diffuse Tumorblutungen), die keiner sonstigen medikamentösen oder interventionellen Therapie zugänglich sind.

Die Gerinnungsprozesse stehen mit den formenden und gestaltenden Kräften des Antimons[92,93] in Beziehung: „Diese Antimonkräfte sind es nämlich gerade, die in der Gerinnung des Blutes wirken ... Überall wo das Blut ... in seiner Strömung die Tendenz zum Gerinnen zeigt, da ist antimonisierende Kraft."[94] Diese Fähigkeiten des Antimons hängen wiederum mit den Gestaltungskräften der Gedanken zusammen: „Alles das, was im Menschen organisierend wirkt, unter dem Einfluß der Gedankenkräfte, aber namentlich der unbewußten Gedankenkräfte, der Gedankenkräfte auch, die im Kinde zum Beispiel noch unbewußt wirken, eigentlich unterstützt wird durch die Antimonkräfte."[95] Polar wirken hierzu die Kräfte des Willens: „ ... insofern, als der menschliche Wille, je bewusster er ist, desto mehr sich veranlasst fühlt, die Gegenwirkung gegen die Wirkung des Antimons hervorzubringen."[96]

Dieses Metall trägt somit Gestaltungskräfte in das Blut und begegnet den auflösenden Prozessen. „Hat man es daher im Organismus mit einem krankhaften Zustande zu tun, der in einem Mangel dieser nach der Blutgerinnung hinzielenden Kräfte besteht, so wirkt das Antimon in dieser oder jener Form als Heilmittel ... Daher sind die Kräfte des Antimons diejenigen, welche in der Gerinnung des Blutes wirken."[97]

- *Stibium metallicum praeparatum D6* (Weleda) Amp. 10 ml i.v. bis mehrmals täglich

bzw.

- *Stibium metallicum praeparatum D6* (Weleda) Trit. 1-1-1 MSP

und bei Schleimhautblutungen

- *Marmor D6 / Stibium D6 aa* (Weleda) Amp. s.c. bis mehrmals täglich
- *Marmor D6 / Stibium D6 aa* (Weleda) 10 ml Amp. i.v.[98] bis mehrmals täglich

bzw.

- *Marmor D6 / Stibium D6 aa* (Weleda) Trit. 1-1-1 MSP in der anschließenden Therapiephase.

Bei oberflächlichen Blutungen aus exulcerierenden Tumoren hat sich in der Palliativmedizin ein mit Stibium D6 befeuchteter Tupfer als lokale Auflage bewährt. Eine lokale Spülung mit Marmor / Stibium 10 ml Amp. ist ebenfalls hilfreich.

Eine strukturierende Heilpflanze, die bei Hämorrhagien zum Einsatz kommt, ist die Schafgarbe, Achillea millefolium. Ihre fein differenzierten Blätter sprechen von ihrer gestaltenden Wirksamkeit. Es bestehen positive Therapieerfahrungen bei Hypermenorhoe, Hämoptysen und auch bei postoperativen Blutungen[99]:

- *Achillea ex herba D6* (Wala) Amp. s.c. 1–2 Amp. täglich (ggf. auch i.v. als off-label-use)

ggf. gemeinsam mit

- *Stibium metallicum praeparatum D6* (Weleda) Amp. s.c.

oder auch

- *Marmor D6 / Stibium D6 aa* (Weleda) Amp. s.c.

Bei Hyposphagma gibt man augenärztlicherseits[100]

- *Arnica, Planta tota Rh D3* (Weleda) Augentropfen anfangs stündlich 1 gtt,

ggf. gemeinsam (bei rezidivierenden Blutungen) mit

- *Kalium aceticum comp. D3-D6* (Weleda) Trit.

Eine weitere wichtige Arzneipflanze ist die Blutwurz, Tormentilla.[101] Sie kommt bei Schleimhautblutungen (chronisch-entzündliche Darmerkrankungen[102], Hypermenorrhoe) zum Einsatz:

■ *Tormentilla, ethanol. Decoctum D3* (DHU) Dil.	20-20-20 gtt
■ *Tormentilla e radice D30* (Wala) Amp.	1-3 Amp. täglich
■ *Tormentilla comp.* (Wala) Amp.	1-2 Amp. täglich

5. Individuelle Entwicklung

Zwischen Seele und Blutgerinnung bestehen enge Beziehungen. Deswegen muss die Therapie der Gerinnungsstörungen die seelische Situation des Patienten einschließen. Mentaler oder emotionaler Stress können – wie dargestellt – zur Plättchenaktivierung führen. Damit fördert die einseitige Bewusstseinsaktivierung die Blutgerinnung. Seelische Isolation, Stress, Feindseligkeit und spannungsreiche, konfliktbelastete zwischenmenschliche Beziehungen können ebenfalls das Gerinnungssystem aktivieren. In eine ähnliche Richtung wirkt sich die Depression aus. Schließlich zeigen Hoffnungs- und Perspektivlosigkeit einen vergleichbaren Einfluss auf das Gerinnungssystem. Neben der Beeinflussung der thrombozytären Funktionen sind auch Veränderungen der plasmatischen Gerinnung dokumentiert: Bei Patienten mit durchgemachter Thromboembolie, die aktuell keine Antikoagulatien einnehmen, reduziert sich die INR (International Normalized Ratio als Standardisierung des Quickwertes) im Zusammenhang mit Depression, Angst, Wut und Sorgen.[103] Schließlich ist der Einfluss der Bewegung auf das Gerinnungs- und Fibrinolysesystem bekannt. Damit stehen das Denken, die Willensaktivität, das Fühlen, die depressive oder positiv gestimmte Seelenlage, Hoffnungslosigkeit oder Perspektive mit dem Gerinnungssystem in Zusammenhang. Die genannten seelischen Ebenen entsprechen den bereits erwähnten „sechs Eigenschaften“ [→ X. 4.1.9 Anthroposophische Psychokardiologie]: Entfalten diese sich als Fähigkeiten und bilden ein inneres „Organ“ aus, so haben sie einen gesundenden Einfluss auf das Gerinnungssystem. Kommt es umgekehrt zu deren Beeinträchtigung durch unterschiedliche seelische Belastungen, die oftmals etwas undifferenziert als „Stress“ zusammengefast werden, so kann sich eine Thrombophilie entwickeln bzw. verstärken.

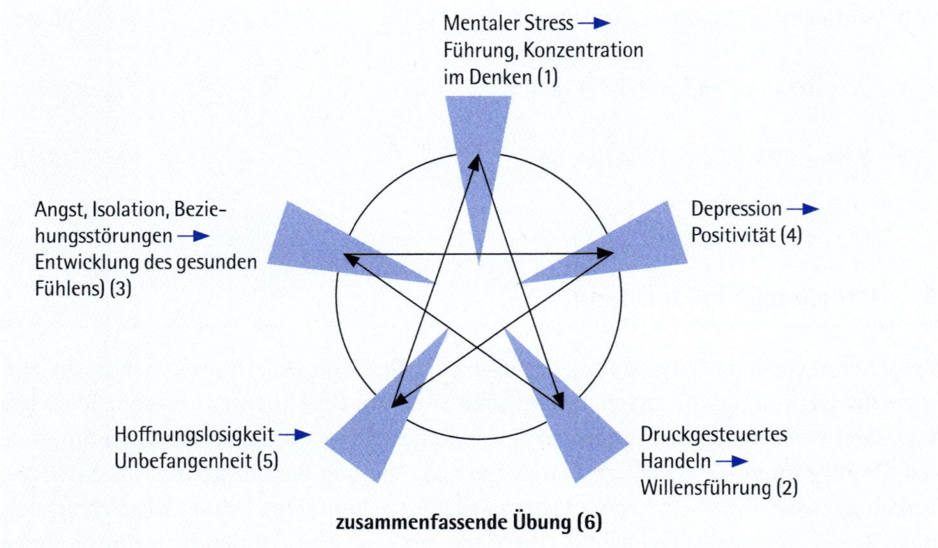

Seele und Gerinnung: Die Bedeutung der „sechs Eigenschaften" für die integrative Therapie von Blutgerinnungsstörungen

Literatur

1 Känel, R.: Acute mental stress and hemostasis when physiology becomes vascular harm. Thrombosis Research 2015; 135 (Suppl. 1). S. 52–55.

2 Kiesewetter, K.: Patienten mit kardiovaskulärer Erkrankung: Temperament und Charakterdimensionen und deren Zusammenhänge mit Gerinnungsfaktoren. Dissertation Universität Bonn 2017.

3 Geiser, F., Meier, C., Wegener, I.: Association between anxiety and factors of coagulation and fibrinolysis. Psychotherapy and Psychosomatics 2008; 77 (6). S. 377–383.

4 Känel, R.: Acute mental stress and hemostasis when physiology becomes vascular harm. Thrombosis Research 2015; 135 (Suppl. 1). S. 52–55.

5 Deuschle, M., Lederbogen, F., Borggrefe, M. et al.: Erhöhtes kardiovasculäres Risiko bei depressiven Patienten. Deutsches Ärzteblatt 2002; 99. S. 3332–3338.

6 Nehmet, B., Scheres L. J., Lijfering, W. M. et al.: Bloodcurdling movies and measures of coagulation: fear factor crossover trial. BMJ 2015; 351. h6367.

7 Zitiert nach: Känel, R.: Acute mental stress and hemostasis when physiology becomes vascular harm. Thrombosis Research 2015; 135 (Suppl. 1). S. 52–55.

8 Schneider, K.: Plasmatische Blutgerinnung und Fibrinolyse nach unterschiedlichen körperlichen Belastungen bei gesunden männlichen Probanden. Dissertation Universität Jena 2006.

9 Eriksson, M., Johnson, O., Boman, K. et al.: Improved fibrinolytic activity during exercise may be an effect of the adipocyte-derived hormones leptin and adiponectin. Thrombosis Research 2008; 122 (5). S. 701–708.

10 Thrall, G., Lane, D., Carroll, D. et al.: A systematic review of the effects of acute psychological stress and physical activity on haemorheology, coagulation, fibrinolysis and platelet reactivity: Implications for the pathogenesis of acute coronary syndromes Thrombosis Research 2007; 120 (6). S. 819–847.

11 Wirtz, P. H., Spillmann, M., Bärtschi, C. et al.: Oral melatonin reduces blood coagulation activity: a placebo-controlled study in healthy young men. Journal of Pineal Research 2008; 44 (2). S. 127–133.

12 Scheer, F. A., Shea, S. A.: Human circadian system causes a morning peak in prothrombotic plasminogen activator inhibitor-1 (PAI-1) independent of the sleep/wake cycle. Blood 2014; 123 (4). S. 590–593.

13 Känel, R.: Acute mental stress and hemostasis when physiology becomes vascular harm. Thrombosis Research 2015; 135 (Suppl. 1). S. 52–55.

14 Steiner, R: Geisteswissenschaft und Medizin (GA 312). Rudolf Steiner Verlag Dornach 2020. Vortrag vom 8. April 1920.

15 Steiner, R.: Eine okkulte Physiologie (GA 128). Rudolf Steiner Verlag Dornach 1991. Vortrag vom 27. März 1911.

16 Ripke, A. A.: Studie zur Thrombozytenaktivierung durch psychisch induzierten Stress bei Patienten mit vermehrten Ängsten. Dissertation Universität Lübeck 2006.

17 Gidron, Y., Gilutz, H., Berger, R. et al.: Molecular and cellular interface between behavior and acute coronary syndromes. Cardiovascular Research 2002; 56. S. 15–21.

18 Aschbacher, K., Roepke, S., Känel, R. et al.: Persistent versus transient depressive symptoms in relation to platelet hyperactivation: A longitudinal analysis of dementia caregivers. Journal of Affect Disorders 2009; 116 (1–2). S. 80–87.

19 Känel, R., Vökt, F., Demarmels-Biasiutti, F. et al.: Relation of psychological distress to the international normalized ratio in patients with venous thromboembolism with and without oral anticoagulant therapy. Journal of Thrombosis and Haemostasis 2012; 10. S. 1547–1555.

20 Jiang, W., Boyle, S. H., Ortel, T. et al.: Platelet aggregation and mental stress induced myocardial ischemia: Reslts from the REMIT study. American Heart Journal 2015; 169 (4). S. 496–507.

21 Kotlega, D., Gołab-Janowska, M., Masztalewicz, M. et al.: The emotional stress and risk of ischemic stroke. Neurologia i Neurochirurgia Polska 2016; 50 (4). S. 265–270.

22 Känel, R.: Acute mental stress and hemostasis when physiology becomes vascular harm. Thrombosis Research 2015; 135 (Suppl. 1). S. 52–55.

23 Katusic, Z. S., Austin, S. A.: Neurovascular Protective Function of Endothelial Nitric Oxide Recent Advances. Circulation Journal 2016; 80. S. 1499–1503.

24 Zheng ,Q., Chaikof, E. L.: Interface between hemostasis and adaptive immunity. Current Opinion in Immunology 2010; 22 (5). S. 634–642.

25 Konkle, B. A.: Störungen von Plättchen und Gefäßwand. In: Dietel, M., Suttorp, N., Zeitz, M. (Hrsg.): Harrisons Innere Medizin. ABW Wissenschaftsverlag Berlin 2016. S. 886–894.

26 Ebd.

27 Gidron, Y., Gilutz, H., Berger, R. et al.: Molecular and cellular interface between behavior and acute coronary syndromes. Cardiovascular Research 2002; 56. S. 15–21.

28 Vanhoutte, P. M.: Regenerated endothelium and its senescent response to aggregating platelets. Circulation Journal 2016; 80. S. 783–790.

29 Konkle, B. A.: Störungen von Plättchen und Gefäßwand. In: Dietel, M., Suttorp, N., Zeitz, M. (Hrsg.): Harrisons Innere Medizin. ABW Wissenschaftsverlag Berlin 2016. S. 886–894.

30 Böcker, W., Denk, H., Heitz, Ph. U.: Pathologie. Urban & Fischer München 2004. S. 230–233.

31 Gedigk, P.: Örtliche und allgemeine Störungen des Kreislaufes. In: Eder, M., Gedigk, P. (Hrsg): Lehrbuch der Allgemeinen Pathologie und der Pathologischen Anatomie. Springer Verlag Berlin/Heidelberg 1986. S. 85.

32 Graß, D. A.: Der PREDICT-Score: Ein Scoring-System zur Abschätzung der residuellen Plättchenaktivität nach koronarer Stentimplantation. Dissertation Universität Tübingen 2010.

33 Kemkes-Matthes, B., Heidinger, K., Kirsch-Altena, A. et al.: Blutungsneigung. Der Internist 2012, 53. S. 833–844.

34 Lefrançais, E., Ortiz-Muñoz, G., Caudrillier, A. et al.: The lung is a site of platelet biogenesis and a reservoir for haematopoietic progenitors. Nature 2017; 544 (7648). S. 105–109.

35 Ripke, A. A.: Studie zur Thrombozytenaktivierung durch psychisch induzierten Stress bei Patienten mit vermehrten Ängsten. Dissertation Universität Lübeck 2006.

36 Khan, W. I., Ghia, J. E.: Gut hormones: emerging role in immune activation and inflammation. Clinical and Experimental Immunology 2010; 161 (1). S. 19–27.

37 Ebd.

38 Jurk, K., Kehrel, B. E.: Pathophysiologie und Biochemie der Thrombozyten. Der Internist 2010, 51. S. 1086–1094.

39 Ebd.

40 Ebd.

41 Graß, D. A.: Der PREDICT-Score: Ein Scoring-System zur Abschätzung der residuellen Plättchenaktivität nach koronarer Stentimplantation. Dissertation Universität Tübingen 2010.

42 von Hundelshausen, P., Weber, C.: Chronische Entzündung und Atherosklerose. Deutsche Medizinische Wochenschrift 2013; 138. S. 1839–1844.

43 Ebd.

44 Löffler, G., Petrides, P. E., Heinrich, P. C.: Biochemie und Pathobiochemie, Springer Verlag Berlin/Heidelberg 2007. S. 979.

45 Ebd. S. 981.

46 Ebd. S. 984.

47 Kemkes-Matthes, B., Heidinger, K., Kirsch-Altena, A. et al.: Blutungsneigung. Der Internist 2012, 53. S. 833–844.

48 Dietel, M., Suttorp, N., Zeitz, M. (Hrsg.): Harrisons Innere Medizin. ABW Wissenschaftsverlag Berlin 2017. S. 901.

49 Schubert, J., Dechant, M.: Thrombotische Mikroangiopathien. Deutsche Medizinische Wochenschrift 2018; 143. S. 783–786.

50 Bommer, M., Wölfle-Guter, M., Bohl, S. et al.: The differential diagnosis and treatment of thrombotic microangiopathies. Deutsches Ärzteblatt International 2018; 115. S. 327–334.

51 Ebd.

52 Schubert, J., Dechant, M.: Thrombotische Mikroangiopathien. Deutsche Medizinische Wochenschrift 2018; 143. S. 783–786.

53 Stark, M, Wendtner, C.-M.: Thrombotische Mikroangiopathien. Deutsche Medizinische Wochenschrift 2014; 139. S. 1993–1996.

54 Ebd.
55 Lindner, L. H., Hiddemann, W.: Hämatoonkologische Krankheitsbilder. Der Internist 2013; 54. S. 1197–1204.
56 Kemkes-Matthes, B., Heidinger, K., Kirsch-Altena, A. et al.: Blutungsneigung. Der Internist 2012, 53. S. 833–844.
57 Anagnostis, P., Karras, S., Paschou, S. A. et al.: Haemophilia A and B as a cause for secondary osteoporosis and increased fracture risk. Blood Coagulation & Fibrinolysis 2015; 26 (6). S. 599–603.
58 Lindner, L. H., Hiddemann, W.: Hämatoonkologische Krankheitsbilder. Der Internist 2013; 54. S. 1197–1204.
59 Ebd.
60 Samad, F., Ruf, W.: Inflammation, obesity, and thrombosis. Blood 2013; 122 (20). S. 3415–3422.
61 Leite, N. R., Siqueira de Medeiros, M., Mury, W. V. et al.: Platelet hyperaggregability in obesity: is there a role for nitric oxide impairment and oxidative stress? Clinical and Experimental Pharmacology and Physiology 2016; 43 (8). S. 738–744.
62 Kostapanos, M. S., Florentin, M., Elisaf, M. S. et al.: Hemostatic factors and the metabolic syndrome. Current Vascular Pharmacology 2013; 11 (6). S. 880–905.
63 Watzke, H., Nauck, F.: Thromboemboliebehandlung auch in der Palliativmedizin – ein Paradigmenwechsel? Palliativmedizin 2008; 9 (4). S. 246–251.
64 Ebd.
65 Levi, M.: The coagulant response in sepsis and inflammation. Hämostaseologie 2010; 30. S. 10–16.
66 Schöpp, C.: Die Wirkung von Fractalkine auf Thrombozytenaktivierung und Endotheldysfunktion bei Herzinsuffizienz und Diabetes. Dissertation Universität Würzburg 2009.
67 Ebd.
68 Wang, J., Xiong, X., Feng, B.: Effect of crataegus usage in cardiovascular disease prevention: an evidence-based approach. Evidence-Based Complementary and Alternative Medicine 2013. doi: 10.1155/2013/149363.
69 Rogers, K. L., Grice, I. D., Griffiths, L. R.: Inhibition of platelet aggregation and 5-HT release by extracts of Australian plants used traditionally as headache treatments. European Journal of Pharmaceutical Sciences 2000; 4. S. 355–363.
70 Zitiert nach: Känel, R.: Acute mental stress and hemostasis when physiology becomes vascular harm. Thrombosis Research 2015; 135 (Suppl. 1). S. 52–55.
71 Steiner, R.: Anthroposophische Menschenerkenntnis und Medizin (GA 319). Rudolf Steiner Verlag Dornach 1994. Vortrag vom 28. August 1923.
72 Presse, N., Belleville, S., Gaudreau, P. et al.: Vitamin K status and cognitive function in healthy older adults. Neurobiology of Aging 2013; 34 (12). S. 2777–2783.
73 Chouet, J., Ferland, G. Féart, C. et al.: Dietary Vitamin K Intake Is Associated with Cognition and Behaviour among Geriatric Patients: The CLIP Study. Nutrients 2015; 7 (8). S. 6739–6750.
74 Ebd.
75 Shea, M. K., Cushman, M., Booth, S. L. et al.: Associations between vitamin K status and haemostatic and inflammatory biomarkers in community-dwelling adults: The Multi-Ethnic Study of Atherosclerosis. Thrombosis and Haemostasis 2014; 112 (3). S. 438–444.
76 Schurgers, L. J., Joosen, I. A., Eduard, M. et al.: Vitamin K-Antagonists Accelerate Atherosclerotic Calcification and Induce a Vulnerable Plaque Phenotype. PLOS ONE 2012; 7 (8). e43229.
77 Kumar, S., de Lusignan, S., McGovern, A. et al.: Ischaemic stroke, haemorrhage, and mortality in older patients with chronic kidney disease newly started on anticoagulation for atrial fibrillation: a population based study from UK primary care. British Medical Journal 2018; 360. k342.
78 Weitz, J. I.: Antiaggregatorische, antikoagulatorische und fibrinolytische Medikamente. In: Dietel, M., Suttorp, N., Zeitz, M. (Hrsg.): Harrisons Innere Medizin. ABW Wissenschaftsverlag Berlin 2016. S. 909–925.
79 Ebd.
80 Schrör, K.: Neue Plättchenhemmstoffe und die Frage der dualen Hemmung. Der Internist 2012, 53. S. 351–356.
81 Ritz, E., Hahn, K., Ketteler, M. et al.: Gesundheitsrisiko durch Phosphatzusätze in Nahrungsmitteln. Deutsches Ärzteblatt International 2012; 109. S. 49–55.

82 Weitz, J. I.: Antiaggregatorische, antikoagulatorische und fibrinolytische Medikamente. In: Dietel, M., Suttorp, N., Zeitz, M. (Hrsg.): Harrisons Innere Medizin. ABW Wissenschaftsverlag Berlin 2016. S. 909–925.

83 Hiller, E., Riess, H.: Hämorrhagische Diathese und Thrombose. Wissenschaftliche Verlagsgesellschaft Stuttgart 2002. S. 160.

84 Zitiert nach: Katusic, Z. S., Austin, S. A.: Neurovascular Protective Function of Endothelial Nitric Oxid. Recent Advances. Circulation Journal 2016; 80 (7). S. 1499–1503.

85 Bhasin, M. K., Dusek, J. A., Chang, B-H. et al.: Relaxation response induces temporal transcriptome changes in energy metabolism, insulin secretion and inflammatory pathways. PLOS ONE 2013; 8 (5). e62817.

86 Zitiert nach: de Baaij, J. H., Hoenderop, J. G., Bindels, R. J.: Magnesium in man: implications for health and disease. Physiological Reviews 2015; 95 (1). S. 1–46.

87 Kolodziejczyk-Czepas, J., Sieradzka, M., Moniuszko-Szajwaj, B. et al.: Bufadienolides from Kalanchoe daigremontiana as thrombin inhibitors-In vitro and in silico study. International Journal of Biological Macromolecules 2017; 99. S. 141–150.

88 Naimi, M., Vlavcheski, F.,Shamshoum, H. et al.: Rosemary Extract as a Potential Anti-Hyperglycemic Agent: Current Evidence and Future Perspectives. Nutrients 2017; 9 (9). e968.

89 Yamamoto, J., Yamada, K., Naemura, A. et al.: Testing various herbs for antithrombotic effect. Nutrition 2005; 21 (5). S. 580–587.

90 Zolfagharian, H., Mohajeri, M., Babaie, M.: Honey Bee Venom (Apis mellifera) Contains Anticoagulation Factors and Increases the Blood-clotting Time. Pharmacopuncture 2015; 18 (4). S. 7–11.

91 Ahmed, A., Khan, R. A., Azim, M. K. et al.: Effect of natural honey on human platelets and blood coagulation proteins. Pakistan Journal of Pharmaceutical Science 2011; 24 (3). S. 389–397.

92 Engel, W.: Die Besonderheiten des Antimons und seine Differenzierung in Pharmazie und Medizin. Der Merkurstab 2019; 72 (2). S. 111–122.

93 Meier, C., Heusser, P., Haeberli, A.: Stibium (Antimon) und Hämostase in vitro. In: Heusser, P. (Hrsg.): Akademische Forschung in der Anthroposophischen Medizin. Peter Lang Verlag Bern 1999. S. 311–315.

94 Steiner, R.: Geisteswissenschaft und Medizin (GA 312). Rudolf Steiner Verlag Dornach 2020. Vortrag vom 8. April 1920.

95 Ebd.

96 Ebd.

97 Steiner R., Wegman, I.: Grundlegendes für eine Erweiterung der Heilkunst nach geisteswissenschaftlichen Erkenntnissen (GA 27). Rudolf Steiner Verlag Dornach 2014. Kapitel: Heilmittel-Erkenntnis und Typische Heilmittel.

98 GAÄD (Hrsg.): Vademecum Anthroposophische Arzneimittel 2017. Der Merkurstab 2017; 70 (Suppl.). S. 518

99 Ebd. S. 45, 518, 696.

100 Ebd. S. 139.

101 Schempp, C. M., Mandera, R., Huber, R. et al.: Die Blutwurz, Potentilla erecta (L.) Räuschel – ein kleines Rosengewächs mit großer Heilwirkung. Der Merkurstab. 2015; 68 (4). S. 296–305.

102 Huber, R., Ditfurth, A. V., Amann, F. et al.: Tormentil for active ulcerative colitis: an open-label, dose-escalating study. Journal of Clinical Gastroenterology 2007; 41 (9). S. 834–838.

103 Känel, R., Vökt, F., Demarmels-Biasiutti, F. et al.: Relation of psychological distress to the international normalized ratio in patients with venous thromboembolism with and without oral anticoagulant therapy. Journal of Thrombosis and Haemostasis 2012; 10. S. 1547–1555.

KAPITEL XV

Intensivmedizin

1. Leitgedanken zur intensivmedizinischen Patientenversorgung

Die moderne Intensivmedizin hat bedeutende Fortschritte erreicht, die bei vielen Erkrankungen zu relevanten Prognoseverbesserungen führten. Neben den unbestreitbaren positiven Ergebnissen bestehen allerdings auch schwerwiegende Herausforderungen. So können sich physische, seelische und geistig-kognitive Behinderungen ergeben sowie soziale Einschränkungen entstehen. Man spricht dann von einem *Post Intensiv Care Syndrom* (PICS). Der Anteil betroffener Patienten ist erschreckend hoch: Drei Monate nach der Krankenhausentlassung sind einer US-Studie zufolge mehr als die Hälfte der Patienten in mindestens einem von drei Bereichen (kognitive Einschränkungen, Depression, Einschränkungen in Aktivitäten des täglichen Lebens) auffällig.[1] Diese Zahl ist auch nach zwölf Monaten nur unwesentlich geringer. Auf der anderen Seite mehren sich Hinweise auf die positive Wirksamkeit integrativer Ansätze, wie der Musik- und Maltherapie (die stressmindernde Wirksamkeit von Naturlandschaften wurde im experimentellen Design untersucht[2]). Äußere Anwendungen, Heileurythmie, aber auch die zwischenmenschliche Interaktion und Qualität der Begegnung sind von entscheidender Bedeutung. Der Patient steht durch seine lebensbedrohende Erkrankung an einer existenziellen Schwelle und braucht die menschliche Begleitung und Unterstützung. Neben der notwendigen Patientenorientierung mit Achtung der *Individualität* des Erkrankten spielt die *seelische Ebene* eine zentrale Rolle: Angst und Panik während der intensivmedizinischen Behandlung können zu späteren psychischen Belastungen führen.[3] Seelische Anspannung und Angst schwächen darüber hinaus die *Lebensorganisation* des Patienten und behindern den Heilungsprozess. Die notwendigen *Interventionen* beziehen sich in der Intensivmedizin besonders auf die *physische Organisation.* Sie wirken u.U. lebensrettend, können aber für sich genommen niemals heilen. Die Beatmung ist bei respiratorischer Insuffizienz erforderlich. Allerdings bedarf es der umfassenden Heilungsprozesse des z.B. an einer Pneumonie leidenden Patienten, um die Erkrankung und dann auch die Beatmungsphase zu überwinden. Insofern rechnen alle interventionellen Maßnahmen mit den salutogenetischen Prozessen, die letztlich zur Heilung der interventionsbedürftig eingeschränkten Organfunktionen führen. Bei der Pneumonie-assoziierten Sepsis bezieht sich die antibiotische Therapie auf die pathogenetisch relevanten Erreger. Sie „heilt" darüber hinaus weder die Pneumonie noch überwindet sie die assoziierte Sepsis. Diese Prozesse sind eine organismische Leistung und Ausdruck der Wesensgliederwirksamkeit des Patienten, die therapeutisch zu unterstützen ist.

Die *Intensivmedizin* bedarf eines *integrativen, salutogenetisch orientierten Behandlungskonzepts*, das die pathogenetisch orientierten medikamentösen und apparativen Maßnahmen ergänzt.

Dem integrativen Therapieansatz der Anthroposophischen Medizin kommt deshalb in der Intensivmedizin eine wesentliche Bedeutung zu.

Die folgenden Abschnitte geben exemplarisch Beispiele für eine integrative, am Menschenverständnis der Anthroposophie orientierte Intensivmedizin. Diese macht sich keinesfalls ausschließlich an den medikamentösen, heileurythmischen und kunsttherapeutischen Behandlungskonzepten fest, sondern bezieht sich gleicherweise auf die anthroposophische Krankenpflege und die räumliche und tagesrhythmische Gestaltung der Station. Es sind Konzeptionen und Entwicklungen zu einer immer mehr am Menschen orientierten Intensivmedizin, wie sie in anthroposophischen Kliniken zur Anwendung kommt.

2. Patienten-Therapeut-Beziehung in der Intensivmedizin

Die therapeutische Beziehung zum Patienten steht vor besonderen Herausforderungen: Die interventionellen Maßnahmen und der maschinelle Support wesentlicher Lebensfunktionen lenken die Aufmerksamkeit auf die mechanistischen Aspekte des Krankheitsbildes und der medizinischen Versorgung. Differenzierte Messungen der kardiovaskulären Parameter, die Einstellung der Beatmung und ebenso die Dialyse lassen eine durch technische Überlegungen dominierte Patienten-Arzt-Beziehung entstehen. So droht der schwer kranke Mensch aus dem Beobachtungshorizont zu geraten, mehr als Objekt medizinischen Handelns als in seiner Individualität wahrgenommen zu werden. Oftmals erfolgt erst bei ethischen Fragestellungen (häufig durch die Pflegenden angeregt) die Reflexion dieser individuellen Dimension. Eine sprichwörtliche Patientenaussage beleuchtet diese Situation: „Es wurde viel für mich getan, ich war aber nicht gemeint.“[4]

Die Intensivmedizin braucht eine „Vermenschlichung“ der Beziehung zum Patienten. Hierzu gehört in der Krankenpflege der Perspektivwechsel von der apparativen und technischen Patientenversorgung zu der menschlich zugewandten Berührung des Patienten z. B. im Rahmen der einfühlsam durchgeführten, in ihrer Indikation und Substanzwahl differenziert eingesetzten rhythmischen Einreibungen. Diese Therapiemaßnahmen unterstützen die salutogenetischen Prozesse und sprechen die Wesensglieder des Patienten an.

Bei den *Schwellen- und Grenzsituationen* in der Intensivmedizin besteht die Herausforderung, den „eigentlichen“ Willen des Patienten zu erfahren, der sich aufgrund der aktuellen Situation u. U. von früheren Festlegungen in seiner *Patientenverfügung* unterscheidet.

Für das intuitive Erfassen des Patientenwillens eignen sich die folgenden Perspektiven. Die erste bezieht sich auf den zeitlichen Verlauf: Nimmt der Patient die interventionellen und therapeutischen Maßnahmen an? Oder verschlechtert sich das klinische Bild trotz aller Bemühungen? Manchmal beobachten wir überraschende Wendungen im Krankheits- und Heilungsverlauf. In den salutogenetischen Prozessen äußert sich auf einer ersten, vom Alltagsbewusstsein weit entfernten Ebene der Patientenwille. Das Wesen des Patienten ist es schließlich, dass die ihm entgegengebrachten therapeutischen Möglichkeiten, die für sich genommen niemals „Gesundheit" erzwingen können, ergreift oder sich anderen Schicksalswegen zuwendet. Demzufolge gewinnen wir aus dem zeitlichen Verlauf ein *Bild* vom aktuellen Patientenwillen.

Die äußeren Ereignisse fügen sich in ihrer zeitlichen Folge nicht nur zu einem Bild, sondern erscheinen als „Zeichen" oder „*Sprache*" des Patientenwillens. In diesem Zusammenhang ist auf den Gesamteindruck des Patienten, seinen Gesichtsausdruck, ggf. seine Gestik zu achten. Die Kenntnis der Gebärdensprache Sterbender, wie z. B. das „Aufdecken" und „Entkleiden", ist hier eine wesentliche Hilfe.

Die dritte Perspektive bezieht sich auf die *Intuition des Patientenwillens*. Hiermit betritt man einen intimen und spirituellen Bereich. Durch die Kenntnis der Lebensmaximen und Wertevorstellungen, die sich ggf. in der Patientenverfügung finden, lässt sich eine zurückblickende und auf die Vergangenheit bezogene Einschätzung gewinnen. Die Biografie des Patienten, von der wir durch die Gespräche mit nahen Angehörigen etwas erfahren, gibt weitere wesentliche Aufschlüsse. Über die Biografie und das Lebensbild kann es gelingen, ein persönliches Verhältnis zum Patienten aufzubauen. Vor diesem Hintergrund ist es möglich, sich meditativ an das geistige Wesen zu wenden, dass sich nicht in den Alltagsperspektiven erschöpft, sondern als schützender Begleiter mit der Schicksalsdimension der Erdenleben verbunden ist. Ein geeigneter meditativer Wortlaut findet sich in dem auf die jeweilige Situation abwandelbaren Spruch Rudolf Steiners:

Geist Deiner Seele, wirkender Wächter,
Deine Schwingen mögen bringen
Unserer Seelen bittende Liebe
Deiner Hut vertrautem Erdenmenschen
Dass mit Deiner Macht geeint
Unsere Bitte helfend strahle
Der Seele, die sie liebend sucht.[5]

Diese Meditation kann man in der Einzahl oder auch in der Mehrzahl pflegen („Meine bzw. unsere Bitte helfend strahle"). In der Mehrzahl formuliert spricht sie die Gemeinschaft an und damit ein zentrales Element der Intensivmedizin. Denn deren Leistungen werden nur durch eine abgestimmte Team-Arbeit möglich. Insofern ist die Pflege der therapeutischen Gemeinschaft gerade in der Intensivmedizin besonders wichtig und kann durch gemeinschaftliche Patientenbesprechungen, aber auch durch eine meditative Hinwendung zum Patienten, seinem Schicksal und den helfenden Mächten erfolgen.

In diesem Bemühen um das Erfassen des Patientenwillens entsteht eine ethisch begründete, intensivmedizinische Entscheidung, die sich an dem für den Patienten „Guten" orientiert. Einfache Überlegungen wie „er hat doch ein schönes Leben gehabt" oder „er ist doch schließlich 90 Jahre" oder auch „einen solchen Zustand hat er sich nie gewünscht" lassen sich in ihrer schalenhaften Äußerlichkeit erkennen und zu den eigentlichen Entscheidungen vertiefen. Es ist immer darauf zu achten, dass sich therapeutische Maßnahmen am kranken Menschen orientieren und nicht einfachen Vorstellungen, die auf Therapeuten- und Angehörigenseite oftmals Ausdruck der Überforderung sind, unterordnen. Trotz aller Bemühungen ist aber deutlich, dass diese Entscheidungen immer nur in die Nähe der geistigen Wirklichkeit des Patientenwillens gelangen und dass sicher Unvollkommenheiten und Fehler auftreten. Aus diesem Grunde kommt es darauf an, dass derartige Entscheidungen nicht aufgrund einzelner Aspekte (z. B. Kenntnis einer als terminal eingeschätzten Erkrankung) heraus fallen, sondern aus einem intensiven Bemühen um den Patienten. Durch dieses Ringen um die Entscheidungsfindung entstehen Handlungen, die durch die Individualität des Therapeuten getragen sind. Sie werden nicht ohne Wirksamkeit bleiben, wie überhaupt alle therapeutischen Maßnahmen - nicht nur in diesen existenziellen Lebenssituationen - ein Schicksalsverhältnis zum erkrankten Menschen aufbauen, das zukünftig seine weiteren Ausgestaltungen erfährt. Grundlage ethischen Handelns ist der Wille zum Heilen, der den Willen des Kranken zum Gesunden unterstützt. Dieses „*Hauptgesetz der Patienten-Arzt-Beziehung*" [→ XXXIII. 2. Ethische Grundlagen ärztlicher Tätigkeit] bedeutet allerdings nicht, maschinelle und andere interventionelle Maßnahmen unkritisch fortzusetzen. Auch hier entscheidet das beobachtbare „Annehmen" der Interventionen durch den Patienten über deren Sinnhaftigkeit. Es bedarf deshalb immer wieder eines „Hineinhörens" in das „Wollen" des Kranken, das auf den genannten Ebenen zu suchen ist.

3. Allgemeine Pflegemaßnahmen beim intensivmedizinisch betreuten Patienten

Der intensivmedizinisch betreute Patient benötigt eine *rhythmische Tagesgestaltung.* Während der Nacht braucht er nicht nur Ruhe, sondern auch Dunkelheit. Notwendige Alarme und Signale sollten nach Möglichkeit in den Überwachungsbereich umgeschaltet werden. Während des Tages ist auf die Umgebungsgestaltung zu achten: Wärme, Licht und Farben haben einen unmittelbar erlebbaren positiven Einfluss auf das Befinden des Patienten, wirken entängstigend, geben Hülle, entwickeln Geborgenheit, Vertrauen und stimulieren dadurch auch die Heilungsprozesse. Trotz der notwendigen apparativen Ausstattung braucht der Patient einen Wahrnehmungsraum, der nicht (nur) mit den ihm unverständlichen und manchmal beängstigenden „Maschinenpark" ausgestattet ist, sondern durch seine Gestaltung die Seele „ernährt" und die Entwicklung von Hoffnung und neuen Perspektiven unterstützt. Das gilt in abgewandelter Form auch für den sedierten Patienten.

Die pflegerische Betreuung beginnt am Morgen mit einer aktivierenden Waschung z. B. mit

- *Rosmarin Aktivierungsbad* (Weleda) 1-0-0

oder als belebende Waschung mit

- *Citrus Erfrischungsbad* (Weleda)

bzw.

- *Zitronen Lemongrass Bad* (Dr. Hauschka) 1-0-0.

Bei Ödemen und Anasarka kommen

- *Citruswickel* täglich, Durchführung siehe Anhang
- *Venadoron* (Weleda) täglich

in Betracht.

Tonisierend wirkt der

- *Boragowickel* täglich, Durchführung siehe Anhang

Positive Erfahrungen bestehen zudem mit Rosmarin[6,7]:

- *Rosmarin-Salbe 10 %* (Weleda) morgendliche Wadeneinreibung.

Rosmarin regt die *dynamische Wirksamkeit* der oberen Wesensglieder im Stoffwechsel-Gliedmaßen-System an. Am Abend unterstützen

- *Lavandula, Oleum aethereum 10 %* (Wala) abendliche Unterschenkel- und Fußeinreibung

bzw.

- *Lavendelöl* (Weleda) Ölige Einreibung

oder

- *Kupfer Salbe rot* (Wala) abendliche Unterschenkel- und Fußeinreibung, insbesondere bei kalten Extremitäten

bzw.

- *Cuprum metallicum praeparatum 0,4 %* (Weleda) Salbe

den Lösungsprozess der Wesensglieder. Der *intensivmedizinisch zu versorgende Patient* braucht *Umhüllung* und *„Schutz“*. Diese bildet sich z.B. durch pflegerische Anwendungen mit

- *Solum Öl* (Wala) lokale Einreibung bis mehrmals täglich.

Beim *bewusstseinseingeschränkten Patienten* haben sich die astralische und die Ich-Organisation schlafähnlich aus ihrem Zusammenhang mit dem *Nerven-Sinnes-System* gelöst. Damit verlieren sich die abgrenzenden Bewusstseinsfunktionen, die zwischen Fremd und Selbst unterscheiden, und der Patient ist schlafähnlich dem Umkreis zugewandt. Das „Punktbewusstsein" unserer alltäglichen Bewusstseinswelt, in der wir uns selbst der Welt gegenüberstellen, wird verlassen und die schlafähnliche Verbindung mit dem Umkreis, von der zahlreiche Out-of-the-body-experiences berichten, vollzogen.

Demgegenüber verbinden sich die Wesensglieder mit den aufbauenden Stoffwechsel- und Heilungsprozessen: „Es ist der Geist, der sich den Körper baut" formulierte es Friedrich Schiller (1759–1805). Bei der Somnolenz infolge von Fieber und Entzündungsprozessen kommt es zur vermehrten Aktivität der astralischen und der Ich-Organisation im *Stoffwechsel-Gliedmaßen-System*. Jetzt handelt es sich nicht mehr um ihre aufbauende, sondern die abbauende Wirksamkeit.

Insofern ist der *bewusstseinseingeschränkte Patient* keineswegs von seinem seelisch-geistigen Wesen verlassen.

Das Bewusstsein erscheint wie ein Spiegel, in dem das seelisch-geistige Wesen des Menschen sich selbst (Selbstbewusstsein) und die Welt (Gegenstandsbewusstsein) erfährt. Wie das durch einen dunklen Raum strahlende Licht unsichtbar ist und erst am beleuchteten Gegenstand erscheint, so das geistige Wesen des Menschen durch die „Reflexion" an der Nerven-Sinnes-Organisation. Die Erkrankung des „Spiegels" bedeutet deswegen keineswegs den Verlust von Seele und Geist beim bewusstlos wirkenden Patienten, sondern lediglich die in unterschiedlichem Grad bestehende Einschränkung der „Spiegelungsfunktion" des Nerven-Sinnes-Systems.

Die *äußere Bewusstlosigkeit* ist manchmal von *inneren Erfahrungen* erfüllt, über die Patienten als *Nahtoderfahrungen* berichten. Wir müssen beim bewusstseinseingeschränkten Patienten auf diese unterschiedlichen Orientierungen, auf die beiden „Augen" der Seele achten, die im Sinne von Angelus Silesius (1624–1677) einerseits in die Zeit, andererseits in die Ewigkeit blicken:

Zwei Augen hat die Seel:
Eins schauet in die Zeit,
das andere richtet sich hin in die Ewigkeit.[8]

Auf der anderen Seite können sich die Wesensglieder von allen Systemen der dreigliedrigen Organisation entfernen: Der Leib erscheint dann vom seelisch-geistigen Wesen „wie verlassen". Die oberen Wesensglieder haben sich aus ihrem Zusammenhang mit dem Organismus gelöst und auch die ätherische Organisation ist geschwächt und in ihrer aufbauenden Wirksamkeit eingeschränkt. Ausgedehnte Ödeme entstehen durch große Flüssigkeitsmengen, die sich nicht mehr in die ätherische Wirksamkeit integrieren, sondern den physischen Gesetzmäßigkeiten folgen. Nun bedarf es pflegerisch-therapeutischer Maßnahmen, die Wesensglieder wieder mit dem Körper zu verbinden.

Zu ihnen gehört die äußere Anwendung von

- *Solum Öl* (Wala) lokale Einreibung bis mehrmals täglich.

Bei Störungen im Wärmeorganismus mit kühlen Akren ist

- *Arnica comp. / Cuprum* (Weleda) Ölige Einreibung lokale Einreibung

hilfreich. Arnika dient der Reintegration der oberen Wesensglieder. Cuprum führt das periphere seelisch-geistige Wesen des Menschen in die aufbauenden Lebensprozesse.

Sehr wesentlich ist die rhythmische Einreibung der Herzregion bzw. der Herzsalbenlappen mit

- *Aurum / Lavandula comp.* (Weleda) Creme 0-1-0-1

oder

- *Gold-Rosen-Lavendel* (Lichterde) Massage-Öl 0-1-0-1.

Während des Tages ist das gedämpfte Sonnenlicht und nicht die elektrische Beleuchtung wünschenswert. Auch sollte man den bewusstseinseingeschränkten Patient keinesfalls mit „unterhaltsamer Musik“ beschallen. In diesem Zustand ist menschliche Nähe der Pflegenden, Ärzte und Therapeuten wesentlich, die zu dem integrativen Behandlungskonzept einer nach anthroposophisch-medizinischen Gesichtspunkten ausgerichteten Intensivmedizin gehört. Zudem braucht der Patient eine äußere Hülle, er sollte also keinesfalls „nackt“ im Bett liegen.

Der beatmete Patient mit Dialyse macht deutlich, wie sich die Organfunktionen nicht mehr ausreichend innerhalb des Organismus vollziehen und nun außerhalb und maschinell zu übernehmen sind. Beim Einsatz eines „Ersatzverfahrens“ rechnen wir mit der möglichst baldigen Erholung der Organfunktionen, also der Salutogenese.

Auch in der *Intensivmedizin* braucht es demzufolge therapeutischer Konzepte, welche die *salutogenetischen Prozesse* unterstützen.

Diese sind letztlich sogar das Entscheidende für das Patienten-Outcome. Sie bestehen nicht nur in Arzneimitteln, sondern ebenso in der Heileurythmie und den künstlerischen Therapien.

4. Reanimation

Die Reanimation gehört zu den besonders eingreifenden intensivmedizinischen Maßnahmen, die an das Team sehr hohe fachliche, menschliche und spirituelle Anforderungen stellt. Schließlich geht es um therapeutische Maßnahmen, die im Bereich der Todesschwelle erfolgen und für den Patienten fördernd, aber sicher auch hinderlich wirksam werden können.

Der reanimationspflichtige Patient befindet sich im Zustand des klinischen Todes. Häufigste Ursache ist in westlichen Industrienationen der plötzliche Herztod (koronare Herzerkrankung, Infarkt, Rhythmusstörungen), bedeutend seltener sind andere innere Erkrankungen (z.B. Lungenembolie) oder äußere Ursachen (Ersticken, Ertrinken, Unfall, Suizid). Es kommt zum *Bewusstseinsverlust* im Nerven-Sinnes-System, zum *Kreislauf- und Atemstillstand* im Rhythmischen System und zur *Regungslosigkeit* im Gliedmaßensystem. Unter dem Aspekt der Wesensglieder ergeben sich charakteristische Veränderungen: Der *physische Körper* zeigt z.B. eine Zyanose (bei fulminanter Lungenembolie) oder ein blasses Hautkolorit („blauer und weißer Tod"). Es entwickeln sich abbauende Stoffwechselprozesse anstelle der aufbauenden *ätherischen Wirksamkeit*. Die *astralische Organisation* löst sich aus ihrer leiborientierten Wirksamkeit: Die Hämodynamik sistiert, der Blutdruck fällt ab, die Atmung hört auf und das alltägliche Bewusstsein erlischt. Die *Ich-Organisation* hat ihre integrierende Funktion verloren und sich ebenfalls aus der leiborientierten Wirksamkeit gelöst. Der Abfall der Körpertemperatur und die kühlen Akren weisen auf den veränderten Wärmeorganismus.

Der *klinische Tod* beruht auf der *Exkarnation der Wesensglieder.*

Damit entspricht die Wesensgliederwirksamkeit des reanimationspflichtigen Patienten dem Todesaugenblick: Für den Patienten erlischt das gewohnte Bewusstsein und auch für die Außenstehenden sind keinerlei Bewusstseinsfunktionen wahrnehmbar. Allerdings berichten Reanimierte in bis zu 18 % von inneren Erfahrungen, die als Nahtoderfahrungen insbesondere die Studie von Pim van Lommel bekannt machte.[9, 10] Das nach außen gewendete „Auge" verschließt sich im Sterben, das nach innen gerichtete öffnet sich und wendet sich neuen Erfahrungen zu. Zu ihnen gehören die Out-of-the-body-experiences, die aus einer anderer Bewusstseinsperspektive „von oben" das Reanimationsgeschehen und auch die Gedanken der Beteiligten wahrnehmen. Der Mensch verliert sein zentriertes Bewusstsein und wird zum „peripheren" Wesen. Weitere Erfahrungen wie das Lebenspanorama, die moralischen Lebensbewertungen, die Begegnung mit einem wesenhaften Licht und auch den Wunsch, wieder zurückzukehren, berichten Patienten nach erfolgreicher Reanimation. Das intensivmedizinische Team sollte diese häufigen und in ihrer Bedeutung oft unterschätzten Erfahrungen gut kennen, da sie eine entscheidende Grundlage für eine sachgemäße und dem Erkranken zugewandte innere Haltung in dieser existenziellen Situation bilden.[11] Auch muss man sich bewusst sein, dass Patienten in ihren Nahtoderfahrungen die Diskussionen der Beteiligten ggf. auch hinsichtlich Prognose, Hirntod und möglicher Organentnahme erlebten und von ihnen berichten konnten.

Während der Reanimation stehen oftmals mechanische Anschauungsweisen und Modelle im Vordergrund: Die Thoraxkompression soll die „Pumpfunktion" aufbauen, die maschinelle Beatmung dient dem notwendigen Gasaustausch und der Oxygenierung. Es kommt zu einer *Mechanisierung* in den Reanimationsmaßnahmen. Ihnen gegenüber stehen geisteswissenschaftliche und ethische Fragen nach dem geistig-seelischen

Wesen, seinen spirituellen Erfahrungen, „seinem Willen", wieder den Leib zu ergreifen und seinem Schicksal. In der Wiederbelebung werden wir existenzielle Teilhaber des Patientenschicksals. Dazu fügt sich die ausgesprochen unterschiedliche und individuelle Reanimationssituation, die wie eine Sprache des Patientenwillens erscheint: Manchmal ist das Reanimationsteam sofort zur Stelle und übernimmt erfolgreich eine suffiziente Erstversorgung. Auf der anderen Seite stellen sich alle möglichen Arten von Schwierigkeiten und Hindernissen in den Weg, die letztlich den erhofften Erfolg verhindern. Ergreift die Individualität des Patienten die angebotene Hilfestellung, entsteht die therapeutische Frage nach Arzneimitteln, die seine salutogenetischen Prozesse unterstützen. Jede Reanimation ist schließlich erst dann erfolgreich, wenn die supportiven Maßnahmen der Intensivmedizin die Voraussetzung für die Wirksamkeit salutogenetischer Potenziale des erkrankten Menschen schaffen, die sich als Ausdruck der Leibergreifung der Wesensglieder entwickeln.

4.2 Interventionelle und therapeutische Maßnahmen bei der Reanimation

Nach Feststellung der Reanimationsbedürftigkeit beziehen sich die Basismaßnahmen auf Herzdruckmassage und Beatmung. Bei Kammerflimmern und pulsloser Tachykardie ist die Defibrillation die entscheidende Maßnahme.

4.2.1 Herzdruckmassage

Die Herzdruckmassage basiert konzeptionell auf dem Pumpenparadigma der Herzfunktion. Auf die Kritik an diesem suggestiven Modell und seine nicht ausreichende „Reichweite" für das Verständnis gut dokumentierter kardiovaskulärer Funktionen wurde bereits hingewiesen [→ X. 2.6 Drei Ebenen der Herzfunktion]. Vor diesem Hintergrund braucht auch die Herzdruckmassage eine erweiterte Konzeptionalisierung, indem man das Herz nicht als „Pumpe", sondern als „Stauungs- und Impedanzorgan" versteht. Die Herzdruckmassage muss dem Strömungsprofil des Blutes entsprechen und das Hindernis beeinflussen, das sich der Blutbewegung entgegenstellt. Gegenwärtig gelten Kompressions- und Entlastungsphasen im Verhältnis von 1:1 als Empfehlung. Ein dem Flüssigen entsprechendes „organisches" Bewegungsprofil erbringt möglicherweise verbesserte Ergebnisse gegenüber einem mechanischen Bewegungsmuster. Darüber hinaus ist nach stabilisiertem Kreislauf die Blutdynamik frühzeitig von der Peripherie her anzuregen (s. u.).

Wenige Arzneimittel kommen in der Reanimationsphase zum Einsatz.[12] Gelingt der i.v.-Zugang nicht, so ist der intraossäre Zugang (besonderes Besteck) möglich, über den sich alle notwendigen Arzneimittel und Flüssigkeit geben lassen. Die transbronchiale Applikation ist mit dem Problem der unsicheren Dosierung (bei Adrenalin ca. 3–10-mal höher als bei i.v.-Gabe) und dem Anfluten hoher Arzneimittelkonzentrationen nach Wiederherstellung des Kreislaufs infolge pulmonaler Depotbildung behaftet.

Für die begleitende Therapie in der frühen Reanimationsphase kommen

- *Aurum metallicum praeparatum D10* (Weleda) Amp. s.c.

zusammen mit

- *Arnica, Planta tota D10 / Cor D10 aa* (Weleda) Amp. s.c.

und

- *Cardiodoron 1 %, 5 %* (Weleda) Amp. s.c.

bzw.

- *Cardiodoron 1 %/Magnesium phosphoricum acidum D6 aa* (Weleda) Amp. s.c.

in Betracht. Nach stabilisiertem Kreislauf appliziert man den

- *Arnika-Herzwickel*[13] Durchführung siehe Anhang

Er verbleibt für ca. 30 Minuten. Anschließend erfolgt die Organeinreibung mit

- *Aurum / Lavandula comp.* (Weleda) Creme.

4.2.2 Beatmung

Die Beatmung steht in mehrfacher Hinsicht im Gegensatz zur physiologischen Atemfunktion: Die Intubation schaltet die grenzbildenden Funktionen aus, die aus der Raumluft das innere Milieu entstehen lassen. Aus diesem Grunde ist bei längerfristiger Beatmung auf die *ventilatorassoziierten Pneumonien* zu achten. Eine Prophylaxe erfolgt durch die Thoraxeinreibung mit

- *Plantago Bronchialbalsam* (Wala) 1-(1)-0

sowie durch

- *Meteoreisen Inject* (Wala) Amp. s.c. bis 1-0-0

oder

- *Ferrum sidereum D6* (Weleda) Amp. s.c. bis 1-0-0.

Des Weiteren entsteht aus dem Sogprozess der Inspiration eine druckbedingte Ventilation. Die Atmungsorganisation steht mit dem Nerven-Sinnes-System in Beziehung, gehört durch ihre rhythmische Funktion zum Rhythmischen System und verfügt durch die Atemmuskulatur über ein Bewegungssystem. Die Beatmung bedingt Einschränkungen dieser Bewegungsorganisation (Muskelatrophie): Bereits nach kurzer kontrollierter Beatmungszeit kommt es zu einer Atrophie des Zwerchfells (ventilator-induced diaphragmatic dysfunction (VIDD)).[14,15] Die Bewegungsorganisation des Atmungssystems ist demzufolge therapeutisch zu unterstützen und in der weaning-Phase funktionell zu kräftigen. Spontanatmungsverfahren zeigen diesbezüglich positive Effekte. Während der ventilatorgestützten Beatmung entwickelt sich durch die Rücknahme der Bewegungsorganisation eine zunehmende Dominanz des Nerven-Sinnes-Pols mit den zu ihm gehörenden *Skleroseprozessen.*

Darüber hinaus bedeutet die *kontrollierte Beatmung* einen Eingriff in das Rhythmische System. Dieser bezieht sich nicht nur auf die Atmungsfrequenz, sondern auch auf das Verhältnis von Inspiration zu Exspiration, das im kleinen Abbild der In- und Exkarnation des seelisch-geistigen Menschenwesens entspricht. *Assistierte Beatmungsverfahren* bis zu NAVA (neurally adjusted ventilatory assist) versuchen, eine physiologischere Druckapplikation und bessere Synchronisation zwischen Patient und Respirator zu erreichen.

Schließlich ist ein sachgemäßer Umgang mit der *Sauerstofftherapie* erforderlich. Diese sollte man keinesfalls „reflexartig" als Hyperoxygenierung durchführen. Die bisherige Studienlage zeigt im Falle einer Hyperoxygenierung eine erhöhte Mortalität (Sauerstofftoxizität).[16] Sauerstoff dient der leibergreifenden Wesensgliederwirksamkeit im Stoffwechsel-Gliedmaßen-System, Kohlendioxid demgegenüber ihrer Bewusstseinsorientierung auf der Grundlage des Nerven-Sinnes-Systems. Hyperkapnie führt die astralische Organisation aus ihrer Bewusstseinsorientierung in das Stoffwechselsystem und lässt die respiratorische Azidose und schließlich die „CO_2-Narkose" entstehen. Möglicherweise kommt es durch die Hyperoxygenierung zu einer verstärkten abbauenden Wesensgliederwirksamkeit. Die Sepsis macht deutlich, dass auch eine Entkoppelung der Atmungskette[17] stattfinden kann, indem der Sauerstoff unter Wärmeentwicklung direkt mit freien Elektronen reaktive Verbindungen bildet, ohne dass ATP entsteht. Anstelle der regenerierenden Nachtwirksamkeit der Wesensglieder dominieren abbauende Stoffwechselprozesse.

4.2.3 Hypothermie

Anschließend an die Reanimation erfolgt beim nicht erwachten Patienten nach den bisherigen Empfehlungen die *neuroprotektive Hypothermie* über 12 bis 24 Stunden. Die Körpertemperatur sinkt durch invasive oder nicht-invasive Kühlmethoden auf 32 bis 34 °C. Die therapeutische Hypothermie (targeted temperature management) ist mit einem verbesserten neurologischen Outcome und niedrigerer all-cause-Mortalität assoziiert.[18] Nach der momentanen Studienlage (HACA-Studie) beträgt die absolute Risikoreduktion hinsichtlich eines guten neurologischen Ergebnisses 16 %, hinsichtlich der Letalität über sechs Monate 14 %.[19] Allerdings gibt es auch kritische Einschätzungen.[20]

Während die erste *hypoxieassoziierte katabole Phase* die Lebensprozesse des Funktions- und Erhaltungsstoffwechsels betrifft und die physische Organstruktur in den Gewebsuntergang führt, kommt es in der *Reperfusionsphase* zu Stoffwechselprozessen, die sich „gegen" das ischämisch veränderte Gewebe richten und zu *Apoptose, Freisetzung toxischer Sauerstoffradikale* und *entzündlicher Antwort* führen.

Die Hypothermie verlangsamt bzw. hemmt Stoffwechselprozesse umfassend. Die oberen Wesensglieder versuchen, den gekühlten Leib intensiv zu ergreifen: Es kommt zur sympathischen Aktivierung mit Tachykardie, ggf. Hypertonie, zum Kältezittern und zur peripheren Vasokonstriktion mit Zentralisierung des Wärmeorganismus. Diese Wesensgliederwirksamkeit wird durch Narkose, Muskelrelaxation und den Einsatz von Opioiden wie Pethidin und Anxiolytika wie Buspiron (insbesondere beim wachen Patienten, s. u.) unterdrückt. Die *Hypothermie* drängt somit die oberen Wesensglieder aus ihrer Verbindung mit dem Leib.

Die veränderte Wirksamkeit der Wesensglieder führt u. U. zu klinisch relevanten Komplikationen, wobei eine Korrelation mit der Hypothermietiefe besteht. Unterkühlung schränkt die *Blutgerinnung* ein und führt zu einer kälteassoziierten Verschlechterung der Thrombozytenfunktion.[21] Die astralische Organisation entfaltet keine ausreichend abgrenzende Wirksamkeit. Darüber hinaus entwickelt sich eine *Immunsuppression.* Der Organismus wird „offener" und ungeschützter für Infektionen; ein Trend zu mehr Infektionen und Sepsis besteht. Tiefe Temperaturen begünstigen des Weiteren *Herzrhythmusstörungen.* Die eingeschränkte Wesensgliederwirksamkeit im Stoffwechselsystem trägt zur *Insulinresistenz* bei. Muskelrelaxation verschleiert therapierelevante Krampfanfälle.

Umgekehrt folgt aus diesen Symptomen die weitere Therapie. Sie bezieht sich auf die Hypothermiephase selbst und die anschließende (langsame) Wiedererwärmung mit der Reintegration der Wesensglieder.

Während der Hypothermie bestimmen die Komplikationen die Therapie.

Bei Herzrhythmusstörungen kann

- *Cardiodoron 1 %, 5 %* (Weleda) Amp. s.c. — bis mehrmals täglich

zum Einsatz kommen. Eine Arnika-Anwendung führt die astralische und die Ich-Organisation in den Organismus.

- *Arnikawickel*[22] — Durchführung siehe Anhang
- *Arnica comp./Cuprum* (Weleda) Ölige Einreibung — morgendliche und abendliche Einreibung der Extremitäten

unterstützt in Verbindung mit dem Kupfer die aufbauende Nachtwirksamkeit der Wesensglieder.

- *Rosmarinus, Oleum aethereum 10%* (Wala) — morgendliche Einreibung der Extremitäten

verstärkt die Wirksamkeit der Ich-Organisation in der *Erwärmungsphase* und verbindet sie mit dem Stoffwechsel-Gliedmaßen-System.

4.2.4 Analgosedierung

Viele Patienten auf der Intensivstation benötigen eine kürzere oder längerfristige Sedierung (Analgosedierung).

Der *analgosedierte Patient* erfährt einen einschneidenden Eingriff in seine Wesensgliederwirksamkeit.

Während der Sedierung trennt sich das seelische und geistige Wesen vor allem vom Nerven-Sinnes-System. Anders als beim physiologischen Schlaf kommt es nun aber nicht zu einer aufbauenden Nachtwirksamkeit in den Regenerationsprozessen des Stoffwechsel-Gliedmaßen-Systems. Seele und Geist „verlassen" zunehmend den Organismus, die Sedation trennt die ätherische und physische Organisation von der Ich- und astralischen Organisation.[23] Das seelisch geistige Wesen des nicht erweck- und ansprechbaren Patienten befindet sich „im Umkreis" und ergreift nicht den Organismus. Die Sedation ist also ein anhaltender und nach Dauer und Architektur pathologischer Schlaf. Mit der Lösung der Ich- und astralischen Organisation aus dem Leib schränken sich seine Abgrenzungsfähigkeit und die immunologische „Hüllebildung" ein. Der verlassene Organismus wird gegenüber der Außenwelt offener, verliert an immunologischer Kompetenz mit u. U. vermehrten (bakteriellen und viralen) Infektionen (auch Wundinfektionen bei Hypothermie[24]).

Exkurs

Den immunologischen Funktionen liegen differenzierte Lebensprozesse zugrunde: Die APC-Zellen (antigen-presenting cells) müssen das Antigen aufnehmen, prozessieren und schließlich dem immunologischen Prozess der Antigenerkennung präsentieren. Dadurch bildet sich eine Grenze zwischen Außen- und Innenwelt wie eine Art funktioneller „Haut". In diesem Innenraum wirkt das „immunologische Selbst", also die Ich-Organisation.

Das immunologische Erkennen ist dabei dem kognitiven Erkennen verwandt. Während dieses sich als geistige Aktivität in der Bewusstseinswelt entfaltet, vollziehen sich das immunologische Erkennen und die nachfolgende Gedächtnisbildung im Bereich der unterbewussten Lebensprozesse. Das immunologische Erkennen ist eine aktive Funktion der Wesensglieder, die sich im Unterbewussten und besonders während des Schlafs vollzieht. So ist z. B. die Impfantwort größer, wenn der Patient nach einer Impfung schläft. Trennt nun die Sedation die astralische und die Ich-Organisation vom Organismus, so schränkt sich ihre Wirksamkeit im

Stoffwechsel-Gliedmaßen-System ein und führt zur antiinflammatorischen Wirksamkeit der Sedation. Dabei kommt es zu einer unzureichenden Erkennung und entzündlichen Elimination von Antigenen. Entsprechend ist der Organismus immunologisch „zu offen“ und wird u. U. von bakteriellen und viralen Fremdqualitäten ergriffen. Propofol und die Benzodiazepine supprimieren das angeborene Immunsystem. Sie wirken dadurch antiinflammatorisch, im Tierversuch zeigte sich eine erhöhte Mortalität. Morphin hat darüber hinaus negative Effekte auf das erworbene Immunsystem. Es kann die Apoptose von Lymphozyten und Makrophagen induzieren und die Transformation von B-Zellen zu Plasmazellen supprimieren. „Morphine's effects on lymphocytes may have great clinical significance in critically ill patients because a shift to Th2 cytokine predominance is associated with increased infection by intracellular microbes. This shift is also observed in the late phase of sepsis and has been suggested to contribute to secondary infections in the ICU; a contribution of opioids to this effect cannot be excluded. Similarly, apoptotic injury of lymphocytes and failure of the adaptive immune response is a critical step in the pathogenesis of sepsis. Opioid administration may therefore contribute to the immunosuppression observed in the critically ill", fassten es Sanders et al. zusammen.[25] Tierexperimentell zeigte sich eine dosisabhängige Abnahme lymphozytärer Funktionen, eine reduzierte Phagozytose der Makrophagen, eine ebenfalls verminderte neutrophile und monozytäre Migration sowie Lymphozyten-Proliferation.[26]

Darüber hinaus kommt es zur Einschränkung der Thermoregulation und „Auskühlung“: Propofol und Morphin führen zu Wärmeverlusten durch Vasodilatation in der Peripherie und – ebenso wie Fentanyl – zu Einschränkungen der hypothalamischen Thermoregulation. Die *Störungen des Wärmeorganismus* weisen auf die eingeschränkte Wirksamkeit der *Ich-Organisation*, die nicht mehr ausreichend in die Wärmeprozesse des Leibes eingreifen kann.[27] Die veränderte Wirksamkeit der *astralischen Organisation* steht in Zusammenhang mit den Einschränkungen der Bewusstseinsfunktionen, dem veränderten Muskeltonus, dem häufig zu beobachtenden Blutdruckabfall und weiteren hämodynamischen Veränderungen.

Aber auch die *salutogenetischen Prozesse* verlangen die Wirksamkeit der oberen Wesensglieder. Heilen vollzieht sich zwar abseits des Wachbewusstseins, also besonders im Schlaf, allerdings sind für den gesunden Schlaf die rhythmische Verbindung der oberen Wesensglieder und schließlich auch das Erwachen zum physiologischen Zeitpunkt essenziell. Nur dann können die für die Heilungsprozesse notwendigen Gestaltungsfunktionen (Urbilder) durch die astralische Organisation an die ätherische herangetragen und der Leib durch die Ich-Organisation in seinen Funktionen integriert werden.

Insofern ist die Sedierung so kurz wie möglich anzusetzen und bei längerer Dauer auf rhythmische Unterbrechungen mit Rücknahme der Sedationstiefe und ausreichende Wachphasen zu achten. Dadurch verkürzen sich die Dauer der Beatmung, die Zeit auf der Intensivstation und der gesamte Klinikaufenthalt bei tendenziell geringerer Mortalität [→ Abb.].[28] Eines der wesentlichen Elemente des Beatmungskonzeptes ist aus diesen

Gründen „die tägliche Unterbrechung der Sedierung ... und – falls möglich – Spontanatmungsversuch."[29]

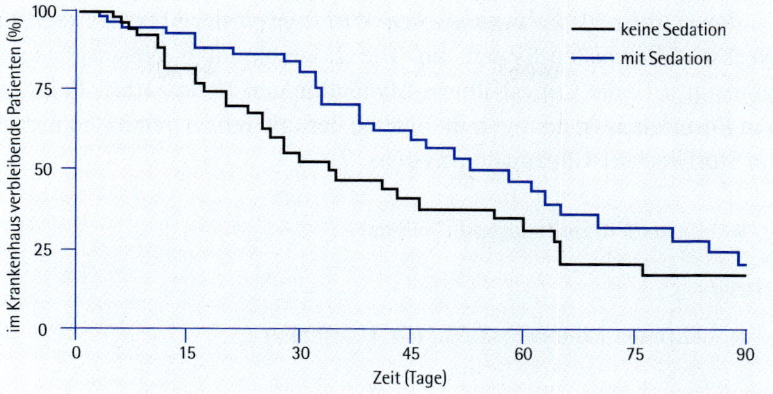

Patienten in Zahlen	0	15	30	45	60	75	90
keine Sedation	55	35	21	14	10	6	4
mit Sedation	58	44	32	22	14	8	5

Kaplan-Meier-Plot der Dauer des Aufenthalts in der Klinik und der Zahl der Patienten von der Aufnahme bis zu 90 Tagen (nach[30])

Therapeutische Gesichtspunkte zur Analgosedierung

Die Analgosedierung trennt das seelische und geistige Wesen des Patienten von dem Nerven-Sinnes-System und den im Wachen ergriffenen leiblichen Funktionen. Im Gegensatz zum gesunden Schlaf kommt es nicht zu einer ausreichenden regenerativen Wesensgliederwirksamkeit im Stoffwechsel-Gliedmaßen-System. Die daraus resultierenden Einschränkungen betreffen das Immunsystem, dürften aber darüber hinaus auch die Heilungsprozesse beeinträchtigen. Der analgosedierte Patient hat seinen Leib verlassen. Dieser ist hüllen- und schutzlos der Außenwelt ausgeliefert. Umgebungsfaktoren greifen dadurch viel tiefer in den Organismus ein. Deshalb bedarf der sedierte Patient der Hülle- und Schutzbildung. Er sollte deswegen nicht ausgezogen im Bett liegen. Unnötige Geräusch- und Lärmbelästigungen (wie z. B. Radio) sind zu vermeiden. Eine rhythmische Tagesstruktur ist hilfreich und unterstützt die rhythmisch wechselnde Sedierung. Analgosedierung führt zur Schmerzkontrolle, allerdings bleiben andere seelische Belastungen, Anspannungen, auch das Gefühl „kämpfen zu müssen".[31]
Aus diesen Gesichtspunkten folgen die therapeutischen Maßnahmen. Äußere Anwendungen fördern die Nachtwirksamkeit der Wesensglieder.

So bestehen positive Erfahrungen mit der Rosmarinanwendung[32,33] beim sedierten Patienten:

- *Rosmarin Aktivierungsbad* (Weleda) 1-0-0

- *Rosmarin-Salbe 10 %* (Weleda) 1-0-0

als morgendliche Waschung oder therapeutische Einreibung.

Rosmarin regt die *dynamischen Wirksamkeit* der oberen Wesensglieder im Stoffwechsel-Gliedmaßen-System an. Die eingeschränkte Wesensgliederwirksamkeit begünstigt u. U. die Critical-illness-Myopathie und Neuropathie. Demgegenüber aktivieren Rosmarinanwendungen im Bereich der unteren Extremitäten die Ich-Organisation im Stoffwechsel-Gliedmaßen-System.

- *Citrus Erfrischungsbad* (Weleda)

bzw.

- *Zitronen Lemongrass Bad* (Dr. Hauschka) 1-0-0.

belebt und erfrischt. Rosmarin verstärkt durch seinen Bezug zur Wärme die Aktivität der Ich-Organisation, Citrus diejenige der astralischen Organisation.

Die eingeschränkte Wirksamkeit der Ich- und astralischen Organisation führt bei geschwächter ätherischer Organisation zu einer Desintegration im Flüssigkeitsorganismus mit peripheren Ödemen bis zum Anasarka. Bei Ödemen und Anasarka kommen äußerlich

- *Citruswickel*[34] Durchführung siehe Anhang
- *Venadoron* (Weleda) täglich
- *Boragowickel* Durchführung siehe Anhang

zur Anwendung. Borago verstärkt besonders die ätherische Organisation im Flüssigkeitsorganismus und tonisiert deshalb bei Ödemen und Anasarka.

Am Abend unterstützen

- *Lavandula, Oleum aethereum 10 %* (Wala) abendliche Unterschenkel- und Fußeinreibung

bzw.

- *Lavendelöl* (Weleda)

oder

- *Kupfer Salbe rot* (Wala) abendliche Unterschenkel- und Fußeinreibung, insbesondere bei kalten Extremitäten

bzw.

- *Cuprum metallicum praeparatum 0,4 %* (Weleda) Salbe

die Lösung der Wesensglieder aus dem Nerven-Sinnes-System und fördern ihre aufbauende Wirksamkeit im Stoffwechsel-Gliedmaßen-System. Während der Sedation ist die menschliche Nähe von Pflegenden, Ärzten und Therapeuten besonders wesentlich. Der von seinen Wesensgliedern „verlassene" Leib braucht Hülle und Schutz, damit sich diese wieder verstärkt mit dem Organismus verbinden. Es ist besonders auf den Wärmeorganismus und seine Rhythmik zu achten, denn Einschränkung der Thermoregulation und „Auskühlung" sind möglich.[35] Über die Wärme verbindet sich das seelische und geistige Wesen des Menschen mit seinem Leib. Insofern ist auf eine „Kultur" im Umgang mit der Wärme zu achten (Raumtemperatur, Bedeckung des Patienten, kritische Prüfung des Einsatzes von Arzneimitteln mit antipyretischer Wirkung). Eine zentrale pflegerische Maßnahme zur therapeutischen Unterstützung des Wärmeorganismus ist die Einreibung mit

■ *Solum Öl* (Wala)	lokale Einreibung bis mehrmals täglich

Bei Störungen im Wärmeorganismus mit kühlen Akren ist

■ *Arnica comp./Cuprum* (Weleda) Ölige Einreibung	lokale Einreibung

hilfreich. Arnika dient der Reintegration der oberen Wesensglieder. Cuprum führt das periphere seelisch geistige Wesen des Menschen in die aufbauenden Lebensprozesse.

Sehr wesentlich ist die rhythmische Einreibung der Herzregion bzw. der Herzsalbenlappen mit

■ *Aurum / Lavandula comp.* (Weleda) Creme	0-1-0-1.

Systemische Arzneitherapie

Neben den äußeren Anwendungen kommen intravenös, subkutan oder oral applizierte Arzneimittel zum Einsatz. Sie begleiten die Sedation und die anschließende Aufwachphase. Ein wichtiges Arzneimittel zur Reintegration der Wesensglieder ist

■ *Olibanum comp.* (Weleda) Amp. s.c.	bis mehrmals täglich
bzw.	
■ *Aurum comp.* (Wala) Amp. s.c.	bis mehrmals täglich

Diese Arzneimittel stabilisieren die Wesensgliederwirksamkeit, indem das Gold das Verhältnis der Ich-Organisation zum astralischen Organismus, Weihrauch das der astralischen Organisation zum ätherischen Organismus und die Myrrhe das Verhältnis der ätherischen zur physischen Organisation anspricht. Das höher potenzierte *Olibanum comp.* entspricht dem Neurastheniker, das tiefer potenzierte *Aurum comp.* ist für die metabolische Konstitution geeignet.

Die oftmals bestehende Unruhe beeinflusst

- *Bryophyllum D5/Conchae D7 aa, 10 ml* (Weleda) Amp. i.v. 1 bis mehrmals täglich

später

- *Bryophyllum 50 %* (Weleda) Trit. 0,5-0,5-0,5 TL

positiv. Es führt die aktivierte astralische Organisation in eine verstärkte Wirksamkeit im Stoffwechsel-Gliedmaßen-System. Damit ist möglicherweise auch eine Reduktion der Sympathikotonie und Verstärkung der parasympathischen Wirksamkeit verbunden.

Zum Ausgleich der *dissoziativen Wirkung* der *Analgosedierung* empfiehlt sich

- *Aurum metallicum praeparatum D10* (Weleda) Amp. s.c. 1 bis mehrmals täglich.

Diese Medikation wirkt auch der dumpfen und *bedrückenden Stimmung* in der Aufwach-/weaning-Phase entgegen.

Den *Aufwachprozess* und die Wiedereingliederung der Wesensglieder unterstützt

- *Aurum D10 3 Teile/Stibium D8 2 Teile* (Weleda) Amp. s.c. 1-0-0

bzw.

- *Aurum D10/Ferrum sidereum D10 aa* (Weleda) Amp. s.c. 1-0-0.[36]

Stibium fördert die Wiedergewinnung eines wachen und strukturierten Bewusstseins. Bei anhaltender *Benommenheit* (und Fatigue) ist

- *Arnica, Planta tota D6* (Weleda) Amp. s.c.

- *Arnica e planta tota D6* (Wala) Amp. s.c.

zusammen mit

- *Hypericum ex herba D6* (Wala) Amp. s.c. 3 x täglich über mehrere Tage[37]

hilfreich. Bei *Müdigkeit, Erschöpfung, Depressivität* v. a. des neurasthenischen Patienten sind

- *Meteoreisen Inject* (Wala) Amp. s.c. 1-0-0

- *Levico comp.* (Wala) Amp. 1-0-0

- *Levico D1* (Weleda) Dil. 20-20-20 gtt

eine Hilfe. Meteoreisen unterstützt die leibergreifende Wirksamkeit der Ich-Organisation. Levico wirkt umfassend und führt beide oberen Wesensglieder in eine verstärkte

Verbindung mit dem Organismus. Levico comp. enthält darüber hinaus die Schlehe, welche die ätherische Organisation stärkt.

Bei *arterieller Hypotonie* empfiehlt sich

- *Skorodit Kreislauf Inject* (Wala) Amp. s.c. 1-0-0 und bei Bedarf.

Das Zusammenspiel der sympathikotonen mit der parasympathikotonen Funktion, also der zum Nerven-Sinnes- bzw. Stoffwechsel-Gliedmaßen-System orientierten astralischen Organisation, drückt sich in der Herzfrequenzvariabilität aus. Einige Untersuchungen sprechen für ihre prognostische Relevanz[38] bei einer einseitigen Ausrichtung der astralischen Organisation zum Nerven-Sinnes-System. Das gestörte Gleichgewicht führt zum Einsatz von

- *Cardiodoron 1 %, 5 %* (Weleda) Amp. s.c. mehrmals täglich
- *Cardiodoron* (Weleda) Dil. 20-20-20 gtt.

Bei *verlangsamtem Erwachen*, verbunden mit *Übelkeit*, liegen positive Erfahrungen mit

- *Arnica, Planta tota D6* (Weleda) Amp. s.c.

bzw.

- *Arnica e planta tota D6* (Wala) Amp. s.c.

zusammen mit

- *Hypericum ex herba D6* (Wala) Amp. s.c. bei Bedarf

vor[39], bei *Erbrechen* und *Übelkeit* beim sonst wachen Patienten:

- *Nux vomica e semince D6* (Wala) Amp. s.c. bei Bedarf

oder

- *Anagallis, ethanol. Infusum* (Weleda) Urtinktur 5 gtt stündlich wiederholen.[40]

Misteltherapie: Sedation und immunologische Funktion

Die Sedation führt zu einer passageren Immundepression. Bei längerer Dauer ist deshalb die Misteltherapie zu erwägen. Die Aktivitätsverbesserung der NK-Zellen durch Viscum album (als einmalige perioperative Infusionstherapie) ist dokumentiert.[41] Ein Gesichtspunkt zur Wirtsbaumwahl ergibt sich aus der Entzündungsaktivität (u.a. CRP): Eine hohe entzündliche Aktivität spricht eher für die Nadelholz-Mistel, eine geringe für die Laubaum-Mistel.

Sedation und Gastrointestinaltrakt

Die Analgosedation bedeutet einen wesentlichen Eingriff in intestinale Funktionen. Diese verlangen ernährungsmedizinische Ansätze und eine differenzierte Arzneitherapie für den sedierten Patienten, der seine intestinalen Funktionen nicht ausreichend ergreifen kann. Es kommt u. U. zu erheblichen Veränderungen des Mikrobioms, die Arzneimittel wie z. B. Protonenpumpeninhibitoren und die oftmals notwendige antibiotische Therapie aggravieren. Durch die Sedation löst sich die astralische Organisation aus dem Verdauungstrakt. Entsprechend nehmen sich ihre Bewegungs- und Stoffwechselfunktionen zurück (Hypomotilität, narcotic bowl syndrome).

Bitterstoffe führen die astralische und die Ich-Organisation demgegenüber in die intestinalen Funktionen:

- *Bolus alba comp. Pulver* (Wala) — 3 x 0,5 TL, verdünnt (z. B. Kamillentee) über die PEG, Magensonde

Bitterstoffe fördern die Wirksamkeit der astralischen Organisation im Verdauungstrakt, Geum urbanum diejenige der Ich-Organisation.[42]

- *Gentiana lutea Rh 5 %* (Weleda) Dil. — 20-20-20 gtt

bzw.

- *Gentiana lutea 5 % Urtinktur, Globuli velati* (Wala) — 10-10-10.

Für die parenterale Anwendung empfiehlt sich

- *Cichorium/Pancreas comp.* (Wala) Amp. s.c. — bis 1 x täglich

Zur Verbesserung der intestinalen Barrierestörung kommen Quarz (quantitativ wie Quarz 50 % (Weleda) oder kieselhaltige Arzneipflanzen wie die Cichorie), aber auch Digestodoron in Betracht. Letzteres setzt man auch zur Unterstützung der intestinalen Regenerationsprozesse ein:

- *Digestodoron* (Weleda) Dil. — bis 20-20-20 gtt.

Einer besonderen Sorgfalt bedarf die Schmerztherapie. Ein erstaunlich hoher Prozentsatz intensivmedizinischer Patienten leidet langfristig an chronischen Schmerzen.[43] Für eine erfolgreiche Prophylaxe und Therapie ist ein multimodaler und -professioneller Ansatz erforderlich. Dieser schließt neben den erwähnten Arzneimitteln [→ XXI. Schmerztherapie] die Kunsttherapie (v. a. Musiktherapie[44,45]) und die Heileurythmie [→ V. Heileurythmie] ein.

4.2.5 Enzephalopathie und zerebrale Hypoxie

Intensivpatienten haben nach überstandener, schwerer Erkrankung oftmals belastende kognitive Einschränkungen.[46] Diese finden sich nicht nur bei älteren, sondern auch bei jüngeren Patienten. Dabei scheint die Dauer der Sedierung keinen Einfluss zu haben. Bekannt ist allerdings ein Zusammenhang zwischen der Verwendung von Benzodiazepinen und einer kognitiven Dysfunktion. Entscheidend ist vermutlich die bei schweren Erkrankungen wie Schock und Sepsis auftretende *Enzephalopathie*, die sich als Delir äußern kann. Diese ist mit systemischer Entzündung, zerebraler Atrophie und Apoptose verbunden. Zur Vermeidung dieser Komplikationen ist neben dem restriktiven Einsatz von Benzodiazepinen die frühe Mobilisierung und die Förderung eines physiologischen, erholsamen Schlafs wichtig.[47]

Arnika ist die wesentliche Arzneipflanze im Rahmen der Reanimation und bei der hintergründigen Enzephalopathie. Ihr kommt darüber hinaus auch eine zentrale Bedeutung hinsichtlich der neurologischen Defizite nach Reanimation zu. Sie verstärkt die Reintegration der oberen Wesensglieder in den Organismus und ihre gestaltenden Kräfte [→ XIX. 6.1.4 Medikamentöse Therapie]. Dadurch erscheint sie gerade für das Nervensystem als wesentliche Heilpflanze.

- *Arnica, Planta tota Rh D3, D6* (Weleda) Amp. s.c. — bis 1-0-0
- *Arnica e planta tota D3, D6* (Wala) Amp. s.c. — bis 1-0-0
- *Arnica, Planta tota D3-D6* (Weleda) Dil. — 20-20-20 gtt (via Magensonde)
- *Arnica/Aurum I, II* (Wala) Amp. s.c. — 1-0-0

kommen in Betracht.

Aurum ist ein bedeutsames Arzneimittel für den bewusstseinsveränderten Patienten. In diesem Zusammenhang hat sich die Komposition aus *Aurum, Olibanum, Myrrha* bewährt.

- *Olibanum comp.* (Weleda)[48] Amp. s.c. — bis mehrmals täglich
- *Aurum comp.* (Wala) Amp. s.c. — bis mehrmals täglich

Diese Arzneimittelkomposition stabilisiert die Wesensgliederwirksamkeit (s. o.). Sie kommt auch beim Delir und den unterschiedlichen *Durchgangssyndromen* im Rahmen der intensivmedizinischen Behandlung neben anderen Arzneimitteln wie

- *Stibium metallicum praeparatum D6, 10 ml* (Weleda) Amp. i.v. — 1 bis mehrmals täglich

- *Bryophyllum D5/Conchae D7 aa, 10 ml* (Weleda) 1 bis mehrmals täglich Amp. i.v.

zum Einsatz. Stibium strukturiert das Bewusstsein, Bryophyllum und Conchae lösen die oberen Wesensglieder aus ihrer exzitierten Aktivität (Unruhe, Erregungszustände) und lenken sie in die aufbauende Nachtwirksamkeit.

5. Kardiogener Schock

Der kardiogene Schock ist durch den Abfall des Herzindex auf unter 2,2 $l/min/m^2$ Körperoberfläche sowie Anstieg des pulmonal-kapillären Verschlussdrucks gekennzeichnet. Auch ein systolischer Blutdruck unter 90 mmHg stellt bei gleichzeitiger Notwendigkeit der Katecholamintherapie einen weiteren Indikator des kardiogenen Schocks dar. *Vasopressorische, tonisierende Prozesse* und die *Bewegungsdynamik des Blutes* bestimmen die *Hämodynamik*: Die *tonisierende Funktion* basiert auf dem *Nerven-Sinnes-System*, die Beziehung des peripheren Widerstandes zum Bewusstsein ist phänomenologisch evident. So erhöht die bewusstseinsmäßige Anspannung den peripheren Gefäßwiderstand. Die *Bewegungsfunktion* des Blutes ist mit dem *Stoffwechsel-Gliedmaßen-System* verbunden. Mit der Bewegungsaktivität steigt entsprechend das Herzminutenvolumen. Orientiert sich das seelisch-geistige Wesen des Menschen zum Bewusstsein, also zum Nerven-Sinnes-System, so entwickelt sich die tonisierende, vasopressorische Funktion. Richtet es sich demgegenüber zum Stoffwechsel-Gliedmaßen-System aus und entfaltet eine willensaktive dynamische Wirksamkeit, so kommt es zur Steigerung der Bewegungsdynamik (Hämodynamik) des Blutes.
Dem *Schock* liegt eine eingeschränkte Aktivität der oberen Wesensglieder zugrunde. Diese wirken einerseits zu wenig *tonisierend* in der *Blut- und Gefäßorganisation.* Es handelt sich dann um eine eingeschränkte Wirksamkeit im Sinne des *Nerven-Sinnes-Systems.* Andererseits entfalten sie eine zu geringe *dynamische Aktivität* oder sind an dieser behindert. Klinisch besteht dann eine *reduzierte Hämodynamik* als Folge der zu *schwachen Wesensgliedertätigkeit* im *Stoffwechsel-Gliedmaßen-System.*

Beim *septischen Schock* kommt es infolge der *Vasoplegie* zu einer maximalen Einschränkung der tonisierenden Wirksamkeit des Nerven-Sinnes-Systems. Beim *kardiogenen Schock* findet sich demgegenüber v.a. eine Einschränkung der dynamischen Wesensgliederwirksamkeit im Stoffwechsel-Gliedmaßen-System [→ Abb.].

Bei einer unzureichenden tonisierenden Funktion muss man die *vasopressorische Qualität des Nerven-Sinnes-Systems* verstärken, bei einer hypodynamen Bewegungsfunktion des Blutes die *dynamische Wesensgliederaktivität im Stoffwechsel-Gliedmaßen-System* [→ Abb.]. Die nachfolgend beschriebenen Arzneimittel verstärken diese polar differenzierte Wesensgliederwirksamkeit.

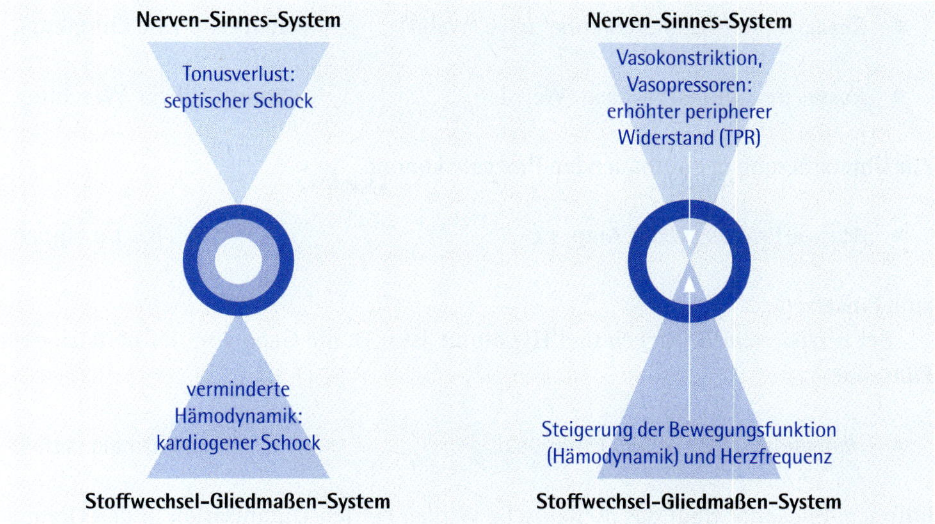

Kardiogener und septischer Schock vor dem Hintergrund der Dreigliederung

Salutogenetische Prozesse beim Schock vor dem Hintergrund der Dreigliederung

Weitere Schockformen, wie der anaphylaktische Schock mit seiner ausgeprägten Vasodilatation (Histamin) und damit Tonusverlust im Gefäßsystem, ordnen sich in diese polar veränderte Wesensgliederwirksamkeit ein. Der hypovolämische Schock führt durch Volumenmangel zur Perfusionsminderung.

5.1 Therapie

Für die Therapie des *kardiogenen Schocks* ist die frühest mögliche koronare Reperfusion essenziell. Allerdings sind auch die Differenzialdiagnosen wie rhythmogener kardiogener Schock, Perikardtamponade und Aortendissektion abzuklären.

Beim kardiogenen Schock ist die Katecholamintherapie (Adrenalin, Noradrenalin, Dobutamin) erforderlich. Noradrenalin dient als Hormon und Transmitter der astralischen Organisation [→ XII. 2. Arterielle Hypotonie] und verstärkt ihre vom Nerven-Sinnes-System dominierte tonisierende Wirksamkeit.

Die Katecholamintherapie sollte man mit

■ *Cardiodoron 1–5 %* (Weleda) Amp. s.c.	mehrmals täglich

ergänzen. Es spiegelt in seinen drei Arzneipflanzen die Qualitäten des oberen und unteren Menschen und führt sie in ein harmonisches Zusammenwirken. Lokale Einreibungen, Umschläge und die aktivierende Rhythmische Massage unterstützen über die Peripherie die *leibergreifende Wirksamkeit der Wesensglieder.* Die therapeutische Fokussierung auf das Pumpenparadigma brachte keine Fortschritte. Demgegenüber ist die periphere Kreislaufanregung durch inkarnierende und aktivierende Arzneimittel essenziell

- *Rosmarinus, Oleum aetherum 10 %* (Wala) morgendliche Einreibung
- *Rosmarin Aktivierungsbad* (Weleda) morgendliche Waschung.

Zur Unterstützung der aufbauenden Prozesse kommt

- *Aurum/Prunus* (Wala) Amp. s.c. bis 1 x täglich

zum Einsatz.

Bei *verzögertem Erwachen* und Hypotonie ist u.U. die Gabe von tief potenziertem *Phosphor*

- *Phosphorus D8* (Weleda) Amp. s.c. mehrmals täglich

hilfreich. Phosphor trägt das dynamische Wirken der Ich-Organisation in den Organismus. Zusätzlich unterstützt

- *Arsenicum album D6* (Weleda) Amp. s.c. 1-1-0

den „*Aufwachprozess*". Es verstärkt die vom Nerven-Sinnes-System ausgehende überformende Wirksamkeit des astralischen Leibes. Eine „pflanzliche Entsprechung" ist

- *Veratrum album, ethanol. Decoctum D3* (Weleda) Amp.

bzw.

- *Veratrum e radice D4* (Wala) Amp. mehrmals täglich,

nachfolgend

- *Veratrum album, ethanol. Decoctum D3, D4* (Weleda) Dil. 20-20-20 gtt[49] (via Magensonde).

Diese Heilpflanze führt den astralischen Leib intensiver in den Organismus hinein. Die Kombination von

- *Cardiodoron* (Weleda) Dil. 20-20-20 gtt (via Magensonde)

mit

- *Veratrum album, ethanol. Decoctum D3, D4* (Weleda) Dil. 20-20-20 gtt (via Magensonde).

verstärkt ihre Wirksamkeit. Ein weiteres wesentliches Arzneimittel ist *Skorodit* (Eisenarsenat)

- *Skorodit Kreislauf Inject* (Wala) Amp. s.c. bis 1 x täglich und bei Bedarf, das – über das Arsen hinaus – die inkarnierende Wirkung des *Eisens* umfasst. Nach erfolgreicher Reanimation ist

- *Levico comp.* (Wala) Amp. s.c. bis 1-0-0

hilfreich. Es enthält neben dem „astralisierenden" Levico-Wasser, Johanniskraut und Schlehe (*Prunus spinosa)*. Letztere unterstützt die ätherische Organisation.

6. Sepsis

Auf der Intensivstation sterben zwischen 5–36% aller Patienten an einer *Sepsis.*[50] Bei *schwerer Sepsis* oder *septischem Schock* liegt die Letalität mit 43,6% bzw. 58,8% deutlich höher.[51] Die Sepsis ist nach der koronaren Herzerkrankung und dem Myokardinfarkt die dritthäufigste Todesursache. Auch verkürzt sich die Lebenserwartung nach überstandener Sepsis. Die zuerst favorisierte *Infektion* als wichtigste Komponente (1914, Hugo Schottmüller (1867–1936)) modifizierte erst Jahrzehnte später Lewis Thomas (1913–1993) dahingehend, dass der Verlauf einer Sepsis im Wesentlichen von der *Abwehrreaktion des Organismus* bestimmt wird. Dies mündete schließlich in die Definition des „SIRS" (Systemic Inflammatory Response Syndrome) durch Roger Bone.[52] Während die infektiöse Pathogenese der Sepsis konsequenterweise zur antibiotischen Therapie führte, machte die in den letzten Jahrzehnten unverändert hohe Mortalität deutlich, dass auch die proinflammatorischen Prozesse des Organismus therapeutisch zu beeinflussen sind. Allerdings blieb hier bislang der entscheidende Durchbruch aus. Derzeit gilt die Sepsis „als lebensbedrohliche Organdysfunktion, die durch eine fehlregulierte Wirtsantwort auf eine Infektion hervorgerufen wird."[53, 54]

Interventionen an den unterschiedlichen bei der Sepsis involvierten Komponenten (z.B. Komplementsystem, Gerinnungskaskade) beziehen sich auf die „Endstrecke" des inflammatorischen Prozesses. Entzündung ist demgegenüber Ausdruck der Lebensprozesse des Organismus, des seelischen und geistigen Wesens des Menschen. Insofern bedarf die Sepsistherapie eines *holistischen Ansatzes*, der die Ebenen der vier Wesensglieder berücksichtigt. Die folgenden Arzneimittel und therapeutischen Vorgehensweisen leiten sich konzeptionell aus dem geisteswissenschaftlichen Verständnis der Entzündung ab [→ VIII. Akute und chronische Entzündung – von der Diagnose zur Therapie].

6.1 Krankheitsbild

Ein *Entzündungsprozess* kann sich zunächst *lokal* ausbilden, dann über seinen Ausgangsort hinaus verbreiten (z.B. *Phlegmone*) und schließlich den gesamten Organismus als *Sepsis* erfassen. Es kommt zur Ausbreitung mit septischer Generalisation. Dabei ist die Entzündung nicht mehr durch die „auslösende" Infektion bestimmt, sondern stellt einen eigenständigen systemischen Inflammationsprozess als dominante Dynamik des Stoffwechsel-Gliedmaßen-Systems (SIRS) dar.

SIRS (systemic inflammatory response syndrome) ist ein dominanter *entzündlicher Prozess* des Stoffwechsel-Gliedmaßen-Systems mit eingeschränkter Strukturkraft und Gestaltung durch das Nerven-Sinnes-System.

Die Diagnose SIRS erfolgt, wenn mindestens zwei der beschriebenen Kriterien vorliegen:

- Körpertemperatur > 38 °C oder < 36 °C
- Tachykardie (> 90/min)
- Tachypnoe (> 20/min oder Pa CO_2 < 32 mmHg)
- Leukozyten (> 12.000/µl oder < 4000 Zellen/µl oder > 10 % unreife Neutrophile)

Eine *Sepsis* lag bis zur neuen Definition (2016) dann vor, wenn ein SIRS und eine Infektion (bzw. der hochgradige Verdacht auf eine solche) bestanden. Die Diagnose der *schweren Sepsis* impliziert darüber hinaus Organdysfunktionen. Aktuell sind diese Kriterien nicht mehr in der Sepsisdiagnose enthalten (s. o.), obgleich sie weiterhin eine wesentliche Bedeutung haben. Auch die auslösende Infektion ist nicht mehr Bestandteil dieser Definition. Demgegenüber steht nun die „Endstrecke" der Organdysfunktion im Vordergrund, die sich durch die Veränderungen im Sequential-Organ-Failure Assessment (SOFA)-Score dokumentiert (damit entfällt die alte Definition der schweren Sepsis). Als Hilfsmittel zur raschen Identifikation von Patienten mit erhöhtem Sepsisrisiko dient der q(quick)-SOFA-Score (positiv, wenn zwei von drei der folgenden Befunde vorliegen: Atemfrequenz ≥ 22/min; verändertes Bewusstsein (Glasgow Coma Scale < 15); systolischer Blutdruck ≤ 100 mmHg).

6.1.1 Sepsis und Dreigliederung

Bei der *Sepsis* kommt es zu einer *eingeschränkten Modulation* der Entzündung durch das *Nerven-Sinnes-System.*

Es findet sich häufig eine Lymphopenie und eine vielfach dokumentierte Immunsuppression mit erhöhter Suszeptibilität gegenüber nosokomialen Infektionen. Offensichtlich ist die mit dem Nerven-Sinnes-System verbundene modulierende und gestaltende Funktion eingeschränkt mit der Konsequenz eines ungesteuerten Entzündungsprozesses. Hier bleiben allerdings etliche Fragen offen und sind nicht abschließend geklärt.[55]

Demgegenüber ist die *inflammatorische Dynamik* des *Stoffwechsel-Gliedmaßen-Systems* massiv gesteigert.

Die extreme Form einer durch das Nerven-Sinnes-System nicht mehr kontrollierten Entzündungsaktivität sind die unterschiedlichen Arten des *hämophagozytischen Syndroms* (hemophagocytic lymphohistiocytosis, HLH).[56] Seine Hauptsymptome umfassen anhaltendes Fieber, Hepatosplenomegalie und Panzytopenie. Es kommt zu einer Organinfiltration durch aktivierte Lymphozyten und Histiozyten, während sich im Knochenmark eine Aplasie entwickelt. Das makrophage activation syndrome ist das HLH-Äquivalent bei autoimmunen Erkrankungen. Diese Bezeichnung gilt aber auch synonym für das adulte HLH. Auch Malignome triggern das HLH (Lymphome, Leukämien (v.a. T-Zell-Lymphome)). Die hämophagozytische Lymphohistiozytose ist eine wichtige Differenzialdiagnose beim septischen Patienten.[57]

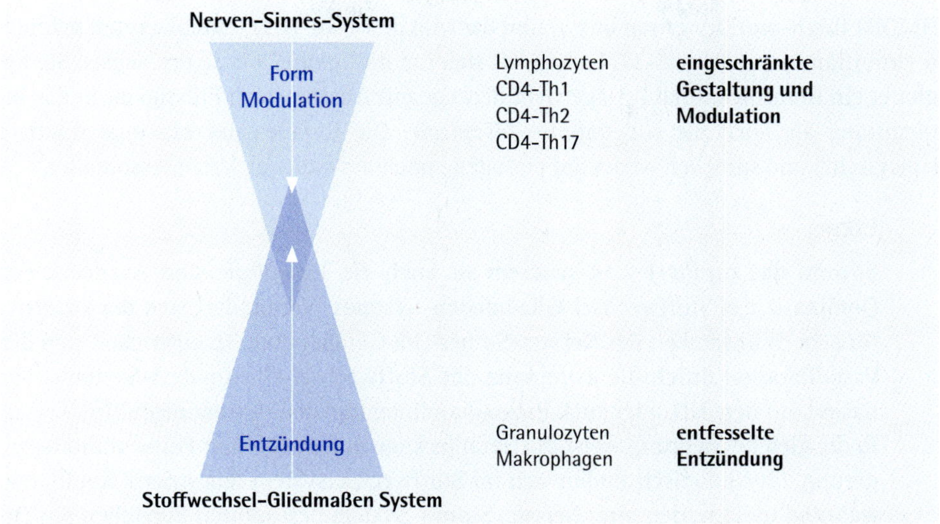

Sepsis und Dreigliederung: Einschränkung von Regulation und Modulation der dominanten inflammatorischen Reaktion

6.1.2 Tages- und Nachtphase der Sepsis

Die klinische Symptomatik, wie sie sich in den Leitsymptomen des SIRS wiederfindet, zeigt die „entfesselten" *Inflammationsprozesse* des Stoffwechsel-Gliedmaßen-Systems. Diese antworten auf die eingedrungene Fremdqualität: Immun- wie auch Epithelzellen exprimieren Rezeptoren zur „Mustererkennung", die „pattern-recognition receptors" (PRR). Sie gehören zur angeborenen Immunität und „erkennen" sowohl spezifische Strukturmotive der Pathogene (pathogen associated molecular patterns", PAMP) als auch Signale aus untergehendem Gewebe („Alarmine") bzw. „DAMPs" (damage associated molecular patterns).

Exkurs

Zu den klinisch relevanten DAMPs zählt vermutlich die mitochondriale DNA. Nach der Endosymbiontentheorie sind die Mitochondrien mit ihrer ringförmigen DNA ursprünglich durch Einwanderung von Bakterien in einen einzelligen Organismus entstanden. Funktionell stehen sie über ihre Beziehung zur Atmung mit dem Rhythmischen System, durch die metabolischen Prozesse mit dem Stoffwechsel-Gliedmaßen-System in Beziehung. Kommt es zur Zellschädigung, so entwickelt sich u.U. über die freigesetzte mitochondriale DNA eine systemische, möglicherweise prognoserelevante und nicht bakteriell bedingte Entzündungsreaktion[58], wenngleich hierzu noch Forschungsbedarf besteht.[59]

Es kommt zu einer generalisierten entzündlichen Immunantwort, v. a. durch den aktivierten Komplementfaktor C5a, den Makrophagenmigration inhibierender Faktor (MIF), HMGB1 (high-motility group box 1) und das von den CD4-Th17-Lymphozyten gebildete proinflammatorische IL-17. Es handelt sich um die *„akute" Phase der Sepsis*. Sie begleitet ein Blutdruckabfall infolge *Gefäßleckage* mit Abstrom von Flüssigkeit in das Interstitium, als auch die sogenannte *Vasoplegie*: Die Gefäße sind maximal dilatiert („plegisch") und sprechen weder auf endogene noch auf exogene Vasopressoren an.

Exkurs

Sowohl das *capillary-leak-syndrom* als auch die *Vasoplegie* sind Ausdruck der Dominanz des Stoffwechsel-Gliedmaßen-Systems. Vermindert sich die konstriktorische Wirksamkeit des Nerven-Sinnes- im Gefäßsystem, so entwickelt sich die Vasodilatation durch die Dominanz des Stoffwechsel-Gliedmaßen-Systems. Sie basiert auf dem NO, aber auch Prostaglandinen und dem Adrenomedullin.[60]
In die gleiche Richtung weist die Gefäßleckage mit erheblicher Permeabilitätssteigerung. Physiologisch finden sich im Stoffwechselsystem fenestrierte Kapillaren, während diese in den vom Nerven-Sinnes-System bestimmten Bereichen des Organismus ein weitgehend geschlossenes, kontinuierliches Endothel aufweisen. Die Wesensgliederwirksamkeit des Nervensystems führt zur Abgrenzung gegen die Umgebung, diejenige im Stoffwechselsystem zur Durchlässigkeit mit Flüssigkeit- und Stoffaustausch. Diese Polarität weist qualitativ auf die Gefäßveränderungen beim septischen Patienten: Während der in der Sepsis vorliegenden Dominanz des Stoffwechselsystems entwickelt sich entsprechend eine Barrierestörung zwischen dem intravasalen und interstitiellen Raum mit massivem Flüssigkeits- und Proteinverlust.[61] Vasodilatation und die Permeabilitätsstörung sind also durch dieselbe Wesensgliederwirksamkeit im Sinne der Dominanz des Stoffwechsel-Gliedmaßen-Systems bedingt.

Der akuten Sepsisphase geht u. U. eine initiale Phase voraus. In dieser ist der Patient häufig exsikkiert und es besteht eine kühle Peripherie bei hypotonem Blutdruck. Der Patient ist manchmal *unruhig*, aber auch *Verwirrtheit, Somnolenz* bis zum *Koma* als Zeichen der *septischen Enzephalopathie* treten auf. Bei unklarer „Wesensveränderung" eines Patienten und generell bei schwerer Infektion ist an eine Sepsis zu denken und die entsprechende Therapie einzuleiten. Insbesondere beim alten Patienten können die klassischen Zeichen der Sepsis fehlen.

Die *akute Sepsisphase* entspricht der Tagesseite der Entzündung und ist mit einer Sympathikotonie assoziiert. Untersuchungen zeigten, dass dabei der Intestinaltrakt große Mengen von Katecholaminen produziert, die über das Pfortaderblut in die Leber gelangen und dort auf Kupffersche Zellen (Makrophagen) und Hepatozyten einwirken, mit der möglichen Folge einer konsekutiven Leberinsuffizienz, aber auch des Zytokinsturms in der frühen Sepsisphase.[62] Offenbar kommt der Leber in der akuten Entzündung eine besondere Bedeutung zu.[63] Sie ist schließlich auch der wesentliche Ort der CRP-Bildung. Überwindet die Entzündung die Fremdqualität, so schließen sich Heilungsprozesse an. Sie sind nun nicht mit der Tagesseite und damit der sympathikotonen Funktion, sondern mit dem Überwiegen des Parasympathikotonus und der Nachtseite der Entzündung verbunden. Diese steht mit dem *cholinergic antiinflammatory pathway* [→ VIII. 2. Die Physiologie der Entzündung] und dem *compensatory anti-inflammatoric response syndrome* (*CARS*)[64, 65, 66] in Beziehung. Der in der Sepsis „entfesselten" proinflammatorischen Aktivität stellt sich demzufolge eine immunsupprimierende Wirksamkeit entgegen, wobei diese polaren Phasen vermutlich auch gleichzeitig bestehen können.

Unter diesem Gesichtspunkt zeigen sich in der Polarität von *SIRS* und *cholinergic antiinflammatory pathway* bzw. *CARS* die Tages- bzw. Nachtseite der Entzündung.

Offenbar entwickelt die *Milz* eine ihrem Wesen entsprechende begrenzende Funktion und spielt für die Suppression proinflammatorischer Zytokine bei der Sepsis eine entscheidende Rolle.[67, 68, 69] („The efferent vagus nerve activation releases acetylcholine that stimulates the splenic nerve to liberate norepinephrine that, in turn, interacts with beta-2 adrenergic receptor expressed in T lymphocytes. These cells release acetylcholine, which activates alpha-7 nicotinic receptor expressed in macrophages and inhibits the release of inflammatory mediators."[70]).

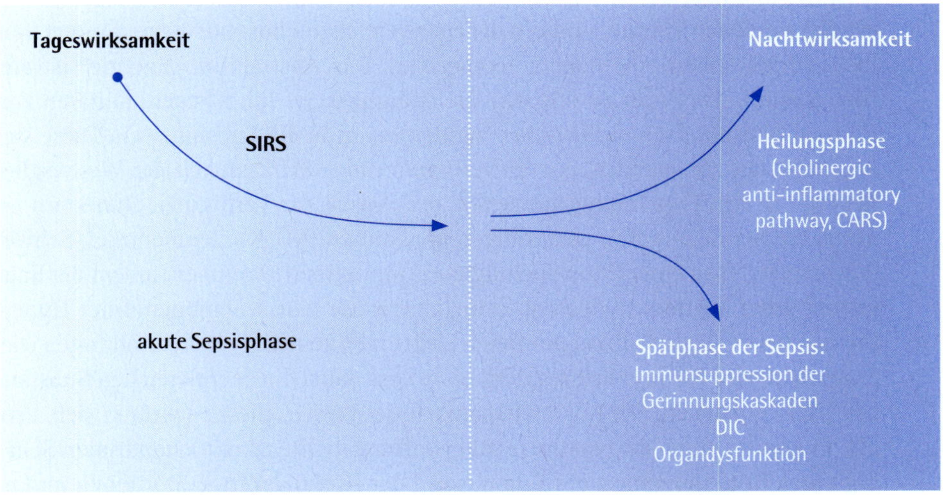

Akut- und Spätphase der Sepsis

Tritt der septische Entzündungsprozess nicht in die Heilungsphase ein, so entwickelt sich die *Spätphase der Sepsis*, die nun zahlreiche „sklerosenahe" Reaktionen wie die septische Koagulopathie aufweist. So aktiviert sich die Gerinnungskaskade mit Verbrauch von Gerinnungsfaktoren bis zur disseminierten intravasalen Gerinnung (*DIC*). Es kommt zu Perfusionsstörungen durch Mikrothromben und damit zur Sepsis mit Organdysfunktion („schwere Sepsis"). Dabei ist die Fibrinolyse gehemmt. Die Rigidität der Erythrozyten erhöht[71] sich ebenso als Ausdruck eines „verfestigenden" Krankheitsprozesses in dieser Phase. Die Organschädigungen führen zu einem z.T. massiven Anstieg des Lactats. Die Milchsäureproduktion ist vermutlich weniger auf hypoperfusionsbedingte Nekrosen zurückzuführen (Patienten mit terminaler Sepsis und Multiorganversagen zeigen kaum Nekrosen und Ischämiezeichen!)[72], sondern auf die „zytopathische Hypoxie", bedingt durch behinderten Sauerstofftransport in die Zelle sowie einen veränderten Zellstoffwechsel.

Exkurs

Eine frühe Konsequenz der zytopathischen Hypoxie betrifft das Pyruvat aus der Glykolyse, dessen Aufnahme in die Mitochondien vermindert ist, was den Zitronensäurezyklus beeinträchtigt.[73] Pyruvat kumuliert dann im Zytosol und wird über die Lactatdehydrogenase zu Lactat metabolisiert. Somit erfolgt bei der Sepsis eine tiefgreifende Störung des Energiestoffwechsels, der auch die Atmungskette betrifft.
Die Wesensgliederwirksamkeit in den Entzündungsprozessen geht mit einem abbauenden, energieverbrauchenden Stoffwechsel einher. Damit wird die regenerative Bereitstellung energiereicher Substrate benötigt. Der abbauenden Tageswirksamkeit muss sich also die aufbauende Nachtwirksamkeit der Wesensglieder zur Seite stellen. Normalerweise vollzieht sich die Synthese energiereicher Substanzen (ATP) in der Atmungskette. In ihr entstehen aus der Wärmequalität des Wasserstoffs und dem mit vielen Lebensprozessen verbundenen Sauerstoff nicht nur die frei werdende Wärme, sondern die energiereichen Phosphorverbindungen (Mitochondrien haben eine höhere Temperatur). Das Abstraktum „Energie" ist am besten durch das Feuer zu erleben: Die Atmungskette führt Feuerqualitäten zur Bildung phosphorisch-sulfurischer Verbindungen in die Substanzwelt. Diese stehen dann der abbauenden, energieverbrauchenden Wirksamkeit der Wesensglieder (wie in den Entzündungsprozessen der Sepsis) zur Verfügung. Nun kann es durch die Sepsis und ihre gasförmigen Mediatoren (NO, Kohlenmonoxid, Schwefelwasserstoff) zu einer Entkoppelung der Atmungskette kommen, indem der Sauerstoff unter Wärmeentwicklung (möglicherweise eine Komponente der Hyperthermie bei der Sepsis) direkt mit freien Elektronen zu reaktiven Verbindungen wie Superoxid oder Peroxynitrit reagiert, ohne dass dabei die energiereichen Substanzen (ATP) entstehen. Die Nachtwirksamkeit der Wesensglieder schränkt sich also ein. Es kommt durch die reaktiven Sauerstoffmetabolite zu mitochondrialen Schädigungen (u.a. Hemmung des Komplexes I der Atmungskette). Störungen im Endokrinium (Glucosestoffwechsel, Schilddrüsenfunktion, Glucocorticoide) können mit der Beeinträchtigung des Stoffwechselsystems der Zelle als mitochondrialer Dysfunktion einhergehen.

6.1.3 Suszeptibilität

Unterschiedliche Dispositionen tragen zur Entwicklung einer Sepsis bei und beziehen sich auf eine gestörte *Grenz- und Hüllenbildung.* Diese ermöglichen die Invasion der oft gramnegativen Sepsiserreger, die normalerweise Kommensalen der gastrointestinalen Flora sind. Auf der *physischen Ebene* kommt es u.U. zu einer Grenzstörung (z.B. rupturierte Appendizitis mit nachfolgender Peritonitis). Auf die geschwächte *ätherische Organisation* weist das am falschen Ort auftretende dominante bakterielle Fremdleben. Schließlich bestehen unterschiedliche immunologische Störungen der „Hüllenbildung", die auf die eingeschränkt wirksame *astralische Organisation* weisen. Der Selbst-Fremderkennung dient die *Ich-Organisation*.

6.2 Adjunktive Therapie der Sepsis

Die breite, initial kalkulierte Antibiose bildet eine wesentliche Basis der Sepsistherapie. Dabei ist der frühzeitige Beginn prognostisch entscheidend, diagnostische Bemühungen dürfen ihn nicht verzögern. Allerdings reicht eine allein auf die Erreger fokussierte Therapie nicht aus. Nach wie vor haben wir bei der Sepsis eine hohe Letalität, die sich selbst durch die modernen Therapieansätze nicht wesentlich senken ließ. Insofern kommt neben der auf die Erreger bezogenen Therapie diejenige der „entfesselten" und autonomisierten Entzündungsreaktion hinzu. Die *Arzneimittel* für die Entzündung [→ VIII. 3. Arzneimittel der Entzündung] wirken auf ihre Tages- (akute Entzündungsphase) und ihre Nachtseite (Heilungsphase) sowie deren Gestaltung bzw. Modulation. Den Entzündungsprozess „übernehmen" unterschiedliche Arzneimittel [→ IV. 2.5.2 Die Therapieprinzipien], was die Wesensglieder des Menschen vom Krankheitsprozess entlastet, sodass sie sich der nachfolgenden Heilungsphase zuwenden. Auch die *äußeren Anwendungen* orientieren sich an diesen Grundsätzen und stellen wirksame Maßnahmen in der Therapie entzündlicher Erkrankungen dar.

6.2.1 Therapiekonzepte der frühen (akuten) Sepsisphase

Die *Sepsis* beruht zu Beginn auf einem Entzündungsprozess mit zu geringer Gestaltungskraft. Aus diesem Grunde ist das Silber ein zentrales Arzneimittel in der Sepsistherapie, indem es die Gestaltungskräfte des Nerven-Sinnes-Systems im Entzündungsprozess und damit die ätherische Wirksamkeit verstärkt:

▪ *Argentum metallicum praeparatum D12-20* (Weleda) Amp. s.c., ggf. i.v.	0-0-(1)-1.

Phosphor unterstützt die Wirksamkeit der Ich-Organisation im autonomisierten und entfesselten Entzündungsprozess:

▪ *Phosphorus D8* (Weleda) Amp. s.c., ggf. i.v.	1-(1)-0

und erweitert in seiner Verbindung mit dem Eisen die *Metalltherapie* der Entzündung:

- *Ferrum phosphoricum D8* (Weleda) Amp. s.c., ggf. i.v. 1-(1)-0.

Das Eisen vermittelt die inkarnierende Wirksamkeit der Ich-Organisation.

- *Ferrum sidereum D6-D10* (Weleda) Amp. s.c. 1-0-0

kommt insbesondere in der Pneumonietherapie zur Anwendung.

Darüber hinaus sind Apis und Belladonna zentrale Arzneimittel im Therapiekonzept der Sepsis:

- *Apis Belladonna Inject* (Wala) Amp. s.c. mehrmals täglich
- *Apis/Belladonna cum Mercurio* (Wala) Amp. s.c. mehrmals täglich.

Belladonna übernimmt die bei der Sepsis dominante Sympathikotonie. Das Vergiftungsbild dieser Arzneipflanze zeigt eindrücklich die zum Nerven-Sinnes-System orientierte Wesensgliederwirksamkeit. Belladonna kommt bei fieberhaften, eitrigen Erkrankungen von Patienten mit gerötetem Kopf, trockenen Schleimhäuten, innerer Unruhe und weiten Pupillen zum Einsatz. Das klinische Bild entspricht einer ausgeprägten Aktivierung der astralischen Organisation, die sich ihrer Dynamik nach vom Stoffwechselsystem bis in die Kopforganisation ausbreitet und mit einer sympathikotonen Funktionslage, wie sie die Sepsis charakterisiert, einhergeht. Bei exzitierter Hämodynamik, Tachykardie und roter Haut bzw. trockenen Schleimhäuten übernimmt Belladonna die Wirksamkeit der entfesselten und zum oberen Menschen orientierten astralischen Organisation.

Die aus dem *Tierreich stammenden Arzneimittel* für die *akute Sepsisphase* sind vornehmlich *Apis* und *Lachesis.*

Das Bienengift bewirkt eine entzündlich-ödematöse, erysipelartige Schwellung und exsudative Prozesse mit stechend-brennenden Schmerzen.[74] Im Unterschied zu Belladonna mit ihrer Beziehung zum astralischen Organismus beeinflusst Apis die ödematösen und exsudativen Entzündungsprozesse, die mit der ätherischen Organisation in Zusammenhang stehen. Durch die Schmerzhaftigkeit mit brennend-stechendem Charakter im Bereich der Inflammation, aber auch im ganzen Körper spricht sich die astralische Organisation aus. Schließlich lebt in der Wärmeentwicklung des Fiebers die ordnende Kraft der *Ich-Organisation.*

Lachesis[75] übernimmt die sich verselbstständigende astralische Qualität in der Entzündung. Im Rahmen der Sepsistherapie kommt

- *Lachesis comp.* (Wala) Amp. s.c. 1 x täglich

zum Einsatz.

Die Rolle des *Verdauungstraktes* in der Pathogenese der Sepsis eröffnet ein weiteres therapeutisches Feld. Offenbar kommt es zu einer Dislokation von Stoffwechselprozessen, die ihren physiologischen Ort im Gastrointestinaltrakt verlassen und nun systemisch im Organismus wirken. In diesen Zusammenhang ordnen sich die bakterielle Translokation, aber auch die katecholaminbedingten Veränderungen im Leberstoffwechsel ein. Sie stehen mit dem „Zytokinsturm" in Beziehung und führen die Leber aus ihren anabolen Stoffwechselprozessen in die katabolen der akuten Entzündung. Therapeutisches Ziel ist die Rückführung der dislozierten entzündlichen Stoffwechselprozesse in den Verdauungstrakt. In diesem Zusammenhang gewinnen die Bitterstoffe eine therapeutische Bedeutung.

Eine wesentliche Heilpflanze, welche die Dreigliederung im Intestinaltrakt anspricht, ist die Wegwarte:

- *Cichorium/Pancreas comp.* (Wala) Amp. s.c. — bis 1-0-0.

Die unmittelbaren Stoffwechselfunktionen im Gastrointestinaltrakt unterstützt

- *Gentiana lutea 5 % Urtinktur, Globuli velati* (Wala) — 10-10-10

bzw.

- *Gentiana lutea Rh 5 %* (Weleda) Dil. — 20-20-20 gtt.

In diesem Zusammenhang ist auf die Antibiotika-assoziierten Diarrhoen bzw. die Clostridium difficile-Colitis zu achten. Während die letztere zumeist der antibiotischen Therapie bedarf, ist darüber hinaus der Einsatz von

- *Birkenkohle comp.* (Weleda) Kps. — bis 4–6 x täglich 2 (Kapselinhalt via Magensonde)

hilfreich.

Eine weitere Arzneimittelkomposition ist

- *Bolus alba comp. Pulver* (Wala) — 1–3 TL in Wasser suspendieren und über den Tag verteilt applizieren[76],

das u. a. Geum urbanum und Gentiana lutea als bitterstoffhaltige Pflanzen und als mineralisches Prinzip Arsenicum album (D6) enthält.

Die aufbauende Nachtseite der Leberfunktion unterstützen

- *Hepatodoron* (Weleda) Tabl. — 0-0-0-3 gemörsert, via Magensonde
- *Taraxacum Stanno cultum Rh D3* (Weleda) Dil. — 0-0-20 gtt.

Des Weiteren kommen sowohl

- *Hepar/Stannum II bzw. I* (Wala) Amp. s.c. 3 x wöchentlich

als auch

- *Stannum metallicum praeparatum D8* (Weleda) Amp. s.c. bis 1 x täglich

in Betracht. Das höher potenzierte Arzneimittel (Hepar/Stannum II) gestaltet die entzündlich-auflösenden Prozesse (z. B. bei hohen Transaminasen), das niedrig potenzierte (Hepar/Stannum I) fördert die Regeneration.

Als äußere Anwendung empfiehlt sich der

- *Schafgarben-Leberwickel*[77] Durchführung siehe Anhang

Die differenzierte Gestaltung der Blätter unterstützt Formungsprozesse. Wichtig ist die Lebereinreibung mit

- *Stannum metallicum 0,4 %* (Weleda) Salbe rechter Oberbauch, 0-0-1.

Die aufbauenden Funktionen des Verdauungstraktes verstärkt

- *Digestodoron* (Weleda) Tabl. 1-1-1-1 (cave: lactose- und weizenstärkehaltig).

Diese Therapie setzt man auch nach bzw. während der Antibiose ein.

Klassische Zeichen des Entzündungsprozesses sind Vasodilatation und Exsudation, die bei der örtlich umgrenzten Entzündung zu Rubor bzw. Ödem führen. Im Falle der Sepsis entsteht nun eine generalisierte Vasodilatation mit Gefäßleckage. Dabei hat das Nerven-Sinnes-System seine tonisierende Gestaltungskraft auf das dilatierte Gefäßsystem verloren. Es kommt u. U. zum kritischen Blutdruckabfall bis zum septischen Schock. Erhebliche Volumenmengen sind nun erforderlich, um dem durch die Vasoplegie und Extravasation bedingten Flüssigkeitsdefizit zu begegnen. Die adäquate Volumentherapie ist aus diesem Grunde ein unverzichtbares Therapieelement bei der Sepsis. Auf die Arzneimittel zur Verstärkung der tonisierenden Funktion des Nerven-Sinnes-Systems geht der Abschnitt [→ 5.1 Therapie] ein.

Ein wesentliches Arzneimittel, das Form und Struktur in die Stoffwechselprozesse trägt, ist *Stibium*. Im Rahmen der Therapie der frühen Sepsis setzt man es als

- *Stibium metallicum praeparatum D6 10 ml* (Weleda) Amp. i.v. bis mehrmals täglich
- *Marmor D6 / Stibium D6 aa 10 ml* (Weleda) Amp. i.v. bis mehrmals täglich

– letzteres bei hämorrhagischen Komplikationen – ein.

6.2.2 Therapiekonzepte der späten Sepsisphase

Besteht in der akuten Sepsisphase ein dominanter, vom Nerven-Sinnes-System nicht ausreichend gelenkter Entzündungsprozess, so entwickelt sich nun ein polares Bild. Es kommt zu einer dominanten Aktivierung des Gerinnungssystems, u. U. auch zur Hemmung der Fibrinolyse. „Sklerosierende" Funktionen des Nerven-Sinnes-Systems stehen im Unterschied zur frühen Sepsisphase im Vordergrund. Es treten Organkomplikationen auf, u. a. als Folge der aktivierten Gerinnungskaskade mit Mikrothromben und konsekutiver Hypoxämie. Darüber hinaus ist die *Immunparalyse* ein wesentlicher Befund. Die eingeschränkte immunologische Funktion wirft die Frage nach einer Therapie mit *Viscum album* in der späten Sepsisphase auf:

Die *Kiefern-Mistel* kommt zur Verstärkung der gestaltenden Funktionen, die *Laubbaum-Mistel* zur immunologischen Modulation der Entzündung in Betracht, ist aber im Gegensatz zur onkologischen Anwendung bislang nur konzeptionell begründet.

Ferner kommt zur Verstärkung der gestaltenden Wirksamkeit

- *Helleborus niger e planta tota (D3), D6, D12* 1-0-0
  (Wala, Helixor) Amp. s.c. 3 x wöchentlich bis täglich

in Betracht.

6.2.3 Therapiekonzepte für die septische Kardiomyopathie

Eine wesentliche Komplikation ist die Herzbeteiligung (septische Kardiomyopathie). Der Herzindex, das rechts- und v.a. linksventrikuläre Schlagvolumen und die Auswurffraktion sind bei stark erniedrigtem systemischen Gesamtwiderstand nicht adäquat gesteigert oder sogar vermindert. Dabei muss man davon ausgehen, dass die alleinige Echokardiografie das Ausmaß der septischen Kardiomyopathie oft unterschätzt.[78] So verlangt die septische Vasoplegie aufgrund der drastischen Nachlastsenkung Herzzeitvolumina um 10-20 l/min. Aber nicht nur die Bewegungsaktivität des Herzens (die nicht auf die „Pumpfunktion" einzuengen ist), sondern auch seine rhythmischen Funktionen sind verändert. So beobachtet man eine prognostisch bedeutsame *Reduktion der Herzfrequenzvariabilität.* Die Herzfrequenzvariabilität ist Ausdruck der abwechselnd inkarnierenden bzw. exkarnierenden Ich- und astralischen Organisation und damit zentraler Parameter eines gesunden Rhythmischen Systems. Bei Erkrankungen aus dem Formenkreis dominanter Skleroseprozesse wie der koronaren Herzkrankheit findet sich eine prognostisch relevante Reduktion der Herzfrequenzvariabilität mit dem erhöhten Risiko des plötzlichen Herztodes. Bei den septischen Entzündungsprozessen ist ebenfalls diese Reduktion beobachtbar, allerdings sind Komplikationen wie Kammertachykardien und -flimmern sehr selten. Die ungünstige Prognose der reduzierten Herzfrequenzvariabilität bei der

Sepsis[79] weist auf eine zu geringe parasympathische Aktivität und damit auf eine zu geringe Nachtwirksamkeit der Wesensglieder [→ VIII 2. Die Physiologie der Entzündung].

Aus diesem Grunde sollte man die Sepsistherapie mit

- *Cardiodoron* (Weleda) Dil. — 20-20-20 gtt (Magensonde)
- *Cardiodoron 0,1 %, 1 %, 5 %* (Weleda) Amp. s.c. — bis mehrmals täglich

ergänzen. Lokal finden

- *Arnika-Herzwickel* — Durchführung siehe Anhang

zur Reintegration der Wesensglieder und

- *Aurum / Lavandula comp.* (Weleda) Creme — 1 x täglich als Herzsalbenlappen

zur Beruhigung der akzelerierten Herzfunktion und zur Verstärkung der Wirksamkeit der Ich-Organisation im Rhythmischen System Anwendung.

Bei unzureichendem Herzzeitvolumen und damit einer eingeschränkten dynamischen Wirksamkeit der oberen Wesensglieder ist eine peripher anregende und dynamisierende Therapie mit

- *Rosmarinus, Oleum aethereum 10 %* (Wala) — 1 bis mehrmals tägliche Einreibung der Unterschenkel und Unterarme

sinnvoll. Bei ausgeprägten peripheren Ödemen empfiehlt sich die lokale Anwendung des

- *Citruswickel* — Durchführung siehe Anhang

Beide Arzneipflanzen verstärken das Eingreifen der oberen Wesensglieder in die Blutdynamik.

Zur Therapie der Herzinsuffizienz ist an

- *Digitalis purpurea, ethanol. Digestio D2, D3* (Weleda) Dil. — bis 20-20-20 gtt via Magensonde

und – bei dominanten Stauungsprozessen –

- *Strophanthus comp.* (Wala) Amp. s.c. — 1 x täglich

zu denken.

Bei Hypotonie infolge der Vasoplegie verstärken

■ *Skorodit Kreislauf Inject* (Wala) Amp. s.c.	mehrmals täglich

und

■ *Veratrum album, ethanol. Decoctum D3, D4* (Weleda) Dil.	20-20-20 gtt (Magensonde)

die Wirksamkeit der oberen Wesensglieder. Bei Pneumonie-assoziierter Sepsis und Hypotonie bestehen positive Erfahrungen mit

■ *Camphora D3* (Wala) Amp. s.c.	1-0-0
■ *Oleum camphoratum comp.* (Wala) Amp. i.m.	1-0-0.

Die extreme Aktivierung der astralischen Organisation im Stoffwechsel-Gliedmaßen-System, die das Rhythmische System in Tachykardie und Tachypnoe drängt und oben bereits im Zusammenhang mit der Belladonna-Therapie erwähnt wurde, führt zum Einsatz von

■ *Bryophyllum D5/Conchae D7 aa* (Weleda) 10 ml Amp. i.v.	mehrmals täglich.

Bei Störungen der Hämostase (z. B. DIC) sind

■ *Stibium metallicum praeparatum D6* (Weleda) 10 ml Amp. i.v.	bis mehrmals täglich

und bei Blutungskomplikationen

■ *Marmor D6 / Stibium D6 aa* (Weleda) 10 ml Amp. i.v.	bis mehrmals täglich

wesentliche Arzneimittel.

Die postseptische Phase und Rekonvaleszenz unterstützt

■ *Levico comp.* (Wala) Amp. s.c.	bis 1-0-0.

Multimodale Behandlungskonzepte

Verschiedene therapeutische Ansätze unterstützen die Nachtwirksamkeit der Wesensglieder. Äußere Anwendungen, aber auch die künstlerischen Therapien und die Heileurythmie haben eine besondere Bedeutung. Diese Verfahren fördern über das seelische Empfinden des Patienten, also seine Ich- und astralische Organisation, die cholinerge Nachtphase. Sie wirken ausgleichend auf die sympathikoton-aktivierte Seele und verstärken z. B. durch Musiktherapie[80], Heileurythmie, Rhythmische Massage und die Äußeren Anwendungen die aufbauende Nachtwirksamkeit der Wesensglieder. Möglicherweise wirken sich diese Maßnahmen durch geringeren Sedierungsbedarf[81] und ggf. weniger posttraumatische Belastungsstörungen positiv auf den intensivmedizinischen Krankheitsverlauf aus.

6.2.4 Therapiekonzepte für die Critical-illness-Polyneuropathie

Bereits vor 100 Jahren beschrieb Osler (1849-1919) bei septischen Patienten einen „rapiden Muskelschwund".[82] Dabei differenziert man nun zwischen einer *Critical-illness-Polyneuropathie* (CIP) und einer *Critical-illness-Myopathie* (CIM). Sepsis und Multiorganversagen sind unabhängig von einander die stärksten Prädiktoren. Klinisch besteht eine distal betonte atrophische Tetraparese mit stark abgeschwächten oder nicht mehr auslösbaren Reflexen. Das Krankheitsbild weist auf die Herauslösung der oberen Wesensglieder aus dem Stoffwechsel-Gliedmaßen-System. Dementsprechend muss die Therapie sich auf die Verstärkung der Wesensgliederwirksamkeit im Gliedmaßensystem orientieren. Langfristig können Paresen und Kontrakturen, aber auch schmerzhafte Parästhesien und Fatigue zurückbleiben. Bei der CIM ist nach drei bis zwölf Monaten mit weitgehender Erholung zu rechnen.[83]

Bei Critical-illness-Polyneuropathie hat sich die Therapie mit

- *Arnica, Planta tota Rh D3, D6* (Weleda) Amp. s.c.
- *Arnica e planta tota D3, D6* (Wala) Amp. sc.

zusammen mit

- *Skorodit D8* (Weleda) Amp. s.c. — täglich bis mehrmals wöchentlich

und

- *Rosmarinus, Infusum D4* (Weleda) Amp. s.c. — 1-0-0

mehrfach bewährt. Äußerlich sollte frühzeitig die Anwendung von

- *Rosmarinus, Oleum aethereum 10 %* (Wala) — lokale Einreibung

beginnen.

7. Integratives Therapiesetting in der Intensivstation

Die Notwendigkeit multimodaler Therapieansätze in der Intensivmedizin unterstreicht die oftmals unterschätzte prognostische Bedeutung der Depression. Eine vorbekannte Depression stellt einen unabhängigen Risikofaktor für die 28-Tage-Mortalität von ICU (intensive care unit)-Patienten dar.[84] Umgekehrt führt oftmals der intensivmedizinische Aufenthalt zur Ausbildung von posttraumatischen Belastungsstörungen und Depressionen. Demzufolge bedarf der befund- und interventionszentrierte Fokus seiner Ergänzung durch ein umfassendes, multimodales Therapieangebot, das diese Aspekte aufgreift und die ihnen zugrundeliegende Wesensgliederwirksamkeit berücksichtigt. Depression bedeutet die ungenügende Wirksamkeit der Wesensglieder im Stoffwechsel-Gliedmaßen-System. Diese zeigt Auswirkungen bis in die immunologischen Prozesse. Die beschriebenen Therapien verbinden die astralische und die Ich-Organisation mit dem Stoffwechsel-Gliedmaßen-System.

Literatur

1 Marra, A., Pandharipande, P. P., Girard, T. D. et al.: Co-Occurrence of Post-Intensive Care Syndrome Problems Among 406 Survivors of CriticalIllness. Critical Care Medicine 2018; 46 (9). S. 1393–1401.

2 Gamble, K. R., Howard, J. H. Jr., Howard, D. V.: Not just scenery: viewing nature pictures improves executive attention in older adults. Experimental Aging Research 2014; 40 (5). S. 513–530.

3 Niecke, A., Bassewitz, V., Michels, G.: Psychische Komorbidität in der Intensivmedizin. Deutsche Medizinische Wochenschrift 2019; 144. S. 54–60.

4 Hannich, H. J., zitiert nach Niecke, A., Bassewitz, V., Michels, G.: Psychische Komorbidität in der Intensivmedizin. Deutsche Medizinische Wochenschrift 2019; 144. S. 54–60.

5 Steiner, R.: Der Tod – die andere Seite des Lebens. Wie helfen wir den Verstorbenen? Worte und Sprüche. Rudolf Steiner Verlag Dornach 2000.

6 Weckenmann, M.: Die offizinellen Lamiaceen (Labiaten). Beiträge zu einer Erweiterung der Heilkunst 1978; 31 (4). S. 122–130.

7 Weckenmann, M.: Die äußere Anwendung von Rosmarinöl am Beispiel der Thrombophlebitis. Beiträge zu einer Erweiterung der Heilkunst 1978; 31 (4). S. 130–134.

8 Angelus Silesius: Der Cherubinische Wandersmann. Reclam Stuttgart 1995.

9 van Lommel, P., van Wees, R., Meyers, V. et al.: Near-death experience in survivors of cardiac arrest. A prospective study in the Netherlands. The Lancet 2001; 358. S. 2039–2945.

10 van Lommel, P.: Endloses Bewußtsein. Patmos Verlag Düsseldorf 2009.

11 Parnia, S., Spearpoint, K., de Vos, G. et al.: AWARE-AWAreness during REsuscitation-a prospective study. Resuscitation 2014; 85 (12). S. 1799–1805.

12 DKG Pocket-Leitlinie. Börm Bruckmeier Verlag Grünwald 2015.

13 Kusserow, M.: Äußere Anwendungen in der anthroposophisch erweiterten Medizin. Weleda Korrespondenzblätter für Ärzte 1992; 133. S. 122–153.

14 Kluge, S., Müller, T., Pfeifer, M.: Aktuelle Therapieansätze bei schwerer hypoxischer respiratorischer Insuffizienz (ARDS/ALI). Deutsche Medizinische Wochenschrift 2011; 136. S. 186–189.

15 Peñuelas, O., Keough, E., López-Rodríguez, L. et al.: Ventilator-induced diaphragm dysfunction: translational mechanisms lead to therapeutical alternatives in the critically ill. Intensive Care Medicine Experimental 2019; 7 (Suppl. 1). S. 48.

16 Helmerhorst, H. J., Arts, D. L., Schultz, M. J. et al.: Metrics of Arterial Hyperoxia and Associated Outcomes in Critical Care. Critical Care Medicine 2016; 45 (2). S. 187–195.

17 Ertmer, C., Rehberg, S.: Pathophysiologie der Sepsis. Deutsche Medizinische Wochenschrift 2016; 141. S. 1067–1073.

18 Abdalla. M., Mohamed, A., Mohamed, W. et al.: Targeted temperature management after cardiac arrest: Updated meta-analysis of all-cause mortality and neurological outcomes. International Journal of Cardiology. Heart & Vasculature 2019; 24. S. 100400.

19 Reith, S., Marx, N.: Therapeutische Hypothermie nach Reanimation. Deutsche Medizinische Wochenschrift 2010; 135. S. 2355–2360.

20 Bhattacharjee, S., Baidya, D. K., Maitra, S.: Therapeutic hypothermia after cardiac arrest is not associated with favorable neurological outcome: a meta-analysis. Journal of Clinical Anesthesia 2016; 33. S. 225–232.

21 Díaz, M., Becker, D. E.: Thermoregulation: physiological and clinical considerations during sedation and general anesthesia. Anesthesia Progress 2010; 57 (1). S. 25–32.

22 Kusserow, M.: Äußere Anwendungen in der anthroposophisch erweiterten Medizin. Weleda Korrespondenzblätter für Ärzte 1992; 11. S. 122–153.

23 Bavastro, P.: Anthroposophische Medizin auf der Intensivstation. Verlag am Goetheanum Dornach 1994.

24 Díaz, M., Becker, D. E.: Thermoregulation: physiological and clinical considerations during sedation and general anesthesia. Anesthesia Progress 2010; 57 (1). S. 25–32.

25 Sanders, R., Hussell, T., Maze, M. Sedation & Immunomodulation. Anesthesiology Clinics 2011; 29 (4). S. 687–706.

26 Smith, M. A., Hibino, M., Falcione, B. A. et al.: Immunosuppressive aspects of analgetics and sedatives used in mechanically ventilated patients: an underappreciated risk factor fort he development of ventilator-associated pneumonia in critically ill patients. The Annals of Pharmacotherapy 2014; 48 (1). S. 77–85.
27 Bavastro, P.: Anthroposophische Medizin auf der Intensivstation. Verlag am Goetheanum Dornach 1994.
28 Strøm, T., Martinussen, T., Toft, P.: A protocol of no sedation for critically ill patients receiving mechanical ventilation: a randomised trial. The Lancet 2010; 375 (9713). S. 475–480.
29 Kluge, S., Müller, T., Pfeifer, M.: Aktuelle Therapieansätze bei schwerer hypoxischer respiratorischer Insuffizienz (ARDS/ALI). Deutsche Medizinische Wochenschrift 2011; 136. S. 186–189.
30 Strøm, T., Martinussen, T., Toft, P.: A protocol of no sedation for critically ill patients receiving mechanical ventilation: a randomised trial. The Lancet 2010; 375 (9713). S. 475–480.
31 Berntzen, H., Bjørk, I. T., Wøien, H.: „Pain relieved, but still struggling“-Critically ill patients experiences of pain and other discomforts during analgosedation. Journal of Clinical Nursing 2018; 27 (1–2). e223–e234.
32 Weckenmann, M.: Die offizinellen Lamiaceen (Labiaten). Beiträge zu einer Erweiterung der Heilkunst 1978; 31 (4). S. 122–130.
33 Weckenmann, M.: Die äußere Anwendung von Rosmarinöl am Beispiel der Thrombophlebitis. Beiträge zu einer Erweiterung der Heilkunst 1978; 31 (4). S. 130–134.
34 Medizinische Sektion der Freien Hochschule für Geisteswissenschaft am Goetheanum Dornach (Hrsg.): Heilmittelangaben R. Steiners 2013: Citrus medica.
35 Díaz, M., Becker, D. E.: Thermoregulation: physiological and clinical considerations during sedation and general anesthesia. Anesthesia Progress 2010; 57 (1). S. 25–32.
36 GAÄD (Hrsg.): Vademecum Anthroposophische Arzneimittel 2017. Der Merkurstab 2017; 70 (Suppl.). S. 170.
37 Kuck, A.: Chirurgie. In: Glöckler, M. (Hrsg.): Anthroposophische Arzneitherapie für Ärzte und Apotheker. Wissenschaftliche Verlagsgesellschaft Stuttgart 2005.
38 Anderson, T. A.: Heart rate variability: implications for perioperative anesthesia care. Current Opinion in Anaesthesiology 2017; 30 (6). S. 691–697.
39 Kuck, A.: Chirurgie. In: Glöckler, M. (Hrsg.): Anthroposophische Arzneitherapie für Ärzte und Apotheker. Wissenschaftliche Verlagsgesellschaft Stuttgart 2005.
40 Ebd.
41 Schink, M., Tröger, W., Dabidian, A. et al.: Mistletoe extract reduces the surgical suppression of natural killer cell activity in cancer patients. A randomized phase III trial. Forschende Komplementärmedizin 2007; 14 (1). S. 9–17.
42 Steiner, R.: Geisteswissenschaftliche Gesichtspunkte zur Therapie (GA 313). Rudolf Steiner Verlag Dornach 2001. 7. Vortrag.
43 Stamenkovic, D. M., Laycock, H., Karanikolas, M. et al.: Chronic Pain and Chronic Opioid Use After Intensive Care Discharge – Is It Time to Change Practice? Frontiers in Pharmacology 2019; 10. S. 23.
44 Hole, J., Hirsch, M., Ball, E. et al.: Music as an aid for postoperative recovery in adults: a systematic review and meta-analysis. The Lancet 2015; 386 (10004). S. 1659–1671.
45 Bradt, J., Dileo, C.: Music interventions for mechanically ventilated patients. Cochrane Database of Systematic Reviews 2014; (12). CD006902.
46 Pandharipande, P. P., Girard, T. D., Jackson, J. C. et al.: Long-term cognitive impairment after critical illness. New England Journal of Medicine 2013; 369 (14). S. 1306–1316.
47 Schweickert, W. D., Pohlman, M. C., Pohlman, A. S. et al.: Early physical and occupational therapy in mechanically ventilated, critically ill patients: a randomised controlled trial. The Lancet 2009; 373 (9678). S. 1874–1882.
48 Engel, W.: Gold in Zusammenhang mit Weihrauch und Myrrhe in der Arzneimittelherstellung. Der Merkurstab 2007; 60 (6). S. 516–521.
49 Evans, M., Zimmermann, P.: Prospektive Internationale Outcome-Studie zur Verschreibung anthroposophischer Arzneimittel: Ein vorläufiger Bericht. Der Merkurstab 2000; 53 (2). S. 92–98.
50 Moerer, O., Quintel, M.: Definition, Epidemiologie und ökonomische Aspekte der Sepsis bei Erwachsenen. Der Internist 2009; 50. S. 788–798.

51 Kochanek, M., Shimabukuro-Vornhagen, A., von Bergwelt-Baildon, M. et al.: Sepsis - ein Update 2016. Deutsche Medizinische Wochenschrift 2016; 141. S. 1455–1458.
52 Bone, R. C., Balk, R. A:, Cerra, F. B. et al.: Definitions for sepsis and organ failure and guidelines fort he use of innovative therapies in sepsis. The ACCP/SC-CM Consensus Conference Committee. American College of Chest Physicians/Society of Critical Care Medicine. Chest 1992; 101. S. 1644–1655.
53 David, S., Brunkhorst, F. M.: Sepsis-3. Der Internist 2017; 58. S. 1264–1271.
54 Singer, M., Deutschman, C. S., Seymour, C. W. et al.: The Third International Consensus Definitions for Sepsis and Septic Shock (Sepsis-3). Journal of the American Medical Association 2016; 315 (8). S. 801–810.
55 Borken, F., Markwart, R., Requardt, R. P. et al.: Chronic Critical Illness from Sepsis Is Associated with an Enhanced TCR Response. Journal of Immunology 2017; 198 (12). S. 4781–4791.
56 Janka, G. E., Lehmberg, K.: Hemophagocytic syndromes - an update. Blood Reviews 2014; 28. S. 135–142.
57 Lachmann, G., Spies, C., Schenk, T. et al.: Hemophagocytic Lymphohistiocytosis: Potentially Underdiagnosed in Intensive Care Units. Shock 2018; 50 (2). S. 149–155.
58 Simmons, J. D., Lee, Y. L., Mulekar, S. et al.: Elevated levels of plasma mitochondrial DNA DAMPs are linked to clinical outcome in severely injured human subjects. Annales of Surgery 2013; 258 (4). S. 591–596.
59 Harrington, J. S., Choi, A. M. K., Nakahira, K.: Mitochondrial DNA in Sepsis. Current Opinion in Critical Care 2017; 23 (4). S. 284–290.
60 Kochanek, M., Böll, B.: Volumenmanagement bei Sepsis und septischer Schock. Deutsche Medizinische Wochenschrift 2018; 143. S. 1039–1049.
61 Ebd.
62 Haubner, H. P., Zabel, P.: Pathophysiologie und Keimspektrum der Sepsis. Der Internist 2009; 50. S. 779–787.
63 Szabo, G., Romics, L. Jr, Frendl, G.: Liver in sepsis and systemic inflammatory response syndrome. Clinical Liver Disease 2002; 6 (4). S. 1045–1066.
64 Moerer, O., Quintel, M.: Definition, Epidemiologie und ökonomische Aspekte der Sepsis bei Erwachsenen. Der Internist 2009; 50. S. 788–798.
65 Adib-Conquy, M., Cavaillon, J. M.: Compensatory anti-inflammatory response syndrome. Thrombosis and Haemostasis 2009; 101 (1). S. 36–47.
66 Ward, N. S., Casserly, B., Ayala, A.: The compensatory anti-inflammatory response syndrome (CARS) in critically ill patients. Clinics in Chest Medicine 2008; 29 (4). S. 617–625.
67 Ebd.
68 Rosas-Ballina, M., Ochani, M., Parrish, W. et al.: Splenic nerve is required for cholinergic antiinflammatory pathway control of TNF in endotoxemia. Proceedings of the National Academy of Sciences of the USA 2008; 105 (31). S. 11008–11013.
69 Kanashiro, A., Sônego, F., Ferreira, R. G. et al.: Therapeutic potential and limitations of cholinergic antiinflammatory pathway in sepsis. Pharmacological Research 2017; 117. S. 1–8.
70 Ebd.
71 Ertmer, C., Rehberg, S.: Pathophysiologie der Sepsis. Deutsche Medizinische Wochenschrift 2016; 141. S. 1067–1073.
72 Ebd.
73 Ebd.
74 Mezger, J.: Gesichtete homöopathische Arzneimittellehre. Haug Verlag Stuttgart 1981.
75 Husemann, F.: Anthroposophische Medizin. Ein Weg zu den heilenden Kräften. Verlag am Goetheanum Dornach 2009.
76 GAÄD (Hrsg.): Vademecum Anthroposophische Arzneimittel 2017. Der Merkurstab 2017; 70 (Suppl.). S. 223.
77 Kusserow, M.: Äußere Anwendungen in der anthroposophisch erweiterten Medizin. Weleda Korrespondenzblätter für Ärzte 1992; 133. S. 122–153.
78 Ebelt, H., Werdan, K.: Sepsis und Herz. Der Internist 2010; 51. S. 844–849.
79 Schmidt, H., Müller-Werdan, U., Hoffman, T. et al: Autonomic dysfunction predicts mortality in patients with multiple organ dysfunction syndrome of different age groups. Critical Care Medicine 2005; 33. S. 1994–2002.

80 Chlan, L. L., Weinert, C. R., Heiderscheit, A. et al.: Effects of patient-directed music intervention on anxiety and sedative exposure in critically ill patients receiving mechanical ventilatory support: a randomized clinical trial. Journal of the American Medical Association 2013; 309 (22). S. 2335–2344.

81 Ebd.

82 Müllges, W., Stoll, G.: Critical-illness-Polyneuropathie und Myopathie. Deutsche Medizinische Wochenschrift 2011; 136. S. 769–774.

83 Ebd.

84 Wewalka, M., Warszawska, J., Strunz, V. et al.: Depression as an independent risk factor for mortality in critically ill patients. Psychosomatic Medicine 2015; 77. S. 106–113.

KAPITEL XVI
Diabetologie

1. Leitgedanken

Diabetes mellitus stellt weltweit eine wachsende Herausforderung dar. Es liegt sowohl für den Diabetes mellitus Typ 1 als auch für das metabolische Syndrom und den Typ 2 eine dramatische Häufigkeitszunahme vor. In Deutschland steigt die Rate für den Typ 1 jährlich um ca. 3 bis 5% an, ohne dass die hierfür verantwortlichen Ursachen ausreichend bekannt wären.

Die Zuckerkrankheit führt zu einer veränderten Wesensgliederwirksamkeit. Es finden sich körperliche Symptome wie z. B. die Arteriosklerose. Die Lebensorganisation ist oftmals geschwächt; bei vielen Patienten besteht eine chronische Entzündung, welche die ätherische Organisation in ihrer regenerierenden Wirksamkeit einschränkt. So sind die reduzierten Heilungskräfte z. B. beim diabetischen Fußsyndrom gut bekannt. Seelisch findet sich beim Typ-2-Diabetes oftmals eine Depression und die Ich-Organisation ist – bei geringerer Selbstwirksamkeit – in ihrer körperlichen Aktivität geschwächt. Das Krankheitsverständnis und die Therapie müssen sich an dieser veränderten Wirksamkeit der Wesensglieder orientieren.

Der Diabetes steht einerseits mit dem individuellen Schicksal und der Biografie des Patienten in Verbindung, andererseits stellt er sich in den gesellschaftlichen und damit sozialen Zusammenhang. So sind beim Diabetes mellitus Typ 2 häufig Menschen aus sozial schwächeren Schichten mit niedrigerem Einkommen, oftmals geringerem Bildungsstand und weiteren sozioökonomischen Herausforderungen betroffen. Die Behandlung und Prävention bezieht sich also nicht nur auf den einzelnen Patienten, sondern muss auch den sozialen Kontext berücksichtigen.

Die therapeutischen Maßnahmen der Diabetologie beziehen sich gegenwärtig v.a. auf die normwertnahe *Einstellung des Blutzuckers* und weiterer *klinischer Parameter* (Blutdruck, Cholesterin etc.) durch verschiedene, zum Teil durch den Patienten flexibel umsetzbare Behandlungskonzepte. Damit hat die mehr als 3.000 Jahre bekannte Zuckerkrankheit (die vermutlich älteste Beschreibung der Diabetes-Symptome findet sich im Papyrus Ebers, ca. 1500 v. Chr.[1]) eine effektive Handhabbarkeit erfahren. Das zugrunde liegende Krankheitsverständnis sieht den Diabetes als eine Störung biochemisch und zunehmend molekularbiologisch beschreibbarer Prozesse. Darüber hinaus existieren Zusammenhänge mit dem seelischen und dem geistigen Wesen des Menschen. So gilt die Depression als eigenständiger Risikofaktor für den Typ 2. Auch kennen wir die Erhöhung des kardiovaskulären Risikos bei biografischem Perspektivverlust, also Fragen der geistigen Sinnsetzung in der Biografie. Die Diabetologie braucht eine somatische, seelische und geistige Dimension, um in Prävention und Therapie dem Patienten eine wirksame Hilfe zu geben.

Begreift man den Menschen als ein auf Entwicklung angelegtes Wesen, so können durch seine Erkrankungen Früchte entstehen. Eine umfassende Diabetestherapie ermöglicht mit dem positiven Beeinflussen des Krankheitsprozesses auch diese *Entwicklungsschritte*. Heilung ist dadurch mehr als eine parameterorientierte Therapie mit Einstellung des normwertnahen Blutzucker-, Lipid- und Blutdruckprofiles. Diese birgt neben der gewünschten Risikoreduktion diabetestypischer Komplikationen sogar die Gefahr eines „Einfrierens" von Aktivität und Entwicklung: Der Patient „gibt" die Krankheit an das „versorgende System ab" und nutzt innere Ressourcen oft zu wenig. Aus diesem Grunde bekommen *salutogenetisch orientierte Maßnahmen* eine entscheidende Bedeutung.

Exkurs

1922 erfolgte die erste Behandlung eines Kindes mit *Insulin*. 1923 erhielten Frederick Banting (1891–1941) und John MacLeod (1876–1935) den Nobelpreis für die Entdeckung des Insulins.[2] Allerdings stellte der Ungar Nicolae Paulescu (1869–1931) bereits 1916 aus Inselzellen der Rinderbauchspeicheldrüse einen wässrigen Extrakt („Pankrein") her und behandelte zuckerkranke Hunde.[3] Die ab 1920 von Rudolf Steiner formulierten Anregungen zur Diabetestherapie umfassen neben geistig-seelischen Aspekten zum Krankheitsbild medikamentöse Konzepte wie die balneologischen Anwendungen ätherischer Öle. Schließlich geht es um eine sachgemäße Prävention angesichts des unübersehbaren Einflusses manifestationsfördernder Faktoren. Voraussetzung dafür ist ein Verständnis der Zuckerkrankheit, das die höheren Wesensglieder des Menschen einschließt und darauf aufbauend ein therapeutisches Vorgehen entwickelt.

2. Geisteswissenschaftliche Gesichtspunkte zum Zuckerstoffwechsel

Der Zuckerstoffwechsel gehört zur „Biochemie" des Organismus und scheint auf den ersten Blick weit von dem seelischen und geistigen Wesen des Menschen entfernt zu sein. Auf der anderen Seite spricht eine grundlegende Formulierung Rudolf Steiners von dem Zusammenhang des geistigen Ich-Wesens mit der Zuckersubstanz: „Wo Zucker ist, da ist Ich-Organisation; wo Zucker entsteht, da tritt die *Ich-Organisation* auf, um die untermenschliche (vegetative, animalische) Körperlichkeit zum Menschlichen hin zu orientieren."[4] Welche Verbindung lässt sich hier erkennen, zumal die seelische und geistige Ebene bei dem Patienten mit Diabetes eine so große Bedeutung hat?

Zunächst erscheint die große Verschiedenheit dieser beiden Welten. Mit zunehmender Fokussierung auf den ponderablen Aspekt der Substanz wird das Rätsel nur noch größer. Maß, Zahl und Gewicht weisen auf die raumerfüllende Stofflichkeit, noch nicht auf das übersinnliche Wesen des Menschen. Gegenüber diesem ponderablen Aspekt der Substanz zeigen ihre imponderablen Qualitäten [→ IV. 2.2 Vier Aspekte der Substanzbetrachtung] allerdings Beziehungen zum geistig-seelischen Wesen des Menschen.

Das *seelisch-geistige Wesen* entwickelt auf der Grundlage des *Nerven-Sinnes-Systems Bewusstsein* und entfaltet durch das *Stoffwechsel-Gliedmaßen-System Wille* und *Bewegung.*

Bewusstsein basiert auf dem Nerven-Sinnes-System und zeigt – wie in jeder Hypoglykämie erlebbar – seine Abhängigkeit vom Glucosestoffwechsel. *Bewegung* als Phänomen des Stoffwechsel-Gliedmaßen-Systems realisiert sich – wie weiter unten näher ausgeführt – ebenfalls auf der Grundlage des Zuckerstoffwechsels.

Damit stehen die wesentlichen Ausdrucksformen der *astralischen Organisation,* wie sie sich im dreigliedrigen Menschen entfaltet, mit dem Zuckerstoffwechsel in Beziehung. Bewusstsein und Bewegung erfahren nun beim Menschen gegenüber dem Tier eine weitere, durch die *Individualität* bedingte Steigerung.

Das *Bewusstsein* steigert sich beim Menschen zum *Selbstbewusstsein,* das Ich intendiert und lenkt die *Bewegungsfähigkeit* bewusst. Damit sind die mit dem Zuckerstoffwechsel verbundenen Qualitäten von Bewusstsein und Bewegung beim Menschen mit der *Ich-Organisation* verbunden.

2.1 Glykolyse

Die *Glykolyse* ist seit mehr als einem Jahrhundert bekannt. Eduard Buchner (1860–1917) zeigte 1897, dass sich durch Auspressen von Hefe ein zellfreier Extrakt gewinnen lässt, der die Zuckervergärung (anaerob) durchführt und Alkohol bildet.[5] Die Glykolyse nimmt die zur *mineralischen Kristallisation* neigende Glucose in einen im *Flüssig-Ätherischen* beheimateten Stoffwechselprozess auf. Bei ausreichender Sauerstoffversorgung führt der glykolytische Abbau der Glucose nicht zum Lactat, sondern nur bis zum Pyruvat, das in der Reaktionsfolge zu Kohlendioxid oxidiert. Damit öffnet sich der Stoffwechselweg der Glucose dem Luftorganismus als Instrument der *astralischen Organisation.* Ihren wesentlichen Bezug erfährt aber nun die Verstoffwechselung der Glucose zur *Ich-Organisation,* indem sie dem Wärme- und Energiestoffwechsel dient.

In der *Wärme* lebt die Ich-Organisation des Menschen.

Substanz löst sich auf in „Geschehen", entwickelt sich in ihren nicht ponderablen Eigenschaften dem Geistigen des Menschen entgegen und wird von ihm durchlebt, durchseelt und durchgeistigt. „Der Mensch muß die Kraft haben, den Zucker aufzulösen, darin besteht sein Leben."[6] Die Einschränkung dieser „Stoffwechselkompetenz" führt zur Diabeteserkrankung. Das Instrument der Ich-Organisation entfällt ihrem Wirken, mineralisiert und kristallisiert sich in der abgelagerten Glucose mit ihrer immer besser verstandenen „Toxizität".

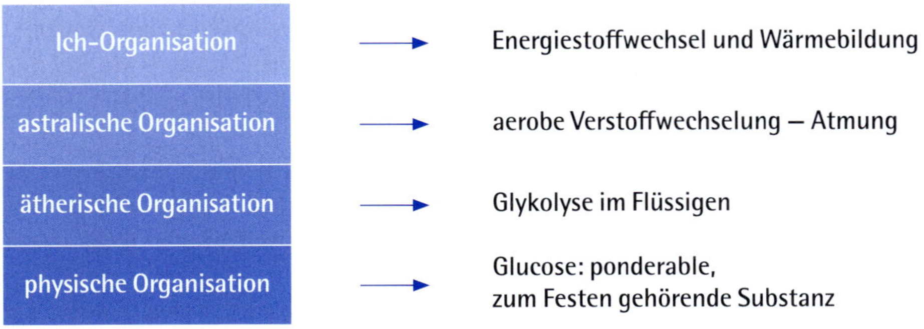

Qualitäten im Glucosestoffwechsel und ihr Bezug zu den Wesensgliedern

2.2 Die Blutzuckerregulation vor dem Hintergrund der Dreigliederung des Organismus

Die *Regulation* der in engen Grenzen weitgehend konstant und auch annähernd altersstabil gehaltenen Glucosekonzentration ist mit der Wesensgliederwirksamkeit im dreigliedrigen Organismus verbunden: *Erhöhungen* der *Glucosekonzentration* (unabhängig vom postprandialen Anstieg) können in Zusammenhang mit der Bewusstseinsorientierung der Wesensglieder auftreten und stehen mit der sympathikotonen Funktionslage, den Katecholaminen, dem somatotropen Hormon (STH), Glucagon, Cortisol und auch den Schilddrüsenhormonen in Beziehung.

Orientiert sich das *Seelisch-Geistige* zum *Erwachen* und damit zum *Nerven-Sinnes-System*, so kommt es zu einer *Blutzuckererhöhung.*

Stellvertretend für die Studien, die den *Einfluss von Stress auf den Blutzucker* untersuchen, sei auf die Studie von Moberg et al. verwiesen, die anhaltende Blutzuckererhöhungen (um 2 mmol/l) nach akuten Stressbelastungen bei Patienten mit Diabetes feststellten [→ s. Abb.].[7] Umgekehrt nehmen die Stoffwechselprozesse Glucose bei jeder *sportlichen Tätigkeit und muskulären Bewegung* auf. Dies würde ohne die entsprechende Kompensation z. B. durch die Stimulation der hepatischen Glykogenolyse zur *Hypoglykämie* führen – ein Phänomen, das bei Erschöpfung der endogenen Glykogendepots und unzureichender Substratbereitstellung im Rahmen von Dauerbelastungen vorkommt.[8]

Die in den *Bewegungen des Gliedmaßensystems* wirkende *seelisch-geistige Wesenheit* führt zu einem *vermehrten Zuckerverbrauch*, indem die Glucose in den wärmegetragenen Stoffwechselprozessen metabolisiert wird.

Beim *Gesunden* kommt es in diesem Zusammenhang zur *vermehrten Glucosebereitstellung*, sodass die Blutglucose weitgehend konstant bleibt.

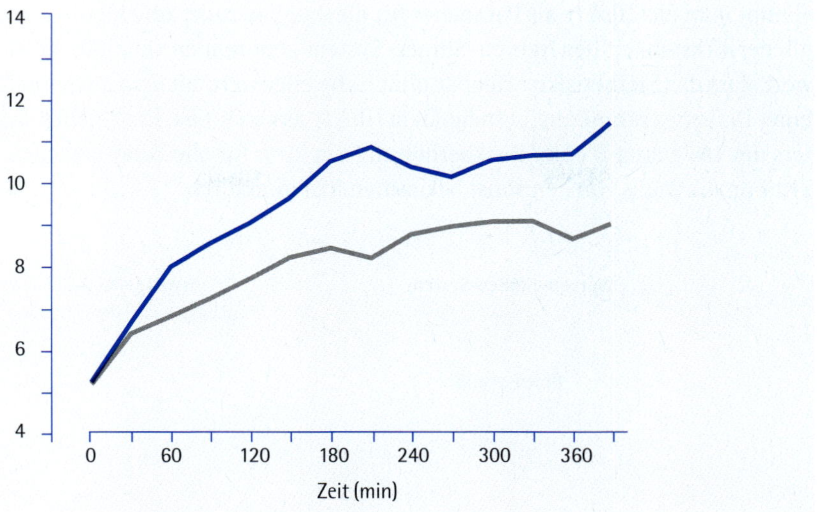

Blutglucose während Stressexposition (blau) und dem Kontrolltag (grau)[9]

Damit ist mit der funktionellen Dominanz des *Nerven-Sinnes-Systems* der *Anstieg* der *Glucosekonzentration* im Blut, mit der des *Stoffwechsel-Gliedmaßen-Systems* deren vermehrter Verbrauch bis hin zum *Abfall* der *Glucosekonzentration* verbunden.

Bei einer Dominanz des Nerven-Sinnes-Systems wird die *Blutglucose* gleichsam *„abgelagert“* und von den höheren Wesensgliedern nicht ergriffen. Es entsteht im Organismus eine Art „Salzqualität“ mit der zur Kristallbildung neigenden Glucose, die mit Skleroseprozessen und der „Glucosetoxizität“ korreliert.

Exkurs

So führt der erhöhte Blutzucker zu einer Verminderung der NO-Produktion und -Wirkung, und damit zur eingeschränkten Vasodilatation als funktioneller Sklerosequalität. Diese manifestiert sich „organisch“ in der Glykierung von Proteinen (Advanced Glycation Endproducts (AGE) [→ 4.3.1 Sklerose und Entzündung]), die u. a. zu Quervernetzungen von Kollagenfasern in den Gefäßwänden und damit zu verminderter Elastizität und Compliance führen. Es kommt zum Anstieg von Blutdruck und -amplitude („Pulsdruck“).[10] Des Weiteren erfolgt bei der Hyperglykämie eine vermehrte Endothelin-1-Freisetzung als konstriktorisches Prinzip.[11] Zudem korreliert die postprandiale Hyperglykämie bei Patienten mit Typ-1- und Typ-2-Diabetes langfristig mit mikro- und makrovaskulären Skleroseprozessen und dementsprechend mit kardiovaskulären Ereignissen. Sie geht im seelischen Erleben mit Einschränkungen der Konzentrations- und Leistungsfähigkeit, mit Erschöpfung, Müdigkeit und verminderter Produktivität einher[12] und weist damit auf die eingeschränkt willensaktive Ich-Wirksamkeit hin. Auch hier dominiert das Nerven-Sinnes-System bei verminderter Wesensgliederaktivität im Stoffwechsel-Gliedmaßen-System.

Nimmt man das *HbA1c* als Parameter für diese ablagernde, zur sklerosierenden Wesensgliederwirksamkeit des Nerven-Sinnes-System gehörenden Qualität, so ist erwähnenswert, dass das Sterberisiko offenbar ohne Schwellenwert mit dem auch unabhängig von einer Diabeteserkrankung bestehendem HbA1c assoziiert ist. Ein Anstieg dieses Parameters um 1 % geht mit einer Risikoerhöhung um 29 % für alle Todesursachen einher, und zwar unabhängig von den sonst bekannten Risikofaktoren.[13]

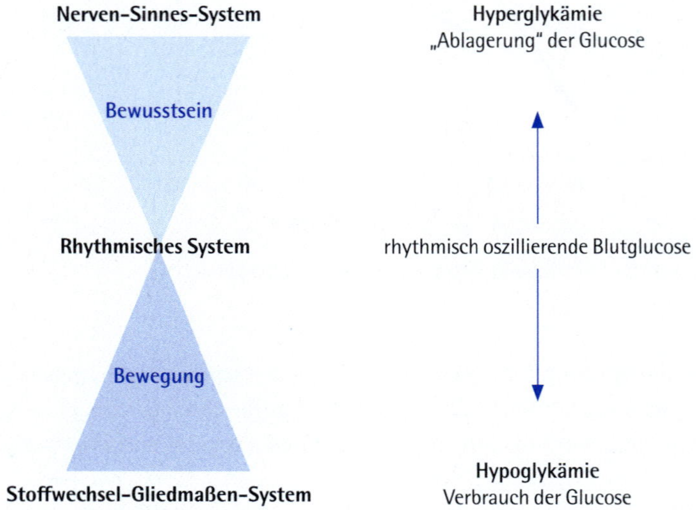

Die Glucoseregulation vor dem Hintergrund der funktionellen Dreigliederung

Bei der Dominanz des Stoffwechsel-Gliedmaßen-Systems lagert sich demgegenüber die *Glucose* nicht ab, sondern geht in das wärmegetragene, willenshafte Wirken der höheren Wesensglieder ein. „Sport wirkt wie Insulin" heißt es oftmals verkürzt. Eine rhythmische Qualität vermittelt nun die *sklerosierenden Eigenschaften* der Glucose und ihr *dynamisch-sulfurisches Wirken.* Bereits in den 20er-Jahren des vorigen Jahrhunderts wurde eine Oszillation des Nüchternblutzuckers beschrieben.[14] Später zeigte sich eine zeitliche Korrelation zwischen der rhythmisch gegliederten Insulinsekretion und der Plasmaglucose.[15]

Die enge *Regulation der Blutglucose* steht beim Stoffwechselgesunden unter der integrierenden Ordnung der *Ich-Organisation.* Beim Diabetes entfällt die Lenkung der Ich-Organisation und die polaren Wirksamkeiten des Nerven-Sinnes- sowie Stoffwechsel-Gliedmaßen-Systems wirken in den Änderungen der Blutglucose.

Das Spektrum des *Glucosemetabolismus*, das sich von der kristallinen Glucose bis zu ihrem Verbrauch und ihrer Auflösung in den Wärmeprozessen des menschlichen Organismus erstreckt, ordnet sich somit in den dreigliedrigen Menschen ein. Die Zuckerkrankheit bekommt hierdurch eine weitere Differenzierung, indem sie sich in Beziehung zur *Bewusstseinsentwicklung* und zur *Willensentfaltung* des Menschen stellt.

3. Störungen des Zuckerstoffwechsels

3.1 Konstitutionelle Aspekte

Das klinische Erscheinungsbild des *Typ-1- und Typ-2-Diabetes* zeigt eine eindrückliche *Polarität*, insbesondere wenn man den „juvenilen" Diabetes mellitus dem adipösen „Erwachsenen-Diabetes" gegenüberstellt. Obgleich beide Formen grundsätzlich auch in anderen Lebensaltern auftreten, gehören dennoch der überwiegenden Inzidenz nach der Insulinmangel-Diabetes in die Jugendzeit und das frühe Erwachsenenalter, der Typ-2-Diabetes hingegen in die zweite Lebenshälfte. Neben diesem Unterschied im zeitlichen Auftreten der Erkrankung besteht ein weiterer im klinischen Aspekt.

Kasuistik

Ein junger, 17-jähriger Patient mit neu entdecktem *Diabetes mellitus Typ 1* befindet sich gerade in der Vorbereitung auf das Abitur. Er wirkt seit mehreren Wochen krank mit blassem Hautkolorit. Er beklagt unstillbaren Durst, Abgeschlagenheit, Schwäche und einen Gewichtsverlust von ca. 15 kg. Der junge Patient ist dunkelhaarig und von fein gebauter, graziler Gestalt. Der Hausarzt wies ihn nach der Diagnose zur Primärversorgung und Insulin-Einstellung (ICT, intensivierte konventionelle Insulintherapie) ein.

Demgegenüber stellt sich der zweite Typus der Zuckerkrankheit in kaum noch steigerbarem Kontrast dar: Eine 55-jährige Patientin, Lehrerin mit erheblichem Übergewicht, ist mit ihrem jahrzehntelang bekannten *Diabetes mellitus Typ 2* in hausärztlicher Behandlung, zuletzt infolge eines Sekundärversagens und nun erforderlicher Insulintherapie. Ganz im Gegensatz zum erstgenannten Patienten fühlt sie sich kräftig und gesund und nimmt nur zögernd die Sorgen der behandelnden Ärzte hinsichtlich Diabetes- und Hypertonie-Einstellung an. Sie hat eine kräftige, scheinbar gesund wirkende Konstitution mit geröteten Wangen. Ihr Seelenleben verrät bei einer Gemütlichkeit liebenden Grundstimmung eine emotionale Impulsivität, aber auch Instabilität.

In diesen beiden *Typologien* drückt sich eine Polarität aus, die sich auch in anderen Erkrankungen wiederfinden lässt. So sind entsprechende polare Bilder bei der chronischen Bronchitis („pink puffer", „blue bloater") oder auch beim Hypertoniepatienten („weißer" und „roter" Hypertonus bekannt [→ XI. 2.1 Polare Erscheinungsformen der arteriellen Hypertonie].

Die Polarität der *neurasthenischen* und *metabolisch-stoffwechselbetonten Konstitution* findet sich sowohl beim Diabetes mellitus Typ 1 und Typ 2 als auch bei zahlreichen anderen Erkrankungen.

Diese Polarität bezieht sich nicht nur auf die Gestalt der physischen Organisation, sondern auch auf die anderen Wesensglieder: Im Bereich der *Lebensorganisation* steht der Hinfälligkeit und Kachexie des noch nicht behandelten Typ-1-Patienten die lebensvolle Erscheinung der adipösen Typ-2-Erkrankten gegenüber. Im *Seelischen* kontrastiert bei der Erstmanifestation eine häufig bewusstseinsmäßig überforderte und erschöpfte Seele mit einer gefühlsbetonten, zum Teil impulsiven Dynamik. Die *Individualität* klagt in einem Fall über fehlende Kraft zu ihrer Entfaltung, das andere Mal über eine häufig als überwältigend erlebte seelische Dynamik.

3.2 Glucoseregulation: Gestaltung und Prozess

Für das Verständnis des Typ-1- und des Typ-2-Diabetes ist die Unterscheidung von *Stoffwechselprozessen* (Metabolismus) und deren *Lenkung* („Steuerung") erforderlich. Vergegenwärtigt man sich das gewaltige Potenzial proinflammatorisch wirkender Mediatoren des Organismus, so entsteht der Eindruck, auf „einem Pulverfass zu sitzen". Diese im Falle ihrer Entfesselung den menschlichen Organismus zerstörenden Prozesse werden gegenüber ihrem natürlichen Verlauf differenziert abgestimmt, zeitlich oftmals verlangsamt, in das Ganze integriert und auf diese Weise „vermenschlicht". Nicht nur die katabolen, sondern auch die aufbauenden Stoffwechselprozesse brauchen in diesem Sinne jeweils Lenkung und Gestaltung.

Form und Prozess stehen sich im menschlichen Organismus *polar* gegenüber. Stoffwechselprozesse bedürfen ihrer Lenkung und Formung: *Form* ist eine zum *Nerven-Sinnes-System* gehörende Qualität, die *Stoffwechselprozesse* dienen dem *Stoffwechsel-Gliedmaßen-System.*

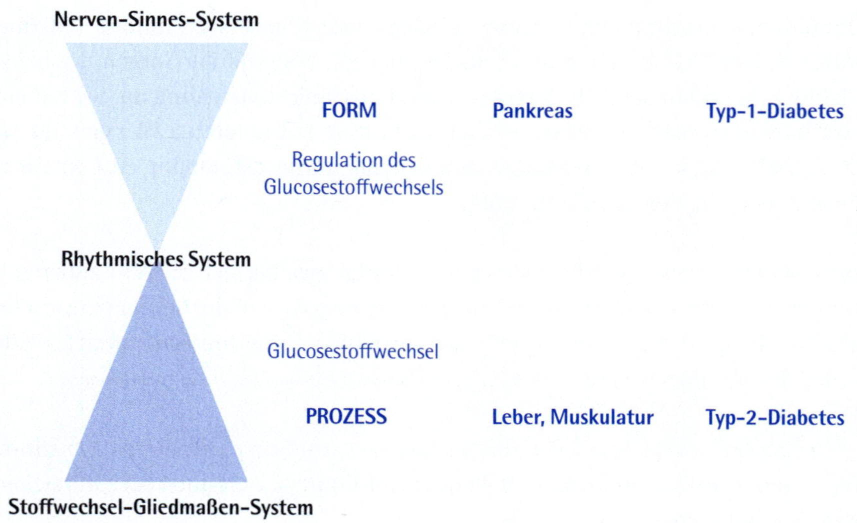

Glucosestoffwechsel und seine Gestaltung (Modulation) vor dem Hintergrund der Dreigliederung und die Beziehung zum Typ-1- und Typ-2-Diabetes

Auf die Glucose bezogen stehen sich die endokrine Regulation (v. a. durch das Insulin) und der Glucosemetabolismus gegenüber. Der Typ-1-Diabetes betrifft als Insulinmangel-Diabetes vorwiegend die gestaltende Funktion der endokrinen Regulation, der Typ 2 durch die vorherrschende Insulinresistenz primär die veränderten Stoffwechselprozesse [→ Abb.].

Auf leiblicher Ebene betrifft der Diabetes mellitus Typ 1 vor allem das *Pankreas*, während beim Typ 2 und dem metabolischen Syndrom die periphere Insulinresistenz z. B. in *Leber und Muskulatur* pathophysiologisch bedeutsam sind.

3.2.1 Zentrales Organ des Typ-1-Diabetes: Das Pankreas

Beim Typ-1-Diabetes steht das Pankreas im Mittelpunkt der Pathogenese des Insulinmangels. Oft gilt dieses geheimnisvolle Organ lediglich als biochemischer Produktionsort endokriner Faktoren und exokriner Verdauungsfermente. Welche Bedeutung kommt ihm im Zusammenhang mit dem seelisch-geistigen Menschenwesen zu?

Das *Pankreas* zeigt einen *dreigliedrigen Aufbau* [→ XX. 2. Die Pankreasorganisation]. Seine *exokrine Drüsenorganisation* gehört zum *Stoffwechsel-Gliedmaßen-System*, seine *endokrine Organisation*, die nicht direkt in Stoffwechselprozesse eingreift, sondern diese reguliert und gestaltet, zum *Nerven-Sinnes-System*. Das *Rhythmische System* ist in der *pulsatilen Insulinsekretion* erkennbar.

Die Wirksamkeit der Hormone des Inselorgans zeigt in der Gegenüberstellung von Glucagon und Insulin eine Polarität.

> *Insulin* dient den *aufbauenden Stoffwechselprozessen* [→ II. 1.7.1 Die Nachtwirksamkeit der Wesensglieder].

Der Insulin-like growth factor (IGF-1) stellt sich an seine Seite. Es handelt sich ebenfalls um die aufbauende Nachtwirksamkeit der Wesensglieder. Im Weiteren ergibt sich ein Zusammenhang der Insulinsekretion mit dem parasympathischen Nervensystem, das in seinen Funktionen zum aufbauenden, schlafverwandten Wirken der Wesensglieder zählt. Die *Insulinfreisetzung* aus dem Pankreas steigert sich wie bei der Magensekretion schon in der „kephalen Phase“ zu Beginn der Nahrungsaufnahme und damit zu einem Zeitpunkt, an dem der Blutzucker noch nicht angestiegen ist. Diese Wirkung bleibt nach Vagotomie aus.[16]

Exkurs

Das Insulin dient aufbauenden Stoffwechselprozessen (z. B. proteinanabol), es verstärkt also die aufbauende Nachtwirksamkeit der Wesensglieder [→ II 1.7 Tages-und Nachtwirksamkeit der Wesensglieder]. Insulin beschleunigt die Glucoseaufnahme in Muskel- und Fettzellen und ermöglicht somit das Wirken der Wesensglieder im Bewegungs- und Stoffwechselsystem. Die Willensaktivität geht mit energieverbrauchenden „Verbrennungsprozessen“ einher. Die hierfür notwendigen Substrate (wie die Glucose) werden basierend auf der Insulinwirkung in die Stoffwechsel- und

Bewegungsorganisation und ihren Metabolismus (Glykolyse) geführt. Ein Glucosestrom „fließt" mit der Willensaktivität in das Stoffwechsel-Gliedmaßen-System, ermöglicht den energieverbrauchenden Bewegungsstoffwechsel und wird durch das Insulin moduliert.
Die Beziehung des Insulins zur Nachtwirksamkeit der Wesensglieder unterstreicht seine Verbindung mit *GABA* (gamma-Amino-Buttersäure). GABA ist ein neuroinhibitorischer Transmitter, der sich aus dem Metabolismus des Zitronensäurezyklus herleitet und über diesen mit dem Glutamat als exzitatorisch wirksamem Transmitter biochemisch in Polarität steht.

Glutamat dient der zum *Nerven-Sinnes-System* (Bewusstsein) orientierten Wesensgliederaktivität, *GABA* demgegenüber ihrer Nachtwirksamkeit im *Stoffwechsel-Gliedmaßen-System.*

Die Inselzellen (B-Zellen) produzieren große Mengen von GABA.[17] GABA hemmt dabei die Freisetzung des Glucagons aus den A-Zellen (also die Tagesaktivität der Wesensglieder (s. u.)) und führt andererseits zur Insulinfreisetzung aus den B-Zellen durch autokrine Stimulation der GABA-A-Rezeptoren und somit zu ihrer verstärkten Nachtwirksamkeit. Umgekehrt wirkt Insulin im Sinne eines negativen Feedbacks auch auf GABA.[18]
Das *C-Peptid* dient ebenfalls der Nachtwirksamkeit der Wesensglieder, wobei GABA auch die Sekretion von C-Peptid (s. u.) verstärkt.[19] Es vereinigt im Proinsulin (c: connects) die Bereiche, aus denen die A- und die B-Kette des Insulins hervorgehen. Pankreatische beta-Zellen sezernieren das C-Peptid in äquimolaren Mengen gemeinsam mit Insulin.[20] Es führt im Gefäßsystem zu einer vermehrten NO-Freisetzung aus den Endothelzellen und zur Aktivierung der endothelialen NO-Synthetase, wirkt der gestörten Verformbarkeit der Erythrozyten als Ausdruck des Skleroseprozesses entgegen und trägt auch dadurch zu einer verbesserten Rheologie und Durchblutung bei. Darüber hinaus reduziert es oxidativen Stress[21] und die oftmals eingeschränkte („erstarrte") Herzfrequenzvariabilität im Rhythmischen System verbessert sich. Im Stoffwechsel-Gliedmaßen-System nimmt sich die mit der Sklerose verbundene chronische Entzündung zurück. Im Nervensystem beeinflusst das C-Peptid die diabetische Polyneuropathie positiv.

Demgegenüber finden wir für das Glucagon polare Verhältnisse:

Glucagon steht seinem Wirkungsspektrum nach den Katecholaminen Adrenalin und Noradrenalin sowie dem Cortisol nahe und damit der *Tageswirksamkeit* der Wesensglieder.

Glucagon steigert die Lipolyse und den Energieumsatz und geht mit einer Abnahme des Körpergewichts und der Nahrungsaufnahme einher (deswegen werden GLP-1/Glucagon-Co-Agonisten synthetisiert, um z. B. die Gewichtsabnahme durch Glucagon zu erreichen und dessen diabetogene Wirkung durch GLP-1 zu antagonisieren[22]).

Im Verdauungstrakt hemmt es die Darmmotorik. Hinter den biochemischen Veränderungen steht geisteswissenschaftlich angesehen die astralische Organisation, die sich aus dem Gastrointestinaltrakt löst und zum Nerven-Sinnes-System orientiert.

Das Inselorgan als Ort der Insulin- als auch Glucagonsynthese wird damit Ausdruck der *Tages- und der Nachtwirksamkeit der oberen Wesensglieder.* Die Bewusstseinsorientierung zum *Nerven-Sinnes-System* steht in Zusammenhang mit den A-Zellen, die aufbauende, zum Stoffwechsel-Gliedmaßen-System orientierte, in Schlafbewusstsein gehüllte Nachtwirksamkeit hingegen mit den B-Zellen.

Exkurs

Heinz-Hartmut Vogel (1914–1995)[23] kam in seiner wichtigen Schrift über die *Bauchspeicheldrüse* zu einer ähnlichen Sichtweise und ergänzte sie durch wesentliche Beobachtungen aus dem Tierreich: So verschiebt sich beim Igel das Verhältnis von A- zu B-Zellen im Winterschlaf zu Gunsten der B-Zellen (A/B = 1/6,2), also der Nachtseite, während es im Wachzustand relativ gesehen die A-Zellen betont (1/3,3).

Für das Verständnis des *Endokriniums* und hier speziell des Inselorgans ist sein *metamorphotischer Bezug zur Nervenorganisation* wesentlich. Die Phänomene der Neuroendokrinologie zeigen seit Langem die enge Beziehung des Nerven- zum endokrinen System auf. Wie der Nerv, so wirkt auch die hormonelle Funktion gestaltend und differenzierend. Während im Nervensystem die strukturierende und gestaltende Qualität bis zur Ausbildung entsprechender Morphologie führt, findet die gestaltende Wirksamkeit des endokrinen Systems im Blut ihren Verteilungsraum.

Die *Gestaltungs- und Strukturkraft* als charakteristische Eigenschaft des *Nerven-Sinnes-Systems* erscheint metamorphotisch verwandelt im *Hormonsystem.*

Damit steht das Inselorgan in Beziehung zum Nervensystem.

Exkurs

Hier ist es notwendig, an die Problematik des *„motorischen Nervens"* zu erinnern. Die seelische Beobachtung zeigt deutlich, dass nicht die gedanklich gefasste Handlungsvorstellung im Sinne eines motorischen Impulses die Willenskraft erzeugt, sondern Letztere als eigenständige Aktivität Gestaltung und Strukturierung durch die Gedankenwelt erfährt. Im gleichen Sinne steht der gestaltenden Fähigkeit des Endokriniums die dynamisch-prozessuale Stoffwechselwirksamkeit gegenüber.

3.2.2 Zentrale Organe des Typ-2-Diabetes: Leber und Muskulatur

Die oberen Wesensglieder verbinden sich in Willensentfaltung und Bewegung mit dem Stoffwechsel-Gliedmaßen-System. Diese den Organismus durchwärmende Tätigkeit des geistig-seelischen Menschenwesens geht mit charakteristischen Stoffwechselprozessen einher. Auf die für die Prävention und Therapie des Diabetes wesentliche *Bewegung,* ihre Biochemie und die zugrunde liegende leibliche Organisation sei im Folgenden eingegangen.

Bewegung und Bewegungsstoffwechsel

Der Stoffwechsel der *Muskulatur* dient nur zu einem vergleichsweise kleinen Teil der Bereitstellung von Bewegungsenergie (ca. 30 %) und lässt überwiegend *Wärme* entstehen. Demgegenüber offenbart diese scheinbar „nutzlos" freiwerdende, sich nicht in Stoffwechselprozesse bindende Wärme ihre *Beziehung zum seelisch-geistigen Wesen* des Menschen. Die aus dem Stoffwechsel entstehende, physisch messbare Wärme kann sich mit der seelischen und geistigen Wärme verbinden, in der das Ich lebt.

In Ruhe hat die *Muskulatur* nur einen geringen *Energiebedarf*, der sich etwa zu gleichen Anteilen aus Kohlenhydrat- und Fettsäuremetabolismus rekrutiert. Andere Verhältnisse liegen beim Bewegungsstoffwechsel vor. Dieser differenziert sich in verschiedene Phasen. Zunächst sind es vor allem die weißen, myoglobinarmen Muskelfasern, die kurz andauernde Bewegungen ermöglichen. Ihre Wirksamkeit ist an den Phosphorstoffwechsel (ATP) gebunden.

Noch vor dem aeroben Stoffwechsel (v. a. der roten Muskelfasern) löst der anaerobe Glucosestoffwechsel den sich erschöpfenden Phosphorstoffwechsel ab.[24] Bewegung und Bewegungswärme stehen mit dem Phosphor- und Zuckerstoffwechsel in Zusammenhang. „Bei jeder Bewegung, bei allem, was der Mensch tut, auch bei demjenigen, was innerlich ausgeführt wird, geschehen ... organische Verbrennungsprozesse", charakterisierte es Rudolf Steiner.[25] In dieser Verbrennungswärme wirkt die Ich-Organisation.

Dem anaeroben Muskelstoffwechsel folgt der massive *Anstieg der Durchblutung*. Zuvor haben sich saure Stoffwechselmetabolite (Lactat) angehäuft, die den pH-Wert in den sauren Bereich senken. Obgleich mit der Durchblutungssteigerung genügend energiereiche Fettsäuren zur Verfügung stehen, weist in dieser Phase der respiratorische Quotient von 1,0 auf eine reine Kohlenhydratoxidation hin. Für die Aufnahme der Glucose aus dem Blut in den Muskelstoffwechsel ist Insulin notwendig. „Beim Insulinmangel-Diabetiker kann auch unter Muskeltätigkeit keine Glucose mehr in den Muskel aufgenommen werden."[26] Das Werkzeug der Ich-Organisation erreicht nicht das Bewegungssystem.

Im Weiteren oxidiert der Muskel neben seinen Glucose- und Triglycerid-Depots nun auch *Substrate* aus dem *Blut*. Letztere sind ebenso begrenzt und verlangen eine ständige „Nachlieferung" aus den Glucose- und Fettsäure-Depots des gesamten Organismus.

Hier kommt nun in eindrucksvoller Weise der *Leber* [→ XXIV. Hepatologie] eine große Bedeutung für den Bewegungsstoffwechsel zu, indem die hepatische Glucoseabgabe belastungsabhängig zunimmt.[27] Dabei verlässt die Glucose die von der Lebensorganisation bestimmte Leber und erreicht den Bewegungsorganismus. Die hepatische Abgabe der Glucose entspricht etwa ihrer muskulären Oxidation bei im Wesentlichen gleichbleibender Blutglucosekonzentration. So eng verbunden sind Stoffwechsel- und Bewegungsorganisation.

Schließlich gewinnt der Muskel zunehmend die Fähigkeit der zusätzlichen *Fettsäureoxidation* aus dem arteriellen, deutlich erhöhten Angebot. Bis die Glykogenspeicher der Leber entleert sind, muss das Fett- und Ketonsäure-Angebot so stark gestiegen sein, dass es die Glucoseoxidation ersetzt. Am Beispiel der Bewegung erkennt man den engen funktionellen Zusammenhang von Leber und Muskulatur.

Die *Leber* ist damit das *zentrale Organ des Zuckerstoffwechsels*, das die Glucose für den Organismus und seine Stoffwechselprozesse in besonders großem Umfang zur Verfügung stellt und auch bildet (Gluconeogenese). Darüber hinaus verfügt die Leber über eine „pflanzliche" Speicherform der Glucose, das Glykogen (in Abhängigkeit von Stoffwechsellage und Ernährung ca. 20 bis 150 g Glykogen und damit bis zu 10 % ihres Eigengewichtes).[28] Dieser von der Leber ausgehende „Glucose-Strom" erfährt seine Gestaltung und Lenkung durch das endokrine Pankreas. Dabei sezerniert dieses unter den Bedingungen des Fastens ca. 40 Mikrogramm (1 unit) Insulin pro Stunde in das Portalblut.

In der *Niere* findet in geringerem Umfang eine Gluconeogenese (ca. 25–30 g Glucose/Tag) statt. Diese wird hauptsächlich durch die Katecholamine und Glucocorticoide gesteigert, während Glucagon besonders die Leber anspricht. Der astralische Leib wirkt über die Nierenorganisation und führt zur renalen Bereitstellung der Glucose. Der ätherische Leib ist demgegenüber mit der lebendigen Speicherform der Glucose in der Leber verbunden.

Der *Insulinabbau* findet vorwiegend in Leber, Nieren und Muskulatur statt. Etwa 50 % des Insulins, das die Leber erreicht, wird abgebaut und gelangt nicht in den systemischen Kreislauf.[29] Der Glucosekonzentration im Blut von ca. 100 mg/dl, also 1 mg/ml stehen etwa 0,5 ng/ml Insulin gegenüber. Bei der Glucose überwiegt der stoffwechselaktive und ponderable Substanzaspekt, beim Insulin die gestaltende, imponderable Qualität.

Zusammenfassend erscheinen *zwei polare Qualitäten*: Die *dynamischen Stoffwechselprozesse*, die *Leber und Muskulatur* vereinen, und ihre *Gestaltung* v. a. durch das *endokrine Pankreas* mit seiner Beziehung zum *Nerven-Sinnes-System* [→ Abb.].

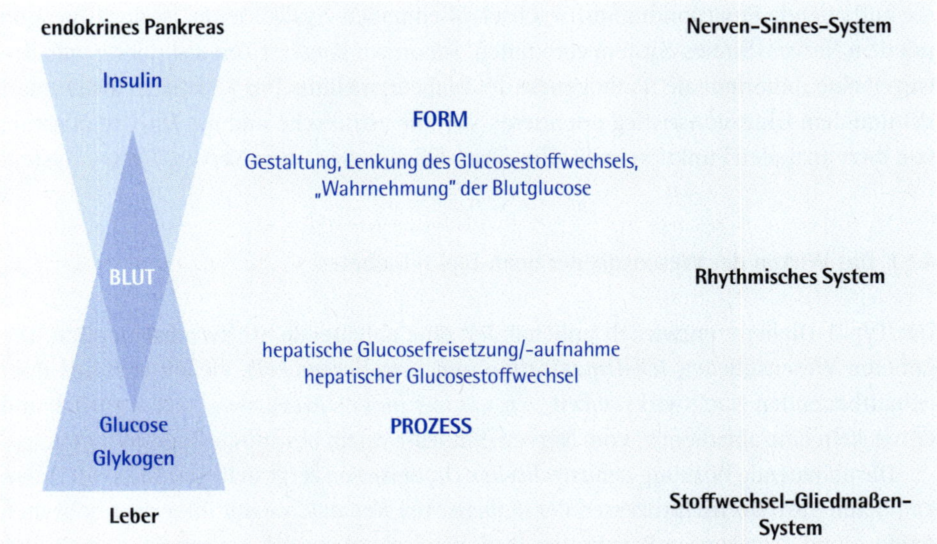

Hepatischer Glucosestoffwechsel und seine pankreatische Regulation (Insulin) vor dem Hintergrund der Dreigliederung des Organismus

4. Diabetes mellitus Typ 1 und Typ 2

Das *Krankheitsbild* des Diabetes mellitus weist in seiner klinischen Erscheinung auf den dreigliedrigen Organismus des Menschen. So findet sich ein *veränderter Metabolismus* im Bereich der *Stoffwechselorganisation.* In vielfacher Weise erscheint auch das *Rhythmische System* (z. B. reduzierte Herzfrequenzvariabilität) eingeschränkt. Schließlich gehören Veränderungen im *Nervensystem und der Sinnesorganisation* zu den Spätkomplikationen der Erkrankung.

Die beiden Formen der Zuckerkrankheit manifestieren sich in ihren Häufigkeitsgipfeln in polaren Phasen des Lebenslaufes: In der Kindheit besteht eine Prädominanz der Nerven-Sinnes-Organisation. Entsprechend entwickelt sich hier vielfach der *Diabetes mellitus Typ 1* mit seiner im klinischen Bild erkennbaren Beziehung zum Nerven-Sinnes-System [→ 4.1 Diabetes mellitus Typ 1]. Lebensgeschichtlich schließt sich an das kindliche Überwiegen des Nerven-Sinnes- die Entwicklung des Stoffwechsel-Gliedmaßen-Systems an. Der *Diabetes mellitus Typ 2* rückt dieses ins Zentrum. Besorgniserregend ist die zunehmende Häufigkeit dieser „Altersform" des Diabetes in der Jugend, zum Teil bei Patienten unter zwanzig Jahren.

4.1 Diabetes mellitus Typ 1

Der Diabetes mellitus Typ 1 betrifft die Qualität des Nerven-Sinnes-Systems der Pankreasorganisation. Der Insulinmangel schränkt die Gestaltung aufbauender Lebensprozesse durch die höheren Wesensglieder (astralische und Ich-Organisation) ein. Gleichzeitig ist ein paradoxer Glucagonanstieg bekannt.[30] Während das Insulin die Wesensglieder in die aufbauende Funktion im Stoffwechsel-Gliedmaßen-System leitet, ist das Glucagon mit dem Nerven-Sinnes-System verbunden. Schon vor längerer Zeit diskutierte man deswegen eine „bihormonale" Pathogenese des Diabetes mellitus Typ 1. Mit dem Insulinmangel und dem Glucagonanstieg orientieren sich die astralische und die Ich-Organisation von ihrer anabolen Funktion im Stoffwechsel-Gliedmaßen- zum Nerven-Sinnes-System.

4.1.1 Das Wirken der Wesensglieder beim Typ-1-Diabetes

Der Typ-1-Diabetes entwickelt unbehandelt eine abbauende Stoffwechselqualität. Die höheren Wesensglieder, *Ich-Organisation* und *astralischer Leib*, ziehen sich aus ihrer leibaufbauenden Nachtwirksamkeit [→ II. 1.7.1 Die Nachtwirksamkeit der Wesensglieder] zurück und entwickeln eine abbauende, vom Nerven-Sinnes-System bestimmte Tagesaktivität.

Die abbauende Wirkung der *astralischen Organisation* zeigt sich eindrucksvoll in den katabolen Stoffwechselprozessen der *diabetischen Ketoazidose* mit ihrer metabolischen Azidose und gesteigerten Respiration (Kussmaulsche Atmung). Es entwickelt sich eine ausgeprägte Exsikkose im Rahmen der hypertonen Dehydratation mit erheblicher Einschränkung der im Flüssigkeitsorganismus wirkenden ätherischen Organisation. Auffällig sind zahlreiche gastrointestinale Beschwerden bis hin zu pseudoperitonitischen

Symptomen. Das Vollbild der diabetischen Ketoazidose setzt erhöhte Katecholamine und andere „Stresshormone" voraus, die der zum oberen Menschen orientierten astralischen Organisation dienen und nicht nur reaktiv erhöht sind.[31]

Exkurs

Die physiologische Wirksamkeit der Ich- und der astralischen Organisation im Stoffwechsel-Gliedmaßen-System führt den Glucosemetabolismus (Glycolyse) über das Pyruvat zum Acetyl-CoA und anschließend über den Zitronensäurezyklus bis zur Atmungskette. Die Stoffwechselwege der Glucose reichen also bis zur Wärmebildung und der Synthese energiereicher Phosphorverbindungen. Kommt es demgegenüber zu einer autonomisierten astralischen Wirksamkeit, welche die Ich-Organisation nicht mehr lenkt, so führt der Weg über das Acetyl-CoA zur Bildung der Ketonkörper und gesteigerter Lipolyse mit Anstieg der freien Fettsäuren im Rahmen der diabetischen Ketoazidose: Die astralische Aktivität führt zur Säurebildung. Demgegenüber weist das *hyperosmolare, hyperglykämische Dehydratationssyndrom* beim Typ-2-Diabetes häufig einen schleichenden Verlauf auf. Es kommt zu einem erheblichen Volumendefizit mit Einschränkung der ätherischen Wirksamkeit. Ein wesentlicher Unterschied zur Ketoazidose betrifft die astralische Organisation. Ihre abbauende Wirkung kommt bei der hyperosmolaren Stoffwechseldekompensation nicht oder nicht vergleichbar häufig wie bei der Ketoazidose zur Geltung.

Auf die geschwächte *ätherische Qualität* weisen die schweren Störungen in Wachstum und Reifung beim schlecht eingestellten Diabetes hin. Die vor der Entdeckung des Insulins häufig nur wenig Monate lebensfähigen Kinder entwickelten eine ausgeprägte Dystrophie. Später – in Zeiten der ersten Insulintherapie – war der diabetische Minderwuchs noch sehr häufig. Heute stellen Verzögerungen von Wachstum und Entwicklung in der Regel kein Problem mehr dar.

Bei der Erstmanifestation des Typ-1-Diabetes sehen wir oft eine vom Nerven-Sinnes-System dominierte, neurasthenische Gestalt des physischen Leibes.

Die *gedächtnismäßige Überlastung* in der Kindheit, auf die hinsichtlich präventiver Gesichtspunkte weiter unten eingegangen wird, steht in der Darstellung Rudolf Steiners in Zusammenhang mit der konstitutionellen Ebene der physischen Gestaltbildung: „Muten wir nämlich dem Gedächtnis zuviel zu, dann machen wir den Menschen innerhalb gewisser Grenzen zum schmalaufschießenden Wesen. Und muten wir der Phantasie zuviel zu, dann halten wir den Menschen in seinem Wachstum zurück."[32] So disponiert die übermäßige Bewusstseinsentwicklung zu einer schmalgliedrigen, asthenischen Gestalt, wie sie häufig beim noch nicht behandelten Typ-1-Diabetes auftritt.

4.1.2 Das Mauriac-Syndrom

In diesem Kontext ist das Mauriac-Syndrom beachtenswert als eine von Pierre Mauriac (1882–1963) 1930 beschriebene Kombination aus *Kleinwuchs, Hepatomegalie* und *verzögerter Pubertätsentwicklung* (zu der man später noch den Hypogonadismus hinzuzählte) bei jugendlichem Diabetes.[33] Es ist heutzutage eine absolute Seltenheit und Ausdruck einer schlechten Stoffwechselführung. Das Syndrom macht deutlich, wie zu dem Kleinwuchs eine verzögerte Pubertätsentwicklung als unzureichende Gliedmaßenorientierung der Wesensglieder hinzukommt.

So finden wir beim Typ-1-Diabetes ein mangelhaftes „Einkoppeln des Ich in den Organismus", das sich normalerweise in der Zeit zwischen dem Zahnwechsel und der Geschlechtsreife mit „der Kulmination zwischen dem neunten und zehnten Jahre" vollzieht.[34] Auf andere Weise als beim Typ-2-Diabetes [→ 4.2 Diabetes mellitus Typ 2 und das metabolische Syndrom] ergreifen die höheren Wesensgliedern beim Typ 1 die Stoffwechsel-Gliedmaßen-Organisation ungenügend.

4.1.3 Die Entwicklung der Dreigliederung im menschlichen Organismus und der Typ-1-Diabetes

Im *kindlichen Organismus* dominiert die Sinnesorganisation. Die Eigenraum-bildende Stoffwechselorganisation ist noch nicht in gleichem Maße erobert: „Zunächst muß man sich darüber klar sein, daß in der Kindheit des Menschen ... die ganze Gliederung in die drei genannten Systeme eine andere ist als im späteren Lebensalter. Bei der Kindheit haben wir es zu tun mit einer Menschenorganisation, bei der die Nerven-Sinnesorgane in viel intensiverer Weise in die beiden anderen Systeme hineingreifen als im späteren Lebensalter beim Menschen. Das Kind ist schon in gewissem Sinne ganz Sinnesorgan."[35]

Diese Sinnesorganqualität bedeutet gleichzeitig, dass das Kind mit seinem Wesen noch weitgehend im Umkreis, in der *Peripherie* lebt und erst schrittweise seine leibliche Innenwelt erobern muss. Ähnlich wie in der Embryonalzeit die Entwicklung von den peripheren Hüllen ausgeht und erst schrittweise die Leibbildung in den einzelnen Einstülpungsprozessen erreicht, so scheint sich im Funktionellen eine ähnliche Geste in der Kindheit abzuspielen, die *vom Umkreis zum Eigensein* weist. „Wenn das Kind ganz jung ist dann geht alle Entwicklung vom Kopfe aus. Wenn man dann den Zahnwechsel durchgemacht hat ... dann geht alle Entwicklung von der Brust aus ... Und erst, wenn der Mensch geschlechtsreif geworden ist, geht vom ganzen Menschen, von den Gliedmaßen die Entwickelung aus."[36]

Diese von der *Kopforganisation* impulsierte Entwicklung erkennt man eindrücklich in der Gestaltentwicklung von der Kindheit zum Erwachsenenalter [→ Abb.]: Es kommt zur zunehmenden Ausbildung der *Gliedmaßenorganisation*. Umfassende Aufbauprozesse ergreifen im präpubertären Wachstumsschub diesen mit dem Willen verbundenen Bereich der dreigliedrigen Organisation. Die Gestaltmetamorphose begleitet den Inkarnationsweg der geistigen Individualität des Menschen.

Der mit dem Stoffwechsel-Gliedmaßen-System verbundene *Wille* ist mit aufbauenden und abbauenden Prozessen verbunden. So weist die durch Übung gekräftigte und „hypertrophierte" Muskulatur auf die anabole Nachtwirksamkeit, umgekehrt die der Bewegung dienenden abbauenden „Verbrennungsprozesse"[37,38,39] auf die katabole Tagesaktivität. Auch die für den „verbrennungsartigen" Bewegungsstoffwechsel erforderliche Substratbereitstellung steht mit der Nachtwirksamkeit in Zusammenhang. Der *astralische Leib* und die *Ich-Organisation* wirken demzufolge auf- und abbauend im ätherischen und physischen Leib. Die aufbauende, leibbildende Nachtaktivität findet sich auch im Erhaltungs- und Regenerationsstoffwechsel. Diese vermittelt und gestaltet – auf die Stoffwechselwege der Glucose bezogen – das mit anabolen Stoffwechselprozessen verbundene Insulin. Beim Typ-1-Diabetes mellitus fehlt eine ausreichend aufbauende Nachtwirksamkeit der Wesensglieder im Stoffwechsel-Gliedmaßen-System. In der Vor-Insulinära war dieser Lebenskräfte verzehrende Abbau-Impuls sowohl in der diabetischen Dystrophie und Wachstumsretardierung als auch in der durch schwindende Muskulatur negativen Stickstoffbilanz beobachtbar. Die Insulintherapie begegnet diesen Stoffwechselstörungen wirkungsvoll.

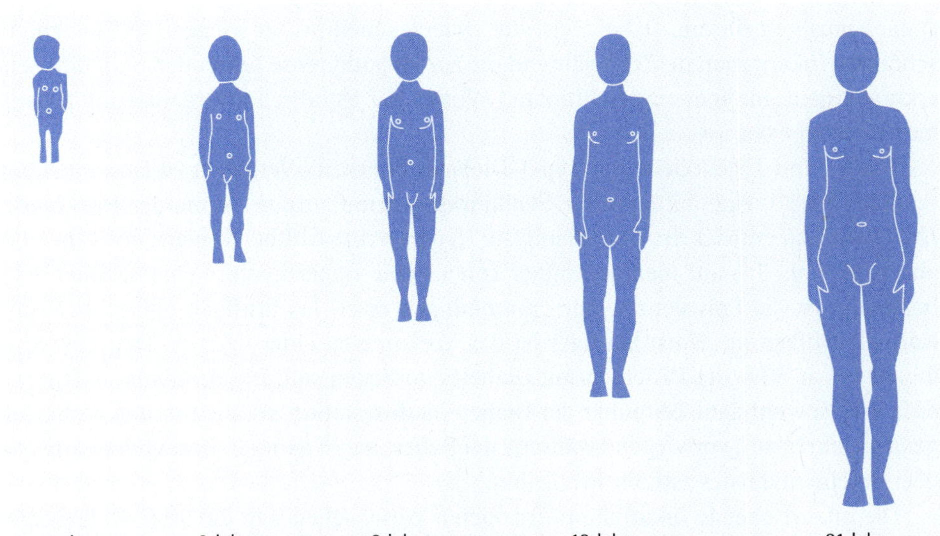

Gestaltmetamorphose des menschlichen Leibes mit dem Übergang von der Betonung des Nerven-Sinnes-Systems zur zunehmenden Ausbildung der Gliedmaßenorganisation. Das Maximum der Diabetes-Typ-1-Manifestation zwischen dem 14. und 20. Lebensjahr[40] fällt damit in die Zeit der intensiven Entwicklung des Gliedmaßensystems.[41] Ihr geht eine klinisch noch unbemerkte Krankheitsphase voraus, in der sich entscheidende Umwandlungen im dreigliedrigen Organismus vollziehen.[42]

Beim *Typ-1-Diabetes* ist die aufbauende Wirksamkeit der *oberen Wesensglieder* im *Stoffwechsel-Gliedmaßen-System* eingeschränkt und es entwickelt sich ein vom Nerven-Sinnes-System bestimmter kataboler Stoffwechsel. Beim *Typ-2-Diabetes* und *metabolischen Syndrom* durchdringen sie das *Stoffwechsel-Gliedmaßen-System* in den abbauenden *Stoffwechselprozessen* unzureichend [→ 4.2.4 Wesensgliederkonstitution bei der Adipositas]. Bei einem *zu geringen Ergreifen des Stoffwechsel-Gliedmaßen-Systems* bleibt es vergleichsweise bei einer „kindlichen" Konstitution und es entwickelt sich die „Disposition" zum Diabetes Typ 1.

Die eingeschränkte Wirksamkeit der astralischen und Ich-Organisation im Stoffwechsel-Gliedmaßen-System geht oft mit einer Änderung in der Darmflora einher. Der physiologische Aufbau des Mikrobioms ist Ergebnis der gesunden Wesensgliederaktivität im Verdauungstrakt. Diese schafft ein Milieu, das eine physiologische Besiedelung ermöglicht. Beim Diabetes Typ 1 geht aufgrund der veränderten Wesensgliederwirksamkeit eine Veränderung der Darmflora (Rückgang der Artenvielfalt, alpha-Diversität) der Krankheitsmanifestation voraus.[43]

4.1.4 Diabetes-assoziierte Autoimmunerkrankungen bei Kindern und Jugendlichen

Es bestehen Assoziationen zwischen *Autoimmunerkrankungen* wie Typ-1-Diabetes mellitus, Zöliakie, Autoimmun-Thyreoiditis, Morbus Basedow, Morbus Addison, Vitiligo, Alopezie, Hypogonadismus oder auch der perniziösen Anämie.[44] Diesen Autoimmunerkrankungen ist das *schwache Eingreifen der oberen Wesensglieder* in den menschlichen Organismus gemeinsam. Dabei weist der Diabetes mellitus vorwiegend auf die eingeschränkte Inkarnation des Ich, während die zur Hypothyreose führenden Schilddrüsenerkrankungen mit dem eingeschränkten Wirken der astralischen Organisation zusammenhängen [→ XVII. 2. Organverständnis].

Kinder und Jugendliche mit Typ-1-Diabetes haben im Vergleich zu Gesunden ein erhöhtes Risiko, eine autoimmune Schilddrüsenerkrankung im Sinne der *Hashimoto-Thyreoiditis* zu entwickeln. Eine manifeste *Hypothyreose* tritt bei Kindern mit Typ-1-Diabetes in 1 bis 3 % auf (demgegenüber kommt eine Hyperthyreose eher seltener vor). Insgesamt ist die Prävalenz dieser Erkrankungen zwei- bis fünffach höher als in der Normalbevölkerung. Noch häufiger ist das Vorkommen einer latenten Hypothyreose, die bei bis zu 10 % der Patienten mit Diabetes vorliegen soll. Die *Autoimmun-Thyreoiditis* tritt sowohl zum Zeitpunkt der Diabetesmanifestation als auch in den darauffolgenden Jahren auf, vorwiegend während der Pubertät und damit in Zusammenhang mit dem Hereinwirken des astralischen Leibes.

Die unzureichende Inkarnation der oberen Wesensglieder in die Stoffwechselorganisation findet ihren Ausdruck in der mit dem Typ-1-Diabetes assoziierten *Zöliakie*. Je nach Studie erreicht sie eine Prävalenz zwischen 1 und 8 % und liegt somit im Mittel zehnmal höher als in der Normalbevölkerung. Die Zöliakie geht u. U. der Diabetesmanifestation voraus. Eine Co-Morbidität mit Zöliakie bei jungen Diabetespatienten kann zudem ein reduziertes Körperwachstum bedingen.

Eine autoimmune Entzündung, die lymphozytären *Insulitis*, erfasst das nicht ausreichend ergriffene Organ der Bauchspeicheldrüse. Im Wesen der Entzündung, die zur Verwandlung der bestehenden „Fremdqualität" dient, liegt ursprünglich ein heilendes Potenzial. Interessant ist in diesem Zusammenhang die diskutierte *protektive Entzündung*, der die destruierenden, chronischen Inflammationsprozesse gegenüber stehen. Wichtig ist in dieser Betrachtungsweise, nicht den Ausfall eines ausschließlich physisch vorgestellten endokrinen Organs in den Mittelpunkt der Pathogenese zu stellen, sondern die physische Krankheitsmanifestation als Ausdruck und Konsequenz pathologischen Wirkens der höheren Wesensglieder zu begreifen.

4.1.5 Einflussfaktoren der Diabetesmanifestation und Gesichtspunkte zur Prävention

Einflüsse, die entweder die notwendige Inkarnation der *höheren Wesensglieder* im Stoffwechsel-Gliedmaßen-System *behindern* oder ihre bereits erreichte *Wirksamkeit* in diesem Gebiet des dreigliedrigen Organismus *einschränken*, prädisponieren zum Diabetes mellitus Typ 1.

Eine zu starke Bewusstseinsentwicklung durch z.B. frühe *intellektuelle Überlastung* kann das Ergreifen der Stoffwechselorganisation stören.[45] Rudolf Steiner führte in diesem Zusammenhang den schädlichen Einfluss eines übermäßigen Auswendiglernens und In-Anspruch-Nehmens der Gedächtniskräfte der Kinder an.[46] Ebenso nannte er die in die gleiche Richtung gehenden Einflüsse von Aufregungen, die – auch für die Erwachsenen geltend – „in hohem Grade zusammenhängen können mit der Erstehung des Diabetes".[47]

Hier ist eine schwedische Studie interessant, die bei 338 Kindern mit Diabetes im Vergleich mit 528 Kindern einer Referenzpopulation den *Einfluss schwerwiegender Lebensereignisse* wie Tod eines nahen Verwandten, Scheidung der Eltern oder Umzug der Familie untersuchte. Die Autoren fanden heraus, dass bei fünf bis neun Jahre alten Kindern mit Diabetes ein Verlust eines Elternteiles vor Ausbruch der Erkrankung häufiger zu beobachten ist als bei gesunden Kindern.[48]

In eine ähnliche Richtung weist die retrospektive Studie von Sepa et al.[49] an 4.400 Kindern im Alter von zwölf Monaten. Diese setzte das Vorhandensein von *diabetesspezifischen Autoantikörpern* in Beziehung zu verschiedenen *belastenden Faktoren* zum Zeitpunkt der Geburt und im Alter von zwölf Monaten. Schwere Schicksalsschläge, Schwierigkeiten bei der Erziehung, niedriger Bildungsgrad der Eltern etc. waren mit dem Auftreten von GAD (Glutamatdecarboxylase)- und IA-2 (Tyrosinphosphatase)-Autoantikörpern (unabhängig von der familiären Belastung mit Typ-1-Diabetes) assoziiert. In diesem Zusammenhang muss die frühzeitige Einschulung von Kindern und die sich darin aussprechende Unterschätzung der Bedeutung kindlicher Entwicklungsphasen Anlass zur Sorge geben. Der prospektiven schwedischen ABIS-Studie zufolge haben Kinder, die ein schweres familiäres Ereignis erleben mussten, ein dreifach erhöhtes Risiko für einen Diabetes mellitus Typ 1: "In our study, the risk of a child being diagnosed with diabetes before 14 years of age was estimated to be three times higher if the child had experienced an serious life event than if they had not."[50] Aber auch vorgeburtliche Ereignisse sind offenbar bedeutsam: So scheinen pränatale Stresserfahrungen der Mutter und traumatisierende Erlebnisse wie der Verlust wichtiger Beziehungspersonen während der Schwangerschaft mit einer erhöhten Inzidenz für Typ-1 und Typ-2 Diabetes bei den Kindern einherzugehen.[51,52] *Belastende Ereignisse während der Schwangerschaft* scheinen des Weiteren zu Veränderungen der Stimmungslage und von Gehirnstrukturen der Kinder im jungen Erwachsenenalter zu führen: „Ein höherer pränataler Stress ging mit stärkerer Stimmungsdysregulation und einem geringeren Gesamtvolumen der grauen Substanz ... im jungen Erwachsenenalter einher ... Wir kommen zu dem Schluss, dass pränataler Stress ein wichtiger Risikofaktor ist, der geschlechtsunabhängig mit schlechterer seelischer Stimmung und einer veränderten Gehirnstruktur im jungen

Erwachsenenalter korreliert (aus dem Englischen übersetzt).[53] Insofern sind vorgeburtliche Ereignisse zu berücksichtigen: Psychisch belastende Erfahrungen metamorphosieren Lebenskräfte in Kräfte des Bewusstseins mit den entsprechenden Konsequenzen für die leibliche Organogenese, in diesem Falle des vorgeburtlich ausgesprochen lebendigen Nervensystems. Auf die therapeutische Bedeutung einer warmen, umhüllenden Atmosphäre mit Verständnis und sorgsamer Begleitung des Kindes wird nachfolgend eingegangen, ebenso auf die hier induzierte Therapie mit Argentum metallicum praeparatum D6 und äußerlicher Anwendung von Oxalis 30 % Salbe [→ 4.1.5. Einflussfaktoren der Diabetesmanifestation und Gesichtspunkte zur Prävention].

Das *Stillen* hat einen diabetespräventiven Effekt. Eine große prospektive Studie zeigte, dass nicht gestillte Kinder ein zweifach erhöhtes Diabetes-Typ-1-Risiko gegenüber gestillten Kindern haben. Dabei ist die Stilldauer offenbar nicht so entscheidend, vielmehr die Tatsache, dass gestillt wurde.[54]

Eine *erhöhte Wachstumsrate* (sowohl Größe als auch Gewicht) in den ersten zwei Lebensjahren soll mit einem erhöhten Typ-1-Diabetes-Risiko einhergehen.[55] Auf das Längenwachstum bezogen ist sie unter dem Aspekt der Wesensgliederwirksamkeit mit einem schwachen Eingreifen der Ich- und astralischen Organisation verbunden, sodass es zu einem ätherisch dominierten Körperwachstum kommt.[56] Insofern weist auch diese Beobachtung auf die eingeschränkte Inkarnation der oberen Wesensglieder als Disposition für den Typ-1-Diabetes hin. Darüber hinaus zeigte sich in einer populationsbasierten longitudinalen Kohorte bei einem erhöhten BMI im Alter von zehn Jahren ein signifikant erhöhtes Risiko, einen Diabetes Typ 1 zu entwickeln.[57]

Da ein erniedrigtes Geburtsgewicht ebenfalls mit dem Diabetes mellitus Typ 1 assoziiert ist, hat möglicherweise auch die intrauterine Umgebung einen Einfluss. Erwähnenswert ist des Weiteren das deutlich höhere Typ-1-Risiko nach Sectio caesaria.[58]

Ebenso sei auf das erniedrigte Vitamin D als möglichen Risikofaktor hingewiesen[59], der aus einem Lichtmangel resultiert. Die Lichtwirksamkeit ist allerdings umfassender zu betrachten und der Vitamin D-Mangel vermutlich eher ein Indikator des Lichtmangels. So wurden zwar positive Effekte der Substitution beschrieben[60], doch zeigten einige auf andere Erkrankungen bezogene Interventionsstudien bislang keine sichere therapeutische Wirksamkeit. Auf das geisteswissenschaftliche Verständnis gehen die Kapitel [→ XXX. 3.1 Lebenshygienische Maßnahmen, XVIII. 5.5.5 Einflussfaktoren für das Mammakarzinom] ein.

Seit langem diskutiert man Infektionserkrankungen und ihre Bedeutung für die Entwicklung eines Typ-1-Diabetes. So sind *Enterovirus-Infektionen* offenbar mit einem höheren Erkrankungsrisiko assoziiert.[61] Infektionskrankheiten weisen oftmals auf eine eingeschränkte Verbindung der seelisch-geistigen Wesensglieder mit dem Organismus, wie sie u. U. auch beim Diabetes mellitus Typ 1 anzutreffen ist. Ihre Ausheilung kann zur Reintegration und damit Gesundung führen.

Schließlich kommen bei den frühen Diabetesmanifestationen schicksalsmäßige und damit aus einer langen Vergangenheit zurückliegender Erdenleben herrührende Gründe in Betracht, die das reguläre Ergreifen in die Stoffwechselorganisation behindern.

Die vergleichsweise *geringe Bedeutung genetischer Faktoren* muss den Blick auf bislang vernachlässigte krankheitsfördernde Faktoren lenken, die mit den gegenwärtigen Entwicklungsbedingungen gerade in der Kindheit zusammenhängen. Hier weckt die zunehmende Inzidenz des Diabetes Typ 1 große Sorgen und fokussiert vermehrt Ursachen, die mit der seelisch-geistigen Entwicklung zusammenhängen.

In diesem Zusammenhang sei eine Bemerkung zu dem *IIa-Diabetes* der alten Klassifikation eingefügt. Er zeigt eine zu dem nachstehend charakterisierten Typ 2 in vielen Phänomenen *polare Qualität.* Auch stellt er sich seiner Pathologie nach in die Nähe des Typ-1-Diabetes, sodass eine ihm verwandte Wesensgliederkonstellation anzunehmen ist. Diese sich überwiegend im Erwachsenenalter manifestierende Form betrifft nicht adipöse Patienten, sondern solche mit häufig schlanker Konstitution. Im Unterschied zu den fettleibigen Diabetikern zeigen sie keine überschießende Lebendigkeit, sondern erwecken manchmal einen eher hageren Eindruck.

Ihr Seelenleben liebt Genauigkeit und bisweilen pedantische Exaktheit, die sich häufig in langen, kommentierten Listen von minutiös erfassten Blutzucker-Tagesprofilen ausdrückt. Sie bilden auf seelischer Ebene einen lebhaften Kontrast zu dem adipösen Diabetiker und den Patienten mit metabolischem Syndrom. Es stellt sich die Frage, inwiefern mancher Typ-II-Diabetiker der alten Nomenklatur ein „versteckter" Typ-1-Diabetiker ist. Unter diesem Gesichtspunkt bekommt der Hinweis Rudolf Steiners auf den Bezug zur *gedächtnismäßig-intellektuellen Überlastung* eine zeitlich weite Perspektive:

„Wir müssen uns die Möglichkeit verschaffen, innerlich geistig-seelisch den Zugang zu der Menschenwesenheit zu gewinnen ... Denken Sie, wir beschäftigen so um das neunte, zehnte kindliche Lebensjahr das Gedächtnis zu viel, wir muten dem Gedächtnis zu viel in der Erziehung, im Unterricht zu. Die richtigen Folgen zeigen sich dann erst, wenn der Mensch dreißig, vierzig Jahre alt geworden ist oder vielleicht noch später. Da wird der Mensch entweder Rheumatiker oder Diabetiker. Gerade wenn wir das Gedächtnis zur Unzeit, sagen wir, zwischen dem neunten und zehnten Jahre überlastet haben, zeigt sich diese Überlastung des Gedächtnisses im kindlichen Lebensalter später in einer übertriebenen Ablagerung an unrichtigen Stoffwechselprodukten ... Dagegen, wenn wir das Gedächtnis zu wenig beschäftigen, wenn wir also nicht genügend der Erinnerung des Kindes anheim geben, rufen wir wiederum für das spätere Lebensalter die Neigung zu sehr leicht entzündlichen Zuständen aller möglichen Art hervor. Einzusehen, wie in einem Lebensalter die körperlichen Zustände Folgen sind der seelisch-geistigen Zustände eines andern Lebensalters, ist dasjenige, was wichtig ist, was wir wissen müssen." [62]

Dieser Zusammenhang findet seine eindrückliche Bestätigung in den langfristigen Auswirkungen frühkindlicher, toxischer Stresserfahrung.

Exkurs

Zwischenzeitlich ist die Bedeutung kindlicher Stressoren und traumatischer Belastungen gut dokumentiert. In zwei Übersichten beschreiben Shonkoff et al.[63,64] die Konsequenzen frühkindlichen toxischen Stresses auf das weitere Leben. Die zu frühe Entwicklung von Bewusstseinskräften schränkt die aufbauenden Lebensprozessen des Nervensystems ein. So finden sich Veränderungen im präfrontalen Cortex, in den Amygdala und in dem Hypocampus hinsichtlich Größe und neuronaler Architektur. Das kann zu vermehrter Ängstlichkeit, Kontrollverlusten und eingeschränktem Gedächtnis führen. Dabei sind die Gedächtnisleistungen, die mit der ätherischen Organisation im Zusammenhang stehen, mit dem *Hippocampus* funktional assoziiert, vermehrte Unruhe und Hyperaktivität als Ausdruck einer durch die Ich-Organisation nicht ausreichend gelenkten *astralischen Organisation* mit den *Amygdala* und eine eingeschränkte Impulskontrolle und damit Wirksamkeit der *Ich-Organisation* mit dem *präfrontalen Cortex*. Schließlich führt der toxische Stress zu Veränderungen in immunologischen Funktionen und einem Anstieg von Inflammationsmarkern. Für den Zusammenhang des frühkindlichen Stresses mit Diabetes und kardiovaskulären Erkrankungen findet sich eine wachsende Evidenz.[65] Eine stabile Beziehung zum Kind vermindert den Stresseinfluss. Therapeutisch ist entsprechend bei frühkindlichen Schockerlebnissen die ätherische Organisation zu unterstützen, z. B. mit

- *Oxalis Salbe 30 %* (Weleda) zur Nacht abdominell appliziert
- *Argentum metallicum praeparatum D6* (Weleda) Trit. 0-0-1 MSP

oder – bei Unruhe und Angst –

- *Bryophyllum Argentum culto Rh D3* (Weleda) Dil. 10-10-10 gtt.

Eine Kultur von Trost und Vertrauen sind Grundelemente im Aufbau von Bindung und Beziehung. Des Weiteren ist auf die physiologische, kindgemäße Entwicklung der Bewusstseinskräfte zu achten.

Der Zusammenhang mit der Bewusstseinsentwicklung scheint sich auch im Vergleich von Schulsystemen (Waldorfschule versus öffentliches Schulsystem) zu bestätigen und auf die gesundheitsfördernde Wirkung der Waldorf-Pädagogik hinzuweisen. In diesem Zusammenhang ist das dokumentiert geringere Diabetesrisiko der Waldorfschüler bemerkenswert.[66]

Bewusstseinsmäßige Überforderungen und Traumata in der Biografie lösen die Wirksamkeit der Ich- und der astralischen Organisation aus ihrer physiologischen Verbindung mit der ätherischen und physischen Organisation heraus. So gehen traumatische Belastungen in der Kindheit mit einem höheren Erkrankungsrisiko für einen Diabetes mellitus Typ 2 einher. Auch haben Überlebende, die ihre frühe Kindheit im Holocaust verbringen mussten, ein deutlich erhöhtes Diabetesrisiko. Sexueller Missbrauch ist ebenso mit der Entwicklung eines Typ-2-Diabetes assoziiert. Frühkindliche Gewalterfahrung steht mit der Entwicklung eines Gestationsdiabetes in Zusammenhang.[67]

4.2 Diabetes mellitus Typ 2 und das metabolische Syndrom

Während beim Typ-1-Diabetes das dem Nerven-Sinnes-System metamorphotisch verwandte endokrine Pankreas im Vordergrund steht, basiert die Pathophysiologie des Diabetes mellitus Typ 2 auf der *Insulinresistenz* im *Stoffwechsel-Gliedmaßen-System.*

4.2.1 Metabolisches Syndrom

Das metabolische Syndrom beschreibt zunächst „das Cluster von häufig gemeinsam auftretenden Risikofaktoren für kardiovaskuläre Erkrankungen: viszerale Adipositas, erhöhte Glucose- und Triglycerid-Plasmaspiegel, niedrige HDL-Cholesterin-Konzentrationen, Hypertonie."[68] Die erste Beschreibung geht in die 20er-Jahre des letzten Jahrhunderts zurück, als der schwedische Arzt Eskil Kylin (1889–1975) die Assoziation von Hypertonie, Hyperglykämie und Gicht beschrieb. In dieser Zeit veröffentlichten Rudolf Steiner und Ita Wegman ihr gemeinsames Buch zur Anthroposophischen Medizin[69], das in der Reihenfolge der mittleren Kapitel den Diabetes mellitus, die Albuminurie, den Fettstoffwechsel und die Gicht geisteswissenschaftlich charakterisiert und damit die heute zum metabolischen Syndrom zusammengefassten „Erkrankungen" – sicher nicht zufällig – in einen Zusammenhang bringt.

4.2.2 Primäre und sekundäre Insulinresistenz

Das *metabolische Syndrom* geht mit der Insulinresistenz einher. Sie besagt, dass zum Erreichen einer Insulinwirkung am Zielgewebe mehr Insulin benötigt wird, als bei nicht insulinresistentem Gewebe.

Dieses Phänomen ist nun neben der Leber und dem Fettgewebe in der Skelettmuskulatur, also in der *Bewegungsorganisation*, zu finden. Damit leitet die Betrachtung des metabolischen Syndroms bereits zur inneren Seite des Menschenwesens über. Welche Besonderheiten trägt die *Willensentfaltung*, die sich in der Bewegungsorganisation ihr Instrument schafft, und welche Bedeutung kommt der *Bewegung*, in der sich der Wille ausspricht, zu? Hier ist von besonderem Interesse, dass sich durch Bewegung die Insulinsensitivität ganz entscheidend bessert. In einem kontrollierten Bewegungsprogramm ist so eine deutliche Abnahme der Insulinresistenz zu erreichen. Darüber hinaus konnte schon früh „sehr überzeugend gezeigt werden, daß regelmäßiges körperliches Training dem späteren Auftreten einer Typ-2-Diabetes in der Tat vorbeugen kann."[70] In die gleiche Richtung weist die DPP-Studie [→ Abb.]. Die verstärkte Wesensgliederwirksamkeit im Stoffwechsel-Gliedmaßen-System reduziert dabei nicht nur die Insulinresistenz, sondern fördert auch die muskuläre Glucoseaufnahme möglicherweise durch eine Zunahme der Mikrozirkulation und der Dichte kleiner Muskelgefäße durch Bewegung.[71]

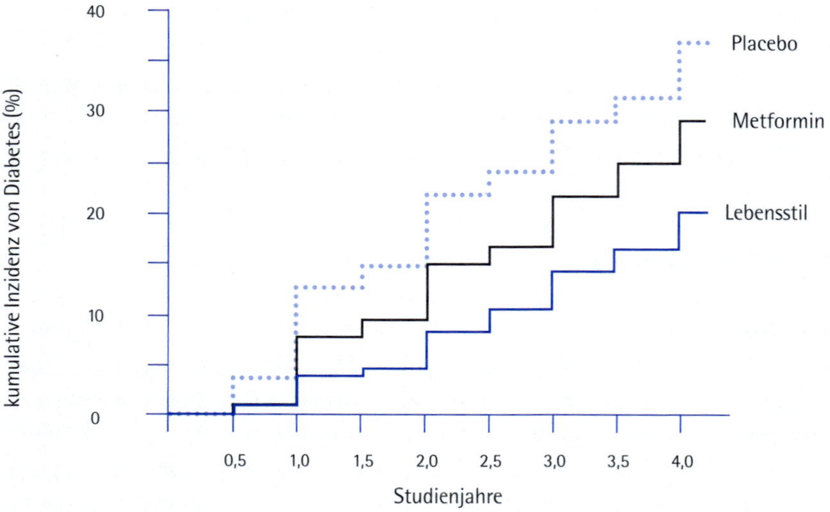

DPP-Studie: Lebensstiländerung erweist sich als das wirksamste Mittel der Typ-2-Diabetesprävention[72, 73]

Mangelnde Bewegung bedingt umgekehrt eine Risikosteigerung. In einer großen prospektiven Kohortenstudie zeigte sich eine Risikozunahme besonders im Zusammenhang mit körperlicher und mentaler Inaktivität beim *Fernsehen*: Je zwei Stunden mehr Fernsehen pro Tag erhöhten das Risiko für Übergewicht um 23 % und für Diabetes um 14 %.[74] Interessanterweise führte eine zweistündige Zunahme des Sitzens bei der *Arbeit* nur zu einem 5 %-igen Anstieg des Adipositas- und zu einem 7 %-igen Anstieg des Diabetesrisikos. Dabei ließ sich zeigen, dass der Fernsehkonsum einen vom Körpergewicht unabhängigen Risikofaktor darstellt. Damit ergibt sich die folgende Charakterisierung: Ergreifen die oberen Wesensglieder die Stoffwechsel-Gliedmaßen-Organisation in Bewegung und Willensentfaltung ausreichend intensiv, so findet sich eine *ungestörte Insulinsensitivität* und gleichermaßen eine *ungehinderte Aufnahme der Glucose* in die Muskulatur.

Wirken die oberen Wesensglieder nur ungenügend in der Bewegungs- und Stoffwechselorganisation, so entwickelt sich die *Insulinresistenz*.

Mit der ungenügenden Aktivität in der Gliedmaßenorganisation zeigt sich die abdominelle Adipositas. Die „zehrende Kraft" der Gliedmaßen[75] ist zu gering.

Auch beim Typ-2-Diabetes und dem metabolischen Syndrom gibt es Einflussfaktoren aus der frühen Kindheit. So geht die rasche Gewichtszunahme in den ersten drei Lebensmonaten mit einem höheren Anteil an Körperfett, zentraler Adipositas sowie verminderter Insulinsensitivität im frühen Erwachsenenalter einher.[76]

Von der primären Insulinresistenz lassen sich *sekundäre Formen* abgrenzen. Interessant ist in diesem Zusammenhang die Insulinresistenz bei *Hyperthyreose* mit ihrer Bewusstseinsorientierung des Seelenlebens und der sich bis zur thyreotoxischen Myopathie einschränkenden Gliedmaßenqualität [→ XVII. 4.5.1 Krankheitsmanifestationen im dreigliedrigen Organismus].

Bei der *Leberzirrhose* behindert die Skleroseerkrankung im Stoffwechselsystem das Wirken der Wesensglieder mit der Konsequenz der Insulinresistenz. Etwa 96 % der Patienten mit Leberzirrhose weisen eine Glucosetoleranzstörung auf, ca. 30 % leiden an einem Diabetes mellitus (hepatogener Diabetes). Patienten mit chronischer Hepatitis C haben auch ohne Leberzirrhose eine Glucosetoleranzstörung (ca. 40 %), mehr als 17 % einen Diabetes mellitus.[77]

Wichtig ist in diesem Zusammenhang die *Schwangerschaft*. Auch hier nehmen sich die höheren Wesensglieder des Menschen zurück, um dem Werden eines neuen Lebens einen umhüllten Raum zu geben. In dieser Situation entsteht gewissermaßen physiologisch eine Insulinresistenz.

Auch für die *parenterale Ernährung*, bei der die Wesensglieder sich aus ihrer aktiven Tätigkeit im Verdauungstrakt lösen, ließ sich eine Insulinresistenz beobachten.[78]

Ein weiteres Beispiel des Herauslösens von astralischem Leib und Ich-Organisation ist die mit *höherem Lebensalter* zunehmende Insulinresistenz.[79] Sie begleitet die sich vorbereitende Exkarnation des Menschenwesens.

Exkurs

Ziehen sich beim alten Menschen die oberen Wesensglieder aus dem Gliedmaßensystem zurück, so entwickelt sich die (u. a. durch Inaktivität bedingte) Sarkopenie mit Abnahme der Muskulatur und Muskelkraft. Das Lösen der Wesensglieder aus ihrer dynamischen Aktivität im Stoffwechsel-Gliedmaßen-System führt zur „Verfettung". Wir begegnen diesem Zusammenhang nicht nur bei der diabetischen Kardiomyopathie [→ 7.4 Diabetische Kardiomyopathie], sondern besonders eindrucksvoll bei der Steatosis hepatis [→ 6.2.1 Steatosis hepatis]. Aber auch die quergestreifte Muskulatur zeigt in dieser Situation entsprechende Veränderungen, indem sich nun eine Zunahme von intra- und intermyozellulärem (wie auch viszeralem) Fett beobachten lässt.[80] Dies geht entsprechend mit einer Insulinresistenz einher und fördert eine diabetische Stoffwechsellage.

Die zum metabolischen Syndrom gehörende *Fettstoffwechselstörung*[81] mit VLDL-Erhöhung und erniedrigtem HDL erklärt sich durch die eingeschränkte Gliedmaßenwirksamkeit. Diese Störung ist *bewegungsabhängig* zu beeinflussen. „Durch körperliche Aktivität kann die Zahl kleiner/dichter LDL-Partikel und die Konzentration der Triglyceride gesenkt sowie das HDL-Cholesterin angehoben werden", formulierte es Wirth in seiner Übersichtsarbeit.[82] Bis in die alltäglich diagnostizierten Veränderungen des Fettstoffwechsels hinein lässt sich die Wesensgliederkonstellation weiterverfolgen, indem die vielfältige Phänomenologie des ursprünglich lediglich als „Quartett" beschriebenen metabolischen Syndroms durch sie eine zusammenfassende Begrifflichkeit bekommt. Die durch Bewegungsarmut aggravierte Dyslipoproteinämie führt zu einer arteriosklerotischen Konstellation.

Jede *Bewusstseinsorientierung* begleitet eine Verfestigungstendenz im Sinne einer *funktionellen Sklerose* im Organismus. In diesem Zusammenhang ist die mit der Insulinresistenz in Verbindung gebrachte verminderte NO-Produktion[83] interessant, welche die Gefäßdilatation einschränkt und damit eine der diskretesten heute beschreibbaren

Überformungs- und Verhärtungsqualitäten ausmacht. In dieselbe Richtung weisen die häufig erhöhten Fibrinogenkonzentrationen beim metabolischen Syndrom und vielfältige Phänomene einer Hyperkoagulation.[84]

Die Rücknahme der Aktivität im *Stoffwechsel-Gliedmaßen-System* geht mit einer Tendenz zur *Sklerose* einher.

Sie beginnt in den kaum beobachtbaren Phänomenen der endothelialen Dysfunktion, setzt sich dann deutlicher fort in der Hyperkoagulation und Thrombophilie und manifestiert sich schließlich in den sich entwickelnden Wandveränderungen der Gefäße bis hin zur verkalkenden Arteriosklerose. Es handelt sich typologisch um denselben Krankheitsprozess, der in unterschiedlichem Ausmaß die Blut- und Gefäßorganisation erfasst.

4.2.3 Seelische Phänomenologie beim metabolischen Syndrom

„Dann aber ist durchaus nicht zu übersehen, daß bei dem Diabetes in hohem Grade psychische Ursachen ... vorhanden sind und daß Aufregungen, die der Mensch durchmacht, wenn er leicht aufregbar ist, in hohem Grade zusammenhängen können mit der Entstehung des Diabetes."[85]

Immer wieder berichten Patienten mit metabolischem Syndrom über eine *seelische Erregbarkeit*, Impulsivität des Gefühlslebens und *emotionale Instabilität*. Die mit der Bewegung des Gliedmaßensystems verbundene astralische Organisation „erwacht" und erscheint als schnell exzitierbares Seelenleben. Die rasch sich erhöhenden RR-Werte bei seelischer Anspannung, die wenige Augenblicke später deutlich niedriger ausfallen, gehören ebenfalls in diesen Zusammenhang und werfen ein Licht auf die zu dem metabolischen Syndrom zählende Hypertonie [→ VIII. 2.1 Polare Erscheinungsformen der arteriellen Hypertonie].

Die Studie von Sung et al.[86] maß einen größeren *Anstieg* des systolischen und diastolischen *Blutdrucks* bei Frauen mit Insulinresistenz unter mentalem Stress als in einer nicht insulinresistenten Kontrollgruppe. Der *unruhigen astralischen Wirksamkeit*, die sich seelisch in einem leicht erregbaren Gefühlsleben zu erkennen gibt, stehen keine ausreichende Ruhequalität, Besonnenheit und Gestaltungskraft als lenkende Eigenschaften des Ich gegenüber. Patienten mit metabolischem Syndrom beantworten die Frage nach der Stressbelastung oft mit „Ja", klagen über Angstzustände, Depressionen, Schlaflosigkeit und Alpträume [→ Abb.]. Ebenso trägt eine *chronische, überfordernde Stressbelastung* zur Entwicklung des metabolischen Syndroms und des Diabetes Typ 2 bei.[87] Auch beim alten Menschen führen negative Erlebnisse, depressive Symptome und Angst (bei männlichen Patienten) zu einem gesteigerten Risiko, ein metabolisches Syndrom zu entwickeln.[88]

Chandola et al.[89] rekrutierten in ihrer prospektiven Kohortenstudie 10.308 angestellte Frauen und Männer zwischen 35 und 55 Jahren und beobachteten sie über einen Zeitraum von 14 Jahren. Fragebögen erfassten in dieser Zeit die *Stressbelastung* während der Arbeit. Angestellte mit chronisch empfundenem Stress hatten gegenüber Arbeitnehmern ohne Stressbelastung nach 14 Jahren ein 2,25-fach erhöhtes Risiko (bereinigt bezüglich Alter und Stellung), an einem metabolischen Syndrom zu erkranken. Des Weiteren sind zwei Studien wesentlich, die den Zusammenhang des Typ-2-Diabetes mit der *Depression* beleuchten. Kawakami stellte schon 1999 eine Untersuchung aus Japan vor, in der er zeigte, dass Männer mit einem moderaten oder ausgeprägten Depressions-Score ein 2,3-fach erhöhtes Risiko für die Entwicklung eines Diabetes mellitus Typ 2 aufweisen.[90] Dieses Ergebnis bestätigt eine amerikanische Studie von Eaton, wobei eine Adjustierung für Geschlecht, ethnische Zugehörigkeit, Alter, sozioökonomischen Status, Bildung, Nutzung des Gesundheitssystems, psychiatrische Erkrankungen sowie Körpergewicht erfolgte.[91] Dieser Zusammenhang hat sich dem Grundsatz nach in nachfolgenden Untersuchungen bestätigt.[92]

Die *Depression* gilt als *Risikofaktor* für die *Entwicklung* eines *Diabetes mellitus Typ 2* [→ Abb.].[93,94,95,96,97]

Eine *Depression* kann mit einer ungenügenden Aktivität der oberen Wesensglieder im *Stoffwechsel-Gliedmaßen-System* einhergehen. Symptome wie die zum depressiven Syndrom gehörende Willenshemmung weisen auf diesen Zusammenhang. Eine Neigung zum „Grübeln" und kreisende Gedanken zeigen das Überwiegen des Nerven-Sinnes-Systems an. Diese Wesensgliederkonfiguration bei Patienten mit Diabetes und Depression führt nicht nur zur reduzierten Selbstwirksamkeit, seelischem Leiden und Einschränkung der Lebensqualität, sondern geht auch mit einer deutlich erhöhten Mortalität einher.[98]

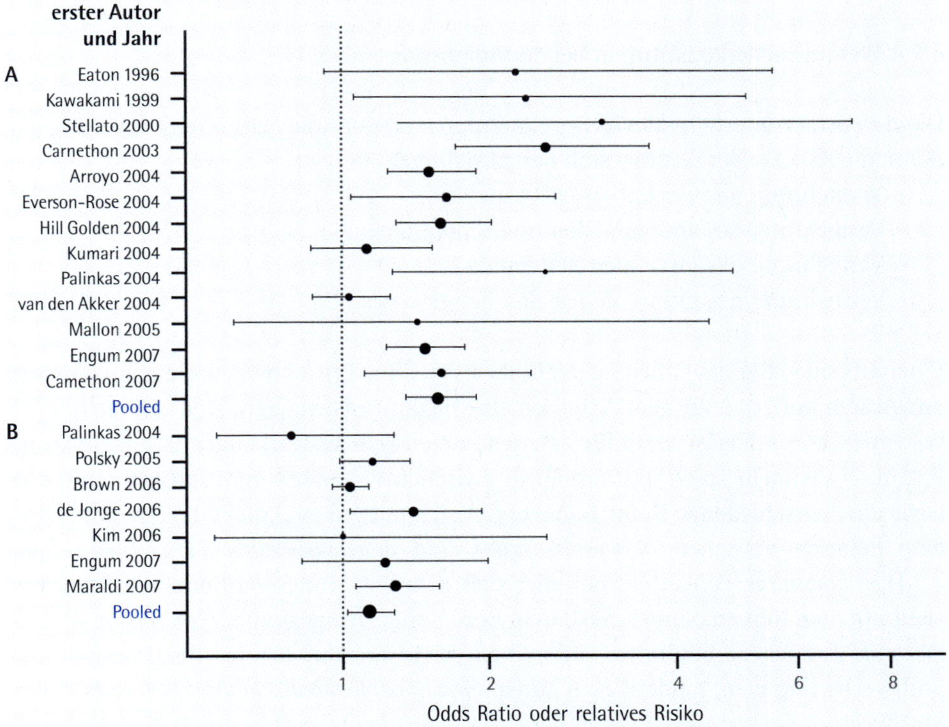

Forest-Plot prospektiver Studien zu Depression und Typ-2-Diabetes.[99] A: Depression geht dem Ausbruch von Typ-2-Diabetes voraus. B: Diabetes geht dem Ausbruch einer Depression voraus.

Die höheren Wesensglieder sind wiederum in die vermehrte Aktivität im Stoffwechsel-Gliedmaßen-System zu führen. So wundert es nicht, dass Bewegung eine antidepressive Wirkung entfaltet, die Brosse et al.[100] wie folgt zusammenfassten: „In summary, the review research suggests that exercise treatment is more effective in treating depression than no treatment, and is as effective as psychotherapy and antidepressant medication."

Die oberen Wesensglieder ergreifen durch die Bewegung verstärkt das Stoffwechsel-Gliedmaßen-System. Auf diese heilende Qualität der Bewegung wird weiter unten noch einzugehen sein.

Einer Studie von Bogner et al. zufolge senken therapeutische Interventionen bei depressiven Patienten mit Diabetes innerhalb eines Follow-up von fünf Jahren die Mortalität (adjustierte hazard ratio 0,49 (95 %, CI 0,24–0,98)).[101]

Seelische Gesundheit hat auch ihre zwischenmenschlichen Voraussetzungen. Für das Diabetes mellitus Typ 2-Risiko sind die sozialen Lebensumstände entscheidend. So senkte – einer randomisierten Interventionsstudie mit 4.498 Frauen[102] zufolge – der Umzug aus einer Wohngegend mit hohem Armutsanteil in eine bessere im Vergleich zur Kontrollgruppe das relative Risiko einer Adipositas um 13 % und das von Diabetes um 21,1 %.[103] Die hierfür verantwortlichen Faktoren sind nicht ausreichend bekannt. Allerdings stellt sich – dem Kommentar von Hermanns folgend –, die Frage, ob Diabetes möglicherweise „eher ein soziales als ein genetisches Schicksal"[104] darstellt.

4.2.4 Wesensgliederkonstitution bei der Adipositas

Die *Adipositas* unterteilt man in vier Subgruppen, welche die Fettgewebsverteilung und damit die Aspekte der Leibesgestalt berücksichtigen:[105]

- Vermehrung der Gesamtkörperfettmasse
- Vermehrung des abdominellen und Stammfettes
- Vermehrung des viszeralen Fettdepots
- Vermehrung des gluteal-femoralen Fettgewebes

Einerseits sind 90 % der Patienten mit Diabetes mellitus Typ 2 übergewichtig, andererseits entwickeln nur 20–25 % aller Adipösen eine Insulinresistenz bzw. einen Diabetes mellitus Typ 2. Adipositas ist somit für sich genommen kein ausreichender pathogenetischer Faktor.[106] Vielmehr spielt das Verhältnis zwischen viszeralem und subkutanen Fettgewebe eine entscheidende Rolle. Dabei ergibt sich unter dem Aspekt der Dreigliederung eine Polarität zwischen dem *subkutanen* und dem *viszeralen Fettgewebe* [→ Abb.]

Das *subkutane Fettgewebe* befindet sich nahe der sinnesempfindlichen Haut und steht mit dem Nerven-Sinnes-System in Beziehung. Demgegenüber lokalisiert sich das *viszerale Fettgewebe* besonders abdominell. Nicht nur durch seine Beziehung zu den Stoffwechselorganen, sondern auch durch seine hohe *metabolische Aktivität* steht es dem Stoffwechsel-Gliedmaßen-System nahe. Darüber hinaus wird es durch die *Bewegungsaktivität* beeinflusst: Bei geringer Wirksamkeit der oberen Wesensglieder im Stoffwechsel-Gliedmaßen-System ist die Regulation im viszeralen Fettgewebe gestört. Es kommt zur verminderten Differenzierung von abdominellen Adipozyten und zur Insulinresistenz.

Außerdem nimmt der Fett-(Triglycerid)-Anteil in extraadipozytären Organen wie der Muskulatur (erhöhter intramuskulärer Triglyceridgehalt) als Ausdruck der eingeschränkten Wesensgliederwirksamkeit zu. Umgekehrt führt die körperliche Bewegung zur Reduktion des Fettdepots mit Verbesserung der metabolischen Kompetenz des abdominellen Fettgewebes und der Insulinresistenz. Des Weiteren besteht eine wesentliche Beziehung zum *seelischen Befinden*. In der Arbeit von Lapidus et al.[107] fand sich bei Frauen eine positive Korrelation der zentralen Adipositas (Waist-hip-Ratio, WHR) mit dem „feeling of stress“, Schlaflosigkeit und dem Gebrauch von Tranquilizern und Antidepressiva. Im Unterschied hierzu ließ sich kein entsprechender Zusammenhang zum BMI (Body-Mass-Index) feststellen. Im Gegenteil zeigte sich sogar eine negative Korrelation zu Stressgefühl, Schlaflosigkeit und Tablettengebrauch.

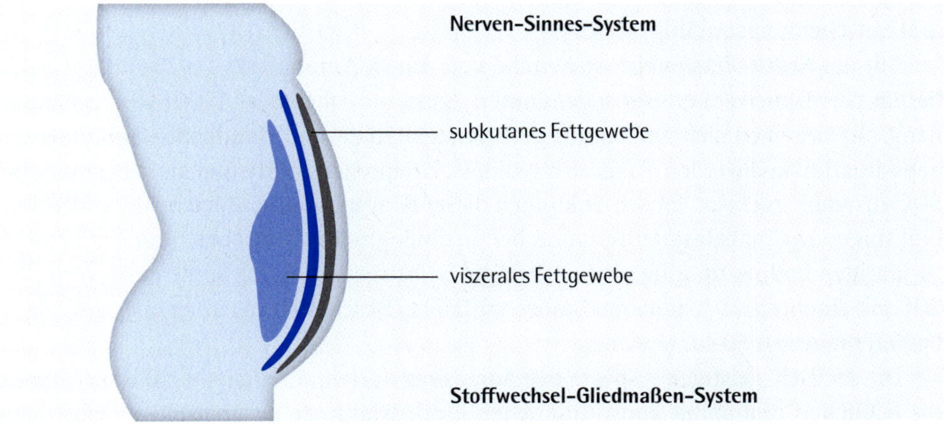

Polarität von subkutanem und viszeralem Fettgewebe vor dem Hintergrund der Dreigliederung

Die *astralische Organisation* löst sich bei der zentralen Adipositas in unruhiger Dynamik aus der Stoffwechsel-Gliedmaßen-Organisation heraus und drängt in den mittleren und oberen Menschen zum Erwachen („chronic arousal syndrome“), was der Patient als seelische Unruhe erlebt. Entsprechend kommt es zu einer verminderten parasympathischen Aktivität mit relativ vermehrter Sympathikotonie. Die eher dünnen Extremitäten mit den im Rahmen des Typ-2-Diabetes eintretenden Folgeveränderungen (z. B. diabetisches Fußsyndrom) weisen auf die sich zurücknehmende Gliedmaßenqualität, die häufiger auftretenden „hektischen Flecken“ am oberen Thorax, Hals und Gesicht auf die zum oberen Menschen orientierte astralische Wirksamkeit. Dabei berichten Patienten von einer unzureichenden Kontrollfunktion (coping skill) gegenüber stressbeladenen Situationen mit dem sich einstellenden Gefühl „außer Kontrolle zu geraten“.[108]

Die *Ich-Organisation* hat nicht die Kraft, die *astralische Dynamik* zu lenken.

Das seelische Wesen kennt weniger die Introversion, sondern wendet sich oftmals im Sinne der *Extroversion* nach außen. In Anlehnung an Björntorp kommen Moyer et al. zu dem Schluss, „that WHR might be a somatic indicator of uncontrollable psychosocial handicaps and poor coping skills."[109] Es besteht eine zu geringe formende Kraft des Ich. Die Strukturkraft der Gedanken formt zu wenig im Fühlen und Wollen des Menschen. Es ist eine *unzureichende „Gerüstkraft"* im Seelischen zu beobachten, auf die Rudolf Steiner 1920 hinwies.[110] Sie führt auch im Leiblichen zu einer Konstitution, die Fülle und Rundungen im Stammbereich, aber auch im Gesicht entstehen lässt und die Form- und Gestaltqualität des menschlichen Leibes zurücknimmt.

Die *eingeschränkte Präsenz der Ich-Organisation* wurde als reduzierte Selbstwirksamkeit bzw. Exekutivfunktion verschiedentlich untersucht. So zeigen adipöse Patienten eine schlechtere exekutive Aufmerksamkeit als die Kontrollpersonen. Auch bestehen größere Probleme bei der Entscheidungsfindung. Bereits bei adipösen Jugendlichen zeigen sich ähnliche Zusammenhänge: Auch hier stellte man bei den übergewichtigen Studienteilnehmern Einschränkungen der kognitiven Flexibilität, Reaktionshemmung und Entscheidungsunfähigkeit fest.[111]

Mit der *Selbstwirksamkeit* stehen die von Aaron Antonowsky (1923–1994) formulierten drei Dimensionen des sogenannten „sense of coherence" (SOC) in Zusammenhang. Sie beziehen sich auf Sinnfragen, Verstehbarkeit und Handhabbarkeit einer Lebenssituation und werden als meaningfulness, comprehensibility und manageability im SOC zusammengefasst. Einschränkungen dieser Bearbeitungskompetenz der Individualität tragen zur Diabetesmanifestation bei: In einer großen finnischen Studie mit einem 18-jährigen Follow-up ging eine erniedrigte Selbstregulation im Sinne eines geringen SOC mit einem ca. 50 % höheren Diabetesrisiko bei Beschäftigten einher, die zu Studienbeginn jünger als 50 Jahre waren.[112]

Die seelisch-geistigen Aspekte der Adipositas dürfen allerdings nicht dazu führen, die leiblichen und damit konstitutionellen Einflussfaktoren zu übersehen. Dabei handelt es sich nicht nur um die genetische Ebene, sondern auch um Einflüsse auf die Leibbildung, die bis in die Säuglingszeit zurückreichen. So vermindert ausreichend langes Stillen die Entwicklung der Adipositas bei Kindern diabetischer Mütter deutlich.[113] Des Weiteren sind transgenerationale Einflüsse bekannt: Kinder von Müttern mit Gestationsdiabetes haben im Alter von sieben Jahren häufiger eine beeinträchtigte Glucosetoleranz, erhöhten Blutdruck und eine Adipositas (Mädchen) als Kinder von Müttern ohne Gestationsdiabetes.[114]

4.2.5 Der Übergang vom metabolischen Syndrom zum manifesten Diabetes

Der Phase einer kompensatorischen Hyperinsulinämie und Sekretionsstörung des Insulins (verzögerter Anstieg, verminderte, erstarrte oder veränderte Pulsatilität) folgt oft eine zweite, in der eine deutlich *verminderte Insulinantwort* besteht.

Damit ist zunehmend das *endokrine Pankreas* betroffen, das sonst im Mittelpunkt der Pathogenese des Typ-1-Diabetes steht. Umgekehrt kann sich bei diesem eine zum Teil erhebliche periphere Insulinresistenz entwickeln, die sonst den Typ-2-Diabetes charakterisiert. Es zeigt sich ein metamorphotischer Bezug, der die polaren Erkrankungsformen verbindet.

In der ersten Phase bestimmt die *Insulinresistenz* als leiblicher Ausdruck der ungenügenden Aktivität der oberen Wesensglieder im Stoffwechsel-Gliedmaßen-System das Krankheitsgeschehen und führt schließlich zu einer kompensatorisch nicht mehr ausgleichbaren *Hyperglykämie.* In der zweiten kommt es zu einer *Verminderung* der *Betazellmasse* (die zunehmende Pankreas-Lipomatose führt zu einer Entdifferenzierung der Betazellen, die relativ schnell die Manifestation einer diabetischen Stoffwechsellage bewirkt[115]) und funktionell zum Verlust der ersten Phase der Insulinsekretion, einer verminderten *Pulsatilität* und auch einem veränderten Verhältnis von *Insulin/ Proinsulin.*

4.2.6 Wachen und Schlafen beim Diabetes mellitus Typ 2

Schlafstörungen gehören zu der lange nicht beachteten Seite des metabolischen Syndroms und des Diabetes. Die Prävalenz des obstruktiven Schlafapnoe-Syndroms bei Patienten mit einem Diabetes mellitus Typ 2 beträgt mehr als 30 %.[116] Des Weiteren zeigte sich, dass bei gesunden Probanden eine gezielte Störung des Tiefschlafes (slow-wave-sleep) ohne Änderung der Gesamtschlafzeit zu einer beachtlichen Abnahme der Insulinsensitivität führt.[117] Überhaupt scheint Schlafmangel (unter sechs Stunden) und damit die überwiegende Bewusstseinsorientierung der Wesensglieder die Prävalenz des Diabetes bzw. der eingeschränkten Glucosetoleranz zu erhöhen. Schichtarbeit geht mit einer gesteigerten Prävalenz des metabolischen Syndroms einher und erhöht das Risiko eines Typ-2-Diabetes sowie arterieller Hypertonie.[118] Aber auch ein zu langes Schlafen (über acht bis neun Stunden) und damit eine eingeschränkte inkarnatorische Wirksamkeit der Wesensglieder hat einen gleichsinnigen Effekt, sodass gegenwärtig eine U-förmige Kurve zwischen Schlafdauer und Diabetesrisiko (und Sterberisiko[119]) als wahrscheinlich gilt.[120]

Nielsen et al.[121] beschrieben in ihrer Untersuchung an Diabetes-Typ-2-Patienten mit Nephropathie solche mit einer während des Schlafes im Vergleich zum wachen Liegen weiterhin bestehenden sympathischen Aktivierung (geringes oder fehlendes Absinken des Blutdruckes u. a.). Die Diabetiker erreichen offenbar bei weitem weniger als der gesunde Schläfer die *tiefen Schlafstadien.*

Das schwache Eingreifen der seelisch-geistigen Wesenheit im Stoffwechsel-Gliedmaßen-System führt mit dem Einschlafen zu einer muskulären Relaxation und mit der Atemwegsverlegung zur obstruktiven *Schlafapnoe.* Diese induziert phasenweise ein „Erwachen" mit verstärkter Atemanstrengung, um der respiratorischen Hypoxämie entgegen zu wirken. Dadurch kommt es zu einem gestörten Lösungsprozess der Wesensglieder während des Schlafs.

Diese Phänomene weisen auf ein *unzureichendes nächtliches Lösen* der *astralischen Organisation* während des Schlafes hin, das Skleroseprozesse fördert. Das prognostisch relevante „non-dipping" bei arterieller Hypertonie erfährt hierdurch seine geisteswissenschaftliche Beleuchtung.

Bei Patienten mit metabolischem Syndrom bzw. Diabetes mellitus Typ 2 ist somit auf Störungen des Schlafes (insbesondere auch auf das obstruktive Schlafapnoe-Syndrom) zu achten. Beim adipösen Typ-2-Diabetiker sollte man die *Indikation* zur Polygrafie großzügig stellen, insbesondere dann, wenn der Patient über Tagesschläfrigkeit und Nykturie klagt. Die schlafbezogenen Atemstörungen führen zu einer Insulinresistenz und sind auch deswegen von großer Bedeutung für die Behandlung des Patienten: Die zum Nerven-Sinnes-System orientierte Wesensgliederwirksamkeit schränkt ihre schlafbezogene aufbauende Aktivität im Stoffwechsel-Gliedmaßen-System ein. Die lebenshygienischen und medikamentösen Therapieansätze stellt das Kapitel [→ XXII. 5. Grundlegende Gesichtspunkte zur Therapie] dar. Damit gewinnt die Berücksichtigung von Schlafqualität und Dauer in der Diabetologie Bedeutung.

Auch die circadianen Aspekte des *Wachens und Schlafens* sind für das Verständnis der Zuckerkrankheit wesentlich. Der Morgen dient zunächst der durch den Schlaf geschenkten Erholung. „Der Astralleib kehrt während des Schlafes in seine Heimat zurück und bringt sich beim Erwachen neu gestärkte Kräfte in das Leben mit. Den äußeren Ausdruck findet der Besitz, den der Astralleib beim Erwachen mitbringt, in der Erquickung, welcher ein gesunder Schlaf verleiht."[122]

Dieser regenerierenden Qualität steht der Bezug des Erwachens zur *Sklerose* gegenüber [→ XI. 2.2 Arterielle Hypertonie und Sklerose]. So findet sich in den Morgenstunden das Maximum der *Infarkthäufigkeit* beim koronarkranken Patienten oder auch die *Morgensteifigkeit* des Rheumatikers. Das behinderte Hereinwirken der astralischen Organisation lässt das Gefühl der morgendlichen Abgeschlagenheit bis zum erstarrenden Morgentief des depressiv Erkrankten entstehen. Zu dieser Skleroseneigung fügt sich ein Minimum der Kerntemperatur des Menschen.

Die mit der *Sklerose* geminderte Qualität des *Schlafs* berührt die Frage der *physiologischen Schlafdauer* und die Problematik eines *unphysiologisch kurzen* oder zu *langen Schlafs.*[123]

Exkurs

Für diese *„krankmachende" Wirkung des Schlafes* ist die Zeit der Trennung von Ich und astralischer Organisation vom ätherischen und physischen Organismus entscheidend. Dauert sie zu lange, so entfremdet sich der Leib und es entstehen vermehrt pflanzliche Lebensprozesse und eine mineralisierende Sklerose. Die Nachwirkung der höheren Wesensglieder während des Schlafes im physischen und ätherischen Organismus ist eine Voraussetzung für den erholsamen Schlaf mit seinem rechtzeitigen Erwachen. Das zu lange Schlafen – über die abgeklungene „Nachwirkung" hinaus – führt in die Prozesse der Sklerose. Manche Befindlichkeitsstörungen nach zu langem Schlaf erfahren hierdurch ihre geisteswissenschaftliche Beleuchtung, ebenso das erhöhte Karzinomrisiko im Zusammenhang mit dem Schlafmittelgebrauch.[124]

Hierzu passend hat die Schlafdauer einen Einfluss auf das Diabetesrisiko: Die Sleep Heart Health Study ermittelte sowohl für einen zu kurzen (fünf Stunden und weniger) als auch bei einem langen Schlaf (über neun Stunden) ein erhöhtes Risiko.[125]

Am *Abend* zeigt sich gegenüber der morgendlichen Sklerosetendenz ein polares Bild. Gegen den späten Nachmittag erreicht die Körperkerntemperatur ihr Maximum. *Wärmeentwicklung* stellt sich der eher kühlen Morgenkonstellation gegenüber. Die prokoagulatorische Qualität des Morgens nimmt zum Abend hin ab (z. B. niedrigere Konzentration des Plasminogenaktivator-Inhibitors). Somit begegnet der morgendlichen Sklerosetendenz eine abendliche, *entzündungsverwandte Qualität.*

Dieser tageszeitliche Zusammenhang liegt den häufig in den Morgenstunden erhöhten Blutzuckerkonzentrationen bis hin zu den ausgeprägten Formen eines *Dawn-Phänomens* zugrunde. Sie finden ihre pathogenetische Erklärung in einer morgendlichen Zunahme der Insulinresistenz (Maximum von Somatotropin, Cortisol).

Interessanterweise verändern sich manche Phänomene, wenn sich der „kühleren" Morgenkonstellation die Wärme des Abends gegenüberstellt, und sei es nur in der Form der äußerlichen Exposition. So tritt bei *warmen Umgebungstemperaturen* ein Absinken der Blutzuckerkonzentration bei Typ-1-Diabetikern auf, wie überhaupt eine ausgeprägte Temperaturempfindlichkeit des Insulinbedarfs besteht.

Von dem Tageslauf auf den *Lebenslauf* des Menschen übertragen, weist der *Typ-1-Diabetes* auf eine *Behinderung der Inkarnation* des geistig-seelischen Wesens des Menschen (die in Zeiten vor der Insulintherapie zum frühen Tod führte), der *Typ-2-Diabetes* auf das *vorzeitige Lösen* der *oberen Wesensglieder*, also auf das frühe Altern und die vorzeitige Exkarnation.

Diese Charakteristik ergibt nicht nur Aspekte zum Verständnis des Krankheitsbildes, sondern führt auch zu inneren Aufgabenstellungen [→ 5.8 Individuelle Aufgabenstellung, Biografie, Gesprächstherapie]. Bei der therapeutischen Begleitung des Typ-1-Diabetikers ist nicht nur auf eine gute Stoffwechselkontrolle zu achten, sondern sie sollte Arzneimittel und weitere Therapien umfassen, welche die leiborientierte Wesensgliederaktivität, also die *Inkarnation* unterstützen. Von besonderer Wichtigkeit sind Fragen zur *Biografie* und den *Lebenszielen*, die in engem Zusammenhang mit der individuellen Verwirklichung stehen.

Beim Typ-2-Diabetes ist es wesentlich, dem Motiv der *vorzeitigen Exkarnation* nachzugehen. Was fördert die Verbindung der höheren Wesensglieder mit der Willensorganisation, dem Stoffwechsel-Gliedmaßen-System? Auch hier ergeben sich therapeutische und biografische Fragestellungen, die über die Stoffwechselkontrolle hinausgehen.

4.2.7 Mikrobiom und Diabetes mellitus Typ 2

Die Gesamtheit der Darmbakterien bildet eine differenzierte Lebensorganisation mit komplexen Wechselbeziehungen zum menschlichen Organismus. Mit ihren ca. 1,5 kg erreicht sie das Gewicht des Gehirns. Mehr als 90 % der etwa 1.000 Bakterienspezies lassen sich den beiden Stämmen „Bacteroides (gramnegativ) und Firmicutes (grampositiv)" zuordnen.[126] Das Mikrobiom ist bestimmt durch die Aktivität der astralischen und der Ich-Organisation im Verdauungstrakt. So entwickelt sich in den drei ersten Lebensjahren die typische Zusammensetzung der Darmbakterien, die z. T. lebenslang bestehen bleibt und Ausdruck der konstitutionellen Wesensgliederwirksamkeit ist. Entsprechend unterscheidet sich die Darmflora beim adipösen Patienten von derjenigen des schlanken.

Erst im hohen Alter, also in der Zeit der Rücknahme der astralischen und Ich-Organisation aus dem Stoffwechsel-Gliedmaßen-System, liegen wiederum verstärkte Variabilitäten vor.[127] Die charakteristischen Veränderungen des Mikrobioms während der Schwangerschaft unterstützen diese Sichtweise: Entsprechend der sich zurücknehmenden Aktivität von Ich- und astralischer Organisation kommt es im dritten Trimenon physiologischerweise zu einer Zusammensetzung der Darmflora, die dem Mikrobiom von Patienten mit metabolischem Syndrom entspricht. Lebensstil, Ernährung und antibiotische Therapien beeinflussen das Mikrobiom vielfältig.

Eine Gewichtszunahme geht mit eingeschränkter bakterieller Vielfalt und einem verstärkten Wachstum des Firmicutesphyllums bei Abnahme von Bacteroides einher. Entsprechend findet sich eine veränderte Produktion kurzkettiger Fettsäuren: bei adipöser Konstitution kommt es zur relativen Zunahme von Propionat, bei der schlanken überwiegt die Buttersäure, Butyrat.[128] Der Mangel butyratproduzierender Bakterien ist mit dem Diabetes mellitus Typ 2 assoziiert. Umgekehrt soll Butyrat über eine vermehrte Sekretion von GLP-1 (Glucagon-like Peptide 1) und PYY (Peptid YY) aus den L-Zellen des Ileums und Colons zur Verbesserung der Insulinsensitivität beitragen.[129]

Metformin soll zum Wachstum Butyrat-produzierender Stämme führen. Insofern beeinflusst die Therapie ebenfalls das Mikrobiom. Interessanterweise haben auch die Gallensäuren, die Ausdruck der Wirksamkeit von Ich- und astralischer Organisation im Stoffwechselsystem sind, einen Einfluss auf das Mikrobiom.

Ein wesentlicher Aspekt der eingeschränkten Wesensgliederwirksamkeit betrifft die bakterielle Translokation durch die Darmwand. Bei ausreichender Wesensgliederwirksamkeit kommt es zu intensiven intestinalen Abbauprozessen. Die intestinale Außenwelt ist von der organismischen Innenwelt getrennt. Das sich zurückziehende Wirken der Ich- und astralischen Organisation führt demgegenüber zu einer Barrierestörung. So ließ sich bei pathologisch erhöhter Permeabilität der Darmschleimhaut ein Einstrom von Proteinen, Bakterien und Bakterienbruchstücken nachweisen.[130] Kommt es zu einer Störung der Grenzbildung, so dringen Fremdqualitäten in den Organismus. Sie induzieren eine Entzündungsreaktion im Sinne einer systemischen chronischen Inflammation. Das hat Konsequenzen für die Therapie: Neben der Verstärkung der Wesensgliederaktivität im Verdauungssystem lässt sich z. B. durch Quarz die intestinale Grenzbildung unterstützen.[131] Möglicherweise hat die Hafertherapie (Haferasche enthält u. a. reichlich Kiesel) auch einen positiven Einfluss auf eine ggf. bestehende Barrierestörung und das Mikrobiom.

4.2.8 Wirksamkeit der Wesensglieder beim metabolischen Syndrom und Diabetes mellitus Typ 2

Zusammenfassend ergibt sich das folgende Bild für das metabolische Syndrom und den Typ-2-Diabetes: Die *Ich-Organisation* und die *astralische Organisation* erreichen keine ausreichende Wirksamkeit im Stoffwechsel-Bewegungssystem. Die astralische Dynamik in diesem Bereich des dreigliedrigen Organismus wendet sich zunehmend zum mittleren Menschen und ist in einem leicht erregbaren Gefühlsleben oft zu beobachten. Die nicht genügend im Stoffwechsel-Gliedmaßen-System wirkende Ich-Organisation lenkt die astralische Dynamik nicht ausreichend. Beim metabolischen Syndrom und dem mit Adipositas einhergehenden Diabetes mellitus Typ 2 findet sich oftmals eine eingeschränkte Willens- und Selbstwirksamkeit.

Bezüglich der *Anamnesefragen* Rudolf Steiners und der aus ihnen hergeleiteten autonomen Regulation [→ III. 3. Die Anamnesefragen] ergibt sich entsprechend ein schwaches Eingreifen der oberen Wesensglieder [→ Abb.].

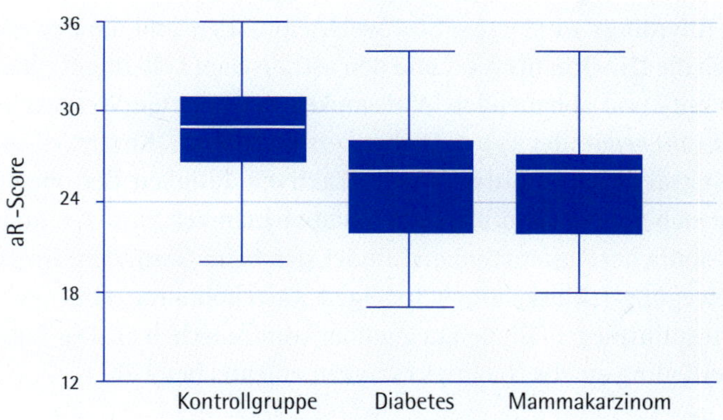

Autonome Regulation bei gesunden Probanden und an Mammakarzinom bzw. Diabetes leidenden Patienten

Gegenüber der gesunden Kontrollgruppe findet sich beim Diabetes mellitus eine verminderte autonome Regulation[132]

4.3 Wirksamkeit der Wesensglieder beim Typ-1- und Typ-2-Diabetes

Diabetes kommt bei Tieren unter natürlichen Bedingungen nicht vor. Er ist eine Erkrankung des Menschen und weist damit auf die *Ich-Organisation.*

Diabetes mellitus Typ 1: Die aufbauende, leibergreifende Aktivität der Ich-Organisation und des mit ihr verbundenen astralischen Leibes im Stoffwechsel-Gliedmaßen-System sind beim Typ-1-Diabetes eingeschränkt und die vom Nerven-Sinnes-System bestimmten abbauenden Stoffwechselprozesse dominieren. Die fehlende bzw. eingeschränkte Regulation der Stoffwechselprozesse ist nun durch die Insulintherapie vom Patienten selbst zu übernehmen und wird nicht mehr unterbewusst von der lenkenden Funktion des endokrinen Pankreas geleistet.

Der menschliche Organismus bekommt „Kopfqualität“, die oberen Wesensglieder ergreifen die Gliedmaßen-Stoffwechsel-Organisation nicht ausreichend in ihrer aufbauenden Funktion. Es entsteht die *Dominanz des Nervensystems.*

Metabolisches Syndrom und Diabetes mellitus Typ 2: Die abbauende, mit „Verbrennungsprozessen" einhergehende willensverwandte Wirksamkeit der höheren Wesensglieder im Stoffwechsel-Gliedmaßen-System ist eingeschränkt. Diese dynamische Qualität ist nun von dem Patienten aktiv zu ergreifen. Bewegung und Aktivierung der Stoffwechselprozesse bilden deswegen eine Basis der Therapie.

Die adipöse, wenig geformte leibliche Konstitution des Patienten mit metabolischem Syndrom bzw. Diabetes mellitus Typ 2 zeigt vordergründig eine Dominanz des Stoffwechselsystems. Allerdings werden die Stoffwechselprozesse und die Bewegungsfunktionen nicht durch die Ich-Organisation und den astralischen Leib intentional ergriffen. Die *Polarität* der auf- und abbauenden Wirksamkeit der höheren Wesensglieder zeigt sich auch beim *Insulinbedarf* des Typ-1-Diabetikers beim Sport. Kommt es zu einer vermehrten Bewegungsaktivität und damit willensaktiven Tätigkeit der oberen Wesensglieder, so nimmt sich deren leibaufbauende Nachtwirksamkeit zurück und der Insulinbedarf sinkt. Ein ähnlicher Zusammenhang findet sich beim Gesunden: Im Zusammenhang mit der Bewegung („Muskelarbeit") steigen Katecholamine, Glucagon, Cortisol und STH an, der Insulinspiegel fällt demgegenüber kontinuierlich ab. Die Tagesaktivität nimmt mit der Bewegung zu, die Nachtwirksamkeit entsprechend ab.

Die eingeschränkte *Wesensgliederaktivität* im *Stoffwechsel-Gliedmaßen-System* ist also hinsichtlich der *abbauenden Tages- und der aufbauenden Nachtwirksamkeit* zu unterscheiden.

Beim Typ-1-Diabets ist die aufbauende Nachtwirksamkeit im Stoffwechsel-Gliedmaßen-System eingeschränkt, beim Typ-2-Diabetes deren abbauende Tagesaktivität.

Die eingeschränkte Tageswirkung im Stoffwechsel-Gliedmaßen-System hat aber auch eine ungenügende leibaufbauende Nachtwirksamkeit zur Folge und umgekehrt. So führt das Wechselverhältnis beim Typ-2-Diabetes zu einer eingeschränkten Gestaltung und Formbildung. Rudolf Steiner sprach in diesem Zusammenhang von den gestörten „Gerüsten" der leiblichen Organisation.[133] Die in den aufbauenden, leibbildenden Prozessen wirksame Gerüst- und Strukturkraft der oberen Wesensglieder hat sich entsprechend zurückgenommen. Der Patient mit adipöser Konstitution zeigt fehlende Formkräfte. An deren Stelle entwickelt sich die zur Dominanz des Nerven-Sinnes-Systems gehörende Sklerose. Mit den eingeschränkten Formkräften steht die Beziehung des Diabetes zur Tumorerkrankung in Zusammenhang.

Skleroseprozesse führen in aller Regel nicht zur physiologischen Form und Gestaltung, sondern – über die chronische Entzündung – zur *Verhärtung mit Zerstörung der vorbestehenden Gewebestruktur.*

So verhärtet der Skleroseprozess im Gefäßsystem nicht die vorbestehende physiologische Struktur, sondern zerstört den Wandaufbau. Dabei entstehen u. U. kapselbildende Formqualitäten, die an die Gestaltung der Kopforganisation erinnern. Hiervon sind dislozierte physiologische Skleroseprozesse zu unterscheiden, die – wie bei der Mönckeberg-Sklerose – zu einer dislozierten, „ektopen" Knochenbildung führen.

Auf die Wesensglieder bezogen ergibt sich zusammenfassend die folgende Übersicht:

Der *physische Leib* zeigt die Polarität der (bei Erstmanifestation) oftmals schlanken, manchmal asthenischen Gestalt beim Typ-1- und dem durch die Stammadipositas geprägten Körperbau beim Typ-2-Diabetes. Im weiteren Verlauf verwischen sich diese Gestaltunterschiede unter Umständen. Als Krankheitsmanifestation findet sich im Bereich des physischen Leibes die *Sklerose.*

Die *Lebensorganisation* ist beim neu entdeckten Typ-1-Diabetiker geschwächt. Klinisch erscheint er manchmal hohlwangig und blass. Es besteht häufig ein erhebliches *Volumendefizit* und damit eine Einschränkung im Flüssigkeitsorganismus. Wachstumsretardierungen, die unbeeinflussbare Katabolie und diabetische Dystrophie waren in der Zeit vor der Insulintherapie krankheitsbestimmend. Demgegenüber scheint der Typ-2-Diabetiker über weit mehr *Lebenskräfte* zu verfügen. Aber auch hier lassen sich Einschränkungen entdecken, z. B. die einer schlechten Heilungstendenz bei peripheren Verletzungen und Entzündungen.

Die *astralische Organisation* entwickelt beim Typ-1-Diabetes eine Wirksamkeit, die dem Nerven-Sinnes-System mit seiner *Bewusstseinsorientierung* entspricht und unbehandelt mit abbauenden Stoffwechselprozessen einhergeht. Demgegenüber zeigt der Typ-2-Diabetiker eine eingeschränkte Dynamik der astralischen Organisation im Stoffwechsel-Gliedmaßen-System, die ihren physiologischen Bereich verlässt und in das Seelenleben drängt.

Die *Ich-Organisation* ist in ihrer Tätigkeit im Stoffwechsel-Gliedmaßen-System eingeschränkt und entfaltet keine ausreichend lenkende Funktion im Spannungsfeld des polaren Wirkens der astralischen Organisation.

Der *Typ-1-Diabetes* ist durch die Dominanz des *Nerven-Sinnes-*, der *Typ-2-Diabetes* bzw. das metabolische Syndrom durch die unzureichende Aktivität der höheren Wesensglieder im *Stoffwechsel-Gliedmaßen-System* charakterisiert.

Der mittlere Mensch, das Rhythmische System, das durch seine vermittelnde Funktion eine Quelle der Gesundungskräfte ist, erweist sich in beiden Erkrankungsformen als gefährdet.

4.3.1 Sklerose und Entzündung

Indem sich die dynamische Aktivität der Wesensglieder im Stoffwechsel-Gliedmaßen-System zurücknimmt, entsteht sekundär die *Dominanz des Nervensystems.* In beiden Erkrankungsformen entwickelt sich somit auf verschiedene Weise eine *Einschränkung des Willenswirkens* im menschlichen Organismus. Dabei „befördert alles die Zuckerkrankheit, was die Ich-Organisation aus der in die Körpertätigkeit eingreifenden Wirksamkeit herausreißt: Aufregungen, die nicht vereinzelt, sondern in Wiederholungen auftreten;

intellektuelle Überanstrengungen; erbliche Belastung, die eine normale Eingliederung der Ich-Organisation in den Gesamtorganismus verhindert."[134]
Mit der Dominanz des Nerven-Sinnes-Systems gehen *Skleroseprozesse* einher. Ihnen stellt sich – der *koronaren Herzerkrankung* vergleichbar [→ X. 4.1 Koronare Herzkrankheit] – ein entzündlicher Prozess entgegen.[135] Allerdings entwickelt er sich nur abgeschwächt als *chronische Entzündung*, die ihrerseits in die Sklerose führt und sich dadurch von einem heilenden Prinzip zum Krankheitsprozess entwickelt. Inflammatorische Prozesse sind für das Verständnis des Diabetes wichtig. Dabei ist das CRP (C-reaktive Protein) der finnischen Diabetes-Präventionsstudie[136] zufolge bei Patienten mit gestörter Glucose-Toleranz der beste Prädiktor für die Progression zum manifesten Diabetes. Auf der anderen Seite kann die verstärkte Aktivität im Stoffwechsel-Gliedmaßen-System dieses Ungleichgewicht in der Dreigliederung ausgleichen: Bewegung und Lebensstilintervention beeinflussen die Krankheitsprogression und die CRP-Spiegel positiv.[137,138] Zwischenzeitlich ist dokumentiert, dass Bewegung die chronische Entzündung reduziert: Das bewegungsaktive Wesensgliederwirken im Stoffwechsel-Gliedmaßen-System führt die chronische Inflammation mit ihrer sklerosierenden Qualität in die Wärme.[139]

Sklerose- und Ablagerungsprozesse bilden auch die „*advanced glycation endproducts*" (AGE). Durch die Hyperglykämie, also „abgelagerten" Zucker, der nicht in das dynamische Wesensgliederwirken eingeht, sondern diesem als physische Substanz entfällt, kommt es zur Reaktion der Glucose mit Proteinen, der Glykierung.

Exkurs

Führt die *Ich-Organisation* die Glucose nicht mehr ausreichend in die wärmeverbundenen Stoffwechselprozesse, so lagert sich diese im Organismus ab. Wir messen dann den erhöhten Blutzucker. Diese abgelagerte Glucose verbindet sich physikalisch-chemisch mit Proteinen, die dadurch den Lebensprozessen des Organismus entfallen und mineralisieren. Durch die nicht-enzymatischen Reaktionen – also Stoffumwandlungen, an denen die ätherische Organisation nicht beteiligt ist –, entstehen „mineralisierte", „physische" Substanzen (AGE), die der Organismus nicht mehr spaltet bzw. abbaut. Sie entstammen der Glykierung und deren Folgereaktionen als einem den gesamten Organismus durchziehenden *Skleroseprozess*. AGE finden sich in endothelialen Proteinen, Proteinen der Augenlinse oder Hautkollagen.[140] Hierzu passend wächst die Menge an AGE mit zunehmendem Alter linear.[141]

AGE stehen mit den sklerosierenden Alterungsprozessen in Beziehung und sind Ausdruck der Dominanz des Nerven-Sinnes-Systems.

Ein klinisch bekanntes Beispiel für die Glykierung ist das HbA1c: Das den Atmungsprozessen nahestehende Hämoglobin wird durch die Glykierung in die „Mineralisierung" geführt. Es dient als HbA1c der Stoffwechselkontrolle.
AGE haben unterschiedliche Effekte. So können Proteine quervernetzt und dadurch resistenter gegenüber der Proteolyse werden.[142] Störungen im Kollagenstoffwechsel auch infolge der Glykierung führen zu Skleroseprozessen im Gliedmaßensystem

(z. B. pariartikuläre Verdickung der Haut der Hände mit verminderter Beweglichkeit, „prayer sign“, Karpaltunnelsyndrom, Dupuytrensche Kontraktur) und damit zur diabetischen Cheiroarthropathie (Typ-1-Diabetes). Durch Skleroseprozesse verdichtet sich das Gewebe und verliert seine ortstypische Form. So hat die arteriosklerotisch veränderte Arterie an Dichte und Festigkeit zugenommen, aber ihre physiologische, im Wandaufbau dreigliedrige Gestalt verloren. Die chronische Entzündung als Skleroseprozess wirkt formauflösend und -zerstörend.

Dem *Ablagerungs- und Skleroseprozess* (AGE) wenden sich *Entzündungsprozesse* entgegen.

Durch Bindung der AGE an spezifische Rezeptoren (R-AGE), die auf Entzündungszellen wie Monozyten, Makrophagen, Granulozyten (aber auch Endothelzellen und glatten Muskelzellen) zu finden sind, kommt es zur inflammatorischen Antwort, zur Freisetzung von IL-1, IL-6, TNF-α und reaktiven Sauerstoffradikalen. Auch andere „Ablagerungsprodukte“ des Skleroseprozesses verbinden sich mit diesem Multi-Liganden-Rezeptor: So sind das Amyloid-β-Peptid beim Morbus Alzheimer wie auch das S100-Protein bei der Multiplen Sklerose Liganden des R-AGE und führen zu einer entzündlichen Antwort.[143]

4.3.2 Wesensgliederwirkamkeit im Skleroseprozess

Damit ergibt sich die folgende Zusammenfassung der Wesensgliederwirksamkeit im Skleroseprozess: Kommt es zu einer unzureichenden Aktivität der *Ich-Organisation* im Stoffwechsel-Gliedmaßen-System, so geht die Glucose nicht in die wärmegetragenen Stoffwechselprozesse und die Bewegung ein. Sie lagert sich ab und ist als erhöhter *Blutzucker* messbar. Kommt es zu einer entsprechenden Einschränkung der *astralischen Organisation*, so ist der *Fettstoffwechsel* geschwächt und es lassen sich Ablagerungsmetabolite als erhöhte Fettsäurespiegel messen. Besonders bei abdomineller Adipositas sind die freien Fettsäuren vermehrt. Erhöhte Glucose und Fettsäuren wirken toxisch auf den Organismus: Schon ein geringer und zeitlich befristeter Glucoseanstieg führt zur Störung der Sinnesfunktion des endokrinen Pankreas (verminderte Betazellantwort auf Mahlzeiten), erhöhte Fettsäuren verstärken die Insulinresistenz und hemmen die Betazellfunktion. Diese Wesensgliederkonstellation wirkt sklerosierend auf die ätherische Organisation und deren Einfluss auf den Proteinstoffwechsel. Auch die Amyloidsynthese ist in diesem Zusammenhang zu sehen.

4.3.3 Sinnesfunktion im Stoffwechselsystem

Die *muskuläre Insulinresistenz* ordnet sich in das zurückgenommene Wirken des astralischen Leibes und der Ich-Organisation im Gliedmaßensystem ein. Ein entsprechendes

Bild ergibt sich für die hepatische Insulinresistenz und die resultierende ungenügende Hemmung der Gluconeogenese/Glykogenolyse.
Wird mit der *Ernährung* Glucose zugeführt oder aus den Nahrungsstoffen freigesetzt, so nimmt beim Gesunden die hepatische Glucosefreisetzung ab. Während eines oralen Glucose-Toleranztests beobachtet man eine Reduktion der Glucoseproduktion auf etwa die Hälfte des Ausgangswertes. Sie erreicht nach 90 bis 120 Minuten ihr Minimum und betrifft gleichermaßen die Gluconeogenese und die Glykolyse.[144] Der Organismus reagiert mit einer unter dem Wachbewusstsein liegenden Sinneswahrnehmung und macht durch die genannte Stoffwechselumstellung „Platz" für die aufzunehmende Glucose.

Ähnliche Gesichtspunkte gelten für die Sinnesfunktion der entero-insulinären Achse, d. h. der Wahrnehmung der intestinalen Glucosekonzentration und deren Verbindung mit der pankreatischen Insulinsekretion (GLP-1) [→ 5.5.1 Orale Antidiabetika, Inkretine und die Insulintherapie].

Beim Diabetes mellitus schränkt sich die *Sinnesfunktion* im Stoffwechselsystem ein. Die *ungenügende* Aktivität der *Ich-Organisation* ist mit dem *„Erblinden"* eines durch sie getragenen *Sinnesprozesses* im *Stoffwechselsystem* verbunden.

5. Grundsätzliche Gesichtspunkte zur Therapie des Diabetes mellitus (Typ 1 und Typ 2)

5.1 Diätetik

Durch flexible Therapieführungen muss sich der diabeteskranke Mensch nicht mehr den diätetischen Maßnahmen der Vergangenheit unterziehen. Die *Ernährung* hat dennoch eine wesentliche ernährungsmedizinische und damit *therapeutische Bedeutung*, die für viele Erkrankungen (z. B. arterielle Hypertonie, KHK, rheumatoide Arthritis, Tumore) nachgewiesen ist. Ernährung spielt in der Diabetologie also eine wesentliche Rolle.

Die aus dem Stoffwechsel-Gliedmaßen-System zum oberen Menschen drängende astralische Organisation geht mit einer sympathikotonen Funktionslage einher. Eine *pflanzliche Ernährung* führt demgegenüber die oberen Wesensglieder zu vermehrter Aktivität im Stoffwechselsystem. Ähnlich der körperlichen Bewegung, die eine „entfesselte" astralische Dynamik wiederum in die Gliedmaßenbewegung lenkt, unterstützt die Herausforderung der Verdauung durch eine ballaststoffreiche und vegetarische Ernährung das stoffwechselaktive Wesensgliederwirken. Dabei unterscheidet sich die Ernährung mit pflanzlichen und tierischen Produkten hinsichtlich des Säure-Base-Haushaltes: Während Gemüse, Salate, Obst etc. alkalisierend auf den Stoffwechsel wirken, sind zahlreiche Nahrungsmittel aus dem Tierreich wie Milchprodukte, Eier, Fleisch und Fisch eher säurebildend[145], wobei die abbauende astralische Aktivität mit der Säurebildung (z. B. Ketosäuren durch die Lipolyse), der ätherisch dominierte anabole Stoffwechsel oftmals mit dem alkalischen Milieu verbunden ist. Insofern unterstützt eine pflanzliche Ernährung die aufbauende ätherische Organisation, während Nahrungsmittel aus dem

Tierreich die „Säurebelastung“ erhöhen. Darüber hinaus dient die Ernährung Bewusstseinsfunktionen. Rudolf Steiner beschrieb eine in dieser Hinsicht wesentliche Beziehung zwischen Müdigkeit und fleischreicher Ernährung: „Wenn wir uns bloß durch Pflanzliches nähren, so müssen wir selber als Menschen den ganzen Prozeß übernehmen, den uns das Tier abnimmt, indem es das Pflanzliche schon um eine Strecke weitergeführt hat ... Derjenige, der nun Fleisch ißt, der verrichtet diesen Prozeß ... nicht, ...Diese Kräfte sind aber da, die zum Überwinden des Pflanzlichen bis zum Tierischen hin gebraucht werden. Die gehen gewissermaßen durch einen Rückschlag wiederum in den Organismus zurück und arbeiten dann an ihm ... so, daß sie auf den Menschen im wesentlichen sehr stark ermüdend und störend wirken. So dass man immerhin betonten muß, ... daß doch eine Entlastung in Bezug auf die Ermüdung durch die vegetarische Diät ganz wesentlich eintritt, daß der Mensch arbeitsfähiger wird.“[146] Ungenutzte Lebensprozesse im Stoffwechselsystem dringen offenbar unverwandelt in das Bewusstsein und führen zur Ermüdung. Auf einen solchen Zusammenhang weisen auch Beobachtungen, denen zufolge sich Gedächtnisleistung (verbale Gedächtnisscores) nach Kalorienrestriktion verbessern.[147]

Unter dem Aspekt der *Dreigliederung der Pflanze* sind diejenigen ihrer Organe zu bevorzugen, die durch den Bezug zum Stoffwechsel-Gliedmaßen-System ein Willenswirken im Organischen fördern. So gewinnen Nahrungsmittel aus dem Blüten-, Frucht- und Samenbereich der Pflanze eine besondere Bedeutung. Eine *obst- und gemüsereiche Ernährung* scheint das Risiko für einen Typ-2-Diabetes zu vermindern (darüber hinaus besteht eine inverse Beziehung zwischen Vitamin C und dem Diabetesrisiko).[148]

Hafer hat in der Diabetologie eine besondere ernährungsmedizinische Bedeutung.[149] Durch die sogenannten „Hafertage“, in denen der Patient gekochte Haferflocken (mit Gemüsebrühe, weder mit Milch noch gesüßt) während zwei Tagen in mehrwöchigem Abstand diätetisch als alleiniges Nahrungsmittel verzehrt, reduziert sich der Insulinbedarf deutlich.

Hafer: An zwei aufeinanderfolgenden „Hafertagen“ in mehrwöchigem (z. B. monatlichen) Abstand morgens, mittags und abends jeweils 3–4 Kohlenhydrateinheiten mit Haferbrei einplanen. Den Brei kocht man mit Gemüsebrühe, optional frisches Gemüse (z. B. Gurke, Kohlrabi) ergänzen.[150]

Exkurs

Die *Gramineen* entwickeln keine auffallenden Blüten, welche die Nähe zur beseelten Welt in Farbe, Geruch und der Verbindung mit der Insektenwelt suchen. Sie leisten diesbezüglich einen „Verzicht“, indem sie ihre ätherischen Kräfte zurückhalten[151] und damit zur größten Nährpflanzenfamilie werden. Die charakteristische *Kieselqualität* der Gramineen dient dabei der Aufnahme von Licht und Wärme des Umkreises in die Lebensorganisation der Pflanze. Der Hafer wendet sich in besonders intensiver Weise Luft, Licht und Wärme zu: Bereits seiner Gestalt nach löst er die kompakte Ährenform zur „luftigen“ Rispe auf.[152] Die kräftig entwickelte Lebensorganisation dieser feuchtigkeitsliebenden und als Grünfutter geeigneten Pflanze nimmt die Imponderabilien auf. Während die Rispe zunehmend an Vitalität und Feuchtigkeit verliert und nur von außen durch die Luft bewegt wird, konzentrieren

sich die ätherischen Kräfte in der Frucht- und Samenbildung. In den frühen Samenstadien lässt sich aus dem noch grünen Korn ein milchartiger Saft ausdrücken. Danach setzen Austrocknungsprozesse ein, der Stärkegehalt nimmt zu. Der Embryo wird durch die mehrschichtige Samenschale nach außen abgegrenzt. Der Keimling (Embryo) enthält Proteine, Fette und Spurenelemente. Der Stärkekörper (Endosperm) v. a. Stärke und Proteine, die Aleuronschicht der Samenschale Fette, Spurenelemente, Enzyme und Vitamine.[153] Im Unterschied zu anderen Gräsern und Getreiden entwickelt sich hier die eindrucksvoll hohe Konzentration an Kiesel (Silicium), Eisen und Phosphor, also Substanzen, die eine besondere Beziehung zum Licht haben. Die Imponderabilien manifestieren sich im Korn, also der Repräsentanz des pflanzlichen Stoffwechsel-Gliedmaßen-Systems.
Als Nahrungsmittel unterstützt der Hafer die Nachtwirksamkeit der Wesensglieder. Seine Kieselqualität verstärkt dabei die beim Diabetes eingeschränkte Wahrnehmungs- und Sinnesfähigkeit [→ 4.3.3 Sinnesfunktion im Stoffwechselsystem; 5.5.4 Quarz] als Funktion der Ich-Organisation: Die *Insulinresistenz vermindert* sich. Kiesel dient den Sinnesfunktionen der Organe und Gewebe[154] [→ XXIX 6.11.2 Therapeutische Gesichtspunkte] und verstärkt die intestinale Grenzbildung (Barrierestörung bei Diabetes mellitus). Entsprechend empfahlen Steiner und Wegman eine Quarztherapie beim Diabetes mellitus.[155] Mit der aufbauenden Nachtwirksamkeit hängt außerdem die dem Haferkraut zugeschriebene Schlafförderung zusammen.

Hafer beeinflusst darüber hinaus das bei Diabetes mellitus veränderte *Mikrobiom* positiv. Es ist beim Typ-2-Diabetes durch den bereits beschriebenen relativen Mangel an Butyrat-produzierenden Bakterien gekennzeichnet. Durch die Beta-Glucane des Hafers kommt es zur Zunahme des Butyrats im Colon. Des Weiteren ist in vitro eine hemmende Wirkung auf die Expression des intestinalen Glucosetransporters *SGLT1* (sodium-glucose-linked transportprotein-1) sowie des Glucose-Transportproteins 2 (*GLUT 2*) bekannt. Auch ließ sich – ebenfalls in vitro – eine Hemmung des *DPP-4*-Abbaus nachweisen. Die Hemmung dieser Dipeptidyl-Peptidase verzögert den Abbau des Inkretins GLP-1 und stimuliert dadurch die Insulinfreisetzung.[156] Im Tierversuch gelang die Wiederherstellung von experimentell geschädigten pankreatischen Betazellen durch die Beta-Glucane des Hafers. Außerdem aktivieren sie in der Leber – ähnlich dem Metformin – die Glykolyse und hemmen die Gluconeogenese.[157]

Die Wirksamkeit der Wesensglieder im Verdauungstrakt verändert sich während des Tages und braucht die diätetische Berücksichtigung. Wir unterscheiden auch im Verdauungstrakt die abbauende Tages- von der aufbauenden Nachtfunktion. Das digestive Wesensgliederwirken im Gastrointestinaltrakt ist abbauend, die anschließende resorptive Phase leitet den Aufbaustoffwechsel ein. Während des Schlafs sinken Motilität und Sekretion, die „Tagesfunktion" nimmt sich zurück und die Wesensglieder wirken im anabolen Metabolismus. Der Verzicht auf eine Abendmahlzeit und damit die Konzentration auf Hauptmahlzeiten am Morgen und Mittag berücksichtigen diesen Rhythmus und bewähren sich für den Typ-2-Diabetiker. Im Unterschied zur Verteilung auf sechs Mahlzeiten kommt es zur Erhöhung der Insulinsensitivität, zur Reduktion des Körpergewichts und des Nüchternblutzuckers sowie zur Verbesserung der Steatosis hepatis.[158]

Das *Fasten* wirkt klinisch deutlich auf den Stoffwechsel: Bei fehlender Nahrungsaufnahme entwickelt sich die abbauende Wesensgliederwirkung nicht im Verdauungstrakt, also „nach außen“, sondern richtet sich nun nach „innen“ und „verzehrt“ den Körper. Das führt u. a. zur deutlich gefüllten Gallenblase, die ggf. zunehmend mit Sludge gefüllt ist. Demgegenüber kommt es zu einem verstärkten Abbau von Glykogendepots, Fetten (Ketone, Acetongeruch in der Atemluft) und Muskulatur.[159] Hier wirkt eine moderate körperliche Bewegung segensreich und führt die Wesensglieder in den Bewegungsstoffwechsel der Muskulatur. Die Insulinsensitivität verbessert sich mit der verstärkten Stoffwechselwirkung der Wesensglieder, sowohl der Insulinbedarf als auch Blutdruck und Herzfrequenz sinken: Die zu Beginn des Fastens oftmals besonders unruhig-exzitierte und zum Nerven-Sinnes-System orientierte astralische Organisation beruhigt sich und wird vermehrt im Stoffwechsel-Gliedmaßen-System aktiv. Entsprechend entwickelt sich eine zunehmende Parasympathikotonie. Erstaunlicherweise halten diese Umstellungen längerfristig an und tragen zu einem verbesserten Glucosestoffwechsel bei. Mit der Umwandlung von Lebens- in Denkkräfte verändert sich die Stimmung des Patienten und seine Bewusstseinsverfassung. Es kommt deswegen darauf an, die „Fastenzeit“ mit einer inneren Beschäftigung und geistigen Inhalten zu begleiten. Die alten Gebräuche beim Fasten kannten diese Zusammenhänge noch, die gegenwärtig einer rein kalorischen Betrachtungsweise mit korrespondierenden Stoffwechselumstellungen gewichen sind.

Eine besondere ernährungsmedizinische Bedeutung hat außerdem der *Honig*. Er scheint zunächst aufgrund seines Zuckergehalts für den Patienten mit Diabetes als ungeeignet. Auf der anderen Seite sind wesentliche therapeutische Wirkungen beim Diabetes mellitus bekannt.[160] So führt Honiggenuss zu einer Senkung des Blutzuckers (auch postprandial) und vermutlich auch des HbA1c, zu einem postprandialen Anstieg des C-Peptids als Hinweis auf die Stimulation gesunder Betazellen bei nicht-diabetischen Patienten[161], verbessert das Lipidprofil mit Anstieg des HDL-Cholesterins und hat antioxidative Eigenschaften. Oxidativer Stress beeinträchtigt die Funktion der Betazellen mit der Folge einer reduzierten Insulinsekretion.[162] Damit stellt sich der Honig den abbauenden und verhärtenden Tendenzen entgegen und ist generell bei *Skleroseerkrankungen*, die einer vorzeitigen Alterung des Organismus entsprechen, angezeigt. Möglicherweise beeinflusst er die chronische, in die Sklerose führende Entzündung positiv und stellt sich demzufolge in die aufbauende Nachtwirksamkeit der Wesensglieder. Während das Bienengift mit der akuten Entzündung und damit dem stoffwechselaktiven Tageswirken korreliert, so der Honig mit deren aufbauender und gestaltender Nachtwirksamkeit. „[Honig] fördert nämlich unsere körperliche Gestaltung“[163] und wirkt damit dem Verlust an Form und Gestaltung beim Diabetes mellitus entgegen. In der chronischen, zur Sklerose führenden Entzündung löst sich Form auf und eine außermenschliche „mineralische“ Gestalt entsteht z. B. in den arteriosklerotischen Plaques. Auch die Adipositas beim metabolischen Syndrom ist durch den Formverlust der Körpergestalt charakterisiert. Skleroseerkrankungen brauchen demzufolge die Verstärkung der gestaltbildenden Lebensprozesse. Steiner charakterisierte die Bedeutung des Honigs für den alten Menschen. Dieser trägt plastizierende Gestaltungskräfte, bringt also die Urbilder des menschlichen Leibes in die ätherische Organisation. „Wir brauchen auch noch, wenn wir uralt geworden sind, plastisch wirkende Kräfte, Bildekräfte, die die Nahrung, die wir aufnehmen, überführen in die Form des Organismus. Nun stellt sich heraus: daß nichts mehr fördert diese plastisch wirkenden, diese Bildekräfte, daß nichts mehr fördert die Anähnlichung der aufgenommenen Stoffe an den menschlichen Organismus als ein oftmals recht schwacher Honiggenuß. Honig wirkt in der Tat auf den alt gewordenen Menschen im Stoffwechsel-Gliedmaßenorganismus ganz ähnlich wie für den Gehirnorganismus des Kindes die Milch wirkt ... Und diese Bildefähigkeit des Honigs – denn für eine genauere Interpretation stellt sich heraus, daß der Honig den menschlichen Organismus so ergreift, daß vorzugsweise der astralische Leib seine Bildekräfte ausüben kann –, diese Wirkung des Honigs kann man dann unterstützen durch einen Zusatz von Zucker."[164] Diese vor etwa hundert Jahren formulierte Charakterisierung des Honigs gewinnt durch seine Bedeutung in der Diabetologie eine eindrucksvolle Bestätigung. In der Arzneitherapie ist Honig im Scleron (Weleda) (besonders in seiner Neuformulierung Plumbum aceticum comp. / Mel) vertreten und verstärkt die aufbauende Nachtwirksamkeit der Wesensglieder. Auf die therapeutische Anwendung bei der Arteriosklerose weist Kapitel [→ XI. 3.4.1 Plumbum mellitum] hin.

Eine weitere Möglichkeit zur Verbesserung des Glucosestoffwechsels ist der Einsatz von *Flohsamen* (Psyllum, Samen verschiedener Vertreter der Gattung Plantago, wie Plantago ovata).[165] *Ballaststoffe* verstärken die Wesensgliederaktivität im Stoffwechselsystem und haben dadurch einen günstigen Einfluss auf den Zuckerstoffwechsel. Eine langfristige, bereits in der Kindheit beginnende ballaststoffreiche Ernährung verbesserte in dem über 20-jährigen Verlauf einer Studie die Insulinsensitivität und das Lipidprofil.[166]

Kaffeekonsum scheint ebenfalls mit dem Diabetes in Beziehung zu stehen: In der Womens Health Study nahm die Diabeteshäufigkeit mit steigendem Kaffeekonsum ab.[167] Dabei handelt es sich vermutlich nicht um seine bewusstseinsaktivierende Funktion, sondern um die stoffwechselbezogene Wirkung. Auch für *grünen Tee* stellte man eine vergleichbare Beziehung fest.[168]

Rauchen bedingt dagegen eine Dominanz des Nerven-Sinnes-Systems und führt dadurch zu Skleroseprozessen, zu vorzeitigem Altern und zur Karzinogenese. Entsprechend haben *Raucher* (und vermutlich auch Passivraucher) ein erhöhtes Typ-2-Diabetesrisiko.[169]

Schließlich ist eine kurze Bemerkung zu den künstlichen *Süßstoffen* erforderlich, da sie oftmals verharmlost und in großem Maße – auch bei Kindern – Einsatz finden. Einiges spricht dafür, dass Süßstoffe die Insulinresistenz begünstigen, also pathogenetisch wirken. Dabei kommen Einflüsse auf das Mikrobiom in Betracht, aber möglicherweise auch die „Stoffwechseltäuschung", die im Zusammenhang mit dem Erlebnis des Süßen (Bindung der Süßstoffe an die Geschmacksrezeptoren in der Mundhöhle) zu metabolischen Veränderungen führt (Freisetzung von Inkretinen durch Rezeptorbindung im Intestinum), wie sie bei tatsächlicher Zuckeraufnahme erfolgen. Vorsicht ist des Weiteren während der Schwangerschaft geboten. Auch gehen Süßstoffe in die Muttermilch über mit unklaren Auswirkungen auf das Kind.[170]

In der Bewegung vereinigen sich Ich- und astralische Organisation mit dem Stoffwechsel-Gliedmaßen-System. Es entsteht eine *durchwärmende*, der Entzündung verwandte *Qualität* [→ 4.3 Wirksamkeit der Wesensglieder beim Typ-1- und Typ-2-Diabetes], die sich der Sklerose entgegenstellt.

Bewegung gehört zu den *wesentlichen therapeutischen Elementen* in der Betreuung des zuckerkranken Patienten.

Exkurs: Dreigliederung der Bewegungsorganisation

Die Skelettmuskulatur ist polar aufgebaut. Muskelfasern vom Typ I (Muskelfasern rot durch den höheren Myoglobingehalt, mitochondrienreich) dienen vor allem Ausdauerbelastungen und ermüden nicht. Ihr muskulärer Stoffwechsel nutzt Glucose aus (u. a. muskulärem) Glykogen, aber auch Fette für den aeroben Metabolismus. Während diese Muskelfasern der andauernden Bewegung und Willensaktivität zur Verfügung stehen, aktivieren sich die Typ-II-Muskelfasern (weiße) bei schnellen Bewegungen mit hoher Kontraktionsgeschwindigkeit und können ermüden. Sie metabolisieren Glucose anaerob zu Lactat.[171] Feine Kapillaren versorgen die weißen Muskelfasern, die eine geringere Anzahl von Mitochondrien sowie einen niedrigeren Myoglobingehalt aufweisen. Bei den Typ-I-Muskelfasern überwiegt die anhaltende Willensaktivität, bei den kurzen und kraftvollen Bewegungen der Typ-2-Muskefasern handelt es sich um schnelle intentionale Aktivitäten, die Gedanken und Handlungsvorstellungen motivational lenken. Insofern stehen die Typ-II-Fasern und ihre „gedankennahe" Bewegung dem Nerven-Sinnes-System näher, während die Typ-I-Fasern gedankenfernere Aktivitäten ausführen, stoffwechselaktiver sind und damit zum weniger bewussten Stoffwechsel-Gliedmaßen-System zählen. Diese strukturelle Differenzierung ist nun durch die Funktion und damit die Tätigkeit der astralischen und der Ich-Organisation modifizierbar: So lassen sich die Muskelfasern vom Typ II durch ein Ausdauertraining in den Typ I umwandeln. Umgekehrt zeigen Erkrankungen mit einer Dominanz des Nerven-Sinnes-Systems (Herz- und Niereninsuffizienz, COPD) eine stärkere Atrophie der Typ-I-Muskelfasern.[172]

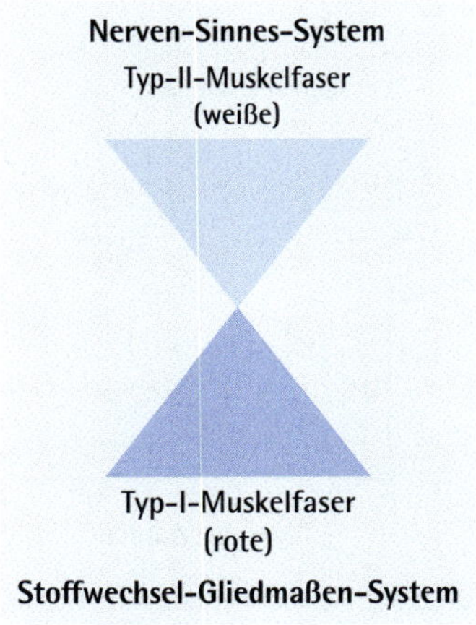

Polarität im histologischen Aufbau der Skelettmuskulatur

5.2.1 Bewegungstherapie

Insbesondere Patienten mit *Typ-2-Diabetes* und metabolischem Syndrom profitieren von Bewegung. Das Diabetes Prevention Projekt[173] zeigte eindrucksvoll, wie sich bei

Patienten mit IGT (impaired glucose tolerance) durch Gewichtsreduktion und Bewegung die *Diabetesinzidenz senken* lässt. Die erzielte Reduktion überstieg deutlich den mit Metformin erreichbaren Effekt [→ Abb.].

Bei Patienten mit metabolischem Syndrom beeinflusste Bewegung und mediterrane Diät den Skleroseprozess positiv: Durch aerobes Training und Kostumstellung nahmen nach 24 Wochen die arterielle Steifigkeit ab und die Dehnbarkeit der Arteria carotis zu. Darüber hinaus verbesserten sich Hüftumfang, Blutdruck und Nüchternglucose.[174] Aber auch für den Patienten mit einem Diabetes mellitus Typ 1 mit zusätzlichen Symptomen des metabolischen Syndroms gelten vermutlich ähnliche Gesichtspunkte. So sind neben den klassischen Risikofaktoren wie der diabetischen Nephropathie hohe Triglyceride, niedriges HDL-Cholesterin und ein erhöhter Bauchumfang prognostisch relevant und hinsichtlich Lebensstil und Therapie zu berücksichtigen.[175]

Anhaltende, fließende Bewegung („Ausdauertraining") hat eine umfassende therapeutische Wirksamkeit, die für Patienten mit Diabetes bedeutsam ist: Sie führt zu einer Reduktion des Blutdrucks, Senkung des LDL- mit Anstieg des HDL-Cholesterins, Senkung des HbA1c und sowohl zur Verbesserung der endothelialen Funktionen als auch der chronischen Entzündung. Darüber hinaus geht das Ausdauertraining neben der belastungsabhängigen Vasodilatation und NO-Produktion mit einer Verstärkung aufbauender Stoffwechselprozesse (Anstieg der endogenen antioxidativ wirkenden, kupferhaltigen Superoxiddismutase) einher.[176]

Auf die kränkende Wirkung eines passiven, *bewegungsarmen Lebensstils* wies u. a. Hu hin.[177] Zudem korrelieren der TV-Konsum (Stunden pro Tag) und damit die Zeit des „television viewings" dosisabhängig mit Typ-2-Diabetes, kardiovaskulärer Erkrankung und der Gesamtmortalität [→ Abb.].[178]

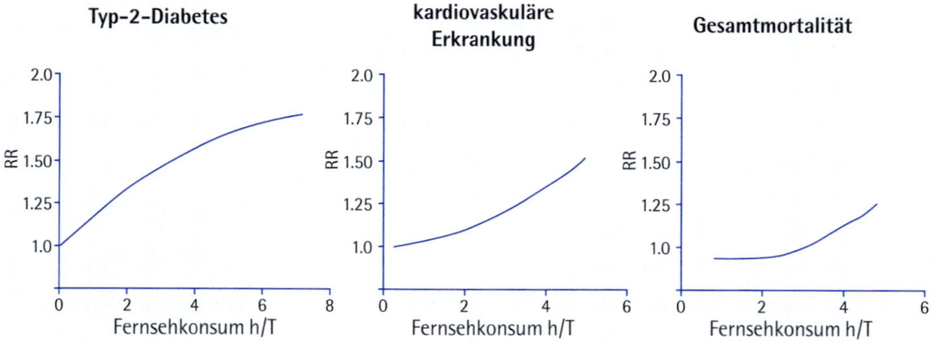

Dosis-Wirkungsbeziehung zwischen Fernsehkonsum und dem Risiko für Typ-2-Diabetes, kardiovaskuläre Erkrankung und Gesamtmortalität[179]

Bezüglich der Bewegungstherapie ist es wesentlich, diese nicht auf eine kalorimetrische Intervention zu reduzieren. Beispielsweise bedingt ein Laufbandergometer eine Dissoziation in den Funktionen des dreigliedrigen Menschen: Die Gliedmaßen bewegen sich, während die Sinne keine Bewegung, sondern eine unveränderte Raumeswelt erfahren. *Willensentfaltung* lässt sich auf unterschiedlichen Ebenen in ihrer durchwärmenden, der Sklerose sich heilsam entgegenstellenden Qualität üben. Ihre Entfaltung im Denken und

Wahrnehmen beleuchtet Aspekte des inneren Entwicklungsweges, wie er sich für den diabeteskranken Menschen darstellt [→ 5.8 Individuelle Aufgabenstellung, Biografie, Gesprächstherapie]. Die Willensentfaltung in der Bewegungsorganisation fördert die Heileurythmie [→ 5.6 Heileurythmie].

5.3 Rhythmische Tagesgestaltung

Eine rhythmische Tagesgestaltung mit regelmäßigen Wachens- und Schlafenszeiten wirkt sich zusätzlich positiv aus. So ist bekannt, dass Störungen des circadianen Rhythmus einen unabhängigen Risikofaktor für die Adipositas und den Typ-2-Diabetes darstellen. Schichtarbeit mit rotierenden Arbeitszeiten führt demzufolge zu einem höheren Risiko.[180] In diesem Zusammenhang ist auch an den Lichtrhythmus zu denken. Wir brauchen nicht nur ausreichend Helligkeit am Tag, sondern ebenso eine ungestörte Finsternis in der Nacht. Eine Lichtexposition vor dem Schlaf ist mit dem Diabetes mellitus assoziiert.[181]

5.4 Stillen und Typ-2-Diabetes

Stillen senkt bei Frauen mit Gestationsdiabetes das Risiko für die spätere Manifestation eines Typ-2-Diabetes. Für einen deutlichen Effekt ist eine Stilldauer von mindestens drei Monaten erforderlich. (Diese gilt allerdings nicht für Frauen, bei denen sich mit dem Typ-1-Diabetes assoziierte Antikörper entwickeln.) Das Stillen orientiert die Wesensgliederaktivität in das Stoffwechsel-Gliedmaßen-System, nachdem sie sich während der Schwangerschaft aus diesem eher zurückgezogen hatten, um der Entwicklung eines neuen Lebens Raum zu geben. Dadurch wirkt das Stillen dem Diabetes-bedingtem eingeschränkten Wesensgliederwirken im Stoffwechsel-Gliedmaßen-System entgegen. Diese Veränderungen der Wesensgliederwirksamkeit während und nach der Schwangerschaft weisen einerseits auf die Entstehung des Gestationsdiabetes und andererseits auf die Risikoreduktion des späteren Typ-2-Diabetes im Zusammenhang mit der verstärkten Aktivität im Stoffwechsel-Gliedmaßen-System durch die Laktation.

Stillen hat aber nicht nur für die Mutter eine Bedeutung: So vermindert ausreichend langes Stillen die Entwicklung von Adipositas bei Kindern diabetischer Mütter deutlich.[182] Mütter mit Diabetes sollten – wie bereits dargestellt – ihre Kinder ausreichend lange stillen, um einem späteren Übergewicht in der Kindheit vorzubeugen.

5.5 Medikamentöse Therapie

Jede Erkrankung kann dem Patienten zur *Entwicklungsaufgabe* werden. Die therapeutische Begleitung muss sich an diesem auf die *Entwicklung* des *Menschen zentrierten Leitgedanken* orientieren.

Angesichts der Diskrepanz zwischen der großen prognostischen Bedeutung von *Lebensstilfaktoren* für Manifestation und Verlauf des Typ-2-Diabetes einerseits und der oftmals nur *geringen Umsetzung* im Alltag andererseits, bestehen hier allerdings besondere Herausforderungen. Wie lassen sich positive Veränderungen in Lebensstil, Krankheitsverständnis und Therapie erreichen?

So wenig die *Motivation* des Patienten durch den behandelnden Arzt „von außen" erzeugbar ist, so gilt doch auf der anderen Seite ein immer wieder in der Patienten-Arzt-Beziehung beobachtbarer Zusammenhang: Rudolf Steiner wies auf den sich „reflexartig" entwickelnden Gesundungswillen des Patienten als Reaktion auf den therapeutischen Willen des Arztes hin.[183] Jeder Arzt kennt Beispiele für die Abhängigkeit der Aktivität des Patienten zum Gesunden von seinem „therapeutischen Engagement".

Insofern fordert ein offenkundiger „*Motivationsmangel*" des Patienten nicht nur bei ihm, sondern auch bei uns Ärzten und Therapeuten die Selbstreflexion heraus. Gestaltet sich beispielsweise die Patientenbehandlung ausschließlich „passiv", indem man Zielwerte im Sinne einer „parametrisierenden" Medizin „einstellt", so entwickelt sich in der Regel kein darüber hinausweisender Gesundungswille. Erst mit der Fokussierung auf weitere Behandlungsziele kann dieser entstehen.

Jede Therapie setzt ein *Verständnis* der zu behandelnden Erkrankung voraus. Beschränkt sich dieses auf die physische Ebene, so stellt sich das Ziel einer Korrektur der biochemisch beschreibbaren Pathologie z. B. durch die Substitution des Insulins. Umfasst das Verständnis jedoch auch die prozessualen und geistigen Dimensionen der Erkrankung, so ergeben sich weitere Aufgaben. Sie fließen als Vorschläge in das Patienten-Arzt-Gespräch ein und führen zur gemeinsamen Vereinbarung, die durch den individuellen Behandlungsverlauf ihren Wirksamkeitsnachweis erfährt.

5.5.1 Orale Antidiabetika, Inkretine und die Insulintherapie

In der Gruppe der oralen Antidiabetika findet sich eine *Polarität*: Die Sulfonylharnstoffe, Glinide und indirekt auch die insulinsekretagogischen DPP-4-Inhibitoren (Sitagliptin, Vildagliptin) wirken auf die Insulinfreisetzung aus den pankreatischen Betazellen und damit auf die endokrine Regulation als Qualität des Nerven-Sinnes-Systems [→ XXVI. 2.2 Das Inselorgan], Metformin und die Thiazolidindione demgegenüber v. a. auf die Insulinwirkung im Stoffwechsel-Gliedmaßen-System [→ Abb.].

Die *Sulfonylharnstoffe* entdeckte man im Gegensatz zum Insulin eher „zufällig".[184] Janbon et al. bemerkten 1942 die blutzuckersenkende Wirksamkeit von einigen Sulfonamiden. Die Wurzeln der Biguanide gehen hingegen weiter zurück. Die bereits im Mittelalter zur Diabetestherapie eingesetzte Heilpflanze *Galega officinalis (Geißkraut)* enthält Guanidine. Diese sind zwar toxisch, verfügen jedoch über blutzuckersenkende Eigenschaften. Die seit etwa 1920 in der Diabetestherapie bekannten Biguanide (erst 1959 erschien allerdings mit dem Phenformin der erste wirklich erfolgreiche Vertreter dieser Gruppe) waren zunächst von der Entdeckung des Insulins überschattet und wegen der Lactatazidose verrufen. Heute hat *Metformin* einen herausragenden Stellenwert in der Typ-2-Diabetesbehandlung. Metformin hemmt die hepatische Freisetzung der

Glucose und fördert ihre Aufnahme und Utilisation in den peripheren Geweben (v. a. Leber und Muskulatur). Außerdem besitzt es eine günstige Wirkung auf das Mikrobiom.[185] Das Wirkspektrum des Metformins geht vermutlich weit über die Beeinflussung des Zuckerstoffwechsels hinaus. So scheint sich das *Karzinomrisiko* bei Patienten mit Typ-2-Diabetes durch Metformin zu reduzieren [→ XVIII. 5.2.3 Ernährung und Bewegung].[186]

Die *Glifozine* hemmen die renale Glucoserückresorption im proximalen Tubulus und führen dadurch zur Glucosurie.[187] Diese erfolgt durch natriumabhängige Glucose-Cotransporter (SGLT 1 und 2), wobei SGLT 2 eine besonders große Transportkapazität für Glucose besitzt und Zielstruktur der SGLT 2-Inhibitoren ist. Die „Ablagerung" der Glucose im Organismus vermindert sich durch deren vermehrte renale Ausscheidung, was sich prognostisch positiv auswirkt. Allerdings verändert dies lediglich die „Endstrecke" der Stoffwechselprozesse und nicht die dem Diabetes zugrunde liegende Aktivitätseinschränkung der Ich-Organisation im Stoffwechsel-Gliedmaßen-System. Auch kommt es bei ca. 8 % zu mykotischen Genitalinfektionen und – sehr selten, aber klinisch ausgesprochen relevant – zur normoglykämischen diabetischen Ketoazidose.[188]

Auf das *Insulin* geht Kapitel [→ XXVI. 2.3 Die Dreigliederung der Pankreasorganisation] genauer ein. Es verstärkt die aufbauende, stoffwechselorientierte Aktivität der oberen Wesensglieder. Auch die unerwünschte Gewichtszunahme bei Hyperinsulinämie stellt sich vor diesen Hintergrund.

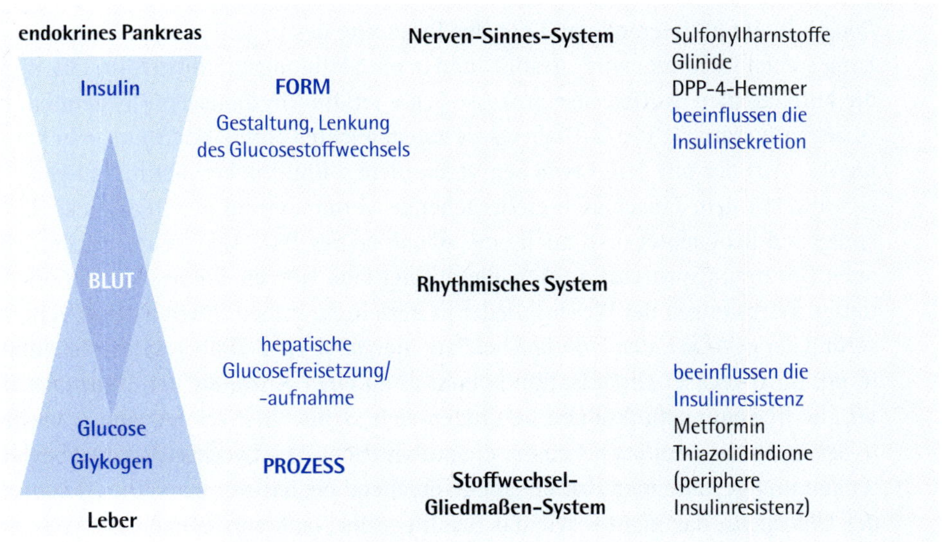

Die oralen Antidiabetika vor dem Hintergrund der Dreigliederung des Organismus

Die *GLP-1-Rezeptor-Agonisten*[189] (Exenatide (53 %-ige Homologie zum humanen GLP-1) und Liraglutid (unterscheidet sich in zwei Aminosäuren vom humanen GLP-1) sowie die retardierten, wöchentlich zu verabreichenden Vertreter Dulaglutid, Albiglutid und Semaglutid) stimulieren die Insulinsekretion. Sie beziehen sich auf die intestinale „Sinnesorganisation", welche die Glucose „wahrnimmt" und zur Inkretinsekretion führt. Die Inkretine GLP-1 (und GIP (gastric inhibitory polypeptide)) setzen neuroendokrine Zellen der Dünndarmmukosa nach Nahrungsaufnahme frei, sie sind für einen großen Anteil der postprandialen Insulinantwort verantwortlich. Auch führen sie neben anderen Effekten zu einer Verlangsamung der Magenentleerung und Abnahme der Säureproduktion sowie zum Sättigungsgefühl. GLP-1 stimuliert glucoseabhängig die Insulinsekretion und hemmt ebenfalls glucoseabhängig die Glucagonsekretion aus den Alphazellen der pankreatischen Inseln.

Exkurs: GLP-1

Der Verdauungstrakt ist von einer Sinnesorganisation durchzogen. Diese findet sich u. a. in der sogenannten enteroinsulinären Achse, d. h. in der Wahrnehmung der intestinalen Glucosekonzentration und ihrer Verbindung mit der pankreatischen Insulinsekretion. In diesem Zusammenhang spielt das GLP-1 eine besondere Rolle. Einerseits ist es als Glucagon-ähnliches Peptid mit dem Nerven-Sinnes-System verbunden, andererseits über die insulinotrope Wirkung mit der aufbauenden Funktion des Stoffwechsel-Gliedmaßen-Systems. Die bislang beschriebenen physiologischen Wirkungen des GLP-1[190] (bzw. seiner Analoga)[191] ordnen sich in diesem Zusammenhang ein. Sie führen die zum Nerven-Sinnes-System orientierten oberen Wesensglieder zum „Einschlafen“ und damit zu ihrer Verbindung mit den aufbauenden Stoffwechselprozessen. Die Tagesseite der menschlichen Organisation verwandelt sich in die Nachtseite. Entsprechend entsteht das *Sättigungsgefühl*, d. h. der aktivierende und mit der Tagesseite des Organismus in Zusammenhang stehende Hunger wird „gestillt“ und in ein Sättigungsgefühl geführt, das nun die aufbauenden Stoffwechselprozesse begleitet. Im Rhythmischen System kann es bei Patienten mit Typ-2-Diabetes zu einem leichten *Abfall des Blutdrucks* kommen[192]: Aus der mit dem Erwachen verbundenen Blutdruckerhöhung entwickelt sich die mit dem Einschlafen einhergehende Verminderung des Blutdrucks. Entsprechend beobachtet man auch eine *Abnahme des PAI*. Also treten vermutlich auch Gerinnungsprozesse zurück, die mit der zum Nerven-Sinnes-System orientierten Wirksamkeit der Wesensglieder in Beziehung stehen. Auch ist eine Verbesserung der *endothelialen Funktion* bei Patienten mit Typ-2-Diabetes [193] feststellbar. In der Stoffwechsel-Organisation kommt es zu einer *Abnahme der Magenmotilität*, die Bewegungsfunktionen beruhigen sich. Schließlich erfolgt eine *vermehrte Sekretion des Insulins* als einem die aufbauenden Stoffwechselprozesse begleitenden und gestaltenden Hormons. Entsprechend beobachtet man eine *Abnahme des Glucagons*, das nicht – wie das Insulin – der Nachtwirksamkeit der Wesensglieder, sondern deren Tageswirksamkeit dient. Ebenso zum Stoffwechselsystem gehörend tritt eine *Rücknahme des CRP (high sensitivity)*[194] und damit der inflammatorischen Prozesse auf, die sich als chronische Entzündung dem Sklerosegeschehen zur Seite stellen und ihre Rückführung im Zusammenhang mit dem GLP-1-Wirkungsprofil erfahren. Zusammenfassend entsteht aus der zum Nerven-Sinnes-System orientierten Tageswirksamkeit der Wesensglieder ihre zum Stoffwechsel-Gliedmaßen-System orientierte aufbauende Nachtwirksamkeit.

5.5.2 Rosmarin

Bereits 1920 wies Rudolf Steiner auf die Anwendung von *(ätherischen) Ölen* zur Behandlung des Diabetes mellitus vor dem Hintergrund des geisteswissenschaftlichen Verständnisses dieser Erkrankung hin.[195]

Beim Diabetes ist die *peripherisch wirkende Ich-Organisation* in das Stoffwechsel-Gliedmaßen-System zu führen.

Dieses Prinzip liegt der auf Rudolf Steiner zurückgehenden externen Rosmarinanwendung (als Öldispersionsbad[196]) zugrunde.

Exkurs

Im *ätherischen Öl* bildet die Wärme eine erste, vergleichsweise zarte stoffliche Leiblichkeit. Dieser sulfurisch-phosphorische Ölbildungsprozess reicht bis in die Blattregion. Die nadelige, spitze, nicht spreizende *Blattform* spricht demgegenüber eine andere Sprache. Hier zeigen sich starke Gestaltungs- und Formkräfte, die bis in die Verhärtung führen. Die verhärtende Qualität ist beim alten Rosmarin in den verholzenden Stämmen zu sehen. Man gewinnt den Eindruck, dass die Lebenskräfte ganz in die Ölbildungsprozesse einfließen und ihr organisch-vegetatives Wirken in der Blattbildung verlassen. Diese gewinnt eine von Form- und Verhärtungskräften geprägte nadelig-spitze Gestalt. So stehen sich Sal- und Sulfurprozesse im Blattbereich gegenüber.[197,198]

Rosmarin führt die peripherisch wirkende *Ich-Organisation* durch seine sulfurisch-phosphorige Qualität des ätherischen Öls in ihr *durchwärmendes, willenshaftes Wirken* im Stoffwechsel-Gliedmaßen-System. Die Betonung der Aufrechte in dieser Pflanze und ihre Nähe zur Wärme zeigt die Beziehung zur Ich-Organisation. Der *Blütenbereich* dringt – der therapeutischen Geste entsprechend – weit in die mittlere Region der Pflanze.

Rosmarin steht dem *Lavendel* polar gegenüber. Dieser entwickelt einen aus der mittleren Pflanzenorganisation herausgehobenen Blütenbereich und deutet damit auf die astralische Wirksamkeit, die sich noch peripher orientiert und nicht in einer feurig-durchwärmenden Qualität den Organismus ergreift. Entsprechend wirkt er beruhigend und schlafanstoßend. Rosmarin verstärkt die Tagesaktivität der Wesensglieder und damit den Willen des Patienten. Lavendel führt demgegenüber in die Nachtwirksamkeit: Die astralische und die Ich-Organisation lösen sich von der ätherischen und physischen Organisation vor allem im Bereich des Nerven-Sinnes-Systems und verstärken ihre aufbauende, nächtliche Regeneration im Stoffwechsel-Gliedmaßen-System.

Die unzureichende Selbstwirksamkeit und Willensaktivität sind die zentrale Veränderung der Wesensgliederkonstellation beim Diabetes mellitus. Sie führt zu den Skleroseprozessen, denen sich dann die (chronische) Entzündung entgegenstellt. Rosmarin verstärkt die durchwärmende Aktivität der Ich-Organisation im Organismus und damit auch die nachfolgende regenerierende Nachtwirksamkeit der Wesensglieder. Entsprechende Auswirkungen auf den Zuckerstoffwechsel und die chronische Entzündung sind bekannt.

Rudolf Steiner erwähnte in den Notizen zum ersten Ärztekurs die Funktion von Fußbädern und Umschlägen an den Gliedern, die den unteren Menschen in Wechselwirkung bringen mit Ich und Astralleib.[199] Hierauf beruht die *Rosmarintherapie* bei der Polyneuropathie.

Verschiedene in diese Richtung gehende *Wirkungen* dieser alten Heilpflanze wurden beschrieben. Zunächst ist hier eine Studie wesentlich, welche die Rosmarin- (und Lavendel-)Wirkung über das Riechen (Aromatherapie) untersuchte. Mit der Anwendung als Bad und dem Kontakt zur Sinnessphäre der Haut ist die Wahrnehmung über das Riechen gegeben und für die therapeutische Wirksamkeit zentral.[200] Für Rosmarin zeigte man eine tendenziell zunehmende *Wachheit* und abnehmende Schläfrigkeit. Als korrespondierender elektrophysiologischer Parameter findet sich eine Abnahme der „frontalen alpha power".

Im Bereich des *Fühlens* nehmen Angstgefühl und seelische Anspannung ab. Damit verändern sich seelische Phänomene positiv, die gerade beim Diabetes von großer Bedeutung sind.

Viele zum Teil unterschiedlich gesicherte Phänomene weisen auf die *vermehrte Willensaktivität* in der Stoffwechsel-Gliedmaßen-Organisation. So fand man verschiedentlich eine Muskelrelaxation der bronchialen und intestinalen Muskulatur.[201] Eine durch das zu starke Hereinwirken des Nerven-Sinnes-Systems bedingte *muskuläre Verhärtung löst sich* durch die durchwärmende, willensverwandte *Aktivität* der Wesensglieder, die der Rosmarin unterstützt.

In eine gleiche Richtung deutet die *choleretische Wirkung*. Seit längerer Zeit ist eine *ulkusprotektive Wirksamkeit* bekannt. Diese erfolgt offenbar durch Unterstützung der schleimhautprotektiven Faktoren und nicht durch Veränderungen in der Säuresekretion.[202] Auch hier gleicht die charakterisierte Rosmarinqualität einen zu starken Einfluss des Nerven-Sinnes-Systems in der Magenorganisation [→ XXIII. 2.2 Der Magen] aus. Die von Rudolf Steiner beschriebene *haarwuchsfördernde Wirkung* macht eine Studie wahrscheinlich, in der allerdings außer Rosmarin auch Lavendel, Thymus vulgaris und Cedrus atlantica kombiniert zur Anwendung kamen.[203]

Eine weitere kleinere Studie von Rulffs[204] wandte sich der Wirksamkeit des Rosmarinölbades zu und beschreibt bei Patienten mit „peripheren Durchblutungsstörungen" unter einer Behandlung mit einem zweimal wöchentlich durchgeführten Rosmarinbad über vier Wochen eine *durchblutungsfördernde Wirkung*, welche die der alleinigen Anwendung warmen Badewassers übersteigt. Rosmarin unterstützt das vermehrte willensverwandte Eingreifen der Ich-Organisation in ihr Instrument, das Blut.

Rosemarinextrakte können die Blutglucose[205,206,207], Triglyceride und das Cholesterin[208,209] senken. Der blutzuckersenkende Effekt von Rosmarin ist multifaktoriell bedingt. So schränken Rosmarinextrakte die Glucoseresorption durch Hemmung der alpha-Glucosidase[210] ein (ähnlich der Acarbose), hemmen die DPP-IV (dem Sitagliptin vergleichbar) und erhöhen die Glucoseaufnahme in der Muskulatur[211,212] (experimentell vergleichbar mit Insulin und Metformin[213]). Ebenso ist die Hemmung der

Gluconeogenese in Hepatozyten bekannt.[214] Es wird auch über eine PPAR-gamma-Aktivierung berichtet.[215,216] Rosmarinextrakt kann – dem Insulin vergleichbar – die hormonsensititve Lipase im Fettgewebe hemmen.[217] Darüber hinaus ergeben sich tierexperimentell Hinweise auf eine Hemmung des ACE[218] und damit auf eine Wirkung, die den Skleroseprozessen entgegensteht. Die Steigerung der Glucoseaufnahme in die Muskulatur steht vermutlich mit der verstärkten Wesensglieder*aktivität* im Stoffwechsel-Gliedmaßen-System in Zusammenhang. Möglicherweise wirkt diese zweimal im Jahr und sogar in der kalten Jahreszeit blühende „Wärmepflanze" auch den Skleroseprozessen entgegen, die chronische Entzündung vermindern und die Bildung der AGE (advanced glycation endproducts) positiv beeinflussen.[219] Ebenso besitzt Rosmarin antikoagulatorische Effekte.[220]

Wie Rosmarin als Heilpflanze im Ölbildungsprozess die Imponderabilien des *Lichts* und der *Wärme* verdichtet und in die Pflanzenorganisation führt, so lenkt die Rosmarintherapie die höheren Wesensglieder zu einem verstärkten, willensverwandten und den Organismus durchwärmenden Eingreifen. Dabei ist bemerkenswert, dass die Rosmarinextrakte das Wirkspektrum der meisten antidiabetischen Arzneimittel umfassen und integrieren. Die Erwähnung des Rosmarins als Arzneimittel für die Zuckerkrankheit durch Steiner vor etwa hundert Jahren ist auch vor dem Hintergrund heutiger Forschungsergebnisse erstaunlich.

Rosmarin kommt als Öldispersionsbad zur Anwendung[221]

■ *Rosmarinus, Oleum aethereum 10 %* (Wala)	1 bis mehrmals wöchentlich.

Die Badtemperatur sollte dabei deutlich über 37 °C liegen, sodass der Patient das Bad als warm erlebt.

Darüber hinaus hat die orale und parenterale Anwendung eine therapeutische Bedeutung

■ *Rosmarinus recens D1, D3* (Rezepturpräparat, z. B. Apotheke an der Weleda)	20-20-20 gtt
■ *Rosmarinus, Infusum D4* (Weleda) Amp. s.c.	1-0-0.

Indikationen sind die Unterstützung der inneren geistigen Präsenz und Ich-Funktion in der Bewusstseinswelt, im unruhigen Fühlen und in der Willensaktivität. Die Anwendung in einem warmen Bad wirkt in ähnlicher Weise den Skleroseprozessen entgegen, wie es für andere Therapieformen mit serieller Wärmeanwendung beschrieben wurde.[222,223,224,225] So reduziert eine systemische Thermotherapie bei adipösen Patienten das Körpergewicht signifikant – ohne Anstieg des Ghrelins. Ebenso zeigte sich eine Besserung der endothelialen Dysfunktion als frühes Zeichen des Skleroseprozesses im Gefäßsystem sowie des Blutdruckes und der Nüchternglucose.[226] Serielle heiße Bäder über zwei Wochen führen zu verbesserten Nüchtern-Blutzuckerkonzentrationen sowie Insulinwerten und reduzieren die chronische Entzündung (Untersuchung an übergewichtigen männlichen Probanden).[227] Hypertherme Bäder[228] scheinen darüber hinaus eine Depression (die häufig den Typ-2-Diabetes begleitet) zu verbessern.

Exkurs

Sauna oder warme Bäder scheinen "ähnlich wie physisches Training die Empfindlichkeit der Gewebe gegenüber Insulin durch eine Beeinflussung der endothelialen NO-Synthese zu erhöhen. Sollte sich der Befund erhärten, wäre dies eine Alternative für die Patienten, die zum aktiven körperlichen Training nicht in der Lage sind. Für alle übrigen wäre z. B. die Sauna eine willkommene Therapieergänzung. Möglicherweise können Hyperthermie-Maßnahmen auch einer der schwerwiegendsten Komplikationen beim Diabetes – der diabetischen Makro- und Mikroangiopathie – vorbeugen bzw. ihren Verlauf günstig beeinflussen. Huang et al. zeigten 2012 an Mäusen mit experimentell erzeugten Durchblutungsstörungen, dass sich durch Überwärmung mittels Infrarot-Strahlung die Angioneogenese sowie die Ausbildung von Kollateralen anregen lässt. Bei allen ermutigenden biochemischen oder tierexperimentellen Befunden sollte man nicht vergessen, dass für den betroffenen Patienten die Lebensqualität von ganz entscheidender Bedeutung ist. Auch hier können Wärmetherapien viel bewirken. Beever berichtete 2010 über kanadische Patienten, die über einen Zeitraum von drei Monaten zweimal wöchentlich für jeweils 20 Minuten eine Infrarot-Kabine nutzten. Die Lebensqualität wurde mittels des anerkannten Fragebogens SF-36 erfasst. Soziale und Parameter des allgemeinen Gesundheitszustandes zeigten eine Besserung. Auch Stressindikatoren und Müdigkeit veränderten sich positiv. Am Rande sei angemerkt, dass die Akzeptanz der Infrarot-Hyperthermie in der Gesamtstichprobe größer war als die anderer lebensstilbezogener Interventionen."[229]

Damit findet die Empfehlung Steiners zur Wärmetherapie des Diabetes mit Rosmarin-Öldispersionsbädern eine eindrückliche Bestätigung: „mir wurde geraten, möglichst heiße Bäder zu nehmen, so heiß man nur aushalten könne (also 41 bis 42 Grad), so daß man bis zum Kinn im heißen Wasser sitzend dermaßen schwitzt, daß einem der Schweiß von der Stirne rinnt. Dazu verordnete Herr Dr. Steiner: vorher auf das Wasser einen Teelöffel voll Rosmarin-Öl zu schütten." Es folgen Anregungen zur Medikation (Hyoscyamus niger) und eine meditative Übung.[230]

Exkurs

Eine andere, seit alters her bekannte Heilpflanze, in der ebenfalls „das Außerirdische ... die pflanzenbedeckte Erde veranlasst, ätherische Öle zu bilden"[231] ist *Cinnamomum* sp. Der *Zimt* ist ein Lorbeergewächs aus Südostasien mit einer bis in die Bronzezeit (2.000 bis 500 Jahre v. Chr.) zurückreichenden Geschichte. Im 20. Jahrhundert wurden sowohl antibakterielle und fungistatische als auch krampflösende Wirkungen beschrieben. Auch antioxidative und entzündungshemmende Effekt sind bekannt. Zuletzt untersuchte man die Wirkung von Zimt (bzw. seiner wässrigen Auszüge) auf den Zuckerstoffwechsel.[232] Unter der Einnahme von Zimt (1 g, 3 g, 6 g / Tag) kam es zu einer *Reduktion* der *Nüchternglucose* um 18 bis 29 % und einer

Reduktion der Triglyceride, Cholesterin und LDL-Cholesterin. Eine Zunahme der Insulinsensitivität ist wahrscheinlich. Allerdings begrenzt die Hepatotoxizität höherer Dosen den therapeutischen Einsatz.

5.5.3 Mistel

Rudolf Steiner führte die Mistel in die Therapie des Krebses ein. Diese Krankheit erscheint ihrem eigentlichen Wesen nach als der „Versuch einer Sinnesorganbildung am falschen Ort“ [→ XVIII. 2.2 Karzinogenese und die Dreigliederung des Organismus] und ist damit durch ein spezifisches Überwiegen des Nerven-Sinnes-Systems charakterisiert. Die *Skleroseerkrankungen* des Menschen zeigen nun ebenfalls ein Dominieren des Nerven-Sinnes-Systems, das aber nicht die Sinnesorganbildetendenz wie bei der Krebserkrankung bedingt, sondern eine „Kopfbildung“ in den Skleroseprozessen. Die Dominanz des Nervensystems im Unterschied zu derjenigen des Sinnessystems beim Karzinom kennzeichnet die Sklerosekrankheit.

Als wesentliche typologische Eigenschaft der *Mistel* bezeichnete Rudolf Steiner die Herausgliederung ihrer Entwicklung aus dem Jahreslauf, d. h. ihr „zur Unzeit“-Blühen und -Fruchten. Diese Qualität ist für die Therapie der Sklerose bedeutsam und zeigt sich in dem folgenden Bild.

Exkurs

Man vergegenwärtige sich die *Wintersituation* mit der in der *Kälte* erstarrten Natur. Über der von geometrisch geformten Schneekristallen bedeckten und verhärteten Erdoberfläche erglänzt das Licht der Sonne gleißend und die Augen blendend. Diese Wintersituation erscheint als Naturbild des *Nerven-Sinnes-Systems*, an dessen zur Form und Verhärtung strebender Organisation das Bewusstseinslicht aufleuchtet. In dieser Wintersituation entwickelt die Mistel ihre Beeren als sulfurischen Prozess. Es ist eine zur Kälte der Jahreszeit polare Wärmequalität, die sich in dieser Heilpflanze zur „Unzeit“ ausbildet.

Geht man vom Naturbild der Mistel weiter zu ihrem *Heilmittelbild*, so ist sie es, die im menschlichen Organismus die Wärmequalität und damit die Entzündungsfähigkeit anregt. Sie trägt dazu bei, die höheren Wesensglieder in ihrem prozessualen, willensartigen Wirken mit dem Organismus zu verbinden. Rudolf Steiner charakterisierte diese Wirksamkeit als ein starkes „Eingreifen“ der Wesensglieder, das phosphorige Prozesse unterstützen, die auch zur Mistel gehören. Damit realisiert sich ein *salutogenetisches Prinzip*, das der Wesensgliederkonstellation bei den Skleroseerkrankungen und beim Diabetes polar gegenübersteht.

Während man die *Viscumtherapie* im Zusammenhang mit der Krebserkrankung in der Regel als Injektionstherapie durchführt [→ XVIII. 4. Therapie Tumor-assoziierter Beschwerden], beziehen sich die *Mistelanwendungen*, die z. B. in der afrikanischen traditionellen Medizin (Nigeria) zur Diabetesbehandlung bekannt sind, auf die *orale Applikation.* So gelangt die Mistel direkt in die Stoffwechselorganisation.

Exkurs

In einer tierexperimentellen *Studie* untersuchten Swanston-Flatt et al. die antidiabetogene *Wirkung von Viscum album*[233] und fanden eine positive Beeinflussung Diabetes-assozierter Symptome (Hyperphagie, Polydypsie, Gewichtsverlust). Eine antioxidative und blutzuckersenkende Wirkung beschrieben Orhan et al.[234] Schließlich zeigten Gray und Flatt[235] an einer klonalen insulinsezernierenden Zelllinie, dass ein Mistelextrakt dosisabhängig die Insulinsekretion steigert. Seit Langem ist die Stimulation der NO-Synthese durch die Mistel bekannt[236], die mit der Lösung der überformenden und sklerosierenden Wirkung der vom Nerven-Sinnes-System aus eingreifenden astralischen Organisation einhergeht.

Die *Misteltherapie* verstärkt die *Aktivität der oberen Wesensglieder* im *Stoffwechsel-Gliedmaßen-System.* Eine *aufgehobene circadiane Temperaturvarianz* gibt die Indikation für eine Viscumbehandlung zur Anregung des *Wärmeorganismus* (meistens Laubbaum-, auch Crataegus-Mistel, dreimal wöchentlich s.c. injiziert), darüber hinaus auch die Verbindung des Diabetes mellitus mit dem *Karzinom* [→ XVIII. 5.3.2 Manifestationsfördernde Faktoren][237], *arteriosklerotischen* [→ XIII. 4.1.1 Therapien bei peripherer arterieller Verschlusskrankheit] und *degenerativen* [→ XXIX. 6.1.4 Medikamentöse Therapie] Erkrankungen.

5.5.4 Quarz

Diabetes kann zu einer *Einschränkung* der *Sinnesfunktion* führen. Die *Augenbeteiligung* ist hier ein typisches Beispiel, auch haben Patienten mit Diabetes fast doppelt so häufig *Hörstörungen.*[238] Es bestehen Einschränkungen der Sinnesorganisation wie z.B. des Tastsinnes infolge einer Polyneuropathie oder im Stoffwechselsystem im unterbewussten Wahrnehmen z. B. der Leber. Hier ist therapeutisch die Sinnesfunktion zu unterstützen.

Quarz zeigt seinen Bezug zur Sinnesorganisation bereits embryonal durch den Siliciumreichtum der Amnionflüssigkeit, die an das Ektoderm grenzt, das Ausgangsgewebe der Sinnesorgane. Hier wirkt das lichtverwandte Wesen des Quarzes gestaltend und differenzierend auf die ektodermalen Strukturen, die im späteren Leben von der tastempfindlichen Haut bis in die eigentlichen neuroektodermalen Organe Sinnesfunktion entwickeln.

Quarz steht mit der *Sinnesfunktion* in enger Beziehung.

„So daß man sagen kann: was eigentlich die Sinne tun sollen, das unterstützt man, wenn man in der rechten Weise dieses Heilmittel, das aus Silicium, aus dem Quarz bereitet ist, dem Menschen beibringt."[239] Die Bereiche des menschlichen Organismus, die eine besondere Beziehung zum *Kiesel* entwickeln, bestimmen als periphere Strukturen Form und Gestalt. In diesem Sinne dient der Kiesel der Sinnesfunktion und der gestaltenden Kraft der Ich-Organisation: Menschenform entsteht.

- *Quarz D8* (Wala) Amp. s.c. bis 1-0-0

Eine kasuistische Empfehlung (Steiner/Wegman) für einen 35-jährigen Diabetiker lautete „Kieselsäure in 10. Dezimale“ neben der Rosmarintherapie.

In diesem Zusammenhang ist die Substanzpolarität von *Kiesel* und *Kalk* wesentlich. Embryonal und in der Kindheit begleitet der Kiesel die Gestaltungs- und Formkräfte; im Alter überwiegt der im Rahmen der Sklerose erscheinende Kalk.

Kiesel besitzt eine *abgrenzende Funktion*. So ist er bei Störungen der intestinalen Grenzbildung (Barrierestörungen), die bei gastroenterologischen, aber auch anderen Erkrankungen wie z. B. der Migräne [→ XXI. 4.4 Migräne: Krankheitsprozess und Schmerzsymptomatik] und dem Diabetes mellitus auftreten, therapeutisch bedeutsam. Möglicherweise sind hier die quantitative Gabe (z. B. Quarz 50% (Weleda)), aber auch kieselhaltige Arzneipflanzen (wie Cichorium) hilfreich.

5.5.5 Phosphor

Im Sinnesprozess des Menschen stellt sich dem *Quarz* der dynamisch wirkende *Phosphor* polar gegenüber.

Im rezeptiven *Wahrnehmungsprozess* finden sich die quarznahen Qualitäten, die das in allen Sinnesmodalitäten wirkende Licht aufnehmen. Ihnen steht die willensverwandte, intentionale Ich-Tätigkeit des Wahrnehmens gegenüber, die mit dem Phosphor verbunden ist.

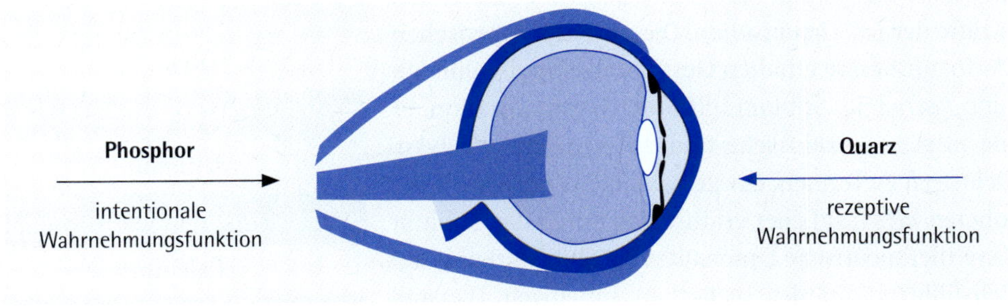

Phosphor und Quarz im Atmungsprozess der Sinneswahrnehmung

„Die also dem Salze polarisch entgegengesetzten Substanzen sind diejenigen, die gewissermaßen das Imponderable, namentlich das Licht, aber auch anderes Imponderable, die Wärme und dergleichen verinnerlichen ... Auf diesem Umstande beruht die Heilwirksamkeit alles desjenigen, was im Phosphor liegt und was mit dem Phosphor irgendwie in bezug auf den Heilungsprozeß verwandt ist. Daher ist der Phosphor, der die Imponderabilien verinnerlicht, ganz besonders geeignet dazu, den astralischen Leib und das Ich, wenn sie nicht recht heranmögen an den Menschen, zum Menschen zurückzudrängen.“ [240]

Phosphor lenkt die willensverwandte Aktivität des *Ich* in den Organismus und erfüllt damit eine dem ätherischen Öl des Rosmarins vergleichbare Aufgabe.

Gerade bei Patienten, die über *Müdigkeit*, mangelhaftes morgendliches Erwachen, Verträumtheit am Tage, *Konzentrations-* und *Antriebsschwäche* sowie *leichte Erschöpfbarkeit* klagen, kann man Phosphor in niedriger Potenzierung verordnen (je nervöser, desto höher die Potenz; je müder, desto tiefer).

- *Phosphorus D5-D6* (Weleda) Dil. 10-(10)-0 gtt

Besteht beim Diabetespatienten ein gestörtes nächtliches Lösen der Wesensglieder aus ihrer Tageskonstellation, so kombiniert man die niedrig potenzierte morgendliche Phosphorgabe mit der höher potenzierten abendlichen

- *Phosphorus D25* (Weleda) Dil. 20 gtt zur Nacht, auch als
- *Phosphorus D25 / Sulfur D25 aa* (Weleda) Dil. 20 gtt zur Nacht, oder als
- *Phosphorus D24 / Malva* (Weleda) Dil. 20 gtt zur Nacht

[→ XXII. 5.4 Arzneimittel für den schlafgestörten Patienten].

5.5.6 Stibium

Stibium unterstützt die integrierend-gestaltenden Kräfte der *Ich-Organisation*. Die physisch-ätherischen Aufbauprozesse erhalten Gestaltungsimpulse von Ich und Astralleib. Stibium hilft der Ich-Organisation, eine in sich geschlossene und differenzierte *Bewusstseinswelt* zu formen. Die gestaltende Wirksamkeit der oberen Wesensglieder erfährt also durch das Stibium ihre therapeutische Unterstützung. Zur Stärkung der Ich-Führung in der seelischen Innenwelt (Verstärkung von Konzentration und Gedächtnis, bei innere Unruhe zusammen mit Bryophyllum) setzt man

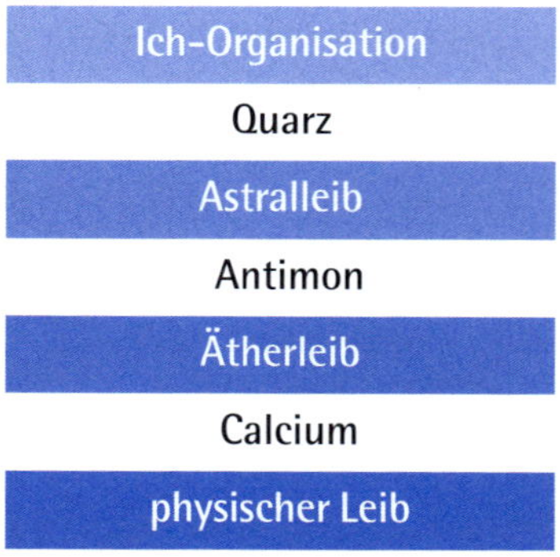

Die Dreiheit von Kiesel – Antimon – Kalk

- *Stibium metallicum praeparatum D6* (Weleda) Trit. 1-1-1 MSP

ein. „Man wird immer bemerken, daß die Antimonaufnahme Gedächtnisverstärkung, Hebung der schöpferischen Kräfte der Seele, innere Geschlossenheit der Seelenverfassung hervorrufen", beschrieben es Steiner und Wegman.[241] Vermutlich kommt dem Antimon auch eine therapeutische Bedeutung bei den formauflösenden chronischen Entzündung zu, die viele Skleroseerkrankungen und auch den Diabetes begleitet.

Augenärzte berichten über positive Erfahrungen mit Stibium bei der *diabetischen Retinopathie.*

5.5.7 Ferrum

Ein weiteres wichtiges Arzneimittel ist das Eisen. Zu seiner Charakteristik gehört die *inkarnierende*, das geistig-seelische Wesen in die leibliche Organisation führende *Wirksamkeit.* Man wendet es beim Typ-1-Diabetes als Ferrum sidereum in Verbindung mit dem Organpräparat des Pankreas als

- *Pancreas/Meteoreisen* (Wala) Amp. s.c. — 3 x wöchentlich bis 1-0-0

an. Es unterstützt die *Bildekräfte* des *Pankreas*, das beim Typ-1-Diabetes zunehmend in die Sklerose übergeht, im Sinne ihres organaufbauenden Wirkens. Das Präparat Pancreas/Meteoreisen erleben viele Patienten als Hilfestellung. Gelegentlich sind es nur unbestimmte Empfindungen, die im Wahrnehmen des Patienten die Sinnhaftigkeit der Verordnung verdeutlichen. Manchmal schildern sie im Zusammenhang mit dieser Medikation auch differenzierte Eindrücke, die sich auf das Wirken der höheren Wesensglieder zu beziehen scheinen.

Kasuistik

Eine 33-jährige Krankenschwester leidet seit etwa dem zweiten Lebensjahr an Diabetes mellitus Typ 1. Seit Langem wurde die intensivierte konventionelle Insulintherapie zugunsten einer Insulinpumpe verlassen. Sie sucht nach ergänzenden Behandlungsmöglichkeiten aus der Anthroposophischen Medizin. Die Wirkung der subkutanen Injektionen mit Pancreas/Meteoreisen beschreibt sie folgendermaßen: „Der Zustand vor dem Medikament ist das Gefühl von einem Raum, der ... erkältet ist. Kommt das Medikament dazu ... entsteht eine wärmende und aktive Zone, die sich in ihrer Aktivität anfühlt wie Wärme-Feuer-Glut ... Durch diese aktive Zone ist es mir möglich, in den ehemals passiven Raum Schritt für Schritt einzutauchen."

Ferrum sidereum fördert die Wirksamkeit der *Individualität* im Wachbewusstsein, die *Führung* des *Seelischen* durch das Ich bei *Angstzuständen, Mutlosigkeit* und *Erschöpfung*[242] sowie das durchwärmende Eingreifen der Ich-Tätigkeit in die Stoffwechselorganisation.

Das Eisen erlangt beim Diabetes in mehrfacher Beziehung eine therapeutische Bedeutung. Bei *ängstlicher Unruhe* findet

- *Pallasit* (Weleda) Salbe — als Unterschenkeleinreibung

Verwendung.[243]

Motilitätsstörungen im *Verdauungstrakt* verlangen ein Therapieprinzip, das die Wesensgliederwirksamkeit verstärkt. Auch hier kommt Pancreas/Meteoreisen zur Anwendung.

Besteht eine begleitende, mit dem metabolischen Syndrom assoziierte Erkrankung der Gallenorganisation, so gelangt

- *Chelidonium Ferro cultum Rh D3* (Weleda) Dil. 20-20-20 gtt

zum Einsatz. Auf die anderen großen Arzneipflanzen *Taraxaxum* und *Cichorium* sei hingewiesen [→ XXV. 3. Erkrankungen der Gallenorganisation und ihre Therapien]. Bei Gastroparese ist Gentiana lutea 5 % (Weleda) hilfreich. Bei chronisch-atrophischer Gastritis kommen die in [→ XXIII. 4.2.3 Therapeutische Gesichtspunkte zur chronischen Typ-A-Gastritis, XXIII. 4.2.4 Therapeutische Gesichtspunkte zur chronischen Typ-B-Gastritis] dargestellten Therapieempfehlungen in Betracht. Schließlich ist *Skorodit* (z.B. Skorodit D8 (Weleda) Amp.) bei der diabetischen Polyneuropathie (zusammen mit Arnika) von Bedeutung.

5.5.8 Bryophyllum

Die in den mittleren Menschen hereindringende, exzitierte *astralische Organisation* lässt sich durch Bryophyllum als einer vegetativ dominierten Pflanze beruhigen und in die aufbauende *Aktivität* im Stoffwechsel-Gliedmaßen-System zurückführen. Hierzu passend wurden tierexperimentell antinozizeptive und antiinflammatorische Wirkungen beschrieben. Auch sind die Senkung des Blutzuckers und antioxidative Eigenschaften von Kalanchoe pinnata bekannt.[244] Die blutdrucksenkende Wirkung dieser Heilpflanze gehört ebenso zu der durch sie veränderten Wesensgliederkonstellation [→ XI. 3.4.2 Differenzialtherapie der polaren Erkrankungsformen]. Damit gewinnt Bryophyllum eine bedeutende Stellung in der Therapie des Diabetes mellitus Typ 2.

- *Bryophyllum 50 %* (Weleda) Trit. 1-1-1 MSP – ½ TL

Dieses Arzneimittel hat sich auch bei *seelischer Unruhe* bewährt, die oftmals bei Patienten mit Typ-2-Diabetes anzutreffen ist.
Bei entsprechender Konstitution sind

- *Bryophyllum D5 / Conchae D7* (Weleda) 1ml, 10 ml Amp. i.v. bei Bedarf (auch als Trinkampulle, off-label-use)
- *Bryophyllum 5 %* (Weleda) Amp. s.c. bei Bedarf

eine wesentliche Hilfe. Gegebenenfalls injiziert man es zusammen mit

- *Stibium metallicum praeparatum D6* (Weleda) Amp. s.c.

Stibium unterstützt die Ich-Organisation.
Das *Magnesium* steht in mancher Beziehung dem Bryophyllum nahe. Als zentrales Metall im Chlorophyll der Pflanzen führt es Licht in die aufbauenden Lebensprozesse der

Photosynthese. Beim Menschen leitet es entsprechend die zum Bewusstsein orientierten Wesensglieder in das Stoffwechselsystem und verstärkt die ätherische Organisation. Bezeichnenderweise verbessert sich durch Magnesium die Insulinsensitivität, während ein geringer Spiegel mit Skleroseprozessen einhergeht: Je niedriger das intrazelluläre freie Magnesium, umso höher sind Blutdruck, Gefäßsteifheit und auch die Insulinresistenz [→ XI. 3.1 Diätetik].[245] Darüber hinaus ist die Serumkonzentration des Magnesiums mit dem Risiko für den plötzlichen Herztod assoziiert.[246]

5.5.9 Conchae

Dem Bryophyllum stellt sich Conchae[247] als sinnvolle Ergänzung zur Seite, indem es die überschießende und vom Ich nicht ausreichend gelenkte *astralische Tätigkeit* „herausführt". Die *Auster* zeigt in ihrer Schalenbildung eine Entsprechung zur Bildung der menschlichen Schädelkalotte; das freiwerdende Seelisch-Geistige erwacht bei der Auster nicht an einer Nervenorganisation zum Bewusstsein, sondern bleibt dumpfes, noch schlafendes Leben. Diese Qualität der Austernschale wirkt lösend auf die unruhige astralische Organisation.

- *Conchae D6* (Weleda) Trit. — 1-1-1 MSP

In der höheren Potenzierung

- *Conchae D12-D30* (Weleda) Trit. — 1-1-1 MSP

nimmt es den pathologischen Conchae-Prozess, d. h. *adipöse Konstitution, feucht-warme Haut, dumpfes Bewusstsein*, ab. Oft ist seine therapeutische Wirksamkeit beim vermehrten Schwitzen (Hyperhidrosis) eindrucksvoll.

Die erwähnten Substanzen stellen sich in eine Beziehung zu den Wesensgliedern: So dient der Kiesel der Ich-Wirksamkeit in der astralischen Organisation. Stibium verstärkt die gestaltenden Kräfte und trägt sie in die Lebensprozesse der ätherischen Organisation [→ XXIII. 2.6 Die Wesensgliederwirksamkeit im Verdauungstrakt]. Conchae schließlich bringt diese funktionellen Gestaltungskräfte bis zur physischen Verdichtung und ist in dieser Funktion bei der Blutgerinnung wirksam [→ XIV. Hämostaseologie].

5.5.10 Hyoscyamus

Hyoscyamus – das Bilsenkraut – gehört zur großen Gruppe der Nachtschattengewächse und zeigt eine intensive Beziehung zum *astralischen Leib.*

Exkurs

Die Nachtschattengewächse sprechen den dreigliedrigen Organismus differenziert an. Während z. B. *Mandragora* durch die mächtige Wurzelorganisation mit dem Nerven-Sinnes-System und dessen Metamorphosen im Organismus [→ XXI. 4.2 Anthroposophische Arzneimittel in der Schmerztherapie], *Belladonna* durch ihre Wirkung auf entzündliche Prozesse mit dem Stoffwechsel-Gliedmaßen-System in Beziehung steht, so das *Bilsenkraut* mit dem Rhythmischen System. Aus diesem Grunde findet es sich auch in dem zentralen Arzneimittel für das Rhythmische System, dem Cardiodoron [→ X. 4.1.5 Medikamentöse Therapie] wieder.

Hyoscyamus übernimmt eine exzitierte, mit *Unruhe* und *Angst* einhergehende astralische Dynamik und führt dadurch zur Besserung.

- *Aurum/Stibium/Hyoscyamus* (Wala) Amp. s.c. bis 1-0-0
- *Aurum/Stibium/Hyoscyamus* (Wala) Glb. velati 10-10-10
- *Aurum / Hyoscyamus comp.* (Weleda) Dil. 15-15-15 gtt
- *Hyoscyamus / Valeriana* (Weleda) Dil. bei Bedarf 20 gtt

Aber auch bei einem zu schwachen Wirken des astralischen Leibes ergibt sich eine Indikation für die Therapie mit Hyoscyamus, das die oberen Wesensglieder stärkt. Neigungen zu *Ohnmacht* als Hinweis auf das unzureichende Einwirken der astralischen Organisation und Beschwerden mit Bezug zum *kardiovaskulären System* weisen zudem auf Hyoscyamus.

Zu den äußeren Anwendungen des Bilsenkrauts gehört auch die singuläre Empfehlung Rudolf Steiners als *Badanwendung*. Die Öldispersionsbäder mit ätherischen Ölen (und hier besonders das Rosmarinöl) verstärken die *Aktivität* der Ich-Organisation. Durch die Anwendung des Bilsenkrauts als Badezusatz (Urtinktur) kommt es zu einer therapeutischen Wirksamkeit auf den astralischen Leib. Ein Prunus-spinosa-Bad (Prunus-Essenz)schließlich stärkt den ätherischen Leib.

5.5.11 Hypericum

Bei Patienten mit Diabetes mellitus findet sich häufig eine depressive Symptomatik.[248] Die Wesensglieder orientieren sich zum Nerven-Sinnes- und ergreifen zu wenig das Stoffwechsel-Gliedmaßen-System. Aus diesem Grunde steht die Depression den Skleroseerkrankungen nahe: die seelische „Erstarrung“ und psychomotorische Hemmung führt zur organischen „Sklerose“. Eine bewährte Therapie besteht in

- *Hypericum Auro cultum Rh D3* (Weleda) Dil. 20-20-20 gtt.

Da die klassische antidepressive Behandlung u. U. (vorbestehende kardiale Erkrankungen) mit belastenden Nebenwirkungen und erhöhter Mortalität einhergeht[249], sind andere therapeutische Ansätze umso wesentlicher. Die Hypericum-Medikation lässt sich mit einer Lebertherapie

- *Hepatodoron* (Weleda) Tabl. 2-2-2

ergänzen. Diese kommt insbesondere zur Förderung der Willensaktivität, die organisch mit der Leberfunktion in Beziehung steht, in Betracht.

5.6 Heileurythmie

Der allen therapeutischen Verfahren zugrunde liegende Leitgedanke und Heilbedarf besteht in der Verstärkung der Aktivität von Ich und astralischen Leib in der Stoffwechsel-Gliedmaßen-Organisation. Ein wesentlicher Einstieg in die heileurythmische Therapie ist das *dreiteilige Schreiten.* Kaum ein anderes Krankheitsbild ist derartig mit der Beteiligung des *Fußes* verbunden wie der Diabetes. In diabetischem Fußsyndrom und Charcot-Fuß zeigen sich Sklerosequalitäten, die das Hereinwirken der Schwere in dem gegebenenfalls zusammenbrechenden Fußgewölbe unmittelbar sichtbar machen. Das *dreiteilige Schreiten* (Heben, Tragen und Stellen des Fußes) wirkt dieser Pathologie entgegen.

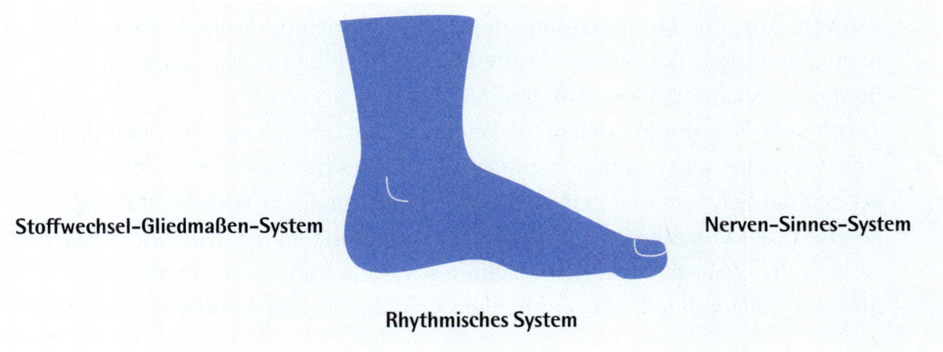

Die Dreigliederung des Fußes

Dreiteiliges Schreiten: Das *Heben* des Fußes führt die der Schwere ausgesetzte Ferse in die Leichte. Durch die Qualität des *Tragens* vermittelt, lebt in dem *Stellen* mit der Bodenberührung durch die Zehen die Betonung des Wahrnehmens, indem dieser Bereich der Zehen und des Vorfußes zur Sinnesorganisation des Fußes gehört.

Exkurs

Im Schreiten lassen sich unterschiedliche Qualitäten erkennen. Seine räumliche Erscheinung ist nach Schrittweite (z. B. kleinschrittiger Gang, normalerweise mindestens eine Fußlänge), Schrittbreite (z. B. breitbeiniger Gang, meistens Fußbreite) und Schritthöhe (meistens nicht mehr als 2 cm) beurteilbar. Die Zeitstruktur des alltäglichen Gehens hat in der Regel eine Frequenz oberhalb von 80/min. Dabei beträgt die Zeitdauer des beidseitigen Bodenkontaktes während des Gehens nur ca. 12 %. Die größte Zeit des Schrittzyklus ist also „einbeinig". In der Heileurythmie hat die Unterscheidung von Stehen (verbunden mit dem „U") und Gehen (verbunden mit dem „I") eine therapeutische Bedeutung. Im Stehen besteht ein beidbeiniger Bodenkontakt (wenngleich auch hier ein Wechsel in der Gewichtsverteilung erfolgt), im Gehen löst sich der schreitende Mensch mit zunehmender Ganggeschwindigkeit vom Boden und damit aus der Schwere (die Bodenkontaktzeit vermindert sich beim Übergang vom Gehen zum Laufen und schließlich Sprinten). Der normale Schritt beginnt (anders als beim dreiteiligen Schreiten der Eurythmie) mit der Ferse (Stoffwechsel-Gliedmaßen-System des Fußes) und erreicht über die abrollende Bewegung den mittleren Fuß (Rhythmisches System) und schließlich die Zehen (Nerven-Sinnes-System). Der rhythmische Ablauf dieses alltäglichen Schrittzyklus besteht dabei in der Standphase (vom Aufsetzen der Ferse bis zum Abrollen zu den Zehen, etwa 62 %) und der Schwungphase (Lösen des Fußes (Zehenkontakt) vom Boden bis zum Aufstellen der Ferse, ca. 38 %). Beide Phasen stehen etwa im Verhältnis von 3:2 (musikalisch angesehen also annähernd einer Quinte). Mit zunehmender Geschwindigkeit nehmen die Leichtekräfte und damit die Schwungphase („Flugzeit") zu und es wird ein Verhältnis von etwa 20 % Stand- oder Bodenkontaktphase und 80 % Flugphase (als 1:4) erreicht.[250] Im Gehen erfolgt ein rhythmisch gegliedertes, fast musikalisch geordnetes Verhältnis zwischen den Schwere- und den Leichtekräften. Beim Diabetes mellitus kommt es oftmals zu einem Überwiegen der Schwerekräfte bis zur Ausbildung des Charcot-Fußes. Im dreiteiligen Schreiten löst sich der Fuß über sein Nerven-Sinnes-System, also die Zehen vom Boden und erreicht die Leichte in der „Flugphase" des Schreitens, um sich wieder beim neuen Bodenkontakt über dieses Nerven-Sinnes-System des Fußes mit der Schwere und dem Boden zu verbinden. Es ist wie ein Abbild des großen Wechsels von Sterben und Geburt, Exkarnation und Inkarnation: Der Mensch verlässt den Leib über das Nerven-Sinnes-System und betritt ihn mit einer Organisation, die mit dem großen kindlichen Kopf das Nerven-Sinnes-System betont.

Die Stärkung der Ich-Organisation erfolgt durch das heileurythmische I. Diese Streckungs- und Aufrechtegeste ist bereits bei der zentralen Heilpflanze für den Diabetes mellitus, dem Rosmarin, sehr eindrücklich zu erleben. Das *heileurythmische I* gehört damit zu den zentralen Lauten der Therapie beim Diabetes. Kirchner-Bockholt empfiehlt es zusammen mit den Konsonanten D und T (um die Wärme anzusprechen) sowie F.[251]

Mit dem *heileurythmischen E* geht eine inkarnierende Qualität einher. Bei Patienten mit einem Diabetes Typ 1 oder dem schlanken Typ 2 kommt diese Lautqualität oftmals zur Anwendung. E bildet die Mitte in der Vokalfolge A-E-I, die mit der inkarnierenden Geste verbunden ist (während I-O-U sich in den Zusammenhang der Exkarnation des seelisch-geistigen Wesens stellen). Bei Patienten mit Diabetes ist die ätherische Organisation durch die chronische Entzündung geschwächt (auch die Wundheilung ist eingeschränkt) und braucht die therapeutische Unterstützung. Demgegenüber steht das *heileurythmische O*, das bei einer in die Formlosigkeit gehenden Adipositas, wie sie oftmals das metabolische Syndrom charakterisiert, zur Anwendung kommt.[252] Ebenso die Lautreihe R-S-L ist u. U. hier angezeigt.

Das *heileurythmische A* steht mit der polaren Orientierung der astralischen Organisation in Beziehung. Im oberen Menschen entfaltet sie ihr lichtverwandtes, im unteren Menschen ihr organisches, dynamisches Wirken. Letzteres bedarf bei der Diabeteserkrankung der Lenkung durch die Ich-Organisation.
Formkräfte, aber auch das dynamische Wirken der Wesensglieder regt das *S* an.

Das Herauslösen der oberen Wesensglieder aus der Stoffwechselorganisation äußert sich in den *Motilitätsstörungen*. Hier sind *spezielle Konsonanten* für einzelne Prozesse der Verdauungsorganisation indiziert.[253] Die Heileurythmie verstärkt dadurch die zu geringe Aktivität im Gastrointestinaltrakt. Die Gaumenlaute (G, K) wirken durch ihre Beziehung zum Stoffwechsel-Gliedmaßen-System der Mundhöhle propulsiv im Verdauungstrakt. Das heileurythmische L fördert die Peristaltik. Das SCH wirkt auf die Sekretionsprozesse, das H im oberen GI-Trakt (Magen). Das R (artikulierbar mit den Lippen, im Zahnlaut- als auch im Gaumenbereich) verstärkt die motorische und entleerende Funktion. Das S kommt bei Störungen des intestinalen Luftorganismus (Meteorismus) zum Einsatz. Diese therapeutisch differenzierte Wirksamkeit der Laute hat mit hoher Wahrscheinlichkeit eine Rückwirkung auf das beim Diabetes so entscheidende Mikrobiom. Durch das Zurückziehen der stoffwechsel- und bewegungsaktiven astralischen und Ich-Organisation ändert sich das Mikrobiom bereits im frühen Krankheitsbeginn. Demgegenüber verstärken die eurythmischen Laute ihre Wirksamkeit im Verdauungstrakt, und beeinflussen vermutlich auch das für die Pathogenese und Therapie des Diabetes so wichtige Mikrobiom.

Im Rhythmischen System liegt eine *Erstarrungstendenz* vor. Es entwickelt sich die zum Erwachen drängende astralische Wirksamkeit und diese zeigt sich in den Befunden einer zunehmenden Sympathokotonie und Starre im Herzrhythmus. Ebenso kommt es zu Veränderungen im *Puls-Atem-Quotienten (QPA)*. Laute wie L und M unterstützen hier die Atmungsgesten [→ X. 4.1 Koronare Herzkrankheit]. Oftmals ist das LAOUM hilfreich. Die Pflege des Rhythmus innerhalb der heileurythmischen Therapie ist besonders wesentlich. Hier lässt sich durch unterschiedliche Aufgabenstellungen der 1:4-Rhythmus zugrunde legen.

Die Sinnesorganisation kann in unterschiedlicher Weise eingeschränkt sein (Retino- und Polyneuropathie, Stoffwechselperzeption der Leber und der entero-insulinären Achse). In der Sinneswahrnehmung lebt eine *Atmungsgeste* [→ XVIII. 2.1 Metamorphose zwischen Sinnes- und Drüsenorganisation]. Heileurythmisch unterstützt diese das die *Einatmung fördernde L* und das die Ausatmung aktivierende M. Die Laute sind auch mit den unteren Gliedmaßen auszuführen (z. B. beim diabetischen Fußsyndrom) und lassen sich zur Lautreihe L-M-I ausbauen. In dem I lebt die Richtungskraft der Ich-Organisation, die sich dadurch wiederum mit den Gliedmaßen verbindet. Bei der diabetischen Retinopathie kommt es darauf an, den Wahrnehmungswillen mit der Sinnesorganisation des Auges zu verbinden. Hierzu findet auch die Augenheileurythmie Einsatz.

Die Bedeutung *nicht medikamentöser Verfahren* war Gegenstand einer *Studie* von Surwit et al.[254] Sie berichteten über eine geringgradige, aber signifikante Verbesserung der HbA1c-Werte durch ein Stressmanagement (u. a. Einsatz der progressiven Muskelrelaxation mit täglichen Übungseinheiten) im Vergleich mit einem Diabetes-Schulungsprogramm. Die Senkung des HbA1c um 0,5 % geht bereits mit einer signifikanten

Reduktion mikrovaskulärer Komplikationen einher. Fast ein Drittel der Interventionsgruppe erreichte nach einem Jahr eine Senkung von ≥ 1%. Hinsichtlich des Typ-1-Diabetes ist bekannt, dass schwere persönliche Stressbelastungen mit einer schlechteren Kontrolle der Stoffwechsellage assoziiert sind.[255] Vor diesem Hintergrund ist auch von einer relevanten Wirksamkeit der übenden Behandlungsverfahren (Heileurythmie, Kunsttherapie) auszugehen.

5.7 Therapeutisches Plastizieren

Der Diabetes mellitus zeigt die Einschränkung der Willensaktivität im Stoffwechsel-Gliedmaßen-System. Sie führt zu Motivationsproblemen, durch die Vorstellungsinhalte und Handlungsabsichten nicht den Weg vom Kopf bis in die Hände finden. Dieser Pfad vom „Kopf zu den Händen" gerät so zu einer der längsten Wegstrecken auf der Erde. Äußerlich gesehen zeigt sich die Beeinträchtigung der Willensorganisation in der Erkrankung der unteren Gliedmaßen. Insofern fördert die *künstlerische Therapie* die Gliedmaßentätigkeit in besonderer Weise und unterstützt den Willen.

In den diagnostischen Erstarbeiten von Patienten mit Diabetes mellitus Typ 2 kommen häufig charakteristische Gestaltmerkmale vor.[256] Manchmal plastizieren sie Tiergestalten, die eine Verschiebung in der Dreigliederung des plastizierten Organismus erkennen lassen. Es finden sich Arbeiten, denen fast vollständig die Gliedmaßen fehlen.

Kasuistik

Eine ca. 65-jährige Patientin mit Diabetes mellitus Typ 2 und ausgeprägter Adipositas befindet sich in der stationären Behandlung. Sie beginnt im Rahmen der multimodalen Behandlung das therapeutische Plastizieren. An der von ihr gestalteten Katze sind keine Gliedmaßenanlagen zu erkennen. Obgleich die Patientin selber zu Hause eine Katze hat und sich mit Hingabe diesem Tier widmet, sind ganz im Gegensatz zum differenziert ausgestalteten Kopf mit einzeln angesetzten Barthaaren keinerlei Gliedmaßen zu sehen.

In einem anderen Beispiel kommt eine massige Tiergestalt zur Darstellung, die ebenfalls nur rudimentär angelegte Gliedmaßen zeigt. Man gewinnt den Eindruck, dass in diesen plastizierten Formen mit einer Rücknahme der Gliedmaßenorganisation das zugrunde liegende Krankheitsbild des Diabetes mellitus zum künstlerischen Ausdruck kommt. Die bisherigen Beobachtungen, die selbstverständlich kasuistische Züge zeigen und noch nicht eine zusammenfassende Beurteilung erlauben, beziehen sich auf den Diabetes mellitus Typ 2.

Für das therapeutische Plastizieren bei Diabetes mellitus ergeben sich drei *Zielsetzungen*: Zunächst handelt es sich um die Förderung der *Willensaktivität*. Die therapeutische Arbeit unterstützt die dynamische, willensbetonte Aktivität in entsprechenden dynamischen Formgestaltungen des Plastizierens. Eine schwungvolle, bewegte Tätigkeit kann sich in diesem Zusammenhang aus den schwerebelasteten und manchmal erstarrten

Formen entwickeln und dem erkrankten Menschen helfen, seine Willensorganisation stärker zu ergreifen.

Ein zweites Ziel bezieht sich auf das *innere, seelische Befinden* des Patienten, da oftmals Unruhe, Ängstlichkeit oder auch Angespanntheit vorliegen. Der Persönlichkeit des Menschen stellt sich die Aufgabe, mit den Lenkungskräften des Ich „Maß und Meister" in den flutenden Empfindungen[257] zu werden. Die Konzentration in der künstlerischen Arbeit fördert diese Fähigkeit.

Dieses therapeutische Ziel greift auch eine *plastische Übung* auf, die von einer *Reliefdarstellung* ausgeht. Zunächst formt der Patient die Qualitäten des Konkaven und Konvexen und bringt in eine gegenseitige plastische Beziehung. Das dynamisch Schwingende des Seelenlebens, das Fülligkeit und Ausatmung, aber auch ein Sich-Zurücknehmen und Nach-Innen kennt, wird plastische Formensprache. Nachdem diese beiden ersten Schritte getan sind, kommt ein nächster, in dem man die entstandene Plastik senkrecht stellt mit der Aufgabe, den fehlenden rückwärtigen Bereich neu hinzuzugestalten. Damit stellt sich dem Patienten eine Herausforderung für seine plastische Arbeit, die sich den Aufrichtekräften zuwendet. Eine derartige Übung begegnet dem dynamisch-unruhigen Seelenleben und unterstützt die notwendige Lenkungskraft und Aufrichte der Ich-Organisation.

Das drittes Ziel betrifft die *Sinnesschulung*. Der Diabetes mellitus zeigt in mehreren Bereichen seiner Krankheitsmanifestationen eine Art „Erblinden" der Sinnesorganisation. Neben der diabetischen Retinopathie und der Einschränkung des Sehsinnes sind es vor allem die Beeinträchtigungen des *Tastwahrnehmens*, die sich im Zusammenhang mit der diabetischen Polyneuropathie entwickeln. Hier gilt es nun, die *Sinneswahrnehmung* zu *aktivieren*. Dies meint in keinem Fall eine ausschließlich rezeptive Tätigkeit. Vielmehr lebt in jedem Wahrnehmen ein Wille, eine Wahrnehmungsintention. Gerade das differenzierte Erspüren einer Oberfläche beim Tasten setzt eine bewegende *Willenstätigkeit* der tastenden Finger voraus. Insofern gilt es auch hier, die Willensaktivität zu fördern. Im therapeutischen Plastizieren erfolgt eine intensive Wahrnehmungsschulung gerade für den Tastsinn. Selbstverständlich fügen sich zu den Sinneswahrnehmungen des Tastens noch weitere hinzu, wie beispielsweise die Wärmeerfahrung des Materials, die Geruchsempfindung des Tones, optische Eindrücke und auch die Empfindung für eine Gleichgewichtslage im Entstehen der Plastik.

5.8 Individuelle Aufgabenstellung, Biografie, Gesprächstherapie

In der *gesprächstherapeutischen Begleitung* spielen Fragen der Biografie und des inneren Umganges mit der Erkrankung eine wesentliche Rolle. Patienten mit Typ-1-Diabetes wären ohne eine Insulintherapie bereits früh gestorben. Die Begleitung des Patienten mit Typ-1-Diabetes ist deshalb nicht nur auf die Stoffwechselkontrolle zu konzentrieren, sondern umfasst Behandlungen, die sich der behinderten Inkarnationsmöglichkeit zur Seite stellen.

Vor diesem Hintergrund entstehen Fragen der zukünftigen *Biografiegestaltung*. Die medikamentöse Therapie ermöglicht das weitere Leben, unterstützt aber noch nicht die seelische und geistige Entfaltung und Verwirklichung in Lebensführung und Biografie.

Fragen nach Lebenszielen, dem „richtigen Platz im Leben", dem Finden des „roten Fadens" im Schicksal kommen zur Ansprache.

Oftmals erscheinen Patienten mit Typ-1-Diabetes im Vergleich zu ihrem Lebensalter äußerlich und innerlich jünger. Diese „*anhaltende Jugendlichkeit*" drückt vieles von dem inneren Wesen der Erkrankung aus und beleuchtet die Schwierigkeiten, die sich dem Ankommen im Leben und seinem Ergreifen stellen. Andere Verhältnisse finden sich beim Typ-2-Diabetiker. Hier spielt das Motiv der *vorzeitigen Exkarnation* und *Alterung* eine wichtige Rolle.

5.8.1 Biografiearbeit

Die biografische Arbeit gewinnt in der Psychodiabetologie eine besondere Bedeutung. Hier geht es um die zurückliegende Biografie, die gegenwärtige Lebenssituation und die Zukunftsperspektiven. Diese Arbeit orientiert sich an den etwa siebenjährigen Entwicklungsperioden.[258] Dabei sind die Fragen nach Sinn, Aufgaben und Lebenszielen ein wesentliches und zukunftsorientiertes Thema. Es geht darum, „das Wesentliche vom Unwesentlichen unterscheiden [zu] lernen".[259] Durch Sinnfindung und Orientierung an spirituellen Werten fließen der astralischen Organisation aufbauende Kräfte zu. Liebevolles Interesse an der Welt und im Zwischenmenschlichen stärkt die Lebensorganisation. Das Interesse umfasst ein Staunen-Lernen für die Wunder der Natur. Wir gewöhnen uns an eine Lebenshaltung, die von einer vollständigen Erklärbarkeit der Welt ausgeht und das Staunen und Wundern immer mehr verlernt. Dadurch ersticken neue Fragen, das Interesse erlahmt und der Mensch „erblindet". Irgendwann sind auch die Sterne nur noch Lichtpunkte, die keines Blickes mehr würdig erscheinen. Demgegenüber hat ein Kind Kräfte des Staunens, stellt unaufhörlich neue Fragen und ist mit einem tiefen Interesse der Welt zugewandt. Wir brauchen eine bewusst errungene Kultur des Interesses und der Fähigkeit zur „Verwunderung". Diese führen zu einer neuen Verantwortung der Welt gegenüber und gleichzeitig zu einer Stärkung der ätherischen Organisation. Liebe baut den Lebensleib auf, beschrieb es sinngemäß Rudolf Steiner, der deswegen die ätherische Organisation auch „Liebe-Leib" nannte. Schließlich schafft die positive Grundhaltung im Leben gesundende Kräfte. Aus der Terman-Studie ist bekannt, dass eine besonnene Lebensführung mit guter Selbstwirksamkeit, positive Lebenssicht und tragende menschliche Beziehungen zu denjenigen Faktoren gehören, die mit einer längeren Lebensdauer einhergehen.[260] Auch ist die Nähe zu einem Menschen mit positiver Lebenseinstellung mit einer sich besser erhaltenden kognitiven Funktion verbunden.[261] Hoffnung schenkt gesundende Kräfte, die bis in die physische Organisation wirken und die Dauer des Erdenlebens beeinflussen. Diese Hoffnungskräfte stehen noch in einem weiteren Zusammenhang. Es gibt Menschen, die sich im späteren Alter deutlich jünger fühlen, als sie „kalendarisch" sind. Es erwacht offensichtlich ein Gefühl für das geistige Wesen, das nicht der „Alterung" unterliegt, sondern sich zukunftsorientiert entwickelt. Eine in diesem Sinne positive Alterswahrnehmung mit einem „Sich-jünger-Fühlen" geht nun tatsächlich mit einer Prognoseverbesserung und höherem psychischen Wohlbefinden einher („This research found that older individuals with more positive self-perceptions of aging, measured up to 23 years earlier, lived 7,5 years longer than those with less positive self-perceptions of aging").[262] Eine beeindruckende Wirkung von Hoffnung und Positivität, die auch für diejenigen Erkrankungen von großer Bedeutung ist, die mit vorzeitiger Alterung und Skleroseprozessen einhergehen. Insofern braucht es in der Psychodiabetologie eine Anregung kreativer Potenziale in der Bewusstseinswelt, im Interesse für die Welt und in der Lebensgestaltung, welche die erstarrende Routine aufbrechen und die unverbrauchten, jungen Kräfte der geistigen Individualität des Patienten erlebbar und wirksam machen.

5.8.2 Sechs Übungen aus der anthroposophischen Psychodiabetologie

Die innere Aufgabenstellung beim Diabetes mellitus besteht in der Förderung der Selbstwirksamkeit in den Grundkräften der Seele, also des Denkens, Fühlens und Wollens. Diese führt einerseits zu einer Stärkung der Individualität und unterstützt andererseits Gesundungskräfte. Insofern sind die unterschiedlichen Ebenen der anthroposophisch-integrativen Therapie in der Diabetologie nicht unabhängig voneinander zu sehen, sondern stehen in einem Zusammenhang: Während die erschöpfte, unruhige und angespannte Seele dem Organismus Lebenskräfte entzieht und ihn „altern" lässt, so entstehen durch geistige Entwicklungsschritte heilende Potenziale für das seelische und auch leibliche Wesen des Menschen. Gesundungskräfte haben eine leibliche, seelische und geistige Dimension.

Diabetes verlangt die Auseinandersetzung mit der *Sklerose*, die sich im Seelischen und Leiblichen entwickelt.

Eine erste Aufgabe bezieht sich auf die Bewusstseinswelt. Sie erfordert die Verlebendigung des Denkens bei dem zu wachen, gedanklich betonten, häufig schlanken Diabetiker, der minutiöse Dokumentationen seines Blutzuckerprofils in die Sprechstunde bringt. Die anzustrebende Verlebendigung des Denkens ist eine Fähigkeitsentwicklung, der sich eine Diabetesschulung helfend und nicht – durch Betonung des abstrakten Rechenexempels – verhindernd zur Seite stellen muss. Die Entwicklung von Kreativität und Lebendigkeit im Denken erfolgt durch meditative Übungen, welche die Willensaktivität im Denken unterstützen. Bildhafte Vorstellungen von Form- und Farbverwandlungen, die der Patient übungshalber in der Maltherapie beginnt und später in die innere Bewusstseinsaktivität aufnimmt, sind praktische Hilfen. In den von Rudolf Steiner beratenen Krankheitsfällen findet sich eine Kasuistik, in welcher der diabeteskranke Patient eine Meditation erhielt, die seine Willenskräfte in die Denktätigkeit trägt und als innere Aufgabenstellung die äußere Therapie mit heißen Rosmarinbädern ergänzte.

Der zum *Assoziativen neigende Patient* braucht darüber hinaus eine Entwicklung der Konzentrationsfähigkeit, die durch Übungen erfolgt. Hierzu nimmt er einen einfachen Gegenstand in das Bewusstsein und schließt nur die Gedanken an, die sachlich und thematisch mit ihm in Beziehung stehen. Diese Übung offenbart schnell die möglichen „Abirrungen", die entweder in chaotischer Assoziation oder Blockierung und Sklerose des

Denkprozesses („es fällt einem nichts mehr ein") bestehen. Zwischen assoziativer Auflösung des Denkprozesses und seiner sklerosierenden Verhärtung und Erstarrung entwickelt sich das ruhige, vom Ich geführte Denken.

Zu der Verwandlung des Denkens fügt sich als eine weitere Aufgabe die Schulung der *Sinneswahrnehmung* (z.B. genaues Beobachten der Natur, Übung des Tastsinnes durch Laufen auf unterschiedlichen Bodenbeschaffenheiten). Die Sinnespflege begegnet der durch die Erkrankung drohenden Einschränkung der Wahrnehmungsfähigkeit.

Eine Willensschulung ist die innere, durch die Erkrankung gestellte Aufgabe. Wie viel gehört an Entsagung, Selbstüberwindung zur alltäglichen Bewältigung des Lebens! Das kaum vorhandene Krankheitsgefühl insbesondere beim Typ-2-Diabetes fordert ein Handeln aus Einsicht und nicht eines, das einem erlebbaren Leidensdruck einer Erkrankung folgt.

Exkurs

Eine *praktische Willensübung* besteht in der Ausführung eines möglichst wenig spektakulären Handlungsziels. Man nimmt sich z.B. vor, zu einer bestimmten Uhrzeit den Schlüsselbund von der linken in die rechte Hosentasche zu wechseln. Die Bedeutungslosigkeit des Vorhabens führt dazu, dass man es leicht vergisst. Die großen Probleme, das Vorgenommene im Alltäglichen auch umzusetzen, werden deutlich und lassen sich durch eine solche Übung angehen.

Auch lohnt es sich, bewusst auf die *Motivbildung* zu achten. Nicht das assoziative, sondern das aus reifer Überlegung entstandene Handeln wird für eine Zeit bewusst geübt. Das „rechte Motiv" und damit die zweite Übung aus dem achtgliedrigen Pfad entzündet die „Liebe zur Handlung", die aus der Einsicht in die Sinnhaftigkeit einer Handlungsvorstellung entsteht.[263] Dabei sollte nichts von den gefassten Entschlüssen abbringen können als die Einsicht eines Irrtums oder geänderter Bedingungen. In den sog. „sieben Bedingungen" für die innere Entwicklung des Menschen, die Rudolf Steiner ausführlich darstellte[264], bezieht sich die fünfte Bedingung auf diese Treue zu einem einmal gefassten Entschluss. Darüber hinaus spielt als weitere Willensübung die *Aufmerksamkeit für die Bedeutung und Konsequenzen des eigenen Handelns* für den Umkreis eine wichtige Rolle. Normalerweise liegt die Aufmerksamkeit des Handelnden mehr bei seinen Motiven und Absichten. Zu dieser ebenfalls zum achtgliedrigen Pfad zählenden vierten Übung gehört es nun, sich der Konsequenzen und Auswirkungen des eigenen Handelns bewusst zu werden.[265] So zählen Motivbildung, Umsetzen in das Handeln und Aufmerksamkeit für seine Konsequenzen zu den wichtigen Übungselementen. Diese für jeden um innere Entwicklung sich bemühenden Menschen hilfreichen Übungen stellte Rudolf Steiner differenziert dar.

Bei dem gefühlsmäßig *schnell erregbaren Seelenleben* gilt es, die innere Lenkungskraft durch das Ich zu erobern. Vermehrte Angst, Unruhe und depressive Grundstimmung beim Typ-2-Diabetes stellen Herausforderungen dar. Da *Depression* sehr wahrscheinlich mit dem Mortalitätsrisiko assoziiert ist[266], kommt dieser *inneren Arbeit* eine wichtige therapeutische Bedeutung zu. Übungen zur inneren Ruhe (z. B. durch die Bildmeditation des Ruhe schenkenden sternenbesäten Himmels, Sinnsprüche etc.) gewinnen eine besondere Relevanz.

Auch die zu übende *Positivität* und damit das Achten auf dasjenige, was tatsächlich als positiv zu erkennen ist, weicht oftmals den zahlreichen Einschränkungen, welche die Erkrankung bedingt. Eine aktive Entdeckungsreise für das Positive, das Schöne, das Wahrhaftige in der Umgebung entwickelt eine neue Fähigkeit, welche die innere Stimmung verändert und auch das seelische Wahrnehmungsvermögen verstärkt. Aus diesem Erleben entstehen Gefühle der Dankbarkeit, die zu einer starken Kraft für das innere Gesunden, aber auch die Brücke zum anderen Menschen werden.

Ebenso ist der *zukunftsoffene Blick*, der trotz und vielleicht auch gerade wegen der Erkrankung neue Möglichkeiten erkennt, immer wieder neu zu ergreifen. Viele biografische Fragestellungen stellen sich in diesen Zusammenhang.

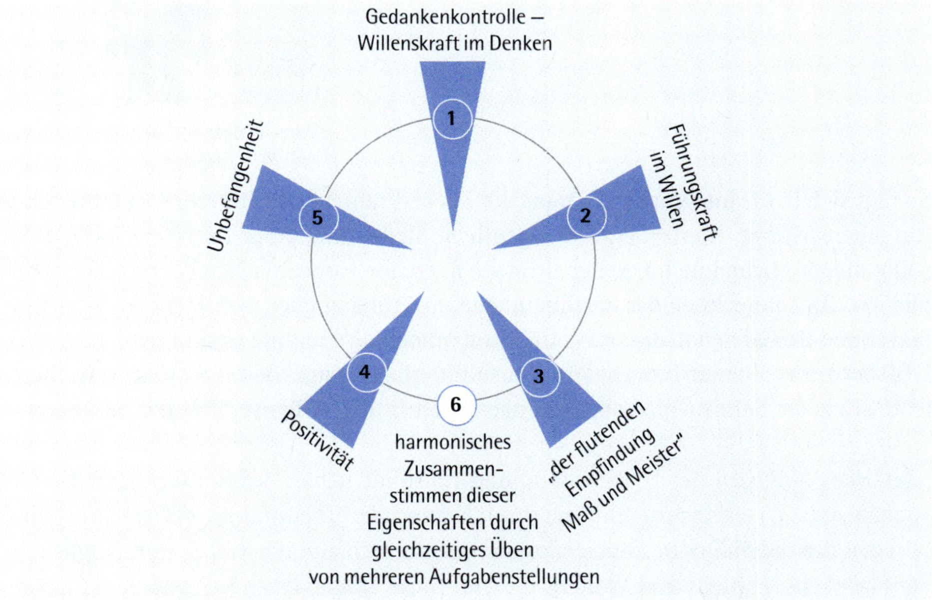

Die „sechs Eigenschaften"[267] im Zusammenhang mit der inneren Aufgabenstellung beim Diabetes mellitus

Exkurs

Eine Patientin mit Typ-2-Diabetes schenkte dem Verfasser eine Abbildung des *Wagenlenker in Delphi* mit der Bemerkung, dass in dieser von *Aufrichtekraft* und *Lenkungsfähigkeit* geprägten Gestalt die innere Aufgabenstellung der Diabeteserkrankung zur Darstellung komme. Ein ruhiger, innerlich aktiver, aufmerksamer Blick, eine um das Ziel wissende Führungskraft in der Gestik der zum mittleren Menschen gehörenden Arme und schließlich die Standfestigkeit der Gliedmaßen zeigen Leitmotive der Aufgabenstellung.

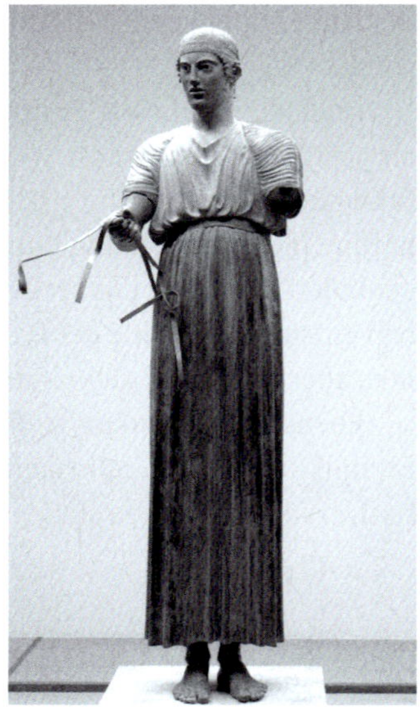

Wagenlenker von Delphi[268] [→ farbige Abb. siehe Anhang]

So fügt sich in die integrative Therapie der Zuckerkrankheit die innerlich zu ergreifende Aufgabenstellung. Hierin liegt die eigentliche Bedeutung einer *Diabetesschulung*. Sie sollte niemals beim intellektuellen Erfassen der diabetesspezifischen Lehrinhalte stehen bleiben. „Das Berechnen der Insulineinheiten in Abhängigkeit von Zielwert, Korrekturfaktor und BEs ist genau das, was mir schon immer lag", nannte es sinngemäß eine Typ-1-Diabetikerin, die zur intensivierten Insulintherapie eingewiesen worden war. Sie erlebte stark die Sehnsucht, vom Gedankenleben in die Willensentfaltung zu kommen.

Zentrales Anliegen der Diabetesschulung ist somit neben der notwendigen *Krankheitskenntnis, -akzeptanz* und der *Handhabung der Therapie* die Hilfestellung bei Fragen des *individuellen Entwicklungsweges*, der sich auf alle drei Seelenfähigkeiten des Denkens, Fühlens und Wollens bezieht. Diese Fragen leben bei manchen Zuckerkranken intensiver in der Seele als zentrale Aufgabenstellung der Erkrankung; bei anderen treten sie unbewusster und in der alltäglichen Krankheitsbewältigung auf.

Zeitgeschichtlich und kulturell entwickeln sich eine *zunehmende Abstraktion* und *Mechanisierung* des Denkens, die schon in der frühen Kindheit durch PC und passiven Medienkonsum an die Stelle kreativen Denkens treten und durch künstliche Intelligenz zur transhumanistischen „Entmenschlichung" des gesellschaftlichen Lebens führen. Die „Kraftlosigkeit" des Denkens führt zur Lähmung des Willens, die sich in vielfältigen Kulturerrungenschaften widerspiegelt, die ausgleichslos einen Knopfdruck an die Stelle früherer Gliedmaßentätigkeit setzen. In diesem Sinne prädisponiert unser *Zeitalter* zu Erkrankungen wie der Zuckerkrankheit. In der Auseinandersetzung mit dieser Krankheit ist über das individuelle Schicksal hinaus eine Entwicklungsnotwendigkeit unserer Gegenwart erkennbar. Erkrankung als Aufgabe ergriffen, lässt somit heilende Impulse auch im menschheitlichen Sinn entstehen.

5.8.3 Meditation

Die seelischen Übungen (sechs Eigenschaften) lassen sich durch die geistige, meditative Arbeit vertieften. Eine zentrale Übung ist die bereits erwähnte Herzmeditation Rudolf Steiners [→ X. 4.1.9 Anthroposophische Psychokardiologie]. Da der Diabetes mellitus in wesentlichen Aspekten eine kardiovaskuläre Erkrankung ist, hat gerade diese Meditation eine große Bedeutung.

Die Entwicklung der Seelenkräfte des Denkens, Fühlens und Wollens kann meditativ durch einen Spruch vertieft werden, den Rudolf Steiner ursprünglich einem Kind gab. Seine Inhalte berühren aber auch den erwachsenen Menschen und führen zur inneren Ruhe, Perspektiv- und Vertrauenskraft in das Leben und Schicksal. Schließlich gibt es in jedem Lebensalter Potenziale der Kindheit zu pflegen und zu entwickeln, die eine zukünftige Kraftquelle für die Lebensgestaltung bilden. Das „Läuten der Glocken“ bekommt dann eine innerliche Bedeutung: Während es als das äußere Tönen den Menschen aus der Betriebsamkeit des Lebens für einen kurzen Moment herauslösen und mit seiner geistigen Heimat verbinden möchte, so schafft der erwachsene Mensch im inneren Läuten der Glocken bewusst herbeigeführte Momente für die Besinnung auf das Geistige.

Abendglockengebet

Das Schöne bewundern
Das Wahre behüten
Das Edle verehren
Das Gute beschließen:
Es führet den Menschen
Im Leben zu Zielen
Im Handeln zum rechten
Im Fühlen zum Frieden
Im Denken zum Lichte;
Und lehrt ihn vertrauen auf göttliches Walten
In allem, was ist
Im Weltenall, im Seelengrund.[269]

Diese Meditation beginnt mit der Sinneswahrnehmung. Wir gehen oftmals an dem Schönen vorbei, ohne es zu bemerken. Die meditative Arbeit verstärkt nicht nur die Aufmerksamkeit für das Schöne, sondern auch die Bewunderungskräfte der Seele. Im Denken kommt es auf das Behüten des Wahren an. Das uns Wesentliche wird als Kostbares geschützt und ist unter Umständen auch verletzlich. Es braucht eine Pflege und ein Behüten. Im Fühlen geht es um die Verehrungskräfte dem Edlen gegenüber an, im Wollen um das Beschließen des „Guten“. Die folgenden Zeilen weisen dann auf die Früchte dieser Entwicklungen des Wahrnehmens, Denkens, Fühlens und Wollens: Zielvolles Handeln, Erfühlen des Friedens und die Verbindung des Denkens mit dem Wahrheitslicht entstehen. Durch diese Arbeit verändert sich der Mensch innerlich, erschließt neue Kräfte und entwickelt Vertrauen auf das Walten des Göttlichen in der Welt, aber auch in dem Grund der Seele und seinem Schicksal.

Wenn Patienten über Unruhe und „Nervosität" klagen oder auch nach einer Verstärkung der Willenskräfte fragen, so kann sich die Arbeit mit den „sechs Eigenschaften" in der folgenden Meditation fortsetzen:

Ich trage Ruhe in mir,
Ich trage in mir selbst
Die Kräfte, die mich stärken.
Ich will mich erfüllen
Mit dieser Kräfte Wärme,
Ich will mich durchdringen
Mit meines Willens Macht.
Und fühlen will ich
Wie Ruhe sich ergießt
Durch all mein Sein,
Wenn ich mich stärke,
Die Ruhe als Kraft
In mir zu finden
Durch meines Strebens Macht.[270]

Dabei wird deutlich, dass sich die „Ruhe" nicht durch „Entspannen" oder „Relaxation" erreichen lässt und keine „passive" Seelenstimmung bedeutet, sondern sich als aktive und durchwärmende Kraft durch des Willens Macht entwickelt.

Eine weitere wesentliche Meditation bezieht sich auf das Herz, seine Beziehung zur Sonne und zur Wärme. Das Herz dient der Metamorphose der Lebenskräfte des Organismus in die Lichtkräfte des Bewusstseins [→ X. 4.1.9 Anthroposophische Psychokardiologie] und vermittelt unter diesem Aspekt zwischen dem Leben im Stoffwechsel-Gliedmaßen- und der lichthaften Bewusstseinsentwicklung auf der Grundlage des Nerven-Sinnes-Systems. Es sind Sonnenkräfte im Menschen, die sich wie die „äußere" Sonne verhalten: So strahlt die Sonne ihr Licht in die Welt und schenkt über die Lebensprozesse der Photosynthese das Leben der Natur.

Die Wärme vermittelt zwischen Licht und Leben. Das Herz ist der Ort, an dem besonders viel Wärme entsteht und nicht in Stoffwechselprozessen wirkt. Branco Furst spricht deshalb von dem Herzen als einem „Wärmeproduktionsorgan" und nennt einen Prozentsatz von 85 % freiwerdender „Herzenswärme".[271] Diese Wärme steht mit dem seelischen Wesen des Menschen in Beziehung. Sie führt auf der einen Seite das Leben zum Licht, auf der anderen leitet sie aber auch in den aufbauenden Prozessen das Licht in das Leben. Skleroseerkrankungen brauchen besonders Wärme, die Licht in Leben trägt und den Menschen durchwärmt. Deswegen spricht die folgende Meditation Rudolf Steiners von dem Erfüllen mit der Kraft der Sonne und dem Durchdringen mit der Wärme der Welt. Mit der Kraft der Sonne sind Licht, Wärme und Leben verbunden und damit Derjenige, der in den „Ich-bin-Worten" von Leben und Licht spricht.

In meinem Herzen
Strahlt die Kraft der Sonne

In meiner Seele
Wirkt die Wärme der Welt.

Ich will atmen
Die Kraft der Sonne

Ich will fühlen
Die Wärme der Welt.

Sonnenkraft erfüllt mich
Wärme der Welt durchdringt mich.[272]

Durch die meditative Arbeit entwickeln sich neue Potenziale für die Seele und die Gesundung des Leibes. Die geistigen Inhalte der Meditation geben Richtung und lassen als innere Kraft die angespannte und unruhige astralische Organisation gesunden. Die Wärme der Meditation bringt der ätherischen Organisation neue Kräfte, die gerade bei sklerosierenden Erkrankungen und ihren Verfestigungsprozessen dringend nötig sind. Die Hoffnung schließlich, die durch den meditativen Erkenntnisweg entsteht und zu neuen Perspektiven führt, verbindet sich mit den Gesundungskräften und stärkt die physische Organisation. So geht die geistige Entwicklung des Menschen mit seinen Heilungs- und Gesundungspotenzialen einher. Die Skleroseerkrankungen führen in unterschiedlichem Ausmaß zu einer „Entfremdung" des Leibes von dem seelisch-geistigen Wesen. Durch die Erstarrungsprozesse der Sklerose verbindet sich das innere Wesen des Menschen nicht mehr lebendig mit seinem Körper. In jedem Augenblick des Krankseins erfolgt aber die Auseinandersetzung mit dem Leib und es entstehen dadurch gesundende Kräfte, die wir therapeutisch unterstützen sollen. Die innere Arbeit stärkt die Wesensglieder zusätzlich und entwickelt Mut für die Auseinandersetzung mit der Krankheit und die biografische Lebensgestaltung.

Da der Diabetes mellitus durch seine Häufigkeit immer mehr zu einer Erkrankung unserer Zeit wird und wie ein Spiegel ihres Lebensstiles und gesellschaftlichen Zusammenlebens scheint, muss sich eine wachsende Anzahl von Patienten mit diesen Herausforderungen auseinandersetzen. Dabei entstehen nicht nur individuelle, sondern auch menschheitliche Gesundungskräfte. Sie begründen im individuellen Leben eine tiefe Sinnsetzung und gesellschaftlich eine Aufforderung, neue Qualitäten der Mitmenschlichkeit, Begegnungskultur und eines geistigen Verständnis von Mensch und Welt zu entwickeln. Rudolf Steiner erwähnte diese menschheitlichen, Engel-inspirierten und für die Entwicklung der Gegenwart so notwendigen Ideale.[273] Insofern ist ein besonderer Dank gegenüber diesen Patienten zu empfinden, die durch ihr Schicksal hier Wesentliches leisten.

Diabetes und Ich-Entwicklung

Der Diabetes steht in einer entscheidenden Beziehung zur *Wärme*, die auch therapeutisch bedeutsam ist. Dabei handelt es sich nicht nur um die leibliche, sondern auch um die *seelische Wärme*: Die oftmals isolierende Depression als eigenständiger Risikofaktor für den Typ-2-Diabetes geht häufig mit seelischer „Erstarrung" und psychomotorischer Hemmung einher. Sie ist dann eher mit seelischer Kälte als Wärme verbunden. Auch die therapeutische Wirksamkeit der Wärme bei Depression beleuchtet diesen Zusammenhang. Ebenso sind die sozialen Risikofaktoren für den Typ-2-Diabetes Herausforderungen an die Kultur menschlicher Beziehungen und damit auch eine „Wärmefrage" [→ 4.2.3 Seelische Phänomenologie beim Metabolischen Syndrom].[274] Die Wärme steigert sich zum „Feuer", dass als Kraft der Begeisterung und Motivation den Willensimpulsen zugrunde liegt. Die Frage nach biografischen Zielen, Perspektiven und Sinnsetzungen, also demjenigen, für was ich mich geistig „entzünden" kann, ist therapeutisch entscheidend. Die innere Wärmequelle der Individualität brennt dabei nicht die Lebensressourcen aus („Burnout"), sondern entzündet neue Kräfte der Persönlichkeit. Insofern ist die Diabeteserkrankung mit der Ich-Entwicklung verbunden und vermutlich auch deswegen eine typisch „menschliche" Erkrankung, die es im Tierreich nicht gibt. Ähnliche Gesichtspunkte gelten für die mit dem Diabetes eng zusammenhängende Krebserkrankung. Während man diese als „Sinnesorganbildetendenz" am falschen Ort charakterisiert [→ XVIII. 2.3 Karzinogenese und die Wirksamkeit der Wesensglieder], so die Zuckerkrankheit mit ihren Skleroseprozessen entsprechend als dislozierte „Nervenbildetendenz". Mit dem Krebs ist die geistige Ich-Entwicklung verbunden, um dieses „Sinnesorgan am falschen Ort" zu seiner eigentlichen Bestimmung zu führen, nämlich zu einer Wahrnehmungsorganisation für das geistig Wesentliche. Einige Patientenerfahrungen beschreiben diese neue Qualität, die nicht das Auge der Seele für die Zeit, sondern für die Ewigkeit (Angelus Silesius (1624–1677)) öffnet. Es geht also bei der Krebserkrankung um eine neue Entwicklungsstufe durch ein Üben des „Geist-Erschauens".[275] Beim Diabetes mellitus ist es weniger dieser Aspekt der zu entwickelnden Wahrnehmungsfähigkeit, als derjenige der Selbstwirksamkeit, des bewussten Erfahrens der geistigen Ich-Wesenheit im Selbstgefühl der Seele, „zu tragen mich in mir". Der Michaeli-Spruch des Seelenkalenders Rudolf Steiners, aus dem die Worte stammen, meint diese geistige Entwicklung:

> *Natur, dein mütterliches Sein,*
> *Ich trage es in meinem Willenswesen;*
> *Und meines Willens Feuermacht,*
> *Sie stählet meines Geistes Triebe,*
> *Dass sie gebären Selbstgefühl*
> *Zu tragen mich in mir.*[276]

Die aufbauenden Kräfte in der Bildung und Regeneration des Organismus – das „mütterliche Sein", dem wir die Leibwerdung verdanken – dienen dem Willen und seiner Wärme- bzw. „Feuermacht". Das innere Begeisterungsfeuer stärkt und stählt die geistigen Antriebe. In dem Wort „stählen" leuchtet das Eisen auf, mit dem die Michaelizeit und ihre Mutkräfte besonders verbunden sind. Das in der Seele geborene Selbstgefühl kann das geistige Wesen des Menschen immer mehr beheimaten, im Sinne des „zu tragen mich in mir".

6. Die Diabetes-Folgeerkrankungen im Stoffwechsel-Gliedmaßen-System und ihre Therapie

Die Krankheitsmanifestationen und *Spätkomplikationen* des Diabetes entstehen durch die eingeschränkte Aktivität der Wesensglieder in der Stoffwechsel-Gliedmaßen-Organisation. So führt die *periphere arterielle Verschlusskrankheit* im Gliedmaßensystem zu einer Einschränkung der Bewegungsfähigkeit. Die *diabetische Polyneuropathie* manifestiert sich ebenfalls besonders häufig im Bereich der unteren Extremitäten. Schließlich stellt sich das *diabetische Fußsyndrom* in diesen Zusammenhang. *Skleroseprozesse* entwickeln sich und werden zum sichtbaren Zeichen der unzureichend im Gliedmaßensystem wirkenden oberen Wesensglieder.

6.1 Das diabetische Fußsyndrom

Eine charakteristische Manifestation der Zuckerkrankheit im Gliedmaßensystem ist das diabetische Fußsyndrom. Zu seiner *Ätiopathogenese* gehören neuropathische und ischämische Faktoren bzw. deren Kombination. Das Herauslösen von Ich- und astralischer Organisation zeigt sich in der Phänomenologie des diabetischen Fußes.
Die Einschränkungen der Sinnesfunktion (Tast-, Wärmesinn), wie sie den (neuropathischen) diabetischen Fuß oftmals begleiten, weisen auf die schwindende Aktivität der *Ich-Organisation.* Die Einschränkung der Schmerzempfindung und Sensibilität geht auf die sich zurücknehmende *astralischen Organisation* zurück. Die muskuläre Dysfunktion mit Imbalance des muskulären Gleichgewichtes zwischen Agonisten und Antagonisten im Bereich von Unterschenkel und Fuß ist das physische Bild der eingeschränkten, vom Astralleib bestimmten Bewegungsorganisation. Oftmals beobachtet man einen Elastizitätsverlust und eine vermehrte Steifigkeit von Hand- und Fußgelenken im Sinne der Cheiroarthropathie.

Die sogenannten neurotrophischen Läsionen, aber auch die ausgesprochen schlechte Heilungstendenz, weisen wie die Infektionsbereitschaft auf eine *geschwächte ätherische Organisation.* Die schlechte Wundheilung ist multifaktoriell bedingt. Störungen der Mikrozirkulation, Blutviskosität, Granulozytenfunktion und die reduzierte Proliferation der Fibroblasten scheinen bedeutsam zu sein. Darüber hinaus beeinflusst die Neuropathie die Wundheilung: so zeigt denervierte Haut eine gestörte Regeneration, in der die gestaltende Funktion des Nervensystems für die aufbauenden Lebensprozesse eingeschränkt ist. Auch beeinträchtigt ein Mangel des Nerve Groth Factors (NGF), der interessanterweise mit dem Insulin strukturell verwandt ist, die Wundheilung.[277] Schließlich soll die renale Zinkausscheidung bei Typ-1- und Typ-2-Diabetikern erhöht sein und zu einem Zinkmangel führen (oftmals bei noch normalen Serumkonzentrationen). Zink ist ein Spurenelement, das sich dem Kalium vergleichbar überwiegend im intrazellulären, die Lebensprozesse der Zelle tragenden Raum befindet und nur in geringer Menge im Blut erscheint. Es dient dem ätherischen Organismus. Insofern fördert ein Zinkmangel Wundheilungsstörungen.

Im *Physischen* ist in der verhärtenden Schwielenbildung und den zu dicken Hornplatten veränderten Nägeln eine Sklerosephänomenologie erkennbar. Aufgrund der in die Schwere fallenden Fußstatik (unter Umständen mit Zusammenbruch des gesamten Fußgewölbes, Charcotsche Deformierung) entstehen Druckstellen mit nachfolgenden Hornschwielen und später schließlich Ulzera.

Die diabetische *Osteoarthropathie* hat mehrere Ursachen, wobei neben den mechanischen Faktoren, die den Fuß in die Schwere fallen lassen, nutritive (eingeschränkte Durchblutung) wie auch neuropathische Faktoren (wie die erwähnte Dysbalance in der Bewegungsorganisation des Fußes) eine Rolle spielen. Selbstverständlich wirken im Rahmen von Infektionen auch entzündliche Prozesse in das komplexe Geschehen herein. Der schließlich entstehende *Plattfuß* entwickelt sich bei fortschreitender Erkrankung weiter zum sogenannten „Wiegefuß“ mit einer maximalen Druckbelastung beim Gehen in der Mitte der Fußsohle.

Der *Charcot-Fuß* stellt eine der schwerwiegendsten Fußläsionen von Patienten mit Diabetes mellitus dar. Man unterscheidet eine akut-entzündliche Phase von der chronischen (sklerosierenden) Fußdeformation mit Destruktion, Subluxation und auch Ulzerationen aufgrund der abnormen Druckbelastung.[278] In der Konsolidierungsphase zeigen sich die typischen knöchernen Deformierungen. So verbinden sich auch bei diesem Leiden *entzündliche* und *sklerosierende Prozesse*.

6.1.1 Pathologie in der Dreigliederung des Fußes

Beim diabetischen Fußsyndrom und dem Charcot-Fuß kommt es zu charakteristischen Veränderungen in der Dreigliederung des Fußes. Mit dem Vorfuß sind vor allem die taktilen Sinneswahrnehmungen beim Gehen verbunden, also die Funktion des Nerven-Sinnes-Systems. Entsprechend entwickelt das Kind zu Beginn häufig einen Zehengang. Die Ferse hingegen dient demgegenüber mehr der willensnahen Qualität im Aufsetzen des Fußes. Beide Bereiche vermittelt das Fußgewölbe. Dieses bricht nun im fortgeschrittenen Stadium des Charcot-Fußes zusammen und lässt im Fußskelett ungedämpft Schwerekräfte wirken.

6.1.2 Polarität im diabetischen Fußsyndrom

Bei dem neuropathisch bedingten diabetischen Fußsyndrom besteht eine *Einschränkung des Sinnessystems* des Fußes.

Die Wahrnehmungen des Tast- und Wärmesinnes schränken sich ein, dazuzurechnen sind diejenigen des Lebens- sowie des Eigenbewegungssinnes und damit der vorwiegend leiborientierten Sinne. Das gesunde Empfinden und Wahrnehmen der Fußorganisation, das sich auf Vitalität, Funktion, Temperatur und die verschiedenen Modalitäten der Sensibilität erstreckt, „erblindet". Stattdessen entwickeln sich bei der sensorischen Polyneuropathie unphysiologische, *schmerzhafte Bewusstseinsqualitäten* bis zum „burning feet syndrome" (das in der Regel nachts auftritt und mit erheblichen Schmerzen einhergeht). Die astralische Organisation hat sich aus den physiologischen Funktionen herausgezogen und „erwacht" am falschen Ort. Damit entsteht ein für die Kopforganisation charakteristisches Eigenbewusstsein anstelle der leiborientierten Sinneserfahrung. Im Zusammenhang mit der Neuropathie kommt es oft zu einem veränderten Gangmuster und zu Flexionsdeformitäten der Zehen.

Der beschriebene Prozess ist Ausdruck für das *Zurückziehen* von *Ich- und astralischer Organisation* aus der Sinnesfunktion. Das sonst ständig durch abgestimmte Bewegungen ausgeglichene Hereinwirken von Schwere- und Druckkräften hält nun ungebremst Einzug und führt zu Schwielenbildungen, subkutanen Verletzungen mit Hämatomen und schließlich dem *Malum perforans.* Der Fuß ist nun nicht mehr innerlich „durchempfunden" vom Seelisch-Geistigen des Menschen, sondern irdische, physikalische Kräfte dominieren, die ungebremst in ihn eindringen.

Exkurs

Die Überprüfung der Sinnesfunktion erfolgt mit *Tip-Therm, Monofilament* und der *tiefschwingenden Stimmgabel.* Das Vibrationsempfinden, das man am Großzehengrundgelenk und in den Fußknöcheln prüft, steht dem Tastsinn nahe. Bei unter 60-Jährigen ist normalerweise eine 7/8- bis 8/8-Wahrnehmungsfähigkeit zu dokumentieren. Gesunde über 60 Jahre alte Menschen erreichen einen Wert bis 6/8, während er ab 80 Jahren auf bis zu 4/8 weiter sinkt.[279] In diesem Schwinden der dem Tastsinn nahestehenden Vibrationswahrnehmung drückt sich die beginnende Exkarnation der oberen Wesensglieder aus. Diese erfolgt vorzeitig im Zusammenhang mit der diabetischen Polyneuropathie und dem neuropathisch bedingten Fußsyndrom.

Beim *angiopathisch-ischämisch bedingten diabetischen Fußsyndrom* besteht vorrangig keine Einschränkung des Nerven-Sinnes-, sondern eine des *Stoffwechsel-Gliedmaßen-Systems.*

Ziehen sich die oberen Wesensglieder aus ihrer dynamischen Aktivität in der Bewegungsorganisation zurück, so kommt es zu dem relativen Überwiegen des Nervensystems mit der Folge der Arteriosklerose. Ischämisch bedingte Beschwerden und Schmerzen treten dabei initial belastungsabhängig auf. Erst in späteren Stadien weichen die belastungsabhängigen Beschwerden dem auch in Ruhe anhaltenden ischämiebedingten Schmerz.

Zu dem *Wirken der Wesensglieder* im Stoffwechsel-Gliedmaßen-System gehört auch ihre aufbauende, regenerierende Qualität. Diese erfährt nun bei dem überwiegend ischämisch bedingten diabetischen Fußsyndrom eine erhebliche Einschränkung. Im Gegensatz zur warmen, trockenen, mitunter rosig imponierenden Haut beim v. a.

neuropathisch veränderten Fuß findet sich beim ischämischen Fußsyndrom eine atrophische, dünne, kühle und manchmal blass-livide Haut. Gewebeatrophien und Nekrosen an Zehen und Fersen treten hinzu.

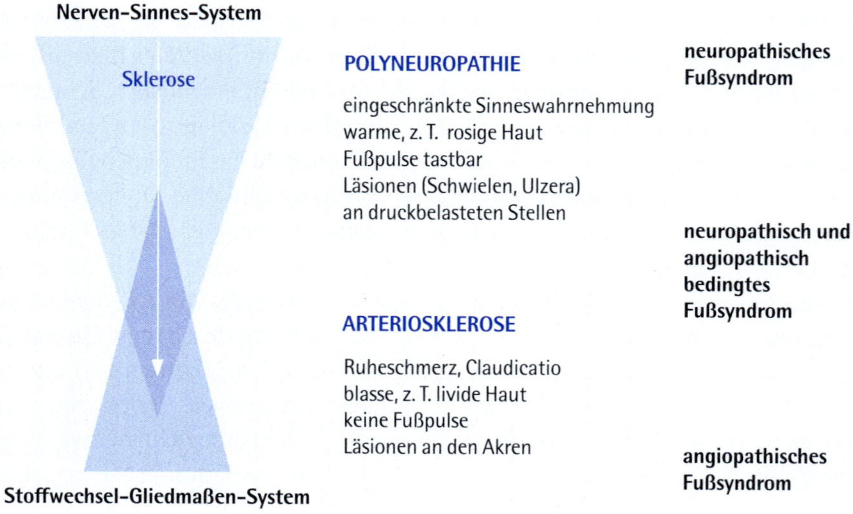

Neuropathische und ischämische Pathogenese des diabetischen Fußsyndroms

Kommt der Überprüfung der Sinnesorganisation beim neuropathischen Fuß eine besondere Bedeutung zu, so verlangt das vaskulär bedingte *ischämische Fußsyndrom* neben der klinischen Inspektion die dopplersonografische Messung der Verschlussdrucke und die Bestimmung des Knöchel-Arm-Indexes. Einschränkungen im Sinnes-Nerven- und dem Stoffwechsel-Gliedmaßen-System stehen sich somit im polaren Spektrum der Symptomatik des diabetischen Fußsyndroms gegenüber. Beim *neuropathischen Fuß* entwickelt sich im Bereich der ehedem tastempfindlichen Haut die zunehmende Verhornung und Schwielenbildung und schließlich die Ulzeration als Malum perforans. Beim *angiopathisch-ischämischen Fußsyndrom* zeigt das klinische Bild die vitalitätseinschränkende Zurücknahme der aufbauenden, regenerierenden Qualitäten des Blutes: Im Bereich der sonst beweglichen Zehen bilden sich oft die akral lokalisierten Nekrosen aus.[280]

Exkurs

Die *Makroangiopathie* beim Diabetes mellitus weist im Vergleich zur arteriellen Verschlusskrankheit des Nichtdiabetikers einige Besonderheiten auf. Insbesondere fällt die periphere Lokalisation auf. So ist bei ca. 70 % aller verschlusskranken Diabetiker das Unterschenkelsegment zumindest mitbefallen, im Vergleich zu nur 20 % bei Nichtdiabetikern. Die Makroangiopathie ist Ausdruck der sich zurücknehmenden Aktivität der oberen Wesensglieder.

6.1.3 Therapie des diabetischen Fußsyndroms

Beim diabetischen Fußsyndrom haben die oberen Wesensglieder das Gliedmaßensystem verlassen. Es unterliegt nun, ohne abgestimmte Stellungswechsel zum Druckausgleich, zu stark der Schwere.

Entsprechend ist die stadienabhängige *Befreiung* aus den *Schwerekräften*, d.h. die konsequente *Druckentlastung* (gegebenenfalls Bettruhe) eine wesentliche therapeutische Maßnahme. Sie sollte allerdings den Patienten nicht in die Passivität zwingen. Vielmehr lässt sich die Zeit der äußeren Immobilität zur Entwicklung innerer Aktivität nutzen.

In diesem Zusammenhang gewinnen die bereits beschriebenen *künstlerischen Therapien* und die *Heileurythmie* große Bedeutung. Die Wesensglieder verbinden sich durch diese Übungen, die hinsichtlich der Heileurythmie nur in kleinen Bewegungen bestehen (z. B. die Lautfolge L-M-I), erneut mit der Gliedmaßenorganisation. Jede therapeutische Unterstützung der dynamischen, innerlich durchwärmenden und willensartigen Aktivität bereitet den Patienten für das Ergreifen seiner Gliedmaßenorganisation vor und wird zu einem entscheidenden Heilungsfaktor, denn der Organismus gesundet nur dann, wenn sich das physiologische Wesensgliederwirken wieder einstellt.

Bei einer vorliegenden Infektion ist *Ruhe* notwendig. Entzündung verlangt als durchwärmendes Wirken der oberen Wesensglieder im Stoffwechselsystem die Ruhigstellung und Entlastung in der Bewegungsorganisation.

Exkurs

Die therapeutischen Maßnahmen orientieren sich an der *Wagner-Armstrong-Klassifikation*. Grad 0 (prä- oder postulzeröser Fuß) erfordert die regelmäßige Kontrolle der Füße. Im Stadium 1 und 2 (oberflächliche bzw. bis zur Ebene von Sehnen oder Kapsel reichende Wunde) ist die lokale Wundbehandlung (s. u.) sowie die Druckentlastung indiziert. Ein tiefes Ulkus mit Abszedierung, Osteomyelitis oder Infektion der Gelenkkapsel (Grad 3: Wunde reicht bis zur Ebene der Knochen und Gelenke) verlangt die Ruhigstellung und Therapie der Infektion unter stationären Bedingungen. Im Stadium 4 und 5 (Nekrose von Teilen bzw. des gesamten Fußes) gilt es, die Amputationsgrenze möglichst distal zu halten.[281]

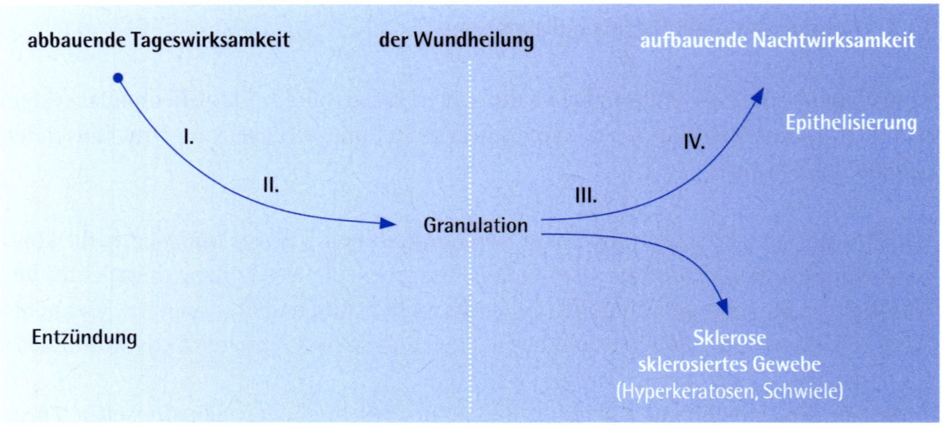

Phasen der Wundheilung:
I. exsudative (Fibrin, Thrombozyten)
II. resorptive („Entzündung": Granulo- und Monozyten, Makrophagen)
III. proliferative (Granulationsgewebe, Gefäßproliferation, Fibroblasten)
IV. regenerative (Epithelialisierung, Narbenbildung)

Die *Wundtherapie* beim diabetischen Fußsyndrom orientiert sich an der veränderten Zeitgestalt der Wundheilung [→ Abb]. Während normalerweise der inflammatorischen, exsudativen Phase („Tagesseite") die proliferative (auch Granulationsphase genannt) und reepithelisierenden Heilungsphasen folgten und in dem Remodeling einen neuen Gewebeabschluss schaffen, sind die Lebensprozesse der Wundheilung beim diabetischen Fußsyndrom gemindert und führen in chronisch-inflammatorische und sklerosierende Prozesse. Die Einschränkungen der ätherischen Prozesse zeigen sich z. B. durch die reduzierte Gewebeperfusion und inadäquate Angiogenese, durch verminderte endotheliale Progenitorzellen aus dem Knochenmark, einen geringeren Sauerstoffpartialdruck, durch Infektionen, die sich in diesen dem Organismus fremd gewordenen Bereich entwickeln, durch die Neuropathie und nicht zuletzt durch Depression und seelischen Stress. Darüber hinaus ist die Wundheilung mit zunehmendem Alter verlangsamt.[282]

Entscheidend ist eine *phasengerechte Wundtherapie*. Die akute Entzündung der *oberflächlichen*, nicht in die Tiefe reichenden *Läsion* bedarf der *lokalen Therapie*. Hier finden Spüllösungen mit

- *Calendula-Essenz* (Wala, Weleda) — Lösung: 1:9 in NaCl 0,9 %
- *Mercurialis perennis* (Weleda) Tinktur — Lösung: 1:9 in NaCl 0,9 %

Anwendung.[283]

Ein wichtiges Arzneimittel zur Wundbehandlung ist *Honig*. Während Apis die akutentzündlichen Prozesse, also die Tagesseite begleitet, unterstützt der Honig die aufbauenden, plastischen Bildekräfte der *Nachtseite* [→ s. Abb.]. Bereits 1923 wies Rudolf Steiner auf die Wirksamkeit des Honigs hin: „Wir brauchen auch noch, wenn wir uralt geworden sind, plastisch wirkende Kräfte, Bildekräfte ... Nun stellt sich heraus, daß nichts mehr fördert diese ... Bildekräfte ... als ein oftmals recht schwacher Honiggenuß." Wobei

„der Honig den menschlichen Organismus so ergreift, daß vorzugsweise der astralische Leib seine Bildekräfte ausüben kann."[284]

Honig zeigt verschiedene therapeutische Wirkungen.[285,286] Zunächst bedingt seine Osmolarität einen Flüssigkeitsentzug: Das Wundsekret fließt von der Wunde in die Auflage. Es kommt unter der Honiganwendung nicht zur Mazeration der Wundränder. Darüber hinaus verfügt der Honig über eine enzymatisch-prozessuale Aktivität. Die Glucose-Oxidase führt zur H_2O_2-Bildung. Ihre Aktivität steigert sich zunächst mit der Verdünnung und ist in konzentriertem Honig nahezu erloschen. Sie zeigt eine Hitze- und Lichtempfindlichkeit, so dass der Honig nicht höheren Temperaturen ausgesetzt und in braunen Gefäßen aufbewahrt werden sollte. Für die antibiotische Wirksamkeit ist im Manuka-Honig das Methylglyoxal verantwortlich.[287] Honig beeinflusst aber nicht nur die entzündliche Tagesseite der Wundheilung, sondern im Besonderen die aufbauende Nachtseite. Hier sind seine antioxidative Wirkung, Förderung der Granulation, Angiogenese und auch die Immunstimulation zu nennen.

Der *Honig* verfügt über ein breites *antibakterielles Spektrum* (bislang keine Resistenzentwicklung beschrieben, wirksam auch bei MRSA[288]), wirkt antiviral, bindet rasch unangenehmen Geruch, debridiert Wunden (Autolyse durch Gewebsproteinasen) und *fördert die Nachtphase* der Wundheilung.[289] *Unerwünschte Wirkungen* sind gelegentlich stechende, brennende Schmerzen bei einigen Patienten und lokale allergische Reaktionen.

Die „antibiotische" und wundheilungsfördernde Wirksamkeit des Honigs wurde verschiedentlich beschrieben[290], ebenso die heilungsbeschleunigende postoperative Honiganwendung bei Wundinfektionen (nach Sectio und Hysterektomie).[291,292] In diesem Zusammenhang sei auch die im Vergleich zu Aciclovir bessere Wirksamkeit des Honigs bei Herpes labialis und genitalis erwähnt.[293] Glaser stellte den Stellenwert des Honigs in der Wundbehandlung des anthroposophischen Therapiekonzepts dar.[294]

Die positiven Erfahrungen mit der lokalen Anwendung von Silber in der Dekubitustherapie[295] (II°, v. a. Granulationsstadium), das neben seiner antibakteriellen eine gestaltende und regenerationsfördernde Wirkung entwickelt, lassen sich vermutlich auch auf die Wundtherapie beim diabetischen Fußsyndrom übertragen.

■ *Argentum metallicum praeparatum 0,4 %* (Weleda) Salbe	1 x täglich unter Anwendung einer Fettgaze

Auch bei Patienten, die eine *Honigapplikation* aufgrund der lokalen Schmerzhaftigkeit schlecht tolerieren, kommt die lokale *Argentumtherapie* in Betracht.

- *Cinis Capsellae comp. 0,4 %* (Rezepturpräparat, z. B. Apotheke an der Weleda) Gel ist ein wesentliches Wundtherapeutikum der Anthroposophischen Medizin. Die enthaltene Ferrrumverbindung steht mit der entzündlichen, die Kupferverbindung mit der regenerierenden und Epithelisierungsphase der Wundheilung in Zusammenhang. Plumbum (als Cerussit) fördert den Abschluss und die Abgrenzung der Haut, die sich in der Wunde nach außen öffnet. Aschensalze aus Hirtentäschel, Spitzwegerich und Wermut haben eine strukturierende und gestaltende Kraft. Sie tragen die Formprinzipien an die Lebensprozesse der Wundheilung, unterstützt durch die weiteren Bestandteile dieses früher als „Vulnodoron" bekannten topischen Arzneimittels.[296] Es unterstützt die Gestaltungskräfte in der Wundheilung und damit die geistige Form des physischen Organismus, die ganz auf die Ich-Organisation ausgerichtet ist.

Systemisch sind oftmals Apis und Belladonna in niedriger Potenzierung angezeigt:

- *Erysidoron I* (Weleda) Dil. 15-15-15 gtt

im Wechsel mit

- *Erysidoron II* (Weleda) Tabl. bis 2-2-2
- *Apis Belladonna Inject* (Wala) Amp. s.c. 1-0-(1)

zusammen mit

- *Argentum metallicum praeparatum D20* (Weleda) Amp. s.c. 1-0-(1).

Nekrosen und störende Fibrinbeläge bedürfen der Abtragung.

Exkurs

Dehnt sich die Entzündung im Sinne einer erysipelartigen Haut- und Weichteilinfektion aus, so sind Quark-Auflagen ausgesprochen hilfreich. Quark hat eine „saugende", nach außen ableitende Qualität und unterstützt damit die zentrifugale Dynamik der Entzündung. Quarkwickel trägt man ca. ½-Finger dick auf eine Gaze auf und fixiert mit einer Mullbinde. Sie bleiben über mehrere Stunden bis zum Austrocknen auf der Haut und werden dann erneuert bis zum signifikanten Rückgang der Entzündungszeichen [→ siehe Anhang].

Des Weiteren bestehen erste positive Erfahrungen mit der lokoregionären (periläsionalen) Misteltherapie. Sie führt die Wesensglieder erneut in die Gliedmaßenorganisation zurück mit Verbesserung der immunologischen Funktionen (Tagesaktivität) und der Wundheilung (Verstärkung ihrer heilenden Nachtwirksamkeit [→ XVIII. 3.5.2 Polare Wirksamkeiten der Mistel]). Eine *feuchte Wundbehandlung* begleitet – auch mit Zusatz von Calendula-Essenz – die *Granulationsphase*. Systemisch kommt Calendula in tiefer Potenzierung zur Anwendung.

- *Calendula D3* (DHU) Dil. 20-20-20 gtt
- *Calendula ex herba D3* (Wala) Amp. s.c. 1-0-0

Calendula steht innerhalb der Korbblütler in Polarität zur *Arnika*. Während diese als „Kieselpflanze" die Gestaltungsimpulse des *Nerven-Sinnes-Systems* vermittelt und sie in die Regenerationsprozesse trägt, unterstützt Calendula die regenerierenden Lebensprozesse des Stoffwechsel-Gliedmaßen-Systems. Einige Studien belegen die wundheilungsfördernde Wirksamkeit von Calendula officinalis.[297, 298, 299]

Ein weiteres wichtiges Lokaltherapeutikum ist ein Extrakt aus der Birkenrinde, der auf die entsprechenden Hinweise von Rudolf Steiner zurückgeht.

- *Imlan Creme pur* (Amryt Pharma)

Extrakte der Birkenrinde und das in dieser hauptsächlich vorkommende pentazyklische Triterpen *Betulin* wirken auf die Entzündungsphase der Wundheilung. Diese proinflammatorische, für die Wundheilung notwendige Aktivität ist allerdings zeitlich begrenzt. Es schließt sich eine Phase mit verstärkter Migration von Keratinozyten (auch durch Lupeol und Erythrodiol anregt) an. Dabei handelt es sich um die ausheilende Phase der Wundheilung. Damit deckt dieses Arzneimittel sowohl die Entzündungs- als auch die gewebsformative Heilungsphase[300] ab und wirkt auf deren ausgesprochen differenzierte und orchestrierte Prozesse. Während *Calendula* die Lebensprozesse der Wundheilung fördert, verstärkt dieses Präparat gestaltende Kräfte in der reepithelisierenden Phase. Es eignet sich v. a. bei oberflächlichen Wunden, während die Honiganwendung auch bei tiefen Wunden erfolgreich ist.

Die *Epithelisierung* geht mit *Kieselprozessen* einher. Die gestaltenden Kräfte lassen sich des Weiteren durch die bereits beschriebenen Maßnahmen [→ XIII. 4.2.2 Ulcus cruris] unterstützen.

Ausgedehnte Weichteilinfektionen und eine *Knochenbeteiligung* erfordern in der Regel die *Antibiose*. Bei *subakuter bzw. chronischer Osteomyelitis* bestehen positive Einzelfallbeobachtungen[301] mit

- *Conchae comp.* (Wala) Amp. s.c. 1-0-0.

Das Arzneimittel enthält Amanita muscaria e planta tota D6, Argentum metallicum D4, Conchae D4, Dryopteris filix-mas e radice D2, Phyllitis scolopendrium e foliis D2 und Pteridium aquilinum e foliis D2. Die astralische Organisation – angesprochen durch Amanita muscaria – verbindet sich intensiv mit der ätherischen und trägt (insbesondere durch die Farne verstärkt) ihre Gestaltungskräfte in die Lebensorganisation. Conchae konsolidiert diesen Prozess auf der physischen Ebene. Argentum hat im Zusammenhang mit der Entzündung (Osteomyletis) eine zentrale Bedeutung.

Das neuropathische Ulcus führt aufgrund der Dominanz des Nerven-Sinnes-Systems zu Skleroseprozessen. Die Wundränder schnell „überwuchernde" *Hornhaut* ist zu entfernen.

Die Berücksichtigung des seelisch-geistigen Wesens ist keinesfalls nur das Gebot einer patientenorientierten Medizin, sondern beeinflusst in eindrucksvoller Weise die Krankheitsprognose. So ist eine Depression für den Patienten mit einem diabetischen Fußsyndrom prognostisch ungünstig und führt zu einer erhöhten Mortalität.[302]

Offenbar ist weniger der Schweregrad einer Depression, sondern die Tatsache, ob überhaupt eine solche vorliegt, entscheidend und verlangt die entsprechende ärztliche Aufmerksamkeit, die sich bei der „Wundvisite" keinesfalls auf den Lokalbefund eingrenzen darf. Nach der prospektiven Studie von Black et al.[303] ist grundsätzlich bei Patienten mit Diabetes mellitus und depressiver Symptomatik das Risiko für makro- und mikrovaskuläre Komplikationen erheblich erhöht [→ 4.2.3 Seelische Phänomenologie des metabolischen Syndroms].

Ein *integratives Konzept der Wundbehandlung* umfasst mehrere Ebenen:

- Auf die *physische Ebene* bezieht sich die *lokale Wundtherapie* (z. B. Abtragen von Nekrosen, Debridement),

- auf die *ätherische Ebene* die *therapeutische Pflege* des (meist feucht zu haltenden) *Wundmilieus* und die Arzneibehandlung.

- Zur *seelischen Ebene* gehört die *Modulation der Wundheilung* durch die astralische Organisation. So beeinflussen *Stress, Unruhe und Depression* als starke Anspannung und Bewusstseinsorientierung der astralischen Organisation das Immunsystem negativ und führen zur Verlangsamung der Wundheilung.[304,305] Feindseligkeit in der zwischenmenschlichen Beziehung scheint sich ebenfalls negativ auszuwirken. Die astralische Aktivität metamorphosiert Lebens- in Bewusstseinskräfte und entzieht sie der Wundheilung. Steiner wies schon vor mehr als hundert Jahren auf die Bedeutung seelisch-geistiger Faktoren für die Genesung hin und erwähnte auch die Bedeutung innerer Wahrhaftigkeit in diesem Zusammenhang: „So sonderbar es für unser Zeitalter klingt, wahr ist es aber doch, dass bei Menschen, die viel lügen, zum Beispiel Wunden unter sonst gleichen Bedingungen schwerer zu heilen sind als bei wahrhaften Menschen ... Der Ätherleib des Menschen ist das eigentliche Lebensprinzip ..., was die Lebenskräfte enthalten muss. Diese werden aber untergraben durch die Lügenhaftigkeit."[306] Umgekehrt fördert eine positive Seelenstimmung die Heilungsprozesse.[307] „Zufriedenheit ... verstärkt den Ätherleib in Bezug auf seine Lebenskraft [sodass] Wunden ... bei einem zufriedenen Menschen, der gewissen Anlass hat, leicht befriedigt zu sein, sich nicht viel aufzuregen über das, was ihm zustößt, leichter heilen bei ihm, als bei dem Grämlichen und Unzufriedenen, der sich über alles aufregt und von allem unbefriedigt weggeht."[308] Neben dem äußerlichen Wundmilieu ist demzufolge auf das *innere, seelische „Milieu"* zu achten. Hier haben die *künstlerischen Therapien* und insbesondere die *Heileurythmie* eine wesentliche Bedeutung. So fördert eine angeleitete Bewegungstherapie die Wundheilung.

- Schließlich berührt die *geistige Ebene* die *innere Intentionalität* des Patienten in der Begleitung des manchmal ausgesprochen langdauernden und von Enttäuschungen begleiteten Heilungsverlaufes, in dem die Individualität ihr verletztes leibliches Instrument in den Prozessen der Wundheilung neu ergreift. Trotz der oft notwendigen *Immobilisation* kann aus der äußerlichen Ruhe eine *innere Aktivität* entstehen, indem sich der Patient z. B. biografischen Fragen sowie Maximen und Zielen des Lebens.

6.2 Diabetes und Lebererkrankungen

Der Rücknahme der Wesensgliederaktivität in den Gliedmaßen entsprechen Einschränkungen im Bereich des Stoffwechselsystems. So findet sich wie in der Skelettmuskulatur auch eine hepatische Insulinresistenz, die mit dem Nüchternblutzucker korreliert. Bei einer *Leberzirrhose* diagnostiziert man häufig eine diabetische Stoffwechsellage. Schon früh prägte sich in diesem Zusammenhang der Begriff „hepatogener Diabetes". Es handelt sich um die ungenügende Aktivität der höheren Wesensglieder im Stoffwechselsystem. Eine ähnliche Konstellation liegt der beim Diabetes mellitus häufig anzutreffenden *Steatosis hepatis* zugrunde.

In dem intestinalen Bewegungssystem drückt sich das Wirken der Empfindungsorganisation aus. Ihre Abhängigkeit von Wachen und Schlafen und die durch das dumpfe Wahrnehmen des Nahrungsreizes ausgelöste Kontraktion z. B. der Gallenblasenmuskulatur illustrieren die astralische Tätigkeit. Ein begleitendes Phänomen der Steatosis hepatis ist die *verminderte Kontraktilität* der *Gallenblase.* Auch beim Diabetes mellitus findet sich, zu dem entwickelten Bild passend, eine geringere Zusammenziehung der Gallenblase nach Reiz („diabetische" Gallenblase). Die *höheren Wesensglieder* nehmen sich in ihrem dynamischen Wirken nicht nur aus der Gliedmaßen-, sondern auch aus der *Stoffwechselorganisation* zurück.

6.2.1 Steatosis hepatis, Steatohepatitis (NASH), Fibrose und hepatozelluläres Karzinom (HCC)

Die Steatosis hepatis ist ein häufig anzutreffender Befund, der sonografisch als „weiße" Leber imponiert. Sie entsteht bei einer ungenügenden Aktivität der oberen Wesensglieder in der Stoffwechselorganisation. „Wenn ... der astralische Leib immer draußen wäre, wie er im Schlafe ist, dann würden unsere Organe sehr bald verfetten", beschrieb es Rudolf Steiner.[309] Diesem unphysiologischen Wirken wendet sich eine entzündliche Reaktion entgegen. Das Akronym *NASH* (nicht-alkoholische Steatohepatitis) beschreibt diese Qualität, die im Sinne einer *chronischen Entzündung* erlahmt und dann – überformt durch das Nerven-Sinnes-System – als Krankheitsprozess in die *Sklerose (Fibrose)* führt.

Das Zurückziehen der *oberen Wesensglieder* aus der Stoffwechselorganisation – ihr vergleichsweise *schlafähnliches Wirken* – führt zur Steatosis hepatis.

Schon bei subklinischer Leberzellverfettung – gemessen mit Magnetresonanzspektroskopie bei gesunden Probanden ohne klinische Anzeichen wie Hepatomegalie, Transaminasenerhöhung – ist eine *verminderte Insulinwirkung* (Insulinsensitivitätsindex) zu beobachten.[310] Der Zusammenhang der Leberverfettung mit der zentralen *Adipositas* weist auf die zurückgenommene Willensaktivität der oberen Wesensglieder in der Gliedmaßenorganisation. Von diesen „funktionellen" Veränderungen spannt sich der Bogen weiter über die erwähnte Steatosis hepatis, NASH und die zunehmende Fibrose bis zu einer Erkrankung, die einer Studie von El-Serak et al. zufolge ebenfalls häufiger beim Diabetes mellitus auftritt: dem Leberzellkarzinom.[311] Zunehmend beobachtet man allerdings auch ein direktes Fortschreiten der Steatosis hepatis zur Zirrhose ohne den Umweg über die NASH.[312] Interessanterweise sind die arterielle Hypertonie und ein niedriger Transaminasenquotient (AST:ALT-Quotient) die wesentlichen Risikofaktoren für die Progression der Fibrosierung.[313]

Wenn sich die *oberen Wesensglieder* aus ihrer Stoffwechselaktivität zurückziehen und eine zum oberen Menschen gehörende Ausrichtung annehmen, so treten neben den skleroseverwandten Erkrankungen auch diejenigen auf, die das *Sinnesorgan am falschen Ort* entstehen lassen [→ XVIII. 2.2 Karzinogenese und die Dreigliederung des Organismus]. Insofern findet sich neben der generellen Beziehung der Adipositas zum Karzinom [→ XVIII. 2.5 Konstitution und Karzinom] auch die besondere, die den Diabetes mit dem Lebertumor in Verbindung bringt. Ähnliche Verhältnisse gelten für das Pankreaskarzinom.

Die *Steatosis hepatis* ist also mit der *Krebserkrankung* assoziiert, bei der sich die Wesensglieder „schlafähnlich" aus ihrer Aktivität im Stoffwechselsystem lösen und dadurch zu autonomer Proliferation und Entdifferenzierung führen. Hierzu passend finden sich bei Patienten mit nicht-alkoholischer Fettlebererkrankung anlässlich einer Vorsorgekoloskopie signifikant mehr Vorstufen kolorektaler und *Frühkarzinome* im Vergleich zu gesunden Studienteilnehmern.[314] Deshalb sollte man bei Patienten mit einer Steatosis an eine Vorsorgekoloskopie denken.

Epidemiologische Studien weisen auf einen weiteren Zusammenhang des Diabetes mit chronischen Lebererkrankungen hin. So besteht eine Assoziation von *Hepatitis C* und Diabetes mellitus Typ 2. Zudem scheinen Insulinresistenz und Störungen des Fettstoffwechsels bei Hepatitis C bereits in der Frühphase der Erkrankung vorzuliegen.[315,316]

Die Leber dient seelisch-geistig gesehen der *Willensentfaltung* [→ XXIV. 4. Innere Aufgabenstellung bei Lebererkrankungen]. Diese schwindet bei manchen Lebererkrankungen. Auch für den Diabetes mellitus findet sich oft eine eingeschränkte Willensentfaltung, dies wird zur großen Entwicklungsaufgabe für den Patienten [→ 5.8 Individuelle Aufgabenstellung, Biografie, Gesprächstherapie].

6.2.2 Therapie bei Steatosis hepatis

Die Steatosis hepatis weist auf das ungenügende Eingreifen der höheren Wesensglieder hin. Aus diesem Grund ist erneut die Bedeutung der *Bewegung* zu betonen. So nimmt durch Bewegung und ein verbessertes körperliches Training die Prävalenz der Steatosis hepatis ab.[317] Ebenso kommen die diätetischen Gesichtspunkte [→ 5.1 Diätetik] bis zum Intervallfasten in Betracht. Medikamentös unterstützt

■ *Chelidonium Ferro cultum D3* (Weleda) Dil.	20-0-0 gtt

die *Galle* [→ XXV. 3. Erkrankungen der Gallenorganisation und ihre Therapien] und lässt sich mit

■ *Taraxacum Stanno cultum Rh D3* (Weleda) Dil.	0-0-20 gtt

ergänzen. Zusätzlich ist allerdings eine *umfassende Lebertherapie* erforderlich [→ XXIV. 3.3 Steatosis und Steatohepatitis (NASH)]:

■ *Hepatodoron* (Weleda) Tabl.	2-2-2.

Die Therapie verstärkt die Aktivität der *oberen Wesensglieder* in ihren metabolischen Funktionen und unterstützt die *Willensaktivität.* Sie kommt dann in Betracht, wenn Lebensstilveränderungen keine ausreichenden Effekte erreichen, aber auch, wenn unspezifische abdominelle Beschwerden wie auch Müdigkeit das Krankheitsbild begleiten.

6.3 Gastrointestinale Motilität

Umfangreiche Veränderungen zeigt die *gastrointestinale Bewegungsorganisation.* Im *Ösophagus* beobachtet man eine Abnahme der Kontraktionsamplitude, einen erniedrigten Druck im unteren Ösophagussphinkter sowie eine Verlängerung der ösophagealen Transitzeit.

Bei einem BMI größer als 30 kg/m^2 besteht eine Risikoerhöhung für Refluxsymptome und entzündliche Schleimhautveränderungen im Ösophagus. Auch steigt das Risiko für ein ösophageales Adenokarzinom auf das Doppelte.[318] Völlegefühl, Übelkeit, Sodbrennen, Obstipation oder Diarrhoe treten im Vergleich zu einer Kontrollgruppe häufiger beim Typ-2- als beim Typ-1-Diabetes auf.

Störungen der *Magenmotilität* bestehen in einer antralen Hypomotilität. Bereits die Hyperglykämie kann die Magenentleerung verzögern. Gegenüber der luftgefüllten, peristaltisch nicht bewegten Funduskuppel mit ihrer Beziehung zum Nerven-Sinnes-System [→ XXIII. 2.2.1 Die Dreigliederung der Magenorganisation] stellt das Antrum mit seiner als „Antrummühle“ charakterisierten Bewegung das Gliedmaßensystem des Magens dar, das in rhythmischer Folge seine Aktivität entfaltet.

Die *astralische Organisation* löst sich aus dem Bewegungssystem des Magens mit der Konsequenz der antralen Hypomotilität und „erwacht" in Beschwerden wie *Übelkeit* und *postprandialem Völlegefühl.*

Auch im *Dünndarm* und im *Colon* treten Störungen der Beweglichkeit auf, die sowohl zu einer längeren als auch kürzeren Transitzeit führen können. Für die autonome Polyneuropathie ist eine (auch nachts auftretende) Diarrhoe charakteristisch, wenngleich sich ebenso eine Obstipation entwickeln kann.

6.3.1 Therapie der gastrointestinalen Motilitätsstörungen

Bei den Motilitätsstörungen sind die in den intestinalen Sinnesprozessen wirkende *Ich-Organisation* und die in den Bewegungsvorgängen aktive *astralische Organisation* therapeutisch zu unterstützen. Zunächst regt *Kümmel* die Sinnesfunktion im Intestinaltrakt an.[319]

Bitterstoffe unterstützen die *Bewegungsorganisation:*

- *Gentiana lutea, ethanol. Decoctum D1, 5 %* (Weleda) — 20-20-20 gtt
- *Gentiana lutea Rh 5 %* (Weleda) Dil. — 20-20-20 gtt
- *Gentiana Magen Inject* (Wala) Amp. s.c. — bis 1-0-0
- *Gentiana Magen Globuli velati* (Wala) — 10-10-10
- *Cichorium Rh D3* (Weleda) Dil. — 20-20-20 gtt

gegebenenfalls in Verbindung mit dem Organpräparat [→ XXV. 3. Erkrankungen der Gallenorganisation und ihre Therapien]

- *Cichorium/Pancreas comp.* (Wala) Amp. — bis 1-0-0
- *Cichorium/Pancreas comp.* (Wala) Glb. velati — 10-10-10.

Bezüglich der *exokrinen Pankreasinsuffizienz* und der Erkrankungen der Gallenorganisation sei auf das Kapitel [→ XXVI. 3.1 Akute und chronische Pankreatitis] verwiesen.

6.4 Exokrine Pankreasinsuffizienz

Nicht nur die Bewegungs-, sondern auch die *Stoffwechselorganisation* zeigt charakteristische Veränderungen. So kann die exokrine Funktion des Pankreas – beim Typ-1- häufiger als beim Typ-2-Diabetes – gestört sein.[320, 321]

In der *exokrinen Funktionseinschränkung* besteht eine unzureichende Aktivität der *astralischen* und *Ich-Organisation.*

Die der physiologischen Funktionalität entfallende Bauchspeicheldrüse wird Ort von *Entzündungsprozessen*: Bei Zuckerkranken beobachtet man eine akute Pankreatitis etwa doppelt so häufig wie bei Nichtdiabetikern. Bei einer Skleroseerkrankung, wie sie sich im Falle der *chronischen Pankreatitis* mit ihren häufig anzutreffenden scholligen Verkalkungen zeigt, findet man in einem noch höheren Prozentsatz eine diabetische Stoffwechsellage. Bemerkenswert ist das etwas häufigere Vorkommen des *Pankreaskarzinoms* beim Diabetes mellitus. Aus der exokrinen Drüse entsteht im Rahmen der Karzinogenese das „Sinnesorgan am falschen Ort" [→ XVIII. 5.3 Pankreaskarzinom].

6.4.1 Therapeutische Gesichtspunkte

Zur Therapie der exokrinen Pankreasinsuffizienz siehe [→ XXVI. 3.2 Therapeutische Gesichtspunkte].

6.5 Sprue

Beim *Typ-1-Diabetes* ist auf eine möglicherweise bestehende Sprue zu achten, die sich bei ca. 5 % der Typ-Patienten entwickelt. Sie weist auf die unzureichende Aktivität der oberen Wesensglieder im Stoffwechselsystem und betrifft mit den Veränderungen der Dünndarmmukosa (Zottenatrophie) auch die aufbauende, resorptive Funktion der ätherischen Organisation. Die Patienten berichten über Diarrhoe, Meteorismus und Zeichen der Malabsorption bis hin zu Gewichtsverlust und Wachstumsverzögerung.

6.5.1 Therapeutische Gesichtspunkte

Einige grundsätzliche Gesichtspunkte sind im Kapitel [→ XXIII. 5. Der Dünndarm – Erkrankungen und Therapien] dargestellt.

6.6 Diabetes und Karzinom

Das Herauslösen der *oberen Wesensglieder* aus ihrem prozessualen Wirken im ätherischen und physischen Organismus ist der Grundgestus der Karzinomentstehung [→ XIII. 2.3 Karzinogenese und die Wirksamkeit der Wesensglieder]. So wundert es nicht, dass Diabetes mit verschiedenen *Krebserkrankungen* assoziiert ist.[322, 323]

Auf die Beziehung zum *hepatozellulären Karzinom* wurde bereits hingewiesen. Auch das *Kolonkarzinom* scheint mit dem Diabetes zu korrelieren: die viszerale Adipositas und damit die Insulinresistenz befördern dieses möglicherweise.[324] Das Pankreaskarzinom tritt zudem gehäuft auf.[325,326] Umgekehrt haben Patienten mit *Pankreaskarzinom* eine hohe Diabetes-Prävalenz.[327]

Eine Studie an 125.126 Schweden, die aufgrund von Beschwerden in Zusammenhang mit einem Typ-2-Diabetes ein Krankenhaus aufsuchten, fand ein erhöhtes Erkrankungsrisiko für insgesamt 24 der untersuchten Krebsarten. Das höchste Risiko hatten die Patienten für das Pankreas- (ca. sechsmal häufiger als in der Kontrollgruppe) und für das Leberzellkarzinom (viermal häufiger). Ein mehr als doppelt erhöhtes Risiko zeigte sich für die Karzinome der Nieren, Schilddrüse, Ösophagus und Dünndarm sowie des Nervensystems. Das Risiko an einem Prostatakarzinom zu erkranken, war hingegen erniedrigt.[328] Orale Antidiabetika (außer Metformin) und Insulin sind vermutlich mit einem erhöhten Pankreaskarzinom-Risiko assoziiert.[329]

6.6.1 Therapeutische Gesichtspunkte

In der Betreuung des Diabetespatienten ist also auch auf maligne Erkrankungen zu achten. Neben der organbezogenen Diagnostik führt die circadiane Temperaturvarianz zu therapeutischen Konsequenzen (Anregung des Wärmeorganismus bei Temperaturstarre durch die Misteltherapie [→ XVIII. 3.5 Misteltherapie]). Zur Therapie des Pankreaskarzinoms siehe [→ XVIII. 5.3.5 Therapeutische Gesichtspunkte].

6.7 Diabetes und Arthrose

Patienten mit Diabetes mellitus Typ 2 leiden oftmals an einer Arthrose der Gelenke. Es stehen hier unterschiedliche Zusammenhänge zur Diskussion, die von einer Korrelation bis zur pathophysiologisch begründeten Assoziation beider Erkrankungen reichen.[330] Zunächst spielt sicher das Übergewicht eine Rolle. Allerdings gilt ein erhöhtes Arthroserisiko auch für Gelenke, die kein Gewicht tragen. Möglicherweise sorgt die gemeinsame Beziehung zum Alter für eine Korrelation beider Erkrankungen. Demgegenüber bestehen Hinweise, die pathophysiologisch begründete Zusammenhänge zwischen dem Diabetes und der Arthrose der Gelenke wahrscheinlich machen.[331] So gehört die Arthrose in den Zusammenhang der Krankheitsmanifestationen im Stoffwechsel-Gliedmaßen-System.

Ziehen sich die astralische und Ich-Organisation aus ihrer aktiven Bewegungsfunktion im Gliedmaßensystem zurück und lassen dadurch eine Prädominanz des verhärtenden und sklerosierenden Wirkens des Nerven-Sinnes-Systems entstehen, so führt das zu den unterschiedlichen Gelenksmanifestationen (z. B. Cheiropathie) einschließlich der Arthrose. Dieser Wesensgliederkonstellation stellt sich eine Entzündung entgegen, die sich allerdings zur chronischen Inflammation entwickelt und damit zu einem der vermutlich wesentlichen Faktoren in der Pathogenese der Arthrose wird. Damit zeigt sich im Gliedmaßensystem mit dem diabetischen Fußsyndrom, der Polyneuropathie und der Arthrose eine differenzierte Manifestation der veränderten Wesensgliederwirksamkeit. Die Therapie der Arthrose bei Diabetes mellitus folgt den dargestellten Gesichtspunkten in [→ XXIX. 6.5 Die Arthrosekrankheit].

6.8 Zahnerkrankungen und Diabetes

Die Mundhöhle mit den Zähnen zählt zum Stoffwechsel-Gliedmaßen-System des Kopfes: Das Neurocranium umschließt das Nervensystem, im mittleren Gesichtsdrittel finden sich die Atmungsprozesse des Rhythmischen Systems, im unteren kommt es zu Bewegung und Stoffwechselprozessen, also zu Funktionen des Stoffwechsel-Gliedmaßen-Systems. Wird nun dieses System unzureichend von den dynamisch wirkenden oberen Wesensgliedern ergriffen, so entwickeln sich nicht nur das diabetische Fußsyndrom oder die entsprechenden Einschränkungen im Stoffwechsel, sondern auch Erkrankungen der zum Stoffwechsel-Gliedmaßen-System des Kopfes gehörenden Zähne. Diabetiker haben ein zwei- bis dreifach höheres relatives Risiko für das Auftreten schwerer Parodontiden.[332] Dabei besteht ein Wechselverhältnis zwischen der Verschlechterung des Diabetes durch eine Parodontitis, als auch ihre Begünstigung durch die Diabeteserkrankung. So sollen Patienten mit Parodontitis doppelt so häufig an Diabetes erkranken im Vergleich mit parodontal Gesunden.[333] Auch sind parodontale Taschen mit der Entwicklung eines metabolischen Syndroms assoziiert.[334] Herrmann beschrieb ein größeres Ausmaß der chronisch-entzündlichen Erkrankungen des Parodonts bei Typ-2- im Unterschied zu Typ-1-Diabetikern. [335] Rudolf Steiner wies schon 1920 auf den Zusammenhang der Zahnerkrankungen mit dem Diabetes mellitus hin und damit auf die Bedeutung der Zusammenarbeit ärztlicher und zahnärztlicher Kollegen: „Würde zum Beispiel zur Gewohnheit werden, daß Zahnärzte, die das Auftreten dieser Krankheit [Pyorrhooea alveolaris, Eiterung des Alveolarrandes] bemerken, irgendwie dafür sorgten, daß andere Ärzte den Gedanken bei sich aufkommen lassen: Der betreffende Mensch, bei dem diese Eiterung aufgetreten ist, ist mit einer gewissen Wahrscheinlichkeit ein Kandidat des Diabetes, dann würde sehr viel Wohltätiges geleistet werden können."[336] Parodontalerkrankungen sind Erkrankungen des Zahnhalteapparates (Parodontium), also von Gingiva, Desmodont, Zahnzement und Alveolarknochen.[337] Weiterführende Gesichtspunkte befinden sich im [→ Anhang].

6.8.1 Therapeutische Gesichtspunkte

Die eingeschränkte Wesensgliederaktivität im Stoffwechsel-Gliedmaßen-System führt im Gliedmaßensystem des oberen Menschen zu *parodontalen Erkrankungen.* Der auch hier anzutreffenden Sklerose und den Störungen der Struktur stehen Entzündungsprozesse gegenüber, die über die chronische Inflammation zur Zerstörung des Zahnhalteapparates führen.

Therapeutische Maßnahmen beziehen sich neben der Pflege der Mundhöhle und der sorgfältigen zahnärztlichen Betreuung des Diabetes-Patienten auf diese veränderte Wesensgliederwirksamkeit. Eine japanische Studie machte wahrscheinlich, dass körperliche Fitness im Gegensatz zur Adipositas mit parodontaler „Gesundheit" korreliert.[338] Möglicherweise führt die verstärkte Aktivität der astralischen und der Ich-Organisation im Stoffwechsel-Gliedmaßen-System zu Gesundungsprozessen. Rudolf Steiner beschrieb bereits 1920 die Bedeutung der Bewegung für die Zahnbildung und beleuchtete unter diesem Gesichtspunkt die (frühe) Förderung der Fingergeschicklichkeit in der Waldorfpädagogik, wodurch die „Seele hineigetrieben werden soll in die Finger", also in das Bewegungssystem. Des Weiteren ist auf die Speichelproduktion zu achten. Bei einem Sicca-Syndrom sind Parodontalerkrankungen häufiger. Hier kommen die erwähnten Arzneimittel in Betracht [→ XXIX. 6.12.2 Therapeutische Gesichtspunkte].

Für die Therapie der akuten Entzündung und Parodontalerkrankungen sei auf die Literatur zur anthroposophischen Zahnheilkunde verwiesen.[339, 340, 341] Positive Erfahrungen bestehen mit

- *Periodontium/Silicea comp.* (Wala) Amp. s.c. dreimal wöchentlich bis täglich

In den formenden und die Zahnbildung abschließenden Prozessen befreien sich die Kräfte der ätherischen Organisation im oberen Menschen, während sie umgekehrt im unteren Menschen in eine intensivere, den Organismus ergreifende Aktivität eintreten. Ein Extrakt aus der *Rinde der Rosskastanie*, die das Leben des Baumes in die mineralisierende Verhärtung führt, unterstützt als Naturprozess die mineralisierende Zahnbildung. Ein Auszug mit *Blattgrün*, auf den Unterleib aufgetragen, intensiviert die ätherische Tätigkeit im Stoffwechsel-Gliedmaßen-System und stärkt also indirekt die Zahnbildung.[342] Diese Polarität der Wesensgliederkonstellation im dreigliedrigen Organismus bildet die Grundlage der anthroposophischen Zahnheilkunde.[343]

Schließlich ist die diabetesspezifische konstitutionelle Therapie zur Verstärkung der Wesensgliederaktivität im Stoffwechsel-Gliedmaßen-System erforderlich.

6.9 Adipositas

Die zentrale Adipositas entwickelt sich, wenn sich die dynamische Wirksamkeit der *oberen Wesensglieder* im Stoffwechsel-Gliedmaßen-System zurücknimmt. Hierfür sind individuell-biografische Ereignisse und seelische Einflüsse ebenso von Bedeutung wie die leibliche Konstitution und damit genetische Faktoren. Eine Vielzahl von Genen ist mit dem Übergewicht assoziiert, ohne dass diesen eine kausal-determinierende Funktion zukommt. So lässt sich die genetische Prädisposition durch die intensive Wesensgliederwirksamkeit im Stoffwechselsystem im Zusammenhang mit Bewegung und Sport relativieren.[344] Bei der zentralen Adipositas kommt es zu einer erhöhten *viszeralen Fettmasse*, zur *Steatosis hepatis*, aber auch zu einem vermehrten Fettgehalt in den *Myozyten* der *Skelettmuskulatur* und in denen des *Herzmuskels*.

Das „Einschlafen“ der höheren Wesensglieder geht mit einem erhöhten Fett-(Triglycerid-)Anteil einher. Mit der Rücknahme der Funktionen des Stoffwechsel-Gliedmaßen-Systems kommt es zu einem relativen Überwiegen des *Nerven-Sinnes-Systems* und damit zur *Sklerose*. Entsprechend sind die hormonellen Qualitäten des Fettgewebes (Adipokine) mit Skleroseprozessen assoziiert (chronische Entzündung (TNF-α im Fettgewebe gebildet, IL-6)), Thrombophilie (Plasminogenaktivator-Inhibitor), Aktivierung des Renin-Angiotensin-Aldosteron-Systems im Fettgewebe und des sympathischen Nervensystems). Umgekehrt bildet der Körper zu wenig Adiponektin, das mit antiinflammatorischen, möglicherweise auch antiarteriosklerotischen Effekten und einer beschleunigten Glucoseaufnahme und Fettsäureoxidation in der Muskulatur (und Leber) korreliert.

Im Seelischen ist auf die *Depression* zu achten [→ 4.2.3 Seelische Phänomenologie beim metabolischen Syndrom]: Oftmals ist die Adipositas der sichtbare Ausdruck einer unausgesprochenen seelischen „Wunde“ bzw. Traumatisierung.

Die Nahrungsaufnahme hat neben ihrer *ernährenden Funktion* auch eine *seelische Komponente*. Sie trägt zum Ausgleich einer angespannten und unruhigen astralischen Organisation bei und führt diese verstärkt in die Stoffwechselprozesse. Deswegen spricht man gelegentlich vom „Trost durch Essen“ („emotional eating“). Darüber hinaus beobachtet man häufig ein geringes Selbstbewusstsein und eine *eingeschränkte Selbstwirksamkeit*.

6.9.1 Therapien bei Adipositas

Für die *therapeutischen Hilfestellungen* ist die Orientierung an dem *polaren Wirken* des *astralischen Leibes* wesentlich.

Dem Patienten mit Adipositas, Trägheit und Schlafbedürfnis steht der ebenfalls adipöse, aber eher wache Patient gegenüber, der zu wenig in die Bewegung kommt.

Die geringe Bewegungsaktivität kann mit einer depressiven Stimmungslage einhergehen. Die Besserung einer depressiven Symptomatik durch *Bewegung* ist gut belegt [→ 4.2.3 Seelische Phänomenologie beim metabolischen Syndrom]. Phosphorus in tiefer Potenzierung unterstützt die dynamische Wirksamkeit der Wesensglieder.

- *Phosphorus D5, D6* (Weleda) Dil. — 10-(10)-0 gtt

Er verstärkt auch die Willensaktivität in der Bewusstseinswelt und der Patient erscheint „geistesgegenwärtiger“. Weitere wesentliche Arzneimittel bei vorherrschender Schwäche und Müdigkeit sind

- *Levico D3* (Weleda) Dil. — 20-20-20 gtt

- *Rosmarinus recens D1, D3* 20-20-20 gtt.
  (Rezepturpräparat, z. B. Apotheke an der Weleda) Dil.

Bei depressiver Komponente empfiehlt sich

- *Hypericum Auro cultum Rh D3* (Weleda) Dil. 20-20-20 gtt.

Zur Verstärkung der *Bewegungs-* und *Stoffwechselwirksamkeit* kommt ebenfalls *Rosmarin* in tiefer Potenzierung (*Rosmarinus recens D3*) zur Anwendung.

Die abbauenden Stoffwechselprozesse fördert

- *Cichorium Plumbo cultum Rh D3* (Weleda) Dil. 20-20-20 gtt.

Die astralische Wirksamkeit ist aus ihrer *Unruhe* und *erregten Anspannung* wieder in die Stoffwechsel-Gliedmaßen-Organisation zu führen. In diesem Zusammenhang wurde bereits auf

- *Bryophyllum 50 %* (Weleda) Trit. 1-1-1 MSP

und auf *Hyoscyamus* hingewiesen [→ 5.5.10 Hyoscyamus]. *Hysteriforme Erregungszustände* sprechen oft auf eine Therapie mit

- *Gencydo 1–3 %* (Weleda) Amp. s.c. bei Bedarf

an. Eine große Bedeutung haben

- *Öldispersionsbäder mit Rosmarin* [→ 5.5.2 Rosmarin, Anhang].

Für die *systemische Wärmetherapie* ist ein gewichtsmindernder Effekt belegt.[345] *Lebensstilveränderungen* hinsichtlich Bewegung und Ernährung müssen die medikamentöse Therapie ergänzen. Eine hastige und schnelle Nahrungsaufnahme schränkt die Sinneserfahrung des differenzierten Schmeckens ein und stellt die metabolische Qualität in den Vordergrund. Aus der bewussten (und dankbaren) Begegnung mit den Nahrungsmitteln, einem Essen mit Andacht, wird durch „fast food“ ein geist- und verständnisloses „Auffüllen“ mit den entsprechenden Konsequenzen. Mit der *Sinneserfahrung der Nahrungsmittel* beginnt bereits die Verdauung in ihrer „kephalen Phase“.

Neben den ernährungsmedizinischen Empfehlungen ist die bariatrische Chirurgie zu erwähnen. Diese kann zu einer Diabetesremission führen, wobei allerdings bei 35 bis 50 % der Patienten im weiteren mehrjährigen Verlauf die Erkrankung wiederkehrt. Die veränderte Wesensgliederkonstellation ist chirurgisch oder interventionell nicht zu korrigieren. Allerdings gehen die Jahre in Remission der Erkrankung mit einer Reduktion mikrovaskulärer Komplikationen einher.[346] Sehr wesentlich sind die psychischen Probleme bis zu dem erhöhten Suizidrisiko.

Der *heileurythmischen Therapie* kommt eine entscheidende Bedeutung zu [→ 5.6 Heileurythmie]. Für die innere Aufgabenstellung stehen die Fragen nach Zielen und *Aufgaben* im Vordergrund. Wofür kann und soll der Patient die „abgelagerte Wärme (Energie)" einsetzen? Im Sinne Nietzsches Ecce homo bekommt also die Besinnung auf das: Wofür „brenne ich?" Bedeutung. Auf die grundsätzlichen Elemente der inneren Aufgabenstellungen geht der Abschnitt [→ 5.8 Individuelle Aufgabenstellung, Biografie, Gesprächstherapie] ein.

6.10 Diabetes und Knochensystem

Die willensaktive Tätigkeit der Wesensglieder im Gliedmaßensystem fördert die physiologische Knochenbildung. Die funktionelle Beziehung zwischen Muskulatur und Knochen bezeichnet man als „functional muscle-bone unit". Insofern sind auch Veränderungen in der Knochenbildung infolge der eingeschränkten Wesensgliederwirksamkeit beim Diabetes mellitus zu erwarten. Ehehalt et al.[347] untersuchten Änderungen der Knochenstruktur bei adipösen Kindern und fanden eine schmalere kortikale Struktur und einen demgegenüber vergrößerten Markraum. Das beschriebene erhöhte Frakturrisiko adipöser Kindern scheint mit dieser Strukturveränderung des Knochens in Zusammenhang zu stehen. Des Weiteren sind sowohl für den Typ-1- als auch den Typ-2-Diabetes Knochenveränderungen bekannt, die man als diabetische Osteopathie bezeichnet. Interessanterweise findet sich hier eine Polarität zwischen beiden Erkrankungsformen. So geht der Typ-1-Diabetes eher mit einer verminderten Knochendichte einher, während sich beim Typ 2 oftmals sogar eine erhöhte Dichte nachweisen lässt. Aufgrund der Einschränkung der aufbauenden Wesensgliederwirksamkeit (Nachtwirksamkeit) beim Typ-1-Diabetes ist die Knochenbildung gestört und es findet sich eine erhöhte Frakturrate. Beim Typ 2 kommt es demgegenüber zu einer Erhöhung der Knochendichte, allerdings auch mit erhöhter Frakturrate. Es bestehen nämlich Strukturveränderungen, die diesen scheinbar „dichten" Knochen als morbide ausweisen. Die Therapie bezieht sich auf die Aktivierung der Wesensglieder im Stoffwechsel-Gliedmaßen-System. Dabei gelten die im Kapitel [→ XXX. 3. Therapie der Osteoporose] dargestellten Gesichtspunkte.

7. Die Diabetes-Folgeerkrankungen im Rhythmischen System und ihre Therapien

Der Diabetes mellitus führt zu Verhärtungs- und Skleroseprozessen im Rhythmischen System. Diabetiker entwickeln früher und häufiger *arteriosklerotische Gefäßveränderungen* und *Skleroseprozesse im kardiovaskulären System* als Nichtdiabetiker. Bereits bei Diagnosestellung weist ein hoher Prozentsatz der Zuckerkranken vaskuläre Schäden auf. Die Sklerose des rhythmisch pulsierenden, arteriellen Gefäßsystems ist beim Diabetes an den Extremitäten peripher lokalisiert, bevorzugt hier vor allem die unteren Gliedmaßen, und ist – im Unterschied zur Arteriosklerose ohne begleitenden Diabetes – nicht segmental, sondern eher diffus über die peripheren Gefäßabschnitte der Gliedmaßen-, Koronar- und zerebralen Arterien verteilt.

Histologisch findet man *Intimaplaques*, unter Umständen eine *diffuse Intimafibrose* und die für den Diabetes typische *Mönckeberg-Mediasklerose*. Im Blut entwickelt sich eine *funktionelle Sklerose* im Sinne der Gerinnungsaktivierung und Hyperkoagulabilität.[348] Die fibrinolytische Aktivität ist (u. a. durch hohe Konzentrationen des Plasminogenaktivator-Inhibitors) vermindert. Des Weiteren treten eine erhöhte Thrombozyten-Aggregabilität und eine vermehrte Plättchenadhäsion auf.[349]

Die *Gerinnung* (Thrombophilie) steht mit der dominanten Wirkung des *Nerven-Sinnes-*, die *Fibrinolyse* mit der des *Stoffwechsel-Gliedmaßen-Systems* in Zusammenhang. Diese polaren Prozesse in ihrem differenzierten Zusammenspiel vermittelt das *Rhythmische System.*

Die für den Diabetes charakteristischen Einschränkungen im Stoffwechsel-Gliedmaßen-System führen entsprechend zu einer *thrombophilen Konstellation* (Dominanz des Nerven-Sinnes-Systems).

7.1 Endotheliale Dysfunktion und arterielle Hypertonie

Die Dominanz des Nerven-Sinnes-Systems verschiebt den Wechsel zwischen Kontraktion und Dilatation des Gefäßes als physiologisches Wechselspiel zwischen formenden und lösenden Prozessen. Der Diabetes begünstigt diese endotheliale Dysfunktion. Hier stehen sich überwiegende konstriktorische (Endothelin, Angiotensin-II, Noradrenalin) und verminderte dilatierende Qualitäten (v. a. NO) gegenüber.

Auf die geisteswissenschaftliche Bedeutung des *Stickstoffs* wurde bereits hingewiesen [→ XI. 3.3.5 Stickstoffmonoxid]. Das von Rudolf Steiner beschriebene Zusammenwirken der „antimonisierenden und albuminisierenden Kräfte"[350] ist zugunsten des antimonisierenden Prinzips verschoben.

Von den makroskopisch sichtbaren Plaques über die prokoagulatorische Qualität bis hin zur endothelialen Dysfunktion findet sich abgestuft dasselbe *sklerosierende Prinzip* wieder, das in der *Dominanz* des *Nerven-Sinnes-Systems* besteht.
Beim adipösen Typ-2-Diabetiker überwiegt die dynamische, zum Stoffwechsel-Gliedmaßen-System gehörende Aktivität der astralischen Organisation mit einer vom Seelischen stark beeinflussten *Hypertonie* [→ XI. 2.1 Polare Erscheinungsformen der arteriellen Hypertonie].
Beim Typ-1-Diabetiker entwickelt sich meist im späteren Krankheitsverlauf die vom Nerven-Sinnes-System bestimmte überformende Hypertonie („weißer Hypertonus"). Sie ist in der Regel Ausdruck einer diabetischen Nephropathie. Damit erscheint eine weitere Besonderheit der polaren Diabetesformen, indem der Typ-1-Diabetes erst im längeren Verlauf ein Hochdruckleiden entstehen lässt, während der Typ 2 bereits frühzeitig eine Hypertonie entwickelt.[351]

7.1.1 Therapeutische Gesichtspunkte

Zur Behandlung der arteriellen Hypertonie siehe [→ XI. 3. Integrative Therapie der arteriellen Hypertonie].

7.2 Arteriosklerose

Die charakteristischen Manifestationen des Skleroseprozesses folgen der *Dreigliederung* des menschlichen Organismus. Im *oberen Menschen* mit der Präponderanz des Nerven-Sinnes-Systems manifestiert sich die zerebrovaskuläre Insuffizienz mit der möglichen Folge des zerebralen Insultes. Im *mittleren Menschen* entwickelt sich die KHK und schließlich im *unteren Menschen* die periphere arterielle Verschlusskrankheit [→ Abb.].

Dabei scheint in der Sklerose des oberen Menschen die überformende Wirkung des *Nervensystems* entscheidend zu sein, während für diejenige der Gliedmaßenorganisation eine ungenügende durchwärmende *Willensaktivität* vorliegt. Seelisch gesehen geht eine überformte, zu wenig durch die Willenstätigkeit im Denken belebte Gedankenwelt mit der zerebralen Gefäßsklerose einher [→ 8. Die Diabetes-Folgeerkrankungen im Nerven-Sinnes-System und ihre Therapien], während eine eingeschränkte Bewegungs- und Willensaktivität die Gefäßsklerose der Gliedmaßen begünstigt. Für die KHK lässt sich sowohl ein überformtes, gestautes Fühlen als auch ein unruhig erregtes, in seiner Qualität zu „waches“ Seelenleben beobachten [→ X. 4.1.2 Seelische Symptomatik].

		Arteriosklerose infolge der Dominanz des Nerven-Sinnes-Systems (Hypercholesterinanämie, Hypertonie)
Denken	Nerven-Sinnes-System	zerebrovaskuläre Insuffizienz
Fühlen	Rhythmisches System	koronare Herzkrankheit
Wollen	Stoffwechsel-Gliedmaßen-System	peripher arterielle Verschlusskrankheit
		Arteriosklerose infolge der Einschränkung der Willensaktivität (z. B. Diabetes mellitus)

Manifestationen des Skleroseprozesses im dreigliedrigen Organismus

Im Hinblick auf die unterschiedlichen *Risikofaktorkonstellationen* erfährt das nur scheinbar einheitliche Krankheitsbild der Arteriosklerose durch die Dreigliederung eine wesentliche Beleuchtung.

Der *sklerosierenden Gefäßkrankheit* im oberen Menschen *(zerebrovaskuläre Insuffizienz)* steht diejenige des Gliedmaßensystems *(peripher arterielle Verschlusskrankheit)* gegenüber. Eine Mittelstellung nimmt die *koronare Herzerkrankung* ein.

Nach Salonen et al.[352] sind Schwere und Ausdehnung autoptisch gefundener arteriosklerotischer Läsionen der Koronararterien und der extracraniellen Strombahn zwar sehr ähnlich, die Korrelation zur arteriellen Peripherie aber nur schwach. Der für die zerebrovaskuläre Gefäßerkrankung so wesentliche Risikofaktor der arteriellen (systolischen) Hypertonie spielt ebenso wie erhöhte LDL-Cholesterinkonzentrationen für die periphere arterielle Verschlusskrankheit „eher eine untergeordnete Rolle".

Für deren *klinische Manifestation* hat nun der Diabetes mellitus als Schwäche der Willensorganisation eine entscheidende Bedeutung. Er führt dabei zu einer Makroangiopathie der Gliedmaßen, die auffallend die peripheren Abschnitte der Beinarterien betont.[353,354,355]

Indem sich die *höheren Wesensglieder* beim Typ-2-Diabetes aus der dynamischen Funktion im Gliedmaßensystem zurückziehen, entsteht die peripher betonte *Arteriosklerose.*

7.2.1 Morbus Mönckeberg

Während die Arteriosklerose der Gefäße vor allem die Intima betrifft, entwickelt sich die Mönckeberg-Sklerose in der *Muskelorganisation* der *Media.* Das dem Blut nahe und seine innere Bewegungsqualität „ertastende" Endothel und die zur Abgrenzung und kapselartigen Verhärtung strebende bindegewebige Adventitia vermittelt die Media.

In der erstmals 1903 von Johann Georg Mönckeberg (1877–1925) beschriebenen Erkrankung kommt es zu herdförmigen bis konfluierenden *Verkalkungen* der extrazellulären Matrix der Media. Die Anzahl der *Muskelzellen reduziert* sich und verkalkt teilweise. Im weiteren Verlauf kommt es zur Ausbildung typischer *Knochenbälkchen* im Sinne einer ektopen Ossifikation. Im Gegensatz zur Arteriosklerose fehlen Lipidablagerungen und Makrophagen.[356]

Wie urbildhaft zeigt sich in dieser häufig mit der diabetischen Polyneuropathie assoziierten Erkrankung die von Rudolf Steiner beschriebene Charakteristik von Krankheitsprozessen: Ein im menschlichen Organismus physiologischer Vorgang (hier die Knochenbildung) wird am falschen Ort zum Krankheitsprozess. Eine knöcherne Kapselbildung, wie sie für die Kopforganisation physiologisch ist, erscheint „als zweites Skelett" im Bereich der Blutgefäße. Die ideelle Metamorphose zwischen Muskulatur und Knochen [→ XXIX. 2.2 Die Polarität im Knochensystem] verschiebt sich innerhalb dieses Krankheitsprozesses zur Knochenbildung.

Bei der *Mönckeberg-Sklerose* dringen verhärtende Prozesse des *Nerven-Sinnes-Systems* als ektope Knochenbildung in die Gefäßorganisation (Mediasklerose). Die Arteriosklerose der Intima als einem dem Stoffwechselsystem nahen Gefäßbereich wird mit einer *chronischen Entzündung* beantwortet, also einer *Reaktionsform* des *Stoffwechsel-Gliedmaßen-Systems*, die schließlich in die *Sklerose* führt.

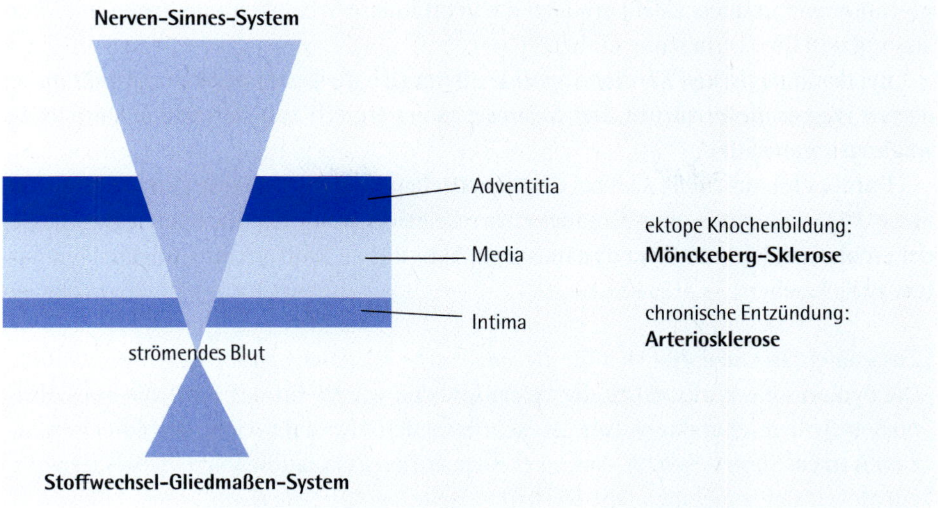

Arteriosklerose und Mönckeberg-Sklerose

7.2.2 Therapeutische Gesichtspunkte

Die Behandlung der Arteriosklerose beschreibt Kapitel [→ X. 4.1.5 Medikamentöse Therapie].

7.3 Diabetische Kardiomyopathie

Beim Diabetes mellitus ist auf eine Herzinsuffizienz zu achten. Die KHK, die hypertensive Herzerkrankung und die diabetische Kardiomyopathie gelten als mögliche Ursache einer *linksventrikulären Dysfunktion* bei Patienten mit Diabetes mellitus. Es finden sich oftmals ausgeprägte Befunde mit Beteiligung multipler Koronargefäße und einem großen Anteil vulnerabler Plaques.[357] Im Rahmen der Herzinsuffizienz lösen sich die astralische und die Ich-Organisation aus dem Stoffwechsel-Gliedmaßen-System und orientieren sich zum Nerven-Sinnes-System. Die durchwärmende Bewegungsfunktion nimmt sich zurück und die sklerosierende Wesensgliederwirksamkeit dominiert. Oftmals entwickelt sich in diesem Zusammenhang eine depressive Stimmungslage, auf die in der Therapie besonders zu achten ist.

Obgleich bei diesen drei Pathologien des Herzens Mischbilder auftreten, lässt sich doch zwischen den Erkrankungen des Gefäßsystems des Herzens (KHK) und seiner Bewegungsorganisation (z. B. diabetische Kardiomyopathie, von der WHO als diabetische Herzmuskelerkrankung bezeichnet) unterscheiden. Zeichen der *diastolischen Herzinsuffizienz* finden sich bei ca. 40 % der Patienten mit manifestem Diabetes mellitus. Sie weisen dabei eine höhere linksventrikuläre Masse, eine dickere myokardiale Wand sowie eine erhöhte Steifigkeit auf. Der häufigste histologische Befund ist die Fibrose, die sowohl perivaskulär als auch interstitiell auftritt. Die bereits charakterisierten advanced glycation endproducts (AGE) erhöhen die ventrikuläre Steifigkeit und gehen mit Fibrosierung und Quervernetzung einher.[358]

Bei der *diabetischen Kardiomyopathie* nimmt sich die *bewegungsaktive Funktion der oberen Wesensglieder* zurück. Der *Skleroseprozess* ergreift zunehmend die kardiale Bewegungsorganisation.

Darüber hinaus findet sich bei der diabetischen Kardiomyopathie eine „kardiale Steatose".[359] Die Steatosis eines Organes entwickelt sich, wenn sich die oberen Wesensglieder „schlafähnlich" aus ihrer dynamischen Aktivität im Stoffwechsel-Gliedmaßen-System zurückziehen [→ 6.2.1 Steatosis hepatis].

Zusammenfassend ergibt sich für *die diabetische Kardiomyopathie* das folgende Bild: Die dynamische Wirksamkeit der Wesensglieder, wie sie für das Stoffwechsel-Gliedmaßen-System charakteristisch ist, schränkt sich ein und weicht der *Orientierung zum Nerven-Sinnes-System.* Aus einer ungestörten Relaxationsfähigkeit des Herzens entwickelt sich zunehmend die *konstriktorische, verhärtende Qualität.*

7.3.1 Therapeutische Gesichtspunkte

Zur Therapie der diabetischen Kardiomyopathie gelten die in [→ X. 4.3.1 Therapeutische Gesichtspunkte] dargestellten Gesichtspunkte und Empfehlungen.

7.4 Kardiovaskuläre autonome Neuropathie, Frequenzstarre des Herzens

Dieses Krankheitsbild ist durch eine Verminderung der parasympathischen, zum Stoffwechselsystem orientierten Wesensgliederwirksamkeit und eine (relative) Zunahme der sympathischen, also zum Nerven-Sinnes-System gerichteten Aktivität der Wesensglieder charakterisiert. Die exzitierte und zum oberen Menschen orientierte astralische Organisation führt zu typischen Veränderungen im Rhythmischen System wie der erwähnten Ruhetachykardie, Belastungsintoleranz, aber auch orthostatischen Problemen mit Schwindel bis zu Synkopen.[360] Der gefährdeten Aufrechte liegt die eingeschränkte Wirksamkeit der Ich-Organisation zugrunde.

Von großer klinischer Bedeutung ist die Frequenzstarre des Herzens als Phänomen der Sklerose im Rhythmischen System. Bei erhöhter Herzfrequenz ist die respiratorische Sinusarrhythmie eingeschränkt bzw. aufgehoben.

Bereits eine geringfügige Hyperglykämie führt zu einer Verringerung der Herzfrequenzvariabilität. So korrelierten in der Framingham-Studie Nüchtern-Glucosespiegel und die Herzfrequenzvariabilität miteinander invers.[361]

Die reduzierte Herzfrequenzvariabilität kennzeichnet eine Reihe weiterer Skleroseerkrankungen des Blutgefäßsystems, wie die KHK und auch die arterielle Hypertonie; sie ist mit einer Häufung des plötzlichen Herztodes assoziiert.[362] Die Sklerosequalitäten des Nerven-Sinnes-Systems überformen das Rhythmische System.

Das sympathische Nervensystem dient der Bewusstseinsorientierung der Wesensglieder, das parasympathische dominiert beim schlafenden Menschen. Rhythmische Phänomene vermitteln das Wechselverhältnis zwischen diesen polaren Funktionen. In der respiratorischen Sinusarrhythmie findet sich der Atemrhythmus wieder. Mit der Inspiration erfolgt die Bewusstseinsorientierung der Wesensglieder, vom relativen Überwiegen des Sympathikotonus begleitet. Bei der Exspiration dominiert der Parasympathikotonus mit schlafähnlicher Wesensgliederwirksamkeit. Der Atmungsrhythmus bildet den Tagesrhythmus mit seinem Wechsel von Bewusstseinserwachen und Schlaf ab.

Im Rahmen der diabetischen autonomen Neuropathie kommt es demgegenüber zu einer zunehmenden Frequenzstarre und damit Sklerosequalität im Rhythmischen System, meistens durch eine unzureichende parasympathische Funktion. Diese Einschränkung der Herzfrequenzvariabilität hat eine große klinische Bedeutung. Eine Basismedikation ist

- *Cardiodoron* (Weleda) Dil. 20-20-20 gtt.

Die weiteren Arzneimittel finden sich in den Kapiteln zu den Herzrhythmusstörungen [→ X. 4.5 Herzrhythmusstörungen] und zur arteriellen Hypotonie [→ XI. 3.4 Salutogenetisch orientierte Arzneitherapie].

7.5 Diabetes und Lungenerkrankungen

Nicht nur das kardiovaskuläre System erfährt im Zusammenhang mit der Diabetes-Manifestation sklerosierende Veränderungen, sondern auch die Atmungsorganisation. So ist seit langem die Beziehung zwischen einer chronisch obstruktiven Lungenerkrankung und Diabetes mellitus (Typ 2) bekannt. Skleroseerkrankungen der Lunge wie die restriktiven Lungenleiden sind bei Typ-2-Diabetes signifikant häufiger (27 % bei Patienten mit langjährigem Diabetes Typ 2 gegenüber 6 % in der Kontrollgruppe).[363] Eine diabetische Nephropathie erhöht dabei das Risiko nicht nur für kardiovaskuläre Sklerose-, sondern auch für die restriktiven Lungenerkrankungen.

Der Diabetes mellitus ist mit sklerosierenden Lungenerkrankungen verbunden. Die Dominanz des Nerven-Sinnes-Systems führt in den Hauptorganen des Rhythmischen Systems – Herz und Lunge – zu Skleroseprozessen.

Obgleich Lunge und Herz aufgrund ihrer besonders betonten rhythmischen Funktion in einer engen Beziehung zu einander stehen, so bilden sie doch auch eine Polarität: Das Herz wendet sich mehr nach innen, die Lunge öffnet sich mit der Atmung nach außen. Dabei ist nicht nur auf die respiratorischen Funktionen zu achten, sondern auch auf das Fühlen des Patienten in seinem seelischen Atmen zwischen Innen- und Außenwelt. Auch hier kann es zu einer seelischen restriktiven oder auch obstruktiven „Ventilationsstörung“ kommen, durch die sich die Innenwelt betont und nicht mehr ausreichend mit der Außenwelt in Verbindung steht. Hier setzen die Heileurythmie und die Kunsttherapie an

[→ IX. 6. Heileurythmie bei den Atemwegserkrankungen]. Die medikamentöse Therapie bei COPD und restriktiven Lungenerkrankungen findet sich in Kapitel [→ IX. Pneumologie].

8. Die Diabetes-Folgeerkrankungen im Nerven-Sinnes-System und ihre Therapie

Das Nerven-Sinnes-System ist in charakteristischer Weise durch den Diabetes mellitus betroffen. Dabei stellt sich der Einschränkung der *Sinnesorganisation* des *Auges* [→ 8.3 Diabetische Retinopathie] diejenige des *Nervensystems* zur Seite. Auf den Schlaganfall geht das Kapitel [→ XIII. 4.1 Therapie der arteriosklerotischen Gefäßerkrankung] ein.

8.1 Demenzielle Syndrome

Schon lange weisen verschiedene Studien auf einen Zusammenhang zwischen *Alzheimererkrankung*, Diabetes und Hyperinsulinämie hin. Luchsinger et al. untersuchten in ihrer Studie an Personen in einem Alter von 65 Jahren und älter, ob ein Zusammenhang zwischen Nüchterninsulin-Spiegeln und der Entwicklung einer Demenz vom Alzheimer-Typ besteht.[364] Erhöhte Spiegel waren zu Studienbeginn bei 39 % nachweisbar, und diese Personen hatten ein doppelt so hohes Risiko, in der Folge eine Alzheimer-Demenz zu entwickeln. Auch ging eine Hyperinsulinämie mit einer signifikanten Abnahme der Gedächtnisleistung einher. Die für die Alzheimer-Demenz bedeutungsvollen Beta-Amyloid-Ablagerungen als „Sklerosequalität" in der Nervenorganisation haben offenbar eine Beziehung zum Diabetes mellitus. Aus Autopsie-Studien ist eine vermehrte Ablagerung von Amyloid in den Inseln des Pankreas bekannt.[365] Die demenzielle Erkrankung (untersucht wurden Gedächtnisfunktion, logisches Denken und phonetische wie auch semantische Flüssigkeit) ist dabei bei Patienten mit Typ-2-Diabetes von der Erkrankungsdauer und der Blutzuckerkontrolle abhängig.[366] Auch besteht eine Korrelation zwischen kognitiver Verschlechterung und dem HbA1c als „Sklerosemarker" [→ 2.2 Die Blutzuckerregulation vor dem Hintergrund der Dreigliederung des Organismus].[367]

Das Beta-Amyloid entsteht intrazellulär durch Spaltung des Vorläuferproteins APP durch die Sekretase beta oder gamma (amyloidogener Pfad) im Golgi-Apparat[368], nicht jedoch bei Spaltung durch die alpha-Sekretase (nicht amyloidogener Pfad). Unter physiologischen Bedingungen bauen verschiedene Enzyme Beta-Amyloid ab oder entfernen dieses über den LDL-Rezeptor aus dem Extrazellulärraum.

Exkurs

Das Beta-Amyloid entsteht durch die zum Wachbewusstsein orientierte Wesensgliederwirksamkeit. Bislang war unklar, wie diese und andere Stoffwechselmetabolite aus dem Nervensystem „entfernt" werden, zumal man davon ausging, dass es im Nervensystem kein lymphatisches Gefäßsystem gibt. Nun metamorphosiert sich das lymphatische Gefäßsystem in der Nervenorganisation in eine andere Qualität: Das zerebrale Gefäßsystem ist von einem perivaskulären Raum umgeben, den füßchenartige Ausläufer der sternförmigen Astrozyten bilden. Der Liquor wird aus dem Subarachnoidalraum in dieses dem Lymphsystem ähnelnde, ringförmig die Blutgefäße umgebende System drainiert, über die arterielle Pulswelle nach zentripetal in das Gehirngewebe geführt, dort durch die Astrozyten in das Parenchym (via Aquaporine) geleitet und schließlich über den perivaskulären Raum der Venen in größere Lymphgefäße über den Hals in das Blutgefäßsystem geführt.[369] Die von dieser drainierenden Flüssigkeit aufgenommenen zerebralen Proteine gehen dann u. a. in den Lebermetabolismus ein bzw. kommen zur Ausscheidung. Tierexperimentelle Untersuchungen zeigen, dass diese „Drainage des Gehirns" vorwiegend im Schlaf erfolgt. Während also im Wachbewusstsein sich die Konzentration des Beta-Amyloids erhöht[370], „beseitigen" regenerative Prozesse während des Schlafs diese „Ablagerungen" und führen sie u. a. in den Leberstoffwechsel. Die von Steiner thematisierte Organpolarität zwischen Nervensystem und Leber leuchtet hier auf: Das Nervensystem dient der Entwicklung des Bewusstseins. Lebenskräfte metamorphosieren in Denkkräfte und führen in die Bewusstseinswelt der Gedanken und Vorstellungen. Die Entwicklung der konturierten Gedanken und Vorstellungen aus dem lebendigen Strom der vorbewussten Denkkräfte ist ein aktiver Prozess der Wesensgliederwirksamkeit im Nerven-Sinnes-System und führt zu Ablagerungsprodukten im Sinne einer Sklerose. Im Schlaf nimmt sich diese Bewusstseinsorientierung der Wesensglieder zurück und ihre zur Leber orientierte Stoffwechselaktivität entfaltet sich. Interessanterweise nimmt in der Nacht der interstitielle Raum zwischen den Nervenzellen durch diesen Flüssigkeitsstrom signifikant zu. Das Gehirn entwickelt eine lymphatisch dominierte „Leberfunktion" während des Schlafs. Der gesamte Vorgang korrespondiert mit Steiners Charakterisierung: „In jeder Wachperiode machen diese [Gedächtnis- und Vorstellungs-] Kräfte die absteigende, bis zum Verfall reichende Entwicklung durch, welche der Gesamtorganismus von der zweiten Lebenshälfte bis zum Tode durchmacht. In jeder Schlafperiode wird dieser Verfall wieder ausgeglichen, und Gedächtnis und Vorstellungskräfte erleben eine Auferstehung."[371] Aus diesem Grunde ist ein physiologischer Rhythmus zwischen Wachen und Schlafen für die gesunde Bewusstseinsentwicklung und damit in der Prävention und Therapie demenzieller Syndrome therapeutisch relevant.

Das *Eisen* ist von entscheidender Bedeutung sowohl für den Erhaltungs- als auch den Funktionsstoffwechsel des Nervensystems. So ist es an regenerativen Prozessen (Myelinisierung) wie auch in den Energiestoffwechsel und die Atmungskette eingebunden.

Hohe Konzentrationen finden sich besonders in der Substantia nigra, Globus pallidus, Nucleus caudatus und dem Putamen[372], also in Arealen, die mit dem GABA- und Dopaminmetabolismus eng verbunden sind. Dopamin dient der bewegungsaktiven Wirksamkeit der Wesensglieder im Gliedmaßensystem. Entsprechend ergibt sich eine funktionelle Verbindung zum Eisen, das darüber hinaus auch als Cofaktor der Tyrosinhydroxylase eine zentrale Stellung in der Dopaminsynthese hat. Physiologisch entfaltet es seine Tageswirksamkeit in der arteriellen Durchblutung des Gehirns und seiner Bewusstseinsfunktionen. Durch diese abbauenden, glucoseverbrauchenden Stoffwechselprozesse metamorphosieren sich Lebenskräfte in diejenigen des Denkens und bilden die Grundlage des gedankengetragenen Wachbewusstseins. Unterbrechung der arteriellen Perfusion führt entsprechend zum Erlöschen des Bewusstseins. Eisen ist bedeutsam für die willensaktiven Prozesse im Bewusstsein. Ein Mangel geht umgekehrt mit Einschränkungen willensaktiver Kognitionsprozesse (Exekutivfunktionen) einher.[373]

Die abbauende Tagesfunktion kann zu stark ausgeprägt sein. Das Eisen entwickelt dann seine toxische, abbauende Wirkung. Es tritt eine vermehrte Eisenablagerung in den von der Alzheimerpathologie betroffenen Hirnarealen auf. Die physiologische Wesensgliederwirksamkeit ergreift das Eisen nicht mehr, es entfällt und „lagert" sich ab. In diesem Zusammenhang sind ROS und damit die Fenton-Reaktion von besonderer Bedeutung: Das Eisen wird nun – wie unten beschrieben – von der abbauenden, entzündlichen Wesensgliedertätigkeit ergriffen, die als chronische Inflammation in die Sklerose führt.

Umgekehrt führt seine eingeschränkte Nachtwirksamkeit, auch zu degenerativen neurologischen Erkrankungen wie der Alzheimer-Demenz. Es kommt also auf die Eisen-Homöostase[374] an und damit auf die physiologische Wirksamkeit der Ich- und astralischen Organisation. Somit ist die Alzheimer-Demenz mit einem gestörten Eisenprozess[375] und damit einem eingeschränkten willensaktiven Wesensgliederwirken verbunden.

Das Tau-Protein hat für die Entstehung neurofibrillärer Bündel bei der Alzheimer-Demenz eine pathophysiologische Bedeutung. Eine Hyperphosphorylierung dieses Proteins, das dem Strukturaufbau für Mikrotubuli im Axon dient, bedingt eine Aggregation zu Polyfilamenten (Neurofibrillenablagerung).[376] Es handelt sich dabei um einen gestörten *Phosphorprozess*. Phosphor dient über den Energiestoffwechsel der dynamischen, willensaktiven Wirksamkeit der oberen Wesensglieder. In der Neuropathologie der Alzheimererkrankung führt er demgegenüber in die Sklerose und „Ablagerung". Zum gestörten Eisen- fügt sich der gestörte Phosphorprozess.

Diese „Ablagerungen" bei den neurodegenerativen Demenzen vom Alzheimer-Typ sind Ausdruck des „Skleroseprozesses" in der Nervenorganisation. Der *neurodegenerativen Pathophysiologie* stellt sich die *vaskuläre Genese* demenzieller Syndrome gegenüber [→ s. Abb.]. Der Skleroseprozess entsteht eben entweder durch die unphysiologische Dominanz des Nerven-Sinnes- (neurodegenerative demenzielle Syndrome) oder durch die eingeschränkte Wirksamkeit des Stoffwechsel-Gliedmaßen-Systems (vaskuläre Demenz) [→ III. 2. Krankheitstendenzen im menschlichen Organismus]. Für die vaskulären Demenzformen (vascular cognitive impairment (VCI), Multiinfarkt-Demenz, subcorticale arteriosklerotische Enzephalopathie, Morbus Binswanger und weitere) ist ein treppenförmiger und nicht schleichend progredienter Verlauf der demenziellen Symptomatik charakteristisch. Allerdings ist davon auszugehen, dass viele Syndrome Mischformen dieser polaren Krankheitsprozesse darstellen [→ Abb.].

Exkurs

Der neurodegenerative Skleroseprozess ist vermutlich mit den advanced glycation endproducts (AGE) verbunden, die bereits als systemische Sklerosequalität beschrieben wurden [→ 4.3.1 Sklerose und Entzündung]. So findet sich eine inverse Korrelation zwischen der Autofluoreszenz der Haut als Marker für die AGE im Gewebe und kognitiven Leistungen.[377] Diese nicht-invasive Methode der AGE-Bestimmung weist auf das wesentliche Phänomen, dass die Haut nach Lichtexposition selber Licht aussendet, also in gewissem Sinne „leuchtet". Diese Autofluorezenz steht mit der Lichtemission einiger biologischer Substrate mit autofluoreszierenden Eigenschaften (z. B. Pentosidin, aber nicht alle AGE-modifizierte Proteine, Fluorophore wie NADH, FAD und Porphyrine) in Zusammenhang.

Den *Skleroseprozessen* stellt sich eine *Entzündung* als salutogenetischer Prozess gegenüber [→ s. Abb.], die allerdings zur *chronischen Inflammation* „erlahmt" und dann selbst zur Sklerose führt.[378] Einige Beobachtungen weisen auf die Bedeutung dieser Neuroinflammation: So fand man erhöhte proinflammatorische Zytokine in Gehirn und Liquor bei neurodegenerativer Erkrankung. Ebenso zeigte sich eine erhöhte Körpertemperatur von 0,1 °C bei Patienten mit Alzheimererkrankung.[379] Auch bei diesem Krankheitsbild ist demzufolge die *duale Qualität der Entzündung* bedeutsam.

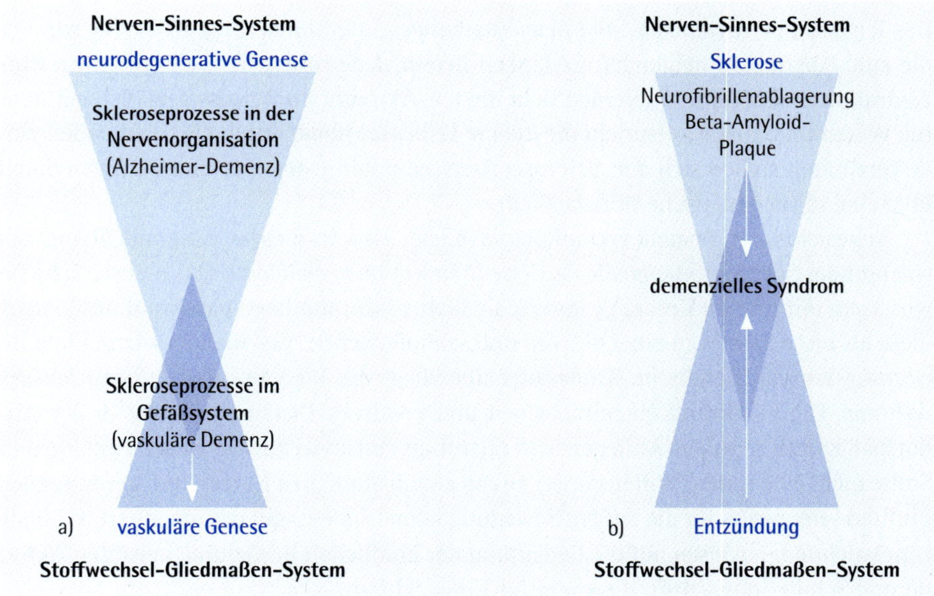

Polare Pathophysiologie demenzieller Syndrome: Sklerose durch Dominanz des Nerven-Sinnes-Systems (neurodegenerative demenzielle Syndrome) bzw. eingeschränkte Wirksamkeit des Stoffwechsel-Gliedmaßen- mit sekundärer Dominanz des Nerven-Sinnes-Systems (vaskuläre Demenz). Bei vielen demenziellen Syndromen sind Mischformen anzunehmen (a). Den Skleroseprozessen stellt sich die Entzündung als Reaktion des Stoffwechsel-Gliedmaßen-Systems gegenüber (b).

Neben den leiblichen und seelischen Risikofaktoren, wozu auch die Depression zählt, haben die *innere, geistige Aktivität* und die *Willensentfaltung* eine wesentliche Bedeutung.

Kommt es nicht nur im Bereich der Gliedmaßenorganisation zu einer Einschränkung der *Willensaktivität*, sondern auch zu einer solchen in der *Bewusstseinswelt*, so disponiert die dadurch entstehende *Dominanz* des *Nervensystems* zur Sklerose im Sinne einer *demenziellen Entwicklung.*

Exkurs

Bei der Diabetes-assoziierten demenziellen Erkrankung sind offenbar nicht alle kognitiven Funktionen gleichermaßen geschädigt. Es kommt v. a. zur Verminderung der Denkgeschwindigkeit und der exekutiven Funktionen (Planung und Umsetzung komplexer Handlungsabläufe). Damit ist die Willensaktivität im Denken besonders betroffen.[380] Umgekehrt scheint ein anspruchsvoller Beruf mit geistiger Aktivität hinsichtlich kognitiver Exekutivfunktionen und verbaler Intelligenz einer demenziellen Erkankung im Allgemeinen vorzubeugen.[381]

Das Ich ist in der *Gedanken- und Bewusstseinswelt* intentional tätig. Der *Wille* wirkt in die zum Abstrakten neigenden Gedanken herein. Jede innere aktive Denkarbeit, Konzentration und Meditation verdeutlicht die Ich-Aktivität im Bewusstsein. Diesem inneren Willen im Denken entspricht die *äußere Willensaktivität* durch die Gliedmaßen. Beide Qualitäten stellen sich den Skleroseprozessen polar gegenüber und verfügen damit über eine salutogenetische Wirksamkeit.

Angesichts der Demenzerkrankungen blickt man in diesem Zusammenhang mit wachsender Sorge auf die *medienbasierte Informationstechnologie.* Das menschliche Bewusstsein nimmt eine Unmenge unterschiedlicher Informationen passiv auf und „lagert" diese ab, ohne dass es zu einer aktiven und schöpferischen Auseinandersetzung und Bewertung kommt. Bereits im Kindesalter überwiegt die *Wissens- und Informationsvermittlung.* Die Förderung eigeninitiativen und kreativen Denkens ist zwar in der Waldorfpädagogik zentrales Anliegen, tritt allerdings sonst viel zu sehr in den Hintergrund. Sollte nicht eine innere Willensaktivität von einem ähnlichen Nutzen und gesundenden Einfluss sein, wie es für die äußere Bewegung beim Diabetes gut dokumentiert ist? Erste Untersuchungen weisen auf die Bedeutung der kindlichen Bewegung, geistigen Aktivität und Schulbildung[382] für die kognitive Entwicklung.

8.1.1 Therapie des demenziellen Syndroms

- *Scleron* (Weleda) Tabl. 2-0-0
- *Plumbum aceticum / Mel comp.* 20-0-0 gtt
  (Rezepturpräparat, z. B. Apotheke an der Weleda) Dil.

begegnen dem Skleroseprozess und bilden in abwechselnden Phasen (z. B. vier Wochen Therapie, vier Wochen Pause) v. a. bei der zerebrovaskulären Insuffizienz [→ XIII. 4.1.2 Therapien bei zerebrovaskulärer Insuffizienz und Schlaganfall] eine *Basisbehandlung.*

Bei *Einschränkungen* des *Bewusstseins*, seiner Formkräfte und *Gedächtnisfunktionen* im Rahmen der demenziellen Syndrome setzt man darüber hinaus

- *Stibium metallicum praeparatum D6* (Weleda) Trit. 1-1-1 MSP

ein, bei *Störungen* des *Kurzzeitgedächtnisses* auch[383]

- *Hippocampus Gl D15* (Wala) Amp. s.c. 2 x wöchentlich.

Zur inneren *Aktivierung* der *Willenskraft* in der Bewusstseinswelt kommt

- *Rosmarinus recens D1, D3* (Rezepturpräparat, z. B. Apotheke an der Weleda) Dil. 20-20-20 gtt

in Betracht. Einige Beobachtungen sprechen für eine Wirksamkeit von Rosmarin-Extrakten bei der Alzheimer-Demenz.[384] Zur *Aktivierung* der *astralischen Organisation* im Nervensystem findet bei Dämpfung des Bewusstseins, auch bei begleitender *depressiver Symptomatik* („als ob das Geistige im Menschen zum Erlöschen gekommen wäre"),

- *Helleborus niger e planta tota D3-D12* (Helixor, Wala) Amp. s.c.

Verwendung.[385] Es ist vermutlich besonders wirksam bei Patienten mit einer adipösen, im unteren Menschen ungeformten Konstitution. Möglicherweise hat

- *Ginseng, ethanol. Decoctum Ø (= D1)* (Weleda) 20-20-20 gtt

bei *nachlassendem Gedächtnis* und *geminderter Konzentrationsfähigkeit* eine Bedeutung (bei Patienten mit eingeschränkter Nierenfunktion im Sinne der aufbauenden „Nierenstrahlung", [→ XXVII. 2.2 Das Stoffwechsel-Gliedmaßen-System der Niere: Tubuli und das Nierenbecken-Kelch-System]).[386]

Gingko biloba hat in phytotherapeutischer Dosierung positive Auswirkungen auf einige Demenz-assoziierte Symptome[387]:

- *Tebonin konzent 240 mg* (Schwabe) Tabl. 1-0-0.

Bei *depressivem Krankheitsbild* kommt

- *Hypericum Auro cultum Rh D3* (Weleda) Dil. 20-20-20 gtt

in Betracht. Dabei ist zu bedenken, dass depressive Störungen generell das Risiko für ein „mild cognitive impairment" (MCI) steigern und auch länger zurückliegende depressive Erkrankungen das Risiko kognitiver Defizite im Alter erhöhen.[388] Der Zusammenhang der Depression mit der Sklerose spricht sich auch in diesen Korrelationen aus. Bei *Verwirrtheitszuständen* setzt man

- *Olibanum comp.* (Weleda) Dil. 20-20-20 gtt
- *Aurum comp.* (Wala) Glb. velati 10-10-10

ein[389], wobei sich Olibanum comp. mehr auf die *neurasthenische*, Aurum comp. auf die *stoffwechselbetonte Konstitution* bezieht.

Bei Unruhezuständen mit aggressivem Verhalten bestehen positive Erfahrungen mit

- *Aurum/Stibium/Hyoscyamus* (Wala) Amp. s.c. 2–3 x täglich.

Für das Bilsenkraut berichten auch homöopathisch orientierte Kollegen positive Therapieerfahrungen bei Unruhezuständen des demenzerkrankten Patienten.

Eine *gestörte Wärmerhythmik* spricht für eine *Viscumtherapie*:

- *Iscador P bis 10 mg* (Iscador) Amp. s.c. 3 x wöchentlich 1-0-0
- *Helixor A bis 50 mg* (Helixor) Amp. s.c. 3 x wöchentlich 1-0-0
- *abnobaVISCUM Abietis bis 2 mg* (Abnoba) Amp. s.c. 3 x wöchentlich 1-0-0

Unter einer Helixor-A-Therapie bei CML beobachtete man eine überzeugende positive Wirksamkeit hinsichtlich der Demenzerkrankung.[390] Die Misteltherapie unterstützt den bisherigen kasuistischen Erfahrungen zufolge die salutogenetischen Qualitäten der Neuroinflammation.

Hinsichtlich der Stoffwechselkontrolle sind signifikante Hypoglykämien zu vermeiden, da schwere Episoden möglicherweise das Demenzrisiko bei Patienten mit Diabetes mellitus Typ 2 im fortgeschrittenen Lebensalter erhöhen[391], obwohl die Ergebnisse hier widersprüchlich sind.[392]

Konventionelle Antidementiva beeinflussen das GABA- und glutaminerge System, leider bislang mit ausgesprochen schwacher Wirksamkeit. Antidementiva vom Typ der Acetylcholin-Esterase-Hemmer wie das Galantamin (aus dem Schneeglöckchen u. a.) führen zu einer Verstärkung der parasympathikotonen Wesensgliederwirksamkeit: Während die sympathikotone Wirksamkeit die astralische Organisation zum Nerven-Sinnes-System orientiert, so die parasympathikotone zum Stoffwechsel-Gliedmaßen-System. Antiglutamaterge Antidemnetiva blockieren die zum Bewusstsein orientierte astralische Wirksamkeit.

Exkurs

Glutamat ist der aktivierende Transmitter im Nervensystem, GABA (Gamma-Amino-Buttersäure) hat demgegenüber neuroinhibitorische Funktionen (Hemmung der Glucagoninkretion im Pankreas und Steigerung der Insulinsekretion). Unter dem Aspekt der Wesensgliederwirksamkeit steht das Glutamat der zum Nerven-Sinnes-System orientierten astralischen Organisation nahe, GABA deren Aktivität im Stoffwechselsystem. Die Tages- und die Nachtwirksamkeit der Wesensglieder zeigt sich in diesen beiden polaren Transmittern. Beide entstammen dem Zitronensäurezyklus: Aus der alpha-Ketoglutarsäure entsteht unter Abgabe von CO_2 durch die Gluaminsäuredecarboxylase GABA, aus alpha-Ketoglutarat durch eine Transaminase Glutamat.[393] Der Zitronensäurezyklus ist nicht zuletzt durch seine Beziehung zur Atmung Instrument der astralischen Organisation. Die abgeleiteten Stoffwechselwege begleiten entsprechend ihr Erwachen (Tageswirksamkeit) auf der Grundlage des Nerven-Sinnes-Systems (Glutamat) als auch ihre umgekehrte Orientierung (GABA), die Nachtwirksamkeit.

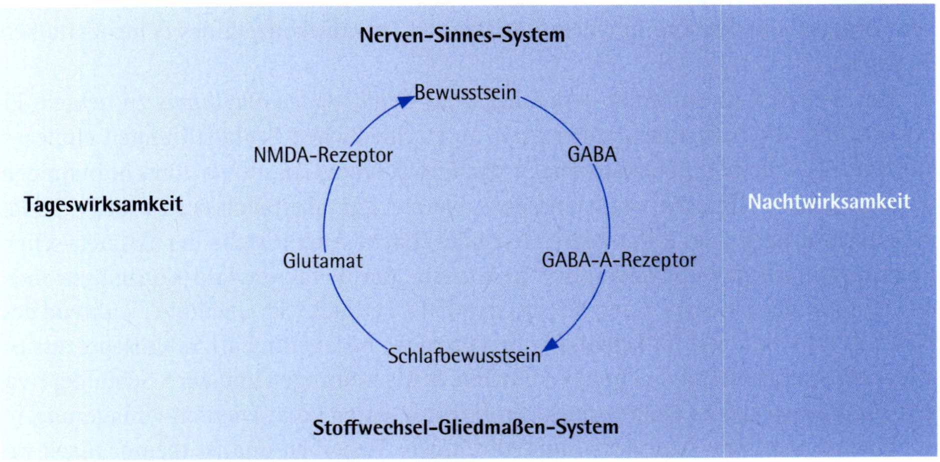

Polare Tages- und Nacht-Wirksamkeit der Wesensglieder

Wesentliche Allgemeinmaßnahmen bestehen in einer ausreichenden *Bewegung*. So weisen epidemiologische Studien darauf hin, dass durch regelmäßige körperliche Aktivität das Demenzrisiko abnimmt.[394] Ebenso kommt der *Ernährung* (z. B. *mediterrane Diät* mit einem hohen Anteil an ungesättigten, damit wärmenahen[395] Fettsäuren) eine wesentliche Bedeutung zu.[396] Der Genuss *roter Fruchtsäfte* (mehr als dreimal pro Woche ein Glas) geht offenbar mit einer hochsignifikanten Verminderung des Auftretens einer Demenz einher.[397, 398, 399] Sie enthalten die hierfür wesentlichen, antioxidativ wirksamen Polyphenole. Der Hinweis Steiners zur Verwendung von Früchten bei Erkrankungen des Stoffwechselsystems[400] (ebenso desjenigen der Nervenorganisation) bekommt in diesem Zusammenhang eine Bedeutung. Ähnliche Gesichtspunkte gelten für *Curcuma*, dessen „blütenverwandte" Qualitäten bis in das Rhizom reichen [→ XXV. 3. Erkrankungen der Gallenorganisation und ihre Therapien] und sulfurische Prozesse in diesen dem Nerven-Sinnes-System entsprechenden Bereich der Pflanze tragen. Aufgrund der klinischen Erfahrung in der stationären Betreuung geriatrischer Patienten empfiehlt Schikarski aus ernährungsmedizinischer Indikation[401]

Curcuma: 1 MSP der frischen, geriebenen Wurzel in 50 ml Wasser geben, 5–7 min. köcheln lassen, dann 200 ml Milch mit 1 TL Mandelöl und einer kleinen Menge Honig hinzufügen, 3 x wöchentlich.

Auch *Schlehen-Ursaft* oder *Granatapfelsaft* kann man in dieser Indikation geben.

Auf die Beziehung der *Adipositas* zur Entwicklung demenzieller Erkrankungen ist ebenfalls hinzuweisen.[402] Auch scheinen sich die Gedächtnisleistung nach *Kalorienrestriktion* (verbale Gedächtnisscores)[403] und kognitive Funktionen durch eine erfolgreiche *Therapie der Insulinresistenz* zu verbessern. Möglicherweise kommt auch in diesem Zusammenhang dem *Rosmarin* eine therapeutische Bedeutung zu [→ 5.5.2 Rosmarin]. Eine Beobachtungsstudie zeigte eine dosiskorrelierte hippocampale Atrophie durch Alkohol, wobei der höhere Konsum auch mit einem schnelleren Abbau der Sprachkompetenz korreliert.[404] Die *äußeren Anwendungen* bis zu den Öldispersionsbädern haben eine herausragende Bedeutung in einem integrativen Therapiekonzept des demenzkranken Menschen.

Des Weiteren ist auf einen *physiologischen Schlaf-Wach-Rhythmus* zu achten. Einerseits geht die Alzheimer-Demenz mit unterschiedlichen Schlafstörungen einher[405], andererseits scheinen Schlafstörungen der Entwicklung kognitiver Einschränkungen vorauszugehen. Möglicherweise sind der zu kurze, ggf. aber auch der zu lange Schlaf wie auch Störungen des Ruhe-Aktivitätszyklus (flache Amplitude in der aktimetrischen Dokumentation) pathophysiologisch bedeutsam. Die Beta-Amyloid-Konzentrationen im Liquor zeigen eine charakteristische circadiane Periodik: Sie sind höher während des Wachens und niedriger im Schlaf. Die beschriebene Ablagerung als Skleroseprozess ist mit der Bewusstseinsentwicklung verbunden. Schlafstörungen und auch Schlafdeprivation führen also ggf. zu einer vermehrten extrazellulären Beta-Amyloid-Ablagerung.[406]

Eine rhythmische Tagesgestaltung gibt innere Sicherheit und ist therapeutisch wesentlich. Zu ihr gehört auch eine ausreichende *Sonnenlichtexposition*. Schon lange ist eine Assoziation des Vitamin D-Mangels mit einem erhöhten Risiko für Alzheimer und demenzielle Syndrome bekannt.[407] Allerdings sind diese Erkrankungen nicht „Vitamin D-Mangelerkrankungen", schon deswegen nicht, da das Sonnenlicht mehr ist, als die gemessene Vitamin D-Konzentration im Blut. So sind tierexperimentell Vitamin D -unabhängige Wirksamkeiten des Lichts, z. B. auf die Darmflora bekannt.[408] In der Therapie des geriatrischen und auch des demenziellen Patienten sollte man eine dem Patienten angepasste Sonnenlichtexposition integrieren. Auf die heilenden Qualitäten des Sonnenlichts, das der Menschen allerdings auch aufnehmen, metamorphosieren, d. h. „verdauen" muss, wies Steiner hin.[409]

Offenbar besteht *keine zwangsläufige Abhängigkeit der Bewusstseinsfunktionen von der Neuropathologie*. So haben ein Drittel der Patienten mit diffusen Ablagerungen von Alzheimerfibrillen keine Gedächtnisstörungen (falls keine weiteren Gehirnerkrankungen vorliegen). Dies zeigten autoptische Untersuchungen an 130 Nonnen im Alter von 75 bis 102 Jahren, die kurz vor ihrem Tod neuropsychologisch getestet worden waren. „Selbst unter den Nonnen im neuropathologisch schwersten Stadium der Alzheimererkrankung hatten acht Prozent keine Gedächtniseinschränkungen."[410]

8.1.2 Heileurythmie, künstlerische und Psychotherapie

Bei dem demenzerkrankten Patient haben die Heileurythmie, Kunst- und Psychotherapie eine wesentliche Bedeutung. Der Patient verbindet sich durch die Bewegungstherapien intentional mit seinem Leib und befreit durch koordinative Bewegungen, Rhythmen und vor allem die konsonantierenden als auch vokalisierenden Lautbewegungen der Heileurythmie [→ V. Heileurythmie] die Wesensgliederwirksamkeit aus den Skleroseprozessen und lenkt sie in die aufbauende Aktivität. In der Kunsttherapie ist die Musik von besonderer Bedeutung, aber auch das Malen und das Plastizieren regen den Patienten in seinem künstlerischen Tun an. Die Sprachtherapie ist in mehrfacher Hinsicht hilfreich. Sie richtet sich an die aus dem gesamten Organismus und seiner Bewegungsfähigkeit entwickelte Sprache, auf deren seelischen Ausdruck und geistige Bedeutung. Sie spricht den Patienten in einem Bereich an, der mit seinem Ich-Wesen in direkter Beziehung steht. Die Pflege des Interesses an der Umwelt, Sinnes- und Wahrnehmungsschulung, geistige Aktivität und spirituelle Beschäftigung haben offensichtlich positive Auswirkungen. So wurde eine Verlangsamung der kognitiven Verschlechterung durch Religiosität[411] beschrieben. Darüber hinaus gilt es, die Willensaktivität im Denken und damit die Kreativität und Beweglichkeit zu fördern, sowie das Bewusstsein im Sinne eines lebendigen Interesses für die Welt und die Natur zu erweitern [→ 5.8 Individuelle Aufgabenstellung, Biografie, Gesprächstherapie]. Wesentlich ist auch die aktive Unterstützung der Sinneswahrnehmung, die dem Patienten die Welt öffnet, statt ihn in seiner Abgeschlossenheit zu belassen. Mehrjährige meditative Übungen können vermutlich der altersbedingten kortikalen Atrophie entgegenwirken[412] und die aufbauende Nachtwirksamkeit der Wesensglieder verstärken.

8.1.3 Die Begleitung des demenzkranken Menschen

Die pflegerische und ärztliche Begleitung des demenzkranken Menschen stellt erhebliche *Herausforderungen*. Die naheliegende Einschätzung, doch nicht mehr helfen und dieses Krankheitsbild „umkehren" zu können, lässt einen therapeutischen Nihilismus entstehen, der den Willen zum Heilen und damit auch das Streben des Erkrankten zum Gesunden lähmt. In dem dargestellten Sinne kommt es darauf an, die möglichen *therapeutischen Verbesserungen* durch die unterschiedlichen Heilmittel (unter Einsatz der Kunst-, insbesondere der Musiktherapie, Heileurythmie und der äußeren Anwendungen, rhythmischen Massage und der Öldispersionsbäder) anzustreben. In der Beziehungsgestaltung sind insbesondere bei einem unruhigen, gegebenenfalls aggressiven Verhalten, in denen das Schattenwesen des Menschen (Doppelgänger) wirkt und von der Individualität nicht zu lenken ist, erhebliche Hürden zu überwinden. Schließlich stellt sich immer wieder die Frage nach dem Sinn einer solchen, den Menschen verstellenden Erkrankung. Bei vielen anderen Leiden ist die innere Frucht, die sich aus dem Krankheitsverlauf entwickelt, ahnungsweise zu erfassen. Gibt es eine solche bei demenzerkrankten Menschen?

Mit der fortschreitenden Demenz kann sich die Individualität immer weniger offenbaren. Unter diesem Aspekt ist es besser, dem Wortsinn nach nicht von „geistlosen" (dementen) Patienten, sondern von „verhüllten" Menschen zu sprechen. Diese verlieren zunehmend ihre Verankerung in den Welten, in denen sich das alltägliche Leben vollzieht: Aus der Welt des *Räumlichen* (örtliche Desorientierung), der *Zeitwelt* (zeitlicher Orientierungsverlust) und auch aus der *Innenwelt* (fehlende Orientierung zur eigenen Person). Der Abschied aus der räumlichen Welt ist häufig mit dem Wunsch „nach Hause" zu gehen verbunden. Es ist ein zentrales Bild für den beginnenden Trennungsprozess des geistig-seelischen Wesens aus der Leiblichkeit. Die Lösung aus der Zeitwelt führt zu Veränderungen des Gedächtnisses: Eltern und andere längst gestorbenen Menschen können eine wie real erlebte Gegenwärtigkeit bekommen. Es sind Ähnlichkeiten erkennbar, die – in mehr oder weniger krankheitsbedingter Verzerrung – an die Lebensübersicht im Zusammenhang mit den Nahtod-Erfahrungen erinnern. Andere Wirklichkeiten beginnen in das innere Erleben hineinzuleuchten. Die Lösung aus der Innenwelt steht mit dem Verlust der gedanklichen Selbstbestimmung in Zusammenhang. Durch erinnerbare Erlebnisse, Situationen und Erfahrungen entsteht ein Bild der Individualität wie im Spiegel dieser Vorstellungs- und Gedankenwelt. Wenn diese Inhalte aus dem Bewusstsein weichen und nicht mehr „erinnert", d. h. in den seelischen Innenraum geführt werden können, schwindet das Persönlichkeitsbild dieses Erdenlebens – allerdings nicht die Individualität. Wie der Verlust des Spiegels das Bewusstsein der personalen Erscheinung auslöscht, aber keineswegs den Menschen in seiner Wirklichkeit, so beeinträchtigt auch die fehlende Spiegelungsfunktion des Nervensystems nur das „Spiegelbild" und nicht den Wesenskern des Menschen.

Demenz als eine „Verhüllung" des Wesens des Menschen steht mit weiteren Eigenschaften der Hüllebildung in Beziehung. Die embryonale Entwicklung des Menschen umschließen vier Hüllen. In diesem umhüllten Raum entwickelt sich das leibliche Wesen. Aus dem Umkreis der Hüllen ziehen die Wesensglieder in die werdende Leibanlage ein. Hüllen umschließen also einen Raum des Werdens, der Entwicklung, der einer möglichen Geburt entgegengeht. Eine entsprechende innere Haltung kann sich dem demenzerkrankten Menschen gegenüber entwickeln: Wenn wir in sein gelebtes Leben blicken, so zeigen sich oftmals große biografische Ereignisse, manchmal herausragende Leistungen, menschliche Beziehungen, ggf. besondere künstlerische Fähigkeiten, die nun in der Erkrankungsphase „verhüllt" und für Außenstehende unsichtbar geworden sind. Was mag sich nun in dieser Umhüllung und „Embryonalzeit" entwickeln und einer ferneren Zukunft als nun nicht leiblicher, sondern geistiger Geburt entgegen gehen? Es kommt in der Betreuung dieser Patienten entscheidend darauf an, in welcher Stimmung und therapeutischen Gesinnung man sie begleitet. Die Verhüllung verschließt viele Wirksamkeiten und Aktivitäten im täglichen Leben. Der Mensch strahlt nicht mehr sein Wesen ungetrübt in den Umkreis. In welche Gebiete leuchtet nun der Geist des Patienten, wenn er nicht mehr in gewohnter Weise seine Mitwelt erreicht? Auch diese Frage ist hilfreich in der Patientenbegleitung. Vielleicht geht von diesen Menschen ein Licht aus, das sich zwar nicht mehr kognitiv äußert, sondern in die geistige Welt strahlt und hier einen wichtigen Beitrag für kommende und gehende Menschen im Umkreis der Schwellen von Geburt und Tod leistet. In jedem Fall sollten wir uns von der herabwürdigenden Beschreibung desjenigen,

„was er nicht mehr kann", verabschieden oder sie gar zur Grundlage „ethischer" Bewertungen über die „Sinnhaftigkeit" des Lebens machen. Indem der erkrankte Mensch den gewohnten Halt in Raum, Zeit und auch durch das Wissen um seine eigene Persönlichkeit verliert, ereignen sich wesentliche Entwicklungen, die zu neuen, geistigen Stützen führen.

Der *demenzkranke Mensch* löst sich aus den *drei Welten (Raumes-, Zeit- und Innenwelt)*, indem sich das *Auge* für die *Diesseitigkeit* immer mehr schließt und für die *geistige Welt* zunehmend öffnet.

Hier sind nun einige wesentliche Beobachtungen bedeutsam. So zeigte sich, dass bei bewusstseinseingeschränkten Patient anderer Ursache dennoch über eine innere Reflexivität und ein Denkvermögen verfügt [→ XXXII. 3.1 Der komatöse Patient]. Trotz der äußerlich bestehenden Bewusstlosigkeit vollziehen sich innere *Denkprozesse.*

Darüber hinaus sind Veränderungen im *Fühlen* erkennbar. Gerhard Winkel berichtete in diesem Zusammenhang aus der Begleitung seiner demenzerkrankten Ehefrau: „Ich habe in den zwei Jahren Begleitung gelernt: Nur der intellektuelle Teil ist durch die Demenz geschädigt; der ‚Gefühlsmensch' tritt gleichsam ungeschützt und ungefiltert hervor." Und er fasste diese Begegnungsqualität mit dem aus der Verwirrung herausstrahlenden Wesen in die folgenden Zeilen[413]:

engel sind schattenlos
haben keine kontur
sie leben zeitlos
im wesen der dinge
du wirfst noch schatten
manchmal
nur für augenblicke
leuchtest du selbst wie die sonne
dein schatten vergeht
im seelenlichte
das du ausstrahlst
und plötzlich blickt alle schöpfung auf dich

Im Weiteren entwickelt sich der Demenzerkrankte immer mehr zu einem *Umkreiswesen.* Die Gemeinschaft der Betreuenden muss versuchen, in seinem Sinne zu denken, empfinden und auch zu handeln und Lebensentscheidungen zu treffen. Sein Wesen wird wie aufgenommen von dem Menschenumkreis. Sein *Wille* kann intuitiv im Willen der Betreuenden anwesend sein. Eine tiefe Begegnungsqualität ist dadurch möglich.

Insofern haben wir es bei den *demenziellen Syndromen* mit einem *Lösungsprozess* zu tun, der dem *Sterbeprozess* in manchem vergleichbar ist und diesen mitten in das Leben stellt.

Kommt es dann zu dem „eigentlichen" Sterben, so ist immer wieder erstaunlich, dass vorher in hohem Grade demente Patienten plötzlich wieder wie geistig gegenwärtig sind und für Augenblicke dieser Schleier der Demenz, der ihr Wesen verhüllt, wie abzufallen scheint („paradoxe Luzidität"[414]). Diesen Momenten folgt dann aber meistens rasch der Todesaugenblick.

Insofern scheint sich auch in der Demenz eine wesentliche innere Metamorphose zu ereignen, die Keime für die entfernte Zukunft des Betreffenden legt. Für den Menschenumkreis verlangt sie die Entwicklung von Menschlichkeit und Fürsorge, für die gegenwärtige Kultur stellt sie Fragen nach einem Menschenbild, welches das seelische und geistige Wesen des Menschen einschließt und damit überhaupt erst der Unantastbarkeit der Menschenwürde die eigentliche Grundlage gibt.

Nahestehende Menschen und Begleiter machen, in einem viel stärkerem Maße als oft angenommen, diese Lösungsprozesse der Wesensglieder mit. Wir sind durch die Begegnung eng mit dem anderen Menschen, seinem Schicksal verbunden und nehmen vieles von ihm in unsere eigene Seele auf. Dieser Tatbestand ist zwischenzeitlich durch die beschriebenen Funktionen der Spiegelneurone bekannt, die mit der Wahrnehmung der höheren Sinne des Menschen (Sozialperzeption (Peter Heusser)) in Zusammenhang stehen. Diese besondere Situation ist in der Begleitung des Patienten und auch des Umfeldes der Angehörigen zu beachten. So kommt es vor, dass durch die ständige Begleitung eines sterbenden Patienten Angehörige sich diese Prozesse selbst „zu eigen machen" und an Kraft verlieren. Hier braucht es eine rhythmische Gestaltung in der zeitlichen Abfolge der Betreuung und auch das Achten auf die verborgenen spirituellen Aspekte, die im Sterben Keime für das Werdende und Zukünftige erscheinen lassen.

8.2 Diabetische Polyneuropathie

Die distal symmetrische, sensible oder sensomotorische Polyneuropathie ist die *wichtigste klinische Manifestation* der peripheren diabetischen Neuropathien. Sie beginnt oftmals peripher (Zehen, Füße) und breitet sich nach proximal aus. Patienten mit diabetischer Polyneuropathie (PNP) klagen häufiger über *Parästhesien* und *Schmerzen.* Sie werden als brennend, bohrend, krampfartig, stechend oder auch einschießend charakterisiert. Neben diesen sogenannten Positivsymptomen im Sinne eines Erwachens von Bewusstseinsqualitäten am „falschen Ort" gibt es die Negativsymptome mit *eingeschränkter Sensibilität* und *geminderte Wahrnehmung* von Schmerz und Wärmequalitäten.

Die *astralische Organisation*, die physiologischerweise in der Bewegung des Gliedmaßensystems wirkt, nimmt ihre dynamische Funktion zurück und erwacht in *pathologischen Bewusstseinsqualitäten* (Parästhesien, neuropathische Schmerzen).

Bewegung führt sie wiederum in ihr physiologisches Wirken in der Gliedmaßenorganisation. Aus diesem Grunde berichten Patienten oft von einer Besserung der Beschwerden beim Gehen. Durch Bewegung kommt es zu einer signifikanten Schmerzreduktion und zu einer bioptisch gesicherten Zunahme des Branchings intraepidermaler Nervenfasern.[415]

In der Nacht löst sich die astralische Organisation nicht ausreichend aus dem Organismus. Charakteristisch ist in diesem Zusammenhang die *nächtliche Exazerbation* der *Schmerzen*. Die ungenügende Wirksamkeit der oberen Wesensglieder führt des Weiteren zur schlaffen Parese der diabetischen Polyneuropathie. Schmerz und Lähmung erscheinen hier in einem besonderen Zusammenhang. Im Verlauf der diabetischen Neuropathie kann es zu einer Steh- und Gangunsicherheit kommen.

Die ungenügende Aktivität der oberen Wesensglieder im Stoffwechsel-Gliedmaßen-System ist auch für die *Depression* charakteristisch [→ 4.2.3 Seelische Phänomenologie beim metabolischen Syndrom] und lässt sich durch Bewegung bessern. Entsprechend findet sich bei der diabetischen Neuropathie oftmals eine depressive Stimmungslage, wobei zusätzliche reaktive Komponenten zu berücksichtigen sind.

An dieser Stelle sei auch auf das *Restless-legs-Syndrom* hingewiesen, das häufig als sekundäre Form bei der diabetischen PNP auftritt. Es handelt sich um unangenehme Empfindungen, die in der Tiefe der Beine und v. a. nachts auftreten. Sie gehen mit einem Bewegungsdrang einher, wobei diese die Beschwerden bessert. Auch hier handelt es sich um ein pathologisches „Erwachen" des astralischen Leibes, den die Bewegung in sein physiologisches Wirken zurückführt. Die therapeutischen Gesichtspunkte stellt das Kapitel [→ XXII. 5.4 Arzneimittel für den schlafgestörten Patienten] dar.

Zusammenfassend findet sich bei der *diabetischen Polyneuropathie* das für die *Zuckerkrankheit* entwickelte Bild: Die *oberen Wesensglieder* ergreifen unzureichend das *Stoffwechsel-Gliedmaßen-* und orientieren sich zum *Nerven-Sinnes-System.*

8.2.1 Therapie der diabetischen Polyneuropathie

Die Behandlung der diabetischen Polyneuropathie ist eine besondere Herausforderung. Therapeutisch sind die *oberen Wesensglieder*, die sich aus ihrer bewegenden Funktion in den Gliedmaßen gelöst haben, wieder mit diesen zu verbinden. Die sensorischen Beschwerden weisen auf den im Sinne des oberen Menschen erwachenden *astralischen Leib*, die gegebenenfalls bestehenden peripheren Paresen auf die zurückgenommene bewegende Funktion der *Ich-Organisation* und des *astralischen Leibes.* Eine wesentliche therapeutische Bedeutung haben Bewegung[416] und Heileurythmie. Ein zentrales Arzneimittel ist *Arnika* in tiefer Potenzierung. Man injiziert es zusammen mit *Skorodit* in mittlerer Potenzierung. Skorodit steht als Eisen-Arsenverbindung mit dem pathologisch erwachenden astralischen Leib in besonderer Beziehung.

- *Arnica, Planta tota Rh D3, D6* (Weleda) Amp. s.c.

bzw.

- *Arnica e planta tota D3, D6* (Wala) Amp. s.c.

zusammen mit

- *Skorodit D8* (Weleda) Amp. s.c. täglich bis mehrmals wöchentlich

Den unterschiedlichen Schmerzqualitäten im Zusammenhang mit der diabetischen Polyneuropathie begegnen die in [→ XXI. 4 Anthroposophische Therapiekonzepte in der Schmerztherapie] genannten Arzneimittel. Äußerlich hat sich die Anwendung von

- *Rosmarinus, Oleum aethereum 10 %* (Wala) als Öldispersionsbad

bewährt. Rimpau (Neurologie, Gemeinschaftskrankenhaus Herdecke) berichtete bereits 1996 über seine klinischen Ergebnisse: „Unsere jahrzehntelange Erfahrung zeigt, dass, nach möglichst genauer Diagnosestellung, Ausschalten von Risikofaktoren, Behandeln der Grundkrankheit, Etablierung der ‚physikalischen Maßnahmen' von einer vier- bis sechswöchigen stationären Behandlung mit drei- bis fünfwöchentlichen Rosmarin-Öldispersionsbädern pro Woche alle Patienten profitieren."[417]

Vielfach schätzen die Patienten

- *Aconit Schmerzöl* (Wala) bis mehrmals täglich.

Bei Polyneuropathien mit Plussymptomatik wie *Kribbelparästhesien* und *neuralgieformen Schmerzen* bestehen (insbesondere bei *neurasthenischer Konstitution*) positive Erfahrungen[418] mit

- *Aranea ex animale Gl D30* (Wala) Amp. s.c. initial täglich, dann 2 x wöchentlich

Bei diabetischer Polyneuropathie ist das Präparat allerdings schlechter wirksam. Gegebenenfalls gibt man dann

- *Crotalus terrificus D30* (Weleda) Amp. s.c. 1-0-0

bei nächtlicher Verschlimmerung. Erfahrungen bestehen bei Brachialgia parästhetica nocturna.[419]

Eine *Bewegungstherapie* verbessert das Beschwerdebild: Im Schmerz orientiert sich der astralische Leib zum Nerven-Sinnes-System. Durch Bewegung und Gleichgewichtsübungen verbindet er sich wiederum mit dem Stoffwechsel-Gliedmaßen-System, was zu einer Reduktion der Beschwerdesymptomatik führt.[420]

Das *Restless-legs-Syndrom* bedarf einer ähnlichen therapeutischen Begleitung [→ XXII. 5.4 Arzneimittel für den schlafgestörten Patienten]. Die konventionelle *L-Dopa-Medikation* „zwingt" die höheren Wesensglieder zum Eingreifen in den Organismus. Eine ähnliche Qualität erreicht die quantitative *Eisengabe* (bei vorhandenem Eisenmangel) und weist dadurch bereits auf die anzustrebende Verstärkung des Wesensgliederwirkens hin. Therapeutisch wendet man

- *Mygale comp.* (Weleda) Dil. (15)-(15)-15 gtt

zusammen mit

- *Cuprum aceticum / Zincum valerianicum* (Weleda) Dil. (15)-(15)-15 gtt

an. Auch erfahren einige Patienten unter einer *Injektionstherapie* mit

- *Rosmarinus, Infusum D4* (Weleda) Amp. s.c. 1 x täglich

zusammen mit

- *Magnesium phosphoricum acidum D6* (Weleda) Amp. s.c.

eine Besserung. Darüber hinaus bestehen positive Erfahrungen[421] mit

- *Calcium Quercus Inject* (Wala) Amp. s.c. 1 x täglich

und

- *Cuprum aceticum / Zincum valerianicum* (Weleda) Dil. (15)-(15)-15 gtt.

Auch Bryophyllum scheint das Restless-legs-Syndrom positiv zu beeinflussen.[422] Bei innerer Unruhe gibt man es auch tagsüber, ansonsten zur Nacht

- *Bryophyllum 50 %* (Weleda) Trit. (1 MSP)-(1 MSP)-1/2 TL.

8.3 Diabetische Retinopathie

Im Bereich der *Sinnesorganisation* des oberen Menschen ist vor allem der *Sehsinn* betroffen, und zwar in allen drei Bereichen seines dreigliedrig aufgebauten Organs [→ Abb.].

Im Unterschied zum sphärisch umschlossenen zentralen Nervensystem öffnet sich die „Knochenschale" der Orbita nach außen. Umhüllt die Schädelkalotte die Nervenorganisation, so umschließt die Orbita ein Sinnesorgan, das mit seinen Augenmuskeln eine Bewegungsorganisation entwickelt. In den Sinnesorganen und dem Wahrnehmungsprozess lebt eine intentionale *Willensaktivität*, die sich im aktiven „Blicken" und Wahrnehmen erfahren lässt. Willensnähe in der Sinnesorganisation und *Gedankennähe* des Nervensystems stehen sich gegenüber.

Zieht sich diese *dynamische Wirksamkeit* der *oberen Wesensglieder* im *Wahrnehmungsprozess* zurück, so entwickeln sich auch hier *Skleroseprozesse.*

Augenmuskelparesen sind beispielsweise beim Diabetiker häufiger als beim Nichtdiabetiker. Bezüglich der therapeutischen Empfehlungen sei auf die entsprechende augenärztliche Literatur verwiesen.[423]

Nerven-Sinnes-System	Rhythmisches System	Stoffwechsel-Gliedmaßen-System
Retina	Iris, Linse	Augenmuskulatur, Ziliarkörper, Tränendrüse
diabetische Retinopathie	Rubeosis iridis, Katarakt (ggf. neovaskuläres Glaukom)	Augenmuskelparesen

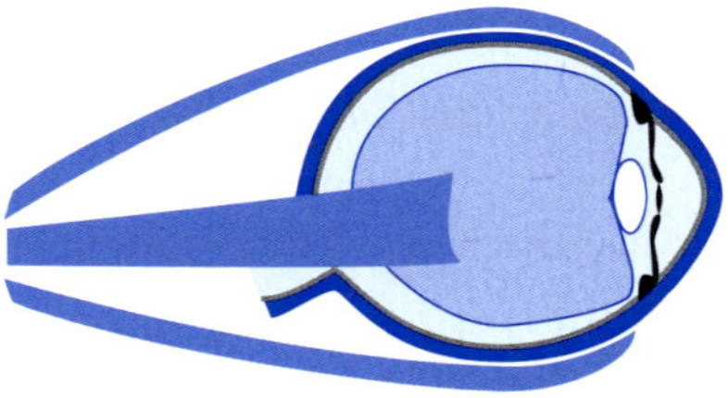

Erkrankungen des Auges bei Diabetes mellitus

8.3.1 Retinopathie und diabetische Nephropathie

Auge und *Niere* stehen beim Diabetes in einer charakteristischen Beziehung, was die an dieser Stelle überraschende Erwähnung der Nierenbeteiligung begründet.

Diese ist durch verschiedene pathologische Prozesse bedingt. Dabei ist neben anderen renalen Krankheitsmanifestationen besonders der glomeruläre Bereich der Niere betroffen.[424] Er steht unter dem Gesichtspunkt der Dreigliederung mit dem *Nerven-Sinnes-System* in Beziehung [→ XXVII. 2.4 Geisteswissenschaftliches Verständnis der Nierenfunktion].

Rudolf Steiner wies auf einen Zusammenhang von Nieren- und Augenorganisation. Es sind gestaltende Prozesse, die von der Augenorganisation, vom gesamten Haupt während des Schlafes in den Organismus hereinwirken. „Das Auge hat, so wie alle Organe des Hauptes, eine doppelte Aufgabe: erstens die Korrespondenz mit der Außenwelt durch das Sehen zu vermitteln. Das geschieht während des wachen Lebens. Während des Schlafeslebens wirkt das Auge mit seiner Umgebung, namentlich mit seiner Nerven- und Blutumgebung zurück auf den physischen Organismus, insofern dieser der Stoffwechsel-Gliedmaßenorganismus ist, und es wirken zum Beispiel während des Schlafes die Kräfte des geschlossenen Auges auf das Nierensystem des Menschen und prägen dem Nierensystem das kosmische Bild ein. Andere Organe des Hauptes prägen anderes aus dem Kosmos dem Stoffwechsel-Gliedmaßensystem ein. Und so haben wir für den physischen Leib unsere Schlafenszeit vor allen Dingen dazu, daß die Kräfte des Hauptes gestaltend wirken auf den Stoffwechsel-Gliedmaßenmenschen.“ [425]

Die *diabetische Nephropathie* [→ XXVII. 4.2 Diabetische Nephropathie] tritt sowohl beim *Typ-1-* als auch beim *Typ-2-Diabetes* auf. Die sich auf unterschiedlichen Wegen entwickelnde

Niereninsuffizienz (Glomerulopathie, vaskuläre Ursachen) mündet letztlich in eine ähnliche Wesensgliederwirksamkeit: Der *astralische Leib* durchdringt nicht mehr ausreichend den Organismus und verbleibt in einer zum oberen Menschen gehörenden Wirksamkeit. Diese geht mit *Skleroseerkrankungen* einher.

Selbst eine *geringe Einschränkung* der Nierenfunktion steigert das kardiovaskuläre Risiko erheblich.

Die mit dem *astralischen Leib* so eng verbundene Niere wird im Falle ihrer Erkrankung zu einem „Indikatororgan" für das unphysiologische Wirken dieses Wesensgliedes und die damit zusammenhängende Sklerosetendenz.

Die Behandlung der Nephropathie stellt das Kapitel [→ XXVII. 4.2 Diabetische Nephropathie] dar.

8.4 Höreinschränkungen bei Diabetes

Die Einschränkungen in der Sinnesorganisation betreffen auch den Hörsinn. Dabei treten Verschlechterungen in der Audiometrie, den auditorischen Hirnstammpotenzialen und der otoakustischen Emission auf.[426,427] Diese Veränderungen gibt es sowohl beim Typ-1- als auch beim Typ-2-Diabetes. Auch beim Hören unterscheiden wir die rezeptive, aufnehmende Funktion von der willenshaften Intentionalität des Wahrnehmens, die in jedem aktiven Zuhören erfahrbar ist. Obgleich die Krankheitsprozesse der Ohrorganisation bislang nicht ausreichend bekannt sind und sich – anders als bei der gut einsehbaren Retina – dem unmittelbaren Zugang entziehen, dürften auch hier Skleroseprozesse an der Hörverschlechterung beteiligt sein. Es bestehen derzeit noch keine hinreichenden kasuistischen Erfahrungen bei der Therapie der Diabetes-assoziierten Höreinschränkung.

8.5 Hauterkrankungen bei Diabetes

Die Haut ist in einer ihrer wesentlichen Funktionen ein großes, den menschlichen Organismus umschließendes und nach außen abgrenzendes Sinnesorgan. Aus diesem Grunde seien ihre mit dem Diabetes-assoziierten Erkrankungen im Abschnitt über das Nerven-Sinnes-System erwähnt.

Die *Dreigliederung der Haut* führt über ihre differenzierte Nerven-Sinnesorganisation zu rhythmischen Prozessen und schließlich zu ihren Stoffwechselfunktionen und regenerativen Potenzialen [→ XVIII. 5.14.2 Malignes Melanom]. Die Haut ist dabei nicht nur ein umhüllendes Organ, sondern trägt die äußerlich sichtbare Gestalt des Menschen. Die Ich-Organisation wirkt in der Haut gestaltend. Sie formt über das Nerven-Sinnes-System dieses Organ und bildet im physischen Organismus eine Art Gerüst oder Phantom. In den Schleimhäuten wirkt die Ich-Organisation demgegenüber prozessual in den Stoffwechselprozessen.

Der Aufbau der Epidermis steht im Spannungsfeld dieser Polarität: in ihren basalen Zellschichten (Stratum basale) dominieren Lebens- und Stoffwechselprozesse. Die Wesensglieder wirken hier in ihrer aufbauenden, organbildenden Funktion. Es verlaufen Regenerationsprozesse mit zahlreichen, tageszeitlich schwankenden Mitosen. Zur Hautoberfläche hin, also mit dem Übergang vom Stratum spinosum, granulosum, lucidum und schließlich corneum, nehmen diese aufbauenden Lebensprozesse ab, es kommt zur zunehmenden Dominanz der vom Nerven-Sinnes-System ausgehenden formenden und vitalitätsmindernden Wesensgliederwirksamkeit. Das Stratum corneum bildet schließlich den Abschluss. Aus der aufbauenden Wesensgliederaktivität hat sich eine andere entwickelt, die zu äußerer Abgrenzung, Gestalt und widerstandsfähiger, fester Struktur führt.

Die Wirksamkeit der Ich-Organisation kann nun in polarer Weise eingeschränkt sein: Kommt es zu einer zu starken Wirksamkeit des Nerven-Sinnes-Systems, so entstehen sklerosierende, in die Verhärtung führende Hauterkrankungen. Wirkt sie zu schwach in die aufbauenden Lebensprozesse des Stoffwechsel-Gliedmaßen-Systems, so dringen Außenweltqualitäten in den Organismus und führen zu entzündlichen Dermatosen. „Die Ich-Organisation versagt da, wo sie wirken sollte. Die astralische Tätigkeit kann sich nicht entfalten, weil sie gerade an einem solchen Orte nur im Einklang mit der Ich-Organisation Kraft hat. Die Folge ist das Übermaß ätherischer Wirksamkeit, die sich in der Furunkelbildung zeigt."[428] Die eingeschränkte Aktivität der Ich-Organisation liegt der reduzierten Immunabwehr bei Diabetes zugrunde und bedingt eine erhöhte Anfälligkeit gegenüber mykotischen und bakteriellen Infektionen.

Zu den entzündlichen Erkrankungen gehören das *Erythrasma* mit seinen scharf begrenzten, rot-braunen Maculae als häufigste bakterielle Infektion bei Diabetes mellitus, das *Erysipel* und die meist von den Haarfollikeln ausgehenden *Furunkel.* Schließlich ist die *Psoriasis* mit dem Diabetes mellitus assoziiert: Junge Patienten mit Psoriasis sind mehr vom Typ-1-, ältere mehr vom Typ 2-Diabetes betroffen. Die Psoriasis gilt vielfach als chronischer Entzündungsprozess[429] und zeigt in ihrer proliferativen Kinetik eindrücklich das „Übermaß ätherischer Wirksamkeit".

Die zu starke Wirksamkeit des Nerven-Sinnes-Systems führt demgegenüber zu *sklerosierenden Hauterkrankungen.* Die Haut zeigt eine zunehmende Austrocknung und häufig tritt *Pruritus* auf. Bei diesem handelt es sich um ein unphysiologisches Erwachen der astralischen Organisation, die sich aus ihrer physiologischen Wirksamkeit zum Nerven-Sinnes-System orientiert. *Granulomatöse Hauterkrankungen* stehen wie jede chronisch-granulomatöse Entzündung mit dem Nerven-Sinnes-System in Verbindung: Die *Necrobiosis lipoidica* befällt als granulomatöse Inflammation v. a. die Streckseiten der Unterschenkel und führt zu prätibialen, scharf begrenzten, papulösen, gelblich-rötlichen Effloreszenzen.[430] Die zum Stoffwechsel-Gliedmaßen-System gehörenden Entzündungsprozesse sind meist akut-, die vom Nerven-Sinnes-System dominierten demgegenüber chronisch-inflammatorisch. Die *Akanthosis nigricans* mit bräunlichen, z. T. hyperkeratotischen Hautveränderungen zählt auch zu dieser Gruppe.

8.5.1 Therapie

Die konstituionelle Unterstützung der aufbauenden Lebensprozesse der Haut erfolgt durch

- *Oenothera Argento culta D3* (Weleda) Dil. 20-20-20 gtt.

Für die Förderung der Wundheilung setzt man

- *Calendula* D3 (DHU) Dil. 0-20-20 gtt
- *Calendula ex herba D3* (Wala) Amp. s.c. 1-0-0

ein. Die Beruhigung der astralischen Organisation, die im Pruritus „erwacht", erreicht man durch die äußere Applikation von

- *Weiße Malve Pflegelotion* (Weleda) bis mehrmals täglich
- *Pflegelotion Mittagsblume* (Dr. Hauschka Med) bis mehrmals täglich

Die externe Anwendung von Birkenkork-Präparaten unterstützt die Formprozesse der Haut:

- *Imlan Creme pur* (Amryt Pharma)

Des Weiteren kommt die mineralische bzw. pflanzliche Anwendung der Kieselqualität als

- *Quarz 10%* (Weleda) Creme
- *Equisetum arvense 10%* (Weleda) Salbe

oder

- *Equisetum arvense, Decoctum aquosum 10% 80 g,*
  Eucerin anhydricum ad 200 g

in Betracht. Für die weitere Differenzialtherapie sei auf die Literatur zur anthroposophischen Dermatologie verwiesen.[431]

Literatur

1 Weiß, J.: Geschichte der Diabetologie. Diabetologie 2010; 5. S. 324.

2 Mehnert, H., Schulz, F.: Zeittafel zur Geschichte des Diabetes mellitus. In: Mehnert, H., Schöffling, K., Standl, E. et al. (Hrsg.): Diabetologie in Klinik und Praxis. Thieme Verlag Stuttgart 1994. S. 717–720.

3 Lehmann, R., Seufert, J.: β-Zell-Ersatz-Therapie. Diabetologe 2015; 11 (7). S. 534–537.

4 Steiner, R., Wegman, I.: Grundlegendes für eine Erweiterung der Heilkunst nach geisteswissenschaftlichen Erkenntnissen (GA 27). Rudolf Steiner Verlag Dornach 2014. Kapitel: Tätigkeiten im menschlichen Organismus. Diabetes mellitus.

5 Buddecke, E.: Grundriss der Biochemie. Verlag Walter de Gruyter Berlin 1985.

6 Steiner, R.: Die Erkenntnis des Menschenwesens nach Leib, Seele und Geist. Über frühe Erdzustände (GA 347). Rudolf Steiner Verlag Dornach 1995.

7 Moberg, E., Kollind, M., Lins, P.-E. et al.: Acute mental stress impairs insulin sensitivity in IDDM patients. Diabetologia 1994; 37. S. 247–251.

8 Mehnert, H., Standl, E., Usadel, K.-H. et al. (Hrsg.): Diabetologie in Klinik und Praxis. Thieme Verlag Stuttgart 2003.

9 Moberg, E., Kollind, M., Lins, P.-E. et al.: Acute mental stress impairs insulin sensitivity in IDDM patients. Diabetologia 1994; 37. S. 247–251.

10 Dost, A., Dickgießer, V., Holl, R. W. et al.: Blutdruckregulation und Nephropathie. Bedeutung bei Kindern und Jugendlichen mit Typ-1-Diabetes. Diabetologe 2013; 9 (2). S. 117–127.

11 Ebd.

12 Brod, M., Nikolajsen, A., Weatherall, J. et al.: The Economic Burden of Post-prandial Hyperglycemia (PPH) Among People with Type 1 and Type 2 Diabetes in Three Countries. Diabetes Therapy 2016; 7 (1). S. 75–90.

13 Muldow, M. F., Manuck, S. B., Mendelsohn, A. B. et al.: Cholesterol reduction and non-illness mortality: meta-analysis of randomised clinical trials. British Medical Journal 2001; 322 (7277). S. 15–18.

14 Hansen, K. M.: Oscillations in blood sugar of fasting normal persons. Acta Medica Scandinavica 1923; 4 (Suppl. 1). S. 27–58.

15 Hollingdal, M., Juhl, C. B., Pincus, S. M. et al.: Failure of physiological plasma glucose excursions to entrain high-frequency pulsatile insulin secretion in type 2 Diabetes. Diabetes Care 2000; 49 (8). S. 1334–1340.

16 Schiffter, R.: Neurologie des vegetativen Nervensystems. Springer Verlag Berlin 1985.

17 Bansal, P., Wang, S., Liu, S. et al.: GABA Coordinates with Insulin in Regulating Secretory Function in Pancreatic INS-1 β-Cells. PLoS One 2011; 6 (10). e26225.

18 Ebd.

19 Ebd.

20 Wahren, J., Kallas, A.: C-Peptid: Neuer Therapieansatz bei mikrovaskulären Komplikationen des Typ-1-Diabetes. Diabetologe 2013; 9 (4). S. 319–332.

21 Luppi, P., Drain, P.: C-peptide antioxidant adaptive pathways in β cells and diabetes. Journal of Internal Medicine 2017; 281 (1). S. 7–24.

22 Harger, A., Stemmer, K., Tschöp, M. H. et al.: Inkretinbasierte Ko- und Triagonisten. Der Internist 2019; 60. S. 895–902.

23 Vogel, H. H.: Die Bauchspeicheldrüse. Ein Beitrag zum Verständnis ihrer Physiologie, Pathologie und Therapie. Wala-Schriftenreihe Bad Boll 1974.

24 Standl, E., Wicklmayr, M.: Muskelarbeit und Sport. In: Mehnert, H., Standl, E., Usadel, K.-H. et. al. (Hrsg.): Diabetologie in Klinik und Praxis. Thieme Verlag Stuttgart 2003.

25 Steiner, R.: Anthroposophische Menschenerkenntnis und Medizin (GA 319). Rudolf Steiner Verlag Dornach 1994. Vortrag vom 28. August 1923.

26 Standl, E., Wicklmayr, M.: Muskelarbeit und Sport. In: Mehnert, H., Standl, E., Usadel, K.-H. et. al. (Hrsg.): Diabetologie in Klinik und Praxis. Thieme Verlag Stuttgart 2003.

27 Ebd., S. 335.

28 Buddecke, E.: Grundriss der Biochemie. Verlag Walter de Gruyter Berlin 1984.

29 Brunton, L., Knollmann, B., Hilal-Dandan, R.: Goodman and Gilman's the Pharmacological Basis of Therapeutics. McGraw-Hill Education New York 1996.

30 Kramer, C. K., Borgono, C. A., Nostrand, P. van et al.: Glucagon response to oral glucose challenge in type 1 diabetes: lack of impact of euglycemia. Diabetes Care 2014; 37 (4). S. 1076–1082.

31 Althoff, P.-H., Mehnert, H.: Akute Komplikationen (Hypoglykämie, Koma, Laktazidose, alkoholische Ketoazidose). In: Mehnert, H., Schöffling, K., Standl, E. (Hrsg.): Diabetologie in Klinik und Praxis. Thieme Verlag Stuttgart 1999.

32 Steiner, R.: Allgemeine Menschenkunde als Grundlage der Pädagogik (GA 293). Rudolf Steiner Verlag Dornach 1992. Vortrag vom 2. September 1919.

33 Gomer, M., Amendt, K., Hsu, E. et al.: Global dekompensierte Herzinsuffizienz bei einem 21-jährigen Typ-1-Diabetiker mit ausgeprägten diabetischen Folgeerkrankungen sowie retardierter Größen- und Geschlechtsentwicklung (Kasuistik). Der Internist 1997; 38. S. 1096–1100.

34 Steiner, R.: Geisteswissenschaftliche Gesichtspunkte zur Therapie (GA 313). Rudolf Steiner Verlag Dornach 2001. Vortrag vom 14. April 1921.

35 Steiner, R.: Anthroposophische Menschenerkenntnis und Medizin (GA 319). Rudolf Steiner Verlag Dornach 1994.Vortrag vom 2. September 1923.

36 Steiner, R.: Rhythmen im Kosmos und im Menschenwesen. Wie kommt man zum Schauen der geistigen Welt? (GA 350). Rudolf Steiner Verlag Dornach 1991. Vortrag vom 28. Juni 1923.

37 Steiner, R.: Menschenwesen, Menschenschicksal und Welten-Entwickelung (GA 226). Rudolf Steiner Verlag Dornach 1988. Vortrag vom 19. Mai 1923.

38 Steiner, R.: Die Philosophie, Kosmologie und Religion in der Anthroposophie (GA 215). Rudolf Steiner Verlag Dornach 1980. Vortrag vom 15. September 1922.

39 Steiner, R.: Das Initiatenbewußtsein. Die wahren und die falschen Wege der geistigen Forschung (GA 243). Rudolf Steiner Verlag Dornach 2004. Vortrag vom 22. August 1924.

40 Mehnert, H., Schöffling, K., Standl, E.: Diabetologie in Klinik und Praxis. Thieme Verlag Stuttgart 1999.

41 Husemann, A.: Der musikalische Bau des Menschen. Verlag Freies Geistesleben Stuttgart 2003.

42 Mehnert, H., Schöffling, K., Standl, E.: Diabetologie in Klinik und Praxis. Thieme Verlag Stuttgart 1999.

43 Gavin, P. G., Mullaney, J. A., Loo, D. et al.: Intestinal Metaproteomics Reveals Host-Microbiota Interactions in Subjects at Risk for Type 1 Diabetes. Diabetes Care 2018; 41 (10). S. 2178–2186.

44 Cordonourie, O., Danne, T.: Diabetes. Assoziierte Autoimmunerkrankungen bei Kindern und Jugendlichen: Wie sinnvoll ist eine Früherkennung? Deutsche Medizinische Wochenschrift 2004; 129. S. 1145–1148.

45 Steiner, R., Wegman, I.: Grundlegendes für eine Erweiterung der Heilkunst nach geisteswissenschaftlichen Erkenntnissen (GA 27). Rudolf Steiner Verlag Dornach 2014. Kapitel: Tätigkeiten im menschlichen Organismus. Diabetes mellitus.

46 Steiner, R.: Die Erkenntnis des Menschenwesens nach Leib, Seele und Geist. Über frühe Erdzustände (GA 347). Rudolf Steiner Verlag Dornach 1995. Vortrag vom 9. September 1922.

47 Steiner, R.: Geisteswissenschaft und Medizin (GA 312). Rudolf Steiner Verlag Dornach 2020. Vortrag vom 4. April 1920.

48 Hagloof, B., Blom, L., Dahlquits, G. et al.: The Swedish childhood diabetes study: indications of sever psychological stress as a risk factor for type 1 diabetes mellitus in childhood. Diabetologia 1994; 34. S. 579–583. Zitiert nach: Kiess, W., Kapellen, T., Galler, A. et al.: Ätiopathogenese des Diabetes mellitus Typ 1. Monatszeitschrift für Kinderheilkunde 2001; 149. S. 641–649.

49 Sepa, A., Wahlberg, J., Vaarala, O. et al.: Psychological stress may induce diabetes-related autoimmunity in infancy. Diabetes Care 2005; 28. S. 290–295.

50 Nygren, M., Carstensen, J., Koch, F. et al.: Experience of a serious life event increases the risk for childhood type 1 diabetes: the ABIS population-based prospective cohort study. Diabetologia 2015; 58 (6). S. 1188–1197.

51 Virk, J., Li, J., Vestergaard, M. et al.: Early life disease programming during the preconception and prenatal period: making the link between stressful life events and type-1 diabetes. PLoS One. 2010; 5 (7). e11523.

52 Virk, J., Li, .J, Vestergaard, M. et al.: Prenatal exposure to bereavement and type-2 diabetes: a Danish longitudinal population based study. PLoS One. 2012; 7 (8). e43508.

53 Marecková, K., Klasnja, .A, Bencurova, P. et al.: Prenatal Stress, Mood, and Gray Matter Volume in Young Adulthood. Cerebral Cortex 2019; 29 (3). S. 1244–1250.

54 Lund-Blix, N., Dydensborg, A., Sander, S. et al.: Infant Feeding and Risk of Type 1 Diabetes in Two Large Scandinavian Birth Cohorts. Diabetes Care 2017; 40 (7). S. 920–927.

55 Kiess, W.: Ätiopathogenese des Typ 1- und Typ 2 Diabetes: Was können wir aus epidemiologischen Daten lernen? Deutsche Medizinische Wochenschrift 2006; 131. S. 1139–1140.

56 Steiner, R.: Erdenwissen und Himmelserkenntnis (GA 221). Rudolf Steiner Verlag Dornach 1998. Vortrag vom 11. Februar 1923.

57 Viner, R. M., Hindmarsh, P. C., Taylor, B. et al.: Childhood body mass index (BMI), breastfeeding and risk of Type 1 diabetes: findings from a longitudinal national birth cohort. Diabetic Medicine 2008; 25 (9). S. 1056–1061.

58 Cardwell, C. R., Stene, L. C., Joner, G. et al.: Caesarean section is associated with an increased risk of childhood-onset type 1 diabetes mellitus: a meta-analysis of observational studies. Diabetologia 2008; 51 (5). S. 726–735.

59 Mitri, J., Pittas, A. G.: Vitamin D and diabetes. Endocrinology and Metabolism Clinics of North America 2014; 43 (1). S. 205–232.

60 Gregoriou, E. , Mamais, I.,Tzanetakou, I.: Effects of Vitamin D Supplementation in Newly Diagnosed Type 1 Diabetes Patients: Systematic Review of Randomized Controlled Trials. The Review of Diabetic Studies 2017; 14. S. 260–268.

61 Yeung, W. C., Rawlinson, W. D., Craig, M. E.: Enterovirus infection and type 1 diabetes mellitus: systematic review and meta-analysis of observational molecular studies. British Medical Journal 2011; 342. d35.

62 Steiner, R.: Menschenwesen, Menschenschicksal und Welt-Entwickelung (GA 226). Rudolf Steiner Verlag Dornach 1988. Vortrag vom 21. Mai 1923.

63 Garner, A. S, Shonkoff, J. P. et al.: Early childhood adversity, toxic stress, and the role of the pediatrician: translating developmental science into lifelong health. Pediatrics 2012; 129 (1). S. 224–231.

64 Shonkoff, J. P., Garner, A. S. et al.: The lifelong effects of early childhood adversity and toxic stress. Pediatrics 2012; 129 (1). S. 232–246.

65 Garner, A. S, Shonkoff, J. P. et al.: Early childhood adversity, toxic stress, and the role of the pediatrician: translating developmental science into lifelong health. Pediatrics 2012; 129 (1). S. 224–231.

66 Fischer, H. F., Binting, S., Bockelbrink, A. et al.: The Effect of Attending Steiner Schools during Childhood on Health in Adulthood: A Multicentre Cross-Sectional Study. PLoS ONE 2013; 8 (9). e73135.

67 Kruse, G.: Stress und Diabetes – Beeinflussen Stresserfahrungen die Entwicklung des Diabetes? Diabetes-Kongress-Report 2016; 2. S. 9–13.

68 Blüher, M., Stumvoll, M.: Das metabolische Syndrom – Mythen, Mechanismen, Management. Deutsche Medizinische Wochenschrift 2006; 131. S. 1167–1172.

69 Steiner, R., Wegman, I.: Grundlegendes für eine Erweiterung der Heilkunst nach geisteswissenschaftlichen Erkenntnissen (GA 27). Rudolf Steiner Verlag Dornach 2014. Kapitel: Tätigkeiten im menschlichen Organismus. Diabetes mellitus.

70 Manson, J. E., Nathan, D. M., Krolewski, A. S. et al.: A Prospective study of exercise and incidence of diabetes among male physicians. Journal of the American Medical Association 1992; 268. S. 63–67.

71 Russell, R. D., Hu, D., Greenaway T. et al.: Skeletal Muscle Microvascular-linked improvements in glycemic control from resistance training in individuals with Type 2 Diabetes. Diabetes Care 2017; 40 (9). S. 1256–1263.

72 Orchard, T., Temprosa, M., Goldberg, R. et al.: The effect of metformin and intensive lifestyle intervention on the metabolic syndrome: the Diabetes Prevention Program randomized trial. Anuals of Internal Medicine 2005; 142 (8). S. 611–619.

73 Knowler, W., Fowler, S., Hamman, R. et al.: 10-year follow-up of diabetes incidence and weight loss in the Diabetes Prevention Program Outcomes Study. Lancet 2009; 374 (9702). S. 1677–1686.

74 Hu, F. B.: Sedentary lifestyle and risk of obesity and type 2 Diabetes. Lipids 2003; 38 (2). S. 103–108.

75 Steiner, R.: Allgemeine Menschenkunde als Grundlage der Pädagogik (GA 293). Rudolf Steiner Verlag Dornach 1992. Vortrag vom 4. September 1919.

76 Leunissen, R., Kerkhof, G. F., Stijnen, T. et al.: Timing and Tempo of First-Year Rapid Growth in Relation to Cardiovascular and Metabolic Risk Profile in Early Adulthood. Journal of the American Medical Association 2009; 301 (21). S. 2234–2242.

77 Lobnig, B. M.: Sekundäre Diabetesformen. Diabetologe 2011; 7. S. 425–438.

78 Charlton, M., Ahlman, B., Sreekumaran Nair, K.: The effect of Insulin on Human small Intestinal Mucosal Protein-Synthesis. Gastroenterology 2000; 118 (2). S. 299–306.
79 Janka, H. U.: Metabolisches Syndrom und Typ-II-Diabetes. In: Hanefeld, M., Leonhardt, W. (Hrsg.): Das metabolische Syndrom. Gustav Fischer Verlag Jena 1996.
80 Drey, M., Kaiser, M. J.: Mangelernährung im Alter. Deutsche Medizinische Wochenschrift 2011; 136. S. 176–178.
81 Merkel, M.: Diabetische Dyslipoproteinämie. Jenseits von LDL. Deutsche Medizinische Wochenschrift 2009; 134. S. 1067–1073.
82 Wirth, A.: Lebensstiländerung zur Prävention und Therapie von arteriosklerotischen Krankheiten. Deutsches Ärzteblatt 2004; 101. S. 1745–1752.
83 Tschöpe, C., Schultheiss, H. P.: Diabetische Kardiomyopathie. Pathomechanismen, Diagnostik und Therapie. Der Internist 2003; 44. S. 806–818.
84 Hess, K.: The vulnerable blood. Coagulation and clot structure in diabetes mellitus. Hämostaseologie 2015; 35 (1). S. 25–33.
85 Steiner, R.: Geisteswissenschaft und Medizin (GA 312). Rudolf Steiner Verlag Dornach 2020. Vortrag vom 4. April 1920.
86 Sung, B. H., Wilson, M. F., Izzo, J. L. et al.: Moderately obese, insulinresistant women exhibit abnormal vascular reactivity to stress. Hypertension 1997; 30 (4). S. 848–852.
87 Heraclides, A., Chandola, T., Witte, D. R. et al.: Psychosocial stress at work doubles the risk of type 2 diabetes in middle-aged women: Evidence from the Whitehall II study. Diabetes Care 2009; 32 (12). S. 2230–2235.
88 Vogelzangs, N., Beekman, A. T., Kritchevsky, S. B. et al.: Psychosocial risk factors and the metabolic syndrome in elderly persons: findings from the health, aging and body composition study. Journals of Gerontology 2007; 62 (5). S. 563–569.
89 Chandola, T., Brunner, E., Marmot, M.: Chronic stress at work and the metabolic syndrome: prospective study. British Medical Journal 2006; 332 (7540). S. 521–525.
90 Kawakami, N., Takatsuka, N., Shimizu, H. et al.: Depressive symptoms and occurence of type 2 diabetes among japanese man. Diabetes Care 1999; 22 (7). S. 1071–1076.
91 Eaton, W. W., Armenian, H., Gallo, J. et al.: Depression and risk for onset of type 2 diabetes. Diabetes Care 1996; 19 (10). S. 1097–1102.
92 Kulzer, B., Krichbaum, M., Hermanns, N.: Depression bei Diabetes. Diabetologe 2014; 10. S. 497–510.
93 Ebd.
94 Regen, F., Merkl, A., Heuser, I. et al.: Diabetes und Depression. Deutsche Medizinische Wochenschrift 2005; 130. S. 1097–1102.
95 Clarke, D. M., Currie, K. C.: Depression, anxiety and their relationship with chronic diseases: a review of the epidemiology, risk and treatment evidence. Medical Journal of Australia. 2009; 190 (Suppl. 7). S. 54–60.
96 Goldbacher, E. M., Matthews, K. A.: Are psychological characteristics related to risk of metabolic syndrome? A review of the literature. Annuals of Behavioral Medicine 2007; 34 (3). S. 240–252.
97 Engum, A.: The role of depression and anxiety in onset of diabetes in a large population-based study. Journal of Psychosomatic Research 2007; 62 (1). S. 31–38.
98 Kulzer, B., Krichbaum, M., Hermanns, N.: Depression bei Diabetes. Diabetologe 2014; 10 (6). S. 497–510.
99 Mezuk, B., Eaton, W.W., Albrecht, S. et al.: Depression and type 2 diabetes over the lifespan: a meta-analysis. Diabetes Care 2008; 31 (12). S. 2383–2390.
100 Brosse, L. A., Sheets, E. S., Lett, H. S. et al.: Exercise and the treatment of clinical depression in adults. Sports Medicine 2002; 32 (12). S. 741–760.
101 Bogner, H. R., Morales, K. H., Post, E. P. et al.: Diabetes, depression and death. Diabetes Care 2007; 30 (12). S. 3005–3010.
102 Ludwig, J., Sanbonmatsu, L., Gennetian, L. et al.: Neighborhoods, obesity, and diabetes – a randomized social experiment. New England Journal of Medicine 2011; 365 (16). S. 1509–1519.
103 Hermanns, N.: Ist Diabetes eher ein soziales als ein genetisches Problem? Diabetologe 2012; 8 (1). S. 50–51.
104 Ebd.
105 Weck, M., Fischer, S.: Ätiologie der Adipositas. Der Internist 1997; 38. S. 204–213.

106 König, D., Berg, A.: Bewegung als Therapie bei Diabetes mellitus Typ 2. Der Internist 2012; 53. S. 578–687.
107 Lapidus, L., Bengtsson, C., Hällström, T. et al.: Obesity, adipose tissue distribution and health in women – results from a population study in Gothenburg, Sweden. Appetite 1989; 13 (1). S. 25–35.
108 Moyer, A. E., Rodin, J., Grilo, C. M. et al.: Stress-induced cortisol response and fat distribution in women. Obesity Research 1994; 2 (3). S. 255–262.
109 Björntorp, P.: Visceral fat accumulation: The missing link between psychosocial factors and cardiovascular desease? Journal of Internal Medicine 1991; 230 (3). S. 195–201.
110 Steiner, R.: Geisteswissenschaft und Medizin (GA 312). Rudolf Steiner Verlag Dornach 2020. Vortrag vom 3. April 1920.
111 Müller, A., Pauli, E., de Zwaan, M.: Ist es doch die Willenskraft? Exekutivfunktionen bei Adipositas. Adipositas 2010; 4 (3). S. 131–137.
112 Kouvonen, A. M., Väänänen, A., Woods, S. A. et al.: Sense of coherence and diabetes: a prospective occupational cohort study. BMC Public Health 2008; 8 (6). S. 46.
113 Crume, T. L., Ogden, L., Maligie, M. et al.: Long-term impact of neonatal breastfeeding on childhood adiposity and fat distribution among children exposed to diabetes in utero. Diabetes Care 2011; 34 (3). S. 641–645.
114 Tam, W. H., Ma, R. C. W., Ozaki, R. et al.: In Utero Exposure to Maternal Hyperglycemia Increases Childhood Cardiometabolic Risk in Offspring. Diabetes Care 2017; 40 (5). S. 679–686.
115 Taylor, R., Barnes, A. C.: Translating aetiological insig into sustainable management of type 2 diabetes. Diabetologia 2018; 61 (2). S. 273–283.
116 Schober, A.-K., Neurath, M. F., Harsch, I. A.: Prevalence of sleep apnoea in diabetic patients. The Clinical Respiratory Journal 2011; 5 (3). S. 165–172.
117 Tasali, E., Leproult, D. A., van Cauter, E.: Slow-wave sleep and the risk of type 2 diabetes in humans. Proceedings of the National Academy of Sciences of the United States of America 2008; 105 (3). S. 1044–1049.
118 Hallschmidt, M., Oster, H., B.Schultes, Schmid, S. M.: Kurzer, gestörter und unregelmäßiger Schlaf: Die schädlichen Auswirkungen auf den menschlichen Stoffwechsel. Deutsche Medizinische Wochenschrift 2015; 140. S. 1278–1283.
119 Ebd.
120 Ficker, J.: Auswirkungen der Schlafdeprivation auf den Glukosemetabolismus. Somnologie 2009; 13 (Suppl. 2). S. 33–34.
121 Nielsen, F. S., Hansen, H. P., Jacobsen, P. et al.: Increased sympathetic activity during sleep and nocturnal hypertension in Type 2 diabetic patients with diabetic nephropathy. Diabetic Medicine 1999; 16 (7). S. 555–562.
122 Steiner, R.: Die Geheimwissenschaft im Umriss (GA 13). Rudolf Steiner Verlag Dornach 1989. Kapitel: Schlaf und Tod.
123 Husemann, F.: Der Schlaf und seine Wirkung auf die Gesundheit. Der Merkurstab 2002; 55 (4). S. 306.
124 Kripke, D. F., Langer, R. D., Kline, L. E.: Hypnotics' association with mortality or cancer: a matched cohort study. BMJ Open 2012; 2 (1). e000850.
125 Martin, S., Weiß, J.: Diabetes mellitus Typ 2. Pathophysiologie und Prävention. Diabetologe 2008; 4. S. 30–40.
126 Chakaroun, R., Heyne, H., Blüher, M. et al.l: Adipositas, Typ-2-Diabetes und das Mikrobiom, unser zweites Genom. Diabetologie 2016; 14 (6). S. 264–278.
127 Ebd.
128 Ebd.
129 Ebd.
130 Hecht, A., Jaspers, E.: Eine gesunde Darmmikrobiota unterstützt die Barriere-Funktion der Mukosa. Deutsche Zeitschrift für Onkologie 2019; 51 (4). S. 158–164.
131 Lamprecht. M., Bogner, S., Steinbauer, K. et al.: Effects of zeolite supplementation on parameters of intestinal barrier integrity, inflammation, redoxbiology and performance in aerobically trained subjects. Journal of the International Society of Sports Nutrition 2015; 12 (10). S. 40.

132 Kröz, M., Broder von Laue, H., Zerm, R. et al.: Reduction of endogenous regulation in internal medicine patients. Forschende Komplementärmedizin 2005; 12 (6). S. 333–341.
133 Steiner, R.: Geisteswissenschaft und Medizin (GA 312). Rudolf Steiner Verlag Dornach 2020. Vortrag vom 3. April 1920.
134 Steiner, R., Wegman, I.: Grundlegendes für eine Erweiterung der Heilkunst nach geisteswissenschaftlichen Erkenntnissen (GA 27). Rudolf Steiner Verlag Dornach 2014. Kapitel: Tätigkeiten im menschlichen Organismus. Diabetes mellitus.
135 Ebd.
136 Herder, C., Peltonen, M., Koenig, W. et al.: Systemic immune mediators and lifestyle changes in the prevention of type 2 diabetes: results from the Finnish Diabetes Prevention Study. Diabetes 2006; 55 (8). S. 2552–2563.
137 Martin, S., Weiß, J.: Diabetes mellitus Typ 2. Pathophysiologie und Prävention. Diabetologe 2008; 4. S. 30–40.
138 Belalcazar, L. M., Reboussin, D. M., Haffner, S. M. et al.: A 1-year lifestyle intervention for weight loss in individuals with type 2 diabetes reduces high C-reactive protein levels and identifies metabolic predictors of change: from the Look AHEAD (Action for Health in Diabetes) study. Diabetes Care 2010; 33 (11). S. 2297–2303.
139 Nieß, M., Thiel, A.: Körperliche Aktivität und Sport bei Typ-2-Diabetes. Diabetologie 2017; 12. S. 112–126.
140 Löffler, G., Petrides, P. E., Heinrich, P. C (Hrsg.): Biochemie und Pathobiochemie. Springer Verlag Berlin/Heidelberg 2007. S. 394.
141 Ebd.
142 Herrmann, C.: Paradontaler Status bei Typ-1-Diabetikern und insulinpflichtigen Typ-2-Diabetikern. Dissertation Universität Würzburg 2011.
143 Böhm, M., Link, A.: Das Liganden-RAGE-System. Intensiv-News 2012; 4 (12). S. 19–21.
144 Stumvoll, M.: Glucosehomöostase. Deutsche Medizinische Wochenschrift 1997; 122. S. 235–241.
145 Kempf, K., Martin, S.: Basensupplemetation zur Gewichtsreduktion. Diabetes, Stoffwechsel und Herz 2017; 26 (6) S. 329–336.
146 Steiner, R.: Geisteswissenschaft und Medizin (GA 312). Rudolf Steiner Verlag Dornach 2020. Vortrag vom 30. März 1920.
147 Witte, A. V., Fobker, M., Gellner, R. et al.: Caloric restriction improves memory in elderly humans. Proceedings of the National Academy of Sciences of the United States of America 2009; 106 (4). S. 1255–1260.
148 Harding, A.-H., Wareham, N. J., Bingham, S. A. et al.: The European Prospective Investigation of Cancer – Norfolk Perspective Study. Archives of Internal Medicine 2008; 14. S. 1493–1499.
149 Zerm, R.: Die Bedeutung der Ernährung am Beispiel von Hafer und Insulinresistenz. Der Merkurstab 2009; 62 (5). S. 485–491.
150 Ebd.
151 Grohmann, G.: Die Pflanze. Salumed Verlag Berlin 2013.
152 Pelikan, W.: Heilpflanzenkunde. Band II. Verlag am Goetheanum Dornach 2012.
153 Waldburger, B., Weiß, J., Roemer, F. et al.: Hafer – seine Rolle in Kulturgeschichte, Pharmazie und Medizin. Elemente der Naturwissenschaft 2014; 101. S. 5–34.
154 Steiner, R., Wegman, I.: Grundlegendes für eine Erweiterung der Heilkunst nach geisteswissenschaftlichen Erkenntnissen (GA 27). Rudolf Steiner Verlag Dornach 2014. Kapitel: Von der therapeutischen Denkweise.
155 Steiner, R.: Meditative Betrachtungen und Anleitungen zur Vertiefung der Heilkunst. Vorträge für Ärzte und Studierende der Medizin (GA 316). Rudolf Steiner Verlag Dornach 2008. Rundbrief vom 11. März 1924.
156 Zerm, R., Kroez, M.: Hafertage bei Diabetes mellitus Typ 2 und Insulinresistenz: Mögliche Wirkmechanismen. ZAEN-Magazin 2017; 4. S. 30–34.
157 Ebd.
158 Kahleova, H., Bellinova, L., Malinska, H. et al.: Eating two lager meals a day (breakfast and lunch) is more effective than six smaller meals in reduced-energy regimen for patients with type 2 diabetes: a randomised crossover study. Diabetologia 2014; 57 (8). S. 1552–1560.

159 Mattson, M. P. Longo, V. D., Harvie, M.: Impact of intermittent fasting on health and disease processes. Ageing Research Reviews 2017; 39. S. 46–58.

160 Bobiş, O., Dezmirean, D. S., Moise, A.R.: Honey and Diabetes: The Importance of Natural Simple Sugars in Diet for Preventing and Treating Different Type of Diabetes. Oxidative Medicine and Cellular Longevity 2018; Article ID 4757893.

161 Ebd.

162 Erejuwa, O. O.: Effect of honey in diabetes mellitus: matters arising. Journal of Diabetes and Metabolic Disorders 2014; 13 (1). S. 23.

163 Steiner, R.: Mensch und Welt. Das Wirken des Geistes in der Natur. Über das Wesen der Bienen (GA 351). Rudolf Steiner Verlag Dornach 1999. Vortrag vom 26. November 1923.

164 Steiner, R.: Anthroposophische Menschenerkenntnis und Medizin (GA 319). Rudolf Steiner Verlag Dornach 1994. Vortrag vom 16. November 1923.

165 Granitzer, E., Meyer, B., Drexel, H. et al.: Auswirkungen von Flohsamen (Psyllium) auf Parameter des Glukosestoffwechsels: Eine Übersicht. Complementary Medical Research 2017; 24. S. 164–171.

166 Laitinen, T. T., Nuotio, J., Juonala, M. et al.: Success in Achieving the Targets of the 20-Year Infancy-Onset Dietary Intervention: Association With Insulin Sensitivity and Serum Lipids. Diabetes Care 2018; 41 (10). S. 2236–2244.

167 Martin, S., Weiß, J.: Diabetes mellitus Typ 2. Pathophysiologie und Prävention. Diabetologe 2008; 4. S. 30–40.

168 Ebd.

169 Ebd.

170 Hollstein, T.: Zuckerersatz und Insulinresistenz: Süßstoffe als Stoffwechselrisiko. Deutsches Ärzteblatt 2018; 115. 1879–1881.

171 Tegtbur, U.: Was ist gesichert in der sportmedizinischen Therapie? Der Internist 2016; 57. S. 1172–1181.

172 Ebd.

173 Knowler, W. C., Barret-Connor, E., Fowler, S. E. et al.: Reduction in the incidence of Type 2 diabetes with lifestyle intervention or metformin. New England Journals of Medicine 2002; 346 (6). S. 393–403.

174 Aizawa, K., Shoemaker, J. K., Overendt, T. J. et al.: Effects of livestyle modification on central artery stiffness in metabolic syndrome subjects with pre-hypertension and/or pre-diabetes. Diabetes Research of Clinical Practice 2009; 83 (2). S. 249–256.

175 Mäkinen, V. P., Thorn, L. M. et al.: Metabolic phenotypes, vascular complications, and premature deaths in a population of 4197 patients with type 1 diabetes. Diabetes 2008; 57 (9). S. 2480–2487.

176 Tegtbur, U.: Was ist gesichert in der sportmedizinischen Therapie? Der Internist 2016; 57. S. 1172–1181.

177 Hu, F. B.: Sedentary lifestyle and risk of obesity and type 2 Diabetes. Lipids 2003; 38 (2). S. 103–108.

178 Grøntved, A., Hu, F. B.: Television viewing and risk of type 2 diabetes, cardiovascular disease, and all-cause mortality: a meta-analysis. JAMA 2011; 305 (23). S. 2448–2455.

179 Ebd.

180 Sharma, A., Laurenti, M.C., Dalla, M. C. et al.: Glucose metabolism during rotational shift-work in healthcare workers. Diabetologia 2017; 60 (8). S.1483–1490.

181 Obayashi, K., Saeki, K., Iwamoto, J. et al.: Independent associations of exposure to evening light and nocturnal urinary melatonin excretion with diabetes in the elderly. Chronobiology International 2014; 31 (3). S. 394–400.

182 Crume, T. L., Ogden, L., Maligie, M. et al.: Long-term impact of neonatal breastfeeding on childhood adiposity and fat distribution among children exposed to diabetes in utero. Diabetes Care 2011; 34 (3). S. 641–645.

183 Steiner, R.: Meditative Betrachtungen und Anleitungen zur Vertiefung der Heilkunst (GA 316). Rudolf Steiner Verlag Dornach 2008. Vortrag vom 25. April 1924.

184 Brunton, L., Knollmann, B., Hilal-Dandan, R.: Goodman and Gilman's the Pharmacological Basis of Therapeutics. McGraw-Hill Education New York 1996. S. 1996.

185 Harsch, I. A., Konturek, P. C.: The Role of Gut Microbiota in Obesity and Type 2 and Type 1 Diabetes Mellitus: New Insights into “Old” Diseases. Medical Sciences 2018; 6 (2). S. 32.

186 Libby, G., Donnelly, L. A., Donnan, P. T. et al.: New users of metformin are at low risk of incident cancer: a cohort study among people with type 2 diabetes. Diabetes Care 2009; 32 (9). S. 1620–1625.

187 Seufert, J., Laubner, K.: Outcome-Studien zu SGLT-2-Inhibitoren. Der Internist 2019, 60. S. 903–911.
188 Ebd.
189 Gallwitz, B.: Stellenwert Inkretin-basierter Therapieformen. Deutsche Medizinische Wochenschrift 2009; 134. S. 1062–1066.
190 Grieve, D. J., Cassidy, R. S., Green, B. D.: Emerging cardiovascular actions of the incretin hormone glucagon-like peptide-1: potential therapeutic benefits beyond glycaemic control? British Journal of Pharmacology 2009; 157 (8). S. 1340–1351.
191 Nauck, M. A.: Glucagon-like-peptide-1 (GLP-1): 25 Jahre Ansporn für die Diabetesforschung. Diabetologie 2012; 7 (5). S. 367–372.
192 Mafong, D. D., Henry, R. R.: Exenatide as a treatment for diabetes and obesity: implications for cardiovascular risk reduction. Current Atherosclerosis Reports 2008; 10 (1). S. 55–60.
193 Nyström, T., Gutniak, M. K., Zhang, Q. et al.: Effects of glucagon-like peptide-1 on endothelial function in type 2 diabetes patients with stable coronary artery disease. American Journal of Physiology, Endocrinology and Metabolism 2004; 287 (6). 1209–1215.
194 Mafong, D. D., Henry, R. R.: Exenatide as a treatment for diabetes and obesity: implications for cardiovascular risk reduction. Current Atherosclerosis Reports 2008; 10 (1). S. 55–60.
195 Steiner, R.: Geisteswissenschaft und Medizin (GA 312). Rudolf Steiner Verlag Dornach 2020. Vorträge vom 3. und 4. April 1920.
196 Ebd.
197 Walter, H.: Die Pflanzenwelt. Ihre Verwandtschaft zur Erden- und Menschheitsentwicklung. Natura-Verlag Arlesheim 1971.
198 Meyer, U.: „Tau des Meeres“ – Rosmarinus officinalis als Heilpflanze. Der Merkurstab 2009; 62 (5). S. 455–469.
199 Groddeck, W.: Rudolf Steiner über Heilweise und Ernährung. In: Beiträge zur Rudolf Steiner Gesamtausgabe. Heft 35. Rudolf Steiner Verlag Dornach 1971. S. 28.
200 Diego, M. A., Jones, N. A., Field, T. et al.: Aromatherapie positively affects mood, EEG patterns of alertness and math computations. Internal Journal of Neuroscience 1998; 96 (3–4). S. 217–224.
201 AL-Sereiti, M. R., Abu-Amer, K. M., Sen, P.: Pharmacology of rosemary (Rosmarinus officinalis Linn.) and its therapeutic potentials. Indian Journal of Experimental Biology 1999; 37 (2). S. 124–130.
202 Dias, P. C., Foglio, M. A., Possenti, A. et al.: Antiulcerogenic activity of crude hydroalcoholic extract of Rosmarinus officinalis L. Journal of Ethnopharmacology 2000; 69 (1). S. 57–62.
203 Hay, I. C., Jamieson, M., Ormerod, A. D.: Randomized Trial of Aromatherapy. Archives of Dermatology 1998; 134 (11). S. 1349–1352.
204 Rulffs, W.: Rosmarinöl-Badezusatz. Münchner Medizinische Wochenschrift 1984; 126. S. 207–208.
205 Erenmemisoglu, A., Saraymen, R., Ustun, H.: Effect of a Rosmarinus officinalis leave extract on plasma glucose levels in normoglycaemic and diabetic mice. Pharmazie 1997; 52 (8). S. 645–646.
206 Bakirel, T., Bakirel, U., Keleş, O. U. et al.: In vivo assessment of antidiabetic and antioxidant activities of rosemary (Rosmarinus officinalis) in alloxan-diabetic rabbits. Journal of Ethnopharmacology 2008; 116 (1). S. 64–73.
207 Tu, Z., Moss-Pierce, T., Ford, P. et al.: Rosemary (Rosmarinus officinalis L.) extract regulates glucose and lipid metabolim by activating AMPK and PPAR pathways in HepG2 cells. Journal of Agricultural and Food Chemistry 2013; 61 (11). S. 2803–2810.
208 Ebd.
209 Naimi, M., Vlavcheski, F., Shamshoum, H. et al.: Rosemary Extract as a Potential Anti-Hyperglycemic Agent: Current Evidence and Future Perspectives. Nutrients 2017; 9 (9). S. 968.
210 Koga, K., Shibata, H., Yoshino, K. et al.: Effects of 50 % Ethanol Extract from Rosemary (Rosmarinus officinalis) on α-Glucosidase Inhibitory Activity and the Elevation of Plasma Glucose Level in Rats, and Its Active Compound. Journal Food of Science 2006; 7. S. 507–512.
211 Vlavcheski, F., Naimi, M., Murphy, B. et al.: Rosmarinic Acid, a Rosemary Extract Polyphenol, Increases Skeletal Muscle Cell Glucose Uptake and Activates AMPK. Molecules 2017; 22 (10). S. 1669.
212 Naimi, M., Vlavcheski, F., Shamshoum, H. et al.: Rosemary Extract as a Potential Anti-Hyperglycemic Agent: Current Evidence and Future Perspectives. Nutrients 2017; 9 (9). S. 968.

213 Ebd.
214 Ebd.
215 Rau, O., Wurglics, M., Paulke, A. et al.: Carnosic acid and carnosol, phenolic diterpene compounds of the labiate herbs rosemary and sage, are activators of the human peroxisome proliferators-activated receptor gamma. Planta Medica 2006; 72 (10). S. 881–887.
216 Tu, Z., Moss-Pierce, T., Ford, P. et al.: Rosemary (Rosmarinus officinalis L.) extract regulates glucose and lipid metabolim by activating AMPK and PPAR pathways in HepG2 cells. Journal of Agricultural and Food Chemistry 2013; 61 (11). S. 2803–2810.
217 Naimi, M., Vlavcheski, F., Shamshoum, H. et al.: Rosemary Extract as a Potential Anti-Hyperglycemic Agent: Current Evidence and Future Perspectives. Nutrients 2017; 9 (9). S. 968.
218 Kwon, Y. I., Vattem, D. A., Shetty, K.: Evaluation of clonal herbs of Lamiaceae species for management of diabetes and hypertension. Asia Pacific Journal of Clinical Nutrition 2006; 15 (1). S. 107–18.
219 Ou, J., Huang, J., Wang, M. et al.: Effect of rosmarinic acid and carnosic acid on AGEs formation in vitro. Food Chemistry 2017; 221 (4). S. 1057–1061.
220 Naimi, M., Vlavcheski, F., Shamshoum, H. et al.: Rosemary Extract as a Potential Anti-Hyperglycemic Agent: Current Evidence and Future Perspectives. Nutrients 2017; 9 (9). S. 968.
221 Heine, R.: Das Rosmarin-Öldispersionsbad beim Diabetes mellitus. Der Merkurstab 2002; 55 (Suppl. 2). S. 62–64.
222 Imamura, M., Biro, S., Kihara, T. et al.: Repeated thermal therapy improves impaired vascular endothelial function in patients with coronary risk factors. Journal of the American Collage of Cardiology 2001; 38 (4). S. 1083–1088.
223 Kihara, T., Biro, S., Imamura, M. et al.: Repeated sauna treatment improves vascular endothelial and cardiac function in patients with chronic heart failure. Journal of the American Collage of Cardiology 2002; 39 (5). S. 754–759.
224 Masuda, A., Miyata, M., Kihara, T. et al.: Repeated sauna therapy reduces urinary 8-epi-prostaglandin F(2alpha). Japenese Heart Journal 2004; 45 (2). S. 297–303.
225 Biro, S., Masuda, A., Kihara, T. et. al.: Clinical implications of thermal therapy in lifestyle-related diseases. Experimental Biology and Medical (Maywood) 2003; 228 (10). S. 1245–1249.
226 Ebd.
227 Hoekstra, S. P., Bishop, N. C., Faulkner, S. H. et al.: Acute and chronic effects of hot water immersion on inflammation and metabolism in sedentary, overweight adults. Journal of Applied Physiology 2018; 125 (6). S. 2008–2018.
228 Naumann, J., Grebe, J., Kaifel, S. et al.: Effects of hyperthermic baths on depression, sleep and heart rate variability in patients with depressive disorder: a randomized clinical pilot trial. BMC Complementary Alternative Medicine 2017; 17 (1). S.172.
229 Brenke, R..: Das Potenzial der Sauna im Rahmen der Prävention - eine Übersicht neuerer Erkenntnisse. Forschende Komplementmedizin 2015; 22 (5). S. 320–325.
230 nach Steiner, R. (durch Dr. Suchantke übermittelt, liegt in der Handschrift des Patienten vor).
231 Steiner, R.: Geisteswissenschaft und Medizin (GA 312). Rudolf Steiner Verlag Dornach 2020. Vortrag vom 4. April 1920.
232 Khan, A., Safdar, M., Khan, M. M. A. et al.: Cinnamon improves glucose and lipids of people with type 2 diabetes. Diabetes Care 2003; 26 (12). S. 3215–3218.
233 Swanston-Flatt, S. K., Day, C., Bailey, J. et al.: Evaluation of traditional plant treatments for diabetes: studies in streptozotocin diabetic mice. Acta Diabetologica Latina 1989; 26 (1). S. 51–55.
234 Orhan, D. D., Aslan, M., Sendogdu, N. et al.: Evaluation of the hypoglycemic effect and antioxidant activity of three viscum album subspecies (European mistletoe) in streptozotocin diabetic rats. Journal of Ethnopharmacology 2005; 98 (1–2). S. 95–102.
235 Gray, A. M., Flatt, P. R.: Insulin-secreting activity of the traditional antidiabtic plant viscum album (mistltoe). Journal of Endocrinology 1999; 160 (3). S. 409–414.
236 Ramm, H., Urech. K.: Aus der Arbeit mit der Mistel. Erfahrungen, Ergebnisse, Perspektiven. Verlag des Ita Wegman Instituts Arlesheim 2017. S. 171.

237 Czyzyk, A., Sczepanik, Z.: Diabetes mellitus and cancer. European Journal of Internal Medicine 2000; 11 (5). S. 245–252.
238 Bainbridge, K., Hoffmann, H., Cowie, C.: Diabetes and hearing impairment in the United States: audiometric evidence from the National Health and Nutrition Examination Survey, 1999 to 2004. Anuals of Internal Medicine 2008; 149 (1). S. 1–10.
239 Steiner, R.: Anthroposophische Menschenerkenntnis und Medizin (GA 319). Rudolf Steiner Verlag Dornach 1994. Vortrag vom 28. August 1923.
240 Steiner, R.: Geisteswissenschaft und Medizin (GA 312). Rudolf Steiner Verlag Dornach 2020. Vortrag vom 25. März 1920.
241 Steiner, R., Wegman, I.: Grundlegendes für eine Erweiterung der Heilkunst nach geisteswissenschaftlichen Erkenntnissen (GA 27). Rudolf Steiner Verlag Dornach 2014. Kapitel: Typische Heilmittel.
242 GAÄD (Hrsg.): Vademecum Anthroposophische Arzneimittel 2017. Der Merkurstab 2017; 70 (Suppl.). S. 410.
243 Peters, M.: Betrachtungen zu Pallasit. Der Merkurstab 2000; 53 (6). S. 407–412.
244 Ojewole, J. A.: Antinociceptive, anti-inflammatory and antidiabetic effects of Bryophyllum pinnatum (Crassulaceae) leaf aqueous extract. Journal of Ethnopharmacology 2005; 99 (1). S. 13–19.
245 Barbagallo, M., Dominguez, L. J., Galioto, A. et al.: Role of magnesium in insulin action, diabetes and cardio-metabolic syndrome x. Molecular Aspects of Medicine 2003; 24 (1–3). S. 39–52.
246 Kieboom, B. C. T., Niemeijer, M. N., Leening, M. J. G. et al.: Serum magnesium and the risk of death from coronary heart disease and sudden cardiac death. Journal of the American Heart Association 2016; 5 (1). e002707.
247 Husemann, F.: Die Austernschale oder Calcium carbonicum. Der Merkurstab 2000; 53 (6): S. 413–420.
248 Anderson, R., Freedland, K., Clouse, R. et al.: The prevalence of comorbid depression in adults with diabetes. Diabetes Care 2001; 24 (6). S. 1069–1078.
249 Maslej, M. M., Bolker, B. M., Russell, M. J. et al.: The Mortality and Myocardial Effects of Antidepressants Are Moderated by Preexisting Cardiovascular Disease: A Meta-Analysis. Psychotherapy and Psychosomatic 2017; 86 (5). S. 268–282.
250 Kramers-de Quervain, I. A., Stussi1, E., Stacoff, A.: Ganganalyse beim Gehen und Laufen. Schweizerische Zeitschrift für Sportmedizin und Sporttraumatologie 2008; 56 (2). S. 35–42.
251 Kirchner-Bockholt, M.: Grundelemente der Heileurythmie. Verlag am Goetheanum Dornach 1981.
252 Ebd.
253 Steiner, R.: Heileurythmie (GA 315). Rudolf Steiner Verlag Dornach 2008.
254 Surwit, R. S., van Tilburg, M. A. L., Zucker, N.: Stress management improves long-term glycemic control in type 2 diabetes. Diabetes Care 2002; 25 (1). S. 25–30.
255 Lloyd, C. E., Dyer, P. H., Lancashire, R. J. et al.: Association between stress and glycemic control in adults with type 1 (insulin-dependent) diabetes. Diabetes Care 1999; 22 (8). S. 1278–1283.
256 Diesen Hinweis verdankt der Autor P. Bläsi.
257 Morgenstern, C.: Werke und Briefe. Band 2. Verlag Urachhaus Stuttgart 1992. S. 240.
258 Lievegoed, B.: Lebenskrisen – Lebenschancen. Kösel Verlag München 2001.
259 Steiner, R.: Wie erlangt man Erkenntnisse der höheren Welten? (GA 10). Rudolf Steiner Verlag Dornach 1993. Kapitel: Wie erlangt man Erkenntnisse der höheren Welten? Bedingungen/Innere Ruhe
260 Friedman, H., Martin, L.: Die Long-Life-Formel. Beltz Verlag Weinheim 2012.
261 Oh, J., Chopik, W. J., Kim, E. S.: The association between actor/partner optimism and cognitive functioning among older couples. Journal of Personality and Social Psychology 2019. doi: 10.1111/jopy.12529.
262 Levy, B. R., Slade, M. D., Kunkel, S. R. et al.: Longevity increased by positive self-perceptions of aging. Journal of Personality and Social Psychology 2002; 83 (2). S. 261–70.
263 Steiner, R.: Wie erlangt man Erkenntnisse der höheren Welten? (GA 10). Rudolf Steiner Verlag Dornach 1993. Kapitel: Über einige Wirkungen der Geheimschulung.
264 Ebd. Kapitel: Die Bedingungen der Geheimschulung.
265 Ebd. Kapitel: Über einige Wirkungen der Geheimschulung.
266 Zhang, X., Norris, S. L., Gregg, E. W. et al.: Depressive Symptoms and Mortality among Persons with and without Diabetes. American Journal of Epidemiology 2005; 161 (7). S. 652–660.

267 Steiner, R.: Die Geheimwissenschaft im Umriss (GA 13). Rudolf Steiner Verlag Dornach 1989. Kapitel: Die Erkenntnis der höheren Welten (Von der Einweihung oder Initiation).
268 Von RaminusFalcon – Eigenes Werk, CC BY 3.0. Abrufbar unter: https://commons.wikimedia.org/wiki/Category:Charioteer_of_Delphi?uselang=de#/media/File:AurigaDelfi.jpg (Abfrage April 2020).
269 Steiner, R.: Wahrspruchworte (GA 40). Rudolf Steiner Verlag Dornach 1998. S. 324.
270 Steiner, R.: Mantrische Sprüche. Seelenübungen Band II (GA 268). Rudolf Steiner Verlag Dornach 1999. S.179
271 Furst, B.: Persönliche Mitteilung 2019.
272 Steiner, R.: Mantrische Sprüche. Seelenübungen Band II (GA 268). Rudolf Steiner Verlag Dornach 1999. S. 85.
273 Steiner, R.: Der Tod als Lebenswandlung (GA 182). Rudolf Steiner Verlag Dornach 1996. Vortrag vom 9. Oktober 1918.
274 Hermanns, N.: Ist Diabetes eher ein soziales als ein genetisches Problem? Diabetologe 2012; 8. S. 50–51.
275 Steiner, R.: Die Weihnachtstagung zur Begründung der Allgemeinen Anthroposophischen Gesellschaft 1923/1924 (GA 260). Rudolf Steiner Verlag Dornach 1994. Kapitel: Grundsteinlegung der Allgemeinen Anthroposophischen Gesellschaft 25. Dezember 1923.
276 Steiner, R.: Anthroposophischer Seelenkalender. Rudolf Steiner Verlag Dornach 2016. Michaeli-Stimmung.
277 Lobmann, R: Das diabetische Fußsyndrom. Der Internist 2011; 52. S. 539–548
278 Lawall, H., Reike, H.: Diabetisches Fußsyndrom. Der Internist 2009; 50. S. 936–944.
279 Liniger, C., Albeanu, A., Bloise, D. et al.: The tuning fork revisited. Diabetic Medicine 1990; 7 (10). S. 859–864.
280 Lorenzen, H. B., Schukert, H.: Das diabetische Fußsyndrom – Diagnostik. Deutsche Medizinische Wochenschrift 2004; 129 (10). S. 748–750.
281 Brandl, R., Stiegler, H.: Therapieresistente Wunden der unteren Extremität. Deutsche Medizinische Wochenschrift 2007; 132. S. 1103–1116.
282 Guo, S., DiPietro, L. A.: Factors affecting wound healing. Journal of Dental Research 2010; 89 (3). S. 219–229.
283 GAÄD (Hrsg.): Vademecum Anthroposophische Arzneimittel 2017. Der Merkurstab 2017; 70 (Suppl.). S. 530.
284 Steiner, R.: Anthroposophische Menschenerkenntnis und Medizin (GA 319). Rudolf Steiner Verlag Dornach 1994. Vortrag vom 16. November 1923.
285 Lusby, P. E., Coombes, A., Wilkinson, J. M..: Honey: a potent agent for wound healing? Journal of Wound, Ostomy, and Continence Nursing 2002; 29 (6). S. 295–300.
286 Song, J. J., Salcido, R.: Use of honey in wound care: an update. Advances in Skin and Wound Care 2011; 24 (1). S. 40–44.
287 Mavric, E., Wittmann, S., Barth, G. et al.: Identification and quantification of methylglyoxal as the dominant antibacterial constituent of Manuka (Leptospermum scoparium) honeys from New Zealand. Molecular Nutrition and Food Research 2008; 52 (4). S. 483–489.
288 Sherlock, O., Dolan, A., Athman, R. et al.: Comparison of the antimicrobial activity of Ulmo honey from Chile and Manuka honey against methicillin-resistant Staphylococcus aureus, Escherichia coli and Pseudomonas aeruginosa. BMC Complementary and Alternative Medicine 2010; 10 (9). S. 47.
289 Al-Waili, N., Salom, K., Al-Ghamdi, A. A.: Honey for Wound Healing, Ulcers, and Burns; Data Supporting Its Use in Clinical Practice. The Scientific World Journal 2011; 11 (4). S. 766–787.
290 Moore, O. A., Smith, L. A., Campbell, F. et al.: Systematic review of the use of honey as a wound dressing. BMC Complementary and Alternative Medicine 2001. doi: 10.1186/1472-6882-1-2.
291 Al-Waili, N., Saloom, K.: Effects of topical honey on post-operative wound infections due to gram positive and gram-negative bacteria following cesarean section and hysterectomies. European Journal of Medical Research 1999; 4 (3). S. 126–130.
292 Becker, C.: Chemische und biologische Untersuchungen von Manuka-Honig. Diplomarbeit am Institut für Pharmazie, Universität Greifswald 2009.
293 Al-Waili, N.: Topical honey application vs. acyclovir for the treatment of recurrent herpes simplex lesions. Medical Science Monitor 2004; 10 (8). S. 94–98.

294 Glaser, H.: Wundbehandlung in der anthroposophisch-erweiterten Pflege. Der Merkurstab 1995; 48 (4). S. 351–357.

295 Schikarski, C.: Vortrag auf dem Demenzkongress der Gesellschaft Anthroposophischer Ärzte (GAÄD). Kassel November 2009.

296 Wedepohl, W.: Vulnodoron, ein neuartiges Wundheilmittel. Weleda Korrespondenzblätter für Ärzte 1964; (57). S. 1–13.

297 Duran, V., Matic, M., Jovanovć, M. et al.: Results of the clinical examination of an ointment with marigold (Calendula officinalis) extract in the treatment of venous leg ulcers. International Journal of Tissue Reactions 2005; 27 (3). S. 101–106.

298 Preethi, K. C., Kuttan, R.: Wound healing activity of flower extract of Calendula officinalis. Journal of Basic and Clinical Physiology and Pharmacology 2009; 20 (1). S. 73–79.

299 Parente, L. M., Andrade, M. A., Brito, L. A. et al.: Angiogenic activity of Calendula officinalis flowers L. in rats. Acta cirúrgica brasileira 2011; 26 (1). S. 19–24.

300 Ebeling, S., Naumann, K., Pollok, S. et al.: From a Traditional Medicinal Plant to a Rational Drug: Understanding the Clinically Proven Wound Healing Efficacy of Birch Bark Extract. PLoS One 2014; 9 (1). e86147.

301 GAÄD (Hrsg.): Vademecum Anthroposophische Arzneimittel 2017. Der Merkurstab 2017; 70 (Suppl.). S. 335.

302 Ismail, K., Winkley, K., Stahl, D. et al.: A cohort study of people with diabetes and their first foot ulcer: the role of depression on mortality. Diabetes Care 2007; 30 (6). S. 1473–1479.

303 Black, S. A., Markides, K. S., Ray, L. A.: Depression predicts increased incidence of adverse health outcomes in older mexican americans with type 2 diabetes. Diabetes Care 2003; 26 (10). S. 2822–2828.

304 Godbout, J. P., Glaser, R.: Stress-induced immune dysregulation: implications for wound healing, infectious disease and cancer. Journal of Neuroimmune Pharmacology 2006; 1 (4). S. 427–427.

305 House, S. H.: Psychological distress and its impact on wound healing. An integrative Review. Journal of Wound, Ostomy, and Continence Nursing 2015; 42 (1). S. 38–41.

306 Steiner, R.: Wege und Ziele des geistigen Menschen. Lebensfragen im Lichte der Geisteswissenschaft (GA 125). Rudolf Steiner Verlag Dornach 1992. Vortrag vom 11. Dezember 1910.

307 House, S. H.: Psychological distress and its impact on wound healing. An integrative Review. Journal of Wound, Ostomy, and Continence Nursing 2015; 42 (1). S. 38–41.

308 Steiner, R.: Wege und Ziele des geistigen Menschen. Lebensfragen im Lichte der Geisteswissenschaft (GA 125). Rudolf Steiner Verlag Dornach 1992.Vortrag vom 11. Dezember 1910.

309 Steiner, R.: Rhythmen im Kosmos und im Menschenwesen. Wie kommt man zum Schauen der geistigen Welt? (GA 350). Rudolf Steiner Verlag Dornach 1991. Vortrag vom 28. Juli 1921.

310 Tamer, C., Machern, J. et al.: Verminderte Insulinwirkung bei subklinischer Leberzellverfettung. Deutsche Medizinische Wochenschrift 2004; 129. S. 872–875.

311 El-Serag, H., Tran, T., Everhart, J.: Diabetes increases the risk of chronic liver disease and hepatocellular carcinoma. Gastroenterology 2004; 126 (2). S. 460–468.

312 Stefan, N.: Neues zur nicht alkoholischen Steatohepatitis. Der Internist 2019; 60. S. 128–132.

313 Singh, S., Allen, A. M., Wang, Z. et al.: Fibrosis Progression in Nonalcoholic Fatty Liver vs Nonalcoholic Steatohepatitis: A Systematic Review and Meta-analysis of Paired-Biopsy Studies. Clinical Gastroenterology and Hepatology 2015; 13 (4). S. 643–654.

314 Stadlmayr, A., Aigner, E., Steger, B. et al.: Nonalcoholic fatty liver disease: an independent risk factor for colorectal neoplasia. Journal of Internal Medicine 2011; 270 (1). S. 41–49.

315 Koike, K.: Hepatitis C as a metabolic disease: implication the pathogenesis of NASH. Hepatology Research 2005; 33 (2). S. 145–150.

316 Kralj, D., Virović Jukić, L., Stojsavljević, S. et al.: Hepatitis C Virus, Insulin Resistance, and Steatosis. Journal of Clinical and Translational Hepatology 2016; 4 (1). S. 66–75.

317 Church, T. S., Kuk, J. L., Ross, R. et al: Association of cardiorespiratory fitness, body mass index and waist circumference to nonalcoholic fatty liver disease. Gastroenterology 2006; 130 (7). S. 2023–2030.

318 Hampel, H., Abraham, N. S., El-Serag, H. B.: A obesity and the risk of GERD and its complications: a systematic review and metaanalysis. Annals of Internal Medicine 2005; 143 (3). S. 199–211.

319 Steiner, R.: Geisteswissenschaftliche Gesichtspunkte zur Therapie (GA 313). Rudolf Steiner Verlag Dornach 2001. Vortrag vom 17. April 1921.

320 Bachmann, W., Standl, E.: Diabetes mellitus und gastroenterologische Erkrankungen. In: Mehnert, H., Schöffling, K., Standl, E., Usadel, K. (Hrsg): Diabetologie in Klinik und Praxis. Georg Thieme Verlag Stuttgart 1994.
321 Weitgasser, R., Abrahamian, H., Clodi, M. et al.: Exocrine pancreatic insufficiency and diabetes mellitus. Wiener Klinische Wochenschrift 2016; 128 (Suppl. 2). S. 163.
322 Czyzyk, A., Sczepanik, Z.: Diabetes mellitus and cancer. European Journal of Internal Medicine 2000; 11 (5). S. 245–252.
323 Giovannucci, E., Harlan, D.M. Archer, M. C. et al.: Diabetes and Cancer. Diabetes Care 2010; 33 (7). S. 1674–1685.
324 Schoen, R., Weissfeld, J. L., Kuller, L. H. et al.: Insulin-like groth factor I and insulin are associated with the presence and advancement of adenomatous polyps. Gastroenterology 2005; 129 (2). S. 464–475.
325 Chari, S. T., Leibson, C. L., Rabe, K. G. et al.: Probability of pancreatic cancer following diabetes: a population based study. Gastroenterology 2005; 129 (2). S. 504–511.
326 Stolzenberg-Solomon, R. Z., Graubard, B. I., Chari, S. et al.: Insulin, glucose, insulin resistance, and pancreatic cancer in male smokers. Journal of the American Medical Association 2005; 294 (22). S. 2872–2878.
327 Chari, S. T., Leibson, C. L., Rabe, K. G. et al.: Pancreatic cancer-associated diabetes mellitus: Prevalence and temporal association with diagnosis of cancer. Gastroenterology 2008; 134 (1). S. 95–108.
328 Hemminki, K., Li, X., Sundquist, J. et al..: Risk of cancer following hospitalization for type 2 diabetes. Oncologist 2010; 15 (6). S. 548–555.
329 Bodmer, M., Becker, C., Meier, C. et al.: Use of antidiabetic agents and the risk of pancreatic cancer: a case-control analysis. American Journal of Gastroenterology 2012; 107 (4). S. 620–626.
330 Kirkman, M. S.: Osteoarthritis progression: is diabetes a culprit? Osteoarthritis Cartilage 2015; 23 (6). S. 839–840.
331 Piva, S. R., Susko, A. M., Khoja, S. S. et al.: Links between Osteoarthritis and Diabetes: Implications for Management from a Physical Activity Perspective. Clinics in Geriatric Medicine 2015; 31 (1). S. 67–87.
332 Herrmann, C.: Paradontaler Status bei Typ-1-Diabetikern und insulinpflichtigen Typ-2-Diabetikern. Dissertation Universität Würzburg 2011.
333 Ebd.
334 Ebd.
335 Ebd.
336 Steiner, R.: Geisteswissenschaft und Medizin (GA 312). Rudolf Steiner Verlag Dornach 2020. Vortrag vom 7. April 1920.
337 Herrmann, C.: Paradontaler Status bei Typ-1-Diabetikern und insulinpflichtigen Typ-2-Diabetikern. Dissertation Universität Würzburg 2011.
338 Inui, A., Takahashi, I., Sawada, K. et al.: Teeth and physical fitness in a community-dwelling 40 to 79-year-old Japanese population. Clinical Interventions in Aging 2016;11. S. 873–878.
339 GAÄD (Hrsg.): Kompendium: Arzneimittel und Behandlungsmethoden für die zahnärztliche Praxis. Filderstadt 2004.
340 GAÄD (Hrsg.): Themenheft. Zahnmedizin. Der Merkurstab 2015; 68 (2).
341 Weleda (Hrsg.): Zahnbildung – menschenkundliche Grundlagen. Mundhöhle als Spiegel von Allgemeinerkrankungen. Herd- und Störfaktorlehre. Zusammenarbeit zwischen Arzt und Zahnarzt. Weleda Korrespondenzblätter für Ärzte 1996; 146.
342 Steiner, R.: Geisteswissenschaft und Medizin (GA 312). Rudolf Steiner Verlag Dornach 2020. Vortrag vom 6. April 1920.
343 Güldenstern, W.: Zahnverlust im Alter. In: Girke, M. (Hrsg): Geriatrie. Grundlagen und therapeutische Konzepte der Anthroposophischen Medizin. Salumed Verlag Berlin 2014. S. 181-206.
344 Kilpeläinen, T. O., Qi, L., Brage, S. et al.: Physical activity attenuates the influence of FTO variants on obesity risk: a meta-analysis of 218,166 adults and 19,268 children. PLoS Med. 2011; 8 (11). e1001116.
345 Biro, S., Masuda, A., Kihara, T. et al.: Clinical implications of thermal therapy in lifestyle-related diseases. Experimental Biology and Medicine 2003; 228 (10). S. 1245–1249.

346 Weck, M.: Ist Diabetes heilbar durch bariatrische Chirurgie? – Mechanismen der Verbesserung der diabetischen Stoffwechsellage durch chirurgische Adipositastherapie. Diabetologie 2017; 12 (5). S. 372–385.

347 Ehehalt, S., Binder, G., Schurr, N. et al..: The functional muscle-bone unit in obese children – altered bone structure leads to normal strength strain index. Experimental and Clinical Endocrinology and Diabetes 2011; 119 (6). S. 321–326.

348 Erem, C., Hacihasanoğlu, A., Celik, S. et al.: Coagulation and fibrinolysis parameters in type 2 diabetic patients with and without diabetic vascular complications. Medical Principals and Practice 2005; 14 (1). S. 22–30.

349 Hanefeld, M., Leonhardt, W. (Hrsg): Das Metabolische Syndrom. Gustav Fischer Verlag Jena 1996.

350 Steiner, R.: Geisteswissenschaft und Medizin (GA 312). Rudolf Steiner Verlag Dornach 2020. Vortrag vom 8. April 1920.

351 Sayk, F., Iwen, K. A., Lehnert, H.: Diabetes und Hypertonie. Deutsche Medizinische Wochenschrift 2009; 134. S. 2296- 2301.

352 Rieger, H.: Risikoprädiktion und risikoadaptierte Prävention bei peripheren arteriellen Verschlusskrankheiten. Der Internist 1995; 36. S. 902–908.

353 Janka, H. U.: Arterielle Verschlusskrankheit bei Diabetes. In: Gleichmann, U., Sauer, H., Petzoldt, R. et al. (Hrsg.): Herz und Diabetes – Diabetes und Herz. Steinkopff Verlag Stuttgart 1986.

354 Espinola-Klein, C., Savvidis, S.: Periphere arterielle Verschlusskrankheit. Der Internist 2009; 50. S. 919-926.

355 Aboyans, V., Lacroix, P., Criqui, M. H.: Large and small vessels atherosclerosis: similarities and differences. Progress in Cardiovascular Disease 2007; 50 (2). S. 112–125.

356 Lanzer, P., Shanahan, C.: Morbus Mönckeberg. Gefäße als zweites Skelett. Deutsches Ärzteblatt 2000; 97. S. 1746–1751.

357 Kugler, C., Wöhrle, J.: Patienten mit Diabetes mellitus und koronarer Herzkrankheit. Klinikarzt 2017; 46 (7). S. 330–336.

358 Stratman, B., Worms, J., Tschoepe, D.: Diabetische Kardiomyopathie, Herzinsuffizienz – Neues zu Ursachen, Diagnostik und Therapie. Deutsche Medizinische Wochenschrift 2014; 139. S. 2006–2009.

359 Rijzewijk, L., van der Meer, R., Smit, J. et al.: Myocardial steatosis is an independent predictor of diastolic dysfunction in type 2 diabetes mellitus. Journal of the American Collage of Cardiology 2008; 52 (22). S. 1793–1799.

360 Spallone, V., Kempler, P., Czupryniak, L. et al: The interplay between dysglycaemia and autonomic function. Diabetes Stoffwechsel Herz 2018; 27. S. 135–144.

361 Süfke, S., Djonlagic, H., Kibbel, T.: Beeinträchtigung des kardialen autonomen Nervensystems und Arrhythmie-Inzidenz bei schwerer Hyperglykämie. Medizinische Klinik 2010; 105 (12). S. 858–870.

362 Huikuri, H. V., Stein, P. K.: Heart rate variability in risk stratification of cardiac patients. Progress in Cardiovascular Diseases 2013; 56 (2). S. 153–159.

363 Kopf, S., Groener, J. B., Kender, Z. et al.: Breathlessness and Restrictive Lung Disease: An Important Diabetes-Related Feature in Patients with Type 2 Diabetes. Respiration 2018; 96 (1). S. 29–40.

364 Luchsinger, J., Tang. M. X., Shea, S. et al.: Hyperinsulinemia and risk of Alzheimer disease. Neurology 2004; 63 (7). S. 1187–1192.

365 Janson, J., Laedtke, T., Parisi, J. E. et al.: Increased risk of type 2 diabetes in Alzheimer disease. Diabetes 2004; 53 (2). S. 474–481.

366 Tiligenga, R. H., Dugravot, A., Tabák, A. G.: Midlife type 2 diabetes and poor glycaemic control as risk factors for cognitive decline in early old age: a post-hoc analysis of the Whitehall II cohort study. Lancet Diabetes Endocrinology 2014; 2 (3). S. 228–235.

367 Zheng, F., Yan, L., Yang, Z., et al.: Hba1c diabetes and cognitive decline: The English Longitudinal Study of Aging. Diabetologia 2018, 61 (4). S. 839–848.

368 Förstl, H. (Hrsg.): Demenzen in Theorie und Praxis. Springer Verlag Berlin/Heidelberg 2009.

369 Nedergaard, M., Goldman, S. A.: Nächtliche Gehirnwäsche. Spektrum der Wissenschaft. 2016; (12). S. 34-39.

370 Lucey, B. P., Bateman, R. J.: Amyloid-beta diurnal pattern: possible role of sleep in Alzheimer's disease pathogenesis. Neurobiology of Aging 2014; 35 (Suppl. 2). S. 529–534.

371 Steiner, R.: Philosophie und Anthroposophie (GA 35). Rudolf Steiner Verlag Dornach 1984 S. 373.
372 Kim, J., Wessling-Resnick, M.: Iron and mechanisms of emotional behavior. The Journal of Nutritional Biochemistry 2014; 25 (11). S. 1101–1107.
373 Scott, S. P., Murray-Kolb, L. E.: Iron status is associated with performance on executive functioning tasks in nonanemic young women. The Journal of Nutritions 2016; 146 (1). S. 30–37.
374 White, A. R., Kanninen, K. M., Crouch, P. J.: Editorial: Metals and neurodegeneration: restoring the balance. Frontiers in Aging Neuroscience 2015; 7. S. 127.
375 Everett, J., Céspedes, E., Shelford, L. R. et al.: Ferrous iron formation following the co-aggregation of ferric iron and the Alzheimer's disease peptide β-amyloid (1–42). Journal of the Royal Society, Interface 2014. doi: 10.1098/rsif.2014.0165.
376 Mahlberg, R., Gutzmann, H. (Hrsg.): Demenzerkrankungen. Deutscher Ärzte Verlag Köln 2009.
377 Spauwen, P.J., van Eupen, M. G., Köhler, S. et al..: Associations of advanced glycation end-products with cognitive functions in individuals with and without type 2 diabetes: the maastricht study. Journal of Clinical Endocrinology and Metabolism 2015; 100 (3). S. 951–960.
378 Salminen, A., Ojala, J., Kauppinen, A. et al.: Inflammation in Alzheimer´s disease: amyloid-beta oligomers trigger innate immunity defence via pattern recognition receptors. Progress in Neurobiology 2009; 87 (3). S. 181–194.
379 Kiegeris, A., Schulzer, M., Harper, D. G. et al.: Increase in core body temperature of Alzheimer´s patients as a possible indicator of chronic neuroinflammation: a meta-analysis. Gerontology 2007; 53 (1). S. 7–11.
380 Qiu, C., Sigurdsson, S., Zhang, Q. et al.: Diabetes, markers of brain pathology and cognitive function: the Age, Gene/Environment Susceptibility-Reykjavik Study. Annals of Neurology 2014; 75 (1). S. 138–146.
381 Then, F. S., Luck, T., Luppa, M. et al.: Differential effects of enriched environment at work on cognitive decline in old age. Neurology 2015; 84 (21). S. 2169–2176.
382 Kornhuber, H. H.: Prävention von Demenz (einschließlich Alzheimer-Krankheit). Das Gesundheitswesen 2004; 66. S. 346–351.
383 GAÄD (Hrsg.): Vademecum Anthroposophische Arzneimittel 2017. Der Merkurstab 2017; 70 (Suppl.). S. 460.
384 Habtemariam, S.: Therapeutic Potential of Rosemary (Rosmarinus officinalis) Diterpenes for Alzheimer's Disease. Evidence-Based Complementary and Alternative Medicine 2016. ID 2680409.
385 GAÄD (Hrsg.): Vademecum Anthroposophische Arzneimittel 2017. Der Merkurstab 2017; 70 (Suppl.). S. 446 ff.
386 Brandl, B.: Panax Ginseng – Eine bedeutsame Heilpflanze in der heutigen Praxis. Der Merkurstab 2008; 61 (1).S. 81–88.
387 Savaskan, E., Mueller, H., Hoerr, R. et al.:, Treatment effects of Ginkgo biloba extract EGb 761® on the spectrum of behavioral and psychological symptoms of dementia: meta-analysis of randomized controlled trials. International Psychogeriatrics 2018; 30 (3). S. 285–293.
388 Förstl, H., Bickel, H., Frölich, L. et al.: MCI-plus. Leichte kognitive Beeinträchtigung mit rascher Progredienz. Deutsche Medizinische Wochenschrift 2009; 134. S. 39–44.
389 GAÄD (Hrsg.): Vademecum Anthroposophische Arzneimittel 2017. Der Merkurstab 2017; 70 (Suppl.). S. 570.
390 Martzog, N.: persönliche Mitteilung. Demenzkongress der Gesellschaft Anthroposophischer Ärzte in Deutschland (GAÄD). Kassel November 2009.
391 Whitmer, R. A., Karter, A. J., Yaffe, K. et al.: Hypoglycemic episodes and risk of dementia in older patients with type 2 diabetes mellitus. Journal of the American Medical Association 2009; 301 (15). S. 1565–1572.
392 Cukierman-Yaffe, T., Bosch, J., Jung, H.: Hypoglycemia and Incident Cognitive Dysfunction: A Post Hoc Analysis From the ORIGIN Trial. Diabetes Care 2019; 42 (1). S. 142–147.
393 Buddecke, E.: Grundriss der Biochemie. de Gruyter Verlag Berlin 1984. S. 469.
394 Neumann, N. U., Frasch, K.: Neue Aspekte zur Lauftherapie bei Demenz und Depression – klinische und neurowissenschaftliche Grundlagen. Deutsche Zeitschrift für Sportmedizin 2008; 59 (2). S. 28–33.
395 Wolff, O.: Grundlage einer geisteswissenschaftlich erweiterten Biochemie. Verlag Freies Geistesleben Stuttgart 1998.

396 Solfrizzi, V., Colacicco, A. M., D'Introno, A. et al.: Dietary fatty acids intakes and rate of mild cognitive impairment. The Italian Longitudinal Study on Aging. Experimental Gerontology 2006; 41 (6). S. 619–627.
397 Schikarski, C.: Morbus Alzheimer. Krankheitsverständnis und Therapie. Der Merkurstab 2009; 62 (5). S. 470–475.
398 Hartman, R. E., Shah, A., Fagan, A. M. et al.: Pomegranate juice decreases amyloid load and improves behaviour in a mouse model of Alzheimer's disease. Neurobiology of Disease 2006; 24 (3). S. 506–515.
399 Dai, Q., Borenstein, A. R., Wu, Y. et al.: Fruit and vegetable juices and Alzheimer's disease: the Kame Project. American Journal of Medicine 2006; 119 (9). S. 751–759.
400 Steiner, R.: Die Schöpfung der Welt und des Menschen. Erdenleben und Sternenwirken (GA 354). Rudolf Steiner Verlag Dornach 2000. Vortrag vom 31. Juli 1924.
401 Schikarski, C.: Morbus Alzheimer. Krankheitsverständnis und Therapie. Der Merkurstab 2009; 62 (5). S. 470–475.
402 Förstl, H., Bickel, H., Frölich, L. et al.: MCI-plus. Leichte kognitive Beeinträchtigung mit rascher Progredienz. Deutsche Medizinische Wochenschrift 2009; 134. S. 39–44.
403 Witte, A. V., Fobker, M., Gellner, R. et al.: Caloric restriction improves memory in elderly humans. Proceedings of the National Academy of Sciences of the United States of America 2009; 106 (4). S. 1255–1260.
404 Topiwala, A., Allan, C. L., Valkanova, V. et al.: Moderate alcohol consumption as risk factor for adverse brain outcomes and cognitive decline: longitudinal cohort study. British Medical Journal 2017. doi: 10.1136/bmj.j2353.
405 Lucey, B. P., Bateman, R. J.: Amyloid-beta diurnal pattern: possible role of sleep in Alzheimer's disease pathogenesis. Neurobiology of Aging 2014; 35. S. 529–534.
406 Ebd.
407 Shen, L., Ji, H. F.: Vitamin D deficiency is associated with increased risk of Alzheimer's disease and dementia: evidence from meta-analysis. Nutrition Journal 2015; 14 (8). S. 76.
408 Ghaly, S., Kaakoush, N. O., Lloyd, F. et al.: Ultraviolet Irradiation of Skin Alters the Faecal Microbiome Independently of Vitamin D in Mice. Nutrients 2018; 10 (8). S. 1069.
409 Steiner, R.: Geisteswissenschaft und Medizin (GA 312). Rudolf Steiner Verlag Dornach 2020. Vortrag vom 24. März 1920.
410 Knecht, S., Berger, K.: Einfluss vaskulärer Faktoren auf die Entwicklung einer Demenz. Deutsches Ärzteblatt 2004; 101. S. 2185–2189.
411 Bonelli, R. M.: Religiosität und psychische Gesundheit – was ist wissenschaftlich belegt? Deutsche Medizinische Wochenschrift 2016; 141. S. 1863–1867.
412 Afonso, R. F., Balardin, J. B., Lazar, S. et al.: Greater cortical thickness in elderly female yoga practitioners - a cross-sectional study. Frontiers in Aging Neuroscience 2017; 9. S. 201.
413 Winkel, G.: Zwischen den Welten. Die Begleitung einer Demenzerkrankten durch Gedichte, Bilder und Texte. Verlag Freies Geistesleben Stuttgart 2006.
414 Mashoura, G. A., Frank, L., Batthyanyc, A. et al.: Paradoxical lucidity: A potential paradigm shift for the neurobiology and treatment of severe dementias. Alzheimer's and Dementia 2019; 15 (8). S. 1107–1114.
415 Kluding, P. M., Pasnoor, M., Singh, R. et al.: The effect of exercise on neuropathic symptoms, nerve function, and cutaneous innervation in people with diabetic peripheral neuropathy. Journal of Diabetes and its Complications 2012; 26 (5). S. 424–429.
416 Ebd.
417 Rimpau, W.: Erfahrungen mit dem Rosmarin-Öl-Dispersionsbad bei schmerzhaften Neuropathien. Der Merkurstab 1996; 49 (1). S. 40–47.
418 GAÄD (Hrsg.): Vademecum Anthroposophische Arzneimittel 2017. Der Merkurstab 2017; 70 (Suppl.). S.105.
419 Ebd. S. 342.
420 Streckmann, F., Zopf, E. M., Lehmann, H. C. et al.: Exercise intervention studies in patients with peripheral neuropathy: a systematic review. Sports Medicine 2014; 44 (9). S. 1289–1304.
421 Kröz, M., Girke, M., Brauer, D.: Zum Krankheitsverständnis und zur Behandlung des Restless-legs-Syndroms mit Zincum Valerianicum und Calcium Quercus Inject. Der Merkurstab 2007; 60 (4). S. 302–308.

422 von Manitius, S., Flügel, D., Gievers-Steinlein, B. et al.: Bryophyllum pinnatum in the treatment of restless legs syndrome: A case series documented with polysomnography. Clinical Case Reports 2019; 7 (5). S. 1012–1020.

423 Vogel, S.: Diabetes mellitus und Retinopathia diabetica. Weleda Korrespondenzblätter für Ärzte 1997; 145. S. 81–120.

424 Hader, C., Plum, J.: Diabetische Nephropathie-Diagnostik. Deutsche Medizinische Wochenschrift 2002; 127. S. 1324–1327.

425 Steiner, R.: Anthroposophie als Kosmosophie. Zweiter Teil (GA 208). Rudolf Steiner Verlag Dornach 1992. Vortrag vom 13. November 1921.

426 Bainbridge, K. E., Cheng,Y. J., Cowie, C. C.: Potential mediators of diabetes-related hearing impairment in the U.S. Population. Diabetes Care 2010; 33 (4). S. 811–816.

427 Dabrowski, M., Mielni-Niedzielska, G., Nowakowski, A.: Involvement of the auditory organ in typ 1 diabetes mellitus. Polish Journal of Endocrinology 2011; 62 (2). S. 138–144.

428 Steiner, R., Wegman, I.: Grundlegendes für eine Erweiterung der Heilkunst nach geisteswissenschaftlichen Erkenntnissen (GA 27). Rudolf Steiner Verlag Dornach 2014. Kapitel: Tätigkeiten im menschlichen Organismus. Diabetes mellitus.

429 Thiede, R.: Hautveränderungen bei Diabetes mellitus. Diabetes aktuell 2014; 12 (7). S. 304–308.

430 Ebd.

431 Jachens, L.: Dermatologie. Salumed Verlag Berlin 2012.

KAPITEL XVII
Thyreologie

1. Leitgedanken

Von Schilddrüsenerkrankungen ist ein großer Anteil der Bevölkerung betroffen. Die Prävalenz sonomorphologisch auffälliger Befunde liegt für die deutsche bei ca. 33 %.[1] Abgesehen von *schmerzhaften Schilddrüsenentzündungen* wie der subakuten Thyreoiditis de Quervain finden sich in der Regel kaum organbezogene Beschwerden. Von einem Globusgefühl berichten Patienten dagegen häufiger.

Allerdings bestehen vielfache *seelische Beschwerden*, unter denen die Patienten langfristig leiden. Insofern sind die Schilddrüse und ihre Erkrankungen in enger Beziehung zu dem seelischen und geistigen Wesen des Menschen zu sehen. Schilddrüsenerkrankungen zeigen Verbindungen zur *Biografie* des Menschen: So stellt sich lebensgeschichtlich betrachtet die weiche Struma diffusa des Adoleszenten der Struma nodosa mit derbem Palpationsbefund beim alten Menschen gegenüber. Auch ordnen sich die immunogenen Thyreopathien in charakteristischer Weise durch ihre altersabhängige Häufung in den Lebenslauf ein. Ein integratives Behandlungskonzept muss diesen unterschiedlichen Aspekten entsprechen und neben den organbezogenen Therapien wie der ggf. erforderlichen Schilddrüsenchirurgie die prozessuale, seelische und individuelle Dimension der Erkrankung umfassen. Aus der veränderten Wesensgliederwirksamkeit, die den Schilddrüsenerkrankungen zugrunde liegt, ergeben sich die Leitlinien für die medikamentösen Behandlungsansätze der Anthroposophischen Medizin, der Heileurythmie, der künstlerischen und der Gesprächstherapie.

2. Organverständnis

Die Schilddrüse illustriert eindrucksvoll die Wirksamkeit der Wesensglieder. Das palpatorisch abgrenzbare Organ entspricht der seitensymmetrisch angelegten *physischen Schilddrüsenorganisation*. Die Prozesse der Follikulogenese und damit auch der Volumenzunahme des Organs in Kindheit und Jugend weisen auf die *ätherische Organisation*. Die *astralische Organisation* dient der Entwicklung des Bewusstseins: Im Zusammenhang mit einer manifesten Hypothyreose kann es zu verlängerten Schlafphasen kommen, bei der ausgeprägten Hyperthyreose erlebt der Patient ein übersteigertes Wachen. Die Schilddrüsenhormone gestalten dabei die zugrunde liegenden Stoffwechselprozesse, die bei der Hyperthyreose und ihrer „entfesselten“ seelischen Dynamik mit Katabolismus, schneller Atmung und erhöhtem Sauerstoffbedarf einhergehen. Die Hormone sind im Serum nur in ausgesprochen geringer Konzentration vorhanden und nehmen nicht direkt an Stoffwechselprozessen teil, sondern haben als „Botenstoffe“ eine gestaltende, zum Nervensystem gehörende Funktion. Die *Ich-Organisation* führt zur Integration der Organfunktion in den Gesamtorganismus und verbindet sich über die Wärme, die in charakteristischer Beziehung zur Schilddrüse steht, mit ihm.

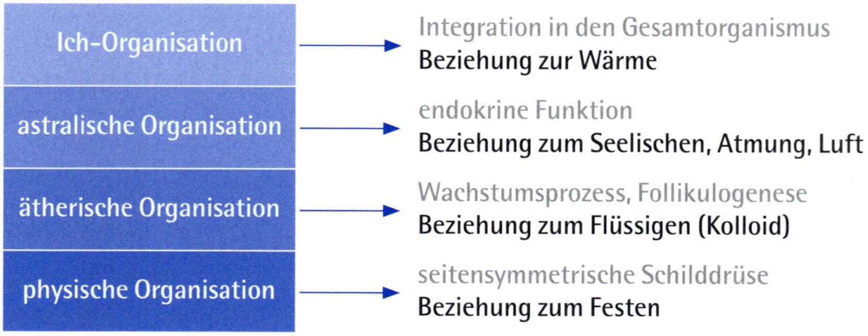

Die Schilddrüse und die Wesensglieder

2.1 Dreigliederung und Schilddrüsenfunktion: Die Larvalmetamorphose

Seit Langem ist die Bedeutung der Schilddrüse und ihrer Hormone für die *Amphibienmetamorphose* bekannt.[2] J. F. Gudernatsch wies erstmalig auf diese Phänomenologie im Jahre 1912 hin.[3] Welche Veränderungen sind bei der Larvalmetamorphose, welche die Schilddrüsenwirksamkeit in komplexer Weise beeinflusst und durch sie beschleunigt abläuft oder bei Hypothyreose ausbleibt[4], zu beobachten?
Nachdem die Lurcheier in Schnüren oder Klumpen in das Wasser abgelegt und hier befruchtet wurden, schlüpft zunächst die *Larve (Kaulquappe)*. Sie hat bei einer noch fischverwandten Gestalt am gliedmaßenlosen Körper einen kräftig ausgebildeten Ruderschwanz, ihre Atmung erfolgt durch Kiemen. Mit der einsetzenden Larvalmetamorphose bildet sich der Schwanz[5] zurück und in eindrucksvoller Weise entwickeln sich die Gliedmaßen. Die Kiemen verschwinden und die *Lungenatmung* bildet sich aus. Damit befreit sich das Lebewesen aus dem Wasser und wendet sich, den festen Erdboden betretend, der Luft zu. Ein in entfernte Vergangenheiten zurückweisender Entwicklungsschritt der Evolution wiederholt sich hier im kleinem Abbilde.[6] Mit der Lungenatmung bildet sich die Grundlage zur Lautäußerung, in der sich das Seelische offenbart.

Die eintretenden Veränderungen folgen der *Dreigliederung* des Organismus: Das seelebegabte Tier unterscheidet sich von der nur lebenden Pflanze durch die *Eigenbeweglichkeit.* In der Larvalmetamorphose erfährt die Bewegungsorganisation eine umfassende Veränderung, indem sich mit der Schwanzresorption das Gliedmaßensystem ausbildet. Ein differenziertes *Stoffwechsel-Gliedmaßen-System* entsteht.

Diese grundlegende Verwandlung der äußeren Gestalt geht mit entscheidenden Veränderungen der *inneren Organe* einher. Ausgehend von der noch ernährungsnahen, im Element des Wassers beheimateten Kiemenatmung, entwickelt sich nun die Lungenatmung mit der Möglichkeit zur *Lautäußerung.* Bei manchen Froscharten haben die Männchen in den sogenannten Schallblasen eine zusätzliche, die Stimme verstärkende, primitive Lautorganisation ausgebildet. Der sich der Atmung entringende Ton offenbart seine Nähe zur Welt des Seelischen: die astralische Organisation ergreift den Organismus. Das mit der Atmung verbundene *Rhythmische System* erfährt somit entscheidende Veränderungen. „Der Frosch nimmt teil an der allgemein ausgebreiteten Astralität", formulierte es Rudolf Steiner.[7]

Schließlich verändert sich das *Nerven-Sinnes-System* innerhalb der Larvalmetamorphose in charakteristischer Weise: Die Kopf- und Sinnesorganisation des Frosches entsteht.

Durch das modifizierte Hereinwirken der astralischen Organisation während der Larvalmetamorphose erfährt die Dreigliederung des tierischen Organismus eine typische Verwandlung. Wenn wir im Folgenden von der *Wirksamkeit der Schilddrüsenhormone* oder der *Schilddrüsenorganisation* sprechen, so ist der Zusammenhang mit den über den physischen Organismus hinausweisenden Wesensgliedern mitzudenken. So sehr man auf der einen Seite dem Meißel des Bildhauers Wirksamkeit zuspricht, so leben doch in dieser die Kraft, die empfindende Seele und die geistige Zielsetzung des Künstlers. Gleiches gilt für die Wirksamkeit der Organe. Man versteht sie erst, wenn man zu ihrer physischen auch die *lebendige, seelische und geistige Dimension* erkennt.

2.2 Die Bedeutung der Schilddrüse für das Stoffwechsel-Gliedmaßen-System

2.2.1 Schilddrüse und Bewegungsorganisation

Eine sich früh manifestierenden *Hypothyreose* bedingt eine Wachstumsverzögerung.[8] Diese bleibt dabei nicht proportioniert (wie z.B. beim hypopituitaristischen Zwergwuchs), sondern entwickelt eine infantile Gestalt.[9] Der Übergang von der kindlichen Formung mit ihrer Betonung der Kopforganisation zu den späteren Körperproportionen und der zunehmenden Ausbildung des Gliedmaßensystems ist gestört. Dabei ist das enchondrale Wachstum der langen Röhrenknochen besonders betroffen. Das periostale Wachstum und die Entwicklung der Bindegewebsknochen sind dagegen weitgehend unabhängig vom Schilddrüsenhormon.[10]

Der *dysproportionierte Minderwuchs* mit zu *kurzen Extremitäten* ist für die *früh aufgetretene Hypothyreose* charakteristisch.

Damit lässt sich schon an diesen Veränderungen der menschlichen Gestalt ablesen, dass die Inkarnation und die Aktivität des *seelisch-geistigen Wesens* im Stoffwechsel-Gliedmaßen-System mit der Schilddrüsenfunktion in Zusammenhang stehen. Bei der Hypothyreose ziehen sich die astralische und die Ich-Organisation zurück, bei der Euthyreose entfalten sie ihre Wirksamkeit im Organismus. Beim hypothyreoten Erwachsenen ist die Skelettentwicklung abgeschlossen. Insofern kommt es nicht mehr zu Störungen im Knochenwachstum. Allerdings sind der ossäre turn-over und die Knochenregeneration gestört. Das ossäre Gewebe ist verändert[11], in gewissem Sinne durch die fehlende

Erneuerung zu „alt". Beim unbehandelten hypothyreoten Patienten kann es des Weiteren zu einer Zunahme der Kortikalis (cortical thickness)[12] als dem zum Nerven-Sinnes-System gehörenden Knochengewebe kommen.

Aber nicht nur die aufbauenden Wachstumsprozesse, sondern auch der Funktionsstoffwechsel der Bewegungsorganisation zeigt entsprechende Veränderungen: Im hypothyreoten Zustand findet sich eine Verlangsamung der willkürlichen Bewegungen[13] mit Verschlimmerung bei Kälte; die Muskeldehnungsreflexe erscheinen verlängert bei verlangsamter Kontraktion. Die Willensaktivität der astralischen und der Ich-Organisation nimmt sich zurück. Umgekehrt sollen die Schilddrüsenhormone die Transformation von den langsamen, stoffwechselaktiven und mitochondrienreichen Typ-1- zu den schnellen „wachen" Typ-2-Fasern fördern [→ XVI. 5.2 Bewegung].[14] Mit der Schilddrüsenwirksamkeit kommt es also zu einem „Aufwachen" der Muskulatur für schnelle, gedankengesteuerte Bewegungen. Patienten mit Hyperthyreose geben häufig eine Muskelschwäche an, während hypothyreote Patienten eher über eine angespannte, „steife" und zu Krämpfen neigende Muskulatur berichten.[15]

Die *aufbauenden Wachstumsprozesse (Nachtseite)* und der *abbauende Funktionsstoffwechsel (Tagesseite)* der *Bewegungsorganisation* sind mit der *Schilddrüsenfunktion* verbunden.

2.2.2 Schilddrüse und Stoffwechselsystem

Wie wirkt sich demgegenüber die Hypothyreose im *Stoffwechselsystem* des Menschen aus? Im hypothyreoten Organismus findet sich eine reduzierte intestinale Motilität, die klinisch zu einer milden Obstipation bis hin zum „paralytischen" Ileus und der intestinalen Pseudoobstruktion führen kann. Die elektrische und motorische Aktivität des Magens, Intestinaltraktes und des Kolons sind reduziert.[16] Die bewegungsaktive Wirksamkeit der astralischen Organisation zieht sich zurück. Darüber hinaus reduziert sich im Rahmen der Hypothyreose die Wärmebildung im Stoffwechselsystem.[17]

Exkurs

Die *interdigestive Motilität* ist durch eine *rhythmische Zeitgestalt* gekennzeichnet. Der sogenannten Phase 1 entspricht dabei die motorische Ruhe. Sie geht einher mit einer sekretorischen Ruhe, wie überhaupt das Bewegungs- und das Sekretionsverhalten eine deutliche Kopplung zeigen.[18] In der anschließenden Phase 2 beobachtet man eine unregelmäßige Aktivität, der sich als Phase 3 schließlich ein kurzes Intervall regelmäßiger, kräftiger, nach aboral propagierender Kontraktionen anschließt. Nach einer kurzen Zwischenphase, der Phase 4, wiederholt sich der Zyklus.

Die Phase der Bewegungsruhe dominiert innerhalb des beschriebenen Zyklus während des *Schlafs* und erreicht hier einen Anteil von 70 bis 80 %. Gleichzeitig besteht ein Minimum exokriner Drüsentätigkeit, des „Absonderungsprozesses nach außen". Im aufbauenden Stoffwechsel des Schlafes beruhigen sich die dem intestinalen Katabolismus dienenden Funktionen. Mit dem *Erwachen* der Seele, ihrer Tagesorientierung, entwickelt sich im Gastrointestinaltrakt die Bewegungs- und Sekretionsqualität. Die Phase 1 der funktionalen Ruhe verkürzt sich auf 5 bis 15 % der Zyklusdauer beim wachen Menschen.

Im *Schlaf* (Nachtwirksamkeit) nehmen sich *Sekretion* und *Motilität* im *Verdauungstrakt* zurück. Mit dem *Erwachen* der *Seele* (Tageswirksamkeit) verstärken sich *intestinale Bewegungsaktivität und Sekretion.*

Entsprechende Veränderungen ergeben sich beim Übergang von der *hypo-* zur *euthyreoten Stoffwechsellage.* Bei der Hypothyreose löst sich die astralische Organisation aus dem Stoffwechsel-Bewegungssystem, bei der Euthyreose kehrt sie zu ihrer physiologischen Aktivität zurück.

2.3 Die Bedeutung der Schilddrüse für das Rhythmische System

2.3.1 Blut und Flüssigkeitsorganismus

Die Schilddrüse modifiziert den *Flüssigkeitsorganismus* in mehrfacher Hinsicht. Bei der *hypothyreoten Funktionslage* nimmt sich die astralische Organisation zurück. Es können sich Wasser, Salze, Mukopolysaccharide und Proteine in der interstitiellen Flüssigkeit ansammeln.[19] Dabei erfolgt im Hinblick auf die Akkumulation der Plasmaproteine, die infolge erhöhter kapillärer Permeabilität in den interstitiellen Raum gelangen, ein insuffizienter Anstieg der lymphatischen Reabsorption.[20]

Der *schlafende Mensch* nimmt vermehrt Flüssigkeit auf; das „verquollene" Gesicht am Morgen ist hierfür ein alltägliches Beispiel. Mit dem Erwachen ist demgegenüber die Absonderung verbunden. Auch beim Ausgleich einer manifesten Hypothyreose scheidet der Patient große Flüssigkeitsmengen aus.

Die Entwicklung eines Myxödems geht mit einer Erniedrigung des Plasmavolumens einher. Nicht nur in dieser Beziehung lässt sich bereits eine Einschränkung der Blutqualität beobachten: Man findet bei der Hypothyreose eine als hypoplastisch eingestufte Anämie, die als Adaptation an den erniedrigten Sauerstoffbedarf der Gewebe gilt.[21] Man findet ggf. die Umwandlung von rotem in gelbes Knochenmark. Auch das Herz kann durch eine sich entwickelnde Kardiomyopathie, unter Umständen mit Kardiomegalie und verminderter Kontraktilität einhergehend, betroffen sein.

Das *„Einschlafen der Seele" (hypothyreote Stoffwechsellage)* ist mit *Flüssigkeitsakkumulation* und *reduzierter Wärmebildung,* das *„Erwachen der Seele" (hyperthyreote Stoffwechsellage)* mit *gesteigerter Wärmebildung* und *Hämodynamik* sowie *vermehrter Transpiration* verbunden.

2.3.2 Atmung

In der *Metamorphose* der *Kiemen-* zur *Lungenatmung* entwickelt sich aus der im Flüssigen beheimateten Atmungsfunktion die Beziehung zum Luftraum. Es ist der Übergang eines bewusstseinsdumpfen Lebensprozesses zu der in der Lautbildung wahrnehmbaren Seelenbegabung.

In diesem Zusammenhang ist die anatomische Beziehung der Schilddrüse zum *Kehlkopf* charakteristisch, durch den sich die *Atmung zur Laut- und Tonbildung* steigert. Nicht nur für die embryonale Lungenreifung, sondern auch für die Tonbildung ist die Aktivität der Schilddrüsenorganisation entscheidend. So entwickelt sich im Zusammenhang mit einer manifesten Hypothyreose die tiefe Myxödemstimme. Auch das Gehör kann im Rahmen der angeborenen Hypothyreose bis zur Taubheit betroffen sein. In Tierversuchen zeigte sich bei hypothyreoter Funktionslage eine unvollständige Entwicklung des Corti-Organs.[22]

Es besteht ein *Zusammenhang* der *Schilddrüse* mit der *Kehlkopf- und Ohrorganisation*. Der *Mundraum* gestaltet die durch den Kehlkopf tönend gewordene Atmung zum Wort. An der Artikulation ist die Zunge entscheidend beteiligt. Die früh sich manifestierende Hypothyreose erkannte man häufig an der Makroglossie. Diese Veränderung der Zunge weist auf eine Polarität, die ihre Funktion bestimmt. Die Zunge dient zunächst als muskuläres Organ der Zerkleinerung der aufgenommenen Nahrung und dem Schluckakt. Dadurch ist sie sowohl morphologisch als auch funktionell in den Bereich des Stoffwechselsystems des oberen Gastrointestinaltrakts gestellt. Auf der anderen Seite ist sie das zu differenzierter Bewegung befähigte Organ der Laut- und Wortbildung. Im Falle der Hypothyreose verlässt sie diese Ebene: Die sich entwickelnde große Zunge fällt zurück auf die Ebene eines Stoffwechselorgans.

Die *Atmungsorganisation* steht durch *Lungenreifung* sowie *Laut- und Sprachbildung (Artikulation)* mit der *Schilddrüsenfunktion* in Beziehung.

Die Symptome der Hypothyreose weisen auch hier auf die sich aus dem Organismus lösende astralische Organisation.

2.4 Die Bedeutung der Schilddrüse für das Nerven-Sinnes-System

Die Einschränkung der *Hörfähigkeit* bei angeborener Hypothyreose verdeutlicht die Beziehung der Schilddrüse zur Sinnesorganisation. Aber nicht nur die seit mehr als einem Jahrhundert bekannte Taubheit und Stummheit, die den Kretinismus begleiten können, beleuchten die Verbindung der Schilddrüse mit dem Hören und der Sprachbildung. Einer Studie von Soriguer et al.[23] an 6- bis 14-jährigen Kindern zufolge ist die Hörschwelle bereits bei lediglich vergrößerter Schilddrüse und verminderter Jodausscheidung im Urin verändert. (Dabei wurden Kinder mit einem TSH basal > 5 uU/ml ausgeschlossen). Schließlich sei in diesem Zusammenhang das *Pendred-Syndrom* erwähnt.[24] Bei diesem 1896 von dem britischen Allgemeinarzt Vaughan Pendred (1869–1946) beschriebenen

Syndrom findet sich eine bilaterale Schallempfindungsschwerhörigkeit mit Innenohrfehlbildung sowie eine eu- oder hypothyreote Struma. Die Erkrankung folgt einem autosomal-rezessiven Erbgang.

Einen weiteren Bezug zur Sinnesorganisation zeigt die *endokrine Orbitopathie* [→ 4.4.1 Krankheitsmanifestationen im dreigliedrigen Organismus]. Auch für das *Nervensystem* beobachtet man Veränderungen in Abhängigkeit von der Schilddrüsenfunktion. Bei hypothyreoter Stoffwechsellage findet sich tierexperimentell ein geringeres Gehirngewicht mit infantilen Proportionen; die Kerne und Dendritenfortsätze sollen sowohl in Größe als auch Volumen reduziert sein. Die Myelinisierung gilt als verzögert und es gibt weniger dendritische Verzweigungen, ebenso weniger Kapillaren im Cortex.[25] Im Zusammenhang mit der Schilddrüsenaktivität erfolgt offenbar eine differenzierte Ausreifung des Nervensystems als demjenigen Organ, auf das sich das Wachbewusstsein gründet.

Bei *manifester Hypothyreose* finden sich Aufwachschwierigkeiten bei zum Teil stark verlängerten Schlafphasen. Interessanterweise wird dabei der sonst klare und proteinarme Liquor eiweißreich und verliert damit seine Gegensätzlichkeit zu der ihm sonst polar gegenüberstehenden Lymphe des Stoffwechselsystems [→ X. 2.1 Der Flüssigkeitsorganismus zwischen Leben und Licht]. Der kristallklare Liquor dient dem wachen, gedankenklaren Bewusstsein des Menschen und verliert diese Qualität bei einigen das Bewusstsein einschränkenden Erkrankungen.

2.5 Bewusstseinsentwicklung und Schilddrüsenfunktion

Bewusstsein entwickelt sich durch die mit der Schilddrüsenfunktion verbundene *astralische Organisation.* Ihre zurückgenommene Wirksamkeit bei der Hypothyreose führt zu Bewusstseinseinschränkungen bis hin zum Myxödemkoma mit Hypothermie und Bradykardie; ihre gesteigerte Wirksamkeit bei der Hyperthyreose zu Unruhe und pathologischer Bewusstseinsaktivierung. Die Entwicklung des Bewusstseins geht mit abbauenden Stoffwechselprozessen einher und führt zur Schwächung der ätherischen Organisation.

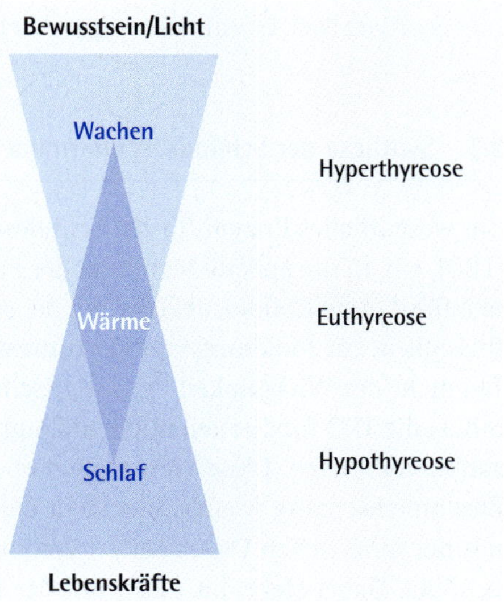

Schilddrüsenfunktion und Bewusstseinsentwicklung

> Die *Schilddrüse* steht in Zusammenhang mit der *Metamorphose* von *Lebens-* zu *Bewusstseinskräften* [→ II. 2.2.1 Das Nerven-Sinnes-System].

Die Schilddrüse ist physiologischerweise eng mit der *Wärme* verbunden. Auch ihre Erkrankungen zeigen diese Beziehung: Hyperthyreote Patienten berichten oftmals über eine Hitzeunverträglichkeit, hypothyreote umgekehrt eine Kälteintoleranz.

Die Verwandlung der Lebenskräfte in die des Bewusstseins geschieht durch abbauende Stoffwechselprozesse, die mit Wärmebildung einhergehen. Aus deren Wärme entwickelt sich also das Licht des Bewusstseins [→ Abb.].

2.6 Die fetale Entwicklung der Schilddrüsenfunktion

Die *Reifung der Hypothalamus-Hypophysen-Schilddrüsen-Achse* beginnt während des ersten Trimenons und dauert bis in die ersten (1 bis 2) Monate der postpartalen Entwicklung an.[26] Zunächst entwickeln sich offenbar die dem *Nerven-Sinnes-System* nahen Funktionen. So wird ab der 6. Woche *TRH* und später, ab der 12. Woche *TSH* gebildet. Ab der 12. Woche findet dann die Synthese der Schilddrüsenhormone (vorwiegend *Thyroxin* T_4) statt. Die fetalen TSH-Konzentrationen sind bis zur 18. Woche niedrig und steigen bis zum Geburtstermin auf ca. 10 mU/l an. Unmittelbar nach der Geburt sind TSH-Werte bis 60–80 mU/l zu messen. Sie liegen dann in der 1. bis 4. Woche um 1,7-9,1 mU/l.[27]

Die funktionelle Reifung dieser hormonellen Achse im Zusammenhang mit der Astralisierung des Organismus orientiert sich somit an der Dreigliederung. Die dem Nerven-Sinnes-System nahestehenden Hormone werden zuerst gebildet, dann folgt das Thyroxin als charakteristisches Schilddrüsenhormon mit allerdings noch geringerer Wirksamkeit im Stoffwechselsystem. Aus diesem Grunde gilt es im Vergleich zu seiner zum T_3 (*Thyronin*) dejodierten Form oftmals als „Prohormon". Zunächst wird also vorwiegend Thyroxin synthetisiert. Ab etwa der 18. bis 20. Woche beginnt der T_4-Spiegel zu steigen. Das zum *Stoffwechselsystem* gehörende Thyronin bleibt bis etwa zur 30. Woche sehr niedrig und steigt erst pränatal und in einer weiteren Phase postnatal an. Die Schilddrüse des Erwachsenen synthetisiert überwiegend das dem Nerven-Sinnes-System in Zusammenhang nahe stehende Thyroxin (ca. 80 %) und bedeutend weniger das zum Stoffwechsel-Gliedmaßen-System gehörende Thyronin (ca. 20 %). Damit zeigt sich das für das Rhythmische System in seiner vermittelnden Funktion zwischen Nerven-Sinnes- und Stoffwechsel-Gliedmaßen-System charakteristische Verhältnis von 4 zu 1.[28]

2.7 Synthese der Schilddrüsenhormone

Ein wesentliches Enzym für die Schilddrüsenhormonsynthese ist die *Thyreoperoxidase* (TPO), ein an die apikale Membran der Follikelzelle gebundenes Hämoprotein. Funktionell führt es im Kolloid, also der mit der ätherischen Organisation verbundenen Follikelflüssigkeit, zur Jodierung von Tyrosinresten im Thyreoglobulin und deren Koppelung.[29] Jod dient der Wirksamkeit der astralischen Organisation [→ 4.1.1 Medikamentöse Therapie]. Damit ist die TPO funktionell mit dem Eingreifen der astralischen in die ätherische Organisation verbunden. Diese Wesensgliederbeziehung findet sich auch in ihrer chemischen Zusammensetzung wieder: hier steht dem in das Follikelkolloid hereinreichenden und mit der ätherischen Organisation verbundene Proteinanteil ihr eisenhaltiges Häm gegenüber. Dabei steht das Eisen mit der Ich-Organisation, das lichtabsorbierende und stickstoffhaltige Porphyrin mit der astralischen Organisation in Verbindung.

Hämoproteine dienen durch ihre prosthetische Hämgruppe der in die Stoffwechselprozesse hereinwirkenden Ich- und astralischen Organisation.

Während sich das T_4 (Thyroxin) überwiegend in der Schilddrüse bildet, so das stoffwechselaktive T_3 (Thyronin) weitgehend in der Peripherie. Die Wirksamkeit der Schilddrüse vermittelt sich dabei durch die Hormone in die Gewebeperipherie und „passt" sich hier den lokalen Funktionen an. So finden sich Schilddrüsenhormonrezeptoren in den Geweben und z. B. auch den Granulozyten, Makrophagen und den dendritischen Zellen.[30]

Die astralische Organisation wirkt einerseits durch die Schilddrüsenfunktion und trägt – dem Nerven-Sinnes-System entsprechend – Gestaltungsimpulse in die Peripherie. Andererseits ist sie im Stoffwechselsystem aktiv und beeinflusst über das System der peripheren Dejodinasen den Hormonstoffwechsel. So sind auch „lokale" Hypo- und Hyperthyreosen bekannt[31], die aus der unterschiedlichen und zum Teil autonomisierten Aktivität der astralischen Organisation im Stoffwechselsystem resultieren. Auch hier finden wir die zum Nerven-Sinnes-System gehörende „regulative" und gestaltende Funktion der astralischen Organisation sowie ihre mehr periphere und dem Stoffwechselsystem nahestehende Aktivität [→ II. 2.3 Polare Wirksamkeit der Wesensglieder im dreigliedrigen Organismus].

2.8 Die seelische Symptomatik bei Schilddrüsenerkrankungen

Das Wirken der *astralischen Organisation* zeigt sich in verschiedenen seelischen Symptomen: Bei der Hypothyreose nimmt sich die dynamische Wirksamkeit der astralischen und der Ich-Organisation zurück. Gut bekannt sind *depressive Beschwerden*; auch klagen Patienten über *Müdigkeit, verminderte Initiativkraft, Lethargie* oder *Gedächtnisstörungen.*[32] Ganz andere Symptome lassen sich bei der *Hyperthyreose* beobachten. Hier ergreift der nicht mehr ausreichend von der Ich-Organisation gelenkte astralische Leib intensiv den Organismus und entwickelt in den abbauenden Stoffwechselvorgängen aus Lebenskräften im Übermaß Bewusstseinskräfte. *Seelische Unruhe, Nervosität* und ein *Sich-getrieben-Fühlen* belasten den Patienten.

3. Von der Physiologie zur Pathophysiologie

Die Schilddrüsenleiden stellen sich vor den Hintergrund der Dreigliederung. So finden sich Erkrankungsformen, die zur palpatorischen Verhärtung des Organs und damit zur *Sklerose* führen. Zu ihnen gehört die Struma nodosa mit tastbaren nodösen Raumforderungen, die in der sonografischen Darstellung Verkalkungen aufweisen können. Auch das Schilddrüsenkarzinom kann mit einem palpatorisch derben Tastbefund einhergehen. Auf der anderen Seite stehen die insgesamt seltenen akut *entzündlichen Schilddrüsenerkrankungen.* Eine eitrige Thyreoiditis ist eine Rarität. Wesentlich häufiger sehen wir die subakute Thyreoiditis de Quervain, die mit einem febrilen und entzündlichen Krankheitsbild mit druckdolenter Schilddrüse einhergeht, aber auch sklerosierende Qualitäten aufweist.

So dringen in dieses Spektrum der Schilddrüsenleiden einerseits die in die Sklerose führenden Prozesse des Nerven-Sinnes-, andererseits die entzündlichen Prozesse des Stoffwechsel-Gliedmaßen-Systems.

Schilddrüsenerkrankungen können mit *Organvergrößerung durch pathologisches Wachstum* einhergehen (Struma) und/oder mit *Stoffwechselstörungen im Sinne der Hypo- bzw. Hyperthyreose.* Der Pathologie des Wachstums steht diejenige der hormonellen Schilddrüsenfunktion gegenüber. Erstere berührt die proliferativen Prozesse der ätherischen Organisation, Letztere steht mit der astralischen Organisation in Zusammenhang und bedingt die Bewusstseinsveränderungen. Störungen der hormonellen Schilddrüsenfunktion entstehen besonders häufig durch die *autoimmunen Thyreopathien*, zumal die Schilddrüse zu denjenigen Organen gehört, bei denen sehr oft Autoimmunprozesse auftreten. So findet man die Hashimoto-Thyreoiditis bei ca. 10% der Bevölkerung, sie betrifft besonders das weibliche Geschlecht.

Die Pathologie des Wachstums betrifft die *ätherische Organisation*, welche die astralische Organisation nicht ausreichend ergreift [→ 4.1 Struma diffusa und Struma nodosa, XVIII. 2.3 Karzinogenese und die Wirksamkeit der Wesensglieder] und damit das Wechselverhältnis dieser beiden Wesensglieder. Die immunogenen Schilddrüsenerkrankungen zeigen eine *Autonomisierung der astralischen Organisation.* So steht beim Morbus Basedow der entfesselten astralischen Dynamik eine demgegenüber zu schwache Aktivität der Ich-Organisation gegenüber. Rudolf Steiner sprach in diesem Zusammenhang von einer relativ zu schwachen Wirksamkeit der Ich-Organisation und charakterisierte damit die veränderte Beziehung dieser beiden Wesensglieder zueinander. Interessanterweise kommt der Morbus Basedow natürlicherweise nicht im Tierreich vor, ein weiteres Indiz für die Bedeutung der Ich-Organisation bei dieser Erkrankung sowie den anderen Formen immunogener Thyreopathien [→ Abb.].

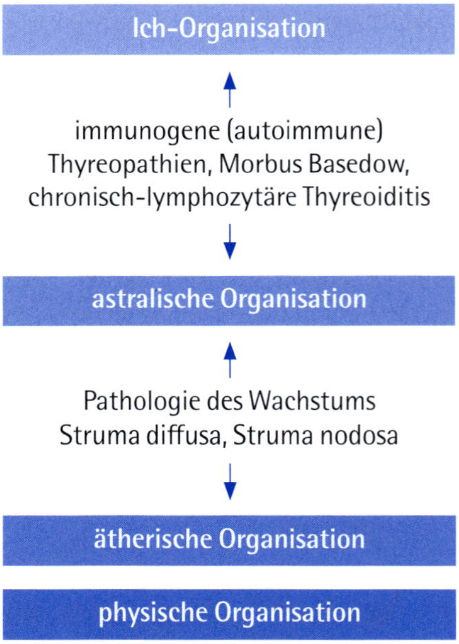

Schilddrüsenerkrankungen vor dem Hintergrund der Wesensglieder

3.1 Leber-Schilddrüse-Stirnhirn-Metamorphose

Pathologie des Wachstums und der Funktion als wesentliche Aspekte der Schilddrüsenerkrankungen stellen sich vor den Hintergrund der Dreigliederung und lassen sich durch die sogenannte Leber-Schilddrüsen-Stirnhirn-Metamorphose charakterisieren.

Die *Schilddrüse* steht in *metamorphotischer Beziehung* zur *Leber (Stoffwechsel-Gliedmaßen-System)* und zum *Stirnhirn (Nerven-Sinnes-System).*

Auf *morphologischer Ebene* steht die doppellappig angelegte, sich am Boden des Schlunddarms entwickelnde Schilddrüse[33] in metamorphotischer Beziehung zur ebenfalls doppellappigen und etwa zu gleicher Zeit aus dem Entoderm entstehenden *Leber.* Neben Entsprechung der doppellappigen Organgestalt weisen auch *funktionelle Bezüge* auf diesen Zusammenhang hin. So bildet die Leber die wesentlichen Schilddrüsenhormon-bindenden Proteine (Thyroxin-bindendes Globulin (TBG), Albumin, Thyroxin-bindendes Präalbumin). Der astralischen Qualität der Schilddrüse begegnet das den Lebensprozessen der Leber entstammende Eiweiß.

Darüber hinaus sollen Schilddrüsenhormone *Hypertrophie* und *Hyperplasie* der Leberzellen fördern. Hypothyreote Tiere zeigen nach Teilhepatektomie eine reduzierte Regeneration.[34] Obgleich der Beitrag der Schilddrüsenwirksamkeit klein sein dürfte, weist er doch auf die Metamorphosenreihe hin. Auch die Beziehung der Schilddrüse zur Willensaktivität und der Gliedmaßenorganisation rückt sie in die Nähe der Leber, die mit der Willensentfaltung in Zusammenhang steht [→ XXIV. 2.4 Der Zusammenhang der Leber mit der Individualität des Menschen].

Schließlich weisen einige *Schilddrüsenerkrankungen* auf die Leber: So kann die Hashimoto-Thyreoiditis mit einer autoimmunen Hepatitis (s. u.) assoziiert sein und die Hyperthyreose z. B. bei Morbus Basedow mit einer Erhöhung der Leberparameter (unabhängig von der thyreostatischen Therapie) einhergehen.[35] Damit illustrieren auch die gemeinsamen Erkrankungsprozesse diese Beziehung.

Steiner erwähnte die Metamorphose der Schilddrüse zum *Stirnhirn.*[36] Auch hier findet sich eine „doppellappige" Organisation auf der morphologischen Ebene. Funktionell sind Entwicklung und neuronale Differenzierung des Nervensystems abhängig von der Schilddrüsenfunktion.

Die *Schilddrüse* stellt ein *„Schwellenorgan"* dar, das sich einerseits der *schlafbewussten Welt der Leberfunktion*, andererseits dem von der *Nervenorganisation abhängigen Wachbewusstsein* zuwendet.

Dementsprechend empfinden wir den Hals im Gegensatz zum Kopf und Rumpf als besonders sensibel und verletzbar. Viele sprichwörtliche Formulierungen weisen auf dieses sensible Fühlen, das sich zwischen das Wachbewusstsein der Kopforganisation und den bewusstseinsfern erlebten Rumpf stellt. Für einige Patienten ist diese seelische Besonderheit der Halsregion ein Grund, lange Zeit von schilddrüsenchirurgischen Eingriffen Abstand zu nehmen.

Für die Schilddrüsenfunktion ist ihr Bezug zur *Wärme* charakteristisch. Der „Verbrennungswärme" kataboler Stoffwechselprozesse entringen sich die zum Nerven-Sinnes-System orientierten Bewusstseinskräfte. Umgekehrt kann die Wärme die zu diesem gehörenden Gestaltungskräfte in die Lebensprozesse des Organismus lenken und begleitet den Anabolismus. Der abbauenden Tagesaktivität der Wärme stellt sich ihre aufbauende Nachtwirksamkeit gegenüber.

Unter dem Aspekt der Wesensglieder entwickelt sich auf der leiblichen Grundlage des *Stirnhirns* die Aktivität der *Ich-Organisation* in der Bewusstseinswelt. Die sogenannten Stirnhirnsyndrome zeigen eindrucksvoll ihre eingeschränkte Wirksamkeit. Durch die *Schilddrüsenorganisation* kann die *astralische Organisation* die Metamorphose der Lebens- in die Bewusstseinskräfte gestalten. In der *Leber* entfaltet sich schließlich in besonderer Deutlichkeit die *ätherische Organisation* [→ XVIV. 2. Die Leber und die vier Wesensglieder des Menschen].

Im Unterschied zur Bewusstseinsentwicklung und damit der „Lichtqualität" auf der Grundlage des Nervensystems entwickelt die Schilddrüsenorganisation die Beziehung zur Wärme. Änderungen im Wärmeorganismus, wie sie bei einer hyper- oder hypothyreoten Stoffwechsellage auftreten, beleuchten diesen Zusammenhang. Die Leber schließlich entfaltet in ihren Organfunktionen eine umfassende Lebendigkeit. Licht, Wärme und Leben ordnen sich somit in diese Metamorphosereihe ein.

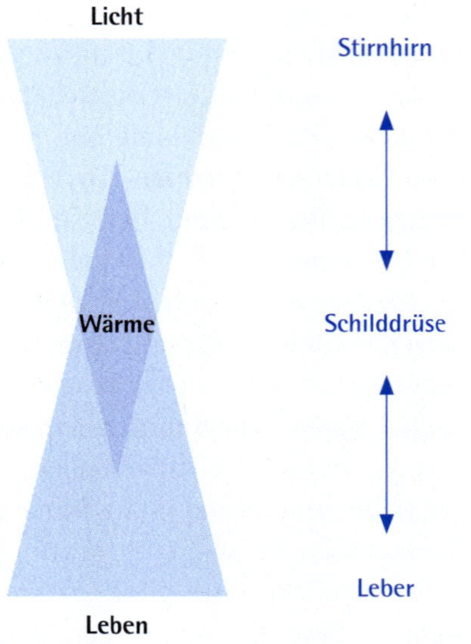

Die Leber-Schilddrüse-Stirnhirn-Metamorphose

3.2 Schilddrüsenerkrankungen mit Organvergrößerung

Kommt es zu einer Dominanz der ätherischen Organisation der Schilddrüse, so entstehen die verschiedenen Formen der Schilddrüsenvergrößerung, *Struma diffusa* und *Struma nodosa*. Diese „Pathologie des Wachstums" charakterisiert die *Leber-Schilddrüsen-Stirnhirn-Metamorphose.* Ähnlich wie sich die Lunge infolge der Dominanz des Nerven-Sinnes-Systems zum Emphysem umformt oder die Leber die knotige Zirrhose entwickelt, so entstehen bei der Struma nodosa in der Schilddrüse die knotigen Raumforderungen. Umgekehrt entwickelt sich die Struma diffusa durch ein zu geringes Eingreifen der oberen Wesensglieder und insbesondere der astralischen Organisation. Die Schilddrüse wird von ätherischer, proliferativer Wirksamkeit dominiert und ähnelt dann der Leber. Die Skleroseprozesse der Struma nodosa weisen auf die Dominanz des Nerven-Sinnes-Systems, während sich in den Proliferationsprozessen der Struma diffusa eine zum Stoffwechsel-Gliedmaßen-System gehörende und

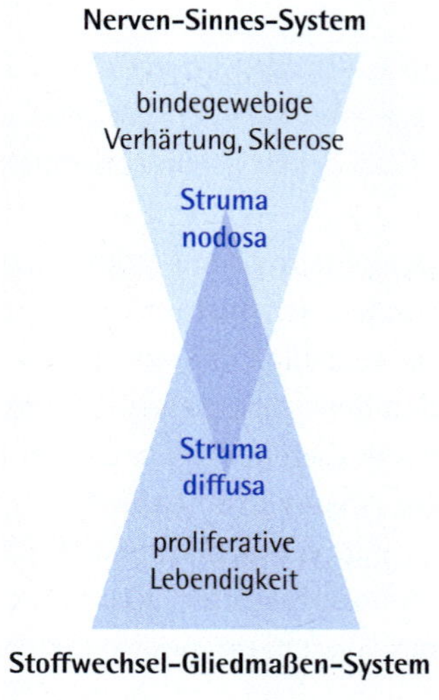

Struma diffusa und Struma nodosa vor dem Hintergrund der Dreigliederung

der Leber nahestehende Lebendigkeit entwickelt [→ Abb.]. In der Zeitgestalt der Schilddrüsenerkrankungen stehen sich die proliferative Lebendigkeit der jugendlichen Struma und die bis zur umschriebenen Verkalkung führende Sklerose der nodösen Struma des vorwiegend älteren Menschen gegenüber.

Unter dem Aspekt der Wesensgliederwirksamkeit kommt dem Verhältnis von astralischer zu ätherischer Organisation eine besondere Bedeutung zu. Zieht sich die astralische Organisation zurück, so überwiegen die Wachstumsprozesse der ätherischen Organisation, es entsteht die Struma diffusa. Kommt es zu einer dominanten Aktivität der astralischen Organisation vom Nerven-Sinnes-System aus, so werden die ätherischen Wachstumsprozesse in die Knotenbildung und fortschreitende Sklerose geführt.

3.3 Autoimmune (immunogene) Schilddrüsenerkrankungen

Zu den autoimmunen Schilddrüsenleiden gehören v. a. die *chronisch-lymphozytäre Hashimoto-Thyreoiditis* [→ 4.5 Chronisch-lymphozytäre Hashimoto-Thyreoiditis] und der *Morbus Basedow* [→ 4.4 Morbus Basedow]. Beide Erkrankungen stehen sich in vielem polar gegenüber. So führt die Hashimoto-Thyreoiditis in der Regel zur Hypothyreose mit ihren typischen Symptomen. Die autoimmune Thyreoiditis kann initial mit einer hyperthyreoten Stoffwechsellage beginnen (Destruktionshyperthyreose) und im weiteren Verlauf in eine latente Hypothyreose münden. Der Morbus Basedow geht mit einer oftmals ausgeprägten Hyperthyreose einher. Der zunehmenden Bewusstseinseinschränkung bei der schweren Hypothyreose infolge einer Hashimoto-Thyreoiditis steht die maximale Steigerung eines unruhigen Bewusstseins beim Morbus Basedow gegenüber. Die Hashimoto-Thyreoiditis führt häufig in die sogenannte atrophische Verlaufsform mit Organverkleinerung und bindegewebigem Parenchymumbau. Im Schilddrüsenparenchym entwickelt sich eine Sklerosequalität. Der Morbus Basedow geht demgegenüber mit einer intensiv gesteigerten Durchblutung der Schilddrüse einher, die sich eindrucksvoll in der farbkodierten Schilddrüsensonografie darstellt. Bei der Hashimoto-Thyreoiditis sieht man diese nur in der floriden Erkrankungsphase. Auch der klinische Verlauf dieser immunogenen Thyreopathien unterscheidet sich. So entwickelt sich die Hashimoto-Thyreoiditis schleichend und wird oftmals „zufällig" erkannt, während der Morbus Basedow einen akuten und klinisch eindrücklichen Verlauf mit recht genau zu bestimmendem Beginn hat.

Auf der Ebene der Krankheitsprozesse steht das *stoffwechselbetonte, mit vermehrter Durchblutung* einhergehende Krankheitsbild des *Morbus Basedow* der durch zunehmende *bindegewebige Sklerose* gekennzeichneten *Hashimoto-Thyreoiditis* polar gegenüber. Beim *Morbus Basedow* zeigt sich die entzündungsverwandte *Dominanz des Stoffwechsel-Gliedmaßen-Systems,* bei der *Hashimoto-Thyreoiditis* das Vorherrschen des *Nerven-Sinnes-Systems.*

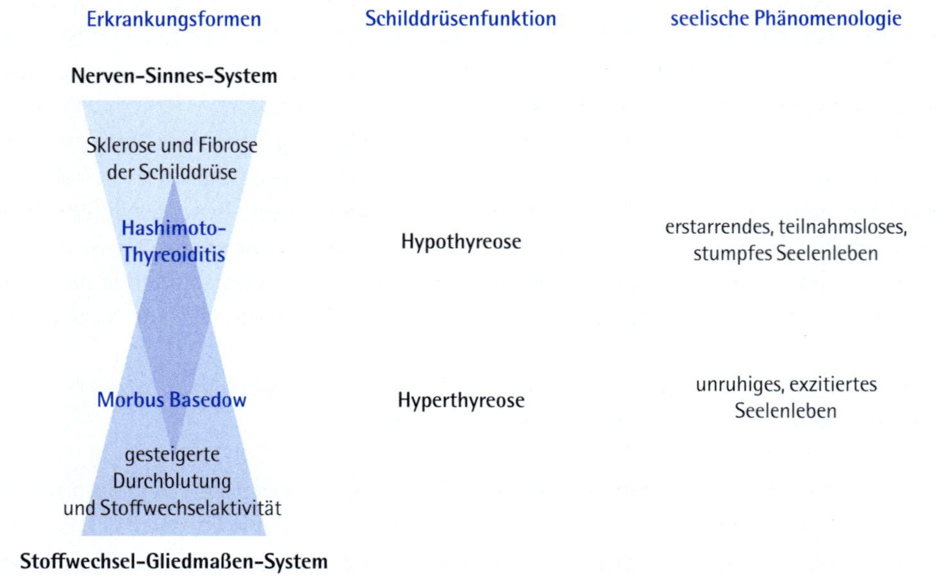

Morbus Basedow und Hashimoto-Thyreoiditis vor dem Hintergrund der Dreigliederung des menschlichen Organismus

3.4 Hyper- und Hypothyreose

Beim *hyperthyreoten Patienten* ergreift die astralische Organisation den Organismus in abbauenden, wärmebildenden Stoffwechselprozessen, führt zu einer gesteigerten Hämodynamik mit Tachykardie und drängt unruhig zum oberen Menschen. Symptome wie die „hektischen Flecken", aber auch die gesteigerte Durchblutung im Nervensystem begleiten das seelische Erlebnis einer manchmal wie „aufsteigend" erlebten inneren Unruhe. Charakteristisch ist hier die Wärmeintoleranz. Diese Dynamik entspricht einem Feuer, das Licht und Wärme entwickelt und dabei seine organische Grundlage verzehrt.

Der Hyperthyreose steht die *Hypothyreose* polar gegenüber. In ihr zieht sich der astralische Leib zurück und bleibt, einem unphysiologischen Schlaf vergleichbar, im Umkreis. Der nicht ausreichend ergriffene, wenig durchseelte und durchwärmte Organismus verfällt zunehmend der *Sklerose*: Bei der manifesten hypothyreoten Stoffwechsellage wurden eingeschränkte kardiale Kontraktilität, reduzierte Herzfrequenz, verminderter kardialer Output, gesteigerte vaskuläre Resistence, vermehrte arterielle Steifheit und eine höhere Prävalenz der arteriellen Hypertonie gezeigt. Zusätzlich bestehen Störungen im Fettstoffwechsel und eine Hyperhomozysteinämie als Faktoren einer akzelerierten Arteriosklerose und koronaren Herzerkrankung. Dabei korreliert der TSH-Level umgekehrt proportional zur endothelabhängigen Dilatation. Eine hypothyreote Stoffwechsellage ist mit einer vermehrten Steifheit der A. carotis und einer vermehrten Intima-Media-Dicke im Vergleich zu euthyreoten Personen assoziiert. Hashimotopatienten können auch bei euthyreoter Stoffwechsellage eine endotheliale Dysfunktion aufweisen.

Seelisch entwickelt sich beim manifest hypothyreot erkrankten Menschen ein *erstarrendes, stumpfes* und *teilnahmsloses Bewusstsein*, welches das Interesse an der Umwelt verliert. Innere Aktivität und Intentionalität scheinen aus dem Bewusstsein gewichen zu sein. „Was verloren geht ist der lebendige Anteil, den der Mensch nimmt an den Dingen, das Interesse, die Aufmerksamkeit auf die Dinge zu lenken. Derjenige, der kein Interesse hat, lenkt auf nichts seine Aufmerksamkeit, weil ihm das Werkzeug fehlt. Wir geben ihm nicht Verstand mit der Schilddrüse, sondern wir geben ihm ein Werkzeug, um lebendigen Anteil zu nehmen an den Dingen der Welt."[37] Diese Charakterisierung Rudolf Steiners weist auf die aktive willensverwandte Seite der seelisch-geistigen Innenwelt. Neben der reduzierten Aufmerksamkeit für die Dinge der Umgebung zeigen die manifest hypothyreot erkrankten Patienten vielfach eine reduzierte Aktivität im Sprechen[38] und fallen durch eine Verlangsamung des Gedankenbildens auf. Eine seelische Sklerosequalität ist entstanden.

Die *vermehrte Schlafneigung* des Patienten ist von ganz anderer Qualität als der gesunde erholsame und regenerierende Schlaf. Man darf ihn nicht mit der Schläfrigkeit bei manifester Hypothyreose verwechseln, in der sich ein zur Sklerose neigender Krankheitstypus zeigt. Auf die gegensätzlichen Qualitäten des Schlafes, seine gesundende, aber auch seine krank machende, sklerosierende Wirkung wies Rudolf Steiner hin.[39]

Das *übersteigerte Wachen der Hyperthyreose* entspricht einer *pathologischen Tagesaktivität* [→ II. 1.7 Tages- und Nachtwirksamkeit der Wesensglieder] der Wesensglieder, die *Schläfrigkeit der manifesten Hypothyreose* einer *pathologischen Nachtwirksamkeit.*

Bei der Hyperthyreose orientiert sich die dynamische Aktivität der astralischen Organisation zum oberen Menschen und damit zum Erwachen, bei der Hypothyreose sucht sie – dem Schlaf vergleichbar – den Umkreis auf. „Unser Ich und unser astralischer Leib wirken von innen aus nach allen Richtungen im Wachzustande. Unser Ich und unser astralischer Leib wirken von außen mit den spirituellen Kräften des Kosmos auf uns zurück im Schlafzustande."[40]

Unter dem Aspekt der Wesensglieder kommt es bei den autoimmunen (immunogenen) Thyreopathien zu einer Autonomisierung der astralischen Organisation, die nicht mehr durch die Ich-Organisation gelenkt werden kann und in ihre Pole im Sinne des krankhaften Wachens (Hyperthyreose) und des pathologischen Schlafens (Hypothyreose) drängt. Rudolf Steiner charakterisierte in diesem Zusammenhang den Morbus Basedow als Prädominanz des astralischen Leibes bei demgegenüber zu schwach wirksamer Ich-Organisation.[41]

Damit ergeben sich *polare Konstellationen der Wesensglieder* bei der Hypo- und der Hyperthyreose. Auf der physischen Ebene stellt sich der ausgezehrt wirkenden Gestalt des hyperthyreoten Menschen die gegebenenfalls ödematös veränderte Leiblichkeit des Hypothyreosepatienten gegenüber.

Die *ätherische Organisation* zeigt eine entsprechende Gegensätzlichkeit. Bei der Hyperthyreose metamorphosieren sich die Kräfte des Lebendigen in Bewusstseinskräfte, ein beschleunigter und abbauender Stoffwechsel ist zu beobachten. Bei der Hypothyreose sind die Lebensprozesse verlangsamt, das Flüssige entfällt dem ätherischen Leib in der Ödembildung. Die *astralische Organisation* zeigt die entgegengesetzte Wirksamkeit im Sinne des pathologischen Wachens und Schlafens. Das *Ich* schließlich ist bei dem hypothyreot erkrankten Menschen „wie in die Ferne gerückt". Der müde und matte Blick ist nicht mit der Ich-Kraft erfüllt, sondern oftmals auffallend „leer". Bei der Hyperthyreose erscheint die unzureichende Lenkungskraft der Ich-Organisation gegenüber der gesteigerten astralischen Dynamik.

3.5 Subklinische Hypo- und Hyperthyreose

Die sogenannten *subklinischen Funktionsstörungen* der Schilddrüse ordnen sich in die beschriebene Wesensgliederkonstellation ein und seien auch wegen ihrer häufig unterschätzten klinischen Bedeutung erwähnt.

Exkurs

Bei einer subklinischen Hypo- oder Hyperthyreose liegen die peripheren Hormone im Normbereich bei erhöhtem bzw. erniedrigtem basalen TSH. Dabei beeinflussen offensichtlich unterschiedliche Faktoren die „Normwerte": So haben übergewichtige Menschen vermutlich ein höheres TSH (eine Korrelation mit dem Body-mass-Index ist wahrscheinlich), auch sollen gesunde ältere Menschen in Verbindung mit der sich vorbereitenden Exkarnation ein höheres TSH aufweisen (20–29 Jahre: 3,5 mU/l, 50–59 Jahre: 4,5 mU/l, 70–79 Jahre: 5,9 mU/l, über 80 Jahre: 7,5 mU/l).[42] In der Schwangerschaft gelten im 1. Trimenon TSH-Werte über 2,5 mU/l, im 2. und 3. Trimenon über 3,0 mU/l als erhöht. „Auch die latente Hypothyreose scheint in der Schwangerschaft mit einem Risiko für die Entwicklung des Kindes sowie mit geburtshilflichen Komplikationen verbunden zu sein, wenn gleichzeitig TPO- [Thyreoperoxidase-] oder TAK [Thyreoglobulin-Antikörper] nachgewiesen werden."[43]

Bei der *Hypothyreose* nimmt sich die dynamische Aktivität der astralischen Organisation zurück. Damit entwickelt sich eine (relative) Dominanz des Nerven-Sinnes-Systems mit Verhärtungs- und Skleroseprozessen im Gefäßsystem. Die *Hyperthyreose* führt demgegenüber zu einer Dominanz des Stoffwechsel-Gliedmaßen-Systems mit gesteigerter Zirkulation bei reduzierter vaskulärer Steifigkeit und gesteigerter endothelialer Funktion.

Bereits bei einer *subklinischen Hypothyreose*, d. h. erhöhtem basalen TSH und normwertigen peripheren (freien) Schilddrüsenhormonen, besteht der beschriebene *Skleroseprozess*.[44, 45] So finden sich eine vermehrte arterielle Steifigkeit und frühe Veränderungen der A.-carotis-Wand im Sinne einer größeren Intima-Media-Dicke im Vergleich zu geschlechts- und altersadjustierten Kontrollen.[46] Die Etablierung einer euthyreoten Stoffwechsellage geht mit der Rückbildung der erhöhten arteriellen Steifigkeit, der endothelialen Dysfunktion und des atherogenen Lipidprofils einher.

Die *Gesamtmortalität* scheint nicht erhöht zu sein, allerdings ermittelte die Rotterdam-Studie[47] für Frauen mit subklinischer Hypothyreose ein ca. doppelt so großes Risiko für die Entwicklung einer Atherosklerose bzw. eines Myokardinfarkts im Vergleich zu euthyreoten Frauen. Asvold et al. fanden sogar eine Korrelation der KHK-Mortalität mit steigendem, aber noch im „Normbereich" befindlichen TSH: Gegenüber den Frauen mit einem TSH im unteren Drittel des Normbereiches hatten Frauen im mittleren Drittel ein um 1,41, im oberen Drittel um 1,69 erhöhtes Risiko, an einer koronaren Herzerkrankung zu versterben.[48, 49]

Auf der *seelischen Ebene* dieser Erkrankung fand sich in mehreren Untersuchungen eine der beschriebenen Wesensgliederwirksamkeit entsprechende Symptomatologie, die durch seelische Veränderungen wie z. B. depressiv gedrückte Stimmung, Aufmerksamkeitsstörungen, Schwächegefühl und kognitive Verlangsamung charakterisiert waren.[50, 51, 52]

Umgekehrt ist die *subklinische oder latente Hyperthyreose mit* einer *Exzitation der astralischen Aktivität* verbunden und oftmals durch *Angst* und *emotionale Irritabilität*, Palpitationen, Schlaflosigkeit und vermehrtes Schwitzen[53] gekennzeichnet, wobei Überlappungen zu den Beschwerden der latenten Hypothyreose vorkommen. Die Erregung des astralischen Leibes hat Auswirkungen auf das Rhythmische System. So kamen Biondi et al. in ihrer Metaanalyse[54] zu dem Schluss, dass die subklinische Hyperthyreose mit gesteigerter Pulsfrequenz, Vorhofflimmern[55], erhöhter linksventrikulärer Masse mit marginal konzentrischem Remodeling, gestörter Ventrikelrelaxation, reduzierter Leistungsfähigkeit und erhöhtem Risiko eines kardiovaskulären Todes einhergeht. Ältere Patienten mit kardiovaskulärer Erkrankung und subklinischer Hyperthyreose (und auch bei einer subklinischen Hypothyreose mit einem basalen TSH > 10 mU/l) haben eine höhere kardiale Komplikationsrate.[56] Darüber hinaus zeigte sich eine Assoziation des Vorhofflimmerns mit der subklinischen Hyperthyreose in einer großen geriatrischen Population.[57] Eine dänische Studie dokumentierte ein erhöhtes Risiko für ein neu aufgetretenes Vorhofflimmern bei subklinischer Hyperthyreose (korrelierte mit TSH-Wert) und manifester Hyperthyreose. Bei Hypothyreose war das Risiko erniedrigt.[58, 59] Die Rotterdam-Studie zeigte eine längere Lebenszeit für Menschen im Alter von 50 Jahren mit niedrignormaler Schilddrüsenfunktion im Unterschied zur hochnormalen.[60] Gegenwärtig ergeben sich bezüglich der L-Thyroxin-Substitution die folgenden Gesichtspunkte: Bei einer subklinischen Hypothyreose mit einem basalen TSH von < 10 mU/l gilt keine generelle Therapieindikation, da ein Nutzen nicht belegt ist. Bei einem TSH > 10 empfiehlt man hingegen bei Patienten unter 70 Jahren eine Substitution. Bei latenter Hypothyreose ließen sich bislang „keine positiven Effekte der Substitutionstherapie auf Morbiditäts- und Mortalitätsraten, auf gesundheitsbezogene Lebensqualität, psychiatrische Symptome, kognitive Funktion oder Reduktion von Übergewicht" nachweisen.[61] Insofern braucht es bei Patienten mit subklinischer Hypothyreose eine differenzierte und oftmals auch individuelle Behandlungsentscheidung, um eine Übertherapie mit u. a. erhöhtem Frakturrisiko zu vermeiden.

Exkurs

Nicht jede Suppression oder Erniedrigung des basalen TSH bedeutet eine (subklinische) Hyperthyreose. So ist eine *circadiane (und eine pulsatile) Varianz des TSH* bekannt mit niedrigen Werten am Tag und Maxima zwischen 23 und 4 Uhr (unmittelbar vor oder unmittelbar nach Beginn des Schlafes). Die pulsatile Sekretion hat eine Zwei-Stunden-Rhythmik mit einer Amplitude um 0,5 mU/l.[62] Der circadiane Rhythmus folgt der Tages- und Nachtkonstellation der Wesensglieder und kann zu 50–100 % höheren TSH-Werten am späten Abend im Vergleich zu den Tagesanalysen führen. Schlafentzug soll den nächtlichen TSH-Anstieg hemmen und unterbricht die pulsatile TSH-Freisetzung.[63] Des Weiteren führt das Hungern für wenige Tage zu einer Abnahme der TSH-Sekretion. Bei der Anorexia nervosa kann die TSH-Suppression durch den Anstieg des Cortisols und die verminderte Leptinkonzentration (Leptin gilt als Stimulator der TRH-Freisetzung) bedingt sein. Natürlich ist die Glucocorticoidtherapie oft mit einem erniedrigten TSH verbunden.[64] Bei schweren nicht-thyreoidalen Erkrankungen findet man häufig eine transiente TSH-Erniedrigung. Selten ist die TSH-Erniedrigung im Rahmen einer hypophysären Insuffizienz.

3.6 Grundsätzliche therapeutische Gesichtspunkte

Aus der polaren Wesensgliederwirksamkeit bei den immunogenen Thyreopathien ergeben sich die therapeutischen Leitlinien. So muss die Aktivität der Ich-Organisation verstärkt und die autonomisierte Funktion der astralischen Organisation beeinflusst werden.

Bei den Schilddrüsenerkrankungen mit Vergrößerung des Organs und damit pathologischen Wachstumsprozessen besteht eine unzureichende Verbindung zwischen der dominanten ätherischen und der astralischen Organisation, die in den therapeutischen Fokus rückt.

Neben der medikamentösen Behandlung kommt der Heileurythmie eine entscheidende Bedeutung zu [→ 5. Heileurythmie]. Darüber hinaus stellen die Schilddrüsenerkrankungen durch ihre zahlreichen seelischen Beschwerden eine innere Aufgabe an den Patienten. Die Individualität vermag in diesem Zusammenhang Fähigkeiten zu entwickeln, welche die veränderte astralische Wirksamkeit lenken. Schließlich haben die Schilddrüsenerkrankungen eine Beziehung zur Biografie. Vergangene schockartige Erlebnisse, welche die Individualität nicht bewältigen konnte, sind hier von Bedeutung. Auch stellt sich die Frage nach der Zukunftsgestaltung und den biografischen Zielen.

4. Erkrankungen der Schilddrüse und ihre Therapie

4.1 Struma diffusa und Struma nodosa

Erkrankungen der Schilddrüse, die mit einer *Organvergrößerung* einhergehen, stehen mit einer unterschiedlichen Wirksamkeit der Wesensglieder in Beziehung:

Bei einem *zu geringen Eingreifen* der *oberen Wesensglieder* in die *Stoffwechsel-Gliedmaßen-Organisation* entwickelt sich die *Struma diffusa*. Sie weist somit auf eine *Inkarnationsbehinderung* hin.
Dominiert das *Nerven-Sinnes-System*, so kommt es zum *nodösen Parenchymumbau*: die *Struma nodosa* des *in der Regel älteren Menschen.*

Die *Struma diffusa* des Jugendlichen („Adoleszenten-Struma") entwickelt sich in einem Alter, das durch die „Geburt" des Astralleibes in der Zeit der Pubertät gekennzeichnet ist. Kommt es zu einem ungenügenden Eingreifen der astralischen Organisation, so überwiegen (bei dem sonst durch eine niedrige proliferative Aktivität gekennzeichneten Schilddrüsengewebe) die proliferativen, neue Follikel generierenden Lebenskräfte: Eine palpatorisch weiche Schilddrüsenvergrößerung entsteht.

Die Fokussierung der Strumagenese auf den *Jodmangel* vereinfacht den Zusammenhang auf eine monokausale Betrachtungsweise. Die Jodmangelhypothese ist sicher nicht das alleinige Erklärungsmodell der Strumagenese[65], zumal bei ca. 7 % der Schulkinder mit Struma andere Ursachen als ein Jodmangel anzunehmen sind.[66]

Auch ist eine *genetische Komponente* zu berücksichtigen, die als Ausdruck für ein konstitutionell verändertes Wirken der Wesensglieder erscheint. Auf diese mit der Vererbung in Zusammenhang stehenden Faktoren weist die familiäre Strumahäufung. Auch gibt es in Bevölkerungen mit ausreichender Jodversorgung eine fortbestehende endemische Struma.[67] Über das Jod kommt der astralische Leib in eine verstärkte Verbindung mit dem ätherischen Organismus. Insofern wirkt Jod einer Strumaentwicklung entgegen [→ 4.1.1 Medikamentöse Therapie].

Das ungenügende Eingreifen des astralischen Leibes zeigt sich auch bei weiteren Ursachen einer Volumenzunahme der Schilddrüse. So ziehen sich während einer *Schwangerschaft* die oberen Wesensglieder zurück, um dem die Inkarnation suchenden Menschenwesen Raum zu geben. In dieser Situation kommt es zu einer Zunahme des Schilddrüsenvolumens und der Strumaprävalenz, wobei letztere möglicherweise reversibel ist.[68]

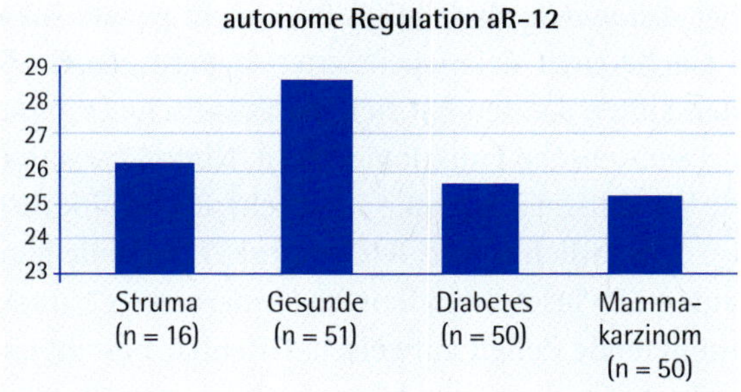

Autonome Regulation bei Strumapatienten im Vergleich zu Gesunden (Mittelwerte, zudem sind die Werte für Patienten mit Diabetes und Mammakarzinom aufgeführt, nach Matthias Kröz). Eine erniedrigte aR spricht für ein schwaches Eingreifen der oberen Wesensglieder.

Das ungenügende Eingreifen der oberen Wesensglieder bei der Strumaentwicklung dokumentiert sich auch vor dem Hintergrund der *Anamnesefragen Rudolf Steiners* und ihrer Zusammenfassung in der autonomen Regulation (aR) [→ III. 3. Die Anamnesefragen]. Es fanden sich für Patienten mit Struma erniedrigte Werte der aR gegenüber Gesunden [→ Abb.].

Bei länger bestehender Schilddrüsenvergrößerung kann sich das Organ zunehmend verhärten, bis zur Ausbildung knotiger und pseudonodulärer Strukturen. In den Knoten kommt es zu einer vermehrten proliferativen Aktivität.[69] Die astralische Organisation zieht sich aus der Stoffwechselaktivität zurück und lässt zunächst eine proliferative Lebendigkeit entstehen. Entwickelt sie dann eine Wirksamkeit im Sinne des oberen Menschen, so entstehen mit der Dominanz des Nerven-Sinnes-Systems nodöse Raumforderungen als „Kopfbildung am falschen Ort". Es kommt zur „Sklerose" mit palpatorisch derber Konsistenz und intranodalen Verkalkungen. So entwickelt sich – vorwiegend in der zweiten Lebenshälfte – die derbe und knotig umgeformte *Struma nodosa.* Oft äußern Patienten die Sorge hinsichtlich eines Schilddrüsenkarzinoms – insbesondere wenn es sich um „kalte Knoten" handelt. Bei szintigrafisch „kalten" Knoten ist zwar das *Malignomrisiko* erhöht. Es wird für hypofunktionelle und echoarme Knoten allerdings nur auf 2 bis 4 % geschätzt.[70]

Die Entwicklung der nodösen Raumforderungen in der Schilddrüse ist also mit der Lösung der astralischen und der Ich-Organisation aus dem Stoffwechsel-Gliedmaßen-System und deren Orientierung zum Nervensystem verbunden. Die bekannten Risikofaktoren (Jod-, ggf. auch Eisen- und Selenmangel) ordnen sich in diese veränderte Wesensgliederkonstellation ein. So bezieht sich das Eisen auf die Ich-Organisation, das Jod – wie unten dargestellt – auf die astralische Organisation und das Selen vermittelt deren Wirksamkeit auf den Ätherleib. Jod- und vermutlich auch Eisen- sowie Selenmangel[71] tragen demzufolge zur Struma- und Knotenentwicklung bei, umgekehrt ergeben sich hieraus wesentliche therapeutische Gesichtspunkte (s. u.). Auch das Rauchen ist als Risikofaktor bekannt und orientiert die Wesensglieder zum Nerven- und Sinnessystem. Entsprechend führt der Tabak-Abusus zu Sklerose- und verschiedenen Karzinomerkrankungen.

Die zum Nerven-Sinnes-System gehörende Aktivität der astralischen Organisation kann auch zu einem „Erwachen" führen: Es entstehen dann die verschiedenen Formen der *Autonomie* als szintigrafisch mehrbelegte Areale, sogenannte heiße Knoten, die zur Ursache einer dekompensierten hyperthyreoten Stoffwechsellage werden können. In den kalten Knoten hat sich die astralische Organisation zurückgezogen und die schilddrüsentypische Funktion erlischt. Nimmt sie nun eine zur Sinnesorganisation gehörende Wirkensrichtung an, so entsteht das Schilddrüsenkarzinom.

Vermutlich ist die *Tendenz zur Autonomie* bereits in den Schilddrüsenfollikeln veranlagt. So lassen sich Bereiche innerhalb „gesunder" Follikel finden, die autonom funktionierende Zellen aufweisen. Offenbar besteht ein labiles Gleichgewicht zwischen der ordnenden, die Schilddrüsenfunktion gestaltenden und in die funktionelle Gesamtheit des Organismus eingliedernden Wirksamkeit der Ich-Organisation und der unkontrolliert erwachenden astralischen Organisation im Zusammenhang mit den verschiedenen Formen der Autonomie.

4.1.1 Medikamentöse Therapie

Exkurs

Jod findet sich in z. T. erheblichen Mengen in den *Algen.* 1811 entdeckte Bernard Courtois (1777–1838) Jod in der Seetangasche. In ihrer kaum zu überschauenden Mannigfaltigkeit bewohnen die Algen, die es weder zur Blüten- noch zur Wurzelbildung bringen, sondern sich vor allem im mittleren Bereich, in der

Blattorganisation, entfalten, die Ozeane. Man findet sie aber auch an feuchten Oberflächen wie z. B. Steinen, Blättern oder Rinden. Somit charakterisiert sich der Ort des Algenvorkommens als das im unterschiedlichen Grade durch das Licht erhellte und von Luft berührte Wasser.[72] „Algen und Pilze sind diejenigen Pflanzen, die ganz eingetaucht sind in die Wechselwirkungen zwischen Luft und wässrigem Element."[73] In ihrer kaum bezwingbaren Vitalität lebt das noch *dumpfe Wirken des Lichts*. Im Chlorophyll zeigen die Algen ihre Beziehung zum Licht, wodurch sie an dem großen „Licht-Sinnes-Organ" (Grohmann) teilhaben, das die Pflanzenwelt in ihrer Gesamtheit für die Erde darstellt. Ihre Lichtverwandtschaft drückt sich auch in ihrer Farbgebung aus: Abhängig vom Durchlichtungsgrad des Wassers finden sich die Blau-, Grün-, Rot- oder Braunalgen.[74]
Die Algen nehmen CO_2 auf und bilden aus dieser Luftqualität ihre Leiblichkeit, in der sich mineralische *Einlagerungen und Spurenelemente* wie gerade das Jod finden. Es ist noch ganz in die umfassende Lebendigkeit der Algenwelt aufgenommen, die seine abbauende und lebensfeindliche Qualität verhüllt. Die Eigenschaften des Jods, das in grau-schwarzen, metallisch glänzenden, scharf riechenden Plättchen kristallisiert, an der Luft verdampft und sich dem Leben entschieden entgegenstellt (Mikrobizidie), stehen in einem kaum steigerbaren *Kontrast* zur Lebenswelt der Algen.

Der menschliche Organismus akkumuliert Jod neben der Schilddrüse, die ein Viertel der Gesamtmenge des körpereigenen Jods enthält, ebenfalls in den Speicheldrüsen, der Magenschleimhaut, Mamma (laktierend) und Plazenta. Die lebensfeindliche Qualität des Jods findet sich auch in der Schilddrüse: Diese ist gegenüber einer Abszedierung, selbst bei direkter Bakterieninjektion, ausgesprochen resistent.

Damit stellt sich das Jod in einen *metamorphotischen Zusammenhang*, der dem Übergang von dem im Wasser lebenden Tier zum Luft atmenden Lebewesen entspricht. In den Algen ist das Jod – der noch schlafenden Seele vergleichbar – in die Lebendigkeit aufgenommen. Im Schilddrüsenstoffwechsel dient es hingegen der *erwachenden Seele*. Der astralisierenden Aktivität stehen die jodbedingten Einschränkungen der Lebensprozesse gegenüber. So verfügt Jod über lebenshemmende Wirksamkeiten. Es ist schon lange bekannt, dass Jodid nicht nur der Schilddrüsenhormonsynthese, sondern auch der Bildung von Jodlipiden (z. B. delta-Jodlacton) dient. *Jodlactone* hemmen die durch Wachstumsfaktoren induzierte Thyreozytenproliferation stärker als Jodid und induzieren auch eine Apoptose in Schilddrüsenfollikeln ex vivo.[75]

Das *Jod* stellt sich der *Wirksamkeit* der *astralischen Organisation* zur Seite. Im *Kolloid* der Schilddrüse, an die *Eiweißqualität* des *Thyreoglobulins* gebunden, findet sich ein *„algenvergleichbarer" Zustand* wieder. Als jodhaltiges Hormon dient es dann, aus der Proteinbindung gelöst, der *erwachenden Seele*.

Exkurs

Die Schilddrüse ist nicht nur *jod-* sondern auch *selen*reich.[76] Zu den selenreichen Proteinen der Thyreozyten gehören z. B. die Glutathionperoxidase (GPX), die Dejodinase Typ 1 und das Selenoprotein P. Das Selen hat nun eine ganz andere

Qualität als das Jod, indem es antioxidative Prozesse vermittelt und sich dem abbauenden Stoffwechsel entgegenwendet. Thyreozyten bilden eine beträchtliche Menge von H_2O_2 (Synthese erfolgt über die Thyreooxidase) als Substrat für die Thyreoperoxidase (TPO) und dadurch für die Bildung der jodhaltigen Schilddrüsenhormone. Selenoproteine scheinen diese abbauenden, mit der astralischen Organisation verbundene Prozesse auszugleichen und stehen in dieser Funktion mit den aufbauenden Aktivitäten der ätherischen Organisation in Beziehung. So erfolgt der Abbau des nicht benötigten, lebensfeindlichen H_2O_2 zu Wasser vorwiegend durch ein ebenfalls von Thyreozyten sezerniertes Selenoenzym, die Glutathionperoxidase. Dieses Schutzenzym der Thyreozyten soll v. a. mit dem Selenreichtum der Schilddrüse in Zusammenhang stehen.[77] Des Weiteren modulieren Selenoenzyme auch die Immunfunktion (z. B. Reduktion der Translokation von NF-κB). Diese Eigenschaften des Selens führten zu seinem Einsatz z. B. bei der Hashimoto-Thyreoiditis. Die Empfehlungen Steiners zum therapeutischen Einsatz des Kupfers, das ebenfalls mit antioxidativen Prozessen verbunden ist, beim Morbus Basedow [→ 4.4.2 Therapeutische Gesichtspunkte] erfahren unter diesem Aspekt eine weitere Beleuchtung.

Damit ergibt sich ein erster Gesichtspunkt zur Therapie: „Zu den Algen ... wird man greifen, wenn sich der physische Leib und der ätherische Leib weigern, den astralischen Leib hineinzulassen, wenn die Disharmonie dadurch zustande kommt, daß von dem Ätherleib der Widerstand kommt, wo nicht eine überwiegende Anziehung der Ich-Organisation da ist, sondern vom Ätherleib aus der besondere Widerstand kommt."[78]

Eine *Charakterisierung des Jods* durch Rudolf Steiner bezieht alte Entwicklungsepochen der Menschheit ein: „Tangpflanzen enthalten in Mengen Jod, das seine bestimmte Aufgabe in der Entwicklung der Menschheit hat. Es hat verursacht, daß beim Menschen, der früher in der Wasseratmosphäre lebte und dessen Ätherleib noch nicht so fest mit dem physischen Körper verbunden war, sich beide Wesensglieder, besonders am Kopf, vereinigt haben. Dieses Jod hat sich konzentriert in der Schilddrüse. Sobald diese nicht in Ordnung ist, tritt Kretinismus ein. Beim Kretin sieht der Okkultist, daß der Ätherkopf nicht ganz hineingerückt ist in den physischen Kopf."[79]

In der genannten *Entwicklungsepoche* hatte der Mensch noch nicht das ihm heute zur Verfügung stehende abstrakte Denken entwickelt, sondern verfügte über ein dumpferes, *lebendigeres Bewusstsein*, das dafür noch mehr der geistigen Welt aufgeschlossen war. Mit dem Hereinziehen des Ätherleibes im Bereich der Kopforganisation durch das Jod verliert dieser an Lebenskräften und verbindet sich mit dem physischen Körper. Seine Lebenskräfte verwandeln sich zu Bewusstseinsfähigkeiten, die nun als Gedankenwelt an dem Nervensystem „erwachen". Mit dieser Veränderung des ätherischen Leibes zieht der astralische Leib in den lebenden Organismus ein.

Unter diesem Aspekt sind Studien erwähnenswert, die einen Zusammenhang der *mentalen Entwicklung* mit der *Jodversorgung* sehen. So soll ein Jodmangel bei Kindern mit niedrigeren IQ-Scores einhergehen.[80,81] Auch ist im Jodmangel die Hörschwelle angehoben (s. o.). So wesentlich diese Beobachtungen sind, so dürfen sie nicht voreilig monokausal interpretiert und unreflektiert zur Therapie führen. Der Blick auf die individuelle Konstitution und Entwicklung bleibt auch hier die Grundlage der Therapie.

Aus dieser Sicht folgen Aspekte zur Therapie und Prophylaxe mit Jod.

Jod gibt man, wenn die *astralische Organisation* zu einem *verstärkten Eingreifen* in den *lebenden Organismus* zu führen ist.

Hier besteht allerdings ein Unterschied, ob man das aus der belebten Natur herausgefallene mineralische Jodpräparat einsetzt oder ein Präparat wählt, das aus dem Lebenszusammenhang der Pflanze stammt.

Jod stärkt den *Bewusstseinspol* des Menschen und führt zum *Erwachen der astralischen Organisation.*

Dies kann konstitutionsabhängig erwünscht und notwendig sein, wobei sich die Frage nach der geeigneten Applikation stellt.

Fällt konstitutionsabhängig die Entscheidung zur Jodtherapie, so empfiehlt sich bei der *diffusen Struma* üblicherweise

- *Jodid 150–200 µg/d*

als Mono- bzw. alternativ die Kombinationstherapie mit L-Thyroxin

- *Jodid 150 µg und L-Thyroxin 75 µg/d.*

Nach Therapieende (eine Volumenabnahme tritt über einen Zeitraum von 12 bis 18 Monaten ein) ist auf die ausreichende Jodzufuhr zu achten.[82]

Für die *Struma nodosa* erreicht die

- *L-Thyroxin-Jodid-Kombinationstherapie*

gegenüber Placebo und der L-Thyroxin- bzw. Jodid-Monotherapie eine größere Volumenreduktion (-21,9 vs. -5,2 % unter Placebo).[83] Das Schilddrüsenvolumen nimmt allerdings nur um 10 % (Placebo -1,9 %) ab.[84] Damit ergibt sich ein absoluter Effekt von nur 8 %. Bei der langfristigen Hormontherapie sind allerdings auch *unerwünschte Arzneimittelwirkungen* zu beachten. Für den älteren Patienten wiesen Turner et al. auf das dosisabhängig erhöhte Frakturrisiko hin: „Among adults aged 70 or more, current levothyroxine treatment was associated with a significantly increased risk of fracture, with a strong dose-response relation. Ongoing monitoring of levothyroxine dose is important to avoid overtreatment in this population."[85]

Ein Präparat z. B. aus dem *Meerschwamm*

■ *Spongia D2, D3* (Rezepturpräparat, z. B. Apotheke an der Weleda) Trit.	1-(1)-0 MSP

trägt das Jod in einem durch die Lebensprozesse gestalteten Substanzzusammenhang als Arzneimittel in den Organismus. Während Spongia tosta durch seine pharmazeutische Zubereitung (Röstung) sulfurische Qualitäten bekommt, betont *Calcium jodatum* den *Salpol*

- *Calcium jodatum D3* (DHU) Tabl. 1-1-1.

Je nach der therapeutischen Zielsetzung, die sich entweder als Verstärkung des Sal- oder des Sulfurpols darstellt, erfolgt die Arzneimittelwahl. Besteht ein zu geringes Eingreifen der astralischen Organisation und ein Überwiegen des Ätherischen (z. B. kenntlich an großen, hypertrophen Tonsillen, die diese Konstitution begleiten), so setzt man zur Unterstützung des Bewusstseinspoles das mineralische Arzneimittel als Salprinzip ein.

Das Präparat *Spongia tosta* kommt bei der Therapie der *diffusen Struma* und in denjenigen Erkrankungssituationen der Schilddrüse zum Einsatz, die durch eine *Dominanz des Ätherischen* bei zu geringem Eingreifen des astralischen Leibes in die Stoffwechsel-Gliedmaßen-Organisation charakterisiert sind.

Im *Blasentang* in tiefer Potenzierung (z. B. Fucus vesiculosus D2 (Wala) Glb. velati) lebt die Beziehung zum Wässrigen, er stellt eine mittlere Qualität in dieser Dreiheit der Arzneimittel dar.

Eine *unkritische Jodierung* drängt die astralische Organisation in eine zum Bewusstseinspol orientierte Ausrichtung. Das engt ihre sonst vorhandene Schwingungsfähigkeit zwischen verschiedenen Bewusstseinszuständen ein und lenkt auf das Erwachen für die Sinneswelt und damit die Diesseitigkeit. Gerade in der Kindheit und damit in derjenigen Lebensphase, die durch entscheidende Entwicklungen des Bewusstseins charakterisiert ist, kann dadurch ein Ungleichgewicht entstehen, das Rückwirkungen auf das weitere Leben hat. In diesem Zusammenhang ist die Assoziation der Jodidapplikation mit *Autoimmunphänomenen der Schilddrüse* zu erwähnen.[86,87] Im Falle einer *Hashimoto-Thyreoiditis* entsteht ein Krankheitsbild, das den Organismus tendenziell in die Sklerose führt [→ 4.5.1 Krankheitsmanifestation im dreigliedrigen Organismus]. In jedem Falle sollte es nachdenklich stimmen, dass Halogene wie das Jod und früher auch das Fluor zu nahezu flächendeckenden „Prophylaxen" zum Teil in frühester Kindheit beginnend, zum Einsatz kamen. Prophylaxe einer Erkrankung ist niemals nur eine Frage der Substitution (abgesehen von definierten Mangelzuständen), da diese nur Teilaspekte im komplexen Entstehen einer Struma berührt.

Zu einer umfassenden *Strumaprophylaxe* gehört die *Berücksichtigung* der *geistig-seelischen Entwicklung* des Menschen.

Liegt beispielsweise bei einem Kind eine ungenügende Wirksamkeit der oberen Wesensglieder im Zusammenhang mit einer Strumaentwicklung vor, so muss sich der Arzt die Frage nach einem *salutogenetischen Ansatz* stellen. Welche *entwicklungsfördernden pädagogischen Maßnahmen* sind in diesem Falle möglich und welche Arzneimittel stehen dem kindlichen Wesen hilfreich zur Seite, um sich kräftiger mit seinem Leib zu verbinden? Erst in diesem Kontext hat die Frage nach einer gegebenenfalls erforderlichen Jodsubstitution eine Berechtigung. Genauso wenig wie die Osteoporose ein

Calciummangelleiden oder die Rachitis eine Vitamin-D-, sondern eine Lichtmangelerkrankung ist, so lassen sich auch diese Schilddrüsenerkrankungen nicht monokausal auf einen Jodmangel reduzieren.

Entsprechende Gesichtspunkte gelten dem Grundsatz nach auch für die Jodmedikation während der *Schwangerschaft*. Schwerer Jodmangel führt während der Gravidität zu einer insuffizienten fetalen Hormonsynthese mit intrauterinen Risiken wie der Störung der Entwicklung des Nervensystems. Auch gibt es Beziehungen zwischen der psychomotorischen Entwicklung von 3 bis 18 Monate alten Säuglingen und den FT4-Serumkonzentrationen ihrer Mütter im dritten Schwangerschaftstrimenon.[88] Auf der anderen Seite hat eine exzessive Jodzufuhr eine Blockierung der Hormonbildung zur Folge, was zu kindlicher Hypothyreose und Strumabildung führt. Ein wichtiges Ergebnis publizierten Nohr und Lauberg: Jodeinnahme bewirkte eine gegenteilige Beeinflussung der maternalen und kindlichen Schilddrüsenfunktion. Der TSH-Wert im Nabelschnurblut war signifikant erhöht, wenn eine Jodsupplementierung erfolgte, während bei den behandelten Müttern sich eher ein Shift zu kleineren TSH-Werten zeigte.[89] Zwischenzeitlich ergab eine Studie, dass die tägliche Jodmedikation (200 µg/d) während der Schwangerschaft bei milder Joddefizienz keine Auswirkungen auf die neurologische Entwicklung der Kinder – untersucht im Alter zwischen fünf und sechs Jahren – hat.[90] Es geht auch bei dieser weit verbreiteten Behandlungsindikation um eine *ausgewogene Indikationsstellung* unter Vermeidung agitatorischer Empfehlungen in der einen oder anderen Richtung.

Darüber hinaus sollte eine L-Thyroxin-Therapie während der Schwangerschaft gut kontrolliert sein: „Sowohl niedrige als auch hohe mütterliche freie Thyroxinkonzentrationen während der Schwangerschaft waren mit einem niedrigeren IQ des Kindes und einem geringeren Volumen an grauer Substanz und Kortex assoziiert. Die Assoziation zwischen hohen mütterlichen freien Thyroxinkonzentrationen und niedrigem Kinder-IQ deutet darauf hin, dass eine Levothyroxintherapie während der Schwangerschaft, die häufig bei Frauen mit subklinischer Hypothyreose während der Schwangerschaft eingeleitet wird, das potenzielle Risiko nachteiliger Folgen für die Neuroentwicklung des Kindes mit sich bringen könnte, wenn das Ziel der Behandlung in einer hochnormalen Einstellung besteht." (Übersetzung aus dem Englischen)[91] Das Thyroxin ist mit der leiborientierten Aktivität der astralischen Organisation verbunden: Wenn diese zu wenig aufbauend wirkt (niedriges FT4), kommt es bekanntermaßen zu strukturellen Veränderungen im Nervensystem als einem wesentlichen, durch die astralische Organisation geprägten Organ. Bei zu starker bewusstseinsorientierter astralischer Aktivität im Zusammenhang mit einem hohen FT4, verwandeln sich die organaufbauenden Lebenskräfte zu früh in Bewusstseinskräfte und verändern dadurch die Gehirnentwicklung.

Die Exposition mit jodhaltigen Kontrastmitteln kann die Schilddrüsenfunktion nachhaltig verändern (in einer großen Studie aus Taiwan fand sich für Schilddrüsenfunktionsstörungen eine HR von 1,46; in der Subgruppenanalyse lag die HR für die Hyperthyreose bei 1,22; für die Hypothyreose bei 2,0).[92]

In der Behandlung der Struma kommt *Colchicum autumnale (Herbstzeitlose)* eine wesentliche therapeutische Bedeutung zu. Diese zur „Unzeit" blühende Pflanze entwickelt in ihrer mächtigen Blütenorganisation die Signatur ausgeprägten *astralischen Wirkens*.

Mit ihr steht das potente, lebenshemmende Mitosegift, *Colchicin*, in Zusammenhang. Bei einer diffusen Struma mit ungenügender Wirksamkeit der astralischen Organisation zeigt sich in dieser Heilpflanze die notwendige therapeutische Antwort: „Wir haben gefunden, daß Colchicum autumnale einen starken Reiz auf den Astralleib ausübt und zwar auf denjenigen Teil, welcher der Hals- und Kopforganisation entspricht."[93]

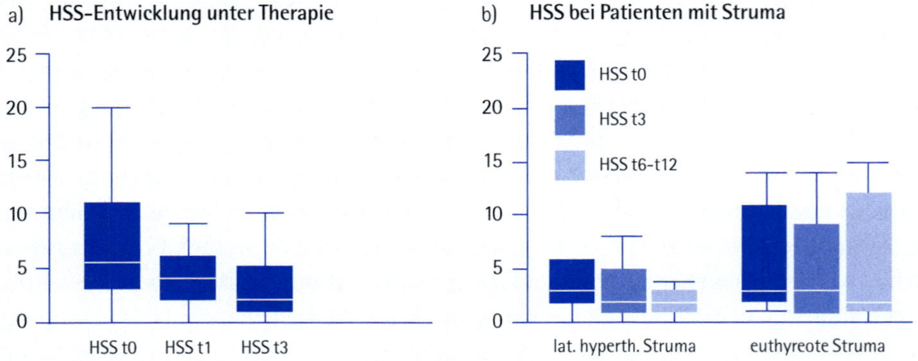

Colchicumtherapie a) bei latenter Hyperthyreose, HSS (Hyperthreosis Symptom Score) vor und nach 1 bzw. 3 Monaten, b) bei latent hyperthyreoter Struma und euthyreoter Struma[94]

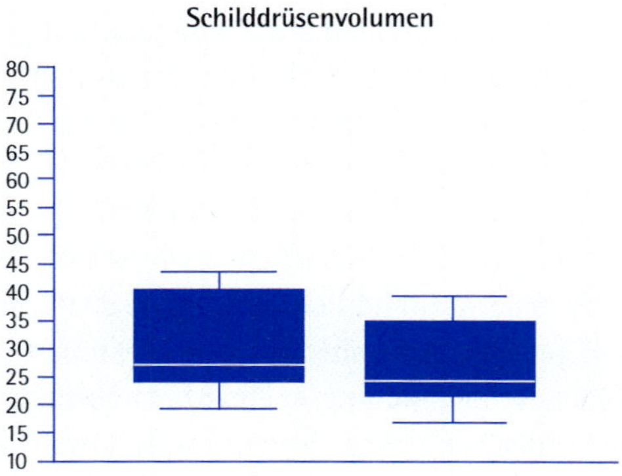

Volumenentwicklung bei euthyreoter Struma (n = 11). Volumenreduktion unter Colchicumtherapie 12 % (p = 0,01). Acht Responder mit Volumenreduktion > 10 %[95]

Die Herbstzeitlose trägt das *Astralische* in den Organismus hinein. In einer jahreszeitlichen Beziehung stellt sich Colchicum zu einer Metallqualität: Der Spätsommer und die Michaelizeit sind kosmisch durch das Hereinwirken des Meteoreisens gekennzeichnet. Zu dieser Zeit blüht die Herbstzeitlose. Insofern besteht ein für die Therapie der Schilddrüsenerkrankungen wesentlicher Zusammenhang von Colchicum und Eisen.

Mit der *Tuberbildung* zeigen sich starke *ätherische Kräfte*, die sich dem hereinwirkenden Alkaloidimpuls entgegenstellen. Dies geschieht einerseits in der jahreszeitlichen Abfolge mit Entwicklung der ätherisch dominierten Blattorganisation im Frühjahr, andererseits äußert sich diese ätherische Aktivität auch in der Knollenbildung. Ein Tuberpräparat kommt diesem Bild folgend einem zu starken Wirken des Astralischen durch die Entwicklung von ausgleichenden Lebenskräften entgegen. Dieser Zusammenhang erklärt die Anwendung von Colchicum bei der Hyperthyreose, auch auf dem Boden einer Autonomie.[96] Insbesondere bei der innerlich erlebten „Hyperthyreose-Symptomatik“, die bereits bei lediglich strukturell veränderter Schilddrüse und euthyreoter Stoffwechsellage auftreten kann oder eine latente Hyperthyreose begleitet[97], ist Colchicum, Tuber ein wichtiges Medikament.

Colchicum ist durch seine *polaren Qualitäten* ein *umfassendes* und *regulierendes Arzneimittel* für diejenigen *Erkrankungen* der *Schilddrüse*, die durch eine *unphysiologische Wirksamkeit* der *astralischen Organisation* gekennzeichnet sind.

Kasuisitik

In der klinischen Anwendung von *Colchicum* ist die Normalisierung einer *latenten Hyperthyreose* ggf. mit Anstieg des erniedrigten bzw. supprimierten TSH-basal in den Normbereich zu beobachten. Eine fast 70-jährige Patientin mit einer latenten Hyperthyreose auf dem Boden einer Autonomie zeigt einen innerhalb von zwei Monaten erreichten TSH-Anstieg in den unteren Normbereich. Eine daraufhin durchgeführte Therapiepause führte nachfolgend zu einer manifesten T_3-Hyperthyreose. Während der anschließenden erneuten Therapie mit *Colchicum, Tuber Rh D3* (Weleda) erreichte sie wieder innerhalb von etwa zwei Monaten eine euthyreote Stoffwechsellage. Die zeitliche Korrespondenz zwischen der durchgeführten Therapie und der eintretenden Euthyreose spricht für die Wirksamkeit dieser Medikation.

Viele Patienten berichten während der Therapie mit Colchicum über einen *verbesserten Schlaf.*

Kasuisitik

Eine ca. 30-jährige Patientin mit *latenter Hyperthyreose* und *Schlafstörungen*, die mehr als sieben Jahre bestanden, fand unter Colchicum wieder zu einem erholsamen Schlaf zurück. Offenbar glich die Therapie das bereits in der latenten Hyperthyreose wahrnehmbare intensive Wirken der astralischen Organisation aus.

Eine *Anwendungsbeobachtung*[98] zur *Colchicumtherapie* bei latenter Hyperthyreose und bei Struma ergab folgende Ergebnisse:

Unter der Therapie fand sich innerhalb der ersten drei Monate eine signifikante Reduktion der klinischen Beschwerden (Hyperthyreosis-Symptom-Score, HSS; $p = 0{,}01$) und der Ängstlichkeit (HADA; $p = 0{,}01$; HADD (Depressivität); $p = 0{,}06$). Bei Patienten mit latenter Hyperthyreose war ein signifikanter FT_3-Rückgang festzustellen ($p = 0{,}04$). Das Schilddrüsenvolumen sank bei den Patienten mit euthyreoter Struma nach sechs bis zwölf Monaten um durchschnittlich 15 % ($p = 0{,}02$).

Somit kann man Colchicum bei *vergrößerter Schilddrüse*, bei einer *Hyperthyreose-Symptomatik* und bei *latenter Hyperthyreose* einsetzen.

■ *Colchicum, Tuber Rh D3* (Weleda) Dil.	3 x 10–20 gtt

Die Wirksamkeit der astralischen Organisation unterstützt ferner *Chelidonium.* Chelidonium regt den astralischen Leib zum verstärkten Eingreifen in die Verdauungsorganisation und damit in das Stoffwechsel-Gliedmaßen-System an. Ein wichtiges Arzneimittel in der Strumatherapie, das Colchicum und Chelidonium umfasst, ist

- *Colchicum comp.* (Wala) Glb. velati 10-10-10
- *Colchicum comp.* (Wala) Amp. s.c. bis 1-0-0.

Als lokale Anwendungen, u. a. auch bei Globusbeschwerden, kommen

- *Thyreodoron-Salbe* (Weleda) 1 x täglich

oder

- *Colchicum comp., Unguentum* (Wala) 1 x täglich
- *Ferrum metallicum 0,4 %* (Weleda) Salbe 1 x täglich

in Betracht.[99]

- *Colchicum comp.* (Weleda) Dil. 20-20-20 gtt

verbindet potenzierte Spongia mit weiteren Arzneimitteln, welche die Wesensgliederkonstellation bei der Strumaentwicklung ansprechen. *Arsen* führt zu einer Energisierung des astralischen Wirkens und damit zu einem verstärkten Eingreifen im Sinne der Bewusstseinsentwicklung. *Colchicum* stärkt in der beschriebenen Weise die astralische Tätigkeit im Organismus. *Chelidonium* fördert den Zusammenhang mit der Stoffwechselorganisation und weist auf das verstärkte Eingreifen der oberen Wesensglieder in die Gallenfunktion. Die metamorphotische Beziehung von Leber und Gallenorganisation zu Schilddrüse und Kehlkopf [→ XXV. 2.2 Gallenorganisation und Kehlkopf] leuchtet hier auf. Durch das *Organpräparat* zentriert sich die Wirkrichtung dieser Komposition auf die Schilddrüse. Das Arzneimittel soll die Aktivität des astralischen Leibes im oberen und unteren Menschen verstärken.

Die inkarnierende Qualität des Eisens macht verständlich, dass positive Erfahrungen hinsichtlich der lokalen Ferrumanwendung bei Strumapatienten bestehen.[100] Die Wirksamkeit der oberen Wesensglieder im Stoffwechsel-Gliedmaßen-System unterstützt die Schwefelverbindung des Eisens – Pyrit in tiefer Potenzierung (z. B. D2).

Der an einer *Struma operierte Patient* braucht in der Regel eine postoperative Therapie. Diese besteht oftmals in *L-Thyroxin in substitutiver Indikation.* Diese Medikation geht vermutlich über eine Substitution hinaus und mit weiteren Effekten einher. So beobachtet man gelegentlich nach Thyreoidektomie und L-Thyroxin-Substitution eine Gewichtszunahme. Nach der Untersuchung von Ruhla et al. an euthyreoten Studienteilnehmern ist grundsätzlich die L-Thyroxin-Medikation mit einer Erhöhung des BMI assoziiert.[101] Möglicherweise schränkt das substitutive Therapieprinzip die Aktivität der astralischen und Ich-Organisation im Stoffwechselsystem ein.

Darüber hinaus führt der in der Struma sichtbar gewordene Krankheitsprozess zu

■ *Colchicum, Tuber Rh D3* (Weleda) Dil.	20-0-0 gtt
■ *Colchicum comp.* (Weleda) Dil.	20-0-0 gtt
■ *Colchicum comp.* (Wala) Glb. velati	10-0-0

und

■ *Spongia D2, D3* (Rezepturpräparat, z.B. Apotheke an der Weleda) Trit.	1-(1)-0 MSP.

Die Indikation richtet sich nach den Beschwerden, dem schilddrüsenchirurgischen Eingriff (bei postoperativ größerem Restvolumen oder erhaltenem Lappen bei Hemithyreoidektomie ist die Spongia- und gegebenenfalls Jodidtherapie oftmals sinnvoll) oder dem im Falle einer Rezidivstruma erkennbaren Krankheitsprozess.

Der *müde* und *erschöpft wirkende Patient* mit *depressiver Stimmungslage* erfährt durch

■ *Hypericum Auro cultum, Herba D2* (Weleda) Dil.	20-20-20 gtt
■ *Hypericum Auro cultum Rh D3* (Weleda) Dil.	20-20-20 gtt

eine Besserung, wobei sich hier auch

■ *Levico comp.* (Wala) Amp. s.c.	bis 1-0-0
■ *Levico comp.* (Wala) Glb. velati	10-10-10

bewährt hat.

Bei weiter bestehendem *Globusgefühl* und *innerer Unruhe* ist

■ *Colchicum, Tuber Rh D3* (Weleda) Dil.	20-20-20 gtt

wirksam. Sollte hierdurch keine ausreichende Linderung eintreten, so hilft oftmals

■ *Bryophyllum 50 %* (Weleda) Trit.	1-1-1 MSP.

Bei der insgesamt seltenen *Rekurrensparese* oder auch der postoperativen und passageren Dysphonie beginnt man eine Therapie mit

- *Larynx/Apis comp.* (Wala) Amp. s.c. bis 1-0-0
- *Larynx/Apis comp.* (Wala) Glb. velati 10-10-10.

Grundsätzlich sollte man die *postoperative Phase* mit

- *Arnica, Planta tota D3* (Weleda) Dil. 20-20-20 gtt

begleiten.[102] Für die *Narbenpflege* bewerten viele Patienten das

- *Narben Gel* (Wala) 1 x täglich

positiv. An dieser Stelle ist auf die *Radiojodtherapie* der Struma nodosa hinzuweisen. Diese ermöglicht auch bei großen Volumina eine effektive Reduktion. Sie stellt damit eine Alternative zur chirurgischen Therapie dar, insbesondere bei multimorbiden Patienten und solchen mit Sprechberufen. Allerdings erhöht die Radiojodtherapie das Risiko für zerebrovaskuläre Ereignisse. Möglicherweise wirkt sich der sklerosierende Effekt der Strahlentherapie auf das zerebrovaskuläre Gefäßsystem (v. a. die A. carotis) aus und initiiert bzw. beschleunigt die Arteriosklerose.[103] Viele Patienten wünschen keine strahlenbelastende Methode, die sie als tiefer eingreifend und die ätherische Organisation schwächend einschätzen. Ebenso ist auf die geistige Qualität der besonders empfindsamen Halsregion [→ 7. Innere Aufgabenstellung] zu achten, die dieses Verfahren vermutlich belastet.

Hinsichtlich der Anwendung der *künstlerischen Therapie* ist der Hinweis Rudolf Steiners wesentlich, einer Schilddrüsenvergrößerung durch eine *„gesangartige“ Sprachweise* zu begegnen.[104] Die in der Strumabildung wirksamen, aufbauenden Lebensprozesse „durchtönen“ die Tätigkeit des unmittelbar benachbarten Kehlkopfs. Die höheren Wesensglieder begrenzen die überschießende proliferative Lebendigkeit. In der Sprache und ihrer Verbindung zum Kehlkopf greift der Patient eine Qualität aktiv auf, die in der Wirksamkeit von Ferrum und Chelidonium mit ihrer Beziehung zur Kehlkopf-Gallenorganisation bereits therapeutisch veranlagt ist. Zu den unter der Schwelle des wachen Bewusstseins wirkenden Arzneimitteln fügt sich die bewusst intendierte Aktivität in *künstlerischer Therapie, Heileurythmie* und der *inneren Arbeit* [→ 5. Heileurythmie, 7. Innere Aufgabenstellung].

Bei einer palpatorisch nodös veränderten Struma zeigen sich gelegentlich sonografisch Schilddrüsenzysten oder Noduli mit pseudozystischer Degeneration. Die Punktion bringt augenblicklich eine Erleichterung der vorbestehenden Beschwerden, allerdings kommt es in der Regel schnell zur erneuten Flüssigkeitsakkumulation. Definitive Verfahren bestehen entweder in der Operation oder der perkutanen Alkoholinstillation (PEI). Medikamentös setzt man

- *Mixtura Stanni comp.* (Weleda Schweiz) Dil. 10-10-10 gtt

ein.

Schilddrüsenkarzinome sind insgesamt selten und erreichen eine Inzidenzrate von 1,3 bis 1,6/100.000 für Männer und 2,5 bis 3,7/100.000 bei Frauen.[105] Sie kommen bei Frauen zwei- bis dreifach häufiger vor. Schilddrüsenmalignome sind im Vergleich zu den nodösen Raumforderungen sehr selten. Die Karzinomprävalenz liegt in deutschen Krebsregistern bei 0,1 % aller Schilddrüsenknoten.[106] Weltweit kommt es derzeit zu einer enormen Zunahme der Schilddrüsenkarzinome (v. a. papilläre Mikrokarzinome). Größere Schilddrüsenmalignome sind palpatorisch als (oftmals derbe) Knoten abgrenzbar. Auch in der Elastografie zeigt sich eine verminderte Komprimierbarkeit.[107] Die Diagnostik basiert auf der Schilddrüsen-Sonografie und der Feinnadelbiopsie. Sonografisch sind eine unscharfe Randbegrenzung, betonter Tiefendurchmesser des Nodulus (anterior-posterior/transversaler Durchmesser > 1), fehlender Halosaum, Hyporeflexivität, Mikrocalcifikationen und intranodale Vaskularisation bei Schilddrüsenmalignomen häufiger anzutreffen, ohne jedoch ein Malignom zu „beweisen". Die Feinnadelbiopsie sollte bei Knoten mit malignitätsverdächtigen Kriterien in der Sonografie erfolgen. In der Regel erübrigt sie sich bei nachgewiesener Autonomie. Bei mehreren suspekten Befunden im Ultraschall gilt für das Vorliegen eines Malignoms eine Sensitivität zwischen 83 bis 99 % und eine Spezifität von 56 bis 85 %.[108] In der eigenen Praxis hat die Schilddrüsenszintigrafie eine untergeordnete Bedeutung. Sie ist angesichts der unkompliziert und wenig belastend durchführbaren Feinnadelbiopsie häufig entbehrlich.

Kommt es nun nicht zur deplatzierten „Kopfbildung" im Sinne dieser nodösen Raumforderungen, sondern zu der für das Karzinom typischen *„Sinnesorganbildung" am falschen Ort* [→ XVIII. 2.2 Karzinogenese und die Dreigliederung des Organismus], so entsteht das Schilddrüsenkarzinom. Dem Wesensgliederwirken bei der Karzinomkrankheit entsprechend [→ XVIII. 2.3 Karzinogenese und die Wirksamkeit der Wesensglieder], finden sich unterschiedliche Veränderungen im feingeweblichen Aufbau der Schilddrüse [→ Abb.].

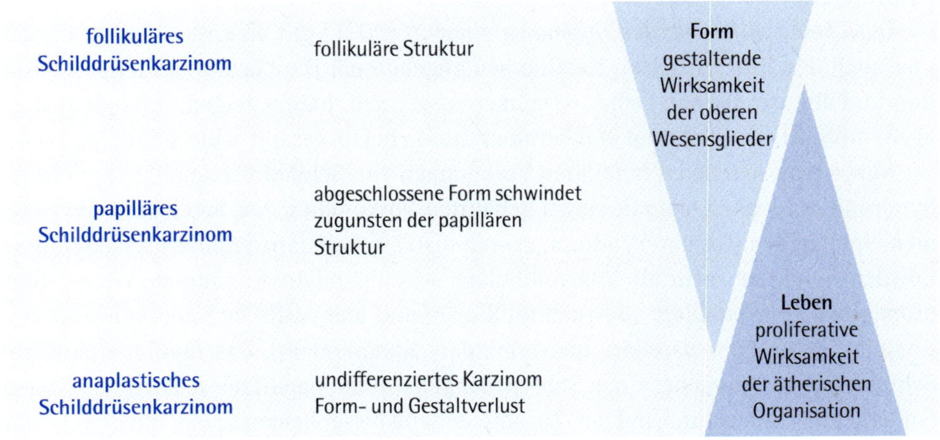

Form und Proliferation bei den unterschiedlichen Arten der Schilddrüsenkarzinome

Löst sich der astralische Leib aus der Schilddrüsenorganisation, so entwickelt sich eine nicht mehr ausreichend gelenkte und gestaltete proliferative Lebendigkeit. Der mit Abstand häufigste Schilddrüsentumor ist das *follikuläre Adenom* (meist gekapselte Tumore mit follikulärem, trabekulärem und/oder solidem Wachstumsmuster) mit seiner Variante, dem *onkozytären Adenom*, das durch eine exzessive Mitochondrienvermehrung und erhöhter Tendenz zur Malignität gekennzeichnet ist.[109]

Unter den Malignomen scheint das *follikuläre Karzinom (FTC)* (ca. 20 % der Schilddrüsenkarzinome, Altersgipfel zwischen 50 und 60 Jahren) dem Ausgangsgewebe am nächsten zu stehen. Der astralische Leib trägt noch seine gestaltende Kraft an den Ätherleib heran. Histologisch unterscheidet man zwei Subtypen: Minimal-invasives FTC und das breit-invasive FTC mit deutlich erhöhtem Fernmetastasierungsrisiko. Beim minimal-invasiven FTC lässt sich sogar bei initialer nicht-totaler Thyreoidektomie auf die Komplettierung und auch die nachfolgende Radiojodtherapie verzichten.[110]

Das *papilläre Schilddrüsenkarzinom (PTC)* bildet ca. 70 bis 85 % der Schilddrüsenkarzinome und besitzt keinen ausgewiesenen Altersgipfel. Der größte Teil der PTC tritt jedoch zwischen dem 20. und 50. Lebensjahr auf. Bei diesem Tumortyp schwindet die follikuläre Struktur als abschließende Gestaltqualität zunehmend, indem sich papilläre Strukturen ausbilden. Zudem sind sie nicht von einer Kapsel umgeben und zeigen häufiger zystische Veränderungen. Entzündungszellen können als polare Qualität das Malignom umgeben bzw. infiltrieren. Das papilläre Schilddrüsenkarzinom ist oft multifokal.

Die Häufigkeit des papillären Schilddrüsenkarzinoms nahm im letzten Jahrhundert vermutlich deutlich zu.[111] Es tritt häufiger bei Frauen als bei Männern auf (2,5:1). Das papilläre Karzinom ist einerseits als Mikrokarzinom (Durchmesser < 1 cm) autoptisch anzutreffen und bleibt damit klinisch irrelevant. Auf der anderen Seite kann es sich zu einem progredienten Tumorleiden entwickeln. Ein kleiner Anteil der differenzierten Karzinome zeigt die morphologischen Merkmale sowohl des PTC als auch des FTC („not otherwise specified" NOS) und illustriert damit den metamorphotischen Zusammenhang dieser Tumorentitäten.

Das *„poorly differentiated thyroid carcinoma"* (PDTC) gilt als eigenständige Entität und noch den differenzierten Karzinomen zugehörend. Die Lösung der Ich-Organisation und des astralischen Leibes ist stärker ausgeprägt, häufig zeigen sich bereits initial ein infiltratives Wachstum und Fernmetastasen bei insgesamt schlechterer Prognose.

Neben dem selteneren familiären Vorkommen von Schilddrüsenmalignomen ist an Syndrome zu denken, die mit einem gehäuften Vorkommen von Schilddrüsenkarzinomen einhergehen (Garner-Syndrom: etwa 2 bis 12 % papilläre Schilddrüsenkarzinome, Cowden-Syndrom: mehr als 10 % follikuläre, selten papilläre Karzinome, Werner-Syndrom: etwa 18 % papilläre wie auch follikuläre und anaplastische Karzinome, Carney-Komplex: 4 bis 60 % papilläre und follikuläre Karzinome[112]). Das familiäre papilläre Schilddrüsenkarzinom hat einen Subtyp, der gehäuft mit papillären renalen Neoplasien einhergeht[113] und dadurch auf den Zusammenhang dieser beiden so eng mit dem astralischen Leib verbundenen Organe weist.

Beim *anaplastischen Karzinom*, das ca. 3 bis 5 % der Schilddrüsenkarzinome bei ausreichender Jodversorgung ausmacht und von dem überwiegend ältere Menschen jenseits des 70. Lebensjahrs betroffen sind, zeigt sich die gestaltende Aktivität kaum noch. Entsprechend findet sich gegenüber anderen Schilddrüsenkarzinomen molekulargenetisch die höchste Mutationsrate[114] als Ausdruck der unzureichenden Wesensgliederwirksamkeit. Es gehört zu den aggressivsten Karzinomtypen überhaupt. So liegt die mittlere Überlebenserwartung bei ca. 100 Tagen.[115] Bei diesem Tumortypus entwickelt sich in der Entdifferenzierung die „Katastrophe der Form". Ich-Organisation und astralischer Leib haben sich aus diesem Bereich des Leibes gelöst und dem Umkreis zugewandt [→ XVIII. 2.3 Karzinogenese und die Wirksamkeit der Wesensglieder].

Möglicherweise entwickeln sich die unterschiedlichen Formen der Schilddrüsenkarzinome nicht aus den ausdifferenzierten Thyreozyten, sondern aus *fetalen thyreoidalen Zellen*, die aufgrund des unphysiologischen Einwirkens der oberen Wesensglieder nicht in die reguläre Differenzierung eintreten (fetal cell carcinogenesis).[116,117] Damit würde die Entwicklungszeit weit zurückreichen und es wären Besonderheiten in Schwangerschaft, Kindheit und Adoleszenz zu berücksichtigen.

Auch bei den Schilddrüsenkarzinomen sind verschiedene Signaltransduktionswege pathologisch verändert (z. B. Mutationen der BRAF-Kinase oder Rearrangement des Tyrosinkinase-Rezeptors RET (RET/PTC-Rearrangement oftmals beim papillären Schilddrüsenkarzinom)).[118] Physiologischerweise vermitteln diese Wege Modulation und organismische *Gestaltungsprozesse* an die zellulären *Lebensprozesse* (Proliferation). Ihre pathologische Aktivierung führt zur „Autonomisierung" und Desintegration aus dem Gesamtzusammenhang des Organismus und dadurch zur Tumorbildung.

An dieser Stelle sei auf den Zusammenhang von autoimmuner Schilddrüsenerkrankung und differenziertem Karzinom hingewiesen. So kamen Souza et al.[119] zu der Feststellung, dass autoimmune Prozesse bei Patienten mit differenziertem Schilddrüsenkarzinom einen gewissen protektiven Effekt haben und die Prognose der malignen Erkrankung verbessern. Der mit der autoimmunen Erkrankung verbundene Entzündungsprozess scheint auf das zu ihm polare Krankheitsbild des Krebses eine salutogenetische Wirkung zu besitzen. Allerdings sollen *Schilddrüsenlymphome* und auch das *papilläre Schilddrüsenkarzinom*[120] häufiger bei der lymphozytären Thyreoiditis auftreten[121] – ein möglicher Hinweis auf den Zusammenhang von chronischer Entzündung und Malignom. Beide Qualitäten der Entzündung, wie sie sich in ihrer akuten und chronischen Verlaufsform zeigen, finden offenbar in diesen Beobachtungen ihren Niederschlag. Auch Gul et al. berichteten von einer Assoziation der (möglicherweise prädisponierenden) Hashimoto-Thyreoiditis mit dem Schilddrüsenkarzinom[122], Kim et al. fanden ebenfalls ein erhöhtes Erkrankungsrisiko[123], demgegenüber aber eine signifikant geringere Lymphknotenmetastasierung bei koexistierender Hashimoto-Thyreoiditis als möglichen Hinweis auf ihren protektiven Effekt.[124] Derzeit wird die Assoziation der Hashimoto-Thyreoiditis mit einem differenzierten Schilddrüsenkarzinom kontrovers diskutiert.[125]

Eine besondere Tumorentität ist das 1951 erstmals beschriebene *medulläre Schilddrüsenkarzinom (MTC)*. Hazard entdeckte das Vorhandensein von stromalem Amyloid als Besonderheit dieses Tumortyps.[126] Anders als die anderen Schilddrüsenkarzinome leitet sich das medulläre Schilddrüsenkarzinom von den C-Zellen ab. Diese stammen aus dem *Neuroektoderm* (Neuralleiste) und damit einer Struktur, die zum Nerven-Sinnes-System in Beziehung steht.[127] Die Schilddrüse entwickelt sich aus dem Entoderm, das seinerseits mit dem Stoffwechselsystem verbunden ist. Die dem Nerven-Sinnes-System nahestehenden neuroendokrinen Zellen beheimateten sich in einem entodermalen Organ. Insofern stehen die neuroendokrinen Tumore [→ XVIII. 5.1.9 Neuroendokrine Tumore des Magens] wie in diesem Fall das eher seltene medulläre Schilddrüsenkarzinom (ca. 1 bis 3 % aller Schilddrüsenkarzinome[128]) in Polarität zu den wesentlich häufigeren epithelialen Tumoren und den Schilddrüsenkarzinomen. Vom MTC ist die C-Zell-Hyperplasie (CCH) zu unterscheiden. Sie steht mit dem hereditären MTC im Sinne der CCH-Karzinom-Sequenz in Beziehung und weist auf das schrittweise Lösen der astralischen und Ich-Organisation in der Karzinogenese dieses seltenen Tumors. Die CCH gibt es auch als nicht maligne Proliferation und ist dann eine weitere Ursache einer Calcitoninerhöhung.[129] Das medulläre Schilddrüsenkarzinom tritt überwiegend sporadisch auf (ca. 80 %), kommt auch familiär gehäuft vor und entwickelt sich im Rahmen einer *multiplen endokrinen Neoplasie Typ 2* (Phäochromozytom, Hyperparathyreoidismus, medulläres Schilddrüsenkarzinom). Therapeutisch sind die frühzeitige Diagnose und Operation entscheidend. Die Bestimmung des Calcitonins als sensitiver Marker des MTC sollte initial bei allen Patienten mit nodösen Raumforderungen und normalem TSH einmalig erfolgen. Zur weiteren Diagnostik ist der Calcitoninstimulationstest geeignet, durch die Bestimmung des Procalcitonins aber möglicherweise ersetzbar.[130] Ein wichtiger ergänzender Parameter ist das Carcinoembryonale-Antigen (CEA).

4.2.1 Therapeutische Gesichtspunkte

Das Schilddrüsenkarzinom gehört in der Regel zu den *gut behandelbaren Erkrankungen.* Wesentliche Ausnahmen sind die entdifferenzierten Karzinome bis hin zum anaplastischen Karzinom. Auch das fortgeschrittene medulläre Schilddrüsenkarzinom ist diesbezüglich anders einzuschätzen.

Die *operative Therapie* ist dem Stadium der Erkrankung entsprechend durchzuführen. Auch wird in der Regel eine *Radiojodtherapie* in Hypothyreose (TSH > 25) oder Thyreotropinstimulation erforderlich. Mit dem Patienten sind die Auswirkungen, aber auch die möglichen Nebenwirkungen der Radiojodtherapie (schmerzhafte Schwellung der Schilddrüsenregion, Sialadenitis, Gastritis und als Spätfolgen Xerostomie, Azospermie, Klimakterium praecox, Knochenmarkdepression und Sekundärtumore/Leukämien bei hoher Kumulativdosis (Häufigkeit ca. 1 %)[131] sowie vermutlich ein erhöhtes Risiko für zerebrovaskuläre Ereignisse[132]) ausführlich zu besprechen. Die Radiojodtherapie bedarf einer sorgfältigen und gegenüber ihrer weiten Verbreitung auch kritischen Indikationsstellung insbesondere bei gut differenzierten Tumoren (T1N0). „The increased risk of a SPM [second primary malignicy] in patients with low-risk (T1N0) WDTC [well differentiated thyroid cancer], along with a lack of data demonstrating improved survival outcomes with adjuvant RAI, provide a compelling argument in favor of rationing the use of RAI in this patient population", fassten es Iyer et al. zusammen.[133]

Bei depressiver Symptomatik (im Rahmen der Hypothyreose) empfiehlt sich die Gabe von

- *Hypericum Auro cultum D2* (Weleda) Dil. 20-20-20 gtt,

bei Müdigkeit und eingeschränkter Vitalität

- *Levico comp.* (Wala) Amp. s.c. bis 1-0-0

und anschließend

- Levico comp. (Wala) Glb. velati 10-10-10.

Beim Schilddrüsenkarzinom kommt die *Misteltherapie* zur Anwendung [→ XVIII. 3.5 Misteltherapie], man sollte diese bereits vor der Radiojodtherapie beginnen. Die suppressive TSH-Medikation erfolgte bislang lebenslang. Vor dem Hintergrund der Bedeutung einer subklinischen Hyperthyreose, zwischenzeitlich gestützt durch den Nachweis einer für die kardiovaskuläre Mortalität prädiktorischen Bedeutung des TSH-Wertes bei Patienten mit differenziertem Schilddrüsenkarzinom[134], wurden die TSH-Zielbereiche in den ATA- und ETA-Leitlinien vom Risiko-Stadium, vom zeitlichen Abstand zur Diagnose sowie von der Persistenz der Erkrankung abhängig gemacht.

L-Thyroxin-Substitution bei Schilddrüsenkarzinom:

- *persistierende Erkrankung*: TSH-Suppression < 0,1 mU/l
- *kurative Situation*:
  - high risk: TSH-Suppression 0,1-0,5 mU/l für 5 Jahre
  - low risk: TSH im unteren Normbereich von 0,3-1 mU/l
  - very low risk: TSH im Normbereich 1-2 mU/l
  - okkultes papilläres Mikrokarzinom (pT1a, pN0, pM0): TSH im Normbereich 1-2 mU/l

Definition der Risiken: very low risk: unifokal, T1 (< 1 cm), N0, M0, keine Kapselüberschreitung, low risk: T1 (> 1 cm), N0, M0, oder multifokales T1, N0, M0, high risk: jedes T3, jedes T4, jedes T mit N1, oder jedes M1[135]

Das veränderte, zum Umkreis orientierte Wirken der oberen Wesensglieder muss wieder zum Eingreifen in den Organismus geführt werden. Aus diesem Grunde erfolgt eine Therapie mit *Ferrum* als

- *Thyreoidea/Ferrum* (Wala) Amp. s.c. 1-0-0
- *Thyreoidea/Ferrum* (Wala) Glb. velati 10-10-10.

Bei vorbestehender Struma finden die für diese Erkrankung angegebenen Arzneimittel ihre Anwendung [→ 4.1.1 Medikamentöse Therapie]. Allerdings darf man vor einer Radiojodtherapie selbstverständlich keine jodhaltigen Arzneimittel verordnen.

Auch sei auf das in dem erwähnten Arzneimittel Thyreoidea/Ferrum enthaltene Organpräparat hingewiesen. Es soll die *Gestaltungskräfte* in der Organbildung unterstützen. Die *heileurythmische Therapie* orientiert sich an den dargestellten Gesichtspunkten [→ XVIII. 3.7 Heileurythmie und künstlerische Therapien].

Hinsichtlich der *inneren Aufgabenstellung* sei auf [→ XVIII. 3.8 Die Krebskrankheit – individuelle Aufgabe und Schicksal] verwiesen.

Die *Nachsorge* umfasst die klinische Untersuchung, die Sonografie des Halses und die Thyreoglobulinbestimmung. Als Standard „gelten zudem die diagnostische 131I-Ganzkörperszintigrafie und Thyreoglobulinbestimmung nach vorangegangener exogener Stimulation Monate nach erfolgter Radiojodablation."[136]

Ist das Thyreoglobulin (Tg) nicht nachweisbar und das rhTSH stimulierte Tg < 1 ng/ml, so reichen jährliche Tg-Bestimmungen und die Sonografie als Nachsorge aus. Die rhTSH-Tg Bestimmung ist allerdings erforderlich bei nachweisbaren oder ansteigenden Tg. Bei einem stimulierten Tg zwischen 1 bis 2 ng/ml empfiehlt sich eine „wait and see" Strategie.[137]

4.3 Subakute Thyreoiditis de Quervain

Die *entzündlichen Erkrankungen* der Schilddrüse teilt man in *akute, subakute und chronische Verlaufsformen* ein.

Die akuten Schilddrüsenentzündungen, die mit einer größeren Gruppe bakterieller Erreger einhergehen, sind im klinischen Alltag aufgrund ihrer Seltenheit von untergeordneter Bedeutung. Die *subakute Thyreoiditis de Quervain* tritt bedeutend häufiger auf. Viele Patienten in der Schilddrüsensprechstunde leiden schließlich an einer *chronischen Thyreoiditis.*

Insbesondere nach *Infekten der oberen Atemwege*, die der Schilddrüsenerkrankung meist zwei bis vier Wochen vorausgehen, entwickelt sich eine Pathologie mit schwerem Krankheitsgefühl, ausgesprochen schmerzhafter Schilddrüse, Fieber und erheblicher BSG- und CRP-Erhöhung, was oft von einer hyperthyreoten Stoffwechsellage infolge der entzündlichen Follikel-Destruktion begleitet ist. Die Schilddrüse wird in einen inflammatorischen Prozess einbezogen, der mit einer lymphohistiozytären Infiltration und granulomatösen Entzündung mit Nachweis mehrkerniger Riesenzellen einhergeht. Das Ultraschallbild zeigt ein charakteristisches Muster mit unscharf begrenzten, zum Teil konfluierenden echoarmen Arealen. Die Szintigrafie ist meist nicht erforderlich; sie zeigt häufig einen verminderten Uptake und ein inhomogenes Speichermuster.

Für die geisteswissenschaftliche Betrachtung ist der Zusammenhang mit der vorausgehenden *Infektion im oberen Menschen* wesentlich. Diese entwickelt sich meist dann, wenn eine zu starke *Bewusstseinsbelastung* vor der Erkrankung bestand. Die nun eintretende Entzündung der oberen Atemwege soll dieses Ungleichgewicht wiederherstellen. Dabei kann ein Zustand eintreten, in dem der Patient nicht in der Lage ist, diese *„kopfbetonte" Konstellation der Wesensglieder* zu verändern und sie dadurch tiefer eindringt in den Organismus.

Nun ergreift ein entzündlicher Prozess die mit dem astralischen Leib eng verbundene Schilddrüse, der sich dem zum oberen Menschen gehörenden astralischen Wirken entgegenstellt. Mit der Ausheilung der Quervain-Thyreoiditis befreit sich die astralische Organisation aus den vorbestehenden Einseitigkeiten und verbindet sich in neuer

Weise mit dem Organismus. Diese subakute Schilddrüsenentzündung heilt meist folgenlos aus; eine dauerhafte Hypothyreose, in der sich das reduzierte astralische Wirken zeigt, entsteht lediglich in ca. 2 bis 5% der Krankheitsverläufe. In diesem Zusammenhang sei auch auf die genetische Ebene dieser Erkrankung und damit auf eine im Vererbungszusammenhang verankerte Disposition hingewiesen.

4.3.1 Therapeutische Gesichtspunkte

Nicht steroidale Antiphlogistika und die *Glucocorticoide* helfen symptomatisch, ohne jedoch den eigentlichen Krankheitsprozess zu verwandeln. In der bisherigen Praxis ließ sich auf diese Therapien vollständig verzichten. Hilfreich sind

- *Quarkwickel* — Durchführung siehe Anhang

in Verbindung mit *Apis* und *Belladonna* in tiefer Potenzierung, z.B.:

- *Erysidoron 1* (Weleda) Dil. — 15-15-15 gtt

und

- *Glandula thyreoidea Gl D20* (Wala) Amp. s.c. — bis 1-0-0
- *Ferrum phosphoricum D6* (Weleda) Tabl. — 2-2-0

Bei *initialer Destruktionshyperthyreose*:

- *Colchicum, Tuber, ethanol. Digestio D3* (Weleda) Dil. — 20-20-20 gtt
- *Colchicum, Tuber Rh D3* (Weleda) Dil. — 20-20-20 gtt
- *Bryophyllum 50%* (Weleda) Trit. — 1-1-1 MSP

Colchicum hat u. U. auch einen positiven Einfluss auf die Schmerzsymptomatik.

Darüber hinaus ist vielfach

- *Thyreoidea comp.* (Wala) Amp. s.c. — bis 1 x täglich

hilfreich.

Die oft anzutreffende Tachykardie lässt sich hinsichtlich ihrer subjektiven Beschwerdesymptomatik mit

- *Cardiodoron* (Weleda) Dil. — 20-20-20 gtt

- *Cardiodoron Rh* (Weleda) Tabl. 2-2-2

positiv beeinflussen.
Die Quervain-Thyreoiditis geht aufgrund der *Destruktionshyperthyreose* häufig mit einer erheblichen Schwächung der ätherischen Organisation einher. Sollte diese persistieren und *Schwäche, Kraftlosigkeit* und *Erschöpfung* hinterlassen, so ist

- *Levico comp.* (Wala) Glb. velati 10-10-10

ein wichtiges und hilfreiches Arzneimittel.

4.4 Morbus Basedow

Der Morbus Basedow gehört zur Gruppe der *immunogenen Thyreopathien.* In diesem Krankheitsspektrum ist die Bedeutung der *astralischen Organisation* des Menschen unübersehbar. So manifestiert sich der Morbus Basedow oft nach z. T. *schweren seelischen Erschütterungen.*

Schwerwiegende Schicksalsereignisse und *Trennungssituationen* von *nahestehenden Menschen* bedingen bei gegebener Konstitution eine *seelische Dynamik,* welche die *Individualität* nicht mehr lenken kann. Derartige Ereignisse gehen oftmals der *Basedow-Manifestation* voraus.

Der Morbus Basedow ist durch eine zu geringe Wirksamkeit der Ich-Organisation gegenüber der entfesselten Dynamik der astralischen Organisation gekennzeichnet. Charakteristisch ist in diesem Zusammenhang das Manifestationsalter des Morbus Basedow, das in der vierten und fünften Dekade einen Häufigkeitsgipfel zeigt. Die Verwandlung des astralischen Leibes in die Qualitäten des geistigen Selbst des Menschen in der „Ritterzeit" der menschlichen Biografie etwa zwischen 42 und 49 Jahren charakterisiert das für den Morbus Basedow bestimmende Verhältnis zwischen dem astralischen Leib und der Ich-Organisation. Obgleich sich vielfach Basedow-Manifestationen auch außerhalb dieses Zeitraumes ereignen, wie z. B. innerhalb der Kindheit, Pubertät [→ XVI. 4.1.4 Diabetes-assoziierte Autoimmunerkrankung bei Kindern und Jugendlichen] oder auch beim alten Menschen, spricht sich hierin sein besonderes Wesensbild aus, das durch eine astralische Dynamik charakterisiert ist, der keine ausreichend lenkende Ich-Organisation gegenübersteht.

Die *Basedow-Schilddrüse* ist, wie schon Carl von Basedow (1799–1854) durch die „Merseburger Trias" (vergrößertes Organ, Tachykardie und Exophthalmus) 1840 beschrieb, oft vergrößert und durch eine immense *Steigerung der Stoffwechselprozesse* und der *Durchblutung* charakterisiert. Das Organ verändert in der sonografischen Darstellung seine Form, indem es sich in der Tiefendimension besonders vergrößert, seine Echogenität zum hyporeflexiven Parenchym ändert und in der dopplersonografischen, farbkodierten Darstellung die diffus gesteigerte Hypervaskularisation zeigt. Mikroskopisch findet man leere oder schwach gefüllte, z. T. eingefaltete Follikel mit zylindrischem

Epithel und – als Ausdruck des organergreifenden Entzündungsprozesses – ein lymphozytäres Infiltrat [→ Abb.].

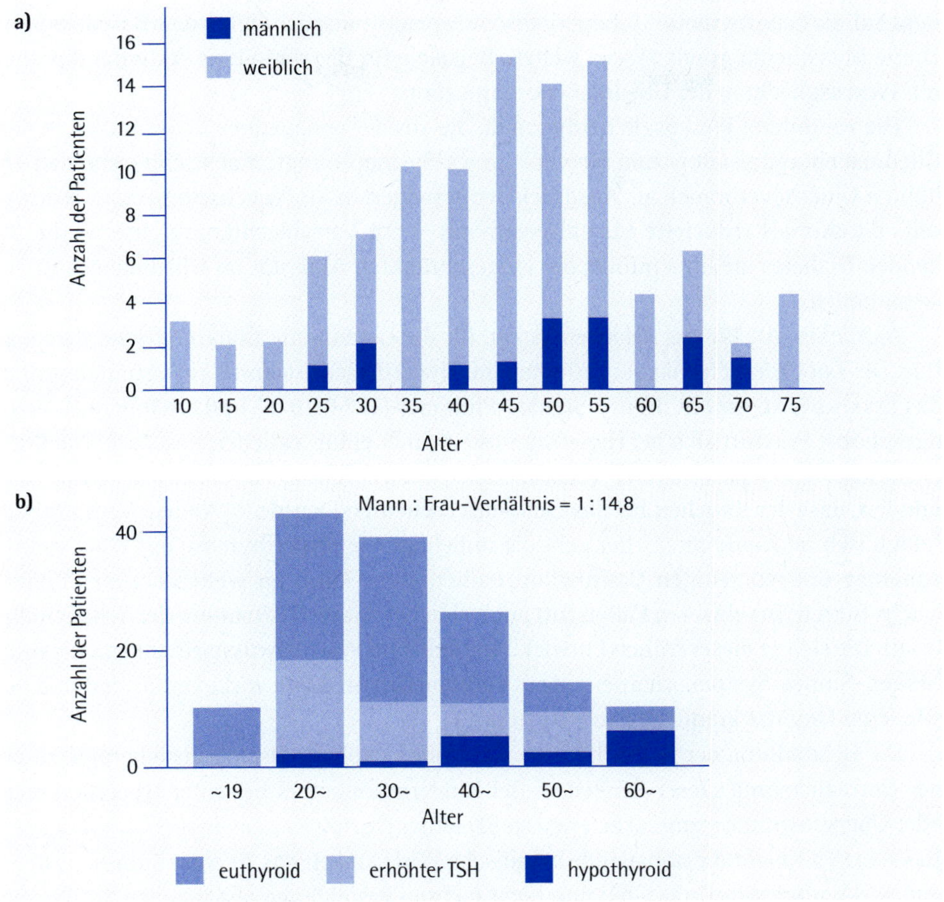

Altersverteilung bei a) Morbus Basedow[138] und b) Hashimoto-Thyreoiditis[139]

4.4.1 Krankheitsmanifestationen im dreigliedrigen Organismus

Im *Stoffwechsel-Gliedmaßen-System* ergreift die abbauende Wirksamkeit des astralischen Leibes die *Gliedmaßenorganisation* und schränkt sie in ihrer Funktion ein. Es entwickeln sich die sogenannte thyreotoxische Myopathie und Osteopathie. Die Patienten klagen bei der hyperthyreoten Myopathie über muskuläre Schwäche und zunehmende Erschöpfung. Bei einer Patientin mit Morbus Basedow waren muskuläre Beschwerden, die sie (als Pianistin) am Klavierspiel hinderten, das führende Symptom und schwanden eindrucksvoll im Verlauf der Therapie.

Neben der Funktionseinschränkung nimmt auch die *Muskelmasse* ab.[140] Der astralische Leib ergreift in abbauendem Stoffwechselwirken die Gliedmaßenorganisation, zehrt sie vergleichsweise auf und drängt nun zum oberen Menschen. Bei längerem Bestehen kann sich sogar eine Muskelatrophie bis zur Gangunfähigkeit entwickeln. Laborchemisch ist dabei die CK (wie auch bei der manifesten Hypothyreose) erhöht. Die hypokaliämische thyreotoxische periodische Parese[141] und auch die mit dem Basedow assoziierte Myasthenia gravis[142] sind weitere Beispiele für die veränderte Aktivität der oberen Wesensglieder in der Gliedmaßenorganisation.

Die veränderte Wesensgliederdynamik, die aus der abbauenden Wirksamkeit in der Gliedmaßenorganisation zum Nerven-Sinnes-System drängt, macht einerseits den erhöhten Glucoseverbrauch als Ausdruck der gesteigerten Stoffwechselprozesse, andererseits die oftmals reduzierte Insulinsensitivität[143] mit Verschlechterung eines vorbestehenden Diabetes mellitus infolge der eingeschränkten Aktivität im Gliedmaßensystem verständlich.

Ähnliches gilt für das *Knochensystem*, für die sogenannte thyreotoxische Osteopathie. Die Knochendichte ist bei Patienten mit Hyperthyreose signifikant vermindert und das Frakturrisiko erhöht. Henry Stanley Plummer (1874–1936) beschrieb bereits 1920 das erhöhte Frakturrisiko bei Hyperthyreose in einer eindrücklichen Kasuistik: Die Knochendichte einer postoperativ verstorbenen hyperthyreoten Patientin war derart vermindert, dass der Knochen für das Licht durchscheinend wurde.[144] Andere Verhältnisse finden sich im Kindesalter. Hier geht die unbehandelte Hyperthyreose mit Wachstumszunahme und vorzeitigen Ossifikation einher. Diese kann im weiteren zum Minderwuchs führen; in schweren Fällen tritt auch eine vorzeitige Ossifikation der Schädelnähte auf. Die sich in dieser frühen Entwicklungszeit zum Wachbewusstsein und damit zum Nerven-Sinnes-System orientierende astralische Organisation wirkt verhärtend und ossifizierend auf das kindliche Skelettsystem.[145]

Die Behandlung der Hyperthyreose führt ohne explizite Osteoporosetherapie zu einer Normalisierung dieser Risiken.[146] Bei Kindern kommt es bei einer Hyperthyreose oder Übersubstitution zum akzelerierten Skelettwachstum [→ 2.2.1 Schilddrüse und Bewegungsorganisation].[147] Erreicht die abbauende astralische Wirksamkeit das Nerven-Sinnes-System und wirkt mit dessen Qualitäten nun nicht mehr in gesteigerten abbauenden Stoffwechselprozessen, sondern verhärtend und sklerosierend, so entsteht die sogenannte Akropachie als charakteristische Auftreibung der Finger und Zehen mit Periostverdickung der Metakarpalia.

Der *Tremor* gehört zu den seit langer Zeit bekannten Kardinalsymptomen des Morbus Basedow. Er entsteht durch die exzitierte, von der Ich-Organisation nicht gelenkte Wirksamkeit des astralischen Leibes. Die zugrunde liegende Wesensgliederwirksamkeit wird durchwird durch den Tremor bei Aufregung, Anspannung und Lampenfieber deutlich deutlich: Die Hände zittern infolge der nicht beherrschbaren seelischen Unruhe und sind kühl als Ausdruck der ungenügenden Aktivität der Ich-Organisation, die physiologischerweise in der Wärme wirkt.

In der *Stoffwechselorganisation* (Verdauungstrakt) kommt es zur veränderten Motilität. Die Patienten klagen über häufige Stuhlentleerungen bis zu Diarrhöen. Insgesamt ist die intestinale Transitzeit verkürzt. Der Gallefluss soll erhöht sein. Des Weiteren beobachtet man oftmals eine Leberbeteiligung mit Erhöhung der Transaminasen. Bei lange bestehender Hyperthyreose soll der Übergang in eine (z. B. autoimmun bedingte)

Leberzirrhose möglich sein.[148] Sie ist Ausdruck der veränderten astralischen Wirksamkeit, die nicht mehr dominant im Stoffwechselsystem abbauend wirkt, sondern nun mit den Qualitäten des Nerven-Sinnes-Systems den Organismus verhärtet und sklerotisiert.

Im *Rhythmischen System* entwickelt sich eine *hyperdyname Zirkulation mit erhöhter Herzfrequenz.* Sie ist Resultat der exzitierten astralischen Organisation. Dabei tritt als wesentliches Phänomen eine *Frequenzstarre* auf. Umgekehrt galt bereits den alten Ärzten der Nachweis einer respiratorischen Sinusarrhythmie als Hinweis auf eine euthyreote Stoffwechsellage. Diese Einschränkungen des Rhythmischen Systems können sich bis zu den Herzrhythmusstörungen und hier v.a. dem *Vorhofflimmern* steigern und bereits bei subklinischer Hyperthyreose auftreten. Die Hyperthyreose steigert neben der Gewebsthermogenese die Chrono- und Inotropie, Kontraktilität sowie das Blutvolumen. Der periphere Widerstand und der diastolische Blutdruck sind niedrig. Echokardiografisch zeigt sich eine gesteigerte linksventrikuläre systolische Funktion. Bei einer vom Nerven-Sinnes-System aus verhärtend und sklerosierend wirkenden, astralischen Organisation findet sich eine gestörte Relaxation und auch Muskelhypertrophie.

Als Einschränkungen der *Atmungsorganisation* können sich eine Beschleunigung der Frequenz und *Dyspnoe* entwickeln. Diese ist in aller Regel nicht Ausdruck einer Herzinsuffizienz, sondern entsteht durch „Ermüdung" der Atemmuskulatur.

Das *Blut* dringt – der astralischen Dynamik folgend – in den oberen Menschen. Man findet eine um ein Mehrfaches gesteigerte Hautdurchblutung und entgegen früheren Darstellungen ist auch die Hämodynamik des Nervensystems gesteigert: Im Gegensatz zur Hypothyreose mit ihrer reduzierten zerebralen Durchblutung findet man beim hyperthyreoten Organismus eine gesteigerte Durchblutung und eine vermehrte Sauerstoffutilisation.[149] Dabei entwickelt die sich zum Bewusstsein orientierende Seele kein ruhiges Gedankenleben, vielmehr bestehen eine hektische, den Patienten *quälende und treibende Unruhe,* Angst, Konzentrationsmangel, Reizbarkeit und auch Schlafstörungen. Die astralische Organisation wird von der Ich-Organisation nicht genügend gelenkt und strukturiert. Die Basedow-Hyperthyreose entspricht im bildhaften Vergleich einer Kerze, die nicht ruhig, sondern intensiv lodernd brennt, durch den abbauenden Verbrennungsprozess die „Lebensgrundlage" aufzehrt und im Übermaß Licht und Wärme entstehen lässt. Die Wesensgliederdynamik kann sich bis zur thyreotoxischen Krise steigern, die dann oft mit deliranten Symptomen bis zum Koma einhergehen kann. Bei dem Verdacht einer thyreotoxischen Krise, zu deren Leitsymptomen neben der Hyperthyreosesymptomatik das Fieber gehört, sollte man keineswegs auf „Laborwerte warten", sondern unverzüglich die thyreostatische Therapie beginnen.

Exkurs

Die Diagnose „thyreotoxische Krise" erfolgt klinisch. Hierzu dient u. a. die Burch-Wartofsky Point Scale. Die erhöhten Schilddrüsenhormone sind für sich genommen nicht die „Ursache" der thyreotoxischen Krise, da Patienten mit unkomplizierter Hyperthyreose ähnlich hohe Werte aufweisen können. Oftmals sind akute Ereignisse wie Infektionen, Jodkontamination, chirurgische Eingriffe, aber auch eine Geburt und kardiovaskuläre Zwischenfälle unmittelbare Auslöser. Zu ihnen gehören auch seelische Belastungen.[150] Das klinische Bild und die begleitende beta-adrenerge Aktivierung sind Ausdruck der exzitierten astralischen Organisation. Die intensivmedizinische Therapie besteht u.a. in der Gabe von Thyreostatika i.v. (z.B. Thiamazol 20 mg alle 4 bis 6 Stunden, ggf. Propylthiouracil (hemmt zusätzlich die Konversion zu T_3)), Propranolol (blockiert ebenfalls in höherer Dosierung die periphere T_4-T_3-Konversion), Colestyramin (hemmt den enterohepatischen Kreislauf der Schilddrüsenhormone) und – insbesondere bei Jodkontamination – Natriumperchlorat, Kaliumjodid (Lugolsche Lösung) und nahezu regelhaft Glucocorticoide (führen ebenfalls zur Konversionshemmung).[151]

Im *Nerven-Sinnes-System* ist die charakteristische Basedow-Manifestation die *endokrine Orbitopathie.*

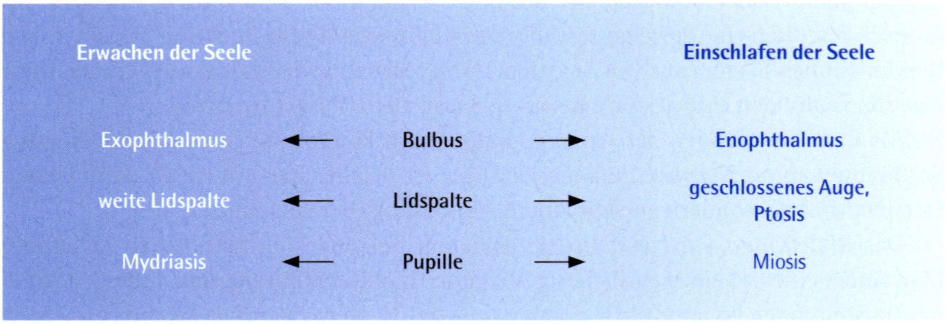

Funktionelle Veränderungen des Auges im Zusammenhang mit dem Erwachen und Einschlafen der Seele und ihre Beziehung zum Exophthalmus und Enophthalmus

Die *endokrine Orbitopathie* ist zunächst durch ihr äußeres physisches Erscheinungsbild charakterisiert.

Klinisch bestehen in abnehmender Häufigkeit *Lidretraktion, entzündliche Weichteilsymptome* wie *Lidschwellung* und *-rötung, Karunkelschwellung, Chemosis, konjunktivale Rötung, Exophthalmus* und schließlich *Motilitätsstörungen.* Die Symptome lassen sich in einem Clinical Acitivity Score (CAS: Schmerzen in Ruhe, bei Bewegung (bis zwei Punkte), Lidschwellung, -rötung (bis zwei Punkte), Bindehautschwellung, -rötung (bis zwei Punkte) und Plica bzw. Karunkelschwellung (ein Punkt); aktive EO ≥ 3, inaktive EO < 3) zusammenfassen.

Von der *klinischen Symptomatologie* sind die *Krankheitsprozesse*, die von der *Entzündung* zur *Sklerose* führen, zu unterscheiden.

Die *Exzitation der astralischen Organisation* (s. u.) geht mit einer inflammatorischen Reaktion mit lymphozytärer Infiltration (v. a. T-Lymphozyten), aber auch mit einer Vermehrung von Plasmazellen und Makrophagen einher. An diese akute Entzündungsphase schließt sich eine chronische an, die zu Skleroseprozessen (Fibrosierung) mit massiver Produktion von Kollagen und Glykosaminoglykanen (GAG) durch orbitale Fibroblasten[152] führt. Das Volumen der Augenmuskeln nimmt dadurch bis um das Zwei- bis Dreifache zu, wobei besonders häufig der Musculus rectus inferior und M. rectus medialis betroffen sind.

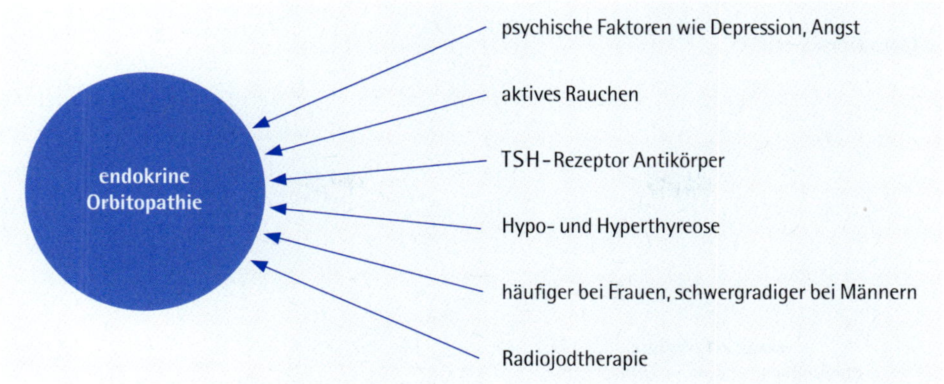

Einflussfaktoren auf die endokrine Orbitopathie[153]

Die *Bewegungsorganisation* orientiert sich einerseits zur Sinnes-, andererseits zur Stoffwechsel-Gliedmaßen-Organisation (glatte Muskulatur im Stoffwechselsystem, quergestreifte in der Gliedmaßenorganisation), während die Herzmuskulatur als zum Rhythmischen System gehörig auch ihrer histologischen Struktur nach eine Mittelstellung einnimmt. So steht die sinnesorgannahe Bewegungsorganisation (Augenmuskulatur) mit derjenigen des Gliedmaßensystems in Beziehung. Bei etwa 5% der Patienten mit Morbus Basedow und endokriner Orbitopathie kommt es zu einer gallertartigen *entzündlichen Schwellung im Bereich der Unterschenkel* oder *Vorfüße* (prätibiales Myxödem) sowie zu Veränderungen der Finger und Zehen (Akropachie). Wie im Orbitagewebe lassen sich auch hier im aktiv entzündeten prätibialen Myxödemgewebe spezialisierte T-Lymphozyten nachweisen. Es kann zur Akkumulation von GAG (Glykosaminglykan) und anderen Bindegewebskomponenten in der Subkutis kommen und zur Ausbildung der nodulären, aber auch diffusen Hautverdickung beim prätibialen Myxödem führen. Es handelt sich also nicht um ein Ödem im Sinne der Flüssigkeitsstauung und Ablagerung (wie z.B. bei der Herzinsuffizienz), sondern um einen entzündlichen Prozess, der in die Sklerose führt. Skleroseprozesse sind Ausdruck der vom Nerven-Sinnes-System aus wirkenden astralischen Organisation.

Bei der *Hyperthyreose* folgt der initial gesteigerten abbauenden astralischen Wirksamkeit ihre zunehmende *Orientierung zum Nerven-Sinnes-System.*

Die dann auftretenden sklerosierenden Prozesse sind uns bereits bei der Akropachie, der Herzfrequenzstarre, der kardialen Relaxationsstörung und – sehr selten – bei der Leberzirrhose infolge einer lange bestehenden Hyperthyreose begegnet. Diese Wesensgliederkonstellation scheint ebenso die unterschiedlichen Phasen der entzündlich dominierten und dann sklerosierenden endokrinen Orbitopathie zu bestimmen [→ Abb.].

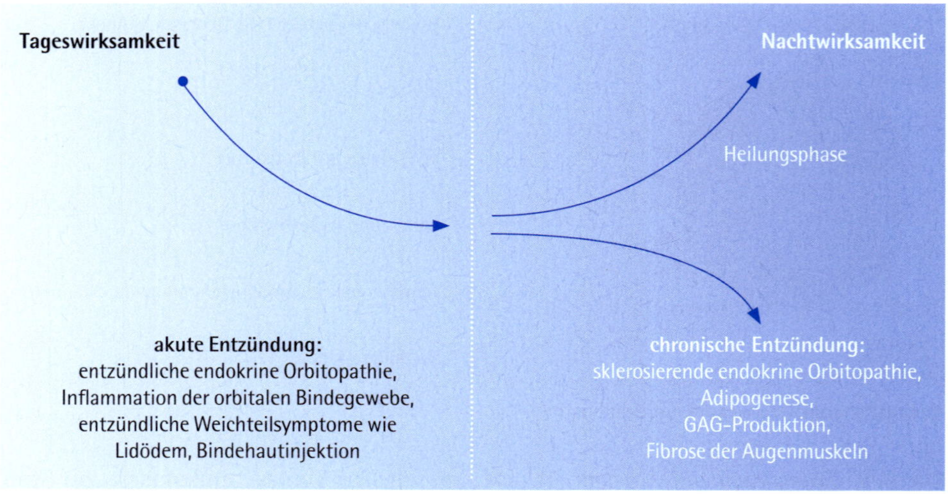

Entzündlich dominierte und sklerotisierend-fibrosierende Phase der endokrinen Orbitopathie[154]

Astralische und *Ich-Organisation bestimmen* den *Verlauf* und die *klinische Ausprägung* der *endokrinen Orbitopathie.*

In diesem Zusammenhang ist auf die *seelische Unruhe, Stress* und die *Bearbeitungskompetenz* der Individualität zu achten.

Exkurs

Das *Erwachen* steht mit dem *sympathischen Nervensystem*, das *Einschlafen* mit dem *parasympathischen Nervensystem* in Zusammenhang. Die Änderung der *Pupillenweite* beleuchtet diesen Zusammenhang: Wir blicken leicht auf ihre Veränderungen in Abhängigkeit von Helligkeit und Dunkelheit und übersehen schnell, wie die Pupillenweite nicht nur ein Spiegel des äußeren Lichts, sondern auch der Seele, des „inneren" Lichts ist. Die schreckgeweitete Pupille gehört zum wachen Bewusstsein. Der Schlaf geht trotz der außen bestehenden Dunkelheit mit miotisch verengten Pupillen einher.

Licht und *Seele* in den *Qualitäten* von *hell* und *dunkel* bzw. dem *Erwachen* oder *Einschlafen* drücken sich im *Pupillenspiel* aus.

Genauso beleuchtet die weite *Lidspalte* der *Hyperthyreose* im Unterschied zum herabhängenden Lid des müden bzw. im Schlaf geschlossenen Auges dieses unterschiedliche Wirken der Seele. Bei der endokrinen Orbitopathie gehen die überschießend zum Erwachen drängenden Seelenkräfte mit der Protrusion der Augenbulbi einher.

Der *endokrinen Orbitopathie* liegt die *exzitierte*, von der *Ich-Organisation nicht ausreichend gelenkte astralische Organisation* zugrunde [→ Abb.].

„Der astralische Leib treibt die Augen nach außen. Die Ich-Organisation ist dazu da, dieses Nach-außen-Treiben der Augen zu beherrschen. Unsere Augen sind durch das stabil labile Gleichgewicht zwischen der Ich-Organisation und dem astralischen Leib in ihrer der Organisation entsprechenden Lage gehalten."[155]

Entsprechend sind *seelische Faktoren* für die endokrine Orbitopathie relevant. So beschrieb die Studie von Ghanem et al. den Zusammenhang mit Angst und Depression und dokumentierte deren Korrelation mit der TRAb-Konzentration: „In the present study, anxiety, phobia and depression scores correlated with serum TRAb activity, suggesting that the impact of psychological changes lead to aggravation of the autoimmune abnormality and an interaction between endocrinopathies and psychoneuropathies."[157]

Die endokrine Orbitopathie kann noch viele Jahre nach der Schilddrüsenerkrankung (meist im Zusammenhang mit einem Rezidiv) auftreten. Üblicherweise manifestiert sie sich innerhalb von sechs Monaten vor oder nach der Hyperthyreose.[158]

4.4.2 Therapeutische Gesichtspunkte

Die das Meer bewohnenden *Mollusken, Muscheln* und *Schnecken*, aber auch Süßwasser- und sogar Landschnecken, ferner *Krebse* und *Tintenfische* atmen mithilfe eines Farbstoffes, der *Kupfer* enthält (kupferhaltiges Hämocyanin). Es sind Wesen ohne abgegrenzte Eigenwärme, die bei dumpfem, stimmlosem Seelenleben einen weichen Organismus ausbilden und ihr verhärtendes Gehäuse nach außen abscheiden. Mit dem Erobern des Luftraums gewinnt dann ein anderes Metall Bedeutung: das *Eisen*. Seine Fähigkeit besteht in dem Hereinführen des geistigen und seelischen Wesens in den lebenden Organismus. Eigenwärme, Luftatmung und die nach außen tönende Seele entwickeln sich. Jede *Eisenmangelanämie* mit ihrer seelischen Adynamie lässt kontrastierend ein deutliches Bild von der Geist und Seele hereinführenden Eisenqualität entstehen. Im Nerven-Sinnes-System mit seinem Reichtum an arteriellem Blut trägt das Eisen die dynamischen Qualitäten des Bewusstseins. Im rhythmisch bewegten Blut wendet es sich der Atmung zu. Im Stoffwechsel-Gliedmaßen-System findet das Eisen seinen Ort in den Energie- und Wärmeprozessen. In den Stoffwechselprozessen der Atmungskette mit ihrer überraschend großen Bildung freier Wärme gehört es zu den unverzichtbaren Metallen.

In der *Polarität* von *Kupfer* und *Eisen* dient das *Kupfer* der *Nachtseite der Wesensgliederwirksamkeit*, das *Eisen* der *Tagesseite.*

Zu den Lebensprozessen der *akuten Entzündung* gehört neben der Wärmeentwicklung und Absonderung die *Atmung*. Sie wird in der steil ansteigenden Sauerstoffaufnahme, dem sogenannten Respiratory Burst[159] erkennbar. Die Sauerstoffqualität ist entscheidend für den Entzündungsprozess, weil eine Abhängigkeit der Mikrobizidie vom Sauerstoff besteht. Wichtig sind in diesem Zusammenhang auch die aktivierten Sauerstoffmetabolite. Der Sauerstoff mit seiner Verbindung zum Eisen, dem „Atmer“ unter den Metallen, beleuchtet dessen Bedeutung im akut-entzündlichen Geschehen.

Dem akuten, abbauend-entzündlichen Geschehen stehen verschiedene begrenzende Stoffwechselprozesse gegenüber, die durch enzymatische Prozesse die Zellen vor dem zerstörenden Stoffwechsel der aktivierten Sauerstoffverbindungen schützen. Zu ihnen gehört z. B. die *Superoxiddysmutase (SOD)*: „In the mammalian extracellular environment, extracellular SOD (ECSOD) and caeroloplasmin serve as antioxidant enzymes.“[160] Die SOD enthält Kupfer, das Caeruloplasmin ist das besonders kupferreiche Protein im Serum. Eisen und Kupfer stehen sich auch hier polar gegenüber, indem sich das Eisen dem akut-entzündlichen Geschehen, das Kupfer der heilenden und aufbauenden Phase der Inflammation, ihrer Nachtseite zuordnet.

Diese *polaren Metallqualitäten* mit ihrer *Beziehung zum aufwachenden, den Organismus ergreifenden Seelenleben* einerseits und dem *einschlafenden, sich beruhigenden Seelenleben* andererseits sind bei den *hypo- bzw. hyperthyreoten Schilddrüsenerkrankungen* von therapeutischer Bedeutung.

Rudolf Steiner erwähnte als wesentliche Heilmittel der Basedow-Hyperthyreose den *Kupferglanz* und das *Cuprit.* Chalkosin gewinnt auf frischen Flächen einen Metallglanz, sonst erscheint es matt mit dunkelbleigrauer, gewöhnlich schwarz angelaufener Farbe. Mitunter entstehen schöne Kristallformen bei rhombischer oder hexagonaler Kristallstruktur des Chalkosins. Gegenüber dieser Kupfer-Schwefelverbindung entwickelt das Rotkupfererz (Cuprit) eine zum Teil tiefrote Farbe und gibt sich demgegenüber in grünlicher Flammenfärbung zu erkennen. Seine Kristalle sind oktaedrisch oder dodekaedrisch, seltener würflig gestaltet.

In dieser Sauerstoffverbindung des Kupfers fügt sich zu seinem beruhigenden Wesen die ordnende, formende Kristallgestalt. Das *ordnende Prinzip*, das sich dem versprühenden Seelenleben der Hyperthyreose gegenüberstellt, stärkt die formende Kraft der Ich-Organisation. Rudolf Steiner beschrieb den Kupferglanz wie folgt: „Da ist die Ich-Organisation zu schwach bei Morbus Basedow. Draußen habe ich den Kupferglanz. Dieser Kupferglanz mit der Ich-Organisation zusammengebracht, verstärkt sie wesentlich.“[161]

Exkurs

Aus den mit Rudolf Steiner beratenen Krankengeschichten ist eine *Basedowpatientin* bekannt, die u. a. eine *Cupritmedikation (Cuprit D2)* erhielt.[162] Später begann man eine im wöchentlichen Wechsel mit Cuprit erfolgende *Zinnoxyd-(D2)-Therapie* (in einer anderen Krankengeschichte Zinnglanz und damit die Zinn-Schwefel-Verbindung). Die bereits beschriebene Metamorphose *Leber-Schilddrüse-Stirnhirn* [→ XXIV. 2.5 Die Leber als Sinnesorgan], welche die Schilddrüse in den Zusammenhang des Zinnprozesses stellt [→ XXIV. 3.4.8 Therapeutische Gesichtspunkte zur Leberzirrhose], macht diese Verordnung verständlich.

Aus dem Jahr 1933 (also lange vor der Einführung der Thyreostatika) stammte von Norbert Glas (1897–1986) die erstmalige Zusammenstellung von sieben Patienten mit Morbus Basedow und einer Therapie mit Kupferglanz.[163] Aus dieser ist die folgende Kasuistik entnommen:

Kasuisitik

„30-jährige Krankenschwester, seit Anfang 20 Basedow. Sie konnte trotzdem gut arbeiten. In letzter Zeit schwere Nachtwachen, daraufhin arbeitsunfähig wegen Herzbeschwerden, Ruhelosigkeit, Schwäche. Bei der Aufnahme hochgradige Tachykardie, Exophthalmus, besonders auffallende vasomotorische Erregbarkeit, schlechter Schlaf. Die Patientin ist immer mager gewesen, stets sehr arbeitsfreudig und trotz der Krankheit sehr besonnen. Die objektiven Symptome sind schlimmer, als sie von der Kranken empfunden werden.
Therapie: Kupferglanz D3 zweimal täglich, 2–3-mal wöchentliche subkutane Injektion mit Kupferglanz D8. Cardiodoron. Am Morgen erhält sie kurze Zeit einen heißen Wickel mit einer Abkochung von Berberis, am Abend 0,1% Silbersalbe in die Blasengegend. Nach fünf Wochen geht die Patientin wieder in Arbeit. Die erreichte bedeutende Besserung hält an."

Das *Cuprit* mit seiner rubinroten, kristallartigen Qualität sucht die Beziehung zum *Nerven-Sinnes-System*, das *Chalkosin* durch seine Verbindung mit dem Schwefel zum *Stoffwechsel-Gliedmaßen-System*. Will man die Gestaltungskräfte und lenkenden Potenziale der Ich-Organisation anregen, so kommt Cuprit zum Einsatz. Sollen die Qualitäten des Stoffwechsel-Gliedmaßen-Systems Unterstützung erfahren, wofür begleitende Symptome der Stoffwechsel- oder auch der Gliedmaßenorganisation hinweisend sind, so kommt demgegenüber Chalkosin zur Anwendung. In gewissem Sinne stehen sich mit dem Cuprit und dem Chalkosin die formende Kraft des oberen und die aufbauende Dynamik des unteren Menschen gegenüber.

Kupferglanz und *Cuprit* sprechen die *Ich-Organisation*, deren Wirksamkeit gegenüber der exzitierten astralischen Dynamik zu stärken ist, an. Potenziertes *Jod* „übernimmt" demgegenüber die gesteigerte *astralische Aktivität*. Die Algenpräparation [→ 4.1.1 Medikamentöse Therapie] in niedriger Potenzierung verstärkt dagegen die zu schwache Wirksamkeit der astralischen Organisation. Erreicht man durch die in diesem Abschnitt angeführten Arzneimittel keine Besserung des Befindens, so kommt Jod in mittlerer (z.B. D12) bzw. hoher Potenzierung (D30) in Betracht.

Darüber hinaus bietet sich die Kombination mit einem potenzierten Organpräparat der Schilddrüse an:

- *Glandula thyreoidea Gl D20* (Wala) Amp. s.c. 3 x wöchentlich 1-0-0.

In dieser Potenzierung ist der stoffliche Bereich längst verlassen; das Präparat soll Strukturkraft in den gesteigerten Schilddrüsenstoffwechsel hineintragen.
Ein weiteres wesentliches Arzneimittel, das den Zusammenhang *astralischen Wirkens* mit der Lebensorganisation stärkt, ist *Colchicum* (s. o.).

- *Colchicum, Tuber Rh D3* (Weleda) Dil. 20-20-20 gtt
- *Colchicum Tuber Rh D3* (Weleda) Amp. s.c. täglich bis mehrmals wöchentlich (insbesondere zu Beginn der Therapie)

Gelegentlich treten unbedeutende Rötungen am Injektionsort auf. Einige Patienten brauchen Colchicum in geringerer Dosierung oder auch höherer Potenzierung (z. B. D6). Das *Zurückführen und Beruhigen* der *astralischen Organisation* unterstützt *Bryophyllum* sehr wirksam.

- *Bryophyllum 50%* (Weleda) Trit. 1-1-1 MSP
- *Bryophyllum 5%* (Weleda) Amp. s.c. bei Bedarf
- *Bryophyllum D5/Conchae D7 aa* (Weleda) 10 ml Amp. bei Bedarf

Die strukturierende und formende Kraft der Ich-Organisation gegenüber der unruhigen seelischen Dynamik lässt sich durch

- *Stibium metallicum praeparatum D6* (Weleda) Trit. 1-1-1 MSP

stärken. Patienten bemerken deutlich die positive Wirkung.
Bei hyperthyreosebedingter Tachykardie bewährt sich[164]

- *Cardiodoron* (Weleda) Dil. 20-20-20 gtt
- *Cardiodoron Rh* (Weleda) Tabl. 2-2-2.

Bisher ließ sich nahezu ausnahmslos auf eine Betablockermedikation verzichten. Vor dem Hintergrund der eingeschränkten Herzfrequenzvariabilität und der bei Hyperthyreose um den Faktor 1,7 erhöhten kardiovaskulären Mortalität[165] bekommt diese Medikation eine zusätzliche therapeutische Bedeutung.

Ein weiteres hilfreiches Kompositionspräparat ist

- *Thyreoidea comp.* (Wala) Amp. s.c. bis 1 x täglich
- *Thyreoidea comp.* (Wala) Glb. velati 10-10-10.

Es enthält Conchae D6, Chalkosin D5, Glandula thyreoidea D7 und Atropa belladonna D14.

Kasuisitik

Eine 49-jährige Krankenschwester mit einem bereits mit ca. 21 Jahren aufgetretenen Morbus Basedow und Z. n. Thyreoidektomie mit 35 Jahren hat seit mehreren

Jahren erneut ein Basedow-Rezidiv. Unter der Therapie mit *Thyreoidea comp.* beschrieb sie: „Ich wurde ruhiger, konzentrierter, habe weniger Angst empfunden und war mehr nach innen orientiert. Die Emotionen (früher konnte ich schnell zornig werden, hatte schnell einen ‚roten Hals') wurden handhabbarer, vielleicht kann man sagen, dass ich das Fühlen schneller mit dem Denken erreichen konnte. Ich konnte mich besser von anderen Dingen und Menschen distanzieren."
Im weiteren Verlauf beschrieb sie die Wirksamkeit des Kupfers eindrücklich: In den Phasen einer Kupfermedikation empfand sie – im Unterschied zu den Therapiepausen – die Muskulatur weniger verspannt und schmerzhaft. „Der ganze Leib ist weniger steif und fest". Die zu starke Bewusstseinsorientierung der astralischen Organisation, also ihre von Rudolf Steiner sogenannte „Steifigkeit", die u. U. zur *schmerzhaften Anspannung der Muskulatur* führt, gleicht *Cuprit*, vermutlich auch *Chalkosin* aus.

Eine wesentliche Heilpflanze gehört zur Familie der Lippenblütler. Es handelt sich um den Wolfstrapp, *Lycopus virginicus* oder, bei uns heimisch, *Lycopus europaeus*. Die Labiaten offenbaren in vielen Vertretern einen intensiven Bezug zur Wärme.[166] In der sonnendurchglühten, bevorzugt mittelmeernahen Natur nehmen sie in den ätherischen Ölen die Wärme in ihre Organisation auf. In dieser Qualität entwickelt sich vielfach eine eindrucksvolle *Nähe zum Seelischen*, auf die der Bienenreichtum beim Durchschreiten eines blühenden Lavendelfeldes hinweist. Im Unterschied zu den wärmenahen Vertretern dieser Familie tritt bei Lycopus die Bildung der ätherischen Öle zurück. Die Pflanze wird nicht vergleichbar intensiv von der Wärme und dem astralischen Wirken berührt, vielmehr scheint sie sich von diesen Qualitäten eher abzuwenden, um sich in der Nähe feuchter Wiesen, Gräben und Gewässer zu beheimaten. Diese Heilpflanze dämpft die exzitierte astralische Dynamik der Hyperthyreose.

- *Thyreogutt mono* (Schwabe) Tabl. — 1-1-1
- *Lycopus virginicus D1–D6* (Rezepturpräparat, z.B. Apotheke an der Weleda) Dil. — 20-20-20 gtt

Bei der *manifesten Hyperthyreose* ist im Regelfall eine *thyreostatische Medikation* erforderlich. In Notzeiten beobachtete man die strumigene Wirkung des *Kohls (Kohlkropf)*, dies trug zur Entwicklung der Thyreostatika bei. Die Thiocyanat-Ionen sollen mit dem Jodid um die Aufnahme in die Schilddrüse im Sinne einer kompetitiven Hemmung der Jodidaufnahme konkurrieren. Rhodanid-(Thiocyanat-)Ionen entstehen bei der Spaltung von Senfölglykosiden. Des Weiteren entstehen auf diesem Stoffwechselweg Vinyl-2-oxazolidinthione (Goitrine) mit thyreostatischer Wirksamkeit.

Zwar finden beide Prinzipien als Thyreostatika keine Verwendung, doch zeigen die Goitrine strukturelle Ähnlichkeiten mit dem Carbimazol.[167] Den Kohl (Brassica oleracea)[168] kennzeichnet das *Präponderieren* der *ätherischen Organisation*. Schon sein Wassergehalt von ca. 90 % weist auf diesen gewaltig entwickelten Bereich des Lebendigen hin. In therapeutischer Anwendung in der *Wundpflege* zeigt sich seine die Regenerationskräfte anregende Potenz. Die kraftvolle Entwicklung der ätherischen Organisation begrenzt im Falle der Hyperthyreose den unruhig zum Bewusstsein drängenden Astralleib.

Bei der manifesten Hyperthyreose stellt sich die Frage der *„definitiven" Therapie* im Sinne eines *operativen Verfahrens* (nearly total resection) oder der *Radiojodtherapie*. Beim Morbus Basedow sollte man allerdings durch die Therapie und *Lebensumstellung* versuchen, die Remission zu erreichen. Der Erfolg ist bei *großem Schilddrüsenvolumen* als geringer einzuschätzen. Auch sollte der Patient auf das *Rauchen* verzichten. Darüber hinaus ist bei weiterbestehender Unruhe und belastenden Konflikten bzw. schwerwiegenden biografischen Ereignissen eine Gesprächstherapie sinnvoll. Hinzu kommen die in [→ 7. Innere Aufgabenstellung] dargestellten Gesichtspunkte. Erst nach vergeblichem Bemühen ist über die operative oder auch Radiojodtherapie zu entscheiden. Letztere kann beim Morbus Basedow zu einer Verschlechterung der Ophthalmopathie führen. Auch ist der mögliche, noch ungeklärte Zusammenhang der Radiojodtherapie mit einem erhöhten kardiovaskulären Risiko[169, 170] (Normalisierung des erhöhten Risikos unter T4-Substitution) erwähnenswert. Die Operation konzentriert sich auf die physische Organebene, Veränderungen in der ätherischen, astralischen und Ich-Organisation sind mittelbarer Natur. Die Radiojodtherapie scheint tiefer einzugreifen, indem sie die ätherische Organisation schwächt.

Die Therapie muss im Weiteren die *seelischen Beschwerden einer Schilddrüsenerkrankung* berücksichtigen. Diese korrelieren vielfach nicht streng mit dem laborchemischen Befund. So trifft man Patienten, die trotz gut „eingestellter" Stoffwechsellage bei Morbus Basedow weiterhin über eine „Hyperthyreose-Symptomatik" klagen oder andere, die diese bei bereits bestehender, latenter Hypothyreose einer autoimmunen Thyreoiditis empfinden. Diese Ebene der Krankheit ist durch das anthroposophische Therapiekonzept gut erreichbar, auch unter Einschluss der thyreostatisch behandelten Patienten.

An dieser Stelle ist auf die *Heileurythmie* [→ 5. Heileurythmie] und die *künstlerischen Therapien* hinzuweisen, denen eine besondere Bedeutung zukommt. Auch bedarf es *innerer und biografischer Entwicklungsschritte*, welche die Behandlung entscheidend beeinflussen. So besteht zwischen emotionalen Belastungen, welche die Bearbeitungskompetenz des Ich übersteigen, und dem Ausbruch einer Autoimmunhyperthyreose ein Zusammenhang.

Psychologische Faktoren sind auch hinsichtlich der Prognose dieser Erkrankung bedeutsam: In einer prospektiv angelegten Kohortenstudie wurden Basedowpatienten in euthyreoter Stoffwechsellage zwei bis fünf Jahre nach der Beendigung der thyreostatischen Therapie verschiedenen psychologischen Testverfahren unterzogen. Dabei zeigten die Basedowpatienten gegenüber schilddrüsengesunden Personen eine signifikante Korrelation zwischen dem *Stress-Score* und dem TRAK (TSH-Rezeptor-Autoantikörper)-Titer bzw. dem Schilddrüsenvolumen. Bei der Gruppe, die im Verlauf ein Rezidiv erlitten hatte, stellte man häufiger hypochondrische, depressive, „paranoide" und asthenische Persönlichkeitsstrukturen als bei den Patienten in stabiler Remission fest. Die Rezidiv-Patienten erreichten darüber hinaus einen signifikant höheren Score für Probleme des täglichen Lebens als die in Remission.[171] Diese Befunde weisen eindringlich auf die Notwendigkeit, neben der medikamentösen Therapie die inneren Aufgabenstellungen zu bearbeiten.

Kasuisitik

Eine 53-jährige Patientin mit neurasthenischer Konstitution klagte zum Zeitpunkt der Erstvorstellung seit ca. drei Monaten über *tachykarde Herzrhythmusstörungen* und eine Abnahme des Körpergewichtes um drei kg. Die initiale FT_3-Konzentration war doppelt so hoch wie der obere Grenzbereich, das freie Thyroxin lag mit 2,0 ng/100 ml oberhalb des Normbereiches von 1,8 ng/100 ml. Das basale TSH war mit 0,1 mU/l supprimiert. Palpatorisch war die Schilddrüse unauffällig. Sonografisch fand sich ein mäßiggradig vergrößerter rechter Schilddrüsenlappen von 12,5 ml bei nicht vergrößertem linken Schilddrüsenlappen (6,1 ml). Es zeigte sich eine inhomogene, echoarme Struktur des Parenchyms, in der farbkodierten Darstellung eine diffus vermehrte Perfusion in beiden Lappen. Die Patientin wollte nach Möglichkeit auf die thyreostatische Therapie verzichten.

Es wurde eine Therapie mit *Cuprit D3* (3 x 1 MSP) begonnen, mit der Zielsetzung, die Wirksamkeit der Ich-Organisation gegenüber der entfesselten astralischen Dynamik zu verstärken. Zusätzlich kam *Colchicum, Tuber Rh D3* zum Einsatz. Die zunächst angesetzten s.c.-Injektionen führten – wie gelegentlich beobachtbar – zu einer deutlichen, der Misteltherapie vergleichbaren Lokalreaktion. Daraufhin wurde die Medikation umgestellt auf *Colchicum, Tuber Rh D3,* 3 x 20 Tropfen. Hinzu kam *Bryophyllum 50%,* 3 x 1 MSP. Nach ungefähr sechs Wochen der Behandlung wurde *Lycopus* in phytotherapeutischer Dosierung (Thyreogutt) hinzugefügt. Die heileurythmische Therapie arbeitete mit der Lautreihe *S-M-I-A* (die I-Übung, A-Übung, das dreiteilige Schreiten mit begleitenden Armbewegungen und rhythmische Übungen).

Etwa drei Wochen nach Therapiebeginn besserte sich das *seelische Befinden* und der Puls sank leicht. Nach etwa fünf Wochen kam die Patientin zu der schriftlichen Feststellung: „Ich fühle mich meistens besser als vor einigen Wochen und habe etwas zugenommen." Laborchemisch erfolgt zu diesem Zeitpunkt die Normalisierung des FT_4 bei FT_3-dominanter Hyperthyreose. Die Heileurythmie erlebte die Patientin als ausgesprochen hilfreich.

Im weiteren Therapieverlauf kam es zunehmend zu einer *Stabilisierung.* Nach acht Wochen berichtete sie über ein sehr viel besseres Befinden als vor Therapiebeginn, die FT_3- und FT_4-Konzentrationen lagen in der Kontrolle nach ca. 16 Wochen im Normbereich (bei noch erniedrigtem, basalen TSH). Nach fünf Monaten ließ sich Bryophyllum absetzen und Lycopus reduzieren. Eine weitere laborchemische Untersuchung ergab sechs Monate nach Therapiebeginn eine euthyreote Stoffwechsellage.

Es zeigte sich zu diesem Zeitpunkt ein im oberen Grenzbereich liegendes Schilddrüsenvolumen ohne sonomorphologische und dopplersonografische Hinweise auf eine Aktivität der Erkrankung.

Auch bei der *endokrinen Orbitopathie* kommt dem *Cuprit* eine wesentliche Bedeutung zu, ferner zwei weiteren Arzneimitteln: Die intentionale Wahrnehmungsaktivität ist mit der Dynamik des *Phosphors* verbunden, die lichtdurchlässige Organisation des Auges mit dem *Quarz.* Bei der endokrinen Orbitopathie ist ein exzitierter Phosphorprozess abzunehmen. Des Weiteren unterstützen Quarz bzw. die „Kristallqualität“ des Cuprits die Gestaltung:

- *Cuprit D3* (Weleda) Trit. 1-1-1 MSP

Gegebenenfalls zusammen mit

- *Phosphorus D8, D20* (Weleda) Amp. s.c. 1-0-0
- *Phosphorus D8, D12, D20* (Wala) Amp. s.c. 1-0-0.

In der entzündlich dominierten frühen Phase ist zusätzlich

- *Apis mellifica D6–D20* (Weleda) Amp. s.c. 1-0-0

bzw.

- *Apis ex animale Gl D6, D12, D20* (Wala) Amp. s.c. 1-0-0

indiziert. Bei der endokrinen Orbitopathie kommen in der Regel mittlere bis hohe Potenzierungen in Betracht.

Für die entzündliche Phase wird ein positiver Effekt für *Colchicin* in quantitativer Dosierung berichtet (1,5 mg/d), der im Vergleich zur Glucocorticoidtherapie ohne die corticoidtypischen Nebenwirkungen erreichbar war.[172] Die von Steiner für die Basedowsche Erkrankung genannte Colchicum-Therapie ist somit auch in dieser Indikation eine weiter zu untersuchende Therapieoption. Darüber hinaus scheint *Selen* den Verlauf der endokrinen Orbitopathie günstig zu beeinflussen (z. B. 200 µg/d).[173] Gegenüber der klassischen Behandlung mit Methylprednisolon ist Rituximab bei mäßiger bis schwerer endokriner Orbitopathie effektiver, wenngleich es zu gravierenden Veränderungen des Immunsystems mit B-Zell-Depletion führt.
In der Dauertherapie setzt man

- *Cuprit D3, D6* (Weleda) Trit. 1-1-1 MSP

ein.

Kasuisitik

Eine 58-jährige Patientin stellt sich mit ausgeprägter einseitiger endokriner Orbitopathie vor. Sie erhielt ein Jahr zuvor eine *Corticoidtherapie*, ohne eine ausreichende Besserung zu erreichen. Unter der Therapie mit *Cuprit D6 Amp.* zusammen mit *Phosphorus D10* und *Apis/Levisticum Amp.* kam es unterstützt durch die lokale Applikation von *Resina laricis AT* innerhalb weniger Wochen zu einer eindrücklichen Besserung, die auch unter der langfristig durchgeführten oralen Cupritmedikation (Cuprit D3) anhielt.

Bei der Therapie der endokrinen Orbitopathie sind die *Heileurythmie* und auch die *Augenheileurythmie* wesentlich. Die astralische Organisation erfährt dadurch „Beruhigung“ und die Ich-Organisation eine Verstärkung ihrer Wirksamkeit. Darüber hinaus sind die *künstlerischen Therapien* und eine *gesprächstherapeutische Begleitung* von Bedeutung, da die endokrine Orbitopathie mit einem u. U. erheblichen seelischen Leidensdruck einhergeht[174], der möglicherweise einen Einfluss auf den Erkrankungsverlauf hat. Selbstverständlich müssen die Patienten das Rauchen einstellen. Darüber hinaus sollte man auf eine euthyreote Stoffwechseleinstellung achten, da sowohl hypo- als auch hyperthyreote Phasen mit einer Verschlechterung der endokrinen Orbitopathie einhergehen. Schließlich ist die Radiojodtherapie wegen ihres sehr wahrscheinlich negativen Einfluss auf die Augenbeteiligung kritisch zu bewerten.[175]

4.5 Chronisch-lymphozytäre Hashimoto-Thyreoiditis

Der Morbus Basedow steht mit der *chronisch-lymphozytären Hashimoto-Thyreoiditis* in einem metamorphotischen Zusammenhang. Das Krankheitsbild beschrieb Hakaru Hashimoto (1881–1934) 1912.[176] Man findet Patienten, die anamnestisch einen Morbus Basedow durchgemacht haben, aktuell aber eine subklinische hypothyreote Stoffwechsellage mit der Antikörperkonstellation einer autoimmunen Thyreoiditis aufweisen. Der „Übergang“ eines Morbus Basedow in eine lymphozytäre Thyreoiditis ist gut dokumentiert.[177]

Auch umgekehrt kann einer ausgeprägten Hypothyreose auf dem Boden einer Hashimoto-Thyreoiditis eine Basedow-Hyperthyreose folgen.[178] Ein *metamorphotischer Bezug* der beiden Erkrankungen liegt damit nahe. Während die „klassische“ Hashimoto-Thyreoiditis mit einer vergrößerten Schilddrüse einhergeht, findet sich bei ihrer atrophischen Verlaufsform die Verkleinerung und Atrophie des Organs.

Beim Morbus Basedow sieht man eine exzessive Stoffwechselsteigerung mit massiver Zunahme der auch dopplersonografisch dokumentierbaren Durchblutung des Organs. Es ist die Betonung des Stoffwechselsystems, die sich auch im früher häufiger beschriebenen auskultatorischem „Schwirren“ über der Schilddrüse zu erkennen gibt. Bei der Hashimoto-Thyreoiditis beobachtet man hingegen eine andere Tendenz. Es handelt sich um eine *chronische, lymphozytäre Thyreoiditis* mit zunehmender Fibrose des Organs. In fortgeschrittenen Fällen ist bei ausgedehnter bindegewebiger Fibrose kaum noch normales Parenchym erkennbar.[179] Ähnliche Veränderungen charakterisieren die atrophische Form der Thyreoiditis.

Gegenüber der Betonung des *Stoffwechselsystems* in der floriden *Basedow-Hyperthyreose* entwickelt sich bei *der chronisch-lymphozytären Thyreoiditis* (abgesehen von der frühen floriden Erkrankungsphase) zunehmend eine *Sklerose* als Qualität des *Nerven-Sinnes-Systems.*

Die astralische Organisation zieht sich aus ihrer dynamischen Aktivität im Stoffwechsel-Gliedmaßen-System zurück, womit sich die sklerosierende Dominanz des Nerven-Sinnes-Systems entwickelt.

4.5.1 Krankheitsmanifestation im dreigliedrigen Organismus

In der *Gliedmaßenorganisation* kommt es zu einem tendenziellen Herauslösen der *astralischen Organisation* aus ihrer bewegenden Funktion. Verlangsamungen, verzögerte *Abläufe von Kontraktion und Relaxation* können sich im Zusammenhang mit der manifesten Hypothyreose entwickeln. Nicht selten berichten Patienten ein Steifigkeitsgefühl. Das Herauslösen des sich sonst in der Bewegung entfaltenden astralischen Leibes führt u. U. bis zu myalgiformen Beschwerden, die nun auf sein „Erwachen" am falschen Ort weisen. Die Bewegung schränkt sich ein und ein „unphysiologisches" Bewusstsein entsteht. Bei manifester Hypothyreose kann sich eine Myopathie mit z. T. erheblich erhöhter CK und Paresen entwickeln. Diese Symptomatik schwindet eindrucksvoll mit Einleitung der Therapie. Gelegentlich treten störende Muskelfaszikulationen auf, die sich bei einer Patientin mit Hashimoto-Thyreoiditis bis zu einem klinisch sichtbaren „Faszikulationssturm" der quergestreiften Muskulatur steigerten.

Nicht nur das Muskel-, sondern auch das Knochensystem ist verändert. So tritt bei Hypothyreose eine erhöhte Knochendichte bei reduzierter -qualität mit erhöhtem Frakturrisiko auf.[180] Aufgrund der eingeschränkten Aktivität der astralischen und Ich-Organisation im Gliedmaßensystem sind die „Erneuerungsprozesse" im Knochengewebe reduziert. Dadurch kommt es – zum Krankheitsbild der Hypothyreose passend – zu vermehrter Verdichtung und Sklerose als (sekundärer) Dominanz des Nerven-Sinnes-Systems. Die höhere Knochendichte ist also nicht als verstärkte Knochenbildung, sondern als *Skleroseprozess im Knochensystem* aufzufassen.

Auch in der *Gelenkorganisation* treten Befunde auf, die auf das veränderte Wesensgliederwirken weisen: Unterschiedliche *Gelenkbeschwerden* und auch *Arthralgien* (oftmals der Metacarpophalangeal (MCP)- und proximalen Interphalangealgelenke (PIP) der Hände), die gelegentlich mit Schwellungsbefunden verbunden sind. Schließlich ist eine Assoziation mit dem Fibromyalgiesyndrom wahrscheinlich.[181, 182]

Auch besteht eine Beziehung zwischen der Hashimoto-Thyreoiditis und der *rheumatoiden Arthritis.*[183] Hier manifestiert sich nun nicht nur im Funktionellen, wie z.B. bei den muskulären Beschwerden, sondern im Physischen eine Skleroseerkrankung der Gelenkorganisation. Ebenso gibt es eine Verbindung zur Psoriasisarthritis.[184] Dupuytrensche Kontraktur und das Karpaltunnelsyndrom treten ebenfalls auf.[185] Auch besteht eine Assoziation zur Polymyalgia rheumatica.[186] Damit ist die Hashimoto-Thyreoiditis mit sklerosierenden Erkrankungen der Gelenks- und Bewegungsorganisation verbunden.

Neben den Krankheitsmanifestationen im Gliedmaßen- existieren entsprechende im *Stoffwechselsystem.* Hier sind zunächst die *autoimmunen Lebererkrankungen* (autoimmune Hepatitis) zu erwähnen. So sollen annähernd 20% der Patienten mit primärer biliärer Zirrhose (PBC) eine Hypothyreose haben oder entwickeln.[187]

Aber auch eine andere Drüsenbeteiligung kann die Hashimoto-Thyreoiditis begleiten: das *Sjögren-Syndrom* [→ XXIX. 6.12 Das Sjögren-Syndrom][188], das zunächst die Tränen- und Speicheldrüsen betrifft. Es geht klinisch mit dem Sicca-Syndrom einher, Patienten klagen über trockene Augen, auch über eine sich entwickelnde Xerostomie als Hinweis auf die nicht mehr in der Drüsentätigkeit lebende astralische Aktivität. An allgemeinen Beschwerden geben die Patienten gelegentlich eine Müdigkeit an, die ebenfalls auf den sich herauslösenden astralischen Leib weist. Das Sjögren-Syndrom ist assoziiert mit den erwähnten autoimmunen Lebererkrankungen und kann auch mit Arthralgien bis zur nicht erosiven Arthritis einhergehen. Zudem treten u. U. Motilitätsstörungen im Gastrointestinaltrakt auf, die durch den sich herauslösenden astralischen Leib bedingt sind. Diese sind auch unabhängig von einem Sjögren-Syndrom im Zusammenhang mit der Unterfunktion zu beobachten.

In den Zusammenhang von Hashimoto-Thyreoiditis und Stoffwechselorganisation gehört auch die *Zöliakie.*[189] Bei diesen Patienten ist die Inzidenz autoimmuner Schilddrüsenerkrankungen erhöht, wobei – zum Krankheitsbild eines ungenügenden Eingreifens der Wesensglieder in die Stoffwechselorganisation passend – die Hypothyreose häufiger anzutreffen ist als die hyperthyreote Stoffwechsellage.[190]

Die Assoziation autoimmuner Schilddrüsenerkrankungen mit der *autoimmunen (metaplastischen) atrophischen Gastritis* ist klinisch bedeutsam. Diese Atrophie der Drüsenorganisation des Magens weist auf den sich herauslösenden astralischen Leib [→ XXIII. 4.2 Akute und chronische Gastritis] und kann zu einem Vitamin-B12-Mangel führen.[191] Der Zusammenhang einer autoimmunen Thyreoiditis mit einer *perniziösen Anämie*, bei der ein großer Anteil dieser Schilddrüsenpatienten positive Parietalzellantikörper hat, ist bekannt. Die Anämie deutet in ihrer Symptomatik auf die sich aus dem organischen Wirken zurückziehenden oberen Wesensglieder analog zum entwickelten Bild der autoimmunen Thyreoiditis.

Auch im Rhythmischen System zeigen sich die Auswirkungen des Skleroseprozesses. So ist eine *endotheliale Dysfunktion* bei latenter Hypothyreose bekannt.[192] Die konstriktiven und verhärtenden Qualitäten des Nerven-Sinnes-Systems überformen das Gefäßsystem. Es fehlt die ausreichend lösende Gebärde im Sinne der Dilatation, die aus den bewusstseinsfernen Prozessen des unteren Menschen stammt. Eine Hypothyreose kann mit einer Abnahme der Herzkontraktilität und einem Rückgang der ventrikulären diastolischen Relaxation einhergehen. Darüber hinaus scheint die arterielle Steifigkeit bei Patienten mit Hashimoto-Thyreoiditis erhöht zu sein.[193,194]

Auch bei der latenten Hypothyreose kann sich eine Einschränkung der diastolischen Relaxation entwickeln[195], ein Befund, der typologisch der endothelialen Dysfunktion entspricht. Ferner zeigt sich ein Zusammenhang der Hypothyreose mit der *Arteriosklerose*[196,197] und einer häufig deutlicher ausgeprägten *koronaren Herzkrankheit* sowie einem *erniedrigten HDL-Cholesterin.*

In die gleiche Richtung weisen Veränderungen der *Blutgerinnung.* Diese stellt sich in die Polarität der zum Nerven-Sinnes-System gehörenden verhärtenden Gerinnungsprozesse und den zum Stoffwechsel-Gliedmaßen-System in Beziehung stehenden auflösenden Fibrinolyseprozessen [→ X. 4.1.5 Medikamentöse Therapie]. Das Blut befindet sich im Spannungsfeld dieser polaren Wirkungen. Im Zusammenhang mit einer (auch latenten) Hypothyreose scheint sich als Ausdruck des Skleroseprozesses eine hypofibrinolytische und hyperkoagulatorische Konstellation zu entwickeln.[198]

Die übersteigerte Aktivität des astralischen Leibes bei der Hyperthyreose zeigt sich in einer erhöhten Körpertemperatur und Hitzeintoleranz. Umgekehrt ist nun die Hypothyreose mit der Kälte verbunden. Patienten frieren leicht und tolerieren Kälte schlecht. Ist bei der Hyperthyreose eine vermehrte zerebrale Hämodynamik zu beobachten, so scheint bei der Hashimoto-Thyreoiditis eine *verminderte Durchblutung* vorzuliegen. Bei euthyreoten Patienten mit autoimmuner Thyreoiditis wurde im Gegensatz zu einer gesunden Kontrollgruppe eine eingeschränkte zerebrale Perfusion dokumentiert. Die ebenfalls verwendeten Scores zu Angst und Depression zeigten signifikante Unterschiede zwischen den beiden Gruppen, allerdings ohne Korrelation zu den Perfusionsveränderungen.[199] Viele Patienten mit Hashimoto-Thyreoiditis berichten über psychische Beschwerden und Einschränkungen, die mit den TPO-Antikörpern korrelieren.[200] So ist also nicht nur auf das basale TSH zu achten, sondern ebenso auf die autoimmune Aktivität.

Schließlich sei hinsichtlich des *Nervensystems* noch auf die sehr seltene *(steroid-sensible) Hashimoto-Enzephalitis* hingewiesen, deren ggf. vorliegender Zusammenhang mit der Thyreoiditis noch weiterer Klärung bedarf.

Für das Krankheitsverständnis ist die gelegentlich berichtete *Herabsetzung* der *Hörfähigkeit*, die sich mit der Einstellung der Schilddrüsenhormone wieder normalisieren sollte, bedeutsam.

Entwickelt v. a. der *Morbus Basedow* die *Augenbeteiligung (endokrine Orbitopathie)*, so gehen mit der manifesten *Hypothyreose* oft *Einschränkungen* des *Hörens* und der *Sprache (Myxödemstimme)* einher.

Das der Außenwelt zugewandte Auge und das zum inneren Wesen orientierte Ohr stehen sich in ihrer von Rudolf Steiner charakterisierten Polarität auch hinsichtlich dieser Schilddrüsenerkrankungen gegenüber.

Die Hashimoto-Thyreoiditis trägt die Polarität der Struma-assoziierten und der atrophisierenden Verlaufsform in sich. Auch konstitutionell besteht eine polare Symptomatologie. So findet sich einerseits eine „hysterische" Konstitution mit innerlicher Erregbarkeit und Unruhe, unter Umständen auch schneller Sprache und Gedankenfolge, andererseits die neurasthenische Krankheitstypologie mit Beschwerden wie Schwäche und Antriebsarmut.

Die Hashimoto-Thyreoiditis ist eine wichtige Ursache des *Myxödem-Komas.* Dieses entwickelt als Leitsymptom eine prognosebestimmende Hypothermie und neuropsychiatrische Symptome neben den klinischen Zeichen der Hypothyreose (aufgedunsenes Gesicht und geschwollene Hände, Pleuraergüsse, demgegenüber trockene Haut, Obstipation etc.).[201] Die Symptomatik ist Ausdruck der sich aus dem Organismus herauslösenden, sonst im Stoffwechsel-Gliedmaßen-System dynamisch wirkenden astralischen Organisation. Entsprechend sinkt das Herzzeitvolumen und auch die Atmung ist im Sinne der alveolären Hypoventilation eingeschränkt. Die geringere intestinale Motilität ist ebenfalls Ausdruck der reduzierten Bewegungsfunktion der astralischen Organisation und kann bis zum Ileus und zur Magenatonie führen.

Auslösende Faktoren, die ausgehend von einer „unkomplizierten" Hypothyreose zum Myxödem-Koma führen, hängen mit dem Herauslösen der astralischen Organisation zusammen. So können Narkotika, Sedativa und Opioide ein Myxödem-Koma auslösen. Kälte (die Diagnose erfolgt oft in den Wintermonaten), Infektionen und auch kardiovaskuläre Ereignisse (Myokardinfarkt) sind weitere auslösende Faktoren.[202]

4.5.2 Polyglanduläre autoimmune Syndrome

Der *Skleroseprozess* lässt sich auch an anderen mit der autoimmunen Thyreoiditis assoziierten Erkrankungen zeigen wie dem Diabetes mellitus. Jeder fünfte Patient mit *Diabetes mellitus Typ 1* soll an einer autoimmunen Thyreoiditis erkranken.[203] Gerade der Zusammenhang der Hashimoto-Thyreoiditis mit der Nebenniere (Schmidt-Syndrom) oder mit dem Diabetes im Rahmen eines autoimmunen polyglandulären Syndroms weisen auf ein pathologisches Wirken der astralischen Organisation.[204] Die insgesamt sehr seltene (ca. 11/100.000) primäre Nebenniereninsuffizienz (Morbus Addison) geht mit ausgeprägter Müdigkeit, vermindertem Appetit, Gewichtsverlust und Hypotonie[205] als Ausdruck der sich aus dem Organismus lösenden Wesensglieder einher. Der Mangel an Mineralocorticoiden äußert sich oft in Salzhunger. Bei Frauen kommt es zu trockener Haut, Libidoverlust und Verlust der Sekundärbehaarung (Androgendefizit). Die Diagnose erfolgt über den ACTH-Stimulationstest.[206]

Den *polyglandulären autoimmunen Syndromen* liegt eine sich *zurückziehende astralische Organisation* zugrunde. Ihr steht die *multiple endokrine Adenomatose* (MEA) polar gegenüber, die als *MEA Typ 1 und Typ 2* auf eine *autonome endokrine Funktion* weist, die dem *Regulationszusammenhang* des *Gesamtorganismus* und damit der *Ich-Organisation entfällt.*

Das im Rahmen der *multiplen endokrinen Adenomatose* auftretende medulläre Schilddrüsenkarzinom [→ 4.2 Schilddrüsenkarzinom] ist eine wichtige zugehörige Erkrankung.

4.5.3 Silent-Thyreoiditis

Die sogenannte Silent-Thyreoiditis gilt manchen Autoren als Sonderform der chronisch-lymphozytären Thyreoiditis. Sie weist einen überwiegend *klinisch stummen Verlauf* (silent thyreoiditis) ohne Organschmerzhaftigkeit auf. Auch fehlen die Zeichen einer systemischen Entzündung. Histologisch findet sich eine lymphozytäre Infiltration der Schilddrüse. Zudem kommt es zur Destruktion von Follikeln. Eher selten entwickelt sich eine dauerhaft hypothyreote Stoffwechsellage. Diese Erkrankungsform kann mit anderen autoimmunen Leiden wie rheumatoider Arthritis, Lupus erythematodes oder Sklerodermie einhergehen.

4.5.4 Postpartale Thyreoiditis

Die postpartale Thyreoiditis stellt ebenfalls eine *Sonderform* der *lymphozytären Thyreoiditis* mit charakteristischer Zeitgestalt dar. Ihre Prävalenz liegt bei ca. 3 bis 8 % aller Schwangerschaften. Zunächst entwickelt sich eine Hyperthyreose, die zwei bis vier Monate postpartal durch entzündlich bedingte Follikel-Destruktion entsteht und meist nach sechs Wochen abklingt. Danach schließt sich oft eine hypothyreote Stoffwechsellage an, die meist wieder ausheilt, sodass die Patientin innerhalb des ersten Jahres post partum wieder eine euthyreote Stoffwechsellage erreicht.

Allerdings sieht man auch hier Krankheitsverläufe, die in eine *bleibende Hypothyreose* übergehen. Die postpartale Hypothyreose tritt bei ca. 10% aller Wöchnerinnen auf. Ihre Häufigkeit steigt insbesondere dann an, wenn bereits vor der Schwangerschaft erhöhte schilddrüsenspezifische Autoantikörper nachweisbar waren. Im Falle einer erneuten Schwangerschaft besteht eine erhöhte Wahrscheinlichkeit für ein Rezidiv.

Auch für die lymphozytäre postpartale Thyreoiditis gilt ein vergleichbares geisteswissenschaftliches Bild: Die *oberen Wesensglieder* ziehen sich während der Schwangerschaft aus dem Stoffwechsel-Gliedmaßen-System zurück, um einem neuen Wesen Raum zu geben. Dieses *Zurückziehen* hat unterschiedliche Folgen. Auf den in diesem Zusammenhang wesentlichen *Schwangerschaftsdiabetes* geht Kapitel [→ XVI. 4.2.2 Primäre und sekundäre Insulinresistenz] ein. Die lymphozytäre Entzündung der Schilddrüse wendet sich einem zu wenig in den Organismus eingreifenden astralischen Leib entgegen, um das im Zusammenhang mit der Schwangerschaft entstandene Ungleichgewicht zu bessern. Wird dies erreicht, so kommt es zur Ausheilung, bleibt eine den Organismus zu gering ergreifende Wirksamkeit der oberen Wesensglieder zurück, so entwickelt sich eine persistierende Hypothyreose. Die chronische Thyreoiditis geht mit einer geringen Wesensgliederaktivität im Stoffwechsel-Gliedmaßen-System einher. Dadurch überwiegt das Nerven-Sinnes-Systems und es entstehen im Zusammenhang mit der Th1-assoziierten Entzündung sklerosierende Prozesse (T-Helferzellen vom Typ 1 sind oftmals mit sklerosierenden Erkrankungen verbunden, wie z.B. der rheumatoiden Arthritis).

Klinisch berichten die Patientinnen der Wesensgliederwirksamkeit entsprechend oftmals über Konzentrationsstörungen, Gedächtnisprobleme, depressive Störungen sowie Kraft- und Energielosigkeit[207] sowie weitere Beschwerden (Wärme- oder Kälteintoleranz, trockene Haut).

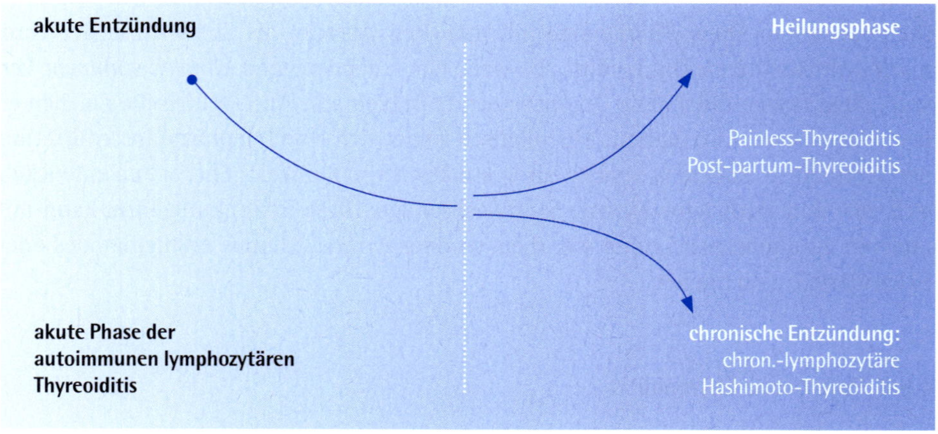

Akute Phase der lymphozytären Thyreoiditis und ihre Remission bzw. ihr Übergang in die chronisch-lymphozytäre Thyreoiditis. Die floride Entzündung ist sonografisch an einem echoarmen Schilddrüsenparenchym mit diffus gesteigerter Perfusion erkennbar. Demgegenüber entwickelt sich bei der chronischen Thyreoiditis ein oft wieder normoreflexives, aber echoinhomogenes Parenchym.

Sowohl die Silent- oder Painless-Thyreoiditis als auch die Post-partum-Thyreoiditis heilen als Sonderformen der autoimmunen lymphozytären Thyreoiditis grundsätzlich aus. Nimmt man nicht gänzlich unterschiedliche Erkrankungsentitäten an, sondern verschiedene Verlaufsformen, so entwickelt sich nach der akuten Krankheitsphase entweder die (seltene) Remission oder die chronische Entzündung mit Übergang in die vermehrte Sklerose und Fibrose des Organs. Damit kennen nicht nur der Morbus Basedow, sondern auch diese besonderen Verlaufsformen der autoimmunen Thyreoitiden die Remission.

4.5.5 Therapeutische Gesichtspunkte

Bei der hypothyreoten Stoffwechsellage sind die oberen Wesensglieder verstärkt in den Organismus hereinzuführen. Ein zentrales Arzneimittel ist in diesem Zusammenhang das *Eisen.* Das Eisen hat eine besondere Bedeutung für die Schilddrüse. So enthält die thyreoidale Peroxidase (TPO) eine eisenhaltige Hämgruppe. Die Aktivität der TPO scheint mit dem Ausmaß einer Eisenmangelanämie zu korrelieren.[208] Eisenmangel beeinflusst mit und ohne Anämie den Schilddrüsenhormonstoffwechsel. So sollen Tiere mit Eisenmangel einen signifikant niedrigeren T_3- und T_4-Spiegel im Vergleich zu normal ernährten Tieren aufweisen. Auch beim Menschen sind ähnliche, wenn auch der Ausprägung nach offenbar schwächere Phänomene bekannt. Das Eisen stellt sich damit in Bezug auf den *Schilddrüsenhormonstoffwechsel* in den Zusammenhang der sich inkarnierenden *oberen Wesensglieder.* Auch ist die Effektivität der Jodtherapie bei Struma vom Eisen abhängig. Bei Eisenmangel und damit einer eingeschränkten Wirksamkeit der oberen Wesensglieder hat die Jodgabe eine geringere Effektivität [→ Abb.]. Ebenso scheint die Eisenresorption bei subklinischer Hypothyreose eingeschränkt zu sein.[209]

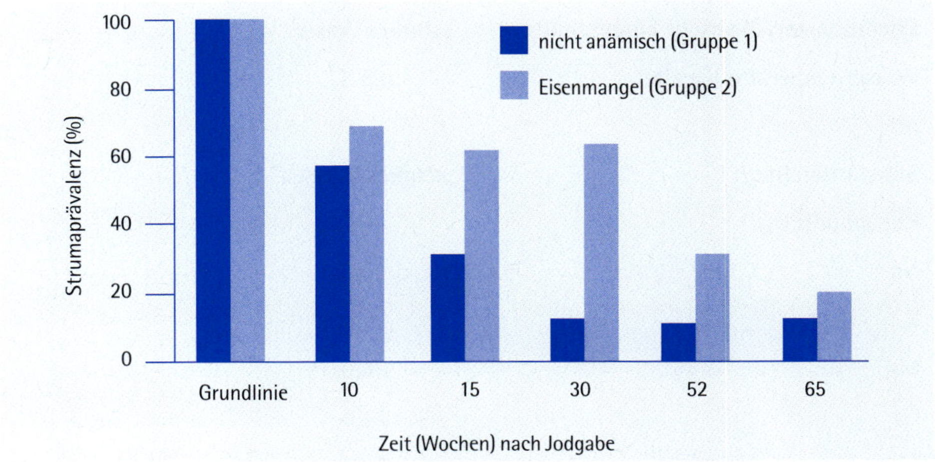

Eisen und Schilddrüse: Eingeschränkte Jod-Wirksamkeit bei Strumapatienten mit Eisenmangel.[210] Gruppe 1: Kinder mit sonografisch nachgewiesener Struma (jodarme, nicht anämische Kinder) und Gruppe 2 (jodarme, anämische Kinder). Die Probanden wurden 65 Wochen nach der oralen Einnahme von 200 mg Jod untersucht, wobei die Gruppe 2 in den Wochen 30–42 eine orale Eisensubstitution erhielt. Erst nach dieser kommt es auch bei den anämischen Kindern zu einem Ansprechen auf die Jodtherapie.

Therapeutisch eignet sich das komplex zusammengesetzte *Levico-Wasser.* (In den von Rudolf Steiner beratenen Krankheitsfällen kam einmal Levico bei einer Kropfpatientin zum Einsatz, „um den Astralleib in Tätigkeit zu bringen".[211])

- *Levico D1, D3* (Weleda) Dil. 20-20-20 gtt
- *Levico comp.* (Wala) Amp. s.c. täglich bis mehrmals wöchentlich
- *Levico comp.* (Wala) Glb. velati 10-10-10

Bei Schwäche und Erschöpfung kommt das Levico in tiefer Potenzierung und oral zum Einsatz. Bei depressiv-erschöpften Patienten bestehen positive Erfahrungen mit Levico comp., das auch Hypericum und Prunus enthält. Zur Therapieeinleitung bei ausgeprägten Beschwerden sind die subcutanen Injektionen der Ampullen hilfreich.

Durch den *Eisengehalt des Levico-Wassers* verbinden sich die oberen Wesensglieder stärker mit dem Organismus. Darüber hinaus ist in diesem Zusammenhang die *Arsenkomponente* des Levico-Wassers wesentlich. Die Indikation für das Arsen begründet sich durch seine Entsprechung mit dem Aufwachprozess des Menschen.[212] So stellt dieses Mineralwasser eine besonders kräftige therapeutische Möglichkeit zur Energisierung des Astralleibes in vielen Erkrankungssituationen dar. Das Levico-Wasser hat einen sehr niedrigen pH-Wert. Gerade diese Säurequalität führt den *astralischen Leib* in die Verbindung mit dem Organismus.

Levico-Wasser enthält auch *Phosphor*, der die *Ich-Organisation* aus ihrem in der Hypothyreose schlafähnlich veränderten Wirken zum Ergreifen des Leibes anregt. Der Kupferanteil dieses Heilwassers bedingt eine empfangende Geste für die sich wieder stärker inkarnierenden oberen Wesensglieder.

Chemisch-physikalische Eigenschaften	**„starkes Wasser"**
Wassertemperatur (Quelle)	8,8 °C
pH	1,9
Substanzen (mg/L)	**„starkes Wasser"**
Phosphor (PO_4)	9,8
Na	2,75
K	2,8
Mg	88,0
Ca	74,0
Cl	0,64
SO_4	5180
SiO_2	18,0

Lithium	0,07
Aluminium	57,0
Chrom	0,03
Mangan	5,85
Eisen gesamt	1388
Kobalt	0,72
Nickel	0,33
Kupfer	29,0
Zink	154,0
Arsen	10,0
Strontium	0,05
Argentum	0,01
Blei	2,5

Zusammensetzung des Levico-Wassers (Analysen aus dem chemischen Labor der Provinz Trento)[213]

In der floriden Erkrankungsphase mit hohen TPO-Antikörpern kommt das Chalkosin als Kupfer-Schwefel-Verbindung zum Einsatz.

- *Chalkosin D3* (Rezepturpräparat, z.B. Apotheke an der Weleda) Trit. 1-1-1 MSP

Es stellt sich der optionalen *Selentherapie*[214] qualitativ zur Seite. Zu dieser gibt es mehrere prospektive Studien, die eine positive Beeinflussung der Entzündungsaktivität zeigen, allerdings noch keine eindeutige Evidenz für die grundsätzliche Therapie der Hashimoto-Thyreoiditis mit Selen ergeben. Selen kann man bei hoher entzündlicher Aktivität versuchen

- *z.B. Selenmethionin, Natriumselenit* 200 µg/d.

Allerdings steigen die unter der Selentherapie rückläufigen TPO-AK drei Monate nach Absetzen der Therapie wieder an. Eine erneute Selentherapie ist dann wiederum effektiv. Für eine langfristige Selensubstitution bestehen noch keine ausreichenden therapeutischen Erfahrungen. Die Schilddrüse ist das selenreichste Organ im menschlichen Organismus und zeigt in einigen ihrer Wirksamkeiten eine Beziehung zu den protektiven und ätherisch dominierten Stoffwechselprozessen. Selen ist darüber hinaus an der Aktivierung und Deaktivierung von Schilddrüsenhormonen (selenhaltige Deiodasen) beteiligt.[215] M. Sommer und G. Soldner beobachten rückläufige TPO-AK unter Thyreoidea comp. (Wala) Amp. (auch als Trinkampullen), zweimal wöchentlich gegeben.[216]

Eisenarsenat unterstützt die leibergreifende Wirkung der oberen Wesensglieder und wurde bereits im Zusammenhang mit der Hypotonie erwähnt [→ XII. 3. Therapie der arteriellen Hypotonie].

- *Skorodit D6, D10* (Weleda) Trit. 1-1-1 MSP

Die inkarnierende Geste der *oberen Wesensglieder* unterstützt die äußerliche Anwendung von

- *Ferrum metallicum 0,4 %* (Weleda) Salbe 1-0-0

oder die innerliche Gabe von *Pyrit* in tiefer Potenzierung, z. B.

- *Pyrit D6* (Weleda) Trit. 1-1-1 MSP.

Pyrit wirkt, der Charakterisierung Rudolf Steiners folgend, anregend und verstärkend auf die Ich-Organisation, die ihrerseits den Astralleib zu lebhafter Tätigkeit aufruft und dessen Affinität zum ätherischen Organismus vergrößert.

Ein weiteres Arzneimittel, das Ferrum in mittlerer Potenzierung enthält, ist

- *Thyreoidea/Ferrum* (Wala) Glb. velati 10-10-10.

Kasuisitik

Ein zwölfjähriges Mädchen mit graziler Gestalt wird von ihrem Kinderarzt in unsere Schilddrüsenambulanz überwiesen. Sie gibt Schlafstörungen, Unruhe und eine tagsüber auftretende Müdigkeit an. Es besteht eine manifeste Hypothyreose mit einem basalen TSH von 55,2 uU/ml und erniedrigtem FT4. Sonografisch findet sich eine symmetrische, 7 ml messende Schilddrüse mit einem hyporeflexiven Parenchym und diffus gesteigerter Perfusion. Serologisch bestand nur eine geringe Erhöhung der Thyreoglobulin-AK und erst im weiteren Verlauf auch der TPO-AK. Das Thyreoglobulin war mit > 250 µg/l als Ausdruck der Parenchym-Destruktion erheblich erhöht. Es erfolgt eine gewichts- und altersadaptierte Substitutionstherapie mit zuletzt 37,5 µg *L-Thyroxin*/d und *Chalkosin D3*. Bereits einen Monat später hatte sich das Thyreoglobulin wieder normalisiert. Unter der anschließenden Therapie mit *Thyreoidea/Ferrum*-Globuli gibt das Mädchen eine Besserung der Beschwerden an. Ein Jahr nach der Erstdiagnose lässt sich die L-Thyroxin-Therapie absetzen. Der sonografische Befund hat sich normalisiert. Nach zwei Jahren nahm das Organvolumen der Schilddrüse altersentsprechend leicht zu (10 ml). Klinisch bestehen keine Beschwerden mehr. Vermutlich handelt es sich um eine frühe Manifestation einer lymphozytären Thyreoiditis, die in die Remission kam.

Bei *Erschöpfung* mit *seelischer und leiblicher Formlosigkeit* liegen positive Erfahrungen mit

■ *Berthierit D6* (Rezepturpräparat, z. B. Apotheke an der Weleda) Trit.	1-1-1 MSP
■ *Berthierit D10* (Rezepturpräparat, z. B. Apotheke an der Weleda) Amp.	1–3 x wöchentlich

vor.[217] Das natürliche *Antimoneisensulfid* verstärkt die formende Wirksamkeit der oberen Wesensglieder und ihr Eingreifen in die aufbauenden Stoffwechselprozesse.

Colchicum ist insbesondere bei der *Struma-assoziierten Hashimoto-Thyreoiditis* mit entzündlicher Aktivität (und ggf. Destruktionshyperthyreose) angezeigt:

■ *Colchicum, Tuber Rh D3, D6* (Weleda) Dil.	20-20-20 gtt.

Beim „lichtlosen", depressiven Patienten stellt

■ *Hypericum Auro cultum Rh D3* (Weleda) Dil.	20-20-20 gtt
■ *Hypericum Auro cultum, Herba D2* (Weleda) Dil.	20-20-20 gtt

eine therapeutische Hilfe dar. Ein weiteres wesentliches pflanzliches Arzneimittel ist *Prunus spinosa*, das in Levico comp. (Wala) enthalten ist. Seine Wirksamkeit bezieht sich auf den ätherischen Leib, der im Rahmen der Hypothyreose in Erstarrung gerät. Die sich ggf. entwickelnden Ödeme weisen auf dessen eingeschränkte Aktivität hin. Prunus entwickelt nach der Zeit intensiven Blühens eine kräftige Blattorganisation. Die sulfurischen Qualitäten der dem Astralischen nahestehenden Blüte gehen in die ätherischen Prozesse der Blattorganisation über.

Liegt ein zu *schwaches Eingreifen der astralischen Organisation* vor, so gewinnen bei *Müdigkeit* und anderen Bewusstseinseinschränkungen

■ *Phosphorus D5* (Weleda) Dil.	20-0-0 gtt,
ggf. auch	
■ *Arsenicum album D6* (Weleda) Dil.	20-0-0 gtt

eine therapeutische Bedeutung. Das Arsen gibt man auch in Verbindung mit dem Eisen als Skorodit oder als Levico. Phosphor führt die oberen Wesensglieder in ihre dynamische Aktivität im Organismus. Man sollte es keinesfalls dann geben, wenn Müdigkeit und gleichzeitige Unruhe bestehen. Dann handelt es sich um eine „Erschöpfungsmüdigkeit" infolge einer intensiv tätigen astralischen Organisation, wie wir sie z. B. bei der Basedow-Hyperthyreose finden, die aber auch bei der Hashimoto-Thyreoiditis anzutreffen ist.

Kommt es aufgrund des zu schwachen Einwirkens der astralischen Organisation zu einer pastösen Gestalt und Mangel an Form in der physischen Leiblichkeit, so regt Stannum die formenden Kräfte an.

Jod hat eine „astralisierende“ Wirkung [→ 4.1.1 Medikamentöse Therapie]. Es sollte allerdings nicht in stofflicher Menge bei der Hashimoto-Thyreoiditis zum Einsatz kommen.

Die *Schilddrüsenhormone* geben dem astralischen Leib das notwendige Werkzeug. In substitutiver Indikation sind sie unverzichtbarer Bestandteil der Schilddrüsen-Heilkunde, und wurden bereits von Rudolf Steiner erwähnt.[218]

Wenn Schilddrüsenerkrankungen mit einer Symptomatologie aus dem *Stoffwechselsystem* verbunden sind, gewinnen *bitterstoffhaltige Arzneipflanzen* an Bedeutung. Hier ist vor allem das *Chelidonium*, das sich bereits in der Salbe Thyreodoron wiederfindet, zu nennen. Chelidonium gehört zu den Arzneipflanzen, die eine besondere Beziehung zur Gallenorganisation haben und auch bei Beschwerden im rechten Oberbauch Anwendung finden [→ XXV. 3. Erkrankungen der Gallenorganisation und ihre Therapien]. Der Gallenorganisation entspricht im oberen Menschen der Kehlkopf [→ XXV. 2.2 Gallenorganisation und Kehlkopf] und steht mit der ihm anatomisch eng verbundenen Schilddrüse in Beziehung. Auf diese Metamorphose-Reihe wurde bereits hingewiesen [→ 3.1 Die Leber-Schilddrüse-Stirnhirn-Metamorphose]. Chelidonium führt die zu schwache astralische Wirksamkeit in die Stoffwechselorganisation. Es kommt auch in Zusammenhang mit dem Eisen, das ebenfalls mit der Gallenorganisation und dem Kehlkopf in Beziehung steht, als

- *Chelidonium Ferro cultum D3* (Weleda) Dil. 20-20-20 gtt

zum Einsatz. An dieser Stelle ist abermals zu bemerken, dass sich die Therapie von Schilddrüsenerkrankungen nicht auf ein anatomisch umgrenztes Organ bezieht, sondern in jedem Fall die Berücksichtigung des gesamten Menschen erfordert. Scheinbar entfernt liegende Symptome entscheiden unter diesem Aspekt die Therapie, wenn sie Ausdruck des veränderten astralischen Wirkens im erkrankten Organismus sind.

Weitere Arzneimittel beziehen sich auf die individuellen Erscheinungsformen der Hypothyreose im dreigliedrigen Organismus. Kommt es beispielsweise zu *arthralgiformen Beschwerden* und der vermehrten Steifigkeit in der Bewegungsorganisation, so gelten therapeutische Gesichtspunkte aus dem Kapitel [→ XXIX. 6.1.4 Medikamentöse Therapie]. Bei der gelegentlich auftretenden Dupuytrensche Kontraktur kann eine Behandlung mit

- *Formica D4, D6* (Weleda) Amp. s.c.

bzw.

- *Formica ex animale Gl D5* (Wala) Amp. s.c.

zusammen mit

- *Tendo Gl D8* (Wala) Amp. s.c. bis 1-0-0

und ggf.

- *Viscum Mali* (verschiedene Hersteller) Amp. s.c. — 3 x wöchentlich in einschleichender Dosierung bis zur erkennbaren Lokalreaktion.

begonnen werden. Lokal ist u. U. *Formica 5 % Ung.* (Weleda Schweiz) oder auch *Polygonatum officinale 5 %* (Weleda) zu versuchen.

Bei Patienten mit „hyperthyreoter" Symptomatologie (trotz des manchmal schon erhöhten basalen TSH) und vergrößerter Schilddrüse hilft eine Therapie mit

- *Colchicum, Tuber Rh D3* (Weleda) Dil. — bis 20-20-20 gtt

und

- *Bryophyllum 50 %* (Weleda) Trit. — 1-1-1 MSP.

Die seltenen, therapeutisch schwer zu beeinflussenden und den Patienten beunruhigenden und störenden *Faszikulationen* der Muskulatur erfahren eine Linderung durch

- *Cuprum aceticum / Zincum valerianicum* (Weleda) Dil. — 15-15-15

ggf. zusammen mit

- *Mygale comp.* (Weleda) Dil. — 15-15-15 gtt.

Die Kupferverbindung führt den astralischen Leib aus seiner zum oberen Menschen gehörenden Aktivität in die *durchwärmende* und *bewegende Funktion* in der *Bewegungsorganisation.* Zincum valerianicum lässt ihn „einschlafen" und unterstützt dadurch die ätherische Organisation. Beobachtet man eine Zunahme der Faszikulationen mit einer angespannten Bewusstseinsentwicklung, so sind Präparate wie

- *Bryophyllum 50 %* (Weleda) Trit. — 1-1-1 MSP

hilfreich.

Die erwähnten Arzneimittel beziehen sich in ausschließlicher Anwendung auf die *latente Hypothyreose,* während die *manifeste Hypothyreose* der (zusätzlichen) *Substitutionstherapie* bedarf.

5. Heileurythmie

Der *Heileurythmie* kommt in der Thyreologie eine zentrale Bedeutung zu. Für den Morbus Basedow wies Rudolf Steiner auf die „sinnvolle konsonantierende Bewegung"[219] hin. In den *Lautfolgen L-M-S* und *S-M-I-A*[220] findet sich jeweils das S. In seiner eurythmischen Qualität lässt es sein feurig-dynamisches Wesen spüren, das zugleich Gestaltung und Formkraft in sich trägt.[221] Man erkennt in dieser Lautgeste unmittelbar den notwendigen Formimpuls, der sich der ungezügelten Dynamik einer floriden Basedow-Hyperthyreose entgegenstellt. „*Form*“ und „*Feuer*“ finden in diesem Konsonant zusammen. Dem „erstarrenden“ Seelenleben und dem zur Sklerose neigenden, von seiner Wärme verlassenen Organismus des hypothyreoten Patienten begegnet die „Feuerqualität“ des *S*.

Das in der Reihe S-M-I-A vorkommende *I* weist auf die *Lenkungskraft der Ich-Organisation*, das *A* ist der zur *Kupferqualität* gehörende Laut und erreicht die astralische Wirksamkeit.[222] Die Reihe L-M-S spricht die *Dreigliederung* des menschlichen Organismus unmittelbar an. Im *L* lebt eine belebende, aufbauende Qualität, die der Patient in kleinen Bewegungen beginnend zu größeren Lautgestaltungen führt und die mit den *aufbauenden Prozessen* in Verbindung steht. Die Lebendigkeit des L führt weiter zu der im mittleren Menschen gestalteten *M-Geste*. In dieser lebt eine *Wärmequalität*. Während man das L im unteren Menschen beginnen kann, lokalisiert sich in dieser Lautfolge das M im mittleren Menschen. Im *S* schließlich lebt das *formende, lichtverwandte Element*, das die Qualitäten des oberen Menschen in sich trägt und in den Organismus führt. Insofern folgen in der Reihenfolge L-M-S die für die Schilddrüsenerkrankungen so wesentlichen Qualitäten des Lebens, der Wärme und schließlich des Lichts. Je nach der jeweiligen Krankheitskonstitution betont man die einzelnen Laute. So leistet bei einem ätherisch erschöpften Menschen die L-Qualität gute Dienste, während die unruhige Seele des hyperthyreot erkrankten Patienten Form und Gestaltungskräfte durch die S-Gebärde gewinnt.

Die unterschiedlichen Schilddrüsenerkrankungen gehen mit einer Vielzahl von Beschwerden einher. Sowohl bei der Über- als auch bei der Unterfunktion bewährt es sich, die Patienten durch die heileurythmische Therapie mit ihrem *Stoffwechsel-Gliedmaßen-System* intensiver zu verbinden.

Das Bewegungsbild zeigt, dass sich der Ansatz zu weit nach oben verlagert und in der Halsregion „staut“. Der Wirbelsäulenbereich ist oft verspannt. Da Patienten mit Schilddrüsenerkrankungen in der Regel *wenig Verbindung zum Boden* zeigen und in der Bewegung eher *unsicher im Gleichgewicht*, flüchtig im Aufsetzen der Füße und in ihrem inneren Schwerpunkt „verlagert“ erscheinen, beginnt man meist mit Fußübungen, um wieder ein Vertrauen in das Verhältnis zur Erde zu entwickeln. Als Übungen erfolgt das Schreiten in verschiedenen Variationen, Rhythmen und Formen, des Weiteren das heileurythmische *I-A-O* mit Sprung, sowie Konsonanten mit den Beinen, vorwiegend L, M und R. *I-A-O* wird auch dynamisch bewegt. Die Konsonanten *L, M, S, R* übt der Patient bis zum Springen der Laute.[223]

6. Sprachtherapie

Für die künstlerischen Therapien ist der Hinweis Rudolf Steiners wesentlich, einer Schilddrüsenvergrößerung durch eine gesangartige Sprachweise zu begegnen.[224] Die in der Strumabildung wirksamen, aufbauenden Lebensprozesse durchtönt der Klang des unmittelbar benachbarten Kehlkopfes. Die höheren Wesensglieder gestalten die proliferative Lebendigkeit. Zu den unter der Schwelle des wachen Bewusstseins wirkenden Arzneimitteln fügt sich die bewusst intendierte therapeutische Aktivität in der sprachkünstlerischen Therapie, Heileurythmie und inneren Arbeit.

Die grundlegende sprachtherapeutische Übung Steiners fügt vokalische und konsonantische Laute in eine Reihenfolge, die sich auf die Wesensgliederwirksamkeit der mit einer Struma einhergehenden Schilddrüsenerkrankungen bezieht. Die Sprache soll dabei durch ihre Laute, Rhythmen, Alliterationen wirken und nicht durch ihren „Sinn". Der Sprechende sucht schnell nach einem „Sinn" in den sieben Sätzen dieser Übung. Für ihre therapeutische Wirksamkeit sind allerdings die Laute entscheidend. Die gedankliche Suche nach dem Sinn lähmt die therapeutische Wirkung der Laute. Das Sprechen soll nicht das gedankengetragene Bewusstsein, sondern das Lauterleben und Lautgestalten anregen.

An Angegebenes sieh innig hin.
Wiege Wagnis wenig wegen Wogenwind.
Bete bittend und tue die Tat.
Gib biegend die Gabe ab.
Kein Nickel lasse sich auch im Kasten kleben.
Wenn wüstes Wasserstauen wenig wohl winkt wird winzig.
Errette redend den netten Retter redender Erdenrede.[225]

Die vokalisch betonten ersten Zeilen führen das seelische Erleben von den in der Gaumenregion gebildeten A über das E und schließlich I in den vorderen Mundbereich.[226] Die Vokalfolge leitet aus dem Stoffwechsel- (Gaumen des Mundraumes) über das Rhythmische zum Nerven-Sinnes-System (der sensible vordere Bereich des Mundraums mit Lippen, Zähnen). Dabei hat die Vokalfolge A, E und I eine inkarnierende Qualität: Die astralische Organisation kommt aus dem Umkreis und verbindet sich mit dem Organismus. Aus der staunend-träumenden Stimmung des A entwickelt sich ihr Erwachen und „Bei-sich-Sein" mit dem E und I. Aus diesem entsteht die leibergreifende Willensaktivität der Ich-Organisation: Das W in der zweiten und spiegelbildlich sechsten Zeile gehört zu den wärmeverwandten Blaselauten. Die letzte Zeile dieser Übung betont das R. Dieser Laut steht durch seine „zitternde" Bewegung im Luftraum mit der astralischen Organisation in Verbindung. Das R lässt sich im Gaumen, aber auch mit der Zunge und schließlich mit den Lippen bilden. Damit umgreift es die gesamte Dreigliederung und führt die astralische Organisation aus dem Nerven-Sinnes- über das Rhythmische in das Stoffwechsel-Gliedmaßen-System (und umgekehrt). Durch die beschriebenen Vokal- und Konsonantenfolgen verbinden sich die astralische und die Ich-Organisation verstärkt mit dem Organismus und gleichen damit die Wesensgliederkonstellation bei der Struma aus. Bei einer zu starken, durch die Ich-Organisation nicht gelenkten astralischen Aktivität (z. B. beim Morbus Basedow) sind die formenden Konsonanten wirksam. Die Sprachtherapie gestaltet durch die Aktivität des Patienten die Wesensgliederwirksamkeit gesundend. Patienten bemerken, wie sie durch die Sprache in eine verstärkte Verbindung mit ihrem Organismus kommen. In der Nachruhe nach der sprachtherapeutischen Aktivität wirkt diese im Organismus. Durch die Nachruhe konsolidiert sich das Erübte zur Fähigkeit – analog zu jedem Üben, das erst in der „Nachruhe", sogar verstärkt durch den Schlaf, sich zur Fähigkeit entwickelt. Die Ruhe ist deswegen für den therapeutischen Erfolg entscheidend.

7. Innere Aufgabenstellung

Die beim *hyperthyreoten Patienten* unruhig zum Bewusstsein drängenden Seelenkräfte rufen nach ihrer *formenden Gestaltung* durch die *Individualität.* Zunächst ist es die Aufgabe der medikamentösen Therapie, die Wirksamkeit der Ich-Organisation zu unterstützen. Darüber hinaus stellt sich aber eine innere Aufgabe an den Patienten, die Individualität zum souveränen „Wagenlenker“ reifen zu lassen, der die Dynamik seiner „entfesselten Pferde“ meistert. Die Aufgabe bezieht sich auch auf die *Biografie* und deren Lebensereignisse, welche die Bewältigungskraft der Individualität überstiegen und damit schockartig wirkten. Für den Morbus Basedow ist bekannt, dass sich im Vorfeld der Erkrankung gehäuft derartige *Lebenskrisen* finden, die hinsichtlich einer umfassenden Therapie ihre innere Verarbeitung verlangen. Gleiches gilt auch für die Prognose und mögliche Rezidive dieser Erkrankung.

Neben das hyperthyreote Beschwerdebild stellt sich das *erstarrende, zunehmend teilnahmslose und antriebsarme Seelenleben* des *hypothyreot* erkrankten Menschen. Auch hier ergibt sich eine entsprechende innere Aufgabenstellung, die dazu führt, dass Wärme und Willenskraft der Individualität in das erstarrende Seelenleben fließen.

Im Denken, Fühlen und Wollen besteht eine Gegensätzlichkeit zwischen dem dynamisch-getriebenen und dem „erstarrenden“ Seelenleben. So stellt sich im Denken dem assoziativen und chaotischen Gedankenablauf die „erstarrende“, bis zum Zwanghaften tendierende Qualität gegenüber, die keinen neuen Gedanken entstehen lässt.

Das *gesunde Denken* braucht beides: *dynamische Kraft* und *bewahrende Form.*

Allerdings bedürfen diese der inneren Lenkung durch das Ich. Treten sie „verselbstständigt“ auf, so entsteht die Notwendigkeit, durch innere Übungen die Ich-Wirksamkeit in Denken, Fühlen und Wollen zu stärken. Zu diesen Übungen gehören die von Steiner beschriebenen „sechs Eigenschaften“ [→ III. 5.6 Untersuchungsmethodik und die sieben Stufen des meditativen Erkenntnisweges, X. 4.1.9 Anthroposophische Psychokardiologie], die Christian Morgenstern (1871–1914) künstlerisch in die folgenden Worte fasste:

Geschöpf nicht mehr, Gebieter der Gedanken,
des Willens Herr, nicht mehr in Willens Frone,
der flutenden Empfindung Maß und Meister,
zu tief, um an Verneinung zu erkranken,
zu frei, als daß Verstocktheit in ihm wohne:
so bindet sich ein Mensch ans Reich der Geister:
so findet er den Pfad zum Thron der Throne.[227]

Diese Übungen geben jedem Menschen eine wesentliche Hilfe. Bei den Schilddrüsenleiden sind sie darüber hinaus durch die seelische Symptomatik geradezu erforderlich.

Entwicklung und *Heilung* des *Menschen* stehen auch hier in *engem Zusammenhang.* Das *tiefere Ziel* jeden *Gesundens* ist *nicht die Reparatur einer fehlerhaften Funktion,* sondern die *Entwicklung des Menschen.*

Eine anthroposophische *Psychotherapie* muss auf diejenigen Aufgaben hinweisen, die sich dem Menschen durch die Erkrankung stellen. In diesem Zusammenhang bekommen die sogenannten *acht Eigenschaften*[228], die zu einem übersinnlichen Organ gehören, das mit der Kehlkopf- und damit Schilddrüsenregion in Beziehung steht,[229] eine besondere Bedeutung. Mit ihnen lässt sich ein Organismus von Fähigkeiten erüben, der sich gesundend beim schilddrüsenerkrankten Patienten auswirkt.

1 Aneignung von Vorstellungen	Begriffsleben als treuer Spiegel der Außenwelt
2 Handlungsgründe	nur aus gegründeter Überlegung selbst zu dem Unbedeutendsten sich entschließen
3 Reden	nur was Sinn und Bedeutung hat, soll von den Lippen kommen
4 äußeres Handeln	das Handeln so einrichten, dass es zu den Handlungen der Mitmenschen und den Vorgängen der Umgebung passt
5 Leben als ein Mittel der Arbeit	Übergeschäftigkeit und Lässigkeit liegen gleich fern.
6 Streben	nichts tun, was außerhalb der Kräfte liegt, nichts unterlassen, was innerhalb dieser liegt; Ziele setzen, die mit den Idealen und Pflichten eines Menschen zusammenhängen
7 vom Leben lernen	unvollkommen Verrichtetes wird zum Anlass, es vollkommener zu machen; einen reichen Erfahrungsschatz sammeln
8 Blicke in das Innere	Lebensgrundsätze bilden und prüfen, Kenntnisse in Gedanken durchlaufen, Pflichten erwägen, über den Inhalt und Zweck des Lebens nachdenken

Die acht Übungen[230]

Die *erste Übung* weist auf die *Pflege des Vorstellungs- und Gedankenlebens* [→ Abb.]. Die oftmals hektische und unruhige Qualität in der gedankengetragenen Bewusstseinswelt des hyperthyreot erkrankten Menschen bedarf ihrer Lenkung, wenn sie ein „treuer Spiegel der Außenwelt" werden will.

Bereits die *zweite Übung* führt zur *Schulung des Willens*, die viele der dann folgenden Übungen ebenfalls verfolgen.

Jede Willenshandlung, die sich nicht unwillkürlich im oftmals getriebenen Handeln des hyperthyreot erkrankten Menschen ergibt, sondern die das Ich lenkt, setzt eine wohlbedachte Handlungsvorstellung voraus. Es ist das „Lichtelement", das jedem menschlichen Tun als Handlungsvorstellung zugrunde liegt. Der *bewusste Entschluss*, das klar gefasste Handlungsmotiv bildet das zweite Entwicklungsziel [→ Abb.].

Für sich genommen führt eine Handlungsvorstellung noch nicht zum *Tun*. Sie muss zum „Bewegenden", zum Motiv durch die Liebe zur Handlung werden, die aus der Erkenntnis in die Notwendigkeit eines Tuns entsteht. Es ist ein Wärmeelement, das nun die Lichtqualität der Handlungsidee aufnimmt und den Willen befeuert. Das Bewusstsein der Handlungsvorstellungen entsteht auf der Grundlage der Hauptesorganisation. Im mittleren Menschen entwickelt sich die dem traumhaften Fühlen nahestehende Wärme in der Handlung. Die eigentliche Willenstätigkeit ist schlafbewusst und damit dem Menschen im Alltagsbewusstsein nicht erfahrbar. Sie verbindet sich mit dem Stoffwechsel-Gliedmaßen-System. *Licht, Wärme und Leben* stehen als die beschriebene Metamorphose, in die sich die Schilddrüse stellt, in Zusammenhang mit menschlicher Willensbildung und Tätigkeit.

Die *Sprache* verändert sich oftmals bei der Hyperthyreose: An die Stelle des ruhigen und besonnenen Redens tritt die *schnelle, hastige Mitteilung*. Inhalt und der hastig gestaltete Sprachaufwand stehen in einem Missverhältnis. Das dritte Entwicklungsziel bezieht sich auf die *„richtige Rede"*. Was Bedeutung hat, soll man aussprechen. Eine Führungskraft der Individualität im Sprechen entwickelt sich [→ Abb.].

Auch kann das *schnelle, übereifrige Handeln* bei manchen Schilddrüsenpatienten in Konflikt mit dem langsameren Tempo der Umgebung geraten [→ Abb.]. Hier ist die Aufmerksamkeit aus dem hastigen Getriebe des alltäglichen Tuns zu befreien und auf die menschliche Mitwelt zu lenken.

Die *fünfte Übung*, bei der es um das *Gleichgewicht zwischen Übergeschäftigkeit und Lässigkeit* geht [→ Abb.], ist eine besondere Herausforderung bei vielen Funktionsstörungen der Schilddrüse. Es gilt, eine innere Besonnenheit im Tun zu entwickeln.

Zur *sechsten Übung* gehört das Bemühen, sich nicht gedankenlos als ein Rad in den Alltag einzufügen, sondern seine Aufgaben zu begreifen und *über das Alltägliche hinauszublicken.*[231] Es handelt sich damit um die Verwandlung der stressbelasteten, oftmals für vieles blinden und „hamsterradähnlichen" Tätigkeit des Menschen. Das „Getriebensein" mancher Schilddrüsenpatienten greift diese Übung [→ Abb.] auf.

Zum *Lernen vom Leben* [→ Abb.] gehören *Ruhe* und *Besonnenheit* beim Tun, nur so lassen sich neue Vollkommensheitsgrade erreichen.

Auch die letzte, die *achte Übung* [→ Abb.] hat einen Zusammenhang mit verschiedenen Schilddrüsenerkrankungen. So kann sich ein Seelenleben entwickeln, das sich stark nach außen wendet. Der Exophthalmus erscheint wie ein in den Leib geprägtes Bild dieser oftmals zu stark extrovertierten Seelenorientierung. Die achte Übung fordert nun die umgekehrte Ausrichtung ein: Der Mensch soll *Blicke in sein Inneres tun* und seine *Lebensgrundsätze, Pflichten* und *Ziele prüfen.*

Selbstverständlich liegen bei Schilddrüsenpatienten in der Regel diese Besonderheiten nie vollständig oder gar ausnahmslos vor. So haben manche Patienten nach länger bestehender Erkrankung schon neue Qualitäten erobert. Bei jeder Begegnung kommt es darauf an, aus der *individuellen Gestalt* der Erkrankung diejenige *innere Aufgabenstellung* mit dem Patienten herauszuarbeiten, die sich für ihn in seiner jeweiligen biografischen Situation ergibt. Überhaupt ist bei der Besprechung dieser Übungen nicht zu vergessen, dass es sich um Aufforderungen zu Fähigkeitsentwicklungen handelt, die sich *jedem Menschen* stellen, in der Krankheit allerdings mit besonderer Deutlichkeit als Entwicklungserfordernis erscheinen.

7.1 Meditation

Für manche Patienten entsteht die Frage nach einer *meditativen Tätigkeit.* Dabei ist grundsätzlich zwischen einer abstrakten, intellektuellen Bewusstseinsentwicklung und der Meditation zu unterscheiden. Während die erste Lebenskräfte in Bewusstseinskräfte metamorphosiert und sich damit dem heilenden Prinzip eher entgegenstellt als es zu fördern, gehen von einer meditativen Arbeit keine abbauenden Prozesse aus, denn hier beginnt der Mensch eine *geistige Tätigkeit* zu entwickeln, welche die heilenden Kräfte verstärkt.

Zu ihrer Charakterisierung sei der Blick auf die *Sprache* gelenkt. Die Schilddrüse hat zu der Sprachfähigkeit des Menschen eine besondere Beziehung. Kein anderes Organ als die Schilddrüse ist in dieser Weise von *Lautbildung* und Sprache durchtönt. In der Sprache kommt zu dem Begriffs- und Ideenelement des Denkens eine weitere Qualität hinzu. Wenn die verschiedenen Worte unterschiedlicher Sprachen für ein und denselben Begriff erklingen (z.B. „Kopf“, „head“, „tête“, „caput“) zeigt sich, wie in der übersetzbaren Bedeutung ein schwierig zu übersetzender Gefühlswert mitschwingt. Man fühlt etwas anderes beim Wort „Kopf“ oder „tête“ oder „caput“. „Sprache wird hervorgebracht, wenn wir unsere Gedanken mit innerlichem Gefühl, mit innerlicher Empfindung gründlich durchdringen.“[232]

In der meditativen Arbeit kommt es nun auf eine entsprechende Qualität an, welche die Gedanken mit dem *Gefühl*, mit der Empfindung, verbindet, ohne ihre Klarheit aufzugeben: „Dem Denken zur Klarheit Wärme schenken.“[233] Wenn sich eine Idee zum Ideal entwickelt, ist diese Wärme- und Feuerkraft, die zum ideellen Inhalt hinzutritt, deutlich zu erfahren.

Rudolf Steiner beschrieb am Beispiel des Meditationssatzes „Die Weisheit lebt im Licht“ [→ XXXIII. 3.2.3 Drei Stufen der Meditation] eine erste Stufe, in der dieser Satz ganz in die *Denktätigkeit* des Menschen eingeht. Dieses Lichtelement in der meditativen Tätigkeit lässt sich nun mit dem *Fühlen* verbinden. Zum Licht fügt sich die Wärme. Im Weiteren nimmt man die Meditation in die *Willenstätigkeit* des Denkens auf, indem der Mensch sein eigenes Wesen mit der aktiven, ausstrahlenden Kraft des Lichtes verbindet.

Diese drei Stufen haben ihre Rückwirkungen auf den übersinnlichen Menschen: „Derjenige, welcher durch Meditation Gedanken, durchdrungen von Gefühlen, entwickelt hat, wird sich allmählich durch diese entwickelte Kraft, die sonst Sprache geworden wäre, der so genannten sechzehnblättrigen Lotusblume in der Gegend des Kehlkopfes bewußt."[234] Die erwähnten acht Übungen dienen der Ausbildung dieser sechzehnblättrigen Lotusblume[235] und stehen dadurch mit dieser Qualität der meditativen Tätigkeit in Beziehung. Bemüht sich der Mensch, diese Fähigkeiten allmählich zu entwickeln, so wachsen *heilende Qualitäten.*

Ein mehrschichtiger Behandlungsansatz, bestehend aus

- organbezogener (z.B. chirurgischer) Therapie,
- (salutogenetischer) Arzneibehandlung, Heileurythmie und künstlerischer Therapie,
- Gesprächstherapie und innerer Entwicklung,

kann über die symptomatische Besserung hinaus einen *neuen Entwicklungsschritt initiieren* und eine den *gesamten Menschen berücksichtigende Schilddrüsenheilkunde* entstehen lassen.

8. Erkrankungen der Nebenschilddrüsen: Hyperparathyreoidismus

Der Hyperparathyreoidismus (HPT) wird oftmals „zufällig" aufgrund eines erhöhten Calciums im Blut diagnostiziert. Die vier Nebenschilddrüsen finden sich hinter der Schilddrüse. Sie bilden das Parathormon, das den Calciumstoffwechsel reguliert. Beim primären Hyperparathyreoidismus besteht in ca. 80 % der Fälle ein Nebenschilddrüsenadenom[236], das meistens in den unteren Nebenschilddrüsen, manchmal aber auch im Thymus, der Schilddrüse, dem Perikard oder auch hinter dem Ösophagus liegt[237], bei ca. 15 % finden sich Hyperplasien und bei ca. 5 % mehrere Adenome.[238]

Der Hyperparathyreoidismus tritt als primärer, sekundärer (überwiegend infolge einer Niereninsuffizienz) und schließlich auch tertiärer HPT auf. Darüber hinaus ist differenzialdiagnostisch an eine multiple endokrine Neoplasie zu denken [→ 4.5.2 Polyglanduläre autoimmune Syndrome].

8.1 Krankheitsmanifestationen im Stoffwechsel-Gliedmaßen-System

Das klinische Bild zeigt charakteristische Veränderungen im dreigliedrigen Organismus. Im Bereich des Gliedmaßensystems finden sich *neuromuskuläre Manifestationen* mit proximaler Muskelschwäche, leichter Ermüdbarkeit und auch einer Muskelatrophie. Die oberen Wesensglieder sind nicht mehr ausreichend in der Bewegungsorganisation aktiv, sondern ziehen sich aus dieser zurück. Eine entsprechende Geste zeigt sich im Skelettsystem. Hier ist die charakteristische Manifestation des Hyperparathyreoidismus die *Osteodystrophia fibrosa cystica.* Es findet sich eine Vermehrung der knochenauflösenden, entzündungsverwandten Osteoklasten und die Ausbildung eines fibrösen Gewebes.[239] Die knochenauflösenden Prozesse führen zu einer Minderung der Knochendichte. Dabei handelt es sich schwerpunktmäßig um eine kortikale Osteoporose; darüber hinaus entwickeln sich eine subperiostale Knochenresorption und zystische Läsionen. Sie können zu Rücken- und Gelenksschmerzen bis hin zu Spontanfrakturen führen.

Die *Knochenbildung* ist durch das Zusammenwirken von *Osteoblasten* und *Osteoklasten* charakterisiert. Das Zusammenspiel dieser polaren Zellen bestimmt die kleinste metabolische Einheit des Knochens (BMU, Bone Metabolic Unit, auch Basic Multicellular Unit) [→ XXX. 2.3 Veränderungen der Lebensorganisation]. Osteoklasten leiten sich von Monozyten des Knochenmarks ab, werden von zahlreichen proinflammatorischen Zytokinen reguliert und stehen mit dem Stoffwechsel-Gliedmaßen-System in Beziehung. Osteoblasten dienen demgegenüber der Knochenbildung, sie zeigen in der Gestalt der Osteozyten eindrucksvoll die morphologische Entsprechung zu den Nervenzellen und damit ihre Nähe zum Nerven-Sinnes-System.

So stehen sich im Bereich der Knochenbildung und -auflösung die Wirkungen des Nerven-Sinnes- und des Stoffwechsel-Gliedmaßen-Systems gegenüber [→ Abb.]. Der Knochenbildung dient das Vitamin D[240], der hierzu polaren Knochenauflösung das Parathormon (s. u.).[241]

Im Stoffwechselsystem können sich *Magen- und Duodenalulcera* entwickeln. Eine *Pankreatitis* tritt gehäuft auf, ebenso die *Cholecystolithiasis*. Die oberen Wesensglieder verlassen die Stoffwechselorganisation und „erwachen" in unterschiedlichen Beschwerden wie Dyspepsien, Übelkeit und Erbrechen.

Die *Nieren* können ebenfalls im Rahmen des Hyperparathyreoidismus erkranken. Sie führen die zum Wachbewusstsein und damit zum Nerven-Sinnes-System orientierten Wesensglieder in die aufbauenden Prozesse des Stoffwechsel-Gliedmaßen-Systems. Einschränkungen der Nierenfunktion führen deswegen oftmals zu Skleroseprozessen. Im Rahmen des Hyperparathyreoidismus entwickeln sich u. U. eine *Nephrolithiasis* und *Nephrocalcinose* als Ausdruck der schließlich zum Nerven-Sinnes-System orientierten Wirksamkeit der oberen Wesensglieder.

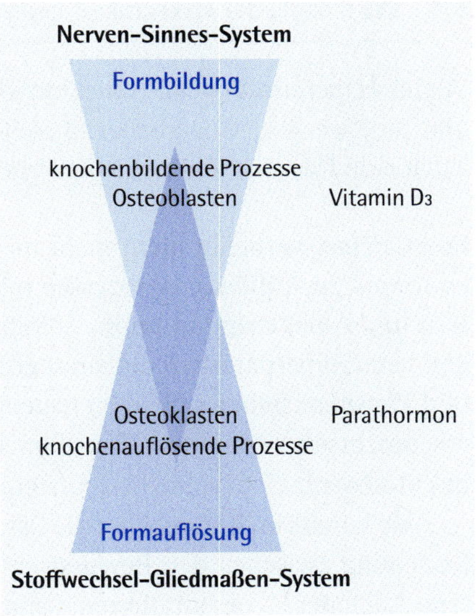

Polare Prozesse im Knochensystem vor dem Hintergrund der Dreigliederung und ihre Regulation durch das Vitamin D_3 und Parathormon

8.2 Krankheitsmanifestationen im Rhythmischen System

Im *rhythmischen System* tritt eine *Calcifikation der Gefäße* auf, ebenso eine *linksventrikuläre Hypertrophie*. Im Blut ist das Calcium erhöht. Auch hier finden wir eine wesentliche Beziehung zum 1,25 Dihydroxycholecalciferol (Vitamin D_3). Während das Parathormon durch knochenauflösende Prozesse das Serumcalcium erhöht, Calcium also aus den körpereigenen Strukturen mobilisiert (aber auch an der Resorption im distalen Tubulus beteiligt ist), verstärkt Vitamin D_3 besonders die intestinale Resorption. Die Hypercalcämie durch Vitamin D_3 entsteht also v. a. durch vermehrte Resorption und damit

Aufnahme „von außen“, während sich die Hypercalcämie beim Hyperparathyreoidismus durch verstärkte Mobilisierung des körpereigenen Calciums, also Calciumfreisetzung „von innen“ entwickelt.

8.3 Krankheitsmanifestationen im Nerven-Sinnes-System

Im Nerven-Sinnes-System entwickeln sich Veränderungen des Bewusstseins, eine Vergesslichkeit, Konzentrationsschwäche, Schlaflosigkeit und Abgeschlagenheit. Auch vermehren sich depressive Beschwerden.[242] Im Rahmen eines Hypercalcämiesyndroms kann es darüber hinaus zu psychiatrischen Symptomen kommen.

8.4 Wesensgliederwirksamkeit beim Hyperparathyreoidismus

Beim *Hyperparathyreoidismus* entwickelt sich eine Wesensgliederkonstellation, die im Stoffwechsel-Gliedmaßen-System zu knochenauflösenden Prozessen führt und sich zum Nerven-Sinnes-System orientiert.

Das *Calcium* verbleibt nicht mehr an seinem physiologischen Ort im Knochensystem: es kommt zu Auflösungsprozessen mit Nachweis erhöhter Calciumkonzentrationen im Blut und Ablagerung in unphysiologischen Bereichen des Organismus. Umgekehrt liegen beim Hyperparathyreoidismus erniedrigte Phosphat-Konzentrationen vor. Calcium und *Phosphor* stehen sich polar gegenüber. Calcium ist mit den Verdichtungs- und Skleroseprozessen verbunden, Phosphor demgegenüber mit den dynamischen Prozessen des Stoffwechsel-Gliedmaßen-Systems.

Wie bereits im Kapitel über die Osteoporose [→ XXX. Osteoporose] dargestellt, besteht eine Beziehung zwischen den Bewusstseinsprozessen des Menschen und dem Knochensystem. Auch der Hyperparathyreoidismus weist in eine ähnliche Richtung. Mit der Auflösung des strukturgebenden und in die Sklerose führenden Knochensystems können Bewusstseinsveränderungen auftreten, die bis zu psychiatrischen Symptomen (z. B. beim Hypercalcämiesyndrom) reichen.

8.4.1 Polarität von Cholecalciferol und Parathormon

Das *Parathormon* steht in Polarität zum *Vitamin D3*, das der *Knochenbildung* und nicht der *Knochenauflösung* dient.

Das Vitamin D3 trägt durch seine Beziehung zum Licht *Gestaltungskräfte* in den Organismus, führt also zu einem verstärkten Eingreifen der Wesensglieder in das Stoffwechsel-Gliedmaßen-System. Diese zeigt sich auch in der reduzierten Sturzneigung und muskulären Kräftigung bei ausreichender Vitamin-D-Bildung und damit genügender Lichtexposition. Über die Osteoblasten verstärkt sich die Knochenbildung. Das Parathormon stellt sich dieser Wirksamkeit polar gegenüber, indem es im Zusammenhang mit dem Hyperparathyreoidismus zur Aktivierung der Osteoklasten, zu *auflösenden Prozessen* im Knochensystem und zu muskulärer Schwäche kommt.

Während das *Cholecalciferol* der inkarnierenden und *leibergreifenden Wesensgliederwirksamkeit* dient, kommt es beim *Hyperparathyreoidismus* zu knochenauflösenden und *exkarnierenden Prozessen.*

Unzureichende Lichtwirksamkeit im Organismus, wie sie durch Mangel an Sonnenlicht, aber auch Erkrankungen der Niere, die über ihre Beteiligung an der Vitamin-D_3-Synthese „lichtend" wirkt, können zur Hypocalcämie und sekundären Hyperparathyreoidismus führen.

Die *Tumor-assoziierte Hypercalcämie* (bei manchen Formen des Lungenkarzinoms besonders häufig) ist oftmals auf ein erhöhtes *PTH related Peptid* zurückzuführen. Bei der eingeschränkten Aktivität der oberen Wesensglieder und – in diesem Fall – der Ich-Organisation im Knochensystem, kommt es zu Auflösungsprozessen, die mit einer dem Hyperparathyreoidismus entsprechenden Wesensgliederkonstellation zusammenhängen.

Exkurs

Das PTHrP entsteht in einer Reihe normaler Gewebe (Epidermis, Plazenta, laktierende Mamma, Nebenschilddrüsen, Gehirn, Magen und Leber) und ist in der fetalen Nebenschilddrüse anzutreffen.[243] Offensichtlich ist es für die Calciumhomöostase des Feten und damit für die Bereitstellung des Calciums für die Knochenbildung wesentlich. Besonders auffallend ist die sehr hohe PTHrP-Konzentration in der Muttermilch. Im Falle der Tumorhypercalcämie durch ein erhöhtes PTHrP wirken somit embryonale Qualitäten, die vielfältig die Tumorentstehung begleiten (z. B. Carcino embryonales Antigen, alpha Feto-Protein [→ XVIII. 2.3.1 Tumorentwicklung, Tumorimmunologie und Ich-Organisation]).
Parathormon und 1,25-Dihydroxy-Vitamin-D stehen auch in einer synergistischen Beziehung. So steigert PTH die 1-alpha-Hydroxylase und damit die Hydroxylierung des 25-Cholecalciferols. Dieser Zusammenhang ist bei einem postoperativen Hypoparathyreoidismus therapeutisch relevant, indem in dieser Situation das 1,25-Dihydroxy-Vitamin-D zum Einsatz kommt. Damit ist das Parathormon nicht nur mit dem katabolen Knochenstoffwechsel verbunden, sondern durch seine Beziehung zur Vitamin-D_3-Bildung auch mit der anabolen Nachtwirksamkeit der Wesensglieder im Skelettsystem. Entsprechend soll der Knochenzuwachs in der Pubertät und die ihm zugrunde liegende inkarnatorische Wesensgliederkonstellation im Gliedmaßensystem mit höheren PTH-Konzentrationen assoziiert sein. Entsprechende Assoziationen sind auch für die 1,25-Dihydroxy-Vitamin-D-Konzentrationen beschrieben.[244]

8.4.2 Calciumhomöostase

Parathormon und Cholecalciferol regulieren die Calciumhomöostase. Calcium führt im Organismus zu Verfestigungs- und Skleroseprozessen. Die Kontraktion der Muskulatur, die calciumabhängige Blutgerinnung und besonders eindrücklich die Knochenbildung sind stufenweise Verdichtungsprozesse, die im Funktionellen beginnen und bis zum Knochen reichen. In den sklerosierenden Bereichen des Organismus wirken die astralische und die Ich-Organisation nicht mehr dynamisch. Sie erscheinen vielmehr herausgedrängt und entwickeln auf dieser organischen Grundlage das Bewusstsein. Insofern dient das Calcium auch den Bewusstseinsprozessen, dem Licht in der Seele. Knochenauflösende Prozesse und damit auch die Hypercalcämie können umgekehrt zu Bewusstseinsveränderungen wie Verwirrtheit bis hin zur Somnolenz führen.

Der Mensch verdankt sein *Alltagsbewusstsein* also u. a. einer physiologischen *Calciumhomöostase*. Die *Hypocalcämie* entzieht der astralischen Organisation diese „Verankerung" ihres Bewusstseins und ihrer leiborientierten Wirksamkeit. Es entwickeln sich neuromuskuläre Symptome, periorale Parästhesien, Chvostek-Zeichen, sogar Krampfanfälle und emotionale Instabilität, Angst, seltener psychoseähnliche Symptome. Die perioralen Parästhesien und neuromuskuläre Erregbarkeit, die also im Bereich des Stoffwechsel-Gliedmaßen-Systems des Kopfes auftreten, entstehen durch das „Erwachen" der astralischen Organisation aus ihrer dynamischen Aktivität in der Bewegungsorganisation, in die sie das Calcium durch seine Beziehung zur Muskelkontraktion sonst bringt.

Bei der *Hypocalcämie* hält sich der astralische Leib nicht mehr im Organismus, drängt zu einem pathologischen Erwachen und damit zum *Nerven-Sinnes-System*: es entwickelt sich eine verstärkte neuromuskuläre Erregbarkeit.

Schließlich löst er sich ganz, Bewusstseinseinschränkungen entstehen.

Bei der *Hypercalcämie* ist zu Beginn das *Stoffwechsel-Gliedmaßen-System* betroffen: es kommt zu Übelkeit, Obstipation und Muskelschwäche, das Bewusstsein verdunkelt sich über die Müdigkeit bis zur Somnolenz.

Auch die dem Entzündungsmetabolismus nahestehende Osteoklastenaktivität unterstreicht diese Beziehung zum Stoffwechsel-Gliedmaßen-System. Das Calcium ist somit eng mit dem astralischen Leib verbunden. Die Nähe der für die Calciumhomöostase wesentlichen Nebenschilddrüsen zum „Organ des Astralleibs", der Schilddrüse, weist in die gleiche Richtung.

In besonderer Weise verdeutlicht sich der Zusammenhang des Calciums mit dem astralischen Leib durch die Atmung. Für die Wirkung des Calciums ist der nichtalbumingebundene, ionisierte Anteil (ionisiert ca. 45 %; albumingebunden ca. 55 %[245]) entscheidend. Dieser erhöht sich bei Azidose und verringert sich bei Alkalose. Die respiratorische Alkalose kann durch Hyperventilation entstehen, also einer intensiven, oftmals von Unruhe begleiteten Aktivität der astralischen Organisation, die besonders beim

Hyperventilationssyndrom zu beobachten ist. Es kommt zur Hypokapnie und Abnahme des ionisierten Calciums.

Die *Hyperventilation* ist eine oftmals wache, sympathikotone, über das Nerven-Sinnes-System und die oberen Atemwege nach außen orientierte Aktivität des astralischen Leibes. Sie führt über die respiratorische Alkalose zu einer *„funktionellen Hypocalcämie"* (abnehmender ionisierter Anteil des Calciums). Die *Hypoventilation* ist eine häufig dumpfe zum Stoffwechselsystem orientierte astralische Wirksamkeit mit respiratorischer Azidose und *„funktioneller Hypercalcämie"*.

Diese beiden Qualitäten von Calcium und Kohlendioxid, die sich im Kalk als Calciumcarbonat zusammenfinden, gehen also mit gleichsinnigen Veränderungen des Bewusstseins einher: Hypocalcämie und Hypokapnie führen über die gesteigerte Erregbarkeit schließlich in den Bewusstseinsverlust. Der astralische Leib atmet sich zu stark aus. Hypercalcämie und Hyperkapnie ersticken das Bewusstsein.

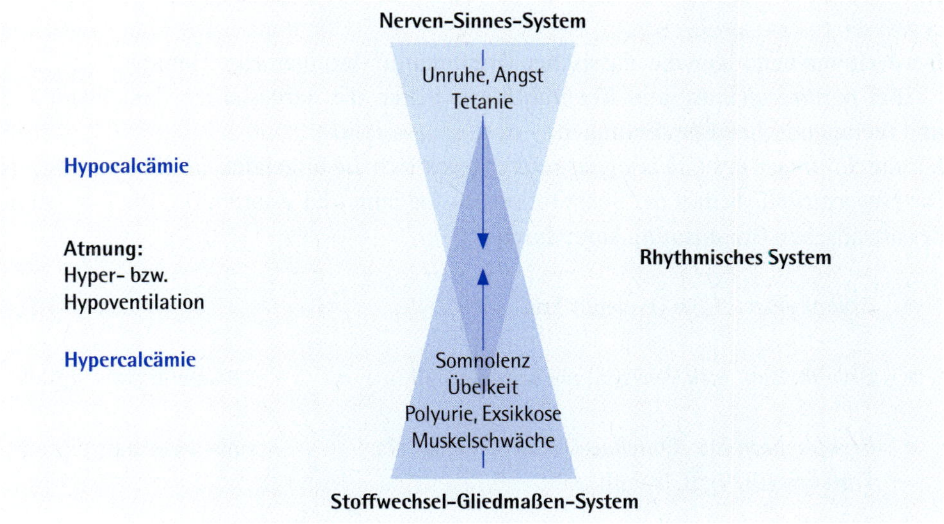

Hypo- und Hypercalcämie vor dem Hintergrund der Dreigliederung

8.5 Therapeutische Gesichtspunkte

Seit 2008 gelten ein um 0,25 mmol/l oberhalb des Referenzbereichs liegendes Serumcalcium, eine auf < 60 ml/min reduzierte Kreatinin-Clearance sowie ein T-Score < -2,5 an einem von drei Messarealen und/oder vorherige Frakturen sowie ein Lebensalter der Patienten unter 50 Jahre als OP-Indikation. Auf den Vitamin-D-Haushalt des Patienten sollte man achten, auf Diuretika, insbesondere vom Thiazid-Typus aufgrund der Calciumretention verzichten.

Neben dem *pathogenetisch orientierten Vorgehen*, das sich den in mehr als 80 % der Patienten vorliegenden singulären Adenomen der Nebenschilddrüse zuwendet, besteht das therapeutische Ziel in der *Aktivierung der oberen Wesensglieder im Stoffwechsel-Gliedmaßen-System.*

Die nachfolgende Medikation bringt selbstverständlich kein Nebenschilddrüsenadenom zum Verschwinden, die Therapieziele bestehen in der Modulation des Erkrankungsverlaufs und der Besserung der Beschwerden.

Zunächst ist auf den gestörten Phosphorprozess zu achten. Beim Hyperparathyreoidismus kann das Calcium erhöht und das Phosphat erniedrigt sein. Dieser gestörte Phosphorprozess weist auf den bereits angeführten Zusammenhang mit dem Licht. Bei den knochenauflösenden Prozessen des HPT kommt

- *Agaricus comp. / Phosphor* (Weleda) Dil. — 20-(20)-0 gtt

zum Einsatz. In diesem Zusammenhang sei auch auf die Darstellungen zur Osteoporose verwiesen [→ XXX. Osteoporose].
Des Weiteren benötigen die klassischen Organmanifestationen eine Therapie.

Bei *Nephrocalcinose* und *Nephrolithiasis* gelten die dargestellten Gesichtspunkte und therapeutischen Empfehlungen [→ XXVII. 4.5 Nephrolithiasis].
Für die *Störungen des Calciumhaushalts* ergeben sich die folgenden Gesichtspunkte:
Die *Hypocalcämie* bedarf der Substitution mit Calcium und Vitamin D3. Die Exzitation der astralischen Organisation kann durch

- *Bryophyllum 50 %* (Weleda) Trit. — 1-1-1 TL
- *Bryophyllum 5 %* (Weleda) als Trinkampulle — 1 bis mehrmals täglich
- *Bryophyllum D5 /Conchae D7 aa* (Weleda) als Trinkampulle (ggf. 10 ml) — 1 bis mehrmals täglich

ggf. zusammen mit

- *Aurum/Hyoscyamus comp.* (Weleda) Dil. — 20-20-0-20 gtt
- *Aurum/Stibium/Hyoscyamus* (Wala) Glb. velati — 10-10-10
- *Aurum/Stibium/Hyoscyamus* (Wala) Amp. s.c. — 1 bis mehrmals täglich

positiv beeinflusst werden. Bei krampfartigen Beschwerden ist an

- *Cuprum aceticum / Zincum valerianicum* (Weleda) Dil. — 1–3 x 10 gtt

zu denken.

Die *Hypercalcämie* bedarf aufgrund der nahezu regelhaft bestehenden Exsikkose der Volumentherapie mit physiologischer Kochsalzlösung. Für die längerfristige Senkung ist v. a. Zoledronsäure geeignet. Für die kurzfristige Korrektur kommt Calcitonin in Betracht. Die schwere Hypercalcämie erfordert gelegentlich die Dialyse. Zur Konsolidierung des Wachbewusstseins setzt man

- *Stibium metallicum praeparatum D6* (Weleda) 10 ml Amp. i.v. — 1 bis mehrmals täglich
- *Aurum D10 3 Teile / Stibium D8 2 Teile* (Weleda) Amp. s.c. — 1 bis mehrmals täglich
- *Aurum comp.* (Wala) Amp. s.c. — bis mehrmals täglich

ein.

Literatur

1 Reiners, C., Wegscheider, K., Schicha, H. et al.: Prevalence of thyroid disorders in the working population of Germany: ultrasonography screening in 96.278 unselected employees. Thyroid 2004; 14 (11). S. 926–932.

2 Gerber, H., Struder, H.: Schilddrüse. In: Siegenthaler, W. (Hrsg): Klinische Pathophysiologie. Thieme Verlag Stuttgart 1987.

3 Gudernatsch, J.: Feeding experiments on tadpoles. Archiv für Entwicklungsmechanik der Organismen 1912; 35. S. 293–299, zitiert nach Köhrle, J.: Wirkungsmechanismen der Schilddrüsenhormone. In: Seibel, M., Weinheimer, B., Ziegler, R. (Hrsg.): Die Schilddrüse und ihre Beziehung zum Organismus. Verlag Walter de Gruyter Berlin 2000.

4 Köhrle, J.: Wirkungsmechanismen der Schilddrüsenhormone. In: Seibel, M., Weinheimer, B., Ziegler, R. (Hrsg): Die Schilddrüse und ihre Beziehung zum Organismus. Verlag Walter de Gruyter Berlin 2000.

5 Shambaugh, G. E.: Thyroid hormone action. Biologic and celluar effects. In: Ingbar, S. H., Braverman, L. E. (Hrsg.): Werner's: The Thyroid. J. B. Lippincott Company New York 1986. S. 201–218.

6 Steiner, R.: Kosmogonie (GA 94). Rudolf Steiner Verlag Dornach 2001. Vortrag vom 9. Juni 1906.

7 Steiner, R.: Der Mensch als Zusammenklang des schaffenden, bildenden und gestaltenden Weltenwortes (GA 230). Rudolf Steiner Verlag Dornach 1993. Vortrag vom 28. Oktober 1923.

8 Goldring, S.: The skeletal system (Hypothyreosis). In: Ingbar, S., Braverman, L. (Hrsg.): Werner's: The Thyroid. J. B. Lippincott Company New York 1986. S. 1199–1208.

9 Ebd.

10 Zabransky, S.: Erkrankungen der Schilddrüse. In: Gupta, D.: Endokrinologie der Kindheit und Adoleszenz. Thieme Verlag Stuttgart 1986.

11 Dhanwal, D. K.: Thyroid disorders and bone metabolism. Indian Journal of Endocrinology and Metabolism 2011; 15 (Suppl. 2). S. 107–112.

12 Vestergaard, P., Mosekilde, L.: Fractures in patients with hyperthyroidism and hypothyreoidism: a nationalwide follow-up study in 16249 patients. Thyroid 2002; 12 (5). S. 411–419.

13 Adams, R. D.: The neuromuscular system and brain (Hypothyreosis). In: Ingbar, S. H., Braverman, L. E. (Hrsg.): Werner's The Thyroid. J. B. Lippincott Company New York 1986.

14 Nehls, V.: Osteoarthropathien und Myopathien bei Schilddrüsenerkrankungen. Deutsche Medizinische Wochenschrift 2018; 143. S. 1174–1180.

15 Ebd.

16 Sellin, J. H., Vassilopou-Sellin, R., Leser, R.: The gastrointestinal tract and liver (Hypothyreoidism). In: Ingbar, S. H., Braverman, L. E. (Hrsg.): Werner's: The Thyroid. J. B. Lippincott Company New York 1986. S. 1156–1162.

17 Ebd.

18 Goebel, H., Layer, P.: Störungen der Motilität des oberen Gestrointestinaltraktes. Springer Verlag Berlin/Heidelberg 1992.

19 Klemann, R. C., Danovitch, M. G.: The kidneys and electrolyte metabolism (Hypothyreoidism). In: Ingbar, S. H., Braverman, L. E. (Hrsg.): Werner's: The Thyroid. J. B. Lippincott Company New York 1986. S. 1148–1155.

20 Ebd.

21 Ebd.

22 Adams, R. D.: The neuromuscular system and brain (Hypothyreosis). In: Ingbar, S. H., Braverman, L. E. (Hrsg.): Werner's: The Thyroid. J. B. Lippincott Company New York 1986.

23 Soriguer, F., Millón, M. C., Munoz, R. et al.: The auditory threshold in a school-age population is related to iodine intake and thyroid function. Thyroid 2000; 10 (11). S. 991–999.

24 Borck, G., Napiontek, U., Müller-Forell, W. et al.: Angeborene Schwerhörigkeit und Struma. Pendred-Syndrom. Deutsches Ärzteblatt 2006; 103 (46). S. 3108–3114.

25 Adams, R. D.: The neuromuscular system and brain (Hypothyreosis). In: Ingbar, S. H., Braverman, L. E. (Hrsg.): Werner's: The Thyroid. J. B. Lippingcott Company New York 1986.

26 Mönig, H., Hensen, J., Lehnert, H.: Schilddrüsenerkrankungen und Schwangerschaft. Der Internist 2010, 51. S. 620–624.

27 Ebd.

28 Köhrle, J., Brabant, G.: Synthese, Stoffwechsel und Diagnostik der Schilddrüsenhormone. Der Internist 2010; 51. S. 559–567.

29 Bacinski, A.: Inhibitorische Wirkung endokriner Disruptoren auf die humane Thyreoperoxidase. Dissertation Charité Berlin 2013.

30 Nehls, V.: Osteoarthropathien und Myopathien bei Schilddrüsenerkrankungen. Deutsche Medizinische Wochenschrift 2018; 143. S. 1174–1180.

31 Ebd.

32 Gunnarsson, T., Sjöberg, S., Eriksson, M. et al.: Depressive symptoms in hypothyreoid disorder with some observation on biochemical correlates. Neuropsychobiology 2001; 43 (2). S. 70–74.

33 Langman, J.: Medizinische Embryologie. Die normale menschliche Entwicklung und ihre Fehlbildungen. Thieme Verlag Stuttgart 1974. S. 240.

34 Dancygier, H.: Klinische Hepatologie. Grundlagen, Diagnostik und Therapie häpatobiliärer Erkrankungen. Springer Verlag Berlin/Heidelberg 2003.

35 Kubota, S., Amino, N., Matsumoto, Y. et al.: Serial changes in liver function tests in patients with thyrotoxicosis induced by grave´s disease and painless thyroiditis. Thyroid 2008; 18 (3). S. 283–287.

36 Steiner, R.: Heileurythmie (GA 315). Rudolf Steiner Verlag Dornach 2008. Vortrag vom 12. April 1921.

37 Steiner, R.: Die Mission der neuen Geistesoffenbarung (GA 127). Rudolf Steiner Verlag Dornach 1989. Vortrag vom 26. Februar 1911.

38 Adams, R. D.: The neuromuscular system and brain (Hypothyreosis). In: Ingbar, S. H., Braverman, L. E. (Hrsg.): Werner's: The Thyroid. J. B. Lippingcott Company New York 1986.

39 Steiner, R.: Anthroposophische Menschenerkenntnis und Medizin (GA 319). Rudolf Steiner Verlag Dornach 1994. Vortrag vom 29. August 1924.

40 Ebd.

41 Ebd.

42 Faust, M., Krone, W.: Zufallsbefund: erhöhter TSH-Wert. Der Internist 2014; 55. S. 1149–1156.

43 Ebd.

44 Duntas, L. H., Wartofsky, L.: Cardiovascular risk and subclinical hypothyreoidism: Focus on lipids and new emerging risk factors. What is the evidence? Thyroid 2007; 17 (11). S. 1075–1084.

45 Suh, S., Kim, D. K.: Subclinical hypothyreoidism and cardiovascular disease. Endocrinology and Metabolism 2015; 30 (3). S. 246–251.

46 Owen, P. J., Sabit, R., Lazarus, J. H.: Thyroid disease and vascular function. Thyroid 2007; 17 (6). S. 519–524. Sowie: Owen, P. J., Rajiv, C., Vinereanu, D. et al.: Subclinical hypothyreidism, arterial stiffness and myocardial reserve. Journal of Clinical Endocrinology and Metabolism 2006; 91 (6). S. 2126–2132.

47 Hak, A. E., Pols, A. P., Visser, T. J. et al.: Subclinical hypothyreoidism is an independant risk factor for atherosklerosis and myocardial infarction in elderly women. The Rotterdam study. Annals of Internal Medicine 2000; 132 (4). S. 270–278.

48 Asvold, B. O., Bjøro, T., Nilsen, T. I. et al.: Thyrotropin levels and risk of fatal coronary heart disease. The Hunt study. Archives of Internal Medicine 2008; 168 (8). S. 855–860.

49 Sgarbi, J., Matsumura, L., Kasamatsu, T. et al.: Subclinical thyroid dysfunctions are independent risk factors for mortality in 7.5 year follow-up: the Japanese-Brazilian thyroid study. European Journal of Endocrinology 2009; 162 (3). S. 569–577.

50 Haggerty, J. J., Stern, R. A., Mason, G. A. et al.: Subclinical hypothyroidism. A modifiable riskfactor for depression? American Journal of Psychiatry 1993; 150 (3). S. 508–510.

51 Zhu, D. F., Wang, Z. X., Zhang, D. R. et al.: fMRI revealed neural substrate for reversible working memory dysfunction in subclinical hypothyroidism. Brain 2006; 129 (11). S. 2923–2930.

52 Tang, R., Wang, J., Yang, L. et al.: Subclinical Hypothyroidism and Depression: A Systematic Review and Meta-Analysis. Frontiers in Endocrinology 2019, 10. S. 340.

53 Feldcamp, J.: Subklinische Hyperthyreose. Deutsche Medizinische Wochenschrift 2013; 138. S. 2146–2150.

54 Biondi, B., Palmieri, E. A., Lombardi, G. et al.: Effects of subclinical thyroid dysfunction on the heart. Anuals of Internal Medicine 2002; 137 (11). S. 904–914.
55 Cappola, A. R., Fried, L. P., Arnold, A. M. et al.: Thyroid status, cardiovascular risk and mortality in older adults. Journal of the American Medical Association 2006; 295 (9). S. 1033–1041.
56 Nanchen, D., Gussekloo, J., Westendorp, R. G. et al.: Subclinical thyroid dysfunction and the risk of heart failure in older persons at high cardiovascular risk. Journal of Clinical Endocrinology and Metabolism 2012; 97 (3). S. 852–861.
57 Cappola, A. R., Fried, L. P., Arnold, A. M. et al.: Thyroid status, cardiovascular risk and mortality in older adults. Journal of the American Medical Association 2006; 295 (9). S. 1033–1041.
58 Selmer, C., Olesen, J. B., Lindhardsen, J. et al.: The spectrum of thyroid disease and risk of new onset atrial fibrillation: a large population cohort study. British Medical Journal 2012; 345. e7895.
59 Feldcamp, J.: Subklinische Hyperthyreose. Deutsche Medizinische Wochenschrift 2013; 138. S. 2146–2150.
60 Bano, A., Dhana, K., Chaker, L. et al.: Association of Thyroid Function With Life Expectancy With and Without Cardiovascular Disease: The Rotterdam Study. JAMA Internal Medicine 2017; 177 (11). S. 1650–1657.
61 Schübel, J., Feldkamp, J., Bergmann, A. et al.: Latent hypothyreoidism in adults. Deutsches Ärzteblatt International 2017; 114. S. 430–438.
62 Faust, M., Krone, W.: Zufallsbefund: erhöhter TSH-Wert. Der Internist 2014; 55. S. 1149–1156.
63 Löffler, G., Petrides, P. E., Heinrich, P. C. (Hrsg.): Biochemie und Pathobiochemie. Springer Verlag Berlin Heidelberg 2007. S. 849.
64 Paschke, R.: TSH-Erniedrigung durch Stress? Deutsche Medizinische Wochenschrift 2005; 130. S. 1337.
65 Derwahl, M., Studer, H.: Multinodular goitre: "much more to it than simply iodine deficiency". Ballieres Best Practice and Research Clinical Endocrinology and Metabolism 2000; 14 (4). S. 577–600.
66 Brzozowska, M., Kretowski, A., Podkowicz, K. et al.: Evaluation of influence of selenium, copper, zinc and iron concentration on thyroid gland size in school children with normal ioduria. Polski Merkuriusz Lekarski 2006; 20 (120). S. 672–677.
67 Tönjes, A., Böttcher, Y., Neumann, S. et al.: Aufklärung der genetischen Prädisposition für die euthyreote familiäre Struma mittels Linkage- und Assoziationsuntersuchungen. Deutsche Medizinische Wochenschrift 2005; 130 (21). S. 340–343.
68 Knudsen, N., Laurberg, P., Perrild, H. et al.: Risk Factors for Goiter and Thyroid Nodules. Thyroid 2002; 12 (10). S. 879–888.
69 Krohn, K., Stricker, I., Emmerich, P. et al.: Cold thyroid nodules show a marked increase in proliferation markers. Thyroid 2003; 13 (6). S. 569–575.
70 Ebd.
71 Führer, D.: Genetik von Schilddrüsenknoten und Schilddrüsenkarzinomen. Der Internist 2018; 59. S. 674–680.
72 Pelikan, W.: Heilpflanzenkunde. Band I–III. Verlag am Goetheanum Dornach 1982.
73 Steiner, R.: Heilpädagogischer Kurs (GA 317). Rudolf Steiner Verlag Dornach 1995. Vortrag vom 5. Juli 1924.
74 Pelikan, W.: Heilpflanzenkunde. Band I–III. Verlag am Goetheanum Dornach 1982.
75 Gärtner, R.: Schilddrüsenerkrankungen. Grundlagen – Diagnostik – Therapie. Wissenschaftliche Verlagsgesellschaft Stuttgart 2004.
76 Duntas, L. H.: The role of selenium in thyroid autoimmunity and cancer. Thyroid 2006; 16 (5). S. 455–460.
77 Löffler, G., Petrides, P. E., Heinrich, P. C. (Hrsg.): Biochemie und Pathobiochemie. Springer Verlag Berlin/Heidelberg 2007.
78 Steiner, R.: Heilpädagogischer Kurs (GA 317). Rudolf Steiner Verlag Dornach 1995. Vortrag vom 5. Juli 1924.
79 Steiner, R.: Aus den Inhalten der esoterischen Stunden I (GA 266/1). Rudolf Steiner Verlag Dornach 2007. Esoterische Stunde vom 18. Oktober 1907. Aufzeichnung C.

80 Eastman, C. J., Ma, G., Li, M.: Optimal Assessment and Quantification of Iodine Nutrition in Pregnancy and Lactation: Laboratory and Clinical Methods, Controversies and Future Directions. Nutrients 2019; 11 (10). e2378.
81 Santiago-Fernandez, P., Torres-Barahona, R., Muela-Martine, J. A. et al.: Intelligence quotient and iodine intake. A cross sectional study in children. Journal of Clinical Endocrinology and Metabolism 2004; 89 (8). S. 3851–3857.
82 Führer, D., Bokisch, A., Schmid, K. W.: Euthyreote Struma mit und ohne Knoten-Diagnostik und Therapie. Deutsches Ärzteblatt International 2012; 109. S. 506–516.
83 Ebd.
84 Ebd.
85 Turner, M. R., Camacho, X., Fischer, H. D. et al.: Levothyroxine dose and risk of fractures in older adults: nested case-control study. British Medical Journal 2011; 28 (342). S. 2238.
86 Papanastasiou, L., Alevizaki, M., Piperingos, G. et al.: The effect of iodine administration on the development of thyroid autoimmunity in patients with nontoxic goiter. Thyroid 2000; 10 (6). S. 493–497.
87 Duntas, L. H.: The role of iodine and selenium in autoimmune thyroiditis. Hormone and Metabolic Research 2015; 47 (10). S. 721–726.
88 Remer, T., Johner, S. A., Gärtner, R. et al.: Jodmangel im Säuglingsalter - ein Risiko für die kognitive Entwicklung. Deutsche Medizinische Wochenschrift 2010; 135. S. 1551–1556.
89 Nohr, S. B., Laurberg, P.: Opposite variations on maternal und neonatal thyroid function induced bei iodine supplementation during pregnancy. Journal of Clinical Endocrinology and Metabolism 2000; 85 (2). S. 623–627.
90 Gowachirapant, S., Jaiswal, N., Melse-Boonstra, A. et al.: Effect of iodine supplementation in pregnant women on child neurodevelopment: a randomised, double-blind, placebo-controlled trial. Lancet Diabetes and Endocrinology 2017; 5 (11). S. 853–863.
91 Korevaar, T. I., Muetzel, R., Medici, M. et al.: Association of maternal thyroid function during early pregnancy with offspring IQ and brain morphology in childhood: a population-based prospective cohort study. Lancet Diabetes and Endocrinology 2016; 4 (1). S. 35–43.
92 Kornelius, E., Chiou, J. Y., Yang, Y. S. et al.: Iodinated contrast media increased the risk of thyroid dysfunction: A 6-year retrospective cohort study. Journal of Clinical Endocrinology and Metabolism 2015; 100 (9). S. 3372–3379.
93 Steiner, R., Wegman, I.: Grundlegendes für eine Erweiterung der Heilkunst (GA 27). Rudolf Steiner Verlag Dornach 2014. 8. Fall. Eine Struma-Behandlung.
95 Ebd.
96 Girke, M., Kröz, M.: Colchicum autumnale in der Therapie der latenten und manifesten Hyperthyreose. Der Merkurstab 2001; 54 (4). S. 244–249.
97 Duntas, L. H.: Subclinical thyroid disorders. The menace of the Trojan horse. Journal of Endocrinology Investigation 2003; 26 (5). S. 472–480.
98 Scheffer, C., Debus, M., Heckmann, C. et al.: Colchicum autumnale in Patients with Goitre with Euthyroidism or Mild Hyperthyroidism: Indications for a Therapeutic Regulative Effect - Results of an Observational Study. Evidence Based Complementary and Alternative Medicine 2016. Article ID 2541912.
99 Scheurle, H.-J.: Ferrum met. 0.4%-Salbe bei Schilddrüsenstörungen. Der Merkurstab 1993; 46 (4). S. 346–352.
100 Ebd.
101 Ruhla, S., Arafat, A. M., Osterhoff, M. et al.: Levothyroxine medication is associated with adiposity independent of TSH. Experimental and Clinical Endocrinology and Diabetes 2012; 120 (6). S. 351–354.
102 Karow, J. H., Abt, H. P., Fröhling, M. et al.: Efficacy of Arnica montana D4 for healing of wounds after hallux valgus surgery compared to diclofenac. Journal of Alternative and Complementary Medicine 2008; 14 (1). S. 17–25.
103 la Cour, J. L., Jensen, L. T., Vej-Hansen, A. et al.: Radioiodine therapy increases the risk of cerebrovascular events in hyperthyroid and euthyroid patients. European Journal of Endocrinology 2015; 172 (6). S. 771–778.

104 Steiner, R.: Über Gesundheit und Krankheit. Grundlagen einer geisteswissenschaftlichen Sinneslehre (GA 348). Rudolf Steiner Verlag Dornach 1997. Vortrag vom 2. Dezember 1922.
105 Brabant, G.: Schilddrüsenkarzinome. In: Hiddemann, W., Bartram, C. (Hrsg.): Die Onkologie. Springer Verlag Berlin Heidelberg 2010.
106 Führer, D., Schmidt, K. W.: Benigner Schilddrüsenknoten oder Malignom? Der Internist 2010; 51. S. 611–619.
107 Führer, D., Bokisch, A., Schmid, K. W.: Euthyreote Struma mit und ohne Knoten-Diagnostik und Therapie. Deutsches Ärzteblatt International 2012; 109. S. 506–516.
108 Ebd.
109 Führer, D., Schmidt, K. W.: Benigner Schilddrüsenknoten oder Malignom? Der Internist 2010; 51. S. 611–619.
110 Halle, H.: Schilddrüsenkarzinome. Resektion innerhalb von Behandlungskorridoren. Perspektiven Onkologie. Deutsches Ärzteblatt 2015; 112. S. 10–12.
111 Polednak, A. P.: Trends in cancer incidence in Connecticut, 1935–1991. Cancer 1994; 74 (10). S. 2863–2872.
112 Gärtner, R.: Familiäres differenzierte (nicht medulläres) Schilddrüsenkarzinom. Deutsche Medizinische Wochenschrift 2012; 137. S. 1474.
113 Ebd.
114 Führer, D.: Genetik von Schilddrüsenknoten und Schilddrüsenkarzinomen. Der Internist 2018; 59. S. 674–680.
115 Reiners, C. Dietlein, M., Luster, M.: Struma maligna - Schilddrüsenkarzinome. Deutsche Medizinische Wochenschrift 2008; 133. S. 2215–2228.
116 Takano, T.: Fetal cell carcinogenesis of the thyroid: a modified theory based on recent evidence. Endocrine Journal 2014; 61 (4). S. 311–320.
117 Takano, T., Amino, N.: Fetal cell carcinogenesis. A new hypothesis for better understanding of thyroid carcinoma. Thyroid 2005; 15 (5). S. 432–438.
118 Willhauck, M. J., Schott, M., Kreissl, M. C. et al.: Neue Therapieoptionen bei fortgeschrittenen Schilddrüsenkarzinomen. Deutsche Medizinische Wochenschrift 2011; 136. S. 1165–1168.
119 Souza, S. L., Montalli Da Assumpcao, L. V., Ward, S. L.: Impact of previous thyroid autoimmune diseases on prognosis of patients with well-differentiated thyroid cancer. Thyroid 2003; 13 (5). S. 491–495.
120 Repplinger, D., Bargren, A., Zhang, Y. W. et al.: Hashimoto's thyroiditis a risk factor for papillary thyroid cancer? Journal of Surgical Research 2008; 150 (1). S. 49–52.
121 Matovinovic, J.: Thyroid carcinoma - general pathogenesis. In: Ingbar, S. H., Braverman, L. E. (Hrsg.): Werner's. The Thyroid. J. B. Lippingcott Company New York 1986. S. 768–801.
122 Gul, K., Dirikoc, A., Kiyak, G. et al.: The association between thyroid carcinoma and Hashimoto's thyroiditis: the ultrasonographic and histopathologic characteristics of malignant nodules. Thyroid 2010; 20 (8). S. 873–878.
123 Kim, K.W., Park, Y. J., Kim, E. H. et al.: Elevated risk of papillary thyroid cancer in Korean patients with Hashimoto's thyroiditis. Head and Neck 2011; 33 (5). S. 691–695.
124 Kim, S. S., Lee, B. J., Lee, J. C. et al.: Coexistence of hashimoto thyroiditis with papillary thyroid carcinoma: the influence of lymph node metastatsis. Head and Neck 2011; 33 (10). S. 1272–1277.
125 Jankovic, B., Le, K. T., Hershman, J. M.: Clinical review: Hashimotos thyroiditis and papillary thyroid carcinoma: is there a correlation? Journal of Clinical Endocrinology and Metabolism 2013; 98 (2). S. 474–482.
126 Feldkamp, J.: Histologische Aspekte des medullären Schilddrüsenkarzinoms. In: Feldkamp, J., Scherbaum, W. A., Schott, M. (Hrsg.): Medulläres Schilddrüsenkarzinom. Verlag Walter de Gruyter Berlin 2002.
127 Toran-Allerand, C. D.: Normal development of the hypothalamic-pituitary-thyroid axis. Onogeny of the neuroendocrine unit. In: Ingbar, S. H., Braverman, L. E. (Hrsg.): Werner's. The Thyroid. J. B. Lippincott Company 1978.
128 Führer, D., Schmidt, K. W.: Benigner Schilddrüsenknoten oder Malignom? Der Internist 2010; 51. S. 611–619.

129 Tiedje, V., Ting, S., Dralle, H. et al.: Das medulläre Schilddrüsenkarzinom. Der Internist 2015; 56. S. 1019–1031.
130 Ebd.
131 Hubold, C., Buchmann, I., Lehnert, H.: Therapie des differenzierten Schilddrüsenkarzinoms. Deutsche Medizinische Wochenschrift 2011; 136. S. 891–895.
132 la Cour, J. L., Jensen, L. T., Vej-Hansen, A. et al.: Radioiodine therapy increases the risk of cerebrovascular events in hyperthyroid and euthyroid patients. European Journal of Endocrinology 2015; 172 (6). S. 771–778.
133 Iyer, N. G., Morris, L. G., Tuttle, R. M. et al.: Rising incidence of second cancers in patients with low-risk (T1N0) thyroid cancer who receive radioactive iodine therapy. Cancer 2011; 117 (19). S. 4439–4446.
134 Klein Hesselink, E. N., Klein Hesselink, M. S., de Bock, G. H. et al.: Long-term cardiovascular mortality in patients with differentiated thyroid carcinoma: an observational study. Journal of Clinical Oncology 2013; 31 (32). S. 4046–4053.
135 Schäffler, A.: Substitutionstherapie nach Operationen an der Schilddrüse und Nebenschilddrüse. Deutsches Ärzteblatt 2010; 107 (47). S. 827–834.
136 Malle, P., Kohlfürst, S., Matschnig, S. et al.: Das differenzierte Schilddrüsenkarzinom: Grundlegende Aspekte der Diagnose, Therapie und Nachsorge aus nuklearmedizinischer Sicht. Journal für klinische Endokrinologie und Stoffwechsel 2012; 5 (1). S. 11–18.
137 Diaz-Soto,G., Puig-Domingo, M., Martinez-Pino, I. et al.: Do thyroid cancer patients with basal undetactable Tg measured by immunoassays require rhTSH testing? Experimental and Clinical Endocrinology and Diabetes 2011; 119 (6). S. 348–352.
138 Orgiazzi, J., Mornex, R.: Hyperthyroidism. In: Greer, M. (Hrsg.): The thyroid gland. Raven Press New York 1990.
139 Amino, N., Tachi, J.: Hypothyroidism: Etiology and management. In: Wheeler, M., Lazarus, J. (Hrsg.): Diseases of the thyroid. Chapman and Hall London 1994.
140 Norrelund, H., Hove, K. Y., Brems-Dalgaard, E. et. al.: Muscle mass and function in thyrotoxic patients before and during treatment. Journal of Clinical Endocrinology and Metabolism 1999; 51 (6). S. 693–699.
141 Vogel, D., Schwegler, B., Schmidt, J. et al.: Hypokaliämische thyreotoxische periodische Parese nach Reismahlzeit. Deutsche Medizinische Wochenschrift 2007; 132. S. 1510–1512.
142 Hörmann, R., Schumm-Draeger, P.M.: Organkomplikationen der Hyperthyreose. Der Internist 2010; 51. S. 596–602.
143 Ebd.
144 Dhanwal, D. K.: Thyroid disorders and bone metabolism. Indian Journal of Endocrinology and Metabolism 2011; 15 (Suppl. 2). S. 107–112.
145 Zitiert nach: Tsourdi, E., Lademann, F., Siggelkow, H.: Auswirkungen von Schilddrüsenhormonstörungen auf den Knochen. Der Internist 2018; 59. S. 661–667.
146 Vestergaard, P., Mosekilde, L.: Hyperthyroidism, bone mineral, and fracture risk. A meta-analysis. Thyroid 2003; 13 (6). S. 585–593.
147 Ebd.
148 Koyamada, R., Higuchi, T., Kitada, A. et al.: Association of Primary Biliary Cirrhosis-autoimmune Hepatitis Overlap Syndrome with Immune Thrombocytopenia and Grave'Disease. Internal Medicine 2015; 54 (16). S. 2013–2016.
149 Adams, R. D., DeLong, G. R.: The neuromuscular system and brain (Hyperthyreosis). In: Ingbar, S. H., Braverman, L. E. (Hrsg.): Werner's. The Thyroid. J. B. Lippingcott Company New York 1986. S. 885–894.
150 Spitzweg, C., Reinicke, M., Gärtner, R.: Schilddrüsennotfälle. Thyreotoxische Krise und Myxödemkoma. Der Internist 2017; 58. S. 1011–1019.
151 Ebd.
152 Lehmann, G. M., Feldon, E. S., Smith, T. J. et al.: Immune mechanisms in thyroid eye disease. Thyroid 2008; 18 (9). S. 959–965.
153 Stan, M. N., Bahn, R. S.: Risk factors for development or deterioration of graves´ ophthalmopathy. Thyroid 2010; 20 (7). S. 777– 782.
154 Eckstein, A., Esser, J.: Endokrine Orbitopathie. Der Internist 2010; 51. S. 584-595.

155 Steiner, R.: Anthroposophische Menschenerkenntnis und Medizin (GA 319). Rudolf Steiner Verlag Dornach 1994. Vortrag vom 28. August 1924.
156 verändert nach: Hollwich, F.: Augenheilkunde. Thieme Verlag Stuttgart 1988.
157 Ghanem, A. A., Amr, M. A., Araafa, L. F.: Graves opthalmopathy and psychoendocrinopathies. Middle East African Journal of Ophthalmology 2010; 17 (2). S. 169–174.
158 Eckstein, A., Esser, J.: Endokrine Orbitopathie. Der Internist 2010; 51. S. 584-595.
159 Winyard, P. G., Perret, D., Harris, G. et al.: The role of toxic oxygen species in inflammation with spezial reference to DANN damage. In: Whicher, J. T., Evans, S. W. (Hrsg.): Biochemistry of inflammation. Kluwer Academic Publishers Dordrecht 1992. S. 109–129.
160 Ebd.
161 Steiner, R.: Anthroposophische Menschenerkenntnis und Medizin (GA 319). Rudolf Steiner Verlag Dornach 1994. Vortrag vom 29. August 1924.
162 Walter, H.: Die sieben Hauptmetalle. Verlag am Goetheanum Dornach 1966.
163 Glas, N.: Behandlung bei Morbus Basedow. In: Hippokrates. Zeitschrift für praktische Heilkunde 1933; 8. S. 267–270.
164 Heckmann, Chr.: persönliche Mitteilung Dezember 2010.
165 Hörmann, R., Schumm-Draeger, P.M.: Organkomplikationen der Hyperthyreose. Der Internist 2010; 51. S. 596–602.
166 Pelikan, W.: Heilpflanzenkunde. Band I–III. Verlag am Goetheanum Dornach 1982.
167 Weiss, R. F.: Lehrbuch der Phytotherapie. Hippokrates Verlag Stuttgart 1991.
168 Hegi, G.: Illustrierte Flora von Mitteleuropa. Band IV, Teil 1. Verlag Paul Parey Singhofen 1986.
169 Nyirenda, M. J., Clark, D. N., Finlayson, A. R. et al.: Thyroid disease and increased cardiovascular risk. Thyroid 2005; 15 (7). S. 718–724.
170 Franklyn, J., Sheppard, M. C., Maisonneuve, P.: Thyroid function and mortality in patients treated for hyperthyreoidism. Journal of the American Medical Association 2005; 294 (1). S. 71–80.
171 Fukao, A., Takamatsu, J., Murakami, Y. et al.: The relationship of psychological factors to the prognosis of hyperthyroidism in antithyroid drug-treated patients with Graves` disease. Clinical Endocrinology 2003; 58 (5). S. 550–555.
172 Stamato, F. J., Maciel, R. M., Manso, P. G. et al.: Colchicine in the treatment of the inflammatory phase of Graves' ophthalmopathy: a prospective and randomized trial with prednisone. Arquivos brasileiros de oftalmologia 2006; 69 (6). S. 811–816.
173 Marcocci, C., Kahaly, G. J., Krassas, G. E. et al.: European Group on Graves' Orbitopathy.: Selenium and the course of mild Graves' orbitopathy. New England Journal of Medicine 2011; 364 (20). S. 1920–1931.
174 Kahaly, G. J., Petrak, F., Hardt, J. et al.: Psychosocial morbidity of Graves' orbitopathy. Clinical Endocrinology 2005; 63 (4). S. 395–402.
175 Stan, M. N., Bahn, R. S.: Risk factors for development or deterioration of graves´ ophthalmopathy. Thyroid 2010; 20 (7). S. 777– 782.
176 Hashimoto, H.: Zur Kenntnis der lymphomatösen Veränderung der Schilddrüse (Struma lymphomatosa). Archiv für Klinische Chirurgie 1912; 97. S. 219–248.
177 Tamai, H., Kasagi, K., Takaichi Y. et al.: Development of spontaneous hypothyroidism in patients with Graves' disease treated with antithyroidal drugs. Clinical, immunological, and histological findings in 26 patients. Journal of Clinical Endocrinology and Metabolism 1989; 69 (10). S. 49–53.
178 Takasu, N., Yamada, T., Sato A. et al.: Graves' disease following hypothyreoidism due to hashimoto´s disease. Studies of eight cases. Clinical Endocrinology 1990; 33 (6). S. 687–698.
179 Oertel, J. E., LiVolsi, V. A.: Pathology of thyroid gand. In: Ingbar, S. H., Braverman, L. E. (Hrsg.): Werner's. The Thyroid. J. B. Lippingcott Company New York 1986. S. 651–686.
180 Dhanwal, D. K.: Thyroid disorders and bone metabolism. Indian Journal of Endocrinology and Metabolism 2011; 15 (Suppl. 2). S. 107–112.
181 Bazzichi, L., Rossi, A., Giuliano, T. et al.: Association between thyroid autoimmunity and fibromyalgic disease severity. Clinical Rheumatology 2007; 26 (12). S. 2115–2120.
182 Bazzichi, L., Rossi, A., Zirafa, C. et al.: Thyroid autoimmunity may represent a predisposition for the development of fibromyalgia? Rheumatology International 2010; 32 (2). S. 335–341.

183 Gärtner, R.: Entzündliche Schilddrüsenerkrankungen. Der Internist 2002; 43. S. 635–653.
184 Fallahi, P., Ferrari, S. M., Ruffilli, I. et al.: The association of other autoimmune diseases in patients with autoimmune thyroiditis: Review of the literature and report of a large series of patients. Autoimmune Reviews 2016; 15 (12). S. 1125–1128.
185 Cakir, M., Samanci, N., Balci, M. K.: Musculoskeletal manifestations in patients with thyroid disease. Clinical Endocrinology 2003; 59 (2). S. 162–167.
186 Fallahi, P., Ferrari, S. M., Ruffilli, I. et al.: The association of other autoimmune diseases in patients with autoimmune thyroiditis: Review of the literature and report of a large series of patients. Autoimmune Reviews 2016; 15 (12). S. 1125–1128.
187 Elta, G. H., Sepersky, R. A., Goldberg, M. J.: Increased incidence of hypothyroidism in primary biliary cirrhosis. Digestive Disease and Sciences 1983; 28 (11). S. 971–975.
188 Volpé, R.: Pathogenesis of autoimmune thyroid disease In: Ingbar, S. H., Braverman, L. E. (Hrsg.): Werner's. The Thyroid. J. B. Lippingcott Company New York 1986. S. 747–767.
189 Fallahi, P., Ferrari, S. M., Ruffilli, I. et al.: The association of other autoimmune diseases in patients with autoimmune thyroiditis: Review of the literature and report of a large series of patients. Autoimmune Reviews 2016; 15 (12). S. 1125–1128.
190 Counsell, C. E., Taha, A., Ruddel, W. S.: Coeliac disease and autoimmune thyroid disease. Gut 1994; 35 (6). S. 844–846.
191 Centanni, M., Marignani, M., Gargano, L. et al.: Atrophic body gastritis in patients with autoimmune thyroid disease. An underdiagnosed association. Archives of Internal Medicine 1999; 159 (15). S. 1726–1730.
192 Taddei, S., Caraccio, N., Virdis, A., et al.: Impaired endothelium-dependent vasodilatation in subclinical hypothroidism. Beneficial effect of levothyroxine therapy. Journal of Endocrinology and Metabolism 2003; 88 (8). S. 3731–3737.
193 Stamatelopoulos, K. S., Kyrkou, K., Chrysochoou, E. et al.: Arterial stiffness but not intima-media thickness is increased in euthyreoid patients with Hashimoto´s Thyroiditis. The effect of menopausal status. Thyroid 2009; 19 (8). S. 857–862.
194 Feng, X., Zhao, L., Jiang, J. et al.: Discriminatory value of carotid artery elasticity changes for the evaluation of thyroid dysfunction in patients with hashimoto's thyroiditis. Journal of Clinical Ultrasound 2016; 44 (5). S. 298–304.
195 Brenta, G., Mutti, L. A., Schnittmann, M. et al.: Assessment of left ventricular diastolic function by radionuclide ventriculography at rest and exercise in subclinical hypothyreoidism, and its response to L-thyroxine therapy. American Journal of Cardiology 2003; 91 (11). S. 1327–1330.
196 Hak, A. E., Pols, H. A. P., Visser, T. J. et al.: Subclinical Hypothyreoidism is an independent risc factor for atherosklerosis and myocardial infarction in elderly women. Anuals of Internal Medicine 2000; 132 (4). S. 270–278.
197 Nyirenda, M., Clark, D., Finlayson, A. et al.: Thyroid disease and increased cardiovascular risk. Thyroid 2005; 15 (7). S. 718–724.
198 Cantürk, Z., Cetinarslan, B., Tarkun, I. et al.: Hemostatic system as a risk factor for cardiovascular disease in woman with subclinical hypothyreoidism. Thyroid 2003; 13 (10). S. 971–977.
199 Zettinig, G., Asenbaum, S., Fueger, B. J. et al.: Increased prevalance of subclinical brain perfusion abnormalities in patients with autoimmune thyroiditis. Evidence of Hashimoto's encephalitis? Clinical Endocrinology 2003; 59 (5). S. 637–643.
200 Müssig, K., Künle, A., Säuberlich, A.-L. et al.: Thyroid peroxidase antibody positivity is associated with symptomatic distress in patients with hashimotos thyroiditis. Brain, Behavior and Immunity 2012; 26 (4). S. 559–563.
201 Ebd.
202 Ebd.
203 Gärtner, R.: Entzündliche Schilddrüsenerkrankungen. Der Internist 2002; 43. S. 635–653.
204 Steiner, R.: Das Zusammenwirken von Ärzten und Seelsorgern. Pastoralmedizinischer Kurs (GA 318). Rudolf Steiner Verlag Dornach 1994. Vortrag vom 9.9.1924.
205 Pulzer, A., Burger-Stritt, S., Hahner, S.: Morbus Addison. Primäre Nebenniereninsuffizienz. Der Internist 2016; 57. S. 457–469.

206 Ebd.
207 Groer, M., Jevit, C.: Symptoms and signs associated with postpartum thyroiditis. Journal of Thyroid Research 2014. Article ID 531969.
208 Zimmermann, M. B., Köhrle, J.: The impact of iron and selenium deficiencies on iodine and thyroid metabolism. Biochemistry and relevance to public health. Thyroid 2002; 12 (10). S. 867–878.
209 Ravanbod, M., Asadipooya, K., Kalantarhormozi, M. et al.: Treatment of iron-deficiency anemia in patients with subclinical hypothyroidism. American Journal of Medicine 2013; 126 (5). S. 420–424.
210 Zimmermann, M. B., Köhrle, J.: The impact of iron and selenium deficiencies on iodine and thyroid metabolism. Biochemistry and relevance to public health. Thyroid 2002; 12 (10). S. 867–878.
211 Medizinische Sektion der Freien Hochschule für Geisteswissenschaft am Goetheanum (Hrsg.): Heilmittelangaben Rudolf Steiners. Blatt: Arsenum. 2013.
212 Steiner, R.: Geisteswissenschaftliche Gesichtspunkte zur Therapie (GA 313). Rudolf Steiner Verlag Dornach 2001. Vortrag vom 15. April 1921.
213 Diesen Hinweis verdankt der Autor S. Caspari.
214 Hellwig, N.: Einfluss von Selen auf den Verlauf der Autoimmunthyreoiditis Hashimoto. Dissertation Technische Universität München 2007.
215 Simonová, A., Pfannhauser, W.: Selen-Vorkommen, Wirkung und Versorgung. Ernährung 2008; 32 (9). S. 364–378.
216 Diesen Hinweis verdankt der Autor Markus Sommer und Georg Soldner.
217 GAÄD (Hrsg.): Vademecum Anthroposophische Arzneimittel 2017. Der Merkurstab 2017; 70 (Suppl.). S. 210.
218 Medizinische Sektion der Freien Hochschule für Geisteswissenschaft am Goetheanum (Hrsg.): Heilmittelangaben Rudolf Steiners. Blatt: Glandula thyreoidea. 2013.
219 Steiner, R.: Geisteswissenschaftliche Gesichtspunkte zur Therapie (GA 313). Rudolf Steiner Verlag Dornach 2001. Vortrag vom 18. April 1921.
220 Kirchner-Bockholt, M.: Grundelemente der Heileurythmie. Philosophisch-Anthroposophischer Verlag Dornach 1981.
221 Ebd.
222 Ebd.
223 Diesen Hinweis verdankt der Autor M. Adams.
224 Steiner, R.: Über Gesundheit und Krankheit. Grundlagen einer geisteswissenschaftlichen Sinneslehre (GA 348). Rudolf Steiner Verlag Dornach 1990. Vortrag vom 2. Dezember 1922.
225 Steiner, R.: Sprachübung gegen Kropf. In: von Bonin, D. (Hrsg.): Materialien zur Therapeutischen Sprachgestaltung. Verlag am Goetheanum Dornach 2008. S. 106.
226 von Bonin, D. (Hrsg.): Materialien zur Therapeutischen Sprachgestaltung. Verlag am Goetheanum Dornach 2008. S. 106.
227 Morgenstern, C.: Werke und Briefe. Bd. II: Lyrik 1906–1914. Verlag Urachhaus Stuttgart 1992. S. 240.
228 Steiner, R.: Wie erlangt man Erkenntnisse der höheren Welten? (GA 10). Rudolf Steiner Verlag Dornach 1993. Kapitel: Über einige Wirkungen der Geheimschulung.
229 Ebd.
230 Ebd.
231 Ebd.
232 Steiner, R.: Vorstufen zum Mysterium von Golgatha (GA 152). Rudolf Steiner Verlag Dornach 1990. Vortrag vom 1. Mai 1913.
233 Steiner, R.: Anthroposophischer Seelenkalender. Rudolf Steiner Verlag Dornach 2006. Spruch für die vierte April-/erste Maiwoche.
234 Steiner, R.: Vorstufen zum Mysterium von Golgatha (GA 152). Rudolf Steiner Verlag Dornach 1990. Vortrag vom 1. Mai 1913.
235 Steiner, R.: Wie erlangt man Erkenntnisse der höheren Welten? (GA 10). Rudolf Steiner Verlag Dornach 1993. Kapitel: Über einige Wirkungen der Geheimschulung.
236 Ventz, M., Quinkler, M.: Primärer Hyperparathyreoidismus. Deutsche Medizinische Wochenschrift 2010; 135 (41). S. 2024–2030.

237 Potts, J. T.: Erkrankungen der Nebenschilddrüse und andere Störungen des Kalziumstoffwechsels. In: Dietel, M., Suttorp, N., Zeitz, M.(Hrsg.): Harrisons Innere Medizin, Band 2. ABW Wissenschaftsverlag Berlin 2009.

238 Ventz, M., Quinkler, M.: Primärer Hyperparathyreoidismus. Deutsche Medizinische Wochenschrift 2010; 135. S. 2024–2030.

239 Potts, J. T.: Erkrankungen der Nebenschilddrüse und andere Störungen des Kalziumstoffwechsels. In: Dietel, M., Suttorp, N., Zeitz, M.(Hrsg.): Harrisons Innere Medizin, Band 2. ABW Wissenschaftsverlag Berlin 2009.

240 Löffler, G., Petrides, P. E., Heinrich, P. C. (Hrsg.): Biochemie und Pathobiochemie. Springer Verlag Berlin/Heidelberg 2007.

241 Ebd.

242 McAllion, S. J., Paterson, C. R.: Psychiatric morbidity in primary hyperparathyreoidism. Postgraduate Medical Journal 1989; 65. S. 628–631.

243 Löffler, G., Petrides, P. E., Heinrich, P. C. (Hrsg.): Biochemie und Pathobiochemie. Springer Verlag Berlin/Heidelberg 2007.

244 DeBoer, M. D, Weber, D. R., Zemel, B. S. et al.: Bone mineral accrual is associated with parathyroid hormone and 1,25-Dihydroxyvitamin D levels in children and adolescents. Journal of Clinical Endocrinology and Metabolism 2015; 100 (10). S. 3814–3821.

245 Girndt, M.: Diagnostik und Therapie von Elektrolytstörungen. Deutsche Medizinische Wochenschrift 2013; 138. S. 642–646.

Abkürzungsverzeichnis

A

ACD	Anämie bei chronischen Erkrankungen
ACE	Angiotensin-Converting-Enzym
ACPA	Anticitrullinierte Protein/ Peptid-Antikörper
AFP	alpha-Feto-Protein
AGE	Advanced Glycation Endproducts
aHUS	atypisches hämolytisch-urämisches Syndrom
AIH	autoimmune Hepatitis
AIP	autoimmune Pankreatitis
AT	Angiotensin
ALH	atypische lobuläre Hyperplasie
ALL	akut-lymphatische Leukämie
Amp.	Ampulle
ANF	atrialer natriuretischer Faktor
ANP	atriales natriuretisches Peptid
APAP	Automatic Positive Airway Pressure
APC	antigenpräsentierende Zellen
APP	Amyloid Precursor Protein
aR	autonome Regulation
ARR	absolute Risikoreduktion
ATP	Adenosintriphosphat

B

BAT	Brown Adipos Tissue
BDI	Beck Depression Inventory
BIPAP	Bilevel Positive Airway Pressure
BMI	Body-Mass-Index
BMD	Bone Mineral Density
BMU	Bone Metabolic Unit/Basic Multicellular Unit
BNP	Brain Natriuretic Peptide
BSG	Blutkörperchensenkungs-geschwindigkeit

C

CARS	Compensatory Anti-inflammatoric Response Syndrome
CAS	Clinical Activity Score
CEA	carcinoembryonales Antigen
CED	chronisch-entzündliche Darmerkrankung
CGRP	Calcitonin Gene-Related Peptide
CI	Konfidenzintervall
CKD	Chronic Kidney Disease
CLL	chronisch-lymphatische Leukämie
CML	chronisch-myeloische Leukämie
CMV	Zytomegalieviren
CNP	C-type Natriuretic Peptide
COPD	chronisch-obstruktive Lungenerkrankung
COX	Cyclooxygenase
CPAP	Continuous Positive Airway Pressure
CPFE	Combined Pulmonary Fibrosis and Emphysema
CPPS	Chronic Pelvic Pain Syndrome
CRC	Colorectal Cancer
CRP	C-reaktives Protein
CRPS	komplex regionales Schmerzsyndrom
CSE	Cholesterinsyntheseenzym
CUP	Cancer of Unknown Primary

D

DASH	Dietary Approaches to Stop Hypertension
DCIS	duktales Karzinom In-situ
DCM	dilatative Kardiomyopathie
DIC	disseminierte intravasale Gerinnung
Dil.	Dilution
DMARD	Disease Modifying Antirheumatic Drugs
DPP	Dipeptidyl-Peptidase
DRI	direkte Renininhibitoren

E

EBV Epstein-Barr-Virus
EEG Elektroenzephalogramm
EGF Epidermal Growth Factor
EGG Elektrogastrografie
EKG Elektrokardiogramm
EL Esslöffel
EMG Elektromyografie
EMT Epithel-mesenchymale Transformation
EOG Elektrookulografie
ERP Event-Related Brain Potentials

F

FGF Fibroblast-Growth-Factor
fMRT funktionelle Magnetresonanztomografie
FTC follikuläres Karzinom

G

GABA Gamma-Amino-Buttersäure
GAD Glutamatdecarboxylase
GAG Glykosaminoglykane
GCB-Typ Germinal Center B-cell-like-Typ
GERD gastroösophageale Refluxkrankheit
GFR glomeruläre Filtrationsrate
GHRH Growth Hormone-Releasing Hormone
GIST gastrointestinaler Stromatumor
GIP Gastric Inhibitory Polypeptid
Glb. Globuli
GLUT Glucose-Transportprotein
GLP Glucagon-like Peptide
GN Glomerulonephritis
GP Glycoprotein
GPX Glutathionperoxidase
gtt. Guttae (Tropfen)

H

HCC hepatozelluläres Karzinom
Hb Hämoglobin
HCT Hydrochlorothiazid
HDL High Density Lipoproteins
HELLP Haemolysis, Elevated Liver Enzyme Levels, Low Platelet Count
HFpEF Heart Failure with Preserved Ejection Fraction
HFrEF Heart Failure with Reduced Ejection Fraction
HGF Hepatozytenwachstumsfaktor
HMV Herzminutenvolumen
Hp Helicobacter pylori
HPS hepatopulmonales Syndrom
HPT Hyperparathyreoidismus
HPV humanes Papillomavirus
HRQoL Health-Related Quality of Life
HR High Risk
HRV Heart Rate Variability
HSS Hyperthyreosis Symptom Score
HTA Health Technology Assessment
HTLV Humanes T-lymphotropes Virus

I

IA-2 Tyrosinphosphatase
ICD implantierbarer Kardioverter Defibrillator
IDO Indol-2,3-Dioxygenase
Ig Immunglobulin
IGF Insulin-like Growth Factor
IGT Impaired Glucose Tolerance
IL Interleukin
IMT Intima-Media-Dicke
IPSID Immunoproliferative Small Intestinal Disease
ITP Immunthrombozytopenie

K

KHK koronare Herzkrankheit
Kps. Kapsel

L

LCIS lobuläres Karzinom In-situ

LDL	Low Density Lipoproteins
LIN	lobuläre intraepitheliale Neoplasie
LORA	Late Onset Rheumatoid Arthritis
LTOT	Langzeitsauerstofftherapie

M

MALT	Mucosa Associated Lymphoid Tissue
MAO	Monoaminooxidase
MAPK	mitogen-aktivierte Proteinkinase
MBL	monoklonale B-Zell-Lymphozytose
MCI	Mild Cognitive Impairment
MDS	myelodysplastisches Syndrom
MET	mesenchymal-epitheliale Transformation
MGUS	monoklonale Gammopathie unbestimmter Signifikanz
MHC	Major Histocompatibility Complex
MMC	migrierende motorische Komplexe
MMP	Matrixmetalloproteinasen
MSH	Melanotropin
MSP	Messerspitze
MTC	medulläres Schilddrüsenkarzinom
mTOR	Mammalian Target of Rapamycin

N

NAD	Nicotinamid-Adenin-Dinukleotid
NASH	nicht-alkoholische Steatohepatitiden
NET	neuroendokrine Tumore
NF-κB	Nuklear-Faktor-κB
NHL	Non-Hodgkin-Lymphom
NNT	Number Needed to Treat
NSCLC	nicht-kleinzelliges Lungenkarzinom
NSAR	nicht steroidale Antirheumatika

O

OR	Odds Ratio
OSAS	obstruktives Schlafapnoe-Syndrom

P

PAI	Plasminogenaktivator-Inhibitor
PBC	primär biliäre Cholangitis
PBG	Prophobilinogen
PD	Programmed (Cell) Death
PDGF	Platelet-Derived Growth Factor
PEG	perkutane endoskopische Gastrostomie
PG	Prostaglandin
PGI-2	Prostacyclin
PI3K	Phosphoinositid-3-Kinase
PICS	Post Intensive Care Syndrom
PPI	Protonenpumpen-Inhibitor
RNS	reaktive Stickstoffspezies
PSC	primär sklerosierende Cholangitis
PTC	papilläres Schilddrüsenkarzinom
PTCA	perkutane transluminale koronare Angioplastie
PTH	Parathormon

Q

QPA	Puls/Atem-Quotienten

R

RA	rheumatoide Arthritis
RANK	Receptor Activator of NF-κB
RAS	Renin-Angiotensin-System
RCC	Nierenzellkarzinom
RCT	randomisierte, placebokontrollierte Studie
REM	Rapid Eye Movement
RES	retikuloendotheliales System
RNS	reaktive Stickstoffspezies
RLS	Restless Legs Syndrome
ROS	reaktive Sauerstoffspezies
RPGN	rapid progrediente Glomerulonephritis
RR	relatives Risiko
RTK	Rezeptor-Tyrosinkinase

S

SCF	Stammzellfaktor
SCLC	kleinzelliges Lungenkarzinom

SGLT	Sodium-Glucose-Linked Transportprotein
SIADH	inadäquate ADH-Sekretion
SIRS	Systemic Inflammatory Response Syndrome
SOC	Sense of Coherence
SOD	Superoxiddismutase
STH	somatotropes Hormon

T

Tabl.	Tabletten
TBG	Thyroxin-bindendes Globulin
TIN	tubulointerstitielle Nephropathien
TKI	Tyrosinkinase-Inhibitoren
TL	Teelöffel
TLR	Toll-like-Rezeptoren
TNF	Tumornekrosefaktor
TPO	Thyreoperoxidase
TPR	totaler peripherer Widerstand
TGF	transformierender Wachstumsfaktor
TRAK	TSH-Rezeptor-Autoantikörper
TRH	Thyreotropin-Releasing-Hormone
Trit.	Trituration
TSH	Thyroid-Stimulating-Hormone
TTP	thrombotisch-thrombozytopenische Purpura

U

UAW	unerwünschte Arzneimittelwirkung
UDCA	Ursodeoxycholsäure

V

VA	Viscum album
VCI	Vascular Cognitive Impairment
VEGF	vaskulärer endothelialer Wachstumsfaktor
VIP	vasoaktives intestinales Peptid
VLDL	Very Low Density Lipoproteins

Index

A

B

C

D

E

F

G

H

I

J

K

L

M

N

O

P

Q

R

S

T

U

V

W

Z

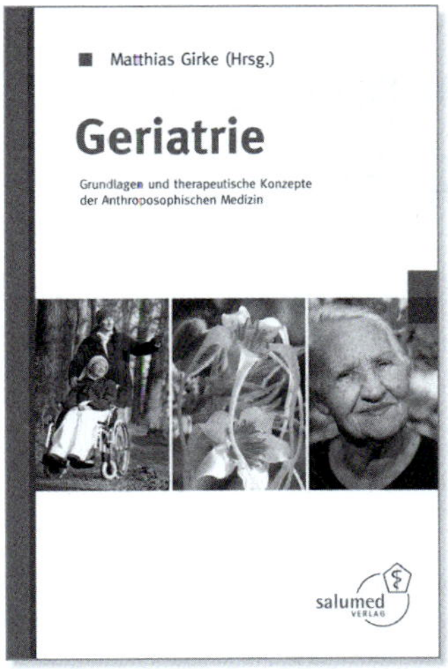

664 Seiten · gebunden · 98 €
ISBN: 978-3-9815535-2-9

MATTHIAS GIRKE (HRSG.)

Geriatrie

Grundlagen und therapeutische Konzepte der Anthroposophischen Medizin

Das Buch erläutert umfassend die Therapie wichtiger Krankheitsbilder, Aspekte der anthroposophischen Krankenpflege sowie Physio- und künstlerische Therapien: Arthrose, Augenheilkunde, Demenz, Dermatologie, Diabetologie, Ernährung, Gastroenterologie, Gesangstherapie, Glaukom, Heileurythmie, HNO-Heilkunde, Hypertonie, Inkontinenz, Kardiologie, Kunsttherapie, Mammakarzinom, Onkologie, Orthopädie, Osteoporose, Palliativpflege, Physiotherapie, Pneumologie, Prostatahyperplasie, Prostatakarzinom, Schlafstörungen, Schwindel, Sprachgestaltung, Tinnitus, Urologie, Zahnheilkunde.

Herausgeber: Dr. med. Matthias Girke, Internist, Gemeinschaftskrankenhaus Havelhöhe, Berlin / Leitung der Medizinischen Sektion am Goetheanum, Dornach (Schweiz)

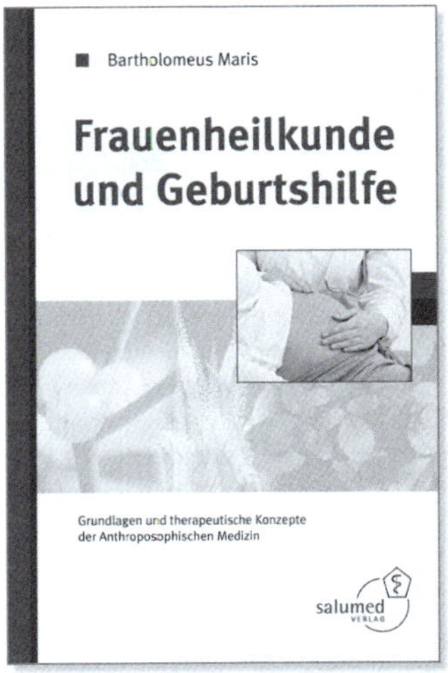

264 Seiten · gebunden · 48 €
ISBN: 978-3-928914-26-0

BARTHOLOMEUS MARIS

Frauenheilkunde und Geburtshilfe

Grundlagen und therapeutische Konzepte der Anthroposophischen Medizin

Dieses Fachbuch vermittelt die grundlegenden Zusammenhänge der Frauenheilkunde und Geburtshilfe und gibt mit konkreten Therapieempfehlungen Antworten auf Fragen aus der täglichen Praxis. Aufbauend auf dem anthroposophischen Menschenbild wendet es sich generellen Themen wie dem weiblichen Zyklus, dem Klimakterium sowie Sexualität, Verhütung, Schwangerschaft und Geburt genauso zu wie einzelnen Krankheitsbildern, etwa der Endometriose, dem polyzystischen Ovarialsyndrom oder dem Lichen sclerosus.

Autor: Dr. med. Bartholomeus Maris, niedergelassener Arzt für Frauenheilkunde und Anthroposophische Medizin (GAÄD)

c/o Gemeinschaftskrankenhaus Havelhöhe
Kladower Damm 221 · 14089 Berlin
Tel. +49(0)30/364 313 85 · Fax +49(0)30/364 325 89

salumed VERLAG

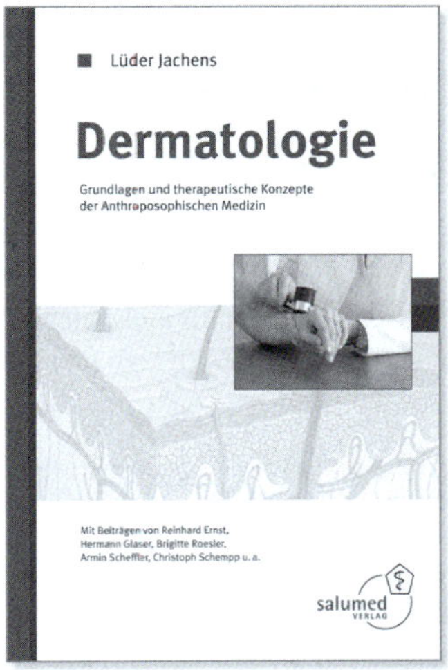

528 Seiten · gebunden · 78 €
ISBN: 978-3-928914-28-4

LÜDER JACHENS

Dermatologie

Grundlagen und therapeutische Konzepte der Anthroposophischen Medizin

Die Phänomene der gesunden und kranken Haut beleuchtet dieses Fachbuch der Dermatologie. Als Praxis- und Lehrbuch ermöglicht es einen schnellen Zugriff auf Therapieangebote sowie vertiefendes Grundlagenwissen. Sowohl für die Anamnese als auch für die Therapie bietet das Buch konkrete Informationen in Verbindung von konventionellen und komplementärmedizinischen Ansätzen. Das Buch präsentiert zentrale Themen der dermatologischen Praxis aus anthroposophisch-menschenkundlicher Sicht. Daneben werden Charakter und Wirkung dermatologischer Heilmittel der Anthroposophischen Medizin erläutert.

Autor: Dr. med. Lüder Jachens, niedergelassener Arzt für Haut- und Geschlechtskrankheiten, Allergologie, Naturheilverfahren und Anthroposophische Medizin (GAÄD)

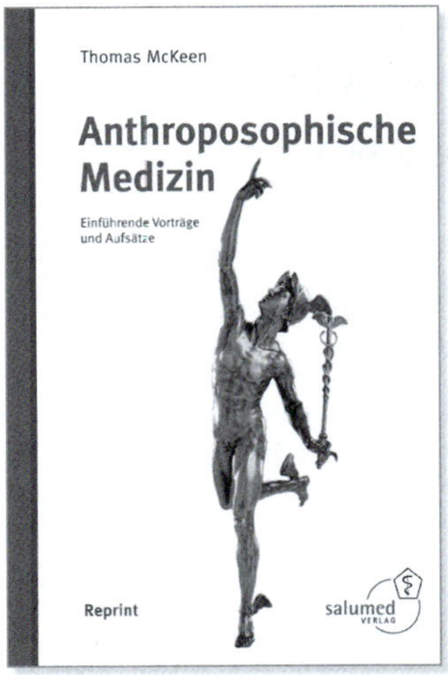

296 Seiten · gebunden · 48 €
ISBN: 978-3-9815535-9-8

THOMAS MCKEEN

Anthroposophische Medizin

Einführende Vorträge und Aufsätze

Thomas McKeen (1953–1993) inspirierte als Leiter des von ihm gegründeten Anthroposophischen Ärzteseminars an der Filderklinik (heute Eugen-Kolisko-Akademie) in den 1980er-Jahren eine ganze Generation von Medizinern. Seine gut verständlichen Vorträge und Aufsätze sind bis heute spannend zu lesen. Sie eröffnen einen ersten, unkomplizierten Zugang zur anthroposophischen Medizin und Menschenkunde. Der Reprint ist für Ärzte, Pharmazeuten, Therapeuten und Pflegende gleichermaßen eine anregende Lektüre.

Autor: Thomas McKeen (1953–1993), Arzt

c/o Gemeinschaftskrankenhaus Havelhöhe
Kladower Damm 221 · 14089 Berlin
Tel. +49(0)30/364 313 85 · Fax +49(0)30/364 325 89
salumed VERLAG

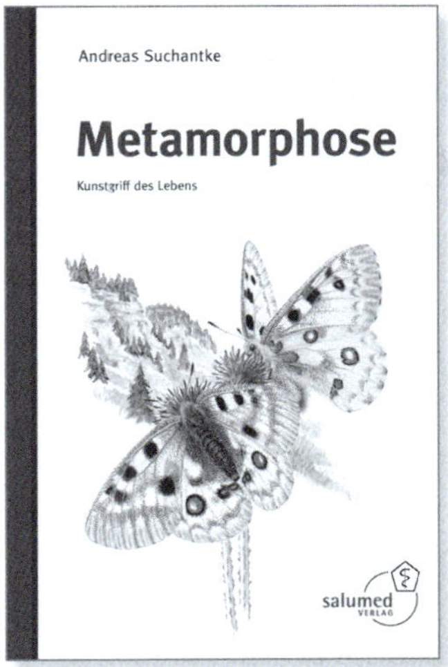

Reprint · 360 Seiten · Großformat
gebunden · 78 €
ISBN: 978-3-928914-36-9

ANDREAS SUCHANTKE

Metamorphose

Kunstgriff des Lebens

Pressestimmen zur 1. Auflage:

„Andreas Suchantke versteht es, immer wieder die Beziehungen zum Menschen herzustellen ... Mit diesem Buch ist ein großer Wurf gelungen, es setzt Maßstäbe und ist faszinierend, lehrreich und aufregend zugleich. Man möchte es nicht mehr aus der Hand legen. Wer sich mit dem Lebendigen befasst, muss dieses Buch besitzen."

Der Merkurstab 4/2003,
CLAUS RASMUS

„Suchantkes nahezu heilige Freude an der Natur geht still und heimlich auf den Leser über, der ihm gern in die unterschiedlichen Wahrnehmungsebenen folgt."

INFO3 10/2003,
KARIN HAFERLAND

Autor: Andreas Suchantke (1933–2014), Biologe

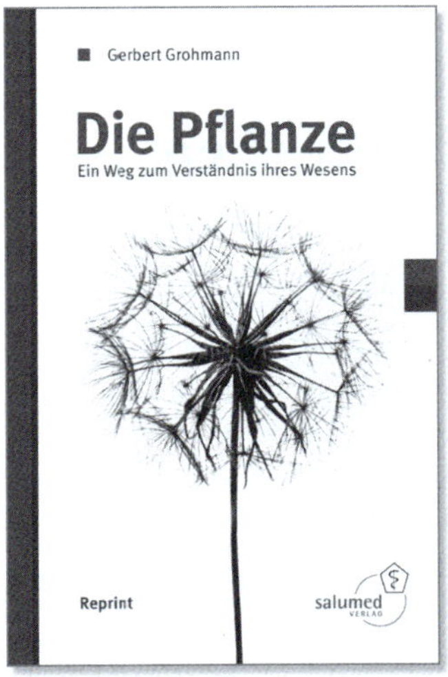

Reprint in einem Band
448 Seiten · gebunden · 48 €
ISBN: 978-3-9815535-0-5

GERBERT GROHMANN

Die Pflanze

Ein Weg zum Verständnis ihres Wesens

Die Pflanze, das Standardwerk der anthroposophisch-goetheanistischen Botanik von Gerbert Grohmann, wird mit dem vorliegenden Reprint – erweitert um eine Auswahlbibliographie neuerer Publikationen – allen Interessierten wieder zugänglich gemacht.

„In seinem Ideenreichtum, seiner Erfahrungsfülle und seiner mit ihm untrennbar verbundenen Originalität hat Grohmann zahllosen Naturfreunden, Naturwissenschaftlern, Ärzten und Pädagogen zu Verständniszugängen zu der uns begleitenden Pflanzenwelt verholfen."

PROF. DR. WOLFGANG SCHAD

Autor: Dr. Gerbert Grohmann (1897–1957), Botaniker

c/o Gemeinschaftskrankenhaus Havelhöhe
Kladower Damm 221 · 14089 Berlin
Tel. +49(0)30/364 313 85 · Fax +49(0)30/364 325 89
salumed
VERLAG

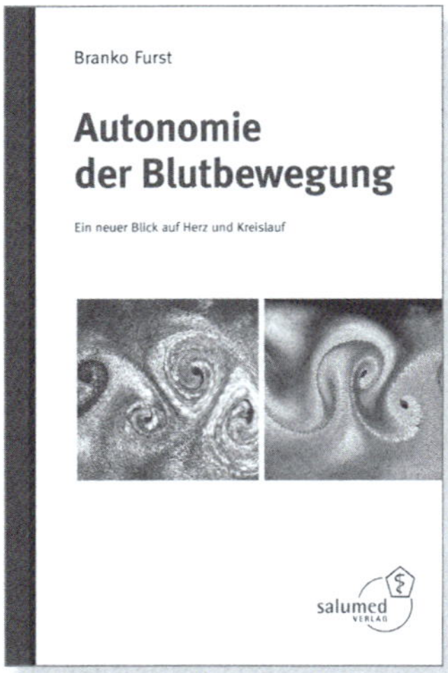

433 Seiten · gebunden · 78 €
ISBN: 978-3-928914-33-8

BRANKO FURST

Autonomie der Blutbewegung

Ein neuer Blick auf Herz und Kreislauf

Aus dem Inhalt:

Gibt es einen Kreislauf ohne Herz? · Das embryonale Herz ist keine peristaltische Pumpe · Experimente zu Zirkulationsstörungen · Das Herz als Druckerzeuger · Interaktion zwischen Herz und Gefäßen · Evolutionärer Gesichtspunkt zum rhythmischen System · Funktionelle Morphologie des Herzens · Kreislauf- und Atmungsfunktionen des Blutes · Kardiovaskuläre Reaktion bei körperlicher Aktivität · Hämodynamische Effekte der Aortenokklusion · Herzschlag und Atmung – eine Einführung in die funktionelle Chronobiologie · Der Effekt der Schwerkraft und der aufrechten Körperhaltung auf den Kreislauf · Das integrative Kreislaufmodell – eine Synthese

Geleitwort:

„Dr. Branko Furst hat eine bemerkenswerte Monographie ... verfasst ... In jedem Fall ist die von Herrn Dr. Furst verfolgte Theorie von erheblicher Bedeutung für die moderne Interpretation der Physiologie des Blutkreislaufs und sollte von jedem, der sich mit dieser Physiologie und seiner Pathologie befasst, also Ärzten, Grundlagenphysiologen und auch interessierten Kardiotechnikern, gelesen werden. Die Lektüre wird für alle ein erheblicher Kenntnisgewinn sein. Herrn Dr. Furst gebührt für diese Monographie großer Dank."

PROF. DR. MED. DR. H. C. ROLAND HETZER,
ehem. Ärztlicher Direktor und Direktor der Klinik für Herz-, Thorax- und Gefäßchirurgie am Deutschen Herzzentrum Berlin

Autor:

Prof. Dr. med. Branko Furst, MD, FFARCSI, Professor für Anästhesiologie, Albany Medical College, Albany, NY, USA

c/o Gemeinschaftskrankenhaus Havelhöhe
Kladower Damm 221 · 14089 Berlin
Tel. +49(0)30/364 313 85 · Fax +49(0)30/364 325 89

salumed VERLAG

Matthias Girke · Innere Medizin

MATTHIAS GIRKE

Innere Medizin

Grundlagen und therapeutische Konzepte der Anthroposophischen Medizin

Band 2

3., komplett überarbeitete und erweiterte Auflage

salumed
VERLAG

Bibliografische Information der Deutschen Nationalbibliothek
Die Deutsche Nationalbibliothek verzeichnet diese Publikation in der Deutschen Nationalbibliografie; detaillierte bibliografische Daten sind im Internet über http://dnb.d-nb.de abrufbar.

Kladower Damm 221, 14089 Berlin
www.salumed-verlag.de
info@salumed-verlag.de

3. Auflage 2020 **ISBN:** 978-3-928914-32-1

Bildnachweis Cover Band 1: Rudolf Steiner Archiv, Franz Pfluegl (Adobe Stock), Wala Heilmittel GmbH / Band 2: Rudolf Steiner Archiv, Larry Williams (Getty Images International/1039 25037), Wala Heilmittel GmbH

Autor: Dr. med. Matthias Girke
Lektorat: Hanna Wäckerle, Prof. Dr. Ulrich Meyer
Gestaltung: Nina Polumsky

Printed in Germany (druckhaus köthen GmbH & Co. KG)

Inhalt Band I

KAPITEL III

Die Krankheitslehre ... 57

KAPITEL IV

KAPITEL V

KAPITEL VI

KAPITEL VII

Wirksamkeitsnachweis und Nutzenbewertung ... 211

KAPITEL VIII

Akute und Chronische Entzündung: Von der Diagnose zur Therapie ... 229

Pneumologie 251

Kardiologie

KAPITEL XI

Arterielle Hypertonie ... 427

KAPITEL XII

Arterielle Hypotonie ... 475

KAPITEL XIII

Angiologie 485

KAPITEL XIV

Hämostaseologie 523

KAPITEL XV

KAPITEL XVII

Inhalt Band II

KAPITEL XVIII

KAPITEL XIX

KAPITEL XX

Hämatologie ... 1117

KAPITEL XXI

Schmerztherapie ... 1161

KAPITEL XXII

Schlafmedizin ... 1207

KAPITEL XXIII

Erkrankungen des Verdauungstrakts ... 1239

KAPITEL XXIV

Hepatologie 1331

KAPITEL XXV

Gallenwegserkrankungen 1367

KAPITEL XXIX

KAPITEL XXX

KAPITEL XXXI

Diskusprolaps 1585

KAPITEL XXXII

Palliativmedizin: Die therapeutische Begleitung des sterbenden Menschen 1597

KAPITEL XXXIII

Vom Mediziner zum Arzt . . . 1647

Anhang . . . 1681

Farbige Abbildungen . . . 1711

Abkürzungsverzeichnis . . . XLVII

Index . . . LI

Über den Autor . . . LXXXI

KAPITEL XVIII

Onkologie

1. Leitgedanken

Die Entwicklung der Onkologie erfolgt im Spannungsverhältnis eines partikularistischen und holistischen[1] Krankheitsverständnisses. So bestanden die ersten und nach wie vor entscheidenden therapeutischen Optionen in der *operativen Entfernung des Tumors*. Die Chirurgie fokussierte sich auf die somatische Karzinommanifestation. In eine ähnliche Richtung orientiert sich die *Strahlentherapie*, die allerdings darüber hinaus auch die pathologische Proliferation beeinflusst. Erst mit der Entdeckung der Zytostatika und damit der *Chemotherapie* als weiterer Säule in der Tumorbehandlungkommen Substanzen zum Einsatz, die mit der Replikation und damit den Lebensprozessen interagieren und die Proliferation hemmen. Mit der Einführung *endokriner* (z. B. beim Mamma- und Prostatakarzinom) und *antikörperbasierter Therapien* wird nun nicht mehr die zelluläre Funktion unmittelbar beeinflusst, sondern deren Regulation durch unterschiedliche „Botenstoffe". Damit stehen die „regulativen" und nicht zelluläre Faktoren im Vordergrund. Das therapeutische Spektrum weitet sich auf den organismischen Zusammenhang. Mit den zwischenzeitlich entwickelten *Checkpoint-adressierten Therapien* steht nun nicht mehr die Tumorzelle unmittelbar im Zentrum, sondern – im Sinne eines „Paradigmenwechsels" – die immunologische Reaktion des Organismus. Die onkologische Therapie hat sich also von der tumorbezogenen Chirurgie, und damit einem auf den physischen Körper orientierten Verfahren, über die Zytostase, die in die Lebensprozesse eingreift, zu den antikörperbasierten Therapien, welche die regulativen, orchestrierenden Prozesse beeinflussen, zu Interventionen in der eigentlichen immunologischen Reaktion erweitert, die zwischen Selbst und Nicht-Selbst unterscheidet. Diese vier therapeutischen Ansätze beeinflussen die Wesensgliederkonstellation des Menschen [→ Abb.].

Die *Misteltherapie* der anthroposophischen Onkologie integriert diese unterschiedlichen Behandlungsprinzipien: Seit vielen Jahrzehnten ist ihre zytotoxische wie auch immunologische, die Wärme anregende Wirksamkeit bekannt.

Gegenwärtig dominiert noch ein *partikularistisches Verständnis*: Die Krebserkrankung gilt überwiegend als *„Krankheit der Zelle"*. Das therapeutische Instrumentarium bezieht sich konsequenterweise auf die *zellulären Prozesse* und deren *Regulation*. Ihm steht ein *holistisches Bild* gegenüber, welches das Krebsleiden als *Krankheit des Menschen* begreift mit entsprechenden Konsequenzen für die Therapie.

Onkologisches Therapieprinzip	Interaktion mit den Wesensgliedern
Checkpoint-Inhibitoren	Aufhebung der tumorbedingten Immuntoleranz: Unterscheidung zwischen Selbst und Nicht-Selbst: *Ich-Organisation*
Targeted therapies wie Antikörper, Tyrosinkinase-Inhibitoren	Beeinflussung der Signaltransduktion: *astralische Organisation*
Chemo- und Strahlentherapie	Hemmung der Lebensprozesse: *Lebensorganisation (ätherische Organisation)*
Chirurgie	Intervention auf der Ebene des *physischen Körpers*

Onkologische Therapieprinzipien und ihre Beziehung zu den Wesensgliedern

2. Geisteswissenschaftliches Krankheitsverständnis

Mit der Tumorentwicklung kommt es zur *Desintegration* aus dem organismischen Zusammenhang und zur *Autonomisierung.* Die Lebensprozesse des proliferierenden Tumors haben sich aus dem Gesamtorganismus isoliert. Während sich normalerweise das Wachstum und die Proliferation der Gewebe in den Ordnungszusammenhang des jeweiligen Organs und schließlich des gesamten Organismus stellen [→ Abb.], dominiert beim Tumor die desintegrierte und ungezügelte Proliferation der Tumorzelle.

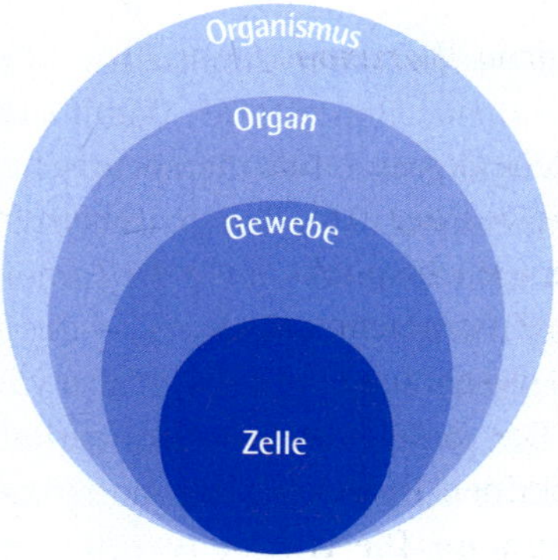

Ordnungshierarchie zellulären Wachstums: Zellteilung und Wachstum der Gewebe sind in den Gesamtorganismus integriert. Tumorwachstum entsteht durch Autonomisierung aus der integrierenden Lebensorganisation des Menschen.

Exkurs

Schon lange steht dem genetischen Erklärungsmodell ein systemisches als „morphogenetisches Feldkonzept“ gegenüber. „Cancer is no more a disease of cells than a traffic jam is a disease of cars.“[2] Zahlreiche Phänomene sprechen für diese systemische Sicht der Tumorgenese. So kommt es zur Promotion der Tumorentwicklung, wenn Zellen aus ihrem Gewebeverband isoliert werden. Umgekehrt entwickeln humane Melanomzellen einen „non-neoplastic phenotype“, wenn man sie in Zebrafischembryonen injiziert. „Tumor revision (e.g. observed when cancer cells are placed in normal embryonic environments) contradicts irreversible, cell-autonomous genetically-deterministic models of the origin of cancer“, fasste es Levin zusammen.[3]

Die holistische Betrachtungsweise führt zu der Frage nach dem *Wesen der Krebserkrankung.* Wie ändert sich die Wesensgliederkonstellation in der Tumorerkrankung und wie wird diese vom Patienten erlebt? Erkrankte berichten nicht nur von körperlichen Symptomen, sondern ebenso von der Erschöpfung der Lebenskräfte oder klagen über Müdigkeit und Einschränkungen ihrer mit der Wärme verbundenen Selbstwirksamkeit (häufiges Frieren). Die konsumierende Tumorbildung entwickelt sich wie eine Art „Organ" mit eigenständigen Stoffwechselprozessen, Angiogenese und tumorspezifischen immunologischen Veränderungen.[4] Sie verlangt ein *geisteswissenschaftliches Krankheitsverständnis,* das von der Krankheit der „Zelle" zur Erkrankung des Menschen führt und die Karzinogenese vor den Hintergrund der Dreigliederung und der Wesensglieder des Menschen stellt.

2.1 Metamorphose zwischen Sinnes- und Drüsenorganisation

Bösartiges Wachstum entsteht vielfach aus *drüsigem Gewebe.* So können sich gastrointestinal Karzinome im Rahmen der Adenom-Karzinom-Sequenz (s. u.) entwickeln. Aus drüsigem Ausgangsgewebe entstehen ferner das Mamma-, Lungen-, Pankreas-, primäres Leberzell- und Prostatakarzinom.

(Adeno-)Karzinome stehen mit der *Drüsenorganisation* in Beziehung.

Welche Gesetzmäßigkeiten charakterisieren nun die Karzinogenese und damit den Übergang von der exokrinen Drüse über das gutartige Adenom zum Adenokarzinom? Unter dem Gesichtspunkt der Dreigliederung des menschlichen Organismus erscheint in diesem Zusammenhang die *Metamorphose* zwischen der *Drüsen- und der Sinnesorganisation* wesentlich.[5]

Die *äußere Lokalisation* der zum Stoffwechsel-Gliedmaßen-System gehörenden exokrinen Drüsen weist bereits auf ihre metamorphotische Beziehung zur Sinnesorganisation. Die Tränendrüse des Auges, die Ohrspeicheldrüse und Spüldrüsen der Geschmackspapillen, die Drüsen der Nasenschleimhaut (Bowman-Drüsen) und schließlich die befeuchtenden Drüsen der sinnesempfindlichen Haut lassen die anatomische und funktionelle Beziehung zwischen diesen polaren Bereichen der Sinnes- und Drüsenorganisation erkennen.

Dieser Zusammenhang ist auch morphologisch zu finden: Exokrine Drüsen zeigen eine Einstülpung der Oberfläche, die der embryonalen golfartigen Einstülpung der großen Sinnesorgane entspricht.

Die *Beziehung* der *Drüsenorganisation (Stoffwechsel-Gliedmaßen-System)* zur *Sinnesorganisation (Nerven-Sinnes-System)* vermittelt die *Atmung (Rhythmisches System).*

Die *embryologische Entwicklung der Atmungsorganisation* ist durch die Metamorphose von exokriner Drüse und Sinnesorganisation bestimmt [→ IX. 2.4 Die Dreigliederung der Atmungsorganisation]. Die Lungenentwicklung beginnt als entodermale Ausstülpung und ähnelt histologisch einer exokrinen Drüse [→ IX. 2.3 Embryologie]. Ihr folgen nach der drüsenverwandten

Organanlage die sacculäre, terminale sowie alveoläre Phase und schließlich die „an und für die Luft" gebildete Lungenorganisation. Im oberen Menschen erreichen die Atemwege dann das Sinnessystem. Eindrucksvoll lässt sich hier der Übergang des respiratorischen Epithels der Atemwege in das Sinnesepithel der Riechschleimhaut verfolgen.

Mit der *Ein- und Ausatmung* entwickelt sich ein doppeltes Verhältnis zur Umwelt. Die Einatmung führt eine Außenweltqualität in das Innere, mit der Ausatmung teilt sich das Innere der Welt mit. Dieser Atmungsprozess lässt sich bis in die *intestinale Drüsenorganisation* verfolgen: Der überwiegend exkretorischen, „ausatmenden" Funktion der Krypten stellen sich die vor allem der Resorption, „Einatmung" dienenden Dünndarmzotten gegenüber. Es handelt sich also um eine Metamorphose des Atmungsprozesses im Flüssigen. Dabei stehen der abbauenden Tätigkeit der intestinalen Drüsen die aufbauenden Lebensprozesse der Zotten gegenüber.

Der Atmungsprozess erscheint auch in der *Sinnesorganisation.* Bei der Sinneswahrnehmung wird häufig ausschließlich die rezeptive Funktion, also ihr „Einatmen" beschrieben. Ihr steht eine „nach außen" orientierte seelische Aktivität, dem Ausatmen vergleichbar, gegenüber. Auf dieses *Atmen der Sinne* wies J. W. Goethe (1749–1832) in seiner Farbenlehre hin: „Das Auge hat sein Dasein dem Licht zu danken. Aus gleichgültigen tierischen Hilfsorganen ruft sich das Licht ein Organ hervor, das seinesgleichen werde, und so bildet sich das Auge am Licht fürs Licht, damit das innere Licht dem äußeren entgegentrete."[6]

Der Atmungsprozess wirkt somit bewusstseinsfern im flüssigen Element der Drüsenorganisation (Resorption und Sekretion). In der Lungenatmung erreicht er die Luft (Inspiration, Exspiration) und in der Sinnesorganisation schließlich das Licht, wobei diese Bezeichnung stellvertretend für die „erhellende", kurz lichtverwandte Qualität aller differenten Sinnesqualitäten steht.

Demnach entspricht das *„Einatmen"* der Sinne dem *rezeptiven,* das *„Ausatmen"* dem *intentionalen Wahrnehmen.*

Die metamorphotische Beziehung zwischen Drüse und Sinnesorgan führt auf die *seelisch-geistige Ebene.* Mit der Drüsensekretion geht das Begehren als Regung der seelischen Innenwelt einher. Demgegenüber ist das Atmen intensiv mit dem Fühlen verbunden, was sich in der Lautbildung offenbart. Mit der Sinneswahrnehmung entfaltet sich das gedankengetragene Wachbewusstsein. Die Metamorphose von der Drüsen- zur Sinnesorganisation begleitet seelisch betrachtet ein zunehmendes „Erwachen". Ihm liegt der beschriebene Wandel der Lebenskräfte in die Kräfte des Denkens zugrunde.

Zwischen den Innenerlebnissen der Drüsen- und der Sinnesorganisation besteht jedoch ein charakteristischer Unterschied: Der *„Selbstlosigkeit"* der Sinneswahrnehmung stellen sich die *innenweltbestimmten Empfindungen* und das *Begehren* gegenüber, welche die Drüsentätigkeit begleiten. Als Beispiel sei die Verschiedenheit der Seelenerlebnisse beim Sehen und dem von der Tränensekretion begleiteten Weinen genannt. Einem klaren, ungetrübten und „selbstlosen" Wahrnehmen der Außenwelt stellt sich der mit den Tränen hervorbrechende Schmerz der seelischen Innenwelt, das Wahrnehmen trübend, gegenüber. Innerhalb der Metamorphose des Atmungsprozesses, welche die Polarität zwischen Sinnes- und Drüsenorganisation vermittelt, findet sich demzufolge eine wesentliche Veränderung im Verhältnis von Innen- zu Außenwelt.

In den *Empfindungen*, welche die *Drüsenfunktion* begleiten, offenbart sich die *seelische Innenwelt*. In der *Sinnesorganisation* entwickelt sich demgegenüber größtmögliche *„Selbstlosigkeit"* im *Wahrnehmen der Welt*.

Die Drüsensekretion wird also von begehrenden Empfindungen der seelischen Innenwelt begleitet; in der Sinnesorganisation entwickelt sich demgegenüber eine weltoffene Seelenhaltung, in der das Eigene schweigen muss, um ungetrübt und „selbstlos" die Welt erfahren zu können [→ s. Abb.]. „Denn unsere Sinne wirken an unserem Leibe so, daß in dieser Sinneswirkung sich Selbstlosigkeit auspricht", formulierte es Rudolf Steiner.[7]

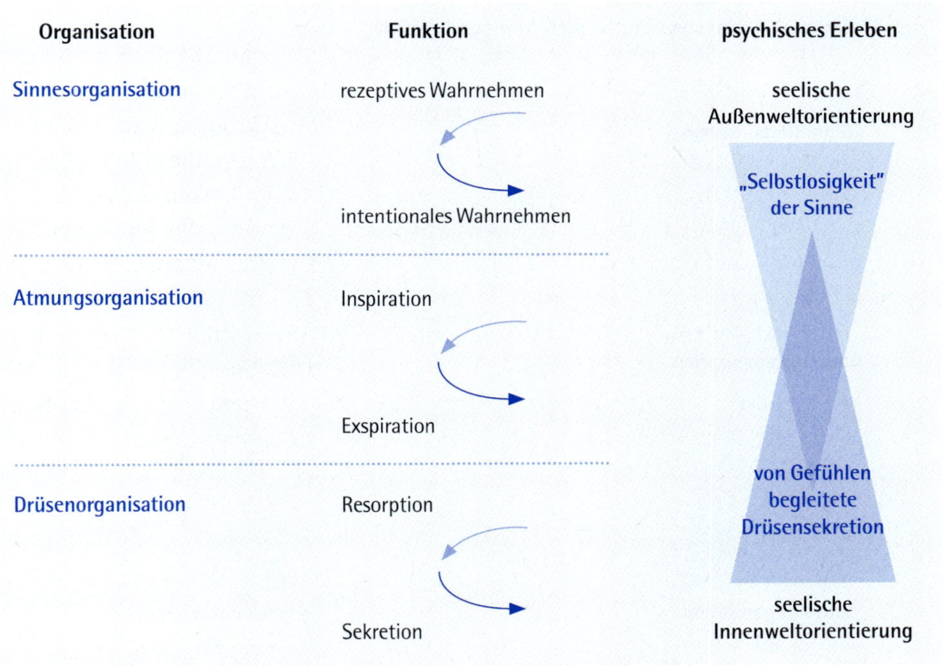

Metamorphose des Atmungsprozesses: Die Lungenatmung vermittelt zwischen dem „Atmen" der Sinne (Aufnahme der Sinnesqualität gegenüber dem intentionalen, nach außen gerichteten Wahrnehmen) und der Drüsen (Sekretion und Resorption).

2.2 Karzinogenese und die Dreigliederung des Organismus

Während die Sinnesorgane kaum über Regenerationsmöglichkeiten verfügen und demzufolge von der ätherischen Organisation weitgehend verlassen sind, finden sich bei den exokrinen Drüsen des Intestinaltrakts *umfangreiche Regenerationsprozesse* als Ausdruck der intensiven ätherischen Aktivität. Die Drüsenorganisation erscheint als eine durch die Lebendigkeit des Organismus verwandelte Sinnesorganbildung.

Die *exokrine Drüsenorganisation* ist die *physiologische Metamorphose* der *Sinnesfunktion* im *Stoffwechselsystem.*

Gibt es nun demgegenüber ein unphysiologisches Entstehen eines Sinnesprozesses im Stoffwechselsystem, das diese Metamorphose nicht durchläuft, sondern als „Sinnesorgan am falschen Ort" erscheint? Diese Frage gewinnt Bedeutung für das Verständnis der Krebskrankheit und führt zu einer ersten Charakteristik:

Das *Karzinom* entsteht im Bereich der *exokrinen Drüsen*, wenn die *Metamorphose* von der *Sinnesorganisation* über die *Atmung* bis zu der *Drüsenorganisation nicht regulär erfolgt*, sondern eine *Sinnesorganbildetendenz* unmittelbar in den Bereich der *exokrinen Drüse* als *„Sinnesorgan am falschen Ort"* dringt [→ Abb.].

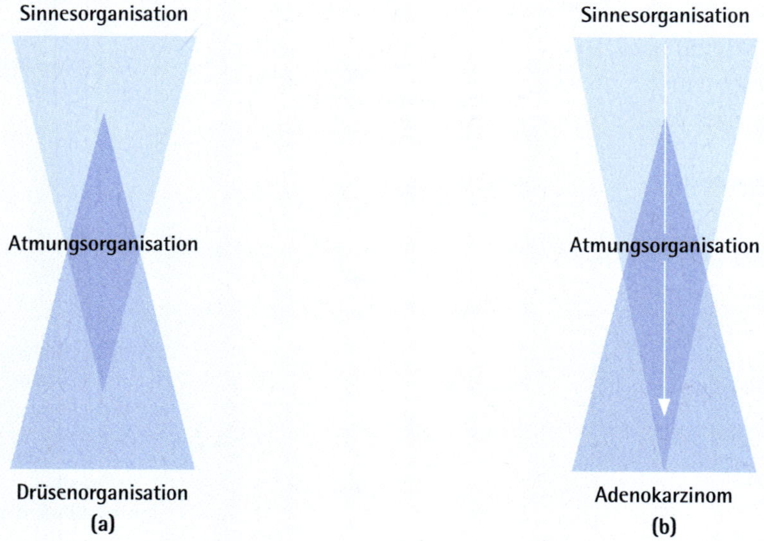

Karzinogenese: Physiologische Beziehung zwischen Drüsen- und Sinnesorganisation (a) und pathologische Dislokation (b) in der Dreigliederung des menschlichen Organismus

Damit ist der Tumor die *Dislokation* eines physiologischen Prozesses: Während die Sinnesorganisation im Bereich der inneren und äußeren Oberflächen, also der „Peripherie" des Organismus ihren physiologischen Ort hat, dringt diese Qualität mit der Krebserkrankung in die stoffwechselaktive Drüsenorganisation. „So paradox es klingt: Man muß sagen, daß in einem Gebiet des menschlichen Organismus, das in seiner normalen Organisation nur veranlagt ist, Drüsiges zu entwickeln, die Tendenz entsteht, hinzuführen zu einer Anlage eines Sinnesorgan-Bildeprozesses. Da lagert sich in gewisser Weise in die Epithelbildung die Tendenz ein, die sonst nur berechtigt ist im menschlichen Organismus da, wo sich die Sinne entwickeln."[8]

Auch für die *Patientenbegegnung* ist es wichtig, sich nach *Veränderungen der Sinneswahrnehmung* zu erkundigen. Recht häufig berichten die Betroffenen von einer Zunahme der Intensität verschiedener Sinneswahrnehmungen.

Kasuistik

Ein etwa 70-jähriger Patient kam mit abdominellen Beschwerden, zunehmender Hinfälligkeit und Gewichtsabnahme zur Aufnahme. In der Diagnostik zeigte sich eine *ausgeprägte Lebermetastasierung* bei *unbekanntem Primärtumor* (CUP-Syndrom). Der Patient klagte neben einer ihn quälenden *Schlaflosigkeit* über eine erhebliche *Geräuschempfindlichkeit*, verlangte daraufhin ein Einzelzimmer und konnte selbst in diesem die Geräusche des Stationsalltages kaum ertragen. Für ihn war die Abgrenzungsfähigkeit im Hörraum eine erhebliche Herausforderung und stand dem Leidensdruck nach gleichrangig neben den tumorbedingten Beschwerden.

Die sinnesorganähnliche „Offenheit" wird eindrücklich in Dichtungen von Rainer Maria Rilke (1875–1926) beschrieben, auf die Peter Selg[9] hinwies. Rilke schilderte im Zusammenhang mit seiner Leukämieerkrankung, die er wie einen Einweihungsweg erlebte, sein gesteigertes Wahrnehmungserleben.

Ich lebe in lauter Ungemach

Ich verrinne, ich verrinne
Wie Sand, der durch Finger rinnt.
Ich habe auf einmal so viel Sinne,
die alle anders durstig sind.
Ich fühle mich an hundert Stellen
Schwellen und schmerzen.
Aber am meisten mitten im Herzen.[10]

Ein Zusammenhang der Krebserkrankung mit der Sinnesorganisation wurde auch für das *Mammakarzinom* beschrieben. Hier zeigte eine Studie, dass Blinde um 20 bis 50% seltener an einem Mammakarzinom erkranken. Umgekehrt geht Lichtexposition in der Nacht mit einem erhöhten Erkrankungsrisiko einher, wobei hier die Störungen des physiologischen Rhythmus in der Tages- und Nachtwirksamkeit der Wesensglieder eine bedeutsame Rolle spielen: „Several observational studies showed that outdoor ALAN (artificial light at night) levels are a risk factor for breast cancer and reported that indoor light intensity and individual lighting habits were relevant to this risk."[11] Auch besteht bei Nachtdienstarbeiterinnen, die nicht in die Dunkelheit des Schlafes eintreten können, ein tendenziell erhöhtes Mammakarzinomrisiko.[12,13]

Exkurs

Auf der anderen Seite hat das *Licht* am Tag eine *protektive und heilende Wirkung*. So mindert die Sonnenlichtexposition das Erkrankungsrisiko für z. B. Kolon- und Mammakarzinom [→ 2.4.6 Tumor und Licht].[14] Sonnenlicht sollte also keineswegs als

„karzinogen" gelten. Die auf die Bewusstseinswelt bezogene Wirksamkeit des Lichtes, die uns den Tag erhellt, ist somit von ihrer somatischen zu unterscheiden. Auf die entsprechenden Untersuchungen auch im Zusammenhang mit dem Vitamin D geht der Abschnitt [→ 5.5.5 Einflussfaktoren für das Mammakarzinom] ein.

Während des Krankheitsverlaufs kann also eine wesentliche *Metamorphose der Sinneswahrnehmung* entstehen und zu der Frage führen, welche neuen Qualitäten sich dieser „Sinnesorganbildung" erschließen. Einige Patienten berichten, dass sie Bedeutung und Wesen des in ihrer Umgebung Erlebten viel stärker erfahren als dessen äußere, der Sinneswahrnehmung zugängliche Erscheinung. Kleinigkeiten bekommen eine vorher nicht erfahrene Bedeutung. Die Patienten erahnen die verborgenen Seiten der Welt, die zu ihrem geistigen Wesen gehören.

Kasuistik

Eine ca. 50-jährige Frau leidet an einem weit fortgeschrittenen *Ovarialkarzinom.* Nach der initialen OP mit nachfolgender Chemotherapie dauerte es wenige Jahre bis zum Rezidiv. Nun stellte sich die Frage einer erneuten chemotherapeutischen Behandlung in palliativer Indikation. Nach anfänglicher Unsicherheit entstand in Abwägung unterschiedlicher Gesichtspunkte ein klares Nein zur Chemotherapie.
In der folgenden Zeit zeigte sich eine für die Behandelnden eindrückliche Entwicklung. Äußerlich kam es zunehmend zu körperlichen Funktionsverlusten. Es bildete sich eine Beinvenenthrombose bis in die Cava reichend, später ein Ileus. Gleichzeitig sahen wir eine *beeindruckende innere Entwicklung* dieser Patientin. Wir gewannen den Eindruck, dass sich innerlich eine umfassende Frucht vor dem Hintergrund eines dahinwelkenden Leibes bildete und sich ein innerer Heilungsvorgang vollzog, der – in eine weite Zukunft weisend – nun bald den erkrankten Leib nicht mehr nötig haben würde. Auf die entsprechende Bitte hin fasste diese Patientin ihr inneres Erleben, das auch eine andersartige Sinneswahrnehmung einschloss, in die folgenden Worte:
„Während der Körper immer schwächer wird und mehr versagt, gibt es mit dem Geist ganz neue Erfahrungen. Die Dinge werden klarer, rücken näher an einen heran und beginnen sogar, eine ungewohnte neue Sprache zu entwickeln. Ich bin überrascht und glücklich. Es gibt mir Kraft und Zuversicht und ich empfinde es wie eine Liebesbotschaft aus der anderen Welt. Ein Lichtreflex gegenüber meinem Bett an der Zimmerwand z.B. oder ein Baum. Einmal auf einer Terrasse des Krankenhauses sitzend, mit Blick in den schönen Laubwald, kam mir ein Baum auf erstaunliche Weise nahe und es entstand so etwas wie ein Zwiegespräch. Leider wurde das einzigartige schöne Erlebnis durch die Ansprache einer Patientin gestört, die sich auch nicht ohne Weiteres abschütteln ließ.

D u l i e b e r B a u m !

Ich umarme dich
Mein stiller Freund
Wie oft habe ich dich
Schon gesehen und doch nicht,
bin an dir vorbeigelaufen
und hab dir nicht
für deine stille
Freundschaft gedankt,
Ja dich hätte ich
lieben sollen und
nicht den falschen Freund.
Nun bist du ein Stück
von mir
und ich ein Teil von dir.

Selbst ans Bett gefesselt, kann man noch neue Erlebnisse und Erfahrungen machen, die tief im Inneren zu einem Glück verhelfen, das man nicht für möglich hält und was völlig unabhängig von einem funktionierenden Körper ist. Also kann der Geist völlig frei und unabhängig vom Körper existieren. Er ist nicht betroffen von dessen Zerfall.

Der Leib neigt sich zur Erde,
denn er ist müd und schwer.
Er war auf ihr des Geists Bekleider,
das will er nun nicht mehr.
So gibt er frei, was ihn beseelt, belebt.

Dem Geist, dem wachsen Flügel
Ohne die kranke Last.
Er fühlt sich frei und leichter,
ist er zu Hause fast."

Im Zusammenhang mit der Krebserkrankung entstand eine *Fähigkeit des Wahrnehmens*, die sich dem Wesen und nicht nur seiner äußeren Erscheinung zuwendete. Aus dem Schauen mit den Sinnen entwickelte sich das „Geist-Erschauen"
[→ 3.8.7 Geistige Aufgabenstellungen].

Onkologische Patienten erleben die veränderte Wirksamkeit der Wesensglieder unmittelbar: Tumormanifestationen im physischen Leib führen zu körperlichen Veränderungen. Des Weiteren beschreiben sie eine reduzierte Vitalität und zahlreiche Veränderungen der Lebensprozesse (Appetit, Verdauung etc.). Aber auch das seelische Befinden erscheint oftmals anders: Patienten klagen über Müdigkeit, vielfach entwickelt sich Angst, und auch die Depression gehört zu den wesentlichen, therapeutisch relevanten Herausforderungen. Schließlich geht es um die Selbstwirksamkeit des Patienten, die es zu unterstützen gilt. Erst die Berücksichtigung dieser verschiedenen Ebenen macht das Krankheitsverständnis und die aus ihm folgende Therapie patientenzentriert und damit auf den gesamten Menschen ausgerichtet.

Die Charakterisierung der Krebserkrankung als „Sinnesorganbildung am falschen Ort" leitet nun zur Wirksamkeit der Wesensglieder innerhalb der Karzinogenese über. Die astralische Organisation moduliert den Funktionsstoffwechsel und damit die Lebensprozesse der *exokrinen Drüse*, indem das seelische Erleben in einem engen Zusammenhang mit der Drüsenfunktion steht (z. B. „Appetitsaft").

Das *geistige und seelische Wesen* (Ich- und astralische Organisation) sind physiologischerweise *intensiv* mit der *Drüsenfunktion verbunden* [→ 5.1.1 Drüsenorganisation und Karzinom].

Für die *Sinnesorganisation* gelten diesbezüglich andere Verhältnisse. Der selbstvergessen wahrnehmende Mensch ist nicht mehr „bei sich", sondern ganz der Welt zugewandt und hingegeben. Der Gesichtsausdruck beim Staunen ähnelt deshalb demjenigen des schlafenden Menschen. In der Sinneswahrnehmung lösen sich Geist und Seele, also Ich- und astralische Organisation, „schlafähnlich"[15] aus der ätherischen und physischen Organisation und wenden sich dem Umkreis zu. Wir unterscheiden demzufolge eine Aktivität der Ich-Organisation im Organismus, die im Zusammenhang mit der *intestinalen Drüsenfunktion* das Fremde der Nahrung abbaut und überwindet, bevor die Resorption erfolgt. Im Sinnessystem befreit sich demgegenüber die Ich-Organisation aus dieser stoffwechselaktiven Wirksamkeit und verbindet sich mit dem Umkreis. Aus ihrer organismischen Wirksamkeit entsteht eine der Peripherie zugewandte, aus dem „zentralen", mit dem Leib verbundenen Ich ein „peripheres".

Bei der *Karzinogenese* als *„Sinnesorganbildung am falschen Ort"* zieht sich das *seelisch-geistige Wesen* des Menschen in einem umschriebenen Bereich des menschlichen Organismus aus der *physiologischen Verbindung mit der ätherischen und physischen Organisation* zurück. Es entwickelt sich damit eine für das *Sinnessystem charakteristische Wesensgliederkonstellation.*

„Wenn irgendwo im menschlichen Organismus, wo keine Sinnesorganisation sein sollte, die Tendenz zu einer Sinnesorganisation auftritt – und an jedem Teil des menschlichen

Organismus kann die Tendenz auftreten ... dann sieht man ... wie physischer Leib und Ätherleib auf einer Seite, Astralleib und Ich auf der anderen Seite, auseinanderfallen.“[16]

Damit besteht eine Wesensgliederkonstellation, die in gewisser Weise dem Schlaf entspricht.

Am *Ort* der *Karzinomentwicklung „schläft“* der *Mensch.*

Auch unter dem Aspekt des Bewusstseins erscheint die Polarität zwischen der schmerzhaften Entzündung und dem *unbemerkten, „verschlafenen“ Karzinomwachstum.* Möglicherweise steht das dosisabhängig erhöhte Krebsrisiko, das für den Hypnotika-Gebrauch vorliegt, in diesem Zusammenhang[17]: Wenn die astralische und die Ich-Organisation zur Schlafinduktion medikamentös aus ihrem Zusammenhang mit der ätherischen und physischen Organisation gezwungen werden, so steigt das Karzinomrisiko, und zwar offensichtlich unabhängig von dem eingesetzten Hypnotikum.
Für die veränderte Wirksamkeit der Wesensglieder bei der Karzinogenese ergibt sich die folgende Zusammenfassung:

In der *physischen Organisation* findet sich häufig eine *Sklerose-* und *Verhärtungstendenz* mit palpatorisch derbem Tastbefund. Es entwickelt sich eine Prädominanz des Physischen, eine „Revolution physischer Kräfte“[18] an einem Ort, der sonst den differenzierten Lebensprozessen unterliegt. Einige Tumore zeigen sogar Verkalkungen (z.B. „Mikrokalk“ beim Mammakarzinom, Calcifikate u.U. beim Schilddrüsen- und Nierenzellkarzinom). Morphologisch führt der einstülpende, infiltrativ wachsende und nach zentripetal ausgerichtete Krankheitsprozess zu der exulzerierenden Tumorgestalt. Die Bezeichnung *„Raumforderung“* weist auf diese physische Ebene der Krebsmanifestation hin.

In der *ätherischen Organisation* bleiben *Lebenskräfte der Drüsenorganisation* ungenutzt, indem sich der astralische Leib aus seiner Aktivität im Funktionsstoffwechsel löst. Diese nicht genutzten Lebenskräfte bilden die Grundlage für die am unphysiologischen Ort auftretende Proliferation. Es entwickelt sich im Tumor die Dominanz des Ätherischen, die der Terminus der *„Neoplasie“* bezeichnet.

Die *astralische Organisation* löst sich aus der Verbindung mit den unteren Wesensgliedern heraus, prägt nicht mehr die urbildartigen Gesetzmäßigkeiten in die Lebensprozesse ein und gestaltet nicht länger das proliferierende Wachstum. Es entstehen eine zunehmende *Entdifferenzierung* und Mangel an Apoptose. Zu der Pathologie der wuchernden Lebensprozesse stellt sich die *Pathologie der Form.*

Form und Gestalt des menschlichen Körpers weisen auf die Ich-Organisation, werden durch sie geprägt und erhalten [→ XXIX. 2.2 Die Polarität im Knochensystem]. „Die ganze Form des menschlichen Organismus [ist] ein Ergebnis der Ich-Organisation“, charakterisierte es Rudolf Steiner.[19] Die astralische Organisation trägt Gestaltungskräfte in die ätherische Organisation, die Ich-Organisation individualisiert sie. Diese Qualitäten der Form und Gestalt des menschlichen Organismus sind besonders im Bereich des Gesichts zu bemerken: auf der einen Seite haben wir den allgemeinen Bauplan des menschlichen Antlitzes, auf der anderen seine individuelle Gestaltung als Ausdruck der Individualität. „Es ist der Geist, der sich den Körper formt“, formulierte es Friedrich Schiller (1759–1805).

Die maligne Infiltration zerstört die Struktur des menschlichen Organismus. Die *Ich-Organisation* wirkt nicht mehr ausreichend, sondern entwickelt eine für die Sinnesorganisation typische umkreisorientierte Aktivität.

Malignität steht in Zusammenhang mit der Zerstörung menschlicher Form als Ausdruck der zu gering wirksamen, strukturbildenden Ich-Organisation [→ Abb.].

Aus dieser Wesensgliederkonstellation lässt sich der Heilbedarf des Patienten ablesen: Er besteht letztlich darin, die peripher wirkende *Ich-Organisation* wiederum in den Organismus zu führen. Die unterschiedlichen Therapien, die sich auf die Tumormanifestation, deren enthemmte Lebensprozesse und die Beeinflussung der Proliferation sowie auf die immunologischen Funktionen beziehen, müssen sich mittelbar oder unmittelbar an diesem Ziel orientieren. Dabei steht die *Wärme* durch ihre Beziehung zur Ich-Organisation [→ II. 1.5 Das Ich] im Fokus der Therapie.

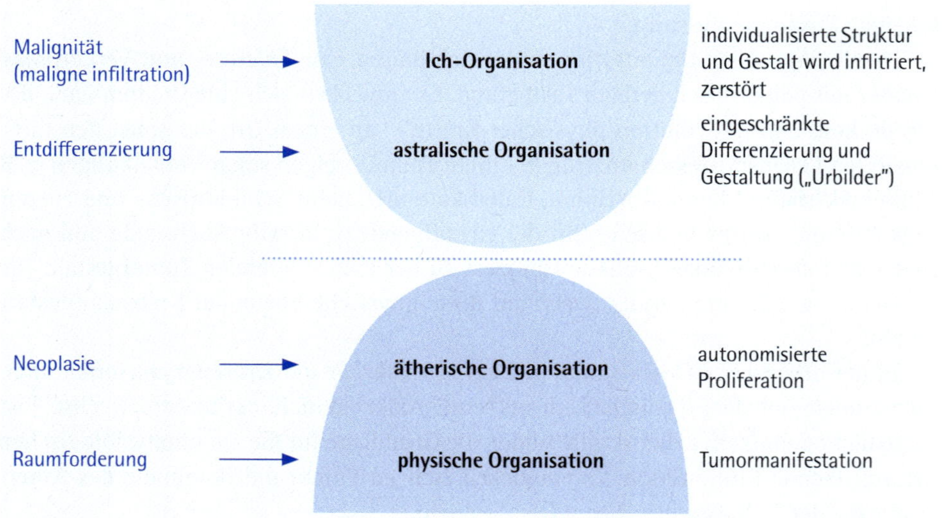

Wesensgliederwirksamkeit beim Karzinom. In der Tumorentwicklung lösen sich die oberen Wesensglieder von den unteren: Es bildet sich die physische Raumforderung des Tumors mit ihren autonomisierten Lebenskräften, andererseits Entdifferenzierung und maligne Infiltration.

2.3.1 Tumorimmunologie und Ich-Organisation

Die *Ich-Organisation* gestaltet den Organismus und bildet seine Form. Die individuelle Gestalt des Gesichtes bis zur individuellen Differenzierung der Gewebe (Histokompatibilität) erscheint als Ausdruck des einmaligen geistigen Wesens des Menschen. Bei der Tumorentwicklung kommt es zu einer Einschränkung dieser formenden Kraft der Ich-Organisation, die auf der zellulären Ebene z. B. zum „loss of MHC-complex" als individualisierender Struktur führt. Aber nicht nur die mit dem Nerven-Sinnes-System verbundene *gestaltende Wirksamkeit* der Ich-Organisation [→ II. 1.7 Tages- und Nachtwirksamkeit der Wesensglieder; VIII. 2. Physiologie der Entzündung] ist im Rahmen der Tumorentwicklung gemindert, sondern auch ihre *entzündliche und immunologische Wirksamkeit* (Stoffwechsel-Gliedmaßen-System der immunologischen Prozesse). So schwindet die immunologische „Erkennbarkeit" des Tumorgewebes[20] und mit ihr die salutogenetischen Entzündungsprozesse, die sich der Karzinogenese entgegenstellen [→ 2.4 Entzündung und Karzinom].

Bei der *Tumorentwicklung* ist nicht nur die gestaltende, sondern auch die entzündlich-wärmeverbundene Wirksamkeit der *Ich-Organisation* eingeschränkt.

Der Tumor entwickelt eine immunsuppressive Mikroumgebung im Zusammenhang mit der veränderten Wesensgliederwirksamkeit. Sie gleicht der Embryonalentwicklung: Auch hier kommt es frühzeitig zu einer lokalen Immuntoleranz, welche die Embryogenese überhaupt erst ermöglicht. Die Tumorbildung zeigt unter vielen Gesichtspunkten Ähnlichkeiten mit der Embryonalentwicklung, jedoch am falschen Ort und zur falschen Zeit.

Immuntoleranz kann durch Einschränkung des immunologischen Erkennens oder der immunologischen Reaktionen und abbauenden Stoffwechselprozesse entstehen. Das *immunologische Erkennen* (Qualitäten des Nerven-Sinnes-Systems) wird durch die Ausbildung eines immunsuppressiven „tumor microenvironments" (Immunostat der Tumorumgebung) eingeschränkt. Tumorantigene sind dadurch nicht zu erkennen mit der Folge, dass die gerichtete entzündliche Immunreaktion abgeschwächt oder inhibiert ist. Der Tumor kann sogar das Immunsystem auf Prozesse umpolen, die nicht ihn, sondern stattdessen den eigenen Organismus angreifen.

Exkurs

Während CTLA-4 (cytotoxic T-lymphocyte antigen 4) nur auf T-Lymphozyten exprimiert wird und ihre frühe immunologische Aktivität betrifft, exprimieren zahlreiche Zelltypen PD-L1 (programmed cell death ligand 1) physiologischerweise, was sich in Plazenta, vaskulärem Endothel, Inselzellen des Pankreas, Muskulatur, Hepatozyten, Epithel, mesenchymalen Stammzellen, B- und T-Lymphozyten, dendritischen Zellen, Makrophagen sowie Mastzellen zeigt. Interferon-gamma induziert in der Mucosa PD-L1, um eine überschießende Aktivität zytotoxischer T-Zellen bei chronischer Entzündung oder autoimmunen Reaktionen zu verhindern. PD-L1 unterdrückt über eine Bindung an PD-1 auf Lymphozyten ihre Proliferation und wirkt damit begrenzend auf die Lebensprozesse („programmed cell death"). Tumorzellen „übernehmen" diese physiologischen Eigenschaften, um ein imunsuppressives Mikromilieu zu erzeugen.[21] So exprimieren besonders tumorinfiltrierende Lymphozyten (TILs) PD-1, welche die PD-1-Liganden (besonders häufig durch solide Tumore wie Melanom, Ovarial-, Lungen- und Nierenkarzinom, aber auch andere Entitäten exprimiert) inhibieren.[22] Weitere Prozesse der Immuntoleranz reichen bis zum epigenetischen Silencing (z. B. Verlust der HLA class-I Expression (MHC-II)).[23]

Auf der anderen Seite kommt es zur Unterdrückung der durch das immunologische Erkennen eingeleiteten *Entzündungsprozesse* (Qualitäten des Stoffwechsel-Gliedmaßen-Systems). Insofern gibt es hinsichtlich der Immuntoleranz tumorbezogene Einflüsse, in denen die unphysiologische Wesensgliederkonstellation des Tumors als „peripheres" Ich die immunologische Toleranz erzwingt, oder reduzierte Möglichkeiten des Patienten selbst, auf die tumorbedingte Fremdqualität „entzündlich" zu reagieren. In diesem Zusammenhang fällt in der Anamnese das seltene Fieber auf. Genauso ist auf das seelische Befinden zu achten, indem jede in die Anspannung und Bewusstseinsentwicklung gehende astralische Aktivierung die immunologischen Lebensprozesse einschränkt. Damit haben rhythmische Prozesse, wie z. B. das Wachen und Schlafen, in der Behandlung des Patienten eine große Bedeutung.

Die *Ich-Organisation* zieht sich aus ihrer gestaltenden und stoffwechselaktiven Tätigkeit im Organismus zurück: Sie *entwickelt keine ausreichende organismische Wirksamkeit*, sondern wird zum „peripheren Ich": *Entdifferenzierung* und *peritumorale Immunsuppression* treten auf.

Exkurs

Für die Tumor-assoziierte Immunsuppression scheint der Tryptophanstoffwechsel von Bedeutung zu sein. Beim Tryptophan handelt es sich eine essenzielle Aminosäure. Besonders tryptophanreich sind Sojabohnen, Cashew-Kerne, Kakao, Hafer, auch Schweinefleisch und Hähnchenbrustfilet. Der Organismus bildet aus dem Tryptophan Serotonin und daraus wiederum Melatonin, also Hormone, die mit der astralischen Organisation in Beziehung stehen [→ 5.14.2. Malignes Melanom]. Umgekehrt führt der Abbau zu NAD (Beziehung zum Energiestoffwechsel) und weiteren Metaboliten, die man als Kynurenine bezeichnet. Geschwindigkeitsbestimmend ist dabei der initiale Schritt durch Dioxygenasen, wie die Indol-2,3-Dioxygenase (IDO). Kynurenine können eine Immunsuppression induzieren.[24] So wies man in Tierversuchen nach, dass IDO in der Plazenta aktiv ist und zur Immuntoleranz gegenüber dem Fötus führt. Rezeptorvermittelt (Arylhydrocarbonrezeptor, AHR) kommt es offensichtlich zur Tumor-assoziierten Immunsuppression mit Induktion regulatorischer T-Lymphozyten, Hemmung proinflammatorischer T-Helfer- und der Regulation dendritischer Zellen. Demgegenüber gibt es experimentelle Hinweise, dass eine IDO-Inhibition zur Wiederherstellung der Anti-Tumor-Immunität führt.[25] Tryptophan und seine Metabolite dienen der astralischen Wirksamkeit. Offensichtlich ist der Tryptophanabbau zu Kynureninen Ausdruck des sich aus dem Stoffwechselsystem zurückziehenden astralischen Leibes.

Die *Lösung der astralischen* und *der Ich-Organisation* aus dem Organismus führt zur Verminderung und schließlich *Suppression immunologischer Prozesse*. Umgekehrt ist ihre vermehrte Wirksamkeit mit der Wiederherstellung der immunologischen Funktionen verbunden.

Tumor und Embryonalentwicklung

Für die *Embryonalentwicklung* ist die periphere Wirksamkeit der Wesensglieder physiologisch.[26] Diese ergreifen von Gastrulationsvorgängen begleitet erst schrittweise den werdenden Organismus. In der Embryogenese sind die Wesensglieder zunächst mit dem Umkreis und den embryonalen Hüllen verbunden. Ernährung, Atmung, Bluzirkulation, ja sogar der Zeitpunkt der Geburt werden durch sie ermöglicht und beeinflusst. Mit der Geburt stellen die embryonalen Hüllen den ersten „Leichnam" dar, den die Wesensglieder verlassen, sie fassen nun den kindlichen Organismus. In der ersten Kindheit leben die Wesensglieder aber noch im Umkreis, brauchen einen „sozialen Uterus" in der menschlichen Umgebung und entwachsen erst langsam diesen „Hüllorganen", um ein eigenständiger, zur Verantwortung befähigter Mensch zu werden.

Die periphere Wesensgliederwirksamkeit in der Embryonalentwickung geht mit der dominanten Ausbildung des Nerven-Sinnes-Systems einher. Im Zusammenhang mit der Tumorentstehung zeigt sich eine *Karikatur embryonaler Entwicklungen.* Es wird ein Organismus im Organismus „geboren". Unter diesem Gesichtspunkt stehen die unterschiedlichen Tumormanifestationen und auch die Metastasierung in einem größeren funktionellen Zusammenhang und sind nicht nur akzidentelle „Absiedlungen". Die oftmals gemachte Beobachtung, dass operative Eingriffe das Gesamtsystem einer metastasierten Grunderkrankung verändern, erfährt dadurch eine Beleuchtung. Zahlreiche Phänomene weisen auf diese bereits von Steiner erwähnte Beziehung der Onkogenese zur Embryonalentwicklung. So stehen das Carcinoembryonale Antigen (CEA) und das alpha-Feto-Protein (AFP), das von der Mehrzahl metastasierter kolorektaler Karzinome exprimierte onko-fetale Antigen, mit der embryonalen Leibbildung und ihrer Wesensgliederkonstellation in Zusammenhang. Eine persistierende und ihrem Wesen nach karikierte Embryonalentwicklung mit peripherer Wesensgliederwirksamkeit entsteht anachronistisch in einem Bereich des menschlichen Organismus, der physiologisch eine Stoffwechselaktivität, oftmals im Sinne der exokrinen Drüsen entwickeln sollte.

Der *Tumor* entwickelt nicht nur eine *autonome Sonderstellung* im Körper (Raum), sondern auch eine solche in der *Zeit.*

Eine wichtige Konsequenz ist somit die notwendige Verstärkung der Ich-Organisation im Organismus und die Förderung der Selbstwirksamkeit, welche die Arzneitherapie, körperorientierte Verfahren, die Heileurythmie, Kunst- und Psychotherapie leisten. Schon länger ist eine Prognoseverbesserung bei hoher Selbstregulation und damit Wirksamkeit der Ich-Organisation bekannt.[27] Für unterschiedliche Tumorentitäten ist darüber hinaus die Zunahme der Selbstregulation unter Misteltherapie belegt.[28] Sie trägt auch zu einer Aufhebung der peritumoralen Immunsuppression bei (Stimulation der Reifung dendritischer Zellen).[29]

2.3.2 Wesensgliederwirksamkeit im peritumoralen Milieu

Die Wirksamkeit der Wesensglieder vermittelt sich z. T. über das peritumorale Gewebe. Autonomie des Wachstums bedeutet in diesem Sinne Desintegration aus dem organismischen Gestaltzusammenhang, der die zellulären Lebensprozesse in die Gesamtheit des Organismus integriert und der gestaltenden Aktivität der Wesensglieder entspricht [→ Abb]. Diese aufbauende und gestaltende Nachtwirksamkeit der Wesensglieder ist in der Onkogenese eingeschränkt. Umgekehrt ist sie besonders intensiv in der Embryonalentwicklung. Hier findet sich kein entdifferenziertes Wachstum wie beim Malignom („cancer – a problem of geometry“[30]) als Karikatur embryonaler Qualitäten, sondern es zeigen sich differenzierte und gestaltete Lebensprozesse. Diese Gestaltungskräfte können sogar Tumorzellen normalisieren: Humane Melanomzellen bekommen einen non-neoplastischen Phänotyp, wenn man sie in Zebrafischembryonen injiziert und formen Tumore, wenn dies zu einem späteren Zeitpunkt, nach der Organogenese geschieht.[31] Zahlreiche Phänomene weisen darüber hinaus auf die Bedeutung des peritumoralen Gewebes für die Tumorentwicklung. „Indeed, it might be more appropriate to search for the reason for age-related changes in cancer incidence at the level of the response to the *stromal cell* to carcinogens, rather than merely the *tumour cell* itself.“[32]

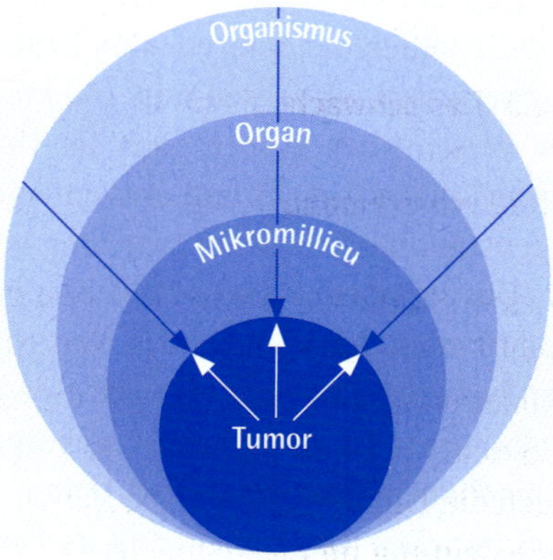

Eingeschränkte organismische Gestaltung gegenüber autonomisierter Proliferation in der Tumorentwicklung

Insofern ist im Rahmen der Tumortherapie auf das peritumorale Gewebe zu achten, dass z.B. die oftmals erforderliche Strahlentherapie massiv beeinträchtigt (mit möglicherweise klinisch relevanten Auswirkungen[33], Gewebeseneszenz und u.U. kanzerogener Wirkung). Auf der anderen Seite verstärkt insbesondere die intra- bzw. periläsionale Viscum album (VA)-Therapie die peritumorale entzündliche Reaktion und erzeugt einen „Wärmemantel“.[34] Wärme verbessert immunologische Funktionen und trägt zur Überwindung des Tumorescapes bei. Tumorremissionen unter Misteltherapie erfolgten v.a. im Zusammenhang mit der intraläsionalen VA-Applikation.

Darüber hinaus ist auf die tumorrelevanten Effekte von Arzneimitteln zu achten, die das schwache Eingreifen der astralischen und der Ich-Organisation weiter vermindern. Auf die Hypnotika wurde bereits hingewiesen. Für die Opiate bestehen widersprüchliche Ergebnisse.[35] Vermutlich kommt auch ihnen eine derartige Nebenwirkung zu, da sie die Wesensglieder schlafähnlich aus dem Organismus lösen. Das dürfte sich allerdings unterschiedlich auf die Tumorerkrankung auswirken. Im Schmerz metamorphosieren sich Lebens- in Bewusstseinskräfte. Insofern kann es zu Einschränkungen der immunologischen Lebensprozesse mit schmerzinduzierter Immunsuppression kommen. In dieser Situation bessert eine Opiattherapie möglicherweise immunologische Funktionen. Kommt es aber nicht nur zu einer Befreiung der astralischen Organisation, die sich im Schmerz zu stark mit dem Organismus verbindet, sondern darüber hinaus zu ihrer Lösung aus dem Leib, so folgen Immunsuppression und Förderung des Tumorwachstums. Dementsprechend stimuliert Morphin einer Studie von Gupta et al.[36] zufolge die endotheliale Proliferation, Angiogenese und den Zellzyklus.[37] Auch Narkose und Hypothermie können das Tumorwachstum negativ beeinflussen und immunsuppresiv wirken.[38] Es existieren allerdings noch keine ausreichend gesicherten Ergebnisse.

2.3.3 Das schwache Eingreifen der oberen Wesensglieder bei der Krebserkrankung

Der *Krebserkrankung* liegt ein *zu geringes Eingreifen der oberen Wesensglieder* zugrunde.

In einer Studie zur autonomen Regulation (aR) auf der Grundlage der *Anamnesefragen Rudolf Steiners* [→ III. 3. Die Anamnesefragen] dokumentierten Kröz et al. bei Frauen mit Mammakarzinom und bei anderen Tumorerkrankungen (aber nicht bei Patienten mit kolorektalem Karzinom) gegenüber einer gesunden Kontrollgruppe eine geringere aR.[39,40,41] Auch die Tumoranämie deutet auf ein zu geringes Wirken der oberen Wesensglieder. Ihre Bedeutung im Zusammenhang mit dem Tumorverlauf ist zwischenzeitlich gut dokumentiert. Die Anämie scheint mit einer schlechteren Prognose einherzugehen.

Besonders eindrucksvoll zeigt sich diese veränderte Wesensgliederkonstellation beim *Müdigkeitssyndrom*, das die Krebskrankheit vielfach begleitet [→ 4.7 Das Cancer-related-Fatigue-Syndrom]. *Bewegungsarmut* und eine *entzündungsarme Krankengeschichte* beleuchten ebenso diesen Zusammenhang: Bewegung und Entzündung verbinden die oberen Wesensglieder intensiver mit den unteren. Dies hat Konsequenzen für die Prophylaxe der Krebserkrankung und die Tumortherapie.

2.3.4 Wesensgliederwirksamkeit in der Karzinogenese und Molekularbiologie

Die genetischen und molekularbiologischen Phänomene der Krebserkrankung eröffnen zahlreiche neue Therapieansätze, die veränderte zelluläre Funktionen in differenzierter Weise beeinflussen und oftmals inhibieren. Die Kanzerogenese gilt als komplexer, netzwerkartig verknüpfter, molekularbiologischer Prozess und scheint dadurch auf verschiedenen Ebenen antagonisierbar. Welches Verständnis ergibt sich für diese molekularbiologischen Grundlagen der Krebserkrankung unter dem Aspekt der Wesensglieder und ihrer veränderten Wirksamkeit?

Onkologische Therapien und die Dreigliederung der Zelle

Ein grundlegender Gesichtspunkt folgt aus der Dreigliederung der Zelle: Mit dem *Zellkern* (Genom) sind strukturierende und „gestaltende“ Qualitäten verbunden. Er repräsentiert als „Formpol“ der Zelle ihr Nerven-Sinnes-System. Demgegenüber zeigt das *Zytosol* mit seinen differenzierten metabolischen Prozessen und der Eiweißsynthese Qualitäten des Stoffwechsel-Gliedmaßen-Systems. Die Austauschvorgänge an der *Kern- und*

Zellmembran entsprechen als atmungsverwandte Substanzbewegungen zwischen Innen- und Außenraum dem Rhythmischen System und vermitteln zwischen dem Form- (Zellkern) und dem Prozesspol (Zytoplasma) der Zelle [→ Abb.].

Der *Formpol der Zelle*, das *Genom* ist derjenige Ort, an dem die Lebensprozesse zur „Schrift" gerinnen: Entscheidend ist hier die genetische „Information", nicht die für das Zytosol charakteristischen Stoffwechselprozesse.

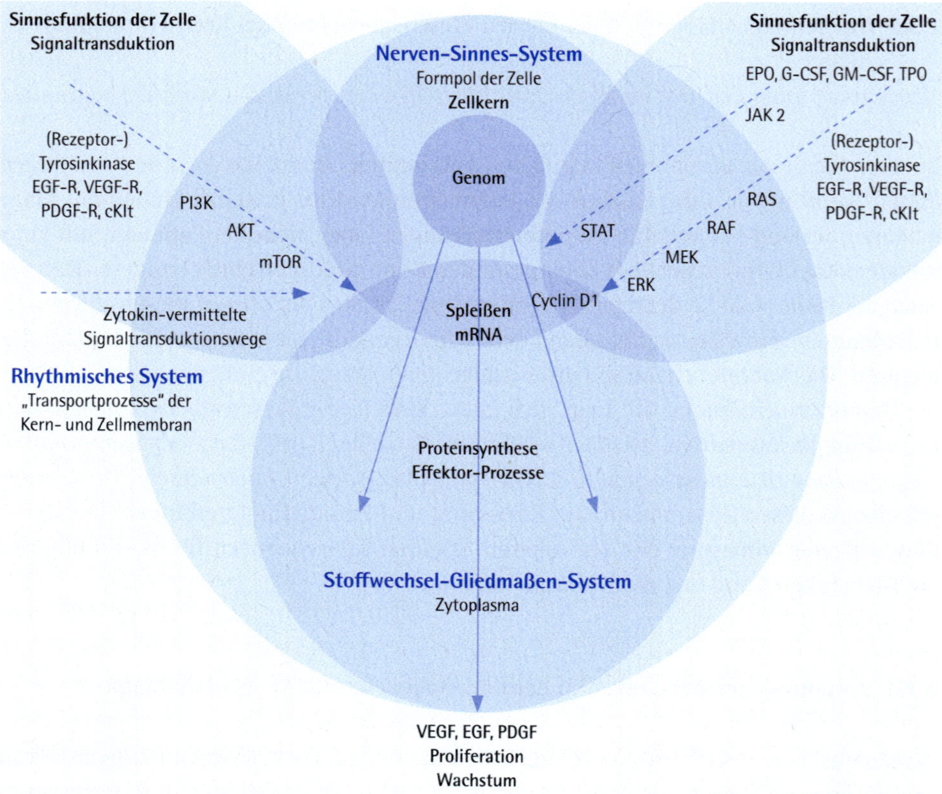

Molekularbiologische Grundlagen der Kanzerogenese vor dem Hintergrund der Dreigliederung der Zelle. Das Nerven-Sinnes-System trägt Form und Gestaltung in die Prozesse des Stoffwechsel-Gliedmaßen-Systems. Die Zelle öffnet sich durch eine differenzierte Sinnesorganisation (zu ihr gehören die Rezeptor-Tyrosinkinasen und die „Signaltransduktion") dem Umkreis und nimmt regulierende und gestaltende Qualitäten auf.
Abkürzungen: STAT: signal transducers and activators of transcription, Tyrosinkinasen mit (RTK) oder ohne Rezeptorfunktion. ERK: extracellular signal-regulated kinase. RAS: rat sarcoma, an der Membraninnenseite verankertes Signalkaskaden-Protein mit GTPase-Aktivität (regulatives-G-Protein), RAF: Cyclin D1: steuert den Zellzyklus (Übergang von der G1- in die S-Phase). Aktiviertes PI3K (Phosphoinosid-3-Kinase) führt zur Aktivierung der Serin-Threonin-Kinase Akt (aktivierte Akt wird in zahlreichen Karzinomen angetroffen), die zur Aktvierung von mTOR führt (mTOR: mammalian target of rapamycin (Stimulation der Proteinsynthese, Proliferation)).[42,43]

Das *Genom* fügt sich aus der mütterlichen und väterlichen Erbsubstanz zusammen. Es weist demzufolge in die Vergangenheit, die Vorgeburtlichkeit des Menschen. Diese „Information" oder „Schriftsinn" des Lebens durchzieht den gesamten Organismus und vereinzelt sich in seinen Zellen. Eine aus der Vergangenheit kommende, umfassende

Weisheit liegt somit dem Organismus zugrunde. Fokussiert sich die Betrachtung auf die materielle Ebene der Schriftzeichen des Genoms, so resultiert ein molekularbiologisches Krankheits- und Menschenverständnis. Steht demgegenüber ihr „Sinn“ im Vordergrund, so ergibt sich die Perspektive des Geistursprungs, also des aus dem Göttlichen geborenen Menschen.
Im Unterschied zum Zellkern mit seiner „Information“ und Gestaltungsfunktion, entfalten die transkribtierten Proteine v.a. im Zytosol stoffwechselaktive Funktionen:

Während die *Wesensglieder* in den *zytosolischen Stoffwechselprozessen* dynamisch aktiv sind, haben sie im *Zellkern* als dem Formpol der Zelle eine dem Nerven-Sinnes-System entsprechende Wirksamkeit.

Die biochemischen Stoffwechselprozesse sind von einer immanenten Ordnung und Gesetzmäßigkeit durchzogen. Erscheint die in der DNA kodierte „Information“ als gedankenartiger „Schriftzug des Lebens“, so lebt im Metabolismus eine weisheitsvoll geordnete willensartige Qualität. Wir sind normalerweise gewohnt, die Biochemie der Lebensprozesse in den Vordergrund zu stellen. Ihnen liegt jedoch eine weisheitsvolle, dem aktiven Denken vergleichbare Kraft zugrunde. Auf diesen prozessualen Charakter der Lebenserscheinungen wies Wilhelm Doerr (1914–1996) hin, in dem er das Leben als eine Denkform der Natur bezeichnete.[44]

Kommt es nun zu *Schädigungen im Bereich der DNA*, so werden komplexe „Heilungsprozesse“ aufgerufen: *P53* ist ein wesentlicher Transkriptionsfaktor, der normalerweise im Zellkern nur in geringer Konzentration vorkommt. Er gilt als „Wächter des Genoms“ und führt nach „genomischem Stress“ (z.B. direkte DNA-Schädigung durch toxische Substanzen, Radioaktivität, UV-Strahlen) zu polaren Prozessen. Sie münden vereinfacht zusammengefasst entweder in die „Reparatur“ oder – wenn diese nicht möglich ist – in die Zellalterung und Apoptose. Diese „Wächterfunktion“ führt zu seiner Funktion als Tumorsuppressor. Ihre Einschränkung durch Mutationen in diesem Signalweg findet sich bei etwa 50% aller menschlichen Tumore.[45] Es handelt sich um die aufbauende Nachtwirksamkeit der Wesensglieder [→ II. 1.7 Tages- und Nachtwirksamkeit der Wesensglieder], die entweder Heilungsprozesse induziert oder sich mit der Konsequenz des apoptotischen Zelluntergangs aus der organischen Tätigkeit zurückzieht.

Das Genom steht unter komplexen netzwerkartigen Regulationen. Für die Tumorerkrankung ist die *Signaltransduktion* besonders hervorzuheben. Durch sie wandeln sich extrazelluläre Signale in intrazelluläre Prozesse, die eine regulatorische Funktion für alle Abläufe zellulären Lebens haben. Die Signaltransduktion verbindet die einzelne Zelle sinnesorganartig mit dem extrazellulären Milieu und schließlich dem Organismus. Insofern durchzieht eine differenzierte Sinnesorganisation den gesamten Leib. Zellen „hören“ die mit dem Zytokinmuster ausgesprochene „Botschaft“.

Zahlreiche *Zellkernfunktionen* entfalten eine gestaltende, dem *Nerven-Sinnes-System* entsprechende Aktivität. Die interagierenden *Signalkaskaskaden* entwickeln demgegenüber *Sinnesfunktionen* [→ Abb.].

Diese Sinnesfunktionen sind mit dem Phosphor verbunden (es handelt sich um kaskadenartig zusammenwirkende Kinasen). Insofern durchziehen lichtverwandte Phosphorprozesse gestaltend die Lebensvorgänge der Zelle. Unter dem Aspekt der Dreigliederung unterscheiden wir die zum Stoffwechselsystem gehörenden Lebensprozesse und ihre Regulation durch das Nerven-Sinnes-System. Mit den Sinnesfunktionen, wie sie u. a. in den Signalkaskaden anschaubar sind, verbindet sich die Zelle mit dem Umkreis. Die urbilderartige Wirksamkeit der astralischen und der Ich-Organisation geht aus dem Umkreis kommend in die dann zum Stoffwechselsystem orientierte Wesensgliederaktivität über [→ II. 1.7 Tages- und Nachtwirksamkeit der Wesensglieder]. Die Sinnesorganisation der Zelle entwickelt sogar über Duftrezeptoren (Vorkommen z. B. in der Haut, Prostata, Spermien) eine unmittelbare Beziehung zum Riechsinn und damit dem Luftorganismus, die für die Therapie bedeutsam ist.[46,47]

Bei zahlreichen Tumorerkrankungen kommt es zum *„Erblinden" dieser Sinnesfunktionen* und damit zur *Autonomisierung der Lebensprozesse.*

Durch die unphysiologische Wirksamkeit der astralischen und der Ich-Organisation, die nicht mehr die „ortstypischen" Gestaltungsimpulse an die Lebensprozesse trägt, autonomisieren sich zahlreiche zelluläre Funktionen. Sie sind nun Ausdruck einer anderen Wesensgliederaktivität, die sich nicht mehr dynamisch mit dem Organismus verbindet, sondern aus der organismischen Wirksamkeit sinnesorganartig löst. Während die physiologischen „Augen und Ohren" der Zellen im Körper erblinden bzw. „ertauben" und nicht mehr die organismischen „Signale" wahrnehmen, entwickelt sich in der veränderten Wesensgliederkonstellation des Tumors eine pathologische, dem inneren „Milieu" des Organismus abgewandte, nach außen orientierte Sinnesfunktion. Die „golfartige" Einstülpung der Sinnesorgane in den Organismus, auf die Rudolf Steiner verschiedentlich hinwies, erscheint als Bild der Autonomisierung beim pathologischen Sinnesprozess des Karzinoms und dessen oftmals golfartiger Exulzeration. Die Antagonisierung der proliferativen Lebensprozesse in der Zellteilung bewirkt besonders die Chemotherapie, die Inhibition der Autonomisierung durch die pathologisch aktivierte Signalkaskaden leisten z. B. die Tyrosinkinaseinhibitoren.

Die Tyrosinkinaseinhibitoren (TKI) intervenieren mit den zum Sinnesorganismus der Zelle gehörenden Signalkaskaden, beeinflussen allerdings nicht die zugrunde liegende Erkrankung. So können Tumore beispielsweise nach dem Einsatz von Bevacizumab andere proangiogenetische Faktoren wie z. B. Placentawachstumsfaktor, platelet-derived growth factor (PDGF) und fibroblast growth factor (FGF) sezernieren.[48] Diese reagieren also „intelligent" auf die angioinhibitorische Intervention mit Bevacizumab. TKIs greifen unterschiedlich tief in die zelluläre Organisation ein: Die CDK4/6-Inhibitoren (Cyclin-abhängige Kinase) wirken bis auf die Regulation des Zellzyklus (G1/S-Phasen-Transition).

Tumorentwicklung und Seneszenz

Ein wesentlicher Aspekt der Karzinogenese bezieht sich auf die *Alterungsprozesse* der Zelle, mit denen sich die ätherische Organisation aus ihrer leiborientierten Wirksamkeit löst.

Zur Entfaltung des Lebens gehören gleichzeitig Altern und Sterben, also Abbau- und Todesprozesse. Dabei zählen die Endbereiche der Chromosomen (Telomere) zu den besonders vulnerablen Strukturen des Genoms: Hier kommt es bei jeder Zellteilung (als Lebensäußerung) zur Telomerverkürzung (als Alterungsprozess). Im Unterschied zum in der Bewegungsrichtung der Replikation abgelesenen Leitstrang erfolgt am Folgestrang Telomerenverkürzung, die schließlich in die Apoptose führt. Es handelt sich um *Alterungsprozesse (Seneszenz)*: Aufbauende Lebensprozesse bis hin zur Immortalisierung sind Ausdruck der dominant wirkenden ätherischen Organisation. Alterungsprozesse entstehen demgegenüber beim seelebegabten Lebewesen durch die abbauende Bewusstseinsentwicklung, stehen also mit der astralischen Organisation in Beziehung und schwächen die ätherischen Kräfte.

Während dieser Zusammenhang zwischen Zellteilung und Alterung/Telomerverkürzung bei vielen Zellarten anzutreffen ist, bestehen bei den hochreplikativen Geweben wie z.B. den Zellen der Hämatopoese oder auch des Intestinaltraktes andere Verhältnisse. Hier setzt praktisch keine Alterung ein, die ätherische Organisation bleibt bis in das hohe Alter organisch wirksam. Dies geht einher mit der *Aktivität des Telomerase-Komplexes*, der dem Verlust terminaler DNA-Sequenzen entgegen steuert. Das ist Ausdruck der aufbauenden Nachtwirksamkeit der Wesensglieder und steht letztlich mit den aufbauenden Lebensprozessen der ätherischen Organisation in Beziehung.

Über 90% aller *Neoplasien* zeigen eine *aberrante Telomerase-Aktivität*, anderenfalls würden sie aufgrund der raschen Zellteilungen und der damit assoziierten Telomerverkürzung ihren eigenen Tod induzieren.[49]

Insofern gehört die aberrante Telomerase-Aktivität zur *Autonomisierung der Lebensprozesse des Tumors*, die unzureichend von der *astralischen Organisation* ergriffen werden Die Telomerase ist durch spezifische Inhibitoren hemmbar und damit Ziel onkologischer Intervention. Dabei muss man allerdings bedenken, dass targeted therapies nicht nur die tumorbezogenen Prozesse zum Ziel haben, sondern den gesamten Organismus betreffen. Viele der Nebenwirkungen bis hin zu den individuellen Patienteneinschätzungen, die z.B. den Leib unter der Therapie mit Tyrosinkinaseinhibitoren als „fremd" erleben, sind Ausdruck der systemischen Arzneimittelwirkung.

Die *Telomerase-Aktivität* ist mit der *Metamorphose* von *leiborientierten Lebensprozessen* in *Denk- und Bewusstseinskräfte* verbunden.

Durch die Kenntnis der Metamorphose von Lebenskräften in diejenige des Denkens ergibt sich ein größerer Zusammenhang, der das gesamte Wesen des Menschen einschließt und wichtige therapeutische Konsequenzen hat. Während das Wachbewusstsein sowie „Stress" mit Abbau und Alterungsprozessen einhergehen, wirkt die lebendige geistige

Denktätigkeit (Meditation) nicht ermüdend, sondern trägt gesundende Kräfte in die ätherische Organisation. Einige Untersuchungen belegten zwischenzeitlich den Ein-fluss von Meditation, aber auch Lebensstilveränderung und Ernährung auf die Telomerase-Aktivität.[50,51,52] Damit kommen zu ihrer „Regulation" ganz andere therapeutische Methoden wie Meditation in Betracht, aber auch die Heileurythmie und Kunsttherapie, die möglicherweise auch auf dieser Ebene über eine entsprechende Wirksamkeit verfügen. Aber nicht nur die *Zellalterung*, sondern auch der *Zelltod* gehört in diesen Zusammenhang. Der Zelltod ereignet sich in ganz verschiedener Weise. Man unterscheidet zwischen den polaren Formen der *Apoptose* und der *Nekrose*. Bei der Apoptose kommt es über die Öffnung von Kanälen der Zellmembran zur *Zellschrumpfung* und durch Aktivierung von Endonukleasen zum Abbau nukleärer DNA. Demgegenüber entwickelt sich bei der Nekrose ein *Anschwellen der Zelle* mit Zellzerfall und üblicherweise einer Entzündungsreaktion im umgebenden Gewebe. Daneben gibt es weitere Formen wie z. B. die Autophagie, Entose und die mitotische Katastrophe. Eine Mittelstellung nimmt die *Nekroptose* ein (programmierte Nekrose).[53]

Die Apoptose trägt u. a. *Form und Gestaltung in die Lebensprozesse*, das hiervon nicht ergriffene Gewebe verfällt dem Tod. Damit steht die *Apoptose* mit der formenden Wirksamkeit des *Nerven-Sinnes-Systems* in Beziehung.

Ein instruktives Beispiel für die Apoptose ist der Gewebsuntergang der zunächst angelegten Zwischenfingerhäutchen. Durch Apoptose entwickelt sich somit die eigentliche Form der fünffingerigen Hand. Beim Tumor ist im Allgemeinen die formende Aktivität der vom Nerven-Sinnes-System aus wirkenden astralischen Organisation entsprechend der karzinomtypischen Wesensgliederkonstellation eingeschränkt, es kommt zur Entfesselung ungezügelten Wachstums und Hemmung der Apoptose. Therapeutische Ansätze beziehen sich demzufolge auf die Apoptose-Induktion (in diesem Zusammenhang kommt auch der Mistelbehandlung eine Bedeutung zu).

Demgegenüber steht die Nekrose mit dem Stoffwechsel-Gliedmaßen-System in Beziehung: Üblicherweise begleitet sie eine Entzündungsreaktion des umgebenden Gewebes.[54]

Nerven-Sinnes-System	
Apoptose	Schrumpfung der Zelle Chromatin-Kondensation Kernfragmentierung Abschnürung zytoplasmatischer Vesikel
Nekrose	Schwellung der Zelle und Zellorganellen Ruptur der Kern- und Plasmamembran
Stoffwechsel-Gliedmaßen-System	

Polare Formen des Zelltodes vor dem Hintergrund der Dreigliederung[55]

2.3.5 Molekularbiologische Veränderungen in der Karzinogenese

Es ergeben sich also mehrere Veränderungen, die zur malignen Transformation führen und mit der abweichenden Wesensgliederwirksamkeit in Zusammenhang stehen. Zunächst zeigt die Tumorzelle zahlreiche genetische Veränderungen. Während eine normale Zelle eine eher geringe Mutationsrate aufweist, tritt sie bei der Tumorzelle gesteigert auf.

Ist ein Gewebe in physiologischer Weise von den Wesensgliedern ergriffen, so herrscht eine *geringe Mutationsrate* vor (genetische Stabilität). Bei eingeschränkter Wesensgliederwirksamkeit entwickelt sich eine *ansteigende Mutationsrate* (genetische Instabilität).

„Bis in die kleinsten Teile seiner Substanz hinein ist der Mensch in seiner Gestaltung ein Ergebnis dieser Ich-Organisation", charakterisierte es Rudolf Steiner.[56] Diese Individuation des Leibes verwandelt seine ererbte Struktur, um ihn immer mehr zu einem Instrument des menschlichen Geistes zu gestalten. Hier kommt den *kindlichen Infektionserkrankungen* eine große Bedeutung zu: In der entzündlichen Wärme überwindet der Mensch das „Fremde" und formt den Leib zum Instrument der Ich-Organisation. Unsere gegenwärtigen westlichen Lebensbedingungen gehen mit einer Abnahme entzündlicher Erkrankungen einher und schränken diese leibliche Individuation ein. In unserem Zusammenhang sind nun Beobachtungen interessant, die in den abnehmenden entzündlichen Infektionserkrankungen eine Ursache für Mutationen vermuten, die zur akuten lymphatischen Leukämie in der Kindheit führen.[57]

Ein wesentliches Phänomen ist also die *genetische Instabilität der Tumorzelle*, die sich auf das Nerven-Sinnes-System der Zelle (Formpol, Genom) bezieht. Die Vielzahl genetischer Veränderungen wie Punktmutationen, Translokationen, Überexpression und Onkogenaktivierungen treten nicht „zufällig" auf, sondern sind zellulärer Ausdruck der veränderten Wesensgliederkonstellation mit Konsequenzen für die Pathologie von Wachstum und Differenzierung.

Lösen sich die astralische und die Ich-Organisation sinnesorganartig aus dem ätherischen und physischen Organismus, so entwickeln sich u.a. tumorspezifische chromosomale Aberrationen, die mit der *Autonomisierung des Wachstums* einhergehen.

Punktmutationen führen z. B. zur *konstitutiven Expression von RAS* (Rat sarcoma) und *RET* (Rezeptor-Tyrosinkinase). Diese schränken die *Sinnesprozesse* ein, welche die Zelle mit dem Umkreis verbinden. Die tumorspezifisch verminderte Wirksamkeit der astralischen und der Ich-Organisation führt so zur *Autonomisierung von Wachstumsprozessen.*

RAS-Mutationen als Ausdruck unregulierter Proliferationsprozesse stellen mit etwa 30 % die häufigsten Onkogenveränderungen dar und sind in zahlreichen Tumoren nachweisbar (besonders häufig im Pankreaskarzinom). Aus der RAS-Familie ist am häufigsten K-RAS betroffen, bei Schilddrüsenkarzinomen sind alle drei RAS-Gene beteiligt.[58]

Nun handelt sich aber nicht nur um autonomisiertes, sondern auch um ein pathologisch verändertes Wachstum:

Den autonomisierten Wachstumsprozessen fehlt die *Fähigkeit zu Alterung und Differenzierung.* Ein wesentliches Merkmal ist in diesem Zusammenhang die aberrante Telomerase-Aktivität.

Diese ist Ausdruck der dominanten organisch gebundenen ätherischen Wirksamkeit, welche die oberen Wesensglieder nicht ergreifen. Der Differenzierungsgrad als Form- und Gestaltaspekt des Tumors ist meistens in das Grading aufgenommen. Manche Tumore sind derartig entdifferenziert, dass eine Organzuordnung nicht möglich ist. Die formende Wirksamkeit der astralischen Organisation ist dann hochgradig eingeschränkt.

Des Weiteren spielt der *Verlust der Gegenregulation gegenüber pathologischen Wachstumsprozessen* durch inhibitorische Signale eine zentrale Rolle.

Hierzu gehört auch die *eingeschränkte Apoptose* durch Störungen proapoptotischer (p53) oder antiapoptotischer (BCL-2) Faktoren[59] als Ausdruck der ungenügend formenden astralischen Organisation.

Schließlich ist das *maligne Tumorwachstum* durch die *Infiltration* des umgebenden Gewebes und die Überschreitung der Organgrenzen mit der *Metastasierung* charakterisiert. Die Zerstörung der individuellen Struktur des menschlichen Leibes basiert auf der veränderten Wirksamkeit der Ich-Organisation. Molekularbiologisch geht dieser Prozess mit einer Reihe genetischer Veränderungen einher, wie Inaktivierung des interzellulären Signalmediators E-Catherin.[60]

Somit sind die molekularen Veränderungen in der Tumorentwicklung Ausdruck der beschriebenen Autonomisierung der Lebensprozesse (ätherische), eingeschränkter Differenzierung, Alterung und Apoptose (astralische) sowie Invasivität (Ich-Organisation).

Die zahlreichen molekularbiologischen Veränderungen in der Tumorentwicklung ordnen sich diesen durch die veränderte Wesensgliederkonstellation bestimmten Grundmotiven unter. Diese umfassenden Prinzipien sind immaterieller Natur. Wir nennen es die tumorspezifisch veränderte Wesensgliederwirksamkeit und bilden damit einen Krankheitsbegriff, der das lebendige, seelische und geistige Wesen des Menschen einschließt und weitere therapeutische Zugangswege eröffnet.

2.3.6 Genetik und Epigenetik

Nun hat nicht nur das *Genom*, sondern auch das *Epigenom* eine wesentliche Bedeutung für die Karzinogenese: Kommt es zur *Methylierung* von Cytosinbasen, denen Guanin folgt, so lässt sich die nachfolgende Gensequenz nicht ablesen. Einige Krebsarten sind dadurch charakterisiert, dass auf diese Weise Gene für Reparaturenzyme „ausgeschaltet" werden. Umgekehrt geht die Histon-Acetylierung mit verbesserter „Ablesbarkeit" einher. Eine weitere epigenetische Modulation erfolgt durch Mikro-RNAs, welche die Boten-RNA blockieren und dadurch die jeweilige Proteinsynthese inhibieren.[61] Äußere (physikalische oder chemische), seelische und soziale Faktoren modulieren dabei das Epigenom – gelegentlich als „Dompteur der Gene" bezeichnet.[62] Damit ist der Mensch keineswegs „Spielball" seiner Gene, sondern dieser konstitutionelle Schriftzug im Zellkern steht offenbar durch das Epigenom unter dem Einfluss von Lebensprozessen sowie seelischer und geistiger Wirksamkeit.

2.4 Entzündung und Karzinom

Kommt es zu einer *Dislokation* in der *Dreigliederung mit Dominanz des Nerven-Sinnes-Systems*, so ruft dies *entzündliche Reaktionen* des *Stoffwechsel-Gliedmaßen-Systems* als *salutogenetischen Prozess* auf.

Das zu geringe Eingreifen der astralischen und Ich-Organisation bei der Sinnesorganbildung an falschem Ort führt dazu, dass das Gewebe durch fehlende differenzierende und individualisierende Impulse dem Organismus „fremd" erscheint, ähnlich einem von außen eingedrungenen Fremdkörper. Dieser Dominanz des Nerven-Sinnes- stellt sich die Entzündung als zum Stoffwechsel-Gliedmaßen-System gehörender Prozess gegenüber, um die Fremdqualität zu überwinden.

Der Dominanz des Nerven-Sinnes-Systems in der „Sinnesorganbildung am falschen Ort" stellt sich die *Entzündung* als zum Stoffwechsel-Gliedmaßen-System gehörender Prozess gegenüber. Insofern gewinnt der Zusammenhang von *Entzündung und Tumor* eine besondere Bedeutung.[63]

2.4.1 Die duale Funktion der Entzündung

Jede *akute Entzündung* erreicht die Ausheilung, wenn sie die ursächliche Fremdqualität (z. B. ein von außen eingedrungener Fremdkörper oder ein innerlich „fremdgewordenes" Gewebe) überwindet. Gelingt dies nicht, so entsteht die *chronische Inflammation.* Sie hat nun ganz andere Qualitäten, indem sie nicht mehr als akut entzündlicher, den Organismus durchwärmender Prozess auftritt, sondern mit der *Sklerose* und dem *Karzinom* verbunden ist [→ III. 2. Krankheitstendenzen im menschlichen Organismus]. Das Narbenkarzinom der TBC[64], das primäre Leberzellkarzinom bei chronischer Hepatitis, das Gallengangkarzinom bei primär sklerosierender Cholangitis, das Magenkarzinom und die MALT-Lymphome bei chronischer Gastritis oder das Kolonkarzinom bei der Colitis ulcerosa verdeutlichen beispielhaft diesen Zusammenhang.[65]

Das *Karzinom* ist mit der *chronischen Entzündung* verbunden.

Welche Gesetzmäßigkeiten bestimmen nun die chronische Inflammation? In der Heilungsphase der akuten Entzündung ist die abbauende Stoffwechseldynamik zu einem Ende gekommen, die aufbauende, heilende Nachtphase beginnt. Eine Fremdqualität ist überwunden. Die chronische Entzündung erreicht dieses Ziel nicht, da die ursprüngliche „Fremdqualität" weiter wirkt, die beim Karzinom in der Dominanz des Sinnessystems besteht [→ Abb.]. Die am „falschen Ort" entstandenen und nicht durch die akute Entzündung überwundenen Qualitäten des Nerven- und des Sinnessystems prägen die proliferativen Prozesse der chronischen Inflammation. Diese erfahren dadurch ihre charakteristische Umformung: Das morphologisch die Kopfform aufgreifende *Granulom* bzw. eine die golfartige Einstülpung der Sinnesorgane einbeziehende maligne *Ulzeration* entwickeln sich. Auf morphologischer Ebene steht der abschließenden Kopfform die außenweltoffene Einstülpung gegenüber.

Vor dem Hintergrund der Dreigliederung entsteht die *Sklerose* durch *Dislokation* einer zum *Nervensystem* gehörenden Qualität, das *Karzinom* durch *Dislokation* eines *Sinnesprozesses*. Die *akute Entzündung* stellt sich als *salutogenetische Aktivität* des Stoffwechselsystems *der Dominanz des Nerven-Sinnes-Systems* gegenüber. Als *chronische Inflammation* konnte sie den Ausgleich nicht erreichen und zeigt nun ihren Zusammenhang mit der Sklerose [→ VIII. 2.3 Chronische Entzündung und Sklerose/Karzinom] und dem Karzinom.

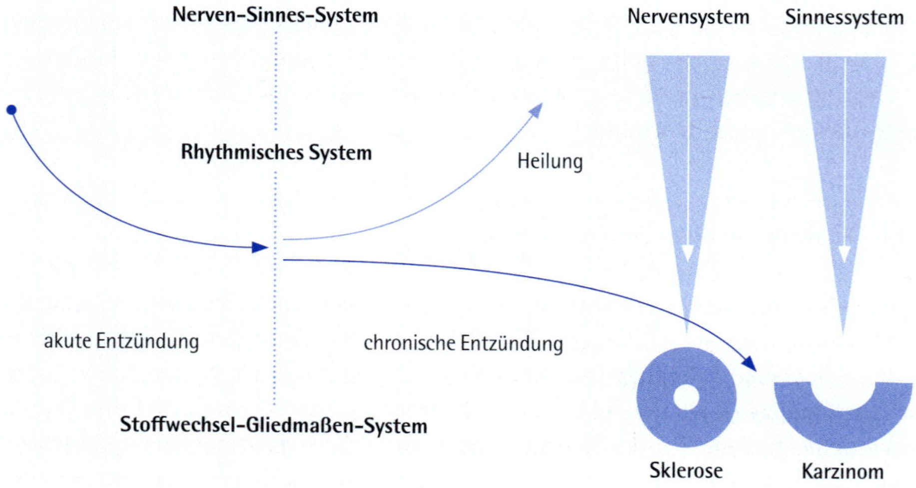

Akute und chronische Entzündung, Sklerose und Karzinom: „Kopfbildung" und „Sinnesorganbildung am falschen Ort" als dislozierte Wirksamkeit des Nerven-Sinnes-Systems

Die zum *Nerven-Sinnes-System* orientierte *Wesensgliederwirksamkeit der Tumorerkrankung* steht dem *Stoffwechsel-Gliedmaßen-System* polar gegenüber und supprimiert den *gegenläufigen entzündlichen Stoffwechselprozess.*

Schon lange ist die ausgesprochen immunsuppressive peritumorale Mikroumgebung bekannt. Beispielsweise sind die zum Nerven-Sinnes-System der immunologischen Reaktion gehörenden T-Lymphozyten oft in ihrer Aktivität und immunologischen Antigen-Erkennung auf unterschiedliche Weise gehemmt (z.B. über negative Checkpoint Regulatoren, CTLA-4, PD-1[66]). Die Misteltherapie verstärkt die salutogenetischen Entzündungsprozesse. Checkpoint-orientierte Therapien erreichen in anderer Weise eine Stimulation immunologisch-entzündlicher Prozesse. Die z. T. ausgeprägten Nebenwirkungen (Pneumonitis, Colitis, Hepatitis u. a.) entsprechen allerdings einer entfesselten und nicht geordneten, durch die Wesensglieder gelenkten und tumorspezifischen Entzündung.

Exkurs

Der Zusammenhang der chronischen Entzündung mit der Krebserkrankung macht möglicherweise den Einfluss der ASS auf die Prognose zahlreicher Tumore verständlich. In der Metaanalyse von Rothwell[67] zeigte sich eine Reduktion der Karzinom-Mortalität (u. a. Kolon-, Adenokarzinome der Lunge und des Ösophagus) unter mehrjähriger ASS-Einnahme. Auch ist das Metastasierungsrisiko vermindert.[68] Möglicherweise supprimiert diese antiphlogistisch wirksame Substanz die „kanzerogene" chronische Entzündung. Umgekehrt wäre durch die akute febrile Entzündung, die sicher nicht durch die niedrig dosierte ASS-Gabe zu unterdrücken ist, der beschriebene positive Effekt zu erwarten. Aus den gegenwärtig vorliegenden Daten lässt sich allerdings keine prophylaktische ASS-Medikation ableiten.

2.4.2 Der Tumor als chronische, nicht heilende Wunde

Die *Entzündung steht in einer engen Beziehung zur Wundheilung.* Auch hier findet sich ein entzündliches Stadium, dem die Ausbildung von Granulationsgewebe und schließlich die Reepithelialisierung bzw. Narbenbildung folgen. Der *entzündlichen Tagesphase der Wundheilung* stellt sich die *regenerierende Nachtphase* gegenüber [→ XVI. 6.1 Das diabetische Fußsyndrom]. In dieser treten die formenden Gesetzmäßigkeiten an die regenerativen Prozesse der ätherischen Organisation heran. So erfahren die Epithelzellen eindrucksvolle Veränderungen, indem sie sich von der Basalmembran lösen, mobil werden, ihre Gestalt verändern und im Rahmen der Epithel-mesenchymalen Transformation (EMT) ein fibroblastisches Erscheinungsbild bekommen. Diese Mobilität erreicht bei der Wundheilung eine Wiederherstellung der verletzten Epithelschicht. Es schließt ein weiterer Gestaltungsimpuls (Rückdifferenzierung) in der mesenchymal-epithelialen Transformation (MET) ab. Das Wechselverhältnis von Form und Gewebsbildung und seine Störungen sind auch makroskopisch in der Pathologie der Wundheilung eindrucksvoll beobachtbar (z.B. „wildes Fleisch" und Keloidbildung). Es besteht eine wesentliche funktionelle und morphologische *Entsprechung zwischen Tumorwachstum und Wundheilung: Tumore imponieren biologisch als chronische, nicht heilende Wunden.*[69] Im Gegensatz zu den Prozessen der normalen Wundheilung, die z.B. den thrombozytären „Platelet-derived growth factor" (PDGF) nur kurze Zeit – bis zur Blutstillung – freisetzen, geschieht dies im Tumor über Wochen und Monate, was durch eine stetige Aktivierung stromaler Zellen zu einer bindegewebigen Durchsetzung bis hin zum sogenannten „desmoplastischen Stroma" mit Verhärtung des Tumors führt.[70]

2.4.3 Tumor und Blutgerinnung

Die verhärtende und *sklerosierende Wirksamkeit* des dominanten Nerven-Sinnes-Systems drückt sich auch in Tumor-assoziierten Phänomenen aus. So ergibt sich eine enge Beziehung zum *Gerinnungssystem* [→ XIII. 4.2.3 Phlebothrombose]. Schon lange ist der Zusammenhang zwischen Tumorerkrankung und *Thrombose* bekannt.[71] Armand Trousseau (1801–1867) beschrieb erstmals die Phlegmasia alba dolens als Erstmanifestation eines Malignoms. Als er selbst eine Thrombose entwickelte, sagte er zutreffend die Diagnose seines eigenen Magenkarzinoms voraus, an dem er wenig später verstarb.

Neben der Tumor-assoziierten Hyperkoagulabilität ergeben sich Anhaltspunkte, dass eine erhöhte Blutgerinnung mit dem Potenzial der Metastasenbildung korreliert. Dabei exprimieren einige Tumorzellen weitere Faktoren wie Gewebsthromboplastin oder Cancer Procoagulant, letzteres mit direkter Faktor-X-Aktivierung. In eine ähnliche Richtung weist die mögliche Thrombozytenaktivierung durch Tumorzellen. Andererseits gibt es auch fibrinolytische Aktivitäten. Gelegentlich tritt das erworbene von-Willebrand-Syndrom paraneoplastisch auf. Es kommt vor allem dann differenzialdiagnostisch in Betracht, wenn eine Blutungsneigung (Schleimhaut-, Weichteil- und Muskelblutungen) ohne offensichtliche Veränderung der Globalparameter besteht.[72]

In diesem Zusammenhang ist darauf hinzuweisen, das zahlreiche onkologische Therapien das Thromboserisiko erhöhen (z.B. Hormonantagonisten, Angiogenesehemmer etc.) oder auch zur Blutungsneigung führen.

Charakteristischerweise gibt es bei den Malignom-assoziierten Gerinnungsstörungen Unterschiede zwischen den soliden Tumoren und den hämatopoetischen Systemerkrankungen: Während bei Patienten mit soliden Tumoren in der Regel eine Thrombophilie anzutreffen ist, sind Hämoblastosen häufiger mit Blutungen assoziiert.[73]

2.4.4 Tumoranämie und Eisenstoffwechsel

Ein großer Anteil der Tumorpatienten weist eine Anämie auf. Sie zählt zur Gruppe der *Anämien bei chronischen Erkrankungen* (ACD).[74] Es entwickelt sich bei vollen Eisenspeichern eine nur geringe Transferrin-Sättigung und der Bedarf des Knochenmarks bleibt ungedeckt. Die zugrunde liegende Wesensgliederkonstellation entspricht dem charakterisierten Bild der Tumorerkrankung: Ich- und astralische Organisation ziehen sich aus ihrer systemischen Wirksamkeit im Organismus zurück und sind – ablesbar an den

Störungen des Eisenstoffwechsels und der Anämie – nicht ausreichend mit dem Organismus verbunden.

Dabei kommt dem *Eisenstoffwechsel* eine zentrale Bedeutung zu. Das Eisen ist mit allen Wesensgliedern verbunden. Als Element gehört es in seiner zwei- bzw. dreiwertigen Form zur physischen Organisation. Eisen wird intestinal aus der Nahrung befreit und in zweiwertiger Form in die Mucosazelle resorbiert. In der Verbindung mit Ferritin tritt es dann in den Eiweißstoffwechsel ein. Das besonders in der Leber synthetisierte Ferritin dient den ätherischen Lebensprozessen. Die Funktionen des Eisens bei den Atmungsvorgängen (Lungen- und Gewebeatmung, Atmungskette) weist auf seine Verbindung mit der astralischen Organisation. Schließlich dient das Eisen durch seinen hauptsächlichsten Erscheinungsort im menschlichen Organismus, dem Hämoglobin des Blutes, als Instrument der Ich-Organisation. Auch die Beziehung des Eisens zur Atmungskette und damit zum Energiestoffwechsel und der Wärmebildung weist auf die Wirksamkeit der Ich-Organisation. Das Eisen trägt ihre geistige Aktivität durch das Bluteisen in den Organismus. Eine treffende kosmische Imagination für diese Eisenprozesse sind die Meteoriten, die gleichsam im mikrokosmischen Abbild als erythrozytäres Eisen den Organismus durchziehen.

Bei der *Tumorerkrankung* kommt es zu pathologischen Veränderungen des *Eisenstoffwechsels.*

Schon lange vermutete man eine Bedeutung des Eisens für die Tumorentwicklung (Übersicht in[75]). So zeigten Tierversuche bereits 1940 die Entwicklung von Lungentumoren durch Exposition mit Eisenstaub.[76] Später wurde ein gesteigertes Karzinomrisiko mit erhöhtem Körpereisen in Verbindung gebracht.[77] Auch soll ein vermehrter Eisengehalt in der Nahrung mit einem steigenden Risiko für das kolorektale Karzinom einhergehen. Schließlich sei hinsichtlich der pathologischen Eisenüberladung des Organismus bei der Hämochromatose auf das erhöhte Karzinomrisiko (HCC) hingewiesen. Umgekehrt scheint das Karzinomrisiko bei Blutspendern erniedrigt zu sein.[78]

Zahlreiche Phänomene weisen auf die *„Eisen-hungrige" Qualität des Tumorgewebes* mit intrazellulärer Eisenüberladung: Tumorzellen exprimieren weniger den Eisentransporter Ferroportin mit konsekutiv vermindertem Eiseneffiux. Demgegenüber sind der Transferrinrezeptor und damit die Eisenaufnahme gesteigert. Einige Onkogene reduzieren die Ferritinexpression. Dadurch steht den Tumorzellen mehr funktionelles und nicht gespeichertes Eisen zur Verfügung. Umgekehrt scheint p53 die Ferritin-Expression zu erhöhen.[79]

Insgesamt kommt es im Zusammenhang mit der *Tumoranämie* zu einer Rücknahme der systemischen Eisenaktivität und zu einem *autonomisierten Eisenstoffwechsel* im Tumor.

Das Eisen steht dabei in einer doppelten Wirksamkeit: Einerseits braucht der Organismus es für die aufbauenden Lebensprozesse (z. B. DNA-Synthese), Eisen dient also dem Erhaltungs- und Regenerationsstoffwechsel. Andererseits führt es über sein abbauendes

Aktivitätspotenzial (ROS, reactive oxygen species) zu oxidativem Stress, Peroxidation, DNA-Schäden und genomischer Instabilität.[80] Eine aufbauende Nacht- und eine abbauende Tageswirksamkeit des Eisens stehen sich also gegenüber.

Die Ich- und astralische Organisation ziehen sich bei der Krebserkrankung aus ihrer organismischen Wirksamkeit zurück, eine Anämie kann sich entwickeln, die mit der Eisenavidität des Tumors kontrastiert. In dessen Bereich kommt es durch diese veränderte Wesensgliederkonstellation zu desintegriertem Wachstum und autonomisierten Stoffwechselprozessen. Der Tumor ist aber nicht nur „chaotisches" Gewebe mit vollständigem Gestaltverlust. Vielmehr zeigt er eine eigenartige Ordnung und Gesetzmäßigkeit in Wachstum und Metastasierung. Es lässt sich geradezu von einer Intelligenz des Tumors sprechen, die sogar im Rahmen der Zytostatika-Resistenzbildung auf die angewandten Therapien reagiert. Dieses „immaterielle Tumorprinzip" wurde als die veränderte Wesensgliederwirksamkeit beschrieben: Anstelle ihrer ortstypischen Wirksamkeit entwickelt sich eine zur Sinnesorganisation orientierte Wesensgliederkonstellation. Diese verbindet sich nun über das Eisen mit den autonomisierten Lebensprozessen des Tumors. Während das Eisen physiologischerweise das geistig-seelische Wesen des Menschen im gesamten Organismus zur Wirksamkeit bringt, wird es durch diese autonomisierte Wesensgliederaktivität dem Organismus entrissen und in den Tumorstoffwechsel geführt. In diesem bildet sich dann ein kleiner „Organismus" im Gesamtorganismus des Menschen. Es entwickelt sich ein tumorspezifisches Stoffwechselsystem, es kommt zur eigenen Gefäßbildung und Atmung im Tumor.[81] Ein Zerrbild embryonaler Leibbildung, desintegriert vom gesamten Organismus, zeigt sich in der Tumorgenese. Steiner sprach in diesem Zusammenhang von Trümmern der Ich-Organisation, die autonomisiert der Tumorentwicklung zugrunde liegen.[82] Ein Gesamtgerüst des menschlichen Leibes, dass über die Wahrnehmungsfunktionen der Gewebe, wie sie u.a. in den Signalkaskaden zum Ausdruck kommen, den Zusammenhang mit dem Ganzen ermöglicht, zerbricht. Die zellulären Proliferationsprozesse „hören" nicht mehr auf die Ordnungsprinzipien, der Organismus „zersplittert" mit der Folge von Desintegration und Autonomisierung.

2.4.5 Tumor und Atmung

Die astralische Organisation ist mit dem Luftorganismus und den Atmungsprozessen im menschlichen Organismus verbunden. Löst sich diese aus ihrer leiborientierten Wirksamkeit heraus, so kommt es zu Störungen der Gewebeatmung. So ist Sauerstoffmangel (Hypoxie) ein zentrales Charakteristikum des Mikromilieus solider Tumoren. Hypoxie stellt darüber hinaus einen ungünstigen Prognosefaktor für zahlreiche Tumorerkrankungen dar.

Sauerstoff dient der inkarnierenden, den Leib ergreifenden Wesensgliederwirksamkeit: „Wenn im Menschen Sauerstoff ist, der noch nicht zur Kohlensäure verarbeitet wurde..., so ist das, nach einer gewissen Richtung hin, das materielle Korrelat für den Willen", formulierte es Rudolf Steiner.[83] Hypoxie weist umgekehrt auf die Lösung der astralischen und Ich-Organisation und führt zu Einschränkungen aufbauender Lebensprozesse (Ischämie). Den Zusammenhang der Tumorentwicklung mit der Atmung beschrieb Steiner bereits früh: „Wir können an eine Geschwulstbildung nur dadurch herankommen, daß wir uns sagen, es ist ein falsches Verhältnis zwischen dem physisch-ätherischen Organismus einerseits, insofern er sich in dem ausstrahlenden Stoffwechsel ausdrückt, und zwischen dem Ich-Organismus und dem astralischen Organismus andererseits, indem sie sich ausdrücken in dem Wärmeorganismus und in dem *Luftorganismus* [Hervorhebung des Autors]. Wir haben also vor allen Dingen, wenn wir die äußersten Grenzen nennen, das Verhältnis des Stoffwechsels zur Wärmeorganisation des Menschen ins Auge zu fassen, und wir erreichen das am besten gegenüber einer Geschwulst, namentlich wenn sie im Innern sitzt, aber auch im Äußeren ist das möglich ... dadurch, daß wir die Geschwulst umhüllen mit einem Wärmemantel. Es muß uns nur gelingen, die Geschwulst zu umhüllen mit einem Wärmemantel."[84] Für die Therapie geht es dann vor allen Dingen um die Berücksichtigung der Wärme in ihrem Verhältnis zum Stoffwechsel.

Die *Lösung der astralischen und Ich-Organisation* bei der Tumorentwicklung zeigt sich auch in der *Hypoxie.*

Sie entwickelt sich u. a. aufgrund des ausgeprägten Tumorwachstums mit zunehmender Einschränkung der Sauerstoffversorgung. Das anaerobe Tumormilieu führt dabei zu einschneidenden Stoffwechselveränderungen, die als Warburg-Effekt seit den 1920er-Jahren bekannt sind: Die „aerobe" Glykolyse (d. h. „anaerobe" Glykolyse auch bei ausreichendem Sauerstoffangebot) löst zunehmend den aeroben Stoffwechsel ab und es entwickelt sich ein saures Milieu (Umwandlung von Pyruvat in Lactat) – selbst in Gegenwart von ausreichend Sauerstoff. Normalerweise führt die Aktivität der Wesensglieder bis zur Bildung von Wärme und der energiereichen Phosphorverbindungen (ATP). Lösen sich insbesondere die Ich-, aber auch die astralische Organisation aus der physiologischen Verbindung mit dem ätherischen und physischen Leib, so desintegriert sich der Energiestoffwechsel des Tumors. Die abbauende Glykolyse entspricht einer autonomisierten astralischen Aktivität, die sich durch die sinnesorganartige Wesensgliederkonstellation im Tumor entwickelt. Dieser wird nicht mehr ausreichend über den Organismus „durchatmet" und die Wesensglieder ergreifen und gestalten ihn dadurch nicht mehr in physiologischer Weise. Die geringere „Energieeffizienz" dieses Stoffwechselweges kompensiert der Tumor durch die hohe Glucoseaufnahme.

Exkurs

In diesem Zusammenhang ist die onkologische Wirkung von *Rosmarin* interessant. Rosmarin verstärkt die Wirksamkeit der oberen Wesensglieder im Organismus. Aus diesem Grunde ist er ein zentrales Arzneimittel in der Therapie des Diabetes mellitus [→ XVI. 5.5.2 Rosmarin]. Der Diabetes mellitus Typ 2 ist mit der Karzinomerkrankung assoziiert. Durch die Verstärkung der leibergreifenden Wesensgliederaktivität ist eine Tumorwirksamkeit möglich. Diese unterstützt die reintegrierende Funktion der Ich-Organisation und die mit der astralischen Organisation verbundene Gewebeatmung. Zahlreiche Studien wiesen eine tumorantagonistische Wirksamkeiten von Rosmarinextrakten nach (u. a. durch Inhibition der Signalkaskade Phosphatidylinositol3-Kinase (PI3K), Serin-Threonin-Kinase Akt und mTOR).[85]

TierexperimentelleUntersuchungenhabendesWeiterengezeigt,dassRosmarinsäure bzw. Rosmarin-Extrakt[86] nicht nur zytotoxische Effekte besitzen, sondern auch inhibitorische Auswirkungen auf den Warburg-Effekt und HIF1alpha haben.[87] Bei Patienten mit schwachem Eingreifen der Wesensglieder, die über Müdigkeit (wie z.B. Cancer-Related-Fatigue) klagen, aber auch bei Tumorpatienten mit Diabetes mellitus kommt ergänzend zur Misteltherapie Rosmarinus officinalis in Betracht [→ 4.7 Das Cancer-related-Fatigue-Syndrom].

Die Beziehung des Tumors zur Luft verdeutlicht auch die Entdeckung der *Riechrezeptoren* auf Tumorzellen.[88,89] Das Geruchsorgan ist nicht nur in der Riechschleimhaut lokalisiert, sondern dehnt sich wie viele Sinnesorgane (z.B. Bitterstoffrezeptoren) über weite Bereiche des Organismus aus. So finden sich ektope Geruchsrezeptoren auf Prostatakarzinom-, enterochromaffinen (Zusammenhang mit der Serotoninfreisetzung) und auch auf Darmkrebs-Zelllinien. Dort wirkt der aus den Ligusterblüten stammende Duftstoff Troenan wachstumshemmend.[90] Andere Tumore sprechen auf Ionone (veilchenartiger Geruch) in unterschiedlicher Weise an. Das weist auf die modulierende und gestaltende Funktion des Luftorganismus hin: „die Luft, die unsere Erde umgibt, die ist überall durchdrungen von lauter Gestaltungskräften. Diese Gestaltungskräfte atmen wir mit der physischen Substanz der Luft ein ... Alle inneren Organe, die das werdende Leben erhalten, sind auferbaut aus den gestaltenden Kräften der Luft", formulierte es Rudolf Steiner.[91]

Aber auch die mit der Atmung verbundenen rhythmischen Funktionen sind bedeutsam. So korreliert eine größere Herzfrequenzvariabilität als „Atmen des Herzens" mit einem positiven Krankheitsverlauf: „We conclude that individuals with higher HRV and advanced coping mechanisms seem to have a better prognosis in cancer progression."[92]

2.4.6 Tumor und Licht

Neben der wesentlichen Beziehung des Tumors zur Wärme gibt es eine weitere zum Licht. Gegenwärtig haben wir ein ambivalentes Verhältnis zum Licht und zur Sonne[93]: Auf der einen Seite gilt sie als Melanomrisiko mit der Konsequenz eines umfassenden Expositionsschutzes schon in der Kindheit, auf der anderen Seite besteht eine weit verbreitete „Lichtsehnsucht". Nun scheint das Karzinomrisiko mit dem Licht in Beziehung zu stehen. Eine vermehrte Sonnenlichtexposition soll mit einem erniedrigten Risiko für Mamma-, Kolon- und Prostatakarzinom einhergehen.[94] Auch scheint sich das Risiko für Pankreaskrebs mit vermehrter Sonnenlichtexposition zu vermindern.[95] Allerdings ist das Licht nicht auf die Vitamin-D-Synthese zu reduzieren. Auch scheint die einfache Substitution dieses „Lichthormons" allein nicht ausreichend zu sein.

Das *Melatonin* als „Hormon der Dunkelheit" hat ebenfalls wichtige Beziehungen zur Tumorentwicklung. Es dient der aufbauenden Nachtwirksamkeit der Wesensglieder, wirkt schlafinduzierend, fördert zahlreiche aufbauende Lebensprozesse durch seine antioxidativen Eigenschaften und entfaltet einige das Immunsystem stärkende Wirkungen. So soll es das Wachstum von Lungen-, Mamma-, Prostata- und Kolonkarzinomen hemmen. Diese Wirksamkeit basiert u. a. auf einer Proliferationshemmung,

Apoptoseinduktion und Angiogenesehemmung.[96] Vermutlich haben blinde Frauen mit entsprechend hohem Melatoninspiegel deshalb ein reduziertes Mammakarzinomrisiko.[97] Melatonin begleitet die schlafbezogene gestaltende Wesensgliederwirksamkeit.

Auch das „Lichtmetall" Magnesium, von dem der Organismus ca. 24 g enthält, hat Bezüge zur Tumorentwicklung. So sind Tumorzellen primär eher magnesiumreich und verlieren vermutlich mit fortschreitender Erkrankung und im metastasierten Stadium Magnesium. „Es scheint, dass Mg sowohl den Prozess der Karzinogenese beeinflusst als auch von dieser selbst beeinflusst wird. Die Karzinogenese bewirkt eine Magnesiummobilisierung im nicht-neoplastischen Gewebe. Gleichzeitig scheint ein Mg-Mangel krebserregend zu sein. Es hat sich herausgestellt, dass die hochdosierte Supplementation die Karzinogenese (bei soliden Tumoren) hemmt." (Übersetzung aus dem Englischen)[98] Magnesium dient der Nachtwirksamkeit der Wesensglieder. Es zeigt entsprechende Effekte im Nerven-Sinnes-System, führt zur bronchialen und vaskulären Dilatation, verbessert die Endothelfunktion, wirkt thrombozytärer Aggregation entgegen und damit auch dem Gerinnungsprozess und fördert neben den antiinflammatorischen Eigenschaften die aufbauenden Lebensprozesse (Proteinsynthese, Knochenstoffwechsel). Diese reichen bis auf die genomische Ebene (DNA-repair).[99] Es ist das oftmals zu Unrecht vergessene Metall im Organismus, das zudem zahlreiche Medikamente vermindern (z. B. Hypomagnesiämie durch Protonenpumpeninhibitoren und Diuretika). Umgekehrt unterstützt Bryophyllum die Magnesiumqualität im Organismus.

Das Licht trägt Gestaltungskräfte in die Lebensprozesse des Organismus. Das Sonnenlicht des Tags wird in die aufbauenden Lebensprozesse geführt. Magnesium dient schon in der Pflanzenwelt dieser Verwandlung von Licht in Leben. Sie steht im seelenbegabten Organismus mit dem „Vitamin" D als einem „Lichthormon" in Beziehung. Es ist die ätherische Ebene der Lichtwirksamkeit, die mit dem Tageslicht verbunden ist und die Lebensorganisation stärkt. In der Dunkelheit lebt demgegenüber das geistige Wesen des Lichts: Die astralische Organisation trägt im Schlaf gestaltende Urbilder an die ätherische heran. In diesen Zusammenhang stellt sich das Melatonin der Epiphyse. Zwischenzeitlich sind zahlreiche tumorspezifische Wirkungen des Melatonins bekannt. Damit dient die Epiphyse dem geistigen, nicht physisch sichtbaren Licht und ist – so dürfen wir annehmen – mit der Vermittlung gestaltender Urbilder der astralischen Welt verbunden.

Exkurs

Diesen Zusammenhang beschrieb Rudolf Steiner geisteswissenschaftlich wie folgt: „Sie wissen ..., dass beim Kinde nach der Geburt die Knochen hier oben am Kopfe sich nur langsam schließen. Da war in uralten Zeiten beim Menschen noch eine Verbindung mit der Außenwelt vorhanden. Hätte man damals sehen können wie heute, so hätte man an jener Stelle des Kopfes ein Organ hervorragen sehen können wie einen leuchtenden Körper, dessen Strahlen die menschliche Begrenzung durchdrangen und langsam in der Außenwelt verschwanden ... Aber es war ein Empfindungs-, ein Wahrnehmungsorgan der Menschheit ..., mit dem der Mensch noch frei und offen hinausschauen konnte in das, was wir die astralische Welt nennen, mit dem er nicht nur die Körper, sondern auch die Seelen hat sehen können und das, was in diesen Seelen um ihn herum gelebt hat. Zusammengeschrumpft zu der sogenannten Zirbeldrüse ist dieses Organ, das von der Decke des Kopfes jetzt bedeckt ist."[100]

Der rhythmische Wechsel zwischen dem Sonnenlicht am Tag und der Dunkelheit der Nacht ist wesentlich. Der Mensch braucht für sein Gesundsein die ungestörte Dunkelheit. Störungen dieser Rhythmen, auch im Zusammenhang mit Schichtarbeit und Zeitzonendifferenzen, wirken krankmachend.[101]

Exkurs

Seit Jahrzehnten ist eine ultraschwache Lichtemission lebender Gewebe bekannt (ultra-weak photon emission), die auch beim Menschen einen Lichtorganismus bilden. Diese stellt nicht eine undifferenzierte Lichtemission dar, sondern erfüllt offensichtlich wichtige biologische Funktionen im Zusammenhang der „Zell-Kommunikation". Hier scheint tatsächlich Weisheit im Licht zu leben. Darüber hinaus führen Erkrankungen wie das Karzinom zu Veränderungen im Lichtorganismus, die experimentell nachweisbar sind.[102] Steiner berichtete bereits 1920 von der originären Lichterzeugung im Organismus.[103]

2.4.7 Der lebensgeschichtliche Zusammenhang von Entzündung und Karzinom

Die Polarität von akuter Entzündung und Karzinom ist in mehrfacher Hinsicht von Bedeutung. Sie beleuchtet auch den lebensgeschichtlichen Zusammenhang.[104, 105, 106, 107] und weist auf die höhere Karzinomhäufigkeit bei geringer Anzahl von durchgemachten fieberhaften Erkrankungen hin. Zahlreiche z. T. in das 19. Jahrhundert zurückreichende Dokumentationen und Studien belegen die protektive Bedeutung des Fiebers.[108] Der Effekt soll abnehmen, wenn die fieberhaften Erkrankungen weiter zurückliegen, also eine lange afebrile Phase besteht.[109] Auch sank das Melanomrisiko (als 1 definiert, wenn weder eine schwere Infektionskrankheit durchgemacht worden war noch Impfung (Pocken, BCG) erfolgte) auf 0,37, wenn mindestens eine schwere Infektionskrankheit mit Fieber über 38,5 °C durchgemacht wurde.[110] Zudem reduziert eine Mumpserkrankung das Risiko für ein Ovarialkarzinom um ca. 19 %.[111] Möglicherweise gilt eine vergleichbare Beziehung auch für einige hämatologische Erkrankungen wie die ALL (reduziertes Risiko nach wiederholten Infekten).[112]

Oftmals gehen entzündliche und fieberhafte Erkrankungen den sehr seltenen, z. T. aber gut dokumentierten Spontanremissionen voraus.[113, 114] Therapeutische Maßnahmen werden vor diesem Hintergrund den *salutogenetischen Aspekt* der entzündlichen Erkrankungen zu berücksichtigen haben.

In diesem Zusammenhang ist auch die verschiedentlich diskutierte Assoziation zwischen *erhöhtem Brustkrebsrisiko* und *antibiotischer Therapie* bemerkenswert [→ 5.5.5 Einflussfaktoren für das Mammakarzinom].[115]

Auf der anderen Seite steht der therapeutische Aspekt des Zusammenhangs von Entzündung und Karzinom. So betonte Steiner die notwendige *Wärme- und Fieberentwicklung* durch die Mistelbehandlung. William Coley (1862–1936) dokumentierte an einer großen Zahl von Sarkompatienten die Wirksamkeit einer „Fiebertherapie".[116] „Nachfahren" dieses Ansatzes sind die verschiedenen Verfahren der Hyperthermie. Aktuell stellen sich einige Checkpoint-Inhibitoren in diesen Zusammenhang, in dem sie die immunologische Antwort auf den Tumor fördern.

Die Bedeutung des Fiebers im Zusammenhang mit der Misteltherapie beschrieb Steiner wie folgt:

„Und diese Wirkung drückt sich dadurch aus, dass Fieber zustande kommt. Es muß also die Injektion gefolgt sein von einem Fieberzustande. Sie können von vornherein mit einem Misserfolg rechnen, wenn Sie nicht Fieberzustände hervorrufen."[117] Gegenwärtig vermehren sich die Hinweise auf die therapeutische Bedeutung des Fiebers: In einer retrospektiven Studie zur Melanomtherapie mit IL-2 und Interferon hatten Patienten mit einer Fiebersenkung durch Paracetamol eine schlechtere Prognose.[118] Einige Checkpoint-Inhibitoren „entfesseln" des Weiteren eine Entzündung und erzeugen oftmals Fieber. Dieses ist aber nicht von der Ich-Organisation gelenkt und „orchestriert", sondern entwickelt sich als ungesteuerte, entfesselte entzündliche Aktivität.

2.4.8 Richtungsqualitäten in Entzündung und Karzinom

Die Polarität von akuter Entzündung und Karzinom zeigt sich auch in der „Ausrichtung" der beiden Krankheitsprozesse. Die Entzündung kennzeichnet eine zentrifugale Orientierung: Der Fremdkörper „eitert" heraus, die Entzündung durchbricht Oberflächen nach außen. Ihr stellt sich polar das Karzinom gegenüber. Es entwickelt sich zunächst epithelial und damit oberflächennah. Im Weiteren dringt es durch Infiltration und Metastasierung in das Innere des Organismus vor und folgt so einer der akuten Entzündung entgegengesetzten Orientierung. Es ist die *zentripetale Bildegeste der Sinnesorgansation*, die sich in dieser Ausrichtung des malignen Wachstums wiederfindet.

In der *Entzündung* behauptet der Organismus seinen Eigenraum. Die nach außen gerichtete Entzündung überwindet die Fremdqualität. Beim *Karzinom* stülpt sich ein „peripherer", zur epithelialen Oberfläche gehörender Prozess infiltrativ-destruierend und schließlich metastasierend in den Organismus hinein [→ Abb.].

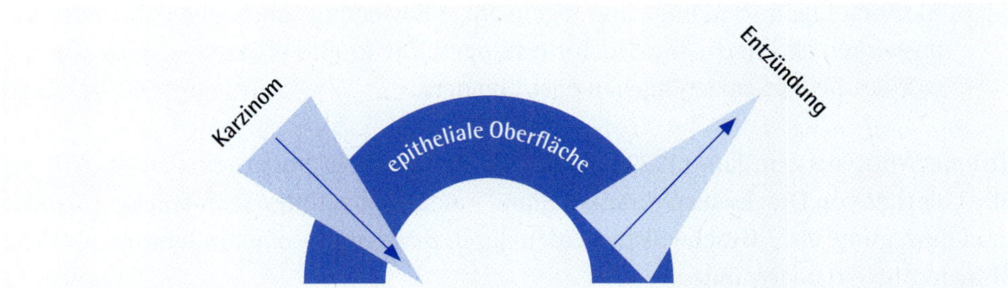

Polarität von Entzündung und Karzinom: Das Karzinom wächst infiltrierend nach „innen", die akute Entzündung orientiert sich nach „außen", der Fremdkörper „eitert" heraus.

Rudolf Steiner erwähnte *konstitutionelle Faktoren* im Zusammenhang mit der Krebserkrankung.[119] Dabei stellte er die „magere" Konstitution besonders heraus und erläuterte das für sie charakteristische Wirken der Ich-Organisation.[120] Während diese Konstitution bereits an der Gestalt ablesbar die Dominanz des Nerven-Sinnes-Systems erkennen lässt, stellt sich ihr die Adipositas polar gegenüber.

Adipositas und *Bewegung* haben einen direkten Zusammenhang [→ XVI. 4.2 Diabetes mellitus Typ 2 und das metabolische Syndrom]. Dabei steht die Bewegung durch ihre wärmeverbundene Qualität der Entzündung nahe [→ XVI. 5.2 Bewegung] und basiert wie diese auf einem willenshaften Eingreifen der Wesensglieder in den Organismus. Umgekehrt scheinen Adipositas und Bewegungsmangel mit einem erhöhten Karzinomrisiko zu korrelieren.

Exkurs

Eine schwedische Studie zum Mammakarzinom beleuchtet beide konstitutionellen Aspekte. Bei 47.000 Patientinnen im Swedish Cancer Register[121] war nur für Frauen mit einem Alter über 55 Jahren der Body-Mass-Index (BMI) ein Indikator für Brustkrebs, während bei jüngeren Frauen ein hoher BMI auffallenderweise mit einer niedrigen Karzinomrate korreliert. Auch konstatierten Kröz et al.[122] für die prämenopausalen Mammakarzinompatientinnen eine eher schlanke Gestalt. Insofern ergeben sich für die genannten Konstitutionen Beziehungen zu der Krebskrankheit.[123]
Bei den älteren Patientinnen weisen nun diejenigen ein höheres Karzinomrisiko auf, die durch eine abdominell betonte Adipositas charakterisiert sind. Frauen mit Mammakarzinom hatten in einer Fallkontrollstudie bei computertomografischer Einschätzung durchschnittlich 45% mehr viszerales Fett als die Kontrollpatientinnen.
Im Swedish Cancer Register zeigte sich die engste Beziehung zwischen Körpergewicht und Krebs für das Endometriumkarzinom.
Auch für Männer sind entsprechende Korrelationen bekannt. So treten Prostatakarzinome bei Adipösen im Vergleich zu Normalgewichtigen etwa dreimal häufiger auf. Auch das Kolonkarzinom ist vorwiegend bei adipösen Männern anzutreffen. Für das Pankreaskarzinom ergeben sich ähnliche Zusammenhänge. Neben dem Übergewicht als eigenständigem Risikofaktor kommt hier die geringe körperliche Aktivität hinzu.[124] Mäßige und regelmäßige Bewegung sollen sich dabei positiver auswirken als kurzfristige Höchstleistungen. Die größte Wirkung zeigten viermal wöchentliches Spazierengehen oder Wandern.

In einer Notiz aus dem Jahre 1923 ging Rudolf Steiner wie in einem genialen Vorgriff auf die Polarität von Geschwulsterkrankung und Entzündung, unter dem Aspekt von Ruhe und Bewegung, ein: „Geschwülste werden durch Bewegung – Entzündung durch Ruhe (Innentätigkeit) überwunden."[125]

Konstitutionelle Faktoren, wie einerseits (bei jüngeren Mammakarzinompatientinnen) die schlanke, das Nerven-Sinnes-System betonende Gestalt und andererseits die Adipositas als stoffwechseldominante Konstitution, stehen mit der Karzinomerkrankung in Beziehung. Ein erhöhter BMI führt zu einem gesteigertem Karzinomrisiko.[126]

Die funktionellen Qualitäten im dreigliedrigen Organismus, die für das Nerven-Sinnes-System in der Ruhe, für das Stoffwechsel-Gliedmaßen-System in der Bewegung bestehen, sind die jeweils heilenden Prinzipien der polaren Erkrankungen Entzündung und Karzinom.

2.6 Tumor, Tumorrisiko und Seele

Zusammenhänge zwischen dem seelischen Befinden und der Tumorentwicklung bzw. dem Krankheitsverlauf wurden seit langer Zeit immer wieder vermutet. Anders als bei der koronaren Herzerkrankung und den dort unzweifelhaft bestehenden Beziehungen zum seelischen Befinden und damit zur astralischen Organisation, blieben sie allerdings lange verborgen und standen angesichts der dominierenden somatischen Pathologie auch nicht im Fokus der Forschung.

Aus dem entwickelten Krankheitsverständis ergeben sich erste Hinweise auf die seelische Ebene:

Dem Übergang von der Drüsen- zur Sinnesorganisation entspricht auf der seelischen Ebene der Wandel von einem innenweltorientierten seelischen Erleben zur Selbstlosigkeit und Umweltoffenheit der Sinne [→ XVII. 2.8 Die seelische Symptomatologie bei Schilddrüsenerkrankungen].

Eine umfangreiche Literatur beschreibt eine *zurückgenommene emotionale Expressivität* als Charakteristikum der Krebskrankheit. Eine zurückgestaute Gefühlswelt scheint seelisches Erleben an der Entfaltung und Offenbarung nach außen zu hindern. Der Londoner Chirurg Sir James Paget (1814–1899) fasste es in seinem Werk „Surgical Pathology" in der folgenden Weise zusammen: „Die Fälle, bei denen es nach tiefen Ängsten, unerfüllten Hoffnungen und großen Enttäuschungen zum Auftreten oder der Verschlimmerung einer Krebserkrankung kommt, sind so häufig, dass wir kaum Zweifel hegen können, dass die seelische Depression zu jenen Einflüssen gehört, die das Entstehen des Krebszustandes fördern."[127]

Exkurs

Viele der Studien, die dieser Frage nachgehen, haben mit *erheblichen methodologischen Problemen* zu ringen. Vielfach waren es retrospektive Untersuchungen, die seelische Befunde im Zusammenhang mit der Krebskrankheit beschrieben, diese aber nicht als ursächlich für die Erkrankung oder lediglich als ihre Folge ausweisen konnten. Auch prospektive Untersuchungen blieben meist widersprüchlich, hatten allerdings oft nur einen Diagnosezeitpunkt hinsichtlich des seelischen Befindens vorgesehen.

Eine Studie beschrieb den Zusammenhang einer *länger bestehenden depressiven Stimmung* (über sechs Jahre in drei Erfassungen dokumentiert) mit der Krebskrankheit bei 71-jährigen oder älteren Patienten. Die Zusammenfassung lautete wie folgt: „When present for at least 6 years, depression was associated with a generally increased risk of cancer. (... 88 % excess risk of developing cancer during the follow-up of, on average, 3,8 Jahre compaired with nonchronically depressed older persons)."[128]
Das Review von Oerlemans et al. zeigte eine geringe und marginal signifikante Assoziation zwischen Depression und dem allgemeinen Karzinomrisiko (overall cancer risk) und eine deutlichere Zunahme des Mammakarzinomrisikos bei einer mehrere Jahre zurückliegenden Depression.[129] Die Metaanalyse von Satin et al.[130] zur prognostischen Bedeutung der Depression konstatierte eine Assoziation zur Mortalität, aber nicht zur Krankheitsprogression (allerdings auf nur drei Studien basierend). In der Scottish Health Survey war in der Multiregressionsanalyse psychischer Distress mit einer erhöhten Mortalität assoziiert.[131] Pinquart und Duberstein berichteten in ihrer Metaanalyse bei Patienten mit depressiven Symptomen über eine um ca. 20 % erhöhte Sterblichkeit gegenüber Erkrankten ohne relevante depressive Symptome.[132] Batty et al. dokumentierten bei hohem gegenüber geringem Distress (v. a. Depression und Angst) ein allgemein erhöhtes Tumorrisiko (adjustierte HR 1,32), besonders bei kolorektalen, Prostata-, Pankreas- (deren HR erreichte 2,76) und Ösophaguskarzinomen sowie Leukämien.[133] Beim Lungenkarzinom scheint das seelische Befinden insbesondere in frühen Stadien der Erkrankung signifikant mit dem Überleben zu korrelieren: Die Studie von Sullivan et al. beschrieb ein erhöhtes Sterberisiko bei Patienten mit erstmaliger (HR 1,50) und im Verlauf persistierender Depression (HR 1,42), während Patienten mit einer Remission der depressiven Symptomatik keine erhöhte Mortalität zeigten.[134] Ähnliche Verhältnisse gelten für das Mammakarzinom: „In patients with curable breast cancer (i.e., stages I–III), results demonstrated a 50 % increase in hazard of mortality in depressed versus non-depressed patients."[135] Somit beeinflusst das veränderte seelischen Erleben (Depression) die häufigsten Karzinome, die sich als Lungen- und Mammakarzinom im mittleren Menschen manifestieren.

Das seelische Erleben weist eine Beziehung zur *Krebserkrankung* auf. Distress (v. a. in Form von Depression und Angst) ist ein wichtiger Einflussfaktor und moduliert vermutlich den Krankheitsverlauf.[136]

In der Seele des Menschen sind zwei polare Qualitäten zu unterscheiden: das selbstbestimmte Seelenleben mit seiner aktiv in die Welt eingreifenden Wirksamkeit und die „selbstlose" Hingabe an die Außenwelt. Jörgen Smit (1916–1991) gebrauchte für diesen Atmungsprozess der Seele ein treffendes Bild: Blickt der Mensch auf das eigene Leben zurück, so entsteht manchmal die Einschätzung: Alles Erreichte ist durch die Arbeit der Individualität entstanden, alle umgebenden Menschen waren nur willkommene „Statisten". Ein kurzes Überprüfen führt dann zu einem anderen Bild: Was wäre ohne die anderen helfenden und wegbereitenden Menschen geworden und was ist erst durch sie entstanden? Nun erblickt sich die eigene Person eher als „Statist", als Akteure wirken die anderen Menschen. In jedem Leben sind beide Qualitäten zu finden und in einem gesunden, atmenden Verhältnis verbunden. In der Krebserkrankung scheint sich die „nach außen" wirkende Seelenaktivität zurückzunehmen, die Außenweltorientierung und -offenheit als ein zu starkes „Einatmen" überwiegt.

Bei vielen Patienten zeigt sich eine Zurücknahme der „zentrifugalen Tendenz" der Seele. Impulsivität, Begeisterungsfähigkeit und Freude am Ergreifen der verschiedenen Aufgaben, die der Alltag stellt, schwinden oftmals und weichen einer inneren Leere, Traurigkeit und Erstarrung. Das Sich-nach-außen-Wenden nimmt sich zurück; es überwiegt ein seelisches „Einatmen", das Sinnesorgan-vergleichbar die Umwelt aufnimmt. Immer wieder berichten Patienten von der Zurücknahme der nach außen orientierten Aktivität der Seele. Das vielzitierte Beispiel der verschluckten Tränen, die nicht fließen durften, unterstreicht diesen Zusammenhang. Das seelische Innere entfaltet sich in seinen Lebensäußerungen nicht genügend, vieles bleibt wie aufgestaut in der Seele liegen.[137,138] Auch der Verlust eines für die Individualität zentralen Menschen gehört hierzu. „Kein einziger der 500 Patienten, die ich im Verlauf meiner Forschungen untersucht habe, schien die Fähigkeit zu haben, eine größere emotionale Energie zur Schau zu stellen, als er tatsächlich hatte. Im Gegenteil, alle schienen mehr emotionale Energie zu haben, als Möglichkeiten, sie auszuleben. Eine Art ‚Stau' war typisch für ihr Gefühlsleben", beschrieb es Leshan.[139]

Für diese Außenweltorientierung des Seelischen, welche die Äußerungen des Inneren zu übertönen scheint, zitierte Leshan das Bild von dem „individuellen Lied", das jeder Mensch in sich trägt und zur Entfaltung bringen kann. Viele Krebskranke hätten lange Zeit hindurch dieses „Lied" nicht zum Erklingen bringen können, sondern die Melodie der anderen gesungen.

„Selbstlosigkeit" und Außenorientierung der Sinneswahrnehmung erscheinen am „falschen Ort" in der Gefühls- und Willenswelt des Menschen. In diesem Bereich entwickelt sich dann eine zu starke seelische „Außenorientierung".

Zusammenfassend entsteht ein Bild, das die morphologische Geste der Karzinomentwicklung mit der seelischen verbindet. Die Entzündung ist die zentrifugale Prozessualität, die alles Fremde nach außen drängt und beispielsweise den eingezogenen Splitter „rauseitern" lässt. Diesem „Ausatmen" steht die „einatmende", nach innen orientierte und sich einstülpende Krankheitsgeste des Karzinoms gegenüber, die schließlich in der metastatischen Infiltration des Organismus kulminiert. Jedes epitheliale Tumorwachstum beginnt an einer Oberfläche und dringt in diesem Sinne nach innen.

Eine entsprechende Geste lässt sich nun im Seelischen und seinen Atmungsprozessen wiederfinden. Hier nimmt sich die expressive, „entzündliche" Tendenz zurück und ein *seelisches Einatmen* überwiegt [→ Abb.].

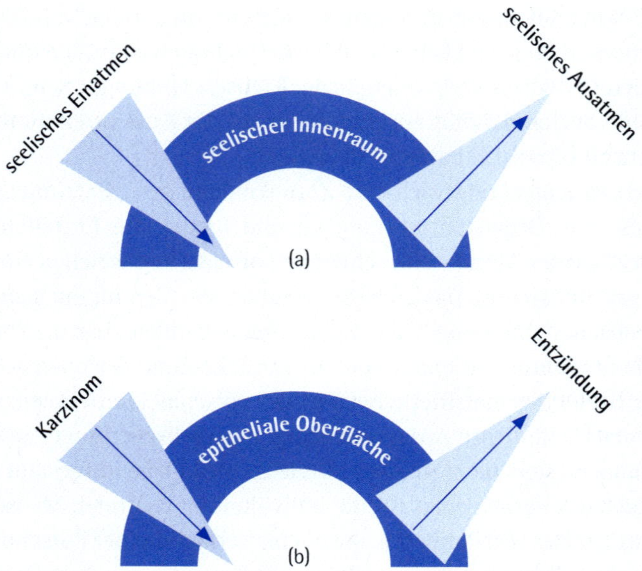

Richtungsqualitäten im Seelischen (a) und im Krankheitsprozess (b)

Das überwiegende seelische „Einatmen“ entsteht auch durch eine gestörte seelische „Ausatmung“. Es handelt sich dabei um Patienten, die äußerlich robust und unerschütterlich im Leben stehen, innerlich aber über ein sensibles Seelenleben verfügen, das selten durch die feste Mauer ihrer äußeren Erscheinungsform dringt. Manchmal sind es plötzlich und unbezwingbar hervorbrechende Tränen, die augenblicksartig Fenster in diesen Bereich ihres Wesens öffnen und den Menschen zum „Ausatmen“ führen.

Mit der *Depression* ist eine ungenügende Wirksamkeit der Wesensglieder im Stoffwechsel-Gliedmaßen-System verbunden. Seelische Starre und psychomotorische Hemmung weisen auf die Dominanz des Nerven-Sinnes-Systems. *Skleroseprozesse* begleiten das Krankheitsbild [→ XVI. 4.2.3 Seelische Phänomenologie beim metabolischen Syndrom]. Die durchwärmende, entzündungsverwandte Dynamik der Wesensglieder nimmt sich zurück, was vermutlich für den Verlauf der Krebserkrankung von Bedeutung ist.

Umgekehrt verbessert sich die Depression durch Aktivierung der Wesensglieder im Stoffwechsel-Gliedmaßen-System: Bewegung trägt zu einer Linderung der depressiven Symptomatik bei [→ XVI. 5.2 Bewegung].

Für die künstlerischen Therapien und die Heileurythmie sind die „inneren Atmungsprozesse“ der Seele von besonderer Bedeutung. Sie sind im diagnostischen Prozess jeweils zu „entdecken“, um dann zum kunsttherapeutischen Arbeitsfeld zu werden. Der Patient wandelt sich zum aktiv Handelnden im therapeutischen Prozess. Bar-Sela et al. dokumentierten eine positive Wirksamkeit der Maltherapie bei Krebspatienten während der Chemotherapie hinsichtlich Depression und Fatigue-Syndrom.[140]
Auch in der Gesprächstherapie spielt diese Thematik eine Rolle. Die von Grossarth-Maticek[141] beschriebene Selbstregulation als Fähigkeit der Individualität, mit belastenden

Lebensereignissen konstruktiv umzugehen, steht in direktem Zusammenhang mit dem *seelischen Atemrhythmus.* Dabei zeigte er, dass Patienten mit hoher Selbstregulation auch ein überdurchschnittliches Ansprechen auf die Misteltherapie hatten. Eine ausführliche ärztliche Beratung mit Biografiegespräch führte (so für Patientinnen mit Mammakarzinom gezeigt) zu einer signifikanten Verbesserung emotionaler, sozialer und kognitiver Funktionen. Außerdem traten eine Besserung von Appetitlosigkeit und Schmerz ein.[142]

Das Tumorrisiko scheint darüber hinaus von sozialen Kontexten abhängig zu sein. So sinkt es mit der Größe der Familie.[143] Damit gibt es neben den individuellen Faktoren auch soziale. Möglicherweise ist die Frage gesunder Gemeinschaftsbildung und menschlicher Beziehung auch im Hinblick auf die Krebserkrankung von Bedeutung.

Vor dem Hintergrund des veränderten Wesensgliederwirkens muss man also zwischen *leiblichen* (z. B. Konstitution, Genetik) und *prozessualen Faktoren* (präkanzerösen Erkrankungen z. B. bei chronischer Hepatitis, fieberarmer Anamnese) sowie den seelischen und *geistig-individuellen Aspekten* unterscheiden. Die Hinweise auf „Versäumtes" in der Biografie oder die Depression lassen leicht das Thema der „Schuld am Kranksein" aufkommen. Jede Erkrankung hat ihre Vergangenheit, ihre Gegenwart und Zukunft. Entsprechend stellt sich nicht nur die Frage nach dem „Woher", sondern besonders nach dem „Wozu", also die *Sinnfrage.*

Eine integrativ orientierte, multimodale therapeutische Arbeit verstärkt die *salutogenetischen Kräfte* und beeinflusst den Krankheitsverlauf positiv.

2.7 Karzinogenese und Bewusstsein

Eine wichtige Frage bezieht sich auf den Zusammenhang zwischen dem Bewusstsein und der Krebsentwicklung. Welche Bedeutung haben Anspannung, „Stresserfahrungen" oder – umgekehrt – die zu geringe seelische und geistige Aktivität für die Erkrankung und ihren Verlauf?

Eine zu schwache Wirksamkeit der oberen Wesensglieder führt zu einer ungenügenden Metamorphose von Lebensprozessen in Bewusstseinskräfte und damit zu deren Autonomisierung und ungezügelter proliferativer Entfaltung. In diesen Zusammenhang gehören die erwähnten Assoziationen des Hypnotika-Einsatzes mit der Tumorerkrankung [→ XXII. 5.4 Arzneimittel für den schlafgestörten Patienten]. Diese entsteht durch eine schlafähnliche Wesensgliederkonstellation in einem umschriebenen Bereich des Organismus.

> Die unphysiologische, schlafähnliche Wirksamkeit der astralischen und Ich-Organisation im Stoffwechsel-Gliedmaßen-System fördert die Karzinogenese.

Auf der anderen Seite lenken aber auch *Stress und seelische Anspannung,* also eine zu starke Bewusstseinsentwicklung bzw. Tagesfunktion die astralische und Ich-Organisation zum Nerven-Sinnes-System. Diese Dominanz kann zu einer chronischen Entzündung im Stoffwechsel-Gliedmaßen-System führen, welche die Tumorentwicklung begünstigt.[144]

Die stressbedingte Bewusstseinsorientierung der Wesensglieder schwächt die Lebensprozesse im Organismus. Dadurch schwinden die immunologischen Reaktionen auf den Tumor. Die immunsuppressiven Effekte von Stress und seelischer Belastung sind hinsichtlich der Infektanfälligkeit bekannt.[145, 146, 147] Umgekehrt führt die Abnahme von Unruhe und Stressgefühl zu verbesserten immunologischen Funktionen (gesteigerte zytolytische Aktivität der natürlichen Killerzellen).[148] Die unter „Stressbedingungen" aktivierte chronische Entzündung beruhigt sich mit abfallenden CRP-Werten.[149] Umgekehrt löst die verstärkte Aktivität der Wesensglieder im Stoffwechsel-Gliedmaßen-System, z. B. durch eine moderate (nicht erschöpfende) Bewegung, aus der inneren Anspannung und verändert die immunologische Suppression und Infektanfälligkeit positiv.[150]

Eine *Beeinträchtigung der Nachtseite*, also des regenerativen Stoffwechsels führt zum pathologischen, schlafähnlichem Lösen der astralischen und der Ich-Organisation mit der Konsequenz der Karzinogenese. Kommt es demgegenüber zur *Übersteigerung der Tagesaktivität der Wesensglieder*, in dem sich die astralische und Ich-Organisation zum Nerven-Sinnes-System orientieren und Lebensprozesse verstärkt in Bewusstseinskräfte metamorphosieren, so vermindern sich Funktionen des Immunsystems und wirken nicht mehr der tumorösen Fremdbildung entgegen. Auch geht die astralische Wirksamkeit mit der abbauenden, sympathikotonen Inflammationsphase einher (z. B. entzündungsbedingte Tachykardie, „Belladonna"-Bild der Entzündung), wobei die chronische „im Feuer der akuten Entzündung brennt". Depression, seelische Anspannung und Traumata (auch biografisch zurückliegend) sind mit einer chronischen Inflammation assoziiert[151], die ihrerseits die Tumorentwicklung begünstigt. Schließlich schränkt die dominante Tageswirksamkeit die aufbauende Nachtwirksamkeit ein (zu kurzer Schlaf, geringe Schlafqualität).

Die sympathikotone Wesensgliederaktivität (*Tageswirksamkeit*) verwandelt Lebens- in Bewusstseinskräfte, schwächt immunologische Funktionen und fördert die chronische Entzündung.

Insofern ist auf eine zu starke Sympathikotonie mit seelischer Anspannung und Stress zu achten. So gibt es Hinweise, dass eine beta-adrenerge Sympathikotonie das Fortschreiten einer Krebserkrankung begünstigt. Entsprechend findet man gerade für das neuronal besonders intensiv versorgte Pankreasgewebe tumorbeschleunigende Wirkungen der stressbegleitenden Katecholamine, die sich z. T. durch eine Betablockade antagonisieren lassen.[152, 153] Ähnliches scheint auch für fortgeschrittene kolorektale Karzinome und das Mammakarzinom zu gelten.[154] Gleichermaßen ist bekannt, dass *Bewegung* als verstärkte Wesensgliederwirksamkeit im Stoffwechsel-Gliedmaßen-System eine positive Auswirkung hat. Darüber hinaus ließ sich zeigen, das eine Stressreduktion (u. a. durch Meditation, vermutlich auch für die künstlerischen Therapien sowie die Heileurythmie als „Bewegungsmeditationen" geltend) auf immunologische Funktionen wirkt und zu einer CRP-Senkung (als Ausdruck der chronischen Entzündung) führt.

Es kommt also darauf an, die zum *Nerven-Sinnes-System* gelenkte sympathikotone Wirksamkeit der astralischen und der Ich-Organisation wiederum in das *Stoffwechsel-Gliedmaßen-System* zu führen.

Daraus ergeben sich zahlreiche prophylaktische und therapeutische Ansatzpunkte. So ist die lebensgeschichtliche Dimension nicht nur hinsichtlich der entzündlichen und fieberhaften Erkrankungen, sondern auch bezüglich der Bewusstseinsentwicklung zu berücksichtigen. Hier sind eine ungenügende Metamorphose der Lebens- in Bewusstseinskräfte, aber auch schockartige Erfahrungen und Belastungen, welche die oberen Wesensglieder aus ihrer physiologischen leibbildenden Funktion herausführen, von großer Bedeutung. Umgekehrt lässt sich eine aus dem Stoffwechsel-Gliedmaßen-System herausgelöste astralische und Ich-Organisation durch heileurythmische, kunst- und gesprächstherapeutische Maßnahmen wiederum mit dem Leib verbinden. Auch die therapeutischen Maßnahmen der anthroposophischen Krankenpflege, die sich ausgesprochen segensreich im Sinne der Reintegration der Wesensgliederwirksamkeit und positiven Beeinflussung eines belasteten seelischen Befindens auswirken, sind unverzichtbar. Diese Maßnahmen ergänzen die medikamentöse Therapie und vervollständigen das integrative Konzept der anthroposophischen Onkologie.

2.8 Geistiges Wesen des Menschen und die Krebserkrankung

Zahlreiche Krebsleiden sind von Angst und sogar Furcht begleitet. Natürlich finden wir sie auch bei anderen Erkrankungen. Insbesondere Lungenleiden mit Dyspnoe gehen mit einem erheblichen Angsterleben einher. Es gibt wohl keinen stärkeren leiblichen Faktor, der Angst auslöst, als die Atemnot. Die Angst bei der Krebserkrankung bezieht sich nicht nur auf die Lebensbedrohung und das möglicherweise frühe Sterben. So haben beispielsweise kardiologische Erkrankungen wie die Herzinsuffizienz eine vergleichbare, ggf. auch schlechtere Prognose und lösen dennoch nicht eine ähnliche Angst aus. Diese scheint zum inneren Gesicht der Krebserkrankung zu gehören. Auf welche Bedrohung richtet sich diese teilweise tiefempfundene und existenzbedrohende Angst?

Hier führen die entwickelten Gesichtspunkte weiter. Das Karzinom infiltriert und zerstört die Form und Gestalt des Menschen. Malignität, also der Begriff der „Bösartigkeit" mit seiner moralischen Konnotation, weist auf diese Gestaltzerstörung als Tumoreigenschaft. Form und Gestalt sind der individuelle Ausdruck des Ich des Menschen. In der individuellen Gestalt erscheint die Ich-Organisation. Auf der anderen Seite wirkt diese in der Wärme und der Dynamik des Blutes. Der Krebs ist demgegenüber eine „Kälteerkrankung", seine Therapie besteht in der Entwicklung von Wärme. Die gegenläufigen Prozesse von Entzündung und Karzinogenese sind uns in diesem Zusammenhang bereits begegnet. Damit bedeutet die Krebserkrankung in doppeltem Sinn einen Angriff auf die Ich-Organisation in der Gestaltzerstörung („Katastrophe der Form") und demjenigen auf die Wärmeorganisation. Dadurch entwickelt sich eine tiefe und untergründige Angst. Der Patient nimmt den „Krebs" unterschwellig als ein bedrohliches Wesen wahr, das im Leib einen zweiten Organismus aufbaut und sogar eine Karikatur der Dreigliederung realisiert: So entwickelt der Tumor seinen eigenen Stoffwechsel, sein eigenes Atmungs- und Gefäßsystem und schließlich eine Sinnesorgan-Bildetendenz am falschen Ort. Die konsumierenden Prozesse stellen sich wie ein „Gegen-Ich" dem Wesen des Menschen entgegen, das u. U. eine tiefe Angst, scheinbar ohne Fokus, erlebt. Umgekehrt bedeutet die Überwindung der Krebserkrankung durch den Patienten nicht nur sein persönliches Gesunden, sondern auch eine Mitarbeit am Überwinden dieses „Krankheitswesens". Das Sterben ist vor diesem Hintergrund niemals ein „Versagen", sondern folgt dem Satz einer Patientin mit Lungenkarzinom: „Selbst wenn ich sterbe, bin ich doch geheilt!" Die Konfrontation mit diesem „Gegen-Ich" bedeutet oftmals eine intensive Verstärkung und Entwicklung des eigentlichen Ich-Wesens des Menschen, die wir häufig in der palliativen und hospizlichen Patientenbetreuung bemerken.

3. Basistherapien onkologischer Erkrankungen

Die Krebserkrankung verlangt ein integratives Behandlungskonzept, das sich an dem entwickelten Verständnis orientiert und daraus den Therapiebedarf ableitet. Vor diesem Hintergrund werden im folgenden Abschnitt die allgemeinen therapeutischen Gesichtspunkte bei onkologischen Erkrankungen erläutert. Sie bilden die Grundlage für die spezifische Therapie der einzelnen Tumorentitäten.

3.1 Ernährung

Viele Fragen der Patienten beziehen sich auf die Ernährung im Zusammenhang mit der Krebserkrankung. Obgleich hier sicher noch viele Punkte ungeklärt sind, gibt es doch einige wesentliche Gesichtspunkte, die sich auch auf die *Prävention* beziehen.

So spielt der *Verzehr von pflanzlicher Nahrung*, insbesondere von *Obst und Gemüse* eine wichtige Rolle.

Zwischenzeitlich zeigte sich für die pflanzliche Ernährung eine signifikante Risikoreduktion der allgemeinen und krebsspezifischen Mortalität.[155] Diese steht vermutlich mit den Polyphenolen in Zusammenhang, welche die aufbauende Nachtwirksamkeit der Wesensglieder fördern.

Ein präventiver Effekt ist für Tumore der Mundhöhle, des Rachens, des Kehlkopfs, der Speiseröhre, des Magens, des Kolons, der Lunge, der Brust, des Pankreas und der Blase wahrscheinlich.[156] Dabei gelang die Zuordnung der Wirkung zu einzelnen Inhaltsstoffen bislang nicht. Offenbar kommt es auf die in der pflanzlichen Ernährung vorliegende Komposition und weniger auf die einzelnen Substanzen an. Ihre hochdosierte Verabreichung wirkt u. U. sogar schädlich. So ist in Interventionsstudien mit Beta-Carotin in Untergruppen eine krebsfördernde Wirkung aufgetreten.[157]

Damit erscheint die pflanzliche Ernährung eine *geeignete Kostform* zu sein.[158] Ihre geisteswissenschaftliche Charakterisierung erfolgte bereits in [→ XI. 3.1 Diätetik].

Nussverzehr soll das Risiko für Karzinome im Bereich der Stoffwechselorganisation senken (nachgewiesen für das kolorektale, Pankreas- und Endometriumkarzinom).[159] Nüsse scheinen die gestaltenden Einflüsse auf die entdifferenzierten Lebensprozesse der Tumore des Verdauungstrakts und Endometriums zu verstärken.

Einer gesonderten Erwähnung bedarf der *Alkoholkonsum*. Er schwächt die *Ich-Organisation* des Menschen[160] und stellt sich somit diametral der inneren Aufgabenstellung der Krebserkrankung gegenüber. Patienten sollten ihn meiden.

Hinsichtlich der *Prävention* ist zwischenzeitlich geklärt, dass *Alkohol*, offenbar *auch schon in geringen Mengen, das Krebsrisiko erhöht.*

Zu den bislang in diesem Zusammenhang untersuchten Erkrankungen gehören die Neoplasien der Mundhöhle, des Rachens, des Kehlkopfs, der Speiseröhre, der Leber und der Brust.[161] Für das Mammakarzinom ist eine signifikante Erhöhung des Risikos auch bei geringen täglichen Alkoholmengen dokumentiert.[162, 163]

Auf die *risikosteigernde Wirkung* einer *fettreichen Ernährung* sei ebenfalls hingewiesen.

Übergewicht ist ein *Risikofaktor* und geht im Vergleich zu normalgewichtigen Frauen und Männern mit einer *signifikant höheren Karzinommortalität* einher.[164]

In einer großen Studie an 900.000 zu Studienbeginn im Jahr 1982 nicht krebserkrankten männlichen und weiblichen Freiwilligen zeigten Calle et al., dass in der 15-jährigen Nachbeobachtung 14 % aller Krebstodesfälle bei Männern und 20 % derjenigen bei Frauen auf die Adipositas zu beziehen waren. Die Studienteilnehmer mit dem höchsten Body-Mass-Index (über 40) hatten eine um 52 % (bei Männern) bzw. 62 % (bei Frauen) höhere Krebsmortalität als die Normalgewichtigen. Ein höherer BMI führte zu signifikant erhöhten Todesraten an Ösophagus-, Kolon-, Rektum-, Leber-, Gallenblasen-, Pankreas- und Nierenzellkarzinom, ebenso wie an Non-Hodgkin-Lymphom und Plasmozytom. Weniger stark, aber noch nachweisbar, war die Zunahme von Magen- und Prostatakarzinom bei Männern und Mamma-, Uterus-, Zervix- und Ovarialkarzinom bei Frauen.[165] Eine stammbetonte Adipositas begünstigt vor allem die Entstehung von Kolon-, postmenopausalem Mamma- und Endometriumkarzinom.[166] Für das Mammakarzinom ist ein Zusammenhang mit dem erhöhten Körperfettanteil wahrscheinlich. Dieser ist Ausdruck der eingeschränkten Aktivität der Wesensglieder im Stoffwechsel-Gliedmaßen-System.

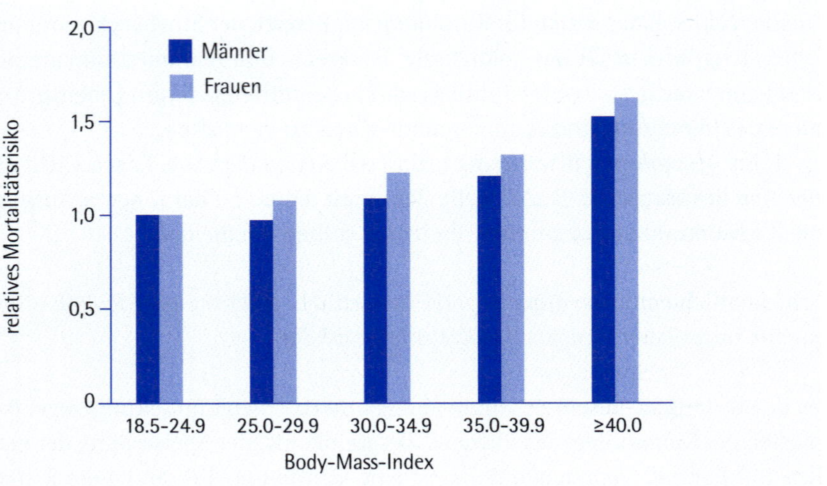

Zusammenhang zwischen BMI und Krebsmortalität[167]

Die Adipositas führt zur entzündlichen Antwort des Stoffwechsel-Gliedmaßen-Systems, die sich allerdings nur als chronische Inflammation entwickelt. Diese wirkt damit nicht salutogenetisch, sondern führt wie jede persistierende Entzündung in karzinogene und sklerosierende Prozesse. Umgekehrt geht die Gewichtsabnahme durch Bewegung und Diätetik mit dem Rückgang von Entzündungsparametern einher.[168] Auch scheint ein kurzfristiges Fasten eine Antitumorwirkung zu haben, wobei der größte Effekt (bislang tierexperimentell) bei der Kombination von Chemotherapie und Fasten auftrat.[169] Natürlich ist es derzeit noch zu früh, aus diesen Ergebnissen eine Therapieempfehlung abzuleiten. Allerdings könnte auch in der Onkologie das „Heilfasten" eine therapeutische Bedeutung haben.[170] Eine Wirkungssteigerung der Misteltherapie durch kurzfristiges Fasten wäre zu untersuchen.

Der *physiologischen Darmflora* kommt eine zentrale Bedeutung zu. Aus tierexperimentellen Studien ist bekannt, dass die Wirksamkeit onkologischer Therapien durch die Darmflora verändert wird und Antibiosen diese negativ beeiflussen können. Insofern ist im Rahmen eines integrativen Therapiekonzepts auch unter diesem Aspekt auf den Verdauungstrakt zu achten.[171]

3.2 Bewegung, Wärme und Licht

Bewegung ist nicht nur eine körperliche Funktion, sondern wird durch das seelische Wesen des Menschen begleitet und durch seine Individualität intendiert. Insofern entwickelt sich bei der Bewegung eine dynamische Aktivität der *Ich-* und *astralischen Organisation* im *Stoffwechsel-Gliedmaßen-System.* Sie führt zur bewegungsabhängigen Wärmebildung. Während die Karzinomerkrankung durch die Lösung des seelischen und geistigen Wesens vom Organismus gekennzeichnet ist, führt die Bewegung diese Wesensglieder wieder verstärkt in die leiborientierte Aktivität und gewinnt dadurch eine therapeutische Bedeutung.

Bewegung [→ XVI. 5.2 Bewegung] ist der *Entzündung* verwandt und hat wie diese *eine therapeutische Wirksamkeit* bei der *Krebserkrankung.*

In der *körperlichen Inaktivität* der westlichen Lebensform entwickelt sich die Dominanz des *Nerven-Sinnes-Systems*, die der hohe Stellenwert der Informationstechnologie weiter fördert. Mangelnde körperliche Bewegung ist ein Risikofaktor, nachgewiesenermaßen für das Kolonkarzinom sowie Lungen- und Brustkrebs.[172] Aber auch für das Magen-, Pankreas-, hepatozelluläre (das metabolische Syndrom ist nach Hepatitis C und Alkohol einer der bedeutendsten Risikofaktoren für das HCC) und das Mammakarzinom (nach den Wechseljahren) scheinen entsprechende Zusammenhänge zu bestehen.[173] Umgekehrt senkt regelmäßige körperliche Bewegung nicht nur das Risiko für Skleroseerkrankungen wie Herz- und Kreislaufleiden und den Diabetes, sondern zudem signifikant das Krebsrisiko [→ Abb.].[174]

Auch für die Postmenopause zeigt sich ein präventiver Effekt der Bewegung: Frauen, die zwischen der Geburt des ersten Kindes und der Menopause mit 10 bis 19 Stunden pro Woche regelmäßig körperlich tätig waren, hatten gegenüber inaktiven Frauen ein um mehr als 30% (OR 0,67) reduziertes Mammakarzinomrisiko (wenn es zu keiner Gewichtszunahme kam).[175]

Bewegung führt die Ich- und die astralische Organisation in eine verstärkte Aktivität im Stoffwechsel-Gliedmaßen-System und stellt sich der Dominanz des Nerven-Sinnes-Systems bei der Karzinogenese als durchwärmender, der Entzündung verwandter Prozess gegenüber.

Bewegung hat vor diesem Hintergrund in mehrfacher Hinsicht positive Auswirkungen auf den Tumor und die Mikroumgebung.[176] Die Heileurythmie spricht durch gezielte Bewegungen sämtliche Wesensglieder an, um sie verstärkt mit dem Stoffwechsel-Gliedmaßen-System zu verbinden [→ X. 4.1.7 Bewegung, V. Heileurythmie].

Mit der „akuten" Bewegung sind entzündungsartige Wärmeprozesse verbunden, die zur verstärkten leiborientierten Wesensgliederwirksamkeit führen. Auf die antagonistische Bedeutung febril-entzündlicher Erkrankungen für die Karzinogenese wurde bereits hingewiesen [→ 2.4.6 Der lebensgeschichtliche Zusammenhang von Entzündung und Karzinom]. Die anhaltende vermehrte Bewegungsaktivität reduziert die systemische chronische Entzündung und verstärkt die gegen den Tumor gerichtete entzündliche Immunreaktion.[177,178] Die „akute" Bewegung ähnelt in manchem der akuten Entzündung, der trainierte Mensch entwickelt die aufbauende „Nachtphase" der Bewegung mit Minderung der chronischen Entzündung.

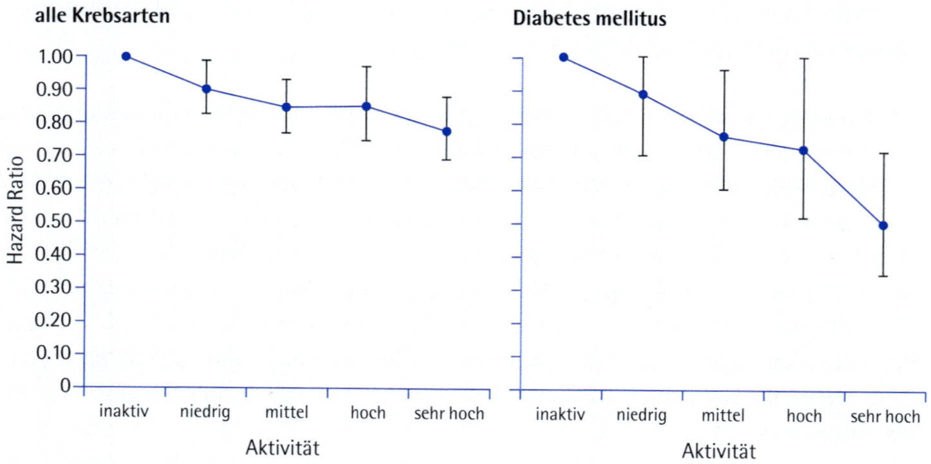

Körperliche Aktivität und Mortalitätsreduktion[179]

Aber nicht nur die Wärme, sondern auch das Licht ist für die Tumorerkrankung bedeutsam.

Im Unterschied zu der im *Stoffwechsel-Gliedmaßen-System* wirksamen *Wärme* trägt das mit dem *Nerven-Sinnes-System* verbundene *Licht* Gestaltung, Differenzierung und Form in den Organismus.

Das Vitamin D ist v.a. Ausdruck der Sonnenlichtexposition, ein Mangel mit mehreren Tumorentitäten assoziiert. Dabei soll es wie ein Transkriptionsfaktor Wachstum, Zelldifferenzierung und Apoptose beeinflussen. Sonnenlichtaufnahme und infolge dessen Vitamin-D-Spiegel korrelieren bei unterschiedlichen Karzinomen mit seltenerem Auftreten und reduzierter Mortalität.[180]

Exkurs

Licht ist allerdings mehr als seine äußerlich wahrnehmbare und physikalisch beschreibbare Erscheinung. Die erniedrigte Vitamin-D-Konzentration erscheint demzufolge mehr als ein Marker für den Lichtmangel und weniger als ursächlicher Faktor in der Karzinogenese. Wir unterscheiden verschiedene Lichtqualitäten: das *geistige Licht* ist mit dem Denken verbunden: in jeder Erkenntnis „geht ein Licht auf". *Seelisches" Licht* erhellt die Seele, sein Fehlen führt demgegenüber zu emotionaler Finsternis. In allen Sinneswahrnehmungen, die unser Alltagsbewusstsein erwecken, lebt in diesem Sinne Licht. *Lebendiges Licht* wirkt in verschiedenen Lebensprozessen, in der Pflanze z.B. in der Photosynthese. Schließlich erscheint das Licht äußerlich als „physisches" Licht, das Rudolf Steiner auch als *„mineralisches Licht"* bezeichnete.[181] *„Zerfallendes" Licht* ist schließlich die Elektrizität.[182] In diesem dem Denken wesensverwandten Licht lebt eine formende und gestaltende Kraft. Form erscheint am Materiellen, ist selbst aber ein geistiges Prinzip und Urbild, das in den organismischen Bildeprozessen wirkt, diese gestaltet

und schließlich zur gewordenen Form am Materiellen gerinnt. Form ist also immer „übersinnlich", lichtartiger und keineswegs materieller Natur. Sie erscheint nur am materiellen, „geformten" Gegenstand.
Das Licht wirkt im menschlichen Organismus in polarer Weise: Als „Sinnes-Licht" erhellt es das Bewusstsein auf der Grundlage des Nerven-Sinnes-Systems. Nimmt die Haut es auf, so fließen seine Gestaltungskräfte in das Stoffwechsel-Gliedmaßen-System. Licht wirkt in die ätherische Organisation des Menschen. Dieser Wirksamkeit dient hormonell das Vitamin D [→ XXVII. 2.7 Niere und Licht, XXX. 3.2.1 Vitamin D3]. Umgekehrt ist das Melatonin als Hormon der „Dunkelheit" mit dem Schlaf und den gestaltenden Urbildern der geistigen Welt verbunden [→ II. 1.7 Tages- und Nachtwirksamkeit der Wesensglieder]. In mehrfacher Beziehung sind also das Licht und die physiologische Sonnenlichtexposition für die Tumorprophylaxe und -therapie von Bedeutung.

3.3 Chemotherapie

Anthroposophische Medizin muss den Anspruch haben, als Erweiterung des naturwissenschaftlichen Ansatzes auch die Therapieverfahren vor dem Hintergrund des geisteswissenschaftlichen Menschenbildes zu verstehen, die *zytoreduktiv* wirken, also Krankheitsprozesse supprimieren und nicht verwandeln. Zweifellos ist die Chemotherapie bei bestimmten Formen der Krebskrankheit von eindeutig prognostischem Wert. Bei vielen anderen Indikationen muss man aber nach wie vor – und trotz der erheblichen personellen und finanziellen Mittel, die in diese Forschung flossen – festhalten, dass der chemotherapeutisch erzielte Benefit in der Regel eher klein ist.

Daraus leitet sich ab, dass in der Therapieentscheidung seitens des Patienten nach ausführlicher Aufklärung und Hinweis auf die nachstehend skizzierten Gesichtspunkte ein *Freiheitsraum* zu wahren ist, der nicht durch Entscheidungsdruck und angsterzeugende „Hinweise" auf den sonst ungebremst wachsenden Tumor eingeengt werden darf. Leitlinien der Onkologie bedürfen bei derartig tief eingreifenden Behandlungen in jedem Fall ihrer „Anverwandlung" (Matthiessen) an den individuellen Patienten, seine Erkrankungssituation und seine Wertevorstellungen.

Dies gilt in besonderer Weise für die *palliative Erkrankungsphase*. Oftmals wird hier eine Therapieindikation zur symptomatischen Besserung tumorbezogener Beschwerden gesehen. Beim fortgeschrittenen Tumorleiden („end-stage cancer") bestehen dem widersprechende Erfahrungen: Bei noch recht gutem Allgemeinzustand führt die palliative Chemotherapie bei Patienten mit moderater und schlechter Lebensqualität zu keiner Verbesserung, bei Patienten mit noch gutem Performance-Status sogar zur Lebensqualitätsverschlechterung.[183] Vor dem Hintergrund der offensichtlich prognoseverbessernden Wirksamkeit einer frühen palliativen Betreuung[184] bedarf es hier einer besonderen Sorgfalt in der Entscheidungsfindung.

3.3.1 Die Bedeutung der Chemotherapie für die Wirksamkeit der Wesensglieder

Wirkungen und *Nebenwirkungen zahlreicher Chemotherapien* weisen auf die *Beeinträchtigungen der Lebensorganisation.*

Die *lebenshemmende Wirkung* auf schnell replizierende Gewebe ist unübersehbar und Teil des erwünschten Therapieeffektes. Im Behandlungsverlauf kann durch die Beeinträchtigung des ätherischen Organismus der *physische Leib* wie „nackt" und seiner übersinnlichen Hülle beraubt erscheinen. Die bei zahlreichen Protokollen entstehende Alopezie verstärkt diesen Eindruck. In dem Ausspruch einer Patientin „Wir sehen alle gleich aus", kommt dies veränderte Erleben des Körpers zum Ausdruck. In diesem Zusammenhang ist daran zu erinnern, dass der *Verlust des Haarkleides* mehr bedeutet als lediglich der temporäre Verzicht auf das sonst gewohnte äußere Erscheinungsbild. Mit ihm ist die Kieselsubstanz verbunden, die den Menschen sinnesorganartig mit dem geistigen Umkreis verbindet und damit auf die spirituelle Bedeutung des Haarkleides deutet.

Im Seelischen entwickelt sich vielfach das bereits erwähnte *Müdigkeitssyndrom*, das in der Patienteneinschätzung und oft im Unterschied zu derjenigen der onkologisch tätigen Ärzte einen höheren Leidensdruck bewirkt als z. B. die krebsbedingte Schmerzsymptomatik.

Zahlreiche Chemotherapieprotokolle scheinen die oberen Wesensglieder aus dem Organismus zu drängen. Die ätherischen Kräfte können sich nur noch eingeschränkt im Organismus verwirklichen. Immer wieder entwickeln sich darüber hinaus geistige Einschränkungen: Patienten klagen über Konzentrationsschwierigkeiten, Gedächtnis- und Denkstörungen[185], über Veränderungen in der Sinneswahrnehmung wie Gehör-, Geschmacks- und Sensibilitätminderungen (Polyneuropathie). Das Spektrum der Nebenwirkungen weist somit neben den somatischen Auswirkungen auf die seelische und geistige Dimension.

So kommt es u. U. zur Beeinträchtigung *kognitiver Funktionen* (Chemo-brain-Syndrom). Korrespondierend zeigen sich mikrostrukturelle Veränderungen der weißen Substanz im diffusionsgewichteten MRT.[186] Die sogenannte kognitive Müdigkeit [→ 4.7 Das Cancer-related-Fatigue-Syndrom] kann lange nach Beendigung der Chemotherapie weiterbestehen. Noch zwanzig Jahre nach adjuvanter Chemotherapie bei Mammakarzinom sollen neuropsychologische Einschränkungen nachweisbar sein.[187] Manche Menschen, die ein meditatives Leben pflegen, haben das Gefühl, von der geistigen Welt wie abgeschnitten zu sein. Gerade hier sind wichtige Fragen noch offen und warten auf ihre Beantwortung. Wie vollzieht sich z. B. das *Sterben* eines Menschen unter Chemotherapie? Wie gestalten sich begleitende innere Erlebnisse, die Patienten als Grenzerfahrungen beschreiben? Welche Nahtod-Erlebnisse werden in derartiger Situation beschrieben und bestehen Hinweise auf einen veränderten Lösungsprozess des Menschen von seinem Leib? Aus der Krankenpflege stammen bisher nicht publizierte Beobachtungen, die im Begleiten von Patienten unter Chemotherapie einen *erschwerten Sterbevorgang* feststellen.

Ein anderer Gesichtspunkt führt zu den im Rahmen der Chemotherapie verwendeten Substanzen. Eine große Gruppe bilden hier die *alkylierenden Verbindungen.* Zu ihnen gehören z.B. Cyclophosphamid, Chlorambucil, Melphalan, Busulfan und Thiotepa. Cyclophosphamid wurde aus einer anderen hochtoxischen Verbindung entwickelt: dem als Kampfgas im Ersten Weltkrieg benutzten *Stickstoff-Lost.* Der Einsatz dieser Substanz – nun zum Medikament „entschärft" – hat sich etabliert, wirft aber dennoch vor diesem Hintergrund Fragen auf.

Allerdings verlangen die einzelnen *Chemotherapeutika* eine differenzierte Betrachtung. Ein generalisierendes Urteil über „die Chemotherapie" als solche greift zu kurz. Die Nebenwirkungsspektren unterscheiden sich stark und zeigen verschiedene Schwerpunkte im dreigliedrigen Organismus. So haben wir es mit Effekten im Bereich des Gastrointestinaltrakts *(Stoffwechselorganisation)* zu tun, im *mittleren Menschen* können kardiale und pulmonale Nebenwirkungen auftreten. Zu denjenigen in der *Nerven-Sinnes-Organisation* gehören v. a. die Polyneuropathien und die erwähnten kognitiven Einschränkungen.

Aber nicht nur diese *unmittelbar Therapie-assoziierten Nebenwirkungen* sind zu beachten. Darüber hinaus kommen *mittel-* und *langfristige Folgen* einer Chemotherapie in Betracht. Zu den mittelfristigen unerwünschten Auswirkungen gehört die Therapie-assoziierte Immunsuppression. Auch zwölf Monate nach Behandlungsende (Mammakarzinom) hatten sich mehrere Immunparameter noch nicht wieder erholt [→ 3.3.2 Therapeutische Begleitung während der Chemotherapie].[188] Zu den langfristigen Folgen der Chemotherapie zählen die *Sekundärneoplasien,* die aufgrund des erreichten Langzeitüberlebens z.B. bei Patienten mit Morbus Hodgkin ein ernstzunehmendes Problem darstellen. Das macht deutlich, dass die chemotherapiebedingte Lösung der oberen Wesensglieder vom Organimus, die ja paradoxerweise der Wesensgliederkonstellation in der Krebserkrankung entspricht, auch zu Krebsleiden führen kann. Bereits während der Chemotherapie manifestiert sich offensichtlich diese tumorprogressive Wirkung: So soll zellulärer „Stress", wie ihn z.B. die Chemotherapie auslöst, die Metastasierung fördern. „Chemotherapy may actually reinforce the establishment of a metastatic niche via the JNK signaling pathway."[189]

Diese Gesichtspunkte dürfen nun keineswegs dazu führen, die Chemotherapie grundsätzlich abzulehnen. Vielmehr fordern sie zu einem *differenzierten Umgang* und einer gründlichen Bewertung der verschiedenen Protokolle auf und verdeutlichen die Notwendigkeit, mit den Patienten auch über diese, die leiblichen Nebenwirkungen übersteigenden Problemfelder und Komplikationen zu sprechen. Dies gilt besonders vor dem Hintergrund, dass manche palliativen Indikationen für eine Chemotherapie nur eine geringe Prognoseverbesserung hinsichtlich der Überlebenszeit erwarten lassen und keinesfalls einen kurativen Anspruch haben. Hier ist ein einfühlsames und doch die Fakten fokussierendes Gespräch mit dem Patienten unverzichtbar. Oft lehnt dieser aufgrund der z. T. ausgesprochen *geringen absoluten Risikoreduktionen* und den damit hohen NNT (number needed to treat) sowie angesichts des sicher zu erwartenden Nebenwirkungsspektrums eine chemotherapeutische Behandlung ab. Auch ist insbesondere vor dem Hintergrund der geringen Effektstärke an eine umwelttoxikologische Belastung zu denken. In keinem Fall darf die Chemotherapie an die Stelle eines Gespräches über den

Krankheitscharakter und den weiteren Weg des Patienten, seine Wünsche und Wertevorstellungen treten.

3.3.2 Therapeutische Begleitung während der Chemotherapie

Bei begründeter Indikation der Chemotherapie und nach entsprechend umfassender Aufklärung ist eine *begleitende Behandlung* erforderlich. Hier ist aufgrund der bestehenden Studienlage v. a. die *Misteltherapie* zu nennen.[190, 191, 192] Sie sollte bereits vorausgehend bzw. unmittelbar parallel zur Chemotherapie erfolgen und nach entsprechender Vereinbarung mit dem Patienten (die s.c.-Applikation ist zugelassen) i.v. (über zwei bis drei Stunden).

Prospektiv randomisierte Studien ergaben eine Verminderung der Nebenwirkungen der Chemotherapie durch die Mistelbehandlung.[193] Ebenso zeigen sich positive Effekte hinsichtlich der Hämatopoese und damit der Chemotherapie-induzierten Neutropenie.[194] Dabei tritt unter Misteltherapie eine vermehrte Freisetzung des GM-CSF auf.[195, 196]

Weitere, an den eintretenden Symptomen orientierte Therapien kommen zum Einsatz. Die Prämedikation vor einer Chemotherapie erfolgt in üblicher Weise unter Einschluss der Antiemetika (insbesondere bei Protokollen mit hohem emetogenen Potenzial). Bei *Hyperemesis* leichten Grades [→ XXXII. 4.4 Übelkeit] sind

- *Nux vomica D3, D6* (Weleda) Dil. — 20-20-20 gtt
- *Nux vomica D4* (Weleda) Amp. s.c. — 1 bis mehrmals täglich
- *Nux vomica e semine D6* (Wala) Amp. s.c. — 1 bis mehrmals täglich
- *Nux vomica comp.* (Weleda) Dil. — 20-20-20 gtt
- *Ipecacuanha D4* (DHU) Dil. — 20-20-20 gtt

geeignet. Des Weiteren bewährt sich der das Stoffwechselsystem durchwärmende und die Wesensglieder aus ihrer Bewusstseinsorientierung (Übelkeit) in die Stoffwechselfunktionen führende

- *Ingwer (Ingwertee)*

(seine Wirkung erfolgt über cholinerge M- und 5-HT-Rezeptoren).[197]

Inappetenz behandelt man mit *Bitterstoffen*, z. B.

- *Gentiana lutea Rh 5 %* (Weleda) — 20-20-20 gtt
- *Enzian Magentonikum* (Wala) — 1-1-1 TL

- *Cichorium/Pancreas comp.* (Wala) Amp. s.c. 1-0-0.

Wichtig ist die Unterstützung der Leberfunktion durch

- *Hepatodoron* (Weleda) Tabl. 2-2-2
- *Taraxacum Stanno cultum Rh D3* (Weleda) Amp. s.c. 1-0-0.

Bei Obstipation (z.B. aufgrund der Antiemese mit 5-HT_3-Antagonisten) hat sich

- *Carpellum Mali comp.* (Weleda) Trit. 2-2-2-2 MSP

bewährt.

Bei chemotherapiebedingter Einschränkung der Vitalität empfiehlt sich

- *Prunus spinosa, Summitates* (Weleda) Urtinktur 20-20-20 gtt
- *Prunus spinosa, Summitates Rh D3* (Weleda) Dil. 20-20-20 gtt

gegebenenfalls in Verbindung mit

- *Argentum metallicum praeparatum D6* (Weleda) Dil. 20-20-20 gtt
- *Thuja occidentalis Argento cultum Rh D3* (Weleda) Dil. 20-20-20 gtt.

Thuja Argento cultum hat sich besonders nach *Strahlentherapie* bewährt.

Bei *Störungen der Wärmeorganisation*[198] hilft

- *Solum Öl* (Wala) mehrmals täglich als Einreibung oder Ölwickel.

Zur Durchseelung des Organismus, bei *Hoffnungslosigkeit, Depressivität* und *Mutlosigkeit* sind

- *Levico D1, D3* (Weleda) Dil. 20-20-20 gtt

und

- *Hypericum Auro cultum Rh D3* (Weleda) Dil. 20-20-20 gtt

bzw.

- *Levico comp.* (Wala) Amp. s.c. bis 1-0-0
- *Levico comp.* (Wala) Glb. velati 10-10-10

hilfreich.

Bei Unruhe

- *Hyoscyamus / Valeriana* (Weleda) Dil. — 20-20-20 gtt.

Während der Chemotherapie sollten die Patienten, sofern möglich, die anderen Therapien wie *Heileurythmie* und *künstlerische Therapien* fortführen. Ganz besonders wichtig sind seitens der Pflege die *äußeren Anwendungen.*

Bei im Vordergrund stehender *Übelkeit* und *Inappetenz* ist der

- *Schafgarben-Leberwickel* — Durchführung siehe Anhang

hilfreich, bei *gastrointestinalen Beschwerden* die

- *Oxalis-Oberbauch-Kompresse* — Durchführung siehe Anhang

und bei *fröstelnden, zu wenig durchwärmten Patienten* der

- *Equisetum-Nierenwickel* — Durchführung siehe Anhang

insbesondere bei einer cisplatinhaltigen Chemotherapie.

Eine große Hilfe ist die

- *Rhythmische Massage* — siehe Anhang

nach Ita Wegman[199], die Patienten als ausgesprochen wohltuend erleben. Auch sei in diesem Zusammenhang auf die

- *Öldispersionsbäder* — siehe Anhang

hingewiesen.

Den Patienten kann man im Weiteren

- *Equisetumtee*

zur *Anregung der Ausscheidung* anbieten.

Entwickelt sich eine Chemotherapie-induzierte *Polyneuropathie*, so ist oft die lokale Anwendung von Wärme hilfreich. Bei Chemotherapie-induzierter, peripherer sensorischer Neuropathie (Patienten mit fortgeschrittenem Kolonkarzinom) brachte die Anwendung von warmem Wasser (auch vor dem Schlafen) und die Vermeidung von Kälte eine Besserung.[200] Dies spricht für die Anwendung der Öldispersions-(Unterschenkel-)-Bäder mit Rosmarinus, Oleum aethereum 10% (Wala) bzw. Aconitum e tubere W 5%, Oleum (Wala).

Eine Reduktion der Neurotoxizität von Vinorelbin, aber auch Taxanen, scheint mit

- *Stibium metallicum praeparatum D6* (Weleda) Amp. 10 ml in 100 ml NaCl 0,9 % in der Prämedikation

erreichbar zu sein.[201] Stibium stärkt die gestaltenden Kräften im menschlichen Organismus und hat deshalb auch in der Tumortherapie eine wesentliche Bedeutung. Darüber hinaus ist die Chemotherapie-assoziierte Polyneuropathie durch Bewegungstherapien positiv beeinflussbar.[202] Der im Schmerz zum Nerven-Sinnes-System orientierte astralische Leib wirkt mit der Bewegung wiederum im Stoffwechsel-Gliedmaßen-System, was die Symptomatik reduziert.

Bei dem *Hand-Fuß-Syndrom* lohnt sich ein Therapieversuch mit

- *Imlan* Creme *pur* (Amryt).[203]

3.4 Targeted therapies, Checkpoint-Inhibitoren

Neben der Zytostase spielen die gezielten Verfahren (targeted therapies) wie die *antikörperbasierte Therapie* sowie *Tyrosinkinase-*, *Proteasom-* und die Checkpoint-Inhibitoren eine wesentliche Rolle in der Behandlung maligner Tumore. Sie greifen mehr oder weniger gezielt – entsprechend den rasch wachsenden Erkenntnissen der Molekularbiologie – in intra- und extrazelluläre Lebensprozesse ein.

Mit dem System der „interzellulären Kommunikation" betritt man einen Bereich, der weniger der ponderablen Stofflichkeit als der immateriellen „Informationsübermittlung" zuzuordnen ist. Insofern zählt die Ligand-Rezeptor-Interaktion zu den lenkenden und strukturierenden Qualitäten, die zelluläre Stoffwechsel- und Synthesewege modulieren. Sie tragen übersinnliche Ordnungsprinzipien, die für sich genommen genauso wenig materiell sind wie die Information, die sich mit dem Schriftzug verbindet, in die ätherischen Prozesse.

Die *Hormone* und hormonähnlich wirkenden Verbindungen (z. B. Wachstumsfaktoren) stehen mit dem Nerven-Sinnes-System in Zusammenhang [→ XVI. 3.2.1 Zentrales Organ des Typ-1-Diabetes: Das Pankreas]. Auf zellulärer Ebene zeigen viele ihrer Rezeptoren Tyrosinkinase-Aktivität (z. B. Insulin, Insulin-ähnlicher Wachstumsfaktor I (IGF-1), Plättchenwachstumsfaktor (PDGF), epidermaler Wachstumsfaktor (EGF), transformierender Wachstumsfaktor beta (TGF-β), Stammzellfaktor (SCF), Fibroblastenwachstumsfaktor (FGF), Hepatozytenwachstumsfaktor (HGF) und vaskulärer endothelialer Wachstumsfaktor (VEGF)). Die meisten Rezeptoren mit Tyrosinkinase-Aktivität sind zellmembrandurchspannende Proteine. Ihre Verbindung zur Aminosäure Tyrosin bringt sie mit der Schilddrüsenqualität und damit der astralischen Organisation in Beziehung (aus Tyrosin werden die Schilddrüsenhormone gebildet), ihre Verbindung zum Phosphor entsprechend zur Ich-Organisation (Phosphor vermittelt die Ich-Wirksamkeit im Organismus), die auch in den feinen Verzweigungen eines Phosphorprozesses (Tyrosinphosphorylierung) ein Werkzeug findet.

Die hormonähnlich wirkenden Substanzen regulieren als „Wachstumsfaktoren" Differenzierung und Proliferation, wirken also als Instrumente der *Form- und Gestaltungskräfte* in den *aufbauenden Lebensprozessen.* Diese Qualität ist mit der astralischen Organisation verbunden. Bei einigen Tumoren kommt es zur pathologischen Aktivierung von Tyrosinkinasen oder auch Überexpression von Rezeptor-Tyrosinkinasen (z. B. HER-2 beim Mammakarzinom) mit unregulierter Signaltransduktion. So finden sich auch auf dieser molekularen Ebene die beschriebene „Autonomisierung" zellulärer Lebensprozesse und damit die Desintegration aus dem organismischen Zusammenhang. Diese bekämpfen Tyrosinkinase-Inhibitoren (z. B. der gegen HER-2-Tyrosinkinase gerichtete monoklonale Antikörper Trastuzumab oder der BCR-ABL-Tyrosinkinase-Inhibitor Imatinib). Dabei beeinträchtigen die vorwiegend intrazellulär wirksamen Tyrosinkinase-Inhibitoren besonders die ätherische Organisation und führen zu einem schwachen Eingreifen der astralischen und Ich-Organisation. Diese veränderte Wesensgliederwirksamkeit zeigt sich in der belastenden Fatigue und in den oft anzutreffenden Ödemen.

Wirkt die *Chemotherapie* auf das *proliferative Wachstum* und beeinträchtigt die *ätherische Qualität,* so beeinflussen die *antikörperbasierten Therapien regulative „Ordnungszusammenhänge"*, die mit der *astralischen Organisation* in Zusammenhang stehen.

Die *Checkpoint-Inhibitoren* fördern die „Restauration" des immunologischen Erkennens und vermindern damit die tumorinduzierte Immuntoleranz. Tumorzellen (und weitere Zellen des Tumormikromilieus) exprimieren die PD-1-Liganden und führen über den PD-1-Rezeptor der T-Zellen zu deren Proliferationshemmung und Inhibition der Zytokinausschüttung. Damit entwickelt sich durch die einem Sinnesorgan entsprechende Wesensgliederkonstellation des Tumors Autonomisierung und immunologische Toleranz. Die tumorbedingte Immunsuppresssion betrifft dabei das Nerven-Sinnes-System der immunologischen Reaktion (die T-Zellen gehören zum Nerven-Sinnespol des Immunsystems und stehen den Stoffwechselprozessen der Mikro- und Makrophagen polar gegenüber). Checkpoint-Inhibitoren antagonisieren die „Endstrecke" der tumorinduzierten Immunsuppression und führen zu einer verstärkten T-Zell-Reaktion auf die Tumorzelle, allerdings mit zum Teil ungewohnten Nebenwirkungen (z. B. Kolitis, Hepatitis, kutane Nebenwirkungen, Endokrinopathie (Thyreoiditis oder Hypophysitis, Adrenalitis, selten Diabetes), Pneumonitis, seltener (Kardio-)Myositiden und neurologische Nebenwirkungen).[204,205]

Diese Ansätze ermöglichen monokausale Interaktionen mit dem Krankheitsprozess, ohne allerdings sein übergeordnetes, die Einzelerscheinungen zusammenfassendes Wesen zu erreichen. Insofern muss man – wie bei monokausalen Therapieprinzipien generell – die Frage nach Konsequenzen stellen, welche die Beeinflussung von Einzelschritten für das Ganze des Organismus hat.

Die Misteltherapie wurde von *Rudolf Steiner* in die Onkologie eingeführt. Ita Wegman wendete sie 1917 erstmals praktisch an. Seither erschien eine Vielzahl von Studien aus der Grundlagen- wie auch aus der klinischen Forschung, welche die *Wirksamkeit* und die *derzeitigen Therapieoptionen* der verfügbaren Mistelpräparate dokumentieren.[206,207,208,209,210]

3.5.1 Mistel und Krebs

Das Karzinom nimmt seinen Ausgangspunkt von oberflächlichen, epithelialen Strukturen und wächst infiltrierend und schließlich metastasierend in den Organismus hinein [→ 2.4.7 Richtungsqualitäten in Entzündung und Karzinom]. Es handelt sich um einen zentripetal orientierten Krankheitsprozess. Das notwendige therapeutische Prinzip muss diesem Eindringen einer Fremdqualität in die organismische Integrität die *Bildung eines Eigenraumes* gegenüberstellen.

Die Blattorganisation einer „typischen Pflanze" ist in Gestalt und Funktion durch eine Umweltoffenheit charakterisiert: Licht- und Wärmeverhältnisse, Luft, Feuchtigkeit, Salze etc., aber auch die Beziehung zum Makrokosmos (z. B. Heliotropismus) wirken in den pflanzlichen Organismus (Stoffwechselprozesse der Photosynthese, Blattgestalt) hinein. Hierfür fand Gerbert Grohmann (1897–1957) das treffende Bild eines „Licht-Sinnesorganes der Erde".[211]

Demgegenüber zeigt sich in der Mistel ein ganz anderer Typus. Sie entwickelt eine sich *abgrenzende, kugelförmige Gestalt*, emanzipiert sich im Raum und auch aus der Schwerkraft und erreicht so eine *Eigenraumbildung*. Dieses Gestaltmerkmal des Herausgrenzens setzt sich in den Lebensrhythmen der Mistel fort, die sich aus der für die Pflanzenwelt sonst typischen Entwicklungsfolge heraussondern.

Nicht nur die Raumes-, sondern auch die *Zeitgestalt* der Mistel grenzt sich von der umgebenden Welt ab.[212] Zur räumlichen fügt sich die *zeitliche Emanzipation*. Gerade auf diesen Aspekt der Sonderstellung der Mistel wies Rudolf Steiner verschiedentlich im Zusammenhang mit der Charakterisierung ihrer Wirksamkeit hin. Im Sommer unterstützt dieses „Eigensein" ihre „Schattenexistenz" im Laub des Baumes, das sich umhüllend und schützend um sie fügt. Die Mistel folgt in ihrem Streben nach Eigenraumbildung einer Gesetzmäßigkeit, die sonst zu den seelenbegabten Lebewesen mit ihrer Innenraumbildung gehört. Sie ist nicht mehr das Sinnesorgan, das sich in der Pflanzenwelt selbstlos der Umgebung öffnet und vom Astralischen des Umkreises nur „berührt" wird, sondern entwickelt eine abgrenzende, heraussondernde Qualität, in der sich die astralische Wirksamkeit z. B. in der Eigenraumbildung, im Reproduktionszyklus (Mistel-Drossel) und der Entwicklung der giftartigen Substanzen intensiv mit den Lebensprozessen verbindet.

Exkurs

In einer dreifachen Weise stellt sich die Pflanze in den Umkreis hinein. Die Wurzelregion wendet sich dem Mineralischen der Erde zu. Die Blattregion bezieht Luft und Licht in ihre photosynthetischen Lebensprozesse ein. In der Blütenregion entsteht eine Gestalt, die einen beginnenden Innenraum erkennen lässt. Sie wird begleitet von der zur Seele sprechenden Farbigkeit der Blüten und von ihrem in die Welt strömenden Duft. Die Blüte ist der Ort, an dem sich die Pflanze der Tierseele entgegen entwickelt, um sich von ihr berühren zu lassen.

Die Mistel verändert diese Dreigliederung: Sie entwickelt keine Wurzel mit einer Verankerung im Erdboden. Vielmehr ist sie um eine Stufe nach oben gehoben, „verbunden mit einer Art Abtrennung von den Erdenkräften" und Betonung desjenigen, „was sonst in der Blüten- und Samenbildung vorliegt".[213]

Mit dem Primärsenker und der weiteren Ausbildung von Sekundärsenkern des Rindensaugstranges dringt die Mistel in die Lebensorganisation des Wirtsbaumes. Sie entwickelt kein rasches Wachstum, auch enthalten ihre Blätter vergleichsweise wenig Chlorophyll[214] als zentrale Substanz der Lebensprozesse der Pflanze. Die Blattorganisation scheint die „Keimlingsqualität" nicht zu verlassen: Die Mistel zeigt keine Blattmetamorphose, sondern wirkt wie ein „Aggregat von Keimlingen" (Grohmann). In ihrem Wachstum lebt damit eine persistierende, embryonale Qualität. Diese scheint wie „angehalten", erfährt keine weitere Entwicklung in Gestaltung und Wachstum. Im Gegensatz zu anderen Pflanzen ist die zentrifugale Sprossentwicklung bei der Mistel stark unterdrückt und bereits in ihrer Anlage gehemmt.[215] Insgesamt zeigt die Mistel durch ihre geringe vegetative Entfaltung und zurückgenommenen Wachstumsprozesse eine reduziert wirkende und wie gestaute Lebensorganisation. Auf der anderen Seite entwickelt sie in ihren Lebens- und Reproduktionsprozessen eine intensive Beziehung zum Astralischen und dem seelebegabten Tier (bestäubende Schwebfliegen, Mistel-Drossel, Seidenschwanz). Die Giftbildung weist auf das Eindringen der astralischen Qualität in die Lebensprozesse.

Die *Mistel* entwickelt eine intensive Verbindung ihrer vom Wirtsbaum geprägten *ätherischen Organisation* mit dem *Astralischen* (Tierwelt).

Exkurs

In diesem Zusammenhang ist der hohe *Stickstoffgehalt der Mistel* bedeutsam.[216] Der Stickstoff dient der astralischen Organisation [→ XI. 3.3.5 Stickstoffmonoxid] und ist Ausdruck der intensiven Verbindung der astralischen Wirksamkeit mit der Mistel. Dem Arginin kommt dabei eine besondere Bedeutung zu. Im menschlichen Organismus geht diese Aminosäure in die NO-Synthese ein. Darüber hinaus findet sich in der Mistel die Gamma-Aminobuttersäure (GABA) als einer der mengenmäßig neben dem Arginin wichtigsten freien Aminosäuren, die im menschlichen Organismus eine zentrale inhibitorische Funktion im Nervensystem ausübt und die schlafähnliche Rücknahme des Bewusstseins fördert. Ebenso soll die Mistel älteren Analysen zufolge Histamin und Acetylcholin enthalten.[217] Entsprechend dieser engen Verbindung der astralischen mit der ätherischen Organisation in der Mistel beschrieb Rudolf Steiner die Zugehörigkeit zum „Tier-Pflanzenreich", einer längst vergangenen Entwicklungsepoche der Erde.[218]

Anders als bei anderen Pflanzen, die sich als „Licht-Sinnesorgane" der Peripherie und dem Astralischen des Umkreises zuwenden, verlässt also die Mistel diese dem Sinnesorgan ähnliche Geste, schließt sich ab, bildet einen Innenraum und zieht das Astralische tief in ihre Gestaltung und Lebensprozesse ein. Dabei nimmt sie in ihrer Dreigliederung die Wurzel zurück und betont den Blüten- und Fruchtpol, also das Stoffwechselsystem der pflanzlichen Dreigliederung. Beim Tumor treffen wir umgekehrte Verhältnisse an: maligne Ulzeration und zentripetale Ausbreitung des „Sinnesorgans am falschen Ort" mit einer schlafähnlich gelösten Ich- und astralischen Organisation [→ 2.3 Karzinogenese und die Wirksamkeit der Wesensglieder]. Die Mistel ist diesen Qualitäten der Tumorbildung polar entgegengesetzt und deswegen Heilpflanze für die Krebskrankheit [→ Abb.].

Damit stellt sich dem *Karzinom* als einer *„Sinnesorganbildetendenz am falschen Ort"* die *abgrenzende, Eigenraum betonende Qualität* der *Mistel* als *therapeutisches Prinzip* gegenüber.

Dieses Wirkprinzip der Mistel integriert „orchestral" die einzelnen Funktionen der analytisch zugänglichen Stoffe. Die Wirksamkeit der Mistel ist daher nicht auf einzelne Inhaltsstoffe zu reduzieren, sondern basiert auf der über die Einzelsubstanz hinausweisenden Gesamtkomposition dieser Heilpflanze.

3.5.2 Polare Wirksamkeiten der Mistel

In der therapeutischen Anwendung der Mistel fallen sofort ihre *polaren Wirkungen* auf. Auf der einen Seite zeigen sich entzündliche Reaktionen (z. B. lokal an der Injektionsstelle, aber auch – bei entsprechender Dosierung und Applikationsform – als febrile systemische Entzündung), auf der anderen treten bindegewebige Verhärtungen und Skleroseprozesse auf (z. B. tastbare Verhärtungen an den Injektionsstellen, zunehmend derber Tumor infolge der intraläsionalen Therapie). Klinisch erlebt der Patient die entzündliche Therapiephase unter Umständen mit der Entwicklung von Fieber, Abgeschlagenheit und Infektgefühl, der sich dann die regenerierende Phase mit Verbesserung des Appetits, Abnahme der Müdigkeit, ggf. Verbesserung der Schmerzsymptomatik und einem Gefühl von neuer Kraft anschließt.

In der qualitativen Charakterisierung ist also die *abbauende Tagesaktivität der Mistel* von ihrer *aufbauenden* und *regenerierenden Nachtwirksamkeit* zu unterscheiden.

In welcher Beziehung stehen diese polaren Wirkungen zueinander? Das Verhältnis des Seelischen zum Lebendigen entwickelt sich in doppelter Weise: Die Aktivität der oberen Wesensglieder ist auf der einen Seite mit *abbauenden Stoffwechselprozessen* verbunden [→ II. 1.7.2 Die Tageswirksamkeit der Wesensglieder]. Andererseits gestalten und lenken sie den *aufbauenden Erhaltungs- und Regenerationsstoffwechsel* [→ II. 1.7.1 Die Nachtwirksamkeit der Wesensglieder]. In den durch die Mistel angeregten Entzündungsprozessen kommt es zu abbauenden Stoffwechselprozessen (*Tagseite der Mistel-Wirksamkeit*, inflammatorische Phase). Die formende und gestaltende Wirksamkeit der Mistel gehört zur anschließenden *Nachtseite* der Entzündung und führt u. U. bis zum bindegewebigen Aufbau einer Kapsel um den Tumor (einer abschließenden „Kopfbildung" entsprechend). Die eigenraumbildende Qualität der Mistel findet sich in beiden Wirkungen wieder:

In der *Entzündung* behauptet der Organismus sein *Eigensein*, indem er Fremdes entzündlich überwindet. In der *Kapselbildung* grenzt der er das nicht überwindbare Fremde ein (Fremdkörperreaktion). Die *Mistel* ergreift die *Qualität* des *Stoffwechsel-Gliedmaßen-Systems* in der *Entzündung*, diejenige *des Nerven-Sinnes-Systems in der Kapselbildung* [→ Abb.]. Beide dienen der *Eigenraumbildung.*

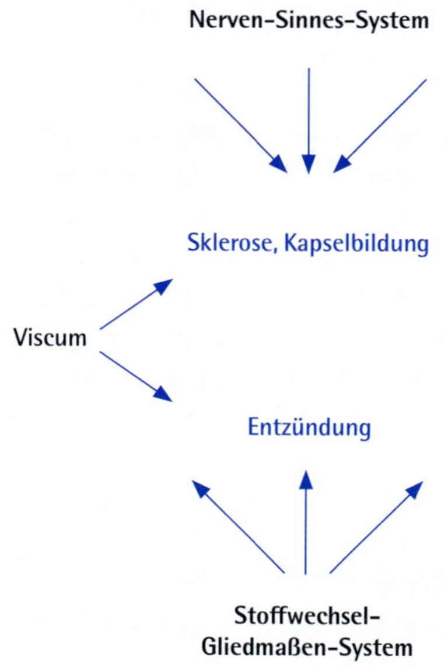

Polare Wirkungen der Mistel vor dem Hintergrund der Dreigliederung

Die *abbauende (Tages-)Wirksamkeit* der Mistel basiert u. a. auf den Substanzgruppen der *Viscotoxine* und der *Lektine.* Beide lösen umfangreiche Abbauprozesse aus, die bei Ersteren mehr eine zytolytische, bei Letzteren (durch den inhibierenden Einfluss auf die Proteinsynthese mit hydrolytischer Spaltung ribosomaler RNA durch die A-Kette und damit hemmender Wirkung auf die Translation) eine zytostatische Qualität zeigen. Die Viscotoxine stehen in der Polarität dieser „giftartigen Substanzen" mehr mit dem Nerven-Sinnes-System in Beziehung, die Lektine wirken demgegenüber intensiver im Stoffwechselsystem.[219] Bereits frühe Studien verglichen die erreichte Wirkungsstärke mit derjenigen des Cyclophosphamids.[220]

Die *abbauende Wirksamkeit der Mistel* steht mit *proinflammatorischen, entzündlichen Prozessen* in Zusammenhang (Tageswirksamkeit).

Die immunologische Wirksamkeit der Mistel bezieht sich auch auf die dendritischen Zellen (DC) mit ihrer Antigen-prozessierenden und -präsentierenden, also dem „immunologischen Wahrnehmen" zugehörigen Funktion.[221]

Dieser *inflammatorischen Mistelwirkung* steht die Nachtwirksamkeit der Mistel gegenüber, die mit Kapselbildung und Verhärtungsprozessen einhergeht. So dokumentierten Nienhaus und Leroi in einer Versuchsreihe neben Milz- und Thymusvergrößerung die Einkapselung des Tumors infolge einer Misteltherapie. Auch Seeger fand eine zur angewandten Mistelkonzentration proportionale bindegewebige Einkapselung der Tumore mit starker lympho-plasmo-histiozytärer Infiltration.[222] Verschiedentlich gab es Berichte über ein zellreiches Granulationsgewebe, das sich um den Tumor bildet.

Zu diesen *Abkapselungsvorgängen* als Reaktion der extrazellulären Matrix gehören auch die Beobachtungen von Heine[223]: Probeexzisate menschlicher Malignome wurden in Lösungen mit Mistelpräparaten inkubiert. Dabei traten eine Zunahme des Fibronektins, ein besserer Strukturerhalt von Proteoglykanen und Kollagenen sowie eine Stabilisierung der Basalmembran um die Drüsenschläuche bei Mammakarzinomgewebe auf.

Offenbar gelingt es dem Organismus unter der *Misteltherapie*, die *maligne Neoplasie* wieder als *„fremd" zu erkennen* und mit der *Einkapselung auszugrenzen.*

Eine nächste entscheidende Stufe ist noch wenig untersucht[224]: die *Redifferenzierung* einer malignen Neoplasie. Heusser[225] referierte eine Studie von Hurni an Mäusen, die unter Misteltherapie neben Tumorreduktion und Abkapselungen durch ein entzündlich infiltriertes Granulations- und Bindegewebe eine Abnahme des Malignitätsgrades (Größe der Geschwulst, invasives Wachstum, Atypie, Polymorphie des Tumors, Mitosezahl) beschrieb. Damit ist das bislang kaum erforschte Potenzial der Mistel, im Sinne einer Redifferenzierung zu wirken, skizziert. In diesen Kontext gehören die in den letzten Jahren zunehmend bearbeiteten *Triterpene*[226] in der bereits von Steiner genannten „leimartigen" Mistelsubstanz.[227] Diese offenbar nicht inflammatorisch wirksamen Substanzen scheinen zur Nachtphase der Mistelwirksamkeit zu gehören. Sie fördern möglicherweise die Zelldifferenzierung, hemmen Topoisomerasen und induzieren Apoptose.[228] Zu den Triterpenen der Mistel zählen u. a. die pentazyklische Oleanol-, Ursol- und Betulinsäure.[229] Seit langem ist bekannt, dass Ursol- und Oleanolsäure die Zelldifferenzierung unterstützen[230], also mit der gestaltenden Wesensgliederwirksamkeit in Beziehung stehen.

Für die Apoptose-Induktion braucht es eines umfassenden Begriffs, der über die plakative Bezeichnung „Selbstmord der Zelle" hinausreicht. Wenn sich die Gestaltmetamorphose einer Larve zum Frosch mit Untergang des Schwanzes und Ausbildung einer Gliedmaßenorganisation vollzieht oder wenn sich aus der plumpen Form einer embryonalen Handanlage die Finger durch Ausbildung der Zwischenräume gestalten, geschieht dies durch apoptotische Gewebsveränderungen. Das verdeutlicht, wie in der Natur *Gestaltungsprozesse*, die sich den *Lebensvorgängen* einfügen, mit *Apoptose* einhergehen.

Die mit dem Nerven-Sinnes-System verbundene Formung und Gestaltung des menschlichen Organismus zeigt sich in den Phänomenen der Gewebedifferenzierung und Apoptose. Ihnen steht der entzündliche Gewebsuntergang als zum Stoffwechselsystem gehörender Inflammationsprozess gegenüber. Mistellektine und auch die Triterpene induzieren die Apoptose. Die Apoptose-Induktion durch Mistelextrakte wurde verschiedentlich nachgewiesen. Mistelextrakte (u. a. nachgewiesen für Abnoba Viscum Fraxini) induzieren unter Einschluss der Caspase-9-Aktivierung dosisabhängig die Apoptose von CML-, humanen Plasmozytom- und murinen lymphatischen Leukämiezelllinien.[231]

Zu der Nachtphase gehört im Weiteren die vereinzelt gezeigte *Neoangiogenese-hemmende Wirkung* der Mistel.[232]

Die aufbauende *Nachtphase der Mistelwirksamkeit* führt zur Beeinflussung pathologischen Tumorwachstums, Ab- und Ausgrenzung des Tumors durch die Kapselbildung, Hemmung der tumoreigenen Angiogenese[233] und schließlich zur derzeit noch wenig untersuchten Möglichkeit der Redifferenzierung.

Während die Viscotoxine und die Lektine zur abbauenden Wirkung der Mistel gehören, steht die Polarität von Leim- und Schleimstoffen mit ihrer aufbauenden Aktivität in Beziehung. Die leimartige Substanz (Triterpene) vermittelt die gestaltende Wirksamkeit der astralischen Organisation, der Mistelschleim ist demgegenüber mit der ätherischen Organisation verbunden. Die Polarität der von Rudolf Steiner genannten Leim- und Schleimstoffe der Mistel stellte Konrad Urech ausführlich dar.[234]

Eine weitere wesentliche Wirkung der Nachtphase bezieht sich auf die *DNA-Stabilisierung.* Diese ist schon seit langem als antimutagene Wirkung von Viscum-album-Extrakten, vornehmlich in den peripheren mononukleären Zellen bekannt.[235] Es ergeben sich darüber hinaus Hinweise, dass die Mistel eine stabilisierende Funktion hinsichtlich der genetischen Instabilität und Mutation von Tumoren und Hämoblastosen besitzen könnte.[236]

Exkurs

Die Mistel gehört zu den Pflanzen mit einem außergewöhnlich großen *Genom.* Eine Übersicht von Goedings[237] stellte die phänotypischen Eigenschaften von Lebewesen mit großem Genom dar: Sie entwickeln sich langsam, verfügen über einen trägen Metabolismus, sind einfach gebaut, vollziehen wenig oder keine Metamorphose in den Blattformen und haben hohe Ansprüche an ihren Standort. Ein großes Genom scheint mit einer konservierenden und verzögerten Entwicklung einherzu gehen. Dabei weist es auf die Fähigkeit zur Konsolidierung des Erbgutes hin und es gibt „gute Gründe anzunehmen, dass Organismen mit einem größeren Genom, zu denen auch die weißbeerige Mistel gehört, stabiler und besser gegen Mutationen gefeit sind oder mutierende Einflüsse zumindestens besser ausgleichen können." Der das hauptsächliche Genom umschließende Zellkern entspricht dem Nerven-Sinnes-System der Zelle. Vor diesem Hintergrund liegt es nahe, dass entsprechende Mistelextrakte in der Nachtphase gestaltende (mit dem Nerven-Sinnes-System zusammenhängende) Kräfte unterstützen und dadurch einen *stabilisierenden Einfluss* auf die *Mutageniät des Tumors* entwickeln.

Die polare Mistelwirkung fügt sich in das dynamische Bild des Entzündungsablaufes: Der Viscum-induzierten inflammatorischen Phase *(„akute Entzündung")* folgt die *regenerierende, „gestaltende" („redifferenzierende") Heilungsphase.* Im Falle der *chronischen Entzündung* entwickelt sich eine *kapselbildende, sklerosierende Qualität* [→ Abb.]. Der *Tagesphase* der Mistelwirkung steht ihre *Nachtseite* gegenüber.

Beide Phasen der Mistelwirksamkeit sind für den Patienten bemerkbar. Die „entzündliche" Mistelwirkung kann mit Temperatursteigerung und gelegentlich auch einem

„Grippegefühl" einhergehen, die „regenerative" demgegenüber mit einer Verbesserung der Lebensqualität (seelisches Befinden, Fatigue, Schmerz, Appetit, Schlaf).

In den Darstellungen Steiners zur Misteltherapie finden sich Hinweise auf beide Phasen. Der akut inflammatorischen, u. U. Fieber entwickelnden Wirksamkeit der Mistel[238] stellt sich die Nachtphase gegenüber, in der die gestaltenden ätherischen Kräfte wiederum an den Tumor heranzuführen sind. Der Tumor entsteht durch Desintegration seiner autonomisierten Lebensprozesse aus dem Gesamtzusammenhang der ätherischen Organisation [→ 1. Leitgedanken]. Diese muss also an den Ort der Tumorbildung zurückgeführt werden. In diesem Zusammenhang erfolgte der Hinweis Steiners auf die leimartige Mistelsubstanz.[239] So sind die „Giftwirkungen" und die „leimartigen Substanzen der Mistel zu unterscheiden.

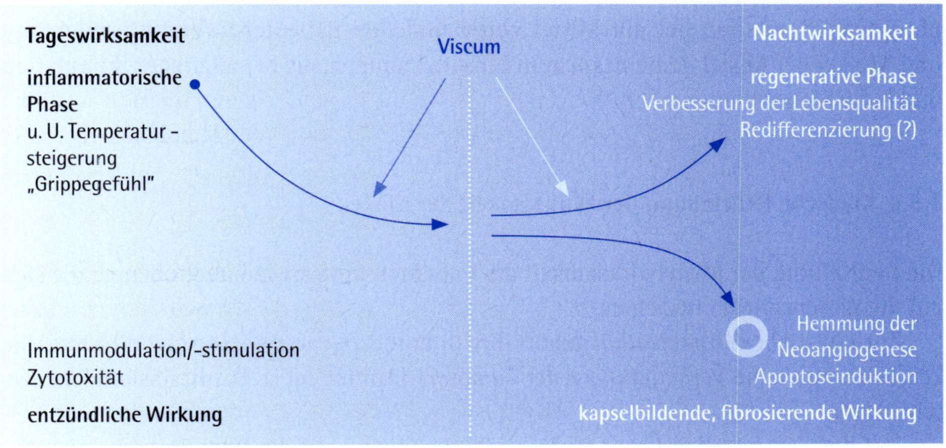

Das polare Wirkspektrum der Mistel

3.5.3 Therapeutische Wirksamkeit der Mistel

Die Mistel umfasst mehrere therapeutische Prinzipien, die sich in ihr Wirksamkeitsspektrum einordnen. Zu ihnen gehören die

- zytotoxische Wirkung
- Apoptose-Induktion[240]
- immunologische Modulation/Stimulation
- antiangiogenetischen Effekte.[241]

Somit aktiviert die Mistel Prozesse, die sich bei zahlreichen onkologischen Therapieprinzipien finden. Während diese allerdings einzelnen Substanzen zuzuordnen sind (z. B. antiangiogenetische Wirkung des Bevacicumabs, Immunstimulantien (z. B. Interferone, Antikörper wie z. B. Ipilumumab)), integriert die Mistel als Heilpflanze mit charakteristischer Entsprechung zur Krebskrankheit diese unterschiedlichen „Werkzeugfunktionen". Die gegenwärtige onkologische Therapie bezieht sich zunächst auf den *physischen Organismus*, indem ein Tumor reseziert wird. Sie beeinflusst durch die antiproliferative

Chemotherapie die *ätherische Organisation.* Antikörperbasierte Therapien greifen in die Signaltransduktion und damit in Regulationsprozesse des Wachstums und der Differenzierung ein und modifizieren dadurch die *astralische Organisation.* Checkpoint-Inhibitoren „entfesseln" schließlich eine Entzündung und erzeugen u. U. Fieber. Damit wird der Bereich der Wärme und der *Ich-Organisation* betreten. Diese Entzündung ist nun aber nicht von der Ich-Organisation gelenkt und „orchestriert", sondern entwickelt sich als ungesteuerte, entfesselte Aktivität.

Dieses Beispiel zeigt, dass eine Arzneipflanze dem Wesen des Krankheits- und Heilungsprozesses entsprechen kann. Die Zerlegung in einzelne „Wirkstoffe" isoliert die „Werkzeuge", das umfassende therapeutische Prinzip geht verloren. Entsprechend zeigen In-vitro-Untersuchungen einen überadditiven Effekt der verschiedenen Mistelbestandteile in ihrem Zusammenwirken. Es findet sich z.B. eine zehnfach höhere CD-4-Lymphozyten-Stimulation bei mit Mistel vorbehandelten Patienten, wenn Mistellektin-1 und Vesikel der Mistel gemeinsam zum Einsatz kommen, als bei alleiniger Stimulation durch die Monokomponenten.[242]

3.5.4 Klinische Beurteilung der Wirksamkeit der Mistel

Die Beurteilung der Mistelwirksamkeit am Patienten umfasst mehrere Ebenen, die sich auf die Wesensglieder beziehen.[243]

Zur *physischen Organisation* gehört ihre tumorbezogene zytotoxische Wirkung. Sie zeigt sich durch die *Veränderungen der Tumorgröße* unter der (z. B. intraläsionalen) Misteltherapie.

Auf der *prozessualen Ebene* finden sich die Tages- und die Nachtseite der Viscumwirksamkeit. Während die Tagesseite mit abbauenden, den Patienten im Falle der hohen Dosierung auch schwächenden Wirkungen einhergeht, ist die Nachtseite mit aufbauenden, regenerierenden Qualitäten, *Erholung* und gegebenenfalls auch der *Anregung des Appetits* verbunden.

Auf der *seelischen Ebene* zeigt sich eine *Verbesserung des Befindens.* Mit der astralischen Ebene hängen das Wachen und Schlafen zusammen, und damit die unter der Misteltherapie zu beobachtenden Verbesserungen von Tagesaktivität und Nachtruhe. Auch die Linderung des Cancer-Fatigue-Syndroms weist auf diese Ebene[244,245], ebenso die immer wieder zu beobachtende antidepressive Wirkung.

Schließlich verstärkt die Misteltherapie die Wirksamkeit der *Ich-Organisation.* Es handelt sich dabei um den Einfluss auf den *Wärmeorganismus.* Seelisch-geistig entwickelt sich eine gesteigerte Persönlichkeitspräsenz.[246,247] Kräfte des Mutes, die schwere Aufgabe anzunehmen und sich mit ihr auseinanderzusetzen, stellen sich der Furcht und Angst gegenüber.

Oftmals berichten die Patienten nach dem Beginn der Behandlung als erstes über eine positive Veränderung im Wärmeorganismus und über eine Verstärkung der inneren Kraft und Präsenz. Es folgen dann die seelische (z.B. antidepressive) und die appetit- bzw. die aufbauenden Lebenskräfte anregende Wirksamkeit. Die Wirkung auf den Tumor schließt dann auf der physischen Ebene diese Reihenfolge ab. Die unterschiedlichen

Dimensionen der Wirksamkeit begründen die Indikation einer Viscumbehandlung nicht nur in Prophylaxe und Therapie der manifesten Erkrankung, sondern auch in deren palliativen Stadien.

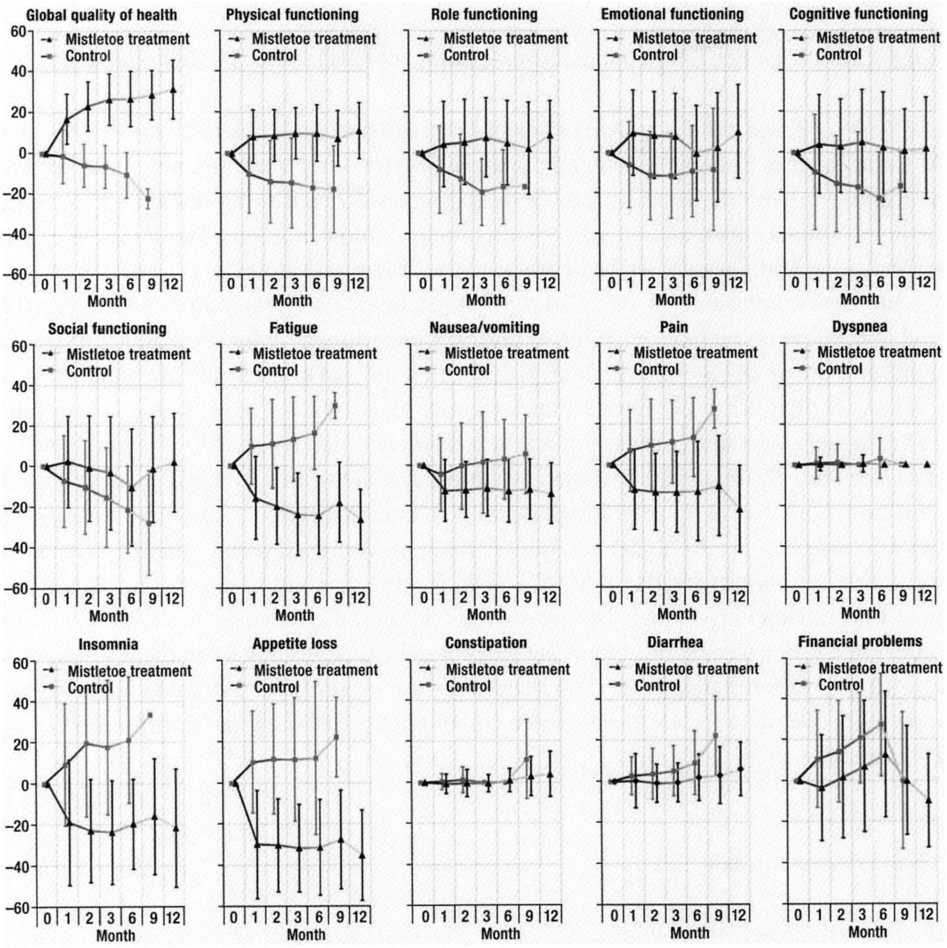

Veränderungen auf den 15 Lebensqualitätsskalen des EORTC-QLQ-C30-Fragebogens bei Patienten mit lokal fortgeschrittenem oder metastasiertem Pankreaskarzinom[248]

Die positiven Auswirkungen der Misteltherapie dokumentierte u. a. eine randomisiert-kontrollierte Studie zum Pankreaskarzinom.[249] Hier fand sich neben einer signifikanten Verlängerung des over all survivals gegenüber best supportive care eine ebenfalls signifikante Verbesserung in zahlreichen Lebensqualitätsskalen des EORTC-QLQ-C30-Fragebogens gegenüber der Vergleichsgruppe. Eindrücklich sind die Effekte auf der ätherischen Ebene mit Verbesserung des Appetits, des Schlafs und deutlicher Gewichtszunahme, auf der seelischen Ebene (Abnahme der Fatigue, Schmerzreduktion) und auch auf der geistigen Ebene mit Verbesserung der kognitiven Funktionen. Da man die Effekte der Misteltherapie gelegentlich auf die „besondere Kultur" der Patienten-Arzt-Beziehung in der Anthroposophischen Medizin zurückführt, sind die positiven Ergebnisse dieser randomisierten serbischen Studie in einem Behandlungssetting mit keinen oder allenfalls geringen Kenntnissen der Misteltherapie und Anthroposophischen Medizin bei Patienten und Studienärzten auch unter diesem Gesichtspunkt von besonderer Bedeutung.

3.5.5 Grundzüge des Herstellungsprozesses anthroposophischer Mistelpräparate

Die beiden Phasen der Viscumwirksamkeit beleuchten auch den *Herstellungsprozess* der Mistelpräparate. Rudolf Steiners empfahl die Verwendung von Sommer- und Wintersaft. Dabei scheint die Wintermistel in der jahreszeitlichen Rhythmik die Tagesseite zu betonen. Umgekehrt realisiert sich vom Laub der Bäume abgeschattet im Sommer die vegetativ-lebendige Seite des Mistelwesens: ihre Nachtwirksamkeit.

Im *Herstellungsprozess* der anthroposophischen Mistelpräparate werden Winter- und Sommerextrakte (aus der Winter- und Sommerernte) in einer speziellen Apparatur gemischt, indem der Sommerextrakt in den rotierenden Winterextrakt eintropft.

Hinsichtlich Erntezeit, Extraktionsverfahren und verwendeter Mischapparatur gibt es deutliche Unterschiede zwischen den verschiedenen Herstellern.[250,251] Es finden *wässrige Extrakte, fermentierte Auszüge* (milchsaures Milieu) und *Presssäfte* Verwendung. Die jeweiligen Extraktionsverfahren bedingen unterschiedliche Zusammensetzungen des Mistelsaftes: So enthält der wässrige Auszug im Vergleich zum fermentierten i. d. R. weniger Viscotoxine (und damit Stoffe, die in einer Beziehung zu den Kobratoxinen stehen) und reichlicher Lektine. Die Anregung Steiners, die leimartigen Substanzen der Mistel in die Herstellung der Präparate einzubeziehen, ist bislang noch nicht umgesetzt. Zu diesen Stoffen gehören die Triterpene mit tumorrelevanten Wirkungen (Apoptose-Induktion, Reduktion einer chronischen Entzündung, Hinweise auf redifferenzierende Eigenschaften).

3.5.6 Wirtsbaumwahl

Die Frage nach der Wirtsbaumwahl ist bis heute Gegenstand intensiver Diskussion und noch kaum systematisch untersucht. Persönliche Erfahrungen und divergierende konzeptionelle Gesichtspunkte führen in der therapeutischen Praxis zu unterschiedlichen Ansätzen. Im Folgenden seien einige Gesichtspunkte für die Auswahl dargestellt, die besonders die Wirtsbaumcharaktere in den Vordergrund rücken und die eigene therapeutische Praxis bisher bestimmten. Nach wie vor besteht hier ein großes Feld zukünftiger Forschung.

Die polaren Qualitäten der Mistelwirksamkeit haben eine Beziehung zu den *Wirtsbäumen.* Hier stehen sich die *Laubbaum-* und *Kiefern-Misteln* polar gegenüber, vermittelt durch die *Tannen-Misteln.*[252] Die Laubbäume entwickeln intensive Stoffwechselprozesse, die Licht und Luft in die Substanzbildung der Blattorganisation führen, die Kiefern in ihrer nadelförmigen „Blattorganisation" demgegenüber Form und Gestaltung. Die Sprossabschnitte der Nadelbäume sind im allgemeinen sehr kurz, sodass eine Nadel unmittelbar neben der anderen steht. Damit zeigen sich die Nadelbäume von

Kräften beherrscht, die „in die Entfaltung des Lebens die Hemmung und in die Gestaltung die Erstarrung hineintragen".[253] Die Laubbaum-Misteln sprechen besonders die Stoffwechselprozesse der akuten Entzündung an, die Kiefern-Mistel fördert eher die gestaltenden Qualitäten.

Polarität im Tumorwachstum

Das *Tumorwachstum* führt auf der einen Seite in die *Verhärtung* mit derb palpabler Raumforderung. Auf der anderen Seite steht die „zentrifugale" *Tumordissemination*, die schon frühzeitig den Krebs zur systemischen Krankheit macht. Dies gilt bei den epithelialen Tumoren z. B. für das kleinzellige Lungenkarzinom, aber auch das Pankreaskarzinom. Aus konzeptionellen Erwägungen verlangt der solide, im Zusammenhang mit der desmoplastischen Stromareaktion sklerosierende Tumor die entzündliche Mistelwirksamkeit. Demgegenüber braucht das disseminierte Tumorleiden eine gestaltende Mistelwirksamkeit [→ Abb.].

Zur Anregung *entzündlicher Prozesse* und zur Unterstützung der *Wärmeorganisation* eignen sich die *Laubbaum-Misteln*. Die *Kiefern-Mistel* unterstützt die *gestaltenden Kräfte*.

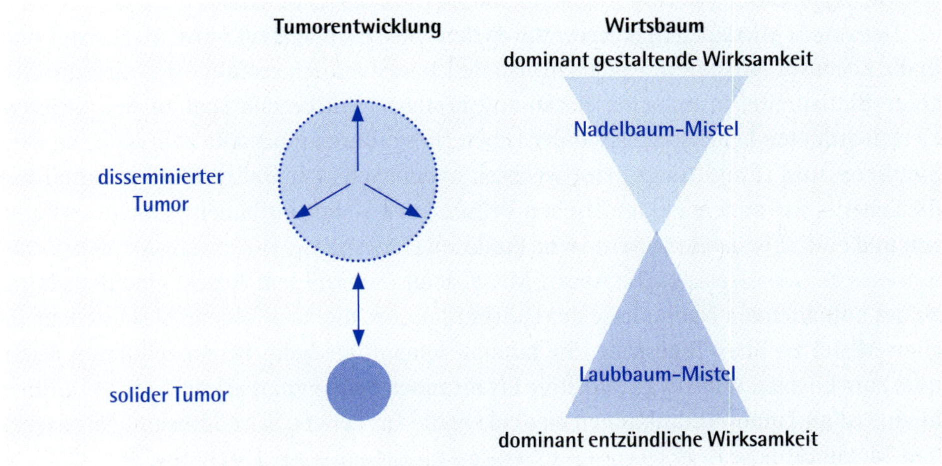

Gesichtspunkte zur Wirtsbaumwahl aufgrund der Wachstumscharakteristik des Tumors

Entdifferenzierung: Pathologie der Form

Neben dem Tumorwachstum ist die *„Pathologie der Form"* für die Wirtsbaumwahl von Bedeutung. Schließlich muss der Tumor wieder durch die „Gewebeperipherie" und sein Ausgangsgewebe Struktur und gesetzmäßige Gestaltung erfahren. Dabei handelt es sich um die gestaltende Nachtphase der Mistelwirksamkeit, in der „urbildartig" die strukturierenden Qualitäten an das entdifferenzierte Tumorwachstum herantreten. Die qualitative

Entsprechung von Gewebefunktionen und Gesten der Wirtsbäume ist ein Gesichtspunkt für die Wirtsbaumwahl.

Die *Nadelbäume (Kiefer/Tanne)* haben eine intensive Beziehung zu den gestaltenden Kräften. Ihr Leben ist in besonderem Maße auf die Holzbildung konzentriert, das mittlere System zur Nadelbildung geformt und ihre „Früchte" sind bis zur Zapfenbildung verhärtet.[254, 255] Eine blütenverwandte aromatische Qualität findet sich „versteckt" in den ätherischen Ölen und der Harzbildung.[256] Die Blütenstände, die in der pflanzlichen Dreigliederung dem Stoffwechsel-Gliedmaßen-System entsprechen (ein Koniferenzapfen ist ein kleiner Blütenstand, die Zapfenschuppen entsprechen jeweils einer auf ein einziges Blatt reduzierten Blüte[257]), treten in die Verhärtung ein. Die Nadelbaum-Mistel unterstützt entsprechend die gestaltenden Qualitäten von Geweben, die mit dem Nerven-Sinnes-System und seinen Metamorphosen zusammenhängen (z. B. Nervensystem, lymphatische Organisation, Milz). So kommt die Kiefern-Mistel in der *Lymphomtherapie* zum Einsatz [→ XIX. 4. Therapeutische Gesichtspunkte]. Will man nicht die entzündliche Wirksamkeit durch die Laubbaum-Misteln, sondern die gestaltende Qualität verstärken, so ist an die Nadelbaum-Mistel zu denken. Die Kiefer-Mistel hat eine Beziehung zur peripheren Organisation der Sinne, der Haut und des Nerven-Systems. Die Tannen-Mistel unterstützt die gestaltenden Aufbaukräfte im Organismus und kommt besonders beim geschwächten, palliativen Patienten zum Einsatz. Hier hat sich Helixor A (auch in intravenöser Applikation (100 bis 300 mg in 500 ml NaCl 0,9 %) bewährt.

Der *Ahorn* gliedert sich harmonisch in den Umkreis und trägt Form und Gestaltung in die Lebensorganisation. Anders als bei den Nadelbäumen entfaltet sich eine großflächige Blattspreite. In mancher Beziehung bestehen Entsprechungen zu den differenziert geordneten Lebensprozessen der Leber. Diese führen einerseits zum aufbauenden Synthese- und „Entgiftungs"-stoffwechsel, andererseits zur Gallenbildung. Damit hat die Leber – wie andere exkretorischen Drüsen auch – eine aufbauende Nachtwirksamkeit und eine abbauende sekretorische Funktion (Tagesphase) [→ 5.1.2 Funktions- und Erhaltungsstoffwechsel der exokrinen Drüsen]. Die Ahorn-Mistel zeigt unter diesem Aspekt eine Beziehung zu der aufbauenden Nachtphase der Drüsenfunktion, die nachfolgend beschriebene Eichen-Mistel zu ihrer Tagesseite. Sie kommt demzufolge beim hepatozellulären Karzinom zum Einsatz. Auch liegen positive Erfahrungen beim Pankreaskrebs vor.[258] Darüber hinaus ist an Tumorerkrankungen zu denken, die zur Leber-, Schilddrüsen-, Nervensystem-Metamorphose [→ XVII. 3.1 Die Leber-Schilddrüse-Stirnhirn-Metamorphose] gehören.

Die *Eiche* fügt sich nicht in den Umkreis ein, sondern betont den Eigenraum und führt eindrucksvoll die Baumgestalt in die „knorrige" Verfestigung. Sie findet ihre Entprechung in denjenigen Prozessen des Organismus, die nicht Äußeres sinnesorganartig aufnehmen, sondern ihm abbauende und in die Verfestigung strebende Prozesse entgegenstellen und damit das Innere behaupten. Die exkretorischen Drüsen des Gastrointestinaltrakts und hier besonders die Gallenorganisation mit ihrer über die Leber- zur Blasengalle verdichteten und zunehmend lithogenen Gallenflüssigkeit gehört in diesen Zusammenhang. Die *Gallenorganisation* steht in einer metamorphotischen Verbindung mit dem Kehlkopf [→ XXV. 2.2 Gallenorganisation und Kehlkopf]. Insofern ist nicht nur bei den Karzinomen der gastrointestinalen Drüsenorganisation und vermutlich auch des Ösophagus[259], sondern auch beim Larynxtumor an die Eichen-Mistel zu denken. Während die

Ahorn-Mistel mehr die „innen“ gelegene exokrine Drüse und ihre aufbauenden Stoffwechselprozesse erreicht, ist die Eichen-Mistel mit der exkretorischen, nach außen gerichteten und abbauend wirksamen Drüsenfunktion verbunden. Insofern wird sie auch bei drüsenartigen Karzinomen, den Adenokarzinomen eingesetzt.

Die *Esche* besitzt eine vermittelnde Qualität, die sie zwischen die Verhärtungs- und Formkräfte der eigenraumbetonten Eiche und der nachfolgend charakterisierten, dem Umkreis „selbstlos hingegebenen“ Birke stellt.[260] So ist das Holz der Esche hart und voller Spannkraft, die Blätter sind gefiedert. Die Esche wurzelt tief in der Dunkelheit des Bodens und strebt in ihrem Höhenwachstum zum Licht, das sie intensiv aufnimmt und bis in die helle Holzfarbe hinein zum Ausdruck bringt. „Die Esche lässt im Gegensatz zur Buche das Licht so reich zum Boden hinabströmen, dass sich im Unterwuchs ein reiches Pflanzenleben entwickelt“, charakterisierte es Kranich.[261] Im menschlichen Organismus vermittelt die Esche zwischen den Licht- und den Lebenskräften, also zwischen den oberen und den unteren Wesensgliedern, die sich in der Karzinomentwicklung getrennt haben. Die *Eschen-Mistel* entwickelt eine besondere Beziehung zu der zwischen Licht und Leben vermittelnden Wärme [→ XVII. 7. Innere Aufgabenstellung]. Durch ihren Lektinreichtum zeigt sie besonders die entzündlich-durchwärmende Tagesphase der Mistelwirkung und hat ein breites Einsatzgebiet. Sie eignet sich für die Fieberinduktion und die peri- bzw. intratumorale Therapie.

Die Birke steht der Eiche polar gegenüber.[262] Sie entwickelt einen umkreisoffenen Gestus und eine intensive Beziehung zum Licht. Die Birke führt in ihrer Blattorganisation (im Gegensatz zur Rinde) das Licht in die aufbauenden Lebensprozesse. Sie steht funktionell denjenigen Prozessen im Organismus nahe, die nicht den Eigenraum behaupten, sondern sich dem Umkreis zuwenden, Licht und Wärme in die Lebensprozesse leiten. In besonderer Weise nimmt die sinnesempfindliche Haut das Licht auf und führt es z. B. in die Licht-(Vitamin-D-)abhängigen Stoffwechselprozesse [→ XXX. 3.1 Lebenshygienische Maßnahmen]. Insofern ergeben sich Hinweise auf den Einsatz der Birken-Mistel bei den Malignomen der Haut einschließlich des Melanoms. Für das Melanom veröffentlichte Broder von Laue eine eindrucksvolle Kasuistik. Aber auch die „Transformation“ und Vermittlung der zum Bewusstsein orientierten Wirksamkeit des Nerven-Sinnes-Systems in die aufbauenden Prozesse des Stoffwechsel-Gliedmaßen-Systems gehört in diesen Zusammenhang. Dieser vermittelnden Funktion dient die Nierenorganisation [→ XXVII. 2.6 Niere und Atmung]. Insofern ist auch beim Hypernephrom an die Birken-Mistel zu denken.

Während die Birke in ihrer Gestalt einen aufnehmenden und empfangenden Gestus trägt, entwickelt die *Ulme* eine zwischen innen und außen vermittelnde Qualität und damit eine Beziehung zu den Atmungsprozessen. Von einem starken Stamm ausgehend scheinen sich die kräftigen Äste in der Peripherie in einer Vielzahl von Zweigen aufzulösen und „zu veratmen“, um mit ihren kurzstieligen Blättern im Wind ein intensives Bewegungsspiel zu vollziehen. „Das eigentliche der Ulme ist Bewegung“, formulierte es Julius. Die Beziehung der Ulme zur *Luft* und den zwischen innen und außen vermittelnden Prozessen führt zur therapeutischen Anwendung der Ulmen-Mistel bei den Tumoren der Atmungsorganisation. Beim Lungenkarzinom gibt es positive Verläufe unter der Ulmen-Misteltherapie.[263] Auch bestehen positive Erfahrungen bei Lungenmetastasen anderer Tumore.

Der *Apfelbaum* betont gegenüber den angeführten Wirtsbäumen in besonderer Weise die Blüten- und Fruchtbildung und damit diejenigen Bereiche in der pflanzlichen Dreigliederung, die mit dem Stoffwechsel-Gliedmaßen-System in Beziehung stehen [→ IV. 3.2 Arzneimittel aus dem Pflanzenreich]. Es sind nicht katabole, sondern aufbauende und zu einer anschwellenden Fruchtbildung führende Stoffwechselprozesse. Insofern ist die Apfelbaum-Mistel besonders geeignet für die Organe, die im Zusammenhang mit den *regenerativen Lebensprozessen* stehen. Sie kommt häufig bei gynäkologischen Tumoren, insbesondere beim Mammakarzinom zum Einsatz.

Damit ergibt sich eine Wirtsbaumgliederung, die sich an der Dreigliederung des Organismus orientiert, indem die Nadelbäume v. a. mit dem Nerven-Sinnes-System, die Laubbäume v. a. mit dem Stoffwechsel-Gliedmaßen-System in Zusammenhang stehen [→ Abb.].

Wirtsbaum	Lebensprozesse	Anwendung
Kiefer	Gestaltung	z. B. Lymphome
Ahorn	Harmonisierung, Ordnung	z. B. hepatozelluläres Karzinom, Pankreaskarzinom
Eiche	Abbau, Eigenraumbildung	z. B. Karzinome der gastrointestinalen Drüsenorganisation, Gallenwegskarzinome
Esche	Ausgleich, Wärmebildung	besonders zur Verstärkung der Tagesphase der Mistelwirkung
Birke	aufbauende Licht- und Umkreisorientierung	z. B. bei Hauttumoren
Ulme	Vermittlung zwischen innen und außen	z. B. bei Tumoren der Atmungsorganisation
Apfel	Regeneration	z. B. Mammakarzinom, gynäkologische Tumore

Ausgewählte Mistel-Wirtsbäume und Gesichtspunkte zu ihrem differenzialtherapeutischen Einsatz

Weitere Wirtsbäume begegnen uns vor allem bei nicht-onkologischen Erkrankungen. So kommt die *Weiden-Mistel* häufig in der Therapie der rheumatoiden Arthritis zum Einsatz [→ XXIX. 6.1.4 Medikamentöse Therapie], die *Crataegus-Mistel* hat eine Bedeutung in der Behandlung sklerosierender kardiovaskulärer Erkrankungen [→ X. 4.1.6 Medikamentöse Therapie und 4.4.1 Therapeutische Gesichtspunkte]. Die *Linden-Mistel* fördert den Wärmeorganismus des Patienten und kommt bei häufig frierenden, seelisch demgegenüber „warmherzigen" Patienten zum Einsatz und kann auch den Schlaf verbessern.[264]

Polarität im Entzündungsprozess

Die unterschiedlichen Wirtsbäume bestimmen aber nicht nur die *Nachtseite* der Mistelwirksamkeit, sondern auch ihre *inflammatorische Tagesphase*. So zeigt die nahezu lektinfreie Kiefern-Mistel eine qualitativ andere entzündliche Wirkung als beispielsweise die ausgesprochen lektinreiche Eschen-Mistel. Die inflammatorische Tagesphase umfasst ihre Modulation und Gestaltung (Nerven-Sinnes-System), ihre Stoffwechselaktivität (Stoffwechsel-Gliedmaßen-System) und ihre Rhythmizität (Rhythmisches System) [→ VIII. 2.3 Chronische Entzündung und Sklerose/Karzinom]. Nadelbaum-Misteln unterstützen die gestaltende Funktion, Laubbaum-Misteln die entzündlichen Stoffwechselprozesse. In der sich anschließenden regenerierenden Nachtphase ist die Verstärkung der gestaltenden Qualitäten der Tumorperipherie und der Ausgangsgewebe wesentlich. Diese stehen mit den Lebensprozessen der unterschiedlichen Wirtsbäume in Beziehung und begründen die Wirtsbaumwahl [→ Abb.]. Darüber hinaus beschrieb Wilkens[265] *konstitutionelle Gesichtspunkte.*

Zusammenfassend ergeben sich derzeit die nachfolgenden Kriterien zur Wirtsbaumwahl:

- bewährte Einzelindikationen und Applikationsarten (z. B. intracavitär, intratumoral)
- Tumorentität (z. B. epithelial, mesenschymal, Hämoblastosen) und Wachstumscharakteristik [→ Abb.]
- Ausgangsgewebe, -organ des Primärtumors
- Verstärkung der entzündlichen, fieberhaften Reaktion oder der roborierend-aufbauenden Mistelwirkung
- Konstitution.

Zur Patientenkonstitution gehört neben der Geschlechtszugehörigkeit auch die Vitalität und damit die Beurteilung der ätherischen Verfassung. Ist diese geschwächt, so kommen eher Nadelbaum-Misteln zur Anwendung. Schließlich empfinden manche Patienten eine innere „Evidenz" für den Wirtsbaum und können die Anwendung von Mistelpräparaten verschiedener Herkunft bewerten.

Diese unterschiedlichen Kriterien sind von individueller Sichtweise und persönlicher ärztlicher Erfahrung geprägt und weisen auf ein wesentliches Feld der zukünftigen Mistelforschung. Auf der anderen Seite hat die Wirtsbaumwahl eine erhebliche therapeutische Relevanz und beeinflusst das Ansprechen des Patienten entscheidend. Darüber hinaus sind Kombinationen unterschiedlicher Wirtsbaum-Misteln sinnvoll und können das therapeutische Ansprechen erhöhen.

Kasuistik

Es handelt sich um eine 67-jährige Patientin, bei der zehn Jahre zuvor ein adenoidzystisches Karzinom der linken Glandula Parotis mittels totaler Parotidektomie links, Neck dissection links, Resektion des N. facialis mit N.-suralis-Interponat und Zügelplastik operativ behandelt und auch nachbestrahlt worden war. Aus der Vorgeschichte ist weiterhin eine Thyreoidektomie wegen eines Schilddrüsenkarzinoms vor 15 Jahren erwähnenswert.

14 Monaten zuvor wurde die Patientin zur Abklärung eines pulmonalen Herdbefundes, einhergehend mit vermehrter Belastungsdyspnoe, Druckgefühl thorakal, dorsal sowie trockenem Husten stationär aufgenommen. Im Thorax-CT zeigte

sich ein inoperabler Befund mit „teils flächigen, teils disseminiert rundherdartigen Auflagerungen der Pleura rechts mit V.a.-Infiltration des Zwerchfells und fraglicher Infiltration des Peritoneums. Infiltration des Mediastinums.“ Histologisch ließen sich diese Herde als Metastasen des neun Jahre zuvor operierten adenoidzystischen Karzinoms identifizieren. Die Wachstumsfraktion betrug 5 bis 10 %.
Da die konventionell-onkologischen Behandlungsmöglichkeiten dieser Tumorentität limitiert sind und der natürliche Verlauf eher schleichend ist, gilt bei Vorliegen einer nur milden Symptomatik – wie in unserem Fall – die Empfehlung des „watchful waiting“.
Wir begannen eine *Misteltherapie* mit *abnobaVISCUM Pini* 0,02 mg 3 x wöchentlich s.c., das nach zwei Wochen auf 0,2 mg gesteigert wurde. Gegen den *Reizhusten* erhielt sie *Cuprum aceticum D4* (Weleda) Dil. 3 x täglich sowie *Paracodin Trpf.* als Bedarfsmedikation. Darunter verspürte die Patientin bereits nach sechs Wochen eine deutliche Besserung in Bezug auf Dyspnoe und thorakale Schmerzen. Die Misteltherapie wurde gering gesteigert auf *abnobVISCUM Pini* 2 mg 1 x wöchentlich und 0,2 mg 2 x wöchentlich.
Nach einer Therapiedauer von drei Monaten zeigte sich im CT eine deutliche Befundbesserung: Die Dicke der flächigen pleuralen Auflagerungen hatte von 23 auf 17 mm abgenommen, und auch die teils pleuraständigen, teils intrapulmonalen disseminierten Rundherde zeigten eine Größenabnahme (z. B. von 38 x 27 auf 29 x 25 mm).
Fünf Monate nach Therapiebeginn erfolgte notfallmäßig eine stationäre Aufnahme wegen am Vortag einsetzender heftiger rechtsthorakaler, atemabhängiger Schmerzen sowie Dyspnoe. Das Angio-CT des Thorax schloss eine Lungenarterienembolie aus. Hinsichtlich der Tumormanifestation zeigte sich ein unveränderter Befund. Da es sich am ehesten um einen neuralgiformen Schmerz durch Irritation eines Interkostalnerven handelte, behandelten wir mit täglichen lokalen s.c.-Injektionen von *Aconit D6* und *Rhus toxicodendron D6*, worunter sich die Schmerzen prompt besserten und keine konventionellen Schmerzmittel erforderlich waren.
Eine in dieser Zeit von der Patientin beklagte Abgeschlagenheit besserte sich zuverlässig durch s.c.-Injektionen mit *Levico comp.* (Wala).
Sieben Monate nach Therapiebeginn wurde die Misteltherapie auf *abnobaVISCUM Pini* 20 mg 1 x wöchentlich und 2 mg 2 x wöchentlich gesteigert. Das Restaging-CT nach acht Monaten zeigte ein stable disease. *Aconitum* und *Levico comp.* wurden während dieser Zeit aufgrund des für die Patientin deutlich erlebbaren positiven Effektes unverändert fortgeführt.
Elf Monate nach Therapiebeginn hatten die Schmerzen wieder etwas zugenommen, und im CT zeigte sich ein Progress (z. B. Zunahme pulmonaler Rundherde von 48 x 20 auf 52 x 26 mm).
Es erfolgte jetzt eine Therapie mit *Iscador U c. Hg.* 10 mg 2 x wöchentlich und 20 mg 1 x wöchentlich (Ratio: mehrere Fallberichte über eine gute Wirksamkeit der Ulmen-Mistel bei Lungenkarzinom und der Bezug der Gestalt dieses Baumes zum Luftelement). Außerdem kam *Helleborus niger, Planta tota D4* Dil. (Rezepturpräparat, z. B. Apotheke an der Weleda) hinzu. Bereits vier Wochen später waren die

Schmerzen ganz verschwunden. Die Misteltherapie wurde nochmals gesteigert auf *Iscador U c. Hg. 20 mg* 2 x wöchentlich und 10 mg 1 x wöchentlich. Die erneute CT-Untersuchung knapp drei Monate nach dem Wirtsbaumwechsel ergab eine geringe Befundbesserung im Sinne von Größenabnahme einzelner Herde (z. B. von 56 auf 53 mm) und kompletter Rückbildung eines 10 mm großen Herdes, die meisten waren größenkonstant.

Insgesamt zeigt der bisherige Verlauf ein klares Ansprechen der Erkrankung auf die Misteltherapie mit CT-morphologisch nachgewiesener Befundbesserung bereits drei Monate nach Therapiebeginn und stable disease über mindestens weitere sechs Monate. Als nach elf Monaten wieder ein Progress eintrat, ließ sich durch einen Wirtsbaumwechsel und Hinzunahme von Helleborus, das einen Bezug zu thorakalen Tumoren hat, wiederum innerhalb von drei Monaten eine Befundbesserung erzielen. Bemerkenswert ist weiterhin, dass eine mit der morphologischen Befundregredienz korrelierende deutliche klinische Besserung jeweils schon nach wenigen Wochen eintrat. Die Wirtsbaumwahl hatte offenbar einen entscheidenden Einfluss auf das Ansprechen.

3.5.7 Dosierung der Misteltherapie

Der schon zu Therapiebeginn *hochdosierten Misteltherapie* steht die überwiegend praktizierte Behandlung mit *niedrigen Einstiegskonzentrationen* gegenüber. Für die Sinnhaftigkeit und Berechtigung der niedrig- bis mittelschwelligen Therapieform gibt es zahlreiche Hinweise. Die meisten Studien zur Mistelbehandlung erfolgten nicht mit hohen Dosen, sondern lagen im mittleren bis niedrigen Bereich und zeigten die dokumentierte Wirksamkeit.

Auf der anderen Seite gibt es eindeutige Evidenzen für die hochdosierte Therapie. Beispielsweise gelingt die Pleurodese mit hohen Viscumgaben, auch die intratumorale Applikation dürfte in stärkerer Dosierung effektiver sein. Je näher man an die Tumormanifestation injiziert, umso wirkungsvoller scheint die Behandlung zu sein. Durch die Hochdosis- und intraläsionale Therapie lassen sich partielle Remissionen erreichen (s. u.). Auch wird der Tumor oftmals derber, indem sich Kapselbildung und Fibrose entwickeln.

3.5.8 Lokalreaktion

Eine *subkutane Misteltherapie* sollte zu Beginn zu einer maximal 3 bis 5 cm großen Lokalreaktion führen. Im weiteren Verlauf geht diese dann meist zurück, sodass der Patient höhere Misteldosierungen toleriert. In den unterschiedlichen Lokalreaktionen zeigt sich die beschriebene Polarität der Mistelwirkung: den häufigen erythematös-entzündlichen Hautreaktionen stehen die knotenförmigen Verhärtungen gegenüber.

Eine unerwartet starke und damit *behandlungsbedürftige entzündliche Lokalreaktion* behandelt man mit

■ *Quarkauflagen*	Durchführung siehe Anhang.

Kommt es im Zusammenhang mit einer Dosissteigerung der Mistel zu Juckreiz auch an „alten" Injektionsorten, so sollte man zur Vermeidung einer dann drohenden systemischen Reaktion eine geringere Viscumkonzentration wählen.

3.5.9 Temperaturreaktion

Eine *Responderanalytik* bei der Misteltherapie mittels Circadianrhythmik der Körpertemperatur ist klinisch am längsten belegt[266] und bewährt sich bei konsequenter Anwendung bis heute immer wieder. Bei onkologischen Patienten zeigt sich oft eine abgeflachte Kurve mit einer circadianen Temperaturschwankung von weniger als 0,6 °C. Unter einer Misteltherapie (s.c., zwei bis drei Injektionen pro Woche) sollte es zu einer Temperaturdifferenz (1. Messung: 7 Uhr, 2. Messung: 17-18 Uhr, individuelle Minima/Maxima sind gegebenenfalls durch Mehrfachmessung vorher zu bestimmen) von 0,5 bis 0,7 °C kommen. Eine Dosisoptimierung mittels Temperaturkurve zeigt in der klinischen Praxis eine bessere Korrelation mit Therapieverläufen, als es die zahlreichen bislang untersuchten Laborparameter und die verschiedenen Lymphozytensubpopulationen erbringen.[267]

3.5.10 Zeitpunkt des Therapiebeginns und Behandlungsdauer

Die Misteltherapie sollte *so früh wie möglich* erfolgen und auch schon vor der Operation beginnen. Dies ist umso bedeutsamer, als dass die OP-assoziierte Immunsuppression möglicherweise einen Risikofaktor für die Metastasierung darstellt: In den Organen bereits vorhandene und dort „ruhende" Krebszellen entgehen aufgrund der fehlenden Expression charakteristischer Proteine der immunologischen Surveillance. Im Zusammenhang mit einem operativen Eingriff kommt es zu Veränderungen des Immunsystems mit Verminderung von T-Zellen. In dieser Phase scheinen sich nun die ruhenden Krebszellen zu aktivieren und zu vermehren.[268] Auch Narkose, Bluttransfusion und Opiattherapie lösen die oberen Wesensglieder aus ihrer Verbindung mit dem Organismus und wirken immunsuppressiv.[269] Ähnliches gilt für die postoperativen Komplikationen.[270] Der eigenen Erfahrung nach besteht ein Risiko für Metastasierung und Tumorprogression nach (palliativer) Tumorresektion. Insofern kommt der Verhinderung der Schwächung des Immunsystems eine vermutlich unterschätzte Bedeutung zu. *Die Misteltherapie sollte also nach Möglichkeit vor der geplanten OP beginnen,* zumal ein präoperativer Beginn die OP-bedingte Immunsuppression vermutlich verbessert.[271] Anschließend ergänzt die Misteltherapie eine adjuvante Chemotherapie oder eine Radiatio.

Eine andere Frage ist die häufig diskutierte *prophylaktische Misteltherapie.* Jenseits jeglichen Anhalts für eine Krebserkrankung oder „Präkanzerose" ist sie sicherlich nicht indiziert. Allerdings hat sie aus den folgenden Überlegungen auch vor der histologischen Sicherung eines Malignoms ihre Bedeutung. Vergegenwärtigt man sich beispielsweise, dass einem Mammakarzinom mit einer Tumorverdoppelungszeit zwischen

23 und 209 Tagen, im Mittel um 120 Tagen[272], von dem Zeitpunkt der Diagnose eines dann 1 cm messenden Tumors an gerechnet etwa zehn Jahre vorausgehen, in denen unbemerkt bereits eine Krebskrankheit besteht, und diese Zeit darüber hinaus oft länger ist, als das Überleben ab Diagnose des Malignoms, so käme gerade in dieser Zeit eine Misteltherapie bei dann noch kleiner Tumormasse eine besondere Wichtigkeit zu.

Aus diesem Grund ist auch jenseits der physischen Krankheitsmanifestation auf Symptome der Krebskrankheit zu achten, die sich beispielsweise im Wärmeorganismus als gestörte circadiane Rhythmik, leichtes Frieren oder fieberarme Krankengeschichte zeigen oder auch in der seelischen Konstitution aussprechen. *Disponierende Erkrankungen*, wie sie vielfach in chronischen Entzündungen bestehen, stellen die Frage nach einer Misteltherapie. Selbstverständlich sind Präkanzerosen (z. B. Cervisdysplasie) und die *Familienanamnese* von wesentlicher Bedeutung.

Exkurs

Rudolf Steiner beschrieb in einer *Fragenbeantwortung* aus dem Jahre 1924 den frühen geisteswissenschaftlichen Befund bei einem Mammakarzinom. Er besteht, dem bereits Dargestellten folgend, in dem Herauslösen der oberen Wesensglieder: „Nun tritt in diesem Falle das ein, was sehr stark an der Stelle den Astralleib erscheinen läßt, der sonst absorbiert ist vom Ätherleib. Wenn der Astralleib plötzlich an der Stelle erscheint, dann zeigt er sich in, ich möchte sagen, Glimmerlicht, er tritt auf, wie wenn er brennen würde. Wird er so bemerkbar, dann hat man an der Stelle die Tendenz zur Bildung einer Sinneswirkung, da entsteht ein Karzinom. Da ist es nicht eine Frage, daß man mindestens mit den sieben ersten Impfungen [Injektionen] beginnen kann."[273]

Die *Dauer* der Misteltherapie richtet sich nach unterschiedlichen Gesichtspunkten. Im Falle des *rezidivfreien Erkrankungsverlaufs* und niedrigem Rezidivrisiko erfolgen die in der Regel dreimal wöchentlichen Mistelinjektionen über mehrere Jahre. Dann bieten sich Therapiepausen an, in denen der Patient die circadiane Temperaturrhythmik[274] dokumentiert und man das subjektive Befinden (seelisch-geistige Verfassung, Wärmeorganismus, Vitalität, Appetit, Schlaf und physische Konstitution) in den Mistelpausen erfragt. So lässt sich z. B. eine zyklische Misteltherapie mit einer Therapiephase von einem Monat und zwei Monaten Pause durchführen. Am Ende der Pause erhebt der Patient die Temperaturkurve und man erfragt das Befinden. Bei einem hohen Rezidivrisiko (z. B. Melanom) sollte eine langfristige Misteltherapie erfolgen.[275]

Bei *manifester und progedienter Erkrankung* verabreicht man die Misteltherapie in der Regel ohne Therapiepausen. Der bereits erwähnte Wechsel der Wirtsbäume führt z. B. bei längerer Anwendung einer Laubbaum-Mistel zur Anwendung der Kiefern-Mistel und umgekehrt. Die Mistellektin-1-Ak-Profile (IgG1-4) stellen in diesem Zusammenhang eine Hilfe dar, indem ansteigende Konzentrationen des ML-1-IgG(2) und (4) auf eine zunehmend Th2-dominierte Immunantwort weisen, welche die Anwendung eines Mistellektin-armen Präparates ausgleicht. Die klinische Relevanz dieser Empfehlungen ist Gegenstand der Forschung.

Eine Eosinophilie im Differentialblutbild sollte man bei Beginn einer Misteltherapie und im Fall der Krankheitsprogredienz anstreben. Schon lange ist die Assoziation der Gewebs- und (weniger eindeutig) auch der Bluteosinophilie mit einem günstigeren Krankheitsverlauf bekannt.[276,277]

Die *Eosinophilie* ist nicht nur im Sinne der „alten Kliniker" die „Morgenröte" und damit die Ankündigung der Genesung von einer schweren Infektionskrankheit, sie scheint auch in der Onkologie eine prognostische Bedeutung zu haben und für die Misteltherapie wesentlich zu sein (wichtige Beobachtungen hierzu verdanken wir Broder von Laue). Tumor-assoziierte Eosinophile „orchestrieren"[278] offensichtlich eine differenzierte, gegen den Tumor gerichtete immunologische Funktion. Die Misteltherapie kann zur moderaten bis ausgeprägten Steigerung der Blut- und Tumor-assoziierten Eosinophilie führen.

Eine Vielzahl anderer immunologischer Parameter zum Krankheitsverlauf zeigte keine einfachen Korrelationen.[279]

Beim *schwer kranken und sterbenden Patienten* wird häufig die Notwendigkeit einer weiteren Misteltherapie diskutiert und mit der Argumentation, „sie könne doch am Krankheitsverlauf nichts mehr ändern" problematisiert. Demgegenüber ist man immer wieder überrascht, mit welcher Beharrlichkeit Patienten auf der *Fortführung* dieser Therapie bestehen. Möglicherweise sind hierfür die auch in dieser Situation zu erreichenden Verbesserungen im körperlichen und seelisch-geistigen Befinden von Bedeutung. In diesem Zusammenhang ist auf die roborierende Wirkung von Mistelinfusionen bei Tumorkachexie hinzuweisen. Mistelinfusionen sollten langsam (über 2 bis 4 Stunden) erfolgen, wobei die initiale Phase der aufmerksamen Beobachtung des Patienten bedarf. Ein Formular zur Patientenaufklärung und -einverständnis bei diesem off-label-use ist veröffentlicht.[280]

Der Mensch erfährt durch die Therapie eine Unterstützung seiner krankheitsüberwindenden Kräfte, die sich bis zum Augenblick des Todes im Leiblichen entfalten. Begleitet von weiteren therapeutischen Maßnahmen der Anthroposophischen Medizin beim sterbenden Menschen [→ XXXII. Die therapeutische Begleitung des sterbenden Menschen] lässt sich ein menschlich beeindruckender, der Würde des Erkrankten entsprechender Verlauf erreichen, der dann im Augenblick des Todes den Patienten entlässt.

Die Dosierung der Misteltherapie wird beim sterbenden Patienten mit einer angepassten und meistens geringeren Konzentration durchgeführt. Ähnliches gilt auch für andere Arzneimittel. Insbesondere sei an den oftmals deutlich reduzierten Bedarf an Morphin erinnert. Keinesfalls sollte man hier eine zuvor sinnvolle Dosierung des Opiats „mechanisch" beibehalten.

3.5.11 Applikationsformen in der Misteltherapie

Die meisten Studien zur Misteltherapie basierten auf *subkutanen Injektionen*, für die alle Viscumpräparate die Zulassung haben. Darüber hinaus ergeben sich weitere Applikationsformen. Die *intravenöse Infusion* (in Vollelektrolytlösung[281] als individuelle Therapievereinbarung) hat sich bei der Durchführung einer Chemotherapie bewährt. Auch sind Mistelinfusionen bei progredienter Erkrankung eine Option. Zudem lassen sich die intravenöse und subkutane Gabe kombinieren: Beispielsweise montags intravenös (auch zusammen mit der Chemotherapie), Mittwoch und Freitag subkutan (dabei kann man auch einen anderen Wirtsbaum/Hersteller nutzen).

Fieberinduktion ist eine wichtige Indikation der Misteltherapie. Sie lässt sich durch eine hochdosierte subkutane Injektion oder/und intravenöse Mistelapplikation (off-label-use) erreichen. Durch die hochdosierte Misteltherapie mit Fieberinduktion wurden immer wieder beindruckende Tumorverläufe beschrieben. Allerdings ist darauf zu achten, ob der Patient von seiner Lebensorganisation her in der Lage ist, eine intensive entzündliche Reaktion zu entwickeln und zu ertragen. Sie ist deshalb nicht in der palliativen Erkrankungsphase zu empfehlen, wenn die ätherische Organisation geschwächt ist. Die Mistelinfusionen – in 250 bis 500 ml Vollelektrolytlösung – verabreicht man langsam (2 bis 4 Stunden) und unter sorgfältiger Beobachtung des Patienten. Man kombiniert sie in der Regel mit der subkutanen Therapie.[282] Fieberinduktionen werden monatlich bis wöchentlich durchgeführt. Bei Iscador-Infusionen (i. d. R. 20 mg zu Beginn, langsame Infusionsgeschwindigkeit verstärkt die Temperaturreaktion) erhöht man je nach Verlauf und Fieberentwicklung die Dosis um jeweils 20 bis max. 100 mg.[283] Die Fieberinduktion durch Iscador ist auch bei wiederholter Anwendung möglich, da hier auch dessen Pyrogengehalt eine Rolle spielt. Abnobaviscum Fraxini wird bei mistelnaiven Patienten mit 10 mg subkutan injiziert und je nach Reaktion (z. T. heftige Lokalreaktionen) bedarfsweise auf 20, 40 bis 60 mg gesteigert.[284] Nach mehrmaliger Anwendung ist aufgrund der eingetretenen Antikörperbildung keine weitere Fieberinduktion möglich. Die Patienten frösteln während des Fieberanstiegs und werden müde. An den folgenden Tagen kommt es zur eindrücklichen Besserung des Allgemein- und Kräftezustands.

Bei zu kurzer Infusionsdauer treten ggf. pseudoallergische Reaktionen auf, die sich durch langsameres Tempo vermeiden lassen. Echte allergische Reaktionen sind ausgesprochen selten.

Bei ungenügender Temperaturentwicklung ist die kombinierte Anwendung der Ganzkörper-*Hyperthermie* möglich. Bei der externen Wärmeanwendung ist darauf zu achten, ob der Patient die angebotene Wärme zu seiner „eigenen" macht oder ob sie eine äußerlich zugeführte bleibt. Die vorausgehende Mistelanwendung kann den Organismus vorbereiten, Wärme zu entwickeln und damit eine Hyperthermie sinnvoll zu nutzen.

Wichtige weitere Applikationsarten sind die *intrapleurale* und die *-perikardiale Viscumtherapie* (als individuelle Therapievereinbarung), auf die gesondert eingegangen sei. Gleiches gilt für die *intraläsionale/intratumorale oder peritumorale Viscumapplikation* [→ 3.5.14 Intraläsionale Misteltherapie] und den Einsatz der Mistel bei der Radiofrequenzablation. Kasuistische Erfahrungen und Fallzusammenstellungen liegen bislang zur *oralen Misteltherapie* bei hirneigenen Tumoren von Erwachsenen und Kindern mit zum Teil beeindruckendem Therapieverlauf vor.[285, 286]

3.5.12 Pleurodese mit Viscum album

Nach den persönlichen Erfahrungen und nach der vorliegenden Literatur[287] gelingt eine *Viscumpleurodese* in ca. 70 bis 80% der Fälle. Im stationären Zusammenhang legt man eine Pleuradrainage. Dann erfolgt die Viscuminstillation, der sich nach wenigen Stunden die erneute Saugung für 24 Stunden anschließt. Nach dem Abklemmen ist die Ergussentwicklung abzuwarten, um entweder die Drainage zu ziehen oder eine weitere Instillation durchzuführen. Dieses Vorgehen führt am schnellsten zur erfolgreichen Pleurodese.[288]

Mistelpleurodese Therapieinduktion nach Ablassen der Ergussflüssigkeit mit *abnobaVISCUM Fraxini* ((40–) 80–160 mg). Abklemmen der Drainage für 4 Stunden. Ziel ist eine 24 Stunden-Ergussmenge von weniger als 100 ml und eine anliegende Lunge (Thoraxaufnahme) über mehr als 48 Stunden. Anderenfalls Wiederholung der Induktion, in der Regel jeden zweiten Tag mit Steigerung der Dosis.

Alternativ erfolgen oftmals die *wöchentliche Punktion* und *Mistelinstillation.* Es hat sich bewährt, den Pleuraerguss nahezu vollständig abzusaugen und dann mit einer je nach verwendetem Präparat mittleren bis hohen Konzentration die Viscuminstillation zu beginnen. Bei inkomplettem Absaugen ist allerdings eine Septierung des Ergusses möglich.

- *abnobaVISCUM Fraxini* (Abnoba) Amp. — in Abhängigkeit von Vorbehandlung und Verträglichkeit bis 120 mg (6 Amp. à 20 mg)
- *Helixor M, P* (Helixor) Amp. — bis 800 mg (8 Amp. à 100 mg)

Die Dosis kann man bei den in der Regel bis zu vier Instillationen weiter steigern. Es empfiehlt sich eine subkutane Vortestung des zu verwendenden Präparates in geringer Dosierung, um die sehr seltenen (echten) allergischen Reaktionen auszuschließen.

Die Klinik Havelhöhe führte mit Iscador-, Helixor- und Abnobapräparaten erfolgreiche Pleurodesen durch. Laborchemisch findet man vielfach eine deutliche Eosinophilie, die mit einer entsprechenden Vermehrung der Eosinophilen in der Ergussflüssigkeit einhergeht. Hier ist allerdings zu berücksichtigen, dass bereits die alleinige Punktion u. U. eine Erhöhung der Eosinophilen in der Ergussflüssigkeit bewirkt.

Als *Nebenwirkung* der Pleurodese tritt ggf. eine *Temperaturerhöhung* auf, die bei vielen erfolgreichen Pleurodesen zu beobachten ist. Auf diese sollte der Patient vorbereitet sein. Wenn der Erguss nahezu vollständig abgesaugt wurde, können pleurale Schmerzen auftreten, die sich aufgrund der bestehenden Erfahrungen mit

- *Bryonia e radice D4* (Wala) Amp. s.c. — im Schmerzbereich

und anschließend

- *Bryonia D3, D6* (Weleda) Dil. — 60 gtt in 1 Glas Wasser über den Tag verteilt schluckweise trinken

behandeln lassen.[289]

Pseudoallergische Reaktionen treten nach intrapleuraler Mistelapplikation insgesamt selten auf. Bei arterieller Hypotonie reicht in der Regel eine Volumentherapie.

Glucocorticoide waren bei sachgemäßem Vorgehen bislang nahezu ausnahmslos nicht erforderlich. Die pseudoallergischen Reaktionen kündigen sich bei manchen Patienten durch Juckreiz an vielen „alten“ Injektionsorten an. Bei diesem Phänomen sollte man keine weitere Dosiserhöhung vornehmen.

Erreichen mehrere Mistelinstillationen (bis in der Regel vier Punktionen) keine Pleurodese, so hat die Fortführung nur in ausgesuchten Fällen (i. d. R. nach Änderung der Dosierung und Wechsel des Wirtsbaumes) einen Sinn. Die Rückbildung der Restergüsse dauert oft noch bis einige Wochen nach der letzten Instillation an.

Kasuistik

Eine ca. 60-jährige Patientin mit fortgeschrittenem Ovarialkarzinom hatte die vorgeschlagene Chemotherapie nicht gewünscht und in der ambulanten onkologischen Behandlung über mehrere Jahre eine Misteltherapie erhalten. Unter Helixor M, intraperitoneal appliziert, bildete sich der Aszites nahezu vollständig zurück. Nun erfolgte nach einer längeren stabilen Phase die stationäre Aufnahme mit zunehmender Dyspnoe. Sonografisch zeigten sich beidseits ausgeprägte Pleuraergüsse. Diese wurden punktiert (initial ca. 2.000 ml Ergussflüssigkeit) und jeweils einer VA-Pleurodese zugeführt. Zunächst ließ sich der rechtsseitige Pleuraerguss mit *abnobaVISCUM Fraxini* (dreimalige, schrittweise gesteigerte Instillation von 80 bis 100mg), anschließend auch der linksseitige Erguss (einmalig 120 mg *abnobaVISCUM Fraxini*) erfolgreich beseitigen. Die zunächst noch auf die kontinuierliche Heimsauerstofftherapie angewiesene Patientin war schließlich auch ohne O_2 wieder körperlich gut belastbar.

Bei längerer Vorbehandlung mit einer Viscumzubereitung empfiehlt sich zur Pleurodese der Wechsel auf ein anderes Mistelpräparat.

3.5.13 Perikarderguss und Perikardese

Beim *malignen Perikarderguss* lassen sich Perikardesen der bisherigen Erfahrung nach mit nahezu regelhaftem Erfolg durchführen. Hierzu ist die Anlage einer *Perikarddrainage* erforderlich, über welche die Mistelapplikation erfolgt.[290] In der ersten Prüfung dieser Therapieoption kamen

▪ *Helixor P* (Helixor) Amp.	in aufsteigender Dosierung 30 bis 80 mg (insgesamt 210 mg)
▪ *Helixor M* (Helixor) Amp.	20 bis 50 mg (insgesamt 160 mg)
▪ *Iscador M 5 mg spezial* (Iscador) Amp.	5 bis10 mg (insgesamt 35 mg)

zum Einsatz.

■ *abnobaVISCUM Fraxini* (Abnoba) Amp. 20 (initial) bis 80 mg

ist ausgesprochen erfolgreich. Nach Anlage der Perikarddrainage und weitgehendem Ablassen des Ergusses erfolgt die initiale Viscum-Applikation (z. B. abobaVISCUM Fraxini 20 mg). Nach dieser klemmt man für 4 Stunden ab, danach ist das System wieder geöffnet und die nachlaufende Ergussmenge wird registriert. Beträgt diese weniger als 100 ml, so erfolgt in der Regel keine weitere Applikation, wenn sie 100 ml überschreitet, so findet die Viscum-Behandlung (in doppelter Dosis) statt. Patienten vertragen die Perikardese subjektiv gut, klinisch bedeutsame Komplikationen sind nicht zu beobachten. Allerdings sollte eine (auch echokardiografische) Überwachung des Patienten erfolgen.[291] Bei Vorbehandlung mit einem der genannten Präparate ist der Wechsel auf ein anderes der genannten Viscum-Arzneimittel empfehlenswert.

Kasuistik

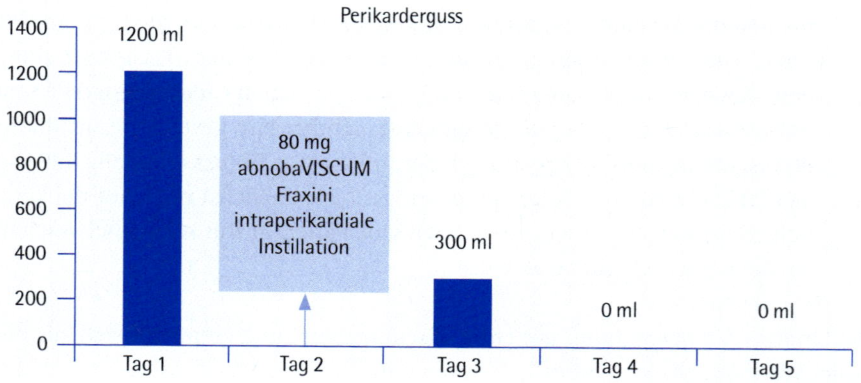

Maligner Perikarderguss bei metastasiertem Lungenkarzinom. Bei der initialen Perikardpunktion wurden 1200 ml abgesaugt, 24 h später erfolgte die VA-Instillation und das Abklemmen der Drainage für ca. 4 h, bis zum Folgetag liefen noch 300 ml ab, dann kam es zu keiner Ergussproduktion mehr. Die Drainage wurde gezogen und auch in der Echokardiographie nach ca. zwei Wochen war kein Erguss mehr nachweisbar.

3.5.14 Intraläsionale Misteltherapie

Die *intraläsionale Viscumtherapie* führt oftmals zu bemerkenswerten Ergebnissen. 1996 beschrieben Scheffler et al. die komplette Remission eines Mundhöhlenkarzinoms nach mehrfachen intraläsionalen Mistelapplikationen.[292] Zwischenzeitlich erschienen mehrere zum Teil eindrucksvolle Einzelfallberichte. Derzeit bestehen Erfahrungen mit der intratumoralen Misteltherapie beim Oropharynx-[293], Ösophagus-, Kolon-, Lungen-[294], Pankreas- (endosonografisch intraläsional appliziert)[295,296], Mamma-[297], Dudenal-[298] und hepatozellulären Karzinom sowie beim Melanom und adenomatösem Colonpolyp.[299] Eine erfolgversprechende intrakavitäre Applikation ist für das Harnblasenkarzinom dokumentiert.[300,301]

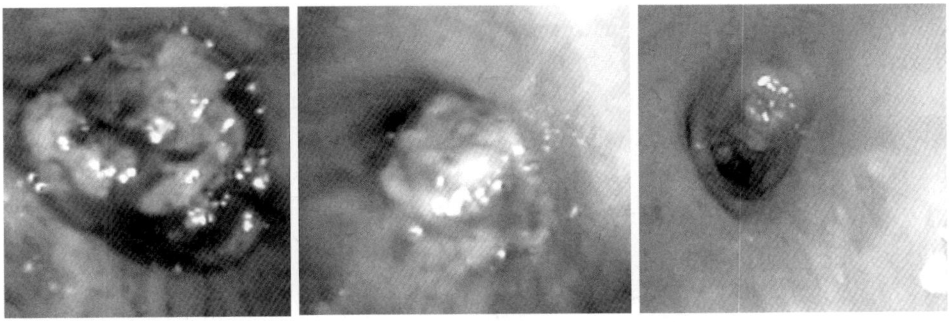

Intraläsionale Misteltherapie (dreimalige Applikation) bei maligner zentraler Atemwegsstenose (Bronchialkarzinom) mit Tumorremission[302]

Steiner forderte das „Einhüllen" des Tumors in einen „Wärmemantel", dem die intraläsionale VA-Applikation in besonderer Weise entspricht. Die Ich-Organisation und die astralische Organisation verbinden sich intensiv mit dem Tumor und auch dem peritumoralen Gewebe und entwickeln ihre entzündliche (Tagesseite) und gestaltende (Nachtphase) Wirksamkeit. Es kommt zu einer z. T. erheblichen proinflammatorischen Reaktion, oft verbessert sich anschließend das Befinden im Vergleich zur Zeit vor Beginn dieser Therapie, die tumorbezogen Apoptose und Nekrose induziert. Möglicherweise kommt es durch den Zelluntergang zur Freisetzung tumorspezifischer Antigene mit Induktion einer tumorspezifischen Immunantwort („Autovakzination").[303]

3.5.15 Übersicht: Studien zur Misteltherapie

Eine große Anzahl von Studien zur Misteltherapie erfolgte in den letzten Jahrzehnten.[304, 305] Die Studie von Beuth et al.[306] zeigte, dass die Misteltherapie bei Mammakarzinompatientinnen in einem fünfjährigen Follow-up die Lebensqualität verbessert, und Krankheits- bzw. Therapie-assoziierte Beschwerden nachhaltig reduziert. Kienle und Kiene berichteten in ihrem 2010 publizierten Review über 26 RCTs von einer Verbesserung der Lebensqualität in 22 RCTs.[307] Die methodische Qualität insbesondere der älteren Studien ist heterogen. Sie zeigen häufig einen Vorteil für die Misteltherapie und legen somit eine positive Wirkung nahe.[308] Während der letzten Jahre verbesserte sich die Qualität deutlich, sodass wir jetzt über gut durchgeführte Studien verfügen. Die prospektiv randomisierten Studien zeigen überwiegend einen Vorteil für die Misteltherapie hinsichtlich Überlebenszeit, Lebensqualität und Verminderung der Nebenwirkungen der Chemotherapie. Am besten scheint die Evidenz für die *Reduktion der Chemotherapie-Nebenwirkungen* und für die Verbesserung der Lebensqualität zu sein [→ Abb.].

Ostermann und Büssing zeigten in ihrer Metaanalyse retrolektiver Studien (3.324 Patienten) bezüglich des Überlebens eine HR von 0,59 (95 % CI: (0,50; 0,70)) zugunsten der VA-Therapie.[309]

Des Weiteren dokumentierten einige Fallberichte eindrucksvolle Tumorremissionen unter der Misteltherapie (z. B.[310]).

Den aktuellen Stand der Mistelforschung publiziert die Gesellschaft Anthroposophischer Ärzte in Deutschland (GAÄD) in Zusammenarbeit mit der Medizinischen Sektion der Freien Hochschule für Geisteswissenschaft am Goetheanum, Dornach/Schweiz online.[311] Weitere Studien finden sich dort.

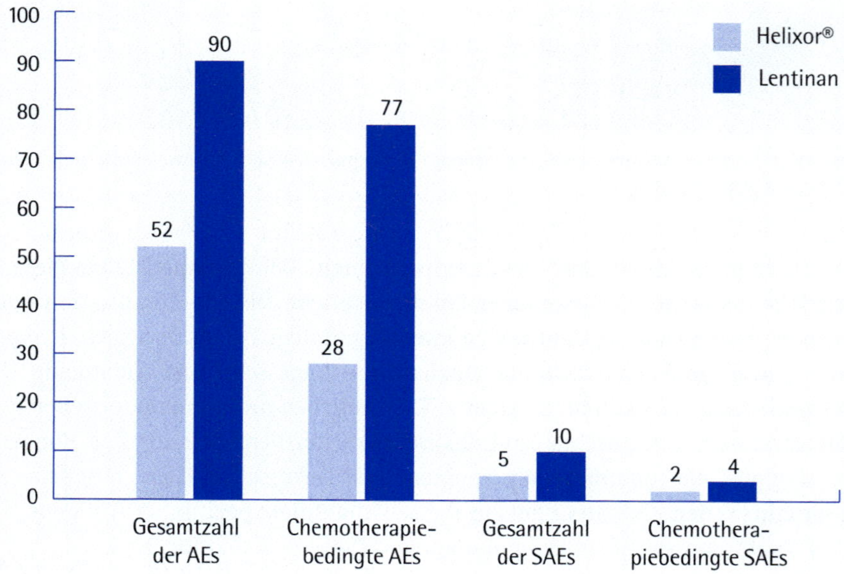

Reduktion chemotherapiebedingter Nebenwirkungen (adverse (AE) und severe adverse effects (SAE)) durch VA-Therapie[312]

3.5.16 Arzneimittelsicherheit und Nebenwirkungen der Misteltherapie

Die Patienten vertragen die Misteltherapie im Allgemeinen problemlos. Sie zeigt auch bei langfristiger Applikation und hoher Dosis *keine toxischen Schäden.* In Tierversuchen zur akuten, subakuten und chronischen Toxizität erwiesen sich Mistelpräparate bei s.c.- und i.v.-Applikation als nicht toxisch. Auch beim Menschen ließ sich eine Hepato-, Nephro- und Hämatotoxizität bei Langzeittherapien mit hochdosierten Mistelinfusionen ausschließen.[313]

Die *Nebenwirkungen* der Viscumtherapie sind zumeist die Steigerungen der erwünschten therapeutischen „Hauptwirkungen". Die Lokalreaktion wurde bereits erwähnt. Allergische und pseudoallergische Reaktionen kommen selten vor. Die meisten Unverträglichkeitsreaktionen sind nicht allergischer, sondern pseudoallergischer Genese. So lassen sich Unverträglichkeiten oftmals durch Dosisreduktion bzw. (bei i.v.-Applikation) durch niedrigere Infusionsgeschwindigkeit vermeiden. Die meisten dieser Reaktionen klingen spontan ab und brauchen nur selten eine symptomatische Therapie (zur Arzneimittelsicherheit s. a.[314]).

Die *Chirurgie* besitzt nach wie vor einen entscheidenden Stellenwert in der Onkologie. Die Narkose und auch die Operation schwächen allerdings die Verbindung des geistig-seelischen Wesens mit dem Leib und bedürfen einer *perioperativen Therapie* und *Narkosebegleitung.*

Die Ich- und die astralische Organisation greifen für die Zeit der Narkose nicht in die ätherische und physische Organisation ein. Patienten nehmen diese Veränderungen, die sich von dem physiologischen Lösen während des gesunden Schlafes unterscheiden, unterschiedlich wahr: Manche bemerken kaum einen Unterschied, andere fühlen sich „außer sich" bis zu den „out of the body experiences", in denen sich die Patienten „wie von außen" im Bett liegend sehen und ein zum Umkreis orientiertes Bewusstsein entwickeln. Etliche beschreiben ein verändertes Körpergefühl, das bis zu Missempfindungen reicht, oder es verbleibt eine anhaltende Benommenheit und ein Narkose-assoziiertes Müdigkeitssyndrom. Die Beschreibung dieser Dissoziationen ist sehr variabel. Es ist wichtig, auf diese Empfindungen einzugehen und den betreffenden Menschen in der Wiedergewinnung seiner konstitutionellen Autonomie zu unterstützen.

Bei *Unruhe* und *Anspannung* sowie *Angst am Vortag der Operation* empfiehlt sich:

■ *Bryophyllum 50 %* (Weleda) Trit.	1-1-1 MSP
■ *Bryophyllum 5 %* (Weleda) Amp. s.c.	bedarfsweise
■ *Hyoscyamus / Valeriana* (Weleda) Dil.	15-15-15 gtt.

Üblicherweise kommt als Prämedikation Bryophyllum zum Einsatz. Zum Ausgleich der astralischen Unruhe eignet sich Hyoscyamus/Valeriana.

Bei *adipöser Konstitution* eignet sich

■ *Bryophyllum D5 / Conchae D7 aa* (Weleda) 1 ml Amp. s.c.	bis mehrmals täglich
■ *Bryophyllum D5 / Conchae D7 aa* (Weleda) 10 ml Amp. i.v.	bis mehrmals täglich (ggf. auch als Trinkampulle).

Darüber hinaus bestehen positive Erfahrungen mit:

■ *Aurum/Stibium/Hyoscyamus* (Wala) Amp. s.c.	bei Bedarf.

Bei plötzlichem Auftreten von *Panik* und *Todesangst* ohne verifizierbaren Grund und kalt werdenden Extremitäten:

■ *Aconitum napellus Rh D30* (Weleda) Amp. s.c.	bei Bedarf

- *Aconitum e tubere D30* (Wala) Amp. s.c. — bei Bedarf.

Falls eine Injektion nicht möglich ist, verabreicht man

- *Aconitum Rh D4, D6* (Weleda) Dil. — 15 gtt in Wasser lösen
- *Aconitum e tubere D6* (Wala) Glb. velati — 10-10-10

oral, auch wenn dies dann langsamer zur Wirkung kommt.[315]

Bei *präkordialen Schmerzen* in Verbindung mit *Angst* und generell zur „Zentrierung" des oftmals unruhigen Patienten [→ X. 4.1.5 Medikamentöse Therapie, XXXII. 4.3 Angst und Unruhe] bewährt sich

- *Aurum / Lavandula comp.* (Weleda) Creme — als Salbenlappen auf die Herzregion lokal angewendet

Heileurythmie gibt Patienten Halt und hilft, die Angstsymptome zu überwinden. Erscheint der Patient selbst zu schwach oder durch die Angst inaktiv und wie gelähmt, führt der Therapeut die Übungen passiv für ihn durch. Besonders die Arbeit mit den Füßen und Beinen wirkt angstauflösend. Unter Umständen lässt sich auf die entsprechende Prämedikation verzichten, da die Patienten ruhiger und mit weniger vegetativen Beschwerden in die Operation gehen. Postoperativ unterstützt die Heileurythmie die harmonische Reintegration der Wesensglieder in die Gesamtkonstitution.[316]

Zum Ausgleich der *dissoziativen Wirkung* der *Narkose* empfiehlt sich:

- *Aurum metallicum praeparatum D10* (Weleda) Amp. s.c. — prä- oder direkt postoperativ

Diese Medikation wirkt u. U. auch der dumpfen und *bedrückenden Stimmung* entgegen.

Den *Aufwachprozess* und die Wiedereingliederung der Wesensglieder nach einer Narkose unterstützen[317]

- *Aurum D10 3 Teile / Stibium D8 2 Teile* (Weleda) Amp. s.c. — 1-0-0
- *Aurum D10 / Ferrum sidereum D10 aa* (Weleda) Amp. s.c. — 1-0-0.

Beim Andauern von *Benommenheit* infolge der Narkose (postoperative Fatigue) kommen

- *Arnica e planta tota D6* (Wala) Amp. s.c.

zusammen mit

- *Hypericum ex herba D6* (Wala) Amp. s.c. — 3 x täglich über mehrere Tage zum Einsatz.[318] Bei anhaltender *Müdigkeit, Erschöpfung, Depressivität* v. a. des neurasthenischen Patienten helfen

■ *Meteoreisen Inject* (Wala) Amp. s.c.	1-0-0
■ *Levico comp.* (Wala) Amp.	1-0-0
■ *Levico comp.* (Wala) Glb. velati	10-10-10
■ *Levico D1* (Weleda) Dil.	20-20-20 gtt.

Bei *arterieller Hypotonie* empfiehlt sich

■ *Skorodit Kreislauf Inject* (Wala) Amp. s.c.	1-0-0.

Des Weiteren gelten die in [→ XII. 3. Therapie der arteriellen Hypotonie] dargestellten Gesichtspunkte.

Bei *verlangsamtem Erwachen* aus der *Narkose*, verbunden mit *Übelkeit* oder *rezidivierendem Erbrechen* liegen positive Erfahrungen mit

■ *Arnica e planta tota D6* (Wala) Amp. s.c.	

zusammen mit

■ *Hypericum ex herba D6* (Wala) Amp. s.c.	bei Bedarf

vor[319], bei *Erbrechen* und *Übelkeit* beim sonst wachen Patienten:

■ *Nux vomica e semince D6* (Wala) Amp. s.c.	bei Bedarf

oder

■ *Anagallis, ethanol. Infusum Ø (= D1)* (Weleda)	5 gtt auf einen Schluck Tee, stündlich wiederholen.[320]

Zur *Reintegration* der durch den chirurgischen Eingriff dissoziierten *Wesensglieder* kommen

■ *Arnica, Planta tota D3, D6* (Weleda) Dil.	20-20-20 gtt
■ *Arnica e planta tota D3, D4* (Wala) Glb. velati	10-10-10

zum Einsatz.[321]

Die *Misteltherapie* sollte man bereits *präoperativ* beginnen und *postoperativ* fortsetzen.

Operation und Narkose lösen eine passagere Immundepression aus. Ihr liegt geisteswissenschaftlich betrachtet die Trennung der oberen Wesensglieder von der physischen und ätherischen Organisation zugrunde. Die Aktivierung der NK-Zellen durch Viscum album (als einmalige perioperative Infusionstherapie) ist dokumentiert.[322]

3.7 Heileurythmie und künstlerische Therapien

Für eine 32-jährige Patientin mit operiertem und nachbestrahltem rechtsseitigen Mammatumor gab Rudolf Steiner eine Lautreihe an[323], die vielfach als *Grundlage der heileurythmischen Therapie* bei der *Krebserkrankung* dient: O-E-M-L-Ei/I-B-D.

In dieser Lautfolge wechseln *Vokale* und *Konsonanten*. Die Übung erhielt eine englischsprachige Patientin, sodass es unklar bleibt, ob I oder der Laut Ei in dieser Reihe steht.

In der *eurythmischen O-Geste* verbindet sich der Mensch mit der Welt.[324] Durch „das O erlebt der Mensch den Mittelpunkt seines eigenen Wesens nicht im Innern seiner Leibesorganisation, sondern außerhalb derselben."[325] Dieser Umkreisorientierung, die eine erste Beziehung zur Krebserkrankung entstehen lässt und auch eine erste umhüllende Qualität entwickelt, schließt sich das *E* an, das den Menschen in seinem eigenen Wesen bekräftigt. Der Weg dieser beiden Laute führt so *vom Umkreis zum Zentrum*. Die Charakterisierung Rudolf Steiners, „das ‚E' fixiert das Ich im Ätherleib"[326], weist darüber hinaus auf die so wesentliche und neu zu erringende Verbindung der Ich-Organisation mit dem Leib. Der im Vorangehenden erwähnten Ferrumqualität steht in der Heileurythmie das E nahe [→ V. 3.1 Fünf Vokale].

Die oben charakterisierte Störung des *Atmungsprozesses* bei der Krebserkrankung greifen die sich anschließenden Konsonanten *M und L* auf. Dem zur Ausatmung gehörenden M folgt das mit der Einatmung verbundene L.

Der sich anschließende Vokal *I* verstärkt die *Ich-Wirksamkeit* und entspricht damit der inneren Aufgabenstellung der Krebserkrankung, die den Patienten zu seinem unzerstörbaren Wesenskern führen kann. Durch das ihm folgende *B* übt er eine Geste, die der Umweltoffenheit des Patienten *Hülle* und *Innenraum* gibt. „Sucht man für die B-Gebärde ein Vorbild, so taucht die wunderbare Gestalt der Sixtinischen Madonna vor dem Seelenblick auf ... Von oben hat sie eines der Engelkinder empfangen, das nun auf ihrem Arme sitzt – ein bläuliches Tuch hat sie liebevoll schützend um das Kind gelegt: das Urbild des Umhüllens steht vor uns. So umhüllen die Seelenkräfte das Geisteskind in jedem Menschen."[327]

Das *D* bringt schließlich, nach unten geführt, indirekt die *Aufrechte* zum Ausdruck. In ihm leben eine innerlich befestigende Qualität und Ruhe. Dabei handelt es sich keinesfalls um Passivität, vielmehr ist dieser Laut mit der *Wärme* verbunden und bringt dadurch ein weiteres für die Krebserkrankung wesentliches Element in diese Lautreihe. „Ist der Blutprozess durch diese Geste angeregt, fließt die Wärme des Herzens in die Bewegung, und wärmedurchdrungen führt uns das ‚D' in die Umwelt."[328] Man gewinnt den

Eindruck, dass diese „Krebsreihe" Grundelemente der Erkrankung aufgreift und damit nicht nur beim Mammakarzinom ihre Anwendung finden sollte. Für die Tumore des Gastrointestinaltraktes sind ergänzende Lautfolgen wie z. B. L-T-D-R wesentlich.

3.8 Die Krebskrankheit – Individuelle Aufgabe und Schicksal

Wie bei keiner anderen Erkrankung stellt sich für viele Krebspatienten die Frage nach ihrem von den physischen Verhältnissen unabhängigen inneren Wesen, dem eigenen Ich. „Bevor ich an Krebs erkrankte, habe ich mir nie die Frage gestellt, wer ich eigentlich bin" formulierte es eine Patientin. Die Eigendynamik der Krebserkrankung mit ihren von den Gesetzmäßigkeiten des individuellen menschlichen Organismus abgekoppelten Entwicklungsschritten (lokales infiltratives Wachstum, Neoangiogenese, Metastasierung etc.) verleiht ihr den Charakter einer autonomen „Individualität", die als zerstörerisches Zerrbild des eigenen Wesens erscheint. Der Krebsforscher Harold E. Varmus sprach 1989 anlässlich seiner Nobelpreisehrung von der Krebszelle als „a distorted version of our normal selves".

Die Frage nach der inneren, geistig-seelischen Entwicklung, die in der für jeden Menschen einzigartigen Biografie ihren Ausdruck findet, erlebt der Patient angesichts eines solchen Krankheitsprozesses mit ganz neuer, oft ungeahnter Intensität. Rückblickend bemerkt er oft, dass er schon lange vor der Erkrankung gewisse biografische Schritte aus unterschiedlichsten Gründen noch nicht vollziehen konnte, dass eine Art „Stau" bestand, dem dann eines Tages – und manchmal gar nicht unerwartet – die Tumorentwicklung folgte.

Bei vielen Krebskranken entsteht deshalb die Frage nach einer *inneren Arbeit*, die der gestellten Aufgabe entspricht. Hier hat sich ein umfangreicher Markt entwickelt, der sehr unterschiedliche Ziele fokussiert. Die nachfolgenden Betrachtungen beleuchten Gesichtspunkte, die sich als individuelle Aufgaben ergeben.

3.8.1 Biografie

Zum Verständnis der eigenen Biografie ist die von Rudolf Steiner in „Wie erlangt man Erkenntnisse der höheren Welten"[329] beschriebene Übung grundlegend:

„Schaffe dir Augenblicke innerer Ruhe und lerne in diesen Augenblicken das Wesentliche von dem Unwesentlichen unterscheiden."[330]

Es ist die Besinnung auf das für den Menschen *Wesentliche*, das zu seiner Individualität gehört und in der Lebensgestaltung aufzugreifen ist. Zu Beginn des Lebens liegen in dem kleinen Kind noch weitgehend unerkannte Möglichkeiten. Was könnte ein Säugling alles werden! Während der weiteren Entwicklung engt sich das Spektrum zunehmend ein, viele Ideale der Kindheit und Jugend geraten in Vergessenheit. Die Ausbildung und schließlich der erlernte Beruf stellen den Menschen dann an seinen „Platz" und lassen ihn günstigenfalls seinen Lebensort finden. Es ist wie der Weg aus einem großen Raum durch einen immer schmaler werdenden Gang, der schließlich zum gegenwärtigen Lebensaugenblick führt. Vieles ließ man auf diesem Weg beiseite, ist vielleicht unbeachtet geblieben. Es kommt bei dieser Übung darauf an, es zu entdecken und gegebenenfalls neu aufzugreifen.

Die *Biografie* ist ein *Schriftzug der Individualität des Menschen* (Biografie – „Lebensschrift").

Der gegenwärtige Kulturzeitraum erzeugt in diesem Sinne ständig biografische „Stauphänomene", die den Blick von der individuellen Disposition auf eine kulturgeschichtliche lenken. Beispielsweise „staut" die mit dem Tod assoziierte Endlichkeit das innere Empfinden, das sich – in unterschiedlichem Grade bewusst – hiermit nicht einverstanden erklärt. Aufgrund dieser nur auf das Materielle orientierten Sichtweise kann sich das seelische und geistige Wesen des Menschen nicht ausreichend entfalten. *Stauphänomene* und *Perspektivlosigkeit* sind oftmals die Folge: Eine zeitgeschichtliche Dimension der Krebserkrankung zeichnet sich ab. Das innerlich errungene Wissen um die Unzerstörbarkeit des menschlichen Wesens, das „keine Metastasierung ergreift", lässt *Ruhe* und *Kraft* entstehen, aus der sich gesundende Kräfte entwickeln. Diese Gesichtspunkte und auch die Arbeit an der Biografie sind in der *Gesprächstherapie* und – je nach Orientierung des Patienten – in der Pastoralmedizin, die durch Rudolf Steiner entscheidende Vertiefungen erfuhr[331], aufzugreifen.

Ein weiteres Übungsfeld betrifft das *zu starke „Einatmen"*, wie es vielfach krebserkrankte Patienten beschreiben. Es ist die Aufforderung, die Mitte zwischen den *Anforderungen* der Welt und den Impulsen der *Individualität* in der Lebensgestaltung zu finden. Der Mensch „soll nicht seiner Umwelt etwas aufdrängen, wofür diese kein Verständnis haben kann, aber er soll auch ganz frei sein von der Sucht, nur das zu tun, was von dieser Umgebung anerkannt werden kann ... So wird er in sich selbst das entwickeln, was man in der Geheimwissenschaft die geistige Waage nennt."[332] Diese Aufgabe ist die vierte in einem Organismus von sieben Bedingungen, die den Pendelschlag zwischen Individualität und Welt entwickeln und in besonderer Beziehung zur Krebskrankheit stehen.

3.8.2 Krebserkrankung und Menschenumkreis

Unter den Schicksalen krebserkrankter Menschen fallen Patienten auf, die kräftig und zielvoll in die Welt wirkten, Einrichtungen und Institutionen gründeten und einen großen Menschenumkreis bis zu ihrem Tode erreichten. Im Gespräch erfährt man dann, wie eine tiefe und reiche Individualität sehr häufig auf äußere Unzulänglichkeiten und Hindernisse traf, die zum Teil auch in dem Menschenumkreis begründet waren, der im günstigen Falle verwirklichend und mithelfend zur Seite hätte stehen können.

Diese Erkrankten mussten ständig etwas zurücknehmen, was längst als entwicklungsfähiger und zeitnotwendiger Impuls zur Realität hätte werden sollen. Ein *leidvolles Zurückstauen* einer durchaus gegebenen Entfaltungsmöglichkeit durch die Lebensart des Umkreises zeigt sich. In der dann auftretenden Erkrankung scheint sich demzufolge neben der individuellen „Disposition“ das besonders geartete Schicksal des Menschenumkreises abzubilden, das womöglich der Patient auf sich nimmt.

Für die Krebserkrankung und ihren Verlauf ist der *Menschenumkreis* von wesentlicher Bedeutung. Im Zusammenhang mit der KHK wurde auf den sogenannten „sozialen Gradienten“ hingewiesen [→ X. 4.1 Koronare Herzerkrankung]; bei der Krebserkrankung ergeben sich entsprechende, wenn auch anders geartete Gesichtspunkte: Krankheit ist nicht nur das „Problem“ des Einzelnen, sondern hat Dimensionen, die sowohl mit dem Menschenumkreis, also der gesellschaftlichen Dimension, als auch der jeweiligen Zeit in Beziehung stehen.

3.8.3 Die frühe Krebserkrankung

Der tumorkranke junge Patient stellt oftmals mit besonderer Eindringlichkeit die Frage nach dem „Warum ich?“. Aufgrund des erst jungen Lebens kommen viele der angeführten Besonderheiten nicht in Betracht. Der ausschließliche Hinweis auf eine genetische Komponente greift vor dem geschilderten Fragehorizont zu kurz. In begleitenden Gesprächen versucht man, die Erkrankung im Zusammenhang mit ihrer Vergangenheit, Gegenwart und zukünftigen Aspekten anzuschauen.

Verschiedene Gesichtspunkte tragen dazu bei, die Krankheit immer mehr als eine *„Geburtswehe“* zu verstehen, die reiche Früchte für einen zukünftigen Lebensweg – und sei er auch nicht mehr in dieser Inkarnation – entwickelt. Oft trifft man in diesen Patientenbegegnungen auf Ahnungen, welche diese Gedankengänge erlauben. Ist möglicherweise vieles von dem Großen, das wir gegenwärtig an Menschen beobachten, aus einer *leid- und krankheitsbelasteten Vergangenheit* entstanden? Rudolf Steiner wies auf die Verstärkung von Willenskräften durch ein frühes Sterben hin, während ein früher, plötzlich eingetretener Tod die besondere Ausbildung von Intelligenzkräften in dem nächsten Erdenleben bedingt. Christian Morgenstern (1871–1914) fasste es in die prägnanten Zeilen zusammen:

Es dient ja alles Geschehene der Zukunft.
Alles ist Vorbereitung.
Alle Vergangenheit dient der Zukunft.[333]

Bezüglich des gegenwärtigen Lebens sprechen Patienten verschiedentlich die nur kurze Lebensspanne an. In der Betrachtung der Biografie erscheint manchmal selbst der knappe Zeitraum wie ein Ganzes. Dadurch kann sich das belastende Gefühl des Abgebrochenen oder Unfertigen relativieren. Manchmal weisen aber auch Patienten und ihre nächsten Angehörigen darauf hin, dass die letzte Zeit eine derartige Dichte in den Lebensereignissen und im Zwischenmenschlichen gehabt habe, die sich ohne die Erkrankung erst in langer Frist entwickelt hätte. Derartige Gespräche berühren unterschiedliche Zeitdimensionen, von denen die in der Onkologie gebräuchliche Angaben eines overall survivals nur die physisch-kalendarische Ebene betrifft. Schließlich gibt es junge Krebspatienten, die ihre Krankheit in großer Reife durchstehen. An ihnen lässt sich etwas

Frühvollendetes, „Engelartiges“ erleben. Diese Reife, die eher einem alten Menschen zukommen würde, steht oftmals in Kontrast zu dem jungen Leib und lässt die Frage entstehen, ob dieses kurze Erdenleben der „zweite Teil“ eines vorangehenden ist.

Aber auch hinsichtlich der Vergangenheit der Erkrankung ergeben sich bewegende Aspekte. Gelegentlich erzählte ein junger Patient, dass er „schon immer“ diese nun eingetretene Erkrankung geahnt habe. Ganz offenbar weist diese damit auf eine weit zurückliegende Vergangenheit. Manche Patienten entwickeln in vertrauten Gesprächen Gesichtspunkte, die auf ein vorgeburtliches Leben deuten und die Erkrankung in einen größeren Schicksalszusammenhang stellen.

Für diese ist mitunter das nachfolgende, in der zitierten Fassung Hermann Hesse (1877–1962) zugeschriebene Gedicht von großer Bedeutung:

Das Leben, das ich selbst gewählt …

Eh' ich in dieses Leben kam,
ward mir gezeigt, wie ich es leben würde:
da war die Kümmernis, da war der Gram,
da war das Elend und die Leidensbürde.
Da war das Laster, das mich packen sollte,
da war der Irrtum, der gefangen nahm,
da war der schnelle Zorn, in dem ich grollte,
da waren Haß und Hochmut, Stolz und Scham.

Doch war'n da auch die Freuden jener Tage,
die voller Licht und schöner Träume sind,
wo Klage nicht mehr ist und nicht mehr Plage
und überall der Quell der Gaben rinnt.
Wo Liebe dem, der noch im Erdenkleid gebunden,
die Seligkeit des Losgelösten schenkt,
wo sich der Mensch, der Menschenpein entwunden,
als auserwählter hoher Geister denkt.

Mir ward gezeigt das Schlechte und das Gute,
mir ward gezeigt die Fülle meiner Mängel.
Mir ward gezeigt die Wunde, d'raus ich blute,
mir ward gezeigt die Helfertat der Engel.
Und, als ich so mein künftig Leben schaute,
da hört' ein Wesen ich die Frage tun,
ob dieses ich zu leben mich getraute,
denn der Entscheidung Stunde schlüge nun.

Und ich ermaß noch einmal alles Schlimme.
„Dies ist das Leben, das ich leben will,“
gab ich zur Antwort mit entschloss'ner Stimme
und nahm auf mich mein neues Schicksal still.
So wurde ich gebor'n in diese Welt,
so war's, als ich ins neue Leben trat.
Ich klage nicht, wenn's oft mir nicht gefällt,
denn ungeboren hab' ich es bejaht. [334]

Kasuistik

Ein beeindruckendes Beispiel für eine bereits in der Kindheit „gewusste“ schwere Erkrankung berichtete die herausragende Cellistin Jacqueline du Pré (1945–1987). Mit sechs Jahren sagte sie zu ihrer Schwester Hilary: „Sag es nicht Mum, aber ... wenn ich groß bin, kann ich nicht mehr gehen und mich nicht mehr bewegen.“ Sie erkrankte später an MS und starb 42-jährig.[335]

3.8.4 Innere Entwicklung und Krebskrankheit

Die Krebskrankheit geht mit entscheidenden inneren Entwicklungsschritten einher, die sowohl den Patienten selbst als auch seine Umgebung betreffen. Lange zurückliegend wies Elisabeth Kübler-Ross (1926–2004) mit ihren sogenannten Sterbephasen auf charakteristische Stufen in der inneren Auseinandersetzung mit der Erkrankung hin. Diese ereignen sich nicht nur beim sterbenskranken Patienten, sondern in ähnlicher Weise bei jeder anderen schweren Erkrankung sowie belastenden Ereignissen und Schicksalsschlägen in der Biografie. Diese Phasen weisen auf Erfahrungen in der seelischen Innenwelt des Menschen, denen eine verborgene geistige Wirklichkeit zugrunde liegt, die mit den Entwicklungsschritten und Reifungsprozessen der Individualität in Beziehung steht. Im Zusammenhang mit der *leiblichen Erkrankung* vollziehen sich *seelische Reifungsprozesse*, die zu *geistigen Entwicklungsschritten* führen.

I. Aspekt: Das Wissen von der Erkrankung

Die Diagnose der Krebserkrankung erfolgt oftmals zu einem Zeitpunkt, in dem der Betroffene noch *kaum Symptome* verspürt und sich *gesund* fühlt. Nur äußere Daten wie ein erhöhter PSA-Wert, der suspekte Mammografie-Befund oder das endoskopisch diagnostizierte Kolonkarzinom weisen auf die Erkrankung hin. Es handelt sich um ein Stadium, in dem der Befund im Vordergrund steht und Patient sowie Arzt in einer eigentümlich anmutenden Objektivität auf die Ergebnisse der bildgebenden und histologischen Diagnostik blicken.

In dieser Phase entwickelt sich im Seelischen die Tendenz, die Krankheit als nicht zu sich gehörig wahrzunehmen und zu verleugnen. Das *Verleugnen* (Kübler-Ross) und das Nicht-wahrhaben-Wollen sind Ausdruck von *Furcht* und Angst, welche die Erkrankung zurückweisen und den Patienten in sein bisheriges, gesundheitlich wenig beeinträchtigtes Leben führen wollen.

II. Aspekt: Das Erleben der Erkrankung

Diese erste Phase der Verleugnung und der ihr innewohnenden Furcht ändert sich sofort, wenn die Krankheit nicht mehr nur der bekannte Befund, sondern die *erlebte Wirklichkeit* wird. Der physische Befund der frisch diagnostizierten Erkrankung hat zunächst etwas Statisches; in der folgenden Phase zeigt er allerdings durch Progression und Verschlechterung die eigentliche Natur der Erkrankung. Gegenüber diesem *Erleben* entwickelt sich in der seelischen Auseinandersetzung mit der Krankheit die *Phase des „Kämpfens"*. Die Progredienz ist nicht mehr zu „verleugnen", ihre Dynamik bedarf der „kämpferischen" Auseinandersetzung. Viele Strategien werden in dieser Phase ersonnen und auch in großer Zahl angeboten, die sich gegen die Erkrankung richten. Oftmals spüren krebserkrankte Patienten allerdings, dass dieses Leiden auf der einen Seite den bedrohenden, feindlich anmutenden Charakter trägt, auf der anderen Seite aber zu ihrem Leben und ihrer Persönlichkeit gehört. Formulierungen wie: „Warum soll ich gegen mich selbst kämpfen?", charakterisieren diesen doppelten Aspekt. Der Phase kämpferischer Auseinandersetzung liegt in der Tiefe der Seele ein „Hass" auf die zunehmende Macht der Krankheit zugrunde.

III. Aspekt: Das Leiden an der Erkrankung

In einer dritten Phase steht nicht mehr das Wissen um den Befund oder das Erleben des Krankheitsprozesses, sondern das *emotionale Leiden* im Vordergrund. Während der Befund in der ersten Phase noch von der seelischen Erfahrungswelt „entfernt" erlebt wurde, demgegenüber der Krankheitsprozess schon nähertritt, erreicht nun das Leiden an der Erkrankung mit ihren unterschiedlichen leiblichen und seelischen Beschwerden die Innenwelt des Patienten. Die Krankheit ist nicht mehr zu leugnen, auch scheint ihre Überwindbarkeit durch die „kämpferische" Auseinandersetzung zweifelhaft. Es geht jetzt um ein *„Verhandeln"*, um die Vereinbarung einer Art Koexistenz. Dieser inneren Auseinandersetzung mit der seelischen Dimension der Erkrankung liegt ein tiefer *Zweifel* zugrunde, der sich auf die erhofften Heilungschancen bezieht.

IV. Aspekt: Seelische Finsternis

Schließlich führt die weiter fortschreitende Erkrankung den Menschen häufig in die Stimmung von *Aussichtslosigkeit* und *Depression.* Es entwickelt sich eine innere Finsternis. Gleichzeitig ist diese Phase auch eine *Zeit der Einsamkeit.* Viele Menschen aus dem bisherigen Umkreis haben sich zurückgezogen, da es ihnen schwer fällt, dem Patienten in der alten, gewohnten Weise zu begegnen und Fähigkeiten für eine Beziehungsgestaltung in dieser nun ganz anders gearteten Lebenssituation zu entwickeln. Oft treten neue Menschen in den Umkreis des Erkrankten oder sein menschlicher Schicksalsumkreis entwickelt in der Begegnung andere Qualitäten, die sich von den bisher gewohnten unterscheiden.

In dieser *Phase* der Finsternis und Einsamkeit entsteht die Frage nach dem wahren, unzerstörbaren Wesen des Menschen, nach *seiner Individualität*, seinem Ich. Ein tiefes Wissen um diese innere geistige Wesensschicht entwickelt sich. Oftmals berichten Patienten von einer innerlich erfahrenen Gesundheit, die in denkbar stärkstem Kontrast zu dem sichtbaren Verfall ihres Leibes steht. Aus diesem inneren Erleben entwickeln sich manchmal bildartig Perspektiven, wie z.B. die Aufnahme eines Studiums oder andere entscheidende Veränderungen im äußeren Leben, die für den mit dieser Situation nicht vertrauten Menschenumkreis etwas Unwirkliches und Bizarres an sich tragen. Diese innere Erfahrungswelt, die eine Patientin mit den Worten: „Auch wenn ich sterbe, bin ich doch geheilt", charakterisierte, weist auf die *Persönlichkeits- und Ich-Entwicklung*, auf das von jedem Leiden freie und in diesem Sinne gesunde geistige Wesen des Menschen. Es ist die Aufforderung des „Erkenne dich selbst", die in dem Krankheitsschicksal als *Entwicklungsmotiv* lebt und somit keine theoretische Selbstreflexion, sondern das Entwickeln und Geborenwerden des Ich-Wesens bedeutet.

V. Aspekt: Das Aufrichten

So treten Momente ein, in denen der Erkrankte beginnt, sich trotz der erlebten seelischen Finsternis und Aussichtslosigkeit aufzurichten. Dabei handelt es sich um einen Vorgang, der sich jedem – auch gesunden – Menschen in schwer zu bewältigenden Lebenslagen als *Aufgabe* und *Herausforderung* stellt. Rudolf Steiner bezeichnete diese Probe als die sogenannte *„Feuerprobe"*. In schweren Ereignissen des Lebens, in denen alle äußeren Stützen zerbrechen und „verbrennen", sieht sich der Mensch oft vor dem „Nichts", in dem es keine Perspektive mehr zu geben scheint. Alle Selbstsicherheit, die wir äußeren Gegebenheiten wie Beruf, Position, Gesundheit, Anerkennung und Wertschätzung durch andere Menschen verdanken, schwindet in diesen Lebenslagen und weicht einer perspektivlos erscheinenden seelischen Finsternis. Wenn es dann gelingt, sich aus dieser Situation heraus aufzurichten und neuen Mut zu schöpfen, dann bewährt sich der Mensch im Bestehen dieser Herausforderungen, die wie ein in das Leben gezeichnetes Abbild der großen Feuerprobe auf dem Erkenntnisweg des Menschen erscheinen:

„Für manche Menschen ist das gewöhnliche Leben selbst schon ein mehr oder weniger unbewußter Einweihungsprozeß durch die Feuerprobe. Es sind das diejenigen, welche durch reiche Erfahrungen von solcher Art durchgehen, daß ihr Selbstvertrauen, ihr Mut und ihre Standhaftigkeit in gesunder Weise groß werden, und daß sie Leid, Enttäuschung, Mißlingen von Unternehmungen mit Seelengröße und namentlich mit Ruhe und in ungebrochener Kraft ertragen lernen. Wer Erfahrungen in dieser Art durchgemacht hat, der ist oft schon, ohne daß er es deutlich weiß, ein Eingeweihter; und es bedarf dann nur eines wenigen, um ihm geistige Ohren und Augen zu öffnen, so daß er ein Hellsehender wird."[336]

Durch die Feuerprobe verbrennt alles Schalenhafte der menschlichen Persönlichkeit. Das Status- und Rollenabhängige fällt den „Flammen" dieser Lebenssituation anheim.

Dafür entwickelt sich immer deutlicher erkennbar der eigentliche *Persönlichkeitskern*, das geistige Selbst. Eine große Hilfe sind auf diesem Wege die Auseinandersetzung mit Lebensmaximen, die Unterscheidung von Wesentlichem und Unwesentlichem im Leben, vom Ewigen und Vergänglichen in den Erscheinungen sowie Gesichtspunkte zum geistigen Wesen des Menschen und seinem Schicksal.

Wenn Patienten in der *Maltherapie* zu denjenigen Themen kommen, die sich nicht mehr auf die leibliche Dimension ihrer Erkrankung oder die seelische Welt mit ihrem Schmerz und Leid, aber auch hoffnungsvollen Gefühlen, sondern auf die geistige Perspektive beziehen, so entstehen in malerischen Motiven z. B. aus der Grimmschen Märchenwelt Bilder, die mit dem unvergänglichen geistigen Wesen des Menschen in Zusammenhang stehen. Wir beobachten dabei, wie durch den künstlerischen Prozess theoretische Vorstellungen und Überzeugungen zum Schicksal und Wesen des Menschen eine tiefe Erlebnisdimension und Wirklichkeit gewinnen, die innere, gesundend wirkende Kräfte wecken. Es entstehen Inhalte, um deren Wirklichkeit der Patient weiß und an die er „glauben" kann.

Die stärkste Quelle für die *Glaubenskräfte* des Menschen ist das *Erkennen*. Insofern stehen Wissen und Glaube nicht in dem oft angenommenen Gegensatz, der an die Wissensgrenzen den Glauben setzt, sondern verbinden sich, indem sich die Glaubenskräfte der Seele aus dem durch Erkenntnis gewonnenen Wissen entfalten. In diesem Sinne ist der Glaube eine Grundkraft der Seele, die Sicherheit schafft auch für die Dinge, die nicht tagtäglich und in jedem Moment einem neuerlichen Erkennen unterliegen. Die Glaubenskraft des Menschen wirkt in diesem Sinne gesundend auf die menschliche Seele und die astralische Organisation, heilt Verletzungen und Wunden und hilft, in den verborgenen Tiefen aus dem astralischen Leib des Menschen das Geistselbst[337] zu entwickeln. Erkenntnis dient nicht mehr der „Information" und Wissensgewinnung, sondern gewinnt eine heilende Qualität, wird zum heilenden, zum heiligen Geist.

VI. Aspekt: Den Weg finden

An die Augenblicke des Aufrichtens, die auch dort entstehen, wo die Krankheit einer Heilung in dem diesmaligen Erdenleben entgegengeht, schließt sich eine weitere Qualität an. Es handelt sich um das *Finden eines Weges*, das dem Aufrichten der Individualität aus der seelischen Finsternis heraus folgt. In den ersten Zeiten der Auseinandersetzung mit der Krebserkrankung entstehen Verunsicherung und Angst, die eine Stütze suchen in denjenigen Empfehlungen, die ärztlicherseits ausgesprochen werden. Oftmals kommt es dann zu therapeutischen Vorgehensweisen, die der Patient an sich vornehmen lässt, obgleich er durch das fehlende Verständnis von Sinnhaftigkeit und Tragweite noch nicht vollständig dahintersteht.

Im weiteren Verlauf der Erkrankung tritt hier eine wesentliche Veränderung ein. Zur informierenden Autorität des Arztes entwickelt sich die *Erfahrungskompetenz* des Patienten.

Aus einer *asymmetrischen Patient-Arzt-Beziehung* entsteht eine neue *Begegnungskultur*, die den Patienten gleichberechtigt einbezieht.[338] Aufgrund der Erfahrungskompetenz des Patienten entwickeln sich immer deutlicher bestimmte Präferenzen,

Zielvorstellungen und Therapiebewertungen, die oftmals nicht „kausal" abzuleiten sind, die man aber dennoch als unbedingt authentisch und zu dem Patienten gehörend erlebt.

Es ist eine Art gesundes „Ahnen" für das möglicherweise therapeutisch „Richtige" und „Gute". Diesen „Instinkten" liegt eine besondere geistige Wirklichkeit zugrunde. Dem Erfahren der Beschwerden und des Leides der Erkrankung entringt sich eine innere Gewissheit um das Gesunden. Je mehr der Patient die unterschiedlichen Symptome der Krankheit erfährt, umso stärker kann innerlich als entgegengesetzter Pendelschlag das Wissen um die Gesundung entstehen. Laut der Schilderung Rudolf Steiners folgt dem Krankheitsschicksal im Erdenleben die Erfahrung errungener Gesundheit im Nachtodlichen.[339] In dem *„Ahnen des richtigen Weges"* erscheint bereits im Durchgang durch die Erkrankung diese Erfahrung der entwickelbaren Gesundheit wie als Urbild der Heilungsprozesse. Insofern bedarf es einer besonderen Aufmerksamkeit des Arztes, auf diese Motive zu achten und sie von unterscheidbaren Verzerrungen zu trennen.

Das Gewinnen eines neuen Bodens, nachdem der alte und damit die gewohnte Lebenssicherheit nicht mehr trägt, ist ein wesentliches Motiv der sogenannten *„Wasserprobe"*.[340] Wenn die „feste" Lebensgrundlage unseres Seins nicht mehr hält, sondern „wässrig" wird, gilt es, einen neuen Boden zu finden. Im alltäglichen Leben sind wir fortwährend nicht nur vor die Herausforderungen der Feuerprobe, sondern genauso auch vor diejenigen der Wasserprobe gestellt. Neue Grundsätze, Ziele und erahnte Wegrichtungen müssen eine stabile Grundlage bilden:

„Man nennt diese Probe die ‚Wasserprobe', weil bei der Tätigkeit in diesen höheren Gebieten dem Menschen die Stütze durch die äußeren Verhältnisse so fehlt, wie beim Bewegen im Wasser, dessen Grund man nicht erreicht, die Stütze fehlt ... Wer sich die Fähigkeit erworben hat, hohen Grundsätzen und Idealen mit Hintansetzung der persönlichen Laune und Willkür zu folgen, wer versteht, die Pflicht auch immer da zu erfüllen, wo die Neigungen und Sympathien gar zu gerne von dieser Pflicht ablenken wollen, der ist unbewußt schon mitten im gewöhnlichen Leben ein Eingeweihter." [341]

Das „Finden eines Weges", das sich an das Aufrichten aus der seelischen Finsternis anschließt, hat nicht nur persönliche Konsequenzen für den Patienten, sondern auch entscheidende Rückwirkungen auf den *Menschenumkreis.* Krankheit betrifft mit ihrem Leid nicht nur das einzelne Schicksal des Erkrankten, sondern genauso dasjenige des Umkreises. Wie viel Leid und nur kaum zu Ertragendes stehen Menschen durch, die ihre schwer Erkrankten pflegen und begleiten.

In diesen menschlichen Beziehungen ergibt sich nun eine wesentliche Veränderung. Der Patient erlebt durch die wiedergefundene Wegrichtung oftmals eine *tiefe Dankbarkeit*, die sich auch allen helfenden Händen zuwendet, die zum treuen Beistand gehören. Verwandelt sich mit dem Aufrichten aus seelischer Finsternis der intensiv erlebte Zweifel in eine neue innere Sicherheit, so entstehen nun aus dem „Hass" gegenüber der Erkrankung *Empathie* und *Liebefähigkeit.* Es kommt nicht mehr auf die „kriegerische" Auseinandersetzung mit der Krankheit und deren Vernichtung an, sondern auf deren *Verwandlung.*

Dieses Motiv findet in der Plastik Ernst Barlachs (1870–1938) „Der Geisteskämpfer" seine künstlerische Gestaltung. Ein über lange Zeit betreuter krebserkrankter Patient stellte gerade dieses Bild auf seinen Nachttisch als Ausdruck der therapeutischen Zielsetzung. Menschliche Begegnungen werden in dieser Phase zu einem Geschenk und verändern tiefgehend die Patienten-Arzt-Beziehung, die sich wie zu einer Freundschaft verdichtet. Aus der oftmals bemerkbaren positiven, liebe- und dankbarkeitsgetragenen Stimmung des Patienten, die den von ihm gesehenen Weg begleitet, gehen heilende Einflüsse auf die Lebensorganisation aus. Kummer, Sorgen und Hass schwächen den ätherischen Organismus, während seelische Wärme und Liebefähigkeit verstärkend und heilend auf ihn einwirken. Das Fühlen des Patienten erscheint weniger selbstbezogen und Ich-zentriert, sondern entwickelt eine schenkende Geste, die Größe und Einmaligkeit der Individualität spüren lässt. Im Bilde gesprochen entsteht aus einem verhangenen, schmerz- und kummervollen, nach innen gewendeten Gefühlsleben eine nach außen sonnenhaft strahlende Qualität. In der Tiefe dieser Veränderungen lebt als deren eigentliche Wirklichkeit ein christliches Bild: das Licht und die Wärme der Christus-Sonne. Die Verwandlung des Fühlens, das sich aus den alltäglichen Bezügen nun zum Geistigen und Unvergänglichen wendet, bereitet eine neue Qualität des geistigen Wesens vor. Rudolf Steiner bezeichnete sie als „Lebensgeist".[342]

VII. Aspekt: Entschlusskraft und Mut durch Sinnfindung

Ein wichtiger weiterer Schritt schließt sich an die Phase des Aufrichtens und der Wegfindung an. Es handelt sich um das *Erahnen und Entwickeln eines Zieles.* Ein hierzu mitgebrachtes Wissen, „dass alles doch seine Bedeutung hat", erweist sich schnell als kraftlos. Vielmehr handelt es sich um das aktive Erfahren und mutvolle Erkennen eines *Sinns* in der Krankheitsphase. Aus der unmittelbaren Geistesgegenwart heraus kann eine Perspektive entstehen. Das Erkennen eines Zieles gibt eine Kraft, den Weg zu gehen. „Unsere Kranken werden aber erst dann dazu gebracht werden können, das Leben für einen Wert zu halten und für etwas, das auf jeden Fall Sinn hat, wenn wir imstande sind, ihnen einen Lebensinhalt zu geben, sie in ihrem Dasein ein Ziel und einen Zweck finden zu lassen, mit andern Worten: eine Aufgabe vor sich zu sehen. `Wer ein Warum zu leben hat, erträgt fast jedes Wie` – sagt Nietzsche. Tatsächlich hat das Wissen um eine Lebensaufgabe einen eminenten psychotherapeutischen und psychohygienischen Wert. Wir stehen nicht an zu behaupten, daß es nichts gibt, was eher geeignet ist, einen Menschen objektive Schwierigkeiten oder subjektive Beschwerden überwinden bzw. ertragen zu lassen, als: das Bewusstsein, im Leben eine Aufgabe zu haben. Erst recht aber, wenn – und um so mehr als – diese Aufgabe gleichsam persönlich zugeschnitten ist, das also darstellt, was man eine Mission heißen könnte. Sie macht ihren Träger unvertretbar und unersetzlich und verleiht seinem Leben den Wert des Einzigartigen", formulierte es Viktor Frankl (1905–1997).[343] Auch hier kennt das alltägliche Leben Situationen, in denen es auf neue und geistesgegenwärtig gefasste Entschlüsse ankommt:

„Bei dieser [dritten Probe] wird ihm kein Ziel fühlbar. Es ist alles in seine Hand gelegt. Er befindet sich in einer Lage, wo ihn nichts zum Handeln veranlaßt. Er muß ganz allein aus sich seinen Weg finden ... Personen, die es dazu gebracht haben, daß sie, vor plötzlich an sie herantretende Lebensaufgaben gestellt, ohne viel Bedenken eines raschen Entschlusses fähig sind, ihnen ist das Leben eine solche Schulung ... Wer rasch bei der Hand ist, zuzugreifen, wenn ein Unglück in Sicht ist, während durch einige Augenblicke Zögerung das Unglück bereits geschehen wäre, und wer eine solche Entschlußfähigkeit zu einer bleibenden Eigenschaft bei sich gemacht hat, der hat unbewußt die Reife für die dritte ‚Probe' erworben." [344]

Der Patient spürt, wie aus dem Leid der Erkrankung neue Fähigkeiten entstehen. Die *Fähigkeitsentwicklung* des Menschen kennt ihre biografischen Rhythmen. So sind die ersten Lebensjahre des Kindes von dem bestaunenswerten Erwerb unterschiedlichster Fähigkeiten in kurzer Zeit gekennzeichnet. Die Zeit am Lebensende scheint auf einer ganz anderen Ebene eine ähnliche Intensivierung und Verdichtung zu bringen. Menschliche Beziehungen zeigen gerade in dieser Zeit eine erstaunliche Reifung, für die in gesunden Tagen sicher viele Jahre erforderlich gewesen wären. Innere Potenziale des Menschen können sich gleichermaßen entwickeln und in denjenigen Momenten sichtbar werden, die nicht von dem jeden Menschen begleitenden Schattenwesen verdunkelt werden. Es handelt sich um eine *Zeit der Selbstwerdung, Reifung und Samenbildung.* Gerade vor diesem Hintergrund fällt ein wesentliches Licht auf den als tragische Fehlentwicklung einzustufenden assistierten Suizid.[345]

Aus dem Erleben des anfänglich erahnbaren Sinnes der Erkrankung entsteht eine *positive Zukunftsorientierung* und *Hoffnung.* Sie bezieht sich nicht auf die Vergangenheit, etwa in dem Sinne: „Hoffentlich wird alles wieder so gut, wie es einmal war", und damit auf eine Rückführung der Erkrankung in zurückliegende gesunde Zeiten, sondern auf die zukünftige „Frucht". Diese ist nicht nur für den sterbenskranken Menschen von großer Bedeutung, sondern betrifft in gleicher Weise auch den Patienten, der durch schwere Phasen der Erkrankung hindurchschritt und einer Heilung entgegen sieht. So begegnen wir immer wieder Patienten mit überraschend gutem Heilungsverlauf, die durch das Erlebte zu diesen inneren Fähigkeitsentwicklungen kamen.

Hoffnung ist eine wesentliche Grundkraft der Seele, die in ähnlicher Weise wie Glaube und Liebefähigkeit heilend bis auf die Ebene der physischen Organisation wirkt. Es ist eine oft gemachte therapeutische Erfahrung, dass Hoffnungslosigkeit in dramatischer Weise den Krankheitsverlauf negativ beeinflusst. Die ärztliche Grundhaltung sollte deswegen einem Patienten nie die Perspektive und damit die Hoffnung nehmen.

Die gesundenden Kräfte der Hoffnung erreichen die Ebene des physischen Leibes. Dessen Vollkommenheit und weisheitsvoller Aufbau sind nicht Werk des Menschen, sondern der göttlich-geistigen Welt. Unter dem trinitarischen Gesichtspunkt fügt sich zu dem Heiligen Geist in der Phase des Aufrichtens und der Christusnähe im Finden eines Weges nun die vatergöttliche Qualität.

Die dargestellten sieben Phasen entwickeln das eigentliche geistige Wesen des Menschen. Die Krebserkrankung stellt in besonderer Weise die Frage nach der inneren, unvergänglichen Wesenheit. Auf der anderen Seite entfalten diese Schritte heilende Qualitäten, welche die gesundenden Kräfte in der astralischen, ätherischen und physischen Organisation verstärken. Der innere Entwicklungsweg des Menschen und die heilenden Kräfte für seine leiblichen Hüllen, also die Salutogenese, stehen in engem Zusammenhang.

Damit entstehen neue Qualitäten und Fähigkeiten des geistigen Wesens. Sie entwickeln sich aus dem seelischen Erleben von Angst und Furcht vor der Krankheit und ihrer Gewalt, aus dem Hass auf die wie ungebeten in das Leben tretende Erkrankung und aus dem Zweifel an ihrem Sinn und ihrer Bedeutung als geistiger Befähigung. Diese Fähigkeiten können durch neue Lebensmaximen und Sinnfindung in der Krankheit, durch die liebevolle zwischenmenschliche Beziehung und die Perspektiv- und Hoffnungskräfte nicht nur heilend auf die Seele, sondern auch auf den Leib wirken. Der astralische Leib wird durch die geistige Orientierung, durch neu gewonnene Lebensperspekiven und spirituelle Sichtweisen gestärkt. Im Unterschied zum aktuellen emotionalen Erleben bezieht sich diese heilende Wirksamkeit auf die länger bestehende seelische Konstitution: Schwere Erkrankungen gehen oftmals mit Anspannung einher oder führen zur anhaltenden Unruhe. Das vordergründige Erleben wendet sich dabei diversen Inhalten mit unterschiedlichen Gefühlen und Empfindungen zu. Hintergründig verbleibt aber eine Anspannung oder auch Unruhe, auf deren „Boden“ sich die aktuellen Empfindungen, Gefühle und Bewusstseinsinhalte entwickeln. Diese Grundstimmung der Seele ist eng mit dem Leib verbunden und geht z. B. mit einer anhaltenden Sympathikotonie einher. Dabei ist die seelische Anspannung mit dem Nerven-Sinnes-System, die unruhige Seele demgegenüber mit dem Stoffwechsel-Gliedmaßen-System verbunden. Wir unterscheiden folglich die Seele von ihrer mehr leibnahen Aktivität, die zum astralischen Leib gehört. Zweifel am Sinn der Erkrankung zehrt an den seelischen Kräften, umgekehrt stärkt eine neu gewonnene Sicherheit als Glaubenskraft den astralischen Leib.

Wärme und Liebe in der zwischenmenschlichen Beziehung verwandeln den Hass auf die Krankheit, sie ernähren und regenerieren die Lebensorganisation. Einige Studien weisen auf die heilende Wirkung liebegetragener Beziehungen. In der Kardiologie kennen wir die kränkende und das kardiovaskuläre Risiko erhöhende soziale Isolation. Der menschlichen Zuwendung kommt demzufolge eine entscheidende Bedeutung zu.

Schließlich entstehen aus der neu gefassten Perspektive und Hoffnung heilende Kräfte für den physischen Leib. In der Onkologie dürfen wir diese keinesfalls nehmen und niemals falsche Hoffnung wecken. Es gibt immer die Hoffnung auf Verbesserung belastender Beschwerden, aber auch der Glaube an einen bestmöglichen Verlauf, wenn der richtige Weg gefunden wurde, und schließlich die Perspektive des unzerstörbaren geistigen Wesens des Menschen mit seiner Entwicklung über wiederholte Erdenleben. Im therapeutischen Willen lebt immer eine Ausrichtung und ein Ziel, also eine Zukunft. Dieser Heilerwille ist demzufolge von Hoffnung und Zuversicht begleitet. Er verstärkt im Patienten den Willen zum Gesunden und Mut, den Weg zu gehen. Eine wachsende Anzahl von Studien zeigt, dass eine umfassende, integrative onkologische Behandlung (palliativ care), die sich nicht nur auf die Symptomkontrolle bezieht, sondern die Lebensorganisation, die seelische und geistige Wesenheit des Patienten einschließt, nicht nur zu einer Verbesserung des Befindens, sondern vermutlich auch der Prognose und Überlebenszeit führt. Dabei ist offenbar der frühzeitige Beginn entscheidend: In der Studie von Bakitas et al. führte die frühe integrativ-onkologische/palliative Behandlung im Vergleich zu ihrem verzögerten Beginn zu einer Prognoseverbesserung von 11,8 auf

18,3 Monate der medianen Überlebenszeit.[346] Damit scheint diese integrativ-palliative Patientenbetreuung in diesem Erkrankungsstadium bei weitem effektiver zu sein als die „aktiven Tumortherapien“.

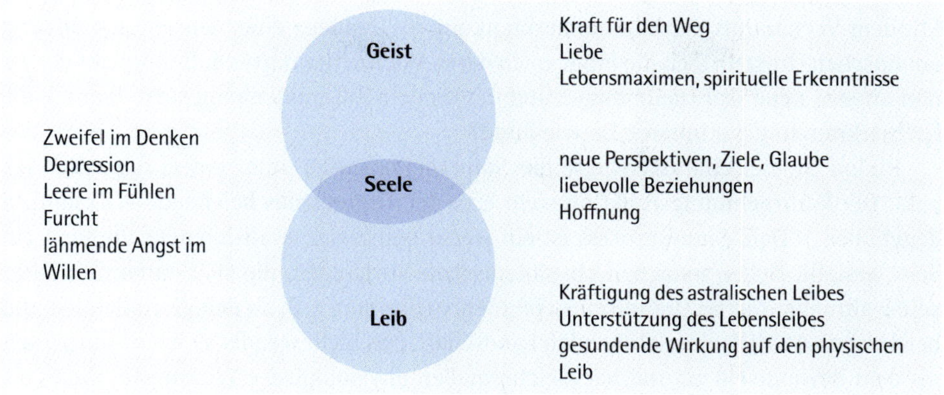

Der Zusammenhang von geistiger Entwicklung und den seelischen und leiblichen Gesundungskräften

Somit differenziert sich die innere Entwicklung vor dem Hintergrund der leiblichen, seelischen und geistigen Wesenheit des Menschen: Aus der seelischen „Finsternis“ und Erschütterung entwickeln sich geistige Befähigungen, die heilend auf die verletzte Seele wirken und darüber hinaus die leiblichen Wesensglieder regenerieren und in ihrer Wirksamkeit verstärken.

Der Weg durch die Krankheit führt demzufolge einerseits zu neuen Fähigkeiten und damit zur Entwicklung der geistigen Individualität, andererseits zur Verstärkung der Gesundungskräfte der Seele und des Leibes. Die therapeutische Beziehung hilft demzufolge nicht nur, neue innere Schritte zu gehen und die seelischen Herausforderungen zu meistern, sondern zeigt eine gesundende Wirksamkeit bis auf die leibliche Ebene.

Exkurs

Die gesundende Wirkung geistiger Entwicklung auf die Seele und den Leib wurde zwischenzeitlich am Beispiel der Religiosität für verschiedene (v.a. seelische) Krankheiten gezeigt. So liegen für Depression, Suchterkrankungen und Suizidalität signifikante Korrelationen zwischen Religiosität und besserer psychischer Gesundheit vor.[347] Aber auch für somatische Leiden scheinen sich entsprechende Zusammenhänge abzuzeichnen. So bestehen Korrelationen zwischen der meditativen Arbeit und kardiovaskulären Erkrankungen [→ X. 4.1.9 Anthroposophische Psychokardiologie]. Für den Krebs sind hierzu ebenfalls einzelne Aspekte bekannt: So ist die frühe palliative Patientenbetreuung mit einer Verbesserung der seelischen Stimmung, Zufriedenheit und – mit moderater Evidenz – ebenso der Symptom- sowie Prognoseverbesserung verbunden.[348] Auch in der Geriatrie treten entsprechende Zusammenhänge auf. So geht eine positive Alterswahrnehmung und ein „Sich-jünger-Fühlen“ mit einer Prognoseverbesserung und höherem psychischen Wohlbefinden einher („This research found that older individuals with more positive self-perceptions of aging, measured up to 23 Jahre earlier, lived 7.5 Jahre longer than those with less positive self-perceptions of aging"[349]). Eine beeindruckende Wirkung von Hoffnung und Positivität.

Mit dem Verständnis der Karzinomerkrankung als Tendenz einer Sinnesorganbildung am falschen Ort stellt sich die Frage nach deren Wahrnehmungsfeld. Ermöglicht der Tumor andere, neue Wahrnehmungen und in welchem Zusammenhang steht dadurch die Krebserkrankung zur inneren Entwicklung?

Rudolf Steiner charakterisierte die *Sinnesorganisation* unter einem doppelten Aspekt: Der Wahrnehmungsfunktion steht eine den Organismus belebende Wirksamkeit gegenüber.[350] Dem Sinnesprozess ist ein wenig bemerkter vitalisierender Vorgang zur Seite gestellt. Neben manchen physiologischen Vorgängen, die sich durch die Helligkeitswahrnehmung im Organismus ereignen, denke man z. B. an den gesundenden und belebenden Anblick einer blühenden Landschaft. Das Licht wendet sich als Sinneserlebnis dem Bewusstsein zu und hat gleichermaßen physiologische Wirkungen, die es als ätherische Qualität mit der Lebensorganisation des Menschen in Beziehung bringen. In der Metamorphose der Drüse zum Sinnesorgan finden sich diese Qualitäten wieder: In der Drüsenorganisation überwiegt ein vitalisierender Prozess, während sich der Wahrnehmungsprozess zurücknimmt. Umgekehrt entwickelt sich im Bereich der Sinnesorganisation der *Wahrnehmungsprozess* bei nur geringen vitalen Qualitäten.

Diese Beziehung von Drüse und Sinnesorgan steht nun mit der inneren Entwicklung des Menschen in Zusammenhang: „Alle Organe, die der Mensch in sich trägt, können durch gewisse höhere Entwicklung, indem ihr Ätherisches oder ihr noch Geistigeres, das Astralische, zu Wahrnehmungsorganen werden, können Sinnesorgane werden."[351]

Damit fällt ein wesentliches Licht auf die Krebserkrankung als „Sinnesorganbildung am falschen Ort": Verwirklicht sich in dieser Fehlentwicklung eine Metamorphose, die sich sonst im Zusammenhang mit der geistigen Entwicklung des Menschen ereignet? Eine anthroposophisch-medizinische Patientenbegleitung führt damit zu Fragen, die den *individuellen Entwicklungsweg* betreffen. Kann der Patient eine durch die Krankheit gestellte Aufgabe innerlich durch einen bewussten Schritt ergreifen und auf diese Weise das Heilen unterstützen? Somit verbindet sich das Krankheitsschicksal mit dem individuellen Erkenntnisweg und seiner heilenden Wirksamkeit und wirft Fragen nach dem Sinn von Krankheit auf. Denn Sinnesorganbildung im geistigen Wesen des Menschen dient nicht der „physischen Wahrnehmung", sondern einem Erschauen des Geistigen. „Über Geist-Erschauen!" nannte es Rudolf Steiner. Gegenwärtig überwiegt ein auf die äußere Welt gestütztes Bewusstsein. So betrachtet begleiten und fördern Krebserkrankungen die Entwicklung eines Bewusstseins für die geistige Welt, dienen also der Spiritualisierung und „Individualisierung" des Menschen.

3.8.5 Die sechs Eigenschaften

Mit der Stellung der Diagnose und mit dem Wissen um die Natur sowie den Verlauf der Erkrankung entsteht die Frage nach dem *inneren Wesen des Menschen*, nach dem Ich. Auf neue Weise begegnen die Eingangsworte, die in früheren Zeiten als das „Erkenne dich selbst" an dem Mysterientempel standen, dem Menschen in der Erkrankung. Sie haben nun nicht mehr einen intellektuellen und „philosophischen" Charakter, sondern gewinnen eine *unmittelbare existenzielle Qualität.* Jeder Augenblick des Tages ist durch diese elementare Frage, die durch die unmittelbare Nähe zum Ende des Erdenlebens häufig einen bedrohenden Charakter annimmt und einem Stehen am Abgrund gleicht, bestimmt.

Denken	Konzentrationsübungen, Wesentliches von Unwesentlichem unterscheiden lernen, Kraftquellen durch die innere kontemplative Arbeit (z. B. geisteswissenschaftliche Texte, Sprüche, Märchenbilder) und Meditation (s. u.).
Sinnesschulung	Aufmerksamkeit in der Sinneswahrnehmung einüben gegenüber sorgenbeladener „Gefangenschaft" in der eigenen Innenwelt. Bei Sinnverlust kommen nicht nur innere Hilfen in Betracht, sondern auch das aktive „Öffnen der Sinne" für die Welt und das bewusste Aufsuchen des Schönen und Wertvollen. Sinnverlust geht häufig mit einem Verschließen der Sinne einher, es wird „dunkel" und eine sorgenvolle Innenwelt bestimmt das Bewusstsein. Die Doppelbedeutung des Wortes „Sinn" hat auch eine therapeutische Dimension.
Wille	Bewusste Handlungsentscheidungen, Tagesplanung, kleine Ziele setzen.
Fühlen	Umgang mit Angst, Sorge, Verzweiflung durch Gewinnung von tragenden Lebensüberzeugungen, Sinnbildern, meditativem Umgang mit Sprüchen (s. u.), Aufgabenstellungen aus der künstlerischen Therapie, gesprächstherapeutische Unterstützung. Entwicklung und Vertiefung menschlicher Beziehungen.
Positivität	Krankheit und Entwicklung. Perspektivenentwicklung in der Auseinandersetzung mit Krankheit, Sterben und Tod. Positives (z. B. in der eigenen Entwicklung, in menschlichen Beziehungen, in neuen Sichtweisen etc.) entdecken, bewusstes Erleben von Augenblicken der Freude und Dankbarkeit.
Unbefangenheit	Achten auf das Individuelle und Einmalige auf dem Weg durch die Erkrankung gegenüber den generalisierenden, „statistischen" Aussagen zum Krankheitsverlauf. Zukunftsaspekt der Krankheit: Der Frage nach dem „Woher kommt die Erkrankung?" die andere nach dem „Wohin führt und befähigt sie?" stellen lernen.

Die täglichen Sorgen binden das Denken, der Mut des Durchhaltens steht immer wieder vor großen Herausforderungen und Erschütterungen, Angst, Verzweiflung, die alle Hoffnung ersticken, erlebt der Patient im Fühlen. In diesen Lebenssituationen erweisen sich die „Sechs Eigenschaften" [→ X. 4.1.9 Anthroposophische Psychokardiologie] als wichtiges

Übungsfeld. Das ärztliche Gespräch übersetzt – den unterschiedlichen Erfordernissen entsprechend – die einzelnen Übungen in die individuelle Lebenspraxis.

3.8.6 Seelische Aufgabenstellungen

Im Zusammenhang mit der Krebserkrankung entwickeln sich oftmals Angst und *Unruhe*, die sich durch die Sorge, nichts unversucht zu lassen, zu kräftezehrender Geschäftigkeit steigern und Ratlosigkeit und Unsicherheit über die nächsten Schritte verstärken. Jede Entscheidung sollte aus innerer Ruhe geboren werden. Hast und unruhevolle Angst sind keine guten Ratgeber. Aus der Ruhe entstehen stärkende Kräfte, die den Organismus nicht infolge innerer Anspannung schwächen, sondern die Heilung unterstützen. Ein meditativer Ansatz, den viele Patienten als hilfreich erleben und den gegebenenfalls auch andere erforderliche therapeutische Maßnahmen begleiten, besteht in dem folgenden Spruch:

Ich trage Ruhe in mir,
Ich trage in mir selbst
Die Kräfte, die mich stärken.
Ich will mich erfüllen
Mit dieser Kräfte Wärme,
Ich will mich durchdringen
Mit meines Willens Macht.
Und fühlen will ich
Wie Ruhe sich ergießt
Durch all mein Sein,
Wenn ich mich stärke,
Die Ruhe als Kraft
In mir zu finden
Durch meines Strebens Macht.

Rudolf Steiner[352]

3.8.7 Geistige Aufgabenstellungen

Patienten fragen oftmals nach einer *meditativen Tätigkeit*. Diese muss sich an den inneren Entwicklungsschritten orientieren und nicht als „zweckgesteuerte Meditation" für eine längere Lebensspanne oder günstigen Krankheitsverlauf praktiziert werden. So wenig eine meditative Arbeit auf dem inneren Erkenntnisweg Früchte trägt, wenn sie „zweckgebunden" erfolgt, um möglichst schnell zum Schauen geistiger Welten zu kommen und dadurch von der eigentlichen geistigen Tätigkeit eher ablenkt als sie unterstützt, so gilt ähnliches für ihre heilende Wirksamkeit.

Auch die Gefahr der *illusionsbeladenen Verkennung*, man würde es durch „geistige" Arbeit in jedem Fall schaffen, muss erkannt werden. Es ist ein Weg langsamer Verwandlung, der keine „Abkürzungen" kennt. Jedes scheinbar schnelle Durchstoßen-Wollen zu dem wahren Wesen wirft eher zurück, statt vorwärtszubringen. Michelangelo (1475–1564) stellte in seinen „Sklaven" diese Entwicklungswege zum freien Menschen künstlerisch dar: Die Sklaven ringen sich aus dem Stein hervor, um sich zu dem wahren und befreiten Menschen zu entwickeln. Das spricht ein allgemeines Motiv der menschlichen Entwicklung an: Wie vieles ist in uns fremd, noch nicht zu diesem wahren Wesen gehörend und bestimmt dennoch unser äußeres und inneres Sein! Vieles gilt es zu verwandeln, um das eigentliche Ich zur Entfaltung zu bringen.

Es sei an dieser Stelle noch einmal betont, dass die innere Arbeit keinesfalls zum üblichen „therapeutischen Angebot" gerechnet werden darf. Bereits der Durchgang durch die Krankheit selbst ist ein derartig *intensiver Entwicklungsweg*, der manche sogenannte geistige Arbeit vollständig in den Schatten stellt. Erst die entsprechende Frage nach einer inneren Arbeit lässt derartige Gesichtspunkte eine wesentliche Hilfe werden.

Eine in diesem Zusammenhang wichtige Meditation ist die sogenannte *„Rosenkreuzmeditation"*.[353] Sie erfolgt in *vier Stufen*, die in einer kleinen, für viele Patienten sehr hilfreichen Schrift Jörgen Smit (1916–1991) beschrieb.[354] Das überwundene Unvollkommene, nicht zum Ich-Wesen gehörende, zeigt sich in dem Schwarz der Kreuzesform, das neu Errungene, zum Menschlichen verwandelte in den sieben roten Rosen. In der meditativen Tätigkeit erscheint die das Niedere verwandelnde Kraft vor dem Zeichen des Kreuzes und dem Auferstehungsmysterium. Eine weite Entwicklungsperspektive, in die sich die umfassend verstandene Heilung der Krebskrankheit stellt, tut sich auf.

Das *Gespräch* mit einem Patienten, der sich in einer fortgeschrittenen Phase seiner Tumorerkrankung befand, berührte das Thema „Es ist vollbracht". Dabei stellte er klar, dass er sich ganz und gar nicht in dieser Stimmung erlebe, sondern dass das Erlösen eine ganz andere Bedeutung gewinne: „Erlösen bedeutet nicht, dass man von etwas erlöst wird, sondern dass man zu etwas Neuem befähigt wird."

Diese Patienten fühlen sich innerlich wie „gesund", und es ist weder die Stimmung eines angstvollen Wartens auf den Augenblick des Todes noch die sehnsüchtig erwartete „Erlösung" zu spüren, sondern das innere Wissen um einen neu geschaffenen Besitz in innerlich empfundener Gesundheit. Man sollte derartige Schilderungen von Patienten, die sich manchmal wie in das gegenwärtige Leben projizieren und zu augenscheinlich irrealen Plänen wie neuer Berufswahl führen, nicht ihrer eigentlichen Qualität nach verkennen und für „Verdrängungsmechanismen" halten.

Viele Patienten entwickeln eine erstaunliche innere Sicherheit, die sich deutlich von den meist vorangehenden Phasen der Rat- und Hilfebedürftigkeit unterscheiden. Nun ist der Patient zu eigenen Entscheidungen fähig und möchte selbst bestimmen, was die nächsten Schritte sein sollen. Ähnlich wie beim Genesenden, bei dem sich eine zunehmende Selbstständigkeit von den betreuenden Ärzten und Therapeuten entwickelt, so ergibt sich auch in dieser Situation ein Selbstständig-Werden als eine ganz positive Qualität, bei dem die Betreuenden freundschaftlich verbundene und zu jeder erbetenen Hilfe bereite Begleiter sind. Es scheint sich eine reiche Frucht der Erkrankung auszubilden, die im Zusammenhang mit der „Sinnesorganbildung am falschen Ort" zu künftigem Wahrnehmen im Sinne des Geist-Erschauens führen kann. In einer auf das Materielle orientierten Zeit entwickeln sich zukünftige Keime für ein Erkennen des Geistigen.

4. Therapie Tumor-assoziierter Beschwerden

Durch die *Arzneimittel* der Anthroposophischen Medizin lassen sich zahlreiche Tumor-assoziierte Beschwerden behandeln und in unterschiedlichem Ausmaß bessern.

4.1 Kachexie, Appetitlosigkeit, Übelkeit

Kachexie ist das oftmals führende Symptom des fortgeschrittenen Tumorleidens. Sie weist auf den konsumierenden Charakter der zunehmend den Organismus ergreifenden Krebserkrankung hin.

Inappetenz entsteht durch das zu schwache Wirken der oberen Wesensglieder in der Verdauungsorganisation. Kommt es nicht nur zu dieser eingeschränkten Wirksamkeit, sondern zum „Erwachen am falschen Ort“, so entsteht *Übelkeit*. Die Therapie der tumorbedingten Übelkeit beschreibt das Kapitel [→ XXXII. 4.4 Übelkeit].

Bei der oft schwer beeinflussbaren Inappetenz ist die begleitende Symptomatik wesentlich. Bei motilitätsbedingten Beschwerden im Verdauungstrakt unterstützen Bitterstoffe das Wirken der oberen Wesensglieder. Bewährt haben sich

- *Gentiana lutea Rh 5 %* (Weleda) Dil. — 20-20-20 gtt
- *Gentiana lutea 5 % Urtinktur, Globuli velati* (Wala) — 10-10-10
- *Amara-Tropfen* (Weleda) — 20-20-20 gtt
- *Enzian Magentonikum* (Wala) — 1-1-1 TL
- *Bitter Elixier* (Wala) — 1-1-1 TL

Ingwer-Extrakt (verschiedene Hersteller), *frischer Ingwer-Tee* (es wird die Ingwerwurzel geschält, in feine Scheiben geschnitten, mit kochendem Wassers aufgegossen und ca. 10 Minuten ziehen gelassen).

Ingwer führt die astralische und die Ich-Organisation in den Verdauungstrakt, fördert die Motilität und beschleunigt die Magenentleerung. Diese Wirkung steht mit den cholinergen M-Rezeptoren und dem serotonergen System in Beziehung.[355] Bei manchen Patienten bessert ein *Teelöffel Zitronensaft* vor den Mahlzeiten die präprandiale Übelkeit.[356]

Während diese Arzneimittel die abbauenden digestiven Stoffwechselprozesse unterstützen und die oberen Wesensglieder verstärkt mit den Funktionen des Verdauungstraktes verbinden, sprechen die folgenden Arzneimittel die aufbauenden, resorptiven Prozesse an:

- *Digestodoron* (Weleda) Tabl. — bis 2-2-2
- *Hepatodoron* (Weleda) Tabl. — (2)-(2)-2.

Liegen ein Ulkus oder erosive Schleimhautläsionen vor, so gelten die in [→ XXIII. 4.3 Ulcus pepticum] dargestellten Gesichtspunkte. Eine gegebenenfalls bestehende Soorösophagitis bedarf in der Regel einer antimykotischen Therapie. Diese beeinflusst die Symptomatik zwar positiv, jedoch nicht den eigentlichen Krankheitsprozess, der die Mund- und Ösophagusschleimhaut durch die unphysiologische Wesensgliederkonstellation „fremd" werden lässt und dadurch die Pilzbesiedelung ermöglicht. Zur vorbeugenden Mundschleimhautpflege haben sich

- *Mundbalsam* (Wala) Gel, flüssig — mehrmals täglich
- *Ratanhia Mundwasser* (Weleda) — mehrmals täglich

bewährt. Der Mundbalsam lässt sich bei Stomatitis und Mundsoor zusammen mit

- *Cochlearia officinalis D3* (Rezepturpräparat, z.B. Apotheke an der Wala) Dil. — bis 2 x stündlich 5–7 gtt

einsetzen.[357]

Bei *Inappetenz* im Zusammenhang mit einer *Galle- und Leberbeteiligung* ist die medikamentöse Therapie auf diese Organfunktionen ausgerichtet. Insbesondere bei Beschwerden im rechten Oberbauch als Hinweis auf ein pathologisches Erwachen des astralischen Leibes gibt man Chelidonium in folgenden Zubereitungen:

- *Choleodoron* (Weleda) Dil. — 20-20-20 gtt
- *Chelidonium Ferro cultum Rh D3* (Weleda) Dil. — 20-20-20 gtt
- *Chelidonium comp.* (Weleda) Dil. — 20-20-20 gtt
- *Chelidonium Kapseln* (Wala) Kps. — 1-1-1

Bei *krampfartigen Beschwerden* bewährt sich:

- *Chelidonium/Colocynthis* (Wala) Amp. s.c. — bis mehrmals täglich.

- *Hepatodoron* (Weleda) Tabl. (2)-(2)-2

gehört zu den Arzneimitteln mit „stiller" Wirksamkeit [→ XXIV. 3.1.2 Therapie der chronischen Hepatitis B und C]. Man gibt es vor den Mahlzeiten, oder häufiger, zur Nacht.

Bedingt die *Pankreasorganisation* eine *eingeschränkte Verdauungsfunktion*, so kommen

- *Pancreas/Meteoreisen* (Wala) Glb. velati 10-10-10
- *Pancreas/Meteoreisen* (Wala) Amp. s.c. 1-0-0
- *Cichorium/Pancreas* (Wala) Glb. velati 10-10-10
- *Cichorium/Pancreas* (Wala) Amp. s.c. 1-0-0

zur Anwendung [→ XVII. 4.2.3 Therapeutische Gesichtspunkte zur chronischen Typ-A-Gastritis].

Meteoristische Beschwerden stehen mit der veränderten Wirksamkeit des zum Luftorganismus gehörenden astralischen Leibes in Verbindung. Hier bewährt sich *Nicotiana*, z.B. als

- *Cinis Tabaci D6* (Weleda) Trit. 1-1-1 MSP,

bei *kolikartig-schmerzhafter Symptomatik:*

- *Nicotiana comp.* (Wala) Amp. s.c. bis mehrmals täglich

ggf.

- *Cuprum aceticum comp.* (Wala) Amp. s.c. bis mehrmals täglich
- *Chamomilla Cupro culta D2, D3* (Weleda) Amp. s.c. bis mehrmals täglich
- *Oxalis comp.* (Weleda) Amp. s.c. bis mehrmals täglich
- *Ammi visnaga comp. Suppositorien* (Wala) bis mehrmals täglich.

Ein weiteres wichtiges Arzneimittel bei *meteoristischen Beschwerden*[358] ist

- *Carbo Betulae cum Methano D3* (Weleda) Trit. 1-1-1 MSP.

Auch sind

- *Carum carvi, ethanol. Decoctum Ø (=D1)* (Weleda) 20-20-20 gtt

▪ *Carum carvi Zäpfchen* (Wala)	bei Bedarf

hilfreich.[359]

Ein weiteres von Rudolf Steiner erwähntes Heilmittel ist *Formica* bei Patienten mit „magerer" Konstitution und Neigung zur Geschwulstbildung: „... Ameisensäure in entsprechender Zubereitung verdünnt, innerlich, und beobachten Sie ... wie sie bei mageren Menschen vertreibend auf die Neigung zu Geschwulstbildungen wirkt."[360]

▪ *Formica Ø (=D1)* (Weleda)	15-15-15 gtt

Äußere Anwendungen haben in diesem Zusammenhang ebenfalls eine wesentliche Bedeutung.

▪ *Schafgarben-Leberwickel*	Durchführung siehe Anhang
▪ *Kümmel-Ölwickel*	Durchführung siehe Anhang
▪ *Oxalis-Oberbauch-Kompresse*	Durchführung siehe Anhang

Diese äußeren Anwendungen haben sich in der anthroposophischen Krankenpflege ausgesprochen bewährt. Oxalis wird auch abdominell auch als Salbe*neinreibung* angewandt.

Zur Unterstützung der aufbauenden Prozesse bei Kachexie kommt

▪ *Malvenöl* (Wala)	1 x täglich

zum Einsatz. Es enthält Auszüge aus Malvenblüten, Hypericum perforatum, Herba, Prunus spinosa e floribus, Sambucus niger ex umbella, Tilia e floribus sowie Geranii aetheroleum und unterstützt die Wesensglieder durch seine sulfurische, wärmende Qualität beim aufbauenden Wirken im Organismus.

Selbstverständlich ist bei Inappetenz und Übelkeit auf die *Stuhlentleerung* zu achten. Eine gegebenenfalls bestehende Obstipation, die entweder auf dem zu schwachen Wirken der Wesensglieder in den Stoffwechsel- und Bewegungsfunktionen der Verdauung oder aber auf einer zu starken, vom Nerven-Sinnes-System ausgehenden und verkrampfenden Aktivität beruht, bedarf ihrer in [→ XXIII. 8.2 Obstipation] erwähnten Therapie. Die dort dargestellten Gesichtspunkte gelten ebenfalls für die Behandlung des Subileus z. B. bei Peritonealkarzinose.

4.2 Peritonealkarzinose

Die beschriebenen Arzneimittel kommen je nach den vorliegenden Leitsymptomen (Schmerz, Meteorismus, Obstipation, Störungen der peristaltischen Aktivität) auch bei der *Peritonealkarzinose* zur Anwendung. *Abdominelle Schmerzen* lassen sich mit

- *Oxalis e planta tota D3* (Wala) Amp. s.c. bei Bedarf
- *Oxalis, Folium Rh D3* (Weleda) Amp. s.c. bei Bedarf
- *Bryonia e radice D4* (Wala) Amp. s.c. bei Bedarf

erleichtern. Bei *bewegungs- und berührungsabhängigem* sowie *Erschütterungsschmerz* liegen gute Ergebnisse mit

- *Bryonia D3, D6* (Weleda) Dil. 10-10-10 (bis 2-stündlich) gtt

ggf. zusammen mit

- *Peritonaeum Gl D15* (Wala) Amp. s.c. bis 1-0-0

vor. Bei *Subileus* mit *konsekutiver kolikartiger Schmerzsymptomatik* bestehen positive Erfahrungen mit[361]

- *Nux vomica/Nicotiana comp.* (Wala) Amp. s.c. bei Bedarf

Nicotiana löst die astralische Organisation aus ihrer verkrampfenden Aktivität, Carbo Betulae mindert die meteoristische Symptomatik und wirkt auf den intestinalen Luftorganismus, Chamomilla e radice leitet die astralische in ein aufbauendes Verhältnis zur ätherischen Organisation. Darüber hinaus liegen positive Erfahrungen mit

- *Colocynthis e fructibus D4* (Wala) Amp. s.c. bei Bedarf

sowie

- *Opium D30* (DHU) Dil. 15-0-0 gtt

vor.

Die therapeutischen Maßnahmen beim *Singultus* sind in [→ XXXII. 4.6 Singultus] dargestellt.

4.3 Tumor-assoziiertes Fieber

Das *tumorbedingte Fieber* stellt oftmals eine erhebliche therapeutische Herausforderung dar. Es handelt sich um eine Temperatursteigerung, die nicht mehr durch die Ich-Organisation gelenkt und somit als Krankheitssymptom zu bewerten ist. Therapeutisch ist

- *Helleborus niger e planta tota D3, D6, D12* (Wala) Amp. s.c. 1-0-0, 3/Woche bis mehrmals täglich

■ *Helleborus niger aquos. D3, D6, D12* (Helixor) Amp. s.c.	1-0-0, 3/Woche bis mehrmals täglich

hilfreich.[362] Helleborus unterstützt die gestaltenden Kräfte [→ XIX. 4. Therapeutische Gesichtspunkte]. Rudolf Steiner wies besonders auf die männliche Konstitution im Zusammenhang mit der Anwendung der *Christrose* in der Tumorbehandlung hin. Bei geschwächter ätherischer Organisation ist

■ *Argentum metallicum praeparatum D6* (Weleda) Amp. s.c.	1 bis mehrmals täglich

– zusammen mit Helleborus – appliziert eine Hilfe.

Zur Differenzialindikation von Viscum album und Helleborus gelten die folgenden Gesichtspunkte: Der „Mistel-Karzinom-Typus" hat „nie Fieber", eher lokale Tumoren und zeigt ein Bild der Verhärtung, Adynamie, Fatigue und Depressivität. Dagegen ist der „Helleborus-Typ" eher subfebril bis febril mit Generalisierungstendenz des Tumorleidens, ein Bild der Entzündung, Unruhe, Flatterhaftigkeit und Angst. Deshalb besteht auch bei der B-Symptomatik und entzündlichem klinischen Bild eine Indikation für Helleborus niger [→ XIX. 4. Therapeutische Gesichtspunkte].[363]

Die *lenkende Kraft der Ich-Organisation* verstärkt *Phosphorus* in mittlerer Potenzierung [→ VIII. 4.1 Phosphor und Argentum]. Höher potenziertes Argentum (zur Gestaltung der Fieberreaktion, bei reduzierter ätherischer Organisation) ergänzt die Phosphor-Medikation. Darüber hinaus kommen Lachesis (z. B. Lachesis comp, beim „septischen" Fiebertypus), Belladonna (beim „plethorischen Fieber", bei dem die Blutdynamik in den oberen Menschen dringt) und Apis in Betracht.

■ *Phosphorus D8* (Wala, Weleda) Amp. s.c.	1-0-0
■ *Argentum metallicum praeparatum D20* (Weleda) Amp. s.c.	0-0-1
ggf. ergänzen mit	
■ *Lachesis comp.* (Wala) Amp. s.c.	bis 1-0-0
■ *Apis/Belladonna Inject* (Wala) Amp. s.c.	bis 1-0-0
■ *Apis/Belladonna cum Mercurio* (Wala) Amp. s.c.	bis 1-0-0

Schleimhautschäden infolge einer Strahlentherapie z.B. bei Nasopharynxkarzinomen beeinträchtigen den Patienten erheblich und machen teilweise sogar eine Sondenernährung (PEG) notwendig. Therapeutisch findet in diesem Zusammenhang die Komposition der folgenden Heilpflanzen zur lokalen Spülung Anwendung:

Calendula (Calendula-Essenz) fördert die aufbauenden Lebenskräfte und damit die *regenerierenden Heilungsvorgänge* der geschädigten Schleimhaut.

Chamomilla entwickelt eine andere Qualität, was sich schon an der Blattgestalt ablesen lässt. Kommt es bei der Calendula zu kräftigen und ausdauernden, eine Spreite ausbildenden Blättern, so imponieren die der Kamille als viel feiner gegliedert. Das Blatt, mit dem sie sich atmend dem Umkreis zuwendet, minimiert die Substanz und zeigt eine feingegliederte Gestalt. Dominant ist dafür die *Blütenorganisation*. Hier sind es die sulfurischen Qualitäten, die sich bis in die Ausbildung des ätherischen Öles verdichten und die Pflanze mit *Wärmequalität* durchziehen. Die Kamille unterstützt die von aufbauenden Wärmeprozessen begleitete Heilung.

Entsprechend verdünnt kann man zu diesen beiden Heilpflanzen noch *Combudoron* (Arnica, Urtica urens) hinzufügen, das dem *Verbrennungsaspekt* in der Genese der Mukositis begegnet.

Bei einer *Stomatitis/Mukositis* nach *Chemotherapie* empfiehlt sich[364]

- *Mercurius cyanatus D6* (Weleda) Dil. — 20 gtt in 1 Glas Wasser verdünnt, täglich mehrfach schluckweise trinken

oder

- *Cochlearia officinalis D3* (Rezepturpräparat, z.B. Apotheke an der Weleda) Dil. — bis 2 x stündlich 7 gtt

jeweils zusammen mit

- *Mundbalsam flüssig* (Wala)

und bedarfsweise

- *Morphin-Lsg. 2 %* — 5–10 gtt in 1 Glas Wasser verdünnt mehrfach täglich spülen bei sonst unbeeinflussbarer Symptomatik.

Sehr hilfreich ist des Weiteren die *lokale Honigapplikation*[365]:

- *(Manuka)-Honig* — 3 x täglich bis 20 ml (während der Strahlentherapie: 15 min vor, 15 min und 6 Stunden nach der Bestrahlung)

sollte bereits vor und nach jeder Radiatio zum Einsatz kommen und beugt – insbesondere bei thorakalem Bestrahlungsfeld – einer radiogenen Ösophagitis vor.

Bei Mundtrockenheit lindern

- *Mundbalsam flüssig* (Wala) bis mehrmals täglich
- *gefrorene Fruchtstücke (z. B. Ananas).*

Exulzerierende Tumore (z. B. exulzerierendes Mammakarzinom) versorgt man nach Spülung mit Calendula-Essenz (1:9 verdünnt) lokal mit

- *Honig* 1–3 x täglich.

Die Lokaltherapie stellt [→ 5.5.11 Therapeutische Gesichtspunkte] ausführlich dar.

Bei *Tumorulzerationen* mit *Hautdurchbruch* bestehen positive Erfahrungen mit der lokalen Anwendung von[366]

- *Cinis Capsellae comp. N* (Weleda Schweiz) Salbe 2 x täglich.

Die Salbe enthält u. a. eine differenzierte Metallkomposition, die dem Ablauf der Wundheilung angepasst ist, sowie Aschesalze von Hirtentäschel, Spitzwegerich und Wermut. Aschen haben eine strukturierende Wirkung, die sie in den auflösenden Wundprozess tragen.[367] Es bestehen positive Erfahrungen auch bei malignen Ulzerationen.[368]

4.5 Anasarka und Aszites im Rahmen der fortgeschrittenen Krebserkrankung

Anasarka ist eine *„abgelagerte"* und *aus dem funktionellen Zusammenhang des Flüssigkeitsorganismus gefallene Ödemflüssigkeit.*

Beim Gesunden befindet sich ungefähr ein Drittel des gesamten Körperwassers im *Extrazellulärraum.* Davon macht das Plasmavolumen ca. 25 % aus, der Rest umfasst die interstitielle Flüssigkeit. Zwischen dieser und dem Gefäßsystem besteht ein „Atmungsprozess". So findet sowohl Ausscheidung in die Gewebeperipherie als auch Resorption statt. Ausschlaggebend für eine überwiegende Flüssigkeitsbewegung aus dem vaskulären in den extravaskulären Raum sind zunächst der kolloidonkotische Druck und damit eine Eiweißqualität, die mit den Aufbau- und Lebensprozessen des Organismus in Beziehung steht. Kommt es hier zu einer *Rücknahme* der *ätherischen Organisation* und damit zu eingeschränkten Synthese- und Aufbauprozessen im Zusammenhang mit konsumierenden Erkrankungen, so entfällt die Flüssigkeit dem Leben und unterliegt den Schwerkräften.

Neben dem eingeschränkten Wirken der ätherischen Organisation gibt es auch andere Ursachen, die im dem Wirken der höheren Wesensglieder begründet sind. *Stauungsprozesse* in den *Flüssigkeitsbewegungen*, die beispielsweise durch Tumor-assoziierte Thrombosen entstehen, tragen ihrerseits zur Ödembildung aufgrund hämostatischer Druckkräfte bei.

Darüber hinaus scheint die Ödembildung in Zusammenhang mit der vom Astralleib getragenen Bewusstseinswelt zu stehen. Das Gesichtsödem des gerade erwachten

Menschen, das sich mit zunehmender Entfaltung der Bewusstseinswelt zurückbildet und dann Form und Gestalt des Gesichtes freigibt, ist hierfür ein Beispiel. Insofern erscheint es wesentlich, neben dem augenscheinlichen Befund der Flüssigkeitsakkumulation auch auf die dem Patienten mögliche Bewusstseinsentfaltung zu achten.

Schließlich neigt eine Gliedmaße, welche die Ich-Organisation nicht willentlich ergreift und bewegt, zur Ödembildung. So kommt es in der Ödem- und Anasarkaentwicklung zu einem unterschiedlichen Herauslösen der Wesensglieder aus dem Organismus.

Beim malignen Aszites sind weitere Ursachen in Betracht zu ziehen. So entwickelt sich eine erhöhte Permeabilität der peritonealen Gefäße. Der Bindung von VEGF an den vaskulären Permeabilitätsfaktor (VPF) hat dabei eine pathophysiologische Bedeutung. Mit VEGF ist auch eine verstärkte peritoneale Neoangiogenese korreliert. Natürlich kommen weitere Faktoren in der multifaktoriellen Aszitesentwicklung in Betracht (z. B. erhöhter portalvenöser Druck in Folge Metastasierung).[369]

Der *Aszites bei Peritonealkarzinose* stellt oft eine erhebliche therapeutische Herausforderung dar. Flüssigkeit lagert sich ab, unterliegt der Schwere und bedingt die perkutorische Flankendämpfung. Der tympanitische Klopfschall im Mittelbauch weist auf die „über der Flüssigkeit" liegende und wie abgekapselt wirkende intestinale Luft. Beide Phänomene tragen zu den Druckbeschwerden des Patienten bei. So sehr Punktionen eine momentane Erleichterung bringen können, so schnell ist allerdings auch die Ergussflüssigkeit wiederum „nachgelaufen". Instillationen unterschiedlicher Chemotherapeutika führen zur Senkung der Punktionsfrequenz und auch zur Asziteskontrolle, allerdings sind ihre systemischen Auswirkungen auch bei intraperitonealer Applikation zu bedenken. Die systemische Misteltherapie beeinflusst Aszites positiv. Die intraperitoneale Viscum-album-Therapie bedarf nach den bisherigen Erfahrungen noch der weiteren konzeptionellen Entwicklung und Evaluation. Über positive Erfahrungen mit Helixor M liegen Berichte vor.[370,371] Es führt offenbar nicht zu *Adhäsionen*, die als zum Teil belastende Nebenwirkungen dieser Therapieform sonst auftreten können.

- *Helixor M* (Helixor) Amp. — 100–200 mg ad 20 ml mit NaCl 0,9 % verdünnt i.p. injizieren, anschließend Spülung mit weiteren 20 ml NaCl 0,9 %.[372]

Erforderlichenfalls führt man die folgenden Mistelinstillationen in gesteigerter Konzentration (200, 400, 600, 800, 1000mg) nach demselben Schema im Zusammenhang mit der Entlastungspunktion bzw. einmal wöchentlich durch.

Eine Steigerung kann man bis

- *6 (10) Helixor M 100 mg* (Helixor) Amp.

ab der sechsten Woche vornehmen.

Eine Studie zur intraperitonealen Viscuminstillation im Zusammenhang mit den Entlastungspunktionen bei malignem Aszites mit

dokumentierte eine Verlängerung der Punktionsintervalle (primärer Zielparameter).[373]

Kasuistik

Ein 72-jähriger Patient wurde mit unklarem Aszites und Verschlechterung des Allgemeinzustandes stationär eingewiesen. Eine Gewichtszunahme und ein größerer Bauchumfang waren seit ca. zwei Wochen zu bemerken und führten zunächst zur Vorstellung bei dem hausärztlich tätigen Internisten. Dieser diagnostizierte sonografisch einen erheblichen Aszites und veranlasste daraufhin die stationäre Einweisung. Langfristig ist ein Diabetes mellitus Typ 2 bekannt und eine Inkretinsowie Metformin-basierte Therapie eingestellt. Seit ca. zehn Jahren besteht eine Splenomegalie. Eine damals diskutierte Splenektomie erfolgte nicht.
Aufgrund des zytologischen Aszitesbefundes (zellreicher hämorrhagisch-lymphatischer Aszites mit 60% reifen T-Zellen, davon 85% CD-3 positiv, CD-4 positive T-Zellen, 15% CD-3 + CD-2 positive T-Zellen, daneben Nachweis einer aberranten CD-19 positiven klonalen B-Zell-Population), der Splenomegalie (ca. 700 ml) und den sonomorphologisch suspekten inguinalen Lymphknoten bei signifikant erhöhtem Beta-2-Mikroglobulin ist von einem Non-Hodkin-Lymphom auszugehen. Differenzialdiagnostisch kommt am ehesten ein splenales Marginalzonenlymphom bzw. ein anderes, mutmaßlich schon länger bestehendes niedrig malignes Lymphom der Milz mit jetzt Progress in Betracht. Daneben ist ein primäres peritoneales Lymphom möglich. Die Oberflächenmarker sind in diesem Fall oftmals schwer zuzuordnen. Die Beckenkamm-Biopsie brachte keinen weiterführenden Hinweis.
Aufgrund der Synopsis der Befunde wurde die Splenektomie (Tumorkonferenz) vorgeschlagen, die zusätzlich eine histologische Sicherung ermöglicht hätte. Diese lehnte der Patient allerdings ab. Von der Extirpation eines inguinalen Lymphknoten sah man aufgrund des sich abzeichnenden befriedigenden Verlaufs ab.
Nach ausführlicher Diskussion der Befunde und dem Wunsch, eine OP wie auch Chemotherapie zu vermeiden, begann die intracavitäre Viscum album (VA)-Therapie mit Helixor M nach individueller Therapievereinbarung (offlabel use). Aufgrund unserer positiven Erfahrungen mit der intracavitären VA-Therapie, die mit Helixor M bislang zu keinen Adhäsionen oder Unverträglichkeiten führte, erfolgte die Auswahl des Präparates und auch des Wirtsbaums. Nach Ablassen von 5.000 ml Aszites erfolgte die erstmalige Installation mit 200 mg Helixor M problemlos. Es folgten im wöchentlichen Abstand noch drei weitere und in der Dosis gesteigerte Helixor-M-Applikationen [→ siehe Tab.], bis schließlich der initial rasch nachlaufende Aszites sistierte und in der Kontrolle acht Wochen nach Therapiebeginn sonografisch nahezu nicht mehr nachzuweisen war. Der Patient gewann sichtlich an Kraft und Lebensqualität und erholte sich in der poststationären Behandlungsphase vollständig. An ergänzender Medikation gab es aufgrund der beidseitigen Beinödeme eine milde Diuretikatherapie mit Furosemid 40 mg, zuletzt nur noch 20 mg. In der Thoraxaufnahme bestanden keine Hinweise auf eine

Herzinsuffizienz, das BNP lag nahezu im Normbereich. Der Diabetes mellitus Typ 2 war basal-unterstützt (Lantus, 12 Einheiten) befriedigend eingestellt. Es erfolgte eine Lymphdrainage bei Unterschenkelödemen (beidseitig). Das Gewicht verringerte sich von maximal 103 kg (7.3.2012) auf 88,6 kg (7.5.2012). Nachdem eine intracavitäre Misteltherapie nicht mehr erforderlich war, erfolgte die subkutane Fortführung mit Helixor P 10 mg mit der Option der weiteren Dosissteigerung. Jeden zweiten Tag erhielt er die Injektion mit Lien/Plumbum.

Unter der intracavitären Misteltherapie mit Helixor M ließ sich somit durch vier Applikationen während acht Wochen ein vorbestehender ausgeprägter Aszites mit mehrfachen Entlastungspunktionen um 2 bis 6 Liter mind. 1 x pro Woche nahezu vollständig beseitigen. Eine positive Wirksamkeit der VA-Therapie bei Non-Hodgkin-Lymphomen wurde bereits mehrfach beschrieben. So zeigten Kühn et al. bei Patienten mit Non-Hodgkin-Lymphom (partielle) Remissionen unter Misteltherapie, die über Jahre anhielten.[374] Zuletzt veröffentlichten Orange et al. drei Kasuistiken mit Remission kutaner B-Zell-Lymphome unter einer fieberinduzierenden Misteltherapie.[375] Die vorliegende Kasuistik dokumentiert neben der Remission des Aszites die gut tolerierte und unproblematische intraperitoneale Anwendung von hochdosiertem VA (Helixor M).

Datum	Gewicht (kg)	Punktatmenge	Helixor M (mg)
Woche 1	103	5000 ml	200 mg
Woche 2	102	2000 ml	400 mg
Woche 3	102	1000 ml	500 mg
Woche 4	97	2000 ml	700 mg
Woche 5	91	keine punktionswürdige Flüssigkeitsmenge	keine VA-Instillation
Woche 7	89	nahezu kein Aszites mehr nachweisbar	keine VA-Instillation

Aszites: Intracavitäre VA-Applikationen

Die diuretische Therapie (Torasemid, Furosemid, Spironolacton) führt oftmals zu Erschöpfung, Müdigkeit, Hypotonie und zeigt meist keine relevante Wirkung. Das Eingreifen der Wesensglieder schwindet. Ihre zum Nerven-Sinnes-System orientierte Wirksamkeit geht mit einer Thromboseneigung einher (die verschiedenen Diuretika sind in [→ XI. 3.3.4 Saluretika] beschrieben). Entsprechend braucht diese Therapie eine Ergänzung, die den Beschwerden begegnet:

Bei Erschöpfung und Müdigkeit:

- *Levico D1* (Weleda) Dil. 20-20-20 gtt,

bei Erschöpfung, Müdigkeit und depressiver Stimmung

- *Levico comp.* (Wala) Amp. s.c. 1-0-0,

bei Hypotonie

- *Veratrum album, ethanol. Decoctum D3, D4* (Weleda) 20-20-20 gtt
- *Skorodit Kreislauf Inject* (Wala) Amp. s.c. bis 1 x täglich.

Von den Arzneimitteln, die schon seit Langem in der Anthroposophischen Medizin in der Ödemtherapie zum Einsatz kommen, können

- *Iris germanica Rh D3* (Weleda) Amp. s.c. bis 1-0-0
- *Iris germanica, ethanol. Decoctum D3* (Rezepturpräparat, z.B. Apotheke an der Weleda) 20-20-20 gtt

versucht und zusammen mit *Bryonia/Stannum* verabreicht werden. Grundsätzlich ist bei pathologischen Veränderungen im Flüssigkeitsorganismus auch an eine Lebertherapie zu denken.

Meteoristische Beschwerden lassen sich – wie oben beschrieben – behandeln. Bei kolikartig-schmerzhafter Symptomatik empfehlen sich:

- *Nicotiana comp.* (Wala) Amp. s.c. bis mehrmals täglich
- *ggf. Cuprum aceticum comp.* (Wala) Amp. s.c. bis mehrmals täglich
- *Chamomilla Cupro culta, Radix Rh D2, D3* (Weleda) Amp. s.c. bis mehrmals täglich
- *Oxalis comp.* (Weleda) Amp. s.c. bis mehrmals täglich
- *Ammi visnaga comp. Suppositorien* (Wala) bis mehrmals täglich

Bei *ungenügend intestinaler propulsiver Bewegung* ist

- *Gentiana lutea Rh 5 %* (Weleda) Dil. 20-20-20 gtt
- *Gentiana lutea 5 % Urtinktur, Globuli velati* (Wala) 10-10-10

angezeigt.

Äußere Anwendungen

Beim wachen Patienten empfehlen sich

- *Boragowickel* Durchführung siehe Anhang,

beim müden Patienten

- *Citruswickel* Durchführung siehe Anhang.

Das Wirken der oberen Wesensglieder im ätherischen und physischen Organismus, unterstützt der *Zitronenwickel.* Die „hereinziehende“ Wirkung der Zitrone gibt sich bereits durch ihren Geruch und Geschmack zu erkennen. Rudolf Steiner empfahl als ergänzende therapeutische Maßnahme bei Ödemen im Rahmen einer singulären Krankengeschichte die Anwendung von Umschlägen mit verdünntem Zitronenwasser.[376]

Borago wirkt tonisierend auf die ätherische Organisation, Citrus aktiviert die astralische Organisation.

Zur Ödemtherapie und -prophylaxe eignet sich

- *Venadoron* (Weleda) Lotion täglich.

Frierende Patienten mit kühlen Nierenlagern erleben den

- *Ingwer-Equisetumwickel* Durchführung siehe Anhang

als ausgesprochen hilfreich. Er unterstützt die leibergreifende Aktivität der Wesensglieder: Ingwer vermittelt Wärme und spricht die oberen Wesensglieder an. Die dominierende Kiesel-Komponente des Equisetums gestaltet und tonisiert.

Bei *meteoristischen Beschwerden* bringt der

- *Kümmel-Ölwickel* Durchführung siehe Anhang

Erleichterung. Die *rhythmische Einreibung* regt in den erlebbaren Berührungsempfindungen die Wesensgliederwirksamkeit in dem von ihnen verlassenen Bereich an.

Zu oft fördert eine inadäquate Flüssigkeitssubstitution die Ausbildung von Ödemen und Anasarka. Der erkrankte Mensch kann mit den (in guter Absicht) intravenös applizierten Flüssigkeitsmengen nicht mehr umgehen. Diese dringen ungehindert in seine organismische Innenwelt ein und lagern sich dann als „Fremdqualität“ ab: Pleuraergüsse, Aszites und Anasarka entstehen oder verstärken sich. Das Durstgefühl der Patienten lässt sich durch Infusionen wenig verbessern. Sie leiden oftmals unter einem trockenen Mund. Hier hilft das Lutschen von gefrorenem Fruchtsaft, es mindert auch den Durst.

Ein weiteres Arzneimittel für die *äußere Anwendung* ist

- *Solum Öl* (Wala).

Es enthält neben Schachtelhalm und Rosskastanie (Aesculus hippocastanum) einen wässrigen Extrakt aus Solum uliginosum (Moor-Extrakt). Das Moor zeigt in seiner abgelagerten, aus dem Lebendigen ausgesonderten Flüssigkeit Bezüge zur Ödem-„Ablagerung" beim Anasarka, die in ähnlicher Weise dem Organismus „entfallen" ist. Die Anwendung dieses Präparats soll diese Flüssigkeit wieder dem Wirken der Wesensglieder zuführen. Hinsichtlich der weiteren Arzneimittel siehe [→ XIII. 4.2.1 Chronisch-venöse Insuffizienz].

Eine *Niereninsuffizienz* kann Ödeme und Anasarka aggravieren. „Etwa 50 % aller Patienten mit soliden Tumoren weisen unter Berücksichtigung der errechneten GFR eine renale Funktionseinschränkung auf"[377], und machen damit die Beziehung der Krebserkrankung zur Niereninsuffizienz deutlich. Die astralische Organisation zieht sich im Rahmen der Karzinogenese aus ihrer dynamischen Aktivität im Stoffwechsel-Gliedmaßen-System zurück und orientiert sich zum Nerven-Sinnes-System. Die gleiche Geste findet sich in den mit der astralischen Organisation besonders intensiv verbundenen Nieren: Auch hier kommt es zu einer verstärkten, vom Nerven-Sinnes-System ausgehenden astralischen Wirksamkeit, die zu renalen Skleroseprozessen führt. Die therapeutische Unterstützung der Nierenfunktion verbindet die astralische Organisation wiederum mit den aufbauenden Stoffwechselprozessen und trägt dadurch zu deren Redifferenzierung und Gestaltung bei.

4.5.1 Lymphödem

Lymphatische Stauungsprozesse treten im Zusammenhang unterschiedlicher Tumorerkrankungen auf. Lokal kommt der

- *Boragowickel* — Durchführung siehe Anhang

zur Anwendung. Des Weiteren haben sich

- *Quarkauflagen* — Durchführung siehe Anhang

bewährt.

- *Conium maculatum 5 %* (Weleda) Salbe — bis mehrmals täglich

ist bei *Lymphangiosis karzinomtosa* der Haut (zur Schmerztherapie) hilfreich. Positive Erfahrungen liegen auch bei Mammatumoren und beim Lymphstau vor.[378]

Eine wesentliche Bedeutung haben die körperorientierten Therapien wie die *Lymphdrainage,* manuelle Entstauung (ggf. komplexe Entstauungstherapie z. B. beim chronischen Armödem) und Mobilisierung der Ödemflüssigkeit. Die *Rhythmische Massage* regt die „Gewebeatmung" im Flüssigkeitsorganismus durch komprimierende und lösende Griffqualitäten an [→ Anhang].

Die *Heileurythmie* unterstützt die Therapie der Ödeme und Anasarka. Geeignete Laute sind

- *L, M, R, I, E, ggf. O.*

L stärkt die ätherische Organisation. L und M wirken auf den Atmungsprozess im Flüssigkeitsorganismus. Das R unterstützt die astralische Organisation bei ihrem zu schwachen Eingreifen und führt sie aus der Stauung in eine dynamische Wirksamkeit im Organismus. Das I verbindet die Ich-Organisation mit dem ödematisierten Leib, das E mit der ätherischen Organisation.

4.6 Haut- und Schleimhautblutungen

Das *Stibium* vermittelt zwischen dem *ätherischen* und dem *astralischen Leib* des Menschen. Dies entspricht der Wirksamkeit des Quarzes zwischen der Ich-Organisation und dem Astralleib oder derjengen des Kalkes, die sich zwischen den ätherischen und den physischen Leib stellt.[379]

Die Stibium-Wirksamkeit ist dann vonnöten, wenn eine zu geringe Verbindung des astralischen Leibes mit dem ätherischen besteht. Äußerlich zeigt sich dies in der Entdifferenzierung des Tumorgewebes, das sich von dem formenden Urbild zunehmend entfernt. Mit jedem Erwachen trägt der astralische Leib die Urbilder an die regenerierenden Lebenskräfte heran, um deren Bildetätigkeit zu lenken und zu gestalten. Diese im Falle der Entdifferenzierung unzureichende Aktivität soll die Stibium-Medikation unterstützen.

- *Stibium metallicum praeparatum D6* (Weleda) Trit. — 1-1-1 MSP

Stibium kommt auch bei *Haut- und Schleimhautblutungen* zum Einsatz, indem es die Gestaltungskräfte der Blutgerinnung unterstützt. Hierzu bestehen zahlreiche positive Therapieerfahrungen und gleichsinnige Beobachtungen aus der Grundlagenforschung.[380]

- *Marmor D6 / Stibium D6 aa* (Weleda) 1 ml, 10 ml Amp. — bis mehrmals täglich
- *Stibium metallicum praeparatum D6* (Weleda) 10 ml Amp. i.v. — bis mehrmals täglich

Des Weiteren bestehen positive Erfahrungen mit

- *Tormentilla comp.* (Wala) Amp. s.c. — 1–2 x täglich
- *Achillea ex herba D6* (Wala) Amp. s.c. — 1–2 x täglich

Müdigkeit und *Schlafstörungen* sind *häufige Beschwerden* des *Karzinompatienten.*

Fatigue ist eine der belastendsten Beschwerden von Krebspatienten, 70 bis über 90 % aller Krebspatienten unter Strahlen- oder Chemotherapie leiden daran.[381,382] Nach älteren Studien ist das Cancer-Fatigue-Syndrom sogar der *stärkste Einflussfaktor* auf die globale gesundheitsbezogene Lebensqualität bei palliativen Mammakarzinompatientinnen zum Zeitpunkt einer First-line-Chemotherapie und von der Prognoserelevanz vergleichbar mit derjenigen viszeraler Metastasen.[383] Das *Müdigkeitssyndrom* begleitet zahlreiche Patienten, die eine Chemo- oder Strahlentherapie durchliefen[384,385], und persistiert oftmals auch nach Abschluss der Therapie bzw. bei Patienten ohne Hinweis auf eine aktive Tumorerkrankung.[386] Zur Messung der Fatigue entwickelte man in Japan die *Cancer-Fatigue-Scale (CFS)* mit Fragen zu körperlicher, kognitiver und psychischer Erschöpfung.[387] Damit orientiert sich dieses Instrument an der Dreigliederung des Menschen. Die validierte deutsche Version unterscheidet exzellent zwischen Krebskranken und Gesunden.[388]

Ätiologisch tritt Fatigue bei Anämie, während und nach Chemo- oder Strahlentherapien und bei fortgeschrittenen Tumorerkrankungen auf. Manchmal ist sie auch schon vor der Tumormanifestation zu beobachten und bessert sich mitunter nach erfolgter Operation. Es kommen körperliche, psychologische und soziale Einflussfaktoren in Betracht. Die exakten Ursachen sind allerdings nicht geklärt.[389]

Mit dem *Erwachen* erlebt der Mensch für weite Bereiche seiner Organisation das Sich-Verbinden der Wesensglieder. Umgekehrt ist der Übergang in den Schlaf durch das Lösen des astralischen Leibes und der Ich-Organisation von dem ätherischen und dem physischen Leib charakterisiert. Von dem *individuellen Rhythmus* hängen die Gesundheit und die Lebensqualität ab.

Das *Rhythmische System* zeigt sich durch seine vermittelnde Funktion als zentrale Quelle der Gesundungs- und Heilungsprozesse. Wesentliche Untersuchungen weisen auf die Bedeutung rhythmischer Phänomene in Bezug auf die Krebskrankheit hin. So evaluierte eine prospektive Studie an 200 Patienten mit kolorektalem Karzinom die Bedeutung circadianer Rhythmik.[390] Dabei korrelierte der circadiane Rest-activity-Rhythmus (aktigrafisch als Handgelenksbewegungen gemessen) positiv mit der Prognose und der Lebensqualität. Für metastasierte kolorektale Tumorpatienten zeigte sich, dass ein aktimetrisch gemessener betonter Tag-Nacht-Rhythmus mit einem verlängerten Überleben und einer Lebensqualitätsverbesserung verbunden war.[391,392]

Umgekehrt korrelieren Müdigkeit, Appetitlosigkeit und Depression mit einer geringer ausgeprägten circadianen Rhythmik.

Müdigkeit entsteht einerseits durch eine *geschwächte ätherische Organisation* (z. B. *Erschöpfungsmüdigkeit* nach anstrengender Arbeit), andererseits durch ein *zu schwaches Eingreifen des seelisch-geistigen Wesens.*

Bei der schwachen Verbindung des seelischen und geistigen Wesens kommt es zu keiner ausreichenden Tagesaktivität und nachts zu einem flachen, durchbrochenen Schlaf (Cancer related insomnia). Die astralische Organisation empfängt dadurch nicht die notwendigen „Urbilder" zur regenerierenden Gestaltung der ätherischen Organisation und erlebt diesen Mangel als Müdigkeit. Umgekehrt empfindet man die seelische Erfüllung nach gesundem Schlaf als Erquickung.[393]

Beim schwachen Eingreifen der Wesensglieder bleiben nach dem morgendlichen Erwachen *Erschöpfung* und *Müdigkeit* bestehen. Die *erniedrigte autonome Regulation* (aR) weist dementsprechend auf das *zu geringe Eingreifen der oberen Wesensglieder.*[394, 395]

In der *Behandlung* des Müdigkeitssyndroms ist auf *rhythmische Abläufe* wie das Schlafen und Wachen zu achten. Eine anthroposophisch-multimodale Therapie erwies sich als wirksam.[396, 397]

Neben der Therapie aggravierender Faktoren (Anämie, unterschiedliche entzündliche Erkrankungen) kommt der Behandlung mit Viscum album eine herausragende und sehr gut dokumentierte Wirksamkeit zu. Auch erscheint die Beobachtung, dass die *Misteltherapie* zu einer Verbesserung des Schlafs führt und dem Patienten tagsüber mehr Kraft verleiht, in einem neuen Licht. Drei randomisiert-kontrollierte Studien zeigten, dass die Misteltherapie eine Verminderung der Cancer-Fatigue unter laufender adjuvanter Chemotherapie bewirkt.[398, 399, 400] Interessanterweise fand eine Studie eine schlechtere Prognose für Mammakarzinompatientinnen mit Cancer-Fatigue.[401] Die bereits seit Langem beschriebene Etablierung eines stabilen Rhythmus in der Wärmeorganisation infolge einer *Viscumtherapie* bekommt durch die prognostische Bedeutung rhythmischer Phänomene einen neuen Akzent.

In der Begleitung des palliativen Patienten mit Erschöpfung und beeinträchtigter ätherischer Organisation hat sich die Tannen-Mistel bewährt. Sie unterstützt die gestaltenden Aufbaukräfte im Organismus und kommt besonders beim geschwächten Patienten zum Einsatz.

- *Helixor A* (Helixor) Amp. — 100–300 mg in 500 ml NaCl 0,9 % langsam i.v. 3 x wöchentlich

Darüber hinaus spielen Arzneimittel wie

- *Levico comp.* (Wala) Amp. s.c. — bis 1-0-0
- *Aurum/Prunus* (Wala) Amp. s.c. — bis 1-0-0

eine wesentliche Rolle. Das *inkarnierende Eingreifen* der oberen Wesensglieder unterstützen *Eisenverbindungen*, z. B.

- *Ferrum hydroxydatum 5 (50)%* (Weleda, Apotheke an der Weleda) Trit. — 1-1-1 MSP.

Das natürliche *Antimoneisensulfid*

- *Berthierit D6* (Rezepturpräparat, z.B. Apotheke an der Weleda) Trit. 1-1-1 MSP

kommt bei *müden, blassen Patienten* mit geringer Durchdringung des unteren Leibes stärkend und wärmend zum Einsatz.[402]

Bei *Müdigkeit* und *Erschöpfung* des neurasthenischen Patienten liegen mit

- *Arsenopyrit D6* (Rezepturpräparat, z.B. Apotheke an der Weleda) Trit. 1-1-1 MSP

positive Erfahrungen vor. Das Eisen führt zu einer verstärkten Aktivität der Ich-Organisation, Arsen tonisiert die astralische und Schwefel verstärkt die aufbauende Funktion der ätherischen Organisation.[403]

Ein wichtiges Arzneimittel ist[404]

- *Solutio Ferri comp. D3* (Weleda) Dil. 2-6 x täglich 10 gtt.

Es handelt sich um eine mineralische Komposition nach dem Vorbild von Urtica dioica. Die Herstellung der Ursubstanz erfolgt aus Kalium carbonicum, Kalium-Eisentartrat, Sulfur, Trona und Weinsäure. Auch Patienten mit arterieller Hypotonie profitieren von diesem Arzneimittel.

Bei *neurasthenischen Patienten* mit *hypotonen Beschwerden* empfiehlt sich

- *Skorodit Kreislauf Inject* (Wala) Amp. s.c. 1-0-0.

Das o. g. Berthierit verstärkt die aufbauende (Nacht-)Wirksamkeit der oberen Wesensglieder, Skorodit ihre Tagespräsenz und aktiviert stärker das arterielle System.

Stehen Müdigkeit und Erschöpfung mit einer Anämie in Beziehung, so ist

- *Anaemodoron* (Weleda) Dil. 20-20-20 gtt
- *Anaemodoron Rh D2* (Weleda) Dil. 20-20-20 gtt

bei gleichzeitiger Inappettenz in Kombination mit Bitterstoffen wie

- *Gentiana lutea, ethanol. Decoctum 5 %* (Weleda) Dil. 20-20-20 gtt
- *Gentiana lutea 5 % Urtinktur, Globuli velati* (Wala) 10-10-10

hilfreich. Die Tumoranämie gehört oftmals zu den sogenannten ACD (Anämie bei chronischen Erkrankungen), denen nicht ein Eisenmangel, sondern eine -verteilungsstörung zugrunde liegt. Diese wird u.a. durch die Eisenavidität des Tumors bedingt. Durch die geringere Expression des Transporters Ferroportin mit konsekutiv vermindertem Eisenefflux kommt es zur intrazellulären Überladung. Umgekehrt sind der Transferrinrezeptor und damit die Eisenaufnahme gesteigert.[405] Der Eisenstoffwechsel desintegriert sich. Schließlich steht systemisch zu wenig Eisen zur Verfügung. *Anaemodoron* führt die astralische und die Ich-Organisation zu einer verstärkten, den Eisenstoffwechsel wiederum reintegrierenden Aktivität. Dabei spricht die zuckerhaltige Erdbeerfrucht die Ich-Organisation an, die Brennnessel (Frischpflanze) die astralische. Möglicherweise ist dadurch eine Verbesserung der Fatigue mit vermehrt geistig-seelischer Präsenz erreichbar.

Als pflanzliches Arzneimittel aktiviert *Rosmarin* das leiborientierte Wesensgliederwirken und kommt bei Patienten mit Müdigkeit, Schwäche (auch Konzentrationsschwäche) und Antriebsarmut zum Einsatz. Patienten mit Diabetes mellitus und Karzinomerkrankung profitieren von diesem Arzneimittel.

- *Rosmarinus recens D1, D3* (Rezepturpräparat, z.B. Apotheke an der Weleda) Dil. — 20-20-20 gtt

Bei *Müdigkeit, Erschöpfung* und *depressiver Symptomatik* bewährt sich

- *Hepar-Magnesium D4* (Weleda) Amp. s.c. — 1 x täglich

Dieses Arzneimittel unterstützt die Leberfunktion und in Verbindung mit dem „Lichtmetall" Magnesium die geschwächte Willensaktivität.

Kasuistik

Ein Ende 70-jähriger Patient befindet sich wegen eines metastasierten Prostatakarzinoms in unserer Behandlung. Vor etwa zwanzig Jahren wurde das Karzinom diagnostiziert und primärtherapiert. Nach wenigen Jahren trat bereits eine Knochenmetastase in der Halswirbelsäule auf. Diese wurde unter Fortführung der antiandrogenen Therapie bestrahlt. Seit Diagnosestellung erfolgte die Therapie mit Viscum album. Über zwischenzeitlich ca. 15 Jahre nach Eintritt der Metastasierung ergab sich ein absolut stabiler Verlauf des äußerlich gesehen vollständig gesund erscheinenden Patienten mit einem Karnofsky-Index um nahezu 100. Während dieser Zeit entwickelten sich eine zunehmend symptomatische Aorteninsuffizienz und komplexe ventrikuläre Herzrhythmusstörungen. Neben einem ACE-Hemmer und Diuretikum kam Cardiodoron zur Anwendung. Aurum/Stibium/Hyoscamus erlebte der Patient – als subcutane Injektion – als ausgesprochen hilfreich.
Im Vordergrund der klinischen Beschwerden stand ein ausgeprägtes Erschöpfungssyndrom mit depressiver Symptomatik und anhaltenden Schlafstörungen. Es kam zu Konzentrationsstörungen, das Klavierspiel (der Patient war Deutsch- und Musiklehrer) und geistige Arbeiten waren hochgradig eingeschränkt. Viele medikamentöse Umstellungen mit unterschiedlichen Arzneimitteln brachten keinen Erfolg. Zopiclon verbesserte den Schlaf, ohne jedoch an der Gesamtsymptomatik etwas zu ändern. Es erfolgte nun die tägliche Injektion von Hepar-Magnesium (s.c.). Wenige Wochen später bemerkte der Patient eine eindrückliche Verbesserung seines Allgemeinzustandes, die er in einem Brief folgendermaßen beschrieb: „Mein Gesamtbefinden hat in den letzten Tagen einen deutlichen Auftrieb erfahren. Ich kann wieder die Treppe steigen..., die Herzbeklemmungen sind verschwunden. Nur noch ganz selten nehme ich eine Schlaftablette (Zopiclon) ... Ich spiele auch wieder Klavier und kann mich wesentlich besser auf die geistige

> Arbeit konzentrieren. Offensichtlich ... [hat die] neue Verordnung (Hepar-Magnesium) ‚ins Schwarze getroffen'. Ich hätte nicht gedacht, dass noch einmal ein Aufschwung dieser Art möglich gewesen wäre. Möge er lange andauern."

Die Schlafstörungen und Unruhezustände bessern sich eindrücklich durch

▪ *Bryophyllum 5 %* (Weleda) Amp s.c.	bei Bedarf.

Ein zentrales Arneimittel bei depressiver Stimmungslage ist

▪ *Hypericum Auro cultum D2 bzw. Rh D3* (Weleda) Dil.	20-20-20 gtt

Bei *Müdigkeit* und *Konzentrationsmangel* infolge von Chemo-, aber auch von Strahlentherapie bei zerebralen Metastasen bzw. hirneigenen Tumoren ist u. U.

▪ *Helleborus niger aquos. D4* (Helixor) Amp. s.c.	1-0-0
▪ *Helleborus niger e planta tota D4* (Wala) Amp. s.c.	1-0-0

eine wesentliche Hilfe.

Kasuistik

Eine 63-jährige Pastorin wurde in unserer Klinik wegen eines *hochgradig pleomorphzelligen Sarkoms* des *Uterus* operiert (abdominelle Hysterektomie und Adenektomie bds.). Aufgrund einer pulmonalen Metastasierung begann man eine Chemotherapie mit Trophosphamid. Gleichzeitig erhielt sie eine *Misteltherapie*, zunächst als wöchentliche Iscador-Qu-5mg-spezial-Infusion in 500 ml Sterofundin parallel zur Chemotherapie. Unter der Chemotherapie entwickelten sich eine *belastende Müdigkeit und erhebliche Konzentrationseinschränkungen.* Die sonst in ihrem Beruf nach wie vor aktive Patientin konnte deswegen keine Predigten mehr halten. Nach der Therapie mit *Helleborus D4* Amp. trat bereits nach den ersten Injektionen eine von der Patientin als eindrücklich erlebte, nahezu vollständige Besserung dieser Beschwerdesymptomatik ein. Unter dem therapeutischen Konzept erreichte man im weiteren Verlauf zunächst eine komplette Remission des metastasierten pleomorphzelligen Sarkoms. Erst im weiteren Verlauf war ein Rezidiv zu diagnostizieren. Unter der fortgeführten Therapie geht es der Patientin im nun mehrjährigen Verlauf recht gut.

Eine Mistelbehandlung ist vor und während der Chemotherapie zur Prophylaxe und Besserung des Müdigkeitssyndroms wichtig. Bei chronischer Fatigue nach zurückliegender Tumortherapie ist an Helleborus zu denken.

Müdigkeit entsteht durch die zu starke Wirksamkeit des Nerven-Sinnes-Systems bei *bewusstseinsmäßiger Überforderung*, aber auch bei *erschöpfender Aktivität* des Stoffwechsel-Gliedmaßen-Systems. Das Rhythmische System kennt keine Müdigkeit.

Bei einer geschwächten ätherischen Organisation (z.B. zu starke Umwandlung ätherischer in Bewusstseinskräfte durch anhaltende Sorgen und belastende Gedanken), aber auch bei einer zu geringen aufbauenden Wirksamkeit der astralischen Organisation, die im Schlaf gestaltende Qualitäten in die ätherischen Prozesse trägt, ist *Argentum* angezeigt:

- *Argentit D6* (Weleda) Trit. (1)-(1)-1 MSP
- *Thuja occidentalis Argento cultum Rh D3* (Weleda) Dil. 20-20-20 gtt,

letzteres auch während und nach der Strahlentherapie.

Konzentrations- und Aufmerksamkeitsstörungen nach einer Chemotherapie entstehen durch die Schwächung der ätherischen Organisation, deren Kräfte metamorphosiert den Denkprozessen zugrunde liegen. In diesem Zusammenhang kommt eine Silberverbindung in Betracht, die das bereits erwähnte Stibium als natürliche Antimon-Silberverbindung enthält[406]:

- *Dyskrasit D10* 20-20-20 gtt
  (Rezepturpräparat, z.B. Apotheke an der Weleda) Dil.

Selbstverständlich muss man beim Müdigkeitssyndrom auch auf die Schilddrüse achten [→ XVII. Thyreologie].

Zur Unterstützung des Rhythmischen Systems ist eine Therapie mit

- *Cardiodoron* (Weleda) Dil. 20-20-20 gtt

wirksam, das auch den Schlaf bessert.[407]

Bewegung, Heileurythmie und künstlerische Therapien ergänzen wirkungsvoll die medikamentöse Behandlung.[408] Zwischenzeitlich ließ sich für eine multimodale Behandlung unter Einschluss von Heileurythmie und Maltherapie eine positive Wirksamkeit belegen.[409]

4.8 Krebskrankheit und Schlaf

Krebspatienten leiden nicht nur unter Müdigkeit, sondern häufig auch unter *Schlafstörungen.* Es finden sich vermehrt Weckreaktionen, ein oberflächlicher, nicht erholsamer Schlaf begleitet von Cancer-Fatigue, einer erniedrigten autonomen Regulation, geringerer Lebensqualität und vermehrter Ängstlichkeit.[410]

Während des Wachens gibt sich der *Astralleib* an die äußere Wahrnehmung hin. Die Notwendigkeit, sich zur geistigen Welt hinzuwenden, welche die Quelle der Bilder ist, „durch die der Mensch seine Gestalt erhält“, empfindet man als Ermüdung. „Der Astralleib kehrt während des Schlafes in seine Heimat zurück und bringt sich beim Erwachen neugestärkte Kräfte in das Leben mit. Den äußeren Ausdruck findet der Besitz, den der

Astralleib beim Erwachen mitbringt, in der Erquickung, welche ein gesunder Schlaf verleiht."[411]

Beim *Gesunden* begleitet die *Ermüdung* den *Übergang* der *astralischen Organisation* von der *Tages- zur Nachtwirksamkeit*, die *Erquickung* ihr *gestärktes morgendliches Verbinden mit dem Leib.*

Müdigkeit und auch die *unzureichende Erfrischung* basieren auf Einschränkungen der rhythmisch wechselnden Tages- und Nachtorientierung der astralischen Organisation. Das berührt nicht nur die Ebene des subjektiven Befindens, sondern auch ihre gestaltende Funktion, die bis zu den morphologischen Befunden der Tumordifferenzierung reicht und prognostische Bedeutung erlangt (s. o.).

Der Einsatz von Arzneimitteln, die auf das Bewusstsein des Patienten wirken, also *Analgetika, Sedativa und Hypnotika,* erfährt dadurch eine wesentliche Beleuchtung. Diese halten die astralische Organisation davon ab, ihre gestaltende Kraft den Lebenskräften einzuprägen. Auf die entsprechenden Beobachtungen zum Einsatz von Hypnotika geht das Kapitel Schlafmedizin ein [→ XXII. 5.4 Arzneimittel für den schlafgestörten Patienten]. Die therapeutischen Vorgehensweisen bei *Schlafstörungen* sind ebenfalls dort dargestellt.

4.9 Depression

Vom Fatigue-Syndrom ist die *Depression* zu unterscheiden. Bei einer depressiven Symptomatik mit *Antriebshemmung, Perspektivlosigkeit* und *Ängsten* liegen positive Erfahrungen mit

- *Aurum D10 / Ferrum sidereum D10 aa* (Weleda) Amp. s.c. (i.v.) — 1-0-0 täglich bis 2 x wöchentlich

vor (auch bei postnarkotischen Durchgangssyndromen).[412]

Hilfreich ist darüber hinaus

- *Hypericum Auro cultum, Herba D2* (Weleda) Dil. — 20-20-20 gtt.

Depression entsteht nicht nur durch eine verminderte Wirksamkeit der oberen Wesensglieder im Stoffwechsel-Gliedmaßen-System [→ XVI. 4.2.3 Seelische Phänomenologie beim metabolischen Syndrom], sondern auch durch Schwäche und Erschöpfung der ätherischen Organisation. In diesem Falle kann man

- *Aurum/Prunus* (Wala) Amp. s.c. — 1-0-0

einsetzen. Eine *Lebertherapie* unterstützt die ätherische Organisation, das dem Licht nahestehende Magnesium trägt dazu bei, die Dunkelheit der Seele aufzuhellen[413]:

- *Hepar-Magnesium D6* (Weleda) Amp. s.c. 1 bis mehrmals wöchentlich.

Die *künstlerischen Therapien* bessern Depression und auch das Fatigue-Syndrom.[414] Insofern kommen neben der Arzneibehandlung die Kunst und die *Heileurythmie* innerhalb eines integrativen Ansatzes zur Anwendung.

Bei Unruhe und Angst sind

- *Bryophyllum 50%* (Weleda) Trit. 1-1-1 MSP
- *Bryophyllum 5%* (Weleda) Amp. s.c. bis mehrmals täglich

wirksam.

Positive Therapieerfahrungen bestehen auch mit

- *Hyoscyamus / Valeriana* (Weleda) Dil. 20-20-20 gtt.

4.10 Metastasierung

Das Phänomen der *Metastasierung* galt lange Zeit hindurch als eine *passive Aussaat von Tumorzellen*, die den bekannten Wegen (lymphogene, hämatogene Metastasierung mit arteriellem, Hohlvenen-, Pfortader-, vertebralen und Lymph-Venen-Typus)[415] folgt *(Kaskadentheorie der Metastasierung)*. Die Metastasierung stellt jedoch einen hochkomplexen Prozess mit mehr als 300 bislang identifizierten genomischen Mutationen dar. Das Bild von der „zufällig verschleppten" Tumorzelle als Ausgangspunkt ist im Sinne eines komplexen und geordneten Prozesses zu korrigieren, dem als ordnendes Prinzip die beschriebene Wesensgliederkonstellation zugrunde liegt. Darüber hinaus scheint es schon früh zu einer hämatogenen Aussaat mit „schlafenden" Tumorzellen zu kommen.

Zudem sind *organspezifische Faktoren*, die zu einem Ansiedeln von Tumorzellen führen, in Betracht zu ziehen („Saat und Boden"-Theorie). Diese „Seed and Soil"-Hypothese soll bereits vor mehr als 100 Jahren Stephen Paget (1855–1926) formuliert haben.[416] Es gibt Organe, die trotz arterieller Tumorzellverschleppung seltener befallen werden. So sind bei metastasierenden Karzinomen „in der Milz, der Herz- und Skelettmuskulatur um eine Zehnerpotenz seltener hämatogene Metastasen nachweisbar, als zu erwarten wäre." In diesem Zusammenhang spricht man von einer „negativen Organdisposition".[417]

In der Metastasierung besteht eine *Polarität*, die auf die Dreigliederung des menschlichen Organismus weist: Zunächst lassen sich die Metastasen im Skelett- und zentralen Nervensystem zusammenfassen. Es ist der Typus, der die *Nervenorganisation* und die mit ihr metamorphotisch in Zusammenhang stehenden Organbereiche befällt. Dieser Weg gehört überwiegend zum arteriellen Typ der hämatogenen Metastasierung. Auffallenderweise befällt die ossäre Metastasierung seltener die von der quergestreiften Muskulatur ergriffenen und damit mit der Willenstätigkeit in Beziehung stehenden distalen Gliedmaßenknochen. Vielmehr sind es häufig diejenigen Bereiche des *Skelettsystems*, die als Schädelkalotte oder als Wirbelkörper das zentrale bzw. spinale Nervensystem umhüllen [→ Abb.].

Der Knochenmetastasierung steht die große Gruppe der *Lebermetastasen*, zugehörig dem (venösen) Pfortader-Typ der hämatogenen Metastasierung, gegenüber. Der Metastasenlokalisation im Nervensystem ist diejenige der Stoffwechselorganisation polar entgegengesetzt. Die lymphogene Metastasierung mit ihrem Anschluss an das venöse System (Lymph-Venen-Weg) stellt sich diesem Typus zur Seite.

Eine mittlere Qualität nehmen z. B. die *Lungenmetastasen* ein, die sich in einem durch das Rhythmische System geprägten Organ manifestieren.

Nerven-Sinnes-System	Gehirnmetastasen Knochenmetastasen	
Rhythmisches System	Lungenmetastasen Pleurakarzinose	
Stoffwechsel-Gliedmaßen-System	Lebermetastasen viszerale Metastasen	

Metastasierung vor dem Hintergrund der Dreigliederung des menschlichen Organismus

4.10.1 Zerebrale Metastasierung, Hirnödem

Bei einer *zerebralen Metastasierung* ist die Strukturkraft der *Nervenorganisation* und damit die zu ihr gehörende Wirksamkeit der Wesensglieder zu unterstützen. Die aufbauend-gestaltenden Kräfte des Nervensystems stärkt das *potenzierte Argentum*. Die abbauende Nervenfunktion fördert demgegenüber Plumbum, auch in Verbindung mit der strukturierenden Kieselqualität als Plumbum silicium.

▪ *Plumbum metallicum praeparatum D20* (Weleda) Amp., Trit.	1-0-0 bzw.
▪ *Plumbum silicium D20* (Weleda) Amp., Trit.	1-0-0
▪ *Argentum metallicum praeparatum D20* (Weleda) Amp., Trit.	0-0-1
▪ *Arnica, Planta tota D3, D6* (Weleda) Dil.	20-20-20 gtt
▪ *Arnica e Planta tota D3, D4* (Wala) Glb. velati	10-10-10

Die jeweilige Symptomatik bestimmt die Arzneimittelwahl wie auch die Potenzstufe: So braucht der blasse und ausgezehrt wirkende Patient das Silber, während die kräftige Konstitution, die gegebenenfalls durch einen ausgeprägten Drang zur Nahrungsaufnahme mit kaum zu bremsendem Appetit (z. B. bei hirneigenen Tumoren, auch unabhängig von einer Corticoid-Medikation), einer Bleitherapie bedarf.

Aus der Pflanzenwelt sind *Arnika* und *Weihrauch* (in phytotherapeutischer Dosierung als H15) zu nennen.

Oftmals stellt sich die Frage nach der *Misteltherapie* bei Hirnmetastasen und perifokalem Ödem.[418, 419] Hohe Dosen können möglicherweise zu einer Verstärkung des Ödems führen, wobei eine therapeutische Bedeutung des „entzündlichen" Ödems zu diskutieren ist. Selbstverständlich ist einer Raumforderung und ihrer gegebenenfalls kritischen Lokalisation Rechnung zu tragen. Es sei auf der anderen Seite aber auch angeführt, dass es in einzelnen Fällen gelang, Patienten mit Hirnmetastasen ohne Radiatio, neurochirurgische Intervention oder Corticoide mit den genannten Arzneimitteln über die gesamte Zeit ihrer Erkrankung zu behandeln. Überwiegend handelte es sich dabei um Patienten, die eine Bestrahlung aufgrund der möglichen kognitiven Einschränkungen und Gedächtnisstörungen vehement ablehnten und auch keine Cortisontherapie wünschten. Darüber hinaus ist die orale Misteltherapie zu erwähnen, für die kasuistisch positive Erfahrungen vorliegen.

Ein weiteres Arzneimittel bei zerebraler Metastasierung und auch bei hirneigenen Tumoren ist

- *Helleborus niger aquos. D3-D12* (Helixor) Amp. s.c. 1-0-0
- *Helleborus niger e planta tota D3-D12* (Wala) Amp. s.c. 1-0-0.

Helleborus intensiviert die Wirksamkeit der astralischen Organisation im Nervensystem. Es wirkt der Ödembildung entgegen und fördert die Bewusstseinsprozesse. Helleborus ist bei Patienten mit Beschwerden nach einer Strahlentherapie, zerebralen Metastasen oder hirneigenen Tumoren sehr hilfreich. Auch die alternierende Gabe von Viscum und Helleborus hat sich verschiedentlich bewährt.[420] Bei Einschränkungen der kognitiven Funktionen (Denkfähigkeit, Konzentration, Gedächtnis), die nach der Strahlentherapie des Zerebrums auftraten, erwies sich mehrfach

- *Helleborus niger D4* (Wala, Helixor) Amp. s.c. bis 1-0-0

ggf. zusammen mit

- *Arnica / Betula comp.* (Weleda) Amp. s.c. bis 1-0-0

als hilfreich.

Bei sogenannten „Wesensveränderungen", die besser als leibliche Behinderungen des im eigentlichen Sinne nicht erkrankten geistig-seelischen Kerns des Menschen zu verstehen sind, ist oftmals

- *Olibanum comp.* (Weleda) Dil. 20-20-20 gtt
- *Olibanum comp.* (Weleda) Amp. s.c. bis mehrmals täglich

- *Aurum comp.* (Wala) Amp. s.c. bis mehrmals täglich

eine wesentliche Hilfe. Zur Unterstützung der *formenden Kräfte* in der Bewusstseinswelt kommt

- *Stibium metallicum praeparatum D6* (Weleda) 10 ml Amp. i.v. 1-0-0

in Betracht, bei *begleitender Unruhe* zusammen mit

- *Bryophyllum D5 / Conchae D7* (Weleda) 10 ml Amp. i.v. bis mehrmals täglich

bzw.

- *Bryophyllum 50%* (Weleda) Trit. ½ -½-½ TL.

Die Applikation der Ampullen über einen Perfusor hilft, auf übliche sedative oder anxiolytische Medikationen zu verzichten. Stirnhirnmetastasen weisen u. U. auf die therapeutische Anwendung von Stannum.

Abschließend sind die *Organpräparate* als Arzneimittel aus dem Tierreich zu erwähnen: Sie unterstützen in der potenzierten Form die Strukturkräfte der Nervenorganisation.

Bei perifokalem Ödem kommen

- *Apis ex animale D12, D20* (Wala) Amp. s.c. 1-0-(1)
- *Apis mellifica D20* (Weleda) Amp. s.c. 1-0-(1)
- *Bryonia/Stannum* (Wala) Amp. s.c. 1-0-(1)
- *Solum Inject 10* (Wala) Amp. i.v. 1-0-(1)
- *Solum Inject* (Wala) Amp. s.c. 1-0-(1)
- *Apis regina comp.* (Wala) Amp. s.c. bis 1-0-0 (während der Bestrahlung)
- *Apis regina comp.* (Wala) Glb. velati 10-10-10 (während der Bestrahlung)

in Betracht. Apis strukturiert in der höheren Potenzierung, Stannum leitet gestaltende Kräfte in den Flüssigkeitsorganismus und Solum darüber hinaus bis in die Ausscheidung. Diese Arzneimittel begleiten auch die *Akutphase* der Ganzhirnbestrahlung und sind mit

- *Helleborus niger D4* (Wala, Helixor) Amp. s.c. bis 1-0-0

kombinierbar.

In der *chronischen Phase* ist dann weniger auf die entzündlichen als auf die sklerosierenden Auswirkungen zu achten. Positive Therapieerfahrungen bestehen hier mit Helleborus niger D3–D4 zusammen mit Arnica/Betula comp. (s. o.).[421]

4.10.2 Ossäre Metastasierung

Die *ossäre Metastasierung* weist auf die veränderte Wirksamkeit der *Ich-Organisation* im *Knochensystem* hin.

Der Knochenmetastasierung liegt zumeist die primäre Absiedelung im Knochenmark zugrunde, das – oftmals nach der stattgehabten pulmonalen Metastasierung[422] – im weiteren Krankheitsverlauf betroffen ist. Die Muskulatur und damit die Willensaktivität der Individualität ergreift das axiale Knochensystem der Gliedmaßen. Demgegenüber dient die Muskulatur beim Achsenskelett nicht mehr überwiegend der Bewegung, sondern der Haltung des Leibes. Die Beweglichkeit der Gliedmaßen wandelt sich im Achsenskelett zur Ruhe in der Haltung.

Exkurs

Während sich in den axialen Knochen das *rote Knochenmark* im Gegensatz zur kräftig entwickelten Muskelorganisation zurücknimmt, kommt es im achsennahen Skelett bis zur Schädelkalotte zur besonderen Ausbildung dieses Gewebes. Die Muskulatur verliert dafür im Bereich der Kalotte den unmittelbaren Bezug zum Knochen weitgehend.

Eine eingeschränkte Aktivität der Ich-Organisation, die dem Knochensystem Aufrechte und Struktur einprägt, steht möglicherweise mit der ossären Metastasierung, die charakteristischerweise das axiale Gliedmaßenskelett seltener betrifft, in Zusammenhang. Tumorzellen stimulieren den *osteolytischen Prozess*, indem sie die Sekretion von RANKL in Osteoblasten und Osteozyten fördern und damit zur Osteoklastenaktiviering beitragen. Umgekehrt vermindern andere Signalwege die Osteoblastenfunktion.[423] In dem osteolytischen Prozess kommt es schließlich zur „Auflösung" der Knochenstruktur durch die entzündungsverwandte osteoklastäre Aktivität. Polare Verhältnisse finden sich bei der *osteoblastischen Metastasierung*. Hier geschieht eine vermehrte, aber strukturgestörte Knochenbildung. Die Osteoblastenstimulation kann mit dem sonst gefäßkonstriktorisch wirkenden Endothelin-1, aber auch mit dem PDGF zusammenhängen, also Signalsystemen, die nicht mit der entzündlich-auflösenden, sondern sklerosierenden Wesensgliederwirksamkeit in Beziehung stehen.

Bei der ossären Metastasierung bedarf es der Unterstützung der Ich-Organisation in der Strukturbildung im Knochensystem. Diese besteht innerlich in einer *Stärkung des seelisch-geistigen Rückgrats* bzw. erfolgt durch die *Heileurythmie* und *medikamentöse Maßnahmen*. Eine „Basistherapie" mit

- *Agaricus comp. / Phosphororus* (Weleda) Dil. 20-20-20 gtt

ergänzt den *Bleiprozess*.[424]

■ *Cerrusit D8* (Weleda) Amp. s.c.	1–3 x wöchentlich
■ *Pyromorphit D8* (Weleda) Amp. s.c.	1–3 x wöchentlich

Lichtverwandte, gestaltende Qualitäten (Pyromorphit) stellen sich den in die Substanzbildung führenden Prozessen gegenüber (Cerrusit, [→ XXX. 3.2 Medikamentöse Therapie]). Bei *Schmerzsyndromen* infolge einer ossären Metastasierung, insbesondere bei *begleitendem perifokalen Ödem* hat sich

■ *Solum Inject* (Wala) Amp. s.c.	1–2 x täglich

bewährt. Bei *akuter Schmerzsymptomatik*[425] ist immer wieder

■ *Solum Inject 10* (Wala) Amp. i.v.	bei Bedarf

sehr hilfreich.

Darüber hinaus lindern *lokale Anwendungen* von

■ *Solum Öl* (Wala)	
■ *Aconit Schmerzöl* (Wala)	mehrmals täglich als Einreibung oder Ölwickel.

Bei *krampfartigen Schmerzsyndromen* wirkt

■ *Arnica comp. / Cuprum* (Weleda) Ölige Einreibung	mehrmals täglich als Einreibung oder Ölwickel.

Zur weiteren *Schmerztherapie* sei auf [→ XXI. 2.3 Nozizeptiver und neuropathischer Schmerz] verwiesen. Bei pathologischen Frakturen findet

■ *Symphytum comp.* (Wala) Amp. s.c.	bis 1-0-0

Einsatz.

4.10.3 Viszerale Metastasierung: Lungenmetastasen

Bei *Lungenmetastasen* kommen

■ *Pulmo/Ferrum* (Wala) Amp. s.c.	1-0-0
■ *Ferrum sidereum D8* (Weleda) Dil.	15-15-15 gtt

in Betracht. Bei *erschöpftem, geschwächtem Allgemeinzustand* hilft

- *Ferrum rosatum / Graphites* (Weleda) Dil. 15-15-15 gtt,

bei *vermehrter Schleimproduktion*

- *Tartarus stibiatus comp.* (Weleda) Trit. 1-1-1 MSP
- *Pulmo/Vivianit comp.* (Wala) Amp. s.c. 1-0-0.

Des Weiteren gibt man bei Dyspnoe[426]

- *Carbo Betulae D8, D20* (Weleda) Amp. s.c.

zusammen mit

- *Renes/Cuprum* (Wala) Amp. s.c. 1 bis mehrmals täglich
- *Cuprum aceticum D4* (Weleda) Dil. 20-20-20 gtt.

Letzteres setzt man bei trockenem Hustenreiz, gegebenenfalls in Verbindung mit Hedera helix in phytotherapeutischer Dosierung (bei verhaltenem Sekret) ein (z. B. *Prospan*). Bei Reizhusten infolge von Lymphangiosis und Lungenmetastasierung bestehen positive Erfahrungen mit

- *Cuprum aceticum D4* (Weleda) Amp. s.c. bis mehrmals täglich
- *Plexus pulmonalis Gl D15* (Wala) Amp. s.c. bis mehrmals täglich.

Die begleitende Unruhe führt zum Einsatz von:

- *Bryophyllum 5 %* (Weleda) Amp. s.c. bis mehrmals täglich
- *Bryophyllum 50 %* (Weleda) Trit. 1-1-1 MSP.

Bei *obstruktiver Dyspnoe* findet

- *Cuprum aceticum comp.* (Wala) Amp. s.c. 1 bis mehrmals täglich

Verwendung. Der Einsatz der Arzneien erfolgt in Abhängigkeit von den im Vordergrund stehenden Symptomen sowie von konstitutionellen Gesichtspunkten (z. B. emphysematischer Thorax oder vorbestehende chronische Bronchitis).

Bei Lymphangiosis und Strahlenpneumonitis bestehen positive Erfahrungen mit

- *Nontronit D15* (Weleda) Amp. s.c.[427] 1-0-0.

Bei Hämoptysen empfiehlt sich

- *Marmor D6 / Stibium D6 aa* (Weleda) 10 ml Amp. i.v. bis mehrmals täglich.

Bei dem malignen Pleuraerguss stehen verschiedene Verfahren (Talkum-, VA-Pleurodese, gegebenenfalls Ablaufkatheter (Pleurexkatheter)) zur Verfügung, die je nach Allgemein- und Kräftezustand des Patienten und Therapieziel einzusetzen sind. Zur VA-Pleurodese siehe auch [→ 3.5.12 Pleurodese].

4.10.4 Lebermetastasierung

Hepatodoron stellt ein Basismittel dar, das zusammen mit *Hepar/Stannum* oft zur Nacht gegeben wird.

- *Hepatodoron* (Weleda) Tabl. (2)-(2)-2
- *Hepar / Stannum D4* (Weleda) Amp. s.c. 0-0-1
- *Hepar/Stannum I* (Wala) Amp. s.c. 0-0-1

Weitere Leitsymptome sind der *rechtsseitige Oberbauchschmerz* (Leberkapselschmerz). Hier eignen sich

- *Bryonia/Stannum* (Wala) Amp. s.c. bis 2 x täglich
- *Bryonia D6* (Weleda) Amp. s.c. 1-0-0.

Bei *Lebermetastasierung* mit begleitender *Schmerzsymptomatik* (Kapselschmerz) hat sich die äußere Anwendung eines

- *Schafgarbenwickels* Durchführung siehe Anhang

bewährt.

Die oftmals bestehende Übelkeit ist vielfach durch

- *Chelidonium Ferro cultum Rh D3* (Weleda) Amp. 1-0-0
- *Chelidonium Ferro cultum Rh D3* (Weleda) Dil. 15-15-0 gtt
- *Taraxacum Stanno cultum Rh D3* (Weleda) Dil. 0-0-15 gtt

zu verbessern. Die *seelische (depressive) Stimmungslage* behandelt man mit

- *Hepar-Magnesium D4, D6* (Weleda) Amp. s.c. 1-0-0

ggf. zusammen mit

- *Hypericum Auro cultum Rh D3* (Weleda) Dil. 15-15-15 gtt,

eine *bestehende Mutlosigkeit* mit

- *Ferrum metallicum 0,4 %* (Weleda) Salbe 1-0-0 (rechter Oberbauch)
- *Pallasit* (Weleda) Salbe 1-0-0 (Unterschenkel).

5. Ausgewählte Tumorerkrankungen und ihre Therapien

5.1 Das Magenkarzinom

Weltweit gehören die Magenkarzinome zu den häufigsten Tumorerkrankungen. Das *Magenkarzinom* zeigt in den Industrienationen eine rückläufige Inzidenz; allerdings steigt die Häufigkeit von Adenokarzinomen des ösophago-gastralen Übergangs steil an. Gleichzeitig kam es auch zu einem Anstieg des diffusen Magenkarzinom-Typs nach Laurén.[428] In Deutschland erfolgt die Diagnose Magenkarzinom jährlich bei ca. 20.000 Patienten. Demgegenüber ist in den Entwicklungsländern mit einer Zunahme der Neuerkrankungen zu rechnen. Die Häufigkeit des Magenkarzinoms erreicht im letzten Lebensdrittel ihr Maximum.[429] Damit zeigt sich ein Zusammenhang mit der altersbedingten Lösung der Wesensglieder vom Organismus. Zu den wesentlichen Faktoren zählt die *chronische Gastritis*. Als atrophische Gastritis geht sie mit der Atrophie der Drüsenorganisation einher.

Damit zeigt sich eine *Beziehung* zwischen der *veränderten Drüsenorganisation* und der *Entstehung des Magenkarzinoms.*

5.1.1 Drüsenorganisation und Karzinom

Die *exokrine Drüse* bereitet oftmals den „Mutterboden" der Gastrointestinaltraktkarzinome und versucht, ein *„Sinnesorgan am falschen Ort"* zu bilden [→ 2.2 Karzinogenese und die Dreigliederung des Organismus]. Wie stellt sich nun der Übergang von der Drüse als physiologischer Metamorphose eines Sinnesorgans zum pathologischen Sinnesorgan, dem Karzinom dar?

In der *Ontogenese* des Magens entwickelt sich die spezifische Drüsenstruktur. In dem frühen Stadium einer noch nicht vollständig ausgebildeten Struktur der Magendrüsen findet man nun eine besondere Ausdehnung des Geschmackssinnes, dessen Organanlagen bis in den Magen hereinreichen sollen. Entsprechend der dominierenden Nerven- und Sinnesorganisation des embryonalen Organismus gibt es für den Magen ein Stadium, das die Sinnesqualität besonders betont. In der weiteren Entwicklung nimmt sich diese zurück und die Magenmukosa entwickelt die metamorphotisch verwandte, spezifische Drüsenorganisation. Es handelt sich um einen Inkarnationsprozess des geistig-seelischen Wesens des Menschen, das, aus dem Umkreis kommend, nun die Stoffwechselorganisation ergreift.

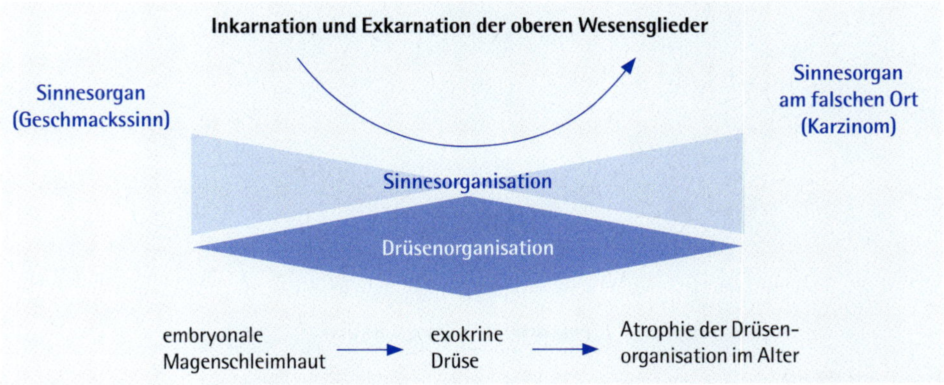

Embryonale Entwicklung der spezifischen Drüsenorganisation des Magens und ihre Atrophie im Verhältnis zur seelischen Wesenheit des Menschen

Umgekehrte Verhältnisse finden sich für die *Atrophie der Magenschleimhaut.* Die spezifische Drüsenqualität bildet sich wieder zurück, verschiedene Formen der intestinalen Metaplasien entstehen. Überraschenderweise erinnern diese nun in manchem an *embryonale Verhältnisse.* Das seelisch-geistige Wesen verlässt die Stoffwechselorientierung unter Rücknahme der Drüsenorganisation. Entwickelt sich nun am unphysiologischen Ort die für die Sinnesorgane typische Umkreisorientierung, so entsteht das „Sinnesorgan am falschen Ort", das Karzinom. Wirkt das Kind in allen Bereichen seiner leiblichen, seelischen und geistigen Organisation als ein Umkreiswesen – die Nachahmung ist hierfür ein wesentliches Beispiel – so scheint sich der krebskranke Mensch zum unphysiologischen Zeitpunkt wieder zu einem „Umkreiswesen" zu entwickeln.

5.1.2 Funktions- und Erhaltungsstoffwechsel der exokrinen Drüsen

Funktions- und Erhaltungsstoffwechsel der exokrinen Drüsen stehen sich als *Tages- und Nachtqualität* gegenüber. Sekretion und Absonderung gehören mit ihrem Bezug zum seelischen Erleben – der akuten Entzündung vergleichbar [→ VIII. 2. Die Physiologie der Entzündung] – zur Tagesseite (Funktionsstoffwechsel), die aufbauenden Lebensprozesse der Drüsenregeneration zur bewusstseinsfernen Nachtseite (Erhaltungs- und Regenerationsstoffwechsel) [→ Abb.].

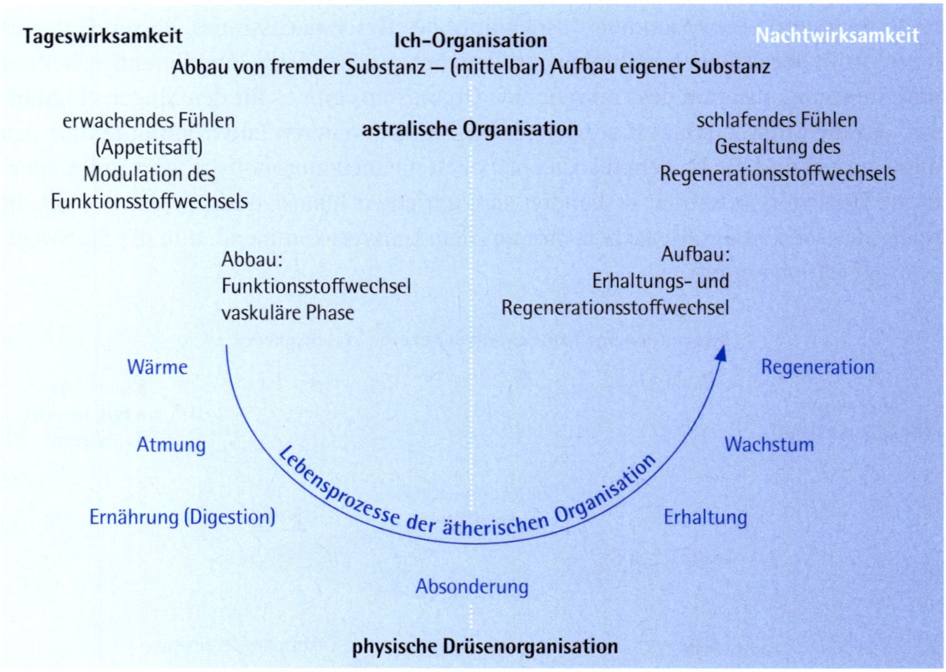

Tages- und Nachtqualität in der exokrinen Drüsenfunktion, das Wirken der Wesensglieder in der Drüsentätigkeit. Die physische Organisation der exokrinen Drüse ist von ihren Lebensprozessen [→ Anhang] zu unterscheiden. Darüber hinaus begleiten seelische Empfindungen die Drüsenfunktion. Die Ich-Organisation wirkt in dem Abbau der dem Organismus fremden Substanz.

Im Zusammenhang mit der Tagesseite der Drüsenfunktion kommt es zu einem Eingreifen des *astralischen Leibes* in den Lebensorganismus der exokrinen Drüse: Sekretion, Abbauprozesse und die begleitenden seelischen Empfindungen treten auf. Innerhalb des Funktionsstoffwechsels metamorphosieren sich Lebens- in Bewusstseinskräfte. So ist die fühlende Seele eng mit der *Drüsentätigkeit* verbunden. Während der Nachtphase zieht sich die astralische Organisation zurück, die Drüsensekretion nimmt entsprechend ab. Sie bleibt aber nicht untätig, sondern nimmt die gestaltenden Urbilder für die aufbauenden Lebensprozesse der Drüse auf [→ II. 1.7 Tages- und Nachtwirksamkeit der Wesensglieder]. *Funktion* prägt in diesem Sinne die zu ihr gehörende Organbildung.

Von dem ausgewogenen Verhältnis der Tages- (Sekretion) und der Nachtseite (Regeneration) [→ s. Abb.] hängt die *gesunde Drüsenfunktion* ab. Löst sich die in den Absonderungsprozessen wirkende astralische Organisation heraus, so schwindet der Sekretionsprozess mit der Drüsenatrophie. In der nun überwiegenden Nachtseite entwickelt sich eine proliferative Lebendigkeit, die zu wenig Form und Gestaltung erfährt. Lebenskräfte gelangen nicht in ausreichendem Maße in den Funktionsstoffwechsel: polypöses, neoplastisches Wachstum entsteht.

Die *eingeschränkte exokrine Drüsenfunktion* bei mukosaler Atrophie im Rahmen einer chronisch-atrophischen Gastritis begünstigt die *Karzinomentwicklung*.

5.1.3 Intestinale Metaplasie und Magenkarzinom

Welche *morphologischen Veränderungen* treten auf, wenn sich der Absonderungsprozess zurücknimmt? In diesen Zusammenhang stellen sich die verschiedenen Qualitäten der intestinalen Metaplasie, wie sie sich z. B. im Rahmen einer chronisch-atrophischen Gastritis entwickeln, zum Teil aber auch ohne wesentliche Entzündung zustande kommen.

Exkurs

Zunächst findet sich eine Zurücknahme bis hin zum Verlust der spezifischen Magendrüsen: An deren Stelle entwickeln sich indifferente Drüsenschläuche, die eine Metaplasie in Richtung Darmschleimhaut entwickeln.
In der *Metaplasie Typ I* entsteht eine der *Dünndarmschleimhaut* ähnliche Architektur mit Krypten und Zotten. Wie sich im Makroskopischen die Drüsenorganisation beim Übergang vom Magen in den Dünndarm zunehmend extraintestinal in den großen exkretorischen Drüsen Leber und Pankreas lokalisiert und damit die Dünndarmmukosa entstehen lässt, so bedingt das unphysiologische Herauslösen des mit der Drüsenabsonderung verbundenen astralischen Leibes bereits im Magen die Mukosaumwandlung in Richtung Dünndarmschleimhaut mit ihrer resorptiven Qualität.
Von dieser Form der Metaplasie ist die sogenannte *inkomplette intestinale Metaplasie* und hier besonders der *Typ III* wesentlich. Hier findet man eine Gestaltung der Magenmukosa, die der *Kolonschleimhaut* ähnelt: kolonähnliche Krypten, die häufig ausschließlich von Sulfomuzin-produzierenden Becherzellen ausgekleidet werden, entstehen. Damit hat die Magenschleimhaut nicht nur ihre spezifischen Drüsen verloren, die funktionell die Substanzen der Außenwelt abbauen und so die Aufnahme in die Innenwelt des Organismus vorbereiten, sondern darüber hinaus entsteht in dieser kolischen Metaplasie die Orientierung zur Außenwelt, wie sie für das Kolon physiologisch ist.

Das hier umrissene Spektrum der Verwandlung der Magenschleimhaut beginnt also – als ideelle Metamorphose begriffen – mit der normalen *Magenmukosa.* Mit der Herauslösung des astralischen Leibes und damit der Abnahme des von ihm bestimmten Absonderungsprozesses verschwinden die spezifischen Magendrüsen und eine vom ätherischen Organismus dominierte *Dünndarm-ähnliche Schleimhaut* entwickelt sich metaplastisch. Der Typ III der intestinalen Metaplasie erreicht metamorphotisch daran anschließend die kolische Metaplasie und damit einen dem Kolon ähnlichen Schleimhautaufbau. Im mikroskopischen Abbild der Pathologie findet sich somit die Schleimhautveränderung vom Magen zum Dünndarm und schließlich zum Kolon wieder. Gleichzeitig entsteht die zunehmende Orientierung zur Außenwelt, die schließlich in den entstehenden Kolonkrypten zu einer im Magenbereich unphysiologischen, sinnesorganverwandten Einstülpung der Außenwelt führt. Dementsprechend ist dieser Typ III der intestinalen Metaplasie am engsten mit dem Karzinom assoziiert. Das auf diesem Boden entstehende und schließlich geschwürig zerfallende Magenkarzinom vom intestinalen Typ greift die einstülpenden und zentripetal orientierten embryonalen

Bildeprozesse der Sinnesorganisation auf und führt sie in dem von der Oberfläche ausgehenden zentripetal-infiltrativen Wachstum fort.

5.1.4 Chronische Entzündung und Magenkarzinom

Die *unphysiologische Wirksamkeit* der *Wesensglieder* in der *Drüsenorganisation* des Magens, die in der Metaplasie morphologisch zum Ausdruck kommt, ist eine funktionelle Fremdqualität in diesem Bereich des menschlichen Organismus. Sie ruft die *Entzündung* als salutogenetisches, die Heilung anstrebendes Prinzip auf. Wird diese ursprüngliche Zielsetzung nicht erreicht, so entwickelt sich die chronische Gastritis [→ XXIII. 4.2 Akute und chronische Gastritis] mit ihrer Beziehung zum Karzinom. Dabei verläuft eine Schleimhautmetamorphose, die bei der normalen Magenmukosa beginnt, über eine atrophische Gastritis und intestinale Metaplasie weiterschreitet und schließlich zur Dysplasie und zum Magenkarzinom führt (Correa-Sequenz). Sie ist Ausdruck für das Herauslösen der oberen Wesensglieder, die schließlich eine Konstellation annehmen, wie sie für die Sinnesorgane typisch ist. Die nicht-atrophisierende, antrale Hp-positive Gastritis findet sich demgegenüber häufig bei Patienten mit einem Ulcus duodeni und korreliert nicht mit einem erhöhten Karzinomrisiko.

Exkurs

Naomi Uemura et al.[430] beschrieben in ihrer Studie ein gehäuftes Auftreten des Magenkarzinoms bei *Helicobacter-positiven Patienten* insbesondere bei ausgeprägter gastraler Schleimhautatrophie, Gastritis des Magencorpus oder intestinaler Metaplasie. Darüber hinaus trat ein Magenkarzinom bei Patienten mit nicht ulzeröser Dyspepsie oder Ulcus ventriculi signifikant häufiger auf als bei Patienten mit Ulcus duodeni. Beachtung verdient der wesentliche Unterschied zwischen Ulcus duodeni und Ulcus ventriculi [→ XXIII. 4.3 Ulcus pepticum, 4.4 Ulcus ventriculi].

5.1.5 Polarität im Spektrum der Magenkarzinome

Die Laurén-Klassifikation weist auf eine *Polarität* im Spektrum der Magenkarzinome hin. Der *intestinale Typus* beim oftmals älteren Patienten wächst als hoch-, mittel- oder auch niedrigdifferenziertes Adenokarzinom überwiegend umschrieben polypös oder exulzerierend. Sehr häufig findet sich bei diesem Typus eine chronisch-atrophische Gastritis mit intestinaler Metaplasie. Dieser Typus des Magenkarzinoms tritt gegenwärtig seltener auf und scheint für den Rückgang der Magenkarzinominzidenz in den letzten Jahren und Jahrzehnten verantwortlich zu sein. Er bildet noch glanduläre Strukturen aus und ähnelt u. U. dem kolorektalen Karzinom. Der intestinale Typus zeigt in seinem feingeweblichen Aufbau Elemente der Stoffwechselorganisation.

Diesem umschrieben wachsenden steht der *diffus ausgebreitete Typus* beim oftmals jüngeren Patienten polar gegenüber. Zu ihm zählen die Siegelring- und die szirrhösen

Karzinome (auch als Linitis-plastica-Typ bezeichnet). Er ist meist weniger differenziert und weist einen hohen Stromaanteil auf. Bei diesem Typus entstehen häufiger eine Peritonealkarzinose und mitunter große, oftmals doppelseitige Ovarialmetastasen (sogenannte Krukenberg-Tumoren). Dieser Tumor-Typus entwickelt oftmals Knochen-, Lungen- und seltener Lebermetastasen. Er stellt sich damit dem umschrieben wachsenden intestinalen Tumor-Typus, der häufig Lebermetastasen und später Lungen- und letztlich auch Skelettfiliae bildet, polar gegenüber.

Neben der *polaren Wachstumsform* findet sich die Polarität dieser beiden Tumorentitäten somit auch in deren *Metastasierungsverhalten* wieder, das beim zweiten Typus das zum Nervensystem in Beziehung stehende Knochensystem, beim ersten Typus die Leber als wesentliches Organ des Stoffwechselsystems sucht.

	Nerven-Sinnes-System		
Tumortypus (Laurén-Klassifikation)	• szirrhöses Karzinom	• Lunge, Knochen	bevorzugte Metastasierung
	• intestinales Karzinom	• Leber	
	Stoffwechsel-Gliedmaßen-System		

Polarität im Spektrum der Magenkarzinome

Während bei dem intestinalen Karzinomtypus zahlreiche Umweltfaktoren wie die Hp-Gastritis, Nahrungsfaktoren (z. B. Nitrosoverbindungen, stark gesalzene Speisen) und das Rauchen ätiologisch bedeutsam sind, spielen bei Adenokarzinomen vom diffusen Typ familiäre und heriditäre Faktoren eine Rolle. Eine hohe Salzaufnahme ist ein Risikofaktor für das Magenkarzinom[431], pflanzliche Ernährung senkt das Risiko.

5.1.6 Zur seelischen Phänomenologie

Die Beziehung des Magens zur Seele ist aus vielen, zum Teil sprichwörtlichen Erfahrungen bekannt. Depression trifft man häufig bei Patienten mit Magenkarzinom an und scheint darüber hinaus den Verlauf der Erkrankung zu beeinflussen.[432] Auch gibt es Hinweise, dass depressive Symptome häufiger bei Magenkarzinompatienten als bei anderen Krebskranken vorliegen.[433] Emotionaler Stress und Depression sind möglicherweise eigenständige Risikofaktoren für das Magenkarzinom.[434]

Die *Sekretionsprozesse* der *Magenschleimhaut* stehen in *Zusammenhang* mit der *astralischen Organisation*, seelisch betrachtet also mit der *Welt* der *Gefühle und Empfindungen* [→ XXIII. 2.2.2 Digestive und interdigestive Funktion].

Der Magen-Darm-Trakt zieht sich durch den dreigliedrigen menschlichen Organismus und bekommt durch ihn seine funktionale und anatomische Differenzierung. Die Seelenfähigkeiten des Menschen stehen mit der dreigliedrigen Organisation des Verdauungstrakts in Beziehung: Im Oropharynx verbinden sich mit den unterschiedlichen

Sinneswahrnehmungen (Schmecken, Tasten der Nahrungsmittelkonsistenz, Wärmesinn) Gedanken und Vorstellungen. Demgegenüber bestehen zur Magenorganisation enge Beziehungen des Fühlens. Nicht die Gedankeninhalte, sondern das gefühlsmäßige Erleben prägen ihre Funktion. Schließlich ergeben sich Gesichtspunkte, welche die untere Darmorganisation mit dem Willen in Beziehung setzen [→ XXIII. 6. Das Kolon – Erkrankungen und Therapien].

Bei der therapeutischen Begleitung des Magenkarzinompatienten braucht es eine behutsame Berücksichtigung des seelischen Befindens. So kennen wir Patienten, die mit Anfang 20 an dieser Erkrankung leiden, andere, die im mittleren Lebensalter erkranken und schließlich die große Gruppe von Menschen, die im höheren Alter diese Karzinome entwickeln. Vor dem Hintergrund der Biografie besteht augenscheinlich ein unterschiedliches seelisches Befinden. Wie andere Patienten auch, so beschrieb ein Patient im 60. Lebensjahr mit einem fortgeschrittenen Magenkarzinom häufig auftretenden Ärger und zurückgehaltenen Zorn. „Negative" Erlebnisse dringen zu stark „nach innen" und führen zu seelischer Anspannung. „Edler Zorn" wurde möglicherweise als Kummer und Ärger konstitutionell zurückgehalten. Es ist dann nicht der „akut entzündliche" Verlauf einer starken Willensäußerung der Individualität, sondern das chronisch verlaufende, heruntergedrückte, schwelende Feuer in den negativen Gefühlsstimmungen. Hierzu passt die Assoziation des Magenkarzinoms mit der „Typ-D-Persönlichkeit" (unglücklich, Kummer, Verärgerung, fehlendes Selbstvertrauen und sozialer Rückzug).[435]

Der Zusammenhang der Magenfunktion mit der *seelischen Innenwelt* findet sich in manchem Sprichwort, wie etwa „Es schlägt auf den Magen" wieder. Die lange zurückliegenden Beobachtungen an einem Patienten mit Magenfistel und damit gut studierbarer Veränderung der Magenschleimhaut in Abhängigkeit von den seelischen Stimmungen [→ II. 2.5.3 Die Dreigliederung in der Stoffwechselorganisation – ihre Bedeutung für das Verständnis von Pathogenese und Salutogenese] dokumentieren ebenfalls diesen Zusammenhang.

Dem heruntergedrückten Ärger steht der Zorn gegenüber. Rudolf Steiner beschrieb hinsichtlich des Zorns mehrere Qualitäten.[436] Zunächst erscheint er wie eine Vorstufe, die sich in der weiteren Entwicklung in das besonnene und lichtvolle Urteilen verwandeln kann. Der Zorn ist aber nicht nur Vorstufe und eine zu überwindende Unzulänglichkeit des Menschen, vielmehr bildet er auch die Wiege wesentlicher Schritte in der Entwicklung der Individualität. Im edlen Zorn lebt die innere Kraft des Ich. Dabei gibt er sich einem veränderungswürdigen Tatbestand vollständig hin, sieht damit ganz von den eigenen subjektiven Belangen ab und führt so zur Selbstlosigkeit. Letztlich kann sich Zorn in Liebe verwandeln.[437] Für manche Magenkarzinompatienten stellt sich die innere Aufgabe, das zurückgehaltene und vielleicht dem Ärger nahestehende Fühlen aus seiner „Stauung" zu befreien, zum seelischen Atmen zu bringen und zur liebevollen Begegnung mit der Welt zu führen.

5.1.7 Therapeutische Gesichtspunkte

Die nach onkologischen Gesichtspunkten durchgeführte *Resektion des Magens* sowie eine adäquate *Lymphadenektomie* sind entscheidende Maßnahmen beim lokoregionär begrenzten Magenkarzinom. Die *Chemotherapie* führt zu einer (begrenzten) Verlängerung des Überlebens, weshalb das Magenkarzinom als chemotherapiesensibler Tumor gilt. Gegenüber der „best supportive care" beschrieben vier randomisierte Studien beim fortgeschrittenen Magenkarzinom ein Überleben von acht bis zehn Monaten (gegenüber drei bis vier Monaten).[438]

Dabei handelt es sich um lange zurückliegende Untersuchungen; auf der anderen Seite dokumentierten modernere Protokolle keine entscheidend anderen Überlebenszeiten. Insofern ist im Gespräch mit dem Patienten neben der statistisch belegten Wirksamkeit der jeweilige *individuelle Nutzen* zu besprechen. Darüber hinaus sind die *Nebenwirkungsprofile* auf ihrer leiblichen, seelischen und geistigen Ebene anzuschauen und „nebenwirkungsarme" Protokolle zu diskutieren. Beim lokal fortgeschrittenen Magenkarzinom führt die *neoadjuvante Chemotherapie* zu einer signifikanten Steigerung der R0-Resektionsrate und verminderter lymphatischer Invasion, aber keinem signifikanten Überlebensvorteil.[439] Für eine postoperative, adjuvante Chemotherapie ergibt sich nur ein grenzwertig signifikanter Überlebensvorteil, sodass diese (zumindestens in der westlichen Welt) derzeit nicht als Standard gilt.[440] Im metastasierten Stadium ist die Wirksamkeit der Chemotherapie begrenzt. Auf die Bedeutung der *Mistelbehandlung* in Verbindung mit einer Chemotherapie gehen die Abschnitte [→ 3.3.2 Therapeutische Begleitung während der Chemotherapie, 3.5 Misteltherapie] ein. Eine prospektive, kontrollierte und randomisierte Studie wies für Patienten mit Magenkarzinom (St. Ib oder II) und adjuvanter Chemotherapie eine Verbesserung der Lebensqualität durch die Misteltherapie nach.[441]

Das therapeutische Ziel besteht in einer Verstärkung der Wirksamkeit der oberen Wesensglieder und ihrer Verbindung zur ätherischen und physischen Organisation des Magens.

Dem *Eisen* kommt eine wesentliche Bedeutung zu. Es findet als

- *Pancreas/Meteoreisen* (Wala) Amp. s.c. 1-0-0

Verwendung. *Bitterstoffen* regen die Wirksamkeit der oberen Wesensglieder in der *Drüsenorganisation* an:

- *Gentiana lutea Rh 5 %* (Weleda) Dil. 20-20-20 gtt
- *Gentiana lutea 5 % Urtinktur, Globuli velati* (Wala) 10-10-10.

Nach Magenresektion kommt bei dyspeptischen Beschwerden eine Therapie mit

- *Acidum hydrochloricum D3* (DHU) Dil. 20-20-20 gtt

in Betracht.

Bei der oftmals bestehenden Kachexie ist Gentiana nicht sehr hilfreich. Es kommen hingegen Mistelinfusionen und auch

- *Cichorium/Pancreas comp.* (Wala) Amp. s.c. 1-0-0

in Betracht.

Der sich aus den Stoffwechselprozessen herauslösende astralische Leib führt zu *Inappetenz* und *Übelkeit*. Er ist wiederum in seine physiologische Funktion zurückzuführen. Wesentliche Arzneimittel sind

- *Nux vomica D3, D6* (Weleda) Dil. 20-20-20 gtt
- *Nux vomica e semine D4, D6* (Wala) Glb. velati 10-10-10
- *Nux vomica e semine D6* (Wala) Amp. s.c. 1-0-0,

insbesondere bei krampfartigen Beschwerden, beim astralisch unruhigen, „nervösen" und reizbaren Patienten,

- *Ipecacuanha D4, D6* (DHU) Dil. 20-20-20 gtt

bei einer in der Drüsentätigkeit (Speichelfluss, Schleim, Durchfälle) und Bewegungsorganisation (Würgereiz, Brechwürgen) exzitierten astralischen Organisation.

- *Amara-Tropfen* (Weleda) 20-20-20 gtt
- *Gentiana Magen Globuli velati* (Wala) 10-10-10

setzt man bei *Inappetenz* ein, sie enthalten *Bitterstoffe*, die den astralischen Leib wiederum in seine Aktivität in der Stoffwechsel- und Bewegungsorganisation („prokinetische Wirksamkeit") führen.

Bei *tumorbedingten Blutungen* sind immer wieder eindrückliche Therapieergebnisse mit

- *Marmor D6 / Stibium D6 aa* (Weleda) Amp. s.c. 1-0-0
- *Marmor D6 / Stibium D6* (Weleda) 10 ml Amp. i.v. bei Bedarf bis mehrmals täglich
- *Marmor D6 / Stibium D6 aa* (Weleda) Trit. 1-1-1 MSP
- *Stibium metallicum praeparatum D6* (Weleda) 10 ml Amp. i.v. mehrmals, abhängig vom klinischen Verlauf

zu beobachten.

Zusätzliche therapeutische Gesichtspunkte finden sich in [→ 3.5 Misteltherapie, 4.7 Das Cancer-related-Fatigue-Syndrom, 4.10 Metastasierung] sowie in [→ XXI. 4.2 Anthroposophische Arzneimittel in der

Schmerztherapie]. Die *palliativen Therapiemaßnahmen* bei z.B. *Übelkeit* und *Singultus* stellt Kapitel [→ XXXII. 4. Der Heilbedarf des sterbenden Menschen] dar.

5.1.8 Neuroendokrine Tumore des Magens

Von den Karzinomen als epithelialen Neubildungen sind die *neuroendokrinen Tumore* (NET) zu unterscheiden. Diese entwickeln sich als gastroenteropankreatische Neoplasien in der Verdauungsorganisation. Die Mehrzahl der gastralen, neuroendokrinen Neoplasien ist asymptomatisch, bei den symptomatischen Tumoren werden Oberbauchbeschwerden, Blutungen und schließlich Gewichtsverlust beobachtet. Sie lassen sich in gut differenzierte neuroendokrine Tumore, gut differenzierte neuroendokrine Karzinome und schlecht differenzierte neuroendokrine Karzinome unterteilen. Der Begriff „Karzinoid" entspricht dem gut differenzierten NET sowie gut differenzierten neuroendokrinen Karzinom. Die neuroendokrinen Tumore nehmen aus derzeit nicht bekannten Gründen erheblich zu und die Inzidenz in Deutschland liegt bei 4–6/100.000 Einwohner.[442] Bei früher Diagnosestellung haben sie insgesamt eine gute Prognose.

In der Magen-Darm-Schleimhaut sind seit Langem einzeln liegende Epithelzellen mit besonderen Färbe-Eigenschaften bekannt, die Friedrich Feyrter (1895-1973) bereits 1938 als diffuses endokrines epitheliales Organ zusammenfasste.[443] Sie stehen in mehrfacher Hinsicht mit dem Nerven-Sinnes-System in Verbindung und stellen sich somit den Karzinomen mit ihrer Beziehung zur Drüsenorganisation des Stoffwechsel-Gliedmaßen-Systems polar gegenüber [→ Abb.]. Dabei besteht teilweise eine *inverse Beziehung* der gastralen neuroendokrinen Tumore zur exokrinen Drüsenfunktion: So tritt der Typ 1 (multiple polypöse Schleimhautvorwölbungen v. a. im Korpus und Fundus, geringe Proliferationsrate und gute Prognose; 70 bis 80 % aller gastralen neuroendokrinen Tumore) im Zusammenhang mit einer autoimmunen chronisch-atrophischen Gastritis (und einer damit verbundenen ECL-Zellhyperplasie (enterochromaffine-like cells)) auf. Die neuroendokrinen Magenneoplasien korrelieren mit *synchronen Adenokarzinomen* v. a. des Magen-Darm-Trakts.[444] Im Rahmen der Primärdiagnostik ist somit eine Koloskopie zur Abklärung von Zweitkarzinomen zu empfehlen. Auch die Histologie der unterschiedlichen Tumorformen fügt sich in das Spannungsfeld zwischen Nerven-Sinnes- und Stoffwechsel-Gliedmaßen-System: So enthalten die schlecht differenzierten neuroendokrinen Karzinome des Magens neben der neuroendokrinen gelegentlich auch eine Plattenepithel- und/oder Adenokarzinomkomponente.[445]

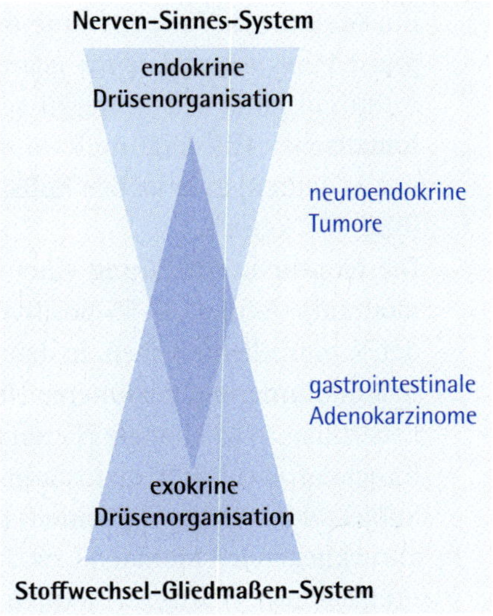

Neuroendokrine Tumore und Karzinome vor dem Hintergrund der Dreigliederung

Kasuistik

Eine ca. 65-jährige Patientin wird unter dem klinischen Verdacht einer *akuten Appendizitis* stationär aufgenommen. Intraoperativ zeigte sich ein fortgeschrittenes *Karzinom des Colon ascendens* mit kleinherdiger, diffus ausgebreiteter peritonealer *Metastasierung*. Darüber hinaus diagnostizierte man einen Magentumor und exzidierte diesen in demselben Eingriff (Magenteilresektion). Histologisch handelte es sich um einen gastralen *neuroendokrinen Tumor*. Postoperativ entwickelte sich eine manifeste Hyperthyreose auf dem Boden einer Autonomie. Nach ausführlicher Diskussion der therapeutischen Optionen entschied sich die Patientin gegen eine Chemotherapie. Es erfolgte eine Viscum-album-Behandlung (abnobaVISCUM Fraxini in zügig gesteigerter Dosierung). Die initial bestehenden Symptome einer klinisch belastenden Magenentleerungsstörung besserten sich unter *Gentiana lutea 5 %*. In dem ca. 15-monatigen postoperativen Verlauf entwickelten sich ein exzellenter Allgemein- und Ernährungszustand und eine kräftige, zukunftsorientierte seelische Verfassung, allerdings gefolgt von einem Tumorprogress, dem die Patientin ca. 18 Monate nach der Erstdiagnose erlag.

Bei den *neuroendokrinen Tumoren* entwickelt sich die für die Sinnesorganisation typische Wesensgliederwirksamkeit in einem mit dem Nerven-Sinnes-System in Beziehung stehenden Bereich der Verdauungsorganisation. Bei den gastrointestinalen *Adenokarzinomen* kommt es demgegenüber zur Manifestation dieser Wesensgliederkonstellation im Bereich der exokrinen Drüsen, also dem Stoffwechsel-Gliedmaßen-System der Verdauungsorganisation [→ Abb.]. Auch bei den neuroendokrinen Tumoren findet die Misteltherapie Einsatz und führt bei dieser Tumorentität – den bisherigen Erfahrungen folgend – zu überzeugenden Verläufen.

Kasuistik

Ein 60-jähriger Patient wurde mit der wenige Wochen zuvor gestellten Erstdiagnose eines *metastasierten neuroendokrinen Karzinoms* stationär aufgenommen. Aufgrund einer seit Mitte 20 schleichend beginnenden und zunehmend symptomatischen Gliedergürtelform der *progressiven Muskeldystrophie* (Erstdiagnose mit 34 Jahren) ist er an den Rollstuhl gebunden und in untergewichtigem Zustand (BMI 17,3 kg/m^2).

Die bioptische Abklärung einer rechtshilären Raumforderung hatte einen Chromogranin-A- und CD-56-positiven Tumor mit einer Wachstumsfraktion von < 1 % der Tumorzellen ergeben. In den bildgebenden Verfahren zeigten sich eine größere Raumforderung am unteren Hiluspol rechts, mediastinale Lymphome, multiple Leberfiliae, zwei kleinere Nierenmetastasen rechts sowie multiple osteoblastische Knochenfiliae. Das Somatostatin-Rezeptor-Szintigramm war positiv.

Subjektiv berichtete der Patient nicht über neu aufgetretene Beschwerden in den zurückliegenden Monaten bzw. Jahren. Symptome im Sinne eines Karzinoid-Syndroms (Flush, Diarrhoen) werden verneint.

Wir begannen eine Misteltherapie mit abnobaVISCUM Abietis 2 mg 3 x wöchentlich s.c., das man zwei Monate später auf 2 mg 2 x wöchentlich und 20 mg 1 x

wöchentlich steigerte. Drei Monate nach Beginn der Misteltherapie beklagte der Patient eine fortbestehende Abgeschlagenheit und Schwäche, sodass auf abnobaVISCUM Fraxini 0,2 mg 3 x wöchentlich s.c. umgestellt und zwei Monate später auf 2 mg gesteigert wurde. 4 1/2 Monate nach Beginn der Misteltherapie erfolgte eine erneute CT-Untersuchung, die sich aus technischen Gründen leider nicht mit der Voraufnahme bei Erstdiagnose vergleichen ließ. Der Tumormarker Chromogranin A war von 592 ng/ml bei Erstvorstellung auf jetzt 3570 ng/ml angestiegen.
Sechs Monate nach Behandlungsbeginn klagte der Patient über zunehmende Rückenschmerzen und ausgeprägte Schlaflosigkeit (bei bekannten depressiven Episoden und bestehender Dauermedikation mit Fluoxetin), sodass eine stationäre Aufnahme erforderlich war. Hier wurde neben einer Optimierung der antidepressiven Therapie alle zwei Tage über zwei Wochen eine Infusion mit abnobaVISCUM Abietis 20 mg verabreicht und ambulant für vier Wochen s.c. weitergeführt. Ein erneutes Restaging acht Monate nach Therapiebeginn zeigte einen deutlichen Rückgang der Leberfiliae (z.B. von 56 x 53 auf 37 x 37 mm und von 34 auf 22 mm). Ein einzig neu aufgetretener Herd maß 5 mm Größe. An den übrigen Manifestationsorten besteht ein stable disease. Parallel dazu war Chromogranin A erstmals wieder abgefallen (von 3570 auf 2870 ng/ml).
Die Misteltherapie wird mit abnobaVISCUM Fraxini 20 mg 3 x wöchentlich s.c. fortgeführt, da das Ansprechen des Tumors wahrscheinlich in der Zeit der Dosiserhöhung auf abnobaVISCUM Fraxini 2 mg begann und der Patient subjektiv unter dieser Therapie am meisten profitierte. Der weitere positive Verlauf bestätigte diese Einschätzung.
Es ist davon auszugehen, dass die *Misteltherapie* bei diesem Tumor eine signifikante Wirksamkeit hatte. Auch wenn Spontanremissionen bei neuroendokrinen Tumoren bekannt sind, gelten andererseits Tumore mit einem Chromogranin A von > 1000 ng/ml als prognostisch ungünstig.

5.1.9 Gastrointestinale Stromatumore (GIST)

Die häufigste Lokalisation dieser seltenen (Inzidenz jährlich ca. 15/1.000.000, medianes Erkrankungsalter zwischen 55 und 65 Jahren) stellt mit ca. 50 bis 60 % der Magen dar.[446] Obgleich diese zu den Weichgewebssarkomen gehörenden Tumore auch im Duodenum, Kolon, Rektum und Oesophagus auftreten, seien sie aus diesem Grunde hier besprochen. GIST sind keine epithelialen Tumore, sondern entwickeln sich aus den Cajal-Zellen oder deren Vorläuferzellen.[447] Die Cajal-Zellen leiten sich von dem Mesenchym ab und stellen sich funktionell zwischen das autonome Nervensystem und die Muskulatur. So sollen sie eine gemeinsame Progenitorzelle mit den Zellen der intestinalen Längsmuskulatur haben und in der Tunica muscularis ein dreidimensionales Netz bilden. Ihre Stellung zwischen dem Nerven- und Muskelsystem (Stoffwechsel-Gliedmaßen-System) bringt sie mit dem Rhythmischen System in Beziehung. In diesen Zusammenhang ordnet sich ihre „Schrittmacherfunktion" ein. Die Diagnose gastrointestinaler Stromatumore erfolgt häufig zufällig, klinische Symptome können Schmerz und Blutungen sein.

Risikofaktoren sind derzeit nicht bekannt, pathogenetisch führt eine „Mutation im Kit- oder PDGF-Rezeptor" zu einer ligandenunabhängigen Aktivität der Rezeptor-Tyrosinkinase. Hierauf gründet sich die effektive Therapie mit Imatinib.

5.2 Das kolorektale Karzinom

Karzinome des *Kolons* und des *Rektums* sind nach den Lungentumoren bei Männern und dem Brustkrebs der Frauen die häufigste bösartige Tumorerkrankung in Deutschland. Ihre Inzidenz ist in westlichen Ländern generell besonders hoch.[448] Damit bekommen nicht-genomische Faktoren wie die „Verwestlichung" des Lebensstils eine zentrale Bedeutung. Kolorektale Karzinome entwickeln sich an jedem Ort des Kolons, präferieren allerdings den distalen, „außenweltnahen" Darmbereich. Die insgesamt selteneren rechtsseitigen Karzinome scheinen eine etwas schlechtere Prognose zu haben, indem sie tiefer in den „innenweltnahen" Bereich des Kolons eindringen. Sie sind häufiger mit genetischen Syndromen (Lynch-Syndrom) assoziiert und weisen öfter therapierelevante Mutationen auf (KRAS, MSI). Das mittlere Erkrankungsalter liegt bei Frauen um das 75., bei Männern um das 71. Lebensjahr.[449] Damit ist das Kolonkarzinom wie viele andere Krebserkrankungen Ausdruck des altersabhängigen Herauslösens der oberen Wesensglieder.

Das kolorektale Karzinom entwickelt sich auf unterschiedliche Weise. Für das anthroposophisch-medizinische Krankheitsverständnis hat die *Adenom-Karzinom-Sequenz* eine besondere Bedeutung, da sie in ihren morphologischen Veränderungen die unterschiedliche Wirksamkeit der Wesensglieder erkennen lässt (s.u.).

Neben zahlreichen nicht-genomischen Faktoren kommen hereditäre Dispositionen (familiäre adenomatöse Polyposis (FAP), Syndrom der flachen Adenome (FAS) und nicht polypöse kolorektale Karzinome (HNPCC))[450] in Betracht. Mindestens 5 % aller kolorektalen Karzinome werden autosomal-dominant vererbt: hereditäre nicht polypöse kolorektale Karzinome, zum Teil mit assoziierten Tumorerkrankungen (Lynch-Syndrom)[451], die mit einer veränderten Wesensgliederkonstellation in Zusammenhang stehen. Zeitpunkt des Auftretens und familienanamnestische Daten sind in diesem Zusammenhang entscheidend und werden anhand der Amsterdam- und Bethesda-Kriterien erhoben.

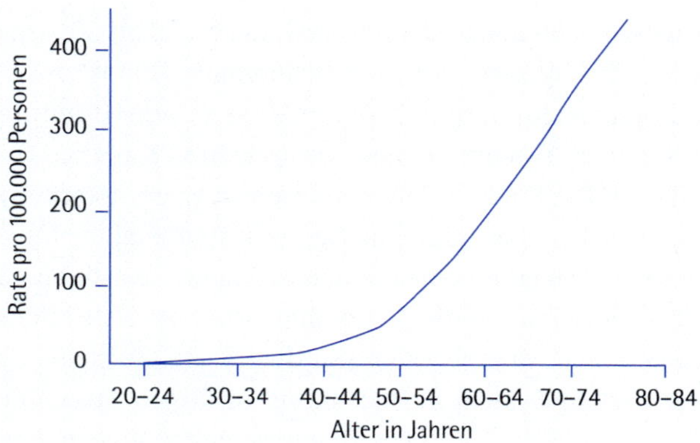

Altersabhängigkeit der kolorektalen Karzinom (CRC)-Inzidenz[452]

5.2.1 Die Adenom-Karzinom-Sequenz

Lösen sich die *oberen Wesensglieder* aus der Drüsenorganisation und überwiegt dadurch die Nachtseite der Drüsenfunktion mit ihren regenerativen Lebensprozessen, so verlieren die zur Oberfläche wandernden Epithelzellen nicht ihre Teilungs- und Wachstumsfähigkeit. Es entstehen drüsenartig aufgebaute polypöse Neoplasien. Diese zeigen ein Überwiegen der *Drüsenbildung*, nicht unbedingt der Funktion. Sie treten in höherem Lebensalter immer häufiger auf. Die tubulär gebauten, am meisten noch drüsenverwandten Adenome haben die geringste Entartungshäufigkeit. Beim *tubulovillöse Adenom* entwickeln sich nun zottig-papilläre Strukturen. Diese finden sich gesteigert in den großflächigen, villösen Adenomen. Eine die Außenwelt suchende und in sie zottig hineinwachsende Geste ist entstanden bei sich zurücknehmender tubulärer, d. h. drüsenartiger Struktur. Diese Adenomform zeigt nun die höchste Entartungsfrequenz. In der malignen Ulzeration entwickelt sich schließlich die einstülpende, sinnesorganverwandte Formgeste [→ Abb.]. Der zentripetal einstülpende Charakter maligner Entartung setzt sich in dem infiltrativ-destruierenden Wachstumsverhalten des Karzinoms und seiner den Organismus durchsetzenden Metastasierung fort.

5.2.2 Das Wirken der Wesensglieder in der Adenom-Karzinom-Sequenz

Die unterschiedliche Wirksamkeit der Wesensglieder in den einzelnen Abschnitten des Gastrointestinaltrakts macht die veränderte Wesensgliederkonstellation bei der Adenom-Karzinom-Sequenz verständlich [→ XXIII. 2.6 Die Wesensgliederwirksamkeit im Verdauungstrakt].

Im oberen Bereich dominiert die Sinnes- und damit die in der Wahrnehmung wirkende Ich-Organisation. Im Magen findet sich demgegenüber eine dicht gedrängte *Drüsenorganisation* mit deutlicher Abhängigkeit ihrer Funktionalität vom seelischen Empfinden, also vom *astralischen Leib*.

Im Dünndarm schwinden die drüsigen Strukturen und erscheinen wie ausgelagert in den großen exokrinen Drüsen von Pankreas und Leber. Die Glandulae intestinales verbleiben als Drüsenorganisation des Dünndarms. Nun entstehen hier als neue Gestaltung die villösen Formen, die auf die aufbauende Resorption hinweisen. Die astralische Organisation nimmt sich zurück und lässt damit im Dünndarm die Zotten als Instrument der *ätherischen Organisation* entstehen. Im Kolon treten die Zotten zurück, die umfassende Stoffwechselaktivität des Jejunums und Ileums schwindet und eine überwiegend *physische Qualität* erscheint.

Urbildhaft finden sich im Verdauungstrakt und damit im Großem diejenigen Wirksamkeiten der Wesensglieder, die im Kleinen den adenomatösen Neoplasien zugrunde liegen.

Kommt es zu *einer ungenügenden Wirksamkeit der Ich-Organisation* in drüsigen Strukturen, so bilden sich – dem *Überwiegen astralischen Wirkens* entsprechend und der drüsigen Struktur des Magens vergleichbar – morphologische Gestaltungen mit einem *drüsenverwandten, tubulären Aufbau (tubuläres Adenom)*. Schwächt sich nun die *astralische Aktivität* ab und lässt eine *überwiegende ätherische Qualität* enstehen, wie sie für den *Dünndarm* charakteristisch ist, so entstehen *zottige, villöse Gestaltungen (tubulovillöses und villöses Adenom)*. Geht im Weiteren die *ätherische Qualität* zurück, so entwickelt sich in der *Prädominanz des Physischen* die *derbe, exulzerierend zerfallende maligne Neoplasie*.

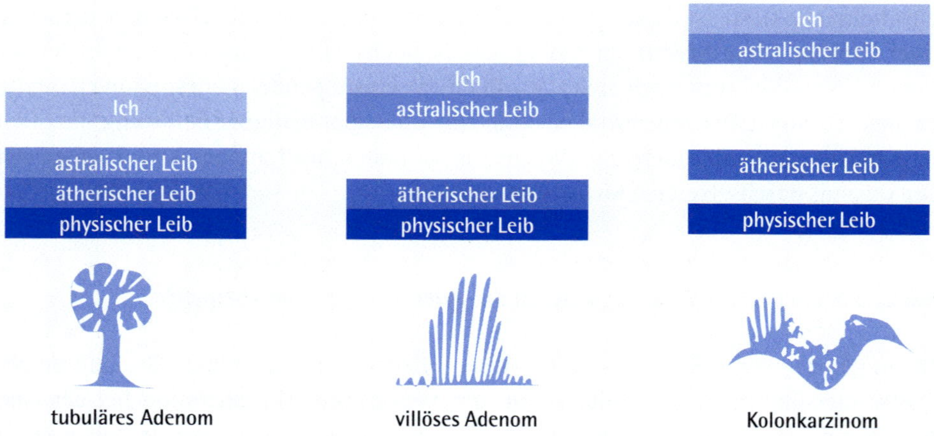

Wesensgliederwirksamkeit in der Adenom-Karzinom-Sequenz

Diese veränderte Wesensgliederkonstellation bedingt eine znehmende Autonomisierung des pathologichen Wachstums. Es kommt zur Desintegration und zum Herauslösen der Wesensglieder als Sinnesorganbildung am falschen Ort. Ein Bereich des Organismus nimmt sich aus dessen Ordnung heraus, autonomisiert sich und folgt der veränderten Wesensgliederwirksamkeit. Der Tumor erblindet für die sonst an diesem Ort wirkenden, physiologischen Gestaltungsprozesse und es treten Veränderungen im Sinnessystem der Zelle (Rezeptortyrosinkinasen und nachfolgende Signalkaskaden) auf, wie aktivierende Mutationen im RAS-Gen oder im BRAF-Gen [→ 2.3.5 Molekularbiologische Veränderungen in der Karzinogenese].

5.2.3 Ernährung und Bewegung

Die *Epidemiologie* des kolorektalen Karzinoms weist auf einen starken Einfluss von *nicht-genomischen Faktoren* hin.[453] Sehr wichtig ist die *Ernährung*. So sind kolorektale Karzinome in jenen Ländern besonders häufig, in denen der Fett- und Kalorienkonsum am höchsten, der Verzehr faserreicher Kost demgegenüber am niedrigsten ist. Pflanzliche Kost bei niedrigem Anteil tierischer Produkte verlängert vor und nach einer

CRC-Diagnose das Gesamtüberleben der Patienten.[454] Eine *hohe Gemüseaufnahme* hat wahrscheinlich einen protektiven Effekt.

Darüber hinaus kommen lebensgeschichtliche Zusammenhänge in Betracht: So haben Menschen, die 1944/45 dem Hungerwinter ausgesetzt waren, ein etwas geringeres Risiko für ein späteres Kolonkarzinom.[455] Dabei spricht einiges dafür, dass transiente Umwelteinflüsse während der Kindheit oder Jugend eine deutliche Auswirkung auf die Genetik und Epigenetik von Krebserkrankungen haben.[456] In der Kindheit entwickelt sich die für das Erwachesenenalter physiologische Wesensgliederkonstellation. Leibliche (z. B. Ernährung), seelische (z. B. kindliche Traumatisierung) und geistige Einflüsse (z. B. zu frühe Überforderung des Gedächtnisses, abstrakte Informationsvermittlung) stören diese Entwicklung und disponieren zu unterschiedlichen Erkrankungen. Für das Kolonkarzinom zeigen die wenigen hierzu vorliegenden Studien den möglichen Einfluss der (Mangel-)Ernährung.

Das *Mikrobiom* ist auch für das Kolonkarzinom von wesentlicher Bedeutung. So finden sich stadientypische Veränderungen des Mikrobioms beim Adenom und Karzinom, welche die Adenom-Karzinom-Sequenz begleiten.[457] Auch läßt sich aufgrund der Mikrobiomkomposition ein erhöhtes Darmkrebsrisiko vorhersagen.[458] Zwischenzeitlich wurden zahlreiche Beziehungen zum Tumorwachstum bekannt. So interagieren mikrobielle Peptide (sensing peptides) mit Zellen im menschlichen Organismus. Auch sind tumorfördernde und -inhibierende Eigenschaften mancher Peptide bekannt.

Das Mikrobiom zeigt eine ausgesprochen individuelle Konstitution. Selbst eineiige Zwillinge haben meistens ein unterschiedliches Mikrobiom. Die jeweilige Wesensgliederwirksamkeit im Stoffwechsel-Gliedmaßen-System bestimmt seine Zusammensetzung und Diversität. So ändert sich z. B. das Mikrobiom bei deren Aktivitätsabnahme: Beim Diabetes mellitus findet sich eine eingeschränkte Wesensgliederwirksamkeit im Stoffwechsel-Gliedmaßen-System. Entsprechend kommt es zu einer charakteristischen Veränderung in der Zusammensetzung des Mikrobioms [→ XVI. 4.2.7 Mikrobiom und Diabetes mellitus Typ 2]. Auch während der Schwangerschaft ändert sich das Mikrobiom entsprechend der sich wandelnden mütterlichen Wesensgliederkonstellation und entspricht schließlich demjenigen von Patienten mit metabolischem Syndrom [→ XXIII. 2.5 Das Mikrobiom]. Schließlich haben die Bewegung und die Ernährung einen modifizierenden Einfluss auf das Mikrobiom.[459] Körperliche Bewegung fördert die Wesensgliederaktivität im Stoffwechsel-Gliedmaßen-System. Die Ernährung verstärkt diese mittelbar: Eine ballaststoffeiche (und kohlenhydratreiche) Ernährung bedingt Veränderungen der Mikrobiota und ihrer Metabolite und führt u. U. zur Reduktion mukosaler Proliferations- und Entzündungsmarker.[460]

Bei der Verdauung faser- und ballaststoffreicher Kost kommt es zu einer verstärkten Wirkung der höheren Wesensglieder in der Stoffwechselorganisation, aus der sie sich sonst im Rahmen der Adenom-Karzinom-Sequenz herauslösen. Die Beobachtung, dass ausreichende *körperliche Bewegung* und damit die erhöhte Aktivität der höheren Wesensglieder im Stoffwechsel-Gliedmaßen-System ebenfalls präventiv auf die Entstehung eines Kolonkarzinoms wirkt, unterstützt diesen Gesichtspunkt.[461] So haben körperlich aktive Menschen beiderlei Geschlechts ein bis zu 50 % erniedrigtes Erkrankungsrisiko. Auch soll ein „moderates körperliches Training, wie Treppensteigen, schnelles

Gehen oder ‚brisk walking'" das relative Risiko senken.[462] Bewegung senkt vermutlich die Mortalität bei Patienten mit Kolonkarzinom Stadium I-III (Nurses' Health Study [→ s. Abb.]).[463,464,465] Zwischenzeitlich zeigte sich, dass die Sterbewahrscheinlichkeit von Darmkrebspatienten (Colon-Ca Statium III) bei körperlicher Bewegung, normalem Körpergewicht und adäquater Ernährung (Gemüse, Früchte, Vollkornprodukte) deutlich reduziert ist.[466] Dazu passen Zusammenhänge zwischen der Muskelmasse, also der Bewegungsorganisation, und der Prognose. So korreliert der Rückgang der Muskulatur bei Patienten mit metastasiertem kolorektalen Karzinom während der palliativen Chemotherapie mit einem kürzeren Gesamtüberleben.[467]

Ziehen sich die *höheren Wesensglieder* aus ihrer Funktion im *Verdauungstrakt* zurück, so entwickelt sich *eine proliferative Lebendigkeit*, die schließlich in die *maligne Transformation* übergeht. Umgekehrt scheint die *intensive Aktivität der höheren Wesensglieder* in der *Stoffwechsel-Gliedmaßen-Organisation* dem Entstehen eines *Kolonkarzinoms* entgegenzuwirken.

Adipositas und insbesondere der *abdominelle Fettansatz* führen zu einem höheren Krebsrisiko. Auch scheint Übergewicht in der Jugend mit einem erhöhten Risiko für ein späteres Kolonkarzinom einherzugehen.[468] Patienten mit Diabetes mellitus haben ein erhöhtes Erkrankungsrisiko.[469,470] Darüber hinaus weisen CRC-Patienten mit Diabetes mellitus Typ 2 [→ XVI. 6.6 Diabetes und Karzinom] gegenüber nicht diabetischen Patienten eine schlechtere Prognose auf.[471] Diese Beobachtungen deuten auf die Bedeutung der Willenstätigkeit des Menschen und damit auf die Wirksamkeit der Ich-Organisation im Stoffwechsel-Gliedmaßen-System hin. Die genomische Ebene bestimmt keineswegs deterministisch den Krankheitsverlauf. Die zweifellos in diesem Bereich zu beobachtenden Veränderungen gehören als Phänomene auf der Ebene der Molekularbiologie des Menschen genauso zum Typus und sind ebenso Offenbarungen des Krankheitswesens wie die anderen klinisch fassbaren Symptome.

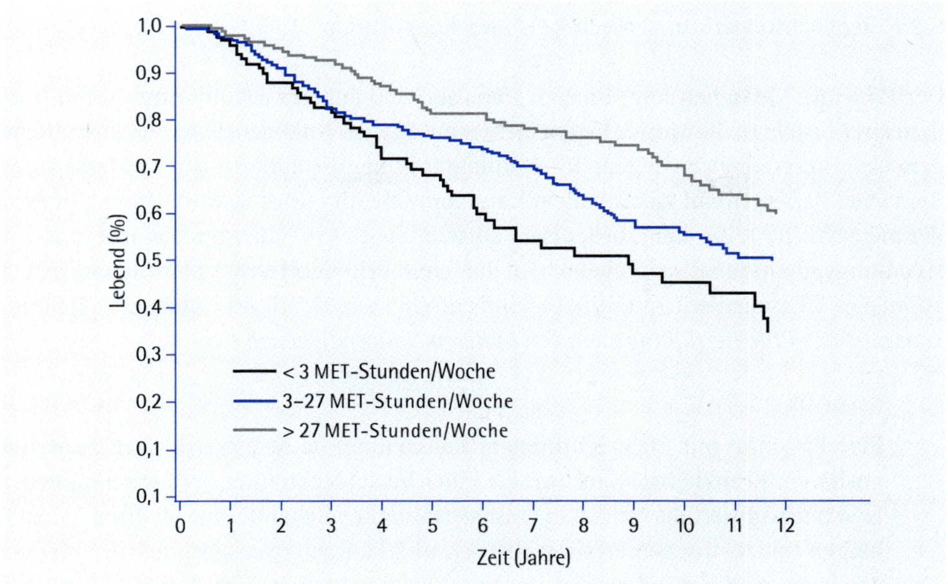

Die Zunahme der körperlichen Aktivität war signifikant mit einer verbesserten (kolorektal-) krebsspezifischen Mortalität (p= 0,002) und Gesamtmortalität (p = 0,0003) assoziiert. Männer, die sich intensiv körperlich betätigten (27 MET (metabolic equivalent of task)-Stunden/Woche), hatten eine Hazard Ratio für die krebsspezifische Mortalität von 0,47 (95% CI, 0,24–0,92), im Vergleich zu denen mit geringerer körperlicher Aktivität (3 MET-Stunden/Woche).[472]

5.2.4 Kolorektales Karzinom und Entzündung

Der Zusammenhang des kolorektalen Karzinoms (CRC) mit der Entzündung ist vielschichtig. So zeigen die *chronisch-entzündlichen Darmerkrankungen* ein erhöhtes CRC-Risiko. Auf der anderen Seite geht eine ausgeprägte lokale Entzündung (high-grade local inflammatory response) beim nodal-negativen CRC mit einer besseren Prognose einher, während die „low-grade inflammatory response“ mit einer prognostischen Verschlechterung assoziiert ist. „A high-grade local inflammatory response may represent effective host immune responses impeding tumour growth.“, fassten es Roxburgh et a.l[473] zusammen. Möglicherweise beruht der diskutierte positive Effekt von niedrig dosierter ASS (wohl bei Patienten mit PI3K-Mutation)[474] auf der Hemmung einer chronischen Entzündung im Mikromilieu des Tumors. Insofern scheinen auch beim kolorektalen Karzinom die o. g. Zusammenhänge zwischen der akuten bzw. chronischen Inflammation und der Karzinogenese zu bestehen. Schließlich findet sich bei hohem Tumorbesatz mit CD3-positiven T-Zellen eine bessere 5-Jahres-Überlebensrate als bei geringer Immunpräsenz.[475]

5.2.5 Beobachtungen zur seelisch-geistigen Konstitution

Der *Wille* des Menschen folgt inneren Impulsen und äußeren Erfordernissen. Ein Handeln aus Einsicht in die Motive macht diese zum eigenen Anliegen, während ihre pflichtgemäße „Umsetzung“ die eigene Intentionalität hinter die äußeren Erfordernisse stellt. Bei vielen Patienten mit kolorektalem Karzinom scheint dieses Spannungsfeld, in dem der menschliche Wille steht, bedeutsam zu sein. So gibt es Patienten, die ihre eigenen Handlungsintentionen weitgehend den äußeren Erfordernissen unterordnen. Dabei können es Menschen sein, die willens- und entscheidungsstark sind, aber sich im Sinne *konsequenter Pflichterfüllung* nach den *äußeren Notwendigkeiten* richten.

Kasuistik

Eine Patientin mit fortgeschrittenem Kolonkarzinom begibt sich nach zunächst positivem Krankheitsverlauf infolge einer Verschlechterung bei fortschreitender Lebermetastasierung erneut in unsere stationäre Behandlung. In ihren Vorstellungen und Wünschen ist sie realistisch und klar, wirkt ausgesprochen entschieden in ihren Willensbildungen, denen schließlich ihr familiäres Umfeld (ihre Tochter ist Kollegin) nahezu uneingeschränkt folgt. Auch kurz vor ihrem Tod möchte sie ihren weiter entfernt lebenden Ehemann nicht mit ihrer Krankheit belästigen, er sei auch nicht von stabiler Gesundheit und sollte selbst bei unmittelbar bevorstehendem Tod nicht kommen. Dabei wurde niemals ein menschliches Zerwürfnis zwischen den Ehepartnern thematisiert. Diese starke, innerlich klare und am „Faktischen“ orientierte Willenskraft bestimmte bis zuletzt den Behandlungs- und Krankheitsverlauf.

Auf der anderen Seite gibt es Patienten, die in ihren Willensäußerungen wie zurückgenommen wirken und den bestimmenden Einflüssen der Außenwelt folgen. Sowohl der eine wie der andere „Typus“ ist oftmals mit der Berufstätigkeit in aufopfernder Treue, die das Persönliche zurückstellt, verbunden. Der Wille nimmt „sinnesorganähnlich“ in beiden Situationen die Außenwelt in sich auf, während das aus inneren Motiven entwickelte Wollen eher zurücktritt.

Konstitutionell stehen sich der *etwas seltenere neurasthenische* und der *stoffwechselbetonte, adipöse Typus* gegenüber.

5.2.6 Therapeutische Gesichtspunkte

Die *chirurgische Resektion* des Tumors ist nach wie vor essenzieller Teil der Behandlung. Die *adjuvante* und *palliative Chemotherapie* (gegebenenfalls ergänzt durch antikörperbasierte Therapien) erreichen stadienabhängig bedeutende Prognoseverbesserungen. Eine *simultane Mistelbehandlung* verändert das Nebenwirkungsprofil günstig und verbessert das Befinden unter Chemotherapie [→ 3.5 Misteltherapie].

Das *therapeutische Ziel* besteht in der *Wirksamkeitsverstärkung der oberen Wesensglieder* im *Verdauungstrakt.*

Zur Unterstützung des *Eisenprozesses* kommt

- *Ferrum hydroxydatum D3, 5%* (Weleda) Trit. 1-1-1 MSP
  (ggf. 50% (Rezepturpräparat, z.B. Apotheke an der Weleda) Trit.)

zum Einsatz. Eine *Anregung* des physiologischen *„Sinnesprozesses"* in der *Kolonschleimhaut* erfolgt durch einen Extrakt aus der *Kümmelfrucht*

- *Carum carvi, ethanol. Decoctum Ø (=D1)* (Weleda) 20-20-20 gtt,

Die *Motilität* und damit die dynamische Wesensgliederaktivität in der Bewegungsorganisation unterstützen (z.B. bei Obstipation) die Bitterstoffe

- *Gentiana lutea Rh 5%* (Weleda) Dil. 20-20-20 gtt
- *Gentiana lutea 5% Urtinktur, Globuli velati* (Wala) 10-10-10
- *Gentiana lutea, ethanol. Decoctum D1* (Weleda) 20-20-20 gtt
- *Gentiana lutea e radice D2* (Wala) Glb. velati 10-10-10

oder auch

- *Carpellum Mali comp.* (Weleda) Trit. 1-1-1 MSP.

Die Therapie der *Obstipation* beschreibt [→ XXXII. 4.5 Obstipation], hinsichtlich *Inappetenz* und *Übelkeit* siehe [→ XXXII. 4.4 Übelkeit].

Bei *kolikformen Beschwerden* beim fortgeschrittenen Kolonkarzinom kommen

- *Oxalis comp.* (Weleda) Amp. s.c. 1-0-0
- *Nicotiana comp.* (Wala) Amp. s.c. 1-0-0
- *Colocynthis e fructibus D4* (Wala) Amp. s.c. 1-0-0
- *Ammi visnaga comp. Suppositorien* (Wala) bei Bedarf

zum Einsatz. Sehr hilfreich sind auch hier die äußeren Anwendungen:

- *Oxaliswickel* Durchführung siehe Anhang

- *Oxalis e planta tota W 10 %, Oleum* (Wala) — 1 x täglich
- *Oxalis, Folium 10 %* (Weleda) Salbe — 1 x täglich (besonders z. N.)
- *Kümmel-Ölwickel* — Durchführung siehe Anhang

Bei *Diarrhoe* bewährt sich der Einsatz von *Carbo Betulae* in Verbindung mit Antimonit und Chamomilla:

- *Birkenkohle comp.* (Weleda) Kps. — bis 2-2-2-2

Lebermetastasen lassen sich u. U. einer *Radiofrequenzablation* mit *intraläsionaler Viscumapplikation* zuführen. Durch die mistelbedingt verstärkte immunologische Auseinandersetzung mit dem zerfallenden Tumor eröffnen sich therapeutische Möglichkeiten, die über den lokalen ablativen Ansatz hinausreichen.[476]

Auf die allgemeinen Gesichtspunkte zur *Mistelbehandlung*, auch in Verbindung mit einer Chemotherapie, geht der Abschnitt [→ 3.5 Misteltherapie] ein.

5.3 Analkarzinom

Mit dem Analkanal öffnet sich der Gastrointestinaltrakt der Außenwelt. Die Rektumschleimhaut trägt die Charakteristika des Stoffwechsel-Gliedmaßen-Systems. Ihr einschichtiges prismatisches Epithel geht in der Analregion in das verhornende Plattenepithel des Anoderms über. Dabei entsteht aus der weitgehend unempfindlichen Rektumschleimhaut das schmerzempfindliche Anoderm. Der Übergang dieser polaren, zum Stoffwechsel- bzw. Nerven-Sinnes-System gehörenden Bereiche vollzieht sich in der rhythmisch gegliederten Linea dentata [→ Abb.].

Entsprechend dieser Dreigliederung des Anorektums unterscheiden sich das mehr zum Nerven-Sinnes-System orientierte Plattenepithelkarzinom des Analkanals von dem aus dem Stoffwechselsystem entwickelten „drüsigen" Adenokarzinoms des Rektums. Es kommen aber auch andere Tumore, v.a. das Adenokarzinom vom Rektumtyp, Analdrüsentyp oder auch innerhalb von aorektalen Fisteln, vor. Analkarzinome machen ca. 2 bis 4 % aller kolo- und anorektaler Tumore aus mit einem Häufigkeitsgipfel zwischen dem 58. bis 64. Lebensjahr. Risikofaktoren sind die HPV- und HIV-Infektion, Promiskuität, Immunsuppression, Radio-Chemotherapie und wohl auch das Rauchen. Sie führen zu Blutungen, Pruritus, Fremdkörpergefühl, Schleimabgang und Schmerzen bei der Defäkation.[477]

Kommt es in dem außenweltnahen Bereich des Anorektums zu einer eingeschränkten Wesensgliederwirksamkeit, ersichtlich an einer chronischen HPV-Infektion oder bedingt durch eine immunsuppressive Therapie und überwindet eine Entzündung die dann eindringende Außenweltqualität nicht, so kann sich das Analkarzinom entwickeln.

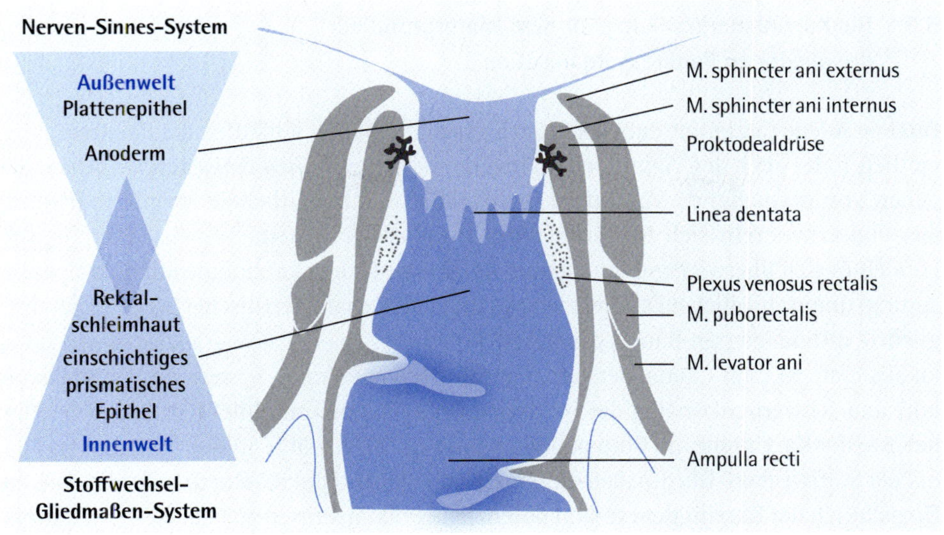

Dreigliederung des Anorektums

5.4 Therapie des Analkarzinom

Beim Analkarzinom ist die Radiochemotherapie mit 5-FU und Mitomycin etabliert. Es lässt sich dadurch eine 5-Jahres-Überlebensrate von 80 bis 90% (N0, M0) erreichen, man sollte sie mit einer Misteltherapie kombinieren [→ 3.5 Misteltherapie]. Eine Herausforderung für die Wundbehandlung ist oftmals der zunehmend schmerzhafte Lokalbefund. Weitere Therapien beziehen sich auf Müdigkeit und Erschöpfung sowie begleitende gastrointestinale Beschwerden.

5.5 Pankreaskarzinom

Das Pankreaskarzinom ist die *vierthäufigste Tumor-assoziierte Todesursache* in den westlichen Industriestaaten.[478] Die Inzidenz beträgt ca. 5 bis 10/100.000 pro Jahr und weist eine schlechte Prognose auf (1-Jahres-Mortalität bis zu 80%). Sein Häufigkeitsgipfel fällt meist in eine späte Zeit der Biografie (zwischen dem sechsten bis achten Lebensjahrzehnt)[479], in der sich das geistig-seelische Wesen des Menschen bereits wieder aus der Verbindung mit dem Organismus und insbesondere aus der Verdauungsorganisation löst. Nur ca. 10% der Pankreaskarzinome treten im Alter unter 50 Jahren auf.[480]

5.5.1 Die Karzinomerkrankung vor dem Hintergrund der dreigliedrigen Pankreasorganisation

Duktale Adenokarzinome entwickeln sich aus prämalignen Vorstufen des Pankreasgangepithels (oder auch den Azinuszellen) und damit der *exokrinen Drüsenorganisation*. Sie gehen von prämalignen Vorläufern (pankreatische intraepitheliale Neoplasie (PanIn)) aus und entwickeln sich im Sinne einer Dysplasie-Karzinom-Sequenz. Histologisch handelt es sich überwiegend um *duktale Karzinome* (Adenokarzinome mit duktalem Ursprung) unterschiedlicher Differenzierung, die sich in charakteristischer Weise in der dreigliedrig differenzierten Bauchspeicheldrüse [→ XXVI. 2.3 Die Dreigliederung der Pankreasorganisation] lokalisieren. In dem Cauda-Bereich, der zum Nerven-Sinnes-System des Pankreas gehört und schwerpunktmäßig die endokrine Organisation umschließt, finden sich lediglich 5 % der Karzinome. Im Corpus sind es dann ca. 20 %, während sich im Caput und damit der Stoffwechsel-Gliedmaßen-Organisation 75 % der Pankreaskarzinome lokalisieren. Hinsichtlich der Karzinogenese sind potenzielle Präkanzerosen zu beachten. Pseudozysten und seröse Zystadenome stellen kein Risiko dar. Anders ist es bei den *muzinösen Zystadenomen* und der *intraduktalen papilären muzinösen Neoplasie* (IPMN), die auch mit extrapankreatischen Malignomen assoziiert sind. Bei dieser scheinen muzinproduzierende Zellen mit papillärem Wachstumsmuster das normale Gangepithel zu ersetzen. Das Malignitätsrisiko ist bei der Lokalisation im Hauptgang höher als in den Seitengängen.

Molekularbiologisch kommt es zu Mutationen in Protoonkogenen, Tumorsuppressor- (z.B. P53) und Reparaturgenen. Im Verlauf der Karzinogenese sind zunehmend häufiger K-ras-Mutationen nachweisbar. Sie scheinen Ausdruck der sich veränderden Wesensgliederwirksamkeit zu sein.

Die *Bauchspeicheldrüse* zeigt durch ihre endokrine und exokrine Funktion ein differenziertes Wesensgliederwirken, das sich nach außen zum Verdauungstrakt und nach innen zum Blut orientiert. Sie ist damit ein *„Schwellenorgan“*, das die Wirksamkeit der Ich-Organisation ergreift. Hinsichtlich ihrer Funktion im Verdauungstrakt sind die umfassenden abbauenden Stoffwechselleistungen zu nennen. Das mit der Nahrung aufgenommene Fremde geht in intensive Abbau- und Todesprozesse über, eine Aufgabe, der sich die exokrine Pankreasfunktion zuwendet. Umgekehrt stammen von ihr aufbauende Impulse, die mit ihrer endokrinen Funktion verbunden sind [→ XVI. 3.2.1 Zentrales Organ des Typ-1-Diabetes: Das Pankreas].

5.5.2 Manifestationsfördernde Faktoren

Einflüsse, die zu einer Behinderung des Pankreaswirkens führen, stellen Risikofaktoren dar. Zu ihnen gehören der *Alkohol-* und der *Tabakkonsum*. Auch sollen ein hoher Anteil an *Fett und Fleisch*[481] in der Nahrung sowie Übergewicht[482, 483] das Risiko erhöhen. Wie in [→ XVI. 6.4 Exokrine Pankreasinsuffizienz] dargestellt, ist auch der Diabetes mit einer gesteigerten Inzidenz des Pankreaskarzinoms assoziiert.[484] Vermutlich begünstigt auch das Übergewicht im Jugendalter die spätere Entwicklung eines Pankreaskarzinoms, womit lebensgeschichtliche Faktoren von Bedeutung sind.[485] Des Weiteren sind neben *genetischen Alterationen* bei *rezidivierenden Pankreatitiden* häufiger Karzinome anzutreffen.

Auch hier scheint die *chronische Entzündung* mit der Karzinomentstehung in Beziehung zu stehen.[486,487] Diese ist der Versuch des Organismus, ein unphysiologisches Wirken der Wesensglieder zu heilen. Gelingt dies nicht, so entwickelt sich in der beschriebenen Weise die chronische Inflammation. Das späte Auftreten dieser Karzinome weist auf die sich zurückziehende Ich-Organisation, die sukzessive die Stoffwechsel-Gliedmaßen-Organisation verlässt. Haben die oberen Wesensglieder Lebenskräfte in einem zu geringen Maße in den Funktionsstoffwechsel metamorphosiert, so entwickelt sich aus einer „unverbrauchten" Lebendigkeit das neoplastische Geschehen. Prophylaktisch wirkt auch bei dieser Tumorentität die Bewegung[488], welche die oberen Wesensglieder verstärkt mit dem Stoffwechsel-Gliedmaßen-System verbindet.

5.5.3 Klinische Symptomatik

Die Diagnose ist für Patient und Arzt meistens ausgeprochen überraschend. Uncharakteristische abdominelle Beschwerden führen über den Ultraschall zur Diagnose einer pankreatischen Raumforderung. Klassisch ist natürlich der „schmerzlose" Ikterus. Im Vordergrund der Allgemeinsymptome stehen Gewichtsverlust als Veränderung des physischen Körpers sowie ein ausgeprägt abbauender und zum Wasting-Syndrom führender Stoffwechsel als Ausdruck der geschwächten ätherischen Organisation, Beschwerden und Schmerzen abdominell und auch im Rücken als pathologische Bewusstseinsentwicklung der astralischen Organisation und Kraftlosigkeit sowie Erschöpfung in der Selbstwirksamkeit (Ich-Organisation). Sehr wichtig ist die bereits erwähnte Thrombophilie. Besonders häufig entwickeln Pankreaskarzinompatienten Thrombosen und Lungenembolien, sodass auch umgekehrt bei ungeklärter Thrombose an diese Differenzialdiagnose zu denken ist. Die Diagnosesicherung erfolgt meistens histologisch durch die endosonografische Punktion. Allerdings liefert bereits ein hoher Tumormarker (CA 19-9) in Verbindung mit der bildgebenden Diagnostik eine Vortestwahrscheinlichkeit, die unter handlungsorientierter Fragestellung und bei palliativer Therapieausrichtung die histologische Sicherung nicht unbedingt erfordert.

5.5.4 Beobachtungen zur seelisch-geistigen Konstitution

Seit den ersten Beobachtungen von Yaskin[489] wurde die Assoziation von *Depression* und Pankreaskarzinom verschiedentlich beschrieben.[490,491] Auch in der Begleitung zahlreicher Patienten ließ sich diese Beobachtung immer wieder machen. Die Depression tritt u. U. schon Monate vor der Diagnose auf. Geisteswissenschaftlich angeschaut ist sie mit einer unzureichenden Aktivität der oberen Wesensglieder in der Stoffwechsel-Gliedmaßen-Organisation verbunden [→ XI. 4.2.3 Seelische Phänomenologie beim metabolischen Syndrom]. Damit entwickelt sich eine Wesensgliederkonstellation, die mit dem Karzinom in Beziehung steht, indem sich die astralische Organisation zum Bewusstsein (Nerven-Sinnes-System) orientiert und ihre gestaltenden Funktionen in den proliferativen Lebens- und Stoffwechselprozessen einschränkt.

Anspannung, Stress und Unruhe wirken sich negativ auf die immunologischen Prozesse aus. Bewusstseinsentwicklung geht auch hier mit der Verminderung von Lebenskräften einher. Entsprechend findet man gerade für das neuronal besonders intensiv versorgte Pankreasgewebe tumorbeschleunigende Wirksamkeiten der stressbegleitenden Katecholamine, die sich z. T. durch eine Betablockade antagonisieren lassen.[492]

Hoffnungs- und *Perspektivlosigkeit* sind für das Pankreaskarzinom charakteristisch. Sie stehen mit der veränderten Wirksamkeit der Ich-Organisation in Zusammenhang. Auf der Ebene der astralischen Organisation dominiert seelischer Schmerz (Depression), aber auch, wie bei kaum einer anderen Tumorentität, *körperlicher Schmerz.* Überhaupt sind die Pankreaserkrankungen vielfach schmerzhafter als andere Organerkrankungen der Stoffwechselorganisation (z.B. schmerzhafte akute Pankreatitis vs. schmerzarme akute Hepatitis). Abbauende Prozesse ergreifen die ätherische Organisation, die schließlich zu dem häufig dramatischen *Gewichtsverlust* (Wasting-Syndrom) führen.

5.5.5 Therapeutische Gesichtspunkte

Die vollständige *chirurgische Resektion* kann die Prognose verbessern und ein langfristiges Überleben erreichen. Allerdings ist zu bedenken, dass die 5-Jahres-Überlebensrate selbst nach kompletter Resektion und adjuvanter Chemotherapie nur etwa 20% beträgt.[493] Das Pankreaskarzinom ist bereits zum frühen Diagnosezeitpunkt eine systemische Erkrankung und damit nur mit Einschränkung der lokalen Therapie zugänglich. Sollte aufgrund des päoperativen Stagings mit dem Patienten die Entscheidung zur chirurgischen Resektion gefallen sein, so ist unbedingt eine möglichst hochdosierte präoperative Viscum album-Therapie zu empfehlen.

Das grundsätzliche *therapeutische Ziel* besteht in der *Verstärkung der Wesensgliederwirksamkeit* in der *Pankreasorganisation.*

Ein wesentliches Arzneimittel ist

- *Pancreas/Meteoreisen* (Wala) Amp. s.c. 1-0-0.

Wie bei kaum einem anderen gastrointestinalen Tumorleiden „erwacht" die astralische Organisation beim Pankreaskarzinom und führt zu therapeutisch schwer beeinflussbaren *Schmerzsyndromen.* Der klinische Charakter dieser Beschwerden – und damit ihre „Empfindungsgestalt" – führt neben der Lokalisation der Beschwerden zu den entsprechenden Arzneimitteln [→ XXI. 4 Anthroposophische Therapiekonzepte in der Schmerztherapie].

Bei *kolikartigen Beschwerden* sind

- *Oxalis comp.* (Weleda) Amp. s.c. 1-0-0
- *Nicotiana comp.* (Wala) Amp. s.c. 1-0-0

▪ *Colocynthis e fructibus D4* (Wala) Amp. s.c.	1-0-0
▪ *Ammi visnaga comp. Suppositorien* (Wala)	bei Bedarf

gelegentlich allein oder im Zusammenhang mit einer integrativ-multimodalen Schmerztherapie einzusetzen [→ XXI. 4.2 Anthroposophische Arzneimittel in der Schmerztherapie].

Mit dem veränderten Wirken des astralischen Leibes, das zum „Erwachen" tendiert, gehen Verfestigungsprozesse einher, die sich in der klinisch relevanten Thromboseneigung gerade dieser Tumorerkrankung zeigen. Die therapeutischen Gesichtspunkte zu der Thrombosebehandlung finden sich in [→ XIII. 4.2.3 Phlebothrombose].

Das Pankreas dient den digestiven Abbauprozessen im Verdauungstrakt. Die Ich-Organisation erkennt das mit der Nahrung Aufgenommene als ein „Fremdes" und überführt es in den abbauenden Stoffwechsel. Dadurch dient das exokrine Pankreas indirekt den *aufbauenden Ernährungsprozessen*. Diese Funktion schwindet, wenn sich das Pankreas im Zusammenhang mit der Krebserkrankung von der stoffwechselnahen Drüsen- zur Sinnesfunktion orientiert: Die Patienten erleiden zum Teil einen *dramatischen Gewichtsverlust*. Die Anwendung der *Bitterstoffe* unterstützt die eingeschränkten digestiven Prozesse:

▪ *Gentiana lutea Rh 5 %* (Weleda) Dil.	20-20-20 gtt
▪ *Gentiana lutea 5 % Urtinktur, Globuli velati* (Wala)	10-10-10
▪ *Cichorium/Pancreas comp.* (Wala) Glb. velati	10-10-10
▪ *Cichorium/Pancreas comp.* (Wala) Amp. s.c.	1-0-0.

Die *aufbauende Stoffwechselqualität* verstärkt

▪ *Digestodoron* (Weleda) Tabl.	2-2-2

[→ XVII. 5. Der Dünndarm – Erkrankungen und Therapien]. Diese Therapie ergänzt

▪ *Hepatodoron* (Weleda) Tabl.	(2)-(2)-2.

Bei fortgeschrittenem Stadium tritt oftmals, wie bei anderen gastrointestinalen Tumorerkrankungen, ein schwer beeinflussbarer *Singultus* auf und führt zu einem erheblichen Leidensdruck. Hier haben sich

▪ *Cuprum aceticum D4* (Weleda) Dil.	20-20-20 gtt
▪ *Cuprum aceticum / Zincum valerianicum* (Weleda) Dil.	20-20-20 gtt

- *Cuprum aceticum D5 / Zincum valerianicum D5 aa* (Weleda) Amp. s.c. 1-0-0

bewährt [→ XXXII. 4.6 Singultus].

Viele Patienten mit Pankreaskarzinom leiden an einer *depressiven, lichtlosen Grundstimmung.* Ihr Blick bekommt dann oftmals eine eindringlich fragende, nach Rat und Zukunftsperspektive ringende Qualität. Als Arzneimittel kommen

- *Hypericum Auro cultum Rh D3* (Weleda) Dil. 20-20-20 gtt
- *Hypericum Auro cultum Rh D3* (Weleda) Amp. s.c. 1-0-0
- *Levico comp.* (Wala) Amp. s.c. 1-0-0
- *Levico comp.* (Wala) Glb. velati 10-10-10
- *Ferrum hydroxydatum 5 %* (Weleda) Trit. 1-1-0 MSP
  (50 % (Rezepturpräparat, z. B. Apotheke an der Weleda) Trit.)

in Betracht.

Beim Pankreaskarzinom bestehen positive Erfahrungen mit der *intraläsionalen Misteltherapie*[494,495], die man endosonografisch bzw. transabdominell intratumoral appliziert. Eine Pilotstudie von Matthes et al.[496] dokumentierte unter der intraläsionalen VA-Therapie (Helixor M 100 mg bis max. 1000 mg) in Verbindung mit Gemcitabin (d1, d8, d15 Gemcitabin 1000 mg/m^2, d21 Helixor M) eine deutlich höhere Ansprechrate sowie komplette und partiale Remissionen gegenüber der alleinigen Gemcitabintherapie. Eine Follow-up-Studie mit intratumoraler VA-Applikation bei 39 Patienten mit inoperablem Pankreaskarzinom stellte ein gegenüber Gemcetabin-Monotherapie fast verdoppeltes overall survival fest.[497]

Diese Behandlung ist möglicherweise für die metastasierte Erkrankung weniger geeignet. Bei dieser hat sich die intravenöse VA-Therapie (Nadelbaum-Mistel) mit günstigen Auswirkungen auf die Kachexie bewährt. Die subkutan applizierte Misteltherapie (zwei- bis dreimal/Woche) reduziert die Nebenwirkungen der konventionellen Therapie, geht mit einem besseren Allgemeinzustand einher und scheint auch das Gesamtüberleben zu erhöhen.[498] Die Verträglichkeit von Gemcetabin verbesserte sich unter VA-Therapie (dokumentiert für Helixor). Dabei zeigte die adjuvante VA-Therapie zusammen mit der Standard-Therapie (Gemcetabin) in einer multizentrischen retrospektiven Studie mit 396 Patienten zudem ein längeres overall survival (OS). Ebenso erhöhte ein integratives Therapiekonzept unter Einschluss der VA-Therapie bei Patienten im Stadium UICC II-IV (63 % wurden als UICC III und IV klassifiziert) das overall survival (mittleres survival für alle 95 Patienten: 15,2 Monate).[499] Eine weitere Studie mit integrativem Therapiesetting dokumentierte ein OS im Stadium III mit 12,2, im Stadium IV erstaunlicherweise mit 11,2 Monaten.[500] Eine prospektive, randomisierte Studie an Patienten mit lokal fortgeschrittenem Pankreaskarzinom brachte für die mistelbehandelten Patienten gegenüber denen ohne antineoplastische Therapie eine signifikante Verbesserung des overall survivals und der Lebensqualität[501]. Axtner et al. konstatierten eine Erhöhung des OS durch Mistel- kombiniert mit Chemotherapie gegenüber alleiniger Chemotherapie (12,1 vs. 7,3 Monate) bei fortgeschrittenem Pankreaskarzinom.[502]

5.6 Das hepatozelluläre Karzinom (HCC)

Diese Tumorentität beschreibt das Kapitel [→ XXIV. 3.2 hepatozelluläres Karzinom].

5.7 Das Mammakarzinom

Das Mammakarzinom ist global der häufigste bösartige Tumor der Frau. In Deutschland erkrankt etwa jede neunte Frau im Laufe ihres Lebens an diesem Karzinom. Weltweit finden sich besonders hohe Inzidenzen in Nordamerika und -europa, die niedrigsten in Asien und Afrika. Männer erkranken etwa im Verhältnis 1/100 seltener.

Auch das Mammakarzinom steht mit der *Metamorphose von Drüsen- und Sinnesorganisation* in Beziehung. Allerdings sind dabei qualitative Unterschiede zu berücksichtigen, welche die exokrine Drüsenorganisation im dreigliedrigen Organismus betreffen.

5.7.1 Dreigliederung der exokrinen Drüsenorganisation

Die exokrine Drüsenorganisation zeigt eine unterschiedliche Differenzierung im dreigliedrigen Organismus. Im *Stoffwechsel* entfaltet sie sich in den großen Verdauungsdrüsen von Leber und Pankreas wie auch in den ausgedehnten Glandulae intestinales der Darmschleimhaut. Ihre intensiven metabolischen Prozesse dienen dem Abbau der als Fremdqualität aufgenommenen Nahrung. Die „ausatmende" Funktion der Drüsen (Sekretion), die den intestinalen Katabolismus bewirkt, ermöglicht das „Einatmen" der ernährenden Substanzen (Resorption). Diese Drüsentätigkeit hat die bereits erwähnten Zusammenhänge mit dem Seelenleben („Appetitsaft"), ist aber nicht bewusst erfahrbar.

Die *Brustdrüse* zeigt in der Entwicklung der Milchleiste zunächst auch den Bezug zur Stoffwechselorganisation. Dieser nimmt sich sukzessive zurück und lässt ein Drüsenorgan im mittleren Menschen entstehen. Diese hat nun keine abbauende Qualität wie im Verdauungstrakt: Die abgesonderte Milch dient der Ernährung und damit der Lebensentfaltung des Kindes. Die Liebe der Mutter begleitet den Lebensprozess der Laktation seelisch. Dienen die „Stoffwechseldrüsen" noch überwiegend dem Aufbau der eigenen Leiblichkeit und folgen in ihrer Funktion Bedürfnissen wie Appetit und Hunger, so entwickelt sich in der Drüsenorganisation des mittleren Menschen eine Tätigkeit, die sich auf das andere Wesen ausrichtet und in diesem Sinne eine schenkende, selbstlose Geste entwickelt. In der Mutterliebe, die diesen Prozess atmosphärisch einhüllt, wird im Sinne der einatmenden Seelengeste das Wesen des Kindes „aufgenommen" und im Fühlen mit dem eigenen verbunden.

Im *Nerven-Sinnes-System* findet sich eine dritte Art der Drüsenfunktion. Sie dient nicht mehr Stoffwechselprozessen; auch lebt hier kein seelisches Gefühlserlebnis, das nur ausnahmsweise in den Tränen nach außen dringt. Die exokrinen Drüsen, die das Sehen begleiten, die in der Riechorganisation oder als Spüldrüsen des Geschmackssinns erscheinen, dienen nun unmittelbar dem *Wahrnehmungsprozess* selbst. Sie ermöglichen die hier am physiologischen Ort erscheinende Selbstlosigkeit der Sinne.

Die *intestinalen Drüsen* (Stoffwechselorganisation) wenden sich den *Lebensprozessen* des Organismus zu.

Die *Drüsenorganisation* des *mittleren Menschen* entfaltet ihre Funktion in der *Zuwendung und Liebe* zu dem *gestillten Kind.*

Die *Drüsenorganisation* der *Nerven-Sinnes-Organisation* dient dem *Wahrnehmungsprozess.*

Im übertragenen Sinn liegt Licht allen Sinneswahrnehmungen zugrunde. Damit zeigen *Licht, Liebe* und *Leben* in ihrem Bezug zum dreigliedrigen Organismus ihren Zusammenhang mit der Drüsenorganisation im Nerven-Sinnes-System, dem mittleren Menschen und der Stoffwechselorganisation.

5.7.2 Brustdrüse und Mammakarzinom

Die Brustdrüse lässt den *metamorphotischen Zusammenhang* zwischen der *Sinnes- und der Drüsenorganisation* erkennen. So erreicht die epikritische Sensibilität der Haut im Sinne des Tastsinnes eine Steigerung. Aus der rumpfnah eher undifferenzierten Wahrnehmungsfähigkeit, die verglichen z.B. mit den Fingerbeeren nur über eine grobe epikritische Sensibilität verfügt, steigert sich die Sinnesempfindlichkeit im Bereich der Brustdrüse zu *„Augen des Tastsinnes"* (Karl König (1902–1966)). Dieser differenzierten Sinnesorganisation sind die tief sich einstülpenden Ausführungsgänge der exokrinen Drüsenorganisation der Brustdrüse benachbart [→ Abb.].

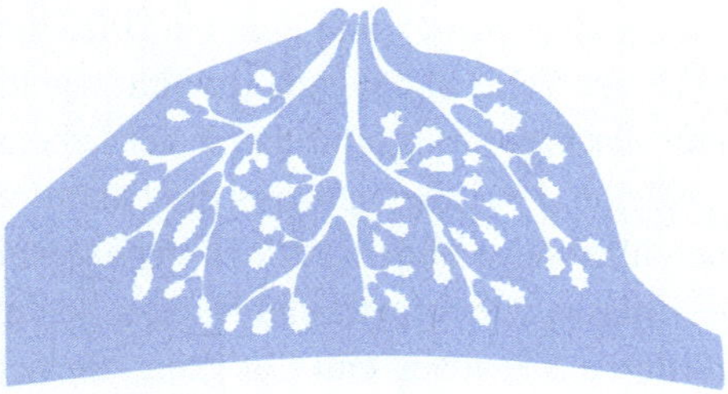

sinnesempfindliche Hautoberfläche	Nerven-Sinnes-System
rhythmische Funktion	Rhythmisches System
Drüsenorganisation	Stoffwechsel-Gliedmaßen-System

Anatomischer Aufbau und Dreigliederung der Brust

Gehört die Sinnesorganisation zum Nerven-Sinnes-System dieses Organs, so die Drüsenorganisation zu seinem *Stoffwechselsystem*. In den Myoepithelzellen, die der Sekretausschleusung dienen, fügt sich zum Stoffwechsel die Bewegung. Die Polarität von Nerven-Sinnes- und Stoffwechsel-Gliedmaßen-System der Brustdrüse vermittelt das Rhythmische System [→ Abb.].

Während des *Menstruationszyklus* erfährt die Brustdrüse ihre rhythmisch wiederkehrenden charakteristischen Veränderungen. In der der Menstruation vorausgehenden sekretorischen Phase des Endometriums bilden sich in der Brustdrüse überwiegend Gangverzweigungen aus. Es ist die Phase der astralischen Aktivität, die sich im Zusammenhang mit der Progesteronwirkung entfaltet. Die proliferative Phase des Endometriums, die sich der Menstruation anschließt und unter der aufbauenden Wirksamkeit der ätherischen Organisation im Zusammenhang mit der Östrogenwirkung steht, führt im Bereich der Brustdrüse zum Gangwachstum. So finden sich *Aufbau- und Abbauprozesse* in rhythmischer Wiederkehr in der Brust. Diese fügen sich in ihrer 28-tägigen Periodik zu den anderen rhythmischen Prozessen des mittleren Menschen, die sich in Atmung und Herztätigkeit vollziehen.[503]

5.7.3 Altersabhängige Veränderungen der Brustdrüse

In der *Kindheit* dominiert die Sinnesorganisation des Menschen. Das Kind ist in vielen seiner Wahrnehmungen, Empfindungen und Willensakivitäten intensiv mit seiner Umgebung verbunden. Die Nachahmung erscheint wie ein Spiegel dieser Beziehung des Kindes mit den Geschehnissen im Umkreis.

Mit der *Pubertät* und dem präpubertären Wachstumsschub ändert sich diese Konstitution: Die kindliche Dominanz der Sinnesorganisation entwickelt sich weiter zu der Betonung des Stoffwechsel-Gliedmaßen-Systems. Gleichzeitig bildet sich eine kräftige Gliedmaßenmuskulatur aus. Dies ist die Zeit der *Thelarche*: Aus der Brustdrüsenanlage, die zunächst v. a. die Sinnesseite entwickelte, entsteht ein Organ, das die Drüsenorganisation aufbaut. Die astralische Organisation verbindet sich intensiver mit der Brustdrüse und trägt zur Entwicklung ihres Stoffwechsel-Gliedmaßen-Systems bei.

Bei der *alternden Frau* ziehen sich die höheren Wesensglieder wieder aus dieser Verbindung zurück. Es kommt nun zur *Atrophie* der *exokrinen Drüsen*. Je mehr die Wesensglieder das Stoffwechsel-Gliedmaßen-System verlassen, umso stärker erfolgt ein fibröser Umbau des Organs. Es entwickeln sich knotenförmige, „kopfartige" Strukturen im Brustdrüsenparenchym im Rahmen der Mastopathia cystica et fibrosa.

Orientieren sich die *höheren Wesensglieder* erneut zur *Sinnesorganisation*, zum *„Umkreis"*, so entsteht aus der *Drüsenanlage im mittleren Menschen* das *Karzinom*.

Die nicht proliferierende Form der Mastopathie ist besonders bei negativer Familienanamnese nicht mit einem erhöhten Erkrankungsrisiko verbunden. Anders sieht es im Falle der selteneren proliferierenden Form aus, bei der die ätherische Organisation – nicht mehr ausreichend durch die oberen Wesensglieder gestaltet – zu Proliferationsprozessen führt. Hier besteht insbesondere bei Nachweis von Atypien (lobulär oder duktal) ein deutlich gesteigertes Erkrankungsrisiko. Somit ist die prophylaktische Misteltherapie zu diskutieren. Finden sich weitere Aspekte, wie z. B. eine gestörte circadiane Wärmerhythmik, so verdichtet sich diese Indikation.

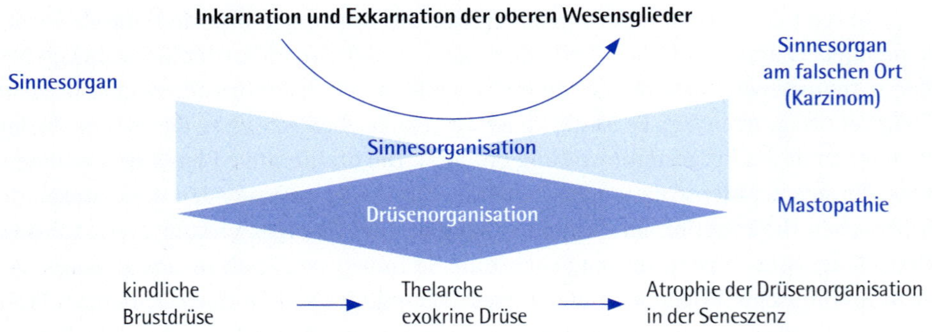

Altersabhängige Veränderungen der Brustdrüse als Ausdruck der sich lebensgeschichtlich ändernden Wesensgliederwirksamkeit

5.7.4 Zeitliche Entwicklung des Mammakarzinoms

Die Diagnose eines Mammakarzinoms suggeriert ein scheinbar augenblickliches Ereignis und täuscht über die oft *lange Entwicklungszeit* des Tumors hinweg. Die durch serielle Röntgenmessungen ermittelten Verdoppelungszeiten liegen in einem sehr weiten Bereich zwischen ca. 23 und 209 Tagen.[504] Geht man von einer Tumorgröße von beispielsweise einem Zentimeter bei Diagnosestellung aus und nimmt eine durchschnittliche Verdoppelungszeit von hundert Tagen an, so ergibt sich eine Entwicklungszeit des Tumors von ca. zehn Jahren.[505] Eine *lange Phase der Biografie* schrieb sich demzufolge in diese äußerlich noch nicht bemerkte Krankheitsphase herein.

5.7.5 Einflussfaktoren für das Mammakarzinom

Fragt man nach den „ursächlichen" Faktoren des Mammakarzinoms, das etwa jede neunte bis zehnte Frau während ihres Lebens betrifft, so ist dazu erstaunlich wenig bekannt. Eines ist aber sicher: Quantitativ gesehen scheinen genetische Faktoren eine eher untergeordnete Rolle zu spielen. 5 bis 10% hereditärer stehen 90 bis 95% „spontaner" Erkrankungen gegenüber.[506]

Zu den „Risikofaktoren", die zum Teil nur wenig zur Karzinomentwicklung beitragen, gehören die *frühe Menarche* und die späte Menopause. Erstere scheint nicht nur ein „entwicklungsbiologisches" Problem zu sein, sondern hängt offenbar mit der geistig-seelischen Entwicklung des Kindes und Jugendlichen zusammen. Die Akzeleration mit frühem Eintritt der Pubertät lässt die Frage entstehen, inwieweit die gegenwärtige

Zivilisation noch bereit ist, Kindheit zuzulassen, oder in Missachtung kindlicher Entwicklungsbedingungen zu früh adulte Qualitäten erzwingt. Hier liegen ein erheblicher präventiv-salutogenetischer Auftrag und die Aufforderung zu einer *kindgemäßen Pädagogik* und Begleitung. Die Waldorf-Pädagogik leistet hierzu einen entscheidenden Beitrag.

Die *späte Menopause* ist ebenfalls als Risikofaktor bekannt. Die unkritische Hormonersatztherapie geht außerdem mit einem belegten Risiko für die Entwicklung eines Mammakarzinoms einher.

Ernährungsbedingter Faktor ist möglicherweise ein vermehrter Fettkonsum, der allerdings meist mit anderen Lebensstil-Aspekten einhergeht. Auf die Bedeutung der Bewegung geht der Abschnitt [→ 3.2 Bewegung, Wärme und Licht] ein. Zahlreiche Fallkontroll-Studien zeigen eine Abnahme des relativen Risikos für die Entwicklung eines Mammakarzinoms bis zum Faktor RR = 0,53.[507] Intensiviertes Laufen für mindestens 2,5 Stunden pro Woche senkt die Mortalität im Vergleich zu weniger Bewegung um ca. 32 %.[508]

Zudem scheint der *Alkoholkonsum* eine nicht unbedeutende Rolle zu spielen[509,510] und schon in geringen Mengen auch hinsichtlich des Mammakarzinoms bedeutsam zu sein.[511,512] An dieser Stelle sei auch darauf hingewiesen, dass die *antibiotische Therapie* möglicherweise mit einem erhöhten Erkrankungsrisiko für das Mammakarzinom einhergeht, eine Korrelation, die eine große Studie von Velicer et al.[513] beschrieb und an eine ältere Hypothese einer Erhöhung des Krebsrisikos durch Antibiotikagebrauch anschließt.[514] „Use of antibiotics is associated with increased risk of incidental and fatal breast cancer", fassten es Velicer et al. zusammen. Möglicherweise sind auch hierfür der Zusammenhang von *Entzündung* und Karzinom bzw. Veränderungen des Mikrobioms bedeutsam.

Die Beziehung von Tumor und Inflammation findet sich auch in dem bereits erwähnten Zusammenhang zwischen einer (chronischen) Mastitis und dem erhöhten Mammakarzinomrisiko wieder. Zudem ist die chronische (nicht zyklusabhängige) Mastalgie mit erhöhtem CRP mit einem erhöhten Mammakarzinomrisiko verbunden.[515] Aber auch für die salutogenetische Wirksamkeit der Entzündung gibt es Hinweise: Bei Östrogen- und HER-2-Rezeptor-negativen Karzinomen reduziert die Zunahme intratumoraler und stromaler Lymphozyteninfiltration das Rezidiv- und Mortalitätsrisiko.[516,517] Umgekehrt scheinen Einschränkungen des Immunsystems womöglich mit einer schlechteren Prognose einherzugehen: So haben Patienten mit einer CLL bei zweiter Krebserkrankung (Mamma- oder kolorektales Karzinom) eine verkürzte Gesamtüberlebenszeit.[518]

Ein weiterer Faktor, der sich auf die funktionellen Aspekte der Drüsenorganisation bezieht, ist das *Stillen*. So senkt die Laktation das Brustkrebsrisiko. In der Analyse der Collaborative Group on Hormonal Factors in Breast Cancer hatten die erkrankten etwas seltener gestillt als die nicht erkrankten Frauen. Vor allem war die *durchschnittliche Stilldauer* kürzer (9,8 vs. 15,6 Monaten), und das Erkrankungsrisiko sank um 4,3 % pro zwölf Monate Stilldauer [→ Abb.].[519] Das physiologische Sich-Verbinden der Wesensglieder mit der Drüsenorganisation während der Laktation steht ihrer Herauslösung bei der Entstehung des Karzinoms polar gegenüber und wirkt dadurch nachgewiesen krankheitsprotektiv. Über die Stillzeiten hinaus sinkt das Mammakarzinomrisiko mit der Anzahl der Geburten, ein Faktum, das sicher nicht allein auf den endokrinen Veränderungen beruht.

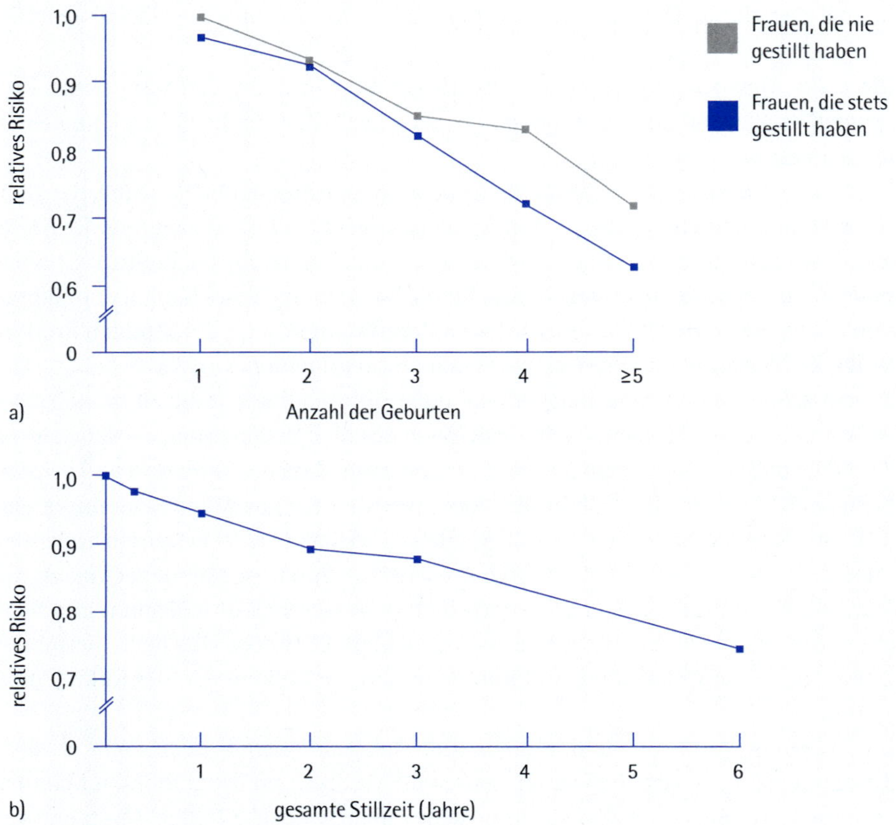

Relatives Erkrankungsrisiko für das Mammakarzinom in Abhängigkeit von der Anzahl der Geburten und dem Stillen (a) sowie von der kumulativen Stillzeit (b)[520]

Der *Einfluss des Lebensstils* zeigt sich in Studien mit Migrantinnen. Bei Einwanderung von Frauen aus einem Niedrig- in ein Hochrisiko-Land steigt die Erkrankungswahrscheinlichkeit nach langer Latenz und erreicht in der zweiten Generation diejenige der ansässigen Bevölkerung.[521]

Vitamin D und damit das *Sonnenlicht* als wesentliche Quelle der Vitaminbildung senken vermutlich das Mammakarzinomrisiko.[522, 523, 524] Die Gestaltungskräfte des Lichts trägt das (besser als Hormon zu bezeichnende) Vitamin D in die Lebensorganisation hinein [→ XXX. 3.1 Lebenshygienische Maßnahmen] bzw. ist an diesem Prozess regulativ beteiligt. Dabei kommt es offenbar auf die in die Stoffwechselorganisation hineingeführte Lichtwirksamkeit und weniger auf das Lichterlebnis des Sehsinns an. So haben Blinde ein geringeres Mammakarzinomrisiko. Auch spielt die Chronobiologie eine bedeutende Rolle, indem die *Lichtexposition während der Nacht* (Schichtarbeit, gehäufte Phasenwechsel) wiederum mit einem eher erhöhten Risiko einhergeht.

Ob ein Zusammenhang der *Depression* mit dem Mammakarzinom besteht, ist nach wie vor ungeklärt. Tierexperimentelle Daten zeigen eine Korrelation.[525] Das Review von Oerlemans et al. konstatierte eine geringe und marginal signifikante Assoziation zwischen Depression und dem allgemeinen Karzinomrisiko (overall cancer risk) sowie eine deutlichere Zunahme des Mammakarzinomrisikos bei einer mehrere Jahre zurückliegenden Depression.[526] Darüber hinaus gibt es Hinweise auf die risikoerhöhende Bedeutung kindlicher Traumata[527] und damit auf lebensgeschichtliche Zusammenhänge. Umgekehrt zeigte die Studie von Thornton et al.[528], dass eine psychotherapeutische Intervention bei Mammakarzinompatientinnen mit *Depression* die seelische Symptomatik bessert und die mit der Erkrankung assoziierte *chronische Entzündung* [→ 2.4 Entzündung und Karzinom] reduziert.

Offenbar bestehen systemische Faktoren, welche die Karzinogenese und Manifestation beeinflussen und sie nicht als ein ausschließlich zelluläres Problem ausweisen. Auch können Mammakarzinome „okkult" bleiben, ohne sich zur systemischen Krankheit zu entwickeln. Der Tendenz zur Autonomisierung der Tumorerkrankung steht offensichtlich eine salutogenetisch integrierende Wirksamkeit gegenüber.

5.7.6 Die unterschiedlichen Formen der Mammakarzinome

Mammakarzinome sind histologisch Adenokarzinome. Durch die beschriebene Veränderung der Wirksamkeit von Ich- und astralischer Organisation, die sich nicht mehr mit dem Stoffwechselsystem verbinden, sondern sich aus diesem herauslösen und zum Sinnessystem orientieren, kommt es zur Karzinogenese mit den typischen genomischen Veränderungen.

Der Dreigliederung der Brustorganisation entsprechend ergibt sich eine Differenzierung der verschiedenen Entitäten des Mammakarzinoms. Ganz außenweltnah und damit im Bereich der Sinnesorganseite der Brustdrüse lokalisiert, manifestiert sich der *Morbus Paget der Mamille.* Diese wohl erstmals 1874 von Sir James Paget (1814–1899) beschriebene Erkrankung erscheint wie eine chronisch-ekzematoide Veränderung der Mamille[529], die meist mit Schuppen- und Krustenbildung einhergeht. Der Morbus Paget der Mamille ist eine intraepitheliale Ausbreitung eines Adenokarzinoms, dem in der Mehrzahl der Fälle ein *duktales Karzinom in situ (DCIS)* zugrunde liegt.[530]

Diese machen als *invasive Karzinome* (invasives Mammakarzinom vom nicht speziellen Typ (NST = no special type)) die größte Gruppe der Mammakarzinome aus.[531] Makroskopisch sind diese Tumore als runde, auch polynodale, umschriebene Strukturen mit weißlicher Schnittfläche und zunächst weicher Konsistenz zu beschreiben. Mit zunehmender Fibrose verfestigt sich dann der Tumor und entwickelt einen grauen Farbton. Bezüglich des histologischen Gradings besteht eine Relation zwischen der Differenzierung und der Prognose.

Am weitesten in die Stoffwechselorganisation der Brustdrüse reichen die *lobulären Karzinome*, die von den Drüsenläppchen ausgehen. Die Abgrenzung zum gesunden Gewebe der Brustdrüse ist bei diesen Tumoren unscharf.[532] Eine weitere Besonderheit stellt der häufiger zu beobachtende bilaterale Befall dar. Im Gegensatz zu der sklerosierenden

Qualität der invasiv-duktalen Karzinome (zum Teil ausgeprägte desmoplastische Stromareaktion, „fibrous response"), zeigen die lobulären Karzinome eine mehr „zentrifugale" Geste (das Adhäsionsmolekül E-Cadherin geht verloren), die zu abdominellen Metastasen (Peritoneum, Gastrointestinaltrakt, Ovarien, Uterus; zum Teil auch meningeale Metastasierung), mit teilweise siegelringzelliger Differenzierung führen kann.

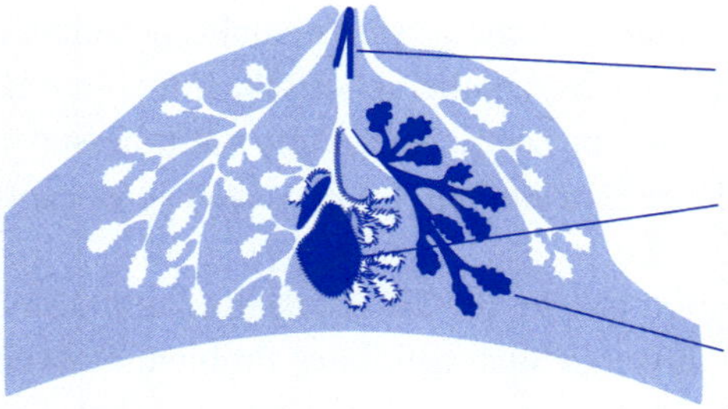

Tumorentitäten vor dem Hintergrund der dreigliedrigen Brustdrüsenorganisation

Eine besondere Form stellt das *medulläre*, oftmals *multinodal auftretende Mammakarzinom* dar. Es ist durch eine erhebliche Proliferationsaktivität gekennzeichnet. Meist fehlen die Östrogenrezeptoren. Der Tumor ist nun von einer intensiven lymphoplasmozytären Reaktion umgeben. Diese erscheint als entzündlicher Prozess wie ein das Krankheitsgeschehen umgebendes salutogenetisches Prinzip. Möglicherweise steht diese besondere Konstellation in Zusammenhang mit der angesichts der hohen Proliferationsaktivität des Tumors unerwartet günstigen Prognose. „Die 10-Jahres-Überlebensrate typischer medullärer Karzinome bis zu 3 cm liegt bei 90 %."[533]

Seit 2011 (Konsensus-Konferenz in St. Gallen) unterscheidet man die folgenden Subtypen entsprechend ihrer Risikokonstellation und den daraus sich ableitenden Behandlungsempfehlungen für eine adjuvante systemische Therapie des operablen Mammakarzinoms:

Luminal A:

Östrogen- und/oder Progesteronrezeptor positiv, HER-2/neu-negativ, Ki-67 < 14 %
Therapieempfehlung: nur endokrine Therapie

Luminal B:

a) Östrogen- und/oder Progesteronrezeptor positiv, HER-2/neu-negativ, Ki-67 hoch
Therapieempfehlung: Endokrine +/- zytotoxische Therapie
(ob und welche Zytostatika zum Einsatz kommen, richtet sich nach dem Grad der endokrinen Rezeptorexpression, dem subjektiv empfundenen Risiko und der Präferenz der Patientinnen!)

b) Östrogen- und/oder Progesteronrezeptor positiv, HER-2/neu-positiv, Ki-67 egal
Therapieempfehlung: Zytotoxische + Anti-HER-2- + endokrine Therapie

HER-2/neu-positiv (nichtluminal):

HER-2/neu überexprimiert oder amplifiziert, Östrogen- und Progesteronrezeptor negativ
Therapieempfehlung: Zytotoxische + Anti-HER-2-Therapie
(Patientinnen mit sehr geringem Risiko (pT1a und lymphknotennegativ) kann man ohne adjuvante systemische Therapie beobachten.)

Basal-like:

Dreifach negativ (duktal): Östrogen- und/oder Progesteronrezeptor negativ, HER-2/neu-negativ
Therapieempfehlung: Zytostatika

Von den invasiven Karzinomen sind die *In-situ-Karzinome* abzugrenzen. Das *duktale Karzinom In-situ (DCIS)* zeigt vom Epithel der Drüsengänge abstammende Tumorzellen, welche die Basalmembran des Kanälchens nicht durchbrechen. Die Läsionen sind in meist ektatischen Drüsengängen lokalisiert. Das DCIS kann als bereits palpable Tumormasse imponieren, die insbesondere durch die maximale Aufdehnung der Drüsengänge durch die Tumorzellen entsteht. Die auch hier zu beobachtende entzündliche und fibrosierende Umgebungsreaktion trägt ebenfalls dazu bei, den mammografisch Mikrocalcifikate aufweisenden Tumor zu vergrößern. Die beschriebene Multizentrizität interpretiert man gelegentlich als Folge von Zellverschleppung, allerdings ist die Inzidenz des synchronen DCIS in der kontralateralen Brust erstaunlich hoch. Das DCIS geht – im Unterschied zum nachfolgend beschriebenen LCIS – in höherem Prozentsatz und in kürzerer Zeit in ein invasives Karzinom über.[534]

Diesem Tumortyp gegenüber leitet sich die *lobuläre intraepitheliale Neoplasie (LIN,* umfasst das lobuläre Karzinom In-situ (LCIS) und die atypische lobuläre Hyperplasie (ALH)) vom Epithel der Lobuli ab. Die Tumorzellen sind in der Regel hochdifferenziert und langsam proliferierend. Es finden sich Vergrößerungen der Drüsenläppchen mit Vermehrung und Auftreibung der Azini, die mit einem monomorphen Epithel ohne nennenswerte Atypien angefüllt sind.[535] Es entsteht meist kein palpatorisch oder seltener mammografisch nachweisbarer Tumor. „Das hervorstechende biologische Charakteristikum des LCIS ist die Multizentrizität."[536] Die beschriebenen Veränderungen persistieren über lange Zeit unverändert, sodass die Risikoabschätzung für die Entstehung eines nachfolgenden Karzinoms im Einzelfall schwierig ist. Das Risiko für ein invasives Mammakarzinom soll beim LCIS etwa zehnmal höher liegen als bei der Normalbevölkerung. Dabei kommen nur bei „einem Viertel der Patientinnen invasive lobuläre Karzinome vor. Bei den restlichen 75 % handelt es sich um invasive duktale Karzinome ... Das LCIS ist in erster Linie ein Indikator für ein hohes Risiko des duktalen Mammakarzinoms."[537]

5.7.7 Konstitutionelle und prognostische Faktoren beim Mammakarzinom

Es besteht eine *Polarität* hinsichtlich *konstitutioneller Faktoren* zwischen der *prä- und der postmenopausalen Mammakarzinompatientin.* Die prämenopausal erkrankte Frau ist häufig schlank, manchmal findet sich eine eher kühle Peripherie mit kalten Akren. Es ist ein neurasthenischer Konstitutionstypus mit Dominanz des *Nerven-Sinnes-Systems.* Diesem steht die Patientin mit dem postmenopausal aufgetretenen Mammakarzinom gegenüber, die eine häufig fülligere Konstitution mit vemehrter periklimakterischer Gewichtszunahme und Dominanz des *Stoffwechsel-Gliedmaßen-Systems* zeigt.[538] Gegenüber den postmenopausalen Mammakarzinomen sind die prämenopausalen oftmals weniger differenziert, haben eine höhere Wachstumsfraktion, mehr Gefäßinvasion und metastasieren häufig in Leber und Gehirn. Die postmenopausalen Mammakarzinome sind oftmals von geringerer Aggressivität, tendenziell ER-positiv und metastasieren vermehrt in das Knochensystem. Wie bei vielen anderen Erkrankungen findet sich somit auch für das Mammakarzinom die Polarität der neurasthenischen und der stoffwechselbetonten Konstitution.

Zu den *prognostischen Faktoren* mit gesichert klinischer Relevanz gehört nach wie vor der axilläre Lymphknotenstatus als stärkster Einfluss. Auch morphologische Kriterien sind von prognostischer Bedeutung. Sie weisen auf die unterschiedlich eingeschränkte formende Wirksamkeit der oberen Wesensglieder. So besteht eine eindeutige Abhängigkeit zwischen dem histologischen Grading und dem rezidivfreien Überleben. Des Weiteren ist der Steroidhormonrezeptorstatus wesentlich. Die HER-2/neu-Überexpression korreliert in der Regel mit einem aggressiven Verlauf, was die Gabe von Herceptin, Pertuzumab u.a. jedoch größtenteils kompensiert.

5.7.8 Seelisches Fühlen und das Mammakarzinom

Die *Leber* zeigt als große exokrine Drüse einen Bezug zum Willen [→ XXIV. 2.4 Der Zusammenhang der Leber mit der Individualität des Menschen]. Bei verschiedenen Erkrankungen ist diese Rücknahme ihrer Willenstätigkeit eindrucksvoll zu beobachten [→ XXIV. 3. Lebererkrankungen und ihre Therapien]. Rudolf Steiner sprach in Bezug auf die Leber von dem Organ, das aus einer vorgestellten Handlung eine ausgeführte werden lässt.

Die *Brustdrüse* befreite sich aus dem unmittelbaren Bereich der Stoffwechsel-Gliedmaßen-Organisation und konzentriere sich im mittleren Menschen. Hier ist es nicht mehr die Beziehung zum Willen, die diesen Bereich der Drüsenorganisation des Menschen kennzeichnet. Vielmehr sind es die *Kräfte des Fühlens*, die sich z.B. als Mutterliebe dem kindlichen Wesen zuwenden. Ich- und astralische Organisation verwandeln Lebenskräfte der Drüsenorganisation in Kräfte des Fühlens. „Dadurch, daß sie aus den Organen herausgehoben sind, daß sie nicht Bildungskräfte der Organe geblieben sind, hat sie der Mensch extra. Er hat sie in seinen geistig-seelischen Funktionen. Wenn ich denke oder fühle, so denke ich und fühle ich mit denselben Kräften, die da in dem niederen Tier oder in der Pflanzenwelt plastisch tätig sind."[539]

Diese Kräfte des Fühlens, die durch die Metamorphose der Bildekräfte im mittleren Menschen entstehen, können die Qualität einer *schenkenden, hingebungsvollen Liebesfähigkeit*, die sich mit dem anderen Wesen verbindet, entwickeln. Sie begleiten als mütterliche Liebe die Laktation und damit unmittelbar die Drüsentätigkeit. Insofern scheint die inverse Beziehung des Mammakarzinoms zum *Stillen* von Bedeutung zu sein.

Seelische Verletzungen und *schockartige Erlebnisse* stauen genauso wie eine verzerrte menschliche Begegnung, die in einer ungesunden Sexualisierung Objekt- und nicht Menschenliebe entstehen lässt, diese Kräfte des Fühlens zurück bzw. führen dazu, dass sich die höheren Wesensglieder aus dem Bereich des mittleren Menschen herauslösen. Rudolf Steiner beschrieb auch äußere insultartige Einflüsse, wie z. B. einen mechanischen Stoß auf die Brustdrüse, die sich nach innen fortsetzen und Auslöser eines Mammakarzinoms werden können.[540] Es bleiben dann Regionen unverwandelter Lebenskräfte, „Lebensinseln", zurück, die nun die Ursache für proliferative Prozesse im Brustdrüsenparenchym bilden. Die Bedeutung des Fühlens für die Prognose verdeutlicht der negative Einfluss der Depression. Diese scheint insbesondere bei Patienten mit frühen Stadien der Brustkrebserkrankung mit einer erhöhten Mortalität einherzugehen. „In patients with curable breast cancer (i.e., stages I–III), results demonstrated a 50 % increase in hazard of mortality in depressed versus non-depressed patients", fassten es Vodermayer et al. zusammen.[541]

Auf der *physischen Ebene* entsteht die *in die Verhärtung führende Tumorbildung.* Auf der *ätherischen Ebene* entwickelt sich eine von den *oberen Wesensgliedern* nicht mehr ausreichend *gelenkte Wachstumsdynamik.* Der *astralische Leib* und die *Ich-Organisation* ziehen sich aus ihrem Wirken in der *exokrinen Drüse* zurück. Fügt sich zu diesen Veränderungen im *Wesensgliederwirken* eine *zunehmende Sinnesorganorientierung* der *oberen Wesensglieder*, so wird die *einfache Proliferation* einer *fibrösen Mastopathie* überschritten und über unterschiedliche Grade der *Dysplasie* das *Mammakarzinom* erreicht.

Die veränderte Wesensgliederkonstellation spiegelt sich in der erniedrigten aR [→ III. 3. Die Anamnesefragen] mit reduzierter Selbstregulation, verminderter Lebensqualität und vermehrten Angstsymptomen.[542, 543]

Entwickelt sich eine für die Sinnesorgane typische Wesensgliederwirksamkeit, so gelingt der fühlenden Seele nicht mehr die von innen nach außen strömende Orientierung. Vielmehr entfaltet sich nun die andere Seite des Fühlens, die der Sinneswahrnehmung ähnlich den Umkreis erfühlt und Äußeres unter Zurückstellung des eigenen Inneren aufnimmt.

Das *menschliche Fühlen* kennt beide Ausrichtungen: Auf der einen Seite ist es das persönliche, aus dem eigenen Wesen sich entwickelnde Fühlen, das sich in subjektiven Äußerungen des Gefallens oder Missfallens ausspricht. Während hier die deutsche Sprache die reflexive Formulierung eines z. B.: „Es gefällt mir" braucht, weist das andere Erlebnis unseres Fühlens, was sich z. B. in dem Erlebnis: „Es ist schön" ausdrückt, auf eine objektive Eigenschaft der Dinge und nicht auf das subjektive Element des Gefallens.

Das Fühlen kann sich zum *Sinnesorgan* entwickeln und eine Steigerung erfahren, die es vergleichsweise „hell fühlend" macht. In dieser Entwicklung erreicht es die Nähe zur *übersinnlichen Erkenntnisstufe der Inspiration* [→ XVII. 7. Innere Aufgabenstellung]. In der Krankheit des Mammakarzinoms offenbart sich, diesem Gedanken folgend, eine Entwicklung des Fühlens, die Grundelemente des inspirativen Wahrnehmens – allerdings am falschen Ort entwickelt – enthält.

Diese Qualität bildet sich nun nicht durch den inneren, meditativen Erkenntnisweg mit Verwandlung der Seelenkräfte, sondern kann im Zusammenhang mit der Erkrankung auftreten.

Krankheit erscheint als *ein Schritt auf dem Erkenntnisweg des Menschen*, der sich vergleichsweise am *„falschen Ort"*, nämlich im *pathologischen Zusammenhang* entwickelt.

So sehr die Krankheit zunächst das leidvolle Abbild dieses Entwicklungsschritts darstellt, so wird sie doch im Sinne der krankheitsüberwindenden und damit heilenden Kräfte zu neuen geistigen Fähigkeiten führen.

Kasuistik

Eine ca. 40-jährige Patientin leidet an einem *Mammakarzinom* mit vorwiegend pulmonaler Metastasierung. Durch mehrfache *Chemotherapiezyklen*, die sie meist in Verbindung mit einer *Misteltherapie* erhält, ist ihr trotz des fortgeschrittenen Grundleidens eine auffallend lange Lebensspanne gegeben. Während einer Konsultation entwickelte sich ein Gespräch über das Bild des Todes, in dem sie spontan von einem Erlebnis berichtet, das im Nachhinein als eine Art Todeserfahrung einzustufen ist: Obgleich sie offenbar niemals vorher von derartigen Erlebnissen gehört oder gelesen hatte, erlebte sie eine Situation, in der sie durch eine tiefe Röhre für eine unendlich lang wirkende Zeit herunterfiel, um schließlich sanft auf einem weichen Grunde aufzutreffen. Aus der Dunkelheit entwickelte sich zunächst ein punktförmiges Licht, das sich zunehmend vergrößerte und zu einem großen, leuchtenden und warmen Licht steigerte. In diesem Moment wurde sie durch ihr Kind „geweckt", das im gleichen Bett lag. Sie selbst hatte den Eindruck, ohne das Wecken gestorben zu sein. Im Weiteren berichtete sie von verschiedenen anderen Vorkommnissen, in denen sie in Träumen Schicksalsschläge und Todesereignisse anderer Menschen aus ihrem Umkreis vorausahnte.

5.7.9 Klinisches Beschwerdebild

Patientinnen mit Mammakarzinom haben bereits bei Diagnosestellung ohne Fernmetastasierung im Unterschied zu altersgleichen Frauen klinische Beschwerden: Sie berichten vermehrt Angst und depressive Symptome, bemerken Müdigkeit und Konzentrationsstörungen und klagen über einen nicht erholsamen Schlaf mit Durchschlafstörungen, vermehrten Wachphasen und einer schließlich reduzierten globalen Lebensqualität. Die

Anamnesefragen Steiners (als autonome Regulation aR erhoben), weisen dazu passend auf ein schwächeres Eingreifen der astralischen und der Ich-Organisation. Diese Situation verstärkt eine Chemotherapie, sie führt zu langfristig bestehenden Einschränkungen: Auch nach zwanzig Jahren können von den initialen Nebenwirkungen wie Wortfindungsstörungen, erschwertem Lernen neuer Wörter, verringerter Erinnerungsfähigkeit und reduzierter Aufmerksamkeit einige Symptome zurückbleiben.

Der Rhythmus ist für das Mammakarzinom (und auch andere hormonabhängige Tumore) besonders wesentlich. Auf die Risikoerhöhung durch Schichtarbeit oder „light at night" wurde bereits hingewiesen. Damit bedarf das mit dem Fühlen in Zusammenhang stehende Rhythmische System der besonderen therapeutischen Berücksichtigung (Stabilisieren des circadianer Wärmerhythmus durch die Misteltherapie, rhythmische Tagesgestaltung, Wechsel von Ruhe- und Aktivitätsphasen und damit Förderung des gesunden „Atmens" der Seele).

5.7.10 Das Mammakarzinom beim Mann

Das Mammakarzinom ist beim männlichen Geschlecht bedeutend seltener. Es liegen unterschiedliche *Risikofaktoren* vor.[544] So scheinen der Maldescensus der Hoden und weitere testikuläre Erkrankungen mit einer erhöhten Häufigkeit einherzugehen. Ebenso soll eine Assoziation mit dem Klinefelter-Syndrom bestehen und die positive Familienanamnese einen Risikofaktor darstellen. Die Erkrankung scheint mit dem steigenden Lebensalter assoziiert zu sein. Auch hier besteht ein unzureichendes Hereinwirken der höheren Wesensglieder in den ätherischen und physischen Leib. Auf das insultbedingte Herauslösen der oberen Wesensglieder aus der Brustorganisation weist die Verbindung des männlichen Mammakarzinoms mit einem Brusttrauma.[545]

5.7.11 Therapeutische Gesichtspunkte

Das *therapeutische Ziel* besteht in der *Verstärkung der dynamischen Wirksamkeit der oberen Wesensglieder* in der *Brustorganisation.*

Insofern ist auf vorbestehende Veränderungen in der Brustdrüse achten, die mit diesem Wesensgliederwirken in Zusammenhang stehen.

Die Mastopathie mit ihrer knotenförmigen Umformung und Verhärtung des Parenchyms ist dem zugrunde liegenden Krankheitsprozess nach als eine „Kopfbildung am falschen Ort" zu charakterisieren.

Als *(längerfristige) lokale Therapie*[546] kommt

- *Conium maculatum 5 %* (Weleda) Salbe — 1 x täglich

zum Einsatz. Die proliferierende Form transformiert sich u.U. in die „Sinnesbildung am falschen Ort" und damit das Karzinom. Auch ist bei „präkanzerösen" Veränderungen an die frühzeitige *Misteltherapie* zu denken. Ein Arzneimittel, das *Viscum* enthält, ist

- *Magnesit/Mamma comp.* (Wala) Glb. velati 10-10-10
- *Magnesit/Mamma comp.* (Wala) Amp. s.c. 1-0-0 3 x wöchentlich.

Magnesium trägt Lichtqualitäten in die Stofflichkeit. In diesem Sinne wirkt es im Chlorophyll der Pflanze, die Licht in ihre Lebensorganisation führt. Entsprechend lenkt Magnesium die herausgelösten oberen Wesensglieder wiederum in die Drüsenorganisation und verstärkt deren Gestaltungskräfte. Das Arzneimittel hat sich auch bei schmerzhafter Mastopathie (Mastalgie) bewährt.[547]

Ein weiteres vom Verständnis her wesentliches, aber sicher selteneres Krankheitsbild mit Verbindung zum Karzinom ist die *chronische Mastitis*. Auch für das Mammakarzinom scheint der Zusammenhang mit einer chronischen Entzündung zu bestehen.[548]

Die *postoperative Bestrahlung* senkt das Risiko für ein Lokalrezidiv deutlich. Es kommt oft zu einer Strahlendermatitis, angefangen vom milden Erythem bis zu schweren und schmerzhaften Reaktionen. Als Externum findet hier gerne

- *Calendula Wundsalbe* (Weleda) bis mehrmals täglich

Verwendung. Eine französische randomisierte Studie untersuchte die lokale Applikation von Calendula gegenüber Trolamin und stellte ihre signifikant bessere Wirksamkeit fest.[549] Positive Erfahrungen liegen auch für

- *Solum Öl* (Wala) mehrmals täglich als Einreibung oder Ölwickel

nach Radiatio vor. Des Weiteren hat sich die

- *Rosatum Heilsalbe* (Wala) 2–3mal täglich

(enthält Geranii aetheroleum, Rosae aetheroleum und als Quarzkomponente kolloidale Siliciumdioxidlösung (Silicea colloidalis)), bewährt.

Bei linksseitiger Bestrahlung ist das Risiko für Koronarstenosen erhöht[550], insofern sollte man auch auf diese Komplikation achten. Im Unterschied zur frühen Radiatio ist die späte Phase von *Skleroseprozessen* gefolgt. Möglicherweise kommt hier der prophylaktischen Weißdorntherapie (auch in phytotherapeutischer Dosierung) eine Bedeutung zu.

Beim oberflächlich exulzerierten Mammakarzinom bewährt sich

- *Calendula Essenz* (Wala, Weleda) 1:9 mit NaCl 0,9 % verdünnt zur Spülung.

Anschließend erfolgt die lokale Applikation von

■ *Honig* (Manuka-Honig).	

Die Wundversorgung sollte anfangs zweimal täglich erfolgen. Die Wundumgebung erhält

■ *Calendula / Stibium* (Weleda) Salbe.	

Mit

■ *Imlan Creme pur* (Amryt)	mehrmals täglich

gibt es ausgesprochen positive Erfahrungen, insbesondere bei inflammatorischem Aspekt. Während die derbe, knotenförmige Hautmetastasierung für eine Behandlung mit

■ *Viscum Mali ex herba W 5 %, Oleum* (Wala)	mehrmals täglich

spricht, kommt die lokale Betulin-Therapie (Imlan) und damit ein Prinzip, das die gestaltenden Prozesse unterstützt, insbesondere bei entzündlich imponierenden malignen Hautinfiltrationen und Exulcerationen in Betracht.

Bei Hautmetastasierung hat sich

■ *Quarz 10 %* (Weleda) Creme	2 x täglich auftragen

bewährt.

Bei oberflächlichen Blutungen kommt

■ *Stibium metallicum praeparatum D6* (Weleda) 10ml Amp.	mehrmals täglich topisch angewandt

zur Anwendung. Das komplexe Aschepräparat

■ *Cinis capsellae comp. N* (Weleda Schweiz) Salbe	bis 2 x täglich

unterstützt Formkräfte der Wundheilung.[551]

Ein Basismittel zur Kräftigung der ätherischen Organisation ist

■ *Thuja occidentalis Argento cultum Rh D3* (Weleda) Dil.	15-15-15 gtt.

Zur Misteltherapie [→ 3.5 Misteltherapie] beim Mammakarzinom bestehen umfangreiche klinische Erfahrungen.[552] Sie beziehen sich auf die *VA-Therapie im Zusammenhang mit der (adjuvanten) Chemotherapie*, auf die langfristige *subkutane Mistelbehandlung*, welche die Patientinnen in der Regel 3-mal pro Woche selbst durchführen, und auf die *hochdosierte VA-Therapie* mit intraläsionaler VA-Applikation.[553] Unter dieser traten im Rahmen der palliativen Behandlung wiederholt eindrucksvolle klinische Verläufe auf.

Eisenbraun et al. zeigten in ihrer Studie zur adjuvanten Chemotherapie und gleichzeitigen Mistelbehandlung eine bemerkenswerte Stabilisierung der gesundheitsbezogenen Lebensqualität.[554] Aufgrund der möglichen Spätrezidive ist eine langfristige Misteltherapie sinnvoll (zunächst durchgehend, dann mit Pausen (z. B. ein Monat Therapie, zwei Monate Pause) unter Kontrolle des Befindens und der Temperaturrhythmik

Beim *inflammatorischen Mammakarzinom* bestehen positive Erfahrungen mit der Christrose, die sich durch ihre gestaltenden Qualitäten dem entzündlichen Krankheitsbild entgegenstellt.

- *Helleborus niger D3, D6* (Wala, Helixor) Amp. *s.c.* 3 x wöchentlich 1-0-0

Zahlreiche Patientinnen fragen nach der prognostischen Bedeutung der endokrinen und auch der *Chemotherapie* (CHT) in der Adjuvanz. Neben den bereits dargestellten Gesichtspunkten [→ 3.3 Chemotherapie] ist auf deren Möglichkeiten und Grenzen transparent einzugehen.

Exkurs

Eichler et al. kamen zur folgenden Einschätzung: „Seit den 1990er Jahren wurde eine CHT bei Patientinnen mit Tumorgröße > 1 cm empfohlen. Diese Praxis führte zu einer signifikanten CHT-Überbehandlung, vor allem beim HR-positiv-(HR+-) und HER2-Mammakarzinom mit 0-3 positiven Lymphknoten. Allerdings ist insbesondere in diesem Kollektiv der Vorteil einer CHT begrenzt. Es sollte bedacht werden, dass eine CHT mit erhöhtem Risiko für schwere Herzinsuffizienz und sekundäre Leukämien/MDS einhergeht. Des Weiteren wird HER2 als ein signifikanter prädiktiver Faktor für die CHT-Effektivität (z. B. Anthrazykline-Einsatz) gehandelt, was die CHT-Effekte beim HR+/HER2-Mammakarzinom infrage stellt. In den letzten Jahren wurde das Mammakarzinom zunehmend als eine heterogene Erkrankung mit eher HR+-luminal-A/-B- (hoch/niedrigproliferativ), HER2- und Basal-like- (größtenteils HR-/HER2-triple-negativ-) Subtypen verstanden. Auch wenn die molekulare Klassifikation 2011 Einzug in die St.-Gallen-Empfehlungen fand, in denen CHT plus endokrine Therapie (ET) bei Patientinnen mit > 4 befallenen Lymphknoten und/oder luminal-B- oder G3-Tumoren empfohlen wird, bleiben viele Fragen offen. Sowohl der Proliferationsmarker Ki-67, der beim HR+-Mammakarzinom zur Differenzierung zwischen luminal-A und -B genutzt wird, als auch das histologische Grading unterliegt einer relativ großen Interobservervariabilität. Verbesserung der Prognoseabschätzung: Im letzten Jahrzehnt wurden mehrere genomische Tools entwickelt, die, verglichen mit den klassischen Faktoren, eine deutlich bessere Reproduzierbarkeit und Genauigkeit bei der Prognoseabschätzung beim HR+ Mammakarzinom zeigten. Vier von diesen Gensignaturen (OncotypeDx, Prosigna, Mammaprint und Endopredict) werden durch die AGO Mamma 2016 zum Einsatz bei Patientinnen mit frühem HR+/HER2-Mammakarzinom mit unklarer CHT-Indikation empfohlen. OncotypeDx zeigt auch eine gewisse prädiktive Kraft für den CHT-Einsatz. Aktuell liegen die ersten prospektiven Daten zu OncotypeDx und Mammaprint vor. Demnach ist niedriges genomisches

Risiko mit einer sehr guten Prognose auch bei höherem klinischem Risiko assoziiert. Der Einsatz der adjuvanten CHT in dieser Gruppe ist, wenn überhaupt, nur mit einem minimalen Prognosevorteil assoziiert. Durch Einsatz der genomischen Tools kann in bis zu 50% der Fälle mit klinischem Hochrisikomammakarzinom eine CHT erspart werden. Aktuelle Studien prüfen die optimale Behandlung beim mittleren genomischen Risiko, so dass eine abschließende Bewertung der Tests noch aussteht."[555]

5.8 Lungenkarzinom

Die Inzidenz des Lungenkarzinoms beträgt in Europa 52/100.000 und dieses wird in mehr als 50% der Fälle erst in einem fortgeschrittenen Krankheitsstadium diagnostiziert.[556] Es ist der *häufigste Tumor des Mannes.* Damit betreffen die häufigsten und für beide Geschlechter besonders charakteristischen Tumorformen, Mamma- und Lungenkarzinom, den mittleren Menschen, in dem sich *rhythmische Funktionen* und die zwischen Innen- und Außenorientierung schwingende Atmung finden. Das Ein- und Ausatmen ist von dem Verbinden und Lösen der oberen Wesensglieder getragen. Ungleichgewichte in diesem rhythmisch geordneten Wechsel sind für die Karzinomerkrankungen des mittleren Menschen bedeutsam.

Außer dem nach wie vor entscheidenden Rauchen gibt es weitere Risikofaktoren, zu denen Asbest, Radon, aromatische Kohlenwasserstoffe etc. gehören. Weiterhin scheinen Viren eine pathogenetische Rolle zu spielen. So ist das großzellige lymphoepitheliale Lungenkarzinom als seltene Variante des großzelligen Karzinoms mit dem Epstein-Barr-Virus assoziiert.[557] Möglicherweise kommt damit der nicht „überwundenen" entzündlichen Erkrankung eine pathogenetische Bedeutung zu.

Lunge und *Brustdrüse* stehen sich als Ausgangsgewebe der so unterschiedlichen Tumore des mittleren Menschen polar gegenüber: Während die Lunge embryologisch aus einer pseudoglandulären Anlage entsteht und ihre Drüsenanlage in der weiteren Organogenese zurückbildet, kommt es in der weiblichen Brust insbesondere mit der Thelarche zu einer intensiven Entwicklung der Drüsen. Die Lunge wächst von einer entodermalen Anlage ausgehend von innen nach außen und zum Nerven-Sinnes-System, die Brustentwicklung beginnt ektodermal und erreicht von außen nach innen wachsend mit der Ausbildung des Drüsenkörpers das Stoffwechselsystem. Die Lunge orientiert sich folglich zum Nerven-Sinnes-, die Brustdrüse umgekehrt zum Stoffwechsel-Gliedmaßen-System. Zwischen beiden polaren Qualitäten stellt sich funktionell das Herz als Organ des Rhythmischen Systems.

5.8.1 Unterschiedliche Formen der Lungenkarzinome vor dem Hintergrund der Dreigliederung

Das Lungenkarzinom ordnet sich in seinen verschiedenen histologischen Entitäten in die Metamorphose zwischen dem *drüsigen Pol* in der Lungenentwicklung und ihrer Nähe zum *Nerven-Sinnes-System* ein [→ IX. Pneumologie].

Die *zentralen Atemwege* zeigen einen Bezug zum oberen Menschen. Mit dem Kehlkopf „erwacht" der Atmungsstrom zum Laut und damit zur Seelenoffenbarung, in der Sinnesorganisation des Riechens bildet er die Grundlage der Geruchswahrnehmung.

Umgekehrt stellen die peripheren Bereiche der *Lunge* ihr „Inneres" dar, das eine „verinnerlichte" Einatmungsluft umgreift, die sich bereits für den Eintritt in den menschlichen Organismus von ihrem „Außenweltsein" gelöst und durch Erwärmung und Befeuchtung an den Menschen angepasst hat. Gleichzeitig ist es derjenige Bereich, der sich nun unmittelbar und nur durch die alveolokapilläre Membran „getrennt" dem Blut nähert.

Damit stehen sich die zur *Sinnesorganisation* strebende Atmungsorganisation mit ihren großen Atemwegen und die sich nach innen, zum *Blut* orientierenden Bereiche mit ihren Bronchioli und den weiteren Differenzierungen bis zu den Alveolen gegenüber. Zum oberen Menschen hin findet ein Verdichtungsprozess mit zunehmender Sklerosierung der organbildenden Strukturen statt, begleitet von einer Verkleinerung der Oberfläche. Umgekehrt nimmt die Atmungsorganisation in den innenweltnahen Bereichen ihre Stofflichkeit zunehmend zurück, wirkt gleichsam wie „verblüht" bis hin zu den feinen kollagenen Netzen, welche die Alveolen bei gleichzeitig maximaler Ausdehnung ihrer Oberfläche überziehen.

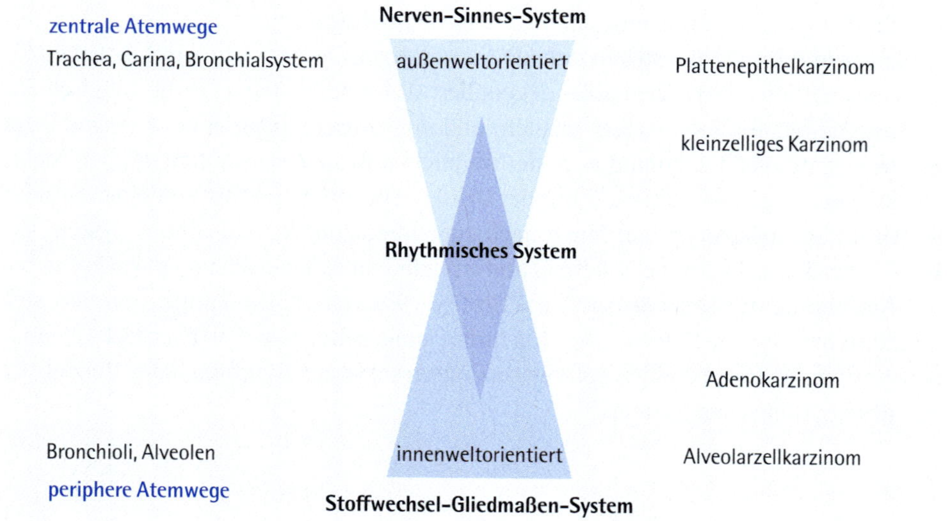

Die Polarität in den Lungenkarzinomen – Plattenepithel- und Adenokarzinom – vor dem Hintergrund der Dreigliederung

Die unterschiedlichen Entitäten des *Lungenkarzinoms* orientieren sich an der *Dreigliederung der Atmungsorganisation* [→ Abb.].

Der häufigste Typus des Lungenkarzinoms, das *Plattenepithelkarzinom* zeigt durch seine histologische Gestalt einen Bezug zur Peripherie des Menschen, genauer gesagt zum Plattenepithel der sinnesempfindlichen Haut, die den Organismus nach außen abschließt, seine äußere Gestalt und Form trägt und einen Bezug zur *Sinnesorganisation* aufweist. Der Substanz nach charakterisiert die Kieselqualität diesen Bereich. Das Plattenepithelkarzinom, das etwa 40% der Lungenkarzinome ausmacht[558, 559], lokalisiert sich überwiegend zentral in den großen Atemwegen und damit im Bereich des Nerven-Sinnes-Systems der Atmungsorganisation. Es kennt verschiedene Differenzierungsgrade, die von der Verhornung (Sklerosequalität) bis hin zur zunehmenden Entdifferenzierung, die Verschlechterung der Prognose bedingt, reichen.

Die maximale Dynamik und meist schon systemische Krankheitsmanifestation erreichen in diesem dem *Nerven-Sinnes-System* nahen Bereich die kleinzelligen Karzinome, die ca. 15 bis 25%[560] der Lungenkarzinome ausmachen und sich ebenfalls eher zentral lokalisieren. Der Morphe nach handelt es sich um kleine Zellen mit wenig Zytoplasma, die wie Haferkörner erscheinen und dann den Typus des Oat-cell-Karzinoms ausmachen. Er unterscheidet sich von den anderen Entitäten, die sich als intermediärer Typus und dem mit großzelligen Anteilen oder Anteilen eines Adeno- oder Plattenepithelkarzinoms einhergehenden kombinierten Typus differenzieren lassen. Es ist ein schlecht differenziertes kleinzelliges Karzinom mit hoher Proliferation. Die formende Kraft der Ich- und astralischen Organisation hat den Bereich der zellulären Lebensprozesse verlassen und dadurch zum Formverlust (Entdifferenzierung) mit ungesteuerter Proliferation geführt.

Obgleich der Ursprung der kleinzelligen Lungenkarzinome nicht vollständig geklärt ist, sollen sie mit den basalen neuroendokrinen oder Kultschitzky-Zellen zusammenhängen.[561] Kleinzellige Lungenkarzinome gehen somit von neuroendokrinen Zellen aus (Kultschitzky-Zellen), die als neuroendokrines System sich in vielen Bereichen des Organismus befinden. Unter dem Aspekt der Dreigliederung steht das *Neuroendokrinium* mit dem *Nerven-Sinnes-System* in Beziehung. Zu diesem großen organübergreifenden System gehören die hormonbildenden Drüsen (wie Hypothalamus, Hypophyse, Epiphyse, Nebenschilddrüse, Schilddrüse etc.) und die nicht organbildenden diffus verteilten APUD-Zellen (z.B. enterochromaffine Zellen des Gastrointestinaltrakts, neuroendokrine Zellen im Pankreas, Bronchial-, Urogenital- und kardiovaskulärem System etc. wie auch die Merkel-Zellen der Haut). Die kleinzelligen Karzinome entwickeln sich aus diesem dem Nerven-Sinnes-System nahestehenden neuroendokrinen Zellen. Auch die andere Bezeichnung, „Lymphozyten-ähnlicher Typ“[562], weist durch die morphologische Beziehung zu den Lymphozyten [→ XIX. Das Immunsystem – Maligne Neoplasien der lymphatischen Organisation] auf die beiden gemeinsame Verbindung zum Nerven-Sinnes-System.

In diesem Zusammenhang sind die *paraneoplastischen Syndrome* wichtig. Sie können das Nervensystem (subakute Kleinhirndegeneration, subakute nekrotisierende Enzephalomyelopathie, sensible und motorische Polyneuropathien) betreffen oder auch mit einem der Myasthenie ähnlichen Lambert-Eaton-Syndrom einhergehen. Das

Krankheitsbild zeigt eine Lösung der Wesensglieder aus dem Gliedmaßensystem mit Schwäche der Muskulatur, Dysarthrie, Schluckstörungen und proximalen Extremitätenparesen. Am häufigsten ist die Hypercalcämie beim Plattenepithelkarzinom, Syndrom der inadäquaten ADH-Sekretion (SIADH) beim kleinzelligen Lungenkarzinom SCLC.[563]

Den zum Nerven-Sinnes-System der Atmungsorganisation zählenden Tumoren stehen die *Adenokarzinome*, die etwa 25 bis 30 %[564] der Lungenkarzinome ausmachen, polar gegenüber. Sie sind morphologisch entweder durch „Schleimbildung, die nur diskret und intrazellulär ausgeprägt sein kann, oder durch ein drüsig/azinäres Wachstum, papilläre Differenzierung oder die tapetenförmige einschichtige Ausbreitung entlang der Alveolarsepten und Bronchiolen (bronchioloalveoläres Karzinom)“[565] gekennzeichnet. Allein schon durch ihre feingewebliche Gestalt zeigen sie einen Bezug zur Drüsenorganisation und damit zum Stoffwechselsystem. Entsprechend sind sie mehrheitlich in der *Lungenperipherie* und damit in den innenweltnahen Bereichen der Atmungsorganisation anzutreffen. Allerdings treten zahlreiche histologische Mischtypen auf, welche die Diagnose erschweren. So verbindet das adenosquamöse Karzinom die Polarität des Platten- und Adenokarzinoms, genauso sind kombinierte kleinzellige Karzinome bekannt, die einen nicht kleinzelligen Anteil aufweisen.

Die *Alveolarzellkarzinome* scheinen sich unter diesem Gesichtspunkt ebenfalls zu diesem Pol der Tumorerkrankung zu orientieren und gelten als Subtyp der Adenokarzinome.[566] Interessanterweise scheint sich der Risikofaktor des Nikotinabusus überwiegend auf die zentralen, weniger auf die letztgenannten peripheren Bronchialkarzinome zu beziehen. Der *Tabakkonsum* machte das Lungenkarzinom im 20. Jahrhundert zu einer häufigen Tumorerkrankung des Menschen. Im 19. Jahrhundert soll diese Tumorentität noch zu den Raritäten gehört haben. Nun ist es sicherlich zu oberflächlich, lediglich in der Belastung durch Karzinogene die „Ursache“ der Lungenkarzinome zu sehen. Pathophysiologisch gesehen führt der Tabakkonsum zu unterschiedlichen *Skleroseprozessen* (die Arteriosklerose ist das bekannteste Beispiel), *vorzeitiger Alterung* und steht mit der Karzinogenese in zahlreichen Organen in Beziehung. Es handelt sich somit um die *Dominanz des Nerven-Sinnes-Systems*, die sich in Sklerose und Karzinogenese ausspricht und der sich *Entzündungsprozesse* entgegenstellen, die allerdings dann zur pathophysiologisch relevanten *chronischen Inflammation* führen.

Dreigliederung der Lungenkarzinome: Entwickelt sich eine zur Sinnesorganisation gehörende Wesensgliederkonstellation im Bereich einer Plattenepithelmetaplasie, so entsteht das nicht-kleinzellige Lungenkarzinom (NSCLC) als *Plattenepithelkarzinom*. Bildet sich diese in den neuroendokrinen Zellen der Atmungsorganisation, so entwickelt sich das *kleinzellige Lungenkarzinom* (SCLC) mit Entfesselung des proliferativen Wachstums, zentripetaler Ausbreitung und schneller systemischer Generalisation. Ergreift die tumortypische Wesensgliederwirksamkeit den Stoffwechselbereich der Atmungsorganisation, so bildet sich das *Adenokarzinom*.

5.8.2 Chronische Entzündung und Karzinom

Auch für die *chronische Entzündung* der *Atemwege* ist die *Beziehung* zum *Karzinom* bekannt.

Für die *chronische Bronchitis* wurde ein vermehrtes Vorkommen des Lungenkarzinoms beschrieben. Auch hier zeigt sich wieder, wie die chronische Entzündung den Boden für die Karzinogenese bereitet: Ein zu starkes Hereinwirken des *Nerven-Sinnes-Systems* und seiner Bewusstseinsqualitäten in den mittleren, rhythmischen Menschen ruft die durchwärmende Entzündung als salutogenetisches Prinzip hervor. Diese erreicht aber als chronische Bronchitis nicht den heilenden Ausgleich, sondern wird von den Qualitäten des Nerven-Sinnes-Systems überformt: *Sklerose* als „Kopfqualität" und das *„Sinnesorgan am falschen Ort"* entstehen. Wie bereits beschrieben, entsprechen die verschiedenen Formen der chronischen Bronchitis vom „blue bloater" bis zum emphysematösen „pink puffer" verschiedenen Stufen des „Kopfwerdens" der Lunge als Skleroseerkrankung [→ IX. 5.6 Chronisch-obstruktive Lungenerkrankung (COPD)]. Im Hinblick auf die Entzündung als salutogenetisches Prinzip entsteht die Aufforderung, mit den akut-inflammatorischen Atemwegserkrankungen sorgsam umzugehen, um ihrer salutogenetischen Zielsetzung therapeutisch zu entsprechen und präventiv bezüglich der „Folgeerkrankungen" zu wirken.

5.8.3 Seele und Lungenkarzinom

Welche *seelische Konstitution* ist nun beim Patienten mit Lungenkarzinom zu beobachten? Oft begegnet man Menschen, die nach außen stark wirken, betont rational die anstehenden Fragestellungen bearbeiten und zum Teil in der Stimmung leben: „Durch Operation, Radiatio und gegebenenfalls auch Chemotherapie muss man eben durch." Sie zeigen in ihrem ganzen Verhalten etwas *Festes* und *Stabiles*. Ganz im Unterschied zu den Patientinnen mit Mammakarzinom suchen sie eher selten nach psychotherapeutisch ausgerichteten Gesprächen. Gelegentlich berichten Psychologen sogar von der schroffen Ablehnung eines solchen Angebotes.

Diese *„harte" äußere Schale* umgibt vielfach einen weichen, unsicher mit der Situation ringenden seelischen Kern. Hier scheinen viele Fragen unbearbeitet zu leben und lassen sich nur manchmal in dann überraschenden und intensiven Gemütsbewegungen erahnen. Es ist nicht leicht, diesen Kern zu erreichen und damit die Schale zu durchdringen. Viele Gespräche drängen „wie von selbst" auf das medizinisch Faktische, das die Patienten dann manchmal wie losgelöst vom eigenen Schicksal anschauen. Eine schon ältere Studie von Blohmke et al.[567] an 888 männlichen Patienten mit Lungenkarzinom beschrieb Eigenschaften wie gering ausgeprägte Nervosität, „social conformity" und kaum Zulassen von Gefühlen wie Ärger und interpretierte dies entweder als eine vermehrte Kontrolle oder ein geringeres Nach-außen-Öffnen der Gefühlswelt. Nagano et al.[568] berichteten von einer erhöhten Mortalität bei Lungenkarzinompatienten mit extrem rationaler und „antiemotionaler" Verhaltensweise.

Es gibt aber auch eine ganz andere, hierzu polare Seelenhaltung, die jedoch seltener auftritt. Es sind Menschen, die sehr sensibel Fragen nach der Krankheit, nach ihrem Sinn und nach demjenigen stellen, was sich nun als Aufgabe für die Individualität stellt. Überwiegend findet sich allerdings der erstgenannte Typus, der die erwähnte schalen-, manchmal gar panzerartige seelische Festigkeit entwickelt.

Dabei scheint sich die Änderung in den Lungenvolumina mit der seelischen Phänomenologie zu verbinden. Beim emphysematösen Typus kommt es zu einer Zunahme des Totraumvolumens, d. h. ein größerer Teil im Luftorganismus des mittleren Menschen grenzt sich aus dem rhythmischen Prozess der Atmung aus und wird von der zunehmend starren Lungen- und Thoraxstruktur umschlossen. In ähnlicher Weise scheint sich das mit der Atmung und damit dem Luftorganismus verbundene Seelische aus seinem physiologischen „Atmen", welches das Innere mit der Außenwelt verbindet, herauszulösen und sich als manchmal nur schwer erschließbare Innenwelt abzugrenzen. Hieraus lassen sich wesentliche Gesichtspunkte für die *künstlerischen Therapie* und die *Heileurythmie* ableiten. Es kommt darauf an, den Atmungsrhythmus im dreigliederigen Menschen, also das Atmen in der Sinneswahrnehmung, das seelische Atmen im Fühlen und auch die Wechsel von eigenbestimmter Aktivität und den von außen bestimmten Handlungen zu harmonisieren. Dabei soll das seelische Befinden von Patienten insbesondere in frühen Stadien der Erkrankung signifikant mit dem Überleben korrelieren. Die Studie von Sullivan et al.[569] beschrieb ein erhöhtes Sterberisiko bei Patienten mit erstmaliger (HR 1,50) und im Verlauf persistierender *Depression* (HR 1,42), während Patienten mit einer Remission der depressiven Symptomatik keine erhöhte Mortalität zeigten. Diese Zusammenhänge sprechen für eine bedeutende therapeutische Wirksamkeit einer integrativen onkologischen Behandlung, die Kunst- und Psychotherapie sowie Heileurythmie neben anderen körperorientierten Verfahren einschließt.

5.8.4 Therapeutische Gesichtspunkte

Die Therapie ist abhängig von der *Tumorentität* (kleinzelliges vs. nicht-kleinzelliges Lungenkarzinom) und dem *Erkrankungsstadium.* Als lokale Behandlungsmöglichkeiten stehen die operative und die Strahlentherapie zur Verfügung. Als systemische Behandlung kommen die Chemo- und Targettherapien zum Einsatz. Erfolgt die Diagnose nichtkleinzelliger Lungentumoren im Stadium IV, liegt das Ergebnis der (platinbasierten) Chemotherapie bei maximal drei zusätzlichen Monaten (medianes Überleben 3,6 Monate unter supportiver, 6,5 Monate unter Chemotherapie).[570,571] Insofern bedarf es eines ausführlichen Patientengesprächs über die Behandlungsziele mit der Frage, ob der begrenzte Effekt dieser Therapien angesichts der Nebenwirkungen patientenseits gewünscht ist. Zielgerichtete Verfahren beziehen sich auf die EGFR-Mutationen (bei ca. 10 % der NSCLS Patienten vorliegend und sind prädiktiv für das Ansprechen einer Tyrosinkinaseinhibition (Erlotinib,Gefitinib, Afatinib)) oder konstitutiv aktivierende ALK-Translokationen (Crizotinib, Ceritinib)) und die BRAF V600E-Mutation. Die Stimulation des Immunsystems erfolgt z. B. an Endstrecken wie den immunologischen Checkpoints (durch Antikörper (Nivolumab Pembrolizumab) gegen PD-1; dessen Liganden (PD-L1 und 2) werden von Tumorzellen exprimiert und führen über den PD-1 zur Verhinderung der T-Zell-Aktivierung).[572] Die PD-1-Hemmung geht mit einer Prognoseverbesserung einher. Damit greifen diese Therapieprinzipien einerseits in die Autonomisierung der Tumorproliferation, andererseits in die entzündlich-immunologische Antwort des Organismus ein. Beim metastasierten Lungenkarzinom ist die *frühe palliative Behandlung* von erheblicher Bedeutung. Lebensqualität, seelische Befindlichkeit und das Gesamtüberleben lassen sich hierdurch verbessern.[573]

Die *Mistelbehandlung* erfolgt entsprechend den in [→ 3.5 Misteltherapie] beschriebenen Empfehlungen als s.c.-Therapie und hat eine die Lebensqualität und – für die Kombination mit der Chemotherapie nachgewiesen – die Prognose verbessernde Wirksamkeit. Auch die Kombination mit Targeted-Therapies und Checkpoint-Inhibitoren ist möglich und vorteilhaft.[574, 575]

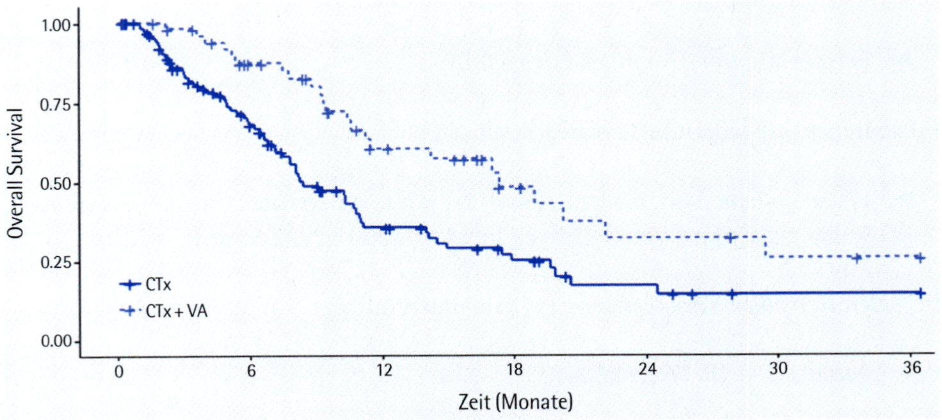

NSLC unter Chemo- und Misteltherapie im 3-jährigen Verlauf[576]
Log rank test X^2= 8,5 on 1 degrees of freedom, p= 0,004
OS-rates: 14,2 % CTx vs. 25,7 % CTx + VA

Schätzt man eine chemotherapeutische Behandlungsoption als sinnvoll ein, so gelten die in [→ 3.3.2 Therapeutische Begleitung während der Chemotherapie] dargestellten Gesichtspunkte zur Misteltherapie und Begleitmedikation. Zwischenzeitlich liegen Erfahrungen mit der intratumoralen (bronchoskopischen) Viscumapplikation vor.[577] Unter dieser Therapie kam es zu Tumorrückbildungen.

Beim Lungenkarzinom finden Mistelpräparate verschiedener Wirtsbäume Einsatz. Auf die positiven kasuistischen Erfahrungen mit der Ulmen-Mistel sei hingewiesen.[578]

Die, die Misteltherapie ergänzenden, therapeutischen Maßnahmen orientieren sich an konstitutionellen Aspekten und der Beschwerdesymptomatik. Besteht eine *emphysematöse Neigung*, so kommen die hierfür bereits beschriebenen Arzneimittel in Betracht [→ IX. 5.6.1 Emphysem], z. B.

- *Cuprum aceticum comp.* (Wala) Amp. s.c. 1-0-0.

Bei einer *chronisch-entzündliche Symptomatologie* finden

- *Pulmo/Vivianit comp.* (Wala) Amp. s.c. 1-0-0

wie auch

- *Tartarus stibiatus comp.* (Weleda) Mischung aus Verreibungen 1-1-1 MSP

Einsatz. Zur Unterstützung der Strukturqualität der Lunge eignet sich

- *Pulmo/Ferrum* (Wala) Amp. s.c. bis 1-0-0

sowie ein Arzneimittel, das als gestaltendes Prinzip den Graphit enthält

- *Ferrum rosatum/Graphites* (Weleda) Dil. 20-20-20 gtt.

Inhalationen (off-label-use) lassen sich mit

- *Viscum album* (verschiedene Hersteller) mit niedriger Dosis beginnen und in Abhängigkeit von Verträglichkeit und Wirksamkeit stufenweise steigern,

bei *sklerosierendem Krankheitsprozess* kombiniert mit

- *Formica D4, D6* (Weleda) Amp. 1 x täglich
- *Formica ex animale Gl D5* (Wala) Amp. 1 x täglich

und zum Verstärken der dynamischen Wesensgliederaktivität, die sich einseitig zum oberen Menschen ausgerichtet hat, mit

- *Levico D3* (Weleda) Amp. 1 x täglich

durchführen. Diesem Ziel dienen auch *äußere Anwendungen.* Hier sei der

- *Ingwer-Thoraxwickel* Durchführung siehe Anhang

zur *Unterstützung der Wärmeorganisation* genannt. Bei bronchopneumonischen Infekten gelten die in [→ IX. 5.5 Pneumonie] dargestellten Empfehlungen.

Bei Strahlenpneumonitis bestehen positive Erfahrungen mit Eisensilikat[579]

- *Nontronit D15* (Weleda) Amp. s.c. 1-0-0.

Bei starkem Reizhusten lohnt sich ein Therapieversuch mit

- *Plexus pulmonalis Gl D15* (Wala) Amp. s.c. 1-0-0.

Kommt es zu tumorbedingten Hämoptysen, so ist oftmals eine Therapie mit

- *Marmor D6 / Stibium D6 aa* (Weleda) 1-0-0
  1 ml Amp. s.c., 10 ml Amp. i.v.
- *Marmor D6 / Stibium D6 aa* (Weleda) Trit. 1-1-1 MSP
- *Stibium metallicum praeparatum D6* (Weleda) 10 ml Amp. i.v. mehrmals, abhängig vom klinischen Verlauf
- *Tormentilla comp.* (Wala) Amp. s.c. 1-0-0 und bei Bedarf

hilfreich. Darüber hinaus liegen positive Erfahrungen[580] mit

- *Achillea ex herba D6* (Wala) Amp. s.c. 1–2 x täglich

ggf. gemeinsam mit

- *Stibium metallicum praeparatum D6* (Weleda) Amp. s.c.

vor.

5.9 Das Pleuramesotheliom

Das Pleuramesotheliom tritt besonders zwischen der fünften und siebten Lebensdekade auf. Eine Asbestexposition kann durchaus 30 bis 40 Jahre zurückliegen. Es werden aber auch weitere Risikofaktoren, wie z.B. virale Faktoren diskutiert. Im Krankheitsverlauf können sich Leber-, Lungen-, Knochen- und auch Nebennierenmetastasen entwickeln. Dabei beträgt die mediane Überlebenszeit, die bislang kein therapeutisches Verfahren entscheidend veränderte, zwischen 6 und 18 Monaten.

5.9.1 Hüllen im menschlichen Organismus: die Pleura

Bei den unterschiedlichen *Häuten*, die Strukturen, Räume und Organe umgeben, steht der anatomische Aspekt der *Abgrenzung* im Vordergrund. Darüber hinaus kommen diesen Hüllenorganen weitere wesentliche Funktionen zu: Sie grenzen eine Innen- von einer Außenwelt ab. Im Innenraum entfalten sich eigenständige Gesetzmäßigkeiten. So umschließt das Peritoneum die von der symmetrischen Anlage in die Asymmetrie strebenden embryonalen Bildebewegungen des Verdauungstrakts und die großen Oberbauchorgane. Ein anderes Gestaltungsprinzip, das sich von der Symmetrie des Retroperitonealraumes unterscheidet, wird vom Peritoneum umhüllt.

In dem *„umhüllten" Innenraum* schaffen sich die *spezifischen Organfunktionen* und das zu ihnen gehörende Wesensgliederwirken ihr *leibliches Instrument.* Dabei stellen die *Hüllen* keineswegs ausschließlich abgrenzende Strukturen dar. Bezieht man die Haut als größte Hülle im menschlichen Organismus und die *Zellmembran* als dessen kleinste ein, so zeigen sich *differenzierte Atmungs- und Austauschprozesse* zwischen *Innen- und Außenraum.*

In den Hüllen wirken die Wesensglieder des Menschen. Ihre physische Organisation ist oftmals von hoher Festigkeit: die Bezeichnung „Dura mater" weist bereits durch den Namen auf diese feste Beschaffenheit. Auf der anderen Seite finden sich zarte Strukturen, die – wie das Endothel der Blutgefäße – ebenfalls einhüllenden Charakter haben. In der Polarität zwischen Nervensystem (Dura) und Blut (Endothel) zeigt sich ein unterschiedliches Wirken der *ätherischen Organisation.* Bei den meisten Häuten nimmt sich ihre Wirksamkeit zurück. Eine manchmal mit den serösen Häuten verbundene Flüssigkeit steht mit dem Ätherischen in Beziehung und entfällt in der Ergussbildung seinem Einfluss.

Die umhüllenden Strukturen sind meist sehr schmerzempfindlich und weisen dadurch auf den astralischen Leib. Er offenbart sich in jeder Eigenraumbildung, die schließlich die Kräfte der Ich-Organisation durchwirken.

Das *Lungenfell* gliedert sich in die Pleura visceralis und die Pleura parietalis. Die Atembewegungen der Lunge werden nicht durch direkten Muskelkontakt erzeugt, vielmehr erfolgt dies indirekt über die „saugende" Qualität („Unterdruck") des Pleuraraums auf die von der Pleura visceralis umhüllte Lunge.

5.9.2 Krankheitsprozesse der Pleura: Entzündung und Malignom

Die *Pleura* stellt sich in die *Krankheitspolarität* von *Entzündung* und *Malignom.*

Entzündliche Veränderungen sind als *Pleuritis* gut bekannt. Sie tritt auf, wenn in den umhüllten Innenraum fremde Qualitäten eingedrungen sind. Überwindet die akute Entzündung diese Fremdqualität nicht, so entwickelt sich die *chronische Pleuritis,* die z. B. als Pleuritis tuberculosa bis in die Verkalkung (Pleuritis calcarea) und damit in den Skleroseprozess führt.

Den entzündlichen Veränderungen steht die *maligne Pleuraerkrankung* polar gegenüber. Das Pleuramesotheliom stellt insofern eine Besonderheit dar, als dass es nicht zu denjenigen Malignomen gehört, die sich an *außenweltnahen Oberflächen* entwickeln. Es hat bereits Bezüge zu den eigentlich mesenchymalen Tumoren. Entsprechend entwickeln die Pleuramesotheliome in der histologischen Differenzierung auf der einen Seite den häufigeren und prognostisch günstigeren epithelialen, auf der anderen Seite den sarkoiden Typ. Auch gibt es den biphasischen Typus, der Elemente sowohl des epithelialen als auch des sarkoiden Typs enthält und darauf hinweist, dass es sich in dieser feingeweblichen Gestaltung um einen metamorphotischen Zusammenhang handelt.

Er wendet sich in den epithelialen Strukturen (wie jedes Epithel) mehr der Außen-, in den sarkomatösen Formen mehr der Innenwelt zu.

Verändert sich die Wesensgliederwirksamkeit in den Hüllenorganen von ihrer umhüllenden Funktion in eine sinnesorganähnlich nach außen orientierte, so entwickelt sich das *Pleuramesotheliom.*

Das maligne Pleuramesotheliom geht in den frühen Stadien oftmals mit Dyspnoe oder auch Thoraxschmerzen einher. Später kommt es zur Schrumpfung des befallenen Hemithorax und Infiltration der Thoraxwand mit z. T. erheblichen Schmerzen.[581]

5.9.3 Therapeutische Gesichtspunkte

Die Therapie des Pleuramesothelioms stellt nach wie vor beträchtliche Herausforderungen. Wichtigste Prognosefaktoren sind dabei der histologische Subtyp, Allgemeinzustand des Patienten, Tumorstadium und der mediastinale Lymphknotenbefall. Dennoch bleibt auch unter den derzeitigen, z. T. trimodalen Therapiekonzepten der Prognosezuwachs gering.[582]

Das Pleuramesotheliom tritt oftmals durch einen einseitigen *Pleuraerguss* in Erscheinung. Insofern stellt sich nach der diagnostischen Abklärung eines einseitigen Ergusses und der Diskussion der möglichen therapeutischen Vorgehensweisen beim Nachweis eines Pleuramesothelioms oftmals die Indikation zur Pleurodese. In diesem Zusammenhang hat sich die *Viscum album-Pleurodese* bewährt.[583] Bei mehrfachen Punktionen ist allerdings eine Tumorzellverschleppung im Stichkanal möglich; auf der anderen Seite gibt es durch diese tumornahe Mistelapplikation ausgesprochen gute Verläufe bis zu zehn Jahren bei exzellenter Lebensqualität.

Die intrapleurale Mistelinstillation lässt sich durch

- *Stannum metallicum praeparatum D8* (Weleda) Amp. s.c. — bis 1-0-0
- *Bryonia/Stannum* (Wala) Amp. s.c. — bis 1-0-0

ergänzen.

Das Organpräparat Pleura (Wala) in aufsteigender und abfallender Potenzierung verstärkt die strukturierenden Qualitäten im tumorösen Pleuraprozess. Bei *pleuraler Schmerzsymptomatik* bieten sich

- *Bryonia D6* (Weleda) Amp. s.c. — bis mehrmals täglich

und

- *Aconitum comp.* (Wala) Amp. s.c. — bis mehrmals täglich

- *Bryonia/Aconitum* (Wala) Amp. s.c. bis mehrmals täglich

an. Durch dieses therapeutische Gesamtkonzept gelang es mehrfach, Patienten jedwede kontinuierliche Schmerzmedikation zu ersparen oder diese auf eine seltene, bedarfsweise Applikation zu reduzieren.

5.10 Nierenzellkarzinom

Das Nierenzellkarzinom (RCC) zeigt eine steile Häufigkeitszunahme ab dem vierten Lebensjahrzehnt.[584] Seine Inzidenz wird mit 22/100.000 für Männer und 10/100.000 für Frauen angegeben.

Damit stellt sich diese Erkrankung in den Zusammenhang mit der sich vorbereitenden Exkarnation des seelischen und geistigen Menschenwesens und in charakteristischer Weise in eine zeitliche Polarität zu einem anderen bösartigen Nierentumor, dem Wilmstumor in der Kindheit, der auf mögliche Behinderungen der Inkarnation deutet.

5.10.1 Risikofaktoren des Nierenzellkarzinoms

Männer sind vom Nierenzellkarzinom etwa doppelt so häufig betroffen wie Frauen. Histologisch handelt es sich überwiegend um das *Adenokarzinom*, wobei sich abschnittsweise trabekelartig tubulär oder papillär angeordnete Tumorzellen mit hellem Zytoplasma zeigen. Die Zellen erscheinen, vom Tumortyp abhängig, als pflanzenzellartig.[585] Neben diesem *klarzelligen Nierenzellkarzinom*, das durch einen hohen Lipid- und Glykogengehalt[586] gekennzeichnet ist und mit ca. 75 % die häufigste Entität darstellt, gibt es auch andere Morphologien, wie der *papilläre Typ* (tritt gehäuft in Schrumpfnieren von Hämodialyse-Patienten auf[587], es gibt zwei Subtypen, wobei der Typ 2 prognostisch ungünstiger verläuft[588]), das *chromophobe Karzinom* oder auch das sehr seltene neuroendokrine Nierenzellkarzinom.[589] *Sammelrohrkarzinome* (Ductus Bellini-Karzinome)[590] sind ausgesprochen rar. Aufgrund der Ähnlichkeit der Tumorzellen mit denjenigen der Nebennierenrinde bezeichnete man das Nierenzellkarzinom früher als „Hypernephrom".[591]

Als *Risikofaktoren*[592] gelten bislang das *Rauchen*, das zu einer Verdoppelung des Erkrankungsrisikos führen soll (möglicherweise überwiegend für Tumore des Übergangsepithels des Nierenbeckens geltend), *Übergewicht*[593] (auch die Fettverteilung) und die Exposition gegenüber Mineralölprodukten, Asbest oder auch Schwermetallen.[594] *Hypertonie* erhöht das Risiko für ein Hypernephrom in beiden Geschlechtern.[595] Auch soll bei Patienten mit chronischen Nierenerkrankungen und erworbenen Nierenzysten ein gesteigertes Erkrankungsrisiko bestehen.[596] Erwähnenswert ist des Weiteren die *Hysterektomie* als Risikofaktor: Einer schwedischen Studie[597] zufolge steigt das Erkrankungsrisiko nach Hysterektomie gegenüber nicht operierten Frauen signifikant (HR von 1,5 (95 % CI, 1,33-1,69) und nimmt bei früher Hysterektomie (mit 44 Jahren oder jünger) zusätzlich zu (HR 2,36; 95 %, CI 1,49–3,75). Dieser Zusammenhang ist also bei diesem sehr häufigen operativen Eingriff zu bedenken.

Vermutlich erhöht auch die *langfristige Einnahme von NSAR* (nicht steroidale Antirheumatika) das Erkrankungsrisiko (relatives Risiko 1,51, 95 % KI 1,12–2,04).[598] Für ASS und Paracetamol fand man jedoch keine entsprechende Risikosteigerung. Die NSAR drängen die astralische Organisation aus ihrer Wirksamkeit im Stoffwechselsystem heraus. Dies begünstigt eine für die Tumorentwicklung charakteristische Wesensgliederkonstellation. Die Wirksamkeit der astralischen Organisation wird sowohl im Funktionsstoffwechsel (Tagesfunktion, Entzündung) als auch im Regenerationsmetabolismus (Nachtfunktion, Heilungsprozesse) behindert. Auf die Einschränkungen der Wundheilung und damit des aufbauenden, regenerierenden Stoffwechsels durch die NSAR sei auch in diesem Zusammenhang hingewiesen [→ XXI. 3.3.1 Saure und nicht saure Analgetika]. Die Nieren reagieren möglicherweise auf diese NSAR-bedingte Veränderung der astralischen Aktivität besonders sensibel.

5.10.2 Das Wirken der Wesensglieder beim Nierenzellkarzinom

Die Nierenzellkarzinome scheinen sich aus den (v. a. proximalen) Tubulusepithelien zu entwickeln. Sie entstehen damit in einem Bereich des *Flüssigkeitsorganismus* der Niere, der mit besonderer Deutlichkeit Beziehungen zum *ätherischen Leib* und seinem Wirken in der Resorption zeigt.

Diese *Lebendigkeit* entfesselt sich nun unkontrolliert, indem die astralische und die Ich-Organisation ihre funktionelle Verbindung zur ätherischen und physischen Organisation der Niere lösen. Auch die Nieren verfügen über aufbauende Lebensprozesse, die ihrer Gestaltung durch die oberen Wesensglieder bedürfen. So sind die Tubuli nach akutem Nierenversagen zu regenerativen Prozessen befähigt. Dabei erfolgt die Regeneration der untergegangenen Tubuluszellen durch die benachbarten, überlebenden Zellen. Diese dedifferenzieren sich zunächst, verlieren dadurch ihre epithelialen Charakteristika wie den Bürstensaum und entwickeln einen mehr undifferenzierten mesenchymalen Phänotyp. Diese neomesenchymalen Zellen wandern in den verletzten Bereich ein und differenzieren sich dann zu funktionierenden Tubuluszellen.[599] Mit der Dedifferenzierung nimmt sich die gestaltend wirkende astralische Organisation zurück, und die ätherische Organisation entfaltet ihre proliferative Wirksamkeit. Mit der anschließenden Differenzierung prägen sich die Formqualitäten der astralischen Organisation in die sich wieder zurücknehmenden regenerativen Lebensprozesse ein.

Beim *Nierenzellkarzinom* ist die gewebedifferenzierende und damit *formgebende Wirksamkeit der oberen Wesensglieder* eingeschränkt.

Durch die Tumorerkrankung verändert sich die physiologische Wesensgliederkonstellation in den Nieren [→ XXVII. 2.3 Die Wesensgliederwirksamkeit in der Nierenorganisation]. Einerseits wendet sich die Nierenfunktion in ihrem aufbauenden Wirken dem *Inneren* des menschlichen Organismus zu. Es ist die unter der Schwelle des Bewusstseins liegende aufbauende

„Nachtwirksamkeit", die zur Beseelung des menschlichen Leibes beiträgt. Aus der nur lebenden entsteht im Zusammenhang mit der Nierenwirksamkeit die beseelte, empfindende Substanz, „so daß wir im Nierensystem dasjenige haben, was uns von der organischen Grundlage aus durchsetzt mit Empfindungsfähigkeit, mit Beseeltheit ... was uns durchsetzt mit einem astralischen Organismus."[600]

Auf der anderen Seite orientiert sich die Nierenfunktion über die *Atmung* nach *außen* und erreicht den Luftorganismus. Auf die entsprechenden Phänomene, die hierzu im Zusammenhang mit dem Säure-Basen-Haushalt zu beobachten sind, geht [→ XXVII. 2.6 Niere und Atmung] ein. Damit verlässt die Nierenfunktion den Bereich des Flüssigen und gewinnt Anschluss an die *Luft*. Mit dieser ist der astralische Leib verbunden: „Und diese Gesetzmäßigkeit, die nun dem Gas- und Luftorganismus unmittelbar zugrunde liegt, bezeichnen wir in der Anthroposophie für den Menschen zunächst als die astralische Gesetzmäßigkeit, die astralische Organisation."[601] In jeder Einatmung verbindet sich der astralische Leib – aus der Peripherie kommend – mit dem Organismus, mit jeder Ausatmung verlässt er diesen wieder und sucht einschlafend die Verbindung mit dem Kosmos.

Die *Nierenfunktion* führt durch ihre Beziehung zur *Atmung* das aus dem *Umkreis* kommende, „eingeatmete" *astralische Wesen* des Menschen in die *aufbauenden Lebensprozesse* des Organismus.

Orientiert sich nun diese Nierenfunktion zu stark „nach außen" und damit zum Nerven-Sinnes-System, so verbindet sich das Astralische im aufbauenden Nierenstrom zu wenig mit dem Organismus. Es ergreift nicht die Leiblichkeit, sondern sucht den *umkreisoffenen Atmungsprozess*. Der sich der Peripherie zuwendende astralische Leib entwickelt damit eine Wirksamkeit, wie sie für die Sinnesorganisation charakteristisch ist und auch dem Nierenkarzinom zugrunde liegt.

Auch bei dieser Tumorerkrankung ist die *Bewegung*, welche die Wesensglieder mit dem Stoffwechsel-Gliedmaßen-System zusammenführt, mit einem reduzierten Erkrankungsrisiko verbunden,[602] während die Hypertonie, die den astralischen Leib zum Nerven-Sinnes-System orientiert, das Erkrankungsrisiko erhöht.[603] Die Verbindung zur *Lunge* verdeutlicht auch das *Metastasierungsverhalten* des Nierenzellkarzinoms. So findet sich eine pulmonale Metastasierung in ca. 75 % der Erkrankungsfälle. Der Knochen ist in ca. 20 % betroffen, die Leber deutlich seltener mit ca. 15 % und das zentrale Nervensystem mit etwa 8 %.[604]

Das *Nierenzellkarzinom* entwickelt sich aus den *drüsengangartigen Strukturen* der *Tubuli* überwiegend als *Adenokarzinom* durch eine zur *Sinnesfunktion* orientierte Wesensgliederwirksamkeit.

In diesem Zusammenhang entsteht die Frage nach den Ursachen für diese vorzeitige Exkarnationsgeste der oberen Wesensglieder. Gibt es beispielsweise schockartige Erlebnisse in der zurückliegenden Biografie, die „an die Nieren gegangen sind", die zu einem veränderten Wesensgliederwirken beigetragen haben? Liegen sonstige Faktoren vor, welche die astralische Organisation aus ihrer normalen Tätigkeit herausdrängen, wie möglicherweise chronische Nierenerkrankungen, aber auch die als Risikofaktor bekannte *arterielle Hypertonie?*

5.10.3 Therapeutische Gesichtspunkte

Das therapeutische Ziel besteht neben der *operativen Therapie*, die nach wie vor die *wesentliche Behandlungsoption* darstellt, und der ggf. indizierten *Tyrosinkinase-Inhibition* in dem Hereinführen der *astralischen Organisation* und des *Ich-Wesens* in die *aufbauende Nierenfunktion.*

Das Nierenzellkarzinom ist chemoresistent. Einen beachtlichen Fortschritt brachten Interventionen in der Signaltransduktion mit *Tyrosinkinase-Inhibitoren (TKI).* Die Rezeptorkinasen repräsentieren das „Sinnessystem" der Zelle. Ihre „Erblindung" führt zu autonomisierten Lebens- und Proliferationsprozessen, die nicht mehr in den Organismus integriert sind. Die unzureichende Aktivität der astralischen und der Ich-Ogranisation bedingen die Desintegration und Autonomisierung. Eine Inhibition der Signalkaskaden durch TKIs wie Sorafinib und Sunitinib führt zur Prognoseverbesserung. Allerdings können unerwünschte Arzneimittelwirkungen wie Schwäche, Hypothyreose, Anämie, Neutro- und Thrombozytopenie, Hypertonie, Diarrhoe, Hand-Fuss-Syndrom und auch Alopezie auftreten. Eine weitere Therapieoption ist die *mTOR-Inhibition* durch Temsirolimus. Gegenüber der Signalkaskaden-Inhibition und damit Beeinflussung der autonomisierten zellulären Lebensprozesse, gewinnt die Immuntherapie (*Checkpoint-Therapie*) eine zunehmende Bedeutung. Sie aktiviert Immunfunktionen, die oftmals der Tumor inhibiert hatte. Dadurch kommt es zur Induktion einer entzündlichen Reaktion gegen den Tumor. Nivolumab (PD-1-Rezeptor (PD für programmed death)) findet oft Verwendung. Beide Vorgehensweisen, also Beeinflussung der zellulären Wachstumsprozesse und Induktion einer immunologisch-entzündlichen Aktivität, sind interventionell induziert und damit nicht Ergebnis einer sonst mit den Entzündungsprozessen verbundenen Wesensgliederaktivität. Dadurch wirken sie nicht „tumorspezifisch", sondern ergreifen wie eine entfesselte Inflammation den Organismus.

Viscum album verbindet beide Wirkprofile, indem es eine entzündliche und zytotoxische Wirksamkeit im Organismus entfaltet.

Neben der Misteltherapie [→ 3.5 Misteltherapie] kommt dem Kupfer [→ XXVII. 3.2.1 Niere und Kupfer] eine wesentliche therapeutische Bedeutung zu:

- *Cuprum metallicum praeparatum D6* (Weleda) Amp. s.c. — bis 1-0-0
- *Cuprum metallicum praeparatum D6* (Weleda) Trit. — (1)-(1)-1 MSP
- *Renes/Cuprum* (Wala) Amp. s.c. — bis 1-0-0.

Auf Ebene der *Organpräparate* kommt *Renes* in Betracht, um die gestaltende Wirkung der astralischen Organisation wieder an die Niere heranzuführen. Die Nierenzellkarzinome können eine *Sklerosequalität* aufweisen, die sich sonografisch als echoreiche Verkalkungen darstellt. Unter diesem Aspekt finden

- *Equisetum cum Sulfure tostum D3, D4* (Weleda) Trit. 1-1-1 MSP
- *Silex-Lapis Cancri solutus D4* (Weleda) Dil. 10-10-10 gtt

Einsatz.

Es ist sehr wesentlich, die *Wärmeorganisation* der Nieren zu unterstützen. So lohnt es sich, unter diesem Aspekt die Nierenlager zu untersuchen und auf Auskühlungen zu achten. Abends erfolgt die Einreibung mit

- *Cuprum metallicum praeparatum 0,4 %* (Weleda) Salbe 1 x täglich
- *Kupfer Salbe rot* (Wala) 1 x täglich

Wesentlich ist darüber hinaus der

- *Ingwer-Equisetum-Nierenwickel* Durchführung siehe Anhang.

Mit diesem therapeutischen Konzept ließen sich erstaunliche Einzelverläufe beobachten.

Die erwähnte Beziehung des Nierenzellkarzinoms zur Hypertonie deutet auf einen weiteren, offenbar prognoserelevanten therapeutischen Ansatz [→ XI. 3. Integrative Therapie der arteriellen Hypertonie]. Es gibt Hinweise, dass ACE-Hemmer zu einer signifikanten Prognoseverbesserung beitragen.

5.11 Das Harnblasenkarzinom

Die Häufigkeit des Harnblasenkarzinoms, an dem etwa dreimal so häufig Männer als Frauen erkranken,[605] nimmt mit dem *Alter* deutlich zu. Der Erkrankungsgipfel liegt in der sechsten bis siebten Lebensdekade.[606] Die häufigsten Harnblasenkarzinome sind Urothelkarzinome, selten sind Adeno- oder Plattenepithelkarzinome, Lymphome, Sarkome oder neuroendokrine Tumore. Die meisten Patienten haben bei Dignosestellung ein oberflächliches, auf die Mukosa oder Mukosa und Submukosa beschränktes Wachstum.[607] Neben dem zum Teil gut dokumentierten Einfluss von Karzinogenen, die erst nach langer Frist zur Tumormanifestation führen (z. B. Phenacetin, Cyclophosphamid), kommt dieser Altersabhängigkeit der Exkarnation der Wesensglieder eine zusätzliche Bedeutung zu. Neben den karzinogenen Einflüssen, zu denen auch das *Rauchen* zu rechnen ist[608], führen chronische Entzündungen zu der Karzinomerkrankung der Harnblase.[609,610] Auch Patienten mit Dauerkatheter weisen im Falle einer chronischen

Entzündung häufiger Harnblasentumore auf, ebenso Patienten mit Blasenkonkrementen.[611]

5.11.1 Wesensgliederwirksamkeit beim Harnblasenkarzinom

Die Harnblase ist funktionell als eine *abschließende „Kopfbildung"* im Unterleib zu charakterisieren [→ XXVIII. 4.3 Prostatakarzinom]. Lösen sich die Wesensglieder mit dem Alter aus ihrer Verbindung mit der Blasenorganisation oder drängen toxische Einflüsse sie heraus, so verliert die Harnblase zunehmend ihre Eigenraumbildung. *Außenweltqualitäten* dringen in den verlassenen Bereich ein. Die sich entwickelnde Entzündung versucht sich als heilende Qualität diesem Krankheitsgeschehen entgegenzustellen. Tritt keine Überwindung der Außenweltqualität ein, so entwickelt sich eine *chronische Inflammation*. In dieser besteht nun die unphysiologische und nicht zu überwindende Außenweltorientierung fort und begünstigt die Malignomentwicklung.

Der *„kopfartig" abgeschlossene Bereich* der Harnblase orientiert sich *sinnesorganähnlich* nach *außen* und *disponiert* durch die *veränderte Wirksamkeit* der *oberen Wesensglieder* zur *Entwicklung* des *Harnblasenkarzinoms.*

5.11.2 Therapeutische Gesichtspunkte

Die Therapie des Harnblasenkarzinoms erfolgt stadienabhängig. Hierzu sei auf die uroonkologischen Leitlinien verwiesen. Die *intravesikale Misteltherapie* basiert auf einem guten Ansprechen im Zellversuch[612,613] und kommt oft mit Erfolg zum Einsatz.[614,615]

Bisherige Studienergebnisse zeigen positive Effekte, die eine Vergleichbarkeit mit der BCG-Therapie nahelegen.[616,617] Neben der gezeigten Wirksamkeit (Remissionsrate 55,6 %, Rezidivrate nach einem Jahr 26 % bei nicht invasivem Harnblasen-Ca[618]) ist die Anwendung sicher und nebenwirkungsarm.[619] Mistelextrakte lassen sich nach dem beschriebenen Vorgehen[620] intravesikal applizieren (off-label-use).

Nach kompletter Entleerung der Blase erfolgt die Mistelapplikation über einen transurethralen Einmalkatheter und sollte möglichst zwei Stunden einwirken.

- *abnobaVISCUM Fraxini* (Abnoba)

Induktionstherapie: 1 x wöchentlich 45 ml (45 Ampullen à 20 mg = 900 mg) über sechs Wochen
Erhaltungstherapie und Applikationsdauer: Während des ersten Jahres eine Instillation alle sechs Wochen, danach individuelles Vorgehen.

■ *Helixor M* (Helixor)

Induktionstherapie: 1 x wöchentlich Applikation über sechs Wochen
Dosis: Bei der ersten Instillation 8 Amp. à 100 mg (= 800 mg) in 100 ml körperwarmer 0,9 %iger NaCl-Lösung; bei der zweiten und den folgenden Sitzungen Dosissteigerung auf 16 Amp. à 100 mg (= 1600 mg).
Erhaltungstherapie und Applikationsdauer: Wiederholung dreimonatlich über ein Jahr nach transurethraler Resektion, danach individuelles Vorgehen.

■ *Iscador Qu* (Iscador)

Induktionstherapie: 1 x wöchentlich Applikation über sechs Wochen
Dosis: 600 mg Iscador Qu (3 Amp. Ursubstanz à 200 mg Iscador Qu (Sonderanfertigung Iscador, CH) zusammen mit 2 Amp. Stibium metallicum praeparatum D6 10 ml (Weleda) und 30 ml NaCl 0,9 % körperwarm applizieren.
Erhaltungstherapie und Applikationsdauer: Über ein Jahr monatlich, im zweiten Jahr je nach individueller Situation ggf. noch alle zwei Monate. (Angaben aus[621])

Der Patient ruht nach und behält die Blasenfüllung so lange, bis der Harndrang einsetzt.

Ergänzende therapeutische Gesichtspunkte betreffen konstitutionelle Faktoren, die jeweilige Symptomatik und eine gegebenenfalls vorliegende entzündliche Komponente [→ XXVIII. 4.1.1 Therapeutische Gesichtspunkte]. Bei *Blutungsaktivität* bzw. deren Prävention ist die intravesikale und ggf. auch i.v.-Applikation von

■ *Marmor D6 / Stibium D6 aa* (Weleda) 10 ml Amp. bei Bedarf

hilfreich. Äußere Anwendungen wie der Harnblasenwickel mit

■ *Eucalyptus, Oleum aethereum 10 %* (Wala) Durchführung siehe Anhang

wirken sehr wohltuend.

Kasuistik

Bei einem 30-jährigen Patienten wurde im Zusammenhang mit einer erstmalig aufgetretenen Makrohämaturie ein papilläres, gut differenziertes *Urothelkarzinom der Harnblase (pTaG1)* diagnostiziert und die transurethrale Resektion durchgeführt. Bis zur Vorstellung in unserer Klinik wurden drei kleine Rezidive entfernt. Die urologische Standardtherapie lehnte der Patient ab. In einem ersten dreimonatigen Behandlungszeitraum mit *Iscador Qu spezial* (gesteigert von 50 mg bis 300 mg je Instillation zusammen mit Marmor/Stibium) traten unter zunächst wöchentlichen, dann zweiwöchentlichen und zuletzt dreimonatigen Behandlungsintervallen (über sieben Jahre) nur in der Anfangszeit noch wenige bis zu stecknadelkopfgroße Rezidive auf. Daran schloss sich ein mehrjähriger rezidivfreier Verlauf an. Nachdem aufgrund des positiven Verlaufes die intravesikalen

Mistelinstillationen beendet worden waren, trat nach drei Jahren ein erneut lokal therapierbares Rezidiv auf.

Prophylaktisch bedeutsam ist die Therapie chronisch entzündlicher Erkrankungen der Harnblase. Zur Infektprophylaxe haben sich die Kamillendampfsitzbäder und lokal Eucalyptusölwickel (s. o.) bewährt. Darüber hinaus kommen die in [→ XXVIII. 3.1 Entzündliche Erkrankungen: Pyelonephritis, akute Zystitis, Harnwegsinfekt] erwähnten Arzneimittel in Betracht. Bei Infektneigung ist auf den Wärmeorganismus zu achten (kühle Akren und Nierenlager).

- *Cuprum metallicum praeparatum 0,4 %* (Weleda) Salbe — 1 x täglich
- *Kupfer Salbe rot* (Wala) — 1 x täglich

und

- *Ingwer-Equisetum-Nierenwickel* — Durchführung siehe Anhang

sind hier bedeutsam, um die Disposition zur Zystitis positiv zu beeinflussen.

5.12 Ovarial-, Endometrium- und Zervixkarzinom

5.12.1 Ovar

Die Entwicklung der *Ovarien* beginnt – den Hoden vergleichbar – neben den Urnieren in den Keimleisten. In den frühen Stadien sind eine männliche und weibliche Keimanlage noch nicht zu unterscheiden. Anders als bei den Hoden, die einen Descensus durchlaufen, verlagern sich die Ovarien nur bis in das Becken. Die männliche Keimanlage zeigt eine starke *Inkarnationsbewegung*, die ihre Erkrankungsmöglichkeiten (Maldescensus) einschließt. Die weibliche Keimanlage hält sich hinsichtlich dieser Bewegung stärker zurück.

Während sich in der *männlichen Samenzelle* das *Gliedmaßensystem* bis zur *aktiven Fortbewegungsmöglichkeit* entwickelt, bilden sich in den *großen und runden Eizellen* und im *Aufbau der Follikel sphärische Formen* aus, die zur Gestaltgeste der *Kopforganisation* gehören.

Auch die Bezeichnung Liquor follicularis für die Follikelflüssigkeit weist in diese Richtung. So zeigt die *weibliche Gonadenanlage* – der bereits früh in der Embryonalzeit veranlagten Kopfentwicklung vergleichbar – Bezüge zur geistig-kosmischen Welt, aus der das Wesen des Menschen kommt und sich zu seiner Inkarnation entschließt, während die *männliche Gonadenanlage* – den Gliedmaßen entsprechend – die Nähe zur irdischen Welt sucht.

Während die *Samenzellen* sich zeitlebens bilden, erwacht die proliferative Lebendigkeit der *Oogonien* während der Embryonalzeit, um später zu erlöschen. In den beiden Ovarien des neugeborenen Mädchens sollen 400.000, nach anderen Angaben bis zu zwei Millionen Primordialfollikel vorliegen, deren Zahl sich zum Zeitpunkt der Pubertät deutlich reduziert.[622] Auch unter diesem Gesichtspunkt weist die weibliche Keimzellenentwicklung in die „Vergangenheit", während die männliche erst mit der Pubertät ihre proliferative Lebendigkeit entfaltet. Die Oogonien mit ihrer Entwicklung zu den Oozyten stehen im Gegensatz zu den männlichen Geschlechtszellen noch dem Kosmos nahe und entziehen sich den irdischen Verhältnissen.

Mit der *Pubertät* kommt es zur Eizellreifung während der Metamorphose zum Graaf-Follikel. In regelmäßigen Rhythmen finden die weiblichen Keimzellen den Weg aus den umschlossenen Verhältnissen im Follikel in das „irdische Umfeld", von der Innen- in die Außenwelt. Die ätherische Organisation wirkt in den proliferativen Lebensprozessen der *Follikulogenese* mit ihren mitotisch aktiven Epithelzellen. Nach dem Follikelsprung entsteht aus den Wandbestandteilen des gesprungenen Follikels das Corpus luteum, das sich – bei nicht eingetretener Schwangerschaft – zum Corpus luteum menstruationis wandelt.[623] Die Lebenskräfte verlassen nunmehr diesen Bereich, wodurch es zum bindegewebig-narbigen Umbau kommt. Auch ohne diese nur wenige Follikel betreffende Entwicklung zum Tertiärfollikel gehen eine große Anzahl anderer im Rahmen der Follikelatresie zugrunde.

Man erkennt eine durch die aufbauenden *ätherischen Kräfte* dominierte Entwicklungsperiode in der Follikulogenese, der sich eine Abbau- und Sterbephase anschließt, in der sich die Lebenskräfte metamorphosieren. Auf die *astralische Wesensschicht* weist die mit dem Zyklus verbundene hormonelle Regulation, die in ihrer hypothalamisch-hypophysären Organisation das Nerven-Sinnes-System einbezieht.

Damit stellen sich die Ovarien in die Dreigliederung des menschlichen Organismus: Die aufbauenden, ätherisch dominierten Proliferationsprozesse stehen mit dem Stoffwechsel-Gliedmaßen-System in Beziehung, die endokrine Funktion und ihre hypothalamisch-hypophysäre Regulation mit dem Nerven-Sinnes-System. Die Follikelreifung führt über die Proliferation der follikulären Granulosaschicht zum Sekundär-, anschließend zum Tertiärfollikel und – nach der Ovulation – zum Corpus luteum menstruationis und verbindet im monatlichen Rhythmus das Stoffwechsel-Gliedmaßen- mit dem Nerven-Sinnes-System [→ Abb.].

Die ovarielle Östrogensynthese geschieht hauptsächlich in den follikulären Granulosa- wie auch Theka interna-Zellen und damit dem ätherisch dominierten Bereich, die Progesteronbildung demgegenüber v.a. im Corpus luteum.[624] Damit zeigen diese Hormone des Ovars sowohl ihrem Syntheseort als auch ihrer Funktion nach eine Beziehung zur ätherischen bzw. astralischen Organisation: Östrogene stehen mit der Nachtwirksamkeit der astralischen Organisation in Zusammenhang (und dienen der Gestaltung aufbauend-ätherischer Prozesse), das Progesteron mit ihrer Tagesaktivität.

Im *Klimakterium* erlischt die ovarielle Funktion, das Wirken der oberen Wesensglieder zieht sich zurück und auch die Bildekräfte der Ovarien schwinden. Danach bilden sich die Follikel zurück. Das senile Ovar verfügt über eine minimale hormonelle Restaktivität und besteht nur noch aus einem „bindegewebigen Faserfilz" mit einigen

Corpora albicantia.[625] Es entsteht die „physiologische" Atrophie des Organs mit Furchung der Oberfläche, die zu der Bezeichnung Ovarium gyratum[626] führte. Offenbar entwickeln sich nun deutlicher Gestaltelemente, die den Bezug zum Nervensystem erkennen lassen.

Aus dem regenerativen Leben entstehen *Bewusstseinskräfte*, die sich der seelischen und geistigen Entfaltung des Menschen in der postklimakterischen Lebensphase zur Verfügung stellen und neu zu ergreifen sind.

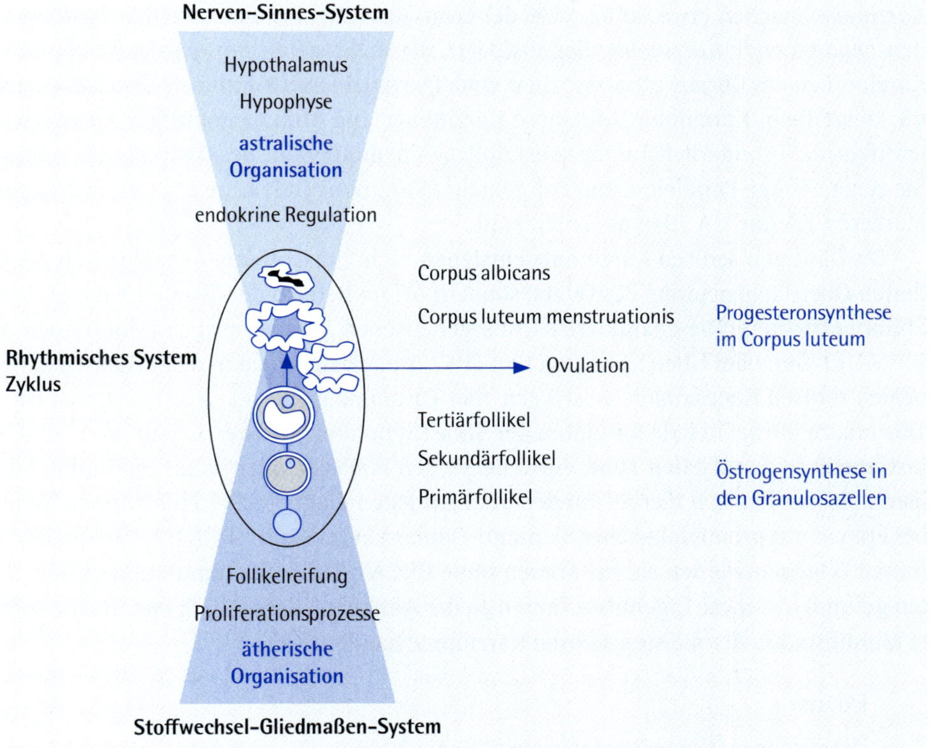

Follikelreifung, Ovulation und Entwicklung des Corpus luteum. Mit jeder Ovulation entsteht eine oberflächliche Wunde („Sprungloch"), die der Wundheilung und dem nachfolgenden bindegewebigen Umbau unterliegt.

5.12.2 Ovarialkarzinom

Die *malignen Ovarialtumore* werden in die *Keimzell-*, *Stroma-* und die *epithelialen Tumore* differenziert.

Während die (seltenen) Keimzelltumore Kinder und junge Frauen betreffen, sind die *epithelialen Tumore* bei Patientinnen unter 30 Jahren nahezu nicht zu finden, treten mit zunehmendem Alter aber häufiger auf. Wie schon erwähnt, scheint dieser Altersgang auf die *Inkarnations- und Exkarnationsbewegung* des seelisch-geistigen Wesens des Menschen hinzuweisen. „Mit 3,1 % aller bösartigen Neubildungen der Frauen und 5,2 % aller

Krebssterbefälle ist der Eierstockkrebs damit nach dem Brustkrebs die häufigste tödliche gynäkologische Krebserkrankung. Die Erkrankungsraten steigen bis zum fünfundachtzigsten Lebensjahr an. 5–10 % aller bösartigen Erkrankungen des Eierstocks treten bereits unter dem 45. Lebensjahr auf. Hierbei handelt es sich dann jedoch meistens um den Typ des Keimzelltumors."[627]

Die *epithelialen Tumore* gehen vom Oberflächenepithel (Müller-Epithel[628]) aus, welches das Stroma und die Keimzellen umgibt. Es werden unterschiedliche Subgruppen unterschieden. Am häufigsten finden sich die serösen (high-grade) Karzinome. *Seröse Karzinome* machen etwa 60 bis 70 % der Ovarialtumore aus. Am zweithäufigsten werden *endometroide Karzinome* diagnostiziert, die nicht selten mit dem endometroiden Karzinomen des Corpus uteri assoziiert sind. Die *muzinösen Karzinome* sind rar, ebenso die klarzelligen Karzinome. Muzinöse Karzinome sind oftmals gutartiger, sprechen allerdings nicht sonderlich auf die sonst übliche Chemotherapie des Ovarialkarzinoms an. Sie zeigen einige Parallelen zum kolorektalen Karzinom, indem sie z. B. mit den Tumormarkern CEA und CA 19–9 assoziiert sind.

Die häufigen serösen Karzinome entstehen nicht nur aus dem metaplastisch veränderten Oberflächenepithel des Ovars, sondern oft im Bereich der distalen Tube und des Fimbrientrichters. Die charakteristischen genetischen Veränderungen (Mutationen im BRCA 1/2-Gen oder Überexpression von TP53) finden sich auch in den primären peritonealen serösen Karzinomen, weswegen eine Zusammengehörigkeit anzunehmen ist.[629] „Das tubare intraepiteliale Karzinom der Tube (Synonym: Tubares Karzinom in situ) ist fast immer in der distalen Tube, entweder in den Fimbrien oder im Infundibulum lokalisiert. Es handelt sich hierbei um den am häufigsten diagnostizierten malignen Tumor bei Frauen mit prophylaktischer Salpingo-Oophorektomie mit BRCA1/2- Keimbahnmutation. Dagegen werden sie bei Frauen ohne BRCA1/2-Keimbahnmutation extrem selten gefunden ... Diese Ergebnisse führen zu der Annahme, dass es sich hier um die frühste Manifestation der meisten serösen Karzinome handelt."[630]

Exkurs

Der Fimbrientrichter umfasst etwa 20 bis 30 bis zu 2 cm lange *Fimbrien*, die um den Zeitpunkt der Ovulation sich dem Ovar anlegen, wobei Fimbrien lang genug sind, um die Eizelle aufzunehmen und durch den Zilienschlag zu transportieren. Reift ein Graafscher Follikel heran, so kommt es zu rhythmischen Fimbrien-Bewegungen; auch der Eileiter bewegt sich durch Muskelkontraktion. Die Eizelle wird durch die Flimmerhärchen der Epithelzellen des Eileiters und deren rhythmische Aktivität transportiert. Dies geschieht in einem Flüssigkeitsstrom, der auch für den Transport der Eizelle wichtig ist.

Auf kleinem Raum realisiert sich also die Dreigliederung in das eher sphärische, „kopfähnliche" Ovar (s. o.), rhythmische Fimbrien- und Zilienbewegung im Eileiter, der dann die muskelkräftige Gebärmutter erreicht. Der Fimbrientrichter und die Eileiter verbinden mit ihren rhythmischen Funktionen den nach innen gewandten Raum des Ovars mit dem über die Zervix schon zur Außenwelt orientiertenen Uterus. In diesem mittleren Bereich vollzieht sich die Befruchtung: die zur Kopforganisation orientierte Eizelle verschmilzt mit der dem Gliedmaßensystem nahestehenden Samenzelle in einem zum Rhythmischen Systen gehörenden Bereich.

Die *Ovarien* gehören zur *Innenwelt* des menschlichen Organismus, die nur wenig die „irdischen“ Verhältnisse sucht, sondern sich einer kosmisch-geistigen Welt zugehörig erweist. Über die Fimbrien und Eileiter erfolgt in rhythmischer Weise die Verbindung zu der „Außenwelt“. Für das geisteswissenschaftliche Bild des Ovarialkarzinoms ist nun die Beobachtung wesentlich, dass eine Tubenligatur oder auch Hysterektomie[631] zu einer Risikominderung beitragen. Offenbar wirkt sich die Unterbindung dieses Kontaktes zur Außenwelt protektiv aus. Umgekehrt ergibt sich damit das folgende Bild vom Ovarialkarzinom:

Dringt eine *Außenweltqualität*, dem *Sinnessystem* vergleichbar, zu stark in diesen *innenweltorientierten Bereich* ein, so entstehen *Bedingungen*, die evtl. zum *Ovarialkarzinom* führen.

Die *oberen Wesensglieder* behaupten diese Innenwelt nicht mehr und ziehen sich zurück, wodurch *Außenweltqualitäten* eindringen. Kommt es zu einer Wesensgliederkonstellation, die dem Sinnessystem entspricht, so entwickelt sich das Ovarialkarzinom. Die Gründe für das Herauslösen der oberen Wesensglieder können in konstitutionellen Faktoren wie der *genetischen Belastung* bestehen, die mit einer entsprechenden Wesensgliederwirksamkeit einhergeht. Es scheint sich dabei um eine Behinderung im Hereinwirken der Wesensglieder in diesen Bereich des Organismus zu handeln.

Im Weiteren weist das *Lebensalter*, in dem sich besonders häufig die Ovarialkarzinome entwickeln, auf die Exkarnationstendenz hin, die sich als ein zu frühes Lösen der Wesensglieder auffassen lässt. In diesem Zusammenhang ist auch auf die *späte Menopause* (und die frühe Menarche) hinzuweisen.

Die postmenopausale Hormontherapie ist mit einem erhöhten Risiko für ovarielle Karzinome assoziiert.[632] „Die bisher größte prospektive Studie mit über 900.000 Frauen zeigt sowohl für die ET [Östrogentherapie] als auch die EPT [Östrogen-Gestagen-Therapie] ein erhöhtes Risiko. Bei derzeitigen Anwenderinnen war das RR auf 1,38 erhöht."[633] Demgegenüber hat die orale Kontrazeption eine gegenteilige Wirksamkeit: „Beobachtungsstudien konnten zeigen, dass die Anwendung oraler Kontrazeptiva (OC) zur Senkung des Ovarialkarzinomrisikos führt. Bei Frauen, die jemals OC angewendet haben, fand sich eine Risikoreduktion von ca. 40 %.“[634] Häufige Schwangerschaften und längeres Stillen vermindern das Erkrankungsrisiko, während Adipositas und auch das polyzystische Ovar-Syndrom mit einer Erhöhung einhergehen.

Darüber hinaus gibt es zwischenzeitlich Hinweise auf seelische Faktoren, welche die Entwicklung eines Ovarialkarzinoms begünstigen.[635]
Grundsätzlich ist im Patientengespräch nach den Ursachen zu suchen, die das Wirken der oberen Wesensglieder geschwächt haben. Zudem ist nach zurückliegenden schockartigen biografischen Ereignissen zu fragen.

Auch für das Ovarialkarzinom besteht ein Zusammenhang mit *entzündlichen Erkrankungen*. Mumps wirkt risikomindernd: "In eight observational studies addressing the association, the summary odds ratio was 0,81 with 95% confidence limits of 0,68 – 0,96 (p = 0,01), suggesting a *19% decrease in risk of ovarian cancer* associated with history of mumps parotitis."[636] Damit verhindert die durchgemachte Erkrankung nahezu jedes fünfte Ovarialkarzinom. Diese Aspekte sind bei der gegenwärtigen Impfpraxis in Betracht zu ziehen.

5.12.3 Endometriumkarzinom, Zervixkarzinom

Die gynäkologischen Karzinome stehen in einem durch die Dreigliederung des Genitaltraktes bestimmten Zusammenhang. Die Ovarien gehören zur intraperitonealen Innenwelt und sind durch die sphärisch geformten Eizellen mit der Kopforganisation verbunden. Es handelt sich goetheanistisch angeschaut um eine noch lebendige, im Unterleib befindliche Kopforganisation, in der sich Lebenskräfte noch nicht zu den Bewusstseins- und Denkkräften metamorphosiert haben, sondern sich den reproduktiven Lebensprozessen zuwenden. Das ändert sich dann vollständig mit der eintretenden Menopause, in dem es zu den beschriebenen morphologischen Formveränderungen des Ovars kommt, die an Gehirnwindungen erinnert (Ovarium gyratum).

Andere Verhältnisse finden sich für den Uterus. In der Dreigliederung der weiblichen Genitalorganisation nehmen die Eileiter und der Uterus auch aufgrund ihrer embryologischen Verwandschaft eine mittlere, zum Rhythmischen System gehörende Stellung ein. Auf die verschiedenen rhythmischen Prozesse der Tubenmotilität als auch der Zilienkinetik wurde bereits hingewiesen. Der Uterus zeigt in den Geburtswehen eine eindrückliche rhythmisch gegliederte Bewegungsaktivität. Rudolf Steiner wies in diesem Zusammenhang auf die metamorphotische Entsprechung von Uterus und Herz. Interessanterweise ist in der Geburtshilfe wie auch der Kardiologie der Begriff der „Austreibungsphase" bekannt. Unter diesem Aspekt entwickeln die Tuben eine empfangende Geste, wie eine Vorhofqualität, während das Corpus uteri mit den Ventrikeln in metamorphotischer Beziehung steht. Rita Leroi beschrieb für den Uterus und den sich zum Ovar öffnenden Tuben eine empfangende Sinnesfunktion.[637] Die Organentsprechung von Herz und Uterus steht – kosmologisch betrachtet – mit den Qualitäten von Sonne und Mond in Zusammenhang. Wie bereits dargestellt ist das Herz kosmologisch mit der Sonne verbunden, der Uterus dementsprechend mit dem Mond und seinen formenden Kräften, die aus der sphärischen Keimanlage intrauterin die Menschengestalt entwickeln.[638]

Die Austreibung erfolgt nun – anders als beim Herzen – nicht nach innen, sondern mit der Geburt nach außen. Damit gewinnt die uterale Austreibungsphase eine Qualität, die sie mit der sich nach außen öffnenden Lunge verbindet. Interessanterweise weisen viele anatomische Benennungen auf diesen Zusammenhang. So sprechen wir vom Muttermund oder auch den Labien oder Schamlippen und deuten damit nicht nur eine morphologische Entsprechung an. Wie das nach außen tönende Wort über den Ausatmungsstrom, den Kehlkopf, den Mund bis zu den Lippen gestaltet und ausgesprochen wird und damit ein Menschliches mit der Sprache entsteht, so wird mit der Geburt der Mensch leiblich-organisch „ausgesprochen".

Kommt es im Bereich des Uterus zu einer tumorspezifischen Wesensgliederkonstellation, so entwickelt sich das *Endometriumkarzinom.* Es findet sich eher bei der älteren Frau und differenziert sich in den Typ I und II: Der Typ I entspricht einem endometroiden Uteruskarzinom und ist meistens gut differenziert. Demgegenüber steht der Typ II als seröses, klarzelliges Karzinom prognostisch und auch hinsichtlich der Therapie dem Ovarialkarzinom nahe, ist nicht Östrogen-assoziiert und entsteht oft auf dem Boden eines atrophen Endometriums. Der Typ I ist mit dem Diabetes mellitus, aber auch der Adipositas und der arteriellen Hypertonie assoziiert. Insofern charakterisiert die veränderte Wesensgliederwirksamkeit, wie sie für das metabolische Syndrom beschrieben wurde, auch das endometroide Endometriumkarzinom: Wenden sich die oberen Wesensgliedeer zum Nervensystem, so entwickeln sich durch die dann vorherrschende Dominanz des oberen Menschen Skleroseprozesse. Wenden sie sich demgegenüber mehr zum Umkreis, in die Peripherie und zeigen hierin nicht eine zur Kopforganisation gehörende, sondern den Sinnen ähnliche Wirksamkeit, so entwickelt sich eine am falschen Ort auftretende Tendenz der Sinnesorganbildung, das Karzinom.

Das *Zervixkarzinom* tritt gegenüber den bisher genannten Tumoren bereits früher auf und zeigt einen Altersgipfel zwischen 40 und 59 Jahren.[639] Hier handelt es sich meistens nicht mehr um ein Adeno-, sondern um ein Plattenepithelkarzinom. Während das Adenokarzinom mit drüsigen, also zum Stoffwechsel-Gliedmaßen-System gehörenden Qualitäten verbunden ist, so steht das Plattenepithel mit den äußeren umhüllenden Strukturen des menschlichen Organismus in Beziehung und wendet sich dadurch dem Nerven-Sinnes-System zu. So ist die tast -und berührungsempfindliche Haut palttenepithelialer Struktur und mit dieser Sinnesleistung verbunden. In der Zervix bildet sich eine Grenze zwischen dem mehr zum Stoffwechselsystem gehörenden Zylinderepithel des Zervikalkanales und dem zum Nerven-Sinnes-System zählenden Plattenepithel des Scheidengewölbes (Portio vaginalis). Diese Übergangszone ist nicht konstant, sondern verändert sich in Abhängigkeit von Alter, Parität und individuellen Gegebenheiten. Mit dem Alter rückt sie oftmals in den Zervikalkanal hinein.

Die Organisation des weiblichen Genitaltraktes wendet sich mit der Zervix, Vagina und Vulva der Außenwelt zu, während die Adnexe sich zur Innenwelt orientieren. Die polaren Bereiche werden durch das Rhythmische System der Tuben und des Uterus vermittelt. Die Entdeckung des Zusammenhanges der humanen Papillomaviren mit dem Zervixkarzinom wurde 2008 mit dem Nobelpreis ausgezeichnet. Die zahlreichen (über 200) Arten von Papillomaviren sind zu allermeist für den Menschen harmlos. Es bedarf für die Erkrankungsmanifestation einer Disposition. Die lange bekannte „infektiologische Gleichung“: Exposition+Disposition=Infektion bezeichnet diesen Zusammenhang und ist auch hier gültig. Kommt es zu einer Desintegration in der „Virosphäre“, mit der wir evolutiv zusammenleben und der wir als menschlichem Virom viele, derzeit meistens unbekannte physiologische Prozesse verdanken, so dringt eine Außenqualität zu tief in das Innere der menschlichen Organisation. Ihr begegnet nun die Entzündung, die das gestörte Gleichgewicht von Innen und Außen wieder herstellen möchte. Das wird durch die immunulogisch-entzündliche Reaktion in der überwiegenden Zahl der Fälle auch erreicht. Gelingt es nicht und sind längerfristig Hochrisikotypen des Humanen Papillomavirus (wie HPV 16,18) nachzuweisen, die dann ihr Erbgut in das menschliche

Genom integrieren, so beginnt die Karzinogenese. Über die chronische Entzündung entwickeln sich die verschiedenen Stadien der zervikalen intraepithelialen Neoplasie bis zur Manifestation des Zervixkarzinoms. Die zugrunde liegende Disposition besteht in der unzureichenden Aktivität der oberen Wesensglieder in diesem außenweltnahen Bereich des Genitaltraktes. Risikofaktoren des Zervixkarzinoms sind deswegen das Rauchen, vermutlich weitere genitale Infektionen, Langzeiteinnahme oraler Kontrazeptiva, frühzeitiger Beginn des Sexualverkehrs und Promiskuität. Auch der Sozialstatus scheint eine Rolle zu spielen. Damit kommt das seelische Befinden und dessen Auswirkungen auf das Immunsystem in den Blick, die für die HPV-spezifische T-Zell-Reaktion nachgewiesen wurden.[640] Gegenwärtig stehen die HPV-Pathogenese und damit eine Impfstrategie ganz im Vordergrund. Wichtige Fragen nach den seelischen Zusammenhängen für die Erkrankung, aber auch die Salutogenese und Resilienz werden demgegenüber wenig kommuniziert. Für andere Infektionserkrankungen (z. B. grippale Infekte) erfolgten hierzu Studien. Zu den zwischenzeitlich bekannten seelischen Faktoren, die zu einer erhöhten Infektanfälligkeit führen, gehören Angst, Unruhe, Depression und auch die erlebte Einsamkeit.[641,642] Aber auch positive Effekte auf das Immunsystem sind bekannt: So hat Meditation – und so ist anzunehmen – auch andere meditationsähnliche übende Verfahren einen positiven Einfluss.[643] Diese Zusammenhänge sind sicher auch für das Zervixkarzinom relevant, wenngleich hierzu wenig publiziert ist.

5.12.4 Therapeutische Gesichtspunkte

Das Ovarialkarzinom führt bereits früh zum *Aszites*, oft erfolgt erst dann die Diagnose [→ 4.5 Anasarka und Aszites im Rahmen der fortgeschrittenen Krebserkrankung]. Die *Operation* und eine gegebenenfalls erforderliche Chemotherapie ist durch die *Misteltherapie*[644] [→ 3.5 Misteltherapie] und die dort erwähnten Medikationen zu begleiten. Die Viscumbehandlung hat ihren festen Platz in der längerfristigen Therapie des Ovarialkarzinoms.[645,646,647]

Neben der Misteltherapie unterstützt

- *Argentum metallicum praeparatum D6* (Weleda) Trit. 1-1-1 MSP

die aufbauend gestaltenden Prozesse. Auch kommt den *Organpräparaten* eine therapeutische Bedeutung zu:

- *Ovaria/Argentum* (Wala) Glb. velati 10-10-10
- *Ovaria/Argentum* (Wala) Amp. s.c. bis 1-0-0.

Des Weiteren bewährt sich[648]

- *Taraxacum e planta tota D3* (Wala) Amp. s.c. 1-0-0.

Bei der *Zervikalen intraepithelialen Neoplasie* (CIN) bestehen positive Erfahrungen[649] mit

■ *Antimonit / Formica / Viscum* (Rezepturpräparat, z. B. Apotheke an der Weleda) Vaginalovula	2 x wöchentlich für 10 Wochen

Diese enthalten Antimonit D6 10 %, Formica D1 1 % und Viscum Mali 5 %. Die Therapie erfolgt langfristig (als Kur), oftmals dreimal pro Jahr.[650]

Die Misteltherapie hat auch beim *Zervixkarzinom* eine entscheidende Bedeutung. Man führt sie in der Regel als subkutane Injetion dreimal wöchentlich durch. Bei der schlanken, asthenischen Patientin empfiehlt sich die Kiefer-Mistel[651], berichten die Frauen über häufiges Frieren und Auskühlung, so bestehen positive Erfahrungen mit Viscum Crataegi.[652] Darüber hinaus ist auch an die Linden-Mistel (Iscucin Tiliae) zu denken. Es liegen zudem positive Verläufe mit der intraläsionalen Viscumtherapie vor.[653]

5.13 Hodentumore

Die Hodentumore stehen hinsichtlich ihres zeitlichen Auftretens in Polarität zu den Ovarialkarzinomen. Sind diese überwiegend in der späteren Phase des Lebenslaufes und damit häufiger bei der älteren Frau zu beobachten, so finden sich die Hodentumore überwiegend beim *jungen Mann*. Abgesehen von den seltenen nicht germinalen Tumoren, die eine annähernd gleich verteilte Altershäufigkeit zeigen, treten die Hodentumore kaum in der Kindheit, mit steil zunehmender Häufigkeit dann aber ab der *Pubertät* auf, um wiederum beim alten Mann selten zu werden. Die Nichtseminome erreichen ihren Altersgipfel bei 28, die Seminome etwas später bei 37 Jahren.[654]

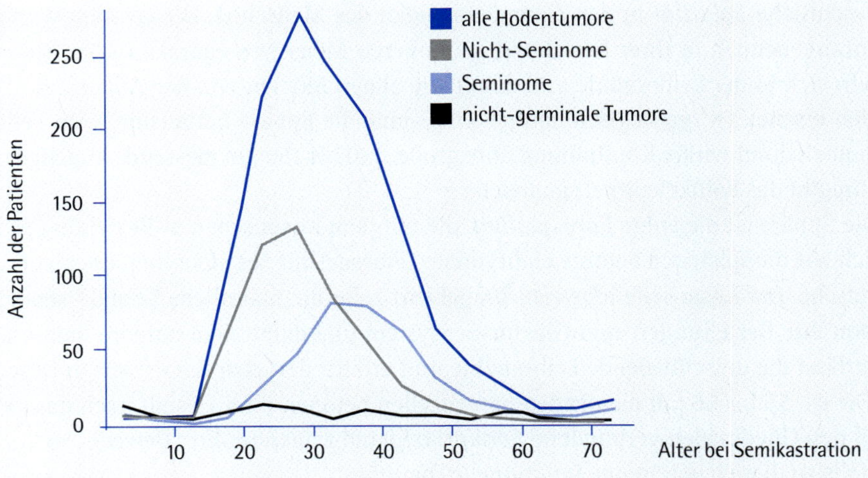

Altersverteilung der Hodentumore. Man achte auf die Zunahme mit dem Beginn der Pubertät und die unterschiedlichen Maxima der seminomatösen und nicht-seminomatösen Tumore.[655]

Somit ergibt sich eine *Abhängigkeit* der *Keimzelltumore beider Geschlechter* von der *Inkarnations- bzw. Exkarnationsgeste* des *seelisch-geistigen Wesens des Menschen.* Unter diesem Gesichtspunkt stehen die *Hodentumore* mit einer *erschwerten Inkarnation*, die *Ovarialkarzinome mit der vorzeitigen Exkarnation* in Zusammenhang.

5.13.1 Die Hodenorganisation

Die *Gonaden* erscheinen embryonal als paarig angelegte Leisten (Genitalleisten) zwischen der Urniere und dem dorsalen Mesenterium durch Proliferation des Zölomepithels und Verdichtung des darunterliegenden Mesenchyms. Die Urkeimzellen, die zunächst in der Wand des Dottersackes liegen, sollen mit amöboider Beweglichkeit in die Region der Genitalleisten einwandern. Erwähnenswert ist ihre enge Beziehung zur *Urniere* und den Urnierenkanälchen. Diese verlieren im Bereich des sich weiter entwickelnden Hodens ihre Glomeruli, verbinden sich mit den Strängen des Rete testis und werden schließlich zu den Ductuli efferentes des Hodens.[656] Während des Fetallebens setzen sich die Hodenstränge aus *Urkeim-* und *Epithelzellen* zusammen. Diese Stränge bleiben bis zur Pubertät solide und erhalten erst bei dem Eintritt in die Geschlechtsreife ein Lumen.

In die ätherischen Bildeprozesse prägt sich in besonderer Weise die *astralische Qualität* ein. Zunächst weist die unmittelbare Beziehung der Hodenbildung zu den Nieren auf dieses Wesensglied. Im Weiteren sind es die entscheidenden Veränderungen in Morphologie und Funktion des Hodens, die sich mit der Pubertät ereignen, die auf das leibergreifende Wirken der astralischen Organisation deuten. Allerdings ergibt sich hier eine wesentliche *Polarität* in den Gonadenanlagen des Menschen. Die Ovarien wurden im Vorangehenden in ihrer Beziehung zum oberen Menschen charakterisiert. Sie entwickeln sich in der Leibeshöhle und damit wie abgeschlossen von der Außenwelt. Die Eizellen erscheinen typologisch betrachtet als eine die Sphäre betonende, vom Lebendigen noch durchwirkte Kopfbildung. Ihre große, 120 bis 150 µm messende kugelige Gestalt umgibt das Follikelepithel sphärisch.

Die Sphäre ist diejenige *Formqualität*, die mit dem Kosmischen in Beziehung steht, ähnlich wie die sphärisch betonte embryonale Leibesgestalt des Menschen noch auf das Vorirdische und Kosmische hinweist. Umgekehrt zeigt die männliche Keimdrüsenorganisation ihre Beziehungen zum Gliedmaßensystem und damit dem unteren Menschen. Sie verlässt die umschließende Leibeshöhle und erfährt den charakteristischen Descensus. Die ca. 55 bis 66 µm messenden Samenzellen betonen ihrer Gestalt nach das axiale, mit den Gliedmaßen verbundene *Formprinzip* und zeigen in ihrer Beweglichkeit die ebenfalls zu diesem gehörende funktionelle Qualität.

Der *kosmisch orientierten weiblichen Gonadenorganisation* steht die mehr *irdisch ausgerichtete männliche* gegenüber.

In den folgenden Charakterisierungen Rudolf Steiners erscheinen diese Bezüge: „Nun dürfen wir nicht vergessen, daß in den Vererbungsverhältnissen das begründet ist, daß gerade die Gliedmaßenorganisation vom Vater am stärksten, während die Kopforganisation von der Mutter am stärksten beeinflußt wird."[657] Oder auch: „auf den Mann macht fortwährend die Erde ihre Ansprüche, sie organisiert ihn durch ihre Kräfte ... Auf die Frau macht fortwährend, wenn wir so sagen dürfen, der Himmel seine Ansprüche."[658]

Die *Befruchtung* führt unter diesen Gesichtspunkten die *polaren Prinzipien des menschlichen Organismus zusammen* und bildet somit die *Grundlage* für das *Werden eines neuen Leibes.*

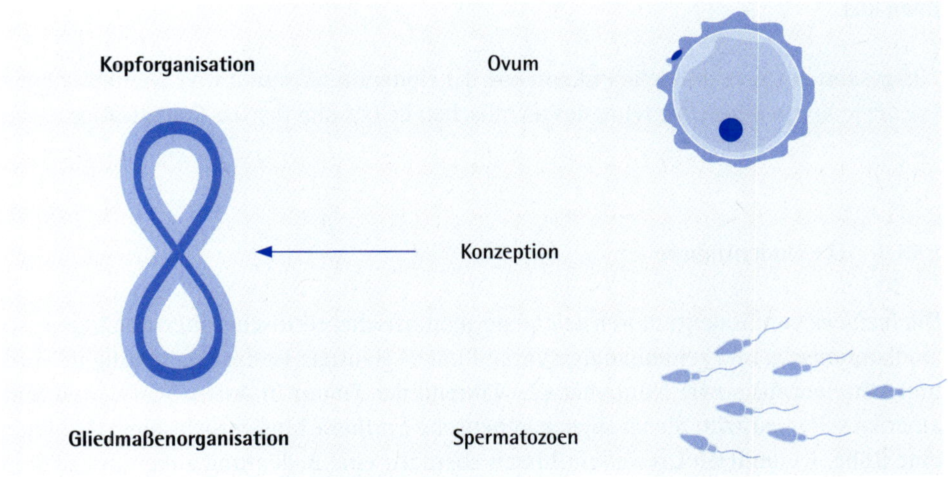

Polarität der weiblichen und männlichen Keimzellen

Die sphärisch geformten *Hoden* erinnern mit ihrem seitensymmetrischen Bauplan an das Nerven-Sinnes-System. Diese Formelemente umschließen nun ein gewundenes axiales Kanalsystem, die Tubuli seminiferi contorti, die, locker in das zarte interstitielle Bindegewebe aufgenommen, annähernd zwei Drittel der gesamten Hodenmasse ausmachen. Diese Kanalsystem findet Anschluss an die nach außen führenden Gangsysteme und schließlich an den muskelkräftigen Ductus deferens und bindet sich damit an Bereiche, die bereits Bewegungsfunktionen entwickeln und dadurch mit dem Stoffwechsel-Gliedmaßen-System in Beziehung stehen.

Die sich anschließende Drüsenorganisation der Vesicula seminalis und der Prostata bildet den *Flüssigkeitsorganismus*, in dessen gelatinösem, alkalischem und sehr fruktosehaltigem Milieu die Motilität der Spermien deutlich zunimmt. Die an anderer Stelle charakterisierte Prostata [→ XXVIII. 2.3.1 Die Prostata] sondert ein schwach alkalisches Sekret ab, das den Hauptteil des Spermas ausmacht.[659]

5.13.2 Spermatogenese

Das samenbereitende Keimepithel kleidet die Hodenkanälchen aus. Die Reifungsprozesse der Geschlechtszellen beginnen an der Epithelbasis, also an der Peripherie und enden im Lumen. Dabei scheint trotz des andersartigen ersten Anblicks eines Nebeneinanders unterschiedlicher Stadien der Spermatogenese ein wohlgeordnetes und koordiniertes Geschehen vorzuliegen.[660] Es führt, abgesehen von den fetalen und kindlichen Prospermatogonien, von den Spermatogonien über die Spermatozyten bis zu den Spermien.

Dabei werden *Metamorphosen* durchlaufen, die in der Polarität des sphärischen und axialen Gestalttypus stehen. So zeigen die Spermatogonien eine sphärisch-kugelige Gestalt, die von dem Hereinwirken der oberen Wesensglieder noch unberührt erscheint. Im Weiteren erfolgt die Ausbildung der axialen Gliedmaßengestalt. In den nachfolgenden Reifeprozessen bildet sich der Schwanz als Gliedmaßenqualität der jetzt mobilen Spermien aus.

Insgesamt zeigen zahlreiche Phänomene der Hodenorganisation und Spermatogenese die leibergreifende Aktivität des astralischen Leibes und der Ich-Organisation.

5.13.3 Die Hodentumore

Die *Inzidenz* von Hodentumoren zeigt eine geografische, ethnische, altersabhängige, sozioökonomische und zeitabhängige Variabilität.[661] Häufiger ist die Erkrankung in Nord- und Mitteleuropa sowie Nordamerika, während der Tumor in Asien, Afrika und Südamerika selten auftritt. Sicher spielen genetische *Einflüsse* hinsichtlich seiner Ätiologie eine Rolle, wenngleich Umwelteinflüssen ebenfalls eine Bedeutung zukommt. Es sind auch pränatale Faktoren, wie ein hoher Östrogenspiegel vorwiegend während der sieben bis zehnten Schwangerschaftswoche, zu vermuten.

Ein gesicherter Risikofaktor für die Entstehung eines Hodentumors ist der *ipsilaterale Maldescensus testis*. Der ausbleibende oder unvollständige Descensus bedeutet mehr als lediglich eine Lagevariante des Hodens. Unbehandelt kann der *Kryptorchismus* zu Schädigungen des Keimepithels führen, die, bei beidseitigem Auftreten, u. U. den Verlust der Fertilität bedeuten.

Der Kryptorchismus ist der leibliche Ausdruck für ein ungenügendes Eingreifen der oberen Wesensglieder in den unteren Menschen. Kommt es zu einer regulären leibergreifenden Aktivität, so vollzieht sich die normale Ausbildung der männlichen Keimdrüsen.

Greifen die *oberen Wesensglieder* nur *unzureichend* ein oder werden aus ihrer sich *entwickelnden Verbindung* wieder *„herausgeschockt"*, so kann sich eine *neoplastische Entartung* entwickeln.

So soll beispielsweise die Biopsie des nichtdeszendierten Hodens das Risiko der malignen Entartung erhöhen. Älteren Beobachtungen zufolge soll auch ein operatives Trauma möglicherweise die Entwicklung eines Hodentumors begünstigen.[662]

Aufgrund dieser Konstellation der Wesensglieder ist das Hodenkarzinom mit weiteren Erkrankungen und Behinderungen wie etwa dem Down-Syndrom und auch dem Klinefelter-Syndrom assoziiert.

Ebenso sei in diesem Zusammenhang an die testikuläre Mikrolithiasis erinnert, die als eine Skleroseerkrankung mit dem Hodenkarzinom assoziiert ist. Man entdeckt sie oftmals „zufällig“ bei der Sonografie der Hoden.

Das unzureichende Eingeifen der oberen Wesensglieder lässt sich auch auf der zellulären Ebene verfolgen: Alle Keimzelltumore gehen aus der Vorstufe der *testikulären intraepithelialen Neoplasie (TIN)* hervor.[663] Diese Präkanzerose besteht aus Spermatogonien-ähnlichen Zellen. Damit reicht die Pathogenese der Keimzelltumore in die Vorgeburtlichkeit: Kommt es in der *Embryonalzeit* zu einer Entwicklungsstörung in der Gonadenanlage, so können Keimzellen den Stammzellcharakter und ihre morphologische Gestalt behalten. Sie verlieren den Anschluss an die normale Keimzellgenese, die oben als Abbild des Einwirkens der oberen Wesensglieder beschrieben wurde [→ Abb.]. Atypische Keimzellen sollen Geburt und Kindheit überdauern und können nach der Pubertät in die maligne Transformation eintreten.

Die Verschiedenheiten des histologischen Bildes führten zu unterschiedlichen Klassifikationen. Im internistischem Kontext sind von den Tumorentitäten das besonders häufige Seminom und die große Gruppe der Nichtseminome hervorzuheben.

5.13.4 Therapeutische Gesichtspunkte

Anders als bei den meisten anderen Malignomen heilen die heutigen therapeutischen Strategien ca. 94 % der Hodentumore. Insofern gibt es vor diesem Hintergrund keine bekannten und ethisch vertretbaren Alternativen. Die Gesichtspunkte zur *Chemotherapie* und ihrer Durchführung unter Anwendung supportiver Arzneimittel und äußerer Anwendungen sind in [→ 3.3 Chemotherapie] beschrieben.

Allerdings stellen sich über das tumorreduktive Therapieziel hinaus die weiteren Behandlungsindikationen, die sich auf die Beschwerden (Fatigue-Syndrom, Erschöpfung), die Konstitution und die Inkarnation des seelisch-geistigen Wesens beziehen. Unter diesen Aspekten ist auch hier die längerfristige Misteltherapie zu empfehlen.

Gelegentlich fällt bei diesen Patienten eine gewisse *Jugendlichkeit* auf, die sich in das beschriebene Wirken der Wesensglieder einordnen lässt. Biografische Aspekte und Zielsetzungen stellen dann wichtige Gesprächsthemen dar, um die Inkarnation der Individualität zu unterstützen.

Kinderärztlich ist auf die adäquate Therapie des *Maldescensus* zu achten.[664] Er tritt bei bis zu 4,5 % der männlichen Neugeborenen auf, um dann innerhalb des ersten Lebensjahres zu schwinden. Nur bei ca. 1,2 % besteht nach Vollendung des ersten Lebensjahres ein persistierender Maldescensus. Erreicht der Hoden letztlich dann doch die physiologische Position, drückt sich in ihr der Inkarnationsprozess der oberen Wesensglieder aus.

5.14 Prostatakarzinom

Diese Tumorentität beschreibt das Kapitel [→ XXVIII. 4.3 Prostatakarzinom].

5.15 Schilddrüsenkarzinom

Diese Tumorentität behandelt [→ XVII. 4.2 Schilddrüsenkarzinom].

5.16 Hauttumore

Die Haut zeigt in ihrer Struktur und ihren Funktionen einen der Dreigliederung entsprechenden Aufbau.[665] Zunächst steht sie durch ihre differenzierte Sinnesorgansiation mit dem *Nerven-Sinnes-System* in Beziehung. Zwischenzeitlich ließen sich viele Sinnesmodalitäten in der Haut finden (Geschmackssinn (Bitterstoffrezeptoren), Lichtsinn (z.B. Wirkung der Farben auf die Wundheilung, Wirkung von Tönen, Wärmesinn, Tastsinn) und führten z.T. zu pflegenden Anwendungen (bitterstoffhaltige Externa).

Erröten und Erbleichen weisen auf die Nähe zum Fühlen und damit zum *Rhythmischen System.* Die „Atmung" der Haut gehört ebenfalls in diesen Zusammenhang. Drüsensekretion (Schweiß) und Talgproduktion sind besonders auffallende Stoffwechselleistungen und repräsentieren somit das *Stoffwechsel-Gliedmaßen-System.*

Die *Epidermis* steht mit dem *Nerven-Sinnes-System* in Beziehung.

Sie enthält als verhornende Epidermiszellen die Keratinozyten, außerdem die Melanozyten, Langerhans- und Merkelzellen (Merkelsche Tastscheiben). Die Keratinozyten erfahren eine durchgreifende Veränderung von der lebendigen Basal- über die Stachelbis zur verhornten Zelle. Aus dem proliferativen Leben der basalen Zellschichten (Stratum germinativum) entwickelt sich Form und schließlich mit der Verhornung Verfestigung: Das Nerven-Sinnes-System mit seiner differenzierenden und bis in die Verhärtung führenden Wirksamkeit prägt sich anschaulich in die epidermalen Lebensprozesse. Als Hornschicht (Stratum corneum) schließt die Epidermis den Organismus nach außen ab. Von den beiden Zellen einer Mitose wandert in ca. 30 Tagen – also etwa einem Mondumlauf entsprechend – eine Zelle zur Oberfläche, während sich die andere erneut teilt (differenzielle Teilung).[666]

Die sich aus dem Mesoderm entwickelnde *Dermis* (Lederhaut) besteht aus einem dichten Geflecht aus Kollagenfasern. Sie geben der Haut Festigkeit. In der Dermis liegen Blut- und Lymphgefäße. Sie bildet in den Bindegewebspapillen morphologisch eine rhythmische Qualität aus. Blutgefäße der stark vaskularisierten Haut bilden Netze an der Grenze zur Subcutis zwischen Papillarschicht und der Geflechtschicht der Dermis aus und weisen bereits auf Aspekte des Stoffwechsel-Gliedmaßen-Systems, mit dem dann die *Subcutis* in enger Beziehung steht.

5.16.1 Haarorganisation

Im unteren Bereich der Lederhaut finden sich die Haarpapillen. Sie sind von zahlreichen Melanozyten umgeben, die Pigmente an das sich entwickelnde Haar sezernieren. Im unteren Bereich des Haarfollikels verlaufen die Lebensprozesse. Keratinreiche Hornzellen wandern nach oben und bilden den Haarschaft, der sich innerhalb des Follikels zur epidermalen Oberfläche schiebt. Den Follikel umgibt eine innere und eine äußere Haarwurzelscheide. In ihn münden die zum Stoffwechsel-Gliedmaßen-System gehörenden Talgdrüsen. An die äußere Haarwurzelscheide setzt die glatte Haarbalkmuskulatur (M. arrector pili) – sympathisch innerviert – an. Damit schließen die Haare an die Funktionen des Stoffwechsel-Gliedmaßen-Systems an und lassen sich vergleichsweise wie kleine Gliedmaßen der Haut bewegen. Der Bartwuchs im Stoffwechsel-Gliedmaßen-Bereich des Kopfes unterstreicht diesen Zusammenhang. Die enge Beziehnung von Bewegungssystems und Sinnesorganisation setzt sich auch im Bereich der Haut fort: So dienen Haare im Zusammenwirken mit den umgebenden Nervenfasern differenzierten (Tast-) Sinnesfunktionen, andererseits sind sie mit Drüsen- und Bewegungsfunktionen verbunden und haben eine Bedeutung im Wärme- und Feuchtigkeitshaushalt.

Damit differenziert sich das Haarkleid des Menschen innerhalb des dreigliederigen Organismus und entwickelt Bezüge zum Stoffwechsel-Gliedmaßen- wie auch zum Nerven-Sinnes-System.

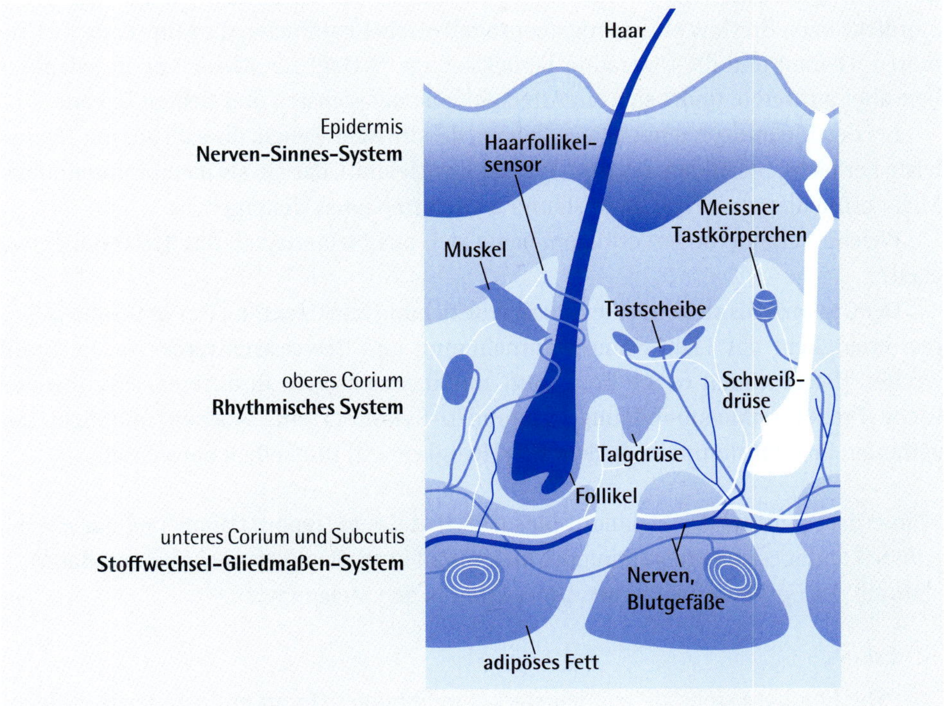

Die Dreigliederung der Haut

Die Subcutis ist ein fettgewebsreiches Bindegewebe mit intensiven *Stoffwechselprozessen.* Glatte Muskelfasern als Elemente des *Bewegungssystems* regulieren die Spannung der Haut (z. B. Scrotum, Brustwarze).

Die *Subcutis* und das (untere) *Corium* stehen mit dem *Stoffwechsel-Gliedmaßen-System* in Verbindung.

Die Haut und besonders das subkutane Fett dienen der Wärmeregulation: „Die menschliche Wärmeorganisation ist hinsichtlich ihrer Leistungs- und Regulationsfähigkeit allen anderen Lebewesen überlegen. Diese Freiheit realisiert der Mensch vor allem durch seine nackte Haut, den Verzicht auf Fell, Federn und Schuppen. Nicht mehr Eiweißgebilde wie Haare oder Federn, sondern das subkutane Fett schützen den Menschen vor Wärmeverlust; und der Reichtum an Schweißdrüsen, die Regulation der Hautdurchblutung ermöglichen ihm die einmalige Freiheit in der Wärmeabgabe und Wärmeregulation", formulierte es Georg Soldner.[667]

5.16.2 Malignes Melanom

Das Melanom ist seiner Inzidenz nach ansteigend und stellt den Hauttumor mit der höchsten Metastasierungswahrscheinlichkeit dar. Für die Stadieneinteilung wird die Tumordicke nach Breslow als wichtigster prognostischer Parameter, die Mitoserate (bei Tumoren >1 mm) und die Ulzeration berücksichtigt.[668] Obgleich Melanome in jedem Lebensalter auftreten, findet sich ein Altersgipfel in der sechsten und siebten Dekade.[669]

Bei den Melanozyten handelt es sich um dendritische Zellen, die sich aus der Neuralleiste herleiten. Sie bilden aus dem Tyrosin das Melanin, das sie als membranumhülltes Melanosom über dendritische Ausläufer an Keratinozyten weitergeben.

Welche Veränderungen erfolgen, wenn sich aus Melanozyten das Melanom entwickelt?

Der Organismus steht in einer polaren Beziehung zum Licht: Im Nerven-Sinnes-System ermöglicht das Licht Sinneswahrnehmung und Bewusstseinsprozesse. Im Stoffwechselsystem nimmt es die Haut „auf" und das Licht geht in differenzierte metabolische Prozesse (Melaninbildung, Vitamin-D-Synthese) ein. Wachen und Schlafen verlaufen im Lichtrhythmus, in dem sich Helligkeit und Dunkelheit abwechseln.

Unter dem Einfluss des Melanotropins (MSH) aus dem Hypothalamus und der *Hypophyse* kommt es zur Stimulation der Melaninbildung. Demgegenüber hemmt das Melatonin der *Epiphyse* die Pigmentproduktion in den Melanozyten.[670]

Exkurs

Die Epiphyse steht als arteriell stark durchblutetes Organ mit dem Licht in Beziehung: „Bei einigen nicht säugenden Vertebraten liegt die Zirbeldrüse in einer Vertiefung der Unterseite der Schädelkalotte, wo sie von einer dünnen, durchsichtigen Knorpelplatte bedeckt ist. Bei diesen Tierspezies ist die Zirbeldrüse morphologisch

oft wie eine Retina organisiert."[671] Bei den Mammalia und auch beim Menschen ist sie neuronal und funktionell mit den Augen verbunden. Die Dunkelphase stimuliert die Produktion von Melatonin. Urspünglich entdeckte man es durch seine Inhibition der Pigmentproduktion in Melanozyten.[672] Es wirkt also der tageslichtinduzierten Pigmentbildung der Haut entgegen. Offenbar steht die Epiphyse nicht mehr mit dem physischen Tageslicht, sondern mit dem geistigen Wesen des Lichts in Beziehung. Damit ist sie als „drittes Auge", in der Nähe der zwischen den Augen gelegenen Lotosblume lokalisiert, auf die übersinnliche Welt gerichtet, während die Augen den Blick nach außen in die Diesseitigkeit wenden. Auf die Umwandlung von Lebenskräften in Licht ging Rudolf Steiner im Zusammenhang mit der Ätherisation des Blutes ein [→ VX. 2.2. Die Mittelstellung des Herzens].
Über die Epiphyse und das Melatonin entwickelt sich die Verbindung der astralischen Organisation mit der gestaltenden Urbilderwelt während des Schlafs [→ XXII. 3. Physiologische Bedeutung des Schlafes]. Vor diesen Hintergrund stellen sich die schlaffördernde Wirkung, aber auch die antioxidativen, d. h. dem aufbauenden Stoffwechsel dienenden Qualitäten des Hormons und schließlich die Gestaltungskräfte, die sich gegen das Tumorwachstum stellen.[673]
Während Melatonin bei Dunkelheit ansteigt, kommt es unter Lichteinfluss zu einem Anstieg des Serotonins im Blut, der Retina, im Hypothalamus und der Glandula pinealis.[674] Dem Nachthormon Melatonin steht das Tageshormon Serotonin polar gegenüber. Der Syntheseweg verbindet beide miteinander (Melatonin entsteht über Serotonin aus Tryptophan).[675]
Die Epiphyse steht in Polarität zur Hypophyse. Hat Erstere eine Beziehung zum Nerven-Sinnes-, so Letztere eine solche zum Stoffwechsel-Gliedmaßen-System. Die Epiphyse entwickelt entsprechend eine Verbindung zum Licht, die Hypophyse zur Gestaltung der Lebensprozesse durch ihre zahlreichen Hormone. Bereits die embryonale Herkunft des Hypophysenvorderlappens (Adenohypohyse) aus der Rathkeschen Tasche als Ausstülpung des Stomodäums und der späteren Mundhöhle weist (im Gegensatz zur Neurohypophyse) auf diesen Zusammenhang. Auch ihre Funktionen, die in der Gestaltung und hormonalen Lenkung der unterschiedlichen Lebensprozesse bestehen, deuten in diese Richtung. Während die Epihyse arteriell durchblutet ist, „bekommt das epitheliale Gewebe des Hypophysenvorderlappens kein arterielles Blut", sondern kapiläres. Im Vorderlappen bilden Portalgefäße den sekundären Plexus, aus dem das venöse Blut über den Sinus cavernosus in die Jugularvenen abfließt.[676] Arterielles Blut der Epiphyse und das venöse Blut des Sinus cavernosus, das Spannungsfeld von Epi- und Hypophyse, auf das Rudolf Steiner bereits früh hinwies[677], ist durch die polaren Gebiete der Dreigliederung charakterisiert. Während das Melatonin mit der Epiphyse in Beziehung steht, so das Melanozyten-stimulierende Hormon (MSH) mit der Pars intermedia der Hypohyse. Bei den Kaltblütern mit Anpassungsfähigkeit ihrer Hautfarbe an die Umgebung wirkt MSH auf die beweglichen Pigmentgranula (z.B. Melanin), die sich dann gleichmäßig über die gesamte Zelle verteilen und dadurch eine dunklere Hautfarbe entstehen lassen. Demgegenüber führt Melatonin als Antagonist des MSH zur perinukleären Farbstoffaggregation: Die Hautfarbe hellt sich auf.[678]

Die Polarität von Epi- und Hypophyse vermitteln rhythmische Prozesse und hier vor allem der Nucleus suprachiasmaticus. Er hat eine koordinierende Funktion für das gesamte Rhythmische System des Menschen und bringt es über den Licht/Dunkel-Rhythmus mit dem Sonnenlicht in Beziehung. Das Rhythmische System ist auch auf diese Weise eng mit der Sonne und ihren Lichtrhythmen verbunden. „In der Zirbeldrüse drücken sich alle diejenigen Kräfte aus, die die oberen Kräfte sind, und stellen sich gespannt gegenüber den Kräften der Schleimdrüse, der Hypophysis cerebri, die die unteren Kräfte sind.“[679]

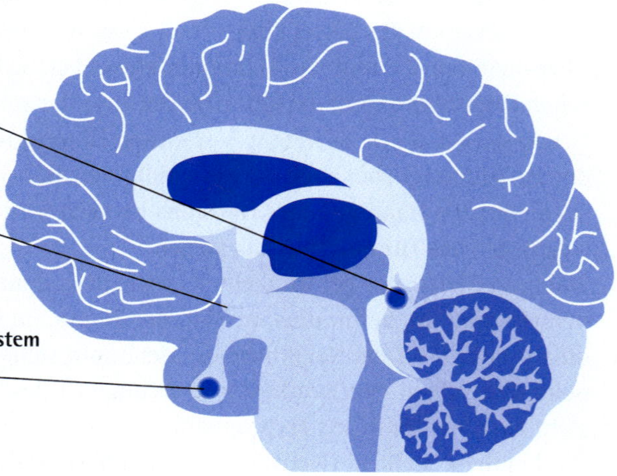

Die Polarität von Epiphyse und Hypophyse

Dominiert nun die Sinnesfunktion über die Stoffwechselwirksamkeit, so entwickelt sich das Melanom.

Bereits die Konstitution weist auf diesen Zusammenhang hin. So sind Melanome in ethnischen Gruppen (Asiaten, Farbige) mit Betonung der Stoffwechselfunktion im Bereich der dreigliedrigen Haut selten. Umgekehrt ist der hellhäutige Hauttypus (helle Haut und Augenfarbe, rotblonde Haare, Sommersprossen), der Lichtqualitäten in sich aufnimmt, für das Melanom anfällig.[680]

Die Dominanz der Sinnesfunktion führt den astralischen Leib und die Ich-Organisation in den Umkreis. Sie lösen sich schlafähnlich von der ätherischen und der physischen Organisation. Damit kommt es zur Autonomie von proliferativen Lebensprozessen und zur physischen Tumorbildung. Die eingeschränkte astralische Aktivität begünstigt die Entdifferenzierung. Die mangelnde Wirksamkeit der Ich-Organisation steht mit der malignen Infiltration in das umgebende Gewebe in Beziehung. Die für ein Sinnesorgan typische Wesensgliederkonstellation des Karzinoms führt mit der Autonomisierung zu einem „Erblinden“ für den Zusammenhang mit dem Organismus und folgt eigenen Gesetzmäßigkeiten. Zu der Sinnesorganisation der Zellen gehören ihre Zilien. Verhindert man die Entwicklung dieser Sinneshärchen in gutartigen Pigmentzellen experimentell, so entwickelt sich das Melanom[681]: Die zelluläre Sinnesorganisation erblindet für ihre Gewebeperipherie und damit für den Organismus.

5.16.3 Entzündung und Melanom

Auch für das Melanom ist ein Zusammenhang mit entzündlichen Erkrankungen dokumentiert: Das Melanomrisiko (als 1 definiert, wenn weder eine schwere Infektionskrankheit durchgemacht wurde noch Impfung (Pocken, BCG) erfolgte), sinkt auf 0,37, wenn mindestens eine schwere Infektionskrankheit mit Fieber über 38,5 °C vorlag.[682] Aber auch die lymphozytäre Infiltration beim lokal begrenzten malignen Melanom ist prognoserelevant. So haben Dichte und Verteilung der Infiltrate einen positiven Einfluss auf das Gesamtüberleben.[683] Umgekehrt treten bei immunsupprimierten Patienten häufiger Melanome auf. So ist das Risiko für ein Melanom bei Patienten mit rheumatoider Arthritis erhöht, die einen TNF-Inhibitor erhielten.[684] Allerdings soll der Benefit angesichts der nur geringen Erhöhung des absoluten Risikos überwiegen. Auch bei den CED (chronisch entzündliche Darmerkrankungen) ist unter Immunsuppression das Risiko für Hauttumore gesteigert: Biologika führen zu einer erhöhten Melanominzidenz, Thiopurine zu einer solchen für den Nicht-Melanom-Hautkrebs.[685] Ebenso wächst das Melanomrisiko nach manchen Lymphomen (persistierende Immundysfunktion?).[686]

Das Melanom hat entscheidende Rückwirkungen auf das umgebende Mikromilieu und das Immunsystem, indem es Effekte „kooptiert", die zur Toleranzinduktion führen. Durch die Expression von PD-1-L und auch PD-2-L (programmed cell death) supprimiert es T-Lymphozyten, aber auch B-Lymphozyten und Natürliche Killerzellen im peritumoralen Mikromilieu. Das CTLA-4 ist demgegenüber ausschließlich auf T-Zellen exprimiert und inhibiert die T-Zellaktivität nach Präsentation eines Antigens durch dendritische Zellen. Des Weiteren rekrutiert das Melanom regulatorische T-Zellen, welche die Immunreaktionen reduzieren.[687] Immunologische Veränderungen sind die Grundlage für die Checkpoint-Blockade in der Melanomtherapie.

Lüder Jachens wies auf die seelische Konstitution, die sich bei Melanompatienten häufiger antreffen lässt. „[Melanome treten] bevorzugt bei Menschen im mittleren Lebensalter [auf] (Altersmedian: 53 Jahre). Dies ist das Lebensalter, in dem der Mensch einer Fülle von Anforderungen und Pflichten aus seiner Umgebung gegenübersteht, die sich potenziell zu einer Belastung summieren können: Die Familie ist gegründet, die Kinder gehen zur Schule oder studieren; ein Haus ist gebaut und muss abbezahlt werden. In der beruflichen Tätigkeit wurde Verantwortung übernommen; der Mensch befindet sich auf der Höhe seiner beruflichen Laufbahn. Er bekommt ein (oder mehrere) Ehrenamt (-ämter). Wenn in dieser Lebenszeit das Melanom gehäuft auftritt, so zeigt das, dass der Sonnenexposition andere Einflüsse an die Seite zu stellen sind."[688]

5.16.4 Therapie

Nachdem lange Zeit Dacarbazin die einzige Monochemotherapie mit sehr geringem Ansprechen darstellte und Polychemotherapien ebenfalls zu keinem Durchbruch führten, sind nun neue Ansätze in die Melanomtherapie mit höherer Wirksamkeit verfügbar. Bei ca. 50 % der Melanome liegt eine BRAF-Mutation vor mit Aktivierung der RAF-MEK-ERK-Signaltransduktion als Ausdruck der Autonomisierung proliferativer Lebensprozesse [→ 2.3.5 Molekularbiologische Veränderungen in der Karzinogenese]. Vemurafenib inhibiert diese Kaskade und hat eine hohe Ansprechrate.[689] Die Dauer der Wirkung ist allerdings begrenzt, danach kommt es u. U. zu einer raschen Tumorprogression. Es wird zusammen mit MEK-Inhibitoren eingesetzt. Ipilimumab verstärkt als CTLA-4-Antikörper die Aktivität von zytotoxischen T-Zellen und unterstützt die immunulogische Reaktion auf den Tumor. Langanhaltende Remissionen und eine Verlängerung des Gesamtüberlebens sind nachgewiesen, schwere Nebenwirkungen an der Haut, Kolitis, Hepatitis, Hypophysitis möglich. Diese erfordern eine sorgfältige Überwachung des Patienten.

Die Bedeutung immunologischer Prozesse und damit der aktiven immunologischen Auseinandersetzung mit dem Melanom weist auf die Rolle der Misteltherapie. Seit längerer Zeit sind positive Verläufe unter Viscumbehandlung bekannt. Broder von Laue veröffentlichte eine beeinduckende Kasuistik zur Hochdosis-Misteltherapie bei metastasiertem Melanom (Hirnmetastasen).[690] Eine eindrucksvolle Remission eines metastasierten Melanoms, ebenfalls unter Hochdosis-Misteltherapie, berichteten Werthmann et al.[691] Markus Sommer nannte die Mandel-Mistel (abnobaVISCUM Amygdali) (auch zur Therapie des Aderhautmelanoms).[692]

6. Sarkome, Weichteiltumore

Epitheliale Tumore entstehen im Bereich der Grenzflächen des Organismus, an denen die epitheliale Auskleidung der Außenwelt begegnet. Entwickelt sich an diesen Orten eine dem Sinnssytem entsprechende Wesensgliederwirksamkeit, so entstehen die epithelialen malignen Neoplasien, die *Karzinome*. Demgegenüber gehören die *sarkomatösen und Weichteiltumore* zur Innenwelt des Organismus. Liegt der Karzinogenese eine vorzeitige Exkarnation zugrunde, so den Tumoren der organismischen Innenwelt eine zu geringe inkarnierende Wesensgliederaktivität. Während die Karzinome durch ihre Beziehung zur Drüsenorganisation sich zum Stoffwechselsystem orientieren, zeigen die sarkomatösen Tumore eine Nähe zu den Gestalt-, Füll- und bewegungsaktiven Geweben.

6.1 Therapeutische Gesichtspunkte

In der Sarkomtherapie kommt ebenfalls die Mistel zum Einsatz. Sie wird durch Präparate aus Flechten ergänzt[693]:

- *Cetraria praeparata 0,01-1 %* (Iscador) Amp. s.c. — in ansteigender Reihenfolge 3 x wöchentlich und alternierend zur VA-Therapie.

Flechten sind Symbiosen von Pilzen (Mykobiont, meist Schlauchpilzen) und photosynthesebefähigten Pflanzen (Photobiont, Algen, Cyanobakterien). Damit verbinden sich die dem Tierreich nahestehenden Pilze (keine Photosynthese) mit den photosynthesebefähigten Pflanzen. Die in die Pilzwelt hereindringende astralische Qualität steht dadurch in engem Zusammenhang mit der ätherischen Organisation der Algen. Aus dieser Wesensgliederbeziehung ergibt sich die therapeutische Wirkung: die astralische Organisation tritt mit ihren Gestaltungskräften in die aufbauenden Lebensprozesse des Ätherischen ein. Flechten wirken dabei nicht über den initialen Entzündungsprozess, wie die Mistel, sondern gestalten die regenerative Nachtphase (Nachtwirksamkeit der Wesensglieder). In der Zellkultur zeigen die aus Cetraria gewonnenen Polysaccharide eine starke Wirkung gegen Sarkomzellen.[694] Einzelne Beobachtungen sprechen für eine Wirksamkeit auch bei epithelialen Tumoren. Eine Kombination mit der Misteltherapie ist möglich und sinnvoll.

Kasuistik

Eine ca. 75-jährige Patientin mit Z.n. diffusem großzelligem B-Zell-Lymphom im Gesicht und später operiertem Mammakarzinom bemerkt eine Schwellung inguinal rechts. Die histologische Abklärung bringt den Befund eines Liposarkoms. In der Lunge finden sich kleinnoduläre Raumforderungen, möglicherweise Metastasen des Liposarkoms. Eine weitere Abklärung und die ggf. mögliche OP wünscht die Patientin nicht. Bereits die Operation des Mammatumors erfolgte nur nach deutlichem Zögern. Es wird längerfristig eine Misteltherapie mit abnobaVISCUM Fraxini 20 mg dreimal wöchentlich eingeleitet. Gleichzeitig erfolgt eine intensive heileurythmische Behandlung. Unter dieser Therapie kam es über etwa fünf Jahre zu einer geringen Größenprogression bei ansonsten exzellentem Allgemeinzustand der inzwischen über 80-jährigen Patientin.

Literatur

1 Apetoh, L., Ghiringhelli, F., Tesniere, A., et al.: Cancer is not just a disease of a tissue: It is a host disease. How to reactivate host defense against tumors using conventional therapies of cancer? Annales D'Endocrinologie 2008; 69 (2). S. 151–152.

2 Smithers, D. W.: An attack on cytologism. Lancet 1962; 1 (7228). S. 493-499.

3 Levin, M.: Morphogenetic fields in embryogenesis, regeneration, and cancer: Non-local control of complex patterning. Biosystems 2012; 109 (3). S. 243–261.

4 Hatina, J., Schulz, W. A., Fischer, J. et al.: Tumorstammzellen – Ein neues Konzept in der Tumorbiologie. Deutsche Medizinische Wochenschrift 2007; 132. S. 1629–1632.

5 Steiner, R.: Geisteswissenschaftliche Gesichtspunkte zur Therapie (GA 313). Rudolf Steiner Verlag Dornach 2001.

6 Goethe, J. W. von: Naturwissenschaftliche Schriften. Entwurf einer Farbenlehre. Didaktischer Teil. Hrsg. und komm. von.: Steiner, R. In: Kirschner, J.: Deutsche Nationalliteratur. 3. Band. S. 88.

7 Steiner, R.: Vorstufen zum Mysterium von Golgatha (GA 152). Rudolf Steiner Verlag Dornach 1991. Vortrag vom 1. Juni 1914.

8 Medizinische Sektion der Freien Hochschule für Geisteswissenschaft am Goetheanum (Hrsg.): Heilmittelangaben Rudolf Steiners. Blatt: Viscum. 2013.

9 Selg, P.: Das eigene Blut. Die Leukämie-Erfahrung Rainer Maria Rilkes (I). Das Goetheanum 2000; 79 (26). S. 535–538.

10 Ebd.

11 Cho, Y., Ryu, S. H.,Lee, B. R. et al.: Effects of artificial light at night on human health: A literature review of observational and experimental studies applied to exposure assessment. Chronobiology International 2015; 32 (9). S. 1294–1310.

12 Davis, S., Mirick, D. K., Stevens, S. G.: Night shift work, light at night, and risk of breast cancer. Journal of the National Cancer Institute 2001; 93 (20). S. 1557–1562.

13 Schernhammer, E. S., Laden, F., Speizer, F. E. et al.: Rotating night shifts and risk of breast cancer in women participating in the nurses' health study. Journal of the National Cancer Institute 2001; 93 (20). S. 1563–1568.

14 van der Rhee, H., de Vries, E., Coebergh, J. W.: Regular sun exposure benefits health. Medical Hypotheses 2016; 97. S. 34–37.

15 Steiner, R.: Allgemeine Menschenkunde als Grundlage der Pädagogik (GA 293). Rudolf Steiner Verlag Dornach 1992. Vortrag vom 28. August 1919.

16 Steiner, R.: Physiologisch-Therapeutisches auf der Grundlage der Geisteswissenschaft. (GA 314). Rudolf Steiner Verlag Dornach 1975. Vortrag vom 23. April 1924.

17 Kripke, D. F., Langer, R. D., Kline, L. E.: Hypnotics' association with mortality or cancer: a matched cohort study. British Medical Journal 2012; 2. e000850.

18 Steiner, R.: Geisteswissenschaft und Medizin (GA 312). Rudolf Steiner Verlag Dornach 2020. Vortrag vom 2. April 1920.

19 Steiner, R., Wegman, I.: Grundlegendes für eine Erweiterung der Heilkunst nach geisteswissenschaftlichen Erkenntnissen (GA 27). Rudolf Steiner Verlag Dornach 2014. Kapitel: Die Gestaltung des menschlichen Körpers und die Gicht.

20 Shurin, M. R., Shurin, G. V., Chatta, G. S.: Aging and the dendritic cell system: Implications for cancer. Critical Reviews in Oncology/Hematology 2007; 64 (2). S. 90–105.

21 Patel, S. P., Kurzrock, R.: PD-L1 expression as a predictive biomarker in cancer immunotherapy. Molecular Cancer Therapeutics 2015; 14 (4). S. 847–856.

22 Momtaz, P., Postow, M. A.: Immunologic checkpoints in cancer therapy: focus on the programmed death-I (PD-I) receptor pathway. Pharmacogenomics and Personalized Medicine 2014; 7. S. 357–365.

23 Ritter, C., Fan, K., Paschen, A. et al.: Epigenetic priming restores the HLA class-I antigen processing machinery expression in Merkel cell Karzinom. Scientific Reports 2017 23; 7 (1). S. 2290.

24 Platten, M., Wick, W., Opitz, W.: Immunmodulation durch Tryptophanstoffwechsel. Klinische Relevanz für Autoimmun- und Tumorerkrankungen. Deutsche Medizinische Wochenschrift 2013; 138. S. 1478–1482.

25 Ebd.

26 Soldner, G., Stellmann, H. M.: Individuelle Pädiatrie. Wissenschaftliche Verlagsgesellschaft Stuttgart 2018. S. 34 ff.

27 Kröz, M., Reif, M., Büssing, A. et al.: Does self-regulation and autonomic regulation have an influence on survival in breast and colon Karzinom patients? Results of a prospective outcome study. Health and Quality of Life Outcomes 2011; 9. S. 85.

28 Kröz, M., Pranga, D., Zerm, R. et al.: Hat die Selbstregulation eine Bedeutung in der Behandlung onkologischer Patienten? Deutsche Zeitschrift für Onkologie 2016; 48 (2). S. 62–66.

29 Steinborn, .C, Klemd, A. M., Sanchez-Campillo, A. S. et al.: Viscum album neutralizes tumor-induced immunosuppression in a human in vitro cell model. PLoS One 2017; 12 (7). e0181553.

30 Pawelec, G., Solana, R.: Are cancer and ageing different sides oft he same coin? Conference on cancer and ageing. European Molecular Biology Organization Reports 2008; 9 (3). S. 234–238.

31 Levin, M.: Morphogenetic fields in embryogenesis, regeneration, and cancer: Non-local control of complex patterning. Biosystems 2012; 109 (3). S. 243–261.

32 Pawelec, G., Solana, R.: Are cancer and ageing different sides oft he same coin? Conference on cancer and ageing. European Molecular Biology Organization Reports 2008; 9 (3). S. 234–238.

33 Ebd.

34 Steiner, R.: Physiologisch-Therapeutisches auf der Grundlage der Geisteswissenschaf (GA 314). Rudolf Steiner Verlag Dornach 1975. Vortrag vom 27. Oktober 1922.

35 Boland, J. W., McWilliams, K., Ahmedzai, S. H. et al.: Effects of opioids on immunologic parameters that are relevant to anti-tumour immune potential in patients with cancer: a systematic literature review. British Journal of Cancer 2014; 111 (5). S. 866–873.

36 Kshirsagar, S., Chang, L., Schwartz, R. et al.: Morphine stimulates angiogenesis by activating proangiogenic and survival-promoting signaling and promotes breast tumor growth. Cancer Research 2002; 62 (15). S. 4491–4498.

37 Gach, K., Wyrebska, A., Fichna, J. et al.: The role of morphine in regulation of cancer cell growth. Naunyn-Schmiedeberg's Archives of Pharmacology 2011; 384 (2). S. 221–230.

38 Tohme, S., Simmons, R. L., Tsung, A.: Surgery for Cancer: A Trigger for Metastases. Cancer Research 2017; 77 (7). S. 1548–1552.

39 Kröz, M., von Laue, H., Zerm, R. et al.: Reduction of endogenous regulation in internal medicine patients. Forschende Komplementärmedizin 2005; 12. S. 333–341.

40 Kröz, M., Feder, G., von Laue, H. et al.: Validation of a questionnaire measuring the regulation of autonomic function. BMC Complementary and Alternative Medicine 2008; 8. S. 26.

41 Kröz, M., Zerm, R., Brauer, D. et al.: Neue Inventare zur Erfassung des Wochen-State von endogener Regulation und innerer Kohärenz bei Krebspatienten. Medizinische Klinik 2005; 100 (Suppl.). S. 42.

42 Köhler, J., Schuler, M.: Molekular zielgerichtete Tumortherapien – aktueller Stand und künftige Entwicklungen. Tumordiagnose und Therapie 2012; 33 (6). S. 311–314.

43 Ettrich, T. J., Perkhofer, L., Seufferlein, T.: Personalisierte Tumortherapie bei gastrointestinalen Tumoren. Der Internist 2015; 56. S. 1069–1078.

44 Zitiert nach: Kienle, G.: Arzneimittelsicherheit und Gesellschaft. Schattauer Verlag Stuttgart 1974.

45 Hiddenmann, W., Huber, H., Bartram, C. (Hrsg.): Onkologie Bd. I. Springer Verlag Berlin/Heidelberg 2010. S. 93.

46 Maßberg, D., Simon, A., Häussinger, D. et al.: Monoterpene (-)-citronellal affects hepatoKarzinom cell signaling via an olfactory receptor. Archives of Biochemistry and Biophysics 2015; 566. S. 100–109.

47 Wiese, H., Gelis, L., Wiese, S. et al.: Quantitative phosphoproteomics reveals the protein tyrosine kinase Pyk2 as a central effector of olfactory receptor signaling in prostate cancer cells. Biochimica et Biophysica Acta 2015; 1854 (6). S. 632–640.

48 Ebd.

49 Hiddenmann, W., Huber, H., Bartram, C. (Hrsg.): Onkologie Bd. I. Springer Verlag Berlin/Heidelberg 2010. S. 110.
50 Ornish, D., Lin, J., Daubenmier, J. et al.: Increased telomerase activity and comprehensive lifestyle changes: a pilot study. Lancet Oncology 2008; 9 (11). S. 1048–1057.
51 Jacobs, T. L., Epel, E. S., Lin, J. et al.: Intensive meditation training, immune cell telomerase activity, and psychological mediators. Psychoneuroendocrinology 2011; 36 (5). S. 664–681.
52 Lavretsky, H., Epel, E. S., Siddarth, P. et al.: A pilot study of yogic meditation for family dementia caregivers with depressive symptoms: effects on mental health, cognition, and telomerase activity. International Journal of Geriatric Psychiatry 2013; 28 (1). S. 57–65.
53 Metzig, M., Gdynia, G., Roth, W.: Neue Erkenntnisse über die Zelltodregulation: Bedeutung für die Tumorpathologie. Deutsche Medizinische Wochenschrift 2012; 137. S. 1515–1518.
54 Ebd.
55 Ebd.
56 Steiner, R., Wegman, I.: Grundlegendes für eine Erweiterung der Heilkunst nach geisteswissenschaftlichen Erkenntnissen (GA 27). Rudolf Steiner Verlag Dornach 1991. S. 36.
57 Greaves, M.: A causal mechanism for childhood acute lymphoblastic leukaemia. Nature Reviews Cancer 2018; 18 (8). S. 471–484.
58 Hiddenmann, W., Huber, H., Bartram,C. (Hrsg.): Onkologie. Bd. I. Springer Verlag Berlin/Heidelberg 2010. S. 77.
59 Ebd. S. 100.
60 Ebd.
61 Zylka-Menhorn, V.: Das Epigenom. Der Dompteur der Gene. Deutsches Ärzteblatt 2012; 109. S. 884–885.
62 Ebd.
63 Steiner, R.: Geisteswissenschaft und Medizin (GA 312). Rudolf Steiner Verlag Dornach 2020.
64 Yu, Y. H., Liao, C. C., Hsu, W. H. et al.: Increased lung cancer risk among patients with pulmonary tuberculosis: a population cohort study. Journal of Thoracic Oncology 2011; 6 (1). S. 32–37.
65 Dobrovolskaia, M. A., Kozlov, S. V.: Entzündung and cancer: When NF-kB amalgamates the perlous partnership. Current Cancer Drug Targets 2005; 5 (5). S. 325–344.
66 Le Mercier, I., Lines, J. L., Noelle, R. J.: Beyond CTLA-4 and PD-1, the generation Z of negative checkpoint regulators. Frontiers in Immunology 2015; 6. S. 418.
67 Rothwell, P. M., Fowkes, F. G., Belch, J. F. et al.: Effect of daily aspirin on long-term risk of death due to cancer: analysis of individual patient data from randomised trials. Lancet 2011; 377 (9759). S. 31–41.
68 Rothwell, P. M., Wilson, M., Price, J. F. et al.: Effect of daily aspirin on risk of cancer metastasis: a study of incident cancers during randomised controlled trials. Lancet 2012; 379 (9826). S. 1591–1601.
69 Levin, M.: Morphogenetic fields in embryogenesis, regeneration, and cancer: Non-local control of complex patterning. Biosystems 2012; 109 (3). S. 243–261.
70 Debus, M.: Das Wesen der Krebskrankheit. Der Merkurstab 2009; 62 (4). S. 292–299.
71 Prondzinski, D. von: Hämostasestörungen bei onkologischen Patienten. Der Internist 2005; 46. S. 48–56.
72 Ebd.
73 Hiller, E., Riess, H.: Hämorrhagische Diathese und Thrombose. Wissenschaftliche Verlagsgesellschaft Stuttgart 2002. S. 163.
74 Hiller, E.: Die Eisenmangelanämie und funktioneller Eisenmangel bei chronischen Erkrankungen. Deutsche Medizinische Wochenschrift 2014; 139. S. 1163–1174.
75 Torti, S. V., Torti, F. M.: Iron and cancer: more ore to be mined. Nature Reviews Cancer 2013; 13 (5). S. 342–355.
76 Ebd.
77 Ebd.
78 Ebd.
79 Ebd.
80 Gozzelino, R., Arosio, P.: Iron homoestasis in health and disease. International Journal of Molecular Sciences 2016; 17 (1). S. 130.

81 von Laue, H. B.: Natur- und geistesgeschichtliche Aspekte der Tumorentwicklung. Der Merkurstab 1999; 52 (3). S. 145–153.

82 Steiner, R.: Geisteswissenschaft und Medizin (GA 312). Rudolf Steiner Verlag Dornach 2020. Vortrag vom 3. April 1920.

83 Steiner, R.: Die soziale Grundforderung unserer Zeit. In geänderter Zeitlage (GA186). Rudolf Steiner Verlag Dornach 1990. Vortrag vom 15. Dezember 1918.

84 Steiner, R.: Physiologisch-Therapeutisches auf der Grundlage der Geisteswissenschaft (GA 314). Rudolf Steiner Verlag Dornach 1989. Vortrag vom 27. Oktober 1922.

85 Moore, J., Megaly, M., MacNeil, A. J. et al.: Rosemary extract reduces Akt/mTOT/p70S6K activation and inhibits proliferation and survival of A549 human lung cancer cells. Biomedicine & Pharmacotherapy 2016; 83. S. 725–732.

86 Pérez-Sánchez, A., Barrajón-Catalán, E., Ruiz-Torres, V. et al.: Rosemary (Rosmarinus officinalis) extract causes ROS induced necrotic cell death and inhibits tumor growth in vivo. Scientific Reports 2019. doi: 10.1038/s41598-018-37173-7.

87 Han, S., Yang, S., Cai, Z. et al.: Anti-Warburg effect of rosmarinic acid via miR-155 in gastric cancer cells. Drug Design, Development and Therapy 2015; 9. S. 2695–2703.

88 Sanz, G., Leray, I., Grébert, D. et al.: Structurally related odorant ligands of the olfactory receptor OR51E2 differentially promote metastasis emergence and tumor growth. Oncotarget 2017; 8 (3). S. 4330–4341.

89 Chen, Z., Zhao, H., Fu, N. et al.: The diversified function and potential therapy of ectopic olfactory receptors in non-olfactorytissues. Journal of Cellular Physiology 2018; 233 (3). S. 2104–2115.

90 Weber, L., Al-Refae, K., Ebbert, J. E. et al.: Activation of odorant receptor in colorectal cancer cells leads to inhibition of cell proliferation and apoptosis. PLoS One 2017; 12 (3). e0172491.

91 Steiner, R.: Meditative Betrachtungen und Anleitungen zur Vertiefung der Heilkunst (GA 316). Rudolf Steiner Verlag Dornach 2008. Vortrag vom 7. Januar 1924.

92 Kloter, E., Barrueto, K., Klein, S. D. et al.: Heart Rate Variability as a Prognostic Factor for Cancer Survival – Systematic Review. Frontiers in Physiology 2018; 9. S. 623.

93 Soldner, G.: Wie leben wir mit der Sonne? Der Merkurstab 64 (6). S. 544–558.

94 Zitiert nach: Abdelgawad, I. A., Rawya H El-Mously, R. H., Saber, M. M. et al.: Significance of serum levels of vitamin D and some related minerals in breast cancer patients. International Journal of Clinical and Experimental Pathology 2015; 8 (4). S. 4074–4082.

95 Garland, C. F., Cuomo, R. E., Gorham, E. D. et al.: Cloud cover-adjusted ultraviolet B irradiance and pancreatic cancer incidence in 172 countries.The Journal of Steroid Biochemistry and Molecular Biology 2016; 155. S. 257–263.

96 Ma, Z., Yang, Y., Fan, C. et al.: Melatonin as a potential anticarcinogen for non-small-cell lung cancer. Oncotarget 2016; 7 (29). S. 46768–46784.

97 Flynn-Evans, E. E., Stevens, R. G., Tabandeh, H. et al.: Total visual blindness is protective against breast cancer. Cancer Causes Control 2009; 20 (9). S. 1753–1756.

98 Abdelgawad, I. A., El-Mously, R. H., Saber, M. M. et al.: Significance of serum levels of vitamin D and some related minerals in breast cancer patients. International Journal of Clinical and Experimental Pathology 2015; 8 (4). S. 4074–4082.

99 de Baaij, J. H., Hoenderop, J. G., Bindels, R. J.: Magnesium in man: implications for health and disease. Physiological Reviews 2015; 95 (1). S. 1–46.

100 Steiner, R.: Mythen und Sagen. Okkulte Zeichen und Symbole (GA 101). Rudolf Steiner Verlag Dornach 1992. S. 47.

101 Gu, F., Xu, S., Devesa, S.S. et al.: Longitude Position in a Time Zone and Cancer Risk in the United States. Cancer Epidemiology Biomarkers & Prevention 2017; 26 (8). S. 1306–1311.

102 Zhao, X., Pang, J., Fu, J. et al.: Spontaneous photon emission: A promising non-invasive diagnostic tool for breast cancer. Journal of Photochemistry and Photobiology 2017; 166. S. 232–238.

103 Steiner, R.: Geisteswissenschaft und Medizin (GA 312). Rudolf Steiner Verlag Dornach 2020. Vortrag vom 31. März 1920.

104 Abel, U.: Infekthäufigkeit und Krebsrisiko. Deutsche Medizinische Wochenschrift 1986; 111. S. 1978–1981.

105 Abel, U., Becker, N., Angerer R. et al.: Common infections in the history of cancer patients and controls. Journal of Cancer Research and Clinical Oncology 1991; 117 (4). S. 339–344.

106 Albonico, H., Bräker, H. U., Hüsler, J.: Febrile infectious childhood diseases in the history of cancer patients and matched controls. Medical Hypotheses 1998; 51 (4). S. 315–320.

107 Kienle, G. S.: Fever in Cancer Treatment: Coley's Therapy and Epidemiologic Observations. Global Advances in Health and Medicine 2012; 1 (1). S. 92–100.

108 Ebd.

109 Orange, M.: Mistletoe therapy for cancer patients. Thesis to the University of Birmingham 2010.

110 Krone, B., Kölmel, K. F., Grange, J. M. et al.: Impact of vaccinations and infectious diseases on the risk of melanoma – evaluation of an EORTC case-control study. European Journal of Cancer 2003; 39 (16). S. 2372–2378.

111 Cramer, D. W., Vitonis, A. F., Pinheiro, S. P. et al.: Mumps and ovarian cancer: modern interpretation of an historic association. Cancer Causes Control 2010; 21 (8). S. 1193–1201.

112 Kienle, G. S.: Fever in Cancer Treatment: Coley‘s Therapy and Epidemiologic Observations. Global Advances in Health and Medicine 2012; 1 (1). S. 92–100.

113 Orange, M.: Mistletoe therapy for cancer patients. Thesis to the University of Birmingham 2010.

114 Kienle, G. S.: Fever in Cancer Treatment: Coley‘s Therapy and Epidemiologic Observations. Global Advances in Health and Medicine 2012; 1 (1). S. 92–100.

115 Velicer, C. M., Heckbert, S. R., Lampe, J. W. et al.: Antibiotic use in relation to the risk of breast cancer. Journal of the American Medical Association 2004; 291 (7). S. 827–835.

116 Kienle, G. S.: Fever in Cancer Treatment: Coley‘s Therapy and Epidemiologic Observations. Global Advances in Health and Medicine 2012; 1 (1). S. 92–100.

117 Steiner, R.: Physiologisch-Therapeutisches auf der Grundlage der Geisteswissenschaft (GA 314). Rudolf Steiner Verlag Dornach 1975. Vortrag vom 27. Oktober 1922.

118 Køstner, A. H., Ellegaard, M.-B. B., Christensen, I. J. et al.: Fever and the use of paracetamol during IL-2-based immunotherapy in metastatic melanom. Cancer Immunology Immunotherapy 2015; 64 (3). S. 349–355.

119 Steiner, R.: Geisteswissenschaft und Medizin (GA 312). Rudolf Steiner Verlag Dornach 2020. Vortrag vom 3. April 1920.

120 Ebd.

121 Tornberg, S. A., Carstensen, J. M.: Relationship between Quetlelets Index and cancer of breast and female genital tract in 47000 women followed for 25 years. British Journal of Cancer 1994; 69 (2). S. 358–361.

122 Kröz, M., Heckmann, C., Weckenmann, M.: Development of body weight, vegetative autonomous system, and breast cancer. Forschende Komplementärmedizin 2000; 7 (3). S. 132–138.

123 Ebd.

124 Michaud, D. S., Giovannuci, E., Willett, W. C. et al.: Physical activity, obesity, height, and the risk of pancratic cancer. Journal of the American Medical Association 2001; 286 (8). S. 921–929.

125 Zitiert nach: Boie, D.: Mistel und Krebs. Verlag Freies Geistesleben Stuttgart 1970. S. 93.

126 Renehan, A. G., Tyson, M., Egger, M. et al.: Body-mass index and incidence of cancer: A systematic review and meta-analysis of prospective observational studies. Lancet 2008; 371 (9612). S. 569–578.

127 Zitiert nach: LeShan, L.: Diagnose Krebs. Wendepunkt und Neubeginn. Klett-Cotta Verlag Stuttgart 2000. S. 65.

128 Brenda, W. J. H., Penninx, J., Guralnik, M. et al.: Chronically depressed mood and cancer risk in older persons. Journal of the National Cancer Institute 1998; 90 (24). S. 1888–1893.

129 Oerlemans, M. E., van den Akker, M., Schuurman, A. G. et al.: A meta-analysis on depression and subsequent cancer risk. Clinical Practice and Epidemiology in Mental Health 2007; 3. doi:10.1186/1745-0179-3-29.

130 Satin, J. R., Linden, W., Phillips, M. J.: Depression as a predictor of disease progression and mortality in cancer patients. A Meta-Analysis. Cancer 2009; 115 (22). S. 5349–5361.

131 Hammer, M., Chida, Y., Molloy, G. et al.: Psychological distress and cancer mortality. Journal of Psychosomatic Research 2009; 66 (3). S. 255–258.

132 Pinquart, M., Duberstein, P. R.: Depression and cancer mortality: a metaanalysis. Psychological Medicine 2010; 40 (11). S. 1797–1810.

133 Batty, G. D., Russ, T. C., Stamatakis, E. et al.: Psychological distress in relation to site specific cancer mortality: pooling of unpublished data from 16 prospective cohort studies. British Medical Journal 2017; 356. S. 108.

134 Sullivan, D. R., Forsberg, C. W., Ganzini, L. et al.: Longitudinal Changes in Depression Symptoms and Survival Among Patients With Lung Cancer: A National Cohort Assessment. Journal of Clinical Oncology 2016; 34 (33). S. 3984–3991.

135 Vodermaier, A., Linden, W., Rnic, K. et al.: Prospective associations of depression with survival: a population-based cohort study in patients with newly diagnosed breast cancer. Breast Cancer 2014; 143 (2). S. 373–384.

136 Hamer, M., Chida, Y., Molloy, G. J.: Psychological distress and cancer mortality. Journal of Psychosomatic Research 2009; 66 (3). S. 255–258.

137 Weihs, K. L., Enright, T. M., Simmens, S. J. et al.: Negative affectivity restriction of emotions, and site of metatstases predict mortality in recurrent breast cancer. Journal of Psychosomatic Research 2000; 49 (1). S. 59–68.

138 Bleiker, E. M., van der Ploeg, H. M., Hendriks, J. H. et al.: Rationality, emotional expression and control: Psychometric charakteristics of a questionnaire for research in psycho-oncology. Journal of Psychosomatic Research 1993; 37 (8). S. 861–872.

139 LeShan, L.: Diagnose Krebs. Wendepunkt und Neubeginn. Klett-Cotta Verlag Stuttgart 2008. S. 65.

140 Bar-Sela, G., Atid, L., Danos, S. et al.: Art therapy improved depression and influenced fatigue levels in cancer patients on chemotherapy. Psycho-Oncology 2007; 16 (11). S. 980–984.

141 Grossarth-Maticek, R., Kiene, H., Baumgartner, S. M. et al.: Use of iscador, an extract of european mistletoe (viscum album), in cancer treatment: prospective nonrandomized and randomized matched-pair studies nested within a cohort study. Alternative Therapies in Health and Medicine 2001; 7 (3). S. 57–66.

142 Thronicke, A., Kröz, M., Merkle, A. et al.: Psychosocial, Cognitive, and Physical Impact of Elaborate Consultations and Life Review in Female Patients with Non-Metastasized Breast Cancer. Complementary Medicine Research 2018; 25 (2). S. 92–101.

143 You, W., Rühli, F. J., Henneberg, R. J. et al.: Greater family size is associated with less cancer risk: an ecological analysis of 178 countries. BMC Cancer 2018; 18 (1). S. 924.

144 Yang, T., Qiao, Y., Xiang, S. et al.: Work stress and the risk of cancer: A meta-analysis of observational studies. International Journal of Cancer 2019; 144 (10). S. 2390–2400.

145 Cohen, S., Tyrrell, D. A., Smith, A. P.: Psychological stress and susceptibility to the common cold. New England Journal of Medicine 1991; 325 (9). S. 606–612.

146 Pedersen, A., Zachariae, R., Bovbjerg, D. H.: Influence of psychological stress on upper respiratory infection – a meta-analysis of prospective studies. Psychosomatic Medicine 2010; 72 (8). S. 823–832.

147 Kalula, S.; Ross, K.: Immunosenescence-inevitable or preventable? Current Allergy & Clinical Immunology 2008; 21 (3). S. 126–130.

148 Fang, C. Y., Reibel, D. K., Longacre, M. L. et al.: Enhanced psychosocial well-being following participation in a mindfulness-based stress reduction program is associated with increased natural killer cell activity. Journal of Alternative and Complementary Medicine 2010; 16 (5). S. 531–538.

149 Ebd.

150 Brolinson, P. G., Elliott, D.: Exercise and the immune system. Clinics in Sports Medicine 2007; 26 (3). S. 311–319.

151 Berk, M., Williams, L. J., Jacka, F. N. et al.: So depression is an inflammatory disease, but where does the inflammation come from? BMC Medicine 2013; 11 (1). S. 200.

152 Hefner, J., Csef, H., Kunzmann, V.: Stress und Pankreaskarzinom. Deutsche Medizinische Wochenschrift 2014; 139. S. 334–338.

153 Jansen, L., Hoffmeister, M., Arndt, V. et al.: Stage-specific associations between beta blocker use and prognosis after colorectal cancer. Cancer 2014; 120 (8). S. 1178–1186.

154 Spera, G., Fresco, R., Fung, H. et al.: Beta blockers and improved progression-free survival in patients with advanced HER2 negative breast cancer: a retrospective analysis of the ROSE/TRIO-012 study. Annals of Oncology 2017; 28 (8). S. 1836–1841.
155 Bondonno, N. P., Dalgaard, F., Kyrø, C. et al.: Flavonoid intake is associated with lower mortality in the Danish Diet Cancer and Health Cohort. Nature Communications 2019; 10 (1). S. 3651.
156 Linseisen, J., Becker, N.: Primäre Krebsprävention mit Ernährung. Deutsche Medizinische Wochenschrift 2002; 127. S. 425–426.
157 Ebd.
158 Ebert, T., Kleine-Gunk, B., Altwein, J. E.: Diätetische Prävention des Mamma- und Prostatakarzinoms: Grundlagen und Praxis des Nutritional Cancer Prevention (NCP)-Programms. Deutsche Medizinische Wochenschrift 2002; 127. S. 1392–1396.
159 Wu, L., Wang, Z., Zhu, J. et al.: Nut consumption and risk of cancer and type 2 diabetes: a systematic review and meta-analysis. Nutrition Reviews 2015; 73 (7). S. 409–425.
160 Steiner, R.: Welche Bedeutung hat die okkulte Entwicklung des Menschen für seine Hüllen und sein Selbst? (GA 145). Rudolf Steiner Verlag Dornach 1986. Vortrag vom 20. März 1913.
161 Linseisen, J., Becker, N.: Primäre Krebsprävention mit Ernährung. Deutsche Medizinische Wochenschrift 2002; 127. S. 425–426.
162 Ebert, T., Kleine-Gunk, B., Altwein, J. E. et al.: Diätetische Prävention des Mamma- und Prostatakarzinoms: Grundlagen und Praxis des Nutritional Cancer Prevention (NCP)-Programms. Deutsche Medizinische Wochenschrift 2002; 127. S. 1392–1396.
163 Choi, Y. J., Myung, S. K., Lee, J. H.: Light Alcohol Drinking and Risk of Cancer: A Meta-Analysis of Cohort Studies. Cancer Research and Treatment 2018; 50 (2). S. 474–487.
164 Ebert, T., Kleine-Gunk, B., Altwein, J. E. et al.: Diätetische Prävention des Mamma- und Prostatakarzinoms: Grundlagen und Praxis des Nutritional Cancer Prevention (NCP)-Programms. Deutsche Medizinische Wochenschrift 2002; 127 (9). S. 1392–1396.
165 Calle, E. E., Rodriguez, C., Walker-Thurmond, K. et al.: Overweight, obesity, and mortality from cancer in a prospektively studied cohort of U.S. adults. New England Journal of Medicine 2003; 348 (17). S. 1625–1638.
166 World Cancer Research Fund and American Institute for Cancer Research (Hrsg.): Food, nutrition, physical activity, and the prevention of cancer. A global perspective. The Expert Report 2007.
167 Zitiert nach: Adami, H. O., Trichopoulos, D.: Obesity and mortality from cancer. New England Journal of Medicine 2003; 348 (17). S. 1623–1624.
168 Imayama, I., Ulrich, C. M., Alfano, C. M. et al.: Effects of a caloric restriction weight loss diet and exercise on inflammatory biomarkers in overweight/obese postmenopausal women: a randomized controlled trial. Cancer Research 2012; 72 (9). S. 2314–2326.
169 Lee, C., Raffaghello, L., Brandhorst, S. et al.: Fasting cycles retard growth of tumors and sensitize a range of cancer cell types to chemotherapy. Science Translational Medicine 2012; 4 (124). doi 10.1126.
170 Michalsen, A.: Fasten in der Krebsbehandlung. Forschende Komplementärmedizin 2012; 19. S. 324.
171 Iida, N., Dzutsev, A., Stewart, C. A. et al.: Commensal bacteria control cancer response to therapy by modulating the tumor microenvironment. Science 2013; 342 (6161). S. 967–970.
172 Linseisen, J., Becker, N.: Primäre Krebsprävention mit Ernährung. Deutsche Medizinische Wochenschrift 2002; 127. S. 425–426. Sowie: Kruk, J.: Physical activity in the prevention of the most frequent chronic diseases: an analysis of the recent evidence. Asian Pacific Journal of Cancer Prevention 2007; 8 (3). S. 325–338.
173 Delbrück, H.: Körperliche Aktivität und Tumorkrankheiten. Der Internist 2012; 53. S. 688–697.
174 Wen, C. P., Wai, J. P., Tsai, M. K. et al.: Minimum amount of physical activity for reduced mortality and extended life expectancy: a prospective cohort study. Lancet 2011; 378. S. 1244–1253.
175 McCullough, L. E., Eng. S. M., Bradshaw, P. T. et al.: Fat or fit: the joint effects of physical activity, weight gain, and body size on breast cancer risk. Cancer 2012; 118 (19). S. 4860–4868.
176 Koelwyn, G. J., Quail, D. F., Zhang, X. et al.: Exercise-dependent regulation of the tumour microenvironment. Nature Reviews. Cancer 2017; 17 (10). S. 620–632.

177 Steindorf, K., Schmidt, M. E., Zimmer, P.: Sport und Bewegung mit und nach Krebs – wer profitiert, was ist gesichert? Deutsche Medizinische Wochenschrift 2018; 143. S. 309–315.

178 Koelwyn, G. J., Quail, D. F., Zhang, X. et al.: Exercise-dependent regulation of the tumour microenvironment. Nature Reviews. Cancer 2017; 17 (10). S. 620–632.

179 Wen, C. P., Wai, J. P., Tsai, M. K. et al.: Minimum amount of physical activity for reduced mortality and extended life expectancy: a prospective cohort study. Lancet 2011; 378. S. 1244–1253.

180 Vuolo, L., Di Somma, C., Faggiano, A. et al.: Vitamin D and cancer. Frontiers in Endocrinology 2012; 3. doi: 10.3389.

181 Steiner, R.: Geistige Zusammenhänge in der Gestaltung des menschlichen Organismus (GA 218). Rudolf Steiner Verlag Dornach 1976. Vortrag vom 23. Oktober 1922.

182 Steiner, R.: Das esoterische Christentum und die geistige Führung der Menschheit (GA 130). Rudolf Steiner Verlag Dornach 1987. Vortrag vom 1. Oktober 1911.

183 Prigerson, H. G., Bao, Y., Shah, M. A. et al.: Chemotherapy use, performance status, and quality of life. Journal of the American Medical Association Oncology 2015; 1 (6). S. 778–784.

184 Bakitas, M. A., Tosteson, T. D., Li, Z. et al.: Early Versus Delayed Initiation of Concurrent Palliative Oncology Care: Patient Outcomes in the ENABLE III Randomized Controlled Trial. Journal of Clinical Oncology 2015; 33 (13). S. 1438–1445.

185 Vearncombe, K. J., Rolfe, M., Wright, M. et al.: Predictors of cognitive decline after chemotherapy in breast cancer patients. Journal of International Neuropsychology and Sociology 2009; 15 (6). S. 951–962.

186 Deprez, S., Amant, F., Smeets, A. et al.: Longitudinal assessment of chemotherapy-induced structural changes in cerebral white matter and its correlation with impaired cognitive functioning. Journal of Clinical Oncology 2012; 30 (3). S. 274–281.

187 Koppelmans, V., Breteler, M. M., Boogerd, W. et al.: Neuropsychological performance in survivors of breast cancer more than 20 Jahre after adjuvant chemotherapy. Journal of Clinical Oncology 2012; 30 (10). S. 1080–1086.

188 Kang, D. H., Weaver, M. T., Park, N. J. et al.: Significant impairment in immune recovery after cancer treatment. Nursing Research 2009; 58 (2). S. 105–114.

189 Insua-Rodríguez, J., Pein, M., Hongu, T. et al.: Stress signaling in breast cancer cells induces matrix components that promote chemoresistant metastasis. EMBO Molecular Medicine 2018; 10 (10). e9003.

190 Piao, B. K., Wang, Y. X., Xie, G. R. et al.: Impact of complementary mistletoe extract treatment on quality of life in breast, ovarian and non-small cell lung cancer patients. A prospective randomized controlled clinical trial. Anticancer Research 2004; 24 (1). S. 303–309.

191 Kienle, G. S., Kiene, H.: Complementary cancer therapy. A systematic review of prospective clinical trials on anthroposophic mistletoe extracts. European Journal of Medical Research 2007; 12 (3). S. 103–119.

192 Tröger, W., Jezdic, S., Zdrale, Z. et al.: Quality of life and neutropenia in patients with early stage breast cancer: a randomized pilot study comparing additional treatment with mistletoe extract to chemotherapy alone. Breast Cancer 2009; 3. S. 35–45.

193 Piao, B. K., Wang, Y. X., Xie, G. R. et al.: Impact of complementary mistletoe extract treatment on quality of life in breast, ovarian and non-small cell lung cancer patients. A prospective randomized controlled clinical trial. Anticancer Research 2004; 24 (1). S. 303–309.

194 Tröger, W. et al.: Additional therapy with mistletoe extracts in breast cancer patients receiving chemotherapy. A prospective randomized open label pilot study. In: Scheer, R. et al. (Hrsg.): Die Mistel in der Tumortherapie 2. KVC Verlag Essen 2009. S. 509–521.

195 Huber, R., Rostock, M., Goedl, R. et al.: Mistletoe treatment induces GM-CSF- and IL-5 production by PBMC and increases blood granulocyte- and eosinophil counts: a placebo controlled randomized study in healthy subjects. European Journal of Medical Research 2005; 10 (1). S. 411–418.

196 Schultze, J. L., Stettin, A., Berg, P. A.: Demonstration of Specifically Sensitized Lymphocytes in Patients treated with an Aqueous Mistletoe Extract (Viscum Album L.). Klinische Wochenschrift 1991; 69 (9). S. 397–403.

197 Giacosa, A., Morazzoni, P., Bombardelli, E. et al.: Can nausea and vomiting be treated with ginger extract? European Review for Medical and Pharmacological Sciences 2015; 19 (7). S. 1291–1296.

198 GAÄD (Hrsg.): Vademecum Anthroposophische Arzneimittel 2017. Der Merkurstab 2017; 70 (Suppl.). S. 678.
199 Hauschka, M.: Rhythmische Massage nach Dr. Ita Wegman. Salumed Verlag Berlin 2019.
200 Jin-Xiang, L., Zhan-hong, C., Xiang-Wei, C. et al.: The effect of bundle of warmth care for patients with advanced colorectal cancer undergoing chemotherapy on reduction of oxaliplatin-related peripheral sensory neuropathy. Journal of Clinical Oncology 2017. doi: 10.1200/JCO.2017.35.15suppl.e15031.
201 Sommer, M.: Persönliche Mitteilung 2015.
202 Streckmann, F., Kneis, S., Leifert, J. A. et al.: Exercise program improves therapy-related side-effects and quality of life in lymphoma patients undergoing therapy. Annals of Oncology 2014; 25 (2). S. 493–499.
203 Schempp, Chr.: Persönliche Mitteilung 2011.
204 Heinzerling, L., de Toni, E., Schett, G. et al:. Checkpoint inhibitors – the diagnosis and treatment of side effects. Deutsches Ärzteblatt International 2019; 116. S. 119–26.
205 Debus M.: Moderne Immuntherapien in der Onkologie. Der Merkurstab 2017; 70 (5). S. 384–391.
206 Kienle, G. S., Berrino, F., Büssing, A. et al.: Mistletoe in cancer. A systematic review on controlled clinical trials. European Journal of Medical Research 2003; 8 (3). S. 109–119.
207 Kienle, G. S., Kiene, H.: Complementary cancer therapy. A systematic review of prospective clinical trials on anthroposophic mistletoe extracts. European Journal of Medical Research 2007; 12 (3). S. 103–119.
208 Kienle, G. S., Kiene, H.: Die Mistel in der Onkologie. Schattauer Verlag Stuttgart 2003.
209 www.mistel-therapie.de (Abfrage Mai 2020).
210 Fintelmann, V. (Hrsg): Onkologie auf anthroposophischer Grundlage. Mayer-Verlag Stuttgart 2002.
211 Grohmann, G.: Die Pflanze als Lichtsinnesorgan der Erde. Verlag Freies Geistesleben Stuttgart 1962.
212 Scheffler, A.: Morphologie und Zeitgestalt der Mistel. In: Fintelmann, V. (Hrsg.): Onkologie auf anthroposophischer Grundlage. Mayer-Verlag Stuttgart 2002.
213 Steiner, R: Geisteswissenschaft und Medizin (GA 312). Rudolf Steiner Verlag Dornach 2020. Vortrag vom 31. März 1920.
214 GAÄD (Hrsg.): Vademecum Anthroposophische Arzneimittel 2017. Der Merkurstab 2017; 70 (Suppl.). S. 899 ff.
215 Ramm, H., Rispens, J. A., Urech, K.: Weißbeerige Mistel (Viscum album L.). In: Meyer, U., Pedersen, P. A. (Hrsg.): Anthroposophische Pharmazie. Salumed Verlag Berlin 2016. S. 242.
216 Ramm, H., Urech, K.: Aus der Arbeit mit der Mistel. Erfahrungen, Ergebnisse, Perspektiven. Verlag des Ita Wegman Instituts Arlesheim 2017.
217 Ebd.
218 Steiner, R.: Die Apoklypse des Johannes (GA 104). Rudolf Steiner Verlag Dornach 1985. Vortrag vom 22. Juni 1908.
219 Ramm, H., Urech, K.: Aus der Arbeit mit der Mistel. Erfahrungen, Ergebnisse, Perspektiven. Verlag des Ita Wegman Instituts Arlesheim 2017.
220 Kienle, G. S., Kiene, H.: Die Mistel in der Onkologie. Schattauer Verlag Stuttgart 2003.
221 Elluru, Sri R., Duong van Huyen, J.-P., Delignat, S. et al.: Induction of maturation and activation of human dendritic cells: A mechanism underlying the beneficial effect of Viscum album as complimentary therapy in cancer. BMC Cancer 2008; 8 (1). S. 161.
222 Heusser, P.: Immunologische Resultate der Mistelbehandlung. In: Leroi, R. (Hrsg.): Misteltherapie: Eine Antwort auf die Herausforderung Krebs. Die Pioniertat Rudolf Steiners und Ita Wegmans. Verlag Freies Geistesleben Stuttgart 1987.
223 Ebd.
224 Leroi, R. (Hrsg.): Misteltherapie. Eine Antwort auf die Herausforderung Krebs. Die Pioniertat Rudolf Steiners und Ita Wegmans. Verlag Freies Geistesleben Stuttgart 1987. S. 119.
225 Heusser, P.: Immunologische Resultate der Mistelbehandlung. In: Leroi, R. (Hrsg.): Misteltherapie: Eine Antwort auf die Herausforderung Krebs. Die Pioniertat Rudolf Steiners und Ita Wegmans. Verlag Freies Geistesleben Stuttgart 1987.
226 Strüh, C., Jäger, S., Schempp, C. et al.: Hemmende Effekte solubilisierter Triterpensäuren von Viscum album L. auf murine und humane Hautzelllinien. In: Scheer, R., Alban, S., Becker, F. et al. (Hrsg.): Die Mistel in der Tumortherapie. KVC Verlag Essen 2009.

227 Steiner, R.: Geisteswissenschaft und Medizin (GA 312). Rudolf Steiner Verlag Dornach 2020. Vortrag vom 2. April 1920.

228 Heusser, P.: Triterpene – eine vielversprechende und hochinteressante Stoffklasse. Forschende Komplementärmedizin 2015; 22. S. 326–332.

229 Ramm, H., Urech, K.: Aus der Arbeit mit der Mistel. Erfahrungen, Ergebnisse, Perspektiven. Verlag des Ita Wegman Instituts Arlesheim 2017.

230 Ebd.

231 Park, Y.-K., Do, Y. R., Lang, B.-C.: Apoptosis of K562 leukemia cells by Abnoba viscum F, an european mistletoe extract. Oncology Reports 2012; 28 (6). S. 2227–2232.

232 Kienle, G. S., Kiene, H.: Die Mistel in der Onkologie. Schattauer Verlag Stuttgart 2003.

233 Elluru, S. R., Duong Van Huyen, J. P., Delignat, S. et al.: Antiangiogenic properties of viscum album extracts are associated with endothelial cytotoxicity. Anticancer Research 2009; 29 (8). S. 2945–2950.

234 Ramm, H., Urech, K.: Aus der Arbeit mit der Mistel. Erfahrungen, Ergebnisse, Perspektiven. Verlag des Ita Wegman Instituts Arlesheim 2017.

235 Büssing, A., Jurin, M., Zarkovic, N. et al.: DNA-stabilisierende Wirkungen von Viscum album L – Sind Mistelextrakte als Adjuvans während der konventionellen Chemotherapie indiziert? Forschende Komplemetärmedizin 1996; 3. S. 244–248.

236 Goedings, P.: Das Genom der weißbeerigen Mistel (Viscum album). Der Merkurstab 2017; 70 (3). S. 187–194.

237 Ebd.

238 Steiner, R.: Physiologisch-Therapeutisches auf Grundlage der Geisteswissenschaft (GA 314). Rudolf Steiner Verlag Dornach 1975. Vortrag vom 27. Oktober 1922.

239 Steiner, R.: Geisteswissenschaft und Medizin (GA 312). Rudolf Steiner Verlag Dornach 2020. Vortrag vom 2. April 1920.

240 Büssing, A.: DNA-Stabilisierung und Apoptose-Induktion durch Viscum album L. Habilitationsschrift zur Erlangung der Venia Legendi für das Fachgebiet Experimentelle Medizin, Schwerpunkt: Klinische und experimentelle Phytotherapie der Fakultät für Medizin der Universität Witten/Herdecke 2000.

241 Kienle, G. S., Kiene, H.: Die Mistel in der Onkologie. Schattauer Verlag Stuttgart 2003.

242 Fischer, S., Scheffler, A., Kabelitz, D.: Reaktivität von T-Lymphozyten gegenüber Mistelinhaltsstoffen. In: Scheer, R., Becker, H., Berg, P. A. (Hrsg.): Grundlagen der Misteltherapie. Hippokrates Verlag Stuttgart 1996. S. 213–223. Sowie: Matthes, H.: Beurteilungskriterien in der onkologisch klinischen Anwendung der Misteltherapie. In: Scheer, R., Bauer, R., Becker, H. et al. (Hrsg.): Fortschritte in der Misteltherapie. KVC Verlag Essen 2005.

243 Diesen Hinweis verdankt der Autor: H. B. von Laue.

244 Piao, B. K., Wang, Y. X., Xie, G. R. et al.: Impact of complementary mistletoe extract treatment on quality of life in breast, ovarian and non-small cell lung cancer patients. A prospective randomized controlled clinical trial. Anticancer Research 2004; 24 (1). S. 303–309.

245 Semiglazov, V. F., Stepula, V. V., Dudov, A. et al.: Quality of life is improved in breast cancer patients by Standardised Mistletoe Extract PS76A2 during chemotherapy and follow-up. A randomised, placebo-controlled, double-blind, multicentre clinical trial. Anticancer Research 2006; 26. S. 1519–1529.

246 Kröz, M., Büssing, A., von Laue, H. et al.: Reliability and validity of a new scale on internal coherence (ICS) of cancer patients. Health and Quality of Life Outcomes 2009; 7. S. 59.

247 Kröz, M., Humbroich, K., Brauer, D. et al.: Validierung einer neuen Skala zur internen Kohärenz (IKS) mit Misteltherapie sensitiven Fragen für Krebspatienten. In: Scheer, R., Alban, S., Becker, H. et al. (Hrsg.): Die Mistel in der Tumortherapie. KVC Verlag Essen 2009. S. 601–612.

248 Tröger, W., Galun, D., Reif, M. et al.: Quality of life of patients with advanced pancreatic cancer during treatment with mistletoe – a randomized controlled trial. Deutsches Ärzteblatt International 2014; 111. S. 493–502.

249 Ebd.

250 Baumgartner, S.: Mistelpräparate. In: Meyer, U., Pedersen, P.A. (Hrsg.): Anthroposophische Pharmazie. Grundlagen, Herstellprozesse, Arzneimittel. Salumed Verlag Berlin 2017. S. 591–600.

251 Schlodder, D.: Onkologie. In: Glöckler, M. (Hrsg.): Anthroposophische Arzneitherapie für Ärzte und Apotheker. Wissenschaftliche Verlagsgesellschaft Stuttgart 2005.

252 Sommer, M., Soldner, G.: Die Mistel und ihre Wirtsbäume. Der Merkurstab 2000; 53 (1). S. 29–43.
253 Kranich, E. M.: Die Formensprache der Pflanze. Grundlinien einer kosmologischen Botanik. Verlag Freies Geistesleben Stuttgart 1976.
254 Grohmann, G.: Die Pflanze. Salumed Verlag Berlin 2013.
255 Kranich, E. M.: Die Formensprache der Pflanze. Grundlinien einer kosmologischen Botanik. Verlag Freies Geistesleben Stuttgart 1976.
256 Grohmann, G.: Die Pflanze. Salumed Verlag Berlin 2013.
257 Ebd.
258 Diesen Hinweis verdankt der Autor: J. Wilkens.
259 Medizinische Sektion der Freien Hochschule für Geisteswissenschaft am Goetheanum (Hrsg.): Heilmittelangaben Rudolf Steiners. Kapitel: Quercus. Gesprächsnotiz 1923. Dornach 2013.
260 Julius, F. H., Kranich, E. M.: Bäume und Planeten. Verlag Freies Geistesleben Stuttgart 1985.
261 Ebd.
262 Meyer, U.: Eiche und Birke – Heilmittel für allergische und dermatologische Erkrankungen. Der Merkurstab 1997; 50 (3). S. 169–174.
263 Kunz, C.: Vortrag auf dem Onkologie-Symposium am Gemeinschaftskrankenhaus Havelhöhe 2009.
264 GAÄD (Hrsg.): Vademecum Anthroposophische Arzneimittel 2017. Der Merkurstab 2017; 70 (Suppl.). S. 1706 f.
265 Wilkens, J.: Misteltherapie. Sonntag Verlag Stuttgart 2006.
266 Matthes, H.: Beurteilungskriterien in der onkologisch klinischen Anwendung der Misteltherapie. In: Scheer, R., Bauer, R., Becker, H. (Hrsg.): Fortschritte in der Misteltherapie. KVC Verlag Essen 2005.
267 Ebd.
268 Pommier, A., Anaparthy, N., Memos, N. et al.: Unresolved endoplasmic reticulum stress engenders immune-resistant, latent pancreatic cancer metastases. Science 2018; 360 (6394). e4908.
269 Tohme, S., Simmons, R. L., Tsung, A.: Surgery for Cancer: A Trigger for Metastases. Cancer Research 2017; 77 (7). S. 1548–1552.
270 Ebd.
271 Schink, M., Tröger, W., Dabidian, A. et al.: Mistletoe extract reduces the surgical suppression of natural killer cell activity in cancer patients. A randomized phase III trial. Forschende Komplementärmedizin 2007; 14 (1). S. 9–17.
272 Meuret, G.: 1 .Kapitel Grundlagen. In: Meuret, G. (Hrsg.): Mammakarzinom. Grundlagen, Diagnostik, Therapie und Nachsorge. Thieme Verlag Stuttgart 1995.
273 Steiner, R.: Physiologisch-Therapeutisches auf Grundlage der Geisteswissenschaft (GA 314). Rudolf Steiner Verlag Dornach 1975.
274 Weckenmann, M.: Wie kann die Temperaturanstiegshöhe durch Viscum album-Injektionen bei MalignompatientInnen optimiert werden? Der Merkurstab 1999; 52 (3). S. 154–161.
275 GAÄD (Hrsg.): Vademecum Anthroposophische Arzneimittel 2017. Der Merkurstab 2017; 70 (Suppl.). S. 1723.
276 Thompson, A. C., Bradley, P. J., Griffin, N. R.: Tumor-associated tissue eosinophilia and long-term prognosis for Karzinom of the larynx. American Journal Surgery 1994; 168 (5). S. 469–471.
277 Goldsmith, M. M., Belchis, D. A., Cresson, D. H. et al.: The importance of the eosinophil in head and neck cancer. Otolaryngology – Head and Neck Surgery 1992; 106 (1). S. 27–33.
278 Carreter, R., Sektioglu, M., Garbi, N. et al.: Eosinophils orchestrate cancer rejection by normalizing tumor vessels and enhancing infiltration of CD8(+) T cells. National Immunology 2015; 16 (6). S. 609–617.
279 Matthes, H.: Beurteilungskriterien in der onkologisch klinischen Anwendung der Misteltherapie. In: Scheer, R., Bauer, R., Becker, H. et al. (Hrsg.): Fortschritte in der Misteltherapie. KVC Verlag Essen 2005.
280 GAÄD (Hrsg.): Vademecum Anthroposophische Arzneimittel 2017. Der Merkurstab 2017; 70 (Suppl.). S. 945.
281 Ebd.
282 Ebd.
283 Ebd. S. 1097.
284 Ebd.
285 Husemann, A.: Orale Misteltherapie bei Riesenzellastrozytom. Der Merkurstab 2000; 53 (3). S. 183.

286 Madeleyne, R., Soldner, G., Tautz, C. et al.: Hirntumore bei Kindern: Therapieverläufe. Der Merkurstab 2001; 54 (6). S. 397–407.

287 Werner, H. et al.: Zur Therapie des malignen Pleuraergusses mit einem Mistelpräparat. Der Merkurstab 1999; 52 (5). S. 298–301.

288 GAÄD (Hrsg.): Vademecum Anthroposophische Arzneimittel 2017. Der Merkurstab 2017; 70 (Suppl.). S. 951 ff.

289 Ebd. S. 230.

290 Schad, F., Brauer, D., Girke, M.: Therapie des malignen Pericardergusses mit Mistel. Der Merkurstab 2000; 53 (4). S. 234–236.

291 GAÄD (Hrsg.): Vademecum Anthroposophische Arzneimittel 2017. Der Merkurstab 2017; 70 (Suppl.). S. 957 ff.

292 Scheffler, A., Mast, H., Fischer, S. et al.: Komplette Remission eines Mundhöhlenkarzinoms nach alleiniger Mistelbehandlung. In: Scheer, R., Becker, H., Berg, P. A.: Grundlagen der Misteltherapie. Aktueller Stand der Forschung und klinische Anwendung. Hippokrates Verlag Stuttgart 1996.

293 Ebd.

294 Grah, C., Matthes, B., Griff, S. et al.: Induktion von Apoptose in endobronchialem Tumorgewebe nach intraläsionaler Viscum-Therapie. In: Scheer, R., Alban, S., Becker, H. et al. (Hrsg.): Die Mistel in der Tumortherapie. Aktueller Stand deer Forschung und klinische Anwendung. KVC Verlag Essen 2009.

295 Matthes, H., Buchwald, D., Schad, F. et al.: Intratumorale Applikation von Viscum album (Mistelgesatextrakt; Helixor M) in der Therapie des inoperablen Pankreaskarzinom. Zeitschrift für Gastroenterologie 2007; 45. P015.

296 Ebd.

297 Orange, M., Lace, A., von Laue, H.: The importance of primary dosage in mistletoe therapy. In: Scheer, R., Alban, S., Becker, H. et al. (Hrsg): Die Mistel in der Tumortherapie. Aktueller Stand der Forschung und klinische Anwendung. KVC Verlag Essen 2009.

298 Nabrotzki, M., Scheffler, A.: Komplette Remission nach intratumoraler Misteltherapie eines Duodenal-Karzinom-Rezidivs. In: Scheer, R., Alban, S., Becker, H. et al. (Hrsg.): Die Mistel in der Tumortherapie. Aktueller Stand der Forschung und klinische Anwendung. KVC Verlag Essen 2009.

299 von Schoen-Angerer, T., Goyert, A., Vagedes, J. et al.: Disappearance of an advanced adenomatous colon polyp after intratumoural injection with Viscum album (European mistletoe) extract: a case report. Journal of Gastrointestinal and Liver Diseases 2014; 23 (4). S. 449–452.

300 Schaefermeyer, H.: Zur Therapie des Blasenkarzinoms. Der Merkurstab 1996; (49 3). S. 229–233.

301 Elsässer-Beile, U., Leiber, C., Wolf, P. et al.: Adjuvante intravesikale Therapie des oberflächlichen Harnblasenkarzinoms mit einem standardisierten Mistelextrakt. The Journal of Urology 2005; 174. S. 76–79.

302 Grah, C.: Medizinische Klinik Schwerpunkt Kardiologie/Pneumologie des Gemeinschaftskrankenhauses Havelhöhe Berlin.

303 Matthes, H.: Die Misteltherapie in der Onkologie. Stellenwert und Ausblick. Naturheilkunde 2006; 7. S. 10–14.

304 Kiene, H., Kienle, G. S.: Die Misteltherapie in der Onkologie. Schattauer Verlag Stuttgart 2007.

305 www.mistel-therapie.de; Studienübersicht zur Anthroposophischen Medizin auf der Website der Medizinischen Sektion (Abfrage April 2020).

306 Beuth, J., Schneider, B., Schierholz, J. M.: Impact of complementary treatment of breast cancer patients with standardized mistletoe extract during aftercare. A controlled multicenter comparative epidemiological cohort study. Anticancer Research 2008; 28. S. 523–528.

307 Kienle, G. S., Kiene, H.: Review article: Influence of Viscum album L (European mistletoe) extracts on quality of life in cancer patients: a systematic review of controlled clinical studies. Integrative Cancer Therapies 2010; 9 (2). S. 142–157.

308 Kienle, G. S., Kiene, H.: Kontrollierte klinische Studien zur Misteltherapie der Krebserkrankung. Eine systematische Übersicht. In: Scheer, R., Bauer, R., Becker, H. et al. (Hrsg.): Fortschritte in der Misteltherapie. KVC Verlag Essen 2005.

309 Ostermann, T., Büssing, A.: Retrolective studies on the survival of cancer patients treated with mistletoe eextracts – a metaanalysis. Phytomedicine 2011; 18 (Suppl. VIII). S. 16.

310 Shakeel, M., Triidade, A., Geider, S. et al.: The case for mistletoe in the treatment of laryngeal cancer. The Journal of Laryngology and Otology 2014; 128 (3). S. 302–306.
311 www.mistel-therapie.de (Abfrage Mai 2020).
312 Piao, B. K., Wang, Y. X., Xie, G. R. et al.: Impact of complementary mistletoe extract treatment on quality of life in breast, ovarian and non-small cell lung cancer patients. A prospective randomized controlled clinical trial. Anticancer Research 2004; 24 (1). S. 303–309.
313 Schlodder, D.: Onkologie. In: Glöckler, M. (Hrsg.): Anthroposophische Arzneitherapie für Ärzte und Apotheker. Wissenschaftliche Verlagsgesellschaft Stuttgart 2005.
314 Beuth, J., Schneider, B., Schierholz, J. M.: Impact of complementary treatment of breast cancer patients with standardized mistletoe extract during aftercare. A controlled multicenter comparative epidemiological cohort study. Anticancer Research 2008; 28. S. 523–527.
315 Kuck, A.: Chirurgie. In: Glöckler, M. (Hrsg.): Anthroposophische Arzneitherapie für Ärzte und Apotheker. Wissenschaftliche Verlagsgesellschaft Stuttgart 2005.
316 Ebd.
317 GAÄD (Hrsg.): Vademecum Anthroposophischer Arzneimittel 2017. Der Merkurstab 2017; 70 (Suppl.). S. 168.
318 Kuck, A.: Chirurgie. In: Glöckler, M. (Hrsg.): Anthroposophische Arzneitherapie für Ärzte und Apotheker. Wissenschaftliche Verlagsgesellschaft Stuttgart 2005.
319 Ebd.
320 Ebd.
321 Karow, J. H., Abt, H. P., Fröhling, M. et al.: Efficacy of Arnica montana D4 for healing of wounds after hallux valgus surgery compared to diclofenac. Journal of Alternative and Complementary Medicine 2008; 14 (1). S. 17–25.
322 Schink, M., Tröger, W., Dabidian, A. et al.: Mistletoe extract reduces the surgical suppression of natural killer cell activity in cancer patients. A randomized phase III trial. Forschende Komplementärmedizin 2007; 14 (1). S. 9–17.
323 Kirchner-Bockholt, M.: Grundelemente der Heil-Eurythmie. Verlag am Goetheanum Dornach 1981. S. 197.
324 Bort, J.: Heileurythmie mit Seelenpflege-bedürftigen Kindern. Natura Verlag Arlesheim 1958.
325 Ebd.
326 Zitiert nach: Kirchner-Bockholt, M.: Grundelemente der Heil-Eurythmie. Verlag am Goetheanum Dornach 1981.
327 Ebd.
328 Ebd.
329 Steiner, R.: Wie erlangt man Erkenntnisse der höheren Welten? (GA 10). Rudolf Steiner Verlag Dornach 1993. Kapitel: Wie erlangt man Erkenntnisse der höheren Welten? – Innere Ruhe.
330 Ebd.
331 Steiner, R.: Das Zusammenwirken von Ärzten und Seelsorgern. Pastoralmedizinischer Kurs (GA 318). Rudolf Steiner Verlag Dornach 1994.
332 Steiner, R.: Wie erlangt man Erkenntnisse der höheren Welten? (GA 10). Rudolf Steiner Verlag Dornach 1993. Kapitel: Die Bedingungen der Geheimschulung.
333 Christian Morgenstern. Werke und Briefe. Band 5: Aphorismen. Verlag Urachhaus Stuttgart 1987. S. 394.
334 Autorschaft ist ungeklärt. Das Gedicht wird häufig Hermann Hesse zugeschrieben, ist aber in keiner Gesamtausgabe zu finden.
335 du Pré, H., du Pré, P.: Jacqueline du Pré. Ein Genie in der Familie. Propyläen Verlag Berlin 2002.
336 Steiner, R.: Wie erlangt man Erkenntnisse der höheren Welten? (GA 10). Rudolf Steiner Verlag Dornach 1993. Kapitel: Die Einweihung.
337 Steiner, R.: Theosophie. Einführung in übersinnliche Welterkenntnis und Menschenbestimmung (GA 9). Rudolf Steiner Verlag Dornach 2003. Kapitel: Das Wesen des Menschen – Leib, Seele und Geist.
338 Girke, M.: Patient-Arzt-Beziehung. Bundesgesundheitsblatt – Gesundheitsforschung – Gesundheitsschutz 2007; 9. S. 1128–1132.

339 Steiner, R.: Inneres Wesen des Menschen und Leben zwischen Tod und neuer Geburt (GA 153). Rudolf Steiner Verlag Dornach 1997.
340 Steiner, R.: Wie erlangt man Erkenntnisse der höheren Welten? (GA 10). Rudolf Steiner Verlag Dornach 1993.
341 Ebd.
342 Steiner, R.: Ursprung und Ziel des Menschen (GA 53). Rudolf Steiner Verlag Dornach 1981. Vortrag vom 9. Februar 1905.
343 Frankl, V. : Ärztliche Seelsorge: Grundlagen der Logotherapie und Existenzanalyse. dtv Verlagsgesellschaft München 2007. Kapitel: Allegmeine Existenzanalyse.
344 Steiner, R.: Wie erlangt man Erkenntnisse der höheren Welten? (GA 10). Rudolf Steiner Verlag Dornach 1993. Kapitel: Die Einweihung.
345 Husemann, A. J.: Euthanasie. Ein Symptom dieses Jahrhunderts. Verlag Freies Geistesleben Stuttgart 1996.
346 Bakitas, M. A., Tosteson, T. D., Li, Z. et al.: Early Versus Delayed Initiation of Concurrent Palliative Oncology Care: Patient Outcomes in the ENABLE III Randomized Controlled Trial. Journal of Clinical Oncology 2015; 33 (13). S. 1438–1445.
347 Bonelli, R. M.: Religiosität und psychische Gesundheit – was ist wissenschaftlich belegt? Deutsche Medizinische Wochenschrift 2016; 141. S. 1863–1867.
348 Salins, N., Ramanjulu, R., Patra, L. et al.: Integration of Early Specialist Palliative Care in Cancer Care and Patient Related Outcomes: A Critical Review of Evidence. Indian Journal of Palliative Care 2016; 22 (3). S. 252–257.
349 Levy, B. R., Slade, M. D., Kunkel, S. R. et al.: Longevity increased by positive self-perceptions of aging. Journal of Personality and Social Psychology 2002; 83 (2). S. 261–270.
350 Steiner, R.: Menschliches Seelenleben und Geistesstreben im Zusammenhang mit Welt- und Erdentwicklung (GA 212). Rudolf Steiner Verlag Dornach 1998. S. 25.
351 Ebd.
352 Steiner, R.: Mantrische Sprüche. Seelenübungen Band II (GA 268). Rudolf Steiner Verlag Dornach 1999. S. 179.
353 Steiner, R.: Die Geheimwissenschaft im Umriss (GA 13). Rudolf Steiner Verlag Dornach 1989. Kapitel: Die Erkenntnis der höheren Welten.
354 Smit, J.: Meditation und Christuserfahrung. Verlag Freies Geistesleben Stuttgart 2008.
355 Giacosa, A., Morazzoni, P., Bombardelli, E. et al.: Can nausea and vomiting be treated with ginger extract? European Review for Medical and Pharmacological Sciences 2015; 19. S. 1291–1296.
356 Diesen Hinweis verdankt der Autor: R. Heine.
357 GAÄD (Hrsg.): Vademecum Anthroposophische Arzneimittel 2017. Der Merkurstab 2017; 70 (Suppl.). S. 327.
358 Ebd. S. 260.
359 Ebd. S. 282.
360 Steiner, R.: Geisteswissenschaft und Medizin (GA 312). Rudolf Steiner Verlag Dornach 2020. Vortrag vom 3. April 1920.
361 GAÄD (Hrsg.): Vademecum Anthroposophische Arzneimittel 2017. Der Merkurstab 2017; 70 (Suppl.). S. 567
362 Diesen Hinweis verdankt der Autor Marion Debus 2020.
363 Breitkreuz, T.: Helleborus niger in der Onkologie. Kasuistiken und Therapieerfahrungen aus dem Gemeinschaftskrankenhaus Herdecke 2001–2010. Der Merkurstab. 2010; 63 (6). S. 526–534.
364 GAÄD (Hrsg.): Vademecum Anthroposophische Arzneimittel 2017. Der Merkurstab 2017; 70 (Suppl.). S. 532.
365 Motallebnejad, M., Akram, S., Moghadamnia, A. et al.: The effect of topical application of pure honey on radiation-induced mucositis: a randomized clinical trial. The Journal of Contemporary Dental Practice 2008; 9 (3). S. 40–47.
366 GAÄD (Hrsg.): Vademecum Anthroposophische Arzneimittel 2017. Der Merkurstab 2017; 70 (Suppl.). S. 315.

367 Arendt, A., Schmidli, A. J.: Cinis Capsellae comp. – ein Arzneimittel zur Wundbehandlung. Der Merkurstab 2016; 69 (3). S. 213–220.

368 Girke, M.: Palliativmedizin. Der Merkurstab 2017; 70 (5). S. 416–423.

369 Passler, M., Krafft, M., Taube, E. T. et al.: Aktuelle Therapiestrategien bei malignem Aszites. Im Focus Onkologie 2007; 20 (12). S. 32–37.

370 Stange, R., Jänsch, A., Schrag, S. et al.: Günstiger Verlauf eines persistierenden malignen Aszites. Forschende Komplementärmedizin 2009; 16 (1). S. 49–53.

371 Diesen Hinweis verdankt der Autor: L. Arndt.

372 GAÄD (Hrsg.): Vademecum Anthroposophische Arzneimittel 2017. Der Merkurstab 2017; 70 (Suppl.). S. 1732.

373 Bar-Sela, G., Goldberg, H., Beck, D. et al.: Reducing malignant ascites accumulation by repeated intraperitoneal administrations of viscum album extract. Anticancer Research 2006; 26. S. 709–713.

374 Kühn, J.: Favorable long-term outcome with mistletoe therapy in a patient with centroblastic-centrocytic non-Hodgkin lymphoma. Deutsche Medizinische Wochenschrift 1999; 124. S. 1414–1418.

375 Orange, M., Lace, A., Fonseca, M. P. et al.: Durable regression of primary cutaneous B-cell-lymphoma following fever-inducing mistletoe treatment: two case reports. Global Advances in Health and Medicine 2012; 1 (1). S. 16–23.

376 Medizinische Sektion der freien Hochschule für Geisteswissenschaft am Goetheanum (Hrsg.): Heilmittelangaben Rudolf Steiners. Blatt 2: Cardiodoron. Dornach 2013.

377 Bienholz, A., Kribben, A.: Akutes Nierenversagen. Ein klinisches Syndrom. Der Internist 2016, 57. S. 983–991.

378 GAÄD (Hrsg.): Vademecum Anthroposophische Arzneimittel 2017. Der Merkurstab 2017; 70 (Suppl.). S. 337.

379 Steiner, R.: Anthroposophische Menschenerkenntnis und Medizin (GA 319). Rudolf Steiner Verlag Dornach 1994. Vortrag vom 28. August 1923.

380 Heusser, P., Berger, S., Stutz, M. et al.: Efficacy of homoeopathically potentized antimony on blood coagulation. A randomized placebo controlled crossover trial. Forschende Komplementärmedizin 2009; 16 (1). S. 14–18.

381 Ahlberg, K., Ekman, T., Gaston-Johannson, F. et al.: Assessment and management of cancer-related fatigue in adults. Lancet 2003; 362 (9384). S. 640–650.

382 Wang ,X. S., Woodruff, J. F.: Cancer-related and treatment-related fatigue. Gynecologic Oncology 2015; 136 (3). S. 446–452.

383 Kramer, J. A., Curran, D., Piccart, M. et al.: Identification and interpretation of clinical and quality of life prognostic factors for survival and response to treatment in first-line chemotherapy in advanced breast cancer. European Journal of Cancer 2000; 36 (12). S. 1498–1506.

384 Gutenbrunner, Ch., Girke, M., Dimeo, F. et al.: Das Cancer Fatigue Syndrom – eine Übersicht. Physikalische Medizin Rehabilitationsmedizin Kurortmedizin 2010; 20 (5). S. 86–91.

385 Ancoli-Israel, S., Moore, P. J., Jones, V.: The relationship between fatigue and sleep in cancer patients. A review. European Journal of Cancer Care 2001; 10 (49). S. 245–255.

386 Wang, X. S., Woodruff, J. F.: Cancer-related and treatment-related fatigue. Gynecologic Oncology 2015; 136 (3). S. 446–452.

387 Okuyama, T., Akechi, T., Kugaya, A. et al.: Development and validation of the cancer fatigue scale. A brief, three-dimensional, self-rating scale for assessment of fatigue in cancer patients. Journal of Pain and Symptom Management 2000; 19 (1). S. 5–14.

388 Kröz, M., Zerm, R., Reif, M. et al.: Validation of the german version of the cancer fatigue scale (CFS-D). European Journal of Cancer Care 2008; 17 (1). S. 33–41.

389 Wang, X. S., Woodruff, J. F.: Cancer-related and treatment-related fatigue. Gynecologic Oncology 2015; 136 (3). S. 446–452.

390 Mormont, M.-C. et al.: Marked 24-h Rest/Activity Rhythms are associated with better quality of life, better response, and longer survival in patients with metastatic colorectal cancer and good performance status. Clinical Cancer Research 2000; 6 (8). S. 3038–3045.

391 Mormont, M.-C., Langouet, A., Claustrat, B. et al.: Marker rhythms of circadian system function. A study of patients with metastatic colorectal cancer and good performance status. Chronobiology International 2002; 19 (1). S. 141–155.

392 Dittner, A., Wessely, S., Brown, R.: The assessment of fatigue. A practical guide for clinicans and researchers. Journal of Psychosomatic Research 2004; 56 (2). S. 157–170.

393 Steiner, R.: Die Geheimwissenschaft im Umriss (GA 13). Rudolf Steiner Verlag Dornach 1989. Kapitel: Schlaf und Tod.

394 Kröz, M., Zerm, R., Reif, M. et al.: Validation of the german version of the cancer fatigue scale (CFS-D). European Journal of Cancer Care 2008; 17 (1). S. 33–41.

395 Kröz, M., von Laue, H., Zerm, R. et al.: Reduction of endogenous regulation in internal medicine patients. Forschende Komplementärmedizin 2005; 12 (6). S. 333–341.

396 Poier, D., Büssing, A., Rodrigues Recchia, D. et al.: Influence of a Multimodal and Multimodal-Aerobic Therapy Concept on Health-Related Quality of Life in Breast Cancer Survivors. Integrative Cancer Therapies 2019; 18. doi 10.1177.

397 Kröz, M., Reif, M., Glinz, A. et al.: Impact of a combined multimodal-aerobic and multimodal intervention compared to standard aerobic treatment in breast cancer survivors with chronic cancer-related fatigue – results of a three-armed pragmatic trial in a comprehensive cohort design. BMC Cancer 2017; 17 (1). S. 166.

398 Piao, B. K., Wang, Y. X., Xie, G. R. et al.: Impact of complementary mistletoe extract treatment on quality of life in breast, ovarian and non-small cell lung cancer patients. A prospective randomized controlled clinical trial. Anticancer Research 2004; 24 (1). S. 303–309.

399 Semiglasov, V. F., Stepula, V. V., Dudov, A. et al.: The standardised mistletoe extract PS76A2 improves QoL in patients with breast cancer receiving adjuvant CMF chemotherapy. A randomised, placebo-controlled, double-blind, multicentre clinical trial. Anticancer Research 2004; 24. S. 1293–1302.

400 Ebd.

401 Groenvold, M., Petersen, M. A., Idler, E. et al.: Psychological distress and fatigue predicted recurrence and survival in primary breast cancer patients. Breast Cancer Research and Treatment 2007; 105 (2). S. 209–219.

402 GAÄD (Hrsg.): Vademecum Anthroposophische Arzneimittel 2017. Der Merkurstab 2017; 70 (Suppl.). S. 210.

403 Ebd. S. 152.

404 Ebd. S. 683.

405 Torti, S. V., Torti, F. M.: Iron and cancer: more ore to be mined. Nature Reviews. Cancer 2013, 13 (5). S. 342–355.

406 Ebd.

407 Rother, C., Schnelle, M.: Cardiodoron bei Patienten mit Schlafstörungen – Ergebnissse einer prospektiven Beobachtungsstudie. Complementary Medicine Research 2017; 24 (6). S. 15–25.

408 Bar-Sela, G., Atid, L., Danos, S. et al.: Art therapy improved depression and influenced fatigue levels in cancer patients on chemotherapy. Psycho-Oncology 2007; 16 (11). S. 980–984.

409 Kröz, M., Reif, M., Glinz, A. et al.: Impact of a combined multimodal-aerobic and multimodal intervention compared to standard aerobic treatment in breast cancer survivors with chronic cancer-related fatigue – results of a three-armed pragmatic trial in a comprehensive cohort design. BMC Cancer 2017; 17 (1). S. 166.

410 Kröz, M., Feder, G., von Laue, H. et al.: Validation of a questionnaire measuring the regulation of autonomic function. BMC Complementary and Alternative Medicine 2008; 8. S. 26.

411 Steiner, R.: Die Geheimwissenschaft im Umriss. (GA 13). Rudolf Steiner Verlag Dornach 1989. Kapitel: Schlaf und Tod.

412 GAÄD (Hrsg.): Vademecum Anthroposophische Arzneimittel 2017. Der Merkurstab 2017; 70 (Suppl.). S. 170.

413 Baars, E. W., Gans, S., Ellis, E. L.: The effect of hepar magnesium on seasonal fatigue symptoms. A pilot study. The Journal of Alternative and Complementary Medicine 2008; 14 (4). S. 395–402.

414 Bar-Sela, G., Atid, L., Danos, S. et al.: Art therapy improved depression and influenced fatigue levels in cancer patients on chemotherapy. Psycho-Oncology 2007; 16 (11). S. 980–984.
415 Eder, M., Gedigk, P.: Lehrbuch der Allgemeinen Pathologie und der Pathologischen Anatomie. Springer Verlag Berlin/Heidelberg 1986. S. 254.
416 Köhler, J., Schuler, M.: Molekular zielgerichtete Tumortherapien – aktueller Stand und zukünftige Entwicklungen. Tumordiagnose und Therapie 2012; 33. S. 311–314.
417 Ebd.
418 Bouzek, T.: Misteltherapie bei Patienten mit Hirntumoren: 3 Kasuistiken. Der Merkurstab 2012; 65 (3). S. 249–256.
419 Bouzek, T.: Entzündungen und Tumoren des Nervensystems: Geisteswissenschaftliche Konsequenzen, ihre Bedeutung für Krankheitsverständnis und Therapie. Der Merkurstab 2016; 69 (5). S. 367–372.
420 Ebd.
421 Debus, M.: Anwendungsmöglichkeiten von Helleborus niger in der Onkologie. Der Merkurstab 2010; 63 (6). S. 551–557.
422 Eder, M., Gedigk, P.: Lehrbuch der Allgemeinen Pathologie und der Pathologischen Anatomie. Springer Verlag Berlin/Heidelberg 1986. S. 254.
423 Rachner, T. D., Jakob, F., Hofbauer, L. C.: Knochenmetastasen. Der Internist 2016; 57. S. 666–674.
424 Schaefermeyer, G.: Remission von Knochenmetastasen beim Mammakarzinom. Der Merkurstab 2000; 53 (2). S. 131.
425 GAÄD (Hrsg.): Vademecum Anthroposophische Arzneimittel 2017. Der Merkurstab 2017; 70 (Suppl.). S. 679.
426 Ebd. S. 258.
427 Diesen Hinweis verdankt der Autor Marion Debus.
428 Lordick, F., Grenacher, L., Röckien, C. et al.: Diagnostik und Therapie des Magenkarzinoms. Deutsche Medizinische Wochenschrift 2010; 135 (38). S. 1671–1682.
429 Piazuelo, M. B., Correa, P.: Gastric cáncer: Overview. Colombia Medica 2013; 44 (3). S. 192–201.
430 Uemura, N. et al.: Helicobacter pylori infection and the development of gastric cancer. New England Journal of Medicine 2001; 345 (11). S. 184–189.
431 Piazuelo, M. B., Correa, P.: Gastric cáncer: Overview. Colombia Medica 2013; 44 (3). S. 192–201.
432 Huang, T., Zhou, F., Yuan, X. et al.: Reactive Oxygen Species Are Involved in the Development of Gastric Cancer and Gastric Cancer-Related Depression through ABL1-Mediated Entzündung Signaling Pathway. Oxidative Medicine and Cellular Longevity 2019. doi: 10.1155/2019/5813985.
433 Zitiert in: Hu, L. Y., Liu, C. J., Yeh, C. M. et al.: Depressive disorders among patients with gastric cancer in Taiwan: a nationwide population-based study. BMC Psychiatry 2018; 18 (1). S. 272.
434 Lee, S. P., Sung, I. K., Kim, J. H. et al.: The effect of emotional stress and depression on the prevalence of digestive diseases. Journal of Neurogastroenterology and Motility 2015; 21 (2). S. 273–282.
435 Zhang, J. K., Fang, L. L., Zhang, D. W. et al.: Type D Personality in Gastric Cancer Survivors: Association With Poor Quality of Life, Overall Survival, and Mental Health. Journal of Pain and Symptom Management 2016; 52 (1). S. 81–91.
436 Steiner, R.: Metamorphosen des Seelenlebens (GA 58). Rudolf Steiner Verlag Dornach 1984.
437 Ebd.
438 Glimelius, B., Ekstrom, K., Hoffmann, K.: Randomized comparison between chemotherapy plus best supportive care with best supportive care in advanced gastric cancer. Anuals of Oncology 1997; 8 (2). S. 163–168.
439 Schuhmacher, C., Gretschel, S., Lordick, S. et al.: Neoadjuvant chemotherapy compared with surgery alone for locally advanced cancer of the stomach and cardia: EORTCrandomized trial 40954. Journal of Clinical Oncology 2010; 28 (35). S. 5210–5218.
440 Lordick, F., Grenacher, L., Röckien, C. et al.: Diagnostik und Therapie des Magenkarzinoms. Deutsche Medizinische Wochenschrift 2010; 135. S. 1671–1682.
441 Kim, K.-C., Yook, J.-H., Eisenbraun, J. et al.: Quality of life, immunomodulation and safety of adjuvant mistletoe treatment in patients with gastric carcinoma – a randomized, controlled pilot study. BMC Complementary and Alternative Medicine 2012; 12. S. 172.
442 Scherübl, H., Faiss, S., Jahn, H. U. et al.: (Neuro)Endokrine Tumore des Magens sind auf dem Vormarsch: Gute Prognose bei frühem Nachweis. Deutsche Medizinische Wochenschrift 2009; 134. S. 1529–1534.

443 Dhom, G.: Drüsen mit innerer Sekretion. In: Eder, M., Gedigk, P. (Hrsg.): Lehrbuch der Allgemeinen Pathologie und der Pathologischen Anatomie. Springer Verlag Berlin Heidelberg 1986.

444 Liu, Y. J., Yang, Z., Hao, L. S. et al.: Synchronous incidental gastrointestinal stromal and epithelial malignant tumors. World Journal of Gastroenterology 2009; 15 (16). S. 2027–2031.

445 Scherübl, H., Faiss, S., Jahn, H. U. et al.: (Neuro)Endokrine Tumore des Magens sind auf dem Vormarsch: Gute Prognose bei frühem Nachweis. Deutsche Medizinische Wochenschrift 2009; 134. S. 1529–1534.

446 Reichard, A., Reichard, P.: Gastrointestinale Stromatumore. Aktuelle Empfehlungen zur medikamentösen Therapie. Im Focus Onkologie 2012; 15 (12). S. 44–49.

447 Ebd.

448 Libuth, S. K., Saltz, L. B., Rustgi, A. K. et al.: Cancer of the colon. In: DeVita, V. T., Hellman, S., Rosenberg, S. A. (Hrsg.): Cancer. Principles and practice of oncology. Lippincott Williams and Wilkins Philadelphia 2005.

449 Nöpel-Dünnebacke, S., Reinacher-Schick, A.: Aktuelle Behandlung des Kolonkarzinoms. Klinikarzt 2016; 45 (12). S. 602–608.

450 Heim, M. E.: Gastrointestinale Tumoren. In: Zeller, W. H. J., zur Hausen, H. (Hrsg.): Onkologie. Grundlagen, Diagnostik, Therapie, Entwicklungen. Ecomed Verlag Hamburg 1995.

451 Holinski-Feder, E., Morak, M.: Heriditäre nicht polypöse kolorektale Karzinome. Deutsche Medizinische Wochenschrift 2008; 133. S. 1690–1695.

452 Eddy, D. M.: Screening for colorectal cancer. Annals of Internal Medicine 1990; 113 (5). S. 373–384.

453 Scheppach, W., Melcher, R., Lührs, H. et al.: Primärprävention des sporadischen kolorektalen Karzinoms durch Ernährungsmodifikation und Medikamente? Der Internist 2000; 41. S. 868–875.

454 Guinter, M. A., McCullough, M. L., Gapstur, S. M. et al.: Associations of pre- and post-diagnosis diet quality with risk of mortality among men and women with colorectal cancer. Journal of Clinical Oncology 2018; 36 (34). S. 3404–3410.

455 Dirx, M., van den Brandt, P., Goldbohm, R., Lumey, L.: Energy restriction early in life and colon carcinoma risk: results of The Netherlands Cohort Study after 7.3 Jahre of follow-up. Cancer 2003; 97 (1). S. 46–55.

456 Hughes, L., van den Brandt, P., de Bruïne, A. et al.: Early life exposure to famine and colorectal cancer risk: a role for epigenetic mechanisms. PLoS One 2009; 4 (11) S. 7951.

457 Stallmach, A., Steube, A.: Gastrointestinale Mikrobiota und Tumorerkrankungen – ein „pas de deux“? Deutsche Medizinische Wochenschrift 2017; 142. S. 254–260.

458 Wirbel, J., Pyl, P. T., Kartal, E. et al.: Meta-analysis of fecal metagenomes reveals global microbial signatures that are specific for colorectal cancer. Nature Medicine 2019; 25 (4). S. 679–689.

459 Monda,V., Villano, I., Messina, A. et al.: Exercise modifies the gut microbiota with positive helath effects. Oxidative Medicine and Cellular Longevity 2017. doi: 3831972.

460 Stallmach, A., Steube, A.: Gastrointestinale Mikrobiota und Tumorerkrankungen – ein „pas de deux“? Deutsche Medizinische Wochenschrift 2017; 142. S. 254–260.

461 Wolin, K. Y., Yan, Y., Colditz, G. A. et al.: Physical activity and colon cancer prevention. A meta-analysis. British Journal of Cancer 2009; 100 (4). S. 611–616.

462 Scheppach, W., Melcher, R., Lührs, H. et al.: Primärprävention des sporadischen kolorektalen Karzinoms durch Ernährungsmodifikation und Medikamente? Der Internist 2000; 41. S. 868–875.

463 Meyerhardt, J. A., Giovannucci, E. L., Holmes, M. D. et al.: Physical activity and survival after colorectal cancer diagnosis. Journal of Clinical Oncology 2006; 24 (22). S. 3527–3534.

464 Halle, M., Schoenberg, M. H.: Körperliche Aktivität in der Prävention und Therapie des kolorektalen Karzinoms. Deutsches Ärzteblatt 2009; 106. S. 722–727.

465 Meyerhardt, J. A., Giovannucci, E. L., Ogino, S. et al.: Physical activity and male colorectal cancer survival. Archives of Internal Medicine 2009; 169 (22). S. 2102–2108.

466 van Blarigan, E. L., Fuchs, C. S., Niedzwiecki, D. et al.: Association of Survival With Adherence to the American Cancer Society Nutrition and Physical Activity Guidelines for Cancer Survivors After Colon Cancer Diagnosis: The CALGB 89803/Alliance Trial. Journal of the American Medical Association Oncology 2018; 4 (6). S. 783–790.

467 Blauwhoff-Buskermolen, S., Versteeg, K. S., de van der Schueren, M. A. et al.: Loss of muscle mass during chemotherapy is predictive for poor survival of patients with metastatic colorectal cancer. Journal of Clinical Oncology 2016; 34 (12). S. 1339–1444.

468 Levi, Z., Kark, J. D., Katz, L. H. et al.: Adolescent body mass index and risk of colon and rectal cancer in a cohort of 1.79 million Israeli men and women: A population-based study. Cancer 2017; 123 (20). S. 4022–4030.

469 Inoue, M., Iwasaki, M., Otani, T. et al.: Diabetes mellitus and the risk of cancer. Results from a large-scale population-based cohort study in Japan. Archives of Internal Medicine 2006; 166 (17). S. 1871–1877.

470 Yang, Y. X., Hennessy, S., Lewis, J. D.: Type 2 diabetes mellitus and the risk of colorectal cancer. Clinical Gastroenterology and Hepatology 2005; 3 (6). S. 587–594.

471 Libuth, S. K., Saltz, L. B., Rustgi, A. K. et al.: Cancer of the colon. In: DeVita, V. T., Hellman, S., Rosenberg, S. A. (Hrsg.): Cancer. Principles and practice of oncology. Lippincott Williams and Wilkins Philadelphia 2005.

472 Meyerhardt, J. A., Giovannucci, E. L., Ogino, S. et al.: Physical activity and male colorectal cancer survival. Archives of Internal Medicine 2009; 169 (22). S. 2102–2108.

473 Roxburgh, C. S., Salmond, J. M., Horgan, P. G. et al.: Tumor inflammatory infiltrate predicts survival following curative resection for node-negative colorectal cancer. European Journal of Cancer 2009; 45 (12). S. 2138–2145.

474 Stintzing, S.: Präzisionstherapie beim kolorektalen Karzinom. Deutsche Medizinische Wochenschrift 2017; 142. S. 1652–1659.

475 Galon, J., Costes, A., Sanchez-Cabo, F. et al.: Type, density, and location of immune cells within human colorectal tumors predict clinical outcome. Science 2006; 313 (5795). S. 1960–1964.

476 Matthes, H.: Intraläsionale Mistelinjektion in Lebermetastasen bei kolorektalem Karzinom und in das primäre Hepatozelluläre Karzinom (HCC). Der Merkurstab 1997; 50 (6). S. 41.

477 Raptis, D., Schneider, I., Matzel, K. E. et al.: Differenzialdiagnose und interdiszplinäre Therapie des Analkarzinoms. Deutsches Ärzteblatt International 2015; 112. S. 243–249.

478 Pistorius, G. A., Schilling, M. K.: Pankreaskarzinom – Diagnostik. Deutsche Medizinische Wochenschrift 2002; 127. S. 2326–2329.

479 Ebd.

480 Huhn, D., Herrmann, R. (Hrsg.): Medikamentöse Therapie maligner Erkrankungen. Urban & Fischer Verlag München Jena 2001.

481 Zeller, W. H. J., zur Hausen, H. (Hrsg.): Onkologie. Grundlagen, Diagnostik, Therapie, Entwicklungen. Ecomed Verlag Hamburg 1995.

482 Seufferlein, T., Adler, G.: Die S3-Leitlinie Exokrines Pankreaskarzinom. Medizinische Klinik 2009; 104. S. 869–874.

483 Lutz, M. P., Pourebrahim, S.: Pankreaskarzinom. Der Internist 2008; 49. S. 1079–1088.

484 Hemminki, K., Li, X., Sundquist, J. et al.: Risk of cancer following hospitalization for type 2 diabetes. Oncologist 2010; 15 (6). S. 548–555.

485 Levi, Z., Rottenberg, Y., Twig, G. et al.: Adolescent overweight and obesity and the risk for pancreatic cancer among men and women. A nationwide study of 1.79 Million Israeli adolescents. Cancer 2018; 125 (1). S. 118–126.

486 Pistorius, G. A., Schilling, M. K.: Pankreaskarzinom – Diagnostik. Deutsche Medizinische Wochenschrift 2002; 127. S. 2326–2329.

487 Malka, D., Hammel, P. et al.: Risk of pancreatic adeno-carcinoma in chronic pancreatitis. Gut 2002; 51. S. 849–852.

488 Seufferlein, T., Adler, G.: Die S3-Leitlinie Exokrines Pankreaskarzinom. Medizinische Klinik 2009; 104. S. 869–874.

489 Yaskin, J. C.: Nervous symptoms as earliest manifestations of carcinoma of the pancreas. Journal of the American Medical Association 1931; 96 (20). S. 1664–1668.

490 Boyd, A. D., Riba, M.: Depression and pancreatic cancer. Journal of the National Comprehensive Cancer Network 2007; 5 (1). S. 113–116.

491 Carney, C. P., Jones, L., Woolson, R. F. et al.: Relationship between depression and pancreatic cancer in general population. Psychosomatic Medicine 2003; 65 (5). S. 884–888.

492 Hefner, J., Csef, H., Kunzmann, V.: Stress und Pankreaskarzinom. Deutsche Medizinische Wochenschrift 2014; 139. S. 334–338.

493 Lutz, M. P., Pourebrahim, S.: Pankreaskarzinom. Der Internist 2008; 49. S. 1079–1088.

494 Matthes, H., Schad, F., Buchwald, D. et al.: Endoscopic ultrasound-guided fine-needle injection of Viscum album L (mistletoe; Helixor M) in the therapy of primary inoperable pancreas cancer. A pilot study. Gastroenterology 2005; 128 (Suppl. 2). S. 433–434.

495 Schad, F., Axtner, J., Buchwald, D. et al.: Intratumoral mistletoe (Viscum album L) therapy in patients with unresectable pancreas Karzinom: A retrospective analysis. Integrative Cancer 2014; 13 (4). S. 332–340.

496 Matthes, H., Buchwald, D., Kröz, M. et al.: Integrative Therapiemöglichkeiten des inoperablen Pankreaskarzinoms. Eine Übersicht. Deutsche Zeitschrift für Onkologie 2008; 40 (3). S. 106–110.

497 Matthes, H., Buchwald, D., Schad, F.: Mistletoe therapy in adjuvant and palliative therapy of pancreas carcinoma: concepts-facts-perspectives. Phytomedicine 2011; 18 (Suppl. VIII). S. 6.

498 Matthes, H., Friedel, W. E., Bock, P. R.: Supportive care in pancreatic carcinoma patients treated with a fermented mistlertoe (Viscum album L.) exctract. In: Scheer, R., Alban, S., Becker, F. et al. (Hrsg.): Die Mistel in der Tumortherapie. KVC Verlag Essen 2009.

499 Spahn, G., Schindler, V., Heyder, C. et al.: Clinical outcome study in pancreatic cancer using viscum album therapy in an integrative approach. Phytomedicine 2011; 18 (Suppl. I). S. 13.

500 Schad, F., Buchwald, D., Merkle, A. et al.: Multimodal Viscum album L. treatment in an integrative oncological setting in patients with advanced pancreatic carcinoma. Phytomedicine 2011; 18 (Suppl. I). S. 13.

501 Tröger, W. D., Galun, M., Reif, A. et al.: Viscum album [L.] extract therapy in patients with locally advanced or metastatic pancreatic cancer: A randomised clinical trial on overall survival. European Journal of Cancer 2013; 49 (18). S. 3788–3797.

502 Axtner, J., Steele, M., Kröz, M. et al.: Health services research of integrative oncology in palliative care of patients with advanced pancreatic cancer. BMC Cancer 2016; 16. S. 579.

503 Eder, M., Gedigk, P.: Lehrbuch der Allgemeinen Pathologie und der Pathologischen Anatomie. Springer Verlag Berlin/Heidelberg 1986. S. 758.

504 Meuret, G.: Grundlagen. In: Meuret, G. (Hrsg.): Mammakarzinom. Grundlagen, Diagnostik, Therapie und Nachsorge. Thieme Verlag Stuttgart 1995.

505 Ebd.

506 Braun, S., Kiechle, M., Harbeck, N.: Mammakarzinom. Biologische Grundlagen, Klassifikation und prognostische Faktoren. Der Internist 2002; 43. S. 329–339.

507 Wolf, C., Artmann, A., de Waal, J. C. et al.: Mammakarzinom-Prävention. In: Janni, W. (Hrsg.): Manual Mammakarzinome. Zuckschwerdt Verlag München 2007.

508 Ammitzbøll, G., Søgaard, K., Karlsen, R. V. et al.: Physical activity and survival in breast cancer. European Journal of Cancer 2016; 66. S. 67–74.

509 Meuret, G.: Grundlagen. In: Meuret, G. (Hrsg.): Mammakarzinom. Grundlagen, Diagnostik, Therapie und Nachsorge. Thieme Verlag Stuttgart 1995.

510 Wolf, C., Artmann, A., de Waal, J. C. et al.: Mammakarzinom-Prävention. In: Janni, W. (Hrsg.): Manual Mammakarzinome. Zuckschwerdt Verlag München 2007.

511 Allen, N., Beral, V., Casabonne, D. et al.: Moderate alcohol intake and cancer incidence in women. Journal of the National Cancer Institute 2009; 101 (5). S. 296–305.

512 Chen, W. Y., Rosner, B., Hankinson, S.E. et al.: Moderate alcohol consumption during adult life, drinking patterns, and breast cancer risk. Journal of the American Medical Association 2011; 306 (17). S. 1884–1890.

513 Velicer, C. M., Heckbert, S. R., Lampe, J. W. et al.: Antibiotic use in relation to the risk of breast cancer. Journal of the American Medical Association 2004; 291 (7). S. 827–835.

514 Setchell, K. D., Lawson, A. M., Boriello, S. P. et al.: Lignan formation in man. Microbial involvement and possible roles in relation to cancer. Lancet 1981; 2 (8236). S. 4–7.

515 Wolf, C., Artmann, A., de Waal, J. C. et al.: Mammakarzinom-Prävention. In: Janni, W. (Hrsg.): Manual Mammakarzinome. Zuckschwerdt Verlag München 2007.

516 Loi, S., Sirtaine, N., Piette, F. et al.: Prognostic and predictive value of tumor-infiltrating lymphocytes in a phase III randomized adjuvant breast cancer trial in node-positive breast cancer comparing the addition of docetaxel to doxorubicin with doxorubicin-based chemotherapy: BIG 02–98. Journal of Clinical Oncology 2013; 31 (7). S. 860–867.

517 Adams, S., Gray, R. J., Demaria, S. et al.: Prognostic value of tumor-infiltrating lymphocytes in triple-negative breast cancers from two phase III randomized adjuvant breast cancer trials: ECOG 2197 and ECOG 1199. Journal of Clinical Oncology 2014; 32 (27). S. 2959–2966.

518 Solomon, B. M., Rabe, K. G., Slager, S. L. et al.: Overall and cancer-specific survival of patients with breast, colon, kidney, and lung cancers with and without chronic lymphocytic leukemia: a SEER population-based study. Journal of Clinical Oncology 2013; 31 (7). S. 930–937.

519 Collaborative Group on Hormonal Factors in Breast Cancer: Breast cancer and breastfeeding. Collaborative reanalysis of individual data from 47 studies in 30 countries, including 50302 women with breast cancer and 96973 women without disease. Lancet 2002; 360 (9328). S. 187–195.

520 Ebd.

521 Meuret, G.: Grundlagen. In: Meuret, G. (Hrsg.): Mammakarzinom. Grundlagen, Diagnostik, Therapie und Nachsorge. Thieme Verlag Stuttgart 1995.

522 John, E. M., Schwartz, G. G., Koo, J. et al.: Sun exposure, vitamin D receptor gene polymorphism, and breast cancer risk in a multiethnic population. American Journal of Epidemiology 2007; 166 (12). S. 1409–1419.

523 Mohr, S. B., Garland, C. F., Gorham, E. D. et al.: Relationship between low ultraviolet B irradiance and higher breast cancer risk in 107 countries. Breast Journal 2008; 14 (3). S. 255–60 .

524 Garland, C. F., Gorham, E. D., Mohr, S. B. et al.: Vitamin D and prevention of breast cancer. Pooled analysis. Journal of Steroid Biochemistry and Molecular Biology 2007; 103. S. 708–711.

525 Hermes, G., Delgado, B., Tretiakova, M.: Social isolation dysregulates endocrine and bevavioral stress while increasing malignant burden of spontaneous mammary tumors. Proceedings of the National Academy of Sciences 2009; 106 (52). S. 22393–22398 .

526 Oerlemans, M. E., van den Akker, M., Schuurman, A. G. et al.: A meta-analysis on depression and subsequent cancer risk. Clinical Practice and Epidemiology in Mental Health 2007; 12. S. 29.

527 Eskelinen, M., Ollonen, P.: Life stress due to losses and deficit in childhood and adolescence as breast cancer risk factor: a prospective case-control study in Kuopio, Finland. Anticancer Research 2010; 30 (10). S. 4303–4308.

528 Thornton, L. M., Andersen, B. L., Schuler, T. A. et al.: A psychological intervention reduces inflammatory markers by alleviating depressive symptoms: secondary analysis of a randomized controlled trial. Psychosomatic Medicine 2009; 71 (7). S. 715–724.

529 Meuret, G.: Grundlagen. In: Meuret, G. (Hrsg.): Mammakarzinom. Grundlagen, Diagnostik, Therapie und Nachsorge. Thieme Verlag Stuttgart 1995.

530 Nährig, J., Högel, B., Marlow, S. et al.: Pathologie des Mammakarzinoms. Übersicht in: Wolf, C., Artmann, A., de Waal, J. C. et al.: Mammakarzinom-Prävention. In: Janni, W. (Hrsg.): Manual Mammakarzinome. Zuckschwerdt Verlag München 2007.

531 Ebd.

532 Meuret, G.: Grundlagen. In: Meuret, G. (Hrsg.): Mammakarzinom. Grundlagen, Diagnostik, Therapie und Nachsorge. Thieme Verlag Stuttgart 1995.

533 Ebd. S. 7.

534 Kreinberg, R., Jonat, W., Volm, T. et al. (Hrsg.): Management des Mammakarzinoms. Springer Verlag Berlin Heidelberg 2006.

535 Ebd.

536 Ebd. S. 163.

537 Ebd.

538 Kröz, M., Heckmann, C., Weckenmann, M.: Körpergewichtsentwicklung, Vegetativum und Mammakarzinom. Forschende Komplementärmedizin 2000; 7. S. 132–138.

539 Steiner, R.: Geisteswissenschaft und Medizin (GA 312). Rudolf Steiner Verlag Dornach 2020. Vortrag vom 23. März 1920.

540 Steiner, R.: Physiologisch-Therapeutisches auf Grundlage der Geisteswissenschaft (GA 314). Rudolf Steiner Verlag Dornach 1975. Vortrag vom 23. April 1924.
541 Vodermaier, A., Linden, W., Rnic, K. et al.: Prospective associations of depression with survival: a population-based cohort study in patients with newly diagnosed breast cancer. Breast Cancer 2014; 143 (2). S. 373–384.
542 Kröz, M., von Laue, H., Zerm, R. et al.: Reduction of endogenous regulation in internal medicine patients. Forschende Komplementärmedizin 2005; 12. S. 333–341.
543 Kröz, M., Zerm, R., Brauer, D. et al.: Cancer related Fatigue und disturbed rest-activity regulation in recurrence-free breast cancer patients, results of a prospective study of CAM-User. European Journal of Integrative Medicine 2008; 1 (Suppl. 1). S. 13–14.
544 Giordano, S. H., Buzdar, A. U., Hortobagyi, G. N.: Breast cancer in men. Annals of Interal Medicine 2002; 137 (8). S. 678.
545 Ebd.
546 GAÄD (Hrsg.): Vademecum Anthroposophische Arzneimittel 2017. Der Merkurstab 2017; 70 (Suppl.). S. 337.
547 Diesen Hinweis verdankt der Autor Marion Debus.
548 Monson, R. R., Yen, S., MacMahon, B.: Chronic mastitis and carcinoma of the breast. Lancet 1976; 2 (7979). S. 224–226.
549 Pommier, P.: Phase III randomized trial of Calendula officinalis compared with trolamine for the prevention of acute dermatitis during irradiation for breast cancer. Journal of Clinical Oncology 2004; 22 (8). S. 1447–1453.
550 Nilsson, G., Holmberg, L., Garmo, H. et al.: Distribution of coronary artery stenosis after radiation for breast cancer. Journal of Clinical Oncology 2012; 30 (4). S. 380–386.
551 Ebd.
552 Kienle, G. S., Glockmann, A., Schink, M. et al.: Viscum album L. extracts in breast and gynaecological cancers. A systematic review of clinical and preclinical research. Journal of Experimental and Clinical Cancer Research 2009; 28 (1). S. 79.
553 Orange, M., Lace, A., von Laue, H.: The importance of the primary dosage in mistletoe therapy. In: Scheer, R., Alban, S., Becker, H. et al. (Hrsg.): Die Mistel in der Tumortherapie. KVC Verlag Essen 2009.
554 Eisenbraun, J., Huber, R., Kröz, M. et al.: Lebensqualität von Brustkrebs-Patientinnen während der Chemotherapie und einer begleitenden Therapie mit einem Apfelbaum-Mistelextrakt. In: Scheer, R., Alban, S., Becker, H. et al. (Hrsg.): Die Mistel in der Tumortherapie. KVC Verlag Essen 2009.
555 Eichler, C., Warm, M., Niehoff, P. et al.: Mammakarzinom: Umdenken ... in einigen Punkten. Deutsches Ärzteblatt 2016; 113. S. 12.
556 Serke, M., Schönfeld, N.: Lungenkarzinom. Diagnostik und Staging. Deutsche Medizinische Wochenschrift 2007; 132. S. 1165–1169.
557 Petersen, I.: Morphologische und molekulare Diagnostik des Lungenkarzinoms. Deutsches Ärzteblatt International 2011; 108. S. 525–531.
558 Hammerschmidt, S., Wirtz, H.: Lungenkarzinom – aktuelle Diagnostik und Therapie. Deutsches Ärzteblatt 2009; 106. S. 809–820.
559 Eder, M., Gedigk, P.: Lehrbuch der Allgemeinen Pathologie und der Pathologischen Anatomie. Springer Verlag Berlin/Heidelberg 1986.
560 Zeller, W. H. J., zur Hausen, H. (Hrsg.): Onkologie. Grundlagen, Diagnostik, Therapie, Entwicklungen. Ecomed Verlag Hamburg 1995.
561 Ebd.
562 Ebd.
563 Kanaji, N., Watanabe, N., Kita, N. et al.: Paraneoplastic syndromes associated with lung cancer. World Journal of Clinical Oncology 2014; 5 (3). S. 197–223.
564 Hammerschmidt, S., Wirtz, H.: Lungenkarzinom – aktuelle Diagnostik und Therapie. Deutsches Ärzteblatt 2009; 106. S. 809–820.
565 Petersen, I.: Morphologische und molekulare Diagnostik des Lungenkarzinoms. Deutsches Ärzteblatt International 2011; 108. S. 525–531.

566 Ebd.

567 Blohmke, M., von Engelhardt, B., Stelzer, O.: Psychosocial factors and smoking as risk factors in lung carcinoma. Journal of Psychosomatic Research 1984; 28 (3). S. 221–229.

568 Nagano, J., Ichinose, Y., Asoh, H. et al.: A prospective japanese study of the association between personality and the progression of lung cancer. Internal Medicine 2006; 45 (2). S. 57–63.

569 Sullivan, D. R., Forsberg, C. W., Ganzini, L. et al.: Longitudinal Changes in Depression Symptoms and Survival Among Patients With Lung Cancer: A National Cohort Assessment. Journal of Clinical Oncology 2016; 34 (33). S. 3984–3991.

570 Socinski, M. A., Morris, D. E., Masters, G. A. et al.: Chemotherapeutic management of stage IV non-small cell lung cancer. Chest 2003; 123 (Suppl. 1). S. 226–243.

571 Hammerschmidt, S., Wirtz, H.: Lungenkarzinom – aktuelle Diagnostik und Therapie. Deutsches Ärzteblatt 2009; 106. S. 809–820.

572 Reinmuth, N., Duell, T.: Zielgerichtete und immunologische Therapie beim NSCLC. Im Focus Onkologie 2016; 19 (10). S. 56–60.

573 Temel, J. S., Greer, J. A., Muzikansky, A. et al.: Early palliative care for patients with metastatic non-small-cell lung cancer. New England Journal of Medicine 2010; 363 (8). S. 733–742.

574 Thronicke, A., Oei, S. L., Merkle, A. et al.: Clinical Safety of Combined Targeted and Viscum album L. Therapy in Oncological Patients. Medicines (Basel) 2018; 5 (3). E100.

575 Thronicke, A., Steele, M. L., Grah, C. et al.: Clinical safety of combined therapy of immune checkpoint inhibitors and Viscum album L. therapy in patients with advanced or metastatic cancer. BMC Complementary and Alternative Medicine 2017; 17 (1). S. 534.

576 Schad, F., Thronicke, A., Steele, M. L. et al.: Overall survival of stage IV non-small cell lung cancer patients treated with Viscum album L. in addition to chemotherapy, a real-world observational multicenter analysis. PLoS One 2018; 13 (8). e0203058.

577 Grah, C., Matthes, B., Griff, S. et al.: Induktion von Apoptose in endobronchialem Tumorgewebe nach intraläsionaler Viscum-Therapie. In: Scheer, R., Alban, S., Becker, H. et al. (Hrsg.): Die Mistel in der Tumortherapie. KVC Verlag Essen 2009.

578 Kunz, C.: Kasuistik Bronchialkarzinom. Onkologie-Workshop am Gemeinschaftskrankenhaus Havelhöhe 2009.

579 Diesen Hinweis verdankt der Autor: M. Debus.

580 GAÄD (Hrsg.): Vademecum Anthroposophischer Arzneimittel 2017. Der Merkurstab 2017; 70 (Suppl.). S. 46.

581 Ploenes, T., Osel-Agyemang, T., Nestle, U. et al.: Das maligne Mesotheliom der Pleura. Deutsche Medizinische Wochenschrift 2012; 137 (10). S. 481–486.

582 Ebd.

583 Kröz, M., Brauer, D., Pickartz, H. et al.: Misteltherapie bei einem Patienten mit Pleuramesotheliom. Eine Kasuistik. In: Scheer, R., Bauer, R., Becker, H. et al. (Hrsg.): Fortschritte in der Misteltherapie. KVC Verlag Essen 2005.

584 Chow, W.-H., Devesa, S. S.: Contemporary renal cell cancer epidemiology. Cancer Journal 2008; 14 (5). S. 288–301.

585 Ebd.

586 Hiddemann, W., Bartram, C.: Die Onkologie. Springer Verlag Berlin/Heidelberg 2010. S. 1088 ff.

587 Böcker, W., Denk, H., Heitz, Ph. U.: Pathologie. Urban & Fischer München/Jena 2004. S. 860 ff.

588 Stöhr, C. G., Amann, K., Hartmann, A.: Das Nierenzellkarzinom. Kompendium Nephrologie 2012; 4 (1). S. 22.

589 Zeller, W. H. J., zur Hausen, H. (Hrsg.): Onkologie. Grundlagen, Diagnostik, Therapie, Entwicklungen. Ecomed Verlag Hamburg 1995.

590 Böcker, W., Denk, H., Heitz, Ph. U.: Pathologie. Urban & Fischer München/Jena 2004. S. 860 ff.

591 Ebd.

592 Setiawan, V. W., Stram, D. O., Nomura, A. M. et al.: Risk factors for renal cell cancer. The multiethnic cohort. American Journal of Epidemiology 2007; 166 (8). S. 932–940.

593 Renehan, P. A. G., Tyson, M., Egger, M. et al.: Body-mass index and incidence of cancer: a systematic review and meta-analysis of prospective observational studies. Lancet 2008; 371 (9612). S. 569–578.
594 Zeller, W. H. J., zur Hausen, H. (Hrsg.): Onkologie. Grundlagen, Diagnostik, Therapie, Entwicklungen. Ecomed Verlag Hamburg 1995.
595 Weikert, S., Boeing, H., Pischon, T. et al.: Blood pressure and risk of renal cell carcinoma in the european prospective investigation into cancer and nutrition. American Journal of Epidemiology 2008; 167 (4). S. 438–446.
596 Zeller, W. H. J., zur Hausen, H. (Hrsg.): Onkologie. Grundlagen, Diagnostik, Therapie, Entwicklungen. Ecomed Verlag Hamburg 1995.
597 Altman, D., Yin, L., Johansson, A. et al.: Risk of renal cell carcinoma after hysterectomy. Archives of Internal Medicine 2010; 170 (22). S. 2011–2016.
598 Cho, E., Curhan, G., Hankinson, S. E. et al.: Prospective evaluation of analgesic use and risk of renal cell cancer. Archives of Internal Medicine 2011; 171 (16). S. 1487–1493.
599 Haller, H.: Regenerative Therapien in der Nephrologie. Der Internist 2007; 48. S. 813–818.
600 Steiner, R.: Physiologisch-Therapeutisches auf Grundlage der Geisteswissenschaft (GA 314). Rudolf Steiner Verlag Dornach 1975. Vortrag vom 27. Oktober 1922.
601 Ebd.
602 Setiawan, V. W., Stram, D. O., Nomura, A. M. et al.: Risk factors for renal cell cancer. The multiethnic cohort. American Journal of Epidemiology 2007; 166 (8). S. 932–940.
603 Weikert, S., Boeing, H., Pischon, T. et al.: Blood pressure and risk of renal cell carcinoma in the european prospective investigation into cancer and nutrition. American Journal of Epidemiology 2008; 167 (4). S. 438–446.
604 Zeller, W. H. J., zur Hausen, H. (Hrsg.): Onkologie. Grundlagen, Diagnostik, Therapie, Entwicklungen. Ecomed Verlag Hamburg 1995.
605 Rübben, H., Otto, T.: Harnblasenkarzinom. In: Rübben, H. (Hrsg.): Uro-Onkologie. Springer Verlag Berlin Heidelberg 2001.
606 Seemann, O., Rassweiler, J.: Harnblasenkarzinom. In: Zeller, W. H. J., zur Hausen, H. (Hrsg.): Onkologie. Grundlagen, Diagnostik, Therapie, Entwicklungen. Ecomed Verlag Hamburg 1995.
607 Oing, C., v. Amsberg, G., Bokemeyer, C.: Systemische Behandlung des Harnblasenkarzinoms. Im Focus Onkologie 2017; 20 (9). S. 50–56.
608 Golka, K., Goebell, P. J., Rettenmeier, A. W.: Ätiologie und Prävention des Harnblasenkarzinoms. Deutsches Ärzteblatt 2007; 104. S. 719–723.
609 Rübben, H., Otto, T.: Harnblasenkarzinom. In: Rübben, H. (Hrsg.): Uro-Onkologie. Springer Verlag Berlin/Heidelberg 2001.
610 Dobrovolskaia, M. A., Kozlov, S. V.: Inflammation and cancer: When NF-kB amalgamates the perlous partnership. Current Cancer Drug Targets 2005; 5 (5). S. 325–344.
611 Seemann, O., Rassweiler, J.: Harnblasenkarzinom. In: Zeller, W. H. J., zur Hausen, H. (Hrsg.): Onkologie. Grundlagen, Diagnostik, Therapie, Entwicklungen. Ecomed Verlag Hamburg 1995.
612 Urech, K., Büssing, A., Thalmann, G. et al.: Antiproliferative effects of mistletoe (Viscum album L.) extract in urinary bladder carcinoma cell lines. Anticancer Research 2006; 26. S. 3049–3055.
613 Simoes-Wüst, A. P., Hunziker-Basler, N., Zuzak, T. J. et al.: Das Mistelpräparat Iscucin Crataegi. Option für die Instillationstherapie bei Blasenkrebs. Der Merkurstab 2007; 60 (3). S. 251–255.
614 Schaefermeyer, H.: Zur Therapie des Blasenkarzinoms. Der Merkurstab 1996; 49 (3). S. 229–233.
615 Mørch, L. S., Løkkegaard, E., Andreasen, A. H. et al.: Hormone therapy and ovarian cancer. Journal of the American Medical Association 2009; 302 (3). S. 298–305.
616 Elsasser-Beile, U., Leiber, C., Wetterauer, U. et al.: Adjuvant intravesical treatment with a standardized mistletoe extract to prevent recurrence of superficial urinary bladder cancer. Anticancer Research 2005; 25. S. 4733–4736.
617 Elsasser-Beile, U., Leiber, C., Wolf, P. et al.: Adjuvant intravesical treatment of superficial bladder cancer with a standardized mistletoe extract. Journal of Urology 2005; 174 (1). S. 76–79.

618 Rose, A., El-Leithy, T., Rübben, H.: Mistletoe plant extract in patients with nonmuscle invasive bladder cancer: Results of a phase Ib/IIa single group dose escalation study. Journal of Urology 2015; 194 (4). S. 939–943.
619 Ebd.
620 GAÄD (Hrsg.): Vademecum Anthroposophische Arzneimittel 2017. Der Merkurstab 2017; 70 (Suppl.). S. 967.
621 Ebd.
622 Bucher, O., Wartenberg, H.: Cytologie, Histologie und mikroskopische Annatomie des Menschen. Hans Huber Verlag Bern 1997. S. 368.
623 Böcker, W., Denk, H., Heitz, P. U.: Pathologie. Urban & Fischer Verlag München/Jena 2004.
624 Löffler, G., Petrides, P. E., Heinrich, P. C.: Biochemie und Pathobiochemie. Springer Verlag Berlin/Heidelberg 2007.
625 Bucher, O., Wartenberg, H.: Cytologie, Histologie und mikroskopische Annatomie des Menschen. Hans Huber Verlag Bern 1997. S. 368.
626 Eder, M., Gedigk, P. (Hrsg.): Lehrbuch der Allgemeinen Pathologie und der pathologischen Anatomie. Springer Verlag Berlin/Heidelberg 1986.
627 S3-Leitlinie Diagnostik, Therapie und Nachsorge maligner Ovarialtumoren Version 4.0 – März 2020 AWMF-Registernummer: 032/035OL.
628 Böcker, W., Denk, H., Heitz, P. U.: Pathologie. Urban & Fischer Verlag München/Jena 2004.
629 Lassmann, S., Timme, M.W.: Pathologie und moderne Diagnostik des Ovarialkarzinoms. CMExtra 2015; (1). S. 18–22.
630 S3-Leitlinie Diagnostik, Therapie und Nachsorge maligner Ovarialtumoren Version 4.0 – März 2020 AWMF-Registernummer: 032/035OL.
631 Schmoll, H.-J., Höffken, K., Possinger, K.: Kompendium internistische Onkologie. Springer Verlag Berlin/Heidelberg 1999.
632 Mørch, L. S., Løkkegaard, E., Andreasen, A. H. et al.: Hormone therapy and ovarian cancer. Journal of the American Medical Association 2009; 302 (3). S. 298–305.
633 S3-Leitlinie Diagnostik, Therapie und Nachsorge maligner Ovarialtumoren Version 4.0 – März 2020 AWMF-Registernummer: 032/035OL.
634 Ebd.
635 von Georgi, R., Schubert, K., Franke, F. E. et al.: Auswirkungen soziomedizinischer Risikofaktoren auf den Verlauf des Ovarialkarzinoms. Deutsche Medizinische Wochenschrift 2002; 127. S. 2001–2005.
636 Cramer, D. W., Vitoni; A. F., Pinheiro, S. P. et al.: Mumps and ovarian cancer: modern interpretation of an historic association. Cancer Causes Control 2010; 21. S. 1193–1201.
637 Leroi, R.: Beitrag zum Verständnis des Genital-Karzinoms der Frau, Teil I. Beiträge zu einer Erweiterung der Heilkunst nach geisteswissenschaftlichen Erkenntnissen 1976; 29 (1). S. 6–13.
638 Paede, P.: Die Fortpflanzungsorgane des Menschen und ihre Spiegelungsbereiche. Ärzte-Rundbrief der Ärztegruppe der Anthroposophischen Gesellschaft Stuttgart 1949; 2 (9/10). S. 333–342.
639 S3-Leitlinie Diagnostik, Therapie und Nachsorge der Patientin mit Zervixkarzinom Version 1.0 – September 2014 AWMF-Registernummer 032/033OL.
640 Fang, C.Y., Miller, S.M., Bovbjerg, D.H.: Perceived stress is associated with impaired T-cell response to HPV16 in women with cervical dysplasia. Annals of Behavioral Medicine 2008; 35 (1). S. 87–96.
641 Falagas, M. E., Karamanidou, C., Kastoris, A.C. et al.: Psychosocial factors and susceptibility to or outcome of acute respiratory tract infections. International Journal of Tuberculosis and Lung Disease 2010; 14 (2). S. 141–148.
642 LeRoy, A. S., Murdock, K.W., Jaremka, L. M. et al.: Loneliness Predicts Self-reported Cold Symptoms after a Viral Challenge. Health Psychology 2017; 36 (5). S. 512–520.
643 Black, D. S., Slavich, G.M.: Mindfulness meditation and the immune system: a systematic review of randomized controlled trials. Annals of the New York Academy of Sciences 2016. doi: 10.1111/nyas.12998.
644 Piao, B. K., Wang, Y. X., Xie, G. R. et al.: Impact of complementary mistletoe extract treatment on quality of life in breast, ovarian and non-small cell lung cancer patients. A prospective randomized controlled clinical trial. Anticancer Research 2004; 24 (1). S. 303–309.

645 Ebd.
646 Grossarth-Maticek, R., Ziegler, R.: Prospective controlled cohort studies on long-term therapy of ovarian cancer patients with mistletoe (Viscum album L.) extracts iscador. Arzneimittelforschung 2007; 57 (10). S. 665–678.
647 Werthmann, P. G., Kempenich, R., Kienle, G. S.: Long-Term Tumor-Free Survival in a Patient with Stage IV Epithelial Ovarian Cancer Undergoing High-Dose Chemotherapy and Viscum album Extract Treatment: A Case Report. Permanente Journal 2018. doi: 10.7812/TPP/18–025.
648 GAÄD (Hrsg.): Vademecum Anthroposophische Arzneimittel 2017. Der Merkurstab 2017; 70 (Suppl.). S. 711.
649 GAÄD (Hrsg.): Vademecum Anthroposophische Arzneimittel 2017. Der Merkurstab 2017; 70 (Suppl.). S. 1157.
650 Kuck, A.: Persönliche Mitteilung 2020.
651 GAÄD (Hrsg.): Vademecum Anthroposophische Arzneimittel 2017. Der Merkurstab 2017; 70 (Suppl.). S. 750.
652 GAÄD (Hrsg.): Vademecum Anthroposophische Arzneimittel 2017. Der Merkurstab 2017; 70 (Suppl.). S. 1157.
653 Reynel, M., Villegas, Y., Kiene, H. et al.: Intralesional and subcutaneous application of Viscum album L. (European mistletoe) extract in cervical Karzinom in situ: A CARE compliant case report. Medicine (Baltimore) 2018; 97 (48). doi: 10.1097/MD.0000000000013420.
654 Weißbach, L., Albers, P.: Hodentumore. In: Rübben, H. (Hrsg.): Uro-Onkologie. Springer Verlag Berlin/Heidelberg 2001.
655 Ebd.
656 Langman, J.: Medizinische Embryologie. Thieme Verlag Stuttgart 2003.
657 Steiner, R.: Heilpädagogischer Kurs (GA 317). Rudolf Steiner Verlag Dornach 1995. Vortrag vom 3. Juli 1924.
658 Steiner, R.: Geisteswissenschaft und Medizin (GA 312). Rudolf Steiner Verlag Dornach 2020. Vortrag vom 8. April 1920.
659 Rohen, J. W., Lütjen-Drecoll, E.: Funktionelle Histologie. Schattauer Verlag Stuttgart 1982.
660 Bucher, O., Wartenberg, H.: Cytologie, Histologie und mikroskopische Anatomie des Menschen. Verlag Hans Huber 1997. S. 354.
661 Weißbach, L., Albers, P.: Hodentumore. In: Rübben, H. (Hrsg.): Uro-Onkologie. Springer Verlag Berlin/Heidelberg 2001.
662 Ebd.
663 Dieckmann, K. P., Claßen, J., Loy, V.: Präkanzerose der Hodentumore. Testikuläre intraepitheliale Neoplasie. Deutsches Ärzteblatt 2005; 102. S. 2623–2626.
664 Soldner, G., Stellmann, M.: Individuelle Pädiatrie. Wissenschaftliche Verlagsgesellschaft Stuttgart 2018. S. 1094.
665 Jachens, L.: Dermatologie. Grundlagen und therapeutische Konzepte der Anthroposophischen Medizin. Salumed Verlag Berlin 2012.
666 Leonhardt, H.: Histologie, Zytologie und Mikroanatomie des Menschen. Thieme Verlag Stuttgart 1974. S. 305.
667 Soldner, G., Stellmann, M.: Individuelle Pädiatrie. Wissenschaftliche Verlagsgesellschaft Stuttgart 2018. S. 88.
668 Kochs, C., Pflugfelder, A., Garbe, C. et al.: Die neue S3-Leitlinie „Melanom“. Best Practice Onkologie 2013; 2 (8). S. 40–48.
669 Schmidt-Wendtner, M., Wendtner, C. M.: Malignes Melanom. Deutsche Medizinische Wochenschrift 2012; 137. S. 2548–2550.
670 Vojvodic-Mayer, M.: Einfluss von UVA-Strahlung auf neuroendokrine und psychologische Parameter. Dissertation Ruhr-Universität Bochum 2005.
671 Gupta, D.: Endokrinologie der Kindheit und Adoleszenz. Thieme Verlag Stuttgart 1986. S. 56.
672 Vojvodic-Mayer, M.: Einfluss von UVA-Strahlung auf neuroendokrine und psychologische Parameter. Dissertation Ruhr-Universität Bochum 2005.

673 Hill, S. M., Belancio, V. P., Dauchy, R. T. et al.: Melatonin: an Inhibitor of Breast Cancer. Endocrine Related Cancer 2015; 22 (3). S. 183–204.
674 Vojvodic-Mayer, M.: Einfluss von UVA-Strahlung auf neuroendokrine und psychologische Parameter. Dissertation Ruhr-Universität Bochum 2005.
675 Gupta, D.: Endokrinologie der Kindheit und Adoleszenz. Thieme Verlag Stuttgart 1986. S. 57.
676 Ebd. S. 2.
677 Steiner, R.: Eine okkulte Physiologie (GA 128). Rudolf Steiner Verlag Dornach 1991. Vortrag vom 23. und 24. März 1911.
678 Buddecke, E.: Grundriss der Biochemie. Walter de Gruyter Berlin 1984. S. 378 f.
679 Steiner, R.: Geisteswissenschaft und Medizin (GA 312). Rudolf Steiner Verlag Dornach 2020. Vortrag vom 24. März 1920.
680 Jachens, L.: Das maligne Melanom aus anthroposophisch menschenkundlicher Sicht. Der Merkurstab 2005; 58 (5). S. 375–389.
681 Zingg, D., Debbache, J., Peña-Hernández, R. et al.: EZH2-Mediated Primary Cilium Deconstruction Drives Metastatic Melanoma Formation. Cancer Cell 2018; 34 (1). S. 69–84.
682 Krone, B. et al.: Impact of vaccinations and infectious diseases on the risk of melanoma – evaluation of an EORTC case-control study. European Journal of Cancer 2003; 39 (16). S. 2372–2378.
683 Azimi, F., Scolyer, R. A., Rumcheva, P. et al.: Tumor-infiltrating lymphocyte grade is an independent predictor of sentinel lymph node status and survival in patients with cutaneous melanoma. Journal of Clinical Oncology 2012; 30 (21). S. 2678–2683.
684 Raaschou, P., Simard, J. F., Holmqvist, M. et al.: Rheumatoid arthritis, anti-tumour necrosis factor therapy, and risk of malignant melanoma: nationwide population based prospective cohort study from Sweden. British Medical Journal 2013. doi: 10.1136/bmj.f1939.
685 Long, M. D., Martin, C. F., Pipkin, C. A. et al.: Risk of melanoma and non-melanoma skin cancer among patients with inflammatory bowel disease. Gastroenterology 2012; 143 (2). S. 390–399.
686 Lam, C. J., Curtis, R. E., Dores, G. M. et al.: Risk Factors for Melanoma Among Survivors of Non-Hodgkin Lymphoma. Journal of Clinical Oncology 2015; 33 (28). S. 3096–3104.
687 Schadendorf, D.: Optimale Systemtherapie beim kutanen Melanom. Im Focus Onkologie 2017; 20 (1/2). S. 50–54.
688 Jachens, L.: Das maligne Melanom aus anthroposophisch menschenkundlicher Sicht. Der Merkurstab 2005; 58 (5). S. 375–389.
689 Kochs, C., Pflugfelder, A., Garbe, C. et al.: Die neue S3-Leitlinie „Melanom". Best Practice Onkologie 2013, 2 (8). S. 40–48.
690 von Laue, H. B.: Sekundäre Hochdosis-Therapie mit Viscum bei einem Patienten mit Hirnmetastasen eines Melanoms – Ein lehrreicher Einzelfall. Der Merkurstab 2005; 58 (5). S. 397–399.
691 Werthmann, P. G., Hintze, A., Kienle, G. S.: Complete remission and long-term survival of a patient with melanoma metastases treated with high-dose fever-inducing Viscum album extract: A case report. Medicine 2017; 96 (46). e8731.
692 GAÄD (Hrsg.): Vademecum Anthroposophische Arzneimittel 2017. Der Merkurstab 2017; 70 (Suppl.). S. 1051.
693 Karutz, M., Soldner, G.: Cetraria praeparata. Der Merkurstab 2017; 70 (3). S. 241–243.
694 Ebd.

KAPITEL XIX

Das Immunsystem – maligne Neoplasien der lymphatischen Organisation

1. Leitgedanken

Karzinome sind epithelialen Ursprungs und leiten sich von Zellen ab, die den direkten Zellkontakt ausbilden und sich an Grenzflächen zur Außenwelt – wie beispielsweise im Gastrointestinaltrakt oder in den exokrinen Drüsen – entwickeln.

Demgegenüber bilden die *Lymphozyten*, die den epithelialen Bereich als Mukosa-assoziierte oder als intraepitheliale Lymphozyten erreichen, keinen Gewebezusammenhang, sondern ein in sich bewegliches Organ, das nur in besonderen Bereichen wie z. B. den Follikeln oder den Lymphknoten und -gefäßen zur physischen Formbildung führt. Die netzartige Verknüpfung ist für die reguläre Funktion wesentlich und als Ordnungsprinzip im Rahmen der Lymphomerkrankungen gefährdet.

2. Die lymphatische Organisation

2.1 Die Dreigliederung der Zellen im strömenden Blut

Die im *Blut strömenden Zellen* differenzieren sich im Sinne der *funktionellen Dreigliederung* des menschlichen Organismus.

Die *Granulozyten* und *Makrophagen* entwickeln eine beeindruckende Stoffwechseldynamik und verfügen über eine amöboide Eigenbewegung, mit der sie diapedetisch Gewebe durchwandern. Sie gehören zu den zellulären Instrumenten der akuten granulozytären Entzündung und damit zu einem Krankheitsprozess, der dem *Stoffwechsel-Gliedmaßen-System* nahe steht.

Die *Erythrozyten* repräsentieren demgegenüber in ihrer Verbindung zur Atmung mit der Aufnahme und Abgabe des Sauerstoffes das *Rhythmische System.*

Die *Lymphozyten* schließlich stehen durch die Phänomene der Neuroimmunologie in engem Zusammenhang mit dem *Nerven-Sinnes-System.* Auf der einen Seite entwickeln sie durch die Unterscheidung von selbst und fremd eine funktionelle Abgrenzung des menschlichen Organismus, indem sie sein „Eigensein" ermöglichen. Diese „Hautbildung" ist eine abgrenzende Qualität, wie wir sie auch in der Schädelkalotte finden. Sie steht mit derjenigen der Milz [→ 2.3 Die Milz] in Zusammenhang. Die *Thrombozyten* dienen abschließenden und in die Verhärtung führenden Gerinnungsprozessen und zeigen zahlreiche weitere Aspekte, die mit dem Nerven-Sinnes-System in Verbindung stehen [→ XIV. Hämostaseologie].

Nerven-Sinnes-System	Lymphozyten
Rhythmisches System	Erythrozyten
Stoffwechsel-Gliedmaßen-System	Granulozyten/Monozyten

Dreigliederung der Zellen des strömenden Blutes

In den Untergruppen der Lymphozyten weisen die *T-Lymphozyten* durch ihre modulierende und gestaltende Funktion zum Nerven-Sinnes-System, während die *B-Lymphozyten* und vor allem die aus ihnen hervorgehenden Plasmazellen die Qualitäten des Stoffwechselsystems realisieren. Die *zytotoxischen CD-8 positiven T-Zellen* sind für die Elimination virusinfizierter Zellen, aber auch von Tumorzellen wesentlich und entwickeln eine abbauende Stoffwechselaktivität.

Exkurs

Die CD-4 positiven T-Zellen differenzieren sich in die *T-Helfer-Zellen Typ 1*, kurz Th1-Zellen (Aktivierung von Makrophagen, Beeinflussung der Antikörperproduktion durch die B-Zellen/Plasmazellen; Zytokine INF-γ u.a.), die *Typ-2-Helferzellen*, kurz Th2-Zellen (B-Zell-Aktivierung, antiinflammatorische Zytokine, welche diejenigen der Typ-1-Helfer-Zellen antagonisieren und vice versa) und die *Th17-Zellen.*[1] Die Th1-Zellen sind besonders für die zellvermittelte Immunantwort (Viren, intrazelluläre Bakterien und Protozoen) wesentlich und auch bei der Allergie vom Spättyp beteiligt.[2] Die Th2-Zellen gestalten u. a. die humoral vermittelte Immunantwort durch Stimulation der B-Lymphozyten, Mastzellen und eosinophilen Granulozyten und sind bei allergischen Erkrankungen aktiv.[3] Offensichtlich spielen die Th1-Zellen als Gegenspieler der Th2-Zellen eine protektive Rolle bei der Entstehung allergischer Erkrankungen.[4] Bis in die Subgruppen der T-Lymphozyten scheint sich somit die Dreigliederung wiederzufinden: So stehen die Th1-Zellen oftmals mit *„sklerosierenden"* chronisch entzündlichen Erkrankungen in Beziehung (z.B. intrazelluläre Erreger, Mykobakterien; bereits früh diskutierte man ihre Bedeutung bei der chronisch-lymphozytären Hashimoto-Thyreoiditis [→ XVII. 4.5 Chronisch-lymphozytäre Thyreoiditis Hashimoto]), während die Th2-Zellen an entzündlichen (auch durch parasitäre Erreger) und manchen allergischen Erkrankungen beteiligt sind. Die Th17-Zellen stehen ebenfalls mit entzündlichen Prozessen in Zusammenhang. Sie produzieren das für proinflammatorische Prozesse wesentliche IL-17, das seinerseits die Produktion der entzündungsfördernden Zytokine TNF-α, IL-6, IL-1β stimuliert. Somit zählen die Th1-Lymphozyten v. a. zum *Nerven-Sinnes-*, die Th2- und die Th17-Lymphozyten zum *Stoffwechsel-Gliedmaßen-System.* Die *regulatorischen T-Lymphozyten* supprimieren demgegenüber die abbauenden immunologischen Funktionen und führen sie aus der Tages- in die aufbauende Nachtseite. Entsprechend scheint der Schlaf ihre Funktion zu modulieren. Regulatorische T-Lymphozyten differenzieren sich in die aus dem Thymus stammenden und die in der Peripherie induzierten T-Zellen. Das T-Zell-System zeigt eine gewisse Plastizität und ist nicht statisch zu betrachten.

Die eigenraumbildende Funktion des Immunsystems und damit der lymphatischen Organisation weist auf den *Astralleib*. Insofern beschrieb Rudolf Steiner die astralische Organisation als den „Erbauer“ des Lymphsystems, wie sie ebenso diejenige des *Nervensystems* ist. Beim Menschen steigert sich die Eigenraumbildung zum Wirkungsort der Ich-Organisation.

Auf der anderen Seite handelt es sich bei der „Antigen-Erkennung“ um ein weit unter der Bewusstseinsschwelle liegendes Wahrnehmen, eine *Sinnesfunktion* der lymphatischen Organisation. Immunzellen wandern durch den gesamten Organismus. Diese immunologische Sinnesfunktion durchzieht die unterschiedlichsten Gewebe, nimmt „Fremdqualitäten“ wahr, die entweder im Organismus entstehen oder von außen in ihn eindrangen, und führt sie dem „immunologischen Erkennen“ zu.[5]

Exkurs

Die *Funktion des immunologischen Systems* steht mit der „eigentlichen“ Sinnesorganisation des Menschen in Beziehung. In dieser realisieren Auge und Ohr polare Funktionen: Der Sehsinn erfasst die Oberflächen, das Äußere der Dinge, das Ohr hört „in die Dinge hinein“, erfährt etwas von ihrem inneren Wesen. Immunologisches Wahrnehmen bezieht sich auf antigene Außenweltqualitäten, die das Immunsystem „ansieht“. Es gibt aber auch ein nach „innen“ orientiertes, dem Hören entsprechendes Wahrnehmen: Wenn über die Signalkaskaden und z. B. Tyrosinkinaserezeptoren die Lebensprozesse der Zelle sich in das Ganze des Organismus stellen und die astralische und Ich-Organisation diese formen und strukturieren, so entspricht das nicht einem nach außen gewendeten Sehen, sondern einem nach innen orientierten Hören. Das formende und gestaltende Wirken der Urbilder des menschlichen Organismus wird demzufolge „gehört“, eine Sprache tönt an das Leben. Die immunologische Wahrnehmung als „Sehen“ steht mit entzündlichen Prozessen in Zusammenhang, das Rezeptor- bzw. Sinnessystem der Zellen als ein nach innen gewendetes „Hören“ mit der Tumorbildung. Dieser Hintergrund ist für das Verständnis der Polarität von Entzündung und Karzinom wesentlich, und wurde von Rudolf Steiner ausführlich entwickelt[6] Die zahlreichen „Botenstoffe“ liegen dabei in äußerst geringen, imponderablen Konzentrationen vor und bilden in ihrem Zusammenwirken eine nahezu immaterielle „Aussage“. Sie vermitteln entscheidende „Informationen“, welche die Lebensprozesse gestalten. Es ist wie eine im Organismus wirkende „Sprache“, die an die Lebensprozesse herantönt, wie ein Menschen- oder Schöpfungswort.

Ähnlich der sinnesempfindlichen Haut, die als großflächiges Instrument des Tastsinns den Leib nach außen abschließt und dadurch zu einem Organ wird, das die unspezifische Immunkompetenz in mechanischer Hinsicht, aber auch durch andere Faktoren (z. B. ihren Säuremantel, antimikrobielle Peptide, Beta-Defensine, Cathelicidine[7]) ausbildet, entwickelt die lymphatische Organisation funktionell eine *sinnesempfindliche Haut*, die das organismische Eigensein „umhüllt“. An den Orten der Antigenpräsentation lässt sich ihre Sinnesfunktion erkennen.

Das *Immunsystem* und die lymphatische Organisation stehen mit dem *Nerven-Sinnes-System* in Beziehung.

In diesem System metamorphosieren sich Lebens- in Bewusstseinskräfte, während diese in der lymphatischen Organisation noch im Organischen wirken. Man kann hier von einem *schlafenden Nerven-Sinnes-System* sprechen. Auf die damit gegebene Polarität zum Nervensystem wurde bereits in [→ X. 2.1 Der Flüssigkeitsorganismus zwischen Leben und Licht] hingewiesen. Das *Leben* der lymphatischen Organisation und das *Licht* des Bewusstseins charakterisieren die Pole des Bogens, der sich zwischen beiden Bereichen aufspannt.

2.2 Die Dreigliederung in der lymphatischen Organisation

In der lymphatischen Organisation spiegelt sich die funktionelle Dreigliederung. Das Lymphsystem beginnt in den interzellulären Spalten und damit im Bereich der Stoffwechselorgane. Im Nervensystem finden sich demgegenüber keine lymphatischen Gefäße. Die sich anschließenden Lymphgefäße erreichen den Ductus thoracicus mit seinen rhythmischen Kontraktionen, dem Rhythmischen System der lymphatischen Organisation, und führen die Lymphe dem venösen Blut zu. In den oberflächennahen lymphatischen Strukturen (z.B. intraepitheliale Lymphozyten, -follikel oder -knoten) manifestiert sich besonders deutlich die sinnesempfindliche „Hautbildung" und damit die zum Nerven-Sinnes-System gehörende Qualität.

Der Flüssigkeitsstrom der Lymphe (Stoffwechsel-Gliedmaßen-System) beginnt in der Lebendigkeit der Gewebe. Dort prägen ihn in Zusammensetzung und Flussdynamik die Lebensprozesse der Organe. Ihre Beteiligung an den intestinalen Resorptionsprozessen macht ihre verlebendigende Funktion im Intestinaltrakt deutlich. Damit steht die Lymphe in einer Beziehung zur ätherischen Organisation. Der astralische Leib prägt nun ihre Lebensprozesse als „Bildner" der Lymphe.[8] Er wirkt nicht nur in den zum Nerven-Sinnes-System gehörenden Funktionen der lymphatischen Organisation, sondern auch in ihren Stoffwechselprozessen.

Exkurs

Der Bezug der Lymphe zum *astralischen Leib* zeigt sich in den verschiedenen Formen der *interstitiellen Ödeme*. Zunächst entfällt mit jeder Ödembildung die sonst den Gesetzmäßigkeiten der Lebensorganisation unterliegende, strömende Flüssigkeit dem Wirken des ätherischen Leibes und wird fast zu einer toten, physischen Substanz. Die ständige Resorption durch die Lymphorganisation zeigt deren verlebendigende Qualität. Diese Aktivität der lymphatischen Organisation wird nun vom Seelischen moduliert. Das Myxödem der manifesten Hypothyreose zeigt bereits die Abhängigkeit des Lymphgebietes von der astralischen Organisation. Jedes morgendliche Erwachen illustriert diese Zusammenhänge: Das gequollene Gesicht, das nach der Nacht seine Form noch nicht wiedergefunden hat, verliert mit dem Erwachen die akkumulierte Flüssigkeit. Das Ödem schwindet und kommt zur Ausscheidung, während der Mensch zum Tagesbewusstsein erwacht.

Diesem zum Stoffwechsel-Gliedmaßen-System gehörenden Bereich der lymphatischen Organisation steht der zum *Nerven-Sinnes-System* orientierte gegenüber: Die grenzbildende, hülleschaffende und damit einen Eigenraum-bildende Funktion, die sich auf die zellulären Elemente stützt und in den kopfartig sphärisch gestalteten Follikeln die Organbildung sucht. Diese dient nicht dem Anabolismus, sondern umfangreichen *Abbauprozessen.*

Der *resorptiven und aufbauenden Funktion* der *Lymphe (Stoffwechsel-Gliedmaßen-System)* stellt sich die *abgrenzende und Fremdqualität abbauende Wirksamkeit immunologischer Funktionen (Nerven-Sinnes-System)* gegenüber. Rhythmische Prozesse (z. B. circadiane Rhythmen im Zusammenhang mit dem Wachen und Schlafen) weisen auf das vermittelnde *Rhythmische System* hin [→ Abb.].

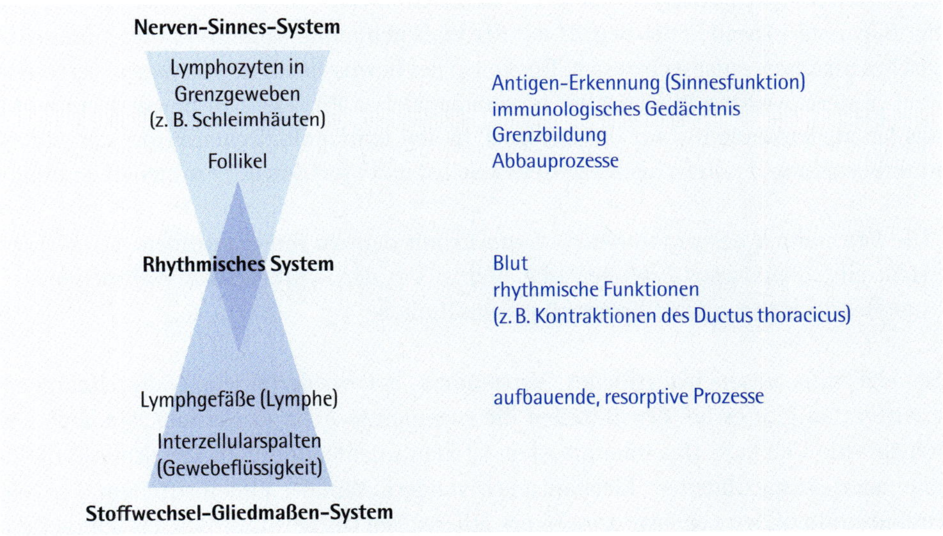

Die funktionelle Dreigliederung der lymphatischen Organisation: Aus den Interzellularspalten der Gewebe fließt die Lymphe über die Lymphgefäße dem Blut entgegen. Der Ductus thoracicus leitet sie aus der unteren und linken oberen Körperhälfte dem venösen Blut zu und mündet meistens im linken Venenwinkel. Diesem aus dem Stoffwechsel-Gliedmaßen-System kommenden Lymphstrom stehen die oftmals oberflächennahen und in ihren Funktionen zum Nerven-Sinnes-System orientierten Lymphozyten polar gegenüber. Beide Qualitätenvermittelt das Rhythmische System: Lymphozyten aus der Peripherie und den Geweben können im rhythmisch bewegten Blut zirkulieren, ebenso strömt die Lymphflüssigkeit über die großen Lymphwege ins Blut.

2.2.1 Angeborene und erworbene Immunität

Die beschriebene Dreigliederung der Zellen des Bluts konstituiert die angeborene und erworbene Immunität. *Lymphozyten* finden sich in ständiger Bewegung und erreichen, das Blut verlassend, die unterschiedlichen sekundären lymphatischen Gewebe. Sie begegnen hier den antigenen Fremdqualitäten der Außenwelt und zirkulieren über die Lymphgefäße in das Blut zurück. Eine immunologische „Sinneswahrnehmung" durchzieht auf diese Weise ständig den Organismus. Antigene, die als solche weniger substantieller als struktureller Qualität sind (und damit mehr ein geistiges denn ein stoffliches Prinzip der Außenwelt darstellen), werden von *antigenpräsentierenden Zellen (APC)* aufgenommen, prozessiert und dem immunologischen Erkennungsprozess dargeboten. Dabei erscheinen diese der Form nach nervenzellähnlichen dendritischen Zellen z. B. als Langerhans-Zellen und können ihr Antigen an weitere dendritische Zellen weitergeben, die es dem immunonologischen Erkennungsprozess präsentieren. Zu den antigenpräsentierenden Zellen gehören nicht nur die dendritischen Zellen, sondern auch die B-Lymphozyten und Makrophagen. Dendritische Zellen können Fremdqualitäten wie bakterielle Lipopolysacharide erkennen, aufnehmen und „verdauuen", um sie als Antigene dann den lymphozytären Immunzellen zu präsentieren.[9]

Der Antigenpräsentation steht die Bildung hochaffiner Antikörper durch die *B-Zellen* gegenüber, die unter der gestaltenden und modulierenden Funktion von spezialisierten T-Helfer-Zellen erfolgt. Diese verbinden sich mit der antigenen Struktur wie – in der Bewusstseinswelt – der Begriff mit der Wahrnehmung. Kognitives und immunologisches Erkennen entsprechen sich: Denken in der Bewusstseinswelt ist wesensverwandt dem „unterbewussten Denken" der immunologischen Prozesse. Im Bewusstsein wirkt das Ich als lenkende Instanz des Denkens. In den immunologischen Prozessen lebt es unterbewusst und unterscheidet zwischen Selbst und Fremd in der Antigenerkennung.

Die Verbindung des *präsentierten Antigens* mit dem zu ihm passenden *Antikörper* stellt ein *„organisches Erkennen"* dar und ist mit der Synthese von Wahrnehmung und Begriff im bewussten Erkennen wesensähnlich.

So wie sich unser begriffliches Verständnis bei wiederholten Wahrnehmungen erweitert, so gibt es bei den B-Zellen die sogenannte Affinitätsreifung, die auch bei Reexposition abläuft. Das Immunsystem ist kein unabhängig vom Menschen funktionierender „ausgeklügelter" Mechanismus, sondern Wirkort und Instrument der Ich-Organisation in den Lebensprozessen des ätherischen Organismus. Wie das Ich im Denken wirkt, die Welt aufnimmt, gedanklich bearbeitet und „verdaut", so lebt dasselbe Ich in den Prozessen des organischen Erkennens, also in der Aufnahme und Prozessierung der Fremdqualität, ihrer Bearbeitung durch die Antikörperbildung und schließlich ihrer „entzündlichen Verdauung". In der Prozessierung des Antigens wie auch in den differenzierten Lebensprozessen der Antikörperbildung ist ein und dieselbe Gesetzmäßigkeit wirksam. Dabei besteht ein Unterschied zwischen den T- und den B-Lymphozyten: B-Lymphozyten verfügen über die Affinitätsreifung als unterbewusstes „immunologisches Denken". Diese ist bei T-Lymphozyten nicht anzutreffen. T-Lymphozyten haben zellgebundene Rezeptoren, sezernieren keine löslichen Antikörper und befassen sich mit Peptiden, die in anderen Zellen durch den Abbau bzw. Prozessierung von Fremdqualitäten entstanden (z. B. intrazelluläre Erreger wie Viren) und nun gemeinsam mit dem MHC (major histocompatibility complex)-Komplex „erkannt" werden.
Die individuelle Struktur des Körpers, also seine durch die Ich-Organisation geprägte Gestalt, wird im Mikromilieu der meisten Zellen (Erythrozyten machen eine Ausnahme!)[10] durch den MHC-Komplex repräsentiert. Gemeinsam mit dieser Selbstrepräsentanz

erfolgt die Präsentation des prozessierten Antigens und führt zur Unterscheidung zwischen Selbst und Fremd. Dabei erkennen T-Zellen Epitope, die zunächst im Inneren der Zellen verborgen waren; B-Zellen reagieren demgegenüber auf Strukturen, die auf der Zelloberfläche präsentiert sind. Antigenpräsentierende Zellen vermitteln die für die T-Zell-Aktivität erforderlichen kostimulierenden Signale (CD-80/CD-86 durch die präsentierende Zelle, CD-28 auf dem T-Lymphozyten), genauso werden aber auch zur Verhinderung der überschießenden Reaktion andere Oberflächenstrukturen wie CTLA-4 (cytotoxic T-lymphocyte associated antigen) exprimiert, das ebenfalls durch CD-80/86 aktiviert wird, nun aber inhibitorische Effekte hat. Diese differenzierten Aktivitäten bilden die Grundlage für medikamentöse Eingriffe in das Immunsystem (Checkpoint-Inhibitoren).[11]

Die T-Helfer-Zellen haben in ihren Untergruppen eine gestaltende Funktion, indem die Th1-Zellen (über das INF-γ und das CD-40-System) die Makrophagenfunktion regulieren, während die Th2-Zellen (über IL-4,5,6 und das CD-40-System) die B-Zellen modulieren und über die Plasmazellen zur Produktion von z. B. IgG-2,4 führen (während IgG-1,3 auf die Th1-Modulation in der Antikörperbildung weist). Die Th17-Zellen können über IL-17 die neutrophilen Zellen modulieren. Dem gegenüber hemmen die regulatorischen T-Zellen immunologische Funktionen und auch unreife dendritische Zellen.[12]

Kommt es bei einer Th1-modulierten immunologischen Reaktion durch die Makrophagen nicht zur Elimination der Fremdqualität, so entwickelt sich die *granulomatöse Entzündung*[13], während die Th2-gesteuerte immunologische Reaktion und auch die Th17-Lymphozyten v. a. die *eitrige Entzündung* modulieren.

Grundsätzlich sezernieren B-Zellen keine nennenswerten Antikörpermengen. Diese stoffwechselaktive Funktion kommt den sich aus ihnen entwickelnden Plasmazellen zu, die sich allerdings der Regulation durch T-Helfer-Zellen weitgehend entziehen. B-Lymphozyten können sich zu Plasmazellen und B-Gedächtniszellen differenzieren.

Durch die immunologischen Reaktionen entsteht die *erworbene, individualisierte Immunität.* Ihr steht die *angeborene Immunität* gegenüber, die auf den *Monozyten* und *Makrophagen* basiert. Diese Zellen besitzen eine Art Sinnesorganisation („pattern recognition receptors"), die Pathogene wahrnimmt. Es handelt sich um ein angeborenes, also nicht adaptives, sondern „altes" System. Rezeptoren (z. B. Toll-like-Rezeptoren, TLR) erkennen z. B. die Polysacharide gramnegativer Bakterien. Anschließend kommt es über das NFκ-B-System zur Expression proinflammatorischer Gene und schließlich der Sezernierung der Interleukine 1, 6, 12 und TNF-α. Im Rahmen der Akute-Phase-Reaktion entsteht durch die Leber das CRP, das an Lipopolysacharidanteile in der bakteriellen, aber auch Pilzwand bindet und zur Aktivierung der Komplementkaskade führt. Im Unterschied zur angeborenen Immunität ist das spezifische Immunsystem „lernfähig" und aktiviert sich vor allem, wenn das angeborene Immunsystem Pathogene nicht überwinden kann.[14] Die zum angeborenen Immunsystem gehörenden Monozyten können das strömende Blut verlassen und in die Gewebe gelangen. Hier kommen sie unter den differenzierenden Einfluss des Nerven-Sinnes- oder des Stoffwechsel-Gliedmaßen-Systems. Überwiegen die gestaltenden Qualitäten des Nerven-Sinnes-Systems, so wandeln sich Monozyten zu dendritischen Zellen. Kommt es zu einer Dominanz des

Stoffwechsel-Gliedmaßen-Systems, so differenzieren sie sich zu den Makrophagen. Die Makrophagen stehen im Mittelpunkt der angeborenen Immunität.

2.2.2 Dreigliederung immunologischer Prozesse

Immunreaktionen stehen mit dem *Nerven-Sinnes-Systems* in Zusammenhang und entwickeln ein organisches Erkennen mit Gedächtnisbildung. Bei den *Monozyten und Makrophagen* überwiegen die Funktionen des *Stoffwechsel-Gliedmaßen-Systems.*

Damit steht der gestaltenden Funktion der Lymphozyten, als Repräsentanz des Nerven-Sinnes-Systems, die entzündliche Stoffwechselaktivität der Mikrophagen (Granulozyten), Monozyten und ihre Differenzierung zu den Makrophagen gegenüber.

Die mit dem Nerven-Sinnes-System verbundenen immunologischen Funktionen haben eine auch therapeutisch wichtige Beziehung zum *Licht*, die entzündlichen, zum Stoffwechsel-Gliedmaßen-System gehörenden demgegenüber zur *Wärme*. Entsprechend finden sich zahlreiche Einflüsse des Lichts und auch des Vitamin D auf das Immunsystem.

Das Immunsystem zeigt rhythmische Prozesse. Zu ihnen zählen zunächst die circadianen Rhythmen und insbesondere der Schlaf-Wach-Rhythmus. Dieser hat eine wesentliche und klinisch relevante Bedeutung für immunologische Funktionen: Die Zahl undifferenzierter naiver T-Zellen und die Menge ihrer proinflammatorischen Zytokine erreicht in der ersten, frühen Schlafphase ein Maximum, die schnellen präformierten (reifen) Immunreaktionen (cytotoxic natural killer cells) demgegenüber während der Wachphase.[15] Damit sind die Lebensprozesse der adaptativen Immunantwort mit dem Schlaf verbunden, während die Aktivität der hochdifferenzierten, nur kurz lebensfähigen und stark abbauend wirkenden Stress-Leukozyten mit der Tagesphase in Beziehung steht. Entsprechend führt der Schlaf nach einer Impfung gegen Hepatitis A zu einer gesteigerten und lang anhaltenden Antikörperantwort. Wir brauchen den Schlaf, um eine kompetente Reaktion des adaptativen Immunsystems gegen eine eingedrungene Fremdqualität zu erzeugen. Er beeinflusst auch die „Wanderung" der T- und B-Zellen aus dem Blut (in dem sie ohne Antigenerkennung für Jahre zirkulieren können) in die lymphatischen Gewebe, Lymphknoten und wiederum zurück in das Blut. Offenbar führt der frühe Schlaf zu einer Migration von Immunzellen in die lymphatischen Gewebe[16] und fördert damit ihre biologischen Erkennungsfunktionen, während die Wachperiode im Zusammenhang mit dem Cortisol zu einem Rückgang der T-Zellen im Blut und möglicherweise ihrer Orientierung zum Knochenmark führt. Somit dient der frühe Schlaf (dominanter slow-wave-sleep) den Prozessen immunologischen Erkennens der Fremdqualitäten im Organismus, während das ansteigende Cortisol den späten Schlaf durch das Erwachen des astralischen Leibes prägt und die immunologischen Lebensprozesse zurückdrängt. Die spätere Schlafphase hat eine „antiinflammatorische" Qualität[17], dient offenbar mehr der Heilungsphase und der aufbauenden Regeneration des Schlafes. Der in dieser Zeit erinnerbare Traum deutet darauf hin, dass der astralische sich dem ätherischen Leib nähert und formende Urbilder an die Lebensprozesse trägt.

Diese rhythmischen Zusammenhänge des Immunsystems mit dem Schlaf haben eine wesentliche klinische Bedeutung. Das zu starke Wachen (Schlafdefizit) metamorphosiert Lebens- in Bewusstseinskräfte. Das bewusste, kognitive und gedankengetragene Erkennen schwächt dabei das „organische Wahrnehmen" der immunologischen Funktionen. Die Infektanfälligkeit bei Stress und einseitiger Beanspruchung des Nerven-Sinnes-System ist hinlänglich bekannt[18, 19] [→ IX. 4.1 Bedeutung entzündlicher Atemwegserkrankungen]. Umgekehrt geht ausreichender Schlaf mit einem verminderten Infektionsrisiko, besserer Ausheilung bei Infektionserkrankungen und einer gesteigerten Impfantwort einher.[20]

Die Bewusstseinsprozesse des Erkennens stehen also in einer metamorphotischen Beziehung zu den Lebensprozessen immunologischen Wahrnehmens, die von dem circadianen und dem Wach-Schlaf-Rhythmus moduliert werden. Einmal wirken die oberen Wesensglieder in der Bewusstseinswelt, sind also zum Nerven-Sinnes-System, das die Wachheit ermöglicht, orientiert, das andere Mal wenden sie sich dem immunologischen Erkennen und seinen schlafbewussten Lebensprozessen zu, richten sich also mehr zum Stoffwechsel-Gliedmaßen-System aus.

2.3 Die Milz

Auf einer noch unfixierten Schnittfläche der *Milz* erkennt man kleine, helle, etwas erhabene Knötchen, die als *weiße Pulpa* einer davon abstreifbaren, weichen Masse, der *roten Pulpa* gegenüberstehen. Sie sind das Substrat von zwei polaren Qualitäten, die sich im zarten retikulären Bindegewebe des Milzstromas begegnen.

In der 12. bis 16. Schwangerschaftswoche soll sich das Grundgerüst der periarteriolären Begleitscheiden unter anderem mit Lymphozyten bevölkern.[21] In weiteren Entwicklungsschritten, die zum Teil erst nach der Geburt erfolgen, entsteht die auffällige Struktur der weißen Pulpa. Die zelldichte periarterioläre Lymphozytenscheide steigert sich bis zu der kugeligen Organisation der Malpighi-Körperchen [→ Abb.].[22] Dieses durchströmt das arterielle Blut – ermöglicht durch die feinen, aufgezweigten Äste der Follikelarterien. In Morphe und Funktion bildet sich ein wie golfartig eingestülptes Sinnesorgan aus, das sich dem Blut zuwendet.

Dem *Nerven-Sinnes-System* der *Milzorganisation* steht ihr *Stoffwechsel-Gliedmaßen-System* gegenüber.

In der *Marginalzone*, die sich an die weiße Pulpa anschließt, findet ein eindrucksvoller abbauender Stoffwechsel statt. Dieser Bereich phagozytiert Fremdsubstanzen, z. B. intravenös injizierte Tuschepartikelchen, innerhalb weniger Minuten. Der Abbau von Fremdqualitäten zeigt eine umfassende Abgrenzungsgeste. Die *rote Pulpa* weist auf weitere Phänomene des *Stoffwechsel-Gliedmaßen-Systems*. Die Zentralarterien verzweigen sich nach dem Durchströmen der Malpighi-Körperchen in zahlreiche Pinselarteriolen, die nach dem Durchqueren der Marginalzone in die rote Pulpa einmünden und hier schließlich das Blut in die weitmaschigen Sinusoide weiterleiten. Im vorgeburtlichen fetalen Werden des Organismus diente der Bereich der Blutbildung, bevor diese sich als rotes Knochenmark im Knochensystem beheimatet. Nur in pathologischen Situationen kehrt sich diese Inkarnationsgeste, die in der Peripherie beginnt (z. B. Dottersack), über die großen Oberbauchorgane fortsetzt und schließlich das Knochensystem erreicht, wieder um. Erkrankungen wie z. B. die Osteomyelofibrose mit ihrer unter Umständen ausgeprägten extramedullären Blutbildung erscheinen vor diesem Hintergrund als Ausdruck einer Exkarnationsbewegung der oberen Wesensglieder [→ XX. 4.2.6 Osteomyelofibrose].

Neben dieser *stoffwechselaktiven Milztätigkeit* erfährt das Blut zeitlebens in der roten Pulpa eine *dynamische Qualität.* So finden sich in der Wand der Sinus kontraktile Filamente. Sie stehen unter anderem in Zusammenhang mit den am Tier offenbar beobachtbaren Pulsationszyklen der Sinusoide, in denen sich Füllungs- und Kontraktionsphasen abwechseln. Diese zum Bewegungssystem gehörende Funktion steigert sich bei manchen Tieren (z. B. Pferdemilz) und führte zu Bezeichnungen wie der kontraktilen Speichermilz. Die hier reichlich vertretene Muskulatur tritt beim Menschen nur noch spärlich auf.

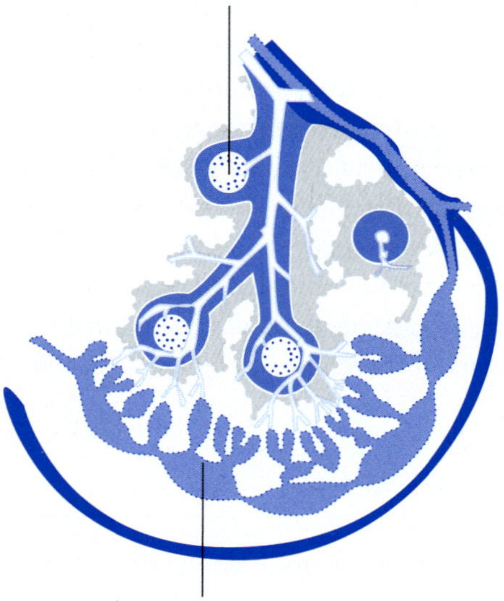

Polarität der Milzorganisation: Die weiße Pulpa steht mit dem Nerven-Sinnes-System in Beziehung, Marginalzone und rote Pulpa sind funktionell mit dem Stoffwechsel-Gliedmaßen-System verbunden.

Dem *Nerven-Sinnes-System* der Milz, das sich überwiegend in der *weißen Pulpa* befindet, steht ihr *Stoffwechsel-Gliedmaßen-System,* dem die *rote Pulpa* angehört, gegenüber. Beide *Pole* verbindet die *Rhythmische Funktion.* Das *Verhältnis* von *roter* zu *weißer Pulpa* (knapp 80 % bzw. ca. 19 %)[23] nähert sich dem *Puls/Atem-Quotienten* von 4:1.

Die *rhythmischen Funktionen der Milz* beschrieb Rudolf Steiner ausführlich und sind in der damaligen Zeit gut bekannt gewesen. Tierexperimentell ließen sich Veränderungen des Milzvolumens in Abhängigkeit von der Nahrungsaufnahme beobachten. Mit dem Verständnis der Milz als immunologischem Organ traten diese Beziehungen zum Rhythmischen System und der Stoffwechselorganisation in den Hintergrund und zeigten sich erst in neueren Untersuchungen auch beim Menschen.[24]

Das Wesen der Milz besteht im „Isolieren, ein[em] Unabhängigmachen der menschlichen Wesenheit von der Außenwelt. Jedes solches Individualisieren, Selbständigmachen einer Wesenheit nennt man im Okkultismus etwas ‚Saturnisches'."[25] Physiologisch bildet die Milz, die sich sinnesorganähnlich den im Blut befindlichen Fremdqualitäten zuwendet und sie einem abbauenden Stoffwechsel unterzieht, ein „reines" Instrument für das geistige Selbst des Menschen.[26] Sie grenzt alles in der Welt ab und unterscheidet es von der Eigenqualität im Organismus.

Die beschriebene Funktionsweisen der Milz machen ihren Bezug zum *Blei (Plumbum)* verständlich: Das Wesen des Bleis ist durch eine *abschließende Geste und Grenzbildung* charakterisiert [→ IV. 3.1.1 Plumbum und Argentum]. Mit ihm sind umfassende Abbauprozesse verbunden. In diesem Metall erscheinen wesentliche Eigenschaften der Milz hinsichtlich ihrer Fähigkeit zur Hüllen- und Grenzbildung und ihren umfassenden Abbauprozessen. Nimmt man die immunologische „Gedächtnisbildung" hinzu, so finden sich diejenigen Qualitäten wieder, die sich dem *Saturn-Bleiprozess* zuordnen lassen. Die eurythmische Geste für die Saturnqualität zeigt eindrücklich den Bleiprozess in der Natur und die ihm entsprechende Milzqualität.

2.3.1 Störungen der Milzfunktion

Eine *gestörte Milzfunktion* ist mit einer ungenügenden eigenraumbildender Qualität verbunden und disponiert zu *schwerwiegenden Infektionen* z. B. im Rahmen des *OPSI-Syndroms* (overwhelming postsplenectomy infection). Rudolf Steiner wies auf die Disposition für (bestimmte) Infektionskrankheiten hin, wenn die durch die Milzfunktion geregelte Scheidung der Tätigkeiten des oberen und unteren Menschen durchbrochen ist.[27] Nicht nur eine operative Entfernung des physischen Organs stört die Milzfunktion. Vielmehr kommt es auch zu *funktionellen Hypo- oder Asplenien.*[28] Neugeborene können trotz normaler Milzgröße vorübergehend Howell-Jolly-Körperchen als Hinweis auf eine noch unreife Organfunktion haben. Es handelt sich dabei um eine persistierende Umkreisoffenheit des Organismus, den im weiteren Verlauf die sich inkarnierende Individualität immer stärker prägt und ergreift.

Umgekehrt zeigen Milzgröße und -gewicht eine *altersphysiologische Abnahme*, die mit einer *reduzierten Phagozytoseleistung* einhergeht.[29] Hierin drückt sich die beginnende Exkarnation des Menschenwesens aus. Verschiedene Erkrankungen können mit einem Hyposplenismus und damit *eingeschränkter Abgrenzungsqualität* einhergehen. Als Beispiele seien die Colitis ulcerosa und einige Autoimmunleiden (Lupus erythematodes, rheumatoide Arthritis) genannt.[30]

2.4 Thymus

Zu den zentralen Organen der lymphatischen Organisation zählt der Thymus. Er erfährt charakteristischerweise schon in der Jugendzeit eine Involution und gehört zu den Organen, die offenbar in der Kindheit und Vorgeburtlichkeit des Menschen ihre besondere Bedeutung haben.

Der Thymus leitet sich aus der dritten Schlundtasche des Kiemendarmes und damit von einer Region ab, die zur Parathyreoidea unmittelbare und zur Schilddrüse räumliche Beziehungen aufweist.[31] Von dort aus wandert der Thymus nach caudal. Es entsteht eine paarige Anlage und somit ein Bauplan, der typologisch dem des

Nerven-Sinnes-Systems entspricht. Es lässt sich in der mikroskopischen Betrachtung die dunklere, zellreiche Rinde von dem helleren Mark unterscheiden. Umfangreiche Lebensprozesse bedingen zunächst deutliches Organwachstum und lymphatische Proliferation. So ist der Thymus beim Neugeborenen verhältnismäßig groß und zeigt in der Kindheit noch ein gewisses Wachstum.[32,33]

Rudolf Steiner beschrieb die Bedeutung der Thymusdrüse wie folgt: „Es wird ... begreiflich erscheinen, daß der ganze Ätherleib, der ja die Wachstumskräfte des Menschen enthält, in der Kindheit anders wirken muß als im späteren Alter. Er muß Organe haben, in denen er gewissermaßen unmittelbare Angriffspunkte hat, um auf den physischen Leib zu wirken ... Daher sind Organe notwendig, wie die Thymusdrüse, bis zu einem gewissen Grade sogar die Schilddrüse, die ihre größte Aufgabe im kindlichen Alter haben, die dann zurückgebildet werden."[34]

In diese Lebendigkeit wird die astralische Qualität noch „schlafend" aufgenommen. Sie zeigt sich in der vom Thymus ausgehenden Prägung der lymphatischen Organisation und der damit verbundenen Innenraumbildung. Nach frühzeitiger Thymusentfernung bei Mäusen fiel die Unterentwicklung der lymphatischen Organe auf. Hauttransplantate wurden toleriert; es kam zur gestörten Hüllenbildung im Sinne einer immunologischen Insuffizienz. Insbesondere spielen hier die T (Thymus)-Lymphozyten eine Rolle. Diese treten als Gestalter in immunologischen Reaktionen auf und zeigen eine metamorphotische Beziehung zum Nervensystem.

Der *Thymus* stellt damit *kein Organ der unmittelbaren immunologischen Auseinandersetzung* dar, sondern prägt die gestaltende *Qualität des Nervensystems* in die *lymphatische Organisation.*

Er ist eine Art *„Kopf"*, der das übrige lymphatische System gestaltet. In diesem Zusammenhang ist neben der symmetrischen Anlage, die sich – zum Teil hinter dem Sternum gelegen und damit partiell schalenartig knöchern eingefasst – im oberen Thoraxdrittel entwickelt, die Blut-Thymus-Schranke zu erwähnen. Sie entspricht der Blut-Hirn-Schranke des Nervensystems. Auch weisen die in großer Zahl auftretenden Abbauprozesse in der Rinde mit Untergang von Lymphozyten bereits auf diese Beziehung zum Nervensystem hin.

Die *Innenraumbildung* durch die *astralische Organisation* wird von dem Wirken der Ich-Organisation erfüllt. Den immunologischen Reaktionen des Menschen liegt eine Prägung durch die Ich-Organisation zugrunde. Oftmals benutzte Bezeichnungen wie „biologisches Selbst" weisen in diese Richtung. Die Phänomene der Eigentoleranz und apoptotischen Eliminierung autoagressiver T-Lymphozyten drängen nicht nur zerstörende Funktionen zurück, sondern bedeuten im tieferen Sinne ein „Ja" zu dem gemäß der Ich-Organisation gestalteten Leib. Es ist eine Begegnung mit der individuellen Gestalt und Struktur des Menschen, die Ausdruck seiner Ich-Organisation ist. Im Thymus begegnen die T-Lymphozyten der immunologischen „Selbstrepräsentation", dem immunologischen „Homunculus" als Voraussetzung für die Erkennung von „Selbst" und „Fremd". Damit leben in diesen immunologischen Funktionen die Motive der „Selbst-"

und der „Welterkenntnis“, die sich auch dem geistigen Wesen des Menschen als Herausforderungen an sein Erkennen stellen.[35]

Exkurs

Der Thymus spielt für die Entwicklung der *immunologischen „Selbsttoleranz“* eine entscheidende Rolle. Unreife (CD-3$^-$, CD-4$^-$, CD-8$^-$) T-Vorläuferzellen differenzieren sich auf ihrer Wanderung vom Kortex zur Medulla in Helfer-T-Zellen (CD-3$^+$, CD-4$^+$, CD-8$^-$) und zytotoxische T-Zellen (CD-3$^+$, CD-4$^-$, CD-8$^+$). Thymozyten begegnen gewebsspezifischen Antigenen („tissue restricted antigens“), die medulläre epitheliale Zellen des Thymus exprimieren. Werden diese gewebsspezifischen „Selbstantigene“ im Sinne der organismischen Selbstrepräsentation im Thymus „erkannt“, so gehen diese Thymozyten durch Apoptose zugrunde. Nicht reaktive Thymozyten verlassen den Thymus als reife T-Zellen.
Von dieser zentralen Aufrechterhaltung der Selbsttoleranz unterscheidet man eine periphere. Für diese haben die „regulatorischen T-Zellen“ (T-reg$^-$, CD-4$^+$ mit hoher CD-25-Expression) eine funktionell unverzichtbare Bedeutung.

Erfolgt in der Pubertät das Erwachen des astralischen Leibes, so ereignen sich tiefgreifende Veränderungen. Auf den Thymus bezogen kommt es zur Größenabnahme, zur *Involution.* Zugleich tritt Fettgewebe in vermehrtem Maße auf. Der Thymus des Greises besteht schließlich aus einem nicht mehr deutlich gegen die Umgebung abgegrenzten Fettkörper, in dem aber noch immer Reste von Parenchym zu finden sind.[36] Dafür nimmt nun eine andere Drüse an Größe zu: die *Schilddrüse.* Diese steht dem astralischen Leib nahe, wie der Thymus dem ätherischen Organismus. Auf die Beziehung der Schilddrüse zum *Stirnhirn* wurde bereits in [→ XVII. 3.1 Die Leber-Schilddrüse-Stirnhirn-Metamorphose] hingewiesen. Auf nervaler Grundlage ermöglicht die astralische Organisation die Bewusstseinsentfaltung. In der damit charakterisierten Reihenfolge erkennt man die schrittweise Entwicklung des astralischen Leibes aus der Lebendigkeit der *Thymusdrüse,* über die zum Erwachen orientierende *Schilddrüsenfunktion* bis hin zur Bewusstseinsentwicklung auf Grundlage der *Nervenorganisation.*

Stellt man zusammenfassend die Charakteristik von Thymus und Milz einander gegenüber, so lässt sich eine Polarität erkennen: Der Thymus steht mit dem *Nerven-Sinnes-System* in Beziehung und entwickelt gestaltende Funktionen in der lymphatischen Organisation. Demgegenüber bildet die Milz inbesondere in der roten Pulpa eine Region aus, die intensive *Stoffwechselprozesse* entfaltet.

2.5 Die Wesensgliederwirksamkeit in der lymphatischen Organisation

Auf der *physischen Ebene* entwickelt sich die lymphatische Organisation in ihrem dreigliedrigen Aufbau [→ Abb.]. Sie ist von *Lebensprozessen (ätherische Organisation)* durchzogen. Diese fördern zunächst die Proliferationsmöglichkeit der lymphatischen Gewebe. Man denke in diesem Zusammenhang an deren beeindruckende Entfaltung v. a. in der

Kindheit (lymphatischer Rachenring, Thymus), die sich bis in die Zeit der Pubertät erstreckt und mit zunehmendem Alter zurücknimmt.

Im Weiteren bildet die Lymphe einen differenzierten Flüssigkeitsorganismus, der in sich abgestimmte Gestaltungsprozesse trägt. Es handelt sich um die auto- oder para- und auch juxtakrin wirkenden *Zytokine*, die im Flüssigen eine Vielzahl unterschiedlicher Prozesse gestalten. Die Zytokine wirken dabei zum großen Teil im Mikromilieu zwischen den Zellen mit verschwindend kleiner Stofflichkeit (pg- und ng-Bereich).

Diese Lenkung ermöglicht *Eigenraumbildung* und *Abgrenzungsfähigkeit* und lässt die sinnesempfindliche „Haut" entstehen, die den Organismus zur Ausbildung eines Innenraumes führt. Es ist die *astralische Ebene* der lymphatischen Organisation.

Die Eigenraumbildung orientiert sich schließlich auf das *Ich-Wesen*, das als „organisches Selbst" im menschlichen Organismus als Zentrum erscheint. Die Qualität der Sinneswahrnehmung steht damit in engem Zusammenhang [→ Abb.].

Ich-Organisation	→	„organisches Selbst" Sinnesfunktion des immunologischen Systems
astralische Organisation	→	funktionelle Eigenraum- und Hüllenbildung
ätherische Organisation	→	Proliferations- und Wachstumsprozesse der lymphatischen Organisation
physische Organisation	→	lymphatische Organisation

Das Wirken der Wesensglieder in der lymphatischen Organisation/Immunsystem des Menschen

In dem Wirken der Wesensglieder ist eine *Tages*- und eine *Nachtseite* zu unterscheiden: Der immunologische Funktionsstoffwechsel verlangt das Eingreifen der oberen Wesensglieder in vielen, zumeist abbauenden Prozessen; umgekehrt weisen die regenerierenden, aufbauenden Prozesse auf ihr Herauslösen, ihre dem Schlaf vergleichbare Wirksamkeit.

2.6 Entwicklung und Alterung des Immunsystems

Die Entwicklung der *Immunkompetenz* in der frühen Lebensphase des Menschen und ihre *Seneszenz* sind Ausdruck der Inkarnation bzw. Exkarnation des geistig-seelischen Wesens.

Der Mensch kommt umweltoffen zur Welt und entwickelt mit der Inkarnation der Ich- und astralischen Organisation langsam einen funktionellen Innenraum. Das Immunsystem erkennt die in ihn eindringenden Fremdqualitäten und überwindet sie durch entzündliche Prozesse. Im Alter ziehen sich diese Wesensglieder zurück, der Organismus wird wiederum umweltoffen mit der Konsequenz häufigerer, v. a. bakterieller Infektionen des alten Menschen. Wesentliche Veränderungen[37] sind die *Involution des Thymus*, die bereits beschriebene *Abnahme von Milzgröße und -gewicht*[38], verbunden mit einer reduzierten Phagozytoseleistung sowie zahlreiche Veränderungen des angeborenen, innaten und adaptiven Immunsystems. Eine verminderte Anzahl von naiven T-Lymphozyten mit z. T. gestörten Funktionen (u. a. geringere Proliferationsfähigkeit) verlässt den Thymus. Des Weiteren ist die gestaltende Funktion der T-Zellen (T-B-Zellen-Interaktion) eingeschränkt. Bei den B-Zellen kommt es mit dem Alter ebenfalls zu deutlichen Veränderungen: Im peripheren B-Zell-Pool nehmen die naiven B-Zellen sowie die stoffwechselaktiven B-Zell-Funktionen ab (geringere Antikörperproduktion und reduzierte Antikörperaffinität), der Anteil der Gedächtniszellen hingegen zu. Auch die dendritischen Zellen sind in ihrer antigenpräsentierenden „Wahrnehmungsfunktion" beeinträchtigt.[39]

Die zum Stoffwechsel-Gliedmaßen-System gehörenden Neutrophilen, Granulozyten, Monozyten und Makrophagen sind in vielen ihrer Funktionen reduziert. Neutrophile zeigen verminderte Stoffwechsel- (Reduktion der Phagozytosefähigkeit) und Bewegungsfunktionen (reduzierte Chemotaxis).

Mit dem *Alter* ziehen sich *astralische und Ich-Organisation* aus dem *Stoffwechsel-Gliedmaßen-System* zurück. Mit der *Dominanz des Nerven-Sinnes-Systems* entwickeln sich Skleroseprozesse.

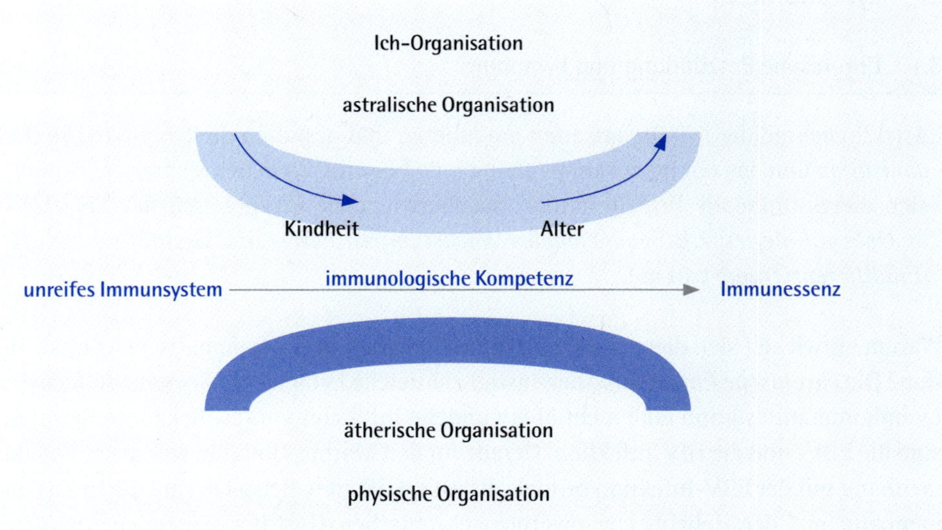

Lebensgeschichtliche Veränderungen des Immunsystems: In Kindheit und Jugend verbindet sich das seelisch-geistige Wesen des Menschen mit dem Leib, mit der Alterung kommt es demgegenüber zur Lösung. Entsprechend ist das junge Immunsystem noch unreif, entwickelt mit zunehmender Verbindung der höheren Wesensglieder mit dem Leib die Immunkompetenz und erfährt mit ihrem altersbedingten Lösungsprozess die Immunseneszenz.

Die *ätherische Organisation* ist durch die Metamorphose der Lebens- in Bewusstseinskräfte geschwächt. Die Involution des Thymus, die rückläufige Milzgröße und Veränderungen der sekundär lymphatischen Gewebe sind Ausdruck der reduzierten aufbauenden Lebensprozesse. Der *physische Organismus* verfestigt sich und zeigt degenerative und sklerosierende Qualitäten. Das *Nerven-Sinnes-System* dominiert den Gesamtorganismus. Infektionen werden aufgrund der eingeschränkten immunologisch modulierten

Entzündungsprozesse des Stoffwechsel-Gliedmaßen-Systems nicht mehr überwunden und gehen vielfach in eine chronische, zur Sklerose führende Entzündung über. So ist das Alter oftmals durch einen chronischen Inflammationsprozess („inflamm-aging") gekennzeichnet.[40] Auf die Beziehung der Skleroseerkrankungen wie Diabetes und Arteriosklerose sowie ggf. auch neurodegenerativer Leiden zu chronischen Entzündungsprozessen wurde bereits hingewiesen.

Neben den immunologischen Funktionen steht auch die lymphatische Organisation selbst mit der Bewusstseinsentwicklung in einem biografischen Zusammenhang. So ist das lymphatische Gewebe in der Kindheit besonders gut entwickelt. In dieser Zeit üben die ätherischen Kräfte noch eine starke, auf den Organismus orientierte Tätigkeit aus, die sich noch nicht in Bewusstseinskräfte verwandelt. Dies ändert sich mit der Pubertät und der zu ihr gehörenden Verwandlung des Seelenlebens. Mit der „Geburt" des astralischen Leibes beginnt die Rückbildung der lymphatischen Organisation. Die eigentlichen Altersveränderungen der Lymphknoten beruhen auf einer allmählichen Abnahme des lymphoretikulären Gewebes bei gleichzeitiger Vermehrung des Bindegewebes und einer Einlagerung von Fettgewebe.[41]

3. Lymphome

3.1 Chronische Entzündung und Lymphom

Astralische und die *Ich-Organisation* modulieren und gestalten die *lymphatische Organisation* und das mit ihr zusammenhängende Immunsystem des Menschen. Nimmt sich dieses ordnende Prinzip zurück, so überwiegt die *Proliferation* der *Einzelzelle. Unkoordiniertes*, z. B. *monoklonales Wachstum mit Form- und Gestaltungsverlust (Entdifferenzierung)* tritt auf.

Warum entwickelt sich diese proliferative Lebendigkeit in der lymphatischen Organisation? Die *chronische Entzündung* begünstigt zahlreiche Lymphome. So geht vielfach der Lymphommanifestation eine nicht überwundene Infektion voraus. Bekannte Beispiele sind die EBV- und die HIV-Infektion. Gerade für den Morbus Hodgkin wurde der Zusammenhang mit der EBV-Infektion oftmals diskutiert. Weitere Beispiele sind die in Zusammenhang mit der Helicobacter-positiven chronischen Gastritis stehenden Maltome. Chronische Entzündungen wie die Hepatitis C und auch die rheumatoide Arthritis korrelieren ebenfalls mit einer erhöhten Lymphominzidenz.

Die chronische Entzündung entsteht, wenn es der akuten Inflammation nicht gelingt eine die Integrität des Organismus störende Fremdqualität zu überwinden. Mit der *persistierenden, chronischen Entzündung* sind zahlreiche *Lymphome* assoziiert.

Ein Aspekt in der Entwicklung der Lymphome besteht somit in einer nicht ausreichenden Eigenraumgestaltung und Grenzbildung durch die oberen Wesensglieder. Die klinisch bedeutsame Infektanfälligkeit macht darüber hinaus deutlich, dass das Innere „zu offen" ist und Außenweltqualitäten eindringen lässt. Eine assoziierte Immundefizienz, wie sie z. B. beim Morbus Hodgkin vorliegt, zeigt ebenfalls die gestörte Hüllenbildung.

Lymphomerkrankungen gehen mit Einschränkungen der *Eigenraum- und Hüllenbildung* einher. Es entwickelt sich eine zu starke Außenweltorientierung und Umweltoffenheit.

In diesem Zusammenhang ist die überzufällige Häufung des gemeinsamen Auftretens von Non-Hodgkin-Lymphomen und malignen Melanomen zu erwähnen. Mit der malignen Erkrankung der äußeren Hülle (Haut) steht diejenige der „inneren Hülle" in Beziehung.[42]

3.2 Pathologie der Hüllenbildung: Lymphome und die Keimzentrumsreaktion

Im Allgemeinen treten maligne Neoplasien seltener in der Nerven-Sinnes- als in der Stoffwechselorganisation auf. Entsprechend überwiegen bei den Non-Hodgkin-Lymphomen die B-Zell- gegenüber den T-Zell- oder gar NK-Zell-Lymphomen.

3.2.1 Keimzentrumsreaktion

Die Pathogenese maligner Lymphome der B-Zell-Reihe ist eng mit der Keimzentrumsreaktion verbunden. In der B-Zell-Differenzierung begegnen sich Innen- und Außenwelt. Die B-Zell-Entwicklung beginnt in der „Innenwelt" des Knochenmarks. Demgegenüber öffnet sich die lymphatische Organisation in den immunologischen Reaktionen der Umwelt und erreicht in den Oberflächenstrukturen des menschlichen Organismus wie den Schleimhäuten den Kontakt zur Außenwelt. In den Keimzentren begegnen sich Innen und Außen, indem es zur Affinitätsreifung der aus der Innenwelt der menschlichen Organisation stammenden, „naiven" B-Zellen im Aufeinandertreffen mit den antigenen Qualitäten der Außenwelt kommt. Die Keimzentrumsreaktion dient somit der Generierung von B-Zellen mit hoch affinen, auf das Antigen ausgerichteten Immunglobulinmolekülen. Hierfür erfahren die antigenstimulierten naiven B-Zellen eine massive Proliferation in der dunklen Zone des Keimzentrums[43, 44], die der Formung und Lenkung bedarf.

Exkurs

Dicht gelagerte Zentroblasten bilden die „dunkle" Zone des Keimzentrums. Diese proliferierenden B-Zellen gehen in die weniger teilungsaktiven Zentrocyten v.a. in der hellen Zone über und exprimieren vermehrt Oberflächenimmunglobuline. Proliferation („Leben") und Differenzierung („Form") stehen sich in den Zentroblasten und -cyten gegenüber. Das dichte Netzwerk aus den follikulären dendritischen Zellen mit ihrer nervenzellartigen Gestalt gehört zur hellen Zone des Keimzentrums. B-Zellen befinden sich in der dunklen, der hellen und der Mantelzone [→ Abb.].

Keimzentren entstehen, wenn aktivierte B-Zellen die Lymphfollikel erreichen. In ihnen proliferieren die B-Zellen und können die somatische Hypermutation durchlaufen. Die nervenzellartig gestalteten follikulären dendritischen Zellen der hellen Zone stehen den proliferativen Lebensprozessen der B-Zellen (Zentroblasten der dunklen Zone) polar gegenüber.

Im *Keimzentrum* entwickelt sich *Abgrenzung und Hüllenbildung.*

Dieser sinnesorganartige, am Antigen orientierte Prozess geht auf der genomischen Ebene mit *somatischen Mutationen* (somatische Hypermutationen, SHM) in den variablen Abschnitten des Ig-Gen-Locus einher. Die sich entwickelnden, *spezifizischen B-Zellen* differenzieren sich dann weiter in langlebige *Plasma-* und *Gedächtnis-B-Zellen.* Die somatische Hypermutation findet sich bei B-, nicht bei T-Lymphozyten.[45]

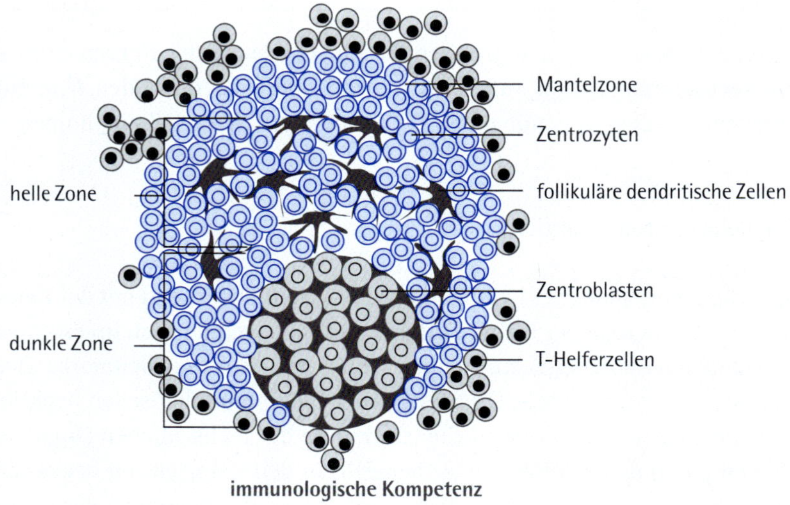

Keimzentrum[46]: Die nervenzellartig gestalteten, follikulären dendritischen Zellen der hellen Zone stehen den proliferativen Lebensprozessen der B-Zellen in der dunklen Zone des Keimzentrums polar gegenüber. Erstere stehen funktionell mit dem Nerven-Sinnes-System, letztere mit den Prozessen des Stoffwechsel-Gliedmaßen-Systems in Beziehung.

3.2.2 Non-Hodgkin-Lymphome: Präkeimzentrumslymphome – Keimzentrumslymphome – Postkeimzentrumslymphome

Die Keimzentrumsreaktion umfasst eine starke Expansion des entsprechenden B-Zell-Klons mit fortlaufenden, an der antigenen „Außenwelt" orientierten Mutations- und Rekombinationsereignissen des Genoms. Der beeindruckenden proliferativen Lebendigkeit steht physiologisch eine gestaltende Aktivität gegenüber: Mehr als 95% der Keimzentrums-B-Zellen gehen durch Apoptose zugrunde. Dem sich entfaltenden Leben stellt sich ein eindrucksvoller Abbauprozess entgegen.

Kommt es zu einer *Störung* im Verhältnis von *ätherisch dominierten Proliferationsprozessen* und der *abbauenden und formenden Wirksamkeit* der *oberen Wesensglieder* (s. u.), so entstehen die unterschiedlichen Formen der *Lymphome.*

Fehlfunktionen der somatischen Hypermutationen und des Ig-Klassenwechsels gelten als wesentliche Faktoren, die durch onkogene Mutationen und chromosomale Translokationen zur Aktivierung von Protoonkogenen und zur malignen Entartung von Keimzentrums-B-Zellen führen.

Dabei kommt es sowohl zur Steigerung der Wachstumsprozesse als auch zur Hemmung der Apoptose und Differenzierung. Ein Prototyp für die Steigerung des Wachstums ist das Mantelzelllymphom. Die normalen Mantelzellen befinden sich fast ausnahmslos in der Ruhephase. Im Rahmen der Entwicklung eines Mantelzelllymphoms endet diese und die Mantelzellen treten in den Zellzyklus und damit in die Proliferation ein. Auf chromosomaler Ebene ist dies mit der Translokation t(11;14) assoziiert. Auch das in seinem Wachstum beeindruckende Burkitt-Lymphom sowie das diffuse großzellige B-Zell-Lymphom vom ABC-Typ (activated B-cell type) zählen zu dieser Gruppe von Erkrankungen mit gesteigerter Proliferation.

Andererseits kommt es zu einer Einschränkung der gestaltenden, apoptoseauslösenden und auch der in die Differenzierung führenden Prozesse. Die meisten follikulären Lymphome und einige großzellige B-Zell-Lymphome sind hier beispielhaft zu nennen. Charakteristisch ist eine Überexpression des BCL-2-Gens, die zur vermehrten Bildung antiapoptotischer Proteine wie BCL-2 führt. Die Einschränkung der Differenzierung geht oftmals mit einer Steigerung der Proliferation und Hemmung der Apoptose einher. Ein eindrückliches Beispiel für eine Differenzierungsblockade ist das hochproliferative Burkitt-Lymphom. Bei den Keimzentrums-B-Zellen, wie den Zentro- und Präzentroblasten ist die eingeschränkte Differenzierung besonders problematisch, weil diese Zellen eine erhebliche proliferative Lebendigkeit entwickeln können.

Darüber hinaus bestimmen auch die umgebenden Zellen und nicht (nur) die Tumorzellen selbst die Aggressivität follikulärer Lymphome.[47] Ähnliches gilt im Unterschied zu den diffusen großzelligen B-Zell- und Mantelzellymphomen auch für das Plasmozytom.

Non-Hodgkin-Lymphome sind durch ein Ungleichgewicht zwischen der *gestaltenden Funktion* der oberen und den *proliferativen Lebensprozessen* der unteren Wesensglieder charakterisiert.

Auf ihren Ursprung bezogen manifestiert sich dieses Ungleichgewicht im *Keimzentrum* (Keimzentrumslymphome, also follikuläres Lymphom, diffuses großzelliges B-Zell-Lymphom vom GCB-Typ (germinal center B-cell-like-Typ), Burkitt-Lymphom und klassisches Hodgkin-Lymphom), in der *Mantel-* (Mantelzelllymphom) oder *Marginalzone* (MALT-Lymphom).

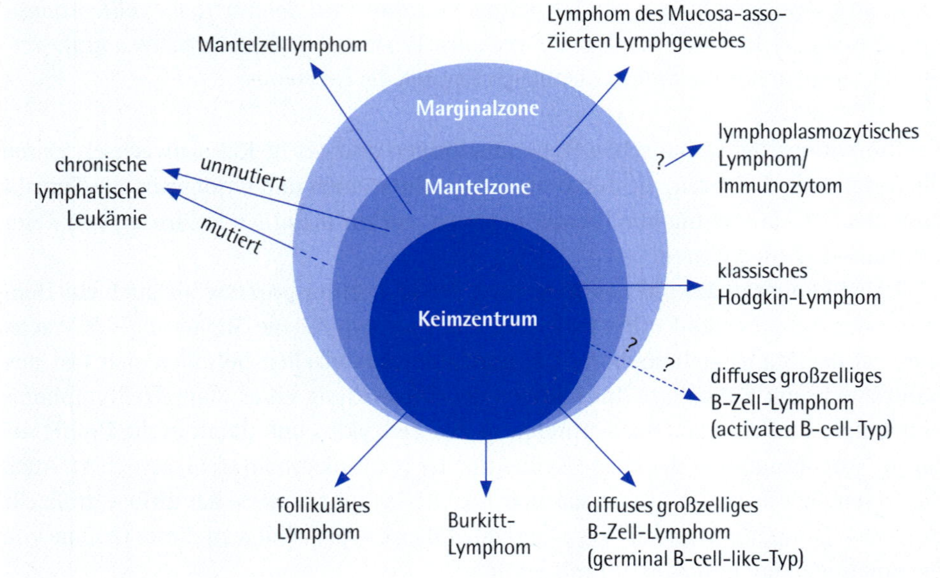

Ursprünge der B-Zell-Lymphome in Keimzentrum, Mantel- und Marginalzone

Vor dem Hintergrund der B-Zell-Differenzierung lassen sich neben den Keimzentrumslymphomen die zur Innenwelt des menschlichen Organismus gehörenden, noch nicht in Kontakt mit Außenqualitäten getretenen *Präkeimzentrumslymphome* (z.B. B-Zell-lymphoblastisches Lymphom) und die *Postkeimzentrumslymphome* wie Marginalzonenlymphom vom B-Zell-Typ, nodales Marginalzonenlymphom, Haarzellleukämie, einige diffuse großzellige B-Zell-Lymphome und das Plasmozytom abgrenzen [→ Abb.]. Ihre Beziehung zu den Zonen des Keimzentrums ergibt sich aus der nachstehenden Abbildung. Die B-CLL tritt sowohl als Prä- wie Postkeimzentrumslymphom mit prognostischen Unterschieden auf.

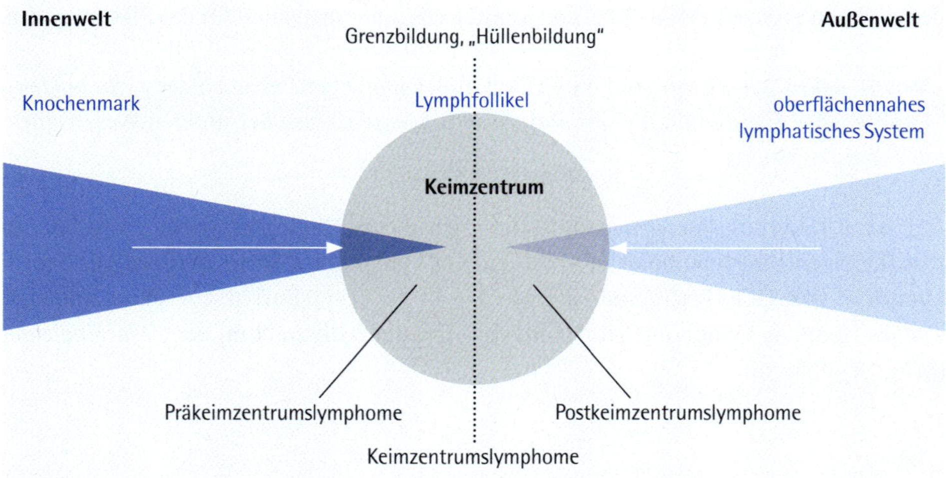

Das Verhältnis von Außen- und Innenweltqualitäten bei der Lymphomentwicklung der B-Zell-Linie

3.2.3 Das Hodgkin-Lymphom

Vor etwa 200 Jahren beschrieb Thomas Hodgkin (1798–1866) das heute nach ihm benannte, charakteristische Krankheitsbild. Die Inzidenz liegt bei 2,2 (Frauen) und 3,3 (Männer) pro 100.000 und blieb über die vergangenen Jahrzehnte niedrig.[48] Ätiologisch spielen verschiedenste Risikofaktoren wie virale Infektionen (EBV, HTLV, HIV, Retroviren) und T-Zell-Defekte eine Rolle. Familiäre Häufungen weisen auf erbliche Faktoren. Klinisch imponieren oftmals unifokale Vergrößerungen von Halslymphknoten.[49] Die Erkrankung beginnt also vielfach im oberen Menschen und breitet sich sekundär weiter aus. Die einkernige Hodgkin- und die mehrkernige Reed-Sternberg-Zelle stellen den typischen Befund beim Hodgkinlymphom dar.[50] Histologisch lassen sich vier Subtypen des klassischen Hodgkin-Lymphoms unterscheiden:

- lymphozytenreich klassisch (LRCHL)
- nodulär sklerosierend (NS)
- gemischtzellig (MC)
- lymphozytenarm (LDHL).

Dabei hat der lymphozytenreiche klassische Subtyp den prognostisch günstigsten Verlauf.[51] Während man früher die Hodgkinsche Erkrankung noch deutlich von den Non-Hodgkin-Lymphomen trennte, ist heute aufgrund der zellulären Abstammung der *Hodgkin-Reed-Sternberg-Zellen* (HRS-Zellen) von der B-Zell-Linie die Bezeichnung Hodgkin-Lymphom gebräuchlich. Es zeigte sich, dass die HRS-Zellen überwiegend die *molekulare Signatur* einer Keimzentrums- und Postkeimzentrums-B-Zelle tragen.[52,53]

Exkurs

Auffallenderweise zeigt das Hodgkin-Lymphom demgegenüber eine *variierende Expression* von Faktoren, die normalerweise mit verschiedenen Richtungen der hämatopoetischen Differenzierung in Verbindung stehen, wie z.B. mit dendritischen Zellen, Granulozyten, Makrophagen, B- und T-Zellen. Deshalb lassen sich die HRS-Zellen aufgrund von Morphologie, Immunhistochemie und Genexpressionsanalysen nicht sicher einem definierten hämatopoetischen Zelltyp zuordnen.[54] Offenbar wirken unterschiedliche „Urbilder" und Formprinzipien, ohne jedoch zu einer „Ausreifung" zu kommen. Demgegenüber weisen Non-Hodgkin-Lymphome der B-Zellreihe überwiegend eine Expression typischer Marker von B-Zell-Lymphozyten auf, wobei die Zuordnung zu bestimmten Reifungsstufen möglich ist.

Diese Phänomene und der Verlust B-Zell-typischer Marker deuten darauf hin, dass es sich beim Hodgkin-Lymphom um eine tiefgreifende Störung der B-Zell-Differenzierung handelt. Dem *Form- und Differenzierungsverlust* steht die Steigerung *proliferativer Lebensprozesse und der Schutz vor Apoptose* gegenüber. Zahlreiche Phänomene und komplexe Zusammenhänge, die hier nicht referierbar sind, wurden in den letzten Jahren erforscht. Für unsere Betrachtung ist auch beim Hodgkin-Lymphom das veränderte Verhältnis von *Form (Differenzierung)* und *Leben* wesentlich, das tiefer als bei den anderen B-Zell-Lymphomen in die B-Zell-Entwicklung einzugreifen scheint. Es sei darauf hingewiesen, dass neben den *zellulären Veränderungen* die Interaktion der HRS-Zellen mit dem umgebenden *Begleitinfiltrat*, bestehend aus einer großen Zahl von Entzündungszellen, in pathogenetischer und gegebenenfalls auch salutogenetischer Hinsicht zentral ist: Nur wenigen Tumorzellen steht das ausgeprägte inflammatorische Infiltrat gegenüber, das den Großteil der Tumormasse ausmacht.

3.3 Die Wesensgliederwirksamkeit bei der Lymphomerkrankung

Wenn sich die astralische und die Ich-Organisation von der physischen und ätherischen Organisation des lymphatischen Systems lösen, entstehen durch die fehlende astralische Gestaltung *Formverlust* (Entdifferenzierung) und eine autonomisierte, gesteigerte *Proliferation*. Die so reichlich vorhandenen Lebenskräfte der lymphatischen Organisation sind nun nicht mehr in den immunologischen Funktionsstoffwechsel einbezogen und einem übergeordneten Ordnungsprinzip unterstellt, sondern entfalten sich im proliferativen Lymphomwachstum. Hierzu passt die Charakterisierung Steiners, wonach der Krebserkrankung unverwandelte Lebenskräfte, die sich nicht im notwendigen Maße zu Bewusstseinskräften metamorphosierten, zugrunde liegen.[55]

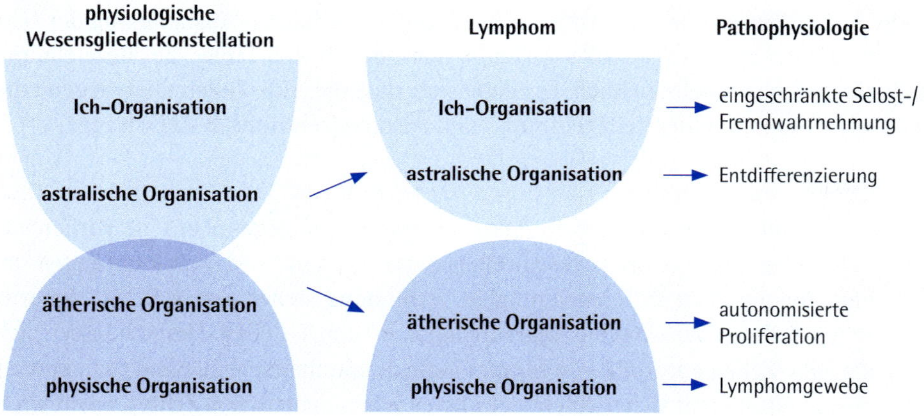

Die Wesensgliederkonstellation in der Lymphomentwicklung

Das Verhältnis von Leben und Form als Ausdruck der Wirksamkeit der unteren bzw. oberen Wesensglieder unterstreicht auch die Bedeutung des umgebenden Gewebes (tumour microenvironment) für die Lymphomentwicklung. So beeinflussen nicht nur die *genetischen Veränderungen*, sondern auch das *Mikromilieu* die Proliferation von Lymphomzellen und damit das klinische Verhalten des Lymphoms. Die „Umgebung" wirkt sogar stärker als die molekularen Merkmale der Tumorzelle[56], sie fördert u. U. die Erkrankung (z. B. beim Helicobacter-assoziierten MALT-Lymphom [→ XXIII. 4.2 Akute und chronische Gastritis]). In diesem Zusammenhang ist erneut auf die chronische Entzündung hinzuweisen.

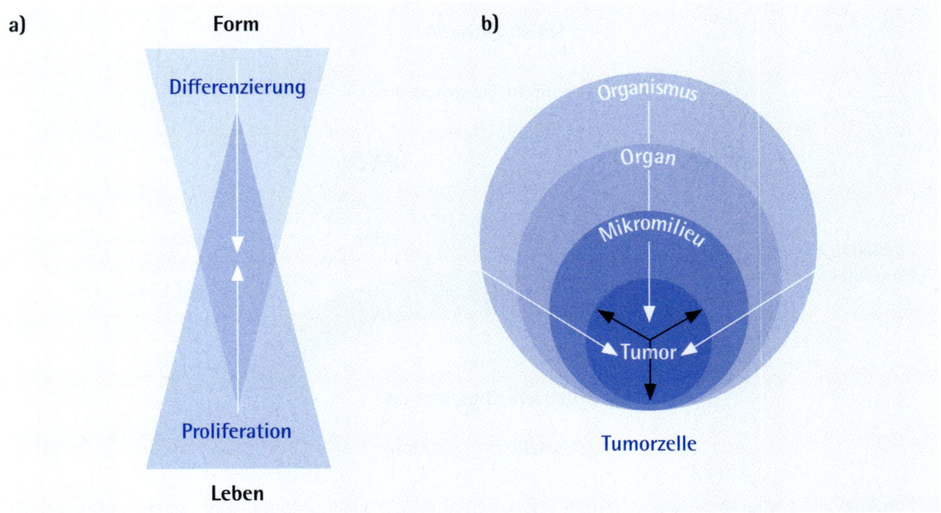

Form und Leben: Das Wechselverhältnis von Umgebung, Mikromilieu und Tumorzelle. a) Die proliferativen Prozesse in ihrer Beziehung zum Stoffwechsel-Gliedmaßen-System erfahren Form und Gestaltung durch das Nerven-Sinnes-System. Eingeschränkte Formkräfte bzw. entfesselte Proliferation kennzeichnen die Lymphome. b) Die Entwicklung des Lymphoms ist nicht nur durch die Tumorzellen, sondern auch durch das umgebende Milieu bestimmt.

3.4 Wirksamkeit der Wesensglieder im Lebenslauf

Der Mensch wird als ein sinnesorganartig im Umkreis lebendes Wesen geboren. Entsprechend hat sich beim Neugeborenen noch *keine Immunkompetenz* ausgebildet. Es besteht weitgehende „Hüllenlosigkeit" in Bezug auf eine Vielzahl von Infektionskrankheiten. Erst nach und nach lassen die oberen Wesensglieder einen individuellen Innenraum entstehen, dessen „Haut" das organische Eigensein vom Fremden abgrenzt. Dieser *Inkarnationsbewegung* steht die sich vorbereitende *Exkarnation* in der zweiten Lebenshälfte gegenüber.

Die ungenügende Wirksamkeit der oberen Wesensglieder führt zur Störung dieser Hüllen- und Innenraumbildung und zur sinnesorganartigen Umkreisoffenheit in der Lymphomentwicklung. Kommt es in der zweiten Lebenshälfte zu einem unphysiologischen Herauslösen der oberen Wesensglieder, so begünstigt dies die Entstehung von Lymphomen: Die in dieser Zeit häufiger auftretenden Lymphome erfahren hierdurch ihre Beleuchtung. Umgekehrt weisen die kindlichen Hämoblastosen auf eine unzureichende Inkarnation und leibbildende Aktivität der höheren Wesensglieder.

Natürlich entstehen in diesem Zusammenhang Fragen nach den Ursachen, die außer den bekannten Faktoren, wie z. B. Strahlenexposition, zytostatische oder immunsuppressive Therapien, in der Lage sind, die Aktivität der Ich-Organisation im Lebendigen zu behindern. Bewirken auch seelische, vielleicht schockartig erfahrene Erlebnisse eine solche Dislokation?[57, 58] Eine Metaanalyse zeigte für Lymphome, Melanome und das Mammakarzinom ein erhöhtes Erkrankungsrisiko nach tiefen Lebenseinschnitten.[59] Demnach dürften traumatische Erfahrungen, die ein physiologisches Wirken der Ich-Organisation „herausschocken", bedeutsam und auch in therapeutischer Hinsicht wichtig sein.

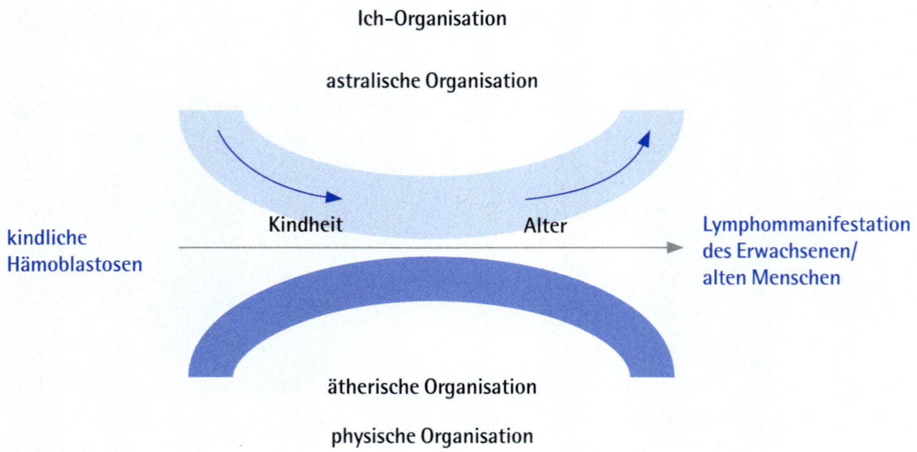

Lymphommanifestation der Hämoblastosen und Lebensalter: Der Inkarnationsweg der oberen Wesensglieder führt von der sinnesorganartigen Umkreisorientierung zur Entwicklung des immunologischen Eigenraumes und, im Alter, wieder zur Umkreisorientierung. (Hellblauer Bogen: In- und Exkarnation der oberen Wesensglieder, dunkelblauer Bogen: aufbauende leibliche Entwicklung und altersbedingte Devolution)

3.4.1 Innere Qualitäten der Lymphomerkrankung

Die immunologischen Funktionen entsprechen einem unterbewussten „Erkenntnisprozess", der in der Wahrnehmung und Erkennung des Antigens als Fremdqualität besteht und im Rahmen der Lymphomerkrankungen Einschränkungen im Sinne einer organismischen „Hüllenlosigkeit" erfährt. Die Frage nach den inneren Qualitäten der Lymphome orientiert sich also an dem geisteswissenschaftlichen Verständnis von Sinneswahrnehmung und Erkenntnis.

In der Sinnesorganisation lebt die wahrnehmende Tätigkeit des Ich. Das genauere Beobachten des Wahrnehmungsprozesses macht deutlich, wie jedes intensive Wahrnehmen das Ich mit dem Wahrgenommenen verschmelzen lässt. Es ist für kurze Zeit ein „Einswerden" mit der Welt, mit dem Umkreis, ein kurzes selbstvergessenes Hineinschlafen. Diesem muss im gesunden Wahrnehmen, dem Atmungsprozess vergleichbar, wieder das „Bei-sich-Sein" und damit die Abgrenzung und Hüllenbildung folgen.

Viele Lymphompatienten zeigen ein ausgesprochen liebevolles, von Dankbarkeit erfülltes Seelenleben. Auch beobachtet man ein lichtvolles, „sonnenhaftes" Element in der Seele, die sich ganz der Mitwelt öffnet und manchmal in kaum steigerbarer Selbstlosigkeit den Anforderungen des Umkreises folgt. Damit stellt sich die innere Aufgabe einer gesunden Hüllenbildung und damit des richtigen Verhältnisses zwischen „Innen" und „Außen", also „Ich" und „Welt". Rudolf Steiner beschrieb Voraussetzungen und Bedingungen für die innere Entwicklung des Menschen.[60] Die vierte von sieben Bedingungen betrifft dieses Verhältnis von Innen und Außen.

4. Therapeutische Gesichtspunkte

Bei vielen lymphatischen Neoplasien bringen *Chemo-* und *Strahlentherapie* sowie die *Antikörper-basierten Therapien* erhebliche Prognoseverbesserungen und langfristiges Überleben [→ XVIII. 3.3 Chemotherapie]. So kommt z. B. beim diffusen großzelligen B-Zell-Lymphom eine primäre Immun-Chemotherapie zum Einsatz. Die niedrigmalignen Non-Hodgkin-Lymphom-Subtypen (z. B. chronisch lymphatische Leukamie (CLL), follikuläres Lymphom Grad 1 und 2, Morbus Waldenström, Marginalzonen-Lymphom u. a. wachsen oftmals langsam und erhalten bei keiner oder nur geringer Symptomatik meistens keine aktive Behandlung, da der Spontanverlauf in vielen Fällen kaum progredient ist und dem Patienten durch das abwartende Vorgehen kein Nachteil entsteht.[61] In dieser Zeit kommt allerdings die Misteltherapie in Verbindung mit den nachstehend aufgeführten Arzneimitteln zum Einsatz, wodurch „ein Progress hinausgezögert oder sogar eine Remission erreicht werden kann".[62] Die Misteltherapie beeinflusst vermutlich auch das Tumor-assoziierte Mikromilieu und transformiert es von einem „immune escape pattern" zu einem „immunosurveillance pattern".[63] Die Bedeutung des „Tumor-Microenvironment" zeigte man bereits vor Jahren am Beispiel des follikulären Lymphoms.

Die Chemotherapie bremst die entfesselte proliferative Lebendigkeit. Bei gegebener Indikation kommt sie nach entsprechender Aufklärung des Patienten hinsichtlich der bekannten Nebenwirkungen und auch der Bedeutung für das seelisch-geistige Wesen [→ XVIII. 3.3.1 Die Bedeutung der Chemotherapie für die Wirksamkeit der Wesensglieder] zum Einsatz. Auf die begleitende Medikation wurde in [→ XVIII. 3.3.2 Therapeutische Begleitung während der Chemotherapie] hingewiesen. Diese ist u. U. aufgrund der möglichen Spätfolgen (z.B. kanzerogenes Potenzial bei einigen Therapeutika), aber auch der therapieassoziierten Beschwerden (z.B. Fatigue-Syndrom, Infektanfälligkeit) längerfristig erforderlich.

Gelegentlich lehnen Patienten eine Chemotherapie ab. Hier sind in gezielten Gesprächen die inneren Gründe herauszuarbeiten und vor den Hintergrund eines umfassenden Therapiekonzeptes zu stellen. Die ablehnende Haltung weist neben der immanenten Kritik an einem chemotherapeutischen Behandlungsregime auf den Wunsch nach Unterstützung der salutogenetischen Wesensgliederaktivität. Immer wieder gelingt es, die unterschiedlichen Therapieoptionen in ein für den Patienten ausgewogenes und sinnhaftes Konzept zu integrieren.

Therapeutisch ist die *leiborientierte Wirksamkeit* der *oberen Wesensglieder* zu *unterstützen* und die *enthemmte proliferative Lebendigkeit* zu *beeinflussen.*

Plumbum fördert die Abgrenzungsfähigkeit und hat damit in der Lymphomtherapie eine Bedeutung. Häufig kommt das *Barysilit* oder auch *Plumbum silicium* als *Blei-Quarz-Verbindung* zum Einsatz, um durch den Quarz zusätzlich den Sinnesaspekt anzusprechen.

- *Plumbum silicium D20* (Weleda) Amp. s.c. — bis 1-0-0

- *Lien/Plumbum* (Wala) Amp. s.c. bis 1-0-0

Das Arzneimittel *Lien/Plumbum* spricht die mit dem Blei in Beziehung stehende Milz als Organ des Grenzebildens an. Die *Milzeinreibung* mit

- *Plumbum metallicum 0,4 %* (Weleda) Salbe bis 1 x täglich

unterstützt diese *grenzbildende Qualität*. Wendet man das Blei-Prinzip am Morgen an, so das Silber am Abend. Das *Argentum* fördert die strukturierenden Qualitäten in der lymphatischen Organisation:

- *Argentum metallicum praeparatum D6* (Weleda) Trit. 0-0-1 MSP.

Bei neurasthenischer Konstitution beginnt man in der Regel mit einer höheren, bei stoffwechselbetonter Konstitution mit einer tieferen Potenzierung. Bei einem *ätherisch geschwächten Patienten* kommt die *Schwefelverbindung* des Silbers (Silberglanz, Argentit)

- *Argentit D6* (Weleda) Trit. 0-0-1 MSP

in Betracht.

Angesichts der proliferativen Lebendigkeit der Lymphome sind die zu gering ausgeprägten Gestaltungskräfte zu unterstützen. Antimon verbindet die Wirksamkeiten der astralischen mit der ätherischen Organisation:

- *Stibium metallicum praeparatum D6* (Weleda) Trit. 1-1-1 MSP
- *Stibium metallicum praeparatum D6* (Weleda) 10 ml Amp. i.v. 1 x wöchentlich und in Verbindung mit der Chemotherapie (als Prämedikation)
- *Antimonit D6* (Weleda) Trit. 1-1-1 MSP.

Patienten beschreiben oftmals den formenden und strukturierenden Einfluss der Stibiumtherapie.

Besteht eine zum *Träumen* neigende Bewusstseinsqualität, so kommt

- *Arsenicum album D6* (Weleda) Dil. 20-0-0 gtt

in Betracht, das sich dem Aufwachprozess des Menschen als wesensverwandt erweist und als ein Heilmittel „gegen zu starkes ätherisches Wuchern der Organe“ wirkt.[64] In den von Rudolf Steiner beratenen Krankheitsfällen findet sich eine Anwendung bei „Lymphomen“ (Arsenicum album D3-D4) zusammen mit Silicea D10-D15. Auch wenn man nicht davon ausgehen kann, dass es sich um ein Non-Hodgkin-Lymphom handelte, so ist dieser Hinweis doch für diesen Zusammenhang wertvoll. Auf die Bedeutung des Arsens in der Hämatologie sei hingewiesen.[65]

Bei *seelischer „Asthenie"* und *„anämischem" Hautkolorit* ist an

■ *Ferrum hydroxydatum 5%* (Weleda) Trit.	1-1-0 MSP
■ *Ferrum hydroxydatum 50%* (Rezepturpräparat, z. B. Apotheke an der Weleda) Trit.	1-1-0 MSP

zu denken. Darüber hinaus wirkt bei Schwäche, Müdigkeit und depressiver Erschöpfung

■ *Levico comp.* (Wala) Amp. s.c.	bis 1 x täglich

hilfreich. Als Viscum-Präparat kommt oftmals eine *Nadelbaum-Mistel* zum Einsatz:

■ *Iscador P 1-20 mg* (Iscador) Amp. s.c.	3 x wöchentlich
■ *abnobaVISCUM Pini 0,02 bis 20 mg* (Abnoba) Amp. s.c.	3 x wöchentlich
■ *Helixor P 1 bis 100 mg* (Helixor) Amp. s.c.	3 x wöchentlich
■ *Iscucin Pini bis Stufe H* (Wala) Amp. s.c.	3 x wöchentlich.

Die Mistel hat auch in der Lymphomtherapie eine große Bedeutung. Kühn et al. dokumentieren an zahlreichen Patienten mit einem Non-Hodgkin-Lymphom (partielle) Remissionen unter Misteltherapie, die über Jahre anhielten.[66] Eine früher diskutierte Lymphomprogression durch Misteltherapie zeigte sich bislang nie. Vielmehr ergab die retrospektive Untersuchung mistelbehandelter Patienten des Gemeinschaftskrankenhauses Herdecke im Vergleich zu den Daten des Epidemiologischen Krebsregisters Saarland eine auffallend höhere Wahrscheinlichkeit für ein Überleben.[67,68] Die Viscum-Wahl erfolgt aufgrund der gestaltenden Qualität der Kiefern-Mistel (s. u.). Eine präklinische Studie[69] zeigte für die Kiefer- (Helixor P) und die Tannen-Mistel (Helixor A) eine zytotoxische Wirksamkeit in einer lymphoblastischen Leukämie-(ALL)-Zelllinie, wobei die Pinien-Mistel stärker wirkte. Es ließ sich eine dosisabhängige Apoptoseinduktion als Hauptursache des Zelluntergangs nachweisen. Ebenso zeigte sich an CML-, humanen Plasmozytom- und murinen lymphatischen Leukämiezellinien die dosisabhängige Apoptoseinduktion durch Mistelextrakte (nachgewiesen für abnobaVISCUM Fraxini) unter Einschluss der Caspase-9-Aktivierung.[70]

Außer den häufig eingesetzten Nadelbaum-Misteln gab es auch mit *Laubbaum-Misteln*

■ *abnobaVISCUM Fraxini bis 20 mg* (Abnoba) Amp. s.c.	3 x wöchentlich
■ *Helixor M bis 100mg* (Helixor) Amp. s.c.	3 x wöchentlich

positive Verläufe. Bei niedriger Proliferationsrate und im Vordergrund stehender Fatigue eignen sich Laubbaum-Misteln möglicherweise besonders.[71] Zudem bestehen klinische Erfahrungen mit der intraläsionalen Mistel-Therapie. Remissionen von kutanen B-Zell-Lymphomen bei fieberinduzierender Misteltherapie (i.v., s.c. und intratumorale Applikation) sind publiziert.[72] Auch ist eine komplette Remission eines diffusen großzelligen B-Zell-Lymphoms (DLBCL) unter Misteltherapie – nach Versagen einer R-CHOP-Therapie – dokumentiert.[73]

Eine Arzneipflanze, die Rudolf Steiner für die onkologische Therapie vorschlug, ist *Helleborus niger*, die Christrose.[74] Anders als die Mistel entwickelt sich diese ebenfalls zur „Unzeit" blühende Pflanze nicht erdfern in der Lauborganisation der Bäume, sondern sucht den die *Wurzelregion* und damit die Repräsentanz des *Nerven-Sinnes-Systems* der Pflanze aufnehmenden Boden. Die Mistel entwickelt Senker, aber keine Wurzel, Helleborus verankert sich demgegenüber mit dem Rhizom und den anhängenden Wurzeln fest in der Erde.[75] Die Blüten der Mistel sind unscheinbar, deutlich sichtbar hingegen die Mistelfrucht. Polar hierzu betont Helleborus die Blüte. Die Mistel meidet Buchen, Helleborus ist hingegen oftmals unter diesen Bäumen anzutreffen. Während die Mistel in den Viscotoxinen die Nähe zum Schlangengift zeigt, entwickelt Helleborus eine solche zum Krötengift. Das in ihr anzutreffende Steroidhormon Beta-Ecdyson wirkt im Insektenreich als Wachstums- und Differenzierungshormon und spielt eine wichtige Rolle in der Metamorphose vom Larvenstadium zum reifen Insekt. Dieser Bezug zum Nervensystem weist auf die gestaltenden und u. U. redifferenzierenden Potenziale dieser Heilpflanze. Die nachgewiesene Zytotoxizität nimmt im wässrigen Extrakt von der Blüte über die Blätter zur Wurzel zu. Eine Apoptoseinduktion ist für Lymphomzellen belegt. Während die Mistel durch die Betonung der sulfurisch-phosphorigen Qualitäten mehr die entzündlichen Reaktionen anregt, so scheint Helleborus weniger inflammatorisch zu wirken, sondern die gestaltenden Kräfte des Nerven-Sinnes-Systems zu unterstützen. Die Mistel hat eine intensive Beziehung zu Wärme, die Christrose zum Licht, das in ihren weißen Blüten aufleuchtet. Aufgrund dieser Qualitäten kommt Helleborus bei zur Generalisation neigenden Tumorverläufen zum Einsatz. Des Weiteren bestehen positive Erfahrungen bei Patienten mit Tumorfieber, also einem entzündlichen Bild.[76] Aufgrund der Beziehung zu den gestaltenden Kräften des Nerven-Sinnes-Systems kommt Helleborus oftmals bei Hirnmetastasen und Meningeosis carcinomatosa zum Einsatz. Im Falle von Bewusstseinseinschränkungen (z. B. auch in Zusammenhang mit kognitiven Beeinträchtigungen infolge Chemotherapie, Chemo-brain-Syndrom) unterstützt *Helleborus* die zum Nerven-Sinnes-System gehörende Aktivität der astralischen Organisation [→ XVIII. 4.10.1 Zerebrale Metastasierung, Hirnödem]. Damit fördert die Mistel die Eigenraumgestaltung durch die Ich-Organisation in der Wärmebildung, Helleborus die Eigenraumgestaltende astralische Organisation. Sie wird deswegen auch dann eingesetzt, wenn Corticosteroide erforderlich wären.

In-vitro-Studien an Zellkulturen (Burkitt-like Lymphom, B-precursor ALL, T-Zell-leukämie) wiesen eine proliferationshemmende Wirkung nach und belegten die Apoptoseinduktion durch Helleborus niger.[77,78]

▪ *Helleborus niger aquos. D3-D6* (Helixor) Amp. s.c.	3 x wöchentlich
▪ *Helleborus niger e planta tota D3-D6* (Wala) Amp. s.c.	3 x wöchentlich
▪ *Helleborus niger, Planta tota D2, D3* (Rezepturpräparat, z. B. Apotheke an der Weleda) Dil.	20-20-20 gtt

Besteht eine schwache leiborientierte Wesensgliederwirksamkeit, die auch zur Strumabildung führt, so spricht das für eine Therapie mit *Colchicum* als einer weiteren, „zur Unzeit" blühenden Pflanz. In den von Rudolf Steiner beratenen Krankheitsfällen[79] gab es eine Empfehlung bei Morbus Hodgkin – Colchicum-D5-Injektionen jeden zweiten Tag im Wechsel mit Capsicum D10 –, eine weitere in dieser Kombination, offenbar mit Heilungserfolg, bei einer Lymphomerkrankung.

▪ *Colchicum, Tuber Rh D3, D6* (Weleda) Dil.	20-20-20 gtt

Als Heilmittel aus dem Tierreich stehen die *Organpräparate* zur Verfügung, die meist in hoher Potenzierung die gestaltenden Qualitäten der astralischen Organisation an die ätherische Proliferation herantragen. Sie können gemeinsam mit dem *Argentum* (Argentum metallicum praeparatum) in höherer Potenzierung injiziert werden.

Kasuistik

Es handelt sich um eine 76-jährige Lehrerin mit *lymphoplasmozytoidem Immunozytom* (Ann-Arbor-Klassifikation IV). Sie ist von zarter Konstitution mit blassem, anämischem Hautkolorit und klagt über Müdigkeit und Schwäche sowie über bis in die Kindheit zurückreichende abdominelle Beschwerden. Eine innere Lebendigkeit, vielerlei Interessen und Offenheit prägen ihr Wesen. Als Lehrerin betreute sie die Schüler (auch im Förderunterricht) hingebungsvoll. Innerhalb der ambulanten Betreuung fiel eine Anämie und Paraproteinämie auf. Aufgrund ihres Wunsches nach anthroposophisch-medizinischer Behandlung suchte sie die onkologische Ambulanz unserer Klinik auf.

Aufnahmestatus: Anämisches, gräulich tingiertes Hautkolorit. Palpatorisch kirschgroße zervikale Lymphknoten linksseits. Sonst kein Nachweis vergrößerter Lymphknoten supraklavikulär, axillär und inguinal. Laborchemisch bestand ein normochromes BB (9,4 g/dl), im Differenzialblutbild eine relative Lymphozytose (88 %). In der Elektrophorese [→ Abb.] findet sich ein M-Gradient. Das IgM ist mit 1184 mg/dl deutlich erhöht (Normwert: 40–230 mg/dl) bei nachgewiesener Monoklonalität.

Knochenmarksbiopsie: Im Knochenmark findet sich eine praktisch vollständige Verdrängung der normalen Hämatopoese durch ein niedrigmalignes Lymphom. Dieser Befund zeigt sich auch in der Histologie (positiv für CD-20, -23, -43; negativ für CD-5, Kappa, Lambda). Die Markierung passt gut zu einem lymphoplasmozytoiden Immunozytom.

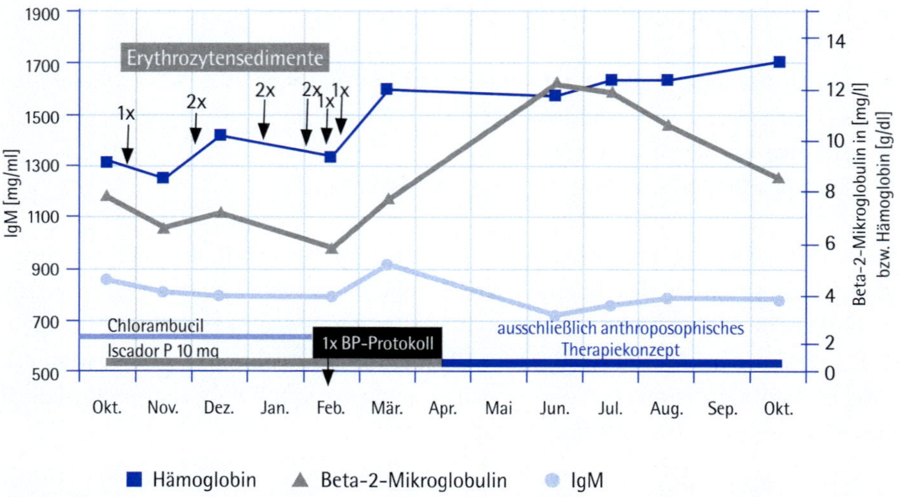

Lymphoplasmozytoides Lymphom: 1-Jahres-Verlauf

Therapie und Verlauf: Aufgrund des erheblich reduzierten Allgemeinzustands, einhergehend mit Müdigkeit, Erschöpfung und der vorliegenden Anämie, wurde – wie zu dieser Zeit üblich – die Behandlung mit *Chlorambucil* begonnen und mit der *Misteltherapie (Iscador P 1 mg)* ergänzt. Hierunter ließ sich keine Besserung erreichen. Innerlich fühlte sich die Patientin erschöpft und „seelisch mehr irdisch". Es kam zu einer weiteren Verschlechterung des Allgemeinzustandes und einer zunehmenden Transfusionsbedürftigkeit. Zusätzlich entwickelte sich ein belastender Pruritus (Arzneimittelexanthem). Daraufhin erfolgte die stationäre Aufnahme in unsere Klinik. Bei Ineffektivität des bisherigen Therapieansatzes und der weiterbestehenden Progredienz der Grunderkrankung wurde Bendamustin (BP-Protokoll) eingesetzt und auch die weitere Behandlung verändert (Iscador P 5 mg (3 x wöchentlich), Levico comp., Helleborus niger D6, Colchicum D3, Rosatum Heilsalbe). Wenige Wochen später wurde die erneute stationäre Aufnahme bei transfusionspflichtiger Anämie (Hb 7,0 g/dl) und Leukopenie (1,7/nl) sowie ausgeprägten Beinödemen erforderlich. Es bestanden immer wieder subfebrile Temperaturen bei röntgenologisch nachgewiesener Bronchopneumonie bds. Die von Schwäche gekennzeichnete Krankheitssituation machte eine antibiotische Therapie (Cefuroxim) unverzichtbar. Es kam protrahiert zu einer Besserung, allerdings begleitet von einem weiterhin hartnäckigen und mit quälendem Juckreiz einhergehenden generalisierten Ekzem. Der nebenwirkungs- und komplikationsreiche Verlauf führte sukzessive zu der Entscheidung, die „konventionelle" Therapie aufzugeben. Einige Wochen nach Entlassung aus der Klinik entwickelte sich ein neutropenisches Fieber mit max. 42 °C Rektaltemperatur und 1.300 Leukozyten/µl. Nun war es der klar geäußerte Wunsch der Patientin, auf jegliche konventionelle antibiotische Therapie zu verzichten. Es begann eine Medikation mit Phosphor D8 Amp. 1-1-0 (i.v.), Argentum D30 / Echinacea D6 Amp. 1-0-1 sowie Lachesis comp. Ampullen.

Unter einer Begleitmedikation mit Apis und Belladonna (Erysidoron 1) und Erysidoron 2 trat eine rasche Entfieberung ein [→ Abb.].

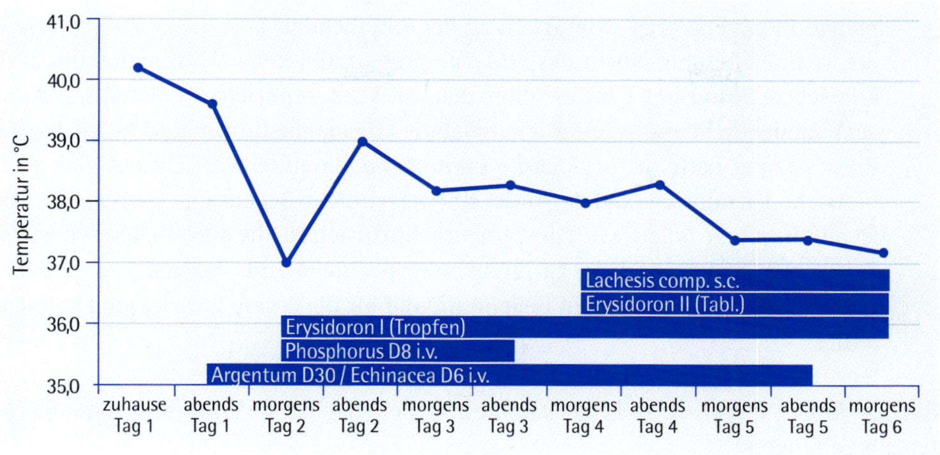

Neutropenisches Fieber und Temperaturverlauf unter anthroposophischer Therapie

In der Folge führten wir die Therapie der Grunderkrankung unter folgenden Gesichtspunkten durch: Zur Verstärkung der Aktivität der oberen Wesensglieder begann bei der offenkundig vorliegenden Störung des Eisenprozesses eine Therapie mit *Ferrum hydroxydatum 50 %*. Den Eisenimpuls unterstützt die *Kiesel-Eisen-Verbindung Nontronit D15 s.c.*, um die Formkräfte anzuregen. Immer wieder kam *Levico comp. s.c.* hinzu, insbesondere in Zeiten innerer Traurigkeit und Lichtlosigkeit. Die Ordnungskräfte der oberen Wesensglieder unterstützte das potenzierte Thymuspräparat *Thymus D8 s.c.*. Die *Misteltherapie*, die ebenfalls die oberen Wesensglieder in eine verstärkte Verbindung mit den unteren führt, erfolgte mit *Helixor A 1 mg*. Die Lokalreaktion erreichte maximal 4 cm. Im weiteren Verlauf kam es zur Stabilisierung der objektiven Parameter und des Befindens. Bluttransfusionen waren nicht mehr erforderlich und Kräftigkeit entwickelte sich zusehends. Abdominelle Beschwerden sprachen auf *Cichorium/Pancreas-Injektionen* an.
Drei Monate später setzte eine regelmäßige *heileurythmische Therapie* ein (1- bis 2-mal pro Woche). Im Mittelpunkt stand die sogenannte „*Krebs-Reihe*" *(O-E-M-L-I(EI)-B-D)*. Die Patientin erlebte die „Bildung der Mitte", insbesondere bei den Lauten O und E. Das B unterstützt die „Ummantelung" und Hüllenbildung. Insgesamt ließ sich das Entstehen eines „Innenraumes" bemerken. An diese Lautfolge schloss sich aufgrund der immer wieder angegebenen abdominellen Beschwerdesymptomatik die Reihe *L-T-D-R*. Hierunter entwickelte die Patientin nach Beobachtung der Heileurythmistin erstmals innerliche Wärme „bis hin zu roten Wangen", und die Beschwerden besserten sich. Insgesamt ließ sich gegenüber dem extrem volatilen Krankheitsverlauf zu Beginn nun eine langfristige Stabilität bei erstaunlich guter körperlicher Leistungsfähigkeit, innerer Zuversicht und Frische erreichen. Die Therapie umfasste ein zytoreduktives und anthroposophisches Behandlungskonzept. Deshalb stellt sich die Frage nach dem jeweiligen Anteil an dem positiven

Ergebnis. Die zuerst durchgeführte Therapiephase unter Einschluss von Chlorambucil brachte keine Besserung, sondern führte zu einer weiteren Progression der Grunderkrankung mit klinischer und laborchemischer Verschlechterung. Der einmalige BP-Zyklus trug womöglich zu der entfallenden Transfusionspflichtigkeit bei, senkte allerdings nicht das IgM-Paraprotein und Beta-2-Mikroglobulin. Zur klinischen Besserung kam es unter dem anthroposophischen Behandlungskonzept mit deutlichem Abstand zur (einmaligen) Bendamustinmedikation. In unserer Einschätzung hatte die *hochfebrile Erkrankung*, die unter Verzicht auf eine antibiotische Therapie behandelt wurde, eine wesentliche Bedeutung. Darüber hinaus ist auf die *starke innere Kraft der Patientin* hinzuweisen, die auch in den schweren Zeiten mit Zuversicht diese zu ihrem Schicksal gehörende Erkrankung annahm und sie in ihrer biografischen Bedeutung und für die innere Entwicklung kennenlernte.

Bei der *chronisch-lymphatischen Leukämie* bestehen vereinzelte Erfahrungen mit Flechtenzubereitungen

- *Cetraria praeparata 0,01-1 %* (Iscador) Amp. s.c. 1-0-0

in Ergänzung zu Helleborus und auch Barysilit (D20, D6).[80] Positive Berichte liegen im Hinblick auf die begleitende Lymphomtherapie vor.[81]

4.1 Die B-Symptomatik

Zu den besonders beeinträchtigenden Beschwerden des Lymphompatienten gehört die sogenannte *B-Symptomatik*. Sie zeigt in vielen ihrer Symptome eine *entzündliche Qualität*. Das rhythmisch wiederkehrende Fieber, die lästigen Schweißausbrüche – besonders in der Nacht –, eine allgemeine Schwäche und Abgeschlagenheit belasten den Patienten und führen zu Gewichtsabnahme, u. U. auch zur Bettlägerigkeit. Es handelt sich um ein entzündliches Geschehen, das die höheren Wesensglieder nicht mehr lenken, sondern einem ungeführten, lebenverzehrenden Krankheitsprozess entspricht.

Hier sind das Ich und der astralische Leib wieder an die Entzündungsprozesse als lenkende Instanzen heranzuführen. Deshalb kommt eine Therapie mit *Phosphor* in mittlerer Potenzierung morgens und *Argentum* in hoher Potenzierung abends – ggf. i.v. appliziert – in Betracht

- *Phosphorus D8* (Wala, Weleda) Amp. s.c. 1-0-0
- *Argentum metallicum praeparatum D20* (Weleda) Amp. s.c. 0-0-1

Das höher potenzierte *Silber* stärkt die *Gestaltungskräfte der Entzündung*. Bei einem Belladonna-typischen klinischen Bild der v. a. stoffwechselbetonten Konstitution ist auch an

▪ *Erysidoron 1* (Weleda) Dil.	10-10-10 gtt

und

▪ *Lachesis comp.* (Wala) Amp. s.c.	1-0-0,

das Belladonna in tiefer Potenzierung enthält, zu denken. Die Christrose begrenzt durch ihre Beziehung zum Nerven-Sinnes-System die ungesteuerten, entzündlichen Stoffwechselprozesse und ist manchmal überraschend hilfreich[82]:

▪ *Helleborus niger aquos. D3-D12* (Helixor) Amp. s.c.	3 x wöchentlich bis mehrmals täglich
▪ *Helleborus niger e planta tota D3, D6, D12* (Wala) Amp. s.c.	3 x wöchentlich bis mehrmals täglich.

Das häufige *Schwitzen* bessert sich oftmals mit

▪ *Conchae D6 bis Conchae 50 %* (Weleda) Trit.	1-1-1 MSP.

Bestehen gleichzeitig *innere Unruhe* und *Exzitation* des astralischen Leibes, so ist zusätzlich

▪ *Bryophyllum 50 %* (Weleda) Trit.	1-1-1 MSP

sinnvoll. Schließlich ist auch an

▪ *Salvia officinalis D1* (DHU) Dil.	15-15-15 gtt
oder phytotherapeutisch	
▪ *Sweatosan N Dragees* (Novartis)	3 x 1–2

zu denken, was die zentrifugalen Prozesse im Flüssigkeitsorganismus begrenzt. Bei *sympathikotoner Dominanz* und *palmoplantarer Hyperhidrosis* bestehen positive Erfahrungen mit

▪ *Sympathicus Gl D30* (Wala) Amp. s.c.	1-0-0.

Die chronisch-lymphatische Leukämie (CLL) vom B-Zell-Typ gehört zu den niedrig malignen Non-Hodgkin-Lymphomen und stellt die häufigste Leukämie in der westlichen Welt dar (6/100.000 in Deutschland).[83] Sie findet sich v.a. bei älteren Patienten (das mediane Alter liegt bei etwa 72 Jahren)[84] und steht mit der Exkarnation der oberen Wesensglieder (Ich- und astralische Organisation) in Zusammenhang. Im Unterschied zu den myeloischen Zellen bilden die Lymphozyten in den lymphatischen Geweben, den Lymphknoten und -gefäßen ein eigenständiges, weit verteiltes Organ. Dieses sucht die Grenzen des Organismus auf und bildet eine „immunologische Haut" bzw. Hülle. Kommt es hier zur schlafähnlichen Lösung der oberen Wesensglieder von der ätherischen und der physischen Organisation, so entstehen – wie dargestellt – die NHL. Die leukämische Ausschwemmung, die über die nodale Krankheitsmanifestation vieler NHL hinausführt, ist für die CLL charakteristisch. Für die Diagnose einer CLL sind mindestens 5.000 B-Lymphozyten/μl im peripheren Blut erforderlich. Ferner muss die Klonalität sowie die Expression typischer Oberflächenmarker (CD-5, CD-19, CD-23) nachgewiesen sein.[85]

Für diese Leukämieform sind wenige Risikofaktoren bekannt (z. B. Herbizide, Pestizide, umgekehrt gelten Sonnenlichtexposition und auch atopische Erkrankungen als risikomindernd), ca. 10 % aller Patienten haben eine positive Familienanamnese.[86] Demzufolge sind die genetischen Veränderungen (z. B. die frühe Deletion des langen Arms von Chromosom 13 bei etwa der Hälfte der Patienten) durch exogene und konstitutionelle Faktoren bedingt. Sie stehen mit der Exkarnation der astralischen und der Ich-Organisation in Verbindung, die möglicherweise auch die Empfänglichkeit für exogen bedingte Schädigungen erhöht.

4.2.1 Wesensgliederwirksamkeit bei der chronisch-lymphatischen Leukämie

Bei den Non-Hodgkin-Lymphomen (NHL) und der CLL lösen sich astralische und Ich-Organisation aus dem Lymphsystem. Die CLL kann sich aus einer benignen Vorstufe entwickeln. Sie entsteht vermutlich durch genetische Veränderungen der hämatopoetischen Stammzellen als Ausdruck der bereits auf dieser Stufe veränderten Wesensgliederaktivität. Aus diesen können monoklonale B-Zellpopulationen (monoklonale B-Zell-Lymphozytose, MBL) entstehen. Sie finden sich bei 3,5 % der gesunden Bevölkerung.[87] Nur ein kleiner Anteil entwickelt sich weiter zur CLL. Diese Stufenfolge tritt in der Entstehung maligner Proliferationen verschiedentlich auf: In der Karzinogenese zeigt sich die Adenom-Karzinom-Sequenz, dem Plasmozytom geht die monoklonale Gammopathie unbestimmter Signifikanz voraus, schließlich folgt der monoklonalen B-Zell-Lymphozytose die CLL. Ein noch nicht malignes Wachstum beginnt, wenn die integrierende Wirksamkeit der Ich-Organisation schwindet. Die dann autonomisierte Proliferation ist zunächst noch durch den astralischen Leib differenziert. Löst sich dieser ebenfalls heraus, so entsteht das maligne, ungeformte und autonome Wachstum [→ Abb.].

Die B-CLL führt zu unspezifischen Symptomen wie Müdigkeit und Infekten. Der Organismus verfügt nicht mehr über eine ausreichende Hüllenbildung und erscheint der Umwelt gegenüber „zu offen". Des Weiteren geht die CLL u. U. mit Autoimmunphänomenen einher, wie z. B. einer autoimmunhämolytischen Anämie (meist polyklonale IgG-Wärmeantikörper) und Immunthrombozytopenie (ITP).[88] Der Infektanfälligkeit stellt sich die „nach innen" gewandte Autoimmunität gegenüber. Die gesunde Mittellage des Immunsystems zwischen „innen" und „außen" ist gestört. Die Infektanfälligkeit spricht oftmals auf die Misteltherapie an, die Autoimmunphänomene auf eine Therapie mit Helleborus.

Ich-Organisation	
- - - - - - - - - - - - - - - - - - -	**monoklonale B-Zell-Lymphozytose (MBL)**
astralische Organisation	
- - - - - - - - - - - - - - - - - - -	**chronisch-lymphatische Leukämie (CLL)**
ätherische Organisation	
physische Organisation	

Veränderte Wesensgliederwirksamkeit bei MBL und CLL. Löst sich die Ich-Organisation aus der Wesensgliederkonstellation, so entwickelt sich die monoklonale B-Zell-Lymphozytose; kommt es auch zur Lösung der astralischen Organisation, so entsteht aus dieser die chronisch-lymphatische Leukämie.

Im Rahmen der B-Symptomatik klagen die Patienten über Nachtschweiß, häufig Fieber, geschwollene Lymphknoten und oftmals auch Gewichtsverlust. In der Untersuchung finden sich Lymphknotenschwellungen, Leber- und Milzvergrößerung, sowie eine Leukozytose. Die Stadieneinteilung der CLL erfolgt zumeist nach Binet[89]:

Binet-Einteilung:

A:	max 2 vergrößerte Lymphknotenregionen/Organe	Hb ≥ 10 g/dl Thrombozyten ≥ 100.000/µl
B:	mindestens 3 vergrößerte Lymphknotenregionen/Organe	Hb ≥ 10 g/dl Thrombozyten ≥ 100.000/µl
C:	unabhängig	Hb ≤ 10 g/dl Thrombozyten ≥ 100.000/µl

Patienten mit einer 17p-Deletion (die Mehrheit dieser Patienten weist eine TP53-Mutation auf) in der molekularen Zytogenetik (Fluoreszenz in situ Hybridisierung, FISH) haben eine eher ungünstige Prognose[90] und zeigen kein Ansprechen auf eine Chemotherapie (hier kommen Kinase- und BCL-2-Inhibitoren zum Einsatz). Ätiologisch unterscheidet sich die CLL von den myeloischen Leukämien. So sind „fast alle Leukämien mit fassbarer Ursache myeolischer Art".[91] Diese entstehen z. B. infolge unterschiedlicher Arten von Knochenmarksschädigungen, während es hierfür bei der CLL keine Entsprechung gibt.

Therapeutisch kommen die in [→ 4. Therapeutische Gesichtspunkte] dargestellten Arzneimittel zum Einsatz.

Kasuistik

Bei einem 65-jährigen Patienten aus unserer Klinik war seit 2011 eine B-CLL bekannt, die 2014 symptomatisch wurde mit Verschlechterung des Allgemeinzustands und einer B-Symptomatik (Gewichtsabnahme von 3 kg und Nachtschweiß). Es fanden sich ubiquitär deutlich vergrößerte Lymphknoten, die Leukozytenzahl betrug 111.000/ml, der Hb-Wert 9,3 g/dl. Eine daraufhin empfohlene Chemotherapie lehnte der Patient ab. 10/2014 wurde der Patient, der zuvor noch keine Misteltherapie erhalten hatte, stationär aufgenommen zur Einleitung einer hochdosierten Misteltherapie i.S. einer Kombination von intravenöser und subkutaner Anwendung. Der Patient erhielt an Tag 1 Helixor A 100 mg i.v., an Tag 2 Helixor A 200mg i.v. sowie abnobaVISCUM Fraxini 20 mg s.c. Neben einer großen Lokalreaktion entwickelte er an Tag 3 Temperaturen bis 38,4°C. Nach Abklingen der Symptome erhielt der Patient an Tag 6 120 mg abnobaVISCUM Fraxini i.v. und erneut 20 mg abnobaVISCUM Fraxini s.c. Darunter fieberte er an Tag 7 bis 39,3°C auf. Nach der Entlassung wurde zu Hause ambulant mit dem lektinarmen Präparat Iscador P 20 mg 3 x wöchentlich s.c. behandelt, um bei einer erneuten Hochdosistherapie mit abnobaVISCUM Fraxini möglichst erneut eine Fieberreaktion hervorrufen zu können. Bei Wiedervorstellung Anfang 12/2014 waren die Leukozyten auf 80.000/ml gefallen und der Hb-Wert auf 11,6 g/dl gestiegen. Der Patient fühlte sich deutlich besser. Er erhielt einmalig abnobaVISCUM Fraxini 120 mg i.v. und 30 mg s.c. Am darauffolgenden Tag entwickelte er Temperaturen bis 39,2 °C. Vier Wochen später, Anfang 01/2015, war der Allgemeinzustand sehr gut und der Nachtschweiß komplett verschwunden, der Patient fühlte sich leistungsfähig und berichtete über ein positives Lebensgefühl. Seine herausfordernde Berufstätigkeit hatte er wieder aufgenommen. Die Leukozyten lagen stabil bei 87.000/ml, der Hb-Wert war weiter gestiegen auf 12,9 g/dl. Seither erfolgte die hochdosierte Mistelbehandlung alle zwei bis drei Monate – auch auf ausgesprochenen Wunsch des Patienten hin – im Sinne einer Erhaltungstherapie (abnobaVISCUM Fraxini i.v. bis 200 mg, subkutan bis 60 mg). Auffallend war, dass die Leukozyten unmittelbar im Anschluss an die Mistelinfusionen von einem Bereich um die 120.000/ml auf ca. 85.000/ml abfielen, um in der ambulanten Phase wieder auf den Ursprungswert anzusteigen. Dies spricht für einen unmittelbar zytotoxischen Effekt der Mistelinfusion auf die Lymphomzellen im Blut. Im Intervall erfolgte eine subkutane Therapie mit einer Nadelbaummistel (aktuell Helixor P 100 mg 3 x wöchentlich 1 Amp. s.c., alternierend mit Helleborus niger D4 3 x wöchentlich 1 Amp. s.c.). Bis Ende 2016, also mittlerweile über gut zwei Jahre, ist die Erkrankung mit Leukozyten um 120 /nl stabil, der mittlerweile aus Altersgründen berentete Patient erfreut sich eines guten allgemeinen Befindens und ist in mehreren Projekten aktiv. Es besteht keine vermehrte Infektanfälligkeit.[92] Die bisherige Therapie erfolgte weiter mit insgesamt abfallenden Leukozytenwerten. Schließlich betrug die Leukozytenzahl ca. 60.000/ml, die dann auch unter der alleinigen subkutanen Misteltherapie stabil blieb.

4.3 Haarzellleukämie

Die Haarzellleukämie ist eine seltene, schleichend verlaufende Erkrankung der B-Lymphozyten. Sie geht mit einer ausgeprägten Splenomegalie einher (Lymphknotenmanifestationen fehlen oftmals), und führt zur ausgeprägten Knochenmarksfibrose mit konsekutiver Panzytopenie (typisch ist des Weiteren die Abwesenheit von Monozyten). Bei der Haarzellleukämie ist die BRAF-V600E-Mutation nahezu regelhaft anzutreffen. Diese ist bei anderen indolenten B-Zell-Malignomen wie der CLL oder dem splenischen Marginalzonenlymphom eher selten nachweisbar.[93]

Die Lymphozyten gehören zum Nerven-Sinnes-System. Aufgrund der namengebenden Morphologie der Lymphozyten mit haarähnlichen Zytoplasmaausläufern scheint sich ihre Sinnesfunktion zu autonomisieren. Die oberen Wesensglieder lösen sich aus der Verbindung mit der physischen und ätherischen Organisation und orientieren sich sinnesorganartig zum Umkreis. Auf der ätherischen Ebene entwickelt sich frühzeitig (möglicherweise bereits auf Basis der hämatopoetischen Stammzelle) eine pathologische Proliferation, auf der physischen Ebene kommt es zu einer Knochenmarksfibrose.

4.3.1 Therapie

Die Therapie mit Purinanaloga (Cladribin, Pentostatin) erreicht meist ein exzellentes Ansprechen. Die BRAF-V600E-Mutation stellt einen weiteren therapeutischen Ansatzpunkt für BRAF-Inhibitoren dar mit derzeit noch vorläufigen Ergebnissen. Ein grundsätzliches Nebenwirkungsproblem dieser Substanzklasse ist die häufige Entstehung epithelialer Hauttumore (ca. 30 %).[94]

Da diese, aus unklaren Gründen häufiger Männer als Frauen betreffende Erkrankung ausgesprochen selten ist, bestehen nur kasuistische Erfahrungen.

Kasuistik

Der zum Diagnosezeitpunkt etwa 60-jährige Patient mit unauffälligem Körperbau leidet an einem Prostatakarzinom, das sich befriedigend behandeln ließ. Die Vorstellung in unserer onkologischen Ambulanz erfolgt wegen reduzierten Allgemeinzustands, häufigen Schwitzens und einer leichten Leukozytose. In der klinischen Untersuchung fanden sich keine pathologischen Lymphome. Die Milz war auch sonografisch vergrößert. Es erfolgte die hämatologische Diagnostik mit Beckenkammbiopsie und Nachweis einer Haarzellleukämie. Damals war die BRAF-V600E-Mutation noch nicht beschrieben, so dass eine weitere diesbezügliche Diagnostik unterblieb.

Der Patient wünschte keine Standardbehandlung, sondern ein anthroposophisches Therapiekonzept. Es erfolgte die Einleitung einer Mistelbehandlung mit Iscador P in einer Zieldosis von 10 mg/3 x wöchentlich. Zusätzlich gab es an den mistelfreien Tagen subkutane Injektionen mit Lien/Plumbum Ampullen, ebenfalls 3 x wöchentlich. Hierunter bestanden über zehn Jahre ein exzellentes Wohlbefinden und stabiler Krankheitsverlauf.

4.4 Multiples Myelom

Das Plasmozytom gehört zu den B-Zell-Lymphomen und betrifft die zum Stoffwechsel-Gliedmaßen-System differenzierte Plasmazelle. Im Knochenmark findet man einen erhöhten Anteil monoklonaler Plasmazellen, die funktionslose Antikörper oder Teile von Antikörpern (Leichtketten) bilden.[95] Asekretorische multiple Myelome sind ausgesprochen selten und machen etwa 1 % aus. Zur Diagnose müssen drei Kriterien erfüllt sein[96]:

- ≥ 10 % monoklonale Plasmazellen im Knochenmark
- monoklonales Protein im Serum (beim nichtsezernierenden Plasmozytom sind ≥ 30 % monoklonale Plasmazellen im Knochenmark erforderlich)
- Organdysfunktionen (CRAB): erhöhtes Calcium, renale Insuffizienz, Anämie, Osteolysen (anderenfalls spricht man von einem smoldering multiple myeloma).

Beim multiplen Myelom steht die *Beteiligung des Knochensystems* im Vordergrund. Selten kommt es zu extramedullären Manifestationen, zu denen auch die Plasmazellleukämie zählt. Die Ich-Organisation verbindet sich in polarer Weise mit dem Organismus: auf der einen Seite dynamisch wirkend im Blut, auf der anderen Seite formend und gestaltend im Knochensystem.[97] Nimmt sich die struktur- und gestaltgebende Aktivität der Ich-Organisation im Knochensystem zurück, so entwickelt sich im Rahmen eines Plasmozytoms eine knochenauflösende Qualität. Dabei ist das Zusammenspiel von Osteoblasten und -klasten gestört. Osteoklasten stimulierende Faktoren können ebenso nachgewiesen werden wie eine Vermehrung dieser Zellen.[98] Die eintretenden Gestaltveränderungen der Wirbelsäule zeigen die gefährdete Aufrichtekraft. Auf das Herauslösen der oberen Wesensglieder weist auch die Zunahme dieser Neoplasie im *Alter*: Die Inzidenz beträgt ca. 4/100.000[99] und erreicht > 40/100.000 bei über 80-Jährigen.[100]

Als begünstigende Faktoren sind ionisierende Strahlung, Pestizide und Benzol bekannt. Auch chronische Infektionen, in denen die Ich-Wirksamkeit eine Fremdqualität nicht überwindet, spielen möglicherweise eine Rolle. Schließlich ist die bereits für andere Malignome angeführte Adipositas als Risikofaktor bekannt.[101]

Das Herauslösen der oberen Wesensglieder führt von der „benignen" Proliferation zur malignen Transformation [→ XVIII. 2.3 Karzinogenese und die Wirksamkeit der Wesensglieder]: So scheint einem multiplen Myelom immer ein MGUS (monoclonal gammopathy of undetermined significance) vorauszugehen.[102] Das MGUS tritt aber auch im Zusammenhang mit einer bestehenden lymphoproliferierenden Erkrankung wie der CLL, dem Marginalzonen- oder auch follikulären Lymphom auf.[103] Mögliche MGUS-assoziierte Erkrankungen sind u. a. die AL-Amyloidose, Kälteagglutininerkrankung und Polyneuropathie.

Bei nachgewiesener Organbeteiligung ergibt sich auch schon beim MGUS eine Behandlungsindikation.[104]

Exkurs

Bei den monoklonalen Gammopathien handelt es sich überwiegend um einen IgG-Typ. IgM und IgA sind deutlich seltener. Das IgM-MGUS kann über Jahre stabil bleiben, dennoch ist eine Progression in eine maligne lymphoproliferative Erkrankung möglich. Die wichtigste Differenzialdiagnose einer monoklonalen IgM-Gammopathie ist der Morbus Waldenström als Untergruppe der indolenten Lymphome. Die Therapie richtet sich nach dem Ausmaß der Krankheitsmanifestation: Bei asymptomatischem Verlauf ist ein abwartendes Beobachten möglich, bei lymphombedingten Symptomen, Zytopenie und ansteigenden IgM-Werten ist hingegen eine Behandlung erforderlich. Diese schließt die dargestellten, aus dem Wesensgliederverständnis hergeleiteten therapeutischen Gesichtspunkte ein.
Die klinischen Beschwerden wie *Müdigkeit, Abgeschlagenheit und Schwäche* weisen auf den sich herauslösenden astralischen Leib. Im Zusammenhang mit dem veränderten astralischen Wirken ist auch die Nierenbeteiligung zu sehen (Myelomniere). Gehäufte Infektionen basieren auf dem durch die Erkrankung bedingten Immundefekt und weisen auf die *eingeschränkte Abgrenzungsfähigkeit* und mangelnde „Hüllenbildung". Es handelt sich insbesondere um Infekte des oberen Respirationstraktes, Sinusitiden, Bronchitiden und Pneumonien.[105] Eine durch die höheren Wesensglieder nicht mehr gelenkte, ungezügelte Proliferation führt zur Plasmazellvermehrung und Paraproteinbildung. Das Beta-2-Mikroglobulin dient als Surrogatmarker der entstandenen Myelommasse und geht in die gegenwärtige Stadieneinteilung des Plasmozytoms ein. IL-6 und das CRP weisen mehr auf die Proliferationsaktivität.[106] Eine schlechte Prognose ist mit der Erhöhung der LDH, Beta-2-Mikroglobulin und CRP sowie einem erniedrigten Albumin verbunden. Die Albuminkonzentration ist Ausdruck der wirksamen oder geschwächten ätherischen Organisation.

	Stadium I	**Stadium II**	**Stadium III**
	(alle Kriterien erfüllt)		(mindestens 1 Kriterium erfüllt)
Hämoglobin	10 g/dl	weder Stadium I oder III	< 8,5 g/dl
Calcium	normal oder erniedrigt		erhöht
Knochen	normal oder 1 solitärer Herd		ossäre Läsionen

	Stadium I	Stadium II	Stadium III
Paraprotein	IgG < 50 g/l IgA < 30 g/l Bence-Jones-Protein < 4 g/24 h (Urin)		IgG > 70 g/l IgA > 50 g/l Bence-Jones-Protein > 12 g/24 h (Urin)
Nierenfunktion	Zusatz- bezeichnung A		Zusatz- bezeichnung A
	normal		eingeschränkt (Kreatinin > 2)

Stadieneinteilung des Myeloms nach Durie und Salmon[107]

	Serumkonzentration
Stadium I	Beta-2-Mikroglobulin < 3,5 mg/dl und Albumin > 3,5 g/dl
Stadium II	weder Stadium I oder III
Stadium III	Beta-2-Mikroglobulin > 5,5 mg/dl und Albumin < 3,5 g/dl

Stadieneinteilung des Myeloms nach dem Internationalen Staging System[108]

Insbesondere in den frühen Stadien der Erkrankung, in denen Chemotherapien nicht angezeigt sind, lassen sich umfassende Konzepte verfolgen. Sie haben das *Hereinführen der oberen Wesensglieder* zum Ziel. Die unterschiedlichen Verlaufsformen des multiplen Myeloms (u. a. smouldering („schwelende") Verlaufsform) weisen u. U. auf die salutogenetischen Möglichkeiten, die therapeutisch zu verstärken sind. Die *Phosphormedikation* bildet eine wesentliche therapeutische Basis. Interessanterweise stellt sich ihr gegenwärtig die *Biphosphonattherapie* gegenüber, für die ein gewisser prognoseverbessernder Effekt belegt ist. Auf ihre ebenfalls bestehende Problematik sei insofern hingewiesen, als dass möglicherweise eine verfestigte Knochenorganisation entsteht, die das Ich nicht mehr durchdringt. Die Phosphortherapie erfolgt im Hinblick auf die in [→ XXX. 3.2 Medikamentöse Therapie] angeführten Gesichtspunkte oftmals als

- *Agaricus comp. / Phosphorus* (Weleda) Amp. s.c. — bis 1-0-0
- *Agaricus comp. / Phosphorus* (Weleda) Dil. — 20-(20)-0 gtt.

Bei *Müdigkeit* ist ein *tief potenzierter Phosphor*

- *Phosphorus D5* (Weleda) Dil. — 10-0-0 gtt

hilfreich. Die therapeutische Wirksamkeit zeigt sich anhand der Besserung der Erschöpfung und Müdigkeit.

Ein wesentliches weiteres Arzneimittel ist *Ferrum*. Viele Patienten mit Plasmozytom weisen eine Hypoplasie der Hämatopoese auf, wobei vor allem die rote Reihe und weniger die Bildung der Granulozyten und der Thrombozyten betroffen ist.

- *Ferrum hydroxydatum 5 %* (Weleda) Trit. 1-1-0 MSP
- *Ferrum hydroxydatum 50 %* (Rezepturpräparat, z.B. Apotheke an der Weleda) Trit. 1-1-0 MSP

unterstützt den Eisenprozess. Wie bereits beschrieben ist eine Misteltherapie sinnvoll [→ 4. Therapeutische Gesichtspunkte]. Aufgrund der Zugehörigkeit der Plasmazellen zum Stoffwechselsystem finden auch Laubbaum-Misteln Anwendung.[109] Aus der Grundlagenforschung ist ein proliferationshemmender Effekt von Viscum-album-Extrakt auf Myelomzelllinien bekannt.[110] Auch kommt *Helleborus niger* in Betracht. Positive Einzelfallbeobachtungen liegen mit

- *Stibium metallicum praeparatum D6* (Weleda) Trit. 1-1-1 MSP

ergänzt durch

- *Stibium metallicum praeparatum D6* (Weleda) 1 ml Amp. s.c., 10 ml Amp. i.v. 3 x wöchentlich

vor.[111] *Stibium* trägt Form und Struktur in den *Eiweißstoffwechsel*. In diesem Zusammenhang ist auch an das natürliche *Antimoneisensulfid* zu denken,

- *Berthierit D6* (Rezepturpräparat, z.B. Apotheke an der Weleda) Trit. 1-1-1 MSP

das bei müden, blassen Patienten mit geringer Durchdringung des unteren Leibes stärkt und wärmt.[112] Diese therapeutischen Ansätze ergänzen die gängigen Protokolle.

Die pathogenetisch ausgerichtete, sehr effektive Behandlung zur Hemmung der autonomisierten Proliferation schließt die Proteasominhibitoren (Bortezomib) ein.

Exkurs

In der Dreigliederung der Zelle stehen den gestaltenden Funktionen des Zellkerns (Nerven-Sinnes-) die zytoplasmatischen Stoffwechselprozesse (Stoffwechsel-Gliedmaßen-System) gegenüber. Diese Polarität wird durch die transmembranösen Transportprozesse im Sinne von Aufnahme und Absonderung, also dem rhythmischen Prozess von Ein- und Ausatmung vergleichbar, vermittelt (Rhythmisches System). Zum Stoffwechselsystem der Zelle gehört das Proteasom. Bilden sich poly-ubiquitinierte Proteine, so folgt der Eiweißabbau durch das Proteasom. Die sogenannte regulatorische Einheit des Proteasoms (regulatorisches 19S-Partikel) „erkennen" diese Proteine, befreien sie vom Ubiquitin und bauen sie anschließend ab. Die proteolytische Einheit trägt an ihren Enden jeweils ein regulatorisches Partikel und bildet das 26S-Proteasom. Sie verfügt über eine katalytische

Caspase-, Chymotrypsin- und Trypsin-Aktivität. Damit entwickelt das Proteasom „intestinale“ Stoffwechselprozesse und gehört also zum zellulären „Verdauungstrakt“. Peptidfragmente mit definierter Länge können an MHC I binden. Damit dient die „Verdauung“ des Proteasoms auch der Antigenprozessierung und somit immunologischen Funktionen. Das konstitutive Proteasom lässt sich durch induzierbare Untereinheiten im 20S-Komples in das Immunproteasom überführen mit erhöhtem Proteinturnover und einer besseren Antigenpräsentation.[113]
Die Hemmung des Proteasoms entspricht einer Behinderung der Wesensgliederaktivität im Stoffwechsel-Gliedmaßen-System. Charakteristischerweise kommt es als unerwünschte Arzneimittelwirkung sehr häufig zu einer peripheren Neuropathie mit Brennen, Hyperästhesie, Parästhesie, neuropathischem Schmerz, aber auch Hypoästhesie. Offenbar erwacht die aus den abbauenden Funktionen des Stoffwechselsystems herausgedrängte astralische Organisation zu pathologischem Bewusstsein. Oftmals treten im Rhythmischen System eine orthostatische posturale Hypotonie und im Stoffwechselsystem Übelkeit, Diarrhoe und Erbrechen auf. Auf Blutbildveränderungen (Thrombozytopenie, Anämie, Neutropenie) ist im Zusammenhang mit der Bortezomib-Therapie ebenfalls zu achten.
Weitere Therapieprinzipien schließen neben den immunmodulatorischen Substanzen wie Lenalidomid, Pomalidomid, Histonacetylase-Inhibitoren und Antikörpern gegen SLAM-F7 (Signaling Lymphocytic Activation Molecule F7 auf Myelomzellen) und CD-38 die PD-1 (programmed cell death protein 1) Inhibition (wie Pembrolizumab) ein. Diese Arzneimittel stellen ein neues Wirkprinzip dar. Während die bisherigen Präparate auf die maligne Zellpopulation wirken, verstärkt die Checkpoint-Therapie wie die PD-1-Hemmung die immunologischen (Entzündungs-)-Prozesse. Der PD-1-Rezeptor wird als Transmembranprotein von T-Zellen (auch Pro-B-Zellen) exprimiert und bindet zwei Liganden PD-L1 und PD-L2. Er löst bei T-Zellen die Apoptose aus und reduziert sie bei regulatorischen T-Zellen. Die u. U. nebenwirkungsreiche Hemmung führt umgekehrt zur Immunstimulation. Konzeptionell unterstützt dieser Therapieansatz den Entzündungsprozess gegenüber der malignen Erkrankung. Allerdings führt die unselektive Immunstimulation zu dem gegenüber üblichen Onkologika andersartigen Nebenwirkungsspektrum. Es bleibt die therapeutische Herausforderung, nicht nur die entzündlichen Prozesse zu „entfesseln“, sondern sie durch die Ich-Organisation zu aktivieren und zu lenken. Hier kommt der Misteltherapie sicher eine wesentliche Bedeutung zu.

4.5 Systemische Leichtkettenamyloidose

In diesem Zusammenhang ist die systemische Leichtketten-Amyloidose zu erwähnen. Während die AA-Amyloidose (Serum-Amyloid A) mit lang andauernden, chronisch-entzündlichen Erkrankungen entsteht und als ablagernder Skleroseprozess erscheint, ist die Leichtketten-Amyloidose mit einer monoklonalen Gammopathie, mit dem multiplen Myelom oder auch anderen malignen B-Zell-Erkrankungen assoziiert. Beim Amyloid handelt es sich um eine Ablagerung fibrillärer Proteine, die sich als homogene,

Kongorot-anfärbbare Masse in der Biopsie zeigen. Sie können das normale Gewebe verdrängen, vermutlich aber auch gewebetoxisch wirken sowie zur Organverhärtung und Funktionseinschränkung führen. Durch „Fehlfaltung" der Proteine fallen diese aus der ätherischen Organisation heraus und bewirken die Organsklerose.

Exkurs

Die *AA-Amyloidose* steht mit der chronischen Entzündung in Zusammenhang. Das C-reaktive Protein und das Serum-Amyloid-A (SAA) synthetisiert die Leber unter dem Einfluss von Interleukin-6 im Zusammenhang mit der *akuten Inflammation.* Dabei ist das SAA das Vorläuferprotein der Amyloid-A-Ablagerungen, und lässt sich durch diverse Enzyme spalten. Die Spaltprodukte finden sich in den AA-Fibrillen, die sich im Rahmen der *chronischen Entzündung* ablagern. Die Fibrillen enthalten darüber hinaus Serum-Amyloid P, Glycosaminoglykane und Lipide, die zur Stabilisierung des Komplexes und zum Schutz vor enzymatischem Abbau beitragen.[114] Das erste klinische Zeichen einer AA-Amyloidose ist eine diskrete glomeruläre Proteinurie.

Während bei der *AA-Amyloidose* die *chronische Entzündung* im Vordergrund steht, so bei der *AL-Amyloidose* ein *tumoröser Prozess* mit Expansion einer monoklonalen Plasmazellpopulation, welche die amyloidogenen Leichtketten produziert.

Im Vergleich zum multiplen Myelom betrifft die *AL-Amyloidose* v. a. die *inneren Organe*, während das Plasmozytom typischerweise das *Knochensystem* ergreift. Darüber hinaus findet sich bei der AL-Amyloidose zwar monoklonales Wachstum, offenbar aber keine maligne Infiltration. Diese resultiert aus der eingeschränkten leiborientierten Wirksamkeit der Ich-Organisation [→ XVIII. 2.3 Karzinogenese und die Wirksamkeit der Wesensglieder].

Bei der AL-Amyloidose sind unterschiedliche Behandlungsoptionen zu diskutieren (Übersicht in[115]). Auch bei dieser Erkrankung ist die Misteltherapie wesentlich. Konzeptionell begründet kam bisher überwiegend die Kiefern-Mistel zum Einsatz:

- *Iscador P schrittweise gesteigert bis 10 mg* (Iscador) Amp. s.c. — 3 x wöchentlich 1-0-0.

Hierunter konnten Kasuistiken eine Stabilisierung der Erkrankung und eine geringere Infektanfälligkeit dokumentieren. Darüber hinaus ist die Therapie je nach dem dominanten Organbefall zu ergänzen. Steht die Nierenbeteiligung im Vordergrund, so findet

- *Renes/Cuprum* (Wala) Amp. s.c. — 3 x wöchentlich 0-0-1

sowie

- *Equisetum cum Sulfure tostum D3, D4* (Weleda) Trit. — 1-1-1 MSP

Verwendung [→ XXVII. 3.2.3 Heilpflanze für die Nierenorganisation: Equisetum arvense]. Oftmals ist die Leber zu unterstützen [→ XXIV. 3. Lebererkrankungen und ihre Therapien]. Wesentlich erscheint zudem die kardiale Beteiligung. Hier kommen die Arzneimittel zum Einsatz, die sich in [→ X. 4.2 Herzinsuffizienz] finden.

Zu der Basismedikation zählt *Formica* in u. U. wechselnden Potenzierungen.

5. Heileurythmie und künstlerische Therapien

Der Heileurythmie kommt auch bei den Lymphomerkrankungen eine zentrale Bedeutung zu. Das Thema von *Umkreis* und *Eigenraumbildung*, also der Entwicklung einer atmungsfähigen Hülle ist der wesentliche Leitgedanke. Dem dient die schon beschriebene „Krebsreihe" (O-E-M-L-I(EI)-B-D) [→ XVIII. 3.7 Heileurythmie und die künstlerischen Therapien]. Ähnliche Gesichtspunkte gelten für die künstlerischen Therapien. Die innere Aufgabenstellung orientiert sich an den bereits dargestellten Aspekten der Psychoonkologie [→ XVIII. 3.8 Die Krebserkrankung – Individuelle Aufgabe und Schicksal].

Literatur

1 Smith, M. A., Hibino, M., Falcione, B. A. et al.: Immunosuppressive aspects of analgetics and sedatives used in mechanically ventilated patients: an underappreciated risk factor fort he development of ventilator-associated pneumonia in critically ill patients. Annals of Pharmacotherapy 2014; 48 (1). S. 77–85.

2 Klucker, E. S.: Einfluss der Th1- und Th2-Zellen in der frühen Immunmaturation auf allergische Erkrankungen im Kindesalter: Schutz vor allergischer Sensibilisierung bei Bauernhofexposition. Dissertation Universität München 2019.

3 Ebd.

4 Ebd.

5 Besedovsky, L., Lange, T., Born, J.: Sleep and immune function. European Journal of Physiology (2012); 463. S. 121–137.

6 Steiner, R.: Geisteswissenschaft und Medizin (GA 312). Rudolf Steiner Verlag Dornach 2020. Vortrag vom 3. April 1920.

7 Peric, M., Koglin, S., Ruzicka, T. et al.: Multifaktorielle Abwehrmoleküle der Haut. Deutsche Medizinische Wochenschrift 2009; 134. S. 35–38.

8 Steiner, R.: Das Hereinwirken geistiger Wesen in den Menschen (GA 102). Rudolf Steiner Verlag Dornach 1984. Vortrag vom 6. Januar 1908.

9 Debus, M.: Moderne Immuntherapien in der Onkologie. Der Merkurstab 2017; 70 (5). S. 384–391.

10 Ebd.

11 Ebd.

12 Murphy, K., Travers, P., Walport, M.: Janeway. Immunologie. Springer Verlag Spektrum Berlin Heidelberg 2009. S. 244.

13 Ebd. S. 470.

14 Debus, M.: Moderne Immuntherapien in der Onkologie. Der Merkurstab 2017; 70 (5). S. 384–391.

15 Besedovsky, L., Lange, T., Born, J.: Sleep and immune function. European Journal of Physiology (2012); 463 (1). S. 121–137.

16 Ebd.

17 Ebd.

18 Pedersen, A., Zachariae, R., Bovbjerg, D. H.: Influence of psychological stress on upper respiratory infection – a meta-analysis of prospective studies. Psychosomatic Medicine 2010; 72 (8). S. 823–832.

19 Kalula, S., Ross, K.: Immunosenescence-inevitable or preventable? Current Allergy & Clinical Immunology 2008; 21 (3). S. 126–130.

20 Besedovsky, L., Lange, T., Haack, M.: The Sleep-Immune Crosstalk in Health and Disease. Physiological Review 2019; 99 (3). S. 1325–1380.

21 Zitiert nach: Strasser, B. M., Holschneider, A. M.: Die Milz. Funktion, Erkrankungen, Chirurgie und Replantation. Hippokrates Verlag Stuttgart 1986.

22 Girke, M.: Die Milz. Der Merkurstab 1989; 42 (4). S. 217–222.

23 Zitiert nach: Strasser, B. M., Holschneider, A. M.: Die Milz. Funktion, Erkrankungen, Chirurgie und Replantation. Hippokrates Verlag Stuttgart 1986.

24 Weinzirl, J., Scheffers, T., Garnitschnig, L. et al.: Die Milz in Natur- und Geisteswissenschaft. Der Merkurstab 2018; 71 (2). S.- 110–119.

25 Steiner, R.: Eine okkulte Physiologie (GA 128). Rudolf Steiner Verlag Dornach 1991. Vortrag vom 22. März 1911.

26 Steiner, R.: Geistige Zusammenhänge in der Gestaltung des menschlichen Organismus (GA 218). Rudolf Steiner Verlag Dornach 1976. Vortrag 22. Oktober 1922.

27 Steiner, R.: Geisteswissenschaft und Medizin (GA 312). Rudolf Steiner Verlag Dornach 2020. Vortrag vom 7. April 1920.

28 Görg, C., Eichhorn, M.: Funktionelle Hypo-/Asplenie. Deutsche Medizinische Wochenschrift 2002; 127. S. 2513–2516.

29 Ebd.

30 Ebd.
31 Langman, J.: Medizinische Embryologie. Thieme Verlag Stuttgart 1974.
32 Bucher, O., Wartenberg, H.: Cytologie, Histologie und mikroskopische Anatomie des Menschen. Verlag Hans Huber Bern 1997.
33 Leonhardt, H.: Histologie, Zytologie und Mikroanatomie des Menschen. Thieme Verlag Stuttgart 1985.
34 Steiner, R: Geisteswissenschaft und Medizin (GA 312). Rudolf Steiner Verlag Dornach 2020. Vortrag vom 7. April 1920.
35 Merckens, H.: Persönliche Mitteilung 2017.
36 Bucher, O.: Cytologie, Histologie und mikroskopische Anatomie des Menschen. Verlag Hans Huber Bern 1997.
37 Djukic, M., Nau, R., Sieber, C.: Das alternde Immunsystem. Deutsche Medizinische Wochenschrift 2014; 139. S. 1987–1990.
38 Görg, C., Eichhorn, M.: Funktionelle Hypo-/Asplenie. Deutsche Medizinische Wochenschrift 2002; 127. S. 2513–2516.
39 Djukic, M., Nau, R., Sieber, C.: Das alternde Immunsystem. Deutsche Medizinische Wochenschrift 2014; 139. S. 1987–1990.
40 Ebd.
41 Bucher, O., Wartenberg, H.: Cytologie, Histologie und mikroskopische Anatomie des Menschen. Verlag Hans Huber Bern 1997.
42 Lens, M. B., Newton-Bishop, J. A.: An association between cutaneous melanoma and non-hodgkin's-lymphoma. Pooled analysis of published data with review. Annals of Oncology 2005; 16 (3). S. 460–465.
43 Hiddemann, W., Dreyling, M., Stein, H.: Lymphome. Neue Erkenntnisse und Therapiestrategien. Thieme Verlag Stuttgart 2005.
44 Stein, H., Hummel, M., Jöhrens, K. et al.: Klassifikation und Pathogenese der malignen Lymphome. Der Internist 2007; 48. S. 351–361.
45 Kamradt, T., Ferrari-Kühne, K.: Das adaptative Immunsystem. Deutsche Medizinische Wochenschrift 2011; 136 (33). S. 1678–1683.
46 Murphy, K., Travers, P., Walport, M.: Janeway. Immunologie. Springer Verlag Spektrum Berlin Heidelberg 2009. S. 491.
47 Küppers, H.: Prognosis in follicular Lymphoma. It's in the microenvironment. New England Journal of Medicine 2004; 351 (21). S. 2152–2153.
48 Zeller, W. J., zur Hausen, H. (Hrsg.): Onkologie. Grundlagen, Diagnostik, Therapie, Entwicklungen. Kapitel: V-1.7: Hodgkin-Lymphome. Ecomed Verlag Hamburg 2013.
49 Ebd.
50 Ebd.
51 Ebd.
52 Mathas, S., Dörken, B., Janz, M.: Die molekulare Pathogenese des klassischen Hodgkin-Lymphoms. Deutsche Medizinische Wochenschrift 2009; 134 (39). S. 1944–1948.
53 Marafioti, T., Hummel, M., Foss, H. D. et al.: Hodgkin and reed-sternberg cells represent an expansion of a single clone originating from a germinal center B-cell with functional immunoglobulin gene rearrangements but defectiv immunglobulin transcription. Blood Journal 2000; 95 (4). S. 1443–1450.
54 Mathas, S., Dörken, B., Janz, M.: Die molekulare Pathogenese des klassischen Hodgkin-Lymphoms. Deutsche Medizinische Wochenschrift 2009; 134. S. 1944–1948.
55 Steiner, R.: Physiologisch-Therapeutisches auf der Grundlage der Geisteswissenschaft (GA 314). Rudolf Steiner Verlag Dornach 1975.
56 Glas, A. M., Knoops, L., Delahaye, L. et al.: Gene-expression and immunohistochemical study of specific T-cell subsets and accessory cell types in the transformation and prognosis of follicular lymphoma. Journal of Clinical Oncology 2007; 25. S. 390–398.
57 Green, W. A.: Psychological factors and reticuloendothelial disease. I. Preliminary observations on a group with lymphomas and leukemias. Psychomatic Medicine 1954; 16 (3). S. 220–230.
58 Green, W. A., Young, L. E., Swisher, S. N.: Psychological factors and reticuloendothelial disease. Psychomatic Medicine 1956; 18 (4). S. 284–303.

59 Rensing, L., Rippe, V.: Ist psychologischer Stress ein Risikofaktor bei der Entstehung und Entwicklung von Tumoren? Der Onkologe 2009; 15 (8). S. 784–791.

60 Steiner, R.: Wie erlangt man Erkenntnisse der höheren Welten? (GA 10). Rudolf Steiner Verlag Dornach 1993.

61 GAÄD (Hrsg.): Vademecum Anthroposophische Arzneimittel 2017. Der Merkurstab 2017; 70 (Suppl.). S. 1054-1056.

62 Ebd.

63 Ebd.

64 Medizinische Sektion der Freien Hochschule für Geisteswissenschaft am Goetheanum Dornach (Hrsg.): Heilmittelangaben Rudolf Steiners, Blatt Arsenicum. 2013.

65 Debus, M.: Gesichtspunkte zur modernen Behandlung der Akuten Promyelozytenleukämie (APL). Merkurstab 2004; 57 (4). S. 270–272.

66 Kuehn, J.: Favorable long-term outcome with mistletoe therapy in a patient with centroblastic-centrocytic non-Hodgkin lymphoma. Deutsche Medizinische Wochenschrift 1999; 124. S. 1414–1418.

67 Stumpf, C., Rieger, S., Fischer, I. U. et al.: Vergleich der Überlebenszeit bei Patienten mit verschiedenen Tumorentitäten – Retrospektive Untersuchung zur Wirksamkeit von Misteltherapie vs. Daten eines Tumorregisters. In: Scheer, R., Alban, S., Becker, H. et al. (Hrsg.): Die Mistel in der Tumortherapie 2. KVC Verlag Essen 2009.

68 Stumpf, C., Rosenberger, A., Rieger, S. et al.: Mistletoe extracts in the therapy of malignant, hematological and lymphatic diseases – a monocentric, retrospective analysis over 16 years. Forschende Komplementärmedizin 2000; 7. S. 139–146.

69 Seifert, G., Jesse, P., Längler, A. et al.: Molekulare Mechanismen von Mistelextrakt induzierter Apoptose im Modell einer lymphoblastischen Leukämie in vitro und in vivo. In: Scheer, R., Alban, S., Becker, H. et al. (Hrsg.): Die Mistel in der Tumortherapie 2. KVC Verlag Essen 2009.

70 Park,Y-K., Do, Y. R., Lang, B.-C.: Apoptosis of K562 leukemia cells by Abnoba viscum F, a european mistletoe extract. Oncology Reports 2012; 28 (6). S. 2227–2232.

71 Diese persönliche Mitteilung verdankt der Autor M. Debus.

72 Orange, M., Lace, A., Fonseca, M. P. et al.: Durable regression of primary cutaneous B-cell-lymphoma following fever-inducing mistletoe treatment: two case reports. Global Advances in Health and Medicine 2012; 1 (1). S. 16–23.

73 Gutsch, J., Werthmann, P. G., Rosenwald, A. et al.: Complete Remission and Long-term Survival of a Patient with a Diffuse Large B-cell Lymphoma Under Viscum album Extracts After Resistance to R-CHOP: A Case Report. Anticancer Research 2018; 38 (9). S. 5363–5369.

74 Steiner, R.: Geisteswissenschaft und Medizin (GA 312). Rudolf Steiner Verlag Dornach 2020. Vortrag vom 2. April 1920.

75 Schlodder, D.: Neuentdeckung einer bedeutenden Heilpflanze. Die Christrose (Helleborus niger L.) Teil I. Merkurstab 2006; 59 (6). S. 541–545.

76 Breitkreuz, T.: Helleborus niger in der Onkologie. Kasuistiken und Therapieerfahrungen aus dem Gemeinschaftskrankenhaus Herdecke 2001 – 2010. Der Merkurstab 2010; 63 (6). S. 526–534.

77 Jesse, P., Mottke, G., Eberle, J. et al.: Apoptosis-inducing activity of helleborus niger in ALL and AML. Pediatric Blood and Cancer 2009; 52 (4). S. 464–469.

78 Jesse, P.: Präklinische Evaluation von Helleborus niger in Zellkulturversuchen. Der Merkurstab 2010; 63 (6). S. 558–564.

79 Medizinische Sektion der Freien Hochschule für Geisteswissenschaft am Goetheanum Dornach (Hrsg.): Heilmittelangaben Rudolf Steiners, Blatt Colchicum. 2013.

80 Grah, C.: Kasuistik einer chronisch-lymphatischen Leukämie. Der Merkurstab 1997; 50 (1). S. 38–39.

81 GAÄD (Hrsg.): Vademecum Anthroposophische Arzneimittel 2017. Der Merkurstab 2017; 70 (Suppl.). S. 290–294.

82 Diesen Hinweis verdankt der Autor Marion Debus 2020.

83 von Treschko, J., Eichhorst, B., Bahlo, J. et al.: The treatment of chronic lymphatic leukemia. Deutsches Ärzteblatt International 2019; 116 (4). S. 41–46.

84 Eichhorst, B., Hallek, M.: Chronische lymphatische Leukämie. Der Internist 2015; 56. S. 374–380.

85 Maurer, C., Hallek, M.: Chronisch lymphatische Leukämie. Deutsche Medizinische Wochenschrift 2013; 138. S. 2153–2166.
86 von Treschko, J., Eichhorst, B., Bahlo, J. et al.: The treatment of chronic lymphatic leukemia. Deutsches Ärzteblatt International 2019; 116 (4). S. 41–46.
87 Eichhorst, B., Hallek, M.: Chronische lymphatische Leukämie. Der Internist 2015; 56. S. 374–380.
88 Maurer, C., Hallek, M.: Chronisch lymphatische Leukämie. Deutsche Medizinische Wochenschrift 2013; 138. S. 2153–2166.
89 Ebd.
90 Ebd.
91 Eder, M., Gedigk, P.: Lehrbuch der Allgemeinen Pathologie und der Pathologischen Anatomie. Springer Verlag Berlin Heidelberg 1986. S. 395.
92 GAÄD (Hrsg.): Vademecum Anthroposophische Arzneimittel 2017. Der Merkurstab 2017; 70 (Suppl.).
93 Dietrich, S., Andrulis, M., Zenz, T.: Haarzellleukämie. Der Internist 2015, 56. S. 381–390.
94 Ebd.
95 Kortüm, K. M., Engelhardt, M., Rasche, L. et al.: Das multiple Myelom. Der Internist 2013; 54. S. 963–977.
96 Peest, D., Ganser, A., Einsele, H.: Therapie des multiplen Myeloms. Der Internist 2013; 54. S. 1434–1442.
97 Steiner, R.: Eine okkulte Physiologie (GA 128). Rudolf Steiner Verlag Dornach 1991. Vortrag vom 27. März 1911.
98 Zeller, W. J., zur Hausen, H. (Hrsg.): Onkologie. Grundlagen, Diagnostik, Therapie, Entwicklungen. Kapitel: V-1.7: Hodgkin-Lymphome. Ecomed Verlag Hamburg 2013.
99 Ebd.
100 Schnerch, J., Kleber, M., Maas-Bauer, K. et al.: Multiples Myelom. Diagnostik und moderne Behandlungsstrategien. Im Fokus Onkologie 2014; 17 (5). S. 56–61.
101 Kortüm, K. M., Engelhardt, M., Rasche, L. et al.: Das multiple Myelom. Der Internist 2013; 54. S. 963–977.
102 Landgren, O., Kyle, R., Pfeiffer, R. et al.: Monoclonal gammopathy of undetermined significance (MGUS) consistently precedes multiple myeloma: a prospective study. Blood 2009; 113 (22). S. 5412–5417.
103 Kortüm, K. M., Engelhardt, M., Rasche, L. et al.: Das multiple Myelom. Der Internist 2013; 54. S. 963–977.
104 Ebd.
105 Zeller, W. J., zur Hausen, H. (Hrsg.): Onkologie. Grundlagen, Diagnostik, Therapie, Entwicklungen. Kapitel: V-1.7: Hodgkin-Lymphome. Ecomed Verlag Hamburg 2013.
106 Schmoll, H.-J., Höffhen, H., Possinger, K.: Kompendium internistische Onkologie. Springer Verlag Berlin/Heidelberg 1999.
107 Schnerch, J., Kleber, M., Maas-Bauer, K. et al.: Multiples Myelom. Diagnostik und moderne Behandlungsstrategien. Im Fokus Onkologie 2014; 17 (5). S. 56–61.
108 Ebd.
109 Debus, M.: persönlicher Hinweis 2019.
110 Kovacs, E., Link, S., Toffol-Schmidt, U.: Die Wirkung von Viscum album-Extrakt und Vincristin auf die Proliferation in mehreren multiplen Myelom-Zelllinien – Funktion von IL-6 und IL-10 in der Proliferation. In: Scheer, R., Alban, S., Becker, H. et al. (Hrsg.): Die Mistel in der Tumortherapie 2. KVC Verlag Essen 2009.
111 GAÄD (Hrsg.): Vademecum Anthroposophische Arzneimittel 2017. Der Merkurstab 2017; 70 (Suppl.). S. 698.
112 Ebd., S. 210–212.
113 Schröter, F.: Das Ubiquitin-Proteasom System in Neuronen unter pro-inflammatorischen Bedingungen. Dissertation Charité-Universitätsmedizin Berlin 2013.
114 Blank, N., Schönland, S. O.: Chronische Entzündung und AA-Amyloidose. Deutsche Medizinische Wochenschrift 2013; 138. S. 1835–1838.
115 Schönland, S. O., Moos, M., Bochtler, T. et al.: Systemische Leichtketten-Amyloidose. Molekulare Grundlagen und klinische Perspektiven. Deutsche Medizinische Wochenschrift 2009; 134. S. 1949–1952.

KAPITEL XX
Hämatologie

1. Leitgedanken

Das Blut als flüssiges, den Körper ständig durchströmendes Organ ist mit aufbauenden Lebensprozessen verbunden und besonders in Hämodynamik, Blutdruck und Rhythmus intensiv vom seelischen und geistigen Wesen ergriffen. Nicht nur seine physiologischen Funktionen, sondern auch seine Erkrankungen stellen sich vor diesen Hintergrund der Wesensgliederwirksamkeit. Diese führt zu unterschiedlichen Veränderungen der physischen (Blutzellen) und oftmals auch der ätherischen Organisation (myeloproliferative Lebensprozesse). Des Weiteren können hämatologische Erkrankungen und nicht nur die verschiedenen Formen der Anämie mit Adynamie, Müdigkeit und Erschöpfung einhergehen. In den vergangenen Jahren wurden überwiegend kasuistische Erfahrungen zu den therapeutischen Möglichkeiten der Anthroposophischen Medizin bei hämatologischen Erkrankungen veröffentlicht. Einige grundlegende Gesichtspunkte zum Krankheitsverständnis der Hämoblastosen und den daraus folgenden Therapiezielen entwickelt dieses Kapitel. Die therapeutischen Erfahrungen zu den Lymphomen sind bedeutend umfangreicher. Ihr Krankheitsverständnis und die oftmals integrativ ausgerichteten therapeutischen Vorgehensweisen finden sich in Kapitel [→ XIX. Das Immunsystem – Maligne Neoplasien der lymphatischen Organisation].

1.1 Wesensgliederwirksamkeit im Blut

Die *physische Organisation* besteht in den Blutzellen und -gefäßen. Embryologisch haben sie sich aus einer gemeinsamen (mesodermalen) Anlage entwickelt (Hämangioblasten) und sich in die Polarität des strömenden Blutes sowie der strukturierten Gefäße differenziert. Die *ätherische Organisation* wirkt besonders in der Hämatopoese im Knochenmark und ist bereits dort mit dem flüssigen Element verbunden. Aber auch die Neoangiogenese im Gefäßsystem weist in gleicher Weise auf die Wirksamkeit der Lebensorganisation. Dabei prägt der Blutfluss die ätherischen Prozesse: Blutstrom und flow-bedingte Wandspannung sind für die Entwicklung eines hierarchisch gebauten, d. h. differenziert aufgezweigten Gefäßsystems entscheidend.[1] Die Funktion bestimmt die Gefäßbildung.

Der *astralische Leib* verbindet sich eindrucksvoll über die Atmung mit dem Blut: Mit der Einatmung kommt es zur „Inspiration", also zur Verbindung des seelisch-geistigen Wesens mit dem Blut, mit der „Exspiration" entsprechend zu seiner Lösung. Die astralische Organisation wirkt in Blutdruck und Hämodynamik. Der Blutdruck folgt seelischen Regungen: Schreck und Anspannung führen zu einer konstriktiv-verhärtenden, also vom Nerven-Sinnes-System ausgehenden astralischen Aktivität. Die Bewegung des Blutes steht mit der astralischen und der Wirksamkeit der Ich-Organisation im Stoffwechsel-Gliedmaßen-Systems in Beziehung [→ X. 2.6 Drei Eben der Herzfunktion]. Fast alle Gewebe des Organismus sind vom Blut durchströmt und von seiner Bewegungsdynamik ergriffen. In der regulierten Wärme des Blutes lebt die *Ich-Organisation.*

Die physische Organisation des Blutes ist über das Knochenmark mit dem Knochensystem verbunden, die ätherische mit dem flüssigen Element (Plasma), die astralische mit der Atmung sowie der Luft und die Ich-Organisation mit der Wärme.

2. Epitheliale und mesenschymale Malignome

Den *epithelialen Malignomen* (Karzinomen) stehen die *mesenchymalen Tumore* (z.B. bösartige Erkrankungen des blutbildenden Systems) gegenüber.

Beide Gruppen gehören zu polaren Funktionen in der Dreigliederung des Organismus. Wir kennen die Polarität zwischen dem Nerven-Sinnes- und dem Stoffwechsel-Gliedmaßen-System, die das Rhythmische System vermittelt. Sie orientiert sich ihrer hauptsächlichen Wirksamkeit nach in ein „oben“ und „unten“, also die Vertikale der menschlichen Gestalt. Diese Systeme haben aber darüber hinaus auch eine „horizontale“, zum Umkreis gerichtete Wirksamkeit, also eine *Polarität von Innenwelt- und Umkreisorientierung.* So wenden sich die Sinne nach außen, das Nervensystem wird demgegenüber von der Schädelkalotte umschlossen, orientiert sich also nach innen. Die Atmung öffnet den Organismus dem Umkreis, das Herz- und Gefäßsystem wendet sich nach innen. Die Stoffwechselprozesse kennen gleichermaßen die Innenorientierung und bauen das „innere Milieu“ des Organismus auf, und wenden sich andererseits z.B. in der exkretorischen Drüsenfunktion nach außen. Es besteht also eine nach „innen“ und nach „außen“ zum Umkreis orientierte Wesensgliederkonstellation im dreigliedrigen Organismus [→ II. 2.3.1 Richtungsqualitäten im dreigliedrigen Organismus].

Mit der nach „innen“ orientierten Dreigliederung ist v. a. die vorgeburtliche, leibaufbauende Wesensgliederwirksamkeit verbunden: Die embryonale Leibanlage zeigt besonders die nach innen orientierte Dreigliederung. So steht dem großen Neurocranium eine noch kleine Anlage des Gesichtsschädels mit seiner Sinnesorganisation gegenüber. Nach der Geburt öffnen sich die Sinne, die bis in das erste Jahrsiebt noch ausreifende Lunge fängt an zu atmen und die Nahrungsaufnahme beginnt. Die Dreigliederung entwickelt nun ihre nach außen orientierte Funktion.

Die leibaufbauenden Prozesse vollziehen sich physiologisch während des Schlafes als Nachtwirksamkeit der Wesensglieder und damit zu einer Zeit, in der die Sinne „schweigen“ und die Augen geschlossen sind, also ihre „Tagesfunktion“ zurückgenommen haben. Greifen nun Ich- und astralische Organisation nicht ausreichend in das Ätherische und Physische der nach innen orientierten Organisation ein, so autonomisieren sich Lebensprozesse und führen zu (malignen) Neoplasien. Sie entstehen in Bereichen, die nicht zu den nach außen orientierten epithelialen Geweben gehören. Zu den *nicht-karzinomatösen Neoplasien* zählen die hirneigenen Tumore, Hämoblastosen und die große Gruppe der mesenchymalen Tumore wie z.B. die *sarkomatösen und Weichteiltumore*. Das Blut steht seiner Funktion nach zwischen Innen- und Außenwelt: In der Atmung begegnet es der Außenwelt, im Knochenmark schließt es sich demgegenüber nahezu vollständig von dieser ab und bildet eine knochenumhüllte Innenwelt.

Den *nicht-epithelialen Tumoren* liegt eine zu geringe inkarnierend-leibaufbauende Aktivität der astralischen und der Ich-Organisation zugrunde.

Es ist demzufolge an Ursachen zu denken, die entweder die Inkarnation der Wesensglieder behindern oder aus dieser Wirksamkeit wieder herausdrängen. Die Bezeichnung „Inkarnation" weist dabei sachgemäß auf diesen Prozess, der die übersinnlichen Wesensglieder in ihre leibliche Wirksamkeit führt. Diese findet nicht nur „einmalig" in der Embryonalzeit statt, sondern ist ständig in den aufbauenden Prozessen der Leibbildung wirksam.

Mit dem Erwachen aus dem Schlaf entfalten sich die zum Umkreis orientierten Sinnesfunktionen. Sie stehen in ihrer rezeptiven Funktion und ihrer nach „außen blickenden" Aktivität in einem „atmenden Verhältnis" zum Leib [→ XVIII. Onkologie]. Während sich das Innere des Leibes in den nächtlichen Bildungs- und Heilungsprozessen gewissermaßen „bei geschlossenen Sinnen" regeneriert, so dient das „Äußere", also seine epithelialen Organbildungen, der atmenden Wechselbeziehung des seelischen und geistigen Wesens zum Umkreis. Diese charakterisierte Rudolf Steiners als ein träumendes Schlafen bzw. schlafendes Träumen.[2] Wenden sich in diesen Bereichen die Wesensglieder zu stark dem Umkreis zu, so entsteht eine Wesensgliederkonstellation, die für die Sinnesorganisation typisch ist und nun disloziert und damit am „falschen Ort" sich entwickelt. Sie führt zu den *Karzinomen*, z.B. im Bereich der sinnesempfindlichen Haut zu den Hauttumoren, in der Atmungsorganisation zum Lungenkarzinom und im Verdauungstrakt zu den gastrointestinalen Karzinomen.

Innenorientierung der Dreigliederung	**Umkreisorientierung der Dreigliederung**
Nervenorganisation z. B. hirneigene Tumore	**Sinnesorganisation** z. B. Hauttumore
Blut Hämoblastosen	**Atmung** z. B. Lungenkarzinom
stromale Gewebe, Mesenchym mesenchymale Tumore, Sarkome	**Drüsenorganisation** z. B. Adenokarzinome

Polarität der nicht-epithelialen und epithelialen Tumore vor dem Hintergrund der Dreigliederung

Bei der *Karzinomentwicklung* orientieren sich die astralische und Ich-Organisation zum Umkreis. Es bilden sich epitheliale Malignome im Bereich der Grenzflächen des Organismus, die als Auskleidung der Außenwelt begegnen. Entwickelt sich an diesen Orten eine der Sinnesorganisation entsprechende Wesensgliederwirksamkeit, so entstehen die epithelialen malignen Neoplasien.

3. Geisteswissenschaftliches Verständnis hämatologischer Erkrankungen

Die malignen hämatologischen Erkrankungen unterscheiden sich somit in vielem von den soliden Tumoren und damit auch den epithelialen Malignomen. Während diese tastbare tumoröse Raumforderungen ausbilden, sind jene diffus verteilt und zeigen (von knotenförmigen Infiltraten abgesehen) keine anatomisch definierte Tumorbildung. Karzinome haben als wesentliches Charakteristikum die Infiltration und Destruktion der umgebenden Gewebe. Demgegenüber fehlt dem leukämischen Infiltrat die Gewebedestruktion.[3] Dennoch weisen ihre pathomorphologischen Phänomene und klinischen Symptome auf eine entsprechende Wesensgliederkonstellation.

Auf der *physischen Ebene* kommt es zu einer z. T. erheblichen Zellmasse, die es allerdings nicht zu einer soliden, in der physischen Organisation abgrenzbaren Tumorbildung bringt, sondern sich mehr im Flüssigen verbreitet. Im weiteren Verlauf kann dieser Bereich überschritten werden und zur Organinfiltration führen.

Auf der *ätherischen Ebene* bestehen ausgeprägte Proliferationsprozesse, die sich verselbstständigt haben. Man spricht hier von „autonomer Proliferation".[4] Dies bedeutet, dass die Lebensprozesse den Gesamtzusammenhang des Organismus verlassen haben und ihnen die regulatorische Funktion der astralischen Organisation fehlt. Die ungenügend wirksame *astralische Organisation* zeigt sich nun vollends in den Phänomenen des Formverlustes und der Entdifferenzierung. Dies illustrieren einige klonale Stammzellerkrankungen besonders deutlich: Die große Tumormasse scheint sich aus *einer* veränderten Zelle zu entwickeln. Zwar ist auch der gesamte differenzierte und individuell gestaltete Organismus aus einer einzigen befruchteten Eizelle entstanden, deren intensive Lebens- und Proliferationsprozesse jedoch die zunächst noch wie von außen wirkende astralische und Ich-Organisation gestalten und formen. Ihm gegenüber fehlt dem autonomisierten Leben der klonalen Proliferation Form- und physiologische Differenzierung.

Aber nicht nur die Bildung und damit Reifung der hämatopoetischen Zellen ist gestört, sondern auch viele ihrer Funktionen. So kommt es z. B. zu Einschränkungen von Mobilität und Phagozytosestoffwechsel. Die *Ich-Organisation* dient dem Blut, dass die gesamte Leiblichkeit in allen Einzelheiten durchströmt und dadurch auch in inneren Zusammenhang bringt. Ihre integrierende Funktion ist in der Blutbildung, die das dreigliedrig aufgebaute zelluläre Blut entstehen lässt, im Fall der klonalen Proliferation eingeschränkt.

Wesensglieder	Tumorpathologie
Ich-Organisation	Desintegration
astralische Organisation	Entdifferenzierung
- - - - - - - - - - - - - - - - - - -	
ätherische Organisation	autonome Proliferation (Lebensprozesse)
physische Organisation	klonale Tumormasse

Wesensgliederwirksamkeit bei hämatologischen Erkrankungen: Ich- und astralische Organisation lösen sich aus ihrer Verbindung mit der ätherischen und physischen Organisation.

3.1 Wesensgliederwirksamkeit in Zellbildung und Funktionsstoffwechsel

In dieser Wesensgliederkonstellation muss man die Tages- und die Nachtseite [→ II. 1.7. Tages- und Nachtwirksamkeit der Wesensglieder] unterscheiden. Die *Tagesseite* basiert auf den zumeist abbauenden Effektorfunktionen der Blutzellen. Die *Nachtseite* der Wesensgliederwirksamkeit betrifft deren Bildung und Reifung. Während bei den soliden Organen wie z. B. den exokrinen Drüsen Regeneration und Funktion überwiegend an demselben Ort stattfinden (allerdings können bei einigen Gewebearten Progenitorzellen aus dem Blut die Organbildung unterstützen bzw. z. T. auch erst ermöglichen), sind bei der Hämatopoese der aufbauende Bilde- bzw. Regenerationsstoffwechsel sowie der Funktionsstoffwechsel, also Nacht- und Tagesseite der Wesensgliederwirksamkeit, getrennt.

Im *Funktionsstoffwechsel* (*Tagesphase der Wesensgliederaktivität*) ergreifen die Wesensglieder dynamisch und in abbauenden Stoffwechselprozessen die ätherische und physische Organisation, „verbrennen" in der sich entwickelnden Wärme ätherische Kräfte. In der *regenerierenden Nachtphase* entsteht demgegenüber eine aufbauende ätherische Wirksamkeit, die allerdings der Gestaltung und Form durch die vom Ich individualisierte astralische Organisation bedarf. Die im Umkreis wirkende astralische Organisation trägt die „Urbilder" rhythmisch an die ätherische Organisation heran. Die aufbauende „Brutwärme" begleitet die reproduktiven und regenerierenden Prozesse der Lebensorganisation.

3.1.1 Stammzellen und ihre Differenzierung: Die Nachtwirksamkeit der Wesensglieder

Die Bedeutung der Nachtphase der Wesensgliederwirksamkeit zeigt sich besonders anschaulich bei klonalen *Stammzellerkrankungen* (z. B. myeloproliferative Erkrankungen). Langzeit-repopulierende *hämatopoetische Stammzellen* finden sich in kleiner Anzahl im Knochenmark und in geringer Anzahl – selbst nach Mobilisierung – auch im peripheren Blut. Im Nabelschnurblut sind demgegenüber hämatopoetische Stammzellen weitaus häufiger anzutreffen. Humane Zellpopulationen mit einem hohen Stammzellanteil exprimieren CD-34 und CD-90 bei gleichzeitigem Fehlen von CD-38 und anderer Oberflächenantigene.[5] Im Knochenmark finden sich darüber hinaus *mesenchymale Stammzellen*.[6] Diese zeigen ein breites Differenzierungsspektrum in Osteoblasten,

Chondroblasten, Adipozyten und Myozyten[7,8], in dem sich das Wirken der Wesensglieder in charakteristischer Weise ausspricht. Die durch die Dreigliederung aufgespannte Polarität von Knochen und Blut findet sich in dieser frühen Stammzelldifferenzierung wieder: Kommt es zu einem dem Nerven-Sinnes-System entsprechenden Eingreifen der Wesensglieder, so differenziert sich die mesenchymale Stammzelle letztlich zum knochenbildenden Osteoblasten. Besteht eine willensverwandte, dynamische Aktivität der oberen Wesensglieder, so entwickeln sich die *Myozyten.*

Die mesenchymalen und hämatopoetischen Stammzellen leiten sich von einer *omnipotenten Stammzelle* ab. Das „System" der omni- und pluripotenten Stammzellen im menschlichen Organismus stellt eine embryonale Qualität dar (embryonale Stammzellen lassen sich z.B. aus der Blastozyste gewinnen[9]), das den Organismus als „keimhaftes" Gewebe durchzieht. Während der Embryonalzeit wirken die Wesensglieder vom Umkreis aus und haben noch nicht den Leib ergriffen. Auch bei den Stammzellen liegt offenbar eine periphere Wesensgliederwirksamkeit vor, die der Nachtphase der Wesensgliedertätigkeit entspricht. Sie werden schrittweise durch die astralische und Ich-Organisation geformt, gestaltet und zu den spezifischen Geweben differenziert, wobei sie dann ihre proliferative Lebendigkeit reduzieren oder ganz verlieren.

Gegenwärtig überwiegt ein mechanistisches Verständnis der Stammzellen, nach dem sie über Reifungs- und Differenzierungsprogramme verfügen und im Falle genetischer Aberrationen „fehlerhaftes" Wachstum entwickeln. Demgegenüber ist Form und Gestalt ihrem Wesen nach ein geistiges Prinzip, das am und im Materiellen erscheint, ohne selber „materiell" zu sein. Dabei ist „Form" kein zelluläres „Programm", sondern ein „überzelluläres" Prinzip, dass z.B. die differenzierenden Wirksamkeiten der Mikroumgebung einschließt und in der Organbildung sogar Zellen unterschiedlicher Gewebearten und Keimblattherkunft umfasst. Form verbindet sich mit den Lebensprozessen und kommt dadurch in der Welt der Sinneserfahrungen als leibliche Gestalt zur Erscheinung. Insofern orientiert sich „Leben" an geistigen „Urbildern", die den beschriebenen Wesensgliederkonstellation zugrunde liegen. In den Stammzellerkrankungen kommt es entsprechend zu einem anderen Ordnungsprinzip, das in der klonalen Pathologie eine abweichende komplexe Gesetzmäßigkeit realisiert und sich gegenüber dem Gesamtorganismus erstaunlicherweise behauptet. Krankheit erscheint unter diesem Aspekt in ihrer ideellen, geistigen Qualität, die das veränderte Wirken der Wesensglieder zur Grundlage hat.

Im erwachsenen Organismus finden wir die *Nachtwirksamkeit der Wesensglieder* in den embryonalen Qualitäten der *omni- und pluripotenten Stammzellen* und darüber hinaus in allen *aufbauenden Prozessen der Gewebebildung und -regeneration.*

3.2 Das Blut

Bei hämatologischen Erkrankungen sind die *Hämatopoese* und damit die blutbildenden Prozesse im Knochenmark, das *Blut* als rhythmisch bewegtes, „flüssiges" Organ und schließlich seine *Funktionen* für die unterschiedlichen Gewebe zu unterscheiden. Viele der oftmals als „Blutzellen" bezeichneten zellulären Bestandteile wie z.B. Granulozyten oder Monozyten sind nur kurze Zeit (ein bis max. sechs Tage)[10] im Blut anzutreffen, um dieses dann zu verlassen und unterschiedliche Funktionen in den Geweben wahrzunehmen. Damit lassen sich der Ort der Blutbildung, der Übertritt vom Knochenmark in das rhythmisch bewegte Blut und die Effektorfunktionen in den Geweben differenzieren. Erythrozyten stellen dabei die eigentlichen Blutzellen dar, die dieses flüssige, durch den Körper rhythmisch strömende „Organ" bilden.

3.2.1 Hämatopoese im Knochenmark

Die Blutbildung geschieht im roten Knochenmark. Beim Neugeborenen und auch noch in den ersten Lebensjahren ist das gesamte Mark rot und blutbildend.[11] Beim Erwachsenen findet sich das rote blutbildende Mark v. a. in den Schädelknochen, Wirbeln, Sternum, Rippen und im Beckenknochen. Die Diaphysen der Gliedmaßenknochen enthalten demgegenüber gelbes Fettmark. Nur im Bereich der Gelenke, also einem in mancher Hinsicht zum Nerven-Sinnes-System gehörenden Region [→ XXIX. 4. Die Gelenkorganisation], findet sich noch rotes Knochenmark. Die Verteilung des roten Knochenmarks ähnelt somit dem kindlichen Skelett mit seinen „kurzen" Extremitäten.

Nun besteht eine wesentliche *Metamorphose* zwischen der *Muskulatur* und dem *Knochenmark*. Die quergestreifte Muskulatur ist besonders mit dem axialen Knochensystem verbunden und inseriert demgegenüber nicht am sphärischen Knochen der Schädelkalotte. Die Muskulatur ergreift die beweglichen Knochen, es wandelt sich dabei das rote in das gelbe Knochenmark. Der „ruhende" oder auch überwiegend tonisch gehaltene und damit wenig bewegte Knochen (Wirbelsäule, Becken) umschließt hingegen das blutbildende Mark.

In der *Gliedmaßenorganisation* nimmt sich das rote Knochenmark in den axialen Knochen zurück, während sich die *Muskulatur* kräftig ausbildet; in den dem Nervensystem nahen Knochen und besonders in der *sphärischen Schädelkalotte* entwickelt sich das *rote Knochenmark*, während die Bewegungsfunktion der Muskulatur zurücktritt

Im *Gliedmaßen-System* wirken die Wesensglieder in der Extremitätenmuskulatur bewegungsaktiv und ziehen sich aus ihrer Funktion im Knochenmark zurück. Verlassen die Ich- und die astralische Organisation einen Bereich des Organismus schlafähnlich, so kommt es – wie bereits an verschiedenen Beispielen gezeigt – zur Verfettung. Entsprechend wandelt sich in den axialen Knochen der Gliedmaßen das ehemals rote Knochen- in das gelbe Fettmark um.

Im *„ruhenden", wenig bewegten Knochensystem* entfaltet sich die Wesensgliederwirksamkeit nicht in der äußeren muskulären Bewegung, sondern in der inneren Dynamik der *Blutbildung.*

Äußere Bewegung (Muskulatur) und *innere Blutbildungsaktivität (Knochenmark)* stehen sich polar gegenüber und sind Ausdruck der *dynamischen Wesensgliederwirksamkeit im Stoffwechsel-Gliedmaßen-System.*

Nun gibt es aber einen wesentlichen Unterschied zwischen der äußeren muskulären Wesensgliederwirksamkeit und ihrer inneren im roten Knochenmark: Die äußere Bewegung ist bewusst intendierbar, gehört also zu den „*Tagesfunktionen*" der Wesensgliederaktivität und geht mit einem abbauenden Stoffwechsel einher. Die Hämatopoese liegt demgegenüber weit unter der Schwelle des Bewusstseins und der willkürlichen Bewegung, zählt also zur *Nachtseite* der Wesensgliederwirksamkeit und geht mit aufbauenden Prozessen einher [→ II. 1.7. Tages- und Nachtwirksamkeit der Wesensglieder]. Die oberen Wesensglieder tragen in dieser aufbauenden Nachtphase Form und Differenzierung an die Lebensprozesse im Knochenmark heran. Insofern begegnen wir im Knochenmark und seiner Dreigliederung formenden Qualitäten (Knochenstruktur, Stroma) und intensiven Lebensprozessen im blutbildenden Parenchym.

Knochen und Knochenmark bilden eine eindrückliche Polarität: Das *Knochensystem* steht mit seinen dendritisch-axonal geformten Osteozyten dem *Nerven-Sinnes-System*, das blutbildende rote *Knochenmark* durch seine intensiven aufbauenden Lebensprozesse dem *Stoffwechsel-Gliedmaßen-System* nahe.

Auf engem Raum begegnen sich diese Pole der Dreigliederung und werden rhythmisch vermittelt durch die circadianen Aktivitätsänderungen in der Knochenmarksfunktion. Im Knochenmark selbst setzt sich die Funktion des Nerven-Sinnes-System metamorphotisch in Nervenfasern fort und auch im Gerüstwerk aus Retikulumzellen, die gemeinsam mit retikulären Fibrillen das Markstroma bilden. Das Knochenmark ist sympathisch innerviert und auch in seiner Funktion von der nervalen Versorgung abhängig. So ist bei Querschnittslähmungen das Knochenmark unterhalb der Läsion weniger aktiv. Das Knochenmark ist gut mit Blutgefäßen versorgt: Arterien gelangen (begleitet von zahlreichen Nervenfasern) durch die Foramina nutricia in den Binnenraum des Knochens. Das terminale Gefäßsystem des Knochens setzt sich dann unmittelbar in das Kapillarbett des Markes mit den netzartig verbundenen und anastomosierenden Sinusoiden fort.[12] Die zahlreichen, in das Retikulum eingelagerten „freien Zellen" (mehrheitlich Vorstufen der Blutzellen, aber auch Makrophagen und fixe Fettzellen), ergeben das Markparenchym.[13]

Die umfangreichen aufbauenden Lebensprozesse des Knochenmarks (jeden Tag sind ca. 200 bis 250 Milliarden rote und ca. 15 Milliarden weiße Zellen sowie ca. 500 Milliarden Thrombozyten zu bilden[14]) brauchen Form und Struktur, die sie durch die Funktionen des Nerven-Sinnes-Systems erhalten. Während die in der Muskeltätigkeit aktiven Wesensglieder Bewegungsmuster und Form durch das Nerven-Sinnes-System und den mit ihm verbundenen Handlungsvorstellungen bekommen, werden die aufbauenden Stoffwechselprozesse im roten Knochenmark durch die zugrunde liegenden Gesetzmäßigkeiten, die Urbilder des Organismus, gestaltet, die der astralische Leib nun nicht aus dem Tagesbewusstsein, sondern aus seiner nächtlichen Verbindung mit dem Kosmos gewinnt [→ II. 1.7. Tages- und Nachtwirksamkeit der Wesensglieder]. Entsprechend modulieren die zum Nerven-Sinnes-System orientierten Funktionen des Mikroenvironments durch spezifische Wachstumsfaktoren, die z. T. den die Wand der Sinusoide abdeckenden und mit zahlreichen Zellfortsätzen in die Umgebung strahlenden fibroblastischen Retikulumzellen entstammen, die Lebensprozesse des Knochenmarkparenchyms. So findet sich die Blutbildung im Knochensystem und damit in einem Bereich des Organismus, der mit dem Nerven-Sinnes-System in Beziehung steht. Auch die Tatsache, dass sich das rote Knochenmark nicht in den von der Muskulatur bewegungsaktiv ergriffenen Knochen befindet, sondern sich besonders in den Knochen mit anatomischer Beziehung zum Nervensystem (Schädelkalotte, Wirbelsäule) beheimatet, unterstreicht diesen Zusammenhang.

Für die *Nachtseite der Wesensgliederwirksamkeit* ist die funktionelle Nähe zum *Nerven-Sinnes-System* charakteristisch, das die „Urbilder" an die aufbauenden Stoffwechselprozesse heranträgt.

Entsprechend bildet sich z. B. in der Embryonalzeit besonders die Kopforganisation und nicht das Gliedmaßen-System aus. Mit der „nachgeburtlichen" Gliedmaßenentwicklung und besonders mit dem präpubertären Wachstum gelangt der Mensch dementsprechend „vom Himmel auf die Erde". Alterung ist durch die rückläufige Entwicklung gekennzeichnet.

3.2.2 Dreigliederung des zellulären Blutes

Die ausgereiften Zellen der Hämatopoese treten in das rhythmisch bewegte Blut ein. „Der Übertritt ausgereifter Knochenmarkszellen in das Blut erfolgt durch Öffnungen, die sich durch Fusion der Endothelzellmembranen bilden und eine Weite von 4µm haben sollen."[15] Dabei werden die Erythrozyten zu den „eigentlichen" Zellen des Blutes, während die weißen Zellen nur kurze Zeit (ein bis wenige Tage) dort verbleiben und dann andere Funktionen in den Geweben übernehmen. Im Blut entsteht zusammen mit diesen „Gästen" seine zelluläre Dreigliederung.

Im *Blut* entwickelt sich die *Dreigliederung seiner zellulären Bestandteile.*

In den *Lymphozyten* dominieren in den immunologischen Erkennungsprozessen Qualitäten des Nerven-Sinnes-Systems mit der ihm eigenen Wesensgliederkonstellation. In den *Granulozyten* zeigen sich in Bewegung und Phagozytose Prozesse des Stoffwechsel-Gliedmaßen-Systems. In diesem wirken die Wesensglieder dynamisch, willensartig und stoffwechselaktiv. Die *Erythrozyten* zeigen nun eine eindrückliche Besonderheit: Sie haben ihren Kern und mit ihm ihre Zellteilungsfähigkeit als reproduktiven Lebensprozess verloren. Der Zellkern strukturiert die Lebensprozesse, kernlose Zellen folgen nicht mehr diesen Gestaltungsimpulsen, sondern sind auf die Peripherie und ihre Umgebung angewiesen. In den Erythrozyten haben wir einen *physischen Zellleib* und ein *Zytoplasma*, das unterschiedliche Lebensprozesse in seiner Flüssigkeit umfasst. Durch das eisenhaltige Hämoglobin kommen sie einer ihrer Hauptaufgaben nach: sie verbinden sich mit dem *Luftorganismus*, welcher der astralischen Organisation dient. Der Sauerstoff führt die oberen Wesensglieder zur dynamischen Wirksamkeit in den Stoffwechselprozessen. Schließlich ist das Blut in die von der Ich-Organisation getragenen *Wärme* aufgenommen.

In den Erythrozyten entwickeln sich weder umfangreiche Stoffwechselprozesse noch entsteht Eigenbeweglichkeit. Ich- und astralische Organisation verbinden sich mit der Inspiration „lose“ mit ihnen, um sich mit der Sauerstoffabgabe wiederum zu lösen. Darin unterscheiden sich die Erythrozyten von den Granulozyten, die einer intensiven dynamischen Wesensgliederaktivität in den Stoffwechsel- und Bewegungsprozessen dienen, und den Lymphozyten, die Struktur und damit den Formpol ausbilden.

Die *Wesensgliederwirksamkeit* in den *Erythrozyten* entspricht derjenigen im *Rhythmischen System*: Mit der Ein- und Ausatmung verbinden bzw. lösen sich die Ich- und astralische von der ätherischen und physischen Organisation.

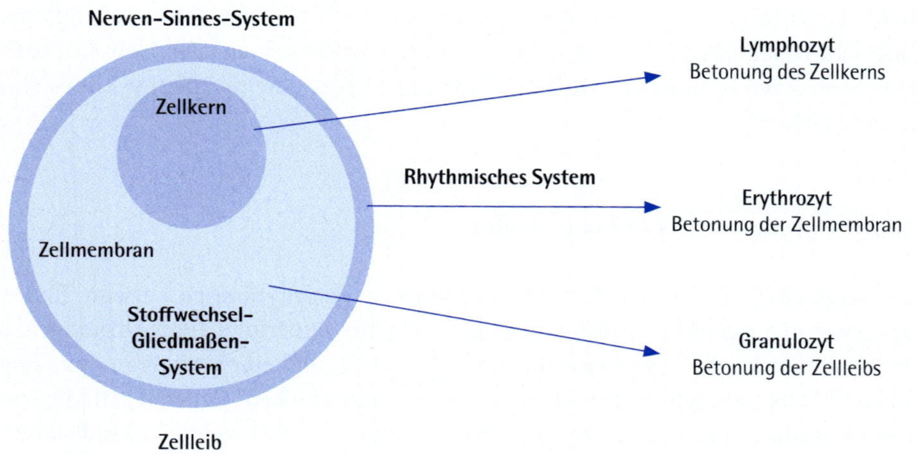

Dreigliederung der Zelle und ihre dominante Ausformungen in den Blutzellen

Exkurs

Die Dreigliederung der Zellen des Blutes findet sich auch in ihrer Morphologie wieder. So betonen die Lymphozyten den Zellkern und damit das Nerven-Sinnes-System der Zelle, die Granulozyten mit ihren Granula das Zytosol und damit das Stoffwechsel-Gliedmaßen-System. Die Erythrozyten haben ihr Nerven-Sinnes-System, den Zellkern „verloren“ und verfügen auch nicht über vergleichbare zytosolische Stoffwechselprozesse. So weisen sie keine Zellorganellen und keine Ribosomen auf.[16] Das Hämoglobin macht ca. 34 % der Erythrozytensubstanz aus und repräsentiert durch seinen Häm- bzw. Globin-Anteil das Wechselverhältnis der oberen und unteren Wesensglieder [→ 4.1.1 Störungen der Blutbildung]. Erythrozyten betonen die Membran in ihren unterschiedlichen Formverwandlungen und damit eine Struktur, die über die transmembranären Transportprozesse dem atmungsverwandten Austausch von Inter- und Extrazellulärraum dient [→ Abb.].

Auf die Rolle der aus den Megakaryozyten als Zellabschnürungen hervorgehenden und ebenfalls kernlosen *Thrombozyten* geht das Kapitel [→ XIV. Hämostaseologie] ein.

3.2.3 Funktionen der Blutzellen im Gewebe

Bereits nach recht kurzer Zeit verlassen die meisten weißen „Blutzellen“ das Blut und gelangen in die Gewebe. *Lymphozyten* finden sich in den lymphatischen Geweben, Lymphfollikeln oder auch als freie epitheliale Lymphozyten im Bereich der Grenzflächen des Organismus und verwirklichen hier ihre zum Nerven-Sinnes-System orientierte Funktion, mit der sie die abbauenden immunologischen Stoffwechselprozesse regulieren. Sie sind durch ihre sinnesorganähnliche „surveillance-Funktion“ in ständiger Wahrnehmung begriffen. Nun handelt es sich nicht mehr um die aufbauenden Prozesse der Blutbildung im Knochenmark (Nachtphase der Wesensgliederwirksamkeit), sondern um die abbauende *Tagesfunktion*: *Granulozyten* wandern eigenbeweglich in die Gewebe ein (Diapedese) und entwickeln einen abbauenden Phagozytosestoffwechsel. Vorher „treiben“ sie v. a. in der Mitte der (kleinen) Gefäße, von deren schnellerer Blutströmung mehr passiv bewegt. Bei einer Entzündung erreichen sie die Gefäßwand (Adhäsion), durchstoßen – unterstützt durch ihre Enzyme, welche die extrazelluläre Matrix in der Basalmembran zerstören[17] – aktiv die Gefäßwand und entwickeln Mobilität und abbauende Stoffwechselfunktionen. Monozyten können sich im Gewebe zu Makrophagen und Epitheloidzellen wie auch zu Riesenzellen (Fremdkörpertyp, Langerhanstyp) differenzieren, im Knochensystem zu den Osteoklasten mit ihrem abbauenden Stoffwechsel (Osteoklasten sind terminal differenzierte Zellen des Monozyten/Makrophagen-Bildungsweges[18]).

Zahlreiche *Zellen* verlassen nach bereits kurzer Verweildauer das Blut und entwickeln Prozesse des *Stoffwechsel-Gliedmaßen-Systems* im Gewebe.

Es handelt sich dabei überwiegend um *Entzündungsprozesse*, also Aktivitäten des *Stoffwechsel-Gliedmaßen-Systems*, in dem die Wesensglieder dynamisch und abbauend wirken. Während die weißen Blutzellen (Granulo- und Monozyten) im Blut strömen, sind sie noch nicht zu ihrer eigentlichen Stoffwechsel- und Bewegungsfunktion „aufgerufen“. Vom Blut rhythmisch bewegt durchströmen sie als nahezu allgegenwärtiges Instrument des Stoffwechsel-Gliedmaßen-Systems den Organismus. Kommt es dann zum *Verlassen des Blutgefäßsystems*, werden diese Zellen von der astralischen unter Führung der Ich-Organisation ergriffen und entfalten ihre *Stoffwechsel- und Bewegungsfunktionen.* Haben z. B. die Granulozyten in der eitrigen Entzündung ihre Aufgabe erfüllt, so ziehen sich die höheren Wesensglieder wiederum aus ihrer dynamischen Wirksamkeit heraus. Wir sehen dann die entsprechende Veränderung in der Leukozytenverfettung. Der „gelbe“ Eiter ist somit Ausdruck des Lösungsprozesses der Wesensglieder aus ihrer entzündlichen Stoffwechselfunktion.

Andererseits treten zelluläre Alterungsprozessen auf, die dann zum Zellabbau führen.

3.2.4 Zellalterung

Die aufbauende Leibbildung der Wesensglieder entwickelt zuerst die Strukturen des Nerven-Sinnes-Systems und erst später die des Stoffwechsel-Gliedmaßen-Systems. So betont die Gesamtgestalt des kindlichen Organismus zunächst die Kopfentwicklung und wächst nachfolgend „der Erde entgegen". Im Nerven-Sinnes-System stehen die Wesensglieder in einem freien, zum Makrokosmos orientierten und nicht in einem inkarnatorisch verbundenen Verhältnis zum Organismus. Die späteren Bewusstseinsfähigkeiten des Nerven-Sinnes-Systems sind in dieser Phase noch nicht entwickelt, sie wirken als vorbewusste Denkkräfte in den Bildungsprozessen des Nerven-Sinnes-Systems. Das Nervensystem ist unter diesem Gesichtspunkt in Anlehnung an das Goethe-Wort „am und für das Denken" gebildet. Erst mit dem Erwachen des Bewusstseins nimmt sich dessen Lebendigkeit zurück, Gestalt und Formen gerinnen bis zu den mit dem Nerven-Sinnes-System verbundenen Skleroseprozessen.

Die frühe Bildungsphase vieler Gewebe und hämatopoetischer Zellen zeigt entsprechend eine „jugendliche Zytologie" mit oftmals großem Kern als Ausdruck der Dominanz des Nerven-Sinnes-Systems. Dieser Bildungsphase schließt sich die weitere Reifung und Differenzierung mit Ausbildung der zum Stoffwechsel-Gliedmaßen-System gehörenden Strukturen an.

Mit der *Alterung* ziehen sich die Wesensglieder aus dem Stoffwechsel-Gliedmaßen-System hinsichtlich ihrer Tages- wie auch Nachtwirksamkeit zurück und orientieren sich wiederum zum Nerven-Sinnes-System. Vitalitätsminderung und Sklerose sind die Folge. Der aufbauenden Wirksamkeit des seelisch-geistigen Wesens folgt im Alter dessen „Befreiung" aus der organischen Tätigkeit. Alterung ist also nicht ausschließlich durch einen oftmals als degenerativ bezeichneten Prozess gekennzeichnet, sondern besteht geisteswissenschaftlich in der „Geistbefreiung" aus der organischen Bindung. Der Alterungsprozess der zellulären Bestandteile des Blutes schließt sich an deren Bildungs- und Reifungsphase an und führt vermutlich zu vergleichbaren Veränderungen wie im Gesamtorganismus. Auch diese sind dann mit einer „Geistbefreiung" verbunden, die den exzessiven täglichen Abbau gerade der schnell replikativen Gewebe begleitet. Gealterte und nicht mehr funktionstüchtige Zellen unterliegen einem Abbau u. a. durch Makrophagen des Retikuloendothelialen Systems.

Das mit dem lebensgeschichtlichen Alterungsprozess verbundene Herauslösen der Wesensglieder zeigt sich in einer zunehmenden Verfettung des Knochenmarkes. Beim Kind finden wir noch überwiegend rotes Knochenmark. Im Laufe des Lebens schreitet die Verfettung von distal nach proximal voran. Auch im Stammskelett verfettet das Knochenmark mit zunehmendem Alter.

4. Die Erkrankungen des Blutes

Das Knochenmark ist der Ort der zellulären Blutbildung, ihm folgt die Aufnahme der gereiften Blutzellen in das Gefäßsystem mit seiner Rhythmik. Schließlich verlaufen der eigentliche Funktionsstoffwechsel und natürlich auch die Alterung mit Abbauprozessen, die sich u. a. im retikulären Gewebe ereignen. Hier kommt der Milz eine besondere Funktion zu. Die hämatologischen Erkrankungen betreffen diese Bereiche in unterschiedlicher Weise. Sie können zu Veränderungen im peripheren Blut führen und sind neben den klinischen Beschwerden bereits am peripheren Differenzialblutbild zu erkennen.

4.1 Störungen der Blutbildung, Anämie, Hämolyse

Die Erkrankungen des roten Blutes betreffen v. a. seine *Bildung* und seinen vermehrten *Verbrauch*. Bei der gestörten Blutbildung kommen Synthesestörungen und Mangel-Anämien, aber auch das myelodysplastische Syndrom und schließlich die sehr seltene aplastische Anämie in Betracht. Ein vermehrter Verbrauch findet sich bei den unterschiedlichen Formen der Hämolyse und natürlich außerhalb der hämatologischen Erkrankungen bei Blutungen.

4.1.1 Störungen der Blutbildung

Das Hämoglobin steht dem ihm strukturverwandten Chlorophyll polar gegenüber.

Chlorophyll enthält *Magnesium*, welches das Licht in die aufbauenden Lebensprozesse der *ätherischen Organisation* führt.

Magnesium dient im menschlichen Organismus nicht der Tagesaktivität der Wesensglieder, sondern ihrer aufbauenden Nachtwirksamkeit. Erniedrigtes Magnesium korreliert entsprechend mit Skleroseprozessen: Je niedriger das intrazelluläre freie Magnesium, umso höher sind Blutdruck, Gefäßsteifheit und auch die Insulinresistenz [→ XI. 3.1 Diätetik].[19]

Das *Eisen* im *Hämoglobin* führt demgegenüber die *Ich- und astralische* in die ätherische und physische Organisation und fördert die dynamische Wirksamkeit der Wesensglieder im Stoffwechsel-Gliedmaßen-System.

Die Polarität von Chlorophyll mit seiner Nähe zum Ätherischen und Hämoglobin, das mit der astralischen und beim Menschen auch mit der Ich-Organisation in Beziehung steht, drückt sich in der Farbigkeit dieser Verbindungen aus: Dem Grün des lebenstragenden Chlorophylls steht seine Komplementärfarbe, das Rot des Hämoglobins im beseelten und geisttragenden Organismus gegenüber.

Farbigkeit weist auf das Hereinwirken astralischer Prozesse in die Lebensorganisation.[20]

So kommt es in der Pflanze besonders in Blüte und Frucht zur Farbigkeit und damit in dem Bereich ihres dreigliedrigen Organismus, den die astralische Qualität berührt.

Unter diesem Gesichtspunkt zeigen „Farbbildner“ und Substanzen wie z. B. die Cytochrome, die so entscheidend in den Atmungsprozessen (Atmungskette) wirken, ihre Beziehung zur astralischen Organisation. Diese macht ebenfalls ihr Stickstoffgehalt deutlich. Cytochrome haben darüber hinaus eine Beziehung zum Licht, man entdeckte sie ursprünglich aufgrund ihrer Lichtabsorption.[21] Darüber hinaus tragen sie Häm als prosthetische Gruppe und sind dadurch dem Hämoglobin verwandt.

Hämoproteine (Cytochrome, Katalase, Peroxidase, Hämoglobin, Myoglobin) dienen der astralischen Wirksamkeit.

Sie sind entsprechend mit der Atmung, z. T. abbauenden Stoffwechselprozessen und schließlich durch das Myoglobin der Muskulatur mit der Bewegung verbunden. Die Hämgruppe führt die astralische Wirksamkeit in die ätherische Organisation, die sich des Eiweißanteils der Hämproteine bedient. Nimmt die Hämgruppe das Magnesium auf und entwickelt dadurch die grüne Farbe im Chlorophyll, so wirkt das Astralische vom Umkreis, die Pflanze steht mit dem lichterfüllten Kosmos in Beziehung. Wirkt demgegenüber das Eisen in der Hämgruppe, so inkarniert sich das Astralische und wandelt sich zum inneren, seelischen Licht, das in den Bewusstseinskräften aufscheint.

Die *Hämgruppe* steht mit der *astralischen und der Ich-Organisation*, die *Globin-Komponente* mit der *ätherischen Organisation* in Beziehung.

Das Eisen dient der Wirksamkeit der Ich-Organisation. Demgegenüber steht das lichtabsorbierende und stickstoffhaltige Porphyrin der astralischen Organisation nahe [→ 4.1.2 Störungen der Hämbiosynthese: Die Porphyrien].

Exkurs

Die Hämbiosynthese lokalisiert sich zu 85 % im Knochenmark, zu etwa 15 % in der Leber (Hämoproteine wie z. B. Cytochrom P450). Die *Biosynthese* der mit den höheren Wesensgliedern verbundenen Hämgruppe des Hämoglobins (ca. 85 % der gesamten Hämsynthese[22]) im *Knochenmark* geht von der Synthese von delta-Amino-Lävulinsäure (aus Glycin und Succinyl-CoA), aus, der dann das Porphobilinogen und – über Uro- und Koproporphyrinogen – das Protoporphyrin sowie schließlich das Häm – durch die Verbindung mit dem Eisen (Fe^{2+}) – für den roten *Blutfarbstoff* entsteht. Die Hämbiosynthese ist Ausdruck der aufbauenden Nachtwirksamkeit der Wesensglieder.

Der Abbau des Häm erfolgt im retikuloendothelialen System: Zunächst bilden sich das noch eisenhaltige und nun grüne Choleglobin oder Verdoglobin, aus dem dann das eisenlose Biliverdin und schließlich Bilirubin entsteht, das nun über die dynamisch in der *Gallenorganisation* wirksamen Wesensgliedern zur Ausscheidung kommt. In den noch kernhaltigen und durch kräftige Lebens- und Syntheseprozesse gekennzeichneten Erythroblasten des Knochenmarks findet v. a. die Hämsynthese statt. Proliferation und Differenzierung der Erythroblasten *reguliert* dabei das Erythropoietin (beim Fetus in der Leber, beim Erwachsenen in den peritubulären Fibroblasten der Niere synthetisiert[23]), also die *Nierenorganisation.* Diese trägt Form und Gestaltung in die ätherischen Syntheseprozesse und führt die mit ihr eng verbundene astralische Organisation in die aufbauende Blutbildung.

4.1.2 Störungen der Hämbiosynthese: Die Porphyrien

Wichtige Erkrankungen der Synthese des Häms als prosthetischer Gruppe des Hämoglobins sind die Porphyrien. Ihre Beziehung zur astralischen Organisation macht verständlich, dass viele Porphyrien mit einer neurologischen Symptomatik, Hauterscheinungen oder auch Lichtempfindlichkeit einhergehen.

Bei den *Porphyrien* wirkt die astralische Organisation nicht ausreichend im Stoffwechsel-Gliedmaßen-System, sondern orientiert sich zum *Nerven-Sinnes-System.*

Durch definierte Enzymdefekte in der Hämbiosynthese (z. B. autosomal dominant vererbten PBG-Desaminase-Mangel bei der häufigen akut intermittierenden Porphyrie) wirkt die astralische Organisation nicht in physiologischer Weise im Stoffwechselsystem und disloziert zum Nerven-Sinnes-System. Es kommt zur Hämoglobinsynthesestörung mit kompensatorischer Steigerung der delta-ALA- und Prophobilinogen (PBG)-Synthese. Entsprechend erfolgt die Diagnostik durch Nachweis von Porphyrin und seinen Vorstufen (delta-ALA, PBG) im Urin. Bei den erworbenen Porphyrien ist demgegenüber die Ausscheidung von delta-ALA und PBG nicht erhöht.[24] Im *Erkrankungsspektrum* lässt sich unschwer eine Polarität erkennen. Diese ergibt sich weniger aufgrund der früher häufiger gebrauchten Einteilung der Porphyrien in hepatische und erythropoetische Formen, sondern mehr aus ihrer Zeitgestalt und damit dem *akuten* oder *chronischen Krankheitsverlauf.* Zu den akuten Porphyrien gehört die *akute intermittierende Porphyrie* als autosomal dominant vererbte Erkrankung (Mutation im Porphobilinogen-Desaminase-Gen) mit allerdings inkompletter Penetranz und darüber hinaus auch variabler klinischer Manifestation. Diese häufigste Form der akuten Porphyrie geht mit charakteristischen klinischen Symptomen einher. Zu ihnen zählen kolikartige abdominelle Beschwerden, Erbrechen und auch Obstipation. Oftmals erinnert das Bild an ein akutes Abdomen und führt daher gelegentlich zur explorativen Laparotomie. Vielfach bestehen eine Tachykardie und erhöhter Blutdruck. Alkohol, porphyrieinduzierende Arzneimittel, Infekte und auch Stress können die Anfälle auslösen. Die astralische Organisation wirkt nicht physiologisch in dem Stoffwechsel-Gliedmaßen-System, sondern führt durch ihre zum Nerven-Sinnes-System orientierte Aktivität zu abdominellen Schmerzen und Beschwerden. Deutlich seltener treten neurologische Zeichen unterschiedlicher Ausprägung und variabel in ihrer Symptomatik auf.

Während die akute intermittierende Porphyrie keine dermalen Symptome kennt, sind bei der ebenfalls noch zu den akuten Porphyrien gerechneten Porphyria variegata und auch der heriditären Koproporphyrie Hautveränderungen zu beobachten. Diese kennzeichnen die häufigste Form nicht-akuter Porphyrien, die *Porphyria cutanea tarda*:

Es besteht eine gesteigerte Fotosensibilität an den lichtexponierten Arealen. Es finden sich Blasenbildungen, brennende Erytheme und erosive Veränderungen.

Vor dem Hintergrund der Dreigliederung ergibt sich die folgende Einordnung der polaren Porphyrieformen.

Die *nicht akuten Porphyrien* zeigen durch ihre Hautmanifestationen und die Abhängigkeit vom Licht einen Bezug zum *Nerven-Sinnes-System.* Demgegenüber weist die Klinik der *akuten Porphyrien* mit ihrer überwiegend abdominellen Symptomatik auf das *Stoffwechsel-Gliedmaßen-System.*

Porphyria variegata und die hereditäre Koproporphyrie können ebenfalls eine Hautsymptomatik entwickeln und nehmen somit in dem polaren Krankheitsspektrum eine Mittelstellung ein.[25]

4.1.3 Hämoglobinopathien

Die Thalassämien sind quantitative Störungen der alpha-, beta-, gamma- oder delta-Globulinketten und fanden sich ursprünglich v. a. im sogenannten Thalassämiegürtel vom Mittelmeerraum bis Südostasien.[26] Sie betreffen die Globinkettenbildung (und nicht die Hämbiosynthese) und stehen demzufolge mit der veränderten Tätigkeit der ätherischen Organisation in Zusammenhang.

Bei den Hämoglobinopathien finden sich qualitative Veränderungen einer Globinkette, zumeist der beta-Kette.[27] So gibt es bei den *Sichelzellkrankheiten* mit pathologischem Hämoglobin S (HbS) einen Aminosäureaustausch (Valin statt Glutamat) an der sechsten Stelle der beta-Kette. Es kommt zur typischen Formänderung der „unflexiblen“[28] Erythrozyten. Diese trägt dazu bei, dass sich Erythrozyten neben Granulozyten an das Gefäßendothel „heften“ und Endothelverletzungen verursachen. Sie führen zur chronischen Inflammation und wohl auch zu den Vasookklusionen. Sie können okklusionsbedingte Schmerzkrisen im Knochenmark auslösen, die Erwachsene oftmals im Becken, Wirbelsäule, Rippen, Sternum und in den langen Röhrenknochen empfinden. Die NO-Produktion ist vermindert mit der Folge einer Vasokonstriktion. Die Wesensglieder wirken nicht in den physiologischen Aufbauprozessen der Hämoglobinbildung im Stoffwechsel-Gliedmaßen-System (bis zum 35. Lebensjahr haben ca. 50 % eine avaskuläre Hüftkopf-, 30 % eine Humeruskopfnekrose), sondern orientieren sich mit schmerzhaften Beschwerden zum Nerven-Sinnes-System. Frühe (in der Kindheit abgelaufene) splenale Vasookklusionen können zur funktionellen Asplenie mit erhöhtem Sepsisrisiko führen. Des Weiteren ist auf eine Niereninsuffizienz zu achten. Patienten mit Sichelzellanämie haben meist eine kompensierte Anämie mit Hb-Werten zwischen 6 und 9 g/dl. Höhere Werte führen u. U. zu Gefäßokklusionen. Das HbF hat eine protektive Bedeutung.[29]

Bei den Hämoglobinopathien sind die therapeutischen Möglichkeiten eingeschränkt, es handelt sich meist um symptomorientierte Maßnahmen.

4.1.4 Eisenmangelanämie

Eine *Eisenmangelanämie* ist durch das erniedrigte erythrozytäre Hämoglobin und die dementsprechend hypochromen wie auch mikrozytären Erythrozyten gekennzeichnet. Serologisch sind das Ferritin und die Transferrinsättigung erniedrigt, das Serumtransferrin und auch der lösliche Transferrinrezeptor erhöht. Diese Veränderungen zeigen eine eingeschränkte Wesensgliederwirksamkeit.

Exkurs

Die Hämatopoese erfolgt durch die *aufbauende* Wesensgliederaktivität: Ich- und astralische Organisation wirken in die blutbildenden Lebensprozesse des Knochenmarks hinein. Ihrer Spur folgt das Eisen. Die Steuerung und hormonelle Gestaltung der Erythropoese besorgt im Wesentlichen das Erythropoietin. Dieses Hormon dient dem astralischen Leib: Im Falle seiner eingeschränkten Wirksamkeit in der Atmungsfunktion (Hypoxie) bildet die eng mit dem astralischen Leib verbundene Niere das Erythropoietin (immer de novo, es gibt keine Speicherform[30]). Es dient der verstärkten Verbindung der astralischen und der Ich-Organisation mit den aufbauenden erythropoetischen Stoffwechselprozessen.

Das durch die Nahrung aufgenommene Eisen liegt überwiegend in der dreiwertigen Form vor und bedarf der Reduktion in die zweiwertige Form durch die intestinale Reduktase.[31] Ein saures Milieu begünstigt die Eisenresorption (die Säureblockade durch eine unkritische Dauermedikation mit Protonenpumpeninhibitoren hat einen negativen Einfluss). Über das divalente Metalloprotein 1 erfolgt die Aufnahme in die Mucosazelle, in der es entweder als Ferritin gespeichert oder über einen transmembranen Eisentransporter (Ferroportin) in das Blut abgegeben und an Transferrin gebunden wird. Vor diesem Transport des Eisens in die Gewebe ist seine Oxidation in die dreiwertige Form erforderlich durch die Ferrooxidase Hephastein. Das an das Transferrin gebundene Eisen erreicht schließlich die Hämatopoese im Knochenmark und geht in die aufbauenden Stoffwechselprozesse der Blutbildung ein. Evtl. überschüssiges Eisen wird nicht zum Instrument der oberen Wesensglieder, sondern „im retikuloendothelialen System (RES) in den Makrophagen von Leber, Milz und Knochenmark“[32] als Ferritin bzw. Hämosiderin (Leber) gespeichert.

Der Organismus regelt den Eisengehalt (3 bis 5 g) ausschließlich über die Aufnahme bei nur geringem Eisenverlust (Ausnahme: Menstruation, Schwangerschaft). Bei „funktioneller Anämie“, auch als Anämie bei chronischen Erkrankungen (ACD) bezeichnet (v. a. akute und chronische Entzündungen, Autoimmun- und Tumorleiden), kommt es trotz voller Eisenspeicher zu einer nur geringen Transferrin-Sättigung, und der Bedarf des Knochenmarks bleibt ungedeckt.[33] Die astralische und die Ich-Organisation sind nicht mehr in der aufbauenden Blutbildung tätig, sondern wenden sich den abbauenden (oftmals chronisch)-entzündlichen Prozessen zu. Ausdruck dieser veränderten Wesensgliederwirksamkeit ist das Akutephase-Protein der Leber, das Peptidhormon Hepcidin. Bei der ACD ist Hepcidin erhöht und bindet das Ferroportin in der Mucosazelle, aber auch in den retikuloendothelialen Makrophagen sowie anderen Speichern und vermindert durch dessen Internalisierung und lysosomalen Abbau die intestinale Eisenresorption bzw. Freisetzung aus den unterschiedlichen Speichern. Umgekehrt hemmt die Erythropoese im Knochenmark über das dort gebildete Hormon Erythroferron die Hepcidin-Bildung.

Das *Erythropoietin* (Niere) orientiert die Wesensgliederaktivität in die aufbauenden Prozesse der Erythropoese. Das *Hepcidin* (Leber) dient deren abbauender Wirksamkeit in entzündlichen Prozessen und hemmt die Eisenabgabe und -resorption. Dadurch kommt es zur *Anämie bei chronischen Erkrankungen* (ACD).

Im Rahmen einer ACD kann aber auch die Erythrozytenüberlebenszeit sowie die Proliferation und Differenzierung von hämatopoetischen Vorläuferzellen als Ausdruck der geänderten Wesensgliederwirksamkeit gestört sein.

Therapeutisch sind nach Abklärung der Ursache (bei chronischen Eisenmangelanämien ist differenzialdiagnostisch v. a. an die Hiatushernie und gastrointestinale Blutverluste sowie das Colon-ascendens-Karzinom zu denken) neben der Eisensubstitution die begleitenden Beschwerden der Adynamie, Blässe, Müdigkeit, Cheilosis (Mundwinkelrhagaden) und Störungen des Wärmeorganismus (leichtes Frieren), die mitunter auch nach der Kompensation verbleiben, zu berücksichtigen. Es kommt nämlich nicht nur darauf an, substitutiv einen ausgeglichenen Eisenstoffwechsel zu gewährleisten, sondern die Wesensglieder zu befähigen, ihr „Instrument" zu ergreifen. Hierfür kann

- *Anaemodoron* (Weleda) Dil. 20-20-20 gtt

eingesetzt werden. Anaemodoron enthält Walderdbeerfrüchte (Fragaria vesca) und Brennnessel (Urtica dioica, Planta tota). Die zu den Rosengewächsen gehörende Walderdbeere charakterisierte Steiner hinsichtlich ihrer „blutbildnerischen Kraft" und ihrer Ferrum-Beziehung[34], die Brennnessel hinsichtlich ihrer Nähe zum Eisen („Eisenstrahlung"[35]) sowie des Gehalts an Schwefel und Salzen (Kalium, Calcium[36]). Anders als beim Hepatodoron, bei dem die Blätter der Walderdbeere und damit der Bereich der „Atmungsorganisation" der Pflanze Verwendung finden, kommt im Rahmen der Anämietherapie ihre Frucht zum Einsatz. Sie gehört zum Stoffwechselsystem der dreigliedrigen Pflanze [→ IV. 3.2.1 Die Dreigliederung der Pflanze] und fördert die aufbauende Aktivität der Wesensglieder im Metabolismus des Menschen, insbesondere der Blutbildung. Ihre Beziehung zum Kiesel trägt Gestaltungskräfte in die Stoffwechselprozesse. Schon ihr sonniger Standort auf dunklem, feuchtem und humusreichem Waldboden macht deutlich, wie Wärme und Licht sich mit den aufbauenden Lebensprozessen dieser Pflanze verbinden.[37] Offenbar steht sie über ihre Beziehung zum Eisen und ihrem Zuckergehalt mit der *Ich-Organisation* in Beziehung, während die Brennnessel mit ihren Brennhaaren auf *astralisches Wirken*[38] deutet. Der Schwefel lenkt diese in der therapeutischen Anwendung in den Stoffwechsel. Auch die Brennnessel hat eine Beziehung zum Eisen, das offenbar besonders in der Wurzel nachzuweisen ist.[39]

Bei Verdauungsbeschwerden wie Appetitlosigkeit eignet sich

- *Anaemodoron* (Weleda) Dil. 20-20-20 gtt

zusammen mit

- *Gentiana lutea Rh 5 %* (Weleda) Dil. 20-20-20 gtt

oder

- *Gentiana Magen Globuli velati* (Wala) 10-10-10

Bei Müdigkeit in Verbindung mit seelischer Schwäche, leichtem Frieren empfiehlt sich

- *Ferrum hydroxydatum 5 %, 50 %* (Weleda, Apotheke an der Weleda) Trit. 1-1-1 MSP.

Die Inkarnation der Wesensglieder unterstützt

- *Ferrum ustum comp.* (Weleda) Trit. 1-1-1 MSP

Dieses Präparat enthält neben dem Eisenhammerschlag Eisensilikat (Nontronit), Anisi fructus und ebenfalls Urtica dioica.

Bei Erschöpfung, Kraftlosigkeit und depressiver Stimmungslage kommt

- *Levico comp.* (Wala) Amp. s.c. 1-0-0
- *Levico comp.* (Wala) Glb. velati 10-10-10

zum Einsatz.

4.1.5 Anämie bei Vitamin B_{12}- und Folsäuremangel

Im Gegensatz zur Eisenmangelanämie findet sich bei der durch Vitamin B_{12}- und Folsäuremangel entstehenden Anämie eine Makrozytose und Hyperchromasie.

Vitamin B_{12} und die Folsäure bilden eine Polarität: Die Folsäure kommt in der Pflanze vor, das Vitamin B_{12} überwiegend in tierischen Nahrungsmitteln. Darüber hinaus können Mikroorganismen letzteres im Verdauungstrakt bilden. Beim Menschen reicht die B_{12}-Synthese im Intestinaltrakt allerdings nicht aus, so dass er auf die entsprechende Zufuhr angewiesen bleibt. Entsprechend kommt es oft zu einem B_{12}-Mangel durch streng vegetarische (vegane) Ernährung, bei Alkoholismus, im Alter und chronischen Erkrankungen des Verdauungstraktes. Da die Leber erhebliche B_{12}-Mengen speichert, vergeht allerdings eine lange Zeit bis zur klinischen Manifestation des Mangels.[40]

Das kobalthaltige *Vitamin B_{12}* steht mit der *astralischen Organisation* in Beziehung, das Eisen mit der Ich-Organisation.

Vitamin B_{12} enthält in seiner dem Hämoglobin ähnlichen Struktur das eisenverwandte Kobalt, das durch seine Farbigkeit die Nähe zum Astralischen zeigt. Zweiwertige Kobaltsalze sind wasserfrei blau, wasserhaltige bis pfirsichblütenfarbig. Vitamin B_{12} erscheint als roter Farbstoff. Kobalt kommt in Meteoriten vor und unterstützt die inkarnierende Eisenwirksamkeit.[41] Wilhelm Pelikan (1893–1981) zählte Nickel und Kobalt aufgrund zahlreicher Ähnlichkeiten (z. B. Paramagnetismus) zu den „Eisengeschwistern".[42] Dabei dient das Eisen beim Menschen der Ich-Organisation, das Kobalt demgegenüber mehr dem Astralleib.

Der B_{12}-Mangel zeigt dementsprechend eine charakteristische, auf die astralische Organisation weisende Symptomatik: Es kann zu einer peripheren Neuropathie mit Gangstörungen, Paresen und Parästhesien bis zum Vollbild der funikulären Myelose kommen. Die astralische und die Ich-Organisation ziehen sich aus dem Stoffwechsel-Gliedmaßen-System heraus (Hunter-Glossitis, assoziierte Typ-A-Gastritis mit Intrinsic Faktor Mangel, Erkrankungen des Ileums, Entleerung des Leber"speichers") und drängen zum Nerven-Sinnes-System. Entsprechend führt der B_{12}-Mangel zu neurologischen und neuropsychiatrischen Syndromen, Psychosen, depressiven Verstimmungen, Müdigkeit, Konzentrationsstörungen und demenzieller Symptomatik. Die chronische Typ-A-Gastritis ist oftmals mit dem B_{12}-Mangel assoziiert. Sie entsteht durch die zu schwache Aktivität der astralischen Organisation im Verdauungstrakt und tritt charakteristischerweise oftmals in Zusammenhang mit der Hashimoto-Thyreoiditis auf.

Vitamin B_{12}-Mangel betrifft zwar vorrangig die rote Reihe, kann aber auch zu einer Granulozytopenie und Einschränkungen der Thrombopoese führen.

Die megaloblastäre Anämie bei B_{12}-Mangel weist auf die ungenügende Leiborientierung der astralischen und der Ich-Organisation hin. Es entwickeln sich klinische Symptome wie Müdigkeit und Konzentrationsstörungen.

Ein *Folsäuremangel* kann ebenfalls zur hyperchromen, makrozytären Anämie führen.

Folsäure ist als getrocknetes kristallines Pulver orangegelb. Sie kommt als stickstoffhaltige, schlecht in Wasser lösliche Verbindung im Pflanzenreich in Weizenkeimen, Bohnen, Hefe, Vollkornbrot, Spinat, Grünkohl, Spargel, Nüssen und Obst vor, ist aber auch im Tierreich (z. B. Rinderleber, Fisch und Eigelb) anzutreffen. Die Folsäure hat eine besondere Beziehung zur Pflanzenwelt (ihr Name leitet sich von „folium", dem Pflanzenblatt ab) und damit zu deren ätherischer Organisation. Der Cobalamin- und der Folatstoffwechsel verbinden sich in der Remethylierung von Homocystein zu Methionin.[43]

Das *Eisen* steht mit der *Ich-Organisation*, das *Vitamin B_{12}* mit der *astralischen*, die *Folsäure* mit der *ätherischen Organisation* in Beziehung.

Therapeutisch bedürfen sowohl der Vitamin B_{12}– als auch der Folsäuremangel der Substitution. Allerdings sollte man nicht ohne Kenntnis der Ursache therapieren. Oftmals findet sich beim Vitamin B_{12}-Mangel eine chronisch atrophische Gastritis. Diese kann zu einem Magenkarzinom disponieren und bedarf deswegen der (endoskopischen) Abklärung.

4.1.6 Erkrankungen durch Blutabbau: Hämolyse

Während im Knochenmark die aufbauenden Bildungsprozesse dominieren, haben die Erythrozyten im strömenden Blut ihre Lebendigkeit und Teilungsfähigkeit verloren. Sie werden nun nicht mehr innerlich von den Wesensgliedern ergriffen, sondern wie „von außen" am Leben erhalten und als Instrument für die Wirksamkeit des geistig-seelischen Wesens bereitgestellt. Ihre „Lebensdauer" beträgt noch etwa 100 bis 120 Tage, dann überwiegen die Abbauprozesse mit Untergang der Erythrozyten. Die Galle scheidet Bilirubin als Abbauprodukt des Hämoglobins aus.

Bei der *Hämolyse* kommt es zu einem vorzeitigen *Abbau* der Erythrozyten mit Verkürzung der Lebenszeit auf weniger als hundert Tage.[44]

Diese verstärkten Abbauprozesse lassen sich bei ausreichender Neubildung über lange Zeit kompensieren, bis dann schließlich doch die hämolytische Anämie entsteht. Bei der Hämolyse sind die Retikulozyten (besser Retikulozytenproduktionsindex) als Zeichen der gesteigerten Neubildung, die LDH und (bei intravasaler Hämolyse) das freie Hämoglobin sowie das Bilirubin als Merkmal des vermehrten Abbaus erhöht, das Haptoglobin und das weniger sensitive Hämopexin erniedrigt. Der Nachweis der autoimmunhämolytischen Anämie erfolgt durch einen positiven Coombs-Test.

Der Hämolyse liegen unterschiedliche, sich auf die Wesensglieder beziehende Ursachen zugrunde. Zunächst betreffen sie die physische, zelluläre Organisation des Erythrozyten. Zu den damit umschriebenen korpuskulären Hämolysen kommen weitere Formen hinzu, die zur mechanischen Zerstörung von Erythrozyten führen und damit ebenfalls ihre physische Existenz beeinträchtigen. So kann eine Hämolyse durch mechanische Ursachen (künstliche Herzklappen) entstehen oder sich – wie bei der thrombotisch-thrombozytopenischen Purpura als dominanter vom Nerven-Sinnes-System ausgehender thrombotischer Aktivität in den kleinen Gefäßen – als mikroangiopathisches Erythrozytenfragmentationssyndrom entwickeln.

	extrakorpuskuläre Hämolysen
Ich-Organisation	Wärme-Kälte-Antikörper
astralische Organisation	immunologisch induzierte Hämolysen
ätherische Organisation	Enzymdefekte (Glucose-6-Phosphat-Dehydrogenase-Mangel, Pyruvatkinase-Mangel)
physische Organisation	korpuskulär bedingte Hämolyse (Sphärozytose, Elliptozytose, Hämoglobinopathien (Thalassämie, Sichelzellanämie))
	korpuskuläre Hämolysen

Ursachen der Hämolyse und ihre Beziehungen zu den Wesensgliedern

Die ätherische Organisation lebt in dem im flüssigen Element wirkenden Eiweißorganismus der Erythrozyten. Hier sind besonders die Enzymdefekte eine charakteristische (angeborene) Hämolyse-Ursache. Die Glucose-6-Phosphat-Dehydrogenase spielt im Pentosephosphatzyklus eine bedeutende Rolle und ist über das entstehende NADPH für die Aktivität des Enzyms Glutathionreduktase und damit den Oxidationsschutz des Erythrozyten erforderlich. Damit scheint diese enzymatische Tätigkeit der aufbauenden Aktivität der ätherischen Organisation zu dienen.[45]

Viel häufiger sind die immunologisch-induzierten, hämolytischen Anämien (autoimmunhämolytische Anämien). Dabei wird das Instrument der Ich-Organisation dieser gegenüber „fremd“ und dadurch Ziel immunologischer Prozesse. Normalerweise sind die Ich- und astralische Organisation „locker“ und rhythmisch wechselnd mit der ätherischen und physischen Organisation der Erythrozyten verbunden. Die Lebensprozesse und auch die physische Leiblichkeit dieser Zellen des Blutes geben sich „selbstlos“ der Aktivität der Ich-Organisation und des astralischen Leibes hin.

Dabei zeigen diese Prozesse eine Beziehung zur Wärme: Man unterscheidet eine autoimmunhämolytische Anämie vom Wärme- und vom Kältetyp.

Die akute *Kälteagglutininkrankheit*[46] wird durch Infektionen, vor allem über Mycoplasma pneumoniae und das Epstein-Barr-Virus, getriggert. Es handelt sich überwiegend um Antikörper der Klasse IgM. Klinisch stehen eine durch Kälte verstärkte Anämie und ebenfalls kälteinduzierte Hämagglutination mit konsekutiver Akrozyanose an Händen, Füßen, Ohren und Nase im Vordergrund. Unschwer ist in den begleitenden Infektionskrankheiten des oberen und mittleren Menschen wie auch in der Beziehung zur Kälte und in kühlen akrozyanotischen Akren die Dominanz des Nerven-Sinnes-Systems, das unphysiologisch das Blutsystem ergreift, zu erkennen. Während der Verlauf oftmals selbstlimittierend ist, kann sich die chronische Kälteagglutininerkrankung mit Produktion monoklonaler IgM ideopathisch oder auch bei einer lymphatischen Neoplasie entwickeln.

Die häufigere *autoimmunhämolytische Anämie vom Wärmetyp* (IgG-Ak[47]) ist weniger mit Infektions-, sondern eher mit Autoimmunerkrankungen und Non-Hodgkin-Lymphomen, insbesondere der chronisch lymphatischen Leukämie (CLL), assoziiert.[48] Auf Arzneimittel-ausgelöste hämolytische Anämien ist in der Differenzialdiagnostik besonders zu achten.

Therapeutische Gesichtspunkte zur Hämolyse

Bei autoimmun vermittelter Hämolyse bestehen positive Erfahrungen mit

- *Helleborus niger e planta tota D6, D4* (Helixor, Wala) Amp. s.c. bis 1-0-0

zusammen mit

- *Stibium metallicum praeparatum D6* (Weleda) 1 ml Amp. s.c. bis 1-0-0.

Stibium lenkt gestaltende Kräfte in die auflösende Hämolyse und führt zusammen mit Helleborus zu einer physiologischen Wesensgliederwirksamkeit. Eine CLL geht gelegentlich mit einer Coombs-positiven autoimmunen Hämolyse einher. Hier haben sich diese Arzneimittel ausgesprochen bewährt, wie Marion Debus eindrucksvoll beschrieb.[49]

Bei Raynaud-ähnlicher Akrozyanose bestehen positive Erfahrungen mit

- *Kupfer Salbe rot* (Wala)

bzw.

- *Cuprum metallicum 0,4 %* (Weleda) Ung. 1–2 x täglich.

4.2 Hämatologische Neoplasien

Die Altersverteilung der häufigen hämatologischen Erkrankungen weist auf die behinderte Inkarnation bzw. die pathologische Exkarnation der Wesensglieder.

So kann die behinderte Inkarnation der Ich- und astralischen Organisation zu der *akuten lymphatischen Leukämie (ALL) im Kindesalter* führen. Die Lymphozyten stehen mit dem in diesem Lebensalter dominanten Nerven-Sinnes-System in Beziehung. Lösen sich diese Wesensglieder vorzeitig und in pathologischer Weise mit dem höheren Alter, so entsteht entsprechend die *chronische lymphatische Leukämie.* Auch der alte Mensch entwickelt wiederum die Dominanz des Nerven-Sinnes-Systems und nimmt seine anabolen Prozesse zurück. Kommt es zu entsprechenden Lösungsprozessen der Wesensglieder im Stoffwechsel-Gliedmaßen-System des hämatopoetischen Systems, also den stoffwechselaktiven Granulozyten und damit der Myelopoese, so können sich *die akuten myeloischen Leukämien* bzw. die *chronisch myeloproliferativen Syndrome* und unter ihnen die *chronisch myeloische Leukämie* entwickeln.

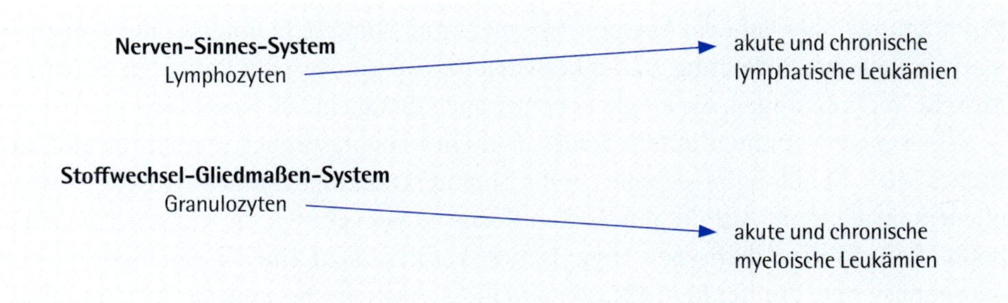

Lymphatische und myeloische Leukämien vor dem Hintergrund der Dreigliederung

4.2.1 Myelodysplastisches Syndrom (MDS)

Die MDS-Syndrome treten als mono-, bi- oder trilineare Erkrankungen auf. Die zugrunde liegende klonale Hämatopoese geht von einer oder einzelnen Stammzellen aus, welche die Fähigkeit zur regulären Differenzierung verloren haben.

Hämatopoetische Stammzellen reifen zu lymphoiden und myeloischen Progenitoren heran. Sie entwickeln also früh über die lymphoide Differenzierung die Beziehung zum *Nerven-Sinnes-System* bzw. als myeloische Progenitoren zum *Stoffwechsel-Gliedmaßen-System*. Letztere reifen dann zu Erythro-, Leuko- und Thrombozyten aus (und realisieren abermals eine der Dreigliederung entsprechende Differenzierung).[50]

Die Erythrozyten verlassen ihren ätherisch dominierten Bildungsort im Knochenmark durch die „Knochenmark-Blutschranke", die aus einer dreischichtigen Struktur (Adventitiazellen als spezialisierter Fibroblastenart, Basalmembran und Endothelschicht) besteht.[51] Sie erreichen als kernlose Zellen das rhythmisch bewegte Blut, in dem die Wesensglieder nicht dynamisch und stoffwechselaktiv wirken, wie das dann für die metamorphotisch dem Blut nahestehende myoglobinhaltige Muskulatur gilt, sondern sich rhythmisch mit der Inspiration verbinden bzw. mit der Exspiration wiederum lösen. Das Blut wird zum Instrument der Ich-Wesenheit des Menschen.

Kommt es zu einer ungenügenden gestaltenden und formenden Nachtwirksamkeit der astralischen und Ich-Organisation, so können klonale Erkrankungen wie das *myelodysplastische Syndrom* mit seinen Leitbefunden einer Mono-, Bi- oder Panzytopenie bei erhöhter oder normaler Zelldichte des Knochenmarks[52] entstehen. Dysplasien in den Zellreihen sind Ausdruck der verminderten Form- und Gestaltungskräfte.

Bereits der Terminus der „Dysplasie" weist auf die ungenügende Gestaltung und Differenzierung. Die Dysplasiebeurteilung ist dementsprechend eine der wichtigen Säulen der MDS-Diagnostik. Der prognostisch entscheidende Blastenanteil weist demgegenüber auf die autonomisierten Lebensprozesse. Neben den klonalen hämatopoetischen Veränderungen kommt dem Microenvironment und damit dem umgebenden Knochenmarksmilieu eine Bedeutung zu. So bestehen bei Subgruppen der Patienten inflammatorische Veränderungen, die möglicherweise auch therapeutisch wesentlich sind.

Als weitere Varianten unterscheidet man ein hypoplastisches und ein myelofibrotisches MDS. Somit ergibt sich die für die Tumorerkrankung charakteristische Wesensgliederkonstellation: Auf der physischen Ebene entwickelt sich die klonale Tumorzellpopulation. In der ätherischen Organisation kommt es zu einer desintegrierten und autonomisierten Proliferation (Blastenanteil). Die astralische und die Ich-Organisation wirken ungenügend gestaltend und differenzierend in die Lebensprozesse der Hämatopoese. Die genomischen Veränderungen (zahlreiche rekurrente Genmutationen sind bekannt, zu den häufigsten zählen solche, die für die epigenetische Regulation und das mRNA-splicing verantwortlich sind, das Y-Chromosom kann bei männlichen Patienten mit MDS in ca. 7 % fehlen)[53] sind molekularbiologischer Ausdruck der geänderten Wesensgliederwirksamkeit und nicht die primäre Ursache der Erkrankung. Dem widerspricht nicht die potenzielle Effektivität einer auf diese Veränderungen ausgerichteten

Therapie: Diese beeinflusst eine molekularbiologische „Alteration" im Sinne der „Endstrecke" des gesamten pathologischen Prozesses und nicht seinen dirigierenden Ordnungszusammenhang und damit das Wesen der Erkrankung. Darüber hinaus ist keine der derzeit nachgewiesenen Mutationen spezifisch für ein MDS.[54]

Diese in der Regel nicht monoklonalen, sondern oftmals mit mehreren veränderten Klonen einhergehenden Erkrankungen[55] bevorzugen das höhere Lebensalter, beruhen also auf der altersbedingten *Exkarnation der Wesensglieder*. Ihr Gipfel liegt um das 70. Lebensjahr und erreicht eine Inzidenz von bis zu 40/100.000 im Alter über 80 Jahre.[56] Die nunmehr eingeschränkt differenzierende Funktion der oberen Wesensglieder kann schließlich zur leukämischen Transformation führen. Während zunächst die Anämie klinisch im Vordergrund steht und damit die Erythropoese, erreicht der Gestaltungs- und Differenzierungsverlust durch die oberen Wesensglieder bei der leukämischen Transformation mit Übergang in eine AML verstärkt die weiße Reihe und damit das Stoffwechsel-Gliedmaßen-System der Blutzellen. Allerdings fallen bereits initial im peripheren Blutausstrich häufig nicht nur Formanomalien der Erythrozyten (Poikilozytose), sondern auch Degranulationen und Hypolobulierungen der ausreifenden granulopoetischen Zellen auf.[57] Veränderte Gestaltungs- und Differenzierungsprozesse können alle ausreifenden Effektorzellen (Erythro-, Granulo- und Thrombozyten) betreffen.

Sekundäre MDS entstehen z.B. durch Arzneimittel wie alkylierende Substanzen oder Cisplatin. Diese Formen haben gegenüber den primären MDS eine schlechtere Prognose.[58]

Die klinische Symptomatik weist auf das schwache Eingreifen der Ich- und der astralischen Organisation und besteht in Abgeschlagenheit, Kraftlosigkeit, aber auch gehäuften Infektionen und erhöhter Blutungsneigung.[59] Die von den Patienten berichtete Schwere der Müdigkeit ist prognoserelevant[60] und deutet auf die von der physischen und ätherischen Organisation sich schlafähnlich trennende astralische und Ich-Organisation. Im Blutbild besteht meist eine normozytäre oder makrozytäre Anämie bei gleichzeitig erniedrigten Retikulozyten.[61] Demgegenüber findet sich häufig ein erhöhtes Speichereisen: Das Eisen wird von der astralischen und der Ich-Organisation nicht ergriffen und „lagert" sich ab.

Die Therapie v. a. der Niedrig-Risiko-MDS richtet sich auf das klinische Beschwerdebild und die krankheitsbedingten Komplikationen. Bei chronisch transfusionspflichtigen Patienten kann durch die Eisenüberladung eine sekundäre Hämochromatose entstehen. Deswegen empfiehlt man bei Ferritinwerten von mehr als 1.000 ng/ml eine Eisenchelation. Ein Überlebensvorteil ist derzeit nicht belegt, allerdings bessert sich die Blutbildung (die Eisenüberladung hemmt die Myelopoese).

- *Helleborus niger e planta tota D3, D4* (Helixor, Wala) Amp. s.c. — 3 x wöchentlich bis täglich

ist bei „entzündlicher" Krankheitssymptomatik hilfreich und stärkt die astralische Organisation in ihrer differenzierenden Wirksamkeit. Neben der schwarzen Nieswurz (Helleborus niger) ist auch an Helleborus foetidus zu denken. Während Helleborus niger ein ausgeprägtes Rhizom entwickelt und sich intensiv mit der Erde verbindet, entsteht bei

Helleborus foetidus eine stark entwickelte, unangenehm riechende Blütenorganisation, die viele Insekten anzieht.[62] Damit scheint Helleborus niger in der Polarität zu Helleborus foetidus mehr über das Nerven-Sinnes-System zu wirken, die stinkende Nieswurz über das Stoffwechsel-Gliedmaßen-System. In der Therapie des MDS liegen vereinzelte positive Erfahrungen mit Helleborus foetidus in tiefer Potenzierung (D3) vor.[63]

Die Misteltherapie spricht die Ich-Organisation an. Dabei ist besonders an die Kiefermistel zu denken:

- *Iscador P 1–10 mg* (Iscador) Amp. s.c. — 3 x wöchentlich
- *abnobaVISCUM Pini bis 20 mg* (Abnoba) Amp. s.c. — 3 x wöchentlich
- *Helixor P bis 100 mg* (Helixor) Amp. s.c. — 3 x wöchentlich

Bei häufigen Infektionen, gestörter Wärmerhythmik und einer zum Frieren neigenden Konstitution kommt ebenfalls die Misteltherapie zur Anwendung. Ebenso kann sie bei vermehrter Infektanfälligkeit hilfreich sein. Eine Übersicht zur Misteltherapie bei MDS veröffentlichten Böhringer und Roeber.[64]

Die Walderdbeere leitet die Ich-Organisation in die Blutbildung, über die Brennnessel erfolgt dann die Verstärkung der astralischen Organisation. Insofern ist an

- *Anaemodoron* (Weleda) Dil. — 20-20-20 gtt

zu denken, das beide Eisenpflanzen beinhaltet. Es ist auch bei Eisenverteilungsstörungen angezeigt [→ XVIII. 4.7 Das Cancer-related-Fatigue-Syndrom].

Eisen fördert die inkarnatorische Aktivität der Ich-Organisation.

- *Nontronit D4* (Rezepturpräparat, z.B. Apotheke an der Weleda) Trit. — 1-1-1 MSP

trägt als Ferrum-Silicium-Verbindung die gestaltende Wirksamkeit der Ich-Organisation in die Blutbildung,

- *Ferrum ustum comp.* (Weleda) Trit. — 1-1-1 MSP

verstärkt darüber hinaus die Wirksamkeit von Ich- und astralischer Organisation in den Stoffwechselprozessen der Blutbildung. Antimon mit seiner strahligen Gestaltungskraft unterstützt des Weiteren strukturierende Kräfte. Es kann sich mit dem Silber verbinden, das dann die Gestaltungskräfte in die ätherische Organisation trägt. In dem orthorhombisch kristallisierenden Dyskrasit (Ag3Sb) – früher auch als Silberspießglanz bezeichnet – vereinigen sich diese beiden Metalle. Es findet in der anthroposophischen Onkologie Anwendung[65] und auch in der Therapie des MDS bestehen positive Erfahrungen (Dyskrasit D6).[66]

Das Arzneimittel

- *Medulla ossium Gl D5, D30* (Wala) Amp. s.c. bis 1-0-0

soll durch die höhere Potenzierung die gestaltende Funktion verstärken, durch die niedrigere demgegenüber die aufbauend-ätherische Aktivität. Letztere ist insbesondere bei der aplastischen Anämie notwendig.

Es gibt Übergänge zwischen dem MDS und der aplastischen Anämie, die hypoplastischen HLA-DR15-positiven MDS. Nur diese sprechen auf eine immunsuppressive Therapie an. Diese (Antithymozytenglobulin und Ciclosporin A, CD-52-Antikörper Alemtuzumab) begegnet der Fehlregulation von T-Zellen, die auch bei der aplastischen Anämie vorliegt. Bei del(5q)-MDS hat Lenalidomid, das antiproliferativ, antiangiogenetisch und immunmodulierend wirkt, eine hohe Ansprechrate. Beim Hochrisiko-MDS kommen Pyrimidin-Analoga wie 5-Azacitidin zum Einsatz, die ebenfalls antiproliferativ, antiangiogenetisch und immunmodulierend wirken. Demethylierende Substanzen wie Azacitidin (mit Cytarabin verwandt) und Decitabin stellen einen wesentlichen therapeutischen Fortschritt dar.[67] Eine intensive Chemotherapie mit AML-Induktionsprotokollen versucht den myelodysplastischen Zellklon zu eradizieren. Die allogene Stammzelltransplantation beinhaltet zwar eine „kurative Option“, das krankheitsfreie Überleben nach vier Jahren beträgt allerdings nur ca. 36 %.[68]

Die Therapie pathologisch veränderter Signalwege mit Autonomisierung partieller Funktionen beeinflusst die autonomosierten Lebensprozesse und damit nicht nur die physische, sondern auch die ätherische Ebene. Von entscheidender Bedeutung ist darüber hinaus die Verstärkung der differenzierenden und gestaltenden Funktion. Eine differenzierende Gesetzmäßigkeit ist allerdings für sich genommen noch nicht wirksam, wie auch ein schlichter „Bauplan“ kein Haus entstehen lässt. Sie braucht eine „Intentionalität“, die auf die Wesensebene der Erkrankung weist. Damit ergeben sich vier ineinandergreifende Ebenen der Therapie. Derzeit ist ein die erste und zweite Ebene betreffender, symptomatischer Behandlungsansatz etabliert.

4.2.2 Myeloproliferative Neoplasien, chronisch-myeloische Leukämie

Myeloproliferative Erkrankungen entstehen, wenn sich die *Ich- und die astralische Organisation* aus dem *Stoffwechsel-Gliedmaßen-System* des hämatopoetischen Systems lösen.

Die chronisch-myeloproliferativen Syndrome führt man auf molekulargenetische Alteration zurück und wesentliche therapeutische Fortschritte scheinen diesem Verständnis Recht zu geben. Allerdings ist die alleinige Kausalität der genomischen Ebene vermutlich nicht zutreffend. So fanden sich JAK2-V616F Mutationen im peripheren Blut von gesunden Probanden, die keine Hinweise auf eine hämatologische Erkrankung zeigten.[69] Man geht von klonalen Vorstufen aus, die bislang nicht den Übergang zur malignen Erkrankung vollzogen haben[70] und als *klonale Hämatopoese mit unbekanntem Potenzial* (CHIP) bezeichnet werden. Diese nehmen mit dem Alter des Menschen zu und scheinen mit der altersbedingten Exkarnation der höheren Wesensglieder in Beziehung zu stehen. Das geistig-seelische Wesen des Menschen hat dann nicht mehr eine ausreichend integrierende Wirksamkeit auf die Hämatopoese mit der Folge einer klonalen Desintegration.

Aber auch bei den myeloproliferativen Neoplasien bestehen offensichtlich Zusammenhänge mit der chronischen Entzündung.[71] Eine Inflammation entwickelt sich, wenn im Organismus eine Fremdqualität, die seine Integrität und damit physiologische Wesensgliederwirksamkeit stört, entsteht. Kann die Entzündung sie nicht heilen und ausgleichen, so entwickelt sich die chronische Inflammation. Auch bei myeloproliferativen Neoplasien bestehen Hinweise auf die anhaltende Inflammation, die entweder aufgrund der vorliegenden Fremdqualität sich entwickelt oder auch als chronische Entzündung der myeloproliferativen Neoplasie vorausgeht. Diese Inflammation ist mit einer Knochenmarksstimulation verbunden und macht dadurch auch für Mutationen empfänglich. Aus diesen Gesichtspunkten ergeben sich neue Ansätze der Therapie: Wie lässt sich nicht nur die myeloproliferative Neoplasie als Tumorentwicklung beeinflussen, sondern auch die möglicherweise vorausgehende chronische Entzündung? Welche Ursachen bedingen diese und bilden ein weiteres Ziel der Therapie? Geht die veränderte Wesensgliederwirksamkeit der Tumormanifestation voraus und bedingt eine Entzündung mit schließlich chronischem Verlauf, die letztlich zur Manifestation der myeloproliferativen Neoplasie führt? Wie ist schließlich diese veränderte Wesensgliederkonstellation selbst zu beeinflussen, also die Ich- und die astralische Organisation wieder in eine intensivere Beziehung zu den Lebensprozessen der Hämatopoese zu bringen? Vor diesem Hintergrund erscheinen die bekannten Mutationen nicht zufällig, sondern als Ausdruck der veränderten Wesensgliederwirksamkeit.

4.2.3 Chronisch-myeloische Leukämie (CML)

Die CML hat in Deutschland eine Inzidenz von 1-2/100.000 und tritt mit zunehmendem Alter häufiger auf, sie macht etwa 15 bis 20 % aller Leukämien aus.[72] Sie ist eine klonale Erkrankung einer einzigen pluripotenten hämatopoetischen Stammzelle. Ihr vor der Einführung der Tyrosinkinaseinhibitoren oftmals zu beobachtender natürlicher Verlauf besteht in der chronischen Phase, der Akzeleration und schließlich der Blastenkrise als unbehandelt tödlich verlaufender akuter Leukämie.[73]

Die *CML* steht der *chronisch-lymphatischen Leukämie* polar gegenüber. Während die Lymphozyten der CLL mit dem Nerven-Sinnes-System in Beziehung stehen, gehören den Granulozyten und Monozyten entsprechend die myeloischen Zellen zum Stoffwechsel-Gliedmaßen-System.

Auch klinisch sieht man entsprechende Unterschiede. So finden sich bei der CLL tastbare Lymphome, während diese in aller Regel bei der CML fehlen.

Im Blutbild zeigt sich im Allgemeinen eine Leukozytose mit Linksverschiebung und myeloischen Vorstufen bei hyperzellulärem Knochenmark. Der Zellzerfall führt u. U. zur Erhöhung von LDH und Harnsäure.

Dysplasie (z. B. in der akzelerierten Phase[74]) und *Entdifferenzierung* sind Ausdruck der abnehmenden Wirksamkeit der astralischen Organisation, die Form und Gestaltung (als Qualitäten des Nerven-Sinnes-Systems) in die Lebens- und Stoffwechselprozesse der Myelopoese trägt.

Kommt es zu einer noch weitergehenden Entdifferenzierung, so entwickelt sich der „Blastenschub", bei dem dann terminal nur noch Blasten entstehen.

Bei der CML ist nicht nur die *Nachtwirksamkeit der Wesensglieder*, die sich in den genannten Phänomenen ausspricht, gestört, sondern auch ihre *Tagesaktivität*: So liegen unterschiedliche Einschränkungen der Stoffwechsel- und Bewegungsfunktionen der Leukozyten vor. Möglicherweise gehört auch die nicht oder nur gering nachweisbare Tätigkeit der alkalischen Leukozytenphosphatase in diesen Zusammenhang.

Chromosomaler Ausdruck der eingeschränkten Aktivität der astralischen Organisation in ihrer Nacht- und Tageswirksamkeit ist der Nachweis des *Philadelphia-Chromosoms*, also eines verkürzten Chromosoms 22, das im Rahmen der *reziproken Translokation* der distalen Bereiche der langen Arme der Chromosomen 9 und 22 (t(9;22) entsteht.[75] Gegenwärtig gilt es als wesentliche pathogenetische Ursache. Allerdings zeigen die Translokationen und die komplexe Tumormanifestation (schließlich führt eine einzige veränderte hämatopoetische Stammzelle zur gesamten Tumorzellmasse) ein Ordnungsprinzip, das auf die eingeschränkte Wesensgliederwirksamkeit deutet.

Überschreitet die CML das Blutsystem, so treten leukämische Infiltrate v. a. in den fakultativ blutbildenden Organen Leber und Milz auf. Damit beheimatet sich der leukämische Prozess in Organen, die embryonal der Blutbildung dienten, bevor sich diese dann im roten Knochenmark konzentriert hat. Die Hepatosplenomegalie ist bei der CML am ausgeprägtesten, eine Beteiligung der lymphatischen Organe fehlt bei der typischen CML (vor der Blastenkrise). In der Milz sind nach schon alten Beschreibungen v. a. die rote Pulpa infiltriert (die Follikel sind atrophisch), während bei der CLL die weiße Pulpa [→ XIX. 2.3 Die Milz] vergrößert ist. Damit zeigen diese beiden polaren Erkrankungen auch am Beispiel der Milzinfiltration ihre Gegensätzlichkeit[76]: Die *weiße Pulpa* gehört zum Nerven-Sinnes-System der Milz und wird entsprechend von der *CLL*, die *rote Pulpa* zählt zu ihrem Stoffwechsel-Gliedmaßen-System und wird von der *CML* infiltriert.

Drei *Erkrankungsphasen* charakterisieren die CML. Die therapeutisch gut kontrollierbare *chronische Phase* umfasst die Expansion der Myelopoese (weniger als 15 % Blasten im Blut oder Knochenmark (ELN-Klassifikation)). Die *Akzelerationsphase* (bei einem oder mehreren der folgenden Kriterien: Blastenanteil zwischen 15 bis 29 %, Blasten- und Promyelozyten über 30 % bei Blastenanteil unter 30 %, Basophilen mindestens 20 %) kann man als Übergangsphase zur Blastenkrise betrachten. Die *Blastenkrise* (Blastenanteil im peripheren Blut oder Knochenmark > 30 % bzw. extramedulläre Blastenproliferation außerhalb von Milz, Lymphknoten, Leber) stellt nach wie vor eine therapeutische Herausforderung dar.[77]

In der Behandlung gelang mit der Einführung der *Tyrosinkinaseinhibitoren* (Imatinib, Dasatinib, Nilotinib, Ponatinib) ein entscheidender Durchbruch. Sie verbessern die Prognose deutlich gegenüber früheren Therapien (Hydroxyurea, Busulfan, Interferon-α). Tyrosinkinasen sind mit dem Tyrosin und prozessual dem Phosphor verbunden. Tyrosin dient der astralischen Organisation. Es ist Ausgangspunkt der Synthese der Schilddrüsenhormone und steht damit diesem astralisch durchwirkten endokrinen Organ nahe. Phosphorprozesse dienen der Ich-Organisation. Tyrosinkinasen vermitteln das Eingreifen der höheren Wesensglieder im Eiweißorganismus des Zytoplasmas. Im Rahmen der Tumorerkrankung kommt es zur autonomisierten Aktivität mit ungeregeltem Wachstum und Differenzierungsstörungen. Tyrosinkinaseinhibitoren hemmen diese pathologische Funktionen. Als Nebenwirkung führen sie zur Schwächung der ätherischen Organisation (Fatigue, Appetitlosigkeit, Wassereinlagerung).[78] Tyrosinkinaseinhibitoren können die QT-Zeit verlängern. Deswegen sollten Kalium und Magnesium im Normbereich liegen und die Gabe anderer Arzneimittel, welche die QT-Zeit verlängern, nach Möglichkeit vermieden werden.[79] Bei der CML hemmt Imatinib kompetitiv die ATP-Bindungsstelle der BCR-ABL-Tyrosinkinase und damit die Phosphorylierung von Proteinen der BCR-ABL-Signaltransduktionskette.[80] Die geschwächte ätherische Organisation braucht oftmals eine therapeutische Stärkung. Hier kommen – ähnlich wie für die Begleitung der Chemotherapie – die äußeren Anwendungen und Arzneimittel in Betracht, die das Kapitel [→ XVIII. 3.3 Chemotherapie] darstellt.

Der pathogenetische Therapieansatz hemmt die Autonomisierung der Proliferation: Es kommt bei BCR-ABL-positiven Zellen zu Wachstumsstillstand und Apoptoseinduktion.

Mit einem Krankheitsverständnis, das die chromosomale Translokation als Ausdruck einer geänderten Wesensgliederkonstellation sieht, der also eine ungenügende differenzierende und formende Wirksamkeit der Wesensglieder (Nachtphase) entspricht, entstehen weitere therapeutische Optionen: Wie lässt sich die offensichtlich bestehende Desintegration der Wesensglieder überwinden? Gibt es salutogenetische Aktivitäten, die sich der Erkrankung und damit auch der autonomisierten, klonalen Proliferation entgegenstellen? Sind diese nur eingeschränkt wirksam und erlauben deswegen die klonale Expansion?

Die formende und gestaltende Wirksamkeit der Wesensglieder, also ihre Nachtphase, stärkt die Christrose, Helleborus niger. Konzeptionell ist damit die Anwendung von

- *Helleborus niger e planta tota D3, D4* (Helixor, Wala) Amp. s.c. — 3 x wöchentlich bis 1-0-0

zur Stärkung des Eingreifens von astralischer und Ich-Organisation in der ätherischen und physischen Organisation sinnvoll.

Die entzündliche Tagesseite der Wesensgliederwirksamkeit unterstützt demgegenüber die Mistelanwendung. Es kommen

- *Iscador P* (Iscador) Amp. s.c. — Zieldosis 10 mg 3 x wöchentlich
- *Helixor P* (Helixor) Amp. s.c. — Zieldosis 100 mg 3 x wöchentlich

zur Anwendung, um die gestaltenden Qualitäten des Nadelbaumes therapeutisch zu nutzen. Aber auch andere Wirtsbäume kommen in Abhängigkeit von der klinischen Symptomatik und dem Verlauf in Betracht. Unter dem Aspekt der Dreigliederung ist

Helleborus mit der Wesensgliederkonstellation des *Nerven-Sinnes-Systems*, *Viscum* mit der des *Stoffwechsel-Gliedmaßen-Systems* verbunden. Johannes Gutsch veröffentlichte zur Misteltherapie der CML schon vor vielen Jahren eine Fallzusammenstellung (30 Patienten).[81]

4.2.4 Polycythämia vera

Die Polycythämia vera ist durch eine vermehrte Erythropoese und oftmals ebenso eine gesteigerte Granulo- und Megakarypoese gekennzeichnet. Das durchschnittliche Alter bei Diagnose liegt zwischen 60 und 65 Jahren. In ihrer bis zu 20 Jahren dauernden *chronischen Phase* stehen die gesteigerte Erythropoese und die Splenomegalie im Vordergrund. Es gibt Thrombosen und Thrombembolien. Gelegentlich treten Thrombosen im Splanchnicusbereich, z. B. eine Milzvenen- oder Portalvenenthrombose auf. Offensichtlich kommt es hier zu einer zum Nerven-Sinnes-System orientierten thrombophilen Wesensgliederwirksamkeit. Die Patienten klagen zum Teil über Fatigue, Kopfschmerzen, Arthralgien und verstärktes Schwitzen.[82] In der *Spätphase* kommt es zur sekundären Markfibrose – im Gegensatz zur Osteomyelofibrose in der Regel ohne relevante Osteosklerose.[83] Bei Diagnosestellung zeigen aber schon ca. 10 % der Patienten eine retikuläre Faservermehrung als Skleroseprozess.[84] Die Hämatopoese hat sich aus dem Knochensystem „exkarniert" und extramedullär beheimatet. Ebenso kann der Übergang in eine Myelodysplasie oder akute myeloische Leukämie erfolgen. Die Entdeckung der JAK2-V617F-Mutation (2005) hat die Erkenntnisse über diese Erkrankung erweitert und neue Fragen aufgeworfen. Die JAK-Tyrosinkinasen sind wie andere Kinasen eine Art (intrazelluläres) „Sinnesorgan" der Zelle. Es gibt Subgruppen in dieser eigenen Familie von Tyrosinkinasen (JAK1, JAK2, JAK3 und TYK2), z. T. korrelieren sie auch mit Entzündungsprozessen und sind in die Signalkaskade von Zytokinrezeptoren integriert.[85] Durch diese Sinnesorganisation ordnen sich die zellulären Lebens- und Proliferationsprozesse in das Ganze des Organismus. Wichtige Botenstoffe sind das Erythropoietin (über den EPO-Rezeptor), genauso aber auch G-CSF und GM-CSF. Die Signaltransduktion führt dabei zur Aktivierung von STAT, die im Zellkern als Transkriptionsfaktoren wirken. Die „Erblindung" dieser Sinnessysteme, die durch ihr Tyrosin (Beziehung zu den Schilddrüsenhormonen als wichtigen Werkzeugen der astralischen Organisation) auf die gestaltende Aktivität der astralischen Organisation weisen, führt zur Autonomisierung von Wachstums- und Proliferationsprozessen und damit zu ungestalteten ätherischen „Inseln" mit autonomisierten Lebensprozessen. Interessanterweise ist allerdings die JAK2-V617F-Mutation nicht der einzige „Auslöser". So ist bislang ungeklärt, warum das gleiche Krankheitsbild mit und ohne JAK2-V617F-Mutation auftritt und warum diese Mutation mit unterschiedlichen klinischen Entitäten assoziiert ist.[86] Offenbar gibt es einen Krankheitsgestus, der sich mit verschiedenen zellulären Veränderungen in den Organismus hereinschreibt.

Therapeutisch hat sich der Aderlass bewährt. Zur Thromboseprophylaxe setzt man des Weiteren ASS ein. Die zytoreduktive Therapie (bei Patienten mit hohem Thromboembolierisiko) mit Hydroxyurea und IFN-alpha hemmt die klonale Proliferation.[87]

Anagrelide kann bei allen myeloproliferativen Syndromen die Thrombozytenzahl selektiv senken.[88] Alkylanzien wie Busulfan und Radiophosphor sind aufgrund der möglichen Leukämieinduktion nicht mehr zu empfehlen.[89]

Neben der pathogenetisch orientierten Therapie steht die *Verstärkung der Wirksamkeit von Ich- und astralischer Organisation in der Blutbildung* im Vordergrund. Bislang hat der Autor die Kiefernmistel

- *Iscador P* (Iscador) Amp. s.c. — Zieldosis 10–20 mg 3 x wöchentlich
- *Helixor P* (Helixor) Amp. s.c. — Zieldosis 100 mg 3 x wöchentlich

eingesetzt. Auch bei dieser Indikation der Misteltherapie ist auf Induktion einer physiologischen circadianen Wärmerhythmik (Ich-Organisation), Rückgang von Depressivität (astralische Organisation) und Erschöpfung (ätherische Organisation) und natürlich auf die physische Ebene der gesteigerten klonalen Proliferation (ist eine Senkung der Frequenz der Aderlässe möglich?) zu achten. Unterstützend setzt man

- *Medulla ossium Gl D30* (Wala) Amp. s.c. — 3 x wöchentlich 1-0-0

ein. Es fördert die gestaltenden Kräfte gegenüber der vorherrschenden medullären Proliferation.

4.2.5 Essenzielle Thrombozythämie (ET)

Oftmals ist die ET ein Zufallsbefund, der sich aus der Abklärung erhöhter Thrombozytenzahlen ergibt. Während die (reaktive) Thrombozytose meistens asymptomatisch verläuft, kommt es bei der klonalen Erkrankung (Thrombozythämie) zu arteriellen und venösen Thrombosen, aber auch Spontanblutungen. Eine hohe Thrombozytenzahl kann zu Perfusionseinschränkungen (z. B. TIA oder manifeste cerebrale Insulte) führen. Darüber hinaus leiden diese Patienten an Schmerzen im Sinne einer Erythromelalgie (Mikrozirkulationsstörungen). Die mit dem Nerven-Sinnes-System in Beziehung stehenden Thrombozyten führen im Rahmen der Thrombozythämie entsprechend zu Krankheitsmanifestationen mit Dominanz dieses Systems (Thrombosen, verfestigende Qualität der insgesamt eher seltenen fibrotischen Progression[90], aber auch erythromyalgische Schmerzen).

Neben der thromboreduktiven Behandlung kommt ebenfalls die Misteltherapie in Betracht, um die Wesensglieder erneut mit dem Stoffwechsel-Gliedmaßen-System zu verbinden:

- *Iscador P* (Iscador) Amp. s.c. — Zieldosis 10 mg 3 x wöchentlich
- *Helixor P* (Helixor) Amp. s.c. — Zieldosis 100 mg 3 x wöchentlich.

Sie lässt sich mit

- *Medulla ossium Gl* (Wala) Amp. s.c. täglich bis 3 x wöchentlich

ergänzen. Dabei ist auch an die höhere Potenzierung zu denken, die strukturierende Kräfte in das proliferative Wachstum trägt. Zum Präparat Medulla ossium D30 veröffentlichte Markus Sommer eine Kasuistik.[91]

4.2.6 Osteomyelofibrose

Die Osteomyelofibrose tritt in der zweiten Lebenshälfte (Median bei Diagnosestellung liegt bei 60 Jahren) auf und ist der seltenste Typus der myeloproliferativen Syndrome (essenzielle Thrombozytose, Polyzythämia vera, CML).[92] Als myeloproliferativer Neoplasie liegt ihr eine klonale Stammzellerkrankung zugrunde. Sie geht mit einer progredienten Markfibrose einher und führt zur extramedullären Hämatopoese. Es findet sich ein leukoerythroblastisches Blutbild. Häufig sind die Thrombozyten bereits zu Beginn exzessiv erhöht. Deshalb wird die Myelofibrose oftmals irrtümlicherweise als ET diagnosziert. Aus diesen Phänomenen lässt sich die veränderte Wesensgliederkonstellation ablesen:

Bei der *Osteomyelofibrose* besteht eine *klonale Proliferation*, die nicht (mehr) durch die astralische und die Ich-Organisation gestaltet ist. Sie führt zu *Fibrose- und Skleroseprozessen* im Knochenmark.

Der karyotypische Ausdruck dieser Autonomisierung von Lebensprozessen, die nicht mehr der gestaltenden Wirksamkeit der oberen Wesensglieder unterliegen, sind verschiedene chromosomale Aberrationen und eine JAK2-V617F-Mutation, die sich – als „Erblindung der Zelle" – bei bis zu 57 % der Patienten nachweisen lässt.[93] Die *Knochemmarksfibrose* entsteht durch verschiedene Wachstumsfaktoren (u.a. TGF-beta1, PDGF), die u. a. aus Megakaryozyten stammen. An Stelle des blutbildenden Marks entwickelt sich ein Skleroseprozess mit z. T. ausgeprägter *Osteosklerose*. Er führt zu einer zunehmend dichteren Retikulinfibrose und kann neben der Kollagenfibrose mit endophytischer Knochenneubildung einhergehen.[94] Die Blutbildung zieht sich aus dem Knochensystem zurück und erreicht die inneren Organe. Damit kehrt sich die embryonale Blutbildung gleichsam um: Diese beginnt peripher (Dottersack), erreicht dann Leber und Milz, um sich schließlich im Knochensystem zu beheimaten. In diesem Ablauf drückt sich die Inkarnation des seelisch-geistigen Menschenwesens aus.

Umgekehrt kommt es im Rahmen der *Osteomyelofibrose* zu einer *vorzeitigen Exkarnation* der astralischen und der Ich-Organisation. Die Patienten klagen über Müdigkeit, Leistungsminderung, Gewichtsabnahme und manchmal vermehrtes Frieren als Ausdruck dieser eingeschränkten Wesensgliederwirksamkeit. Im hyperzellulären Stadium der Erkrankung mit Leukozytose und Thrombozytose kann es zu Thrombosen kommen. Charakteristisch ist die ausgeprägte Splenomegalie. Im peripheren Blut führt der Gestaltungsverlust zu Veränderungen der Erythrozyten- und Thrombozytenmorphologie.[95] Im Rahmen der Erkrankung können sich auch schwer beeinflussbare Schmerzsyndrome entwickeln, u. U. mit Spitzen unmittelbar nach Transfusionen. Die pathologisch veränderte Wesensgliederwirksamkeit führt zu einer chronischen Entzündung mit Freisetzung proinflammatorischer Zytokine. Klinisch kann sich dadurch eine B-Symptomatik mit waisting-Syndrom entwickeln.

Die Osteomyelofibrose tritt als eigenständige hämatologische Erkrankung primär, oder infolge anderer Erkrankungen sekundär auf. So kann sich bei einer Knochenmarkskarzinose infolge eines Lungen- oder auch Prostatakarzinoms ein der Myelofibrose-ähnliches Krankheitsbild entwickeln. Weitere Erkrankungen (z. B. TBC, Kollagenosen) führen mitunter ebenfalls zu einer sekundären Osteomyelofibrose.

Die Zeitgestalt der Erkrankung zeigt als frühes Exkarnationsphänomen der Wesensglieder aus dem Stoffwechsel-Gliedmaßen-System die chronische Myeloproliferation. Kommt es zu einem weiteren Rückzug der Wesensglieder, so entwickelt sich die nicht mehr im Knochensystem, sondern extramedullär beheimatete Hämatopoese. Durch die Dominanz des Nerven-Sinnes-Systems tritt die Myelofibrose als Verhärtungs- und Skleroseprozess auf.

Therapeutisch gewinnt die allogene Stammzelltransplatation zunehmend an Bedeutung. Thalidomid und Lenalidomid können aufgrund ihrer anti-angiogenetischen Aktivität wirksam sein. Im hyperzellulären Stadium wirkt Hydroxyurea zytoreduktiv. JAK1/2-Inhibitoren beeinflussen die JAK-Signalkaskade und führen bei symptomatischer Splenomegalie zur Besserung.

Neben der pathogenetisch orientierten Krankheitskontrolle ist die eingeschränkte Wirksamkeit der astralischen und der Ich-Organisation zu stärken. Bei Störungen im Wärmeorganismus mit reduzierter circadianer Temperaturvarianz, Frieren und seltenem Fieber ist an Viscum (ggf. Nadelholzmistel) zu denken.

- *Iscador P* (Iscador) Amp. s.c. — Zieldosis 10 mg 3 x wöchentlich
- *Helixor P* (Helixor) Amp. s.c. — Zieldosis 100 mg 3 x wöchentlich

Je nach klinischem Verlauf und besonders auch beim weiterhin zum Frieren neigenden Patienten kann man auch Laubbaummisteln einsetzen.

Zur Verstärkung der formenden Wirksamkeit und Besserung einer entzündlichen Symptomatik kommt

- *Helleborus niger e planta tota D3, D4* (Helixor, Wala) Amp. s. c. — 3 x wöchentlich bis täglich

in Betracht.

Weitere Arzneimittel verstärken die Wesensgliederwirksamkeit

- *Ferrum hydroxydatum 5 %, 50 %* (Weleda, Apotheke an der Weleda) Trit. — 1-1-0 MSP.

Zur Unterstützung der inkarnatorischen Wirksamkeit lässt sich auch bei dieser Erkrankung

- *Anaemodoron* (Weleda) Dil. 20-20-20 gtt

einsetzen.

Zudem ist an das Organpräparat

- *Medulla ossium Gl* (Wala) Amp. s.c. bis 1-0-0

(tiefe Potenzierung zur Förderung der ätherischen Kräfte, hohe Potenzierung für deren Strukturierung) und an eine auf die Splenomegalie bezogene Therapie (z. B. mit Lien Gl oder Lien/Plumbum (Wala)) zu denken.

Bei eingeschränkter Wirksamkeit der ätherischen Organisation, kenntlich an Appetitlosigkeit und Gewichtsabnahme, regt

- *Hepatodoron* (Weleda) Tabl. 0-0-3

die aufbauenden Lebensprozesse über die Leber an. Appetitlosigkeit führt zum Einsatz von Bitterstoffen [→ XXIII. 4.2.3 Therapeutische Gesichtspunkte zur chronischen Typ-A-Gastritis].

4.2.7 Die chronisch-myeloproliferativen Syndrome vor dem Hintergrund der Dreigliederung

Die vier großen Gruppen der myeloproliferativen Syndrome stellen sich in eine Polarität: Auf der einen Seite stehen die stoffwechselaktiven, proliferativen Erkrankungsformen mit ihrer Beziehung zum Stoffwechsel-Gliedmaßen-System, auf der anderen die sklerosierenden Formen, die durch ein dominantes Nerven-Sinnes-System bestimmt sind. Anders als bei den myelodysplastischen Syndromen, die bereits mit ihrem Namen auf die Differenzierungsstörung weisen, haben wir es bei diesen Syndromen v. a. mit einer Proliferationsstörung zu tun. In ihrem Verlauf kann sich dann eine (sekundäre) Myelofibrose entwickeln und bei der Osteomyelofibrose zur dominanten und namensgebenden Krankheitsmanifestation werden. Die zelluläre Proliferation ist Ausdruck der nicht mehr durch die Ich- und astralische Organisation gelenkten Lebensprozesse, also einer ausgesprochen intensiven, aber ungeführten Stoffwechselaktivität. Die Wesensglieder ziehen sich aus dem physiologischen Ort der Hämatopoese zurück und beheimaten sich u. U. in der extramedullären Blutbildung, der embryonalen Hämatopoese des sich erst inkarnierenden Menschenwesens entsprechend. Kommt es nun zu einer zunehmend vom Nerven-Sinnes-System dominierten Wesensgliederwirksamkeit, so vermindern sich die proliferativen Lebensprozesse und es tritt die Osteomyelofibrose als Skleroseprozess des Knochenmarks auf. Oftmals geht dabei die myeloproliferative Phase als Dominanz des Stoffwechsel-Gliedmaßen-Systems zur Osteomyelofibrose bzw. -sklerose als Dominanz des Nerven-Sinnes-Systems über. So entwickelt sich bei der Polycythämia vera bei etwa 20% der Patienten eine „ausgebrannte Phase“ mit Osteomyelofibrose. Bei der essenziellen Thrombozythämie kann sich diese ebenfalls in späten Krankheitstadien entwickeln.[96]

Die CML mit dem möglichen Übergang in die Blastenkrise ist am stärksten mit dem Stoffwechsel-Gliedmaßen-System und dominanten Lebensprozessen verbunden, die Osteomyelofibrose demgegenüber mit den Fibrose- und Verhärtungsprozessen des Nerven-Sinnes-Systems, wenngleich es auch hier zur leukämischen Transformation kommen kann.

Die myelodysplastischen und chronisch-myeloproliferativen Syndrome sind durch die exkarnatorische Wesensgliederwirksamkeit charakterisiert und treten demzufolge besonders beim alten Menschen auf. Auf der anderen Seite bilden auch sie eine Polarität: Bei den myelodysplastischen Syndromen kommt es in der Regel zu mono- bis trilinearen Zytopenien, während bei den chronisch-myeloproliferativen Syndromen Zellzahlerhöhung im Blut und ggf. auch leukämische Organinfiltration auftreten. Bei den myelodysplastischen Syndromen scheint nicht nur die differenzierende Funktion der Ich- und astralischen Organisation, sondern auch die ätherischen Proliferationsprozesse vermindert, wenngleich keinesfalls aufgehoben zu sein. So findet sich eine erhöhte oder normale Zelldichte des Knochenmarks.[97] Bei den chronisch-myeloproliferativen Syndromen zeigen sich autonomisierte proliferative Lebensprozesse, die vom Knochenmark ausgehend sich in das periphere Blut ausdehnen. Die Ich- und astralische Organisation wirken unzureichend in ihrer Tages- und gestaltenden Nachtfunktion.

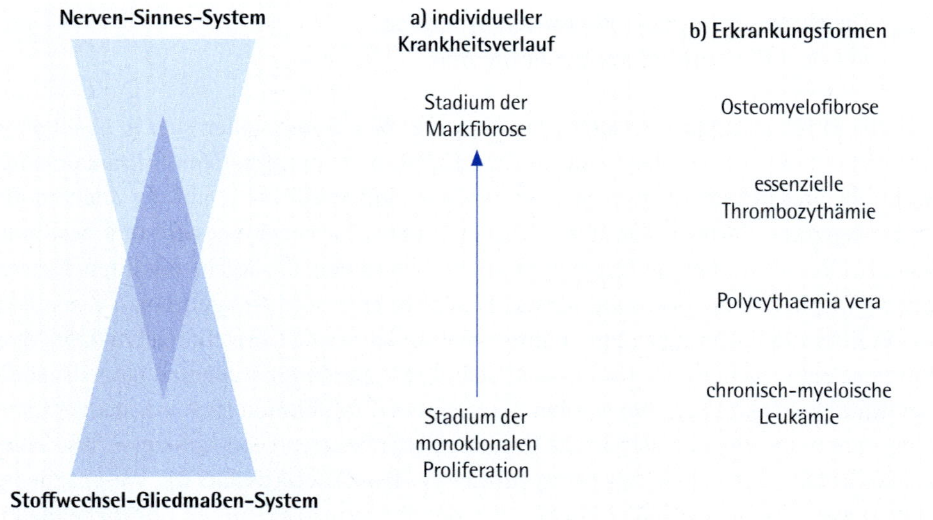

Chronisch-myeloproliferative Syndrome: a) der Klinische Verlauf führt in unterschiedlicher Gewichtung von den proliferativen Lebensprozessen zur Fibrose, b) Hauptformen der chronisch-myeloproliferativen Erkrankungen vor dem Hintergrund der Dreigliederung

4.2.8 Akute Leukämien

Die akute myeloische Leukämie (mit unterschiedlichen Subtypen entsprechend der FAB-Klassifikation) erreicht einen Altersgipfel zwischen dem 70. und 75. Lebensjahr. Es kommt zu einer klonalen Proliferation myeloischer Zellen, die das gesunde Knochenmark überwuchern und dadurch zur Anämie, Thrombozytopenie und Granulozytopenie führen.[98] Die AML basiert auf der Exkarnation der Wesensglieder: Die gestaltenden Kräfte der Ich- und astralischen Organisation lösen sich aus dem Organismus mit der Alterung und bereiten dadurch den Boden vor für eine Autonomisierung der Proliferations- und damit Lebensprozesse der myeloischen Reihe. Einige Risikofaktoren begünstigen diesen Prozess. So ist die AML viel häufiger bei Menschen mit Down-Syndrom. Patienten mit diesem immer seltener anzutreffenden Syndrom zeigen auf der leiblichen Ebene ein geringes Eingreifen der Ich- und der astralischen Organisation. Die Gestaltveränderungen lassen diese Wesensgliederkonstellation genauso erkennen wie das häufige Auftreten der Hashimoto-Thyreoiditis und damit die Neigung zur Hypothyreose. Entsprechend macht diese Wesensgliederkonstitution die Entwicklung einer AML möglich (demgegenüber soll das „Krebsrisiko" erniedrigt sein). Seltene Erkrankungen wie die Fanconi-Anämie oder Translokationen gehören ebenfalls zu den „genetischen" Dispositionen. Umweltfaktoren (Benzol), das Rauchen und selbstverständlich die Strahlenexposition (auch eine zurückliegende Chemotherapie) sind weitere Risikofaktoren. Auf die AML-Entwicklung auf dem Boden einer anderen hämatologichen Vorerkrankung wie der CML oder auch der Osteomyelofibrose wurde schon hingewiesen. Diese Vorgeschichte macht die stufenweise Lösung des seelischen und geistigen Wesens des Menschen aus dessen leiblicher Wirksamkeit besonders deutlich.

Die Krankheitskontrolle der AML erfordert eine Chemotherapie (ggf. mit anschließender Postremissionsbehandlung). Die Induktionstherapie erreicht oftmals eine komplette Remission bei jüngeren Patienten, bei älteren allerdings deutlich seltener. Eine Ausnahme macht die Promyelozytenleukämie. Bei dieser Erkrankung kommt es zu einer geringeren Empfindlichkeit der Promyelozyten gegenüber Retinol, also einer mit dem Licht verbundenen Substanz, die der Differenzierung dieser Zellen zu reifen Granulozyten dient. Retinol führt Gestaltung und Differenzierung in die proliferierenden Lebensprozesse. Bei der Promyelozytenleukämie ist die Empfindlichkeit des Retininsäurerezeptors vermindert und es erfolgt keine reguläre Ausreifung. Eine hochdosierte Behandlung mit All-trans-Retinolsäure (ATRA) überwindet diese niedrigere Sensitivität und bildet deswegen einen wesentlichen Baustein im Behandlungskonzept.[99] Die therapeutische Begleitung der Chemotherapie stellt das Kapitel [→ XVIII. Onkologie] dar.

Für die AML bestehen im Kindes- und Jugendalter positive Erfahrungen mit einer Begleitbehandlung von Colchicum Tuber Rh D6 in Kombination mit Stibium metallicum praeparatum D6.[100] Grundsätzlich ist der Einsatz von Helleborus und Viscum zu erwägen.

Die akute lymphatische Leukämie tritt demgegenüber überwiegend im Kindes-, aber auch gelegentlich im Erwachsenenalter auf. Sie betrifft die zum Nerven-Sinnes-System gehörenden Lymphozyten und geht aus deren maligne transformierten Vorläuferzellen hervor. Die akute myeloische Leukämie steht in der Dreigliederung der Hämoblastosen demgegenüber mit dem Stoffwechsel-Gliedmaßen-System in Beziehung.

Die Entwicklung der ALL im Kindesalter erfolgt offensichtlich in zwei Stufen: Schon intrauterin kommt es überraschend häufig zur Entwicklung einer Mutation, welche die spätere Leukämie vorbereitet. Nachgeburtlich sind weitere Mutationen für die Krankheitsmanifestation erforderlich. Hierfür stellen möglicherweise fehlende Infektionserkrankungen einen wesentlichen Faktor dar: „Die ALL in der Kindheit kann als eine paradoxe Folge des Fortschritts in modernen Gesellschaften angesehen werden, in denen Verhaltensänderungen die frühe mikrobielle Exposition eingeschränkt haben." (Übersetzung aus dem Englischen)[101] Die Disposition zu entzündlichen Erkrankungen entsteht, wenn Bereiche des menschlichen Organismus nicht ausreichend von den Wesensgliedern durchdrungen und dadurch anfällig für Erreger sind. Der Organismus ist noch nicht zum Instrument der Ich-Organisation geworden, der ererbte „Modelleib" unzureichend überwunden. Die entzündliche Erkrankung führt dann nicht nur zur Überwindung der infektiösen „Fremdqualität", sondern – in der Heilungsphase – auch zur physiologischen Verbindung der Wesensglieder mit dem Leib. Infektionserkrankungen und damit auch das Fieber dienen unter diesem Aspekt der „Individuation" des Leibes und lassen ihn zum Instrument der Ich-Organisation reifen. Kommt es durch „unphysiologisch hygienische Bedingungen" und ausbleibende Infektionserkrankungen zur Beeinträchtigung dieser Individualisierung des Leibes, so kann eine genomische Instabilität entstehen. Diese wird u. U. zur Ursache maligner Erkrankungen.

Die Möglichkeiten der kinderonkologisch-anthroposophischen Therapie beschrieben Längler et al. in einem Übersichtsartikel.[102]

4.2.9 Klonale Hämatopoese

Die klonale Hämatopoese[103] ist eine erste Stufe der Autonomisierung im Bereich der Stammzellen. Dabei sind deren Abkömmlinge für die schnelle Zellteilung zuständig, während sich die Stammzellen selbst nur selten teilen. Normalerweise besteht eine harmonische Ordnung, in der alle Stammzellen zur Blutbildung beitragen. Mit zunehmendem Alter und der damit verbundenen Exkarnation der Wesensglieder steigt die Mutagenität und es kann sich eine klonale Hämatopoese entwickeln (zwischen 70 und 80 Jahren erreicht die Prävalenz ca. 10 %).[104] Andererseits reduzieren sich im Alter die Vitalität, Diversität und Kompetition der „gesunden" Stammzellen (z. B. durch Telomerverlust und Apoptose), wodurch sich solche mit geringem Wachstumsvorteil durchsetzen.[105] Die auf diese Weise sich entwickelnde klonale Hämatopoese bezeichnet man als clonal hematopoesis of indeterminate potential (CHIP). Ihre Kriterien sind (nach Steensma):

- kein Nachweis morphologischer Merkmale für hämatologische Neoplasien
- Ausschluss von paroxysmaler nächtlicher Hämoglobinurie, MGUS (monoklonale Gammopathie unklarer Signifikanz) und der monoklonalen B-Zell-Lymphozytose
- Nachweis der Klonalität (somatische Mutation, die mit hämatologischen Neoplasien assoziiert ist und eine Allelfrequenz von > 2 % hat)
- ggf. periphere Zytopenien (gehören nicht zur CHIP-Definition) und das Risiko der Progression in hämatologische Neoplasien (0,5 bis 1 % pro Jahr).[106]

Die klonale Hämatopoese stellt aufgrund ihrer eher seltenen, aber grundsätzlich möglichen Malignisierung eine gutartige Vorläuferform der späteren Erkrankung dar. Ähnliche benigne Vorläuferformen sind als MGUS für das Plasmozytom oder als B-Zell-Lymphozytose für die CLL bekannt. Die schrittweise Lösung der Wesensglieder aus der Hämatopoese führt zunächst zur benignen Proliferation. Das proliferative Wachstum ist nicht mehr von der Ich-Organisation gelenkt, sondern beginnt sich zu autonomisieren. Mit der weiteren Lösung der Wesensglieder kommt es dann zur hämatologischen Neoplasie.

Literatur

1 Hahn, C., Schwartz, M. A.: Mechanotransduction in vascular physiology and atherogenesis. Nature Reviews. Molecular Cell Biology 2009; 10(1). S. 53–62.

2 Steiner, R.: Allgemeine Menschenkunde als Grundlage der Pädagogik (GA 293). Rudolf Steiner Verlag Dornach 2019. Vortrag vom 28. August 1919.

3 Eder, M., Gedigk, P.: Lehrbuch der Allgemeinen Pathologie und der Pathologischen Anatomie. Springer Verlag Berlin/Heidelberg 1986. S. 389.

4 Ebd.

5 Buske, C., Glimm, H., Feuring-Buske, M.: Hämatopoetische Stammzelltherapie. Der Internist 2006; 47. S. 459–466.

6 Arnholdt, J.: Vergleichende Genexpressions-Analyse unterschiedlicher Populationen mesenchymaler Stammzellen. Dissertation Julius-Maximilians Universität Würzburg 2010.

7 Jakob, F., Seefried, L., Ebert, R.: Pathophysiologie des Knochenstoffwechsels. Der Internist 2008; 49. S. 1159–1169.

8 Hüfner, M., Siggelkow, H.: Neuere Erkenntnisse zur Pathogenese der Steroidosteoporose. Deutsche Medizinische Wochenschrift 2003; 128. S. 1602–1608.

9 Groebner, M., Davi, R., Franz, W. M.: Embryonale Stammzellen. Zukünftige Möglichkeiten. Der Internist 2006; 47. S. 502–508.

10 Eder, M., Gedigk, P.: Lehrbuch der Allgemeinen Pathologie und der Pathologischen Anatomie. Springer Verlag Berlin/Heidelberg 1986. S. 387.

11 Bucher, O., Wartenberg, H.: Cytologie, Histologie und mikroskopische Anatomie des Menschen. Verlag Hans Huber Bern 1997. S. 202.

12 Ebd.

13 Ebd.

14 Ebd.

15 Ebd.

16 Ebd., S. 190.

17 Murphy, K., Travers, P., Walport, M.: Janeway Immunologie. Springer Verlag Berlin Heidelberg 2009. S. 114.

18 Jakob, F., Seefried, L., Ebert, R.: Pathophysiologie des Knochenstoffwechsels. Der Internist 2008; 49. S. 1159–1169.

19 Barbagallo, M., Dominguez, L. J., Galioto, A. et al.: Role of magnesium in insulin action, diabetes and cardio-metabolic syndrome x. Molecular Aspects of Medicine 2003; 24. S. 39–52.

20 Wolff, O.: Grundlagen einer geisteswissenschaftlich erweiterten Biochemie. Verlag Freies Geistesleben Stuttgart 2013.

21 Karlson, P.: Kurzes Lehrbuch der Biochemie. Thieme Verlag Stuttgart 1974.

22 Ebd. S. 608.

23 Ebd. S. 955.

24 Ebd. S. 619.

25 Gutierrez, P. P., Wiedeholdt, T., Bolsen, K., et al.: Diagnostik und Therapie der Porphyrien. Deutsches Ärzteblatt 2004; 101(18). S. 1250–1255.

26 Dickerhoff, B.: Hämoglobinkrankheiten. Der Internist 2015; 56. S. 1009–1018.

27 Ebd.

28 Zur, M.: Zunahme genetisch determinierter Anämien durch Migration in Deutschland. Der Internist 2016; 57. S. 444–451.

29 Ebd.

30 Fandrey, J., Hallek, M.: Erythropoese. Der Internist 2015; 56. S. 970–977.

31 Hiller, E.: Die Eisenmangelanämie und funktioneller Eisenmangel bei chronischen Erkrankungen. Deutsche Medizinische Wochenschrift 2014; 139. S. 1163–1174.

32 Ebd.

33 Ebd.

34 Steiner, R.: Die Schöpfung der Welt und des Menschen. Erdenleben und Sternenwirken (GA 354). Rudolf Steiner Verlag Dornach 2000. Vortrag vom 9.9.1924
35 Steiner, R.: Landwirtschaftlicher Kurs (GA 327). Rudolf Steiner Verlag Dornach 1999. Vortrag vom 13.6.1924.
36 Ebd.
37 Pelikan, W.: Heilpflanzenkunde. Verlag am Goetheanum Dornach 1980. Band I, S. 232.
38 Ebd., Band III, S. 140ff.
39 Ebd.
40 Löffler, G., Petrides, P. E., Heinrich, P. C. (Hrsg): Biochemie und Pathobiochemie. Springer Verlag Berlin Heidelberg 2007. S. 711.
41 Pelikan, W.: Sieben Metalle. Verlag am Goetheanum Dornach 1968.
42 Ebd.
43 Löffler, G., Petrides, P. E., Heinrich, P. C. (Hrsg): Biochemie und Pathobiochemie. Springer Verlag Berlin/ Heidelberg 2007. S. 710.
44 Müller, A., Zimmermann, R., Krause, S. W.: Hämolytische Anämien beim Erwachsenen. Deutsche Medizinische Wochenschrift 2011; 136. S. 2308–2312.
45 Zur, M.: Zunahme genetisch determinierter Anämien durch Migration in Deutschland. Der Internist 2016; 57. S. 444–451.
46 Müller, A., Zimmermann, R., Krause, S. W.: Hämolytische Anämien beim Erwachsenen. Deutsche Medizinische Wochenschrift 2011; 136. S. 2308–2312.
47 Tuchscherer, A., Chemnitz; J.: Hämolytische Anämien. Der Internist 2015; 56. S. 1000–1008.
48 Müller, A., Zimmermann, R., Krause, S. W.: Hämolytische Anämien beim Erwachsenen. Deutsche Medizinische Wochenschrift 2011; 136. S. 2308–2312.
49 Debus, M.: Autoimmunhämolytische Anämie und autoimmune Thrombozyopenie. In: GAÄD (Hrsg.): Vademecum Anthroposophische Arzneimittel 2017. Der Merkurstab 2017; 70 (Suppl.). S. 1002.
50 Giagounides, A.: Myelodysplastische Syndrome. Der Internist 2013; 54. S. 699–708.
51 Löffler, G., Petrides, P. E., Heinrich, P. C. (Hrsg): Biochemie und Pathobiochemie. Springer Verlag Berlin/ Heidelberg 2007. S. 952.
52 Zeller,, W. J., zur Hausen, H. (Hrsg): Onkologie. Loseblattwerk. Kap V-1.5: Myelodysplastische Syndrome. Verlag C. H. Beck München 2011.
53 Thol, F., Heuser, M., Ganser, A.: Myelodysplastische Syndrome. Der Internist 2015; 56. S. 364–373.
54 Nolte, F., Hofmann, W.-K.: Myelodysplastische Syndrome: Standards und neue Entwicklungen in Diagnostik und Therapie. Deutsche Medizinische Wochenschrift 2017; 142. S. 1502–1507.
55 Ebd.
56 Giagounides, A.: Myelodysplastische Syndrome. Der Internist 2013; 54. S. 699–708.
57 Ebd.
58 Zeller,, W. J., zur Hausen, H. (Hrsg): Onkologie. Loseblattwerk. Kap V-1.5: Myelodysplastische Syndrome. Verlag C. H. Beck München 2011.
59 Giagounides, A.: Myelodysplastische Syndrome. Der Internist 2013; 54. S. 699–708.
60 Efficace, F. et al.: Prognostic value of self-reported fatigue on overall suvival in patients with myelodysplastic syndromes: a multicentre, prospective, observational cohort study. Lancet Oncology 2015; 16 (15). S. 1506–1514.
61 Giagounides, A.: Myelodysplastische Syndrome. Der Internist 2013; 54. S. 699–708.
62 Schlodder, D.: Neuentdeckung einer bedeutenden Heilpflanze: Die Christrose (hHelleborus niger L.) – Teil II. Der Merkurstab 2010; 63 (6). S. 500–507. Sowie: Soldner, G.: Helleborus niger. Der Merkurstab 2010; 63 (6). S. 508–517.
63 Diesen Hinweis verdankt der Autor Marion Debus 2020.
64 Böhringer, P. A., Roeber, G.: Misteltherapie bei Myelodysplastischen Syndromen (MDS) und sekundären Akuten Myeloischen Leukämien (sAML). Der Merkurstab 1999; 52 (1). S. 40–47.
65 Debus, M.: Medikamentöse Begelitbehandlung bei onkologischen Erkrankungen. Der Merkurstab 2009; 62 (4). S. 320–325.
66 Diesen Hinweis verdankt der Autor Marion Debus 2020.

67 Giagounides, A.: Myelodysplastische Syndrome. Der Internist 2013; 54. S. 699–708.
68 Ebd.
69 Mead, A. J., Mullally, A.: Myeloproliferative neoplasm stem cells. Blood. 2017; 129(12). S. 1607–1616.
70 Ebd.
71 Hermouet, S., Bigot-Corbel, E., Gardie, B.: Pathogenesis of Myeloproliferative Neoplasms: Role and Mechanisms of Chronic Inflammation. Mediators of Inflammation 2015. doi: 10.1155/2015/145293.
72 Hiddemann, W., Bartram, C. (Hrsg.): Die Onkologie. Springer Verlag Berlin/Heidelberg 2010. S. 1704.
73 Hochhaus, A., Eigendorff, E., Ernst, T.: Chronisch Myeloische Leukämie. Deutsche Medizinische Wochenschrift 2018; 143. S. 1304–1310.
74 Schmitt, K., Brümmendorf, T. H.: Die chronisch myeloische Leukämie (CML) im Zeitalter der Tyrosinkinase-Inhibitor-Therapie. Arzneimitteltherapie 2016; 34. S. 3–12.
75 Hiddemann, W., Bartram, C. (Hrsg.): Die Onkologie. Springer Verlag Berlin/Heidelberg 2010. S. 1704.
76 Eder, M., Gedigk, P.: Lehrbuch der Allgemeinen Pathologie und der Pathologischen Anatomie. Springer Verlag Berlin Heidelberg 1986. S. 394.
77 Zeller,, W. J., zur Hausen, H. (Hrsg): Onkologie. Loseblattwerk. Kap V-1.4: Chronisch myeloische Leukämie. Verlag C. H. Beck München 2011.
78 Ebd.
79 Hochhaus, A., Eigendorff, E., Ernst, T.: Chronisch Myeloische Leukämie. Deutsche Medizinische Wochenschrift 2018; 143. S. 1304–1310.
80 Zeller,, W. J., zur Hausen, H. (Hrsg): Onkologie. Kap V-1.4: Chronisch myeloische Leukämie. 2011
81 Gutsch, J.: Zum Stand der Therapie der chronisch myeloischen Leukämie Erwachsener mit dem Mistelpräparat Helixor. Ärzteschrift für Naturheilverfahren 1982; 23. S. 523–541.
82 Jilg, S., Jost, P. J.: Polycythaemia vera – ein update zur Diagnosestellung, Risikostratifizierung und zum therapeutischen Vorgehen. Onkologie heute 2017; 5. S. 10–16.
83 Lange, T., Kiefer, T., Junghans, C. et al.: Myeloproliferative Neoplasien. Best Practice Onkologie 2012; 5(7). S. 34–44.
84 Ebd.
85 Döker, S., Dewenter, M., El-Armouche, A.: Tofacitinib. Deutsche Medizinische Wochenschrift 2014; 139. S. 1003–1008.
86 Lengfelder, E.: Diagnose und Therapie der Polycythämia vera in der Ära von JAK2. Deutsche Medizinische Wochenschrift 2013; 138. S. 331–336.
87 Ebd.
88 Ebd.
89 Ebd.
90 Chatain, N., Koschmieder, S.: Therapie der Essentiellen Thrombozythämie – wenn weniger mehr ist. Onkologie heute 2019; (12). S. 49–53.
91 Sommer, M.: Megakaryozytäre Myelose (essentielle Thrombozytose). Der Merkurstab 1998; 51 (4). S. 238–239.
92 Hiddemann, W., Bartram, C. (Hrsg.): Die Onkologie. Springer Verlag Berlin/Heidelberg 2010. S. 1743ff.
93 Ebd. S. 1755.
94 Lange, T., Kiefer, T., Junghans, C. et al.: Myeloproliferative Neoplasien. Best Practice Onkologie 2012; 5 (7). S. 34–44.
95 Straub, P. W. (Hrsg.): Harrison: Prinzipien der Inneren Medizin. Schwabe & Co. Verlag Basel 1989. S. 1805.
96 Hiddemann, W., Bartram, C. (Hrsg.): Die Onkologie. Springer Verlag Berlin/Heidelberg 2010. S. 1755.
97 Zeller,, W. J., zur Hausen, H. (Hrsg): Onkologie. Loseblattwerk. Kap V-1.5: Myelodysplastische Syndrome. Verlag C. H. Beck München 2011.
98 Röllig, C.: Aktueller Stand der Therapiekonzepte bei Akuter Myeloischer Leukämie. Onkologie heute 2017; 5. S. 17–24.
99 Debus, M.: Gesichtspunkte zur modernen Behandlung der Akuten Promyelozytenleukämie (APL). Der Merkurstab 2004; 57(4). S. 270–272.

100 GAÄD (Hrsg.): Vademecum Anthroposophische Arzneimittel 2017. Der Merkurstab 2017; 70 (Suppl.). S. 651.

101 Greaves, M.: A causal mechanism for childhood acute lymphoblastic leukaemia. Nature Reviews Cancer 2018; 18(8). S. 471–484.

102 Längler, A.: Therapie mit Viscum album bei Kindern und Jugendlichen mit Leukämien und Tumorerkrankungen. In:GAÄD (Hrsg.): Vademecum Anthroposophische Arzneimittel 2017. Der Merkurstab 2017; 70 (Suppl.). S. 1004.

103 Heuser, M., Thol, F., Ganser, A.: Clonal hemtopoiesis of indeterminate potential – a risk factor for hematological neoplasia. Deutsches Ärzteblatt International 2016; 113. S. 317–322.

104 Ebd.

105 Ebd.

106 Ebd.

KAPITEL XXI
Schmerztherapie

1. Einleitung

Akute und chronische Schmerzen begleiten zahlreiche Erkrankungen. Während die Medizin die akute Symptomatik durch Arzneimittel und Interventionen oftmals gut kontrollieren kann, bestehen bei Chronifizierung große Probleme. Schmerzen umfassen drei Ebenen, die für die Intensität der Erfahrung entscheidend sind und die wir als die somatische, seelische und geistige unterscheiden. Zunächst ist es die Schmerzerfahrung selbst, als Bewusstsein „am falschen Ort". Patienten beschreiben sie in verschiedenen Qualitäten und Intensitäten. Die zweite Ebene berührt das Leiden: Manchmal geht ein erträglicher Schmerz mit einem unerträglichen Leiden einher. Patienten berichten dann über hohe Schmerzintensitäten, die nicht durch die unmittelbaren Beschwerden, sondern durch das Leiden an dem Schmerz bestimmt sind. Schließlich kann sich eine Furcht und Angst vor dem Schmerz entwickeln, insbesondere bei Patienten, die nicht ausreichend behandelte Durchbruchschmerzen erleben mussten. Diese verstärken die Schmerzerfahrung und erhöhen den Leidensdruck. Die sozialen Beziehungen des Patienten zu seinem Umkreis sind des Weiteren von großer Bedeutung und oft für die seelische Tönung des Erlebens entscheidend. Insofern haben wir nicht nur die somatische Ebene, sondern auch die seelische Dimension zu berücksichtigen. Auch können sich seelische Traumatisierungen zu körperlichen Schmerzen verwandeln. Auf diese lebensgeschichtliche Dimension und die Bedeutung traumatisierender Erfahrungen für die Entwicklung rheumatischer Erkrankungen wies Steiner hin. Zwischenzeitlich sind die Zusammenhänge gut dokumentiert [→ XXIX. Rheumatologie]. Umgekehrt vermag die „Unterdrückung" von körperlichen Schmerzen wiederum zu seelischem Leid und Depression führen (s. u.).

Schließlich kennen wir die geistige Dimension des Schmerzes. Die bislang vergebliche Sinnsuche in der Biografie sowie quälende Fragen nach dem „Warum" belastender biografischer Ereignisse können zu inneren Schmerzen führen und auch den Weg über die seelische bis zur körperlichen Ebene finden. Sinnverlust bedeutet, dass sich Ereignisse des Lebens nicht mehr in einen größeren Zusammenhang stellen, der als Schicksal oder göttliche Sinnstiftung empfunden wird. Insofern ergeben sich auf dieser Ebene spirituelle Fragen, die es in der Behandlung zu berücksichtigen gilt. Letztlich geht es hier um Entwicklung, die der Schmerz vorbereitet.

Die Therapie orientiert sich an den unterschiedlichen Erwartungen des Patienten. Diese beziehen sich auf die Symptomkontrolle, die therapeutischen Möglichkeiten, den Schmerz ursächlich zu behandeln und ihn damit zu „verwandeln", auf die seelische Ebene sowie auf seine geistige Dimension. Einer integrativen und multimodalen Behandlung liegt demzufolge ein *umfassendes Verständnis des Schmerzes* zugrunde, das schon vor langer Zeit Cicely Saunders (1918–2005) als „total pain-Modell" einforderte. Die bisherigen Erfahrungen zeigen, dass bei chronischen Schmerzpatienten dadurch eine Verbesserung der Symptomatik und der Depression sowie eine Reduktion der vorbestehenden Analgetika-Medikation möglich sind.[1] So zeigte die englische KAIROS-Studie – ein ambulantes anthroposophisches Interventionsprogramm – bei 30 Patienten mit einem chronischen Schmerzsyndrom mit hoher Beeinträchtigung und Chronifizierung über vier Jahre eine signifikante Lebensqualitäts- und Depressionsverbesserung bei um 46 % reduzierten Analgetika- und Antidepressiva-Einnahmen (mit positiven Auswirkungen auf die Kosten).[2] Auch für potenzierte Arzneimittel ließ sich in speziellen Indikationen eine Wirksamkeit nachweisen.[3]

2. Vom Wesen des Schmerzes

„Der Schmerz ist ein heiliger Engel, und durch ihn sind Menschen größer geworden als durch alle Freuden der Welt."

Adalbert Stifter[4]

„Alle wirkliche Erkenntnis ist aus dem Schmerz … geboren."

Rudolf Steiner[5]

Patienten beschreiben Schmerzen auf sehr unterschiedliche Weise. Im Allgemeinen lassen sich vier Dimensionen unterscheiden:

Zunächst handelt es sich um die *räumlich lokalisierbare Manifestation*, das „*Wo*" des Schmerzes und damit die somatische Ebene. Manche Schmerzen sind punktgenau beschreibbar, andere diffus ausgebreitet und schwer lokalisierbar.

Eine weitere Ebene ist die *prozessuale Dimension*. Hier steht nicht mehr die räumliche Lokalisierbarkeit im Vordergrund, sondern die *zeitliche Modulation*, das „*Wann*" des Schmerzes. Dieser kennt nicht nur eine „Raumgestalt", sondern auch eine „Zeitgestalt": Der rheumatische Schmerz erfährt sein Maximum in den Morgenstunden, um sich während des Tages zu bessern, andere Schmerzen treten intermittierend, zum Teil rhythmisch gegliedert (Kolik) auf. Zu dieser prozessualen Dimension gehören auch funktionelle Veränderungen, welche z. B. den *muskulären krampfartigen Schmerz* mit myogelotischer Verhärtung oder den *entzündlich-brennenden Schmerz* mit Inflammationsprozessen in Beziehung bringen.

Die dritte Schmerzdimension bezieht sich auf die *Empfindungsqualität*, das „*Wie*" des Schmerzes. Während sich die ersten beiden Ebenen „von außen" aufsuchen lassen, indem man den schmerzhaften Bereich untersucht und die zugrunde liegenden Prozesse diagnostiziert, betritt man mit der seelischen Dimension des Schmerzes die Innenwelt des Patienten, die sich durch Sprache, Gesten, Gebärden und Mimik äußert. Zu der seelischen Dimension gehört das von dem Patienten erlebte und durch den Schmerz entstehende Leid. Bei zahlreichen Betroffenen bedarf es einer differenzierten Diagnostik, ob für den offenkundig bestehenden Leidensdruck das Schmerzerleben oder das Leiden an diesem führend sind.

Der Schmerz wird einerseits mit *affektiven Bezeichnungen* (marternd, folternd, vernichtend), andererseits mit *„sensorischen" Formulierungen* (stechend, dumpf, drückend, brennend) beschrieben. Eine stark affektive Tönung weist auf eine geringe Distanz und auf ein Ausgeliefertsein gegenüber dem Geschehen hin.

Eine vierte Dimension berührt *die „Bedeutung"*, das *„Warum"*. Schmerz hat zunächst einen „Signalcharakter", der auf einen Krankheitsprozess, eine Fehlfunktion oder auch die Verletzung der körperlichen Integrität hinweist. Sinnesorganartig wird ein aus den physiologischen Funktionen herausgefallener pathologischer Prozess „wahrgenommen". Darüber hinaus fragen zahlreiche Patienten bei längerfristigen Schmerzerkrankungen, was dieser „sagen will", also nach der inneren Bedeutung des Schmerzes als kontextuelle, sinnorientierte Dimension. Sie sprechen damit eine über das *leibliche* Schmerzerleben und das *seelische* Leiden hinausgehende *geistige* Bedeutung des Schmerzes an.

Alles Große in der Welt wurde durch den Schmerz geboren. Unsere Fähigkeiten verdanken ihr Entstehen dem begleitenden Schmerz, und sei es nur das „saure" Üben, das zur Grundlage späterer Meisterschaft wird. Freude, von der Adalbert Stifter (1805–1868) in seinem diesem Abschnitt vorangestellten Motto sprach, trägt zur Entfaltung und zum Wachstum des einmal im Schmerz Geborenen bei. Insofern ist dieser der inneren Entwicklung des Menschen zur Seite gestellt und markiert Schwellenorte, an denen neue Stufen zu erobern sind.

Raum	→	das „Wo"
Zeit	→	das „Wann"
Empfindung	→	das „Wie"
Sinn	→	das „Warum"

Vier Dimensionen der Schmerzerfahrung

2.1 Schmerz und das Wirken der Wesensglieder

Schmerz weist zunächst auf das bewusstseinstragende Wesensglied des Menschen, die astralische Organisation: „Der Schmerz ist der Ausdruck dafür, daß der *astralische Leib* sich so hineinpreßt in den physischen und Ätherleib, wie er nicht drinnen sein soll – und zum Bewußtsein kommt."[6]

Der veränderten Wirksamkeit der astralischen Organisation stellt sich die der *ätherischen Organisation* zur Seite. Schmerz ist mit abbauenden, nicht mit aufbauenden Prozessen verbunden. Die Lebenskräfte entfalten sich einerseits im Organischen und führen zu Wachstum sowie Regeneration. Andererseits wenden sie sich zum Bewusstsein und verlassen die organische Bildetätigkeit. Bewusstseinskräfte sind auch im Falle der Schmerzentwicklung umgewandelte, metamorphosierte Lebenskräfte, die sich aus unterschiedlichen Gründen von dem physischen Organ getrennt haben. Ein ausreichend wirksamer ätherischer Leib ist seelisch in der Erholung (z.B. nach einem gesunden Schlaf) wahrzunehmen, und stellt sich dem schmerzhaften „Erwachen" des astralischen

Leibes entgegen. Eine Schwäche des ätherischen Leibes trägt demzufolge zur Schmerzentstehung bei. „Ein Ätherleib, der mit seinem physischen Leib zurecht kommt, wirkt auf seinen Astralleib so zurück, daß in diesem Behagen gesundes inneres Erleben auftritt. Ein Ätherleib, der dagegen nicht mit seinem physischen Leib zurechtkommt, wirkt so auf den Astralleib zurück, dass in demselben Schmerz und Unbehagen auftreten muß."[7] Schon beim Verletzungsschmerz ist die ätherische Organisation an der Schmerzentstehung beteiligt. Im Bereich des physischen Insults kommt diese nicht ihrer physiologischen Funktion nach, sie greift nicht ein. „Diese Unmöglichkeit, einzugreifen, empfindet der astralische Teil ... als Schmerz"[8], charakterisierte es Rudolf Steiner und schloss die folgende, das Wesen des Schmerzes beschreibende Bemerkung an: „Jede unterdrückte Tätigkeit im Kosmos führt zum Schmerz, und weil oft Tätigkeit im Kosmos zu unterdrücken ist, ist der Schmerz etwas Notwendiges im Kosmos."[9]

Schließlich weist der Verletzungsschmerz auf die gestörte Integrität des *physischen Leibes* hin. Verletzung bedeutet, dass die höheren Wesensglieder in dem betroffenen Bereich der physischen Organisation nicht mehr wirken können. Abbauende Prozesse verlaufen bis zu den Todesprozessen des Gewebeunterganges.

In der Behandlung ist unter dem Aspekt des Zusammenwirkens der Wesensglieder des Menschen auf

- die *Verarbeitung des Schmerzes* durch die *Individualität*,
- die heilende Einwirkung auf den zur *astralischen Organisation gehörenden Schmerz*,
- die regenerativen Kräfte des *ätherischen Leibes* und
- die *physischen Bedingungen* des Schmerzes zu achten.

Aus diesen Gesichtspunkten leitet sich die multimodale Therapie ab.

2.2 Die Pathophysiologie der Schmerzwahrnehmung

Sensorische Nervenendigungen durchziehen als *Nozizeptoren* die meisten Gewebe. Sinnesorganähnlich nehmen sie allerdings nicht die physiologischen Funktionen des Organismus, sondern das pathologische Wirken der höheren Wesensglieder wahr, das zumeist von Abbau- (und Todes-)prozessen begleitet ist und oft mit der (drohenden) Trennung von der physischen Körperlichkeit einhergeht. Insofern unterscheiden sie sich von den anderen „Augen der Gewebe", die sich wie die Mechanore-zeptoren auf das Feste (dem Tasten verwandt), Chemorezeptoren auf Substanzeinwirkungen im Flüssigen (dem Schmecken verwandt), Sauerstoffpartialdruck- und CO_2-Perzeption auf den Luftorganismus (dem Riechen verwandt) und schließlich die Thermorezeptoren auf die Wärmeorganisation (Wärmesinn) beziehen.

Exkurs

Die Berührung der sinnesempfindlichen Haut durch einen spitzen Gegenstand erfährt der Tastsinn. Steigert sich deren Intensität, so entsteht zunehmend Schmerz.

Dieser wird als sogenannter *erster Schmerz (A-Delta-Fasern)* hell, räumlich diskriminierbar und damit mit epikritischer Qualität empfunden. Nach ca. einer halben bis einer Sekunde schließt sich der *zweite Schmerz (C-Fasern)* mit dumpfer, protopathischer Qualität und gelegentlich von vegetativen Reaktionen begleitet an. Die gesteigerte Sinneserfahrung geht in das Schmerzbewusstsein auf der Grundlage des Nervensystems über und erreicht im zweiten Schmerz die dumpferen Qualitäten und Begleitreaktionen der Stoffwechselorganisation. Während sich die Sinne nach „außen" öffnen, so führt die Schmerzerfahrung nach „innen" und verschließt die nach außen gewendeten „Augen" der Sinne. Insofern ist es nicht sachgemäß, Schmerz als „Sinneserfahrung" zu bezeichnen oder von einem „Schmerzsinn", der den anderen Sinnesmodalitäten hinzuzufügen wäre, zu sprechen.[10]

Die Zellkörper der *Nozizeptoren* liegen in den Spinalganglien. In diesen finden *Stoffwechselprozesse* statt, z.B. die Synthese von Neuropeptiden. Diese werden in die peripheren und zentralen Axonterminale transportiert. Zu den Neuropeptiden gehören die Substanz P, Neurokinin A und das Calcitonin gene-related peptide (CGRP). Die Freisetzung dieser vasoaktiven Peptide führt zu den *klassischen Entzündungszeichen.* CGRP soll auf die Arteriolen dilatierend wirken, Substanz P (von „pain") vorwiegend auf die venöse Seite (Plasmaextravasation). Dieses aus elf Aminosäuren bestehende Peptid wird von afferenten „Nozizeptoren" freigesetzt und fördert entzündliche Prozesse durch Vasodilatation, Degranulation von Mastzellen, chemotaktische Wirkung auf Leukozyten und die Freisetzung von inflammatorischen Mediatoren.[11] Einige Wirkungen werden durch NO und die Degranulation von Mastzellen (Histaminfreisetzung) vermittelt. In der Haut stimulieren die Neuropeptide offenbar die Wundheilung.[12,13] Funktionell gehört dieser Bereich zum Stoffwechsel-Gliedmaßen-System:

Die *periphere Schmerzwahrnehmung* steht mit dem *Stoffwechsel-Gliedmaßen-System* in Beziehung.

Nervenfasern (A-Delta-, C-Fasern) verknüpfen den peripheren, gewebenahen Bereich mit dem *Rückenmark.* Die weitere Verbindung zum zentralen Nervensystem geschieht hauptsächlich über den Tractus spinothalamicus anterior. Über das Rückenmark erfolgt ebenfalls die Verknüpfung zum sympathischen Nervensystem: Primär afferente spinale Neurone, Interneurone und auch deszendierende Systeme sind mit der Intermediärzone des thorakolumbalen Rückenmarkes verbunden. Danach folgt die Verbindung zu den verschiedenen vegetativen Ganglien.

Im *Hirnstamm* entwickeln sich Beziehungen zum *Rhythmischen System* (Atmung und Kreislauf). Das *limbische System* vermittelt – nach heutiger Annahme – die *Gefühlstönung* des Schmerzes.

Auf den Thalamus als wesentliche Struktur des Zwischenhirns sei in dieser Übersicht nur hingewiesen.

Auf der Grundlage des *somatosensorischen Cortex* erwacht schließlich das *Bewusstsein.* Er gehört zum *Nerven-Sinnes-System* der dreigegliederten Schmerzwahrnehmung.

In jeder *Sinneswahrnehmung* lassen sich *drei Qualitäten* unterscheiden:
- Zunächst handelt es sich um die *intentionale, willensartige* Aktivität, wohin man die Aufmerksamkeit und Wahrnehmungsintensität richtet.
- Darüber hinaus lebt in der Wahrnehmung eine *Gefühlstönung.*
- Schließlich „erwacht" die Wahrnehmung zum *Bewusstsein* und erfährt ihre gedankliche Verarbeitung.

Diese drei Qualitäten finden sich auch in der Schmerzwahrnehmung wieder und stehen mit ihrer *Dreigliederung* in Beziehung.

Cortex	Nerven-Sinnes-System	wachbewusste Schmerzwahrnehmung
limbisches System Hirnstamm Spinaltrakt	Rhythmisches System	Gefühlstönung der Schmerzwahrnehmung
peripheres System Nozizeptoren	Stoffwechsel-Gliedmaßen-System	Willensaktivität in der Schmerzwahrnehmung

Dreigliederung der Schmerzwahrnehmung

Der Schmerzpatient erlebt diese drei Stufen innerlich im *Schmerzbewusstsein*, in dem gefühlsmäßigen Leiden und schließlich an der gefürchteten *„Macht des Schmerzes"*, die er über den Patienten gewinnen kann.

2.3 Nozizeptiver und neuropathischer Schmerz

Der *Nozizeptorschmerz* weist auf den *sinnesorganähnlichen Aspekt* der *Schmerzerfahrung* hin.

Ist die Integrität des Organismus gestört oder ereignet sich ein *schmerzentwickelnder Krankheitsprozess*, so wird dieser nozizeptiv „wahrgenommen".

Auf der anderen Seite kann das schmerzwahrnehmende System selbst geschädigt sein oder erkranken und zu den *neuropathischen Schmerzsyndromen* führen. Neuropathische Schmerzen sind durch *Spontanschmerz* (anhaltend, paroxysmal) und *evozierte Schmerzen* (Hyperalgesie, Allodynie) charakterisiert. Sie stehen im Zusammenhang mit einer Erkrankung oder Schädigung des peripheren oder zentralen Nervensystems.[14] Nun dient dieses nicht mehr der Wahrnehmung, sondern erfährt im Schmerz „sich selbst". Der Nozizeptorschmerz steht demzufolge mit der Sinnesfunktion, der neuropathische Schmerz mit der Bewusstseinsentwicklung auf der Grundlage des Nervensystems in Beziehung. Dieses bestimmt die polaren Qualitäten der Schmerzentstehung.

Dem *Nozizeptorschmerz* als *„Sinnesfunktion"* steht der *neuropathische Schmerz* als *unphysiologische Bewusstseinsentwicklung* auf der Grundlage der *Nervenorganisation* gegenüber.

neuropathischer Schmerz	
Schmerzqualität	brennend, schneidend, elektrisierend, zerreißend
Zeitgestalt	konstant, häufig und intensiv
physische Organisation	peripheres/zentrales Nervensystem
Beispiele	postherpetische Neuralgie, PNP (z. B. diabetisch, toxisch durch Alkohol, nach Chemotherapie), Trigeminusneuralgie, radikuläre Schmerzen, zentraler Schmerz (nach apoplektischem Insult, Nervenkompressionssyndrom (z. B. Karpaltunnelsyndrom), tumorbedingt (z. B. bei Pankreasttumor oder Wirbelsäulenmetastasen))
nozizeptiver Schmerz	
Schmerzqualität	dumpf bis hell, pulsierend, krampfartig, stechend
Zeitgestalt	eher konstant mit gelegentlichen Schmerzattacken „on top", spontan oder durch Aktivität gertriggert
physische Organisation	Nozizeption am Ort der Läsion (Ausnahme viszeraler Schmerz)
Beispiele	viszerale und ischämische Schmerzen (z. B. nach Myokardinfarkt, bei pAVK), Frakturen, Entzündungsschmerz (z. B. bei aktivierter Arthrose), Arthroseschmerz, tumorbedingter Schmerz (z. B. bei Knochenmetastasen)

Polarität von neuropathischem und nozizeptivem Schmerz

2.3.1 Ätiologie und Pathogenese des neuropathischen Schmerzes

Die Ätiologie des neuropathischen Schmerzes ist komplex. Es kommt zu einer Steigerung der neuronalen Erregbarkeit mit Spontanaktivität. Periphere und zentrale Sensibilisierung spielen eine Rolle. Der neuropathische Schmerz tritt im Rahmen unterschiedlicher Krankheitsbilder, so auch bei *Tumoren* durch Schädigung und Infiltrationen neuronalen Gewebes, auf. Nach manchen Chemotherapieprotokollen kommt es zu polyneuropathisch bedingten Schmerzsyndromen.

Weitere Ursachen sind Traumata, wie z. B. Plexusläsionen bei der Geburt, nach Verkehrsunfall, iatrogene Läsionen, z. B. als Postthorakotomie-, Postmastektomie- und Postherniotomie-Syndrom. Er kann im Rahmen von neuronalen Engpasssyndromen wie z. B. Karpaltunnel- und N.-ulnaris-Syndrom, Bandscheibenvorfall, Meralgia paraesthetica nocturna oder Trigeminusneuralgie auftreten.

Das klassische Beispiel für einen *infektiös* bedingten neuropathischen Schmerz ist die *postzosterische Neuralgie. Postischämischer neuropathischer Schmerz* stellt als sogenannter zentraler Schmerz eine Herausforderung für die Therapeuten dar. Er tritt als Quadranten- oder Halbseitenschmerz auf.

Metabolisch verursachter *neuropathischer* Schmerz kommt u. a. im Rahmen der diabetischen [→ XVI. 8.2.1 Therapie der diabetischen Polyneuropathie] (strumpfförmige Lokalisation) oder der alkoholischen Neuropathie vor.

2.3.2 Die Diagnose des neuropathischen Schmerzes

Der neuropathische Schmerz ist in der Regel leicht zu diagnostizieren. Ausschlaggebend sind die *Befragung* und die *körperliche Untersuchung* des Patienten. Aufwendige apparative Methoden braucht es meist nicht.

Patienten beschreiben die *Schmerzqualität* als *brennend, einschießend, elektrisierend* und/oder *stechend.* Die *Intensität* kann sehr unterschiedlich sein, man erfasst sie in numerischer Analogie auf einer Skala zwischen „0“ (kein) und „10“ (maximaler, absolut unerträglicher Schmerz). Ferner wird auch nach dem Verlauf gefragt: Dauerschmerz ist eher von brennendem, anfallsartiger hingegen meist von einschießendem Charakter. Allerdings gibt es viele Überlappungen.

Bei postzosterischer Neuralgie ist auf Pigmentationsänderungen der Haut im Verlauf von Dermatomen zu achten. Die *Allodynie*, der Berührungsschmerz, ist pathogonomonisch für den neuropathischen Schmerz. Ein taktiler, normalerweise nicht schmerzhafter Reiz löst Schmerzen aus. Üblicherweise erfolgt der Allodynie-Test durch ein Bestreichen der Haut (dynamische Allodynie) mit Wattestäbchen oder auch der Hand. Man versucht, die schmerzhaften Regionen bestimmten Dermatomen zuzuordnen. Neben der Allodynie, die sehr quälend sein kann (häufiges Auftreten bei der postzosterischen Neuralgie), kommt es oft zum Phänomen der *Hyperästhesie* (nicht schmerzhafte taktile Reize werden zwar nicht schmerzhaft, aber verstärkt wahrgenommen) und der *Hyperalgesie* (schmerzhafte Reize werden inadäquat schmerzhaft wahrgenommen). Für differenziertere Fragestellungen lässt sich die Allodynie in Kälte- und Wärmeallodynie, sowie in dynamische und statische Allodynie unterteilen.

2.4 Die Dreigliederung in den Schmerzqualitäten

Die Schmerzerfahrung als Bewusstsein am falschen Ort zeigt unterschiedliche Qualitäten. Auf der einen Seite steht der *brennende*, manchmal wie „pochend“ erlebte, *dumpfe Schmerz* der *Entzündung.* Er hat eine meist andauernde Qualität. Während an dem Ort des entzündlichen Geschehens nun das Bewusstsein erwacht, ist häufig – z. B. bei systemischen Infektionen – im Nerven-Sinnes-System das *Wachen eingeschränkt.* Einige der inflammatorischen Zytokine bewirken eine „Schlafinduktion“.

Diesem dumpfen Schmerz stellt sich der *„helle“* polar gegenüber. Es handelt sich um *„neuralgische“ Schmerzen*, den *Verletzungsschmerz* und Zustände, die bei Alterationen der schmerzempfindlichen serösen Häute auftreten. Diese Qualität erlebt der Patient umschriebener, z. T. besser lokalisierbar und heller. Die sprachliche Bezeichnung weist hier auf das „Licht" im Schmerzerleben. Es kann sich vom hellen Schmerz ausgehend zunehmend „verdunkeln" bis hin zum dumpfen und bohrenden Schmerz.

Diese *Polarität* weist damit auf Schmerzen, die durch den Entzündungsprozess auf dem Stoffwechsel-Gliedmaßen-System basieren und solche, die mit dem Nerven-Sinnes-System in Zusammenhang stehen.

Die krampfende (Nerven-Sinnes-System) und die brennende, entzündungsverwandte Schmerzqualität (Stoffwechsel-Bewegungssystem) finden sich bei unterschiedlichen Krankheitsbildern. So lassen sich bei den nozizeptiven Schmerzen einer Angina pectoris ein krampfend-beengender und ein entzündlich-brennender Typus unterscheiden. Auch bei den abdominellen Beschwerden klagt der Patient über krampfende und brennende Schmerzen, die in gleicher Weise auf die Polarität von Nerven-Sinnes-System und Stoffwechsel-Bewegungssystem weisen.

Eine weitere Schmerzqualität zeigt einen *rhythmischen Charakter* und tritt als *Koliken* und *Hohlorganschmerzen* auf. Gegenüber den anderen Arten, die über eine unterschiedlich lange Zeit persistieren, ist bei diesem Schmerztypus die rhythmisch gegliederte Zeitgestalt charakteristisch.

Nerven-Sinnes-System	heller, umschriebener Schmerz neuralgiformer Schmerz krampfender Schmerz
Rhythmisches System	kolikartiger Schmerz
Stoffwechsel-Gliedmaßen-System	Entzündungsschmerz

Schmerzqualitäten unter dem Gesichtspunkt der Dreigliederung

2.5 Wirksamkeit der Wesensglieder in unterschiedlichen Schmerzsyndromen

Der *muskuläre Krampf* behindert die willensaktive Wirksamkeit des *Ich*: Die bewusst intendierten Bewegungen sind je nach Ausprägungsgrad nicht mehr ausführbar. Die bewegungsaktive *astralische Organisation* erwacht zum schmerzhaften Bewusstsein. Dabei handelt es sich um ein erstarrendes, krampfartiges Erwachen. Die *ätherische Organisation* verwirklicht sich nicht mehr in aufbauenden Lebensprozessen, vielmehr finden sich katabole, in das saure Milieu führende Stoffwechselprozesse. Die Muskulatur (physische Organisation) ist tastbar angespannt und verhärtet. Es entsteht eine Wesensgliederkonstellation, die physiologischerweise zum Nerven-Sinnes-System gehört. Diese Konstellation kann in unterschiedlichen Bereichen des Organismus auftreten und z.B. zur

Angina pectoris, krampfartigen Beschwerden beim Reizdarmsyndrom und krampfartigen muskuloskeletalen Leiden führen.

Den durch das *Nerven-Sinnes-System geprägten Schmerzsyndromen* stehen die *„entzündlichen"* gegenüber. Die Inflammation ist ihrem Wesen nach ein Stoffwechselprozess und gehört somit zum *Stoffwechsel-Gliedmaßen-System.* Sie führt zu einem dumpfen Erwachen des astralischen Leibes, dem *Dolor* der Entzündung. Eine dumpfe Bewusstseinsqualität entwickelt sich aus dem anfänglich unbemerkten, katabolen Stoffwechselprozess.

Diese Schmerzqualität tritt nicht nur bei manifesten Entzündungsprozessen, sondern zudem bei funktionellen Krankheitsbildern wie dem Reizdarmsyndrom auf. Auch die Angina pectoris kennt nicht nur den erwähnten krampfartig einengenden Schmerz, sondern ebenfalls brennende retrosternale Beschwerden, die bis in den linken Arm, die Halsregion oder auch in den Rücken und das Epigastrium ausstrahlen können.

2.6 Therapeutische Konsequenzen

Den *polaren Schmerzqualitäten* liegen unterschiedliche Wirksamkeiten der astralischen Organisation zugrunde: *Krampfende Schmerzen* entstehen, wenn sich die astralische Organisation zum *Nerven-Sinnes-System* orientiert, *entzündliche* durch ihre verstärkte Aktivität im *Stoffwechsel-Gliedmaßen-System.*

Die *veränderte Wirksamkeit der Wesensglieder* führt zu den *therapeutischen Maßnahmen.* Bei Verletzung, Alteration (z.B. Gewebeschädigung) im Bereich der physischen Organisation sind Maßnahmen zu ergreifen, die zu der Reintegration der gestörten Wesensgliederkonstellation führen. Begleitende Stoffwechselprozesse wie z.B. die Entzündung brauchen ihre medikamentöse Therapie. Das pathologische „Erwachen" der astralischen Organisation muss durch entsprechende therapeutische Maßnahmen ausgeglichen werden. Schließlich gilt es, die Wirksamkeit der Ich-Organisation zu unterstützen.

Die *Symptomkontrolle*, die selbstverständlich auch im anthroposophischen Therapiekonzept ihren Platz hat, verlangt auch bei befriedigender Schmerzlinderung die aufmerksame Begleitung. Sie bezieht sich auf die potenziellen Nebenwirkungen der Behandlung und die Problematik einer langfristigen antiphlogistischen Therapie, welche die Entzündungsfähigkeit des Organismus supprimiert. Zudem ist auf seelische Auswirkungen des unterdrückten Schmerzes und die innere Entwicklung der Individualität zu achten.

3. Klassische Analgetika in der Schmerztherapie

Zahlreiche *Analgetika* sind pflanzlichen Ursprungs. Die schmerzstillende Wirkung des *Mohnsaftes* sollen schon 4.000 vor Christus die Sumerer gekannt haben, auch im Papyrus Ebers (etwa 1.550 v. Chr.) finden sich Beschreibungen seiner analgetischen Eigenschaften.[15] Eine weitere „Schmerzpflanze" ist die seit dem Mittelalter verwendete Alraune.

Schon länger ist die fiebersenkende Wirksamkeit der *Weidenrinde* bekannt. Salicylverbindungen kommen in zahlreichen anderen Pflanzen wie dem Mädesüß, Wintergrün, Stiefmütterchen, Primelarten und der Sumpfbirke vor.[16] Die großen, aus dem Pflanzenreich kommenden Analgetika stellen sich in die Polarität zwischen Nerven- und Stoffwechselsystem:

Opiate haben einen Einfluss auf den *Bewusstseinspol* (Nerven-Sinnes-System), *antiphlogistische Substanzen* auf den zum *Stoffwechsel-Gliedmaßen-System* gehörenden *Entzündungsprozess.*[17]

3.1 Der Schlafmohn

Der *Schlafmohn* offenbart bereits durch seine äußere Erscheinung vieles von seinem Wesen. Die kleine Pfahlwurzel wirkt im Vergleich zur gesamten Pflanze wie zurückgenommen.[18] Schon dadurch scheint diese einjährige Pflanze weniger intensiv mit der Erde verbunden zu sein. Sie lässt nun eine Fülle von „wäßrigen, blaugrünen, fast nackten, einfachen und unbestimmt konturierten"[19] Laubblättern entstehen, in denen sich die aufbauende ätherische Tätigkeit offenbart.

Dabei ist die Pflanze durchzogen von einem Flüssigkeitsstrom, dem *Milchsaft* des Mohns, der, anderen milchsaftführenden Pflanzen vergleichbar, einen besonderen, in Röhrensystemen gegliederten Flüssigkeitsorganismus entstehen lässt. Dieser Saft führt nun die Opiumalkaloide, die auf ein tiefes Hereinwirken des Astralischen weisen. Der weiße Milchsaft fließt besonders reichlich in den unreifen Samenkapseln.

In den oberen Bereichen der Mohnpflanze scheint sich der lange Stängel ganz auf die Blüte zu orientieren. Die Materialität nimmt sich immer mehr zurück, es entsteht eine vergängliche, wie flüchtig in die Erscheinung tretende, farbige Blüte. Das in der „Giftbildung" bis in den Flüssigkeitsorganismus eintauchende Astralische wendet sich nun in der Blüte und ihrer Farbigkeit nach außen.

Die trockenen *Samenkapseln* zeigen ihre Verbindung zum Luftelement. Es prägt diesen Bereich und wird seinerseits „durchlichtet" und durchwärmt von den Imponderabilien, die sich in besonders intensiver Weise mit dem Lebendigen dieser Pflanze verbinden. Die Imponderabilien konzentrieren sich schließlich in dem Ölbildungsprozess, der sich in den reifen Samen vollzieht, die nur noch Spuren der Alkaloide enthalten. Neben dem äußeren Erscheinungsbild und seiner zeitlichen Verwandlung ist gerade bei der blühenden Mohnpflanze der Empfindungseindruck wesentlich. Auch der als „schwer" beschriebene und wie narkotisch wirkende Duft spricht die empfindende Seele an. Diese Qualität ist mit einem träumenden Bewusstsein vergleichbar.[20]

Exkurs

In diesem Zusammenhang sei eine Bemerkung zum *Milchsaft* eingeschoben. Im menschlichen Organismus besteht eine Polarität zwischen *Lymphe* und *Liquor*, zwischen die sich vermittelnd das venöse und arterielle Blut stellt [→ X. 2.1 Der Flüssigkeitsorganismus zwischen Leben und Licht]. Dem in dieser Weise gegliederten

Flüssigkeitsorganismus stellen sich unterschiedliche Bewusstseinsstufen zur Seite. Mit dem Liquor verbindet sich das auf das Nervensystem gegründete Wachbewusstsein, mit dem Blut und seiner Hämodynamik die Gefühlswelt, während zu der Lymphe ein schlafendes, in die Stoffwechselprozesse eintauchendes Bewusstsein gehört. Der Milchsaft der Pflanze entspricht der durch Lebensprozesse bestimmten Lymphe. Das Astralische erreicht nicht wie zum Liquor gehörend das Wachbewusstsein, sondern verbleibt in einem träumend-schlafenden Zustand. Damit ist diese dem Wässrigen nahestehende, milchsaftführende Pflanze mit dem Traum- und Schlafbewusstsein (Schlafmohn) verbunden.

Der *Schlafmohn* hat eine bewusstseinsdämpfende Wirkung. Im Rauscherleben erzeugt er eine Bilderwelt: Das gewohnte Tagesbewusstsein wird verlassen und eine Region betreten, die einem lang vergangenen Bewusstseinszustand des Menschen nahesteht, in dem er während der sogenannten Mondenzeit der Erde lebte.[21] Näherte sich ein Mensch dieser Entwicklungsphase „einem Ding, das ihm sympathisch oder vorteilhaft ist ... dann steigt im Innern seiner Seele ein Farbbild mit hellem Charakter auf; kommt etwas ihm Schädliches oder Unsympathisches in seine Nähe, dann hat er ein häßliches und finsteres Bild. Die Vorstellung ist nicht ein Abbild, sondern ein solches Sinnbild des Gegenstandes, das in ganz bestimmter, gesetzmäßiger Art dem Gegenstand entspricht. ... – Das Seelenleben ... verlief also in Bildern, welche mit dem gegenwärtigen Träumen das Flüchtige, Schwebende und Sinnbildliche gemein haben, sich aber von diesen durch den vollkommenen Charakter unterscheiden."[22]

Der Schlafmohn drängt somit das gedankengetragene Wachen in ein (früheres) *Bilderbewusstsein*. Noch im gegenwärtigen Menschen sind Relikte dieser alten Zeit vorhanden. Es handelt sich um die Bewusstseinsbeeinflussung durch die morphinähnlich wirkenden Peptide wie *β-Endorphin, Enkephaline* und die *Dynorphine*, die wie eine verbliebene Mohn- und Mondenwirksamkeit im Menschen erscheinen. In diesem Zusammenhang ist der Hinweis auf die mögliche Endorphinfreisetzung durch die Mistel wesentlich, die ebenfalls nicht zur Gegenwartszeit der Erde gehört, sondern auf fernere Vergangenheiten weist [→ XVIII. 3.5 Misteltherapie].

3.1.1 Wirksamkeit des Mohnes/Morphins im dreigliedrigen Menschen

Die Wirkungen des Mohnes betreffen den gesamten dreigliedrigen Organismus. Dabei ist zunächst darauf hinzuweisen, dass sich viele Phänomene auf das Morphin beziehen und nicht für die zahlreichen anderen Alkaloide des Mohnsaftes gelten.

Die Veränderungen im *Stoffwechsel-Gliedmaßen-System* des *Gastrointestinaltraktes* deuten auf die sich zurücknehmende astralische Aktivität hin: die Säuresekretion nimmt ab, auch die propulsive Motilität ist eingeschränkt.

Ähnliches ist für die *Galle-* und die *Pankreassekretion* sowie die intestinale Sekretion zu finden.[23] Auch im Dünndarm nimmt die propulsive Bewegung ab. Im *Kolon* treten entsprechende Veränderungen der Motilität ein. Während sich die bewegende, propulsive Aktivität, in welcher der Astralleib wirkt, zurücknimmt, kommt es zur Zunahme des

Ruhetonus und damit einer muskulär verhärtenden Qualität. So ist der anale Sphinktertonus gesteigert; ebenso sind gleichsinnige Veränderungen im Kolon bis zur Ausbildung von Spasmen zu beobachten. Auch im Bereich der Gallenwege kann es zur Konstriktion des Oddi-Sphinkters kommen mit der Folge eines bis zu zehnfach erhöhten Druckes im Gallengang.

Die astralische Organisation löst sich aus dem dynamischen Wirken im Stoffwechselsystem heraus. Die dadurch entstehende *muskuläre Konstriktion* tritt vorwiegend im Zusammenhang mit der Morphinwirkung ein. Sie scheint abgemildert zu sein durch das ebenfalls im Mohn vorkommende *Papaverin*, das muskelrelaxierend wirkt. Möglicherweise weist dieser Umstand darauf hin, dass der Gesamtextrakt doch umfassender wirksam ist als die Monosubstanz. Unter diesem Aspekt wird der Hinweis Steiners verständlich, der die Verwendung des Gesamtextraktes derjenigen des Morphins vorzog.

Im *mittleren Menschen (Rhythmisches System)* kommt es zu entsprechenden Veränderungen, die auf ein Herauslösen des astralischen Leibes und der Ich-Organisation weisen. So sind Blutdruckabfall, periphere Vasodilatation und Abfall des peripheren Widerstandes zu beobachten. Klinisch tritt gelegentlich ein Flush im Gesicht, Nacken und oberen Thorax auf.

Weiterhin ist die Atemdepression bekannt, außerdem schätzt man die antitussive Wirkung v. a. des Codeins.

Im *oberen Menschen (Nerven-Sinnes-System)* tritt die charakteristische Miosis bis hin zu den Stecknadelkopf-Pupillen auf. Das Bewusstsein wendet sich von der Sinneswelt ab – mit dem Enger-Werden verschließen sich sozusagen die Augen für die Diesseitigkeit – und einer anderen, übersinnlichen Welt zu. Darüber hinaus beeinflusst Morphin die metamorphotisch mit dem Nerven-Sinnes-System verbundenen immunologischen Funktionen: Das Herauslösen des astralischen Leibes und die damit verbundenen Immunsuppression schränken Abgrenzungsfähigkeit und „Hüllebildung" ein. Der Organismus erscheint für virale und bakterielle Infektionen empfänglicher.[24] Während die antiphlogistisch wirksamen Analgetika die *Stoffwechselprozesse* der Entzündung inhibieren, schränkt das Morphin die regulativen und modulierenden Funktionen des Immunsystems, also seine zum *Nerven-Sinnes-System* gehörenden Qualitäten ein.

Exkurs

Während der Sedation (z.B. im Zusammenhang einer Analgosedierung) löst sich das seelische und geistige Wesen aus dem Organismus. Anders als beim physiologischen Schlaf kommt es aber nicht zu seiner aufbauenden Nachtwirksamkeit in den Regenerationsprozessen des Stoffwechsel-Gliedmaßen-Systems. Der Organismus scheint von Seele und Geist zunehmend „verlassen" zu sein. In diesem Zusammenhang sind die physiologischen Auswirkungen der Analgosedierung wesentlich. Sie beziehen sich besonders auf die immunologischen Funktionen und haben damit eine große praktische und prognoserelevante Bedeutung. Bei den immunologischen Reaktionen wirken alle Wesensglieder zusammen. Wir unterscheiden die Entzündungsprozesse von der Modulierung immunologischen Erkennens: Die APC-Zellen müssen das Antigen aufnehmen, prozessieren und schließlich der Antigenerkennung präsentieren. Dadurch bildet sich eine Grenze zwischen Außen- und

Innenwelt wie eine Art funktioneller „Haut" und das „immunologische Selbst wird wirksam. Die „Hüllenbildung" ist Ergebnis der astralischen Organisation und ihrer Innenraumbildung, das „immunologische Selbst" weist auf die Ich-Organisation. Das immunologische ist dabei dem kognitiven Erkennen verwandt. Während dieses sich als geistige Aktivität in der Bewusstseinswelt entfaltet, vollziehen sich das immunologische Erkennen und die Gedächtnisbildung als unterbewusste Lebensprozesse. Es ist eine aktive Funktion der Wesensglieder, die sich im Unterbewussten und besonders während des Schlafs vollzieht. So ist die Impfantwort größer, wenn der Patient nach einer Impfung schläft. Werden nun durch die Sedation die astralische und die Ich-Organisation vom Organismus getrennt und nur unzureichend in seinen Stoffwechselprozessen wirksam, so folgen Immundefizienz und Infektanfälligkeit. Ersteres zeigt sich in der antiinflammatorischen Wirksamkeit der Sedation: Es kommt zu einer unzureichenden Antigen-Erkennung und eingeschränkten entzündlichen Elimination. Entsprechend ist der Organismus immunologisch „zu offen" und kann von unterschiedlichen bakteriellen Fremdqualitäten ergriffen werden. Propofol und die Benzodiazepine supprimieren das angeborene Immunsystem, sie wirken antiinflammatorisch durch dessen Beeinträchtigung. Im Tierversuch wurde eine erhöhte Mortalität nachgewiesen. Morphin hat darüber hinaus negative Effekte auf das erworbene Immunsystem. Es kann die Apoptose von Lymphozyten und Makrophagen induzieren und die Transformation von B-Zellen zu Plasmazellen supprimieren. „Die Auswirkungen von Morphin auf Lymphozyten können bei kritisch kranken Patienten von großer klinischer Bedeutung sein, da eine Verschiebung zur Th2-Zytokin-Dominanz mit einer erhöhten Infektion durch intrazelluläre Mikroben verbunden ist. Diese Verschiebung wird auch in der Spätphase der Sepsis beobachtet und es wird vermutet, dass sie zu Sekundärinfektionen auf der Intensivstation beiträgt; ein Beitrag von Opioiden zu diesem Effekt kann nicht ausgeschlossen werden. In ähnlicher Weise ist die apoptotische Schädigung von Lymphozyten und das Versagen der adaptiven Immunantwort ein kritischer Schritt in der Pathogenese der Sepsis. Die Gabe von Opioiden kann daher zu der bei Schwerkranken beobachteten Immunsuppression beitragen", fassen es Sanders et al. zusammen (aus dem Englischen übersetzt).[25]

Nerven-Sinnes-System	**Sedierung, hypnotisch-narkotische Wirkung spinale und supraspinale Analgesie Miosis**
Rhythmisches System	**Atemdepression, antitussive Wirkung Senkung der Herzfrequenz, Blutdrucksenkung**
Stoffwechsel-Gliedmaßen-System	**Obstipation Abnahme propulsiver Aktivität, Zunahme muskulärer Konstriktion**

Ausgewählte Wirkungen von Opioidanalgetika vor dem Hintergrund des dreigliedrigen Organismus

Der *Schlafmohn* (Papaver somniferum) *löst* die *oberen Wesensglieder* aus dem dreigliedrigen Organismus. Die *Bewusstseinsveränderungen* weisen auf seine dominante Wirkung im *Nerven-Sinnes-System.*

Die Schmerzintensität nimmt sich entsprechend zurück. Viele Patienten beschreiben den Schmerz als noch vorhanden, aber wie weiter entfernt. Dieser Eindruck weist auf die sich vom Leib lösenden Wesensglieder, die bei höherer Dosierung in einen schlafähnlichen Zustand eintreten.

3.2 Die Weide

Die *Weide* ist ein anspruchsloser Baum, der an der Grenzfläche zwischen dem Festen und dem Wässrigen seinen Standort sucht. An nahezu allen Flussufern ist die Weide zu finden. Sie entwickelt einen starken Bezug zum Flüssigen, saugt es in ihren weichen Stamm auf, um es dann durch die ausgedehnte Oberfläche ihrer Blätter an das durchlichtete Luftelement abzugeben.[26]

Anders als bei den milchsaftführenden Mohngewächsen durchzieht ein wässriger, nicht alkaloidhaltiger Flüssigkeitsstrom diesen schnellwüchsigen Baum. Die Weide steht an einer Schwelle, an der das feste Element an das wässrige grenzt. Durch ihren Bezug zum *Wasser* und ihren raschen Wuchs betont die Weide die aufbauende *ätherische Tätigkeit*, das Astralische zieht sich demgegenüber weit zurück. Dem Betrachter der Weide ergibt sich ein träumerischer Gesamteindruck, der z. B. mit demjenigen der Eiche deutlich kontrastiert.

3.2.1 Die Wirkung antiphlogistischer Analgetika

Die *antiphlogistischen Analgetika* drängen die in der Entzündung wirksamen oberen Wesensglieder heraus.

Die antiphlogistischen Effekte weisen auf ihre dominante Wirkung im Stoffwechselsystem. Verhärtungen lösen sich – der Natur dieses Baumes entsprechend – auf: Aggregationshemmung der Thrombozyten und Keratolyse gehören zu den nicht-analgetischen Wirkungen der Acetylsalicylsäure bzw. der Salicylsäure.

Nerven-Sinnes-System	Analgesie, Benommenheit, Einschränkungen von Sehen und Hören v. a. als Vergiftungssymptome (Salicylismus)
Rhythmisches System	respiratorische Alkalose infolge gesteigerter Atmung Verlängerung der Blutungszeit, Thrombozytenaggregationshemmung Salicylatanämie (Fe-Mangelanämie)
Stoffwechsel-Gliedmaßen-System	antipyretisch, antiphlogistisch

Die Wirkung der Salicylsäureverbindungen vor dem Hintergrund des dreigliedrigen Organismus[27]

3.2.2 Prostaglandine und Leukotriene

Den *Entzündungsprozess* modulieren und gestalten *Mediatoren*, die qualitativ dem Nervensystem nahestehen oder direkt zu ihm gehören (neurogene Entzündung, Substanz P, Neurokinin A, Calcitonin gene related peptide).

Zu den *Entzündungsmediatoren* zählen unterschiedliche Zytokine, Bradykinin, Histamin, Prostaglandine und Leukotriene. Anders als andere im Organismus in quantitativer Menge vorkommende Verbindungen entziehen sich diese nur noch in Spuren nachweisbaren Stoffe schon weitgehend der Ponderabilität. Stattdessen sind ihre modulierende Funktion und ihr orchestrales Zusammenwirken bedeutsam. Es ist ein ordnendes, weitgehend immaterielles Prinzip, das die im Flüssigen beheimateten Stoffwechselprozesse der Entzündung gestaltet.

Die *astralische Organisation* wendet sich im oberen Menschen zum Bewusstsein und entfaltet sich im unteren Leib in den Bewegungs- und Stoffwechselprozessen. Die Bewusstseinsorientierung ist auf hormoneller Ebene z. B. mit dem *Renin-Angiotensin-Aldosteron-System* verbunden [→ XI. 3.3.3 Direkte Renin-Inhibitoren (DRI), ACE-Hemmer, Sartane, Aldosteronantagonisten]. Dieses führt zu Tonuserhöhung, Verhärtung und Sklerose im Gefäßsystem.

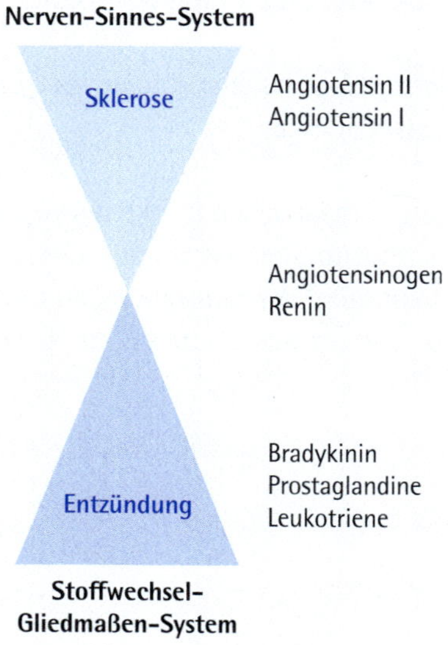

Die Beziehung der hormonähnlichen Botenstoffe zur Dreigliederung

Das mit dem Angiotensinmetabolismus zusammenhängende *Bradykinin* weist demgegenüber auf den anderen Pol des Menschen, die Entzündung. Mit der Wirksamkeit des astralischen Leibes im Entzündungsprozess hängen nun die *Leukotriene* und *Prostaglandine* zusammen.

Exkurs

Im *Wirkungsspektrum* der *Arachidonsäuremetabolite* findet sich eine *Polarität*, die sie einerseits mit dem Nerven-Sinnes-, andererseits mit dem Stoffwechsel-Gliedmaßen-System in Verbindung bringt [→ Tab.]: Die *Prostaglandine* und *Leukotriene* entwickeln sich aus der *Arachidonsäure* und damit aus dem Fettstoffwechsel. Durch die Aktivität der Cyclooxygenase entstehen die verschiedenen Klassen der Prostaglandine und das in die Verhärtung führende Thromboxan, durch die Lipoxygenase die Leukotriene. Die Prostaglandine haben als *PGI-2* ein *durchblutungssteigerndes*, den Blutfluss erhöhendes Wirkungsprofil. Es kann zur Senkung des Blutdruckes kommen, die Thrombozytenaggregation wird gehemmt.
PGI2 führt auch zu einer *Dilatation der Brochialmuskulatur* (im Gegensatz zu anderen Prostaglandinklassen). Im Gastrointestinaltrakt hemmen PGI-2 und PGE die Magensekretion und bewirken eine Vasodilatation in der Magenmukosa sowie eine vermehrte Schleimsekretion (PGE).[28] Es handelt sich um eine aufbauende, protektive Qualität. Die abbauende astralische Tagesaktivität, die sich z. B. in den Sekretionsprozessen und den Bewegungsphänomenen zeigt, wird hier zurückgedrängt und in die aufbauende Nachtwirksamkeit [→ II. 1.7 Tages- und Nachtwirksamkeit der Wesensglieder] mit der Dominanz des Ätherischen geführt.
Das *Erythem* scheint durch PGE-2 und PGI-2 moduliert zu werden,[29] das Ödem der Entzündung u. a. durch PGE. PGE-2 wirkt synergistisch mit anderen inflammatorischen Mediatoren wie Bradykinin, Histamin, C5a und LTB-4. Ebenso senken diese Prostaglandine die Schmerzschwelle.[30] Damit wirken die Prostaglandine in besonderer Weise auf das Blut und seine Hämodynamik
Ihnen gegenüber bilden sich die *Leukotriene* dem Namen entsprechend in den Leukozyten, Eosinophilen und Monozyten, beeinflussen die mikrovaskuläre Strombahn (Exsudation, Hyperämie) und wirken chemotaktisch (LTB-4) auf die zellulären Elemente. Sie tauchen damit tiefer in das Stoffwechselgeschehen ein als die Prostaglandine.
Das *Thromboxan* steht den angeführten Wirkungen polar gegenüber, indem es zur Verhärtung, Vasokonstriktion, Thrombozytenaggregation und auch zur Bronchokonstriktion führt. PGF-2 (z. B. Bronchokonstriktion) und PGF (z. B. Kontraktion der intestinalen Muskulatur) wirken qualitativ gleichsinnig. Es sind die zum Nerven-Sinnes-System gehörenden verhärtenden Qualitäten, die im Wirkungsprofil des Thromboxans erscheinen [→ Tab.].

Prostaglandine	Beispiel zum Wirkungsspektrum
Thromboxan	Thrombozytenaggregation, Bronchokonstriktion
PGF-2	Bronchokonstriktion
PGF	Kontraktion der intestinalen Muskulatur
PGI-2	Vasodilatation, Thrombozytenaggregationshemmung
PGE-1, 2	Relaxation bronchialer Muskulatur
PGE	Relaxation intestinaler Muskulatur Vasodilatation in der gastralen Mukosa Mucussekretion, Heilung von Ulzera
PGE-2	Steigerung der renalen Durchblutung Stimulation der Osteoklastenaktivität und Knochenresorption Fieber Dilatation und Permeabilitätssteigerung in der Mikrostrombahn

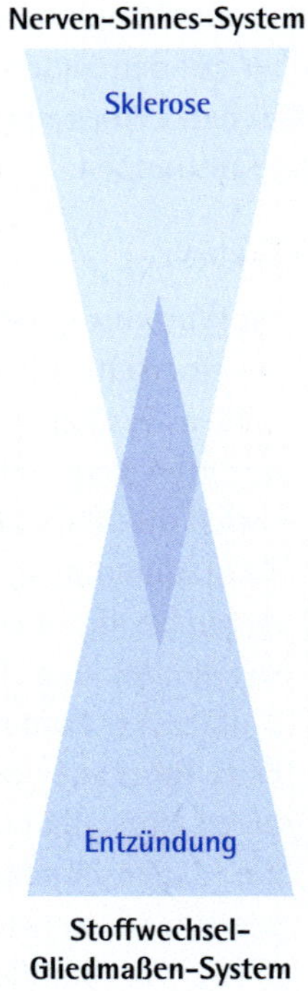

Prostaglandine: Polare Wirksamkeiten der astralischen Organisation

Damit finden sich die polaren Aspekte des astralischen Leibes im Wirkungsspektrum der Arachidonsäuremetabolite wieder.

3.3 Weitere Analgetika-Klassen

3.3.1 Saure und nicht saure Analgetika

Der Entzündungsprozesses wird durch Substanzen aus der Weidenrinde beeinflusst. Die Hemmung der *Cyclooxygenasen* ist hiervon nur das substanziell nachweisbare Korrelat. Saure Analgetika (ASS, nicht steroidale Antirheumatika (NSAR), Propionsäurederivate wie z. B. Ibuprofen, Ketoprofen; (Phenyl-)Essigsäurederivate wie z. B. Diclofenac) verdrängen die im Entzündungsprozess wirkende astralische Organisation.

Die Probleme, die sich aus einem Therapieprinzip ergeben, das isolierte Mechanismen wie die COX-Hemmung fokussiert, verdeutlicht das belegte kardiale Risiko der NSAR. Bei ihrer Anwendung ist auf die Nierenfunktion zu achten. Durch die herausgedrängte astralische Wirksamkeit kann es zur Retention von Natrium, Kalium und Wasser kommen, durch die Verminderung der Prostaglandinbildung auch zur Einschränkung der Nierenperfusion. Diese eingeschränkte aufbauende Aktivität der höheren Wesensglieder kann auch für die Regenerationsprozesse von Bedeutung sein. So scheint COX-2 auch bei der Wundheilung eine Rolle zu spielen. Eine Verzögerung der Heilung bei der Therapie postoperativer Schmerzen oder auch bei chronischen Ulzera ist zu beachten.

Zu den *nicht sauren Analgetika* gehört das Anilinderivat Paracetamol und die Gruppe der Pyrazolderivate (z.B. Metamizol). Diese wirken nicht mehr antiphlogistisch auf Entzündungsprozesse. Ihre antipyretischen und analgetischen Effekte weisen auf die Wirksamkeitseinschränkung von Ich- und astralischer Organisation. Auch die relaxierende Wirkung der Phenazonderivate auf die glatte Muskulatur bis hin zum Blutdruckabfall gehört in diesen Zusammenhang, ebenso die spasmolytische Wirkung von Metamizol.

3.3.2 Lokalanästhetika

Die Lokalanästhetika leiten sich ursprünglich vom *Kokain* ab, das in den Blättern von Erythroxylon coca vorkommt. Nachdem Anden-Bewohner die Pflanze seit Jahrhunderten aufgrund ihrer bewusstseinsverändernden, leistungssteigernden Wirkung gebrauchten, entdeckte man im 19. Jahrhundert die Taubheit auf der Zunge nach Gebrauch des nun als Reinstoff isolierten Kokains. Daraufhin fand das Alkaloid durch Carl Koller (1857–1944) 1884 seine Anwendung als Lokalanästhetikum bei ophthalmologischen Eingriffen. Ab 1905 ließen sich mit Procain die erwünschten lokalanästhetischen Effekte von den unerwünschten des Kokains (weitgehend) trennen.

Die lokale Anästhesie beruht auf der *Blockade des Natriumkanales.* Andere Wirkungen, auch die zentalnervösen, stehen im Zusammenhang mit der Blockade der Noradrenalin- (und Serotonin-)Wiederaufnahme sowie des Dopamintransporters.

Natrium bildet das Struktur- und Gerüstelement im Flüssigkeitsorganismus. Als Salzqualität im Menschen mit Betonung des Form- und Strukturpoles steht es mit dem oberen Menschen und seinen Bewusstseinsprozessen in Verbindung. Lokalanästhetika greifen in diesen Bereich ein und verdrängen die astralische Organisation.

3.3.3 Antikonvulsiva

Während die antiphlogistisch wirksamen Analgetika mit dem Stoffwechselsystem in Beziehung stehen, wirken die Antikonvulsiva auf *neuropathische Schmerzsyndrome*, die mit dem Nervensystem verbunden sind. Sie eignen sich beim attackenförmigen neuropathischen Schmerz, der qualitativ einer „Krampfaktivität" ähnelt. Die enge Beziehung von Schmerz und Krampfaktivität stellte Steiner ausführlich dar.[31]

Somit differenzieren sich die unterschiedlichen Analgetika-Klassen hinsichtlich ihrer Effekte auf *Entzündungs-* und *Bewusstseinsprozesse* [→ Abb.]. Sie beeinflussen damit in polarer Weise das Wirken der astralischen Organisation im Nerven-Sinnes- und im Stoffwechsel-Gliedmaßen-System.

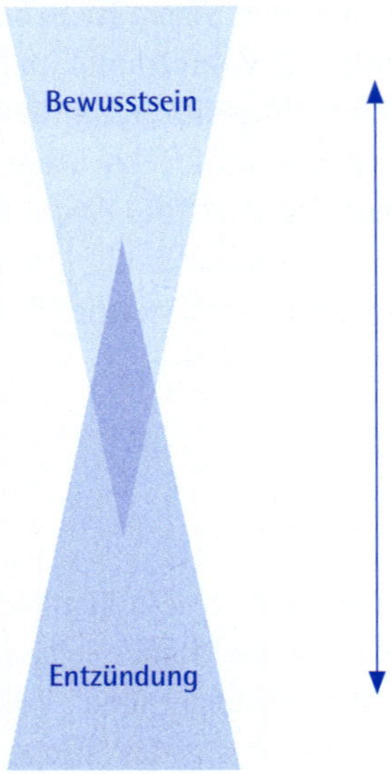

Analgetika-Klassen vor dem Hintergrund der Dreigliederung

3.3.4 Antidepressiva, Antikonvulsiva und Opioide in der Therapie des neuropathischen Schmerzes

Für die Behandlung des neuropathischen Schmerzes stehen unterschiedliche Optionen zur Verfügung. Häufig kombiniert man *Antidepressiva, Antikonvulsiva* und *Opioide* mit einer *topischen Lidocaintherapie*. Dies ist oft erforderlich, da die einzelnen Substanzen alleine vielfach nicht ausreichend sind. Leider addieren sich dadurch auch die unerwünschten Arzneimittelwirkungen.

- *Antidepressiva*: Die Wirksamkeit und Sicherheit von Antidepressiva bei Tumorschmerz belegt eine Cochrane-Analyse. Amitriptylin ist hierbei der am meisten verwendete Wirkstoff.
- *Dual wirksame Antidepressiva*: Für die Therapie neuropathischer Schmerzsyndrome kommt die kombinierte Serotonin- und Noradrenalin-Wiederaufnahmehemmung (SNRI, Selective Serotonin-Noradrenalin-Reuptake-Inhibitor) in Betracht. Neuere Substanzen zeigen bei guter Analgesie ein offensichtlich geringeres Nebenwirkungsprofil als trizyklische Antidepressiva. Die beiden dualen Substanzen Venlafaxin und Duloxetin erwiesen in randomisierten Studien ihre Wirksamkeit. Mehrere offene sowie tierexperimentelle Studien beschrieben einen positiven Effekt auch für Mirtazapin, ein noradrenerg und spezifisch serotonerg (NaSSA, Noradrenergic and Specific Serotonergic Antidepressant) wirkendes Antidepressivum.

- *Antikonvulsiva mit membranstabilisierender Wirkung*: Carbamazepin, Oxcarbazepin, Lamotrigin, Topiramat und Phenytoin sind aufgrund ihres Nebenwirkungsspektrums und der schwachen Studienlage bei Tumorpatienten eher als Co-Analgetika der zweiten Wahl einzustufen. Alle genannten Substanzen blockieren hauptsächlich spannungsabhängige Natriumkanäle auf sensibilisierten nozizeptiven Neuronen mit ektoper Erregungsausbildung im peripheren und zentralen Nervensystem.
- *Antikonvulsiva mit Wirkung auf neuronale Calciumkanäle*: Gabapentin und Pregabalin erwiesen sich in zahlreichen prospektiven doppelblind-kontrollierten Studien bei den unterschiedlichsten neuropathischen Schmerzsyndromen als wirksam.

Bei den Opioiden sind nicht alle Substanzen evaluiert, es gibt allerdings deutliche Hinweise darauf, dass sämtliche Substanzen mehr oder weniger effektiv bei neuropathischem Schmerz wirken. Studien existieren vor allem für Oxycodon und Tramadol.

Bei Medikamenten aller drei Hauptsubstanzgruppen (Opioide, Antidepressiva, Antikonvulsiva) kommt es auf eine *langsame Eindosierung* an, die mehrere Termine erforderlich macht. Anderenfalls treten unerwünschte Arzneimittelwirkungen vermehrt auf.

Die Behandlung des neuropathischen Schmerzes stellt häufig eine Dauertherapie dar. Hierbei ist nicht nur eine effiziente, sondern auch eine nebenwirkungsarme Medikation zu finden.

4. Anthroposophische Therapiekonzepte in der Schmerztherapie

Die Möglichkeit der *Suppression* und *Kontrolle* des Schmerzes ist unverzichtbar. Die Erleichterung und Befreiung, die ein Schmerzpatient nach entsprechender Therapie erlebt, ist evident. Dennoch stellt sich bei vielen, insbesondere chronisch kranken Schmerzpatienten die Frage nach einem nicht nur „kontrollierenden", sondern *salutogenetischen Therapieansatz.*

Schmerz entsteht oft in Zusammenhang mit einer Gewebeschädigung, also mit Abbauprozessen in der *physischen Organisation.* Welche *Arzneimittel* unterstützen die Heilungsprozesse und damit das Eingreifen der höheren Wesensglieder? Antiphlogistisch wirksame Analgetika supprimieren bzw. beeinträchtigen Entzündung und Heilung (Wundheilung, s. o.). Welche therapeutischen Möglichkeiten fördern durch einen salutogenetischen Ansatz die ätherische Organisation?

Welche Bedeutung hat eine langfristige medikamentöse Kontrolle der astralischen Schmerzerfahrung? Hier ist z. B. auf den Zusammenhang zwischen dem somatischen Schmerz und der Depression zu achten, auf den Steiner wie folgt hinwies: „Die äußere Wissenschaft glaubt, daß (von Kräften) nichts verloren gehen kann. Zum Beispiel beim Reiben wird die Kraft als Wärme wirksam. Was verschwindet (die Bewegungsenergie) tritt wieder als andere Kraft, in Form von Wärme, auf. Anästhetische Mittel lindern den Schmerz und die Menschen reden, als ob der Schmerz verschwunden wäre. Hier liegt ein Widerspruch mit jenem einfachen Gesetz vor. Verschwindet der Schmerz, so tritt er doch an einer anderen Stelle auf. Man lindere noch so viele äußere Schmerzen, sie verwandeln sich in Seelenschmerzen ... Das hindert nicht, daß wir dennoch tun sollen, was sich unserer Einsicht zur Beseitigung der äußeren Schmerzen aufdrängt, aber die Zusammenhänge müssen wir erkennen lernen und uns auf geistigem Gebiete nicht Illusionen hingeben."[32] Zahlreiche Patienten mit z. T. intensiver analgetischer Medikation beim chronischen Schmerzsyndrom leiden an einer Depression. Sicher kommen hier mehrere Faktoren in Betracht. Dennoch ist auch hier der Zusammenhang mit der Schmerztherapie zu beachten. So wiesen Scherrer et al in ihrer Studie auf ein verdoppeltes Risiko für das erneute Auftreten einer Depression infolge einer Opiatmedikation hin.[33]

Schließlich stellt sich die Frage nach der Entwicklung der *Individualität.* Welche Schritte sind anzuregen, damit diejenige Entwicklung sich durch innere Aktivität ereignet, die sonst durch die schmerzbegleitete Krankheit entstünde?

In der multimodalen anthroposophischen Schmerztherapie kommen Arzneimittel, äußere Anwendungen, Öldispersionsbäder, Rhythmische Massage, künstlerische Therapien, Heileurythmie und die Gesprächstherapie zur Anwendung.

4.1 Äußere Anwendungen

Äußere Anwendungen haben eine wesentliche Bedeutung. Bei meteoristisch bedingten und krampfartigen *abdominellen Schmerzen* bewährt sich

- *Chamomilla e floribus W 10%, Oleum* (Wala) — als lokale Einreibung oder Öllappen.

Bei *vertebragenem Schmerzsyndrom* – auch infolge *ossärer Metastasierung* – ist die externe Anwendung von

- *Solum Öl* (Wala) — lokale Einreibung oder Öllappen

wirksam und in einer prospektiven Anwendungsbeobachtung mit 100 Schmerzpatienten eindrucksvoll belegt.[34] Bei krampfartiger Schmerzsymptomatik kommt

- *Arnica comp. / Cuprum* (Weleda) Ölige Einreibung — lokale Einreibung oder Öllappen.

zum Einsatz.

Stehen nicht krampfartige Beschwerden, sondern eine *„helle"*, *neuralgiforme Schmerzsymptomatik* im Vordergrund, so bewährt sich

- *Aconit Schmerzöl* (Wala) — lokale Einreibung oder Öllappen.

Aconit übernimmt die im brennend-scharfen Schmerz mit neuralgiformer Ausstrahlung zum Bewusstsein drängende astralische Aktivität.

Gewebeschädigung führt durch Abbau- und Todesprozesse zur Desintegration der Wesensglieder. Arnika reintegriert – auch in der äußeren Anwendung – die im Schmerz „erwachten" höheren Wesensglieder. Bei insultbedingter *stumpfer Verletzung* und *Hämatomen* hilft ein

- *Arnikawickel* Durchführung siehe Anhang.

Bei *arthralgiformer Schmerzsymptomatik*

- *Arnika-Heilerdewickel* Durchführung siehe Anhang.

Bei *stauungsbedingter Schmerzsymptomatik*[35] z. B. bei Phlebothrombose oder infolge eines Lymphödems der Extremitäten ist die äußerliche Anwendung von

- *Boragowickeln* Durchführung siehe Anhang

ausgesprochen wirksam.

Bei *entzündlichen Prozessen* (Erysipel, Stauungsdermatitis) ist der

- *Quarkwickel* Durchführung siehe Anhang

eine entscheidende Hilfe. Die externen Anwendungen sind in der Regel einmal täglich zu applizieren, die Öllappen mehrmals verwendbar.

Präparat	Wirksubstanzen	Wirkungen	Indikationen
Aconit Schmerzöl (Wala) als Ölwickel oder Einreibung	• Blauer Eisenhut	Beeinflussung des neuralgischen Schmerzprozesses	neuralgische, helle und polyneuropathische Schmerzen (z. B. nach Chemotherapie)
	• Kampfer	Anregung der Durchwärmung	
	• Lavendel	beruhigend, entspannend	
	• Quarz	gestaltend	

Präparat	Wirksubstanzen	Wirkungen	Indikationen
Solum Öl (Wala) als Ölwickel oder Einreibung	• Moorextrakt	beeinflusst Schmerzprozesse, die mit Ödem und pathologischen Stauungen einhergehen	chronische Schmerzzustände (z. B. rheumatische Beschwerden oder Knochenmetastasen, wenn der Patient umhüllende Wärme braucht und von Außeneinflüssen abzuschirmen ist)
	• Kastanie	wirkt Stauungsprozessen entgegen	
	• Schachtelhalm	gestaltend und belebend auf den Flüssigkeitsorganismus	
	• Lavendel	beruhigend, entspannend	
Arnica comp. / Cuprum (Weleda) Ölige Einreibung als Ölwickel	• Arnika	führt das schmerzempfindende Seelisch-Geistige in die physiologische Verbindung zum Organismus zurück	myalgiforme Schmerzen, schmerzhafte Verspannungen der Muskulatur
	• Kupfer	durchwärmend, krampflösend	
	• Calendula	beruhigt Entzündungsprozesse, abschwellend	
	• Birke	stoffwechsel- und ausscheidungsaktivierend	
	• Lavendel	beruhigend, entspannend	
	• Rosmarin	verstärkt die Durchwärmung	
Melissenöl (Wala) als Ölwickel (Bauch) oder Baucheinreibung	• Kümmel	blähungsmindernd, krampflösend	abdominelle Krämpfe, Meteorismus
	• Melisse	beruhigend, krampflösend	
	• Majoran	fördert die Bildung von Verdauungssekreten, blähungstreibend	

Präparat	Wirksubstanzen	Wirkungen	Indikationen
Schafgarben-Leberwickel (nach dem Mittagessen, 2 EL auf einen Liter Wasser, 10 min ziehen lassen)	• ätherisches Öl • Bitterstoffe • Gerbstoffe	durchwärmend, krampflösend antiemetisch zusammenziehend, entzündungshemmend, blutstillend	Leberkapselschmerz (z. B. bei Lebermetastasen, Stauungsleber, Hepatitis)
Oxalis e planta tota W 10%, Oleum (Wala) als Ölwickel	• Sauerklee	krampflösend, löst Stauungen, unterstützt aufbauende Stoffwechselprozesse	bei länger anhaltenden Schockwirkungen, führt das durch den Schock vom Leib getrennte Seelisch-Geistige wieder in den Leib hinein
Oxalis, Folium 20% (Weleda) Tinktur	s.o.	s. o.	postoperativer Meteorismus, der von Krämpfen und Unruhe begleitet ist
Oxalis-Essenz (Wala) als feuchter Bauchwickel 1 EL auf 250 ml Wasser (38–40°), auch als Vollbad möglich (2–3 EL auf ein Vollbad)	s. o.	s. o.	Angst und Panikstörungen in der Palliativpflege, bei nächtlich aufsteigenden, belastenden, unbewältigten Seeleninhalten
Oxalis, Folium 10% (Weleda) Salbe als Baucheinreibung oder Salbenlappen	s. o.	s. o.	abdominelle Anwendung: bei erschöpften und geschwächten Patienten, Schwäche im Verdauungsbereich, nervös bedingte, vegetative Störungen im Magen-Darm-Bereich, z. B. spastische, krampfartige Darmbeschwerden. Anwendung nach den Mahlzeiten.

Präparat	Wirksubstanzen	Wirkungen	Indikationen
			(Wenn der Oxaliswickel als zu feucht und kühl erlebt wird, dient der Salbenlappen als Alternative.) Nachbehandlung eines schockartigen Zustandes oder traumatischen Erlebnisses. Anwendung vor dem Schlafengehen, kann die ganze Nacht aufgelegt bleiben.
Quarkauflage (Magerquark, wenn möglich in Demeter- oder kbA-Qualität)		schmerzlindernd, kühlend, entlastend; durch das Trocknen des Quarks entsteht ein Saugeffekt, der wässrige Stauungen entlastet	entzündliche Prozesse (z. B. Mastitis, Erysipel „warme" Ödeme, entzündete, warme Gelenke), bei brodelnder Atmung des Sterbenden kann man dem Patienten das Absaugen ersparen
Kupfer Salbe rot (Wala)	• Cuprum oxydatum rubrum	durchwärmend, krampflösend	bei nervösen, unruhigen, angespannten Patienten

Äußere Anwendungen beim Schmerzpatienten in der anthroposophischen Krankenpflege[36]

Die *Rhythmische Massage* nach Ita Wegman leistet einen wesentlichen Beitrag in der Schmerztherapie. Durch lösende, „wärmende" und ableitende Griffe sind unter Verwendung der angeführten Öle eine positive Beeinflussung der Symptomatik und eine Kräftigung der ätherischen Organisation zu erreichen. Im Rahmen eines multimodalen Therapieansatzes unter Einschluss der Rhythmischen Massage ließ sich eine gute Wirksamkeit bei muskuloskeletalen Schmerzen (chronic low back pain) dokumentieren.[37]

4.2 Anthroposophische Arzneimittel in der Schmerztherapie

Die *Auswahl der Arzneimittel* richtet sich nach den zugrunde liegenden Krankheitsprozessen und der Qualität der Schmerzerfahrung. Hier stehen sich die entzündlich dominierten brennenden Schmerzen, die dem Stoffwechsel-Gliedmaßen-System entstammen, und die hellen, zum Nerven-Sinnes-System gehörenden polar gegenüber [→ Tab.].

Die astralische Organisation erwacht bei letzteren zu einem *hellen, manchmal krampfartigen Bewusstsein*, verwandelt Lebens- in diejenigen der Bewusstseinskräfte und führt dadurch zu einer Schwächung der ätherischen Organisation. Auf der physischen Ebene bedingt diese Wesensgliederkonstellation oft eine Verhärtung in dem schmerzhaften Bereich. Diese erscheint als muskulärer Hartspann oder führt zur Steifigkeit und Starre. Dabei bewirken Kälte und Ruhe als Qualitäten, die zum Nerven-Sinnes-System gehören, oftmals eine Verschlimmerung, während moderate Bewegung und Wärme den astralischen Leib aus der Bewusstseinsorientierung lösen und mit dem Bewegungssystem verbinden.

Der *brennend, entzündlich empfundene Schmerz* gehört seiner Qualität nach zum Stoffwechsel-Gliedmaßen-System. Kommt es hier zu einem entzündungsverwandten „Erwachen" der *astralischen Organisation*, so entwickeln sich brennende, zum Teil pulsierende Schmerzen. Sie sind auf der *ätherischen Ebene* oft von entzündlichen Prozessen begleitet, die im *Physischen* mit Rötung, Überwärmung und Ödembildung einhergehen. Hier führen die zum Nerven-Sinnes-System gehörenden Qualitäten von *Kälte* und *Ruhe* zur *Besserung*, Wärme und Bewegung des Stoffwechsel-Gliedmaßen-Systems zur Verschlechterung.

Der rhythmisch geprägte Schmerz tritt als Hohlorganschmerz auf.

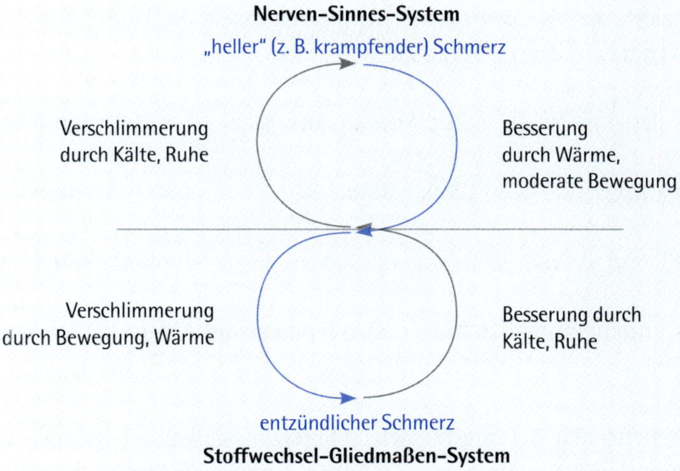

Modulation der polaren Schmerzqualitäten

Schmerzsyndrome mit Beziehung zum Nerven-Sinnes-System verbessern sich durch moderate *Bewegung* und *Wärme* (Qualitäten des Stoffwechsel-Bewegungssystems), verschlimmern sich entsprechend in Ruhe und durch Kälte (Qualitäten des Nerven-Sinnes-Systems). *Schmerzsyndrome mit Beziehung zum Stoffwechsel-Bewegungssystem* verbessern sich durch *Ruhe* und *Kälte* (Qualitäten des Nerven-Sinnes-Systems), verschlechtern sich durch Bewegung und Wärme (Qualitäten des Stoffwechsel-Gliedmaßen-Systems).

Apis nimmt den *entzündlich-brennenden Schmerz* ab. Der Organismus der Biene zeigt die Dominanz des Nerven-Sinnes-Systems. Sie verfügt über eine differenzierte Sinnesorganisation (Facetten-/Punktaugen, Tast-, Vibrations-, Temperatur-, Geschmacks- und

Geruchssinn etc). Ihr „Gehirn“ ist zwar klein, aber hoch entwickelt. Beim Stich der Biene dringt diese Qualität in den Organismus ein und „exzitiert“ den folgenden Entzündungsprozess. In tiefer Potenzierung übernimmt Apis den inflammatorischen Prozess, in höherer Potenzierung trägt es zu dessen Gestaltung bei.

- *Apis ex animale Gl D5-D20* (Wala) Amp. s.c. — 1 x täglich
- *Apis mellifica D3-D20* (Weleda) Amp. s.c. — 1 x täglich
- *Apis/Levisticum I bzw. II* (Wala) Amp. s.c. — 1 x täglich

Es ist auf eine Bienengiftallergie bei Verwendung niedriger Potenzierungen zu achten.

Aconitum trägt demgegenüber eine andere Signatur. Die Giftbildung weist auf ein tiefes Eingreifen des Astralischen in den Pflanzenorganismus. Entsprechend soll dieses Arzneimittel ein zu starkes Hereinwirken des astralischen Leibes im Sinne des Nerven-Sinnes-Systems abnehmen. Aconitum ist diesem Gesichtspunkt folgend bei den Schmerzen indiziert, die als *„neurogene“ Schmerzen* durch die Dominanz des Nerven-Sinnes-Systems charakterisiert sind.

- *Aconitum napellus Rh D3-D20* (Weleda) Amp s.c. — 1 x täglich und bei Bedarf
- *Aconitum e tubere D4-D20* (Wala) Amp. s.c. — 1 x täglich und bei Bedarf
- *Aconitum comp.* (Wala) Amp. s.c. — 1 x täglich und bei Bedarf

Aconitum comp. enthält zusätzlich Rhus toxicodendron und Atropa belladonna e radice.

Kasuistik

Die postherpetischen neuralgiformen Schmerzen stellen manchmal ein erhebliches, therapierefraktäres Problem dar. Neben positiven Erfahrungen mit *Rhus toxicodendron* traten auch hier eindrückliche Besserungen unter *Aconit* auf.

Ein ca. 65-jähriger Patient leidet an einem *Lungenkarzinom*, das initial in den Ösophagus eingebrochen ist und von den vorbehandelnden Kollegen zunächst lokal bestrahlt und einer *platinhaltigen Chemotherapie* zugeführt wurde. Nach Abschluss der Strahlentherapie suchte der Patient unsere Klinik zur weiteren Behandlung auf. Die Chemotherapie wurde nach dem ersten Zyklus ausgesetzt. Unter der *Viscumbehandlung* kam es zu einer Stabilisierung des Befundes für ca. ein Jahr mit einer Gewichtszunahme des nun wieder vollständig leistungsfähigen Patienten von ca. 10 kg. Ein nachfolgend auftretender *Pleuraerguss* wurde durch eine Viscumpleurodese therapiert.

Bei wieder verschlechtertem Kräftezustand entwickelte sich ein massiver Zoster unter dem rechten Rippenbogen, den der Hausarzt mit Aciclovir behandelte. Lokal kam es hierunter zu einer befriedigenden Befundbesserung; allerdings stellten sich nun quälende postherpetiforme Neuralgien und ein massiver Juckreiz ein. Eine analgetische Medikation mit unterschiedlichen Präparaten brachte keinerlei Linderung. Der Patient erwachte nachts aufgrund des Juckreizes mehrmals und verlor zusehends an Kraft. Er ging dann zu einer „Heilerin“, die eine Besprechung durchführte, ohne Erfolg. Die einzige Linderung für etwa zwei bis drei Stunden brachten kühle Abwaschungen mit einem dem Franzbranntwein vergleichbaren Präparat. Der Patient wurde zunehmend depressiver und verzagter. Es begann eine Injektionsbehandlung mit *Aconitum D20*, später *D6*. Hierunter erlebte der Patient eine eindrückliche Besserung, er konnte wieder sechs Stunden schlafen und gewann zusehends an Kraft. Für seine und die ärztliche Einschätzung ergab sich ein unmittelbarer zeitlicher Zusammenhang mit der neu begonnenen Therapie, der angesichts der großen Zahl fehlgeschlagener Behandlungsversuche die Wirksamkeit des Aconits hochwahrscheinlich werden ließ.

Arsen steht mit dem Aufwachprozess des Menschen in Beziehung. Steiner wählte als Bild für den mit Arsen vermittelten therapeutischen Prozess das „Felsigwerden der Erde“.[38] Das weist auf den Übergang der noch bewachsenen Bergregionen mit den fruchtbaren Almwiesen in die kargen Felsen, an denen das Licht der Sonne gleißend erscheint. Dieses Naturbild umfasst den Wesenszug des Nervensystems, in dem Bewusstseinsphänomene mit der Sklerose und Entvitalisierung einhergehen. Entsprechend kann Arsenicum album[39] *bei Schmerzen helleren und brennenden Charakters* zum Einsatz kommen, die mehr die Peripherie des Menschen und damit denjenigen Bereich betreffen, der zum Nerven-Sinnes-System gehört.

- *Arsenicum album D12-D30* (Wala) Amp. s.c. — 1 x täglich und bei Bedarf
- *Arsenicum album D30* (Weleda) Amp. s.c. — 1 x täglich und bei Bedarf

Dies ist ein Beispiel für ein Therapieprinzip, das den *Krankheitsprozess „abnimmt“* [→ IV. 2.5.2 Die Therapieprinzipien]. Man kann aber auch das andere Ziel verfolgen, diesen *umzulenken*, die astralische Organisation von einer verkrampfenden Aktivität in die durchwärmende, verhärtungsauflösende zu führen (transformierendes Therapieprinzip).

Ein wesentliches Arzneimittel ist in diesem Zusammenhang das *Kupfer*. Es löst die oberen Wesensglieder aus der verhärtenden Wirkung und führt sie in eine durchwärmende Verbindung mit dem Organismus. Kupfer ist bei *krampfartigen, die Lebensorganisation schwächenden Krankheitsprozessen* anzuwenden.

- *Cuprum aceticum D4* (Weleda) Dil. — 20-20-20 gtt

hilft bei *krampfartigen abdominellen Beschwerden*. Es ist auch in der vegetabilisierten Form des

- *Melissa Cupro culta Rh D3* (Weleda) Dil. — 20-20-20 gtt

oder in Verbindung mit Nicotiana als

- *Cuprum aceticum comp.* (Wala) Amp. s.c. 1 x täglich und bei Bedarf

einsetzbar.

Ein wichtiges Arzneimittel bei myalgiformen Beschwerden mit Spannungsschmerz, Myogelosen und ggf. auch erhöhtem Muskeltonus ist

- *Plantago-Primula cum Hyoscyamo* (Weleda) Amp. s.c. 1 x täglich und bei Bedarf
- *Plantago-Primula cum Hyoscyamo* (Weleda) Dil. 20-20-20 gtt.

Es ist dreigliedrig aufgebaut: *Primula* verstärkt die aufbauenden Lebensprozesse, die sich dem katabolen Stoffwechsel bei muskulärer Tonuserhöhung entgegenstellen. Der *Wegerich* weist durch seine unscheinbare, ährenförmige Blüte Ähnlichkeiten mit den Gräsern und Getreidearten auf.[40] Diese tragen kieselartige Gestaltungskräfte in die aufbauenden Lebensprozesse: die Formkräfte von Plantago mit ihrer Beziehung zum Nerven-Sinnes-System gestalten die zum Stoffwechselsystem gehörenden aufbauenden Lebenskräfte. Die vermittelnde Funktion und damit den Bezug zum Rhythmischen System hat – wie bereits beim Cardiodoron erwähnt – das *Bilsenkraut* (Hyoscayamus). Damit zeigt dieses Arzneimittel eine Beziehung zur dreigliedrigen Muskelfunktion, die zwischen Anspannung, muskulärer Verhärtung bis Krampf (Dominanz des Nerven-Sinnes-) und lösender Bewegung (Dominanz des Stoffwechsel-Gliedmaßen-) vermittelt (Rhythmisches System).

Gehen muskuloskeletale Schmerzen mit seelischer Anspannung und Unruhe einher, so hilft

- *Bryophyllum 50%* (Weleda) Trit. 1-1-1 MSP.

Bryophyllum (Kalanchoe pinnata) führt die zum Nerven-Sinnes-System orientierte astralische Organisation in die aufbauende Aktivität im Stoffwechsel-Gliedmaßen-System. Entsprechend ist eine schmerzlindernde Wirksamkeit bekannt. Darüber hinaus hat es offensichtlich antiinflammatorische[41] und antioxidative Eigenschaften.

Bei *muskulären Krämpfen* bewährt sich[42]

- *Mygale comp.* (Weleda) Dil. 20-20-20 gtt.

Seine drei Bestandteile aus dem Pflanzen- (Amanita muscaria, Datura stramonium) und Tierreich (Spinne Mygale avicularis) führen zu einer intensiveren Verbindung der astralischen Organisation mit dem Bewegungssystem und lösen sie aus ihrer vom Nerven-Sinnes-System bestimmten, verkrampfenden Wirksamkeit. Bei krampfartigen Schmerzen (muskuloskeletale Schmerzsyndrome, auch Schmerzen nach platinhaltiger Chemotherapie)[43] ist

- *Magnesium phosphoricum acidum D6* (Weleda) Amp. s.c. bis mehrmals täglich hilfreich. *Phosphor* führt die oberen Wesensglieder in das Stoffwechsel-Gliedmaßen-System, *Magnesium* lenkt das zu starke Bewusstsein, wie es beispielsweise im krampfenden Schmerzerlebnis erscheint, in die aufbauende Aktivität der ätherischen Organisation. *Kolikartige abdominelle Beschwerden* sprechen oftmals auf

- *Nicotiana comp.* (Wala) Amp. s.c. 1 x täglich und bei Bedarf

an.

Beim *onkologischen* Schmerzpatienten ist auf die vielfach beschriebene schmerzlindernde Wirkung der *Mistel* hinzuweisen.

Ein weiteres wichtiges Arzneimittel ist

- *Solum Inject* (Wala) Amp. s.c. bis mehrmals täglich
- *Solum Inject 10* (Wala) Amp. i.v. bis mehrmals täglich.

Man setzt es bei neuralgiformen, muskuloskeletalen Schmerzsyndromen[44] (zum Teil mit Abhängigkeit von Außenwelteinflüssen wie Wetterfühligkeit), aber auch bei Syndromen infolge von Knochenmetastasen ein. Schmerzsyndrome, die mit einem fokalen Ödem einhergehen, scheinen besonders gut auf dieses Arzneimittel anzusprechen.

Kasuistik

Ein 76-jähriger Patient klagt über eine immobilisierende Schmerzsymptomatik infolge eines hormonrefraktären und ossär metastasierten Prostatakarzinoms (Adenokarzinom der Prostata, Gleason 5 + 4 = 9, Erstdiagnose und TUR-P sowie Lasertherapie vor drei Jahren). Zum Zeitpunkt der stationären Aufnahme bestand eine Therapie mit Ibuprofen und Tramadol, die nur eine unzureichende Schmerzkontrolle erreichte. Der Patient war aufgrund der Symptomatik nahezu immobilisiert. Radiologisch zeigten sich multiple Knochenmetastasen im Acetabulum rechts, im linken und rechten Os ischii, Femurkopf und -hals links sowie in der proximalen Diaphyse. Es begann eine Therapie mit *Agaricus comp. / Phosphorus* Dil., *Cerrusit D8* Amp. s.c. (1 x wöchentlich), *Pyromorphit D8* (1 x wöchentlich) sowie einem *Bisphosphonat* [→ XVIII. 4.10.2 Ossäre Metastasierung]. Unter *Solum Inject* 10 ml (zweimal täglich i.v.) trat eine eindrucksvolle Schmerzreduktion ein, sodass sich die bestehende analgetische Medikation reduzieren ließ. Noch während des stationären Aufenthaltes wurde die Therapie auf Solum Inject s.c. (2 x täglich und bei Bedarf) umgestellt, das ebenfalls deutlich schmerzlindernd wirkte. Der Patient war nach den zwei Wochen des stationären Aufenthaltes wieder nahezu uneingeschränkt mobil und setzte die eingeleitete Therapie, zu der auch die Viscummedikation gehörte, ambulant fort.

Kasuistik

Eine ca. 75-jährige adipöse Patientin mit metabolischem Syndrom, Diabetes mellitus Typ 2, Melkerson-Rosenthal-Syndrom, diabetischer Retinopathie, Z.n.

Zentralvenenverschluss re. Auge mit zunehmender Amaurosis wurde mit einer ausgeprägten Schmerzsymptomatik infolge frischer Ulzera bei Livedovaskulitis stationär aufgenommen. Im Rahmen eines Voraufenthaltes in unserer Diabetologie war diese Diagnose bioptisch gesichert und zunächst über eine *Prostavasin- und Heparintherapie* sowie *Corticoide* als auch nachfolgend *Azulfidine* therapiert. Aufgrund des Melkerson-Rosenthal-Syndromes führten allerdings zahlreiche Arzneimittel zu Nebenwirkungen (z. T. Quincke-artigem Ödem) und mussten abgesetzt werden. Die Patientin konnte die Schmerzsymptomatik nur mit hohen Dosen von *Hydromorphon* kontrollieren. Durch diese Schmerzmedikation verschlechterte sich allerdings regelmäßig ihr Sehvermögen, worunter die lesefreudige Patientin erheblich litt. Es begann eine *Solum-Inject*-10-ml-Therapie. Diese führte unmittelbar zu einer für die Patientin eindrucksvollen Schmerzreduktion, sodass Hydromorphon weitgehend unnötig wurde (bedarfsweise 2,6 mg z.B. im Zusammenhang mit dem Verbandwechsel) [→ Abb.].

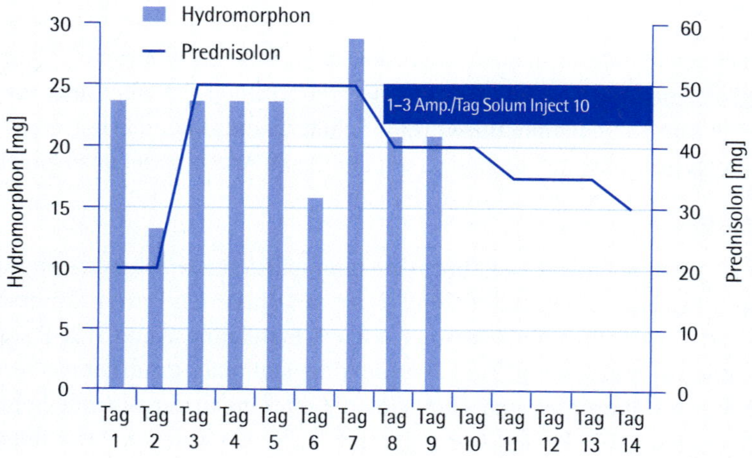

Schmerzsyndrom bei Ulcera cruris infolge einer Livedovaskulitis. Unter Solum Inject 10 ml Amp. i.v. ließ sich auf die zunächst begonnene Hydromorphontherapie verzichten.

Nerven-Sinnes-System	
Empfindungsgestalt des Schmerzes	**Arzneimittel**
„neurogener", heller Schmerz	*Aconit* (Angst, Kälte verschlimmert, in der Zeitgestalt der Beschwerden: plötzliches Auftreten)
eng umschriebene, punktförmige Schmerzen, z. B. Interkostalneuralgie, lumbales Schmerzsyndrom	*Hypericum ex herba D30* (Wala) Amp. s. c.
stechend, einschießend	*Hypericum ex herba D12, D30* (Wala) Amp. s. c.
krampfend, ziehend, Steifigkeit	*Formica D3, D6* (Weleda) Amp. s.c. *Formica ex animale Gl D5, D8* (Wala) Amp. s.c. (Kälte verschlimmert, auch zur lokalen Triggerpunktbehandlung bei schmerzhafter Bewegungseinschränkung der Wirbelsäule mit Myogelosen)
Schmerzen in der gesamten Bewegungsorganisation, überanstrengt, zerschlagen	*Ruta* (Verschlimmerung durch Kälte)
neuralgische Schmerzen	*Rhus toxicodendron* (Besserung bei moderater Bewegung) *Mezereum* (Verschlimmerung bei Nässe, Kälte) *Aranea diadema* (Brachialgia nocturna, Polyneuropathie; besonders bei neurasthenischer und zum Frieren neigender Konstitution) *Solum Inject* (Wala) Amp. bei muskoloskeletaler Symptomatik
stechend, ziehend, reißend, spannend	*Bryonia D3–D6* (Bewegung, Wärme verschlimmert) bei stoffwechselbetonter Konstitution, bei neurasthenischer Konstitution höhere Potenzierung z. B. D12, lokal als Bryonia 5 % (Weleda) Salbe neben Quark- und Arnika-Heilerdewickeln (Arthritis)
drückend	Bei Spannungskopfschmerz (Bewegungs-, Erschütterungsschmerz) *Bryonia D4–D30*
pulsierende Schmerzen	*Nicotiana comp.* (Wala) Amp. s.c. *Ammi visnaga comp. Suppositorien* (Wala) *Belladonna D4–D6* Amp. s.c. *Oxalis, Folium Rh D3* (Weleda) Amp. lokal s.c. (Gallenkolik) *Colocynthis e fructibus D4, D6* (Wala) Amp. s.c. *Chamomilla Cupro culta, Radix Rh D2* (Weleda) Amp. s.c.
Hohlorganschmerz, krampfend, kolikartig	*Nicotiana comp.* (Wala) Amp. *Ammi visnaga comp. Suppositorien* (Wala) *Belladonna D4–D6* Amp. *Oxalis, folium Rh D3* (Weleda) Amp. lokal s.c. (Gallenkolik) *Colocynthis e fructibus D4, D6* (Wala) Amp. s.c. *Chamomilla Cupro culta, Radix Rh D2* (Weleda) Amp. s.c.
brennend	*Apis* (ödematöse, entzündliche Symptomatik)
„entzündlich"	*Mandragora D4-D3* (Arthritis, besonders bei stoffwechselbetonter, „hysterischer Konstitution", in Verbindung mit *Stannum metallicum praeparatum D8* (Weleda) Amp., Trit.) *Solum Inject* (Wala) Amp. bei ödembegleiteten Schmerzen (Knochenmetastasen)
Stoffwechsel-Gliedmaßen-System	

Arzneimittel in der Schmerztherapie. Die Potenzierungsangaben beziehen sich auf bewährte bzw. in der Literatur dokumentierte Anwendungen. Grundsätzliche Gesichtspunkte zur Potenzwahl [→ IV. 2.4 Potenzierte Arzneimittel].

4.3 Ergänzende praktische Gesichtspunkte

Im klinischen Alltag stellt sich oft die Frage nach der Kombination verschiedener Ansätze. Ist bei ausreichender Schmerzkontrolle noch eine *ergänzende Arzneitherapie* erforderlich? Manchmal erleben Patienten den Schmerz als „weggedrängt", aber nicht als „verwandelt" und suchen deswegen nach einer weiteren Medikation:

Kasuistik

Eine ca. 45-jährige, dunkelhaarige Patientin mit asthenischem Körperbau leidet an einem (operierten) Bronchialkarzinom. Seit Monaten hat sich eine rechtsthorakale neuralgiforme Schmerzsymptomatik im Sinne eines Postthorakotomie-Syndroms mit erheblichem Leidensdruck entwickelt. Es kamen bislang unterschiedliche Analgetika zum Einsatz, ohne dass eine ausreichende Schmerzkontrolle zu erreichen gewesen wäre. Unter der Morphinmedikation erlebte die Patientin die Schmerzen als „weiter entfernt", aber dennoch in ihrer Qualität unverändert bestehend. Die Injektion von *Aconitum comp.* bewirkte eine von der Patientin als ausgesprochen wohltuend erlebte Veränderung des Schmerzes, die auf Dauer eine Reduktion der analgetischen Medikation möglich machte. Sicher ist bei längerfristigen Therapieverläufen auch die mögliche „spontane" Besserung zu berücksichtigen. Allerdings war die dauerhaft positive Einschätzung der Aconitum comp.-Medikation durch die Patientin im Hinblick auf die Beeinflussung der Schmerzsymptomatik überzeugend.

Bei anderen Patienten lässt sich durch die *anthroposophische Therapie* der Analgetikabedarf reduzieren.

Die *Morphinbehandlung*, die häufig die letzte Phase des Lebens begleitet, sollte nach den dargestellten Gesichtspunkten ihre therapeutische Ergänzung finden und dem sich verändernden Bedarf des palliativen Patienten anpassen. So kombiniert man die Morphingabe mit

- *Aurum metallicum praeparatum D10–D20* (Weleda) Amp. s.c. — 1 x täglich und bei Bedarf
- *Aurum comp.* (Wala) Amp. s.c. — 1 x täglich und bei Bedarf
- *Olibanum comp.* (Weleda) Amp. s.c. — 1 x täglich und bei Bedarf,

um der in ungewohnte Bereiche gedrängten Individualität eine Unterstützung zu geben. Das höher potenzierte *Olibanum comp.* entspricht der neurasthenischen, das tiefer potenzierte *Aurum comp.* der metabolischen Konstitution.

Bei *onkologischen Patienten* ist auf einen weiteren Aspekt hinzuweisen. Gelegentlich beobachtet man unter der *Morphinmedikation* einen fodroyanten Verlauf des Tumorleidens. Selbstverständlich kann in einem solchen Fall die Kausalverknüpfung zwischen Progredienz und einer dadurch vermehrt erforderlichen Morphintherapie vorliegen.

Vor dem Hintergrund der geisteswissenschaftlichen Charakterisierung der Morphin-Wirkung ergibt sich hierzu allerdings ein weiterer Aspekt. Das Morphin drängt den astralischen Leib und die Ich-Organisation aus dem Organismus. Das beeinträchtigt auch diejenige Tätigkeit der astralischen Organisation, welche die gestaltenden Urbilder an das Lebendige heranträgt [→ XVIII. 2.3 Karzinogenese und die Wirksamkeit der Wesensglieder]. Dadurch nimmt möglicherweise ein ungenügend gestaltetes, proliferatives Wachstum zu. Die gegenwärtige Studienlage zu Morphin und Tumorentwicklung ist widersprüchlich[45], wenngleich Morphin einer Studie von Gupta et al.[46] zufolge die endotheliale Proliferation, Angiogenese und den Zellzyklus stimuliert. Für den Einsatz von Hypnotika, die ebenfalls die Ich- und astralische Organisation aus ihrem Zusammenhang mit der ätherischen und physischen Organisation herauslösen, um den Schlaf zu induzieren, liegt ein dosisabhängig erhöhtes Krebsrisiko vor.[47]

4.4 Migräne: Krankheitsprozess und Schmerzsymptomatik

Schmerz ist ein Symptom und verlangt für die Therapie die Einordnung in das gesamte Krankheitsbild mit seiner veränderten Wesensgliederwirksamkeit. So schließt die Behandlung arthralgiformer und muskuloskeletaler Schmerzen genauso wie die von Kopfschmerzen die Therapie der Grunderkrankung ein. Anderenfalls käme es lediglich zu einer symptomatischen Behandlung, die im Akutfall wirkt, beim chronischen Schmerzpatienten allerdings oftmals nicht ausreichend ist.

Ein besonders belastendes und ca. 10% der Bevölkerung anzutreffendes Schmerzsyndrom ist die *Migräne*. Die Beschreibung ihrer Pathologie durch Steiner gewinnt derzeit an Aktualität und ist von therapeutischer Relevanz.

Die Häufigkeit der Migräne variiert von einmal bis mehrmals monatlich mit einer Dauer der meist einseitigen, pulsierend erlebten Kopfschmerzen von 4 bis 72 Stunden. Diese können von Übelkeit sowie Licht- und Geräuschempfindlichkeit begleitet sein, verschlechtern sich meistens durch Bewegung und folgen im klassischen Fall einer Aura mit unterschiedlichen neurologischen Symptomen. Die Migräne betrifft überwiegend die mittlere Lebenszeit und tritt bei Frauen häufiger auf als bei Männern. Mit der Menopause verschwinden oftmals die Attacken. Im Anfall kommt es nach einer vorausgehenden Dominanz des Nerven-Sinnes-Systems (bewusstseinsmäßige Überforderung, Stress, Anspannung) zu einer Reaktion des Stoffwechsel-Gliedmaßen-Systems, die das Nerven-Sinnes-System erreicht und hier zu entzündlichen Stoffwechselprozessen führt. Der Stellenwert der neurogenen Inflammation ist zwischenzeitlich gesichert und entspricht der Charakterisierung Steiners, wonach die Migräne in der Dislokation von Stoffwechselprozessen in das Nerven-Sinnes-System besteht. Erreichen entzündliche Stoffwechselprozesse die Sinnesorganisation und die peripheren Grenzflächen des Organismus, so entwickeln sich allergische Erkrankungen. Dislozieren sie in das Nervensystem, so entsteht die Migräne. Eine Zwischenstellung nimmt der Cluster-Kopfschmerz ein, in dem sich eine intensive temporale Kopfschmerzsymptomatik mit konjunktivaler Injektion, Rhinorhoe oder auch Lakrimation entwickelt.[48]

„Und man muß, um die Migräne in ihren verschiedenen Formen zu verstehen, diesen Prozeß begreifen, der eigentlich in seiner Intensität, so wie er da ist, sich im Stoffwechselsystem abspielen soll, und der nach dem Nerven-Sinnessystem hin durchbricht, so daß die Nerven und die Sinne selber so behandelt werden, daß der Stoffwechsel in sie hineinschießt, statt daß er an seinem eigentlichen Orte bleibt."[49]

Neben der Überspannung in der Bewusstseinswelt gibt es auch eine zu schwache Wirksamkeit des Nerven-Sinnes-Systems, in die dann Stoffwechselprozesse eindringen können. So scheint eine Beziehung zwischen Migräne und Adipositas zu bestehen.[50]

Des Weiteren stehen gastrointestinale Leiden mit einer Dislokation von Stoffwechselprozessen in das Nerven-Sinnes-System in Zusammenhang. So soll die Migräne mit chronisch-entzündlichen Darmerkrankungen, aber auch dem Reizdarm-Syndrom und generell einer intestinalen Barriere-Störung assoziiert sein[51]: „Dieser Überblick über die Literatur legt nahe, dass zwischen gastrointestinalen Störungen und Migräne eine recht starke Beziehung besteht. Eine der Verbindungen zwischen entzündlichen Erkrankungen und Migräne sind verstärkte pro-inflammatorische Immunreaktionen. Bei Darmerkrankungen, die durch eine erhöhte intestinale Permeabilität gekennzeichnet sind, wie IBS (Reizdarmsyndrom), IBD (entzündliche Darmerkrankung) und Zöliakie, wurden verstärkte pro-inflammatorische Immunreaktionen berichtet. Auch fanden sich erhöhte Serum-Konzentrationen von pro-inflammatorischen Zytokinen wie Tumornekrosefaktor-alpha und Interleukin-1β während Migräneanfällen." (Übersetzung aus dem Englischen)[52]

Die übliche medikamentöse Therapie wirkt auf die Symptome der Dominanz des Stoffwechselsystems. So behandelt man die Vasodilatation seit langem mit vasokonstriktiven Substanzen (Mutterkornalkaloide, Triptane zur Verstärkung der vom Nerven-Sinnes-System ausgehenden konstriktiv wirkenden astralischen Organisation). Auch die mit dem Serotonin verbundene Suppression der Entzündung spielt eine Rolle (Triptane hemmen die Freisetzung vasoaktiver Neuropeptide, entsprechend ist auf die Kontraindikationen wie KHK, pAVK etc. zu achten). Des Weiteren blockieren monoklonale Antikörper proinflammatorische Peptide (wie das Calcitonin-gene-related peptide, CGRP). Diese Arzneimittel antagonisieren also die „Endstrecke" des Krankheitsprozesses, der in der Dislokation von (entzündlichen) Stoffwechselprozessen in das Nervensystem besteht. Die nachfolgend genannten Arzneimittel und therapeutischen Maßnahmen haben hingegen das Ziel, den zugrundeliegenden Krankheitsprozess zu modifizieren und ihn an seinen „physiologischen Ort" zurückzuführen.

Das anthroposophische Therapiekonzept baut auf der Basismedikation

- *Kephalodoron 5 %* (Weleda) Tabl. — 2-0-0 bis 2-2-2 (besonders während des Anfalls)
- *Ferrum-Quarz-Kapseln* (Weleda) — 1-0-0 bis 1-1-1

auf. Diese Arzneikomposition, bestehend aus Quarz, Eisen und Schwefel, spricht den dreigliedrigen Organismus an und führt die in das Nervensystem eindringende Stoffwechselaktivität zurück. Darüber trägt sie Gestaltungskräfte durch die kristalline Struktur der Substanzen in den Organismus. Eine Übersicht zu den bisherigen Studien findet sich in dem HTA-Bericht zur Anthroposophischen Medizin.[53]

Die Rückführung der Stoffwechselprozesse in den unteren Menschen unterstützen bei Beschwerdebeginn wirkungsvoll äußere Anwendungen, wie z. B.

■ *Senfmehl-Fußbäder*	Durchführung siehe Anhang.

Quarz stärkt die Sinnesorganisation und lässt sich auch in Kombination mit Secale injizieren:

■ *Secale/Quarz* (Wala) Amp. s.c.	1 x täglich und bei Bedarf.

Bei blasser Konstitution und insgesamt schwachem Eingreifen der oberen Wesensglieder (oftmals auch Obstipation) bestehen positive Erfahrungen mit

■ *Ferrum silicicum comp.* (Wala) Glb. velati	5-5-5
■ *Ferrum ustum comp.* (Weleda) Trit.	1-1-1 MSP

Die weitere Arzneitherapie richtet sich nach den begleitenden Beschwerden. Bei gastrointestinaler Symptomatik führen Bitterstoffe, z. B.[54]

■ *Choleodoron* (Weleda) Dil.	15-15-15 gtt
■ *Chelidonium / Curcuma comp.* (Weleda Schweiz) Tabl.	bis 2-2-2

die astralische Organisation wiederum in den Stoffwechsel zurück und begegnen deren Dislokation in das Nerven-Sinnes-System. Bei wechselnder, sich aufhellender Stuhlfarbe berichtete Markus Sommer über eine wirksame Migränetherapie[55] mit

■ *Fel Gl D8* (Wala) Amp. s.c.	2 x wöchentlich.

Bei eingeschränkter Abgrenzungsfähigkeit und auch Wetterfühligkeit (Schmerzauslösung bei Wetterwechsel) ist

■ *Solum Inject* (Wala) 1ml s.c., 10ml i.v. Amp.	bei Bedarf

hilfreich.

Eine sehr gute Übersicht sowohl zur Migränetherapie als auch zu der Behandlung der anderen Kopfschmerzformen veröffentlichte Andreas Rivoir.[56]

Sehr hilfreich ist außerdem die *Heileurythmie* (Migräne-B), die durch die innere Aktivität des Patienten Hülle schafft und die Stoffwechselprozesse in den unteren Menschen lenkt.

Des Weiteren braucht es eine *Rhythmisierung des Alltags* mit einem physiologischen Wechsel von Aktivitäts- und Ruhephasen sowie regelmäßigen Mahlzeiten. Augenblicke innerer Ruhe, in denen sich die seelische Anspannung löst, die Reizüberflutung und gehetzte Schnelligkeit des Alltags schwinden, sind therapeutisch hilfreich. Schließlich ist eine *Schulung bewusster Aufmerksamkeit* in den Sinneswahrnehmungen[57], die sich der Reizüberflutung entgegenstellt, ausgesprochen wichtig. Manche Migräne-Patienten zeigen eine zarte, vom Nerven-Sinnes-System dominierte Konstitution, die für die Bewusstseinsreize des Alltags „zu offen" ist. Bei metabolischer Dominanz sind die Dynamiken des Stoffwechselsystems zu lenken. Auch ist auf eine depressive Stimmungslage zu achten, die oftmals die chronische Migräne begleitet und offensichtlich nicht nur durch die psychische Belastung wiederkehrender Kopfschmerzen entsteht.[58]

Kasuistik

Eine 61-jährige Patientin, als Leiterin von evangelischen Friedhöfen tätig, kommt wegen langjährig (über 20 Jahre) bekannter Migräne in die ambulante Behandlung. Die Kopfschmerzen beginnen im Nacken und wandern dann beidseits über den gesamten Kopf bis zur Stirn. Die Beschwerden sind von Übelkeit begleitet und es besteht in dieser Zeit eine große Lichtempfindlichkeit. Zum Krankheitsbild gehört des Weiteren eine Hashimoto-Thyreoiditis bei Struma nodosa. Aufgrund der Symptomatik erfolgte bereits eine schmerztherapeutische Behandlung. Triptane haben geholfen, allerdings waren auch Analgetika erforderlich. Nun begann in unserer Ambulanz die Therapie mit Ferrum-Quarz-Kapseln in einer Dosierung von zuletzt einer Kapsel morgens. Hierunter kam es zu einer Beschwerdebesserung hinsichtlich Intensität und Frequenz der Migräne, schließlich ließen sich die Analgetika und nachfolgend auch das Triptan absetzen. Über einen Verlauf von drei Jahren sind nur noch gelegentlich Triptane notwendig, ansonsten ist die Patientin beschwerdefrei.

4.5 Komplexe regionale Schmerzsyndrome

Den komplexen regionalen Schmerzsyndromen (CRPS), wie das seit mehr als hundert Jahren bekannte Sudeck-Syndrom (CRPS I oder sympathische Reflexdystrophie), liegt eine charakteristische Wesensgliederkonstellation zugrunde. Patienten beschreiben die Schmerzen oftmals als brennend und bohrend, sie sind durch Berührung evozierbar, hinzu treten immer wieder Hyperpathie, Dysästhesie sowie eine Wärme- bzw. Kälteallodynie. Nach unterschiedlichen Traumata, deren Schweregrad nicht direkt mit der Ausprägung des Sudeck-Syndroms in Beziehung steht, kommt es oftmals zu einer entzündlichen Symptomatik mit Schmerz, Überwärmung, Schwellung bzw. Ödem und häufig vermehrter Schweißproduktion. Ihr kann dann eine chronische Phase folgen mit trophischen Störungen der Haut und Hautanhangsgebilde (auch Fibrosierung und Hyperkeratose), fleckförmiger und gelenksnaher Knochenentkalkung und Ausbildung von Kontrakturen.[59]

Die klinische Symptomatik mit ihrer Beziehung zur Wärme (Ich-Organisation), Schmerz (astralische Organisation), den trophischen Störungen (ätherische Organisation) und schließlich den physischen Veränderungen weist auf die veränderte Wirksamkeit der vier Wesensglieder. Normalerweise wirken diese dynamisch im Gliedmaßensystem: Die physische Bewegung ist von Lebensprozessen begleitet und zugleich Ausdruck des seelischen Erlebens und der intentionalen Ich-Tätigkeit. Normalerweise kommt es also zu einem dynamischen Zusammenwirken der Wesensglieder in der Bewegung. Diese physiologische Wirksamkeit ist nun gestört. Schwere biografische Erfahrungen und posttraumatische Belastungen können das seelisch-geistige Wesen des Menschen aus dem Stoffwechsel-Gliedmaßen-System heraus„schocken". Viele Sudeck-Patienten berichten von vorausgehenden traumatisierenden Erfahrungen, die zu einer „Lockerung" in der physiologischen Wesensgliederwirksamkeit führen. Kommt nun ein physisches Trauma hinzu, dass für sich genommen immer eine Dislokation der Wesensglieder von der physischen Organisation bedeutet und einer Reintegration im Rahmen der Heilung bedarf, so folgt eine andauernde Separierung der astralischen und Ich-Organisation von der physischen und ätherischen Organisation. Diese Trennung findet häufiger in den Armen als in den Beinen statt: Das seelische und geistige Wesen des Menschen ist freier mit den Armen verbunden als mit den Beinen, die den Menschen unmittelbar in die Schwere stellen. Insofern kommt das Sudeck-Syndrom auch häufiger im Bereich der Arme vor.

Wesensgliederwirksamkeit beim Sudeck-Syndrom (CRPS I): Dem zum Nerven-Sinnes-System orientierten Wesensgliederwirken (Schmerz) wendet sich in der akuten Phase eine Entzündung des Stoffwechselsystems entgegen. In der chronischen Phase können sich dann Sklerose, Fibrose, Atrophie und Kontrakturen entwickeln.

Kommt es zu dieser Trennung der Wesensglieder, so entwickelt sich in der ersten Phase eine entzündliche Aktivität. Sie kann im weiteren Verlauf in die Chronizität übergehen und zu Kontrakturen, Fibrosierungen und den trophischen Störungen führen. Die Veränderungen in der Wärme (Überwärmung, manchmal ist die erkrankte Extremität aber auch kälter) weisen auf das veränderte Wirken der Ich-Organisation. Schmerzen, Störungen der Vasomotorik und Einschränkungen der Beweglichkeit sind demgegenüber mit der astralischen Organisation verbunden. Löst sich diese aus dem Bereich der erkrankten Gliedmaße mit einer zum Nerven-Sinnes-System orientierten Wirksamkeit, so entstehen Schmerz, aber auch vasokonstriktorische Veränderungen. Es kommt zu Störungen der Schweißproduktion, die astralisch moduliert wird, und schließlich zu Verhärtungen und Kontrakturen. Die ätherische Organisation ist geschwächt mit der Folge trophischer Störungen. Das chronische Sudeck-Syndrom ist schließlich sichtbarer Ausdruck der veränderten Wesensgliederkonstellation.

Therapeutisch müssen die astralische und die Ich-Organisation wiederum mit dem Stoffwechsel-Gliedmaßen-System verbunden und die aufbauenden Lebensprozesse der ätherischen Organisation gestärkt werden. Dies erfordert frühzeitig ein Zusammenwirken der verschiedenen therapeutischen Berufsgruppen, damit nicht nur die leibliche Manifestation der Erkrankung, sondern auch ihr seelisches Leid und die biografischen Zusammenhänge Berücksichtigung finden.

In der Arzneitherapie der akuten Phase ist zu versuchen, die entzündungsfördernde Wesensgliederwirksamkeit medikamentös zu übernehmen. Hierzu kommen Arzneimittel wie

- *Apis/Bryonia* (Wala) Amp. s.c. 1-0-0

zum Einsatz. Bei einer anschließenden chronischen Phase ist eine Therapie mit

- *Symphytum comp.* (Wala) Amp. s.c. 1-0-0 und bei Bedarf

zu versuchen. Bei einer vasokonstriktorischen astralischen Wirkung (alpha-Sympathikotonie) liegen positive Erfahrungen[60] mit

- *Sympathicus Gl D30* (Wala) Amp. s.c. 1-0-0

zusammen mit

- *Carbo Tabaci D20* (Weleda) Amp. s.c. 1-0-0

vor. Die Schmerztherapie richtet sich nach den beschriebenen Schmerzqualitäten und ergänzt diese Therapie.

Von großer Bedeutung sind die Physiotherapie, Rhythmische Massage, Heileurythmie und Kunsttherapie [→ V. Heileurythmie, VI. Kunsttherapie] sowie eine Gesprächskultur, die biografische Zielsetzungen, Sinnfragen und zukünftige Perspektiven entwickelt.

4.6 Heileurythmie und künstlerische Therapien

Durch die Heileurythmie lassen sich unterschiedliche Schmerzsyndrome positiv beeinflussen. Dabei handelt es sich um Schmerzen im muskuloskeletalen System[61], funktionelle abdominelle Beschwerden und die längerfristige Wirksamkeit bei Erkrankungen wie z. B. der Migräne. Die Heileurythmie hat eine *akut schmerzlindernde* Wirkung, wenn es gelingt, eine unphysiologische Anspannung der astralischen Organisation zu lösen, und eine anhaltende Wirksamkeit bei längerfristiger Anwendung. So berichten Patienten oftmals unmittelbar nach den Übungen von einer Verbesserung ihres Befindens, die sich durch die längerfristige Behandlung konsolidieren.

Das *therapeutische Plastizieren*, die *Mal-, Musik- und Sprachtherapie* beziehen die leibliche, seelische und geistige Ebene des Menschen ein. So zeigen sich in den sogenannten Erstbildern von Patienten mit Schmerzerkrankungen charakteristische Besonderheiten, die offenkundig mit der zugrunde liegenden Erkrankung im Zusammenhang stehen. Beispielsweise unterscheiden sich den bisherigen Erfahrungen nach die Bilder von Patienten mit Mamma- und Lungenkarzinom deutlich. Ferner kommt in Farb- und Formgebung das innere seelische Erleben zum Ausdruck. Schließlich weist die Motivgestaltung auf Elemente der Krankheitsverarbeitung und Sinnfindung in der Erkrankung.

Kasuistik

Eine etwa 60-jährige Patientin leidet an einer mehrjährig bestehenden und trotz umfangreicher Diagnostik in unterschiedlichen Zentren ätiologisch unklaren *Synovialitis.* Basistherapie und Radiosynoviorthese brachten keine Besserung. Sie kommt in unsere Behandlung mit weiterbestehender Schmerzsymptomatik und einer analgetischen Medikation mit Tramadol. NSAR haben in der Vergangenheit keine ausreichende Linderung erzielt. Es begann eine Therapie bestehend aus Equisetum (u. a. *Equisetum/Formica*), *Cartilago/Mandragora comp.* u. a. Dadurch erübrigten sich die sonst notwendigen intraartikulären Triamcinolon-Injektionen. Allerdings besserte sich die Schmerzsymptomatik sonst nicht. Parallel begann die Patientin mit einer *Maltherapie*, die ihr eine ganz wesentliche Hilfe war. Während vieler Jahre mussten keinerlei Analgetika mehr eingesetzt werden und die Patientin sprach von zwar noch vorhandenen arthralgiformen Beschwerden, mit denen sie nun aber gut umgehen könne.

Ähnliches gilt für die *Musiktherapie*, die eine besonders wichtige Rolle spielt. So lässt sich durch den differenzierten Einsatz von Tönen und Intervallen die innere Dynamik der Erkrankung, die sich zwischen Anspannung und Entspannung (bzw. Lösung) bewegt, therapeutisch aufgreifen. Die seelische Dimension des Schmerzes wird nicht nur durch die harmonikalen Qualitäten, sondern auch durch die melodischen Elemente angesprochen. Der seelische Leidensdruck des Schmerzpatienten erfährt hierdurch eine wesentliche Minderung. Schließlich lebt in der musikalischen Gestaltung eine Aussage, die sich in Liedsequenzen verdichten kann. So lassen sich wesentliche Schritte der Krankheitsverarbeitung als geistiger Entwicklungsweg gehen. Zwischenzeitlich besteht eine hohe Evidenz zur Wirksamkeit der Musiktherapie in der Schmerzbehandlung.[62]

Eine weitere künstlerische Therapie der Anthroposophischen Medizin basiert nicht auf Plastik, Bild oder Klang, sondern auf der Sprache. Gerade für die Krankheitsverarbeitung und Sinnfindung in der Erkrankung gewinnt diese *Sprachtherapie* eine besondere Bedeutung. Die Studie von Hamre et al.[63] untersuchte die Wirksamkeit der anthroposophischen Therapieverfahren auch auf mehrjährig bestehende, schmerzbegleitete Erkrankungen und dokumentierte diese im langfristigen Follow-up.

4.7 Gesprächstherapie

Einen wesentlichen Beitrag zur Krankheitsverarbeitung leistet die *Gesprächstherapie.* Diese bezieht sich einerseits auf die Verarbeitung des aktuellen Leidens, fragt aber genauso nach dem *Woher* und dem *Wohin.*

Der chronisch kranke Schmerzpatient hat eine lange *Geschichte* hinter sich, in die vielfältige biografische Ereignisse eingeflossen sind. In der Gesprächstherapie richtet sich der Blick auf die bisherige Komposition der Biografie und fragt nach traumatischen Erfahrungen, die als seelischer dem somatischen Schmerz „vorausgegangen" sind.

Auf der anderen Seite tragen viele chronische Patienten die Frage nach der *Bedeutung* des Schmerzes in sich. Das als sinnlos erlebte Leid kann den Schmerzpatienten in

Aussichtslosigkeit und Depression führen. Gesprächstherapeutisch sind in diesem Zusammenhang Hilfestellungen wesentlich, die den Patienten zur Sinnfindung und Sinnsetzung befähigen. In diesem Zusammenhang ist auf die Bedeutung des „positiven Vergessens" hinzuweisen, das die Fokussierung des Bewusstseins auf die Schmerzerfahrung löst: „Könnte nun der betreffende Patient es wirklich durch starken Willen, durch Seelenkultur dazu bringen, wenigstens für eine gewisse Zeit seinen Zustand zu vergessen ... und würde er sodann die Seelenkräfte, welche er dadurch frei bekommt, auf etwas von geistigem Inhalt verwenden ... dann wird man bemerken, dass man auf einem komplizierten Wege das erreicht, was sonst unsere Organisation selber ohne unser Zutun in der Überwindung des Krankheitsprozesses erreicht."[64] Die Übungen der „Sechs Eigenschaften" [→ XVIII. 3.8.5 Die sechs Eigenschaften] und die häufig dankbar entgegen genommenen Anregungen für die meditative Arbeit sind hier eine Hilfe.

Beim onkologischen Patienten kommen weitere Fragen hinzu. Der junge Krebskranke ringt oftmals mit der Frage des so kurzen Lebens. Ein sorgfältiger Blick auf die *Biografie* lässt in ihr gelegentlich eine Komposition erkennen, die sich trotz der kurzen Zeitspanne wie ein Ganzes mit dichter Ereignisfülle und nicht als ein Abgebrochenes darstellt. Die „kalendarische" Zeit erscheint nur als ein Bewertungsmaßstab des zurückgelegten Lebens. Manche dieser Patienten berichten dann, dass sie bereits in der Kindheit und Jugend die nur kurze Dauer ihres Lebens „geahnt" hätten.

In anderen Biografien scheint die Erkrankung unerwartet aufzutreten und ein dynamisches Leben abzubrechen. Fragen berühren den Umkreis des Sterbens und das Verständnis vom Tod. Substanzielle Antworten orientieren sich am Wertesystem des Patienten und setzen die persönliche Auseinandersetzung der Therapeuten mit diesen Themen voraus. Die Kenntnis der *„Nahtod-Erfahrungen"* [65,66] und anderer *Grenzerlebnisse* des menschlichen Bewusstseins ist allein schon aufgrund ihrer Häufigkeit eine unverzichtbare Grundlage in der onkologischen und erst recht palliativen bzw. hospizlichen Betreuung.

Durch eine derartige Arbeit mit dem Patienten sind wesentliche Hilfestellungen gegeben. Auf die Verknüpfung des Schmerzes mit inneren Entwicklungsschritten und Reifungsprozessen wurde bereits hingewiesen. Der müde und erschöpfte Bergsteiger bekommt durch das erkennbare Ziel seiner Wanderung neue Kräfte und Schwung. Hilfen, die zum Krankheitsverständnis, zur Bearbeitung seelischen Leidens und zur Entwicklung innerer, geistiger Perspektiven beitragen und bis zu kontemplativ-meditativen Übungen reichen, stellen eine wesentliche Vervollständigung des multimodalen Therapiekonzeptes dar.

4.7.1 Ein multimodales Therapiekonzept

In der Schmerzbehandlung kommt es folglich darauf an, den Handlungsbedarf im Sinne der *Symptomkontrolle* festzulegen, nach *salutogenetischen Konzepten* zu suchen, die *seelische Ebene des Schmerzes* zu berücksichtigen und seine *innere, geistige Ebene* (biografische Aspekte, Sinnfindung) therapeutisch einzubeziehen.

Dadurch entsteht ein wirksames, *multimodales Therapiekonzept*[67], das die vielfältigen Möglichkeiten nicht nur additiv zusammenführt, sondern an dem leiblichen, seelischen und geistigen Wesen des Menschen orientiert und aus diesem die jeweilige Differentialindikation und Schwerpunktsetzung ableitet.

Literatur

1 Wright, E., Zarnegar, R., Hermansen, I. et al.: A clinical evaluation of a community-based rehabilitation and social intervention programme for patients with chronic pain with associated multi-morbidity. Journal of Pain Management 2017; 10 (2). S. 149–159.

2 Ebd.

3 Kundu, T., Ghosh, K., Shaikh, A. et al.: Homeopathic Medicine Reduces Pain and Hemarthrosis in Moderate and Severe Hemophilia: A Multicentric Study. Complementary Medicine Research 2018; 25 (5). S.306–312.

4 Parent, J. (Hrsg.): Briefe von Adalbert Stifter. Zweiter Band. Verlag Gustav Heckenast Pest 1869. S. 5.

5 Steiner, R.: Menschenwesen, Menschenschicksal und Welt-Entwicklung (GA 226). Rudolf Steiner Verlag Dornach 1988. Vortrag vom 20. Mai 1923.

6 Steiner, R.: Die Offenbarungen des Karma (GA 120). Rudolf Steiner Verlag Dornach 1992. Vortrag vom 21. Mai 1910.

7 Steiner, R.: Antworten der Geisteswissenschaft auf die großen Fragen des Daseins (GA 60). Rudolf Steiner Verlag Dornach 1983. Vortrag vom 10. November 1910.

8 Steiner, R.: Geisteswissenschaftliche Menschenkunde (GA 107). Rudolf Steiner Verlag Dornach 1988. Vortrag vom 27. Oktober 1908.

9 Ebd.

10 Ebd.

11 Rathmell, J. P., Fields, H. L.: Schmerzen: Pathophysiologie und Behandlung. In: Harrison's Principles of Internal Medicine. McGraw-Hill Education New York 2015. S. 106 ff.

12 Treede, R. D.: Physiologische Grundlagen der Schmerzentstehung und der Schmerztherapie. In: Zenz, M., Jurna, I. (Hrsg.): Lehrbuch der Schmerztherapie. Wissenschaftliche Verlagsgesellschaft Stuttgart 2001. S. 39–363.

13 Zenz, M., Jurna, I. (Hrsg.): Lehrbuch der Schmerztherapie. Wissenschaftliche Verlagsgesellschaft Stuttgart 2001.

14 Rehm, S., Koroschetz, J., Freynhagen, R. et al.: Pathophysiologie des neuropathischen Schmerzes. Klinikarzt 2007; 36 (5). S. 257–261.

15 Gallacchi, G., Ilger, B.: Schmerzkompendium. Thieme Verlag Stuttgart 2005.

16 Pelikan, W.: Heilpflanzenkunde. Band II. Verlag am Goetheanum Dornach 1999.

17 Diesen Hinweis verdankt der Autor: H. B. von Laue.

18 Grohmann, G.: Lesebuch der Pflanzenkunde. Verlag Freies Geistesleben Stuttgart 1996.

19 Ebd.

20 Pelikan, W.: Heilpflanzenkunde. Band I. Verlag am Goetheanum Dornach 1999.

21 Steiner, R.: Die Geheimwissenschaft im Umriss (GA 13). Rudolf Steiner Verlag Dornach 1989. Kapitel: Die Weltentwicklung und der Mensch.

22 Steiner, R.: Aus der Akasha-Chronik (GA 11). Rudolf Steiner Verlag Dornach 1986. Kapitel: Das Leben auf dem Monde.

23 Hardman, J. G., Limbird, L. E., Gilman, A. G.: Goodman and Gilman's: The Phamacological Basis of Therapeutics. McGraw-Hill New York 1995. S. 532.

24 Gach, K., Wyrebska, A., Fichna, J. et al.: The role of morphine in regulation of cancer cell growth. Naunyn-Schmiedebergs Archiv für Pharmakologie 2011; 384 (3). S. 221–230.

25 Sanders, R. D. Hussell, T., Maze, M.: Sedation & Immunomodulation. Anesthesiology Clinics, 2011; 29 (4). S. 687–706.

26 Sommer, M., Soldner, G.: Die Mistel und ihre Wirtsbäume. Der Merkurstab 2000; 53 (1). S. 29–43.

27 Forth, W., Henschler, D., Rummel, W.: Allgemeine und spezielle Pharmakologie und Toxikologie. BI Wissenschaftsverlag Mannheim 1983. S. 438.

28 Gallacchi, G., Ilger, B.: Schmerzkompendium. Thieme Verlag Stuttgart 2005.

29 Hardman, J. G., Limbird, L. E., Gilman, A. G.: Goodman and Gilman's: The Phamacological Basis of Therapeutics. McGraw-Hill New York 1995. S. 331.

30 Forth, W., Henschler, D., Rummel, W.: Allgemeine und spezielle Pharmakologie und Toxikologie. BI Wissenschaftsverlag Mannheim 1983. S. 438.
31 Steiner, R.: Heilpädagogischer Kurs (GA 317). Rudolf Steiner Verlag 2010, Vortrag vom 28. Juni 1924.
32 Steiner, R.: Wege und Ziele des geistigen Menschen (GA 125). Rudolf Steiner Verlag Dornach 1992. Vortrag vom 2. Juni 1910.
33 Scherrer, J.F., Salas, J., Copeland, L.A. et al.: Increased risk of depression recurrence after initiation of prescription opioids in noncancer patients. The Journal of Pain 2016; 17 (4). S. 473–482.
34 Ostermann, T., Blaser, G., Bertram, M. et al.: Effects of rhythmic embrocation therapy with solum oil in chronic pain patients. Clinical Journal of Pain 2008; 24 (3). S. 237–243.
35 Fingado, M.: Therapeutische Wickel und Kompressen. Natura Verlag Dornach 2001.
36 Girke, A., Stüdemann, G.: Pflegestandard Schmerztherapie. Christophorus Hospiz Berlin 2008.
37 Hamre, H. J., Witt, C. M., Glockmann, A. et al.: Anthroposophic vs. Conventional Therapy for Chronic Low Back Pain: A Prospective Comparative Study. European Journal of Medical Research 2007; 12 (7). S. 302–310.
38 Steiner, R.: Geisteswissenschaftliche Gesichtspunkte zur Therapie (GA 313). Rudolf Steiner Verlag Dornach 2001. Vortrag vom 15. April 1921.
39 GAÄD (Hrsg.): Vademecum Anthroposophische Arzneimittel 2017. Der Merkurstab 2017; 70 (Suppl.). S. 61.
40 Schramm, H.: Heilmittel der anthroposophischen Medizin. Urban & Fischer Verlag München 2009.
41 Ojewole, J. A.: Antinociceptive, anti-inflammatory and antidiabetic effects of Bryophyllum pinnatum (Crassulaceae) leaf aqueous extract. Journal of Ethnopharmacology 2005; 99 (1). S. 13–19.
42 Persönliche Mitteilung von R. Beckmann, Schmerzambulanz Havelhöhe Berlin 2013.
43 Persönliche Mitteilung von M. Debus 2013.
44 Sommer, M.: Wie kann sich die im Schmerz gefangene Seele wieder lösen? Kasuistische Beispiele zur Schmerztherapie in der Anthroposophischen Medizin. Der Merkurstab 2008; 61 (5). S. 474–483.
45 Gach, K., Wyrebska, A., Fichna, J. et al.: The role of morphine in regulation of cancer cell growth. Naunyn-Schmiedebergs Archiv für Pharmakologie 2011; 384 (3). S. 221–230.
46 Gupta, K., Kshirsagar, S., Chang, L. et al.: Morphine stimulates angiogenesis by activating proangiogenic and survival-promoting signaling and promotes breast tumor growth. Cancer Reasearch 2002; 62 (15). S. 4491–4498.
47 Kripke, D. F., Langer, R. D., Kline, L. E.: Hypnotics' association with mortality or cancer: a matched cohort study. British Medical Journal Open 2012; 2 (1). e000850.
48 Rivoir, A.: Kopfschmerzen. Der Merkurstab 2016; 69 (4). S. 256–261.
49 Steiner, R.: Anthroposophische Menschenerkenntnis und Medizin (GA 319). Rudolf Steiner Verlag Dornach 1994. Vortrag vom 28. August 1923.
50 Miri, A, Nasiri, M., Zonoori, S. et al.: The association between obesity and migraine in a population of Iranian adults: a case-control study. Diabetes and Metabolic Syndrome 2018; 12 (5). S. 733–736.
51 Hemert, S. v., Breedveld, A. C., Jörgen, M. P. et al.: Migraine Associated with Gastrointestinal Disorders: Review of the Literature and Clinical Implications. Frontiers in Neurology 2014; 5. S. 241.
52 Ebd.
53 Kienle, G., Kiene, H., Albonico, H. U.: Anthroposophische Medizin in der klinischen Forschung. Schattauer Verlag Stuttgart 2006.
54 GAÄD (Hrsg.): Vademecum Anthroposophische Arzneimittel 2017. Der Merkurstab 2017; 70 (Suppl.). S. 303.
55 Ebd. S. 400.
56 Rivoir, A.: Kopfschmerzen. Der Merkurstab 2016; 69 (4). S. 256–261.
57 Rivoir, A.: Migräne verstehen und behandeln. Verlag Gesundheit aktiv Berlin 2013.
58 Heim, T. M.: Migräne und psychische Störungen: Nur Begleiter oder auch Verwandte? Schmerzmedizin 2018; 34 (5). S. 8–10.
59 Zenz, M., Jurna, I.: Lehrbuch der Schmerztherapie. Wissenschaftliche Verlagsgesellschaft Stuttgart 2001.
60 GAÄD (Hrsg.): Vademecum Anthroposophische Arzneimittel 2017. Der Merkurstab 2017; 70 (Suppl.). S. 706.

61 Büssing, A., Poier, D., Ostermann, T. et al.: Study Protocol of a Comparative Effectiveness Study on Yoga, Eurythmy Therapy, and Physiotherapeutic Exercises. Complementary Medicine Research 2018; 25 (1). S. 24–29.
62 Garza-Villarreal, E. A., Pando, V., Vuust, P. et al.: Music-Induced Analgesia in Chronic Pain Conditions: A Systematic Review and Meta-Analysis. Pain Physician 2017; 20 (7). S. 597–610.
63 Hamre, H. J., Witt, C. M., Glockmann, A. et al.: Anthroposophisc vs. conventional therapy for chronic low back pain. A prospective comparative study. European Journal of Medical Research 2007; 12 (7). S. 302–310.
64 Steiner, R.: Offenbarungen des Karma (GA 120). Rudolf Steiner Verlag Dornach 1992. Vortrag vom 20. Mai 1910.
65 van Lommel, P., van Wees, R., Meyers, V. et al.: Near-death experience in survivors of cardiac arrest. A prospective study in the Netherlands. Lancet 2001; 358 (9298). S. 2039–2945.
66 Parnia, S., Spearpoint, K., de Vos, G. et al.: AWARE-AWAreness during REsuscitation – A prospective study. Resuscitation 2014; 85 (12). S. 1799–1805.
67 Sundberg, T.,· Falkenberg, T.: Using Hospital Data and Routines to Estimate Costs and Effects of Integrative Care Programmes for Chronic Pain and Stress Disorders – a Feasibility Study. Forschende Komplementärmedizin 2014; 21 (3). S. 164–170.

KAPITEL XXII
Schlafmedizin

1. Leitgedanken

Schlafstörungen treten häufig und aus unterschiedlichen Ursachen auf. Prävalenzen liegen in Europa länderabhängig zwischen 16,6 bis 32,1 %[1] und unterstreichen damit die große sozialmedizinische Relevanz dieser Störungen mit Rückwirkungen wie Tagesmüdigkeit sowie Einschränkungen des psychischen Erlebens und der Kognition.

Dabei hat der Schlaf nichts von seiner *Rätselhaftigkeit* eingebüßt. Mit jeder Nacht versinken Geist und Seele des Menschen in ein unbekanntes Bewusstseinsdunkel. Es ist noch nicht möglich, diese Finsternis des Schlafes, die jenseits der bewussten Tageserlebnisse liegt, zu erhellen. Mancher Traum offenbart in seiner oft chaotischen Bilderfülle etwas von dem nächtlichen Geschehen, dem der schlafende Mensch begegnet. Schopenhauer (1788–1860) soll geäußert haben, dass der Schlaf dem Aufziehen einer Uhr entspräche, die dadurch wieder erneute Kraft und Schwung für ihr mechanisches Funktionieren erhalte. Gegenüber dieser reduktionistischen Auffassung des komplexen Phänomens Schlaf leuchten in den Goethe-Worten, die am Beginn des zweiten Teils seines Faust zu finden sind, ganz andere Qualitäten auf:

Vier sind die Pausen nächtiger Weile;
Nun ohne Säumen füllt sie freundlich aus.
Erst senkt sein Haupt aufs kühle Polster nieder,
dann badet ihn in Lethes Flut;
Gelenk sind bald die krampferstarrten Glieder,
Wenn er gestärkt dem Tag entgegenruht;
Vollbringt der Elfen schönste Pflicht,
Gebt ihn zurück dem heiligen Licht.[2]

Diese Worte weisen auf die *differenzierte Zeitgestalt* des Nachtschlafs mit ihren vier (bis fünf) Schlafzyklen.[3] Zudem sind die unterschiedlichen Wesensschichten des Menschen einbezogen: Zunächst handelt es sich um den *physischen Leib*, der auf dem „kühlen Polster" ruht, dann sind es Lethes Fluten, die auf die Gedächtnis- und Erinnerungsfähigkeiten, vom *Ätherleib* getragen, einwirken. Dann wird auf die *astralische Wesenheit* des Menschen gewiesen: „Besänftiget des Herzens grimmen Strauß, entfernt des Vorwurfs glühend bittre Pfeile."[4] Schließlich geht das *Ich* mit frischer Kraft seinem Tagewerk entgegen.

Die moderne *Schlafmedizin* revidierte seit der Entwicklung des Elektroenzephalogramms (EEG) durch Hans Berger (1873–1941) die mechanistisch-reduktionistischen Vorstellungen, wonach der Schlaf einem „ausgeschalteten" passiven Zustand entspricht.

Mittels der elektroenzephalografischen Untersuchung der Hirnströme fiel zunächst auf, dass der Schlaf wesentlich differenzierter und auch gegliederter ist als der Wachzustand. Die Schlafforschung arbeitete heraus, dass es sich um einen außerordentlich aktiven und differenzierten Prozess handelt, der weit mehr ist als ein Zustand passiver „Ruhe".

2. Bedeutung und Wesen des Schlafes

Der Schlaf gilt oft als der *kleine Bruder des Todes*. Die unterschiedlichen Erlebnisse im Umkreis des Einschlafens und Erwachens haben Ähnlichkeiten mit den Nahtod-Erlebnissen. So erfahren manche Menschen das Verlassen ihres Leibes, durchleben Out-of-the-body-experiences und berichten von Behinderungen und Schwierigkeiten beim Eingliedern in den Leib mit dem Erwachen (z. B. Lähmung im Sinne der Schlafparalyse). Insofern sind die Erlebnisse, die sich im Umkreis der Todesschwelle als Nahtod-Erfahrungen zeigen, auch für die Schlafforschung wesentlich. Die Studie von Lommel[5] zu den *Nahtod-Erlebnissen* analysierte die Umstände ihres Auftretens und die Bedeutung für die weitere Biografie des Menschen. Die berichteten Erfahrungen stehen in augenfälligem Zusammenhang mit den differenzierten Ausführungen Steiners zum nachtodlichen Leben des Menschen.[6,7] Den Erlebnissen, die sich mit dem Verlassen des Leibes einstellen und diesen „von außen" anschaubar machen, schließt sich eine umfassende tableauartige *Lebensrückschau* an. Ferner begegnet der Sterbende einem Licht bzw. Lichtwesen, das in Liebe und Wärme der Menschenseele entgegenleuchtet.[8] Viele Patienten erzählen von ihrer Sehnsucht, diesem Licht zu folgen und von ihm aufgenommen zu werden. Ihr steht allerdings die Notwendigkeit gegenüber, sich wiederum mit dem Leib zu verbinden. Diese transparenten Erfahrungen unterscheiden sich von halluzinativen Bewusstseinsinhalten. Auch das Lebenstableau ist keine verworrene Halluzination, sondern ein detailgetreues und intensiv erlebtes Erinnerungsbild des zurückliegenden Lebens. Diesen Erlebnissen gegenüber bleibt das reflexive Denken erhalten und entwickelt eine lebendigere Qualität und wohl auch Schnelligkeit. Das Erwachen im Alltagsbewusstsein wird als Eingrenzung und bewusstseinsmäßige Enge empfunden.

Gelegentlich berichten Patienten von einer moralischen Bewertung menschlichen Tuns, also einem beurteilenden Element in den Nahtod-Erfahrungen. Diese tiefgreifenden übersinnlichen Erfahrungen haben für den wieder zum Erdenleben erwachten Menschen eine tiefe Bedeutung, die andere Urteilsmaßstäbe für Wesentliches und Unwesentliches im Lebenslauf setzt. Neue Maximen entstehen, die Angst vor dem Tod schwindet gänzlich und das Leben mit seinen Aufgaben wird als wertvolle Zeit der Entwicklung angesehen. Die Nahtodes-Erfahrungen führen in der Regel nicht zur „Weltflucht", sondern zu einer besonderen Wertschätzung des Lebens. Manche dieser Erlebnisse treten auch beim Einschlafen und Aufwachen auf. Insofern muss die Schlafmedizin sich nicht nur den leiblich-physiologischen Prozessen, sondern auch den seelischen und geistigen Dimensionen des Schlafes zuwenden.

Die Einteilung in Schlafstadien erfolgt in Abhängigkeit von EEG, Elektromyo- (EMG) und Elektrookulografie (EOG).[9]

Man unterscheidet im EEG *Alphawellen* (8–13 Hz), die bei entspanntem Wachzustand auftreten, während *Betawellen* (> 13 Hz) bei körperlich oder geistig aktiven Wachzuständen vorkommen. Beim Leichtschlaf prädominieren *Thetarhythmen* (4–7 Hz). Das *Schlafstadium N1* entspricht einer Mischfrequenz aus Alpha- und > 50 % Thetaanteilen. Beim *Schlafstadium N2* stabilisiert sich der Schlaf und es finden sich zusätzliche Grafoelemente (Spindeln, Einstreuungen von kurzen Betafrequenzen (14 Hz), und K-Komplexen). Mit hinreichendem Auftreten von Deltawellen (3–0,5 Hz) tritt der Tiefschlaf ein, den man in Abhängigkeit vom Delta-Schlafanteil über 20 % als *Schlafstadium N3* definiert. N3 und das früher nach Rechtschaffen und Kales definierte *Schlafstadium 4* (≥ 50 %) fasst die aktuelle AASM-Klassifikation als N3 zusammen. Mit diesen langwelligen Frequenzen sind physiologische Regenerationsprozesse assoziiert: Das Wachstumshormon erreicht im Tiefschlaf sein Maximum, bei Kindern kommt es in dieser Phase zum Wachstum, beim Erwachsenen zur plastischen Erholung des Bindegewebes, z. B.an den Bandscheiben. Auch das TSH weist sein Maximum in der ersten Nachthälfte auf mit einer Abhängigkeit von der Schlafqualität bzw. -deprivation.[10]

Ferner erfolgt im Tiefschlaf die größtmögliche Synchronisierung bzw. Koordination vegetativer Funktionen, was gesundheitsrelevant ist.[11] Auch scheint dem Tiefschlaf eine konsolidierende Bedeutung für deklarativ Erlerntes zuzukommen.[12]

Das eigentümlichste Schlafstadium ist der von Jouvet zutreffend bezeichnete „sommeil paradoxale“ oder paradoxe Schlaf bzw. *rapid eye movement* oder *REM-Schlaf.* In diesem Schlafstadium kommt es zu konjugierten Augenbewegungen und zur intensivsten Stoffwechselaktivität im Gehirn aller Schlafstadien. Vegetative Funktionen (z. B. Herzschlag) werden aktiviert, die quergestreifte Muskulatur erschlafft mit Ausnahme der Augenmuskeln. Das EEG weist ein Theta-alpha-Rhythmusprofil auf.

Den REM-Schlaf bezeichnet man oft als *Traumschlaf.* Dies ist nur bedingt richtig, denn Träume gibt es auch in den anderen Schlafstadien. Allerdings sind die Träume im REM-Schlaf am affektivsten und zeigen die stärksten seelischen Nuancierungen. Ferner erinnert man sie beim Wecken häufiger als im Non-REM-Schlaf. Viele Tageserlebnisse kommen zur Verarbeitung. Der REM-Schlaf hat vielfältige Funktionen: Er ist von großer Bedeutung für *Lernvorgänge*, wahrscheinlich besonders für die Konsolidierung prozessualer oder praktischer *Fähigkeiten*[13], hat aber auch eine herausragende Bedeutung für die Gedächtniskonsolidierung.[14] Der REM-Schlaf beeinflusst zudem das Immunsystem. Wir wissen heute, dass ein chronischer REM-Schlafentzug nicht mit dem Leben vereinbar ist, zu Fieber und spätestens nach zehn Tagen zur Sepsis führt. Dies verdeutlicht die Bedeutung des REM-Schlafs für das Immunsystem und für Regeneration und Erhaltung der leiblichen Integrität.

In den *Schlafstadien* drückt sich das unterschiedliche Verhältnis von *Ich-* und *astralischer* zu *ätherischer* und *physischer Organisation* aus: Die tiefen Schlafstadien gehen mit dem größtmöglichen *Lösen* der oberen Wesensglieder einher. Im *paradoxen Schlaf* mischen sich Elemente des Wachbewusstseins mit denjenigen des Schlafes. Die astralische Wirksamkeit geht mit einer hohen kortikalen Aktivität einher, während die quergestreifte Muskulatur erschlafft.

Der gesunde und erholsame Schlaf zeigt eine rhythmische Struktur mit Schlafzyklen von 90 bis 120 Minuten.

Exkurs

Dieser *rhythmische Wechsel* gehorcht der ultradianen Unterlegung des circadianen Rhythmus durch den sogenannten basalen Ruhe- und Aktivitätszyklus (BRAC-Zyklus). Beim erholsamen Schlaf folgt dem kurzen Einschlafstadium 1 das Leichtschlafkonsolidierungsstadium 2. In den ersten zwei bis drei Schlafzyklen schließt sich der Tiefschlaf N3 an. Sein Anteil nimmt vom Kindesalter über die mittlere Lebensphase bis zum Senium drastisch ab. Im ersten oder zweiten Schlafzyklus setzt nach den Tiefschlaf eine kurze REM-Schlafphase ein. Diese wird zum Morgen hin immer länger. Gesunde Schläfer im jüngeren bis mittleren Alter haben eine Schlafeffizienz von mindestens 85 % (gesamte Schlafzeit/Zeit im Bett), etwa 15 bis 25 % REM-, 10 (15) bis 20 % (25 %) Tiefschlaf (Schlafstadien N3), ca. 45 bis 50 % Schlafstadium 2, wenig Schlafstadium 1 und Wachphasen.

2.2 Geisteswissenschaftliche Aspekte: Die drei Phasen des Schlafes

Das *Einschlafen* ereignet sich so unmittelbar und schnell, dass es dem Schläfer meist nicht möglich ist, diesen Augenblick und seine besonderen Erfahrungen (s. o.) zu bemerken. Die Wesensglieder lösen sich aus dem Organismus, der Mensch verlässt seine ihm tagsüber vertraute Bewusstseinswelt und verbindet sich mit dem Makrokosmos.

Exkurs

Die folgende Übung führt in den Bereich des Einschlafens. Man schaue auf das blaue Himmelsgewölbe. Das beobachtende „Subjekt“ steht mit seinem Bewusstseinsmittelpunkt dem umkreisartig aufgespannten Himmelsgewölbe gegenüber. Lebt man sich dann in die Empfindung der Farben des Himmels ein, so bleiben diese nicht mehr gegenständlich und räumlich. Der feineren Beobachtung entgeht es nicht, wie die gegenüberstellende Haltung schwindet und sich ein Hereinfließen und Sich-Verbinden mit der Welt entwickelt. Die Seele weitet sich vom Punkt zum Umkreis. Verzichtet man auf gedankliche Bestimmungen und widmet sich ganz diesem reinen Wahrnehmen, so spürt die Seele anfänglich, wie sie den Bereich gegenständlichen Wachens verlässt und in eine traumes- bzw. schlafähnliche Bewusstseinshaltung kommt.

Beim *Einschlafen* verlässt das *geistig-seelische Wesen* des Menschen den *Leib* über die *Sinnesorganisation* und weitet sich in den *Umkreis*.

Dieser Prozess entwickelt sich unterschiedlich im dreigliedrigen Organismus. Im *Nerven-Sinnes-System* lösen sich die astralische und die Ich-Organisation aus ihrer Verbindung mit dem Organismus. Dadurch entwickelt sich über die Müdigkeit und Schläfrigkeit schließlich der Schlafzustand. Im *Stoffwechsel-Gliedmaßen-System* finden sich andere Verhältnisse: Hier kommt es zu einer intensiven Verbindung dieser oberen Wesensglieder mit dem Organismus, die nun Urbilder an die aufbauenden Lebenskräfte tragen und damit die Nachwirksamkeit entwickeln. „Es ist der Geist, der sich den Körper baut" formulierte es Friedrich Schiller (1759–1805).[15] Das geistig-seelische Wesen wirkt also intensiv in den aufbauenden Stoffwechselprozessen.[16,17] Diese Prozesse sind rhythmisch gestaltet und bestimmen die bekannte Rhythmik des Schlafs. „Im Schlafe gehen für die Hauptesorganisation Ich und astralischer Leib heraus aus physischem Leib und Ätherleib, aber in der Stoffwechsel- und Zirkulationsorganisation durchdringen sie ihn dadurch viel mehr. Es ist tatsächlich eine Umlagerung. Es ist die Parallelerscheinung zu dem, wenn auf der Erde Tag und Nacht wechseln. Da ist es nämlich auch nicht so, dass auf der ganzen Erde Tag und auf der ganzen Erde Nacht wird, sondern es lagern sich Tag und Nacht durch die Verhältnisse um. Genau ebenso ist es bei dem wirklich genauen Abdruck von Tag und Nacht beim menschlichen Schlafen und Wachen. Beim Wachen ist innig physischer Leib und Ätherleib des Hauptes- und Atmungsorganismus mit Ich und astralischem Leib verbunden, und im Schlafe ist viel inniger als beim Wachen physischer Leib und Ätherleib des Stoffwechsel- und Zirkulationsorganismus mit Ich und astralischem Leib verbunden."[18]

Der schlafende Mensch hat die Schwelle des Alltagsbewusstseins überschritten und betritt die ätherische, seelische und geistige Welt. Rudolf Steiner beschrieb den Beginn des *ersten Schlafstadiums* als ein Sich-Weiten der Seele in die ätherische Welt.[19] Zu jedem gesunden Einschlafen gehören umfassende *Vertrauenskräfte*. Sorge oder alltägliche Gedankenbildungen, die das „Zentrumsbewusstsein" aufrechterhalten, stehen dem Einschlafen entgegen. Rudolf Steiner gab für diesen Lösungsprozess ein Bild: „Nehmen wir an, wir haben ein Tröpfchen einer gefärbten Flüssigkeit, das bringen wir in ein Bassin mit Wasser und lassen es sich darin verteilen. Dann wird man von der Farbe dieses Tröpfchens nichts mehr sehen, weil es sich in der ganzen breiten Masse hat auflösen müssen. – So etwas geschieht auch, wenn der Mensch im Einschlafen aus dem physischen Leib und Ätherleib herausgeht. Physischer Leib und Ätherleib sind das, was die ganze menschliche Wesenheit zusammenhält. In dem Augenblick, wo der astralische Leib und das Ich die beiden unteren Glieder verlassen, streben sie auseinander nach allen Seiten hin."[20] Der Weg von dem „Verliere dich, um dich zu finden"[21] ist ein weiter. Das Ich ist gegenwärtig noch nicht stark genug, um in der geistigen Welt zu erwachen. Demzufolge schwindet das Bewusstsein an dieser Schwelle. Für das Einschlafen ist ein Vertrauen in die mit dem Schlaf zu betretende geistige Welt notwendig. Viele Patienten mit Einschlafstörungen berichten von einer Angst an dieser Schwelle, die dem innerlichen Loslassen entgegensteht. Dadurch kann sich eine *psycho-physiologischen Insomnie* mit ihren charakteristischen Ein- und Durchschlafstörungen entwickeln. Umgekehrt folgen aus diesen Gesichtspunkten die weiter unten angeführten Empfehlungen zur Schlafhygiene und Therapie der Schlafstörungen.

Mit dem Verlassen der alltäglichen Bewusstseinswelt wird ein neuer geistiger Grund gesucht, der Halt und Stütze geben kann. Tief in den *unterbewussten Erlebnisbereichen* des schlafenden Menschen entwickelt sich eine Sehnsucht nach einem Geistig-Göttlichen, das die Seele aufnimmt und trägt. In diese Schlafphase spielen die *Träume* hinein, die in ihrer oft chaotischen Bilderfülle auf weitere Erlebnisse der schlafenden Menschenseele hinweisen. Während des Schlafes kommt es zu einer neuen Erfahrung: dem noch unterbewusst erlebten Vorblick[22] auf das Leben des neuen Tags:

„Dieses Geheimnis des Lebens besteht darinnen, dass der Mensch, wie er jetzt konstituiert ist – leiblich, seelisch, geistig –, in der Nacht in einer gewissen Weise jedes Mal auf die Ereignisse des kommenden Tages blickt, aber so, dass er diese Ereignisse des kommenden Tages nicht immer braucht im vollen Tagesbewusstsein zu haben. Der es hat, das ist sein Angelos. Also, was in einer Nacht erlebt wird in der Gemeinschaft mit dem Wesen, das wir als Engel bezeichnen, ist eine Vorschau auf den kommenden Tag.“ [23]

In einer *zweiten Schlafphase* erlebt sich die Menschenseele – der Schilderung Rudolf Steiners folgend – als aufgeteilt und differenziert. In ihrem Inneren finden sich in diesem Stadium die Nachbildungen der Planetenbewegungen. War es im ersten Schlafstadium die Sehnsucht nach einem Ruhen im Göttlichen der Welt, so ist es im nächsten die während des Tageslebens errungene und angestrebte Verbindung mit der Christuswesenheit, die nun der Vielheit des Seelischen gegenüber lenkt und integrierend wirkt.

Zu diesem zweiten Schlafstadium gehört allerdings noch eine weitere Qualität: Sie hängt mit dem *Moralischen* und Amoralischen der Taten und Handlungen des vergangenen Tages zusammen. Es ist zu vermuten, dass sich die von Rudolf Steiner beschriebene *nächtliche Rückschau* in zeitlich rückwärtiger Reihenfolge[24] in diesem Stadium ereignet. Damit wird diese Zeit des Schlafens zu einem Spiegelbild der großen *Rückschau* im Leben nach dem Tod[25] (wie in manchen Nahtod-Erfahrungen). In diesem Schlafstadium begegnet die Menschenseele den anderen Individualitäten und geistigen Wesen, die zu ihrem Lebens- und Schicksalsumkreis gehören.

In der *dritten Schlafphase* (hier handelt es sich vermutlich um den oben beschriebenen Tiefschlaf) verbindet sich das Menschenwesen „nachbildartig“ mit der *Sternenwelt*. Es ist nun Geist unter Geistern und erfährt in dieser Zeit die Geheimnisse von Geburt und Tod, den sich inkarnierenden und mit dem Todesaugenblick wieder aus dem irdischen Dasein sich lösenden Menschengeist. Nach dieser dritten Phase, aus der die religiösen Stimmungen im Tagesleben wie nachklingen, wendet sich das Menschenwesen in rückwärtiger Folge wieder dem Erwachen zu.

Es lohnt sich, auf die unterschiedlichen *Stimmungen*, die sich nach dem Aufwachen einstellen und wie Grundtönungen den Tag begleiten, zu achten und diese auch beim Patienten zu erfragen. Sie sind meist nicht direkt nach dem Aufwachen, sondern einige Zeit später erlebbar und verdämmern während des Tages. In ihnen finden sich Nachklänge aus den geistigen Dimensionen des Schlafs wieder: Das zweite geisteswissenschaftliche Schlafstadium drückt sich in den Stimmungen des „Sich-glücklich oder -unglücklich-Empfinden[s]“ aus. Das dritte wird „als religiöse Sehnsucht“ empfunden.

Sie „ist für das Wachen die Nachwirkung des Sternenerlebens während des Schlafzustandes, also der dritten Schlafphase."[26]

Manche schweren Entscheidungen sind nach dem Schlaf klarer zu treffen, insbesondere auch dann, wenn sie vor dem Einschlafen als Frage „mitgenommen" wurden. Alte Sprichwörter wie „Der Morgen ist klüger als der Abend" weisen auf diese Erfahrungen hin. Das übliche mechanische Erwachen durch den Wecker macht bedauerlicherweise „blind" für diese spirituellen Erfahrungen, die aus der Nacht kommen. Eine frühere, nicht durch die moderne Zivilisation geprägte Menschheit (wie der Landmann) hatte „am Morgen seine Ahnungen vom Schicksal; von den Schicksalsereignissen, nicht von den freien Willensereignissen. Das hat er gern, und er wird es hassen ..., sich vom Wecker aufwecken zu lassen, denn der treibt einen gründlich, mit Todsicherheit aus allem Geistigen heraus."[27]

Das Erwachen aus einer Narkose oder tiefen Sedation erfolgt demgegenüber anders. Während beim Erwachen aus dem Schlaf eine Fülle innerer Erfahrungen in den Empfindungen und Stimmungen nachklingen, so beschreiben manche Patienten die Zeit des „künstlichen Schlafs" wie ein „Nichts", eine Zeit ohne erinnerbaren „Inhalt".

Die geisteswissenschaftlichen Schlafstadien stehen mit den bekannten nach somnologischen Kriterien definierten Stadien in einer Beziehung:

W – Wachstadium
Hohe Wachanteile mit dominierender alpha- und beta-Aktivität im EEG, Lidschlägen, raschen, z. T. schon langsam rollenden Augenbewegungen am Übergang in N1. Der Muskeltonus ist aufgrund der weitgehend bestehenden Verbindung des astralischen Leibes mit dem Organismus noch hoch.

N1 – „Dösen"
Theta-Aktivität, langsame, rollende Augenbewegungen, der Muskeltonus nimmt ab.

N2 – stabiler Schlaf
Theta-Aktivität, K-Komplexe, Schlafspindeln. Keine Augenbewegungen mehr, abgesehen von vereinzelten rollende Augenbewegungen. Weitere Abnahme des Muskeltonus durch den sich lösenden astralischen Leib.

N3 – Tiefschlaf
Delta-Wellen ≤ 3Hz (slow-waves) > 20 %. Keine Augenbewegungen, weitere Abnahme des Muskeltonus.

R – REM-Schlaf
Theta- (auch langsame alpha-) Aktivität, Sägezahnwellen. Konjugierte rasche Augenbewegungen (REM). Niedrigster mittlerer Muskeltonus, z. T. phasische Aktivierungen.

Schlafstadien[28]

Das *Stadium W* und auch *N1* entsprechen dem Lösen aus der gedankengetragenen Bewusstseinswelt und das halbbewusste Eintreten in die ätherische Welt der Denk- und Wahrnehmungskräfte (*erstes geisteswissenschaftliches Schafstadium*). Diese Kräfte gehen der bewussten Erfahrung voraus, indem erst das zu Ende gedachte und das Wahrgenommene und nicht die Tätigkeiten selbst im Bewusstsein erscheinen. Diese gehören bereits zu der Welt der Lebenskräfte, die sich aus dem organischen Wirken befreit und zu den Kräften des Denkens metamorphosiert haben.

Im *Stadium N2* lösen sich Ich und astralische Organisation weiter von dem Leib und nähern sich dadurch der seelischen Welt des *zweiten Schlafstadiums.*

Das *Stadium N3* entspricht vermutlich dem tiefen Schlaf des *dritten geisteswissenschaftlichen Schlafstadiums.*

Der *REM-Schlaf* deutet auf das Annähern des astralischen an den ätherischen Leib, ohne das er bereits die von ihm sonst ergriffenen Bereiche des physischen Organismus, wie die willkürlich bewegbare Muskulatur des Stoffwechsel-Gliedmaßen-Systems, erreicht. Die innerlich erlebte imaginative Bilderwelt des Traums steht mit den charakteristischen Augenbewegungen in Zusammenhang.

2.3 Die Träume

Der Traum zeigt chaotisch anmutende Bilderwelten. Versucht man sich dennoch dieser schwer durchdringbaren Welt phänomenologisch zu nähern, so lassen sich *drei Qualitäten* unterscheiden, die möglicherweise mit den drei Schlafphasen in Verbindung stehen. Einige Träume beziehen sich auf *Erlebnisse im Leib*: Zahnschmerzen werden z.B.in der Bilderwelt des Traums zu einem Zaun mit schadhafter Zaunlatte. Oder es verwandeln sich Sinneseindrücke in Bilder: Der verzweifelte Versuch, einen guten Schläfer durch Klopfen an die Tür zu wecken, führt zum Traumbild eines Spechts, der mit seinem Schnabel an den Fensterrahmen pocht.

Neben diesen „leibnahen" Träumen gibt es andere, die sich auf *Ereignisse des Lebens* und die zurückliegende *Biografie* beziehen. Es erscheinen lebensechte Situationen und Vorkommnisse, auch Personen aus dem Umkreis des Schläfers kommen vor.

Schließlich gibt es Träume mit *prophetischem Charakter.* Dem Verfasser teilten Patienten einige Male Träume mit konkreten Ereignissen mit, die später Wirklichkeit wurden. Diese Träume reichen offenbar an die Schicksalswelt. Selbstverständlich lässt sich der Traum nicht als Erkenntnisinstrument nutzen, da er die Bereiche des Geistigen, Seelischen und Leiblichen vermischt und sie in eine oft chaotisierte Bilderwelt führt.

Im Traum sind die Ich-Organisation und der astralische Leib noch (beim Einschlafen) oder wiederum (beim Aufwachen) mit dem ätherischen Leib verbunden. Dieser „verbildlicht" leibliche Erfahrungen genauso wie die biografisch-schicksalhaften Erlebnisse. In den Angstträumen ist u. U. die Nähe zur Schwelle der geistigen Welt spürbar. „Fürchtet Euch nicht" lautet die Ansprache der Engel an die schlafenden Hirten in der Weihnachtsbotschaft. In manchem Traummotiv des Stürzens und „freien Falls" erscheint der Abgrund, der das Alltagsbewusstsein von der ganz andersartigen geistigen Welt trennt.

Träume treten besonders häufig (80 bis 90 %) bei Wecken im REM-Schlaf auf, während bei Wecken im Non-REM-Schlaf 10 bis 70 % der Schlafenden von Träumen erzählen. Das morgendliche Nicht-Erinnern weist keinesfalls daraufhin, dass nicht geträumt worden wäre. Hier spielen Persönlichkeitsmerkmale, wie „Menschen mit dünner Haut",

Abgrenzungsprobleme oder häufiges nächtliches Erwachen und insbesondere das Geschlecht eine Rolle: Männer erinnern seltener Träume als Frauen.[29]

In den Traumbildern vermischen sich leibliche, seelische und geistige Erfahrungen des schlafenden Menschen.

2.4 Schlaf und die wiederholten Erdenleben

Rudolf Steiner wies in seinen späten Vorträgen auf die Zusammenhänge des Schlafs mit den wiederholten Erdenleben hin. Eine hierfür wesentliche Passage sei nachfolgend eingefügt:

Exkurs

„Wenn wir einschlafen, dann gehen wir mit unserem Ich und mit unserem astralischen Leib aus unserem physischen und Ätherleib heraus in die geistige Welt hinein. Da bleibt noch die Nachwirkung dessen, was wir bei Tag durchgemacht haben. Aber es bleiben nicht die Gedanken in der Form, wie wir sie denken, auch nicht in der Form von Worten. Alles das bleibt nicht. Ich möchte sagen, es hängt nur wie Reste noch daran an diesem astralischen Leib, wenn er da herausgeht.

Und sogleich beginnt, wenn dieser astralische Leib aus dem Menschen herausgeht ... das Karma sich zu bilden, wenn auch zunächst eben bildhaft ... Dasjenige, was wir bei Tage vollbracht haben an Gutem und Bösem, was wir zunächst in den uns gewohnten Vorstellungen überschauen, es fängt sogleich an, wenn wir einschlafen, sich in die karmische Entwickelungsströmung umzusetzen. Und das dauert eine Weile nach dem Einschlafen. Da übertönt dieses Umsetzen in das Karma alles übrige, was an Tatsachen während des Schlafens mit uns geschieht.

Dann aber beginnt, wenn man weiter den Schlaf führt, das Untertauchen des Menschen zunächst in diejenigen Erlebnisse, die einem vorigen Erdenleben angehören, dann weiter, die einem zweitletzten Erdenleben angehören, dann weiter, die einem drittletzten und so weiter. Da kommt er noch in dasjenige Erdenleben, wo er noch nicht abgeschieden ist vom allgemeinen Weltenall, wo er das noch mitmacht, wo noch von individuellen Erdenleben nicht gesprochen werden kann. Und erst wenn er soweit ist, kann er wiederum zurückgehen in seine physische Organisation, in seine Ätherorganisation ... Aber im ganzen und großen ist die Sache so, dass wir beim kürzesten Schläfchen mit ungeheurer, rasender Schnelligkeit alle unsere Erdenleben durchlaufen. Das ist etwas außerordentlich Bedeutsames ... Daraus ersehen Sie aber, dass Karma eigentlich fortwährend dasteht. Es ist da. Es ist gewissermaßen in der Weltenchronik niedergeschrieben. Und der Mensch hat bei jedem Schlaf die Gelegenheit, an dieses Karma heranzutreten. Das ist eines der großen Geheimnisse des Daseins."[30]

3. Physiologische Bedeutung des Schlafes

Der *astralische Leib* des Menschen orientiert sich in zweifacher Weise: Einerseits entsteht durch ihn das der Sinneswelt zugewandte Bewusstsein, andererseits wendet er sich im Schlaf der geistigen Welt zu [→ II. 1.4 Der astralische Leib]. Aus dieser nimmt er die Gesetzmäßigkeiten und Urbilder zum Aufbau des menschlichen Leibes. Jedes *Erwachen* und wahrscheinlich auch das Aufleuchten des *Traums* tragen *geistige Gesetzmäßigkeiten* an den sich *regenerierenden Leib* heran.

„Im Aufleuchten des Traumes wird sichtbar, wie das Astralische menschenbelebend in den Ätherleib einströmt", formulierte es Rudolf Steiner.[31] Urbildhaft ist das an dem *REM-reichen Schlaf* der *Säuglings-* und *ersten Kinderzeit* abzulesen: Bei Säuglingen begleitet der REM-Schlaf mit ca. 50% der gesamten Schlafzeit die umfassenden Aufbau- und Bildeprozesse des menschlichen Leibes.[32] Beim Erwachsenen besteht ein durchschnittliches Verhältnis von REM zu NREM-Schlaf von etwa 20 bzw. 80% der gesamten Schlafzeit[33], mit selbstverständlich ausgeprägten individuellen Variationen. Damit zeigen diese beiden Schlafqualitäten das für das Rhythmische System charakteristische Verhältnis von 1 zu 4.

Der *REM-Schlaf* steht vermutlich mit der gestaltenden Aktivität der astralischen Organisation in Zusammenhang. Der *Tief-* oder Deltaschlaf ist für die *leiblichen Regenerationsprozesse* von entscheidender Bedeutung.

Den REM-Schlaf von Säuglingen und Kleinkindern diskutiert man hinsichtlich seiner Bedeutung für neuronale Verknüpfungen und die spätere Intelligenz. Gut bekannt sind die positiven Auswirkungen des Schlafes auf die geistige Entwicklung, das Lernen und die Gedächtnisfunktionen.[34]

Das Wachstumshormon zeigt sein Maximum in der ersten Nachthälfte in Assoziation mit dem Deltaschlaf. Deshalb ist davon auszugehen, dass in dieser Phase auch das Wachstum bei Kindern und die leibliche Regeneration bei Erwachsenen erfolgen.[35,36] Sie ist von einer maximalen kardio-respiratorischen Koordination im Sinne einer harmonikalen Ordnung begleitet.[37]

3.1 Schlaf und Immunfunktion

Der Schlaf steht mit den Regenerationsprozessen des Organismus in Beziehung, seine Störungen mit Alterung und Seneszenz. Ein Charakteristikum der Zellalterung ist die Telomerverkürzung. Schafqualität und -dauer stehen in einer komplexen und offenbar altersabhängigen Beziehung zur Telomerlänge von Blutzellen.[38] Gute Schlafqualität und physiologische Dauer beeinflussen die Telomerlänge positiv und weisen auf die regenerative Funktion.

Exkurs

Sensezenz führt zu Veränderungen in den Endbereichen der Chromosomen (Telomere). Mit jeder Zellteilung kommt es zur Telomerverkürzung (als Alterungsprozess), die schließlich in die Apoptose führt. Alterungsprozesse entstehen beim seelebegabten Lebewesen durch die abbauende Bewusstseinsentwicklung und schwächen die organisch wirkenden ätherischen Kräfte. Während das Wachbewusstsein mit Abbau und Alterungsprozessen einhergeht, dient der Schlaf der Erholung. Aber auch die lebendige geistige Denktätigkeit (Meditation) ist nicht ermüdend, sondern trägt ebenfalls gesundende Kräfte in die ätherische Organisation. Einige Untersuchungen dokumentierten den Einfluss von Meditation, aber auch Lebensstilveränderung und Ernährung auf die Telomerase-Aktivität.[39,40,41] Damit gibt es eine dem Schlaf entsprechende geistige Wirksamkeit, die möglicherweise durch Meditation, aber auch die Eurythmie- und Kunsttherapie zu unterstützen ist.

Der *REM-Schlaf* hat eine außerordentlich große Bedeutung für das *Immunsystem.*

Tierexperimentell zeigte sich, dass es bei selektiver REM-Unterdrückung zu einer schweren Immunsuppression kommt.[42] Beim Menschen führt ein kompletter *Schlafentzug* längstens nach 14 Tagen zum Tode durch eine Septikämie, wie leider noch immer gängige Folterpraktiken zeigen.

Der *Schlaf* ist somit die Quelle der *Heilungsprozesse* im Menschen, umgekehrt gehen *Schlafstörungen* wie das obstruktive *Schlafapnoe-Syndrom* mit Krankheitsprozessen einher, die zur *arteriellen Hypertonie, koronaren Herzerkrankung,* zerebralen Insulten und Diabetes mellitus Typ 2 führen.

Patienten mit einem *Diabetes mellitus Typ 2* weisen das höchste Risiko für ein obstruktives Schlafapnoesyndrom unabhängig von anderen Risikofaktoren auf.

Neben der heilenden Qualität des Schlafes ist auch seine kränkende zu erwähnen. Auf beide Aspekte des Schlafes wies Rudolf Steiner schon früh hin.[43] Das zu lange Getrenntsein der oberen Wesensglieder vom physischen und ätherischen Leib führt zur *Sklerose* [→ XVI. 4.2.6 Wachen und Schlafen beim Diabetes mellitus Typ 2]. Auf diese *krank machende Wirkung* des Schlafes deuten epidemiologische Untersuchungen hin, die eine Sterblichkeitszunahme nicht nur bei kurzem (unter 7 Stunden), sondern auch bei langem (über 8 Stunden) Schlaf feststellten. Dabei ist die Mortalität bei einer Schlafdauer weniger als 5 Stunden 2,3-fach und bei einer Dauer über 9 Stunden 1,8-fach erhöht. Zudem gibt es eine lebensgeschichtliche Auswirkung: Eine Studie dokumentierte, dass Säuglingsschlaf von weniger als 12 Stunden/Tag in den ersten zwei Jahren des Lebens mit einem höheren Body-Mass-Index (BMI), einer höheren Hautfaltendicke und einem erhöhten Risiko, nach drei Jahren übergewichtig zu sein, verbunden war.[44]

3.2 Die Beziehung des Schlafs zu Sklerose und Entzündung

Der zu kurze Schlaf geht mit einer Dominanz der Bewusstseinsprozesse des Nerven-Sinnes-Systems einher. Diese führen zu den genannten *Skleroseerkrankungen.* Der Organismus versucht zwar einen Ausgleich zu schaffen durch eine entzündliche Aktivität (erhöhte Inflammationsmarker wie IL-6, TNF-α[45]), die allerdings zur chronischen Inflammation

„erlahmt" und zur Sklerose und offensichtlich auch zur Karzinomkrankheit disponiert. Die pathogenetische Bedeutung der chronischen Entzündung im Zusammenhang mit dem zu kurzen Schlaf ist bekannt.[46] Auf der anderen Seite geht der zu lange Schlaf ebenfalls mit Skleroseprozessen einher. Rudolf Steiner wies auf diesen Zusammenhang schon 1924 hin. Die zu geringe Wesensgliederaktivität im Stoffwechsel-Gliedmaßen-System bedingt eine demgegenüber zu starke Wirksamkeit des Nerven-Sinnes-Systems (sekundäre Dominanz), die zu Skleroseerkrankungen führt. So disponiert nicht nur der zu kurze, sondern auch der zu lange Schlaf zum Diabetes mellitus Typ 2 und der koronaren Herzkrankheit. Beide Abweichungen von der physiologischen Schlafdauer sind mit einer erhöhten Mortalität assoziiert.[47]

Des Weiteren ist der zu kurze Schlaf mit einer erhöhten Infektanfälligkeit verbunden.[48] Überwiegende Bewusstseinsprozesse, die keinen Ausgleich durch einen ausreichenden Schlaf erfahren, schwächen die Lebensprozesse des immunologischen Erkennens mit der Konsequenz einer erhöhten Neigung zu Infekten.

Neben den Skleroseleiden haben die ihnen polar gegenüberstehenden *entzündlichen Erkrankungen* eine Beziehung zum Schlaf: Fieberhafte Infekte führen zu Müdigkeit und Schlaf. Der auffiebernde Patient fängt an zu gähnen, wird müde und schläfrig. Schon lange ist die schlafanstoßende, somnogene Wirkung zahlreicher inflammatorischer Zytokine bekannt (IL-1-β, TNF-α, Growth hormone-releasing hormone (GHRH), Prolactin, NO u.a.).[49] Dabei sollen IL-1-β, TNF-α and Wachstumshormone mit dem NREM-Schlaf, NO und Prolactin dagegen mit dem REM-Schlaf in Beziehung stehen.[50] Allerdings sind die Wechselwirkungen komplex. Welcher Unterschied besteht nun zwischen dem „Entzündungs-" und dem physiologischen Schlaf?

Beim „Entzündungsschlaf", der febrile Erkrankungen bis zur Sepsis begleiten kann, löst sich der astralische Leib aus dem Nerven-Sinnes-System, erreicht aber noch nicht seine Verbindung zum Makrokosmos, sondern taucht in die katabole Inflammation ein. Es werden antigene Fremdqualitäten wahrgenommen und die entzündliche astralische Wirksamkeit im Stoffwechselsystem gelenkt und moduliert. Im Unterschied zum physiologischen Schlaf, bei dem der astralische Leib die Urbilder an den ätherischen Leib zur Anregung der regenerativ-aufbauenden Aktivität trägt, handelt es sich beim entzündlich bedingten Schlaf um abbauende Stoffwechselprozesse der Entzündung.

4. Schlafstörungen

Der Schlaf hat Auswirkungen auf das *Tageserleben*. Es ist daher nicht verwunderlich, dass bei *psycho-physiologischen Insomnien* die Betroffenen erhebliche seelische Beeinträchtigungen, wie depressive Episoden, erleben. Andererseits stellt die Schlafentzugstherapie ein therapeutisches Mittel bei schweren endogenen Depressionen dar. Die Schlafqualität hat nicht nur eine große Bedeutung für das seelische Erleben, sondern auch für die *Konzentrationsfähigkeit* und *Wachheit* (Vigilanz). So führen Erkrankungen wie die *idiopathische Hypersomnie* oder schwere *obstruktive Schlafapnoe-Syndrome* zu erhöhter Tagesschläfrigkeit. Es ist bekannt, dass in den USA und Europa das Schlafapnoe-Syndrom die zweithäufigste Ursache von Verkehrsunfällen darstellt.[51] Das Syndrom

ist bei über 70 % aller Patienten mittels nCPAP erfolgreich behandelbar mit Verbesserung der Vigilanz, Lebensqualität und des affektiven Erlebens wie auch Senkung der kardiovaskulären Mortalität und Verminderung von Schlaganfällen.[52, 53, 54]
Beim Schlafapnoe-Syndrom persistieren multiple kognitive Defizite auch nach einer ansonsten erfolgreichen Therapie mit nCPAP; vermutlich kommt es im Rahmen der Apnoen zu neurologischen Mikroläsionen.

Die *Narkolepsie* ist ein besonders beeindruckendes Krankheitsbild, das sich durch *imperative Tagesschläfrigkeit, Kataplexien, Schlafparalyse* und beängstigende Traumerlebnisse beim Einschlafen oder Aufwachen *(hypnagoge und hypnopompe Zustände)* definiert. Es liegt eine REM-Schrankenstörung vor, was die Kataplexien und Schlafparalysen erklärt. Zur Pathophysiologie gehören ein genetisches Risikoprofil (HLA DR15 DQ6) sowie ein Orexinmangel im Liquor.[55]

Häufige Schlafstörungen sind insomnische Störungen mit einer Prävalenz von bis zu 20 bis 30 %, wovon 10 bis 15 % behandlungsbedürftig scheinen und 5 bis 15 % eine psycho-physiologische Insomnie aufweisen. Bei der *psycho-physiologischen Insomnie* sind bei den Betroffenen die Auslösesituationen zu erfragen, in deren Folge besonders bei neurasthenischer Konstitution ein Gedankenkreisen mit schlafbehinderndem Grübeln auftritt. In der Folge kommt es zu dysfunktionalen und ungünstigen Schlafgewohnheiten. Die Störungen führen schließlich zu Tagesmüdigkeit, Konzentrationsschwäche und Lebensqualitätseinschränkungen. Patienten mit psycho-physiologischer Insomnie haben einen verminderten Deltaschlaf.[56] Auf das Restless-legs-Syndrom geht der weiter unten folgende Abschnitt ein [→ 5.4 Arzneimittel für den schlafgestörten Patienten].

Alle relevanten *Dyssomnien*, wie schlafbezogene Atmungsstörungen, Restless-legs-Syndrom, psycho-physiologische Insomnie, Narkolepsie oder idiopathische Hypersomnie führen zu relevanten Irritationen des Tag-Nacht-Rhythmus mit vermehrter Tagesschläfrigkeit, Konzentrationsschwäche und verminderter Vigilanz.

Die *Parasomnien* sind wenig verstandene Schlafstörungen. Zu ihnen gehören der Pavor nocturnus, Albträume, das Schlafwandeln und weitere Entitäten wie die Schlaftrunkenheit, isolierte Schlafparalyse, Enuresis und auch die schlafbezogenen Essstörungen.[57] Sie bekommen durch die drei Schlafstadien eine wesentliche Beleuchtung.

Wenn der schlafende Mensch in die ätherische Welt eintritt, braucht er Vertrauenskräfte, um sein Alltagsbewusstsein zu verlassen und sich der übersinnlichen Welt anzuvertrauen. Eine Sehnsucht nach einem Ruhen in dem Göttlich-Geistigen der Welt entwickelt sich (erstes Schlafstadium). Erwacht der Mensch in diesem Bereich des Ätherischen, so treten imaginative Wahrnehmungen, luzide Träume und Erlebnisse auf, die aus den Nahtod-Erfahrungen bekannt sind. Bei der Narkolepsie gehören diese Erlebnisse zu den Kernsymptomen. Kommt es zum zweiten Schlafstadium, so löst sich unterbewusst die Geschlossenheit der Seele, die sie der leiblichen Konstitution verdankt. Die verschiedenen Seelenprozesse trennen sich und werden selbständig. Wir haben ein schöpferisches, ein merkuriell verbindendes, beziehungsbildendes seelisches Leben, kennen Menschen mit einer „sonnenhaft" strahlenden Seele, die zwischen Licht und Finsternis Gleichgewicht herstellt, solche mit starker Impulskraft, wiederum andere mit einem von Weisheit durchlebten Fühlen und schließlich solche, die eine bewahrende Seelengeste zeigen. Damit ist unser seelisches Leben durch sieben Prozesse charakterisiert:

Bewahren	Saturn
Weisheitsvolles Fühlen	Jupiter
Seelische Impulskraft	Mars
Harmonisierende Seelenkräfte	Sonne
Liebevoll-hingebende Seelenprozesse	Venus
Beweglich-verbindende Seelenprozesse	Merkur
Schöpferische, phantasievolle Seelenkraft	Mond,

die mit den seit langer Zeit bekannten Planetenqualitäten in Beziehung stehen. In diese Nachbildung des planetarischen Systems entwickelt sich die Seele im zweiten Schlafstadium.[58] Durch die Auflösung der gewohnten Geschlossenheit der Seele und Differenzierung in diese Vielfalt entsteht unterbewusst eine Ängstlichkeit. „Wenn er [dieser Zustand] bewusst erlebt würde, wäre er Seelenangst", beschrieb es Rudolf Steiner.[59] Die *Albträume* und besonders der *Pavor nocturnus*, der aus dem tiefen NREM-Schlaf und damit besonders in der ersten Nachhälfte auftritt und oftmals mit einem initialen Schrei, dann häufig Aufsetzen im Bett mit weit aufgerissenen Augen einhergeht, umfassen Angst und Schreckgefühl. Sie stehen möglicherweise in einem Zusammenhang mit diesem sonst verborgenen nächtlichen Erleben und sind als ein oftmals durch verschiedene seelische Erfahrungen, Traumatisierungen, Stress usw. verändertes Erleben dieses zweiten Schlafstadiums anzusehen. Kommt es zum Schlafwandeln, das eigenständig auftritt oder dem Pavor nocturnus folgt, so ist der Wille betroffen.

Es ist ein stufenweises und tiefer dringendes Erleben, das im Bereich des *Nerven-Sinnes-Systems* als luzide, hypnagoge *Wahrnehmungen* auftritt, wenn der schlafende Mensch sich mit der ätherischen Welt im ersten geisteswissenschaftlichen Schlafstadium verbindet. Mit den starken angstbesetzten Erlebnissen des Pavor nocturnus und auch der Albträume betritt der Mensch den Bereich des *Fühlens*, das *Rhythmische System* in seiner Verbindung mit der astralischen Welt und damit das zweite Schlafstadium. In den Albträumen erleben die Menschen oftmals Motive der Bedrohung, des Sterbens der eigenen Person oder auch anderer Menschen und häufiger ein Fallen in die Tiefe, aus dem der Schläfer kurz vor dem Aufprallen erwacht. Es sind traumartig verwandelte Erlebnisse an der Schwelle zur geistigen Welt, die im gesunden Schlaf vom Bewusstsein unbemerkt in dem zweiten Stadium leicht durchschritten werden und durch das Erleben eines tiefen Abgrundes, von Furcht und Angst gekennzeichnet sind. Das Wissen um die vertraute Persönlichkeit im Alltagsbewusstsein ist im Schlaf ausgelöscht, der Mensch würde im bewussten Erleben damit in eine Finsternis blicken, die sich erst schrittweise erhellt. Die folgende Meditation Rudolf Steiners bringt diese Situation zum Bewusstsein und ist für Patienten in vielen Situationen eine Hilfe:

Ich schaue in die Finsternis:
In ihr ersteht Licht,
Lebendes Licht.
Wer ist dies Licht in der Finsternis?
Ich bin es selbst in meiner Wirklichkeit.
Diese Wirklichkeit des Ich

Tritt nicht ein in mein Erdendasein.
Ich bin nur Bild davon.
Ich werde es aber wiederfinden,
Wenn ich,
Guten Willens für den Geist,
Durch des Todes Pforten gegangen.[60]

Das aufdämmernde Erleben dieses Zustandes, in dem das Ich in die Finsternis schaut, erscheint im Traumbild als Furcht, Angst, und existenzielle Bedrohung. Albträume stehen des Weiteren mit tiefgreifenden Grenz- und Schwellenerfahrungen in der Biografie in Verbindung.

Schließlich werden der *Wille* und damit das *Stoffwechsel-Gliedmaßen-System* erreicht. Dieser ist mit dem Schicksal des Menschen verbunden. In ihm lebt die unerkannte Weisheit der Biografie, die Lebensschritte lenkt, Menschen zusammenführt und sich in den Zusammenhang der wiederholten Erdenleben stellt. Manche prophetischen Träume reichen imaginativ an diese „Weisheit des höheren Ich" (Christian Morgenstern (1871–1914)) heran, etliche Regungen des Gewissens und seine Verbildlichung in besonderen Träumen leiten sich aus ihr ab. Das Schlafwandeln ist ein inneres Aufwachen im Bereich des Willens, das natürlich von vielen Tagesereignissen und gewohnten Tätigkeiten modifiziert, überlagert und verändert wird.

In den Zuständen des Pavor nocturnus und auch des Schlafwandelns ist der Mensch trotz seiner geöffneten Augen nicht „wach" für die äußere Welt, sondern innerlich bewusster im Erleben der drei Schlafstadien. Pavor nocturnus und das Schlafwandeln treten entsprechend häufiger in der ersten Schlafenszeit und damit im NREM-Schlaf auf und nicht – wie die Albträume – im späteren, REM-dominierten Schaf.

Auch aus dem REM-Schlaf können Willenshandlungen entstehen, von denen der Schläfer erst nach dem Erwachen erfährt. Es handelt sich um die Verhaltensstörungen, bei denen es zur „enthemmten" bewegungsaktiven Umsetzung geträumter Inhalte kommt.

Auffallender Weise sind viele Parasomnien (Pavor, Albträume, Somnambulismus und Jactatio capitis) in der *Kindheit* besonders häufig und seltener beim erwachsenen Menschen. Das morgendliche Erwachen entwickelt sich auf der Grundlage des Nerven-Sinnes-Systems. Bereits vorher kündigen sich Veränderungen im Rhythmischen System (der Blutdruck steigt vor dem eigentlichen Erwachen) und auch im Stoffwechsel-Gliedmaßen-System mit endokrinen Umstellungen als Vorboten des Erwachens an. Die Entwicklungsfolge von Gehen, Sprechen und Denken in der Kindheit entspricht diesem Prozess des Erwachens im Gliedmaßen-, Rhythmischen und schließlich Nerven-Sinnes-System. In der frühen Kindheit ist also das Erwachen auf der Grundlage des Nerven-Sinnes-Systems nicht vollständig vollzogen. Das Kind lebt noch intensiver in den Bewusstseinswelten, die im Rhythmischen und Stoffwechsel-Gliedmaßen-System mit den beschriebenen Schlafstadien zusammenhängen. Erst mit dem vollständigen Erwachen auf der Grundlage des Nerven-Sinnes-Systems mit der Fähigkeit des weltzugewandten abstrakten Denkens erlöschen diese Erfahrungswelten, Pavor nocturnus und Schlafwandel nehmen ab.

5. Grundlegende Gesichtspunkte zur Therapie

Der gestörte Schlaf führt zu unterschiedlichen Beschwerden, die über die Schwierigkeiten beim Ein- und Durchschlafen oder die fehlende Erholung beim Erwachen hinausreichen.

Beim *Erwachen* erleben manche Patienten mit einem nicht erholsamen Schlaf ihren *physischen Körper* wie „gerädert". Auf der Ebene der *ätherischen Organisation* klagen sie über die fehlende Erholung und Regeneration. Im *Seelischen* kann man auf die Stimmung des Erwachens achten: Mit welcher seelischen Gestimmtheit erwacht der Patient? Was klingt an inneren Erfahrungen aus der Schlafeswelt nach? Schließlich hat der Schlaf eine wichtige Funktion für die *Individualität*. Fähigkeiten konsolidieren und entwickeln sich, biografische Fragen, Entscheidungen und Zusammenhänge werden anders gesehen nach einer Nacht, in der sie sich in den größeren Zusammenhang des Schicksals stellten. An den vorliegenden Beschwerden orientiert sich die Therapie der Schlafstörungen.

5.1 Innere Vorbereitungen für den Schlaf

Die langfristig erfolgreiche *Therapie* setzt eine geeignete Schlafvorbereitung, -hygiene und -rhythmizität voraus und hat oft Konsequenzen für die Tagesgestaltung. Selbstverständlich besteht bei zahlreichen Erkrankungen die Notwendigkeit, einen Schlaf medikamentös zu erleichtern.

Allerdings ist auf die differenzialdiagnostische Einordnung zu achten, um nicht lediglich Symptome zu beeinflussen. So treten Schlafstörungen bei *Krebserkrankungen, arterieller Hypertonie, Diabetes mellitus* und dem *rheumatischen Formenkreis* auf. In diesen Zusammenhang gehören auch die *schlafbezogenen Atemstörungen. Schilddrüsenleiden* können ebenfalls mit Beeinträchtigungen des Schlafes einhergehen und sich mit der Behandlung der Grunderkrankung bessern. Es handelt sich um Schlafstörungen, die sich auf die mehrgliedrige *leibliche Organisation* des Menschen beziehen.

Ihnen stehen andere gegenüber, die im *Seelischen* ihre Wurzeln haben. Sie hindern den Patienten beim „Loslassen" und mindern die zum Einschlafen erforderlichen Vertrauenskräfte.

Es ist auf die Tages- und Schlafhygiene mit festen, dem individuellen circadianen Rhythmus angepassten Zu-Bett-geh- und Aufstehzeiten, Alkohol- und Nikotinkarenz sowie den Gebrauch stimulierender Getränke (z. B. Kaffee) zu achten. Bei chronischen Insomniepatienten bewährt sich die nicht pharmakologische Therapie mit chronobiologischer Adaptierung, Schlafhygiene, Stimuluskontrolle, Schlafrestriktion und Entspannungsübungen.[61,62]

Zur Grundlage der Therapie gehört ferner die *innere, geistige Schlafvorbereitung.* Zu ihr zählt die Rückschau auf den gelebten Tag und damit ein „Vorgriff" auf die eigentliche Rückschau während des Schlafs.

Die *Rückschau* sollte man *bildhaft*, in *umgekehrter Reihenfolge* (mit dem Abend beginnend) und nicht im Sinne einer moralischen Bewertung der Tagesereignisse vornehmen.

Die für diese Übung notwendige Kraft an *Konzentration* und *Aufmerksamkeit* bereitet das Sich-Lösen vor, es lässt sich nachfolgend viel leichter vollziehen.

Eine zweite Übung besteht in der Entwicklung eines *objektivierenden Verhältnisses* zu den *Sorgen* und *Problemen* des abgelaufenen Tages. Eine Patientin drückte es einmal so aus, dass sie mit den Kleidern auch die Sorgen des gelebten Tages auszöge. Das Geschehene wird mit dem Einschlafen einer anderen Welt übergeben.

Eine *Meditation*, ein *Spruch* oder ein *Gebet* verbinden die Individualität mit der geistigen Welt, die man im Schlaf betritt. Diese abendlichen Übungen sind sehr hilfreich. Der folgende von Rudolf Steiner formulierte Satz bereitet auf den Schlaf vor:

„Ich schlafe ein. Bis zum Aufwachen wird meine Seele in der geistigen Welt sein. Da wird sie der führenden Macht meines Erdenlebens begegnen, die in der geistigen Welt vorhanden ist, die mein Haupt umschwebt, da wird sie dem Genius begegnen. Und wenn ich aufwachen werde, werde ich die Begegnung mit dem Genius gehabt haben. Die Flügel meines Genius werden herangeschlagen haben an meine Seele."[63]

Diese Nähe zur geistigen Welt begründet das lange bekannte Phänomen der Problemlösung durch den Schlaf und der geistigen Inspirationen, die sich durch den Schlaf ergeben. Manche große Entdeckungen sind „aus der Nacht" gekommen (bekannte Beispiele sind die Entschlüsselung der Schrift auf dem Stein von Nebukadnezar durch Hermann Volrath Hilprecht (1859–1925), die Entdeckung des Periodensystems durch Dimitri Iwanowitsch Mendelejew (1834–1907) etc.[64]). Einige Studien berichten von dieser inspirativen Qualität des Schlafes.[65] Der Tag lässt also mit einer Frage abschließen, die – an die geistige Welt gestellt – am nächsten Tag zu einer Antwort führen kann.

Eine weitere Meditation betrifft die Entwicklung der Vertrauenskräfte in die geistige Welt. Rudolf Steiner gab diesen Spruch, der unter dem Namen „Beim Läuten der Glocken" bzw. „Abendglockengebet" bekannt wurde, einem etwa siebenjährigen Kind. Er verbindet die moralische Entwicklung des Menschen mit den Vertrauenskräften auf „göttliches Walten" im späteren Leben. Er hat deswegen auch eine allgemeine und nicht nur auf die Kindheit bezogene Bedeutung. Schließlich gibt es in jedem Lebensalter gewisse Kräfte der Kindheit, die sich pflegen und entwickeln lassen, um zu einer zukünftigen Kraftquelle für die Lebensgestaltung zu werden. Das Läuten der Glocken bekommt dann eine innerliche Bedeutung: Während es als das äußere Tönen den Menschen aus der Betriebsamkeit des Lebens für einen kurzen Moment herauslösen und mit seiner geistigen Heimat verbinden möchte, so kann der erwachsene Mensch im „inneren Läuten der Glocken" bewusst herbeigeführte Momente für die Besinnung auf das Geistige schaffen.

Die Meditation führt von der Sinneswahrnehmung ausgehend über das Denken und Fühlen zum Wollen: In der Wahrnehmung kann man das Schöne nicht nur bemerken, sondern bewundern. Im Denken kommt es auf das Behüten des Wahren an, im Fühlen auf die Verehrungskräfte dem Edlen gegenüber und im Wollen auf „das Gute beschließen". Die mittleren Zeilen weisen dann auf die Früchte dieser Entwicklung von Wahrnehmen, Denken, Fühlen und Wollen: Zielvolles, rechtes Handeln, Erfühlen des Friedens und die Verbindung des Denkens mit dem Licht entwickeln sich. Dieses ethisch-moralische Reifen lehrt den Menschen Vertrauen auf das Walten des Göttlichen in der Welt, aber auch in dem Grund der Seele.

Abendglockengebet

Das Schöne bewundern
Das Wahre behüten
Das Edle verehren
Das Gute beschließen:
Es führet den Menschen
Im Leben zu Zielen
Im Handeln zum Rechten
Im Fühlen zum Frieden
Im Denken zum Lichte;
Und lehrt ihn vertrauen auf göttliches Walten
In allem, was ist
Im Weltenall, im Seelengrund.[66]

Die Verbindung des geistig-seelischen Menschenwesens mit spirituellen Inhalten hat dabei eine doppelte Auswirkung. Auf der einen Seite kommt es zu einer Kräftigung der leiblichen Wesenheit, auf der anderen zu einer Förderung ihrer Verbindung mit der geistigen Welt. Abstrakte Ideen verwandeln Lebenskräfte in diejenige des Bewusstseins und haben deswegen einen lähmenden, kraftmindernden Einfluss auf das seelische Wesen sowie die Lebensorganisation und wirken sich schließlich beeinträchtigend auf den physischen Körper aus. Umgekehrt entstehen durch die innerlich belebte Denktätigkeit in Meditation und Gebet sowie durch die Entwicklung von Idealen anstelle abstrakter Ideen, belebende Kräfte. Ideale stärken durch ihr „Licht" den astralischen Leib, fördern durch ihre Wärme den Ätherleib und gesunden und unterstützen durch die in jedem Ideal wirkende Hoffnung- und Zukunftskraft auch den physischen Leib.

Neben dieser leiborientierten Bedeutung spiritueller Arbeit gibt es eine verborgene Wirksamkeit, die sich auf die geistige Welt bezieht. Oft wurde der Schlaf als der kleine Bruder des Todes bezeichnet. Mit dem Schlaf verlässt der Mensch die Welt der äußeren Erscheinungen und verbindet sich mit der geistigen Wesenswelt, in der auch die Verstorbenen leben. Die Aktivität des Menschengeistes strahlt in die geistige Welt und wird belebende „Nahrung" für die nicht mehr inkarnierten Menschenwesen: „Denn aus dem Erfülltsein der Seelen, die hier auf Erden schlafen, mit geistigen Vorstellungen, ziehen die Toten zunächst viele Jahre nach dem Tod Lebenskraft, die ähnlich ist, nur geistig, nur ins Geistige versetzt, dem, was wir als physische Menschen aus den uns Nahrung gebenden Wesenheiten der unter uns stehenden Naturreichen ziehen."[67] Insofern haben die meditative Arbeit und das Gebet nicht nur eine persönliche Bedeutung, sondern lassen eine Gesundung für das leibliche Wesen und belebende, ernährende Kräfte für die geistige Welt entstehen. Der Mensch hat für diese eine entscheidende Bedeutung, indem seine „brauchbaren" Gedanken eine Grundlage bilden für die verstorbenen Menschen und das zukünftige Schaffen der geistigen Wesenswelt.

Eine anthroposophische Schlafmedizin braucht also einen umfassenden und integrativen Ansatz, der die rhythmische Lebensgestaltung („die Nacht ist das Spiegelbild des Tags"), die Arzneitherapie und äußeren Anwendungen genauso einschließt wie die heileurythmischen und kunsttherapeutischen Hilfestellungen sowie die spirituelle Schlafvorbereitung.

5.2 Allgemeine Empfehlungen

Beim gesunden Schläfer ist tagsüber, wenn überhaupt, nur ein kurzes (ca. 15 min) „Napping" oder Mittagsschlaf zu empfehlen, der schlafgestörte Insomniepatiente sollte dies vermeiden. Auch sollte keine körperliche oder sportliche Aktivität in den zwei Stunden vor dem Zu-Bett-Gehen erfolgen. Ein *geregelter Tagesrhythmus* ist gerade bei Kindern wesentlich. Auch sollte der Insomniepatient nicht unmittelbar vor dem Schlafengehen noch etwas lesen. Insgesamt bewährt sich ein *multimodaler Therapieansatz* von Schlafrestriktion, Stimuluskontrolle, Tageshygiene und medikamentösen Ansätzen.[68] Diverse Entspannungsmethoden zeigen bei schweren Insomnien nur eine begrenzte Wirksamkeit. Die *Muskelrelaxation nach Jacobsen* ist wie oben erwähnt wirkungsvoll, diesbezüglich recht gut dokumentiert, steht allerdings hinter Schlafrestriktionsmaßnahmen zurück.[69] Die abendliche Heileurythmie unterstützt den Übergang von der Tagesgestaltung zur Nacht.

5.3 Äußere Anwendungen

Die äußeren Anwendungen der anthroposophischen Pflege sind eine wesentliche Hilfe in der Therapie des schlafgestörten Patienten. *Lavendelöleinreibungen* der *Unterschenkel* und *Füße* mit

- *Lavandula, Oleum aethereum 10 %* (Wala) — abendliche Anwendung
- *Lavendelöl 10 %* (Weleda) — abendliche Anwendung

zeigen oft Erfolg. Bei *kalten Extremitäten*, die auf eine angespannte Seele weisen, wendet man auch

- *Kupfer Salbe rot* (Wala)
- *Cuprum metallicum praeparatum 0,4 %* (Weleda) Salbe

an. Überhaupt ist in diesem Zusammenhang auf den *Wärmeorganismus* zu achten, der sich beim Einschlafen immer weiter in die Peripherie ausdehnen soll, dem Seelisch-Geistigen folgend.

Die *Rhythmische Massage* nach Ita Wegman befreit die angespannte Aktivität der oberen Wesensglieder, wenn diese sich nicht aus dem Tagesbewusstsein lösen und verkrampfend an dem Leib festhalten [→ Anhang].

Arzneimittel sind z.T. schlaferzwingend. Hierzu gehören die verschiedenen zumeist chemisch definierten Hypnotika, Sedativa und Anxiolytika. Der „erzwungene" Schlaf mit Benzodiazepinen ist allerdings in seiner Architektur verändert (verminderter Tiefschlaf und REM-Schlafanteil), sodass die Individualität die beschriebenen drei Schlafphasen möglicherweise nur eingeschränkt erreicht.

Exkurs

Zwar setzen moderne *Benzodiazepinagonisten* an den gleichen Benzodiazepinrezeptoren an, allerdings nicht am Rückenmark, weshalb sie nicht atemdepressiv wirken. Auch wirken sie nicht auf das limbische System, weshalb man mutmaßt, dass sie nahezu keine physische Abhängigkeit erzeugen. Auch verändern sie weniger die Schlafstruktur, wahrscheinlich vermindern sie nur die sogenannte Delta-Power im Tiefschlaf.[70] Allerdings sind tierexperimentell zahlreiche Veränderungen u. a. auch des REM-Schlafes beschrieben.[71] Diese Arzneimittel gelten als Einschlafmittel. Bei Durchschlafstörungen älterer Menschen steht ein retardiertes Melatoninpräparat (Circadin (Medice)) zur Verfügung, das abends eingenommen die Phasenlage (falls verspätet) wieder normalisiert und insbesondere durchschlaffördernd bzw. den erholsamen Schlaf global verbessernd wirkt. Nach Möglichkeit sollte man allerdings auf diese Arzneimittel verzichten und einen anderen therapeutischen Weg finden (s.u.). Melatonin ist das Hormon der Dunkelheit. Ihm steht das ebenfalls aus dem Tryptophan gebildete Serotonin polar gegenüber: Während Serotonin der Tagesaktivität der astralischen Organisation dient und zu charakteristischen Veränderungen im dreigliedrigen Organismus führt [→ XIV 2.1 Thrombozyten], fördert Melatonin die Nachtwirksamkeit der astralischen Organisation. Diese orientiert sich zur geistigen Welt und den Urbildern für die Gestaltung des Organismus. „Anima forma corporis" (Thomas von Aquin (1225–1274)) bringt diesen Einfluss der gestaltenden Wirksamkeit der Seele auf die Lebensprozesse der ätherischen Organisation zum Ausdruck. Entsprechend wirkt Melatonin schlafanstoßend, führt zu einem Absinken der Körpertemperatur als Ausdruck der sich lösenden Wesensglieder und ist mit aufbauenden (antioxidativen) Stoffwechselprozessen verbunden. Darüber hinaus sind antiproliferative und apoptoseinduzierende Eigenschaften bekannt. Offensichtlich führt die Nachtwirksamkeit der astralischen Organisation zur Gestaltung der proliferativen Lebensprozesse und kann u.U. die Tumorentwicklung inhibieren.[72]

Für einen gesunden Schlaf ist die Lichthygiene von entscheidender Bedeutung. Störlicht in der Nacht hat gravierende Auswirkungen auf die Melatoninsekretion der Epiphyse. Ebenso sind die negativen Effekte des Schichtdienstes belegt. Vor dem Einschlafen sollte man Licht mit hohem Blauanteil (z. B. Bildschirmarbeit) vermeiden.[73]

Bei den Hypnotika stellt sich die Frage nach möglichen Behinderungen der verborgenen Funktionen des Schlafes und des Reifens von Fähigkeiten, ferner nach Einschränkungen der leiborientierten astralischen Wirksamkeit, die mit dem Erwachen – und möglicherweise schon in jeder Traumphase – die gestaltenden Urbilder an die regenerativ-aufbauenden ätherischen Kräfte trägt. Unter diesem Aspekt ist auf die *REM-Suppression* bei *Benzodiazepinen* zu achten. In den langfristigen Analgosedierungen beim intensivmedizinisch betreuten Patienten findet die Bedeutung des REM-Schlafes für die immunologische Kompetenz zu wenig Berücksichtigung. In der Betreuung onkologischer Patienten entsteht die Sorge, inwieweit die Sedation prognoseverschlechternd wirkt. Auf die diesbezüglich widersprüchlichen Beobachtungen bei der Anwendung des *Schlafmohns* (Morphin) geht Kapitel [→ XXI. 4.3 Ergänzende praktische Gesichtspunkte] ein. Möglicherweise steht das dosisabhängig erhöhte Krebsrisiko, das für den Hypnotika-Gebrauch vorliegt, in diesem Zusammenhang.[74] Ferner ist auf die durch Hypnotika gesteigerte Mortalität hinzuweisen.[75]

Darüber hinaus erhöhen Benzodiazepine das Demenzrisiko (HR 1,60; 95% Konfidenzintervall 1,08–2,38).[76] Zudem ist die prognoseverschlechternde Wirkung einer verminderten Ruhe-Aktivitätsamplitude, d. h. eines flachen Schlafes und müden Tages, bekannt.

Salutogenetische Therapieprinzipien sollen das Einschlafen nicht „erzwingen", sondern „*ermöglichen*". Bei Schlafstörungen ist auf die das Rhythmische System und eine ihm förderliche rhythmische Tagesgestaltung zu achten. Das Rhythmische System unterstützt man medikamentös durch

▪ *Cardiodoron* (Weleda) Dil.	20-20-20 gtt.

Cardiodoron ist sehr viel mehr als nur ein Arzneimittel für kardiovaskuläre Erkrankungen. Durch seine Einnahme kann es zu einer Verbesserung von Schlafstörungen kommen.[77] Bei Insomnien in der Menopause gibt man es zusammen mit Bryophyllum (s. u.). Hier ist manchmal die alleinige abendliche Gabe dieser beiden Arzneimittel ausreichend.

Bei Schlafstörungen, die durch eine *unruhige Gedankenwelt* entstehen, kommt – in Ergänzung zu den seelisch-hygienischen Übungen – *Phosphor* in höherer Potenzierung in Betracht:

▪ *Phosphor D24 / Malva* (Weleda) Dil.	0-0-0-20 gtt.

Die zu stark in der Tageskonstellation verharrenden Wesensglieder *Ich* und *Astralleib* soll

▪ *Phosphorus D25 / Sulfur D25 aa* (Weleda) Dil.	0-0-0-20 gtt

lösen. Die Phosphor-Wirksamkeit bezieht sich in diesem Zusammenhang auf die Ich-Organisation, Sulfur auf den astralischen Leib. In eine ähnliche Richtung wirken:

▪ *Valeriana comp.* (Wala) Gbl. velati	0-0-0-15

- *Valeriana comp.* (Wala) Amp. s.c. 0-0-0-1
- *Avena comp.* (Wala) Glb. velati 0-0-0-15
- *Avena comp.* (Wala) Amp. s.c. 0-0-0-1.

Hafer verstärkt die aufbauende Nachtwirksamkeit der Wesensglieder, leitet ihr zu starkes Wachen auf der Grundlage des Nerven-Sinnes-Systems über in die aufbauende, ernährende Aktivität im Stoffwechselsystem.

Bei Einschlafstörungen infolge von *Gedankenkreisen* und *Kummer* liegen positive Therapieerfahrungen[78] mit

- *Humulus lupulus* (Weleda) Urtinktur 0-0-0-(10-30) gtt

bzw.

- *Lupulus D1* (DHU) Dil. 0-0-0-(10-30) gtt

vor. Handelt es sich um eine das Einschlafen behindernde *Erregung* des *Fühlens*, so kommt

- *Coffea tosta, ethanol. Decoctum D30* (DHU, Rezepturpräparat, z.B. Apotheke an der Weleda) Dil. 0-0-0-20 gtt

in Betracht. Coffea „übernimmt" die exzitierte Dynamik der *astralischen Organisation.* Es ist in hoher Potenzierung (D60) in

- *Calmedoron* (Weleda) Dil. 0-0-0-(20-40) gtt

(neben Avena, Humulus lupulus, Passiflora und Valeriana) enthalten. Coffea tosta findet beim alten Menschen oder bei Patienten mit demenziellen Syndromen auch in tiefen Potenzen Einsatz.

Bei Schlafstörungen infolge seelischer Unruhe kommt

- *Hyoscyamus / Valeriana* (Weleda) Dil. 0-0-0-20 gtt

zur Anwendung.

Bei Einschlafstörungen mit *Palpitationen* und *„Herzangst"* bestehen positive Erfahrungen[79] mit

- *Aurum / Hyoscyamus comp.* (Weleda) Dil. 20-20-0-20 gtt
- *Aurum/Stibium/Hyoscyamus* (Wala) Glb. velati 10-10-10.

Ein weiteres Arzneimittel, das ein unruhiges, exzitiertes *Seelenleben beruhigt*, entsteht durch die Vegetabilisierung des Kupfers via Melisse:

■ *Melissa Cupro culta Rh D3* (Weleda) Dil.	0-0-0-20 gtt.

Auf die wesentliche Indikation einer *Kupfertherapie* bei schockartigen Seelenerlebnissen, schreckhaftem Aufwachen, Albträumen oder anderen parasomnischen Störungen wie Pavor nocturnus und Insomnien, die in Zusammenhang mit Todesereignissen auftreten, wurde bereits hingewiesen.[80]

■ *Cuprum metallicum praeparatum D6* (Weleda) Trit.	0-0-0-1 MSP

Ein weiteres wichtiges Arzneimittel bei schlafbehindernder *innerer Unruhe* ist

■ *Bryophyllum 50 %* (Weleda) Trit.	0-0-0-½ TL
■ *Bryophyllum 5 %* (Weleda) 1 ml Trinkampulle	0-0-0-1
■ *Bryophyllum D5 / Conchae D7 aa* (Weleda) 1 ml (ggf. 10 ml) Trinkampulle	0-0-0-1.

Bryophyllum löst den exzitierten und sich zum Nerven-Sinnes-System orientierenden astralischen Leib, dessen Dynamik innerlich Unruhe erzeugt, aus dem Organismus und führt ihn in die aufbauende Nachtwirksamkeit des Stoffwechsel-Gliedmaßen-Systems. Klinische Studien zeigten entsprechend eine beruhigende, die Schlafqualität verbessernde Wirksamkeit. Kasuistische Mitteilungen berichten auch von einem therapeutischen Effekt beim Restles-legs-Syndrom.[81] Auch bei Karzinompatienten liegt eine Wirksamkeit bei Schlafstörungen vor.[82]

Beim angsterfüllten Wachen, das nicht den Übergang in das Loslassen und Einschlafen findet, kommt eine Therapie mit *Arsenicum album* in Betracht. Arsen entspricht dem Aufwachprozess des Menschen[83] [→ XXXII. 4.3 Angst und Unruhe]. Die potenzierte Anwendung dieses Arzneimittels „nimmt“ die zum Wachen orientierte astralische Wirksamkeit „ab“.

■ *Arsenicum album D20* (DHU) Dil.	0-0-0-20 gtt

Treten *Schlafstörungen* im Zusammenhang mit *Schilddrüsenerkrankungen* auf, so bewährt sich

■ *Colchicum, Tuber Rh D3* (Weleda) Dil.	20-20-20 gtt

oft [→ XVII. 4.1.1 Medikamentöse Therapie].

Schlafstörungen im Zusammenhang mit kardiovaskulären Erkrankungen[84] bessern sich durch

- *Cardiodoron* (Weleda) Dil. 20-20-20 gtt.

Ein weiteres wesentliches Arzneimittel bei insomnischen *Schlafstörungen* im Rahmen depressiver Syndrome ist *Hypericum*, das Johanniskraut. Bei mittelschwerer manifester Depression sollte substanziell mit 900 mg-Extrakt pro Tag (z. B. Laif 900 Balance) behandelt werden. Ferner bestehen positive Therapieerfahrungen mit

- *Hypericum Auro cultum Rh D3* (Weleda) Dil. 20-20-20 gtt
- *Hypericum Auro cultum D2* (Weleda) Dil. 20-20-20 gtt.

Diese licht- und wärmeverwandte Heilpflanze führt die oberen Wesensglieder in den Organismus. Das ständige Grübeln und qualvolle Betonen der Gedankenwelt wird erlöst und in die willensverwandte Aktivität und Durchwärmung des Organismus transformiert.

Liegen den Schlafstörungen *schockartige Erlebnisse* zugrunde, so kommt zur Unterstützung der ätherischen Organisation die äußere Anwendung von

- *Oxalis 30 %* (Weleda) Salbe
- *Oxalis, Folium* (Weleda) Tinktur
- *Oxalis-Essenz* (Wala)
- *Oxalis e planta tota W 10 %, Oleum* (Wala) als Wickel oder Salbeneinreibung abdominell, Durchführung siehe Anhang

in Verbindung mit

- *Argentum metallicum praeparatum D6* (Weleda) Trit. 0-0-0-1 MSP
- *Argentit D6* (Weleda) Trit. 0-0-0-1 MSP

zum Einsatz. Bei Ein- und Durchschlafstörungen des *neurasthenischen, vital geschwächten Patienten* liegen positive Erfahrungen mit

- *Sulfur selenosum D6* (Weleda) Trit. 0-0-0-2 MSP

vor.[85]

Beim schlafgestörten Patienten ist außerdem auf die *Wärmeorganisation* und insbesondere *kalte Akren* zu achten. Hier leisten die äußeren Anwendungen als abendliche Unterschenkel- und Fußeinreibung mit

- *Kupfer Salbe rot* (Wala)

- *Cuprum metallicum praeparatum 0,4 %* (Weleda) Salbe
- *Lavandula, Oleum aethereum 10 %* (Wala)
- *Lavendelöl 10 %* (Weleda) Ölige Einreibung

eine wertvolle Hilfe.

Schlafstörungen im Zusammenhang mit der *Krebserkrankung* und dem *Cancer-Fatigue-Syndrom* [→ XVIII. 4.7 Das Cancer-related Fatigue-Syndrom] erfordern multimodale Ansätze und lassen sich auch durch die *Mistel* bessern [→ XVIII. 3.5 Misteltherapie].

Die erwähnten Arzneimittel beziehen sich auf die Therapie der Schlafstörungen des Erwachsenen. Ein eigenständiges Kapitel sind die Schlafstörungen in der Kindheit. Hier sei auf die sehr hilfreichen Ausführungen von Georg Soldner verwiesen.[86]

5.5 Restless-legs-Syndrom

Die *Unruhe der Gliedmaßen* bis zum *Restless-legs-Syndrom* ist eine weitere Ursache für Schlafstörungen. Beim Restless-legs-Syndrom beklagen Patienten Missempfindungen wie ein *Kribbeln, Brennen, Ziehen, Krämpfe* oder auch ein *Spannungsgefühl* in den *Gliedmaßen*, die sich durch Bewegung bessern und bei Ruhe abends oder nachts auftreten.[87] In der klinischen Untersuchung findet sich ein unauffälliger Befund (zumindest bei den idiopathischen Formen).[88]

Bei ca. 40 bis 60 % aller Patienten (v. a. Frauen) besteht ein autosomal-dominanter Erbgang auf aktuell sieben bekannten Genloci[89], die z.T. mit erniedrigten Eisenspeichern (Ferritin) assoziiert sind.[90] Es können auch schwer kontrollierbare *Spontanbewegungen* auftreten. Eine Beschwerdeverschlimmerung erfolgt meist in Ruhe, eine Besserung durch Bewegung, in der sich die oberen Wesensglieder mit dem Organismus verbinden. Wirkt das Ich nicht ausreichend in der Bewegungsorganisation, so entstehen schwer beschreibbare Missempfindungen infolge der autonomen Aktivität der astralischen Organisation. Die Besserung dieser Beschwerden durch Bewegung unterstreicht diesen Zusammenhang: Der in den Missempfindungen zum Nerven-Sinnes-System orientierte astralische Leib verbindet sich durch die Bewegung wiederum mit dem Stoffwechsel-Gliedmaßen-System. Die vermehrte Tagesschläfrigkeit dieser Patienten entsteht durch *RLS-bedingte Einschlafstörungen* und durch die häufigen Weckreaktionen infolge der periodischen Beinbewegungen. Diese Befunde gehen mit einer reduzierten autonomen Regulation bei multimorbiden Patienten einher[91], was auf ein schwaches Eingreifen des Seelisch-Geistigen weist.[92] Für das *Restless-legs-Syndrom* (oder Ekbom-Syndrom), das primär (mit Vererbungskomponente) und sekundär (in Verbindung mit anderen Erkrankungen wie z.B. Niereninsuffizienz, Eisenmangelanämie, Schwangerschaft, rheumatoide Arthritis[93], Diabetes mellitus Typ 1 und 2 (bis zu 27 %), Polyneuropathie, Morbus Parkinson, Hyper- und Hypothyreose) auftritt, dokumentierten zwei retrospektive Untersuchungen für Zincum valerianicum bzw. Cuprum aceticum / Zincum valerianicum bei ca. 50 % aller Patienten eine klinisch relevante Therapieansprache.[94] Insofern haben sich folgende Medikamente bewährt[95]:

- *Cuprum aceticum / Zincum valerianicum* (Weleda) Dil. 1–3 x 20 gtt

ggf. in Verbindung mit

- *Mygale comp.* (Weleda) Dil. 0-0-0-20 gtt
- *Zincum valerianicum D3-D6* (Weleda) Dil. 1–3 x 20 gtt

sowie[96]

- *Calcium Quercus Inject* (Wala) Amp. s.c. 0-0-0-1.

Begleitend kommen

- *Rosmarinus, Infusum D4* (Weleda) Amp. s.c. 1-0-0

und bei *krampfartigen Beschwerden*

- *Magnesium phosphoricum acidum D6* (Weleda) Amp. s.c. 1-0-0
- *Magnesium phosphoricum acidum D6* (Weleda) Dil. 0-0-0-20 gtt

in Betracht. Auch Bryophyllum scheint das Restless-legs-Syndrom positiv zu beeinflussen.[97]

Cuprum vermittelt eine die oberen, krampfartig erwachten Wesensglieder empfangende, wärmeverbundene Qualität, während *Ferrum* ihre leibergreifende, willensaktive Wirksamkeit verstärkt.

Durch die diesem Syndrom zugrunde liegende Wesensgliederkonstellation fällt ein Licht auf die sonst eingesetzte Standardtherapie. *Dopamin* steht aufgrund seines Wirkungsspektrums mit dem astralischen Leib in Beziehung. Seine Anwendung veranlasst die astralische Organisation zum dynamischen Ergreifen des Organismus. Die Anwendung von dopaminartigen Verbindungen in der Therapie des Parkinson-Syndroms mit seiner zum Nerven-Sinnes-System orientierten, „erstarrten" astralischen Organisation erscheint dadurch genauso verständlich wie diejenige beim Restless-legs-Syndrom. Außerdem sei auf die positive Beeinflussung dieses Syndroms durch eine Eisenmedikation hingewiesen, die eindrücklich die beschriebene Wesensgliederkonstellation bestätigt und in die neuen Behandlungsempfehlungen aufgenommen wurde.[98] *Eisen* führt die Ich- und astralische Organisation in das Stoffwechsel-Gliedmaßen-System. Umgekehrt kann ein Eisenmangel ein RLS begleiten. Darüber hinaus scheint der Eisengehalt in der für die Bewegungsorganisation wesentlichen Substantia nigra erniedrigt zu sein.[99] *Zink* hat beim RLS eine besondere therapeutische Bedeutung und ist in dem bereits erwähnten Arzneimittel Cuprum aceticum / Zincum valerianicum enthalten. Das Zink gehört einerseits zu den besonders häufigen Metallen im menschlichen Organismus (ca. 2 bis 4 g)[100], erreicht also eine dem Eisen vergleichbare Menge, ist aber viel unbekannter in seiner physiologischen Bedeutung. Seine Verteilung im dreigliedrigen Organismus wirft ein Bild auf sein Wesen: Zink kommt besonders in der Prostata, Testes und auch den Ovarien, also den Organen des Reproduktionstraktes vor. Die Verbindung des Zinks zu den Lebensprozessen unterstreicht seine Bedeutung für die Wundheilung, genauso aber auch sein Vorkommen in mehr als 300 Enzymen (Carboanhydrase, Alkohol-, Glutamat-, Malat-, Lactat-, Retinol-Dehydrogenasen, alkalische Phosphatase und Matrix-Metalloproteasen).[101] Darüber hinaus steht es eng mit dem Insulin (Speicherform des Insulins in den B-Zellen) in Beziehung. Im Blut ist das Zink zu etwa 22 % an Albumin gebunden, kommt außerdem in den Erythrozyten (die Carboanhydrase katalysiert die Reaktion $CO_2 + 2\,H_2O \rightleftharpoons H_2CO_3 + H_2O \rightleftharpoons H_3O^+ + HCO_3^-$) und Granulozyten vor.[102] Sie ist des Weiteren in den Belegzellen des Magens im Zusammenhang mit der Magensäureproduktion, den Nieren und dem Auge (Kammerwasserbildung) anzutreffen. Schließlich findet sich das Zink im Nerven-Sinnes-System: Hohe Konzentrationen sind für das Gehirn, Augen, Retina, Iris, Hippocampus, Plexus chorioideus (möglicherweise durch die zinkhaltige Carboanhydrase mitbedingt), beschrieben.[103] Somit ist Zink mit den Vorgängen verbunden, die sich im Stoffwechsel-Gliedmaßen-System in den aufbauenden Lebensprozessen, im Nerven-Sinnes-System in den Denk- und Bewusstseinskräften zeigen. Dabei scheint das Zink die Bewusstseinskräfte in die Lebensprozesse des Organismus zu führen. Entsprechend leitet es bei einem zu starken Erwachen die zum Bewusstsein orientierten ätherischen Kräfte wiederum in das Stoffwechsel-Gliedmaßen-System. Hierdurch erklärt sich seine Wirksamkeit beim RLS: Während Cuprum mehr auf die astralische Aktivität wirkt, so hat Zink eine Beziehung zum Ätherleib. Dabei handelt es sich um charakteristische, aber nicht ausschließende Beziehungen: Selbstverständlich sind in diese Metallwirksamkeiten sämtliche Wesensglieder übergreifend einbezogen.

5.6 Schlafapnoe-Syndrom

Eine besondere therapeutische Herausforderung stellt das obstruktive Schlafapnoe-Syndrom (OSAS) dar, das sehr häufig das metabolische Syndrom und den Diabetes mellitus Typ 2 begleitet. Bei ungenügender Wesensgliederwirksamkeit im Stoffwechsel-Gliedmaßen-System kommt es während des Schlafs zu einer zu starken Lösung der Ich- und astralischen Organisation aus der Muskulatur, die im Bereich des Pharynx zu einer Obstruktion der oberen Atemwege führt. Sie bedingt dann die vermehrte Atemanstrengung „gegen Widerstand" mit oftmals lautem Schnarchen und auch Erwachen. Der Schlaf ist fragmentiert und es entwickelt sich eine unphysiologische sympathikotone Qualität. Klinische Zeichen des OSAS sind deswegen die Nykturie und die Tagesschläfrigkeit. Die Schlafapnoe führt zu verschiedenen gesundheitlichen Komplikationen [→ XVI. 4.2.6 Wachen und Schlafen beim Diabetes mellitus Typ 2]. Therapeutisch bessert man die Symptomatik entweder durch Erhöhung des Atemwegsdrucks (CPAP (Continuous Positive Airway Pressure); BIPAP (Bilevel Positive Airway Pressure), APAP (Automatic Positive Airway Pressure)) oder mechanisch (z. B. Protrusionsschiene). Diese Verfahren sind hilfreich, verändern allerdings nicht die Erkrankung und die ihr zugrunde liegende Wesensgliederkonstellation. Hier wirken die *Musiktherapie* und auch die *therapeutische Sprachgestaltung*, indem sie die Wesensglieder wiederum zu einer verstärkten Aktivität im Stoffwechsel-Gliedmaßen-System führen, wenngleich hierzu noch keine Studien vorliegen (für das Didgeridoo wurde allerdings eine Wirksamkeit nachgewiesen).[104] In diesem Sinne wirkt auch die *Heileurythmie*. Für die aktiv ausgeführte *Bewegung* zeigte sich ebenfalls eine Verbesserung der Schlafapnoe.[105,106] Die medikamentöse Therapie folgt den konstitutionellen Gesichtspunkten, um die Wesensglieder in die verstärkte Aktivität im Stoffwechsel-Gliedmaßen-System zu führen. So sind bei einem metabolischen Syndrom und Diabetes mellitus Typ 2 die beschriebene „Basisbehandlung" [→ XVI. 5. Grundsätzliche Gesichtspunkte zur Therapie des Diabetes mellitus (Typ 1 und Typ 2)] mit Rosmarintherapie [→ XVI. 5.5.2 Rosmarin], auch als überwärmendes Öl-Dispersionsbad, oftmals aber auch Bryophyllum [→ XVI. 5.5.8 Bryophyllum] und Cardiodoron als rhythmisierendes Prinzip mit schlafverbessernder Wirksamkeit (s. o.) angezeigt. Bei Adipositas kommen die ergänzenden ernährungsmedizinischen Gesichtspunkte in Betracht [→ XVI. 5.1 Diätetik].

Literatur

1 van de Straat, V., Bracke, P.: How well does Europe sleep? A cross-national study of sleep problems in European older adults. International Journal of Public Health 2015; 60 (6). S. 643–650.

2 Goethe, J. W.: Faust II. Insel-Verlag Leipzig 1982. S. 175.

3 AASM – American Academy of Sleep Medicine (Hrsg.): Das AASM-Manual zum Scoring von Schlaf und assoziierten Ereignissen. Regeln, Technologie und technische Spezifikationen. Steinkopff Verlag Stuttgart 2008.

4 Goethe, J. W.: Faust II. Insel-Verlag Leipzig 1982. S. 175.

5 van Lommel, P., van Wees, R., Meyers, V. et al.: Near-death experience in survivors of cardiac arrest. A prospective study in the Netherlands. The Lancet 2001; 358 (9298). S. 2039–2045.

6 Steiner, R.: Die Verbindung zwischen Lebenden und Toten (GA 168). Rudolf Steiner Verlag Dornach 1995.

7 Steiner, R.: Inneres Wesen des Menschen und Leben zwischen Tod und neuer Geburt (GA 153). Rudolf Steiner Verlag Dornach 1997.

8 Parnia, S., Waller, D. G., Yeates, R. et al.: A qualitative and quantitative study of the incidence, features ad aetiology of near death experiences in cardiac arrest survivors. Resuscitation 2001; 48 (2). S. 149–156.

9 Rodenbeck, A.: Manual der American Academy of Sleep Medicine. Überblick über die update Version 2.0. Somnologie 2013; 17 (2). S. 122–130.

10 Goichot, B., Weibel, L., Chapotot, F. et al.: Effects of the shift of the sleep-wake cycle on three robust endocrine markers of the circadian clock. American Journal of Physiology 1998; 275 (2). S. 243–248.

11 Bettermann, H., Kröz, M., Girke, M. et al.: Heart rate dynamics and cardiorespiratory coordination in diabetic and breast cancer patients. Clinical Physiology 2001; 21 (4). S. 411–420.

12 Born, J., Rasch, B.: Schlaf und Gedächtnis. In: Schulz, H. (Hrsg.): Kompendium Schlafmedizin für Ausbildung, Klinik und Praxis. Ecomed Verlag Landsberg 2004. S. 1–5.

13 Ebd.

14 Landmann, N., Kuhn, M., Maier, J.G. et al.: REM sleep and memory reorganization: Potential relevance for psychiatry and psychotherapy. Neurobiology of Learning and Memory 2015; 122. S. 28–40.

15 Schiller, F.: Wallenstein: Wallensteins Tod. 3. Akt, 13. Auftritt. Reclam Verlag Ditzingen 2017.

16 Steiner, R.: Geisteswissenschaftliche Gesichtspunkte zur Therapie (GA 313). Rudolf Steiner Verlag Dornach 2012. Vortrag vom 12. April 1921.

17 Steiner, R.: Menschliches Seelenleben und Geistesstreben im Zusammenhang mit Welt- und Erdentwickelung (GA 212). Rudolf Steiner Verlag Dornach 1998. Vortrag vom 17. Juni 1922.

18 Steiner, R.: Geisteswissenschaftliche Gesichtspunkte zur Therapie (GA 313). Rudolf Steiner Verlag Dornach 2001. Vortrag vom 12. April 1921.

19 Steiner, R.: Drei Schritte der Anthroposophie. Philosophie-Kosmologie-Religion (GA 25). Rudolf Steiner Verlag Dornach 1999. Kapitel: Schlaferlebnisse der Seele.

20 Steiner, R.: Die Offenbarungen des Karma (GA 120). Rudolf Steiner Verlag Dornach 1992. Vortrag vom 21. Mai 1910.

21 Steiner, R.: Anthroposophischer Seelenkalender. Rudolf Steiner Verlag Dornach 2016. Spruch für die erste Juni-Woche.

22 Steiner, R.: Der innere Aspekt des sozialen Rätsels. Luziferische Vergangenheit und ahrimanische Zukunft (GA 193). Rudolf Steiner Verlag Dornach 1989. 7. Vortrag.

23 Ebd.

24 Steiner, R.: Geistige Zusammenhänge in der Gestaltung des Organismus (GA 218). Rudolf Steiner Verlag Dornach 2017. Vortrag vom 4. Dezember 1922.

25 Ebd.

26 Steiner, R.:. Drei Schritte der Anthroposophie. Philosophie-Kosmologie-Religion (GA 25). Rudolf Steiner Verlag Dornach 1999. Kapitel: Schlaferlebnisse der Seele.

27 Steiner, R.: Esoterische Betrachtungen karmischer Zusammenhänge. Band 5 (GA 239). Rudolf Steiner Verlag Dornach 2014. Vortrag vom 14. Juni 1924.

28 Stuck, B. A., Maurer, J. T., Schredl, M. et al.: Praxis der Schlafmedizin. Springer Verlag Berlin/Heidelberg 2013.

29 Schredl, M.: Experimentell-psychologische Traumforschung. In: Wiegand, M., von Spreti, F., Förstl, H. (Hrsg.): Schlaf und Traum. Schattauer Verlag Stuttgart 2006.
30 Steiner, R.: Esoterische Betrachtungen karmischer Zusammenhänge. Band 2 (GA 236). Rudolf Steiner Verlag Dornach 1988. Vortrag vom 22. Juni 1924.
31 Steiner, R.: Anthroposophische Leitsätze (GA 26). Rudolf Steiner Verlag Dornach 1998. Kapitel: Schlaf und Wachen im Lichte der vorangegangenen Betrachtungen.
32 Peter, J., Köhler, D., Knab, B. et al. (Hrsg.): Weißbuch Schlafmedizin. Roderer Verlag Regensburg 1995.
33 Kinnucan, J. A., Rubin, D. T., Ali, T.: Sleep and inflammatory bowel disease: Exploring the relationship between sleep disturbances and inflammation. Gastroenterology and Hepatology 2013; 9 (11). S. 718–727.
34 Tham, E. K., Schneider, N., Broekman, B.F.: Infant sleep and its relation with cognition and growth: a narrative review. Nature and Science of Sleep 2017; 9. S. 135–149.
35 Touitou, Y., Haus, E.: Biologic rhythms in clinical and laboratory medicine. Springer Verlag Berlin Heidelberg 1994.
36 Tham, E. K., Schneider, N., Broekman, B. F.: Infant sleep and its relation with cognition and growth: a narrative review. Nature and Science of Sleep 2017; 9. S. 135–149.
37 Bartsch, R. P., Schumann, A.Y., Kantelhardt, J. W. et al.: Phase transitions in physiologic coupling. Proceedings of the National Academy of Sciences of the United States of America 2012; 109 (26). S. 10181–10186.
38 Cribbet, M. R., Carlisle, M., Cawthon, R. M.: Cellular aging and restorative processes: subjective sleep quality and duration moderate the association between age and telomere length in a sample of middle-aged and older adults. Sleep 2014; 37 (1). S. 65–70.
39 Ornish, D., Lin, J., Daubenmier, J.: Increased telomerase activity and comprehensive lifestyle changes: a pilot study. The Lancet Oncology 2008; 9 (11). S. 1048–1057.
40 Jacobs, T. L., Epel, E. S., Lin, J.: Intensive meditation training, immune cell telomerase activity, and psychological mediators. Psychoneuroendocrinology 2011; 36 (5). S. 664–681.
41 Lavretsky, H., Epel, E. S., Siddarth, P.: A pilot study of yogic meditation for family dementia caregivers with depressive symptoms: effects on mental health, cognition, and telomerase activity. International Journal of Geriatric Psychiatry 2013; 28 (1). S. 57–65.
42 Lungato, L.,Gazarini, M. L.,Paredes-Gamero, E. J.: Paradoxical sleep deprivation impairs mouse survival after infection with malaria parasites. Malaria Journal 2015; 14. S. 183.
43 Steiner, R.: Das Zusammenwirken von Ärzten und Seelsorgern. Pastoralmedizinischer Kurs (GA 318). Rudolf Steiner Verlag Dornach 1994. Vortrag vom 16. September 1924.
44 Tham, E. K., Schneider, N., Broekman, B.F.: Infant sleep and its relation with cognition and growth: a narrative review. Nature and Science of Sleep 2017; 9. S. 135–149.
45 Hall, M. H., Smagula, S. F., Boudreau, R. M. et al.: Association between sleep duration and mortality is mediated by markers of inflammation and health in older adults: The health, aging and body composition study. Sleep 2015; 38 (2). S. 189–195.
46 Ebd.
47 Osonoi, Y., Mita, T., Osonoi, T. et al.: Poor sleep quality is associated with increased arterialstiffness in japanese patients with typ 2 diabetes mellitus. BMC Endocrine Disordes 2015; 15 (29). doi 10.1186.
48 Besedovsky, L., Lange, T., Born, J.: Sleep and immune function. European Journal of Physiology 2012; 463 (1). S. 121–137.
49 Zielinski, M. R., Krueger, J. M.: Sleep and innate immunity. Frontiers in Bioscience (Scholar Edition) 2011; 3 (1). S. 632–642.
50 Ebd.
51 Fischer, J., Mayer, G., Peter, H. et al.: Nicht-erholsamer Schlaf. Blackwell Verlag Berlin 2002.
52 Young, T., Finn, L., Peppard, P. E. et al.: Sleep disordered breathing and mortality. Eighteen-year follow-up of the Wisconsin sleep cohort. Sleep 2008; 31 (8). S. 1071–1078.
53 Marshall, N. S., Wong, K. K., Liu, P. Y. et al.: Sleep apnea as an independent risk factor for all-cause mortality. The Busselton Health Study. Sleep 2008; 31 (8). S. 1079–1085.
54 Yaggi, H. K., Concato, J., Kernan, W. N. et al.: Obstructive sleep apnea as a risk factor for stroke and death. New England Journal of Medicine 2005; 353 (19). S. 2034–2041.
55 Dauvilliers, Y., Arnulf, I., Mignot, E.: Narcolepsy with cataplexy. The Lancet 2007; 369 (9560). S. 499–511.

56 Morin, C. M., Culbert, J. P., Schwartz, S. M.: Nonpharmacological interventions for insomnia. A meta-analysis of treatment efficacy. American Journal of Psychiatry 1994; 151 (8). S. 1172–1180.
57 Stuck, B. A., Maurer, J. T., Schredl, M.: Praxis der Schlafmedizin. Springer Verlag Berlin Heidelberg 2013.
58 Steiner, R.: Drei Schritte der Anthroposophie. Philosophie-Kosmologie-Religion (GA 25). Rudolf Steiner Verlag Dornach 1999. Kapitel: Schlaferlebnisse der Seele.
59 Steiner, R.: Drei Schritte der Anthroposophie. Philosophie-Kosmologie-Religion (GA 25). Rudolf Steiner Verlag Dornach 1999. Kapitel: Schlaferlebnisse der Seele.
60 Steiner, R.: Initiationswissenschaft und Sternenerkenntnis (GA 228). Rudolf Steiner Verlag Dornach 2002. Vortrag vom 2. September 1923.
61 Sivertsen, B., Omvik, S., Pallesen, S. et. al.: Cognitive behavioral therapy vs zopiclone for treatment of chronic primary insomnia in older adults. A randomized controlled trial. Journal of the American Medical Association 2006; 295 (24). S. 2851–2858.
62 Edinger, J. D., Wohlgemuth, W. K., Radtke, R. A. et al.: Cognitive behavioral therapy for treatment of chronic primary insomnia. A randomized controlled trial. Journal of the American Medical Association 2001; 285 (14). S. 1856–1864.
63 Steiner, R.: Bausteine zu einer Erkenntnis des Mysteriums von Golgatha. Kosmische und menschliche Metamorphose (GA 175). Rudolf Steiner Verlag Dornach 1996. Vortrag vom 20. Februar 1917.
64 Zitiert nach: Marisch, C., Genzel, L., Steiger, A.: Kreativität durch Schlaf. Somnologie 2016; 20 (6/7). S. 8–15.
65 Zitiert nach: Ebd.
66 Steiner, R.: Wahrspruchworte (GA 40). Rudolf Steiner Verlag Dornach 1998. S. 324.
67 Steiner, R.: Wie erwirbt man sich Verständnis für die geistige Welt? (GA 154). Rudolf Steiner Verlag Dornach 1985. Vortrag vom 5. Mai 1914.
68 Backhaus, J.: Störungsspezifische Psychotherapie der primären Insomnie. In: Barthlen, G., Virchow, J., Matthys, H. (Hrsg.): Handbuch Schlafmedizin. Dustri Verlag Oberhaching 2000. S. 323–334.
69 Müller, T., Paterok, B., Becker-Carus, C.: Nichtmedikamentöse Therapie der Insomnie. In: Rasche, K., Schulze-Werninghaus, G. (Hrsg.): Update Schlafmedizin. Dustri Verlag Oberhaching 2003.
70 Melton, S. T., Wood, J. M., Kirkwood, C. K.: Eszopiclone for insomnia. Annals of Pharmacotherapy 2005; 39 (10). S. 1659–1666.
71 Hambrecht-Wiedbusch, V. S., Gauthier, E. A., Baghdoyan, H A. et al.: Benzodiazepine receptor agonists cause drug-specific and state-specific alterations in EEG power and acetylcholine release in rat pontine reticular formation. Sleep 2010; 33 (7). S. 909–918.
72 Hill, S. M., Belancio, V. P., Dauchy, R. T. et al.: Melatonin: an Inhibitor of Breast Cancer. Endocrine Related Cancer 2015; 22 (3). S. 183–204.
73 Green, A., Cohen-Zion, M., Haim, A. et al.: Evening light exposure to computer screens disrupts human sleep, biological rhythms, and attention abilities. Chronobiology International 2017; 34 (7). S. 855–865.
74 Kripke, D. F., Langer, R. D., Kline, L. E.: Hypnotics' association with mortality or cancer: a matched cohort study. BMJ Open 2012; 2 (1). e000850.
75 Ebd.
76 Billioti de Gage, S., Bégaud, B., Bazin, F. et al.: Benzodiazepine use and risk of dementia: prospective population based study. British Medical Journal 2012; 345. e6231.
77 Rother, C., Schnelle, M.: Cardiodoron bei Patienten mit Schlafstörungen – Ergebnissse einer prospektiven Beobachtungsstudie. Complementary Medicine Research 2017; 24 (6). S. 15–25.
78 GAÄD (Hrsg.): Vademecum Anthroposophische Arzneimittel 2017. Der Merkurstab 2017; 70 (Suppl.). S. 462.
79 Ebd. S. 173.
80 Sommer, M.: Potenziertes Kupfer bei Alpträumen von Verstorbenen – Wirksamkeitsbeleg an Einzelfällen. Merkurstab 2001; 54 (3). S. 146–152.
81 Fürer, K., Simoes-Wüst, A. P., Winkler, A. et al.: Die Anwendung von Bryophyllum pinnatum-Präparaten in der Geburtshilfe und Gynäkologie – eine multizentrische prospektive Beobchtungsstudie. Forschende Komplementmedizin 2015; 22 (4). S. 231–236.
82 Simões-Wüst, A. P., Hassani, T. A., Müller-Hübenthal, B. et al.: Sleep Quality Improves During Treatment With Bryophyllum pinnatum: An Observational Study on Cancer Patients. Integrative Cancer Therapy 2015; 14 (5). S. 452–459.

83 Steiner, R.: Geisteswissenschaftliche Gesichtspunkte zur Therapie (GA 313). Rudolf Steiner Verlag Dornach 2001. Vortrag vom 15.4.1921.

84 Rother, C.: Anwendung von Cardiodoron bei Patienten mit funktionellen Herz-Kreislauf-Beschwerden und/oder Schlafstörungen – Ergebnisse einer prospektiven, nichtinterventionellen Beobachtungsstudie. Forschende Komplementärmedizin 2013; 20 (5). S. 334–344.

85 GAÄD (Hrsg.): Vademecum Anthroposophische Arzneimittel 2017. Der Merkurstab 2017; 70 (Suppl.). S. 704.

86 Soldner, G.: Individuelle Pädiatrie. Wissenschaftliche Verlagsgesellschaft Stuttgart 2018. Kap. 7.1: Schlafstörungen.

87 Allen, R., Picchietti, D., Hening, W. et al.: Restless legs syndrome. Diagnostic criteria, special considerations, and epidemiology. A report from the restless legs syndrome diagnosis and epidemiology workshop at the National Health Institutes of Health. Sleep Medicine 2003; 4 (2). S. 101–119.

88 Voderholzer, U., Hohagen, F.: Schlafstörungen bei neurologischen Erkrankungen. In: Barthlen, G. M., Virchow, J.-C., Matthys, H. (Hrsg.): Handbuch Schlafmedizin. Dustri Verlag Oberhaching 2000.

89 Winkelmann, J., Lichtner, P., Putz, B. et al.: Evidence for further genetic locus heterogeneity and confirmation of RLS-1 in restless legs syndrome. Movement Disorders 2006; 21 (1). S. 28–33.

90 Stefansson, H., Rye, D. B., Hicks, A. et al.: A genetic risk factor for periodic limb movements in sleep. New England Journal of Medicine 2007; 357 (7). S. 639–647.

91 Kröz, M., Feder, G., Laue, H. von et al.: Validation of a questionnaire measuring the regulation of autonomic function. BMC Complementary and Alternative Medicine 2008; 8. S. 26.

92 Steiner, R.: Geisteswissenschaft und Medizin (GA 312). Rudolf Steiner Verlag Dornach 1999. Vortrag vom 25.3.1920.

93 Voderholzer, U., Hohagen, F.: Schlafstörungen bei neurologischen Erkrankungen. In: Barthlen, G. M., Virchow, J.-C., Matthys, H. (Hrsg.): Handbuch Schlafmedizin. Dustri Verlag Oberhaching 2000.

94 Kröz, M., Anders, S., Brauer, D. et al.: Zincum valerianicum beim Restless-Legs-Syndrom. Erfahrungsheilkunde 2009; 58 (3). S. 121–128.

95 Ebd.

96 Ebd.

97 von Manitius, S., Flügel, D., Gievers-Steinlein, B. et al.: Bryophyllum pinnatum in the treatment of restless legs syndrome: A case series documented with polysomnography. Clinical Case Reports 2019; 7 (5). S. 1012–1020.

98 Oertel, W. H., Trenkwalder, C., Zucconi, M. et al.: State of the art in restless legs syndrome therapy. Practice recommendations for treating restless legs syndrome. Movement Disorders 2007; 22 (Suppl. 18). S. 466–475.

99 Moon, H.-J., Chang, Y., Lee, Y. S. et al. : T2 Relaxometry Using 3.0–Tesla Magnetic Resonance Imaging of the Brain in Early- and Late-Onset Restless Legs Syndrome. Journal of Clinical Neurology 2014; 10 (3). S. 197–202.

100 Löffler, G., Petrides, P. E., Heinrich, P. C. (Hrsg.): Biochemie und Pathobiochemie. Springer Verlag Berlin/Heidelberg 2007. S. 656.

101 Ebd., S. 672–673.

102 Ebd.

103 Sommer, M.: Zink – Versuch einer Annäherung an ein geheimnisvolles Metall. Der Merkurstab 1999; 52 (1). S. 18–23.

104 Puhan, M. A., Suarez, A., Lo Cascio, C, et al.: Didgeridoo playing as alternative treatment for obstructive sleep apnoea syndrome: randomised controlled trial. British Medical Journal 2006; 332 (7536). S. 266–270.

105 Andrade, F. M., Pedrosa, R. P.: The role of physical exercise in obstructive sleep apnea. Jornal Brasileiro de Pneumologia 2016; 42 (6). S. 457–464.

106 Aiello, K. D., Caughey, W. G., Nelluri, B. et al.: Effect of exercise training on sleep apnea: A systematic review and meta-analysis. Respiratory Medicine 2016; 116. S. 85–92.

KAPITEL XXIII

Erkrankungen des Verdauungstrakts

1. Leitgedanken

Erkrankungen des Verdauungstrakts sind in der Bevölkerung besonders häufig. Sie reichen von den *funktionellen* (z. B. Reizdarmsyndrom) bis zu den *organischen Erkrankungen*. Die großen Krankheitsprozesse des Menschen [→ III. Krankheitslehre] manifestieren sich auch im Verdauungstrakt: Entzündliche und allergische Leiden weisen auf die verstärkte Aktivität des Stoffwechselsystems, sklerosierende Erkrankungen und die gastrointestinalen Malignome stehen mit dem Nerven-Sinnes-System in Beziehung.

Mit dem Verdauungstrakt wendet sich der Mensch der Substanzwelt zu. Er verdankt sein physisches Dasein der Ernährung und damit den ihn umgebenden Naturreichen, die aber nur dann seinem Aufbau dienen, wenn sie einen umfassenden *Abbau- und Verwandlungsprozess* erfahren. Das materielle „Kleid" wird in der Verdauung abgebaut, die imponderablen Qualitäten der Substanz befreien sich dabei aus der physischen Erscheinung. Die Ernährung weist auf ihr übersinnliches Wesen und erschöpft sich keinesfalls in der stofflichen Substanzaufnahme.

In dreifacher Weise begegnet der Leib der Welt: Im oberen Menschen öffnet er sich durch das Sinnessystem. Ihr gegenüber bildet die Nervenorganisation einen knöchern umhüllten und von der äußeren Welt abgeschlossenen Innenraum. Im mittleren Menschen bildet das Blut mit seinem Zentralorgan, dem Herzen, das Innere, während sich die Lunge mit der Atmung nach außen wendet. Im Stoffwechsel-Gliedmaßen-System unterscheidet sich ebenfalls ein zum Inneren des Menschen gehörender Bereich, wie die innere Welt der großen Stoffwechselorgane von einem nach außen gerichteten, dem Verdauungstrakt.

Die *Sinne* verbinden den Organismus mit der umgebenden Welt. In den Wahrnehmungen entwickelt sich das Licht des Bewusstseins. So gesehen haben wir es nicht nur beim Sehsinn, sondern auch bei den anderen Sinnen mit einer Lichtqualität zu tun. Im *mittleren Menschen* entwickelt sich mit der Atmung die Beziehung zur Luft, im *Verdauungstrakt* diejenige zum Flüssigen und Festen. Der menschliche Organismus öffnet sich also in dreifacher Weise dem umgebenden Licht, der Luft und dem Flüssigen.

Die Sinneseindrücke erfahren ihre begriffliche Durchdringung und denkende Bearbeitung. Der Mensch muss die Wahrnehmungen aufnehmen, bearbeiten und „verdauen". Im Stoffwechselprozess der Verdauung finden sich entsprechende Qualitäten: Substanz wird aufgenommen und ihrer differenzierten Verarbeitung zugeführt. Die Entsprechung zwischen dem Nerven- und dem Verdauungssystem gehört zu den grundlegenden Gesichtspunkten Rudolf Steiners für das Verständnis der Verdauung und erfährt durch aktuelle Befunde zur „brain-gut-axis" eine besondere Relevanz.

Die Verdauungsfunktionen sind mit dem leiblichen, lebendigen, seelischen und geistigen Wesen des Menschen verbunden. Anatomie und Histologie beschreiben die Physis des Gastrointestinaltraktes, seine umfassenden Stoffwechsel- und Sekretionsprozesse gehören ebenso wie die beeindruckende Regenerationsfähigkeit zur ätherischen Organisation. Schließlich wird der Verdauungsprozess vom seelischen Empfinden und damit der astralischen Organisation moduliert. Bezeichnungen wie „kephale Phase der Verdauung“ oder auch „Appetitsaft“ weisen auf diese Verbindung hin. Darüber hinaus finden sich funktionelle Veränderungen im Zusammenhang mit Wachen und Schlafen. Die Aktivität der Ich-Organisation im Verdauungstrakt besteht im Abbau des „Fremden“ und im Aufbau der individuellen Substanz.

Für Verständnis und Therapie gastroenterologischer Erkrankungen ist somit die Kenntnis der *Wesensgliederwirksamkeit* von entscheidender Bedeutung, indem sie die anthroposophisch-medizinischen Konzepte begründet.

2. Der Verdauungstrakt

2.1 Der Ösophagus

Die *Speiseröhre* verbindet die Mundhöhle mit dem Magen. In der Mundhöhle entwickeln sich die bewussten Sinneswahrnehmungen des Schmeckens, demgegenüber gelangen die Funktionen des Magens nur in dumpfen Erfahrungen zum Bewusstsein.

Die *Mundhöhle* ist durch die *Dreigliederung* des *menschlichen Organismus* charakterisiert. Der *kuppelfömige harte Gaumen*, der in kleinerem Maßstab die Form der Schädelkalotte wiederholt, schließt die Mundhöhle nach oben ab. Der Mundboden wird muskulär gebildet und zeigt zusammen mit seinen knöchernen Strukturen die Eigenschaften des Gliedmaßensystems. Unterschiedliche Formen bis zum „gotischen“ Gaumen offenbaren die verschiedenen Gewichtungen der Dreigliederung seiner Gestalt.

Die *Zunge* nimmt einen mittleren Bereich ein. Auf der einen Seite unterstützt sie die Gliedmaßentätigkeit des Kauvorganges, auf der anderen Seite ist sie an Artikulation und Lautbildung und damit an der Gestaltung des Wortes beteiligt, welches das geistige Wesen des Menschen offenbart. Darüber hinaus ermöglicht sie die Wahrnehmungen des Geschmackssinnes (Geschmackspapillen) [→ Abb.].

Im Gegensatz zum Rumpfdarm fehlt im *Kopfdarm* die stoffwechselaktive Tela submucosa und ebenso die Muscularis mucosae. Die Schleimhaut ist am Zungenrücken durch feste Kollagenfasern an die derbe Aponeurosis linguae geheftet; am harten Gaumen ist die Propria straff mit dem Periost verbunden.[1] Das in den tieferen Abschnitten des Verdauungstraktes kräftig entwickelte Drüsensystem zieht sich in der Mundhöhle eher zurück und erscheint wie nach außen verlagert in den symmetrisch angelegten Speicheldrüsen. Damit nehmen sich die Qualitäten des Stoffwechselsystems in der Mundhöhle zurück, während sich diejenigen des *Nerven-Sinnes-Systems* deutlich entwickeln.

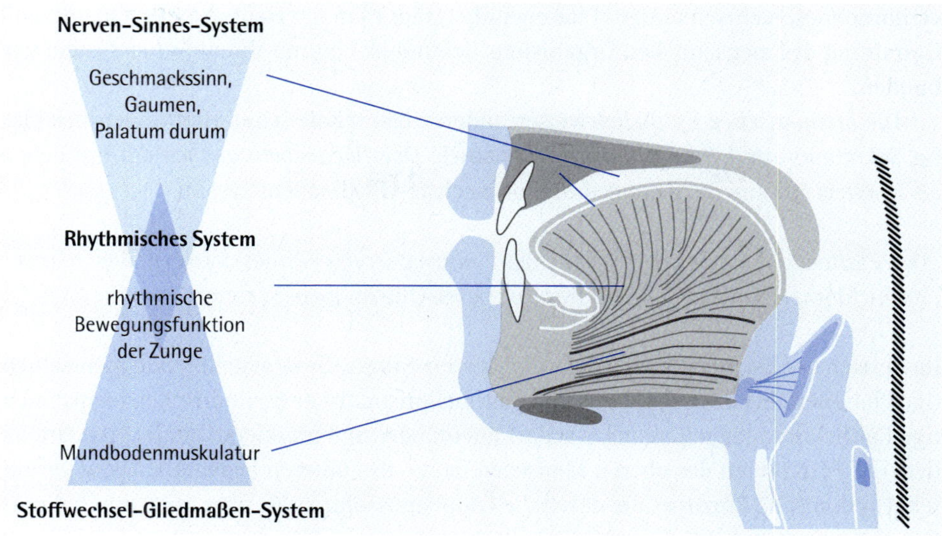

Dreigliederung der Mundhöhle

Durch die Sinne verbindet sich das Ich wahrnehmend mit der aufgenommenen Nahrung und ihren Qualitäten. Auch in der willkürlich intendierbaren Bewegung der Zunge und überhaupt des Mundes zeigt sich die *Willenstätigkeit des Ich.* Der Mundraum steht damit wie kein anderer der nachfolgend charakterisierten Abschnitte des Verdauungstraktes mit der *Ich-Organisation* in Beziehung.

Der Ösophagus orientiert sich durch seine Verbindung zur Mundhöhle zum oberen Menschen und damit zum Nerven-Sinnes-System. Sein Längenwachstum zeigt eine der Kopfentwicklung ähnliche Dynamik. So ist die Speiseröhre beim Neugeborenen – dem Kopf vergleichbar – relativ betrachtet länger als die eines Erwachsenen.[2] Ihr Wachstum scheint mit fortschreitendem Alter eine der Kopfentwicklung vergleichbare Retardierung zu erfahren. Die Speiseröhre verlässt noch nicht den dem *Nerven-Sinnes-System* zugehörigen seitensymmetrischen Bauplan; erst im Bereich des Magens kommt es durch aktive Entwicklungsbewegungen zur Asymmetrie. Einen direkten Bezug zur Sinneswelt entwickelt der Ösophagus durch die noch beim Neugeborenen erkennbaren Geschmacksknospen. Diesen stellt sich im Magen eine kräftig entwickelte Drüsenorganisation gegenüber. Mit den Drüsen des Magens wird nun im Unterschied zur Speiseröhre das Stoffwechsel-Gliedmaßen-System erreicht.

Der *obere Verdauungstrakt* (Mundhöhle und Ösophagus) orientiert sich zum *Nerven-Sinnes-System*, der *Magen* zum *Stoffwechsel-Gliedmaßen-System.*

Auch im histologischen Aufbau der Ösophagus- und Magenschleimhaut zeigt sich die charakterisierte *Polarität.* Der *Ösophagus* ist mit einem mehrschichtigen nicht verhornenden *Plattenepithel* ausgekleidet. Plattenepithelien haben meist keine wesentlichen Stoffwechselfunktionen, vielmehr dienen sie der äußeren Begrenzung von Bereichen des menschlichen Leibes, die häufig einer mechanischen Belastung ausgesetzt sind. Als verhornendes, mehrschichtiges Plattenepithel trägt es in der Haut zur Abgrenzung und Gestaltung des menschlichen Organismus bei und ist eng mit ihrem Sinnessystem verbunden.

Die *prismatischen Epithelien* weisen andere Eigenschaften auf. Hier finden sich häufig *Sekretions-* und *Resorptionsprozesse* sowie *Oberflächenbewegungen* der Epithelien als Hinweis auf ihre Beziehung zum Stoffwechsel-Gliedmaßen-System.

Das *Plattenepithel* orientiert sich zu den *Sinnen* (Nerven-Sinnes-System), das *prismatische Epithel* zum *Stoffwechsel* (Stoffwechsel-Gliedmaßen-System).

Im Bereich der Z-Linie grenzen das zum Nerven-Sinnes-System gehörende mehrschichtige Plattenepithel des Ösophagus und das hochprismatische (zylindrische), mehrschichtige Epithel des Mageneinganges scharf aneinander und markieren denjenigen Ort, an dem die Funktionen des oberen Menschen denen des unteren begegnen. Diese vermitteln rhythmische Prozesse, die durch die Ösophagussphinktere, aber auch durch die Atmungsbewegungen des Zwerchfells entstehen, in dessen Hiatus oesophagei sich dieser Übergangsbereich befindet.

2.2 Der Magen

Der Magen entwickelt sich embryologisch als *Hohlorgan*, das im Gegensatz zum Ösophagus nicht die ursprüngliche Röhrenform beibehält. Durch drehende und in ihrem Verlauf komplizierte Bewegungen wird der zum Nerven-Sinnes-System gehörende symmetrische Bauplan verlassen und „aktiv" die Asymmetrie als ein Charakteristikum der vom Peritoneum umschlossenen Leibeshöhle des Stoffwechselsystems entwickelt. Dabei entsteht der Magen zwischen zwei „Schwellenorten", dem *gastroösophagealen Schleimhautübergang* und dem *rhythmisch bewegten Pylorus.*

2.2.1 Die Dreigliederung der Magenorganisation

Auf die Dreigliederung des Magens wurde bereits in [→ II. 2.5.3 Die Dreigliederung in der Stoffwechselorganisation – ihre Bedeutung für das Verständnis von Pathogenese und Salutogenese] hingewiesen. In seiner Gestalt entwickelt der Magen mit dem luftgefüllten Fundus eine kuppelförmige Bildung, die der Kopfform ähnelt.

Corpus und *Funduskuppel* gehören zum *Nerven-Sinnes-System* des *Magens.*

Pylorusnah kommt es zur maximalen Ausbildung der *Muskulatur.* Die Wandstärke dieses Abschnitts wird sonst nirgendwo anders im Verdauungstrakt erreicht. Entsprechend verteilen sich nun die Bewegungsphänomene: Im Fundus überwiegen tonische, im Übergangsbereich vom Corpus zum Antrum beginnen die „wandernden" peristaltischen

Kontraktionen. Die Peristaltik nimmt zum Antrum hin an Geschwindigkeit zu.[3] Das Bewegungsverhalten im Antrum bezeichnet man auch als „Antrummühle" [→ Abb.].

Das *Antrum* gehört zum *Stoffwechsel-Gliedmaßen-System* des *Magens.*

Das *Rhythmische System* der Magenorganisation besteht in den zeitlich geordneten Bewegungsabläufen mit einer Frequenz von ca. 3/min. Bezieht man die entsprechende Frequenz der duodenalen Motilität (ca. 12/Minute) mit ein, so ergibt sich zwischen diesen Bereichen des Verdauungstraktes, die das rhythmische Bewegungsspiel des Pylorus verbindet, das charakteristische Frequenzverhältnis von 1:4.

Das *Rhythmische System* des *Magens vermittelt* zwischen den *polaren Systemen* und zeigt sich in den *zeitlich geordneten Funktionsabläufen.*

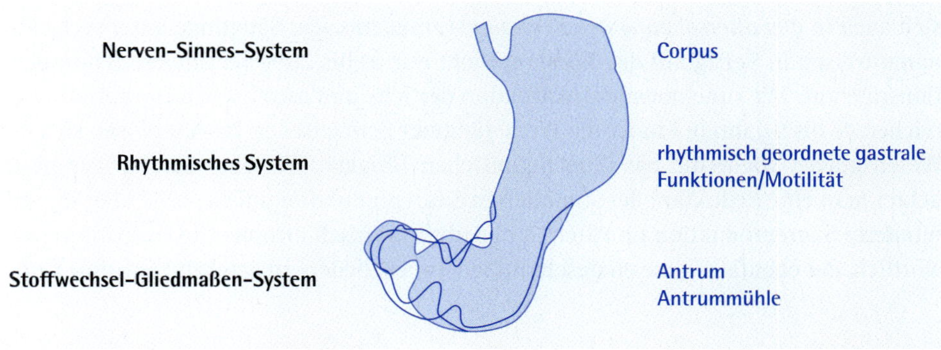

Die Dreigliederung des Magens: Im Corpus finden sich die Beziehungen zum Nerven-Sinnes-System, im Antrum kommt es zur wandernden peristaltischen Bewegung (die sich dadurch verändernden Umrisse des Antrum sind eingezeichnet). Die Bewegung ist rhythmisch geordnet.

2.2.2 Digestive und interdigestive Funktion

In der *Verdauungsphase* kommt es funktionell zu einem Überwiegen der Fundusqualitäten durch die gesteigerte Säure- und Pepsinsekretion. Sie zeigt eine mit dem oberen Magen und damit seinem Nerven-Sinnes-System zusammenhängende abbauende Qualität. In der interdigestiven Phase tritt diese Sekretion zurück und die schützende, eher mit aufbauenden Qualitäten einhergehende *Schleimbildung* überwiegt. Unter dem Aspekt der Wesensglieder sind die abbauenden Stoffwechselprozesse mit der astralischen Organisation verbunden, die sich auch in den begleitenden Empfindungen dieser Verdauungsphase zu erkennen gibt.

Die aufbauenden Prozesse im Stoffwechsel-Gliedmaßen-System des Magens (z. B. Mukosaprotektion und -regeneration, Schleimbildung) bestimmt die dominante ätherische Aktivität. Abbauende, durch das Nerven-Sinnes-System angeregte Stoffwechselprozesse begegnen den anabolen Funktionen des Stoffwechsel-Gliedmaßen-Systems, stehen sich funktionell und rhythmisch vermittelt als *Tages- und Nachtseite* der Magentätigkeit gegenüber.

Rhythmusstörungen (Tachy- oder auch Bradygastrie) weisen auf krankhafte Prozesse im Rhythmischen System des Magens hin.

2.2.3 Die rhythmische Ordnung in der Säurebildung

Die intragastrische Azidität zeigt eine deutliche tagesperiodische Rhythmik. Man findet eine Aziditätszunahme, die ihr Maximum in den Abendstunden erreicht. Die wechselnden pH-Werte des Magensaftes stehen mit der Wirkung der astralischen (eher saures) und der ätherischen Organisation (eher alkalisches Milieu) in Beziehung.

Lösen sich die oberen Wesensglieder funktionell aus dem Magen, so geht die Säurebildung zurück. Auch die Motilität des Verdauungstrakts lässt während des Schlafs nach.

Die Verbindung der Magensäuresekretion mit der Wesensgliederwirksamkeit zeigt sich auch in den *altersabhängigen Sekretionsveränderungen*: Säuglinge unter sechs Monaten weisen in Bezug auf das Körpergewicht nur 10 bis 20 % der adulten Säuresekretionsrate auf. Mit zunehmender Inkarnation der Ich- und astralischen Organisation erreichen 4- bis 9-jährige Kinder die Werte jüngerer Erwachsener. Im Alter lösen sich die Wesensglieder wiederum aus ihrer organischen Tätigkeit: Bei über 65-Jährigen beobachtet man eine Reduktion der stimulierten Säureproduktion um ca. 30 %.[4] Für die verminderte Säureproduktion im Alter ist u. a. die chronisch atrophische Gastritis verantwortlich, der ebenfalls diese eingeschränkte Wesensgliederwirksamkeit zugrunde liegt.

2.2.4 Die Tag- und die Nachtseite in der Magenorganisation

Die Säurebildung ist Ausdruck der *astralischen Organisation*. Der Mensch erlebt sie in den sekretionsbegleitenden Empfindungen. Die aggressiv und abbauend wirksame *Tagseite der Magenfunktion* führte unweigerlich zur Selbstverdauung des Magens, wenn nicht dem katabolen Stoffwechsel eine den Aufbauprozessen dienende *Nachtseite* gegenüberstünde. Bei der Säurebildung entsteht u. a. Bicarbonat, das in die Blutbahn gelangt und über die Deckepithelzelle, mit dem Schleim vermengt, sezerniert wird oder durch Diffusion in die Schicht zwischen Schleim und Deckepithelzelle gelangt. Dabei soll der Magenschleim bis zu 80 % des gebildeten Bicarbonats aufnehmen können. Es entwickelt sich eine alkalische Qualität, die der aufbauenden Wirksamkeit der ätherischen Organisation dient.

Die bereits angeführte Beobachtung aus dem Tierreich [→ II. 2.5.3 Die Dreigliederung in der Stoffwechselorganisation – ihre Bedeutung für das Verständnis von Pathogenese und Salutogenese], wonach bei der *Froschart Rheobatrachus silus* das Weibchen die Eier schluckt und der Magen sich in eine schützende Gebärhöhle verwandelt, weist eindrücklich auf die aufbauende Nachtseite der Magenfunktion. Die Eier sind dabei in bicarbonatgesättigten Schleim gebettet. Wenn dann alle jungen Frösche der Mutter aus dem Maul gekrochen sind, wird aus der

Gebärhöhle binnen Kurzem wieder die säureaktive Verdauungshöhle. Hier zeigen sich eindrucksvoll die Tag- und Nachtseite des Magens.

2.3 Der Dünndarm

Das Duodenum zeigt funktionell einen *dreigliedrigen Aufbau* und steht seiner Gestalt nach mit dem Magen in Beziehung. Der „kopfähnliche", dem Magenfundus vergleichbare, häufig mit Luft gefüllte Bereich des Duodenums ist der relativ glattwandige *Bulbus duodeni* [→ Abb.].

Im Vergleich zur großen Funduskuppel wirkt dieser Bereich des Zwölffingerdarms schon deutlich kleiner. Auch die für den Magenfundus und das anschließende Corpus charakteristische Drüsensekretion ist im Duodenum verringert und zum Teil ins exokrine Pankreas herausverlagert. Im weiteren Verlauf des Duodenums gewinnen die *resorbierenden* und *aufbauenden Prozesse* an Bedeutung. Der intraluminale katabole Stoffwechsel und die sich anschließenden resorbierenden Stoffwechselprozesse gehören zum *Stoffwechsel-Gliedmaßen-System* des Duodenums, dem sich die Motilität als Bewegungsphänomen zuordnet. Zwischen diese Polaritäten stellt sich vermittelnd der rhythmisch geordnete Ablauf der Bewegung (s. o.).

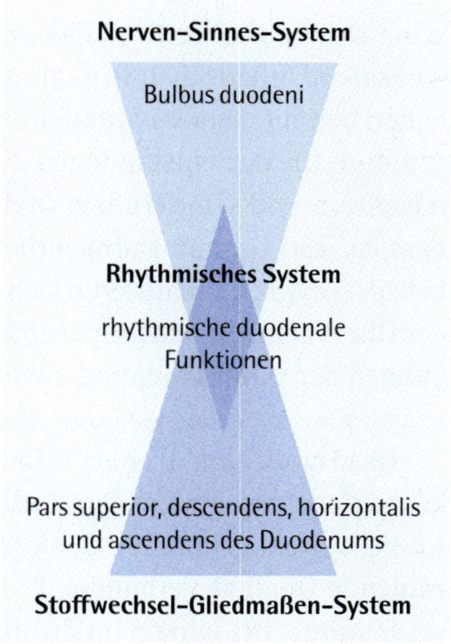

Dreigliederung des Duodenums

Exkurs

Krypten und *Zotten* bilden eine Polarität.

Die *Krypten* und damit die Glandulae intestinales gehören zu den exkretorischen Drüsen. Sie erscheinen als eingestülpte intestinale Außenwelt und dienen dem abbauenden Stoffwechsel. Die Zotten sind unmittelbar den Krypten benachbart und schließen sich auch funktionell mit ihren großenteils resorptiven Prozessen der exkretorischen Drüsenfunktion an. Die Zotten erscheinen als „ausgestülpte Innenwelt", die mit erheblich vergrößerter Oberfläche rhythmisch bewegt in das Darmlumen hereinreicht.

Damit steht der katabolen, mit dem Wirken der astralischen Organisation verbundenen Drüsensekretion die aufbauende, resorbierende Nachtseite gegenüber, die von der Aktivität der ätherischen Organisation dominiert ist. Die *Zotten* verfügen über ein gut entwickeltes Blut- und Lymphgefäßsystem. Es gleicht morphologisch den plazentaren Zotten mit ihrer aufbauenden und ernährenden Funktion. Außerdem haben die Zotten ein Bewegungsvermögen. Einzelne glatte Muskeln sollen aus der Muscularis mucosae einstrahlen und in der Längsachse der Zotten verlaufen. Bei Kontraktion (im Zusammenhang mit der Verdauung mehrmals in der Minute) pressen sie die Blut- und Lymphgefäße aus (Zottenpumpe), indem sie die

Zotten verkürzen.[5] Offenbar zeigen sich in diesen Bewegungsphänomenen rhythmische Prozesse. In Sekretion und Resorption entwickelt sich ein „Atmungsprozess" im Flüssigen. Erkrankungen wie die glutensensitive Enteropathie (Zöliakie) führen zu einer Zottenatrophie und betreffen damit den Bereich, der besonders durch das Wirken des ätherischen Leibes charakterisiert ist.

Der anatomische Bau des Dünndarms, der sich nach morphologischen Kriterien in die drei Abschnitte *Duodenum, Jejunum* und *Ileum* gliedert, unterscheidet sich deutlich von dem der oberen Darmabschnitte. Nach weiter distal nehmen die Zotten ab und die Krypten zu. Die Zotten sollen dabei im oberen Dünndarm breiter, zum Teil blattartig gestaltet sein.[6] Das Epithel verfügt über eine hohe regenerierende Potenz als Ausdruck der stark wirksamen ätherischen Organisation. Die durchschnittliche Lebensdauer der Darmepithelien beträgt etwa 36 Stunden.[7] Im Fundus der Lieberkühnschen Krypten finden Mitosen statt. Die neu entstandenen Zellen wandern aus der Tiefe der Krypten bis zu den Zottenspitzen und schilfern hier in das Darmlumen ab. Für den Menschen nimmt man an, dass ca. 250 Gramm Darmepithelien täglich abgestoßen werden. Die proliferierenden Lebensvorgänge lokalisieren sich also v. a. in der Tiefe der Krypten, die Formgebung an der Oberfläche. Ein disproportioniertes Verhältnis von *Form* und *Leben* führt zu Erkrankungen der Darmschleimhaut wie den adenomatösen und malignen Neoplasien [→ XVIII. 5.2.2 Das Wirken der Wesensglieder in der Adenom-Karzinom-Sequenz].

Das Duodenum als oberer Bereich des Dünndarmes führt zwei wesentliche Flüssigkeitsströme zusammen: Den *Gallen-* und den *Pankreassaft*. Mit der Galle ist eine zum Nervensystem gehörende Qualität, mit dem Pankreassaft eine zum Stoffwechselsystem zählende Qualität verbunden [→ XXVI. 2.4. Pankreas- und Gallenorganisation]. Die beiden polaren Verdauungssäfte wirken im Zwölffingerdarm zusammen.

Exkurs

Das *Glutathionsystem* im menschlichen Gastrointestinaltrakt dient (u. a.) protektiven Prozessen und ist Ausdruck des *aufbauenden Wirkens der ätherischen Organisation.* Glutathion – ein Tripeptid aus den Aminosäuren Glutaminsäure, Cystein und Glycin – enthält *Schwefel,* ist leicht zu oxidieren und bildet dann ein Disulfid. Die Synthese erfolgt vorwiegend in der Leber und in den Nieren, anschließend gelangt es über das Gefäßsystem zu den anderen Organen. Die durch das Enzym Glutathion-S-Transferase katalysierte Konjugation mit Glutathion stellt einen wichtigen Entgiftungsweg von schädlichen Substraten dar. Im *Magen* und im *Dünndarm* liegt im Vergleich zum Dickdarm eine höhere Enzymaktivität vor. Die verminderte Aktivität zytoprotektiver Enzyme als Ausdruck einer eingeschränkten aufbauenden Wirksamkeit der ätherischen Organisation (Nachtphase) steht mit unterschiedlichen gastrointestinalen Erkrankungen in Zusammenhang und weist auf ein Ungleichgewicht der Wesensglieder. Eine obst- und gemüsereiche Kost verstärkt die Zytoprotektion.[8]

Die *Bauhinsche Klappe* charakterisiert einen Schwellenort im Gastrointestinaltrakt, dem sich lymphatisches Gewebe beiordnet (Appendix, „Darmtonsille"). Hier findet der Übergang von den resorptiv aufbauenden Stoffwechselprozessen des Dünndarms zu den Prozessen im Kolon statt, die sich nun dem Physischen zuwenden, indem der Darminhalt eingedickt bewegt wird.

Die *Schleimhaut* des Dickdarms ist zottenlos und verfügt damit nicht mehr über Strukturen, die den ätherischen Aufbauprozessen dienen. Die Krypten liegen enger beieinander und sind tiefer als im Dünndarm; ihre Länge nimmt dabei analwärts zu. Die Schleimhaut mit ihrem hochprismatischen Epithel ist reich an Becherzellen.

Bereits die *Lamina muscularis* ist gut ausgebildet und zählt zusammen mit der ebenfalls kräftigen Ring- und der zu Längsstreifen organisierten Taenienmuskulatur zum Bewegungssystem dieses Darmabschnitts.

Im Kolon kommt es zu erheblichen *Konzentrations- und Verdichtungsprozessen.* Diese können bis zu steinharten Skybala führen. Der Verhärtungsprozess entsteht durch einen *Flüssigkeitsentzug*, der als eine Hauptaufgabe dieses Darmabschnitts erscheint. Diese Resorption gilt oft nur hinsichtlich des Flüssigkeitshaushalts als sinnvoll. Aber ihr kommt noch eine ganz andere und wesentliche Aufgabe zu. Diese rückt gerade einen Bereich des Darms, der wegen des Stuhltransports eher eine Geringschätzung erfährt, in ein ganz anderes Licht.

Die aufzunehmende *Flüssigkeit* besteht nur scheinbar aus undifferenzierten Verdauungssäften. Es handelt sich vielmehr um ein Medium, das in sich die stattgefundenen Verdauungsprozesse, und – da diese der Ernährung folgen – das Wesen der Nahrungssubstanzen eingeschrieben hat. Wie sich durch die Potenzierung Eigenschaften der Ursubstanz in die Trägerflüssigkeit einprägen, so scheinen sich auch hier diese Prozesse in das flüssige Element einzuschreiben. Damit trägt die resorbierte Flüssigkeit, die kaum noch Stofflichkeit mitführt, weniger die materiellen Qualitäten als das geistige Wesen der Substanzen in den Organismus. So lassen sich für die aufgenommene Substanz die folgenden Stufen im Verdauungsprozess abgrenzen.

Unter dem Gesichtspunkt der vier Substanzaspekte [→ IV. 2.2 Vier Aspekte der Substanzbetrachtung] begegnet der menschliche Organismus zunächst der *stofflichen Qualität der aufgenommenen Nahrung.* Durch die katabolen Verdauungsprozesse wird dieses äußere Sinneskleid, indem ihr inneres Wesen erscheint, zunehmend zerstört. Während nun die stoffliche Hülle zerfällt, befreit sich das Prozessuale. Vielleicht gilt auch hier der von Rudolf Steiner für das Ätherische charakterisierte Sachverhalt, dass das Zerfallen im Stofflichen einer Konsolidierung im Ätherischen (und umgekehrt) entspricht.[9] Löst sich die Substanz im Flüssigen, so prägen sich die *prozessualen Qualitäten* dem Flüssigen als ihm innewohnende Gesetzmäßigkeit ein und der Organismus nimmt sie zur weiteren Verarbeitung auf.

Substanzprozesse weisen auf eine zugrunde liegende *Gesetzmäßigkeit* [→ IV. 2.2 Vier Aspekte der Substanzbetrachtung]. Auch diese geistige Qualität befreit sich aus der Verbindung mit dem Stoff und wird vom Menschen aufgenommen. Von ihr ist anzunehmen, dass sie sich dem intestinalen Luftorganismus mitteilt. Die diesen Bereich betreffenden

Vorstellungen sind möglicherweise viel zu eng gefasst. Die Luft scheint innerhalb des Verdauungstraktes diese inneren Gesetzmäßigkeiten aufzunehmen und sie dem menschlichen Organismus im Zusammenhang mit ihrer intestinalen Resorption mitzuteilen.

Schließlich gehören die Gesetzmäßigkeiten zum geistigen *Prinzip, also dem Wesen der Substanzwelt.* Dieses prägt sich in die differenzierte Wärmeorganisation des Verdauungstrakts ein und teilt sich ebenfalls dem Menschen mit. Diese verschiedenen Ebenen, die über das stofflich-molekulare Resorptionsverständnis hinausweisen, müssen sich nun dem menschlichen Organismus „anverwandeln", sind also von ihrer zunächst bestehenden „Weltqualität" in das Menschliche zu überführen.

Damit entsteht ein Bild der *Nahrungsaufnahme*, das nur auf einer *untersten Ebene* die *stofflichen Aspekte* betrifft. Darüber hinaus weist sie auf die *geistigen Ebenen* der *Substanzen.* Diese befreien sich aus der *sinnlichen Erscheinung* und machen damit den *Verdauungsprozess* in seinen *wesentlichen Qualitäten* zu einem *übersinnlichen Vorgang.*

2.5 Das Mikrobiom

Die intestinalen Mikrobiota bilden einen großen, in sich differenzierten Organismus und sind als intestinale Lebensorganisation mit zahlreichen spezifischen Funktionen verbunden.[10] Diese sind für den gesunden Organismus entscheidend und beziehen sich auf unterschiedliche Bereiche wie das Immun- und das Nervensystem. Der weitaus größte Teil des Mikrobioms findet sich im Colon. Es erreicht ein Gewicht, das dem des Gehirns entspricht. „Mehr als 90 % der etwa 1.000 Bakterienspezies können je einer der beiden Bakterienstämme (lat. Phylla), Bacteroides (gramnegativ) oder Firmicutes (grampositiv) zugeordnet werden."[11] Veränderungen des Mikrobioms stehen mit unterschiedlichen Erkrankungen in Zusammenhang. Diese reichen vom Diabetes mellitus über chronisch entzündliche Darmleiden bis zu neurologischen und psychiatrischen Erkrankungen.

2.5.1 Mikrobiom und Wesensglieder

Das Mikrobiom ist dabei nicht nur das Ergebnis einer unspezifischen und störanfälligen bakteriellen Kolonisation, sondern durch die *Wesensgliederwirksamkeit* bestimmt. So fällt die Ausreifung des Mikrobioms in das dritte Lebensjahr[12] und damit in Zeit, in der das Kind zu sich „Ich" sagen lernt und mit der Ich-Organisation intensiver den Organismus ergreift. Als individueller mikrobiologischer „fingerprint" stabilisiert es sich allerdings erst später. Das ursprüngliche, noch nicht ausgereifte Mikrobiom ist „mütterlich" bestimmt: Studien mit oral applizierten und markierten Bakterien zeigten, dass die mütterliche Darmflora diejenige des Mekoniums vorgeburtlich prägt, wobei die bakterielle Transmission u. a. über die Plazenta und Amnionflüssigkeit erfolgt. Postnatal ist die Brustdrüsenflora bedeutsam.[13] Entscheidend ist die vaginale Geburt und das anschließende

Stillen: Eine Sectio caesaria hinterlässt Spuren, die sich noch circa sieben Jahre nach der Geburt nachweisen lassen.

Die *Zusammensetzung des ausgereiften Mikrobioms* bleibt nahezu lebenslang erhalten und unterliegt im hohen Alter im Rahmen der Exkarnation der *Ich-Organisation* aus ihrer leiblichen Wirksamkeit erneut verstärkten Schwankungen.

Interessanterweise besteht eine mikrobielle Ähnlichkeit mit vermehrt gemeinsamen bakteriellen Stammprofilen (Phyllotypen) unter Familienmitgliedern. Diese ist bei monozygoten Zwillingen am größten. So sprechen diese Beobachtungen für eine „Erblichkeit" eines funktionellen Kernmikrobioms. Dieses Phänomen bedingt allerdings eher die familiäre Ähnlichkeit in der Wesensgliederkonstellation, die sich bis in das Genom ausdrückt. Darüber hinaus zeigen eineiige Zwillinge im weiteren Verlauf ihres Lebens nur eine erstaunlich geringe Übereinstimmung von ca. 17 %.[14] Interessanterweise kommt es mit einer grundlegenden Veränderungen in der Wesensgliederwirksamkeit auch zu Änderungen des Mikrobioms: In der Schwangerschaft ziehen sich die Ich- und die astralische Organisation aus dem Stoffwechsel-Gliedmaßen-System zurück. Dadurch entsteht ggf. sogar eine diabetische Stoffwechsellage (Gestationsdiabetes). Interessanterweise ähnelt nun das Mikrobiom im dritten Trimenon demjenigen von Patienten mit metabolischem Syndrom. Auch führte die Stuhltransplantation von Schwangeren im dritten Trimenon bei keimfreien Mäusen zu einem ähnlichen Syndrom.[15]

Die Polarität der schlanken, zum Nerven-Sinnes-System orientierten Konstitution gegenüber der adipösen, metabolischen, vom Stoffwechsel-Gliedmaßen-System geprägten Konstitution drückt sich ebenfalls in der Zusammensetzung des Mikrobioms aus.[16] Auch hier prägen die zu diesen polaren Konstitutionen gehörenden Wirksamkeiten der Wesensglieder die Besiedlung.

Das Mikrobiom ist durch verschiedene Faktoren beeinflussbar. Antibiotika führen zu gravierenden Veränderungen. Möglicherweise hat eine (Breitband-)Antibiose in der frühkindlichen Entwicklung auch eine langfristige Konsequenz (Adipositas).[17] PPI haben Auswirkungen auf das Mikrobiom und können seine Diversität vermindern.[18, 19] Des Weiteren spielt die Ernährung eine wichtige Rolle. So ist das Mikrobiom von Vegetariern deutlich vielfältiger als bei gemischter Ernährungsweise. Schließlich beeinflusst *Bewegung* die Besiedlung positiv:

Vieles spricht dafür, dass sich durch die *Bewegungsaktivität* der Ich- und astralischen Organisation im Stoffwechsel-Gliedmaßen-System die *Biodiversität des Mikrobioms* erhöht. Die Bewegung in der Kindheit ist von besonderer Bedeutung.[20, 21]

Bakterien sind in komplexe Stoffwechselprozesse involviert. Sie bauen Ballaststoffe wie Galacto- und Fructooligosacharide zu kurzkettigen Säuren (Acetat, Propionat, Butyrat) ab. Dabei führt beispielsweise Butyrat zu einer Verbesserung der Insulinsensitivität. Umgekehrt ist die Reduktion von buttersäureproduzierenden Bakterien mit einer diabetischen Stoffwechsellage, mit chronisch-entzündlichen Darmerkrankungen und auch dem Kolonkarzinom assoziiert.[22] Buttersäure dient offenbar der astralischen Wirksamkeit im Intestinaltrakt.

2.5.2 Darm-Hirn-Achse

Das *Mikrobiom* ist mit der Bewusstseinswelt und damit dem *Nervensystem* verbunden.

Die *Darm-Hirn-Achse* basiert auf mehreren, funktionellen Beziehungen. So bilden sich im Darm Neurotransmitter (wie Serotonin) und Substanzen, die Neurotransmittern ähneln oder die Freisetzung von intestinalen Neuropeptiden wie Cholezystokinin oder das Neuropeptid Y induzieren (*neuroendokrine Achse*). Lange bekannt ist die *neuroanatomische Achse*. Aber auch das Darm-assoziierte Immunsystem nimmt einen Einfluss auf das Nervensystem (*Immunsignaling*).

Die Darmflora beeinflusst vermutlich die Schmerzwahrnehmung, steht in Beziehungen zu affektiven Störungen und ist für die Reifung bestimmter Hirnstrukturen wesentlich. Der Zusammenhang der Darmflora mit dem Endocannabinoid-System ist ebenfalls von Bedeutung. Es bestehen aber nicht nur Beziehungen zwischen der Darmflora und dem Nervensystem, sondern auch umgekehrt zwischen der Bewusstseinswelt und der intestinalen Flora. So hat Stress einen negativen Einfluss auf die Mikrobiota, während Meditation positive Auswirkungen zeigt.[23]

Die vorliegenden Phänomene weisen auf den von Rudolf Steiner schon 1920 beschriebenen Zusammenhang zwischen dem *Darm und dem Nervensystem.*[24] Dieser stellt sich in die Metamorphose von Lebens- zu den Denkkräften. Erstere sind mit dem Organismus verbunden und wirken in den intensiven Lebensprozessen auch der Mikrobiota. Letztere befreien sich aus der organischen Funktion und wandeln sich zu den Kräften, die das Bewusstsein konstituieren. Entsprechend verliert das Gehirn an Vitalität. Die hohe Ordnung und strukturelle Komplexität der intestinalen Lebensprozesse wird in ihrer zum Nervensystem orientierten Metamorphose zu den Denkkräften: Die „organische Weisheit", das „organische Denken" in den Lebenserscheinungen des Intestinaltrakts steht mit den Denkkräften in der Bewusstseinswelt in Beziehung.

In besonderer Weise verdeutlicht das der Zusammenhang des Mikrobioms mit dem Immunsystem. Dieses „erkennt" Fremdqualitäten und führt sie immunologischen Reaktionen des angeborenen und adaptativen Immunsystems zu. Die Zusammenhänge mit dem Nerven-Sinnes-System sind unübersehbar und erscheinen in den verschiedenen Phänomenen der Neuroimmunologie. Insofern stellt das Immunsystem ein metamorphosiertes Nerven-Sinnes-System mit Wahrnehmungs- und Erkennungsfunktionen dar, dass sich nicht zum Bewusstsein, sondern zu den Lebensprozessen des Organismus orientiert. Auf die Wesensglieder bezogen lebt im Denken und Wahrnehmen die Ich-Organisation des Menschen. Die Denkaktivität und das aufmerksame Wahrnehmen wird durch die Wirksamkeit des Ich ermöglicht. Im Darm-assoziierten Immunsystem haben wir es entsprechend mit einer Aktivität der Ich-Organisation zu tun, die hier allerdings nicht in der Bewusstseinswelt, sondern in den Stoffwechselprozessen wirkt. Es ist ein

„lebenslanges Lernen" der Individualität in der Auseinandersetzung mit der Substanzwelt. Selbst eineiige Zwillinge haben ein unterschiedliches Immunsystem.

Schließlich beeinflusst das Licht das Mikrobiom und es gibt (tierexperimentell) auch eine Vitamin-D-unabhängige Lichtwirkung auf das Mikrobiom.[25]

Damit zeigt sich eine differenzierte Wesensgliederwirksamkeit in der Interaktion zwischen dem Verdauungstrakt und dem Mikrobiom. Diese hat einen Einfluss auf die strukturelle Ausreifung der *physischen Organisation.* Zahlreiche Studien zeigten, dass deren Ultrastruktur von den intestinalen Mikrobiota abhängig ist. Auch ist die Barrierefunktion und damit die „Dichtigkeit" der Mukosa davon beeinflusst. Tierexperimentell wurde eine mögliche angiogenetische Wirkung hinsichtlich der Zottenkapillaren beschrieben.[26] Der *Mucus* dient der *ätherischen Organisation.* Dabei lebt das mit ihr in Beziehung stehende Mikrobiom in und auf der Mukosa. Die intraluminäre Besiedlung gilt für die regulativen Prozesse als weniger wichtig. Daher sind Stuhlanalysen kaum repräsentativ für das eigentliche Mikrobiom. Der Mucus setzt sich als „flüssige Phase" der Interaktion zwischen Mikrobiom und dem Intestinaltrakt differenziert zusammen und enthält z. B. die von den Paneth-Zellen sezernierten Defensine. Diese spielen bei den chronisch entzündlichen Darmerkrankungen eine Rolle. Schließlich weisen die *immunologischen Reaktionen,* die zwischen der organismischen Innenwelt und den antigenen Fremdqualitäten differenzieren, auf die *astralische und die Ich-Organisation.*

2.6 Die Wesensgliederwirksamkeit im Verdauungstrakt

Zusammenfassend ergeben sich die folgenden Gesichtspunkte zur Wesensgliederwirksamkeit im Verdauungstrakt: In der *Mundhöhle* erfolgen über den Geschmackssinn und die willkürlich intendierbaren Bewegungsfunktionen die Wahrnehmung und die erste Auseinandersetzung mit der aufgenommenen Nahrung. Die *Ich-Organisation* wirkt in diesen Funktionen besonders intensiv. Im *Magen* hat sich die bewusste Sinneswahrnehmung durch den Geschmackssinn zurückgenommen und auch die gastrale Beweglichkeit unterliegt nicht mehr der Intentionalität des Ich. Dafür gewinnen nun Empfindungen und Gefühle für die Magenfunktionen und insbesondere auch die Sekretion Bedeutung. Appetit und das Begehren nach Nahrung stimulieren die Sekretion der gastralen Drüsen. Der Magen steht sowohl in seinen Funktionen als auch auch in seinen Erkrankungen in einem besonderen Verhältnis zur Seele und der *astralischen Organisation.* Im Dünndarm tritt diese immer mehr zurück. Es dominieren nun die Qualitäten des *Ätherischen.* In den Zotten entstehen „blattähnliche", den aufbauenden Resorptionsprozessen dienende Strukturen. Schließlich nehmen sich die Zotten im Kolon zurück. Hier überwiegt die *Physis.* Selbstverständlich wirken in allen Bereichen der Verdauungsorganisation sämtliche Wesensglieder des Menschen. Allerdings kommt es zu unterschiedlichen Dominanzen, sodass sich diese, erstmals von Karl König (1902–1966) ausgearbeitete Differenzierung ergibt [→ Abb.].

Verdauungstrakt	Schleimhaut	dominante Wesensgliederwirksamkeit
Mundhöhle	**Geschmackspapillen** Sinnessystem	**Ich-Organisation**
Magen	**Fundusmukosa** Drüsensystem	**astralische Organisation**
Dünndarm	**Dünndarmschleimhaut** Zotten	**ätherische Organisation**
Kolon	**Kolonschleimhaut** zottenlose Schleimhaut	**physische Organisation**

Dominante Wesensgliederwirksamkeiten im Verdauungstrakt

Die Wirksamkeit der Wesensglieder differenziert sich funktionell in jedem dieser Bereiche des Verdauungstrakts. So finden sich in der unterschiedlich aufgebauten *physischen Organisation* des Verdauungstraktes intensive ätherische Regenerationsprozesse mit mukosaler Erneuerung. Die astralische Organisation wirkt in den Bewegungsfunktionen (gastrointestinale Motilität) und der Drüsensekretion. Darüber hinaus ist sie mit den endokrinen Funktionen des Gastrointestinaltrakts und dem enterischen Nervensystem verbunden. Die Ich-Organisation baut fremde, mit der Nahrung aufgenommenen Stoff ab, um eigene Substanz zu schaffen.

2.7 Die Dreigliederung in den Funktionen des Verdauungstrakts

Damit zeigt sich in den Funktionen des Verdauungstrakts die Dreigliederung: Das Stoffwechsel-Gliedmaßen-System umfasst die intestinale Bewegung und metabolische Aktivität. Diese erfolgen in einem geordneten rhythmischen Ablauf und werden durch das Rhythmische System moduliert. Das Nerven-Sinnes-System findet sich in dem enterischen Nervensystem, in den Wahrnehmungsprozessen intestinaler Rezeptoren und in dem intestinalen Endokrinum, dass ebenfalls gestaltende Funktionen im Verdauungstrakt entfaltet. Der Intestinaltrakt ist mit den enterochromaffinen Zellen das größte endokrine Organ im menschlichen Organismus. Zu seinen auch therapeutisch bedeutsamen Hormonen gehört das Serotonin. Serotonin dient der Tagesaktivität der astralischen Organisation, während das ihm nahestehende Melatonin mit ihrer Nachtwirksamkeit verbunden ist. Serotonin wird in den EC-Zellen gebildet und entwickelt eine polare Funktion im dreigliedrigen Organismus: Einerseits orientiert es sich zum Nerven-Sinnes-System, fördert die Bewusstseinsentwicklung[27] und ist mit den Gerinnungsprozessen verbunden, andererseits führt es die astralische Organisation in die Stoffwechsel- und Bewegungsaktivität im Intestinaltrakt. Darüber hinaus steht es mit dem Immunsystem in enger Beziehung und kann zu inflammatorischen Prozessen im Intestinaltrakt führen.[28]

3. Der Ösophagus – Erkrankungen und Therapien

3.1 Gastroösophageale Refluxkrankheit

Das *Sodbrennen* gehört mittlerweile zu den häufigsten Erkrankungen in den westlichen Industrienationen. In Deutschland sollen ca. 30 % der Bevölkerung über gastroösophageale Refluxsymptome klagen. Die Patienten nehmen oft eine *Selbstmedikation* der als unbedeutend erachteten Beschwerden vor, die erst bei stärkerer Ausprägung zur Konsultation führen. Auf Seiten des Arztes besteht häufig ein mechanistisches Verständnis. Störungen der „Abdichtung" im Bereich des unteren Ösophagussphinkters gelten oft als physische Ursachen. Demgegenüber ergibt sich ein umfassenderes Verständnis durch die Betrachtung der *Wesensgliederkonstellation.*

Ein temporärer, geringer Reflux vom Mageninhalt in die unteren Abschnitte der Speiseröhre ist physiologisch. Ein *pathologischer Reflux* liegt dann vor, wenn bei aufrechter Position eine verlängerte Kontaktzeit von Magensaft im unteren Ösophagus mit einem pH-Wert unter 4 wenigstens über 6 % der 24 Stunden des Tages während der Langzeit-pH-Metrie auftritt. Die *Säure* dringt infolge der Refluxkrankheit aus dem Magen in die Speiseröhre. Die Patienten beschreiben ein retrosternal empfundenes Sodbrennen, dessen Schmerz sich u. U. bis in den Bereich der Mundhöhle ausdehnt. Häufig klagen sie über *regurgitierten Mageninhalt* und *Aufstoßen.* Die Symptomatik dieser Erkrankung besteht in einem Schmerzerleben, das zum oberen Menschen aufsteigt und einen brennenden, nicht krampfenden Charakter zeigt. Dies weist auf die *astralische Organisation,* die auch unabhängig von relevanten Refluxepisoden ein schmerzhaftes Beschwerdebild entstehen lässt („hypersensitiver Ösophagus").

Dem zum Bewusstsein am falschen Ort erwachten astralischen Leib stehen Einschränkungen seiner Stoffwechselaktivität gegenüber. So zeigt sich eine *verminderte Magenentleerung* als eingeschränkte Wirksamkeit des astralischen Leibes in der gastralen Bewegung. Auch ein gesteigerter duodenogastraler Reflux weist auf ein unphysiologisches, nicht den normalen Stoffwechselwegen folgendes Wirken dieser Organisation hin. Ein weiteres Krankheitsbild, das häufig mit dem Reflux verbunden ist, unterstützt diese Sichtweise. Die *Hiatushernie* ist im Rahmen des *Syndroms von Saint*[29] mit der *Cholezystolithiasis* und der *Divertikulose* [→ 6.1 Kolondivertikulose] assoziiert. Auch bei der Cholezystolithiasis besteht ein ungenügendes dynamisches Wirken der astralischen Organisation im Stoffwechselsystem.

Somit ergibt sich unter dem Aspekt der Wesensglieder eine erste Charakteristik:

Bei der *Refluxerkrankung schränkt* sich die *Stoffwechselaktivität* der *astralischen Organisation ein* und orientiert sich zum *Nerven-Sinnes-System.*

Diese Wesensgliederwirksamkeit liegt dem Beschwerdebild zugrunde und manifestiert sich zunehmend organisch über die endoskopisch-negative Refluxkrankheit (EN-ERD) bis hin zu den histologischen Veränderungen der Refluxösophagitis. Kommt es in diesem Zusammenhang zu Fibrosierung (und Stenosen), so drückt sich das zum oberen Menschen orientierte Wesensgliederwirken in den entstehenden *Skleroseprozessen* aus.

Das im Beschwerdebild erfahrbare „Erwachen“ der astralischen Organisation begleiten funktionelle Veränderungen, wie sie die pH-Metrie im Sinne längerfristiger Refluxepisoden dokumentiert. Es führt schließlich zu morphologischen Veränderungen der Schleimhaut als Zylinderepithelmetaplasie (Barrett-Schleimhaut). Sowohl das innerliche Erleben, der funktionelle Refluxnachweis als auch die Morphologie der Metaplasie erschließen sich der typologischen Betrachtungsweise und deuten auf eine Wirksamkeit des astralischen Leibes, die ihren physiologischen Bereich verlässt und sich zum oberen Menschen orientiert.

3.1.1 Therapeutische Gesichtspunkte

Der Refluxkrankheit liegt also eine eingeschränkte Aktivität der astralischen Organisation in der Verdauung zugrunde. Es kommt zu funktionellen und morphologischen Dislokationen aus dem Verdauungstrakt in den Bereich oberhalb des Diaphragmas.

Somit besteht die *therapeutische Zielrichtung* in der *Rückführung* des *astralischen Organismus* in den Bereich seiner *physiologischen Stoffwechselwirksamkeit.*

Protonenpumpen-Inhibitoren (PPI) begrenzen effektvoll das zu starke Wirken der astralischen Organisation. Allerdings kann die Langzeitanwendung der PPI mit signifikanten unerwünschten Nebenwirkungen bis hin zu einer erhöhten Mortalität einhergehen.[30]

Insofern besteht der Bedarf an weiteren Therapieansätzen, welche die Wirksamkeit der astralischen Organisation in die Stoffwechselfunktionen führen, die Entzündung beeinflussen und die subjektiven Beschwerden bessern. Für den adipösen Patienten ist die Gewichtsabnahme wesentlich, da sie zu einem vermehrten Eingreifen der oberen Wesensglieder in das Stoffwechselsystem und damit zu einer signifikanten Verbesserung führt.

Das entzündliche Beschwerdebild spricht für eine Therapie mit

- *Pulvis stomachicus cum Belladonna* (Weleda) 1-1-1 MSP.
  Mischung aus Verreibungen

Bei längerfristiger Therapie erreicht man hier oftmals eine klinische Besserung, kasuistische Beobachtungen sprechen auch für eine gute Wirksamkeit in der Pädiatrie.[31]

Weitere positive Therapieerfahrungen liegen mit

- *Bolus alba comp. Pulver* (Wala) 1–3 TL in 1 Glas Wasser suspendieren und über den Tag verteilt schluckweise trinken

vor.[32]

Eine ausgeprägte Refluxkrankheit lässt sich in der Regel nur durch die *Säuresuppression* kontrollieren. Die PPI-Medikation blockiert die „Endstrecke“ des Krankheitsprozesses.

Die zugrunde liegende Wesensgliederwirksamkeit ändert sich dadurch nicht. Diese beeinflusst der Einsatz *bitterstoffhaltiger Heilpflanzen* wie z. B.

■ *Gentiana lutea Rh 5%* (Weleda) Dil.	20-20-20 gtt
■ *Gentiana lutea 5% Urtinktur, Globuli velati* (Wala)	10-10-10

positiv, in dem die Bitterstoffe die astralische Organisation mit dem Verdauungstrakt verbinden und dadurch *Inappetenz, Völlegefühl* und *Aerophagie* bessern. Bitterstoffe sind bei einem entzündlich dominierten Beschwerdebild weniger geeignet.

■ *Anagallis / Malachit comp.* (Weleda) Dil.	20-20-20 gtt

führt die Wesensglieder bei epigastrischen Beschwerden wiederum in die aufbauende Aktivität im Verdauungstrakt. Anagallis arvensis (Ackergauchheil)[33] ist eine giftige Pflanze aus der Familie der Primelgewächse mit scharfem Geschmack und erzeugt gastroenteritische Symptome im Tierversuch. Sie nimmt eine pathologische, zum Nerven-Sinnes-System orientierte Wirkung der astralischen Organisation ab und hilft dadurch bei Oberbauchbeschwerden und seelischer Anspannung.[34,35]

3.2 Refluxösophagitis, Barrett-Mukosa, Ösophaguskarzinom

Jede an einem unphysiologischen Ort erscheinende Fremdqualität veranlasst den Organismus zur salutogenetisch orientierten entzündlichen Reaktion. Bei der *Refluxösophagitis* liegt entsprechend eine erhöhte Anzahl von intraepithelialen Lymphozyten, Neutrophilen und eosinophilen Granulozyten vor. Dieser primär inflammatorischen Reaktion schließt sich entweder die chronische Entzündung oder die Heilungsphase an. So wird eine verstärkte Regeneration des Plattenepithels als Ausdruck der nun dominierenden und aufbauend wirkenden ätherischen Bildekräfte beschrieben. Diese verstärkte Regeneration des Plattenepithels geht bei der Refluxösophagitis selten mit Plattenepitheldysplasien oder -karzinomen einher.

Im Zusammenhang mit der gaströsophagealen Refluxkrankheit kann sich die *Barrett-Mukosa* entwickeln. Man unterscheidet hier den Long-Segment-Barrett-Ösophagus, wenn sich die Metaplasie über mehr als 3 cm erstreckt, von den kürzeren Segmenten des Short-Segment-Barrett-Ösophagus. Die Bezeichnung des mikroskopischen Barretts ist der ausschließlich histologisch diagnostizierbaren Barrett-Schleimhaut vorbehalten. Früher war man der Ansicht, dass diese einem in den Ösophagus hochgewachsenen Magenepithel entspreche. Demgegenüber geht man heute davon aus, dass diese Mukosa aus den pluripotenten Stammzellen des Ösophagus entsteht, die zu einem spezialisierten metaplastischen Zylinderepithel mit Mukosa, Tunica propria und möglicherweise neuer Muscularis mucosae heranreifen.

Interessanterweise weist das Barrett-Epithel sowohl Eigenschaften des Zylinder- als auch des Plattenepithels auf. Es besitzt Mikrovilli, wie sie für das Zylinderepithel typisch sind, und gleichermaßen Schlussleisten wie bei Plattenepithelien. Dabei realisiert sich ein histopathologisches Bild, das einer intestinalen Metaplasie entspricht. So erscheinen Qualitäten im Ösophagus, die sich sonst physiologischerweise im Intestinaltrakt finden.

Die *astralische Organisation* schränkt ihre Aktivität im *Stoffwechselsystem* ein und orientiert sich zum *Nerven-Sinnes-System.* Dessen Qualitäten prägen sich in das *chronische Entzündungsgeschehen* ein und lassen als *stenosierende Fibrose die „Kopfform“* im *Ösophagus* oder das *Adenokarzinom* auf dem *Boden* der *Barrett-Mukosa* (als „Sinnesorganbildetendenz am falschen Ort“ [→ XVIII. 2.2 Karzinogenese und die Dreigliederung des Organismus]) entstehen.

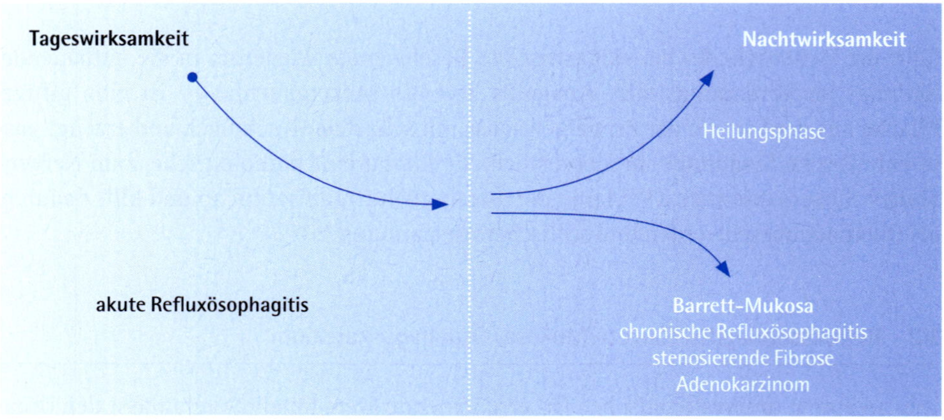

Beziehungen zwischen der akuten und chronischen Ösophagitis, der fibrosierenden Stenose und dem Adenokarzinom

Die *Ösophaguskarzinome* zeigen unter diesem Gesichtspunkt eine klinisch wichtige Polarität, die sich bis zu den unterschiedlichen Risikofaktoren verfolgen lässt:

Die dem *Nerven-Sinnes-System* nahestehenden *Plattenepithelkarzinome* stehen den zum *Stoffwechsel-Gliedmaßen-System* orientierten *Adenokarzinomen* des *Ösophagus* gegenüber [→ Abb.]. Letztere sind mit der *Barrett-Mukosa* assoziiert.

Die Adenokarzinome des Ösophagus zeigen in der westlichen Welt eine hohe Steigerung der Inzidenz. Einige Risikofaktoren wie gastroösophagealer Reflux und Adipositas sind ebenso wie der Übergang von der niedrig- und hochgradigen intraepithelialen Neoplasie zum Adenokarzinom bekannt.

Unter klinischen Aspekten erscheint die Beziehung der gastroösophagealen Refluxkrankheit (GERD) und des Barrett-Ösophagus zu anderen Krankheitsbildern und konstitutionellen Aspekten wesentlich. Beim *metabolischen Syndrom* kommt es zu einer eingeschränkten Wesensgliederaktivität im Stoffwechsel-Gliedmaßen-System [→ XVI. 4.2. Diabetes mellitus Typ 2 und das metabolische Syndrom]. Entsprechend findet sich nun eine Korrelation zwischen der Prävalenz des metabolischen Syndroms und dem Barrett-Ösophagus, indem dieses ein relevanter Faktor für die Metaplasie ist.[36] Schließlich sind die generalisierte (BMI) und die abdominelle Adipositas (auch bei normalem BMI) positiv mit einem Adenokarzinom des Ösophagus korreliert.[37]

Darüber hinaus ergibt sich auch für das *Adenokarzinom* ein Zusammenhang mit der *Entzündung*: So stellt die (chronische Ösophagitis) bei Patienten mit Barrett-Ösophagus (ebenso die niedriggradige Dysplasie und der mehr als zehn Jahre bestehende Barrett-Ösophagus) ein Prädiktor für die maligne Entartung dar.[38] Umgekehrt ist die Helicobacter-pylori-Infektion mit einer Risikoreduktion für das Adenokarzinom des Ösophagus (nicht für das hierzu polare Plattenepthelkarzinom) und des ösophagogastralen Schleimhautüberganges assoziiert.[39]

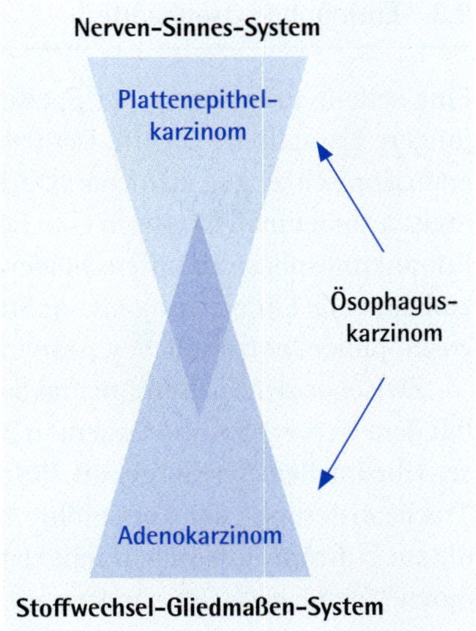

Polarität in den Karzinomen des Ösophagus

Risikofaktoren für das Plattenepithelkarzinom (die meisten treten im mittleren und unteren Ösophagusdrittel auf) sind v. a. Alkohol- und Nikotinabus. Es tritt des Weiteren im Rahmen prädisponierender Erkrankungen wie Zoeliakie, Sklerodermie, perniziöser Anämie sowie in vorbestehenden Divertikeln auf, und damit bei Krankheitsbildern, die durch eine eingeschränkte Aktivität der astralischen und Ich-Organisation im Stoffwechsel-Gliedmaßen-System gekennzeichnet sind. Das Plattenepithelkarzinom soll sich aus dem normalen Epithel über Zwischenstufen (Basalzellhyperplasie und intraepitheliale Neoplasie)[40] entwickeln und weist in dieser Metamorphose auf die veränderte Wesensgliederwirksamkeit, die dem Sinnessystem entspricht.

3.2.1 Therapeutische Gesichtspunkte

Hinsichtlich der Entwicklung eines Barrett-Ösophagus kommt der *Ernährung* ein therapeutischer Stellenwert zu. So gibt es Hinweise, dass antioxidative Früchte und Gemüse (aber nicht antioxidative Nahrungsergänzungsmittel) das Risiko für den Barrett-Ösophagus vermindern und möglicherweise die frühen Veränderungen in der Karzinogenese positiv beeinflussen.[41]

Bei *präkanzerösen Veränderungen* ist neben den ggf. erforderlichen *ablativen Verfahren* (endoskopische Resektion beim Barrett-Frühkarzinom)[42] die *frühzeitige Misteltherapie* [→ XVIII. 3.5 Misteltherapie] in Betracht zu ziehen. Üblicherweise appliziert man die subkutane, kasuistische Therapieerfahrungen bestehen für die intraläsionale Injektion, z. T. mit erfolgreicher Verkleinerung des zuvor stenosierenden Tumors. Im Falle einer Chemotherapie ist die begleitende Mistelbehandlung unbedingt zu empfehlen. Sie lässt sich z. B. intravenös mit dem gut verträglichen Helixor M (off-label use) durchführen.

3.3 Eosinophile Ösophagitis

Eine seltene Erkrankung der Speiseröhre ist die eosinophile Ösophagitis, die oftmals jüngere Erwachsene betrifft. Der Patient bemerkt sie durch dysphagische Beschwerden, endoskopisch zeigen sich charakteristische morphologische Veränderungen und histologisch findet man bioptisch eine Eosinophilie. Es sind eine akute und eine chronische Erkrankungsphase zu unterscheiden. Das chronische Stadium zeichnet sich durch eine zunehmende Fibrosierung bis zur Stenosierung und Motilitätsstörungen aus. Neben der eosinophilen, entzündlichen Aktivität gibt es den chronisch sklerosierenden Verlauf.[43]

Zwischen der Speiseröhre und der Trachea existiert eine Polarität: Die Trachea steht mit dem Nerven-Sinnes-System in Beziehung, während der Ösophagus zum Stoffwechsel-Gliedmaßen-System gehört. Bei der eosinophilen Ösophagitis kommt es nun zu einer „Trachealisierung“ der Speiseröhre.[44] Sie entwickelt somit morphologische Merkmale, die zur Luftröhre gehören. Damit kennt die Speiseröhre nicht nur die „Intestinalisierung“ durch Metaplasie (s. o.), sondern auch die hierzu polare Trachealisierung.

3.3.1 Therapeutische Gesichtspunkte

Da diese Erkrankung selten auftritt, sind bislang keine ausreichenden therapeutischen Erfahrungen zur anthroposophischen Behandlung dokumentiert. Konzeptionell ist die Aktivität der oberen Wesensglieder im Stoffwechsel zu verstärken (Bitterstoffe) und die Allergie zu dämpfen. Auch kommt eine Therapie von Barrierestörungen (kieselhaltige Arzneipflanzen, Quarz) in Betracht. Zudem ist die Ernährung von Bedeutung: Die erste erfolgreiche Behandlung der eosinophilen Ösophagitis bestand in einer Elementardiät, die keinerlei Allergene enthielt. Ein praktisch möglicher ernährungstherapeutischer Ansatz besteht im Weglassen der häufigsten Nahrungsmittelallergene wie Milcheiweiß, Weizen, Soja, Nüsse, Fisch und Eier. Medikamentös ist die Steroidtherapie wirksam.[45]

3.4 Ösophagusmotilitätsstörungen

Motilitätsstörungen der Speiseröhre[46] führen zu Symptomen wie Dysphagie oder thorakalen Beschwerden. Es kommt zu einer konstriktorischen Motilitätsstörung, wenn der astralische Leib vom Nerven-Sinnes-System aus anspannend und verhärtend in die Bewegung eingreift. Bei der mit neurodegenerativen Veränderungen einhergehenden *Achalasie* fehlen die reflektorische Öffnung des unteren Ösophagussphinkters im Zusammenhang mit dem Schluckakt und die propulsive Peristaltik. Die astralische Organisation orientiert sich zum Nerven-Sinnes- und nicht zum Bewegungssystem. Eine ähnliche Wesensgliederkonstellation besteht bei den spastischen Motilitätsstörungen (hyperkontraktiler Ösophagus) mit Steigerung der Kontraktionsamplitude (die propulsive Peristaltik ist bei hyperkontraktilen Ösophagus erhalten) bis hin zum diffusen Ösophagusspasmus. Umgekehrt bewirkt die zu schwache dynamische Aktivität des astralischen

Leibes hypomotile Motilitätsstörungen. Es finden sich niedrige peristaltische Kontraktionensamplituden, gestörte bzw. sogar fehlende Peristaltik.

3.4.1 Therapeutische Gesichtspunkte

Die vom Nerven-Sinnes-System ausgehende konstriktive astralische Wirkung ist auszugleichen und in eine dynamische Funktion im Stoffwechsel-Gliedmaßen-System zu führen. Dies spricht für die Anwendung von Kupfer bei krampfartigen Beschwerden:

■ *Chamomilla Cupro culta, Radix Rh D3* (Weleda) Dil.	15-15-15 gtt
■ *Chamomilla Cupro culta, Radix Rh D2* (Weleda) Amp. s.c.	bei Bedarf
■ *Chamomilla/Nicotiana* (Wala) Glb. velati	10-10-10.

Chamomilla beeinflusst dabei eine ggf. vorhandene entzündliche Komponente. Nicotiana gleicht die krampfartige und mit entsprechenden Beschwerden einhergehende, astralische Wirksamkeit aus. Bei ausgeprägteren Beschwerden kommen Injektionen mit

■ *Nicotiana comp.* (Wala) Amp. s.c.	bis mehrmals täglich

in Betracht.

Ggf. ist auch an eine Therapie[47] mit

■ *Ammi visnaga comp. Suppositorien* (Wala)	1–3 x täglich

zu denken.

Wärme löst den Krampf und führt ihn in die aufbauenden Stoffwechselprozesse. Wärmequalitäten vermitteln ätherische Öle. Für Pfefferminzöl ist eine Wirksamkeit bei spastischen Motilitätsstörungen dokumentiert.[48]

■ *Absinthium / Caryophylli comp.* (Weleda) Dil.	20-20-20 gtt

wirkt über die ätherischen Öle der Nelke (Caryophyllus) und des Anis krampflösend und verstärkt die gastrointestinale Bewegung durch die Bitterstoffe (hier Wermut).

Bei hypomotilen Störungen muss man die astralische Wirksamkeit durch Bitterstoffe unterstützen.

4. Der Magen – Erkrankungen und Therapien

4.1 Glanduläre und foveoläre Hyperplasie

Die *Dreigliederung* des Magens bestimmt die beiden *polaren Hyperplasieformen*. Gleichzeitig verdeutlichen diese Schleimhautveränderungen, dass Krankheit in der Dislokation von Prozessen besteht, die ihren physiologischen Wirkungsort verlassen.

Die *glanduläre Hyperplasie* ist durch eine *Zunahme der Drüsen* des Magens mit Vermehrung der Haupt-, Beleg- und Nebenzellen gekennzeichnet.[49] Dabei findet man neben dem Wachstum der glandulären Schichtdicke mit Zunahme der Drüsen pro Flächeneinheit auch eine erhöhte Dichte der Belegzellen. Die Belegzellen-tragende Schleimhaut „dehnt sich nach distal in Richtung Pylorus aus, wodurch das histologische Antrum verkleinert wird".[50] Unschwer erkennt man in diesen Phänomenen das Überwiegen der zum Nerven-Sinnes-System des Magens gehörenden Qualitäten und damit seiner Tagseite. Gelegentlich ist eine glanduläre Hyperplasie beim Ulcus duodeni und beim Zollinger-Elison-Syndrom zu finden.[51]

Polare Verhältnisse zeigen sich bei der *foveolären Hyperplasie*. Hier entwickelt sich u. U. eine an die Windungen des Gehirns erinnernde *Riesenfaltenbildung* im Bereich der Corpusschleimhaut, die gelegentlich mit zähem Schleim überzogen ist. Hier kann es zu einem erheblichen Proteinverlust kommen. Die glandulären Zellelemente sind häufig reduziert: Drüsen und ihre Ausführungsgänge können sich zystisch erweitern und bis zu schleimigen Krypten degenerieren. Dementsprechend tritt oft eine Hypochlorhydrie auf. Die Qualitäten des Fundus schwinden und das Stoffwechsel-Gliedmaßen-System des Magens dominiert [→ Abb.]. Bei dieser Form der Hyperplasie soll eine erheblich erhöhte Inzidenz des Magenkarzinoms bestehen.

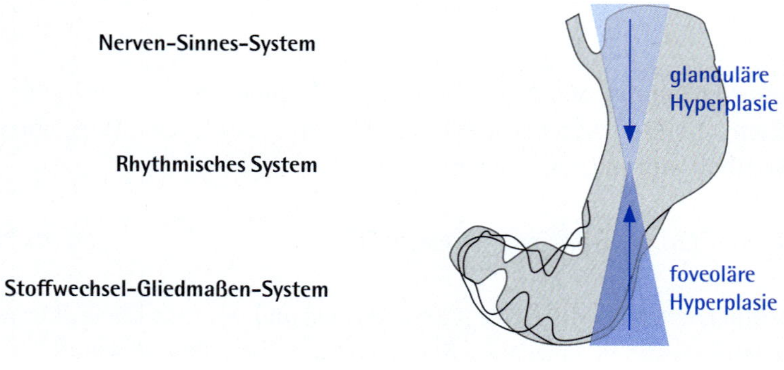

Glanduläre und foveoläre Hyperplasie (und Morbus Ménétrier) vor dem Hintergrund der Dreigliederung des Magens: Fundus- bzw. Antrumqualität dringen in den unteren bzw. oberen Magen ein.

4.1.1 Therapeutische Gesichtspunkte

In den histologischen Befunden zeigt sich die veränderte Wesensgliederkonstellation. Klinische Beschwerden bestehen eher selten. Allerdings führt der *Morbus Ménétrier*[52] als exsudative Gastroenteropathie mit foveolärer Hyperplasie und Riesenfaltenbildung auch zu behandlungsbedürftigen Beschwerden (Übelkeit, Diarrhoe, Anämie, Ödeme) und kann mit einer malignen Entartung einhergehen.

Im Allgemeinen bezieht sich die Therapie auf das erlebte Leiden, den „Leidensdruck" und wird in ihrem Erfolg an der eingetretenen Beschwerdebesserung gemessen. Auf der anderen Seite beginnen die meisten Erkrankungen unbemerkt und führen erst bei stärkerer Ausprägung zur erlebten Krankheit. So bleibt das Tumorwachstum lange Zeit unbemerkt, obgleich es schon längst behandlungsbedürftig wäre. Aus den ggf. vorliegenden klinischen Beschwerden und dem in seinen Konsequenzen prospektiv negativen Krankheitsprozess ergibt sich die Therapieindikation. Dabei kommen für die glanduläre Hyperplasie die Gesichtspunkte zur chronischen Typ-B-Gastritis [→ 4.2.4 Therapeutische Gesichtspunkte zur chronischen Typ-B-Gastritis] in Betracht. Umgekehrt fordert die foveoläre Hyperplasie eine Verstärkung der Fundusqualität und damit Arzneimittel, die für die A-Gastritis zum Einsatz kommen [→ 4.2.3 Therapeutische Gesichtspunkte zur chronischen Typ-A-Gastritis].

4.2 Akute und chronische Gastritis

Den unterschiedlichen Formen der Gastritis liegt eine Verschiebung in der Dreigliederung der Magenorganisation zugrunde, der sich die *Entzündung* als salutogenetisches Prinzip entgegenwendet. Überwindet die akute Inflammation diese unphysiologische Situation, so tritt Heilung ein. Anderenfalls entwickelt sich die *chronische Gastritis* mit ihrer Beziehung zum Magenkarzinom bzw. zum Maltom [→ Abb.].

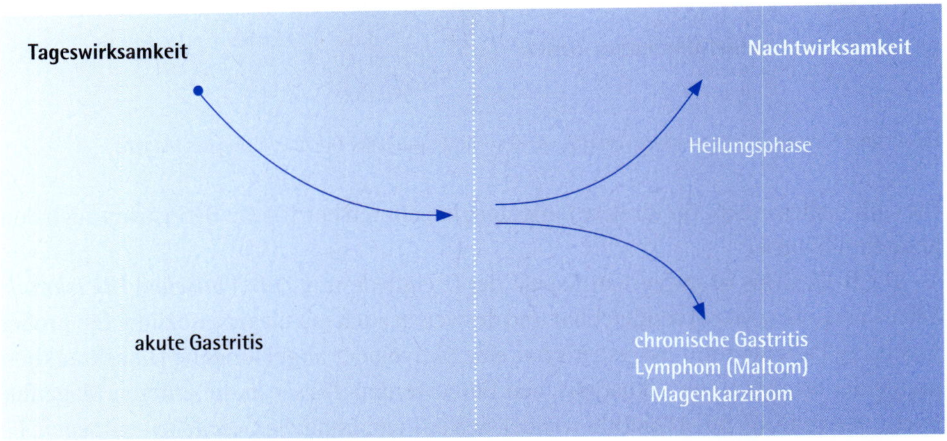

Beziehungen zwischen der akuten und der chronischen Gastritis sowie dem Magenkarzinom bzw. Maltom

Die Helicobacter-pylori-Infektion ist dabei ein Risikofaktor für das distale (Nichtkardia)-Magenkarzinom vom intestinalen und diffusen Typ, wobei weitere organismische, Umwelt- und bakterielle Virulenzfaktoren sowie Ernährungsgewohnheiten eine Rolle spielen. Ferner steht die Infektion in Zusammenhang mit der Entstehung und der Progression von gastralen Marginalzonen-B-Zell-Lymphomen vom MALT-Typ (mucosa-associated lymphoid tissue).[53]

Bei der *chronischen Gastritis* bestehen andauernde entzündliche Infiltrationen der zunächst oberflächlichen, dann aber auch tieferen Magenschichten. Dabei befällt die *A-Gastritis* hauptsächlich die Corpusschleimhaut und damit denjenigen Bereich des Magens, der zu seinem Nerven-Sinnes-System gehört, während sich die *B-Gastritis* vorwiegend im Bereich des Stoffwechsel-Gliedmaßen-Systems ausbildet.

Die *chronische Gastritis* stellt somit als *A- oder B-Gastritis* ein *in sich polar differenziertes Krankheitsbild* dar [→ Abb.].

In der Vergangenheit wurde die *B-Gastritis* gelegentlich als *Hyperfunktionsgastritis* bezeichnet. Diese Bezeichnung deutet auf eine Hypersekretion mit häufig erhöhter Salzsäureproduktion hin. Immunologische Phänomene liegen selten vor.

Bei der *B-Gastritis* findet sich eine *Dominanz der Qualitäten des Fundus (Nerven-Sinnes-System)*, die in *unphysiologischer Weise* in die *Antrumbereiche* hereindringen.

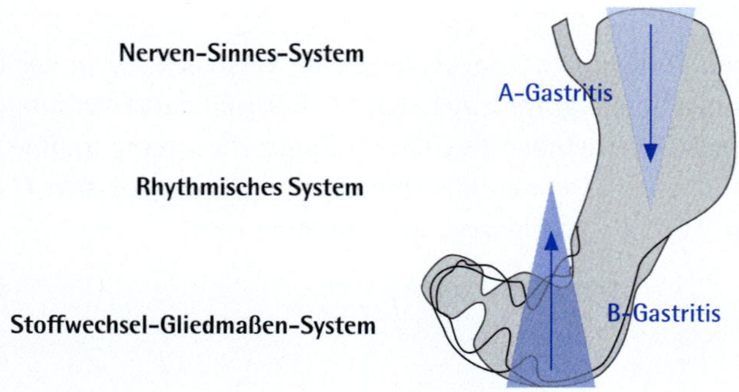

Die polaren Formen der chronischen Gastritis vor dem Hintergrund der Dreigliederung des Magens

Dies gilt insbesondere für jüngere Patienten; bei älteren betrifft die B-Gastritis auch den gesamten Magen.

Die B-Gastritis ist unter dem Aspekt der Dreigliederung der *peptischen Ulkuskrankheit* [→ 4.3 Das Ulcus pepticum] vergleichbar und deswegen auch mit dieser assoziiert. Ein großer Anteil der Patienten mit B-Gastritis hat eine aktive oder abgeklungene Ulkuskrankheit und leidet oftmals unter ulkustypischen Beschwerden. Dieser in die unteren Magenbereiche hereindringenden Qualität wendet sich das entzündliche Geschehen entgegen. Es ist mit der *Helicobacter-pylori-Besiedelung* assoziiert.

Die Wiederentdeckung von Helicobacter pylori und seiner Verbindung zu Gastritis, Ulkus, Karzinom und auch Lymphom gilt als einer der wesentlichen Fortschritte der Gastroenterologie. Die scheinbar kausale Verknüpfung im Sinne einer somatischen „Ursache" ist dahingehend zu relativieren, dass neben erregerbezogenen Virulenzfaktoren unterschiedliche „wirtsbezogene" Umstände zu beachten sind. Auch bei dieser „Infektionskrankheit" besteht eine innere Disposition, die infolge der geänderten

Wesensgliederkonstellation zum „Angehen“ einer Besiedelung und Kolonisation der Schleimhaut führt und ihre pathogenetische Bedeutung bestimmt.

Exkurs

Die *Helicobacter-Infektion* soll in der frühen Kindheit durch *vermutlich fäkal-orale Übertragung* erfolgen. Ihre Prävalenz steigt mit dem Alter an (bei Kindern ca. 5 %, Erwachsene ca. 30 %).[54] Der Keim braucht eine *saure Umgebung*, die er beispielsweise im Plaquematerial in der Mundhöhle findet. Erst später sucht er dann den sauren Magen auf. Dieses Bakterium bevorzugt damit Bereiche, die – wie die Säurebildung – eine Beziehung zum astralischen Leib haben. Wirkt dieser zu stark im Sinne seiner Tagesaktivität in tiefere Abschnitte des Verdauungstraktes hinein, so entwickelt sich die *B-Gastritis*. Die gastrale Metaplasie der Bulbusschleimhaut macht diese Verschiebung des astralischen Wirkens morphologisch sichtbar. Interessanterweise hat das Bakterium auch durch seine Metabolisierung des Stickstoffs eine Beziehung zum Astralischen: Diese gramnegativen Bakterien nehmen Harnstoff im sauren Milieu (pH-Wert unter 4) auf und führen ihn einer Spaltung durch die Urease zu. Bis zu 20 % des gesamten Eiweißgehaltes dieser Bakterien soll aus Urease bestehen. Der Harnstoff steht in Beziehung zu der mit dem astralischen Leib verbundenen Nieren [→ XXVIII. 2.1 Die Harnblase]. Durch die Tätigkeit der Urease entsteht Ammoniak (NH_3), das die Magensäure im Bereich des Periplasmas abpuffern und einen Säureschutz entstehen lässt ($NH_3 + H^+ \leftrightarrow NH_4^+$).

Ganz andere Verhältnisse sind bei der *A-Gastritis* zu finden: Sie ist schwerpunktmäßig im Corpus und damit in demjenigen Bereich des Magens lokalisiert, der zu seinem *Nerven-Sinnes-System* gehört. Während bei der B-Gastritis eher eine Hypersekretion besteht, entwickeln sich bei der A-Gastritis hierzu polare Verhältnisse. Nach stattgehabter Rundzellinfiltration kommt es hier zu einem *Drüsenschwund* mit Hyposekretion.[55] Dabei sind häufiger Antikörper gegen Parietalzellen zu finden, die auf die autoimmune „Genese“ dieser Erkrankung hinweisen. Schließlich kann es auch hier zur intestinalen Metaplasie kommen, bei der die Magenschleimhaut Eigenschaften entfaltet, die sonst dem Darm vorbehalten sind (z. B. Resorptionsfähigkeit). Auch soll sie dann Enzyme wie die Dünndarmschleimhaut enthalten. Im Zusammenhang mit der *Atrophie* entsteht eine Pylorisation der Corpusschleimhaut.[56] Während die B-Gastritis mit dem Helicobacter pylori assoziiert ist, handelt es sich bei der A-Gastritis meist um eine autoimmune Erkrankung.

Bei der *A-Gastritis* nehmen sich die *Qualitäten des Fundus* zurück, die zum *Stoffwechsel-Gliedmaßen-System* gehörenden *Charakteristika des Pylorus und des Dünndarms* („Pylorisation der Corpusschleimhaut“) *dominieren.*

4.2.1 Wesensgliederwirksamkeit bei der A- und der B-Gastritis

Das mikroskopische Bild der Schleimhautstruktur erscheint als Ausdruck der unterschiedlichen Wesensgliederwirksamkeit im dreigliedrigen Magen.

Kommt es zu einer *zu starken Wirksamkeit* des *astralischen Leibes*, also zu einer *dominanten Tagseite*, so entsteht die *„Hyperfunktionsgastritis“ (B-Gastritis)*. Zieht sich umgekehrt die *astralische Organisation* zurück, so entwickelt sich die mit *Schleimhautatrophie* und *Drüsenschwund* einhergehende *A-Gastritis*. Die chronische Gastritis begünstigt das *Magenkarzinom* [→ XVIII. 5.1 Magenkarzinom]. Das Karzinom entsteht, wenn sich die oberen Wesensglieder aus der ätherischen und physischen Organisation herauslösen.

In diesem Zusammenhang ist charakteristisch, dass man auch bei der Helicobacter-assozierten Gastritis gehäuft ein Magenkarzinom findet, wenn eine *Schleimhautatrophie* besteht [→ XVIII. 5.1.4 Chronische Entzündung und Magenkarzinom]. Auch hier ist sie das histologische Abbild der sich herauslösenden astralischen Organisation.

Die veränderte Wirksamkeit der Wesensglieder macht die Verbindungen der chronischen Gastritis zu anderen Erkrankungen verständlich. So sind z.B. die *perniziöse Anämie* und die *Hashimoto-Thyreoiditis* [→ XVII. 4.5 Chronisch-lymphozytäre Hashimoto-Thyreoiditis] ebenfalls durch eine sich zurückziehende astralische Organisation gekennzeichnet und deswegen mit der A-Gastritis assoziiert.

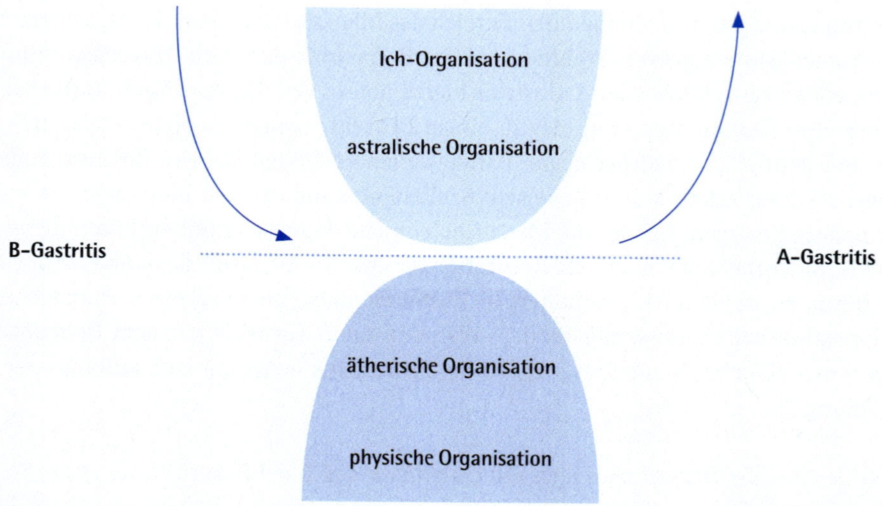

Wesensgliederwirksamkeit bei der A- und der B-Gastritis: Bei der B-Gastritis verbinden sich Ich- und astralische zu intensiv mit der ätherischen und physischen Organisation, bei der A-Gastritis lösen sie sich zu stark aus dieser Verbindung.

Diese Veränderungen finden sich auch im lebensgeschichtlichen Zusammenhang wieder. So sind *Embryonalzeit* und *Kindheit* durch die zunehmende Verbindung der höheren Wesensglieder mit dem Leib charakterisiert, während sie sich bei dem alten Menschen wieder aus ihrer leiborientierten Wirksamkeit lösen. Entsprechend kommen in der embryonalen Magenschleimhaut noch pylorische und solche Drüsen vor, die intestinale Eigenschaften aufweisen.[57] Die zu dieser Zeit nachweisbaren *embryonalen Antigene* treten beim Erwachsenen erneut in metaplastischen Drüsen oder Krebsgewebe auf [→ XVIII. 5.1.1 Drüsenorganisation und Karzinom]. Erst später ergreifen die oberen Wesensglieder den Magen und lassen spezifische Drüsen entstehen. Die Häufigkeitszunahme der chronischen Gastritis und der ggf. auftretenden Metaplasie mit dem Alter steht mit dem Lösen der höheren Wesensglieder in Zusammenhang.

Aus diesen Überlegungen folgen bereits die entscheidenden Gesichtspunkte zur Therapie:

Bei der *B-Gastritis* ist die zu starke Aktivität des astralischen Leibes (Tageswirksamkeit) auszugleichen und in ihr physiologisches Wirken in das Stoffwechselsystem zurückzuführen.

Diese Intention liegt dem Einsatz von *Kupferverbindungen* (z.B. Malachit) zugrunde.

Umgekehrt gilt: Bei der *chronischen Typ-A-Gastritis* muss die astralische Aktivität im Magen verstärkt werden.

Aus diesem Grunde kommen hier *Eisenverbindungen* zum Einsatz (s. u.). Ähnliche Überlegungen gelten für die weiter unten zu besprechenden Arzneimittel aus dem Pflanzen- und Tierreich.

4.2.2 Therapeutische Gesichtspunkte zur akuten Gastritis

Infektiöse Erkrankungen des Verdauungstrakts entstehen aus unterschiedlichen Ursachen. Dringt eine bakterielle Fremdqualität in das Verdauungssystem ein, so entwickelt sich aufgrund der nun eintretenden Störung der Integrität die akute gastroenteritische Entzündung. *Disponierende Ursachen* spielen aber auch hier eine Rolle. So führt – wie allgemein bei Infekten bekannt – eine zu starke Inanspruchnahme des Bewusstseinspols und damit des oberen Menschen zu einer Minderung des Wesensgliederwirkens im Stoffwechsel. Bei Ängstlichkeit ist eine vermehrte Anfälligkeit für infektiöse Gastroenteritiden und nachfolgendem postinfektiösen Reizdarmsyndrom bekannt.[58] Mit der Bewusstseinsorientierung der Wesensglieder „verlässt" das innere Wesen des Menschen die Verdauungsorganisation und diese wird zum Ort eines fremden, z.B. bakteriellen Lebens. Die *Disposition* für die infektiöse Gastroenteritis umschließt damit nicht nur die physischen Ursachen, sondern darüber hinaus das mit diesen verbundene Wirken des seelischen und geistigen Wesens des Menschen. Insofern besteht die Prophylaxe (z.B.

mit Bitterstoffen, Bolus alba comp. s. u.) in der Beeinflussung dieser veränderten Wesensgliederwirksamkeit.

Exkurs

Gastrointestinale Infektionen zeigen unterschiedliche *jahreszeitliche Häufigkeiten.* In einer Erhebung in Südwestdeutschland waren v.a. in den Wintermonaten virale Erreger (Noroviren, im Frühjahr Rotaviren) nachzuweisen, während bakterielle Enteritiserreger vorwiegend im Sommer auftraten.[59] Viren haben in ihrer mineralisch-kristallin anmutenden Struktur ohne eigene Lebensprozesse einen Bezug zur kalten Jahreszeit, Bakterien verfügen demgegenüber über eigenständige Lebensprozesse und erwiesen sich besonders im Sommer mit der maximalen Entfaltung der Lebenskräfte als Krankheitserreger.

Die akute Phase erfordert zumeist *Nahrungskarenz*, die Gabe von *Kamillentee* und anschließend den schrittweisen *diätetischen Nahrungsaufbau.* Warme, *feuchte äußere Anwendungen* (Kamillenwickel) bringen Erleichterung. Die einzusetzenden Arzneimittel differenzieren sich nach der im Vordergrund stehenden Symptomatik.

- *Pulvis stomachicus cum Belladonna* (Weleda) — 1-1-1-1 MSP
  Mischung aus Verreibungen

begegnet dem entzündlichen Prozess. In diesem bewährten Arzneimittel wirkt *Belladonna* auf die Astralität in der akuten Entzündungsphase, *Chamomilla* auf die von der ätherischen Organisation dominierte Heilungsphase und *Antimonit* auf die strukturierenden Kräfte.

Krampfartige Beschwerdebilder führen zur Anwendung von *Kupfer*

- *Chamomilla Cupro culta, Radix Rh D3* (Weleda) Dil. — 15-15-15 gtt
- *Chamomilla Cupro culta, Radix Rh D2* (Weleda) Amp. s.c. — bei Bedarf

bzw. zu

- *Chamomilla/Nicotiana* (Wala) Glb. velati — 10-10-10.

Bei *ausgeprägteren krampfartigen Beschwerden* ist

- *Nicotiana comp.* (Wala) Amp. s.c. — bis mehrmals täglich

hilfreich.

Bei *Übelkeit* kommen die in [→ XXXII. 4.4 Übelkeit] erwähnten Arzneimittel in Betracht. Mit diesem pathologischen „Erwachen“ des astralischen Leibes sind oftmals *Motilitätsstörungen* verbunden, die sich bis zur retrograden Motorik des Erbrechens steigern können.

Gehen die gastritischen Beschwerden mit *Übelkeit* und *Erbrechen* einher, so hilft oft[60]

- *Nux vomica comp.* (Weleda) Dil. — mehrmals täglich 5 gtt in Wasser lösen.

Bitterstoffe lenken den astralischen Leib wieder in seine physiologische Aktivität in der Verdauungsorganisation. In dem *Kompositionspräparat*

- *Bolus alba comp. Pulver* (Wala) — 1–2 TL in 1 Tasse Wasser (warm) oder Kamillentee suspendieren und über den Tag verteilt schluckweise trinken,

das ebenfalls in der Therapie der akuten Gastritis zum Einsatz kommt, sind u. a. Gentiana lutea und Artemisia abrotanum sowie *Geum urbanum* enthalten.

Exkurs

Während Gentiana die Aktivität des astralischen Organismus im Stoffwechselsystem verstärkt, so intensiviert Geum die Tätigkeit der Ich-Organisation: „So dass wir bei der Nelkenwurzel das ganze Wirken mehr hinunterlegen müssen nach dem Ich, als nach dem astralischen Leib. Wir haben da eine Verstärkung der Ich-Anregung", beschrieb es Rudolf Steiner.[61] Geum wirkt dabei auf den ersten Abbau der aufgenommenen Nahrung, wie sie im oberen (vorderen) Gastrointestinaltrakt anzutreffen sind. In diesen dominiert die Wirksamkeit der Ich-Organisation [→ 2.6 Die Wesensgliederwirksamkeit im Verdauungstrakt].

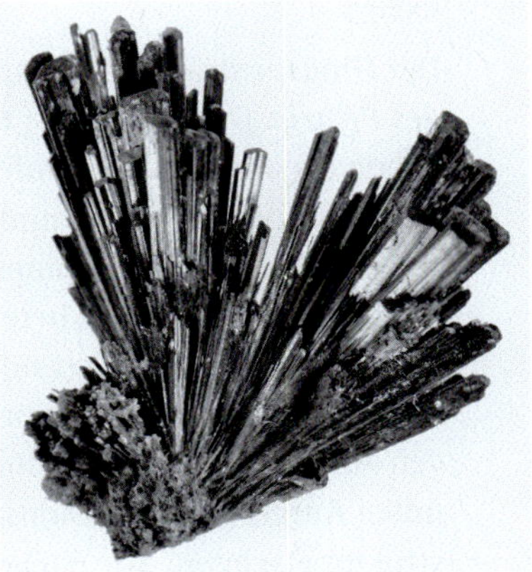

Antimonit [→ farbige Abb. siehe Anhang]

Kommt es zu Diarrhoen durch einen ungenügenden Abbau der Nahrungssubstanz im oberen GI-Trakt, so verstärkt Geum die Tätigkeit der Ich-Organisation. Die Wesensgliederwirksamkeit wird zum Verdauungstrakt gelenkt. Dadurch nimmt sich auch ein febril-entzündlicher Stoffwechsel als „parenterale Verdauung" zurück und orientiert sich zur Wirksamkeit im GI-Trakt. Steiner sprach in diesem Zusammenhang von der „fieberfeindlichen Kraft" des Geum urbanum.[62] Gentiana wirkt demgegenüber durch die Bitterstoffe auf die astralische Organisation und entsprechende Symptomatik (Übelkeit, Inappetenz etc.).

Neben den genannten Arzneimitteln ist eine *probiotische Therapie* auch bei akuter Gastroenteritis effektiv.[63]

Bei in der Vitalität geschwächten Patienten mit *anhaltenden Oberbauchbeschwerden* bestehen positive Erfahrungen mit

- *Anagallis / Malachit comp.* (Weleda) Dil. bis stündlich 10 gtt.

Bei begleitender *Diarrhoe* kommt

- *Birkenkohle comp.* (Weleda) Kps. bis 4 x 2

zum Einsatz. Dieses Arzneimittel enthält das tief potenzierte Antimonit (D2). Diese Schwefelverbindung des Antimons trägt Formkräfte in den Verdauungstrakt.

- *Antimonit D6* (Weleda) Trit. 1-1-1 MSP

hat sich bei *Salmonellose* im Stadium der Dauerausscheidung bewährt.[64]

Somit kommen dem Stibium und den Verbindungen wie Antimonit (Antimon(III) sulfid, Grauspießglanz) eine wesentliche therapeutische Bedeutung zu.

Exkurs

Der *Grauspießglanz* offenbart in seinen feinen nadeligen Strukturen ein *gestaltendes Prinzip*. Demzufolge ist er dort anzuwenden, wo formende Kräfte im menschlichen Organismus aufzurufen sind. Diese stehen in Polarität zu den auflösenden, substanzbildenden, albuminisierenden Prozessen.[65] „Ich habe hingewiesen auf die spießige Natur des Antimons, wie es die Struktur des menschlichen Organismus in die ordentliche Form hereinbringen soll. Antimon ist überall da, wo die Struktur eine Tendenz hat, sich aufzulösen, anzuwenden."[66] Dieser formenden Geste des Grauspießglanzes steht seine dynamische Qualität, die sich z. B. in dem „explosiven Antimon" zeigt, gegenüber: Es entsteht elektrolytisch und geht beim Ritzen unter Aufglühen explosionsartig in metallisches Antimon über.[67] Die Antimonstruktur erscheint „wie ein geoffenbarter Dynamit".[68]

Diesem Arzneimittelverständnis entsprechend setzt man Antimon bei *strukturauflösenden Krankheitsprozessen* ein. Beim Typhus abdominalis, den Rudolf Steiner oftmals beschrieb, kommt es zu einer Dislokation von Qualitäten des Nervensystems in den Gastrointestinaltrakt [→ 9. Die chronisch-entündlichen Darmerkrankungen]. Dieser veränderten Wirksamkeit der Wesensglieder wendet sich der entzündliche Prozess entgegen. Antimon führt hier die gestaltenden Kräfte der astralischen Organisation in den form- und strukturauflösenden entzündlichen Prozess.

Antimon hat somit in derjenigen Entzündungsphase Bedeutung, in der ihre formauflösende Qualität wieder in die *Formbildung* zu führen ist. Die akute Entzündung wendet sich in ihrem abbauenden, strukturauflösenden Geschehen einer Fremdqualität im Organismus entgegen. Erreicht diese nicht ihr Ziel, so entwickelt sich die *chronische, strukturzerstörende Inflammation*, die in die Sklerose führt. In die strukturauflösende Phase der chronischen Entzündung trägt Antimon die gestaltenden und damit die Heilungsphase unterstützenden Qualitäten; daher die Anwendungen des Stibiums bei entzündlichen Prozessen des Verdauungssystems. In den von Rudolf Steiner beratenen Krankengeschichten kam es oft bei „Magenbeschwerden" zum Einsatz. Gerade die chronischen Gastritiden [→ 9.1.1 Therapeutische Gesichtspunkte] mit ihrer Strukturveränderung stellen eine Indikation für Antimon dar.

Eine klinisch wichtiges Einsatzgebiet ist die Unterstützung der *Formprozesse* im *Blut* und damit der Blutgerinnung. Diese steht den „formauflösenden" Prozessen der Fibrinolyse polar gegenüber. In der Therapie von *Blutungen* hat sich Stibium bewährt:

- *Stibium metallicum praeparatum D6* (Weleda) 1 ml Amp. s.c., 10 ml Amp. i.v. — bis mehrmals täglich
- *Marmor D6 / Stibium D6 aa* (Weleda) 1 ml Amp. s.c., 10 ml Amp. i.v. — bis mehrmals täglich
- *Marmor D6 / Stibium D6 aa* (Weleda) Trit. — bis stündlich 1 MSP

Stibium kommt auch lokal bei *Haut- und Schleimhautblutungen* zur Anwendung.

Ein weiterer wichtiger Indikationsbereich sind die entzündlichen Prozesse der *Atemwege* [→ IX. 5.7 Asthma bronchiale].

Antimon spielt in der Therapie unterschiedlicher *Hauterkrankungen* eine wesentliche Rolle. Bei den verschiedenen Formen des *Ekzems* und damit entzündlicher Prozesse, die sich in der dem Sinnessystem nahen Haut dislozieren, bewährt sich Stibium als Externum.

- *Equisetum arvense 10%, aquos. Decoctum 80 g, Stibium metallicum praeparatum D6 10 ml Amp., Eucerin anhydricum ad 200 g* — v. a. bei trockenen Ekzemen
- *Calendula / Stibium* (Weleda) Salbe — v. a. in der Wundbehandlung

Schließlich fördert Antimon formende Kräfte in der *seelischen Innenwelt.*

- *Stibium metallicum praeparatum D6* (Weleda) 1 ml Amp. s.c. — bis mehrmals täglich
- *Stibium metallicum praeparatum D6* (Weleda) 10 ml Amp. i.v. — bis mehrmals täglich

Antimon unterstützt die Formkräfte in Denken, Fühlen und Wollen und trägt dazu bei, dass sich die Individualität in diesen Seelenfähigkeiten zur Geltung bringt. Bei psychiatrischen Erkrankungen, die durch geringe Lenkungskraft der Seelenfähigkeiten seitens der Individualität charakterisiert sind, aber auch bei Durchgangssyndromen und Einschränkungen des Wachbewusstseins kommt Stibium aus diesem Grunde zum Einsatz.

4.2.3 Therapeutische Gesichtspunkte zur chronischen Typ-A-Gastritis

Bei den polaren Krankheitsbildern der chronischen Typ-A- und Typ-B-Gastritis ist der *eingeschränkten Wirksamkeit* der *astralischen Organisation (Typ A)* bzw. ihrer *zu starken Aktivität* in der *Magenorganisation (Typ B)* therapeutisch zu begegnen. *Bitterstoffhaltige Arzneipflanzen* unterstützen die zu geringe Tätigkeit des astralischen Leibes im Stoffwechsel.

Exkurs

Gerbstoff- und bitterstoffhaltige Heilpflanzen:
Die *astralische Organisation* wirkt vom *Nerven-Sinnes-System* aus verhärtend und formend in den Leib bzw. ergreift ihn im Stoffwechsel-Gliedmaßen-System dynamisch. Beide Wirkungen finden sich in den Gerb- und Bitterstoffen wieder.
Gerbstoffe dienen zur Gestaltung dominanter *Stoffwechselprozesse*. Sie verstärken die Wirksamkeit des *Nerven-Sinnes-Systems* im Organismus.
Gerbstoffe haben eine *verhärtende* und *adstringierende Qualität*. Gerben verwandelt tierische Haut zu Leder. Dabei bilden die Gerbstoffe mit den Eiweißen der Haut unlösliche Komplexe. Gewebe wird zusammenziehend in die Verhärtung geführt. Antibakterielle Wirkungen weisen auf die lebenshemmenden Qualitäten einiger Gerbstoffe hin. Charakteristisch ist die Verteilung dieser Substanzen in der Pflanze. Man findet sie besonders in *Rinde* und *Wurzel*, also den dem Nerven-Sinnes-System entsprechenden Teilen.
Besonders gerbstoffreiche Pflanzenfamilien sind Buchen- (Fagaceae), Heidekraut- (Ericaceae) und Weidengewächse (Salicaceae) sowie Schmetterlingsblütler (Fabaceae). Charakteristisch ist das Vorkommen der Gerbstoffe in der Eichenrinde. Sie repräsentiert besonders den formenden, zusammenziehenden und in die Verhärtung führenden Substanzprozess.
In der Eichenrinde treten die Gerbstoffe mit einer ihnen qualitativ verwandten Substanz gemeinsam auf, dem *Calcium*. Zu seinem Wesensbild gehört ebenfalls die verhärtende und in die Sklerose führende Wirkung: „Das Calcium ... schafft Ordnung, wenn der Ätherleib zu stark wirkt, so daß an irgendein Organisches das Astrale nicht herankommen kann ... Aber wenn wir wollen, daß in einer sehr schönen Weise ein wucherndes Ätherisches ... sich zusammenzieht, daß diese Zusammenziehung wirklich eine recht regelmäßige ist, nicht Schocks erzeugt im Organischen, so müssen wir das Calcium gerade in der Struktur verwenden, in der wir es finden in der Eichenrinde.“[69]
Das Wesen der Gerbstoffe spricht sich besonders deutlich in der Bildung der *Pflanzengallen* aus.[70] „Sie sind einerseits pflanzliche Gebilde; der Bildekräfteleib der Pflanze plastiziert sie, und die Formgesetze der sie tragenden Pflanzenarten klingen in ihnen nach. Andererseits entstehen sie aus der Natur des *Insekts*, durch das Gift der Gallwespe, durch den Reiz des von ihr der Pflanze einverleibten Eies, also durch einen astralbedingten Eingriff. Es entsteht aus dem pflanzlichen ein fruchtartiges Gebilde, der Gallapfel, dessen Samen ein tierischer Keim ist. Hier ist also

mit Augen zu sehen, wie Astralisches und Ätherisches zusammenwirken, allerdings Fremdastralisches mit Eigenätherischem. Und an diesem Punkte kommt es zur reichlichen Gerbstoffbildung."[71]
Chemisch finden sich zwei Hauptgruppen. Zunächst sind es die *hydrolisierbaren Gerbstoffe* (Tannine), esterartige Verbindungen v. a. der Gallussäure (Gallotannine). Gallotannine sind z. B. in Galläpfeln zu finden. Als zweite Gruppe gibt es die *kondensierten Gerbstoffe* (Katechingerbstoffe). Salbei adstringiert bei entzündlichen Prozessen der Mundhöhle, die Eichenrinde dient innerlich zur Unterstützung formender Prozesse bei der katharralisch-eosinophilen Entzündung beim Asthma bronchiale [→ VI. 5.7 Asthma bronchiale].

Bitterstoffe verstärken die Aktivität der oberen Wesensglieder im Stoffwechselsystem und befördern Sekretion und Motilität.

Bitterstoffe machen die ätherische Organisation „geneigt", den Astralleib in sich aufzunehmen.
Es gibt eine große Anzahl bitter schmeckender Pflanzensubstanzen unterschiedlicher chemischer Struktur. Häufig findet man sie bei den Enziangewächsen (Gentianaceae), Korbblütlern (Asteraceae) und Lippenblütlern (Lamiaceae). Die am meisten verwendeten Bitterstoffdrogen sind Enzianwurzel, Benedikten-, Tausendgülden- und Wermutkraut.

Ziehen sich die oberen Wesensglieder wie bei der *chronischen Typ-A-Gastritis* aus der Verdauung zurück, so kommen therapeutisch bitterstoffhaltige Heilpflanzen in Betracht. Sie lenken die Wirksamkeit der oberen Wesensglieder in die ätherische Organisation. Zwischenzeitlich ist die sekretorische und motilitätsfördernde Wirksamkeit der Bitterstoffe dokumentiert.

▪ *Gentiana lutea Rh 5 %* (Weleda) Dil.	20-20-20 gtt
▪ *Amara-Tropfen* (Weleda)	20-20-20 gtt
▪ *Gentiana Magen Globuli velati* (Wala)	10-10-10
▪ *Bitter Elixier* (Wala)	1-1-1 EL

Eine diesen Arzneimitteln gemeinsame Heilpflanze ist der gelbe Enzian, *Gentiana lutea*. Er entwickelt eine kräftige Blütenfülle, deren Qualitäten sich bis in die Wurzelregion erstrecken. Im gelben Enzian sind reichlich Bitterstoffe zu finden[72], die den höchsten Bitterwert der heimischen Drogen erreichen. Zu seinen arzneilichen Wirkungen gehört die Anregung von *Sekretion* und *Motilität*. Diese Heilpflanze führt den astralischen Leib in eine verstärkte Stoffwechselaktivität.

Zur Unterstützung der *Tagseite* der *Verdauung* kommt der dem Nerven-Sinnes-System entsprechende Wurzelbereich in Betracht. „Wenn man die Abkochung der

Enzianwurzel verwendet, so bringt man den astralischen Leib in rege Tätigkeit, und durch den Zuckergehalt der Wurzel lässt man das Ich nachhelfen ... Wir werden daher ein solches Mittel verwenden ... [bei] Appetitlosigkeit, Dyspepsie ... Unterleibsstockungen ... Tendenzen nach Gicht und Rheumatismus."[73]

Therapeutisch bedeutende bitterstoffhaltige Arzneipflanzen sind:

- *Gentiana lutea* (gelber Enzian) s. o.
- *Iberis amara* (bittere Schleifenblume) z. B. *Iberogast* (Bayer)
- *Absinthium* (Wermut) z.B. *Absinthium D1 / Resina laricis D3 aa* (Weleda) [→ IX. 5.8 Allergische Atemwegserkrankungen]
- *Cichorium intybus* (Wegwarte) [→ XXV. 3. Erkrankungen der Gallenorganisation und ihre Therapien]
- *Chelidonium* (Schöllkraut) [→ XXV. 3. Erkrankungen der Gallenorganisation und ihre Therapien].

Cichorium kommt als

- *Cichorium, ethanol. Decoctum Ø (= D1)* (Weleda) 20-20-20 gtt

oder auch als

- *Cichorium e planta tota 5 %* (Wala) Glb. velati 10-10-10
- *Cichorium e planta tota D3* (Wala) Glb. velati 10-10-10

zum Einsatz. Das Zusammenspiel des Gallensystems mit dem Pankreas [→ XXVI. 2.4. Pankreas- und Gallenorganisation] unterstützt

- *Cichorium/Pancreas comp.* (Wala) Amp. s.c. bis 1 x täglich
- *Cichorium/Pancreas comp.* (Wala) Glb. velati 10-10-10.

Grundsätzlich ergeben sich die Indikationen für eine Therapie mit Bitterstoffen aus dem *Krankheitsprozess*, den *beteiligten Organsystemen* (z.B. Erkrankungen der Galle [→ XXV. Gallenorganisation] und des Pankreas [→ XXVI. Pankreas]) bzw. den begleitenden *klinischen Beschwerden*. So begründen klinisch stumm verlaufende Krankheitsbilder wie die chronische Typ-A-Gastritis, die durch die eingeschränkte Aktivität der oberen Wesensglieder charakterisiert ist, eine Therapie mit Bitterstoffen. Darüber hinaus führen die unterschiedlichen Beschwerden [→ Abb.], die auf der (sich aus dem Verdauungstrakt lösenden und zum Bewusstsein erwachenden) astralischen Organisation basieren, zur Therapie mit bitterstoffhaltigen Arzneipflanzen.

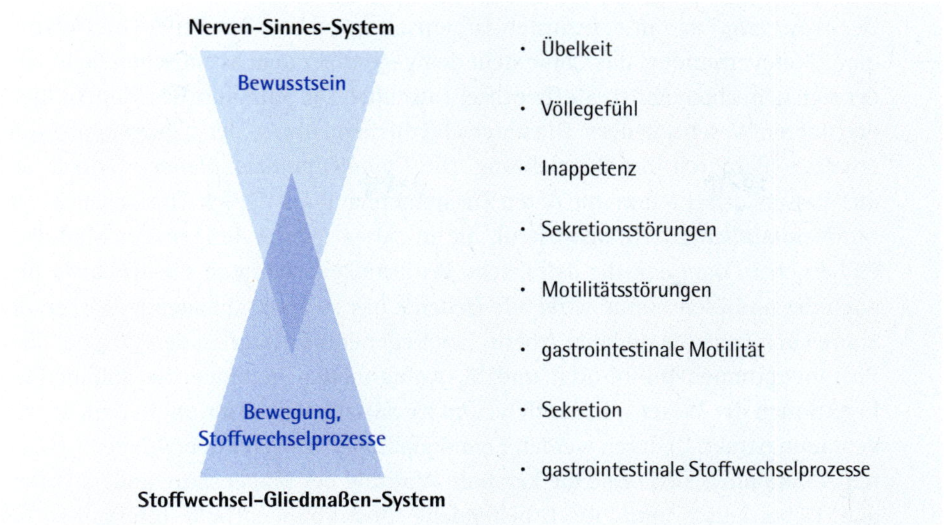

Polare Wirksamkeiten der astralischen Organisation in dem Verdauungstrakt vor dem Hintergrund der Dreigliederung – Leitsymptome für die bitterstoffhaltigen Arzneipflanzen.

Das Hereinführen der oberen Wesensglieder in das Verdauungssystem unterstützt auch die Metalltherapie. Das entscheidende Metall ist in diesem Zusammenhang das *Ferrum.* Ein Präparat wie

■ *Pancreas/Meteoreisen* (Wala) Amp. s.c.	bis 1 x täglich
■ *Pancreas/Meteoreisen* (Wala) Glb. velati	10-10-10

hat sich den eigenen Erfahrungen nach bewährt und scheint über seinen Indikationsbereich der *Pankreaserkrankungen* [→ XXVI. 3.2 Therapeutische Gesichtspunkte] hinaus auch in dieser Indikation wirksam zu sein.

Rudolf Steiner empfahl im Zusammenhang mit den von ihm beratenen Krankheitsfällen gelegentlich Acidum hydrochloricum (D6) und Eisenchlorür (D3).[74]

■ *Acidum hydrochloricum D3* (DHU) Dil.	20-20-20 gtt

Beide Präparate verstärken ein zu geringes Eingreifen der oberen Wesensglieder.

Exkurs

Das im Ferrum chloratum enthaltene *Chlor* ist ein hochreaktives, gasförmiges Element, das intensive Abbauprozesse vermittelt. Aufgrund dieser Eigenschaft diente es als Kampfgas. Trägt das derselben Gruppe des Periodensystems angehörende *Jod* die Metamorphose von Lebenskräften in *Bewusstseinskräfte* und fördert damit die Verbindung mit dem astralischen Leib [→ XVII. 4.1.1 Medikamentöse Therapie], so begleitet das Chlor dessen Wirkung in abbauenden Stoffwechselprozessen.

Der *Wasserstoff* ist mit den zur Ich-Organisation gehörenden Feuer- und Wärmequalitäten verbunden, das Chlor steht demgegenüber dem astralischen Leib nahe, der sich dem abbauenden Stoffwechsel zuwendet. Die Salzsäure des Magens dient den oberen Wesensgliedern. Die unterschiedlichen Formen der „Säuresuppression" erfahren hierdurch ihre Beleuchtung. Die *Protonenpumpen-Hemmer* wirken auf die Wasserstoffsekretion und deren Zusammenhang mit der Ich-Organisation. Die *Antihistaminika* (H_1-Antagonisten), die in „alten" Verbindungen mit Müdigkeit einhergehen, dämpfen die astralische Wirksamkeit, während die *Antacida* und auch die in diesem Sinne wirkende *Heilerde* das zu stark abbauende Wirken der Säure kompensieren und den ätherischen Regenerationskräften den Weg bereiten. Protonenpumpen-Inhibitoren und H_2-Antagonisten hemmen die abbauenden Funktionen der Wesensglieder (Ich- und astralische Organisation) in dem oberen Verdauungstrakt. Dadurch werden Fremdqualitäten schwerer überwunden bzw. deren Abbau muss sich ohne die katabole Wirkung der Magensäure anders vollziehen. Dabei haben antibiotisch behandelte Clostridium-difficile-Infektionen ein höheres Rückfallrisiko, wenn eine PPI-Therapie gleichzeitig und in der Nachbehandlungsperiode erfolgt.[75] PPI beeinflussen das Mikrobiom und vermindern dessen Diversität.[76,77] Des Weiteren kann es zu einer Beeinträchtigung der Leukozyten-[78] und immunologischen Funktionen[79] (und damit antiinflammatorischer Prozesse[80]) durch die Therapie mit PPI kommen. Die Hemmung entzündlicher und abbauender Prozesse ist also bei dieser Therapie zu bedenken. Auch ist die Säuresuppression mit einem erhöhten Risiko einer nosokomialen Clostridien-difficile-Infektion[81] und die Gabe von PPI während der Therapie einer neu aufgetretenen Clostridium-difficile-Infektion mit einem deutlich erhöhten Risiko eines Rezedivs[82] verbunden – wiederum Hinweise auf die eingeschränkte Wesensgliederaktivität im Verdauungstrakt. Darüber hinaus geht eine PPI-Therapie mit einem ca. zweifach erhöhten Risiko für eine ambulant erworbene Pneumonie einher.[83] Auch die Frakturgefahr ist durch die PPI-Einnahme erhöht. Schließlich besteht eine erhöhte Mortalität bei langfristiger PPI-Einnahme, die mit der Einnahmedauer korreliert.[84]

4.2.4 Therapeutische Gesichtspunkte zur chronischen Typ-B-Gastritis

Liegt eine zu stark abbauende Wirkung der astralischen Organisation im Sinne der Dominanz des Nerven-Sinnes-Systems vor, so entwickelt sich die *B-Gastritis.* Sie ist anders als die A-Gastritis keineswegs klinisch „stumm", sondern geht oftmals mit Beschwerden wie *brennenden* oder auch *krampfartigen Schmerzen* einher. Therapeutisch muss man die unphysiologische Wirksamkeit der astralischen Organisation und damit die Dislokation innerhalb des dreigliedrigen Magens ausgleichen.

Eine wesentliche Heilpflanze ist in diesem Zusammenhang die *Kamille.*

Exkurs

Substanziell spielen die *ätherischen Öle* der Kamille eine besondere Rolle. Das blaue ätherische Öl heißt auch *Kamillenblauöl.*[85] Ätherische Öle führen die höheren Wesensglieder differenziert in den Organismus. Befeuernd und anregend wirkt das ätherische Öl des Rosmarins. Ihm gegenüber löst das des Lavendels die oberen Wesensglieder. Das ätherische Öl der Kamille beruhigt die zu starke Tagesaktivität, eine zu starke astralische Wirksamkeit wird in die aufbauende Nachtseite geführt. Die Kamille zeigt einen antiphlogistischen Effekt mit Beruhigung des im Entzündungsprozess exzitierten astralischen Wirkens.[86] In eine ähnliche Richtung weist die spasmolytische Wirkung. Jeder Krampf bedeutet ein „Erwachen" der astralischen Organisation, das sich am falschen Ort entwickelt und mit Verhärtungs- und Anspannungsprozessen einhergeht. Diese löst die Kamillenanwendung. Darüber hinaus sind die heilungsfördernde Wirkung und die Ulkusprotektion[87] wesentlich. Die Kamille beruhigt nicht nur die astralische Aktivität, sondern verstärkt auch die ätherischen Regenerationsprozesse. In diesem Zusammenhang wies Rudolf Steiner auf den Schwefelgehalt hin, „der im Wesentlichen gerade segensreich ist, wenn es sich um die Anregung des Ätherleibes im Verdauungssystem handelt."[88]

Die *Kamille* findet konzentriert, z. B. als Tee oder in niedriger Potenzierung ihre Anwendung.

■ *Chamomilla, Radix 2 %* (Weleda) Tabl.	bis 5 x 2
■ *Chamomilla, Radix, ethanol. Decoctum D3* (Rezepturpräparat, z. B. Apotheke an der Weleda) Dil.	bis 5 x 10 gtt
■ *Chamomilla e radice D3* (Wala) Glb. velati	10-10-10
■ *Chamomilla e planta tota D3* (Wala) Amp. s.c.	bis 1 x täglich

Chamomilla-Extrakt wirkt *entzündungshemmend, krampflösend*[89] und *wundheilungsfördernd.* Ein wesentliches Arzneimittel bei der B-Gastritis, das Chamomilla enthält und dem *inflammatorischen Prozess* begegnet, ist:

■ *Pulvis stomachicus cum Belladonna* (Weleda) Mischung aus Verreibungen	1-1-1-1 MSP.

Krampfartige Beschwerden führen zum Einsatz ihrer Aufbereitung mit dem Kupfer

■ *Chamomilla Cupro culta, Radix Rh D3* (Weleda) Dil.	15-15-15 gtt
■ *Chamomilla Cupro culta, Radix Rh D2* (Weleda) Amp. s.c.	bei Bedarf

bzw. zu

- *Chamomilla/Nicotiana* (Wala) Glb. velati 10-10-10.

Bei *stärkeren krampfartigen Beschwerden* ist

- *Nicotiana comp.* (Wala) Amp. s.c. bis mehrmals täglich

hilfreich.

Darüber hinaus ist an eine Therapie mit der Kupferverbindung *Malachit* (basisches Kupfercarbonat) zu denken. Während das Eisen dem Hereinziehen der Wesensglieder dient, führt das Kupfer sie in die aufbauende Nachtseite [→ XXVII. 3.2.1 Niere und Kupfer].

- *Chamomilla / Malachit comp.* (Weleda) Dil. 20-20-20 gtt
- *Malachit D4* (Rezepturpräparat, z.B. Apotheke an der Weleda) Trit. 1-1-1 MSP

Das Arzneimittel

- *Ammi visnaga comp. Suppositorien* (Wala) bis 3 x täglich

enthält auch Kamille. Es hat sich bei *Spasmen* und *krampfartigen Beschwerden* bewährt. Ammi visnaga, Belladonna und Nicotiana lösen den astralischen Leib aus seiner zur Verkrampfung führenden Wirksamkeit.

Bei *peptischen Beschwerden, Sodbrennen* und *gastroösophagealem Reflux* setzt man

- *Bolus alba comp. Pulver* (Wala) mehrmals täglich zwischen den Mahlzeiten in Wasser suspendiert trinken

ein. Des Weiteren bewährt sich die Einnahme von

- *Heilerde* (Luvos).

Besonders wichtig sind die *äußeren Anwendungen. Oxalis* findet als *Wickel* oder *Einreibung* zur Stärkung der ätherischen Organisation Anwendung.

- *Oxaliswickel* Durchführung siehe Anhang

oder

- *Oxalis, Folium 20%* (Weleda) *Tinktur* 1 x täglich 1 EL in 1/4 l Wasser verdünnt
- *Oxalis e planta tota W 10%, Oleum* (Wala) 1 x täglich

■ *Oxalis, Folium 10%* (Weleda) Salbe 1 x täglich (besonders zur Nacht)

Indikationen sind Erkrankungen und Funktionsstörungen des Verdauungstrakts, die nach psychischen Belastungen wie *Schock* oder auch anhaltendem Kummer auftreten. Der zum Erwachen gedrängte astralische Leib führt zu einer entsprechenden Schwächung der Lebensorganisation. „Sie werden in allen Fällen etwas erreichen, wenn Sie anwenden entweder Umschläge oder Einreibungen mit Oxalsäure, die Sie am besten gewinnen dadurch, daß Sie Klee auspressen. Sie pressen Klee aus, gewinnen auf diese Weise die Oxalsäure. Da ist sie am wirksamsten. Und am besten ist sie natürlich durch Einreiben zu verwenden. Sie ist außerordentlich stark wirksam in der Energisierung des ätherischen Systems im Verdauungstrakt."[90] Ergänzend erwähnte Rudolf Steiner die Silbermedikation.

Exkurs

Der *Sauerklee* entwickelt einen Wurzelstock, „der sich mit fleischig verdickten Blättchen umschuppt"[91] und hierin eine prädominierende ätherische Wirksamkeit zeigt. Neben den normalen bringt er zeitlebens geschlossene Blüten hervor, deren Pollen in den Staubbeuteln reifen und weiterwachsend die Narbe aufsuchen.[92] Ein *vegetatives ätherisches Prinzip* setzt sich an die Stelle der sonst anzutreffenden astralleibbegabten Insektenwelt.

Auf der anderen Seite entziehen sich nun zarte gefingerte Blätter diesem vegetativ gestauten Bereich. Diese sensibilisieren sich in ihrer Blattstellung für die Umgebungsbedingungen. Die Blüten sind weiß oder gelblich und fünfteilig, die Früchte je nach Art unterschiedlich gebaut; beim einheimischen Sauerklee als trockene fünfspaltige Kapsel. Die reifen Samen schleudert die Pflanze explosiv hinaus. Dieses Phänomen weist auf die Beziehung zur Astralität. Somit dominiert das *Ätherische* vorwiegend in der unteren Pflanzenregion, während die obere sich dem *Astralischen* zuwendet. Der saure und erfrischende Geschmack der Blätter zeugt von diesem Sich-Verbinden der astralischen Kräfte mit der Lebensorganisation.

Diese Charakteristik des Sauerklees macht verständlich, warum er in den mit Rudolf Steiner beratenen Krankheitsfällen auch zur *Verstärkung* des *astralischen Leibes* zum Einsatz kam. Ein ungenügendes Wirken des astralischen Leibes im Magen bei „motorischer Schwäche" (hypomotiler Dyspepsie) ist hier wegweisend.

Eine im Schmerz autonomisierte astralische Wirksamkeit führt *Oxalis* in ihre *physiologische Verbindung* mit der aufbauend wirkenden ätherischen Organisation.

In den beiden Ulkuserkrankungen, *Ulcus ventriculi* und *Ulcus duodeni*, liegen polare Krankheitsprozesse vor, die sich durch ein Ungleichgewicht in der Tages- und Nachtseite der Magenfunktion charakterisieren lassen.

Beim *peptischen Ulkus* findet sich ein *einstülpender Krankheitsprozess*: Qualitäten des *Nerven-Sinnes-Systems* dringen *zu tief* in den *Magen* bzw. den *Bulbus duodeni* ein.

Der früher gebrauchte und auch heute noch gültige Satz „Kein Ulkus ohne Säure" weist auf dieses Ungleichgewicht hin, indem die Säurebildung zum oberen Magenbereich gehört, der funktionell vom *Nerven-Sinnes-System* bestimmt ist. Auch die muskuläre Verhärtungstendenz, die als „zirkulärer Dauerspasmus" bei präpylorischen und pylorischen Ulzera zu beobachten ist[93], stellt sich in diesen Zusammenhang. Sie weist auf den sich aus der Bewegungsaktivität herauslösenden und mit der Geste des Nerven-Sinnes-Systems zu stark wirkenden astralischen Leib. Auch morphologisch finden sich entsprechende Phänomene, wenn sich im Bulbus eine gastrale Metaplasie entwickelt. Magenschleimhaut entsteht am unphysiologischen Ort und weist damit ein weiteres Mal auf die goetheanistische Bestimmung von Krankheit als einem physiologischen, jedoch *„am falschen Ort"* sich manifestierenden Prozess.

Gegen dieses Krankheitsgeschehen wendet sich eine (meistens Helicobacter-assoziierte) *Entzündung*. Erreicht diese nicht ihren salutogenetischen Auftrag, so entsteht die chronische Inflammation, die dann zu erosiven und schließlich ulzerösen Schleimhautveränderungen führt. Das ggf. auftretende derbe, kallöse Ulkus zeigt als Skleroseform des Ulkus die *Dominanz des Nerven-Sinnes-Systems*, die nun die *chronische Inflammation* prägt, nachdem sie durch die akute Entzündung nicht überwunden wurde.

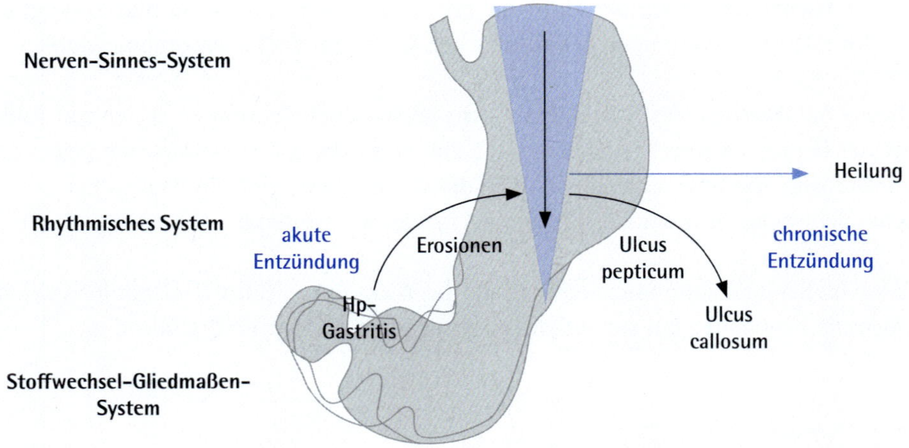

Akute Hp-assoziierte Gastritis und ihre Beziehung zum Ulcus pepticum und zur „derben" kallösen Ulzeration als Skleroseform des Ulkus: Der Dominanz des Nerven-Sinnes-Systems als chronische Inflammation bei der peptischen Ulkuskrankheit wendet sich die akute Entzündung (Hp-Gastritis) entgegen, die über Erosionen zum Ulkus und schließlich der derben, kallösen Ulzeration führen kann.

Exkurs

In diesem Zusammenhang sind *konstitutionelle Beobachtungen* wesentlich, die sich fast nur noch in der alten Literatur finden. Hiernach soll der Ulkuspatient gehäuft *eine eher schlanke, asthenische Körpergestalt* haben.[94] Auch besteht gelegentlich eine Neigung zu Hypotonie und Bradykardie. Die gesamte Gestalt weist auf die funktionelle Dominanz des Nerven-Sinnes-Systems im Gesamtorganismus. Die Ulkuskrankheit ist demzufolge umfassender anzuschauen als es die morphologisch abgeleitete Bezeichnung nahelegt.

4.3.1 Therapie des Ulcus pepticum

Durch die *Protonenpumpen-Inhibitoren* erfolgt eine Blockierung der „Endstrecke", ohne den eigentlichen Krankheitsprozess zu beeinflussen. Etwas anders sieht es hinsichtlich der Eradikation einer assoziierten Helicobacterbesiedelung aus. Hier ist die langfristige „Heilung" eines Ulkusleidens erreichbar, indem die chronische Hp-assoziierte B-Gastritis endet. Allerdings mehren sich Hinweise auf die Schattenseiten, die sich dann zeigen, wenn über die pathogenetischen Faktoren hinaus auch die salutogenetischen Potenzen der Entzündung beseitigt wurden.[95] So ist die Helicobacter-pylori-Infektion mit einer Risikoreduktion für das Adenokarzinom des Ösophagus (nicht für das hierzu polare Plattenepthelkarzinom) wie auch für das Adenokarzinom des ösophagogastralen Schleimhautüberganges assoziiert.[96]

Therapeutisch kommen die bei der *B-Gastritis* angeführten Arzneimittel in Betracht [→ 4.2.4 Therapeutische Gesichtspunkte zur chronischen Typ-B-Gastritis].

In vielen Fällen ist auf einen pathogenetischen Ansatz wie die Gabe von Protonenpumpen-Inhibitoren nicht zu verzichten. Die *salutogenetischen Möglichkeiten* des Organismus, die zweifelsfrei gegeben sind und in der Zeit vor der Beeinflussung des Säurestoffwechsels auch zu Ausheilungen geführt haben, lassen sich durch die beschriebenen Ansätze verstärken.

Darüber hinaus ist auf die *seelische Innenwelt* des Patienten zu achten. Die Magenorganisation ist in starkem Maße vom Fühlen abhängig. Auf die Beeinflussung von Sekretion und Durchblutung der Schleimhaut bis hin zu morphologisch fassbaren Läsionen durch das Fühlen wurde bereits hingewiesen [→ 2.2 Der Magen, II. 2.5.3 Die Dreigliederung in der Stoffwechselorganisation – ihre Bedeutung für das Verständnis von Pathogenese und Salutogenese]. Beim Ulkus muss man deswegen auf das *seelische Befinden* achten. Ärger und Stress bedürfen des *Gespräches* und können aus ihrer autonomisierten astralischen Dynamik in die Bearbeitungskompetenz der Individualität geführt werden.

4.4 Ulcus ventriculi

Das *Ulcus ventriculi* stellt gegenüber dem Ulcus duodeni eine *polare Krankheitsentität* dar. Seine hauptsächliche Manifestation liegt im sechsten Lebensjahrzehnt und damit etwa zehn Jahre später als beim Duodenalulkus.[97] Anders als beim diesem, das mit

Hypersekretion und beschleunigter Magenentleerung einhergeht, findet man beim Ulcus ventriculi eher eine Normazidität oder Hypochlorhydrie. Auch ist die Magenentleerung verzögert.

Beim *Ulcus pepticum* besteht eine primäre *Dominanz* des *Nerven-Sinnes-Systems.* Beim *Ulcus ventriculi* hingegen sind die *aufbauend-ätherischen, schleimhautprotektiven Prozesse* des *Stoffwechsel-Gliedmaßen-Systems* des *Magens* eingeschränkt. Es kommt zur sekundären Dominanz des Nerven-Sinnes-Systems.

Die *ätherische Organisation* des Magens ist in ihrer Aktivität reduziert. Der zu starken Tagesseite beim peptischen Ulkus steht somit die eingeschränkt wirksame Nachtseite beim Ulcus ventriculi gegenüber. Mehrere Ursachen sind in diesem Zusammenhang denkbar. So schwächen z. B. *seelische Belastungen* die ätherische Organisation. Die Astralität orientiert sich dann zu stark zum oberen Menschen. Dies ist in der Regel mit einer vermehrten Aktivität des sympathischen Nervensystems verbunden, während beim peptischen Ulkus der Parasympathikus überwiegt. Auf die geisteswissenschaftliche Bedeutung der unterschiedlichen Auslenkungen des vegetativen Nervensystems geht Kapitel [→ XI. 2. Arterielle Hypertonie] ein.

4.4.1 Therapeutische Gesichtspunkte beim Ulcus ventriculi

Beim *Ulcus ventriculi* ist die *Unterstützung* der *ätherischen Organisation* erforderlich.

In diesem Zusammenhang ist an

- *Chamomilla / Malachit comp.* (Weleda) Dil. 20-20-20 gtt
- *Chamomilla / Malachit comp.* (Weleda) Amp. s.c. bis 1-0-0

zu denken. Die tief potenzierte Chamomilla beruhigt den entzündlichen Prozess. Malachit führt die oberen Wesensglieder aus ihrer Bewusstseinsorientierung in ein physiologisches Wirken in der Magenorganisation. In ähnlicher Weise wirkt Anagallis[98] und findet als

- *Anagallis / Malachit comp.* (Weleda) Dil. akut stündlich 10 gtt, anschließend 10-10-10 gtt

Anwendung[99], wenn die begleitende Schmerzsymptomatik die unphysiologische Dominanz der astralischen Organisation erkennen lässt.

Aufgrund der eingeschränkten ätherischen Qualität im Magen entsteht sekundär ein Überwiegen ihres Nerven-Sinnes-Systems (während beim Ulcus pepticum eine primäre Dominanz dieses Systems besteht). Insofern kommen ebenfalls diejenigen Arzneimittel zum Einsatz, die Kapitel [→ 4.2.4 Therapeutische Gesichtspunkte zur chronischen Typ-B-Gastritis] beschreibt.

Auch beim Ulcus ventriculi spielen *äußere Anwendungen* wie der Oxaliswickel eine wichtige Rolle [→ 4.2.4 Therapeutische Gesichtspunkte zur chronischen Typ-B-Gastritis].

5. Der Dünndarm – Erkrankungen und Therapien

Der Dünndarm mit seiner dominierenden ätherischen Wirksamkeit ist nur selten der Ort von Erkrankungen. In seinem oberen Bereich kann allerdings die zu starke Tagesaktivität der *astralischen Organisation* hereinbrechen und zum *Ulcus duodeni* führen, auf das bereits behandelt wurde [→ 4.3 Das Ulcus pepticum].

5.1 Glutensensitive Enteropathie und Glutenunverträglichkeit

Die *glutensensitive Enteropathie* (Zöliakie) charakterisiert die Unverträglichkeit der Kleberproteine von Weizen und verwandten Getreidearten (Gerste, Roggen, Dinkel) bei genetischer Disposition. Der Hauptbestandteil des Getreidekorns ist die Stärke, die sich im Endosperm in eine Proteinmatrix einbettet. Der Kleber umgibt die Stärkekörner. Dabei ist Gluten, also das Klebereiweiß ein komplexes Gemisch aus heterogenen Proteinen, die man nach ihrer Löslichkeit in Alkohol klassifiziert. Die in Alkohol lösliche Fraktion (Prolamin) ist reich an den Aminosäuren Prolin und Glutamin. Zu ihr gehört das *Gliadin*, das man besonders beim Weizen (bis ca. 69 % am Gesamtprotein) antrifft.[100] Daneben finden sich im Mehlkörper des Getreidekorns andere Proteine wie die *Amylase-Trypsin-Inhibitoren*. Sie stehen mit der Glutenunverträglichkeit in Beziehung.[101]

Die Zöliakie ist sicher häufiger als früher angenommen und steigt vermutlich an. Ihre Prävalenz schätzt man auf ca. 1 %, wobei sie am verbreitesten im höheren Lebensalter (über 65 Jahre) vorkommt, also in der Zeit der beginnenden Exkarnation der oberen Wesensglieder. Die Zöliakie tritt gehäuft beim Turner- und Down-Syndrom auf.[102]

Neben genetischen kommen auch umweltbedingte Faktoren in Betracht. Mehrfache Rotavirus-Infektionen im Kindesalter mit passagerer Störung der intestinalen Permeabilität, erhöhen möglicherweise das Risiko einer Zöliakie. Dies illustriert die Bedeutung der intestinalen Grenzbildung bei dieser Erkrankung.

Bei der glutensensitiven Enteropathie ist die Wirksamkeit der astralischen und der Ich-Organisation in den abbauenden intestinalen Stoffwechselprozessen und den aufbauenden Resorptionsprozessen eingeschränkt.

So bleiben einige Glutenpeptide unverdaut und werden über die Dünndarmmukosa transepithelial aufgenommen.[103] Fremdqualitäten dringen dadurch zu tief in die mukosale Grenzfläche, die sich zwischen die Innenwelt des Stoffwechsels und die intraluminale „Außenwelt" stellt. So können Glutenpeptide die Mukosapermeabilität verändern, wodurch vermehrt Antigene in die Lamina propria gelangen. Aus dem physiologischen enteralen Abbau entsteht somit eine unphysiologische parenterale Verdauung.

Transepithelial aufgenommene Glutenpeptide deamidiert die Transglutaminase.[104] Glutenfragmente können nach Präsentation durch antigenpräsentierende Zellen (z. B. Makrophagen, dendritische Zellen, B-Lymphozyten) zur T-Zell-Proliferation führen, der sich über die Sekretion der Zytokine IL-4 und IL-5 die Reifung von Plasmazellen mit Antikörperproduktion (IgA- und IgM-Antikörper gegen Glutenpeptide im Mukosasekret; im Serum hauptsächlich IgA und IgG) zur Seite stellt. So verläuft die ungenügende intestinale Verdauung „am falschen Ort" und auf unphysiologische Weise im Rahmen der Zöliakie-typischen Th1-Immunreaktion[105] „nachträglich". Dieser „pathologischen Verdauung" folgt die „Autoimmunität" gegen das körpereigene Enzym Transglutaminase 2, das u. a. kovalente Bindungen mit definierten Glutenfragmenten eingeht.

Der physiologische Ort ätherisch dominierter, aufbauender Lebensprozesse in der Mukosa wird somit durch die *lymphozytär-entzündliche Reaktion auf die eingedrungene, intestinal nicht ausreichend abgebaute (oder abbaubare) Fremdqualität* zum Ort kataboler Stoffwechselprozesse und führt zur *Schwächung der ätherischen Organisation.*

Entsprechend kommt es zu einer Atrophie der ätherisch dominierten Zotten. Die *Zottenatrophie* begleitet eine relative Zunahme der *Krypten.* Nach der Marsh-Klassifikation entwickelt sich als Typ II eine Kryptenhyperplasie, der sich mit dem Typ III die Zottenatrophie anschließt. Beim Typ IV besteht eine vollständige Atrophie. Die Polarität zwischen Zotten in ihrer Verbindung zu den aufbauenden ätherischen Prozessen und den Krypten, die sich intestinal nach innen „einstülpen", mit ihrer Nähe zum abbauend wirksamen astralischen Organismus verschiebt sich, indem sich die Zotten zurücknehmen und die Krypten dominieren. Bei der hyperproliferativen Zottenatrophie kommt es zu einer autonomisierten ätherischen Proliferation mit fehlendem Eingreifen der astralischen Organisation und dadurch entstehenden Differenzierungsstörungen (Ausbildung von Zotten und Bürstensaum).

Das typische *Malabsorptionssyndrom* mit Gewichtsverlust, meteoristisch geblähtem Abdomen und weichen, u. U. fettreichen und wässrigen Stühlen weist auf die veränderte Wesensgliederwirksamkeit. Die sich entwickelnde Anämie ist gleichermaßen Ausdruck der eingeschränkten leibergreifenden Aktivität der Wesensglieder. Allerdings kommen auch stumme bzw. oligosymptomatische Verlaufsformen vor, die oft eine späte Diagnosestellung bedingen. Intestinale Stoffwechselprozesse dislozieren des Weiteren in den Bereich der Haut und erscheinen dort als Dermatitis herpetiformis Duhring. Die chronisch-lymphozytäre Entzündung kann zum Enteropathie-assoziierten T-Zell-Lymphom führen.

Die in ihrer physiologischen intestinalen Wirkung eingeschränkte *astralische Organisation* erlebt der Patient u. U. in abdominellen (z. B. Krämpfe) und in den häufigen seelischen Beschwerden wie Depressivität, Reizbarkeit und Ängstlichkeit.

Somit haben wir es bei der *Zöliakie* mit einer eingeschränkten Wirksamkeit der astralischen und der Ich-Organisation in den physiologischen Verdauungsprozessen zu tun. Gelenkschmerzen und Störungen im muskuloskelettalen System weisen gleichsinnig auf das Gliedmaßensystem. Gegenüber der eingeschränkten Wesensgliederwirksamkeit im Stoffwechsel-Gliedmaßen-System kommt es zu einer Dominanz des Nerven-Sinnes-

Systems (die sich auch in der Th1-Immunreaktion ausdrückt [→ XIX. 2.1 Die Dreigliederung der Zellen im strömenden Blut]). Entsprechend tritt u. U. eine neurologische Symptomatik mit zerebellärer Ataxie, Temporallappenepilepsie, peripheren Neuropathien und Kopfschmerzen auf.[106]

Die in diesem Sinne veränderte Wesensgliederkonstellation erklärt die *Komorbidität der Zöliakie*. Insofern überrascht es nicht, dass die glutensensitive Enteropathie häufiger bei Patienten mit Typ-1-Diabetes (ca. 3 bis 6 %) [→ XVI. 4.1 Diabetes mellitus Typ 1] und auch der Autoimmunthyreoiditis (ca. 3 %), also Erkrankungen auftritt, die mit einem eingeschränkten Wirken der astralischen und der Ich-Organisation im Stoffwechsel-Gliedmaßen-System einhergehen.[107] Darüber hinaus treten weitere Erkrankungen mit ebenfalls eingeschränkter Wirksamkeit der oberen Wesensglieder wie Morbus Addison, Sjögren-Syndrom, Autoimmunhepatitis sowie primär biliäre Zirrhose und auch die IgA-Nephropathie gehäuft auf.[108] Auf die Assoziation mit dem Down-Syndrom sei ebenfalls hingewiesen.[109]

Die oftmals bestehende Lactoseintoleranz steht mit dieser zum Nerven-Sinnes-System orientierten Wesensgliederkonstellationt in Zusammenhang. Die Laktase ist Instrument des Stoffwechselwirkens der oberen Wesensglieder. Ziehen sich diese aus der Verdauung zurück, so entwickelt sich die Milchzuckerunverträglichkeit. Dabei nimmt die Laktaseaktivität im Laufe der Kindheit physiologischerweise ab.[110]

Als Goldstandard der Serodiagnostik gilt der Nachweis erhöhter IgA-Antikörper gegen die Gewebstransglutaminase (IgG-Antikörper bei IgA-Mangel (ca. 1 bis 3 % der Zöliakiepatienten)).[111] Klinisch unterscheidet man die *klassische Zöliakie* mit dem Vollbild der manifesten Erkrankung, die *atypische* mit geringfügiger gastrointestinaler Symptomatik, dafür eher Eisenmangel, Osteoporose, neurologische Symptome etc., die asymptomatische mit charakteristischem Mukosa-Umbau, aber ohne klinische Symptomatik und die *latente Zöliakie*. Hier handelt es sich um Patienten, die früher an einer *gesicherten Zöliakie* litten, aktuell aber unter glutenhaltiger Ernährung eine normale Mukosa aufweisen. Meist entwickelt sich bei der latenten Zöliakie nach längerfristig glutenhaltiger Ernährung doch das Vollbild der Erkrankung. Dennoch sind die offenbar bestehenden salutogenetischen Prozesse beachtenswert, die hierin zum Ausdruck kommen.

Von der Zöliakie ist die Glutensensitivität (non-celiac glutensensitivity) zu unterscheiden. Der eingeschränkte Abbau der Klebereiweißbestandteile (Amylase-Trypsin-Inhibitoren) hemmt einerseits die intestinalen Verdauungsenzyme, stimuliert andererseits das angeborene Immunsystem über die Toll-like Rzeptoren (TLR-4) der dendritischen Zellen, Makrophagen sowie Monozyten[112] und führt zu parenteralen Entzündungs- und „Verdauungsprozessen".

5.1.1 Therapeutische Gesichtspunkte

Die wesentliche Maßnahme ist die *glutenfreie Diät*. Hierunter sind in der Regel Remissionen zu erreichen. Darüber hinaus muss die Aktivität von Ich- und astralischer Organisation im Intestinaltrakt verstärkt werden:

- *Cichorium, ethanol. Decoctum Ø (= D1)* (Weleda) 20-20-20 gtt
- *Cichorium/Pancreas comp.* (Wala) Amp. s.c., Trinkampulle 1-0-0
- *Pancreas/Meteoreisen* (Wala) Amp. s.c., Trinkampulle 1-0-0

Die Arzneimittelwahl bestimmt sich nach der dominanten klinischen Symptomatik (Inappetenz, abdominelle Beschwerden, Malabsorption). Die mukosalen Regenerationsprozesse sowie den in Sekretion und Resorption bestehenden „Atmungsprozess" im Verdauungssystem unterstützt

- *Digestodoron* (Weleda) Dil. bis 20-20-20 gtt.

In der Remission ist eine phasenweise Therapie mit Digestodoron sinnvoll.

Farne entwickeln eindrucksvolle Lebensprozesse. Gestaltungskräfte ergreifen in unterschiedlichem Ausmaß ihre Wedel (ungegliedert, im Dunklen gedeihender Hirschzungenfarn, demgegenüber dreifach gefiederter, lichtexponiert wachsender Adlerfarn[113]).

- *Aquilinum comp.* (Wala) Glb. velati 10-10-10
- *Aquilinum comp.* (Wala) Amp. s.c., Trinkampulle 1-0-0

unterstützt als Farnkomposition die Mukosaregeneration und -differenzierung.[114] Die manifeste Erkrankungsphase erfordert ggf. die Therapie der seelischen Symptomatik mit z. T. depressiven Beschwerden. Hier kommt

- *Hypericum Auro cultum, Herba D2, D3, Rh D3* (Weleda) Dil. 20-20-20 gtt

zum Einsatz.

Des Weiteren ist auf die assoziierten Leiden wie z. B. die Osteoporose [→ XXX. Osteoprose] zu achten. Hier finden die dort beschriebenen Arzneimittel Einsatz.

Möglicherweise sind auch biografische Zusammenhänge zu berücksichtigen, die zu einer „traumabedingten" Einschränkung der Wesensgliederwirksamkeit führten.

Als äußere Anwendungen kommt in der noch floriden Erkrankungsphase der

- *Oxaliswickel* Durchführung siehe Anhang

in Betracht. Hinsichtlich der Prophylaxe ist auf die protektive Wirkung des Stillens hinzuweisen.[115]

Bei der Glutenunverträglichkeit muss man auf die Weizenqualität achten: Oftmals kommen Weizenzüchtungen mit hohem Proteinanteil zum Einsatz und stellen dadurch die Verdauung vor größere Herausforderungen. Es ist zu hoffen, dass es im biodynamischen Kontext gelingt, Weizensorten zu züchten, die „die aus den Fugen geratene Symbiose von Mensch und Kulturpflanze wieder herstellen".[116] Insofern ist bei der

Glutensensitivität bzw. -unverträglichkeit eine entsprechende Ernährung mit biodynamischen Getreiden zu empfehlen, wobei oftmals Dinkel verträglicher erscheint. Die oben genannte Therapie verstärkt die Verdauungsfunktion im Gastrointestinaltrakt, was zur besseren Bekömmlichkeit beiträgt.

5.2 Maligne Erkrankungen des Dünndarms

Maligne Erkrankungen des Dünndarms sind äußerst selten. Wichtig ist das gelegentlich zu diagnostizierende *Duodenalkarzinom*. Die in den Glandulae intestinales wirkenden oberen Wesensglieder lösen sich bei dieser malignen Erkrankung aus ihrem Zusammenhang mit der ätherischen und physischen Leiblichkeit und entwickeln eine für das Sinnessystem typische Wirksamkeit [→ XVIII. 5.1.3 Intestinale Metaplasie und Magenkarzinom].

Ähnliches gilt für die *intestinalen Lymphome*. Während diese in den westlichen Industrienationen selten sind und hier das B-Zell-Lymphom des MALT (Maltom) schmerzempfindlich mit gastraler Manifestation überwiegt, kommen sie im Mittelmeerraum und im mittleren Osten aufgrund ihres Zusammenhanges mit dem sogenannten IPSID (immunoproliferative small intestinal disease) häufiger vor.[117] Eine ständige Aktivierung des Darm-assoziierten Immunsystems aufgrund einer eindringenden antigenen Fremdqualität scheint die Lymphomentstehung zu begünstigen. Bildet der Organismus in diesen Bereichen seines Leibes, die an der Schwelle zwischen der eingestülpten Außenwelt und dem inneren Milieu stehen, nicht genügend den Innenraum aus, so überwiegt eine die Außenwelt aufnehmende Sinnesgeste. Lösen sich die oberen Wesensglieder aus dem ätherischen Leib des lymphatischen Systems, so erwacht eine Proliferation, der kein Ordnungsprinzip mehr zugrunde liegt: Das *intestinale Lymphom* entsteht. 20 bis 30 % manifestieren sich im Dünndarm, während Dickdarmlymphome eine Rarität darstellen. Unter den B-Zell-Lymphomen unterscheidet man das Marginalzonenlymphom vom MALT-Typ, die follikulären Lymphome (Grad I bis III) und das diffuse großzellige B-Zell-Lymphom. Auf das seltene, aber aufgrund seiner Wachstumskinetik dramatisch verlaufende Burkitt-Lymphom sei hingewiesen. Hinsichtlich der T-Zell-Lymphome ist vor allem das Enteropathie-assoziierte Lymphom zu erwähnen.

Exkurs

Ein etwa 35-jähriger Patient stellt sich in unserer Klinik mit einer nodösen Raumforderung in der Schilddrüse vor und wurde nach der Diagnose eines medullären Schilddrüsenkarzinoms operiert. Viele Jahre später entwickelten sich abdominelle, zum Teil kolikforme Beschwerden. Der Patient befürchtete, dass die Nahrung „stecken" bliebe. Die endoskopische Diagnostik zeigte eine ausgedehnte intestinale Lymphommanifestation. Es handelte sich um ein *follikuläres B-Zell-Lymphom.* Unter einer langfristig fortgeführten Therapie mit *Viscum album (Iscador P)* erfolgte eine Remission des stenosierenden Lymphoms. Der Patient ist mehrjährig diesbezüglich beschwerdefrei und beruflich aktiv.

Auch im Dünndarm erfolgen Verschiebungen im Verhältnis der *Tages- und Nachtseite*. In diesen Situationen gelten ähnliche Gesichtspunkte wie für die Erkrankungen des Magens. Hier kommt dem *Digestodoron* eine für die Erkrankungen der Verdauungsorganisation grundlegende therapeutische Bedeutung zu.[118]

- *Digestodoron* (Weleda) bis 20-20-20 gtt
- *Digestodoron* (Weleda) Tabl. 1-1-1-1 (cave: lactose- und weizenstärkehaltig)

Exkurs

Digestodoron ist eine durch Digerieren hergestellte Komposition aus den *Blättern* verschiedener *Weiden- und Farnarten.*[119,120] Die Blätter unterstützen die Atmung im Flüssigen des Gastrointestinaltrakts [→ XVIII. 5.1.3 Intestinale Metaplasie und Magenkarzinom]. Die *Farne* zeigen in ihrer Blattgestalt eine beeindruckende Entsprechung zur Dünndarmmorphologie. Dabei entfalten sie eine üppige Vitalität. Farne erweisen sich als insektenfeindlich und offenbar auch als anthelmintisch, sie drängen demzufolge das astralisch begabte Lebewesen von sich weg. Die Vermehrung durch Sporen betont die vegetative Dominanz.
Die *Weiden* verlassen den bodennahen Lebensbereich der Farne und entwickeln sich an kühl-feuchten Standorten – oftmals an der Grenze des Festen zum Wässrigen, dem Ufer. Ihre gegenüber den Farnen einfach geformten Blätter erheben sich aus der Welt des strömenden Wassers in die lichtdurchflutete Luft.
Ein weiterer wesentlicher Hinweis auf den Zusammenhang mit dem *Astralischen* sind die in der Weidenrinde vorhandenen Salicylverbindungen. Sie drängen den zum Bewusstsein erwachenden astralischen Leib aus seiner Tages- in die Nachtorientierung. ASS löst Verhärtungen auf, eine Eigenschaft, die in der Therapie der koronaren Herzerkrankung [→ X. 4.1 Koronare Herzkrankheit] Bedeutung erlangt. Überhaupt vermittelt die Gesamtgestalt der sanft vom Winde bewegten Weide einen schlafend-träumenden Eindruck, der auf das besondere Verhältnis zum Astralischen weist. Es ist nicht die inkarnierende, den Organismus ergreifende Astralität, welche die Weiden anregen, sondern eine solche, die den astralischen Leib in die Nachtwirksamkeit lenkt. Damit verbinden sich im Digestodoron zwei Qualitäten: Bei den *Farnen* dominiert das *Ätherische*, die *Weide* leitet das *Astralische* in die Nachtwirksamkeit. Das veranlagt eine Wesensgliederkonstellation, die den aufbauenden Stoffwechselfunktionen entspricht. Dieses, bereits in den Anfangsjahren der anthroposophisch-medizinischen Bewegung von Rudolf Steiner skizzierte Arzneimittel regt die Harmonisierung der Tages- und Nachtseite im Verdauungstrakt an.

6. Das Kolon – Erkrankungen und Therapien

Im Folgenden seien einige häufige Erkrankungen des Kolons dargestellt. Das kolorektale Karzinom behandelt das Kapitel [→ XVIII. 5.2 Das kolorektale Karzinom]. Für die chronisch-entzündlichen Darmerkrankungen findet sich ein gesonderter Abschnitt [→ 9. Die chronisch-entzündlichen Darmerkrankungen].

6.1 Kolondivertikulose

Die Divertikulose gehört zu den häufigen Erkrankungen des Dickdarmes, deren Prävalenz allerdings schwer zu bestimmen ist, da zumeist keine Symptome bestehen. Es ist anzunehmen, dass die Kolondivertikulose mit dem *Alter* stark zunimmt. Damit scheint sie im Zusammenhang mit dem Herauslösen der oberen Wesensglieder aus ihrem dynamischen Wirken in der Verdauung zu stehen. Diese Wesensgliederkonstellation verstärkt der „westliche Lebensstil". Es ist bekannt, dass *körperliche Aktivität* und damit das dynamische Wesensgliederwirken im Stoffwechsel-Gliedmaßen-System negativ mit der Entwicklung einer symptomatischen Divertikulose korreliert. Auch verhindert körperliche Aktivität die Entstehung von Divertikeln, das Risiko für eine Divertikulitis halbiert sich nahezu.[121] Gleichsinnig wirkt eine *faserreiche Kost*, die ebenfalls das Risiko reduziert und das verstärkte Wirken der Wesensglieder in der Stoffwechselorganisation herausfordert. Dagegen sind das Rauchen (führt zur funktionellen Dominanz des Nerven-Sinnes-Systems im Sinne von Arteriosklerose und Karzinogenese) und auch die Einnahme von NSAR mit ihrer das Stoffwechselsystem dämpfenden Funktion Risikofaktoren für eine symptomatische Divertikelkrankheit.

Der manifesten Erkrankung, die den gesamten Kolonrahmen, aber nie das Rektum befällt, gehen meist funktionelle Veränderungen voraus, denen das beschriebene Wesensgliederwirken zugrunde liegt. Auch hier ist die physische Krankheitsmanifestation „Ergebnis" einer vorher veränderten Tätigkeit. So hat man bereits in den 1960er-Jahren *höhere Ruhedruckwerte* im Kolon gemessen. Zusätzlich können Segmentierungen in der Kolonmotilität zu umschriebenen Druckerhöhungen führen. Auch liegt eine rechtsseitige Motilitätsstörung bei rechtsseitigen Divertikelträgern vor. Es sind Veränderungen des enterischen Nervensystems (Verkleinerung intramuraler Ganglien, oligoneuronale Hypoganglionose und der Rezeptorexpression und Signaltransduktion) bekannt.[122]

Insofern findet sich in den Druckverhältnissen des Kolons eine verhärtende und in seiner Bewegung muskulär anspannende Qualität, die auf einen zum oberen Menschen gehörenden Krankheitsprozess weist. Entsprechend kommt eine vermehrte Rigidität und nachlassende Dehnbarkeit, also eine *zunehmende Steifigkeit* in der Kolonwand vor. Ebenso trifft man eine Verdickung der Ring- und Längsmuskulatur mit erhöhtem Bindegewebsindex der Längsmuskulatur an.[123] Diese Konstellation geht schließlich mit der Divertikelausbildung einher, die sich typischerweise in parallelen Reihen zwischen den Taenia coli an den Stellen des Durchtritts der Vasa recta finden, welche die Mukosa versorgen. Dabei sind in Europa und den USA zu 95 % der Fälle das Sigma und in nur 15 % der Fälle das rechtsseitige Kolon beteiligt.[124] Insgesamt weisen die Symptome und Krankheitsveränderungen der Kolondivertikulose auf die Dominanz des Nerven-Sinnes-Systems. Es handelt sich um eine „Kopfbildetendenz am falschen Ort". Diese entsteht oftmals durch die Rücknahme der dynamischen Wesensgliederaktivität in der Verdauung. Grundsätzlich ist neben diesem relativen Überwiegen des Nerven-Sinnes-

Systems auch ein primäres zu starkes Hereinwirken dieses Systems in den Darm möglich. Die Kolondivertikulose ist mit der Cholezystolithiasis (und der Hiatushernie) assoziiert. Auch in der Steinbildung ist das Überwiegen des oberen Menschen erkennbar.

Längerfristig führt der Krankheitsprozess zu zwei polaren Ausformungen. Die eine besteht in der *zunehmenden Stenosierung* im Sinne der „Kopfbildung am falschen Ort", die andere orientiert sich über *Fistelbildungen* (enterovesikal, enterovaginal, coloenterisch) nach außen und erreicht dann die oberflächennahen Strukturen.

6.1.1 Therapeutische Gesichtspunkte

Der zugrunde liegende Krankheitsprozess verlangt bei der klinisch weitgehend stummen Divertikulose die vermehrte dynamische Aktivität der oberen Wesensglieder im Stoffwechsel-Gliedmaßen-System. Der *Bewegung* kommt eine große Bedeutung zu. Auch sollte man auf eine *faserreiche Kost* achten, welche die Salutogenese unterstützt. Stehen Meteorismus, Flatulenz und Änderung der Stuhlgewohnheiten (Beschaffenheit, Entleerung) im Vordergrund, so haben sich

- *Carum carvi Zäpfchen* (Wala) 1-0-0

und bei geringer entzündlicher Symptomatik das „sulfurisch" wirkende[125]

- *Erysidoron 2* (Weleda) Tabl. bis 2-2-2-2

bewährt und scheint die Frequenz der Schübe zu vermindern.

Exkurs

Carbo

Ausgangspunkt für ein Verständnis des *Kohlenstoffs* ist der schon in seinem Stoffumsatz beeindruckende Zyklus in der Natur. Aus Kohlendioxid verdichtet sich durch die Photosynthese im Zusammenwirken mit dem Sonnenlicht die physische Leiblichkeit der Pflanze. Diese erscheint vergleichsweise als konzentrierter Kohlenstoff. Die differenzierten Gestaltungen in der Pflanzenwelt verdanken ihre physische Erscheinung im Wesentlichen dem Kohlenstoff. Dieser trägt als „Plastiker"[126] die übersinnlichen Form- und Gestaltqualitäten in die aufbauenden Lebensprozesse der Pflanze.

Dieser Prozess kehrt sich in der Verbrennung pflanzlicher Stofflichkeit um: Aus der Substanz befreit sich in den wärmeentwickelnden Verbrennungsprozessen das Licht. Dabei wird Sauerstoff aufgenommen und Kohlendioxid freigesetzt. Dieser *Verbrennungsprozess* in der Natur findet sich grundlegend verändert und in seiner Qualität durch das Seelisch-Geistige des Menschen gelenkt im menschlichen Leib wieder. Der aerobe Energiestoffwechsel verbindet Kohlenstoffverbindungen mit dem durch die Photosynthese bereitgestellten und vom Menschen eingeatmeten Sauerstoff und verwandelt ihn verbrennungsartig in Kohlendioxid. Lebentragende

Substanzen werden in die *Wärmequalitäten* dieser Verbrennungsprozesse geführt. Schließlich entwickelt sich eine *Lichtqualität* aus dieser Verwandlung des Kohlenstoffs.

Rudolf Steiner machte verschiedentlich auf die Bedeutung der Kohlensäure für das *Nerven-Sinnes-System* aufmerksam: „Denn ein Teil der Kohlensäure muß fortwährend gerade in unser Nervensystem hineingehen."[127] Mit der Kohlensäurewirkung im Nervensystem hängt die Bewusstseinsbildung zusammen. Es entsteht damit eine innere Lichtqualität. Der Zusammenhang der mit jeder Blutgasanalyse bestimmbaren CO_2-Konzentration mit dem Bewusstsein ist in verschiedenen Krankheitsbildern bekannt. Beim *Hyperventilationssyndrom* und der sich dadurch entwickelnden *Hypokapnie* können ohnmachtsartige Bewusstseinseinschränkungen auftreten. Umgekehrt geht ein zu hoher Anteil an Kohlendioxid im Sinne einer Hyperkapnie mit Bewusstseinseinschränkungen einher, von denen die *CO_2-Narkose* eine besonders ausgeprägte Form darstellt.

Das Wirken des astralischen Leibes und – beim Menschen – der Ich-Organisation in den sulfurischen Verbrennungsprozessen offenbart sich nach außen in der Kohlendioxidbildung: „Der Kohlensäureprozess ist das äußerlich Physische beim Tier, der astralische Leib ist das innerlich-geistig Arbeitende. Das Spirituelle ist der astralische Leib; sein physisches Korrelat ist der Kohlensäureprozess, der dem Ausatmen zugrunde liegt."[128]

Damit kehrt sich im beseelten Organismus der Lebensprozess der Pflanze um: die Pflanze bindet im Zusammenwirken mit den Lichtkräften Kohlendioxid. Bei dem beseelten Wesen kommt es durch die innerorganischen Verbrennungsprozesse von Kohlenstoffsubstanzen zur Entbindung des Bewusstseinslichtes [→ XXVII. 2.5 Niere und Atmung]. Zur Wärmeverbundenheit von Carbo fügt sich also die Beziehung zum *Licht*. Diesbezüglich stehen sich der lichtverwandte Diamant und die wärmeverbundene Kohle gegenüber. Dabei befreien sich aus der Kohle lichtverwandte gestaltende Kräfte, die sich z. B. einem entzündlichen Krankheitsprozess entgegenstellen.[129]

Carbo erscheint somit als eine *sulfurisch wirkende Substanz*, welche die Ich-Organisation und den astralischen Leib zu verstärktem dynamischen Eingreifen in die Stoffwechselprozesse führt und – durch ihre Überwindung im menschlichen Organismus – gestaltende Lichtkräfte, die sich zum Nerven-Sinnes-System orientieren, zur Wirksamkeit bringt.

Die sulfurische Qualität der Kohle, die *Wärmequalitäten* in sich trägt und in diesem Falle (Carbo Betulae) von einem Baum stammt, der eine intensive Beziehung zum Licht entwickelt, führt die oberen Wesensglieder in die Verdauung. Auch bei der augenscheinlichen Verselbstständigung des astralischen Wirkens z. B. beim Reizdarm-Syndrom mit meteoristischen Beschwerden, ist diese Medikation eine wesentliche Hilfe.

Des Weiteren verbessern *Bitterstoffe* die zur segmentalen Anspannung und Verhärtung neigende Bewegungstätigkeit.

Die verselbstständigte und zum „Kopfartigen“ neigende Luftfülle beeinflussen Arzneimittel wie

- *Cinis Tabaci D20* (Weleda) Amp. s.c. bis 1-0-0
- *Cinis Tabaci D4, D6* (Weleda) Trit. 1-1-1 MSP

positiv. Bei *stärkerer nicht entzündlicher Schmerzsymptomatik*, die sich durch den *vermehrten Meteorismus* erklärt und durch Defäkation bessert, bestehen positive Erfahrungen mit

- *Nicotiana comp.* (Wala) Amp. s.c. 1-0-0.

Den zur Verhärtung und ggf. auch zur „Verkrampfung“ neigenden Krankheitsprozess transformiert Cuprum. Hier kommen

- *Melissa Cupro culta Rh D3* (Weleda) Dil. 20-20-20 gtt

und auch

- *Tabacum Cupro cultum Rh D3* (Weleda) Amp. s.c. bis 1-0-0
- *Cuprum aceticum comp.* (Wala) Amp. s.c. bis 1 x täglich

zur Verwendung.

6.2 Divertikulitis

Die *akute Divertikulitis* entwickelt sich infolge von Mikro- bzw. Makroperforationen von Divertikeln. Dabei spielt pathophysiologisch der erhöhte intraluminale Druck (s. o.) eine besondere Rolle und führt zu Veränderungen der Divertikelwand. Die komplizierte Divertikulitis geht mit Perforation und auch Abszedierung einher. Die häufigere unkomplizierte Form entwickelt als entzündliches Krankheitsbild diese Komplikationen nicht.

6.2.1 Therapeutische Gesichtspunkte

Die akute Divertikulitis bedarf je nach Ausprägungsgrad einer differenzierten Therapie: Diätetisch ist die ballaststoffreiche Ernährung sofort abzusetzen und eine *flüssige Kost* zu geben (diese alte, allgemeine Regel wird allerdings verschiedentlich in Frage gestellt). Die unkomplizierte Divertikulitis lässt sich unter der begleitenden Therapie mit

■ *Apis/Belladonna cum Mercurio* (Wala) Amp. s.c.	1–2 x täglich

behandeln. Darüber hinaus sollte eine abendliche Injektion von

■ *Argentum metallicum praeparatum D20* (Weleda) Amp. s.c.	0-0-1

zur Unterstützung des Absonderungsprozesses der Entzündung erfolgen.

Die *schwerer verlaufende* und die *komplizierte Divertikulitis* verlangen in der Regel eine *antibiotische Therapie*. Stadienabhängig ist gemeinsam mit dem Chirurgen über eine gegebenenfalls erforderliche *Operation* zu entscheiden. Dies gilt insbesondere für die akuten Komplikationen der Divertikulitis wie Perforation, Abszessbildung und Blutung.

6.3 Erkrankungen des Anorektums

Die Erkrankungen des Anorektums stellen sich vor den Hintergrund der Dreigliederung des Analkanals.

Die Rektumschleimhaut trägt die Charakteristika des Stoffwechsel-Gliedmaßen-Systems. Sie ist etwas dicker als im Bereich des Kolons, die Krypten entsprechend länger, Plicae semilunares, Haustren und auch Taenien fehlen. Das einschichtige prismatische Epithel geht in der Analregion in das schließlich verhornende Plattenepithel des Anoderms über. Aus einer unempfindlichen Rektumschleimhaut, die eine schmerzlose Biopsie gestattet, entwickelt sich das schmerzempfindliche und hochsensible Anoderm. Der Übergang dieser polaren, zum Stoffwechselsystem bzw. Nerven-Sinnes-System gehörenden Bereiche vollzieht sich in der rhythmisch gegliederten Linea dentata [→ Abb.].

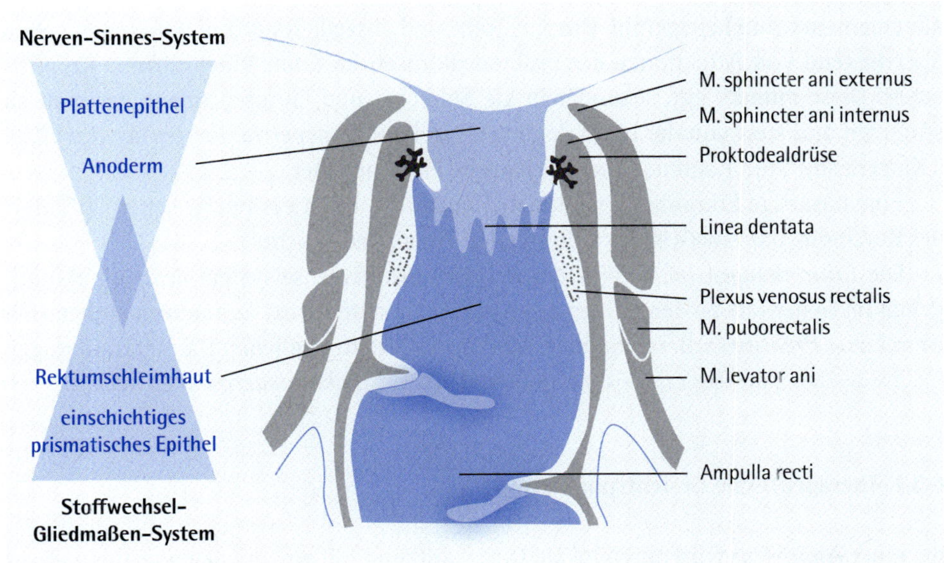

Dreigliederung des Anorektums

Zu den *Erkrankungen im äußeren Analbereich* (Nerven-Sinnes-System des Anorektums) zählen die *perianalen Thrombosen* (der V. rectales inf.), die sich als sehr schmerzhafte, initial prallelastische Knoten am Analrand entwickeln (möglicherweise infolge starken Pressens, z. B. bei Obstipation). Die schmerzlosen *Marisken* entstehen als primäre Marisken demgegenüber zumeist unbemerkt aus noch weitgehend unbekannten Gründen. Ein Zusammenhang mit vorherigen Analthrombosen ist möglich. Anders ist es bei den sekundären Marisken. Sie bilden sich z. B. als Vorpostenfalte infolge einer chronischen Analfissur oder auch als anale Manifestation eines Morbus Crohn.[130] Marisken stehen als bindegewebige Strukturen mit der perianalen Haut in Beziehung. Sie brauchen in der Regel keine Therapie. Allerdings können sekundär entzündliche Hautveränderungen, einhergehend mit Juckreiz und Nässen, auftreten, die einer Lokalbehandlung bedürfen.

Die *Analfissur* ist ein längliches, schmerzhaftes Ulkus im Bereich des sensiblen Anoderms[131] des distalen Analkanals (zumeist bei 6 Uhr Steinschnittlage[132]) mit begleitendem Sphinkterhypertonus.

Zu den *Erkrankungen des Analkanales* gehört das *Hämorrhoidalleiden.* Hämorrhoiden sind arteriovenöse Gefäßkonvolute, die als physiologische Strukturen aufgrund ihrer Schwellkörperfunktion Kontinenz gewährleisten. Beim Gesunden befinden sie sich oberhalb der Linea denta im Analkanal, fixiert (u. a.) von longitudinalen Muskelfasern. Mit zunehmendem Alter, gefördert durch harten Stuhlgang, sollen diese submukösen Gefäßkissen aus ihrer bindegewebigen Fixation herausgelöst, nach distal abgedrängt und zur pathologischen Hämorrhoide werden.[133] Es entsteht das in vier Grade eingeteilte Hämorrhoidalleiden. Die klinischen Beschwerden bestehen in hellroten Blutungen unterschiedlichen Ausmaßes, Nässen und Schmieren und reichen bis zum Prolaps.

Zu den entzündlichen Erkrankungen gehören der *periproktale Abszess*, der als akute Verlaufsform u. U. in die *periproktale Fistel* als Chronifizierung übergeht.[134] Klinisch entwickeln sich zunehmend Schmerzen und gegebenenfalls erhöhte Temperaturen mit allgemeinem Krankheitsgefühl. Unspezifische und abszedierende Entzündungen gehen überwiegend von Affektionen der Proktodealdrüsen im Sinne einer eitrigen Kryptitis aus.[135] Diese mündet ggf. sekundär in die Sklerose- und Fibroseprozesse der klinisch stummen und stets von der Linea dentata ausgehenden *hypertrophierten Analpapillen* („Katzenzahn", mit Plattenepithel überzogene Fibrome) über.

Eine bösartige Erkrankung ist das *Analkarzinom.* Es ist ein relativ selten auftretendes Karzinom, das etwa 4 % der kolorektalen Tumore ausmacht.[136]

Die *Erkrankungen im Bereich des Rektums* (Stoffwechselsystem des Anorektums) gehen im Gegensatz zu denjenigen des Analkanals seltener mit Schmerzen einher. Hier ist auf eine *Proktitis* (z. B. im Rahmen der chronisch-entzündlichen Darmerkrankungen [→ 9. Die chronisch-entzündlichen Darmerkrankungen]) und v. a. das *Rektumkarzinom* zu achten.

6.3.1 Therapeutische Gesichtspunkte

Bei einer *Analfissur* wird durch lokale Unterspritzung mit einem Lokalanästhetikum eine schnell eintretende Beschwerdelinderung erreicht. Danach ist eine Dehnungsbehandlung (Analdehner) hilfreich, die der in die Anspannung und Verhärtung führenden astralischen Wirkung entgegenwirkt. Den eigentlichen Heilungsprozess der Fissur unterstüzen

- *Hämorrhoidalzäpfchen* (Weleda) 2 x täglich nach Stuhlentleerung, nach eingetretener Besserung nur noch abends.

Sie enthalten Aesculus hippocastanum, Cortex, Hamamelis, Folium und Stibium metallicum praeparatum. Des Weiteren bestehen positive Erfahrungen[137] mit

- *Mercurialis comp., Suppositorien* (Wala) 2 x täglich nach Stuhlentleerung, nach eingetretener Besserung nur noch abends.

Unterstützend kommt

- *Achillea comp.* (Weleda) Dil. 10-10-10 gtt

in Betracht.[138]

Bei dem *Hämorrhoidalleiden* finden beim Grad 1 (und 2) lokale Maßnahmen

- *Hämorrhoidalzäpfchen* (Weleda) bis mehrmals täglich
- *Quercus Hämorrhoidalzäpfchen* (Wala) bis mehrmals täglich
- *Hamamelis-Salbe* (Weleda) bis mehrmals täglich
- *Quercus Salbe* (Wala) bis mehrmals täglich (bei nässenden Hämorrhoiden)

und gegebenenfalls die Sklerosierung Anwendung. Die Grade 2 bis 3 verlangen i. d. R. die Gummibandligatur und selten die Hämorrhoidektomie (Grad 3 und 4). Positive Erfahrungen mit

- *Achillea comp.* (Weleda) Dil. 10-10-10 gtt

liegen auch hier vor[139], das zur Unterstützung der ätherischen Organisation im Stoffwechsel seine Anwendung findet. Dieses Arzneimittel kommt in Verbindung mit lokalen Maßnahmen auch beim *perianalen Ekzem* zum Einsatz.

Diätetisch ist eine *ballaststoffreiche Ernährung* (ggf. auch Flohsamenschalen) zu empfehlen. Diese vermindert die Häufigkeit von Hämorrhoidalblutungen und bessert wohl auch den endoskopischen Befund.[140]

7. Das Reizdarmsyndrom

Das Reizdarmsyndrom gehört zu den *besonders häufigen Erkrankungen* und verläuft ohne objektivierbare endoskopische Befunde. Für die Diagnose hat sich die Symptomentrias: abdominale Schmerzen, Veränderung der Defäkation (Frequenz, Konsistenz, Passage) und Gefühle der abdominalen Distension/Blähungen länger als drei Monate in Deutschland etabliert. In diesen Beschwerden erscheint die unphysiologische Aktivität der astralischen Organisation, die sich aus den Stoffwechselprozessen löst, sich zum oberen Menschen, dem Nerven-Sinnes-System, wendet und zur sogenannten *viszeralen Hypersensibilität*[141], aber auch zu Motilitätsstörungen führt. Auch liegt eine unzureichende Fundusrelaxation als Ausdruck dieser veränderten astralischen Wirksamkeit beim Reizmagensyndrom vor. Des Weiteren sind Störungen der Barrierefunktion möglich.[142]

Beim *Reizdarmsyndrom* entwickelt die *astralische Organisation* eine *autonomisierte* und *in sich polare* Aktivität in der *Verdauungsorganisation*, welche die *Ich-Organisation* nicht mehr integriert.

Einerseits entstehen beschleunigte intestinale Funktionsabläufe, andererseits präponderiert die zum Nerven-Sinnes-System gehörende Wirksamkeit und führt zu Spasmen und Verhärtungsprozessen. Das meteoristisch geblähte und schmerzhafte Abdomen ist hierfür der korrespondierende klinische Befund. Der mit dem astralischen Leib verbundene Luftorganismus verselbstständigt sich und deutet auf ungenügendes Eingreifen in die Verdauungsprozesse. Die Beschwerdesymptomatik differenziert sich in gleicher Weise: Hier stehen sich die *entzündlich-brennenden Schmerzen* und die *krampfartigen Beschwerden* gegenüber.

Hinsichtlich der Ursachen ist auf *biografische Ereignisse* zu achten, die zu einem schockartigen Herauslösen des astralischen Leibes beigetragen haben. So sind *psychosoziale Belastungen* deutlich häufiger anzutreffen als bei dessen organischen Darmerkrankungen. Dabei führt eine psychosoziale Dysfunktion vor allem zu einer veränderten Motilität und Sekretion, hingegen chronisch emotionaler Stress zu einer verstärkten viszeralen Sensitivität. Auch ist *sexueller Missbrauch* in der Anamnese häufiger zu eruieren.[143,144] Schockartige Erfahrungen[145] und psychischer Stress[146], welche die Bearbeitungskompetenz des Ich übersteigen, führen zu Lockerungen im astralischen Leib und der integrierenden Ich-Organisation. Auch Depression und Angsterkrankungen sind in diesem Zusammenhang zu nennen.[147,148]

Zwischenzeitlich gilt der Zusammenhang des Reizdarmsyndroms mit durchgemachten *gastrointestinalen Infekten* als gut belegt (post infectious irritable bowel syndrome, ca. 15 %).[149] Die akute Entzündungsreaktion soll eine Fremdqualität überwinden. Gelingt dies nicht, so entwickeln sich chronische Prozesse, die im Sinne einer mikroskopischen Inflammation beim Reizdarmsyndrom vorliegen. In dieser Phase besteht oft eine Hyperreagibilität (der bronchialen mit trockenem Hustenreiz nach den Atemwegsinfekten entsprechend [→ VI. 5.4 Akute Bronchitis]). Diese zum Nerven-Sinnes-System zählende Symptomatik liegt dem Reizdarmsyndrom mit seiner gesteigerten viszeralen Sensibilität zugrunde. Hier sind auch die Veränderungen im Mikrobiom zu erwähnen. Dabei haben Reizdarmpatienten ähnliche mikrobielle Muster, wie sie bei Depression und Angststörung anzutreffen sind. Des Weiteren sind Veränderungen der intestinalen Barrierefunktion bekannt.

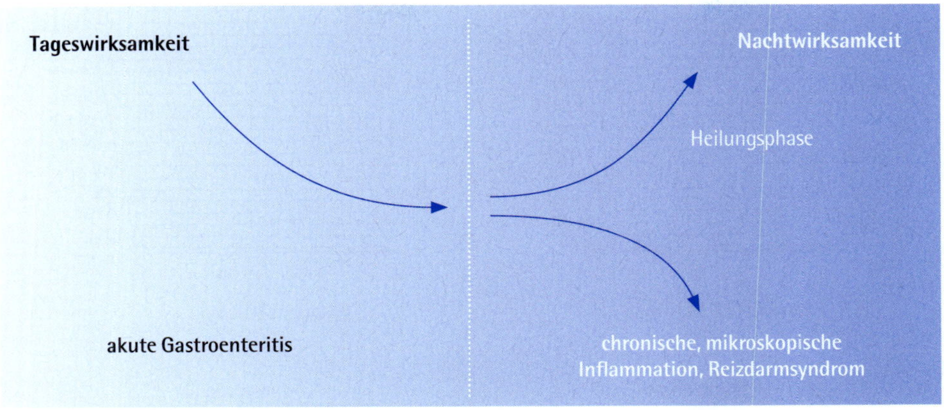

Beziehung zwischen der akuten Gastroenteritis und dem Reizdarmsyndrom

7.1 Therapeutische Gesichtspunkte

Je nach der vorliegenden Wesensgliederkonstellation unterscheidet sich die Therapie. Das zu schwache Eingreifen der oberen Wesensglieder fordert die Anwendung von *Bitterstoffen*. Sie führen in eine verstärkte Stoffwechselwirksamkeit.

- *Gentiana lutea Rh 5 %* (Weleda) Dil. — 20-20-20 gtt
- *Gentiana lutea 5 % Urtinktur, Globuli velati* (Wala) — 10-10-10

hat sich in diesem Zusammenhang vielfach bewährt [→ Abb.].

Mit *Iberis amara*, der bitteren Schleifenblume, die zu den Kreuzblütlern zählt und Senfölglykoside enthält, sind ebenfalls gut dokumentierte prokinetische Effekte zu erreichen. Diese Heilpflanze ist in dem Phytotherapeutikum

- *Iberogast* (Bayer) Trpf. — 20-20-20 gtt

enthalten.[150, 151] Das Arzneimittel hat eine zuverlässige Wirkung bei Übelkeit, Erbrechen, Völlegefühl, krampfartigen Beschwerden, Appetitlosigkeit und ist bei entsprechenden Beschwerden auch unabhängig vom Reizdarmsyndrom mindestens gleich gut, wenn nicht sogar besserer als Metoclopramid.[152] Es enthält Auszüge aus der bitteren Schleifenblume, Engelwurzwurzel, Mariendistelfrüchten, Melissen- und Pfefferminzblättern, Schöllkraut, Süßholzwurzel sowie Kümmel. Auf die sehr seltenen Leberschädigungen ist zu achten und ein Einsatz bei vorgeschädigter Leber zu vermeiden.

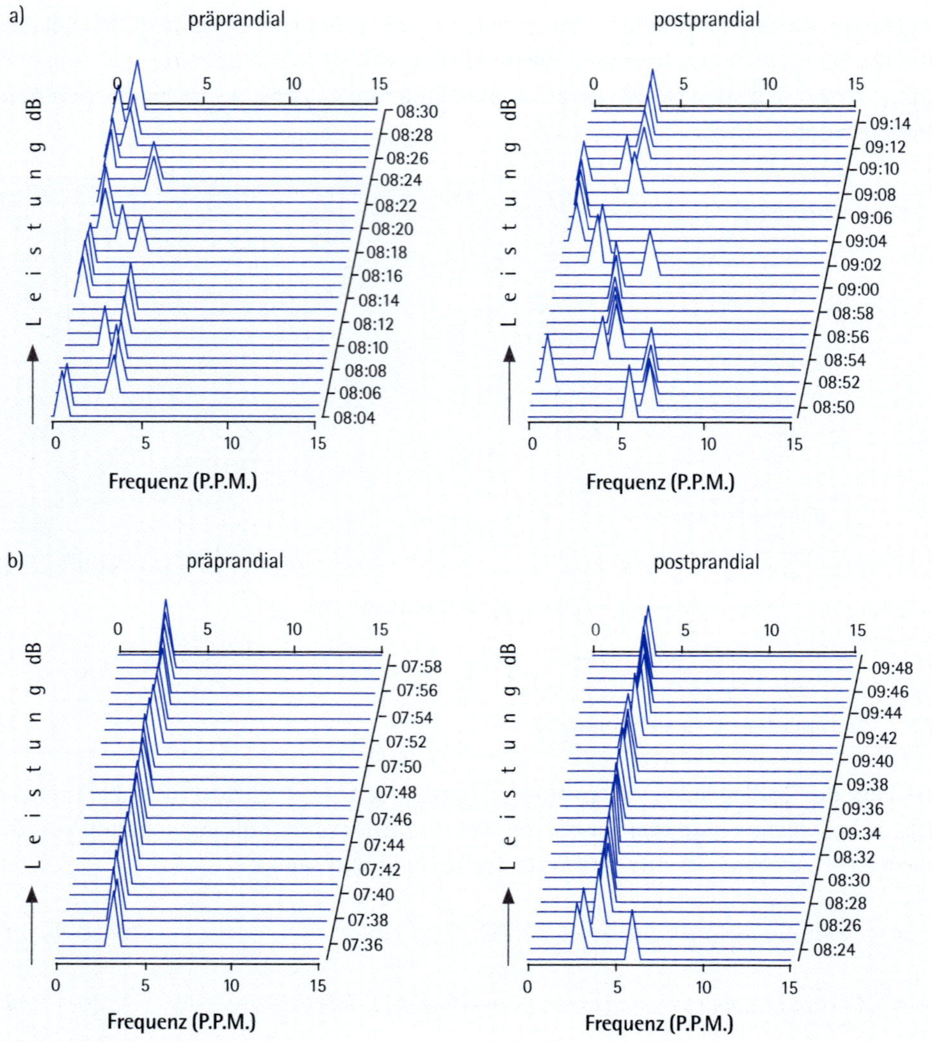

Elektrogastrogramm (EGG) vor (a) und nach Gentiana lutea Rh 5 % (b). Vor der Therapie besteht eine Arrhythmie mit bradyarrhythmischen Phasen. Die Behandlung harmonisiert die Rhythmik bei einer dominanten Frequenz von ca. 3/min im physiologischen Bereich.[153]

Andere bitterstoffhaltige Arzneipflanzen wie *Cichorium* (Wegwarte) und *Chelidonium* (Schöllkraut) kommen zur Unterstützung der Gallenfunktion in Betracht [→ XXV. 3. Erkrankungen der Gallenorganisation und ihre Therapien]. Für Chelidonium[154] bestehen positive klinische Erfahrungen. Allerdings ist hier bei höher konzentrierten Extrakten auf eine Hepatopathie zu achten, die das Absetzen dieses Arzneimittels verlangt.

Eine weitere wichtige Arzneipflanze, die oftmals in bewährten Kompositionspräparaten vorkommt, ist die *Pfefferminze*, Mentha piperita. Ihr ätherisches Öl ist Bestandteil der

- *Chelidonium Kapseln* (Wala) 1-1-1.

Wenn der astralische Leib in *Druck-* oder auch *Völlegefühl* „erwacht" und innerlich *Übelkeit* sowie *Brechreiz* aufkommen, löst die Pfefferminze die astralische Organisation aus dieser Bewusstseinsorientierung und führt sie in das Stoffwechsel-Gliedmaßen-System. Hier ordnet sich die dokumentierte spasmolytische und auch choleretische Wirkung ein.[155,156] Pfefferminzöl verbessert die Beschwerden beim Reizdarmsyndrom (RDS).[157] Nach einer Metaanalyse von 130 Studien zu RDS gilt Pfefferminzöl als das am stärksten wirksame Arzneimittel mit einer number needed to treat (NNT) von 2,58.[158]

Der astralisch bedingte Krampf führt zur Kupfermedikation.[159,160]

- *Chamomilla Cupro culta, Radix Rh D3* (Weleda) Dil. 20-20-20 gtt
- *Chamomilla Cupro culta, Radix Rh D2* (Weleda) Amp. s.c. 1-0-0 und bei Bedarf
- *Chamomilla, Radix 2 %* (Weleda) Tabl. bis 6 x 2

Löst das Kupfer die astralische Organisation, so führen die Bitterstoffe diese in eine verstärkte Verbindung zu der ätherischen Organisation und den Stoffwechselprozessen. Chamomilla beruhigt die astralische Funktion und leitet sie in die ätherischen Aufbauprozesse. Mit dem Arzneimittel

- *Anagallis / Malachit comp.* (Weleda) Dil. 2–3 x täglich bis stündlich 10 gtt

machen Patienten mit krampfartigen Schmerzen, meteoristischen Beschwerden und weiteren Symptomen des Reizdarmsyndroms positive Erfahrungen.[161]

Eine Wirksamkeitsverstärkung ist u. U. mit

- *Cuprum metallicum praeparatum 0,4 %* (Weleda) Salbe 1-0-1
- *Kupfer Salbe rot* (Wala) 1-0-1

als lokale Salbenapplikation zu erreichen.

- *Absinthium / Caryophylli comp.* (Weleda) 20-20-20

aktiviert Verdauungsprozesse und begegnet krampfartigen Beschwerden durch die wärmende Wirkung der Nelkenblüten und des Anis.[162]

Bei leichteren Beschwerden ist

- *Melissa Cupro culta Rh D3* (Weleda) Dil. 20-20-20 gtt

hilfreich.

Exkurs

Auch für diese zu den *Labiaten* gehörende Heilpflanze ist eine Wirkung auf die astralische Organisation charakteristisch. So hat die *Melisse beruhigende Eigenschaften*[163], aufgrund derer sie auch eine leichte schlafanstoßende Wirkung entfaltet. Der astralische Leib löst sich aus seinem zu starken Wirken und tritt in die Ruhe der Nacht ein. Diese Qualität wirkt sich günstig auf die gastrointestinale Symptomatik aus, bei der auch die Anwendung vegetabilisierter Metallpräparate, hier Melissa Cupro culta, hilfreich ist.

Die autonome Aktivität des astralischen Leibes wird beim RDS nicht mehr ausreichend durch die Ich-Organisation reguliert und gelenkt. Insofern ist nicht nur eine therapeutischen Beeinflussung der astralischen Wirksamkeit nötig, sondern auch die Unterstützung der Ich-Organisation im Verdauungstrakt. Diese erfolgt nun nicht durch pflanzliche Präparate, die eine besondere Beziehung zur astralischen Organisation haben, sondern durch mineralische Arzneimittel. Hier kommt eine pharmazeutische Innovation Steiners, die mineralische Komposition nach dem Modell von Heilpflanzen, in Betracht.

Exkurs

Rudolf Steiner wies auf die Kieselsäure, Zucker und alkalische Salze in der Kamillenwurzel. Diese sind besonders vor dem Aufblühen der Pflanze nachweisbar: „Die Wurzel schmeckt in diesem Stadium süß und duftet aromatisch."[164] Später verlagern sich diese Qualitäten in die Blütenorganisation, während die Wurzel an Lebendigkeit verliert und verholzt. Substanzprozesse verlassen also die dem Nerven-Sinnes-System entsprechende vitale Wurzel und gelangen in die Blütenbildung, die dem Stoffwechsel-Gliedmaßen-System entspricht. Kommt es nun zu einer zum Nerven-Sinnes-System orientierten Wirksamkeit der oberen Wesensglieder, so lenkt die Kamillenwurzel diese wiederum in die Stoffwechselfunktionen.

Ist also nicht vorrangig die astralische, sondern die Ich-Organisation therapeutisch anzusprechen, so kommt eine mineralische Komposition nach dem Modell der Kamillenwurzel aus Kieselsäure (Silikatlösung, hergestellt als Kaliumsilikatschmelze), Zucker und alkalischen Salzen (Natrium-Kalium-Lösung) zum Einsatz. Das bisherige Arzneimittel Compositio Mineralis cum Sacharo D3 ist aufgrund eingehender Überlegungen nun als

- *Solutio Sacchari comp. D4* 20-20-20 gtt
  (Rezepturpräparat, z. B. Apotheke an der Weleda) Dil.

einsetzbar. Arendt et al. beschrieben eine Wirksamkeit beim RDS.[165]

Bei ausgeprägten krampfartigen Beschwerden und Meteorismus bewährt sich

- *Nicotiana comp.* (Wala) Amp. s.c. bei Bedarf.

Krampfartige Hohlorganschmerzen lassen sich mit

■ *Ammi visnaga comp. Suppositorien* (Wala)	1–3 x täglich

lindern.[166] Dieses Arzneimittel enthält neben Ammi visnaga Nicotiana tabacum e foliis, Atropa belladonna ex herba und Chamomilla recutita e radice. Nicotiana und Belladonna lösen die krampfartige Aktivität der astralischen Organisation, Chamomilla führt sie in das Stoffwechselsystem zurück und beruhigt.

Der Krampf geht oftmals mit einer *gestörten Relaxation* von *Magenfundus* und Corpus einher, was zu Völlegefühl, dyspeptischen Beschwerden bis zum Sodbrennen führt. Es kommt also bei der autonomisierten Funktion der astralischen Organisation nicht nur auf ihre ausreichende prokinetische Aktivität, sondern auch auf ihre physiologische Lösung mit muskulärer Relaxation an. Diese unterstützen z. B. Chamomilla und das bereits erwähnte[167]

■ *Iberogast* (Bayer) Trpf.	20-20-20 gtt.

Weniger bei akuten als bei *anhaltenden Beschwerden* von Patienten mit stoffwechselbetonter Konstitution bestehen positive Erfahrungen mit[168]

■ *Belladonna/Chamomilla* (Wala) Glb. velati	bis 6–7 x täglich 10.

Bei *meteoristischem Abdomen* sind – bedarfsweise angewandt (auch bei *postoperativer, meteoristischer Schmerzsymptomatik*) –

■ *Carum carvi Zäpfchen* (Wala)	bis 2 x täglich

eine wesentliche Hilfe.

Der Meteorismus entwickelt sich durch die dominante Abgrenzung des Nervensystems, das im intestinalen Luftorganismus eine Art „Kopfbildung" entstehen lässt. Carum carvi nimmt diese „Kopfbildung" zurück und verstärkt demgegenüber die Sinnesfunktion. Die erhöhte viszerale Sensibilität geht dadurch in ihre unterbewussten Sinnesfunktionen über. Ein zentrales Arzneimittel, dass eine organische Überempfindlichkeit wie die gesteigerte viszerale Sensibilität ausgleicht, ist die Kieselsäure: „Man nehme an, ein Organ, das nicht eigentliches Sinnesorgan ist, werde in seiner unbewußten Wahrnehmungsfähigkeit für die außer ihm befindlichen Organismuspartien überempfindlich. Man wird dann bemerken, dass in den Funktionen dieses Organs eine Störung auftritt. Ist man in der Lage, durch Zuführungvon Kieselsäure die Überempfindlichkeit zu beheben, dann wird man dem krankhaften Zustand beikommen können."[169] In diesem Zusammenhang ist die Beobachtungsstudie von Uehleke et al. zu erwähnen, in der Silicea Gastrointestinal Gel (100 ml des Gels enthalten 3,5 g Siliciumdioxid) hilfreich war. Dem Quarz kommt darüber hinaus eine gestaltende, den Organismus nach außen abgrenzende („sie schließt nach außen die bloßen Naturwirkungen von dem Inneren des

Organismus ab"[170]) Funktion zu. Insofern wirkt er sich möglicherweise segensreich bei den zahlreichen Nahrungsunverträglichkeiten aus.

Schließlich ist auch beim RDS an eine Therapie mit *Probiotika* zu denken.[171] Die Mikrobiota des Darmes sind durch die astralische und die Ich-Organisation differenziert und essenziell für die immunologische Regulation. Bei RDS findet sich sehr häufig eine gestörte Mikrobiota, die Probiotika positv beeinflussen. Auch die Begleitsymptome von Depression und Angststörungen bei RDS weisen auf eine gemeinsame Störung der Darmmikrobiota und können sich durch Probiotikatherapien (vor allem Lacto- und Bifidobakterien-Stämme) bessern.[172]

Auch beim Reizdarmsyndrom bekommt der intestinale „Atmungsprozess", also das Zusammenwirken von Resorption und Sekretion eine wesentliche therapeutische Bedeutung. Seine Störungen können zu Übelkeit als einem pathologischen Erwachens des astralischen Leibes in der Verdauung führen. Diese kann unterschiedliche Erkrankungen begleiten, tritt aber auch auf, wenn zu starke Sinnes- und Wahrnehmungsprozesse zu tief in den Stoffwechsel, auch jenseits der mukosalen Resorption, eindringen und die sonst unterbewussten Verdauungsprozesse „wahrnehmen". Eine in der Regel nach außen gerichtete Sinnesfunktion lenkt sich dann zu stark nach innen, die „Außenwelt" dringt zu intensiv in die „Innenwelt". *Nux vomica* ist in diesem Fall das geeignete Arzneimittel: Es nimmt diese pathologische Wahrnehmungsfunktion im Verdauungstrakt ab und lenkt sie in den hierfür physiologischen Bereich des Nerven-Sinnes-Systems. Kommt es demgegenüber zu einem schwachen Digestions- und anschließenden Resorptionsprozess, so ist an die Anwendung von Thuja zu denken.[173] An diese therapeutische Unterstützung der aufbauenden, resorptiven Funktion schließt sich die Metalltherapie gastroenterologischer Erkrankungen[174] an. *Quecksilber* ist das Arzneimittel für den Atmungsprozess der mukosalen Grenzflächen des Organismus [→ IV. 3.1.3 Stannum und Merkur]. Die *Kupferwirkung* folgt dieser Merkurqualität und verstärkt mit aufbauender Wärme den der Resorption folgenden Synthesestoffwechsel. *Stannum* führt diesen in die Homöostase des Organismus: Das durch die Nahrungsaufnahme und damit die Außenwelt bestimmte Blut der V. portae gleicht die Leber dem inneren Milieu des Organismus an. Argentum führt nach innen zu den gestaltenden Aufbauprozessen und nach außen zur Sekretion. Wir setzen es zur Verstärkung der inneren, aufbauenden Gestaltungsprozesse des Organismus („Formenmacht"[175]) ein und verwenden es bei entzündlichen Prozessen zur Verstärkung ihrer nach außen absondernden Funktion.

Als *äußere Anwendungen* kommen der

- *Oxaliswickel* — Durchführung siehe Anhang

und insbesondere bei meteoristischen Beschwerden der

- *Kümmel-Ölwickel* — Durchführung siehe Anhang

in Betracht.

Ein systematisches Review zum Einsatz unterschiedlicher Phytotherapeutika bei funktionellen Beschwerden veröffentlichte Thompson Coon et al.[176]

Kasuistik

Eine 57-jährige Patientin leidet seit mehreren Jahren an *meteoristischen Beschwerden,* die sich in einem anschließenden *Hitzegefühl* fortsetzen und schließlich zum „*Herzrasen*" führen. Sie berichtet über einen wechselnden Stuhlgang. Die bereits durchgeführte endoskopische Diagnostik erbrachte keinen weiterführenden Befund. Sonografisch wird eine kleine zystische Raumforderung im Pankreascorpus beschrieben und endosonogafisch kontrolliert. Der H_2-Lactulose-Exhalations-Test wies auf eine verkürzte Transitzeit hin, der H_2-Lactose-Exhalations-Test blieb unauffällig. Mäßig erhöhte Leberparameter deuteten auf eine Steatosis hepatis bei sonst unauffälligen Befunden. Es besteht eine durch die Ich-Organisation nicht gelenkte Exzitation der astralischen Organisation, die sich nicht ausreichend mit den Verdauungsprozessen verbindet, sondern in den mittleren Menschen vordringt. Daher berichtet die Patientin entsprechend über das ungewohnte Hitzegefühl und das anschließende „Rasen" des Herzens.
Man begann eine Therapie mit *Gentiana 5 %, Choleodoron* und *Pancreas/Meteoreisen* zur Verstärkung der Stoffwechselaktivität der oberen Wesensglieder. Aufgrund von nodösen Veränderungen in der Schilddrüse erfolgte eine Verordnung von *Colchicum D4* und – bei erschöpft-depressiver Symptomatik – *Hypericum* in phytotherapeutischer Dosierung. Diese Medikation erreichte eine eindrückliche Wirkung. Die Patientin berichtete auch ein halbes Jahr nach dem stationären Aufenthalt in unserer Klinik von einer anhaltenden Besserung ihrer Beschwerden und der zurückgewonnenen Lebensqualität. In einem Auslassversuch von Gentiana 5 % erlebte sie eine Verschlechterung, die sich nach erneuter Aufnahme der Therapie zurückbildete.

Beim Reizdarmsyndrom kommen der *Heileurythmie* und den *Kunsttherapien* eine wesentliche Bedeutung zu. Erstere wirkt mit zahlreichen Konsonanten direkt auf die gastrointestinalen Verdauungsfunktionen und hat deswegen einen besonderen Stellenwert [→ V. 2.1 Tages- und Nachtwirksamkeit der Konsonanten]. Darüber hinaus gewinnen Patienten durch die *Gesprächstherapie* eine bessere Bearbeitungskompetenz ihrer Erkrankung und *neue (biografische) Perspektiven.*

8. Diarrhoe und Obstipation

8.1 Diarrhoe

Diarrhoe ist durch mehr als drei ungeformte Stühle pro Tag und ein Gesamtstuhlgewicht über 250 g pro Tag definiert. Von den etwa neun Litern Flüssigkeit, die in das Duodenum fließen, gelangen nur 1,5 Liter durch die Bauhinsche Klappe und nur 0,15 Liter kommen pro Tag peranal zur Ausscheidung.[177] Eine umfassende resorptiv-„einatmende" Funktion realisiert sich im Intestinaltrakt. Ihre Einschränkung führt zur Diarrhoe aufgrund insuffizienter Resorption von Soluten und Wasser (malabsorptive und osmotische Diarrhoe). Eine äußere Behinderung dieses „*Einatmungsprozesses*" erfolgt durch osmotisch aktive Substanzen (z. B. Lactulose, Magnesiumsulfat). Charakteristischerweise hört der Durchfall auf, wenn der Patient fastet.

Die *„ausatmende" Funktion* führt hingegen zu *sekretorischen* bzw. *exsudativen Diarrhoen.* Diese sind durch das Fasten nicht zu unterbrechen. Es handelt sich oft um Enterotoxin-induzierte Diarrhoen. Die infektiösen Diarrhoen sind im Weiteren durch morphologische Schleimhautveränderungen im Sinne einer z. B. katarrhalischen Entzündung mit Hyperämie, Exsudation und vermehrter Schleimsekretion gekennzeichnet.

Ziehen sich der *astralische Leib* und die *Ich-Organisation* aus dem *Stoffwechsel* zurück, so entsteht in dem nun *„verlassenen" Intestinaltrakt* die *Möglichkeit* für *Fremdprozesse* wie z. B. *bakterielles Leben.*

Die Entzündung versucht, diese pathologische Konstellation, in der Außenweltqualitäten in das Innere des menschlichen Organismus dringen, zu überwinden. Infektionen im eigentlichen Sinne, aber auch die Fehlbesiedlungen der Darmflora, sind unter diesem Aspekt nicht „Ursache", sondern indikativ für ein unphysiologisches Wirken der Wesensglieder.

Schließlich kommen *motilitätsbedingte Ursachen* für die Durchfallerkrankungen in Betracht. Patienten mit Hyperthyreose klagen oft über eine veränderte Stuhlkonsistenz bis hin zu Diarrhoen. Hier handelt es sich um die bei diesem Krankheitsbild eindrucksvoll gesteigerte astralische Aktivität, die – nicht mehr ausreichend von der Ich-Organisation gelenkt – auch den Verdauungstrakt ergreift [→ XVII. 2.2.2 Die Schilddrüse und das Stoffwechselsystem].

Der astralische Organismus kann sich auf der anderen Seite auch aus den Bewegungs- und Stoffwechselprozessen des Gastrointestinaltraktes herausziehen. Ein wichtiges Beispiel ist in diesem Zusammenhang der *Diabetes mellitus*, der durch die autonome Polyneuropathie oder auch die gegebenenfalls bestehende exokrine Pankreasinsuffizienz auf dieses hintergründige Wesensgliederwirken weist [→ XVI. 6.4 Exokrine Pankreasinsuffizienz]. Die autonome Polyneuropathie ist oftmals mit nächtlichen Stuhlentleerungen verbunden. Wenn sich der astralische Leib aus der Verdauung löst, geht die Bewegung zurück, was bis zu den *hypomotilen Formen* des Durchfalls reicht.

Besondere *seelische Konstellationen* führen zu einem veränderten astralischen Wirken und modifizierter gastrointestinaler Motilität. So kommt es zu entsprechenden Phänomene bei seelischer Anspannung, Stress, Ärger, bei Schmerz und Depression.

8.1.1 Therapeutische Gesichtspunkte

Therapeutisch kommen je nach dem zugrunde liegenden Krankheitsprozess unterschiedliche Verfahrensweisen zur Anwendung. Bei den *infektiösen Erkrankungen* ist neben den notwendigen *diätetischen Empfehlungen* und der Kontrolle des Wasser- und Elektrolythaushaltes eine Therapie mit *Carbo Betulae* in tiefer Potenzierung wie auch in stofflicher Gabe hilfreich. Ein hierfür geeignetes Präparat ist

- *Birkenkohle comp.* (Weleda) Kps. bis 4–6 x täglich 2.

Neben Carbo enthält es Antimonit in niedriger Potenz und Chamomilla, die in ihrer Wirksamkeit bereits charakterisiert wurden. Eine weitere Arzneimittelkomposition für diese Erkrankungsgruppe ist

- *Bolus alba comp. Pulver* (Wala) 1–3 TL in Wasser suspendiert und über den Tag verteilt schluckweise getrunken,

das über die erwähnten Arzneipflanzen und Substanzen v. a. noch Geum urbanum und Gentiana lutea als bitterstoffhaltige Pflanzen umfasst und als weiteres mineralisches Prinzip Arsenicum album (D4) enthält, das die astralische Organisation stärkt.[178]

Kommt es infolge einer zu geringen tonisierenden Wirkung dieser Organisation zur *hypotonen Kreislaufreaktion*[179], so sind

- *Veratrum album, ethanol. Decoctum D4, D6* (Weleda) akut bis 1/4-stündlich 5 gtt, später 5 x täglich 5 gtt
- *Veratrum e radice D4, D6* (Wala) Glb. velati akut bis ¼-stündlich 5 Glb., später 5 x täglich 5 Glb.

eine wirksame Hilfe [→ XII. 3. Therapie der arteriellen Hypotonie]. Bei *Salmonellose* (Dauerausscheider) bestehen positive Erfahrungen[180] mit

- *Antimonit D6* (Weleda) Trit. 1-1-1 MSP.

Die astralische Dynamik, die dem von der Übelkeitsempfindung begleiteten *Brechreiz* und *Erbrechen* zugrunde liegt, lässt sich durch

- *Ipecacuanha D4-D6* (DHU) Dil. 20-20-20 gtt,

die aus den subtropischen Regionen Südamerikas stammende Ruhrwurz, regulieren: Der astralische Leib erhält wiederum die Möglichkeit, in physiologischer Weise die Verdauung zu ergreifen. Positive Erfahrungen liegen mit

- *Nux vomica comp.* (Weleda) Dil. bis 5 gtt in Wasser gelöst nach dem Erbrechen und bei Bedarf

vor.[181]

Die dargestellten therapeutischen Vorgehensweisen unterstützen *äußere Anwendungen* wirkungsvoll:

- *warmer Kamillenwickel* Durchführung siehe Anhang.

Bei *parasitären Erkrankungen* muss die Wirksamkeit der Ich-Organisation und des astralischen Leibes verstärkt werden. Dies ist durch ein sulfurisches Prinzip wie *Allium sativum* möglich. In den von Rudolf Steiner beratenen Krankheitsfällen erfolgte mehrmals eine *Knoblauchanwendung.*[182]

Exkurs

Der Knoblauch findet seit alten Zeiten als Heilpflanze Verwendung. Erste Beschreibungen sollen aus der Zeit um 3.000 vor Christus stammen und in Keilschrift vorliegen.[183] Auch aus der ägyptischen Kulturepoche sind Anwendungen bekannt. Die Phytotherapie beschreibt antimikrobielle, krampflösende und antidyspeptische Effekte[184], was auf das dynamische Wirken des astralischen Leibes in der Verdauung weist. Die darüber hinaus berichteten Phänomene wie Thrombozytenaggregationshemmung oder Fibrinolyse[185] deuten auf die verhärtungsauflösende, durchwärmende und damit sulfurische Qualität des Knoblauchs hin.

Das verstärkte Eingreifen der oberen Wesensglieder in die ätherische Organisation unterstützt im Weiteren *Oxalsäure* in tiefer Potenzierung. Es gibt eine entsprechende Empfehlung Rudolf Steiners anlässlich einer Patientenberatung.[186]

Besteht ein zu starkes Wirken des astralischen Leibes im Sinne seiner zum oberen Menschen gehörenden überformenden und verhärtenden Wirksamkeit, so sind äußere Anwendungen z. B. mit *Oxalis* zur Unterstützung der ätherischen Organisation sinnvoll.

- *Oxalis-Oberbauch-Kompresse* — Durchführung siehe Anhang.

Kupfer löst die krampfartig-verhärtende astralische Wirksamkeit (z. B. *Cuprum sulfuricum* in mittlerer Potenzierung), gegebenenfalls ergänzt durch *Nicotiana tabacum.*

8.2 Obstipation

Die habituelle *Obstipation* weist auf ein ungenügendes Wirken der oberen Wesensglieder im Verdauungstrakt hin. Die propulsive Aktivität lässt nach und es kommt u. U. zur unphysiologischen Kontraktion und „Verkrampfung“ bis zum Ogilvie-Syndrom (s. u.). Als „eine Folge des im Stoffwechselsystem mangelhaft wirkenden Astralleibes“ charakterisierten Rudolf Steiner und Ita Wegman „die Neigung zur Obstipation“. Auch auf die ungenügende Aktivität der Ich-Organisation wiesen sie hin: „Die Ohnmacht der Ich-Organisation drückt sich bei der Patientin in hartnäckiger Obstipation aus.“[187]

8.2.1 Therapeutische Gesichtspunkte

Die Therapie der Obstipation verlangt ein multimodales Vorgehen. *Lebenshygienische Rhythmen* wie regelmäßige Nahrungsaufnahme und Toilettengang sind ebenso wichtig wie *diätetische Maßnahmen*, z. B. das Vermeiden reizloser, ballaststoffarmer Ernährung, dafür reichlich Gemüse, Salate, Obst, Vollkornbrot und Flüssigkeit. Weiterhin ist die *ausreichende physische Bewegung* wesentlich, welche die Wesensglieder ebenso wie die diätetischen Maßnahmen in ein verstärktes dynamisches Wirken im Stoffwechsel führt.

Ein passiver, bewegungsarmer Lebensstil hemmt das Wirken der oberen Wesensglieder im Verdauungssystem und disponiert zur Obstipation. Diese Wesensgliederkonstellation entsteht auch durch eine immobilisierende längerfristige Bettlägerigkeit insbesondere des älteren Patienten: es folgt eine hartnäckige Obstipation. Wichtig ist auch die *obstipierende* Wirkung einiger *Arzneimittel*, insbesondere der Opiate. Auf der anderen Seite gibt es auch ein zu starkes astralisches Wirken, das durch Überformung die propulsive Bewegung einschränkt und sich zu wenig dynamisch bewegend mit dem Stoffwechselsystem verbindet. Diese überformend und „krampfartig" wirksame Funktion der astralischen Organisation steigert sich ggf. bis zum Ogilvie-Syndrom, der Pseudoobstruktion mit ihrem eindrucksvollen klinischen und röntgenologischen Befunden. Der Luftorganismus zeigt sich in dem radiologisch dargestellten „Ileusbild" überformt, kapselartig abgeschlossen und dadurch unphysiologisch „verselbstständigt".

Die Therapie der Obstipation besteht zunächst in der diätetischen Empfehlung einer *faserreichen Kost*. Ebenso kommen Joghurt mit Weizenkleie und Milchzucker oder auch Sauerkrautsaft sowie quellende Laxantien (Psyllium (mit Wasser eingenommen oder über Nacht eingeweicht), aber auch synthetische Polysaccharide, Zellulosederivate oder Macrogole) und Leinsamen in Betracht. Dabei ist auf eine *ausreichende Flüssigkeitszufuhr* zu achten. Hyperosmolare Agenzien wie nicht resorbierbare Zucker (Lactulose) und Elektrolytlösungen wirken osmotisch und binden Flüssigkeit. Stimulierende Laxantien sind z. B. das Rizinusöl und Senna. Bei der Anwendung von Rizinusöl kommt es zur Steigerung von Sekretion und Motilität. Ebenso gut kann man Sennesblättertee, bei dem die Blätter länger als zehn Minuten ziehen, einsetzen. Die modulierende Wirkung der astralischen Organisation ist mit dem *Serotonin* verbunden [→ XIV. 2.1 Thrombozyten]. Sein Wirksamkeitsspektrum orientiert sich an deren Aktivität im Organismus: der zum Nerven-Sinnes-System gehörenden Tonisierung (z. B. thrombozytäre Aktivierung) steht die intestinale zum Stoffwechsel-Gliedmaßen-System orientierten astralische Aktivität gegenüber. Prucaloprid steigert entsprechend die prokinetische Wirksamkeit (Bindung an den Serotoninrezeptor 5-HT_4). Linaclotid stimuliert die Sekretion von Chlorid, Bicarbonat und Wasser.[188]

Bei Obstipation hat sich

▪ *Carpellum Mali comp.* (Weleda) Trit.	1-1-1 MSP

bewährt. Motilitätsunterstützend wirken die Bitterstoffe, z. B.

▪ *Gentiana lutea Rh 5 %* (Weleda) Dil.	20-20-20 gtt
▪ *Gentiana lutea 5 % Urtinktur, Globuli velati* (Wala)	10-10-10.

Bei meteoristischem Abdomen helfen zusätzlich *äußere Anwendungen* wie der Kümmelwickel [→ Durchführung siehe Anhang]. Für das *rektale Abführen* eignet sich ein

- *Einlauf mit Milch unter Zusatz von Honig* 2 EL Honig in 500 ml warmer Milch.

Diese Maßnahme hat sich auch bei Patienten mit fortgeschrittener Tumorerkrankung und Subileus infolge von z.B. Peritonealkarzinose in der palliativmedizinischen und hospizlichen Betreuung hervorragend bewährt.

9. Die chronisch-entzündlichen Darmerkrankungen

Die chronisch-entzündlichen Darmerkrankungen (CED) *Colitis ulcerosa* und *Morbus Crohn* gehen einer intestinalen Barrierestörung[189] einher. Im Intestinaltrakt besteht ein „*Atmungsprozess*" zwischen Innen- und Außenwelt, der zwischen „Durchlässigkeit" und Grenzbildung vermittelt. Zahlreiche Faktoren sind an diesen komplexen Schleimhautprozessen beteiligt. So spielt bereits die Mukusschicht eine wesentliche Rolle: Beim Gesunden findet sich intestinal eine hohe Dichte von Mikroorganismen, die im Kolon ca. 10^{12} pro Gramm Stuhl erreicht. Erstaunlicherweise ist die innere Mukusschicht nahezu steril, wobei Substanzen wie den Defensinen eine hohe Bedeutung zukommt (Defensine sind lokal sezernierte antimikrobiell wirksame Substanzen mit einer breiten Wirksamkeit gegen grampositive und gramnegative Bakterien sowie Pilze, Viren, Protozoen). In den von ätherischen Prozessen dominierten Mukus wirken Qualitäten der astralischen Organisation hinein. Hier kommt es bei den chronisch-entzündlichen Darmerkrankungen zu entscheidenden Veränderungen: Beim Morbus Crohn – weniger ausgeprägt auch bei der Colitis ulcerosa – entwickelt sich eine bakterielle Kontamination des Mukus und der epithelialen Oberflächen[190] als Ausdruck einer *Barrierestörung* und damit eines gestörten *intestinalen „Atmungsprozesses"*. Dabei beobachtet man bei der Colitis ulcerosa eine dünnere Mukusschicht, beim Morbus Crohn sind die an der Basis der Dünndarmkrypten befindlichen, stoffwechselaktiven Panethzellen (Sekretion von Lysozymen, Peptidasen, Lactoferrin und Defensinen) und die verminderte Defensin-Bildung pathogenetisch bedeutsam.[191] Es besteht eine Störung der antimikrobiellen Abwehr, also der mukosalen Grenzbildungsfunktion. Die dominante Aktivität des *Nerven-Sinnes-Systems* verändert den zwischen *Grenzbildung* und *Durchlässigkeit* vermittelnden *intestinalen „Atmungsprozess"*. Eine entsprechende *Dislokation in der Dreigliederung* liegt der *intestinalen Barrierestörung* bei den chronisch-entzündlichen Darmerkrankungen zugrunde [→ 9.1 Morbus Crohn, 9.2 Colitis ulcerosa].

Der *Barrieredefekt* der Colitis ulcerosa ist im Vergleich zum Morbus Crohn weniger klar. Hier ist die Mukusschicht, die den Darm vor den intraluminalen Bakterien schützt, nicht nur schmaler und fehlt manchmal komplett, sie ist darüber hinaus biochemisch verändert und weniger viskös. Möglicherweise liegt hier eine gestörte Becherzelldifferenzierung vor.[192] Auch bei der Colitis ulcerosa kommt es (allerdings weniger ausgeprägt als beim Morbus Crohn) zu einer bakteriellen Kontamination des Mukus und der epithelialen Oberflächen.

Die pathogenetische Bedeutung des Mukus ist auch aus Beobachtungen bei unterbrochener Darmpassage bekannt. So können die distal eines Anus praeter befindlichen Darmläsionen beim Morbus Crohn abheilen und – nach Wiederherstellung der Passage

– rezidivieren.[193] Schließlich führt eine Instillation von Darminhalt aus betroffenen Arealen (Morbus Crohn) in operativ ausgeschaltete Darmareale zu Rezidiven.[194]

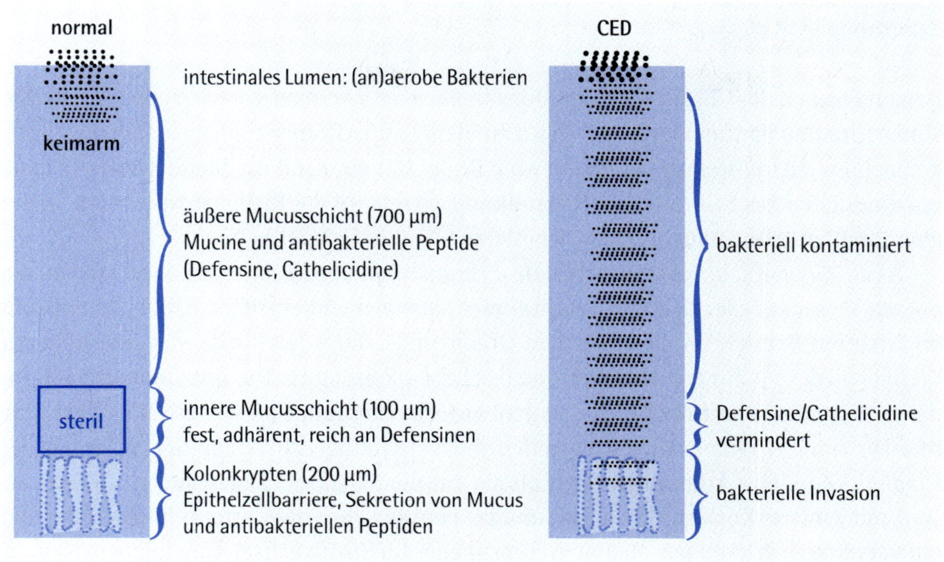

Störung der Mukosabarriere bei chronisch-entzündlichen Darmerkrankungen[195]

Im klinischen Verlauf der CED stellen sich *entzündliche* neben *sklerosierende Veränderungen*. Die akute Phase dient der Überwindung der „Fremdqualität", die in diesem Ungleichgewicht innerhalb der funktionellen Dreigliederung im Verdauungstrakt besteht. Ist dies nicht erreichbar, kommt die akute Entzündung nicht zur Ausheilung. Es entwickelt sich die andauernde Inflammation, die für die chronisch-entzündlichen Darmerkrankungen charakteristisch ist. Die Gesetzmäßigkeiten des *Nerven-Sinnes-Systems* prägt die in die Sklerose führende andauernde Entzündung [→ Abb.].

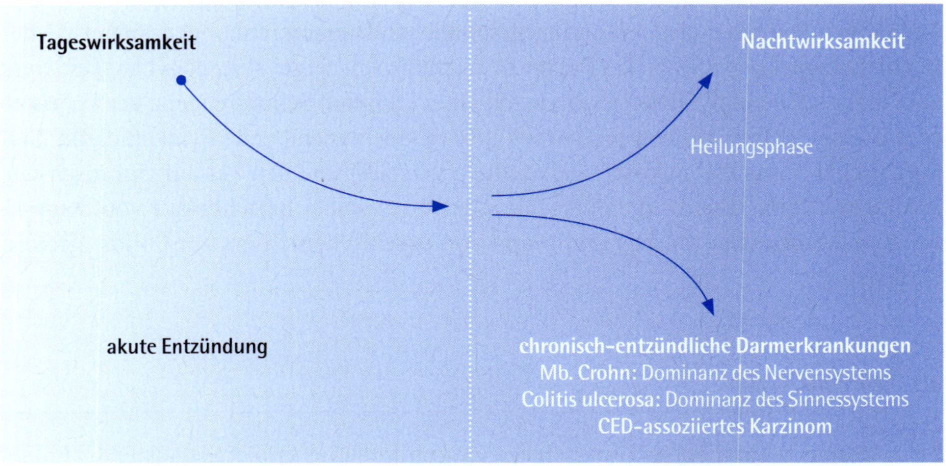

Beziehungen zwischen der akuten und chronischen Phase bei den chronisch-entzündlichen Darmerkrankungen und dem assoziierten Karzinom

Insofern sind die *chronisch-entzündlichen Darmerkrankungen* durch die *Dominanz des Nerven-Sinnes-Systems* im Verdauungstrakt charakterisiert, wobei dem *Morbus Crohn* die *Dislokation* des *Nerven-*, der *Colitis ulcerosa* diejenige des *Sinnessystems* zugrunde liegt [→ Abb.].

Beiden Formen der CED ist eine Zunahme in *hochzivilisierten Gegenden* gemeinsam. Sie sind in Städten häufiger anzutreffen als auf dem Land. Offenbar spielen dabei die durchgemachten *gastrointestinalen Infekte* eine Rolle. Hat ein Kind die Möglichkeit der akutentzündlichen gastrointestinalen Erkrankung, so scheint das Risiko abzunehmen. In der eher „sterilen" Großstadt ergeben sich hierzu weniger Gelegenheiten.

Akut-entzündliche gastrointestinale Erkrankungen ereignen sich dann, wenn die oberen Wesensglieder den Stoffwechsel nicht ausreichend ergriffen haben. Es entsteht dadurch ein Bereich im menschlichen Organismus, der – verlassen von den höheren Wesensgliedern – für fremdes mikrobielles Leben Raum gibt. Die Entzündung ist dann die salutogenetische Antwort und soll zu einem verstärkten Wesensgliederwirken führen. Die oberen Wesensglieder ergreifen die Verdauung erst allmählich während der *Kindheit.* Zunächst kommt der Mensch als ein dem Umkreis zugewandtes „Sinneswesen" mit großem Kopf zur Welt. Erst um das neunte Lebensjahr erfolgt im Allgemeinen ein verstärktes Wirken der oberen Wesensglieder im Stoffwechsel-Gliedmaßen-System. Der dann eintretende präpubertäre Wachstumsschub ist hierfür ein weiteres Zeichen. Ereignen sich Behinderungen in dieser Inkarnationsbewegung oder bewirken schockartige Erlebnisse Lockerungen im Wesensgliedergefüge, so entstehen vielfache abdominelle Beschwerdebilder. Häufig imponiert dann bei den *präpubertären Kindern* ein geblähtes, auch schmerzhaftes Abdomen im Sinne einer funktionellen Störung. Wird eine solche Disposition nicht überwunden – wobei pädagogische Maßnahmen genauso wesentlich sind wie der verantwortungsvolle Umgang mit entzündlichen Erkrankungen –, so entwickelt sich möglicherweise die Disposition für eine in der späteren Biografie auftretende CED.

Den Zusammenhang zwischen dem *seelischen Befinden* und der Krankheitsaktivität betonen Patienten mit chronisch-entzündlichen Darmerkrankungen immer wieder. In einer prospektiven Studie an Patienten in Remission zeigte sich, dass Langzeitstress, aber nicht kurzzeitige Stressereignisse mit einer erhöhten Schubfrequenz der Colitis ulcerosa einhergehen.[196] Zwischenzeitlich gibt es eine zunehmende Evidenz dafür, dass psychischer Stress die mukosale Entzündung verstärkt und den Verlauf chronisch-entzündlicher Darmerkrankungen verschlechtert[197, 198], wobei Beziehungen von depressiven Symptomen zum Morbus Crohn und von psychischem Stress zur Colitis ulcerosa vorliegen.[199]

9.1 Morbus Crohn

Beim Morbus Crohn liegt im Unterschied zum kontinuierlichen Befallsmuster der Colitis ulcerosa die diskontinuierlich-segmentale Manifestation vor. In einem Bereich, der normalerweise eine ausgeprägte Lebendigkeit aufweist, dem *terminalen Ileum*, findet ein massiver Fibroseprozess statt. Dabei kann das Darmlumen durch eine dicke, transmurale Fibrose stenosieren.[200] Es handelt sich dabei weniger um eine akute Entzündung als um einen Skleroseprozess. Der segmentale Befall, die stenosierende und kapselförmige Fibrose weisen dabei auf eine metamorphotische Beziehung zum Kopf hin: In dem Bereich aufbauender Lebendigkeit setzt sich ein Krankheitsprozess durch, der eine verfestigende, kapselbildende „Kopfform" entstehen lässt.

Der *Morbus Crohn* ist funktionell durch die *Dominanz* des *Nervensystems*, d. h. durch die *„Kopfbildung am falschen Ort"* charakterisiert.

In diesem Zusammenhang ist das den Morbus Crohn charakterisierende Granulom ein wesentlicher Befund. Als Gestaltgeste findet sich die abschließende Kopfform. Histologisch zeigen die epitheloidzelligen Granulome einen charakteristischen Aufbau. Diese sarkoiden Läsionen enthalten histiozytäre und epitheloide Zellelemente, die eine periphere *Lymphozytenschale* umgibt. Zum Gestaltmerkmal der Kopfform des Granuloms fügt sich die abschließende Schalenbildung der Lymphozyten.

Die *Lymphozyten* stehen *funktionell* mit dem *Nerven-Sinnes-System* in Beziehung [→ XIX. 2. Die lymphatische Organisation].

Viele Phänomene der Neuroimmunologie verdeutlichen diesen Gesichtspunkt. Die „Schädelkapsel" der Crohn-Fibrose zeigt mit dem umhüllenden lymphatischen Infiltrat die Qualität des Nerven-Sinnes-Systems.

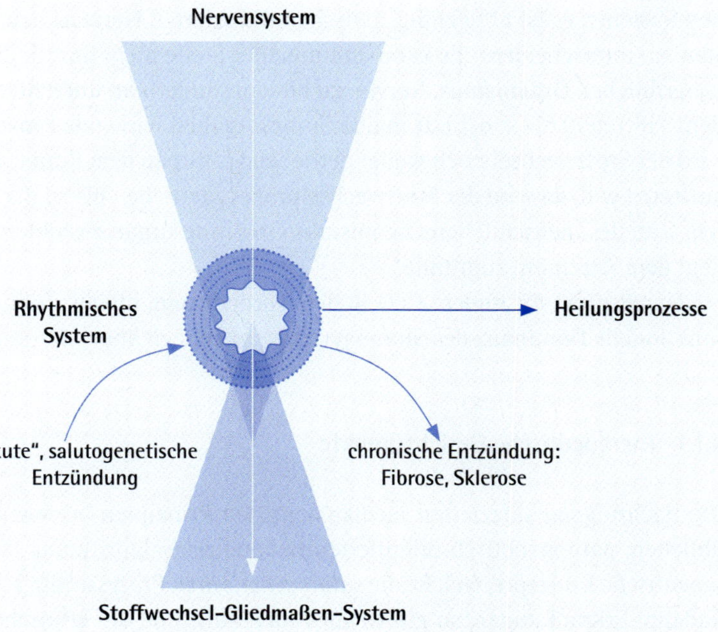

Morbus Crohn: Der Dominanz des Nervensystems im Intestinaltrakt wendet sich der entzündliche Prozess entgegen. Als chronische, „erlahmende" Entzündung führt er in die Sklerose.

Beim Morbus Crohn manifestiert sich der *Skleroseprozess* besonders häufig in dem der Innenwelt zugewandten Dünndarm (Ileitis terminalis). Hier kommt es zur „Kopfbildung am falschen Ort". Dehnt sich dieser Krankheitsprozess auf das angrenzende Colon ascendens aus, das schon eine Hinwendung zur Außenwelt zeigt, so entwickelt sich aus der abgeschlossenen Kopfform die andere, hierzu polare Qualität des Nerven-Sinnes-Systems: das sich der Außenwelt öffnende *„Sinnesorgan am falschen Ort"*, das Karzinom. Es ist beim Morbus Crohn eher selten, wird allerdings bei Kolonbeteiligung des Morbus Crohn häufiger angetroffen.

Exkurs

Rudolf Steiner erwähnte diesen Sachverhalt bei einer anderen granulomatösen Erkrankung, dem *Typhus abdominalis.* Dieses ca. vier Wochen dauernde Krankheitsbild zeigt eine charakteristische Zeitgestalt: In der ersten Woche entsteht die markige Schwellung, die Peyerschen Plaques sind aufgetrieben. Histologisch sind nun auch Granulome entstanden. Zugleich finden sich reichlich Lymphozyten und Plasmazellen, Granulozyten fehlen. Auch hier besteht eine granulomatöse Entzündung als eine dislozierte Funktionsgeste des Nervensystems. Es ist eine entzündliche, febrile Erkrankung, welche die Chance der Ausheilung in sich trägt: „Die typhösen Krankheiten sind innerhalb des Stoffwechselprozesses auftretende Nervenprozesse"[201] – was auf die zugrunde liegende Dislokation in der Dreigliederung weist.

Es gibt nun auch *am falschen Orte auftretende Sinnesprozesse* im Gastrointestinaltrakt. Die Anthroposophische Medizin spricht nicht nur vom Präponderieren des Nerven-Sinnes-Systems; es ist notwendig, zwischen dislozierten Nerven- bzw. Sinnesfunktionsgesten zu unterscheiden: „Es kann an unrechter Stelle nicht nur die Tendenz eintreten im menschlichen Organismus, Nerven zu bilden, sondern an unrechter Stelle kann die Tendenz eintreten, die sonst nur in den Sinnesorganen wirkende Prozesse hervorrufen. Da wird der Stoffwechsel noch weiter getrieben als nur zu dem Punkt, wo er nervenbildend auftreten will, da wird der Stoffwechselprozess getrieben bis zu der Tendenz, an unrechtem Orte des menschlichen Organismus ein Sinnesorgan zu bilden. Und diese Tendenz liegt dem Karzinom zugrunde." [202]

Damit rückt die andere CED in den Vordergrund, die als *Colitis ulcerosa* durch die funktionelle Dominanz des Sinnessystems gekennzeichnet ist [→ 9.2 Colitis ulcerosa].

9.1.1 Therapeutische Gesichtspunkte

Die nachfolgend skizzierten medikamentösen Prinzipien beziehen sich nicht auf den üblichen, pathogenetisch orientierten Behandlungsalgorithmus[203,204], sondern auf therapeutische Konzepte, welche die *salutogenetischen Prozesse* unterstützen. Wie bei allen anderen Erkrankungen, so gilt es auch hier, aufgrund des klinischen Befundes und damit im Sinne einer individuellen Entscheidung die notwendigen pathogenetisch supprimierenden und/oder salutogenetischen Therapien zum Einsatz zu bringen.

Beim Morbus Crohn besteht eine Konstellation der Wesensglieder, die sich physiologischerweise in der Kopforganisation des Menschen findet.

Das *therapeutische Ziel* besteht beim Morbus Crohn darin, die *oberen Wesensglieder* aus ihrer Orientierung *zum Nervensystem* zu *befreien* und zu einer *dynamischen, willensverwandten Wirksamkeit* im *Stoffwechsel* zu führen.

Eine erste Hilfestellung ist der übermittelte Hinweis Rudolf Steiners zu der Therapie der *Dünndarmtuberkulose.*[205] Hier kommt es bei der bevorzugten Lokalisation im Ileum und im Wurmfortsatz[206] zur Ausbildung typischer Tuberkel. Diese können sich zu Geschwüren entwickeln oder auch – bei narbiger Ausheilung – zu Stenosen führen. Es handelt sich ebenfalls um eine „Kopfbildung am falschen Ort". Während bei der tuberkulösen Krankheitsmanifestation in der Lunge Phosphor und Eisen therapeutisch bedeutsam sind [→ IX. 5.10 Sarkoidose], so für das Kolon Phosphor und Merkur, für die Dünndarmtuberkulose hingegen *Phosphor* und *Kupfer.*

Beim Morbus Crohn ist zunächst die Indikation einer *Phosphortherapie* zu prüfen, um die oberen Wesensglieder in ein dynamisches und willensaktives Ergreifen des Leibes zu führen. Klagt ein Patient über Müdigkeit als Hinweis auf das schwache Eingreifen der Wesensglieder, so ergibt sich die Indikation für

- *Phosphorus D5, D6* (Weleda) Dil. 20-0-0 gtt.

Kupfer vermittelt ergänzend eine empfangende und aufnehmende Geste. Wie beim krampfartigen Beschwerdebild mit seinem unphysiologischen, zum Kopf gehörenden Wesensgliederwirken, soll auch hier das wärmenahe Kupfer die Wesensglieder von einer zu starken Tages- in eine Nachtwirksamkeit lenken. Diese Qualität unterstützt die *Schwefelverbindung* des Kupfers

- *Cuprum sulfuricum comp.* (Weleda) Tabl. 2-2-2.

Zusätzlich nimmt *Plumbum* in höherer Potenzierung den Skleroseprozess ab. Christian Schikarski[207] erwähnte im Weiteren die *Bitterstoffe* und hier insbesondere die Cichorie in tiefer Potenzierung, z. B. als

- *Cichorium Rh D3* (Weleda) Dil. 20-20-20 gtt
- *Cichorium e planta tota D3* (Wala) Glb. velati 10-10-10.

In ähnlicher Weise kommt der Wermut

- *Absinthium Ø (=D1)* (Weleda) 20-20-20 gtt
- *Absinthium D1 / Resina Laricis D3 aa* (Weleda) Dil. 20-20-20 gtt

in Betracht. Für Artemisia absinthium (in phytotherapeutischer Dosierung) ließ sich bei Morbus Crohn ein steroideinsparender Effekt mit Besserung des seelischen Befindens und der Lebensqualität nachweisen.[208]

Kommt es zu einer „Verselbstständigung“ des Luftorganismus in den meteoristischen Beschwerdebildern, so ist eine Therapie mit *Nicotiana* oder auch mit *Cinis Tabaci* hilfreich.

- *Cinis Tabaci D20* (Weleda) Amp. s.c. bis 1-0-0
- *Cinis Tabaci D4, D6* (Weleda) Trit. 1-1-1 MSP.

Im Vorangehenden wurde auf die Beziehungen zum Typhus hingewiesen. Beiden Krankheiten ist die zum oberen Menschen gehörende Funktionsgeste des astralischen Leibes gemeinsam, der nicht ausreichend den Stoffwechsel ergreift. Insofern kommt phasenabhängig (im typhusverwandten entzündlichen Stadium) auch beim Morbus Crohn das *Antimon* zur Anwendung. „… diese Kristallisationskraft also, die im Antimon wirksam wird, wirkt, wenn wir sie nun in entsprechender Weise als Arznei verarbeiten und in den Organismus einführen, so, daß sie diesen Organismus unterstützt, damit er seinen Astralleib mit seinen Kräften wiederum in der richtigen Weise in den Ätherleib hineinschieben, diese Leiber wieder in den richtigen Zusammenhang bringen kann. Wir unterstützen mit dem aus dem Antimon in der entsprechenden Weise hergestellten Heilmittel denjenigen Prozeß, der dem typhösen Prozeß entgegengesetzt ist.“[209]

Kommt es zu krampfartigen Schmerzen, so bestehen positive Erfahrungen mit

- *Chamomilla Cupro culta D2* (Weleda) Amp. s.c. bis mehrmals täglich.

Ein Arzneimittel, das die „Atmungsfunktion“ im Intestinaltrakt unterstützt, ist

- *Digestodoron* (Weleda) Tabl. 2-2-2.

Es handelt sich um ein Basistherapeutikum, das sich auf die Barrierestörung bezieht.

Bei Patienten mit wenig geformter Konstitution unterstützt

- *Argentum metallicum praeparatum D6* (Weleda) Trit. 1-1-1 MSP

die aufbauenden Gestaltungskräfte.

Darüber hinaus ist die Therapie mit dem Schweinebandwurm *Trichuris suis ovar (TSO)* zu erwähnen, die in der Therapie des Morbus Crohn effektiv ist.[210]

Eine Besonderheit ist beim Morbus Crohn die *Fistelbildung*, in der eine pathologische Verbindung nach außen entsteht. Krankheitsaktivität und Fistelbildung scheinen in einem polaren Gegensatz zu stehen: Die abschließende Kopfgeste steht hier der außenweltsuchenden Fistel gegenüber. Therapeutisch gab Rudolf Steiner zur Behandlung eine Komposition aus *Wermut-Extrakt, Mandelmilch* und *Schlehdorn* je 10 % „zur Gewebeschrumpfung bei Darmfisteln“ an. Der Wermut-Extrakt führt die astralische Organisation in die Lebensprozesse, Prunus spinosa tonisiert die ätherische Organisation.[211] Als Lebensstilveränderungen sollte der Patient unbedingt das Rauchen einstellen. Nikotin-Abusus verdoppelt das Erkrankungsrisiko.[212] Zudem zeigte sich, dass rauchende Patienten nicht nur häufiger akute Schübe erleiden, sondern auch die Anzahl chirurgischer Interventionen und der Bedarf an Steroiden und Immunsuppressiva (im Unterschied zur Colitis ulcerosa) erhöht ist. Der Tabakgebrauch zeigt in zahlreichen Phänomenen die Beziehung zu *Skleroseprozessen* und damit zur dominanten Wirksamkeit des Nerven-Sinnes-Systems, die dem Morbus Crohn bereits als Krankheitsprozess zugrunde liegt und die das Rauchen offenbar verstärkt.

9.2 Colitis ulcerosa

Der Manifestationsort des Morbus Crohn ist typischerweise das terminale Ileum und damit ein Bereich, der noch zur Innenwelt des Stoffwechsels gehört. Demgegenüber sucht sich die Colitis ulcerosa einen ganz anderen Erkrankungsort. Sie beginnt häufig als *Proktocolitis* und erreicht erst mit längerer Krankheitsdauer die proximalen Kolonbereiche, sogar als sogenannte backwash-Ileitis das terminale Ileum. Der innenweltnahen Krankheitsmanifestation des Morbus Crohn steht die außenweltorientierte Manifestation der Colitis ulcerosa gegenüber. Auch ihre Beschränkung auf die Mukosa (mucosal colitis) trägt dieselbe außenweltnahe Qualität. Dabei neigt die Colitis ulcerosa im Unterschied zur segmentalen Krankheitsmanifestation des Morbus Crohn zum *kontinuierlichen Schleimhautbefall*. Die Histologie beider Erkrankungen zeigt zum Teil deutliche Überlappungen. So ist eine sichere Diagnose nicht immer möglich. Dennoch scheint es morphologische Phänomene zu geben, die sich überwiegend einer Krankheitsentität zuordnen lassen.

Herwart Otto[213] fand die *epitheloidzelligen Granulome* nahezu ausschließlich beim Morbus Crohn. Demgegenüber zeigen sich *Alterationen der Drüsenarchitektur und Krypten* überwiegend bei der Colitis ulcerosa. Damit stellt sich das kopfartig abgeschlossene Granulom den der Außenwelt zugewandten Drüsen und Krypten gegenüber.

Exkurs

Die *Zotten* dienen überwiegend resorptiven Prozessen, die eingestülpten *Krypten* der Sekretion. Damit handelt es sich bei den Krypten um ein großflächig verteiltes drüsenverwandtes System. Dieses steht in einem metamorphotischen Zusammenhang mit den Sinnen [→ XVIII. 2.1 Metamorphose zwischen Sinnes- und Drüsenorganisation]. Ist beim Morbus Crohn die sich von der Außenwelt abschließende Kopfqualität des Granuloms charakteristisch, so sind ein typischer Manifestationsort der Colitis ulcerosa die der Außenwelt zugewandten Krypten in ihrer Beziehung zur Sinnesorganisation [→ Abb.]. Vielfach findet man je nach Aktivitätsgrad Abszesse mit mikroabszedierenden Granulozyteninfiltraten im Bereich des Kryptenepithels.[214] Zusätzlich besteht selbstverständlich eine Stromainfiltration.

Im Unterschied zum Morbus Crohn kommt es bei der Colitis ulcerosa zu einer deutlich ausgeprägten *granulozytär-eitrigen Entzündung*. Sie wendet sich der Tendenz einer

„Sinnesorganbildung am falschen Ort“ entgegen. Gelingt die Überwindung des Krankheitsprozesses nicht, so entstehen die chronische Inflammation und schließlich das Karzinom. In der Nachtphase der Entzündung [→ XVIII. 2.4.1 Die duale Funktion der Entzündung] zeigt sich im Kryptenepithel eine vermehrte Proliferation. Die Proliferationszone, die sich normalerweise in den unteren zwei Dritteln der Kolonkrypten lokalisiert, verschiebt sich zum Darmlumen hin. Findet sich im tieferen Kryptenbereich eine proliferative Lebendigkeit, so erfährt die Epithelzelle im Bereich der lumennahen Oberfläche ihre ausreifende Form und Struktur. Entsprechend dem übersteigerten Proliferationsgeschehen beobachtet man nun im Falle der Colitis ulcerosa unausgereifte Kryptenepithelien. Dabei finden sich häufig dysplastische Veränderungen [→ Abb.], die wahrscheinlich in das Karzinom als pathologische „Sinnesorganbildung am falschen Ort“ übergehen können. Die *Dominanz* des *Sinnessystems* charakterisiert *funktionell* die *Colitis ulcerosa.*

Der *pathologischen „Kopfform“* beim *Morbus Crohn* stellt sich das *pathologische „Sinnesorgan“* bei der *Colitis ulcerosa* gegenüber.

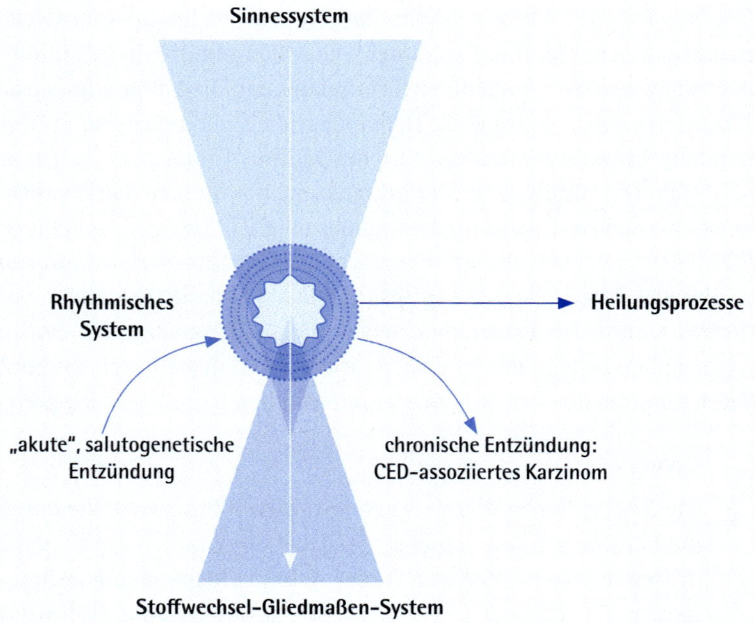

Colitis ulcerosa: Der Dominanz des Sinnessystems wendet sich der entzündliche Prozess entgegen. Die chronische, „erlahmende“ Entzündung fördert das kolorektale Karzinom.

Die *salutogenetische Bedeutung* der akuten Entzündung wird für die Colitis ulcerosa an ihrer inversen Beziehung zur Appendizitis deutlich: Der Studie von Frisch et al.[215] zufolge (die Analyse bezieht sich auf 709.353 appendektomierte Patienten) können Appendizitis und Lymphadenitis mesenterialis in Kindheit und Jugend das Risiko, später an einer Colitis ulcerosa zu erkranken, annähernd halbieren.

Morbus Crohn und Colitis ulcerosa zeigen das unphysiologische Hereinwirken des Nerven-Sinnes-Systems in den Intestinaltrakt. Entsprechend der ihm innewohnenden Polarität differenzieren sich die vielfach überlappenden Erscheinungsformen der CED in die Kopfqualität des Morbus Crohn und die Sinnesorganqualität der Colitis ulcerosa.
Etwa 15 % der chronisch-entzündlichen Darmerkrankungen lassen sich nicht eindeutig einer der beschriebenen Entitäten zuordnen und gelten daher als *Colitis indeterminata.* Somit scheint ein Spektrum vorzuliegen, das als jeweilige Extrempunkte die pathologische „Kopfbildung" und die „Sinnesorganbildung" kennt.

9.2.1 Therapeutische Gesichtspunkte

Bei der Colitis ulcerosa ergeben sich im Vergleich zum Morbus Crohn polare therapeutische Ansätze. Die anthroposophischen Konzepte stellen sich ergänzend bzw. komplementär zu dem standardisierten Behandlungsalgorithmus.[216]

Die pathogenetisch orientierte Therapie führt zur Krankheitskontrolle und symptomatischen Besserung. Sollten Thiopurine zum Einsatz kommen, so ist an das erhöhte Risiko lymphoproliferativer Erkrankungen zu denken.[217]

Das *therapeutische Ziel* besteht darin, der *„Sinnesorganbildung am falschen Ort"* zu begegnen.

Kommt es beim Morbus Crohn zu einer abkapselnden Geste, so besteht bei der Colitis ulcerosa eine zu starke Öffnung nach außen. Das ist die andere polare Pathologie einer Grenzfläche zur *Außenwelt,* die sich nun nicht wie beim Morbus Crohn in der Stenose verdichtet und abkapselt, sondern in der Ulzeration zu stark nach außen öffnet. Der Atmungsprozess in der Verdauung wird in der Polarität dieser beiden CED in seine Extreme der Eigenraumbildung und der Außenweltorientierung gedrängt. „Punkt" und „Kreis" charakterisieren typologisch diese beiden Krankheitsbilder.

Der *Entzündungsprozess* macht eine Therapie mit

■ *Apis/Belladonna cum Mercurio* (Wala) Amp. s.c. (Bauchhaut)	bis zu 2 x täglich
und	
■ *Argentum metallicum praeparatum D20* (Weleda) Amp. s.c.	1 x täglich

erforderlich. Darüber hinaus wirkt in diesem Stadium

■ *Mercurius cyanatus D6* (Weleda) Dil.	20-20-20 gtt

hilfreich. Im *entzündlichen Schub* ist oftmals eine Therapie mit

■ *Birkenkohle comp.* (Weleda) Kps.	2-2-2-2

angezeigt. Eine Kapsel enthält Antimonit D2, Carbo Betulae und Chamomilla, Radix. Antimonit verstärkt die strukturierende und formende Aktivität der oberen Wesensglieder, das durch den Carboprozess mineralisierte Birkenholz wirkt ebenfalls gestaltend auf die Auflösungsprozesse der Entzündung.[218]

Positive Erfahrungen liegen hinsichtlich der *Metalltherapie* für

- *Mercurius vivus naturalis D6* (Weleda) Tabl. — bis 5 x 1
- *Mercurius vivus comp.* (Weleda Schweiz) Tabl. — 1-1-1

vor [→ XVIII. 4.4 Mukositis – radiogene Schleimhautschäden – exulzerierende Tumore]. Bei *entkräftenden Diarrhoen* bestehen gute Einzelfallbeobachtungen mit:

- *Stibium arsenicosum D8* (Weleda) Dil. — 2 x stündlich 10 gtt
- *Stibium arsenicosum D6* (Weleda) Trit. — 5 x täglich 1 MSP

In diesem Arzneimittel verbindet sich die formend-tonisierende Qualität des Arsens mit der plastisch gestaltenden Kraft des Antimons.

Bei *blutigen Stühlen* hat *Stibium* in der Therapie der Colitis ulcerosa als

- *Marmor D6 / Stibium D6 aa* (Weleda) Amp. s.c. — 1-(1)-(1)

später oral gegeben als

- *Marmor D6 / Stibium D6 aa* (Weleda) Trit. — bis 2 x stündlich 1 MSP

seine Bedeutung. In eine ähnliche Richtung wirkt

- *Tormentilla* (DHU) Urtinktur — 20-20-20 gtt

Huber et al. dokumentierten in phytotherapeutischer Dosierung die Wirksamkeit.[219] Sie ist auch bei *Rotavirus-Diarrhoe* im Kindesalter belegt.[220]

Hat sich allerdings der entzündliche Prozess verselbstständigt und der Führung durch die oberen Wesensglieder entzogen, ist die Entscheidung zur *suppressiven Therapie* zu stellen.

Anders als beim Morbus Crohn muss man im Weiteren bei der Colitis ulcerosa konstitutionell versuchen, das den Sinnen entsprechende peripherische Wirken der Wesensglieder in den Organismus zu führen. Hier kommt nun dem *Eisen* eine entscheidende Bedeutung zu[221]:

- *Ferrum ustum comp.* (Weleda) Trit. — 1-1-1

- *Ferrum hydroxydatum 50 %* (Rezepturpräparat, z. B. Apotheke an der Weleda) Trit. — 1-1-1 MSP.

In den beiden polaren chronischen Darmerkrankungen zeigt sich eine Störung des Verhältnisses von Innen- zu Außenwelt und damit des Atemrhythmus. Beim Morbus Crohn überwiegt die *Abkapselung* und die *Innenwelt* ist betont, bei der Colitis ulcerosa überwiegt hingegen die *Außenweltorientierung*. Diese Atmungstätigkeit, die einem feinen Sinnesprozess entspricht, unterstützt Carum carvi: „Das alles wirkt außerordentlich stärkend auf die Ich-Tätigkeit. Es ist ein förmliches Wirken auf die Sinnes-Nerventätigkeit, die in den Verdauungsorganen verborgen liegt ... Wenn man dieses Mittel zu Klistieren verwendet, so tut man ja das, daß man eigentlich einen Prozeß hervorruft, der auf die Sinnes-Nerventätigkeit wirken muß, weil er nun wirklich ein äußeres Zuführen der feineren Kräfte in den Kümmelsamen ist und dadurch eine Art unbewußter Wahrnehmung in den Verdauungsorganen hervorgerufen wird.“[222]

Carum carvi findet oral in tieferer Potenzierung

- *Carum carvi, ethanol. Decoctum Ø (= D1)* (Weleda) — 20-20-20 gtt (in Wasser)
- *Carum carvi, ethanol. Decoctum D3* (Rezepturpräparat, z. B. Apotheke an der Weleda) — 20-20-20 gtt (in Wasser)

oder zusammen mit *Carbo Betulae* auch nach der Schubtherapie Einsatz, wenn beispielsweise ein meteoristisches Abdomen auf die noch unzureichend in die Verdauung eingreifende astralische und Ich-Organisation weist.

In der *Kümmelanwendung* kommt der Polarität der ätherischen Öle und harzartigen Substanzen eine besondere Bedeutung zu [→ XVIII. 4.5 Anasarka und Aszites im Rahmen der fortgeschrittenen Krebserkrankung]. Diese liegt möglicherweise auch der peroralen Weihrauchanwendung in der Therapie der Colitis ulcerosa zugrunde.

Zur Unterstützung des aufbauenden ätherischen Wirkens liegen bei geschwächter Vitalität positive Einzelfallbeobachtungen mit

- *Conchae comp.* (Wala) Amp. s.c. — 1-0-0

vor.[223] Auf die probiotische Therapie mit E. coli Nissle und ihrer überzeugenden Wirksamkeit sei hier ebenfalls hingewiesen. Ilja Iljitsch Metchnikoff (1845-1916) postulierte 1907 als Erster, dass hohe Konzentrationen von Lactobacilli in der intestinalen Flora für die „Gesundheit“ wichtig seien. Alfred Nissle (1874-1965) berichtete mit dem durch ihn isolierten E.-coli-Stamm schon 1918 über erste Erfolge in der mikrobiologischen Behandlung der Colitis ulcerosa[224] und legte damit einen Grundstein für die probiotischen Therapien.

- *Mutaflor* (Ardeypharm) Kps. — zu Beginn 1 x 1, dann 2 x 1

Mutaflorsuspension kommt auch als Klysmen zur Anwendung und wirkt besonders bei aktiver Proktitis.

Jede unphysiologische Tätigkeit des astralischen Leibes hat ihre Rückwirkung auf die Lebensorganisation eines Organs. Im Falle der Colitis ulcerosa bedingt sie eine Störung des *bakteriellen Mikromilieus*. Eine entsprechende Medikation gleicht diese Folge aus und trägt zur klinischen Besserung bei, wenngleich der zugrunde liegende Krankheitsprozess hierdurch unbeeinflusst bleibt.

- *Nasturtium Mercurio cultum Rh D3* (Weleda) Dil. 20-20-20 gtt

ist eine Art „Basismittel" bei den CED. Die Brunnenkresse unterstützt als schwefelreicher Kreuzblütler die aufbauende Wirkung der ätherischen Organisation, Mercurius die „Atmungsprozesse", d. h. die Sekretion und Resorption der Darmschleimhaut.

9.3 Mikroskopische Kolitis: lymphozytäre und kollagene Kolitis

Die mikroskopischen Formen der chronisch-entzündlichen Darmerkrankungen gehen klinisch mit zum Teil erheblichen Diarrhoen, allerdings ohne Blutbeimengung, einher. Endoskopisch liegen im Kontrast zu dem oftmals eindrücklichen klinischen Bild unauffällige Befunde vor. In der *Histologie* – die Erkrankung befällt nahezu ausschließlich das Kolon, gelegentlich auch das terminale Ileum – zeigt sich dann eine zwischen Entzündung und Sklerose aufgespannte Polarität. Bei der entzündlichen Form der lymphozytären Kolitis liegen intraepitheliale lymphozytäre Infiltrate vor, bei der in die Sklerose führenden Krankheitsentität stellt sich ein verbreitertes subepitheliales kollagenes Band (normal 1 bis 7 μm) dar. Diese skleroseverwandte Form der mikroskopischen Kolitis hat eine weitgehend ungeklärte Ätiologie. Eine dritte Möglichkeit ist eine Mischform aus kollagener Deposition und intraepithelialer Infiltration. Typologisch gesehen stellt sich die lymphozytäre Form der mikroskopischen Kolitis in die Nähe der Colitis ulcerosa, die kollagene Form zeigt eine Beziehung zum Morbus Crohn.

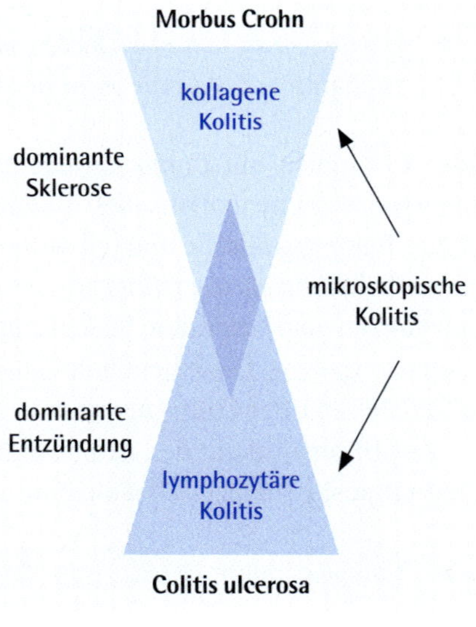

Die polaren Formen der mikroskopischen Kolitis und ihre Beziehung zur Colitis ulcerosa und dem Morbus Crohn

9.3.1 Therapeutische Gesichtspunkte

Aufgrund der typologischen Entsprechung der mikroskopischen Kolitis mit der Colitis ulcerosa bzw. dem Morbus Crohn kommen die in [→ 9.1.1 Therapeutische Gesichtspunkte, 9.2.1 Therapeutische Gesichtspunkte] genannten Arzneimittel zum Einsatz.

9.4 Extraintestinale Manifestationen der chronisch-entzündlichen Darmerkrankungen

Die CED können mit extraintestinalen Krankheitsmanifestationen einhergehen. Diese folgen der jeweils zugrunde liegenden Wesensgliederkonstellation. Am häufigsten findet sich eine Beteiligung der Gelenke, die auf den engen Zusammenhang des Stoffwechsel- mit dem Bewegungssystem weist. Auch umgekehrt zeigen bis zu zwei Drittel der Patienten mit Spondylarthropathie entzündliche Veränderungen der Darmschleimhaut.[225] Patienten mit Morbus Bechterew und undifferenzierter Spondyloarthritis haben in ca. 65 % der Fälle entzündliche, einem frühen Morbus Crohn entsprechende Veränderungen der Darmschleimhaut.[226,227,228] Sie entwickeln sich durch eine zum Nerven-Sinnes-System orientierte Wesensgliederwirksamkeit mit entzündlicher Antwort des Organismus. Für die Therapie sei auf das Kapitel [→ XXIX. Rheumatologie] vewiesen. Im Bereich der Haut zeigt das Erythema nodosum eine ähnliche Wesensgliederkonstellation. Auch hier mischen sich die nodösen, zum Nerven-Sinnes-System gehörenden Veränderungen mit den hierzu polaren Zeichen der ihnen entgegenwirkenden Entzündung. Das Erythema nodosum ist dabei durch eine für das Nervensystem charakteristische Wesensgliederwirksamkeit bestimmt, das zu Ulzerationen führende Pyoderma gangränosum mehr durch die des Sinnessystems.

Auf die Augenmanifestationen (Iritis, Uveitis, Episkleritis) sei ebenfalls hingewiesen. Die eingeschränkte Wesensgliederaktivität im Verdauungssystem bei den CED führt u. U. zu einer Steatosis hepatis. Die primär sklerosierende Cholangitis (PSC) mit ihrer Verbindung zur Colitis ulcerosa behandelt das Kapitel [→ XXV. 3.6 Primär biliäre Cholangitis und primär sklerosierende Cholangitis].

Ein wichtiges und häufiges Symptom ist die *Müdigkeit.* Sie wird u. U. durch die entzündliche Aktivität verstärkt, allerdings besteht sie auch in Krankheitsphasen ohne akute Inflammation. Eine Anämie und Eisenmangel können sie aggravieren. Ebenso ist auch an ein *Vitamin B_{12}-Defizit* zu denken. Das Vitamin steht dem Hämoglobin biochemisch nahe und enthält statt Eisen das „Eisengeschwister" Kobalt. Vitamin B_{12} bringt die astralische Organisation in eine intensivere Beziehung zum Leib und wirkt der Müdigkeit entgegen. Zudem ist auf eine gute Schlafqualität und Tagesrhythmik zu achten. Die seelische Gestimmtheit wirkt sich ebenfalls auf die Müdigkeit aus. Somit sind alle Wesensglieder an diesem die Lebensqualität stark einschränkenden Leitsymptom beteiligt: physich erfahren die Patienten oftmals eine „Zerschlagenheit", auf der Ebene der Lebensorganisation erleben sie die „Erschöpfung" der Kraftreserven. Seelisch empfinden sie „Müdigkeit" und berichten schließlich von „Konzentrationsstörungen" als eingeschränkter Ich-Wirksamkeit. Letztlich ist die Müdigkeit Ausdruck des schwachen Eingreifens der Wesensglieder. Ihre Behandlung besteht in der Aktivierung ihrer

Wirksamkeit im Organismus. Hierzu finden sich die therapeutischen Hinweise im Kapitel
[→ XVIII. 4.7 Das Cancer-related-Fatigue-Syndrom].

9.5 Die seelische Phänomenologie der chronisch-entzündlichen Darmerkrankungen

Wie lassen sich die polaren Krankheitstendenzen des Morbus Crohn und der Colitis ulcerosa in den *seelischen Bereich* weiterverfolgen? Jede Betrachtung, die methodisch beginnt, die Dreigliederung des menschlichen Organismus und ihre Pathologie im Krankheitsgeschehen zu entdecken, ermöglicht den Einbezug des seelischen und geistigen Wesens des Menschen. Es ist dabei allerdings wesentlich, die Ebene der stark wechselnden Alltagsstimmungen zu vertiefen, um auf grundlegende Formungen des Seelischen zu stoßen. Die reine Betrachtung des *„symptomatischen Seelenlebens“*[229] lässt vielfach das Krankheitstypische nicht erkennen. Im Gegenteil: Hier finden sich in einer schwer differenzierbaren Vermischung typische und reaktive Phänomene, die sicher mit dazu beigetragen haben, dass die ausgedehnte psychosomatische Literatur vielfach Überschneidungen der seelischen Phänomene beleuchtet.

Welche seelischen Qualitäten leiten sich aus dem Entwickelten ab und sind in der Patientenbegegnung zu beobachten?

In jeder *Kopfbildung*, wie sie den *Morbus Crohn* als *Krankheitsprozess* charakterisiert, kommt es zur *abschließenden Eigenraumbildung*, in jeder *Sinnesorganbildung* wie bei der *Colitis ulcerosa* spricht sich die *Orientierung* zur *Außenwelt*, also *Umweltoffenheit* aus.

Im Menschen stehen sich einerseits das sich abschließende, reflektierende Seelenleben, andererseits die sich in den Sinnen nach außen öffnende Psyche gegenüber. Es stellt sich daher die Frage, inwieweit die Polarität der Innen- bzw. Umweltorientierung, wie sie in den Krankheitsprozessen der CED erscheint, auch im Seelischen auftreten. Ist es nur eine sich zart entwickelnde Qualität? Oder bekommt die Krankheitsprozessualität Prägekraft für das gesamte Seelenleben des Menschen? Oftmals findet man beim *Morbus Crohn-Patienten* die Tendenz des *Abschließens* zur *seelischen Innenraumbildung*. In ihrer Arbeit über die CED berichteten Fischer und Großhans[230] über die Schwierigkeiten dieser Patienten beim Wahrnehmen der Welt bei starker Betonung des Selbsterlebens. Es ist die abschließende Geste, die darauf hinweist, dass diese Menschen „den Prozess der Isolierung und Vereinzelung in ihrer Kindheit offensichtlich sehr bewusst durchgemacht haben bzw. viel zu früh in diese Rolle hineingedrängt worden sind.“[231] Man findet die seelische Geste des Abschließens und der Eigenraumbildung, einer abschließenden „Kopfbildung“. In diesem Zusammenhang ist die Relevanz depressiver Symptome beim Morbus Crohn erwähnenswert.[232]

Umgekehrt ist bei dem *Colitis-ulcerosa-Patienten* häufig die polare Ausrichtung des Seelenlebens zu beobachten. Es scheint die *sinnesverwandte Umweltorientierung* zu überwiegen. In derselben Arbeit heißt es: „Die nur schwach ausgeprägte seelische Innenraumsituation dieser Menschen lässt sie innerlich leicht leer erscheinen mit fehlendem

Selbsterlebnis. Das Lebensgefühl ist arm, die Angepasstheit an die soziale Umgebung Erfordernis."[233] Die Orientierung zur Umgebung ist an vielen Phänomenen abzulesen. So suchen diese Patienten gern den Kontakt zu anderen Menschen, „ein Kolitiker kann nur schlecht für sich allein existieren, er hält die Einsamkeit nicht aus."[234] Manchmal kann man die Bestimmung durch äußere Anregungen bis in die Gestaltung der Biografie hinein verfolgen.

Bei Morbus Crohn- und Colitis ulcerosa-Patienten geht es also in unterschiedlicher Weise um das Thema der seelischen Abgrenzung. Beide wollen keine Verletzungen erleiden. Beim Morbus Crohn wächst eine seelische Schale, die oftmals keine nährenden zwischenmenschliche Beziehungen entstehen lässt. Bei der Colitis ulcerosa besteht eine zu große Umweltoffenheit: Um nicht in Konflikt mit anderen Menschen zu geraten, antizipiert der Patient oftmals deren Bedürfnis und versucht, diesen zu entsprechen.

Zusammenfassend ergibt sich bei den chronisch-entzündlichen Darmerkrankungen ein großer Bogen, der von der morphologischen Krankheitsdimension bis zur seelischen Phänomenologie führt und als Wesensmerkmal die *Polarität* von *kopfverwandter Innenraumbildung* und *sinnesverwandter Außenweltsuche* trägt.

Dieses Bild der CED gilt es in jedem einzelnen Patientenschicksal herauszuarbeiten. Man darf niemals modellhaft und die individuelle Situation damit vergröbernd präjudizieren, vielmehr wird es zum Instrument, um im jeweiligen Krankheitsschicksal und seiner Phänomenologie das tieferliegende Wesensbild zu erkennen. Dann ist es eine wesentliche Hilfe in der psychotherapeutischen Begleitung der Patienten und stellt das ärztliche Gespräch auf eine wirksame Grundlage. Wesentliche Gesichtspunkte zur *Biografiegestaltung* ergeben sich, und der Patient greift diese auf. Eine auf CED fokussierte Psychotherapie verbessert nicht nur das seelische Befinden, sondern möglicherweise auch den Verlauf bei Patienten mit seelischem Leidensdruck.[235]

Literatur

1 Leonhardt, H.: Histologie, Zytologie und Mikroanatomie des Menschen. Thieme Verlag Stuttgart 1985. Kapitel: Verdauungsorgane.

2 Kahle, W., Leonhardt, H., Platzer, W.: Taschenatlas der Anatomie. Band 2. Thieme Verlag Stuttgart 1973.

3 Hahn, E. G., Riemann, J. F. (Hrsg.): Klinische Gastroenterologie. Thieme Verlag Stuttgart 1996.

4 Keller, J.: Brauchen wir die Magensäure? Deutsche Medizinische Wochenschrift 2012; 137. S. 1818–1821.

5 Leonhardt, H.: Histologie, Zytologie und Mikroanatomie des Menschen. Thieme Verlag Stuttgart 1985. Kapitel: Verdauungsorgane.

6 Ebd.

7 Ebd.

8 Morgenstern, I., Kirch, W.: Das Glutathionsystem im menschlichen Gastrointestinaltrakt. Deutsche Medizinische Wochenschrift 2003; 128. S. 507–511.

9 Steiner, R.: Geisteswissenschaftliche Gesichtspunkte zur Therapie (GA 313). Rudolf Steiner Verlag Dornach 2001. Vortrag vom 12. April 1921.

10 Chakaroun, R., Heyne, H., Blüher, M. et al.: Adipositas, Typ-2-Diabetes und das Mikrobiom, unser zweites Genom. Diabetologie 2016; 11. S. 102–112.

11 Ebd.

12 Ebd.

13 Baumgart, D. C.: Das humane Mikrobiom. Deutsche Medizinische Wochenschrift 2015; 140. S. 1451–1456.

14 Ebd.

15 Chakaroun, R., Heyne, H., Blüher, M. et al.: Adipositas, Typ-2-Diabetes und das Mikrobiom, unser zweites Genom. Diabetologie 2016; 11. S. 102–112.

16 Vieira, S. M., Pagovich, O. E., Kriegel, M. A.: Diet, microbiota and autoimmune diseases. Lupus 2014; 23 (6). S. 518–526.

17 Chakaroun, R., Heyne, H., Blüher, M. et al.: Adipositas, Typ-2-Diabetes und das Mikrobiom, unser zweites Genom. Diabetologie 2016; 11. S. 102–112.

18 Imhann, F.: Proton pump inhibitors affect the gut microbiome. Gut 2016; 65 (5). S. 740–748.

19 Jackson, M. A. et al.: Proton pump inhibitors alter the composition of the gut microbiota. Gut 2016; 65 (5). S. 749–756.

20 Monda, V., Villano, I., Messina, A. et al.: Exercise modifies the gut microbiota with positive helath effects. Oxidative Medicine and Cellular Longevity 2017. Article ID 3831972.

21 Pero, R., Brancaccio, M., Laneri, S. et al.: A novel view of human helicobacter pylori infections: Interplay between Microbiota and beta-defensins. Biomolecules 2019; 9 (6). S. 237.

22 Chakaroun, R., Heyne, H., Blüher, M. et al.: Adipositas, Typ-2-Diabetes und das Mikrobiom, unser zweites Genom. Diabetologie 2016; 11. S. 102–112.

23 Househam AM, Peterson CT, Mills PJ, Chopra D.: The Effects of Stress and Meditation on the Immune System, Human Microbiota, and Epigenetics. Advances in mind-body medicine 2017; 31 (4). S. 10–25.

24 Steiner, R.: Geisteswissenschaft und Medizin (GA 312). Rudolf Steiner Verlag Dornach 2020. Vortrag vom 24. März 1920.

25 Ghal, S., Kaakoush, N. O., Lloyd, F. et al.: Ultraviolet Irradiation of Skin Alters the Faecal Microbiome Independently of Vitamin D in Mice. Nutrients 2018; 10 (8). S. 1069.

26 Purchiaroni, F., Tortora, A., Gabrielli, M. et al.: The role of intestinal microbiota and the immune system. European Review for Medical and Pharmacological Sciences 2013; 17 (3). S. 323–333.

27 Monti, J. M.: The role of dorsal raphe nucleus serotonergic and non-serotonergic neurons, and of their receptors in regulating waking and rapid eye movement (REM) sleep. Sleep Medicine 2010; 14 (5). S. 319–327.

28 Khan, W. I., Ghia, J. E.: Gut hormones: emerging role in immune activation and inflammation. Clinical and Experimental Immunology 2010; 161. S. 19–27.

29 Scheu, H.: Schmerzen im Bereich des Thorax. In: Hegglin, R. (Hrsg.): Differentialdiagnose innerer Krankheiten. Thieme Verlag Stuttgart 1975.

30 Xie, Y., Bowe, B., Li, T. et al.: Risk of death among users of Proton Pump Inhibitors: a longitudinal observational cohort study of United States veterans. BMJ Open 2017; 7 (6). e015735.

31 von Schoen-Angerer, T., Madeleyn, R., Kiene, H. et al.: Improvement of Asthma and Gastroesophageal Reflux Disease With Oral Pulvis stomachicus cum Belladonna, a Combination of Matricaria recutita, Atropa belladonna, Bismuth, and Antimonite: A Pediatric Case Report. Global Advances in Health and Medicine 2016; 5 (1). S.107–111.

32 GAÄD (Hrsg.): Vademecum Anthroposophische Arzneimittel 2017. Der Merkurstab 2017; 70 (Suppl.). S. 223.

33 Steiner, R., Wegman, I.: Grundlegendes für eine Erweiterung der Heilkunst nach geisteswissenschaftlichen Erkenntnissen (GA 27). Rudolf Steiner Verlag Dornach 2014. Kapitel: Das Wesen der Heilwirkungen.

34 GAÄD (Hrsg.): Vademecum Anthroposophische Arzneimittel 2017. Der Merkurstab 2017; 70 (Suppl.). S. 77.

35 Sommer, M.: Metalle und Mineralien als Heilmittel. Verlag Freies Geistesleben Stuttgart 2018. S. 106.

36 Ryan, A. M., Healy, L. A., Power, D. G. et al.: Barrett esophagus. Prevalence of central adipositay, metabolic syndrome, and inflammatory state. Annals of Surgery 2008; 247. S. 909–915.

37 O'Doherty, M. G., Freedman, N. D., Hollenbeck, A. R. et al.: A prospective cohort study of obesity and risk of oesophageal and gastric adenocarcinoma in the NIH-AARP Diet and Health Study. Gut 2012; 61 (9). S. 1261–1268.

38 Sikkema, M., Looman, C. W., Steyerberg, E. W. et al.: Predictors for neoplastic progression in patients with Barrett's Esophagus: a prospective cohort study. American Journal of Gastroenterology 2011; 106 (7). S.1231–1238.

39 Whiteman, D. C., Parmar, P., Fahey, P. et al.: Australian Cancer Study: Association of Helicobacter pylori infection with reduced risk for esophageal cancer is independent of environmental and genetic modifiers. Gastroenterology 2010; 139 (1). S.73–83.

40 Meyer zum Büschenfelde, C., Meining, A., Langer, R. et al.: Ösophagus-Plattenepithelkarzinom. In: Bruns, C. J. (Hrsg): Manual Gastrointestinale Tumore. Zuckschwerdt Verlag München 2010. S. 1–16.

41 Kubo, A., Levi, T. R., Block, G. et al.: Dietary antioxidants, fruits, and vegetables and the risk of barret`s esophagus. American Journal of Gastroenterology 2008; 103. S. 1614–1623.

42 Charton, J. P., Schumacher, B., Neuhaus, H.: Endoskopische Resektionsverfahren am Beispiel des oberen Gastrointestinaltrakts. Deutsche Medizinische Wochenschrift 2009; 134. S. 446–453.

43 Hentschel, F., Lüth, S.: Eosinophile Erkrankungen des Gastrointestinaltrakts. Deutsche Medizinische Wochenschrift 2019; 144. S. 46–53.

44 Vetter, S., Jakobs, R., Weickert, U.: Ursachen, Therapie und Verlauf benigner nicht-peptischer Ösophagusstenosen in der klinischen Routine. Deutsche Medizinische Wochenschrift 2010; 135 S. 1061–1066.

45 Hentschel, F., Lüth, S.: Eosinophile Erkrankungen des Gastrointestinaltrakts. Deutsche Medizinische Wochenschrift 2019; 144. S. 46–53.

46 Müller, M., Gockel, I.: Motilitätsstörungen des Ösophagus. Der Internist 2015; 56. S. 615–624.

47 GAÄD (Hrsg.): Vademecum Anthroposophische Arzneimittel 2017. Der Merkurstab 2017; 70 (Suppl.). S. 70.

48 Müller, M., Gockel, I.: Motilitätsstörungen des Ösophagus. Der Internist 2015; 56. S. 615–624.

49 Hahn, E. G., Riemann, J. F. (Hrsg.): Klinische Gastroenterologie. Thieme Verlag Stuttgart 1996.

50 Ebd.

51 Ebd.

52 Toubia, N., Schubert, M. L.: Menetrier's Disease. Current Treatment Options in Gastroenterology 2008; 2. S. 103–108.

53 Fischbach, W.: Helicobacter pylori. Der Internist 2009; 50. S. 979–987.

54 Grimm, W., Fischbach, W.: Helicobacter pylori infection in children and juveniles. An epidemiological study on prevalence, socio-economic factors and symptoms. Deutsche Medizinische Wochenschrift 2003; 128. S. 1878–1883.

55 Hahn, E. G., Riemann, J. F. (Hrsg.): Klinische Gastroenterologie. Thieme Verlag Stuttgart 1996.

56 Ebd.

57 Ebd.
58 Wouters, M. M., van Wanrooy, S., Nguyen, A. et al.: Psychological comorbidity increases the risk for postinfectious IBS partly by enhanced susceptibility to develop infectious gastroenteritis. Gut 2016; 65 (8). S. 1279–1288.
59 Terletskaia-Ladewig, E., Eggers, M., Enders, M. et al.: Epidemiologische Aspekte gastrointestinaler Infektionen. Deutsche Medizinische Wochenschrift 2011; 136. S. 69–75
60 GAÄD (Hrsg.): Vademecum Anthroposophische Arzneimittel 2017. Der Merkurstab 2017; 70 (Suppl.). S. 567.
61 Steiner, R.: Geisteswissenschaftliche Gesichtspunkte zur Therapie (GA 313). Rudolf Steiner Verlag Dornach 2001. Vortrag vom 17. April 1921.
62 Ebd.
63 Matthes, H.: Prä- und Probiotika. In: Stallmach, A., Vehreschild, M. J. G. T. (Hrsg.): Mikrobiom: Wissensstand und Perspektiven. Walter de Gruyter Verlag Berlin 2016. S. 269–298.
64 GAÄD (Hrsg.): Vademecum Anthroposophische Arzneimittel 2017. Der Merkurstab 2017; 70 (Suppl.). S. 80.
65 Steiner, R.: Geisteswissenschaft und Medizin (GA 312). Rudolf Steiner Verlag Dornach 2020. Vortrag vom 8. April 1920.
66 Degenaar, A. G.: Krankengeschichten. Krankheitsfälle und andere medizinische Fragen, besprochen mit Rudolf Steiner. Verlag am Goetheanum Dornach 2008. S. 131.
67 Schröter, W., Lautenschläger, K. H., Bibrack, H. et al.: Taschenbuch der Chemie. Harri Deutsch Verlag Frankfurt/Main 1970.
68 Steiner, R.: Anthroposophische Menschenerkenntnis und Medizin (GA 319). Rudolf Steiner Verlag Dornach 1994. Vortrag vom 16. November 1923.
69 Steiner, R.: Geisteswissenschaftliche Grundlagen zum Gedeihen der Landwirtschaft (Landwirtschaftliche Kurs) (GA 327). Rudolf Steiner Verlag Dornach 1999. Vortrag vom 13. Juni 1924.
70 Pelikan, W.: Heilpflanzenkunde. Philosophisch-Anthroposophischer Verlag Dornach 1982. S. 224 f.
71 Ebd.
72 Weiß, R. F.: Lehrbuch der Phytotherapie. Hippokrates Verlag Stuttgart 1991.
73 Steiner, R.: Geisteswissenschaftliche Gesichtspunkte zur Therapie (GA 313). Rudolf Steiner Verlag Dornach 2001. Vortrag vom 17. April 1921.
74 Medizinische Sektion der Freien Hochschule für Geisteswissenschaft am Goetheanum (Hrsg.): Heilmittelangaben Rudolf Steiners. Blatt Acidum Hydrochloricum. Dornach 2013.
75 Linsky, A., Gupta, K., Lawler, E. V. et al.: Proton pump inhibitors and risk for recurrent Clostridium difficile infection. Archives of Internal Medicine 2010; 170 (9). S. 772–778.
76 Imhann, F.: Proton pump inhibitors affect the gut microbiome. Gut 2016; 65 (5). S. 740–748.
77 Jackson, M. A. et al.: Proton pump inhibitors alter the composition of the gut microbiota. Gut 2016; 65 (5). S. 749–756.
78 Ubagai, T., Koshibu, Y., Koshio, O. et al.: Downregulation of immunomodulator gene expression in LPS-stimulated human polymorphonuclear leukocytes by the proton pump inhibitor lansoprazole. Journal of Infection and Chemotherapy 2009; 15 (6). S. 374–379.
79 de Jonge, P. J., Siersema, P. D., van Breda, S. G. et al.: Proton pump inhibitor therapy in gastro-oesophageal reflux disease decreases the oesophageal immune response but does not reduce the formation of DNA adducts. Alimentary Pharmacology and Therapeutics 2008; 28 (1). S. 127–136.
80 Handa, O., Yoshida, N., Fujita, N. et al.: Molecular mechanisms involved in anti-inflammatory effects of proton pump inhibitors. Inflammation Research 2006; 55 (11). S. 476–480.
81 Howell, M. D., Novack, V., Grgurich, P. et al.: Iatrogenic gastric acid suppression and the risk of nosocomial Clostridium difficile infection. Archives of Internal Medicine 2010; 170 (9). S. 784–790.
82 Linsky, A., Gupta, K., Lawler, E. V. et al.: Proton pump inhibitors and risk for recurrent Clostridium difficile infection. Archives of Internal Medicine 2010; 170 (9). S. 772–778.
83 de Jager, C. P., Wever, P. C., Gemen, E. F. et al.: Proton pump inhibitor therapy predisposes to community-acquired Streptococcus pneumoniae pneumonia. Alimentary Pharmacology and Therapeutics 2012; 36 (10). S. 941–949.

84 Xie, Y., Bowe, B., Li, T. et al.: Risk of death among users of Proton Pump Inhibitors: a longitudinal observational cohort study of United States veterans. BMJ Open 2017; 7 (6). e015735.

85 Weiß, R. F.: Lehrbuch der Phytotherapie. Hippokrates Verlag Stuttgart 1991.

86 Ebd.

87 Ebd.

88 Steiner, R.: Physiologisch-Therapeutisches auf der Grundlage der Geisteswissenschaft (GA 314). Rudolf Steiner Verlag Dornach 1975. Vortrag vom 2. Januar 1924.

89 Mehmood, M. H., Munir, S., Khalid, U. A. et al.: Antidiarrhoel, antisecretory and antispasmodic activities of Matricaria chamomilla are mediated predominantly through K+-channels activation. BMC Complementary and Alternative Medicine 2015; 15. S. 75.

90 Steiner, R.: Physiologisch-Therapeutisches auf der Grundlage der Geisteswissenschaft (GA 314). Rudolf Steiner Verlag Dornach 1975. Vortrag vom 1. Januar 1924.

91 Pelikan, W.: Heilpflanzenkunde II. Philosophisch-Anthroposophischer Verlag Dornach 1982. S.163 f.

92 Ebd.

93 Hahn, E. G., Riemann, J. F. (Hrsg.): Klinische Gastroenterologie. Thieme Verlag Stuttgart 1996.

94 Hegglin, R.: Differentialdiagnose innerer Krankheiten. Thieme Verlag Stuttgart 1975.

95 Clark, G. W.: Effect of Helicobacter pylori infection in Barrett's esophagus and the genesis of esophageal adenocarcinoma. World Journal of Surgery 2003; 9. S. 994–998.

96 Whiteman, D. C., Parmar, P., Fahey, P. et al.: Australian Cancer Study: Association of Helicobacter pylori infection with reduced risk for esophageal cancer is independent of environmental and genetic modifiers. Gastroenterology 2010; 139 (1). S. 73–83.

97 Mc, Guigan, J. E.: Die peptische Ulkuskrankheit. In: Straub, P. (Hrsg.): Harrison`s: Prinzipien der Inneren Medizin. Schwabe Verlag Basel1989.

98 Steiner, R., Wegman, I.: Grundlegendes für eine Erweiterung der Heilkunst nach geisteswissenschaftlichen Erkenntnissen (GA 27). Rudolf Steiner Verlag Dornach 2014. Kapitel: Das Wesen der Heilwirkungen.

99 GAÄD (Hrsg.): Vademecum Anthroposophische Arzneimittel 2017. Der Merkurstab 2017; 70 (Suppl.). S. 77.

100 Theiss, S.: Bestimmung, Isolierung und Charakterisierung von Roggenpentosanen. Diplom-Arbeit Universität Wien 2008.

101 Schuppan, D., Zevallos, V.: Wheat amylase trypsin inhibitors as nutritional activators of innate immunity. Digestive Diseases 2015; 33 (2). S. 260–263.

102 Schreiber, F. S., Ziob, T., Vieth, M. et al.: Atypische Sprue bei einem Patienten mit Diabetes mellitus Typ 1 und Hashimoto-Thyreoiditis. Deutsche Medizinische Wochenschrift 2011; 136. S. 82–85.

103 Schuppan, D., Zimmer, K.-P.: The diagnosis and treatment of celiac disease. Deutsches Ärzteblatt International 2013; 110 (49). S. 835–846.

104 Ebd.

105 Ebd.

106 Ebd.

107 Schreiber, F. S., Ziob, T., Vieth, M. et al.: Atypische Sprue bei einem Patienten mit Diabetes mellitus Typ 1 und Hashimoto-Thyreoiditis. Deutsche Medizinische Wochenschrift 2011; 136. S. 82–85.

108 Schuppan, D., Zimmer, K.-P.: The diagnosis and treatment of celiac disease. Deutsches Ärzteblatt International 2013; 110 (49). S. 835–846.

109 Kordonouri, O.: Schilddrüsenerkankungen und Zoeliakie. Diabetologie 2013; 9. S. 128–134.

110 Schröder, T., Kistenmacher, A., Smollich, M. et al.: Ursachen, Diagnostik und Behandlung der Malassimilation. Deutsche Medizinische Wochenschrift 2018; 143. S. 704–712.

111 Mothes, T., Uhlig, H. H., Richter, T.: Neue Aspekte der Antikörperbestimmung zur Zoeliakiediagnostik. Deutsche Medizinische Wochenschrift 2009; 134. S. 1525–1528.

112 Schuppan, D., Zevallos, V.: Wheat amylase trypsin inhibitors as nutritional activators of innate immunity. Digestive Diseases 2015; 33 (2). S. 260–263.

113 GAÄD (Hrsg.): Vademecum Anthroposophische Arzneimittel 2017. Der Merkurstab 2017; 70 (Suppl.). S. 363.

114 Ebd. S.100.
115 Schuppan, D., Zimmer, K.-P.: The diagnosis and treatment of celiac disease. Deutsches Ärzteblatt International 2013; 110 (49). S. 835–846.
116 Heyden, B.: Allergie, Zöliakie, Weizenunverträglichkeit (Gluten-Sensitivität). Sonderdruck aus: Mitteilungen aus der Arbeit des Keyserlingk-Instituts Salem 2016. S. 26.
117 Fischbach, W., Daum, S.: Intestinale Lymphome. Deutsche Medizinische Wochenschrift 2003; 128. S. 72–74.
118 Weckenmann, M.: Eine kasuistische Studie über Digestodoron. Beiträge zu einer Erweiterung der Heilkunst 1982; 35. S. 110–116.
119 Daems, W. F.: Digestodoron. Weleda Korrespondenzblätter für Ärzte 1990; 127. S. 56–59.
120 Sommer, M., Soldner, G.: Die Farne in Natur und Mensch – Zum Verständnis von Digestodoron. Merkurstab 1990; 43 (5). S. 289–296.
121 Deibert, P., König, D., Allgaier, H.-P. et al.: Sport und Verdauungssystem. Deutsche Medizinische Wochenschrift 2007; 132. S. 155–160.
122 Wedel, T., Büsing, V., Heinrichs, G. et al.: Diverticular disease is associated with an enteric neuropathy as revealed by morphometric analysis. Neurogastroenterology and Motility 2010; 22 (4). S. 407–414.
123 Hellwig, I., Böttner, M., Barrenschee, M. et al.: Alterations of the enteric smooth musculature in diverticular disease. Journal of Gastroenterology 2014; 49 (8). S. 1241–1252.
124 Hoffmann, R. M., Kruis, W.: Divertikulose und Divertikulitis. Der Internist 2005; 46. S. 671 – 684.
125 GAÄD (Hrsg.): Vademecum Anthroposophische Arzneimittel 2017. Der Merkurstab 2017; 70 (Suppl.). S. 505.
126 Steiner, R.: Geisteswissenschaftliche Grundlagen zum Gedeihen der Landwirtschaft (Landwirtschaftliche Kurs) (GA 327). Rudolf Steiner Verlag Dornach 1999. Vortrag vom 11. Juni 1924.
127 Steiner, R.: Über Gesundheit und Krankheit. Grundlagen einer geisteswissenschaftlichen Sinneslehre (GA 348). Rudolf Steiner Verlag Dornach 1997. Vortrag vom 27. Januar 1923.
128 Steiner, R.: Anthroposophische Menschenerkenntnis und Medizin (GA 319). Rudolf Steiner Verlag Dornach 1994. Vortrag vom 28. August 1924.
129 Steiner, R.: Geisteswissenschaft und Medizin (GA 312). Rudolf Steiner Verlag Dornach 2020. Vortrag vom 31. März 1920.
130 Feisthammel, J., Mössner, J.: Proktologie für Internisten. Der Internist 2017; 58. S. 1053–1064.
131 Böcker, W., Denk, H., Heitz, P. U.: Pathologie. Urban & Fischer München/Jena 2004.
132 Stein, E.: Proktologie. Springer Verlag Berlin/Heidelberg 1990.
133 Rohde, H.: Was sind Hämorrhoiden? Deutsches Ärzteblatt 2005; 102. S. 209–213.
134 Hahn, E. G., Riemann, J. F. (Hrsg.): Klinische Gastroenterologie. Thieme Verlag Stuttgart 1996.
135 Böcker, W., Denk, H., Heitz, P. U.: Pathologie. Urban & Fischer München/Jena 2004.
136 Hahn, E. G., Riemann, J. F. (Hrsg.): Klinische Gastroenterologie. Thieme Verlag Stuttgart 1996.
137 Matthes, H.: Persönliche Mitteilung 2019.
138 GAÄD (Hrsg.): Vademecum Anthroposophische Arzneimittel 2017. Der Merkurstab 2017; 70 (Suppl.). S. 46.
139 Ebd.
140 Feisthammel, J., Mössner, J.: Proktologie für Internisten. Der Internist 2017; 58. S. 1053–1064.
141 Gunnarsson, J., Simrén, M.: Peripheral factors in the pathophysiology of irritable bowel syndrome. Digestive and Liver Disease 2009; 11. S. 788–793.
142 Madisch, A., Andresen, V., Enck, P. et al.: The diagnosis and treatment of functional dyspepsia. Deutsches Ärzteblatt International 2018; 115. S. 222–232.
143 Drossman, D. A., Creed, F. I. H., Fava, G. A. et al.: Psychosocial aspects of the functional gastrointestinal disorders. Gastroenterology International 1995; 8. S. 47–90.
144 Beesley, H., Rhodes, J., Salmon, P.: Anger and childhood sexual abuse are independently associated with irritable bowel syndrome. British Journal of Health Psychology 2010; 15 (2). S. 389–399.
145 Videlock, E., Adeyemo, M., Licudine, A. et al.: Childhood trauma is associated with hypothalamic-pituitary-adrenal axis responsiveness in irritable bowel syndrome. Gastroenterology 2009; 137 (6). S. 1954–1962.

146 Nam, S. Y., Kim, B. C., Ryu, K. H. et al.: Prevalence and risk factors of irritable bowel syndrome in healthy screenee undergoing colonoscopy and laboratory tests. Journal of Neurogastroenterology and Motilility 2010; 16 (1). S. 47–51.

147 Shen, L., Kong, H., Hou, X.: Prevalence of irritable bowel syndrome and its relationship with psychological stress status in Chinese university students. Journal of Gastroenterology and Hepatology 2009; 24 (12). S. 1885–1890.

148 Lee, S., Wu, J., Ma, Y. L. et al.: Irritable bowel syndrome is strongly associated with generalized anxiety disorder. A community study. Alimentary Pharmacology and Therapeutics 2009; 6. S. 643–651.

149 Thabane, M., Marshall, J. K.: Post-infectious irritable bowel syndrome. World Journal of Gastroenterology 2009; 29. S. 3591–3596.

150 Madisch, A., Holtmann, G., Plein, K. et al.: Treatment of irritable bowel syndrome with herbal preparations. Result of a double-blind, randomized, placebo-controlled, multi-centre trial. Alimentary Pharmacology and Therapy 2004; 19. S. 271–279.

151 Arnim, U. von, Peitz, U., Vinson, B. et al.: STW 5, a phytopharmacon for patients with functional dyspepsia. Results of a multicenter, placebo-controlled double-blind study. American Journal of Gastroenterology 2007; 102. S. 1268–1275.

152 Raedsch, R., Hanisch, J., Bock, P. et al.: Wirksamkeit und Unbedenklichkeit des Phytopharmakons STW 5 versus Metoclopramid bei funktioneller Dyspepsie unter Praxisbedingungen – eine retrolektive Kohortenstudie. Gastroenterology 2007; 45 (10). S. 1041–1048.

153 Matthes, H.: Kasuistik aus der gastroenterologischen Abteilung des Gemeinschaftskrankenhauses Havelhöhe Berlin 1997.

154 Ritter, R., Schatton, W. F. H., Gessner, B. et al.: Clinical trial on standardised celandine extract in patients with functional epigastric complaints. Result of a placebo controlled double blind trial. Complementary Therapies in Medicine 1993; 1. S. 189–193.

155 Weiß, R. F.: Lehrbuch der Phytotherapie. Hippokrates Verlag Stuttgart 1991.

156 Stadelmann, O., Köhler, S., Kieser, M. et al.: Randomisierte plazebokontrollierte Wirksamkeits- und Verträglichkeitsstudie mit Kombinationspräparat: Pfefferminzöl/Ingwerextrakt bei funktioneller Dyspepsie. Leber Magen Darm 1999; 29 (Suppl. 2). S. 1-8.

157 Ford, A. C., Talley, N. J., Spiegel, B. M. et al.: Effect of fibre, antispasmodics, and peppermint oil in the treatment of irritable bowel syndrome. Systematic review and meta-analysis. British Medical Journal 2008; 337. S. 2313.

158 Ford, A. C., Marwaha, A., Lim, A. et al.: Systematic review and meta-analysis of the prevalence of irritable bowel syndrome in individuals with dyspepsia. Clinical Gastroenterology and Hepatology 2010; 8 (5). S. 401–409.

159 GAÄD (Hrsg.): Vademecum Anthroposophische Arzneimittel 2017. Der Merkurstab 2017; 70 (Suppl.). S. 294.

160 Evans, M., Zimmermann, P.: Prospektive Internationale Outcome-Studie zur Verschreibung anthroposophischer Arzneimittel. Ein vorläufiger Bericht. Der Merkurstab 2000; 53 (2). S. 92–98.

161 GAÄD (Hrsg.): Vademecum Anthroposophische Arzneimittel 2017. Der Merkurstab 2017; 70 (Suppl.). S. 77.

162 Ebd. S. 42.

163 Weiß, R. F.: Lehrbuch der Phytotherapie. Hippokrates Verlag Stuttgart 1991.

164 Arendt, A., Lobeck, J., Roth, D. et al.: Compositio Mineralis cum Sacharo. Neue Herstellungsart der Mineralischen Komposition nach dem Modell der Kamillenwurzel. Der Merkurstab 2012; 65 (1). S. 46–53.

165 Ebd.

166 GAÄD (Hrsg.): Vademecum Anthroposophische Arzneimittel 2017. Der Merkurstab 2017; 70 (Suppl.). S. 70.

167 Pilichiewicz, A. N., Horowitz, M., Russo, A., et al.: Effects of Iberogast on proximal gastric volume, antropyloroduodenal motility and gastric emptying in healthy men. American Journal of Gastroenterology 2007; 102 (6). S. 1276–1283.

168 Ebd.

169 Steiner, R., Wegman, I.: Grundlegendes für eine Erweiterung der Heilkunst nach geisteswissenschaftlichen Erkenntnissen (GA 27). Rudolf Steiner Verlag Dornach 2014. Kapitel: Von der therapeutischen Denkweise.
170 Ebd.
171 Enck, P., Klosterhalfen, S., Martens, U.: Probiotische Behandlung des Reizdarmsyndroms. Deutsche Medizinische Wochenschrift 2011; 136. S. 371–375
172 Matthes, H.: Prä- und Probiotika. In: Stallmach, A., Vehreschild, M. J. G. T. (Hrsg.).: Mikrobiom: Wissensstand und Perspektiven. Walter de Gruyter Verlag Berlin 2016. S. 269–298.
173 Steiner, R.: Geisteswissenschaft und Medizin (GA 312). Rudolf Steiner Verlag Dornach 2020. Vortrag vom 9. April 1920.
174 Ebd.
175 Steiner, R.: Meditative Betrachtungen und Anleitungen zur Vertiefung der Heilkunst (GA 316). Rudolf Steiner Verlag Dornach 2008. Vortrag vom 24. April 1924.
176 Thompson Coon, J., Ernst, E.: Systematic review. Herbal medicinal products for nun-ulcer dyspepsia. Alimentary Pharmacology and Therapeutics 2002; 16. S. 1689–1699.
177 Wolff, H.-P., Weihrauch, T. R.: Internistische Therapie. Urban & Schwarzenberg Verlag München 1994/1995.
178 GAÄD (Hrsg.): Vademecum Anthroposophische Arzneimittel 2017. Der Merkurstab 2017; 70 (Suppl.). S. 223.
179 Ebd. S. 733.
180 Ebd. S. 80.
181 Ebd. S. 567.
182 Medizinische Sektion der Freien Hochschule für Geisteswissenschaft am Goetheanum (Hrsg.): Heilmittelangaben Rudolf Steiners. Blatt Allium cepa/sativum. Dornach 2013.
183 Weiß, R. F.: Lehrbuch der Phytotherapie. Hippokrates Verlag Stuttgart 1991.
184 Ebd.
185 Ebd.
186 Medizinische Sektion der Freien Hochschule für Geisteswissenschaft am Goetheanum (Hrsg.): Heilmittelangaben Rudolf Steiners. Blatt Oxalis. Dornach 2013.
187 Steiner, R., Wegman, I.: Grundlegendes für eine Erweiterung der Heilkunst nach geisteswissenschaftlichen Erkenntnissen (GA 27). Rudolf Steiner Verlag Dornach 2014. Erster und Dritter Fall.
188 Menge, D., Layer, P., Andresen, V.: Moderne Therapie der Obstipation. Deutsche Medizinische Wochenschrift 2017; 142. S. 205–208.
189 Herrlinger, K., Wittig, B., Stange, E. F.: Chronisch entzündliche Darmerkrankungen. Der Internist 2009; 50. S. 1229–1248.
190 Swidsinski, A., Ladhoff, A., Pernthaler, A. et al.: Mucosal flora in inflammatory bowel disease. Gastroenterology 2002; 122. S. 44–54.
191 Wehkamp, J., Götz, M., Herrlinger, K. et al.: Inflammatory bowel disease; Crohn´s disease and ulcerative colitis. Deutsches Ärzteblatt International 2016; 113. S. 72–82.
192 Ebd.
193 Shanahan, F.: Probiotics and inflammatory bowel disease. Is there a scientific rationale? Inflammatory Bowel Disease 2000; 6. S. 107–115.
194 D'Haens, G. R., Geboes, K., Peeters, M. et al.: Early lesions of recurrent Crohn's disease caused by infusion of intestinal contents in excluded ileum. Gastroenterology 1998; 114. S. 262–267.
195 Ebd.
196 Levenstein, S., Prantera, C., Varvo, V. et al.: Stress and exacerbation in ulcerative colitis. A prospective study of patients enrolled in remission. American Journal of Gastroenterology 2000; 95. S. 1213–1220.
197 Wahed, M., Corser, M., Goodhand, J. R. et al.: Does psychological counseling alter the natural history of inflammatory bowel disease? Inflammatory Bowel Disease 2010; 16 (4). S. 664–669.
198 Maunder, R. G., Levenstein, S.: The role of stress in the development and clinical course of inflammatory bowel disease: epidemiological evidence. Current Molecular Medicine 2008; 8 (4). S. 247–252.
199 Ebd.

200 Tytgat, G. N. J.: Morbus Crohn. In: Demling, L. (Hrsg.): Klinische Gastroenterologie. Band 1. Thieme Verlag Stuttgart 2000. S. 606–625.
201 Steiner, R.: Anthroposophische Menschenerkenntnis und Medizin (GA 319). Rudolf Steiner Verlag Dornach 1994. Vortrag vom 3. September 1923.
202 Ebd.
203 Herrlinger, K., Wittig, B., Stange, E. F.: Chronisch entzündliche Darmerkrankungen. Der Internist 2009; 50. S. 1229–1248.
204 Klag, T., Wehkamp, J.: Chronisch entzündliche Darmerkrankungen: Neue Therapieformen. Deutsche Medizinische Wochenschrift 2018; 143. S. 953–959.
205 Medizinische Sektion der freien Hochschule für Geisteswissenschaft am Goetheanum (Hrsg.): Heilmittelangaben Rudolf Steiners. Blatt Mercur. Dornach 2013.
206 Eder, M., Gedigk, P.: Lehrbuch der Allgemeinen Pathologie und der Pathologischen Anatomie. Springer Verlag Berlin/Heidelberg 1986.
207 Schikarski, C.: Zur Behandlung des Morbus Crohn und der Colitis ulcerosa. Weleda Korrespondenzblätter für Ärzte 1996; (Sonderheft). S. 55–62.
208 Omer, B., Krebs, S., Omer, H. et al.: Steroid-sparing effect of wormwood (Artemisia absinthium) in Crohn's disease. A double-blind placebo-controlled study. Phytomedicine 2007; 14. S. 87–95.
209 Steiner, R.: Anthroposophische Menschenerkenntnis und Medizin (GA 319). Rudolf Steiner Verlag Dornach 1994. Vortrag vom 28. August 1923.
210 Reddy, A., Fried, B.: An update on the use of helminths to treat Crohn's and other autoimmunune diseases. Parasitology Research 2009; 2. S. 217–221.
211 Medizinische Sektion der Freien Hochschule für Geisteswissenschaft am Goetheanum (Hrsg.): Heilmittelangaben Rudolf Steiners. Blatt Absinthium. Dornach 2013.
212 Ebd.
213 Otto, H. F.: Morphologische Befunde zur Differentialdiagnose chronisch-entzündlicher Darmerkrankungen (Colitis ulcerosa, Morbus Crohn, Intermediate Colitis). Der Internist 1991; 32. S. 511–517; sowie: Porschen, R., Strohmeyer, G.: Dysplasie- und Karzinomrisiko bei Colitis ulcerosa. Deutsche Medizinische Wochenschrift 1991; 116. S. 1682–1688.
214 Watkinson, G.: Colitis ulcerosa. In: Demling, L. (Hrsg.): Klinische Gastroenterologie. Band 1. Thieme Verlag Stuttgart 2000. S. 626–654.
215 Frisch, M., Pedersen, B. V., Andersson, R. E.: Appendicitis, mesenteric lymphadenitis, and subsequent risk of ulcerativ colitis. Cohort studies in sweden and denmark. British Medical Journal 2009; 338. S. 716.
216 Herrlinger, K., Wittig, B., Stange, E. F.: Chronisch entzündliche Darmerkrankungen. Der Internist 2009; 50. S. 1229–1248.
217 Beaugerie, L., Brousse, N., Bouvier, A. M. et al.: Lymphoprolifeartive disorders in patients receiving thiopurines for inflammatory bowel disease: A prospective observational cohort study. The Lancet 2009; 374. S. 1617–1625
218 GAÄD (Hrsg.): Vademecum Anthroposophische Arzneimittel 2017. Der Merkurstab 2017; 70 (Suppl.). S. 218.
219 Huber, R., Ditfurth, A. V., Amann, F. et al.: Tormentil for active ulcerative colitis. An open-label, dose-escalating study. Journal of Clinical Gastroenterology 2007; 9. S. 834–838.
220 Subbotina, M. D., Timchenko, V. N., Vorobyov, M. M. et al.: Effect of oral administration of tormentil root extract (Potentilla tormentilla) on rotavirus diarrhea in children. A randomized, double blind, controlled trial. Pediatric Infectious Disease Journal 2003; 8. S. 706–711.
221 Schikarski, C.: Zur Behandlung des Morbus Crohn und der Colitis ulcerosa. Weleda Korrespondenzblätter für Ärzte 1996; (Sonderheft). S. 55–62.
222 Steiner, R.: Geisteswissenschaftliche Gesichtspunkte zur Therapie (GA 313). Rudolf Steiner Verlag Dornach 2001. Vortrag vom 17. April 1921.
223 GAÄD (Hrsg.): Vademecum Anthroposophische Arzneimittel 2017. Der Merkurstab 2017; 70 (Suppl.). S. 335.
224 Nissle, A.: Die antagonistische Behandlung chronischer Darmstörungen mit Colibakterien. Medizinische Klinik 1918; 2. S. 29–33.

225 de Keyser, F., Baeten, D., van den Bosch, F. et al.: Gut inflammation and spondylarthropathies. Current Rheumatology Report 2002; 4. S. 525.
226 Mielants, H., Veys, E., Goemaere, S. et al.: A prospektive study of patients with spondyloarthropathy with special reference to HLA-B27 and to gut histology. Journal Rheumatology 1993; 8. S. 1353–1358.
227 Mielants, H., Veys, E., Cuvelier, C. et al.: Course of gut inflammation in spondyloarthropathies and therapeutic consequences. Ballière's Clinical Rheumatology 1996; 10. S. 147–164.
228 Märker-Hermann, E.: Frühe Spondylarthritiden. Der Internist 2008; 49. S. 271–277.
229 Steiner, R.: Heilpädagogischer Kurs (GA 317). Rudolf Steiner Verlag Dornach 1995. Vortrag vom 26. Juni 1924.
230 Fischer, K., Großhans, S.: Colitis ulcerosa und Morbus Crohn. Patienten in psychischer und biographischer Hinsicht. Eine Studie. Der Merkurstab 1989; 42 (4). S. 189–203 und 1989; 42 (5). S. 267–286.
231 Ebd.
232 Maunder, R. G., Levenstein, S.: The role of stress in the development and clinical course of inflammatory bowel disease: epidemiological evidence. Current Molecular Medicine 2008; 8 (4). S. 247–252.
233 Fischer, K., Großhans, S.: Colitis ulcerosa und Morbus Crohn. Patienten in psychischer und biographischer Hinsicht. Eine Studie. Der Merkurstab 1989; 42 (4). S. 189–203 und 1989; 42 (5). S. 267–286.
234 Ebd.
235 Wahed, M., Corser, M., Goodhand, J. R. et al.: Does psychological counseling alter the natural history of inflammatory bowel disease? Inflammatory Bowel Disease 2010; 16 (4). S. 664–669.

KAPITEL XXIV
Hepatologie

1. Leitgedanken

Lebererkrankungen entwickeln sich häufig langsam, „schleichend" und vom Patienten – im Unterschied zu anderen Krankheiten – kaum bemerkt. Dennoch gibt es charakteristische Beschwerden, die auch das Befinden und die Selbstwirksamkeit der Individualität betreffen. Insofern ist für das Verständnis und die Therapie die *Wesensgliederwirksamkeit* vor dem Hintergrund der *Dreigliederung* des menschlichen Organismus und ihrer charakteristischen Veränderungen eine wesentliche Voraussetzung [→ Abb.]. So sind nicht nur die einzelnen Krankheitsentitäten, die sich in das Spannungsfeld von Entzündung und Sklerose stellen, verständlich, sondern auch die zwischen ihnen bestehenden Beziehungen und Übergänge. Schließlich ergeben sich die therapeutisch wesentlichen Hinweise auf die *salutogenetischen* Prozesse, die der Unterstützung bedürfen.

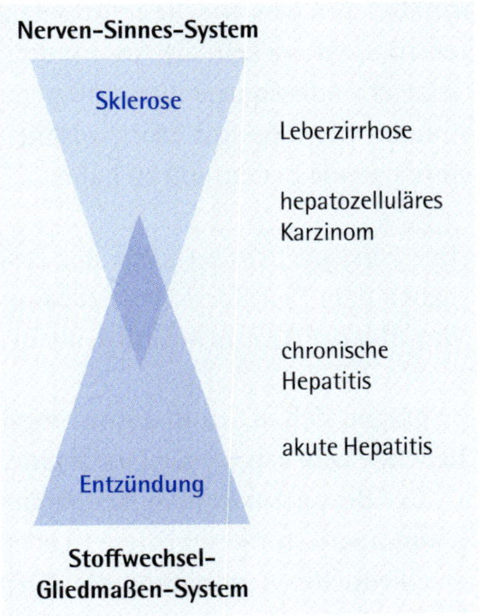

Ausgewählte Lebererkrankungen vor dem Hintergrund der Dreigliederung des menschlichen Organismus

2. Die Leber und die vier Wesensglieder des Menschen

2.1 Physische Organisation

Die *physische Organanlage* der Leber tritt in der Mitte der dritten Schwangerschaftswoche als Ausbuchtung des Entoderms am distalen Ende des Vorderdarms in Erscheinung. In beachtlichen Proliferationsprozessen drängt die entodermale Leberanlage in das Septum transversum ein, das die bindegewebigen Anteile der Leber entstehen lässt. Das zweilappig angelegte Organ weist in der Embryonalzeit eine beeindruckende Größe auf; die Leber soll in der zehnten Entwicklungswoche etwa 10 % des gesamten Körpergewichts ausmachen. Zudem findet sich eine noch annährend seitensymmetrisch ausgebildete Organanlage. Danach entsteht die typische Asymmetrie, die erst im Rahmen eines zirrhotischen Umbaus zugunsten einer dann wieder symmetrischen Organform schwindet.

Die *drüsige Organanlage* der *Leber* durchzieht ein *differenzierter Flüssigkeitsorganismus.*

So gelangt beispielsweise das *Pfortaderblut* über die Venae interlobulares der Bindegewebszwickel in die muskelfreien Äste, die zwischen zwei aneinanderstoßenden Leberläppchen an deren Oberfläche ein präkapilläres Netz entstehen lassen. Gelegentlich wird beschrieben, wie die zentripetale Blutströmung, die sich in Richtung des Läppchenzentrums entwickelt, die Anordnung der verschiebbaren, in einem schwammähnlichen Netzwerk mit sinusoidalen und perisinusoidalen Räumen befindlichen Leberzellen bestimmt.[1] Der Flüssigkeitsorganismus scheint somit eine bis in die Organgestaltung hineinreichende Bedeutung zu haben.

Der *Flüssigkeitsorganismus* der *Leber differenziert* sich in *fünf Qualitäten*, zu denen neben dem *Pfortaderblut* das *venöse Blut* der in die Vena cava einmündenden Venen, das *Blut der Arteria hepatica*, die *Lymphe* und schließlich die *Galle* gehören.

Sie prägen sich in Struktur und morphologischen Aufbau der Leber ein. In sich bewegte, fließende Lebensprozesse lassen physische Gestaltung entstehen.

Der Bezug zum Flüssigkeitsorganismus des Menschen zeigt sich in der klinischen Symptomatik fortgeschrittener Lebererkrankungen: Aszites und Ödeme, wie sie in unterschiedlicher Ausprägung die Zirrhose begleiten, stellen Flüssigkeitsansammlungen dar, die dem Lebensprozess und seinen Gesetzmäßigkeiten entfallen sind.

2.2 Leber und Leben

Sowohl die Embryogenese der Leber als auch ihre hohe Regenerationsbereitschaft (z.B. nach Teilresektionen oder Hemihepatektomie) weisen auf die beeindruckende *Lebendigkeit* dieses Organs hin.

Diese stellt sich in einen deutlichen Kontrast zu der ebenfalls aus einer entodermalen, divertikelartigen Ausstülpung entstehenden Lunge. Nimmt sich hier die zunächst erscheinende drüsenverwandte Qualität zurück, um ein Organ entstehen zu lassen, das sich in Struktur und Funktion dem Luftorganismus zuwendet [→ IX. 2.3 Embryologie], so entwickelt sich bei der Leber ein lebenskräftiges und regenerationsfreudiges Parenchym.

Die *Leber* zeigt *umfassende, aufbauende Lebensprozesse*, die sich fernab von der *Bewusstseinswelt* im *Organismus* entfalten.

2.3 Die Leber und die seelische Wesenheit des Menschen

Die vollständig unterbewusste Leberfunktion scheint von der seelischen Innenwelt zunächst weit entfernt zu sein. Dennoch verdeutlichen verschiedene Phänomene die Verbindung gerade mit dem *astralischen Leib*.

Das Verhältnis von Leber und *Muskulatur*, der sich die Seele in der Bewegung bedient, beleuchtet diesen Zusammenhang. Der *Bewegungsstoffwechsel* differenziert sich in verschiedene Phasen [→ XVI. 3.2.2 Zentrale Organe des Typ-2-Diabetes: Leber und Muskulatur]. Besonders wesentlich ist hier die Glucose, welche die Leber nach Erschöpfung der muskulären Glykogendepots freisetzt. Damit kommt ihr in eindrucksvoller Weise eine große Bedeutung für den Bewegungsstoffwechsel zu: Die hepatische Glucoseabgabe während einer körperlichen Bewegung nimmt belastungsabhängig zu. Das, was die Muskulatur verbraucht, gibt die Leber entsprechend ab.[2] Das weist auf einen engen Zusammenhang des Stoffwechselsystems der Leber mit der Gliedmaßenorganisation, der sich auch in anderen metabolischen Prozessen (z. B. Cori-Zyklus) entdecken lässt.

> Die in der *Bewegung wirksame astralische Organisation* bedient sich des *Leberstoffwechsels.*

Umgekehrt ist im Rahmen von Erkrankungen immer wieder eine *Einschränkung* des *Bewegungssystems* zu beobachten. So zeigt der Übergang in das Stadium II des Coma hepaticum eine auffallende Muskelrigidität. Die höheren Wesensglieder haben nicht mehr die Möglichkeit, frei im Muskelbereich zu wirken: Verhärtung und Tonuserhöhung treten auf. Die Muskelrigidität führt u. a. auch zu einer an den Morbus Parkinson erinnernden mimischen Starre (Hypomimie). Auch hier kann sich die Seele des Menschen nicht mehr in der Mimik offenbaren.

Das Phänomen der Asterexis beleuchtet zudem den Zusammenhang der Leber mit der Bewegung.[3] Schließlich ordnen sich die bei Zirrhose gehäuft auftretenden Dupyutrenschen Kontrakturen in diesen Kontext ein. Auch hier findet sich eine die Bewegungsfähigkeit einschränkende und in die Verhärtung führende Qualität.

> Nicht nur das *Bewegungssystem*, sondern auch die *Bewusstseinsentfaltung* kann bei *chronischen Lebererkrankungen* betroffen sein.

So entwickelt sich im Rahmen der portosystemischen Enzephalopathie über ein vermehrtes Schlafbedürfnis des wie geistesabwesend wirkenden Patienten schließlich das Koma (Stadium 4).

2.4 Der Zusammenhang der Leber mit der Individualität des Menschen

Bei der *portosystemischen Enzephalopathie* entstehen qualitative Veränderungen der Bewusstseinswelt, welche die Intentionalität und Selbstwirksamkeit betreffen. Das Ich des Menschen ist der willensaktive Kern der Seele. So führt die Individualität

Gedankengänge aktiv, erlebt im Fühlen und wirkt in den Willensentschlüssen. Bei der portosystemischen Enzephalopathie scheint gerade dieser Bereich einer Einschränkung zu unterliegen. So sind Veränderungen der Psychomotorik nachgewiesen und eine *verkürzte Konzentrations- und Aufmerksamkeitsspanne* zu beobachten. Sie können sich im Weiteren zu einer lethargischen und apathischen, manchmal wie *willenlosen Seelenhaltung* steigern. Auch tritt neben der zunehmenden Schläfrigkeit die Entschlussunfähigkeit als ein immer wieder beobachtetes Symptom auf.[4] Die Ich-Wirksamkeit erfährt eine erhebliche Einschränkung.

In der klinischen Beobachtung ist der Zusammenhang der Lebererkrankungen mit der *verminderten Selbstwirksamkeit* oft zu beobachten. Er findet sich manchmal schon bei dem „harmlosen" *Morbus Meulengracht* [→ XXV. 3.1 Konjugationsstörungen: Morbus Meulengracht]: Neben dem leichten Sklerenikterus durch die Erhöhung des indirekten Bilirubins klagen Patienten häufiger über Müdigkeit, verminderte Leistungsfähigkeit und über eine eingeschränkte Selbstwirksamkeit. Oftmals scheint es für die Patienten schwer zu sein, von gedachten Zielen in die auszuführende Handlung zu kommen. Diese Einschränkung der Willensaktivität trifft man häufig beim metabolischen Syndrom und der mit diesem verbundenen *Steatosis hepatis* [→ XVI. 6.2.1 Steatosis hepatis] an.

Damit ergibt sich ein von Rudolf Steiner bereits 1924 beschriebener Zusammenhang, in dem er das Verhältnis der Leber zur *Ich-Wesenheit* des Menschen grundlegend charakterisierte und dabei auf die Willensfähigkeit einging. In dem die anthroposophische Heilpädagogik begründenden Kursus hieß es: „... die Leber [ist] nicht bloß das Organ ... das die heutige Physiologie beschreibt, sie ist im eminentesten Sinne dasjenige Organ, das dem Menschen die Courage gibt, eine ausgedachte Tat in eine wirklich ausgeführte umzusetzen." Und etwas später folgt die zusammenfassende Formulierung: „Die Leber vermittelt immer das Umsetzen der vorgenommenen Ideen in die durch die Gliedmaßen durchgeführten Handlungen."[5]

2.5 Die Leber als Sinnesorgan

Beim Aufnehmen der Nahrung erfährt das Ich durch den Geschmackssinn die inneren Qualitäten der Substanz. Diese *Sinneswahrnehmung*, die bereits das erste zerkleinernde Verdauen begleitet, setzt sich in den tieferen Bereichen des Gastrointestinaltrakts zunehmend unbewusster fort. Die zunächst auch im Ösophagus angelegten und später zurückgebildeten Geschmacksknospen geben einen Hinweis auf die grundsätzliche Wahrnehmungsfähigkeit in diesem Bereich. Auch gehören die intestinalen Bitterstoffrezeptoren zu diesem Sinnessystem des Verdauungstrakts.

Die *Leber* dient einem weit unter der *Schwelle* des *Bewusstseins* liegenden *Wahrnehmungsprozess.*

Dieser richtet sich nicht in die Außenwelt, wie beispielsweise der Blick des Auges, sondern wendet sich nach innen. So reagiert die Leber differenziert abgestimmt auf die mit der Nahrungsaufnahme zugeführte oder durch die abbauende Tätigkeit des

Verdauungstrakts aus den Nahrungsstoffen freigesetzte *Glucose*. Während eines oralen Toleranz-Tests beobachtet man eine Reduktion der Glucosefreisetzung der Leber auf etwa die Hälfte des Ausgangswerts. Sie erreicht ihr Minimum nach 19 bis 21 Minuten. Der Organismus reagiert mit einer weit unter dem Wachbewusstsein liegenden Sinneswahrnehmung und macht durch die genannte Stoffwechselumstellung Platz für die aufzunehmende Glucose. Auf der physischen Organebene findet sich eine weitverzweigte Nervenorganisation, die zum Teil differenzierten Sinnesfunktionen dient. Afferenzen aus der Leber laufen dabei in den Nervi vagi, Nervi splanchnici und im rechten Nervus phrenicus und stehen in Zusammenhang mit Osmo-, Chemo- und metabolischen (z. B. „Glucosesensor") sowie Baro- und Nozirezeptoren.[6]

Auch an anderen Phänomenen lässt sich ein *Sinnesprozess* erkennen. So ist das zur Leber fließende Pfortaderblut noch deutlich von Außenweltqualitäten bestimmt. Es variieren die Plasma-Aminosäurekonzentrationen in Abhängigkeit von der Nahrungsaufnahme, während sie nach der Leberpassage nur noch in engen Grenzen schwanken. Wie die Sinnesorgane sich an der Grenze zwischen Innen- und Außenwelt befinden, so nimmt die Leber im schlafbewussten Stoffwechselsystem eine ähnliche Stellung ein, indem sie die Unterschiedlichkeit in der Zusammensetzung des Portalbluts erspürt und in die weitgehend konstanten Konzentrationen im zentralen Kreislauf überführt.

Die *Leber* gehört durch ihre *Wahrnehmungsfunktionen* zu denjenigen *Organen*, welche die *Innenwelt* des *menschlichen Organismus* konstituieren.

„[Die Leber] ist wie ein Sinnesorgan ... das in der Tat im Unbewußten eine hohe Empfindlichkeit für den Ernährungswert der einzelnen Substanzen aufweist, die wir in uns aufnehmen. Und wir müssen sagen, erst dann versteht man dasjenige, was in der Verdauung, in der Ernährung vor sich geht, wenn man der Leber nicht nur zuschreibt jene physischen Prozesse, die ihr heute vielfach zugeschrieben werden. Die sind nur der Ausdruck für Geistig-Seelisches. Wir müssen der Leber zuschreiben, ein innerliches Sinnesorgan zu sein für die Ernährungsprozesse."[7]

Ihre Leistung, aus den außenweltbestimmten Qualitäten des Pfortaderbluts die Innenwelt zu konstituieren, bedeutet nicht nur die Ausbildung von weitgehend konstanten Substanzkonzentrationen im systemischen Kreislauf, sondern auch ihrer zahlenmäßigen Verhältnisse zueinander. Damit zeigt sich nicht nur eine auf die Einzelsubstanz bezogene Regulationsfähigkeit, sondern ein vergleichsweise „orchestral-musikalisches", einen großen Bereich der *Substanzwelt* umfassendes Wirken. Die Beziehung der Leber zu dem sogenannten chemischen oder auch Klangäther leuchtet auf [→ Anhang].
Im Hinblick auf die Sinnesfunktion der Leber ist ihre von Rudolf Steiner beschriebene Beziehung zum *Schmecken* wesentlich, da sie gleichzeitig eine therapeutische Empfehlung begründet. „Es ist fördernd für die Entwicklung der Leber das Schmecken, was gleichbedeutend wäre, wenn es im Überfluß geschähe, mit der Entartung der Leber; es ist gleichbedeutend mit der Entartung der Leber ein im Menschen zu großes, zu stark vorhandenes Genießen. Das innerliche Genießen ... die Fortsetzung desjenigen, was sich auf den Gaumen und die Zunge beschränken sollte, das, was das Angenehm-, Sympathisch- oder auch Unsympathisch-Unangenehm-Empfinden der Speisen mehr fortsetzt in das

Innere, ist dasjenige, was zur Leberentartung führt. Und daher ist es notwendig, daß ... man den Versuch macht, Menschen, welche irgendwelche Schädigungen im Leberleben haben ... daran zu gewöhnen, den Geschmack zu studieren, am Geschmack selber als solchem etwas zu finden."[8]

Ein weiterer Gesichtspunkt ergibt sich durch die Beziehung zwischen *Stirnhirn* und *Leber* [→ XVII. 3.1 Die Leber-Schilddrüse-Stirnhirn-Metamorphose]. Die Funktion des Stirnhirnes steht in Zusammenhang mit dem Wirken der Ich-Organisation in den Seelenfähigkeiten des Denkens, Fühlens und Wollens. Die *Stirnhirnsyndrome* führen entsprechend zu diesbezüglichen Einschränkungen. Der dem Stirnhirn metamorphotisch nahestehenden Leber kommt eine lenkende und integrierende Funktion in der schlafbewussten Welt des Stoffwechselsystems zu. Die Wirksamkeit der Ich-Organisation in der seelischen Innenwelt und den metabolischen Prozessen stehen sich gegenüber. Die damit charakterisierte morphologische und funktionelle Polarität weist spirituell auf die *wiederholten Erdenleben* [→ II. 1.5 Das Ich]: Im Inneren der Leber konzentriert sich an Kräften dasjenige, „was in der nächsten Inkarnation sich hinüberleitet in die inneren Dispositionen des Gehirnes".[9]

Im Bilde der *Prometheussage* weist der an der Leber fressende Adler als ein durch das Nerven-Sinnes-System geprägtes Tier auf die *abbauende Qualität*, die mit dem oberen Menschen verbunden ist, hin. Ihr steht die *ständige Regenerationsbereitschaft* der Leber eindrucksvoll gegenüber. Während des Tages metamorphosieren sich die Lebenskräfte durch das Wirken des astralischen Leibes in die Bewusstseinskräfte, mythologisch verbildlicht durch den tagsüber an der Leber fressenden Adler. In der Nacht entfaltet sich demgegenüber wiederum die ungestörte Aktivität der Regenerationsprozesse. Der Lebendigkeit entringt sich – von *Goethe* in seinem *Prometheusgedicht* eindrucksvoll beschrieben – der willenskräftige, sich der göttlichen Welt machtvoll gegenüberstellende Mensch, der zu seinem Ich-Bewusstsein finden will.

> ...
> *Hier sitz ich, forme Menschen*
> *Nach meinem Bilde,*
> *Ein Geschlecht, das mir gleich sei,*
> *Zu leiden, weinen,*
> *Genießen und zu freuen sich,*
> *Und dein nicht zu achten,*
> *wie ich!*[10]

Es ist die machtvolle Betonung der *Ich-Entfaltung*, die sich dem an den Kaukasus gefesselten Prometheus zeigt.

Ihr steht ein anderes Bild gegenüber: Der *Kreuzestod Christi*. Das Johannes-Evangelium beschreibt den Stich in die Seite, aus dem sich Blut und Wasser ergießt. Das Blut fing Joseph von Arimathia in einer Schale auf, die später zur Gralesschale werden sollte. In den Darstellungen alter Meister findet sich dieser Stich auf der rechten Seite im Leberbereich. Der an das Kreuz geschlagene Christus vollbringt in seiner der gesamten Erden- und Menschheitsentwicklung ihren Sinn gebenden Tat das „Dein Wille geschehe".

Ein eindrücklicher Gegensatz zu den prometheischen Worten zeigt sich in dieser Ich-Geburt, die der Menschheitsentwicklung voranleuchtet.

2.6 Der Atmungsprozess im dreigliedrigen Organismus

Dem hereinströmenden Pfortaderblut stellt sich die drüsenverwandte, sekretorische Qualität der *Gallenbildung* zur Seite. Die zentripetal orientierten Blutwege von der Peripherie des Leberläppchens zum Zentrum führen die „eingeatmeten" Substanzen. Umgekehrt fließt die Galle über die intra- und nachfolgend extrahepatischen Gallenwege in das Darmlumen in einer dem aufnehmenden Flüssigkeitsstrom entgegengesetzten Richtung. Wird ein ernährender Substanzstrom „eingeatmet" und den ätherischen Aufbauprozessen der Leber zugeführt, so ist die „ausgeatmete" Galle eine zum Leblosen und zur Steinbildung neigende Flüssigkeit.

Funktionell erscheint die *Leber* damit als ein *abdominelles „Atmungsorgan"*[11] im *Flüssigkeitsorganismus* des *Menschen.*

Dieser *Atmung* in der Stoffwechselorganisation steht die *Lungenatmung* des mittleren Menschen nahe. Die Lunge entwickelt sich aus dem Entoderm und zeigt zunächst ein drüsenartiges Erscheinungsbild in ihrer pseudoglandulären Entwicklungsperiode. Die Luftgesetzmäßigkeit bildet nun im Gegensatz zur Leber diese Anlage. Es handelt sich dabei um eine zunehmend von der „Luft durchatmete" und dadurch in ihrer Gestalt veränderte Drüsenanlage. In den Ausatmungsprozess ist ein den Luftstrom gestaltendes, zum Teil stauendes Organ eingefügt: der *Kehlkopf.* Er entspricht typologisch der *Gallenblasenorganisation*, die entsprechend die Dynamik des Gallenflusses moduliert und gestaltet. Auf die Beziehung der Gallenblasenorganisation zum Kehlkopf wies Rudolf Steiner hin.[12]

Deutet die Lunge im Hinblick auf ihre ontogenetische Entwicklung auf eine der Leber vergleichbare Drüsenanlage hin, so verbindet sie sich im oberen Menschen mit der *Sinnesorganisation* (man denke an das Riechen, das Schmecken und an die Lufträume der Ohrorganisation). Auch im Sinnessystem findet sich ein Atmungsprozess: Der „einatmenden" Rezeption steht die aktiv nach außen blickende, „ausatmende" Wahrnehmung gegenüber [→ Abb.].

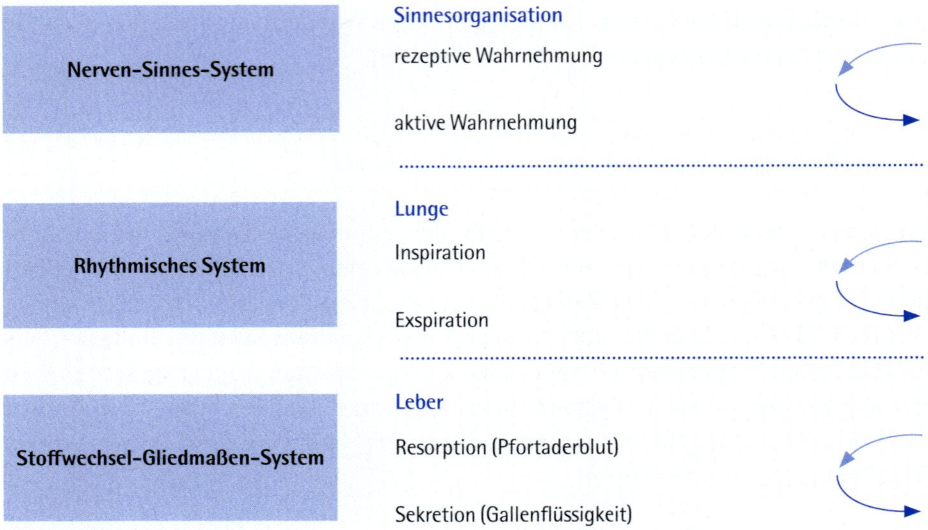

Metamorphosen des Atmungsprozesses

2.7 Die Dreigliederung der Leber

Zusammenfassend ergibt sich eine nach der Dreigliederung differenzierte Wesensgliederkonstellation in der Leber. Der ausgeprägte Metabolismus charakterisiert ihr Stoffwechselsystem. Beziehungen bestehen zur glatten Muskulatur und zur Bewegung (z. B. Cori-Zyklus) und konstituieren somit das Stoffwechsel-Gliedmaßen-System. Der beschriebene „Atmungsprozess" gehört zum Rhythmischen System der Leber. Schließlich sind seit langem die autonome Innervation der Leber und die zahlreichen autonomen Nervenfasern bekannt und damit das Nerven-Sinnes-System der Leber. In diesem Zusammenhang ist die Verbindung zum Bewusstsein zu nennen: Wir verdanken der gesunden Leberfunktion in mancher Beziehung die Bewusstseinsentwicklung. Die protosystemische Enzephalopathie zeigt umgekehrt, welche Einschränkungen bis zum Coma hepaticum durch eine Leberinsuffizienz entstehen können. Insofern stellt sich die Leber mit ihrem Rhythmischen System, also ihren „Atmungsprozessen" zwischen Stoffwechsel und Bewegung auf der einen und der Bewusstseinsentwicklung auf der anderen Seite.

Exkurs

„Die autonomen Nervenfasern ziehen in einem Plexus hepaticus anterior, der im Ligamentum hepatoduodenale in dichter Nachbarschaft zur Leberarterie verläuft, und in einem größeren Plexus hepaticus posterior hinter der Portalvene zur Leber. Beide Plexus enthalten sympathische und parasympathische Fasern mit efferenten und afferenten Bahnen, wobei die sympathischen Fasern hauptsächlich aus dem Ganglion coeliacum (mit sympathischen Fasern von Th7 bis Th10) und die parasympathischen Fasern aus dem anterioren und posterioren Vagus-Nerv stammen. Die autonomen efferenten Nerven haben ihren Ursprung im Hypothalamus, der als oberstes Integrationsorgan alle endokrinen Drüsen (so z. B. auch das endokrine Pankreas und die Nebenniere) reguliert und das vegetative sowie endokrine System koordiniert. Viszerosensible Afferenzen gelangen über den Vagus- und den Splanchnicus-Nerven zum Nucleus solitarius der Medulla oblongata. So wird z. B. das innere Milieu durch Druck/Volumen-, Osmo-, Ionen- und z. B. Glucose-Rezeptoren erfasst und an das ZNS übermittelt zur Aufrechterhaltung der internen Homöostase."[13]

Morphologisch sind die *perisinusoidalen Sternzellen*[14] dem Nerven-Sinnes-System verwandt, stehen in Beziehung zu Nervenfasern und bilden eine Polarität zu den Kupffer-Zellen als den zum monozytären Phagozytensystem und damit Stoffwechselsystem gehörenden Lebermakrophagen.

3. Lebererkrankungen und ihre Therapien

Aus dem Verhältnis der Leber zum dreigliedrigen Organismus ergibt sich ein Verständnis für ihre Erkrankungen.

Dominieren die *Qualitäten* des *Nerven-Sinnes-Systems*, das *Strukturkraft* und *Skleroseprozesse* in den menschlichen Organismus trägt, so *entwickelt* sich die *Leberzirrhose* [→ 3.4 Leberzirrhose].

Sie geht mit einer knotigen Verhärtung im Rahmen des zirrhotischen Parenchymumbaus einher. Gegebenenfalls entsteht das in seiner Typologie einer „Sinnesorganbildung am falschen Ort" entsprechende *hepatozelluläre Karzinom.*

Die *akute Hepatitis* zeigt die *Dominanz* der *entzündlichen Stoffwechselprozesse.*

Entzündung entwickelt sich im menschlichen Organismus, wenn in einem Bereich das funktionelle Zusammenwirken der Wesensglieder gestört und eine die Integrität störende Fremdqualität entstanden ist. In diesem Sinne lässt sich die akute Entzündung nicht als ein primärer Krankheitsprozess einstufen, sondern als ein durch den Menschen initiierter Heilungsimpuls. Gelingt es durch die entzündliche Reaktion, diese Fremdqualität zu überwinden, so tritt *Heilung* ein [→ VIII. 2. Die Physiologie der Entzündung]. Schafft der Patient es nicht, die bestehende Disposition zu überwinden, entsteht aus dem akut entzündlichen Geschehen die *chronische Hepatitis.*

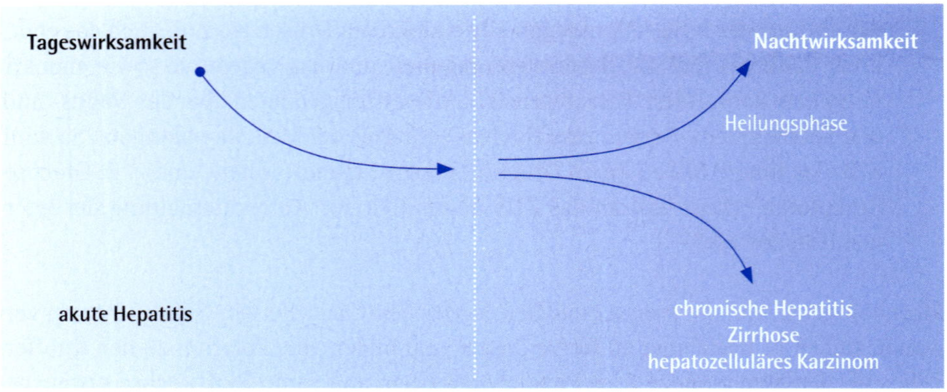

Beziehungen zwischen der akuten und der chronischen Hepatitis, der Zirrhose und dem hepatozellulären Karzinom

Die Hepatitis A entwickelt sich bei fäkal-oraler Infektion, nimmt einen akuten Verlauf und führt in die Ausheilung. Seit den 1970er-Jahren ist als weitere Form einer akuten, fäkal-oral übertragbaren Infektion die Hepatitis E bekannt.[15] Sie tritt in vielen tropischen Ländern endemisch auf (v. a. durch kontaminiertes Trinkwasser), in Industrienationen steht der Kontakt mit infizierten Tieren oder kontaminiertem Fleisch im Vordergrund. Als akute Infektion verläuft sie häufig asymptomatisch und geht mit unspezifischen Beschwerden im Stoffwechsel-Gliedmaßen-System einher (Arthralgien, Myalgien, Erbrechen, Schwäche) und führt nachfolgend zu Ikterus, entfärbtem Stuhl, dunklen Urin und Pruritus. Bei Schwangeren und Patienten mit chronischen Lebererkrankungen können fulminante Verläufe auftreten. Im Falle einer Immunsuppression (HIV-Infektion, Zustand nach Transplantation) kann sich ein sonst untypischer chronischer Verlauf (chronische Hepatitis E) entwickeln (v. a. HEV-Genotyp 3). Die im Stoffwechselsystem ausreichend wirkenden oberen Wesensglieder können durch die Entzündung die Erkrankung überwinden.

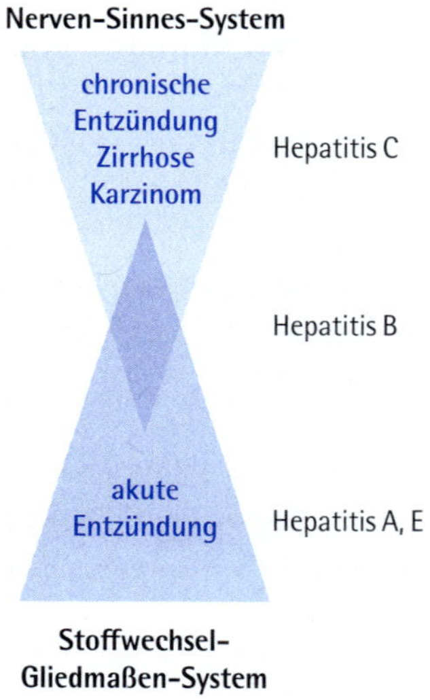

Das Spektrum der akuten und chronischen Hepatitiden vor dem Hintegrund der Dreigliederung

Die Hepatitis B (parenteral bzw. sexuell übertragen) heilt bei über 90 % der Erkrankten aus. Bei Kindern und Neugeborenen verläuft sie allerdings sehr viel häufiger chronisch. Die astralische und Ich-Organisation sind in dieser Zeit noch nicht intensiv mit dem Stoffwechsel-Gliedmaßen-System verbunden, sondern noch mehr zum Nerven-Sinnes-System des kindlichen Organismus orientiert. Überwindet der Infizierte diese eingedrungene Fremdqualität nicht ausreichend, so kommt es zum chronischen Verlauf. Etwa 5 % der Infizierten leiden zusätzlich an einer Hepatitis D.

Die Hepatitis C nimmt überwiegend (ca. 80 %) unbehandelt einen chronischen Verlauf. Ihre akute Phase bleibt häufig unbemerkt. Entsprechend führt die chronische Hepatitis C oft zur Zirrhose und dem hepatozellulären Karzinom. Weitere autoimmune Erkrankungen (Kryoglobulinäme, Sjögren-Syndrom, Panarteriitis nodosa (chronische Hepatitis B)) und die Immunkomplex-Glomerulonephritis sind möglich, ebenso chronisch lymphoproliferative Erkrankungen insbesondere der B-Zell-Reihe.[16] Damit lassen sich diese entzündlichen Lebererkrankungen in charakteristischer Weise durch die Dreigliederung differenzieren [→ Abb.].

3.1 Akute und chronische Hepatitis

Die Leber ist funktionell an der *Innenraumbildung* beteiligt und steht an der Grenze zwischen der Außenweltorientierung der Stoffwechselorganisation und der organismischen Innenwelt.

Kommt es in diesem abgestimmten Verhältnis zwischen Außen- und Innenwelt zu einem Ungleichgewicht, indem Außenwelteinflüsse zu stark in das Innere dringen, so entsteht die *Disposition zur Hepatitis.*

Dabei kann dieses Ungleichgewicht dadurch entstehen, dass die oberen Wesensglieder zu schwach im Stoffwechselorganismus wirken und den Organismus damit für Fremdeinflüsse öffnen. Die sich daraufhin ausbildende Entzündung, die *akute Hepatitis*, versucht dieses pathologische Wirken der Wesensglieder auszugleichen. Erfüllt die Entzündung diese Aufgabe, tritt Ausheilung ein, gelingt dies nicht, so entwickelt sich die *chronische Hepatitis* mit dem möglichen Übergang in die Leberzirrhose und das der chronischen Inflammation ebenfalls nahestehende *hepatozelluläre Karzinom.*[17]

Bei der chronischen Hepatitis zeigt sich ein enger Zusammenhang zur *Willensaktivität.* Diese erfährt in verschiedener Weise Einschränkungen. Auf der einen Seite kann ein Mangel an Motivationskraft bestehen, der auf die nicht ausreichend entwickelte „Courage" [→ 2.4 Der Zusammenhang der Leber mit der Individualität des Menschen] deutet. Im Schicksal vieler Drogenabhängiger zeigt sich diese Willenslähmung in der Suchterkrankung. Des Weiteren leiden bis zu 25 % der Patienten mit chronischer Hepatitis C an einer Depression.[18] Sie ist mit einer eingeschränkten Aktivität der Wesensglieder im Stoffwechsel-Gliedmaßen-System verbunden [→ XVI. 4.2.3 Seelische Phänomenologie beim metabolischen Syndrom].

Aber auch eine andere seelisch-geistige Konstitution lässt sich offenbar abgrenzen. Es handelt sich um Patienten, die über eine zum Teil eindrucksvolle Dynamik verfügen und dadurch ganz und gar nicht „willensschwach" wirken. Allerdings führt dieser seelische Schwung nicht zu entsprechenden Taten, sondern verbleibt zu einem großen Anteil im Seelischen. Der Wille ist gehindert, das Stoffwechsel-Gliedmaßen-System zu ergreifen.

Exkurs

In diesem Zusammenhang ist die Beziehung der *chronischen Hepatitis C* zum *metabolischen Syndrom* anzuführen, das mit einer verminderten Wirksamkeit der oberen Wesensglieder im Stoffwechsel-Gliedmaßen-System und einer eingeschränkten Willensaktivität einhergeht [→ XVI. 4.3 Die Wirksamkeit der Wesensglieder beim Typ-1- und Typ-2-Diabetes]. So liegt bei Patienten mit chronischer HCV-Infektion nicht selten ein metabolisches Syndrom vor, das darüber hinaus mit einem fehlenden (dauerhaften) Ansprechen einer antiviralen Therapie assoziiert sein kann.[19]

3.1.1 Therapie der akuten Hepatitis

Die medikamentöse Therapie der akuten Hepatitis richtet sich nach der klinisch im Vordergrund stehenden Symptomatik. In der ikterischen Entzündungsphase ist der Eisenprozess anzuregen. Zur Nacht unterstützt *Stannum* Formung und Struktur.

- *Ferrum metallicum praeparatum D6* (Weleda) Trit. 1-0-0 MSP
- *Stannum metallicum praeparatum D8* (Weleda) Trit. 0-0-1 MSP

Bei einer *Schmerzsymptomatik* im *rechten Oberbauch*, die auf ein „Erwachen" des astralischen Leibes weist, kommt

- *Chelidonium Ferro cultum Rh D3* (Weleda) Dil. 20-20-20 gtt

in Frage. Ein stechender Schmerz weist auf einen Krankheitsprozess, den *Berberis* in tiefer Potenzierung abnimmt. Ein Kompositionspräparat, das diese Arzneipflanze einschließt und auch bei der akuten Hepatitis zum Einsatz kommt, ist

- *Lycopodium comp.* (Wala) Amp. s.c. 1-0-1
- *Lycopodium comp.* (Wala) Glb. velati 10-10-10.

Der *entzündlich-ödematöse Krankheitsprozess* findet seine therapeutische Entsprechung in *Bryonia* (mittlere bis tiefe Potenzierung). Ein in diesem Zusammenhang einsetzbares Arzneimittel ist

- *Bryonia/Stannum* (Wala) Amp. s.c. 1-0-0,

das auch in der Therapie rheumatischer, mit Ergussbildung einhergehenden Erkrankungen und (entzündlichen) Ergussbildungen im Bereich seröser Häute zum Einsatz kommt. Die akute Erkrankungsphase mit *oedematös-entzündlicher Schwellung* des Organs führt zu einer Behandlung mit

- *Apis mellifica D6, D20* (Weleda) Amp. s.c. 1-0-0
- *Apis ex animale Gl D5, D12, D20* (Wala) Amp. s.c. 1-0-0.

Die Gesichtspunkte zur Potenzwahl sind in [→ IV. 2.4 Potenzierte Arzneimittel] dargestellt.

Hochpotenzierte *Organpräparate* regen die gestaltenden Qualitäten in dem durch die Auflösungsprozesse der Entzündung geprägten Organ an:

- *Hepar/Stannum II* (Wala) Amp. s.c. 0-0-1.

Das *Hepatodoron* [→ XVIII. 4.10.4 Lebermetastasierung] als Urbild der Leberfunktion kommt oftmals abends zur Anwendung:

- *Hepatodoron* (Weleda) Tabl. 0-0-3.

Als *äußere Anwendungen* in der Lebergegend sind

- *Schafgarben-Leberwickel* Durchführung siehe Anhang

zusammen mit

- *Ferrum metallicum 0,4 %* (Weleda) Salbe

in Betracht zu ziehen.[20]

3.1.2 Therapie der chronischen Hepatitis B und C

Die unbehandelte chronische Hepatitis C führt innerhalb von dreißig Jahren bei ca. 20 bis 30 % der Patienten zur Leberzirrhose. Die Inzidenz des hepatozellulären Karzinoms bei HCV-assoziierter Leberzirrhose liegt bei 3 bis 6 %.[21] Die gegenwärtige Standardtherapie der chronischen Hepatitis C ist ausgesprochen erfolgreich, weniger günstig sind die Ergebnisse für die chronische Hepatitis B (Interferontherapie (pegyliertes INF) und Nukleosid- bzw. Nukleotidanaloga). Komplikationen lassen sich reduzieren, allerdings kommt es bei dieser Form der chronischen Hepatitis selten zu einer dauerhaften Heilung. Die antivirale Therapie interagiert mit dem viralen Replikationszyklus.[22] Will man darüber hinaus auch die disponierende Wesensgliederkonstellation behandeln, so kommen die nachfolgend beschriebenen Arzneimittel in Betracht.

Ein wesentliches Präparat, das auch die anderen chronischen Lebererkrankungen begleitet, ist das *Hepatodoron.*

Exkurs

Innerhalb der von Rudolf Steiner angegebenen sogenannten „Typenmittel" nimmt das Hepatodoron[23] eine besondere Stellung ein. Arzneimittel können zu deutlichen

Veränderungen im Befinden des Patienten führen oder unmerklich die Krankheits- und Gesundungsprozesse, die weit unter der Schwelle des Bewusstseins liegen, beeinflussen. Zu den Letzteren scheint das Hepatodoron zu gehören.
In der Leber verbinden sich die oberen Wesensglieder dynamisch mit der ätherischen und physischen Organisation. Einschränkungen dieses Wesensgliederwirkens disponieren zu den unterschiedlichen Lebererkrankungen. Das Hepatodoron stellt sowohl hinsichtlich der Arzneipflanzenkomposition als auch des pharmazeutischen Prozesses ein „gesundes Urbild" des Wesensgliederwirkens in der Leberorganisation dar.

Die Herstellung erfolgt aus den Blättern von *Vitis vinifera (Wein)* und *Fragaria vesca (Erdbeere)* und damit aus dem Bereich der Pflanze, der zu ihrem *„Atmungssystem"* gehört. Beide Arzneipflanzen zeigen in ihrem Wesen eine polare Differenzierung. Der *Weinstock* wendet sich der Wärme und der lichtdurchfluteten Luft zu und verinnerlicht diese Imponderabilien. Seine Frucht, die Weintraube, scheint unter diesem Aspekt wie eine Kondensierung und Verdichtung von Wärme und Licht, die im Zusammenhang mit der Luft die Pflanzensubstanz entstehen lassen.

Demgegenüber zeigt die zu den Rosaceae gehörende *Erdbeere* ein anderes Bild. Sie sucht den feuchten Waldboden an den Orten, wo beispielsweise durch Kahlschlag Wärme und Licht eindringen. Sie führt die Imponderabilien nun in eine kräftig sich entwickelnde Lebendigkeit, die neben der generativen Vermehrung auch die innerhalb eines Jahres sich eindrucksvoll vollziehende vegetative kennt.

Der von Rudolf Steiner erwähnte Zusammenhang der Erdbeerpflanze mit dem Eisen weist auf das Hereindringen der Imponderabilien in den bodennahen Bereich des Feuchten. Insofern sind in dem Vitisblatt Bildeprozesse beheimatet, die sich der Wärme und dem Licht zuwenden, während in dem Blattbereich von Fragaria vesca diese Prozesse in den Bereich des Feuchten, zum Teil Schattigen eindringen und sich damit in einer kräftig entwickelten Lebenssphäre der Pflanze ansiedeln. Wärme und Licht stehen mit dem Ich und dem astralischen Leib in Beziehung. In dem Wässrigen und dem Festen des Waldbodens erscheinen diejenigen Qualitäten, die sich mit dem ätherischen und dem physischen Leib verbinden. In dem pharmazeutischen Prozess, der die beiden getrennt getrockneten Blätter durch einen intensiven Mischprozess ineinander führt und damit eine neue über den Naturzusammenhang hinausweisende Komposition entstehen lässt, vereinigen sich nun diese Qualitäten.[24] Damit bildet das pharmazeutische Vorgehen einen Prozess nach, der mit der Wesensgliederwirksamkeit in der Leber korrespondiert.

Beide Arzneipflanzen sind intensiv mit dem *Zucker* verbunden. Schon das Blatt der Weinrebe enthält auffällig viel Zucker.[25] Damit stehen sie in einer weiteren Beziehung zur Leber, die das Zentralorgan des Zuckerstoffwechsels darstellt [→ XVI. 3.2.2 Zentrale Organe des Typ-2-Diabetes: Leber und Muskulatur].

Das Hereinführen der *Ich-Organisation* und des *astralischen Leibes* in ihre dynamische, willensverwandte Aktivität im *Stoffwechsel-Gliedmaßen-Organismus* gehört zum Wesensbild der *Leber* [→ 2.4 Der Zusammenhang der Leber mit der Individualität des Menschen] und wird durch *Hepatodoron* unterstützt. Es vereint die Blätter zweier Heilpflanzen, die zu den Imponderabilien von Wärme und Licht in Beziehung stehen (Vitis vinifera) bzw. sie eisenverwandt in die Lebenssphäre tragen (Fragaria vesca).

Eine weitere wichtige Heilpflanze ist die *Mistel* [→ XVIII. 3.5 Misteltherapie]. Sie führt die oberen Wesensglieder in eine verstärkte stoffwechselorientierte Wirksamkeit. Entsprechend bekommt sie bei einem Krankheitsbild, das durch ein ungenügendes Eingreifen der oberen Wesensglieder charakterisiert ist, eine therapeutische Bedeutung. Die Beziehung der chronischen Hepatitis zum hepatozellulären Karzinom weist ein weiteres Mal auf diesen Zusammenhang und die Bedeutung der Misteltherapie hin. Durch ihre Verbindung zur *Wärme* kommt ihr eine fibrose- und verhärtungsauflösende Qualität zu.[26,27] In den bisherigen Anwendungen zur Hepatitis-C-Therapie kamen vor allem *abnobaVISCUM Aceris, abnobaVISCUM Quercus, Helixor M und Iscador M/Q* zum Einsatz.[28]

Möglicherweise ist eine Sequenztherapie mit initialem Einsatz der *Mistel* und nachfolgend *Solanum lycopersicum* besonders geeignet. Hierunter sind eine Senkung der Viruslast, der Transaminasen und auch eine Ausheilungsrate von ca. 17 bis 43 % möglich.[29] Darüber hinaus ließ sich eine Fibrosereduktion leberbioptisch nachweisen.[30]

Die *Nachtschattengewächse* sind durch ein zu tiefes Eingreifen des astralischen Prinzips gekennzeichnet, das substanziell zur Giftbildung führt. Ein Arzneimittel aus der Tomatenpflanze[31] im Stadium der unreifen Frucht soll ein verstärktes Eingreifen der Ich-Organisation und des astralischen Leibes erreichen. Dabei ist aus der Grundlagenforschung die Apoptoseinduktion durch Solanum lycopersicum bekannt.[32]

Für den *Therapieerfolg* und das dauerhaftes Ansprechen sind vermutlich konstitutionelle Faktoren bedeutsam, die sich auf die ausreichende Wesensgliederaktivität im Stoffwechsel-Gliedmaßen-System beziehen. So scheint sich die *Insulinresistenz* – älteren Studien zufolge – negativ auf das langfristige Ansprechen der (damaligen) Hepatitis-C-Therapie auszuwirken.[33] Die Insulinresistenz ist Ausdruck der ungenügenden Wirksamkeit von Ich- und astralischer Organisation im Stoffwechsel-Gliedmaßen-System. Diese ist demzufolge durch einen bewegungsaktiven Lebensstil, Heileurythmie und die medikamentöse Therapie zu verstärken. Auf die Beziehung der Hepatitis C zu Insulinresistenz und Glucose-Toleranzstörungen geht [→ XVI. 4.2.2 Primäre und sekundäre Insulinresistenz] ein.

Bei *depressiven Beschwerden* ist an

- *Cichorium Stanno cultum Rh D3* (Weleda) Dil. 20-20-20 gtt

zu denken.[34] Zur Therapie der chronischen Hepatitis sind auch die äußeren Anwendungen (Leberwickel) sinnvoll. Eine wichtige Heilpflanze ist in diesem Zusammenhang die *Schafgarbe*.

Exkurs

Die Schafgarbe *(Achillea millefolium)* zählt zu den besonders häufigen Pflanzen unserer mitteleuropäischen Flora. Sie beansprucht keine besonderen Bodeneigenschaften, sondern kommt auf Acker- und Wegrändern sowie trockenen Wiesen vor. Ihre Anspruchslosigkeit offenbart eine beeindruckende Vitalität. Diese ergreift nun die *astralische Qualität.* So erfasst ein differenzierter Gestaltungsprozess, der sie in das luftig Gefiederte führt, bereits die untersten Blätter, die üblicherweise den „plastisch-rundenden Gestalten der Bildekräfte des Flüssigen"[35] unterworfen sind. Hier handelt es sich um eine Formensprache, die sonst nur die oberen Regionen der Blattmetamorphose kennzeichnet und im Falle der Schafgarbe bereits früh erscheint. In eine ähnliche Richtung deuten die *Inhaltsstoffe* der Schafgarbe. Sie enthält Bitterstoffe, die auf das tiefe Eingreifen des Astralischen weisen. Zusätzlich findet sich ein ätherisches Öl, das bei der Wasserdampfdestillation als *Blauöl* dem Kamillenblauöl ähnelt.[36] Die Bildung ätherischer Öle trägt *Wärmequalitäten* in die Lebendigkeit der Pflanze.

Damit bewährt sich die Schafgarbe als Arzneimittel, das die astralische und die Ich-Organisation in den lebenden Organismus hereinführt. Kommt es zu Erkrankungen im Bereich des Stoffwechselsystems, bei denen die Ich-Organisation und der astralische Leib sowohl krampfartig als auch verhärtend wirken, so führt die Schafgarbe durch die *Wärmequalität* ihres *ätherischen Öles*, aber auch durch ihren Gehalt an *Bitterstoffen* und der von Rudolf Steiner erwähnten *Schwefelbeziehung*[37] die oberen Wesensglieder in ein dynamisches Wirken im Stoffwechsel. Bestehen entzündlich auflösende und strukturzerstörende Erkrankungen, so trägt die Schafgarbe durch ihre differenziert gestalteten Blätter Formkräfte in den Organismus.

In der Praxis bewährt sich die Schafgarbe bei krampfartigen oder drückenden Oberbauchbeschwerden. Sie kommt hier als Wickel zum Einsatz. Auch beim *Leberkapselschmerz* hat sich diese äußere Anwendung bewährt.[38]

■ *Schafgarben-Leberwickel* Durchführung siehe Anhang

Des Weiteren kommt der Schafgarbenwickel bei der *akuten Hepatitis*, aber auch bei den *chronisch-entzündlichen* und in die *Sklerose* führenden Lebererkrankungen, die hinsichtlich der Beschwerdesymptomatik viel unscheinbarer verlaufen, zur Anwendung.

3.2 Hepatozelluläres Karzinom

Das hepatozelluläre Karzinom (HCC) ist weltweit gesehen ein besonders häufiger Tumor. Zu den Risikofaktoren bzw. Vorerkrankungen gehören die *chronische Hepatitis*, die *Leberzirrhose*, die *Steatosis hepatis* [→ XVI. 6.2.1 Steatosis hepatis], chronischer *Alkoholmissbrauch* und *Mykotoxine* (v. a. Aflatoxin B, ein Pilzgift aus dem Schimmelpilz Aspergillus flavus, der in tropischen Gebieten z. B. Getreidekörner kontaminiert). Ca. 90 % aller hepatozellulären Karzinome entwickeln sich auf dem Boden einer *Leberzirrhose* [→ 3.4 Leberzirrhose], die in Deutschland meist Folge einer chronischen Virushepatitis oder nutritiv toxischer Genese ist.[39] Seltenere Ursachen sind z. B. die Hämochromatose und die primär biliäre Zirrhose. Auch der Typ-2-Diabetes geht mit einem erhöhten Risiko für Malignome der Leber und Gallenwege einher[40] [→ XVI. 6.6 Diabetes und Karzinom] und ist – wie die anderen Risikofaktoren auch – mit Einschränkungen der Wesensgliederaktivität im Stoffwechsel-Gliedmaßen- und folglich Dominanz des Nerven-Sinnes-Systems verbunden.

Das HCC entwickelt sich häufiger bei Männern als bei Frauen. Histologisch sind die Tumorzellen in trabekulärer Form angeordnet, bilden aber auch tubuläre bzw. papilläre Strukturen aus. Sie ähneln je nach Differenzierungsgrad den Leberzellen. Es findet sich aber auch eine beträchtliche Variation in Zell- und Kerngröße. Eine Sonderform mit insgesamt besserer Prognose ist das fibrolamelläre Karzinom, das sich bei jüngeren Patienten beiderlei Geschlechts entwickelt und in keiner Beziehung zu Hepatitis B-Viren und Leberzirrhose steht.[41]

Wenn sich die oberen Wesensglieder aus ihrer Verbindung mit der ätherischen und physischen Organisation lösen und eine dem *Sinnessystem* vergleichbare Wirksamkeit annehmen [→ XVIII. 2.1 Metamorphose zwischen Sinnes- und Drüsenorganisation], so entwickelt sich in der seelisch-geistig nicht genügend ergriffenen Leber eine salutogenetisch orientierte Entzündung, die allerdings als chronische Inflammation ihre Aufgabe nicht mehr erfüllt und schließlich die Zirrhose und das hepatozellulärem Karzinom begünstigt.

3.2.1 Therapeutische Gesichtspunkte

Frühe Stadien des HCC lassen sich auf verschiedene Weise erfolgreich behandeln. Neben der *Resektion* kommen *lokale ablative Verfahren* (z. B. Radiofrequenzablation) in Betracht. Dabei ist allerdings zu bedenken, dass bei den meisten Patienten eine (zirrhotisch) veränderte Leber vorliegt und das Risiko für weitere multifokale Tumormanifestationen besteht.

Das *Ziel* der medikamentösen Therapie ist die *Aktivierung* der *oberen Wesensglieder* in der *ätherischen* und *physischen Organisation.*

Sie orientiert sich an der Therapie der *chronischen Hepatitis* [→ 3.1.2 Therapie der chronischen Hepatitis B und C] und der *Zirrhose* [→ 3.4.8 Therapeutische Gesichtspunkte zur Leberzirrhose].

Die Misteltherapie[42,43] kommt in unterschiedlichen Applikationsformen zum Einsatz. Neben der dreimal wöchentlichen subkutanen Injektion bestehen positive Erfahrungen mit der intraläsionalen ultraschallgeführten Viscum-album-Instillation[44] und mit der unmittelbar an die Radiofrequenzablation anschließenden hochdosierten Mistel-Anwendung. Für die Wirtsbaumwahl gelten die bereits dargestellten Gesichtspunkte [→ XVIII. 3.5.6 Wirtsbaumwahl]. Die *Ahorn-Mistel* scheint mit der von aufbauenden Lebensprozessen bestimmten Leber besonders in Beziehung zu stehen, während – in diesem Zusammenhang – die Eichen-Mistel bei malignen Erkrankungen der mit abbauenden Stoffwechselprozessen verbundenen Gallenorganisation (z. B. cholangioläres Karzinom) zur Anwendung kommt.

Der Einsatz der Chemotherapie beim HCC ist kritisch zu bewerten, zumal eine Verbesserung des Gesamtüberlebens bislang nicht gezeigt wurde. Für den Tyrosinkinase-Inhibitor Sorafenib [→ XVIII. 3.4 Targeted therapies, Checkpoint-Inhibitoren] ist eine Verlängerung der Zeit bis zur Tumorprogression als auch des Überlebens bei fortgeschrittenem HCC um ca. drei Monate dokumentiert.[45,46]

3.3 Steatosis hepatis und Steatohepatitis (NASH)

Auf die Steatosis hepatis geht bereits das Kapitel über den Diabetes mellitus ein [→ XVI. 6.2.1 Steatosis hepatis]. Die „Ablagerung" von Triglyceriden in der Leberzelle korreliert nicht nur mit dem *Alkoholkonsum* und der *Adipositas*, sondern auch mit dem *Bewegungsmangel*.[47] Das weist bereits auf den entscheidenden Bezug zur *Willens- und Bewegungsaktivität* des Menschen.

Für die *nicht-alkoholischen Steatohepatitiden (NASH)* sind der Diabetes mellitus und die Adipositas von besonderer Bedeutung. Laborchemisch ist bei der Steatosis hepatis meist die gGT erhöht, während bei der nicht-alkoholischen und alkoholischen Steatohepatitis infolge der entzündlichen Reaktion auch die Transaminasen erhöht sind. Dabei ist der *De-Ritis-Quotient* (GOT/GPT) bei der alkoholbedingten Form in der Regel über 1, während er bei der nicht-alkoholischen Form meist unter 1 liegt.

Selbstverständlich spielen auch andere Faktoren, wie medikamentös-toxische Belastungen, aber auch eine lange parenterale Ernährung eine wesentliche Rolle bei der Entstehung einer Steatosis hepatis.

Bei der *Steatosis hepatis* ziehen sich – dem Schlaf vergleichbar – die astralische und die Ich-Organisation aus ihrer *dynamischen Wirksamkeit* in der *Stoffwechsel-Gliedmaßen-Organisation* zurück.

„Wenn ... der astralische Leib immer draußen wäre, wie er im Schlafe ist, dann würden unsere Organe sehr bald verfetten"[48], beschrieb es Rudolf Steiner. Diese Konstellation besteht beim Diabetes mellitus und kann sich auch infolge einer parenteralen Ernährung entwickeln. Es kommt zur „sonografisch hellen" und in ihrer Form veränderten, schließlich vergrößerten Leber. In gleicher Weise führt *Bewegungsmangel* zu einer ungenügenden willensverwandten Aktivität der oberen Wesensglieder im Stoffwechsel-Gliedmaßen-System. Die Steatosis hepatis bleibt dabei keineswegs symptomlos. Zahlreiche Patienten leiden unter Fatigue.[49,50] Dabei korreliert der Grad der Erschöpfung weder mit der Schwere der Lebererkrankung noch mit dem Ausmaß der Insulinresistenz. Zusätzlich beklagen die Patienten orthostatisch bedingte Schwindelgefühle und Synkopen. Darüber hinaus sind Veränderungen der Kognition auffällig, wobei Konzentrationsschwierigkeiten sowie Gedächtnisstörungen dominieren. Diese wenig bemerkte Symptomatologie der Steatosis hepatis weist eindrücklich auf das eingeschränkte Eingreifen der oberen Wesensglieder, die nicht mehr stoffwechsel- und bewegungsaktiv im Stoffwechsel-Gliedmaßen-System wirken, sondern sich aus diesem schlafähnlich zurückgezogen haben. Bei Patienten mit Hypothyreose besteht ebenfalls ein schwaches Eingreifen der Ich- und astralischen Organisation. Dazu passend ist eine Hypothyreose mit der nicht-alkoholischen Fettleber assoziiert.[51]

Ein tragisches Beispiel für eine mit Einkerkerung erzwungene Immobilisation und damit Einschränkung der Wesensgliederaktivität im Bewegungssystem ist das Schicksal *Kaspar Hausers* (1812–1833). Heidenreich schrieb hierzu: „Die Leber war sehr groß und hypertrophisch. Dem Landgerichtsarzte, der sich gutachterlich auszusprechen hatte, konnte es daher nicht entgehen, daß diese Vergrößerung und Hypertrophie mit Hausers früherer Einkerkerung in Verhältnis zu setzen sei, indem auch Tiere, denen man in engen Käfigen wenig Bewegung gestattet, große Lebern bekommen."[52]

Dieser unphysiologischen Konstellation der Wesensglieder wendet sich die *Entzündung* entgegen. Wirkt diese nicht ausgleichend, so entwickelt sich die chronische, zur Sklerose führende Inflammation. Die chronische Entzündung steht wiederum mit dem hepatozellulären Karzinom als Spätfolge dieser Erkrankung in Beziehung.[53]

Das schwache Eingreifen der oberen Wesensglieder bei der *Steatosis hepatis* steht also mit der *Karzinomentwicklung* in Verbindung,

bei der sich die Wesensglieder „schlafähnlich" aus ihrer Aktivität im Stoffwechselsystem lösen und dadurch zu autonomer Proliferation und Entdifferenzierung führen. So wundert es nicht, dass bei Patienten mit nicht-alkoholischer Fettleber anlässlich einer Vorsorgekoloskopie signifikant mehr *Vorstufen kolorektaler Karzinome* und *Frühkarzinome* im Vergleich zur Kontrollgruppe auftraten.[54] Damit scheint es ratsam, Patienten mit einer Steatosis eine Vorsorgekoloskopie zu empfehlen.

3.3.1 Therapeutische Gesichtspunkte

Therapeutisch ist die *dynamische Wirksamkeit* der *oberen Wesensglieder* in der *Stoffwechsel-Gliedmaßen-Organisation* zu *unterstützen.*

Hierzu sind vermehrte *Willensaktivität* und *Bewegung* erforderlich. In gleicher Weise wirkt sich eine *Diät* aus, die tierische Fette meidet und als *vegetarische Ernährung* die Wesensglieder zur vermehrten Wirksamkeit in der Stoffwechselorganisation aufruft. Dabei ist allerdings eine zu rasche Gewichtsreduktion zu vermeiden, da sie – wie in wenigen Fällen beobachtet – zu einer gesteigerten entzündlichen Aktivität, fokalen Nekrosen sowie erhöhter Fibroseaktivität führen kann.[55,56]

Das dargestellte Bild der Steatosis hepatis macht eine weitere Therapieoption verständlich: der Einsatz von *Gallensäuren (Ursodeoxycholsäure)*. Die Säure begünstigt das dynamischen Wirken des astralischen Leibes im Stoffwechselsystem.

Ein Basismittel für die Steatosis ist das

- *Hepatodoron* (Weleda) Tabl. bis 3-3-3.

Wie in [→ 3.1.2 Therapie der chronischen Hepatitis B und C] dargestellt, führt es durch seine Heilpflanzenkomposition die oberen Wesensglieder in die ätherische und physische Organisation hinein. Des Weiteren unterstützt

- *Chelidonium Ferro cultum Rh D3* (Weleda) Dil. 20-0-0 gtt

die Wesensgliederwirksamkeit. In diesem Zusammenhang ist auf die mit der Steatosis verbundene *Hypomotilität* der *Gallenblase* und ihre Tendenz zur *Steinbildung* hinzuweisen. Fördert das Chelidonium das Eingeifen der astralischen Organisation, so unterstützt

- *Taraxacum Stanno cultum Rh D3* (Weleda) Dil. 0-0-20 gtt

[→ XXV. 3. Erkrankungen der Gallenorganisation und ihre Therapie] zusätzlich die ätherische Organisation, die von den Fibroseprozessen ergriffen wird. Liegt eine überwiegend *entzündliche Antwort* vor, so ist an

- *Hepar/Stannum II* (Wala) Amp. s.c. 3 x wöchentlich

zu denken. Bei einem bereits in die *Sklerose* führenden Krankheitsprozess kommt das tief potenzierte Arzneimittel

- *Hepar/Stannum I* (Wala) Amp. s.c. 3 x wöchentlich

zum Einsatz.

Darüber hinaus ist auf die ggf. vorliegende Grunderkrankung wie z.B. das metabolische Syndrom zu achten und in die Therapie einzubeziehen [→ XVI. 5. Grundsätzliche Gesichtspunkte zur Therapie des Diabetes mellitus (Typ 1 und Typ 2)].

3.4 Leberzirrhose

Die Leberzirrhose ist ein Skleroseleiden, dem sich die entzündlichen Lebererkrankungen polar gegenüberstellen. Sie entwickelt sich oft auf dem Boden einer chronischen Virus-, Steato- oder auch Autoimmunhepatitis, wenngleich der Häufigkeit nach der Alkoholmissbrauch dominiert. Seltenere Ursachen sind z. B. Stoffwechselerkrankungen, die den Eisen- (Hämochromatose) oder Kupferstoffwechsel (Wilson-Krankheit) betreffen. Auch ist an die kardiale Zirrhose zu denken, die aufgrund der Stauungsprozesse zu einem progredienten zirrhotischen Parenchymumbau und Skleroseprozessen führt [→ X. 3.1 Herzerkrankungen vor dem Hintergrund der Dreigliederung].

3.4.1 Veränderungen in der physischen Organisation der Leber: Sklerose

Bei vielen, vor allem kleinknotigen Zirrhoseformen ist die Leber in ihrer physischen Organisation hart geworden. In der normalen Leber entfallen nur ein bis zwei Prozent auf die Komponenten des Bindegewebes wie Kollagen, Elastin und Proteinglykan.[57] Im zirrhotischen Umbau kommt es nun zu einer erheblichen Zunahme des Bindegewebes.

Skleroseprozesse mit vermehrter Bildung bindegewebiger Gestaltgewebe *(Fibrogenese)* weisen auf die zum *Nerven-Sinnes-System* orientierte Wirksamkeit der Wesensglieder.

Rudolf Steiner charakterisierte die Polarität zwischen der stoffwechselaktiven Leberzelle und der mit der Bewusstseinsentwicklung in Zusammenhang stehenden Nervenzelle.[58] Diese Polarität findet sich bereits in der gesunden Leber, gewinnt jedoch an Bedeutung im Prozess der Fibrogenese. Es handelt sich hier um die zum Stoffwechselsystem zählenden *Hepatozyten* und den dem Nerven-Sinnes-System nahen Ito-Zellen oder *perisinusoidalen Sternzellen.*[59]

Exkurs

Karl Wilhelm von Kupffer (1829–1902) beschrieb 1876 erstmals „*Sternzellen*", die sich nach den Studien von Joseph Disse (1852–1912) in dem subendothelialen Raum befinden. Sie sind nicht – wie ursprünglich angenommen – identisch mit den intrasinusoidalen, zum monozytären Phagozytensystem gehörenden Lebermakrophagen, die nun als Kupffer-Zellen bezeichnet werden. Vielmehr erkannte Minor *Ito* (1894–1982) 1951, dass es sich um zwei verschiedene Zellpopulationen handelt.[60] Die im Disseschen Raum befindlichen Sternzellen (hepatic stellate cells, Ito-Zellen, Perizyten) entwickeln sich aus dem Mesenchym des Septum transversum. Ihre langen, „dendritisch verzweigten zytoplasmatischen Zellfortsätze umgreifen die Sinusoide".[61] Es entsteht eine Zellmorphe, die dem dendritischen Bautypus der Nervenzelle gleicht. Sie entwickeln darüber hinaus enge Beziehungen nicht nur zu Sinusendothelien und Hepatozyten, sondern auch zu *Nervenfasern.* Ito-Zellen sind durch Silberimprägnierung (auch Goldfärbung) darstellbar. Diese Beziehung zum Silber rückt sie ein weiteres Mal in die Nähe der Nervenzellen. Auffallend ist im Weiteren ihr Vitamin-A-Gehalt und damit ihr Bezug zu einer Substanz, die eine wichtige Funktion im Lichtstoffwechsel des Auges hat.
Die Gestalt der Sternzellen ist abhängig von ihrem Funktionszustand. Die ruhende Zelle ist klein; die aktivierte demgegenüber größer und ihre Ausläufer länger. Die nach Aktivierung entstehenden Aktinmikrofilamente kontrahieren sich, wenn sich die astralische Organisation zum Bewusstseinspol wendet: Nach Kontakt mit Endothelin-1 oder Angiotensin II kommt es zur Kontraktion. Das zur Nachtorientierung gehörende NO vermittelt die polaren Funktionsweisen.

Die *Qualitäten* des *Nerven-Sinnes-Systems* stehen mit den *Ito-Zellen* in Beziehung, diejenigen des *Stoffwechsel-Bewegungssystems* mit den *Hepatozyten.*

Die nervenzellartigen Sternzellen sind wichtige Quellen der extrazellulären Matrix sowohl in der gesunden als auch in der kranken Leber.[62] Sie tragen entscheidend zur *Fibrose* bei[63] und zeigen ihre metamorphotische Beziehung zum Nervensystem ein weiteres Mal durch den mit ihnen verbundenen Skleroseprozess.

Als sonografisches Zeichen der Zirrhose findet sich häufig eine Größenzunahme (Längsdurchmesser) des linken Leberlappens. Dadurch wird das Organ symmetrischer und nähert sich damit seiner embryonalen Form.

In der sich zirrhotisch verändernden Leber kommt es zu unterschiedlichen *Septenbildungen.* Die sogenannten aktiven Septen[64] entwickeln sich durch die Ausdehnung der entzündlichen Infiltrate und damit durch aktives, keilförmiges Eindringen von Fibroblasten und Granulationsgewebe in das periportale Parenchym. Bei der feinknotigen Zirrhose werden dabei die Lobuli in kleinste Felder zerlegt, die von den Portalfeldern zu den Zentralvenen ziehen. Damit bestimmt der zur gastrointestinalen Außenwelt neigende Bereich der Portalfelder unter Zurückdrängung der Lobulusarchitektur zunehmend die morphologische Struktur der zirrhotischen Leber. Die „Außenwelt" wirkt im Inneren des Organs. Die von den Portalfeldern ausgehende Proliferation von Gallengängen in die Septen unterstreicht diese Qualität[65], durch die sich die Leber ebenfalls der gastrointestinalen Außenwelt öffnet. Schließlich entstehen durch die aktiven Septen Verbindungen, die das Blut aus den afferenten Gefäßen unter Umgehung des Parenchyms in die Äste der V. hepatica leiten.

3.4.2 Veränderungen in der ätherischen Organisation: Verminderung von Regeneration und aufbauendem Synthesestoffwechsel

Die ätherische Organisation zeigt in der gesunden Leber eine ausgeprägte Lebendigkeit und Regenerationsfähigkeit. Auch im zirrhotischen Umbau ist diese noch erkennbar, allerdings gegenüber gesunden Verhältnissen in verzerrter Form. Im Falle der kleinknotigen Form kann ein jedes der Felder regeneratorisch wuchern und die typischen Knoten, *Pseudolobuli*, bilden. Dabei entstehen kopfartige, in die Verhärtung strebende Gebilde, die erneut auf das Wesensgliederwirken im Sinne des Nerven-Sinnes-Systems weisen.

Die *physiologische Regeneration* des *Leberparenchyms* vermindert sich ebenso wie die umfangreichen *Syntheseprozesse* der *Leber.*

Im Bereich des Flüssigkeitsorganismus finden sich einschneidende Veränderungen, die über die Organgrenzen hinausweisen und den gesamten menschlichen Organismus betreffen. In der Ausbildung von Aszites und Ödemen entfällt Flüssigkeit den Gesetzmäßigkeiten des Ätherischen und wird von den äußeren Gesetzen der Schwere ergriffen

[→ X. 4.2 Herzinsuffizienz].

Die Leber spielt im *Eiweißstoffwechsel* eine zentrale Rolle. Insbesondere ist die Albuminsynthese Folge der aufbauenden ätherischen Prozesse. Bei der Leberzirrhose zeigen die Plasmaproteine in ihrer elektrophoretischen Differenzierung charakteristische Veränderungen: Es kommt zur Zunahme der Gamma-Globulinfraktion und Verminderung des Albumins.

Die *Proteindifferenzierung* der *Elektrophorese* ist durch die *Dreigliederung* charakterisiert.

Die *Albumine* gehören zu den aufbauenden Prozessen im *Stoffwechselsystem.* In den *Alpha-1-, Alpha-2- und Beta-Globulinen* finden sich zahlreiche Transportproteine, die auf eine vermittelnde, zum *Rhythmischen System* gehörende Qualität weisen. Als Alpha-1-Antitrypsin, das einen großen Anteil der Alpha-1-Globuline ausmacht, wenden sie sich gegen abbauende Stoffwechselprozesse: Sein Mangel korreliert mit charakteristischen Pathologien, die mit Skleroseerkrankungen der Leber (Zirrhose) und der Lunge (Emphysem) einhergehen und das Überwiegen des Nerven-Sinnes-Systems zeigen. Die *Gamma-Globuline* umfassen die große Gruppe der Immunglobuline. Sie gehören zum Immunsystem und stehen damit mit dem *Nerven-Sinnes-System* in Beziehung [→ XIX. 2. Die lymphatische Organisation].[66] Diese Fraktion ist bei der Leberzirrhose als Ausdruck der Dominanz des Nerven-Sinnes-Systems erhöht, während das verminderte Albumin auf die eingeschränkte Aktivität der ätherischen Organisation deutet. Auch die Vermehrung der Gamma-Globuline beim Sjögren-Syndrom folgt diesem Aspekt [→ XXIX. 6.12 Das Sjögren-Syndrom].

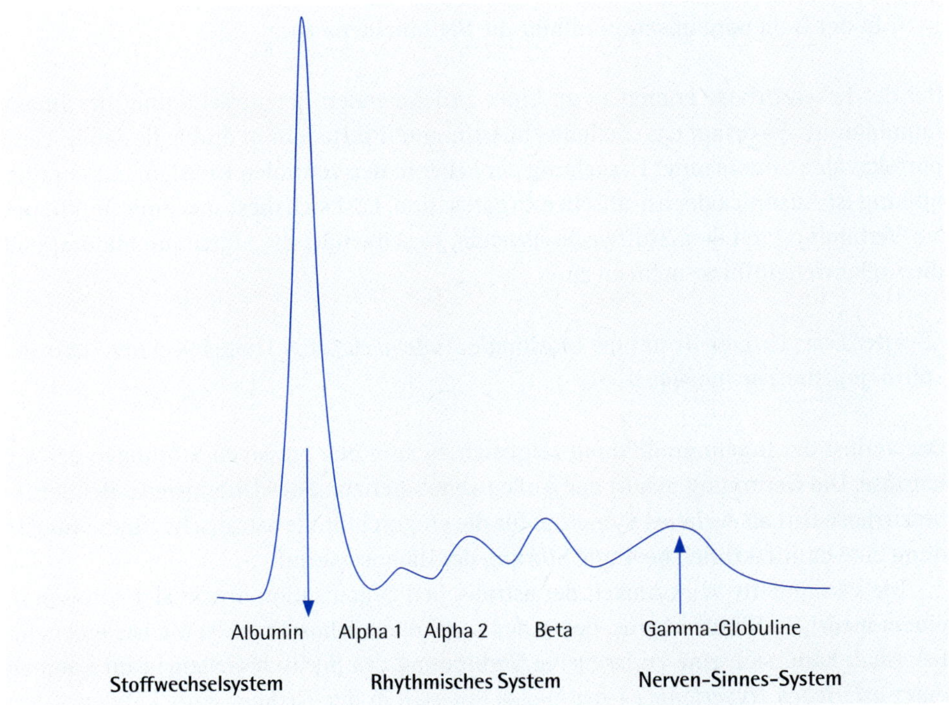

Dreigliederung in der elektrophoretischen Plasmaproteindifferenzierung und ihre Veränderung bei der Leberzirrhose

3.4.3 Veränderungen der astralischen Organisation: Störung des Atmungsprozesses der Leber und Verlust der Innenraumbildung

Die astralische Organisation ist funktionell mit dem *Atmungsprozess* der Leber verbunden [→ 2.6 Der Atmungsprozess im dreigliedrigen Organismus]. Welche Veränderungen treten hier nun im Zusammenhang mit dem zirrhotischen Umbau auf? Zunächst ist die „Einatmung" des portalen Blutes und damit die aufnehmende Sinnestätigkeit massiv behindert. Es entwickelt sich eine überwiegend sinusoidal betonte *portale Hypertension*, die das Blut vor der Leber staut.

Umfangreiche Veränderungen betreffen auch die „Ausatmung". So findet sich bei der Leberzirrhose eine erhöhte Inzidenz von *Gallensteinen*.[67]

Durch die drei großen Oberbauchorgane *Milz, Leber* und *Galle* entsteht eine Innenwelt im Stoffwechselorganismus. Die *Milz begrenzt* diese [→ XIX. 2.3 Die Milz], sie tritt in ein *atmendes Verhältnis* zur Außenwelt durch die *Leber* und *wirkt dynamisch* in die *Verdauung* hinein durch die *Galle*.

Die drei Organe grenzen funktionell die Innenwelt von der eingestülpten Außenwelt des Verdauungstraktes ab. In der Zirrhose sind diese den Innenraum konstituierenden Oberbauchorgane funktionell beeinträchtigt und unterliegen Skleroseprozessen:

- Infolge der portalen Hypertension ist die Milz gestaut.
- Der zirrhotische Umbau schränkt die „Atmungsfunktion" der Leber ein und
- in der Gallenorganisation nimmt die Steininzidenz zu.

Bei der Leberzirrhose kommt es zu einer zunehmenden Beeinträchtigung der Innenraumbildung. So dringt das „außenweltbestimmte" Pfortaderblut durch die zahlreichen portokavalen Shunts unter Umgehung der Leber in den zentralen Kreislauf. Eigenraumbildung ist Ausdruck der astralischen Organisation. Löst sich diese aus ihrer funktionellen Verbindung mit dem Stoffwechselsystem, so schwindet die Eigenraumbildung und die Außenwelteinflüsse nehmen zu.

Bei der *Leberzirrhose* dringt die *intestinale Außenwelt* unter Umgehung der *Leber* in die *organismische Innenwelt*.

Der Verlust der Innenraumbildung zeigt sich auch in den massiven Störungen der *Hämostase*. Die Gerinnung gehört zur Außenweltabgrenzung des Organismus. Bei der Leberzirrhose tritt als weiteres Symptom für die eingeschränkte astralische Innenraumbildung eine multifaktoriell bedingte Störung der Hämostase auf.

Die verminderte Wirksamkeit der astralischen Organisation drückt sich klinisch in einem niedrigen Blutdruck aus, der in der Regel den zirrhosekranken Menschen begleitet. Auch kann sich eine zu intensive Verbindung des Seelisch-Geistigen im Rahmen einer *arteriellen Hypertonie* [→ XI. 2. Arterielle Hypertonie] in der Zirrhose zurückbilden.[68] Auf die in eine gleiche Richtung weisende Reduktion von Myokardinfarkten auf ca. 25% der Morbidität eines Vergleichskollektivs sei in diesem Zusammenhang hingewiesen.[69]

Bei der Leberzirrhose können sich im Rahmen der *protosystemischen Enzephalopathie* Bewusstseinsveränderungen ergeben, die ebenfalls mit der geringeren Wirksamkeit der astralischen Organisation in Zusammenhang stehen. Sie beginnen im Stadium I mit einem vermehrten Schlafbedürfnis des geistesabwesend wirkenden Patienten, was sich bei Progression bis zum Coma hepaticum steigert: Die astralische Organisation löst sich heraus.

3.4.4 Veränderungen im Wirken der Ich-Organisation

Die Enzephalopathie betrifft auch die Wirksamkeitsentfaltung der Ich-Organisation in der Bewusstseinswelt. Aufmerksamkeit und intentionale Präsenz im Denken erscheinen oft eingeschränkt. Auf der anderen Seite ergibt sich auch eine Behinderung des Willens und eine Einschränkung der Selbstwirksamkeit [→ 2.4 Der Zusammenhang der Leber mit der Individualität des Menschen].

Die Veränderungen im *Glucosestoffwechsel* stehen mit der eingeschränkten Aktivität der Ich-Organisation in Beziehung [→ XVI. 2.1 Glykolyse].

3.4.5 Zusammenfassung: Wesensgliederwirksamkeit bei der Leberzirrhose

Skleroseprozesse ergreifen zunehmend die *physische Organisation* der Leber. Dabei vermindern sich die hepatischen Proliferations- und Syntheseprozesse als Ausdruck eines eingeschränkten Wirkens der *ätherischen Organisation*. Im Weiteren schwindet die von der *astralischen Organisation* geschaffene Innenraumbildung: Qualitäten der gastrointestinalen Außenwelt dringen über portokavale Shunts in die organismische Innenwelt. Das Herauslösen der astralischen Organisation geht mit Bewusstseinsveränderungen im Rahmen der portosystemischen Enzephalopathie einher. Die *Ich-Organisation* ist in ihrer intentionalen, willenshaften Wirksamkeit eingeschränkt.

Bei der *Leberzirrhose* entwickelt sich somit eine für das *Nerven-Sinnes-System* typische *Wesensgliederkonstellation* in der *Leberorganisation*.

„Was heißt es nun eigentlich, die Krankheit zu verstehen? Nehmen Sie an, Sie haben es mit irgend einem Organ des Stoffwechsels zu tun, Sie müssen eine ganz bestimmte Verbindung voraussetzen zwischen dem physischen und dem ätherischen und dem, wie astralischer Leib und Ich-Organisation eingreifen in dieses Organ, sagen wir in die Leber. In einer ganz bestimmten Weise müssen astralischer Leib und Ich-Organisation eingreifen. In dem Augenblick, wo Ich und astralischer Leib sich etwas zurückziehen von diesem Organ, in dem Augenblick wird dieses Organ ähnlich dem Hauptesorgane."[70]

3.4.6 Assoziierte Erkrankungen: Das hepatopulmonale Syndrom

Der metamorphotische Zusammenhang zwischen Leber, Lunge und Sinnesorganisation [→ 2.6 Der Atmungsprozess im dreigliedrigen Organismus] weist auf die Verbindung chronischer Lebererkrankungen mit Lungenleiden. Von einer besonderen Bedeutung ist in diesem Zusammenhang das *hepatopulmonale Syndrom* (HPS).[71] Definitionsgemäß besteht es in der Trias von *Lebererkrankungen*, arteriellem *Oxygenierungdefekt* sowie *intrapulmonaler Vasodilatation* und geht klinisch insbesondere im fortgeschrittenen Stadium mit Luftnot einher. Die Zunahme der Dyspnoe nach Aufrichten aus der horizontalen in die vertikale Position stellt dabei den typischen und klinisch wegweisenden Befund dar (Platypnoe) und führt zu einer Orthodeoxie (Abfall des arteriellen Sauerstoffpartialdruckes bei Lagewechsel).

Bei chronischen Lebererkrankungen kommt es zu einer Einschränkung der Atmungsfunktion im Flüssigkeitsorganismus. Die Leber als großes intestinales Atmungsorgan schließt sich gegenüber der intestinalen Außenwelt ab, die sonst über das Portalblut in sie einströmt, und eine *portale Hypertension* sowie *portokavale Shunts* können entstehen. Ebenso „verschließt" sich im Rahmen des hepatopulmonalen Syndroms die Lunge und entwickelt eine kopfartig abgeschlossene Qualität. Normalerweise begegnet das Blut im Bereich der Alveolen der Luft und ist lediglich durch die dünne alveolokapilläre Membran von der aufgenommenen Außenluft getrennt. Kommt es zur Ausbildung pulmonaler arteriovenöser Shunt, so wird – den portokavalen Shunts entsprechend –, dieser alveoläre Gasaustausch umgangen, die Lunge somit ausgeschlossen. Beim hepatopulmonalen Syndrom findet sich demzufolge eine Dislokation der abschließenden Kopfbildung in die Atmungsorganisation, die sich durch die Rechts-Links-Shunts aus dem Atmungsprozess heraussondert. Bei dem portokavalen Shunts zeigt sich die entsprechende Dislokation nun im Bereich der Leber.

Beim *hepatopulmonalen Syndrom* entwickelt sich eine Einschränkung der Atmungsfunktion im Luft- (Hypoxie) und im Flüssigkeitsorganismus der Leber. Die abgrenzende Qualität weist auf die *Dislokation des Nerven-Sinnes-Systems* in diese Organisationsbereiche.

3.4.7 Ausgewählte Formen der Leberzirrhose

Neben nutritiv-toxischen Ursachen ist die *chronische Hepatitis* ein wesentlicher Vorbereiter des zirrhotischen Parenchymumbaus der Leber. Zunächst wendet sich die Entzündung im Rahmen der akuten Hepatitis einer eindringenden Fremdqualität entgegen. Bei Überwindung derselben erfolgen Ausheilung und Genesung. Anderenfalls kommt es zur chronischen Hepatitis und schließlich Leberzirrhose, mit denen das hepatozelluläre Karzinom assoziiert ist. Seltene Ursachen betreffen die Metallpolarität von Eisen und Kupfer. Die *Hämochromatose* kann zu einer Leberzirrhose führen und zeigt eine mitunter hochgradige Einschränkung der Willenskraft des Menschen. Das zum Eisen polare

Metall Kupfer mit seiner empfangenden Geste trägt ebenfalls im Rahmen einer Speichererkrankung (Morbus Wilson) zur Entwicklung einer Leberzirrhose bei.

Exkurs

Bei der heute in vier Typen differenzierten *Hämochromatose*[72] kommt es im Zusammenhang mit einer verstärkten intestinalen Eisenresorption zur Überladung des Organismus mit diesem Metall.[73] Es wird dabei abgelagert und nicht in die dynamischen Funktionen aufgenommen, die über das Eisen das geistig-seelische Wesen in den Organismus führen. Es zeigt sich eine Einschränkung des Willens. So fallen bereits in der seelischen Symptomatik Initiativlosigkeit, Müdigkeit und Depressivität auf.[74] Die sich entwickelnde Leberzirrhose und das mehr als 100-fach erhöhte Risiko für ein Leberkarzinom weisen auf die sklerosierende Erkrankung dieses so eng mit dem Willen verbundenen Organs hin. Auch der Diabetes, der zunächst durch eine periphere Insulinresistenz charakterisiert ist und erst im weiteren Verlauf durch die Beeinträchtigung des Inselorgans zu einem Insulinmangel-Diabetes wird, steht in der beschriebenen Weise mit dem Willen in Zusammenhang [→ XVI. 3.2.1 Zentrales Organ des Typ-1-Diabetes: Das Pankreas]. Aufschlussreich ist die Beobachtung, dass fast ausschließlich die B-Zellen betroffen sind, während die A- und D-Zellen weitgehend frei von Eisenablagerungen bleiben. Schließlich sind in diesem Zusammenhang noch die Veränderungen in den Gliedmaßen zu erwähnen. Hier entwickelt sich oft eine Gelenkbeteiligung, die besonders häufig die Metacarpophalangealgelenke II und III betrifft. Auf die Herzschädigung sei ebenfalls hingewiesen (Kardiomyopathie, Rhythmusstörungen).

Eine andere Qualität zeigt sich bei der autosomal-rezessiv vererbbaren *Wilsonschen Erkrankung* mit ihrer abnorm veränderten hepatischen Kupferausscheidung.

Exkurs

In der Säuglingszeit findet sich eine hohe *Kupferkonzentration* in der Leber bei tiefen Plasma-Coeruloplasmin-Spiegeln. Im Laufe des ersten Lebensjahrs normalisieren sich diese Werte und erreichen das Erwachsenenniveau. Damit zeigt sich in einer Zeit, in der das seelisch-geistige Menschenwesen noch weit im Umkreis lebt und erst nach und nach den Leib ergreift, in der Leber eine *Metallqualität*, die sich mit einer aufnehmenden und empfangenden Geste diesem Inkarnationsweg zur Seite stellt. Es handelt sich demnach nicht um eine pathologische Ablagerung des Kupfers, sondern um eine in diese Richtung orientierte Wirksamkeit. Äußerlich angesehen persistieren beim Morbus Wilson die „Säuglingsverhältnisse“, indem ein erhöhter Kupfergehalt der Leber bei erniedrigtem Plasma-Coeruloplasmin vorliegt. Nun handelt es sich aber nicht mehr um eine physiologische Situation, sondern zunehmend um eine pathologische Ablagerung. Diese geht nicht mit den zum Wesen des Kupfers verbundenen Qualitäten des Lösens und Aufnehmens einher, sondern führt neben der häufigen Manifestation einer in die Sklerose führenden Zirrhose (die toxische Kupferwirkung kann auch zu einer akuten hepatitischen Erkrankung führen) zu gegenteiligen klinischen Erscheinungen. Tremor charakterisiert die Bewegungsstörung, es entwickeln sich Spastik und verhärtende Rigidität. Die Wesensglieder orientieren sich zum oberen Menschen und führen zu Verhärtungs- und Skleroseprozessen. Psychiatrische Auffälligkeiten begleiten oftmals das Krankheitsbild.

3.4.8 Therapeutische Gesichtspunkte zur Leberzirrhose

Die therapeutischen Ansätze orientieren sich an der beschriebenen Wesensgliederwirksamkeit. Die Dominanz des Nerven-Sinnes-Systems im Stoffwechsel ist therapeutisch auszugleichen.

Exkurs

Stannum steht denjenigen Gesetzmäßigkeiten nahe, die urbildhaft der Leber zugrunde liegen [→ IV. 3.1.3 Stannum und Merkur]. Es ist „formbar und geformt zugleich".[75] Diese Eigenschaften finden sich in den Beziehungen des Zinns zum Quarz (quarzartiger Aspekt des Zinnsteins SnO_2, Kassiterit, Verbindung mit Si, Arandisit) und zum Schwefel (Zinnkies) wieder. Die Polarität zwischen den gestaltenden Funktionen des Nerven-Sinnes-Systems in der Leber [→ 3.4.1 Veränderungen in der physischen Organisation der Leber: Sklerose] und ihren intensiven Stoffwechselprozessen ist so dem Zinn inhärent und weist es als zur Leber gehörig aus.
Die Zinn-Wirksamkeit steht mit der menschlichen *Kopfbildung* in Zusammenhang. Diese beginnt embryonal als sphärische Organisation mit nur angedeuteten Gestaltungen des späteren Gesichtes. Im Weiteren entwickelt sich zunehmend der Gesichtsschädel bei kleiner werdender Sphäre des Neurocraniums. Kommt es hier zur verstärkten Wirksamkeit irdischer, in die Schwere strebender Kräfte, so entwickeln sich ein kräftiges Kinn und betonte Augenwulste. Der künstlerischen Betrachtung dieser Gesichtsmetamorphose entgeht es nicht, wie dem ursprünglichen Überwiegen der „himmelsnahen" Leichtekräfte nun dasjenige der schweregebundenen irdischen Kräfte folgt. Krankheitsbilder wie der Hydrozephalus auf der einen Seite oder die Akromegalie auf der anderen weisen auf diese Polarität. Das Stannum findet hier seine Anwendung.
Entsprechende Polaritäten lassen sich im Bereich der *Gelenkorganisation* wiederfinden [→ XXIX. 6.1.4 Medikamentöse Therapie]. Auch hier kommt es zu einer dem Hydrozephalus nahestehenden Erkrankung in der Ergussbildung oder verhärtenden Gelenkveränderungen der Arthrose. Insofern hat Stannum in der Behandlung rheumatischer Erkrankungen seine Bedeutung.
Auch in der *Augenheilkunde* können Krankheitsprozesse auftreten, die beispielsweise beim Glaukom auf das Stannum als begleitende Therapie weisen.
In der HNO-Heilkunde erfolgen Stannumanwendungen bei Erkrankungen der Ohrorganisation.[76] So ist es als Arandisit D10 bei Innenohrschwerhörigkeit anwendbar. Auch erfolgt eine *Tinnitustherapie* mit Arandisit in höherer Potenzierung.[77] In diesen Indikationen erscheint der Zusammenhang der Leber mit der Ohrorganisation.

Auf die gelegentliche Anwendung von Stannum bei Schilddrüsenerkrankungen (Morbus Basedow) geht Kapitel [→ XXIX. 4.4.2 Therapeutische Gesichtspunkte] ein.

Schließlich findet sich eine entsprechende Polarität in den Lebererkrankungen, indem die entzündlichen, mit Organschwellung einhergehenden Pathologien den in die Sklerose führenden zirrhotischen Prozessen gegenüberstehen. Beide polaren Krankheitsbilder weisen dadurch auf das Stannum.

Stannum kommt als

- *Stannum metallicum praeparatum D8, D12* (Weleda) Trit. 1-1-1 MSP
- *Stannum metallicum praeparatum D8* (Weleda) Amp. s.c. bis 1 x täglich
- *Stannum metallicum 0,4 %* (Weleda) Salbe auf den rechten Oberbauch abends

zur Anwendung. Ein oft eingesetztes Arzneimittel ist

- *Hepar/Stannum I* (Wala) Amp. s.c. bis 1 x täglich.

Eine behinderte *Ausatmungstätigkeit* im Sinne einer vorherrschenden Cholestase weist auf das Eisen.

- *Chelidonium Ferro cultum Rh D3* (Weleda) Dil. 20-20-0 gtt
- *Ferrum metallicum 0,4 %* (Weleda) Salbe über der Lebergegend morgens
- *Stannum metallicum 0,4 % Ung* (Weleda) Salbe über der Lebergegend abends

Chelidonium verstärkt das dynamische astralische Wirken in der Gallenorganisation:

- *Cichorium Stanno cultum Rh D3* (Weleda) Dil. 20-20-20 gtt
- *Cichorium Stanno cultum Rh D3* (Weleda) Amp. s.c. 3 x wöchentlich
- *Cichorium Rh D3* (Weleda) Dil. 20-20-20 gtt
- *Cichorium e planta tota D4* (Wala) Amp. s.c. 3 x wöchentlich
- *Cichorium/Pancreas comp.* (Wala) Amp. s.c. bis 1-0-0
- *Cichorium/Pancreas comp.* (Wala) Glb. velati 10-10-10.

Letzteres fördert über die Anregung des Schmeckens die Cholerese sowie die Wirksamkeit des Pankreassaftes[78] und steht in direktem Zusammenhang mit der Gallenorganisation [→ XXV. 3. Erkrankungen der Gallenorganisation und ihre Therapien].

- *Taraxacum Stanno cultum Rh D3* (Weleda) Dil. 20-20-20 gtt

wirkt aufbauend. Gerade diese bitterstoffhaltigen Arzneipflanzen unterstützen den gestörten „Ausatmungsprozess" bei der Leberzirrhose.

Bereits aus der homöopathischen Tradition ist *Lycopodium*, der Bärlapp, bekannt. Sein Arzneimittelbild weist auf ein ungenügendes Eingreifen der oberen Wesensglieder in das Stoffwechselsystem, kenntlich an mangelnder Verdauungskraft, meteoristischen Beschwerden, Obstipation bei allgemeiner Schwäche und Ermüdung. Es kommt in tiefer Potenzierung

- *Lycopodium e planta tota D6* (Wala) Glb. velati 10-10-10
- *Lycopodium D3, D4* (DHU) Dil. 20-20-20 gtt

zur Anwendung.

Im Zusammenhang mit einer ungenügenden Einatmungsfunktion entwickeln sich Stauungsprozesse bis zur portalen Hypertension. In diesem Fall gewinnt Kupfer eine therapeutische Bedeutung. Als Cuprum arsenicosum

- *Olivenit D6* (Weleda) Amp. s.c. 3 x wöchentlich
- *Olivenit D6* (Weleda) Trit. 1-1-1

löst es die verhärtende Wirksamkeit der Wesensglieder (Arsen orientiert zum oberen Menschen) und leitet sie in die Aktivität der Stoffwechselorganisation.

Zu den Metallen fügt sich die Therapie mit den Organpräparaten. Sie tragen die formende Gesetzmäßigkeit, die der Leber zugrunde liegt, an die ätherischen Aufbauprozesse heran:

- *Hepar/Stannum I* (Wala) Amp. s.c. täglich 0-0-1 bis 3 x wöchentlich.

Die höhere Potenzierung *(Hepar/Stannum II)* dient der Unterstützung gestaltender Kräfte (z.B. bei der akuten Hepatitis), die tiefere derjenigen der aufbauenden Regeneration.

Die Leber hat einen engen Bezug zum *Seelischen.* Steht im klinischen Bild eine depressive Komponente, ein seelischer „Lichtmangel" im Vordergrund, so ist an Magnesium zu denken. Dieses Metall trägt Lichtkräfte in sich, die ein in die Schwere fallendes Seelenleben erhellen. Ein in diesem Zusammenhang wesentliches Arzneimittel ist:

- *Hepar-Magnesium D4, D6* (Weleda) Amp. s.c. bis 1 x täglich

- *Hepar-Magnesium D6* 20-20-20 gtt.
  (Rezepturpräparat, z.B. Apotheke an der Weleda) Dil.
- *Hepatodoron* (Weleda) Tabl. bis 3-3-3

stellt auch bei der Leberzirrhose eine Basistherapie dar, indem es die unphysiologische Wesensgliederwirksamkeit ausgleicht und zu verstärkter Aktivität der Ich-Organisation und des astralischen Leibes in der Leberorganisation führt.

Auch bei der Leberzirrhose bekommt der *Schafgarbenwickel* eine wesentliche Bedeutung, indem er durch die Arzneipflanze und die Wärme das Hereinwirken der Wesensglieder in die verhärtete Leber unterstützt. Der Oxaliswickel bereitet die ätherische Organisation zum Empfangen dieses Wesensgliederwirkens vor.

Bei Fibroseprozessen bestehen positive Erfahrungen[79] mit

- *Legalon forte Madaus* (Meda Pharma) Kps. 1-1-1
- *Carduus marianus D1, D3, D6* (DHU) Dil. 20-20-20 gtt
- *Carduus marianus e fructibus D3* (Wala) Amp. s.c. bis 1-0-0.

Entwickelt sich Aszites, so kommen weitere therapeutische Maßnahmen in Betracht. Die klinisch und sonografisch nachweisbare Flüssigkeit entfällt ihrem Lebenszusammenhang und folgt nicht mehr den ätherischen, sondern den physischen Gesetzmäßigkeiten. Entsprechend müssen die therapeutischen Maßnahmen nicht nur auf eine äußere Korrektur der Aszitesmenge (Diuretika, wiederholte Punktionen) abzielen, sondern dazu beitragen, dass sich die höheren Wesensglieder wiederum mit der von ihnen weitgehend verlassenen Organisation verbinden.

- *Ingwer-Equisetumwickel* Durchführung siehe Anhang

Die Wärme des Wickels und die sulfurische Wirkung des Ingwers verbinden die höheren Wesensglieder mit dem Organismus. Bei portaler Hypertension und Stauungsprozessen im Pfortaderbereich mit begleitenden depressiven Beschwerden kommen bei Betonung der Verdauungsstörung

- *Kalium aceticum comp. D3, D6* (Weleda) Trit. 1-1-1 MSP

und bei Vorherrschen der psychischen Symptomatik

- *Kalium aceticum comp. D8, D10, D30* 10-10-10 gtt
  (Rezepturpräparat, z.B. Apotheke an der Weleda) Dil.

in Betracht.[80] Schließlich ist die Indikation für eine Misteltherapie zu prüfen (Wärmeorganismus des Patienten, circadiane Temperaturrhythmik). Die Mistel führt zu einem verstärkten, durchwärmenden Eingreifen der Wesensglieder in die Stoffwechselorganisation und wirkt dem „präkanzerösen" Charakter der Leberzirrhose entgegen. Ein Arzneimittel, das Viscum enthält, ist

- *Carduus marianus/Viscum Mali comp.* (Wala) Glb. velati 10-10-10
- *Carduus marianus/Viscum Mali comp.* (Wala) Amp. s.c. bis 1-0-0.

In Abhängigkeit von den therapeutischen Effekten (Aufbau einer Temperaturrhythmik, Anregung des Wärmeorganismus) kommen die bereits genannten Mistelpräparate zum Einsatz [→ 3.1.2 Therapie der chronischen Hepatitis B und C].

3.5 Autoimmune Hepatitis

Die autoimmune Hepatitis erwähnt Kapitel [→ XXV. 3.6 Primär biliäre Cholangitis und primär sklerosierende Cholangitis]. Sie geht oftmals mit Leistungsminderung und rechtsseitigen Oberbauchbeschwerden einher. In 20 bis 40% der Fälle kommt es initial zu einem akuten Krankheitsbild, in späten Stadien stehen die Folgen der Leberzirrhose und portalen Hypertension im Vordergrund. Auch hier kann das akut entzündliche Krankheitsbild in die sklerosierende Form übergehen. Der Autoimmunprozess (AIH Typ 1 ANA, SMA positiv, AIH Typ 2 LKM-1-Ak positiv, AIH Typ 3 SLA/LP Ak positiv) weist auf die veränderte Wesensgliederwirksamkeit, die das Organ „fremd" erscheinen lässt. Die oberen Wesensglieder ziehen sich aus ihrer Aktivität im Stoffwechsel-Gliedmaßen-System zurück. Entsprechend treten Assoziationen mit extrahepatischen Autoimmunerkrankungen (mit analog veränderter Wesensgliederkonstellation) wie Thyreopathien, Vitiligo, Alopezie, rheumatoide Arthritis und auch Colitis ulcerosa auf.[81] Therapeutische Gesichtspunkte finden sich in [→ XXV. 3.6.1 Therapeutische Gesichtspunkte].

4. Innere Aufgabenstellung bei Lebererkrankungen

Bei den chronischen Lebererkrankungen stellen sich die Schulung und Entwicklung des Willens als innere Aufgabe. Das im „Kopf" Vorgestellte muss Motivkraft bekommen und zum Handeln führen.

Im Haupt (Nerven-Sinnes-System) entsteht die wachbewusste *Handlungsvorstellung*. Diese ist für sich genommen zwar wesentlich für die Ausrichtung des Handelns, entflammt aber noch nicht die Willenskraft. Durch die mittlere Organisation (Rhythmisches System) des Menschen entsteht die *Motivkraft*, die Sympathie oder auch die „Liebe zur Handlung".[82] Diese kann nun in die schlafbewussten Bereiche des Willens im Stoffwechsel-Gliedmaßen-System eintauchen und zur Willensentfaltung führen. Die bereits im Thyreologie-Kapitel genannten Übungen des *achtgliedrigen Pfades*[83] [→ XVII. 7. Innere Aufgabenstellung] greifen auch diese drei Qualitäten der Willensentfaltung auf. Übungsziele sind ein geregeltes Vorstellungsleben und eine bewusste Bildung von Handlungsvorstellungen. Im Weiteren ist auf die Aktivität im Sinne von Übergeschäftigkeit oder

Trägheit zu achten und damit auf einen Bereich des Willens, der zu der vorgestellten Handlung die gesunde Verwirklichungskraft fügt. Schließlich folgen Übungen, die mit der Fähigkeitsbildung und damit der eigentlichen Willensentfaltung zusammenhängen.

Für eine „Psychohepatologie", die in ähnlicher Weise wesentlich zu sein scheint wie die „Psychokardiologie", sind vier große *Übungen zur Willensentwicklung* entscheidend.

Die erste bezieht sich auf das richtige *Motiv*, das Handlungsziel. Hier kommt es darauf an, sich um realistische, umsetzbare und nicht illusionsbelastete Handlungsvorstellungen zu bemühen und sein Tun diesbezüglich zu prüfen und weiter zu entwickeln. Eine nächste Übung zielt auf die *Verwirklichungskraft* der Handlungsvorstellungen: Die zentrale Übung hierzu gehört zu den „sechs Eigenschaften". Man übt, eine bewusst gewählte, unspektakuläre Handlung, für eine bestimmte Zeit des Tages geplant, dann auch wirklich auszuführen. Die dritte Übung bezieht sich auf die *Entschlusstreue*. Rudolf Steiner beschrieb sie als eine der sieben Bedingungen innerer Entwicklung. Es ist darauf zu achten, dass vorgenommene Taten auch wirklich erfolgen, es sei denn, man erkennt sie als falsch oder fehlerhaft. Treue zum eigenen Entschluss lässt sich diese Übung nennen. Schließlich geht es darum, ein Bewusstsein von den *Konsequenzen des Tuns* zu entwickeln, also von der Bedeutung der Handlungen für den Umkreis, unsere Mitmenschen und die uns umgebende Natur. Wir sind meistens in unseren Motiven und Absichten wach, und übersehen, „verschlafen" oftmals die Konsequenzen und Reaktionen, die das Handeln in unserem Umkreis auslöst. Wie oft bemerkt man nicht, was ein einziges Wort in Patienten, genauso aber auch den anderen Menschen auslöst. Das Bewusstsein der „Weltbedeutung" des Handelns ist eine Erkenntnis, die für das Leben nach dem Tod in der seelischen Welt entscheidend und seit langem als das Kamaloka bekannt ist. In unserem Zusammenhang geht es um einen bewussten Entwicklungsschritt, der in eine wenig beachtete Welt unseres Tuns Licht bringt.

Zu diesen inneren Übungen fügen sich Gespräche zur Biografie, zu den individuellen Zukunftsperspektiven, Lebenszielen und Aufgaben.

Literatur

1 Hahn, E. G., Riemann, J. F. (Hrsg.): Klinische Gastroenterologie. Thieme Verlag Stuttgart 1996.

2 Esefeld, K., Zimmermann, P., Stumvoll, M. et al.: Diabetes, Sport und Bewegung. Diabetologie 2017; 12 (Suppl. 2). S. 212–217.

3 Demling, L. (Hrsg.): Klinische Gastroenterologie. Thieme Verlag Stuttgart 1984.

4 Ebd.

5 Steiner, R.: Heilpädagogischer Kurs (GA 317). Rudolf Steiner Verlag 1995. Vortrag vom 25. Juni 1924.

6 Dancygier, H.: Klinische Hepatologie. Springer Verlag Berlin/Heidelberg 2003.

7 Steiner, R.: Meditative Betrachtungen und Anleitungen zur Vertiefung der Heilkunst (GA 316). Rudolf Steiner Verlag Dornach 2008. Vortrag vom 3. Januar 1924.

8 Steiner, R.: Geisteswissenschaft und Medizin (GA 312). Rudolf Steiner Verlag Dornach 2020. Vortrag vom 29. März 1920.

9 Steiner, R.: Menschenwerden, Weltenseele und Weltengeist – Erster Teil (GA 205). Rudolf Steiner Verlag Dornach 2017. Vortrag vom 2. Juli 1921.

10 Goethe, J. W.: Prometheus. In: Ders.: Werke. Hamburger Ausgabe in 14 Bänden. Band 1. Gedichte und Epen. dtv München 1998.

11 Steiner, R.: Geisteswissenschaftliche Gesichtspunkte zur Therapie (GA 313). Rudolf Steiner Verlag Dornach 2001. Vortrag vom 16. April 1921.

12 Steiner, R.: Eine okkulte Physiologie (GA 128). Rudolf Steiner Verlag Dornach 1991. Vortrag vom 28. März 1911.

13 Schulze, C.: Prüfung der Leberfunktion mit Hilfe der 13C-Atemteste Aminopyrin und Methacetin bei Patienten mit einer kompletten Querschnittlähmung unterschiedlicher Höhenlokalisation. Dissertation Universität Bochum 2002. S. 17ff.

14 Schuppan, D., Jax, C., Hahn, E.: Serummarker der Leberfibrose. Deutsche Medizinische Wochenschrift 1999; 124. S. 1213–1218.

15 Pische, S., Behrendt, P., Bock, C.-T. et al.: Hepatitis E in Deutschland- eine unterschätzte Infektionskrankheit. Deutsches Ärzteblatt International 2014; 111. S. 577–583.

16 Luxemburger, H., Thimme, R., Neumann-Haefelin, C.: Virushepatitis – wann daran denken? Deutsche Medizinische Wochenschrift 2019; 144. S. 520–527.

17 Matthes, H.: Aspekte zur Therapie der Hepatitis C. Der Merkurstab 1999; 52 (Suppl.). S. 25–41.

18 Luxemburger, H., Thimme, R., Neumann-Haefelin, C.: Virushepatitis – wann daran denken? Deutsche Medizinische Wochenschrift 2019; 144. S. 520–527.

19 Hanouneh, I. A., Feldstein, A. E., Lopez, R. et al.: Clinical significance of metabolic syndrome in the setting of chronic hepatitis C virus infection. Clinical Gastroenterology and Hepatology 2008; 6 (5). S. 584–589.

20 Medizinische Sektion der Freien Hochschule für Geisteswissenschaft am Goetheanum (Hrsg): Heilmittelangaben Rudolf Steiners. Blatt: Ferrum. Dornach 2013.

21 Zeuzem, S.: Chronische Hepatitis C. Standardtherapie und verbliebene Herausforderungen. Der Internist 2018; 59. S. 528–535.

22 Ebd.

23 Pelikan, W.: Das Leber-Konstitutionsmittel Hepatodoron. Weleda Korrespondenzblätter für Ärzte 1954; 20. S. 9–16.

24 Schneider, W.: Hepatodoron. Weleda Korrespondenzblätter für Ärzte 1990; 127. S. 69–76.

25 Ebd.

26 Matthes, H.: Aspekte zur Therapie der Hepatitis C. Der Merkurstab 1999; 52 (Supplement). S. 25–41.

27 Scheer, R.: Viscum album. Die Bedeutung der Mistel in der Therapie der chronischen Hepatitis C. Der Merkurstab 1999; 52 (Suppl.). S. 54–56.

28 Matthes, H.: Alternative Therapiestrategien chronischer Hepatitiden. Suchttherapie 2002; 3 (Suppl. 1). S. 78–82.

29 Ebd.

30 Schad, F., Matthes, B., Matthes, H. et al.: Viscum album L and Solanum lycopersicum inhibit fibrosis in chronic hepatitis C (HCV). A pilot study. Gastroenterology 2004; 127. S. 1154.
31 Matthes, B.: Solanum lycopersicum als Heilpflanze. Der Merkurstab 1999; 52 (Suppl.). S. 57–67.
32 Matthes, B., Mühlenfeld, K., Langner, A. et al.: Untersuchungen zur Toxikologie von Solanum lycopersicum. Zeitschrift für Gastroenterologie 1999; 37. S. 898.
33 Eslam, M., Aparcero, R., Kawaguchi, T. et al.: Meta-analysis: insulin resistance and sustained virological response in hepatitis C. Alimentary Pharmacology and Therapeutics 2011; 34 (3). S. 297–305.
34 Diesen Hinweis verdankt der Autor W. Rissmann.
35 Pelikan, W.: Heilpflanzenkunde I. Verlag am Goeteanum Dornach 1980.
36 Weiß, R. F.: Lehrbuch der Phytotherapie. Hippokrates Verlag Stuttgart 1980.
37 Steiner, R.: Geisteswissenschaftliche Grundlagen zum Gedeihen der Landwirtschaft (GA 327). Rudolf Steiner Verlag Dornach 1999. Vortrag vom 13. Juni 1924.
38 Kusserow, M.: Äußere Anwendungen in der anthroposophisch erweiterten Medizin. Weleda Korrespondenzblätter für Ärzte 1992; 133. S. 122–153.
39 Greten, T., Manns, M.: Das hepatozelluläre Karzinom. Deutsche Medizinische Wochenschrift 2008; 133. S. 1907–1910.
40 Hemminki, K., Li, X., Sundquist, J. et al.: Risk of cancer following hospitalization for type 2 diabetes. The Oncologist 2010; 15 (6) S. 548–555.
41 Böcker, W., Denk, H., Heitz, P. U.: Pathologie. Elsevier Verlag München 2004.
42 Mabed, M., El-Helw, L., Shamaa, S.: Phase II study of viscum fraxini-2 in patients with advanced hepatocellular carcinoma. British Journal of Cancer 2004; 90 (1). S. 65–69.
43 Ebrahim, M. A., El-Hadaad, H. A., Alemam, O. A. et al.: Efficacy and safty of viscum fraxini-2 in advanced hepatocellular carcinoma: a phase II study. Chinese-German Journal of Clinical Oncology 9 (8). S. 452–458.
44 Matthes, H., Schad, F., Schenk, G.: Viscum album in the therapy of primary inoperable hepatocellular carcinoma (HCC). Gastroenterology 2004; 127. S. 101.
45 Llovet, J. M., Ricci, S., Mazzaferro, V. et al.: SHARP Investigators Study Group Sorafenib in advanced hepatocellular carcinoma. New England Journal of Medicine 2008; 359. S. 378–390.
46 Sauerbruch, T., Gonzales-Carmona, A. M., Nitschmann, S.: Sorafenib bei fortgeschrittenem hepatozellulären Karzinom. Der Internist 2009; 50. S. 1290–1292.
47 Stremmel, W., Blechacz, B., Herrmann, T. et. al.: Die Therapie der alkoholischen und nichtakoholischen Steatosis hepatis. Der Internist 2001; 42. S. 1641–1650.
48 Steiner, R.: Rhythmen im Kosmos und im Menschenwesen. Wie kommt man zum Schauen der geistigen Welt? (GA 350). Rudolf Steiner Verlag Dornach 1991. Vortrag vom 28. Juli 1923.
49 Newton, J. L., Pairman, J., Wilton, K. et al.: Fatigue and autonomic dysfunction in non-alcoholic fatty liver disease. Clinical Autonomic Research 2009; 19 (6). S. 319–326.
50 Kennedy-Martin, T., Bae, J. P., Paczkowski, R. et al.: Health-related quality of life burden of nonalcoholic steatohepatitis: a robust pragmatic literature review. Journal of Patient-Reported Outcomes 2018; 2. S. 28.
51 Bano, A., Chaker, L., Plompen, E. P. et al.: Thyroid Function and the Risk of Nonalcoholic Fatty Liver Disease: The Rotterdam Study. Journal of Clinical Endocrinology and Metabolism 2016; 101 (8). S. 3204–3211.
52 Zitiert nach: Mayer, J., Tradowsky, P.: Kaspar Hauser. Das Kind von Europa. Verlag Urachhaus Stuttgart 1984. S. 256.
53 Dancygier, H.: Klinische Hepatologie. Springer Verlag Berlin/Heidelberg 2003.
54 Stadlmayr, A., Aigner, E., Steger, B. et al.: Nonalcoholic fatty liver disease: an independent risk factor for colorectal neoplasia. Journal of Internal Medicine 2011; 270 (1). S. 41–49.
55 Angulo, P., Lindor, K. D.: Treatment of non-alcoholic fatty liver. Present and emerging therapies. Seminars in Liver Disease 2001; 21. S. 81–88.
56 Andersen, T., Gluud, C., Franzmann, M. B. et al.: Hepatic effects of dietary weight loss in morbidly obese patients. Journal of Hepatology 1991; 12. S. 224–229.
57 Demling, L.: Klinische Gastroenterologie. Band II. Thieme Verlag Stuttgart 1984.
58 Steiner, R.: Anthroposophische Menschenerkenntnis und Medizin (GA 319). Rudolf Steiner Verlag Dornach 1994.

59 Schuppan, D., Jax, C., Hahn, E.: Serummarker der Leberfibrose. Deutsche Medizinische Wochenschrift 1999; 124. S. 1213–1218.
60 Dancygier, H.: Klinische Hepatologie. Springer Verlag Berlin/Heidelberg 2003.
61 Ebd.
62 Ebd.
63 Higashi, T., Friedman, S. L., Hoshida, Y.: Hepatic stellate cells as key target in liver fibrosis. Advanced Drug Delivery Reviews 2017; 121. S. 27–42.
64 Eder, M., Gedigk, P. (Hrsg.): Lehrbuch der Allgemeinen Pathologie und der pathologischen Anatomie. Springer Verlag Berlin/Heidelberg 1986.
65 Ebd.
66 Girke, M.: Die Idee der Dreigliederung in immunologischen und entzündlichen Reaktionen. Beiträge zu einer Erweiterung der Heilkunst 1986; 39 (1). S. 1–8.
67 Demling, L.: Klinische Gastroenterologie. Band II. Thieme Verlag Stuttgart 1984.
68 Ebd.
69 Ebd.
70 Steiner, R.: Physiologisch-Therapeutisches auf der Grundlage der Geisteswissenschaft (GA 314). Rudolf Steiner Verlag Dornach 2011. Ansprache vom 21. April 1924.
71 Herzer, K., Post, F., Canbay, A., Gerken, G.: Pulmonale Affektion bei fortgeschrittener Lebererkrankung – hepatopulmonales Syndrom und portopulmonale Hypertonie. Medizinische Klinik 2010; 105. S. 916–923.
72 Niederau, C.: Hereditäre Hämochromatose. Der Internist 2003; 44. S. 191–207.
73 von Figura, G., Kulaksiz, H.: Diagnostik und Therapie der hereditären Hämochromatose. Deutsche Medizinische Wochenschrift 2009; 134. S. 2565–2572.
74 Ebd.
75 Pelikan, W.: Sieben Metalle. Verlag am Goetheanum Dornach 1968.
76 Diesen Hinweis verdankt der Autor B. Oelmüller.
77 Diesen Hinweis verdankt der Autor B. Hitsch.
78 GAÄD (Hrsg.): Vademecum Anthroposophische Arzneimittel 2017. Der Merkurstab 2017; 70 (Suppl.). S. 310.
79 Abenavoli, L., Capasso, R., Milic, N. et al.: Milk thistle in liver diseases: past, present, future. Phytotherapy Research 2010; 24 (10). S. 1423–1432.
80 GAÄD (Hrsg.): Vademecum Anthroposophische Arzneimittel 2017. Der Merkurstab 2017; 70 (Suppl.). S. 478 f.
81 Strassburg, C. P.: Autoimmune Hepatitis. Falk Gastro-Kolleg Update 2019. Universität Bonn.
82 Steiner, R.: Philosophie der Freiheit. Grundzüge einer modernen Weltanschauung (GA 4). Rudolf Steiner Verlag Dornach 1995. Kapitel: Die Idee der Freiheit.
83 Steiner, R.: Wie erlangt man Erkenntnisse der höheren Welten? (GA 10). Rudolf Steiner Verlag Dornach 1993. Kapitel: Über einige Wirkungen der Geheimschulung.

KAPITEL XXV

Gallenwegserkrankungen

1. Leitgedanken

Die Erkrankungen der Gallenwege werden vielfach unter einem mechanistischen Gesichtspunkt verstanden und darauf basierenden interventionellen Verfahren zugeführt. Eine Gangobstruktion durch Konkremente ist rein physisch erklärbar, sodass eine weitergehende Frage nach den Zusammenhängen mit dem lebendigen, seelischen und geistigen Wesen des Menschen oft verstummt.

Dennoch rufen Formulierungen wie das „cholerische" Temperament oder „Es läuft einem die Galle über" gerade diese Bezüge ins Bewusstsein. Auch ordnet sich das Gallensteinleiden oftmals in einen größeren Kontext (z. B. metabolisches Syndrom), der eine konstitutionelle Therapie erfordert. Ein geisteswissenschaftliches Verständnis der Gallenorganisation muss sich deshalb in Diagnostik und Therapie der Wirksamkeit der Wesensglieder zuwenden.

2. Die Gallenblasenorganisation

Grundlage für das Krankheitsverständnis und die Therapie ist das unterschiedliche Wirken der Wesensglieder in der Gallenorganisation.

2.1 Wirksamkeit der Wesensglieder

Die *physische Organisation* der Galle bildet, umschließt und bewegt die Gallenflüssigkeit. Diese neigt am meisten von allen Körperflüssigkeiten zur *Verfestigung* und zur *Steinbildung.* Verschiedene Ursachen lassen sie eindicken und sowohl in die Sludge- als auch Konkrementbildung führen. Insofern neigt die Galle zum mineralischen Verfestigen und offenbart ihre Beziehungen zum Physischen. Die *ätherische Organisation* findet sich vorwiegend in der „Blasengalle", die Konzentrationsprozessen unterliegt: Als zumeist goldgelbe „Lebergalle"[1] entstammt sie einem Organ, das über intensiv-aufbauende Lebenskräfte verfügt. Dieser lebendigen „Heimat" entfremdet sich die Galle zunehmend und strebt einem „Todesprozess" entgegen. Durch starke Konzentrationsprozesse (fünf- bis zehnfach gegenüber der Lebergalle)[2] „dunkelt" sie sich zur braungelben Farbe. Damit zeigen sich im Zusammenhang mit der Lebergallenbildung die Bezüge zum ätherischen Leib. Die *astralische Organisation* ist in verschiedenen Phänomenen zu entdecken. Die Leber „atmet" das aus dem Intestinaltrakt kommende Pfortaderblut ein, die zum Leblos-Mineralischen tendierende Galle in umgekehrter Richtung aus

[→ XXIV. 2.3 Die Leber und die seelische Wesenheit des Menschen]. In dieser Atmungstätigkeit im Flüssigen wirkt die astralische Organisation. Die Galle steht dabei mit dem Cholesterin als einer zum Nervensystem und damit zur astralischen Organisation gehörenden Substanz [→ XIII. 3.2 Arteriosklerose und Lipidstoffwechsel] in besonderer Verbindung.

Die *astralische Organisation* ergreift dynamisch die *„salinische“ Qualität* des *Cholesterins*: Aus diesem entstehen die Gallensäuren *Chol-* und *Chenodesoxycholsäure*, die als Konjugate mit *Glycin* bzw. dem *schwefelhaltigen, „sulfurischen“ Taurin* vorliegen.[3]

Die Ausscheidung von Gallensäuren mit den Fäzes ist die einzige Eliminationsmöglichkeit für Cholesterin und seine Derivate. C-14-markiertes Cholesterin wird zu 88 % zu Gallensäure metabolisiert.[4] Die Gallensäuren setzen die Oberflächenspannung des Wassers herab und emulgieren dadurch wasserunlösliche Nahrungsbestandteile wie z. B. die Lipide. Dies macht sie dem Wirken der Verdauungsenzyme zugänglich.

Damit ermöglichen die Gallensäuren, die bereits im (meist unfreiwilligen) Schmecken durch ihre Bitternis und Säurequalität die Verbindungen zum *Astralischen* offenbaren, dessen Stoffwechselaktivität in den abbauenden intestinalen Verdauungsprozessen. Aus der dem Nerven-Sinnes-System zugehörigen salinischen Spur des astralischen Leibes entsteht sein sulfurisches Wirken. Das dem Nerven-Sinnes-System verwandte Cholesterin tritt in der Gallenflüssigkeit weitgehend zurück und kommt nur noch in Spuren vor (0,26 % der Gesamtgalle).[5] Die Gallensäuren wirken dabei als Emulgator.

Lösen sich nun die oberen Wesensglieder aus der Gallenorganisation, so kommt es zur Bildung *cholesterolhaltiger Gallensteine* (ca. 80 % der Steine sind cholesterinreich und ca. 50 % reine Cholesterinsteine). Damit erscheint ein erster Zusammenhang der Gallenwegserkrankungen mit den höheren Wesensgliedern.

Nerven-Sinnes-System	**Cholesterin**
Rhythmisches System	**enterohepatischer Kreislauf**
Stoffwechsel-Gliedmaßen-System	**Gallensäuren** Cholsäure, Chenodesoxycholsäure, Taurocholsäure, Glycocholsäure u. a.

Funktionelle Dreigliederung der Gallenflüssigkeit: Die an den intestinalen Stoffwechselprozessen beteiligten Gallensäuren entstehen aus dem Cholesterin und unterliegen einem enterohepatischen Kreislauf

Gallensäuren zirkulieren *rhythmisch geordnet* im *enterohepatischen Kreislauf.*

Im Atmungsprozess der Leber werden die Säuren über die Gallenwege ausgeschieden und nach ihrer Rückresorption wieder der Leber zugeführt. Unkonjugierte und glycinkonjugierte dihydroxylierte Gallensäuren lassen sich im undissoziierten Zustand schon im oberen Dünndarm durch passive Diffusion resorbieren. Das terminale Ileum nimmt die Hauptmenge der konjugierten Gallensäuren durch aktiven Transport auf. Im Pfortaderblut ist demzufolge die Gallensäurenkonzentration ca. fünfmal höher als in der Peripherie.[6] Die ausgesprochen effektive Aufnahme der Gallensäuren durch die Leber eliminiert bei einmaliger Passage mehr als 80 % der Säuren aus dem Portalblut. Der Gallensäurenpool zirkuliert während der Verdauung einer Mahlzeit zwei- bis dreimal innerhalb dieses Kreislaufs.

In der Bewegungsaktivität der *Gallenblase* wirkt die astralische *Organisation.*

Bereits früh nach der Sekretion in das differenzierte Gangsystem der Leber ergreift die zunächst schwach entwickelte *Bewegungsorganisation* die Galle. Es entstehen Peristaltik-ähnliche Kontraktionen, welche perikanalikulär angeordnete Bündel von Mikrofilamenten hervorrufen. Dieses zarte Bewegungsvermögen steigert sich nun zur Muskulatur der Gallenblase, die in beeindruckender Aktivität das ruhige Strömen der von der Leber „ausgeatmeten" Flüssigkeit impulsiert und „gestaltet".

Die *Funktionen* der Gallenblasenorganisation werden durch ihre parasympathische Innervation, überwiegend jedoch durch humorale Faktoren wie die Peptidhormone, Cholecystokinin und Motilin, moduliert und gestaltet. Die neurohumorale Modulation ist Ausdruck des astralischen Wirkens. Ihm liegt ein dumpfes, unter der Schwelle des Bewusstseins befindliches „Wahrnehmen" im Verdauungstrakt zugrunde.

Schließlich steht die Gallenorganisation in einer besonderen Beziehung zur *Ich-Organisation.* Der Farbstoff *Bilirubin* ist zu einem großen Teil Abbauprodukt des eisenhaltigen Hämoglobins. Dieses führt das geistige Wesen in seine wärmegetragene und willensverwandte Aktivität im Organismus. Das Bilirubin ist ihm gegenüber nur noch die *tote Substanzspur* des Instrumentes der Ich-Organisation: der Blutfarbstoff ist zum Gallenfarbstoff metabolisiert. Jeder Todesprozess befreit ein Geistiges. Die Ich-Organisation wirkt durch den astralischen Leib auf die Gallenfunktion: „Sie (die Galle) ist nicht mit dem Ich verknüpft, aber das Ich wirkt auf den Astralleib, und aus dem Astralleibe wirken die Kräfte auf die Galle."[7]

Die *Galle* ermöglicht „die Verbindung von dem Ich mit dem dichtesten Materiellen, das dem Menschen eingelagert ist, dem Nahrungsstrom".[8]

Das *Eisen* wirkt weniger stofflich, sondern prozessual in der Gallenorganisation und führt die oberen Wesensglieder in den Stoffwechsel. Insofern ist das Eisen therapeutisch wichtig, wenn es sich darum handelt, die Aktivität der Ich-Organisation und des astralischen Leibes in der Gallenregion zu verstärken. Hierzu passend sind der Eisenmangel und damit die eingeschränkte dynamische Wesensgliederwirksamkeit mit der Supersaturation der Gallenflüssigkeit und Cholesterolsteinbildung verbunden („the low serum iron level in one or the other way was leading to bile super saturation with respect to cholesterol, which leads to gallstone formation").[9]

Die *Bewegungsfunktionen* der *Gallenblase* dynamisieren den *Atmungsprozess* der *Leber.*

Das ruhige Strömen der Lebergalle empfängt *Konzentrations- und Stauungsprozesse* sowie eine kraftvolle *Dynamisierung.* Die Stauungsqualitäten entstehen durch den Druckaufbau der Galle, an dem auch die Sphinkter-Oddi-Muskulatur beteiligt ist. Sphinkter-Oddi-Dysfunktionen können zu pathologischen Druckanstiegen führen und mit Oberbauchbeschwerden einhergehen. Die angedeutete Bildung eines Klappenapparates im Übergang zum Ductus cysticus (Heistersche Klappe) ist auch im Zusammenhang der Druckqualität zu sehen. Damit erscheint eine Modulation im Bereich des Flüssigkeitsstroms, die der des Luftstroms durch den Kehlkopf entspricht.

Die *Gallenblasenorganisation* und der *Kehlkopf* sind *typologisch verwandt.*

Ihnen liegt ein gemeinsames geistiges Prinzip zugrunde, das in seiner Qualität dem Eisenprozess entspricht.[10]

Die dynamische Aktivität der Wesensglieder in der Gallenorganisation gleicht derjenigen in den quergestreiften Muskeln. Ähnlich wie diese während des Schlafens von den oberen Wesensgliedern verlassen werden und der Muskeltonus sinkt, ziehen sich die oberen Wesensgliedern während des Schlafens aus der Gallenorganisation zurück. Unter diesem Aspekt erscheint die *Leber* als die *Nachtseite* des Stoffwechselwirkens, aus dem sich die *Gallenorganisation* als *Tagesqualität* entwickelt [→ XXIV. 2.5 Die Leber als Sinnesorgan]. Das mythologische Bild des Adlers, der tagsüber an der Leber des an den Felsen geschmiedeten Prometheus nagt, die ihrerseits in jeder Nacht regenerierenden Prozessen unterliegt, drückt diesen Sachverhalt aus.

3. Erkrankungen der Gallenorganisation und ihre Therapien

Bei vielen Erkrankungen der *Gallenorganisation* muss man die *oberen Wesensglieder* wieder in eine physiologische Wirksamkeit im Bereich der Gallenorganisation führen.

Das wesentliche metallische Arzneimittel für die Gallenerkrankungen ist das *Eisen.* Seinem dynamischen Wirken folgt die Ich-Organisation in das Stoffwechsel-Gliedmaßen-System:

- *Chelidonium Ferro cultum Rh D3* (Weleda) Dil. bis 20-20-20 gtt.

Unter dem Gesichtspunkt der Korrespondenzen der Hauptmetalle zum Menschen steht das Eisen mit der Gallenorganisation in Beziehung. In seinen unterschiedlichen Verbindungen spricht es den dreigliedrigen Organismus des Menschen differenziert an [→ Abb.].

Nerven-Sinnes-System	Silicium	Chrysolith
Rhythmisches System (Atmung)	Sauerstoff Kohlendioxid	Ferrum ustum Siderit
Stoffwechsel-Gliedmaßen-System	Phosphor Schwefel	Vivianit Pyrit

Eisenverbindungen in ihrer Beziehung zur Dreigliederung des menschlichen Organismus

Hieraus ergeben sich die unterschiedlichen Indikationen des Eisens im dreigliedrigen Menschen.

Exkurs

Die nachstehende Tabelle gibt eine Übersicht über die Eisentherapie bei ausgewählten Indikationen vor dem Hintergrund der Dreigliederung:

Dreigliederung	Eisenverbindungen und -zubereitungen	Anwendungsbeispiele
Nerven-Sinnes-System	Chrysolith	(degenerative) Augenerkrankungen
	Ferrum/Quarz	Migräne [→ XXI. 4.4 Migräne]
	Skorodit	Müdigkeit, Erschöpfung des neurasthenischen Patienten [→ XVIII. 4.7 Das Cancer-related Fatigue-Syndrom]
	Levico	auch nach Infekten mit verzögerter Rekonvaleszenz [→ IX. 5.5 Pneumonie]
	Ferrum sidereum	depressives Syndrom, Mutlosigkeit [→ XVIII. 4.9 Depression, XVIII. 3.6 Perioperative Therapie und Narkosebehandlung]
	Pallasit	Angst (Einreibung der Unterschenkel) [→ XVIII. 4.10.4 Lebermetastasierung]
Rhythmisches System	Nontronit	Lungenerkrankungen [→ IX. 5.6.1 Emphysem]
	Ferrum hydroxydatum	Eisenmangel, Hypotonie, Herzinsuffizienz [→ XII. 3. Therapie der arteriellen Hypotonie, X. 4.2.4 Therapeutische Gesichtspunkte]
	Skorodit	Hypotonie [→ XII. 3. Therapie der arteriellen Hypotonie]
	Ferrum phosphoricum	Entzündungsprozesse der oberen Atemwege [→ IX. 5.4 Akute Bronchitis]
	Pyrit	Entzündungsprozesse, Tracheitis, Laryngitis [→ IX. 5.2 Laryngitis]

Dreigliederung	Eisenverbindungen und -zubereitungen	Anwendungsbeispiele
Stoffwechsel-Gliedmaßen-System	Chelidonium Ferro cultum	Gallenerkrankungen
	Ferrum chloratum	chronisch-atrophische Gastritis [→ XXIII. 4.2.3 Therapeutische Gesichtspunkte zur chronischen Typ-A-Gastritis]
	Pancreas/ Meteoreisen	Pankreaserkrankungen [→ XXVI. 3.2 Therapeutische Gesichtspunkte], Reizdarmsyndrom (schwaches Eingreifen der oberen Wesensglieder)
	Skorodit	periphere (schlaffe) Paresen [→ XV. 6.2.4 Therapiekonzepte für die Critical-Illness-Polyneuropathie]

Differenzialindikationen der Ferrumtherapie vor dem Hintergrund der Dreigliederung

Ein weiteres wichtiges Therapeutikum für die Gallenwegserkrankungen stellen die *Bitterstoffe* dar, die das Ätherische geneigt machen, das Astralische aufzunehmen. In unserem Zusammenhang sind drei bitterstoffhaltige Pflanzen besonders wichtig: *Taraxacum officinale, Cichorium intybus* und das bitter-scharf schmeckende *Chelidonium majus.*

In gewissem Sinne bilden dabei *Taraxacum* und das zu den Mohngewächsen gehörende *Chelidonium* eine Polarität.

Der *Löwenzahn* entwickelt eine mächtige Blattrosette, die nicht nur große Blattflächen, sondern auch eine scharf eingeschnittene Spreite hat. Damit ergreifen astralische Formkräfte die starken ätherischen Lebensprozesse dieser von einem weißlichen Saft durchzogenen Pflanze. Auch die Blüte zeigt in ihrer charakteristischen Metamorphose dieses Wechselspiel: Aus einem von vielen Einzelblüten zusammengesetzten, „vegetativ" betonten Blütenstand entwickelt sich die sternförmige und sphärische Gestaltung der Fruchtkugel mit ihrer Beziehung zur Luft („Pusteblume"). Auch hier kommen anschaulich ätherische Lebensprozesse und die mit dem Luftelement verbundenen astralischen Gestaltungskräfte zusammen.

Der *Löwenzahn* trägt die astralische Wirksamkeit in die aufbauenden Lebensprozesse und verstärkt ihre anabole Nachtwirksamkeit, welche die gestaltenden Urbilder an den Leib heranträgt. Durch diese aufbauende Qualität hat der Löwenzahn eine Beziehung zur Leber und wird – insbesondere in Verbindung mit dem Stannum, das Form und Formbarkeit vereint – zu einem regenerierenden Arzneimittel für Lebererkrankungen. Seine enorme Vitalität befähigt Taraxacum des Weiteren, eine zum Mineralisch-Toten neigende Gallenflüssigkeit zu beleben:

- *Taraxacum D3* (DHU) Dil. — 20-20-20 gtt
- *Taraxacum e planta tota D3* (Wala) Glb. velati — 10-10-10

- *Taraxacum Stanno cultum Rh D3* (Weleda) Dil. 20-20-20 gtt.

Demgegenüber zeigt das Schöllkraut, Chelidonium eine ganz andere Signatur. Ein gelber, ausgesprochen bitter-scharf schmeckender und leicht alkaloidhaltiger Saft durchzieht diese Pflanze. Blütenqualitäten dringen bis in den kräftig entwickelten Flüssigkeitsorganismus ein. Die astralische Aktivität greift nun nicht aufbauend in das Ätherische wie beim Löwenzahn ein, sondern mit abbauender Dynamik in die Lebensprozesse. Die Bitterstoffe – als Arzneimittel angewandt regen sie Motilität und Sekretionsprozesse an – weisen ebenfalls auf diese astralische Dynamik im Flüssigen. Unerwünschte und zum Teil ernste (Lebertoxizität) Nebenwirkungen sind für Chelidonium dokumentiert, allerdings in der hier angeführten Dosierung unwahrscheinlich.

Beim *Schöllkraut* handelt es sich nicht um die aufbauende Nacht-, sondern die abbauende und bewegungsaktive Tageswirksamkeit der astralischen Organisation.

Es findet bei einem krampfartigen Wirken des astralischen Leibes mit Schmerzen im rechten Oberbauch seine Anwendung. Chelidonium führt somit die oberen Wesensglieder in eine dynamische Aktivität in der Gallenorganisation und im Verdauungstrakt:

- *Chelidonium D3* (Weleda) Dil. 20-20-20 gtt
- *Chelidonium Ferro cultum Rh D3* (Weleda) Dil. 20-20-20 gtt
- *Chelidonium Kapseln* (Wala) bis mehrmals täglich
- *Chelidonium / Curcuma comp.* (Weleda Schweiz) Tabl. bis mehrmals täglich
- *Choleodoron* (Weleda) Dil. 15-15-15

Während bei Taraxacum die belebende Qualität im Vordergrund steht, so ist bei Chelidonium die mit dem Astralischen verbundene Bewegungsförderung wesentlich. Chelidonium gehört zu den Mohngewächsen und steht dem Schlafmohn polar gegenüber, der die astralische Organisation nicht bewegungs- und stoffwechselaktiv in das Stoffwechsel-Gliedmaßen-System führt, sondern aus ihrer Verbindung mit dem Organismus löst (typische Opiat-Obstipation).

Die *Wegwarte* ist eine weitere bedeutende Heilpflanze für die Erkrankungen der Gallenorganisation. Sie verwurzelt sich tief im Boden und entwickelt im ersten Jahr eine kräftige Blattrosette. Im folgenden Jahr bildet sich eine sparrige, verästelte, feste und widerstandsfähige Stängelgestalt aus, die in der oftmals überwältigenden Wärme und Lichtfülle ihrer Standorte wie verdorrt und leblos wirkt. In den Morgenstunden überrascht eine Vielzahl blauer Blüten, die nun die ganze Pflanze weithin sichtbar machen.

Man begegnet einem schier unerschöpflichen *sulfurischen Prinzip*, das sich in dieser mächtigen Blütenkraft zeigt und etwa von Juli bis September entfaltet. Es ergreift die Pflanze nach innen in den Bitterstoffen, die neben der Kieselsäure und den alkalischen Salzen ihre substanzielle Dreigliederung ausmachen. Diesen Prozess beschrieb Rudolf

Steiner ausführlich.[11] Die Pflanze entwickelt in ihrer Blütenkraft ein licht- und wärmenahes sulfurisches Prinzip, das sich mit der in die Verhärtung und Verfestigung strebenden übrigen Pflanzenorganisation auseinandersetzt. In dieser Geste ergibt sich geradezu ein Urbild für die Gallenorganisation, in der sulfurische, dynamisch wirkende Prozesse in die zur Steinbildung neigende Galle eingreifen. Dies macht verständlich, dass Rudolf Steiner diese Heilpflanze mit der Galle in Zusammenhang brachte und auch ihre Beziehung zur Ich-Organisation betonte.[12]

- *Cichorium Rh D3* (Weleda) Dil. 20-20-20 gtt
- *Cichorium Stanno cultum Rh D3* (Weleda) Dil. 20-20-20 gtt
- *Cichorium e planta tota 5 %* (Wala) Glb. velati 10-10-10

Ein wichtiges Arzneimittel bei funktionellen Oberbauchbeschwerden, das zusätzlich die Pankreasfunktion unterstützt und damit die beiden in vieler Hinsicht polaren Funktionen der Stoffwechselorganisation anspricht [→ XXVI. 3.2 Therapeutische Gesichtspunkte], ist

- *Cichorium/Pancreas comp.* (Wala) Amp. s.c. bis 1 x täglich.

Damit schließt sich an den ätherisch dominierten Löwenzahn und das über die Alkaloidbildung mit dem Astralischen verbundene Chelidonium die Cichorie mit ihrem Bezug zu der im Bereich der Gallenorganisation wirksamen Ich-Organisation.

Curcuma longa, die *Gelbwurz* wirkt in ähnlicher Weise.

Bei ihr senkt sich das Blütenhafte bis in die Wurzelorganisation hinein. Aus dem Wurzelstock entspringen die Laubblätter. Aus ihrer Mitte treibt die Blütenähre empor. Wilhelm Pelikan (1893–1981) beschrieb, dass es diese Heilpflanze nicht zur Fruchtbildung bringt, sondern diese Kräfte in den Wurzelstock (Rhizom) strömen und ihn mit Stärkemehl anschwellen lassen sowie mit einem feurigen Aroma durchwürzen. Das Rhizom enthält neben einem ätherischen Öl einen lipophilen gelben Farbstoff. Er ist Bestandteil des Currygewürzes. In den zur Verhärtung und Verfestigung neigenden Bereich des Rhizoms presst sich eindrucksvoll das sulfurische Blütenprinzip.

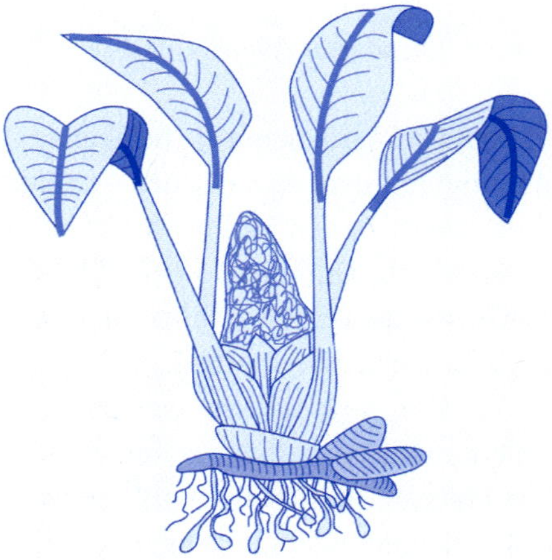

Curcuma longa: Das Blütenprinzip drängt sich in die Rhizom- bzw. Wurzelorganisation[42]

In dem Basismittel für die Gallenwegserkrankungen (Choleodoron), das auf Anregungen Rudolf Steiners zurückgeht, ist neben Chelidonium ein Extrakt aus dem Curcumarhizom enthalten. Dabei steht das zu den Mohngewächsen gehörende Chelidonium mit der astralischen Organisation in Beziehung: Als Schlafmohn vermindern die Mohngewächse das Bewusstsein, wirken also auf das Nerven-Sinnes-System, als Chelidonium dynamisieren sie die Bewegungs- und Stoffwechselfunktionen. Demgegenüber fördert Curcuma mit seinem feurigen Aroma die Aktivität der Ich-Organisation im Stoffwechselsystem. Unter den dargestellten Gesichtspunkten tragen diese Heilpflanzen also dazu bei, die astralische und die Ich-Organisation mit der Gallenfunktion zu verbinden. In ihrer placebokontrollierten Doppelblind-Studie über die Wirkung von Schöllkraut- und Curcumawurzelstock-Extrakten zeigten bereits vor vielen Jahren Niederau und Göpfert einen Rückgang der Häufigkeit krampfartiger und dumpfer Oberbauchbeschwerden bei Patienten mit „funktioneller Störung des ableitenden Gallesystems".[13]

- *Choleodoron* (Weleda) Dil. 20-20-20 gtt

Ein weiteres Arzneimittel, das einige der erwähnten Heilpflanzen enthält, ist

- *Chelidonium Kapseln* (Wala) bis 1-1-1.

Es verstärkt die dynamische Wirksamkeit der oberen Wesensglieder in der Gallenorganisation.

3.1 Konjugationsstörungen: Morbus Meulengracht

Der Morbus Meulengracht oder auch Ikterus juvenilis intermittens wird häufig zufällig an einem erhöhten *indirekten Bilirubin* entdeckt. Es handelt sich um eine Konjugationsstörung, die sich zu weiteren Erkrankungen dieses Formenkreises wie dem Rotor- oder auch Crigler-Najjar-Syndrom stellt. Es liegt eine Störung im *Abbauprozess* vor, der vom Hämoglobin bis zum ausscheidungspflichtigen Bilirubin führt. In das mit der Willensaktivität des Ich verbundene Blut staut sich nun das Abbauprodukt des roten Blutfarbstoffs zurück.

Einige Patienten mit dieser Stoffwechselstörung zeigen *seelische Beschwerden*, die mit diesen „Rückstauprozessen" einhergehen. So beklagen sie häufiger Müdigkeit und eine eingeschränkte Leistungsfähigkeit. Dabei sollen sich diese Beschwerden erst ab der Pubertät und den mit ihr verbundenen Veränderungen der astralischen Organisation manifestieren. Darüber hinaus berichten die Erkrankten oftmals von einer eingeschränkten Entschlussbildung, was auf die Bedeutung der Leberorganisation für die Willensentfaltung hinweist [→ XXIV. 2.4 Der Zusammenhang der Leber mit der Individualität des Menschen].

3.1.1 Therapeutische Gesichtspunkte

Die meisten Patienten mit Morbus Meulengracht sind asymptomatisch. Allerdings treten auch *unspezifische abdominelle Beschwerden* sowie *seelische Erschöpfung* bzw. *Müdigkeit* auf. Therapeutisch liegen positive Erfahrungen mit

- *Chelidonium Ferro cultum D2, D3* (Weleda) Dil. 20-0-0 gtt

vor.[14] Darüber hinaus sind oftmals

- *Oxaliswickel* Durchführung siehe Anhang
- *Oxalis 30%* (Weleda) Salbe 0-0-1 auf den Oberbauch
- *Oxalis, Folium 10%* (Weleda) Salbe 0-0-1 auf den Oberbauch
- *Oxalis e planta tota W 10%, Oleum* (Wala) 0-0-1 auf den Oberbauch

hilfreich. Gelegentlich bestehen Schwierigkeiten, in die Willensaktivität zu kommen. Neben der medikamentösen Therapie ist deshalb eine Beschäftigung mit der Biografie und den eigenen Zielsetzungen sinnvoll. Gelegentlich bedarf es einer psychotherapeutischen Behandlung.

3.2 Dyskinesien der Gallenorganisation

Dyskinesien der Gallenblase entgehen oftmals der klinischen Diagnose, da sie mit Ausnahme der unterschiedlichen Beschwerden im rechten Oberbauch nicht zu weiteren, unkompliziert fassbaren Befunden führen. Der *astralische Leib* löst sich zu stark aus der Gallenorganisation und lässt eine atone, schlaffe Gallenblase zurück. Zieht er sich demgegenüber nicht nur aus seiner bewegenden Funktion zurück, sondern orientiert er sich zum Nerven-Sinnes-System, so entstehen *Verhärtungsprozesse* und *Überformungen* im Bewegungsverhalten der Gallenorganisation, von Oberbauchbeschwerden als Ausdruck des „erwachenden" astralischen Leibes begleitet. In diesen Zusammenhang gehören auch die Sphinkter-Oddi-Dysfunktionen.

Kommt es schließlich zu einer zu starken und nicht mehr in den Gesamtzusammenhang der Verdauungsfunktion durch die Ich-Organisation integrierten Eigenaktivität des astralischen Leibes, so entsteht ein „hyperkinetisches" Bewegungsmuster. Dabei handelt es sich um eine Exzitation des astralischen Leibes, welche die Ich-Organisation nicht ausreichend lenkt.

3.2.1 Therapeutische Gesichtspunkte

Dyskinesien gehen mit unterschiedlichen Beschwerden im rechten Oberbauch einher, die im Falle der zu geringen Wesensgliederaktivität („atone Gallenblase") zu einer Therapie mit

- *Chelidonium D3* (Weleda) Dil. 20-20-20 gtt

- *Chelidonium Ferro cultum Rh D3* (Weleda) Dil. 20-20-20 gtt
- *Chelidonium Kapseln* (Wala) bis mehrmals täglich
- *Choleodoron* (Weleda) Dil. 20-20-20 gtt

führen. Bei ***krampfartigen Beschwerden***, die auf die zu starke Wirksamkeit der astralischen Organisation weisen, bestehen positive Erfahrungen[15] mit:

- *Colocynthis e fructibus D4, D6* (Wala) Amp. s.c. bis 1-0-0
- *Colocynthis D4, D6* (DHU) Dil. 15-15-15 gtt.

Bestehen Übelkeit, Völlegefühl und Schmerzen, so ist die unphysiologisch „erwachte" astralische Organisation durch Chelidonium in die Stoffwechselwirksamkeit zu führen.

3.3 Cholelithiasis

Die Cholelithiasis gehört zu den auffälligsten und im Falle der Kolik auch schmerzhaftesten Erkrankungen der Gallenorganisation. Hier entwickeln sich mechanistische „Kausalerklärungen", die bei Löslichkeitsprodukten beginnen und bei rein physisch verstandenen Gangobstruktionen enden. Demgegenüber entsteht ein anderes Bild, wenn man die *Supersaturierung* und damit die zur *Steinbildung neigende Galle* betrachtet. Diese steht nämlich in einem engen Zusammenhang mit dem seelisch-geistigen Wesen des Menschen. Älteren Beobachtungen zufolge kommt es während des Schlafes zu einer Supersaturierung, also „Eindickung" der Galle.[16] Auch wurde ein verminderter Gallenfluss bei Hypothyreose beschrieben, die mit der schlafähnlichen Lösung der astralischen Organisation vom Organismus einhergeht.[17] Im Zusammenhang mit einer längerfristigen parenteralen Ernährung sehen wir häufig eine Eindickung und Sludgebildung der Galle sowie weitere Formen der Cholestase und auch Lebererkrankungen[18] (Steatosis, sogar Zirrhose; Parenteral nutrition-associated liver disease (PNALD)).[19] Die Eindickung und Sludgebildung erscheint sonografisch als echoreicheres, spiegelbildendes Areal in der Gallenblase. Auch in dieser Situation ziehen sich die oberen Wesensglieder zurück, da ihre physiologische Aktivität in der Stoffwechselorganisation aufgrund der fehlenden enteralen Ernährung weitgehend entfällt.

Damit entstehen die frühesten Veränderungen in Richtung einer *Steinbildung*, wenn sich die *oberen Wesensglieder* aus der *Gallenorganisation schlafähnlich zurückziehen*. Umgekehrt führt das *Hereinwirken* des *astralischen Leibes* und der *Ich-Organisation* zu einem *In-Lösung-Halten* der *Galle*.

So ist z. B. der Gallenfluss zum Duodenum – tierexperimentellen Untersuchungen zufolge – bei Hyperthyreose gesteigert.[20] Beim *metabolischen Syndrom* [→ XVI. 4.2 Diabetes mellitus Typ 2 und das metabolische Syndrom] kommt es häufig zur Cholezystolithiasis und man beobachtet eine geringere Kontraktilität der Gallenblase. Die zu geringe Aktivität der oberen Wesensglieder im Stoffwechsel-Gliedmaßen-System führt dann zur Steinbildung.

In eine ähnliche Richtung weisen konstitutionelle Merkmale wie die *Adipositas*, mehrere *Schwangerschaften* oder kurz die als die fünf „F" beschriebenen „Risikofaktoren": female, fertile, fatty, fairy und fourty. Der demzufolge oftmals anzutreffenden *stoffwechselbetonten, adipösen* steht die *neurasthenische Konstitution* des Patienten mit einem Gallensteinleiden gegenüber. Es sind Patienten, die eine Betonung des Bewusstseinspols entwickeln und damit das Wirken der Wesensglieder zum oberen Menschen orientieren und die Stoffwechsel-Gliedmaßen-Organisation „unterversorgt" lassen.

Die charakterisierte Wesensgliederkonstellation bei der Cholelithiasis macht auch die zunehmende Häufigkeit des Gallensteinleidens im *höheren Lebensalter* verständlich. In dieser Lebensphase kommt es allmählich zu einem Lösen der Wesensglieder. Entsprechend entstehen Bedingungen, die zur Steinbildung führen.

Bewegung verstärkt die dynamische Wirksamkeit der Wesensglieder. So reduziert körperliche Bewegung das Risiko für ein symptomatisches Gallensteinleiden. In der prospektiven Kohorten-Studie von Banim[21] et al. führte der höchste Aktivitätslevel nach fünf Jahren zu einem um 70 % verringerten Risiko für symptomatische Gallensteine. Bewegung verbessert also die eingeschränkte, dem Steinleiden zugrunde liegende Wesensgliederwirksamkeit in der Gallenorganisation.

Das *Gallensteinleiden* zeigt eine *Polarität*. Es stehen sich die *intraluminalen Konkremente* und die *Porzellangallenblase* gegenüber.

Erstere bilden *flüssigkeitsumschlossene Konkremente*, die zum Teil über korrespondierende Flächenbildungen verfügen. Hierfür gebrauchte Gisbert Husemann (1907–1997) das Bild von artikulierenden Gelenkflächen und interpretierte damit die Steinbildung im Sinne einer Knochenbildung der Gliedmaßen. Ihr steht nun die *schädelkalottenartige Verkalkung* der Gallenblasenwand gegenüber. Diese besteht – seit langem beschrieben – fast immer aus Calciumphosphat[22], auf dessen Bezug zur sphärischen Form Rudolf Steiner hinwies [→ XXX. 3.2 Medikamentöse Therapie].[23]

3.3.1 Therapeutische Gesichtspunkte

Die Cholelithiasis wird oft als *asymptomatischer Befund* anlässlich einer Oberbauchsonografie diagnostiziert. Bestehen keinerlei Beschwerden und finden sich keine weiteren Befunde (z. B. chronisch-entzündlich veränderte Gallenblasenwand), so leitet sich *keine zwingende Therapieindikation* ab. Möglicherweise handelt es sich dann um einen „zu Ende" gekommenen Krankheitsprozess.

Auf der anderen Seite ist auch bei der asymptomatischen Cholelithiasis auf die *Konstitution* des Patienten und die *Begleiterkrankungen* zu achten. So finden sich z. B. beim metabolischen Syndrom oft eine Cholezystolithiasis und auch eine Steatosis hepatis, die auf eine zu geringe dynamische Wirksamkeit der oberen Wesensglieder in der

Stoffwechselorganisation weisen. Hier kommen dann die in [→ XVI. 4.2 Diabetes mellitus Typ 2 und das metabolische Syndrom] dargestellten Therapien in Betracht.

Auf der anderen Seite steht das aktive Krankheitsbild mit Beschwerden wie Übelkeit, Völlegefühl und einer Schmerzsymptomatik im rechten Oberbauch mit charakteristischer Ausstrahlung. In dieser Situation ist eine Operation oftmals erforderlich. Unabhängig von der Entscheidung zur interventionellen Therapie (MIC-Cholezystektomie) kommen die folgenden Arzneimittel in Betracht.

Bei *Oberbauchbeschwerden* (ausgenommen ist die Gallenkolik), *Übelkeit* und *Völlegefühl* finden

- *Choleodoron* (Weleda) Dil. — 20-20-20 gtt
- *Chelidonium Kapseln* (Wala) — bis 1-1-1

Verwendung.

Krampfartige Oberbauchbeschwerden bedürfen:

- *Colocynthis e fructibus D4, D6* (Wala) Amp. s.c. — bis 1-0-0

ggf. zusammen mit

- *Magnesium phosphoricum acidum D6* (Weleda) Amp. s.c. — bis 1-0-0

Bei *ausgeprägten Beschwerden*, die noch keine analgetische Medikation erfordern, bestehen positive Erfahrungen[24] mit

- *Oxalis e planta tota D3* (Wala) Amp. s.c. — bei Bedarf
- *Oxalis, Folium Rh D3* (Weleda) Amp. s.c. — bei Bedarf
- *Oxalis comp.* (Weleda) Amp. s.c. — bei Bedarf.

Sollte im Falle nicht kalzifizierter Konkremente eine Lysetherapie mit Gallensäuren und damit einem Therapieprinzip, das die Aktivität der astralischen Organisation verstärkt, erfolgreich durchgeführt worden sein, so ist im Hinblick auf den zugrunde liegenden Krankheitsprozess eine anschließende Therapie mit

- *Chelidonium Ferro cultum Rh D3* (Weleda) Dil. — 20-0-0 gtt

sinnvoll.

3.4 Entzündliche Erkrankungen der Gallenorganisation

Den zur Verhärtung führenden Erkrankungen stehen die *entzündlichen Krankheiten* gegenüber. Die akute Cholezystitis zeigt das Vollbild der Inflammation. Die Entzündung ruft ein salutogenetisches Prinzip auf, das sich dem sklerotisierenden Krankheitsbild ausgleichend entgegenstellt.

Überwindet die Entzündung den initialen Krankheitsprozess nicht, so erlahmt sie zur anhaltenden Inflammation, der chronischen Cholezystitis [→ Abb.]. Diese ist sowohl mit der Sklerose als auch dem Karzinom verbunden.

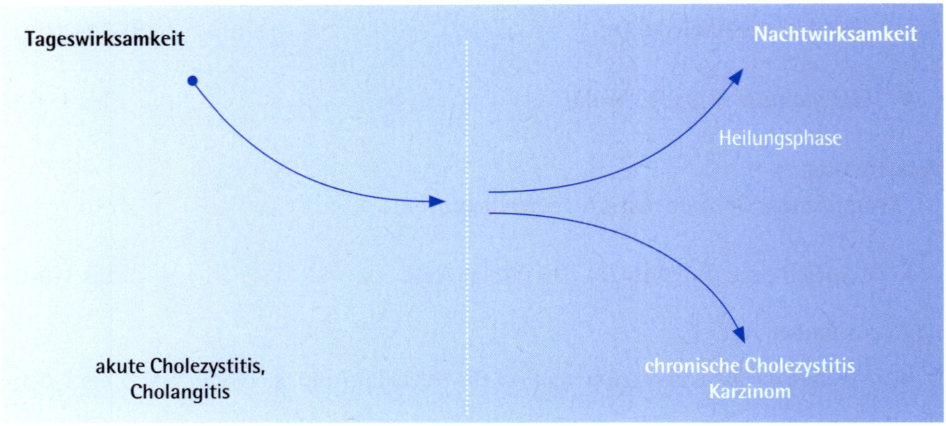

Beziehungen zwischen der akuten und der chronischen Cholezystitis

3.4.1 Therapeutische Gesichtspunkte

Die akute Cholezystitis bedarf in der Regel der operativen und antibiotischen Therapie. Hinsichtlich der Beschwerdesymptomatik kommen die oben erwähnten Arzneimittel in Betracht. Für die Therapie des Entzündungsprozesses eignen sich

- *Apis Belladonna Inject* (Wala) Amp. s.c. 1-0-(1)
- *Argentum metallicum praeparatum D20* (Weleda) Amp. s.c. 1-0-(1).

3.5 Cholangioläres Karzinom und Gallenblasenkarzinom

Durch die eingeschränkte Wirksamkeit der oberen Wesensglieder wird die Leber- und Gallenorganisation nicht mehr ausreichend von dem inneren Wesen des Menschen ergriffen. Außenweltqualitäten dominieren. Der „Atmungsprozess“ der Leber, der in der

„Einatmung“ des portalen Blutes und der „Ausatmung“ der abgesonderten Galle besteht, entspricht in dieser Atmungsgeste einem Sinnesorgan.

Kommt es zu einer *zu starken rezeptiven Qualität* im Atmungsprozess der Leber, so entwickelt sich das *hepatozelluläre Karzinom*. Ist umgekehrt die aktive, nach außen gerichtete Kraft zu schwach, sodass Außenweltqualitäten in das Innere drängen, so entstehen die verschiedenen Formen der *Gallenwegskarzinome*.

Das Gallenblasenkarzinom ist mit der Cholezystolithiasis assoziiert. Bei ca. 70 bis 90 % der Karzinompatienten finden sich *Gallensteine*. Die Verbindung des Karzinoms mit der Skleroseerkrankung des Steinleidens deutet auf die eingeschränkte Aktivität der astralischen und der Ich-Organisation hin. Die Beziehung des Gallenblasenkarzinoms zur *Adipositas* weist in gleicher Weise auf diese Wesensgliederkonstellation hin, indem auch hier eine eingeschränkte Wirksamkeit in der Stoffwechselorganisation (abhängig vom Typus der Adipositas) vorliegt [→ XVI. 4.2.4 Wesensgliederkonstitution bei der Adipositas]. Dieser unphysiologischen Lage, die bis zur Konkrementbildung führt, wendet sich die Entzündung entgegen. Wenn diese ihre salutogenetische Funktion nicht erreicht, kommt es zur chronischen Inflammation, die mit dem Gallenblasenkarzinom in Beziehung steht [→ Abb.]. Den anderen Adenokarzinomen des Gastrointestinaltrakts vergleichbar, entwickelt sich auch das Gallenblasenkarzinom über die Dysplasie, das Karzinom in situ zum invasiven Karzinom.

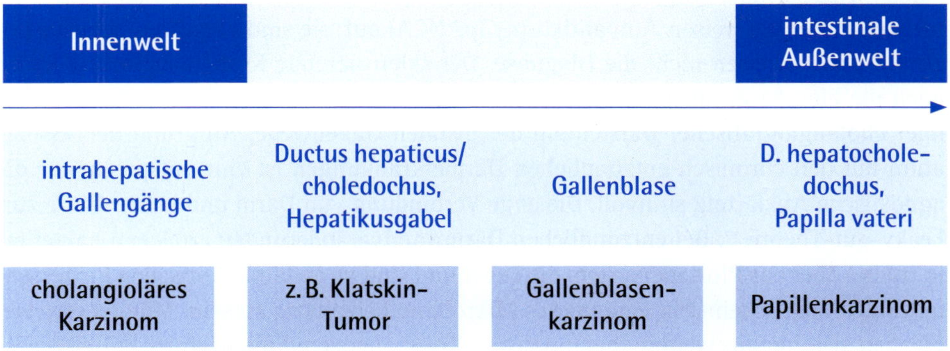

Karzinome der Gallenblasenorganisation

3.5.1 Therapeutische Gesichtspunkte

In Abhängigkeit vom Tumorstadium ist die *Operation* erforderlich. Die *Misteltherapie* [→ XVIII. 3.5 Misteltherapie] gehört zu den wesentlichen medikamentösen Optionen und sollte bereits präoperativ beginnen. Darüber hinaus führt

- *Chelidonium Ferro cultum Rh D3* (Weleda) Dil. 20-20-20 gtt

die oberen Wesensglieder in die Gallenblasenorganisation und den Verdauungstrakt.

- *Hepatodoron* (Weleda) Tabl. 0-0-3

verstärkt die aufbauende Nachtwirksamkeit.

Begleitende Beschwerden wie *Übelkeit* oder *Inappetenz* werden nach den beschriebenen Gesichtspunkten [→ XVIII. 3. Basistherapie onkologischer Erkrankungen] behandelt.

3.6 Primär biliäre Cholangitis und primär sklerosierende Cholangitis

Autoimmune Erkrankungen der Gallenwege führen als chronisch-entzündliche Leiden in Verhärtungs- und Skleroseprozesse. Dabei betrifft die *primär biliäre Cholangitis* den proximalen Bereich der Gallenorganisation, also die kleinen Gallenwege, der noch dem Lebendigen der Leber nahesteht, während die *primär sklerosierende Cholangitis* die distalen Gallenwege bevorzugt.[25]

Bei der *primär sklerosierenden Cholangitis (PSC)* besteht in der Regel eine Cholestase. Im Zusammenhang mit der charakteristischen Gallengangsmorphologie erfolgt die Diagnose, allerdings müssen andere cholestatische Erkrankungen wie die sekundär sklerosierenden Leiden der Gallenwege ausgeschlossen sein. Es kommt zu multifokalen zwiebelschalenartigen Fibrosierungen mit prästenotischen Erweiterungen.[26] Die meisten Patienten weisen Autoantikörper (pANCA) auf; sie sind allerdings sehr unspezifisch und beweisen nicht die Diagnose. Der sklerosierende Krankheitsprozess kann auch die kleinen intrahepatischen Gallenwege betreffen bei morphologisch unauffälliger cholangiografischer Darstellung der distalen Gallenwege. Aufgrund der Assoziation mit den chronisch entzündlichen Darmerkrankungen ist eine entsprechende diagnostische Abklärung sinnvoll. Die enge Verbindung von Darm und Leber führte zur Leaky-gut-Theorie[27]: Bei entzündlichen Darmwandveränderungen erreichen bakterielle Toxine über das Pfortadersystem die Leber und sind an inflammatorischen Prozessen beteiligt. Auch scheint ein verändertes Mikrobiom bedeutsam zu sein. Möglicherweise ergeben sich hieraus weitere therapeutische Konsequenzen. Eine wichtige Differenzialdiagnose der PSC ist die *IgG4-assoziierte Cholangitis.* Sie gehört in die große Gruppe der IgG4-assoziierten Erkrankungen, die mit Skleroseprozessen in der Stoffwechselorganisation einhergehen.

Die PSC betrifft besonders das männliche Geschlecht. Bis zu 80 % der Betroffenen haben das erwähnte chronisch-entzündliche Darmleiden. Das mittlere Erkrankungsalter liegt unter 40 Jahren.[28] Oftmals bestehen keine gravierenden Symptome, allerdings beklagen die Patienten oft Fatigue und Gewichtsverlust, Pruritus, Beschwerden im rechten Oberbauch und gelegentlich auch unklare Fieberepisoden.[29] Die PSC ist mit der Karzinomerkrankung und dem cholangiolären Karzinom assoziiert. So sind PSC und CED (chronisch entzündliche Darmerkrankungen) unabhängige Risikofaktoren für ein kolorektales Karzinom.[30] Der *Pruritus* ist oftmals sehr belastend. Er soll besonders in den Abend- und frühen Nachtstunden auftreten und sich bei Frauen prämenstruell verstärken. Er entspricht einem pathologischen Erwachen der astralischen Organisation, die nicht ausreichend in den Stoffwechselprozessen des Verdauungstrakts wirkt, sondern sich zurückstaut und in der zum Nerven-Sinnes-System orientierten Haut wach wird.

Bei der PSC und PBC kommt es zu einem *Herauslösen* der *oberen Wesensglieder* aus dem *Stoffwechsel-Gliedmaßen-System*, die dann eine zum *Nerven-Sinnes-System* gehörende Wirksamkeit entwickeln [→ Abb.].

Die *primär biliäre Cholangitis* (PBC, früher primär biliäre Zirrhose) ist eine Autoimmunerkrankung, die Antikörper gegen Mitochondrien bildet. Sie sind gegen eine Untereinheit der Pyruvatdehydrogenase gerichtet, die in allen Körperzellen vorkommt und Pyruvat in das stoffwechselaktivierte Acetyl-CoA metabolisiert.[31] Allerdings sind auch eine AMA-negative Verlaufsform sowie ein overlap-Syndrom mit einer Autoimmunhepatitis bekannt.[32] Die PBC findet sich vorwiegend bei Frauen, während die PSC eine Dominanz des männlichen Geschlechts zeigt. Die PBC betrifft v. a. die Leber als charakteristischem Organ des Stoffwechselsystems und kann auch zu rheumaähnlichen Gelenkbeschwerden führen, also zusätzlich das Bewegungssystem beeinträchtigen. Selten kommt es zur Lungenbeteiligung. Die Atmungsorganisation steht mit der Leber in einer metamorphotischen Beziehung [→ XXIV. 2.6 Der Atmungsprozess im dreigliedrigen Organismus]. Entsprechend finden sich bei der PBC unterschiedliche Pathologien wie interstitielle Lungenerkrankungen, sarkoidoseähnliche Granulome und nekrotisierende sarkoidale Granulomatose. Der Skleroseprozess hat sich dann nicht nur in der Leber, sondern auch in der Lunge manifestiert.[33] Mit der PBC korrelieren häufig autoimmune Schilddrüsenerkankungen.[34] Das Herauslösen der Wesensglieder kann bei der PBC zur Osteoporose führen[35] [→ XXX. Osteoporose] und zeigt sich in einer prognoserelevanten Müdigkeit (Fatiguesyndrom).[36] Auch klagen die Patienten oftmals über ein Sicca-Syndrom.

Die klinische Symptomatik der *primär biliären Cholangitis* (PBC) weist also auf die sich aus dem Stoffwechsel-Gliedmaßen-System herauslösenden oberen Wesensglieder, die sich dann zum Nerven-Sinnes-System orientieren. Die zu dieser Wesensgliederkonstellation gehörende Sklerose entsteht über die chronische Entzündung, die in der Leber die kleinen Gallenwege betrifft.

Die entzündliche Qualität führt in ihrer nicht mehr heilenden, sondern chronischen Verlaufsform in die Verhärtung und Sklerose. Eine ähnliche Wesensgliederwirksamkeit findet sich bei den assoziierten Krankheitsbildern der primär biliären Cholangitis (z. B. Sjögren-Syndrom [→ XXIX. 6.12 Das Sjögren-Syndrom]) bzw. primär sklerosierenden Cholangitis (Colitis ulcerosa [→ XXIII. 9.2 Colitis ulcerosa]).

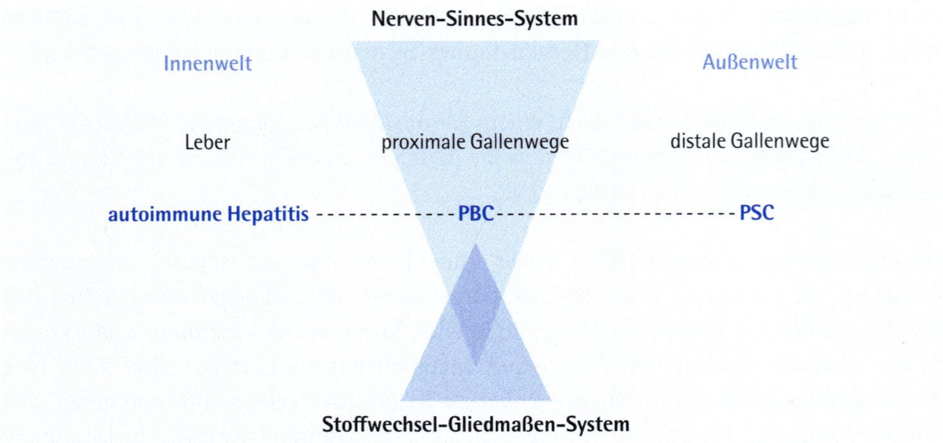

Die Dominanz des Nerven-Sinnes-Systems im Spektrum autoimmuner Erkrankungen der Leber- und Gallenorganisation

Entwickelt sich diese unphysiologische Wirksamkeit der Wesensglieder noch weiter innenweltnah, so entstehen die unterschiedlichen Formen der *autoimmunen Hepatitiden.* Auch deren Verbindung zu anderen Erkrankungen wie der autoimmunen Thyreoiditis [→ XVII. 3.3 Autoimmune (immunogene) Schilddrüsenerkrankungen], der Synovitis und ebenfalls der Colitis ulcerosa [→ XXIII. 9.2 Colitis ulcerosa] weisen auf die entsprechende Wesensgliederwirksamkeit. Damit entwickelt sich die zum Nerven-Sinnes-System orientierte Wesensgliederwirksamkeit sowohl in den mehr innenwelt- als auch außenweltnahen Strukturen des Leber-Galle-Systems. Den typologischen Zusammenhang der angeführten Erkrankungen unterstreicht das sogenannte AIH-overlapp-Syndrom: Bei einigen Patienten mit PBC oder PSC bestehen zusätzliche Zeichen einer autoimmunen Hepatitis.

3.6.1 Therapeutische Gesichtspunkte

Therapeutisch kommen sowohl bei der *autoimmunen Hepatitis* als auch bei der *primär biliären Cholangitis*

- *Hepatodoron* (Weleda) Tabl. (2)-(2)-2
- *Hepar-Stannum D4* (Weleda) Amp. s.c. 0-0-1
- *Hepar/Stannum I, II* (Wala) Amp. s.c. (höhere Potenzierung bei starker entzündlicher Aktivität) 0-0-1
- *Ferrum metallicum praeparatum D6-D20* (Weleda) Trit. 1-1-(0)
- *Ferrum metallicum praeparatum D6-D20* (Weleda) Amp. s.c. 1-0-0

- *Chelidonium Ferro cultum Rh D3* (Weleda) Dil. 20-20-0 gtt

in Betracht.[37] Bei Beschwerdesymptomatik im rechten Oberbauch hat sich

- *Bryonia/Stannum* (Wala) Amp. s.c. 1-0-0

bewährt. Zur Anregung der Gestaltungskräfte bei entzündlich-auflösender Krankheitsaktivität ist

- *Stibium metallicum praeparatum D6* (Weleda) Trit. 1-1-1 MSP

hilfreich.[38] Bei fibrosierendem Krankheitsprozess z.B. im Rahmen *einer primär biliären Cholangitis*, aber auch einer *chronischen Hepatitis B oder C*, liegen positive Therapieerfahrungen mit

- *Legalon forte* (Madaus) Kapseln 1-1-1

vor.

Bei der PBC kommt im Rahmen der Standardtherapie[39]

- *Ursodeoxycholsäure* (UDCA), z.B. *Ursofalk* (Dr. Falk Pharma) 13–15 mg/kg KG/Tag.

zum Einsatz. Gallensäuren fördern die dynamische Aktivität der astralischen Organisation. Zur Verstärkung der *Ich-Tätigkeit* und *astralischen Wirksamkeit* in der Gallenorganisation finden

- *Chelidonium / Curcuma comp.* (Weleda Schweiz) Tabl. 1-(1)-(1)
- *Ferrum metallicum praeparatum D6-D20* (Weleda) Amp. s.c. 1-0-0

Verwendung. Sie führen die oberen Wesensglieder aus ihrer zum Nerven-Sinnes-System gehörenden sklerosierenden Wirkung in eine dynamische Funktion in der Stoffwechselorganisation. Darüber hinaus ist wie bei anderen Erkrankungen mit einer Beziehung zum Karzinom eine begleitende *Misteltherapie* [→ XVIII. 3.5 Misteltherapie] zu erwägen, vor allem dann, wenn Störungen im *Wärmeorganismus* und der *circadianen Temperaturrhythmik* vorliegen. Insbesondere beim *neurasthenischen Patienten* wird der zum Abend zunehmende Pruritus durch

- *Arsenicum album D30* (Weleda) Amp. s.c. bis 1 x täglich

oftmals gebessert.[40] Arsen nimmt der astralischen Organisation das pathologische Erwachen ab.

Bei Pruritus mit begleitender Unruhe ist

- *Bryophyllum D5 / Conchae D7 aa* (Weleda) Amp. s.c. bis mehrmals täglich

hilfreich. Die Rückführung der im Hautbereich erscheinenden astralischen Aktivität in die Stoffwechselfunktion unterstützt

- *Choleodoron* (Weleda) Dil. 15-15-15 gtt.

Generell hat sich das Einreiben der juckenden Hautbereiche mit

- *Weiße Malve Pflegelotion* (Weleda) bis mehrmals täglich

vielfach bewährt. Die Malve beruhigt die im Pruritus erwachte astralische Organisation und stärkt – dem Schlaf vergleichbar – den ätherischen Organismus.[41]

Bei der *chronisch sklerosierenden Cholangitis* müssen Ich- und astralische Organisation aus ihrer zum Nerven-Sinnes- orientierten Wirksamkeit wiederum in das Stoffwechsel-Gliedmaßen-System geführt werden. Hier kommen entsprechend

- *Chelidonium Ferro cultum Rh D3* (Weleda) Dil. 20-20-0 gtt
- *Choleodoron* (Weleda) Dil. 15-15-15 gtt
- *Chelidonium / Curcuma comp.* (Weleda Schweiz) Tabl. 1-(1)-(1)
- *Ferrum metallicum praeparatum D6-D20* (Weleda) Amp. s.c. 1-0-0

in Betracht. Dabei verstärkt das Eisen die Wirksamkeit der Ich-Organisation. Darüber hinaus ist auf die circadiane Temperaturrhythmik und den Wärmeorganismus des Patienten zu achten und ggf. frühzeitig mit einer Misteltherapie (initial Eichenmistel) zu beginnen.

Als *äußere Anwendungen* kommen

- *Schafgarben-Leberwickel* Durchführung siehe Anhang
- *Stannum metallicum 0,4 %* (Weleda) Salbe 0-0-1 rechter Oberbauch
- *Ferrum metallicum 0,4 %* (Weleda) Salbe 1-0-0 rechter Oberbauch

in Betracht. Stannum verstärkt die formenden Kräfte in der Leber. Die Schafgarbe wirkt über die Wärme und trägt ihre Gestaltungskräfte, die in dem fein gefiederten Blatt anschaubar sind, in die Stoffwechselorganisation. Das Eisen gibt man morgens, es dynamisiert die Wirksamkeit der Ich-Organisation.

Die *Heileurythmie* verstärkt die Stoffwechselwirksamkeit der astralischen und der Ich-Organisation. Hier kommen vor allem die auf die Darmorganisation ausgerichteten Konsonanten in Abhängigkeit vom Beschwerdebild des Patienten zum Einsatz [→ V. 2.1 Tages- und Nachtwirksamkeit der Konsonanten].

Auf der *seelisch-geistigen Ebene* ist auf die Willensentwicklung zu achten. Wesentliche Gesichtspunkte finden sich im Kapitel über die Lebererkrankungen [→ XXIV. 4. Innere Aufgabenstellung bei Lebererkrankungen].

Die sorgfältige Begleitung des Patienten hinsichtlich der möglichen Malignomentwicklung ist eine besondere Herausforderung.

Literatur

1 Dancygier, H.: Klinische Hepatologie. Springer Verlag Berlin/Heidelberg 2003.
2 Ebd.
3 Löffler, G., Petrides, P. E., Heinrich, P. C. (Hrsg.): Biochemie und Pathobiochemie. Springer Verlag Berlin/Heidelberg 2007.
4 Buddecke, E.: Grundriss der Biochemie. Walter de Gruyter Verlag Berlin 1984.
5 Löffler, G., Petrides, P. E., Heinrich, P. C. (Hrsg.): Biochemie und Pathobiochemie. Springer Verlag Berlin/Heidelberg 2007.
6 Bühlmann, A., Froesch, E. R.: Pathophysiologie. Springer Verlag Berlin/Heidelberg 1989. S. 405.
7 Steiner, R.: Ägyptische Mythen und Mysterien (GA 106). Rudolf Steiner Verlag Dornach 1992. Vortrag vom 12. September 1908.
8 Steiner, R.: Eine okkulte Physiologie (GA 128). Rudolf Steiner Verlag Dornach 1991. Vortrag vom 28. März 1911.
9 Prasad, P. C., Gupta, S., Kaushik, N.: To Study Serum Iron Levels in Patients of Gall Bladder Stone Disease and to Compare with Healthy Individuals. Indian Journal of Surgery 2015; 77 (1). S. 19–22.
10 Ebd.
11 Steiner, R.: Geisteswissenschaft und Medizin (GA 312). Rudolf Steiner Verlag Dornach 2020. Vortrag vom 30. März 1920.
12 Steiner, R.: Anthroposophische Menschenerkenntnis und Medizin (GA 319). Rudolf Steiner Verlag Dornach 1994. Vortrag vom 2. September 1923.
13 Niederau, C., Göpfert, E.: Die Wirkung von Schöllkraut- und Curcumawurzelstock-Extrakt auf Oberbauchbeschwerden infolge funktioneller Störungen des ableitenden Gallensystems. Medizinische Klinik 1999; 94 (8). S. 425–430.
14 GAÄD (Hrsg.): Vademecum Anthroposophische Arzneimittel 2017. Der Merkurstab 2017; 70 (Suppl.). S. 301.
15 Ebd. S. 331.
16 Demling, L. (Hrsg.): Klinische Gastroenterologie. Thieme Verlag Stuttgart 1984.
17 Laukkarinen, J., Koobi, P., Kalliovalkama, J. et al.: Bile flow to the duodenum is reduced in hypothyreosis and enhanced in hyperthyreosis. Neurogastroenterology and Motility 2002; 14 (2). S. 183–188.
18 Mitra, A., Ahn, J.: Liver Disease in Patients on Total Parenteral Nutrition. Clinics in Liver Disease 2017; 21 (4). S. 687–695.
19 Beath, S. V., Kelly, D. A.: Total Parenteral Nutrition-Induced Cholestasis: Prevention and Management. Clinics in Liver Disease 2016; 20 (1). S. 159–176.
20 Laukkarinen, J., Koobi, P., Kalliovalkama, J. et al.: Bile flow to the duodenum is reduced in hypothyreosis and enhanced in hyperthyreosis. Neurogastroenterology and Motility 2002; 14 (2). S. 183–188.
21 Banim, P. J., Luben, R. N., Wareham, N. J. et al.: Physical activity reduces the risk of symptomatic gallstones: a prospective cohort study. European Journal of Gastroenterology and Hepatology 2010; 22 (8). S. 983–988.
22 Clodi, P. H. (Hrsg): Gastroenterologie. Springer Verlag Berlin/Heidelberg 1976. S. 182.
23 Steiner, R.: Meditative Betrachtungen und Anleitungen zur Vertiefung der Heilkunst (GA 316). Rudolf Steiner Verlag Dornach 2008. Vortrag vom 4. Januar 1924.
24 GAÄD (Hrsg.): Vademecum Anthroposophischer Arzneimittel 2017. Der Merkurstab 2017; 70 (Suppl.). S. 582.
25 Strassburg, C. P., Manns, M. P.: Differenzialdiagnose, Therapie und Nachsorge im klinischen Alltag. Klinikarzt 2002; 6. S. 148–154.
26 Hohenester, S., Beuers, U.: Chronische cholestatische Leberkrankheiten. Der Internist 2017; 58. S. 805–825.
27 Pichler, C., Boettler, T., Thimme, R.: Cholestatische Lebererkrankungen. Deutsche Medizinische Wochenschrift 2016; 141. S. 1683–1687.
28 Hohenester, S., Beuers, U.: Chronische cholestatische Leberkrankheiten. Der Internist 2017; 58. S. 805–825.
29 Ebd.
30 Ebd.

31 Ebd.
32 Pichler, C., Boettler, T., Thimme, R.: Cholestatische Lebererkrankungen. Deutsche Medizinische Wochenschrift 2016; 141. S. 1683–1687.
33 Laudenbach, K., Seese, B.: Lungenbeteiligung bei primärer Zirrhose. Deutsche Medizinische Wochenschrift 2015; 140. S. 264–266.
34 Hohenester, S., Beuers, U.: Chronische cholestatische Leberkrankheiten. Der Internist 2017, 58. S. 805–825.
35 Pichler, C., Boettler, T., Thimme, R.: Cholestatische Lebererkrankungen. Deutsche Medizinische Wochenschrift 2016; 141. S. 1683–1687.
36 Weismüller, T. J., Lankisch, T. O.: Gallenwegserkrankungen-neue Erkenntnisse und Entwicklungen. Deutsche Medizinische Wochenschrift 2011; 136. S. 713–716.
37 GAÄD (Hrsg.): Vademecum Anthroposophische Arzneimittel 2017. Der Merkurstab 2017; 70 (Suppl.). S. 405–407.
38 Ebd. S. 696.
39 Pichler, C., Boettler, T., Thimme, R.: Cholestatische Lebererkrankungen. Deutsche Medizinische Wochenschrift 2016; 141. S. 1683–1687.
40 GAÄD (Hrsg.): Vademecum Anthroposophische Arzneimittel 2017. Der Merkurstab 2017; 70 (Suppl.). S. 150.
41 Diesen Hinweis verdankt der Autor Anja Girke.
42 Weiß, R. F.: Lehrbuch der Phytotherapie. Hippokrates Verlag Stuttgart 1991. S. 152.

KAPITEL XXVI
Pankreas

1. Leitgedanken

Die Bauchspeicheldrüse ist zentrales Organ der intestinalen Verdauungsprozesse: Täglich produziert sie etwa 1.500 bis 3.000 ml eines isoosmotischen alkalischen Pankreassekretes[1], das sich durch seine zahlreichen Enzyme und Zymogene in den Dienst der abbauenden digestiven Stoffwechselprozesse stellt. Auf der anderen Seite ist die Bauchspeicheldrüse nicht nur mit diesen intestinalen katabolen Vorgängen verbunden, sondern über ihre endokrinen Funktionen mit Modulation und „Gestaltung" von Stoffwechselprozessen im Organismus. Regulation und „Gestaltung" sind nicht mehr Eigenschaften des Stoffwechsel-Bewegungssystems, sondern solche des Nerven-Sinnes-Systems. Somit hat die Bauchspeicheldrüse in ihrer dreigliedrigen Organisation Beziehungen zum *Nerven-Sinnes-* (endokrine Funktion) und zum *Stoffwechsel-Gliedmaßen-System* (exokrine Drüsenorganisation). Diese polaren Bereiche vermitteln ihre rhythmischen Funktionen. Zu den Erkrankungen des endokrinen Pankreas gehört der *Typ-1-Diabetes* [→ XVI. 4.1 Diabetes mellitus Typ 1], der besonders den jugendlichen Menschen betrifft. Die *akute und auch die chronische Pankreatitis* zeigen Beziehungen zur exokrinen Drüsenorganisation und treten lebensgeschichtlich später auf. Das *Pankreaskarzinom* [→ XVIII. 5.3 Pankreaskarzinom] basiert oft auf einer chronischen Pankreatitis.

2. Die Pankreasorganisation

2.1 Die exokrine Drüse

Auf der *physisch-morphologischen Ebene* kennzeichnet eine Einstülpung die embryonale Entwicklung der *exokrinen Drüse*. Diese physische Gestalt ergreifen proliferativ-regeneratorische Prozesse des Drüsenepithels als Ausdruck der *ätherischen Wirksamkeit*. Die Absonderungsprozesse weisen auf die ätherische Tätigkeit hin, zeigen aber darüber hinaus ihren Zusammenhang mit der astralischen Organisation: Die Phänomene des „Appetitsaftes" – kurz, die erwachende Gefühlswelt des Menschen – deuten auf die unmittelbare Beziehung des *astralischen Leibes* zur Drüsenabsonderung. Darüber hinaus zeigt diese Abhängigkeiten vom Wach- und Schlafzustand, also vom Bewusstsein des Menschen. So lässt sich im Gastrointestinaltrakt eine stoffwechselaktive Tages- und eine diesbezüglich zurückgenommene Nachtseite differenzieren.[2]

Eine vierte Ebene berührt die „Zielsetzung" der Drüsensekretion. Das Pankreassekret baut die mit der Nahrung aufgenommene Fremdqualität ab und weist damit alles

„Fremde“ zurück, das nicht zur Individualität gehört. Mit dieser Unterscheidung von Selbst und Fremd erscheint der Bezug zur *Ich-Organisation* [→ Abb.].

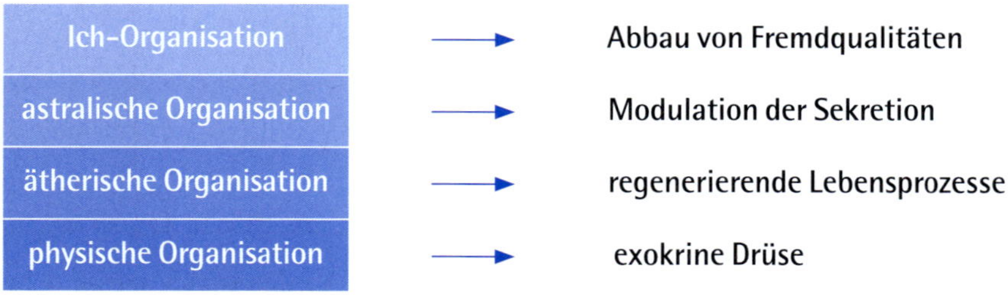

Wesensgliederwirksamkeit in der Drüsenorganisation

2.2 Das Inselorgan

Die *endokrine Drüse* wendet sich nicht wie die exokrine zur Außenwelt, sondern ist nach innen, zum Blut orientiert, in das die hormonelle Inkretion erfolgt. Während die embryonale Entwicklung der exokrinen Drüsen eine einstülpende Qualität zeigt, schließen sich viele endokrine Drüsen (besonders deutlich in der abgrenzenden Follikulogenese der Schilddrüse erkennbar) nach außen ab.[3]

Beim *Pankreas* stellt sich der *außenweltorientierten exokrinen Drüsenorganisation* das zur *Innenwelt*, zum *Blut* gerichtete *endokrine Inselorgan* gegenüber [→ Abb.].

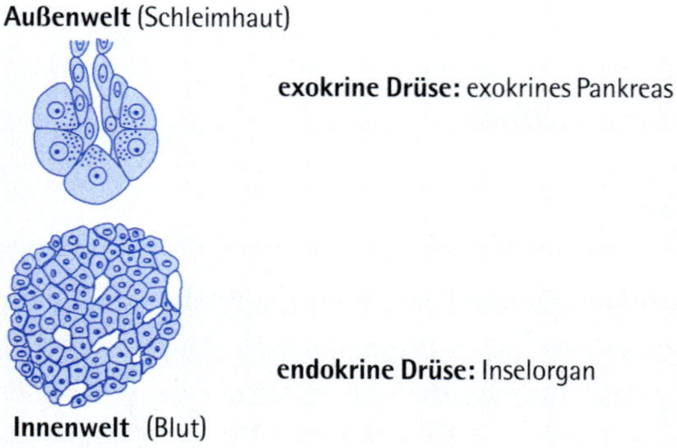

Exokrine Drüsenorganisation und Inselorgan des Pankreas

2.3 Die Dreigliederung der Pankreasorganisation

Damit zeigt sich die Dreigliederung in der Pankreasorganisation: Die *exokrinen Drüsen* wirken direkt in das abbauende, intestinale Stoffwechselgeschehen hinein. Ihre Tätigkeit begleiten Sekretions- und Bewegungsqualitäten, die als organische Grundlage eine feinstrukturierte Muskelorganisation haben (Myoepithelzellen). Es handelt sich um das *Stoffwechsel-Gliedmaßen-System* in der Pankreasorganisation. Allerdings nimmt sich diese Bewegungsorganisation im Pankreas zurück. Die Ausschleusung des Sekretes erfolgt überwiegend durch den Sekretdruck[4] und das Pankreas verfügt im Gegensatz zu anderen exokrinen Drüsen nicht über Myoepithelzellen. Die Gallenorganisation ist dagegen ein ausgesprochen muskelkräftiges und bewegungsaktives Organ, das exokrine Pankreas zeigt demgegenüber weniger Bewegung als enzymatische Stoffwechselaktivität. Stoffwechsel- und Bewegungssystem stehen sich in dem exokrinen Pankreas und der Gallenorganisation gegenüber. Beide vereinigen ihre Ausführungsgänge und damit unterschiedliche Qualitäten des Stoffwechsel-Gliedmaßen-Systems.

Das *Inselorgan* verfügt nicht über vergleichbare Stoffwechselwirksamkeiten. Vielmehr dient es der Gestaltung der metabolischen Prozesse, wie z. B. in Leber, Muskulatur und Fettgewebe. Es steht im Unterschied zur exokrinen Drüsenanlage mit dem *Nervensystem* in Beziehung [→ XVI. 3.2.1 Zentrales Organ des Typ-1-Diabetes: Das Pankreas].

Exkurs

Das *Inselgewebe* ist während der ganzen Fetalzeit im Verhältnis zur exokrinen Pankreasorganisation[5] – entsprechend der insgesamt vom Kopf dominierten Gestalt in dieser Entwicklungsphase – stärker entwickelt. Dabei findet man in der fetalen Pankreasanlage eher kleine und wenig ausdifferenzierte Inseln, während sich zahlreiche endokrin aktive, insulinpositive Zellen im übrigen Pankreasgewebe und in der exokrinen Organisation nachweisen lassen. Nach den ersten sechs Lebensmonaten tritt diese offenbar noch im gesamten Organ verteilte Qualität des Nerven-Sinnes-Systems zurück. Es erscheinen nun gut ausgebildete Inseln und es verbleibt nur eine kleine Anzahl insulinpositiver Zellen außerhalb der Inseln. Dabei nimmt die vorgeburtliche Wachstumsdynamik der Betazellen deutlich ab. Um die Zeit der Geburt schließlich kommt es zu einer eindrucksvollen Zunahme apoptotischer Betazellen.[6]

Neben der Beziehung zum *Nervensystem*, wie sie durch das Inselorgan in Erscheinung tritt, besteht auch eine solche zur *Sinnesorganorganisation*. Sie zeigt sich z.B. in der funktionellen Nähe von *Dünndarm* und Pankreas. Seit Langem ist bekannt, dass die Insulin-Antwort nach oraler Glukosegabe kräftiger ausfällt als nach intravenöser Applikation – bei identischen Glucose-Plasma-Spiegeln. Zu den insulinotropen Peptidhormonen gehören das Gastric inhibitory polypeptid (GIP) und auch das Glucagon-like peptide I (GLP-I). Sie werden im Rahmen eines intestinalen, bewusstseinsfernen Sinnesprozesses sezerniert und bilden die entero-insuläre Achse. Die Inkretintherapie des Diabetes mellitus ordnet sich in diesen Zusammenhang ein.

Die *exokrine Funktion* der Bauchspeicheldrüse dient dem Abbau von Fremdqualitäten (*abbauende Tagesaktivität*), die mit der Nahrung als Kohlenhydrate, Proteine und Lipide aufgenommen werden. Umgekehrt moduliert und gestaltet das *Insulin* den Kohlenhydrataufbau, die Proteinsynthese und die Hemmung der Lipolyse (*aufbauende Nachtwirksamkeit*).

Mit diesen Qualitäten verbindet sich die Ich-Organisation innerhalb der Stoffwechselorganisation. Sie weist auf der einen Seite das unverwandelte Fremde zurück und führt es Abbauprozessen entgegen, auf der anderen Seite wirkt sie im Aufbau der eigenen, ihr gemäßen Leiblichkeit.

Die Polaritäten vermittelnd findet sich im Bereich des Pankreas eine *rhythmische Qualität.* Sie lässt sich an der pulsatilen, rhythmisch erfolgenden Insulininkretion ablesen.

Unter dem Gesichtspunkt der Dreigliederung ist die Topologie des Pankreas wesentlich. Dem Bereich der Dominanz des Nerven-Sinnes-Systems (Pankreasschwanz) schließt sich anatomisch die Milz an, deren venöses Blut durch die enge Nachbarschaft der Vena lienalis zum Pankreas die hormonellen Wirkungen des endokrinen Organbereiches aufnimmt. Dabei ist die Milz durch ihre immunologische Kompetenz ein Organ der Grenzbildung [→ XIX. 2.3 Die Milz]. Ihr stellt sich im Bereich der Dominanz des Stoffwechsel-Gliedmaßen-Systems (Pankreaskopf) das Duodenum als metabolisch aktive Darmorganisation gegenüber. Der Pankreasgang verbindet sich mit einer gewissen Formvariabilität papillennah mit der dynamischen Qualität der Gallenorganisation [→ Abb.].

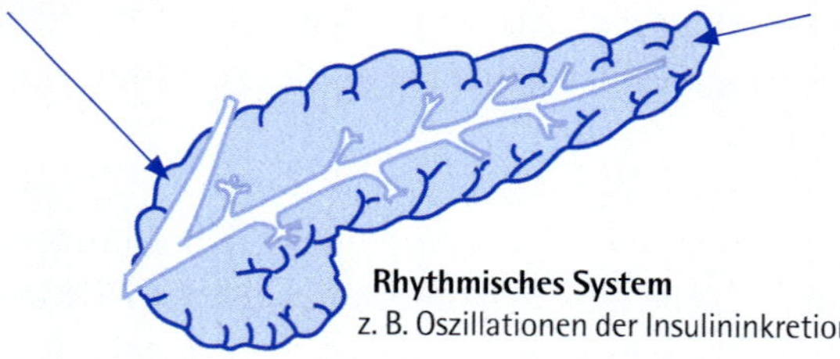

Die Dreigliederung der Pankreasorganisation

2.4 Pankreas- und Gallenorganisation

Pankreas- und *Gallenorganisation* stehen in enger anatomischer und funktioneller Beziehung, indem sich beide Flüssigkeitsströme zusammenführen und verbinden. Die Gallenflüssigkeit zeigt eine Tendenz zum Herauslösen der Wesensglieder: Mit dem Übergang von der Leber- zur konzentrierten Blasengalle verliert die Galle ihre Lebendigkeit, das Ätherische löst sich heraus [→ XXV. 2. Die Gallenorganisation]. In dem in ihr enthaltenen Cholesterin ist die salinische Spur astralischen Wirkens zu sehen, das dann in den

Gallensäuren eine sulfurische Dynamik entwickelt. Auch die Ich-Organisation hat sich im Zusammenhang mit den zum Bilirubin führenden Abbauprozessen des Blutes herausgelöst.

In der *Gallenflüssigkeit* entwickelt sich eine Wesensgliederkonstellation, die dem *Nervensystem* entspricht. Die *dynamische Aktivität* der *muskulären Gallenorganisation* ergreift von „*außen*" diese zur *Steinbildung neigende Flüssigkeit.*

Auf den Zusammenhang der Galle mit dem Nerven-Sinnes-System wies Rudolf Steiner hin: „In jedem Organsystem leben drei Systeme, aber es präponderiert immer eines, jedes ist wiederum für den ganzen Menschen tätig; betrachten wir zum Beispiel am menschlichen Organismus die Gallenfunktion im Zusammenhang mit allen anderen Verdauungsorganen, so finden wir vor allen Dingen, daß es neben allem übrigen Wirken der Galle außerordentlich wichtig ist, daß die Galle funktioniert, richtig funktioniert gerade für die Gesundheit des Nerven-Sinnessystems. Denn wir können dann, wenn wir Verdauungsstörungen auf Störungen der Gallenfunktion zurückführen, immer auch auftreten sehen außerordentlich große Störungen irgendwie in den Organen des Nerven-Sinnessystems. Wenn wir den Gallenabsonderungsprozeß verfolgen, so wird er eigentlich erst interessant, wenn wir ihn im ganzen Zusammenhang mit der menschlichen Konstitution als denjenigen Prozeß betrachten können, der, vom Verdauungssystem ausgehend, das Nerven-Sinnessystem versorgt."[7]

Für das *Pankreassekret* ergibt sich nun ein polares Bild. Hier kommt es in den enzymatischen Prozessen zu einer unmittelbaren dynamischen Aktivität der oberen Wesensglieder, die in die aufgenommene Nahrungssubstanz abbauend eingreifen. Offenbar bereitet die Galle diese Prozesse vor und gestaltet sie möglicherweise auch durch Enzymaktivierungen (Aktivierung der Lipase durch Gallensäure, s. o.).

Die *Galle* zeigt Qualitäten des *Nerven-Sinnes-*, das *Pankreassekret* solche des *Stoffwechsel-Gliedmaßen-Systems.* In der Vereinigung der beiden zur intestinalen Außenwelt gerichteten Flüssigkeitsströme stellt sich das polar differenzierte Wesensgliederwirken im dreigliedrigen Organismus dem Nahrungsstrom entgegen.

2.5 Pankreas und Ich-Organisation

Das exokrine Pankreas baut die aus der Außenwelt aufgenommene Nahrung enzymatisch ab: „Alles, was in den Bereich der Ich-Organisation kommt, erstirbt"[8], charakterisierte es Rudolf Steiner. Aus der abgebauten Nahrung ist nun die Substanz des menschlichen Organismus zu bilden. Auch hier spielt das Pankreas eine bedeutende Rolle, indem das Insulin als anaboles Hormon eine Vielzahl von Syntheseprozessen reguliert und gestaltet. Das Pankreas ist also nicht der Ort des aufbauenden Metabolismus, vielmehr gestaltet es die anabolen Stoffwechselprozesse. Unter diesem Aspekt gründet der Name Pankreas in pan creator, dem Alles-Schaffenden. Das Pankreas ist in wesentlichen

Elementen seiner endokrinen Organisation mit den aufbauenden, durch die Ich-Organisation gestalteten Prozessen der Leibesbildung verbunden.

3. Pankreaserkrankungen und ihre Therapien

Das Wirken der Wesensglieder in der Drüsenorganisation kann unterschiedliche Einschränkungen erfahren. Auf der *physischen Ebene* führen *Obstruktionen* im abführenden Gangsystem (z. B. biliär bedingt) zur Funktionsstörung.

Im Flüssigkeitsorganismus kann eine *Verfestigungstendenz* mit Präzipitation eintreten. Sie ist oftmals Ausdruck des ungenügenden Eingreifens der astralischen Organisation, die sich aus der sekretorischen Drüsenfunktion herausgezogen hat. Hier gelten ähnliche Gesichtspunkte wie für die *Galle* [→ XXV. 3. Erkrankungen der Gallenorganisation und ihre Therapien]. In diesem Zusammenhang sei die *Mukoviszidose* genannt, die bereits durch ihren Namen auf das angesprochene Phänomen weist und in den Folgeveränderungen im Pankreas die zystische Fibrose als Skleroseprozess entstehen lässt. Auf der astralischen Ebene kommt es zu Sphinkter-Oddi-Dysfunktionen, in deren Folge zu Störungen der Sekretionsdynamik.

3.1 Akute und chronische Pankreatitis

Aus dem unzureichenden Wirken der Wesensglieder in der exokrinen Drüsenorganisation des Pankreas resultiert ein zu geringer Abbau von Fremdqualität. Diese Konstellation bildet den Ausgangspunkt für die Entzündung, die sich dem unphysiologischen Wesensgliederwirken als heilendes Prinzip entgegenstellt. Im klinischen Verlauf sind zwei Formen zu unterscheiden: die häufige (ca. 75 bis 80 %) *akute interstitiell-ödematöse Pankreatitis* (Letalität unter 1 %) und die seltenere (ca. 15 bis 25 %) *akute hämorrhagisch-nekrotisierende Pankreatitis* (Letalität 10 bis 24 %).[9] Gleicht die Entzündung das veränderte Wirken der Wesensglieder nicht aus und führt nicht zur Heilung, so entsteht die *chronische Pankreatitis*. Diese offenbart in ihrer feingeweblichen Struktur die nun eintretende Sklerose. Bereits sonografisch sind Verkalkungen auszumachen, die sich aus dem Skleroseprozess herleiten. Des Weiteren kommt es zu peri- und auch intralobulären fibrotischen Umbauprozessen. Der Skleroseprozess ist dabei mit den Sternzellen verbunden, die wie in der Leber so auch im Pankreas anzutreffen sind [→ XXIV. 2.7 Dreigliederung der Leber]. Die pseudozystischen Veränderungen weisen auf das veränderte Wirken des ätherischen Leibes. Es kommt häufig zu den Zeichen der Mangelernährung. Eine Steatorrhoe tritt auf, wenn die Lipasesekretion um mehr als 90 bis 95 % reduziert ist.[10] Die oftmals unspezifischen Beschwerden der chronischen Pankreatitis sind Ausdruck der aus dem Stoffwechselwirken zurückgezogenen und häufig im Rahmen eines abdominellen Schmerzsyndroms am falschen Ort zum Bewusstsein erwachenden astralischen Organisation. Die Ich-Organisation entfaltet nur unzureichend ihre abbauende Wirksamkeit im Verdauungstrakt: Es entstehen die klinischen Symptome der exokrinen Pankreasinsuffizienz mit Meteorismus und Diarrhoe bis zur Steatorrhoe.

Schließlich kann sich ein *pankreopriver Diabetes mellitus* [→ XVI. 3.2.1 Zentrales Organ des Typ-1-Diabetes: Das Pankreas] entwickeln. Auch hier zeigt sich das zu geringe Eingreifen der oberen Wesensglieder im Stoffwechsel-Gliedmaßen-System.

Mit der *chronischen Pankreatitis* gehen nicht nur Skleroseprozesse als „Kopfbildung am falschen Ort" einher, sondern auch die „Sinnesorganbildetendenz am falschen Ort": Das Pankreaskarzinom entsteht [→ XVIII. 5.3 Pankreaskarzinom]. Es ist die am meisten gefürchtete Komplikation der chronischen Pankreatitis und tritt bei alkoholbedingter chronischer Pankreatitis mit einem gegenüber der Normalbevölkerung 15-fach erhöhtem Risiko auf.[11]

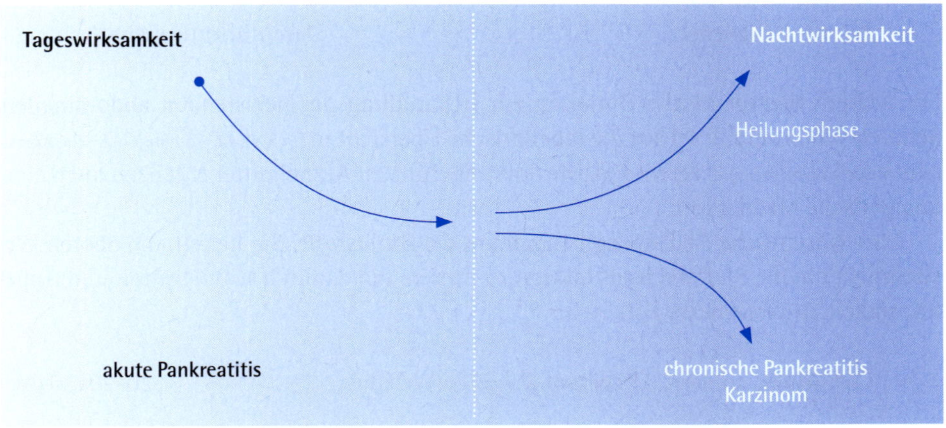

Beziehungen zwischen der akuten und chronischen Pankreatitis und dem Pankreaskarzinom

3.2 Therapeutische Gesichtspunkte

Das therapeutische Ziel bei der *chronischen Pankreatitis* ist das Hereinführen der *oberen Wesensglieder* in die *Stoffwechselorganisation.* Auf der Ebene der Metalltherapie ist dabei vor allem an das *Eisen* zu denken. Man gibt es z.B. als Meteoreisen in mittlerer Potenzierung.

- *Pancreas/Meteoreisen* (Wala) Amp. s.c. — wöchentlich bis 1 x täglich

Besteht ein ungenügendes Eingreifen des astralischen Leibes, der seine Wirksamkeit im Sinne des oberen Menschen entwickelt, so findet man klinisch ein *meteoristisches Abdomen*, gegebenenfalls begleitet von einer *abdominellen Schmerzsymptomatik.* Krampfartige Beschwerden lassen sich mit

- *Ammi visnaga comp. Suppositorien* (Wala) — bei Bedarf

- *Nicotiana comp.* (Wala) Amp. s.c. bei Bedarf

behandeln.[12] Der meteoristischen Symptomatik begegnet man mit Präparaten wie

- *Cinis Tabaci D20* (Weleda) Amp. 1-0-0
- *Carum carvi, ethanol. Decoctum Ø (=D1)* (Weleda) 20-20-20 gtt.

Kümmel wirkt auch durch die äußere Anwendung als

- *Kümmel-Ölwickel* Durchführung siehe Anhang.

Für weitere therapeutische Optionen zur Behandlung der belastenden abdominellen Schmerzsymptomatik sei auf die tabellarische Übersicht in [→ XXI. 4.2 Anthroposophische Arzneimittel in der Schmerztherapie] verwiesen. Die dort angeführten Arzneimittel ergänzen auch eine analgetische Medikation.

Eine wesentliche Bedeutung bekommen die *Bitterstoffe*. Sie helfen, die oberen Wesensglieder in die Stoffwechselfunktion zu führen und dadurch Maldigestion und Appetitlosigkeit zu verbessern. Hier ist an

- *Cichorium, ethanol. Decoctum Ø (=D1)* (Weleda) 20-20-20 gtt
- *Cichorium Rh D3* (Weleda) Dil. 20-20-20 gtt
- *Cichorium, Planta tota D3, D4* (Rezepturpräparat, z.B. Apotheke an der Weleda) 20-20-20 gtt
- *Cichorium/Pancreas comp.* (Wala) Amp. s.c. bis 1-0-0
- *Cichorium/Pancreas comp.* (Wala) Glb. velati 10-10-10
- *Gentiana lutea Rh 5%* (Weleda) Dil. 20-20-20
- *Gentiana Magen Globuli velati* (Wala) 10-10-10
- *Amara-Tropfen* (Weleda) 20-20-20 gtt

wie auch

- *Chelidonium Ferro cultum Rh D3* (Weleda) Dil. 20-20-20 gtt
- *Choleodoron* (Weleda) Dil. 20-20-20 gtt

zu denken.[13]

Die genannten Heilpflanzen greifen die Nähe des Pankreas zur Gallenorganisation auf. Cichorium führt die astralische und die Ich-Organisation in die Stoffwechsel- und Sekretionsprozesse. Bei meteoristischem Adomen als Ausdruck einer ungenügend in den Verdauungstrakt eingreifenden astralischen Organisation, bei eher dünnflüssigen Stühlen und einer eingeschränkten, durch das Nerven-Sinnes-System eingeleiteten Verdauungsfunktion (kephale Phase der Verdauung) findet diese Heilpflanze mit ihren Kieselqualitäten und Bitterstoffen Anwendung. Chelidonium verstärkt die Gallenfunktion, die Bitterstoffe von Gentiana oder auch die Bitterstoffkomposition aus den Amara-Tropfen führen zu einer intensiveren Wirksamkeit der oberen Wesensglieder im Verdauungstrakt und regen Sekretion und auch die propulsive Aktivität an.

Bei milder exokriner Pankreasinsuffizienz liegen positive Erfahrungen mit

- *Platinum chloratum/Pancreas comp.* (Wala) Glb. velati 10-10-10

vor.[14] Das Arzneimittel enthält Carbo Betulae D5, Cichorium intybus e planta tota D2, Oxalis acetosella e planta tota D2, Pancreas suis Gl D7 und Platinum chloratum D5.

Oftmals bedarf die ätherische Organisation der Unterstützung z.B. durch *Organpräparate* wie das erwähnte *Pancreas/Meteoreisen* als s.c.-Injektion. Darüber hinaus kommt Oxalis zur Anwendung. Häufig lässt sich durch die *s.c.-Injektion* von *Oxalis comp.* eine abdominelle Schmerzsymptomatik günstig beeinflussen.

- *Oxalis comp.* (Weleda) Amp. s.c. bei Bedarf

Wesentlich sind im Weiteren die

- *Oxaliswickel* 1 x täglich, Durchführung siehe Anhang

oder *abdominelle Salbenanwendungen.* Insbesondere wenn schockartige Erlebnisse zu dem veränderten Wesensgliederwirken beitrugen, ist an *Oxalis, Folium 10%* (Weleda) Salbe, ggf. in Verbindung mit niedrig potenziertem *Argentum*, zu denken.

Eine manifeste *exokrine Pankreasinsuffizienz* erfordert eine Enzymsubstitution, die zur Therapie mit Bitterstoffen hinzukommt. Darüber hinaus ist die Mistelbehandlung auch bei der chronischen Pankreatitis – insbesondere bei geringer circadianer Temperaturvarianz – zu diskutieren.

Bei der *akuten Pankreatitis* muss man die Entzündung therapeutisch lenken. Hier ist das *Ferrum sidereum* das Basismittel.

- *Ferrum sidereum D10, D20* (Weleda) Amp. s.c., ggf. i.v. 1-0-0

Auf die Wesensglieder bezogen unterstützt die Metalltherapie (Ferrum sidereum) die Wirksamkeit der Ich-Organisation, Bitterstoffe (Cichorium) die der astralischen Organisation und die Organpräparate (Pancreas) die ätherischen Bildeprozesse. Die Enzymsubstition liefert eine physische Substanz, die bei exokriner Insuffizienz substitutiv wirkt.

Beim *septisch-entzündlichen Krankheitsbild* setzt man

- *Phosphorus D8* (Wala, Weleda) Amp. s.c. (i.v.) 1-0-0
- *Argentum metallicum praeparatum D20* (Weleda) Amp. s.c. (i.v.) 0-0-1

oder

- *Pancreas/Argentum* (Wala) Amp. s.c. 0-0-1

ein. Phosphor unterstützt die Ich-Organisation in dem Entzündungsprozess, Argentum die gestaltenden Kräfte [→ VIII. 3.1 Die Polarität von Phosphor und Argentum]. Diese Medikation begleitet in der Regel die kalkulierte *antibiotische Therapie*. Der ödematösen Verlaufsform begegnet man mit

- *Apis ex animale Gl D5, D8, D30* (Wala) Amp. s.c. 1-0-0

[→ IV. 2.4 Potenzierte Arzneimittel]. Wie bei kaum einer anderen Erkrankung entfällt der Flüssigkeitsorganismus dem ätherischen Wirken. Aszites und zum Teil ausgedehnte Pleuraergüsse können entstehen und – über die vaskuläre Hypovolämie – eine entsprechende Volumensubstitution erforderlich machen. Gestaltende Qualitäten regen die *hochpotenzierten Organpräparate* an.

- *Pancreas/Argentum* (Wala) Amp. s.c. 0-0-1

Die weiteren therapeutischen Gesichtspunkte zur Sepsis stellt Kapitel [→ XV. 6. Sepsis] dar.

3.3 Lipomatose des Pankreas

Nicht nur die Leber, sondern auch das Pankreas kann eine Steatosis entwickeln (Lipomatose des Pankreas). In der Sonografie findet sich ein hyperechogenes Pankreas. Mit diesem sind der Body mass index (BMI), die hepatische Steatose und der Alkoholkonsum korreliert, wobei die Steatosis hepatis der stärkste Prädiktor zu sein scheint.[15] Ziehen sich die oberen Wesensglieder aus ihrer dynamischen Wirksamkeit im Stoffwechsel-Gliedmaßen-System zurück, so entwickelt sich die Steatose [→ XXIV. 3.3 Steatosis hepatis und Steatohepatitis (NASH)]. Diese Zusammenhänge gelten nicht nur für die Steatosis hepatis, sondern auch für die Lipomatose des Pankreas. Insofern sind beide Erkrankungen miteinander assoziiert und teilen gemeinsame Risikofaktoren. Es ist eine generelle Aktivitätseinschränkung der oberen Wesensglieder im Stoffwechselsystem, die im Bereich dieser Oberbauchorgane zur Organverfettung führt.

3.4 Therapeutische Gesichtspunkte

Obgleich sich die Lipomatose des Pankreas oftmals als ein sonografischer „Zufallsbefund" präsentiert, so ist sie doch durch die zugrundeliegende Wesensgliederwirksamkeit genauso wie die Steatosis hepatis ein therapeutisch relevanter Befund. Auch hier handelt es sich darum, die oberen Wesensglieder in eine verstärkte Aktivität im Stoffwechsel-Gliedmaßen-System zu führen. Hierzu kommen die in [→ 3.2 Therapeutische Gesichtspunkte] aufgeführten Arzneimittel in Betracht. Die Lipomatose des Pankreas gilt in der Regel als „harmloser" Befund. In der Tat haben die meisten Patienten keine pathognomonische klinische Symptomatik. Allerdings ist die Lipomatose ein Risikofaktor für die Pankreatitis und auch das Pankreaskarzinom[16], sodass sie eine vermehrte Aufmerksamkeit verdient. Beiden Erkrankungen liegt eine vergleichbare Einschränkung der Wesensgliederwirksamkeit zugrunde, die zunächst nur zur Lipomatose führt. Vermutlich gelten auch hier die bereits für die Steatosis hepatis beschriebenen Zusammenhänge mit der chronischen Entzündung und dem Karzinom.

3.5 Autoimmune Pankreatitis

Die autoimmune Pankreatitis (AIP) ist eine besondere Form der chronischen Pankreatitis. Die Patienten berichten oftmals über abdominelle Beschwerden, die zur weiteren Abklärung führen. Bei der AIP unterscheidet man aufgrund des klinischen Bildes zwei Formen: Bei der AIP Typ 1 findet sich ein periduktales lymphoplasmazelluläres Infiltrat (IgG-4 positiv) und es sind – im Rahmen einer IgG-4-assoziierten Systemerkrankung – extrapankreatische Mitbeteiligungen z. B. der Speicheldrüsen und der Gallenwege möglich. Demgegenüber zeichnet sich die AIP Typ 2 durch ein granulozytäres Infiltrat des duktalen Epithels aus. Sie soll mit den chronisch entzündlichen Darmerkrankungen assoziiert sein.[17] Offenbar kommt es bei dieser seltenen Erkrankung zu einer eingeschränkten Aktivität der oberen Wesensglieder im Stoffwechselsystem, der sich eine entzündliche Reaktion gegenüberstellt und sich zur chronischen Inflammation transformiert.

Die IgG-4-assoziierten Skleroseerkrankungen umfassen weitere Organe und korrelieren auch mit der chronischen Periaortitis (Morbus Ormond, retroperitoneale Fibrose).[18]

3.6 Therapeutische Gesichtspunkte

Die Therapie besteht in der Verstärkung der stoffwechselaktiven Wirksamkeit der oberen Wesensglieder, die sich aus weitgehend unbekannten Gründen (möglicherweise auch schockartige biografische Erfahrungen) aus ihrer Verbindung mit den Stoffwechselfunktionen gelöst haben. Insofern kommen die in [→ 3.2 Therapeutische Gesichtspunkte] aufgeführten Arzneimittel in Betracht.

3.7 Pankreaskarzinom

Das Pankreaskarzinom behandelt das Kapitel Onkologie [→ XVIII. 5.3 Pankreaskarzinom].

Literatur

1 Greenberger, N., Toskes, P.: Akute und chronische Pankreatitis. In: Dietel, M., Suttorp, N., Zeitz, M. (Hrsg.): Harrisons Innere Medizin. ABW Wissenschaftsverlag Berlin 2009. Band 2.

2 Goebel, H., Layer, P.: Störungen der Motilität des oberen Gastrointestinaltraktes. Springer Verlag Berlin/ Heidelberg 1992.

3 Girke, M.: Die Schilddrüse. Der Merkurstab 1995; 48 (5). S. 404–416.

4 Leonhardt, H.: Histologie, Zytologie und Mikroanatomie des Menschen. Thieme Verlag Stuttgart 1974.

5 Dhom, G.: Drüsen mit innerer Sekretion. In: Eder, M., Gedigk, P. (Hrsg.): Lehrbuch der Allgemeinen Pathologie und der Pathologischen Anatomie. Springer Verlag Berlin/Heidelberg 1986. S. 450–487.

6 Kassen, S., Ariel, S., Thorton, P. et al.: β-Cell Proliferation and Apoptosis in the developing Normal Human Pancreas and in Hyperinsulinism of Infancy. Diabetes 2000; 49 (8). S. 1325–1333.

7 Steiner, R.: Anthroposophische Menschenerkenntnis und Medizin (GA 319). Rudolf Steiner Verlag Dornach 1994. Vortrag vom 2. September 1923.

8 Steiner, R., Wegman, I.: Grundlegendes für eine Erweiterung der Heilkunst nach geisteswissenschaftlichen Erkenntnissen (GA 27). Rudolf Steiner Verlag Dornach 2014. 9. Kapitel. 2. Fall.

9 Mayerle, J., Heidecke, C. D., Kraft, M. et al.: Internistische Therapie der akuten Pankreatitis. Deutsche Medizinische Wochenschrift 2008; 133. S. 1911–1916.

10 Mayerle, J., Hoffmeister, A., Werner, J. et al.: Clinical practice Guideline: Chronic pancreatitis-definition, etiology, investigation and treatment. Deutsches Ärzteblatt International 2013; 110. S. 387–393.

11 Hoffmeister, A., Mössner, J.: Chronische Pankreatitis. Deutsche Medizinische Wochenschrift 2008; 133. S. 415–426.

12 Diesen Hinweis verdankt der Autor Heinz-Hartmut Vogel.

13 GAÄD (Hrsg.): Vademecum Anthroposophische Arzneimittel 2017. Der Merkurstab 2017; 70 (Suppl.). S. 303.

14 GAÄD (Hrsg.): Vademecum Anthroposophische Arzneimittel 2017. Der Merkurstab 2017; 70 (Suppl.). S. 604.

15 Al-Haddad, M., Khashab, M., Zyromski, N.: Risk factors for hyperechogenic pancreas on endoscopic ultrasound: A case-control study. Pancreas 2009, 38 (6). S. 672–675.

16 Ebd.

17 Linhart, T., Görg, C., Moll, R. et al.: Ungewöhnliche klinische Präsentation einer autoimmunen Pankreatitis Typ 1. Deutsche Medizinische Wochenschrift 2010; 135. S. 1662–1666.

18 Schirmer, J. H., Both, M., Moosig, F.: Chronische Periaortitis. Der Internist 2013; 54 (12). S. 1419–1426.

KAPITEL XXVII
Nephrologie

1. Leitgedanken

Die funktionelle Bedeutung der Nieren wird häufig auf die *Ausscheidung* harnpflichtiger Substanzen reduziert. Diese ist zwar zweifelsfrei wesentlich und physiologisch unverzichtbar, aber nur ein Teilbereich der viel umfassenderen Funktion. So sind die Nieren mit einer differenzierten Wesensgliederwirksamkeit verbunden. Die ihrem Volumen nach beeindruckende *Flüssigkeitsströmung* durch die Nieren steht mit der *ätherischen Organisation* in Zusammenhang. Dabei handelt es sich keineswegs nur um das glomeruläre Ultrafiltrat und den Primärharn, sondern auch um die tubulär reabsorbierte und dem Organismus wiederum zugeführte Flüssigkeit. Schließlich werden ca. 99% der filtrierten Flüssigkeitsmenge zurückgewonnen. Dieser immense Aufwand zur Herstellung der organismischen Homöostase regt zum Erstaunen an und weist auf die verborgenen Seiten der Nierenfunktion. Mit dieser ist zudem in besonderer Weise die *astralische Organisation* verbunden. Die Modulation der Ausscheidungsprozesse durch das seelische Wesen des Menschen ist gut bekannt und immer wieder in Situationen von Aufregung und Anspannung zu erleben. In differenzierter Weise moduliert die astralische Organisation die Nierentätigkeit und wirkt durch sie in den gesamten Organismus. Schließlich kommt der Niere eine Sinnesfunktion zu, durch die sie z. B. die Homöostase des Flüssigkeitsorganismus aufrechterhält. Sie integriert die Organfunktion in das Ganze des Organismus und steht mit der *Ich-Organisation* in Beziehung.

Die Erkrankungen der Niere basieren auf einer veränderten Wesensgliederkonstellation und verlangen deswegen eine auf diese abgestimmte Therapie. Die häufig an einem erhöhten Kreatinin diagnostizierte „Niereninsuffizienz" (als „chronische Nierenerkrankung" *(Chronic Kidney Disease, CKD)* bezeichnet und in Stadien eingeteilt anhand der über das Serumkreatinin geschätzten glomerulären Filtrationsrate *(estimated GFR; eGFR)* und der Albuminurie (Albumin/Kreatinin-Quotient im Spontanurin)) erfährt oft zu wenig Beachtung.[1] So korrelieren chronische Nierenerkrankungen mit Skleroseprozessen, die therapeutisch berücksichtigt werden müssen. Diesen „stillen" Formen stehen die akuten Krankheiten gegenüber. Auch die Nierenerkrankungen stellen sich in das Spektrum der Dominanz des Nerven-Sinnes- oder des Stoffwechsel-Gliedmaßen-Systems und damit in das Spannungsfeld von Sklerose und Entzündung. Aus diesem Krankheitsverständnis leiten sich die therapeutischen Gesichtspunkte ab.

2. Die Dreigliederung in der Nierenorganisation

Die Polarität von sphärischer und axialer Form bestimmt die Organgestalt der Nieren. Die sphärische Gestalt nimmt die Formgeste des oberen Menschen und seines Kopfes auf, die axiale Gestalt diejenige des Gliedmaßensysytmes des unteren Menschen. Rindennah finden sich sphärische Formelemente in den Glomeruli und auch die gewunden verlaufenden Tubuli renales contorti, denen sich die axiale Gestalt (absteigender und aufsteigender Schenkel der Henle-Schleife, Sammelrohre) gegenüberstellt.

2.1 Das Nerven-Sinnes-System der Niere: Glomeruli und juxtaglomerulärer Apparat

Die Glomeruli haben eine *sphärische, kopfähnliche Gestalt.* Funktionell kommt es hier zu differenzierten Filtrationsprozessen mit Absonderung des Ultrafiltrats aus dem vaskulären Raum. Sie stellen sich in den größeren Zusammenhang des dreigliedrigen Organismus: Im Stoffwechselsystem besteht ein enger Austausch zwischen der extrazellulären Flüssigkeit und dem Blut durch die besonders ausgeprägte Kapillarfenestrierung. Im Nerven-Sinnes-System erfolgt demgegenüber eine strenge Trennung zwischen Blut und Liquor durch die Blut-Hirn-Liquorschranke. Im Glomerulus entwickelt sich nun eine dem Nerven-Sinnens-System verwandte Konstellation: Dem Liquor entsprechend ist das Ultrafiltrat proteinarm und zellfrei bis -arm. Die sonst im Flüssigen wirkenden ätherischen Kräfte haben sich herausgelöst und eine nahezu „tote" Flüssigkeit zurückgelassen.

Auch das glomeruläre *Gefäßsystem* zeigt eine zum Nervensystem passende Besonderheit. Seit Langem ist die Autoregulation der Nierendurchblutung bekannt, die u. a. auf eine myogene Komponente (Bayliss-Effekt) zurückzuführen ist und die Durchblutung weitgehend aus der seelisch modulierten Blutdruckregulation herausnimmt.[2] Dem Gehirn vergleichbar herrscht hier in weiten Grenzen Konstanz des intraglomerulären Blutdrucks als Hinweis auf die geringe Modulation durch die astralische Organisation. Vor allem bei glomerulären Erkrankungen kommt es zur Aufhebung dieser Autoregulation mit der Folge einer glomerulären Hypertonie. Eine weitere Schädigungsmöglichkeit ist ein lange bestehender Bluthochdruck, der sich schließlich über eine anhaltende Aktivierung des Renin-Angiotensin-Aldosteronsystems „renal fixiert" und zu einer dauerhaften Widerstandserhöhung der Gefäße im Nierenparenchym führt.

Das Verständnis der Glomeruli vervollständigt sich durch die Betrachtung von Struktur und Funktion des *juxtaglomerulären Apparates*, der sich am „Glomerulushilus" lokalisiert. Er wendet sich einerseits dem Blut (Vas afferens, Tunica media) und andererseits in der Macula densa dem Tubulussystem zu. Er besteht aus drei Zelltypen: den zur Macula densa umgeformten distalen Tubuluszellen, den Granula-enthaltenden Epitheloidzellen der afferenten Arteriole, also des Blutgefäßpols und schließlich den extraglomerulären Mesangiumzellen, die funktionell ein Synzytium darstellen und Myofibrillen besitzen [→ Abb.].[3] Wenn im distalen Tubulus an der Macula densa eine zunehmende Natriumchloridmenge erscheint, reduziert die Niere innerhalb von Sekunden die Filtration im zugehörigen Nephron (tubuloglomeruläre Rückkopplung):

Der *juxtaglomeruläre Apparat* gehört zur renalen *Sinnesorganisation.*

Dabei ist interessant, dass sich bei unterdrückter Reninproduktion die epitheloiden Zellen der Vasa efferentia unter Verlust der Sekretgranula in glatte Muskelzellen umwandeln können.[4] Nimmt sich also die Sinnesfunktion zurück, so kommt es zur Ausbildung der Bewegungsqualität.

Die Wahrnehmungsbereiche des juxtaglomerulären Apparats sind auf den *Blutdruck* und die *tubuläre Natriumkonzentration* ausgerichtet. Die Sinnesorganisation der Nieren spürt durch sie die Verbindung der Seele mit dem Leib.

Bei Blutdruckabfall sezernieren die nerval dichter innervierten Epitheloidzellen des juxtaglomerulären Apparats das *Renin.*[5] Auf die Beziehung des *Renin-Angiotensin-Aldosteron-Systems* zur astralischen Organisation wurde bereits eingegangen [→ XI. 3.3.3 Direkte Renin-Inhibitoren (DRI), ACE-Hemmer, Sartane, Aldosteronantagonisten]. So zeigt sich, dass dieser Bereich der Nieren mit der astralischen Organisation in Beziehung steht.

Walter Bopp (1900–1969) wies auf die polare Entsprechung von embryonaler Augenanlage und Nieren-Glomerulus-Bildung hin.[6] In beiden Bildeprozessen kommt einer inneren becherartigen Geste eine einstülpende Gestaltbildung entgegen. Die Augen wenden sich nach außen, dem Makrokosmos zu, die Nieren nach innen, zum Mikrokosmos. Die geisteswissenschaftliche Beziehung von Niere und Auge beschrieb Rudolf Steiner [→ XVI. 8.3.1 Retinopathie und diabetische Nephropathie].

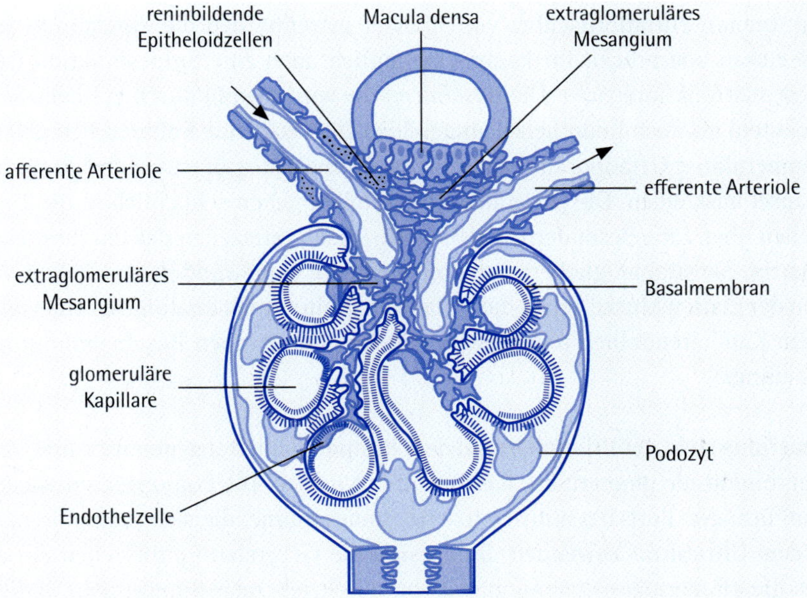

Morphologie des Glomerulus

Die Glomeruli zeigen auf der physisch-morphologischen Ebene die abrundende Kopfbildung und das Sinnessystem des juxtaglomerulären Apparates. Die ätherische Organisation wirkt im Flüssigkeitsorganismus. Dieser sondert das liquorähnliche Ultrafiltrat ab. Die Beziehung zur astralischen Organisation unterstreicht der Tag-Nacht-Rhythmus, indem die glomeruläre Filtrationsrate nachts abnimmt.[7] Auch die Verbindung der Nieren mit dem sympathischen Nervensystem gehört in diesen Zusammenhang. Die Sinnesfunktion steht mit der Ich-Organisation in Beziehung.

Die *Glomeruli* gehören zum *Nerven-Sinnes-System* der *Nieren.*

Die gesunde Nierenorganisation eines Erwachsenen bildet täglich ca. 180 Liter Primärharn. Carl Ludwig (1816–1895) wies 1842 erstmals nach, dass dieser durch Filtration in den Glomeruli entsteht. Dabei handelt es sich um eine nahezu eiweißfreie Flüssigkeit. Der glomeruläre Filter muss demzufolge 40 g Albumin aus jedem Liter filtrierten Primärharns zurückhalten.[8]

Exkurs

Die glomeruläre „Filtrationsbarriere" zeigt dabei eine dreigliedrige Struktur [→ Abb.]: Die *glomerulären Endothelzellen* kleiden das Kapillarlumen aus und zeigen eine Fenestrierung. Die Basalmembran trennt die Blutseite vom Bowman-Kapselraum, dem Primärharnraum. Auf der diesem zugewandten Seite der Basalmembran finden sich die glomerulären Epithelzellen (viszerale Epithelzellen, Podozyten), die mit fuß- oder fingerförmigen Fortsätzen auf der glomerulären Basalmembran aufsetzen. Diese Fußfortsätze interdigitieren mit denen anderer Podozyten und bilden ein Netzwerk um die Kapillaren. Die Fortsätze sind durch einen ca. 30 bis 40 nm breiten Filtrationsschlitz voneinander getrennt, den die sogenannte Schlitzmembran überbrückt. Ihr kommt vermutlich auch eine Sinnesfunktion (Mechanosensorfunktion) zu.[9,10] Die *Basalmembran* wird sowohl durch Epithelzellen (Podozyten) als auch Endothelzellen gebildet. Die viszeralen Epithelzellen gehen am glomerulären Gefäßpol in die parietalen Epithelzellen über, welche die Bowman-Kapsel auskleiden. Die parietalen Epithelzellen gehen schließlich in die Tubuluszellen über. Eine Besonderheit stellen die Mesangiumzellen dar mit ihrer eigenen Matrix. Sie sind möglicherweise vom Gefäßpol eingewandert und stellen Varianten der glatten Muskelzellen dar.[11] Das Mesangium steht anatomisch einerseits mit dem Kapillarendothel, andererseits mit der glomerulären Basalmembran in Verbindung.

Im Glomerulus steht der Primärharnpol dem Blutpol diametral gegenüber. Ihre Vermittlung übernimmt die glomeruläre Basalmembran [→ Abb.]. Die Podozyten entwickeln in ihren fußförmigen Fortsätzen differenzierte Sinnesorgane, die sich „tastend-wahrnehmend" dem Ultrafiltrat zuwenden. Damit sind die viszeralen Epithelzellen ein ausgedehntes, die glomeruläre Nierenorganisation durchziehendes Sinnesorgan. Indem die viszeralen Epithelzellen in die parietalen Epithelzellen der Bowman-Kapsel übergehen, finden sie Anschluss an die kapselbildende Qualität, die metamorphotisch der Kopfbildung im oberen Menschen entspricht.

Der *glomeruläre Filter* besteht aus den *Podozyten* mit ihrer Schlitzmembran (Beziehung zum Nerven-Sinnes-System), den *Endothelzellen* (Stoffwechsel-Gliedmaßen-System) und einer zwischen den beiden Zelltypen gebildeten dreischichtigen *Basalmembran* (vermittelnde Funktion, Rhythmisches System). Die Mesangiumzellen sind zur Phagozytose befähigt und stehen mit dem *Stoffwechsel-Gliedmaßen-System* in Beziehung.

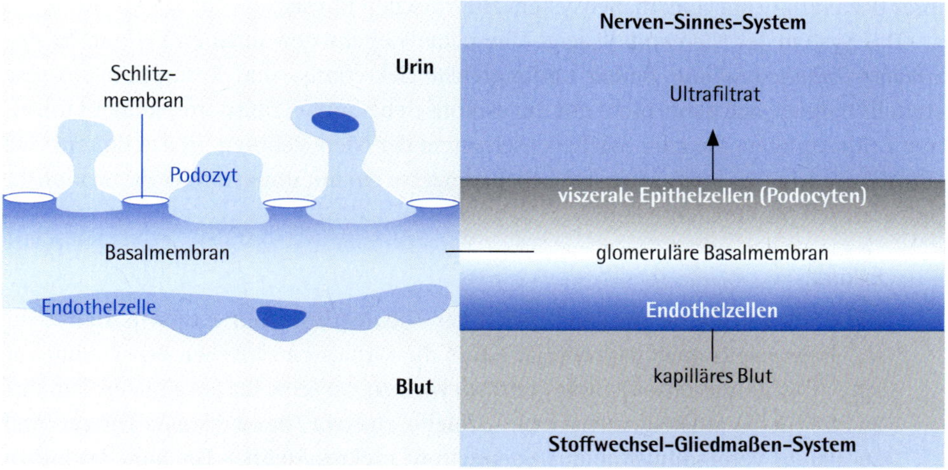

Die Dreigliederung im Glomerulum: Podozyten entwickeln eine Sinnesfunktion und wenden sich dem Ultrafiltrat zu. Endothelzellen stehen mit dem Blut in Beziehung und gehören funktionell zum Stoffwechsel-Gliedmaßen-System.

Die Filterfunktion der „Blut-Harnschranke" beruht nicht nur auf der Molekülgröße, sondern auch auf der elektrischen Ladung (fixe negative Ladungsträger, sogenanntes „glomeruläres Polyanion").[12] Damit durchwandern kationische Serumproteine die Basalmembran leichter als anionische. Substanzen mit einer Masse über 70 kDa sowie negativer Ladung gelangen normalerweise nicht ins Filtrat. Hierzu gehört das Albumin (69 kDa, bei physiologischem pH negativ geladen). Allerdings sprechen tierexperimentelle Untersuchungen für eine höhere glomeruläre Albuminfiltration, die der proximale Tubulus dann rasch durch Endozytose resorbiert. So ist die Niere eng mit dem *Eiweißstoffwechsel* verbunden. Sie entwickelt aber keine stoffwechselaktive Funktion (wie z. B. die Leber), sondern eine sinnesorganähnliche. Auf den Zusammenhang der Nierenorganisation mit der Albuminurie wies Steiner bereits früh hin.[13]

Es gibt allerdings nicht nur eine pathologische, sondern auch eine *„funktionelle" Proteinurie* (Gesamteiweißausscheidung unter 150 mg/Tag, Albuminurie kleiner 30 mg/Tag). Sie tritt als orthostatische Proteinurie, bei Fieber, Hyperthyreose, körperlicher Anstrengung, Schwangerschaft und auch infolge emotionaler Belastungen auf.[14]

2.2 Das Stoffwechsel-Gliedmaßen-System der Niere: Tubuli und das Nierenbecken-Kelch-System

Den sphärisch gebauten *Glomeruli* stehen die axial ausgerichteten Tubuli und Sammelrohre, die in die Kelchpyramiden konvergieren, polar gegenüber. Die sphärische Kopfform weist in den vorgeburtlichen kosmischen Bereich, die axial ausgerichtete Gestalt in ihrer Beziehung zum Gliedmaßensystem zur irdischen Physis.

Das System der *Nierentubuli* zeigt einen überwiegend gewundenen Verlauf. Im *proximalen Tubuluskonvolut* finden umfangreiche Sekretions- und Resorptionsprozesse statt. Es handelt sich dabei nicht nur um osmotisch bedingte Transporte, sondern um aktive Zellleistungen, die zum Stoffwechselsystem der Niere gehören. In das liquorartige Ultrafiltrat dringen damit intensive Lebensprozesse ein mit umfassender Resorptionstätigkeit in den proximalen Tubuli.

Exkurs

Diese resorbieren bereits zwei Drittel der *Tubulusflüssigkeit* einerseits transzellulär, andererseits auch parazellulär durch die Kittleisten zwischen den Tubuluszellen.[15] Das glomerulär filtrierte Natrium wird zu ca. 65 % im proximalen Tubulus, zu 25 % in der aufsteigenden Henle-Schleife, zu etwa 7 % im distalen Tubulus und zu 3 % im Verbindungstubulus/Sammelrohr rückresorbiert.[16] Die hohe Dichte an Mitochondrien in den Zellen des proximalen Tubulus (und der dicken aufsteigenden Henle-Schleife sowie des Konvolutes des distalen Tubulus[17]) weisen auf den hohen Energiebedarf der Stoffwechselprozesse. Dabei stehen etwa 80 % des Energieumsatzes im Zusammenhang mit der Na/K-ATPase-Aktivität.[18]

Die glomerulär filtrierte Flüssigkeit wird dem Organismus belebt und vermutlich auch erwärmt zugeführt. Im Bürstensaum finden sich diverse Peptidasen (Amino- und Endopeptidase, Gammaglutamyltransferase), die kleinmolekulare Proteine schnell spalten[19] und dadurch eine darmähnliche Verdauungsfunktion entwickeln. Bei den Resorptionsprozessen handelt es sich um eine aufbauende Leistung, die mit der von Rudolf Steiner charakterisierten aufbauenden Nierenstrahlung in Zusammenhang steht. Die großen Mengen, die Tubuluszellen bei einer glomerulären Filtrationsrate von 180 Liter pro Tag täglich resorbieren, gelangen als belebte Flüssigkeit in das Blut und werden durch die Nieren erwärmt.

Im *distalen Tubulus* herrschen nun andere Verhältnisse. Hier finden sich im Anschluss an die Henle-Schleife wichtige osmotisch bedingte Transportprozesse.

An den distalen Tubulus schließt sich das axial gestaltete System der pyramidenwärts konvergierenden *Sammelrohre* an. Es führt die ausscheidungspflichtigen Substanzen, die in die Außenwelt gelangen. Es entsteht eine Polarität zwischen der in den „sphärisch" gewundenen Tubuli strömenden und zur Belebung des Organismus resorbierten Flüssigkeit und dem konzentrierten, zur Kristallisation (und Steinbildung) neigenden Harn der axialen Sammelrohre. Auch äußerlich sind sie von einem Parenchym mit zunehmender Salzkonzentration umgeben. Die axiale Qualität taucht in einen zur Leblosigkeit und Mineralisation neigenden Organbereich ein. Im Sammelrohr wird die endgültige Osmolalität des Urins eingestellt. Es ist in seiner gesamten Länge in Anwesenheit von ADH wasserpermeabel.[20] Die muskuläre Bewegungsorganisation ergreift die *ableitenden Harnwege.*

Die *Tubuli* und das *Nierenbecken-Kelch-System* gehören zum *Stoffwechsel-Gliedmaßen-System* der Nieren.

Die Tubuli sind zu unterschiedlich ausgeprägten *Regenerationsprozessen* als Hinweis auf die aufbauende und regenerative Wirksamkeit der ätherischen Organisation befähigt. So ist seit Langem die tubuläre Regeneration nach akutem Nierenversagen bekannt. Dabei erfolgt die Regeneration der untergegangenen durch die benachbarten, überlebenden Tubuluszellen. Diese dedifferenzieren sich zunächst, verlieren dadurch ihre epithelialen Charakteristika wie den Bürstensaum und entwickeln einen mehr undifferenzierten mesenchymalen Phänotyp. Gestalt und Formqualitäten nehmen sich zurück und lassen dafür eine vermehrte Lebendigkeit entstehen. Diese neomesenchymalen Zellen wandern in den verletzten Bereich ein und differenzieren sich dann zu funktionierenden Tubuluszellen.[21]

Geisteswissenschaftlich betrachtet nimmt sich mit der Dedifferenzierung die gestaltend wirkende astralische Organisation zurück, wohingegen die *ätherische Organisation* ihre proliferative Wirksamkeit entfaltet. Mit der erneuten Differenzierung prägen sich die Formqualitäten der astralischen Organisation den regenerativen Lebensprozessen ein. Ähnliche Abfolgen von Differenzierung und Dedifferenzierung sind bei der *Wundheilung* bekannt [→ XVIII. 2.4.2 Der Tumor als chronische, nicht heilende Wunde]. Möglicherweise sind außer den tubulären Zellen mesenchymale Progenitorzellen und zirkulierende, aus dem Knochenmark stammende Zellen [→ X. 3.2 Grundsätzliche therapeutische Gesichtspunkte] an den Regenerationsprozessen beteiligt.

2.3 Die Wesensgliederwirksamkeit in der Nierenorganisation

Damit ergibt sich das folgende Bild der Nieren: Außen liegt die Sphäre der *Glomeruli.* Sie wendet sich der *astralisch-seelischen Qualität* zu. Dem Seelischen entsprechend findet sich im Bereich der Glomeruli die morphologische Geste der Innenraumbildung und Einstülpung. Den Glomeruli schließen sich die Tubuli an. Hier entwickeln sich Lebensprozesse der ätherischen Organisation in der Flüssigkeitsresorption. Auch die morphologische Beziehung der Tubuli zu Drüsenschläuchen verdeutlicht die Nähe zum Ätherischen. Im axialen System der Sammelrohre stehen schließlich die dem Lebendigen entfallenen, *physischen Qualitäten* im Vordergrund.

In den Glomeruli und – besonders deutlich – im juxtaglomerulären Apparat wirkt eine differenzierte Sinnestätigkeit. Auch sind Riechrezeptoren in den proximalen Tubuli vorhanden, deren Funktion noch nicht verstanden ist.[22] Die Zilien bzw. der Bürstensaum des proximalen Tubulus gehören ebenfalls zum renalen Sinnessystem. In ihr wirkt die *Ich-Organisation.* Diese ist auch mit der intensiven Rindendurchblutung verbunden, die sich in die Glomeruli einstülpt. Dabei ist der Blutfluss von seelischen Empfindungen wie emotionalem Stress und Angst abhängig.[23]

Die seitensymmetrisch sich entwickelnden Nieren weisen schon aufgrund ihrer Form auf ein gemeinsames Ganzes, indem die äußere Organkontur einen Kreisbogen aufspannt, der denjenigen der anderen Niere aufnimmt. Dieser sphärischen Gestaltung entspricht die Konstellation der Wesensglieder:

Im *Rindenbereich* dominiert die *Ich-*, in den *Glomeruli* das Wirken der *astralischen*, in den *Tubuli* die Tätigkeit der *ätherischen Organisation* und im mineralisierenden *Markbereich* die *physische Organisation* [→ Abb.].

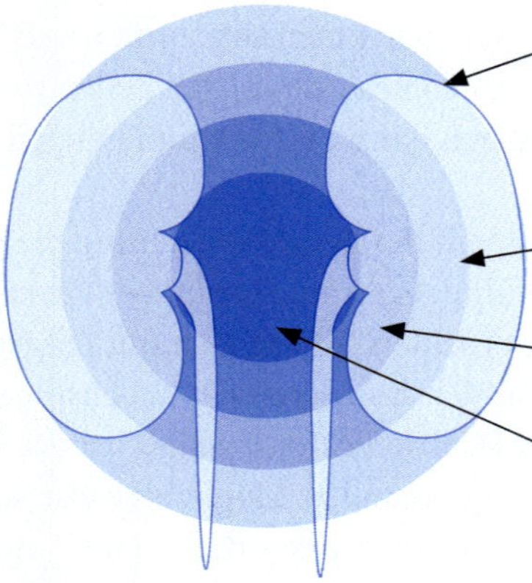

Das Wirken der Wesensglieder in der Niere

Das sphärische Gestaltungsprinzip der Nieren beleuchtet die bekannten Fehlbildungen wie die *Hufeisen-* und auch die *Kuchenniere*. Diese Organgestaltungen bilden die Lateralität nicht oder nicht vollständig aus.

In der Nierenorganisation findet sich eine umgekehrte „Reihenfolge" der sphärischen Wesensgliederkonstellation, wie sie sonst im Haupt anzutreffen ist [→ XXIX. 4. Die Gelenkorganisation]. Während die Kalotte den *Kopf* knöchern abschließt, die mineralisch-physische Hülle somit „außen" und die Repräsentationen der anderen Wesensglieder „innen" liegen, so findet sich die Betonung der mineralisch-physischen Seite innen, diejenige der anderen Wesensglieder in der Peripherie [→ Abb.].

Damit entwickelt sich eine Polarität im dreigliedrigen Organismus: Im oberen Menschen bildet das Nerven-Sinnes-System die leibliche Grundlage für das Wahrnehmen und Denken und lässt das Wachbewusstsein entstehen. Während sich dieses zur Außenwelt wendet, orientieren sich die unbewussten Sinnesfunktionen im unteren Menschen zur Innenwelt und zu den Stoffwechselprozessen. Sie entwickeln entsprechend ein „Wahrnehmen" und „Denken". Die *Leber* ist funktionell gesehen ein *Wahrnehmungsorgan* [→ XXIV. 2.5 Die Leber als Sinnesorgan], das die Nahrungssubstanz aufnimmt, innerlich „schmeckt" und besonders dann im Vordergrund steht, wenn der Blick noch nicht wach nach außen, sondern – wie in der Säuglingszeit – mehr nach innen gewendet ist. Beim Erwachsenen überstrahlt das helle Licht des Bewusstseins dieses dumpfe Wahrnehmen. Diesem „Wahrnehmungsorgan" steht nun ein *Denkorgan* gegenüber: das *Nierensystem*.[24] Im Unterschied zur Leber dient die Nierenorganisation weniger dem Metabolismus und Synthesestoffwechsel, sondern einer dem Denken nahestehenden „analysierenden" Substanzdifferenzierung.

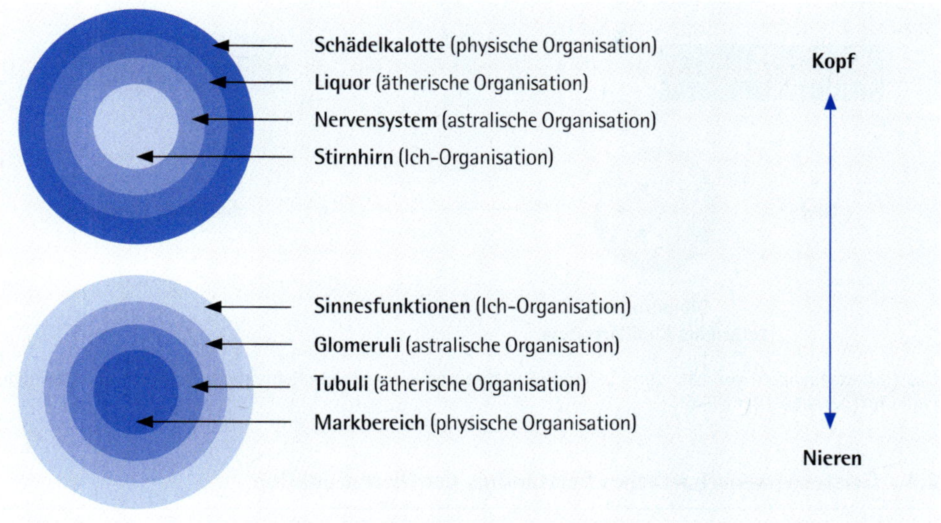

Polare Wesensgliederwirksamkeit in der Niere und im menschlichen Haupt: Die knöcherne Schädelkalotte umhüllt die Kopforganisation, die weiteren von den Wesensgliedern geprägten Strukturen folgen in zentripetaler Ausrichtung. Bei der Niere liegt der „mineralisierende" Markbereich dagegen innen, die anderen Bereiche der Wesensgliederwirksamkeit folgen zentrifugal.

Die Leber nimmt das aus dem Intestinaltrakt kommende portale Blut auf. Von dem mucosalen Gefäßsystem ausgehend erreicht es über die Vena portae das Kapillarsystem der Leberläppchen und durchströmt sie sternförmig von der Peripherie zum Zentrum. Diesem zentripetalen *venösen* Blutstrom stellt sich der *arterielle* der Nieren gegenüber: Nach Eintritt der Arteria renalis in die Niere und deren Aufzweigung durchläuft das Blut ein erstes „Wundernetz" im Glomerulus. Das dort veränderte Blut strömt weiter in ein zweites Kapillarsystem, das peritubulär lokalisiert ist. Steht beim portalen System die Resorption, so beim renalen (glomerulären) Gefäßsystem die Filtration im Vordergrund. In der anschließenden Tubulus- und Schleifenpassage erfolgt die Trennung in die resorbierte, lebentragende Flüssigkeit und den toten, ausscheidungspflichtigen Harn, der schließlich die Außenwelt erreicht.

Damit wendet sich das doppelseitige Gesicht des Januskopfes in Denken und Wahrnehmen einerseits zum Bewusstseinspol des Nerven-Sinnes-Systems, andererseits in das Unterbewusstsein des Stoffwechselsystems. „Diese Denktätigkeit, die geradeso hinzugefügt wird der Wahrnehmungstätigkeit, der Auffassungstätigkeit der Leber, wie durch das Gehirn der Wahrnehmungstätigkeit des Auges das Denken hinzugefügt wird, die haben Sie nämlich ... durch die Niere, das Nierensystem.", formulierte es Rudolf Steiner.[25]

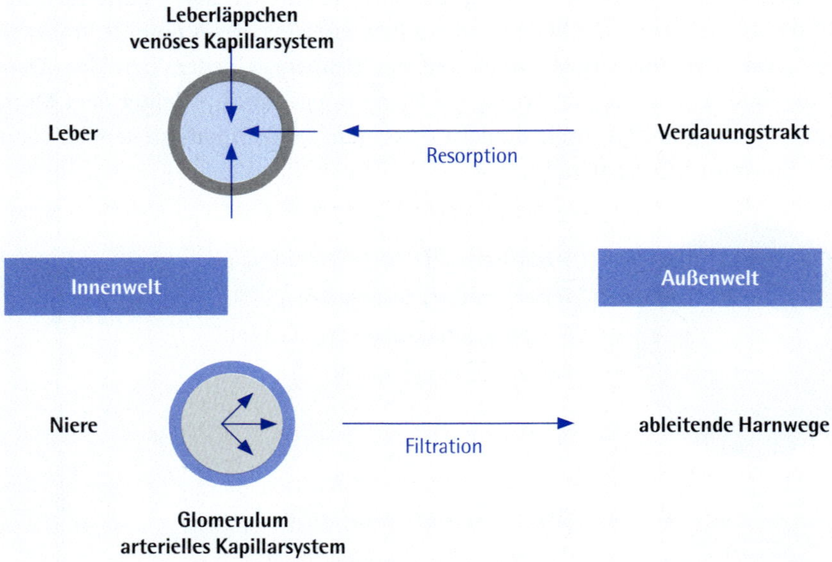

Das Zusammenwirken von Niere und Leber: Resorption und Wahrnehmungsfunktion der Leber, analysierende Funktion („Denken") der Niere

2.4 Geisteswissenschaftliches Verständnis der Nierenfunktion

Die *Nieren* haben nicht nur eine *ausscheidende Funktion*, die mit dem Bewusstsein in Beziehung steht (vermehrte Diurese bei seelischer Anspannung!), sondern auch eine *aufbauende*. Der in die Ausscheidung führenden *Tagesaktivität* der Nierenfunktion stellt sich ihre aufbauende *Nachtwirksamkeit* gegenüber [→ II. 1.7 Tages- und Nachtwirksamkeit der Wesensglieder].

Zahlreiche renale Funktionen sind mit der aufbauenden Nachtwirksamkeit verbunden. Ein wichtiges Beispiel ist die Regulation der *Blutbildung*. Die primäre Erythropoietinbildung in fetalen und neugeborenen Säugetieren erfolgt in der Leber. Später entwickelt sich die Niere zum Hauptort seiner Synthese.[26] Der Bildungsort des Erythropoietin sind die Fibroblasten der peritubulären Kapillaren.[27] Bei Hypoxie kommt es zur vermehrten Freisetzung des Erythropoietins und zur Stimulation der Erythropoese: das seelisch-geistige Wesen verbindet sich verstärkt mit dem Organismus. Umgekehrt findet sich bei der normochromen, normozytären *renalen Anämie* ein ungenügendes Hereinwirken der höheren Wesensglieder in den Organismus. Die Niere verbindet durch ihre Beziehung zur Blutbildung das seelische und geistige Wesen des Menschen mit dem Organismus.

Zu der aufbauenden Nachtseite der Nierenfunktion gehören des Weiteren die umfangreichen Resorptionsprozesse im Tubulussystem. Sie nehmen das „leblose", von seinen ätherischen Qualitäten verlassene, liquorverwandte Ultrafiltrat als belebte Flüssigkeit auf. Belebende *ätherische Qualitäten* werden dem Organismus zugeführt. „So strömt vom Nierensystem das sozusagen lebendige Wasser aus nach dem ganzen Organismus."[28]

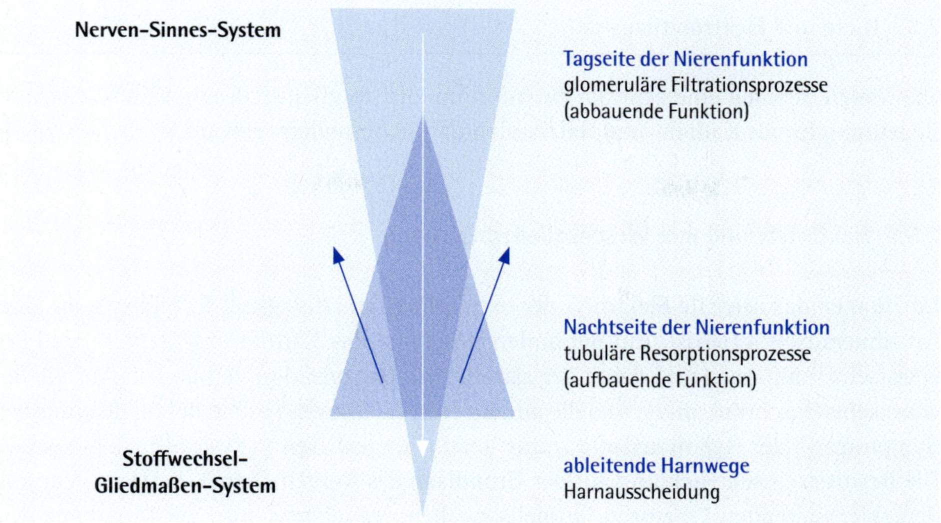

Tages- und Nachtwirksamkeit der Nierenfunktion: Der Harnausscheidung (Tageswirksamkeit) steht die tubuläre Resorption der belebten und beseelten Flüssigkeit (Nachtwirksamkeit) polar gegenüber.

Im Nephronverlauf finden sich *zwei Kapillarsysteme*: Das filtrierende, sphärisch gewundene glomeruläre Stromgebiet und die tubulären netzförmig angeordneten Kapillaren, die sich schließlich zur Vena renalis mit ihrem auffallend hellroten Blut vereinigen. Die gewaltige Menge resorbierter Flüssigkeit, die aktiv aus dem tubulären in den vaskulären Raum strömt, leistet offensichtlich einen Beitrag zur Hämodynamik: Leon Manteuffel-Szoege (1904–1973) zeigte tierexperimentell einen extrakorporal absinkenden renal-arteriellen und einen in der Nierenvene ansteigenden Blutspiegel als Hinweis auf die hämodynamische Aktivität der Niere.[29] Somit scheint die Niere an der Blutbewegung beteiligt zu sein.

Die Relevanz der Nieren für Blutdruck und Atmung verdeutlicht ihre Beziehung zur *astralischen Organisation*. Die Nieren stehen aber nicht nur mit der Blutbewegung, sondern auch der Blutwärme in Verbindung. So bilden die Nieren mit ihrem hohen Sauerstoffbedarf und oxidativen Verbrennungsprozessen Wärme. Sie prägen dadurch die Wärmeorganisation des menschlichen Leib als Werkzeug der *Ich-Organisation*.

Durch die Glomeruli und ihre *Filtrationsprozesse* wendet sich die Niere funktionell der Tagesseite, durch die Tubuli mit ihren umfangreichen *resorptiven und aufbauenden Prozessen* der Nachtseite des menschlichen Organismus zu [→ Abb.].

Im Falle eines *Nierenversagens* weist die *polyurische Phase* auf die ungenügend wirksame Nachtseite der Nierenfunktion, die sich im Falle der Genesung erst langsam erholt. Die meisten *Diuretika* [→ XI. 3.3.4 Saluretika] hemmen die Rückresorption und beeinträchtigen damit die aufbauende Nachtseite der Nierenfunktion.

2.5 Niere und Elektrolythaushalt

Die Nieren nehmen eine zentrale Funktion im Elektrolythaushalt ein. Klinisch ist ihre Bedeutung für die Kalium- und Natriumregulation besonders relevant.

2.5.1 Elektrolyte und ihre Wesensgliederbeziehung

Natrium ist das zentrale Elektrolyt der extrazellulären Flüssigkeit. Es bildet in ihr eine Art mineralisches Gerüst. Auf der anderen Seite ist das Natrium mit Nerven- und Bewusstseinsfunktionen und damit der astralischen Organisation verbunden. Auf die Bewusstseinseinschränkungen und die auf das Nerven-Sinnes-System deutende klinische Symptomatik der Hyponatriämie wurde bereits hingewiesen [→ XVII 8.4.2 Calciumhomöostase]. Die Bewusstseinsentwicklung auf der Grundlage des Nerven-Sinnes-Systems geht mit den sklerosierenden Prozessen im menschlichen Organismus, also der Dominanz des Physischen einher.

Die Verteilung des Natriums erstreckt sich allerdings nicht ausschließlich auf den Extrazellulärraum. Natrium gibt es auch in osmotisch nicht aktiven Kompartimenten. So entdeckte man bereits in den fünfziger Jahren des letzten Jahrhunderts, dass etwa die Hälfte des Gesamtnatriums sich in Knochen, Knorpel und Bindegewebe befindet und der restliche Anteil in der extrazellulären Flüssigkeit.[30] Neuere Untersuchungen beschreiben eine wasserfreie Natriumspeicherung in Haut, Skelettmuskel[31] und Gehirn.[32] Weltraumsimulationsversuche zeigten positive Natriumbilanzen ohne begleitende Flüssigkeitseinlagerung oder Anstieg des Körpergewichts.[33] Damit gibt es ein osmotisch inaktives Natrium in den Geweben. Es ist den Lebens- und Stoffwechselprozessen des Organismus entzogen und steht mit dem Nerven-Sinnes-System in Beziehung. Auf der anderen Seite ist das Natrium in die energieabhängigen Stoffwechselprozesse der Natrium/Kalium-ATPase eingebunden. So basieren etwa 80% des renalen Energieumsatzes auf der Na/K-ATPase.[34] Zwischen der inaktiven, zum Nerven-Sinnes-System orientierten Qualität und den Prozessen des Stoffwechsel-Gliedmaßen-Systems steht das Rhythmische System: So beobachtete man bei konstanter Natriumaufnahme eine circaseptane Rhythmik in der Natrium-Ausscheidung, unabhängig von Blutdruck und Gesamtkörperwasser [→ Abb.].[35] Aldosteron fördert die Natrium-Retention, Cortisol die gesteigerte Exkretion. Das Gesamtkörpernatrium zeigt Periodizitäten von ca. einem Monat.[36,37] Die Natrium-

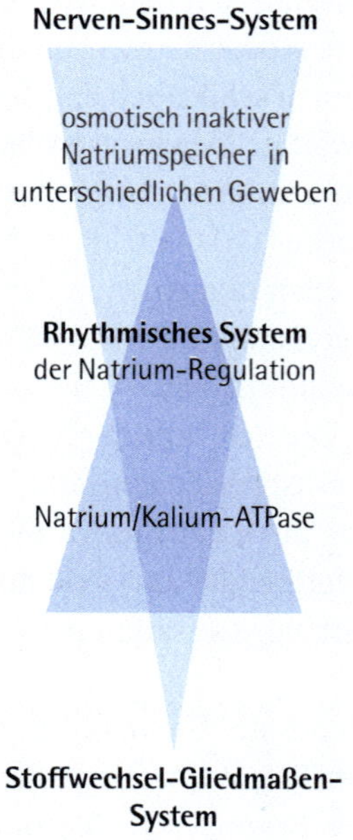

Natriumhaushalt vor dem Hintergrund des dreigliedrigen Organismus: Dem „sklerosierenden" Natrium in den Geweben stehen seine stoffwechselaktiven Prozesse (Natrium/Kalium-ATPase) gegenüber. Das Rhythmische System hat in dieser Polarität eine vermittelnde Funktion und zeigt u. a. circadiane Perioden.

Speicherung in den Geweben (Muskulatur, Haut, Gehirn) nimmt mit dem Alter zu und ist bei Männern ausgeprägter als bei Frauen.[38] Bei Patienten mit therapierefraktärer Hypertonie oder mit dialysepflichtiger Niereninsuffizienz, also Erkrankungen, in denen Skleroseprozesse überwiegen, ist die Natriummenge in Muskel- und Hautgewebe gegenüber Gesunden erhöht.[39]

Kalium findet sich v. a. im Intrazellulärraum und dient demzufolge den zytosolischen Lebensprozessen und damit der ätherischen Organisation. Die Natrium/Kalium-ATPase weist auf das Wechselspiel der astralischen und ätherischen Wesensgliederwirksamkeit: Aktivierung des astralischen Organismus führt zum Influx des Natriums in die Zelle, die regenerierenden Lebensprozesse basieren demgegenüber auf dem Kalium in Beziehung. Tages- und Nachtseite der Wesensgliederaktivität begegnen sich in der ATPase-Aktivität.

Exkurs

Während Natrium dem Nerven-Sinnes-System nahe steht, zeigt das Chlor als HCL eine eindrückliche Beziehung zur abbauenden astralischen Wirksamkeit im Stoffwechselsystem.
Die abbauende Qualität des Chlors hat eine wichtige praktische Konsequenz: Ca. 100 Jahre galt die Infusion von 0,9% NaCl als „physiologisch", bis der unphysiologisch hohe Chloridanteil auffiel. Dieser führt zur Entwicklung einer hyperchlorämischen Azidose, reduziert die Durchblutung der Nierenrinde und verstärkt die abbauende Wirksamkeit der astralischen Organisation im Stoffwechselsystem mit klinisch relevanten Auswirkungen. Aus diesem Grunde sind balancierte Lösungen für die Infusion zu bevorzugen.[40]

Calcium dient ebenfalls dem astralischen Leib. Es ist in den Bewegungsstoffwechsel der Muskulatur integriert und in seinem freien wie auch proteingebundenen Anteil mit der Atmung verbunden. Auf der anderen Seite bildet es als Calciumphosphat und -carbonat die mineralische Grundlage des Knochensystems. Dieses steht in funktioneller Beziehung zum Nervensystem, mit dem das Calcium verbunden ist. So finden wir Bewusstseinsveränderungen bei Störungen des Calciumstoffwechsels (z. B. Hypercalcämie-Syndrom). Für die Regulation des Calciumhaushalts ist das Parathormon wesentlich. Die unmittelbare Beziehung der Nebenschilddrüsen zur Schilddrüse unterstreicht den funktionellen Zusammenhang mit der astralischen Organisation. Auf die gegensätzliche Funktion von Vitamin D und Parathormon (PTH) wurde bereits eingegangen [→ XVII. 7.4.2 Calciumhomöostase]. Auch das Calcium folgt der Dreigliederung des Organismus [→ Abb.].

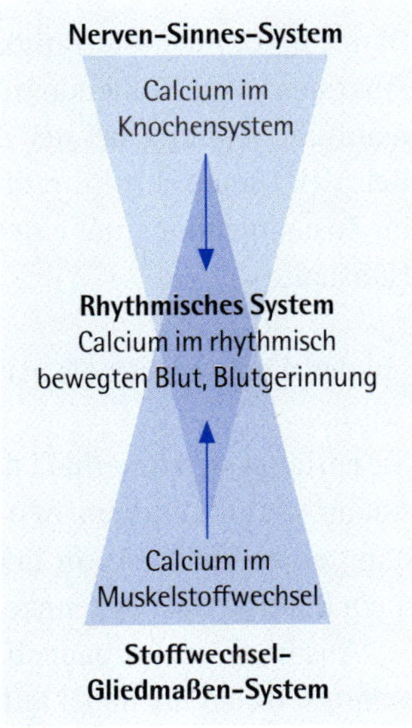

Calciumhaushalt vor dem Hintergrund des dreigliedrigen Organismus

Der *Phosphor* ist das mineralische Instrument der Ich-Organisation. Seine Wirkung differenziert sich ebenfalls dem dreigliedrigen Organismus entsprechend [→ 3.1.1 Hyperphosphatämie und Sklerose].

2.6 Niere und Atmung

Rudolf Steiner beschrieb den zunächst überraschenden Zusammenhang zwischen der Niere und der Lunge bzw. der Atmung.[41] Sucht man unter diesem Gesichtspunkt nach den entsprechenden Phänomenen, so stößt man auf die Regulation des Säure-Basen-Haushaltes. Der pH-Wert des Blutes unterliegt einer fein abgestimmten Regulation, an der sich Lunge und Nieren beteiligen. Sie erfolgt auf Grundlage der folgenden Reaktion:

$$\underset{\text{Lunge}}{CO_2 + H_2O} \longleftrightarrow H_2CO_3 \longleftrightarrow \underset{\text{Niere}}{H^+ + HCO_3^-}$$

Diese Umwandlung vermittelt die zinkhaltige Carboanhydrase in den Erythrozyten, also dem rhythmisch bewegten Blut, und den metabolisch aktiven proximalen Tubuluszellen. Mit dem gasförmigen Kohlendioxid steht die zum Bewusstsein orientierte Wirksamkeit des astralischen Leibes in Beziehung, mit der gelösten Kohlensäure verbindet er sich mit dem Stoffwechselsystem. Den Zusammenhang von Nieren- und Lungentätigkeit fasste Friedrich Krück (1921-2012) in die bekannte Henderson-Hasselbalch-Gleichung:

$$pH = 6{,}1 + \log\left(c(HCO_3^-) / c(H_2CO_3)\right) \qquad pH = pk + \textit{Niere/Lunge}$$

Damit bestimmen die Tätigkeiten von Lunge und Niere den *Säuregrad* des Blutes. Das „Abatmen“ von Kohlendoxid vermindert eine vorherrschende Säurequalität. Die Kussmaulsche Atmung bei der diabetischen Ketoazidose ist hierfür ein charakteristisches Beispiel. Umgekehrt führt die Niere durch Bereitstellung von Bicarbonat beispielsweise im Zusammenhang mit einer respiratorischen Azidose zum Ausgleich des Säure-Basen-Haushaltes.

In der *Azidose* wirkt die *astralische Organisation.*

Sie entfaltet sich innerhalb des *Verdauungstraktes* im Bereich des Magens und trägt zum Abbau der aufgenommenen Nahrungssubstanz bei. Sie steht aber auch im Zusammenhang einer Vielzahl von Erkrankungen, die durch Säureproduktion (z. B. Lactat) oder auch Basenverlust gekennzeichnet sind und eine abbauende Qualität zeigen.

Ausdruck der aufbauend-ätherischen Nierenqualität ist die Bereitstellung des *Bicarbonates*, wobei die dabei anfallenden Säureäquivalente renal eliminiert werden. Damit begleiten Lunge und Niere in unterschiedlicher Weise die Wirksamkeit der astralischen Organisation im menschlichen Organismus: Ihre zu starke abbauende Wirkung, die mit einer azidotischen Stoffwechsellage einhergeht, wird ausgeglichen, indem die Lunge die

Ausatmung verstärkt, das astralische Wesen löst und die Nieren die abbauenden Qualitäten in den Aufbau überführt.

Auch hinsichtlich des *Sauerstoffs* ergeben sich entsprechende Auswirkungen auf die Nieren. Kommt es zu einer erniedrigten Sauerstoffspannung im Blut, so stimuliert die Niere (Erythropoietin) die Erythropoese. Der drohenden Exkarnation des Menschenwesens, das sich mithilfe des Sauerstoffs mit dem Leib verbindet[42], wird durch die verstärkte Blutbildung das Instrument für die leibliche Wirksamkeit bereitet.

Die Niere öffnet sich funktionell durch ihre Verbindung mit der Lunge nach außen, indem z.B. das Bicarbonat auf die Säurequalität des Blutes trifft und als Kohlendioxid über die Lungen abgeatmet wird. Auf der anderen Seite führt sie das im Luftförmigen wirkende Astralische in ihrer *aufbauenden Nachtwirksamkeit* in die Lebendigkeit der resorbierten Flüssigkeit und damit in das *Innere* des Leibes. Lediglich das vom Ätherischen entkleidete und nicht mehr für den Menschen Brauchbare wird mit dem Harn ausgeschieden.

Die *Niere* verbindet sich durch die *Atmung* mit der *Bewusstseinswelt* und dem *Nerven-Sinnes-System*, durch ihre *aufbauenden Funktionen* mit dem *Stoffwechsel-Gliedmaßen-System.*

Sie führt die zum Bewusstsein orientierte, abbauende Wirksamkeit der Wesensglieder (Tagesaktivität) in ihre aufbauende Funktion (Nachtwirksamkeit). Die „Lichtqualität" des oberen Menschen verwandelt sich durch die Wärme der Nierenfunktion in die Lebensprozesse des unteren Menschen. Zwischen dem Licht des Nerven-Sinnes-Systems und dem aufbauenden Leben im Stoffwechsel-Gliedmaßen-System vermittelt die wärmegetragene Nierenorganisation [→ Abb.].

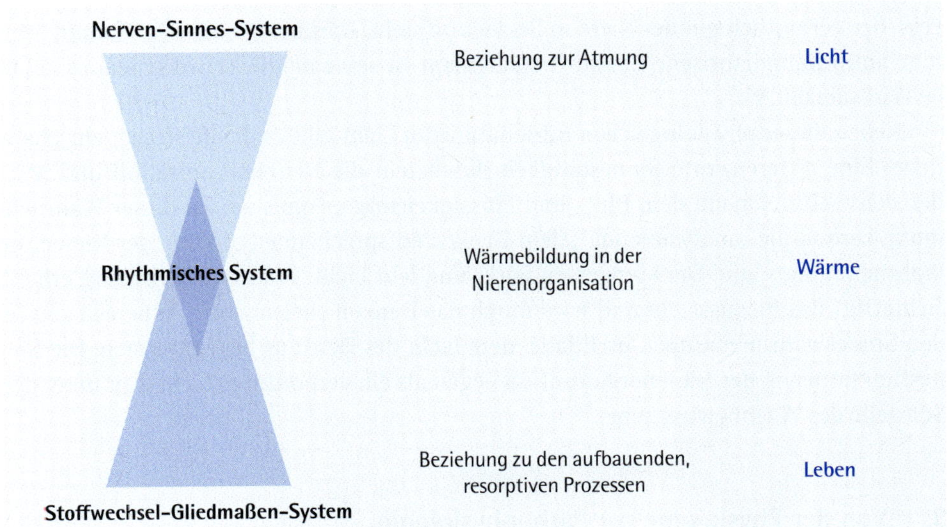

Die Nierenfunktionen vor dem Hintergrund der Dreigliederung

Licht und Nieren sind u. a. über den Vitamin-D-Stoffwechsel und damit das „Lichthormon" verbunden. Aus der dem Licht zugewandten, sinnesempfindlichen Haut wird das Prävitamin D in der vom ätherischen Leib dominierten Leber umgewandelt (25-OH-Metabolit) und der mit dem astralischen Leib in Beziehung stehenden Nieren zugeführt. Hier vollzieht sich eine weitere Substanzumwandlung (1a,25-$(OH)_2$-Vitamin D), die aber auch in anderen Geweben möglich ist.[43] Die Niere scheint allerdings das einzige Organ zu sein, das diesen Metaboliten in den Blutkreislauf sezerniert.

Die *Niere* trägt lichtverwandte *Gestaltungskräfte*, die mit dem *Nerven-Sinnes-System* verbunden sind, in die Lebensprozesse der *Stoffwechsel-Gliedmaßen-Organisation.*

Dementsprechend gehen die Vitamin-D-vermittelten Wirkungen bei Weitem über den Knochenstoffwechsel hinaus. So wird dem Vitamin D eine die Aktivität des Renin-Angiotensin-Systems (RAS) verminderte Wirksamkeit zugesprochen.[44, 45] Während die Aktivierung des RAS Ausdruck der verstärkten (zum Nerven-Sinnes-System orientierten) astralischen Wirksamkeit ist, führt die mit dem Vitamin-D-Metabolismus verbundene Nierenfunktion die astralische Organisation in die aufbauenden Stoffwechselprozesse. Auch bestehen Beziehungen zwischen dem Vitamin-D-Mangel und der Hypertonie. Allerdings sind die beachtlichen Wirkungen des Lichtes (positive Auswirkungen sind u. a. für unterschiedliche Tumorleiden, Hypertonie, metabolisches Syndrom, Diabetes Typ 2 und Lebererkrankungen beschrieben[46]) nicht allein durch das Vitamin D zu erklären. Für die lichtabhängigen kardiovaskulären Effekte spielt vermutlich das Stickstoffmonoxid (NO) eine wesentliche Rolle, das durch Lichtexposition aus der Haut in das Blut freigesetzt wird.[47] Licht geht offenbar in die aufbauenden Lebensprozesse ein – ein Prozess, der vermutlich mit der Niere in Beziehung steht. Darüber hinaus hat Vitamin D einige antiinflammatorische Effekte.[48] Interessant ist seine möglicherweise renoprotektive Wirksamkeit.[49]

Neben dieser physiologischen Beziehung zum Licht gibt es die geisteswissenschaftliche: Eine differenzierte Sinnestätigkeit durchzieht die Nierenorganisation und wendet sich wahrnehmend dem Blut- und Flüssigkeitsorganismus zu. Zu dieser Wahrnehmung kommt die „analysierende", dem Denken entsprechende Funktion der Nieren. In Wahrnehmungs- und Denkprozessen wirkt und lebt Licht. Jede Wahrnehmung erhellt „lichtartig" das Bewusstsein und wird durch das Denken „beleuchtet". Äußeres Licht in den Sinneswahrnehmungen und das innere Licht des Denkens begegnen sich. Die Sinnesfunktionen in der Nierenorganisation liegen als ein verborgenes Licht weit unter der Schwelle des Wachbewusstseins.

3. Von der Physiologie zur Pathophysiologie

Die Erkrankungen der Nieren sind durch die Dominanz des Nerven-Sinnes- bzw. des Stoffwechsel-Gliedmaßen-Systems gekennzeichnet und stellen sich in die Polarität von

Sklerose und Entzündung. Die *Glomerulonephritiden* manifestieren sich in den Strukturen des Nerven-Sinnes-Systems der Nieren. Ihnen steht die *akute Pyelonephritis* polar gegenüber, die den Bereich des Stoffwechsel-Gliedmaßen-Systems betrifft. Auch hinsichtlich des Krankheitsprozesses ergeben sich unterschiedliche Qualitäten: Bei den Glomerulonephritiden sind meist immunologische Prozesse ausschlaggebend, die sich beispielsweise bei der jetzt seltenen Post-Streptokokken-Glomerulonephritis an Infekte im oberen Menschen anschließen können (aktuell kommt eine Variante der post- bzw. para-infektiösen Glomerulonephritis vermehrt vor: IgA dominante Staphylokokken-assoziierte Glomerulonephritis[50]), während bei den Pyelonephritiden meist bakterielle Prozesse, die aus dem unteren Menschen aszendieren, überwiegen.

Unter diesem Aspekt nehmen die *interstitiellen Nephritiden* eine Mittelstellung in diesem Spektrum ein. Sie betreffen nicht die Glomeruli oder die ableitenden Harnwege, sondern bestehen in einer inflammatorischen Erkrankung des renalen Interstitiums häufig mit Beteiligung des Tubulussystems, Henle-Schleife und der Sammelrohre. Anders als bei den Glomerulopathien mit Einschränkung der renalen Filtrationsleistung stehen bei den tubulointerstitiellen Nephritiden (TIN) die Einschränkung der tubulären Funktionen im Vordergrund und führen z. B. zu metabolischer Azidose, Glukosurie bei normalem Blutzucker, Phosphaturie mit konsekutiver Hypophosphatämie und (tubulärer) Proteinurie (meist unter 1,5 g/Tag, Alpha-1-Mikroglobulin).[51] Auch bei dieser Erkrankung ist eine akute von einer chronischen Verlaufsform zu unterscheiden, wobei die Letztere in die Fibrose und Sklerose sowie tubuläre Atrophie führen kann. Ätiologisch sind v. a. die Medikamenten-assoziierten TIN zu berücksichtigen, allerdings kann prinzipiell jedes infektiöse Agens (Hantavirus-Nephritis) und jedes Medikament (wie Methicillin-Nephritis, Phenacetin-Niere, „Chinese Herb Nephropathy") eine interstitielle Nephritis auslösen, aber auch Autoimmunleiden wie Sarkoidose (granulomatöse interstitielle Nephritis).

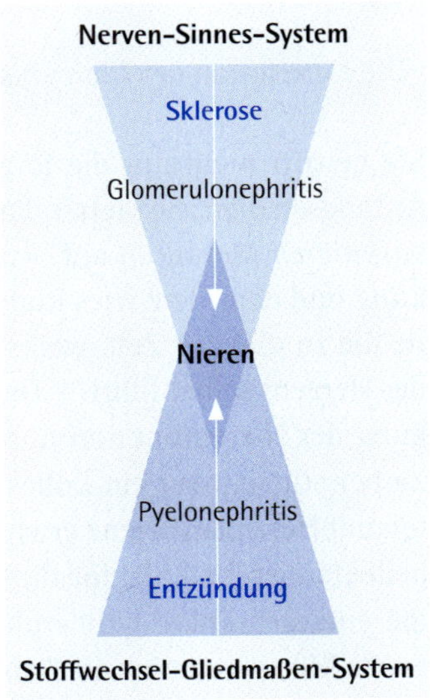

Polarität sklerosierender und entzündlicher Nierenerkrankungen

3.1 Die gestörte Nierenfunktion: Niereninsuffizienz und Sklerose

Die ungestörte Nierenfunktion verbindet die zum Nerven-Sinnes-System orientierte Wirksamkeit des seelisch-geistigen Wesens mit seiner aufbauenden Tätigkeit im Stoffwechsel-Gliedmaßen-System. Bei der chronischen Niereninsuffizienz ist diese Transformation eingeschränkt. Insofern entwickeln sich nicht nur in der Niere selbst, sondern auch im gesamten Organismus *Skleroseprozesse* als Ausdruck der Dominanz des Nerven-Sinnes-Systems.

So ließ sich zeigen, dass bei vermehrter Eiweißausscheidung im Urin die endotheliale Funktion peripherer Gefäße gestört ist. Die verminderte Verfügbarkeit von *Stickoxid NO* [→ XI. 3.3.5 Stickstoffmonoxid] ist möglicherweise ein wichtiger Faktor, der bei chronischen Nierenerkrankungen zur endothelialen Dysfunktion beiträgt.[52] Darüber hinaus führt eine Einschränkung der GFR oft zu einer Aktivierung des Renin-Angiotensin-Systems als Ausdruck der zum Bewusstsein orientierten Wirksamkeit der oberen Wesensglieder. Während das Renin ebenfalls dieser Orientierung dient, so begleitet die Renalase, die als Monoaminooxidase den Katecholaminabbau fördert[53], ihre aufbauende Nachtwirksamkeit. Bei eingeschränkter Nierenfunktion ist die Renalasesekretion reduziert. Die Beziehungen der chronischen Nierenerkrankungen zum Schlaf beleuchten ebenfalls den Zusammenhang: Gestörter und auch ein zu kurzer Schlaf gehen mit einer vermehrten Bewusstseinsorientierung der Wesensglieder einher und führen durch die Dominanz des Nerven-Sinnes-Systems in die Sklerose, im Falle der Nierenerkrankungen in ihre Progredienz und Verschlechterung.[54] Insofern ist bei dem nephrologischen Patienten auf eine gute Schlafqualität und einen gesunden Rhythmus zu achten.

Die Korrelation der *Niereninsuffizienz* mit *Skleroseerkrankungen* ist gut dokumentiert.

Sie betrifft nicht nur die fortgeschrittenen Nierenerkrankungen, sondern bereits ihre Anfangsstadien. So weisen Patienten bereits früh eine deutliche Steigerung der *kardiovaskulären Mortalität* auf. Auf den Zusammenhang von sklerosierender Nierenerkrankung und dem Herz wies Rudolf Steiner bereits 1922 hin: „es entsteht die Schrumpfniere, die zu gleicher Zeit, weil sie zurückwirkt, zu einer Entartung der Herzfunktion und des Herzens selber führt."[55] Dabei hat der größte Teil der Patienten mit milder Einschränkung der Nierenfunktion nur ein geringes Risiko, in Zukunft eine Dialysebehandlung zu benötigen, aber ein hohes Risiko, kardiovaskulär zu versterben.[56] Auch für Patienten mit Herzinsuffizienz erwies sich eine eingeschränkte glomeruläre Filtrationsrate als bedeutender Risikofaktor für das Überleben. Bei der Niereninsuffizienz spielt nicht nur die eingeschränkte glomeruläre Filtrationsrate eine bedeutende Rolle, sondern ebenso die Mikroalbuminurie. Dabei gibt es für den Zusammenhang von Mikroalbuminurie und kardiovaskulärem Risiko keinen Schwellenwert, sondern eine Zunahme des Risikos in Abhängigkeit von der Ausprägung der Albuminurie bereits im normalen Bereich.

Der Skleroseprozess schreitet u. U. bis zu den Gefäßverkalkungen voran. So sind koronare Verkalkungen bei chronischen Nierenerkrankungen bedeutend häufiger anzutreffen als in der Allgemeinbevölkerung. Die Calcifizierung manifestiert sich gerne in sämtlichen Abschnitten der Gefäßwand und ist typischerweise eher in der muskulären Media als bei Patienten ohne Nierenerkrankung anzutreffen.[57]. Dabei können die zum Bewegungssystem gehörenden glatten Gefäßmuskelzellen den Phänotyp von Osteoblasten annehmen und beginnen eine intrazelluläre Hydroxylapatitbildung wie im Knochen [→ XVI. 7.2.1 Morbus Mönckeberg].

Zur Assoziation der Niereninsuffizienz mit Skleroseprozessen zählt ihre Beziehung zur *Adipositas*. Neben den typischen kardiovaskulären Auswirkungen kommt es zu eigenständigen renalen Veränderungen mit glomerulärer Hyperfiltration und anschließender Entwicklung einer *fokal segmentalen Glomerulosklerose*.[58] Die Adipositas akzeleriert dabei den Verlauf chronischer Nierenerkrankungen (wie z.B. der diabetischen oder auch der IgA-Nephropathie). Somit führen konstitutionelle Veränderungen wie die Adipositas, die mit der Rücknahme der Aktivitäten im Stoffwechsel-Gliedmaßen-System einhergeht, zu vermehrten Skleroseprozessen auch in der Nierenorganisation.

3.1.1 Hyperphosphatämie und Sklerose

Die Hyperphosphatämie bei Niereninsuffizienz geht mit vaskulären Skleroseprozessen einher. An niereninsuffizienten Patienten erkannte man erstmals, „dass hohe Serumphosphatspiegel einer der potentesten Risikofaktoren für eine erhöhte Gesamt- und kardiovaskuläre Mortalität sind."[59]

Phosphor wirkt im *Stoffwechsel-Gliedmaßen-System* in zahlreichen ATP-abhängigen Prozessen des Energiestoffwechsels und findet sich im Knochensystem mit seiner Beziehung zur *Nerven-Sinnes-Organisation* [→ Abb.].

Der „Lichtträger" wirkt einerseits dynamisch in den Stoffwechselprozessen, andererseits gestaltet er sich zu einer Art „Lichtform" im Knochensystem.

Exkurs

Etwa 80% des über die Nahrung aufgenommenen Phosphats werden intestinal absorbiert (u. a. abhängig vom Vitamin D-Status), ca. zwei Drittel renal ausgeschieden, ein Drittel fäkal. Dabei erfolgt eine hormonelle Regulierung des Phosphorstoffwechsels: Eine Schlüsselstellung nimmt der überwiegend in Osteozyten gebildete Fibroblast-Growth-Factor 23 (FGF 23) ein.[60] Er steigert die renale Phosphatausscheidung und vermindert die Aktivierung des Vitamin D zu Calcitriol. Die Hyperphosphatämie und der Calcitriol-Mangel stimulieren die Sekretion des Parathormons (PTH). Dieses wirkt phosphaturisch und ist zunächst physiologisch sinnvoll. Der sekundäre Hyperparathyreoidismus trifft alle Nierenkranken und ist Teil der Chronic Kidney Disease – Mineral and Bone Disorder (CKD-MBD, früher als „renale Osteopathie" bezeichnet).

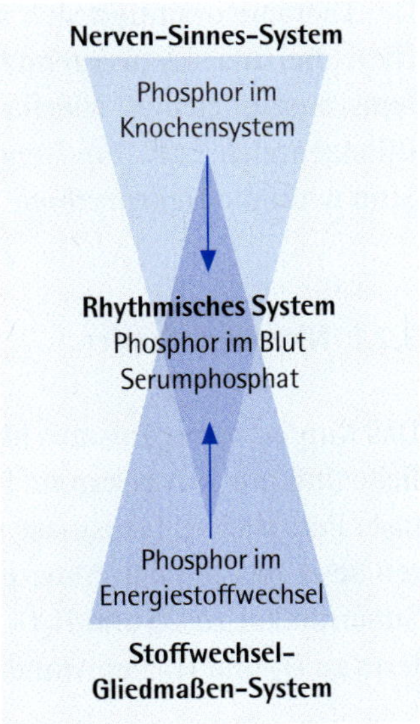

Phosphor im dreigliedrigen Organismus

Phosphat induziert Gefäßverkalkungen, wenn es nicht in den dynamischen Prozessen des Energiestoffwechsels wirkt. Dabei handelt es sich interessanterweise nicht um eine „Ablagerung" von Calciumphosphat, sondern um einen Prozess, der Gefäßmuskelzellen in Osteoblasten-ähnliche Zellen transformiert (osteogene Transdifferenzierung).[61] Es kommt also zu einer „Knochenbildung am falschen Ort“, zu einer Dislokation eines im Knochensystem gesunden Prozesses an einen unphysiologischen Ort. Dabei führt eine erhöhte Phosphatzufuhr experimentell wie auch klinisch zu einer endothelialen Dysfunktion im Gefäßsystem.

Bei Hyperphosphatämie dominiert das Nerven-Sinnes-System im Gefäßsystem und führt zu Skleroseprozessen (osteogene Transdifferenzierung).

Auch bei Nierengesunden gehen hohe Phosphatkonzentrationen mit kardiovaskulären Erkrankungen und erhöhter Mortalität einher. Insofern ist diätetisch die Aufnahme additiver Phosphate einzuschränken. Phosphate finden eine breite Anwendung als Nahrungsmittelzusatzstoff. Nahrungs- und Genussmittel mit hohem Phosphatanteil sind z.B. „bearbeitetes Fleisch, Schinken, Wurst, Fischkonserven, Backwaren, Cola-Getränke und Softdrinks.“[62] Die Empfehlung zur Senkung der Phosphat-Aufnahmen gilt insbesondere für Patienten mit dominanten Skleroseerkrankungen wie Niereninsuffizienz, KHK, Hypertonie und Herzinsuffizienz.

3.2 Grundsätzliche therapeutische Gesichtspunkte

Die Therapie orientiert sich an der veränderten Konstellation der Wesensglieder in der Niere. Bei den sklerosierenden Erkrankungen ist die Dominanz des Nerven-Sinnes-Systems auszugleichen. Hierfür kommt dem *Kupfer*, aber auch Arzneimitteln aus dem Pflanzenreich (z.B. *Equisetum arvense*) eine wesentliche Bedeutung zu. In gleichem Sinn wirkt die *Heileurythmie* bei Nierenerkrankungen.

3.2.1 Niere und Kupfer

Das *Kupfer* im Organismus (die Gesamtmenge beträgt ca. 0,1 bis 0,15 g) hat unterschiedliche und nur z. T. bekannte Funktionen. Es ist Bestandteil der Cytochromoxidase, Katalase, Peroxidase, Tyrosinase etc. Die kupferhaltige Superoxiddismutase der Erythrozyten setzt das bei der Autoxidation des Hämoglobins zu Methämoglobin entstehende Superradikal zu O_2 und H_2O_2 um, wobei die Erythrozytenkatalase und Peroxidase Letzteres zu O_2 und H_2O umwandelt.

Kupfer verwandelt die abbauende Tagesaktivität in die *aufbauende Nachtwirksamkeit* der Wesensglieder.

Exkurs

Kupfer wird hauptsächlich im Duodenum resorbiert und in den Pfortaderkreislauf abgegeben. Die Exkretion über die Galle stellt demgegenüber „den Hauptweg der endogenen Kupferelimination dar". Nahrungsmittel mit reichlich Kupfer sind Leber, Austern, Kakaoprodukte, Nüsse (v. a. Cashew-Kerne) und Körner. Auch die Jahreszeit beeinflusst die Kupferaufnahme: „die Kupferkonzentration ist in grünen Pflanzenanteilen höher."[63]

Zwischen *Eisen* und Kupfer bestehen enge Beziehungen. So begünstigt Kupfer die Resorption von Eisen aus dem Intestinaltrakt und ist für die Hämoglobinsynthese notwendig.[64] Bei Kupfermangel entwickelt sich eine hypochrome mikrozytäre Anämie, die sich durch Eisengaben nicht bessern lässt.

Eisen unterstützt den *Inkarnationsprozess* des *geistig-seelischen Menschenwesens, Kupfer* entwickelt ihm gegenüber eine *empfangende Qualität.*

In der „Tagseite" der Nierenfunktion wendet sich das *Astralische* zum Bewusstsein. Sie ist mit den renalen Filtrationsprozessen verbunden, die durch das seelische Wesen des Menschen moduliert werden. Das Ultrafiltrat verliert dabei seine Lebendigkeit und strömt den Konzentrationsprozessen im Markraum zu. Demgegenüber erfolgt in der „Nachtseite" der Nierenfunktion die Verlebendigung der resorbierten Flüssigkeit, ihre Verbindung mit dem Seelischen durch das Wirken des astralischen Leibes und die Vermittlung der Ich-Wirksamkeit durch die Wärmebildung der Nieren.

Niere und Kupfer: Die Transformation von der *Tages- zur Nachtseite* der *Nierenfunktion* entspricht der Wirkung des *Kupfers.* Das Kupfer steht deshalb mit der Niere in Beziehung.

Bei der chronischen Niereninsuffizienz haben wir es mit einem gestörten *Kupferprozess* zu tun. Dem Kupfer kommt aus diesem Grunde eine besondere Bedeutung in der Therapie der Nierenerkrankungen und überhaupt bei Störungen des charakterisierten Nierenprozesses zu.

3.2.2 Cuprum – ein Überblick über seine therapeutischen Anwendungen

Kupfer gleicht Verkrampfungen, Anspannungen und Verfestigung infolge der vom Nerven-Sinnes-System aus wirkenden astralischen Organisation aus. Darüber hinaus zeigt es eine empfangende Geste: So werden die aus der krampfartigen Aktivität befreiten Wesensglieder in ihre physiologische Wirksamkeit gelenkt und vom Organismus wieder aufgenommen. In jedem krampfartigen Beschwerdebild wirkt eine die Bewegung „einfrierende" und in diesem Sinne kälteverwandte, in die Erstarrung führende Qualität. Umgekehrt basiert die empfangende Geste auf der lösenden Wärme. Diese entwickelt sich nicht im Sinne einer abbauenden Verbrennungswärme, sondern einer *aufbauenden Wärme*, die alle Heilungs- und Aufbauprozesse begleitet und sich besonders deutlich in der Brutwärme zeigt.

Hieraus leiten sich die verschiedenen therapeutischen Anwendungen des Kupfers im dreigliedrigen menschlichen Organismus ab.

Die muskuläre Tonuserhöhung bei der spatischen Lähmung ist durch die anspannende Wirkung des astralischen Leibes, der vom Nerven-Sinnes-System aus die Bewegungsorganisation verkrampfend erfasst, bedingt. Die Veränderungen des Muskeltonus in Wachen und Schlafen, auch die Zunahme der Spastik bei seelischer Anspannung zeigen die Abhängigkeit von der astralischen Organisation. Demgegenüber entwickelt sich bei der schlaffen Parese ein gänzlich anderes Bild. Hier haben sich die oberen Wesensglieder aus ihrer zum Stoffwechsel-Gliedmaßen-System gehörenden willenshaften Aktivität zurückgezogen. Die „verlassenen" Gliedmaßen zeigen einen schlaffen Muskeltonus und entwickeln eine zunehmende Atrophie. Während die schlaffe Parese Ferrum (z.B. Skorodit) braucht, so die *spastische Parese* mit dem verkrampfenden Wirken des astralischen Leibes die Kupfertherapie, z.B.

- *Cuprum aceticum / Zincum valerianicum* (Weleda) Dil. 20-20-20 gtt,

auch in der äußeren Anwendung

- *Arnica comp. / Cuprum* (Weleda) Ölige Einreibung bis mehrmals täglich.

Auf die therapeutischen Anwendungen des Kupfers in Zusammenhang mit den *Schilddrüsenerkrankungen* (Cuprit, Chalkosin) geht Kapitel [→ XVII. 4.4.2 Therapeutische Gesichtspunkte] ein.

Beim *Asthma bronchiale* besteht eine bronchokonstriktorische, verkrampfende Aktivität des astralischen Leibes. Auch hier kommt es darauf an, therapeutisch ein krampflösendes Prinzip einzuführen (wie z.B. Cuprum aceticum, Cuprum metallicum [→ IX. 5.7 Asthma bronchiale]). Das Arzneimittel Cuprum aceticum comp. (Wala) nimmt durch das in ihm enthaltene Organpräparat die Beziehung der Atmung zur Niere auf.

Die zum Nerven-Sinnes-System gehörende Qualität des astralischen Leibes, die sich funktionell in Tonuserhöhung und Verkrampfung äußert, verdichtet sich zu den granulomatösen Entzündungen als „Kopfbildungen" am falschen Ort. Auf die therapeutische Anwendung des Kupfers (z.B. Cuprum sulfuricum comp.) beim *Morbus Crohn als granulomatöser Erkrankung* geht das Kapitel „Chronisch-entzündliche Darmerkrankungen" ein [→ XXIII. 9.1.1 Therapeutische Gesichtspunkte].

Greift der astralische Leib überformend und verkrampfend in den Intestinaltrakt ein, so entstehen *meteoristische, krampfartige Beschwerden.* Auch hier sind Kupferverbindungen hilfreich [→ XVII. 7.1 Therapeutische Gesichtspunkte].

Schließlich dient das Kupfer zur Therapie seelischer Leiden. Der *Angst* liegt ein unterschiedliches Wirken des astralischen Organismus zugrunde. Auf der einen Seite stehen der Schreck oder auch die Schreckangst, die den Menschen „erstarren" lassen, auf der anderen Seite die mit Unruhe und seelischer Exzitation einhergehende Angst. Die erste Form zeigt eine vom Bewusstseinspol ausgehende Wirksamkeit der astralischen Organisation, die zweite eine vom Stoffwechsel-Gliedmaßen-System ausgehende Dynamik. Kupfer löst bei der vom Bewusstseinspol dominierten Angst die angespannte astralische Organisation. Neben der subkutanen oder oralen Gabe bewährt sich die lokale Salbenanwendung an Unterschenkeln und Füßen *(z. B. mit Kupfer Salbe rot oder Cuprum metallicum praep. 0,4 %).* Soll weniger der lösende und beruhigende Aspekt im Vordergrund stehen, sondern ist die Aktivität der Individualität in der Auseinandersetzung mit dem veränderten astralischen Wirken zu unterstützen, so kommt eine lokale Eisenanwendung (Einreibung der Unterschenkel und Füße) mit

- *Pallasit D2* (Weleda) Salbe 1-0-0

in Betracht. *Schlafstörungen*, die sich insbesondere im Zusammenhang mit dem Tod eines nahen Angehörigen einstellen, bessern sich oftmals durch eine Kupfertherapie [→ XVI. 5.4 Arzneimittel für den schlafgestörten Patienten].[65]

Nierenerkrankungen führen zu einem gestörten „Kupferprozess", indem sie die Transformation der Wesensgliederwirksamkeit des Nerven-Sinnes-Systems in diejenige des Stoffwechsel-Gliedmaßen-Systems einschränken.

Insofern ist das Kupfer ein wesentliches Arzneimittel v. a. bei Nierenerkrankungen, die durch Skleroseprozesse gekennzeichnet sind.

3.2.3 Eine Heilpflanze für die Nierenorganisation: Equisetum arvense

Rudolf Steiner empfahl den *Ackerschachtelhalm* als Heilpflanze für Nierenerkrankungen. Er soll die aufbauenden Kräfte in der Niere unterstützen: Equisetum nimmt dem astralischen Leib den Krankheitsprozess ab, sodass dieser sich wieder seiner gesundenden Funktion zuwenden kann.[66]

Equisetum ist substanziell durch die *Polarität* von *Schwefel* und *Kiesel* charakterisiert. Der kräftige Flüssigkeitsstrom, der diese Pflanze der Weg- und Ackerstandorte durchzieht, nimmt den *Kiesel* auf. Dieser lagert sich an der Triebspitze in die Epidermiszellen opalartig ab, wobei der Kieselanteil mit dem zunehmenden Alter der Pflanze steigt. Es bilden sich dabei linsenartige Aufwölbungen aus, die das Licht „auf das in Reihen angeordnete Chlorophyll leiten".[67] Ihm gegenüber scheint der Schwefel „mineralartig gelöst vorzukommen"[68] und Sulfat ist tatsächlich im Ackerschachtelhalm (Equisetum arvense) im Vergleich zu den anderen Equisetum-Arten am meisten vertreten.[69] Damit umspannt das Equisetum eine Substanzpolarität, die über den Kiesel mit dem Nerven-Sinnes- und über den Sulfur mit dem Stoffwechsel-Gliedmaßen-System in Beziehung steht. Sie findet sich in der Dreigliederung des Nephrons wieder als das zum Nerven-Sinnes-System gehörende Glomerulus und das zum Stoffwechsel-Gliedmaßen-System orientierte, die aufbauenden Resorptionsprozesse tragende tubuläre System. Damit führt Equisetum die lichtartigen Qualitäten des Nerven-Sinnes-Systems in die aufbauenden Lebensprozesse. Ähnlich wie im Kindesalter das Sonnenlicht durch die Sinne aufgenommen und bis in die Leibbildung und den Knochenstoffwechsel geführt wird, so lenkt Equisetum die oberen Wesensglieder in die aufbauenden Lebensprozesse.

Equisetum kommt vor allem bei *sklerosierenden Nierenerkrankungen* zur Anwendung.

Hier wendet sich die astralische Organisation zu stark zum Nerven-Sinnes-System und bedarf ihrer „Rückführung“. Dies geschieht durch das abnehmende Therapieprinzip, indem die in ihrer kieselig-mineralischen Struktur zur Verfestigung neigende Pflanze den gleichsinnigen Erkrankungsprozess in der Niere abnimmt. Durch ihren Sulfurprozess verbindet sie die oberen Wesensglieder wieder mit dem Organismus. Rudolf Steiner erwähnte sowohl dieses abnehmende Prinzip als auch das Potenzial des Schachtelhalmes, die aufbauenden Prozesse zu unterstützen.

- *Equisetum cum Sulfure tostum D1, D3, D4, D6* (Weleda) Trit. 1-1-1 MSP
- *Equisetum-Nierenwickel* Durchführung siehe Anhang

Equisetum hat sich bei verschiedenen Indikationen und Krankheitsbildern bewährt. So beeinflusst es als Tee getrunken Ödeme, die auf einem zu geringen Einwirken des astralischen Leibes beruhen.

Kasuistik

Eine junge Patientin mit metabolischem Syndrom und Adipositas per magna leidet seit mehreren Jahren an Unterschenkel- und Knöchelödemen beidseitig. Eine kardiale Genese scheidet aus; eine chronisch-venöse Insuffizienz und die geringe Bewegung sind ursächlich verantwortlich für die Flüssigkeitsakkumulation. Extern erfolgte eine diuretische Medikation. Nach ihrem Absetzen entwickelten sich die bereits bekannten Ödeme erneut. Durch die tägliche Gabe eines konzentrierten Equisetumtees ließen sich diese ausschwemmen.

In der Ekzem- und Neurodermitistherapie hat sich Equisetum besonders bei externer Anwendung bewährt. Es kommt in der Salbenzubereitung

- *Equisetum arvense, aquos. Decoctum 10%, 80 g,*
  ggf. ergänzt durch
  Stibium metallicum praeparatum D6 (Weleda) 10 ml Amp.,
  Eucerin anhydricum ad 200 g

zur Anwendung (bis mehrmals täglich lokal auftragen) und führt häufig zu überraschend positiven Ergebnissen. Auch in dieser Indikation leitet man ein zum quälenden Bewusstsein des Pruritus erwachtes Astralisches in die aufbauenden Lebenszusammenhänge zurück. Es handelt sich dabei um eher trockene Hautveränderungen, die auf einem veränderten Nierenprozess basieren und weniger um feuchte, die auf die Leber weisen.

Auf die Anwendung von Equisetum in der *Rheumatologie* geht Kapitel [→ XXIX. 6.1.4 Medikamentöse Therapie] ein.

4. Nierenerkrankungen und ihre Therapie

Im Folgenden sind die therapeutischen Gesichtspunkte für die sklerosierenden Nierenerkrankungen dargestellt.

4.1 Glomerulonephritis (GN)

Das Bild der Glomerulonephritiden bestimmen die beiden großen klinischen Syndrome der *Nephrose* und der *Nephritis*.[70] Zum nephrotischen Syndrom gehört eine Eiweißausscheidung von in der Regel mehr als 3,5 g pro Tag. Es treten Ödeme auf, die nicht nur durch die Hypalbuminämie, sondern auch durch eine vermehrte Kochsalz- und Wasserretention bedingt sind.[71] Die ätherische Organisation wirkt nicht mehr ausreichend im Flüssigkeitsorganismus des Menschen, der in der Ödembildung eine unphysiologische „Ablagerung" erfährt.

Auf die Veränderungen im *astralischen Wirken* weist der veränderte *Fettstoffwechsel* hin. Es kommt zu einer Erhöhung des Gesamt- und des LDL-Cholesterins und später auch der Triglyceride. Damit offenbart der Fettstoffwechsel eine „atherogene" Konstellation. Im Weiteren findet sich eine *Hyperkoagulabilität* als Ausdruck des in die Verhärtung und Sklerose führenden Wesensgliederwirkens. Oftmals entwickelt sich neben dem erhöhten *arteriellen Blutdruck* eine glomeruläre Hypertonie durch die zum Nerven-Sinnes-System orientierte und verfestigend wirkende astralische Organisation.

Die *membranöse Glomerulonephritis* stellt die häufigste Ursache für ein idiopathisches nephrotisches Syndrom im Erwachsenenalter dar[72] und geht öfter als die anderen mit einem nephrotischen Syndrom verbundenen Glomerulonephritisformen mit thromboembolischen Komplikationen einher. Die Häufigkeit einer Nierenvenenthrombose bei Patienten mit membranöser Glomerulonephritis beträgt zwischen 20 und 50%.[73]

Das *nephrotische Syndrom* ist durch *Skleroseprozesse* und eine zum *Nerven-Sinnes-System* orientierte Wesensgliederwirksamkeit charakterisiert.

Entsprechend ist die Gabe eines ACE-Hemmers eine wesentliche symptomatisch-therapeutische Maßnahme, indem sie die funktionelle Ausrichtung des astralischen Leibes zum Nerven-Sinnes-System einschränkt.

Minimal-Change-Disease, membranöse Glomerulonephritis, fokale segmentale Glomerulonephritis

Die häufigsten mit einem nephrotischen Syndrom verbundenen glomerulären Erkrankungen sind *Minimal-change-Disease*, die *membranöse Glomerulonephritis* und die *fokale segmentale Glomerulonephritis*. Alle drei Erkrankungen beziehen als „Epithelzellerkrankungen"[74] die Podozyten ein. Der Podozyt ist eine spezialisierte Epithelzelle, die zusammen mit der glomerulären Basalmembran und dem kapillären Endothel die dreigliedrige Grenzfläche zwischen dem Blut und dem Ultrafiltrat bildet und zu dem oben beschriebenen glomerulären Sinnessystem gehört. Bei der Minimalläsion kommt es lediglich zu geringgradigen lichtmikroskopischen Veränderungen, elektronenmikroskopisch zeigen sich die charakteristischen Verschmelzungen der Fußfortsätze der Podozyten. Bei der membranösen Glomerulonephritis steht die Verbreiterung der glomerulären Membran (durch Immunkomplexe hervorgerufen) im Vordergrund. Es finden sich in der Regel keine Zeichen einer Entzündung oder einer signifikanten Proliferation von Endothel-, Mesangial- oder Epithelzellen im Glomerulus.[75] 2009 wurde ein Autoantikörper gegen einen Phospholipase-A2-Rezeptor (PLA2-R) bei der primären membranösen Glomerulonephritis beschrieben, den beim Menschen ausschließlich Podozyten exprimieren.[76] Der zugrunde liegende Autoimmunprozess weist auf die veränderte Wesensgliederkonstellation. Maligne Tumore, Virusinfektionen (z.B. Hepatitis B), Medikamente oder der systemische Lupus erythematodes können zu der sekundären Form führen. Charakteristisch ist dabei die Beziehung zum Karzinom (z.B. Lunge, Kolon, Prostata, Mamma, Niere sowie Lymphome).[77] Der Skleroseprozess steht somit in Verbindung zum dislozierten Sinnesprozess als Grundlage der Karzinogenese.

Membranoproliferative Glomerulonephritis

Die *membranoproliferative Glomerulonephritis* ist eine seltene Krankheitsentität. Man unterscheidet zwischen einer Immunkomplex- und einer Komplement-vermittelten (C3-Glomerulonephritis) Form. Der Immunkomplex-vermittelten membranoprolifeartiven Nephritis können eine monoklonale Gammopathie, chronische Infektionen (Hepatitis) und autoimmune Erkrankungen (systemischer Lupus erythematodes) zugrunde liegen.[78]

Rapid progrediente Glomerulonephritis

Ganz andere Verhältnisse liegen nun für die *rapid progredienten Formen* der Glomerulonephritis vor. Schon von der Zeitgestalt der Erkrankung her gesehen findet sich eine andere Dynamik: Innerhalb von Tagen bis Wochen kommt es zu einer rasch voranschreitenden Verschlechterung der exkretorischen Nierenfunktion. Es finden sich dabei schwere entzündliche Veränderungen in den Glomeruli, die an den Kapillaren beginnen, deren Integrität sowie die Bowman-Kapsel zerstören und innerhalb kurzer Frist in eine Glomerulosklerose münden. Histologisch besteht eine nekrotisierende Glomerulonephritis mit extrakapillärer Proliferation und Halbmondbildung.[79] Es handelt sich also bei dieser Erkrankungsgruppe nicht um eine „Epithelzellerkrankung" mit in der Regel fehlenden entzündlichen Veränderungen, sondern um einen Prozess, der offenbar in seiner frühen Phase mit Veränderungen der *Endothelzellen* einhergeht, dem kapillären Blut somit nahesteht und zu ausgeprägten *Entzündungsinfiltraten* führt. In der Urinanalytik findet sich nun nicht die dominante, zum nephrotischen Syndrom gehörende Eiweißausscheidung, sondern ein nephritisches Sediment mit Nachweis von Erythrozytenzylindern und mehrheitlich dysmorphen Erythrozyten. Polar zum Wesensgliederwirken beim nephrotischen Syndrom orientiert sich beim nephritischen Krankheitsbild die astralische Dynamik nach dem Stoffwechsel-Gliedmaßen-System. Im weiteren Verlauf bildet sich die Glomerulosklerose aus. Beim Erwachsenen führen die ANCA (Anti-Neutrophile cytoplasmatische Antikörper)-Vaskulitis-assoziierte Glomerulonephritis und die anti-glomeruläre Basalmembran-Erkrankung häufig zur rapid progredienten Glomerulonephritis.[80]

Anti-Basalmembran-Erkrankungen

Die *anti-glomeruläre Basalmembran-Erkrankung* kann sich als RPGN auf die Niere konzentrieren oder als Goodpasture-Syndrom mit einer pulmo-renalen Manifestation einhergehen. Die Antikörper richten sich gegen Kollagen Typ IV und damit gegen die Gerüstqualität der beteiligten Organe.[81]

IgA-Nephropathie (Morbus Berger)

Die *IgA-Nephropathie* (Morbus Berger) ist die häufigste Glomerulonephritis. Das Erkrankungsalter liegt zwischen 6 und 60 Jahren, wobei Männer häufiger betroffen sind.[82] Die Schönlein-Hennoch-Purpura bzw. IgA-Vaskulitis (Purpura, Arthralgien, abdominelle Schmerzen, IgA-Nephropathie) scheint die systemische Verlaufsform zu sein.[83] Nach einem Atemwegsinfekt kommt es bei der klassischen Form zu rezidivierender Hämaturie, Proteinurie und im weiteren Verlauf zum Anstieg der Retentionsparameter. Schließlich findet sich häufig eine arterielle Hypertonie. Als pathogenetisch gilt eine (postinfektiöse?) vermehrte Bildung von verändertem IgA in den peripheren Schleimhäuten (galactosedefiziente IgA1, die auch bei etwa einem Viertel der Verwandten erhöht sind[84] und damit nicht die alleinige Ursache darstellen). IgA-Immunkomplexe führen bei dieser renalen Manifestation einer IgA-Vaskulitis im Mesangium u. a. durch Komplementaktivierung zur Mesangiumproliferation und -matrixvermehrung.[85] Darüber hinaus kommt es zu einer Aktivierung des lokalen wie auch des systemischen Renin-Angiotensin-Aldosteron-Systems[86] als Ausdruck der zum Nerven-Sinnes-System orientierten astralischen Tätigkeit. Offenbar dringt eine „Fremdqualität", welche die entzündliche Reaktion im Schleimhautbereich nicht überwunden hatte, tiefer in den Organismus und erreicht die Nieren in ihrem glomerulären, zum Nerven-Sinnes-System gehörenden Anteil. Hier kommt es zu unterschiedlichen pathomorphologischen Veränderungen (Mesangialzellproliferation, entzündliche Infiltrate bis hin zur diffusen mesangioproliferativen Glomerulonephritis mit Sklerose). Es entwickelt sich in den Glomeruli ein Skleroseprozess. Entsprechend liegen vier histologische Bilder vor (mesangiale und endokapilläre Hyperzellularität, segmentale Glomerulosklerose sowie tubuläre atrophisierende interstitielle Fibrose).[87,88] Der klinische Verlauf ist variabel und reicht von einer Restitutio bis zur terminalen Niereninsuffizienz. Das weist indirekt aber auch auf die heilenden Kräfte, die sich dem sklerosierenden Krankheitsprozess gegenüberstellen.[89] Diese gilt es therapeutisch zu verstärken.

Bei der IgA-Nephropathie ist eine Beziehung zur Mucosa und insbesondere zum Gastrointestinaltrakt als „*mucosa-kidney-axis*" bekannt: Durch Störungen in der Grenzbildungsfunktion der Darmschleimhaut (Barriereminderung) soll es zur Migration von speziellen Plasmazellen in das Knochenmark kommen. Diese produzieren ein IgA, das sich im glomerulären Mesangium ablagert.[90] Das beschreibt Zusammenhänge, die das Verdauungssystem einschließen, mit Dislokationen einhergehen und letztlich auch zu weiteren therapeutischen Gesichtspunkten führen. Hierzu gehören die Darstellungen Steiners zur Albuminurie, die eine therapeutische Verstärkung der Verdauungsfunktion empfehlen: „Man sieht aus diesem Zusammenhange, wo die Heilung bei der Albuminurie einsetzen muß. Es ist die Kraft der Ich-Organisation in der Pankreasdrüse, die zu schwach ist, zu verstärken".[91]

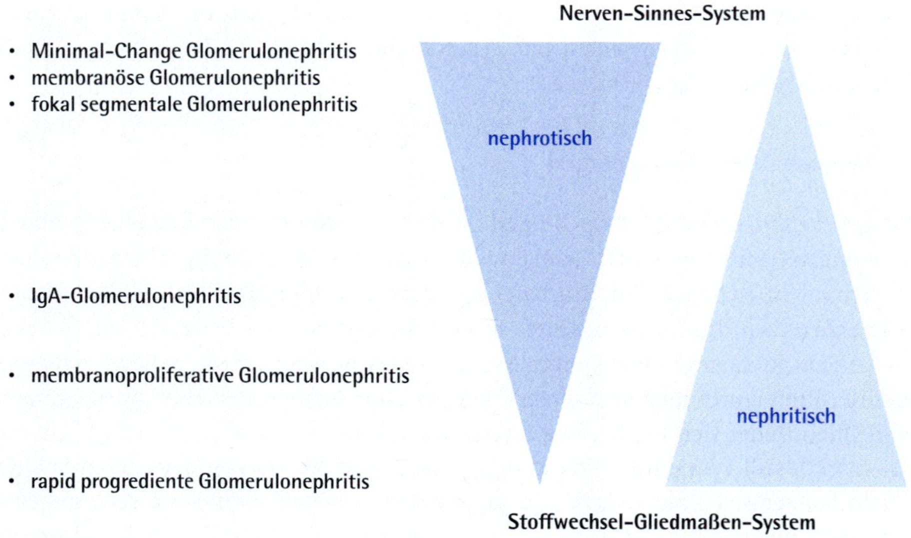

Das Spektrum der Glomerulonephritiden vor dem Hintergrund der Dreigliederung[92]

Zu den klinisch wesentlichen Glomerulopathien gehört die *diabetische Nephropathie*. Grundlegende Gesichtspunkte hierzu stellt Kapitel [→ XVI. 8.3.1 Retinopathie und diabetische Nephropathie] dar.

Die Dominanz des Nerven-Sinnes-Systems führt durch seine polaren Qualitäten, die einerseits die abschließende Kopfgeste, andererseits die umweltzugewandte Sinnesgeste zeigen, zu typischen Erkrankungsformen:

Entsteht im Bereich der Nieren die Tendenz einer „*Sinnesorganbildung am falschen Ort*", so entwickelt sich das *Nierenzellkarzinom* [→ XVIII. 5.8 Nierenzellkarzinom]: Es handelt sich um eine *Dominanz* des *Sinnessystems.*

Auf der anderen Seite kann es zu einer Kopfbildung „am falschen Ort" kommen, die mit einer Einschränkung der glomerulären Sinnesfunktion, also einem „Erblinden" der Niere einhergeht. Diese Konstellation führt zu den unterschiedlichen Formen der Glomerulonephritiden und auch der Glomerulosklerose des diabeteserkrankten Menschen.

Glomerulopathien entstehen durch die Tendenz einer „Kopfbildung am falschen Ort“: Es kommt zu einer *Dominanz* des *Nervensystems.*

Auf der physischen Ebene entwickelt sich die *Sklerose.* Auf die Einschränkung der ätherischen Wirksamkeit deutet die erwähnte Eiweißausscheidung. Rudolf Steiner wies auf den therapeutisch wichtigen Zusammenhang zwischen Albuminurie und der Pankreasfunktion hin.[93] Die aufbauende ätherische Wirksamkeit, die Nachtseite der Nierenfunktion, ist eingeschränkt und die Tagesseite überwiegt. Der astralische Leib orientiert sich zum Nerven-Sinnes-System und durchdringt nicht mehr die aufgenommene, belebte Flüssigkeit mit Empfindungsfähigkeit. Überformende Qualitäten entstehen und führen zur *arteriellen Hypertonie.* In den Kontext des eingeschränkten ätherischen Wirkens und der überformenden astralischen Tätigkeit ordnen sich auch die beim nephrotischen Syndrom nicht selten auftretenden *Thrombosen* ein. So ist beim schweren nephrotischen Syndrom das Risiko für arterielle und venöse Thrombosen deutlich erhöht.[94] In der eingeschränkten Sinnesfunktion der Nieren verliert die Ich-Organisation zunehmend eine für sie charakteristische Funktion. Der „Kopfbildung am falschen Ort“ wenden sich die bei den verschiedenen Formen der Glomerulonephritis unterschiedlich ausgeprägten entzündliche Prozesse entgegen.

Die Niereninsuffizienz ist Folge der *überwiegenden Tageswirksamkeit* der Wesensglieder. Durch die *Dominanz des Nerven-Sinnes-Systems* wird sie unabhängig von ihrer Ätiologie zum „Risikofaktor“ für kardiovaskuläre Erkrankungen und damit relevant für Krankheitsbilder mit ebenfalls vermehrter Tagesaktivität der Wesensglieder [→ X. 4.1.5 Medikamentöse Therapie].[95] Mitunter kommt es schon zu einem sehr frühen Zeitpunkt der Niereninsuffizienz zu einem *Blutdruckanstieg* innerhalb normotensiver Werte, der besonders den nächtlichen Blutdruck betrifft[96] und auf das ungenügende Lösen der höheren Wesensglieder weist.

4.1.1 Therapeutische Gesichtspunkte

Die medikamentöse Therapie orientiert sich an der zum Nerven-Sinnes-System tendierenden Wesensgliederwirksamkeit. Die oft eingesetzten ACE-Hemmer drängen deren pathogenetische Aktivität zurück [→ X. 4.1.5 Medikamentöse Therapie]. Auch die beim nephrotischen Syndrom meist erforderliche Antikoagulation bezieht sich auf die Sklerose- und Verhärtungsprozesse, die mit der dominanten Aktivität des Nerven-Sinnes-Systems einhergehen. *Corticoidtherapie* und *Immunsuppression* dämpfen die entzündliche Komponente.

Die oftmals erforderliche Hemmung des Renin-Angiotensin-Aldosteron-Systems beeinflusst die zum Nerven-Sinnes-System orientierte astralische Wirksamkeit. Antihypertensiva (unter Vermeidung von Calciumantagonisten) wirken in eine ähnliche Richtung. Der konstriktiv-sklerosierenden Aktivität des dominanten Nerven-Sinnes-Systems begegnet z.B. der Endothelin-Antagonismus.[97] Aber auch bei der Glomerulonephritis entwickeln sich salutogenetische Prozesse. So zeigt die membranöse GN einen sehr variablen Verlauf mit 20 bis 30% Spontanremissionen.[98] Die Verstärkung dieser heilenden Prozesse ist das therapeutische Ziel einer integrativen Therapie.

4.1.2 Allgemeine und ernährungsmedizinische Maßnahmen

Positiv wirken die Nikotinkarenz und eine *kochsalzreduzierte Kost.*[99] Nikotin führt zur Dominanz des Nerven-Sinnes-Systems mit den bekannten Skleroseprozessen und dem Malignomrisiko. Der reduzierte Salzkonsum wirkt ernährungsmedizinisch der zum Nerven-Sinnes-System orientierten astralischen Organisation entgegen. Nierenerkrankungen gehen oftmals mit einer prognoserelevanten Mangelernährung einher. Die aufbauenden Stoffwechselprozesse sind reduziert. Allgemein empfiehlt man bei chronischer Niereninsuffizienz (keine Dialyse) derzeit eine leichte Proteinrestriktion (0,6 bis 0,8 g/kg/d). Die astralische Wirksamkeit lebt im Säure-Base-Haushalt. Insofern ist eine ernährungsmedizinische *Azidose-Kontrolle* hilfreich. Eine *vegetarische Diät* (Früchte/Gemüse-Diät)[100] verbessert eine metabolische Azidose und reduziert den Anfall der nicht eliminierbaren Säureäquivalente. Diese Maßnahme ist in Abhängigkeit vom Stadium der Nierenerkrankung der Natriumbicarbonattherapie vergleichbar und wirkt sich offensichtlich auch prognostisch positiv aus.[101] Aufgrund der sklerosierenden Wirkung des Phosphors (s. o.) ist die *Phosphataufnahme* zu beschränken. Die abbauende astralische Aktivität im Stoffwechselsystem geht mit der Bildung von Sauerstoffradikalen einher. Eine geeignete Ernährung lenkt diese abbauenden in aufbauende Stoffwechselprozesse, also von der Tages- in die Nachtwirksamkeit. Möglicherweise kommt hier dem Honig eine ernährungsmedizinische Bedeutung zu.[102] Auf die therapeutische Bedeutung des Honigs beim älteren Menschen, wie sie Steiner darstellte, wurde bereits hingewiesen [→ XVI 5.1 Diätetik].

Die Nierenfunktion zeigt circadiane rhythmische Veränderungen und weist damit auf ihr Rhythmisches System. Für die Heilungsprozesse sind eine Pflege der Tagesrhythmen und eine ausreichende Schlafzeit wesentlich. Ein zu kurzer Schlaf geht mit einer schnelleren Verschlechterung der Nierenfunktion einher.[103]

4.1.3 Medikamentöse Therapie

Das zentrale Metall für die salutogenetische Therapie ist das *Kupfer*, das eine zu stark entwickelte Tagesaktivität der Wesensglieder in die aufbauende Nachtwirksamkeit lenkt.

- *Renes/Cuprum* (Wala) Amp. s.c. — bis 0-0-1
- *Olivenit D6* (Weleda) Trit. — 1-0-1 MSP
- *Olivenit D6* (Weleda) Amp. s.c. — 3 x wöchentlich bis täglich

- *Cuprum metallicum praeparatum 0,4 %* (Weleda) Salbe — 0-0-1 Nierenlager beidseitig

- *Kupfer Salbe rot* (Wala) — 0-0-1 Nierenlager beidseitig

Bei „*kaltem Nierenlager*“ sind die lokale Anwendung der Kupfersalbe und der Ingwer-Equisetumwickel (s. u.) hilfreich.

Das natürliche *Kupferarsenat (Olivenit)*[104] befreit die im oberen Menschen „verkrampfte“ astralische Organisation und führt sie in die aufbauende Funktion in der Niere. Olivenit kommt auch bei lang andauernden, trocken-krampfbetonten Hustenanfällen mit nächtlicher Exazerbation (auch bei Hustenanfällen im Rahmen einer bronchialen Hyperreagibilität[105]) zum Einsatz. Bei nächtlichen Wadenkrämpfen liegen ebenfalls positive Einzelfallbeobachtungen vor.

Durch den von vielen Patienten als sehr wirksam erlebten *Nierenwickel* mit Ingwer und Equisetum erfolgt eine Anregung der *Wärmeorganisation* der Niere, die im Zusammenhang mit der zu starken Tagesaktivität der Wesensglieder zur inneren „Erkältung“ neigt.

- *Ingwer-Equisetum-Nierenwickel* — Durchführung siehe Anhang

Bei der *Ingwerpflanze* (Zingiber officinale) dringen *Wärmekräfte* bis in die an ätherischen Ölen und scharf schmeckenden Substanzen reiche Wurzel. Es handelt sich um einen dicken Wurzelstock, der frisch fest-saftig ist und zitronenartig würzig riecht. Der Patient empfindet nach der Applikation des Wickels zunächst dessen Wärme, bis sich die eigene Aktivität des Ingwers als eine zunächst sanfte und lang anhaltende, dann „glutartige“ Wärme entfaltet. Diese breitet sich in den gesamten Organismus aus. Patienten werden während der Anwendung meist müde, kommen in eine träumende Stimmung und schlafen gelegentlich ein. Ein angespanntes, verkrampftes Seelenleben löst und beruhigt sich. Menschen, die zu Zwangsgedanken neigen, berichten gelegentlich über eine befreiende Wirkung. Im Anschluss an die Applikation des Wickels und die Phase des Nachruhens erleben viele Patienten eine innere Aktivität und Wachheit.

Das Arzneimittel

- *Equisetum cum Sulfure tostum D1-D6* (Weleda) Trit. — 1-1-1 MSP

kommt auch bei den Glomerulonephritiden zum Einsatz. Es stellt – wie oben erläutert – urbildhaft die Beziehung zur gesunden Nierenfunktion her und darf damit wie viele der auf Rudolf Steiner zurückgehenden Präparate eine regulative Wirksamkeit bei verschiedenen Nierenerkrankungen beanspruchen. Seine Beziehung zum Quarz (Equisetum) ist für die Unterstützung der Sinnesfunktion wesentlich. Die Potenzwahl richtet sich nach konstitutionellen Gesichtspunkten (neurasthenische versus stoffwechselbetonte Konstitution, für Letztere eignet sich die tiefere Potenzierung [→ IV. 2.4 Potenzierte Arzneimittel].

Kasuistik

Eine 49-jährige, schlanke Patientin stellt sich mit IgA-Nephropathie und Niereninsuffizienz vor. Sie klagt über abdominelle Beschwerden und ein Restless-legs-Syndrom. Vor ca. 16 Jahren erlitt sie eine EPH-Gestose. Sie erzieht alleinstehend ihre Tochter. Beide Eltern sind an Krebs recht früh gestorben (die Mutter an einem Mammakarzinom mit fünfzig Jahren, der Vater an einem Prostatakarzinom). Der Morbus Berger ist histologisch gesichert. Ihre bisherige Therapie in der ambulanten nephrologischen Betreuung bestand in Metoprolol und Amlodipin zur Einstellung der arteriellen Hypertonie. Unsererseits begann nun eine Therapie mit Equisetum cum sulfure tostum D3, Renes/Cuprum-Injektionen (3 x wöchentlich) und Cuprum aceticum D5 / Zincum valerianicum D5 wegen des Restless-legs-Syndroms. Bereits nach zwei Monaten berichtete sie bei der Wiedervorstellung von einer entscheidenden Besserung der Restless-legs-Beschwerden, und auch die Retentionsparameter waren rückläufig.

- *Renodoron* (Weleda) Tabl. 2-2-2

oder seine neue Formulierung

- *Silex – Lapis Cancri solutus D4, D6* (Weleda) Dil. 15-15-15 gtt

kommen bei verhärtender Wirksamkeit der astralischen Organisation zum Einsatz und damit auch bei Erkrankungen, die über das Steinleiden hinausweisen, aber mit der Niere in Beziehung stehen.

Bei eingeschränkter circadianer Wärmerhythmik (sublinguale oder rektale Messung ca. um 7.00 und 18.00 Uhr) ist an eine *Misteltherapie* zu denken.

Bei Proteinurie/Albuminurie muss man den *Eiweißstoffwechsel* therapeutisch unterstützen:

- *Pancreas/Meteoreisen* (Wala) Amp. s.c. bis 1-0-0.

Die eingeschränkte Verwandlung fremden Eiweißes durch das Pankreas steht in Zusammenhang mit der pathologischen Ausscheidung über die Nieren.[106]

Exkurs

Eine junge Patientin wird von der Hausärztin mit einem *nephrotischen Syndrom* auf dem Boden einer anamnestisch bekannten *Minimal-change-Glomerulonephritis* eingewiesen. Die Patientin hat vor ca. drei Monaten entbunden und möchte in jedem Fall das Kind unbelastet stillen und somit auf eine konventionelle Therapie verzichten, zumal eine ähnliche Erkrankungsphase in der Kindheit – nach Angaben der Hausärztin – schon einmal durch anthroposophische Arzneimittel zu heilen gewesen sei. Es handelt sich um eine schlanke, dunkelhaarige Patientin mit geringen Unterschenkelödemen bei neprotischem Syndrom. Wir begannen dem oben entwickelten Krankheitsverständnis zufolge mit einer morgendlichen

Injektion von *Pancreas/Meteoreisen* zusammen mit *Apis D30*, der abends während des stationären Aufenthaltes die Injektion des Kupfers zusammen mit dem *Organpräparat* als *Renes/Cuprum* folgte. Innerlich nahm die Patientin *Equisetum cum sulfure tostum D4* ein. Zusätzlich erhielt sie mittägliche *Ingwer-Equisetum-Nierenwickel*. Nach einem stationären Aufenthalt von einer Woche besserte sich die Proteinurie und ging in der poststationären Betreuung (die Injektionen wurden zwischenzeitlich auf drei Mal pro Woche reduziert) bei gutem Allgemeinbefinden weiter zurück.

Zur Therapie des *nephrotischen Syndroms* bestehen positive Erfahrungen mit

- *Helleborus niger D4–D6* (Helixor, Wala) Amp. s.c. bzw. als Trinkampulle 1-0-0.

Helleborus verstärkt die gestaltenden und strukturierenden Prozesse und begegnet dadurch der „Durchlässigkeit". Auch in der Pädiatrie zeigte sich eine positive Wirkung von Helleborus niger beim nephrotischen Syndrom.[107]

- *Renes/Equisetum comp.* (Wala) Amp. s.c. 1-0-0

stabilisiert und lenkt durch das enthaltene Organpräparat die Equisetumwirkung zur Niere.

- *Olivenit D6* (Weleda) Amp. s.c. 1-0-0

ist ein Basismittel bei sklerosierenden Nierenerkrankungen mit nephrotischem Syndrom (auch bei fokal sklerosierender Glomerulonephritis).

- *Pancreas/Meteoreisen* (Wala) Amp. s.c. 1-0-0

kommt bei gastrointestinaler Beschwerdesymptomatik zur Verstärkung der Digestion zum Einsatz.

4.2 Diabetische Nephropathie

Zu den häufigen sklerosierenden Formen gehört die diabetische Nephropathie, die sowohl beim *Typ-1-* als auch beim *Typ-2-Diabetes* auftritt. Allerdings kommen bei letzterem auch andere (z. B. vaskuläre Faktoren) in Betracht [→ XVI. 8.3.1 Retinopathie und diabetische Nephropathie].

Dabei besteht insbesondere beim Typ-1-Diabetes (weniger beim Typ-2) eine enge Beziehung zur *diabetischen Retinopathie*. Im Bereich des Nerven-Sinnes-Systems der Nieren kommt es hauptsächlich zur glomerulären Sklerose mit (diffuser bzw. knotenförmiger) Verbreiterung des Mesangiums und Verdickung der glomerulären Basalmembran.[108] In der Frühphase der Erkrankung soll es zu einer eine Vergrößerung der Glomeruli kommen.[109] Ferner finden sich Veränderungen im Bereich des glomerulären Kapillarkonvolutes sowie arteriolosklerotische Läsionen der Vasa afferentia und efferentia.[110]

Pathogenetisch spielt die glomeruläre Hyperfiltration, die mit der Vergrößerung der Glomeruli und der Nieren assoziiert ist (Typ-1-Diabetes), eine wesentliche Rolle. Weiterhin sind die schlechte Stoffwechselkontrolle, die AGEs (Advanced Glycation Endproducts), ggf. erhöhte Plasma-Prorenin-Aktivität[111] und die arterielle Hypertonie relevant. Zusammenfassend handelt es sich um einen Skleroseprozess, der die Nierenorganisation besonders in ihrem zum Nerven-Sinnes-System gehörenden Bereich ergreift.

4.2.1 Therapeutische Gesichtspunkte

Therapeutisch kommen bei der diabetischen Nephrosklerose die bereits dargestellten Arzneimittel in Betracht, da sie die unphysiologische Dominanz des Nerven-Sinnes-Systems zurückdrängen.

Auch bei der *diabetischen Nephropathie* hat

- *Equisetum cum Sulfure tostum D1-D6* (Weleda) Trit. — 1-1-1 MSP

eine wesentliche Bedeutung. Es nimmt den in die Sklerose führenden Krankheitsprozess ab und unterstützt die aufbauenden Bildekräfte der Nieren.

Den bis in die Fibrose und Ablagerung führenden Prozess wird durch das in [→ 4.3.1 Therapeutische Gesichtspunkte] beschriebene

- *Renodoron* (Weleda) Tabl. — 2-(2)-(2)
- *Silex – Lapis Cancri solutus D4, D6, D15* (Weleda) Dil. — 15-15-15 gtt

aufgegriffen und in den Organismus reintegriert.

Die diabetische Nephropathie weist auf einen gestörten Kupferprozess hin, indem das einseitig zum Bewusstsein (Nerven-Sinnes-System) orientierte seelisch-geistige Wesen nicht mehr in die aufbauende Aktivität des Stoffwechsel-Gliedmaßen-Systems eintritt. Insofern kommen auch bei diesem Krankheitsbild

- *Renes/Cuprum* (Wala) Amp. s.c. — 3 x wöchentlich bis 0-0-1
- *Olivenit D6* (Weleda) Trit. — 1-0-1 MSP

zum Einsatz.[112]

Die medikamentöse Therapie fördert die äußere Anwendung des

- *Ingwer-Equisetum-Nierenwickels* — Durchführung siehe Anhang.

Die lokale Anwendung von Kupfer

- *Cuprum metallicum praeparatum 0,4 %* (Weleda) Salbe — 0-0-1, Nierenlager beidseitig
- *Kupfer Salbe rot* (Wala) — 0-0-1, Nierenlager beidseitig

unterstützt diese Therapie zusätzlich. Auf die ausreichende Wärme der Nierenlager ist zu achten.

Bei pathologischer Eiweißausscheidung ist eine phasenweise durchgeführte Behandlung mit

- *Pancreas/Meteoreisen* (Wala) Amp. s.c. — 3 x wöchentlich bis 1-0-0

konzeptionell begründet.

Darüber hinaus ist die Behandlung der arteriellen Hypertonie zwingend erforderlich. Die *ACE-Hemmer* [→ XI. 3.3.3 Direkte Renin-Inhibitoren (DRI), ACE-Hemmer, Sartane, Aldosteronantagonisten] korrigieren eine zum oberen Menschen orientierte Astralität. Oftmals sind weitere antihypertensive Prinzipien erforderlich, um das derzeit geltende Behandlungsziel von 130/80 mmHg (ab CKD-Stadium G3) zu erreichen. Darüber hinaus kommen die angeführten Arzneimittel in Betracht, deren Auswahl sich konstitutionell an der Polarität des durch das Stoffwechsel-Gliedmaßen-System dominierten *roten* und des durch die Dominanz des Nerven-Sinnes-Systems bedingten *weißen Hochdrucks* orientiert [→ XI. 3.4 Salutogenetisch orientierte Arzneitherapie]. Selbstverständlich sollte man alle weiteren Ansätze wie *Diätetik, Bewegung*, die *künstlerischen Therapien* und die *Heileurythmie* einbeziehen.

4.3 Akute tubulointerstitielle Nephritis (akute TIN)

Das Krankheitsbild geht bei ausgeprägter Manifestation mit Fieber, Flankenschmerz, Makrohämaturie und Oligo- bis Anurie einher.[113] Die Nieren sind sonografisch vergrößert, zeigen lichtmikroskopisch ein Ödem im Interstitium und Zellinfiltrationen (vorwiegend T-, aber auch B-Lymphozyten, Monozyten bzw. Makrophagen). Besonders bei der medikamentenassoziierten Form finden sich eosinophile Granulozyten. Das Tubulusepithel ist v. a. durch Lymphozyten im Sinne einer Tubulitis infiltriert.[114]

Die akute tubulointerstitielle Nephritis trat früher überwiegend im Rahmen von Infekten auf. Häufig waren Kinder betroffen. Entwickelte sie sich beim Scharlach, so unterschied man sie als „frühe Scharlachnephritis“ von der späten.

Gegenwärtig sind die *Arzneimittel-induzierten (-allergischen) akuten TIN* am häufigsten (v. a. Antibiotika, NSAR, Analgetika, PPI, Diuretika, v. a. die Thiazide).

Aber auch autoimmune Erkrankungen wie das Sjögren-Syndrom oder auch die Sarkoidose können mit einer TIN einhergehen. Ebenso ist im Rahmen der IgG4-assoziierten Autoimmunerkrankungen (Pankreatitis, wohl auch die retroperitoneale Fibrose) eine IgG4-positive, plasmazellreiche TIN möglich.[115]

Die zu stark zum Nerven-Sinnes-System orientierte Wesensgliederwirksamkeit liegt vielen Infektionskrankheiten zugrunde. Ihr wendet sich dann der Entzündungsprozess als Antwort des Stoffwechsel-Gliedmaßen-Systems entgegen. Dringt diese Wesensgliederwirksamkeit tiefer in den Leib, so können andere, insbesondere mit der astralischen Organisation zusammenhängende Organe ergriffen und sekundär vom Entzündungsprozess einbezogen werden. Die postinfektiös auftretende Quervain-Thyreoiditis [→ XVII. 4.3 Subakute Thyreoiditis de Quervain] ist hierfür ein Beispiel, ebenso die tubulointerstitielle Nephritis. Die TIN heilt aus oder geht in eine chronische, u. U. fibrosierende und granulomatöse Verlaufsform über. Nun zeigt sich in der Histologie die sklerosierende Wirkung des dominanten Nerven-Sinnes-Systems. Eine ähnliche Qualität hat das Sjögren-Syndrom [→ XXIX. 6.12 Das Sjögren-Syndrom]. Auch die erwähnten Arzneimittel haben z. T. einen besonderen Bezug zur astralischen Organisation (Analgetika, NSAR).

4.3.1 Therapie

Bei der medikamentös induzierten allergischen TIN ist das unverzügliche Absetzen des Arzneimittels entscheidend und führt u. U. zum Abklingen der Symptomatik. Darüber hinaus wird bei der Arzneimittel-induzierten TIN derzeit eine Steroidtherapie empfohlen.

Die Regenerationsphase unterstützt

- *Equisetum cum Sulfure tostum D1-D6* (Weleda) Trit. 1-1-1 MSP.

4.4 Pyelonephritis

[→ XXVIII. 3.1 Entzündliche Erkrankungen: Pyelonephritis, akute Zystitis, Harnwegsinfekt]

4.5 Nephrolithiasis

Die als *Harn* ausgeschiedene entvitalisierte Flüssigkeit stellt sich dem lebenstragenden Flüssigkeitsorganismus des Menschen polar gegenüber. Diese Entvitalisierung und Mineralisierung ist nun in der *Konkrementbildung* in aller Deutlichkeit anschaubar: Aus einer Flüssigkeit, welche die Gesetzmäßigkeiten des ätherischen Leibes trägt und vom inneren Milieu des menschlichen Organismus geprägt ist, entsteht eine solche, in der die physischen Gesetzmäßigkeiten der Außenwelt überwiegen. Auch die chemische Zusammensetzung der Konkremente weist in eine ähnliche Richtung. So nimmt z.B. die den Lebensprozessen intensiv verbundene Oxalsäure als Calciumsalz eine mineralische Gestaltung an.

Durch die *Dominanz des Nerven-Sinnes-Systems* kommt es über eine eingeschränkte renale Nachtwirksamkeit und geschwächte ätherische Organisation zur *Steinbildung.*

Die Konkrementbildung geht dementsprechend mit *Skleroseprozessen* einher. So ist das Schlaganfallrisiko erhöht[116], ebenso gibt es ein vermehrtes Risiko für die arterielle Hypertonie.[117]

Normalerweise besteht zwischen den steinbildenden und -auflösenden Prozessen ein ausgeglichenes Verhältnis. Zu Letzteren zählen beispielsweise Proteine als „Werkzeuge" des ätherischen Organismus. Eine eingeschränkte Bewegung infolge von Immobilisation gehört sehr wahrscheinlich zu den konditionierenden Faktoren für die Urolithiasis und weist damit auf die ungenügende willenshafte Betätigung der oberen Wesensglieder im Stoffwechsel-Gliedmaßen-System [→ XXV. 3.3 Cholelithiasis]. Ebenso gehen eine verminderte Flüssigkeitsaufnahme und höhere Außentemperaturen mit vermehrter Steinbildung einher.[118] Unterstützt die extern zugeführte Wärme die Wärmebildung im menschlichen Organismus, so wirkt sie der Sklerose entgegen. Kommt es aber zu einer Art Gegenregulation mit vermehrtem Schwitzen, also zur „Kälteentwicklung", so steigt das Risiko der Steinbildung.

4.5.1 Therapeutische Gesichtspunkte

Ein wesentliches Arzneimittel im Zusammenhang mit der Nephrolithiasis, das sich auf den zugrunde liegenden Krankheitsprozess und nicht auf die Folgen einer Urolithiasis wie der Nierenkolik richtet, ist das *Renodoron* bzw. das *Silex – Lapis Cancri solutus.* Der Flusskrebs zeigt im Kalkstoffwechsel die therapeutisch zentralen Prozesse des Auflösens und Verdichtens. Im „Krebsauge" kommt es zu einer temporären Verdichtung des Kalkes, der später wiederum in die Schalenbildung eingeht. Dieser Prozess verbindet sich in den genannten Präparaten mit dem Flintstein als die Kieselqualitäten tragende Substanz.

- *Renodoron* (Weleda) Tabl. 2-(2)-(2)
- *Silex – Lapis Cancri solutus D4, D6* (Weleda) Dil. 15-15-15 gtt

Bei leichten bis mäßiggradigen Beschwerden im Rahmen einer Nierenkolik bestehen positive Erfahrungen mit[119]

- *Colocynthis e fructibus D4, D6* (Wala) Amp. s.c. bei Bedarf.

In diesem Zusammenhang sei auch auf das Kapitel [→ XXI. 4.2 Anthroposophische Arzneimittel in der Schmerztherapie] verwiesen.

Die autosomal dominant vererbte polyzystische Nierenerkrankung[120] ist eine der häufigsten genetischen Erkrankungen und tritt mit einer Inzidenz von etwa 1:1.000 auf. Sie führt nicht nur zu Nierenzysten, sondern auch zu solchen in anderen Organen (z.B. Leber, Pankreas, Milz) und zu aneurysmatischen Gefäßveränderungen (Hirngefäße). Darüber scheint sie mit Kolondivertikeln assoziiert zu sein. Zysten entstehen durch eine Dominanz des Nerven-Sinnes-Systems als „Kopfbildung" am falschen Ort. Während normalerweise das Nephronwachstum axial verläuft, kommt es nun zu einer Störung, indem sich die sphärische Zystengestalt entwickelt. Eine besondere Bedeutung haben die *Zilien*. Diese finden sich an vielen Zelloberflächen, sie lassen sich als zelluläre Sinnesorgane verstehen, die sich „tastend" der Umgebung zuwenden. Die Wahrnehmungsfunktion der Sinne ist eine Willensaktivität: So werden die Augen durch die Augenmuskeln aktiv bewegt und folgen der intentional bestimmten Wahrnehmung. Der charakteristische Zusammenhang von Sinnesfunktion und Gliedmaßensystem spricht sich in diesen Phänomenen aus. Bei der vererbbaren polyzystischen Nierenerkrankung kommt es nun zu einem „Erblinden". Die Membranproteine Polycystin 1 und 2 werden luminal im Primärzilium ausgebildet und sind als zur zellulären Sinnesorganisation gehörende Proteine betroffen (PKD1- und 2-Mutationen).[121] Aus diesem Grunde gilt die Zystenerkrankung auch als Ziliopathie. Aus der sich streckenden Wachstumsdynamik der Tubuli (jeder Nephronabschnitt kann grundsätzlich betroffen sein) und damit des Stoffwechsel-Gliedmaßen-Systems in der Niere entwickelt sich die polare „Kopfform" am falschen Ort mit vermehrter Proliferation und verminderter Apoptose.[122] Dabei manifestiert sich die Erkrankung sehr selten im Säuglingsalter, sondern vermehrt ab dem 30. bis 50. Lebensjahr. Die für die Dominanz des Nervensystems typische Wesensgliederkonstellation geht mit einer autonomisierten Aktivierung der mTOR-Signaltransduktion mit Anstieg der cAMP-Produktion einher. Es kommt des Weiteren zu einer vermehrten Flüssigkeitssekretion in das Zystenlumen.

Die *extrarenalen Manifestationen* zeigen dieselbe Wesensgliederkonstellation mit einer Dominanz der zum Nerven-Sinnes-System orientierten astralischen Organisation und der dadurch bedingten „Kopfbildungen" auch in anderen Organen[123]:

- extrarenale Zysten, Leber-, Pankreas-, Milz- und Arachnoidalzysten
- nichtzystische Manifestationen: arterielle Hypertonie, linksventrikuläre Hypertrophie
- intrakranielle Gefäßaneurysmen, extrakranielle Aneurysmen (Aorta, Koronarien, Nieren- und Milzarterien), Herzklappen (Mitralklappenprolaps, leichte Aorteninsuffizienz), Dolichoektasie, Dissektion (Koronarien)
- Lunge: Bronchiektasien
- Abdomen: Leistenhernien, Kolondivertikulose

4.6.1 Therapeutische Gesichtspunkte

Die Vasopressin-Rezeptor-Blockade gehört zu den therapeutischen Ansätzen bei der polyzystischen Nierenerkrankung. Vasopressin dient der zum Nerven-Sinnes-System orientierten astralischen Wirksamkeit und führt zur namengebenden Vasokonstriktion. Therapeutisch bedarf es nun der Verminderung dieser Dominanz des Nerven-Sinnes-Systems und der Unterstützung der Wesensgliederaktivität im Stoffwechsel-Gliedmaßen-System. Dies versucht der Vasopressin-Antagonismus, der die ADH-abhängige cAMP-Produktion reduziert.

Für die notwendige Veränderung der Wesensgliederwirksamkeit folgt konzeptionell eine Therapie mit

- *Mixtura Stanni comp.* (Weleda Schweiz) Dil. — 20-20-20 gtt

Das Arzneimittel[124] hat eine grundlegende Bedeutung zur Therapie zystischer Veränderungen. Die in ihm enthaltene Acidum nitricum aktiviert die astralische Organisation und führt sie über das Kupfer in die Wärme des Stoffwechselsystems. Stannum wirkt im Flüssigkeitsorganismus der Zystenbildung entgegen.

Die organbildenden Kräfte unterstützt im Zusammenwirken mit dem Kupfer

- *Renes/Cuprum* (Wala) Amp. s.c. — 3 x wöchentlich bis 0-0-1.

Die *äußeren Anwendungen* führen die astralische Organisation aus ihrer zum angespannten Wachen orientierten Aktivität über die Wärme in den Stoffwechsel:

- *Ingwer-Equisetum-Nierenwickel* — Durchführung siehe Anhang.

Zur Nacht unterstützt die Kupfersalbe die Transformation der zum Nerven-Sinnes-System orientierten Wesensglieder in ihre durchwärmende und aufbauende Wirksamkeit:

- *Cuprum metallicum praeparatum 0,4 %* (Weleda) Salbe — 0-0-1, Nierenlager beidseitig
- *Kupfer Salbe rot* (Wala) — 0-0-1, Nierenlager beidseitig

Des Weiteren ist auf eine ggf. bestehende *arterielle Hypertonie* zu achten. Hier gelten die bereits dargestellten Gesichtspunkte [→ XI. Hypertonie].

Wie bei allen Nierenerkrankungen hat die *seelisch-astralische Dimension* eine erhebliche Bedeutung („Psychonephrologie“) und ist in das Behandlungskonzept einzubeziehen. Dieses ergänzt die *Heileurythmie*.

4.7 Heileurythmie bei Nierenerkrankungen

Zur Niere hat der Laut A eine besondere Beziehung. Die *A-Geste* führt den Menschen in einer innerlich offenen, wie staunenden Haltung zum Geistig-Seelischen, das die nach unten bewegte Lautgebärde in den Leib trägt. Bei den sklerosierenden Nierenerkrankungen durchwirkt der astralische Leib nicht ausreichend den Organismus und bleibt in einer für den oberen Menschen charakteristischen Konstellation gefangen.

Die heileurythmische *A-Geste* verbindet das *Geistig-Seelische* mit dem *Organismus* und erreicht damit eine Wirksamkeit, die dem *Kupfer* entspricht.

Auf diese empfangende Qualität des A wurde bereits im Zusammenhang mit den Atemwegserkrankungen hingewiesen, indem der Vokal A zur Einatmung gehört. Führt das A den astralischen Leib aus seiner Verbindung mit der Luft und dem Licht zum Ergreifen des Organismus, so lässt sich an diese empfangende Geste das B anschließen. Das Urbild für die B-Geste gleicht in Haltung und Armbewegung der Maria, die das Kind umfängt und ihm eine Hülle bereitet.[125] Das Empfangene zu umhüllen, zu erwärmen, zu beseelen ist eine wesentliche Aufgabe der Nieren, welche dieser Laut unterstützt. Margarete Kirchner-Bockholt (1894–1973) empfahl den *Laut P* bei ungenügender Ausscheidungsfunktion. Das in seinen inneren Qualitäten zwischen Formung und feuriger Wirkung stehende S setzt man ein, wenn ein sklerosierendes, bis zur Steinbildung gehendes Krankheitsgeschehen zu beeinflussen ist.

4.8 Psychotherapie

Chronische Nierenerkrankungen sind oftmals mit einer Depression verbunden[126], die tatsächlich „an die Nieren geht" und zu einer Progression wie auch Prognoseverschlechterung beiträgt.[127] Weniger gut untersucht ist der Zusammenhang mit Angst und Unruhe. Schließlich sind auch kognitive Einschränkungen möglich. Übungen zur Unterstützung des Denkens führen zu besserer Konzentration. Innere und äußere Bewegung fördern die Wärmebildung und haben vermutlich auch einen positiven Einfluss auf den Krankheitsverlauf. Die Depression ist bei Nierenerkrankungen häufiger als bei anderen chronischen Leiden wie Diabetes oder Herzinsuffizienz. Sinnsetzungen und biografische Perspektiven stärken die Heilungskräfte. Sinnverlust und anhaltende Sorgen schwächen demgegenüber die Lebensorganisation. Die bereits erwähnten „sechs Eigenschaften" sind Übungen zur Erkraftung der Seelenfähigkeiten und gehören deswegen zu den Grundelementen der übenden psychotherapeutischen Verfahren. Die Beziehung der Nierenerkrankungen zu den kardiovaskulären Leiden macht verständlich, dass die „sechs Eigenschaften" auf beiden Gebieten zum Einsatz kommen [→ X. 4.1.9 Anthroposophische Psychokardiologie]. Ebenso können die dort erwähnten Anregungen und Gesichtspunkte zur meditativen Arbeit – für den Nierenpatienten angepasst – hilfreich sein. Es kommt darauf an, dass sich in der Bewusstseinswelt nicht nur Licht, sondern auch Wärme entwickelt. Dann unterstützt diese Arbeit die heilenden Kräfte. Dies kann durch die Meditation geschehen, die ihrem Wesen nach in einer gesteigerten wärmeverwandten Hingabe an einen geistigen Inhalt besteht. Es handelt sich in gewissem Sinne um eine „geistige Kupferqualität", welche die innere Arbeit mit den anderen Therapien, in denen auch diese Geste lebt, verbindet.

Literatur

1 Dabers, T., Weckmann, G., Chenot, J. F. et al.: Management of patients with CKD in clinical practice. Deutsche Medizinische Wochenschrift 2017; 142. S. 1290–1298.

2 Koch, K. M.: Klinische Nephrologie. Verlag Urban und Fischer München/Jena 2000.

3 Ebd.

4 Bohle, A., Gärtner, V.-H., Laberke, H.-G. et al.: Die Niere. Struktur und Funktion. Schattauer Verlag Stuttgart 1984. S. 20.

5 Brenner, B. M., Rector, F. C.: The kidney. WB Saunders Company Philadelphia 1986.

6 Bopp, W.: Niere und Nierensteinkrankheit. Verlag Freies Geistesleben Stuttgart 1962.

7 Koopman, M. G., Koomen, G. C., Krediet, R. T. et al.: Circadian rhythm of glomerular filtration rate in normal individuals. Clinical Science 1989; 77 (1). S. 105–111.

8 Huber, T. B.: Molekulare Pathogenese der Proteinurie. Deutsche Medizinische Wochenschrift 2008; 133. S. 954–958.

9 Ebd.

10 Koziolek, M. J., Bramlage, C. P., Vasko, R. et al.: Mikroalbuminurie und Albuminurie. Differenzialdiagnose und therapeutische Konsequenzen. Deutsche Medizinische Wochenschrift 2009; 134. S. 1681–1685.

11 Weber, K.: Glomerulonephritiden und Vaskulitiden. In: Risler, F. (Hrsg.): Klinische Nephrologie. Ecomed Verlag Landsberg 1999.

12 Koziolek, M. J., Bramlage, C. P., Vasko, R. et al.: Mikroalbuminurie und Albuminurie. Differenzialdiagnose und therapeutische Konsequenzen. Deutsche Medizinische Wochenschrift 2009; 134. S. 1681–1685.

13 Steiner, R., Wegman, I.: Grundlegendes für eine Erweiterung der Heilkunst nach geisteswissenschaftlichen Erkenntnissen (GA 27). Rudolf Steiner Verlag Dornach 2014. Kapitel: Die Rolle des Eiweißes im Menschenkörper und die Albuminurie.

14 Koziolek, M. J., Bramlage, C. P., Vasko, R. et al.: Mikroalbuminurie und Albuminurie. Differenzialdiagnose und therapeutische Konsequenzen. Deutsche Medizinische Wochenschrift 2009; 134. S. 1681–1685.

15 Koch, K. M.: Klinische Nephrologie. Verlag Urban und Fischer München/Jena 2000.

16 Löffler, G., Petrides, P. E., Heinrich, P. C. (Hrsg.): Biochemie und Pathobiochemie. Springer Verlag Berlin/Heidelberg 2007.

17 Ebd.

18 Ebd.

19 Siegenthaler, W.: Klinische Pathophysiologie. Thieme Verlag Stuttgart 1987.

20 Koch, K. M.: Klinische Nephrologie. Verlag Urban und Fischer München/Jena 2000.

21 Haller, H.: Regenerative Therapien in der Nephrologie. Der Internist 2007; 48 (8). S. 813–818.

22 Kalbe, B., Schlimm, M., Wojcik, S. et al.: Olfactory signaling components and olfactory receptors are expressed in tubule cells of the human kidney. Archives of Biochemistry and Biophysics 2016; 610. S. 8–15.

23 Schiffter, R.: Neurologie des vegetativen Systems. Springer Verlag Berlin/Heidelberg 1985.

24 Steiner, R.: Die Erkenntnis des Menschenwesens nach Leib, Seele und Geist. Über frühe Erdzustände (GA 347). Rudolf Steiner Verlag Dornach 1995. Vortrag vom 13. September 1922.

25 Ebd.

26 Brenner, B. M., Rector, F. C.: The kidney. WB Saunders Company Philadelphia 1986.

27 Thomas, L.: Labor und Diagnose: Indikation und Bewertung von Laborbefunden für die medizinische Diagnostik. TH-Books Frankfurt a. M. 2000.

28 Steiner, R.: Geistige Zusammenhänge in der Gestaltung des menschlichen Organismus (GA 218). Rudolf Steiner Verlag Dornach 1976. Vortrag vom 20. Oktober 1922.

29 Manteuffel-Szoege, L.: Remarks on blood flow. The Journal of Cardiovascular Surgery 1969; 10 (1). S. 22–30.

30 Ilies, C.: Ovarektomie als Modell einer erworbenen, verminderten osmotisch inaktiven Natriumspeicherfähigkeit bei Ratten. Dissertation Friedrich-Alexander-Universität Nürnberg 2010.

31 Rakova, N., Jüttner, K., Dahlmann, A. et al.: Long-term space flight simulation reveals infradian rhythmicity in human Na-balance. Cell Metabolism 2013; 17 (1). S. 125–131.

32 Titze, J.: Sodium balance is not just a renal affair. Current Opinion in Nephrology and Hypertension 2014; 23 (2). S. 101–105.

33 Ilies, C.: Ovarektomie als Modell einer erworbenen, verminderten osmotisch inaktiven Natriumspeicherfähigkeit bei Ratten. Dissertation Friedrich-Alexander-Universität Nürnberg 2010.
34 Löffler, G., Petrides, P. E., Heinrich, P. C. (Hrsg.): Biochemie und Pathobiochemie. Springer Verlag Berlin Heidelberg 2007.
35 Rakova, N., Jüttner, K., Dahlmann, A. et al.: Long-term space flight simulation reveals infradian rhythmicity in human Na-balance. Cell Metabolism 2013; 17 (1). S. 125–131.
36 Ebd.
37 Titze, J.: Sodium balance is not just a renal affair. Current Opinion in Nephrology and Hypertension 2014; 23 (2). S. 101–105.
38 Ebd.
39 Dahlmann, A., Kopp, C.: Natrium- und Wasserhaushalt. Deutsche Medizinische Wochenschrift 2014; 139. S. 1587–1589.
40 Kümpers, P.: Volumensubstitution mit NaCl 0.9 %. Segen oder Fluch? Der Internist 2015; 56 (7). S. 773–778.
41 Steiner, R.: Geisteswissenschaft und Medizin (GA 312). Rudolf Steiner Verlag Dornach 2020. Vortrag vom 31. März 1920.
42 Wolff, O.: Grundlagen einer geisteswissenschaftlich erweiterten Biochemie. Verlag Freies Geistesleben Stuttgart 1998. S. 29.
43 Barthel, H. R., Scharla, S. H.: Mehr als nur Knochenschutz – Vitamin D zur Prävention von Stürzen, Krebs, Bluthochdruck und Autoimmunerkrankungen. Deutsche Medizinische Wochenschrift 2003; 128. S. 440–446.
44 Thomas, M. C., Cooper, M. E.: Into the light? Diabetic nephropathy and vitamin D. Lancet 2010; 376 (9752). S. 1521–1522.
45 de Zeeuw, D., Agarwal, R., Amdahl, M. et al.: Selective vitamin D receptor activation with paricalcitol for reduction of albuminuria in patients with type 2 diabetes (VITAL study): a randomised controlled trial. Lancet 2010; 376 (9752). S. 1543–1551.
46 Queirós, C. S., Freitas, J. P.: Sun Exposure: Beyond the Risks. Dermatology Practical and Conceptual 2019; 9 (4). S. 249–252.
47 Ebd.
48 Ebd.
49 Li, Y. C.: Vitamin D and diabetic nephropathy. Current Diabetes Reports 2008; 8 (6). S. 464–469.
50 Glassock, R. J., Alvarado, A., Prosek, J. et al.: Staphylococcus related glomerulonephritis and poststreptococcal glomerulonephritis: why defining "post" is important in understanding and treating infectionrelated glomerulonephritis. American Journal of Kidney Diseases 2015; 65 (6). S. 826–832.
51 Habritter, J., Mayer, C., Rasche, F. M. et al.: Interstitielle Nephritis. Der Internist 2009; 50. S. 1111–1126.
52 Mann, J., Hilgers, K. F., Veelken, R. et al.: Nieren und Herz. Deutsche Medizinische Wochenschrift 2008; 133. S. 1839–1843.
53 Xu, J., Li, G., Wang, P. et al.: Renalase is a novel, soluble monoamine oxidase that regulates cardiac function and blood pressure. Journal of Clinical Investigation 2005; 115 (5). S. 1275–1280.
54 https.//www.news-medical.net/news/20170915/ Chronic-kidney-disease-patients may be vulnerable to deleterious effects of impaired sleep (Abfrage Juni 2020).
55 Steiner, R.: Geistige Zusammenhänge in der Gestaltung des menschlichen Organismus (GA 218). Rudolf Steiner Verlag Dornach 2017. Vortrag vom 22. Oktober 1922.
56 Mann, J., Hilgers , K. F., Veelken, R. et al.: Chronische Nierenerkrankungen und kardiovaskuläres System. Der Internist 2008; 49 (4). S. 413–421.
57 Mann, J., Hilgers, K. F., Veelken, R. et al.: Nieren und Herz. Deutsche Medizinische Wochenschrift 2008; 133. S. 1839–1843.
58 Schiffl, H., Lang, S. M.: Übergewicht und Nierenerkrankungen – renale Risiken einer Epidemie. Deutsche Medizinische Wochenschrift 2017; 142. S. 1466–1472.
59 Ritz, E., Hahn, K., Ketteler, M. et al.: Gesundheitsrisiko durch Phosphatzusätze in Nahrungsmitteln. Deutsches Ärzteblatt International 2012; 109 (4). S. 49–55.
60 Ebd.
61 Ebd.

62 Ebd.
63 De Romana, D. L., Olivares, M., Uauy, R. et al.: Risiken und Nutzen von Kupfer im Licht neuer Erkenntnisse zur Kupferhomöostase. Journal of Trace Elements in Medicine and Biology 2011; 25. S. 3–13.
64 Buddecke, E.: Grundriss der Biochemie. Verlag de Gruyter Berlin 1984.
65 Sommer, M.: Potenziertes Kupfer bei Alpträumen von Verstorbenen – Wirksamkeitsbeleg an Einzelfällen. Der Merkurstab 2001; 54 (3). S. 146–152.
66 Steiner, R.: Anthroposophische Menschenerkenntnis und Medizin (GA 319). Rudolf Steiner Verlag Dornach 1994. Vortrag vom 15. November 1923.
67 Bockemühl, J.: Ein Leitfaden zur Heilpflanzenerkenntnis. Bd. II. Verlag am Goetheanum Dornach 2004.
68 Ebd.
69 Meyer, U., Staiger, K., Seitz, A.: „Rechnen Sie auf die Kieselsäure" – Pharmazeutische Gesichtspunkte zu einer möglichen Optimierung der Equisetum-Therapie. Der Merkurstab 2012; 65 (2). S. 112–116.
70 Haller, H., Gross, W. L.: Glomerulonephritis. Editorial. Der Internist 2003; 44 (9). S. 1073–1074.
71 Walz, G.: Pathogenetische Aspekte des nephrotischen Syndroms. Der Internist 2003; 44 (9). S. 1075–1085.
72 Scheidat, S., Stahl, R. A. K.: Membranöse Glomerulonephritis. Der Internist 2003; 44 (9). S. 1120–1130.
73 Wagoner, R. D., Stanson, A. W., Holley, K. E. et al.: Renal vein thrombosis in idiopathic membranous glomerulopathy and nephrotic syndrome. Incidence and significance. Kidney International. S. 368–374. Zitiert nach: Scheidat, S., Stahl, R. A. K.: Membranöse Glomerulonephritis. Der Internist 2003; 44 (9). S. 1120–1130.
74 Walz, G.: Pathogenetische Aspekte des nephrotischen Syndroms. Der Internist 2003; 44 (9). S. 1075–1085.
75 Scheidat, S., Stahl, R. A. K.: Membranöse Glomerulonephritis. Der Internist 2003; 44 (9). S. 1120–1130.
76 Stahl, R. A., Hoxha, E., Helmchen, U.: Membranöse Glomerulonephritis: Differenzierte Therapien durch Autoantikörperbestimmung? Deutsche Medizinische Wochenschrift 2011; 136. S. 1733–1737.
77 Ebd.
78 Stahl, R., Hoxha, E.: Glomerulonephritis. Deutsche Medizinische Wochenschrift 2016; 141. S. 960–968.
79 Ebd.
80 Ebd.
81 Ebd.
82 Böcker, W., Denk, H., Heitz, Ph. U.: Pathologie. Verlag Urban und Fischer München/Jena 2004. S. 845.
83 Floege, J., Bienert, A.: Glomerulonephritis. Deutsche Medizinische Wochenschrift 2013; 138. S. 1515–1528.
84 Bollin, R., Haller, H.: Pathophysiologie und Therapie der IgA-Nephropathie. Der Internist 2018; 59 (7). S. 736–740.
85 Böcker, W., Denk, H., Heitz, Ph. U.: Pathologie. Verlag Urban und Fischer München/Jena 2004. S. 845.
86 Bollin, R., Haller, H.: Pathophysiologie und Therapie der IgA-Nephropathie. Der Internist 2018; 59 (7). S. 736–740.
87 Ebd.
88 Trimarchi, H., Barratt, J., Cattran, D. C. et al.: Oxford Classification of IgA nephropathy 2016: an update from the IgA Nephropathy Classification Working Group. Kidney International 2017; 91 (5). S. 1014–1021.
89 Koch, K. M.: Klinische Nephrologie. Verlag Urban und Fischer München/Jena 2000. S. 186 ff.
90 Floege, J., Feehally, J.: The mucosa-kidney axis in IgA nephropathy. Nature Reviews Nephrology 2016; 12 (3). S. 147–156.
91 Steiner, R., Wegman, I.: Grundlegendes für eine Erweiterung der Heilkunst nach geisteswissenschaftlichen Erkenntnissen (GA 27). Rudolf Steiner Verlag Dornach 2014. Kapitel: Die Rolle des Eiweißes im Menschenkörper und die Albuminurie.
92 H. Haller, Gross, W. L.: Glomerulonephritis. Editorial. Der Internist 2003; 44 (9). S. 1073–1074.
93 Ebd.
94 Floege, J., Boor, P., Moeller, M. J.: Was ist gesichert in der Therapie der Glomerulonephritis. Der Internist 2018; 59 (7). S. 1268–1278.
95 Dulau-Florea, I., Franke, J., Mann, J.: Mäßige Niereninsuffizienz. Ein erheblicher kardiovaskulärer Risikofaktor. Deutsche Medizinische Wochenschrift 2003; 128. S. 1247–1251.

96 Stefanski, M., Schmidt, K. G., Waldherr, R. et al.: Early increase in blood pressure and diastolic malfunction in patients with glomerulonephritis. Kidney International 1996; 50. S. 1321–1326.
97 Schneider, M. P., Hilgers, K. F.: Die Progression der Nierenerkrankung – wie ist sie zu verhindern? Deutsche Medizinische Wochenschrift 2017; 142. S. 1282–1289.
98 Stahl, R. A., Hoxha, E., Helmchen, U.: Membranöse Glomerulonephritis: Differenzierte Therapien durch Autoantikörperbestimmung? Deutsche Medizinische Wochenschrift 2011; 136. S. 1733–1737.
99 Kisner, T., Müller, R.-U., Benzing, T.: Symptomatische Therapie beim nephrotischen Syndrom. Deutsche Medizinische Wochenschrift 2011; 136. S. 325–330.
100 Dabers, T., Weckmann, G., Chenot, J. F. et al.: Management of patients with CKD in clinical practice. Deutsche Medizinische Wochenschrift 2017; 142. S. 1290–1298.
101 Goraya, N., Wesson, D. E..: Dietary interventions to improve outcomes in chronic kidney disease. Current Opinion in Nephrology and Hypertension 2015; 24 (6). S. 505–510.
102 Erejuwa, O. O., Sulaiman, S. A., Ab Wahab, M. S.: Honey: A Novel Antioxidant. Molecules 2012; 17 (4). S. 4400–4423.
103 McMullan, C. J., Curhan, G. C., Forman, J. P.: Association of short sleep duration and rapid decline in renal function. Kidney International 2016; 89 (6). S. 1324–1330.
104 GAÄD (Hrsg.): Vademecum Anthroposophische Arzneimittel 2017. Der Merkurstab 2017; 70 (Suppl.). S. 572.
105 Ebd.
106 Floege, J., Feehally, J.: The mucosa-kidney axis in IgA nephropathy. Nature Reviews Nephrology 2016; 12 (3). S. 147–156.
107 Soldner, G.: persönliche Mitteilung 2010.
108 Fioretto, P., Steffes, M. W., Brown, D. M. et al.: An overview of renal pathology in insulin-dependent diabetes mellitus in relationship to altered glomerular hemodynamics. American Journal of Kidney Disease 1992; 20 (6). S. 549–558.
109 Bohle, A., Gärtner, V.-H., Laberke, H.-G. et al.: Die Niere. Struktur und Funktion. Schattauer Verlag Stuttgart 1984. S. 278.
110 Ebd., S. 282.
111 Wilson, D. M., Luetscher, J. A.: Plasma prorenin activity and complications in children with insulin-dependent diabetes mellitus. New England Journal of Medicine 1990; 323 (16). S. 1101–1106.
112 GAÄD (Hrsg.): Vademecum Anthroposophische Arzneimittel 2017. Der Merkurstab 2017; 70 (Suppl.). S. 572.
113 Schwarz, A., Becker, J. U., Haller, H.: Akute tubulointerstitielle Nephritis als hypererge Reaktion der Niere. Der Internist 2012; 53 (8). S. 934–942.
114 Ebd.
115 Ebd.
116 Chung, S. D., Liu, S. P., Keller, J. J. et al.: Urinary calculi and an increased risk of stroke: a population-based follow-up study. British Journal of Urology International 2012; 110. S. 1053–1059.
117 Shang, W., Li, Y., Ren, Y. et al.: Nephrolithiasis and risk of hypertension: a meta-analysis of observational studies. BMC Nephrology 2017; 18 (1). S. 344.
118 Lee, W. S., Kim, W. S., Lim, Y. H. et al.: High Temperatures and Kidney Disease Morbidity: A Systematic Review and Meta-analysis. Journal of Preventive Medicine and Public Health 2019; 52 (1). S. 1–13.
119 GAÄD (Hrsg.): Vademecum Anthroposophische Arzneimittel 2017. Der Merkurstab 2017; 70 (Suppl.). S. 331.
120 Kühn, W., Walz, G.: The treatment of autosomal dominant polycystic kidney diseases. Deutsches Ärzteblatt International 2015; 112 (51/52). S. 884–890.
121 Serra, A. L., Wüthrich, R. P.: Autosomal dominante polyzystische Nierenerkrankung (ADPKD)-Pathogenese, Klinik und neue Therapieansätze. Schweizer Medizinisches Forum 2009; 9 (47). S. 855–858.
122 Ebd.
123 Ebd.
124 GAÄD (Hrsg.): Vademecum Anthroposophische Arzneimittel 2017. Der Merkurstab 2017; 70 (Suppl.). S. 543.

125 Kirchner-Bockholt, M.: Grundelemente der Heileurythmie. Verlag am Goetheanum Dornach 1997. Kapitel: Die Laute B und P.
126 Bautovich, A., Katz, I., Smith, M. et al.: Depression and chronic kidney disease: A review for clinicians. The Australian and New Zealand Journal of Psychiatry 2014; 48 (6). S. 530–541.
127 Kittiskulnam, P., Sheshadri, A., Johansen. K. L.: Consequences of CKD on Functioning. Seminars in Nephrology 2016; 36 (4). S. 305–318.

KAPITEL XXVIII
Der Urogenitaltrakt

1. Leitgedanken

Zu den in Klinik und Praxis besonders häufigen Erkrankungen gehören die *Harnwegsinfekte.* Unkomplizierte Infekte haben manchmal einen selbstlimitierenden Verlauf und weisen damit auf das salutogenetische Potenzial der Entzündung. Oftmals ist allerdings eine medikamentöse Therapie erforderlich. Antibiotika führen dabei zu wachsenden Resistenz-Problemen. Insofern ist die Frage nach einer salutogenetisch orientierten Behandlung und Prophylaxe existenziell. Die bisherigen Erfahrungen zeigen, dass diese wirksam ist[1] und dazu beiträgt, antibiotische Therapien zu vermeiden.

In der Harnblase und ihren Funktionen besteht eine differenzierte Wirksamkeit der Wesensglieder. Wenn sie sich aus unterschiedlichen Gründen aus diesem Bereich lösen, so können „Außenwelteinflüsse" eindringen und zu bakteriellen Infektionen führen. Auch hier müssen wir also zwischen der *Disposition* im Sinne der veränderten Wesensgliederkonstellation, der *bakteriellen „Invasion"* und schließlich der *entzündlichen Reaktion* unterscheiden. Prävention bezieht sich auf die Harmonisierung der veränderten Wesensgliederwirksamkeit, die Behandlung der Entzündung entsprechend auf die salutogenetisch orientierte Antwort des Organismus. Insofern muss der Behandlung der Harnwegsinfekte die Berücksichtigung der Wesensgliederwirksamkeit zugrunde liegen, um therapeutisch nachhaltig zu sein.

Für den internistischen Zusammenhang sind die *Erkrankungen der Prostata* von besonderer Bedeutung. Neben die selteneren akuten und vor allem chronisch-entzündlichen Krankheitsbilder stellen sich die in die pathologische Verhärtung und damit Sklerose führenden Prostataerkrankungen. Die vergrößerte Prostata bei benigner Prostatahyperplasie gehört ebenso in diesen Kontext wie das als derbe Resistenz palpable Prostatakarzinom. Viele dieser Leiden finden sich besonders häufig beim älteren Patienten und stehen mit dem altersbedingten Herauslösen der Wesensglieder aus dem unteren Menschen in Beziehung.

2. Der Urogenitaltrakt

2.1 Die Harnblase

Für die therapeutischen Maßnahmen bei den unterschiedlichen Erkrankungen des Beckenbodens ist dessen Dreigliederung entscheidend. Die Harnblase zeigt ihrer *physischen Gestalt* nach eine sphärische Form und damit eine morphologische Entsprechung zum sphärisch geschlossenen Kopf.

Exkurs

Die Harnblase hat in ihrem feingeweblichen Aufbau drei Schichten: Mukosa, Muskularis und Adventitia. Die Mukosa besteht aus mehrreihigem (-schichtigem) Übergangsepithel. Es verfügt über eine enorme Dehnbarkeit und passt sich dadurch dem rhythmisch wechselnden Volumen der Harnblase an. Dadurch stellt sich das Übergangsepithel in eine mittlere Position zwischen dem zum Nerven-Sinnes-System gehörenden Plattenepithel und dem drüsentragenden Epithel der Hohlorgane des Stoffwechselsystems. Das Übergangsepithel weist nur im Bereich des Blasenausganges Drüsen auf. Diese sind Ausdruck der insgesamt zurückgenommenen Stoffwechseltätigkeit der Harnblase. Die Blasenwand verfügt über ein kräftiges Bindegewebsskelett mit reichlich vorhandenen elastischen Fasern als kapselartig umschließende Qualität. Es lässt eine durch den Muskeltonus regulierte Dehnung zu. Im Weiteren findet sich eine kräftige *Muskularis.* Die *Adventitia* schließlich enthält neben Blut- und Lymphgefäßen sowie Nerven nicht selten auch vegetative Ganglienzellen. Schließlich bilden vegetative Nervenfasern in der Adventitia ein Geflecht, den Plexus vesicalis, von dem Nervenfasern in die Wandschichten gelangen.

Die Harnblase nimmt die einströmende Flüssigkeit, den *Harn* in sich auf. In den Nieren kommt es zu umfassenden Resorptionsprozessen, die dem Organismus eine belebte Flüssigkeit zuführen [→ XXVII. 2.4 Geisteswissenschaftliches Verständnis der Nierenfunktion]. Demgegenüber fließt eine weitgehend „leblose“, die ausscheidungspflichtigen Substanzen führende Flüssigkeit in die ableitenden Harnwege. Der von der *ätherischen Organisation* nahezu verlassene Harn ist konzentriert und neigt zur Steinbildung. Lediglich bei einigen Tieren dient diese leblose Flüssigkeit noch dem Organismus. So soll die Harnblase bei Fröschen und wahrscheinlich auch bei Schildkröten als Wasserreservoir dienen, aus dem Flüssigkeit in Zeiten drohender Austrocknung resorbiert wird.[2] Die kapselförmige Gestalt der Blase nimmt damit eine vom Ätherischen fast vollständig verlassene Flüssigkeit auf. Die hier normalerweise bestehenden sterilen, abakteriellen Verhältnisse weisen in dieselbe Richtung. Dem Organismus gelingt es, in einem dem Darmausgang nahen Bereich, ein keimfreies Milieu aufzubauen.

Die nervale Versorgung steht mit der *astralischen Organisation* in Beziehung. Die normale Harnkontinenz ist funktionell betrachtet eine Art abschließender Kapselbildung. Dies ermöglicht die Kontraktion der Sphinktermuskulatur. Diese ist mit der alphasympathischen Funktion verbunden, während die Detrusormuskulatur überwiegend parasympathisch innerviert ist.[3]

Die *alpha-sympathikotone Funktion* führt zu Konstriktion und muskulären Verhärtung. Es handelt sich um die vom Nerven-Sinnes-System ausgehende astralische Wirksamkeit. Demgegenüber weist die *beta-sympathikotone Funktion* auf ihre dynamische Aktivität in den Stoffwechselprozessen [→ IX. 5.7 Asthma bronchiale].

Seelisch gesehen führt die alpha-*sympathikotone* astralische Wirksamkeit zum Erbleichen und ist mit dem Schreckerleben verbunden. Die beta-*sympathikotone* Funktion bringt demgegenüber „das Blut in Wallung“ und bewirkt seelische Unruhe. Zum Einleiten der *Miktion* ist das Lösen aus der „kopfähnlichen“ abschließenden Funktion des astralischen Leibes notwendig. Ist diese – einem Einschlafen der Seele vergleichbar – erreicht, bewirkt die mit der Nachtwirksamkeit des astralischen Leibes zusammenhängende parasympathische Funktion die Detrusorkontraktion. Dieses Lösen erreicht das seelisch angespannte Kind oftmals nicht, wodurch dann die „erhoffte“ Miktion ausbleibt.

Auf der anderen Seite verliert u. U. der astralische Leib bei dynamischer Aktivierung wie einem nicht kontrollierbaren Lachen die Fähigkeit zur Kapselbildung. „Sich vor Lachen in die Hose machen“, lautet die sprichwörtliche Beschreibung dieser Inkontinenz. Auch der *häufige Harndrang* im Zusammenhang mit seelischen Anspannungen weist in eine ähnliche Richtung. Der astralische Leib „erwacht“ bereits bei geringer Blasenfüllung und löst ein Druckgefühl bzw. den Miktionsdrang aus.

Löst sich die astralische Organisation zu stark während des Nachtschlafes, so schwindet die abschließende Funktion mit der Folge der *Enuresis*. Neben anderen Ursachen gibt es Patienten mit „abnorme[r] Schlaftiefe und besonders lange[n] Traumphasen“.[4] „Sie können also überall, wo es sich um das Bettnässen handelt, voraussetzen: Da rinnt der astralische Leib heraus.“[5] In Zusammenhang mit dem kindlichen Bettnässen erwähnte Rudolf Steiner das „seelische Wundsein des Kindes“ und wies damit auf einen wesentlichen Befund, der gerade bei der Behandlung einnässender Kinder von Bedeutung ist.[6]

Über die autonome Innervation hinaus wird der externe Sphinkter über den Nervus pudendus versorgt. Das ermöglicht die willkürlich gesteuerte *Miktion*.[7] Diese deutet auf die *Ich-Organisation*. Die allmähliche Kontinenzentwicklung des Kindes ist unter diesem Gesichtspunkt ein wegweisendes Phänomen. Im Säuglings- und Kleinkindalter mit seinen noch längeren Schlafphasen hat sich der astralische Leib noch nicht in seiner abkapselnden Funktion in den unteren Menschen inkarniert. Erst nach und nach erreicht das Kind hier eine unter der lenkenden Kraft der Ich-Organisation stehende Kontinenz und geregelte Miktion. Im Alter treten wieder Störungen der Miktion und Inkontinenz auf, bedingt durch die altersabhängige Lösung der oberen Wesensglieder.

Die Ich-Organisation integriert die einzelnen Organfunktionen und stellt sie in das Ganze des Organismus. In diesem Sinne weist eine autonomisierte und zu stark zum Bewusstsein orientierte astralische Organisation der Reizblase mit den lästigen Beschwerden der Pollakisurie und Dysurie auf die ungenügende Lenkungskraft der Ich-Organisation.

Die *Harnblase* zeigt eine dem Kopf entsprechende abschließende Wesensgliederkonstellation und entwickelt sich als dessen Metamorphose im unteren Menschen.

Dieser von den Wesensgliedern nicht ergriffene Raum erscheint dabei wie ein Hohlraum: „Die Blase ist eigentlich im Wesentlichen ein Zugmittel. Sie wirkt, ich möchte sagen, als Aushöhlung im menschlichen Organismus, sie zieht. Sie ist im Grunde genommen davon abhängig, daß der menschliche Organismus an dieser Stelle ausgehöhlt ist“, charakterisierte es Rudolf Steiner.[8]

2.2 Das Anorektum

Die anorektale Organisation bildet eine Polarität zur Harnblase. Das Rektum betont seiner Namensgebung entsprechend die axiale Gestalt und hat keine sphärisch abgeschlossene Form. Ganz im Gegensatz zu den weitestgehend sterilen Bedingungen in der Harnblase herrscht hier ein Maximum bakterieller Lebensentfaltung. Im Weiteren wird das Rektum von einer kräftigen Muskelorganisation ergriffen, die der aktiven Bewegung im Zusammenhang mit der Defäkation dient. Sie steht mit der astralischen Organisation in Beziehung, die sich u. a. in den unterschiedlichen Empfindungen wie dem Stuhldrang äußert.

Auch die autonome Innervation des Rektums und des Musculus sphincter ani internus zeigt die astralische Aktivität, indem die parasympathische Funktionslage u. a. mit peristaltischer Kontraktion und die sympathische mit einer Hemmung der Mastdarmperistaltik und Kontraktion des M. sphincter internus einhergeht. Die zum Bewusstsein, also zum Nerven-Sinnes-System orientierte Astralität führt auch hier zur Kontraktion und muskulären Tonuserhöhung. Manche seelische Anspannung bedingt deswegen funktionelle Störungen der Stuhlentleerung.

Darüber hinaus hat dieser Bereich eine quergestreifte Muskulatur (M. sphincter ani externus) mit nicht mehr autonomer, sondern spinaler Innervation über den Nervus pudendus.[9] Das macht die Entleerungsfunktion bewusst steuerbar. In dieser willkürlichen Lenkung der Bewegungsabläufe, aber auch in der Wahrnehmungs- und damit Sinnesfunktion, wirkt die Ich-Organisation.

Das *Anorektum* zeigt eine dem *Stoffwechsel-Gliedmaßen-System* entsprechende Wesensgliederwirksamkeit und stellt sich der Harnblase mit ihrer *abschließenden Kopfform* polar gegenüber.

2.3 Der Genitaltrakt

Zwischen diese Polaritäten stellt sich der *Genitaltrakt*. Embryologisch besteht zunächst *keine geschlechtstypische Differenzierung*; erst mit der weiteren Entwicklung bildet sich aus einer ursprünglichen Ganzheit eine weitere Polarität, die sich zu den weiblichen und männlichen Geschlechtsorganen ausdifferenziert. Trotz ihrer offenkundigen Verschiedenheit gehören beide Geschlechtsanlagen embryologisch, anatomisch und funktionell zusammen und bilden erst gemeinsam ein Ganzes. Unter diesem Aspekt realisiert sich im Genitaltrakt eine empfangende und gebende Geste, gewissermaßen ein aufnehmender und abgebender Prozess. Zahlreiche rhythmische Prozesse bestimmen die Funktionen der Geschlechtsorganisation.

In der *Dreigliederung* der *Beckenorgane* steht die *Harnblase* mit dem *Nervensystem*, die *Geschlechtsorganisation* mit dem *Rhythmischen System* und das *Rektum* mit dem *Stoffwechsel-Gliedmaßen-System* in Beziehung.

2.3.1 Die Prostata

Die Prostata ist ein von einer bindegewebigen Kapsel umgebenes kastanienförmiges, unpaares Organ. Sie entwickelt sich um die Pars prostatica urethrae und umfasst zahlreiche (ca. 30 bis 50) tubuloalveoläre Drüsen, die mit ihren Ausführungsgängen z. T. gemeinsam in etwa 15 kleine Öffnungen um den Samenhügel in die Harnröhre münden. Der ventral der Harnröhre gelegene Anteil des Organs ist eher drüsenarm aufgebaut. Im dorsalen Bereich unterscheidet man Lobus dexter und sinister, die den oftmals als Mittellappen (Lobus medius) bezeichneten Drüsenanteil verbinden.[10] Dieser Bereich entsteht dorsal aus dem Epithel der primären Urethra[11] und bildet im weiblichen Organismus die Ductus paraurethrales.

Der Mittellappen stellt den „bisexuellen"[12] Anteil der Prostata dar. Eine weitere Organeinteilung unterscheidet die periurethrale Mantelzone und eine Innenzone, die annähernd den Mittellappenstrukturen entsprechen, von der peripher gelegenen Außenzone.[13] Klinisch sind diese polaren Bereiche der Prostata insofern wesentlich, als sich das Karzinom vor allem in der Außenzone manifestiert, während sich die Hyperplasie in der Mantel- und Innenzone entwickelt.

Die palpatorisch feste Prostata durchziehen eine Drüsenorganisation und damit ein differenzierter Flüssigkeitsorganismus, mit dem die *ätherische Organisation* verbunden ist. In diesen wirkt nun die *astralische Qualität* herein. Ihre physische Spur lässt sich in der kräftig entwickelten Muskulatur erkennen, die sich zwischen den Einzeldrüsen und um das gesamte Organ verlaufend als starke Züge glatter Muskulatur ausbildet.[14] Die Drüsen tragen eine dynamische Bewegungsqualität in die Flüssigkeitsorganisation der Prostata, indem sie bei der Ejakulation das Sekret auspressen. Die Wärme dieses Organs steht in Beziehung zur *Ich-Organisation.*

Der Flüssigkeitsorganismus der Prostata kann bereits frühzeitig vom ätherischen Leib und den oberen Wesensgliedern verlassen werden, indem sich gelegentlich schon bei Kindern, vor allem aber im höheren Alter, konzentrisch geschichtete Konkremente in den Drüsenlichtungen bilden. Diese verkalken u. U. und werden zu Prostatasteinen (Prostatolithen).[15]

Die morphologischen Veränderungen der Prostata während des Lebens stehen mit den sich in- bzw. exkarnierenden Wesensgliedern in Zusammenhang.

Die Drüsenorganisation erlangt ihre volle Ausbildung erst mit der Pubertät, also der „Geburt" des astralischen Leibes. Umgekehrt neigen die ventral und vor allem seitlich aus dem Epithel des Sinus urogenitalis entstandenen Drüsen (Außenzone) mit dem Alter zur Atrophie (senile Involution) und erscheinen als morphologisches Bild der sich lösenden Wesensglieder.

3. Erkrankungen der Harnwege

3.1 Entzündliche Erkrankungen: Pyelonephritis, akute Zystitis, Harnwegsinfekt

Ist die abgrenzende, von der „Außenwelt“ abschließende Funktion der oberen Wesensglieder in der Harnblase eingeschränkt, so drängen Fremdqualitäten in diesen sonst sterilen Bereich ein und rufen als überwindende Kraft die *Entzündung* auf. Es kommt zur Zystitis bzw. Urethritis, wobei die Infektion aszendieren und zur Pyelonephritis führen kann. Anlässe für dieses Hereindringen der Außenwelt sind u. a. Unterkühlungen, die als Kälte die sonst bestehende Wärme mindern.

Kalte Extremitäten gehen häufig mit seelischer Anspannung einher und weisen auf eine eingeschränkte durchwärmende Wesensgliederaktivität im Gliedmaßensystem.

Dies disponiert zu vermehrten Hanwegsinfekten. Das Problem der *rezidivierenden Infekte* stellt zunächst die Frage nach organischen Ursachen, denen diese Wesensgliederwirksamkeit zugrunde liegt und im Weiteren nach ebenso disponierenden Erkrankungen (z. B. Diabetes mellitus). Darüber hinaus können sich Besonderheiten des astralischen Wirkens zeigen. Insofern ist gerade bei diesem Erkrankungsspektrum auf das Seelische in seiner Polarität zwischen Grenzbildung und Hüllenlosigkeit zu achten. Unkomplizierte Infekte entstehen ohne anatomische oder funktionelle Veränderungen der Harnwege oder disponierende Begleiterkrankungen. Liegen diese vor, so handelt es sich um komplizierte Harnwegsinfekte. Unkomplizierte Infekte haben eine hohe „Spontanheilungsrate“. Sie liegt nach einer Woche bei 30 bis 50 %.[16] Damit überwindet die entzündliche Aktivität des Organismus die Infektion. Die nachfolgend angeführten Arzneimittel beziehen sich nicht auf die antibiotische Elimination der Erreger oder eine ausschließlich symptomatische Therapie, sondern auf die Lenkung dieser entzündlichen Reaktion.

3.1.1 Therapeutische Gesichtspunkte

Das Kamillendampfsitzbad wirkt schmerzlindernd und durchwärmend:

Kamillendampf-Sitzbad:
„Zwei Esslöffel *Kamillenblüten* mit einem Liter kochendem Wasser übergießen und zugedeckt 10 Minuten ziehen lassen. Den Aufguss mit Blüten in den Topf eines Nachtstuhls leeren (wenn nicht vorhanden, in eine Plastikschüssel, die man in die Toilette stellt, sodass sich der Patient auf die Klobrille setzen kann und nur durch den Dampf erwärmt wird)“.[17]

Es wird über mehrere Tage angewendet und ist auch zur Prävention von Harnwegsinfekten geeignet.[18]

Medikamentös bekommt das *Silber* bei der Behandlung von *Zystitis* und *Pyelonephritis* eine herausragende Bedeutung.

- *Argentum nitricum D4* (Weleda) Dil. 20–20–20 gtt

gibt man in niedriger Potenzierung, damit es auf die Stoffwechselprozesse der Entzündung wirkt. Weiterhin ist

- *Argentum nitricum comp.* (Wala) Amp. i.m. 1–0–0

hilfreich[19], anschließend

- *Argentum nitricum comp.* (Wala) Glb. velati 10–10–10.

Darüber hinaus hat sich die langfristige Therapie (4 bis 6 Monate) und Rezidivprophylaxe mit

- *Equisetum cum Sulfure tostum D3* (Weleda) Trit. 1–1–1 MSP

bewährt.[20] Ferner kommen

- *Argentum D30 / Echinacea D6 aa* (Weleda) Amp. s.c. 1–0–0
- *Echinacea/Argentum* (Wala) Amp. s.c. 1–0–0

in Betracht. Der initialen Injektionsbehandlung schließt sich in Abhängigkeit vom Verlauf die orale Therapie an

- *Echinacea/Argentum* (Wala) Glb. velati 10–10–10.

Das Silber unterstützt die zentrifugale Dynamik der Entzündung im Sinne der Ausscheidungs und regt einen Gestaltungsprozess an. Echinacea entwickelt in der Blüte starke formende Qualitäten. Der Sulfurprozess der Entzündung erfährt durch dieses Arzneimittel die notwendige Gestaltung.

Aus dem Tierreich kommt Cantharis

- *Cantharis Blasen Inject* (Wala) Amp. s.c. 1–0–(1)
- *Cantharis Blasen Globuli velati* (Wala) 10–10–10

zur Anwendung. Die *spanische Fliege (Lytta vesicatoria)* gehört zu der Familie der Ölkäfer. Der pflanzenfressende Käfer ist metallisch-grün gefärbt und presst bei Bedrohung ein gelbes, stark hautreizendes Sekret, das Cantharidin enthält, ab. Cantharidin hat eine starke Reizwirkung, die zu Blasen und Nekrosen auf der Haut, bei oraler Aufnahme bis zum Nierenversagen führen kann. Es handelt sich um eine stark in den tierischen Organismus eingreifende astralische Qualität, die im Falle ihrer besonderen Aktivierung (Bedrohung) zum Auspressen des Sekrets führt. Als Arzneimittel übernimmt Cantharis den entsprechenden Krankheitsprozess im Menschen, der sich vorrangig auf den Schleimhäuten als entzündliches Brennen manifestiert.

Selbstverständlich haben im Rahmen der akuten Harnwegsinfekte Apis und Belladonna in

▪ *Berberis/Apis comp.* (Wala) Amp. s.c.	bis 1–0–0
▪ *Apis Belladonna Inject* (Wala) Amp. s.c.	1–0–0
▪ *Erysidoron I* (Weleda) Dil.	15–15–15 gtt
▪ *Lachesis comp.* (Wala) Amp. s.c.	1–0–0

ihre Indikation. Letzteres enthält Belladonna ex herba D3. Auch ist zu versuchen, durch die höher potenzierten *Organpräparate* eine Anregung der gestaltenden Kräfte des ätherischen Leibes zu bewirken. Friedwart Husemann berichtet über positive Therapieverläufe unter *Lachesis D30*, zusammen mit *Argentum metallicum praeparatum D30, Regio pyelorenalis Gl D15 oder D30* sowie *Aconitum D30*, wenn eine auslösende Verkühlung besteht.[21] Lachesis D30 und Argentum metallicum praeparatum D30 kann man initial intravenös applizieren (off-label-use). Phytotherapeutisch haben sich Präparate wie

▪ *Angocin Anti-Infekt N* (Repha) Filmtabletten	4–4–4

bewährt. Angocin enthält Pulver von Kapuzinerkressenkraut und Meerettichwurzel als sulfurische Prinzipien.[22] Ebenso eignen sich die immergrüne Bärentraube Uva ursi (Cystinol), Solidago oder die proanthocyanidinhaltigen Cranberry-Präparate.[23] Kapuzinerkresse, Meerrettichwurzel und die Bärentraube eignen sich für die akute Zystitis. Sie haben ebenso antibiotisch wirksame Inhaltsstoffe (Senföle bzw. Phenolglykoside). Letztere sind zur Rezidivprophylaxe geeignet. Die Leitlinie zur Prävention rezidivierender unkomplizierter Zystitiden der Frau empfiehlt diese Phytotherapeutika.[24] Die Früchte der Moosbeere werden leuchtend rot und haben vier Luftkammern, wodurch sie ihrem spezifischen Gewicht nach leichter sind als Wasser. Diese Qualitäten, aber auch ihre „Inhaltsstoffe" weisen auf eine Beziehung zur astralischen Organisation.

Ferner empfiehlt sich

▪ *Schachtelhalmtee* (kalt angesetzt, 20 Min. gekocht)	über den Tag verteilt mehrere Tassen warm trinken lassen.

Warme bis heiße Auflagen mit

▪ *Eucalyptus, Oleum aethereum 10 %* (Wala)	2 x täglich, Durchführung siehe Anhang

über der Harnblase appliziert, spielen im Zusammenhang der äußeren Anwendungen eine wichtige Rolle.

Therapeutisch ist das Kamillendampf-Sitzbad (s. o.) ausgesprochen wirkungsvoll und sowohl zur Prophylaxe als auch zur Therapie einsetzbar. Auch beim palliativen Patienten lässt sich – den eigenen Erfahrungen nach – die Häufigkeit bakterieller Harnwegsinfekte und damit antibiotischer Therapien senken. Ähnliches gilt für Patienten mit neurologischen Harnentleerungsstörungen: In einer Studie von Pannek et al. zeigte sich durch eine homöopathische Behandlung eine signifikante Verminderung der Harnwegsinfekte.[25] Beim geriatrischen Patienten kann man oftmals durch

- *Cantharis Blasen Inject* (Wala) Amp. s.c. 1-0-(1)

– meistens in Verbindung mit dem Eucalyptus-Ölwickel – die antibiotische Therapie vermeiden.

Für die rezidivierenden Harnwegsinfektionen kommen weitere Maßnahmen in Betracht. Sie beziehen sich meistens nicht auf die akute Entzündungsphase, sondern auf die hintergründige Disposition. Hier geht es um die gesunde Verbindung der Wesensglieder mit dem unteren Menschen. Lebensstiländerungen mit Rhythmuspflege im Alltag, einen angemessenen Wechsel zwischen Anspannung und innerer Ruhe, aber auch eine gesunde Ernährung sowie körperliche Bewegung unterstützen diese Verbindung. *Heileurythmie* beeinflusst die Disposition therapeutisch. Hier fördert das heileurythmische B die Nachtwirksamkeit der Wesensglieder in der Nierenfunktion. B und P haben bei Ödemen eine Wirksamkeit und integrieren die „abgelagerte Flüssigkeit" in den Organismus mit nachfolgender Ausscheidung. B verstärkt auch die „Hüllenbildung" bei ungenügender Abgrenzungsfähigkeit gegenüber Außeneinflüssen. Demgegenüber fördert das F direkt die Ausscheidung: „Da haben wir eine Bewegung, welche praktiziert werden sollte, wenn man findet, dass die Harnentleerung nicht in Ordnung ist", beschrieb es Rudolf Steiner.[26] Das F kommt auch beim kindlichen „Bettnässen" zur Anwendung (ggf. zusammen mit dem auch sonst hilfreichen Hypericum-Öllappen über der Harnblase während der Nacht), um dem „Herausrinnen" der astralischen Organisation zu begegnen. F führt dabei die astralische und die Ich-Organisation in eine verstärkte Beziehung zur physischen und ätherischen Organisation.[27] Diese Wirkung verstärkt der sog. F-Sprung. Die Konsonanten unterstützen in differenzierter Weise die Tages- und Nachtwirksamkeit der Wesensglieder. Die Übungen lassen sich kombiniert und auch in Verbindung mit dem heileurythmischen M einsetzen.

Die *Rhythmische Massage* [→ Anhang] belebt die ätherische Organisation und verbindet sie mit den oberen Wesensgliedern.

Seelische Anspannung und eine zu starke Dominanz des Bewusstseinspoles führen die Wesensglieder aus dem Stoffwechsel-Gliedmaßen-System und orientieren sie zum Nerven-Sinnes-System. Insofern ist bei rezidivierenden Harnwegsinfekten auf seelische Anspannung und Stressbelastung zu achten. Diese schwächen immunologische Funktionen und führen bekanntermaßen auch zu rezidivierenden Infekten der oberen Atemwege. Hier haben die Kunst- und die Psychotherapie eine wichtige Funktion.

Bei der akuten Zystitis löst die *Sprachtherapie* die angespannte Muskulatur und gestaute Prozesse im Becken mit Hilfe der Laute L, S und CH.[28] Der Patient intoniert sie – eingebettet in verschiedene Worte bzw. Wortfolgen – auf einem Hocker oder Gymnastikball sitzend und mit dem Becken kreisend.[29] Der Laut CH bewährt sich in seiner krampflösenden und beruhigenden Wirkung, die Stoßlaute G und B vermitteln Formung. „Hilfreich empfinden die Patienten auch die abgrenzende Wirkung des Lippenlautes B gegen die Einflüsse und Anforderungen der Außenwelt, indem er die Eigenwahrnehmung und Grenzbildung fördert."[30]

Die Psychotherapie achtet auf dysfunktionale Prozesse, greift den biografischen Hintergrund und damit auch die herausfordernden oder traumatischen Erfahrungen aus der Vergangenheit auf und entwickelt zukünftige biografische Perspektiven. Entscheidend ist die Verbindung der Individualität mit den Seelenkräften des Denkens, Fühlens und Wollens. Kann die Persönlichkeit diese nicht lenken, so entwickeln sie z. B. in der unbezwingbaren Unruhe, Anspannung oder gar Angst eine die Lebenskräfte und immunologischen Funktionen aufzehrende autonomisierte Funktion. Die bereits angesprochenen „sechs Eigenschaften"[31] sind auch hier ein wesentliches Instrument der Selbstentwicklung und unterstützen die Gesundungskräfte [→ X. 4.1.9 Anthroposophische Psychokardiologie].

3.2 Die chronische Zystitis

Überwindet die akute Inflammation die Fremdqualität nicht, so entwickelt sich die *chronische Entzündung*. Auf deren Beziehung zum Harnblasenkarzinom geht Kapitel [→ XVIII. 5.9 Das Harnblasenkarzinom] ein.

3.2.1 Therapeutische Gesichtspunkte

Bei dieser Erkrankung ist – ebenso wie bei der chronischen Pyelonephritis – der Schachtelhalm in Verbindung mit der Mistel

- *Equisetum/Viscum* (Wala) Amp. s.c. — 3 x wöchentlich bis 1-0-0
- *Equisetum/Viscum* (Wala) Glb. velati — 10-10-10

hilfreich. Begleitende Beschwerden wie *Dysurie* oder *Brennen* lassen sich mit

- *Cantharis Blasen Globuli velati* (Wala) — 10-10-10
- *Cantharis Blasen Inject* (Wala) Amp. s.c. — bis 1-0-0

behandeln, die *subakuten Entzündungsprozesse* mit

- *Berberis/Apis comp.* (Wala) Amp. s.c. bis 1-0-0

nachfolgend

- *Berberis/Apis comp.* (Wala) Glb. velati 10-10-10.

Die medikamentösen Therapien ergänzen wiederum die *äußeren Wärmeanwendung* (z. B. Eukalyptusöl). Auch für die chronische Zystitis kommen Lebensstiländerungen, Rhythmische Massage, Heileurythmie, Kunst- und Gesprächstherapie in Betracht [→ 3.1.1 Therapeutische Gesichtspunkte].

In jedem Fall sollte man den *Ursachen* nachgehen, die zu dem ungenügenden Verbinden der Wesensglieder beitragen. Diese können sich anatomisch-physisch definieren, im Bereich der Lebensorganisation angesiedelt sein oder auch das unzureichende Wirken des astralischen Leibes und der Ich-Organisation, d. h. den Wärmemenschen, betreffen.

3.3 Harninkontinenz

Die *Harninkontinenz* ist ein von dem Patienten oft wenig thematisiertes Beschwerdebild mit erheblichem Leidensdruck. Sie kommt in allen Altersklassen vor, zeigt allerdings mit zunehmendem Lebensalter eine ansteigende Inzidenz. Frauen sind häufiger betroffen als Männer.

Man unterscheidet *fünf Formen der Harninkontinenz*[32]:

1. *Stressinkontinenz*: Hier besteht Harnverlust beim Husten, Niesen oder Lachen. Je nach Schweregrad tritt Harn auch beim Aufstehen, Gehen oder sogar im Liegen aus. In der Regel besteht kein Harndranggefühl. Ursächlich ist der insuffiziente Harnblasenschluss. Es handelt sich um die zu gering ausgeprägte kopfartig-abschließende Funktion der astralischen Organisation (s. o.). Intraabdominelle Druckerhöhungen führen dadurch zum unwillkürlichen Harnverlust.
2. Bei der *Drang- oder Urge-Inkontinenz* besteht ein intensiver Harndrang, der nun nicht auf das zu schwache Eingreifen der astralischen Organisation, sondern auf ihr pathologisches „Erwachen" in unterschiedlich erlebten Beschwerden weist. Hier unterscheidet man entsprechend der zu intensiven Aktivität dieses Wesensgliedes zwei Formen: Die gesteigerte Wahrnehmung der Blasenfüllung führt bereits bei geringem Volumen zu Harndrang (sensorische Form der Urge-Inkontinenz). Auf der anderen Seite führt die gesteigerte astralische Aktivität zu vermehrten Detrusorkontraktionen und damit zur hyperaktiven Harnblase (z. B. „Reizblase").

   Bei der *sekundären Urge-Inkontinenz* sind die Ursachen abzuklären. So kann ein Harnwegsinfekt mit der dieser entsprechenden Wesensgliederkonstellation einhergehen. Weitere Ursachen sind die interstitielle Zystitis, die „Strahlenblase" nach Strahlentherapie, seltener Blasensteine oder gelegentlich auch das Harnblasenkarzinom.

Die weiteren selteneren Formen der Harninkontinenz wie die

3. *Reflexinkontinenz* (z. B. bei Querschnittslähmung),
4. *Überlaufinkontinenz* (z. B. bei mechanischer Obstruktion infolge eines Prostataadenoms) oder schließlich die
5. *extraurethrale Inkontinenz* (z. B. urogenitale Fisteln) seien erwähnt.

3.3.1 Therapeutische Gesichtspunkte

Ein wichtiges Arzneimittel zur Beruhigung der gesteigerten astralischen Wirksamkeit, die sich in den Symptomen der Reizblase wie Harndrang und auch Brennen zeigt[33], ist:

- *Cantharis Blasen Globuli velati* (Wala) 10–10–10
- *Cantharis Blasen Inject* (Wala) Amp. s.c. bis 1–0–0.

In diesem Arzneimittel sind neben Cantharis und dem Organpräparat auch Equisetum und Schafgarbe enthalten. Equisetum nimmt dem astralischen Leib eine zu starke Tätigkeit in der Nierenorganisation ab[34], Schafgarbe führt gestaltende Kräfte in die ätherische Organisation [→ XXIV. 3.1.2 Therapie der chronischen Hepatitis B und C]. Unter einer Injektionsbehandlung mit Cantharis Blasen Inject kann es rasch zu einer Besserung der Beschwerden kommen. Nach Abklingen der Akutsymptomatik setzt man die Behandlung mit Cantharis Blasen Globuli fort.

Bryophyllum dient zur Beruhigung der astralischen Aktivität.

- *Bryophyllum 50 %* (Weleda) Trit. 1–1–1 MSP
- *Bryophyllum D1* (Weleda) Dil. (bei Lactose-Intoleranz) 20–20–20 gtt

Bryophyllum pinnatum zeigte beim overactive bladder syndrome eine positive Wirkung.[35,36]

Die suprapubisch applizierte und erwärmte Auflage mit

- *Eucalyptus, Oleum aethereum 10 %* (Wala) 2 x täglich, Durchführung siehe Anhang

empfinden die Patienten als sehr hilfreich. Darüber hinaus ist insbesondere bei der primären Form der Urge-Inkontinenz nach den *Ursachen* des pathologischen „Erwachens" des astralischen Leibes zu forschen. Was hat dazu beigetragen, dass er sich nicht in physiologischer Weise mit diesem Bereich des Organismus verbindet? Wie entfaltet sich der *astralische Leib* generell bei dem Patienten? Es ist auf *Unruhe, Anspannung, Nervosität,* welche die Ich-Organisation nicht ausreichend lenkt, zu achten. Therapeutische Empfehlungen reichen bis zu seelenhygienischen Übungen und Aspekten zur Biografie. Ein wichtiger Befund sind auch in diesem Zusammenhang die kühlen Akren, die auf die

Dominanz des oberen Menschen weisen und damit auf eine zu stark zum angespannten Wachen tendierende astralische Organisation. Die äußere Anwendung (an Füßen und ggf. Unterschenkeln) von

- *Cuprum metallicum praeparatum 0,4 %* (Weleda) Salbe abends und bei Bedarf
- *Kupfer Salbe rot* (Wala) abends und bei Bedarf

wurde bereits genannt [→ XVIII. 5.8.3 Therapeutische Gesichtspunkte].

Auf die operativen Verfahren der Urologie und Urogynäkologie sei in diesem Zusammenhang nur hingewiesen. Für die nicht-medikamentösen Therapien gelten die in [→ 3.1.1 Therapeutische Gesichtspunkte] genannten Aspekte.

4. Erkrankungen und Therapien der Prostata

Die Erkrankungen der Prostata stellen sich in das Spektrum der eher seltenen akut entzündlichen und der in die Sklerose und das Karzinom führenden chronischen Leiden. Dabei besteht auch für das Prostatakarzinom eine Beziehung zur anhaltenden Inflammation.[37,38,39]

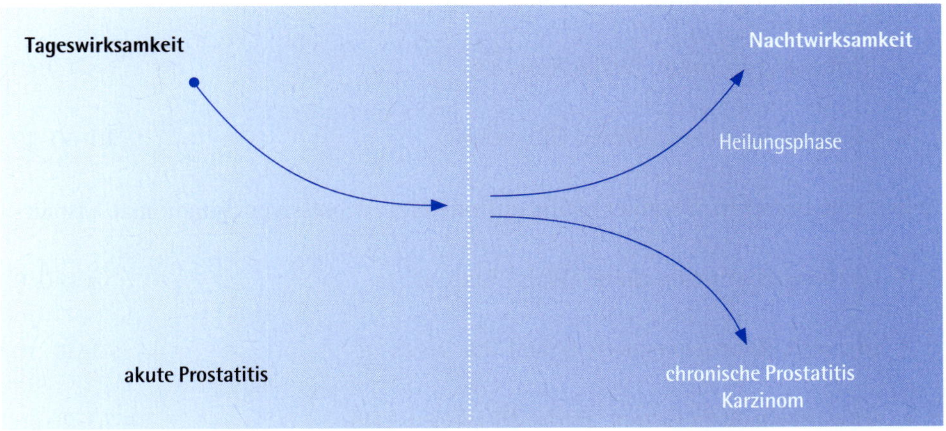

In der multifaktoriellen Pathogenese spielt die Beziehung zwischen der akuten und chronischen Prostatitis und dem Prostatakarzinom eine Rolle.

4.1 Akute und chronische Prostatitis

Die akute bakterielle Prostatitis ist zumeist durch obstruktive und irritative Symptome des unteren Harntrakts, Schmerzen im Bereich der Prostata und des perianalen Bereichs, Fieber sowie eine begleitende Harnwegsinfektion gekennzeichnet. Sie kann zu Komplikationen wie akutem Harnverhalt, Epididymitis, Abszess und zu einer Urosepsis führen. Gelingt die Ausheilung zur Überwindung der „Fremdqualität“ nicht, so entwickelt sich die chronische Prostatitis. Symptome sind Schmerzen, irritative Miktionsbeschwerden und ggf. auch sexuelle Dysfunktion. Häufiger Auslöser ist eine Harnwegsinfektion.[40]

4.1.1 Therapeutische Gesichtspunkte

Die *akute bakterielle Prostatitis* ist ein schwer verlaufendes, entzündliches Krankheitsbild, das meist eine antibiotische Therapie erfordert. Darüber hinaus kommen die im Zusammenhang mit den Harnwegsinfekten beschriebenen Arzneimittel in Betracht [→ 3.1.1 Therapeutische Gesichtspunkte].

Bei der *chronischen Prostatitis* bestehen bei entzündlich dominierten, schmerzhaften Beschwerden positive Erfahrungen mit

- *Phosphorus D6* (Weleda) Dil. bis 5–5–(5) gtt
- *Argentum metallicum praeparatum D20* (Weleda) Amp. s.c. 1–0–0

[→ VIII. 4.1 Phosphor und Argentum]. Dabei hat das Argentum eine besondere Beziehung zum Reproduktionstrakt. Friedwart Husemann veröffentlichte hierzu eine eindrückliche Kasuistik, in der auch Prostata Gl D30 und Pulsatilla D4 (jeweils s.c., Pulsatilla zusätzlich auch als Globuli) zur Anwendung kamen.[41] Des Weiteren sind

- *Berberis/Apis comp.* (Wala) Amp. s.c. bis 1–0–0
- *Berberis/Apis comp.* (Wala) Glb. velati 10–10–10

in Betracht zu ziehen. Bei einer häufig auftretenden, depressiven Symptomatik ist an

- *Berberis/Hypericum comp.* (Wala) Amp. s.c. bis 1–0–0
- *Berberis/Hypericum comp.* (Wala) Glb. velati 10–10–10
- *Hypericum Auro cultum, Herba D2* (Weleda) Dil. 20–20–20 gtt

zu denken.

Die chronische Prostatitis (CP) kann mit einem chronischen Beckenschmerzsyndrom verbunden sein *(chronic pelvic pain syndrome, CPPS)*. Dabei lässt sich ein entzündliches und ein nicht entzündliches CP/CPPS-Krankheitsbild unterscheiden. Es ist charakterisiert durch chronische Beckenschmerzen (im anorektalen und Genitalbereich) und oftmals auch durch Miktionsbeschwerden. Bei diesem Krankheitsbild bestehen häufig Depressionen[42,43], die der medikamentösen Behandlung (s. o.) und Gesprächstherapie bedürfen. Die depressiven Beschwerden charakterisieren nicht nur das Krankheitsbild, sondern haben möglicherweise auch einen Einfluss auf den Verlauf und die Prognose.[44] Beim chronischen Beckenschmerzsyndrom orientiert sich die astralische

Organisation zum Nerven-Sinnes-System und „erwacht" im Schmerz. Bewegung führt sie wiederum in ihre physiologische Aktivität im Stoffwechsel-Gliedmaßen-System. So scheint die aktive Bewegung einen positiven Einfluss auf die Symptomatik des CP/CPPS zu haben.[45,46] In diesem Zusammenhang kommt der Heileurythmie eine wesentliche Bedeutung zu.

4.2 Benigne Prostatahyperplasie

Ziehen sich die oberen Wesensglieder aus ihrem zum Stoffwechsel-Gliedmaßen-System gehörenden Wirken zurück, so kommt es zur Hyperplasie. Es entwickelt sich eine Wesensgliederkonstellation, wie sie für die Kopforganisation charakteristisch ist. Sie bedingt die Vergrößerung des Organs mit knotenförmigem Umbau. Die Knoten gehen von den inneren Anteilen der Prostata aus und bestehen dabei aus proliferierenden Drüsenschläuchen und fibromuskulären Wucherungen. Dabei kann der drüsige Anteil überwiegen und auf eine nicht mehr ausreichend von den oberen Wesensgliedern geleitete ätherische Organisation weisen, oder es stehen die verfestigenden fibromuskulären Wucherungen im Vordergrund und lassen die in die Sklerose geführte Physis prädominieren.

Bei der benignen Prostatahyperplasie und ihren *Knotenbildungen* kommt es zur *„Kopfbildung am falschen Ort"*, also zum Überwiegen des *Nervensystems.*

4.2.1 Therapeutische Gesichtspunkte

Ein wichtiges Arzneimittel ist die Brennnessel, *Urtica*. Ihr charakteristischer Eisenprozess führt die oberen Wesensglieder in die ätherische Organisation herein. Als *Urtica urens* findet sie sich wieder in dem Präparat

- *Berberis, Planta tota / Urtica urens* (Weleda) Tabl. 2–2–2,

das ursprünglich zur Behandlung des Uterus myomatosus, einem Hinweis Rudolf Steiners folgend, entwickelt wurde.[47]

Der *Sauerdorn*, Berberis vulgaris, unterstützt diese Wirkung. Der sommergrüne Strauch zeigt in seinen meist dreiteiligen Dornen eine Form- und Verfestigungsqualität. Auch die Blätter lassen durch ihren stacheligen Rand Dornen erkennen. Eine intensive astralische Wirksamkeit ergreift diese Pflanze. So entwickelt die Blüte enge Beziehungen zur bestäubenden Insektenwelt. Wilhelm Pelikan (1893–1981) beschrieb neben einem starken Geruch sogar Bewegungsphänomene der Staubblätter, die zur Bestäubung durch eine besuchende Biene führen.[48] Das Hereinwirken des Astralischen zeigt sich im Weiteren in der Alkaloidbildung dieser Heilpflanze.

Formende und gestaltende Kräfte der Zwergpalme, Sabal serrulata, strukturieren die ätherisch dominierte Proliferation. Die Palmen zeigen gegenüber Berberis keine vergleichbare Astralisierung, sondern vorherrschende Formkräfte, die therapeutische Bedeutung erlangen. Ein Extrakt aus *Sägepalmenfrüchten* und *Brennnesselwurzeln* ist

- *Prostagutt forte* (Schwabe) Kps. 1–0–1.

An dieser Stelle sei auf die *Organpräparate* hingewiesen, die gestaltende Qualitäten an die proliferierende Lebendigkeit herantragen [→ IV. 3.3 Arzneimittel aus dem Tierreich]. Bei depressiver Symptomatik sind

- *Berberis/Hypericum comp.* (Wala) Amp. s.c. bis 1–0–0
- *Berberis/Hypericum comp.* (Wala) Glb. velati 10–10–10
- *Hypericum Auro cultum, Herba D2* (Weleda) Dil. 20–20–20 gtt

hilfreich.

4.3 Prostatakarzinom

Im Gegensatz zur Hyperplasie entwickelt sich das *Karzinom* in den dorsalen, subkapsulären Prostataanteilen. Diese bösartige Neoplasie tritt überwiegend im fortgeschrittenen Alter auf und weist bereits dadurch auf die sich exkarnierenden Wesensglieder. Vor dem 50. Lebensjahr findet sich der Tumor selten. Eine Besonderheit ist der latente Tumor, der im Rahmen einer Adenomektomie oder des (kontrovers diskutierten) PSA-Screenings auffällt.[49] Autopsiestudien zeigten eine *Prävalenz* beginnend bei 40-Jährigen von 3 % und zunehmend bei 80-Jährigen auf 59 %.[50] Daraus ist abzuleiten, dass das Prostatakarzinom der Tumor mit der höchsten Prävalenz ist, wobei nur ein Fünftel bis ein Drittel klinisch manifest und behandlungsbedürftig wird.[51]

Die *Entwicklung* scheint vom normalen Gewebe ausgehend über prämaligne Veränderungen einer prostatischen intraepithelialen Neoplasie (PIN) oder atypischen adenomatösen Hyperplasie zum Karzinom zu führen. Den Aspekt des veränderten Wirkens der Wesensglieder stellt Kapitel [→ XVIII. 2.3 Karzinogenese und die Wirksamkeit der Wesensglieder] dar. Die meisten Karzinome sind Adenokarzinome, gehen also von der Drüsenorganisation aus.

Nehmen die *Wesensglieder* eine für das *Sinnessystem* typische *Konstellation* an, so entwickelt sich das *Karzinom.*

Durch das Herauslösen der astralischen und der Ich-Organisation entsteht zunächst ein ungelenktes, autonomisiertes Wachstum, das nicht mehr die gestaltenden Urbilder von der astralischen Organisation erhält. Indem sich die Wesensglieder in der beschriebenen Weise dem Umkreis zuwenden, wie es für das Sinnessystem typisch ist, entwickelt sich aus der drüsigen Organisation der Prostata das Karzinom.

Damit stellt sich der *„Kopfbildung am falschen Ort"*, wie sie für die *benigne Prostatahyperplasie* charakteristisch ist, die *„Sinnesorganbildung am falschen Ort"*, das *Prostatakarzinom*, zur Seite.

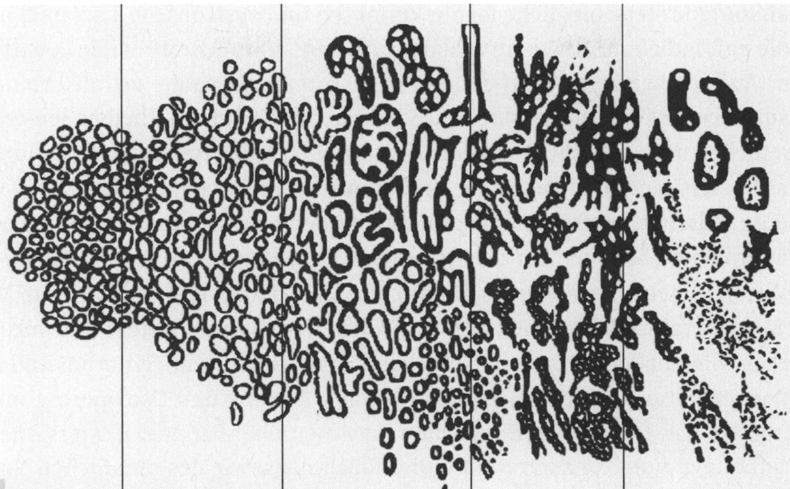

Muster	1	2	3	4	5
Drüsenform	einzeln, rund	einzeln, gerundet, variabler als in Muster 1	einzeln, unregelmäßig oder papillares oder kribriformes Epithel	verschmolzene glanduläre Massen oder „hypernephroid"	einige winzige Drüsen oder Siegelringzellen oder wenige kleine Lumina in solidem Epithel, zentrale Nekrose
Drüsengröße	mittel	mittel	klein, mittel, groß, mittel oder groß	klein	klein
Drüsenabstand	dicht gepackt	bis zu 1 Drüsendurchmesser voneinander entfernt	mehr als 1 Drüsendurchmesser voneinander entfernt rundliche Massen mit glattem scharfem Rand	verschmolzen	anaplastische Epithelmassen rundliche Massen und Stränge mit glatten scharfen Rändern
Herdgrenze	scharf	weniger scharf	schwer erkennbar	unscharf infiltrierend	unscharf infiltrierend schwer erkennbar
Stromainvasion	minimal	mild	moderat	stark	sehr stark ausgedehnt

Formverlust beim Prostatakarzinom am Beispiel der Gleasson-Klassifizierung: Die gestaltenden oberen Wesensglieder lösen sich aus der proliferierenden Lebendigkeit der Tumorbildung.[52]

4.3.1 Therapeutische Gesichtspunkte

Aus diesen Überlegungen leiten sich die therapeutischen Gesichtspunkte ab, welche die *oberen Wesensglieder* wieder in die *Prostata* führen. Diese ergänzen die tumorbezogene Behandlung (unterschiedliche lokale Verfahren und systemische Therapie) oder begleiten die ggf. indizierte active surveillance. Die antiandrogene Therapie bedarf der besonderen Aufmerksamkeit. Androgene führen normalerweise die astralische und die Ich-Organisation in eine verstärkte Aktivität im Stoffwechsel-Gliedmaßen-System. Die körperlichen und seelischen Veränderungen während der Pubertät sind dadurch bedingt. Beim Prostatakarzinom tragen die Androgene allerdings eine pathologisch veränderte Wesensgliederwirksamkeit an die proliferierenden Lebensprozesse. Dieser begegnet die antiandrogene Therapie, Auf den gesamten Organismus bezogen drängt sie allerdings die oberen Wesensglieder heraus. Dadurch kommt es zur Verminderung von Muskulatur und Muskelkraft. Auch können sich der reduzierten Wesensgliederwirksamkeit im Stoffwechsel-Gliedmaßen-System entsprechend das metabolische Syndrom und der Typ-2-Diabetes mellitus entwickeln. Zudem kommen Anämie und Osteoporose mit erhöhter Frakturrate vor. Des Weiteren berichten Patienten über Fatigue, Depressionen und Einschränkungen von Konzentration und Gedächtnis sowie des räumlichen Vorstellungsvermögens.[53,54] Selbstverständlich dürfen diese Gesichtspunkte nicht zu einer vorschnellen Ablehnung oder Abbruch einer antiandrogenen Therapie führen. Sie zeigen allerdings die Ergänzungsbedürftigkeit dieses Behandlungskonzeptes.

Auch beim Prostatakarzinom gehört (nicht nur deswegen) die *Misteltherapie* [→ XVIII. 3.5 Misteltherapie] zum therapeutischen Standard, um die oberen Wesensglieder mit der physischen und ätherischen Organisation zu verbinden. Grundsätzlich finden unterschiedliche Laubbaum-Misteln, vor allem aber die *Eichen-Mistel* Verwendung. Allerdings liegen auch positive kasuistische Erfahrungen mit der *Pappel-Mistel* (Iscucin Populi) vor.[55] Schließlich ist an die Christrose *(Helleborus niger)* in meist tiefer Potenzierung zu denken.

Die Misteltherapie wird meist durch die bei der benignen Prostatahyperplasie genannten Arzneimittel ergänzt. Das Prostatakarzinom metastasiert besonders in die Lymphknoten und in das Knochensystem. Andere Organmetastasen sind demgegenüber seltener, können aber auftreten. Bei ossärer Metastasierung gelten die bereits dargestellten Gesichtspunkte [→ XVIII. 4.10.2 Ossäre Metastasierung]. Darüber hinaus kommen die beschriebenen generellen Maßnahmen zum Einsatz [→ XVIII. 4.10 Metastasierung].

Die *innere Auseinandersetzung* des Patienten mit dieser Erkrankung hat eine wesentliche Bedeutung [→ XVIII. 3.8 Die Krebskrankheit – individuelle Aufgabe und Schicksal]. Grundsätzlich lassen sich durch eine intensive Änderung von Lebensgewohnheiten positive Effekte erreichen. Sie zielen auf eine vermehrte Inanspruchnahme des Stoffwechsel- und Bewegungssystems. Ornish et al. veröffentlichten eine in diesem Zusammenhang wesentliche Studie.[56] Eine *diätetische Umstellung, Bewegung* und *Entspannungstechniken* (inklusive Meditation) führten zu einer (geringen) Abnahme des PSA in der Interventionsgruppe bei einer Zunahme in der Kontrollguppe. Interessanterweise ließ sich das Wachstum von Zellen einer Prostata-Ca-Zelllinie durch Serum aus der Behandlungsgruppe achtmal stärker hemmen als durch Serum von der Kontrollguppe. Darüber hinaus zeigten sich Veränderungen bis auf die Ebene der Genexpression.[57]

Übende Verfahren wie Heileurythmie und Kunsttherapien ergänzen – auch vor diesem Hintergrund – die Behandlung des Prostatakarzinoms [→ XVIII 3.7 Heileurythmie und Künstlerische Therapien].

Literatur

1 Pannek, J., Pannek-Rademacher, S., Jus, M. S. et al.: Usefulness of classical homeopathy for the prophylaxis of recurrent urinary tract infections in individuals with chronic neurogenic lower urinary tract dysfunction. Journal of Spinal Cord Medicine 2019; 42 (4). S. 453–459.

2 Romer, A., Parsons, T.: Vergleichende Anatomie der Wirbeltiere. Verlag Paul Parey Hamburg 1983. S. 371.

3 Schiffter, R.: Neurologie des vegetativen Systems. Springer Verlag Berlin/Heidelberg 1985. S. 84.

4 Ebd.

5 Steiner, R.: Heilpädagogischer Kurs (GA 317). Rudolf Steiner Verlag Dornach 1995. Vortrag vom 28. Juni 1924.

6 Ebd.

7 Schiffter, R.: Neurologie des vegetativen Systems. Springer Verlag Berlin/Heidelberg 1985. S. 84.

8 Steiner, R.: Geisteswissenschaft und Medizin (GA 312). Rudolf Steiner Verlag Dornach 2020. Vortrag vom 29. März 1920.

9 Schiffter, R.: Neurologie des vegetativen Systems. Springer Verlag Berlin/Heidelberg 1985. S. 84.

10 Leonhardt, H.: Histologie, Zytologie und Mikroanatomie des Menschen. Thieme Verlag Stuttgart 1985.

11 Starck, D.: Embryologie. Thieme Verlag Stuttgart 1975.

12 Ebd.

13 Bucher, O., Wartenberg, H.: Cytologie, Histologie und mikroskopische Anatomie des Menschen. Verlag Hans Huber Bern 1997.

14 Kahle, W., Leonhardt, H., Platzer, W.: Taschenatlas Anatomie. Band 2. Thieme Verlag Stuttgart 1973.

15 Eder, M., Gedigk, P. (Hrsg.): Lehrbuch der Allgemeinen Pathologie und der Pathologischen Anatomie. Springer Verlag Berlin/Heidelberg 1986.

16 Interdisziplinäre S3 Leitlinie: Epidemiologie, Diagnostik, Therapie, Prävention und Management unkomplizierter, bakterieller, erworbener Harnwegsinfektionen bei erwachsenen Patienten. 2017 AWMF-Register-Nr. 043/044, Aktualisierung 04/2017.

17 http://www.pflege-vademecum.de/kamillen-dampfsitzbad.php (Abfrage Juni 2020).

18 Szoeke, H., Soldner, G., Soldner, U., Wolf, U.: Behandlung unkomplizierter Infekte der unteren Harnwege (Urozystitis) aus Sicht der Anthroposophischen Medizin. www.anthromedics.org. 2019 (Abfrage Juni 2020).

19 GAÄD (Hrsg.): Vademecum Anthroposophische Arzneimittel 2017. Der Merkurstab 2017; 70 (Suppl.). S. 125.

20 Diesen persönlichen Hinweis verdankt der Autor Inge Bartke-Anders.

21 Husemann, F.: Anthroposophische Medizin. Ein Weg zu den heilenden Kräften. Verlag am Goetheanum Dornach 2009.

22 Stange, R., Schneider, B., Albrecht, U. et al.: Results of a randomized, prospective, double-dummy, double-blind trial to compare efficacy and safety of a herbal combination containing Tropaeoli majoris herba and Armoraciae rusticanae radix with co-trimoxazole in patients with acute and uncomplicated cystitis. Research and Reports in Urology 2017; 9. S. 43–50.

23 Luís, Â., Domingues, F., Pereira, L.: Can Cranberries Contribute to Reduce the Incidence of Urinary Tract Infections? A Systematic Review with Meta-Analysis and Trial Sequential Analysis of Clinical Trials. Journal of Urology 2017; 198 (3). S. 614–621.

24 Interdisziplinäre S3 Leitlinie Epidemiologie, Diagnostik, Therapie, Prävention und Management unkomplizierter, bakterieller, erworbener Harnwegsinfektionen bei erwachsenen Patienten. 2017 AWMF-Register-Nr. 043/044, Aktualisierung 04/2017.

25 Pannek, J., Pannek-Rademacher, S., Jus, M. S. et al.: Usefulness of classical homeopathy for the prophylaxis of recurrent urinary tract infections in individuals with chronic neurogenic lower urinary tract dysfunction. Journal of Spinal Cord Medicine 2019; 42 (4). S. 453–459.

26 Steiner, R.: Heileurythmie (GA 315). Rudolf Steiner Verlag Dornach 2008. Vortrag vom 15. April 1921.

27 Kirchner-Bockholt, M.: Grundelemente der Heileurythmie. Verlag am Goetheanum Dornach 1981. S. 153 ff.

28 Szoeke, H., Soldner, G., Soldner, U., Wolf, U.: Behandlung unkomplizierter Infekte der unteren Harnwege (Urozystitis) aus Sicht der Anthroposophischen Medizin. www.anthromedics.org. 2019 (Abfrage Juni 2020).
29 Ebd.
30 Ebd.
31 Steiner, R.: Die Geheimwissenschaft im Umriss (GA 13). Rudolf Steiner Verlag Dornach 1989. Kapitel: Die Erkenntnis der höheren Welten.
32 Badawi, J. K., Langbein, S.: Aktuelle Diagnostik und Therapie bei Harnblasenhyperaktivität und Dranginkontinenz. Deutsche Medizinische Wochenschrift 2005; 130. S. 1503–1506.
33 Evans, M., Zimmermann, P.: Prospektive Internationale Outcome-Studie zur Verschreibung anthroposophischer Arzneimittel. Ein vorläufiger Bericht. Der Merkurstab 2000; 53 (2). S. 92–98.
34 Steiner, R.: Anthroposophische Menschenerkenntnis und Medizin (GA 319). Rudolf Steiner Verlag Dornach 1994. Vortrag vom 15. November 1923.
35 Betschart, C., von Mandach, U., Seifert, B. et al.: Randomized, double-blind placebo-controlled trial with Bryophyllum pinnatum versus placebo for the treatment of overactive bladder in postmenopausal women. Phytomedicine 2013; 20 (3/4). S. 351–358.
36 Fürer, K., Simoes-Wüst, A. P., Winkler, A. et al.: Die Anwendung von Bryophyllum pinnatum-Präparaten in der Geburtshilfe und Gynäkologie – eine multizentrische prospektive Beobachtungsstudie. Complementary Medicine Research 2015; 22. S. 231–236.
37 Wagenlehner, F. M. E., Elkahwaji, J. E., Algaba, F. et al.: The role of inflammation and infection in the pathogenesis of prostate carcinoma. British Journal of Urology International 2007; 100 (4). S. 733–737.
38 Nelson, W. G., De Marzo, A. M., DeWeese, T. L. et al.: The role of inflammation in the pathogenesis of prostate cancer. Journal of Urology 2004; 172 (5.2). S. 6–11.
39 Interdisziplinäre Leitlinie der Qualität S3 zur Früherkennung, Diagnose und Therapie der verschiedenen Stadien des Prostatakarzinoms Version 5.0 – AWMF-Registernummer: 043/022OL, 2018.
40 Wagenlehner, F. M. E., Naber, K. G., Bschleipfer, T. et al.: Prostatitis und männliches Beckenschmerzsyndrom. Deutsches Ärzteblatt International 2009; 106. S. 175–183.
41 Husemann, F.: Behandlung der Prostatitis. Der Merkurstab 2010; 63 (1). S. 64–65.
42 Li, H. C., Wang, Z. L., Li, H. L. et al.: Correlation of the prognosis of chronic prostatitis/chronic pelvic pain syndrome with psychological and other factors. A Cox regression analysis. Zhonghua Nan Ke Xue. 2008; 8. S. 723–727.
43 Anderson, R. U., Orenberg, E. K., Chan, C. A. et al.: Psychometric profiles and hypothalamic-pituitary-adrenal axis function in men with chronic prostatitis/chronic pelvic pain syndrome. Journal of Urology 2008; 179 (3). S. 956–960.
44 Li, H. C., Wang, Z. L., Li, H. L. et al.: Correlation of the prognosis of chronic prostatitis/chronic pelvic pain syndrome with psychological and other factors. A Cox regression analysis. Zhonghua Nan Ke Xue 2008; 8. S. 723–727.
45 Giubilei, G., Mondaini, N., Minervini, A. et al.: Physical activity of men with chronic prostatitis/chronic pelvic pain syndrome not satisfied with conventional treatments – could it represent a valid option? The physical activity and male pelvic pain trial. A double-blind, randomized study. Journal of Urology 2007; 177 (1). S. 159–165.
46 Zhang, R., Chomistek, A. K., Dimitrakoff, J. D. et al.: Physical activity and chronic prostatitis/chronic pelvic pain syndrome. Medicine & Science in Sports & Exercise 2015; 47 (4). S. 757–764.
47 Pelikan, W.: Heilpflanzenkunde. Der Mensch und die Heilpflanzen. Band III. Verlag am Goetheanum Dornach 1999.
48 Ebd.
49 Altwein, J.: Prostatakarzinom. In: Rübben, H. (Hrsg.): Uroonkologie. Springer Verlag Berlin/Heidelberg 2001.
50 Ebd.
51 Ebd.
52 Ebd.
53 Debus, M.: Onkologie. In: Girke, M. (Hrsg.): Geriatrie. Salumed Verlag Berlin 2014. S. 373–382.

54 Ryan, C., Wefel, J. S., Morgans, A. K.: A review of prostate cancer treatment impact on the CNS and cognitive function. Prostate Cancer and Prostatic Diseases 2019. doi: 10.1038/s41391-019-0195-5.

55 Kempenich, R., Willeke, M., Meyer, U. : Das Prostatakarzinom und seine Behandlung mit Iscucin® Populi – Einführung und klinische Fälle aus der Praxis. Der Merkurstab 2009; 62 (3). S. 255–261.

56 Ornish, D., Weidner, G., Fair, W. et al.: Intensive lifestyle changes may affect the progression of prostate cancer. Journal of Urology 2005; 174 (3). S. 1065–1069.

57 Ornish, D., Magbanua, M. J. M., Weidner, G. et al.: Changes in prostate gene expression in men undergoing an intensive nutrition and lifestyle intervention. Proceedings of the National Academy of Sciences 2008; 105 (24). S. 8369–8374.

KAPITEL XXIX
Rheumatologie

1. Leitgedanken

Rheumatische Erkrankungen treten in der Bevölkerung häufig auf. Dabei grenzt sich das Krankheitsverständnis leicht auf die Manifestationen in der Bewegungsorganisation ein, der zugrunde liegende *systemische Charakter* findet demgegenüber weniger Berücksichtigung. Bei der rheumatoiden Arthritis steht zwar die Gelenkbeteiligung im Vordergrund, darüber hinaus ergeben sich aber vielfältige andere Krankheitsmanifestationen und Komorbiditäten [→ 6.1 Die rheumatoide Arthritis]. Sie fassen sich zu einem umfassenden Verständnis zusammen, das den *Skleroseprozess* in unterschiedlichen Ausformungen und die sich ihm entgegenwendende *Entzündung* in den Mittelpunkt stellt. Die oftmals wenig bekannte und doch klinisch wichtige Verbindung der rheumatoiden Arthritis mit der Arteriosklerose und der koronaren Herzkrankheit [→ X. 4.1 Koronare Herzkrankheit] gehört in diesen Zusammenhang.[1]

Neben der Dominanz der Skleroseprozesse haben rheumatische Erkrankungen eine seelische Ebene. So bestehen vielfältige Beziehungen zur *Depression*[2], auf die es in der Patientenbegleitung zu achten gilt. Darüber hinaus stehen rheumatische Leiden in einem biografischen Zusammenhang, auf den Rudolf Steiner verschiedentlich hinwies. Gegenwärtig wächst die Evidenz für diesen lebensgeschichtlichen Zusammenhang, indem auf die Bedeutung von *psychosozialen Stressoren* in der Kindheit für das spätere Auftreten von Arthritis, Diabetes, Asthma und chronischem Schmerz hingewiesen wird.[3]

Das auf dieser Grundlage entwickelte Krankheitsverständnis führt zu einer Therapie, die sich an der veränderten Wesensgliederkonstellation orientiert. Zwischenzeitlich zeigte für die rheumatoide Arthritis eine nicht randomisierte, prospektive Studie an 251 Rheuma-Patienten ohne vorherige Basistherapie (disease modifying antirheumatic drugs, DMARD) im vierjährigem Verlauf, dass das anthroposophische Konzept gegenüber der konventionellen Therapie gleichwertige Ergebnisse ohne DMARDs und mit weniger Nicht-steroidalen Antirheumatika (NSAR) und Cortison erreicht.[4]

2. Das Knochensystem

Der in die Mineralisierung strebende Knochen und das seelisch-geistige Wesen des Menschen bilden zunächst die denkbar größten Gegensätze. Dementsprechend fällt es schwer, eine Verbindung des inneren Menschen mit dem scheinbar so vollständig von mechanischen Gesetzmäßigkeiten geprägten Knochen zu erkennen. Dennoch steht gerade dieser Bereich des Leibes in einer engen Beziehung zu den *höheren Wesensgliedern*, aus der sich Gesichtspunkte zum Verständnis seiner Erkrankungen und ihrer Therapie herleiten.

Leonhard[5] charakterisiert den *Knochen* durch den *Kontrast* von *physikalischer Härte* und *biologischer Plastizität.*

Härte und die Plastizität weisen auf die *physische* bzw. die *ätherische Organisation* des Knochensystems. Die Abhängigkeit der Knochenbildung von der Funktion und damit der Bewegung, in welcher der *astralische Leib* lebt und das Ich in der intentionalen Führung wirkt, macht schließlich das Wirken der höheren Wesensglieder im Zusammenhang mit dem Knochensystem deutlich.

Der Knochen gehört zu den Stützgeweben des menschlichen Organismus. Diese Bezeichnung weist stark vereinfachend auf mechanische Funktionen. Im eigentlichen Sinne zählt der Knochen zu denjenigen Geweben, welche die individuelle Gestalt des menschlichen Körpers tragen und damit durch die *Ich-Organisation* strukturiert sind.

2.1 Gestalt- und Bewegungsgewebe

Aus dem *embryonalen, mesodermalen Mesenchym* entwickeln sich *zwei polare Gewebe*: Die *Bewegungsgewebe* mit der Ausbildung der Muskeln und die *gestalttragenden Gewebe.*

Zu diesen gehört das dem embryonalen Mesenchym noch sehr nahestehende retikuläre Bindegewebe, das seine zunehmend in die Verfestigung führende Form in elastischem und kollagenem Fasermaterial, dem Knorpel- und schließlich dem Knochengewebe findet. Diese Gestaltgewebe durchziehen den menschlichen Leib und stehen mit der durch die *Ich-Organisation* geprägten Form des Menschen in Zusammenhang. Im Knochensystem tritt am deutlichsten der Gestaltungsprozess hervor.

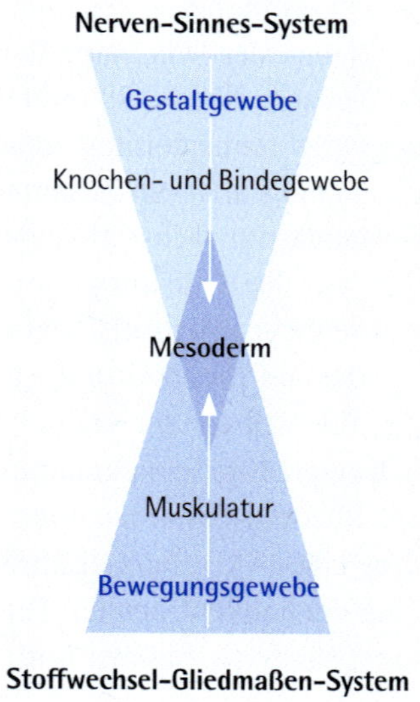

Gestalt- und Bewegungsgewebe und die Dreigliederung des Organismus

Zu den *Bewegungsgeweben* gehört die in sich differenzierte Muskelorganisation. Sie reicht von der quergestreiften Muskulatur, die man willkürlich an- und entspannen kann, über die mittlere Qualität der Herzmuskulatur bis zu den glatten Muskeln im Stoffwechselsystem. Diese setzt sich in die zahlreichen feinen muskulären Fasern fort, die in vielen Stoffwechselorganen zu finden sind und auf den der Bewegung dienenden *astralischen Leib* weisen.

Die Wesensglieder ergreifen in unterschiedlicher Weise im oberen und unteren Menschen das Knochensystem. Es unterscheiden sich dabei der Form nach der *sphärische Bau* und die *axiale Knochengestalt.* Diese Unterschiede sind nicht nur anatomisch auffällig, sondern weisen auf polare Wirksamkeiten der höheren Wesensglieder. Bereits die embryonale Entstehung unterscheidet die *desmale Ossifikation* der überwiegend sphärischen Knochen und hier vor allem des Neurocraniums von der *chondralen* der vorwiegend axialen Knochen. Mit der desmalen Ossifikation verknöchert ein Bindegewebe, bei der chondralen, wie sie z. B. im Gliedmaßensystem auftritt, wird das noch plumpe Knorpelmodell durch das hereinwirkende Blut abgebaut, um anschließend in die Ossifikation geführt zu werden.

Zu der unterschiedlichen Gestaltung im Raum fügen sich nun verschiedene Bildungsprozesse in der Zeit. Während die desmal entstandenen knöchernen Strukturen des Neurocraniums in die Vergangenheit der *embryonalen Entwicklung* weisen, bekommt der enchondral verknöcherte Gliedmaßenknochen durch den *präpubertären Wachstumsschub* eine in die Zukunft gerichtete Qualität. Die Lebensorganisation nimmt sich im desmal entstandenen Knochen in ähnlicher Weise zurück wie es für das embryonal mit großer Lebendigkeit proliferierende Nervensystem charakteristisch ist. Umgekehrt finden sich im Bereich der axialen Knochen intensive Wachstumsprozesse und plastische Umgestaltungen als Ausdruck der sich entfaltenden ätherischen Organisation. Gerade der Bereich der Epiphysenfuge zeigt in der Wachstumsphase eine intensive, vom Knorpel ausgehende Proliferation, die zum Längenwachstum führt.

Diese Bildeprozesse des Knochensystems bekommen nun ihre Prägung und Strukturierung durch die *astralische Organisation* des Menschen. Im oberen Menschen wendet sie sich von der knöchernen Verhärtung begleitet zur gedankengetragenen Bewusstseinswelt; im unteren wirkt sie als bewegendes Prinzip.

Die sphärische Hülle des Neurocraniums umschließt das *Nervensystem* als Träger des Bewusstseins. Der zunächst nur topologische Zusammenhang zwischen Knochen- und Nervensystem findet sich auch in der zellulären Morphogenese im Nerven- und Knochensystem [→ Abb.]. Der Neuroblast zeigt in seiner Teilungsfähigkeit Lebensprozesse, die mit seiner weiteren Reifung und dendritisch-axonalen Differenzierung verloren gehen. Dafür entwickelt sich die differenzierte Gestalt und Form der Nervenzelle. *Lebensentfaltung* und *Gestaltung* stehen sich polar gegenüber. Die in die differenzierte Form geführte Nervenzelle dient schließlich dem Bewusstsein. Auch der Osteoblast beginnt als lebendige, teilungsfähige Zelle mit rundlicher, noch undifferenzierter Gestalt. Je mehr er sich zum Osteozyten differenziert und ossär einmauert, desto mehr gewinnt er eine feingliedrige, der Nervenzelle entsprechende Morphe.

Nerven- und Knochensystem zeigen auf der *zellulären Ebene* ihre *morphologische Entsprechung* und damit ihren *metamorphotischen Zusammenhang* [→ Abb.].[6]

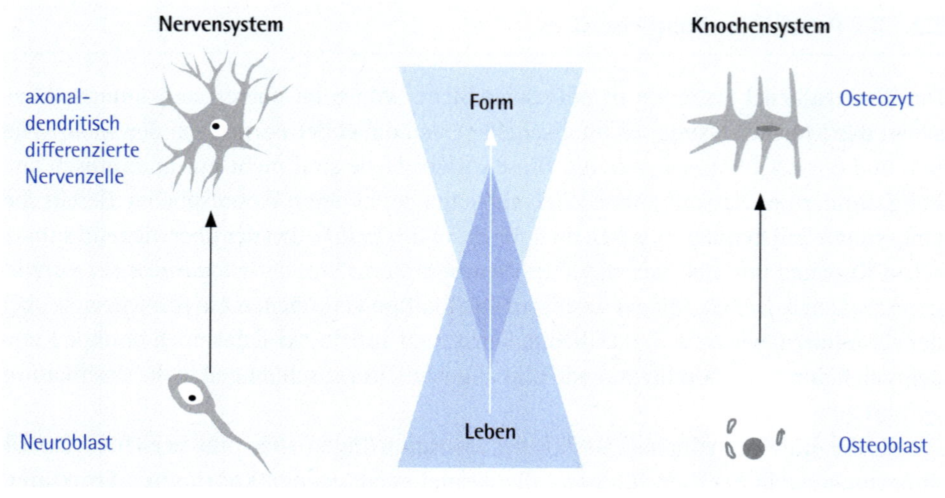

Der morphologische Zusammenhang von Nerven- und Knochensystem: Gestaltentsprechungen in der Entwicklung von Neuroblast und Osteoblast

Gegenüber dem sphärischen Neurocranium, das die Nervenorganisation und damit das Instrument der Bewusstseinsentfaltung umschließt, bewegt die *Muskulatur* den axialen Gliedmaßenknochen. Im Bereich des oberen Menschen verliert die Muskulatur zunehmend den Knochenkontakt und inseriert im Bindegewebe der Haut oder der Schädelaponeurose. Der Willen und sein Instrument, die Muskulatur, ergreifen nicht mehr den Knochen und lassen dadurch neben der sphärischen Form eine Ruhequalität entstehen. Beim *axialen Knochen* besteht demgegenüber eine *intensive Verbindung* zur *Muskulatur.* Sie ist durch die *ideelle Metamorphose* zwischen *Muskulatur* und *Knochen* bestimmt. Der feingewebliche Aufbau der quergestreiften Muskulatur, der sich in die *Querstreifung* der Sehnen und schließlich der kollagenen Fasern fortsetzt, deren Querstreifung mineralbesetzt auch den Knochen strukturiert, beleuchtet diese Metamorphose. Die Querstreifung der Muskulatur als Instrument des Willens gerinnt zur unbeweglichen und schließlich festen Form.: „in den Muskelkräften sind diejenigen Wirkungen in voller Bewegung, die in den Knochenkräften zur Ruhe und zum Absterben gekommen sind, denn Knochen sind – jetzt nicht genetisch, sondern ideell – eben umgewandelte Muskeln", formulierte es Steiner.[7]

So wirkt die individualisierende Ich-Organisation über die Instrumente der astralischen Organisation, Nervensystem und Muskulatur, gestaltend auf die Bildeprozesse des Knochensystems.

Die *Ich-Organisation* prägt *Form* und *Gestalt* des *Knochensystems.*[8]

Auf diese geistige Bestimmung der Gestalt des Menschen wies Novalis (1772–1801) hin: „Es gibt nur einen Tempel in der Welt, und das ist der menschliche Körper. Nichts ist heiliger als diese hohe Gestalt."[9] Im sphärischen und axialen Bauprinzip bilden sich – dem Gedanken von Novalis folgend – „Dach" und „Säulen" des Tempels, in dem das menschliche Ich lebt.

Das *sphärisch gestaltete Knochensystem* des oberen Menschen ist mit dem *Nervensystem* und damit der *Bewusstseinsorientierung* der Wesensglieder verbunden. Der *axiale Gliedmaßenknochen* des unteren Menschen steht hingegen mit der *quergestreiften Muskulatur* und damit der *Willensaktivität* der Wesensglieder in Beziehung.

Damit sind diese Bereiche des Knochensystems mit einer polaren Wesensgliederwirksamkeit verbunden. Die Vermittlung besorgt die rhythmische, metamere Gliederung der Wirbelsäule. In ihren oberen Wirbeln überwiegt das sphärische Bauprinzip der Wirbelbögen, welches das spinale Nervensystem umschließt. In ihren unteren Abschnitten fügen sich die Wirbelkörper zu der säulenförmigen Gestalt und erinnern damit an das axiale Bauprinzip des Gliedmaßenknochens.

Die um die *Senkrechte rhythmisch schwingende* und *metamerisch* gegliederte *Wirbelsäule* vermittelt die *Polarität* von *sphärischem* und *axialem Knochen* [→ Abb.].

2.3 Lebensgeschichtliche Metamorphosen im Knochensystem

Während die Bildung des sphärischen Neurocraniums bereits früh ihren Abschluss findet, werden die *Gliedmaßenorganisation* und ihr Skelettsystem erst nach dem präpubertären Wachstumsschub über mehrere Jahre in das Längenwachstum geführt.

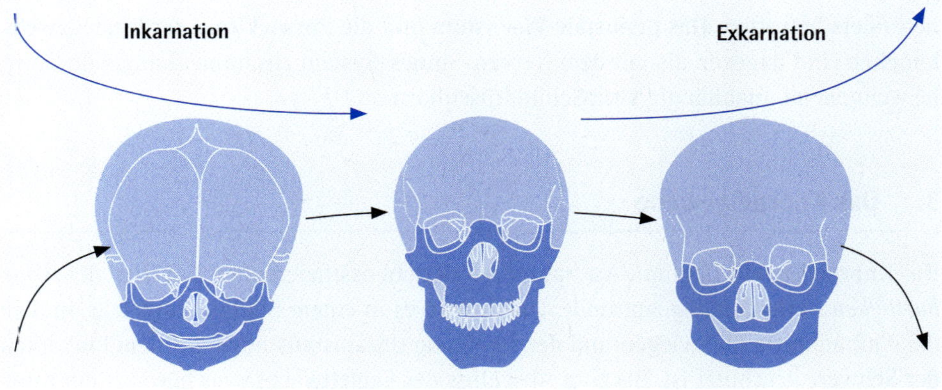

Gestaltmetamorphose des Neuro- und Viscerocraniums im Lebenslauf in Abhängigkeit von der Inkarnation und Exkarnation des seelisch-geistigen Menschenwesens.[10]

Diese Polarität kommt anschaulich in der *Gestaltmetamorphose des Schädels* zum Ausdruck. Seine Gliedmaßenknochen, Maxilla und Mandibula, zeigen beim Kind nur eine zarte Ausprägung. Der Schädel des erwachsenen Menschen entwickelt demgegenüber eine länglich-ovale Form durch die nun kräftig ausgebildete Gliedmaßenorganisation des Kopfes. Am Lebensende schließlich nimmt sich – der *Exkarnation* des Menschen folgend – dieser Gliedmaßenanteil wieder zurück. Die Gestaltsprache der Schädelmetamorphose vom kindlichen Schädel bis zu demjenigen des Greises bringt also das sich in- und später wieder exkarnierende Menschenwesen zum Ausdruck. In diesen verschiedenen Verbindungen liegen die Ursachen von Erkrankungen. So steht ein vorzeitiges Lösen der Wesensglieder aus diesem Bereich des menschlichen Leibes mit der *Osteoporose* in Zusammenhang [→ XXX. 2. Osteoporose] [→ Abb.].

2.4 Polarität von kortikalem und spongiösem Knochen

Zwischen dem kortikalen und spongiösen Knochengewebe besteht eine Polarität, die sich aus der Dreigliederung ergibt: Die Kortikalis ist durch das Nerven-Sinnes-System bestimmt und entspricht der kapselbildenden, das zentrale Nervensystem umschließenden Kalotte, demgegenüber ist der spongiöse Knochen mit dem stoffwechselaktiven Knochenmark und der Hämatopoese verbunden, steht also mit dem Stoffwechsel-Gliedmaßen-System in Beziehung.

Auch der Knochenmetabolismus mit aufeinander abgestimmten knochenauflösenden und -bildenden Prozessen zeigt eine entsprechende Differenzierung. Knochenresorption und -bildung (Formation) vollziehen sich im trabekulären Knochen in Intervallen von zwei bis drei Jahren.[11] Diese Stoffwechselprozesse, die zu einer Erneuerung des Knochengewebes führen, sind im kortikalen Knochen niederfrequenter als im trabekulären.[12]

Der Schilddrüsenmetabolismus moduliert die Knochenbildung. Bei der angeborenen Hypothyreose besteht eine geringe inkarnierende Wirksamkeit der astralischen und der Ich-Organisation im Stoffwechsel-Gliedmaßen-System mit dysproportionierter Wachstumsstörung und zu kurzen Extremitäten. Dabei ist das enchondrale Wachstum der langen Röhrenknochen, das mit dem Stoffwechsel-Gliedmaßen-System in Beziehung steht, besonders betroffen. Das periostale Wachstum und die Entwicklung der Bindegewebsknochen sind dagegen als mit dem Nerven-Sinnes-System zusammenhängende Gewebe weitgehend unabhängig vom Schilddrüsenhormon.[13]

3. Das Knorpelgewebe

Das Knorpelgewebe liegt mit Ausnahme der desmal ossifizierenden Knochen der *vorgeburtlichen Skelettbildung* zugrunde. Damit wird es in einem Stadium angelegt, in dem die Aufbaukräfte überwiegen und der werdende Organismus noch vor dem Einwirken der Schwere geschützt ist. Bis zum Abschluss des Skelettwachstums bewahrt der Knorpel in bestimmten Bereichen seine Lebendigkeit: Die knorpeligen Epiphysenfugen sind Ausgangspunkte für das Längenwachstum. Erst wenn diese verknöchern, hört ihre Lebendigkeit auf und die endgültige Größe des Skeletts ist erreicht. Später scheint die Lebendigkeit des Knorpels wie erstarrt: Der Knorpel wandelt sich zu einem weitgehend gefäßlosen, bradytrophen Gewebe mit auffallend *hohem Wassergehalt* von ca. 60 bis 70 %[14], der ihm seinen Gewebsturgor verleiht. Der Aschengehalt beträgt lediglich ca. 4 %. Im Knorpelgewebe finden sich architektonisch angeordnete Fibrillenzüge. Im Alter entstehen degenerative Veränderungen mit Fibrillendemaskierung und parallelfaseriger Streifung (Asbestfaserung), wobei gleichzeitig Knorpelzellen zugrunde gehen. Die

Verkalkung und der Ersatz durch Knochen beginnen an den Kehlkopfknorpeln schon bald nach der Pubertät.

Aufschlussreich ist schließlich die Verteilung des Knorpels im erwachsenen Organismus. Er findet sich im Bereich des Brustkorbs als Rippenknorpel und knorpeligem Processus xyphoideus, in den Knorpelspangen der Luftröhre und Hauptbronchien und formt die Tunica conjunctivo cartilaginea der Bronchien. Des Weiteren bildet der Knorpel das Grundgerüst des Kehlkopfes und setzt sich in den Strukturen von Nase und Ohr fort.

Das *Knorpelgewebe* steht also mit der *Atmungsorganisation* im *mittleren Menschen* in Beziehung.

Des Weiteren findet sich Knorpelgewebe in den metamerisch, d. h. rhythmisch angeordneten Bandscheiben wie auch im Gelenk. Steiner ordnete entsprechend das Knorpelgewebe einem mittleren Gebiet zu[15], das dem *Rhythmischen System* nahesteht.

4. Die Gelenkorganisation

Eine erste Charakteristik des Wesensgliederwirkens leitet sich aus der Verteilung der *Gelenke* an der *Extremität* ab. Zahlenmäßig häufen sich die Gelenke im Bereich der Peripherie der Gliedmaßen und erreichen hier eine große Anzahl als kleine Gelenke der Hände und Füße.

Die *Extremitäten* werden durch die Dreigliederung bestimmt. Rumpfnah entwickelt sich eine umfangreiche Muskelmanschette, die sich nach distal als Sehne fortsetzt und schließlich in der Peripherie den Knochen erreicht. Proximal zeigt sich somit eine intensive, der Bewegung dienende Stoffwechselaktivität: das *Stoffwechsel-Gliedmaßen-System* im Bereich der Gliedmaßen. Distal nimmt sich diese Qualität zurück.

Auch die *Knochendurchblutung* sinkt zur Peripherie hin, was an Säugetierröhrenknochen schon vor Jahren beschrieben wurde.[16] In diesem peripheren Bereich, in dem sich die Muskulatur zurücknimmt und die knöchernen Strukturen überwiegen, erwacht nun die Sinnesorganisation. Besonders eindrücklich ist die Zunahme des Tastsinns und damit der epikritischen Sensibilität und des Diskriminierungsvermögens. Aber auch die Organe des Eigenbewegungssinnes, wie z. B. die Muskelspindeln, nehmen zur Peripherie hin zu. Die distalen Gliedmaßen stehen also mit dem *Nerven-Sinnes-System* in Beziehung.

Zahlenmäßig häufen sich nun die Gelenke im Bereich des *Nerven-Sinnespols* der Extremität, mit dem sie qualitativ verbunden sind. Ihre polaren Bewegungsmöglichkeiten der Flexion und Extension weisen demgegenüber auf ihre rhythmische Funktion.

Das Gelenk hebt sich aus der axialen Gestalt des Gliedmaßenskeletts heraus. Es bildet sich der *Gelenkkopf* z. B. als sphärische Gestaltung eines Kugelgelenks aus. Darüber hinaus wird das Gelenk von der Sinnesorganisation eingehüllt: Der Eigenbewegungssinn (Muskelspindeln, Golgi-Organe der Sehnen, Vater-Pacini-Körperchen im Stratum fibrosum der Gelenkkapsel, markhaltige Nervenfasergeflechte) umgibt und durchdringt das Gelenk. Damit erstreckt sich die Sinneswahrnehmung bis in das Erfassen der Gelenkstellungen.

Die *Gelenke* stehen mit dem *Nerven-Sinnes-System* in Beziehung und ermöglichen zwischen Flexion und Extension rhythmisch schwingende Bewegungen.

Embryonal ist der *hyaline Knorpel* ein vaskularisiertes, lebendiges Gewebe. Später schwindet diese Lebendigkeit und mit ihr die Möglichkeiten der Regeneration. Das überwiegend hyaline Knorpelgewebe der Gelenke ist zu seiner Ernährung via Diffusion auf die umhüllende Synovia und das Stratum synoviale der Kapsel angewiesen. Es entstehen Plicae und Zotten. Die *Synovia* erfüllt dabei eine doppelte Aufgabe: Zum einen hat sie eine aufbauende und ernährende Funktion für das aregeneratorische Knorpelgewebe (aufbauende Lebensprozesse der ätherischen Organisation). Zum anderen verringert sie das Einwirken der Schwerekräfte auf die artikulierenden Gelenkflächen und ermöglicht eine Qualität der Leichte.[17] Damit scheint – dem Liquor ähnlich – der Gelenkbereich etwas aus den Schwerekräften herausgenommen zu sein. Das *Stratum synoviale* und die Synovia sind also mit der Leichtequalität des Ätherischen verbunden und führen die der Schwere unterliegende physische in die aufbauenden Lebensprozesse der ätherischen Organisation.

An das Stratum synoviale schließt sich das *Stratum fibrosum* an. Hier findet sich bei Zurücknahme des Stoffwechselprozesses die zunehmende Ausbildung des Nerven-Sinnes-Systems. Es sind markhaltige Nervenfasergeflechte sowie die Vater-Pacini-Körperchen anzutreffen. Mit den Sinnesorganen der Bewegungsorganisation, den Muskelspindeln und Golgi-Organen bildet sich die organische Grundlage des Eigenbewegungssinnes aus. Das ermöglicht ein innerliches Gewahrwerden der Gelenkstellung. Dieses Sinnessystem orientiert sich damit zum Tagesbewusstsein, während der synoviale Gelenkbereich zur stoffwechselbetonten Nachtseite gehört. Wie so vielfach im Bereich der Wahrnehmung ist auch dieser gelenknahe Sinnesbereich mit der Bewegung verbunden und zum Teil in die Muskelorganisation aufgenommen.

Für die Konstellation der *Wesensglieder* im *Gelenk* ergibt sich das folgende Bild:

Zur *physischen Organisation* gehört besonders der mineralisierte, knöcherne Gelenkbereich. Die Synovia und das Stratum synoviale mit ihrer Beziehung zum *ätherischen Leib* ernähren und erhalten die ihn umgebende Knorpelschicht. Schließlich hüllt die Muskulatur und damit die Wirksamkeit der *astralischen Organisation* das Gelenk ein. Dort erwacht die Sinneswahrnehmung, indem Gelenkstellungen zum Bewusstsein kommen. Diese leiborientierte Sinnesfähigkeit setzt sich bis in die Wahrnehmungen des Tastsinnes fort. Im Tasten erfährt der Mensch neben dem getasteten Gegenstand sich selbst als tastendes Wesen, als *Ich*.

Ich-Organisation	→	Sinnessystem des Gelenkes
astralische Organisation	→	Bewegungssystem/Muskulatur
ätherische Organisation	→	Synovia/Stratum synoviale
physische Organisation	→	knöchernes Gelenk mit Knorpel

Das Wirken der Wesensglieder in den Gelenken

Anatomisch angeschaut ist der physische Bereich des Gelenks „innen“, die Synovia, dann die Muskulatur und schließlich die sinnesempfindliche Haut umhüllen ihn. Im Bereich des *Kopfes* stellt sich eine hierzu polare Anordnung dar: Das Neurocranium als Ausdruck des physischen Leibes liegt außen. An dieses schließen sich die Liquorräume mit ihrer kristallverwandten, von den ätherischen Lebenskräften verlassenen Flüssigkeit an. Noch weiter nach innen gelegen findet sich das durch den Astralleib geprägte Nervensystem, an dem schließlich auch das Ich-Bewusstsein erwacht [→ Abb.].

Diese *Polarität* charakterisierte Rudolf Steiner in der folgenden Weise: „So daß wir zentrifugal, vom Ich zum physischen Leib nach außen, die Anordnung in der Kopforganisation haben, zentripetal, von außen nach innen, vom Ich bis zum Physischen, die Stoffwechsel-Gliedmaßenorganisation angeordnet haben. Und fortwährend durcheinanderflutend, so daß man gar nicht weiß: ist das von außen nach innen oder von innen nach außen, so ist die Anordnung im rhythmischen System dazwischen.“[18]

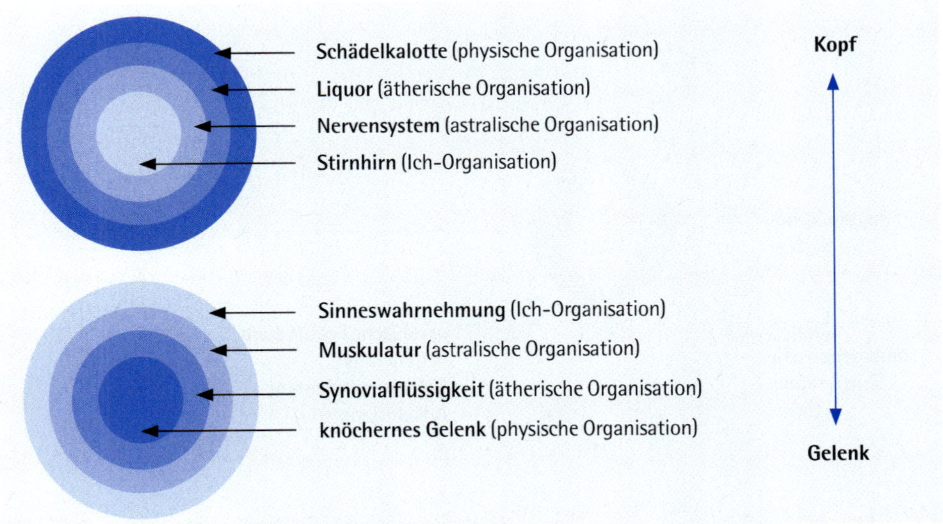

Metamorphose zwischen der Gelenk- und Kopforganisation

5. Von der Physiologie zur Pathologie

Sklerosierende und *entzündliche Prozesse* können die Gelenkorganisation ergreifen.

Die zum *Nerven-Sinnes-System* gehörenden *Skleroseprozesse* führen zu degenerativen, ankylosierenden Veränderungen mit Einschränkung der Beweglichkeit und Versteifung.

Die zum *Stoffwechsel-Gliedmaßen-System* zählenden *entzündlichen Prozesse* bewirken Schwellung, Ergussbildung, ggf. Überwärmung und Schmerz des Gelenkes sowie Zerstörung von Knorpel- und Knochensubstanz.

Auch im Falle der *Gelenkerkrankungen* stehen diese polaren Qualitäten in einem inneren Zusammenhang: Bei einer unphysiologischen Dominanz des Nerven-Sinnes-Systems entwickelt sich die salutogenetische, entzündliche Reaktion des Stoffwechsel-Gliedmaßen-Systems. Erreicht diese nicht den notwendigen Ausgleich, so erlahmt sie zur chronischen, destruierenden Inflammation und führt auf Dauer zur Sklerose.

Das erkrankte Gelenk entwickelt sklerosierende, kapselartig abschließende Qualitäten. Das Nervensystem dominiert. Die Beweglichkeit des Gelenks erstarrt in der *„Kopfbildung am falschen Ort"*.

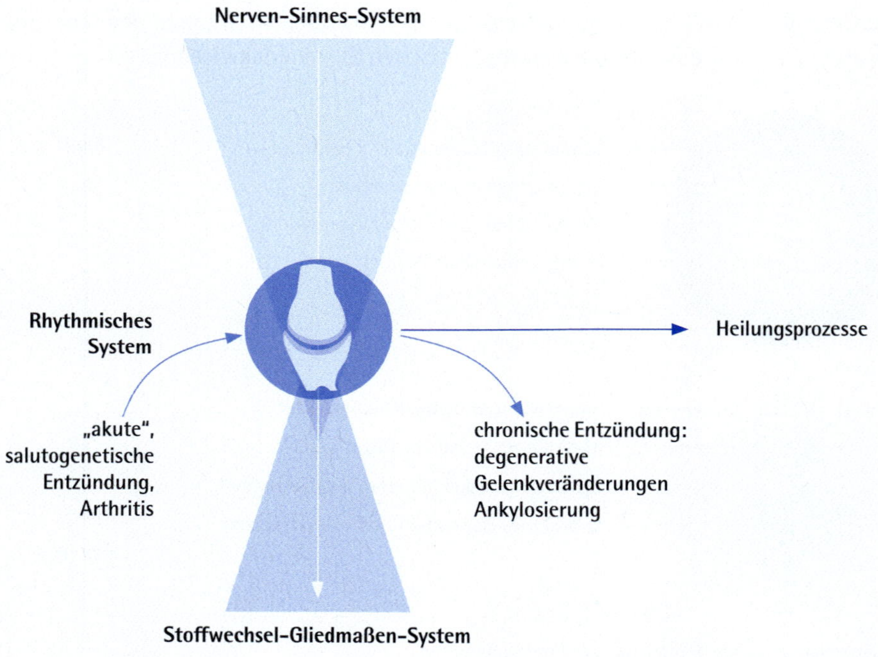

Entzündliche und sklerosierende Gelenkerkrankungen: Der Dominanz des Nerven-Sinnes-Systems wendet sich der entzündliche Prozess entgegen. Als chronische, „erlahmende" Inflammation führt er in die Sklerose.

Das Gelenk zeigt eine Wesensgliederkonstellation, die sich polar zu derjenigen des Kopfes verhält [→ Abb.]. Dabei handelt es sich nicht um eine zum Bewusstsein erwachende Nerven-Sinnes-Organisation des oberen Menschen, sondern um deren Metamorphose in die Gliedmaßenorganisation. Dringen die Qualitäten des Nervensystems in unphysiologischer Weise und unverwandelt in diesen Bereich ein, so entwickeln sich *sklerosierende Prozesse* bis zur Ankylose des Gelenks [→ 6. Rheumatologische Erkrankungen und ihre Therapien].

Das Hereinwirken eines Sinnesprozesses in die Gelenke ist demgegenüber seltener und führt zu den *gelenkbezogenen malignen Tumoren*. So sind Primärtumore und tumorartige Veränderungen der Synovialis selten. Synovialsarkome entstehen im periartikulären Bindegewebe der großen Gelenke, synoviale Chondrosarkome können sich in der Synovialis, aber auch in Sehnenscheiden und Bursae bilden.

6. Rheumatologische Erkrankungen und ihre Therapien

6.1 Die rheumatoide Arthritis (RA)

Die rheumatoide Arthritis hat eine Prävalenz von ca. 1%, wobei Frauen etwa dreimal häufiger erkranken als Männer. Dieser Unterschied tritt allerdings mit zunehmendem Alter in den Hintergrund. Meist manifestiert sich das Leiden zwischen dem vierten und dem fünften Lebensjahrzehnt: 80% aller Patienten erkranken zwischen dem 35. und dem 50. Lebensjahr. Schließlich ist die späte Manifestation einer late onset rheumatoid arthritis (LORA) bekannt. Die sich entwickelnde, meist symmetrische Synovitis führt zu den typischen Gelenkbefunden, einhergehend mit Knorpelzerstörung, Knochenerosionen und Deformationen. Auffallend sind allerdings auch Verläufe mit nur kurz dauernder Erkrankungsphase und anschließender Remission, die auf die heilenden, *salutogenen Möglichkeiten* des Organismus weisen.

Dabei ist die rheumatoide Arthritis weit mehr als eine Gelenkerkrankung. Ihre extraartikulären Manifestationen betreffen die oftmals atrophisch imponierende Muskulatur, welche Patienten als muskuläre Schwäche erleben. Sie kann sich bereits innerhalb von Wochen nach dem Beginn einer rheumatoiden Arthritis zeigen und besonders diejenige Muskulatur befallen, die den erkrankten Gelenken am nächsten liegt. Die *progrediente rheumatoide Arthritis* führt somit nicht nur zu mutilierenden, ankylosierenden Gelenkveränderungen, sondern auch zum massiven Schwinden der Bewegungsfähigkeit im Sinne einer *muskulären Atrophie*. Das klinische Bild zeigt eindrucksvoll den sklerosierenden, in die Bewegungseinschränkung des Gelenkes führenden Krankheitsprozess als Ausdruck der *Dominanz des Nervensystems.*

Bei der *rheumatoiden Arthritis* ziehen sich die *oberen Wesensglieder* aus ihrer *dynamischen Aktivität* im *Gliedmaßensystem* zurück und wirken vom Nerven-Sinnes-System aus *verhärtend* in die *Bewegungsorganisation* herein.

In diesen Zusammenhang gehört auch die *Sehnenbeteiligung* der rheumatoiden Arthritis bis hin zu den Rupturen. In den Knochen des Gliedmaßensystems entwickelt sich die gelenknahe Osteoporose als radiologisch oftmals beschriebenes Phänomen. Der Muskulatur steht das Blutgefäßsystem nahe [→ XIII. Angiologie]. Hier kann sich eine Vaskulitis mit unterschiedlicher Organmanifestation zeigen. Auch aggraviert sich die Sklerose des Gefäßsystems.[19]

Die *Lunge* kann im Zusammenhang mit der rheumatoiden Arthritis betroffen sein. Pleurale Erkrankungen, die oftmals klinisch nicht relevant sind, finden sich ebenso wie pulmonale Manifestationen als pleuropulmonale Knoten oder – eher selten – Lungenfibrose. Rheumaknoten treten solitär oder in Gruppen in der Lunge auf und weisen auf die „Kopfbildung am unphysiologischen Ort" hin. Leidet der Patient an einer Pneumokoniose, so entwickelt sich oftmals ein nodulär fibrotischer Prozess (Caplan-Syndrom).

Die rheumatoide Arthritis ist mit der *Depression* assoziiert[20,21], die möglicherweise sogar einen unabhängigen Risikofaktor hinsichtlich der Mortalität darstellt.[22] Insofern bedarf es eines integrativen Therapieansatzes, der die Bedeutung seelischer Faktoren in

Prävention [→ 6.1.2 Gesichtspunkte zur Prävention] und Komorbidität berücksichtigt. Beide Krankheitsbilder betonen die Dominanz des Nerven-Sinnes-Systems und gehen demzufolge mit Skleroseprozessen einher.

Die rheumatoide Arthritis erscheint in zwei *polaren Gestalttypen*. So steht der neurasthenische, schlanke und feingliedrig gebaute Rheumapatient demjenigen mit pyknischer, stoffwechselbetonter Konstitution gegenüber.

6.1.1 Sklerose und Entzündung

Der Dominanz des Nerven-Sinnes-Systems wendet sich die *akute Entzündung* entgegen. Auch bei der rheumatoiden Arthritis schließt sich an die vaskuläre Phase die Exsudation an, gefolgt von der Zellinfiltration und Nekrose. Die Synovialis erfährt dabei eine charakteristische Metamorphose: Es kommt zur zottigen Umwandlung. *Drüsenartige Sekretionsprozesse* überwiegen und vermitteln einen aggressiven *Katabolismus*. Die sonst aufbauenden Lebensprozessen dienende und den Knorpel ernährende Synovia mit ihrem hohen Gehalt an Antiproteasen, die sich dem Katabolismus entgegenstellen, transformiert sich in ihr Gegenteil, indem massive Abbauprozesse entstehen. In der zottenreichen Synovialis kommt es zur Ausbildung von an Lymphfollikel mit Keimzentren erinnernden Strukturen.[23] Es entstehen Veränderungen, die dem intestinalen Katabolismus und seinen Strukturen (Darmzotten) ähneln.

Diesem akuten entzündlichen Geschehen folgt die Wucherung synovitischen Gewebes, des *Pannus*. Dieser legt sich tuchartig auf die Knorpelstrukturen mit der Konsequenz ihrer anschließenden Degradierung.

Das *Pannusgewebe* ist dem Granulationsgewebe der Entzündung histologisch verwandt. In dieser Qualität findet man es nicht nur bei der rheumatoiden Arthritis; weitere eindrucksvolle Beispiele sind manche Augenkrankheiten, bei denen es zur Ausbildung eines Pannus mit Kontakt zur avaskulären Cornea kommt. Bei Arthrosen soll es der Ausgangspunkt für die Entwicklung der fibrokartilaginären Randexostosen sein. Als zur Entzündung gehörend zeigt es einen ausgeprägten Katabolismus. Im Zusammenhang mit Abräumprozessen durch das Pannusgewebe wird Knorpeldetritus wie „von einer fleischfressenden Pflanze“[24] umschlungen.

Mit der Ausbildung des synovitischen Pannus (fibröses Granulationsgewebe) entsteht eine zunehmend feste Kapsel um das Gelenk, die in manchem der abschließenden Schädelkapsel ähnelt. Demgegenüber kommt es im „Inneren“ zur Knochendestruktion und Osteoporose. Damit ändert sich der physiologische Gelenksaufbau und nimmt eine der *Kopforganisation entsprechende Typologie* an [→ Abb.]. Wie jede chronische Entzündung so finden sich auch in den pathologischen Wucherungen des synovitischen Gewebes Phänomene, die an einen *Tumor* erinnern. Sie deuten auf den Einsatz der Mistel in der Rheumatherapie.

„Kopfbildungen am falschen Ort” sind, wie bereits beschrieben, in den Rheumaknoten, aber auch in den nodulären Veränderungen in der Lunge anzutreffen.

Den entzündlich-abbauenden Prozessen dieses hyperplastischen Granulationsgewebes kann grundsätzlich eine *aufbauende Heilungsphase* folgen. Innerhalb der charakteristischen Entwicklungssequenz des Pannusgewebes entsteht aus dem zerstörenden Granulations- ein Narbengewebe, mitunter gefolgt von der Ausbildung eines chondroiden Gewebes. Dieses ist in seiner Morphologie knorpelähnlich und sucht eine enge Beziehung zum hyalinen Residualknorpel, wobei verbindende Kollagenfasersysteme sich ausbilden.[25]

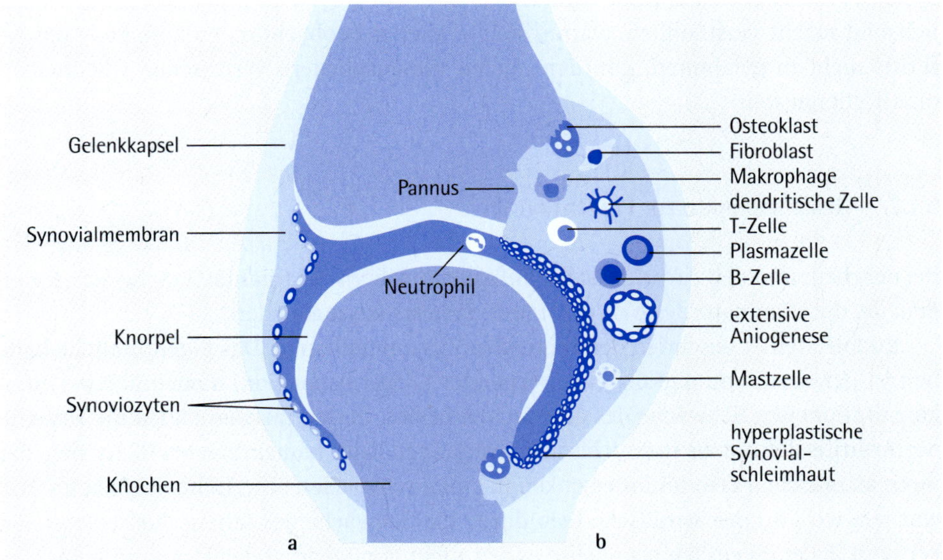

Auflösung der zentralen und Entstehung einer kalottenartigen fibrösen Kapsel: Gesundes Gelenk (a); bei der rheumatoiden Arthritis (b) wird die Synovialmembran hyperplastisch und von Entzündungszellen infiltriert. Letztendlich entwickelt sie sich zum „Pannus", der auf und in den Gelenkknorpel und den darunter liegenden Knochen übergeht.[26] Im gesunden Gelenk befindet sich der Knochen „innen", die arthritischen Veränderungen zerstören demgegenüber auch die ossären Strukturen und bilden eine fibröse Kapsel als „periphere" physische Struktur.

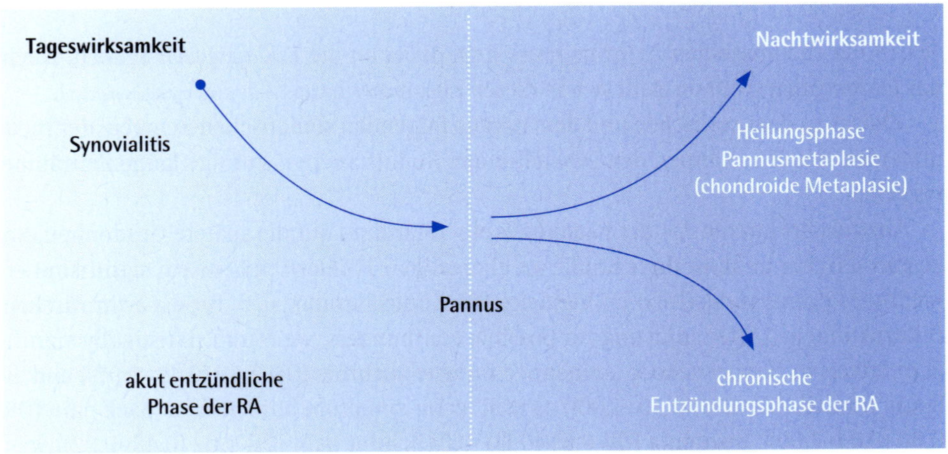

Akute und chronische Erkrankungsphase der rheumatoiden Arthritis sowie ihre Remission

Dieses Beispiel verdeutlicht, dass das Gewebe keine mechanisch eingeprägte, unverwandelbare Funktion ausübt. Vielmehr kann es sich durch die gestaltende Wirksamkeit geistiger Gesetzmäßigkeiten, der Urbilder des menschlichen Leibes, metamorphosieren und verändern.

Bei der *rheumatoiden Arthritis* entwickelt sich die Dominanz des *Nerven-Sinnes-Systems* in einem allmählich erstarrenden Bewegungssystem. Das entwickelte Krankheitsbild macht verständlich, warum sich – älteren Beobachtungen zufolge – die Arthritis nicht in gelähmten, von den oberen Wesensgliedern verlassenen Gliedmaßen manifestieren soll.[27]

6.1.2 Gesichtspunkte zur Prävention

Bei der rheumatoiden Arthritis ist die aufbauend-ätherische Qualität zu schwach geworden, um die Dominanz des *Nerven-Sinnes-Systems* auszugleichen.

Rudolf Steiner beschrieb den folgenden Zusammenhang: „Das Eigentümliche nämlich ist gerade dieses, daß bei entsprechender Körperdisposition, namentlich bei einer konstitutionellen Schwäche des ätherischen Leibes, in den meisten Fällen die Ursache der Arthritis deformans in psychischen Vorgängen liegt, namentlich bei Menschen, die ihren astralischen Leib hinuntersenken in einen schwachen ätherischen Leib beim Aufwachen, wo also der astralische Leib durch die Schwäche des ätherischen Leibes stärker wird als er eigentlich sein sollte, wo er nicht genügend abgelähmt wird beim Hineindringen in den ätherischen Leib. Da wirken in der Seele auftretender Kummer, Sorge, Schocks, zehrender Jammer tatsächlich als Ursache für diese Erkrankung."[28]

Schockartige Erlebnisse, also vom *Ich nicht verarbeitete Bewusstseinsinhalte, schwächen* die *Lebensorganisation* des Menschen und disponieren zu *rheumatischen Erkrankungen.*

Neben der rheumatoiden Arthritis muss man dabei an die *Kollagenosen* denken. Auch das *Fibromyalgiesyndrom* stellt sich in diesen Zusammenhang [→ 6.9 Fibromyalgiesyndrom].

Zwischen dem *seelischen* und dem daraus folgenden somatischen Schmerz der rheumatoiden Arthritis können den Darstellungen Rudolf Steiners zufolge lange Zeiträume vergehen.

Umgekehrt hat die Art der Pädagogik einen Einfluss auf die spätere Gesundheit. So zeigten Fischer et al. in ihrer Studie an ehemaligen *Waldorfschülern* ein signifikant erniedrigtes Erkrankungsrisiko im Vergleich zur Kontrollgruppe u. a. für die arthrotischen Erkrankungen: „After adjusting for possible confounders, we found statistically significant effects of Steiner school attendance for osteoarthritis (OR 0,69 (0,49–0,97)) and allergic rhinitis (OR 0,77 (0,59–1,00)) as well as for symptom burden from back pain (OR 0,80 (0,64–1,00)), insomnia (OR 0,65 (0,50–0,84)), joint pain (OR 0,62 (0,48–0,82)), gastrointestinal symptoms (OR 0,76 (0,58–1,00)) and imbalance (OR 0,60 (0,38–0,93))."[29]

Zwischenzeitlich wurde verschiedentlich die Bedeutung von *psychosozialen Stressoren* in der Kindheit für das spätere Auftreten von Arthritis, Diabetes, Asthma und chronischem Schmerz beschrieben [→ Abb.].[30] In einer an unserer Klinik durchgeführten Studie gaben die Patienten kindlichen Kummer häufiger bei rheumatischen Erkrankungen als bei anderen Leiden an.[31]

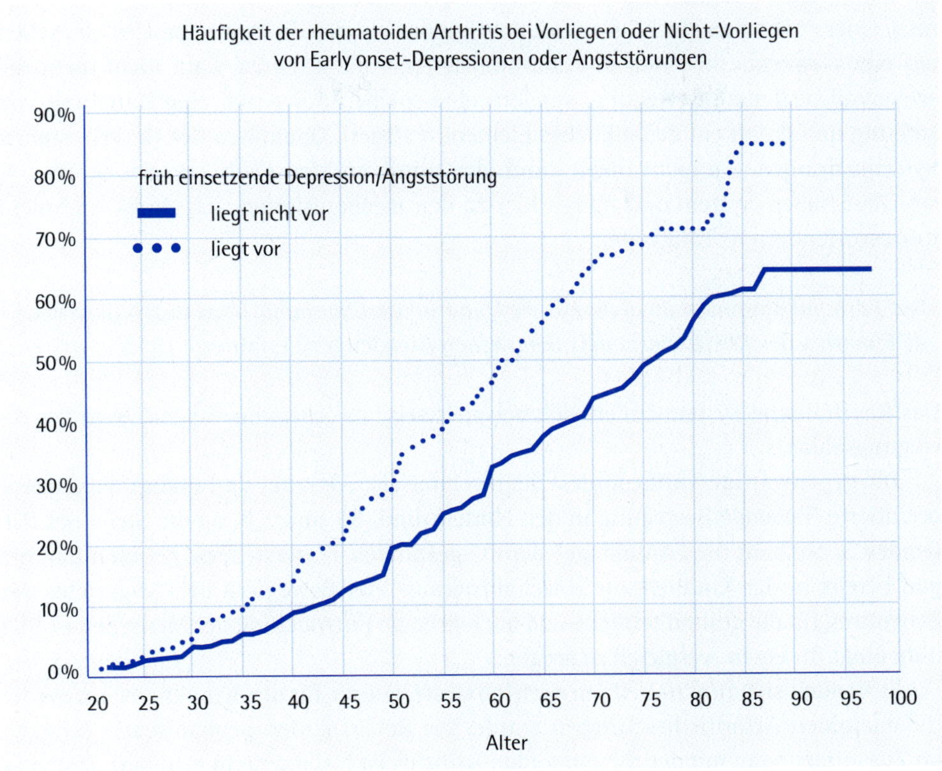

Psychosoziale Belastungen in der Kindheit bzw. Jugendzeit und Arthritis[32]

Der *Beachtung* der *seelisch-geistigen Entwicklung* während der *Kindheit* kommt eine *essenzielle Bedeutung* zu und wird sich *positiv* auf die in der Bevölkerung häufig anzutreffenden Erkrankungen wie *Arthritis, Diabetes und Asthma* auswirken.

Die Dominanz des Nerven-Sinnes-Systems zeigt sich bereits im Charakter und im Ablauf der *Bewegungen*. Hier lassen sich verschiedene Qualitäten unterscheiden. Zunächst sind es *zweckgebundene, ergebnisorientierte Bewegungen*, die einen mechanisch wirkenden Ablauf zeigen. Sie haben einen klaren zeitlichen Beginn und sind mit dem Erreichen des Handlungszwecks abgeschlossen. Ihnen stehen andere gegenüber, die stärker prozessorientiert sind. Bei diesen kommt es auf die Qualität der Bewegung an. Sie haben einen eher *lebendig-fließenden Charakter*. Eine dritte Art von Bewegung ist *innerlich durchfühlt*: Beim Streicheln eines Kindes begleitet die Liebe zum Kind die fließende Hand. Schließlich gibt es Bewegungen, in denen ein Geistiges unmittelbar anwesend ist. Man denke hier an die segnende Geste eines alten Menschen. Die *segnende Gebärde* gehört ganz dieser geistigen Tätigkeit; ihr gegenüber verliert der äußere Ablauf nahezu vollständig an Bedeutung.

Fasst man diese vier Aspekte zusammen, so erkennt man, dass in der Bewegung über den physischen Vorgang hinaus *Leben, Seele* und *Geist* wirken. Durch viele Erfordernisse einer zunehmend technisierten Umwelt reduziert sich die Bewegung des Menschen auf einen zweckbestimmten und mechanisierten Ablauf. Es ist dann nicht mehr die seelenvoll begleitete Bewegung, sondern eine solche, in der sich eine Handlungsvorstellung und damit ein gedankliches Element realisiert. Qualitäten des Nerven-Sinnes-Systems dringen – unverwandelt durch den mittleren Menschen – in das Stoffwechsel-Gliedmaßen-System und führen hier zu den mechanisierten, „ergebnis- und nicht prozessorientierten" Tätigkeiten.

Der *Formpol* dominiert die *dynamische Qualität* der *Bewegung*, ohne durch die *atmende Funktion* des *Rhythmischen Systems* einen Ausgleich zu erfahren.

Das Rhythmische System äußert sich beispielsweise im Anspannen oder Lösen des Bewegungsablaufs.

Die gegenwärtige Kultur fördert die mechanische Aktivität und drängt die prozessorientierte fließende Bewegung in den Hintergrund. So sind z. B. an die Stelle des fließenden Schreibens die „Anschläge" der PC-gestützten Texterstellung getreten und tragen bereits in der Kindheit zur „Mechanisierung" der Bewegung bei. Angesichts der Bedeutung für die gesundheitliche und auch geistige Entwicklung des Menschen ist hier unbedingt für einen Ausgleich zu sorgen.

Es handelt sich funktionell um dieselbe Geste, wie sie für den Krankheitsprozess der rheumatoiden Arthritis beschrieben wurde. Die Relevanz der mechanischen Tätigkeit im Zusammenhang mit der rheumatoiden Arthritis ist bislang nicht evaluiert. Durch eine beseelte Bewegung, welche die *heileurythmische Behandlung* übt, lassen sich die Wesensglieder wieder mit dem Gliedmaßensystem verbinden.

Die Dominanz des Nerven-Sinnes-Systems entsteht auch durch eine zu schwache Wirksamkeit der Wesensglieder im Stoffwechsel-Gliedmaßen-System. Es handelt sich dann um ein sekundäres Überwiegen des Nerven-Sinnes-Systems. Betroffen sind oftmals *stoffwechselbetonte, adipöse Patienten*, die ausgesprochen „weiche", manchmal wie tonuslos imponierende Hände und einen schwachen Händedruck haben. Hier ist nach den Ursachen zu suchen, welche die Wesensglieder aus dem Stoffwechsel-Gliedmaßen-System herausgelöst haben.

Auch äußerliche Faktoren können zu einer Manifestation der rheumatoiden Arthritis beitragen. So ergibt sich die zugrunde liegende Wesensgliederkonstellation auch dann, wenn Traumen die Ich-Organisation und den astralischen Leib aus ihrem physiologischen Wirken im Gelenksystem „herausschockten". Eine Studie wies auf die Bedeutung *physischer Traumen*, wie schwere Verletzungen, Knochenbrüche und Operationen, für die nachfolgende Manifestation einer rheumatoiden Arthritis hin. So hatten 21 % der Untersuchten vor dem Erkrankungsausbruch ein solches Trauma gegenüber nur 6,5 % in der Kontrollgruppe.[33]

6.1.3 Therapeutische Gesichtspunkte

Ernährungsmedizinische Maßnahmen haben einen positiven Einfluss auf die klinische Symptomatik und die Krankheitsaktivität der *rheumatoiden Arthritis.*

Die Wirksamkeit einer *Diät* ist zwischenzeitlich dokumentiert und führt zu *beeindruckenden Beschwerdelinderungen* mit deutlicher Senkung des Aktivitätsscore (disease activity score 28) unter mediterraner Kost. Eine Ernährung, die auf tierisches Eiweiß verzichtet, bietet dem Menschen Nahrungssubstanzen, die eine vermehrte Stoffwechseltätigkeit erforderlich machen und die dadurch Verdauungsprozesse an ihren physiologischen Ort, den Gastrointestinaltrakt, zurückführen.

Rudolf Steiner wies verschiedentlich auf diätetische Gesichtspunkte hin. So erwähnte er beispielsweise eine *Rohkostdiät*, die einer *Quarztherapie* zur eigentlichen Wirksamkeit verhelfen würde.[34] Dieses Beispiel lässt erkennen, wie diätetische Verordnungen und medikamentöse Therapie zusammenwirken.

Für die Diätetik sind Gesichtspunkte wesentlich, die sich aus der *Dreigliederung der Pflanze* ergeben. Eine *fruchtreiche Ernährung* verstärkt die aufbauende Nachtwirksamkeit der Wesensglieder im Stoffwechsel-Gliedmaßen-System, umgekehrt unterstützt eine den *Wurzelbereich* der Pflanze betonende Nahrung das Nerven-Sinnes-System. Die Pflanzennahrung gleicht damit ein Ungleichgewicht im dreigliedrigen Organismus aus.

Im akuten Schub senken Obst und Gemüse die Entzündungaktivität und verfügen z. T. über eine antioxidative Wirkungen. Tierische Produkte sind entsprechend zu vermeiden, da sie – astralisch geprägt – die Entzündung verstärken. In diesem Zusammenhang ist die Arachidonsäure zu nennen, die in die Synthese von inflammatorischen Mediatoren eingeht. Für den Rheumapatienten ist ein *Saftfasten* ausgesprochen wirkungsvoll. In diesem Zusammenhang hat sich besonders die Karotte bewährt.[35] Alkoholische Getränke sind zu vermeiden.

6.1.4 Medikamentöse Therapie

Aus dem geschilderten Verständnis der rheumatoiden Arthritis ergeben sich für die *medikamentöse Behandlung* diverse therapeutische Gesichtspunkte. Salutogenetische Ansätze verfolgen das Ziel, die Heilungsprozesse zu unterstützen, die der erkrankte Mensch selbst initiiert. Die akute Entzündung ist therapeutisch zu lenken und dem ihr innewohnenden Ziel entgegenzuführen. Danach muss man die folgende Heilungsphase unterstützen. Eine vergleichende Studie mit vierjähriger Dauer zur *anthroposophischen Therapie der rheumatoiden Arthritis* zeigte befriedigende Ergebnisse auch unter Verzicht von DMARDs bei geringerem NSAR und Cortisonbedarf.[36]

Für eine Therapie der rheumatoiden Arthritis kommen *Arzneimittel* aus allen Naturreichen zum Einsatz. *Quarz (Siliciumverbindungen), Eisen* und *Phosphor* finden sich quantitativ in z. T. beträchtlicher Menge im menschlichen Organismus. So ist der Mensch das phosphorreichste Lebewesen, das diese Substanz der Menge nach im Knochensystem konzentriert, die prozessuale Wirksamkeit demgegenüber für die dynamischen

Stoffwechselprozesse braucht. Das Eisen hat seine Heimat im Blut und der ihm nahestehenden Muskulatur und wird – auch durch seine Verbindung mit der Atmung – zu einem Metall des mittleren Menschen. Quarz steht mit den Sinnen und der Körperperipherie in Beziehung. So folgen diese Substanzen der Dreigliederung des menschlichen Organismus:

Nerven-Sinnes-System	**Quarz**
Sinne	
Rhythmisches System	**Ferrum**
Atmung, Blut	
Stoffwechsel-Gliedmaßen-System	**Phosphor**
Energiestoffwechsel	

Quarz, Ferrum und Phosphor in ihrer Beziehung zur Dreigliederung

Die Gesamtmenge des Phosphats im menschlichen Organismus liegt bei 0,7 kg.[37] Dabei finden sich über 80 % als Apatit im Knochensystem. Der Phosphor erscheint hier in der Knochengestalt des Menschen, im Bereich der unbewussten Ich-Organisation [→ II. 1.5 Das Ich]. Diese muss man bei ungenügender Inkarnationskraft der Individualität (z. B. Rachitis) oder einem vorzeitigen Lösen aus dem Knochensystem (wie bei der Osteoporose) therapeutisch unterstützen [→ XXX. Osteoporose]. Auch bei *ossärer Metastasierung* besteht eine zu geringe Strukturkraft der Ich-Organisation im Knochengerüst, die eine Phospormedikation angeregt [→ XVIII. 4.10.2 Ossäre Metastasierung]. Die Therapie mit Bisphosphonaten beleuchtet ebenfalls diesen Aspekt. Schließlich findet sich Phosphor im Nervensystem (z. B. Phospholipide).

Neben seinem Vorkommen in den zu Form und Gestaltung neigenden Geweben dominiert der Phosphor, seinem dynamischen Wesen entsprechend, im Energiestoffwechsel. Dort dient er der Willenstätigkeit, die in einem durchwärmenden, entzündungsverwandten Stoffwechsel wirkt. „Phosphor regelt diejenigen Prozesse, die eigentlich eine Art organische Verbrennungsprozesse sind."[38] Er ist somit der Willenswirkung des Ich verwandt.

Phosphor ist seinem Namen nach ein „Lichtträger" und im Menschen mit der *Ich-Organisation* verbunden. Sie wirkt über Phosphorprozesse *gestaltbildend* im *Knochensystem* und *dynamisch* im *Stoffwechsel-Gliedmaßen-System.*

Therapeutisch angewandt unterstützt Phosphor das *willenshafte Wirken der Ich-Organisation.* Neben der oralen Gabe hat er als *topische Phosphor-Ölanwendung* seine Bedeutung. Bei *Müdigkeit* und schwachem Eingreifen der Ich-Organisation setzt man Phosphor in niedriger Potenzierung ein:

- *Phosphor D5, D6* (Weleda) Dil. 10-0-0 gtt.

Bei Unruhe, die – bildhaft ausgedrückt – einem unruhig flackernden Licht gleicht, das seine Lebensgrundlage aufzehrt, muss man Phosphor in höherer Potenzierung geben. Beim schwachen Eingreifen kommt das verstärkende Therapieprinzip zur Anwendung, bei Unruhe ist dem Patienten der Krankheitsprozess abzunehmen [→ IV. 2.5.2 Die Therapieprinzipien].

Ein weiteres wichtiges Arzneimittel ist das *Eisen.* Es ist – seinem kosmischen Urbild als Meteoreisen entsprechend – das Inkarnationsmetall des Menschen, atmet gewissermaßen das geistig-seelische Wesen ein und verstärkt die dynamische, willensverwandte Aktivität der Ich-Organisation. Es steht dabei mit der *Atmung* und dem *Blut,* also dem mittleren Menschen in Beziehung, während der Phosphor seine Dynamik im Stoffwechsel-Gliedmaßen-System entfaltet.

Ein wichtiges Arzneimittel bei einem *müden, erschöpft wirkenden* und *neurasthenischen Patienten* ist

- *Levico D1, D3* (Weleda) Dil. 20-20-20 gtt.

Quarz hat für die Therapie der rheumatoiden Arthritis eine wesentliche Bedeutung. Er sucht die Beziehung zum peripheren Menschen, zum *Nerven-Sinnes-System.* So gehört das ihr embryologisch nahestehende *Amnion* zu den siliciumreichsten Geweben[39] und zeigt damit den Zusammenhang des Quarz mit den gestaltenden Prozessen. Quarz unterstützt die Strukturkraft der Organe gemäß den Gesetzmäßigkeiten der Ich-Organisation, auf die der menschliche Leib hin orientiert ist. Damit steht er in enger Verbindung zur Grundsubstanz des Bindegewebes.

Quarz trägt *lichtverwandte Gestaltungskräfte* in die *Lebensprozesse.*

Der kindliche Organismus ist mit seinen Aufbauprozessen kiesel-, derjenige des alten Menschen demgegenüber calciumreich. Neben dieser gestaltenden, vergleichsweise embryonalen Qualität kann sich auch ein zu starker Quarzprozess entwickeln. Dann lösen sich die gestaltenden Imponderabilien heraus. Licht und Wärme befreien sich, der Mensch neigt zum Frösteln und es entstehen Verhärtungsprozesse. Ein Krankheitsbild, das einen „abgelagerten" und damit dem Organismus entfallenen Quarzprozess zeigt, ist die *Sklerodermie* [→ 6.11.1 Sklerodermie und Lupus erythematodes]. Dem sich verfestigenden Leib steht oft eine wache Seele und damit zu viel Bewusstseinslicht gegenüber.

In der Quarztherapie kommt ein den Krankheitsprozess abnehmendes und die Gestaltungsprozesse unterstützendes Prinzip zur Anwendung. Darüber hinaus ist seine Differenzierung in den Naturreichen für das therapeutische Vorgehen wesentlich: Er kommt mineralisch als Quarz (z. B. Kephalodoron), in pflanzlicher Form (z. B. Equisetum) oder als Präparat aus dem Tierreich (z. B. Amnion) zur Anwendung. In der Rheumatologie findet häufig das *Equisetum* als kieselreiche Heilpflanze Einsatz (s. u.).

Stannum wirkt auf die aufbauende Nachtseite der synovialitischen Entzündung [→ XXIV. 3.1.1 Therapie der akuten Hepatitis]. Zinn verbindet Strukturkraft mit Plastizität und trägt

Gestaltungskräfte, die zur Formung der aufbauenden Lebensprozesse notwendig sind, in das Regenerationsgeschehen. Der Knorpel hat durch seine zwischen flüssig und fest liegenden Konsistenz eine Beziehung zum Zinn.

Damit ergeben sich folgende Bezüge der *Metalle* zum *Gliedmaßensystem*: das *Eisen* steht mit der *Muskulatur*, das *Blei* mit dem *Knochensystem* und das *Stannum* mit dem *Knorpel* in Beziehung.[40]

Bei der rheumatoiden Arthritis bewähren sich folgende Medikamente:

- *Stannum metallicum D3* (1)-(1)-1 MSP
  (Rezepturpräparat, z.B. Apotheke an der Weleda) Trit.
- *Stannum metallicum 0,4 %* (Weleda) Salbe 0-0-1 als lokale Einreibung
- *Equisetum/Stannum* (Wala) Amp. s.c. 0-0-1

Das bereits erwähnte *Equisetum* [→ XXVII. 3.2.3 Eine Heilpflanze für die Nierenorganisation: Equisetum arvense] stellt ein wichtiges *Arzneimittel aus dem Pflanzenreich* dar. Diese Heilpflanze gleicht die Dominanz des Nerven-Sinnes-Systems aus und trägt regenerierende Gestaltungskräfte in die ätherische Organisation. Bewährte Arzneimittel sind:

- *Equisetum Silicea cultum (Rh) D3* (Weleda) Dil. 10-10-10 gtt
- *Equisetum arvense D15 / Formica D10 aa* (Weleda) Amp. s.c. 1-0-0
- *Equisetum/Formica* (Wala) Amp. s.c. 1-0-0
- *Equisetum/Stannum* (Wala) Amp. s.c. 1-0-0

Equisetum kommt in der Verbindung mit Formica bei degenerativ-verhärtenden Prozessen zum Einsatz, in derjenigen mit Stannum zur Unterstützung der aufbauenden Gestaltung. Equisetum nimmt die Kieselsäure in den Bereich des Lebendigen auf. Als Arzneimittel führt Equisetum die oberen Wesensglieder in die aufbauende Wirksamkeit der ätherischen Organisation. In

- *Solum Inject* (Wala) Amp. s.c. bis 1-0-0
- *Solum Inject 10* (Wala) Amp. i.v. bis 1-0-0

ist neben Aesculus und dem Moorextrakt das Equisetum enthalten. Es kommt vor allem bei *rheumatischen, fibromyalgiformen Beschwerden* zum Einsatz, die eine Umkreisabhängigkeit z.B. durch Wetterfühligkeit haben und mit Schwellungsbefunden einhergehen, die der Patient subjektiv erlebt.

- *Solutio Siliceae comp. D12* (Rezepturpräparat, z. B. Apotheke an der Weleda) Dil. — 20-20-20 gtt

ist eine mineralische Komposition nach dem Modell von Equisetum arvense, das den Organismus im physiologischen Umgang mit der Kieselsäure unterstützt.[41] Es ist bei diffusen Schmerzen (z. B. (sekundäre) Fibromyalgie) oder auch bei Verhärtungs- und Skleroseprozessen (Sklerodermie) angezeigt.[42]

Ledum palustre, der Sumpfporst, betont mit seinen duftverströmenden Blüten sulfurische Eigenschaften, die zur kalten, zum Absterben neigenden Qualität des Moor-Standortes kontrastieren. In diesem Naturbild stehen sich Krankheitsprozess und Heilmittel gegenüber.[43]

- *Ledum palustre D6* (Weleda) Amp. s.c. — 3 x wöchentlich bis 1-0-0 gelenknah

Ledum setzt man vor allem bei dem *neurasthenischen Patiententypus* ein mit ziehend bis stechend empfundenen Beschwerden.[44,45,46,47]

Mandragora, die Alraune, wirkt auf die im Schmerz erwachende astralische Organisation. Schon lange ist die bewusstseinsverändernde Wirkung der Pflanze bekannt, die das Wachbewusstsein über die Schwelle zur Schlafeswelt führt. Während Probanden über visionäre Erlebnisse bis hin zu Halluzinationen berichten, üben stärkere Dosen eine sedative Wirkung aus.

Exkurs

In früheren Zeiten verwendete man die Alraune aufgrund der sedativen Eigenschaften bei chirurgischen Eingriffen. Auch können äußerliche Einreibungen *Schmerzlinderung* bis hin zur Gefühllosigkeit bewirken.[48] Bereits während der ägyptischen Kulturperiode war offenbar die analgetische Wirkung bekannt: Auf einer Grabbeigabe Tutanchamuns (1332 bis 1323 v. Chr.) reicht die Gattin dem an einem Hüftleiden erkrankten und auf einen Stab gestützten Herrscher eine Alraunenwurzel.[49]

Wie bereits im Zusammenhang mit der Belladonna beschrieben, kommt es zu einem Lösen der *astralischen Organisation* aus dem Stoffwechselsystem des Organismus. Gerade die Betonung der Wurzel bei dieser Heilpflanze schafft den Bezug zum Gelenk, das in der Erkrankung eine Kopfqualität entwickelt. Mandragora bessert die chronisch-destruierende Gelenksentzündung und ist sozusagen die „Belladonna der Gelenke".

- *Mandragora officinarum e radice D3* (Wala) Amp. s.c. — 3 x wöchentlich bis täglich
- *Mandragora comp.* (Weleda) Amp. s.c. — 3 x wöchentlich bis täglich
- *Cartilago/Mandragora comp.* (Wala) Amp. s.c. — 3 x wöchentlich bis täglich

Bei der s.c.-Injektion treten gelegentlich Lokalreaktionen auf, die eine Dosisreduktion erfordern. Mandragora bewährt sich zusammen mit Stannum besonders beim beleibten, stoffwechselbetonten Kranken.

- *Mandragora officinarum e radice D3* (Wala) Amp. s.c. — 3 x wöchentlich bis täglich.

zusammen mit

- *Stannum metallicum praeparatum D8* (Weleda) Amp. s.c.

Bei der *Psoriasis-assoziierten Polyarthritis* ließen sich eindrückliche Verbesserungen durch Mandragora beobachten. Die Psoriasis betrifft oftmals Patienten mit einer stoffwechselbetonten Konstitution, während die Neurodermitis häufig mit dem neurasthenischen Typus einhergeht.[50] Unter diesem Aspekt besteht eine Polarität zwischen der Neurodermitis und der Psoriasis, auf die Lüder Jachens hinwies und die für die Mandragoratherapie der Psoriasis-Arthritis von Bedeutung ist.

Birkenblätter(-Extrakte) erwähnte Rudolf Steiner im Zusammenhang mit rheumatischen Erkrankungen.[51] Während die Birkenrinde das Licht und die Imponderabilien reflektiert und dadurch mit dem ebenfalls „reflektierenden" Nerven-Sinnes-System in Beziehung steht, nehmen die Birkenblätter Licht in ihre Lebensprozesse auf. Diese Qualität entspricht dem Stoffwechsel-Gliedmaßen-System. *Betula folium* führt somit die oberen Wesensglieder aus ihrem schmerzhaften Erwachen wieder in die Lebendigkeit des Leibes zurück. Therapeutische Erfahrungen bestehen in der *Arthrosetherapie*.[52] Darüber hemmte ein wässriger Extrakt aus Blättern von Betula pendula experimentell das Wachstum und die Zellteilung aktivierter T-Lymphozyten (Apoptoseinduktion) dosisabhängig. Nicht aktivierte T-Lymphozyten waren hinsichtlich der Apoptoseinduktion interessanterweise resistent.[53] Damit transformiert Betula folium möglicherweise die destruktive, chronische Entzündung in die aufbauende Heilungsphase.

Bryonia, die Zaunrübe, ist eine vielfach verwendete Heilpflanze in der Therapie rheumatischer Erkrankungen. Die Quellungsprozesse in der Wurzel, also dem Nerven-Sinnes-System-Äquivalent der pflanzlichen Dreigliederung, nehmen *entzündlich-ödematöse Veränderungen* mit ihrer begleitenden Schmerzsymptomatik ab, die in korrespondierenden Bereichen der menschlichen Organisation wie z. B. den Gelenken, auftreten. Bryonia ist bei Entzündungen im Bereich der serösen Häute, wie Meningen, Pleura, Pericard, Peritoneum und Synovialis, indiziert. Sie kommt besonders in Verbindung mit stechenden, streng bewegungs- und berührungsabhängigen Schmerzen und oft bei stoffwechselbetonter Konstitution zur Anwendung.[54, 55, 56]

- *Bryonia D3* (Weleda) Amp. lokal s.c. — bis 1 x täglich
- *Bryonia e radice D3, D4* (Wala) Amp. lokal s.c. — bis 1 x täglich
- *Bryonia D3* (Weleda) Dil. — 10-10-10 gtt

- *Bryonia e radice D3* (Wala) Glb. velati — 10-10-10

Rhus toxicodendron zeigt ein starkes Eingreifen des Astralischen in seine ätherische Organisation und gilt gelegentlich als „pflanzliche Biene".[57] Schmerzen, die sich in *Ruhe verschlimmern* oder auch durch *Kälte* – als einer ebenfalls zum Nerven-Sinnes-System gehörenden Qualität – verschlechtern und sich andererseits durch moderate Bewegung bessern, sprechen auf Rhus toxicodendron an. Mit der Bewegung löst sich der astralische Leib aus seiner zum Nerven-Sinnes-System orientierten und damit Schmerz hervorrufenden Wirksamkeit und verbindet sich in der Bewegung durchwärmend mit den Gliedmaßen. Diesen Prozess unterstützt Rhus toxicodendron, das zu den ausgesprochen bewährten Arzneimitteln in der Schmerztherapie zählt [→ XXI. 4.2 Anthroposophische Arzneimittel in der Schmerztherapie].

- *Rhus toxicodendron comp.* (Wala) Glb. velati — 10-10-10
- *Rhus toxicodendron comp.* (Wala) Amp. s.c. — bis 1 x täglich
- *Rhus toxicodendron D6* (Weleda) Amp. s.c. — bis 1 x täglich

Eine ähnliche Wirksamkeit zeigt *Ruta graveolens*, die Weinraute. Sie ergibt sich bereits aus der Heilpflanzencharakteristik:

Exkurs

Auf der substanziellen Ebene fällt das *ätherische Öl* auf, das die Weinraute durchzieht. In ihm verdichten sich Imponderabilien, das Wärmehafte findet in den ätherischen Öle eine Leiblichkeit. Das Lichthafte verdichtet sich in den gelben Farbstoffen, z.B. dem Rutin.[58] Eine entsprechende Geste, die ebenfalls von dem Hereinwirken der Imponderabilien und der astralischen Kräfte des Pflanzenumkreises spricht, zeigt ihre Blattmetamorphose. Dabei beschrieb Wilhelm Pelikan (1893–1981) die Polarität zwischen dem Plastisch-Rundenden und dem mit dem Hereinwirken des Astralischen zusammenhängenden Gliedernden in der Blattgestalt.[59] Schließlich spricht der Duft, der die gesamte Pflanze durchzieht, von dem *astralischen Wesen*, das sie umgibt und tiefer berührt. Ruta entwickelt einen Blütenstand mit vier- und fünfblättrigen, grünlich-gelben Blüten.

In vielem dem Rhus toxicodendron ähnlich führt *Ruta graveolens* die im Schmerz erwachte *astralische Organisation* in das *Bewegungssystem*.

- *Ruta D4 (DHU)* Amp. s.c. — bis 1 x täglich

Phytotherapeutisch indiziert ist die *Brennnessel*[60] (z. B. Rheuma-Hek forte (Strathmann)).

Exkurs

Die *Brennnessel* ist von beeindruckender Lebendigkeit geprägt, die ihr kräftiges Wachstum und ihre Entfaltung bei anspruchslosesten Bodenverhältnissen, wie z. B. auf Schutthalden, ermöglicht. Diesem vegetativ betonten Wesen stellt sich ein anderes wie polar gegenüber, das mit ihren Brennhaaren zusammenhängt. Diese in ihrer Spitze *kieseligen*, an der Basis aus *Calcium* bestehenden feinsten Kapillaren enthalten Substanzen (Serotonin, Histamin), welche die astralische Organisation exzitieren. Die *Berührung* der Brennnessel bringt diese Qualitäten eindrücklich zur Erfahrung. Die mächtige Lebensentfaltung dieser Heilpflanze fängt diese nun auf und gleicht sie aus. Dabei führt sie die Polaritäten in ein ausgeglichenes Verhältnis, indem die Nessel es zu einer bestaunenswerten Harmonie in der Blattgestaltung bringt[61] und kaum eine Metamorphose zeigt. Substanziell enthält diese „eisenliebende" Pflanze Kiesel und Schwefel. Jede Brennnesseljauche verrät durch ihren Geruch den Schwefel. Ihr stellt sich polar der Kiesel der Brennhaare gegenüber. Damit ist diese Heilpflanze durch die Dreigliederung von Kiesel, Eisen und Schwefel charakterisiert.

Die *entzündlich-abbauende Qualität* der rheumatoiden Arthritis gleichen die aufbauend-ätherischen Kräfte der Brennnessel aus. In der phytotherapeutischen Anwendung ist dieser Aspekt wesentlich. Auf der anderen Seite zeigt sie durch das *Eisen* eine Verbindung zur willensverwandten, dynamischen Wirkung der Wesensglieder im Stoffwechsel-Gliedmaßen-System.

Eine wichtige Arzneipflanze ist zudem die Arnika (Arnica montana). Obgleich sie nur in geringer Menge Kieselsäure enthält, steht sie durch ihre zahlreichen Stängelhaare und ihre Lichtaffinität, die sich auch in ihren Standorten der Mittel- und Hochgebirge zeigt, den Kieselprozessen nahe. Damit trägt sie Formkräfte in die aufbauende Regeneration und erreicht auch entvitalisierte Bereiche wie das Nervensystem sowie die Leibesperipherie.[62]

Ihr Arzneimittelbild erfährt eine entscheidende Beleuchtung durch die Dreigliederung des menschlichen Organismus. Arme und Beine fühlen sich wie geprellt und zerschlagen an. Zusätzlich klagen die Patienten über rheumatische Schmerzen. Das zeigt, dass Ich und Astralleib die Gliedmaßen nicht ausreichend bewegungsaktiv ergreifen, sondern ein „Bewusstsein am falschen Ort" in Form von Schmerzen und Zerschlagenheitsgefühl entwickeln.

Diese astralische Organisation dringt des Weiteren in den mittleren Menschen: Es finden sich ein beschleunigter Puls, Atemnot und gegebenenfalls ein Gefühl der innerlichen Hitze. Im Bereich des Herzens klagen Patienten über Angina-pectoris-ähnliche Beschwerden mit Ausstrahlung in den linken Arm. Seelisch treten Engigkeit, Präcordialangst, Unruhe und Erregbarkeit als Hinweis auf den unruhig in den mittleren Menschen drängenden und vom Ich nicht ausreichend gelenkten Astralleib auf. Im Bereich des oberen Menschen beschreiben die Erkrankten ein als heiß erlebtes, rot bis plethorisch gefärbtes volles Gesicht. Hinzu kommen Ohrgeräusche, Schwindel und geistige Erschöpfung mit nachlassendem Gedächtnis. Die astralische Organisation verlässt ihre Bewegungsfunktionen im Gliedmaßensystem und erwacht in unterschiedlichen Beschwerden im mittleren und oberen Menschen.

Arnika stellt dieser Desintegration ihre heilenden Gestaltungskräfte gegenüber und reintegriert die herausgedrängten Wesensglieder. Dadurch ist sie die wesentliche Heilpflanze für alle insultartigen Prozesse, die mit einer Dislokation der Wesensgliederwirksamkeit einhergehen. Ihr Einsatz in der postoperativen Behandlung leitet sich aus diesem Gesichtspunkt her, die Wirksamkeit belegten Wolf et al.[63] In der Rheumatologie kommt Arnika insbesondere bei *myalgiformen Beschwerden* zum Einsatz.

- *Arnica, Planta tota D3-D30* (Weleda) Dil. 15-15-15 gtt
- *Arnica e planta tota D3-D30* (Wala, Weleda) Amp. s.c bis 1-0-0
- *Rheumodoron 102 A* (Weleda) Dil. 10-10-10 gtt

Die Potenzwahl richtet sich wiederum nach konstitutionellen Gesichtspunkten. Das letztgenannte Kompositionspräparat enthält Aconitum napellus Dil. D3, Arnica, Planta tota, Betula, Folium, ethanol. Decoctum sowie Mandragora, ethanol. Decoctum. Es wirkt auf das akut entzündliche Stadium. Auf die Arnikaanwendung bei der lumboischialgiformen Schmerzsymptomatik geht das Kapitel [→ XXXI. 4.2 Äußere Anwendungen] ein.

Colchicum [→ XVII. 4.1.1 Medikamentöse Therapie] wendet man bei rheumatischen Erkrankungen an, die eine Verbindung zur *Schilddrüse* aufweisen.

- *Colchicum tuber Rh D3* (Weleda) Dil. 15-15-15 gtt

Die *Mistel* [→ XVIII. 3.5 Misteltherapie] führt die höheren Wesensglieder aus ihrer zum oberen Menschen gerichteten Wirksamkeit in das Stoffwechsel-Gliedmaßen-System. Aus diesem Grunde hat sie auch in der Therapie der rheumatoiden Arthritis eine große Bedeutung. Sie kommt bei Patienten mit einem gestörten Wärmeorganismus, die leicht frieren und eine abgeflachte circadiane Temperaturvarianz aufweisen (weniger als 0,5 °C), zur *Anregung der Wärmeorganisation* zum Einsatz.

- *Iscucin Salicis* (Wala) Amp. s.c. 2–3 x wöchentlich

Man beginnt mit einer geringen Konzentration (Stufe A) und steigert dann zügig, unter Beachtung der lokalen Verträglichkeit, zu höheren Konzentration (Stufen G und H). Bei hoher, systemischer Entzündungsaktivität sollte man niedrige Viscumkonzentrationen bevorzugen und länger beibehalten.

Nicht nur die Mistel, sondern auch die Christrose, *Helleborus niger* findet in der Therapie der rheumatoiden Arthritis Verwendung. Bei ihr handelt es sich nicht – wie bei der Mistel – um die Anregung des Wärmeorganismus, sondern um die gestaltenden, mit dem Nerven-Sinnes-System verbundenen Qualitäten.
So liegen positive Erfahrungen mit der gelenknahen Applikation von Helleborus niger in einer niedrigen Potenz vor:

- *Helleborus niger D3-D6* (Helixor, Wala) Amp. s.c. 3 x wöchentlich bis 1-0-0.

Exkurs

Zu den wesentlichen *Arzneimitteln aus dem Tierreich* gehören Apis, *Formica* und Vespa crabro. Formica verwendet man dann, wenn Substanz dem Prozessualen entfällt und als verhärtende Ablagerung erscheint. Formica führt das Herausgefallene wieder in den Funktionszusammenhang des Organismus. Die Wirkung ist der Ameisentätigkeit hinsichtlich der Verwandlung der in die Vermoderung strebenden Substanz vergleichbar. Die *Ameise* ernährt sich – anders als die Biene – vom absterbenden Leben, zu dem auch Tiere gehören. Während Apis auf die wärmeverwandte Aktivität der Ich-Organisation wirkt, bestehen bei Formica Bezüge zur *astralischen Organisation*. Olaf Titze betont, wie die Ameise viel stärker als die Biene an die Erde gebunden ist.[64] In ihrem kunstvoll gestalteten Haufen finden sich „unzählige Luftkanäle“[65], die auf eine Beziehung zum astralischen Wesen deuten. Die schnellen Bewegungen der stark geformten und gegliederten Ameisen mit ihrer Giftbildung sind Ausdruck der Dominanz der astralischen Organisation.

Formica ist bei schmerzhaften rheumatischen Erkrankungen mit *kühler und derber Gelenkschwellung* oder *Morgensteifigkeit*[66] indiziert, deren chronische Entzündlichkeit sich gegen eine aus dem Lebenszusammenhang gefallene Qualität richtet. Eine Beschwerdezunahme durch Bewegung und damit durch Intensivierung dieser entzündlichen Reaktion ist dabei charakteristisch. Oft handelt es sich konstitutionell um seelisch erschöpfte und überspannte Patienten. Die astralische Organisation atmet den ätherischen Leib nicht ausreichend durch und regt ungenügend zu Ausscheidungsprozessen an.

- *Formica D3-D30* (Weleda) Amp. s.c. bis 1 x täglich
- *Formica ex animale Gl D5-D30* (Wala) Amp. s.c. bis 1 x täglich

Bei *längerfristiger Therapie* empfiehlt sich:

- *Equisetum/Formica* (Wala) Amp. s.c. bis 1-0-0
- *Equisetum arvense D15 / Formica D10 aa* (Weleda) Amp. s.c. bis 1-0-0

Die höhere Potenzierung eignet sich für Patienten mit einer durch das Nerven-Sinnes-System geprägten neurasthenischen Konstitution, die tieferen Potenzierungen für Menschen mit Stoffwechseldominanz.[67]

Apis gehört zu den unverzichtbaren Arzneimitteln der Rheumatologie. Die vom Nerven-Sinnes-System dominierte Biene exzitiert durch ihr Gift einen entzündlich überwärmten Prozess, in dem die oberen Wesensglieder und insbesondere die Ich-Organisation dynamisch wirken. Apis übernimmt in höherer Potenzierung einen derartigen Prozess, in tieferer Potenzierung verstärkt sie eine ggf. notwendige salutogenetische

Entzündungsreaktion. Auf die wesentliche Anwendung bei lumboischialgiformer Schmerzsymptomatik geht Kapitel [→ XXXI. 4.1 Arzneimittel] ein.

- *Apis mellifica D3-D20* (Weleda) Amp. s.c. — bis 1 x täglich
- *Apis ex animale Gl D5-D20* (Wala) Amp. s.c. — bis 1 x täglich

Zwischen Apis und Formica besteht eine therapeutisch wichtige *Polarität*, die sich zunächst auf den zeitlichen Verlauf der Beschwerden bezieht.

Apis kommt bei akuten entzündlichen Krankheitsbildern zur Anwendung, *Formica* eher bei länger bestehenden Beschwerden.[68]

Apis bezieht sich im Weiteren auf Krankheitserscheinungen, die durch das entzündliche wärmeverwandte Wirken des Stoffwechsel-Gliedmaßen-Systems charakterisiert sind, während Formica Formen betrifft, die eine verhärtende, eher „kalte" und damit zum Nerven-Sinnes-System gehörende Symptomatik entwickeln. Vor dem Hintergrund der Phasen im Entzündungsprozess gehört Apis zur akuten Situation [→ VIII. 4.4 Die therapeutische Anwendung von Apis und Lachesis], während Formica sich für die Chronifizierung und die sich entwickelnde Sklerose eignet.

6.1.5 Konstitutionelle therapeutische Gesichtspunkte

Für die Therapie ist die Unterscheidung des neurasthenischen und des fülligen, stoffwechselbetonten Krankheitstypus wesentlich.[69]

Apis ist insbesondere bei *stoffwechselbetonter Konstitution* angezeigt. Je mehr der Gelenkbefund durch *Schwellung* und *Berührungsempfindlichkeit* an einen Bienenstich erinnert, umso höher wählt man die Potenzierung. Auf eine Bienengiftallergie ist zu achten.

- *Apis mellifica D3-D30* (Weleda) Amp. s.c. — bis 1 x täglich
- *Apis ex animale Gl D5-D30* (Wala) Amp. s.c. — bis 1 x täglich

Der entzündliche Prozess lässt sich durch

- *Apis cum Levisticum D3* (Weleda) Amp. s.c. — 1-0-0
- *Apis/Levisticum I/II* (Wala) Amp. s.c. — 1-0-0

übernehmen. Bei *Ergussbildung* und auch bei *drückend-stechenden Schmerzen* ist *Bryonia* in tiefer Potenzierung

- *Bryonia e radice D4* (Wala) Amp. s.c. bis 1 x täglich, gelenknah

angezeigt. Zusammen mit *Stannum* gibt man es als

- *Bryonia/Stannum* (Wala) Amp. s.c. bis 1 x täglich.

Ein weiteres bewährtes Arzneimittel in der akuten Phase der Gelenksentzündung fasst Pflanze und Tier in der tiefen Potenzierung zusammen und führt durch die Übernahme des intensiven entzündlichen Stoffwechselprozesses zur klinischen Besserung:

- *Apis/Bryonia* (Wala) Amp. s.c. bis 1-0-1.

Ein wesentliches Arzneimittel für den stoffwechselbetonten Typus ist *Mandragora* in tiefer Potenzierung. Es wirkt weniger auf die akute Gelenksentzündung, sondern mehr auf die chronische, destruierende Inflammation:

- *Mandragora officinarum e radice D3* (Wala) Amp. s.c. 3 x wöchentlich bis 1 x täglich

Auf die Anwendung bei der Psoriasis-Arthritis wurde bereits hingewiesen.

Der *neurasthenische Typus* verlangt eine andere Therapie. Hier eignen sich sulfurische Arzneimittel wie[70,71]

- *Ledum palustre D6* (Weleda) Amp. s.c. bis 1-0-0.

Positive Erfahrungen bestehen in diesem Zusammenhang mit:

- *Solum Inject* (Wala) Amp. s.c. 1-0-0
- *Solum Globuli velati* (Wala) 10-10-10.

Steht Apis der fülligen Konstitution nahe, so kommt

- *Vespa Crabro ex animale Gl D5-D15* (Wala) Amp. s.c. bis 1 x täglich
- *Vespa crabro D3-D6* (Weleda) Amp. s.c. bis 1 x täglich

mehr beim neurasthenischen Typus zur Anwendung. Insbesondere bei tieferen Potenzen ist auf allergische Reaktionen zu achten. Ein wesentliches weiteres Arzneimittel ist *Formica*. Man wendet es bei entzündlicher Aktivität in höherer Potenzierung als

- *Formica D12-D30* (Weleda) Amp. s.c. bis 1-0-0

- *Formica ex animale Gl D12-D30* (Wala) Amp. s.c. bis 1-0-0

an. Bei Ablagerung und Steifigkeit ist eine tiefere Potenzierung (D3-D6) angemessen. Formica findet nicht nur beim neurasthenischen Typus Verwendung, sondern ggf. auch bei der stoffwechselbetonten Konstitution.

Bei länger bestehender Erkrankung, die das akut entzündliche Stadium verlassen hat, sind *Equisetum* oder auch *Arnika* in höherer Potenzierung bei beiden Konstitutionstypen hilfreich. In täglichem Wechsel gibt man

- *Equisetum/Formica* (Wala) Amp. s.c. 1-0-0

und

- *Equisetum/Stannum* (Wala) Amp. s.c. 0-0-1.

Bei begleitender *Erschöpfung* und *Müdigkeit* kommen

- *Levico D1-D3* (Weleda) Dil. 20-20-20 gtt
- *Phosphor D5-D6* (Weleda) Dil. 10-0-0 gtt

in Betracht. Ein wesentliches weiteres Arzneimittel, das bei beiden Konstitutionstypen Einsatz findet, ist Viscum album.

- *Iscucin Salicis* (Wala) Amp. s.c. 2–3 x wöchentlich, beginnend in geringer Konzentration (Stufe A), dann zügig gesteigert zu höheren Konzentrationen unter Beachtung der Krankheitsaktivität (bei ausgeprägter Entzündung geringe Dosierung) und der lokalen Verträglichkeit (bis zu Stufen G und H).

Die medikamentöse Therapie ergänzen die nachfolgend aufgeführten äußeren Anwendungen. Mit diesem Konzept beobachtet man immer wieder positive Verläufe. Das zeigte sich bereits in der Pilotstudie von Simon et al.[72]

6.1.6 Äußere Anwendungen

Die *morgendliche Gelenksteifigkeit* beruht auf der eingeschränkten Wesensgliederaktivität in den Gliedmaßen. Das dynamische Wirken der oberen Wesensglieder verstärkt eine *Phosphoröl-Einreibung.*[73]

- *Phosphorus 0,1 %* (Weleda) Öl morgendliche lokale Anwendung

Eine Anwendung von

- *Apis mellifica 1 %* (Weleda) Salbe — morgendliche lokale Anwendung

oder

- *Cera/Aesculus comp., Unguentum* (Wala) — morgendliche lokale Anwendung,

das unter anderem Formica enthält, verfolgt das gleiche therapeutische Ziel. Zur Nacht hingegen reibt man die befallenen Gelenke mit einer *Stannum*salbe ein.

- *Stannum metallicum 0,4 %, 5 %* (Weleda) Salbe — abendliche lokale Anwendung

Diese externen Anwendungen tragen die physiologischen Gestaltungskräfte an die aufbauenden und damit heilenden Lebensprozesse und unterstützen dadurch die Heilung.

Im entzündlichen Stadium erleben viele Patienten

- *Quarkwickel* — Durchführung siehe Anhang
- *Arnika-Heilerdewickel* — Durchführung siehe Anhang
- *Arnika-Gelenkwickel* — Durchführung siehe Anhang

als sehr hilfreich und beschwerdemindernd.

6.1.7 Lebensgeschichtlicher Zusammenhang: Polarität sklerosierender und entzündlicher Erkrankungsformen

Während die Arthritis hauptsächlich die zweite Lebenshälfte betrifft, gibt es eine seltene, dominant entzündliche rheumatische Erkrankung, die im jungen Erwachsenenalter als Morbus Still (adult onset Still´s disease, AOSD) auftritt, klassischerweise aber in der Pädiatrie bekannt ist.

Das Krankheitsbild ist durch einen v. a. nachmittäglichen Fieberanstieg über 39 °C mit begleitendem Exanthem, bestehend aus lachsroten, makulären Flecken von 2 bis 3 mm Größe sowie Leukozytose, hohem CRP, Hepato-/Splenomegalie und ausgeprägten Arthralgien und Myalgien gekennzeichnet.[74,75] Das Ferritin ist oftmals stark erhöht, der glykosilierte Anteil erniedrigt. Besonders charakteristisch und u.U. als Frühsymptom auftretend sind die z. T. erheblichen Halsschmerzen, die sogar das Schlucken einschränken können. Bei fortschreitendem Verlauf entwickelt sich eine symmetrische, überwiegend nicht-erosive Polyarthritis mit Befall der großen und auch der kleinen Gelenke. Diese sind im Bereich der Handgelenke besonders häufig (oft zwischen Karpus und Metakarpale II, III oder auch intrakarpal). Weitere Organbeteiligungen (Perikarditis, Myokarditis, Lungen-, seltener Nierenbeteiligung etc.) sind möglich.

Beim *Morbus Still des Erwachsenen* steht dem sklerosierenden, vom *Nerven-Sinnes-System* dominierten Prozess eine fieberhaft-entzündliche Aktivität des *Stoffwechsel-Gliedmaßen-Systems* gegenüber.

Wirkt dieser ausgleichend, so entsteht die *limitierende Form* der Erkrankung (mit überwiegend systemischer Manifestation), gelingt dies nicht, so treten Rückfälle mit oder ohne manifeste Gelenkbeteiligung auf (*intermittierende Form*) oder es stellt sich der *chronische Verlauf* ein.

Die Erkrankung ist ausgesprochen selten. In den wenigen eigenen Fällen kamen in der akuten entzündlichen Phase v. a. höherpotenziert Apis, Belladonna, Phosphorus und abends Stannum zum Einsatz, beim chronischen Geschehen auch die Weidenmistel. Oftmals ist die Glucocorticoidtherapie nicht zu umgehen. Bei deren Versagen oder schlechtem Ansprechen finden zur pathogenetischen Kontrolle MTX, Anakinra als IL-1-Rezeptor-Antagonist und ggf. TNF-α-Inhibitoren Verwendung.

Der überwiegend sklerosierenden *rheumatoiden Arthritis* der zweiten Lebenshälfte stellt sich also die entzündlich dominierte *Stillsche Erkrankung des (meist jungen) Erwachsenen* polar gegenüber.

6.2 Spondylarthropathien

Von der rheumatoiden Arthritis sind die sogenannten *Spondylarthropathien (Spondylarthritiden, SpA)* abzugrenzen. Es handelt sich bei ihnen um eine große Gruppe unterschiedlicher Entitäten, mit klinischen Gemeinsamkeiten, Übergängen, Beteiligung des Achsenskeletts sowie der Sehnenansätze und Gelenke bei Assoziation mit dem MHC-Klasse-I-Antigen HLA B27.[76] Es sind die prädominant *axialen* (v. a. die klassische *ankylosierende Spondylitis* (Morbus Bechterew)) und die *peripheren Formen* (wie die *Psoriasis-Arthritis*, die *undifferenzierten Spondylarthropathien*, *reaktiven Arthritiden*, das *Reiter-Syndrom* und die *Spondylarthropathien)* zu unterscheiden, die den chronisch-entzündlichen Darmerkrankungen Morbus Crohn [→ XXIII. 9.1 Morbus Crohn] und Colitis ulcerosa [→ XXIII. 9.2 Colitis ulcerosa] assoziiert sein können.[77]

Reaktive Arthritiden entwickeln sich häufig hochfloride mehrere Tage bis zu sechs Wochen vor allem nach einer intestinalen oder urogenitalen Infektion. In der Regel sieht man eine asymmetrische Oligoarthritis vor allem der unteren Extremität. Die reaktive Arthritis ist mit dem HLA-B27 korreliert, allerdings in einem etwas geringeren Prozentsatz als der Morbus Bechterew.[78]

Die arthritische Symptomatik kann entzündlichen Schleimhauterkrankungen folgen (z. B. postenteritische Arthritiden, Urethritis beim Reiter-Syndrom). Die Schleimhäute gehören zum Stoffwechselsystem. Sie erreichen als Konjunktiva die Sinnesorganisation und kleiden auf der anderen Seite den zum Stoffwechsel-Gliedmaßen-System zählenden Verdauungstrakt aus. Während diese Schleimhäute in intensivem Kontakt zur

Außenwelt stehen, wendet sich die ihnen in vielem entsprechende *Synovialis* der abgeschlossenen Innenwelt der Gelenke zu.

In dem Sinnessystem, den Atemwegen und dem Verdauungstrakt öffnet sich der Organismus der *Außenwelt*. In diesen Bereichen dringen ihre Qualitäten zu stark herein und lassen damit Krankheit entstehen. Die entzündlichen Reaktionen versuchen dann, diese Fremdqualität zu überwinden. Gelingt dies, so tritt Heilung ein. Erfüllt die salutogenetische Entzündung diese Aufgabe nicht, so dringt die nicht überwundene Fremdqualität tiefer in den menschlichen Organismus ein und manifestiert sich in denjenigen Bereichen, die sich – wie die Gelenke – von der Außenwelt weitgehend abschließen.

Viele der Spondylarthropathien haben diesen Hintergrund. Sie sind zumeist mit Erkrankungen der außenweltnahen Bereiche des Organismus verbunden. So charakterisieren eine Uveitis und Urethritis das mit einer Arthritis einhergehende, von Hans Reiter (1881–1939) 1916 beschriebene *Reiter-Syndrom*. Ihm vergleichbar ist eine Pathologie der sinnesempfindlichen Haut, die Psoriasis, mit den verschiedenen Verlaufsformen der *Psoriasis-Arthritis* assoziiert.

Die *chronisch-entzündlichen Darmerkrankungen* [→ XXIII. 9. Die chronisch-entzündlichen Darmerkrankungen] manifestieren sich in dem Bereich der eingestülpten Außenwelt des Verdauungstrakts und können als besonders häufige extraintestinale Krankheitsmanifestation mit Arthritiden verbunden sein (enteropathische Spondyloarthritiden). Umgekehrt zeigen bis zu zwei Drittel der Patienten mit Spondylarthropathie entzündliche Veränderungen der Darmschleimhaut.[79] So ergaben Ileoskopien von Patienten mit Morbus Bechterew und undifferenzierter Spondyloarthritis in ca. 65 % entzündliche, einem frühen Morbus Crohn entsprechende Veränderungen der Darmschleimhaut.[80,81,82] Der Zusammenhang der Spondylarthritis mit dem Verdauungstrakt ist für die Therapie und auch die Diätetik wesentlich.

Exkurs

Die Verbindung zwischen dem Verdauungstrakt und Gelenkerkrankungen verdeutlicht auch der Morbus Whipple. Diese seltene, 1907 beschriebene Erkrankung, deren Erreger Tropheryma whipplei erst 1991 identifiziert wurde, kann initial mit *wandernden Schmerzen* der großen und Iliosakralgelenke imponieren. Diese Beschwerden gehen den „gastrointestinalen Symptomen wie Diarrhoe, Steatorrhoe, Gewichtsverlust, Resorptionsstörungen und diffusen abdominellen Beschwerden oftmals um Jahre voraus".[83] Als Spätsymptom kann die ZNS-Manifestation auftreten. Die Diagnose erfolgt durch Dünndarmbiopsien mit histologischem Nachweis von kolbig aufgetriebenen Zotten und dichter Infiltration mit PAS-positiven Makrophagen.

Die *reaktiven Arthritiden* (Chlamydien-, Yersinien-, Salmonellen-, Shigellen- und Campylobacter-assoziiert), also auch die postenteritischen Arthritiden weisen mit besonderer Deutlichkeit auf den Zusammenhang zwischen den außenweltzugewandten Schleimhäuten und der innenweltorientierten Synovia, indem eine nicht vollständig überwundene Fremdqualität in außenweltferne Bereiche vordringt und zu den entzündlichen Prozessen der meist asymmetrischen Oligoarthritis mit Betonung der unteren Extremität führt. Überwinden die entzündlichen Prozesse die eingedrungene Fremdqualität, so ist die Remission bzw. Heilung möglich. Gelingt dies nicht, so entwickelt sich die *chronische Verlaufsform.*

Der Zusammenhang mit *HLA-B27* beleuchtet eine konstitutionelle Komponente. Von der ausreichend starken oder aber zu schwachen Wirksamkeit der Ich-Organisation hängt es ab, ob die genetische Disposition lediglich Anlage bleibt oder zur Krankheit führt.

Die Infekte der oberen Atemwege führen nun typischerweise nicht zu Arthritiden. Allerdings kann vor allem im Kindesalter das heute ausgesprochen seltene *akute rheumatische Fieber* mit migratorischer Arthritis vorwiegend der großen Gelenke den pharyngealen A-Streptokokkeninfekten folgen.

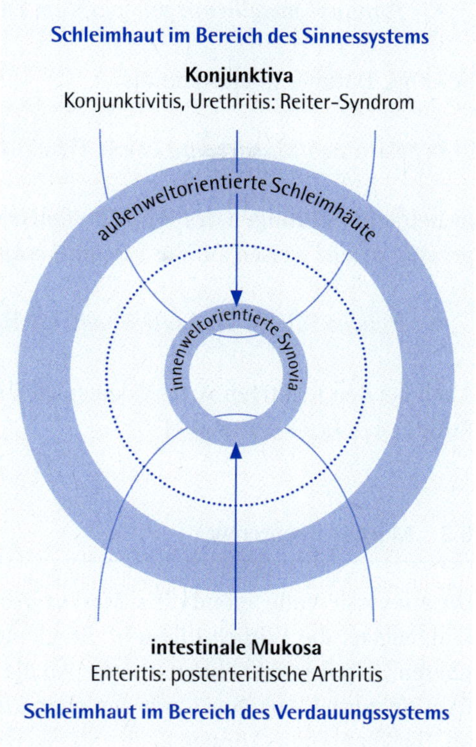

Reaktive Arthritiden: Reiter-Syndrom, postenteritische Arthritis

Rudolf Steiner erwähnte diese Zusammenhänge bereits 1920, also in der vorantibiotischen Zeit: „Deshalb ist bei nichts mehr als bei diesen ... kindlichen Krankheitsfällen, die mit Pleuritis oder Pneumonie zusammenhängen, notwendig, daß man eine Art physikalische oder, wie man es heute nennt, Naturheilkunde anwendet, das heißt, versucht, dem Krankheitsprozess einen möglichst normalen Verlauf zu verschaffen, aber ihn nicht beschleunigt, ihn nicht zu früh abkürzt. Das ist nämlich deshalb wichtig, weil ein solcher Krankheitsprozess, der zu früh abgekürzt wird, verhältnismäßig bald zu Dispositionen für Herzkrankheiten ... führt, namentlich auch zu Dispositionen für Polyarthritis und so weiter.“[84] Mit dieser Charakteristik sind wesentliche Merkmale der reaktiven Arthritiden umrissen.

6.2.1 Therapeutische Gesichtspunkte

Die Therapie der reaktiven Arthritiden folgt im Wesentlichen derjenigen der rheumatoiden Form [→ 6.1.4 Medikamentöse Therapie]. Oftmals haben sich bei stoffwechselbetonter Konstitution

- *Mandragora officinarum e radice D3* (Wala) Amp. s.c. 1-0-0

zusammen mit

- *Stannum metallicum praeparatum D8* (Weleda) Amp. s.c. 1-0-0

bewährt. Darüber hinaus kommt

- *Cartilago/Mandragora comp.* (Wala) Amp. s.c. 1-0-0

in Betracht. Störungen des *Wärmeorganismus* und eine *eingeschränkte circadiane Temperaturvarianz* weisen auf die *Viscumtherapie* hin, z.B.

- *Iscucin Salicis (bis Stufe E, ggf. bis H)* (Wala) Amp. s.c. 3 x wöchentlich 1-0-0.

Auch bei den reaktiven Arthritiden spielen die *äußeren Anwendungen* eine bedeutende Rolle [→ 6.1.6 Äußere Anwendungen].

6.3 Morbus Bechterew

Die ankylosierende Spondylitis, *Morbus Bechterew*, betrifft das Achsenskelett, die Iliosakralgelenke, die Wirbelsäule und die kleinen Wirbelgelenke, potenziell auch die peripheren Gelenke und Sehnenansätze. An die entzündlichen Prozesse schließen sich Ossifikationen und Ankylosen mit den charakteristischen Veränderungen der Wirbelsäule an. Darüber hinaus können auch extraskeletale Krankheitsmanifestationen wie z.B. die Beteiligung der Augen (Iridozyklitis) auftreten und der rheumatischen Symptomatik um Jahre vorausgehen.

Die *Wirbelsäule* steht als Achsenskelett den *Gliedmaßen* polar gegenüber. In diesen wirken die oberen Wesensglieder bewegungsaktiv. Demgegenüber schränkt sich die Bewegungsfähigkeit der Wirbelsäule deutlich ein. Sie schwingt nur noch saitenartig um die Aufrechte und wird nicht mehr durch eine dynamische Muskelfunktion bewegt, sondern durch die tonisch wirkende Muskulatur gehalten. Die Gliedmaßen dienen der willensaktiven *Bewegung*, die Wirbelsäule der *Haltung* [→ Abb.].

Funktionell stehen sich *Bewegung*, also die *phasische Muskelaktivität der Gliedmaßen*, und *Haltung polar* gegenüber.

In der *Bewegung* kommt es zu einer dynamischen Willensaktivität der oberen Wesensglieder, wie sie für das Stoffwechsel-Gliedmaßen-System typisch ist. Demgegenüber entfaltet sich in der *Haltung* und damit der tonischen Muskelaktivität keine bewegungsaktive Wirksamkeit, sondern ein in die Anspannung führender Muskeltonus, der mit den in die Verhärtung führenden Qualitäten des Nerven-Sinnes-Systems in Beziehung steht. Entsprechend ergreift die quergestreifte, willkürlich innervierte Muskulatur das axiale Skelett der Extremitäten, während der knöcherne Spinalkanal das Nervensystem umschließt.

Damit ist die tonische Muskelaktivität, die der Haltung des Menschen zugrunde liegt, nicht mit der krampfartigen Verspannung zu verwechseln. Hier führt die astralische

Organisation zu myogelotischer Muskelverhärtung, welche die Ich-Organisation nicht mehr durchdringt. In der Haltung wirkt hingegen die in die Bewegungsruhe und Aufrichte führende gestaltende Kraft der Ich-Organisation.

Beide Pole haben nun ihre typischen Erkrankungen. So beginnt die *rheumatoide Arthritis* meistens peripher in den kleinen Gelenken. Sie erreicht erst später die größeren Gelenke und ggf. auch die Wirbelsäule und hier besonders die Halswirbelsäule. Eine Erkrankung der Extremitäten sucht somit den zum Nerven-Sinnes-System gehörenden Abschnitt der Wirbelsäule [→ XXXI. 2. Die Dreigliederung der Wirbelsäule].

Der peripheren Manifestation und zentripetalen Ausbreitung der *rheumatoiden Arthritis* stellt sich der *Morbus Bechterew* polar gegenüber. Er manifestiert sich im zentralen Achsenskelett und zeigt häufig eine zentrifugale Ausbreitung. So gehören eine Beteiligung der peripheren Gelenke und Enthesiopathien zum Krankheitsbild. Im Unterschied zur rheumatoiden Arthritis kommt es nicht zu einer Beteiligung der Halswirbelsäule, sondern initial der Sakroiliakalgelenke und der Lendenwirbelsäule als einen zum Stoffwechsel-Gliedmaßen-System gehörenden Bereich.

Die *rheumatoide Arthritis* manifestiert sich bevorzugt in den *peripheren Gelenken*, der *Morbus Bechterew* im *zentralen Achsenskelett*. Peripherie und Zentrum stehen sich in diesen polaren Erkrankungen gegenüber und bestimmen ihren klinischen Verlauf.

Auch andere Phänomene weisen auf die eindrückliche Polarität hin. So ist die rheumatoide Arthritis durch einen klinisch apparenten Entzündungsprozess charakterisiert, während der Morbus Bechterew demgegenüber einen schleichenden und in die Sklerose führenden Verlauf zeigt [→ Abb.].

Bei beiden Erkrankungen kommt es zu einer pathogenetisch wirksamen Dominanz des Nervensystems, die zu *Sklerose* und *Ankylosierung* führt. Sie manifestiert sich bei der rheumatoiden Arthritis in den peripheren, bewegungsaktiven Gelenken, beim Morbus Bechterew im zentralen Achsenskelett mit seiner überwiegend tonischen Muskelaktivität.

Die *Haltung* ist durch ihre Beziehung zum Fühlen und der seelischen Gestimmtheit des Menschen sichtbarer Ausdruck des astralischen Wesens und weist durch die Aufrechte auf die Ich-Organisation. Beim Morbus Bechterew ist die mit der Aufrechte verbundene Wirksamkeit der *Ich-Organisation* eingeschränkt. Die astralische Organisation wirkt im Sinne des oberen Menschen verhärtend und sklerosierend in den Bereich der Wirbelsäule hinein. Dieser in die Ankylosierung führenden Dominanz des Nervensystems wenden sich die entzündlichen Stoffwechselprozesse entgegen. Da sie dieses Ungleichgewicht nicht überwinden, werden sie zur chronischen Inflammation, zum sklerosierenden Prozess.

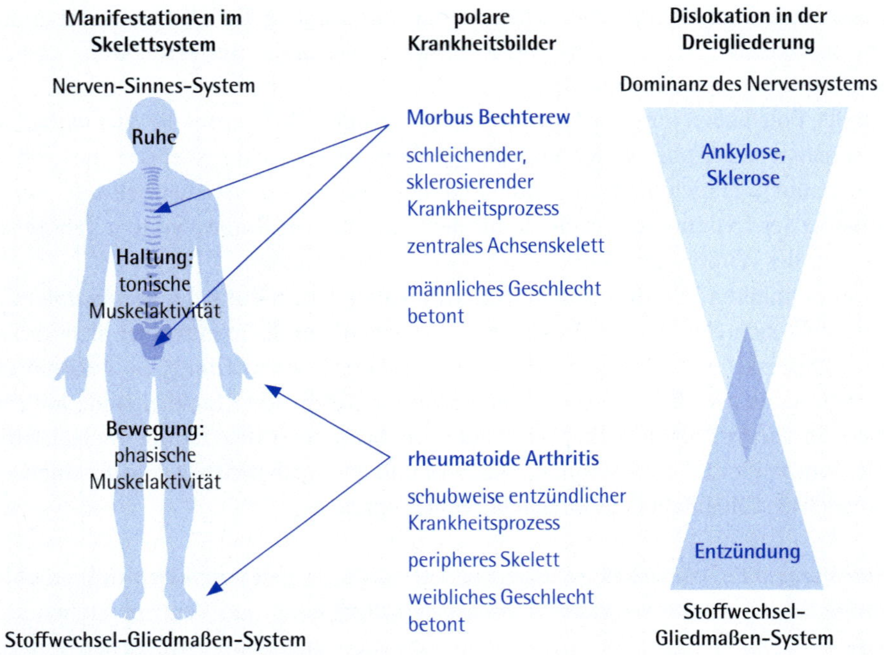

Die Polarität von rheumatoider Arthritis (periphere Gelenke) und Morbus Bechterew (Achsenskelett)

6.3.1 Therapeutische Gesichtspunkte

Die mit der *Aufrechte* verbundene Aktivität der *Ich-Organisation* ist in der *Wirbelsäule* zu *unterstützen.*

Bei Müdigkeit und Erschöpfung ist

- *Phosphorus D5* (Weleda) Dil. 20-0-0 gtt

hilfreich. Injektionen mit

- *Betonica D3 / Rosmarin D3 aa* (Weleda) Amp. s.c. bis mehrmals wöchentlich paravertebral

stellen sich konzeptionell dieser therapeutischen Zielsetzung zur Seite und führen die Ich-Organisation (Rosmarin) und die astralische Organisation (Betonica) in eine verstärkte funktionelle Verbindung mit der Wirbelsäule [→ XXXI. 4.1 Arzneimittel].

Ein wesentliches Arzneimittel in der degenerativ-chronischen Erkrankungsphase ist

- *Disci comp. cum Stanno* (Wala) Amp. s.c. 1-0-0.

Equisetum führt die verhärtend wirkenden Wesensglieder in die regenerierenden Stoffwechselprozesse. Bambussa fördert durch seine beeindruckende Vitalität die aufbauenden ätherischen Prozesse. Stannum unterstützt die Gestaltung in der Gelenkorganisation der Wirbelsäule.

Bei *entzündlichem* und *akut schmerzhaftem* Krankheitsbild eignet sich

- *Disci comp. cum Argento* (Wala) Amp. s.c. 1-0-0.

Argentum gehört zur Therapie der entzündlichen und schmerzhaften Erkrankungsphasen. Formica wirkt demgegenüber auf die degenerativen Veränderungen insbesondere beim erschöpften und angespannten Patienten mit Schmerzen und Morgensteifigkeit. Die in dem Arzneimittel enthaltene Arnika verstärkt die Gestaltungskräfte. Bei entzündlicher Symptomatik ergänzt man diese Ampulle mit

- *Bryonia/Stannum* (Wala) Amp. s.c. bis 1 x täglich.

Bei ausgeprägt entzündlicher Symptomatik ist auch an Apis-Injektionen (s. o.) zu denken.

Bei *anhaltenden Schmerzen* ist eine Therapie mit

- *Solum Inject* (Wala) Amp. s.c. 1-0-0
- *Solum Inject 10* (Wala) Amp. i.v. 1-0-0

aussichtsreich. Darüber hinaus kommen die in [→ XXI. 4 Anthroposophische Therapiekonzepte in der Schmerztherapie] dargestellten Arzneimittel zum Einsatz.

Bei *gestörtem Wärmeorganismus* und einer eingeschränkten *circadianen Temperaturvarianz* ist die *Misteltherapie* in Betracht zu ziehen, die in stufenweiser Steigerung die Zieldosierung erreicht:

- *Iscucin Salicis Stufe E bis H* (Wala) Amp. s.c. 3 x wöchentlich 1-0-0.

Als äußere Anwendungen eignen sich die folgenden Arzneimittel: Bei *neuralgiformen Schmerzen*

- *Aconit Schmerzöl* (Wala) bis mehrmals täglich

bei *krampfartigen Beschwerden*

- *Arnica comp. / Cuprum* (Weleda) Ölige Einreibung bis mehrmals täglich

bei *rheumatischen Beschwerden* mit *Wetterfühligkeit*

- *Solum Öl* (Wala) bis mehrmals täglich

und bei arthritischen Beschwerden

- *Arnikawickel* 1-0-0, Durchführung siehe Anhang
- *Cera/Aesculus comp., Unguentum* (Wala) 1-0-0.

6.4 Psoriasis-Arthritis

Die Inzidenz der Psoriasis-Arthritis liegt bei 20 bis 35 % der Psoriasispatienten und wurde in der Vergangenheit vermutlich unterschätzt.[85] Neben dem typischen Befall im Strahl, der klinisch als Daktylitis imponiert, treten auch Enthesitiden, Spondylarthropathien, Sakroileitis, Monarthritiden und meist asymmetrische Polyarthritis auf. Eine Arthritis der distalen Interphalangealgelenke gilt als weiteres typisches Befallsmuster.[86] Die Komorbiditäten weisen auf die zugrunde liegende Wesensgliederkonstellation.

Bei der *Psoriasis-Arthritis* ziehen sich die *oberen Wesensglieder* aus ihrer *dynamischen Wirksamkeit* in den *Gliedmaßen* zurück und wirken vom Nerven-Sinnes-System aus *verhärtend* in das *Bewegungssystem* herein. Entzündungsprozesse wenden sich der *Dominanz des Nerven-Sinnes-Systems* entgegen.

Diese Wesensgliederkonstellation macht die zahlreichen Komorbiditäten der Psoriasis verständlich. So findet sich eine Assoziation der Psoriasis mit sklerosierenden Erkrankungen wie der KHK, die insbesondere bei längerem Verlauf mit einem erhöhten Risiko für einen Myokardinfarkt einhergeht. Darüber hinaus ist die Beziehung der Psoriasis zum metabolischen Syndrom bekannt. So zeigte sich für den Diabetes mellitus Typ 2, die arterielle Hypertonie und auch die Adipositas eine deutliche Korrelation zur Psoriasis vulgaris.[87,88] Die Psoriasis ist aber nicht nur mit den Skleroseprozessen im Rahmen des metabolischen Syndroms und der KHK verbunden, sondern zeigt auch Beziehungen zu denjenigen im Verdauungstrakt. So ist sie epidemiologisch mit den chronisch entzündlichen Darmerkrankungen wie dem Morbus Crohn assoziiert. Damit betrifft der Krankheitsprozess nicht nur die nach außen gewendete Haut, sondern auch die nach innen orientierte Darmschleimhaut. Auf die Beziehung zur Depression und auch der nicht seltenen Uveitis sei ebenfalls hingewiesen.

6.4.1 Therapeutische Gesichtspunkte

Therapeutisch hat sich bei der Psoriasis-Arthritis oftmals

- *Mandragora officinarum e radice D3* (Wala) Amp. s.c. 3 x wöchentlich bis 1 x täglich 1-0-0

zusammen mit

- *Stannum metallicum praeparatum D8* (Weleda) Amp. s.c. — 3 x wöchentlich bis 1 x täglich 1-0-0

bewährt.

Bei enthesiopathischen Beschwerden kommt v.a.

- *Symphytum comp.* (Wala) Amp. s.c. — 1-0-0, befundnahe Injektion

zum Einsatz. Zudem bewährt sich besonders bei systemischer Entzündungsaktivität (erhöhtes CRP)

- *Helleborus niger D4* (Helixor, Wala) Amp. s.c. — 3 x wöchentlich 1-0-0

und lässt sich zusammen mit Symphytum comp. injizieren. Die bereits erwähnten äußeren Anwendungen wie

- *Arnika-Heilerdewickel* — Durchführung siehe Anhang

und die abendliche Einreibung von

- *Stannum metallicum 0,4 %* (Weleda) Salbe

(nicht im Bereich der psoriatischen Hautmanifestation) ergänzen die Therapie.

Die dermatologische Behandlung stellte Lüder Jachens ausführlich dar.[89] Die ggf. bestehenden Komorbiditäten sind behandlungsbedürftig.

6.5 Die Arthrosekrankheit

Im Unterschied zur rheumatoiden Arthritis entwickeln sich die arthrotischen Gelenkveränderungen schleichender und klinisch stummer. Allerdings treten immer wieder *schmerzhafte reaktive Entzündungsphasen* auf, die in die weitere Deformierung führen.

Arthrotische Gelenkerkrankungen entstehen durch die *ungenügende dynamische Aktivität* der oberen Wesensglieder in den *Gliedmaßen* mit *sekundärer Dominanz* des *Nerven-Sinnes-Systems.*

Dabei entsteht die Behinderung dieser Willenswirksamkeit auch durch *äußere Traumata* und *Fehlbelastungen*, also eher physische Umstände. In gleicher Weise führt aber auch eine geschwächte ätherische Organisation, welche die auf den Gelenkflächen lastenden Schwerekräfte nicht ausgleicht, zur Arthrose. Darüber hinaus bedingen Funktionseinschränkungen der mit dem Astralleib verbundenen Muskulatur eine Arthrose. So sind neurogene Arthrosen, z.B. bei Polyneuropathien ebenso bekannt wie muskulär bedingte

Fehlstellungen des Gelenks, die ihrerseits zur arthrotischen Umwandlung beitragen. Auch eine zu lange Ruhigstellung soll den arthrotischen Umbau fördern.[90]

Die *Dominanz des Nerven-Sinnes-Systems* geht mit einer *geschwächten ätherischen Organisation* im Gelenk einher.

Chondrozyten produzieren die Knorpelmatrix. Bei der Arthrose lagern diese sich zu Klustern zusammen und werden im weiteren Verlauf apoptotisch. Dabei scheint der junge Knorpel ein hohes Regenerationspotenzial zu besitzen und erholt sich bei kleineren Verletzungen. Im Alter nimmt dies ab.[91]

Während durch viele, zum Teil mechanische Faktoren die arthrotischen Veränderungen in den großen Gelenken entstehen, gelten diese Ursachen bei der *Polyarthrose* der kleinen Fingergelenke vom *Heberden- oder Bouchard-Typ,* wo augenscheinlich mechanische Druckkräfte oder Fehlbelastungen fehlen, nicht.

Mit zunehmendem Alter zieht sich die dynamische Wesensgliederaktivität aus den Gliedmaßen zurück. Damit entsteht im Bereich der Hände, die ohnehin die Prädominanz des Nerven-Sinnes-Systems zeigen [→ II. 2.2.1 Das Nerven-Sinnes-System], die *verfestigende Polyarthrose.* Die Domininanz des Nerven-Sinnes-Systems geht auch hier mit einer geschwächten ätherischen Organisation einher. Die immer wieder zu beobachtenden entzündlichen Schübe versuchen, dem pathologischen Wirken ausgleichend entgegenzutreten, münden allerdings in die chronische Inflammation und führen damit in die *Sklerose*, die im Gelenkumbau die Signatur der Kopforganisation entstehen lässt. Möglicherweise ist bereits im präarthrotischen Stadium am Charakter der Bewegung ablesbar, dass sich das Ich und die astralische Organisation nicht mehr ausreichend mit dem Bewegungssystem verbinden [→ 6.1 Die rheumatoide Arthritis]. Die nachfolgend dargestellten Arzneimittel beziehen sich auf die unterschiedlichen Phasen in der Zeitgestalt der Arthrose [→ Abb.].

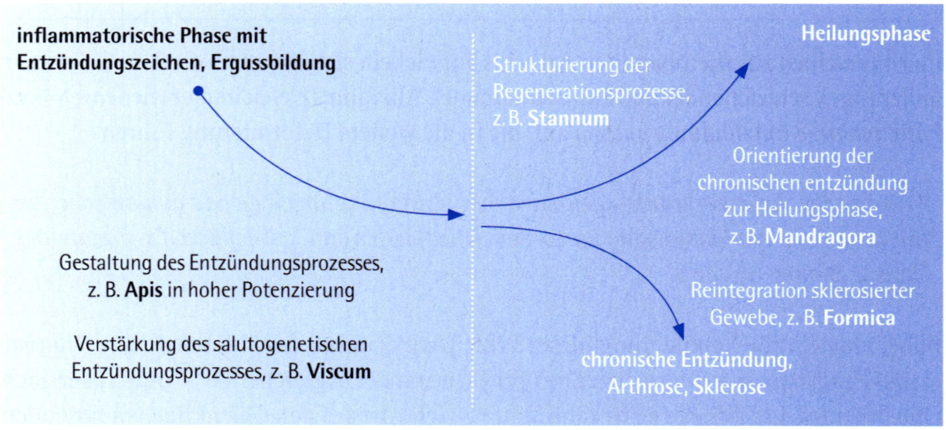

Arzneimittel und die Zeitgestalt der Arthrosetherapie

6.5.1 Therapeutische Gesichtspunkte

Therapeutisch bewährt sich bei der Arthrose der großen Gelenke[92], also bei *Cox*- oder *Gonarthrose*

- *Mandragora officinarum e radice D3* (Wala) Amp. s.c. 3 x wöchentlich bis 1-0-0

zusammen mit

- *Stannum metallicum praeparatum D8* (Weleda) Amp. s.c. gelenknah 3 x wöchentlich bis 1-0-0.

Ein weiteres zuverlässiges Präparat[93] in diesem Zusammenhang ist

- *Cartilago/Mandragora comp.* (Wala) Glb. velati 10-10-10
- *Cartilago/Mandragora comp.* (Wala) Amp. s.c. 3 x wöchentlich bis 1 x täglich.

Huber et al.[94] untersuchten die therapeutische Wirksamkeit von

- *Articulatio genus Gl D5* (Wala) Amp. gelenknah s.c. 3 x wöchentlich.

Organpräparate dienen in der tiefen Potenzierung der Förderung der regenerativen Prozesse [→ Abb.]. In der placebokontrollierten Studie zeigte sich nach einer Therapie über vier Wochen wegen der zulässigen Rescue-Medikation zwar keine Verbesserung im primären Outcome-Parameter (WOMAC-Score), allerdings konnten im Follow-up signifikant (p = 0,036) mehr Patienten der Verumgruppe die analgetische Medikation beenden (Analgetikabedarf: 40 % in der Placebo-, 15 % in der Verumgruppe). Somit ließ sich eine klinisch relevante Wirksamkeit dokumentieren, die angesichts der NSAR-Nebenwirkungen als bedeutsam einzuschätzen ist.

Die *salutogenetischen Entzündungsprozesse* unterstützt die *Mistel* (s. u.).

Christian Gärtner führte eine *Studie* zur Therapie bei *Hüft- und Kniegelenkarthrose* mit Viscum und den jeweiligen Organpräparaten durch.[95] Unter einer Therapie mit

- *Articulatio coxae Gl D30 resp. Articulatio genus Gl D30* (Wala)

jeweils zusammen mit Viscum Mali 2 % (außer Handel, D2 weiterhin erhältlich) zweimal wöchentlich kam es zum Teil zu eindrucksvollen klinischen Beschwerdebesserungen. Von insgesamt 367 Studienpatienten berichteten nach drei Monaten Therapie 58 % über eine Besserung bei unverändert radiologischem Befund und brauchten keine nicht-steroidalen Antirheumatika oder andere Analgetika einzunehmen. Die Viscumanwendung unterstützt die salutogene entzündliche Reaktion, die sich gegen die überformenden und sklerosierenden Krankheitsprozesse wendet. Eine Beschwerdeverbesserung ist demzufolge erst nach mehrwöchiger Therapie zu erwarten. Es bestehen positive Erfahrungen mit weiteren Mistelpräparaten[96]:

- *Helixor M bis 50 mg* (Helixor) Amp. s.c.
- *Iscador M spezial 5 mg* (Iscador) Amp. s.c.
- *Iscucin Mali Stärke D-F* (Wala) Amp. s.c. — jeweils periartikulär 2 x wöchentlich
- *Viscum Mali D6-D2* (Wala) Amp. s.c.
- *abnobaVISCUM Mali bis 2mg* (Abnoba) Amp. s.c.

gegebenenfalls zusammen mit

- *Cartilago comp.* (Wala) Amp. s.c.

Bei der Misteltherapie ist ein schleichender Einstieg zu wählen (angepasst an die Lokalreaktion und den klinischen Verlauf), der gegenüber den oben angeführten Dosierungen zu Abweichungen führen kann. Die *Organpräparate* begleiten – ähnlich wie das vorausgehend erwähnte Stannum – die aufbauende und *heilende Nachtphase* der Entzündung. Schließlich sei Betula folium

- *Betula Folium D3* (Abnoba) Amp. s.c. — bis 1-0-0

als Arzneimittel in der Arthrosetherapie genannt. Als *äußere Anwendung* kommen morgens

- *Cera/Aesculus comp., Unguentum* (Wala) — 1-0-0
- *Arnica comp. / Apis* (Weleda) Creme — 1-0-0

zum Einsatz.

Abends trägt man

- *Stannum metallicum 0,4 %* (Weleda) Salbe — 0-0-1

auf das erkrankte Gelenk auf. Gute Erfahrungen bestehen mit der äußerlichen Anwendung eines

- *Ingwer-Nierenwickels* — Durchführung siehe Anhang

als wärmender Maßnahme.[97]

Bei der therapeutisch oftmals schwer beeinflussbaren *Polyarthrose* der kleinen Gelenke vom Heberden- oder Bouchard-Typ gibt es positive Einzelfallbeobachtungen mit

- *Cartilago comp.* (Wala) Glb. velati 10-10-10
- *Cartilago comp.* (Wala) Amp. s.c. bis 3 x wöchentlich.

Die Ampullen enthalten Allium cepa D14, Aurum met. D9, Betula e folis D4, Cartilago articularis bovis Gl D7, Formica rufa ex animale tota Gl D16 sowie Stannum met. D7. Bei entzündlicher Aktivität mit schmerzhaften Gelenksbeschwerden hat sich

- *Apis comp.* (Weleda) Dil. 20-20-20 gtt

bewährt. In diesem Arzneimittel sind Apis mellifica D3, Arnica D10, Berberis D3, Colchicum D4, Formica D4, Gelsemium D3 und Leontopodium alpinum D3 enthalten.

Kasuistik

Eine 63-jährige Patientin leidet an einer Heberden- und Bouchard-Arthose mit belastenden Schmerzen und Behinderungen in ihrer Berufstätigkeit als Altenpflegerin. In der vorausgehenden rheumatologischen Betreuung wurde bei erheblicher Entzündungsaktivität eine Basistherapie mit MTX empfohlen. Unter Apis comp. kam es innerhalb von ca. zwei Monaten zu einer eindrücklichen Besserung. Die Patientin reduzierte dann die Dosis von Apis comp. mit der Folge des erneuten Auftretens der Beschwerden. Nach Wiederansetzen der Therapie in der ursprünglichen Dosierung trat erneut eine Besserung ein. Der Therapieverlauf erstreckt sich nun über zwölf Jahre mit gutem funktionellen Ergebnis und nur minimalen Beschwerden.

Eine weitere Möglichkeit ist

- *Equisetum/Formica* (Wala) Amp. s.c. 3 x wöchentlich bis 1 x täglich
- *Equisetum arvense D15 / Formica D10 aa* (Weleda) Amp. s.c. 3 x wöchentlich bis 1 x täglich

ergänzt durch

- *Mandragora officinarum e radice D3* (Wala) Amp. s.c. 3 x wöchentlich bis 1 x täglich.

Das erste Arzneimittel wirkt auf die Skleroseprozesse der länger bestehenden Arthrose, letzteres auch auf den entzündlichen Schub, der aus der stummen Erkrankung die schmerzhafte entstehen lässt.

Kasuistik

Bei einer ca. 75-jährigen Patientin besteht eine *rechtsseitige Coxarthrose.* Sie klagt über erhebliche Schmerzhaftigkeit und Bewegungseinschränkung im Hüftgelenk. Zum klinischen Befund passend finden sich röntgenologisch die Zeichen einer mäßig ausgeprägten Coxarthrose. Es beginnt eine Therapie mit *Cartilago/Mandragora comp.*. Äußerlich erfolgen Einreibungen mit *Cera/Aesculus comp.* Nach wenigen Wochen tritt nahezu vollständige Beschwerdefreiheit ein.

6.6 Gicht

Die Gicht differenziert sich in einen *neurasthenischen* und einen *stoffwechselbetonten Typus.* Der neurasthenische zeigt die Dominanz der astralischen Organisation des oberen Menschen. Ihm steht die adipöse Kostitution z. B. im Zusammenhang mit dem metabolischen Syndrom [→ XVI. 4.2 Diabetes mellitus Typ 2 und das metabolische Syndrom] gegenüber, die durch einen prädominierenden, von der Ich-Organisation nicht ausreichend gelenkten Astralleib des unteren Menschen charakterisiert ist.

Exkurs

Die Harnsäure ist beim Menschen, den Primaten, Vögeln und einigen Reptilien das Endprodukt des Purinstoffwechsels.[98] Die Purinnukleotide stehen als Bestandteile der Kernsäuren und damit des *Zellkernes* wie dieser mit dem Nerven-Sinnes-System der Zelle in Beziehung. Vom Zellkern (Genom) gehen strukturierende und „gestaltende" Qualitäten aus, die ihn mit den entsprechenden Qualitäten des Nerven-Sinnes-Systems versehen. Demgegenüber trägt das *Zytosol* mit seinen differenzierten metabolischen Prozessen und der Eiweißsynthese, die in ihren weiteren Abbauwegen zum Harnstoff führt, die Qualitäten des Stoffwechsel-Gliedmaßen-Systems. Die Austauschprozesse an der *Kern- und Zellmembran* sind als atmungsverwandte Substanzbewegungen zwischen Innen- und Außenraum mit dem Rhythmischen System korreliert und vermitteln zwischen dem Form- (Zellkern) und dem Prozesspol (Zytoplasma) [→ Abb.]. Entsprechend ergeben sich mehrere Bezüge der zur Kristallbildung neigenden *Harnsäure* (die extra- und intrazellulären Mononatriumuratkristalle bei der Gichtarthritis zeigen eine nadel- und zapfenförmige Doppelbrechung) zu den *Bewusstseinsprozessen.* So steht die Harnsäure Theophyllin und Coffein chemisch nahe.[99] Demgegenüber führen die Stoffwechselwege der Aminosäuren zur Abspaltung von Ammoniumionen (NH_4^+), die schließlich in der Leber in die Harnstoffsynthese eingehen.[100] Während die Harnsäure leicht aus der Lösung fällt und sich als Kristall ablagert, ist der Harnstoff ausgesprochen gut wasserlöslich.

Die Erstmanifestation der Gicht ist am häufigsten die akute Arthritis. Diese beginnt meist in der Nacht mit dramatischen Schmerzen, Schwellung, Überwärmung und auch Rötung des Gelenks. Oft ist das Großzehengrundgelenk befallen. Dem Gichtanfall gehen häufig verschiedene Auslöser wie emotionale Belastung, Trauma, Operation, exzessiver

Alkoholgenuss und reichliche Nahrungsaufnahme voraus. Nach mehreren akuten mono- oder oligoarticulären Arthritiden entwickelt sich ggf. eine chronische, nicht symmetrische Arthropathie. Die zum Nerven-Sinnes-System orientierte und von der Ich-Organisation nicht ausreichend gelenkte astralische Aktivität geht mit der „kristallinen" Harnsäureablagerung einher, der sich eine *akute Entzündung* entgegenstellt. Dabei phagozytieren neutrophile Granulozyten Uratkristalle und setzen lysosomale Enzyme und Mediatoren mit chemotaktischer Wirkung frei.[101] Geht die akute in die chronische Inflammation über, so entwickelt sich die *chronische Gichtarthritis*, an deren Ende (bei Nicht-Behandlung) die Zerstörung des Gelenks steht. Der Gichttophus entspricht histologisch einem Fremdkörpergranulationsgewebe.[102]

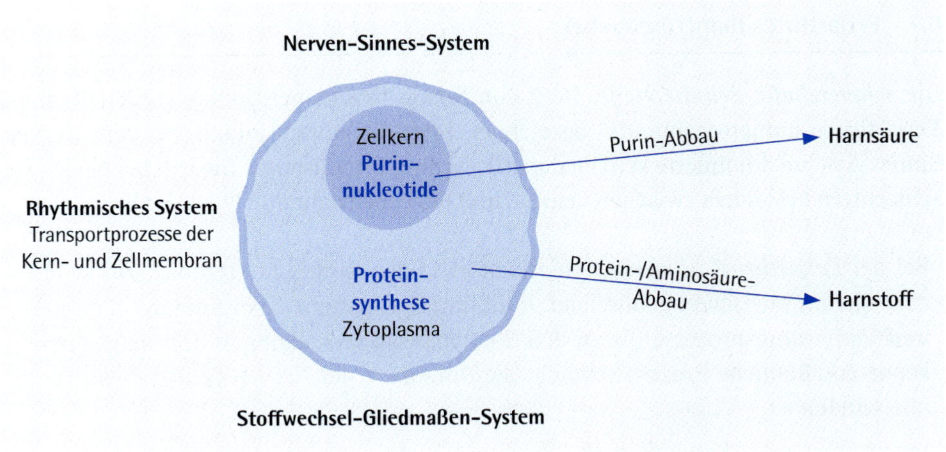

Harnsäure- und Harnstoffsynthese vor dem Hintergrund der Dreigliederung der Zelle

Die Gicht gehört zu der größeren Gruppe der sogenannten *Kristallarthropathien*. Ihnen sind kristalline Ablagerungen (z. B. Urate, Calciumpyrophosphat) in den Gelenken und damit eine mineralische, zum Nerven-Sinnes-System zählende Qualität in der Bewegungsorganisation gemeinsam. Dieser Dislokation innerhalb der Dreigliederung wendet sich die heftige Entzündung entgegen.

6.6.1 Therapeutische Gesichtspunkte

Neben einer oftmals erforderlichen *urikostatischen Therapie* kommen

- *Mandragora officinarum e radice D3* (Wala) Amp. s.c. bis 1-0-0
- *Colchicum, Tuber Rh D3* (Weleda) Amp. s.c. bis 1-0-0

symptomatisch zum Einsatz, wodurch sich oftmals die Beschwerden bessern.

Kasuistik

Ein ca. 70-jähriger Lehrer leidet seit Jahrzehnten an einer *Gicht*. Er hat eine *neurasthenische Konstitution* mit sehr wachem und intellektuell beweglichem Bewusstsein. Seit vielen Jahren injizierte er sich bedarfsweise *Mandragora und Colchicum*. Die therapeutische Wirksamkeit war bei dem langjährig betreuten Patienten weniger in der laborchemischen Veränderung ablesbar – es erfolgte eine urikostatische Therapie –, sondern vielmehr in dem positiven Einfluss, den die Injektionen im Zusammenhang mit den häufiger auftretenden arthritischen Beschwerden brachten und der sich über viele Jahre als reproduzierbar erwies.

6.7 Periarthritis humeroscapularis

Die *schmerzhafte Schultersteife*, 1872 von Simon Emmanuel Duplay (1836–1924) als „Periarthritis humeroscapularis" bezeichnet, zeigt das unphysiologische, vom Nerven-Sinnes-System dominierte Wirken der astralischen Organisation. Sie tritt bei beiden Geschlechtern besonders zwischen dem 51. und 66. Lebensjahr auf.[103]

Bei der *Periarthritis humeroscapularis* bewirkt die astralische Organisation in ihrer zum oberen Menschen gehörenden Funktion Bewegungseinschränkung, Steifigkeit und Verhärtungsprozesse bis zu den Sehnenansatzverkalkungen. Der entgegenwirkende entzündliche Prozess versucht die Dominanz des Nerven-Sinnes-Systems zu überwinden.

Auffallend ist die *Lokalisation* dieser Periarthropathie, die das Schultergelenk und nicht z. B. das Hüftgelenk betrifft. Dieses dient Bewegungsaufgaben, die sich beim Gehen und Stehen in die Schwere stellen. Andere Verhältnisse sind beim Schultergelenk zu finden: Es ist das beweglichste Gelenk des menschlichen Körpers und kaum in die Schwerekräfte eingebunden. Die obere Extremität und insbesondere die Hände dienen den Willensintentionen des Menschen und bringen in Gestik und Bewegung die *fühlende Seele* zum Ausdruck. Lastet metaphorisch gesprochen zu viel auf den Schultern, was der Mensch nicht mehr tragen kann, so kommt es zum pathologischen Erwachen des astralischen Leibes. Die zum Teil heftige Entzündungsreaktion einer Periarthritis humeroscapularis wendet sich dieser Wesensgliederkonstellation als salutogenetischer Prozess entgegen. Gelingt die Überwindung nicht, so entwickelt sich eine chronische und sklerosierende Entzündung mit Ablagerung von Calciumpyrophosphatkristallen. Insofern ist auch bei der Periarthritis humeroscapularis ein akut entzündliches Stadium mit massiver Schmerzsymptomatik (Periarthropathia humeroscapularis acuta) von dem subakuten (eher chronisch entzündlichen) und schließlich der fibrösen Schultersteife (Pariarthropathia humeroscapularis ankylans) abzugrenzen. Der Krankheitsprozess führt das beweglichste Gelenk des Menschen in die Versteifung und offenbart eindrucksvoll die Dominanz des Nerven-Sinnes-Systems, der sich die salutogenetisch intendierte Entzündung des Stoffwechsel-Gliedmaßen-Systems entgegenstellt.

6.7.1 Therapeutische Gesichtspunkte

Vor diesem Hintergrund sind *seelische* und *biografische Aspekte* für die Therapie zu berücksichtigen.

In frühen Krankheitsstadien lenkt das *niedrig potenzierte Apis* die heilende Entzündung und unterstützt die Ich-Organisation durch die Apis-eigene Wärmequalität. Apis kommt auch zusammen mit Levisticum zum Einsatz, das den astralischen Leib anspricht, um ihn mit dem Entzündungsgeschehen zu verbinden.

- *Apis/Levisticum I* (Wala) Amp. s.c. — 1-0-0

bzw.

- *Apis/Levisticum II* (Wala) Amp. s.c. — 1-0-0

Gelingt es bei einem länger bestehenden Leiden nicht, hierdurch eine Besserung zu erzielen, so ist

- *Formica D3, D6* (Weleda) Amp. s.c. — 1-0-0
- *Formica ex animale Gl D5* (Wala) Amp. s.c. — 1-0-0

insbesondere beim seelisch angespannten Patienten indiziert. Formica fördert die Auseinandersetzung mit den aus Lebensprozessen sklerotisch herausgefallenen Substanzen. Bei stark entzündlichem Krankheitsbild sind tiefe Potenzierungen nicht geeignet und können zu einer Verschlimmerung der Beschwerden führen. Oftmals bewährt sich die Kombination von Apis/Levisticum und Formica als Therapieeinstieg. Schließlich kommt bei unzureichender Wirksamkeit die *Mistel* in Betracht und hilft oftmals in bislang erfolglos therapierten Situationen.

- *abnobaVISCUM Mali 0,2 mg–2 mg* (Abnoba) Amp. s.c. — schrittweise Dosissteigerung 3 x wöchentlich
- *Iscador M 1–10 mg* (Iscador) Amp. s.c. — schrittweise Dosissteigerung 3 x wöchentlich
- *Helixor M 1–50 mg* (Helixor) Amp. s.c. — schrittweise Dosissteigerung 3 x wöchentlich

Des Weiteren bestehen positive Erfahrungen mit

- *Symphytum comp.* (Wala) Amp. s.c. — 1-0-0.

Im Allgemeinen verlangt die *akute Periarthropathie* die Therapie mit Apis und ggf. Formica in höherer Potenzierung. Formica tief potenziert und Viscum album wirken auf das *chronifizierte Stadium.* Die akute Situation verlangt Ruhigstellung und Kälteanwendungen, das subakute Stadium die Bewegungstherapie und milde Wärmeanwendung, die chronische Form intensive Wärme. Auch hier bewährt sich der entsprechend temperierte Arnikawickel oder die Anwendung von Arnika und Heilerde:

- *Arnikawickel* 1–2 x täglich, Durchführung siehe Anhang
- *Arnika-Heilerdewickel* 1–2 x täglich, Durchführung siehe Anhang

Als äußere Gelenkeinreibung kommen wie bei der Arthrosetherapie

- *Cera/Aesculus comp., Unguentum* (Wala) 1-0-0
- *Arnica comp. / Apis* (Weleda) Creme 1-0-0

sowie

- *Stannum metallicum 0,4 %* (Weleda) Salbe 0-0-1

in Betracht.

Die Physio- und nachfolgend auch die Eurythmietherapie sind von entscheidender Bedeutung. Bei perakutem Beschwerdebild ist eine antiphlogistisch-analgetische Behandlung unverzichtbar.

Exkurs

Eine ca. 70-jährige Patientin klagt über eine seit mehreren Wochen bestehende *schmerzhafte Schultersteife* mit charakteristischen röntgenologischen Veränderungen. Es erfolgt zunächst eine Injektionstherapie mit *Apis/Levisticum II* (Wala) und *Formica D6*, ergänzt mit den äußeren Anwendungen im Gelenkbereich von *Cera/Aesculus comp., Ung.* morgens und *Stannum metallicum 0,4 %* Salbe abends. Hierunter trat zunächst keine Besserung ein. Die Bewegungsmöglichkeiten des Gelenks waren hochgradig eingeschränkt, auch konnte die Patientin sich nicht mehr alleine kämmen. Als Schmerzmedikation wurde bedarfsweise *Ibuprofen* eingesetzt. Nun erfolgte eine *Misteltherapie* mit einer Injektion von *abnobaVISCUM Mali*, die versehentlich mit 2 mg und damit in einer für den Beginn einer Misteltherapie ungewöhnlich hohen Konzentration erfolgte. Danach entwickelte sich eine erhebliche Lokalreaktion, die sich über die Schulter und den angrenzenden Oberarm erstreckte. Etwa zwei Wochen später war das Gelenk komplett beschwerdefrei und uneingeschränkt in allen Richtungen beweglich.

Die *Sehne* verbindet den bewegungsaktiven Muskel mit dem festen Knochen und steht demzufolge in der Polarität von Stoffwechsel-Gliedmaßen- und Nerven-Sinnes-System [→ 2.2 Die Polarität im Knochensystem].

Die Sehne hat die aktive Bewegungsfähigkeit verloren, ist allerdings noch nicht zur festen Form des Knochens „erstarrt", sondern verfügt über eine minimale Dehnungsfähigkeit dank ihrer im Ruhezustand leicht gewellt verlaufenden kollagenen Fasern.[104] Die Sehne inseriert gewöhnlich an der Faserschicht des Periosts, strahlt aber (weniger häufig) auch direkt in die apophysären Knochenerhebungen ein.[105] Die anatomische Struktur weist Entsprechungen zur Muskelfaser auf, sodass die Sehne wie eine „zur Ruhe" gekommene Muskulatur erscheint: Wie die Muskelfasern, so sind auch die parallel verlaufenden Sehnenfasern von Bindegewebe (Peritendineum internum bzw. externum) umgeben. Das Perimysium der Muskulatur setzt sich in das Peritendineum fort.

In der Sehne bilden sich auch Elemente der zum Nerven-Sinnes-System gehörenden Gestaltgewebe aus. So sind an gewissen Stellen in Sehnen Knorpelzellen oder eine Knochenbildung in Form der Sesambeine anzutreffen.

Wenn Sehnen über eine längere Strecke auf einer knöchernen Unterlage verlaufen, so sind sie oft von einer dünnen Sehnenscheide, bestehend aus einer (äußeren) fibrösen Schicht (Stratum fibrosum) und einem innen lokalisierten Stratum synoviale, umgeben. Diese Vagina tendinis entspricht dem Grundsatz nach der Gelenkkapsel.

Viele rheumatische Erkrankungen gehen mit Veränderungen im Sehnenansatz (Enthesis) einher und führen zu reaktiven entzündlichen Prozessen (*Enthesitis, Enthesiopathie*). Auch „insultartige" Überlastungen können die Tendovaginitis als entzündliche Reaktion im Bereich der Sehnenscheiden hervorrufen. Sie geht – als *chronische Tendovaginitis* – in einen dauernden Entzündungsprozess über und führt zu Skleroseprozessen mit Vernarbungen zwischen Sehne und Sehnenscheide (*Tendovaginitis stenosans*). Darüber hinaus können sich „Tendoostitiden" als Ansatzossifikationen ausbilden (z.B. im Bereich des Fersenbeins an der dorsalen und plantaren Kalkaneusoberfläche)[106], die diesen Prozess bis in die „Knochenbildung am falschen Ort" führen.

Die Sehnen haben eine relevante Regenerationsbereitschaft[107], die auch Sehnendurchtrennungen nach chirurgischer Versorgung zusammenwachsen lässt. Diese regenerativen Lebensprozesse der ätherischen Organisation sind bei den Sehnenerkrankungen auf unterschiedliche Weise eingeschränkt.

Bei einer funktionellen *Dominanz des Nerven-Sinnes-Systems* entwickeln sich auch im Bereich der Sehnenansätze und -scheiden *entzündliche Prozesse*, denen – bei ausbleibender Heilung – eine chronische, mit *Skleroseprozessen* verbundene Phase folgt.

6.8.1 Therapeutische Gesichtspunkte

Häufig zeigt die lokale, subkutane Applikation von *Formica* in mittlerer Potenzierung bei Tendovaginitis und auch Enthesiopathien, ggf. in Verbindung mit dem Organpräparat *Tendo* in mittlerer Potenzierung, eine erstaunliche Wirkung (wobei man die Formica-Potenzierung beim akuten Krankheitsbild nicht zu tief wählt):

- *Formica D6* (Weleda) Amp. s.c. — bis 1-0-0

zusammen mit

- *Tendo Gl D8* (Wala) Amp. s.c. — 3 x wöchentlich 1-0-0,

bei Insertionstendinopathie, Achillodynie und Tendovaginitis auch[108]

- *Tendo/Allium cepa comp.* (Wala) Amp. lokal s.c. — 2 x wöchentlich.

Ausgesprochen positive Erfahrungen[109] bestehen mit:

- *Symphytum comp.* (Wala) Amp. befundnah s.c. — 1-0-0.

Symphytum officinale (es wird die frische, vor der Blüte geerntete Wurzel verwendet[110]) ist eine sehr vitale, schleimreiche Pflanze, mit kräftigen, rauhbehaarten Blättern und spiraligen, meist violetten Blütenständen. Ihre Wurzel soll 20 % Kieselsäure in der Asche enthalten[111], die Lebensprozesse sind dank der Kieselnatur von Formkräften durchzogen. Symphytum trägt Gestaltung und Formkräfte in die regenerierende Nachtphase der Entzündung. Eine antiinflammatorische, antiexsudative Wirksamkeit ist belegt.[112, 113] Darüber hinaus führt Symphytum die im Schmerz dominante astralische Organisation in die ätherischen Prozesse. Entsprechend kommt es zur Förderung der Gewebsregeneration[114] und der Frakturheilung. Symphytum verstärkt demzufolge die aufbauende Nachtwirksamkeit der Wesensglieder und führt ihre zum Bewusstsein (Schmerz) orientierte „Tagesaktivität" in die anabolen Stoffwechselprozesse. Während Arnika die Reintegration der Wesensglieder in parenchymatösen Organen und der Muskulatur fördert, so scheint Symphytum auf die festen Bindegewebe zu wirken. „Sie ist für Knochen, Periost und derbe Nerven- und Fasergewebe, was Arnica für Weichteile ist" führte Henry Clay Allen (1836–1909) aus.[115] Durch ihre kräftig entwickelten Lebenskräfte erreicht sie diese devitalisierteren Gewebe. Eine analgetische Wirksamkeit wurde auch bei lokaler Anwendung nachgewiesen.[116, 117]

Exkurs

Damit zeigt sich eine Polarität bei den Heilpflanzen, die mit dem Kiesel in einer besonderen Beziehung stehen. Während *Equisetum arvense* es nur zu einer minimalen Blattentwicklung bringt und das strahlige Stängelprinzip entwickelt, entsteht bei *Symphytum* ein kräftiges Blattwerk. Beim Schachtelhalm sind somit die gestaltenden Kräfte besonders ausgeprägt, beim kieselhaltigen Symphytum münden diese in eine gut entwickelte Lebensorganisation. Im Unterschied zu *Borago officinalis* steht Symphytum verstärkt mit der astralischen Organisation in Beziehung und lenkt diese in die aufbauenden Lebensprozesse, also die Nachtphase der Wesensgliederwirksamkeit. Auch die Geste der Innenraumbildung seiner Blüte und die leichte Alkaloidbildung (Pyrrolizidinalkaloide) weisen auf die Berührung mit der Astralität. Die Flavonoide und die Schleimstoffe dieser Heilpflanze sind Ausdruck ihrer kräftigen Lebensorganisation.

Stannum ist besonders bei *schmerzhaft-entzündlichem Beschwerdebild* als

- *Arandisit D6* (Weleda) Amp. s.c. — bis 1-0-0

hilfreich. Es handelt sich um ein Verwitterungsprodukt aus Kassiterit und Quarz, das die regenerierenden Prozesse unterstützt und sie aus Verhärtungen löst.

Bei der *stenosierenden Form* der Erkrankung, *Tendovaginitis stenosans de Quervain*, kommt bei ausbleibendem Erfolg eine *Misteltherapie* in Betracht. Zur Unterstützung der regenerierenden Kräfte ist die Apfel-Mistel geeignet, bei im Vordergrund stehenden Verhärtungsbefunden demgegenüber die Weiden-Mistel (Iscucin).

- *Iscucin Salicis (bis Stärke E, ggf. bis H)* (Wala) Amp. s.c.
- *Helixor M bis 50 mg* (Helixor) Amp. s.c.
- *Iscador spezial M 5 mg* (Iscador) Amp. s.c.
- *Iscucin Mali Stärke D-F* (Wala) Amp. s.c.
- *abnobaVISCUM Mali bis 2mg* (Abnoba) Amp. s.c.

periarticulär
3 x wöchentlich

Dieses Therapiekonzept scheint sich auch bei der *Dupuytrenschen Kontraktur* zu bewähren. Lokal ist

- *Cera/Aesculus comp., Unguentum* (Wala) — bis mehrmals täglich
- *Polygonatum officinale 5 %* (Weleda) Salbe — bis mehrmals täglich

hilfreich.

Bei den Enthesopathien und Tendovaginitiden kommen zur *Lokaltherapie* wiederum

- *Arnikawickel* — 1–2 x täglich, Durchführung siehe Anhang
- *Arnika-Heilerdewickel* — 1–2 x täglich, Durchführung siehe Anhang

zur Anwendung.

Das komplexe Bild des Fibromyalgiesyndroms umfasst meist großflächige Schmerzen mit Hauptpunkten periarticulär im Bereich der *Sehnenansätze* und der *dazugehörigen Muskulatur* neben vielfältigen vegetativen Symptomen und seelischen Beschwerden.[118] Charakteristisch ist die Schmerzauslösung durch Druck auf die sogenannte Triggerpoints. Das Krankheitsbild ist noch nicht ausreichend verstanden und viele Einzelbefunde stehen bislang nebeneinander. So finden sich z. B. Veränderungen im peripheren und zentralen Nervensystem.[119]

Dieses Krankheitsbild tritt zu verschiedenen anderen Erkrankungen als *sekundäres Fibromyalgiesyndrom* hinzu. Hierzu gehören rheumatische Erkrankungen, Sarkoidose, chronisch-entzündliche Darmerkrankungen, Hepatitiden und schließlich endokrine Leiden wie Hyper- und Hypothyreose (möglicherweise auch die Hashimoto-Thyreoiditis[120, 121]) oder auch paraneoplastische Syndrome.[122]

Beim *Fibromyalgiesyndrom* orientiert sich die *astralische Organisation* in den *myalgiformen Schmerzen* zum *Nerven-Sinnes-System* und verlässt ihre *dynamische Aktivität* im *Bewegungssystem.* Die mit der Wärme verbundene *Ich-Organisation* kann sie nicht ausreichend lenken. Der ständige Schmerz zehrt an den Lebenskräften und führt zu einer geschwächten *ätherischen Organisation.*

Die beschrieben Veränderungen sprechen für diese zum Nerven-Sinnes-System orientierte astralische Organisation. Ihre Aktivierung und Anspannung führt zu Schlafstörungen, über die Fibromyalgie-Patienten vermehrt berichten.[123] Wenn sich der astralische Leib und die Ich-Organisation nachts nur unzureichend lösen und nicht zur Entspannung kommen, verbleiben krampfartige Anspannungen bis hin zum *Bruxismus*, dem Knirschen mit den Zähnen während des Schlafens.

Schlafdeprivation kann auch bei Gesunden zu vermehrten und diffusen Schmerzen im muskuloskelettalen System führen. Schlafstörungen sind deswegen nicht nur Folge, sondern u. U. auch eine der Ursachen für chronische Schmerzsyndrome.[124] Aus diesem Grunde ist die Förderung eines gesunden Schlafs in der Schmerztherapie ausgesprochen wichtig. Schlaf löst die astralische Organisation aus ihrer zum Bewusstsein und damit zum Nerven-Sinnes-System orientierten Funktion und führt sie in die aufbauenden Lebensprozesse.

Häufig klagen Patienten über ein *Steifigkeitsgefühl der Hände* mit subjektiv erlebter, diffuser Schwellungsneigung am Morgen. Umgekehrt bessert eine moderate Bewegung – im Gegensatz zur Ruhe und zu starker körperlicher Belastung – die Schmerzsymptomatik und führt den *astralischen Leib* wenigstens temporär wieder in eine physiologische Beziehung zum Ätherischen und Physischen der Muskeln.

Diese Bewusstseinsorientierung der astralischen Organisation geht häufig mit kühlen Akren einher, die im Zusammenhang mit den vegetativen Störungen beim Fibromyalgiesyndrom auftreten. Mit jedem angespannten Erwachen kommt es zur Abkühlung der Peripherie. Die kalte und feuchte Hand beim Lampenfieber verdeutlicht diesen

Zusammenhang. Mit dem Schlafen und der Lösung der astralischen Organisation durchwärmen sich die Hände dann wieder.

Auch andere *vegetative Symptome*, die beim Fibromyalgiesyndrom anzutreffen sind, ordnen sich in dieses Bild des Wesensgliederwirkens ein. So klagen die Patienten häufig über Beschwerden im *Stoffwechselsystem*, die diejenigen der Gliedmaßen begleiten. Zu ihnen gehören *Meteorismus, Obstipation* und gelegentlich auch *Diarrhoe.*[125] Sie weisen auf ein unzureichendes dynamisches Eingreifen des astralischen Leibes in den Verdauungstrakt hin, der auch hier schmerzhaft erwacht und einen verselbstständigten Luftbereich im meteoristischen Beschwerdebild entstehen lässt.

Die *Ich-Organisation* kann die autonomisierte astralische Wirksamkeit nicht durchdringen und entfaltet sich nicht ausreichend in den Willensbetätigungen. Dadurch entstehen die oft berichteten *Konzentrationsstörungen.* Darüber hinaus finden sich *Ängstlichkeit* und *Depressivität.* Die höheren Wesensglieder sind aus ihrem willensartigen, dynamischen Wirken „herausgeschockt".

Wesentlich ist, dass *schwere seelische Traumata* in der *Kindheit* mit dem Schweregrad einer später auftretenden Fibromyalgiesymptomatik in Beziehung stehen.[126] Damit illustriert bereits eine etwa zwanzig Jahre zurückliegende Studie den von Rudolf Steiner mehrfach dargestellten Zusammenhang, dass frühe Bewusstseinsentwicklungen und -belastungen sowie kindlicher Kummer in Beziehung zu späteren rheumatischen Erkrankungen stehen [→ 6.1 Die rheumatoide Arthritis].

Das *Fibromyalgiesyndrom* gründet oft in – manchmal lange zurückliegenden – seelischen Traumata und schockartigen Erlebnissen.

6.9.1 Therapeutische Gesichtspunkte

Das Fibromyalgiesyndrom stellt trotz seiner Häufigkeit in der rheumatologischen Sprechstunde eine erhebliche und *oftmals ungelöste therapeutische Herausforderung* dar. Eine placebokontrollierte Studie mit potenzierten Arzneimitteln nach homöopathischer Indikation zeigte eine Beschwerdebesserung.[127]

Das *therapeutische Ziel* besteht in der *Verstärkung* der *dynamischen, willensartigen Verbindung* der *oberen Wesensglieder* mit dem *Stoffwechsel-Gliedmaßen-System.*

Klagt der Patient über *Müdigkeit* und *Konzentrationsmangel*, so kommt eine Therapie mit niedrig potenziertem *Phosphor* in Betracht

- *Phosphorus D5–D10* (Weleda) Dil. 10-0-0 gtt.

Allerdings sind hier zwei Müdigkeitsformen zu unterscheiden. Die träge anmutende *morgendliche Müdigkeit* beruht auf einer unzureichenden Inkarnation der oberen Wesensglieder. Phosphor in niedriger Potenzierung verstärkt die Wirksamkeit der Ich-Organisation. Dem steht die *Erschöpfungsmüdigkeit* polar gegenüber. Patienten berichten über eine unruhige, angespannte Seele, welche die ätherische Organisation geschwächt hat und Erschöpfung sowie Vitalitätsverlust entstehen ließ. Bei einer unruhigen und zu wachen Seele ist die mittlere Phosphorpotenzierung geeignet. Begleiten *Schlafstörungen* die *Tagesmüdigkeit*, so sind

- *Phosphorus D25 / Sulfur D25 aa* (Weleda) Dil. 0-0-20 gtt
- *Phosphorus D24 / Malva* (Weleda) Dil. 0-0-20 gtt

hilfreich. Bei seelischer Unruhe und Anspannung wirkt

- *Bryophyllum 50 %* (Weleda) Trit. 1-1-1 MSP

und hat auch eine schlafanstoßende und in gewissem Umfang analgetische Wirkung.[128]

Die Schmerzsymptomatik als pathologisches Erwachen des astralischen Leibes deutet je nach der beklagten Charakteristik auf die entsprechenden Arzneimittel [→ XXI. 4. Anthroposophische Therapiekonzepte in der Schmerztherapie]. Die Umgebungsabhängigkeit (z. B. Witterung) des Schmerzes weist auf

- *Solum Inject* (Wala) Amp. s.c. 1-0-0.

Bei *depressiver Komponente* bewährt sich

- *Hypericum Auro cultum D2 (Rh D3)* (Weleda) Dil. 20-20-20 gtt.

In der *Schmerztherapie* ist an

- *Hypericum ex herba D30* (Wala) Amp. s.c. 1-0-0

zu denken. Die „Rückführung" der im Schmerz erwachten *Bewusstseins-* in die Lebenskräfte leistet

- *Betula Folium D3* (Abnoba) Amp. s.c. bis 1-0-0.

Das Birkenblatt verwandelt Licht in pflanzliches Leben, verstärkt also die schmerzdämpfende ätherische Organisation. Bei Erschöpfung, Müdigkeit wirkt

- *Levico comp.* (Wala) Glb. velati 10-10-10
- *Levico comp.* (Wala) Amp. s.c. bis 1-0-0.

Eine gestörte *Wärmeorganisation* und auch *eingeschränkte circadiane Temperaturvarianz* (weniger als 0,5 °C bei sublingualer oder rektaler Messung um ca. 7.00 und 18.00 Uhr) spricht für die *Mistel*. In der Regel verabreicht man

- *Iscucin Salicis bis Stärke E, ggf. bis H* (Wala) Amp. s.c. 1–3 x wöchentlich,

in Abhängigkeit vom klinischen Verlauf stufenweise gesteigert. Von besonderer Bedeutung sind die

- *Öldispersionsbäder, z.B. mit Hypericumöl* siehe Anhang

und die

- *Rhythmische Massage* siehe Anhang.

Im Weiteren ist die *heileurythmische Behandlung* ein nahezu unverzichtbares Element in der Therapie des Fibromyalgiesyndroms. Es kommen Lautfolgen aus der „*Rheuma-Reihe*" in Betracht (Lautfolgen wie O-L-O-R-O-M-O – oder auch unter Einschluss des heileurythmischen S – die Reihe L-O-R-O-S-O).[129]

Die Behandlung des Fibromyalgiesyndroms ist schwierig und immer wieder eine besondere Herausforderung, positive Verläufe sind jedoch erreichbar.[130] Eine anhaltende Besserung des Beschwerdebildes lässt sich ohne die *künstlerischen* und die *Gesprächstherapie* nicht erreichen. Diese bezieht sich auf das Vergangene in der Biografie, das oftmals aus seelischem Schmerz den körperlich empfundenen entstehen lässt, besonders aber auf die zukünftigen Perspektiven. Was würde der Patient beispielsweise als *biografisches Ziel* umsetzen, wenn die Bewegungsorganisation nicht mehr schmerzte und genügend innere Kraft zur Verfügung stände? Wesentliches vom Unwesentlichen zu unterscheiden[131], ist hier eine zentrale Aufgabe. Für dieses Unterfangen braucht der Patient Kraft, die er oftmals seinem Empfinden nach nicht aufbringen kann. Allerdings kann sie durch neue Ziele und Ausrichtungen gewonnen werden.

6.10 Vaskulitiden

Die rheumatoide Arthritis kann von einer Immunvaskulitis begleitet sein. Schon 1898 entdeckte man entzündliche Veränderungen in den Vasa nervorum aus Nervenbiopsien bei Patienten mit rheumatoider Arthritis.[132] Die Vaskulitis gilt oftmals als das gemeinsame Prinzip aller extraartikulären Krankheitsmanifestationen.

Zum Verständnis der sich teilweise überlappenden vaskulitischen Krankheitsbilder ist die von Rudolf Steiner beschriebene *ideelle Metamorphose zwischen Muskulatur und Knochen* hilfreich. Der Muskel setzt sich in diesem Sinne über die Sehnen bis in den Knochen fort. Die Querstreifung als histologische Gestaltqualität findet sich – diesen Zusammenhang unterstreichend – in jeweils abgeänderter Form in diesen Geweben wieder. Führt diese Metamorphosen in der einen Richtung in die zunehmende Verfestigung, so ist sie in der anderen zum beweglichen, wärmetragenden und die Muskulatur durchströmenden Blut orientiert.

Diese Bereiche des menschlichen Organismus werden durch eine unterschiedliche Wesensgliederkonstellation ergriffen und letztlich aus ihr fortwährend gebildet.

Die oberen Wesensglieder ergreifen das Blut *dynamisch* und *willenshaft*. „In Blut und Muskeln liegt die Organik des Willens“, charakterisierte es Rudolf Steiner.[133] Demgegenüber entsteht bei den Gestaltgeweben und im Besonderen beim Knochen die fest gefügte Form, die nicht mehr wie beim Blut die augenblickliche, dem Geistig-Seelischen folgende Veränderung zulässt. Hier ist die gestaltgebende Wirksamkeit der Wesensglieder wesentlich, die mit dem *Nerven-Sinnes-System* verbunden ist. „Alle Organe sind aus dem Nerven-Sinnes-System heraus gestaltet.“[134] Damit besteht eine ideelle Metamorphose, die vom Blut über die bewegungsaktiven Gewebe, die Muskulatur, zu den Sehnen und schließlich zum fest geformten Knochen führt [→ Abb.].

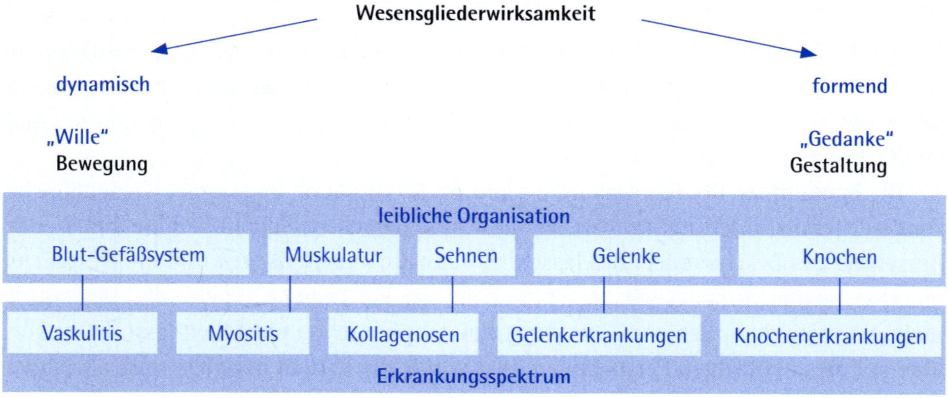

Ideelle Metamorphose im Bereich des Bewegungssystems und ihr Zusammenhang mit den rheumatischen Erkrankungen

Die Gestaltgewebe, besonders das Knochensystem, und das Blut stehen sich polar gegenüber und sind Ausdruck der Ich-Wirksamkeit im Organismus. Rudolf Steiner spricht hier von der unbewussten und bewussten Ich-Organisation.[135] In der individuellen Gestaltung spricht sich die Ich-Organisation aus und erscheint in der Formensprache des Leibes: „wie die menschliche Form, die im Knochensystem zum Ausdruck kommt, die Grundform abgibt für die umfassendste menschliche Ich-Form.“[136] In der Dynamik und Wärme des Blutes wirkt die Ich-Organisation willensaktiv.

Löst sich die *Ich-Organisation* aus ihrer leiblichen Verbindung, so entstehen autoimmune Erkrankungen als *Kollagenosen* oder *Vaskulititen*.

Wegen der ungenügend wirkenden Ich-Organisation verselbständigen sich diese polaren Bereiche und führen den Organismus in Sklerose oder Entzündungsprozesse. Der astralische Leib ist nicht mehr ausreichend von der Ich-Organisation gelenkt und autonomisiert sich in seiner Wirksamkeit. Diese führt dann entweder vom Nerven-Sinnes-System aus in die Sklerose oder entsprechend vom Stoffwechsel-Gliedmaßen-System aus in die Entzündung. Der Leib erscheint „fremd“ mit der Konsequenz einer autoimmunen Reaktion. So stellen sich auch die Kollagenosen und Vaskulitiden in die Polarität von Sklerose und Entzündung. Die Beziehung der Autoimmunerkrankungen zur Ich-

Organisation macht verständlich, dass diese im Tierreich in der Regel seltener vorkommen.

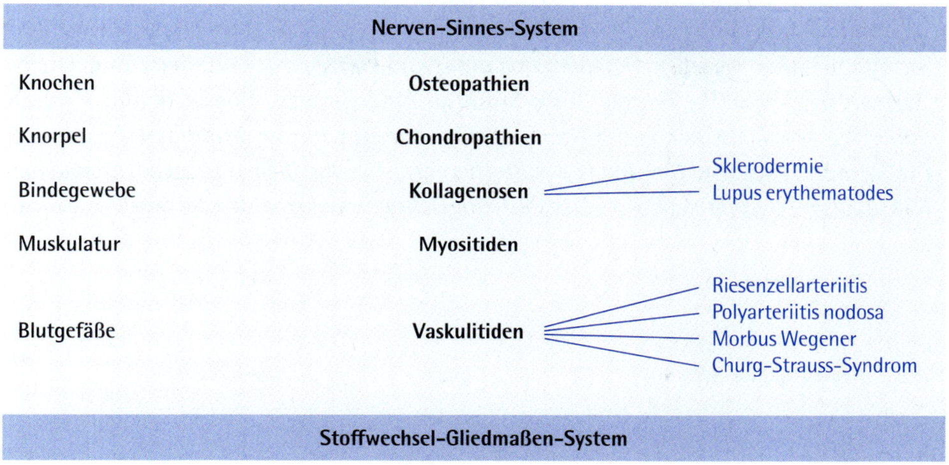

Gewebe und ihre Erkrankungen vor dem Hintergrund der Dreigliederung

Die Vaskulitiden differenziert man nach ihrem *Manifestationsort* im Bereich der Gefäße. So stehen Erkrankungen der großen Gefäße, wie z. B. die Riesenzell-/Temporalarteriitis oder die Takayasu-Arteriitis anderen Krankheiten gegenüber, die sich als Vaskulitis *mittelgroßer Gefäße*, also Polyarteriitis nodosa oder Morbus Kawasaki manifestieren. Zu den Vaskulitiden der kleinen Gefäße gehören die granulomatöse Polyangiitis, die eosinophile Granulomatose mit Polyangiitis (Churg-Strauss-Syndrom) und die mikroskopische Polyangiitis ebenso wie die Schönlein-Hennoch-Purpura als IgA-Vaskulitis mit dominierender IgA1-Ablagerung in den kleinen Gefäßen und die essenzielle kryoglobulinämische Vaskulitis. Mit der Neufassung der Chapel-Hill-Consensus-Conferenz 2012 wurden Vaskulitiden variabler Gefäßgröße wie der Morbus Behcet mit rekurrierenden oralen sowie genitalen aphthösen Läsionen, entzündlichen kutanen, okulären, gastrointestinalen Läsionen und Gelenk- und ZNS-Manifestationen aufgenommen. Darüber hinaus fanden Vaskulitiden einzelner Organe und mit einer anderen Grunderkrankung (z. B. rheumatoide Arthritis, systemischer Lupus erythematodes) assoziierte Vaskulitiden Eingang in die CHCC 2012-Klassifkation.[137]

Der durch die Orte der Krankheitsmanifestationen charakterisierte Gefäßverlauf zeigt vom Gesichtspunkt der höheren Wesensglieder eine wesentliche Differenzierung. Sie ergibt sich, wenn man von der Dreigliederung der Gefäßwand ausgeht [→ XI. 2.2.1 Endotheliale Dysfunktion].

Die Gefäßwand differenziert sich vom Herzen bis zur Peripherie. Herznah überwiegt der *elastische Gestalttypus*. Sein kapselartiger Wandaufbau stellt sich typologisch in die Nähe des ebenfalls kapselartig umschlossenen Kopfes. Weiter peripher finden sich dann die muskulären Arterien, die ihren Durchmesser z. B. im Rahmen der Vasomotion aktiv verändern können. Die kapselartige Qualität der Adventitia scheint sich hier weiter zurückzunehmen und zunehmend einem beweglichen Hüllenorgan Platz zu machen. Im Bereich der Kapillaren dominiert schließlich die Intima als Stoffwechselsystem der

Blutgefäße. Die *Kapillaren* sind intensiv mit der Gewebeumgebung verbunden und in deren *Stoffwechselprozesse* einbezogen, während sich die großen Arterien des elastischen Gestalttypus aus diesem herausheben und einen abgeschlossenen Eigenraum ausbilden.

Im Verlauf der *arteriellen Gefäßorganisation* vom *Herzen* zur *Peripherie* findet sich herznah der *elastische Bautyp* (feste Struktur, Bindegewebe, *Dominanz des Nerven-Sinnes-Systems*); in der Peripherie hingegen dominieren die *Kapillaren* (intensive Stoffwechselprozesse, *Dominanz des Stoffwechsel-Gliedmaßen-Systems*). Der *muskuläre Bautyp* (rhythmische Prozesse, *Rhythmisches System*) verbindet beide Formen.

Dreigliederung	Gefäßtypus	Erkrankung
Nerven-Sinnes-System	große	Riesenzellarteriitis
Rhythmisches System	mittlere	cPAN
		Morbus Wegener
Stoffwechsel-Gliedmaßen-System	kleine	Churg-Strauss-Syndrom

Die Dreigliederung im Blutgefäß, in den Gefäßen und die Erkrankungen

In dieser Dreigliederung des arteriellen Gefäßsystems können Verschiebungen und Ungleichgewichte auftreten, die zu den unterschiedlichen Formen der Vaskulitiden führen. Den sich entwickelnden Sklerose stehen die Entzündungsprozesse polar gegenüber [→ Abb.].

6.10.1 Riesenzellarteriitis und Polymyalgia rheumatica

Die Bezeichnung Riesenzellarteriitis umfasst die früher häufiger verwendeten Namen wie *Arteriitis temporalis* oder *cranialis*. Gerade die Benennung der Arteriitis temporalis ist irreführend, da sie das Krankheitsgeschehen auf nur einen Gefäßbezirk beschränkt. Demgegenüber ergaben ausgedehnte Autopsie-Studien die Beteiligung der *Aorta* sowie der Abgänge am Aortenbogen und der mittelkalibrigen peripheren Arterien.[138]

Die Riesenzellarteriitis und ihre Varianten wie die *Polymyalgia rheumatica*, die *okkulte Riesenzellarteriitis* und das *Aortenbogensyndrom* befallen vorwiegend ältere Menschen. Das Durchschnittsalter liegt zwischen dem 70. und 75. Lebensjahr, wobei Frauen häufiger betroffen sind als Männer.[139] Das Krankheitsbild zeigt eine Differenzierung vor dem Hintergrund der Dreigliederung. Zum oberen Menschen gehören die Symptome der kranialen Arteriitis. Die Patienten klagen vorwiegend über *Kopfschmerzen* (häufiger okzipitial als temporo-parietal), aber auch über weitere Beschwerden wie *Schwindel* und eine *depressive Symptomatik.* Das Krankheitsbild trägt die Gefahr der *Erblindung* in sich und bedarf deswegen der sorgfältigen Diagnostik und Therapie.

Neben dieser zum oberen Menschen gehörenden Symptomatik betrifft die Polymyalgia rheumatica nun das *Bewegungssystem* und besonders häufig den *Beckengürtelbereich*, aber auch Nackenregion und Schultergürtel. Hier findet sich ein polymyalgischer Schmerz, der auch in Ruhe anhält und meist keine circadiane Periodik erkennen lässt. Oft berichten die Patienten über eine *Morgensteifigkeit.* Die Muskulatur ist trotz der Namensgebung eher untypisch verändert. Es finden sich Typ-2-Muskelfaseratrophien und weitere ultrastrukturelle Veränderungen, die für sich genommen eine Diagnose weder zulassen noch ausschließen. Die Patienten klagen neben der Schmerzsymptomatik auch über Schwäche und eingeschränkte Beweglichkeit, die sich unter Therapie mit Cortison eindrucksvoll bessert. Weniger bekannt sind begleitende polysynovitische Veränderungen. So zeigen Gelenke und Sehnenscheiden oftmals Entzündungen im Sinne von Arthritiden oder Tendovaginitiden, die sonografisch zu erfassen sind. Im Unterschied zur rheumatoiden Arthritis finden sich allerdings weder Rheumafaktoren noch Gelenkerosionen.

Die Diagnose erfolgt bei neu aufgetretenem bilateralem Schulterschmerz eines über 50-jährigen Patienten mit erhöhtem CRP oder BSG. Zusätzlich müssen 4 von 6 Punkten erfüllt sein: Morgensteifigkeit länger als 45 Minuten (2), Rheumafaktor und/oder ACPA negativ (2), Beckengürtelschmerz/Hüftbeweglichkeit eingeschränkt (1), keine weiteren Gelenke sind betroffen (1). Bei sonografischer Diagnostik kommen der Nachweis entzündlicher Veränderungen beider Schultern (1) oder Schulter und Hüfte (1) hinzu. Dann sind 5 von 8 Punkten für die Diagnosestellung zusätzlich zu den Basiskriterien erforderlich.[140]

Bei der *Riesenzellarteriitis* entsteht in den *großen Gefäßen* eine *Dominanz* des *Nerven-Sinnes-Systems*, der *entzündliche Prozesse* gegenüberstehen. Die Remissionsmöglichkeit dieser Erkrankung weist auf das salutogenetische Potenzial.

Da die Entzündung dieses Ziel oftmals nicht erreicht, entwickelt sich die chronische, in die *Sklerose* führende Inflammation mit zunehmender Verbreiterung der Intima und einer oft alle Schichten der Arterienwand befallenden granulomatösen Infiltration. In der Histopathologie zeigt sich im Kleinen das unphysiologische Hereinwirken des Nerven-Sinnes-Systems: es bilden sich granulomatöse „Kopfformen“, die in die Verhärtung streben. Kommt es im Verlauf einer Riesenzellarteriitis zu einer Remission, so zeigt sich das salutogenetische Potenzial, das Ansatzpunkte für die therapeutische Unterstützung gibt.

Die *Polymyalgia rheumatica* schränkt die *dynamische Willensaktivität* der *oberen Wesensglieder* im *Bewegungssystem* ein und der *astralische Leib* erwacht im *Muskelschmerz.*

Ihre Symptomatik weist dementsprechend weniger auf eine drohende Einschränkung der Sinnesfähigkeit hin, sondern auf die oftmals massiven Beschwerden, die nun die Bewegungsorganisation ergreifen. Ziehen sich hier im Sinne der Exkarnationsbewegung des älteren Menschen die oberen Wesensglieder aus ihrer willensverwandten, dynamischen Wirksamkeit zurück, so entwickelt sich die Dominanz des Nerven-Sinnes-Systems mit einer Entzündung als Antwort des Stoffwechsel-Gliedmaßen-Systems.

Die Dominanz des Nerven-Sinnes-Systems begründet das *depressive Beschwerdebild*, das die craniale Riesenzellarteriitis und Polymyalgia rheumatica oftmals begleitet. Depressive Syndrome führen zu einer Willenslähmung und zeigen auf der anderen Seite in der sich gegebenenfalls entwickelnden seelischen Erstarrung die Dominanz des oberen Menschen. Gerber bezeichnet schwere Depressionen sogar als ein Leitsymptom dieser Krankheitsentität.[141]

6.10.2 Polyarteriitis nodosa (PAN), Granulomatose mit Polyangiitis (Morbus Wegener) und eosinophile Granulomatose mit Polyangiitis (Churg-Strauss-Syndrom (CSS))

Im Bereich der mittelgroßen oder auch der kleinen Gefäße entwickelt sich die *Polyarteriitis nodosa* als nekrotisierende Entzündung. Obgleich sie vielfach mit Fieber und Gewichtsverlust einhergeht, zeigt doch der weitere Verlauf dieser chronischen Inflammation den Übergang in Skleroseprozesse. So finden sich bei der *Panarteriitis nodosa* makroskopisch *knötchenartige, an die Kopfform* erinnernde Veränderungen. Auch mikroaneurysmatische Befunde weisen in die gleiche Richtung. Schließlich zeigt der unterschiedlich ausgeprägte und lokalisierte Schmerz einen nicht mehr in der Bewegung und den Stoffwechselprozessen sich entfaltenden, sondern zum Bewusstsein erwachenden Astralleib.

Bei der *Granulomatose mit Polyangiitis* (*Morbus Wegener*), die überwiegend ältere Patienten betrifft, aber auch bei jüngeren auftritt, kommt es zur Vaskulitis der kleinen Gefäße. Im Unterschied zu den vorausgehend dargestellten Vaskulitiden prägen entzündliche Erscheinungen zunehmend das klinische Bild, was differentialdiagnostische Schwierigkeiten bereitet. So findet man z. T. ulzerierende, hämorrhagische und purulente Entzündungen im Nasen-Rachen-Raum, in den Nasennebenhöhlen sowie im Larynxbereich und mitunter auch bronchial. Röntgenologisch stellen sich in der Lunge Rundherde und sogenannte fixe Infiltrate dar.[142] Histologisch ist eine *granulomatöse Entzündung* für die späte Erkrankungsphase charakteristisch. Unter dem Aspekt der Wesensgliederkonstellation weist die granulomatöse Entzündung auf die dominante, vom Nerven-Sinnes-System ausgehende Wirksamkeit. Es entsteht histologisch die „Kopfform am falschen Ort“. Allerdings ähnelt die frühe Phase mehr einer eitrigen, neutrophilen Entzündung. Erst nach danach schließt sich die granulomatöse an, wobei sich die Wegener-Granulome von anderen (wie Sarkoidose) unterscheiden.[143]

Die Organmanifestationen beleuchten das Wesen dieser Erkrankung. Es handelt sich besonders um die oberen Atemwege, die Lunge und schließlich die Nieren. Es betrifft also Organe, die in enger Beziehung zum astralischen Leib stehen: Im Sinnessystem und den oberen Atemwege orientiert sich dieser zum Bewusstsein, hat also ein „freies" Verhältnis zum Leib. In der Atmung verbindet (Inspiration) und löst (Exspiration) sich der astralische Leib in rhythmischer Folge. Durch die Nieren wirkt er in die aufbauenden Lebensprozesse. Kommt es zu einer dominanten und verfestigenden, vom Nerven-Sinnes-System ausgehenden astralischen Wirksamkeit, so entwickelt sich zunächst eine entgegenwirkende akute Entzündung, die später in die granulomatöse Verlaufsform mit Nekrotisierung und Skleroseprozessen übergeht. Die ANCA (Antineutrophile cytoplasmatische Antikörper) weisen auf eine autoimmune Aktivität: Sie wendet sich gegen Komponenten der zum Stoffwechsel-Gliedmaßen-System des Blutes gehörenden Granulozyten (cytoplasmatisch: Proteinase 3, PR3-ANCA (v.a. in den primären, azurophilen Granula)[144], besonders beim Morbus Wegener; perinukleär: Myeloperoxidase, MPO-ANCA).

Therapeutisch ist neben der klassischen Immunsuppression (Cortison, Cyclophosphamid, Rituximab) die Wesensgliederkonstellation auszugleichen. Ein wesentliches Therapieprinzip ist Quarz, z. B. als Silicea comp., Tartarus stibiatus comp., frühzeitig Equisetum cum sulfure tostum D3-D6 wegen der Nierenbeteiligung. Diese verlangt die ergänzende Kupfermedikation. Bei dominanter, entzündlicher Aktivität ist des Weiteren an Helleborus zu denken, bei sklerosierender Manifestation an die Misteltherapie (besonders Nadelholz-Mistel wie Iscador P bis 10 mg dreimal wöchentlich).

Noch deutlicher bestimmen entzündliche Phänomene das klinische Bild der *eosinophilen Granulomatose mit Polyangiitis* (*Churg-Strauss-Syndroms).* Als nekrotisierende Vaskulitis betrifft sie die kleinen bis mittelgroßen Gefäße, die sich, der oben beschriebenen Charakteristik folgend, dem *Stoffwechselsystem* zuordnen lassen. Es finden sich häufiger entzündliche Veränderungen im Bereich des Respirationstrakts und ein Asthma bronchiale, das eine allergische Komponente besitzen kann. Laborchemisch fällt eine Eosinophilie auf, die das Leiden in die Nähe der allergischen Entzündung rückt. Im Gegensatz zu den Skleroseprozessen, die z.B. bei der Riesenzellarteriitis verhärtet tastbare Temporalarterien entstehen lassen, dominiert nun die Entzündung als Antwort auf die für den oberen Menschen typische Wesensgliederwirksamkeit. Auch hinsichtlich der lebensgeschichtlichen Verteilung der Vaskulititen ergibt sich eine Polarität: Der Polymyalgia rheumatica und Riesenzellarteriitis des oftmals älteren Menschen steht der frühe Beginn beim Churg-Strauss-Syndrom gegenüber. Bei diesem entwickelt sich oftmals in der zweiten und dritten Lebensdekade eine prodromale Phase mit Atopie, allergischer Rhinitis und auch Asthma. Ihr schließt sich dann die Periode mit Eosinophilie im Blut und eosinophiler Organinfiltration (Lunge, Gastrointestinaltrakt) an. Schließlich entwickelt sich die vaskulitische Phase v.a. in der dritten und vierten Lebensdekade mit zunehmender Schwäche, Gewichtsverlust, gelegentlich Fieber und Beteiligung von z.B. Haut, Nervensystem (Neuropathie) und Herz durch die Vaskulitis der kleinen bis mittleren Gefäße. Somit bestehen beim Churg-Strauss-Syndrom charakteristische Phasen, die bei den dominanten allergisch-entzündlichen Prozessen des Stoffwechsel-Gliedmaßen-Systems beginnen und zu den granulomatäsen und sklerosierenden Manifestationen führen.

Das *Spektrum* der *Vaskulitiden* ist durch die *polaren Krankheitstendenzen* von *Sklerose* und *Entzündung* charakterisiert.

6.10.3 Therapeutische Gesichtspunkte

Bei der *Polymyalgia rheumatica* liegen positive Erfahrungen mit

- *Vespa crabro ex animale Gl D8, D15, D30* (Wala) Amp. s.c. — 2–3 x wöchentlich in den Nacken oder Oberarm
- *Vespa crabro D6* (Weleda) Amp. s.c. — 2–3 x wöchentlich in den Nacken oder Oberarm

vor.[145] Dabei ist mit Rückgang der Krankheitsaktivität auf die Verabreichung in absteigenden Potenzen zu achten. Bei *stoffwechselbetonter Konstitution* kommt *Apis* bei starker Krankheitsaktivität in höherer Potenzierung, später als

- *Apis comp.* (Weleda) Amp. s.c. — bis 1-0-0
- *Apis/Levisticum II* (Wala) Amp. s.c. — 3 x wöchentlich in den Nacken oder Oberarm

ggf.

- *Apis/Levisticum I* (Wala) Amp. s.c. — 3 x wöchentlich in den Nacken oder Oberarm

in Betracht. Auf eine *Bienengiftallergie* ist zu achten. Auch ist an *Arnika*, z. B.

- *Arnica / Levisticum D3, D6 comp.* (Weleda) Amp. s.c. — 3 x wöchentlich in den Nacken oder Oberarm

ggf. zusammen mit

- *Formica D6* (Weleda) Amp. s.c.

zu denken. Da die Komposition Apis enthält, ist auch hier auf eine Bienengiftallergie zu achten.

Exkurs

Eine knapp 60-jährige Patientin mit metabolischer Konstitution, arterieller Hypertonie und einer Struma nodosa mit hintergründiger chronisch lymphozytärer Hashimoto-Thyreoiditis leidet seit ca. fünf Jahren an einer anhaltend steroidpflichtigen Polymyalgia rheumatica. Initial ließ sich durch die Therapie eine eindrucksvolle Besserung erreichen. Allerdings trat auch fünf Jahre nach der Erstdiagnose keine Remission ein. Eine zunächst begonnene Behandlung mit Mandragora comp. bewirkte keine Besserung und die Corticoidtherapie war nicht zu reduzieren. Auch blieb die orale Medikation mit Apis comp. erfolglos. Unter Arnica/Levisticum D3 comp. zusammen mit Formica D6 Amp. s.c. ca. dreimal wöchentlich ließ sich schließlich die Corticoiddosis reduzieren und die Schmerzsymptomatik positiv beeinflussen.

Ebenso bestehen mit

- *Solum Inject 10* (Wala) Amp. i.v. — initial
- *Solum Inject* (Wala) Amp. s.c. — nach Stabilisierung 1–2 ml täglich

zusammen mit

- *Quarz D20* (Wala, Weleda) Amp. — 1 x täglich

positive Erfahrungen.[146, 147]

Auch bei der Polymyalgia ist die *Misteltherapie* ihrem rheumatologischen Einsatzgebiet entsprechend zu diskutieren [→ XVIII. 3.5 Misteltherapie].

Die autoimmune Entzündung bedarf ihrer Gestaltung. Positive Erfahrungen bestehen in diesem Zusammenhang mit Weihrauch (H15, 3 x 2 Kapseln).

Bei einem Verdacht auf eine Arteriitis temporalis sind die *Diagnosesicherung* (typischer Befund in der sonografischen Gefäßdarstellung, Biopsie) und eine *Corticoidtherapie* erforderlich. Diese ist sofort zu beginnen und keinesfalls durch das Warten auf das Ergebnis der Histologie zu verzögern.

Bei den weiteren Vaskulitiden ergeben sich konzeptionell begründete Ansätze. Aufgrund der Seltenheit dieser Erkrankungen bestehen bislang nur *kasuistische Erfahrungen.*

Beim *Churg-Strauss-Syndrom* orientiert sich die Therapie an den im Vordergrund stehenden Leitsymptomen. So gelten für den *allergisch imponierenden Krankheitsprozess* die in [→ IX. 5.8 Allergische Atemwegserkrankungen] dargestellten Gesichtspunkte. Dabei sind erhöhte IgE-Serumkonzentrationen bereits in der Frühphase der Erkrankung als Hinweis auf eine „allergische" Entzündungsreaktion nachweisbar.[148]

Bei einer dominierenden *asthmatischen Symptomatik* kommen die in [→ IX. 5.7 Asthma bronchiale] angeführten Arzneimittel in Betracht.

Bei den *entzündlich dominierten Vaskulititen* ist eine *Corticoidtherapie* effektiv. Die salutogenetisch orientierten Behandlungskonzepte stellen sich der immunsuppressiven Medikation zur Seite, um die grundsätzlich mögliche Remission zu unterstützen.

6.11.1 Sklerodermie und Lupus erythematodes

Sklerodermie (progressive systemische Sklerose, PSS) und der *systemische Lupus erythematodes* bilden eine klinisch eindrückliche Polarität, die durch die zugrunde liegenden Prozesse, Entzündung und Sklerose charakterisiert ist.
Die *Sklerodermie* teilt man ihrem klinischen Erscheinungsbild nach in verschiedene Stadien ein. Die ältere, an der Haut orientierte Systematik beschreibt den Manifestationstypus im Bereich der Akren als Typ 1, eine weitere Form, die sich bis zum zentralen Menschen, zum Gesicht und zur Rumpfhaut ausdehnt, als Typ 2 und schließlich die diffuse Form mit Beteiligung der inneren Organe als Typ 3. Demgegenüber existiert seit 1988 die Differenzierung in die limitierte und diffuse Form der progressiven systemischen Sklerose. Erstere geht serologisch mit dem Nachweis von zentromeren Antikörpern in ca. 50 % der Fälle einher.

Das *CREST-Syndrom* (Calcinosis, Raynaud-Syndrom, esophageal dysmotility, sclerodactylie, teleangiectasia) gilt als Sonderform der limitierten Form. Es ist in der Regel im Gesicht sowie an oralen und intestinalen Schleimhäuten lokalisiert.[149] Beim Sharp-Syndrom findet sich neben der systemischen Sklerodermie noch eine weitere rheumatische Erkrankung wie eine rheumatoide Arthritis, SLE oder eine Poly-/Dermatomyositis in Verbindung mit dem serologischen Nachweis von U1RNP-Antikörpern.[150]

Die Sklerodermie beginnt meistens mit dem *Raynaud-Syndrom.* Dies entsteht durch starke Überformung im Gefäßbett, die – wie weitere Manifestationen – mit einem Überwiegen der konstriktorischen Faktoren, z.B. des Endothelins und eines in der Aktivität gesteigerten Renin-Angiotensin-Systems einhergehen und Ausdruck der überwiegenden, vom Nerven-Sinnes-System ausgehenden astralischen Organisation sind.

Umgekehrt nehmen sich diejenigen Faktoren zurück, die den Organismus in die lösende Nachtkonstellation leiten, wie z.B. die Stickstoff-Wirkung im Sinne des Stickstoffmonoxids [→ XI. 3.3.5 Stickstoffmonoxid]. Charakteristischerweise lösen innere Erschütterungen und seelische Anspannung dieses Überwiegen des formenden und verhärtenden Pols aus, was auf die astralische Wesensschicht hinweist. Klinisch entwickelt sich aufgrund der reversiblen Vasospasmen der Finger- und oder der Zehenarterien eine initiale Blässe, die von einer lividen Verfärbung und anschließenden postischämischen Rötung (Trikolore-Zeichen) gefolgt ist.

Die Krankheit kann nach der Manifestation des Raynaud-Syndroms lange Zeit auf dieser Stufe bestehen bleiben. Später beginnen eine zunehmende *Versteifung und Sklerosierung* im Bereich der *Akren*, vorwiegend der oberen Extremität, die der ganzen Hand ein *rheumatoides Aussehen* verleihen. Allerdings findet man nicht die typischen ossären Veränderungen der rheumatoiden Arthritis. Die vom Patienten beklagten Versteifungen sind vielmehr durch die vermehrte Kollagenablagerung bedingt, die bis zu einer Fixierung der Haut an den darunterliegenden Strukturen führen. Die freie *Beweglichkeit der Hände* ist erheblich eingeschränkt und verfällt zunehmend der *Sklerose*; umgekehrt erwacht die sich nicht mehr in der Bewegung offenbarende astralische Organisation zu dem Spannungs- und Schmerzgefühl in diesem Bereich. Aufgrund der obliterativen

Vaskulopathie entstehen Ulzera und Nekrosen (Rattenbiss-Nekrosen). Bei der Sklerodaktylie kommt es nach anfänglichem Ödem durch zunehmende Fibrose zu Induration und Atrophie. Die Finger erscheinen dann wie zugespitzt.

Bei einer nach zentral fortschreitenden Manifestation entwickelt sich eine entsprechende Veränderung im Bereich des *Gesichts.* Auch hier ist es häufig das Stoffwechsel-Gliedmaßen-System, welches die Krankheit als *Mikrostomie und Glossoskleron* mit verdicktem Zungenbändchen zu erkennen gibt. Aber auch weitere Bereich sind evtl. von ihr befallen und tragen schließlich zu einer Starrheit der Mimik bei, die zu dem sogenannten Mumiengesicht führen.

Die *Erstarrungstendenz* kann weitere Bereiche des menschlichen Organismus ergreifen. Die frühen entzündlichen Prozesse mit perivaskulären Infiltraten gehen dabei in die chronische, sklerosierende Inflammation über. In der Haut kommt es nach Rückgang der Infiltrate zu einer anhaltenden Expression profibrotischer Zytokine.[151]

Ergreift der hierdurch charakterisierte Skleroseprozess das *Herz*, so entsteht eine restriktive Kardiomyopathie mit vermehrter Steifigkeit. Darüber hinaus manifestiert sich oftmals eine koronare Herzerkrankung: Das Risiko für einen Herzinfarkt ist bei Patienten mit Sklerodermie deutlich erhöht.[152]

In der *Lunge*, als dem weiteren zum mittleren Menschen gehörenden Organ, beobachtet man eine Verbreiterung der alveolo-kapillären Membran und eine peribronchiale Fibrose. Hierdurch kommt es zu einer restriktiven Ventilationsstörung und zunehmenden Dyspnoe des Patienten. Die pulmonale Hypertonie geht mit Dyspnoe, Leistungsminderung und auch Synkopen einher und ist klinisch bedeutsam, da hier Behandlungsoptionen zur Verfügung stehen (z.B. Endothelinantagonisten).

Die *Nieren* führen zu einer limitierenden Erkrankungsmanifestation. Hier sind es Veränderungen im Sinne einer thrombotischen Mikroangiopathie und Okklusionen des Gefäßlumens, z.B. der Interlobular-Arterien durch eine Verdickung der Intima, die zu einem Ausfall der Nierenfunktion beitragen. Zwei Formen sind hier zu unterscheiden: das *chronisch-progrediente Nierenversagen* und die rapide verlaufende sogenannte *Nierenkrise.*

Schließlich findet man Sklerosephänomene im Bereich des Stoffwechselsystems, die mit Motilitätsstörungen des *Gastrointestinaltrakts* einhergehen.

Die *Sklerodermie* ist durch eine *exzessive Sklerose* infolge *Kollagenablagerung* bei einer *fast erloschenen chronischen Entzündung* charakterisiert. Die *astralische Organisation* führt vom *Nerven-Sinnes-System* aus zu einer *Überformung* und *Verhärtung* des Organismus.

Oftmals zeigen Sklerodermiepatienten ein waches seelisch-geistiges Wesen, das sich aus dem in die Verhärtung geführten Leib herausringt, der dieses nicht mehr in Bewegung, Mimik und Gestik zum Ausdruck bringen kann. Die Erkrankung geht z. T. mit bedeutenden inneren Entwicklungen einher, die in unterschiedlicher Weise zur Entfaltung kommen. In diesem Zusammenhang sei auf das künstlerische Schaffen von Paul Klee (1879–1940) hingewiesen, der an einer Sklerodermie litt.

Der *systemische Lupus erythematodes* stellt sich der Sklerodermie polar gegenüber. Er ist durch ausgeprägte entzündliche Veränderungen charakterisiert, die sich bis zu einer Polyserositis steigern.

Überwiegt bei der *Sklerodermie* die *Sklerose* mit *Kollagenapposition* und handelt es sich folglich um eine *Dominanz* des *Nerven-Sinnes-Systems*, so tritt beim *systemischen Lupus erythematodes* die *Entzündung* als *Dominanz* des *Stoffwechsel-Gliedmaßen-Systems* in den Vordergrund.

Allerdings kennt auch der Lupus den Übergang in Verhärtung und *Sklerose*, wie sie beispielsweise im Rahmen einer Lupusnephritis zu beobachten ist. Der Entzündungsprozess kann sich im gesamten Organismus ausbreiten und zu den weiteren Krankheitsmanifestationen führen. Im Unterschied zum Seelenleben des an Sklerodermie Erkrankten kommt es im Zusammenhang mit dem Lupus häufiger zu *neuropsychiatrischen Symptomen*. Psychoseähnlich verliert das Seelenleben Klarheit und Struktur und *halluzinatorisch-paranoide* Phänomene treten auf.

Die *progressive systemische Sklerose* und der *Lupus erythematodes* stellen sich in die *Polarität* von *Sklerose* und *Entzündung*.

Diese ergibt sich oft auch aus dem *Alterseindruck* des Patienten. Während der Patient mit Sklerodermie eher einen vorzeitigen Alterungsprozess zeigt, wirkt der Patient mit systemischem Lupus erythematodes häufig jünger.

Die beiden polaren Bilder verbindet das *Sharp-Syndrom* (mixed connective tissue disease), das sowohl klinische Symptome der Sklerodermie als auch des Lupus erythematodes umfasst. Es nimmt demzufolge eine Mittelstellung in der Polarität ein.

Patienten klagen über Allgemeinsymptome wie Abgeschlagenheit, Müdigkeit, gelegentlich Fieber, Gewichtsabnahme und schmerzlose Lymphknotenschwellungen. Besonders häufig sind Polyarthralgien und -arthridien, vor allem der kleinen und seltener der großen Gelenke. Es entstehen zum Teil Ähnlichkeiten mit der rheumatoiden Arthritis. Die Hände und Finger sind oftmals geschwollen, häufig besteht ein Raynaud-Syndrom. Weitere Manifestationen im Bewegungs-System bestehen in myalgiformen Beschwerden, ggf. auch in einer proximalen Muskelschwäche. Im mittleren Menschen kann sich die prognostisch bedeutsame Lungenbeteiligung als fibrosierende Alveolitis und retikulonoduläre Parenchymveränderungen entwickeln und mit Husten als auch progredienter Dyspnoe einhergehen. Ein sekundäres Sjögren-Syndrom kann die Erkrankung begleiten. Für die Diagnose dieses komplexen Leidens ist der Nachweis von U1-snRNP bei meist hochtitrigen ANA entscheidend.[153]

Die polaren *Autoimmunerkrankungen* Slerodermie und Lupus erythematodes beruhen auf der veränderten Wirksamkeit der *Ich-Organisation*.

Diese trägt einerseits Gestaltung, also die menschliche Form in den Organismus, andererseits wirkt sie dynamisch in den phosphorvermittelten Stoffwechselprozessen.

Rudolf Steiner unterschied entsprechend die „unbewusste“ Ich-Organisation im Knochensystem mit seinen Gestaltungskräften von der „bewussten“ und dynamisch wirksamen Ich-Organisation im Blut.[154] Quarz vermittelt die gestaltende, Phosphor die dynamische Wirksamkeit der Ich-Organisation. Wir kennen in diesem Zusammenhang die Bedeutung des Kiesels in den abschließenden und formtragenden Geweben des Körpers bis nach innen in das Knochensystem und die Phosphorpräsenz in vielen ATP-abhängigen Prozessen. Verbindet sich die Ich-Organisation nicht ausreichend mit dem Organismus oder ist sie aus ihrer Verbindung mit den übrigen Wesensgliedern schockartig getrennt, so verselbständigen sich Kiesel- und Phosphorprozesse und führen zu den polaren Autoimmunerkrankungen Sklerodermie und Lupus erythematodes.

6.11.2 Therapeutische Gesichtspunkte

Die *Sklerodermie* zeigt in beeindruckender Weise die Überformung und Verhärtung des menschlichen Organismus durch das Überwiegen des Nerven-Sinnes-Systems.

Therapeutisch sind die *höheren Wesensglieder*, die sich aus ihrer *unmittelbaren Tätigkeit* im Organismus gelöst und eine sonst für den *Kopf typische Konstellation* eingenommen haben, wieder mit dem Leib zu vereinen.

Unter diesem Aspekt erfolgt auch hier die Verordnung von *Phosphor*, ggf. auch von *Eisen*. Bei erschöpfter und geschwächter Konstitution bewährt sich

- *Levico comp.* (Wala) Amp. s.c. 1-0-0.

Während diese Medikationen am Morgen die Inkarnation und die nachfolgende Willensentfaltung in den zur Erstarrung neigenden Organismus vorbereiten, wirkt das Kupfer krampf- und verhärtungslösend. Hier ist besonders an

- *Cuprum aceticum comp.* (Wala) Amp. s.c. 1-0-0

zu denken. Von den pflanzlichen Arzneimitteln hat das *Equisetum* als Kiesel-Heilpflanze Bedeutung erlangt:

- *Equisetum arvense Silicea cultum Rh D3* (Weleda) Dil. 20-20-20 gtt
- *Equisetum arvense Silicea cultum D3* (Weleda) Dil. 20-20-20 gtt.

Die Polarität von Kiesel und Sulfur im Equisetum nimmt die Mineralisierung ab und führt sie über den Schwefel in die aufbauenden Lebensprozesse [→ XXVII. 3.2.3 Eine Heilpflanze für die Nierenorganisation: Equisetum arvense]. Die Induktion von Sklerodermie-ähnlichen Krankheitsbildern durch Quarzstaub ist in diesem Zusammenhang zu erwähnen und weist auf die therapeutische Notwendigkeit, den Kieselprozess zu verlebendigen und nicht in der Mineralisierung zu belassen.

Die *Sklerodermie* erscheint unter diesem Aspekt als ein *pathologischer Kieselprozess.*

Die Kieselsäure vermittelt Gestaltungsprozesse im Organismus und bildet die physische Grundlage der Ich-Organisation für ihre formende, die menschliche Gestalt prägende Wirksamkeit.[155] Entwickeln sich Kieselprozesse, die nicht von der Ich-Organisation ergriffen sind, so kommt es zur Siliciumablagerung und zu Sklerodermie-typischen Symptomen.

Exkurs

„Eine berufliche Quarzstaubexposition erhöht das Risiko, an einer systemischen Sklerodermie zu erkranken, um mehr als das Fünffache. Die quarzinduzierte Sklerodermie wurde innerhalb Deutschlands in Sachsen sowie international vor allem bei Bergarbeitern, welche unter schlechten Arbeitsschutzbedingungen beschäftigt waren, festgestellt. Eine Lungenbeteiligung in Form einer Silikose wurde oft beobachtet, ist aber nicht zwingend. In eigenen epidemiologischen Studien hatten wir unter 137 männlichen Sklerodermiepatienten 111 mit Langzeit-Quarzstaubexposition gefunden, 57 davon mit Silikose. Von den pathophysiologischen Merkmalen her, wie Beteiligung der Kapillargefäße, dem Auftreten von Autoantikörpern, veränderten CD-4/CD-8-T-ZellVerhältnissen und der Ablagerung von Proteinen der extrazellulären Matrix ist die quarzinduzierte Sklerodermie nicht von der idiopathischen Sklerodermie zu unterscheiden."[156] Bei Patienten mit quarzinduzierter Sklerodermie ließen sich Quarzkristalle ebenfalls in der Dermis nachweisen.[157] Kieselsäure hat eine nach außen gestaltende und formende Qualität in der Peripherie (Haut, Haare, die Amnionflüssigkeit ist kieselreich und umhüllt das Ektoderm) und trägt Formprozesse in das Knochensystem, also in das Innere des Organismus. Sie ist darüber hinaus in den Sinnesprozessen vertreten, nicht nur den bewusstseinsnahen, sondern auch den unter der Schwelle des Bewusstseins liegenden Wahrnehmungsfunktionen aller Organe (differenzierte Rezeptorfunktionen, „cross-talk" zwischen Zellen, Geweben, Organen). „Jedes Organ ist außerdem, dass es dieser oder jener Funktion im Organismus dient, noch Sinnesorgan"[158], formulierte es Rudolf Steiner zu einer Zeit, in der diese Interaktionen weitgehend unbekannt waren. Bei einem Übermaß an Kieselsäure beschrieb er schon damals, dass sich die Kieselsäure nach dem Umkreis des Organismus dränge, zur Fremdgestaltung führe und nach innen eine „Unlenkbarkeit des Bewegungssystems, Gelenkschmerzen" entstehen ließe, also Krankheitszeichen, die sich auch bei der Sklerodermie finden.[159]

Bei *intestinalen Motilitätsstörungen* verstärken *Bitterstoffe*, z. B.

- *Gentiana lutea Rh 5 %* (Weleda) Dil. 20-20-20 gtt

- *Gentiana lutea 5 % Urtinktur, Globuli velati* (Wala) 10-10-10

das Wirken der höheren Wesensglieder im Stoffwechsel.
Die *Mistel* hat als ein erwärmendes Therapieprinzip Bedeutung erlangt. Aus dem Tierreich stammende Arzneimittel sind z. B.

- *Formica D6* (Weleda) Amp. s.c. 1-0-0
- *Formica ex animale Gl D5* (Wala) Amp. s.c. 1-0-0
- *Equisetum arvense D15 / Formica D10 aa* (Weleda) Amp. s.c. 1-0-0
- *Equisetum/Formica* (Wala) Amp. s.c. 1-0-0,

die angesichts der massiven Ablagerungs- und Skleroseprozesse ihre Verordnung finden, ferner

- *Mesenchym Gl D4-D30* (Wala) Amp. 3 x wöchentlich.

Dieses Präparat soll den verhärtenden Prozessen im Bindegewebe das physiologische Urbild ihres Wirkens entgegen tragen. Für die Sklerodermie ist im Gegensatz zum SLE (systemischer Lupus erythematodes) bislang kein ausreichend wirksames schulmedizinisches Therapiekonzept bekannt. Symptomatische Ansätze beziehen sich auf die Therapie des Raynaud-Syndroms z. B. mit Calciumantagonisten, auf die gelegentlich erforderliche Gabe von Prostaglandinen und auf den unterschiedliche Ebenen der Sklerodermie (v. a. pulmonale Hypertonie) ansprechenden Endothelin-1-Antagonismus. Schließlich muss man bei progressivem Krankheitsverlauf, vor allem bei einer Alveolitis, die *immunsuppressive Therapie* erwägen.

Kasuistik

Eine ca. 50-jährige Patientin wird mit schwerem, langjährigem Krankheitsverlauf einer *progressiven systemischen Sklerose* eingewiesen. An den Füßen zeigt sich eine straff gespannte, fibrosierte Haut, die im Bereich des Malleolus lateralis linksseits schmerzhaft exulzeriert. Die Hände weisen eine schmerzhafte Versteifung der Fingergelenke auf, deren gestraffte Haut die Beweglichkeit bis auf minimale Exkursionen einschränkt und im Bereich der proximalen Interphalangealgelenke exulzeriert. Das Gesicht zeigt eine Mikrostomie. Die Augen blicken wach und offenbaren ein klares Seelenleben eines durch einen langen Krankheitsverlauf gereift wirkenden Menschen. Die Blutgasanalyse objektivierte eine Partialinsuffizienz bei restriktiver Ventilationsstörung. Subjektiv berichtete die Patientin über Dyspnoe unter mäßiger körperlicher Belastung.
Die Therapie bestand vor allem in einer morgendlichen *Phosphormedikation, Equisetum arvense Silicea cultum Rh D3* zusammen mit *Mesenchym* in mittlerer Potenzierung. Zur Nacht gaben wir *Cuprum aceticum comp s.c.*, inhalativ erfolgte

die Anwendung von *Formica* angesichts der in die Fibrose führenden Lungenbeteiligung.
Äußerlich behandelte man die Ulzera hauptsächlich mit *Weißkohlauflagen*. Zusätzlich erfolgte neben *Rhythmischen Massagen* eine *heileurhythmische Behandlung*. Während des stationären Verlaufes nahm die Schmerzsymptomatik kontinuierlich ab und die Ulzerationen granulierten weitgehend zu oder heilten vollständig ab. Die Belastungsdyspnoe hat sich in der eigenen Einschätzung und auch nach objektiven Parametern verbessert. Auch das Befinden der Patientin veränderte sich zum Positiven hin.

Digitale Ulzera verlangen ein stadienadaptiertes Therapiekonzept. Bei der akuten, infizierten Ulzeration kommen lokale Spülungen mit[160]

- *Calendula-Essenz* (Wala, Weleda) — 1 : 9 in NaCl 0,9 % verdünnen,

ggf. auch

- *Mercurialis perennis* (Weleda) *Tinktur* — 1 : 10 in NaCl 0,9 % verdünnen

und die nachfolgende lokale Wundtherapie mit

- *Honig (z. B. Manuka-Honig)*

in Betracht. Des Weiteren finden die bereits dargestellten Arzneimittel in der Wundtherapie Einsatz [→ XVI. 6.1.3 Therapie des diabetischen Fußsyndroms]. Auf eine ausreichende Schmerzkontrolle ist zu achten. Darüber hinaus ist der Vasokonstriktion durch die vom Nerven-Sinnes-System aus wirkende astralische Organisation zu begegnen:

- *Cuprum aceticum comp.* (Wala) Amp. s.c. — bis 1-0-0
- *Secale/Bleiglanz comp.* (Wala) Amp. s.c. — 3 x wöchentlich bis 1-0-0.

In diesem Zusammenhang kommt dem Prostazyklin-Analogon

- *Iloprost* — 0,5–2 ng/kg KG/mind. über 6–8 Stunden in individuellen Zyklen (3–21 Tage)

eine Bedeutung zu, indem es die dominante astralische Wirksamkeit antagonisiert [→ XXI. 3.2.2 Prostaglandine und Leukotriene]. Möglicherweise haben auch die Statine [→ XIII. 4.1. Therapie der arteriosklerotischen Gefäßerkrankung] durch ihre modulierende Wirkung auf die endotheliale Dysfunktion und die Reduktion der Thrombogenität eine Relevanz.

Anschließend kommen

- *Equisetum arvense 10 %* (Weleda) Salbe — mehrmals täglich für die Abheilung und anschließende Hautpflge

- *Rosatum Heilsalbe* (Wala) mehrmals täglich

in Betracht.

Ein weiteres wichtiges Lokaltherapeutikum ist ein Extrakt aus der Birkenrinde, den auf die entsprechenden Hinweise Rudolf Steiners hin Armin Scheffler entwickelte.

- *Imlan Creme pur* (Amryt)

Während die Sklerodermie mit einem pathologischen Kieselprozess in Zusammenhang steht, kommt es in den entzündlichen Aktivitäten des systemischen Lupus erythematodes zu einem entfesselten, nicht mehr der Lenkungskraft der Ich-Organisation unterliegenden Phosphorprozess.

Die *Sklerodermie* ist durch einen pathologischen *Kiesel-*, der *Lupus erythematodes* durch einen pathologischen *Phosphorprozess* charakterisiert.

Entsprechend stellt Phosphorus ein wesentliches Arzneimittel in der SLE-Therapie dar.

Kasuistik

Eine 63-jährige polnische Übersetzerin leidet seit ihrem 49. Lebensjahr an einer *systemischen Sklerose* mit Sjögren-Syndrom. Eine Lungenfibrose wurde drei Jahre später diagnostiziert und über sechs Monate mit Cyclophosphamid behandelt. Unter Bosentan entwickelte sich eine massive Erhöhung der Leberparameter, sodass die Therapie zu beenden war. Unter Iloprost und auch Sildenafil zeigte sich keine Besserung der Symptomatik.

Die Patientin befindet sich seit vielen Jahren in unserer Behandlung. Es erfolgt eine Dauertherapie mit Iscucin Salicis Stärke F (zuletzt 1 x wöchentlich), Cuprum aceticum comp. zusammen mit Equisetum/Formica Amp. 3 x wöchentlich. Hierunter ergab sich ein über 15 Jahre stabiler Verlauf der Krankheit.

Die rezidivierenden digitalen Ulzerationen führten zwischenzeitlich zu einer *Osteomyelitis* mit klinischen Entzündungszeichen, Schmerzhaftigkeit und radiologisch nachweisbarer lateralseitiger Corticalisunterbrechung am Grundglied des Digitus 4 (linker Fuß). Es erfolgte keine antibiotische Therapie, sondern die Gabe von Conchae comp. [→ XVI. 6.1 Das diabetisches Fußsyndrom]. Hierunter kam es zur vollständigen Ausheilung.

Die bekannte *Lungenfibrose* führte zu einem belastenden Husten und feinfleckigen Verdichtungen im Thorax-CT. Daraufhin wurde eine Therapie mit Ferrum rosatum/Graphites eingeleitet. Hierunter verbesserte sich die klinische Symptomatik eindrucksvoll.

Bei den schweren Krankheitsverläufen des *systemischen Lupus erythematodes* ist eine *Cortisontherapie* meist unverzichtbar. Falls erforderlich und vor allem bei besonders schwerwiegender Nierenbeteiligung, die über eine mesangiale Glomerulonephritis hinausgeht, ist eine immunsuppressive Therapie erforderlich.

Dennoch besteht der Anspruch, durch die *anthroposophischen Behandlungsansätze* [→ Tab.] den oben charakterisierten Krankheitsprozess aufzugreifen und diese erforderlichenfalls mit dem immunsuppressiven Vorgehen zu verbinden.[161] Kriterien der Wirksamkeit sind neben der objektivierbaren Remission auch diejenigen des *Befindens* des Patienten. Auch kommt dem ergänzenden Therapieansatz eine Bedeutung sowohl hinsichtlich der *Minderung von Nebenwirkungen* als auch der Remissionserhaltung zwischen den Schüben zu.

Die medikamentöse Behandlung komplettieren *Heileurythmie, kunsttherapeutische Therapieverfahren* und *Rhythmische Massage*, die ebenso wie die *Gesprächstherapie* wesentliche Bestandteile des Konzeptes sind.

therapeutische Indikation	Lupus erythematodes	Sklerodermie
Unterstützung der Ich-Organisation	Phosphorus D6–D12 Dil.	Phosphorus D5, D6 Dil.
Müdigkeit, Erschöpfung		Levico D1–D3 Dil. Levico comp. Amp., Glb. velati Ferrum hydroxydatum 50% Trit. (bei Störungen der Wärmeorganisation)
Unterstützung der Strukturkraft durch Kiesel	Quarz D6 Amp. Equisetum arvense Silicea cultum D2 Dil.	Quarz D20 Amp. Equisetum arvense Silicea cultum D2 Dil.
Nierenbeteiligung, Glomerulonephritis, Proteinurie	Equisetum cum Sulfure tostum D3-D6 Trit. Renes/Cuprum Amp.	Equisetum cum Sulfure tostum D3–D6 Trit. Renes/Cuprum Amp.
Polyserositis, atemabhängige Schmerzen	Bryonia D4 Amp. Bryonia/Stannum Amp.	
Raynaud-Syndrom		Cuprum aceticum comp. Amp., Secale/Bleiglanz comp. Amp. Kupfer Salbe rot Cuprum/Nicotiana Ung.
Lungenfibrose		Formica D6–D3 Amp. (auch als Inhalation) Ferrum rosatum/Graphites Amp.

therapeutische Indikation	Lupus erythematodes	Sklerodermie
Lenkung der Entzündung	Apis Amp. (Potenzwahl ist stadien- und konstitutionsabhängig)	
Formung der entzündlichen „Auflösungsprozesse“	Calcium Quercus 1 ml s.c., 10 ml i.v.	
gastrointestinale Motilitätsstörungen		Gentiana lutea 5 % Dil., Glb. velati Choleodoron Dil.
Sicca-Symptomatik		Chelidonium Augentropfen Euphrasia Augentropfen
Formung auflösender Stoffwechselprozesse, Stabilisierung des Bewusstseins, Geschlossenheit des Denkens, Fühlens, Wollens, psychotische Bewusstseinszustände	Stibium D6 Amp.	
Anregung von gestaltenden und entzündlich-durchwärmenden Prozessen	sehr niedrig dosierte (gestaltend wirksame) Nadelbaum-Mistel: z. B. abnoba-VISCUM Pini 0,02 mg, Iscador Pini 0,1 mg, Iscucin Salicis Stärke A–B; zur Strukturierung des entzündlichen Prozesses kommt Helleborus niger D3-D6 in Betracht	niedrig dosierte Misteltherapie in Abhängigkeit von der Wärmerhythmik z. B. abnobaVISCUM Mali 0,02–2 mg, Iscador M 1 mg, Helixor M 1–10 mg, Iscucin Salicis bis Stärke E, ggf. bis H
akrale Nekrosen		Equisetum arvense 10 % Ung. (wenn keine sekundäre Infektion besteht), externe Anwendung von Calendula-Essenz Calendula Wundsalbe Wecesin Ung. Honig

Therapeutische Vorgehensweisen bei Lupus erythematodes und Sklerodermie

Das Sjögren-Syndrom befällt vornehmlich das *exokrine Drüsensystem* und manifestiert sich vor allem im oberen Menschen, aber kann auch die Drüsen im unteren Menschen betreffen. Es tritt besonders beim weiblichen Geschlecht auf. Das Verhältnis von weiblichen zu männlichen Erkrankten beträgt 9:1. Man unterscheidet ein primäres von einem sekundären Syndrom, das v.a. rheumatische Erkrankungen wie die rheumatoide Arthritis, Lupus erythematodes, aber auch die Autoimmunhepatitis, Myasthenia gravis, Multiple Sklerose, Zoeliakie, Perniziosa u. a. begleitet.[162]

Zum klinischen Bild dieser zuerst von Henrik Sjögren (1899-1986) beschriebenen Erkrankung gehört eine Sicca-Symptomatik mit reduzierter Tränenflüssigkeit. Die Patienten klagen über *Augen-* und etwas seltener über *Mundtrockenheit.* Zu den Allgemeinbeschwerden zählen häufig *Müdigkeit, Myalgien* und gelegentlich auch eine *Raynaud-Symptomatik.* Lymphadenopathie und Splenomegalie sind ebenfalls anzutreffen. Arthralgien können im Rahmen des primären Syndroms das Krankheitsbild begleiten. Zu nicht erosiven, kurzfristig verlaufenden Arthritiden kommt es in etwa der Hälfte der Fälle. Die *Haut* zeigt eine vermehrte Trockenheit. Gelegentlich beobachtet man Vaskulitissymptome im Sinne einer Purpura.

Auch der *Gastrointestinaltrakt* ist u. U. betroffen. So finden sich häufiger Schluckstörungen, die meist durch Xerostomie, gelegentlich aber auch durch Motilitätsstörungen bedingt sind. Zudem liegen Befunde einer chronischen atrophischen Gastritis mit lymphozytären Schleimhautinfiltraten wie auch eine Pankreasbeteiligung mit meist subklinischen Funktionsstörungen vor. Des Weiteren kann die *Leber* als große exokrine Drüse befallen sein, indem das primäre Sjögren-Syndrom mit der primären biliären Zirrhose, Autoimmunhepatitis und auch der primär sklerosierenden Cholangitis einhergeht.

Neben den laborchemisch bekannten *Autoimmunphänomenen* (ANA, SS-A, SS-B), die allerdings nicht durchgängig vorliegen müssen und auch keine Krankheitsspezifität besitzen, fallen im Blutbild häufig eine *Leukozytopenie* und gelegentlich auch eine *Thrombopenie* auf. Die Leukozyten repräsentieren im Blut das Stoffwechsel-Gliedmaßen-System des dreigliedrigen Menschen. Entsprechend findet man auch hier eine Zurücknahme dieser Zellen. Deutliche Leukozytopenien kommen allerdings nur in ca. 10% der Fälle mit primärem Sjögren-Syndrom vor. In der Serumelektrophorese ist eine klare Immunglobulinerhöhung polyklonalen Ursprungs charakteristisch. Beim primären Syndrom besteht ein erhöhtes Risiko für *Non-Hodgkin-Lymhome* (nahezu ausschließlich der B-Zell-Reihe zugehörig), die sich typischerweise in den chronisch entzündlich infiltrierten Geweben bzw. den assoziierten Lymphknoten manifestieren.[163] Wesentlich ist im Weiteren noch der Hinweis, dass das Sjögren-Syndrom häufiger mit einer Autoimmunthyreoiditis assoziiert ist, die dann auch auf das veränderte Wirken der höheren Wesensglieder weist.

6.12.1 Das Wirken der Wesensglieder beim Sjögren-Syndrom

Die höheren Wesensglieder, also die *Ich-* und die *astralische Organisation*, verbinden sich mit den Lebensprozessen der exokrinen Drüsen [→ XVIII. 2.3 Karzinogenese und die Wirksamkeit der Wesensglieder]. Die bei der Nahrungsaufnahme und dem damit verbundenen Appetit eintretende Speichelsekretion, aber auch die psychisch modulierte Sekretion der Schweißdrüsen der Haut weisen auf das lebendige Ineinanderwirken mit dem vom ätherischen Organismus bestimmten *Drüsensystem* hin. Lebensprozesse im Sinne der Absonderung entfalten sich im Zusammenhang mit dem Wirken der oberen Wesensglieder.

Beim *Sjögren-Syndrom* lösen sich die oberen Wesensglieder vor allem aus dem *exokrinen Drüsensystem*. Die *sistierende Sekretion* führt zum *Sicca-Syndrom*.

Auch die *Motilitätsstörungen* im Gastrointestinaltrakt, die gelegentlich das Krankheitsbild begleiten, weisen auf eine zu geringe Aktivität dieser Wesensglieder im Stoffwechsel-Gliedmaßen-System hin. Die assoziierte Autoimmunthyreoiditis erklärt sich ebenfalls als ein Herauslösen der Ich-Organisation und des Astralleibes mit der Folge einer entzündlichen Reaktion im Bereich der Schilddrüse [→ XVII. 4.5 Chronisch-lymphozytäre Hashimoto-Thyreoiditis].

Durch die sich herauslösenden Wesensglieder entsteht in den Drüsen eine Fremdqualität, die nun den Ausgangspunkt für das entzündliche Geschehen bildet, das sich beispielsweise in einer diffusen lymphohistiozytären Infiltration des Speicheldrüsengewebes zeigt. Mit dem Fortschreiten der Erkrankung verschwinden dann normale Acini und werden durch verändertes Drüsenepithel, sogenannte myoepitheliale Inseln, die aus keratinhaltigen Epithelzellen bestehen, ersetzt.[164] Offenbar ist auch bei dieser Erkrankung die sich entwickelnde entzündliche Reaktion als ein salutogenetisches, heilendes Prinzip zu verstehen, das der therapeutischen Unterstützung bedarf.

6.12.2 Therapeutische Gesichtspunkte

Therapeutisch muss die Wirksamkeit der *oberen Wesensglieder* in der *Drüsenorganisation* verstärkt werden.

Es eignen sich Arzneimittel, die das primäre Wirksam-Werden der oberen Wesensglieder unterstützen. Zu ihnen gehören insbesondere die Bitterstoffe.

- *Gentiana lutea Rh 5 %* (Weleda) Dil. — 20-20-20 gtt
- *Gentiana lutea 5 % Urtinktur, Globuli velati* (Wala) — 10-10-10
- *Chelidonium e planta tota D3* (Wala) Glb. velati — 10-10-10

- *Chelidonium Ferro cultum Rh D3* (Weleda) Dil. 20-20-20 gtt

Diese Arzneimittel führen die Ich-Organisation und den Astralleib an das von ihnen verlassene Gebiet des menschlichen Leib heran. Klagt der Patient über *Müdigkeit* und *Kraftlosigkeit*, so ist an

- *Phosphorus D6* (Weleda) Dil. 10-0-0 gtt
- *Levico D1-D3* (Weleda) Dil. 20-20-20 gtt

zu denken. Bei depressiver Stimmung, Mutlosigkeit und ätherischer Erschöpfung empfehlen sich

- *Levico comp.* (Wala) Amp. s.c. bis 1-0-0
- *Levico comp.* (Wala) Glb. velati 10-10-10
- *Ferrum hydroxydatum 5 %, 50 %* (Weleda, Apotheke an der Weleda) Trit. 1-1-0 MSP.

Beim Sicca-Syndrom sind

- *Mercurialis Augentropfen* (Wala) 1–3 x täglich bis 2 x stündlich 1 gtt
- *Chelidonium Rh D4* (Weleda) Augentropfen bis 3 x täglich 1 gtt
- *Chelidonium comp. Augentropfen* (Wala) bis 3 x täglich 1 gtt

zu empfehlen. Die aufbauenden ätherischen Bildekräfte in den exokrinen Drüsen finden im Weiteren durch *Organpräparate* (Glandula parotis) als Arzneimittel aus dem Tierreich ihre Unterstützung. Liegt ein frühes Krankheitsstadium vor, in dem der Schwellungsbefund und die entzündliche Reaktion im Vordergrund stehen, so ist *Archangelika* innerlich und äußerlich (als Salbe) angewandt hilfreich. Diese zu den Umbelliferen gehörende Pflanze zeigt das Hereinwirken des Astralischen in das Ätherische und ist somit hilfreich beim Sjögren-Syndrom. Bei entzündlicher Symptomatik kommt

- *Archangelica comp.* (Wala) Amp. s.c. bis 1-0-0

in Betracht. Liegen eine *fieberarme Krankengeschichte*, Störungen der Wärmeorganisation wie häufiges Frieren oder eine abgeflachte circadiane Temperaturrhythmik vor, so ist an eine *Viscumtherapie* zu denken. In diesem Kontext ist die Verbindung des Sjögren-Syndroms mit den Non-Hodgkin-Lymphomen zu erwähnen.

Bei der Borreliose unterscheidet man Früh- und Spätmanifestationen.[165] Zu den ersteren gehört neben unspezifischen entzündlichen Allgemeinsymptomen wie subfebrilen Temperaturen, Müdigkeit, muskuloskelettalen Beschwerden und Kopfschmerzen, oftmals begleitet von einer regionalen Lymphadenopathie. Das Erythema migrans tritt bereits nach wenigen Tagen auf, nach Wochen gefolgt von einer Meningoradikulitis und Karditis (cave AV-Block) im Rahmen der dann disseminierten Infektion, und schließlich der sich nach Monaten manifestierenden Arthritis und Acrodermatitis chronica atrophicans.[166] Allerdings kommt es keinesfalls zwangsläufig und auch nicht immer in dieser Reihenfolge zu den Krankheitsmanifestationen. Die Acrodermatitis bildet sich typischerweise im Bereich der Streckseite der Extremitäten und ist häufig über den Gelenken am stärksten ausgeprägt.[167] Es kommt zur ödematösen Schwellung, dann blauroter Verfärbung und schließlich zur zunehmenden Hautatrophie. Gelegentlich finden sich juxtaartikuläre Knoten. Die Lyme-Arthritis entwickelt sich Wochen bis Monate nach der Infektion als Mono- bzw. Oligoarthritis (oftmals Kniegelenke) mit z.T. ausgeprägten Ergüssen und führt trotz des unter Umständen langfristigen Verlaufs mit zahlreichen Rezidiven nicht zu erosiven Veränderungen.[168]

6.13.1 Wesensgliederwirksamkeit bei der Borreliose

Die Disposition zur Borreliose besteht in einer geschwächten ätherischen Organisation bei angespannter Bewusstseinswelt und oftmals hohem Anforderungsdruck:[169]

> Die unbehandelte Erkrankung zeigt die *Dominanz des Nerven-Sinnes-Systems* als Dispositionsmerkmal für die *Borreliose*. Dieser wendet sich in den initialen Allgemeinsymptomen die Entzündung entgegen, die allerdings im langfristigen Verlauf in die chronische Inflammation übergeht.

Die Dominanz des Nerven-Sinnes-Systems zeigt sich in der Neuroborreliose. Ihre häufigste Form ist das Bannwarth-Syndrom, gekennzeichnet durch die Trias von Hirnnervenparesen (besonders häufig ist die Fazialislähmung), multilokulären radikulären Schmerzen, v. a. nachts und einem entzündlichen Liquorsyndrom mit Pleozytose. Nach Monaten bis Jahren entwickelt sich ggf. die chronische Neuroborreliose (Borrelienenzephalitis, Polyneuropathie u. a.). Die Gelenksmanifestation und auch die gelegentlich anzutreffenden Rheumaknoten-ähnlichen juxtartikulären Raumforderungen weisen ebenfalls auf die Dominanz des Nerven-Sinnes-Systems mit entzündlicher Reaktion des Stoffwechselsystems. Schließlich findet sich in der atrophisierenden Haut ein ähnlicher Gestus.

6.13.2 Therapeutische Gesichtspunkte

In der Regel ist die antibiotische Therapie erforderlich. Allerdings beeinflusst diese nicht die zugrunde liegende und für die Erkrankung disponierende Wesensgliederkonstellation. Insofern bedarf es ebenso einer Therapie, die sich nicht auf den Erreger fokussiert, sondern zur Verstärkung des Wesensgliederwirkens im Stoffwechsel-Gliedmaßen-System führt. In diesem Zusammenhang bestehen positive Erfahrungen mit[170]

- *Astragalus exscapus D3* (Weleda) Amp. s.c. 1-0-0.

Bezüglich der Gelenksmanifestation kommen konstitutionsabhängig

- *Apis mellifica D6-D30* (Weleda) Amp. s.c. bis 1-0-0
- *Apis ex animale Gl D5–D30* (Wala) Amp. s.c. bis 1-0-0

in Betracht. Bei der z.T. ausgeprägten *Ergussbildung* und bei *drückend-stechenden Schmerzen* ist

- *Bryonia e radice D4* (Wala) Amp. gelenknah s.c. bis 1 x täglich

auch zusammen mit *Stannum* als

- *Bryonia/Stannum* (Wala) Amp. s.c. bis 1 x täglich

angezeigt. Ein bewährtes Arzneimittel in der akuten Phase der Gelenksentzündung ist

- *Apis/Bryonia* (Wala) Amp. s.c. bis 1-0-1.

Georg Soldner berichtet über eine positive Wirkung von

- *Dipsacus fullonum* (Ceres) Urtinktur bis 5-5-5 gtt

zur Kräftigung der Lebensorganisation bei anhaltend angespannter astralischer Aktivität.[171]

Im *entzündlichen Erkrankungsstadium* erleben viele Patienten

- *Quarkwickel* Durchführung siehe Anhang
- *Arnika-Heilerdewickel* Durchführung siehe Anhang
- *Arnika-Gelenkwickel* Durchführung siehe Anhang

als sehr *hilfreich* und *beschwerdemindernd*.

Zur Nacht reibt man die *Stannum*salbe ein:

- *Stannum metallicum 0,4 %, 5 %* (Weleda) Salbe 0-0-1.

Zur Prophylaxe einer Progression nach Zeckenbiss liegen positive Erfahrungen mit

- *Apis/Belladonna cum Mercurio* (Wala) Glb. velati 5-5-5 für 10–14 Tage

zusammen mit

- *Argentum/Quarz* (Wala) Glb. velati 5-0-5

und

- *Nosode Borrelia D30* (Rezepturpräparat, z.B. Barlach-Apotheke Bad Boll) Glb. initial sowie am 3. und 10. Tag nach dem Stich 5 Glb.

vor.[172]

Literatur

1 Nurmohamed, M. T.: Cardiovascular risk in rheumatoid arthritis. Autoimmunity Reviews 2009; 88 (8). S. 663–667.

2 Gettings, L.: Psychological well-being in rheumatoid arthritis: a review of the literature. Musculoskeletal Care 2010; 8 (2). S. 99–106.

3 Korff, M. von, Alonso, J., Ormel, J. et al.: Childhood psychosocial stressors and adult onset arthritis. Broad spectrum risk factors and allostatic load. Pain 2009; 143 (1/2). S. 76–83.

4 Hamre, H. J., Pham, V. N., Kern, C. et al.: A 4-year non-randomized comparative phase-IV study of early rheumatoid arthritis: integrative anthroposophic medicine for patients with preference against DMARDs versus conventional therapy including DMARDs for patients without preference. Patient Prefer Adherence 2018; 12. S. 375–397.

5 Leonhardt, H.: Histologie, Zytologie und Mikroanatomie des Menschen. Thieme Verlag Stuttgart 1974. S. 116.

6 Steiner, R., Wegman, I.: Grundlegendes für eine Erweiterung der Heilkunst nach geisteswissenschaftlichen Erkenntnissen (GA 27). Rudolf Steiner Verlag Dornach 2014. Kapitel: Blut und Nerv.

7 Steiner, R.: Geisteswissenschaftliche Gesichtspunkte zur Therapie (GA 313). Rudolf Steiner Verlag Dornach 2001. Vortrag vom 18. April 1921.

8 Steiner, R., Wegman, I.: Grundlegendes für eine Erweiterung der Heilkunst nach geisteswissenschaftlichen Erkenntnissen (GA 27). Rudolf Steiner Verlag Dornach 2014. Kapitel: Blut und Nerv.

9 Novalis: Schriften, Band III. Verlag W. Kohlhammer Stuttgart 1983. S. 565.

10 Waldeyer, A.: Anatomie des Menschen. 2. Teil. De Gruyter Verlag Berlin 1974.

11 Dhanwal, D. K.: Thyroid disorders an bone metabolism. Indian Journal of Endocrinology and Metabolism 2011; 15 (Suppl. 2). S. 102–112.

12 Ebd.

13 Zabransky, S.: Erkrankungen der Schilddrüse. In: Gupta, D. (Hrsg.): Endokrinologie der Kindheit und Adoleszenz. Thieme Verlag Stuttgart 1986.

14 Bucher, O., Wartenberg, H.: Cytologie, Histologie und mikroskopische Anatomie des Menschen. Verlag Hans Huber Bern 1997.

15 Steiner, R., Wegman, I.: Grundlegendes für eine Erweiterung der Heilkunst nach geisteswissenschaftlichen Erkenntnissen (GA 27). Rudolf Steiner Verlag Dornach 2014. Kapitel: Blut und Nerv.

16 Schulz, A.: Aufbau und Funktion des Skeletts. In: Ringe, J. D. (Hrsg.): Osteoporose. Pathogenese, Diagnostik und Therapiemöglichkeiten. De Gruyter Verlag Berlin 1991.

17 Burkhardt, H.: Der Beitrag der Synovialflüssigkeit zur entzündlichen Gelenksdestruktion in der Pathogenese der chronischen Polyarthritis. In: Mohr, W., Emmert, K. H. (Hrsg.): Gelenkszerstörungen bei entzündlich-rheumatischen Erkrankungen, Basismechanismen und deren Beeinflussung durch Therapie. Steinkopff Verlag Darmstadt 1990.

18 Steiner, R.: Heilpädagogischer Kurs (GA 317). Rudolf Steiner Verlag Dornach 1995. Vortrag vom 30. Juni 1924.

19 Turesson, C., Jacobsson, L., Matteson, E.: Cardiovascular co-morbidity in rheumatic diseases. Vascular Health and Risk Management. 2008; 4 (3). S 605–614.

20 Gettings, L.: Psychological well-being in rheumatoid arthritis: a review of the literature. Musculoskeletal Care 2010; 8 (2). S. 99–106.

21 Mella, L. F., Bértolo, M. B., Dalgalarrondo, P.: Depressive symptoms in rheumatoid arthritis. Revista Brasileira de Psiquiatria 2010; 32 (3). S. 257– 263.

22 Ang, D. C., Choi, H., Kroenke, K. et al.: Comorbid depression is an independent risk factor for mortality in patients with rheumatoid arthritis. Journal of Rheumatolology 2005; 32 (6). S. 1013–1019.

23 Hartmann, F., Deicher, H.: Bindegewebe. In: Siegentaler, W., Blum, H. E. (Hrsg.): Klinische Pathophysiologie. Thieme Verlag Berlin 1987. Sowie: Böcker, W., Denk, H., Heitz, U. H. (Hrsg.): Pathologie. Urban und Fischer Verlag München 2004.

24 Menninger, H., Stiegler, A., Wessinghagem, D.: Die Bedeutung von Abriebpartikeln aus Knorpel und Knochen bei der chronischen Polyarthritis. In: Mohr, W., Emmert, K. H. (Hrsg.): Gelenkszerstörungen bei entzündlich-rheumatischen Erkrankungen, Basismechanismen und deren Beeinflussung durch Therapie. Steinkopff Verlag Darmstadt 1990.

25 Mohr, W., Doms, E., Wessinghage, D.: Reparative Vorgänge bei der pannösen Knorpeldestruktion. In: Mohr, W., Emmert, K. H. (Hrsg.): Gelenkszerstörungen bei entzündlich-rheumatischen Erkrankungen, Basismechanismen und deren Beeinflussung durch Therapie. Steinkopff Verlag Darmstadt 1990.

26 Strand, V., Kimberly, R., Isaacs, J. D.: Biologic therapies in rheumatology: lessons learned, future directions. Nature Reviews Drug Discovery 2007; 6 (1). S. 75–92.

27 Adler, R.: Psychoneuroimmunology: Interactions between the nervous-system and the immune-system. Lancet 1995; 345 (8942). S. 99–103.

28 Steiner, R.: Physiologisch-Therapeutisches auf der Grundlage der Geisteswissenschaft (GA 314). Rudolf Steiner Verlag Dornach 1975. Vortrag vom 1. Januar 1924.

29 Fischer, H. F., Binting, S., Bockelbrink, A. et al.: The Effect of Attending Steiner Schools during Childhood on Health in Adulthood: A Multicentre Cross-Sectional Study. PLoS One 2013. e73135.

30 Korff, M. von, Alonso, J., Ormel, J. et al.: Childhood psychosocial stressors and adult onset arthritis. Broad spectrum risk factors and allostatic load. Pain 2009; 143 (1/2). S. 76–83.

31 Kröz, M., Girke, M.: Zur Polarität von Lupus erythematodes und Sklerodermie auf Grundlage des geisteswissenschaftlichen Verständnisses der Erkrankungen aus dem rheumatischen Formenkreis. Der Merkurstab 2005; 589 (1). S. 8–17.

32 Korff. M. von, Alonso, J., Ormel, J. et al.: Childhood psychosocial stressors and adult onset arthritis. Broad spectrum risk factors and allostatic load. Pain 2009; 143 (1/2). S. 76–83.

33 AL-Allaf, A. W., Sanders, P. A., Ogston, S. A. et al.: A case-control study examining the role of physical trauma in the onset of rheumatoid arthritis. Rheumatology 2001; 40 (39). S. 262–266.

34 Steiner, R.: Geisteswissenschaft und Medizin (GA 312). Rudolf Steiner Verlag Dornach 2020. Vortrag vom 30. März 1920.

35 Diesen Hinweis verdankt der Autor L. Gerlach.

36 Hamre, H. J., Pham, V. N., Kern, C. et al.: A 4-year non-randomized comparative phase-IV study of early rheumatoid arthritis: integrative anthroposophic medicine for patients with preference against DMARDs versus conventional therapy including DMARDs for patients without preference. Patient Prefer Adherence 2018; 12. S. 375–397.

37 Buddecke, E.: Grundriss der Biochemie. De Gruyter Verlag Berlin 1984.

38 Medizinische Sektion der Freien Hochschule für Geisteswissenschaft am Goetheanum (Hrsg.): Heilmittelangaben Rudolf Steiners. Blatt: Phosphorus. Dornach 2013.

39 Zitiert nach: Wolff, O.: Grundlagen einer geisteswissenschaftlich erweiterten Biochemie. Verlag Freies Geistesleben Stuttgart 1998. S. 319.

40 Wolff, O.: Erkrankungen der Wirbelsäule und Gelenke. In: Husemann, F., Wolff, O. (Hrsg.): Das Bild des Menschen als Grundlage der Heilkunst. Band 3. Verlag Freies Geistesleben Stuttgart 1993.

41 GAÄD (Hrsg.): Vademecum Anthroposophische Arzneimittel 2017. Der Merkurstab 2017; 70 (Suppl.). S. 685.

42 Diesen Hinweis verdankt der Autor L. Gerlach.

43 Simon, L.: Die Moorbildungen der Erde in ihrer Beziehung zur Gelenksbildung des Menschen. Zum Heilmittel von Ledum palustre L. Der Merkurstab 1997; 50 (2). S. 69–72.

44 Ebd.

45 Simon, L.: Chronisches Gelenkrheuma/ Chronische Polyarthritis. In: Glöckler, M. (Hrsg.): Anthroposophische Arzneitherapie für Ärzte und Apotheker, Band 1. Wissenschaftliche Verlagsgesellschaft Berlin 2005. Kapitel 31.1.

46 GAÄD (Hrsg.): Vademecum Anthroposophische Arzneimittel 2017. Der Merkurstab 2017; 70 (Suppl.). S. 496.

47 Ebd.

48 Pelikan, W.: Heilpflanzenkunde I. Verlag am Goetheanum Dornach 1980. S. 165.

49 Zitiert nach: Sommer, M.: Schwere Coxarthrose-Behandlung mit anthroposophischen Heilmitteln. Der Merkurstab 1997; 50 (4). S. 228–229.
50 Jachens, L.: Die Psoriasis vulgaris aus anthroposophisch-menschenkundlicher Sicht. Der Merkurstab 2003; 56 (6). S. 334–347.
51 Steiner, R.: Geisteswissenschaft und Medizin (GA 312). Rudolf Steiner Verlag Dornach 2020. Vortrag vom 4. April 1920.
52 Diesen Hinwies verdankt der Autor L. Gerlach.
53 Gründemann, C., Gruber, C. W., Hertrampf, A. et al.: An aqueous birch leaf extract of betula pendula inhibits the growth and cell division of inflammatory lymphocytes. Journal of Ethnopharmacology 2011; 136 (3). S. 444–451.
54 GAÄD (Hrsg.): Vademecum Anthroposophische Arzneimittel 2017. Der Merkurstab 2017; 70 (Suppl.). S. 229.
55 Kern, C.: Therapie rheumatischer Erkrankungen. In: Kern, C., Mandera, R., Roemer, F. (Hrsg.): Wala Med. Rheumatische Erkrankungen.Wala Heilmittel GmbH Bad Boll 2004.
56 Soldner, G., Stellmann, H. M.: Individuelle Pädiatrie. Wissenschaftliche Verlagsgesellschaft Stuttgart 2018. S. 334 ff.
57 Diesen Hinweis verdankt der Autor I. Bartke-Anders.
58 Pelikan, W.: Heilpflanzenkunde II. Verlag am Goetheanum Dornach 1980. S. 107 f.
59 Ebd.
60 Dhouibi, R., Affes, H., Ben Salem, M. et al: Screening of pharmacological uses of Urtica dioica and others benefits. Progress in Biophysics and Molecular Biology 2019; 150. S. 67–77.
61 Diesen Hinweis verdankt der Autor R. Penter.
62 Schramm, H.: Heilmittel der anthroposophischen Medizin. Urban und Fischer Verlag München 2009.
63 Wolf, M., Tamaschke, C., Mayer, W. et al.: Efficacy of Arnica in varicose vein surgery. Results of a randomized, double-blind, placebo-controlled pilot study. Forschende Komplementärmedizin 2003; 10 (5). S. 242–247.
64 Titze, O.: Arzneimittel aus dem Tierreich. Weleda Korrespondenzblätter für Ärzte. 2001; 152. S. 60–69.
65 Ebd.
66 GAÄD (Hrsg.): Vademecum Anthroposophische Arzneimittel 2017. Der Merkurstab 2017; 70 (Suppl.). S. 418.
67 Ebd.
68 Vogel, H.-H.: Der rheumatische Formenkreis. Rheumatische Erkrankungen und ihre Therapie mit Heilmitteln der anthroposophischen Therapierichtung. Der Merkurstab 1989; 42 (6). S. 358–370.
69 Simon, L.: Chronisches Gelenkrheuma/ Chronische Polyarthritis. In: Glöckler, M. (Hrsg.): Anthroposophische Arzneitherapie für Ärzte und Apotheker, Band 1. Wissenschaftliche Verlagsgesellschaft Berlin 2005. Kap. 31.1.
70 Simon, L.: Die Moorbildungen der Erde in ihrer Beziehung zur Gelenksbildung des Menschen. Zum Heilmittel von Ledum palustre L. Der Merkurstab 1997; 50 (2). S. 69–72.
71 Simon, L.: Chronisches Gelenkrheuma/ Chronische Polyarthritis. In: Glöckler, M. (Hrsg.): Anthroposophische Arzneitherapie für Ärzte und Apotheker, Band 1. Wissenschaftliche Verlagsgesellschaft Berlin 2005. Kap. 31.1.
72 Simon, L., Schietzel, T., Gärtner, C. et al.: Ein anthroposophisches Therapiekonzept für entzündlich-rheumatische Erkrankungen. Ergebnisse einer zweijährigen Pilotstudie. Der Merkurstab 1997; 50 (2). S. 73–84.
73 GAÄD (Hrsg.): Vademecum Anthroposophische Arzneimittel 2017. Der Merkurstab 2017; 70 (Suppl.). S. 595.
74 Dechant, C., Krüger, K.: Adulter Morbus Still. Deutsche Medizinische Wochenschrift 2011; 136. S. 1669–1673.
75 Miehle, W., Fehr, K., Schattenkirchner, M. et al. (Hrsg.): Rheumatologie in Praxis und Klinik. Thieme Verlag Berlin 2000. S. 513 ff.
76 Braun, J., Rudwaleit, M., Sieper, J.: Spondyloarthritiden. Der Internist 2011; 52 (6). S. 657–670.

77 Kiltz, U., Baraliakos, X., Braun, J.: Spondyloarthitiden – das neue Konzept. Deutsche Medizinische Wochenschrift 2012; 137. S. 1745–1747.
78 Märker-Hermann, E.: Frühe Spondyloarthritiden. Der Internist 2008; 49 (3). S. 271–277.
79 De Keyser, F., Baeten, D., van den Bosch, F. et al.: Gut inflammation and spondyloarthropathies. Current Rheumatology Report 2002; 4 (6). S. 525.
80 Mielants, H., Veys, E., Goemaere, S. et. al.: A prospective study of patients with spondyloarthropathy with special reference to HLA-B27 and to gut histology. Journal of Rheumatology 1993; 20 (8). S. 1353–1358.
81 Mielants, H., Veys, E., Cuvelier, C. et. al.: Course of gut inflammation in spondyloarthropathies and therapeutic consequences. Ballière's Clinical Rheumatology 1996; 10 (1). S. 147–164.
82 Märker-Hermann, E.: Frühe Spondyloarthritiden. Der Internist 2008; 49 (3). S. 271–277.
83 Banzhaf, M., Klarl, B. A., Braun, B.: Demenz bei Mb. Whipple? Die Bedeutung infektiöser Krankheitsursachen. Deutsche Medizinische Wochenschrift 2011; 136. S. 1312–1315.
84 Steiner, R.: Geisteswissenschaft und Medizin (GA 312). Rudolf Steiner Verlag Dornach 2020. Vortrag vom 27. März 1920.
85 Weisenseel, P., Prinz, J. C.: Psoriasis vulgaris und Komorbiditäten. Deutsche Medizinische Wochenschrift 2010; 135. S. 1446–1450.
86 Ebd.
87 Ebd.
88 Papo, D., Hein, R., Ring, J.: Psoriasis als unabhängiger Risikofaktor für die Entwicklung einer koronaren Herzkrankheit. Deutsche Medizinische Wochenschrift 2010; 135. S. 1749–1754.
89 Jachens, L. (Hrsg): Dermatologie. Salumed Verlag Berlin 2012. S. 103–153.
90 Hackenbroch, M. H.: Arthrosen. In: Miehle, W., Fehr, K., Schattenkirchner, M. et al. (Hrsg): Rheumatologie in Praxis und Klinik. Thieme Verlag Stuttgart 2000.
91 Bertrand, J., Pap, T.: Neues aus der Arthroseforschung. Deutsche Medizinische Wochenschrift 2012; 137. S. 1766–1768.
92 Hessenbruch, G.: Therapie der Hüft- und Kniegelenksarthrosen. Weleda Korrespondenzblätter für Ärzte 1984; 37. S. 15–20.
93 Sommer, M.: Schwere Coxarthrose-Behandlung mit anthroposophischen Heilmittel. Der Merkurstab 1997; 50 (4). S. 228.
94 Huber, R., Prestel, U., Bloss, I. et al.: Effectiveness of subcutaneous injections of a cartilage preparation in osteoarthritis of the knee – a randomized, placebo controlled phase II study. Complementary Therapies in Medicine 2010; 18 (3/4). S. 113–118.
95 Gärtner, C.: Therapie der Arthrosen großer Gelenke. Der Merkurstab 1999; 52 (1). S. 48–51.
96 GAÄD (Hrsg.): Vademecum Anthroposophische Arzneimittel 2017. Der Merkurstab 2017; 70 (Suppl.). S. 1615.
97 Therkleson, T.: Ginger compress therapy for adults with osteoarthritis. Journal of Advanced Nursing 2010; 66 (10). S. 2225–2233.
98 Löffler, G., Petrides, P. E., Heinrich, P. C. (Hrsg.): Biochemie und Pathobiochemie. Springer Verlag Berlin/Heidelberg 2007.
99 Wolff, O.: Grundlagen einer geisteswissenschaftlich erweiterten Biochemie. Verlag Freies Geistesleben 1998.
100 Löffler, G., Petrides, P. E., Heinrich, P. C. (Hrsg.): Biochemie und Pathobiochemie. Springer Verlag Berlin/Heidelberg 2007.
101 Böcker, W., Denk, H., Heitz, P. U.: Pathologie. Urban und Fischer Verlag München 2004.
102 Ebd.
103 Miehle, W., Fehr, K., Schattenkirchner, M. et al. (Hrsg.): Rheumatologie in Praxis und Klinik. Thieme Verlag Stuttgart 2000.
104 Bucher, O., Wartenberg, H.: Cytologie, Histologie und mikroskopische Anatomie des Menschen. Verlag Hans Huber Bern 1997.
105 Ebd.
106 Miehle, W., Fehr, K., Schattenkirchner, M. et al. (Hrsg.): Rheumatologie in Praxis und Klinik. Thieme Verlag Stuttgart 2000.

107 Bucher, O., Wartenberg, H.: Cytologie, Histologie und mikroskopische Anatomie des Menschen. Verlag Hans Huber Bern 1997.
108 GAÄD (Hrsg.): Vademecum Anthroposophische Arzneimittel 2017. Der Merkurstab 2017; 70 (Suppl.). S. 715.
109 Diesen Hinweis verdankt der Autor M. Kröz.
110 Mezger, J.: Gesichtete homöopathische Arzneimittellehre, Band 2. Haug Verlag Berlin 1981. S. 1401.
111 Pelikan, W.: Heilpflanzenkunde I. Verlag am Goetheanum Dornach 1980. S. 296.
112 Staiger, C.: Comfrey root: from tradition to modern clinical trials. Wiener Medizinische Wochenschrift 2013; 163 (3/4). S. 58–64.
113 Staiger, C.: Comfrey. A clinical overview. Phytotherapy Research 2012; 26 (10). S. 1441–1448.
114 Koll, R., Buhr, M., Dieter, R. et al: Wirksamkeit und Verträglichkeit von Beinwellextrakt bei Sprunggelenksdistorsionen. Ergebnisse einer multizentrischen, randomisierten, placebo-kontrollierten Doppelblindstudie. Zeitschrift für Phytotherapie 2000; 21. S. 127–134.
115 Mezger, J.: Gesichtete homöopathische Arzneimittellehre, Band 2. Haug Verlag Berlin 1981. S. 1402.
116 Giannetti, B. M., Staiger, C., Bulitta, M. et al.: Efficacy and safety of comfrey root extract ointment in the treatment of acute upper or lower back pain: results of a double-blind, randomised, placebo controlled, multicentre trial. British Journal of Sports Medicine 2010; 44 (9). S. 637–641.
117 Staiger, C.: Comfrey root: from tradition to modern clinical trials. Wiener Medizinische Wochenschrift 2013; 163 (3/4). S. 58–64.
118 Neeck, G.: Fibromyalgie. Aktuelle Rheumatologie 2002; 27 (2). S. 77–83.
119 Sawaddiruk, P., Paiboonworachat, S., Chattipakorn, N. et al.: Alterations of brain activity in fibromyalgia patients. Journal of Clinical Neuroscience 2017; 38. S. 13–22.
120 Bazzichi, L., Rossi, A., Zirafa, C. et al.: Thyroid autoimmunity may represent a predisposition for the development of fibromyalgia? Rheumatology International 2012; 32 (2). S. 335–341.
121 Bazzichi, L., Rossi, A., Giuliano, T. et al.: Association between thyroid autoimmunity and fibromyalgic disease severity. Clinical Rheumatology 2007; 26 (12). S. 2115–2120.
122 Neeck, G.: Fibromyalgie. Aktuelle Rheumatologie 2002; 27 (2). S. 77–83.
123 Wu, Y. L., Chang, L. Y., Lee, H. C. et al.: Sleep disturbances in fibromyalgia: A meta-analysis of case-control studies. Journal of Psychosomatic Research 2017; 96. S. 89–97.
124 Choy, E. H.:The role of sleep in pain and fibromyalgia. Nature Review Rheumatology 2015; 11 (9). S. 513–520.
125 Neeck, G.: Fibromyalgie. Aktuelle Rheumatologie 2002; 27 (2). S. 77–83.
126 Mc Beth, J., Macfarlane, G., Benjamin, S.: The association between tender points, psychological distress, and adverse childhood experiences: a community-based study. Arthritis and Rheumatism 1999; 42 (7). S. 1397–1404.
127 Bell, I. R., Lewis, D. A., Brooks, A. J. et al.: Improved clinical status in fibromyalgia patients treated with indidualized homeopathic remedies versus placebo. Rheumatology 2004; 43 (5). S. 577–582.
128 Ojewole, J. A.: Antinociceptive, anti-inflammatory and antidiabetic effects of Bryophyllum pinnatum (Crassulaceae) leaf aqueous extract. Journal of Ethnopharmacology. 2005; 99 (1). S. 13–19.
129 Kirchner-Bockholt, M.: Grundelemente der Heileurythmie. Verlag am Goetheanum Dornach 1981. S. 182 f.
130 Zaar, B., Merckens, H.: Das Fibromyalgie-Syndrom (FMS) – Bestandsaufnahme und anthroposophische Anwendungsbeobachtung. Der Merkurstab 2005; 58 (2). S. 106–111.
131 Steiner, R.: Wie erlangt man Erkenntnisse der höheren Welten? (GA 10). Rudolf Steiner Verlag Dornach 2018.
132 Nitzschke, S., Wagner, U., Seidel, W. et al.: Entzündungsmechanismen bei rheumatoider Vasculitis und Riesenzellarteriitis. Der Internist 1999; 40. S. 922–929.
133 Steiner, R.: Allgemeine Menschenkunde als Grundlage der Pädagogik (GA 293). Rudolf Steiner Verlag Dornach 2019. Vortrag vom 1. September 1919.
134 Steiner, R.: Physiologisch-Therapeutisches auf der Grundlage der Geisteswissenschaft (GA 314). Rudolf Steiner Verlag Dornach 2012. Vortrag vom 28. Oktober 1922.
135 Steiner, R: Eine okkulte Physiologie (GA 128). Rudolf Steiner Verlag Dornach 1991. 7. Vortrag.
136 Ebd.
137 Lamprecht, P: Systemische Vaskulitiden: Revidierte Nomenklatur, neue Therapiestrategien. Deutsche Medizinische Wochenschrift 2013; 138. S. 651–654.

138 Gerber, M. J.: Polymyalgia rheumatica und Riesenzellarteriitis. In: Miele, W., Fehr, K., Schattenkirchner, M. et al. (Hrsg.): Rheumatologie in Praxis und Klinik. Thieme Verlag Berlin 2000.
139 Sander, O., Schneider, M.: Arteriitis temporalis. Deutsche Medizinische Wochenschrift 2007; 132. S. 1329–1338.
140 Schmidt, W. A.: Polymyalgie rheumatica mit und ohne Großgefäßvaskulitis. Deutsche Medizinische Wochenschrift 2020; 145. S. 895-902.
141 Gerber, M. J.: Polymyalgia rheumatica und Riesenzellarteriitis. In: Miele, W., Fehr, K., Schattenkirchner, M. et al. (Hrsg.): Rheumatologie in Praxis und Klinik. Thieme Verlag Berlin 2000.
142 Gross, W. L., De Groot, K., Reinhold-Keller, E.: Vaskulitische periphere Neuropathie aus internistischer Sicht. Der Internist 2000; 41 (5). S. 418–428.
143 Jennette, J. C.:Nomenclature and classification of vasculitis: lessons learned from granulomatosis with polyangiitis (Wegener's granulomatosis). Clinical and Experimentive Immunology 2011; 164 (Suppl. 1). S. 7–10.
144 Said, M. S.: Upper respiratory tract symptoms, renal involvement and vasculitis: a case report and review of Wegener Granulomatosis. Journal of Clinical Medicine Research 2010; 2 (4). S. 189–193.
145 GAÄD (Hrsg.): Vademecum Anthroposophische Arzneimittel 2017. Der Merkurstab 2017; 70 (Suppl.). S. 736.
146 Ebd. S. 679.
147 Rath, U.: Persönliche Mitteilung 2010.
148 Hellmich, B., Holl-Ulrich, K., Merz, H. et al.: Hypereosinophiles Syndrom und Churg-Strauss-Syndrom. Der Internist 2008; 49 (3). S. 286–296.
149 Meyer, M. F., Daigeler, A., Lehnhardt, M. et al.: Therapeutisches Management akraler Manifestationen der systemischen Sklerodermie. Medizinische Klinik 2007; 102 (3). S. 209–218.
150 Müller-Ladner, U.: Systemische Sklerose. Der Internist 2008; 49 (10). S. 278–285.
151 Distler, O., Gay, S.: Sklerodermie. Der Internist 2010; 51 (1). S. 30–38.
152 Chu, S. Y., Chen, Y. J., Liu, C. J. et al.: Increased risk of acute myocardial infarction in systemic sclerosis: a nationwide population-based study. American Journal of Medicine 2013; 126 (11). S. 982–988.
153 Miehle, W., Fehr, K., Schattenkirchner, M. et al. (Hrsg.): Rheumatologie in Praxis und Klinik. Thieme Verlag Berlin 2000.
154 Steiner, R.: Eine okkulte Physiologie (GA 128). Rudolf Steiner Verlag Dornach 1991. Vortrag vom 27. März 1911.
155 Steiner, R., Wegman I.: Grundlegendes für eine Erweiterung der Heilkunst nach geisteswissenschaftlichen Erkenntnissen (GA 27). Rudolf Steiner Verlag Dornach 2014. Kapitel: Von der therapeutischen Denkweise.
156 Anderegg, U., Haustein, U.-F.: Experimentelle Untersuchungen zur Quarzinduzierten Sklerodermie. Deutsches Ärzteblatt 1998; 95. S. 1099–1103.
157 Ebd.
158 Steiner, R., Wegman I.: Grundlegendes für eine Erweiterung der Heilkunst nach geisteswissenschaftlichen Erkenntnissen (GA 27). Rudolf Steiner Verlag Dornach 2014. Kapitel: Von der therapeutischen Denkweise.
159 Ebd.
160 GAÄD (Hrsg.): Vademecum Anthroposophische Arzneimittel 2017. Der Merkurstab 2017; 70 (Suppl.). S. 531.
161 Klasen, J.: Biographische Aspekte zu einer Patientin mit Lupus erythematodes. Der Merkurstab 2000; 53 (6). S. 428–429.
162 Hansen, A., Dörner, T.: Sjögren-Syndrom. Der Internist 2010; 51 (10). S. 1267–1280.
163 Ebd.
164 Späth, M., Krüger, K.: Sjögren-Syndrom. In: Miele, W., Fähr, K., Schattenkirchner, M. et al. (Hrsg.): Rheumatologie in Praxis und Klinik. Thieme Verlag Berlin 2000.
165 Soldner, G., Stellmann, H. M.: Individuelle Pädiatrie. Wissenschaftliche Verlagsgesellschaft Stuttgart 2011. S. 412 ff.
166 Herzer, P., Fingerle, V., Pfister, H.-W. et al.: Lyme-Borreliose. Der Internist 2014; 55 (7). S. 789–802.
167 Ebd.

168 Ebd.

169 GAÄD (Hrsg.): Vademecum Anthroposophische Arzneimittel 2017. Der Merkurstab 2017; 70 (Suppl.). S. 159.

170 Ebd.

171 Soldner, G., Stellmann, H. M.: Individuelle Pädiatrie. Wissenschaftliche Verlagsgesellschaft Stuttgart 2018. S. 508.

172 GAÄD (Hrsg.): Vademecum Anthroposophische Arzneimittel 2017. Der Merkurstab 2017; 70 (Suppl.). S. 143.

KAPITEL XXX

Osteoporose

1. Leitgedanken

Die Osteoporose gehört zu den häufigen und für die Praxis relevanten Erkrankungen, die vordergründig das Skelettsystem betreffen. In Deutschland hatten laut Schätzungen für das Jahr 2009 6,3 Millionen Menschen Osteoprose (5,2 Millionen Frauen, 1,1 Millionen Männer), von denen mehr als die Hälfte innerhalb von vier Jahren mindestens eine Fraktur erlitten.[1] Auf der Basis einer jüngeren Umfrage (2014/2015) ist die Prävalenz der Osteoporose in Deutschland 4,4% bei 45- bis 65-jährigen Frauen, 24% bei über 65-jährigen Frauen und 5,6% bei über 65-jährigen Männern.[2] Hieraus leiten sich *prophylak-tische* und *therapeutische Maßnahmen* ab, die Patienten mit Dauermedikationen konfrontieren. Dabei konzentriert sich das pathophysiologische Verständnis nahezu ausschließlich auf mechanische Aspekte der durch ausreichende Knochenmasse ermöglichten Stabilität. Fragen nach der *inneren Bedeutung* der Osteoporose für das geistig-seelische Wesen des Menschen und die diesbezüglichen Konsequenzen einer konventionellen Osteoporosetherapie treten demgegenüber in den Hintergrund.

2. Osteoporose

2.1 Knochenstruktur und Ich-Organisation

Zunächst weisen die bekannten Risikofaktoren einer Immobilisierung auf die Bedeutung von *Bewegung* und damit die willensverwandte Aktivität des Menschen, der Ich-Organisation. Es handelt es aber nicht nur um die Bewegung im Allgemeinen, sondern um eine solche gegen einen Widerstand. So ist es auch zu verstehen, dass Schwerelosigkeit in der Raumfahrt mit einem Knochenmasseverlust einhergeht. Ebenso ist der Abbau durch Bettruhe lange bekannt (15% Verlust bei experimenteller Bettruhe über 120 Tage).[3] Umgekehrt fördern Druck-, Zug- und Rotationsbelastungen die Knochenbildung. Die Aktivität der Ich-Organisation ist entscheidend: Ergreift die Ich-Organisation das Gliedmaßenskelett, so nimmt die Knochendichte zu, im anderen Fall kommt es zu deren Abnahme.

Das Knochensystem ist nicht nur mit mechanischen Kräften, sondern auch mit der Bewusstseinswelt verbunden. So ist die Korrelation von Kognitionseinschränkungen mit niedriger Knochendichte bekannt („we found that low BMD [bone mineral density] is correlated with cognitive impairment in community-dwelling, stroke-free, dementia-free adults, especially in women.")[4] und macht deutlich, dass die Osteoporose nicht nur auf die Knochendichte zu beziehen ist.

Die prozessuale Denktätigkeit erwacht zum bewussten Gedanken an der Strukturkraft des Nervensystems wie an einem Widerstand [→ II. 2.3 Das polare Wirksamkeiten der Wesensglieder im dreigliedrigen Organismus]. Im Gedanken endet die schöpferische Denktätigkeit und gewinnt eine „kristalline“ Qualität. Bei der körperlichen Bewegung und Willensaktivität kommt dem sich entgegenstellenden Widerstand eine vergleichbare Bedeutung zu: Die sonst widerstandslos dahinfließenden Bewegung erfährt Stau- und Verhärtungsqualitäten, die sich in die „verhärtende“ Knochenbildung funktionell fortsetzen. Das qualitativ „Harte“ der Gedankenwelt des Menschen findet seine Entsprechung in dem organisch Harten der Knochenbildung. Auch unter diesem Aspekt kann man den Hinweis Rudolf Steiners auf die Knochenbildung als einer zu Ende gekommenen Nervenbildung lesen.[5]

2.1.1 Sekundäre Formen der Osteoporose

Wir unterscheiden die primäre Osteoporose von der sekundären.

Auch die mit den sekundären Formen einhergehenden Erkrankungen weisen auf eine zu geringe Aktivität des seelisch-geistigen Wesens in der Stoffwechsel- und Bewegungsorganisation. Gastrointestinale oder hepatische Erkrankungen mit sekundärer Osteoporose deuten auf die ungenügende Wirksamkeit der oberen Wesensglieder im Stoffwechsel-Gliedmaßen-System. Bezüglich des Diabetes mellitus wurde bereits ausführlich auf die Einschränkungen der Willensentfaltung hingewiesen [→ XVI. 3.2.2 Zentrale Organe des Typ-2 Diabetes: Leber und Muskulatur]. Hier ist besonders der Diabetes mellitus Typ 1 mit der beschriebenen Inkarnationsbehinderung des seelisch-geistigen Menschenwesens in die Stoffwechsel-Gliedmaßen-Organisation mit einem erhöhten Osteoporose-Risiko verbunden.[6, 7]

Auch die Hyperthyreose löst die astralische und die Ich-Organisation aus ihrer physiologischen Verbindung mit dem Stoffwechsel-Gliedmaßen-System und kann bis zur thyreotoxischen Osteopathie und Myopathie führen [→ XVII. 4.4.1 Krankheitsmanifestationen im dreigliedrigen Organismus]. Ein basales TSH von unter 0,3 ist bereits mit einem erhöhten Risiko für Frakturen assoziiert.[8] Schließlich weist das Cushing-Syndrom in die gleiche Richtung.

2.1.2 Rachitis und Osteoporose (Typ 1 und Typ 2)

Die Rachitis des Kindes und die Osteoporose des Erwachsenen stehen sich lebensgeschichtlich gegenüber und sind Ausdruck der sich wandelnden Verbindung des seelisch-geistigen Menschenwesens mit seinem Leib, also der *Inkarnationskraft der Individualität.* Das Bild der Schädelmetamorphose [→ Abb.] im Lebenslauf beleuchtet diesen Zusammenhang: Mit der Inkarnation des übersinnlichen Menschen bildet sich zunehmend die Gliedmaßenorganisation aus – am Schädel entsprechend das Viscerocranium. Mit der Exkarnation nimmt sich dann diese Organisation wieder zurück: Der Greisenschädel ähnelt wieder dem Kinderschädel. Einen entsprechenden Verlauf zeigt die ebenfalls in die Abbildung aufgenommene Knochendichte am Radiusschaft, also im Bereich der Gliedmaßenorganisation. Auch sie steht mit der Inkarnations- und Exkarnationsbewegung des Menschen in Zusammenhang.

Kommt es zu einer *vorzeitigen Lösung der Ich-Organisation* aus dem *Gliedmaßensystem*, so *verändern* sich *Knochenstruktur und -dichte* im Sinne der *Osteoporose.*

Dadurch stellt sich die Osteoporose als eine Erkrankung des letzten Lebensdrittels in eine biografischen Polarität zur *Rachitis* des Kleinkindes. Wie diese auf eine eingeschränkte *Inkarnationkraft* weist, so deutet jene auf eine unphysiologische und *vorzeitige Exkarnation.*

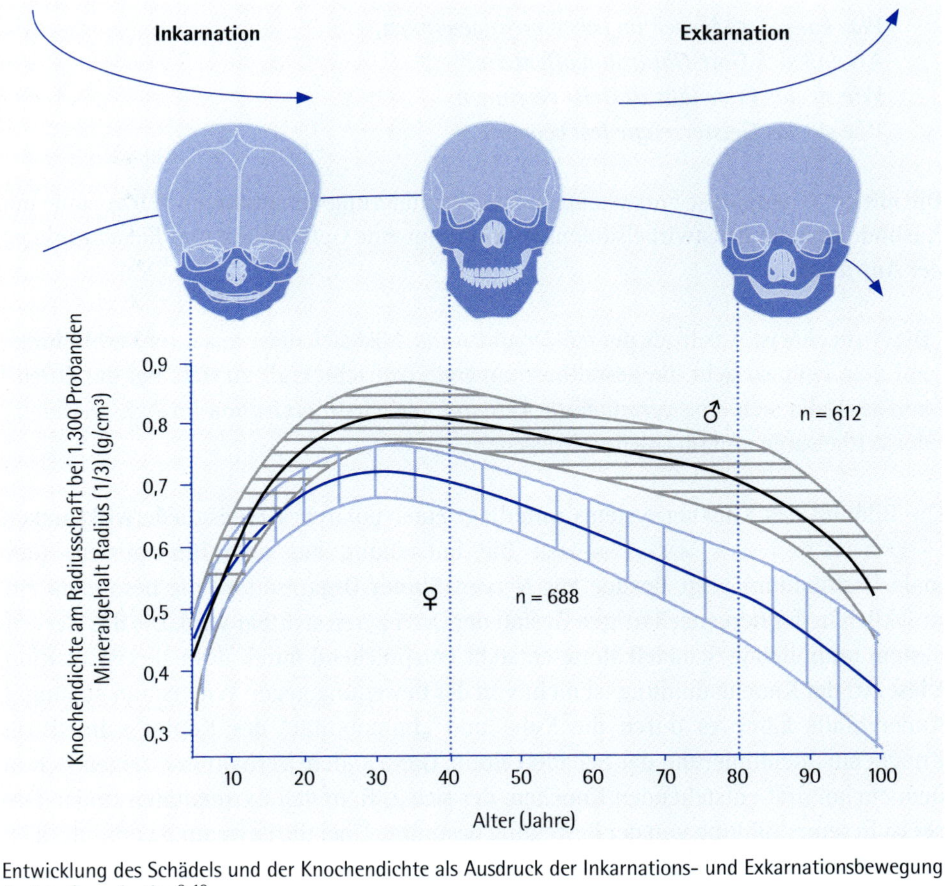

Entwicklung des Schädels und der Knochendichte als Ausdruck der Inkarnations- und Exkarnationsbewegung der Ich-Organisation[9, 10]

Die Folge der vorzeitigen Exkarnation der Ich-Organisation ist nun nicht eine auf einen Calciummangel zurückzuführende Knochenerkrankung. Osteoporose ist keine „Calcium-Mangelkrankheit" und man sollte auch nicht unter diesem Gesichtspunkt therapieren. Vielmehr ist die Osteoporose eine Erkrankung, welche die *Knochenstruktur* und damit die *Form* betrifft. Dies gilt sowohl im mikroskopisch Kleinen [→ Abb.] als auch in der Gesamtgestalt beispielsweise der Wirbelsäule.

Form ist eine übersinnliche Qualität, die lediglich durch die Substanzausfüllung in die Sichtbarkeit tritt. Dabei offenbaren pflanzliche Formen die Gesetzmäßigkeiten des Lebendigen, tierische diejenigen des seelenbegabten Wesens. Die menschliche Form weist demgegenüber auf das Ich-Wesen hin. „Wir sehen äußerlich in der menschlichen Gestalt die irdische Verkörperung des Ichs."[11] Die Form kann sich in das mineralisch Feste der Organisation einprägen und sich anschließend wiederum von diesem lösen. Diese Dynamik findet sich in dem Goethegedicht „Im ernsten Beinhaus" wieder, das mit den folgenden Zeilen endet:

Was kann der Mensch im Leben mehr gewinnen,
Als daß sich Gott-Natur ihm offenbare?
Wie sie das Feste läßt zu Geist verrinnen,
Wie sie das Geisterzeugte fest bewahre.[12]

Die mit der Osteoporose entstehende Gestaltveränderung der gesamten Wirbelsäule mit Ausbildung einer Brustwirbelsäulenkyphose zeigt eine Gefährdung und *Einschränkung der Aufrichte.*

Die *Aufrechte* ist Ausdruck der *Ich-Organisation.* Löst sich diese aus ihrer Verbindung mit dem Leib, so geht die gestaltbestimmende Aufrichtekraft zurück. Bei der *Osteoporose* findet sich eine *verminderte Aktivität der Ich-Organisation* im Achsenskelett der Wirbelsäule und im Gliedmaßensystem.

Die Bildung des Knochensystems unterliegt einer polaren Wesensgliederwirksamkeit [→ XXIX. 2.2 Die Polarität im Knochensystem]: Die Entstehung aus dem Bindegewebe (desmale Ossifikation) zeigt Bezüge zur Nerven-Sinnes-Organisation, die besonders eindrücklich in der nervenzellartigen Gestalt der Osteozyten sichtbar wird. Die das Nervensystem umhüllende Schädelkalotte entsteht entsprechend durch desmale Ossifikation. Diese Art der Knochenbildung ist nicht von der Bewegung gegen Widerstand abhängig. Anderenfalls käme es durch die Ruhe und „Immobilität" des Kopfes schnell zur Knochendichteminderung der Schädelkalotte. Ganz andere Verhältnisse zeigen sich in dem enchondral entstehenden Knochen, der sich z. B. in den Extremitäten findet. Dieser ist in seiner Bildung von der Bewegung bestimmt. Über die Bewegung verbindet sich das seelisch-geistige Wesen des Menschen mit dem Knochensystem. Durch seine Aktivität im Gliedmaßensystem schafft es sich in der Muskulatur sein Bewegungsinstrument, im festen, strukturgebenden Knochen seine aus der Bewegung „geronnene" Gestalt.

2.2 Osteoporose und die astralische Organisation

Auch die astralische Organisation zeigt entsprechende Veränderungen. Zunächst wirkt sie in jeder *Bewegung* des Menschen, auch wenn diese das Ich lenkt und intendiert. Mit der Beseelung eines Lebewesens entwickeln sich Bewusstsein und Bewegung. So unterscheidet sich das seelebegabte Tier von der Pflanze durch die Bewusstseinsentwicklung und Bewegungsmöglichkeit. Bewegungsmangel führt die astralische Organisation aus ihrer physiologischen Verbindung mit der Gliedmaßenorganisation. Die für die Osteoporose charakteristische Konstitution einer *schlanken Gestalt* geht oft mit grazilen Gliedmaßen einher. Darüber hinaus haben bekanntermaßen Patientinnen mit Osteoporose auch weniger Muskelmasse und -kraft als Gesunde.[13]

Bei der *Osteoporose* löst sich der *astralische Leib* aus der *Bewegungsorganisation.*

Eine schon lange beschriebene Beobachtung konstitutioneller Art ist die *dünne Haut*, die mehr ihre Sinnesempfindlichkeit als die Stoffwechselorganisation betont.[14]

Auffällig ist die geringe Koinzidenz der schweren Osteoarthrose mit der Osteoporose.[15] Erstere entsteht oftmals im Zusammenhang mit unphysiologischem Einwirken der Schwerekräfte [→ XXIX. 6.5 Die Arthrosekrankheit], letztere zeigt demgegenüber eine zu geringe Auseinandersetzung mit der Schwere, ein Zuviel an Leichte. Es handelt sich vergleichsweise um eine zu frühe Exkarnation des Menschenwesens.

Eine ähnliche Beobachtung berichtete der Orthopäde Michael Hübner: „Die Polarität zwischen der Osteoporose und den typischen degenerativen Wirbelsäulen-Erkrankungen (Osteochondrose, Spondylose) ist im Röntgenbild immer wieder auffallend: Das typische Röntgenbild der Osteoporose ist meist frei von jeglichen degenerativen Veränderungen, sondern zeigt lediglich die typische Längssträhnung der Wirbelkörper, möglicherweise auch mit Deckplattenveränderungen ... Gegenläufig dazu sehen wir im Röntgenbild die typischen Verdichtungen bei den degenerativen Erkrankungen.“[16]

Die sich aus dem Gliedmaßensystem herauslösende astralische Organisation führt zu seelischen Beschwerden, die wenig Beachtung finden.[17] Sicher sind sie z. T. reaktiv, gehören aber dennoch zum Erkrankungsbild hinzu. Ein großer Teil der Patienten gibt an, mutlos, reizbarer und empfindlicher geworden zu sein. Diese sich im Seelischen aussprechenden Beschwerden begleiten Schmerzen im Zusammenhang mit der osteoporotisch veränderten Wirbelsäule. Oftmals bekommt man den Eindruck, dass der an einer Osteoporose erkrankte Mensch seelisch empfindsamer geworden ist. Er hat nicht nur leiblich, sondern auch im Seelischen eine „dünnere Haut“.

2.2.1 Osteoporose und Depression

Die *Osteoporose* ist mit der *Depression* assoziiert.[18, 19]

Man diskutiert verschiedene Ursachen für diese Korrelation. Gelegentlich wird der *Hypercortisolismus* angeführt, den depressiv erkrankte Menschen vermehrt zeigen. Cortisol führt zu einer charakteristischen Veränderung der Wesensgliederwirksamkeit. Diese schafft auch Verständnis der Cortisonmedikation und ihrer Nebenwirkungen.

Exkurs

Cortisol drängt die astralische Organisation aus dem Stoffwechsel-Gliedmaßen-System, was u. U. zur Steroidmyopathie führt.[20] Es kommt bei längerfristiger Medikation oder im Zusammenhang mit dem Hypercortisolismus eines Cushing-Syndroms zur *stammbetonten Adipositas*, zu der die meist schlanken, mitunter grazilen Gliedmaßen kontrastieren. Dieser Aspekt der veränderten Leibgestalt gibt ein Bild für die aus den Gliedmaßen gedrängte astralische Organisation. Auch der antiphlogistische Effekt des Cortisols fügt sich in diesen Zusammenhang, indem die Entzündung funktional mit dem Stoffwechsel-Gliedmaßen-System in Beziehung steht. Die sich herauslösende astralische Organisation drängt nun, wie auch im Zusammenhang mit dem metabolischen Syndrom beschrieben [→ XVI. 4.2 Diabetes mellitus Typ 2 und das metabolische Syndrom], in den mittleren und oberen Menschen und führt zu Veränderungen in der Bewusstseinswelt. Die vermehrte Ausschüttung des Cortisols im Zusammenhang mit *Stressreaktionen* beleuchtet ebenfalls diesen Zusammenhang: Auch hier metamorphosieren sich Lebenskräfte des Stoffwechselsystems zu Bewusstseinskräften.

Kasuistik

Eine ca. 60-jährige Patientin mit Polymyalgia rheumatica erhält Prednisolon. Sie beschreibt, wie sie sich „aus ihren Gliedmaßen (mehr aus den Beinen als aus den Händen) herausgelöst" empfindet. „Ich bin nicht mehr in meinen Beinen drin!" formuliert sie es. Die innere Anspannung und Unruhe bessert sich durch die strukturierende Kraft von Stibium metallicum praeparatum D6. „Alle Patienten sollten dieses Arzneimittel zur Cortisontherapie erhalten", fasst sie ihr Erleben zusammen.

Bei der *Osteoporose* ziehen sich die *astralische* und die *Ich-Organisation* aus den *Gliedmaßen* zurück mit entsprechenden *Form- und Strukturveränderungen* des *Knochensystems*. Die in der *Depression* verminderte *seelisch-geistige Aufrichtekraft* („gedrückte Stimmung") findet ihr *äußeres Abbild* in der kyphotisch veränderten, leiblichen Aufrechte des Achsenskeletts.

Schon lange ist der Zusammenhang des Knochensystems mit der Bewusstseinswelt bekannt. So zeigten in einer Studie[21] das Fünftel der Frauen mit hoher Knochendichte mehr als dreimal so häufig eine gute Kognitionsleistung im Vergleich zu dem Fünftel, das eine geringere Knochendichte aufwies.

Die *Knochenbildung* steht mit dem *seelisch-geistigen* und dem *natürlichen Licht* in Beziehung [→ XXIX. 2. Das Knochensystem].

Der Knochen zeigt sowohl in seinen Bildeprozessen als auch in den Heilungsvorgängen nach einer Fraktur das Wirken des *ätherischen Leibes.* Seine eindrucksvolle biologische Plastizität weist auf die Lebensorganisation. Auf der ätherischen Ebene liegt im Zusammenhang mit der Typ-2-Osteoporose im höheren Lebensalter eine *verminderte Regeneration* im Sinne einer Osteoblasteninsuffizienz vor.[22]

Die *Osteoblasten* leiten sich von mesenchymalen Stammzellen ab. Diese zeigen ein breites Differenzierungsspektrum in Osteo- und Chondroblasten, Adipo- und Myozyten[23,24], in dem sich das Wirken der Wesensglieder in charakteristischer Weise ausspricht. Kommt es zu einem willensverwandten, dynamischen Eingreifen der oberen Wesensglieder, so entwickeln sich in diesen Bildeprozessen die *Myozyten.*

Ziehen sich diese dem Schlaf vergleichbar zurück, so tritt die Konstellation ein, die für das Fettgewebe charakteristisch ist [→ XVI. 6.2.1 Steatosis hepatis]. Im Alter kommt es mit der Exkarnation der höheren Wesensglieder zu einer zunehmenden Verfettung des Knochenmarks, die in Zusammenhang mit der Differenzierung von mesenchymalen Vorläuferzellen zu Fettzellen stehen soll.[25] Wirken demgegenüber die Wesensglieder im Sinne des Nerven-Sinnes-Systems, so entstehen die Gestaltgewebe und es erscheint die chondro- oder letztlich osteoblastäre Differenzierung.

Die langlebigen *Osteozyten* bilden ein dichtes Netzwerk zellulärer Fortsätze, die miteinander in Kontakt stehen. Dem Gestalttypus nach ähneln sie dem Formprinzip der Nervenzelle. „... man durchschaut die Knochenbildung nur dann, wenn man in ihr eine völlig zu Ende gekommene Gehirn-Impulswirkung erkennt", charakterisierte es Rudolf Steiner.[26] Mit den Fortsätzen scheint eine dem Tastsinn vergleichbare Sinnesqualität verbunden zu sein, die als Mechanotransduktion die mechanischen Belastungen und Schwereeinwirkungen wahrnimmt.[27] Allerdings ist das Rätsel der Schwere- und Druckwahrnehmung noch nicht gelöst. Der interstitiellen Flüssigkeit, die die Osteozyten umgibt, kommt als belastungsabhängig und vermutlich rhythmisch schwingendem System eine Rolle bei der Mechanorezeption zu.[28] Darüber hinaus haben diese metamorphotisch mit dem Nerven-System verbundenen Osteozyten regulatorische und damit gestaltende Funktionen, wie z. B. durch die Sekretion des Fibroblasten-Wachstumsfaktor FGF 23, dem eine Bedeutung bei der Regulation der Phosphatausscheidung und des Vitamin-D-Metabolismus zukommt.[29]

Die Knochenbildung führt zu Form und Gestalt. Diese sind keine materiellen Qualitäten; die Substanz macht sie lediglich „sichtbar". Es handelt sich um die anschaubar gewordenen „Baugedanken" des Organismus. Die geformten und gestalttragenden Gewebe und Organe entsprechen qualitativ der Gedankenwelt des Menschen: Auch hier entsteht aus der Aktivität in den Gedanken und Vorstellungen konturierte Formen. „Das Gestaltmäßige des menschlichen Organismus ... ist dem Gedankenhaften unterworfen"[30], beschrieb es Rudolf Steiner.

Das *Magnesium* ist eng mit dem Licht verbunden und trägt dessen Gestaltungskräfte in das Leben des Organismus. Schon in der Pflanzenwelt ist es im Chlorophyll an dieser Metamorphose von „Licht in Leben" beteiligt und damit das zentrale Metall vegetabilen Lebens. Nun hat es auch im Knochensystem seine Bedeutung und unterstützt dessen ätherische Organisation. So liegen etwa 50 bis 60% des Gesamtmagnesiums des Menschen im Knochensystem vor. Dieses lichttragende Metall befindet sich an den Oberflächen der Apatitkristalle und ist in ständigem Austausch mit dem Magnesium im Blut. Darüber hinaus fördert es die Osteoblastenproliferation und auch die Knorpelzellen. Umgekehrt führt Magnesiummangel zu Einschränkungen der Knochenbildung und wohl auch -dichte. Ebenso erhöhen sich proinflammatorische, knochenabbauende Zytokine (IL-1β, TNF-α, Substanz P).[31]

Osteoklasten leiten sich demgegenüber von Monozyten des Knochenmarks ab, stehen mit dem Stoffwechsel-Gliedmaßen-System in Beziehung und werden von zahlreichen proinflammatorischen Zytokinen reguliert. Im Unterschied zu anderen Zellen des Knochengewebes sind sie zur Säurebildung über die Carboanhydrase-Reaktion ($CO_2 + H_2O \Rightarrow$ (Carboanhydrase) $H_2CO_3 \Rightarrow H^+ + HCO_3^-$) befähigt. Die Carboanhydrase (im Osteoklasten ist es das Isoenzym II) findet sich entsprechend bei der Säurebildung im Magen und ist Ausdruck der abbauenden Wirkung des astralischen Leibes im Stoffwechselsystem. Das saure Milieu dient der Knochenresorption (Calciumphosphat). Darüber hinaus ist es wesentlich für den Abbau der organischen Knochenmatrix (Degradation der demineralisierten Kollagenfibrillen und Nicht-Kollagen-Proteine) durch saure Hydrolasen und Proteasen.[32] Das enge Zusammenwirken von Osteoblasten und Osteoklasten charakterisiert die *Knochenbildung*. Die Interaktion dieser polaren Zellen bestimmt diese kleinste metabolische Einheit des Knochens (BMU, bone metabolic unit). Der von den Osteoblasten gebildete RANK-Ligand (receptor activator of NFkB-Ligand) aktiviert die Osteoklasten, umgekehrt inaktiviert das auch von den Osteoblasten sezernierte Osteoprotegerin den RANK-Liganden und leitet damit zu einer knochenaufbauenden Funktion über. So stehen sich im Bereich der Knochenbildung und -auflösung die Wirkungen des Nerven-Sinnes- und des Stoffwechsel-Gliedmassensystems gegenüber [→ Abb.].

Kommt es im Organismus zu einer unphysiologischen Wesensgliederwirksamkeit, so wird die heilende Kraft der *Entzündung* aufgerufen. Schon lange ist eine chronisch-entzündliche Aktivität bei Östrogendefizit infolge einer Adnektomie mit Anstieg der Knochenresorptionsparameter bekannt.[35,36] Darüber hinaus kommt es bei der Osteoporose zu einer Aktivierung der Osteoklasten, die aus „Entzündungszellen“, nämlich aus monozytären Vorläufern als terminal differenzierte Zellen des Monozyten/Makrophagen-Differenzierungsweges entstehen.[37] Sie werden darüber hinaus durch proinflammatorische Zytokine aktiviert[38], wie überhaupt enge und wechselseitige Beziehungen zwischen dem Knochen- und dem Immunsystem bestehen („Osteoimmunologie“).[39]

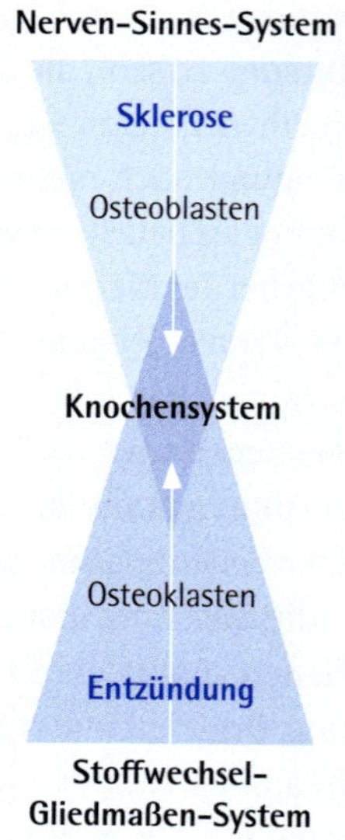

Entzündung und Sklerose im Knochensystem: Osteoklasten sind terminal gereifte Zellen des Monozyten/Makrophagen-Differenzierungsweges.[33] Den entzündungsnahen Osteoklasten stehen die in die Verhärtung und Ossifikation führenden Osteoblasten gegenüber.[34]

IL-1 und TNF-α sind potente Stimulatoren der Knochenresorption und hemmen die Bildung.[40,41] Ebenso sind Zusammenhänge mit den *Prostaglandinen* bekannt (z. B. E2 und Knochenresorption). Die Osteoklasten werden bei der postmenopausalen Osteoporose aktiv, um eine Struktur zu verändern, die nicht mehr Abbild eines physiologischen Wirkens der Wesensglieder ist. Laborchemische Marker des Knochenumbaus sind Serum-Typ I N Propeptid (s-P1NP) und C-terminal Crosslink Telopeptid (s-CTX).[42] Diesen Parametern kommt im Zusammenhang mit der Diagnose der Osteoporose wenig Bedeutung zu, möglicherweise jedoch mehr hinsichtlich der Verlaufsbeurteilung unter Therapie.

Damit hat die entzündungsähnliche Knochenresorption offenbar eine tiefere, mit der veränderten Konstellation der Wesensglieder zusammenhängende Bedeutung. Auch dies macht evident, dass die Therapie der Osteoporose mehr umfassen muss als die Hemmung osteoklastärer Abbauprozesse oder die Förderung des Knochenanbaus.

2.4 Veränderungen der physischen Knochenorganisation

Auf der physischen Ebene verändern sich *Form* und *Struktur* des Knochengewebes, das sich aus den kompakten und den spongiösen Anteilen zusammenfügt. Dabei steht die cortikale, abschließende und in die Verdichtung führende Knochenstruktur mit dem Nerven-Sinnes-System in Beziehung, der spongiöse Knochen durch seinen hohen metabolischen turn-over[43] und die Nähe des intertrabekulären metabolisch aktiven Knochenmarks mit dem Stoffwechsel-Gliedmaßen-System. Kommt es nun zur vorzeitigen Lösung der astralischen und der Ich-Organisation aus dem Stoffwechsel-Gliedmaßen-System, so entsteht entsprechend ein stärkerer Knochenverlust im spongiösen, zu diesem System orientierten Knochenbereich [→ Abb.].

Alter 90 Jahre	Frauen	Männer
Verlust der maximalen kortikalen Knochenmasse	20 %	5 %
Verlust der maximalen spongiösen Knochenmasse	40 bis 50 %	10 bis 25 %

Unterschiedlicher Verlust an kortikaler und spongiöser Knochenmasse im Alter von 90 Jahren bezogen auf die maximale Knochenmasse[44]

Darüber hinaus kommt es zu einer Vermehrung des Fettgewebes in osteoporotischen Knochen (higher ratio of adipocytic to haematopoietic/stromal tissue).[45] Dabei ist die Vermehrung des Fettgewebes im Knochenmarkraum mit einer verringerten Knochenbildung assoziiert und möglicherweise besteht eine „Transformation der Stromazellen vom osteoblastischen zum adipozytären Pathway bei Osteoporose".[46] Die Vermehrung von Fettgewebe hängt mit den sich zurückziehenden oberen Wesensglieder zusammen. Diese Wesensgliederwirksamkeit wurde bereits bei der Steatosis hepatis und auch der kardialen Steatosis bei der diabetischen Kardiomyopathie beschrieben [→ XVI 7.4 Diabetische Kardiomyopathie]. Ähnliche Verhältnisse finden sich nun bei der Osteoporose: Die physiologische Wesensgliederaktivität führt zur Knochenbildung. Zieht sich diese zurück, so nimmt stattdessen der Fettgewebsanteil zu.

In der klinischen Untersuchung weisen der *Rundrücken* und die *Rumpfverkürzung*, das sogenannte *Tannenbaumphänomen* mit schräg verlaufenden Hautfalten beiderseits der Wirbelsäule sowie dünne Hautfalten auf eine Osteoporose.

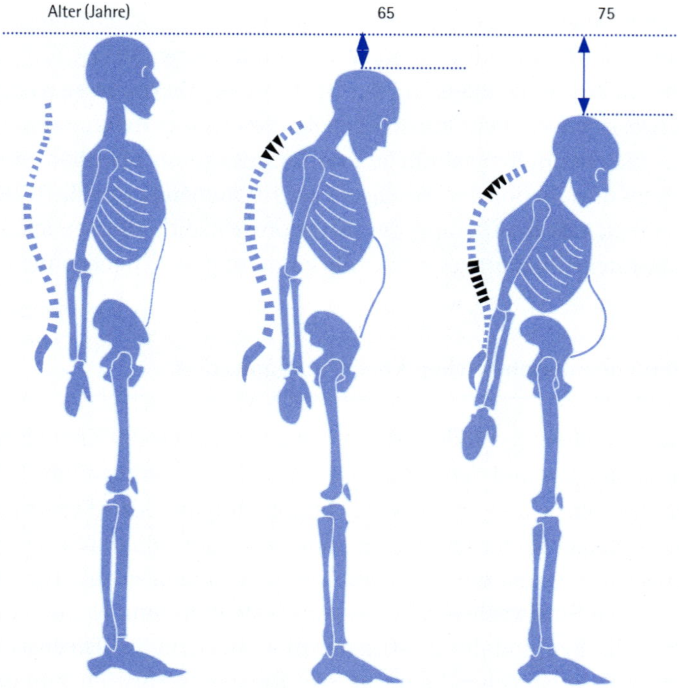

Osteoporose-bedingte Gestaltveränderungen der Wirbelsäule, Gefährdung der Aufrechte

Zusammenfassend betrachtet ziehen sich bei der Osteoporose die Wesensglieder aus ihrer Aktivität im Gliedmaßensystem zurück und wirken über das Nervensystem sklerosierend in das Knochensystem: Die fixierte kyphotische „Kopfform“ der Wirbelsäule entsteht.

3. Therapie der Osteoporose

Die Therapie der Osteoporose muss die *Ich-Organisation* in ihrer leibergreifenden Wirksamkeit unterstützen.

Am Beginn des Lebens deuten die frühen Aufrichtebewegungen des kleinen Kindes bis hin zu dem Erwerb des aufrechten Gehens auf das Wirken der Ich-Organisation. Ihr vorzeitiges Sich-Lösen im letzten Drittel des Lebens führt nun umgekehrt zu einer *Gefährdung der Aufrechte*. Dies zeigt sich an der typischen Verformung der Wirbelsäule mit den Konsequenzen für die gesamte menschliche Gestalt. Die *Phosphormedikation* soll nun die Ich-Organisation willensverwandt in die Gliedmaßen lenken.

Dieses schon lange in der Anthroposophischen Medizin angewandte Therapieprinzip steht in einem bemerkenswerten Zusammenhang mit der *Bisphosphonattherapie* der Osteoporose. Letztere hemmt den osteoklastären Abbau und mit ihm die Erneuerungsprozesse des Knochens. Es scheint sich eine Struktur zu bilden, die nicht mehr in allen Einzelheiten der Ich-Organisation entspricht.

So berechtigt bei gegebener Indikation eine quantitative Phosphorgabe sein mag, so erheben sich angesichts der eher geringen absoluten Risikoreduktionen auch Zweifel und kritische Stimmen.[47] Um so wachsamer sollte der verordnende Arzt sein, ob sich durch diesen monokausalen Ansatz andere unerwünschte Nebenwirkungen ergeben (z. B. Kieferknochennekrosen, Steigerung des Risikos für Vorhofflimmern unter Bisphosphonaten).[48] In jedem Fall ist eine *individuelle Therapieentscheidung* vor dem Hintergrund der geringen absoluten Risikoreduktionen und Reevaluation der Behandlung erforderlich (Bisphosphonate sind in der Regel keine Dauertherapie!).

Exkurs

Neben der antiresorptiven Behandlung lässt sich die Osteoblastogenese pharmakologisch über den Wnt-Signalweg und die Inhibitoren wie Dickkopf-1 (DKK-1) und Sklerostin (von Osteozyten sezerniert) modulieren. Die Hemmung dieser endogenen Inhibitoren (z. B. Romosozumab als Antikörper gegen Sklerostin) führt zu einer signifikanten Knochenformation.[49] Der Wnt-Signalweg ist in der Embryonalentwicklung von hoher Bedeutung, während er im erwachsenen Organismus meistens inaktiviert bleibt. Allerdings können ihn Tumorzellen wieder aktivieren. Möglicherweise ist hier ein Zusammenhang zwischen der Tumorbildung und dem Knochensystem zu sehen.[50]

Damit lassen sich der anabole und der osteoklastär-abbauende Pol im Knochensystem interventionell beeinflussen. Es kommt dadurch zu Veränderungen der physischen Knochen-Organisation, ohne dass sich die der Osteoporose zugrunde liegende Wesensgliederkonstellation verändert oder verwandelt.

Die Gabe eines potenzierten Phosphorpräparates verstärkt die Wirksamkeit der Ich-Organisation im Stoffwechsel-Gliedmaßen-System. Ihr muss man dann eine formende Qualität zur Seite stellen, die das prozessuale Wirken in die Gestaltung führt [→ 3.2 Medikamentöse Therapie].

3.1 Lebenshygienische Maßnahmen

Ein *bewegungsaktiver Lebensstil* ist wichtig.

Dabei kommt es allerdings auf die *Bewegungsqualität* an. Für die Knochenbildung ist die Bewegung *gegen Widerstand* und damit die Auseinandersetzung mit den Schwerekräften erforderlich. Genauso wie der Patient mit einer Hemiparese infolge eines zerebralen Insults durch das Zurückziehen seiner Wesensglieder auf der erkrankten Seite auch eine Hemi-Osteoporose entwickelt, so nimmt auf der mehr beanspruchten gesunden Seite die

Knochenmasse zu. In eine ähnliche Richtung weisen Beobachtungen, dass Tennisspieler im Bereich des bevorzugten Armes eine erhöhte Knochendichte aufweisen, wie offenbar das phänomenologisch interessante, therapeutisch hingegen irrelevante und kontraproduktive Gewichtheben ebenfalls zu einer Zunahme der Knochenmasse führt.

Neben den bewegungstherapeutischen Ansätzen kommt der *Ernährung* eine gewisse Bedeutung zu. Sie wird oftmals auf die Inhaltsstoffe und besonders den Calciumgehalt reduziert. Wichtig sind die bereits geisteswissenschaftlich charakterisierten *Säuren- und Basenqualitäten*: Jede Ernährung, die mit einer Säurebildung einhergeht, zwingt das astralische Wirken in eine entzündungsähnliche, eher knochenauflösende Richtung.[51] Eine fleischreiche Ernährung beeinflusst den Knochenstoffwechsel vermutlich negativ, Gemüse und Obst wirken demgegenüber positiv. Die negativen Effekte des Rauchens und auch des Alkohols sind bekannt.

Eine *ausreichende Sonnenlichtexposition* führt die *Gestaltungskräfte des Lichts* in die *Formgebung des Skeletts.*

Lichtmangel hat negative Auswirkungen. Bereits die geringere Lichtexposition im Winter bedingt Veränderungen der Knochendichte. Eine Studie an 249 gesunden postmenopausalen Frauen unter *Calcium-* und *Vitamin-D-Substitution* oder Placebo zeigte im Winter eine Verminderung der vertebralen Knochendichte in der Placebogruppe, während diese in der Verumgruppe nicht vergleichbar auftrat.[52] Dies verdeutlicht ein weiteres Mal, dass das Knochensystem entgegen dem Ersteindruck keineswegs ein statisches unveränderliches Stützgewebe ist, sondern auch *jahreszeitliche und damit rhythmische Veränderungen* im Zusammenhang mit der Sonnenscheindauer zeigt. Diese haben sicher mehr zu bedeuten als eine saisonale Vitamin-D-Schwankung. Mit jeder Festigung des Knochens durch die Lichtkräfte hat die Ich-Organisation die Möglichkeit, sich erneut mit ihrem Formgewebe zu verbinden.

Es sind aber nicht nur das äußere Licht bzw. die äußere Sonne, die mit der Knochenbildung in Beziehung stehen. Ebenso ist es die *Ich-Organisation* als innere Lichtquelle, die das Knochensystem in die zu ihr gehörende Form prägt.

Für einen physiologischen Knochenstoffwechsel ist ein *gesunder Schlaf* wesentlich. Störungen des circadianen Rhythmus und ein zu kurzer Schlaf reduzieren die Knochenformation bei vermutlich unverändertem Knochenabbau.[53] Damit ist eine gesunde Nachtwirksamkeit der Wesensglieder für die anabolen Prozesse des Knochenstoffwechsels bedeutend.

3.2 Medikamentöse Therapie

Quarz und *Phosphor* haben eine polare Beziehung zum Licht: Während der Quarz sich mit dem Nerven-Sinnes-System und seiner gestaltenden Wirkung im menschlichen Organismus verbindet, sucht der Phosphor neben seinem gestaltgewordenen Vorkommen im Knochensystem die dynamischen, willensverwandten Stoffwechselprozesse. Die

Phosphormedikation unterstützt die *Inkarnation* der *Ich-Organisation* in den menschlichen Organismus.

- *Agaricus comp. / Phosphor* (Weleda) Amp. s.c. bis 1-0-0
- *Agaricus comp. / Phosphor* (Weleda) Dil. 20-(20)-0 gtt

Dabei steht Phosphor mit der Ich-Organisation in Beziehung, Agaricus muscarius mit dem astralischen Leib, den dieses Heilmittel aus der Welt der Pilze mit dem ätherischen Leib verbindet. „Merkt man, daß man es zu tun hat mit einer Störung, die davon ausgeht, daß die Ich-Organisation den astralischen Leib zu sehr in Anspruch nimmt und nicht hineinläßt in den ätherischen Leib, dann muß man mehr zu den Pilzen greifen."[54]

In diesem Sinne wirken auch die *Farnsporen*, die das Präparat ebenfalls enthält: Entwickeln die Farne in der mächtigen Blattorganisation den Bezug zum Ätherischen, so sondert sich mit dem Ausstäuben der Sporen ein Pflanzenteil ab, der am Boden zum „Blütenersatz“, dem Prothallium auswächst und damit in Verbindung mit dem Astralischen steht.[55]

Das *Blei* führt den Phosphor, der sich neben seinem dynamischen Wirken im Stoffwechsel-Gliedmaßen-System in die Gestaltungskräfte der Ich-Organisation und damit in das Knochensystem fügt, in die Verfestigung des Knochens. Das mit dem Phosphor verbundene Licht erscheint im Pyromorphit ($Pb_5(Cl/(PO_4)_3)$) in Kristallqualität und Struktur. Pyromorphit kann durchsichtig bis durchscheinend sein und tritt in den Farben Grün als Grünbleierz, Braun (Braunbleierz), Gelb, rötlich, Weiß und auch farblos auf.[56] „Das Bleihafte hat sehr viel zu tun mit dem Gestaltungsprinzip, das in den Knochen lokalisiert ist. Denn der Knochenbau und das Knochenwachstum gehen ja im Wesentlichen von dem oberen Menschen, nicht von dem unteren Menschen aus“, beschrieb es Rudolf Steiner.[57] Die Abbaukräfte des Bleis lähmen die lebendige Denktätigkeit zu der vergleichsweise toten und abstrakten Gedanken- und Vorstellungswelt. Entsprechendes gilt für den Knochen in seinem Verhältnis zum Nervensystem [→ IV. 3.1.1 Plumbum und Argentum, XI. 3.4.1 Plumbum mellitum]. Die Qualität des Bleis besteht in seiner verhärtenden Wirkung, wie sie der Ossifikation zugrunde liegt. Therapeutisch wendet man

- *Pyromorphit D8* (Weleda) Amp. s.c. 1-0-0, z. B. 1 x wöchentlich

im Wechsel mit der Carbonatverbindung des Bleis

- *Cerussit D8* (Weleda) Amp. s.c. 1-0-0, z. B. 1 x wöchentlich

an.

Exkurs

Pyromorphit führt Licht in die Gestaltung. Im Cerussit (Weißbleierz) sucht das Blei eine Verbindung mit dem Kohlendioxid ($PbCO_3$).[58] Das Kohlendioxid steht in seiner Bildung im menschlichen Organismus den Lebensprozessen der Gewebe nahe.

Der mittlere Mensch atmet es aus. Die Qualitäten des oberen Menschen führen das CO_2 bis in die Knochenbildung als Calciumcarbonat.[59] Der Knochen besteht aus 70 % anorganischen Verbindungen, davon 90 % Hydroxylapatit ($Ca_{10}(PO_4)_6(OH)_2$), 10 % Fluor- und Carbonatapatit sowie Calcium- und Magnesiumcarbonat. Das Calciumcarbonat ist mengenmäßig nur in vergleichsweise geringer Quantität vertreten.[60] Das Cerussit führt die „lebende Kohlensäure“[61] durch den Bleiprozess in die Knochenbildung.
Im Unterschied zum Pyromorphit mit seiner Beziehung zu den lichtverwandten Gestaltungskräften, die auch in den Namen dieses Minerals eingingen, unterstützt das Cerussit den Substanzstrom, der in der Knochenbildung in die Verhärtung strebt. Diese beiden Arzneimittel sprechen Form- und Substanzbildung an.

Dem Blei steht das *Silber* polar gegenüber. Es dient den Form- und Gestaltungskräften, die z. B. in den embryonalen Bildeprozessen wie der Ausdifferenzierung des Nervensystems wirken. So gehört das Silber mehr zu den aufbauenden Gestaltungsprozessen; das Blei führt die Form in die Verfestigung und verwandelt Lebenskräfte in diejenigen des Bewusstseins und der Gedächtnisbildung. Nacht und Tag begegnen sich unter diesem Gesichtspunkt in Silber und Blei. Das bereits erwähnte Arzneimittel Agaricus comp. / Phosphor enthält Argentum metallicum praeparatum D6.

Eine *Kieselmedikation* unterstützt die gestaltbildenden, mit der Ich-Organisation verbundenen Kräfte. Möglicherweise hat Kiesel (Silicium) einen positiven Effekt auf die Knochenbildung, indem es die mineralisierende Aktivität der Osteoblasten verstärkt.[62] Dabei bekommen *Equisetum Silicea cultum* oder

- *Solutio Siliceae comp.* (Weleda) Dil. 20-0-0 gtt

als eine mineralische Komposition nach dem Modell von Equisetum arvense eine Bedeutung.[63]

Das kieselhaltige Equisetum ist ebenfalls in einer wesentlichen Arzneikomposition enthalten, die auch bei der *osteoporotischen Schmerzsymptomatik* Anwendung findet:

- *Solum Inject 10* (Wala) Amp. i.v. bis 1 x täglich
- *Solum Inject* (Wala) Amp. s.c. bis 1 x täglich

Eine weitere in diesem Zusammenhang wichtige kieselhaltige Pflanze ist Bambus[64]:

- *Bambusa e nodo D3* (Wala) Glb. velati 10-10-10.

Bambus verfügt neben seiner beeindruckenden Lebendigkeit, die sich in einer hohen Wachstumsgeschwindigkeit äußert, über einen Kieselreichtum, der sich in die Aufrichtekräfte dieser Heilpflanze als weiteres therapeutisches Prinzip stellt.

Schließlich muss die lichtverwandte Gestaltungskraft in die Substanzbildung geführt werden; die übersinnliche Form bedarf ihrer substanziellen Ausfüllung. *Kalk*, der seinen eigentlichen Wirkort zwischen den ätherischen Bildeprozessen und der physischen Organisation findet, bringt die knochenbildenden Lebensprozesse in die physische Verhärtung. Den *kohlensauren Kalk* verabreicht man in diesem Zusammenhang in tiefer Potenzierung oder auch stofflich:

- *Conchae 50 %, D6* (Weleda) Trit. bis 1-1-1 MSP.

Der *phosphorsaure Kalk* hat demgegenüber eine andere Qualität. Er ermöglicht die Entstehung beweglicher Skelette, im Unterschied zu den schalenförmigen, kohlensauren Kalkskeletten wie der Auster. Nur phosphorsaure Kalkskelette sind „modellierbar", ab- und umbaufähig; mit ihnen durchdringt die Beweglichkeit das Skelett.[65]

- *Apatit D3, D6* (Weleda) Trit. bis 1-1-1 MSP

Damit stellt sich die *Substanzpolarität* des phosphor- und des kohlensauren Kalks in das Spannungsfeld zwischen Leichte und Schwere, zwischen das Kosmische und das Irdische. „Der phosphorsaure Kalk bildet für den Kosmos den Angriffspunkt, um den Knochen zu formen ... Durch den kohlensauren Kalk erhält der Knochen die Eigentümlichkeit, der Erde zu unterliegen."[66] Das von Steiner in diesem Zusammenhang angeführte Beispiel des axialen Röhrenknochens und des zum sphärischen Bauprinzip neigenden Schenkelhalses beleuchtet diese Polarität, indem die kosmischen Kräfte mit der sphärischen Form verbunden sind, die irdischen mit der axialen Gestaltung. Allerdings sind bei dieser Gegenüberstellung die jeweiligen Substanzprozesse wesentlich: „Wenn Sie einen Knochenteil haben, der im Wesentlichen aus dem Kosmos hereingebildet ist, so ist der phosphorsaure Kalk aufbauend. In einem anderen Teil findet sich der phosphorsaure Kalk als Abscheidung. Und umgekehrt: Beim Röhrenknochen ist der kohlensaure Kalk aufbauend und findet sich als Abscheidung, wird abgeschieden nach dem Teil hin, der aus dem Kosmos hereingebildet ist ... Es kommt nirgends darauf an, ob der oder jener Stoff da ist, sondern darauf kommt es an, was diese Stoffe für einen Weg machen, was sie für eine Bedeutung haben an irgendeinem Orte des Organismus."

Zusammenfassend betrachtet steht das sphärische, dem Kosmos und den Leichtekräften folgende Gestaltungsprinzip dem phosphorsauren Kalk nahe und der kohlensaure Kalk führt es als Abscheidung in die Verfestigung, während der in die Schwere gestellte axiale Knochen mit den Prozessen des kohlensauren Kalks verbunden ist und der phosphorsaure Kalk als Abscheidung erscheint.

In dem Präparat

- *Agaricus comp. / Phosphor* (Weleda) Dil. 20-(20)-0 gtt,

auf das Rudolf Steiner in anderem Zusammenhang hinwies, ist Conchae D7 enthalten. Das Arzneimittel spricht das in der Osteoporose veränderte Wirken der Wesensglieder umfassend an. Phosphor unterstützt die inkarnierende Wirksamkeit der Ich-Organisation, Agaricus die Verbindung des astralischen Leibes mit der Lebensorganisation und

Argentum schließlich die Lebensprozesse der Knochenorganisation. Conchae führt schließlich das Wirken der Wesensglieder in die physische Verdichtung.

Bezüglich der *therapeutischen Ergebnisse* eines derartigen Behandlungskonzepts sei die Beurteilung aus der anthroposophisch-orthopädischen Praxis von Michael Hübner zitiert: „Durch jahrelange Beobachtung konnte ich feststellen, dass die senile Osteoporose mit Agaricus comp./Phosphorus 2 x wöchentlich über zwei Monate, 2 x 1 Amp. pro Woche s.c. und danach über einen Monat mit einem Bleisalz z.B. Cerussit D8, Barysilit D20 oder Pyromorphit D8 s.c. 2 x wöchentlich effektiv beeinflusst werden kann. Entsprechende osteodensiometrische Verlaufskontrollen liegen vor und zeigen teilweise einen Erhalt bzw. sogar eine Verbesserung der Knochendichte an."[67]

Bei den zum Teil sehr *schmerzhaften osteoporotischen Wirbelkörperfrakturen* und *Deckplatteneinbrüchen* bestehen positive Erfahrungen[68,69] mit

- *Symphytum comp.* (Wala) Amp. s.c. 1-0-0

ggf. ergänzt mit

- *Periosteum Gl D15* (Wala) Amp. s.c. 1-0-0.

Das Kompositionspräparat Symphytum comp. enthält Symphytum e radice D2, Stannum metallicum D9, Arnica montana e planta tota D3 und Allium cepa D3.

Zur Unterstützung der Frakturheilung hat sich

- *Symphytum comp. N* (Weleda) Dil. 20-20-20 gtt

bewährt. Diese Arzneikomposition fördert durch Arnika die gestaltenden Kräfte, Symphytum steht durch seine Beziehung zum Kiesel (das Rhizom soll 20 % Kieselsäure in der Asche enthalten[70]) ebenfalls mit diesen in Zusammenhang und trägt sie als schleimreiche Pflanze in die ätherische Organisation. Die antiinflammatorische, antiexsudative und analgetische Wirksamkeit[71,72] mindert die abbauende Tagesaktivität der Wesensglieder und fördert ihre aufbauende Nachtwirksamkeit. Die enthaltene Calendula zeigt keine vergleichbare Beziehung zu den kieselverwandten Gestaltungskräften, sondern verstärkt die Lebensorganisation und damit die Frakturheilung.

3.2.1 Vitamin D_3

Vitamin D_3, das besser als Hormon denn als Vitamin zu bezeichnen ist, hat in der Osteoporosetherapie eine gewisse Bedeutung (wenngleich die absoluten Risikoreduktionen für Frakturen eher bescheiden sind und eine Metaanalyse aus dem 2018 zeigte, „dass eine Vitamin D-Gabe in der Allgemeinbevölkerung nicht zur Primärprävention von Knochenerkrankungen, Stürzen und Frakturen geeignet ist"[73]).

Die körpereigene Synthese des Cholecalciferols ist durch die Wesensglieder bestimmt und beginnt in der dem Licht zugewandten, sinnesempfindlichen Haut. Sie ist hier in mancher Beziehung noch durch physikalisch-biochemische Gesetzmäßigkeiten reguliert.[74] Anschließend wird das Cholecalciferol in der vom ätherischen Leib dominierten Leber umgewandelt (25-OH-Metabolit) und in der mit dem astralischen Leib verbundenen Nierenorganisation weiter metabolisiert. Hier vollzieht sich die Substanzumwandlung zum 1a,25-$(OH)_2$-Vitamin D. Auch in manchen anderen Geweben wie in der Haut, den Lymphknoten, dem Pankreas, der Prostata, der Nebenniere, dem Gehirn, der Brust, dem Dickdarm und schließlich dem Endothel ist diese Hydroxylierung möglich.[75] Allerdings ist die *Niere* wohl das einzige Organ, das diesen Metaboliten in den Blutkreislauf sezerniert. Nach dem Durchgang durch die Nierenorganisation entfaltet die Substanz, die dem Licht so nahesteht, eine breitgefächerte Wirksamkeit. Die wärmeverbundene Nierenorganisation trägt die lichtverwandten Gestaltungskräfte, die dem oberen Menschen entsprechen, in die Lebensprozesse des Stoffwechsel-Gliedmaßen-Systems.

Das Licht muss wie jedes Element, dass der Organismus aus der Außenwelt erhält, verwandelt und verinnerlicht, d. h. dem Organismus angeglichen werden. Als äußeres Licht geht es auf dem Wege durch die Wesensgliederwirksamkeiten schrittweise in die Gestaltungskraft der Ich-Organisation und neben anderem in das Knochengewebe. „An der Grenze zwischen uns und der Außenwelt geschieht aber mit diesem Lichte, also mit etwas rein Ätherischem, etwas sehr Bedeutsames: Es wird umgewandelt ... Suchen Sie daher das Licht im Menschen, so muß es etwas anderes sein, so muß es eine Metamorphose des Lichtes sein."[76], beschrieb es Rudolf Steiner bereits vor der Entdeckung des Vitamin D und fügte die Charakterisierung des „aufgespeicherten Lichts" sowie den Zusammenhang von Lichtmangel und Infektionserkrankung (Tuberkulose) hinzu.

Das physiologisch entstehende Vitamin D zeigt unter diesen Aspekten eine Sonnenwirksamkeit im Organismus. Für das künstlich zugeführte Lichthormon ist demgegenüber entscheidend, in wie weit die Wesensglieder diese Substanz ergreifen oder nicht. Das macht auch verständlich, dass der Sonnenlichtmangel einerseits mit vielen Erkrankungen im dreigliedrigen menschlichen Organismus verbunden ist (Beziehungen bestehen zu den neurodegenerativen demenziellen Erkrankungen des Nerven-Sinnes-Systems, zu kardiovaskulären im Rhythmischen System, zu Erkrankungen im Stoffwechsel-Gliedmaßen-System (z. B. rheumatoide Arthritis) sowie zu Tumor- und Autoimmunleiden), andererseits die schlichte Vitamin-D-Substitution meistens nicht ausreichend wirksam ist.

Die gestaltenden Lichtkräfte äußern sich auch in einer *Zunahme der Muskelkraft*. Sicher hat hier der calciumabhängige Bewegungsstoffwechsel der Muskulatur seine Bedeutung. Der Beitrag des Vitamin D zur Frakturreduktion wird wahrscheinlich nicht nur durch die Beeinflussung des Knochenstoffwechsels, sondern insbesondere bei älteren Patienten auch durch die Verbesserung der Muskelkraft und eine damit einhergehende Abnahme von Stürzen erzielt.

Vitamin D trägt lichtverwandte Gestaltungskräfte an die Lebensprozesse heran. Es ist eine Inkarnationsgebärde, die das geistige Wesen des Menschen in die stoffliche Leibbildung führt. Eine gestaltende, lichtverwandte Quarzqualität kommt zu den Prozessen des Kalkstoffwechsels hinzu.

Exkurs

Diese Qualität, wie sie mit der Substanzspur des Vitamin-D-Stoffwechsels verbunden ist, äußert sich in weiteren wesentlichen Phänomenen. Bereits vor 50 Jahren stellte man erstmals fest, dass eine vermehrte Sonnenlichtexposition mit einer *reduzierten Inzidenz und Mortalität* der meisten *Krebserkrankungen* einhergeht. Dies trifft für das Mamma- und Ovarialkarzinom sowie auf den Gebärmutter-, Prostata-, Pankreas-, Ösophagus-, Magen-, Kolon-, Rektum-, Blasen-, Nieren- und Lungenkrebs zu.[77] Man spricht in diesem Zusammenhang von einer *antikanzerogenen* Wirkung des Vitamin D. „Interestingly, it has been found that people with higher sun exposure, higher intake, or higher serum levels of vitamin D showed reduced incidence of breast, colon, and prostate cancers."[78] Die Furcht vor dem Licht als „Kanzerogen", die sich in der Verwendung von Sonnencremes mit externen Lichtschutzfaktoren ausdrückt, greift viel zu kurz. Wir brauchen – so hat es Georg Soldner[79] treffend formuliert – wieder ein gesundes Verhältnis zur Sonne und damit auch zu den heilenden Qualitäten des Lichts.

In eine ähnliche Richtung weisen andere Erkrankungen, die sich durch eine ungenügende Inkarnation der oberen Wesensglieder im Stoffwechsel-Gliedmaßen-System äußern. So gibt es epidemiologische Hinweise auf einen *protektiven Effekt* von höheren 25-OH-Vitamin-D-Spiegeln bei Krankheiten wie dem *Typ-1-Diabetes* [→ XVI. 4.1 Diabetes mellitus Typ 1], offenbar auch der multiplen Sklerose, etwas vager für den systemischen Lupus erythematodes und das Sjögren-Syndrom. Die rheumatoide Arthritis ist mit einem erniedrigten Vitamin D assoziiert, dessen Konzentration invers mit der Krankheitsaktivität korreliert.[80] Des Weiteren besteht eine Beziehung dieses Lichthormons zur Immunologie: Es beeinflusst Zellen des angeborenen und adaptativen Immunsystems, die den Vitamin-D-Rezeptor exprimieren.[81] Das Hormon hat Auswirkungen auf die unspezifische Abwehr und Grenzbildung im Organismus. So findet sich eine Expression des Vitamin-D-Rezeptors und auch der 1-α-Hydroxylase in epithelialen Zellen, den Atemwegen, Haut, Gastrointestinal- und Urogenitaltrakt, sie unterstützen hier die Integrität dieser epithelialen Strukturen und die Grenzbildung gegenüber der Außenwelt. Vitamin D hat einen Einfluss auf die Funktion dendritischer Zellen, auf B-Lymphozyten (inhibiert die Entwicklung von Gedächtniszellen und die B-Lymphozytenproliferation, induziert Apoptose und unterdrückt die Immunglobulinsekretion) und schließlich auch die T-Lymphozyten, die durch die Expression des Vitamin-D-Rezeptors eine besondere Lichtbeziehung entwickeln (Vitamin D supprimiert die Effektor-T-Zell-Funktion, stimuliert die regulatorischen T-Zellen).[82] Damit nimmt sich die Entzündungsaktivität zurück, während sich die aufbauende Nachtwirksamkeit der Wesensglieder verstärkt. Gestaltende Lichtkräfte fließen in die aufbauenden Lebensprozesse des Organismus ein. Auf die Verminderung der Infektanfälligkeit durch das Licht wies bereits Steiner hin. Verschiedene Studien bestätigen seine Aussage: „In summary, scientific studies support an important role for vitamin D in many aspects of the immune response. Clinical evidence from observational studies shows a strong correlation between vitamin D deficiency and development of various immune and infectious diseases."[83]

Liegt ein Vitamin-D-Mangel vor, so ist, wenn andere Maßnahmen wie Sonnenlicht und Ernährung nicht ausreichen, die *substitutive Indikation* für den Osteoporose-Patienten gegeben. Eine überschießende Vitamin-D-Gabe führt zu einer starken Verbindung des übersinnlichen Menschenwesens, ggf. bis zur „Fesselung“ an den physischen Organismus. Während eine Dosierung von täglich 800 bis 1.000 IE Cholecalciferol Vitamin-D-Mangel zum verminderten Sturzrisiko führen, wurde bei höherer Dosierung eine vermehrte Sturzneigung beschrieben.[84] Darüber hinaus ist die Vitamin-D-Intoxikation bekannt. Bei der Substitution ist zu bedenken, dass diese nicht der umfassenden Wirksamkeit des Sonnenlichtes entspricht, sondern lediglich seiner substanzieller Spur. Das weist auf unseren Umgang mit der Sonne und dem Sonnenlicht[85], genauso aber auch auf die Unterscheidung zwischen äußerer und innerer Lichtbildung. Dem Sonnenlicht entspricht im Menschen das Licht des Denkens, das Perspektiven innerer Entwicklung entwirft (s. u.).

Sollte es im Zusammenhang mit einer Niereninsuffizienz zu einer sekundären, renal mitbedingten Osteoporose bzw. Osteomalazie kommen, gewinnt die Substitution an Bedeutung.

Die *Calciummedikation* hat bezüglich „harter“ Endpunkte nur eine geringe Wirksamkeit und ist mit dem Risiko kardiovaskulärer Nebenwirkungen wie einem ansteigenden Myokardinfarktrisiko assoziiert.[86] Die Osteoporose ist keine Calciummangelkrankheit; vielmehr weist die dichtegeminderte Knochenstruktur und die oft assoziierte Atherosklerose auf eine „Umverteilung“ des Calciums hin. Der Skleroseprozess verlässt den physiologischen Ort des Knochensystems und disloziert in das Blutgefäßsystem. Eine Calciumsubstitution ist nur bei ernährungsbedingtem Mangel oder Malabsorption sinnvoll und stellt keine „Routinetherapie“ dar.

Die Osteoporose entwickelt sich aufgrund einer *vorzeitigen Exkarnation* des seelischen und geistigen Wesens. Im Alter tritt sie deswegen in einem gewissen Sinne auch physiologisch auf und betrifft hier nicht nur den spongiösen, sondern auch den kompakten Knochen, der schädelkalottenartig den spongiösen Knochen umschließt. Besondere Verhältnisse liegen nun bei der postmenopausalen Osteoporose vor. Auch hier kommen die beschriebenen therapeutischen Gesichtspunkte zur Anwendung. Sie begleiten die frauenärztliche Behandlung der klimakterischen bzw. menopausalen Beschwerden.

Die Prophylaxe und Therapie der *postmenopausalen Osteoporose* durch *hormonelle Substitution* braucht eine differenzierte Bewertung. So wird nach der (früher fast flächendeckend empfohlenen) Medikation mit deren Beendigung der Knochenverlust nachgeholt. Die Hormonersatztherapie hat mit dem Jahr 2002 eine erhebliche Erschütterung erfahren, indem die durch sie induzierte Häufung von Erkrankungen wie z. B. Mammakarzinom die undifferenzierte Anwendung verbietet. Für Patienten mit einem hohen Risiko für kardiovaskuläre oder thromboembolische Erkrankungen sowie einem Mammakarzinom in der Anamnese ist die Hormontherapie kontraindiziert.[87] Monokausale Ansätze führten im Zusammenhang mit der früher empfohlenen uneingeschränkten Hormonersatztherapie zu teilweise gravierenden Komplikationen. Nun hat sich die Empfehlung zur Prävention angepasst: „Östrogene sind nur bei Unverträglichkeit/Kontraindikation anderer Medikamente bei postmenopausalen Frauen mit hohem Frakturrisiko zur Prävention zugelassen.“[88]

Die Osteoporose verlangt in Prävention und Therapie ein integratives Behandlungskonzept und lässt sich nicht durch monokausale Ansätze heilen.

3.3 Heileurythmie und Krankengymnastik

Bewegung, und damit die Willensaktivität des seelisch-geistigen Menschenwesens im Organismus, ist ein herausragendes Element der Prävention und der Therapie. So sehr sich *Krankengymnastik* vordergründig betrachtet an den Gesetzmäßigkeiten des Gliedmaßen- und Bewegungssystems des physischen Leibes orientiert, so greift sie allein dadurch, dass sie die Tätigkeit des Geistigen und Seelischen im Menschen voraussetzt, weit über die physische Organisation hinaus. In diesem Sinne erfährt die krankengymnastische Übungsbehandlung durch die Anthroposophie eine Erweiterung.

Hier ist auf die enge funktionelle Verbindung von *Muskulatur* und *Knochen* im Sinne der „ideellen" Metamorphose [→ XXIX. 2.2 Die Polarität im Knochensystem] hinzuweisen.[89] Ähnlich wie sich mit der Exkarnation des geistig-seelischen Menschenwesens Konsequenzen für das Knochensystem ergeben, so bestehen vergleichbare Auswirkungen für die Bewegungsorganisation. Dabei findet sich in der klinischen Untersuchung des alten Menschen die rückgebildete Gliedmaßenmuskulatur, die sogenannte *Sarkopenie*. Während sich die Krankengymnastik der Funktion und den Gesetzmäßigkeiten der physischen Organisation zuwendet, gewinnen bei der *Heileurythmie* prozessuale Qualitäten an Bedeutung:

In den Bewegungen der Heileurythmie wirkt der *Geist* der *Konsonanten* und *Vokale* als *sichtbare Sprache des Ätherischen.* Hinsichtlich der *Osteoporose* greifen *heileurythmische Übungen* den *Gegensatz* von *Leichte* und *Schwere* und ihren Zusammenhang mit der *Aufrechte* auf.

In der Leichte und Ruhequalität des Hauptes entsteht das Bewusstseinslicht, in die Schwere dringt mit jeder Gliedmaßenbewegung die Willenstätigkeit. Zwei Laute, die sich in diese Polarität stellen, sind das *C* und *D.* In der eurythmischen Geste des *D*, nach unten geführt, setzt sich der Mensch mit der *Schwere* auseinander und entwickelt in dem prozessualen Ablauf dieser Lautgebärde die *innere Aufrechtekraft.* Mit dem C, nach oben geführt, verbinden sich die *Leichtekräfte.* Die Vokale *U* und *I* wenden sich an die Aufrechte im Gehen und Stehen. Im Weiteren kommt die Lautfolge *L-M-S* in Verbindung mit *U* und *I* in diesem Zusammenhang in Betracht. *L* und *M* sprechen die rhythmische Atmungsqualität an, das *S* hat im Zusammenhang mit der osteoporotischen Schmerzsymptomatik seine Bedeutung.[90]

3.4 Innere Aufgabenstellung

Die innere Aufgabe bezieht sich auf mehrere Übungsfelder. Zunächst ist auf die Qualität des *Denkens* zu achten. Ein *assoziatives und unruhiges Denken* erreicht nicht die notwendige Verdichtung und Konzentration in der geformten Gedankenwelt. Umgekehrt dominieren bei einem sehr *formalen Denken* die erstarrenden und überformenden Qualitäten. In beiden Fällen entfällt der Denkablauf der lenkenden Aktivität des Ich. Übungen der Konzentration unterstützen diese.

Ein weiteres Feld sind die Bewegung und die *Willensentfaltung.* Auf verschiedene Qualitäten der äußeren Bewegung wurde bereits hingewiesen. Im menschlichen Leben sollte der äußeren Mobilität eine innere entsprechen. Die mechanisch abgeleistete Tätigkeit, beispielsweise auf einem Laufbandergometer, die keine seelisch-geistige Begleitung erfährt, wirkt in diesem Sinne untherapeutisch. Gleiches gilt für die äußere Bewegung, die sich isoliert vollzieht und keine entsprechende Betätigung der Sinne begleitet. Innere Beweglichkeit sollte sich mit der äußeren verbinden und zu einer *beseelten Bewegung* führen.

Im *Fühlen* ist auf das oft anzutreffende *depressiv getönte Seelenleben* zu achten. Hier kommt es darauf an, in die Dunkelheit der Seele Licht zu bringen. Es ist nicht nur das *äußere Licht,* das hinsichtlich des Vitamin-D-Stoffwechsels für die Knochenbildung Bedeutung erlangt; genauso ist es auch das *innere Licht,* das sich im menschlichen Wesen entfaltet und heilende Qualitäten gewinnt.

Schließlich verlangt eine Therapie, die zum Inkarnieren des seelisch-geistigen Menschenwesens führen soll, ein entsprechendes *biografisches Ziel.* Insofern stellt gerade die postmenopausale Osteoporose oftmals die Frage nach neu zu fassenden biografischen Zielen, auf die sich das wieder mit dem Leib verbindende Wesen des Menschen konzentrieren will. *Positivität* und eine zukunftsoffene Grundeinstellung sind hier wesentlich, die *unbefangen* den Blick auf das Zukünftige richten.

1 Denken

2 Willensentfaltung

3 Fühlen

4 Positivität

5 Unbefangenheit

Diese fünf Qualitäten fügen sich zu einem Organ, das durch eine sechste Übung entsteht, welche die einzelnen Übungen zusammenführt. Als die sogenannten „sechs Eigenschaften" sind sie uns schon mehrfach begegnet [→ X. 4.1.9 Anthroposophische Psychokardiologie; XVI. 5.8.2 Sechs Übungen aus der anthroposophischen Psychodiabetologie]. Sie haben auch im Rahmen der Osteoporosetherapie Bedeutung.

Diese „*sechs Eigenschaften*" sind Ausdruck der Ich-Wirksamkeit in der *Gedankenführung*, den *Willensimpulsen*, in der *Gelassenheit* gegenüber *Lust* und *Leid*, im Entdecken des *Positiven* und der *unbefangenen Auffassung* des Lebens. Sie gehören zu dem *Erkenntnisweg*, der den Menschen zur *Selbst- und Welterkenntnis* führt.

Heilung ist unter diesem Aspekt weit mehr als symptomatische Korrektur der Knochendichte, sondern steht mit dem Erkenntnis- und Entwicklungsweg des Menschen in Verbindung. Sie führt nicht in die „gesunde Vergangenheit" zurück, sondern entwickelt sich in die Zukunft, einem neuen Schritt des Menschen entgegen.

Damit umfasst die Therapie der Osteoporose mehr als die medikamentöse Beeinflussung des Knochenstoffwechsels. Sie will das gesamte Wesen des Menschen erreichen und die Entwicklung neuer Fähigkeiten in der Auseinandersetzung mit der Erkrankung unterstützen.

Literatur

1 Hadji, P., Klein, S., Gothe, H. et al.: The epidemiology of osteoporosis. Bone Evaluation Study (BEST): an analysis of routine health insurance data. Deutsches Ärzteblatt International 2013; 110. S. 52–57.

2 Zitiert nach: Schlereth,F., Badenhoop, K.: Osteoporose – gibt es Indikationen für eine Vitamin-D-Therapie? Deutsche Medizinische Wochenschrift 2019; 144. S. 1120–1124

3 Zitiert nach: Ringe, J. D.: Osteoporose. Pathogenese, Diagnostik und Therapiemöglichkeiten. Verlag Walter De Gruyter Berlin 1991. S. 229.

4 Kang, H. G., Park, H. Y., Ryu, H. U. et al.: Bone mineral loss and cognitive impairment: The PRESENT project. Medicine 2018; 97 (41). e12755.

5 Steiner, R., Wegman, I.: Grundlegendes für eine Erweiterung der Heilkunst nach geisteswissenschaftlichen Erkenntnissen (GA 27). Rudolf Steiner Verlag Dornach 2014. Kapitel: Blut und Nerv.

6 Siegmund, T., Fassbender, W.: Diabetes mellitus und Osteoporoserisiko. Deutsche Medizinische Wochenschrift 2003; 128. S. 937–940.

7 Kurra, S., Fink, D. A., Siris, E. S.: Osteoporosis-associated fracture and diabetes. Endocrinology and metabolism clinics of North America 2014; 43 (1). S. 233–243.

8 Pfeilschifter, J.: Subklinische Hyperthyreose und Osteoporose. In: Dietlein, M., Schicha, H. (Hrsg.): Schilddrüse. Zufallsbefund Schilddrüsenknoten – Latente Schilddrüsenfunktionsstörungen. Verlag Walter de Gruyter Berlin 2003. S. 298–308.

9 Waldeyer, A.: Anatomie des Menschen. Zweiter Teil. Verlag Walter de Gruyter Berlin 1974. S. 62.

10 Ringe, J. D. (Hrsg.): Osteoporose. Pathogenese, Diagnostik und Therapiemöglichkeiten. Verlag Walter de Gruyter Berlin 1991. S. 98.

11 Steiner, R.: Das Geheimnis der Trinität. Der Mensch und sein Verhältnis zur Geistwelt im Wandel der Zeiten (GA 214). Rudolf Steiner Verlag Dornach 1999. Vortrag vom 28. Juli 1922.

12 Goethe, J. W.: Berliner Ausgabe, Band 1: Poetische Werke. Aufbau Verlag Berlin 1965. S. 548–549.

13 Minematsu, A., Hazaki, K., Harano, A. et al.: Association between bone mass as assessed by quantitative ultrasound and physical function in elderly women: The Fujiwara-kyo study. Osteoporosis and Sarcopenia 2017; 3 (2). S. 104–107.

14 Ringe, J. D. (Hrsg.): Osteoporose. Pathogenese, Diagnostik und Therapiemöglichkeiten. Verlag Walter de Gruyter Berlin 1991.

15 Ebd.

16 Hübner, M.: Die Wirbelsäule und ihre Erkrankungen in verschiedenen Lebensaltern. Der Merkurstab 2003; 56 (5). S. 300–305.

17 Minne, H.: Klinik und röntgenologische Verlaufskontrolle der Osteoporose. Der Internist 1991; 32. S. 70–75.

18 Cizza, G., Primma, S., Csako, G.: Depression as a risk factor for osteoporosis.Trends in Endocrinology and Metabolism 2009; 20 (8). S. 367–373.

19 Di Giovanni, F., de Medeiros, J. S., Santos Neto, P. H. et al.: Depression and Osteoporosis: A Study of 100 Patients. The Primary Care Companion for CNS Disorders 2017; 19 (3). doi: 10.4088/PCC.16l02062.

20 Haran, M., Schattner, A., Kozak, N. et al.: Acute steroid myopathy: a highly overlooked entity. QJM: An international Journal of Medicine 2018; 111 (5). S. 307–311.

21 Wenderlein, J. M., Hengstler, S.: Knochendichte mit Bezug zur kognitiven Leistung im Alter. Zeitschrift für Geburtshilfe und Frauenheilkunde 2002; 62. S. 30–36.

22 Ringe, J. D. (Hrsg.): Osteoporose. Pathogenese, Diagnostik und Therapiemöglichkeiten. Verlag Walter de Gruyter Berlin 1991.

23 Jakob, F., Seefried, L., Ebert, R.: Pathophysiologie des Knochenstoffwechsels. Der Internist 2008; 49. S. 1159–1169.

24 Hüfner, M., Siggelkow, H.: Neuere Erkenntnisse zur Pathogenese der Steroidosteoporose. Deutsche Medizinische Wochenschrift 2003; 128. S. 1602–1608.

25 Jakob, F., Seefried, L., Ebert, R.: Pathophysiologie des Knochenstoffwechsels. Der Internist 2008; 49. S. 1159–1169.

26 Steiner, R., Wegman, I.: Grundlegendes für eine Erweiterung der Heilkunst nach geisteswissenschaftlichen Erkenntnissen (GA 27). Rudolf Steiner Verlag Dornach 2014. Kapitel: Blut und Nerv.
27 Jakob, F., Seefried, L., Ebert, R.: Pathophysiologie des Knochenstoffwechsels. Der Internist 2008; 49. S. 1159–1169.
28 Yavropoulou, M.P., Yovos, J.G.: The molecular basis of bone mechanotransduction. Journal of Musculoskeletal and Neuronal Interactions 2016; 16 (3). S. 221–236.
29 Ritz, E., Hahn, K., Ketteler, M., Kuhlmann, M. K., Mann, J.: Gesundheitsrisiko durch Phosphatzusätze in Nahrungsmitteln. Deutsches Ärzteblatt International 2012; 109. S. 49–55.
30 Steiner, R: Meditative Betrachtungen und Anleitungen zur Vertiefung der Heilkunst (GA 316). Rudolf Steiner Verlag Dornach 2008. Vortrag vom 7. Januar 1924.
31 de Baaij, J. H., Hoenderop, J. G., Bindels, R. J.: Magnesium in man: implications for health and disease. Physiological Review 2015; 95 (1). S. 1–46.
32 Dietsch, P.: Biochemie des Osteoklasten. In: Ittel, T. H., Sieberth, H.-G., Matthiaß, H. H. (Hrsg): Aktuelle Aspekte der Osteologie: Endokrinologie, Renale Osteopathie, Frakturheilung. Springer Verlag Berlin/ Heidelberg 2013.
33 Ebd.
34 Ebd.
35 Pacifici, R., Brown, C., Puscheck, E. et al.: Effect of surgical menopause and estrogen replacement on cytokine release from human blood mononuclear cells. Proceedings of the National Academy of Sciences of the United States of America 1991; 88 (12). S. 5134–5138.
36 Ponzetti, M., Rucci, N.: Updates on Osteoimmunology: What's New on the Cross-Talk Between Bone and Immunesystem. Frontiers in Endocrinology 2019; 10. S. 236.
37 Jakob, F., Seefried, L., Ebert, R.: Pathophysiologie des Knochenstoffwechsels. Der Internist 2008; 49. S. 1159–1169.
38 Pfeilschifter, J.: Der Knochenstoffwechsel und seine Aktivitätsparameter. Der Internist 1990; 31. S. 727–736.
39 Ponzetti, M., Rucci, N.: Updates on Osteoimmunology: What's New on the Cross-Talk Between Bone and Immunesystem. Frontiers in Endocrinology 2019; 10. S. 236.
40 Jakob, F., Seefried, L., Ebert, R.: Pathophysiologie des Knochenstoffwechsels. Der Internist 2008; 49. S. 1159–1169.
41 Ralston, S. H.: Analysis of gene expression in human bone biopsies by polymerase chain reaction. Evidence for enhanced cytokine expression in postmenopausal osteoporosis. Journal of Bone and Mineral Research 1994; 9 (6). S. 883–890.
42 Dachverband der Deutschsprachigen Wissenschaftlichen Osteologischen Gesellschaften e.V. (Hrsg.): Prophylaxe, Diagnostik und Therapie der OSTEOPOROSE bei postmenopausalen Frauen und bei Männern. Langfassung 2017. AWMF-Register-Nr.: 183/001. S.104.
43 Zitiert nach: Ringe, J. D. (Hrsg.): Osteoporose. Pathogenese, Diagnostik und Therapiemöglichkeiten. Verlag Walter de Gruyter Berlin 1991. S. 157.
44 Zitiert nach: Ebd. S. 41.
45 Verma, S., Rajaratnam, J. H., Denton, J. et al.: Adipocytic proportion of bone marrow is inversely related to bone formation in osteoporosis. Journal of Clinical Pathology 2002; 55 (9). S. 693–698.
46 Ebd.
47 Järvinen, T. L., Michaëlsson, K., Aspenberg, P. et al.: Osteoporosis: the emperor has no clothes. Journal of Internal Medicine 2015; 277 (6). S. 662–673.
48 Herrera, L., Leal, I., Lapi, F. et al.: Risk of atrial fibrillation among bisphosphonate users: a multicenter, population-based, Italian study. Osteoporosis International 2015; 26 (5). S. 1499–1506.
49 Tsourdi, E., Lademann, F., Hofbauer, L. C.: Neue osteoanabole Therapien zur Behandlung der Osteoporose. Deutsche Medizinische Wochenschrift 2017; 142. S. 475–478.
50 Steiner, R.: Geisteswissenschaft und Medizin (GA 312). Rudolf Steiner Verlag Dornach 2020. Vortrag vom 27. März 1920.
51 Wolff, O.: Zur Osteoporose – Pathogenese und Therapie. Der Merkurstab 1993; 46 (5). S. 440–447.

52 Dawson-Hughes, B., Dallal, G. E., Krall, E. A. et al.: Effect of vitamin D supplementation on wintertime and overall bone loss in healthy postmenopausal women. Annals of Internal Medicine 1991; 115 (7). S. 505–512.

53 Swanson, C. M., Shea, S. A., Wolfe, P. et al.: Bone Turnover Markers After Sleep Restriction and Circadian Disruption: A Mechanism for Sleep-Related Bone Loss in Humans. Journal of Clinical Endocrinology and Metabolism 2017; 102 (10). S. 3722–3730.

54 Steiner, R.: Heilpädagogischer Kurs (GA 317). Rudolf Steiner Verlag Dornach 1995. Vortrag vom 5. Juli 1924.

55 Pelikan, W.: Heilpflanzenkunde. Band II. Verlag am Goetheanum Dornach 1982. S. 19.

56 Schumann, W.: Mineralien aus aller Welt. BLV Buchverlag München1991.

57 Steiner, R.: Geisteswissenschaft und Medizin (GA 312). Rudolf Steiner Verlag Dornach 2020. Vortrag vom 29. März 1920.

58 Schumann, W.: Mineralien aus aller Welt. BLV Buchverlag München 1991.

59 Steiner, R., Wegman, I.: Grundlegendes für eine Erweiterung der Heilkunst nach geisteswissenschaftlichen Erkenntnissen (GA 27). Rudolf Steiner Verlag Dornach 2014. Kapitel: Blut und Nerv.

60 Buddecke, E.: Grundriss der Biochemie. Verlag Walter de Gruyter Berlin 1985.

61 Steiner, R., Wegman, I.: Grundlegendes für eine Erweiterung der Heilkunst nach geisteswissenschaftlichen Erkenntnissen (GA 27). Rudolf Steiner Verlag Dornach 2014. Kapitel: Blut und Nerv.

62 Kim, E. J., Bu, S. Y., Sung, M. K. et al.: Effects of silicon on osteblast activity and bone mineralization of MC3T3-E1 cells. Biological Trace Element Research 2013; 152 (1). S. 105–112.

63 GAÄD (Hrsg.): Vademecum Anthroposophische Arzneimittel 2017. Der Merkurstab 2017; 70 (Suppl.). S. 685.

64 GAÄD (Hrsg.): Vademecum Anthroposophische Arzneimittel 2017. Der Merkurstab 2017; 70 (Suppl.). S. 188.

65 Diesen Hinweis verdankt der Autor Georg Soldner.

66 Steiner, R.: Meditative Betrachtungen und Anleitungen zur Vertiefung der Heilkunst (GA 316). Rudolf Steiner Verlag Dornach 2008. Vortrag vom 4. Januar 1924.

67 Hübner, M.: Die Wirbelsäule und ihre Erkrankungen in verschiedenen Lebensaltern. Der Merkurstab 2003; 56 (5). S. 300–305.

68 GAÄD (Hrsg.): Vademecum Anthroposophische Arzneimittel 2017. Der Merkurstab 2017; 70 (Suppl.). S. 707.

69 Diesen Hinweis verdankt der Autor Michael Hübner.

70 Pelikan, W.: Heilpflanzenkunde. Band II. Verlag am Goetheanum Dornach 1980.

71 Staiger, C.: Comfrey root: from tradition to modern clinical trials. Wiener Medizinische Wochenschrift 2013; 163. S. 58–64.

72 Staiger, C.: Comfrey. A clinical overview. Phytotherapy Research 2012; 26 (10). S. 1441–1448.

73 Schlereth, F., Badenhoop, K.: Osteoporose – gibt es Indikationen für eine Vitamin-D-Therapie? Deutsche Medizinische Wochenschrift 2019; 144. S. 1120–1124.

74 Reckert, T.: Sonnenlicht, Vitamin D, Inkarnation. Der Merkurstab 2009; 62 (6). 577–593.

75 Barthel, H. R., Scharla, S. H.: Mehr als nur Knochenschutz – Vitamin D zur Prävention von Stürzen, Krebs, Bluthochdruck und Autoimmunerkrankungen. Deutsche Medizinische Wochenschrift 2003; 128. S. 440–446.

76 Steiner, R.: Geisteswissenschaft und Medizin (GA 312). Rudolf Steiner Verlag Dornach 2020. Vortrag vom 24. März 1920.

77 Barthel, H. R., Scharla, S. H.: Mehr als nur Knochenschutz – Vitamin D zur Prävention von Stürzen, Krebs, Bluthochdruck und Autoimmunerkrankungen. Deutsche Medizinische Wochenschrift 2003; 128. S. 440–446.

78 Abdelgawad, I. A., El-Mously, R. H., Saber, M. M. et al.: Significance of serum levels of vitamin D and some related minerals in breast cancer patients. International Journal of Clinical and Experimental Pathology 2015; 8 (4). S. 4074–4082.

79 Soldner, G.: Wie leben wir mit der Sonne? Der Merkurstab 2011; 64 (6). S. 544–558.

80 Lee, Y. H., Bae, S. C.: Vitamin D level in rheumatoid arthritis and its correlation with the disease activity: a meta-analysis. Clinical and Experimental Rheumatology 2016; 34 (5). S. 827–833.
81 Schlereth, F., Badenhoop, K.: Vitamin D. Der Internist 2016; 57. S. 646–655.
82 El-Fakhri, N., McDevitt, H., Shaikh, M. G. et al.: Vitamin D and Its Effects on Glucose Homeostasis, Cardiovascular Function and Immune Function. Hormone Research in Pediatrics 2014; 81. S. 363–378.
83 Ebd.
84 Schlereth, F., Badenhoop, K.: Osteoporose – gibt es Indikationen für eine Vitamin-D-Therapie? Deutsche Medizinische Wochenschrift 2019; 144. S. 1120–1124.
85 Soldner, G.: Wie leben wir mit der Sonne? Der Merkurstab 2011; 64 (6). S. 544–558.
86 Bolland, M. J., Barber, P. A., Doughty, R. N.: Vascular events in healthy older women receiving calcium supplementation. Randomised controlled trial. British Medical Journal 2008; 336 (7638). S. 262–266.
87 Meyer, S., Seifert-Klauss, V.: Hormontherapie in der Peri- und Postmenopause. Deutsche Medizinische Wochenschrift 2018; 143. S. 1636–1647.
88 Schulz, K., Kalscheuer, H., Lehnert, H.: Personalisierte Osteoporose-Therapie. Deutsche Medizinische Wochenschrift 2019; 144. S. 1111–1119.
89 Steiner, R.: Geisteswissenschaftliche Gesichtspunkte zur Therapie (GA 313). Rudolf Steiner Verlag Dornach 2001. Vortrag vom 18. April 1921.
90 Diesen Hinweis verdankt der Autor M. Adams.

KAPITEL XXXI

Diskusprolaps

1. Leitgedanken

Wirbelsäulenbeschwerden sind in der Bevölkerung besonders häufig. Etwa 70% aller Menschen erleben während ihres Lebens Schmerzen im Bereich der unteren Wirbelsäule.[1] Dabei haben unterschiedliche körperliche Veränderungen eine prädisponierende Bedeutung. Aber auch entzündliche Prozesse sind zwischenzeitlich bekannt und bestimmen das Beschwerdebild wie auch den Heilungsverlauf der Erkrankung. Des Weiteren spielen seelische Faktoren eine bedeutsame Rolle und sind therapeutisch zu berücksichtigen. Die Erkrankung gefährdet schließlich durch die Schmerzsymptomatik und die oft zu beobachtende funktionelle Fehlhaltung die Aufrechte des Menschen und demzufolge die Wirksamkeit der Ich-Organisation. Auf allen Ebenen der Wesensglieder ergeben sich relevante Veränderungen mit Auswirkungen auf die Therapie.

Die *Wirbelsäule* verbindet in ihrem rhythmisch-metamer gegliederten Bau und in ihrer merkurstabähnlichen Schwingung um die Aufrechte des Menschen den Bereich des *Nerven-Sinnes-* mit demjenigen des *Stoffwechsel-Gliedmaßen-Systems*. Damit begegnen sich die Pole der Bewusstseinsorientierung und der Willensentfaltung in den rhythmischen Qualitäten der Wirbelsäule. Sie stellt sich damit nicht nur in die Polarität von *Bewusstsein* und *willenhafter Bewegung*, sondern gleichzeitig auch in diejenige von Leichte und Schwere.

Die Wirbelsäule ist mit der Aufrechte ein Spezifikum des Menschen.[2] In dieser wirkt die *Ich-Organisation*. Durch den doppelt S-förmigen Verlauf schwingt die Wirbelsäule um diese Aufrechte. In der saitenartigen Schwingung und *funktionalen Beweglichkeit* wirkt die *astralische Organisation*. So drückt sich das seelische Gestimmtsein unmittelbar in der Haltung der Wirbelsäule aus. Ihre Kyphosierung und Beugung nach vorn ist oftmals mit einer traurig-gedrückten, in die Schwere fallenden und eher nach innen gewandten Seelenstimmung verbunden. Umgekehrt geht die Lordosierung mit Freude, Zuversicht und einer nach außen orientierten Seelenhaltung einher. Otto Wolff (1921-2003) verglich diese beiden polaren seelischen Gesten, die sich in der Wirbelsäulenhaltung ausdrücken, treffend mit Moll und Dur im Musikalischen.[3]

Die Bandscheiben haben eine Beziehung zum Flüssigen und damit zur *ätherischen Organisation*. Sie bestehen aus konzentrischen Lagen *straffen Bindegewebes (Anulus fibrosus)*, *Bindegewebsknorpel* und dem *gallertigen Kern (Nucleus pulposus)*. In Richtung des Zentrums der Bandscheibe wird das Gewebe immer lockerer sowie wasserreicher und enthält Knorpelzellen mit wenig umgebender, proteoglykanhaltiger Grundsubstanz.[4] Der Nucleus pulposus ist eine gallertige Masse, die fast 90% Flüssigkeit enthält. Im

Alter kommt es mit der Abnahme des Wassergehalts der Zwischenwirbelscheiben zu deren Abflachung. Die knöchernen Wirbelkörper gehören zur *physischen Organisation.*

2. Die Dreigliederung der Wirbelsäule

Die für die Wirbelsäule bestimmende Polarität des Nerven-Sinnes- und Stoffwechsel-Gliedmaßen-Systems findet sich auch im Bau des Wirbelkörpers wieder. Der Bereich des Wirbelbogens umschließt das spinale Nervensystem und bildet einen knochenumhüllten Kanal, der metamorphotisch der Schädelkalotte entspricht. Demgegenüber hat der Wirbelkörper eine Beziehung zum Stoffwechsel-Gliedmaßen-System. So kommt es hier zu einer Wachstumsdynamik, die derjenigen des Gliedmaßensystems entspricht, während der Wirbelbogenbereich bereits frühzeitig seine endgültige Größe – der Kopforganisation und ihrem Wachstum vergleichbar – erreicht.[5]

Die Beziehungen des *Wirbelbogens zur Kopforganisation* und des *Wirbelkörpers zum Gliedmaßen-System* sind bereits in der embryologischen Entwicklung der Wirbelsäule sichtbar. Wirbelbogen und Wirbelkörper entstehen nicht aus dem gleichen Segment (Somit, Sklerotom), sondern aus jeweils zwei benachbarten Segmenten. Wie in der Übersicht von Woernle[6] näher ausgeführt, „senken" sich die (früher ausreifenden) Wirbelbogenanlagen vom Kopf her durch Wachstumsvorgänge zu den (später ausreifenden) Wirbelkörperanlagen. Diese wiederum „steigen" durch Wachstum sich vergrößernd nach oben auf: Damit bestimmt die Dreigliederung die Bildeprozesse der Wirbel, „die Wirbelbögen vom Kopf her, die Wirbelkörper vom Bewegungspol her".[7] Die Ossifikation dieser polaren Bereiche folgt den gleichen Gesetzmäßigkeiten. Im Bereich der *Wirbelbögen* lagert sich auf den knorpelig vorgebildeten Strukturen primär eine „knöcherne Hülse" auf im Sinne eines deckknochenartigen Bildungsprinzips, sekundär erfolgen Knorpelabbau und Ossifikation durch das Eindringen der Blutgefäße. Bei der später einsetzenden Wirbelkörperossifikation sprossen primär Gefäße ein, die Knorpelabbau und Aufbau des ersatzartigen Knochens einleiten. Erst sekundär lagern sich auf die Wirbelkörperanlagen Knochenhülsen auf. „Die Wirbelbogenverknöcherung verläuft primär schädelartig, sekundär gliedmaßenartig; die Wirbelkörperverknöcherung umgekehrt primär gliedmaßenartig, und sekundär schädelartig."[8] Dabei ist natürlich zu bedenken, dass die Schädelossifikation ohne knorpeliges Modell erfolgt.

Die *rhythmisch-metamer gegliederte Wirbelsäule* steht in ihrem nach dorsal orientierten *Wirbelbogen* mit dem *Nerven-Sinnes-System* und in ihren ventral gelegenen *Wirbelkörpern* mit dem *Gliedmaßensystem* in Zusammenhang.

Dieser Dreigliederung entsprechend gliedert sich die Wirbelsäule in *Hals-, Brust-* und *Lendenwirbelsäule.* In der Halswirbelsäule überwiegt – ihrer Nähe zum Nerven-Sinnes-System entsprechend – der das Rückenmark umspannende Wirbelbogen. Im Bereich der Lendenwirbelsäule nimmt sich dieser relativ zurück, um der nun sich mächtig entwickelnden Wirbelkörperorganisation Raum zu geben. Damit realisiert sich in der Halswirbelsäule mehr das sphärische, zum oberen Menschen gehörende Prinzip, während sich im unteren Wirbelsäulenbereich die axiale Knochenform des Gliedmaßenknochens durch den Säulenaspekt offenbart. Die Brustwirbelsäule stellt unter diesem Gesichtspunkt einen diese Polaritäten vermittelnden Abschnitt dar. Diese Zugehörigkeit zur Dreigliederung des menschlichen Organismus lassen Beziehungen erkennen, die sich hinsichtlich der Halswirbelsäule zum *Denken*, bezüglich der Brustwirbelsäule zum *Fühlen* und schließlich hinsichtlich der Lendenwirbelsäule und des angrenzenden Os sacrum auf den *Willen* beziehen. Unter diesen Aspekten kommt der Lokalisation eines Diskusprolapses eine differenzierte Bedeutung zu, die das seelisch-geistige Wesen des Menschen einbezieht.

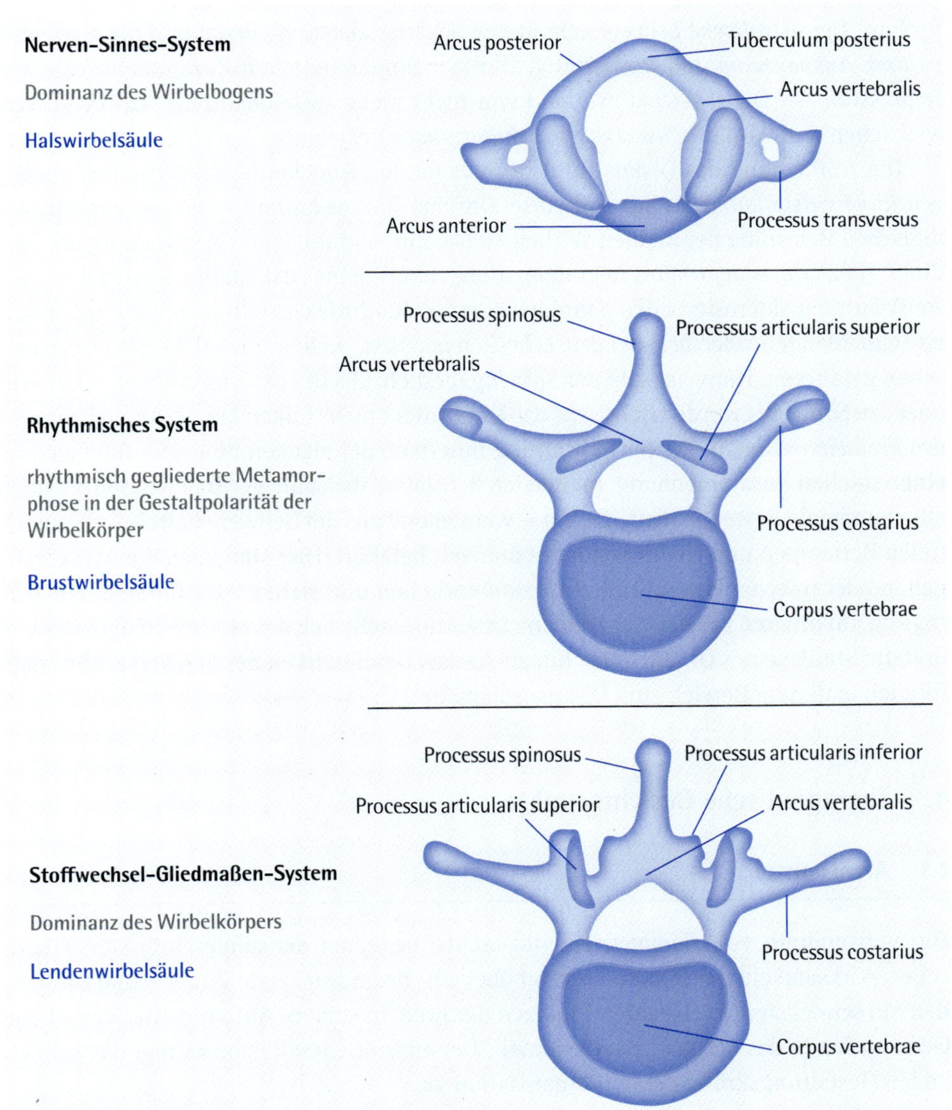

Wirbelbögen und -körper in ihren Beziehungen zur Dreigliederung des menschlichen Organismus

3. Wesensgliederwirksamkeit beim Diskusprolaps

Auf der *physischen Ebene* kommt es zu dem radiologisch darstellbaren *Prolaps*. Ihm liegt häufig ein Einriss des Anulus fibrosus zugrunde, der den Nucleus pulposus – die morphologische Erinnerung an die Chorda dorsalis – heraustreten lässt.[9] Oftmals bestehen hier degenerative Prozesse, die auf eine *geschwächte ätherische Organisation* und eine verstärkte Wirksamkeit verhärtender, degenerativer Prozesse weisen. Druckkräfte und damit das Einwirken der Schwere in diesen sonst die Schwereeinwirkung „ausgleichenden" Bereich weiten den Faserring allmählich aus. Schließlich kommt es zur Vorwölbung von Bandscheibengewebe in den Spinalkanal und bei Einriss des Faserringes zum Prolaps. Der *astralische Leib* erwacht in den begleitenden Schmerzen und führt zu *muskulärer Anspannung* und Verhärtung. Darüber hinaus bestehen Zusammenhänge zur Depression.[10, 11] Die *Ich-Organisation* kann nicht mehr ausreichend die Aufrechte verwirklichen und wird in *schmerzhafte Fehlhaltungen* gezwängt.

Die Abflachung des Diskus führt oftmals an den Knochenrändern zu einer *reaktiven Randwulstbildung* bis zur Ankylose. Darüber hinaus kommt es zu einer unphysiologischen Belastung der kleinen Wirbelgelenke mit nachfolgender *Arthrosis deformans*. Einer *Spondylosis deformans* liegt demzufolge häufig eine Diskopathie zugrunde[12] und weist auf den sklerosierenden Krankheitsgestus. Biografisch stellt sich die Frage nach einschneidenden oder *belastenden Lebensereignissen*, welche die Aufrechte des Menschen gefährden. Hinweise gibt der Sprachgebrauch: „Es liegt zu viel auf den Schultern" oder „zu Schweres wurde erlebt, was das Kreuz nicht mehr tragen kann". Auch die Frage des *Freiheitsraumes* in der Ich-Entfaltung innerhalb der eigenen Biografie stellt sich in einen solchen Zusammenhang. Im Bereich der Halswirbelsäule verfügt der Mensch über eine maximale Beweglichkeit, die ihn – weitgehend aus der Schwere befreit – zu einem freien Betrachten und Hereinwirken in die Welt befähigt. Hier sind auch die Arme weitgehend der (mechanischen) Haltefunktion enthoben und stehen zum Handeln zur Verfügung. Im unteren Bereich der Lendenwirbelsäule stellt sich der Mensch in die Schwere und die Statik seines Organismus. Ein zu starkes Hereinwirken der Schwerekräfte trägt folglich in diesem Bereich zum Diskusprolaps bei.

4. Therapeutische Gesichtspunkte

4.1 Arzneimittel

Die Verwendung von *Bambusa* (Phyllostachis) begegnet der eingeschränkten ätherischen Wirksamkeit. Der Bambus verfügt über eine beeindruckende Vitalität und zählt zu den am schnellsten wachsenden Pflanzen der Erde. In seinem Aufbau entwickelt er ein Gestaltprinzip, das der Wirbelsäule ähnelt. Der enorme Kieselreichtum regt die aufbauenden Gestaltungskräfte der Ich-Organisation an.[13]

Zur Behandlung des Bandscheibenleidens sind die *Organpräparate* aus dem Tierreich wesentlich. Sie tragen die gestaltenden Prinzipien in die regenerativ-aufbauenden Prozesse. Oftmals wendet man aufgrund der degenerativen Prozesse Formica an.

Substanzkompositionen, die sich in der Praxis vielfach bewähren, liegen in der Arzneimittelreihe

- *Disci comp.* (Wala)

vor. Sie stellt eine zu differenzierende Therapie bei unterschiedlichen Wirbelsäulenerkrankungen dar.

Bei *degenerativem, chronisch-schmerzhaftem Krankheitsbild,* auch bei Uncovertebralarthrosen und Osteochondrosen, empfiehlt sich

- *Disci comp. cum Stanno* (Wala) Amp. s.c. — bis 1-0-0, nachfolgend
- *Disci comp. cum Stanno* (Wala) Glb. velati — 10-10-10.

Beim Diskusprolaps sind entzündliche Prozesse bekannt. Sie sind offensichtlich die Reaktion auf die degenerativen Gewebe- und Matrixveränderungen (wie Abnahme der Proteoglykane, Dehydration, Malnutrition).[14] Diese Entzündung hat aber auch ein salutogenetisches Potenzial. So entstehen offensichtlich durch die Inflammation Heilungsprozesse: „Es ist klar, dass die Reaktion, die im Zusammenhang mit der lumbalen Entzündung auftritt für die spontane Resorption eines Bandscheibenvorfalls entscheidend ist. Daher ist die Inflammation in diesem Kontext ein guter prognostischer Indikator und sollte nicht gestoppt werden. Dennoch kann die Entzündungsreaktion auch eine schädliche Wirkung auf den benachbarten Nerven haben, die Schmerzen verursacht. Die Kontrolle der Entzündungsreaktion ist in dieser Umgebung eine wichtige Herausforderung bei der Behandlung von Patienten mit lumbalem Bandscheibenvorfall." (Übersetzung aus dem Englischen).[15] Die entzündliche Reaktion ist also therapeutisch zu leiten. Offensichtlich kommt es bei Suppression der Entzündung oder bei ihrem Übergang in die chronische Verlaufsform zur Beeinträchtigung des Heilungsverlaufs. Bei *entzündlichem* und *akut schmerzhaften Krankheitsbild* bestehen positive Erfahrungen mit

- *Disci comp. cum Argento* (Wala) Amp. s.c. — täglich bis 3 x wöchentlich, paravertebral
- *Disci comp. cum Stanno* (Wala) Glb. velati — 10-10-10 in der anschließenden Therapiephase.

Bei *akutem Krankheitsbild* und ggf. *ödematösen Quellungsbefund* sind *Apis-Injektionen* (s.u.) zwischen die Schulterblätter hilfreich. Eine Apis-Allergie sollte bei Wahl einer niedrigen Potenz ausgeschlossen sein.

Arnika unterstützt bei „insultartiger" Entstehungsgeschichte, z. B. Beschwerdebeginn nach „falscher" Bewegung oder körperlicher Belastung.

- *Apis Levisticum I (D3/D2)* (Wala) Amp. s.c. — 1–2 x täglich paravertebral im Bereich der Schulterblätter
- *Apis Levisticum II (D4/D3)* (Wala) Amp. s.c. — 1–2 x täglich paravertebral im Bereich der Schulterblätter
- *Apis cum Levistico D3* (Weleda) Amp. s.c. — 1–2 x täglich paravertebral im Bereich der Schulterblätter
- *Arnica/Levisticum D3, D6 comp.* (Weleda) Amp. s.c. — 1–2 x täglich paravertebral im Bereich der Schulterblätter

Diese Arzneimittel enthalten Apis in tiefer Potenzierung.

Bei akuter Symptomatik ist als Injektion im Bereich des Schmerzmaximums

- *Apis mellifica D3* (Weleda) Amp. s.c.

zusammen mit

- *Arnica e planta tota D3* (Wala) Amp. s.c. — 1–2 x täglich

zu empfehlen. Die jeweilige *Schmerzqualität* führt zu den spezifischen Arzneimitteln, die das veränderte Wirken des astralischen Leibes beeinflussen. Hierzu sei auf das Kapitel [→ XXI. 4.2 Anthroposophische Arzneimittel in der Schmerztherapie] verwiesen. Eine große Bedeutung hat *Rhus toxicodendron.*

- *Rhus toxicodendron comp.* (Wala) Amp. s.c. — bis 1-0-1

Auch in der umfassenden Kombination

- *Disci/Rhus toxicodendron comp.* (Wala) Amp. s.c. — bis 1-0-1

bringt Rhus oftmals eine bedeutsame Erleichterung.

Bei *schmerzhaften Verspannungen* der *paravertebralen Muskulatur* bewährt sich

- *Magnesium phosphoricum acidum D6* (Weleda) Amp. s.c. oder i.c. — bis mehrmals täglich im Schmerzbereich
- *Magnesium phosphoricum comp.* (Wala) Amp. s.c. oder i.c. — bis mehrmals täglich im Schmerzbereich

Diese Arzneimittel führen ein zum Nerven-Sinnes-System gehörendes Erwachen des astralischen Leibes in die dynamische Wirksamkeit in der Bewegungsorganisation zurück. Man kann mit der subkutanen Applikation beginnen und durch das langsame Zurückziehen der Kanüle mit einer intrakutanen Quaddel abschließen.

Bei *schmerzhafter Bewegungseinschränkung* und *Myogelosen* liegen positive Erfahrungen mit der lokalen Triggerpunktbehandlung mit

- *Formica D3, D6* (Weleda) Amp. s.c. oder i.c. — 1 x täglich bis 1 x wöchentlich
- *Formica ex animale Gl D5* (Wala) Amp. s.c. oder i.c. — 1 x täglich bis 1 x wöchentlich

vor.[16] Diese Therapie ersetzt oftmals den Einsatz von Lokalanästhetika. Bei chronischem Krankheitsbild ist eine längerfristige Behandlung mit

- *Disci comp. cum Stanno* (Wala) Amp. s.c. — anfangs als Injektionstherapie, dann als Trinkampulle

oder

- *Disci comp. cum Stanno* (Wala) Glb. velati — 10-10-10

zu empfehlen.

Ein wichtiges Arzneimittel bei myalgiformen Beschwerden mit Spannungsschmerz, Myogelosen und ggf. auch erhöhten Muskeltonus ist

- *Plantago-Primula cum Hyoscyamo* (Weleda) Amp. s.c. — 1 x täglich und bei Bedarf
- *Plantago-Primula cum Hyoscyamo* (Rezepturpräparat, z.B. Apotheke an der Weleda) Dil. — 20-20-20 gtt

[→ XXI. 4.2 Anthroposophische Arzneimittel in der Schmerztherapie].

Hübner[17] beschrieb die Kombination (Mischinjektion) von

- *Disci comp. cum Stanno* (Wala) 10 ml Amp. s.c. paravertebral
- *Mandragora officinarum e radice D3* (Wala) Amp.
- *Secale/Bleiglanz comp.* (Wala) Amp.

bei *degenerativen Wirbelsäulenerkrankungen* als therapeutisch wirksam.

- *Disci/Viscum comp. cum Stanno* (Wala) Amp. s.c. — bis 3 x wöchentlich führt bei *degenerativ-sklerosierendem Krankheitsprozess* (auch bei Spondylarthrosen und Osteochondrosen) zur Belebung und Durchwärmung.[18]

Beim *Schleudertrauma* der Halswirbelsäule bestehen positive Therapieerfahrungen[19] mit

- *Disci comp. cum Argento* (Wala) Amp. s.c. — 1 x täglich

zusammen mit

- *Tulipa e planta tota D6* (Wala) Amp. s.c. — 1 x täglich.

Hübner[20] berichtet über die Wirksamkeit von *Betonica/Rosmarin* bei Wirbelsäulenbeschwerden nach vorausgegangenem Wirbelsäulentrauma. Rosmarin hat in seiner Aufrichtequalität und den ätherischen Ölen eine Beziehung zur Ich-Organisation des Menschen. Die relativ gerbstoffreiche Betonie (Heilziest) spricht demgegenüber den astralischen Leib an. Das Arzneimittel führt die aus ihrer physiologischen Funktion „herausgeschockten" oberen Wesensglieder wiederum herein in den Organismus.

- *Betonica D3 / Rosmarinus D3 aa* (Weleda) Amp. s.c. paravertebral — bis mehrmals wöchentlich

Bei Schmerzsyndromen im Zusammenhang degenerativer Wirbelsäulenerkrankungen, die sich oftmals mit *Wetterwechsel* oder *feuchter Kälte* ändern, bestehen positive Erfahrungen mit

- *Solum Inject* (Wala) Amp. s.c. — 1–2 x täglich.

Bei *akuter Schmerzsymptomatik* ist

- *Solum Inject 10* (Wala) Amp. i.v. — bis 1-0-0

hilfreich.[21] Dieses Arzneimittel bewährt sich auch bei akutem *Wurzelreizsyndrom, Migräneanfall* bei *Wetterwechsel* und in der *Onkologie*, insbesondere bei Schmerzsyndromen in Zusammenhang mit Knochenmetastasen [→ XVIII. 4.10 Metastasierung].[22] Es belebt Stauungsprozesse im Flüssigkeitsorganismus und führt sie der Ausscheidung zu. Diese therapeutische Geste begründet sich in der Komposition von Solum: Das Moor stellt einen Ort von Flüssigkeitsstauung, Kälte und Säurebildung dar. Diese Trias belebt das in diesem Präparat enthaltene Equisetum und führt in die Ausscheidung, während Aesculus zu Tonisierung und Entstauung beiträgt.

4.2 Äußere Anwendungen

Zu den wesentlichen Maßnahmen gehören im Weiteren die *Lagerung* des Patienten (z. B. Stufenbettlagerung) und die *äußeren Anwendungen*. Sie können in einem warmen bis heißen Arnikawickel [→ Durchführung siehe Anhang] oder auch in der Anwendung des

- *Arnica comp. / Cuprum* (Weleda) Ölige Einreibung — als Öllappen oder Einreibung

bestehen. Das Kupfer befreit den astralischen Leib aus seinem krampfartigen „Erwachen"; in eine ähnliche Richtung wirken die ebenfalls in diesem Präparat enthaltenen ätherischen Öle. Für viele Patienten ist das

- *Aconit Schmerzöl* (Wala) — als Öllappen oder Einreibung

eine wesentliche lokal applizierbare Hilfe. Auch hat sich

- *Solum Öl* (Wala) — als Öllappen oder Einreibung

bewährt.

4.3 Rhythmische Massage nach Ita Wegman

Die *Rhythmische Massage* gleicht das unphysiologische Wirken der Wesensglieder aus und löst insbesondere den sich im Organismus verkrampfende astralischen Leib. Diese von vielen Patienten als ausgesprochen hilfreich erlebte Massage bereitet den Boden für die Wirksamkeit der Arzneimittel optimal vor. Die verschiedenen Griffqualitäten[23] lösen Spannungszustände und führen den menschliche Organismus aus der Schwere in die Leichte. Patienten berichten von einer Schmerzlinderung und Vitalitätssteigerung, sie fühlen sich wieder harmonisch mit dem Leib verbunden [→ Anhang].

4.4 Heileurythmie und Krankengymnastik

Weitere wesentliche Anwendungen bestehen in der Heileurythmie und der Krankengymnastik. In der Heileurythmie gilt es insbesondere die Polarität von *Leichte* und *Schwere* zu üben. Ferner stellt die Aufrichtequalität ein wichtiges Therapieziel dar. Die Übungen umfassen in der Regel das in die Leichte führende *C*, das nach unten geführte *D* und das *U*. *L* und *M* unterstützen die atmende Qualität der schwingenden Wirbelsäule und lösen sie aus der einseitigen Verspannung und Verfestigung. Das *L* wirkt belebend und in die Leichte führend, das *M* beruhigend und erwärmend.[24] Hamre et al.[25] wiesen für das anthroposophische Therapiekonzept positive Ergebnisse bei low-back-pain nach, ebenso Büssing et al. in ihrer vergleichenden Studie gegenüber Physiotherapie und Yoga.[26]

Krankengymnastik ist meist eine wesentliche Voraussetzung für einen positiven Therapieverlauf.

4.5 Biografische Aspekte

Schließlich ist auf die *Biografie* und den lebensgeschichtlichen Zusammenhang des Kranken mit Diskusprolaps zu achten. Was war zu viel in der bisherigen Lebensgestaltung? Was will der Patient ggf. neu erobern oder trägt dazu bei, eine neue *Aufrichtequalität* im Leben zu entwickeln?

Bei der Beantwortung dieser Fragen sollte der Blick nicht nur in die Vergangenheit gerichtet sein. Vielmehr geht es um *zukünftige Fragestellungen*, die sich durch die „Geburtswehe" der Erkrankung auf neu zu entwickelnde Fähigkeiten beziehen. Für das Wirbelsäulenleiden ist die Schwächung der Aufrichtekraft des Menschen und der aufrechten „Stellung" in der Biografie zentral. Das biografisch Belastende, das schwer oder nicht mehr zu Ertragende, ist zu erkennen, um anschließend die inneren salutogenen Möglichkeiten des Patienten zu entdecken und als neue Impulse in die Lebensgestaltung aufzunehmen.

Kasuistik

Eine ca. 50-jährige Patientin kam mit einem Kolonkarzinom in die Klinik. Es erfolgten die Hemikolektomie und adjuvante Therapie. Unter der anthroposophischen Medikation inklusive *Mistelbehandlung* vertrug sie die adjuvante Chemotherapie recht gut. Als besonders hilfreich erlebte die Patientin in diesem Zusammenhang die *Heileurythmie*.

Nach abgeschlossener Therapie und stabiler Phase bei gutem Allgemeinbefinden stellte sich die Patientin mit akut aufgetretener Lumbago und radikulärer Schmerzsymptomatik vor. Eine zunächst befürchtete ossäre Metastasierung wurde ausgeschlossen und ein Diskusprolaps L5/S1 nachgewiesen. Nach entsprechender Therapie mit den oben angeführten Arzneimitteln ließ sich eine befriedigende Kontrolle der initialen Schmerzsymptomatik erreichen. Schließlich trat eine nahezu vollständige Ausheilung des zu Beginn sehr quälenden Krankheitsbildes ein. In diesem Fall führte ein existenziell bedrohendes Krebsleiden zu einer *inneren Erschütterung* der *Lebenssicherheit*, also der *Aufrichtekraft* in der Biografie, welche die Patientin – nach Besserung der Symptomatik – in neuer Form wiedergewann.

Literatur

1 Mu, W., Shang, Y., Zhang, C. et al.: Analysis of the depression and anxiety status and related risk factors in patients with lumbar disc herniation. Pakistan Journal of Medical Sciences 2019; 35 (3). S. 658–662.

2 Sommer, M., Soldner, G.: Die menschliche Wirbelsäule. Der Merkurstab 2003; 56 (5). S. 260–269.

3 Wolff, O.: Erkrankungen der Wirbelsäule und Gelenke. In: Husemann, F., Wolff, O. (Hrsg.): Das Bild des Menschen als Grundlage der Heilkunst. Band III. Verlag Freies Geistesleben Stuttgart 1993.

4 Bucher, O., Wartenberg, H.: Cytologie, Histologie und mikroskopische Anatomie des Menschen. Verlag Hans Huber Bern 1997.

5 Diesen Hinweis verdankt der Autor M. Hübner.

6 Woernle, M.: Grundzüge der menschlichen Knochenbildung. In: Schad, W. (Hrsg.): Goetheanistische Naturwissenschaft, Bd. 4: Anthropologie. Verlag Freies Geistesleben Stuttgart 1985. S. 30–50.

7 Ebd.

8 Ebd.

9 Cotta, H.: Orthopädie. Thieme Verlag Stuttgart 1978.

10 Mu, W., Shang, Y., Zhang, C. et al.: Analysis of the depression and anxiety status and related risk factors in patients with lumbar disc herniation. Pakistan Journal of Medical Sciences 2019; 35 (3). S. 658–662.

11 Suri, P., Pearson, A. M., Zhao, W. et al.: Pain Recurrence After Discectomy for Symptomatic Lumbar Disc Herniation. Spine 2017; 42 (10). S. 755–763.

12 Eder, M., Gedigk, P.: Lehrbuch der Allgemeinen Pathologie und der Pathologischen Anatomie. Springer Verlag Berlin/Heidelberg 1986.

13 Roemer, F.: Bambus als Heilmittel für die Rückenbehandlung. Der Merkurstab 2003; 56 (5). S. 280–291.

14 Molinos, M., Almeida, C. R., Caldeira, J. et al.: Inflammation in intervertebral disc degeneration and regeneration. Journal of the Royal Society Interface 2015; 104 (12). doi 10.1098.

15 Cunha, C., Silva, A. J., Pereira, P. et al.: The inflammatory response in the regression of lumbar disc herniation. Arthritis Research and Therapy 2018; 20 (1). Art.Nr. 251.

16 GAÄD (Hrsg.): Vademecum Anthroposophische Arzneimittel 2017. Der Merkurstab 2017; 70 (Suppl.). S. 417.

17 Hübner, M.: Die Wirbelsäule und ihre Erkrankungen in verschiedenen Lebensaltern. Der Merkurstab 2003; 56 (5). S. 300–305.

18 GAÄD (Hrsg.): Vademecum Anthroposophische Arzneimittel 2017. Der Merkurstab 2017; 70 (Suppl.). S. 371.

19 Diesen Hinweis verdankt der Autor Franziska Römer.

20 Hübner, M.: Gedanken über Betonica/Rosmarinus und therapeutische Erfahrungen mit dieser Heilmittelkomposition. Der Merkurstab 2006; 59 (2). S. 163–165.

21 GAÄD (Hrsg.): Vademecum Anthroposophische Arzneimittel 2017. Der Merkurstab 2017; 70 (Suppl.). S. 680.

22 Ebd.

23 Meyer, R.: Qualitäten der Rhythmischen Massage und ihre Möglichkeiten bei Erkrankungen der Wirbelsäule. Der Merkurstab 2003; 56 (5). S. 306–309.

24 Gessler, A.: Drei Heileurythmieberichte: hirnorganisch geschädigtes Kind, Skoliose und Wirbelsäulensyndrom. Der Merkurstab 1993; 46 (4). S. 354–359.

25 Hamre, H., Witt, C., Glockmann, A. et al.: Anthroposophic vs. Conventional therapy for chronic low back pain: a prospective comparative study. European Journal of Medical Research 2007; 12 (7). S. 302–310.

26 Büssing, A., Poier, D., Ostermann, T. et al.: Treatment of Chronic Lower Back Pain: Study Protocol of a Comparative Effectiveness Study on Yoga, Eurythmy Therapy and Physiotherapeutic Exercises. Complementary Medicine Research 2018; 25 (1). S. 24-29.

KAPITEL XXXII

Palliativmedizin: Die therapeutische Begleitung des sterbenden Menschen

1. Leitgedanken

Der anthroposophisch orientierten Palliativmedizin liegt der Entwicklungsgedanke zugrunde. Sie betrachtet die palliative Erkrankungsphase nicht als final, sondern sieht in der Therapie, Begleitung und Unterstützung des Patienten Sinnhaftigkeit und Perspektivität. Bei einem ausschließlich biologischen Menschenverständnis gilt diese Erkrankungsphase oftmals als „sinnlos", ist demzufolge möglichst zu verkürzen oder durch palliative Sedierung erträglich zu machen. Bei einem leiblich, seelischen und geistigen Menschenverständnis ergeben sich demgegenüber andere Gesichtspunkte: Die palliative Erkrankungsphase ist eine Entwicklungs- und Vorbereitungszeit, der mit dem Sterben eine Art „Geburt" folgt:

„*Wenn ein Geist stirbt – wird er Mensch, wenn der Mensch stirbt, wird er Geist*"[1], formulierte es Novalis (1772–1801). Für den Verfasser war es immer eine besondere Freude, dass sich in unserer Berliner Klinik Havelhöhe das Hospiz in demselben Haus befindet wie die Geburtshilfe. Der Novalis-Ausspruch wurde hier zum Baugedanken. Die kleinen Hilfen der neuen Eltern, die manchmal den sterbenden Menschen im Hospiz ihre Unterstützung anbieten, oder – umgekehrt – die Freude dieser Patienten an den Stimmen und Schreien der jungen Erdenbürger, sind besondere, wechselseitige Kraftquellen. Mit dieser Zukunftsausrichtung entsteht ein anderes Klima auf der Palliativstation oder im Hospiz. Es entwickeln sich ein geistiges Verständnis dieser Lebenszeit, oftmals Freude und Humor im Team und die Achtung vor der Würde des Patienten, seiner Bewusstseins- und Erfahrungswelt als Entwicklungsraum der Individualität.

Aus dem Entwicklungsgedanken folgt die Ethik palliativmedizinischen Handelns. Sie ist den bis zuletzt wirksamen heilenden Kräften verpflichtet und greift in Achtung vor der Autonomie des Patienten keineswegs interventionell in den Sterbeprozess ein. Das Durchschreiten der Schwelle und damit die geistige Geburt sind mit der Biografie und dem individuellen Schicksal des Menschen verbunden und haben – wie der Geburtsaugenblick – ihren Zeitpunkt. So unterscheiden wir zwischen dem *Sterbeprozess*, dem unsere medizinische Fürsorge und menschliche Begleitung gilt, und dem *Todesaugenblick*, der oftmals wie vom Patienten selbstbestimmt erscheint, gemäß dem Schicksal und seiner Biografie.

Auch in der palliativen *Begleitung* geht es nicht nur um die Symptomkontrolle, sondern den *Heil- und Therapiebedarf* des Patienten.

Patienten haben – einmal deutlicher ausgesprochen, das andere Mal nur innerlich empfunden – vier große Erwartungen an die betreuenden Therapeuten und Angehörigen.

Die erste bezieht sich auf die Beeinflussung der belastenden Symptome der Erkrankung. Manchmal sind es starke, schwer zu kontrollierende Schmerzen, oder es handelt sich um andere Beschwerden wie Luftnot, Übelkeit, aber auch die so belastende Erschöpfung und Müdigkeit. Die Palliativmedizin bietet hier eine wirkungsvolle Hilfe und führt zur deutlichen Linderung.

Ein zweiter Wunsch des Patienten gilt dem Heilen und Gesunden. Im Menschen lebt ein inneres Wissen um die Heilungskräfte des Organismus. Natürlich beziehen sie sich in dieser Erkrankungsphase in den seltensten Fällen auf die Krankheit selbst. Diese Kräfte können aber doch ihren Verlauf modulieren oder z. B. zu Heilungen eines Hautdefektes, einer Infektion oder anderer Krankheitsmanifestationen beitragen. Bis zum letzten Atemzug verfügen wir über heilende Kräfte. Patienten sehnen sich nicht nur nach einer Palliativmedizin, die Symptome effektiv „kontrolliert", sondern nach einer therapeutischen Unterstützung ihrer Heilungskräfte.

Eine weitere wichtige Erwartung bezieht sich auf die seelische Unterstützung. Der Patient ringt mit Zweifel und Sinnverlust, mit dem Hass auf die Erkrankung und der Angst bzw. Furcht vor Beschwerden, Schmerzen und Progression. Diese drei Herausforderungen zeigen sich immer an existenziellen Schwellen menschlicher Biografie. Durch die Auseinandersetzung mit ihnen entwickelt sich die Individualität und damit die vierte letztlich sinnstiftende Ebene. Das Einmalige und Unverwechselbare des Menschen erscheint dabei immer klarer. Die Erkrankungszeit ist mit dem Werden und Entwickeln der Persönlichkeit verbunden, mit „Selbstwerdung" oder „Autogenese". Wir unterscheiden somit die Hygiogenese (Gunther Hildebrandt (1924–1999)) als das organische Heilen, die Salutogenese im Sinne des seelischen Genesens und die „Autogenese" als Ich-Entwicklung des Menschen. Patienten möchten in diesen vier Ebenen gesehen, unterstützt und behandelt werden.

Oftmals stellt man die Palliation der „Kuration" gegenüber: Palliativmedizin gilt als eine Behandlungsphase, in der keine „aktive Tumortherapie" erfolgt und die Symptomkontrolle im Vordergrund steht. Demgegenüber gehe es bei Therapien „mit kurativem Anspruch" um die Möglichkeit der Heilung. Diese Dichotomie bewirkt im medizinischen Alltag erhebliche Schwierigkeiten. So erreichen viele kurativ intendierte Therapien nicht dieses Ziel und sind rückblickend der Anfang einer Palliation. Umgekehrt geht die Palliativmedizin u. U. mit erheblicher symptomatischer Verbesserung und sogar Lebenszeitverlängerung einher. Sie ist damit de facto eine „aktive Tumortherapie" mit Prognoseverbesserung. Hier sind seit langem Studiendaten bekannt.[2] Bakitas et al. zeigten sogar einen Einfluss auf die Überlebenszeit für die frühe palliative Patientenbetreuung in ihrer prospektiv-randomisierten Studie. Ein nur um drei Monate verzögerter Beginn führte zu einer signifikant kürzeren Überlebenszeit.[3] Die prognoseverbessernde Wirksamkeit palliativer Patientenbetreuung[4] erreicht Größenordnungen, welche die einer „aktiven Tumortherapie" häufig übersteigen. Mittlerweile gibt es viele Studien, die in Zusammenschau ihrer Ergebnisse nicht nur eine verbesserte Überlebens- und Symptomkontrolle zeigen, sondern auch weniger Angstzustände, Depressionen und sinnlose Chemotherapien am Lebensende, höhere Zufriedenheit und Lebensqualität in der Familie sowie eine sinnvollere Nutzung der Ressourcen im Gesundheitssystem nachweisen. Die „Lancet Oncology Commission" plädierte daher im Jahr 2018 für eine frühe Integration der

Palliativmedizin in die onkologische Behandlung[5], unabhängig von der Prognose und Behandlungsintention. Die Perspektive des Patienten sei in den Mittelpunkt zu rücken und die Dichotomie zwischen „Tumor und Wirt" zu verlassen. Auch wenn alle führenden Krebsgesellschaften diese Empfehlung unterstützen, so erfolgt die Umsetzung im medizinischen Alltag noch nicht ausreichend: Nach wie vor leiden Patienten unter der begrifflichen Unterscheidung „kurativ" versus „palliativ". So hält man oftmals zu lang an einer tumorbezogenen Therapie fest und zögert den multimodalen Therapieansatz der Palliativmedizin unnötig hinaus.

In diesem Kapitel geht es vor allem um die therapeutische Begleitung des sterbenskranken Patienten. Hier stellen sich erhebliche medizinische, soziale, zwischenmenschliche und spirituelle Herausforderungen, zu denen die anthroposophisch orientierte Palliativmedizin in der ambulanten wie stationären Betreuung seit vielen Jahrzehnten einen kompetenten und ausgesprochen hilfreichen Beitrag leistet.

2. Der Weg zur Schwelle

In der palliativen Erkrankungsphase berichten Patienten oft von intensiven inneren Erfahrungen und spirituellen Erlebnissen[6]: Manche haben ihren Todeszeitpunkt korrekt benannt und bereits die praktischen Vorkehrungen veranlasst, andere teilen spirituelle Erlebnisse mit, die bis zu den Nahtoderfahrungen reichen. Dabei lassen sich charakteristische Entwicklungen auf dem Weg zur Schwelle, zum Todesaugenblick unterscheiden.

Während der Körper durch die schwere Erkrankung meist deutlich gezeichnet ist, ereignen sich im Inneren des Menschen entscheidende Entwicklungen und Erfahrungen. So geben Patienten bei der Visite plötzlich einen tiefen Einblick in ihr Leben. Manche sprechen zu diesem Zeitpunkt eine große Dankbarkeit dem zurückliegenden Leben gegenüber aus. Gedächtnisschätze und lange nicht mehr erinnerte Erlebnisse leuchten im Bewusstsein auf und gestalten sich zu einem *„Erinnerungsbild" des Lebens.*

Von dieser Lebensübersicht unterscheidet sich eine andere Qualität, die mit *innerlich-moralischen Erlebnissen* zusammenhängt. Ein Patient schilderte es einmal mit den Worten: „Ich bin in die Sphäre der Schuld eingetreten." Probleme und Schwierigkeiten der gelebten Biografie tauchen auf und suchen ihren Ausgleich, z. B. in der noch einmal herbeigeführten Begegnung mit einem Menschen, mit dem es der Betreffende schwer hatte, wo etwas Unaufgelöstes zurückblieb und nun die letzte Begegnung in diesem Erdenleben vielleicht erlösend wirken könnte. Gerade nach solchen Erfahrungen vollzieht sich das Sterben viel leichter. Oftmals berichten Patienten von ihrer Lebensspur, die sich durch ihre zurückliegenden Tätigkeiten und Aktivitäten in die Welt eingeschrieben hat und die sie nun im Rückblick bewerten. Gelegentlich entsteht in diesem Zusammenhang die Stimmung des „Angeschautwerdens". Vieles vom Wesentlichen Ablenkende fällt im Angesicht des Schwellenübergangs ab. Der Betreffende fühlt sich mit allem, was er ist, vor den Blick der geistigen Welt gestellt. Die Aufmerksamkeit fällt auch auf die vielen Dinge, die er im Leben nicht bewältigte oder unterließ. So treten Stimmungen auf wie „Ich habe alles falsch gemacht". Aber auch andere Erlebnisse, die mit den seelischen Eigenschaften eines Menschen zu tun haben, gewinnen Bedeutung: Momente einer inneren

Ruhe und eines Friedens wechseln mit anderen ab, in denen Verzweiflung und Finsternis überwiegen. Dann wird keine Beziehung zu einer im zurückliegenden Leben intensiver gefühlten geistigen Welt gespürt. Momente der Wärme wechseln sich mit solchen des Sich-isoliert- und -allein-gelassen-Fühlens ab, also mit Augenblicken der Kälte. Der Mensch begegnet in dieser Zeit vielem, was in seinem inneren Wesen nicht verwandelt ist und zu den Qualitäten gehört, die mit seinem „Schattenwesen", also mit seinem Doppelgänger[7] zusammenhängen. Sie bilden eine der Ursachen einer „Wesensveränderung", in der z.B. sonst freundliche Menschen aggressive Verhaltensweisen entwickeln. In der Patientenbegleitung lässt sich manchmal beobachten, wie dieses Doppelgängerwesen den Sterbenden kurz vor dem Tod verlässt und ein Friede- und Liebevolles an seine Stelle tritt.

Eine dritte Qualität umschrieb ein krebskranker Mensch mit den Worten: Erlebnisse und Erfahrungen der zurückliegenden Biografie „werden zum Samenkorn". Es bildet sich – einem *Samenkorn* vergleichbar – eine Art Extrakt aus den verschiedenen Erlebnissen des Erdenlebens, der bei „herbstlich" verwelkender physischer Hülle auf eine weite Zukunft erneuten Wachsens und Sich-Entfaltens weist.

Viele Erlebnisse des Lebens prägen sich in das Gedächtnis ein und bleiben dadurch in gewisser Weise dauerhaft. Sie haften aber nicht nur im Gedächtnis, sondern können zur Entwicklung neuer Fähigkeiten führen. Einzelne Erinnerungen verblassen, geraten vielleicht sogar in Vergessenheit, und neue Möglichkeiten und Befähigungen entstehen. Diese gehören nicht mehr zum leiblichen Wesen, das über die Sinnesorganisation die Wahrnehmungen ermöglicht und auch nicht mehr zur seelischen Innenwelt, in der die Erinnerungsvorstellungen erscheinen. Es sind neue Qualitäten des geistigen Menschenwesens, die sich manchmal unbemerkt entwickeln und nun zum „Samenkorn" gehören, das sich in dieser Zeit des Sterbens bildet. Manchmal leuchtet unmittelbar vor dem Tod wie ein Geschenk an die begleitenden Menschen die geistige Anwesenheit des Sterbenden noch einmal auf. Auch „demente" Patienten gewinnen in diesen Augenblicken wieder Orientierung, Übersicht und Kommunikationsfähigkeit. Diese kurzen Zeiten sind als „paradoxe Luzidität" gut bekannt[8] und werfen viele Fragen auf: Wie ermöglicht ein doch „krankes" Gehirn plötzlich wieder ein orientiertes Bewusstsein? Neuropathologische Veränderungen, die vielleicht über Jahre die geistig-seelischen Äußerungen des Menschen einschränkten, verändern sich so schnell nicht. Die sich in diesen Augenblicken bessernde klinische Symptomatik führt gelegentlich zu Einschätzungen wie „er wird es doch noch schaffen". So überraschend sich diese Momente einstellen, so schnell schwinden sie auch oft wieder und führen den Menschen zur Schwelle.

- Lebenserinnerung
- moralische Bewertung des Lebens
- Entwicklung von Fähigkeiten („Samenkornentwicklung")

Drei Entwicklungen in der palliativen Erkrankungsphase

Diese drei Phasen entsprechen nun denjenigen, die der Mensch im Nachtodlichen in voller Realität durchläuft. So schließt sich dem Todesaugenblick das aus den Nahtod-Erfahrungen[9] bekannte „Lebenspanorama" an.[10] Es spiegelt sich in dem Erinnerungsbild vor dem Tode. Dabei ist womöglich die so charakteristische Metamorphose der Gedächtnisfähigkeit des alten Menschen, die sich zunehmend auf die weit zurückliegenden Ereignisse als Langzeitgedächtnis erstreckt, ein Vorbote dieses umfassenden nachtodlichen Lebensüberblicks, der durch den sich vom physischen Leib trennenden Ätherleib entsteht. Auch die anschließende moralische Bewertung des zurückliegenden Lebens in der Kamalokazeit[11], die ebenfalls Menschen mit Nahtod-Erfahrungen beschrieben, spiegelt sich in dem inneren Ringen der Individualität vor dem Tode. Schließlich entwickelt der Geist des Menschen im Nachtodlichen Früchte und Fähigkeiten aus dem zurückliegenden Leben und trägt sie in ein folgendes wieder hinein. Es liegen Nahtod-Erfahrungen vor, in denen sich das Lebenspanorama nicht nur auf ein Erdenleben, sondern auch auf ein weiteres, weiter zurückliegendes bezog.[12] Auf diese Fähigkeitsentwicklung weisen die Erlebnisse im Zusammenhang mit dem Bilden eines Samenkornes.

Die Entwicklungsschritte des Menschen, die er im Nachtodlichen vollzieht, spiegeln sich in der Zeit vor dem Todesaugenblick.

Vor diesem Hintergrund gewinnt die Dauer des Sterbeprozesses eine wesentliche Bedeutung. Gelegentlich entsteht bei Pflegenden und Ärzten die Frage nach den Gründen, die einen palliativ erkrankten Patienten noch im Erdenleben halten. Manchmal fallen dann Worte wie „er kann noch nicht loslassen" usw. Obgleich gelegentlich derartige Gründe vorliegen mögen, so weisen entscheidende Gesichtspunkte darüber hinaus. Eine sterbende Patientin berichtete in diesem Zusammenhang von der noch notwendigen Zeit, „in der noch soviel zu tun sei. Die ständige Frage nach dem Grund, warum ich mich noch nicht löse, erinnert mich an die ungeduldigen Fragen eines Mannes an seine schwangere Frau, warum denn das Kind immer noch nicht käme." Die Zeit des Sterbens ist im eigentlichen Sinne Vorbereitungszeit für die geistige Geburt im Todesaugenblick. Aus dieser Sicht ist der plötzliche Tod (z. B. der plötzliche Herztod) möglicherweise gar nicht so gnadenvoll, wie er oft erscheint. Es handelt sich u. U. um einen Wechsel in einen vom bisherigen Erleben völlig andersartigen Bereich, der sich ohne Vorbereitung plötzlich vollzieht, gewissermaßen ein Reisebeginn ohne entsprechende Vorbereitung.[13]

„Der Schlaf ist der kleine Bruder des Todes." Diese Analogie braucht man oft, um den Lösungsprozess des Sterbenden zu charakterisieren. Dabei bestehen Ähnlichkeiten und Unterschiede zwischen dem Einschlafen und dem Sterben. So führt der Schlaf in eine Bewusstlosigkeit, während das Sterben mit einer Erweiterung des Bewusstseins verbunden ist. Die Schilderungen von Nahtod-Erlebnissen weisen auf eine luzide Bewusstseinssteigerung mit differenzierten Erfahrungen.

Im *Schlaf* trennen sich *Ich* und *Astralleib* vorübergehend vom *ätherischen* und vom *physischen Leib.*[14] Im *Tod* verlassen das Ich, der astralische und der Ätherleib die physische Organisation endgültig.

Dieser Trennungsprozess ist anstrengend. Während das Einschlafen undramatisch den Menschen „überkommt", fordert das Sterben eine große Kraftanstrengung, die sich z.B. im Fieber oder in der schnellen Herz- und Atemfrequenz zeigt.

2.1 Stufen auf dem Weg

2.1.1 Verzicht, Versagen, Verlust, Versäumnisse

Der Weg zum Todesaugenblick kennt unterschiedliche Entwicklungen und Herausforderungen. Viele Wünsche, die in gesunden Tagen erfüllbar waren, verlangen nun Verzicht. Ein über PEG ernährter Patient war glücklich, noch einmal einen guten Kaffee zu riechen. Die Hinfälligkeit des Körpers fordert verschiedene Formen des Verzichtes und auch Entbehrungen. Eine Patientin mit metastasiertem CUP-Tumor wünschte sich noch einmal eine Reise in die arabische Welt, die sie sich nun versagen musste. Viele Bedürfnisse sind nicht mehr zu erfüllen, ebenso auch gewohnte „Zerstreuungen" und Ablenkungen. Die Seelenwelt hat eben verschiedene „Regionen", von denen die Welt der Bedürfnisse, Begierden und der „fließenden Reizbarkeit" die untersten darstellen.[15] Aber auch der Verlust spielt eine große Rolle: So bemerken Patienten und Angehörigen, dass sie sich nicht mehr oft sehen werden. Der Abschied und der irdische Verlust des Umkreises und zentral wichtiger Menschen sind schmerzhafte Erfahrungen. Die letzten Abschiede naher Menschen berühren oft tief. Es beunruhigen aber nicht nur die Abschiede von den Menschen, sondern auch die bevorstehende Trennung von dem eigenen Leib: Normalerweise bildet dieser eine stabile Stütze für die Bewusstseinswelt. Mit der Erkrankung fällt diese zunehmend weg und Verunsicherungen entstehen. Eine große Bedeutung bekommen die „Versäumnisse". Patienten erleben sie oftmals als schmerzhafter als diejenigen Dinge, die sie rückblickend gesehen falsch gemacht hatten. In diesem Zusammenhang stellen sich auch die menschlichen Beziehungen: Man ahnt, dass die Möglichkeit zu ihrer Verwandlung mit dem Todesaugenblick endet.[16] Auch unter diesem Gesichtspunkt erscheint der Tod als der große Bruder des Schlafs: Wie während des Schlafens keine Möglichkeit besteht, an menschlichen Verhältnissen etwas zu verändern, so wohl auch nicht während des nachtodlichen Schicksals des Menschen. Für Veränderungen in den Beziehungen zu anderen Menschen bedarf es eines regen Bewusstseins und des Gestaltungswillens der Individualität, die sich erst in der wachen, irdischen Daseinsform entwickeln. Aus diesem Grunde stellen unerlöste menschliche Beziehungen ein wichtiges Thema in der Begleitung des Sterbenden dar und bedürfen zu ihrer Verwandlung Kräfte des Verständnisses, Vertrauens und Verzeihens.

Die deutlich erfahrenen Unvollkommenheiten erzeugen einen Leidensdruck. Manche Patienten erzählen von Ereignissen ihres Lebens, die nicht gelungen und dadurch unvollkommen geblieben sind. Manchmal berichten sie auch über „edle" Unvollkommenheiten. Hier war das angestrebte Ideal größer als das Erreichbare. Eine wesentliche Stufe auf dem Weg der inneren Entwicklung im Sterbeprozess stellt also die Auseinandersetzung mit Verzicht, dem Verlust, den Versäumnissen und den Unvollkommenheiten dar.

2.1.2 Heilende Kräfte und moralische Entwicklung

Diese zweite Stufe berührt die Heilungskräfte und die moralische Entwicklung. Manche Patienten haben sich lange an bestimmten medizinischen Empfehlungen gehalten und finden nun die eigene Position und ihren Weg: Sie lehnen eine thirdline Chemotherapie dezidiert ab und ergreifen andere Möglichkeiten. Es ist manchmal wie eine Inspiration neuer therapeutischer Perspektiven, die dann den weiteren Weg zusammen mit den Therapeuten weisen. Rudolf Steiner beschrieb, wie das Erleben der Krankheit pendelschlagartig mit dem Erfahren der Gesundungskräfte verbunden sein kann. Aus dieser Welt sind die weiteren Wege inspiriert. Die heilenden Kräfte stehen nun mit den seelisch-geistigen Qualitäten in Zusammenhang. So ist der Einfluss der Depression auf die Wundheilung bekannt. „So sonderbar es für unser Zeitalter klingt, wahr ist es aber doch, dass bei Menschen, die viel lügen, zum Beispiel Wunden unter sonst gleichen Bedingungen schwerer zu heilen sind als bei wahrhaften Menschen. ... Der Ätherleib des Menschen ist das eigentliche Lebensprinzip ..., was die Lebenskräfte enthalten muss. Diese werden aber untergraben durch die Lügenhaftigkeit."[17] Umgekehrt fördert eine positive Seelenstimmung die Heilungsprozesse.[18] „Zufriedenheit ... verstärkt den Ätherleib in Bezug auf seine Lebenskraft [so dass] Wunden... bei einem zufriedenen Menschen, der gewissen Anlass hat, leicht befriedigt zu sein, sich nicht viel aufzuregen über das, was ihm zustößt, leichter heilen bei ihm, als bei dem Grämlichen und Unzufriedenen, der sich über alles aufregt und von allem unbefriedigt weggeht."[19] So steht die innere, moralische Entwicklung des Menschen mit seinen Heilungskräften in Beziehung. Manche Patienten erleben in diesem Zusammenhang Schuld, brauchen diesbezüglich ein Gespräch und Beistand. Aber auch eine weitere Qualität ist auf dieser Stufe zu erleben. Immer wieder beschreiben Patienten eine bedrohliche, angstbesetzte Finsternis mit einer furchteinflößenden Begegnung mit dem Wesenhaften der Krankheit. Durch eine verständnisvolle und sachkundige Begleitung werden Hilfen möglich, die aus dieser Finsternis Licht entwickeln.

2.1.3 Spirituelle und religiöse Werte

Eine dritte wesentliche Qualität sind die religiösen Kräfte. Patienten berichten von tragenden Lebensanschauungen und gewinnen durch sie eine bestaunenswerte innere Sicherheit. Hier sind es allerdings nicht die theoretischen Gedanken über Tod und Unsterblichkeit. Diese werden sehr schnell blass und kraftlos. Die religiöse Überzeugungen und Glaubenskräfte bilden demgegenüber eine Kraftquelle. In der Begleitung der palliativen Patienten erscheint es deswegen manchmal sinnvoll, anstelle der „normalen" Visite einmal einen geeigneten kurzen Text oder Spruch für und mit dem Patienten zu lesen. Er gleicht einer Nahrung für Seele und Geist. Gegenwärtig sind wir gewohnt, auf den leiblichen Hunger und Durst zu achten. Oftmals entgehen uns aber der seelische und geistige Hunger und Durst der Patienten. Dieser hat nicht denselben imperativen Charakter wie die leiblichen Erscheinungsformen, ist aber dennoch zu berücksichtigen. Sprüche und Texte von Menschen, die in schwerer existentieller Not durch ihre tiefe Spiritualität getragen wurden, sprechen Trost und geben Mut (z. B. Dietrich Bonhoeffer (1906–1945), s. u.). Drei Viertel aller fortgeschritten tumorkranken Patienten zeigt ein Bedürfnis nach spiritueller Betreuung durch Ärzte und Pflegende, aber nur ein Viertel erhält sie.[20]

2.1.4 Verständnis und Dankbarkeit

Eine vierte Qualität oder Stufe entwickeln Patienten, die beeindruckende Kräfte von Dank, Empathie, Liebe und Verständnis ihrer Umgebung schenken. Eine „strahlende Güte“ ist in der Begleitung dieser Menschen zu empfinden. Oftmals entwickelt sich ein Verstehen des anderen Menschen, auch im Sinne des Verzeihens. Nicht selten tritt der Patient an dieser Stelle, von ihm unbemerkt, selbst als „Therapeut“ auf und fördert die innere Entwicklung der eigentlichen Behandler.

2.1.5 Beziehung zum Umkreis

Eine nächste Qualität betrifft das Verhältnis zum Umkreis und auch zur Natur. Die umgebenden Dinge werden mehr geschätzt und auch scheinbar Unbedeutendes gewinnt Wert. Das Wesentliche in der Welt, aber auch in den physischen Ereignissen des eigenen Lebens, erhält eine Bedeutung. Manche Patienten erkennen, wie sie im geschäftigen Leben an den Schönheiten der Natur vorbei gingen. Nun erscheinen sie in ihrem inneren Wert und Wesen. Dabei ist es nicht nur eine neue Aufmerksamkeit. Der Blick zum Umkreis vertieft sich und wendet sich dem Wesenhaften zu. Das in [→ XVIII. 2.2 Karzinogenese und die Dreigliederung des Organismus] angeführte Gedicht einer Patientin bringt diese besondere Stufe der inneren Entwicklung zum Ausdruck. Rudolf Steiner beschrieb sie fast gleichlautend in folgender Weise: „Wir lernen deshalb nach und nach unsere Verwandtschaft, unsere Einheit mit der Umwelt durch Beobachtung kennen. Wir lernen zu ihr sagen: Das, was sich hier um dich ausbreitet, das bist du selbst.“[21] Dabei entwickeln sich Stimmungen des Friedens und der liebevollen Beziehung zu Welt und Mensch.

2.1.6 Weisheit in der Biografie

Manche Patienten entwickeln in der Sterbephase eine Überschau über das Leben und sprechen von der „Weisheit ihrer Biografie“. Wissen verwandelt sich in Weisheit, die manchmal ausgesprochen, selten aufgeschrieben, sehr häufig aber einfach ausgestrahlt wird. Es sind jetzt nicht so sehr die biografischen Einzelheiten, sondern die in der

Biografie waltende Weisheit. So zeigt sich u. U. deutlich, welche Impulse sich schon früh im Leben andeuteten und nun wie eine aus der Vorgeburtlichkeit gekommene Aufgabenstellung erscheinen. Es entwickelt sich auch ein Erstaunen über die Schicksalsweisheit, die zu den verschiedenen Menschenbegegnungen, wie z.B. dem Lebenspartner, führte. Manchmal fallen auch die Spiegelungen in der Biografie auf, in denen sich Entsprechungen der ersten und zweiten Lebenshälfte zeigen. Das Leben erscheint dann wie ein Wachsen und Erblühen, das aus einer kleinen Anlage zur vollen Wirksamkeit führte und nun sich „spiegelbildlich" wieder zurücknimmt, um andere Fähigkeiten zu entfalten. Rudolf Steiner wies auf diese Zusammenhänge hin und betonte den Unterschied zwischen der Ereignisfolge der Biografie, die sich tableauartig im Lebensrückblick oder in der abendlichen Rückschau zeigt, und der schriftartigen Lebenskomposition, in der sich der Sinn und die Weisheit der Lebensschrift (lateinisch: „Biographie") verwirklichen. Diese Weisheit wird geahnt und manchmal auch mit Dank erlebt:

Du Weisheit meines höhern Ich,
die über mir den Fittich spreitet
und mich vom Anfang her geleitet,
wie es am besten war für mich, –

Wenn Unmut oft mich anfocht: nun –
es war der Unmut eines Knaben!
des Mannes reife Blicke haben
die Kraft, voll Dank auf Dir zu ruhn.[22]

Dieser Spruch Christian Morgensterns (1871–1914) ist für viele Patienten eine geeignete Hilfe in der Auseinandersetzung mit den krankheitsbedingten Herausforderungen.

2.1.7 Spirituelle Erfahrungen

Eine weitere Qualität bezieht sich auf die spirituellen Erfahrungen, die in dieser Zeit auftreten. Hierzu gehören Erlebnisse der Nahtod-Erfahrungen, manche Patienten begegnen geistigen Menschen und Wesen (sehr oft wird im Sterbeprozess die Mutter angerufen und erlebt). Besonders häufig ist das Hören von Musik und Klängen. Es sind psychisch gesunde Menschen, welche diese Erfahrungen machen. Sie dürfen nicht psychiatrisiert und als Halluzinationen eingeordnet werden. Alte Kulturen beschrieben oft die Sphärenmusik. Sie ist auch aus den Nahtod-Erfahrungen bekannt. Natürlich treten gelegentlich Verzerrungen im spirituellen Erleben dieser tönenden Welt auf, von der Joseph von Eichendorff (1788–1857) als dem Lied, das in allen Dingen schläft, sprach:

Schläft ein Lied in allen Dingen
Die da träumen fort und fort,
Und die Welt fängt an zu singen,
triffst du nur das Zauberwort.[23]

Dieses Zauberwort treffen Menschen, die der Schwelle nahe sind. Steiner sprach von der tönenden Qualität der geistigen Welt, eben dieser Sphärenharmonie, die in der griechischen Antike und in den Mysterienschulen von Pythagoras bekannt war und die auch J. W. Goethe (1749–1832) beschrieb („Die Sonne tönt nach alter Weise..."[24]). Sie steigert sich dann in den tieferen Bereichen der geistigen Welt zum Wort, dem Weltenwort, den „ewigen Namen" der Dinge oder Logos.[25] Der Mensch begegnet aber auch dadurch einer Vollkommenheit, die er noch lange nicht erreicht hat: „Wie ein Vorwurf berührt uns das Leben, das wir hinter uns gelassen haben. Und etwas außerordentlich Bedeutsames stellt sich jetzt ein. Wie aus einem unbestimmten nächtlichen Dunkel heraus tritt die ganze Summe unseres Lebens, wie sie sich karmisch in der letzten Erdeninkarnation geformt hat, vor die Seele. ... aber in sich fühlen Sie scharf alles dasjenige, was Sie einzuwenden haben gegen jene Inkarnation. Sie sehen diese letzte Inkarnation vom kosmischen Standpunkte aus."[26]

Die Begleitenden brauchen ein vertrauensvolles, wachsames und vorurteilsfreies Zuhören, um diese Mitteilungen zu erhalten, die zum Wesentlichsten gehören, was Patienten in dieser Zeit erleben. Wir lernen im Folgenden einige Beispiele hierzu kennen.

1.	Verlust, Verzicht, Entbehrungen, Versäumnisse, Unvollkommenheiten	Mondsphäre
2.	Fragen nach der Schuld, moralische Bewertung	Merkursphäre
3.	religiöses Leben, Glaubenskräfte	Venussphäre
4.	Wärme, Dankbarkeit, Liebe zum Umkreis, Verzeihen, Verstehen des anderen Menschen	Sonnensphäre
5.	Bedeutung der physischen Ereignisse und Lebenszusammenhänge	Marssphäre
6.	weisheitsvoller Überblick über das Leben	Jupitersphäre
7.	Spiritualität	Saturnsphäre

Entwicklungen und Bewusstseinsstufen in der palliativen Erkrankungsphase

Damit sind unterschiedliche Qualitäten beschrieben, die natürlich nicht unbedingt nacheinander auftreten, sondern sich oftmals gleichzeitig entwickeln. Dabei stehen die ersten Stufen mehr mit dem Erdenleben und den Leiberfahrungen in Zusammenhang, die letztgenannten sind demgegenüber Begegnungen mit der geistigen Welt. Insofern beschreibt die skizzierte Reihenfolge dieser Erfahrungen einen Weg, der von der irdischen Perspektive zu den spirituellen Erlebnissen in der geistigen Welt führt. In der Begleitung des sterbenden Patienten ist es wichtig, diese unterschiedlichen Sphären seiner

Bewusstseinsentwicklung zu erkennen. Dadurch entwickelt sich ein tieferes Verständnis und die Beziehung zum Sterbenden gestaltet sich wesentlicher.

In den Darstellungen der nachtodlichen Bewusstseinsentwicklung beschrieb Rudolf Steiner mehrere Stufen und brachte sie mit den geistigen Qualitäten der Planetensphären in Beziehung.[27] Dabei handelt es sich nicht um das heutige astrophysikalische Verständnis der Planeten, sondern um ihre bereits lange bekannten geistigen Qualitäten. Die beschriebenen Erfahrungen sprechen dafür, dass auch diese Stufen oder Bewusstseinsqualitäten sich schon in der palliativen Erkrankungszeit finden und ein Fenster zur Nachtodlichkeit öffnen.

2.2 Aktive Sterbehilfe, assistierter Suizid

Während sich der Gesunde Bettlägerigkeit und Vollversorgung natürlich nicht wünscht und diesen Zustand als die Menschenwürde beeinträchtigend beurteilt, berichten Patienten in diesen Situationen immer wieder von Augenblicken der Freude und Erfüllung. Ein „menschenwürdiges Dasein" setzt aus der Perspektive des Gesunden oftmals die gewohnten alltäglichen Funktionen und Fähigkeiten voraus. Allerdings reicht der Begriff der Würde tiefer und bezieht sich letztlich auf das geistige Wesen des Menschen. Gründe für den Wunsch nach assistiertem Suizid sind v. a. der (drohende) Autonomieverlust und die Sorge vor zunehmender Abhängigkeit.[28] Doch ist Autonomie nicht von körperlicher Unversehrtheit abhängig und besteht oftmals auch in Situationen schwerer Erkrankung. Das Argument des Autonomieverlustes durch zunehmende „Abhängigkeit" übersieht die grundsätzliche Angewiesenheit des Menschen auf die sozialen und natürlichen Rahmenbedingungen. Abhängigkeit begründet somit keineswegs generell einen Autonomieverlust.[29]

Der Wunsch nach assistiertem Suizid hat verschiedene Ursachen.[30] Die erste besteht oftmals in der Art und Weise der Diagnose-Mitteilung. So wählten Patienten allein aufgrund der Mitteilung einer Lebermetastasierung im Zusammenhang einer Sonografie den Suizid. Diese glücklicherweise seltenen Vorfälle illustrieren unmissverständlich, dass in der ärztlichen Übermittlung des Befundes besondere Sorgfalt erforderlich ist. Diese muss selbstverständlich der Wahrheit entsprechen, aber zugleich die Verarbeitungskompetenz des Patienten berücksichtigen.

Die Mitteilung eines gravierenden Befundes muss mit der konkreten Vereinbarung eines nächsten Schrittes und damit einer helfenden Geste verbunden sein.

Andere Patienten nennen die Sorge vor Schmerz und Atemnot als Grund für den Wunsch nach assistiertem Suizid. Obgleich diese Begründung in der Bevölkerung am weitesten verbreitet ist und das Schreckensszenario von schmerzgequälten sterbenden Patienten als Argument dient, ist festzustellen, dass sich durch geeignete therapeutische Maßnahmen diese Art von Beschwerden zu allermeist lindern lassen. So werden in der Praxis aus diesen Gründen nahezu nie Wünsche nach aktiver Sterbehilfe geäußert. Auch sinkt die Häufigkeit des assistierten Suizids, wenn eine gute palliativmedizinische Betreuung angeboten wird. Vieles hängt eben von kompetenter Hilfe und menschlicher Beziehung ab.

Eine dritte Kategorie bezieht sich auf das seelische Erleben der Patienten. Es entwickelt sich u. U. eine tiefe Depression, die keinen anderen Ausweg als den aktiven Ausstieg aus dem Leben sieht. Hier bedarf es der einfühlsamen Begleitung des Patienten, um diese manchmal versteckt gehaltene innere Absicht rechtzeitig wahrzunehmen.

Viele Patienten äußern den Wunsch nach assistiertem Suizid oder aktiver Sterbehilfe, um ihren Angehörigen und Freunden nicht mehr zur Last zu fallen. Dies verdeutlicht, dass Krankheit nicht nur individuelles Schicksal ist, sondern immer auch den Menschenumkreis betrifft. Dieser kann helfend und unterstützend wirken, allerdings auch überfordert sein und selbst der Hilfe bedürfen. Manchmal sind die sterbenskranken Menschen im Verständnis und der Verarbeitung der Erkrankung weiter als der Menschenumkreis, der oftmals noch ein „Kämpfen“ und weitere onkologische Therapien einfordert.

Ein besonders wichtiger Grund für den Wunsch nach aktiver Sterbehilfe ist der empfundene Sinn- und Kontrollverlust des eigenen Lebens. Der Patient erkennt in seinem vor ihm liegenden, zeitlich begrenzten Erdenleben keinen ausreichenden Sinn. Ein Patient mit amyotropher Lateralsklerose und der Notwendigkeit der Heimbeatmung wünschte so lange lebenserhaltende Maßnahmen, bis eine gesetzlich geregelte Frist hinsichtlich von Erbschaftsangelegenheiten abgelaufen war. Danach suchte dieser Patient ohne nennenswerte weitere Verschlechterung seines Zustandes nach einer Möglichkeit aktiver Sterbehilfe. Der Mensch erträgt eben fast jedes „Wie“, wenn er das „Warum“ kennt.[31]

- Sinnverlust: die verbleibende Lebenszeit scheint dem Patienten sinnentleert
- anderen Menschen nicht zur Last fallen
- Depression
- Erleiden oder Angst vor einer unkontrollierten Symptomatik (z.B. Schmerz, Atemnot)
- „Aussichtslosigkeit“ der Diagnose

Begründungen für den Wunsch nach aktiver Sterbehilfe

Dem Suizid geht eine zunehmende Einengung der Bewusstseinswelt voraus: Trotz anderer Gesichtspunkte, welche diesen Schritt relativieren oder durch andere Sinnsetzungen in ein neues Licht stellen würden, beherrscht unverrückbar und dominant die Suizidabsicht als einzig möglicher Ausweg das Bewusstsein. Es ist unter diesem Gesichtspunkt keinesfalls eine „freie“ oder autonom bestimmte Tat, wie es der Begriff des „bilanzierten“ Suizids suggeriert, sondern das Diktat einer dominanten Vorstellung und Einschätzung der Lebenssituation. Die Bewertung des Lebens hat wenig mit einer Unternehmensbilanz zu tun. Auch bei scheinbar „objektiv“ negativer Bilanzierung (z.B. aussichtslose Prognose, bevorstehendes Leid mit Autonomieverlust auf der einen Seite und fehlenden positiv bewerteten Ereignissen auf der anderen), ist eine andere Bewertung und Sinnfindung möglich (Bedeutung von Leid und Entwicklung, „Alle wirkliche, große Erkenntnis ist aus dem Schmerz ... herausgeboren"[32]), um zu anderen Wertsetzungen zu kommen. Befreit sich der Mensch von dominanten und einengenden Vorstellungen, so weitet sich der Blick, andere Gesichtspunkte und Handlungsalternativen erscheinen.

Aber nicht nur in der Gedankenwelt, sondern auch im Erleben der als unerträglich empfundenen Situation kommt es zur Einengung. Der Wahrnehmungshorizont grenzt sich auf die persönlichen Umstände ein und verliert den Blick auf den Menschenumkreis, der mit den Folgen der Selbsttötung oder des assistierten Suizids leben müsste.

Exkurs

Ein älterer Patient mit weit fortgeschrittener Tumorerkrankung kam zur hospizlichen Begleitung. Die von ihm erlebte Aussichtlosigkeit und belastende Beschwerde-Symptomatik führten zu der eindeutig formulierten Absicht, sich selbst das Leben zu nehmen. Aspekte, welche diesen Entschluss kritisch beleuchteten, blieben ungehört. Eine Krankenschwester konfrontierte ihn schließlich mit dem Satz: „Wissen Sie, wie es Ihrer Familie und auch uns geht, wenn Sie sich das Leben nehmen?" Bei einem etwas später folgenden Besuch sprach der Patient mit tränenerfüllten Augen von dem Suizid seines Vaters, den er als Kind miterleben musste und die schwere Belastung, die dieses Ereignis für sein Leben bedeutete. Von diesem Moment an war die Selbsttötung kein Thema mehr.

Zusammenfassend betrachtet führen vor allem drei Kräfte zu Todessehnsucht, Sterbewunsch und schließlich (assistiertem) Suizid. Die erste bezieht sich auf den Zweifel, der keinen Sinn in der bestehenden Situation erkennen lässt und den Suizid in eingeengtem Blick als einzige Handlungsoption sieht. Die zweite beherrschende Kraft reicht von Ablehnung bis zum Hass gegenüber der bestehenden Lebenssituation. Schließlich drängen Angst und Furcht vor der erwarteten Leidenszeit, „in der es nur noch schlimmer wird", zur Selbsttötung. Alle drei engen die Bewusstseinswelt des Menschen ein, führen nicht zur selbstbestimmten und autonomiegeleiteten Handlung (es handelt sich nicht um einen „Freitod"), sondern verfinstern die urteilsfähige und zur besonnenen Handlung befähigte Individualität.

Der assistierte Suizid gilt in dieser Situation als Ausweg und paradoxerweise als Ausdruck von Autonomie, Selbstbestimmung und Humanität. Schon Immanuel Kant (1724–1804) wies auf die Unvereinbarkeit der Selbstbestimmung mit dem suizidbedingten Auslöschen des zur autonomen Lebensführung befähigten Subjekts hin. Diesem Gesichtspunkt folgend verletzt die „Auslöschung des Selbst" die Würde des selbstbestimmten Menschen, wenngleich das Verbot der geschäftsmäßigen Beihilfe beim assistierten Suizid in Deutschland durch das Bundesverfassungsgericht im Jahr 2020 aufgehoben wurde. In bald vierzig Jahren ärztlicher Tätigkeit bin ich einigen Patienten mit initialem Sterbewunsch begegnet. In keinem Fall wurde dies in assistierter Form oder vom Patienten durch anderweitigen Suizid vollzogen, sondern immer war durch die Beziehung zum Patienten, die palliative sowie hospizliche Betreuung und die Gewinnung neuer Perspektiven eine als würdevoll erlebte Patientenbegleitung möglich.

Ich will nicht ausschließen, dass es andere Situationen geben mag, allerdings sind sie mir in meiner palliativmedizinischen Tätigkeit bislang nicht begegnet oder waren anders zu lösen. Klaus Dörner weist mit seiner Formulierung „tödliches Mitleid" auf die Karikatur der angenommenen Humanität des assistierten Suizids. Nur vor dem Hintergrund eines positivistisch-reduktionistischen Menschenverständnisses, dass in der Selbsttötung die Problem- und Leidenserlösung vermutet, erscheint dieser als geeignetes Mittel. Ein geistig-seelisches und leibliches Menschenbild kommt zu einer vollständig anderen Bewertung. Wir bemerken oftmals, wie auch in leidbelasteter Lebenszeit ein unbedingtes „Ja" des geistigen Wesens zu seinem Körper besteht: Heilungsprozesse beginnen auch noch in terminalen Erkrankungsphasen und sind Ausdruck der aufbauenden Wirksamkeit und damit Zuwendung des seelischen sowie geistigen Menschenwesens zu seinem Leib. Der Geist des Menschen „baut" noch an seinem Leib und beteiligt sich an dessen Regenerationsprozessen. Auch für seine Verwirklichung im sozialen Umfeld gilt ähnliches, indem wir mit einem Menschenkreis in den verschiedenen Lebenslagen verbunden sind. Das Leben in den leiblichen Hüllen und im Miteinander sind Orte der Entwicklung. Durch den (assistierten) Suizid verlässt der Patient diese abrupt mit der Folge von Entbehrung und schmerzhaftem Verlust. Diesen erleben u. U. auch die Angehörigen, die nicht nur im Sinne der Trauer, sondern auch von psychischer Belastung mit dieser Form des Todes zu ringen haben.[33] Schließlich schränkt die interventionelle Lebensbeendung die beschriebene geistige Entwicklung ein, die nachtodlich nicht nachzuholen ist, da sie der irdischen Verkörperung und den dadurch möglichen Erfahrungen bedarf. Vor dem Hintergrund eines spirituellen Menschenverständnisses führt die scheinbare Leidenserlösung durch den assistierten Suizid zu dem nicht mehr körperlich, sondern seelisch erlebten Schmerz im Sinne von Verlust und Entbehrung sowie der Verhinderung wesentlicher Schritte in der individuell-geistigen Entwicklung. Menschen, die diesen Weg dennoch gewählt haben, benötigen eine kompetente, von ihrem Menschenumkreis getragene nachtodliche Begleitung [→ 6. Die Begleitung des verstorbenen Menschen jenseits der Schwelle].

Christoph Wilhelm Hufeland (1762–1836) führte bereits im 18. Jahrhundert aus, der Arzt werde zum „gefährlichsten Mann im Staate", wenn er sich anmaße, über Wert und Unwert von Menschenleben zu entscheiden. Charles Sprung bewertete rückblickend die Entwicklung in den Ländern, die ärztlich assistierten Suizid legalisierten, als sehr kritisch.[34] Im Sinne eines Dammbruchs sei die Anzahl der Selbsttötungen deutlich gestiegen, die Selbstbestimmung der Patienten verletzt und die Palliativversorgung unzureichend organisiert. Mittel und Ziel seien vertauscht, denn „Ärzte hätten die Pflicht Schmerzen und Leiden zu eliminieren, aber nicht den Patienten mit seinen Schmerzen und Leiden".[35]

2.3 Palliative Sedierung

Einige Patienten äußern den Wunsch nach palliativer Sedierung, um von der belastenden Symptomatik und dem als ausweglos empfundenen Leid durch die Sedation erlöst zu werden. Oftmals teilen auch die betreuenden Pflegenden, Therapeuten und Ärzte diese

Auffassung und sehen in der Durchführung der palliativen Sedierung einen Akt der Menschlichkeit. Für die Bewertung der Sedierung bedarf es der Einschätzung der Wesensgliederwirksamkeit des Patienten. Was geschieht mit seinem geistigen, seelischen und leiblichen Wesen während der Sedation? Die Zeiten, in denen man einfach von der „Ausschaltung" kognitiver Funktionen und emotionalem Erleben ausging, sollten angesichts der dokumentierten residualen Bewusstseinszustände und vor allem auch der Kenntnis anderer Erlebnisdimensionen wie der Nahtod-Erfahrungen vorbei sein.

2.3.1 Wesensgliederwirksamkeit während der palliativen Sedierung

Während der palliativen Sedierung löst sich das seelische und geistige Wesen aus dem Organismus. Anders als beim physiologischen Schlaf kommt es nun nicht zu seiner aufbauenden Nachtwirksamkeit in den Regenerationsprozessen des Stoffwechsel-Gliedmaßen-Systems [→ XXII. 2.2 Geisteswissenschaftliche Aspekte: Die drei Schlafstadien]. Seele und Geist „verlassen" zunehmend den Organismus. Geistig gesehen trennen wir mit der Sedation nicht nur das seelisch-geistige Wesen von dem Nerven-Sinnes-, sondern lösen es auch aus den aufbauenden Prozessen des Stoffwechsel-Gliedmaßen-Systems. Dieser Zusammenhang beleuchtet die physiologischen Auswirkungen der Analgosedierung. Sie betreffen besonders die immunologischen Funktionen und haben eine große praktische und prognoserelevante Bedeutung. Bei den immunologischen Reaktionen wirken alle Wesensglieder zusammen. Durch sie bildet sich eine Grenze zwischen Außen- und Innenwelt wie eine Art funktioneller „Haut", in der das „immunologische Selbst" wirkt. Die „Hüllenbildung" ist Ergebnis der astralischen Organisation und ihrer Innenraumbildung, das „immunologische Selbst" weist auf die Ich-Organisation. Durch die palliative Sedierung kommt es hier zu Einschränkungen aufgrund der unzureichenden Wesensgliederwirksamkeit im Stoffwechsel-Gliedmaßen-System. Der Leib ist hüllen- und schutzlos der Außenwelt ausgeliefert, bakterielle Infektionen sind leichter möglich.

Dem Gedanken Friedrich Schillers (1759–1805) folgend: „Es ist der Geist, der sich den Körper baut"[36] verhindern wir durch die Sedation die leibbildende Aktivität des Patienten, greifen also in seinen Willen ein. Daran ändert auch keine vorherige Zustimmung des Patienten etwas, da diese sich nur auf die dem Alltagsbewusstsein zugänglichen Aspekte der Sedation bezieht. Auch hier gilt: Reduzierte Komplexität führt zu einfachen und pragmatischen Lösungen, Perspektivität zu differenzierter, dem Sachverhalt angemessener Entscheidungsfindung. Es bedarf also einer erweiterten Form der Aufklärung, welche die geisteswissenschaftlichen Gesichtspunkte einbezieht und damit eine inhaltliche Auseinandersetzung des Palliativmediziners mit diesen Themen. Denn: Bei den Fragen des Bewusstseins endet die naturwissenschaftlich orientierte Sichtweise. Der Patient hat Fragen, was mit ihm in und durch die Sedation geschieht und auch das Recht auf eine Erläuterung, die das geistige, seelische und leibliche Wesen berücksichtigt. Im Sinne von Karl Jaspers (1883–1969) haben wir es hier mit Medizin als einer praktischen Philosophie[37] zu tun.

Rudolf Steiner schilderte die Schmerzerfahrung und das Verlustempfinden beim Suizid und damit Aspekte, die in abgewandelter Form möglicherweise auch bei der palliativen Sedierung zu berücksichtigen sind. Der selbst herbeigeführte vorzeitige Verlust des leiblichen Instrumentes wird als umfassender Schmerz und Leid nachtodlich erlebt.[38] Durch die interventionelle Lösung der seelisch-geistigen Wesenheit im Zusammenhang mit der palliativen Sedierung entsteht möglicherweise eine ähnliche Erfahrung in den Tiefen der Seele, die unterschiedliche Auswirkungen zeigt, aber für die es kein Erinnern nach Beendigung der Sedation gibt. Die palliative Sedierung sollte aus diesen Gründen eine Ultima ratio sein und ist keinesfalls leichtfertig und großzügig einzusetzen. Der Verfasser hat sehr selten und nur in Situationen unbeherrschbarer Beschwerden (massiver Schmerz bei peripher-arteriellem Verschluss, ausgeprägte Dyspnoe bei ALS-Patienten in der terminalen Erkrankungsphase, massive Blutung bei tumorbedingter Carotisarrosion) zu diesem Mittel gegriffen. Demgegenüber zeigt sich immer wieder, wie Patienten – palliativmedizinisch unterstützt und menschlich begleitet – auch in schwierigen Situationen zu recht kommen, neue Aspekte und Entwicklungsschritte entwickeln und sogar auf diese Zeit im Nachhinein dankbar zurückblicken. Palliative Sedierung behindert diese beeindruckenden Entwicklungen, löscht das selbstreflexive Bewusstsein als Entwicklungsraum des Ich aus und wendet sich gegen Autonomie und Selbstwirksamkeit des Patienten.

2.4 Gründe für die Bejahung leidbelasteten Lebens

Es gibt durchaus Gründe für die Bejahung des leidbelasteten Lebens. Auch hier lassen sich mehrere Aspekte unterscheiden.

Manche Patienten entwickeln eine Art Ergebung in die vorliegende äußere Situation im Sinne eines „da muss ich nun durch“.

Kasuistik

Ein Geschäftsinhaber mit einem *CUP-Syndrom* kommt palliativ erkrankt zur stationären Aufnahme. Seine Familie ist über die Diagnose und den bevorstehenden Tod tief erschüttert. In der Trauer drückt sich dem Ehemann und Vater gegenüber ein tiefer Dank aus. Der Patient selbst hat eine durchsetzungsstarke, entschlussfreudige Persönlichkeit. Er berichtet schon in den ersten Gesprächen von einem Autounfall, bei dem er – in den PKW eingeklemmt – den Rettungskräften zurief, erst seine Mitfahrer und danach ihn selbst zu befreien. Er ist konfessionell nicht gebunden. Eine nachtodliche Existenz lag außerhalb seines Vorstellungsbereichs. Ohne klinisch auffallende Beschwerdesymptomatik oder erkennbare Depression geht er seinem Tod in der Auffassung, „durch diese Zeit muss ich durch“, entgegen.

Andere Patienten zeigen in dieser „Ergebung“ eine tiefe Dankbarkeit für das gelebte, interessante und vielseitige Leben oder auch für die tragende Beziehung zum Ehepartner. Ebenso entsteht aus dem Hinweis auf das Leid, das durch einen Suizid im unmittelbaren Menschenumkreis entstünde und manchmal lebenslang nicht zu verarbeiten ist, eine Kraftquelle für das Ertragen des Krankheitsschicksals. Stabile menschliche Beziehungen sind in dieser Phase, in welcher der Patient sich oft hilflos, unverstanden und allein gelassen fühlt, von wesentlicher Bedeutung.

Andere Patienten wiederum verfügen über bestimmte innere spirituelle Erfahrungen, die mit unumstößlicher Sicherheit den Wert der jetzigen Lebensphase verdeutlichen.

Kasuistik

Eine Patientin mit *metastasiertem Nasopharynxkarzinom* berichtet aus ihrer Kindheit in der ehemaligen DDR. Sie erzählt, wie die Engelbilder ihrer Kinderzeit „auf einmal abgehängt worden sind" und einem „realitätsbezogenen" Leben wichen. Nun habe sie in der Nacht ein engelartiges Wesen wahrgenommen und sich „wie von guten Mächten geborgen" gefühlt. Eine Sicherheit schenkende Kraft strahlte von diesem Erlebnis in die folgende Zeit bis zu ihrem Tode.

Zu dieser Quelle zählen auch die *Nahtod-Erfahrungen*, die, einmal innerlich erlebt, dem ganzen kommenden Weg eine tiefe Sicherheit geben.

Kasuistik

Ein langfristig betreuter Patient, früher Manager einer amerikanischen Firma, leidet an einem nun hormonrefraktären Prostatakarzinom. Sein freundliches und klares Wesen halfen ihm beim Bewältigen der palliativen und hospizlichen Erkrankungsphase. Er wies darauf hin, dass er areligiös sei und „nicht an Gott glaube". Seine innere Auffassung änderte sich kurz vor dem Tod durch eine während der Nacht auftretende spirituelle Engel-Erfahrung, die er mit den Worten kommentierte „nun fällt es mir wie Schuppen von den Augen". Mit letzter Kraft zeichnete er daraufhin ein Bild mit zwei Gestalten an einem Wasser, dahinter einen Berg mit einem Kreuz.

Eine weitere Quelle der Stärkung sind tiefe *Lebensüberzeugungen* und eine *religiöse Orientierung*. Dabei führt die Not dieser Lebenszeit zur Unterscheidung zwischen theoretischen Überlegungen und verinnerlichten Werten. Diese *aktive Sinnfindung* bildet eine entscheidende Kraftquelle. Im Gespräch ist zu entdecken, wie kaum eine andere Phase des Lebens „Wahrheit entstehen lässt". Alles Äußerliche, nicht Authentische und dem eigenen Wesen Fremde fällt nach und nach hüllenartig ab, sodass der Blick auf das Eigentliche und Wesenhafte des Menschen fällt. „Hier lernt man, was das Wesentliche im Leben ist", drückte es ein 26-jähriger Patient mit einem fortgeschrittenen Hirntumor aus. Es ist eine Zeit der Reifung und Selbstwerdung, die Entscheidendes für die Individualität selbst und ihren Menschenumkreis bedeutet. Man gewinnt den Eindruck, dass viele innere Entwicklungsschritte sich wie zeitlich komprimiert vollziehen. Auch hier zeigt sich eine Spiegelbildlichkeit zum Anfang des Lebens: Bestaunen wir bei Kindern rasche Bewegungsentwicklung, Spracherwerb und Ausbildung des Denkens, die sich in einer Zeitspanne ereignen, die im erwachsenen Leben nie wieder zu erreichen ist, so kommt es auch am Lebensende zu einer konzentrierten und beschleunigten Fähigkeitsentwicklung. Neben der zunehmenden körperlichen Einschränkung und Pflegebedürftigkeit entwickelt sich eine Reife und Selbstwerdung als tiefer Sinn dieser Lebenszeit.

Die Suche nach dem Sinn ist „lebensentscheidend": „Wer ein Warum kennt, erträgt fast jedes Wie" nannte es Viktor Frankl[39] (1905–1997) in Anlehnung an Friedrich Nietzsche (1844–1900), und machte diesen Satz wie zu einer Grundlage seiner Psychotherapie. Er forderte interessanterweise nicht eine Tiefenpsychologie, sondern – da es um die geistige Sinnfindung im Leben geht –, eine „Höhenpsychologie".[40] Die Seele entwickelt die Sehnsucht nach dem Licht aus den Höhen und empfindet Finsternis, Zweifel und Ratlosigkeit, wenn sich dieses nicht finden lässt. Unterstützung in der Sinnfindung und -entwicklung führt zu einer intensiv empfundenen Bejahung der Krankheitssituation. In dem Maße, wie diese Positivität von der Individualität selbst ausgeht, handelt diese trotz aller äußeren Einschränkungen selbstbestimmt. Menschliche Würde ist dann für die Betreuenden unmittelbar wahrnehmbar. Vor diesem Hintergrund verhindert das aktive Herbeiführen des Todes eine wesentliche Entwicklungsphase.

Der Arzt hat die autonome Selbstbestimmung und Willensbildung des Patienten zu achten. Er muss sich allerdings in diesem Zusammenhang fragen, ob er in den Äußerungen des Patienten die Intentionalität der Individualität oder den Ausdruck von Krankheit und Depression vernimmt. Auf der anderen Seite ist auch der Arzt in seiner Autonomie und Verantwortlichkeit für sein Tun zu respektieren. Aus seiner ethischen Überzeugung folgt, dass er den Patienten nicht vorsätzlich töten, aber alles tun wird, um das Leiden des erkrankten Menschen zu mindern und seine Entwicklungs- und Heilungsprozesse zu unterstützen.

In diesem Sinne besteht Verpflichtung zur Hilfe, aber nicht zur Tötung im Sinne des „tödlichen Mitleids".[41]

Die vordergründige Abkürzung der Erkrankungszeit nimmt sowohl dem Patienten als auch seiner menschlichen Umgebung wesentliche Entwicklungsschritte und führt ihn im Sinne einer „geistigen Frühgeburt" vorzeitig und unvorbereitet über die Schwelle des Todes in die geistige Welt.

- aktive Sinnfindung, Fähigkeitsentwicklung, Dankbarkeit für die inneren Entwicklungsschritte, ein Wissen um den Aufgabencharakter dieser Lebenszeit, aus der es kein „Hinwegstehlen"[42] gibt, weil sie zu „meistern" ist
- Lebensüberzeugungen und religiöse Orientierungen
- innere Erfahrungen, z. B. Nahtod-Erlebnisse
- stabile, tragende Menschenbeziehungen (und das Wissen um das Leid, das der Suizid für den Menschenumkreis bedeuten würde)

Gründe für die Bejahung des Krankheitsschicksals

3. Drei Wege über die Schwelle

Während des Sterbeprozesses sind drei Wege zu unterscheiden, die zur Todesschwelle führen.

Einige Patienten entwickeln vor dem Überschreiten der Schwelle hohe Temperaturen und verlassen über die Wärme den hinfälligen Leib.

Diesem entzündlichen, dem *Stoffwechselsystem* zugehörigen Verlauf steht ein anderer Prozess gegenüber, der das *Rhythmische System* betrifft. Der Patient ist tachykard, schließlich sinkt der Blutdruck bei nur noch schwach tastbarem Radialispuls. Diese Veränderungen begleitet oft eine Beschleunigung der Atmung. Hier bestimmt der mittlere Mensch das klinische Bild. Häufig kommt es dabei zu kühlen Akren und zur zentralen Stauung des Wärmeorganismus. Dem Patienten ist zu warm, er versucht sich von der als schwer und einengend empfundenen Bettdecke zu befreien.

Eine dritte Form des Überschreitens der Schwelle betrifft das *Bewusstsein* und damit das *Nerven-Sinnes-System.* Es entwickelt sich zunehmend eine Müdigkeit, die mit der Lösung der Wesensglieder im Sterbeprozess zusammenhängt. Sie geht ganz undramatisch in lange Schlafphasen über, aus denen der Patient immer seltener erwacht.

Kasuistik

Ein besonders berührendes Beispiel betraf eine ca. 50-jährige Frau, die an einem metastasierenden Kolonkarzinom litt. Während eines abendlichen Besuchs am Krankenbett entstand der Eindruck des nun unmittelbar bevorstehenden Erdenabschieds. Auf die entsprechende Frage hin war es ihr Wunsch, gemeinsam das „Vater unser" zu beten. Mit anfangs noch deutlicher, später schwächerer Stimme sprach sie die ersten Worte mit, bevor sie dann nur noch mit den Lippenbewegungen bei hinwegschwindendem Bewusstsein folgen konnte und dann auch diese aufgeben musste. Wenige Stunden später ging sie dann über die Schwelle.

In der ersten Situation findet sich ein akutes entzündliches Geschehen bei manchmal somnolentem Patienten. Die ganze Aktivität des übersinnlichen Menschen, die in der Entzündung lebt, wendet sich gegen den fremder werdenden Leib, um ihn schließlich abzustoßen. Häufig liegt diesem Fieber eine Pneumonie oder auch ein Harnwegsinfekt zugrunde. In jedem entzündlichen Fieber ist die geistige Wesenheit, das Ich, anwesend und wirksam. Fieber ist meistens eine Willensaktivität der Individualität, die sich fernab des Wachbewusstseins vollzieht. Demgegenüber gibt es das „pathologische Fieber" (z.B. „Tumorfieber"), das die Ich-Organisation nicht mehr führt.

Die zweite Situation mit dem exzitierten Rhythmischen System geht demgegenüber mit besonders intensiven Gefühlserlebnissen einher, bevor diese dann mit dem Schwellenübergang schwinden. *Angst* und *Unruhe* sind häufig anzutreffen und verlangen ihre Therapie.

Bei der dritten Situation gibt es Veränderungen im sonst gedankengetragenen Wachbewusstsein, das sich auf der Grundlage des Nerven-Sinnes-Systems entwickelt.

Kasuistik

Eine über lange Zeit bekannte Patientin mit *metastasierendem Mammakarzinom* bekam bei fortschreitender hepatischer Filiarisierung ein zunehmend bildhaftes Bewusstsein, das zu der Gegenstandswelt *traumartige Bilderlebnisse*, wie den nicht vorhandenen Bart eines sie intensiv betreuenden Menschen, hinzufügte. Erst später wich dieses imaginativ verwandelte Bewusstsein einer zunehmenden Schläfrigkeit.

Auch erfahren Patienten Dinge, die nicht nur auf der sinnesgestützten Beobachtung beruhen:

Kasuistik

Eine Patientin mit hohem zervikalem Querschnitt infolge eines *ossär metastasierenden Mammakarzinoms* und nicht mehr selbstständig veränderbarer Kopfposition erkannte Personen bereits beim Betreten des Raumes, bevor sie in den Gesichtskreis eintraten. Sicher halfen hier akustische Eindrücke mit, doch hatten die Betreuenden den Eindruck eines umfassenden Wahrgenommen-Werdens.

Im schwindenden Bewusstsein entwickeln sich häufig Ruhe und Friede.

Diese drei Situationen gehen mit dem Lösen der seelischen und geistigen Menschenwesenheit einher, das über die Sinnesorganisation und damit über den oberen Menschen erfolgt – dem Einschlafen vergleichbar. Das Hören ist der Sinnesbereich, der zuletzt schwindet und den Weg in die übersinnliche Welt vorbereitet. Die Anordnung der großen Sinnesorgane im Bereich des Hauptes unterstützt diese Beobachtung: Der Gesichtsschädel wendet sich nach vorne der Welt der Sichtbarkeit zu. Demgegenüber liegt alles Rückwärtige bewusstseinsmäßig im Dunkeln. An der Grenze der Welt des Sehraums zu derjenigen, die nicht wahrnehmbar hinter uns liegt, lokalisieren sich die Ohren und erweisen sich so als Sinnesorgane an der Schwelle von der sichtbaren zur unsichtbaren Welt. Sie begleiten den Übergang der Individualität in die geistige Welt. Gerade die Bedeutung des Hörens macht deutlich, warum die Musiktherapie in der palliativen Therapie eine große Rolle spielt.

3.1 Der komatöse Patient

Die äußerlich bestehende Bewusstlosigkeit des komatösen Patienten ist u. U. von *innerer Bewusstheit* begleitet. Aus diesem Grund sollte man einem komatösen Patienten wie einem wachen begegnen, dessen Wesen „verhüllt" ist. Verschiedentlich gab es Befunde im Sinne eines „wachen" Komapatienten. So ließen sich durch die sogenannten „Event-related brain potentials" (ERP) bei Apallikern, Patienten im „vegetativen Status" oder im Koma unerkannte Wachzustände ermitteln.

Wir müssen bei *bewusstlosen Patienten* von *unerkanntem Wachen* mit der *Möglichkeit* der *Reflexivität* ausgehen.[43,44]

Weiterführende Studien wiesen mit der funktionellen Magnetresonanztomographie (fMRT) Wachzustände bei klinisch gesehen „bewusstlosen" Patienten (infolge schwerer Hirnverletzung) nach.[45,46]

Besonders eindrücklich ist der Kontrast zwischen äußerer Bewusstlosigkeit und einer inneren luziden Erfahrung mit eigenständigem Reflexionsvermögen bei den *Nahtod-Erfahrungen*. Diese Beobachtungen werfen grundsätzliche Fragen zum Verhältnis des Bewusstseins zum Nervensystem auf und weisen auf Erfahrungen, die sich leibunabhängig vollziehen. Manchmal berichten Patienten unmittelbar vor ihrem Tod von diesen sonst verborgenen Erlebnissen:

Kasuistik

Ein hospizlich betreuter Patient, früher bei der Kriminalpolizei tätig, befindet sich im Sterben. Seine leuchtend blauen Augen, die auf vielen nun schon lange zurückliegenden Wanderungen den Schönheiten der Natur zugewandt waren, geben nun einem inneren Sehen Raum. Von diesem künden seine letzten Worte unmittelbar vor dem Tod. „Ich sehe Licht – ich bin ganz Licht."

Auch kennen wir und viele Angehörige die schon erwähnten Augenblicke eines luziden, orientierten und klaren Bewusstseins bei „dementen" Patienten[47], die oftmals dem Sterben vorausgehen. Sie machen deutlich, dass in den Bewusstseinseinschränkungen der Geist des Menschen nicht „verschwindet", sondern sich wegen der Einschränkungen der leiblichen Organisation nicht mehr offenbaren kann.

4. Der Heilbedarf des sterbenden Menschen

Die problematische Bezeichnung der „Therapia minima" verleitet zur Aufgabe ärztlichen Engagements in einem der wichtigsten Augenblicke der Biografie. Sicher lassen sich viele Arzneimittel aus der vorangehenden Behandlungsphase absetzen. Allerdings ist auf den aktuellen Therapiebedarf zu achten und es sind solche Behandlungen durchzuführen, welche die auch in dieser Phase wirksamen krankheitsüberwindenden Kräfte des Menschen unterstützen. Selbstverständlich muss man eine Misteltherapie der jeweiligen Situation anpassen und in Rhythmik der Applikation und Konzentration verändern, da sich das seelisch-geistige Wesen zunehmend aus dem Stoffwechsel-Gliedmaßen-System löst und ggf. nicht mehr durch eine höher dosierte Viscummedikation angesprochen werden will. Viele Krebspatienten wünschen sich auch im fortgeschrittenen Krankheitsstadium dezidiert die Fortführung der Misteltherapie. Auch ist die *Schmerztherapie* anzupassen, da z.B. der *Morphinbedarf* in der Zeit vor dem Todesaugenblick häufig sinkt. Die bislang notwendigen Arzneimitteldosen sollte man also nicht unverändert weitergeben. Dies gilt selbstverständlich auch für die transdermale Schmerztherapie.

Das Kapitel [→ XXI. Schmerztherapie] stellt die Schmerztherapie ausführlich dar. Die folgenden Gesichtspunkte beziehen sich auf den sterbenden Menschen.

Schmerz bedeutet ein *zu starkes Eingreifen* des *astralischen Leibes* in den *Organismus.*

Am Beispiel krampfartiger Beschwerden ist dies unmittelbar nachvollziehbar. Der Wadenkrampf eines bettlägerigen Patienten zeigt auf der leiblichen Ebene eine schmerzhafte Verhärtung. Aus dem bewegten Muskel, in dem sich sonst die aktive Seele entfaltet, wird der im Schmerz erstarrte Muskel. Der Astralleib verlässt seine Bewegungsfunktion in diesem Bereich des Gliedmaßensystems und erwacht, dem oberen Menschen vergleichbar, am falschen Ort zum Bewusstsein. Die aufbauenden Lebensprozesse mildern dieses zu starke Hereinwirken des *astralischen Leibes* nicht mehr ab. Dieses ist mit dem morgendlichen Erwachen vergleichbar. Dabei kommt es nun nicht zu einem Bewusstwerden des ganzen weisheitsvollen Gefüges des Menschenleibes, also des Mikrokosmos, sondern das Bewusstsein wird von dem Wahrnehmen der inneren Seite des Leibes auf die Außenwelt abgelenkt.

Rudolf Steiner beschrieb, dass die Erkenntnis der geistigen Zusammenhänge des Leibes und damit das Überschreiten der Schwelle zur geistigen Welt den Menschen unvorbereitet noch vollständig überfordern würden. Insofern ist es eine gnadevolle Geste, wenn sich mit dem Erwachen die Wahrnehmungsfähigkeit auf die Sinneswelt lenkt. Diese Aufgabe besorgt diejenige Gestalt, die als Hüter der Schwelle an diesem Ort steht und die Steiner in dieser Funktion verschiedentlich beschrieb.[48]

Kasuistik

Eine etwa 50-jährige Patientin mit metastasierendem Ovarialkarzinom, die durch schwere, leidbelastete biografische Einschnitte und ihre Erkrankung eine besondere Reifung und Entwicklung erreichte, berichtete über differenzierte spirituelle Erfahrungen. Ein Erlebnis, das an eine Hüterbegegnung erinnert, stellte sie in einem Bild dar. Eine andere Patientin sah eine geistige Gestalt und sagte ihrer betreuenden Krankenschwester: „Wir sind drei in diesem Raum, erst wenn der geht, kann ich sterben."

Im Schmerz besteht ein noch stärkeres Hereindrängen des astralischen Leibes in den Organismus als beim Erwachen. So bewahrt der Schmerz den Menschen davor, unvorbereitet über diese Schwelle zu gehen. Die Wirkungen einer Morphinmedikation bekommen in diesem Zusammenhang eine ganz andere Beleuchtung. Die Bewusstseinsveränderungen, welche diese Medikation häufig begleiten, drängen den Mensch u. U. in eine nicht mehr zum Alltagsbewusstsein gehörende Welt. Der Schmerz als Hüter vor diesem Schritt schwindet, erscheint vielfach wie in weitere Ferne gerückt und unterschiedliche, zum Teil ungewohnte und belastende Erlebnisse entstehen. So werden manchmal Tiergestalten mit bedrohlichem Charakter wahrgenommen. Obgleich diese Erlebnisse die Charakteristika von Halluzinationen tragen können, verbirgt sich in den Wahrnehmungen doch mehr. Diese Patienten sind keineswegs psychiatrisch erkrankt und auch im Vergleich zu der vorherigen Zeit der oft langfristigen Betreuung nicht „wesensverändert". Patienten fragen sogar, ob sie nun „verrückt" geworden seien und sind dankbar, wenn man ihnen mitteilt, dass andere Kranke von diesen Erlebnissen auch berichten. Es handelt sich um Erfahrungen, die sich an der Schwelle des alltäglichen Wachbewusstseins zum Übersinnlichen einstellen. In vielen Bildern alter Meister, z. B. Hieronymus Bosch (1450–1516) oder in musikalischen Werken wie der „Zauberflöte" von Wolfgang Amadeus Mozart (1756–1791) wird der Mensch an der Schwelle von Tiergestalten bedroht, die es zu überwinden gilt. Gerade die „Zauberflöte" macht deutlich, wie diese Wesen Facetten des Seelenlebens darstellen, die noch nicht menschlich scheinen, sondern tierverwandte Züge tragen. Eine Morphinmedikation drängt den Patienten u. U. in solche Bereiche. Vor diesem Hintergrund sollte man bei einer Opiattherapie die Individualität des Patienten durch die folgenden Arzneimittel unterstützen:

- *Aurum metallicum praeparatum D10* (Weleda) Amp. s.c. 1-0-0

zusammen mit der Morphin-Injektion. Dies soll den Kranken gerade in dieser so ungewohnten Situation innerlich stärken. Ähnliches gilt auch für das *Stibium:*

- *Stibium metallicum praeparatum D6* (Weleda) 10 ml Amp. i.v. bei Bedarf,

das der Individualität hilft, die *innere Führungskraft* und die Verbindung zu den *Seelenfähigkeiten* zu verstärken.

Vielfach sind die *äußeren Anwendungen* aus der Krankenpflege z. B. mit

- *Arnica comp. / Cuprum* (Weleda) Ölige Einreibung bis mehrmals täglich
- *Aconit Schmerzöl* (Wala) bis mehrmals täglich

und – ebenfalls bei muskuloskelettalen Schmerzen –

- *Solum Öl* (Wala) bis mehrmals täglich

ausgesprochen hilfreich [→ XXI. 4.1 Äußere Anwendungen]. Die bereits erwähnten Arzneimittel [→ XXI. 4.2 Anthroposophische Arzneimittel in der Schmerztherapie] wie

- *Aconitum napellus Rh D3-D20* (Weleda) Amp. s.c. 1 x täglich und bei Bedarf
- *Aconitum e tubere D4-D20* (Wala) Amp. s.c. 1 x täglich und bei Bedarf
- *Aconitum comp.* (Wala) Amp. s.c. 1 x täglich und bei Bedarf

oder, z. B. bei *myalgiformen Beschwerden*

- *Rhus toxicodendron comp.* (Wala) Amp. s.c. bei Bedarf

haben sich auch beim Sterbenden bewährt. Ebenfalls hilfreich sind

- *Colocynthis e fructibus D4* (Wala) Amp. s.c. 1 x täglich und bei Bedarf
- *Nicotiana comp.* (Wala) Amp. s.c. 1 x täglich und bei Bedarf
- *Oxalis comp.* (Weleda) Amp. s.c. 1 x täglich und bei Bedarf

bei abdominellen, auch krampfartigen Schmerzen [→ XXI. 4.2 Anthroposophische Arzneimittel in der Schmerztherapie]. Dabei ist Oxalis comp. eher bei Dauerschmerz[49], Nicotiana comp.[50] und Colocynthis[51] bei kolikartigen Beschwerden angezeigt. Sie lassen sich mit den äußeren Anwendungen kombinieren:

- *Oxalis-Oberbauchwickel*[52] Durchführung siehe Anhang

Spannungsschmerzen bei Lebermetastasierung bessern sich oftmals durch einen Schafgarbe-Leberwickel:

- *Schafgarben-Leberwickel*[53] Durchführung siehe Anhang

Es muss immer ein wachsamer Blick auf das wirkliche Leiden des Patienten fallen, das manchmal die Schwester in der Nacht deutlicher wahrnimmt als der Arzt während der Visiten. Dabei ist stets auf eine *ausreichende analgetische Medikation* zu achten. Allerdings möchten Patienten häufig nicht komplett schmerzfrei sein, da sie die Nebenwirkungen und insbesondere die Bewusstseinsveränderungen als mindestens ähnlich quälend erleben.

Morphinpräparate führen insbesondere in der höheren Dosierung zu Einschränkungen der Bewusstseinswelt (Nerven-Sinnes-System), während die *Antiphlogistika* die Entzündungs- und Wärmewirksamkeit behindern (Stoffwechsel-Gliedmaßen-System).

4.2 Fieber in der Sterbephase

Das oft kurz vor dem Tod aufflammende Fieber steht mit der Lösung des geistig-seelischen Wesens vom physischen Körper in Zusammenhang. Jedes unnötige Fiebersenken, welches das Leiden des Patienten nicht vermindert, sondern durch abrupte Senkung der Körpertemperatur und die begleitenden Schweißausbrüche eher vermehrt, hindert die Individualität, diesen Schritt mit der ihr innewohnenden Kraft zu vollziehen. Medikamentös kommt das *hochpotenzierte Silber* zur Anwendung:

- *Argentum metallicum praeparatum D20* (Weleda) Amp. s.c. 0-0-1.

Je nach Fiebertypus sind auch Belladonna, z. B. in

- *Lachesis comp.* (Wala) Amp. s.c. 1-0-0

und die äußeren Anwendungen der Krankenpflege (z. B. *Wadenwickel mit Zitrone* bei warmen Extremitäten) hilfreich. Eine *Phosphormedikation* in mittlerer oder höherer Potenzierung

- *Phosphorus D8* (Wala, Weleda) Amp. s.c., i.v. 1-0-0

ist zusammen mit der abendlichen Argentummedikation (s. o.) bei *systemischen Infektionen* von Nutzen. Das Fieber, das sich in diesem Zusammenhang entwickelt, führt oft zu einer Zentralisierung: Die Extremitäten sind kalt bei deutlich erhöhter Körperkerntemperatur. Der Wärmeorganismus beginnt sich aus den Gliedmaßen zu lösen.

4.3 Angst und Unruhe

Sterbende durchleiden oftmals Phasen von *Unruhe* und *Angst.* Manchmal sieht man schreckgeweitete Augen, die in eine unbekannte tiefe Dimension blicken. Zum anderen gibt es auch eine immerwährend anwesende Angst und Unruhe. Zwischen die schreckhaft erstarrende und die unruhig erlebte Angst stellt sich die Angst im Zusammenhang mit Dyspnoe, aber auch die „Herzangst" (Todesangst).

Angst hat leibliche Ursachen. Dabei handelt es sich z. B. um Angst vor Schmerzen oder dem Ersticken. Weitere Gründe liegen im Seelischen, wie etwa die Angst vor Trennung oder Isolation und Einsamkeit. Schließlich gibt es eine Angst, die sich auf geistige Erfahrungen bezieht.

So berichten Patienten über die Angst vor der „dunklen Röhre", dem „gähnenden Abgrund", den „dunklen Gestalten" etc., die mit besonderen, auch spirituellen Erlebnissen zusammenhängen. Einige Kranke haben Angst, „verrückt" zu werden. Sie plagen oftmals große Hemmungen, mit den begleitenden Menschen darüber zu sprechen. Manchmal ist auch hier die Bemerkung hilfreich, dass diese Sorgen häufiger und auch bei anderen Patienten auftreten, oft zum Prozess des Sterbens gehören und dass derjenige, der von diesen Ängsten spricht, sicherlich nicht „verrückt" ist.

Das Betreten des Bereichs der Schwelle, an dem das gewohnte Alltagsbewusstsein endet und Unbekanntes erscheint, ist mit Angst verbunden. In der Evangelien-Schilderung hören die Hirten auf dem Felde das „Fürchtet euch nicht!". Oft hat die Angst keinen äußerlich erkennbaren Grund. Sie scheint mit den Momenten in Beziehung zu stehen, in denen der Patient innerlich fühlt, dass seine gewohnte Alltagsverfassung und sein diesseitiges Persönlichkeitsbild schwinden und ein neues Erfahren noch nicht erobert ist. In diesem Zusammenhang ist die restlose Überwindung von Angst und existenzieller Furcht nach dem Durchleben von Nahtod-Erfahrungen hervorzuheben. Häufig erringen Patienten mit diesen Erlebnissen Sicherheit und Unerschütterlichkeit auf ihrem Weg. In geeigneter Form und auf die entsprechenden Fragen des Kranken zugeschnitten, haben diese Erfahrungen auch in der Mitteilung an andere Patienten eine beruhigende, friedenstiftende Wirkung.

Die Angst wächst oft beim Dunkelwerden und in der Nacht. Sobald es dämmert, lässt sie nach und der Patient findet dann in den Morgenstunden noch Schlaf.

Für Sterbende verwischen sich häufig die räumlichen, zeitlichen und auch körperlichen Grenzen, was ihre Ängste verstärkt.

Das Gefühl für die Grenzen von Bett und Nachttisch geht dem Sterbenden mitunter verloren, er stellt z.B. den Becher daneben. Die Verbindung des seelisch-geistigen Wesens mit dem Leib lockert sich und die sonst gewohnte Stütze, die der Mensch seinem Leib verdankt, schwindet.

Neben dem Raum schwindet auch das Gefühl für die Zeit. Der Sterbende differenziert oft nicht mehr zwischen dem, was gestern und heute ist, und zwischen Ereignissen, die am Morgen oder Abend stattgefunden haben. In Zeiten dieser Orientierungslosigkeit wächst oftmals die Angst. Menschliche Nähe und Zuwendung sind das Wichtigste im Umgang mit der Angst des Sterbenden. Er gewinnt Zuversicht, dass jemand seine Sorgen mitträgt und ihm Orientierung gibt. Schon das Offenlassen der Tür und die Zusage, dass man öfter nach ihm schauen werde (gegebenenfalls mit Zeitangabe) sind oft wichtige Hilfen.

Für die Betreuenden zeigt sich, dass der Auseinandersetzung mit den eigenen Ängsten eine große Bedeutung zukommt. Manchmal überträgt sich die eigene Furcht auf den Patienten oder die des Kranken steckt einen an. Ehrlichkeit sich selbst gegenüber (die verdrängte Ängste eingesteht), das Ringen um Sinnfragen in der Biografie und das ständige Ringen um ein spirituelles Menschenbild sind Hilfen auf diesem Weg. Das eigene Bemühen um die Grenzfragen des Lebens wirkt sich dann kraftgebend auf die Beziehung zum Patienten aus. Damit ist der Umgang mit der Angst des sterbenden Menschen nicht nur eine Aufgabe für den Patienten, sondern stellt sich auch den begleitenden Menschen.

Den pflegerischen Maßnahmen kommt beim angsterfüllten Patienten eine große Bedeutung zu. *Fuß- oder Unterschenkeleinreibungen* mit

- *Lavandula, Oleum aethereum 10%* (Wala) zur Nacht und bei Bedarf
- *Lavendelöl 10%* (Weleda) zur Nacht und bei Bedarf

beruhigen.[54,55] Die Berührung ermöglicht eine Begegnung, die verbal oft nicht zu erreichen ist. Der Patient fühlt sich über die Substanzwirkung hinausgehend angenommen. *Fuß- oder Handeinreibungen mit Kupfersalbe* mit

- *Cuprum metallicum praeparatum 0,4%* (Weleda) Salbe bei Bedarf

- *Kupfer Salbe rot* (Wala) bei Bedarf

wirken anspannungslösend und ebenfalls beruhigend. *Fuß-, Hand- und Rückeneinreibungen* mit *Rosenöl* zeigen eine befriedende und harmonisierende Wirksamkeit

- *Rosa e floribus 10%, Oleum* (Wala) bei Bedarf.

Als Arzneimittel bewährt sich bei *Unruhe* und *Angst*

- *Bryophyllum 5%* (Weleda) Amp. s.c. bei Bedarf

oder auch

- *Bryophyllum D5 / Conchae D7 aa* (Weleda) 10 ml Amp. i.v. bei Bedarf
- *Aurum D10 3T / Stibium D8 2T* (Weleda) Amp. s.c. bei Bedarf.

Eine oftmals sehr hilfreiche Medikation ist in diesem Zusammenhang

- *Aurum metallicum praeparatum D10* (Weleda) Amp. s.c. bei Bedarf

sowie

- *Stibium metallicum praeparatum D6* (Weleda) 10 ml Amp. i.v.

zusammen mit

- *Bryophyllum D5 / Conchae D7 aa* (Weleda) 10 ml Amp. i.v. 1-0-1.

Ferner hat sich

- *Hyoscyamus / Valeriana* (Weleda) Dil. 20-20-20 gtt

und – bei nächtlichen Angstzuständen mit begleitender Schlaflosigkeit –

- *Hyoscyamus Rh D3, D6* (Weleda) Dil. 0-0-0-20 gtt
- *Hyoscyamus / Valeriana* (Weleda) Dil. 0-0-0-20 gtt

bewährt. Bei Todesangst oder tiefer „zentraler“ Angst ist

- *Aconitum e tubere D30* (Wala) Amp. s.c. 1 x täglich
- *Aconitum napellus Rh D30* (Weleda) Amp. s.c. 1 x täglich

oftmals hilfreich.[56] Begleitet *Dyspnoe* die Angst, so bestehen positive Therapieerfahrungen mit

- *Carbo Betulae D8-D30* (Weleda) Amp. s.c. bei Bedarf.[57]

Manchmal reißen schreckhafte, angstbegleitete Erlebnisse den Patienten aus dem nächtlichen Schlaf heraus, ohne dass er im eigentlichen Sinne erwacht. In diesen Situationen hat sich

- *Cuprum metallicum praeparatum D6* (Weleda) Amp. s.c. 0-0-1

mehrfach bewährt. Im Umkreis des Sterbens ist

- *Cuprum metallicum praeparatum D30* (Weleda) Amp. s.c. bei Bedarf

bei ängstlicher Anspannung und einer manchmal bis in das Physische gehenden Verkrampfung eine wertvolle Hilfe. Gerade bei zum Teil sehr quälenden Traumerlebnissen, die sich auf bereits verstorbene Menschen beziehen, hat das potenzierte Kupfer eindrucksvoll seine therapeutische Wirksamkeit gezeigt.[58]

Kasuistik

Ein an einem peritoneal metastasierten Adenokarzinom leidender fast 63-jähriger Patient mit nun erneut eingetretenem Ileus und E.-coli-Sepsis befindet sich in einem *präfinalen Krankheitsstadium*. Das noch am Vortag klare Bewusstsein ist zunehmend dahingeschwunden und der bisher beeindruckende und friedevolle Verlauf, der mit tiefer innerer Sicherheit und in Erwartung auf das danach Kommende in geradezu ritterlicher Stärke durchschritten wurde, wendete sich in eine Situation mit zunehmend stöhnender Atmung und einer die seelische Anspannung ausdrückenden Gestensprache.

Der ruhige unbewegliche Blick verriet kein innerliches Schmerzerleben; dennoch entstand bei den Begleitenden die Frage nach einer *Morphingabe*. Eine zunächst versuchte Aurum-Injektion hatte keinen erkennbaren Erfolg. Nachdem auch die äußeren Anwendungen an den Unterschenkeln und Füßen zu keiner wahrnehmbaren Linderung führten, wurde *Cuprum metallicum praeparatum D30* injiziert. Etwa zehn Minuten später wurden die Hände über der Brust intensiv zusammengepresst, um sich unmittelbar anschließend zu lösen und sich nach oben zu öffnen. Die Atmung war schon vorher nicht mehr stöhnend, sondern ruhiger geworden. Von dieser Geste begleitet, löste sich die Individualität aus ihrer leiblichen Verbundenheit. Die ruhige, nach oben gerichtete Geste seiner Arme wurde zum gebärdenartigen Ausdruck des Lösungsprozesses.

Treten Unruhe und Angst in Begleitung einer *tachykarden Herzfrequenz* auf, so hat sich die äußere Anwendung von

- *Aurum / Lavandula comp.* (Weleda) Creme — z. B. als Salbenlappen über der Herzregion thorakal auflegen[59]

bewährt. Bei *thorakal empfundener Enge* kommt

- *Cactus comp. II* (Wala) Amp. s.c. — bei Bedarf

zur Anwendung. Ebenso ist bei *krampfartiger Qualität* an

- *Cuprum aceticum comp.* (Wala) Amp. s.c. — bei Bedarf

zu denken.

In diesem Zusammenhang entsteht die Frage nach dem Verhältnis dieser Arzneimittel zu den gewohnten anxiolytischen Medikationen. Angst kann man dem Patienten einerseits „von außen" abnehmen, indem Anxiolytika die Anspannung senken. Auf der anderen Seite unterstützen die genannten Arzneimittel den Patienten in der Überwindung der Angst „von innen". *Innere Befähigung* und *äußere Symptomkontrolle* stehen sich gegenüber. Dabei zeigt sich, dass beide therapeutischen Ausrichtungen ihre Berechtigung haben. Das eine Mal ist es notwendig, eine unbezwingbare Angstsymptomatik zu supprimieren, das andere Mal legt der Patient darauf Wert, in seiner Auseinandersetzung mit der Angst Unterstützung zu erfahren. Diesem Wunsch liegt oftmals eine innere Erfahrung zugrunde, welche die Angst wie ein Tor zu einem anderen übersinnlichen Bereich erscheinen lässt. „Kann dieses Tor durchschritten und ein Neues geboren werden oder wird dieser Ort durch die supprimierende Medikation wieder verlassen?", lebt als Fragestellung in manchen Patienten.

Die anxiolytische und sedative Medikation bis hin zur terminalen Sedierung ist ein vordergründig einfacher und weniger aufwendiger Weg. Allerdings sollte man bei der Arzneimittelwahl beachten, dass das höchste Gut des sterbenden Patienten, das ihm gelegentlich bis zuletzt bleibt, sein Bewusstsein ist. Ohne Not sollte man hier keine Maßnahmen vornehmen, die das Bewusstsein einschränken. In einer langen Praxis der Begleitung sterbender Menschen war eine terminale (palliative) Sedierung nahezu ausnahmslos zu vermeiden.

Hierzu gehören allerdings eine enge Zusammenarbeit mit der Krankenpflege, die kompetent das anthroposophische Behandlungskonzept mitgestaltet, und mit den Therapeuten sowie ferner die gute Einbindung der Angehörigen und Freunde in die Sterbebegleitung. Tragfähige menschliche Beziehungen sind die wesentlichen Stützen in dieser Zeit.

Unterschiedliche innere Hilfestellungen unterstützen den Patienten in der palliativen Erkrankungsphase und sind in geeigneter Form anzusprechen. Für manche Patienten ist ein *Gebet*, das Pflegende oder Ärzte abends gemeinsam mit dem Patienten sprechen, eine wesentliche Hilfe. Auch ein zum Patienten passender *Spruch* wirkt oft segensreich. Eine immer wieder beobachtete wohltätige Wirkung entfalten die *Märchenbilder*. Wenn ein Patient am Ende seines Lebens ein Grimmsches Märchen hört, dass er vielleicht aus seiner Kindheit kennt – wie z. B. das „Eselein", in dessen Eselshaut sich ein Prinz verhüllt – so ist die erfüllende und perspektivenschaffende Wirkung auch bei Menschen mit rationalistischer Lebenseinstellung immer wieder zu bemerken. Denn Bilder wirken tiefer als die abstrakte Information und schließen am Ende des Lebens an Qualitäten der Kindheit an.

Imaginationen aus den *Märchen* leisten eine *wesentliche Hilfestellung* in der *Begleitung* des *unruhigen und ängstlichen Patienten.*

Für andere Menschen ist der bewusste Umgang mit dem Wort durch einen Spruch oder eine Meditation eine entscheidende Stütze.

Kasuistik

Einem Patienten mit einem fortgeschrittenen Lungenkarzinom war durch eine lange Zeit seiner Erkrankung das folgende Gedicht von J. W. Goethe (1749-1832) ein steter Begleiter. Der Musiktherapeut hatte es „gefunden" und setzte dieses auch im Zusammenhang mit Musik ein:

Im Atemholen sind zweierlei Gnaden:
Die Luft einziehen, sich ihrer entladen;
Jenes bedrängt, dieses erfrischt;
So wunderbar ist das Leben gemischt.
Du danke Gott, wenn er dich preßt,
Und danke ihm wenn er dich wieder entläßt.[60]

In diesem Gedicht fand der Patient die wechselnden Zustände von Beklemmung und Lösung wieder und bearbeitete diese durch die Musiktherapie unterstützt. In einem nachfolgenden Gespräch zeigte er dann auf einmal ein Buch mit seinem noch mit Kinderschrift eingetragenen Namen, das aus seiner ersten Schulzeit stammte, in dem nun ausgerechnet dieses Goethegedicht aufgeschrieben war.

Anderen Menschen ist ein tiefgehender Spruch Rudolf Steiners eine wertvolle Hilfe:

Sieghafter Geist
Durchflamme die Ohnmacht
Zaghafter Seelen.
Verbrenne die Ichsucht,
Entzünde das Mitleid
Daß Selbstlosigkeit,
Der Lebensstrom der Menschheit,
Wallt als Quelle
Der geistigen Wiedergeburt.[61]

Die Empfehlung von Meditationen sollte in der Regel aus der eigenen Beschäftigung mit ihnen erfolgen. Dann kann man Fragen zu Inhalt und Wirksamkeit aus eigener Erfahrung beantworten und dem Patienten dadurch besser helfen.

Ein weiterer zentraler Spruch thematisiert die Finsternis und das in ihr erscheinende Licht, das mit dem geistigen Wesen des Menschen in Verbindung steht. Auch Patienten ohne religiöse Orientierung empfinden diesen Spruch als eine große Stütze:

Ich schaue in die Finsternis:
In ihr ersteht Licht,
Lebendes Licht.
Wer ist dies Licht in der Finsternis?
Ich bin es selbst in meiner Wirklichkeit.
Diese Wirklichkeit des Ich
Tritt nicht ein in mein Erdensein.
Ich bin nur Bild davon. Ich werde es aber wiederfinden,
Wenn ich,
Guten Willens für den Geist,
Durch des Todes Pforte gegangen.[62]

Mit der Vertiefung in diese Inhalte wächst eine angstüberwindende Kraft. Wenn die Angst durch das Nicht-Erkannte oder Nicht-Verstandene, also aus geistiger Finsternis entsteht, so hellt sich diese durch die meditative Arbeit anfänglich auf. Entsteht die Angst aus dem Erleben des Getrennt- und des Verlassenseins als Urangst, die ihre Quelle in der Empfindung der Trennung von tragenden Schicksalsmächten der geistigen Welt hat (in dem alten Testament als Vertreibung aus dem Paradies dargestellt), so kann sich eine neue Verbindung durch die spirituelle und religiöse Arbeit entwickeln. Die Überwindung der Angst vor der Gewalt der Krankheit spricht die Meditation „Sieghafter Geist“ an.

Durch diese Arbeit kann Licht in der Finsternis, Liebe zum Menschenumkreis, die eine neue Brücke baut und das Erleben des Getrenntseins überwindet, und schließlich Güte anstelle von Furcht und Gewalt entstehen. Diese drei Qualitäten spricht eine kurze ausgesprochen hilfreiche Meditation Rudolf Steiners an:

Du Geist meines Lebens, schützender Begleiter,
Sei Du in meinem Wollen die Herzensgüte,
Sei Du in meinem Fühlen die Menschenliebe,
Sei Du in meinem Denken das Wahrheitslicht.[63]

Die Meditation ist überschrieben mit „In Todesgefahr“. Das Datum ihres Entstehens und auch der Adressat, der um sie gebeten hat, sind wohl unbekannt. Diese Meditation wendet sich an den Engel des Menschen, der das Ich-Wesen trägt und Kraft im Denken, Fühlen und Wollen schenkt. Sie fördert diejenigen Qualitäten, die wir bei vielen Patienten bestaunen: Weisheitsvolle Sicht des Lebens als Wahrheitslicht im Denken, das nicht mehr nur das Persönliche beleuchtet, sondern neue Perspektiven erkennt, Menschenliebe, die sich nicht mehr egozentrisch, sondern dem Umkreis zuwendet und schließlich Herzensgüte, die fast wie eine zum Segnen befähigte Kraft in der Patientenbegleitung auftritt. In diesen inneren Entwicklungen erscheint etwas Engelverwandtes als Frucht der Auseinandersetzung mit der Krankheit, das die Individualität in die Zukunft entweder in diesem oder einem späteren Schicksal trägt.

Spirituelle Tätigkeit zur Überwindung der Angst und Förderung von Sinnstiftung und innerer Entwicklung nehmen gerade bei Patienten mit Angst einen festen Platz ein. Dann muss diese Angst nicht medikamentös supprimiert werden, sondern verwandelt sich durch innere Hilfestellungen. Einige Studien belegen zwischenzeitlich die angstmindernde Wirkung religiöser Orientierung.[64]

4.4 Übelkeit

In der gesunden Verdauungsfunktion wirkt die astralische Organisation dynamisch in Sekretion und gastrointestinaler Motilität. Löst sich der astralische Leib aus diesen Funktionen und erwacht unphysiologisch zu dumpfem Bewusstsein, so treten *Übelkeit, Ekel* und *Inappetenz* auf. Behinderungen der astralischen Wirksamkeit haben unterschiedliche Ursachen. Als harmlose Variante macht z.B. die „Reisekrankheit" auf das veränderte Wirken der Wesensglieder aufmerksam: Durch die äußere Bewegung lösen sich die oberen Glieder aus ihrer Verankerung im Organismus und erwachen in der Übelkeit.

Krankheitsmanifestationen wie Peritonealkarzinose, Aszites etc. gehen oftmals mit einer derartigen Wesensgliederwirksamkeit einher, ebenso die Opiatmedikation mit ihren gastrointestinalen Nebenwirkungen. Auf eine *Hypercalcämie* ist in jedem Fall zu achten. Sie zeigt ebenfalls die beschriebene Wesensgliederwirksamkeit. Das Knochengerüst dient dem inneren Menschen in der Ausbildung eines konturierten Wachbewusstseins. Mit seinem osteolytischen Zerfall und den sich nun herauslösenden Wesensgliedern stellt sich dementsprechend die Bewusstseinsveränderung ein, die das *Hypercalcämie-Syndrom*, neben Obstipation und Übelkeit, begleitet.

Aber auch bloße Gerüche oder der Anblick von Speisen, die Besucher oder Pflegende in helfender Absicht reichen, lösen manchmal Erbrechen und Übelkeit aus.

Therapeutisch muss man die pathologische Wirksamkeit der astralischen Organisation beeinflussen. Dies geschieht auf zweierlei Art: Herauslösen der in der Übelkeit „erwachten" astralischen Organisation aus dem Stoffwechselsystem bzw. deren physiologische Aktivierung im Verdauungstrakt. Das schlafähnliche Herauslösen geschieht z.B. durch antiemetisch wirksame Arzneimittel aus der Gruppe der Antihistaminika (Dimenhydrinat, Promethazin), Dopamin- und Serotoninantagonisten („Setrone") sowie die NK-1-Antagonisten (Tachykinine wie Substanz P binden an Neurokinin-1-Rezeptoren und potenzieren Emesis und Übelkeit z.B. unter Chemotherapie). Die genannten Hormone führen zur verstärkten astralischen Aktivität im Stoffwechsel-Gliedmaßen-System. Die entsprechenden Antagonisten lösen umgekehrt den astralischen Leib heraus. Dadurch führen sie u. U. auch zu Schläfrigkeit, Sedierung und zu Einschränkungen der propulsiven astralischen Funktion mit der Folge der Obstipation. Dem Herauslösen der astralischen Organisation durch die erwähnten Substanzen steht ihre Aktivierung im Verdauungstrakt gegenüber: Die Arzneimittel wie Metoclopramid haben einen prokinetischen Effekt und bessern durch Verstärkung der bewegungsaktiven propulsiven astralischen Wirksamkeit die Übelkeit.

Während die erwähnten Antiemetika die Wirksamkeit der astralischen Organisation „interventionell" verändern, sollen die nachfolgenden therapeutischen Maßnahmen sie zu ihrer physiologischen Aktivität „befähigen".
Nux vomica bzw. Strychnos nux vomica, die Brechnuss, ist dabei therapeutisch hilfreich. So führt

- *Nux vomica comp.* (Weleda) Dil. — bei Bedarf

die in der Übelkeit erwachte astralische Organisation in das Stoffwechselsystem zurück. Manchmal begleiten auch krampfartige meteoristische Beschwerden die auf Nux vomica hinweisende Übelkeit. Bitterstoffe führen das astralische Wirken in die Verdauungsfunktion. Das genannte Präparat enthält aus diesem Grunde auch Gentiana. Bei begleitendem Würgereiz und Brechneigung wirkt

- *Ipecacuanha D4* (DHU) Amp. s.c. — bei Bedarf

hilfreich. Ist die Übelkeit von einer auf die *Gallenorganisation weisenden Symptomatik* begleitet, wie z. B. Schmerzen im rechten Oberbauch, so kommt

- *Chelidonium e planta tota D4, D8* (Wala) Amp. s.c. — bei Bedarf

in Betracht. Die gelegentlich diskutierten Nebenwirkungen des Schöllkrautes sind in dieser Dosierung sicher nicht zu befürchten. Bei *meteoristischen* und *krampfartigen Beschwerden*, die mit *Übelkeit* einhergehen, kommen

- *Nicotiana comp.* (Wala) Amp. s.c. — bei Bedarf
- *Chamomilla/Nicotiana* (Wala) Amp. s.c. — bei Bedarf

zum Einsatz. Die *äußere Anwendung* von Kümmelöl als

- *Kümmel-Ölwickel* — Durchführung siehe Anhang

erleben Patienten oftmals als sehr hilfreich.

- *Oleum aethereum Melissae indicum* (Weleda) Ölige Einreibung — bei Bedarf

und

- *Melissenöl* (Wala) — bei Bedarf

bieten durch ihre Beziehung zur *Wärme* – auch in Verbindung mit dem ätherischen *Kümmelöl*, das in Letzterem enthalten ist – bei krampfartigen und meteoristischen Beschwerden eine wertvolle Hilfe.

In jedem Fall muss man bei Übelkeit auf die *Stuhlentleerung* achten, in der sich das physiologische Wirken der oberen Wesensglieder in der Verdauungsorganisation ausspricht. Die Maßnahmen zur Behandlung der Obstipation beschreibt der folgende Abschnitt.

4.5 Obstipation

Bei *längerer Bettlägerigkeit* stellt die Obstipation, auch ohne tumorbedingte Einschränkung der Darmpassage, oft ein Problem dar. Die onkologischen Passagestörungen und insbesondere die Peritonealkarzinose sind zum Teil erhebliche therapeutische Herausforderungen. Eine Morphinmedikation, welche die astralische Organisation aus der bewegungsaktiven und propulsiven Funktion im Stoffwechselsystem löst, bedarf von Beginn an einer begleitenden, stuhlregulierenden Medikation wie

- *Chelidonium Ferro cultum Rh D3* (Weleda) Dil. bis 20-20-20 gtt.

Die weitere medikamentöse Therapie ist in [→ XXIII. 8.2 Obstipation] erläutert. Als *Laxans* hat sich in der palliativen und hospizlichen Betreuung der

- *Milch-Honig-Einlauf* 2 EL Honig in 500 ml warmer Milch lösen

ausgesprochen bewährt.

4.6 Singultus

Der Singultus ist ein oftmals ausgesprochen belastendes und therapeutisch schwer beeinflussbares Symptom. Er entsteht durch ein zu starkes Wirken der astralischen Organisation im Bereich des Diaphragmas, das sich oft seitendifferent muskulär anspannt im Sinne einer krampfartigen Inspirationsbewegung. Dieser folgt dann kurze Zeit später ein Glottisschluss und dieser vervollständigt die vom Nerven-Sinnes-System ausgehende krampfartige Wirksamkeit der astralischen Organisation. Die pathologische diaphragmale Anspannung beim Singultus ähnelt der Atmung beim Erschrecken, die mit einer plötzlichen Inspiration beginnt und in einer Anspannung mit kurzfristigem Anhalten der Atmung endet. Die Wirksamkeit der astralischen Organisation, die seelisch mit der Zuspitzung des schreckartigen Bewusstseins einhergeht, ist unübersehbar. Unterschiedliche Ursachen, die von der Aufweitung des Magens durch verschiedene motilitätseinschränkende Einflüsse bis zu zentralnervösen Faktoren reichen, sind differentialdiagnostisch abzuklären. Therapeutisch haben sich

- *Cuprum aceticum D4* (Weleda) Dil. 20-20-20 gtt
- *Cuprum aceticum D5 / Zincum valerianicum D5 aa* (Weleda) Amp. s.c. 1 bis mehrmals täglich

bewährt. Sie befreien den astralischen Leib aus seiner krampfartigen Wirksamkeit. Das zuletzt angeführte Arzneimittel gibt man gelegentlich im Wechsel mit

- *Mygale comp.* (Weleda) Dil. 2 x stündlich 10 gtt bis 20-20-20 gtt.

Eine lösende und beruhigende Wirksamkeit haben

- *Chamomilla Cupro culta, Radix Rh D2* (Weleda) Amp. s.c. 1-0-0
- *Chamomilla Cupro Culta, Radix Rh D3* (Weleda) Dil. 20-20-20 gtt
- *Chamomilla e planta tota D3* (Wala) Amp. s.c. 1-0-0
- *Chamomilla, Radix 2 %* (Weleda) Tabl. 2-2-2.

Das dynamische Eingreifen in die Stoffwechsel- und Bewegungsorganisation unterstützen Bitterstoffe

- *Gentiana lutea Rh 5 %* (Weleda) Dil. 20-20-20 gtt
- *Gentiana lutea 5 % Urtinktur, Globuli velati* (Wala) 10-10-10.

Weitere positive Erfahrungen[65] bestehen mit

- *Aurum / Hyoscyamus comp.* (Weleda) Amp. s.c. (epigastrisch) bei Bedarf
- *Aurum/Stibium/Hyoscyamus* (Wala) Amp. s.c. bei Bedarf.

4.7 Dyspnoe

Die Ursachen für die Dyspnoe sind vielfältig. Sie haben oftmals eine direkte Beziehung zur Grunderkrankung (z.B. bei tumorbedingte Atelektase, Stenosierung der Atemwege, Metastasenlunge oder Lymphangiosis carcinomatosa, Pleuraerguss) oder einen indirekten Zusammenhang mit dem Tumorleiden. So verursachen rezidivierende Lungenembolien recht häufige eine Dyspnoe. Schließlich gibt es entzündliche Erkrankungen, die zur Dyspnoe führen. In der Sterbephase beobachten wir oftmals das rasselnde Sekret, das einer behutsamen Therapie bedarf. Bei *verlängertem Exspirium* und *Bronchospastik* ist

- *Cuprum aceticum comp.* (Wala) Amp. s.c. 1-0-(1) und bei Bedarf

ein wichtiges Arzneimittel. In dieser Symptomatik drückt sich die überformende Wirksamkeit des astralischen Leibes aus. Bei trockenem Reizhusten aufgrund einer Lymphangiosis carcinomatosa ist ebenfalls Cuprum aceticum angezeigt

- *Cuprum aceticum D4* (Weleda) Dil. 20-20-20 gtt

in Verbindung mit

- *Prospan* (Engelhard Arzneimittel) Trpf. 30-30-30 gtt.

Je stärker sich eine entzündliche sekretproduktive Symptomatik ausbildet, desto mehr Bedeutung gewinnt ein sulfurisch-salinisches Therapieprinzip wie

- *Camphora D1* (Weleda) Dil. 0-20-20 gtt

in Verbindung mit

- *Pulmo/Vivianit comp.* (Wala) Amp. s.c. bis 1-0-0.

Für die Thoraxeinreibung hat sich

- *Plantago Bronchialbalsam* (Wala) bei Bedarf

bewährt.

Bei *rasselnder Atmung* sollte man nur bei klarer Indikation und eindeutig positiver Wirksamkeit absaugen. Patienten beschreiben diese Maßnahme, der sie wehrlos ausgeliefert sind, gelegentlich als traumatisierend. Therapeutisch ist an

- *Tartarus stibiatus comp.* (Weleda) Trit. 1-1-1 MSP

zu denken, das man mit etwas Flüssigkeit gibt. In jedem Fall ist eine inadäquate Volumenzufuhr (Infusionen) zu vermeiden. Infusionen kommen oftmals zu häufig und ohne zwingende Indikation zum Einsatz und verstärken Pleuraergüsse, Aszites und Anasarka. Von den *äußeren Anwendungen* wirken

- *Quark-Thoraxauflagen* 1 x täglich und bei Bedarf, Durchführung siehe Anhang

sehr hilfreich. Ist der zur Dyspnoe führende Krankheitsprozess nicht zu beeinflussen, so strebt man die Besserung der Atemnot als therapeutisches Ziel an. In diesem Zusammenhang ist eine Therapie mit

- *Carbo Betulae D8-D20* (Weleda) Amp. s.c. bei Bedarf

wichtig.[66] In jedem Fall ist auf die begleitende Angst zu achten, die in der Regel die Dyspnoe deutlich verschlimmert. Hier gelten die therapeutischen Ansätze, die in [→ 4.3 Angst und Unruhe] beschrieben wurden. Das in vielen Fällen erforderliche und dann segensreich wirkende Morphin sollte man zusammen mit Aurum

- *Aurum metallicum praeparatum D10* (Weleda) Amp. s.c.

applizieren [→ XXI. 4.3 Ergänzende praktische Gesichtspunkte].

4.8 Pruritus

Zu den sehr quälenden Beschwerden gehört der Juckreiz. Er weist auf ein pathologisches Erwachen der astralischen Organisation im Bereich der sinnesempfindlichen Haut hin, die z. B. im Zusammenhang bei einer Cholestase ihren physiologischen Ort im Stoffwechselsystem verlassen hat und nun „am falschen Ort“ erscheint. Insbesondere beim *neurasthenischen Patienten* beeinflusst u. U.

- *Arsenicum album D20* (Wala) Amp. s.c. bis 1 x täglich

den zum Abend zunehmenden Pruritus positiv.[67] Das Arsen nimmt der astralischen Organisation das pathologische „Erwachen“ ab.

- *Conchae D30* (Wala) Amp. s.c. bis 1 x täglich

wirkt beim *Pruritus senilis*.[68] Bei *Pruritus* mit *begleitender Unruhe* setzt man

- *Bryophyllum D5 / Conchae D7 aa* (Weleda) bis mehrmals täglich
  1 ml Amp. s.c., 10 ml Amp. i.v.

ein.[69] Die Rückführung der im Hautbereich erscheinenden astralischen Aktivität in die Stoffwechselfunktion fördert – insbesondere bei *cholestatischer Genese* des *Pruritus* –

- *Choleodoron* (Weleda) Dil. 15-15-15 gtt.

Generell hat sich das Einreiben der juckenden Hautbereiche mit

- *Weiße Malve Pflegelotion* (Weleda) bis mehrmals täglich

vielfach bewährt. Die Malve beruhigt die im Pruritus erwachte astralische Organisation und stärkt – dem Schlaf vergleichbar – den ätherischen Organismus.[70] Zusätzlich ist auf die Schwäche der ätherischen Organisation zu achten (z. B. im Zusammenhang mit einer Exsikkose). Medikamentös bestehen positive therapeutische Erfahrungen mit

- *Argentum metallicum praeparatum D6* (Weleda) Trit. 1-1-1 MSP

wobei eine längerfristige Medikation bei mit Pruritus einhergehenden Hauterkrankungen erforderlich ist.[71]

4.9 Blutung

Verschiedentlich kommt es zu *Blutungskomplikationen*, u. a. bei gastrointestinalen Tumoren (z. B. ausgedehntes Magenkarzinom), bei denen eine endoskopische Therapie weder sinnvoll noch möglich ist, diffusen Schleimhautblutungen oder auch Blutungen bei exulzerierten Tumoren (z. B. fortgeschrittene HNO-Tumore). Therapeutisch ist in diesen Situationen *Stibium* hilfreich.[72]

- *Stibium metallicum praeparatum D6* (Weleda) 1 ml Amp. s.c., 10 ml Amp. i.v. bis mehrmals täglich

Calcium führt die gestaltende Qualität des Stibiums in die weitere Verfestigung. Hier hat sich

- *Marmor D6 / Stibium D6 aa* (Weleda) 1 ml Amp. s.c., 10 ml Amp. i.v. bis mehrmals täglich

besonders bewährt. Bei einer Blutung aus dem *Magen* lassen sich *Stibiumpräparate* über eine gegebenenfalls liegende *PEG/Magensonde* lokal applizieren. Bei Blutungen aus der *Harnblase* kommt die intravesikale Stibiuminstillation über den *Dauerkatheter*

- *Stibium metallicum praeparatum D6* (Weleda) 10 ml Amp. bis mehrmals täglich

in Betracht.

4.10 Die parenterale Ernährung und Flüssigkeitssubstitution

Beim sterbenskranken Patienten ist die Frage nach der Notwendigkeit einer *parenteralen Ernährung* und *Flüssigkeitssubstitution* kritisch zu prüfen. Oftmals führt eine Infusionstherapie lediglich zur Zunahme von Pleuraergüssen, Aszites und Anasarka bis hin zur Punktionsbedürftigkeit. Der Patient nimmt in dieser Phase seiner Erkrankung das angebotene Volumen nicht mehr auf. Der trockene Mund bedarf eher der befeuchtenden Pflege als weiterer Infusionen. Wenn die Patienten über Hunger und Durst berichten bzw. entsprechende klinische Zeichen bestehen, so muss sich die Therapie nach den individuellen Bedürfnissen des Menschen richten.

Es gibt aber auch noch andere, darüber hinausweisende Gesichtspunkte. Die normale Ernährungsfunktion über den Magen- und Darmtrakt führt zu einem maximalen Abbau der Nahrungssubstanzen und damit vergleichsweise gesprochen zu einem Sterbeprozess der Nahrungssubstanzen [→ XXIII. 1. Leitgedanken]. Die Resorption durch die Darmschleimhaut bedeutet umgekehrt eine schrittweise Verlebendigung des Nahrungsstroms. Aus einer toten Substanz entsteht eine verlebendigte, durch die weiteren Prozesse im menschlichen Organismus schließlich beseelte und geisttragende Substanz.

Insofern dringt nicht der mineralisch tote Substanzzustand in das menschliche Blut, sondern wird in dieses verwandelt herübergeleitet. Die Infusionstherapie durchbricht die Schwelle zwischen der Außen- und Innenwelt des Menschen. Eine mineralische Qualität geht unmittelbar in das Blut über und damit in den ganz inneren Bereich. Ein sehr fein empfindender Mensch erlebte die parenterale Ernährung als ein „zu irdisch Werden". Gleichzeitig nahm er eine fehlende Verbindung der höheren Wesensglieder mit der Stoffwechselorganisation wahr und äußerte das Bedürfnis, diese neu zu erobern. Mit jeder parenteralen Ernährung geben wir eine zum Mineralischen und Toten neigende Substanz in das Innere des Menschen. Die höheren Wesensglieder erleben u. U. eine zu starke Verbindung mit dem Physischen und benötigen eine vermehrte Anstrengung, um das Zugeführte zu verlebendigen und ihrem Wirken zugänglich zu machen.

4.11 Arzneimittel im Sterbeprozess

Weihrauch, Gold und *Myrrhe* sind drei wichtige Substanzen, die beim Sterbenden Einsatz finden. Sie sprechen die höheren Wesensglieder an. So steht Aurum mit der Wirksamkeit der *Ich-Organisation*, Weihrauch mit der *astralischen* und Myrrhe mit der *ätherischen Organisation* in Beziehung. Sie wirken auf das Denken, Fühlen und Wollen des sterbenden Menschen. Dabei scheinen sie bei Entscheidungen zu „helfen". Manchmal lässt sich beobachten, wie in zeitlichem Zusammenhang mit einer derartigen Medikation, z.B.

- *Olibanum comp.* (Weleda) Amp. s.c. — bis mehrmals täglich
- *Aurum comp.* (Wala) Amp. s.c. — bis mehrmals täglich

eine somnolente Bewusstseinslage sich wieder klärt und Tage eines helleren, der Mitwelt zugewandten Bewusstseins folgen. *Olibanum comp.* enthält Aurum metallicum praeparatum D30, Olibanum D12 und Myrrha D6, das Kompositionspräparat *Aurum comp.* Aurum metallicum D6, Olibanum D3, und Myrrha D3.

Auf der anderen Seite löst sich nach dieser Medikation oftmals die Individualität leichter vom Körper. Sie ist selbstverständlich kein „Sterbearzneimittel", sondern ordnet die Wesensgliederwirksamkeit und ermöglicht der Individualität, eine schicksalsgemäße Entscheidung zu treffen und zum rechten Augenblick zu vollziehen. So kommt diesen Arzneimitteln in der Begleitung des sterbenden Menschen eine wesentliche Bedeutung zu. Die drei Substanzen weisen auf ihre ursprüngliche Gabe durch die drei Könige zurück: „Sie brachten dem Kind Gold, das Symbol der äußeren, weisheitsvollen Macht, Myrrhen, das Symbol des Sieges des Lebens über den Tod, und endlich Weihrauch, das Symbol des Weltenäthers, in dem der Geist lebt", charakterisierte es Rudolf Steiner vor mehr als hundert Jahren in Berlin.[73]

Aurum verbindet die Qualitäten von *Licht* und *Schwere* [→ X. 4.1.5 Medikamentöse Therapie]. Damit greift es die Situation des sterbenden Menschen auf, der sich der Schwere seines Leibes oft durch Unruhe und Versuche des Sich-Abdeckens, Entkleidens oder gar durch das Aufstehen entledigen will, um sich dem schon gefühlten Licht zu nähern. Den Lösungsprozess der Wesensglieder, die das Stoffwechselsystem verlassen und sich über das Rhythmische und schließlich das Nerven-Sinnes-System vom physischen Leib trennen, begleitet eine zunächst tiefe, dann schrittweise über den mittleren Bereich bis in die hohe Potenzierung geführte Goldmedikation

- *Aurum metallicum praeparatum D6, D10, D20* (Weleda) Amp. s.c. — bis mehrmals täglich.

Aurum gehört deswegen zu den wesentlichen Arzneimitteln für den sterbenden Patienten.

Kasuistik

Eine Patientin mit *weit fortgeschrittenem Ovarialkarzinom* befindet sich in unserer palliativen und hospizlichen Betreuung. Kurze Zeit vor ihrem Tode berichtete sie der Schwester von ihrem derzeitigen Erleben: „Es ist alles so unendlich finster." Unmittelbar nach der Injektion von *Olibanum comp.* wandelte sich das innere Erlebnis und die Patientin sagte: „Es ist alles so hell geworden!"[74]

Diese Kasuistik macht darauf aufmerksam, wie sich bei einem äußerlich ruhigen, dem Todesaugenblick nahen Patienten intensive innere Erlebnisse ereignen, auf die Pflegende und Ärzte achten sollten, um die spezifisch wirkenden Arzneimittel zu finden.

4.12 Äußere Anwendungen in der Krankenpflege

Eine besondere Bedeutung gewinnen die *äußeren Anwendungen* in der Krankenpflege. Viele Sterbende berichten über Beklemmungen in der Brust, die durch

- *Aurum / Lavandula comp.* (Weleda) Creme — 1 x täglich

als *Herzsalbenlappen* eine wesentliche Verbesserung erfahren. Diese Beschwerden beruhen auf dem Lösungsprozess der Wesensglieder, der mit dem Herzen in einer engen Beziehung steht:

„Die Erscheinung des Todes geht so vor sich, dass sich im Moment des Todes der Zusammenhang, der zwischen dem Äther- und Astralleib einerseits und dem physischen Leib andererseits besteht, namentlich im Herzen löst. Eine Art Aufleuchten findet statt im Herzen, und dann hebt sich über den Kopf heraus Ätherleib, Astralleib und Ich."[75]

Eine beeindruckende Schilderung dieses Aufleuchtens überlieferte Michael Bauer (1871–1929), der den Tod Christian Morgensterns (1871–1914) erlebte: Durch mehrere Zimmer getrennt, hatte Michael Bauer dies stille Sterben geistig miterlebt. Er sagte, er habe im Augenblick, als des Freundes Seele die Leibeshülle verließ, „ein goldenes Lichtmeer aus seinem Herzen brechen sehen, das das ganze Lager mit Glanz und Licht überflutete".[76] Aber auch Kinder berichten von diesem Licht. Ein 11-jähriger Junge erfuhr es in seiner schweren Erkrankung und brachte dieses Licht mit dem „großen Herzen" der Welt, der Sonne in Verbindung: „Ich strömte einfach aus meinem Körper heraus ... Ich hörte jemand singen ... Es wurde hell, so wie mitten in der Sonne. Aber ich wurde nicht geblendet, ich war selber auch nur eine Art Licht. Der Gesang wurde lauter ... Er war in mir, gerade so, als sänge ich ihn selbst".[77] Oftmals erleben Sterbende Musik, ein Klingen mit unterschiedlichen Qualitäten. Die klangähnlichen Gesetzmäßigkeiten der Welt, die als Sphärenharmonie in alten Mysterien bekannt waren, nimmt die Seele auf und vermischt sie häufig mit Erinnerungen („Hören Sie auch, wie oben gespielt wird?").

Angst und Anspannung lindert der durchwärmende

- *Ingwer(-Equisetum)-Nierenwickel*[78,79] — Durchführung siehe Anhang

Die *abendliche Einreibung* mit

- *Cuprum metallicum 0,4 %* (Weleda) Salbe — 1 x täglich und bei Bedarf
- *Kupfer Salbe rot* (Wala) — 1 x täglich und bei Bedarf

oder mit

- *Lavendelöl 10 %* (Weleda) — 1 x täglich und bei Bedarf
- *Lavandula, Oleum aethereum 10 %* (Wala) — 1 x täglich und bei Bedarf

gehören zu den wesentlichen Anwendungen und erleichtern den Patienten das Einschlafen. Am Morgen belebt und erfrischt die Anwendung von *Zitrone* als Zusatz beim Waschen. Den auch für den schwerkranken Patienten wesentlichen *Tagesrhythmus* von Wachen und Schlafen unterstützen diese und weitere pflegerische Maßnahmen.

Die *Rose* hat eine besondere Bedeutung in der therapeutischen Begleitung des sterbenden Menschen, sie entfaltet harmonisierende Wirkung. Goethe (1749-1832) wies in der Szene des sterbenden Faust auf die Wichtigkeit der Rose für den sterbenden Menschen: Im Ringen mit Mephistopheles um das Unsterbliche des Faust streuen Engel Rosen, um Faust in der Auseinandersetzung mit dem Bösen zu helfen, „als Symbolum der geistigen, von oben kommenden Liebe"[80], charakterisierte es Rudolf Steiner. Als äußere Einreibung findet das *Rosenöl*

- *Rosa e floribus 10 %, Oleum* (Wala) 1 x täglich und bei Bedarf

Anwendung. Auch das bereits erwähnte *Aurum/Lavandula comp.* enthält ätherisches Rosenöl.
Andere äußere Anwendungen unterstützen die Schmerztherapie wirkungsvoll [→ XXI. 4.1 Äußere Anwendungen]. Bei abdominellen Beschwerden bewährt sich der

- *Oxaliswickel* Durchführung siehe Anhang
- *Oxalis e planta tota W 10 %, Oleum* (Wala) 1 x täglich
- *Oxalis, Folium 10 %* (Weleda) Salbe 1 x täglich (besonders zur Nacht)

und bei *meteoristischem Abdomen*[81]

- *Melissenöl* (Wala) als lokale Einreibung oder Öllappen.

Bei *krampfartiger abdomineller Schmerzsymptomatik* bestehen positive Erfahrungen[82] mit

- *Chamomilla e floribus W 10 %, Oleum* (Wala) als lokale Einreibung oder Öllappen.

Oberbauchbeschwerden[83], z.B. bei *Lebermetastasen, Leberkapselschmerz*, lindert oftmals der

- *Schafgarben-Leberwickel* Durchführung siehe Anhang.

Des Weiteren bietet

- *Solum Öl* (Wala) als Ölwickel oder Einreibung, 1 x täglich und bei Bedarf

bei *Schmerzsyndromen*, z. B. *Knochenmetastasen*, eine wertvolle Hilfe.[84] Die *Pflege der äußeren Umgebung* des Patienten spielt eine wesentliche Rolle. Manchmal prägen die Eigenheiten des sich lösenden Menschen seine unmittelbare Umgebung. Auf der einen Seite gehört dies zu seinem ganz Persönlichen und verdient unsere Anerkennung, zum anderen breiten sich mitunter Eigentümlichkeiten aus, für deren Korrektur der Patient dankbar ist.

Dem neugeborenen Kind vergleichbar entwickelt sich auch der sterbende Mensch zunehmend zu einem Sinneswesen und lebt dann verstärkt im Umkreis. Aus diesem Grunde sind die Gestaltung des Zimmers als unmittelbare Umgebung des Patienten, aber auch das Achten auf die *Licht- und Wärmeverhältnisse* von besonderer Bedeutung. Darüber hinaus bestimmt die innere Haltung derjenigen Personen, die dem kranken Menschen in ihren unterschiedlichen Funktionen während des Tages begegnen, die Atmosphäre.

4.13 Die Heileurythmie und die künstlerischen Therapien

In der weiter vor dem Todesaugenblick liegenden Zeit gewinnen die *künstlerischen Therapien* eine wichtige Bedeutung. Ihre Auswahl richtet sich nach den individuellen Möglichkeiten und Erfordernissen und der schnell vom Patienten bemerkten Wirksamkeit. Die *Heileurythmie* greift die dem Kranken unter Umständen schon vertrauten Übungen in kleinen Bewegungen, die auch dem Bettlägerigen möglich sind, auf. Schließlich kann man dem Patienten auch die Heileurythmie vormachen. Er vollzieht sie durch sein aktives Wahrnehmen dann innerlich. Eine wichtige heileurhythmische Übung ist das sogenannte „Halleluja".

Durch einen längeren Übungsweg in der *Maltherapie* entstehen neue Qualitäten. Stand beispielsweise in den ersten Phasen dieser künstlerischen Therapie die Bearbeitung des Krankheitsprozesses im Vordergrund und schlossen sich dieser Thematik im Weiteren Aufgabenstellungen an, die *Ausdruck des seelischen Erlebens* sind, so gewinnen die in der letzten Phase gestalteten Bilder häufiger motivische Züge. Die Grimmschen Märchen sind dabei wichtige Motive. In diesen intensiv erlebten Bildern drückt sich das ewige, geistige Wesen in seinen vergänglichen Hüllen aus und weist den Menschen jenseits jeglicher Abstraktion auf seinen inneren, unzerstörbaren Wesenskern. Manchmal gestalten Patienten in den Bildern das Motiv des *Abgrundes.* Gelegentlich malen sie auch das *Licht*, das als Helligkeit dem Sterbenden im Todesaugenblick entgegenleuchtet.

Der *Musiktherapie* kommt in der Begleitung eines sterbenden Menschen eine besondere Bedeutung zu. Sie mildert Angst, Unruhe und Anspannung und spricht geistige Inhalte durch den Ton an, die zur Kraftquelle für den Patienten werden. Ein geeignetes Instrument ist die *Leier.*

Die therapeutischen Qualitäten der Töne und Intervalle wirken in differenzierter Weise auf die *Dreigliederung des Angsterlebens*, also der schreckartig-bewusstseinsbetonten Angst, der im Rhythmischen System erlebten und schließlich der mit Unruhe und innerlicher Erregung verbundenen Angst. Dem sterbenden Menschen ist manchmal ein ihm *bekanntes Lied* eine trostreiche Hilfe. Schließlich bringen musikalische Motive oder kleine Stücke eine geistige Botschaft, die sich zu einer starken Kraft für den Gang durch diese Phase entwickelt. Hiervon berichten die tiefen Schilderungen Dietrich Bonhoeffers (1906-1945). Kurz vor seiner Hinrichtung stehend beschrieb er die Bedeutung der Musik und hier vor allem einer besonderen Komposition Beethovens (1770–1827):

„Es ist merkwürdig, wie die nur mit dem inneren Ohr gehörte Musik, wenn man sich ihr gesammelt hingibt, fast schöner sein kann als die physisch gehörte; sie hat eine größere Reinheit, die Schlacken fallen ab; sie gewinnt einen ‚neuen Leib'! Es sind nur einige wenige Stücke, die ich so kenne, dass ich sie von innen her hören kann; aber gerade bei den Osterliedern gelingt es besonders gut. Die Musik des tauben Beethoven wird mir existenziell verständlicher, besonders gehört für mich dahin der große Variationssatz aus Opus 111 ..." (aus dem Gefängnis Berlin-Tegel, 2.4.1944).[85]

5. Entwicklung im Sterben

Der Sterbeprozess lässt drei Stufen und Entwicklungsschritte erkennen. Zunächst weisen die bis zuletzt beobachtbaren Heilungsprozesse auf *Lebenskräfte*, die der Leibbildung zugrunde liegen und sie immer wieder neu regenerieren. Bis „zuletzt" heilt eine Wunde, und vermittelt dem Patienten dadurch das Erlebnis, auch leiblich wieder „ganz" zu werden, seine leibliche Integrität zu erreichen und eine „Verletzung" zu überwinden. Diese aufbauenden Lebenskräfte werden von einer umfassenden Ordnung und Weisheit gelenkt und geleitet, die in aller Gestaltung und Funktion des menschlichen Leibes zu erkennen ist. Sie stammen aus einer Welt, die zum Urgrund unseres Seins gehört und als „Vater-Welt" gilt. Aus diesem Göttlichen wird der Mensch geboren, aus ihm stammen alle aufbauenden, leibbildenden Wirksamkeiten während des Lebens.

Demgegenüber erscheint das Sterben vom leiblichen Aspekt her als ein „Entwerden", als ein „Verwesen" im eigentlichen Wortsinne, indem sich aus der vergänglichen Sinneserscheinung des leiblichen Daseins das unvergängliche Wesen herausringt. Diesem geistigen Geborenwerden dienen die enormen Anstrengungen, die der Sterbende auf sich nimmt, unter denen er mitunter so stark leidet und die unsere therapeutische Hilfestellung herausfordern. Das Sterben ist mit dem geistigen „Geborenwerden" verbunden. Tod und Auferstehung und damit die Beziehung zu der Christus-Wesenheit erscheinen im individuellen Abbild in dieser entscheidenden Phase des Lebens. Das mit dem Todesaugenblick beginnende Geborenwerden in der Welt jenseits der Sinneswahrnehmungen steht in Verbindung mit der Auferstehungskraft, die dem sich in der anderen Welt einfindenden Menschen entgegenleuchtet. Jedes Sterben ist kein „der Krankheit Erliegen", wie es so oft in Todesanzeigen heißt. Vielmehr erscheint die Krankheit überwunden und „nicht mehr notwendig". Eine höhere Gesundung ist erreicht. Das Gefühl innerer Gesundheit, von dem einige Patienten berichten („eigentlich bin ich doch gesund"), deutet auf diese Entwicklung – und man darf es nicht als illusionistische Verkennung der bestehenden Situation missdeuten. Dieses Gefühl unterscheidet sich deutlich von der früheren Phase der Krankheitsverleugnung [→ XVIII. 3.8 Die Krebskrankheit – individuelle Aufgabe und Schicksal] und weist auf das sich innerlich erfahrende und vom Leib lösende Wesen des Menschen.

Schließlich ereignen sich entscheidende Veränderungen des Bewusstseins, indem sich die Augen für die Diesseitigkeit schließen und sich neu für das Licht der geistigen Welt, von dem die Nahtod-Erfahrungen so eindrücklich berichten, öffnen. Die bereits angeführte Meditation [→ 4.3 Angst und Unruhe] beschreibt diesen Übergang von der erlebten Finsternis, in die der Mensch zunächst schaut, zu dem Licht, das in ihr entsteht. Diese bewusstseinserhellende, „erleuchtende" Qualität steht mit dem „Heiligen Geist" in Beziehung. Nicht von ungefähr sind „heilig" und „heilend" sprachverwandt. Auf den Zusammenhang dieser beiden Qualitäten wurde bereits bei der Schilderung der inneren Entwicklung des krebserkrankten Menschen eingegangen [→ XVIII. 3.8.4 Innere Entwicklung und

Krebskrankheit]. Der Patient erlebt im Sterben Phasen, die sich einerseits auf die leiblichen Heilungsprozesse beziehen, andererseits die Lösung vom Leib auf dem Weg zur geistigen Geburt umfassen und schließlich zum Erwachen in dem der geistigen Welt zugewandten Bewusstsein führen.

6. Die Begleitung des verstorbenen Menschen jenseits der Schwelle

Die innere Gewissheit um die Wirklichkeit des seelisch-geistigen Wesens des Menschen führt auch dann zu Fragen seiner Begleitung, wenn es sich nicht mehr durch den Leib äußert und die gewohnte körperliche Beziehung nicht mehr möglich ist. Wie man von einem verreisten Menschen wenig erfährt und ihn dennoch für weiterhin existent hält, so gilt ähnliches für die große Reise, die mit dem Todesaugenblick beginnt. Ein Sterbender formulierte es einmal als seine letzten Worte so: „Das war der Handlung erster Teil. Ich gehe auf eine große Reise."

Viele Nahtod-Erfahrungen berichten von der Begegnung mit Verwandten sowie anderen Menschen und Wesen.[86] Aber auch mitten im Leben lassen sich diese Brücken zur Welt der Verstorbenen bauen:

Kasuistik

Ein Patient erzählt von inneren Begegnungen mit seiner früh verstorbenen Mutter, die ihm auf seine lebenswichtigen Fragen regelmäßig antwortete. Nach einigen Jahren sei sie wie zum letzten Mal zu ihm gekommen, um ihm mitzuteilen, dass sie nun andere Wege zu gehen habe. Seit dieser Zeit ist sie dem inzwischen alt gewordenen Patienten nicht mehr begegnet.

Für die Wirklichkeit der Verstorbenen verschließen sich die nach dem Diesseits orientierten Augen. Rudolf Steiner gab für ihre Begleitung differenzierte Hinweise.[87] Dank und liebevolle Gedanken, die sich an den Verstorbenen richten, bauen hier geistige Brücken. Sein innerlich vergegenwärtigtes Bild oder auch erinnerbare typische Gesten und Verhaltensweisen schaffen eine innere Verbindung. Nach einer derartigen Vorbereitung liest oder spricht man einen geisteswissenschaftlich-spirituellen Text oder Spruch für den Verstorbenen. Der Inhalt richtet sich nach seinen Bedürfnissen und nach den Phasen, die dem Todesaugenblick folgen, also dem Lebenstableau (für etwa zwei bis drei Tage), der Rückschau auf das Erdenleben (die – den Darstellungen Rudolf Steiners folgend – etwa so lange dauert wie die Schlafenszeit des vergangenen Erdenlebens) und der zukünftigen Schicksalsgestaltung. Ging ein Leben überraschend und scheinbar unvorbereitet zu Ende, so kann beispielsweise die Mutter im Gedenken an ihr Kind in der Gesinnung leben, dass dieses Kind durch ihre Ohren und Augen mit ihr gemeinsam wahrnimmt, sie ihm dadurch nahe ist und durch den Spiegel seiner Seele „mit dem inneren Auge in das Reich der Engel" schaut.

Eine innere Verbindung lässt sich auch zu dem Engel des Verstorbenen als derjenigen Macht suchen, die das geistige Wesen begleitet:

Geist Deiner Seele, wirkender Wächter,
Deine Schwingen mögen bringen
Unserer Seelen bittende Liebe
Deiner Hut vertrautem Sphärenmenschen
Dass mit Deiner Macht geeint
Unsere Bitte helfend strahle
Der Seele, die sie liebend sucht.[88]

„Für die Toten ist es wichtig, daß diejenigen, mit denen sie auf Erden in Verbindung gestanden haben, allabendlich in die Welt des Schlafes hinein mitnehmen Gedanken an die spirituelle Welt. Je mehr wir Gedanken an die spirituelle Welt hineinnehmen in den Schlaf, desto Besseres leisten wir für diejenigen, die uns hier im Leben persönlich bekannt waren oder mit uns in irgendwelchen Beziehungen gestanden haben und vor uns hinweggestorben sind."[89] Durch eine derartige innere Arbeit werden die Verstorbenen nicht zu den Vergessenen, sondern reichen ihre helfenden Hände den im Erdenleben Stehenden.

Literatur

1 Novalis: Schriften. Band 3. Das philosophische Werk II. Verlag W. Kohlhammer Stuttgart 1983. S. 98.

2 Temel, J. S., Greer, A., Muzikansky, A. et al.: Early palliative care for patients with metastatic non-small-cell lung cancer. New England Journal of Medicine 2010; 363 (8). S. 733–742.

3 Bakitas, M. A., Tosteson, T. D., Li, Z. et al.: Early Versus Delayed Initiation of Concurrent Palliative Oncology Care: Patient Outcomes in the ENABLE III Randomized Controlled Trial. Journal of Clinical Oncology 2015; 33 (13). S. 1438–1445.

4 King, J. D., Eickhoff, J., Traynor, A. et al.: Integrated onco-palliativ care associated with prolonged survival compared to standard care for patients with advanced lung cancer: a retrospective review. Journal of Pain and Symptom Management 2016; 51 (6). S. 1027–1032.

5 Kaasa, S.: Integration of oncology and palliative care: a Lancet Oncology Commission. Lancet Oncology 2018; 19 (11). S. 588–653.

6 Klein, S., Kohler, S., Krüerke, D. et al.: Erfahrungen am Lebensende: Eine Umfrage bei Ärzten und Pflegenden in einem Spital für anthroposophisch erweiterte Medizin. Complementary Medicine Research 2018; 25 (1). S. 38–44.

7 Schneider, J. W.: Der Doppelgänger. Die Schattenseite unserer selbst. Verlag am Goetheanum Dornach 2000.

8 Mashoura, G. A., Frank, L., Batthyany, A. et al.: Paradoxical lucidity: A potential paradigm shift for the neurobiology and treatment of severe dementias. Alzheimer's & Dementia 2019; 15 (8). S. 1–8.

9 Parnia, S., Spearpoint, K., de Vos, G. et al.: AWARE-AWAreness during REsuscitation – A prospective study. Resuscitation 2014; 85 (12). S. 1799–1805.

10 van Lommel, P., van Wees, R., Meyers, V. et al.: Near-death experience in survivors of cardiac arrest. A prospective study in the Netherlands. Lancet 2001; 358. S. 2039–2945.

11 Steiner, R.: Die Verbindung zwischen Lebenden und Toten (GA 168). Rudolf Steiner Verlag Dornach 1995. Vortrag vom 18. Februar 1916.

12 van Lommel, P.: Endloses Bewusstsein. Patmos Verlag Düsseldorf 2009.

13 Diesen Hinweis verdankt der Autor L. Reubke.

14 Steiner, R.: Die Geheimwissenschaft im Umriss (GA 13). Rudolf Steiner Verlag Dornach 1989. Kapitel: Schlaf und Tod.

15 Steiner, R.: Theosophie. Einführung in übersinnliche Welterkenntnis und Menschenbestimmung (GA 9). Rudolf Steiner Verlag Dornach 2003. Kapitel: Die drei Welten – I. Die Seelenwelt.

16 Steiner, R.: Okkulte Untersuchungen über das Leben zwischen Tod und neuer Geburt (GA 140). Rudolf Steiner Verlag Dornach 2019. Vortrag vom 28. November 1912.

17 Steiner, R.: Wege und Ziele des geistigen Menschen. Lebensfragen im Lichte der Geisteswissenschaft (GA 125). Rudolf Steiner Verlag Dornach 1973. Vortrag vom 11. Dezember 1910.

18 House, S. H.: Psychological distress and its impact on wound healing. An integrative Review. Journal of Wound, Ostomy and Continence Nursing 2015; 42 (1). S. 38–41.

19 Steiner, R.: Wege und Ziele des geistigen Menschen. Lebensfragen im Lichte der Geisteswissenschaft (GA 125). Rudolf Steiner Verlag Dornach 1973. Vortrag vom 11. Dezember 1910.

20 Phelps, A. C.: Addressing spirituality within the care of patients at the end of life: perspectives of patients with advanced cancer, oncologists, and oncology nurses. Journal of Clinical Oncololgy 2012; 30 (20). S. 2538–2544.

21 Steiner, R.: Das Leben zwischen dem Tode und der neuen Geburt im Verhältnis zu den kosmischen Tatsachen (GA 141). Rudolf Steiner Verlag Dornach 1997. Vortrag vom 1. April 1913.

22 Morgenstern, C.: Werke und Briefe, Band 11. Verlag Urachhaus Stuttgart 1992. S. 210.

23 Eichendorff, J. von: Wünschelruthe. In: Deutscher Musenalmanach für das Jahr 1838. Weidmann Leipzig 1838. S. 287.

24 Goethe, J. W.: Faust. Der Tragödie erster Teil. Prolog im Himmel. Reclam Verlag Stuttgart 1986. S. 9.

25 Steiner, R.: Theosophie (GA 9). Rudolf Steiner Verlag Dornach 2003. Kapitel: Die drei Welten – III. Das Geisterland.

26 Steiner, R.: Okkulte Untersuchungen über das Leben zwischen Tod und neuer Geburt (GA 140). Rudolf Steiner Verlag Dornach 2003. Vortrag vom 27. Oktober 1912.
27 Ebd.
28 Gamondi, C., Pott, M., Payne, S.: Families' experiences with patients who died after assisted suicide: a retrospective interview study in southern Switzerland. Annals of Oncology 2013; 24 (6). S. 1639–1644.
29 Maio, G.: Der Selbstentwertung gebrechlichen Lebens entgegentreten. Argumente gegen den ärztlich-assistierten Suizid. Deutsche Medizinische Wochenschrift 2016; 141. S. 897–898.
30 Monforte-Royo, C., Villavicencio-Chávez, C., Tomás-Sábado, J. et al.: What Lies behind the Wish to Hasten Death? A Systematic Review and Meta-Ethnography from the Perspective of Patients. PLoS One 2012; 7 (5). 37117.
31 Frankl, V.: Wer ein Warum zu leben hat. Lebenssinn und Resilienz. Beltz Verlag Weinheim 2017.
32 Steiner, R.: Menschenwesen, Menschenschicksal und Welt-Entwicklung (GA 226). Rudolf Steiner Verlag Dornach 1988. Vortrag vom 17. Mai 1923.
33 Wagner, B., Müller, J., Maercker, A.: Death by request in Switzerland: posttraumatic stress disorder and complicated grief after witnessing assisted suicide. European Psychiatry 2012; 27 (7). S. 542–546.
34 Sprung, C. L., Somerville, M. A., Radbruch, L. et al.: Physician-Assisted Suicide and Euthanasia: Emerging Issues From a Global Perspective. Journal of Palliative Care 2018; 33 (4). S. 197–203.
35 Ebd.
36 Schiller, F.: Wallensteins Tod. Reclam Verlag Stuttgart 2003. 3. Akt, 13. Auftritt.
37 Jaspers, K., zitiert nach: Dörner, K.: Der gute Arzt. Lehrbuch der ärztlichen Grundhaltung. Schattauer Verlag Stuttgart 2003. S. 24.
38 Steiner, R.: Theosophie (GA 9). Rudolf Steiner Verlag Dornach 2003. Kapitel: Die drei Welten – Die Seele in der Seelenwelt nach dem Tode.
39 Frankl, V.: Wer ein Warum zu leben hat. Lebenssinn und Resilienz. Beltz Verlag Weinheim 2017.
40 Ebd. S. 37.
41 Dörner, K: Tödliches Mitleid. Zur Sozialen Frage der Unerträglichkeit des Lebens. Paranus-Verlag Neumünster 2002.
42 Haushofer, A.: Moabiter Sonette. Langewiesche-Brandt Verlag Schäftlarn 2001.
43 Birbaumer, N.: Ein Fünftel aller „Komapatienten“ kann denken! Interview. Deutsche Medizinische Wochenschrift 2009; 134. S. 563.
44 Monti, M. M., Vanhaudenhuyse, A., Coleman, M. R. et al.: Willful Modulation of Brain Activity in Disorders of Consciousness. New England Journal of Medicine 2010; 362 (7). S. 579–589.
45 Owen, A. M.: Using functional magnetic resonance imaging and electroencephalography to detect consciousness after severe brain injury. Handbook of Clinical Neurology 2015; 127. S. 277–293.
46 Edlow, B. L., Chatelle, C., Spencer, C. A. et al.: Early detection of consciousness in patients with acute severe traumatic brain injury. Brain 2017; 140 (9). S. 2399–2414.
47 Mashoura, G. A., Frank, L., Batthyany, A. et al.: Paradoxical lucidity: A potential paradigm shift for the neurobiology and treatment of severe dementias. Alzheimer's & Dementia 2019; 15 (8). S. 1–8.
48 Schneider, J. W.: Der Doppelgänger. Die Schattenseite unserer selbst. Verlag am Goetheanum Dornach 2000.
49 GAÄD (Hrsg.): Vademecum Anthroposophische Arzneimittel 2017. Der Merkurstab 2017; 70 (Suppl.). S. 579.
50 Ebd. S. 563.
51 Ebd. S. 331.
52 Fingado, M.: Therapeutische Wickel und Kompressen. Handbuch aus der Ita Wegman Klinik. Natura Verlag Arlesheim 2001.
53 Kusserow, M.: Äußere Anwendungen in der anthroposophisch erweiterten Medizin. Weleda Korrespondenzblätter für Ärzte 1992; 133 (11). S. 122–153.
54 https://www.pflege-vademecum.de/lavendeloel.php (Abfrage März 2020).
55 Perry, R. Terry, R., Watson, L. K. et al.: Is lavender an anxiolytic drug? A systematic review of randomised clinical trials. Phytomedicine 2012; 19 (8–9). S. 825– 835.

56 GAÄD (Hrsg.): Vademecum Anthroposophische Arzneimittel 2017. Der Merkurstab 2017; 70 (Suppl.). S. 52.
57 Kienle, G.: Wirkung von Carbo Betulae D6 bei respiratorischer Partialinsuffizienz. Arzneimittelforschung 1973; 23 (6). S. 840–842.
58 Sommer, M., Paulig, M.: Potenziertes Kupfer bei Alpträumen von Verstorbenen. Wirksamkeitsbeleg an Einzelfällen. Der Merkurstab 2001; 54 (3). S. 146–152.
59 https://www.pflege-vademecum.de/aurum_lavandula_salbe.php (Abfrage März 2020).
60 Goethe, J. W.: Gedichte. West-östlicher Divan. Insel Verlag Frankfurt am Main 1981. S. 329.
61 Steiner, R.: Mantrische Sprüche. Seelenübungen II (GA 268). Rudolf Steiner Verlag Dornach 1999. S. 73.
62 Ebd. S. 92.
63 Ebd. S. 190.
64 Bonelli, R. M.: Religiosität und psychische Gesundheit – was ist wissenschaftlich belegt? Deutsche Medizinische Wochenschrift 2016; 141. S. 1863–1867.
65 GAÄD (Hrsg.): Vademecum Anthroposophische Arzneimittel 2017. Der Merkurstab 2017; 70 (Suppl.). S. 173.
66 Kienle, G.: Wirkung von Carbo Betulae D6 bei respiratorischer Partialinsuffizienz. Arzneimittelforschung 1973; 23 (6). S. 840–842.
67 GAÄD (Hrsg.): Vademecum Anthroposophische Arzneimittel 2017. Der Merkurstab 2017; 70 (Suppl.). S. 150.
68 Husemann, F.: Die Austernschale oder Calcium carbonicum. Der Merkurstab 2000; 53 (6). S. 413–420.
69 GAÄD (Hrsg.): Vademecum Anthroposophische Arzneimittel 2017. Der Merkurstab 2017; 70 (Suppl.). S. 241.
70 Diesen Hinweis verdankt der Autor Anja Girke.
71 GAÄD (Hrsg.): Vademecum Anthroposophische Arzneimittel 2017. Der Merkurstab 2017; 70 (Suppl.). S. 116 ff.
72 Meier, C., Heusser, P.: Ärzteumfrage zum Einsatz von Stibium in der Blutstillung. Der Merkurstab 1999; 52 (2). S. 99–104.
73 Steiner, R.: Ursprungsimpulse der Geisteswissenschaft (GA 96). Rudolf Steiner Verlag Dornach 1989. Vortrag vom 17. Dezember 1916.
74 Diesen Hinweis verdankt der Autor Anja Girke.
75 Steiner, R.: Vor dem Tore der Theosophie (GA 95). Rudolf Steiner Verlag Dornach 1990. S. 30–31.
76 Bauer, M.: Christian Morgensterns Leben und Werk. Verlag Urachhaus Stuttgart 1985. S. 377.
77 Schwenk, A.: Ich konnte nicht mehr länger leben. Gesundheit aktiv 2006; 186. S. 16.
78 Fingado, M.: Therapeutische Wickel und Kompressen. Handbuch aus der Ita Wegman Klinik. Natura-Verlag Arlesheim 2001.
79 Kusserow, M.: Äußere Anwendungen in der anthroposophisch erweiterten Medizin. Weleda Korrespondenzblätter für Ärzte 1992; 133 (11). S. 122–153.
80 Steiner, R.: Faust, der strebende Mensch. Geisteswissenschaftliche Erläuterungen zu Goethes „Faust" (GA 272). Rudolf Steiner Verlag Dornach 1981. Vortrag vom 4.9.1916.
81 https://www.pflege-vademecum.de/2714.php (Abfrage März 2020).
82 Fingado, M.: Therapeutische Wickel und Kompressen. Natura-Verlag Arlesheim 2001.
83 Ebd.
84 Diesen Hinweis verdankt der Autor Rolf Heine.
85 Ruprecht, E.: Tod und Unsterblichkeit. Vom Realismus bis zur Gegenwart. Verlag Urachhaus Stuttgart 1993. S. 446.
86 van Lommel, P.: Endloses Bewusstsein. Patmos Verlag Düsseldorf 2009.
87 Steiner, R.: Die Verbindung zwischen Lebenden und Toten (GA 168). Rudolf Steiner Verlag Dornach 1995.
88 Steiner, R.: Menschenschicksale und Völkerschicksale (GA 157). Rudolf Steiner Verlag Dornach 1981. Vortrag vom 19. Januar 1915.
89 Steiner, R.: Okkulte Untersuchungen über das Leben zwischen Tod und neuer Geburt (GA 140). Rudolf Steiner Verlag Dornach 2003. Vortrag vom 5. April 1913.

KAPITEL XXXIII

Vom Mediziner zum Arzt

„... so daß der Arzt den geschulten Blick schon bei der Diagnose braucht und noch mehr bei der Therapie für das Aufleuchten des Geistigen im Physischen.“

Rudolf Steiner[1]

1. Leitgedanken

Die moderne Medizin zeichnet sich durch eine zunehmende Informationsdichte und Faktenfülle aus. War früher noch ein Überblick über ein Gesamtgebiet wie die Innere Medizin möglich, so ist gegenwärtig selbst in einem Spezialgebiet die umfassende Kompetenz kaum noch zu erringen. Folglich trat eine zunehmende Subspezialisierung ein. Durch das Aufnehmen von Informationen und Fakten gewinnt man vieles an notwendigem Wissen, aber gleichzeitig geht Wertvolles verloren. Information trägt den Charakter des Unpersönlichen; Studien und nicht der erkennende Mensch berichten von Ergebnissen und bestimmen die diagnostischen und therapeutischen Vorgehensweisen. Es entsteht eine Medizin, die dem Arzt Urteilskompetenz und Erkenntnisfähigkeit abspricht und an deren Stelle die „Studienlage“ mit Angabe von p-Werten als „Irrtumswahrscheinlichkeit“ setzt. Allerdings macht keine Studie oder Metaanalyse ärztliches Denken überflüssig. Die Evidenz im eigentlichen Sinne, also das Moment der Erkenntnis, in dem sich Begriff und Wahrnehmung zusammenfinden, bildet das grundlegende Element jeder wissenschaftlichen und ärztlichen Betätigung. Selbst die Einsicht in die Vorläufigkeit und subjektive Befangenheit mancher Beurteilungen gewinnt erst durch diese Erkenntnis „Evidenz“. Insofern braucht die Medizin eine Entwicklung und Methodologie der Erkenntnisfähigkeit. Der erkennende Mensch erringt durch seine eigene Aktivität eine objektive Ebene, die gegenüber dem „Unpersönlichen“ einer Faktensammlung einen „überpersönlichen“ Charakter bekommt.

Zu dem „Verlorenen“ gehören auch die tieferen Fragen nach dem Wesen der Heilkunst und nach der Erkenntnis des Menschen als leibliches, seelisches und geistiges Wesen. Ebenfalls zählen dazu Ideale, die vielleicht für die Berufswahl entscheidend waren und die durch die Fokussierung der Aufmerksamkeit auf den naturwissenschaftlich beschreibbaren Aspekt des Menschen in Vergessenheit gerieten. Wurde man vollständig und zunächst wie fraglos von der naturwissenschaftlich orientierten Medizin und ihrer Informationsfülle absorbiert – eine Phase, die sicher jeder innerhalb seines Ausbildungswegs in unterschiedlichem Grade kennengelernt hat –, so entsteht keine Motivkraft, anderes zu suchen. Anthroposophische Medizin wäre in diesem Stadium bestenfalls ein interessantes „Modell“, eine vielleicht lohnende „Zusatzbezeichnung“ ohne weitere persönliche Bedeutung.

Erst mit der entscheidenden Frage nach dem Wesen des Menschen, das über die naturwissenschaftlich beschreibbaren Aspekte hinausweist, beginnt die lebensverändernde Suche nach einer erweiterten Medizin. Sie umfasst mehr, als einzelne gute Gedanken zum Verständnis von Krankheitsbildern und daraus abgeleiteter therapeutischer Ideen, sondern schließt die Verwandlung und Entwicklung des Therapeuten ein. Mancher große Arzt, der einem als Lehrer begegnete, machte durch sein medizinisches Tun deutlich, dass zum Arztsein nicht nur die professionelle Kompetenz, sondern ebenso innere Entwicklung und Reife der Persönlichkeit gehören. Diese entstehen zunächst durch das Begleiten von Patienten in schweren Schicksalssituationen, auf die wir später mit großer Dankbarkeit zurückblicken. Der Weg *vom Mediziner zum Arzt* besteht aber auch in einem aktiv aufgegriffenen Erkenntnisweg, der den Arzt oder Therapeut zu einem tieferen Erfassen des Wesens des Menschen befähigt, da es „den geschulten Blick schon bei der Diagnose braucht und noch mehr bei der Therapie für das Aufleuchten des Geistigen im Physischen.“[2] Das Besondere der durch die Anthroposophie inspirierten Berufe wie Arzt, Krankenpfleger, Therapeut, Pharmazeut, Heilpädagoge, Lehrer, Priester etc. ist, dass sie nicht nur die fachliche Kompetenz voraussetzen, sondern gleichermaßen eine spirituell-ethische. Der Impuls Rudolf Steiners in seiner letzten Schaffenszeit und insbesondere durch die Weihnachtstagung 1923/24 mit der dann begründeten Freien Hochschule für Geisteswissenschaft (ihrer Ersten Klasse und der Differenzierung in die verschiedenen Fachsektionen) war diese Verbindung der esoterischen Arbeit mit der exoterischen. Obgleich das Wort „esoterisch“ gegenwärtig eine disqualifizierende Bedeutung hat, sei es hier bewusst gewählt. Wenn wir die Unterscheidung zwischen dem Wesen und seiner Erscheinung treffen, so ist mit dem Begriff des „esoterischen“ die Hinwendung zum Wesenhaften in der Wahrnehmungswelt, mit der Bezeichnung „exoterisch“ demgegenüber diejenige zur äußeren Erscheinung gemeint. In der Medizin brauchen wir die Begegnung mit dem Wesen des anderen Menschen, also eine esoterische Entwicklungs- und Aufgabenstellung. Insofern schlug Steiner eine Ausbildung zum Arzt vor, die bei dem exoterischen Wissen, dass heißt der goetheanistisch verstandenen naturwissenschaftlichen Betrachtungsart beginnt, sie über einen meditativen Erkenntnisweg vertieft und schließlich die moralischen Qualitäten entwickelt. Diese Empfehlungen haben bis heute nichts an Aktualität verloren und sind gegenwärtig von entscheidender ethisch-spiritueller Relevanz.

1.1 Entwicklung in der Patienten-Arzt-Begegnung

Bereits bei der ersten Begegnung mit dem Patienten ist die Notwendigkeit der inneren Entwicklung unübersehbar: In der Beratung eines Krebspatienten ist z. B. alles Notwendige zur Erkrankung und den Therapiemöglichkeiten gesagt worden. Dennoch bleibt das Gefühl zurück, dass der Patient noch mit ganz anderen Fragen und Sorgen kam, die ohne befriedigende Antwort blieben.

Demgegenüber gibt es Begegnungen, in denen das Gespräch schnell und zielstrebig zu den wesentlichen Inhalten gelangt und Aspekte anklingen, die auch nicht die kühnste theoretische Überlegung zuvor hätte ausklügeln können. Sie sind unmittelbare Frucht der Menschenbegegnung, über der ein guter Geist waltete. Man bekommt in diesen beglückenden Augenblicken, in denen ein „Neues" aufscheint, den Eindruck, dass die Quelle jenes Lichts geistigen Schicksalsmächten zu danken ist, die engelhaft menschliches Leben begleiten.

Immer wieder tritt im Zusammenhang mit diesen Patientenbegegnungen jener Augenblick aus der Parzival-Sage in die Erinnerung, in dem Parzival die Gralsburg betritt und die schicksalsentscheidende Frage nicht stellt. Gelingt es, im Gespräch diese Frage zu finden und zu stellen – oder muss man unverrichteter Dinge diesen Ort der Begegnung und damit den im Leide befindlichen Menschen verlassen? Diese entscheidende Frage hängt nicht nur von Wissensinhalten ab, sondern setzt Geistesgegenwart voraus, die – mit dem Entwicklungsweg Parzivals vergleichbar – erst mühsam zu erringen ist.

Eine andere Qualität der Begegnung erfordert die Begleitung eines sterbenden Menschen. Hier kommt es nicht mehr auf theoretische Gedanken oder auf „Informationsübermittlung" an, sondern auf die innere Substanz unseres Menschseins. Diese zeigt sich z. B. in einem verständnisvollen Wort und Händedruck, einer liebevollen Berührung oder strahlt im Blickkontakt ohne viele Worte und gibt dem Patienten Kraft. Dabei hat in der palliativen Betreuung die ehrlich errungene Überzeugung von der Zukunftsfähigkeit des Menschen entscheidende Bedeutung. Es geht nicht um vordergründige Leidenserlösung, z. B. durch assistierten Suizid, sondern um das engagierte Begleiten des Patienten als einem sich entwickelnden Wesen. Kurz gesagt, handelt es sich immer um eine „Entwicklungsmedizin".

2. Ethische Grundlagen ärztlicher Tätigkeit

Das ärztliche Handeln braucht im paracelsischen Sinne Liebe- und Mitleidsfähigkeit. Letztere meint selbstverständlich nicht das bedauernde Klagen, sondern die Fähigkeit, Betroffenheit im Angesicht des Leidens eines anderen Menschen zu entwickeln. Aus dem intensiven Wahrnehmen der Situation und dem Verständnis des Krankheitsbildes bestimmt sich der „Heilbedarf". „Denn sehen Sie, was man erwirbt als das Wissen vom Heilmittel, das ist sogar, wenn es wirkliches imaginatives oder inspiriertes Wissen ist – es braucht nicht einmal eine eigene Imagination zu sein, sondern nur eine, die ein anderer hat ... das ist ein wirkliches Heilmittel, das hat Heilkräfte in sich. Die Idee zu haben von einem Heilmittel, das wirkt, aber es wirkt nur solange, als Sie furchtlos sind. Furcht ist nämlich der entgegengesetzte Pol der Liebe. Gehen Sie in eine Krankenstube mit Furcht, so hilft die ganze Therapie, die Sie angestellt haben, nichts. Gehen Sie hinein mit Liebe, können Sie von sich absehen, ja können Sie die ganze Seele hinwenden auf diejenigen, die Sie zu heilen haben, können Sie in Liebe leben in Ihrer imaginativen, inspirierten Erkenntnis, dann werden Sie sich ... nicht als die furchttragende Persönlichkeit des Erkennenden, sondern als die liebetragende Persönlichkeit des Erkennenden hineinstellen in den Heilungsprozeß."[3]

Die Erkenntnis der Krankheit darf nicht zum theoretischen Selbstzweck im Sinne des „interessanten Krankheitsbildes“ verkommen und damit den Bezug zum Heilen verlieren. Medizinisches Wissen erfährt seine eigentliche Bedeutung und Berechtigung durch den Zusammenhang mit der Hilfeleistung und unterscheidet sich damit von vielen anderen Informationsinhalten.

Die Hinwendung der ärztlichen Erkenntnis zum kranken Menschen ist nicht selbstverständlich. Die evidenzbasierte Medizin schränkte mit dem „Goldstandard“ der doppelt verblindeten, randomisierten und placebokontrollierten Studie die Beziehung zum individuellen Menschen ein. Die Zeit scheint auch nicht mehr fern, wo „künstliche Intelligenz“ ein auf der Stufe I evidenzbasiertes Medikament arztunabhängig, aber evidenzbasiert verordnet. Demgegenüber steht die für den Heilungsvorgang wesentliche und von den Patienten gesuchte menschliche Begegnung und damit die Herausforderung, sich dem Wesen des kranken Menschen zuzuwenden.

Diese Empathie- oder besser Liebequalität bedarf eines inneren Mutes, der die „furchttragende Persönlichkeit“[4] überwindet. Die Furcht bezieht sich heute auf vieles. Wir erleben sie in manchen herausfordernden medizinischen Situationen, in denen wir nicht wissen, ob wir ihnen gerecht werden können. Wie viel Angst durchstehen Diensthabende in Nachtdiensten, in denen sie auf sich allein gestellt sind! Auch die Überwindung einer marionettenhaften Lenkung ärztlicher Tätigkeit durch Leit- und Richtlinien, die Handlungskorridore festlegen oder Maßnahmen vorschreiben, braucht Mut, um die Angstatmosphäre eines Abweichens vom Üblichen zu überwinden.

Aber auch in einem tieferen Sinne entsteht Furcht: Gelingt es durch eine Therapie, die sich an die Gesundungskräfte des Menschen und damit an sein übersinnliches Wesen wendet, die Krankheit zu verwandeln oder ist die gewohnte pathogenetisch orientierte Behandlung mit Suppression oder Einstellung erforderlich? Jede in diesem Sinne unkonventionelle Therapie verlangt ein minutiöses Beobachten des Patienten, um die Evidenz der Wirksamkeit am Einzelfall zu erfassen und bedarf damit maximalen Interesses und liebevoller Zuwendung zum kranken Menschen. Es ist der Heilermut, der die lähmende Angst überwindet und die Grundlage für eine Vermenschlichung und Humanisierung der Medizin bildet.

Durch das Erkennen der Lebenssituation des Patienten entsteht ein starker Wille zur Hilfeleistung. Dieser wird als geheimnisvolle Kraft spürbar und ist für den Heilungsvorgang von entscheidender Bedeutung. Der weitere Krankheitsverlauf ist von dieser *Willenskraft des Heilens* mitbestimmt. Wenn man einen Patienten nach dem Motto: „Ich kann für Sie nichts mehr tun“ aufgibt, so lähmt es seine Heilungskräfte, umgekehrt erfahren diese durch den Willen zum Heilen und die aus ihm entstehenden kleinen Hilfestellungen in leiblicher, seelischer und geistiger Hinsicht Förderung.

Hufeland (1762–1836) formulierte sinngemäß, dass der Patient sterben musste, weil der Helfer schon längst gestorben war. Auch hier bedarf es Mut, um aus der zunächst aussichtslos erscheinenden Situation die weiterführenden Gesichtspunkte zu gewinnen. Therapeutische Tatkraft und der Wille zum Gesunden stehen in einem engen Zusammenhang, der das *„Hauptgesetz“ der Patienten-Arzt-Beziehung* bildet: „Aber wenn der Kranke einfach durch die Individualität des Arztes dahin gebracht wird, daß er empfindet, wie der Arzt vom Heilwillen durchsetzt ist, so gibt das beim Kranken einen Reflex, der dann vom Gesundwerdewillen durchsetzt wird. Dieses Aufeinanderprallen von Heilwillen und Gesundwerdewillen spielt eine ungeheuer große Rolle in der Therapie", formulierte es Steiner.[5]

Erkenntnis der Erkrankung und ihrer Behandlung, *Liebe zum Patienten* (Beziehungsfähigkeit, „Empathie"), *Mut* und *Wille zum Heilen* sind die drei wesentlichen Ziele des ärztlich-therapeutischen Entwicklungsweges.

Dabei stehen diese Qualitäten miteinander im Zusammenhang: Beziehungsfähigkeit als Liebe zum Patienten, aber auch Mut und Wille zum Heilen entwickeln sich aus Erkenntnis und Einsicht. Aus unserer Lebenserfahrung wissen wir, dass die erforderlichen Kräfte zur Bewältigung schwieriger Situationen aus der Erkenntnis ihrer Notwendigkeit entspringen. Wenn ein Mensch dem Ertrinken nahe ist, so entstehen aus der Einsicht in die unmittelbare Handlungsnotwendigkeit starke Kräfte, die augenblicklich geeignete Rettungsmöglichkeiten ersinnen, eine starke Motivation wie auch Beziehung zum bedrohten Menschen erzeugen und die Furcht überwinden. Erkennen ist dabei nicht eine „intellektuelle Leistung", sondern ein tiefes Verstehen des anderen Menschen in seiner gefährdeten Situation. Ähnliches gilt für das medizinische Handeln: Auch hier entwickeln sich aus dem Erkennen und Verstehen des Patienten die Kräfte für die therapeutische Beziehung, den Heilermut und Helferwillen. Diese ethischen Ziele machen deutlich, wie die Medizin in dieser elementaren Beziehung zum erkrankten Menschen zu einem Zusammenklingen der Willensrichtungen von Patient und Therapeut führt, das in der Atmosphäre des Christus-Wortes „Wenn zwei in Meinem Namen zusammen sind, da bin Ich mitten unter ihnen" lebt.

2.1 Die sechs Eigenschaften

Für die Begegnung mit dem Patienten legen „sechs Eigenschaften", die den meditativen Erkenntnisweg der Anthroposophie als wesentliche Grundlage begleiten, das entscheidende Fundament. Rudolf Steiner beschrieb diese ausführlich[6] und sie sind die wesentliche Grundlage für den meditativen Erkenntnisweg des Arztes und Therapeuten. Wir haben sie bei der Besprechung der inneren Aufgabenstellung einzelner Erkrankungen bereits kennengelernt [→ III. 6.3 Sechs Übungen im Umgang mit der Erkrankung, → X. 4.1.9 Anthroposophische Psychokardiologie]. Nun erscheinen sie im Zusammenhang mit der inneren Entwicklung des Therapeuten.

Gedankenkontrolle (1):

1. Sachlichkeit und Folgerichtigkeit im Denken: *„Innere Festigkeit und die Fähigkeit, streng bei einem Gegenstande zu bleiben, das ist, was das Denken in sich selbst heranziehen muss. Deshalb sollen entsprechende ‚Denkübungen' nicht an fernliegenden und komplizierten Gegenständen vorgenommen werden, sondern an einfachen und naheliegenden. Wer sich überwindet, durch Monate hindruch täglich wenigstens fünf Minuten seine*

Gedanken an einen alltäglichen Gegenstand (zum Beispiel eine Stecknadel, einen Bleistift usw.) zu wenden und während dieser Zeit alle Gedanken auszuschliessen, welche nicht mit diesem Gegenstande zusammenhängen, der hat nach dieser Richtung hin viel getan. Man kann täglich einen neuen Gegenstand bedenken oder mehrere Tage einen festhalten."[7]

Diese Übung lässt sich auf das Patientengespräch anwenden. Wir kennen Verläufe, die assoziativ von einem Punkt zum nächsten springen und dann sehr häufig das eigentliche Thema verlieren. Erst nach längerer Zeit fällt dem Patienten vielleicht ein, „was er eigentlich sagen wollte". Andere Gespräche erstarren in kurzen Mitteilungen zu den Beschwerden. Es ist dann manchmal mühsam, die wesentlichen Dinge „herauszufragen". Dem assoziativen „Plaudern" steht also eine „sklerotische" Darstellungsart gegenüber. Auch die ärztliche Gesprächsführung kennt diese Polarität: So können wir „abgelenkt" werden und uns in Nebensächlichkeiten verlieren, oder ein Gespräch fast maschinell nach „Algorithmen" und „Flussdiagrammen" gestalten. Die menschlichen Seelenfähigkeiten sind in die Polarität einer auflösenden und einer befestigenden Kraft gestellt, welche die Anthroposophie als die luziferischen und ahrimanischen Mächte bezeichnet. Die Ich-Aktivität erobert die Mitte zwischen diesen polaren Kräften und lernt sie in ihren jeweiligen Berechtigungen souverän handhaben. Gewinnen sie aber eine Übermacht gegenüber dem Ich, so schränken sie dessen Führungskompetenz und Autonomie ein. Kräfte, welche die Freiheit und Autonomiefähigkeit des Menschen einschränken, bezeichnet man als „böse". Die polare Kräftewirksamkeit in der Seele des Menschen konfrontiert uns mit der Doppelnatur des Bösen und fordert auf, durch innere Schulung und Übung die Ich-Wirksamkeit zu verstärken, um immer mehr ein „wahrer" Mensch zu werden.

Die Übung der Gedankenkontrolle hilft, dass zeitraubende flache Gespräch in ein konzentriertes, das Wesentliche berührende zu verwandeln. Unser Alltag ist oftmals durch Multitasking und die damit verbundene Unkonzentriertheit gekennzeichnet. Wir hören dem Patienten zu und schreiben gleichzeitig am PC in die elektronische Akte, schauen uns seine Befunde an oder betrachten die Ergebnisse der bildgebenden Diagnostik während des „Gesprächs". Der Patient bemerkt unmittelbar, ob der Arzt aufmerksam seiner Schilderung folgt, oder mit anderem beschäftigt ist. Die Zentrierung auf den Gesprächsinhalt hilft dem Patienten, sich selbst auf das ihm Wesentliche zu besinnen, um nicht später bemerken zu müssen, dass er das „Wichtigste" gar nicht vorbrachte. Durch Konzentrationsübungen auf einfache Gegenstände und Themen vertieft sich diese Qualität des Zuhörens. In dem Raum zentrierter Aufmerksamkeit entstehen dabei neue Gedanken und Einsichten. Eine Frucht intensiven Zuhörens ist die „Geburt" der entscheidenden Gedanken und Perspektiven. So hörte Momo („Die unendliche Geschichte")[8] so gut zu, dass auch dem „Dümmsten" etwas Gutes einfiel! Gedanken kommen, wann sie es wollen, so formulierte es sinngemäß Friedrich Nietzsche (1844–1900). Allerdings entstehen sie auch nicht ohne echtes Bemühen um ein Thema oder eine Aufgabenstellung. Zahlreiche herausragende Erfindungen und Entdeckungen kamen „auf einmal" und überraschend. Dieser „Geburt" geht aber immer eine „Schwangerschaft" voraus, die in der intensiven Befassung mit dem Thema besteht. Der Raum konzentrierter Aufmerksamkeit im Gespräch mit dem Patienten schafft dabei den geeigneten „Geburtsort" für neue Einsichten und Perspektiven.[9]

Ähnliches gilt für die Willensübung (2):

„Für die höhere Schulung muss sich der Mensch daran gewöhnen, seinen eigenen Befehlen streng zu gehorchen. Wer sich an solches gewöhnt, dem wird es immer weniger und weniger beifallen, Wesenloses zu begehren. Das Unbefriedigende, Haltlose im Willensleben rührt aber von dem Begehren solcher Dinge her, von deren Verwirklichung man sich keinen deutlichen Begriff macht. Solche Unbefriedigung kann das ganze Gemütsleben in Unordnung bringen, wenn ein höheres Ich aus der Seele hervorgehen will. Eine gute Übung ist es, durch Monate hindurch sich zu einer bestimmten Tageszeit den Befehl zu geben: Heute ‚um diese bestimmte Zeit' wirst du ‚dieses' ausführen. Man gelangt dann allmählich dazu, sich die Zeit der Ausführung und die Art des auszuführenden Dinges so zu befehlen, dass die Ausführung ganz genau möglich ist. So erhebt man sich über das verderbliche: ‚ich möchte dies; ich will jenes', wobei man gar nicht an die Ausführbarkeit denkt." [10]

Im Alltag beginnt diese Übung mit den scheinbar äußerlichen Dingen. Wie oft hat man vielleicht einem Patienten versprochen, abends noch einmal in sein Zimmer zu kommen oder ihm in der Praxistätigkeit ein Gespräch angeboten und es aus vielen verständlichen Gründen dann doch einfach vergessen. Für den Kranken, der vielleicht lange darauf gewartet hat, sind Verlässlichkeit und Verbindlichkeit durch die erlebte Enttäuschung in Frage gestellt. Das einmal Vorgenommene und realistisch Eingeplante zu tun, ist eine ganz entscheidende Frucht der Willensübung. Diese Übung fördert die Entwicklung des Heilerwillens.

Auch die Entwicklung des Gefühlslebens (3) ist von entscheidender Bedeutung:

„Dazu ist nötig, dass diese Seele Beherrscherin werde über den Ausdruck von Lust und Leid, Freude und Schmerz. Gerade gegenüber der Erwerbung dieser Eigenschaft kann sich manches Vorurteil ergeben. Man könnte meinen, man werde stumpf und teilnahmslos gegenüber seiner Mitwelt, wenn man über das ‚Erfreuliche sich nicht erfreuen, über das Schmerzhafte nicht Schmerz empfinden soll'. Doch darum handelt es sich nicht. Ein Erfreuliches soll die Seele erfreuen, ein Trauriges soll sie schmerzen. Sie soll nur dazu gelangen, den Ausdruck von Freude und Schmerz, von Lust und Unlust zu beherrschen. Strebt man dieses an, so wird man alsbald bemerken, dass man nicht stumpfer, sondern im Gegenteil empfänglicher wird für alles Erfreuliche und Schmerzhafte der Umgebung, als man früher war. Es erfordert allerdings ein genaues Achtgeben auf sich selbst durch längere Zeit, wenn man sich die Eigenschaft aneignen will, um die es sich hier handelt. Man muss darauf sehen, dass man Lust und Leid voll miterleben kann, ohne sich dabei so zu verlieren, dass man dem, was man empfindet, einen willkürlichen Ausdruck gibt. Nicht den berechtigten Schmerz soll man unterdrücken, sondern das unwillkürliche Weinen; nicht den Abscheu vor einer schlechten Handlung, sondern das blinde Wüten des Zorns; nicht das Achten auf eine Gefahr, sondern das fruchtlose ‚sich fürchten' und so weiter." [11]

Im Vorangehenden wurden bereits Furcht und Mut und die in der Patientenbegegnung substanzschaffende Liebeskraft erwähnt. Sie steht in der Mitte zwischen der Euphorie und der erstarrenden Depression, denn auch im Fühlen begegnen wir den auflösenden und verhärtenden Kräften, welche die Ich-Kompetenz einschränken. Demgegenüber ist die Liebe zu einem anderen Wesen die Grundlage seines Verstehens: Wir können nur das gut erkennen, mit dem wir uns verbinden.

Es geht aber auch um kleinere Aufgaben, welche die alltägliche und situationsabhängig schwankende Gefühlswelt betreffen. Es ist das Ziel dieser Übung, den dynamischen Formen des Gefühlslebens einen „menschlichen" Ausdruck zu geben, indem in ihnen das Ich, die Persönlichkeit wirkt. Jeder therapeutisch Tätige kennt Patientenmitteilungen, die Sympathie oder Antipathie wecken. Wenn Patienten Themen zum wiederholten Male und ebenso ausführlich darstellen, können Ungeduld, Ärger und andere emotionale Reaktionen entstehen. Diese sind menschlich verständlich, allerdings lebt der Zuhörende dann mehr „in sich selbst" – gibt sich seiner eigenen Emotionalität und Ungeduld hin – und ist nicht beim Patienten. Insofern „verblindet" sich das Wahrnehmen. Andererseits enthüllt ein aktives Miterleben der Situation des Kranken neue Botschaften und Mitteilungen. „Man sieht nur mit dem Herzen gut", formulierte es Antoine de Saint-Exupéry (1900–1944).[12] Fühlen kann sich demzufolge „nach innen" wenden, indem der Zuhörende in seiner eigenen Gefühlswelt lebt, oder sinnesorganartig nach außen orientieren und neue Botschaften in der Patientenwahrnehmung erfahren. In der Klinik sprechen wir hier gerne von dem „Bauchgefühl": Aus den Befunden und Mitteilungen des Patienten entwickelt sich die „Ahnung" oder Überzeugung, dass doch mehr als das bisher Vermutete dem Leiden zugrunde liegen könnte. Wenn ein Patient in der Ersten Hilfe eines Krankenhauses von Rückenschmerzen berichtet, so wird der reduzierte Allgemeinzustand mit Gewichtsabnahme, Anämie nicht auf ein orthopädisches Problem weisen, sondern auf anderes deuten. Es handelt sich also um den Kontext einer Mitteilung. Die Sprache des Patienten stellt sich damit in einen größeren Zusammenhang, der sich inspirativ dem Zuhören erschließt. Eine Studie zur palliativmedizinischen Betreuung zeigt, dass dieses „Bauchgefühl" erstaunlich gut mit der Überlebenszeit eines Patienten korreliert. Wird die an „general practitioners" gestellte Frage: „Würden Sie überrascht sein, wenn der Patient im nächsten Jahr stirbt?" mit ‚Nein' beantwortet, so liegt die HR für den tatsächlichen Eintritt des Todes während des Jahres bei palliativen Patienten im Vergleich zur gegenteiligen Antwort bei 6,99.[13] Damit scheint sich aus dieser „surprise question" eine mit der Wirklichkeit deckende Einschätzung zu ergeben (wobei hier noch eine weitere Evaluation erforderlich ist[14]). Aus der Gesamtwahrnehmung des Kranken in seinem Allgemeinzustand, den Befunden und seinen sprachlichen Mitteilungen ergibt sich eine Einschätzung, „Ahnung" zur Prognose. In vielen Patientenbegegnungen entsteht auf unterschiedlichen Ebenen dieses ahnende Gefühl aus dem Zuhören, dass dann im weiteren Verlauf zu „evaluieren" ist, um die Behandlung zu leiten. Der Suche nach einer Diagnose, oder allgemeiner, nach einer Erkenntnis geht oftmals eine solche Ahnung voraus. Sogar in der Mathematik entwickelt sich häufig erst die „Ahnung" eines gesetzmäßigen Zusammenhanges, der dann nachfolgend eines Beweis bedarf.[15] „Der menschliche Arzt besitzt eine Dimension, welche die künstliche Intelligenz nicht liefern kann und diese ist von der Erfahrung des Arztes abhängig", fasste es eine Studie des Massachusetts Institute of Technology zusammen.[16]

Der vierte Schritt ist die Positivitätsübung (4) durch die Weiterbildung von Denken und Fühlen:

„*Das Irrtümliche, Schlechte, Hässliche soll die Seele nicht abhalten, das Wahre, Gute und Schöne überall zu finden, wo es vorhanden ist. Nicht verwechseln soll man diese Positivität mit Kritiklosigkeit, mit dem willkürlichen Verschliessen der Augen gegenüber dem Schlechten, Falschen und Minderwertigen ... Man kann das Schlechte nicht gut, den Irrtum nicht wahr finden; aber man kann es dahin bringen, dass man durch das Schlechte nicht abgehalten werde, das Gute, durch den Irrtum nicht, das Wahre zu sehen.*"[17]

Diese Übung lenkt den Blick auf das sich im Heilungsverlauf positiv Entwickelnde, das trotz manchen Rückschlägen im Krankheitsverlauf und des vielleicht momentan schwankenden Befindens fraglos erobert wurde. In der Onkologie bemerken wir vielleicht die Tumorprogression und erleben die „aussichtslose" Situation, in der alle Hoffnung stirbt. Demgegenüber gilt es den Blick für das sich entwickelnde Positive zu verstärken: Patienten berichten von vielen guten Erfahrungen in palliativen Erkrankungssituationen, dankbar erfahren sie oftmals die Begegnung mit der Natur, z. B. mit der Sonne. Aber auch Beziehungen zum menschlichen Umkreis entwickeln sich manchmal erstaunlich schnell und mit tiefer Qualität, welche die Oberflächlichkeit vieler Begegnungen abstreift. Schließlich wachsen oftmals neue Sichtweisen und spirituelle Erfahrungen, aus denen eine tiefe Dankbarkeit, neue Lebenssicherheit und Zukunftsperspektiven entstehen. Selbst die kleinen medizinischen Fortschritte heben sich von den Rückschlägen positiv ab: So bessern sich u. U. eine Schmerzsymptomatik oder die belastende Müdigkeit und Kraftlosigkeit. Diese positiven Entwicklungen sollte man bemerken, sie geben neue Kräfte für den weiteren Verlauf.

Eine weitere Übung besteht in der Unbefangenheit (5) durch Weiterbildung von Denken und Wollen:

„*Von jedem Luftzug, von jedem Baumblatt, von jeglichem Lallen eines Kindes kann man lernen, wenn man bereit ist, einen Gesichtspunkt in Anwendung zu bringen, den man bisher nicht in Anwendung gebracht hat. Es wird allerdings leicht möglich sein, in bezug auf eine solche Fähigkeit zu weit zu gehen. Man soll ja nicht etwa in einem gewissen Lebensalter die Erfahrungen, die man über die Dinge gemacht hat, ausser Acht lassen. Man soll, was man in der Gegenwart erlebt, nach den Erfahrungen der Vergangenheit beurteilen. Das kommt auf die eine Waagschale; auf die andere aber muss für den Geistesschüler die Geneigtheit kommen, immer Neues zu erfahren. Und vor allem der Glaube an die Möglichkeit, dass neue Erlebnisse den alten widersprechen können.*"[18]

Unbefangenheit bedeutet in der Begegnung, ständig Neues zu lernen und nicht unberechtigt an Altem festzuhalten. Jede klinische Untersuchung des Patienten bedarf der Übung der Unbefangenheit und der Bereitschaft, Neues zu entdecken. Vorgefasste Meinungen behindern den unbefangenen Blick. Auch lassen bisherige Diagnosen Voreingenommenheit im Wahrnehmen des Patienten entstehen. Die berühmte Antwort Hans-Georg Gadamers (1900–2002) auf die Frage nach der wesentlichen Erkenntnis seines philosophischen Forschens lautete sinngemäß: Der andere könnte Recht haben. Der Satz beschreibt eine Meisterschaft der Unbefangenheit. Denn auch hier begegnen uns die Gefahren der auflösenden und verfestigenden Mächte: Wir können auf der einen Seite so „unbefangen" sein, dass wir alles, trotz gegensätzlicher Erfahrung, „glauben", auf der anderen Seite trüben Vorurteile und feste Überzeugungen (wie „potenzierte Arzneimittel wirken nicht, denn in ihnen ist ja nichts drin") den Blick. Es geht um die Bereitschaft, von allem zu lernen, Neues zu erleben und sich noch über etwas „verwundern" und „staunen" zu können. Die „erklärte Welt" erstickt weiterführende Fragen und bleibt beim jeweiligen Erkenntnisstand stehen. Die Fähigkeit des Hinterfragens und Verwunderns, über die Kinder in so berührender Weise verfügen, gilt es neu zu erobern. Sie führt zu weiteren Erkenntnissen und zu einem tieferen Begegnen mit dem anderen Menschen und der Welt.

Damit sind fünf wichtige Übungen beschrieben, die in ihren Zielsetzungen für die therapeutische Beziehung wesentliche Bedeutung haben[19]:

- Konzentration und Schaffen eines Aufmerksamkeitsraumes
- therapeutisches Handeln, Heilerwille
- Liebe in der therapeutischen Beziehung
- Wertschätzung
- Interesse

Die Übungen der Konzentration, der Willenskräfte und des Fühlens beziehen sich besonders auf das innere Wesen des Menschen, Positivität und Unbefangenheit lenken demgegenüber den Blick auf seine Umwelt.

Sie sind auch nicht in demselben Maße „im stillen Kämmerlein" zu üben wie beispielsweise eine Konzentrationsübung. Im „Organismus" dieser Übungen lebt der Pendelschlag zwischen dem Inneren und dem Äußeren, zwischen Selbst und Welt. Ein gesunder Erkenntnisweg besteht nicht in der einseitigen Beschäftigung mit sich selbst, sondern setzt ein gesundes Atmungsverhältnis zwischen Selbst und Welt voraus. Er macht lebenstüchtig, nicht wirklichkeitsfremd. Insofern fassen sich diese bislang beschriebenen fünf Übungen in einer sechsten zusammen, die erstere nun wechselweise gemeinsam aufgreift und dadurch die zu entwickelnden Fähigkeiten zu einem Ganzen, einer geistigen Organbildung (6) zusammenführt.

Harmonischer Einklang zwischen Seele und Umwelt: *„Damit sind fünf Eigenschaften der Seele genannt, welche sich in regelrechter Schulung der Geistesschüler anzueignen hat: die Herrschaft über die Gedankenführung, die Herrschaft über die Willensimpulse, die Gelassenheit gegenüber Lust und Leid, die Positivität im Beurteilen der Welt, die Unbefangenheit in der Auffassung des Lebens. Wer gewisse Zeiten aufeinanderfolgend dazu verwendet hat, um sich in der Erwerbung dieser Eigenschaften zu üben, der wird dann noch nötig haben, in der Seele diese Eigenschaften zum harmonischen Zusammenstimmen zu bringen. Er wird sie gewissermassen je zwei und zwei, drei und eine und so weiter gleichzeitig üben müssen, um Harmonie zu bewirken."*[20]

Diese Übungen bilden eine gute Grundlage für den Entwicklungsweg vom Mediziner zum Arzt und lassen eine Art „Sinnesorgan" aus den Fähigkeiten des Denkens,

Fühlens und Wollens wie aus den drei „Keimblättern“ der Seele entstehen, das zur tieferen Wahrnehmung des Menschen und der Welt befähigt. Dieses Organ lässt sich nun auch „öffnen“. So ist die Konzentrationsfähigkeit im ärztlichen Gespräch eine notwendige, aber keinesfalls hinreichende Bedingung für die ggf. eintretende neue therapeutische Idee. Diese inspirative Wahrnehmungsfähigkeit der Seele entsteht durch die meditative Arbeit. Sie öffnet – im Sinne des Ausspruchs von Angelus Silesius (1624–1677)[21] – das zur Ewigkeit gewandte Auge der Seele für die geistige Welt.

2.2 Vom Sinn zur Gesinnung

Worin liegt die Bedeutung einer *meditativen Arbeit* in der Heilkunst und damit einer geistigen Tätigkeit, der im gegenwärtigen Verständnis des Arztberufs keinerlei Bedeutung zukommt und angesichts überfordernder Wissensinhalte auch während des Studiums oft als überflüssig und verzichtbar gilt? Ein erster Hinweis Rudolf Steiners zur Bedeutung der Meditation führte zu der Feststellung, dass erst durch eine derartige Erkenntnisarbeit diejenigen Kräfte entstünden, „die medizinisch wirken können“.[22]

Die innere Einstellung des Arztes ist für sein therapeutisches Tun entscheidend. Schon lange sind Untersuchungen bekannt, welche die Abhängigkeit der Arzneimittelwirksamkeit von der positiven oder negativen Einstellung des Arztes zeigen und mit Bezeichnungen wie „knowledge framing“ auf die für das therapeutische Ergebnis wesentliche Bedeutung der Qualität der Patienten-Arzt-Beziehung hinweisen.[23,24,25] Knowledge framing besagt, „dass die Qualität der Arzt-Patient-Beziehung das Ergebnis einer Intervention (diagnostisch oder therapeutisch) immer, wenn auch in unterschiedlicher Intensität, beeinflusst“.[26]

Selbst für chirurgische Eingriffe scheinen solche Zusammenhänge zu bestehen. Schlagworte wie „Effekt des weißen Kittels“ oder der Hinweis auf die „Placebowirkung“ verschleiern demgegenüber eine wesentliche innere Qualität ärztlichen Handelns: Ähnlich wie es für die arzneilich wirksamen Substanzen eine Galenik existiert, die oft die beabsichtigte Wirkung erst ermöglicht, so gibt es eine innere „Galenik“, welche die innere Begleitung einer therapeutischen Maßnahme umschreibt. Rudolf Steiner und Ita Wegman formulierten es folgendermaßen: „Vergessen wir nicht, daß dem Heilprozesse eine Seele mitgegeben werden muß, da er sich nicht nur an einen Körper, sondern auch an eine Seele wenden muß.“[27]

Exkurs

Wenn ein weinendes Kind zu einem Erwachsenen kommt und Trost sucht, sprechen sich die menschliche Zuwendung und das entstehende Mitgefühl in der streichelnden Hand aus, die dem Kind sanft über den Kopf streicht. Was lebt alles in dieser menschlichen und tröstenden Gebärde! Zunächst ist es die physische Hand, die durch ihre Bewegungen die Berührungsempfindungen auslöst. Diese Hand muss im Weiteren eine lebendige sein. Man stelle sich beispielsweise dieselbe streichelnde Gebärde mit einer sehr kalten, halb erfrorenen Hand vor. Das Kind würde dann nicht die heilende Wärme, sondern mit Erschrecken die Kälte spüren. Eine nur lebendige Hand reicht aber nicht aus. In der streichelnden Bewegung lebt die seelenvolle Anteilnahme, das Mitfühlen mit dem anderen Menschen. Aber selbst eine in diesem Sinne geführte Bewegung genügt nicht. Das Kind kann gut unterscheiden, ob der Tröstende seinen eigentlichen Kummer versteht oder nur auf die äußerlich sichtbaren Tränen reagiert. Zum Heilen ist das innerliche Verstehen als geistige Qualität unverzichtbar. Die tröstende Handlung hat also eine lebendige, seelische und geistige Dimension.

Sieht man unter diesem Aspekt auf die alltägliche medizinische Praxis, so streckt sich mit vielen Medikamentenverordnungen, wie z. B. eines cholesterinsenkenden Präparats, eine effektvoll arbeitende Hand aus, die aber nicht mehr lebendig ist und nicht von Liebe und Licht begleitet wird. Erst eine reduktionistische Medizin sieht in der randomisierten, placebokontrollierten und verblindeten Studie das entscheidende Instrument zum Wirksamkeitsnachweis. Ihre Methodik, die sich so sehr von einer menschenzugewandten, nicht verblindeten Therapeutik unterscheidet, ist das wesentliche Instrument der evidenzbasierten Medizin, die allerdings in ihrer eigentlichen Konzeption durch David Sacket (1934–2015) weitere Elemente wie die persönliche Erfahrung des Arztes (interne Evidenz) und die Wertevorstellungen des Patienten einschließt.

2.3 Meditativer Erkenntnisweg

Demgegenüber vertieft der meditative Erkenntnisweg der Anthroposophie und ihrer Medizin die Beziehung zum Patienten und zur Welt: „Anthroposophie ist ein Erkenntnisweg, der das Geistige im Menschenwesen zum Geistigen im Weltenall führen möchte“, formulierte es Rudolf Steiner.[28] Meditation steht dabei in einer doppelten Ausrichtung: Auf der einen Seite ist sie ein zentrales Element des Erkenntnisweges, der die Seele zum Geistigen führen und ihre übersinnlichen Sinnesorgane inspirationsfähig und schließlich für die Intuition öffnen soll. Das ist das Wesen des meditativen Erkenntnisweges. Auf der anderen Seite klingt in dem Wort „Meditation“ das andere „mederi“, also „heilen“ mit. Meditation verbindet sich mit den heilenden Kräften. Wir kennen seit vielen Jahren die physiologische und gesundheitsfördernde Wirkung meditativer Tätigkeit. Durch die Meditation verstärken sich die heilenden und therapeutischen Kräfte. Das meditativ vertiefte Denken orientiert sich also einerseits zum Licht des Erkennens, andererseits zum Leben und damit zu den Heilungskräften. In der Meditation leben die Lichtkräfte des Denkens, die sich aus den verwandelten Lebenskräften des Organismus entwickeln. Licht und Leben charakterisieren auf diese Weise ihr Wesen. Nun kommt aber noch eine dritte Qualität hinzu: Meditation ist eine gesteigerte Form von Hingabe. Jeder Selbstbezug in der meditativen Tätigkeit lenkt von dieser ab. Sie verlangt eine ständig sich vertiefende Hingabe und Liebe, ein Absehen von sich selbst. So begegnen uns in der Meditation die drei Qualitäten von Licht, Liebe und Leben, die ihr Wesen ausmachen und sie gleichzeitig mit dem dreigliederigen Organismus verbinden. Denn aus den Lebenskräften des Stoffwechsel-Gliedmaßen-Systems entwickelt sich über die Wärme im Rhythmischen System, die seelisch mit der Liebe verbunden ist, das Licht des

Bewusstseins auf der Grundlage des Nerven-Sinnes-Systems. Meditation ist in diesem Sinne eine ganz dem Menschen entsprechende und seinem dreigliedrigen Wesen zugehörige Tätigkeit. In Erkennen und Heilen, also Licht und Leben, wirkt eine geistig-wesenhafte Qualität. Seit alters her ist das Heilen mit dem Erzengel Raphael verbunden, der bereits in seinem Namen das Heilen trägt und besonders in der Tobiaslegende seine Beziehung mit den therapeutischen Kräften offenbart. Das Erkennen entfaltet demgegenüber eine michaelische Qualität, die durch die Sinneswahrnehmung hindurch mit dem Geistigen verbindet, von der Welt der Erscheinungen zu derjenigen des Wesenhaften führt. Die mittlere Qualität der Hingabe und Liebe steht mit dem Christus in Beziehung, dem Lehrer der Menschenliebe.[29]

3. Ethisch-spirituelle Entwicklung vom Mediziner zum Arzt

Drei Schritte charakterisieren die Entwicklung des Arztes bzw. Therapeuten: die Erfassung der Erkrankung und des Heilbedarfes, der meditative Erkenntnisweg und die aus ihm stammenden spezifischen therapeutischen Kräfte. Sie orientieren sich an den drei Qualitäten der therapeutischen Beziehung zum Patienten (Diagnose, Empathie- und Liebefähigkeit, Heilermut und -wille) und stehen mit den erwähnten drei Qualitäten der Meditation in Zusammenhang.

3.1 „Brauchbare Diagnose" und Heilbedarf

Die erste Voraussetzung für den inneren Entwicklungsweg des Arztes ist die umfassende Erkenntnis der Krankheitsprozesse und des Heilbedarfes des Patienten. Die Diagnose ist nicht Selbstzweck, sondern bildet den Ausgangspunkt der Therapiefindung. Sie gründet in der klinischen Untersuchung [→ III. 4. Klinische Untersuchung des Patienten] und führt zur Wesensgliederdiagnose. In dieser leuchtet ein Geistiges auf als erster Keim des „Geist-Erschauens".[30,31]

> Die Diagnose der Erkrankung ist erst dann eine vollständig, wenn sie über die sinnenfällige Phänomenologie hinaus das *lebendige, seelische und geistige Menschenwesen* einschließt und zur Therapie führt.

Erst durch das Erfassen der Wesensglieder im Erkranken und Gesunden bekommt die befundbasierte Diagnose „ohne Ansehen der Person" eine menschliche Dimension. In diesem Bemühen, das bei allem Streben nach Exaktheit und damit intensiver Wirklichkeitssuche auch den Mut zum Irrtum und damit zum Vorläufigen kennt, erkennt man im Verstehen des kranken Menschen und seiner Lebenssituation den Heilbedarf und entwickelt aus ihm den Impuls des Hilfeleistenwollens, des Heilerwillens. Aus der diagnostischen Frage: „Was hast Du?" entwickelt sich die therapeutische Frage der Parzival-Sage: „Was fehlt Dir?" Die Erkenntnis der Erkrankung in ihren unterschiedlichen Dimensionen führt zum Heilbedarf des Patienten und schließlich zu den therapeutischen Mitteln, die geeignet sind, den Krankheitsprozess „zu übernehmen" und dadurch die salutogenetischen Prozesse zu verstärken. „... aber es gibt keine Therapie, wenn nicht eine absolut brauchbare Diagnose vorliegt."[32]

Für die *therapeutische Wirksamkeit* ist die innere Verbindung mit den Heilmitteln entscheidend. Jede abstrakte Betrachtung nimmt ihnen etwas von ihrer Kraft, indem sich heilende Lebenskräfte zum Bewusstsein wenden. Das meditativ belebte Denken verbindet sich demgegenüber intensiv mit den heilenden Kräften. Vom abstrakten, ja kalten Licht der Gedankenwelt führt die Meditation zur Wärme des lebendigen Denkens: Als „Erfühlen des Denkens Hell oder Dunkel" beschrieb es Rudolf Steiner in einem anderen Zusammenhang.[33]

Dabei geht es um das intensive Erleben und Erfühlen im Denken, das sich aus der Welt der abstrakten Gedanken heraushebt und als lebendige Tätigkeit in der Seele entfaltet. Jeder Begriff, den man im Denken fasst, steht in der Gefahr, blass und schattenhaft zu werden. Wenn wir z. B. das Wort „Güte" gebrauchen, so lebt in unserem Bewusstsein ein Bedeutungsinhalt. Wie abstrakt und schwach erscheint dieser gegenüber dem tiefen Erleben der Güte, die uns ein anderer Mensch widerfahren lässt oder gar derjenigen liebevollen Güte in den Nahe-Tod-Erfahrungen, die – von dem Wesen des Christus ausgehend – erlebt wurde. Es kommt darauf an, von der abstrakten gedanklichen Arzneimittelbeschreibung, wie sie z. B. durch die Analyse der Inhaltsstoffe entsteht, zu einer lebendigen und umfassenden Heilmittelerkenntnis zu kommen [→ IV. 2. Arzneimittelverständnis]. Insofern bezieht sich das Verständnis eines Heilmittels nicht nur auf die analytische Ebene, sondern schließt weitere Dimensionen ein, welche die meditative Tätigkeit vertieft. Alleiniges intellektuelles Wissen weckt noch keine Kräfte, vielmehr erstirbt in ihm ein Geistig-Lebendiges. Erst wenn man es innerlich „belebt", entwickeln sich therapeutisch wirksame Kräfte.

Die Abstraktionsfähigkeit unseres Denkens schafft Klarheit und Transparenz. Allerdings entsteht vielfach ein „kaltes Licht" der Intellektualität, das zwar faktische Kompetenz bietet, jedoch den Menschen innerlich nicht mehr berührt. Seine Seelenkräfte werden nicht gleichermaßen angesprochen und belebt. Oftmals entstehen eine innerliche Leere und Kraftlosigkeit bis hin zum „Burnout". Die Steigerung einer Idee zu einem Ideal zeigt, welche belebenden und die Tätigkeit befeuernden Kräfte sich entwickeln können und wie viele dieser Kräfte durch die abstrakte Information ersterben.

„Jede Idee, die dir nicht zum Ideal wird, ertötet in deiner Seele eine Kraft; jede Idee, die aber zum Ideal wird, erschafft in dir Lebenskräfte."[34]

Aus diesem Leitsatz ergeben sich wesentliche Anregungen, auch hinsichtlich der Burnout-Prophylaxe, die gerade in den therapeutischen Berufen eine besondere Relevanz hat. Innere Entwicklung bedeutet eben auch die Erhaltung der Gesundungskräfte des Therapeuten und verstärkt diejenigen des Heilens.

Die Meditation setzt innere Ruhe voraus. Die Betriebsamkeit der alltäglichen Gedanken- und Gefühlswelt mit ihren Sorgen und Nöten muss schweigen, um einen inneren Raum entstehen zu lassen. Auch die „Alltagspersönlichkeit" in ihrer Abhängigkeit von Erfolg, Karriere, Fehlschlägen, Glück und Leid bleibt als äußere Schale des eigentlichen Ich-Wesens vor der Schwelle dieses Raumes. Dabei handelt es sich keineswegs um ein „Entspannen", das sich aus dem Zurücklassen der stressbelasteten Alltagswelt ergibt und die Seele zur Ruhe bringt, sondern es kommt darauf an, das innere Wesen des Menschen dem Geistigen entgegen zu entwickeln, aus der Welt der *Erscheinungen* zu der Welt des geistig *Wesenhaften* zu kommen. „Solches Leben der Seele in Gedanken, das sich immer mehr erweitert zu einem Leben in geistiger Wesenheit, nennt die Gnosis, die Geisteswissenschaft Meditation (beschauliches Nachdenken)."[35] Dieser Weg verlangt allerdings die innere Arbeit an der Persönlichkeit, die keine Abkürzungen kennt. Die erwähnten sechs Eigenschaften sind hierzu eine wesentliche Voraussetzung. Ebenso die Übung zur inneren Ruhe:

„Schaffe dir Augenblicke innerer Ruhe und lerne in diesen Augenblicken das Wesentliche von dem Unwesentlichen unterscheiden."[36]

Darüber hinaus ist eine weitere Qualität wesentlich: Neu gewonnene Erkenntnisse gehen sehr leicht mit Überheblichkeit und Hochmut einher. Schließlich hat man einen vorher im Dunkeln liegenden Sachverhalt aufgeklärt, den andere vielleicht noch nicht kennen. Der aufkeimende Hochmut erstickt weitere Fragen, da ja nun „alles" erklärt sei. Insofern braucht es Bescheidenheit und Verehrungskräfte, um den Erkenntnisweg zu gehen. Rudolf Steiner sprach von einem Tor der Demut und einem Pfad der Verehrung. Das Tor steht an der Bewusstseinsschwelle. Hochmut verschließt es, Demut öffnet und führt auf den Pfad, der mit den Verehrungskräften beschritten wird. Nur dasjenige lässt sich seinem Wesen nach erkennen, dem man sich in Verehrung nähert und nicht durch Überheblichkeit distanziert. Zur Fähigkeit des „Verwunderns" und „Staunen lernens", die wir schon erwähnten, fügt sich diejenige des Verehrens. Allerdings ist zu betonen, „daß es sich beim höheren Wissen nicht um die Verehrung von Menschen, sondern um eine solche gegenüber Wahrheit und Erkenntnis handelt".[37]

Innerhalb des Alltagsbewusstseins wendet sich die Aufmerksamkeit der äußeren Sinneswelt zu. Der Mensch lebt mit seinem Bewusstsein in der Welt der Erscheinungen, in der sich das Wesenhafte, das den Sinnen nicht sichtbar ist, ausdrückt. Der Welt der Sinneserscheinungen steht wie durch einen Abgrund getrennt die geistige Welt gegenüber, in der sich das Wesenhafte findet. Mit den Worten:

„Zwei Augen hat die Seel': Eins schauet in die Zeit, das andere richtet sich hin in die Ewigkeit"[38], fasste es Angelus Silesius (1624–1677) in ein prägnantes Wort.

Der *meditative Erkenntnisweg* des Arztes und Therapeuten führt durch die Sinneserscheinungen hindurch zum geistig Wesenhaften.

„Es muß wiederum ersichtlich werden, wie der Arzt schon für die Diagnose braucht den geschulten Blick, der ihm einen biologischen oder sogar physischen Vorgang im menschlichen Organismus im Lichte spiritueller Prozesse – denn alle Prozesse im menschlichen Organismus sind spirituell – erscheinen läßt, so daß der Arzt den geschulten Blick schon bei der Diagnose braucht und noch mehr bei der Therapie für das Aufleuchten des Geistigen im Physischen."[39]

Diesem Ziel dient die *meditative Arbeit.* Zur Vorbereitung vergegenwärtigt man sich Ausgangspunkt und Ziel der jeweiligen Meditation. So wesentlich die Vorbereitung der eigentlichen meditativen Arbeit ist, so wenig darf sie dann diese selbst stören. Die Vorbereitung ist vergleichbar mit dem Weg zu einer Kathedrale. Dieser wird zurückgelegt und ist beendet, sobald man ihren Innenraum, den Raum der Meditation betritt.

Nach der hinführenden Vorbereitung schließt sich dann die eigentliche meditative Arbeit an. Sie soll niemals aus einem inneren Zwang oder Druck geschehen. Motive zur geistigen Arbeit sind eher Hunger oder Durst nach dieser Tätigkeit, die den Menschen mit dem Geistigen verbindet. Manchmal entsteht der Eindruck, als ob die Seele den Durst nach dieser Aktivität nicht (mehr) verspürt. Dies verdeutlicht, wie die Gefühle von seelischem Hunger und Durst nicht mit der imperativen Kraft der leiblichen Bedürfnisse auftreten, sondern viel feiner sind und angesichts anderer Seelenerlebnisse des Tages leicht verblassen. Manchmal bedarf es dann lediglich einiger vorbereitender Gedanken, die z.B. die große Rätselfrage nach dem eigentlichen Menschenwesen in den Mittelpunkt stellen, und die meditative Arbeit erscheint als innere Notwendigkeit. Das verdeutlicht, dass die geistige Arbeit niemals als Pflichtübung aufzufassen oder durch äußere Anlässe oder Zweckgedanken zu beginnen ist, sondern dem freien Entschluss des Menschen folgen muss.

Für diese wie für alle andere meditative Arbeit gilt, dass sie eine stabile seelisch-hygienische Entwicklung voraussetzen bzw. ein Bemühen in diese Richtung verlangen.

Jeder Schritt auf dem *Erkenntnisweg* setzt *drei Schritte* in der *moralischen Entwicklung* voraus.[40]

Abkürzungen dieses Weges gibt es nicht. Der innere Entwicklungsweg ist immer einer, der das gesamte Wesen des Menschen weiterbringt und verwandelt. Auf die dafür notwendigen Übungen wies Rudolf Steiner mehrfach hin und führte sie anhand der angeführten „sechs Eigenschaften" näher aus.

3.2.1 Vier Qualitäten der Bewusstseinswelt

Innerhalb des Bewusstseins lassen sich mehrere Qualitäten unterscheiden. Zunächst handelt es sich um die gewohnte konturierte Gedanken- und Vorstellungswelt. Sie umfasst klare Informationen und fundiert das wache Bewusstsein. Wir stehen den Vorstellungen innerlich gesehen „gegenüber" und bemerken, wie diese einer Vorstellungs- und Gedankenbildung entstammen, also ein „Ergebnis" der vorausgehenden denkenden Tätigkeit darstellen. Das Denken bildet Vorstellungen und Gedanken, verknüpft und gestaltet sie um. Vorstellungen und Gedanken sind also innerhalb des Bewusstseins nicht das Primäre, sondern bereits Resultat der Denktätigkeit. Damit erscheint in den Gedanken eine

Vergangenheitswelt, gewissermaßen die „Fußspuren" des lebendigen Denkens. Bildet man nicht nur die Vorstellung eines Dreiecks, sondern lässt diese in eine innere Bewegung kommen, indem sich das Dreieck z. B. von einem spitzwinkligen zu einem stumpfwinkligen verwandelt, so richtet sich die innere Aufmerksamkeit auf die Denktätigkeit selbst und nicht mehr auf die fertige Dreiecksvorstellung. Diese Übung verstärkt und belebt das Denken und dient als Hilfe für die meditative Tätigkeit.

Handelt es sich bei den Gedanken um die *Formqualität* im Bewusstsein, so entwickelt sich mit der Denktätigkeit *Bewegung*. Eine weitere Ebene, die der Bewusstseinswelt zugrunde liegt, bilden die Begriffe. Diese muss man sowohl von den Vorstellungen, die sie nur „verbildlichen" als auch von der beschriebenen Denkbewegung unterscheiden. Während der Formverwandlung des Dreiecks ist alles im Bewusstsein in Tätigkeit und in ständiger Bewegung. Allerdings bleibt eines gleich: Es handelt sich bei sämtlichen Verwandlungsprozessen immer um ein „Dreieck". Der Begriff des Dreiecks liegt allen Denkbewegungen zugrunde. Er ist nicht identisch mit dem jeweiligen Vorstellungsbild, er ist auch nicht farbig, wie vielleicht die Vorstellung des Dreiecks, sondern unräumlich und frei von Sinnesqualitäten. Ja, er überdauert sogar seine vergängliche Verbildlichung in der einzelnen Vorstellung, hebt sich also auch aus dem Zeitlichen heraus. Begriffe gehören nicht mehr zu der Raumes- und Zeit-, sondern zur geistigen Welt. Wir verfügen über sie, können sie allerdings kaum im Bewusstsein halten. Es ist schließlich schwer, den reinen Begriff des Dreiecks vorstellungsfrei nur eine einzige Minute lang störungsfrei zu denken. Mit der Begriffswelt offenbart sich das Wesen der Dinge und ihrer inhaltlichen Bezüge. Es ist die *Weisheit*, die der Welt zugrunde liegt und die wir in der Begriffswelt erfassen. Jede der beschriebenen Tätigkeiten ist Ausdruck einer *Willensaktivität*, ohne die keine einzige Vorstellungsverwandlung oder begriffliche Denktätigkeit zustande käme. Als solche weist sie auf das geistige Wesen des Menschen, das in unterschiedlichen Stufen wirkt. Es steht aber nicht für sich allein und isoliert. Bereits die einfache Betrachtung der Dreiecksverwandlung macht deutlich, dass sich die eigene Tätigkeit ganz mit dem Inhalt verbindet, ihm nicht mehr wie ein Zuschauer gegenübersteht, sondern mit ihm „verschmilzt". Insofern verbindet sich in den höheren Bewusstseinsstufen die erkennende Tätigkeit des Menschen mit dem Wesen der Welt: „Anthroposophie ist ein Erkenntnisweg, der das Geistige im Menschenwesen zum Geistigen im Weltenall führen möchte."[41]

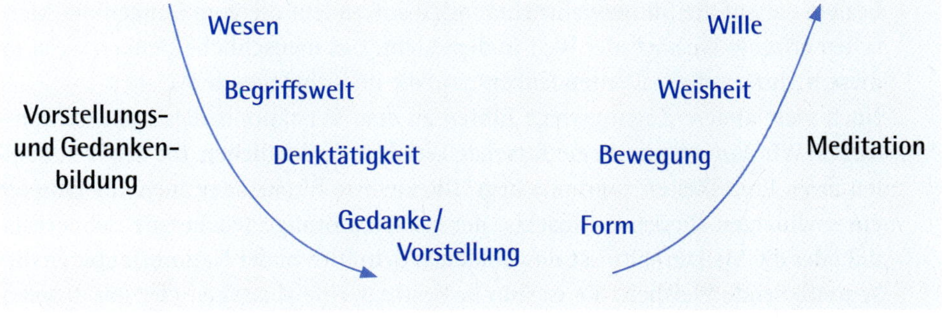

Vier Ebenen, die der Bewusstseinswelt zugrunde liegen

Der inneren Beobachtung entgeht es nicht, wie jedem Gedanken eine Willensaktivität vorausgeht, die ihn gemäß der Begriffswelt bildet und den die Denktätigkeit zum geformten Gedanken bzw. zur Vorstellung werden lässt. Es ist ein absteigender Weg vom Wesen zu seiner gedanklichen Abbildung. In der Meditation kommt es nun darauf an, die „toten" und geformten Gedanken wiederum zu beleben und sie dem geistigen Wesen zu nähern, also den Weg von „unten nach oben" zu beschreiten. Dieses *Besinnen* des alltäglichen Bewusstseins entwickelt sich zum *Geist-Besinnen.* Letzteres beginnt in dem Augenblick, in dem sich die meditativ-erkennende Tätigkeit entfaltet. Es bedarf einiger Übung, um diese neue Qualität auch nur für kurze Augenblicke zu entdecken.

3.2.2 Drei Stufen der Meditation

In der meditativen Tätigkeit lassen sich drei Qualitäten unterscheiden.[42] Zunächst wird der Inhalt durch das *Denken* erfasst. Dabei kommt es darauf an, sich dem Verständnis einer Meditation zu nähern. Der anthroposophische Erkenntnisweg arbeitet nicht mit unverständlichen Texten oder Formeln, sondern setzt die erkennende Tätigkeit bereits von Beginn der Arbeit an voraus. So nähert man sich z.B. dem Inhalt einer von Rudolf Steiner angegebenen Meditation *„Die Weisheit lebt im Licht"*[43] zunächst dem inhaltlichen Verständnis nach.

Exkurs

In jeder Sinneswahrnehmung lebt ein Licht, das einen Wahrnehmungszusammenhang „erhellt". Besonders deutlich ist diese Lichtqualität beim Sehsinn erfahrbar. Aber auch die anderen Sinne lassen Bewusstsein vom Wahrnehmungszusammenhang entstehen und entwickeln ein „Licht" in ihrer jeweiligen Modalität. Für sich genommen bleibt die Sinneswahrnehmung allerdings unverständlich, solange man sie nicht begrifflich durchdringt und dadurch versteht. Es muss sich also das Denken und damit die Weisheit der Begriffswelt mit dem Licht in den Sinneswahrnehmungen verbinden, damit die Erkenntnis des Wahrgenommenen entsteht. Das Denken hat aber die notwendigen Begriffe nicht „erfunden", sie sind kein menschliches „Produkt", sondern geistige Entitäten. Das Denken erfasst sie intuitiv und bezieht sie auf die Sinneswahrnehmung. Insofern lebt die vom Denken des Menschen erfasste Weisheit der Welt in dem Licht. Das menschliche Denken weist in diesem Sinne auf ein „Weltendenken", auf die im Licht lebende Weisheit.
Noch viele andere Zugangswege führen zu dem Verständnis dieses Meditationssatzes: Wir können uns die umfassende Weisheit verdeutlichen, die der Welt in allen ihren Einzelheiten zugrunde liegt. Die kleinste Blume oder auch das Wunder eines winzigen fliegenden Insekts, der sechseckförmige leuchtende Schneekristall oder die Maßverhältnisse des Goldenen Schnittes in der Natur offenbaren diese umfassende Weisheit. Sie ist nun keineswegs eine abstrakte oder gar unseren „Informationen" ähnliche. Vielmehr ist sie lebendig, schaffend und in den Schöpfungs- und Bildeprozessen wirksam. Sie gehört zu der göttlichen Schöpferwelt, die alles Dasein trägt und durchdringt. Die Weisheit wirkt und lebt in dem Licht der

Sinneswahrnehmungen, sie wird durch das Denken erfahren und zum Bewusstsein geführt.

Diese oder andere Gedanken bilden die Vorbereitung (Kontemplation) und sind noch nicht identisch mit der meditativen Arbeit. Sie beginnt, wenn das Denken in dem Inhalt des Meditationssatzes zu leben beginnt und seinen inneren Sinn lebendig erfährt. Die kontemplative Gedankenarbeit ist zu dieser meditativen Tätigkeit wie eine Vorbereitung, gewissermaßen der Weg zu dem Innenraum, in dem sich dann die Meditation entfaltet. Betritt man diesen inneren Raum, müssen alle intellektuellen Bemühungen schweigen, da sie von der eigentlichen meditativen Arbeit ablenken. Das Denken beginnt sich nun lebendig zu entfalten. Es ist keineswegs leicht, diese innere Denktätigkeit zu entwickeln. Nur allzu schnell fällt man aus dieser heraus, folgt anderen Gedankengängen oder bringt den lebendigen Denkprozess zum Abbrechen und „Ersterben" in der gewöhnlichen Gedankenbildung. Im Denkprozess entwickelt das Ich eine neue geistige Kraft. Es handelt sich nicht mehr nur um das seelische Selbsterleben, das unserem Alltagsbewusstsein zugrunde liegt, sondern um eine Ich-Tätigkeit, die sich dem Geistigen nähert. Aus dem seelischen Selbstgefühl beginnt sich das geistige Selbst des Menschen zu entwickeln.[44]

In einem nächsten Schritt entwickelt man das *Fühlen* in der meditativen Arbeit. Das Licht ist nicht nur ein dem Denken erfahrbarer Begriffsinhalt, sondern kann in seiner leuchtenden, strahlenden Qualität innerlich „erfühlt" werden. Wenn der Meditationssatz die sprachliche Gestalt bekommt:

„Die Weisheit erstrahlt in dem Licht"[45],

so lenkt dies die innere Aufmerksamkeit auf das „Strahlende". Das ist nun keine begrifflich-abstrakte Bestimmung, sondern ein inneres Erleben bzw. Gefühl, das sich in der Denktätigkeit entwickelt. „Dem Denken zur Klarheit Wärme schenken", beschrieb es Steiner an anderer Stelle.[46] Die Verbindung dieser scheinbar so unterschiedlichen Qualitäten des Denkens und Fühlens geschieht bereits in besonderen Momenten des alltäglichen Bewusstseins: Wenn eine Erkenntnis eintritt und ein Sachverhalt sich klärt, entwickelt sich im Moment des Erkennens das „Wahrheitsgefühl", die Evidenz. Das Fühlen hat nicht nur Qualitäten, die es in manchen Empfindungen mit dem Leib verbinden, sondern auch solche, die seine Beziehung zum Geistigen deutlich machen. Das Ich des Menschen beginnt sich entsprechend weiterzuentwickeln, indem es nicht nur im Denken, sondern nun auch in einem Fühlen als innere Tätigkeitsquelle lebt und sich dem Geistigen nähert. Die Anthroposophie nennt diese Entwicklungsstufe, die sich sehr anfänglich zu entwickeln beginnt, „Lebensgeist".[47]

Ein dritter Schritt bezieht sich auf die *Willensaktivität* in der meditativen Arbeit. Im lebendigen Denken entwickelt sich im Bewusstsein die ideelle Spur des Geistes. Im Fühlen ist es nicht nur dieser „ideelle Abglanz", sondern zunehmend eine erfühlte Wesensoffenbarung. Denkinhalte bleiben oftmals abstrakt, sind also von dem Wesenhaften, auf das sie sich beziehen, dem Wortsinne nach „abgezogen" und dadurch von ihm entfernt. Im Fühlen entwickelt sich eine zunehmende Nähe zum Wesen, das abstrakte Verhältnis löst sich auf und der geistige Inhalt kann sich offenbaren. Mit der Entfaltung des Willens verbindet sich die meditative Erkenntnistätigkeit ganz mit diesem Wesenhaften. Obgleich es durch die geistige Tätigkeit des Menschen erfasst wird, entspringt diese

Weisheit nicht menschlicher Erfindungs- und Schöpfungskraft, sondern ist mit dem Wesenhaften der Welt verbunden. Dementsprechend formte Steiner den angeführten Meditationssatz ein drittes Mal um:
„*Die Weisheit der Welt erstrahlet im Lichte*".[48]

In der meditativen Tätigkeit lebt nun nicht mehr nur der ideelle Abglanz des Geistigen der Welt, sondern sie beginnt sich mit diesem zu verbinden. Die Individualität entwickelt den Keim zum Geistesmenschen.[49]

In den grundlegenden Darstellungen Steiners finden sich zahlreiche Meditationen und deren inhaltliche Erläuterungen, die den ärztlichen Entwicklungsweg vertiefen und bereichern.[50] In der Arbeit mit diesen Inhalten leben diese drei Qualitäten, die sich auf das Denken, Fühlen und den Willen in der meditativen Tätigkeit beziehen.

Die Meditation führt zu einer inneren Entwicklung des Menschen und zu einem Fähigkeitszuwachs des Denkens, Fühlens und Wollens. Aus der abstrakten Gedankenwelt, die nur das Gewordene, nicht das Lebendig-Werdende begreift, entwickelt sich die lebendige Denktätigkeit.

3.2.3 Widerstände und Hindernisse

Viele Hindernisse stellen sich bereits auf dieser Stufe in den Weg und führen z.B. zu Zweifeln an Wirklichkeit und Wirksamkeit der geistigen Tätigkeit des Menschen. Es gibt einen konstruktiven Zweifel und einen destruktiv-zerstörenden. Wenn wir an manchen Inhalten hadern und nach neuen Lösungen suchen, so hat der Zweifel eine positive Aufgabe. Er kann aber auch alles substanziell in Frage stellen: Wir bemerken, wie in jedem Menschen eine konstitutionelle Kraft wirkt, die z.B. eine geistige Welt vollständig in Abrede stellt, da sie weder zu unseren alltäglichen Bewusstseinsinhalten gehört noch durch Sinnesorgane wahrzunehmen ist. Auch das eigene geistige Wesen gilt schließlich als fraglich, indem man Seele und Geist als Produktionen des Körpers auffasst. Schlussendlich bleibt bei einer Ausschaltung der Nervenfunktion (Narkose, Anästhesie) doch „nichts mehr übrig". Diese Zweifelkraft führt im Lebenslauf oftmals zu Krisen und Orientierungslosigkeit: Krankheit und Leid erscheinen perspektiv- und sinnlos, und der Wunsch nach „Erlösung" erwacht. Fragen nach Orientierung, also dem Sinn und der Ausrichtung der eigenen Biografie, stellen sich immer häufiger. Dabei ist die Suche nach dem Sinn „lebensentscheidend": „Wer ein Warum kennt erträgt fast jedes Wie" hat es Viktor Frankl (1905–1997) in Anlehnung an Friedrich Nietzsche (1844–1900) formuliert und zur Grundlage seiner Psychotherapie gemacht.[51] Er forderte interessanterweise nicht eine „Tiefenpsychologie", sondern – da es um die geistige Sinnfindung im Leben geht –, eine „Höhenpsychologie".[52] Die Seele entwickelt die Sehnsucht nach dem Licht aus den Höhen und empfindet Finsternis, Zweifel und Ratlosigkeit, wenn sich dieses Licht nicht entdecken lässt. Oftmals kompensiert eine Informationssucht die bedrückende Wirksamkeit des Zweifels. Zahllose Botschaften unserer Internetgesellschaft füllen dann die innere Leere aus. Die geistige Aktivität des Menschen schafft demgegenüber neue Inhalte und Orientierungen. Allerdings ist das ein langer Weg. Erkenntnis ist nicht zu erzwingen. Wir können durch intensive Vorbereitung uns „empfangsbereit" machen, um die richtige Idee und Antwort auf Lebensfragen zu bekommen, aber diese nicht „herbeizwingen“. In jedem Erkennen lebt also immer eine Gnade. Erkenntnis erscheint wie ein Geschenk für die Seele, um das sie sich bemüht, es aber nicht „verlangen“ darf. So kommen gute Ideen oftmals erst dann, wenn sich die Seele nach intensivem Bemühen aus der Anspannung löst und aus der konzentrierten Beschäftigung mit dem Problem befreit. Manchmal sind es die Morgenstunden, in denen die entscheidenden Ideen und Inspirationen kommen. Dann begnaden geistige Boten die Seele mit der zündenden Idee. Insofern gehört zu dieser Art von „Problemlösung“ die geistige Vorbereitung für den Erkenntnismoment und – sollte dieser dann eingetreten sein – auch ein Gefühl der Dankbarkeit. Helfende Mächte, auch verstorbene Menschen, wirken „seelenbegnadend“. Schließlich entgeht es einem nicht, wie die geistige Empfänglichkeit von der inneren Seelenpflege abhängt: Manche Gedanken kommen nur in einer dafür geeigneten Stimmung und brauchen eine Seele, die sich dafür bereitet hat, ein „Geisteskleid“[53] zu werden. Insofern ist eine Frucht innerer Entwicklung und meditativer Arbeit die Entwicklung geistiger Inspirationsfähigkeit, Empfänglichkeit und Gesinnung.

Aus einem Gefühl, das sich üblicherweise wie „kommentierend“ in der Seele einstellt (z. B. „das finde ich schön“), entwickelt sich in der Meditation ein Fühlen, das sich dem Geistig-Wesenhaften nähert und es sinnesorganähnlich erfährt. Auch hier ergeben sich vielfache Schwierigkeiten. Das Begegnen mit den Dingen der Welt bezieht sich zunächst auf die äußere, den Sinnen zugängliche Erscheinung und wendet sich weniger ihrem inneren Wesen zu. Das Alltagsbewusstsein sieht deswegen vielfach das Äußere als das „Eigentliche“ an und stellt ein geistig Wesenhaftes in seiner Existenz in Abrede. Insofern wird das Bemühen um die Annäherung an das Wesenhafte oft belächelt und als „esoterisch“ disqualifiziert. Es entwickelt sich eine Art Spott im Fühlen, der häufig Ausdruck einer inneren Leere der Seele ist, die dann unterschiedliche „Animationen“ ausfüllen müssen. Finden wir demgegenüber zu den Dingen, die uns erfüllen, oder zu Zielen, für die wir „glühen“, so erfüllt sich diese Leere der Seele mit neuer Kraft. Gesunde Ideale entzünden Feuer und „brennen“ nicht – wie ein stressbeladenes „Funktionierenmüssen“ – die Seele „aus“.

Schließlich verlangt auch der Wille eine Verwandlung. Die Absicht zur inneren Entwicklung ist oftmals schnell gefasst, die Umsetzung hingegen schwer. Wie oft vergessen wir Absichten und Vorhaben, die uns in zurückliegenden Augenblicken ausgesprochen wichtig waren! Eine sehr starke Kraft hindert uns an dieser Entwicklung des Willens, die uns in der meditativen Arbeit mit dem Wesen der Dinge und nicht nur ihrer äußeren Erscheinung verbindet, also auf einen Weg führt, „der das Geistige im Menschenwesen zum Geistigen im Weltenall führen möchte“.[54] Sie entsteht durch eine unter der Schwelle des Bewusstseins befindliche Furcht, das Gewohnte zu verlassen und sich dem Wesenhaften und Schöpferischen in der Welt zu nähern. Furcht und Angst wachsen an Schwellenmomenten der Biografie, in denen die scheinbare Sicherheit des Alltags verloren geht und etwas Unbekanntes in das Leben eintritt. Sie sind oftmals auch die verborgenen Ursachen für Gewalt, die aus der gefühlten Bedrohung entsteht. Hellt sich das Unbekannte, Bedrohliche durch die Erkenntniskräfte auf, so entsteht Mut. Die erkannte Notwendigkeit für eine Handlung schafft Mut und Realisierungskraft.

3.3 Meditationen des ärztlichen Erkenntniswegs

Rudolf Steiner gab 1924 zahlreiche Meditationen zur Vertiefung des Arztseins. Diese beziehen sich auf verschiedene Übungsziele und die Entwicklung von Fähigkeiten. Auch hier kommt es darauf an, zunächst den vorbereitenden Erkenntnisweg zu gehen, um sich dann dem Inhalt der Meditation zu nähern.

3.3.1 Meditation zur Leuchtekraft und Schweremacht

Das veränderte Verhältnis der Wesensglieder zueinander bedingt die Krankheit. Ich- und astralische Organisation haben nicht mehr eine rhythmisch wechselnde, physiologische Beziehung zur ätherischen und physischen Organisation, sondern dringen zu tief in diese ein oder werden von den Kräften der unteren Wesensglieder überwältigt. Das intellektuelle Wissen um diese Zusammenhänge kann man nun meditativ vertiefen, um zu einer wesensgemäßen Erkenntnis der Krankheit zu kommen und die notwendigen Heilungskräfte in den unterschiedlichen Therapien zu finden. Durch den meditativen Erkenntnisweg soll der erkrankte Mensch in seinem Zusammenhang mit den Heilungskräften der Natur gesehen und der Arzt befähigt werden, „zu speziellen Substanzen dasjenige Verhältnis zu gewinnen, das diese Substanzen nun selber haben zum gesunden und kranken Menschen."[55]

Eine in diesem Zusammenhang wesentliche Meditation bezieht sich auf das Verhältnis der Wesensglieder in Gesundheit und Krankheit. Zunächst lenkt man die Aufmerksamkeit auf die innere Qualität der Seele. Im Alltäglichen erleben wir diese in den wechselnden Bewusstseinsinhalten, Gefühlen und Willensimpulsen. Es ist ihre mehr äußerliche Seite, ihr inneres Wesen hängt mit dem Licht zusammen: Jedes Erwachen der Seele aus dem Schlaf weist auf ihre Lichtnatur, in dem das „Bewusstseinslicht" erscheint. Ein Licht, das dem äußeren Licht in den Sinneserscheinungen entgegenleuchtet und sich im Erkennen der Welt mit ihm verbindet. Diese Lichtkräfte des Seelischen sind aber nicht direkt erfahrbar; wir werden vielmehr erst durch die aus ihnen „geronnenen" Gedanken und Bewusstseinsinhalte auf sie aufmerksam, welche die Nervenorganisation zum „Alltagsbewusstsein" bringt. Als Bewusstseinslicht sind sie dann nicht mehr lebendig, sondern haben ihr Leben in der Konturiertheit und Abstraktion der Gedanken verloren. Losgelöst vom Leib erscheinen diese bewusstseinsschaffenden Kräfte lebendig, als lebendiges Licht, „ist die Seele in Wirklichkeit, in der Tat Licht."[56] Nun kommt es darauf an, sich nicht auf das abgestorbene, kalte Licht des abstrakten Bewusstseins zu konzentrieren, sondern auf die zugrunde liegende Kraft der Seele, ihre „Leuchtekraft". Dieser Leuchtekraft der Seele stellt sich in deutlichem Kontrast die Schwere unseres Körpers gegenüber. Die Schwere ist nun nicht mehr eine abstrakte Gewichtsangabe, sondern eine immense Kraft, die den Körper „nach unten" zieht und sich als „Schweremacht" der nach oben, in die Leichte führenden Leuchtekraft gegenüberstellt. Die meditative Vertiefung in diese beiden erlebbaren Qualitäten des menschlichen Wesens bildet den ersten Einstieg in die Meditation:

Schau in deiner Seele
Leuchtekraft
Fühl in deinem Körper
Schweremacht

Nun stellen sich diese Qualitäten in einen größeren Zusammenhang. In der Leuchtekraft der Seele ist das geistige Wesen des Menschen, sein Ich anwesend. Es wirkt, strahlt in der Leuchtekraft der Seele. Der schwereunterworfene Körper ist nun keineswegs das materielle und damit unbedeutsamere oder gar geringere Wesensglied des Menschen. In seinem Bau und seinen Funktionen wirkt eine umfassende Weisheit. Seine Vollkommenheit ist größer als diejenige des „Ich". Die Leber ist in ihrer Funktion nicht „steigerbar", kann nicht „noch mehr Leber werden", sondern ist „vollendet". Das menschliche Ich ist demgegenüber ein werdendes, wandlungsfähiges Wesen, dass der fernen Vollkommenheit sich erst entgegen entwickelt. Der vollkommene menschliche Körper galt deswegen in früheren Zeiten als der „Tempel der Gottheit", „der Körper ist nicht des Menschen, der Körper ist Gottes."[57] Er ist aus dem Göttlichen heraus entstanden. Insofern setzt sich die Meditation fort mit den Zeilen:

In der Leuchtekraft
Strahlet Geistes-Ich
In der Schweremacht
Kraftet Gottes-Geist.

Nun dürfen sich diese polaren Wirksamkeiten nicht vermischen. In jedem Schlaf trennen sich die oberen Wesensglieder, Ich und astralischer Leib, von den unteren, ätherischer und physischer Leib. Mit dem Erwachen kommt es zu ihrer stärkeren Verbindung. Erfolgt kein rhythmischer Ausgleich, entsteht Krankheit. Jede akute Entzündung verbraucht ätherische Kräfte, es vollzieht sich ein abbauender Stoffwechsel, indem die oberen Wesensglieder tief in die Leiblichkeit eingreifen und sich mit dem Körper unphysiologisch verbinden. Erst in der aufbauenden Nachtseite der Entzündung, ihrer Heilungsphase entwickeln sich die heilenden, mit dem ätherischen Leib verbundenen Kräfte. Aber auch die Krankheitsprozesse der Karzinogenese und Sklerose stehen in diesem Zusammenhang. Es lösen sich die Wesensglieder aus ihren physiologischen Funktionen und finden sich in eine Wesensgliederwirksamkeit hereingepresst, die sonst im Nerven- und Sinnes-System beheimatet ist. Seele und Geist ergreifen in unphysiologischer Wirksamkeit den Körper.

Auf der anderen Seite können aber auch die unteren Wesensglieder zu stark in die oberen einwirken. Wenn Lebenskräfte der ätherischen Organisation nicht ihre physiologische Metamorphose zu den Bewusstseinskräften erfahren, sondern in ungebremster Dynamik in der Seele wirken, so entstehen produktive Psychosen mit halluzinativen Bewusstseinsinhalten. Lebenskräfte des Körpers verwandeln sich nicht regulär zu Bewusstseinskräften, die das Ich beherrscht, sondern dringen unverwandelt und chaotisierend in die Seele. Es kann aber auch die Schweremacht des Körpers in die Seele eindringen und zur Depression führen. „Wenn Leuchtekraft die Schweremacht fasst, entstehen die Krankheiten des Körpers; wenn Schweremacht in Leuchtekraft dringt, entstehen die sogenannten Seelenkrankheiten."[58] Die Gründe für eine Seelenfinsternis – und damit oftmals für eine Depression – liegen keinesfalls nur in der Seele selbst. Immer mehr Befunde sprechen dafür, dass leibliche Faktoren in die Seele hereindrängen. So ist inzwischen gut bekannt, dass die chronische Entzündung, die wir bei vielen Erkrankungen finden – z.B. Diabetes, viele Lungenleiden, kardiovaskuläre Erkrankungen, Arteriosklerose – im Seelischen zu depressiver Stimmung disponiert.[59] Die Schwere des Leibes dringt in die Seele und lässt Dunkelheit und Nacht in ihr entstehen. Wir wissen auch, dass traumatische Erfahrungen als chronische Inflammation ihre Spuren im Leib hinterlassen und verdunkelnd in die Seele eindringen [→ III. 5.4 Biografisch-lebensgeschichtlicher Aspekt].

Nun kommt es darauf an, diese Krankheitserkenntnis mit dem „nötigen moralischen Impuls zu denken, durchzuempfinden, durchzufühlen, und dann ... allmählich wirklich die Dinge und Vorgänge der Welt so anschauen zu lernen, dass Ihr darauf kommt, wie man wiederum, wenn Leuchtekraft die Schweremacht erfaßt hat, wegbringt die Leuchtekraft von der Schweremacht durch irgend etwas, was den ätherischen Leib vom astralischen Leib her unterstützt durch irgend eine äußere Substanz oder durch einen Vorgang im Menschen."[60] Damit ergibt sich die Gesamtgestalt der Meditation:

Schau in Deiner Seele
Leuchtekraft
Fühl in deinem Körper
Schweremacht
In der Leuchtekraft
Strahlet Geistes-Ich
In der Schweremacht
Kraftet Gottes-Geist
Doch darf nicht
Leuchtekraft
Ergreifen
Schweremacht
Und auch nicht
Schweremacht
Durchdringen
Leuchtekraft
Denn fasset Leuchtekraft
Die Schweremacht
Und dringet Schweremacht
In Leuchtekraft,
So binden in Welten-Irre
Seele und Körper
In Verderbnis sich.[61]

Der Inhalt dieser Meditation bezieht sich in den ersten Zeilen auf das gesunde Wirken der Wesensglieder des Menschen, dann auf das kranke, das zur „Verderbnis", also der

Krankheit, führt. Das Wahrnehmen des Zusammenwirkens von Leuchtekraft und Schweremacht im Patienten wird geschult.[62] Die Mahnung „Doch darf nicht" weist zum einen auf das Kranksein des Menschen, zum anderen weckt sie die Kraft, die heilenden Substanzen für die Erkrankungen des Menschen zu finden. Das pathologische Ergreifen bzw. Durchdringen von Leuchtekraft und Schweremacht manifestiert sich ja trotz der Mahnung in jeder Erkrankung und begegnet uns als Ärzten und Therapeuten alltäglich. Die in dieser Meditation lebende „innere Aufforderung" bildet eine Kraft der Therapiefindung: Durch die meditative Arbeit entwickelt sich ein tieferes Verständnis für das Wirken der Wesensglieder im gesunden und kranken Menschen und ein Empfinden für die heilenden Substanzen und Elemente aus der Natur sowie die Potenziale der anderen Therapien, besonders auch der Heileurythmie. „Die Heilkräfte werden erst verraten von den Dingen, wenn man an sie herantritt mit gewissen geweckten Seelenkräften."[63]

3.4 Meditativer Erkenntnisweg und goetheanistische Erkenntnis

Das exakte Studium des menschlichen Organismus, seiner Wesensgliederung und seines Verhältnisses als Mikro- zum Makrokosmos verstärkt den meditativen Erkenntnisweg. Die goetheanistische Erkenntnis führt zu einem Erfassen der Wirksamkeit des Lebendigen, Seelischen und Geistigen im menschlichen Organismus und der Natur, die meditative Arbeit entwickelt sich auf dem inneren Weg demselben Wesenszusammenhang entgegen. Es befruchtet sich also wechselseitig das exakte Studium, indem es urteilsfähig macht und die Augen öffnet für die Idee, den Geist in der Sinneswelt und die innere meditative Arbeit. Sie entwickeln sich dann besonders gesund, wenn diese Wechselwirkung von Selbst und Welt in einem harmonischen Verhältnis stehen:

„Und wenn man spricht vom Wahrnehmen des Ätherleibes, so gibt es eben durchaus ... jenen inneren Prozeß, der zum eigentlichen Hellsehen führt, der durch die Meditation führt. Aber es gibt auch einen Erziehungsprozeß von außen. Wenn wir uns bemühen, die Naturvorgänge in der richtigen Weise zu sehen, so kommen wir dazu, uns vom Urteil aus eine Anschauung von diesen Dingen zu verschaffen. Sehen sie, die eigentlichen Hellseherorgane müssen ja von innen ausgebildet werden; aber das Urteil wird an der äußeren Welt ausgebildet. Bilden wir das Urteil intimer an der äußeren Welt aus, so kommt dieses Urteil dem sonst intimeren Prozeß beim Meditieren, dem von innen nach außen gehenden Prozeß entgegen."[64]

Dabei ist Art, wie wir die Welt und namentlich die Heilpflanzen ansehen, vermutlich für ihre Lebensprozesse und ihre therapeutische Wirksamkeit bedeutsam: Eine abstrakte utilitaristische Betrachtungsart, die Pflanzen als biochemische Wirkstofflieferanten begreift, wird ihre Lebens- und Heilungskräfte vermindern und töten. Umgekehrt belebt diese u. U. ein wesensgemäßes Denken. Eine zentrale Meditation für den medizinischen Erkenntnisweg bezieht sich auf die dreigliedrige Pflanze.[65] Durch sie kann sich das abstrakte Wissen mit der Wärme und dem Feuer des Blütenduftes verbinden, das Leben der Seele am glitzernden Tautropfen der Blätter erregen und das innere Sein der Seele an dem Erhärtenden der Salze, durch welche die Erde die Wurzel „pflegt", erstarken. Eine tiefe Beziehung zur Pflanzenwelt entwickelt sich dadurch, die inspirationsfähig macht für ihren „heilenden Geist“ und Kräfte weckt, die medizinisch wirken.

Ihr heilenden Geister
Ihr verbindet euch
Dem Sulphursegen
Des Ätherduftes;
Ihr belebet euch
Im Aufstreben Merkurs
Dem Tautropfen
Des Wachsenden
Des Werdenden.
Ihr machet Halt
In dem Erdensalze
Das in die Wurzel
Im Boden ernährt.

Ich will mein Seelenwissen
Verbinden dem Feuer
Des Blütenduftes;
Ich will mein Seelenleben
Erregen am glitzernden Tropfen
Des Blättermorgens;
Ich will mein Seelensein
Erstarken an dem Salzerhärtenden
Mit der Erde
Sorgsam die Wurzel pflegt.

Die therapeutische Wirksamkeit ist von vielen, gegenwärtig noch verborgenen Faktoren abhängig, zu denen auch das spirituelle Verhältnis zu den Naturreichen gehört. Entsprechend verbindet sich auch der Pharmazeut durch einen meditativen Erkenntnisweg mit der Pflanzenwelt und verstärkt u. U. dadurch die prozessuale Wirksamkeit der Arzneimittel. Insofern umfasst die Anthroposophische Pharmazie auch die geisteswissenschaftliche Naturbetrachtung und innere Entwicklung.

3.5 Fähigkeitsentwicklung

Die meditative Arbeit führt zu Fähigkeiten, die oftmals auf ganz anderem Felde als erwartet erscheinen. Qualitäten, die große Arztpersönlichkeiten durch die langjährige Erfahrung erringen, entstehen nun als Frucht der meditativen Arbeit. Dabei sind viele Dinge im Zusammenhang der Anthroposophie begrifflich anzusprechen und intellektuell verständlich zu machen, andere Qualitäten wurden innere Substanz und strahlen von

Mensch zu Mensch. Manches kann man verbalisieren, vieles ist aber davon unabhängig vorhanden, strömt aus vom Menschen und vertieft die therapeutische Beziehung.

Die meditative Arbeit führt einerseits zur Entwicklung des geistigen Menschenwesens, andererseits hat sie Rückwirkungen auf das tägliche Tun. Dabei kommt es nicht darauf an, dem Patienten in „meditativer Stimmung" zu begegnen. Die konzentrierte innere Arbeit ist das eine, von dem sich die praktische Tätigkeit mit den Patienten unterscheidet. Jedes Vermischen wäre ein Ablenken von der in beiden Fällen notwendigen Konzentration. Die Früchte der inneren Arbeit entwickeln sich gerade dann, wenn jeder dieser Bereiche ohne Vermengung seine sachbezogene Zuwendung erfährt.

Meditativer Erkenntnisweg und praktische Tätigkeit verlaufen ungetrennt und unvermischt.

Die abendliche Meditation führt u. U. zu Früchten am nächsten Tag. Dadurch ist sie von der praktische Tätigkeit nicht getrennt, aber auch nicht mit dieser vermischt.
Eine erste Frucht der meditativen Arbeit bezieht sich auf die Inspirationsfähigkeit.[66] Oftmals empfinden wir eine Art Ohnmacht, wenn sich ein Patient mit komplexer Erkrankung vorstellt und sich nicht der richtige, zur Diagnose oder Therapie führende Gedanke einstellt. Umgekehrt erfüllt es uns mit Freude und Dankbarkeit, wenn wir mit der treffenden Inspiration die nächsten diagnostischen und therapeutischen Schritte gestalten. Wie gewinnen wir also Inspirationsfähigkeit für die alltäglichen Entscheidungen? Oftmals lassen sich notwendige Erkenntnisse nicht „erzwingen". Vielmehr bedarf es eines intensiven Bemühens, aber auch Loslassen-Könnens, damit die gesuchte Idee sich einfindet. Lösungen kommen überraschend und nicht unbedingt in demjenigen Augenblick, wo wir sie mit aller Kraft suchen. Erkennen verlangt eine geistige Aktivität, hat aber auf der anderen Seite mit Gnade zu tun. Wir müssen innerlich zur Ruhe kommen, von uns absehen, die Seele verehrungsvoll öffnen und hören lernen, damit sich die Inspiration einstellen kann. Es ist eine gnadevolle Erlösung aus dem bedrückenden Suchen nach einer Lösung, wenn der erhoffte Gedanke aufblitzt. Was macht uns also inspirationsfähig in der therapeutischen Beziehung zum Patienten?

In diesem Zusammenhang steht die erste Frucht meditativer Arbeit: Durch die Öffnung des Bewusstseins zur geistigen Wesenswelt wird der Mensch für den richtigen Einfall zur richtigen Zeit inspirationsfähig. Rudolf Steiner beschrieb für die Lehrer der Waldorfschule, wie durch die abendliche meditative Vertiefung sich am nächsten Tag der hilfreiche Gedanke für die pädagogische Förderung der Schüler einstellt. Der Pendelschlag eines Vertiefens und Verbindens mit dem Wesen der geistigen Welt in der Meditation und dem aktiven Hereinstellen in voller Geistesgegenwart in das ganz alltägliche Leben mit seinen Herausforderungen trägt dazu bei, dass sich die „richtigen" Einfälle und Inspirationen für diese Tätigkeiten im rechten Moment einstellen. Ein vorher noch „dunkler" Zusammenhang hellt sich dadurch auf, eine Lichtqualität entsteht in der Alltagspraxis.

Durch die meditative Arbeit bildet sich ein seelisches „Sinnesorgan" für das geistige Erfassen der Welt und des Menschen. Jeder Gedanke macht Zusammenhänge und geistige Beziehungen in der Erfahrungswelt sichtbar. Demgegenüber verblinden und verdunkeln die Vorurteile. Durch den meditativen Erkenntnisweg entwickelt sich eine „geistige Wahrnehmungsorganisation“, die sich anfänglich in der Inspirationsfähigkeit zeigt. Diese Zusammenhänge machen deutlich, wie bereits das exakte Studium der Anthroposophie die erste Stufe des Erkenntnisweges bildet und wie Wahrhaftigkeit und Ehrlichkeit auf diesem Wege zu einer gesunden geistigen Wahrnehmungsorganisation führen.

Eine zweite Frucht bezieht sich auf die Qualität menschlicher Begegnung. Hier kommt es zu einer wesentlichen Vertiefung der Patienten-Arzt-Beziehung. Das Wort Empathie drückt diese Qualität nur unzureichend aus. Es handelt sich um Augenblicke der Begegnung mit dem anderen Wesen, die von menschlicher Wärme und Liebe getragen sind. Die spirituelle Substanz dieser Wesensbegegnung ist die Liebe, die sehend macht für das Wesen des anderen. Dieses sonst so missverständlich gebrauchte Wort bedeutet in diesem Zusammenhang das sich Verbinden mit dem Wesen des anderen Menschen. Aus dieser Begegnungsqualität kann sich das allgemein Gültige einer medizinischen Maßnahme an die individuellen Erfahrungen, Sichtweisen, Werte und Bedürfnisse des Patienten „anverwandeln“ (Peter F. Matthiessen). Ganz zentral steht hier die Frage nach dem für den Patienten „Guten“. Manches Effektive der Medizin gehört nicht unbedingt zu dem für den Patienten guten. So bewertet ein 90-jähriger Patient viele Therapien sicher anders als ein 35-jähriger. Eine für die Anthroposophische Medizin zentrale Meditation bezieht sich deswegen auf diese Thematik und trägt in ihrer ersten Zeile die Frage: „Wie finde ich das Gute?“[67] In dieser Meditation steht die Wärme im Mittelpunkt, man bezeichnet sie deswegen auch oftmals als die „Wärme-Meditation“.[68] Lässt sich diese Begegnungsfähigkeit mit dem Patienten ausbilden, entwickeln und steigern? Oder ist sie bis zu einem gewissen Grade „angeboren“? Hier zeigt sich eine weitere Frucht der meditativen Arbeit. Sie vertieft die Beziehung, indem die Aufmerksamkeit nicht nur an äußerlichen Befunden haftet, sondern sich auf das seelisch-geistige Wesen des anderen Menschen richtet. Manchmal erscheint dann während der Patientenbegegnung ein vollständig neuer Aspekt, der sowohl für den Patienten als auch den Therapeuten eine unmittelbare und gemeinsam empfundene Evidenz gewinnt und mit seiner Biografie und dem Schicksal zusammenhängt. Eine Empfänglichkeit, ein Sinnesorgan für schicksalsmäßige Zusammenhänge entwickelt sich.

Weit verborgener entsteht durch die meditative Erkenntnisarbeit dann eine dritte Frucht und Fähigkeit. Sie betrifft die medizinische Wirksamkeit. Denn – so schilderte es Rudolf Steiner – wenn meditative Inhalte immer wieder und wieder in der Seele gepflegt werden, entwickeln sich „erst diejenigen Kräfte, die medizinisch wirken können“.[69] Das weist auf eine geheimnisvolle und sich weitgehend im Verborgenen entfaltende Wirksamkeit hin. Manchmal entsteht der Eindruck, dass die Kraft eines Arzneimittels auch von der inneren Beschäftigung und Verbindung abhänge. Viele naheliegende Einwände, wie z. B. der, dass man lediglich aufmerksamer auf eingetretene Veränderungen im Zusammenhang mit der Medikamentengabe geworden sei oder liebgewordene Erwartungen in den zu beobachtenden Verlauf hereinprojiziere, verschleiern eine davon abgrenzbare innere Qualität. Sie besteht in den sich entwickelnden Kräften des Therapeuten, „die medizinisch wirken können“, und die auf die wesentliche Verbindung des Arztes mit den Heilmitteln weisen. Die innere Beschäftigung mit den Arzneimitteln, ihrem

Zusammenhang mit den Naturreichen und damit dem Makrokosmos entsiegelt ihr therapeutisches Potenzial und bringt sie für den Patienten zur verstärkten Wirksamkeit. Arzneimittel brauchen nicht nur eine „äußere", sondern in diesem Sinne auch eine „innere" Galenik. Der meditative Erkenntnisweg steht somit in unmittelbarer Beziehung zu den heilenden Kräften aus den Naturreichen.

4. Licht, Liebe und Leben

Diese drei Qualitäten sind Kraftquellen für die Beziehung zum Patienten. Durch die „brauchbare Diagnose" entsteht Licht in der vorherigen „Dunkelheit" der Beschwerden und Symptome. Der Patient bemerkt sofort, in welchem „Lichte" man ihn sieht und wahrnimmt. Darüber hinaus bedarf es der empathischen Verbindung mit dem erkrankten Menschen und damit der Entwicklung von Liebe. Denn man erkennt nur dasjenige, mit dem man sich verbindet: „Man sieht nur mit dem Herzen gut".[70] Schließlich vertieft sich die medizinische Wirksamkeit durch die meditative Arbeit und führt von dem äußeren „Management der Erkrankung" zu den heilenden Kräften, die mit der Lebensorganisation verbunden sind. In diesem Sinne wirken *Licht, Liebe und Leben* als die drei „heiligen Könige" der therapeutischen Beziehung. Sie sind geistige Quellen, die spirituell die Dreigliederung des Menschen fundieren und sich in der Beziehung zum Patienten entwickeln. Sie führen zum Erkennen des Übersinnlichen in der Sinneserfahrung der klinischen Untersuchung, also zum „Geist-Erschauen", zur Erkenntnis des anderen Menschen als einem göttlichen Wesen und schließlich der Brüderlichkeit in der therapeutischen Beziehung. Rudolf Steiner sprach von diesen Qualitäten als von Engeln inspirierten Idealen, für welche die Menschen aufwachen mögen.[71]

Betrachtet man zusammenfassend die Entwicklungsschritte des Denkens, Fühlens und Wollens auf dem Erkenntnisweg und seine Früchte im alltäglichen Leben, so erscheinen Parallelen mit den Entwicklungen des Patienten [→ XVIII. 3.8.4 Innere Entwicklung und Krebskrankheit]. Auch hier entstehen aus Angst bzw. Furcht, aus dem Hass auf die Erkrankung und schließlich aus dem Zweifel an ihrer Sinnhaftigkeit durch viele „Proben" neue Fähigkeiten des geistigen Menschenwesens. Die Entwicklung durch Krankheit bzw. Heilung und diejenige, die sich durch den Erkenntnisweg ergibt, sind ihrem Wesen nach verwandt und vertiefen das Zusammenwirken von Patient und Therapeut.

Viele Entwicklungen des Menschen entstanden durch schwere Schicksalskonstellationen. Die Schritte auf dem meditativen Erkenntnisweg der Anthroposophie wirken nur dann weiterführend, wenn sie eine ähnliche existenzielle Bedeutung bekommen. So ist der Weg vom Mediziner zum Arzt wesentlich von der individuellen Initiativkraft abhängig und bestimmt. Er entfaltet sich zwischen dem lähmenden Anspruch und zu leicht fertigem Umgang mit diesen Entwicklungsfragen. Das Spiel eines Kindes, das Ernsthaftigkeit und Konzentration mit Leichtigkeit so beeindruckend verbindet, verdeutlicht die anzustrebende Stimmung des Erkenntnisweges. Früchte dieses Weges entstehen zunächst in Bereichen, in denen man sie nicht erwartet. Ähnlich wie das Kind erst das Gehen als Willenstätigkeit, dann das Sprechen, in dem sich die Seele auszudrücken beginnt, und dann das Denken entwickelt, so zeigen sich die ersten Früchte der meditativen

Arbeit erst im Verborgenen, z.B. in der Entwicklung von Fähigkeiten, ehe sie dann zukünftig zu einem Geist-Erschauen führen.

Literatur

1 Steiner, R.: Das Zusammenwirken von Ärzten und Seelsorgern. Pastoralmedizinischer Kurs (GA 318). Rudolf Steiner Verlag Dornach 1994. Vortrag vom 8. September 1924.

2 Ebd.

3 Steiner, R.: Meditative Betrachtungen und Anleitungen zur Vertiefung der Heilkunst (GA 316). Rudolf Steiner Verlag Dornach 2008. Vortrag vom 8. Januar 1924.

4 Ebd.

5 Steiner, R.: Meditative Betrachtungen und Anleitungen zur Vertiefung der Heilkunst (GA 316). Rudolf Steiner Verlag Dornach 2008. Vortrag vom 25. April 1924.

6 Steiner, R.: Die Geheimwissenschaft im Umriss (GA 13). Rudolf Steiner Verlag Dornach 1989. Kapitel: Die Erkenntnis der höheren Welten (Von der Einweihung oder Initiation).

7 Ebd.

8 Ende, M.: Momo. Ein Märchen-Roman. Thienemann Verlag Stuttgart 2005. S. 14-15.

9 Girke, M.: Qualitäten in der Arzt-Patienten-Beziehung: Dimensionen des Hörens. In: Maio, G. (Hrsg): Auf den Menschen hören: Für eine Kultur der Aufmerksamkeit in der Medizin. Herder Verlag Freiburg/Breisgau 2017. S. 214-236.

10 Steiner, R.: Die Geheimwissenschaft im Umriss (GA 13). Rudolf Steiner Verlag Dornach 1989. Kapitel: Die Erkenntnis der höheren Welten (Von der Einweihung oder Initiation).

11 Ebd.

12 Saint-Exupéry, A. de: Der kleine Prinz. Karl Rauch Verlag Düsseldorf 1982. Kapitel XXI.

13 Moroni, M., Zocchi, D., Bolognesi, D. et al.: The 'surprise' question in advanced cancer patients: A prospective study among general practitioners. Palliative Medicine 2014; 28 (7). S. 959-964.

14 White, N., Kupeli, N., Vickerstaff, V. et al.: How accurate is the 'Surprise Question' at identifying patients at the end of life? A systematic review and meta-analysis. BMC Medicine 2017; 139 (15). S. 139.

15 Girke, M.: Qualitäten in der Arzt-Patienten-Beziehung: Dimensionen des Hörens. In: Maio, G. (Hrsg): Auf den Menschen hören: Für eine Kultur der Aufmerksamkeit in der Medizin. Herder Verlag Freiburg/Breisgau 2017. S. 214-236.

16 N. N.: Intuition oder Daten? Deutsche Medizinische Wochenschrift 2018; 143. S. 1217.

17 Steiner, R.: Die Geheimwissenschaft im Umriss (GA 13). Rudolf Steiner Verlag Dornach 1989. Kapitel: Die Erkenntnis der höheren Welten (Von der Einweihung oder Initiation).

18 Ebd.

19 Girke, M. (Hrsg.): Rudolf Steiner – Meditationen zur Wärme. Medizinische Sektion am Goetheanum Dornach 2018.

20 Steiner, R.: Die Geheimwissenschaft im Umriss (GA 13). Rudolf Steiner Verlag Dornach 1989. Kapitel: Die Erkenntnis der höheren Welten (Von der Einweihung oder Initiation).

21 Angelus Silesius: Der Cherubinische Wandersmann. Reclam Verlag Stuttgart 1995.

22 Steiner, R.: Meditative Betrachtungen und Anleitungen zur Vertiefung der Heilkunst (GA 316). Rudolf Steiner Verlag Dornach 2008. Vortrag vom 5. Januar 1924.

23 Kienle, G.: Arzneimittelsicherheit und Gesellschaft. Schattauer Verlag Stuttgart 1974.

24 Porzsolt, F., Pöppel, E.: Zur Diskussion über das drohende Ende der randomisierten kontrollierten Studie. Deutsche Medizinische Wochenschrift 2000; 125. A14.

25 Di Blasi, Z., Harkness, E., Ernst, E. et al.: Influence of context effects on health outcomes. A systematic review. Lancet 2001; 357 (9258). S. 757-762.

26 Porzsolt, F., Pöppel, E.: Zur Diskussion über das drohende Ende der randomisierten kontrollierten Studie. Deutsche Medizinische Wochenschrift 2000; 125. A14.

27 Steiner, R.: Meditative Betrachtungen und Anleitungen zur Vertiefung der Heilkunst (GA 316). Rudolf Steiner Verlag Dornach 2008. Erster Rundbrief, 11. März 1924.

28 Steiner, R.: Anthroposophische Leitsätze (GA 26). Rudolf Steiner Verlag Dornach 1998. 1. Leitsatz.

29 Steiner, R.: Ritualtexte für die Feiern des freien christlichen Religionsunterrichts (GA 269). Rudolf Steiner Verlag Dornach 1997. Vortrag vom 4. Oktober 1921.

30 Steiner, R.: Die Weihnachtstagung zur Begründung der Allgemeinen Anthroposophischen Gesellschaft 1923/24 (GA 260). Rudolf Steiner Verlag Dornach 1994. Grundsteinlegung am 25. Dezember 1923.
31 Zeylmans van Emmichoven, F. W.: Der Grundstein. Verlag Freies Geistesleben Stuttgart 1971.
32 Steiner, R.: Meditative Betrachtungen und Anleitungen zur Vertiefung der Heilkunst GA 316). Rudolf Steiner Verlag Dornach 2008. Vortrag vom 9. Januar 1924.
33 Steiner, R.: Anthroposophische Leitsätze (GA 26). Rudolf Steiner Verlag Dornach 1998. S. 117.
34 Steiner, R.: Wie erlangt man Erkenntnisse der höheren Welten? (GA 10) Rudolf Steiner Verlag Dornach 1993. Kapitel: Wie erlangt man Erkenntnisse der höheren Welten – Bedingungen.
35 Ebd. Kapitel: Wie erlangt man Erkenntnisse der höheren Welten – Innere Ruhe.
36 Ebd.
37 Ebd.
38 Angelus Silesius: Der Cherubinische Wandersmann. Reclam Verlag Stuttgart 1995.
39 Steiner, R.: Das Zusammenwirken von Ärzten und Seelsorgern (GA 318). Rudolf Steiner Verlag Dornach 1994. Vortrag vom 8. September 1924.
40 Steiner, R.: Wie erlangt man Erkenntnisse der höheren Welten? (GA 10). Rudolf Steiner Verlag Dornach 1993. Kapitel: Die Stufen der Einweihung.
41 Steiner, R.: Anthroposophische Leitsätze (GA 26). Rudolf Steiner Verlag Dornach 1998. 1. Leitsatz.
42 Girke, M.: Meditation in der Medizin und im ärztlichen Alltag. In: Glöckler, M. (Hrsg.): Meditation in der Anthroposophischen Medizin. Salumed Verlag Berlin 2016. S. 111–135.
43 Steiner, R.: Vorstufen zum Mysterium von Golgatha (GA 152). Rudolf Steiner Verlag Dornach 1991. Vortrag vom 1. Mai 1913.
44 Steiner, R.: Ursprung und Ziel des Menschen (GA 53). Rudolf Steiner Verlag Dornach 1981. Vortrag vom 9. Februar 1905.
45 Steiner, R.: Vorstufen zum Mysterium von Golgatha (GA 152). Rudolf Steiner Verlag Dornach 1991. Vortrag vom 1. Mai 1913.
46 Steiner, R.: Wahrspruchworte (GA 40). Rudolf Steiner Verlag Dornach 2019. Anthroposophischer Seelenkalender. Spruch für die 4. Aprilwoche.
47 Steiner, R.: Die Geheimwissenschaft im Umriss (GA 13). Rudolf Steiner Verlag Dornach 1989. Kapitel: Wesen der Menschheit.
48 Steiner, R.: Vorstufen zum Mysterium von Golgatha (GA 152). Rudolf Steiner Verlag Dornach 1991. Vortrag vom 1. Mai 1913.
49 Steiner, R.: Die Geheimwissenschaft im Umriss (GA 13). Rudolf Steiner Verlag Dornach 1989. Kapitel: Wesen der Menschheit.
50 Steiner, R.: Meditative Betrachtungen und Anleitungen zur Vertiefung der Heilkunst (GA 316). Rudolf Steiner Verlag Dornach 2008.
51 Frankl, V.: Wer ein Warum zu leben hat. Lebenssinn und Resilienz. Beltz Verlag Weinheim 2017.
52 Ebd. S. 37.
53 Steiner, R.: Wahrspruchworte (GA 40). Rudolf Steiner Verlag Dornach 2019. Anthroposophischer Seelenkalender. Spruch für die 5. Juliwoche.
54 Steiner, R.: Anthroposophische Leitsätze (GA 26). Rudolf Steiner Verlag Dornach 1998. 1. Leitsatz.
55 Steiner, R.: Meditative Betrachtungen und Anleitungen zur Vertiefung der Heilkunst (GA 316). Rudolf Steiner Verlag Dornach 2008. Vortrag vom 9. Janaur 1924.
56 Ebd.
57 Ebd.
58 Ebd.
59 Berk, M., Williams, L. J., Jacka, F. et al.: So depression is an inflammatory disease, but where does the inflammation come from? BMC Medicine 2013; 200. doi 10.1186.
60 Steiner, R.: Meditative Betrachtungen und Anleitungen zur Vertiefung der Heilkunst (GA 316). Rudolf Steiner Verlag Dornach 2008. Vortrag vom 9. Januar 1924.
61 Ebd.
62 Ebd.
63 Ebd.

64 Steiner, R.: Geisteswissenschaft und Medizin (GA 312). Rudolf Steiner Verlag Dornach 2020. Vortrag vom 3. April 1920.

65 Steiner, R.: Meditative Betrachtungen und Anleitungen zur Vertiefung der Heilkunst (GA 316). Rudolf Steiner Verlag Dornach 2008. Vortrag vom 5. Januar 1924.

66 Girke, M.: Meditation in der Medizin und im ärztlichen Alltag. In: Glöckler, M. (Hrsg.): Meditation in der Anthroposophischen Medizin. Salumed Verlag Berlin 2016. S. 111–135.

67 Selg, P.: Die „Wärme-Meditation". Geschichtlicher Hintergrund und ideelle Beziehungen. Verlag am Goetheanum Dornach 2013. S. 46.

68 Ebd.

69 Steiner, R.: Meditative Betrachtungen und Anleitungen zur Vertiefung der Heilkunst (GA 316) Rudolf Steiner Verlag Dornach 2008. Vortrag vom 5. Januar 1924.

70 Saint-Exupéry, A. de: Der kleine Prinz. Karl Rauch Verlag Düsseldorf 1982. Kapitel XXI.

71 Steiner, R.: Der Tod als Lebenswandlung (GA 182). Rudolf Steiner Verlag Dornach 1996. Vortrag vom 9. Oktober 1918.

Anhang

1. Ergänzungen zu inhaltlichen und therapeutischen Themen

Zu Kapitel II. 1.3 Die ätherische Organisation

Leben und Lebensorganisation: Die sieben Lebensprozesse

Leben ist ständiges „Werden" und basiert demzufolge auf der Dimension der Zeit. Es „kommt zur Ruhe" in den gewordenen Gestalten. Die schöpferischen Lebensprozesse bedürfen der Lenkung durch Gesetzmäßigkeiten. So orientieren sich z. B. Wachstum und Regeneration an einem für das jeweilige Lebewesen charakteristischen „Urbild". Die verschiedenen Formen der Metaplasie und Transdifferenzierung machen anschaubar, wie die aufbauenden Lebensprozesse in unterschiedlicher Weise Gestaltung erfahren. Umgekehrt kennen wir Wachstum, dem diese Formung fehlt und das dadurch in die ungezügelte Proliferation des Tumors übergeht. Es sind sieben Lebensprozesse zu unterscheiden: Lebendige Organismen bedürfen der Substanzaufnahme (1) und deren Angleichung an das innere „Milieu" (2), um als Ernährung (3) zu dienen. Stoffwechselprozesse führen andererseits zu ausscheidungspflichtigen Substanzen, zur Absonderung (4). Die aufbauenden Lebensprozesse dienen der Erhaltung (5), dem Wachstum (6) und schließlich der Reproduktion des Organismus (7). In diesen sieben Lebensprozessen verwirklicht sich die gestaltbildende Kraft [→ III. 4.2. Klinische Untersuchung der ätherischen Organisation]. Wie das Licht in verschiedenen Farben wirkt, so das Leben in den unterschiedlichen Lebensprozessen.[1]

1. *Atmung:* Öffnung zum Umkreis, Aufnahme von Außenwelt-Qualitäten
2. *Wärmung:* Adaptation des Aufgenommenen an das innere „Milieu"
3. *Ernährung:* Substratbereitstellung für die Stoffwechselprozesse des Organismus
4. *Absonderung:* organismische Integration oder Ausscheidung von Substanz
5. *Erhaltung:* Erhaltungsstoffwechsel des Organismus
6. *Wachstum:* Wachstumsvorgänge im Organismus
7. *Reproduktion:* Hervorbringung eines neuen Organismus

Die sieben Lebensprozesse

Wir begegnen den sieben Lebensprozessen im Funktions- und Erhaltungsstoffwechsel der Organismen, bei den Vorgängen der akuten Entzündung und ihrer regenerierenden Heilungsphase. In der klinischen Untersuchung öffnen sie sieben „Fenster" zur Beurteilung der ätherischen Organisation des Patienten [→ III. 4.2. Klinische Untersuchung der ätherischen Organisation].

Vier Qualitäten des Lebendigen

Die physische Welt konstituiert sich aus den vier Elementen des Festen, Flüssigen, Luftförmigen und der Wärme. Die Erscheinungsformen der sinnlich beobachtbaren Welt sind durch diese vier Elemente bestimmt. Dabei kommt ihnen keine im eigentlichen Sinne stoffliche Dimension zu: Das Element des Wässrigen erschöpft sich nicht in dem chemisch definierten Wasser, sondern umfasst alles Flüssige, das Luftelement entsprechend alles Gasförmige. Insofern sind bereits diese vier Elemente „überstofflich", eine verdichtete ätherische Qualität, und konstituieren die elementarische Welt.

In der Welt des Lebendigen finden sich entsprechend vier zugrundeliegende Qualitäten.[2] Zunächst besteht eine Polarität zwischen dem *physischen Körper* und der *ätherischen Kräftewelt*: Materie unterliegt der Schwerkraft, orientiert sich also zum Mittelpunkt der Erde. An der menschlichen Gestalt entdecken wir oftmals das „Lastende" und in die „Schwere fallende". Demgegenüber folgen die ätherischen Kräfte der „Leichte" und orientieren sich zum Umkreis. Das „schwerelose" Licht strömt aus der Peripherie in die Lebensprozesse der Pflanze, trägt in diese Form- und Differenzierungskräfte und führt sie in die räumliche Erscheinung.[3] Wir kennen auch zahlreiche Phänomene der Lichtwirksamkeit im Menschen, also eine Lichtphysiologie. Kognition und kardiovaskuläre Funktionen zeigen genauso wie die Krebserkrankungen Abhängigkeiten vom Licht, die sich keineswegs auf das Vitamin D reduzieren lassen. Auf die pleiotropen Wirkungen dieses „Lichthormons" geht Kapitel [→ XXV. 3.2.1. Vitamin D3] ein.

Eine erste Qualität lebendiger Organismen ist ihre Gestalt, die sich bis in den mikroskopischen Bereich verfolgen lässt. Das Lebendige trägt bereits im Aufbau der Zelle eine differenzierte Form, eine Art „Geometrie des Lebendigen" in sich.

Die formende Qualität des Lebendigen steht mit dem Lichtäther in Beziehung. Er führt die geistigen Gesetzmäßigkeiten in die räumliche Gestaltung. Ein einfaches Beispiel, das Ernst Lehrs (1894–1979) anführte, macht diese Wirksamkeit deutlich: Wenn Licht einer Landschaft durch das kleine Loch einer Camera obscura fällt, so sind alle ihre Gestaltungen in einem Punkt geistig anwesend, aber unräumlich geworden. Wenn das Licht dann auf die Projektionsfläche fällt, so erscheinen diese Gestaltungen wieder als Bild der Landschaft. Das Licht führt also das Geistig-Ideelle in die Räumlichkeit.

Goethe (1749–1832) beschrieb eindrucksvoll die gestaltende Kraft des Lichts: „Wie nun die Blätter hauptsächlich ihre erste Nahrung den mehr oder weniger modifizierten wässerichten Teilen zu verdanken haben, welche sie dem Stamme entziehen, so sind sie ihre größere Ausbildung und Verfeinerung dem Lichte und der Luft schuldig ... so zeigen sich uns die Blätter der Pflanzen, die unter dem Wasser wachsen, gröber organisiert als andere, der freien Luft ausgesetzte."[4] Das Licht trägt Form und Gestaltung in das Lebendige. Schon die „feinere" Ausgestaltung der Pflanzen an lichtreichen Standorten gegenüber ihrem Wachsen im Schatten illustriert diesen Zusammenhang. „In der Tat sind alle Formen der Natur – einschließlich derjenigen des Kristallreiches – lichtgewoben", formulierte es Ernst Lehrs.[5] Die lichtartige Wirksamkeit des Lebendigen bringt das geistige Urbild z. B. einer Pflanze in die räumliche Erscheinung.

Zu den Eigenschaften des Lebendigen gehört allerdings nicht nur Form und Gestalt, sondern auch die bereits beschriebene Formverwandlung, also die Metamorphose.

Leben entwickelt sich nicht uniform, gewissermaßen vom Kleinen zum Großen, sondern zeigt in sich gegliederte (Wachstums)-Bewegungen. Diese stellen eine nächste Qualität in den Lebensprozessen dar, die – wie auch die Gestalt des Organismus selbst – sich nicht aus den Stoffen und der chemischen Zusammensetzung herleiten lässt, sondern als übersinnliches Prinzip an diese herantritt. In dem wachsenden Organismus entsteht durch die Verwandlungsprozesse Proportionalität: Es existieren z. B. gesetzmäßige Zahlenverhältnisse der Blattstellung am Stängel oder es entwickelt sich die Proportionalität des Goldenen Schnittes im Lebendigen. Im Fünfstern der Blüten oder den fünf Samenfächern des Apfels findet sich der Goldene Schnitt wieder. Zahlenverhältnisse besitzen einerseits eine abstrakte Dimension, andererseits sprechen sie unser Empfinden an (z. B. durch eine wohlproportionierte Gestaltung) und stehen als Frequenzverhältnisse mit der Ton- und Klangwelt in Beziehung.

Während das Licht Formkräfte in die Lebensprozesse trägt und die räumliche Gestalt entwickelt, weisen die zahlenmäßig geordneten Bildeprozesse auf eine höhere Qualität des Lebendigen. Sie heißt in der Anthroposophie *chemischer Äther.* Rudolf Steiner nannte diesen auch Zahlen- oder Klangäther und stellte ihn den Wirksamkeiten des Lichts (*Lichtäther*) zur Seite. Der chemische Äther wirkt auch in den Zahlenverhältnissen der stofflichen Welt, die aus den Substanzprozessen entstanden sind. Die Stöchiometrie, also die ganzzahligen Verhältnisse in der Substanzwelt und den organischen Stoffwechselprozessen erscheinen wie eine – akustisch nicht hörbare – Musik. Das Periodensystem der Elemente zeigt unter diesem Aspekt eine „Tonleiter" der Stoffeswelt. Töne können nicht nur stoffliche Verbindungen ordnen, sondern auch gestalten. Besonders eindrucksvolle Beispiele dafür sind die Cladni'schen Klangfiguren. Bei diesen bildet der Ton seine Form, nachdem eine staubbelegte Fläche mit einem Bogen zum Tönen gebracht wurde und geometrische Figuren entstehen. Da sich durch die Wirksamkeit des chemischen Äthers die Gestaltungen der Lebewesen ergeben, wird er auch als „Weltgestaltung" bezeichnet.

Damit das „Prinzip Leben" (Hans Jonas) in einem sinnlich anschaubaren Organismus wirkt, das Leben also feste, substanzerfüllte Körperlichkeit im dreidimensionalen Raum bekommt, braucht es die besondere Lebenskraft, den Lebensäther. Dieser steht mit dem festen Element in Beziehung. Wenn eine Pflanze die Blüte entwickelt und ihren Duft in die Peripherie verströmt, so wirken hier Wärmeprozesse. Kommt es umgekehrt zur Verfestigung und Konsolidierung in der Samenbildung, so entfaltet sich der Lebensäther. Der Same sucht schließlich die Beziehung zur Erde.

Wir haben also bei den ätherischen Kräften die Form (Beziehung zum Licht) von der gesetzmäßig geordneten Formverwandlung (Beziehung zum Flüssigen) zu unterscheiden. Die eigentlichen Lebenskräfte wirken bis in die physische Organisation (Beziehung zum Festen).

Die ätherischen Kräfte strömen mit dem Licht aus dem Umkreis der Pflanzenwelt zu. Beim Menschen individualisieren sich diese zu seiner ätherischen Organisation, erfahren also eine „Metamorphose ihrer Richtung"[6]:

„Die Pflanze nimmt fortdauernd während ihres Lebens die auf die Erde einstrahlenden Ätherkräfte in sich auf. Der Mensch trägt sie aber schon von seiner Embryonalzeit an individualisiert in sich."[7]

Jede Aktivität des Lebendigen braucht Wärme. Als Brutwärme begleitet sie das sich entwickelnde Leben. Insofern bildet sie die Brücke zwischen dem stofflich erscheinenden Organismus und den übersinnlichen ätherischen Bildekräften. Auf diese Eigenschaft weist die Bezeichnung *Wärmeäther*, die ein Element sprachlich mit dem Ätherischen verbindet.

Leben, Chemismus und Licht kommen über die Wärme zur Wirksamkeit. *Wärme* führt das Wesen in die Erscheinung und kann umgekehrt in der Verbrennung das Wesen aus der Erscheinung lösen. Sie verbindet die geistige Welt mit der natürlichen.

Die vier Qualitäten des Lebendigen in der Organentwicklung

Die Entwicklung der Organismen geht von der *Wärme* aus. In der Brutwärme entwickeln sich die Keimkräfte des Lebendigen. Sie sind allerdings noch weit von der stofflichen Erscheinungsform entfernt. Es handelt sich dabei aber nicht um ungestaltete Lebensprozesse, sondern diese zeigen eine innere Ordnung, die wie ein *lebendiger Gedanke lichtartig in den Entwicklungsprozessen* wirkt (Lichtäther). Christian Morgenstern (1871–1914) sprach in einem bekannten Kindergedicht von diesen „Gedanken" des Lebens, wenn er von den Weidenkätzchen vor ihrem sichtbaren Erblühen sagt:

> „*Nur als wie Gedanken*
> *lagen wir im schlanken*
> *grauen Baumgeäst;*
> *unsichtbare Geister,*
> *die der Weltbaumeister*
> *dort verweilen lässt.*"[8]

Die Organformen entstehen in beweglichen Formveränderungen, die Verwandlungen der Organogenese „umspielen" die Urform. Gleichzeitig verändert sich die stoffliche Zusammensetzung: Die erste Zahnanlage unterscheidet sich substanziell von dem späteren Zahn. Es entwickeln sich Proportionen in den Formen des werdenden Organismus und auch seine stoffliche Zusammensetzung ist zahlenmäßig geordnet (z. B. Verhältnis der Elektrolyte im Blut zueinander). Verhältniszahlen geben keine Auskunft über quantitative Größen und damit die räumliche Welt, sie sind vielmehr dem Ton und Klang verwandt, in dem jedes Intervall einem Längenverhältnis schwingender Saiten entspricht. Unter diesem Aspekt „durchklingt" das Leben die Entwicklungsprozesse, die sich noch nicht im festen, sondern flüssigen Element abspielen. Das Leben wirkt bis in die Stoffumwandlung als Chemie des Lebendigen („Biochemie"). Aus diesem Grund wird diese Form des Lebendigen als *chemischer Äther* bezeichnet. Substanzen wirken also nicht mehr physisch wie in der äußeren Natur, sondern werden bis in ihre chemischen Umwandlungen hinein von dem Lebensprinzip ergriffen, gehen also über von der natürlichen Substanz zum Substrat des Lebendigen.[9] Schließlich muss sich das Organ verfestigen: Aus den intensiven Bildeprozessen entsteht zunehmend der feste Organismus. Das Leben ergreift das feste Element (*Lebensäther*). In jeder Knochenheilung nach Fraktur oder in der ständig ablaufenden Knochenbildung, die der osteoklastären Auflösung gegenübersteht, wirkt der Lebensäther als vierte Qualität. Dabei bleibt auch das festgewordene Gewebe noch im lebendigen Zusammenhang und kann sich ggf. auch wieder auflösen. Wenn das organismische Leben es ganz verlässt, so entfällt es dessen Zusammenhang und wird zur äußeren Natur. Wir haben es dann mit einer bestimmten Form von Skleroseprozessen zu tun, die der Leib durch Entzündung wiederum auflösen und reintegrieren muss. Die Entwicklung der Organismen verläuft demzufolge von der Wärme über das Lichtverwandte zum Flüssigen und führt schließlich in die feste Organbildung – wie im Kleinen der individuellen organismischen Genese, so auch im Großen der Weltentwicklung: Vier große Entwicklungsstufen verlaufen von der Wärme ausgehend schließlich zur festen Gestaltung. Steiner stellte diese in seiner Grundlagenschrift zum Evolutionsgedanken („Geheimwissenschaft im Umriss") dar.[10]

Zu Kapitel II. 2.2.3 Das Rhythmische System

Salze, Aschen und phosphorige Substanzen: Ihr Verhältnis zum dreigliedrigen Organismus

Das Nerven-Sinnes-System vermittelt Gestaltung und Form. Mit dem Rhythmischen System erscheint eine weitere Qualität: Es entwickelt über die Atmung die Stimmentfaltung, steht also mit dem Ton in Beziehung. In diesem leben nun nicht Form-, sondern Zahlengesetzmäßigkeiten: Frequenzen bestimmen den einzelnen Ton, ganzzahlige Verhältnisse die musikalischen Intervalle. So liegt z. B. der Quinte ein Frequenzverhältnis von 2 zu 3 zugrunde. Musik hat aus diesem Grunde nicht nur eine seelisch-geistige Wirkung, sondern auch eine leibliche, indem sie in die physiologischen Prozesse ihre Ordnungsprinzipien trägt – bis zu den siebenstufigen „Tonleitern" des Periodensystems der Elemente und damit der Substanzwelt. Musikalische Ordnungsprinzipien sind die physiologische Grundlage für die Wirksamkeit der Musiktherapie. Das *Rhythmische System* steht mit den *Zahlenverhältnissen*, wie sie sich besonders im Puls-Atem-Quotienten darstellen, in Beziehung und ist kosmologisch mit der Sphärenharmonik verbunden, die zu den Lehrinhalten der pythagoräischen Schule zählte. Rudolf Steiner wies oftmals auf die Beziehung des Menschen zum „Platonischen Weltenjahr" (also der Wanderung des Frühlingspunktes durch den gesamten Tierkreis) als großem Weltenrhythmus von 25.920 Jahren hin. So vollführen wir durchschnittlich 25.920 Atemzüge jeden Tag. Georg Glöckler (1933-2019) entdeckte, dass sich in den ganzzahligen Teilern dieser Zahl die Intervallverhältnisse sowohl für die Moll- als auch die Dur-Tonleiter wiederfinden.[11] Dieser große Weltenrhythmus ist also „musikalisch komponiert".

Dies hat auch eine praktische Bedeutung. Gestaltete Mineralien fördern die formende Qualität des Nerven-Sinnes-Systems. Aus diesem Grunde finden z. B. der sechsflächige Quarz oder auch das würfelförmige Salz als Arzneimittel zur Verstärkung der Wirksamkeit des Nerven-Sinnes-Systems Einsatz. Umgekehrt sprechen dynamische, „energiereiche" Substanzen das Stoffwechsel-Gliedmaßen-System an (z. B. Carbo-, Schwefel-, Phosphor-Präparate). Das Rhythmische System steht demgegenüber mit den Zahlenverhältnissen von Stoffen in Beziehung. Pflanzliche Aschenpräparate haben durch die vollständige Verbrennung die ursprüngliche Form verloren und sind auch nicht mehr

„entzündbare", dynamische Substanzen. Ihre Qualität ergibt sich aus den Mengen-, also Zahlenverhältnissen der Aschenbestandteile wie Natrium, Kiesel, Magnesium, Phosphor, Eisen, Calcium, Kalium etc. Die Pflanzen prägen ihr Wesen in die Substanzproportionen ihrer Aschen: So ist die Asche des Schachtelhalms kiesel-, die der (Apfel)-Mistel phosphor-[12], die der Eichenrinde dagegen calciumreich. Aschepräparate (Cinis-Arzneimittel) stehen deswegen mit dem Rhythmischen System in Beziehung und kommen z. B. bei den Erkrankungen der Atemwege zum Einsatz.

Zu Kapitel IV. 2.5.2 Die Therapieprinzipien

Kosmologie der Therapieprinzipien

Die sieben Therapieprinzipien stehen mit kosmischen Qualitäten in Zusammenhang. Betrachtet man die Planeten nicht nur nach ihrer äußeren Erscheinung, sondern nach ihren inneren Qualitäten, so offenbaren sich diese Beziehungen. Die begrenzende Qualität des Saturns mit seiner Beziehung zum Blei repräsentiert das abgrenzende Therapieprinzip. Die Ordnungskräfte des Jupiters entsprechen dem abnehmenden Prinzip, indem der den Skleroseprozessen zugrunde liegende „Ordnungszusammenhang" dem Patienten abgenommen und die Regeneration durch die Urbilder des menschlichen Leibes gestaltet wird. Die Dynamik des Mars findet sich im übernehmenden Therapieprinzip, das besonders bei entzündlichen Erkrankungen zur Anwendung kommt. Oftmals wird hier „sein" Metall, das Eisen eingesetzt. Die ausgleichende und harmonisierende Funktion der Sonne mit ihrem Bezug zum Gold entspricht dem „Lernen am Modell". Die empfangende Venusqualität ist charakteristisch für die transformierende Wirksamkeit. Das Beispiel einer krampflösenden Kupfertherapie verdeutlicht die Transformation in die durchwärmende und aufbauende Nachtwirksamkeit der Wesensglieder. Der Zusammenhang des Merkurs mit der Atmung, dem Verhältnis von außen und innen, kommt im Prinzip von Stoß und Gegenstoß zum Ausdruck. Hier entwickelt sich eine Atmungsgeste: Dem hereinwirkenden Arzneimittelimpuls folgt die Antwort des Organismus. Die Verstärkung der Wesensgliedertätigkeit entspricht schließlich der aufbauenden und leibbildenden Mondenwirksamkeit. Auf die Silbertherapie wurde in diesem Zusammenhang bereits hingewiesen [→ IV 3.1.1 Plumbum und Argentum]. Rolf Heine entwickelte das Konzept der *zwölf pflegerischen Gesten*. Es beschreibt therapeutische Grundhaltungen, die in der Beziehung zum Patienten gezielt eingesetzt und therapeutisch wirksam werden und mit den Tierkreisqualitäten in Zusammenhang stehen [→ Abb.].

In dieses Bild der *therapeutischen Gesten* fügen sich nun die *therapeutischen Prozesse* mit ihrer Beziehung zu den sieben Planeten. Während die Gesten einen „Grundton" in die Beziehung zum Patienten tragen, haben die therapeutischen Prozesse eine bewegliche Wirksamkeit. Damit stehen sie in einem Verhältnis zueinander wie der ruhende Sternenhimmel zu den bewegten Planeten.

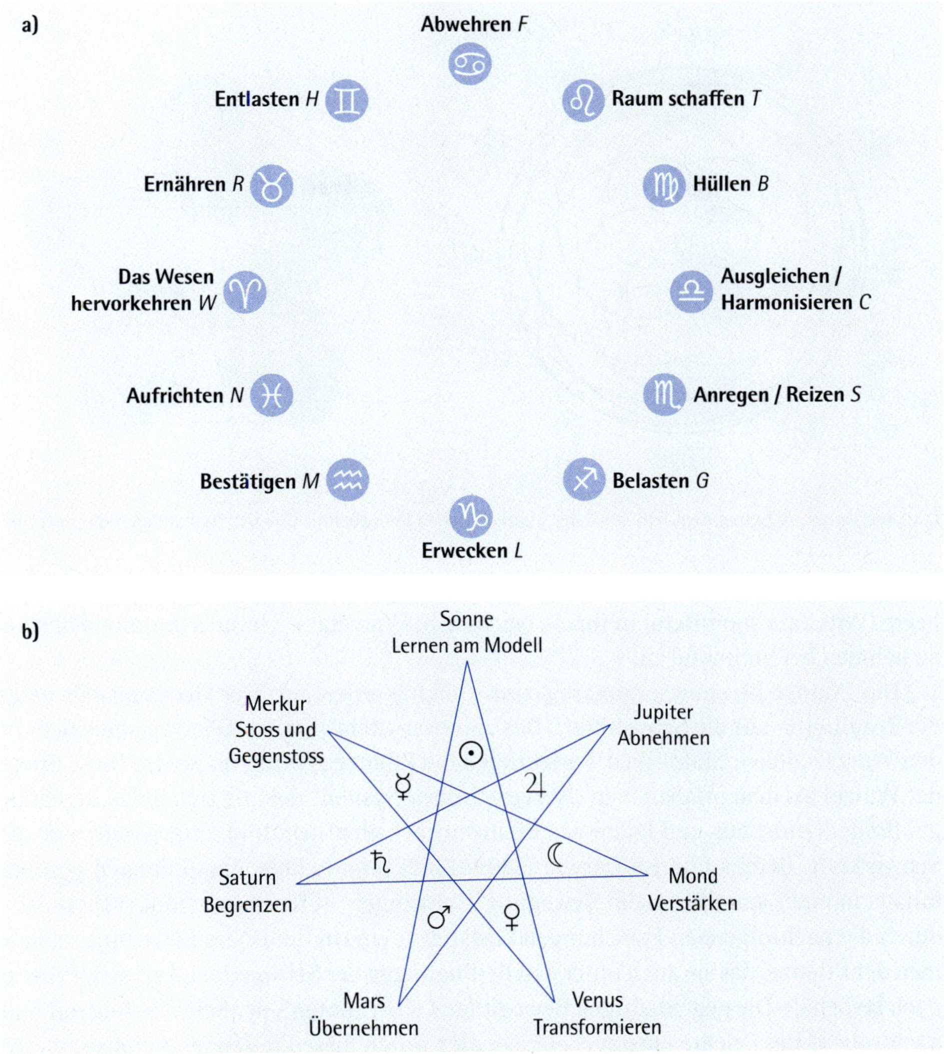

Legende: a) das Konzept der zwölf Pflegegesten nach Rolf Heine[13], b) die sieben Therapieprinzipien

Zu Kapitel IV. 3.2.4 Die Gestalt der Pflanze und ihre zeitliche Entwicklung

Die Beziehung der Pflanze zum Makrokosmos

Die Beziehung der Pflanze zum Makrokosmos zeigt sich nicht nur im Geo- und Heliotropismus, also durch ihre Beziehungen zu Erde und Sonne, sondern auch durch die Formentsprechungen zu den rhythmischen Bewegungen der Planeten. So steht die sechsblättrige Blüte mit der geozentrischen Merkurbewegung, die fünfzählige mit derjenigen der Venus in Beziehung [→ Abb.].

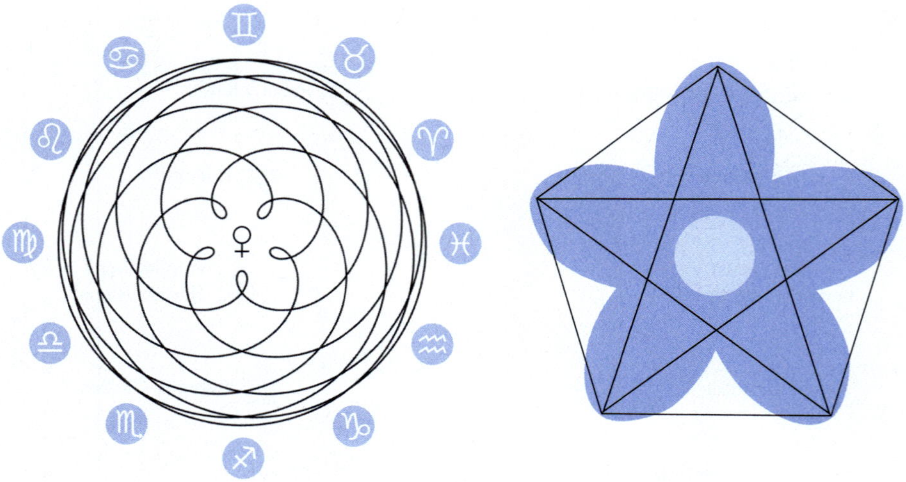

Entsprechungen zwischen dem Fünfstern der geozentrischen Venusbahn[14] und der fünfzähligen Blütenform[15]

Zudem sind Beziehungen zum Mond bekannt: So beeinflusst die Mondphase die Schlafbeere (Withania somnifera) in ihrem Wachstum: Wurzelgewicht und Internodalabstände nehmen bei Vollmond zu.[16]

Die Pflanze ist sinnesorganartig zum Umkreis orientiert. Der Geotropismus zeigt die Reagibilität auf die Schwerkraft. Das „Sinnessystem" für den Geotropismus liegt in den Wurzelspitzen: Statolithen[17] orientieren die Pflanze geotrop im Raum. Diese Sinne der Wurzel als dem pflanzlichen „Nerven-Sinnes-System" dehnen sich bis in den Stängel (Endodermis) aus und leiten das Pflanzenwachstum heliotrop entgegengesetzt zur Schwerkraft. Bereits Charles Darwin (1809–1882) fand heraus, dass Pflanzen darüber hinaus in einer spiralförmigen Bewegung „schwingen" (Circumnutation).[18] Diese ist – durch die nachfolgenden Forschungen bestätigt – ein rhythmisches Bewegungsphänomen der Pflanze, das sie auch unter den Bedingungen der Schwerelosigkeit dem Prinzip nach beibehält. Die gegenläufigen Bewegungen nach „unten", der Schwere folgend und nach „oben" der Leichte entsprechend, werden durch diese kreisenden Keimlingsbewegungen „vermittelt", welche die Pflanze mit dem Umkreis verbinden und typologisch an die planetarischen Bewegungen erinnern. Nicht nur durch das einströmende Licht, sondern auch in ihrer Form und ihren Wachstumsbewegungen ist also die Pflanze mit dem Makrokosmos verbunden. Darüber hinaus reagiert sie auf die Luft: Schon in der ägyptischen Kulturepoche war bekannt, dass aufgeschnittene reife Feigen die Früchte eines ganzen Feigenbaumes zur Reife bringen können. Eine besonders von reifen Früchten, aber auch sonst während der Lebenszeit einer Pflanze gebildete luftförmige Substanz (Ethylen) fördert nicht nur das Reifen, sondern auch die Rücknahme von Lebendigkeit (Seneszenz).[19] Mit dem luftförmigen Prinzip, das die Frucht verströmt, nähert sich das astralische Wesen, das in der Fruchtbildung die Pflanze berührt, ihrer ätherischen Organisation und wirkt ihren Lebensprozessen entgegen. Das Schwinden des pflanzlichen Ätherleibs wird dann in der herbstlichen Blattfärbung sichtbar, in der „Blütenfarben" an die Stelle des Blattgrüns treten.

In der Pflanzenbiologie ist in populärwissenschaftlichen Darstellungen von einem „Geruchssinn der Pflanzen“ die Rede. Rudolf Steiner erwähnte ein „Riechen“ der Pflanzen, das mit den Planetenqualitäten in Zusammenhang steht und durch das sie ihren Pflanzenduft bilden. „Und so duftet uns aus den Pflanzen in Wirklichkeit der Himmel entgegen.“[20]

Zu Kapitel IX. Pneumologie:

COVID-19

COVID-19 stellt besondere Herausforderungen an das Krankheitsverständnis und die Therapie.

Die Genese des höchstwahrscheinlich aus der Tierwelt auf den Menschen transmittierten SARS-CoV-2-Virus hat höchstwahrscheinlich Konsequenzen für das Verhältnis des Menschen zu den Naturreichen und insbesondere dem Tierreich. Viren umgeben uns als „physiologische Virosphäre“ und sind in individual- und phylogenetischer Hinsicht entwicklungsnotwendig.[21] Viren zeigen durch ihre Organotropie eine Beziehung zum dreigliedrigen Organismus. So kennen wir neurotrope Viren, die also das Nerven-Sinnes-System befallen, andere die besonders die Atemwege und das kardiovaskuläre System betreffen sowie Viren, die mit Erkrankungen des Stoffwechselsystems verbunden sind (Hepatitis, Noro-Viren)). Sie bilden die Dreigliederung des Menschen in der umgebenden Virosphäre ab. Desintegration aus diesem physiologischen Zusammenhang z.B. durch Eingriffe des Menschen in die Lebensräume der Tiere und durch deren menschenbedingtes Leid entwickelt Pathogenität für den Menschen und lässt – bei unverändertem Verhalten – neue pandemieauslösende Viren erwarten. Bei mehreren Epidemien mit „neuen“ Viren (Ebola, SARS-1, HIV) zeigte sich ein Zusammenhang zu menschlichen Eingriffen und Zerstörungen der Ökosphäre mit entsprechenden Folgen für die Tierwelt und das Mensch-Tier-Verhältnis.[22] Pandemieprophylaxe verlangt die Achtung der Lebens-(Öko)-Sphäre der Erde und ihrer beseelten Welt (Tierreich) und damit eine würdevolle und dankbare Beziehung des Menschen als geisttragendes Wesen zu den Naturreichen.

Klinischer Verlauf

COVID-19 hat einen charakteristischen zeitlichen Ablauf. Dabei liegt die Inkubationszeit zwischen drei und sieben Tagen (bis maximal sogar 14 Tage). Nach meist einer Woche mit oftmals nur milden Symptomen wie Husten, Halsschmerzen und Fieber (rund ein Viertel aller Infizierten entwickelt keine Krankheitssymptome[23]) kann sich der Verlauf zur COVID-Pneumonie wenden oder auch die Besserung eintreten. An die Pneumonie schließt sich ggf. das akute Lungenversagen (ARDS) an mit intensivmedizinischer Behandlungsnotwendigkeit. Gefürchtet ist das septische Hyperinflammationssyndrom mit überschießender Immunreaktion und schließlich Multiorganversagen.

Die akute pneumonische Phase kann in eine chronisch-entzündliche übergehen und über Membranbildung, intra-alveoläres Ödem sowie Verdickung alveolärer Septen mit perivaskulären Infiltraten zur Organisationsphase führen. Hier herrschen nun sklerosierende Prozesse vor mit diffuser alveolärer Schädigung, ausgeprägter fibroblastischer Proliferation, partieller Fibrose bis zur reaktiven knöchernen und Plattenepithelmetaplasie.[24] Klinisch passt zu diesen in die Sklerose führenden Prozessen die prokoagulatorische Gerinnungsaktivierung sowie die beschriebene endotheliale Dysfunktion. Während das mit COVID-assoziierte Hyperinflammationssyndom in eine entzündliche Aktivität führt, welche die Ich-Organisation nicht mehr lenkt, bilden sich polar hierzu sklerosierende Veränderungen aus, die mit der Chronifizierung in Beziehung stehen. Nach überstandener Infektionserkrankung können Müdigkeit, Konzentrationsschwäche und Abgeschlagenheit längerfristig persistieren.

Wesensgliederkonstellation bei COVID-19

Die Sklerosierungen machen die Wesensgliederdisposition für COVID-19 deutlich: Kommt es zu einer einseitig zum Nerven-Sinnes-System orientierten Konstellation, die sich durch bewusstseinsmäßige Überforderung[25], seelische Anspannung, Angst, soziale Isolation und empfundene Einsamkeit[26] wie auch depressive Stimmungslage verstärkt, so entstehen negative Auswirkungen auf das Immunsystem und vermutlich eine vermehrte Suszeptibilität für die Erkrankung. In ähnlicher Weise führt der Bewegungsmangel, aber auch eine übersteigerte Bewegung zu negativen immunologischen Effekten. Umgekehrt hat eine positive Lebensstimmung eine Resilienz erhöhende Wirkung.[27]

Der Dominanz des Nerven-Sinnes-Systems wendet sich die akut-entzündliche Antwort entgegen, man sollte diese keinesfalls unkritisch supprimieren.

Zu der beschriebenen Wesensgliederkonstellation mit übersteigerter Aktivität des Nerven-Sinnes-Systems passen die risikoerhöhenden Vorerkrankungen: Es handelt sich bei den schweren Verläufen eher um ältere Patienten z. B. mit Hypertonie, Diabetes und Übergewicht, also Leiden, die ebenfalls durch die Dominanz des Nerven-Sinnes-Systems charakterisiert sind. Demgegenüber erkranken Kinder, die vor allem im Bereich der Atemwege anfällig sind, meist nur leicht und scheinen auch für die Ansteckung anderer nur eine geringe Rolle zu spielen.[28,29,30] Auch spricht die Bedeutung des ACE-2-Systems für diesen Zusammenhang: Während das ACE-System mit der bewusstseinsmäßigen Aktivierung der Wesensglieder verbunden ist [→ XI 2.1 Polare Erscheinungsformen der Hypertonie], steht das ACE-2-System mit ihrer aufbauenden Nachtwirksamkeit in Beziehung. Diese aufbauende Wesensgliederwirksamkeit wird durch die beschriebene Wesensgliederwirksamkeit behindert und über den ACE-2-Rezeptor als Zink-haltige Metallocarboxypeptidase zum Aufnahmeort von SARS-CoV-2.

Exkurs

Vor etwa 20 Jahren wurde das Angiotensin-Converting Enzyme 2 (ACE-2) beschrieben.[31] Das Renin-Angiotensin-System (RAS) dient der Blutdruckregulation. Es wird aktiviert, wenn sich die astralische Organisation zum Nerven-Sinnes-System orientiert. Mit ihm ist also die blutdruckerhöhende Tageswirksamkeit der Wesensglieder verbunden. Vor etwa zwanzig Jahren wurde nun ein weiteres, dem ACE homologes Enzym, das Angiotensin-Converting-Enzyme-2 (ACE-2) beschrieben. Es findet sich u. a. in den Epithelzellen des oberen und unteren Respirationstraktes wie auch in den Alveolarepithelien Typ 2 und Endothelzellen. Dabei begleitet es nicht die Tagesaktivität der Wesensglieder, sondern ist mit deren Nachtwirksamkeit verbunden. So kommt es zur Vasodilatation, antioxidativen, antiinflammatorischen und antifibrotischen Wirkung. Damit steht der Tagesaktivität und Bewusstseinsorientierung (RAS) die Nachtwirksamkeit der Wesensglieder polar gegenüber und korreliert mit dem ACE-2. COVID steht mit der zum Nerven-Sinnes-System orientierten Wesensgliederwirksamkeit in Beziehung und führt zur eingeschränkten Nachtwirksamkeit. Diese wird damit „anfällig" für Außenwelteinflüsse. Coronaviren gelangen entsprechend über ACE-2 in den Organismus.

Die Dominanz des Nerven-Sinnes-Systems entwickelt sich mit einer kopfartig abschließenden Qualität. Dadurch entstehen die in die Verfestigung führenden Manifestationen. Die temporäre Anosmie und Geschmacksstörungen machen demgegenüber auf die Beeinträchtigung der Sinnesfunktionen und den eingeschränkten „atmenden" Austausch mit der umgebenden Welt aufmerksam.

Diese zum Bewusstsein und seelischer Anspannung tendierende Wesensgliederkonstellation verlangt als präventiven und therapeutischen Ausgleich die Aktivierung des Stoffwechsel-Gliedmaßen-Systems (Bewegung)[32] sowie eine ausreichende physiologische Schlafqualität und -dauer.[33]

Therapeutische Gesichtspunkte

Die entzündlichen Reaktionen sollte man keinesfalls unkritisch durch Fiebersenkung supprimieren. Vielmehr brauchen sie ihre therapeutische Lenkung, denn sie wenden sich als Wärmeprozesse der „Erkältung" durch das vorherrschende Wirken des Nerven-Sinnes-Systems entgegen.

Zur Infektprophylaxe empfehlen sich

- *Meteoreisen Golbuli velati* (Wala) — mehrere Monate täglich 5 Glb. morgens[34]
- *Infludoron* (Weleda) Glb. — mehrere Monate täglich 10 Glb. morgens.

Diese Arzneimittel führen durch das Meteoreisen bzw. Ferrum phosphoricum die oberen Wesensglieder über die Atmung in das Stoffwechsel-Gliedmaßen-System und wirken somit der mit COVID verbundenen Wesensgliederkonstellation entgegen. Meteoreisen Globuli lassen sich auch bei verzögerter Rekonvaleszenz einsetzen. Kommen ätherische Erschöpfung und seelische Entkräftigung hinzu, so ist an

- *Levico comp.* (Wala) Glb. velati — 10-10-10

zu denken.

Die zentralen Arzneimittel der *Pneumoniebehandlung* (Pneumodoron 1/2, Pulmo/Vivianit comp. (Amp.), Echinacea/Argentum (Amp.) und Camphora D3 (Amp.) und D1

(Tropfen)) finden sich ebenso wie die erforderlichen äußeren Anwendungen im Kapitel [→ IX 5.5 Pneumonie]. Auch braucht es eine unterstützende Behandlung des kardiovaskulären Systems (wie Cardiodoron). Bei sklerosierenden Prozessen ist an

- *Formica ex animale Gl D8* (Wala) Amp. s.c. 1-0-0

zu denken. Bei gestörter endothelialer Funktion und aktivierten Gerinnungsprozessen im Rahmen einer Endothelitis[35] kommen Kupferverbindungen in Betracht. Bei septischem Verlauf gelten die im Kapitel Intensivmedizin [→ XV 6.Sepsis] dargestellten Gesichtspunkte.

Neben der medikamentösen Therapie sind die äußeren Anwendungen entscheidend (Senfmehl- und Ingwerwickel). Im Rahmen der Rekonvaleszenz kommen die Heileurythmie, Kunsttherapien und Anregungen zur seelischen und geistigen Kräftigung zur Anwendung.[36]

Zu Kapitel IX. Pneumologie:

Farblichttherapie

Rudolf Steiner hat 1920 auf die therapeutische Wirksamkeit der Farben hingewiesen und den Grundstein für die *Farblichttherapie* gelegt.[37]

„Wenn man einfach den Menschen in einen Raum bringt und ihn bescheinen lässt von objektiver Farbe und Licht oder einen Teil von ihm aussetzt einer nur *objektiven Wirkung von Farbe oder Licht* [hervorgehoben vom Verfasser], so wird direkt eine Organwirkung hervorgebracht. Es ist etwas, was durchaus von außen auf den Menschen wirkt. Wenn man aber die Exposition so macht, dass irgendwie dasjenige in Anspruch genommen wird, was sonst nur durch das Bewusstsein in Anspruch genommen wird, der Farbeneindruck, die Tatsache, dass die Farbe da ist, wenn ich also, statt dass ich auf den Menschen farbiges Licht scheinen lasse, ihn bringe in ein Zimmer, das mit einer gewissen Farbe ausgekleidet ist, dann ist die Wirkung eine andere, nämlich eine solche, die doch immerhin geht durch alle diejenigen Organe, die nach den Bewusstseinsorganen zu liegen. Bei dieser *subjektiven Farbentherapie* [hervorgehoben vom Verfasser] wird unter allen Umständen auf das Ich gewirkt, während bei der objektiven Farbentherapie auf das physische System gewirkt wird und erst auf dem Umwege durch das physische System auf das Ich. Sagen Sie deshalb nicht, dass es unnötig ist dann, wenn man blinde Menschen in einen Raum bringt, der mit einer bestimmten Farbe ausgekleidet ist, weil sie keinen Eindruck haben können und die Folge sein müsste, dass eigentlich die Abwesenheit jeder Wirkung da sei. Das ist nicht der Fall. Da treten die, ich möchte sagen, unter der Oberfläche des Sinnlichen gelegenen Wirkungen des Sinnlichen eben sehr stark auf. Auch wenn ich einen blinden Menschen in einen Raum bringe, der rot oder blau ausgekleidet ist, so ist auch das für ihn ein Unterschied. Es ist also ein wesentlicher Unterschied, und es ist zu sagen, dass, wenn ich einen Menschen, der blind ist, in einen Raum bringe, der blaue Wände hat, ich dann so auf ihn wirke, dass seine ganze Organisation, sein Funktionieren vom Kopfe nach dem übrigen Organismus sich zurückzieht. Bringe ich ihn in einen Raum, der rot ausgeschlagen ist, so geht sein Funktionieren von dem übrigen Organismus nach dem Kopfe hin. Daraus ersehen Sie allerdings, dass in diesem Rhythmus, der dann hervorgerufen wird, wenn ich eine Farbe mit der anderen abwechseln lasse, bei solcher objektiver Farbentingierung der Umgebung das Wesentliche liegen muss. Weniger liegt daran noch, ob man einen Menschen in einen blauen oder in einen roten Raum bringt, sondern mehr noch daran, ob man einen Menschen, nachdem man ihn in Rot gehabt hat, ins Blau bringt, oder wenn man ihn im Blauen gehabt hat, ins Rot bringt. Das ist von einer wesentlichen Bedeutung. Sehe ich einem Menschen im Allgemeinen an, dass ich nötig habe, sein übriges System durch starke Anregung der Kopffunktionen ausbessern zu lassen, dann bringe ich ihn von einem blauen Raum in einen roten. Will ich durch den übrigen Organismus seine Kopffunktionen ausbessern lassen, bringe ich ihn von einem roten in ein blaues Zimmer. Das sind die Dinge, die in der, wie ich glaube, nicht fernen Zukunft doch sehr wichtig sind und bei der nun nicht Licht-, sondern *Farbentherapie* [hervorgehoben vom Verfasser] eine große Rolle spielen wird."[38]

Die Wirksamkeit der Farbe ist erst anfänglich verstanden. Dabei geht es wie angeführt auch um die Polarität von Blau und Rot, die sich an der Dreigliederung orientiert. Die blaue Farbe kann u. a. das geistige und seelische Wesen des Menschen vom Leib lösen und „in die Ferne führen". Mit dieser dem Einschlafen ähnlichen Konstellation der Wesensglieder sollte der Blutdruck sinken. Zwischenzeitlich wurde die blutdrucksenkende Wirkung blauen Lichtes tatsächlich nachgewiesen.[39] Es kommt vor allem zu einer Veränderung des systolischen Druckes. Dies steht mit dem Stickstoffmonoxid (NO) in Beziehung und unterstreicht ein weiteres Mal die Exkarnationsbewegung der oberen Wesensglieder. Insofern ist die von Steiner erwähnte Zukunft der Farbtherapie tatsächlich nicht mehr so fern.

Zu Kapitel XVI. 6. Die Diabetes-Folgeerkrankungen im Stoffwechsel-Gliedmaßen-System und ihre Therapie

Diabetologie und Zahnmedizin[40]

Die Mundhöhle mit den Zähnen gehört zum Stoffwechsel-Gliedmaßen-System des Kopfes: Das Neurocranium umschließt das Nervensystem, im mittleren Gesichtsdrittel finden sich die Atmungsprozesse des Rhythmischen Systems, im unteren Drittel kommt es zu Bewegung und metabolischen Prozessen, also zu Funktionen des Stoffwechsel-Gliedmaßen-Systems. Wird nun dieses unzureichend von den dynamisch wirksamen oberen Wesensgliedern ergriffen, so entwickeln sich nicht nur das diabetische Fußsyndrom oder die entsprechenden Einschränkungen im Stoffwechsel, sondern auch Erkrankungen der zum Stoffwechsel-Gliedmaßen-System des Kopfes gehörenden Zähne. Diabetiker haben ein zwei- bis dreifach höheres relatives Risiko für das Auftreten schwerer Parodontiden.[41] Dabei besteht ein Wechselverhältnis zwischen der Verschlechterung des Diabetes durch eine Parodontitis und ihrer Begünstigung durch die Erkrankung. So sollen Patienten mit Parodontitis doppelt so häufig an Diabetes erkranken als im Vergleich zu parodontal Gesunden.[42] Auch sind parodontale Taschen mit der Entwicklung eines metabolischen Syndroms assoziiert.[43,44] Man beschrieb ein größeres Ausmaß der chronisch entzündlichen Erkrankungen des Parodonts beim Typ-2- im Unterschied zum

Typ-1-Diabetes. Damit beteiligt diese besonders mit dem Stoffwechsel-Gliedmaßen-System verbundene Erkrankungsform auch im Bereich des Kopfes das hier ebenfalls anzutreffende Stoffwechsel-Gliedmaßen-System. Rudolf Steiner wies bereits 1920 auf den Zusammenhang der Zahnerkrankungen mit dem Diabetes mellitus hin und forderte die Zusammenarbeit ärztlicher und zahnärztlicher Kollegen ein: „Würde zum Beispiel zur Gewohnheit werden, dass Zahnärzte, die das Auftreten dieser Krankheit [„Pyorrhooea alveolaris, „Eiterung des Alveolarrandes"] bemerken, irgendwie dafür sorgten, das andere Ärzte den Gedanken bei sich aufkommen lassen: Der betreffende Mensch, bei dem diese Eiterung aufgetreten ist, ist mit einer gewissen Wahrscheinlichkeit ein Kandidat des Diabetes, dann würde sehr viel Wohltätiges geleistet werden können."[45] *Parodontalerkrankungen* sind Erkrankungen des Zahnhalteapparates (Parodontium), also von Gingiva, Desmodont, Zahnzement und Alveolarknochen.[46]

Zahnentwicklung

Die Zähne entwickeln sich aus einer polaren Anlage. In der sechsten Woche proliferiert das Stratum basale der ektodermalen epithelialen Mundhöhlenauskleidung und entwickelt sich in das mesodermale Mesenchym.[47] Hier kommt es zu einem Einstülpungsprozess, der einerseits die ektodermale becherförmige Kappe, andererseits die mesodermale Zahnpapille entstehen lässt. Diese wächst schließlich als Zahnpulpa (später gefäß- und nervenführend) in den „Glockenhohlraum" der ektodermalen Zahnanlage ein. Aus den inneren Zellschichten (innere Schmelzzellen) der ektodermalen Anlage entstehen die schmelzbildenden Adamantoblasten, aus den dem inneren Schmelzepithel anliegenden Mesenchymzellen der Papille die dentinbildenden Odontoblasten. Die Adamantoblasten scheiden die Schmelzproteine über ihre gegen die Odontoblasten gerichteten Zellfortsätze aus[48], bilden sich später zurück und lassen ein dünnes Häutchen auf der Schmelzoberfläche entstehen, das sich nach dem Zahndurchbruch ablöst. Demgegenüber bleibt die Odontoblastenschicht solange erhalten, wie der Zahn lebt und scheidet dauernd Prädentin ab.[49] In dieser Entwicklung zeigen sich somit Kräfte, die von der ektodermalen Oberfläche, „von oben" wirken und solche, die diesen „von unten" entgegenstrahlen. Die oberen Kräfte kommen zu einem Ende: die Adamantoblasten bilden sich zurück. Auf diese Wechselwirkung der aus der Vergangenheit stammenden oberen Kräfte und den ihnen entgegenstrebenden Kräften aus dem unteren Menschen wies Rudolf Steiner hin. Substanziell sind diese Dynamiken mit dem mineralisierenden Fluor und dem ihm polaren, den lichthaften, aufbauend ätherischen Kräften nahestehenden Magnesium verbunden.

Das Wurzeldentin ist nicht vom Schmelzepithel bedeckt. Hier differenzieren sich umgebende mesenchymale Zellen zu Zementoblasten, die den Zahnzement als dünne, über dem Wurzeldentin liegende Schicht bilden. Dieser ist über den bindegewebigen Zahnhalteapparat (Periodontium) mit der knöchernen Wand der Alveole befestigt. Er hält den Zahn fest in seiner Lage und soll die durch den kräftigen Biss entstehenden Druckkräfte durch Rückstellkräfte ausgleichen. Damit steht der ektodermalen, mit dem *Nerven-Sinnes-System* verbundenen *Schmelzbildung* die von den Odontoblasten mit ihrer Beziehung zur Zahnpulpa (*Stoffwechsel-Gliedmaßen-System*) ausgehende *Dentinbildung* polar gegenüber. Die Sharpey-Fasern des Zahnhalteapparates, die den Zahn in einer „schwingenden“ Position zwischen Druck und Entlastung halten, vermitteln somit *rhythmische Funktionen.*

Der Zahnschmelz ist wie Knochen und Dentin zusammengesetzt, enthält aber weniger Wasser und mehr anorganische Substanzen und wird so zur härtesten Substanz des Körpers. Demgegenüber ist das Dentin wie der Knochen hart und elastisch.

Bei der *Zahnentwicklung* wandelt sich in eindrucksvoller Weise proliferatives Leben in die Verfestigung der weißen, alles Licht reflektierenden Zahnsubstanz. Dadurch werden ätherische Kräfte als Denkkräfte für die Bewusstseinswelt befreit. Die Zahnmineralisierung fördert damit die Bewusstseinsentwicklung des Menschen, durch ihre Beziehung zum Stoffwechsel-Gliedmaßen-System stehen die aufbauenden zahnbildenden Prozesse mit der Bewegung in Beziehung. Gerade dieser Zusammenhang bekommt beim Diabetes mellitus eine besondere Bedeutung. Die Zahnentwicklung stellt sich also in die Polarität von *Zahnformung* (Nerven-Sinnes-System) und *-bildung* (Stoffwechsel-Gliedmaßen-System). Der Zahnformung und der Schmelzbildung steht das Fluor nahe, den aufbauenden Prozessen und der Dentinbildung das Magnesium. Erkrankungen der Zähne sind also nicht als lokalisierte Defekte zu betrachten, sondern stellen sich durch ihre Beziehung zu Bewusstseinsentwicklung und Bewegung in den gesamten dreigliedrigen Menschen.

Solange die ätherischen Kräfte in ihrer organischen Aktivität verbleiben, wie sie für das *Stoffwechsel-Gliedmaßen-System* charakteristisch ist, erhalten sie die *Zahngesundheit.* Kommt es zu ihrer „vorzeitigen“ Lösung aus der organischen Wirksamkeit und damit zu ihrer Orientierung zum *Nerven-Sinnes-System,* so entstehen *(parodontale) Erkrankungen* bis hin zum *Zahnverlust.*

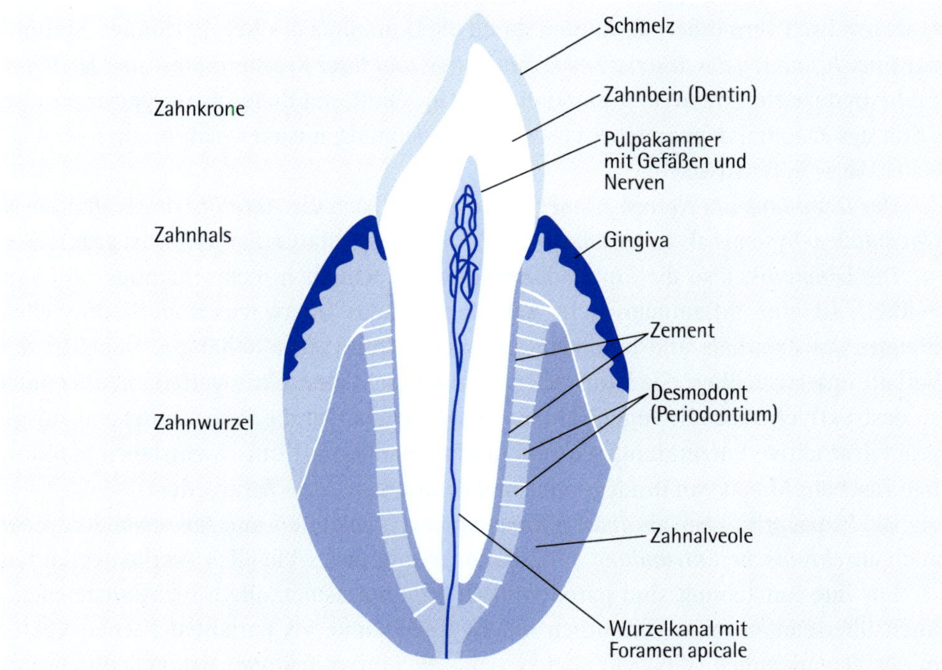

Zahn und Zahnhalteapparat[50]

Zahnerkrankungen und Diabetes

Beim Diabetes entsteht infolge der ungenügenden Wesensgliederaktivität im Stoffwechsel-Gliedmaßen-System eine *Dominanz des Nerven-Sinnes-Systems* mit *Sklerose- und Ablagerungsprozessen* in diesem Bereich: AGE (Advanced Glycation Endproducts) (4.3.1 Sklerose und Entzündung) führen vermutlich zu unphysiologischen Vernetzungsreaktionen mit Proteinen und einem gestörten Kollagenstoffwechsel mit reduzierter Erneuerung des kollagenreichen gingivalen Gewebes. Vorzeitige Alterungsprozesse kennzeichnen nicht nur den Diabetes im Ganzen, sondern auch seine Organmanifestationen.

Die *Parodontalerkrankungen* sind durch die *Dominanz des Nerven-Sinnes-Systems* infolge *eingeschränkter Wesensgliederaktivität im Stoffwechsel-Gliedmaßen-System* charakterisiert.

Bei der Parodontose ist vermutlich eine verminderte *Grenzbildung* zwischen der Mundhöhle und dem Zahnhalteapparat wesentlich. Diese wird durch das schützende mehrschichtige Plattenepithel, das Saumepithel (zwischen der Zahnoberfläche und dem Bindegewebe gelegen) aufgebaut. Als Plattenepithel zeigt es die Qualitäten des Nerven-Sinnes-Systems, also Form und Struktur.

Unphysiologische Skleroseprozesse sind mit *Form- und Strukturzerstörung* verbunden (z. B. Gelenkdeformation bei der rheumatoiden Arthritis, Zerfall der Leberarchitektur bei der Zirrhose). Auch die Entwicklung der Sklerose durch die chronische Entzündung mit ihrer formauflösenden Qualität weist auf diesen Zusammenhang. Des Weiteren sind durch Verdickung der Basalmembranen möglicherweise die Ernährung und der Substanzaustausch vermindert. Es kommt durch die Dominanz des Nerven-Sinnes-Systems zur *Einschränkung der ätherischen Organisation und ihrer Regenerations- und Heilungskräfte* (reduzierte Erneuerung parodontalen Gewebes) und dadurch zur gestörten Integrität des Zahnhalteapparates.[51] Lebenskräfte metamorphosieren sich in unphysiologischer Weise in Bewusstsein.

Der *Dominanz des Nerven-Sinnes-Systems* stellt sich die *Aktivität des Stoffwechsel-Gliedmaßen-Systems* als Entzündung des Zahnhalteapparates (Parodontitis) gegenüber.

Die *Gingivitis,* also die Entzündung des oberflächlichen mehrschichtigen Plattenepithels, ist eine inflammatorische Reaktion auf das Überwachsen mit bakteriellen Plaques am Zahnhals und besonders von der Mundhygiene abhängig. Dabei ist der Verlauf unterschiedlich. Sie kann (überwiegend) nicht-destruktiv verlaufen, aber auch zu destruktiven Veränderungen führen. Demgegenüber ist die *Parodontitis* eine ausgeprägt destruktive Entzündungsreaktion des Parodontiums. Klinisch entstehen parodontale Taschen, Abbau von Bindegewebe und Knochen bis zum Zahnverlust.

Die *Parodontitis* kann als *akute Inflammation* u. U. mit Eiter- und Abszessbildung oder auch als *chronische Entzündung* mit Zahnlockerung und schließlich -verlust verlaufen.

Für ihre Entstehung sind parodontale Mikroorganismen allein nicht ausreichend. Auch überschätzte man vermutlich die Hyperglykämie als pathogenetischen Faktor in der Vergangenheit. Vielmehr sind systemische Einflussfaktoren von Bedeutung. Entscheidend ist die immunologische Kompetenz. Sie ist dafür verantwortlich, ob sich eine

Gingivitis oder Parodontitis entwickelt.[52] Ist die immunologische Kompetenz eingeschränkt, so kann offenbar die destruktive chronische Inflammation auftreten. Bakterien gelangen dann durch das grenzbildende Epithel ins subepitheliale parodontale Bindegewebe, womit sich die Entzündungsreaktion in diese Bereiche ausdehnt. Im Unterschied zur Gingivitis kommt es bei der Parodontitis zur Zerstörung der Verbindung von Saumepithel und Zahnoberfläche und zur Taschenbildung. Die Erkrankung kennt Phasen der Progression und Stagnation und zeigt offenbar einen zeitlich gegliederten Verlauf. Faktoren wie die Mundhygiene, Lebensstil (Rauchen, Ernährung), Adipositas, soziale Parameter (Erziehung, soziales Umfeld, Schulbildung) und psychosoziale Belastungen, also seelische Faktoren beeinflussen die Parodontitis.[53]

Allerdings ist die Entzündung als Aktivität des Stoffwechsel-Gliedmaßen-Systems eingeschränkt: So zeigen sich Defekte der neutrophilen Granulozyten mit Beeinträchtigung ihrer Stoffwechsel-(Phagozytose)- und Bewegungsfunktion (geringere Chemotaxis).[54] Somit kommt zu den Einschränkungen im Gewebeaufbau und damit der Nachtwirksamkeit der Wesensglieder die eingeschränkte Tagesaktivität als verminderte immunologische Kompetenz und pathologischer Entzündung hinzu.

Therapeutische Gesichtspunkte

Die eingeschränkte Wesensgliederwirksamkeit im Stoffwechsel-Gliedmaßen-System führt im Gliedmaßensystem des oberen Menschen zu *parodontalen Erkrankungen.* Ätherische Kräfte metamorphosieren sich vorzeitig zu Bewusstseinskräften. Den *Skleroseprozessen* und *Störungen der Struktur* stehen *Entzündungsprozesse* gegenüber, die über die chronische Inflammation zur Zerstörung des Zahnhalteapparates führen.

Therapeutische Maßnahmen müssen sich neben der *Pflege der Mundhöhle* und der sorgfältigen zahnärztlichen Betreuung des Diabetes-Patienten auf diese veränderte Wesensgliederkonstellation beziehen. Eine japanische Studie zeigte, dass *körperliche Fitness* im Gegensatz zur Adipositas mit parodontaler „Gesundheit" korreliert. Möglicherweise führt die verstärkte Aktivität der astralischen und der Ich-Organisation im Stoffwechsel-Gliedmaßen-System zu Gesundungsprozessen. Rudolf Steiner beschrieb bereits 1920 die Bedeutung der Bewegung für die Zahnbildung und beleuchtete unter diesem Gesichtspunkt die (frühe) Förderung der Fingergeschicklichkeit in der Waldorfpädagogik, wodurch die „Seele hineingetrieben werden soll in die Finger", also in das Bewegungssystem. Umgekehrt sollen bereits Patienten mit metabolischem Syndrom vermehrt parodontale Erkrankungen haben.[55] Des Weiteren ist auf die Speichelproduktion zu achten. Bei einem Sicca-Syndrom sollen Parodontalerkrankungen häufiger sein. Hier kommen die erwähnten Arzneimittel in Betracht [→ XXIX. 6.12.2 Therapeutische Gesichtspunkte].

Für die Therapie der Parodontalerkrankungen sei auf die Literatur zur anthroposophischen Zahnheilkunde verwiesen (s.u.). Positive Erfahrungen bestehen mit

- *Periodontium/Silicea comp.* (Wala) Amp. s.c. dreimal wöchentlich bis täglich

in der akuten Entzündungsphase. In den formenden und die Zahnbildung abschließenden Prozessen befreien sich die Kräfte der ätherischen Organisation im oberen Menschen, während sie umgekehrt im unteren Menschen in eine intensivere, den Organismus ergreifende Aktivität kommen. Ein Extrakt aus der *Rinde der Rosskastanie*, die das Leben des Baumes in die mineralisierende Verhärtung führt, unterstützt als Naturprozess die mineralisierende Zahnbildung.[56]

■ *Aesculus, Cortex D50* (Rezepturpräparat, z.B. Apotheke an der Weleda) Glb.	Kinder bis zum 2. Lj. 1 x 3 Glb., bis zum 7. Lj. 2 x 5 Glb., bis zum 21. Lj. 1 x 10 Glb.

Auf das umfassende Therapiekonzept sei hingewiesen.[57]

Ein Auszug aus dem *Blattgrün*, auf den Unterleib aufgetragen, intensiviert die ätherische Tätigkeit im Stoffwechsel-Gliedmaßen-System und stärkt somit indirekt die Zahnbildung.[58] Diese Polarität der Wesensgliederwirksamkeit im dreigliedrigen Organismus bildet die Grundlage der anthroposophischen Zahnheilkunde.[59,60]

Schließlich ist die diabetesspezifische konstitutionelle Therapie zur Verstärkung der Wesensgliederaktivität im Stoffwechsel-Gliedmaßen-System erforderlich.

Zu Kapitel XVII. Thyreologie

Hyperprolaktinämie

Die Hyperprolaktinämie ist kein seltener Befund und hinsichtlich der Ursachen u. a. mit der Hypothyreose assoziiert.[61] Viele weitere Faktoren (z.B. Arzneimittel) können zu einer Prolaktinerhöhung führen. Gut bekannt ist das Adenom der Hypophyse als Ursache. Physiologischerweise steigt das Prolaktin während der Schwangerschaft und erhöht sich beim Stillen (Mamillenstimulation). Physischer und seelischer Stress gehen mit einer Prolaktinerhöhung einher. Bei der Hypothyreose sind das TSH und auch das TRH vermehrt. Möglicherweise bedingt das gesteigerte TRH die Erhöhung des hypophysären TSH und Prolaktins. Das klinische Bild der Hyperprolaktinämie weist auf die Lösung der astralischen und der Ich-Organisation aus ihrer dynamischen Aktivität im Stoffwechsel-Gliedmaßen-System. So kann es zur Amenorrhoe, bei männlichen Patienten zum Libidoverlust kommen. Die Gonadotropinsekretion ist reduziert (hypogonadotroper Hypogonadismus). Es kommt zum Energieverlust, und bei längerem Verlauf auch zum Verlust an Muskelmasse. Darüber hinaus können sich eine Osteoporose und ossärer Substanzverlust entwickeln. Die sich aus dem Stoffwechsel-Gliedmaßen-System herauslösenden Wesensglieder führen zu einer Dislokation von metabolischen Prozessen in den mittleren Menschen. Bei Frauen kann es zur Galaktorrhoe kommen, bei Männern zur Gynäkomastie. Diese Veränderung der Wesensgliederkonstellation – die sich physiologisch während der Schwangerschaft und Stillzeit entwickelt – ist gelegentlich medikamentös bedingt. So kann es im Zusammenhang mit einer Opiatmedikation zur Hyperprolaktinämie kommen: Opiate lösen die astralische und die Ich-Organisation aus dem Leib und tragen auf diese Weise zur Hyperprolaktinämie bei. Die verminderte Wesensgliederaktivität im Stoffwechsel-Gliedmaßen-System führt sekundär zu einer Dominanz der Qualitäten des Nerven-Sinnes-Systems. In diesen Zusammenhang stellen sich die noch kontrovers diskutierten Bezüge des Prolaktins zu sklerosierenden Erkrankungen, auch seine Assoziation zur venösen Thrombose.[62] Die bekannte Therapie mit Dopamin-Agonisten führt umgekehrt die Ich- und astralische Organisation in eine verstärkte Verbindung mit dem Stoffwechsel-Gliedmaßen-System. Die Verbesserung der Beweglichkeit beim Parkinsonsyndrom weist eindrücklich auf diesen Zusammenhang.

Auch bei der Hyperprolaktinämie sind biografische Gesichtspunkte zu berücksichtigen, ebenso traumatisierende Erfahrungen und negative „life events".[63] Schockartige Erfahrungen lösen vermutlich die Wesensglieder aus ihrer physiologischen Aktivität heraus. Die Therapie muss demzufolge die Verstärkung der Wesensgliederwirksamkeit im Stoffwechsel-Gliedmaßen-System fördern.

2. Verfahren der Anthroposophischen Medizin

Öldispersionsbad

Beim Öldispersionsbad wird der Patient in Wasser, Wärme und Öl „eingehüllt". „Die Anregung zu den Öldispersionsbädern geht auf Rudolf Steiner zurück und wurde später von Werner Junge aufgegriffen, der 1937 einen Apparat entwickelt hat, um Wasser und Öl zu therapeutischen Zwecken zu vermischen. Mit dem Apparat wird Wasser und Öl so fein zerstäubt, dass sich das Öl als hauchdünner Film stabil um die feinen Wassertröpfchen legen kann. Dabei werden dem Wasser besondere Kombinationen von ätherischen Ölen zugesetzt, nicht jedoch synthetische Emulgatoren. Da das Öl durch die Verwirbelung im zuströmenden Wasser eine bis zu 2.500-fach vergrößerte Oberfläche hat, können die winzigen Öl-Wasser-Tröpfchen die natürliche Schutzbarriere der Haut passieren, so dass sie die tieferen Hautschichten erreichen und die ätherischen Wirkstoffe in die Blutbahn gelangen können. Untersuchungen konnten zeigen, dass die Ölteilchen transkutan resorbiert und im Stoffwechsel weiterverarbeitet werden. Verstärkt wird der positive Effekt noch durch eine spezielle Unterwasser-Bürstenmassage, die auf der Rhythmischen Massage aufbaut und den Lymphfluss anregt."[64]

Zwischenzeitlich ist ein differenziertes Sinnessystem der Haut bekannt: Die Haut verfügt über Bitterstoff- wie Geruchsrezeptoren, reagiert auf Licht und Töne und verfügt über die bekannten Sinne für das Tasten und die Wärmeempfindung. Vermutlich hat die Haut alle (zwölf) Sinne des Menschen, die in dieser Hüllenorganisation eine periphere Repräsentanz finden. Damit wirken Substanzen nicht nur „transdermal", sondern regen auch das Sinnessystem der Haut an, wodurch – wie bei den anderen Sinnen – Wirkungen im Organismus entstehen.

„Da die Haut die Öltröpfchen transkutan aufnimmt, bleibt der wärmespeichernde Effekt des Öldispersionsbades noch Stunden nach dem Bad erhalten – im Gegensatz zu einem herkömmlichen Wannenbad, bei dem eine höhere Hauttemperatur nur kurzzeitig erreicht wird. Die Kerntemperatur des Badenden wird lang anhaltend erhöht."[65]

Öldispersionsbäder verfügen entsprechend über ein großes Indikationsgebiet, dass von der Neurodermitis über Erkrankungen der Bewegungsorganisation wie z. B. die Arthrose über onkologische, kardiovaskuläre und pulmonale bis zu neurodegenerativen

Erkrankungen reicht. Auch können sich Schlafstörungen und Erschöpfungszustände sowie depressive und Angsterkrankungen bessern.

Die eingesetzten Öle richten sich nach den jeweiligen Indikationen. Rosmarinöl unterstützt beispielsweise bei Skleroseerkrankungen (wie dem Diabetes mellitus) die Wärmeorganisation. Die externe Wärmeanwendung, die sich als Hyperthermie, Sauna oder auch Thermotherapie von den Öldispersionsbädern unterscheidet, aber den entscheidenden Aspekt teilt – wie bereits beschrieben – eine eindrückliche Wirksamkeit vor allem bei sklerosierenden Erkrankungen. Klinische Anwendungen bestehen für kardiovaskuläre Erkrankungen und Diabetes mellitus. Des Weiteren verbessert sich offensichtlich die arterielle Steifigkeit durch Fußbäder.[66]

Rhythmische Massage

Zur anthroposophischen Körpertherapie gehören u. a. die Rhythmische Massage nach Ita Wegman (1876–1943)/Margarethe Hauschka (1896–1980) und die Massagetherapie nach Simeon Pressel (1905–1980). Durch das Wesensgliederverständnis des Menschen folgen zentrale Orientierungen für die Körpertherapie. Schließlich ist der Leib des Menschen nicht nur physisch zu berühren, sondern hat auch einen Therapiebedarf seiner Lebensorganisation. Die gewohnte klassische Massage hat ihren Schwerpunkt in der Behandlung der physischen Organisation, die Rhythmische Massage spricht durch ihre differenzierten Griffqualitäten hingegen die Lebensorganisation an und führt zu einer Verstärkung aufbauender Lebensprozesse. Der Patient fühlt sich nach der Behandlung belebt, erfrischt. Stauungen kommen in Bewegung, kühle, „unbelebte" Körperareale durchwärmen und vitalisieren sich. Oftmals bessert sich eine vorbestehende Schmerzsymptomatik deutlich. Einige Studien dokumentierten die Wirksamkeit der Rhythmischen Massage auf unterschiedliche Parameter.[67,68,69,70] Sie hat auch in der Onkologie und Palliativmedizin eine herausragende Bedeutung und trägt für den Patienten zu einer erlebbaren Vitalisierung bei. Des Weiteren kommt die Rhythmische Massage z. B. bei Asthma bronchiale, koronarer Herzkrankheit und Angina pectoris, arteriellen Durchblutungsstörungen, Erkrankungen des Venensystems, Schlafstörungen, degenerativen Erkrankungen des Nervensystems sowie in der Heilpädagogik und Psychiatrie zur Anwendung.[71]

„Ein wesentliches Prinzip der Rhythmischen Massage ist das sogenannte *Polaritätsgesetz*: Es beschreibt die Wechselwirkung der Massage zwischen dem ... [Nerven-Sinnes-System und dem Stoffwechsel-Gliedmaßen-System]: ... Das Herz bildet das Zentrum des Organismus und ist eine Art Spiegelungsorgan für die Wirkung der Rhythmischen Massage. Je weiter man von hier aus mit den Massagegriffen in die darunterliegenden Körperpartien absteigt, desto mehr wirkt man auf oberhalb gelegene Organe. So kann eine Bauchmassage die Atmungstätigkeit anregen, wohingegen eine Fußmassage im Kopfbereich entlastend wirkt."[72]

Rhythmische Einreibung

„Die Rhythmischen Einreibungen ... wurden in den 1920er-Jahren von Dr. Ita Wegman entwickelt. Die Ärztin Dr. Margarethe Hauschka arbeitete die Rhythmischen Einreibungen nach dem Zweiten Weltkrieg zu einem lehrbaren Konzept aus, das vor allem in den 1980er-Jahren durch Pflegende in Kliniken und in der häuslichen Pflege sowie der Langzeitpflege praktiziert und zu einer professionellen Anwendung entwickelt wurde. Bei den Rhythmischen Einreibungen handelt es sich um einen achtsamen Körperkontakt, eine behutsame Berührung, die durch eine rhythmische Ausführung bestimmt ist. Die Hand des Einreibenden wird zur ‚Vermittlerin'. Die Handführung ist durch eine ruhige, flüssige Bewegung gekennzeichnet, die in rhythmisch kreisenden Streichbewegungen die Haut verdichtet, ohne schwer zu werden, und sich wieder löst, ohne sie vollständig zu verlassen. Spürbar wird eine zu- und abnehmende Intensität der Berührung. Die jeweiligen Umkehrmomente in diesem fließenden Ablauf sind bestimmend für den Wechsel der Handqualitäten. Für die Rhythmischen Einreibungen ist ein sorgfältiger Umgang mit der Wärme, die den Menschen umgeben soll, sehr wichtig. So sind die Hände des Einreibenden warm sowie das Öl bzw. die Salben, Laken und Handtücher ein wenig vorgewärmt."[73]

3. Durchführung von Wickeln und Auflagen

Die nachfolgenden Beschreibungen der Wickel und Auflagen sind dem Pflegevademecum entlehnt. Es sei auch an dieser Stelle auf die praktische Bedeutung dieser in mehreren Sprachen verfügbaren Publikation hingewiesen[74] und der Redaktion und den Herausgebern für die wesentlichen Hilfestellungen gedankt. Die Indikationen der Wickel und Auflagen wurden in den vorangehenden Kapiteln erläutert. Hier folgen die Hinweise zur praktischen Durchführung.

- *Arnikawickel:* 1 EL *Arnika-Essenz* (Wala, Weleda) in ½ l Wasser (lauwarm) verdünnen. Wickel, gut ausgewrungen, auf Stirn, Nacken, Kalotte etc. auflegen und mit einem trockenen Tuch bedecken.

- *Arnika-Gelenkwickel:* 1 EL *Arnika-Essenz* (Wala, Weleda) in ½ l Wasser (kühl bis lauwarm) verdünnen. Wickel, gut ausgewrungen, auf entsprechende Stellen auflegen und mit einem trockenen Tuch bedecken.[75]

- *Arnika-Heilerde-Auflage:* 2 gehäufte EL *Heilerde* (Luvos), 1 EL *Arnika-Essenz* (Wala, Weleda) und 2 EL (körper-)warmes Wasser in einer Tasse oder kleinen Schale mischen. Es sollte eine gut streichfähige Masse sein, die anschließend auf eine auseinandergefaltete Mullkompresse mittig verstrichen wird. Die beiden äußeren Seiten werden anschließend wieder darüber gelegt. Die Auflage bleibt für mindestens 1 Stunde auf dem behandelnden Gelenk. Als äußeren Abschluss wird ein Schal oder ein Handtuch um das Gelenk gewickelt. Die Patienten empfinden es sehr angenehm, wenn man das behandelte Gelenk anschließend mit einem wärmenden Öl wie Oliven- oder Lavendelöl einreibt.[76]

- *Arnika-Herzwickel/Herzkompressen:* 1 TL *Arnika-Essenz* (Wala, Weleda) in ¼ l lauwarmem oder heißem (je nach Empfinden des Patienten) Wasser verdünnen. Feuchtes Tuch, gut ausgewrungen, auf die Herzregion legen und ein kleines trockenes Tuch darüber.[77]

- *Aurum / Lavandula comp.* (Weleda) *Herz-Salbenlappen:* Salbe auf ein kleines Tuch (ca. 12 x 12 cm) dünn auftragen, das Tuch ggf. mit einer Wärmflasche erwärmen und anschließend auf die Herzgegend legen und mit einem Tuch bedecken. Die Anwendungsdauer beträgt mindestens 1 Stunde, ggf. sogar über die Nacht wirken lassen.[78]

- *Boragowickel:* 1 EL *Borago-Essenz* (Wala) in 1 l Wasser (kühl bis hautwarm) verdünnen. Fußrücken bis Waden bzw. Leiste mit getränktem und gut ausgewrungenem Tuch einwickeln. Mit einem Außentuch umhüllen.[79]

- *Citruswickel:* Frisch geschnittene Zitronenscheiben an Rumpf, Unterschenkeln, Unterarmen (oder Innenseite der Handgelenke) mit einer Binde so fixieren, dass etwas Saft austritt. Die Anwendungsdauer beträgt ca. 1 Stunde.[80]

- *Equisetum-Nierenwickel:* 1–2 gehäufte EL Schachtelhalm (*Herba Equiseti*) mit 1 l Wasser kalt ansetzen, 10 bis 15 Minuten zugedeckt (auf kleiner Flamme) kochen und ca. 10 Minuten ziehen lassen. Nach dem Abseihen ist das Wasser dunkelbraun-grün gefärbt.[81] Das mit heiß-warmem Tee getränkte Innentuch gut auswringen und auf die Nieren legen, mit Außentüchern umwickeln und mit einer Wärmflasche warm halten. Die Dauer beträgt ca. 30 Minuten.[82]

- *Eucalyptus-Harnblasenwickel:* Etwa 30 Tropfen *Eucalyptus, Oleum aethereum 10%* (Wala) auf ein Innentuch geben und dieses auf die Blasenregion legen. Mit einem Außentuch bedecken und das Ganze mit einer Wärmflasche warm halten. Die Dauer beträgt ca. 30 Minuten.[83]

- *Ingwer(-Equisetum)-Nierenwickel:* 3 gehäufte EL Ingwerpulver (*Rhizoma Zingiberis plv.*) für beide Nierenregionen, angerührt in heißem Wasser (ggf. auch Equisetumtee). Das Innentuch tränkt man mit der Flüssigkeit und legt es körperwarm auf, Dauer ca. 20 Minuten.[84,85]

- *Ingwer-Thoraxwickel:* 1 TL Ingwerpulver (*Rhizoma Zingiberis plv.*) in 300 ml warmes (60 °C) Wasser geben. Tuch darin tränken und gut ausgewrungen mit einem Zwischentuch behutsam auf dem (Rücken)-Thorax anbringen. Der Patient legt sich hin und man fixiert den Wickel mit einem Außentuch. Der Wickel verbleibt etwa 40 Minuten auf dem Thorax.[86]

- *Ingwer-Unterschenkelbad:* Ca. 3 gehäufte EL Ingwerpulver (*Rhizoma Zingiberis plv.*) in eine Fußbadewanne geben (38 °C) und Füße für maximal 20 Minuten darin baden. Die Beine mit einem Handtuch warm halten.[87]

- *Kamillenwickel:* ½ EL Kamillenblüten (*Flores Chamomillae*) mit 300 ml kochendem Wasser überbrühen, 1–3 Minuten ziehen lassen, dann sofort in eine Thermoskanne abseihen. Das Innentuch damit übergießen, gut auswringen und auf den Bauch applizieren. Mit Außentüchern und Wärmflasche warm halten und ca. 30 Minuten wirken lassen.[88]

- *Kamillendampf-Sitzbad:* 2 EL Kamillenblüten (*Flores Chamomillae*) mit 1 l kochendem Wasser übergießen und zugedeckt 10 Minuten ziehen lassen. Den Aufguss mit Blüten in den Topf eines Nachtstuhls leeren (wenn nicht vorhanden, in eine Plastikschüssel, die man in die Toilette stellt, sodass sich der Patient auf die Klobrille setzen kann und nur durch den Dampf erwärmt wird). Die Verweildauer beträgt ca. 15 bis 20 Minuten – so lange der Dampf angenehm warm ist. Beine und Unterleib mit Handtüchern warm halten.[89]

- *Kümmel-Ölwickel:* Ein ölgetränktes Tuch (10 %-iges Kümmelöl (*Oleum Carvi* in Olivenöl) oder das kümmelhaltige *Melissenöl* (Wala)) erwärmen, auf das Abdomen legen, mit Heilwolle bedecken und mit einem Außentuch umhüllen. Der ausgesprochen wohltuende Wickel kann über mehrere Stunden (auch über Nacht) verbleiben.

- *Meerrettich-Nasennebenhöhlen-Auflage:* Papiertaschentuch oder entsprechend großes Baumwolltuch einmal durchschneiden, und daraus zwei Päckchen mit je einem halben Teelöffel Meerrettich (frisch gerieben oder aus dem Glas (ungeschwefelt, ohne Sahne)) gefüllt, herstellen. Die Päckchen so auflegen, dass die Seiten mit nur einer Papierlage auf die Haut zu liegen kommen. Die Kompresse links und rechts des Nasenrückens auf das Jochbein legen. Nach kurzer Zeit (ca. max. 2 Minuten) ist das Brennen so intensiv, dass man die Auflage entfernen muss, sonst kann eine Schädigung der Nervenkörperchen in der Haut entstehen. Unbedingt die Augen schließen und nicht mit den von Meerrettich kontaminierten Fingern die Augen reiben.[90]

- *Oxalis-Oberbauch-Kompresse/Wickel:* Das Innentuch des Wickels tränkt man in einer Mischung aus 6 ml *Oxalis-Essenz* (Wala) oder *Oxalis 20 %* (Weleda) in 300 ml Wasser (38–40 °C), anschließend auswringen, abdominell applizieren und mit einem Außentuch bedecken.[91] Die Anwendungsdauer beträgt etwa 30 Minuten (solange der Wickel warm ist).

- *Quarkwickel/Calendula-Quarkwickel:* Quark auf einem Innentuch 1 cm dick ausstreichen in der Größe des zu behandelnden Areals und das Tuch von allen Seiten her einschlagen. Auf die Anwendungsseite der Packung lässt sich bei Bedarf zusätzlich *Calendula-Essenz* (Wala, Weleda) auf den Stoff aufträufeln und durch leichtes Verstreichen verteilen. Quarkpackung auf das Anwendungsgebiet mit der einlagigen Stoffseite auflegen und mit Zwischen- und Außentuch umhüllen.[92]

- *Quark-Thoraxauflagen:* Durchführung siehe Quarkwickel; bei der Thoraxauflage sollte der Quark jedoch zimmerwarm sein![93]

- *Rosmarinwickel:* 2 Verschlusskappen *Rosmarin Aktivierungsbad* (Weleda) in 1 l Wasser lösen. Wickel, gut ausgewrungen auflegen und mit einem trockenen Tuch bedecken.

- *Schafgarben-Leberwickel:* 1 gehäufter EL blühenden Krautes auf 1 l Wasser kalt ansetzen, 5 Min. zugedeckt kochen, 10 Min. zugedeckt ziehen lassen. Nach dem Durchsieben erhält man eine goldgelbe Lösung.[94] Das Tuch mit eingerolltem Innentuch mit dem Tee tränken, auswringen und anschließend applizieren. Das feuchte Innentuch lässt sich umso heißer auflegen, je gründlicher es ausgewrungen wurde.[95] Den Wickel mit einer Wärmflasche warm halten. Die Anwendungsdauer beträgt ca. 30 Minuten.[96]

- *Senfmehl-Fußbad:* Senfmehl (2 Handvoll) in eine Schüssel geben und verrühren. Der Patient setzt sich auf einen Stuhl und badet die Füße (Wasser sollte ca. 2 cm über die Knöchel reichen) für maximal 20 Minuten im Senfbad. Die Senföle reizen die Haut und verursachen einen stechenden Schmerz, die Haut rötet sich, was ein positives Zeichen ist. Nach dem Herausnehmen der Füße muss man das Senfmehl abspülen (in der Badewanne oder mit einem Krug klarem, lauwarmem Wasser) und die Füße abtrocknen (auch Zehenzwischenräume).[97]

- *Senfmehlwickel:* Ca. 2–4 EL Senfpulver (beim Brustwickel) in einer 2–3 mm dicken Schicht auf das Innentuch (mit Zellstofflage) gleichmäßig verteilen, mit Zellstoff bedecken, mit 39–40 °C warmem Wasser anfeuchten, vorsichtig ausdrücken, körperwarm applizieren und mit dem Außentuch überdecken.[98] Während der Anwendung die Hautreaktion gut beobachten (evtl. Packung kurz abheben). Ziel ist eine beginnende Hautrötung. Dieser Effekt ist innerhalb eines Zeitraumes von 2–12 Minuten zu erwarten. Bei empfindlichen Patienten (Kindern) einige Stunden später etwas Calendula-Öl/Babyöl (Weleda) auf die Haut auftragen.[99] Dieser Wickel braucht die fachkundige Begleitung, da er bei zu langer Anwendung zu Hautschädigungen führt.

- *Weißkohlblätter-Auflage:* Dem Hautdefekt entsprechend zugeschnittene und weich geklopfte oder gewalkte Weißkohlblätter auflegen und fixieren. Die Auflage verweilt über mehrere Stunden, zweimal täglich wechseln.[100]

Literatur

1 Steiner, R.: Anthroposophie – ein Fragment (GA 45). Rudolf Steiner Verlag Dornach 2002. Kapitel: Die Lebensvorgänge.
2 Lehrs, E.: Mensch und Materie. Ein Beitrag zur Erweiterung der Naturerkenntnis nach der Methode Goethes. Vittorio Klostermann Frankfurt am Main 1987.
3 Marti, E.: Merkurstab-Artikel zu ergänzen
4 Goethe, J. W.: Die Metamorphose der Pflanzen. Verlag Freies Geistesleben Stuttgart 1966.
5 Lehrs, E.: Mensch und Materie. Ein Beitrag zur Erweiterung der Naturerkenntnis nach der Methode Goethes. Vittorio Klostermann Frankfurt am Main 1987.
6 Steiner, R., Wegman, I.: Grundlegendes für eine Erweiterung der Heilkunst nach geisteswissenschaftlichen Erkenntnissen (GA 27). Rudolf Steiner Verlag Dornach 2014. Kapitel: Die Erscheinungen des Lebens.
7 Ebd.
8 Morgenstern, C.: Werke und Briefe. Band III: Humoristische Lyrik. Verlag Urachhaus Stuttgart 1990.
9 Jonas, H.: Organismus und Freiheit: Ansätze zu einer philosophischen Biologie. Vandenhoek und Ruprecht Göttingen 2011. S. 126.
10 Steiner, R: Die Geheimwissenschaft im Umriss (GA 13). Rudolf Steiner Verlag Dornach 1989. Kapitel: Die Weltentwicklung und der Mensch.
11 Glöckler, G.: Persönliche Mitteilung 2012.
12 Schmidli, A.: Persönliche Mitteilung 2016.
13 Heine, R. (Hrsg): Anthroposophische Pflegepraxis Grundlagen und Anregungen für alltägliches Handeln. Salumed Verlag Berlin 2017.
14 Schultz, J.: Rhythmen der Sterne. Philosophisch-Anthroposophischer Verlag am Goetheanum Dornch/Schweiz 1963
15 Schultz, J.: Rhythmen der Sterne. Verlag am Goetheanum Dornach 1963.
16 Tavhare, S., Nishteswar, K., Shukla, V.J.: Influence of lunar cycles on growth of Ashwagandha (Withania somnifera [L.] Dunal). AYU 2015; 36 (3). S. 258–264.
17 Chamowitz, D.: Was Pflanzen wissen. Wie sie sehen, riechen und sich erinnern. Carl Hanser Verlag München 2013.
18 Ebd.
19 Ebd.
20 Steiner, R.: Die Schöpfung der Welt und des Menschen (GA 354). Rudolf Steiner Verlag Dornach 2000. Vortrag vom 9. August 1924.
21 Hardtmuth, T.: Die Rolle der Viren in Evolution und Medizin – Versuch einer systematischen Perspektive. In: Jahrbuch für Goetheanismus 2019. Stuttgart. Pädagogische Forschungsstelle; 2019. S. 125–184.
22 Shah, S.: Woher kommt das Coronavirus? Le Monde diplomatique vom 12.3.2020, S. 8.
23 Streek, H., Schulte, B., Kuemmerer, B. et al: Infection fatality rate of SARS-CoV-2 infection in a German community with a super-spreading event. https://www.medrxiv.org/content/10.1101/2020.05.04.20090076v2. (Abfrage Juli 2020).
24 Schaller, T., Hirschbühl, K., Burkhardt, K. et al.: Postmortem Examination of Patients with COVID-19. JAMA 2020; 323 (24). S. 2518–2520.
25 Campisi, J., Bynog, P., McGehee, H. et al.: Facebook, stress, and incidence of upper respiratory infection in undergraduate college students. Cyberpsychology Behavior and Social Networking 2012; 15 (12). S. 675–681.
26 LeRoy, A. S., Murdock, K. W., Jaremka, L. M., Loya, A., Fagundes, C. P.: Loneliness Predicts Self-reported Cold Symptoms after a Viral Challenge. Health Psychology 2017; 36 (5). S. 512–520.
27 Cohen, S., Alper, C. M., Doyle, W. J. et al..: Positive emotional style predicts resistance to illness after experimental exposure to rhinovirus or influenza a virus. Psychosomatic Medicine 2006; 68 (6). S. 809–815.
28 Viner, R. M., Russell, S. J., Croker, H. et al.: School closure and management practices during coronavirus outbreaks including COVID-19: a rapid systematic review. Lancet 2020; 4 (5). S. 397–404.

29 Castagnoli, R., Votto, M., Licari, A. et al.: Severe Acute Respiratory Syndrome Coronavirus 2 (SARS-CoV-2) Infection in Children and Adolescents. A Systematic Review. JAMA Pediatrics 2020; 4 (22). doi:10.1001/jamapediatrics.2020.1467.

30 Banholzer, N., Weenen, Eva van, Kratzwald, B. et al.: Impact of non-pharmaceutical interventions on documented cases of COVID-19. https://www.medrxiv.org/content/10.1101/2020.04.16.20062141v3 (Abfrage Juli 2020).

31 Kreutz, R., Abd El-Hady Algharably, E., Ganten, D. Et al.: Fenin-Angiotensin-System (RAS) und COVID 19. Deutsche Medizinische Wochenschrift 2020; 145. S. 682–686.

32 Fallon, K.: Exercise in the time of COVID-19. Australian Journal of General Practice 2020; 49. doi:10.31128/AJGP-COVID-13.

33 Meira, E., Cruz, M., Miyazawa, M. et al.: Putative contributions of circadian clock and sleep in the context of SARS-CoV-2 infection. European Respiratory Journal 2020; 55 (6). doi: 10.1183/13993003.01023-2020.

34 Diesen Hinweis verdankt der Autor Georg Soldner.

35 Gerste, R. D.: Thrombose-Pathogenese: Endotheldysfunktion bei COVID-19 Deutsches Ärzteblatt 2020; 117. A-1165 / B-983

36 Heine, R.: Zur Prävention der COVID-19 Pandemie. https://medsektion-goetheanum.org/aktuelles/covid-19/ (Abfrage Juli 2020).

37 Steiner, R.: Geisteswissenschaft und Medizin (GA 312). Rudolf Steiner Verlag Dornach 2020. Vortrag vom 5. April 1920.

38 Ebd.

39 Stern, M., Broja, M., Sansone, R. et al.: Blue light exposure decreases systolic blood pressure, arterial stiffness, and improves endothelial function in humans. European Journal of Preventive Cardiolog 2018; 25 (17). S. 1875–1883.

40 Der Autor dankt dem Zahnmediziner Dr.med dent. Roman Pönisch für die Durchsicht des Kapitels und wertvolle Hinweise.

41 Herrmann, C.: Paradontaler Status bei Typ-1–Diabetikern und insulinpflichtigen Typ-2–Diabetikern. Dissertation an der Universität Würzburg 2011.

42 Ebd.

43 Ebd.

44 Ebd.

45 Steiner, R.: Geisteswissenschaft und Medizin (GA 312). Rudolf Steiner Verlag Dornach 2020. Vortrag vom 7. April 1920.

46 Herrmann, C.: Paradontaler Status bei Typ-1–Diabetikern und insulinpflichtigen Typ-2–Diabetikern. Dissertation an der Universität Würzburg 2011.

47 Langman, J., Sadler, T. W.: Medizinische Embryologie. Thieme Verlag Stuttgart 1974.

48 Leonhardt, H.: Histologie, Zytologie und Mikroanatomie des Menschen. Thieme Verlag Stuttgart 1985. S. 374.

49 Langman, J., Sadler, T. W.: Medizinische Embryologie. Thieme Verlag Stuttgart 1974.

50 Böcker, W., Denk, H., Heitz, Ph. U.: Pathologie. Urban & Fischer München/Jena 2004.

51 Herrmann, C.: Paradontaler Status bei Typ-1–Diabetikern und insulinpflichtigen Typ-2–Diabetikern. Dissertation an der Universität Würzburg 2011.

52 Ebd.

53 Ebd.

54 Ebd.

55 Ebd.

56 Menzel, R.: Rudolf Steiners Heilmittelangabe Aesculus, Cortex in sehr hoher Verdünnung. Der Merkurstab 2015; 68 (2). S. 150–153.

57 GAÄD (Hrsg.): Vademecum Anthroposophische Arzneimittel 2017. Der Merkurstab 2017; 70 (Suppl.). S. 72.

58 Steiner, R.: Geisteswissenschaft und Medizin (GA 312). Rudolf Steiner Verlag Dornach 2020. Vortrag vom 6. April 1920.

59 Güldenstern, W.: Zahnverlust im Alter. In: Girke, M. (Hrsg): Geriatrie. Grundlagen und therapeutische Konzepte der Anthroposophischen Medizin. Salumed Verlag Berlin 2014.
60 Arbeitsgemeinschaft anthroposophischer Zahnärzte – Fachgruppe der GAÄD (Hrsg): Zahnärztliches Kompendium. 2004.
61 Sharma, N., Dutta, D., Sharma, L. K.: Hyperprolactinemia in Children with Subclinical Hypothyroidism. Journal of Clinical Research in Pediatric Endocrinology 2017; 9 (4). S. 350–354.
62 van Zaane, B., Squizzato, A., Reuwer, A. Q. et al.: Prolactin and venous thrombosis: indications for a novel risk factor? Arteriosclerosis, Thrombosis, and Vascular Biology 2011; 31 (3). S. 672–677.
63 Sonino, N., Navarrini, C., Ruini, C. et al.: Life events in the pathogenesis of hyperprolactinemia. European Journal of Endocrinology 2004; 151 (1). S. 61–65.
64 https://www.damid.de/verstehen/therapien/oelbadetherapie.html (Abfrage Juli 2020).
65 Ebd.
66 Kobayashi, R., Hashimoto, Y., Okamoto, T.: Effects of acute footbath before and after glucose ingestion on arterial stiffness.Journal of Clinical Biochemistry and Nutrition 2019; 64 (2). S. 164–169.
67 Seifert, G., Kanitz, J. L., Rihs, C. et al.: Rhythmical massage improves autonomic nervous system function: a single-blind randomised controlled trial. Journal of Integrative Medicine 2018; 16 (3). S. 172–177.
68 Wälchli, C., Saltzwedel, G., Bach-Meguid, B. et al.:Klinische Ergebnisse Rhythmischer Massage. Eine prospektive Kohorten-Studie mit ambulanten Patientinnen und Patienten in der Schweiz. Der Merkurstab 2017; 70 (4). S. 287–297.
69 Wälchli, C., Saltzwedel, G., Krüerke, D. et al.: Physiologische Effekte Rhythmischer Massage: Eine prospektive explorative Kohorten-Studie. Der Merkurstab 2014; 67 (2). S. 98–107.
70 Hamre, H. J., Witt, C. M., Glockmann, A. et al.: Rhythmical massage therapy in chronic disease: a 4-year prospective cohort study. Journal of Alternative and Complementary Medicine 2007; 13 (6). S. 635–642.
71 Girke, M., Uhlenhoff, R., Goebels, R.: Körpertherapie (Rhythmische Massage, Massagetherapie nach Simeon Pressel). https://www.anthromedics.org/BAS-0759-DE (Abfrage Juli 2020).
72 Ebd.
73 Kierey, B.: Zur Wirkungskraft und Anwendung der Rhythmischen Einreibungen nach Wegman/Hauschka in der ambulanten Pflege. Schweizerische Zeitschrift für Ganzheitsmedizin 2016; 28 (6). S. 333–335.
74 https://www.pflege-vademecum.de (Abfrage Juli 2020).
75 Kusserow, M.: Äußere Anwendungen in der anthroposophisch erweiterten Medizin. Weleda Korrespondenzblätter für Ärzte 1992; 133. S. 122–153.
76 Wilde, B.: Persönliche Mitteilung 2020.
77 Ebd.
78 https://www.pflege-vademecum.de/aurum-lavandula-herzauflage.php (Abfrage Juli 2020).
79 Kusserow, M.: Äußere Anwendungen in der anthroposophisch erweiterten Medizin. Weleda Korrespondenzblätter für Ärzte 1992; 133. S. 122–153.
80 https://www.pflege-vademecum.de/zitrone.php (Abfrage Juli 2020).
81 Kusserow, M.: Äußere Anwendungen in der anthroposophisch erweiterten Medizin. Weleda Korrespondenzblätter für Ärzte 1992; 133. S. 122–153.
82 https://www.pflege-vademecum.de/equisetum-nierenwickel.php (Abfrage Juli 2020).
83 https://www.pflege-vademecum.de/blasenwickel_eucalytptusoel.php (Abfrage Juli 2020).
84 Fingado, M.: Therapeutische Wickel und Kompressen. Natura Verlag Dornach 2001.
85 Kusserow, M.: Äußere Anwendungen in der anthroposophisch erweiterten Medizin. Weleda Korrespondenzblätter für Ärzte 1992; 133. S. 122–153.
86 https://www.pflege-vademecum.de/itrw.php (Abfrage Juli 2020).
87 https://www.pflege-vademecum.de/ingwerfussbad.php (Abfrage Juli 2020).
88 https://www.pflege-vademecum.de/kam-bw.php (Abfrage Juli 2020).
89 http://www.pflege-vademecum.de/kamillen-dampfsitzbad.php (Abfrage Juli 2020).
90 https://www.pflege-vademecum.de/mnha.php (Abfrage Juli 2020).
91 Fingado, M.: Therapeutische Wickel und Kompressen. Natura Verlag Dornach 2001.
92 https://www.pflege-vademecum.de/quarkauflage.php (Abfrage Juli 2020).
93 https://www.pflege-vademecum.de/qbw.php (Abfrage Juli 2020).

94 Kusserow, M.: Äußere Anwendungen in der anthroposophisch erweiterten Medizin. Weleda Korrespondenzblätter für Ärzte 1992; 133. S. 122–153.

95 Ebd.

96 https://www.pflege-vademecum.de/schafgarben_leberwickel.php (Abfrage Juli 2020).

97 https://www.pflege-vademecum.de/senffussbad.php (Abfrage Juli 2020).

98 Fingado, M.: Therapeutische Wickel und Kompressen. Natura Verlag Dornach 2001.

99 https://www.pflege-vademecum.de/senf-thorax-wickel.php (Abfrage Juli 2020).

100 https://www.pflege-vademecum.de/weisskohlauflage.php (Abfrage Juli 2020).

Farbige Abbildungen

KAPITEL II (S. 39)

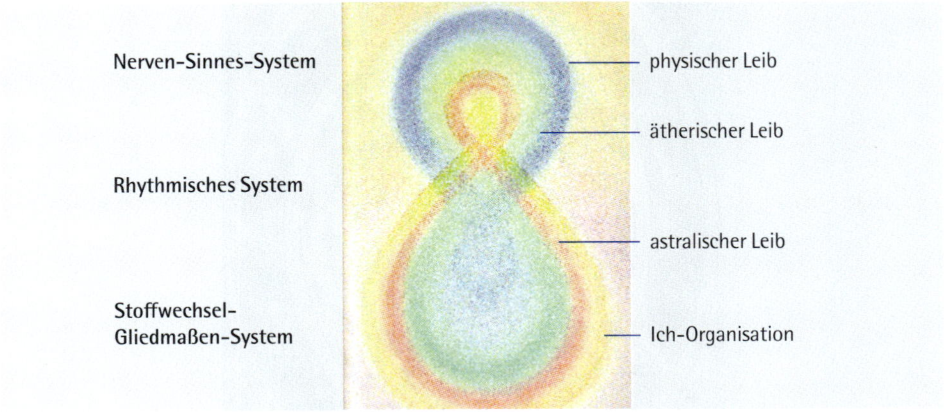

Wesensgliederwirksamkeit im Nerven-Sinnes-, Rhythmischen und Stoffwechsel-Gliedmaßen-System. Gedankengetragene Bewusstseinsorientierung der Wesensglieder im Nerven-Sinnes-System – hauptsächlich repräsentiert im oberen Menschen, Fühlen im Rhythmischen System – vorwiegend repräsentiert im mittleren Menschen und Willensentfaltung im Stoffwechsel-Gliedmaßen-System – vorwiegend repräsentiert im unteren Menschen

KAPITEL IV (S. 157)

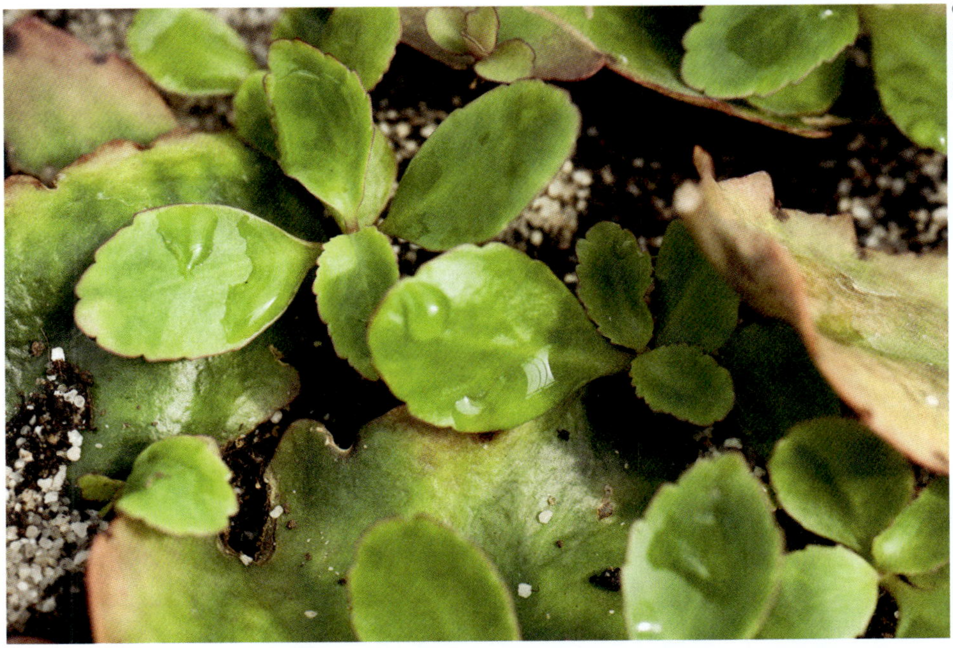

Bryophyllum calicynum: abgefallene Blätter mit Brutknospenbildung. Aus dem welkenden Blatt entwickelt sich das neue Leben der Brutknospen.

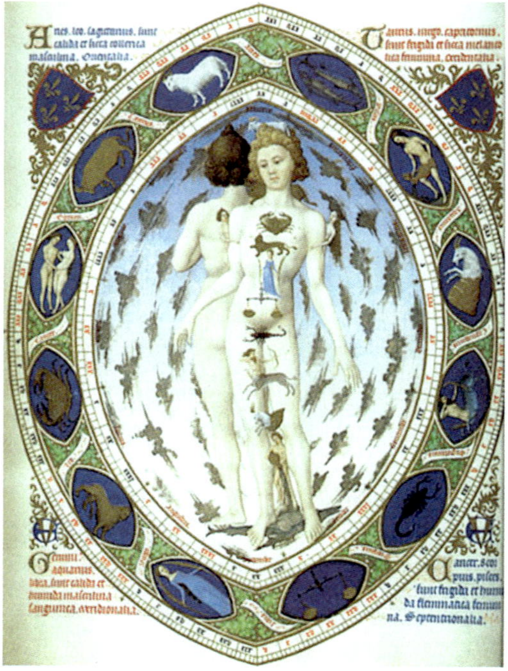

Menschengestalt und Tierkreis. Jean Limburg: Der anatomische Mensch, aus dem Stundenbuch des Duc de Berry, 15. Jahrhundert*

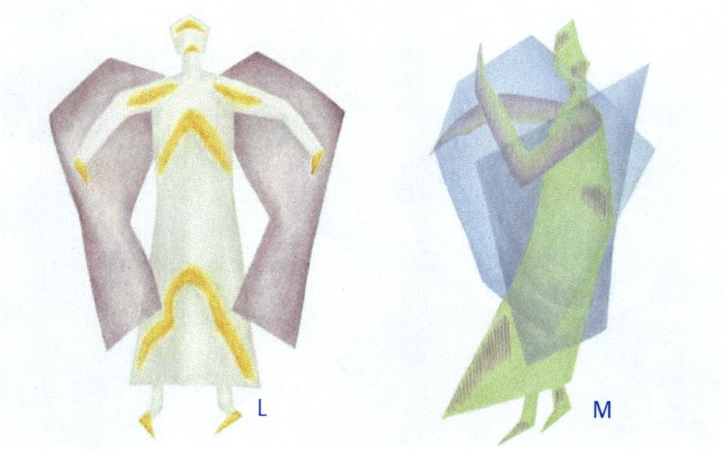

Das eurythmische L und M**

---

* Limburg, J.: Der anatomische Mensch. Aus dem Stundenbuch des Duc de Berry, 15. Jahrhundert. Originalmanuskript Musée Condé Chantilly, Ms. 65.

** Entnommen aus: Die Eurythmiefiguren von Rudolf Steiner. Malerisch ausgeführt von Annemarie Bäschlin. Rudolf Steiner Verlag Dornach 2001.

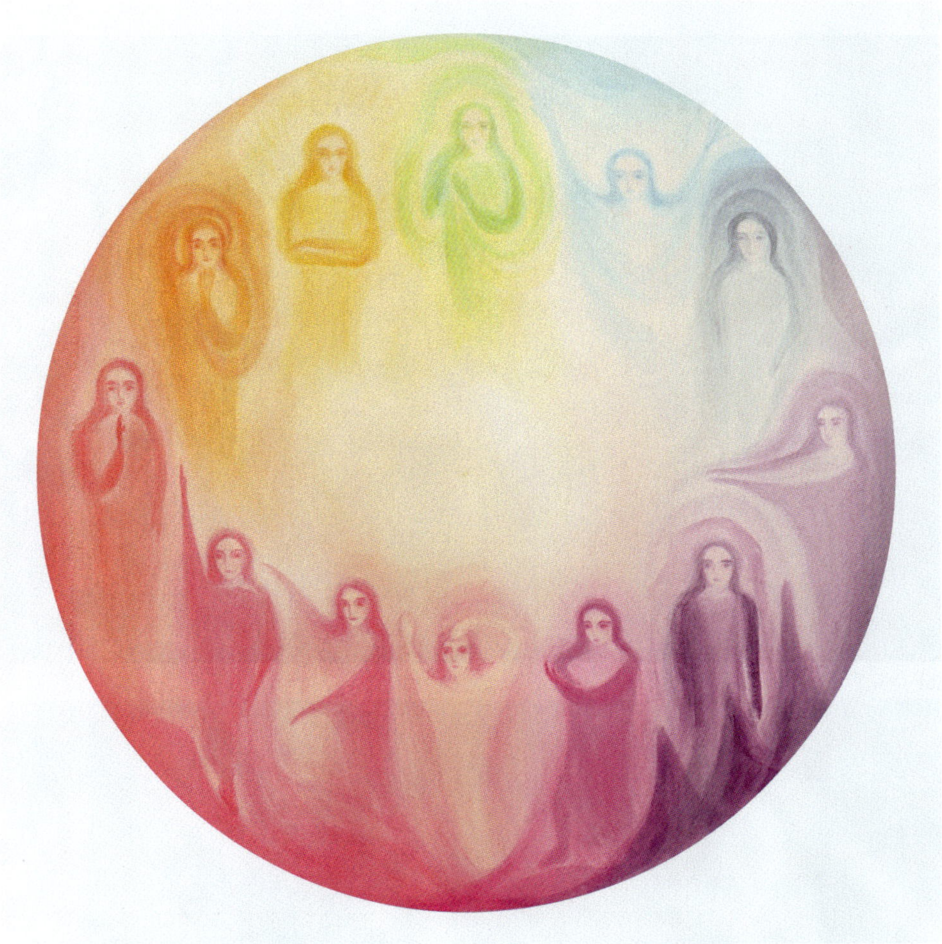

Die eurythmischen Tierkreisgesten (Original Johanna Girke*). Beginnend bei „9 Uhr": Widder, Stier, Zwilling, Krebs, Löwe, Jungfrau, Waage, Skorpion, Schütze, Steinbock, Wassermann und Fische

* Girke, Johanna (27.8.1925–5.11.2018): Konsonanten und Tierkreis. Das Aquarell ist ca. im Jahr 2000 entstanden.

(a)

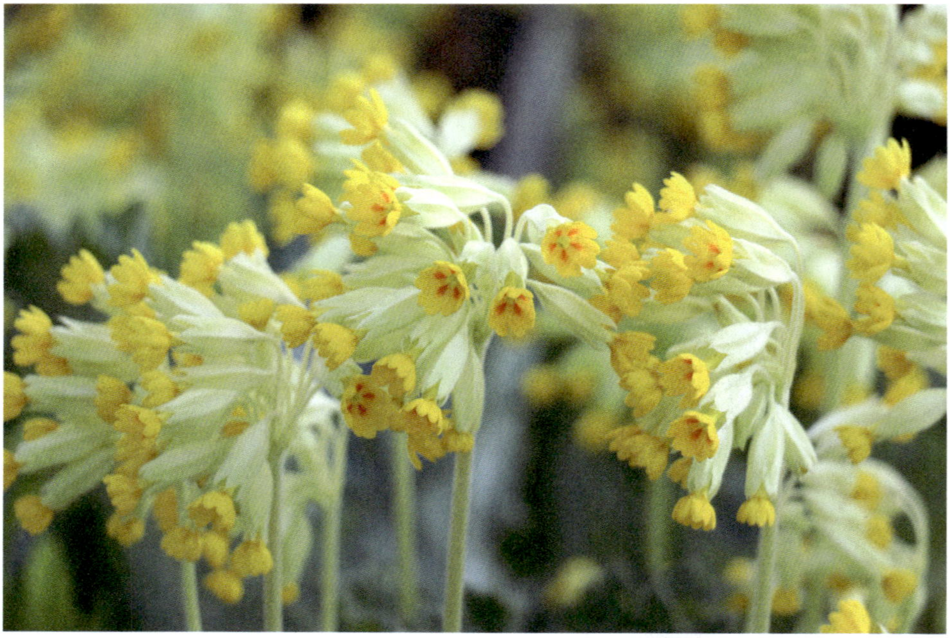

(b)

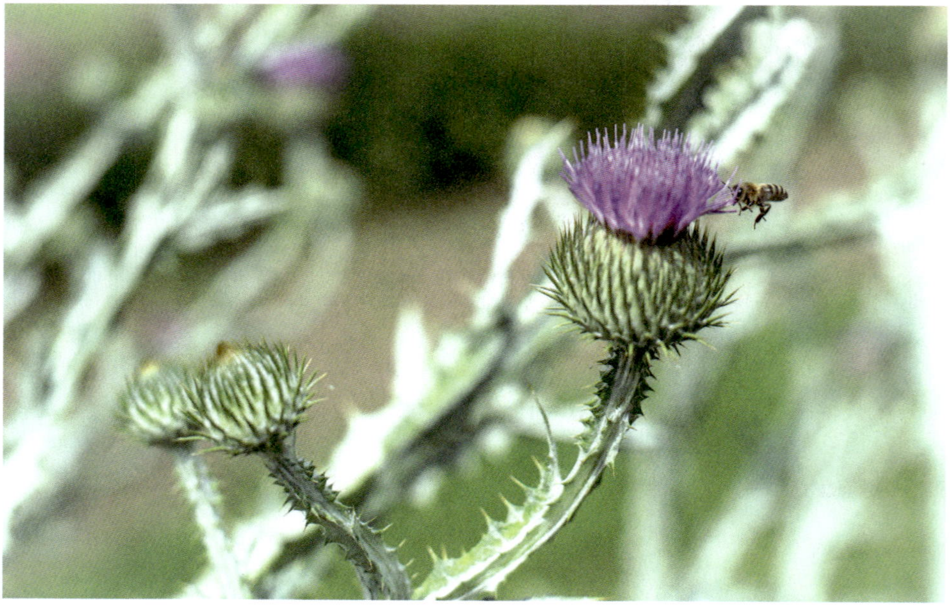

Die Polarität von Primel- (a) und Onopordonblüte (b)

KAPITEL XVI (S. 668)

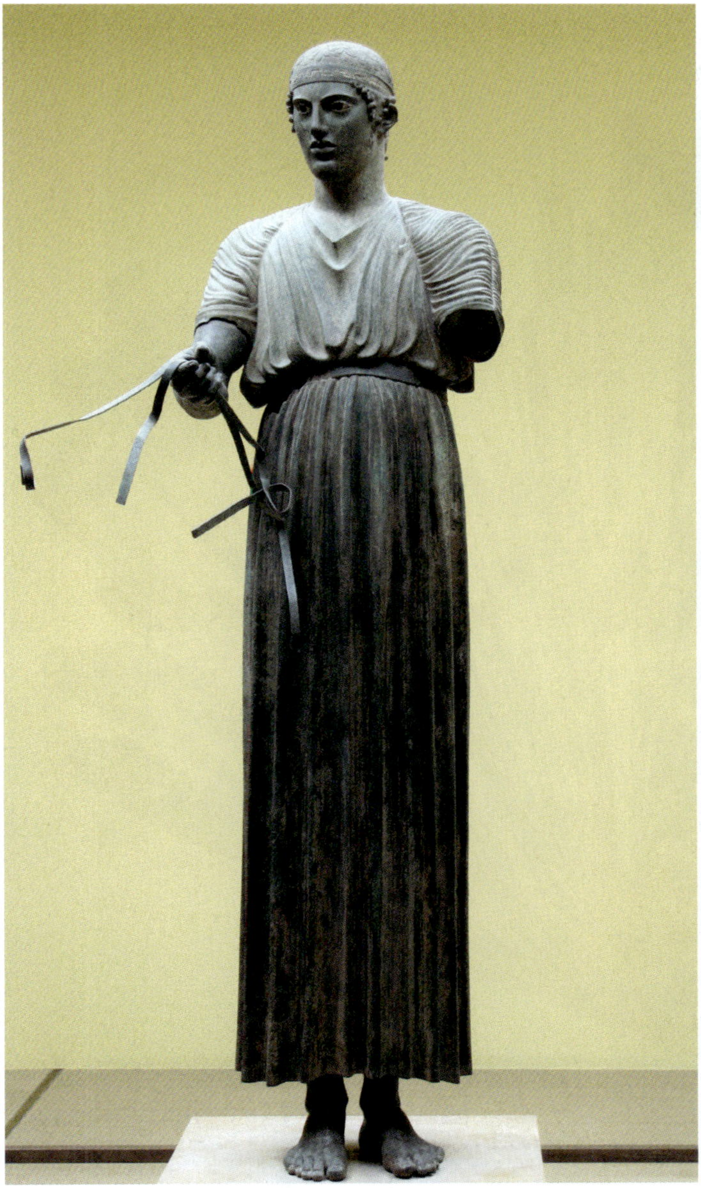

Wagenlenker von Delphi*

* Von RaminusFalcon – Eigenes Werk, CC BY 3.0. Abrufbar unter: https://commons.wikimedia.org/wiki/Category:Charioteer_of_Delphi?uselang=de#/media/File:AurigaDelfi.jpg (Abfrage April 2020).

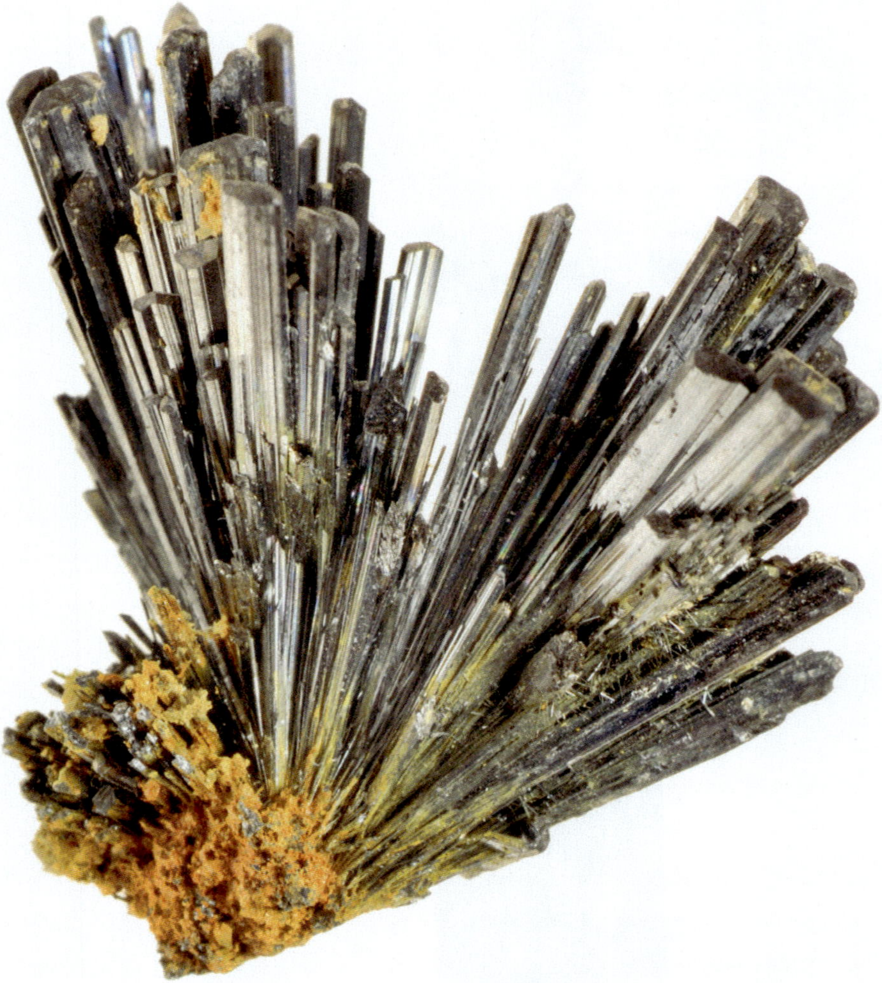

Antimonit

Abkürzungsverzeichnis

A

ACD	Anämie bei chronischen Erkrankungen
ACE	Angiotensin-Converting-Enzym
ACPA	Anticitrullinierte Protein/ Peptid-Antikörper
AFP	alpha-Feto-Protein
AGE	Advanced Glycation Endproducts
aHUS	atypisches hämolytisch-urämisches Syndrom
AIH	autoimmune Hepatitis
AIP	autoimmune Pankreatitis
AT	Angiotensin
ALH	atypische lobuläre Hyperplasie
ALL	akut-lymphatische Leukämie
Amp.	Ampulle
ANF	atrialer natriuretischer Faktor
ANP	atriales natriuretisches Peptid
APAP	Automatic Positive Airway Pressure
APC	antigenpräsentierende Zellen
APP	Amyloid Precursor Protein
aR	autonome Regulation
ARR	absolute Risikoreduktion
ATP	Adenosintriphosphat

B

BAT	Brown Adipos Tissue
BDI	Beck Depression Inventory
BIPAP	Bilevel Positive Airway Pressure
BMI	Body-Mass-Index
BMD	Bone Mineral Density
BMU	Bone Metabolic Unit/Basic Multicellular Unit
BNP	Brain Natriuretic Peptide
BSG	Blutkörperchensenkungs-geschwindigkeit

C

CARS	Compensatory Anti-inflammatoric Response Syndrome
CAS	Clinical Activity Score
CEA	carcinoembryonales Antigen
CED	chronisch-entzündliche Darmerkrankung
CGRP	Calcitonin Gene-Related Peptide
CI	Konfidenzintervall
CKD	Chronic Kidney Disease
CLL	chronisch-lymphatische Leukämie
CML	chronisch-myeloische Leukämie
CMV	Zytomegalieviren
CNP	C-type Natriuretic Peptide
COPD	chronisch-obstruktive Lungenerkrankung
COX	Cyclooxygenase
CPAP	Continuous Positive Airway Pressure
CPFE	Combined Pulmonary Fibrosis and Emphysema
CPPS	Chronic Pelvic Pain Syndrome
CRC	Colorectal Cancer
CRP	C-reaktives Protein
CRPS	komplex regionales Schmerzsyndrom
CSE	Cholesterinsyntheseenzym
CUP	Cancer of Unknown Primary

D

DASH	Dietary Approaches to Stop Hypertension
DCIS	duktales Karzinom In-situ
DCM	dilatative Kardiomyopathie
DIC	disseminierte intravasale Gerinnung
Dil.	Dilution
DMARD	Disease Modifying Antirheumatic Drugs
DPP	Dipeptidyl-Peptidase
DRI	direkte Renininhibitoren

E

EBV Epstein-Barr-Virus
EEG Elektroenzephalogramm
EGF Epidermal Growth Factor
EGG Elektrogastrografie
EKG Elektrokardiogramm
EL Esslöffel
EMG Elektromyografie
EMT Epithel-mesenchymale Transformation
EOG Elektrookulografie
ERP Event-Related Brain Potentials

F

FGF Fibroblast-Growth-Factor
fMRT funktionelle Magnetresonanztomografie
FTC follikuläres Karzinom

G

GABA Gamma-Amino-Buttersäure
GAD Glutamatdecarboxylase
GAG Glykosaminoglykane
GCB-Typ Germinal Center B-cell-like-Typ
GERD gastroösophageale Refluxkrankheit
GFR glomeruläre Filtrationsrate
GHRH Growth Hormone-Releasing Hormone
GIST gastrointestinaler Stromatumor
GIP Gastric Inhibitory Polypeptid
Glb. Globuli
GLUT Glucose-Transportprotein
GLP Glucagon-like Peptide
GN Glomerulonephritis
GP Glycoprotein
GPX Glutathionperoxidase
gtt. Guttae (Tropfen)

H

HCC hepatozelluläres Karzinom
Hb Hämoglobin
HCT Hydrochlorothiazid
HDL High Density Lipoproteins
HELLP Haemolysis, Elevated Liver Enzyme Levels, Low Platelet Count
HFpEF Heart Failure with Preserved Ejection Fraction
HFrEF Heart Failure with Reduced Ejection Fraction
HGF Hepatozytenwachstumsfaktor
HMV Herzminutenvolumen
Hp Helicobacter pylori
HPS hepatopulmonales Syndrom
HPT Hyperparathyreoidismus
HPV humanes Papillomavirus
HRQoL Health-Related Quality of Life
HR High Risk
HRV Heart Rate Variability
HSS Hyperthyreosis Symptom Score
HTA Health Technology Assessment
HTLV Humanes T-lymphotropes Virus

I

IA-2 Tyrosinphosphatase
ICD implantierbarer Kardioverter Defibrillator
IDO Indol-2,3-Dioxygenase
Ig Immunglobulin
IGF Insulin-like Growth Factor
IGT Impaired Glucose Tolerance
IL Interleukin
IMT Intima-Media-Dicke
IPSID Immunoproliferative Small Intestinal Disease
ITP Immunthrombozytopenie

K

KHK koronare Herzkrankheit
Kps. Kapsel

L

LCIS lobuläres Karzinom In-situ

LDL	Low Density Lipoproteins
LIN	lobuläre intraepitheliale Neoplasie
LORA	Late Onset Rheumatoid Arthritis
LTOT	Langzeitsauerstofftherapie

M

MALT	Mucosa Associated Lymphoid Tissue
MAO	Monoaminooxidase
MAPK	mitogen-aktivierte Proteinkinase
MBL	monoklonale B-Zell-Lymphozytose
MCI	Mild Cognitive Impairment
MDS	myelodysplastisches Syndrom
MET	mesenchymal-epitheliale Transformation
MGUS	monoklonale Gammopathie unbestimmter Signifikanz
MHC	Major Histocompatibility Complex
MMC	migrierende motorische Komplexe
MMP	Matrixmetalloproteinasen
MSH	Melanotropin
MSP	Messerspitze
MTC	medulläres Schilddrüsenkarzinom
mTOR	Mammalian Target of Rapamycin

N

NAD	Nicotinamid-Adenin-Dinukleotid
NASH	nicht-alkoholische Steatohepatitiden
NET	neuroendokrine Tumore
NF-κB	Nuklear-Faktor-κB
NHL	Non-Hodgkin-Lymphom
NNT	Number Needed to Treat
NSCLC	nicht-kleinzelliges Lungenkarzinom
NSAR	nicht steroidale Antirheumatika

O

OR	Odds Ratio
OSAS	obstruktives Schlafapnoe-Syndrom

P

PAI	Plasminogenaktivator-Inhibitor
PBC	primär biliäre Cholangitis
PBG	Prophobilinogen
PD	Programmed (Cell) Death
PDGF	Platelet-Derived Growth Factor
PEG	perkutane endoskopische Gastrostomie
PG	Prostaglandin
PGI-2	Prostacyclin
PI3K	Phosphoinositid-3-Kinase
PICS	Post Intensive Care Syndrom
PPI	Protonenpumpen-Inhibitor
RNS	reaktive Stickstoffspezies
PSC	primär sklerosierende Cholangitis
PTC	papilläres Schilddrüsenkarzinom
PTCA	perkutane transluminale koronare Angioplastie
PTH	Parathormon

Q

QPA	Puls/Atem-Quotienten

R

RA	rheumatoide Arthritis
RANK	Receptor Activator of NF-κB
RAS	Renin-Angiotensin-System
RCC	Nierenzellkarzinom
RCT	randomisierte, placebokontrollierte Studie
REM	Rapid Eye Movement
RES	retikuloendotheliales System
RNS	reaktive Stickstoffspezies
RLS	Restless Legs Syndrome
ROS	reaktive Sauerstoffspezies
RPGN	rapid progrediente Glomerulonephritis
RR	relatives Risiko
RTK	Rezeptor-Tyrosinkinase

S

SCF	Stammzellfaktor
SCLC	kleinzelliges Lungenkarzinom

SGLT	Sodium-Glucose-Linked Transportprotein
SIADH	inadäquate ADH-Sekretion
SIRS	Systemic Inflammatory Response Syndrome
SOC	Sense of Coherence
SOD	Superoxiddismutase
STH	somatotropes Hormon

T

Tabl.	Tabletten
TBG	Thyroxin-bindendes Globulin
TIN	tubulointerstitielle Nephropathien
TKI	Tyrosinkinase-Inhibitoren
TL	Teelöffel
TLR	Toll-like-Rezeptoren
TNF	Tumornekrosefaktor
TPO	Thyreoperoxidase
TPR	totaler peripherer Widerstand
TGF	transformierender Wachstumsfaktor
TRAK	TSH-Rezeptor-Autoantikörper
TRH	Thyreotropin-Releasing-Hormone
Trit.	Trituration
TSH	Thyroid-Stimulating-Hormone
TTP	thrombotisch-thrombozytopenische Purpura

U

UAW	unerwünschte Arzneimittelwirkung
UDCA	Ursodeoxycholsäure

V

VA	Viscum album
VCI	Vascular Cognitive Impairment
VEGF	vaskulärer endothelialer Wachstumsfaktor
VIP	vasoaktives intestinales Peptid
VLDL	Very Low Density Lipoproteins

Index

A

B

C

D

E

F

G

H

L

M

N

O

P

Q

R

S

T

U

V

W

Z

Über den Autor

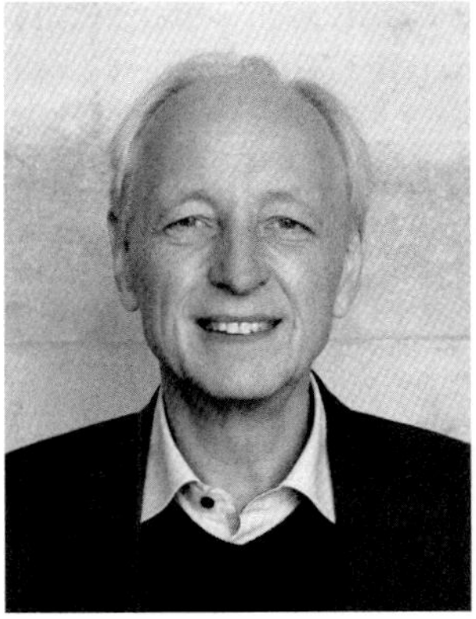

Dr. med. Matthias Girke (geb. 1954) ist Arzt für Innere Medizin, Diabetologie, Palliativmedizin und Anthroposophische Medizin (GAÄD). Nach Schulzeit und Abitur an der Rudolf-Steiner-Schule Berlin folgte das Studium der Humanmedizin (Freie Universität Berlin) und anschließend eine klinische Tätigkeit in unterschiedlichen internistischen Abteilungen und mehrjährig in der Onkologie. Dabei entstand der Wunsch nach einer geisteswissenschaftlichen Erweiterung der Medizin, die Krankheiten nicht als Defekte naturwissenschaftlich beschreibbarer Systeme auffasst, sondern den erkrankten Menschen in den Mittelpunkt stellt. Die Anthroposophische Medizin, welche die naturwissenschaftliche Medizin zur Grundlage hat, verfolgt diesen Ansatz, indem sie das Verständnis des Menschen um das lebendige, seelische und geistige Wesen erweitert.

Nach dem Abschluss der Facharztausbildung schloss sich eine mehrjährige Tätigkeit in einer internistischen Praxis in Berlin an, um den Arbeitsschwerpunkt der Anthroposophischen Medizin umsetzen zu können. Parallel hierzu erfolgte seit 1989 die Mitwirkung an vorbereitenden Aktivitäten zur Gründung eines anthroposophischen Krankenhauses in Berlin. Aufgrund der Anfrage des damaligen Berliner Senats nach einem anthroposophisch-medizinischen Versorgungsangebot wurden zusammen mit mehreren Kollegen, Pflegenden und Therapeuten ein Initiativkreis für eine Klinikgründung und der *Verein zur Entwicklung und Förderung anthroposophisch erweiterter Heilkunst Berlin e.V.* gegründet. Seit der Eröffnung des *Gemeinschaftskrankenhauses Havelhöhe – Klinik für Anthroposophische Medizin* im Jahr 1995 war Matthias Girke als Leitender Arzt in der allgemeininternistischen Abteilung mit ihren Schwerpunkten Onkologie und Diabetologie tätig.

Zu der klinischen Tätigkeit kam über mehrere Jahre die Arbeit im Geschäftsführenden Vorstand der Gesellschaft Anthroposophischer Ärzte Deutschland (GAÄD) hinzu und seit 2001 die Mitbegründung des Dachverbands Anthroposophische Medizin in Deutschland (DAMiD) sowie die anschließende Tätigkeit als Vorstandsmitglied. 1995 begann die redaktionelle Arbeit und Mitherausgeberschaft der Zeitschrift für Anthroposophische Medizin „Der Merkurstab – Journal of Anthroposophic Medicine".

Seit der Begründung (2001) des *Dialogforums Pluralismus in der Medizin* an der Bundesärztekammer durch den damaligen Ärztekammerpräsidenten Prof. Dr. Jörg Dietrich Hoppe (1940–2011) war Matthias Girke dort tätig. Das Forum ist dem Dialog zwischen den unterschiedlichen medizinischen Systemen (sogenannte Schulmedizin, komplementäre und alternative Systeme) gewidmet. Die vom Dialogforum herausgegebenen Publikationen, Symposien und Fallkonferenzen dienen dem barrierefreien Dialog der unterschiedlichen medizinischen Systeme und hoffen, dadurch einen konstruktiven Beitrag für die Versorgungsvielfalt leisten zu können, die sich Patienten durch ihr großes Interesse an einer komplementären Medizin wünschen.

2016 übernahm Matthias Girke in Zusammenarbeit mit Georg Soldner die Leitung der Medizinischen Sektion der Freien Hochschule für Geisteswissenschaft in Dornach/Schweiz. Hierfür musste er die klinische Tätigkeit reduzieren, um die weltweiten Aktivitäten zu ermöglichen. Seit 2017 kam die Mitarbeit im Vorstand der Allgemeinen Anthroposophischen Gesellschaft hinzu.

Matthias Girke ist mit der Krankenschwester Anja Girke verheiratet, hat zwei Töchter und lebt in Berlin wie auch in Dornach.